中药材
活性成分
化学结构图集

主　编　侯小涛　邓家刚

Zhongyaocai
Huoxing Chengfen
Huaxue Jiegou Tuji

北京科学技术出版社

图书在版编目（CIP）数据

中药材活性成分化学结构图集/侯小涛，邓家刚主编．—北京：北京科学技术出版社，2017.1

ISBN 978-7-5304-7252-1

Ⅰ.①中… Ⅱ.①侯…②邓… Ⅲ.①中药材－化学结构－图集 Ⅳ.①R282-64

中国版本图书馆CIP数据核字(2017)第130725号

中药材活性成分化学结构图集

主　　编：侯小涛　邓家刚
责任编辑：赵　晶　王　微　李兆弟
责任校对：贾　荣
责任印制：李　茗
封面设计：红十月设计室
出 版 人：曾庆宇
出版发行：北京科学技术出版社有限公司
社　　址：北京西直门南大街16号
邮政编码：100035
电话传真：0086-10-66135495（总编室）
　　　　　0086-10-66113227（发行部）　　0086-10-66161952（发行部传真）
电子信箱：bjkj@bjkjpress.com
网　　址：www.bkydw.cn
经　　销：新华书店
印　　刷：廊坊市海涛印刷有限公司
开　　本：787mm×1092mm　　1/16
字　　数：2070千字
印　　张：75.25
版　　次：2017年1月第1版
印　　次：2017年1月第1次印刷
ISBN 978-7-5304-7252-1/R・1777

定　价：980.00元

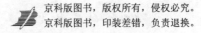

编写人员名单

主　　编　　侯小涛　　邓家刚

副主编　　刘布鸣　　唐咸来　　杜成智

编　　委　　（按姓氏笔画排序）

邓家刚　　石玉生　　刘布鸣　　杜成智　　张　燕

周江煜　　侯小涛　　唐咸来　　谢　滟　　戴　航

前　言

　　中医药学是中华民族优秀传统文明的瑰宝,是世界传统医药学中一颗璀璨夺目的明珠。随着中医药现代化研究不断向深度和广度延伸,一大批揭示中医药防治疾病理论奥秘的成果不断涌现。其中,最具时代特征的应该算是有关中药活性成分的研究。这一涉及中药药效物质基础的核心问题,已成为全世界药用植物学、天然药物学、传统药物学、有机化学、应用化学等领域和学科的专家所共同关注的热点,几乎所有上述学科的学者都正在开展或可能开展有关中药活性成分的研究,与此相应地就产生了这一主题的海量文献。为了给广大从事中药和天然药物研究的专家学者及其他科技工作者提供一部便捷实用的工具书,笔者以2015版《中华人民共和国药典》(以下简称《中国药典》)为依据,选择其中434种常用中药材,收集从1947~2015年公开发表的2000余篇中外文献有关中药化学成分的相关信息,进行整理、归纳,最后编辑成《中药材活性成分化学结构图集》奉献给读者,期望读者能从中得到有益的借鉴和参考。

　　本书分成两部分:第一部分为中药材活性成分,这一部分尽量完整收录每种中药材所含的各种化学成分,书中的中药材中文名主要参考《中国药典》所用的名称,以求药名统一;每种植物中药材的学名,在"来源"项上选择符合国际命名法规的拉丁学名和英文名各一个;每种化学成分均收录中文及英文名称(部分查阅不到的阙如),并标注其文献出处(部分文献因年代久远等原因查不到文章名的阙如),以便读者跟踪原始文献;每种植物中药材都列出2015版《中国药典》规定检测的化学成分以供查阅。第二部分为化学成分结构图集,共收载6500余种化合物结构图,全部化学成分名称及结构式,均采用国际理论和应用化学联合会(IUPAC)规定的格式进行编写,按照英文字母顺序进行排序。每个结构式项下附有分子式、分子量及中英文名称。本书后附药材名索引、化学成分中文名索引,以便读者查阅。

　　本书较为详细地介绍了常用中药材的来源、化学成分、主要化学成分的化学结构图,文字简洁流畅,结构图完整清晰,希望能给从事中药质量标准规范化研究、新药创制研究、中药现代化研究、中药化学研究及相关工作的人员提供参考，也适用于在生命科学、医药科学、植物化学、中药药理等相关领域从事教学、研究、开发的专业人员及本科生和研究生使用。限于时间和水平等因素，本书仍存在一些不足之处，恳请读者不吝赐教。

在本书编写出版过程中，得到广西中医药大学学科办的大力支持；学生周兰萍、刘偲翔、董晓敏、廖泽勇、包传红、郭振旺、马丽娜、赵超超、王礼蓉、吴忠波、于玲、鲁春秀、卢德发、谢婷婷、王小丽、谢家妙、冯小慧、徐炜杰等在资料收集、整理方面做了大量工作；广西中医药研究院的林霄、黄艳、陈明生等为本书的编写付出了辛勤的劳动。在此一并表示深深的谢意！

编者
2016 年 8 月

目 录

第二部分 化学成分结构图集

索引

第一部分
中药材活性成分

1. 丁香 Caryophylli Flos

【来源】本品为桃金娘科植物丁香 *Eugenia caryophyllata* Thunb. 的干燥花蕾。

【性能】辛，温。温阳散寒，理气止痛。

【化学成分】本品含有黄酮类、挥发油类、三萜类等化学成分。

黄酮类成分：槲皮素 (quercetin)[1-3]、山柰素 (山柰甲黄素 , kaempferide) 及其苷、鼠李素 (rhamnetin)、山柰酚 (kaempferol) 及其苷[4-6]、异槲皮素 (*iso*-quercetin)[7]、异鼠李素 -3-*O*-*β*-D- 葡萄糖苷 (*iso*-rhamnetin-3-*O*-*β*-D-glucoside)[8]、槲皮素 -3-*O*- 葡萄糖苷 (quercetin-3-*O*-glucopy-ranoside)、槲皮素 -3-*O*- 葡萄糖醛酸苷 (quercetin-3-*O*-glucuronide)、槲皮素 -3-*O*- 葡萄糖醛酸苷 -6″- 甲酯 (quercetin-3-*O*-glucuronide- 6″-methyl ester)[9]。

挥发油类成分：甲基丁香色原酮 (eugenitin)、去甲基异甲基丁香色原酮 (*iso*-eugenitol)[1-3]、丁香苷 (*iso*-biflorin)[7,8]、香草酸 (vanillic acid)[8]、丁香酚 -*β*- 芸香糖苷 (eugenyl-*β*-rutinoside)、杨梅酮 (myriceti)[9]、香荆芥酚 (carvacrol)、桉叶素 (cineole)、丁香色酮苷 (eugenoside)、香草醛 (vanillin)、苯甲酸甲酯 (methylbenzoate)、甲基正戊基甲酮 (methyl-*n*-amylketone)、甲基正庚基甲酮 (methyl-*n*-heptylketone)[10]、丁香色原酮 (eugenin)、丁香酮 (eugenone)[7,10]、乙酰丁香酚 (aceteugenol)、间 - 甲氧基苯甲醛 (*m*-methoxybenzaldehyde)、对 - 烯丙基苯酚 (胡椒酚 ,chavicol)、*α*- 丁香烯 (*α*-caryophyllene)、*β*- 丁香烯 (*β*-caryophyllene)、乙酸苄酯 (benzyl acetate)、丁香烯醇 (caryophyllene alcohol)、丁香烯氧化物 (caryophyllene oxide)[10]、丁子香酚 (丁香酚 , 丁香油酚 ,eugenol) 即 2- 甲氧基 -4-(2- 丙烯基)- 苯酚 [2-methoxy-4-(2-propenyl)-phenol][10,11]、水杨酸甲酯 (methyl salicylate)、2- 壬醇 (2-nonanol)[10,12]、对羟基苯乙酮 (*p*-hydroxyaceto-phenone)、3,5,3′,4′- 四羟基 -7- 甲氧基黄酮 (3,5,3′,4′-tetrahydroxy-7-methoxyflavone)、2*α*,3*β*,23- 三羟基齐墩果烷 -12- 烯 -28- 酸 (2*α*,3*β*,23-trihydroxyolean-12-en-28-oic acid)、2*α*,3*β*,23- 三羟基乌苏 -12- 烯 -28- 酸 (2*α*,3*β*,23-trihydroxyurso-12-en-28-oic acid)、2-*O*-(6′-*O*- 没食子酰基)-*β*-D- 葡萄糖基苯甲酸甲酯 [2-*O*-(6′-*O*-galloyl)-*β*-D-glucosyl-methyl benzoate]、*α*- 衣兰油烯 (*α*-ylangene)、*α*- 木罗烯 (*α*-muurolene)[10,13]、2- 庚醇 (2-heptanol)[10,14]、蛇麻烯 (葎草烯 ,humulene)[10,15]、乙酸苯甲酯 (acetic acid phenyl methyl ester)、乙酰基异丁香酚 (acetyl-*iso*-eugenol)、*α*- 法尼烯 (金合欢烯 , 麝子油烯 ,*α*-farnesene)、蓝桉醇 (globulol)、胡椒烯 (copaene)、八氢香松烷醇 (8*β*-H-cedran-8-ol)、1,7,7- 三 甲 基 二 环 [2.2.1] -2- 庚 酮 {1,7,7-trimethyl bicyclo [2.2.1] -heptan-2-one}、1,7,7- 三甲基二环 [2.2.1] 庚 -2- 醇 -2- 丙烯酸酯 {(1,7,7-trimethyltricyclo [2.2.1] hepten-2-yl)-2-propenoate}、喇叭茶醇 (ledol)、柠檬油精 (limonene)、2- 壬酮 (2-nonanone)、别香橙烯 (alloaromadendrene)、香橙烯 (aromadendrene)、苯甲酸苄酯 (benzyl benzoate)、杜松 -3,9- 二烯 (cadina-3,9-diene)、*α*- 杜松醇 (*α*-cadinol)、2′,3′,4′- 三甲氧基苯乙酮 (2′,3′,4′-trimethoxy acetophenone)、2,4,6- 三 甲 氧 基 苯 乙 酮 (2,4,6-trimethoxy acetophenone)、（+）- 表 - 双 环 倍 半 水 芹 烯 [（+）-*epi*-bicyclosesquiphellandrene]、 表 - 蓝 桉 醇 (*epi*-globulol)、10,10- 二 甲 基 -2,6- 二亚甲基 - 双环 [7.2.0] 5*β*- 十一醇 {10,10-dimethyl-2,6-dimethylene-bicyclo [7.2.0] undecan-5*β*-ol}、1- 甲基 -5- 亚甲基 -8-(1- 甲基乙基)-1,6- 环癸二烯 [1-methyl-5-methylene-8-(1-methylethyl)-1,6-cyclodecadiene]、1,2,3,4,4*a*,5,6,8*a*- 八 氢 -7- 甲 基 -4- 亚 甲 基 -1-[1- 甲 基 乙 基]萘[1,2,3,4,4*a*,5,6,8*a*-octahydro-7-methyl-4-methylene-1-(1-methylethyl)naphthalene]、4-(2- 丙烯基) 苯酚 [4-(2-propenyl)phenol]、2- 甲氧基 -4- 甲基苯酚 (2-methoxy-4-methyl phenol)、2- 甲氧基 -4-(2- 丙烯基)- 苯酚乙酸酯 [2-methoxy-4-(2-propen-yl)-phenol acetate]、苯甲酸乙酯 (ethyl benzoate)[12]、樟脑 (camphor)、罗勒烯 (ocimene)、*α*- 荜澄茄油烯 (*α*-cubebene)、3,7- 二甲基 -1,6- 辛二烯 -3- 醇 (3,7-dimethyl-1,6-octadiene-3-ol)[13]、3,5- 二甲基 -1,6- 反辛二

烯 (3,5-dimethyl-1,6-anti-octadiene)、2- 庚酮 (2-heptanone)、δ- 杜松烯 (δ-cadinene)、3,7,11- 三甲基 -2,6,10- 十二碳三烯 -1- 醇 (3,7,11-trimethyl-2,6,10-dodecatriene-1-ol)[14]、异甲基丁香色原酮 (iso-eugenitin)、芳樟醇 (L-linalool)[16]、对烯丙基茴香醚 (p-allyl-anisole)[17]、β- 芹子烯 (β-selinene)[18]、γ- 杜松烯 (γ-cadinene)、茴香脑 (anethole)、β- 古芸烯 (β-gurjunene)、大香叶烯 D(germacrene D)、葎草烯环氧化物 (蛇麻烯环氧化物 ,humulene epoxide)、14- 羟基石竹烯 (14-hydroxy caryophyllene)、2- 呋喃甲醛 (2-furancarboxaldehyde)、异戊醛 (3-methylbutanal)、2- 十一烷酮 (2-undecanone)、石竹 -4(12),8(13)- 二烯 -5β- 醇 [caryophylla-4(12),8(13)-dien-5β-ol]、紫苏烯 [(E)-4,8-dimethyl-3,7-nonatriene]、库贝醇 (cubenol)、α- 芹子烯 (α-selinene)[19]。

三萜类及甾体类成分：豆甾醇葡萄糖苷 (stigmasterol glucoside)、谷甾醇葡萄糖苷 (sitosterol-glucoside)[5]、高根二醇 (erythrodiol)、胡萝卜苷 (daucosterol)[8]、2α- 羟基齐墩果酸甲酯 (2α-hydroxy-oleanolic acid methyl ester)、豆甾醇 (stigmasterol)[10]、β- 谷甾醇 (β-sitosterol)[8,10]、白桦酸 (betulinic acid)[12]、齐墩果酸 (oleanolic acid)[20]。

苯丙素类成分：阿魏醛 (ferulaldehyde)[8]、丁香苷Ⅰ (syringin Ⅰ)[8,21]。

其他：糠醛 (furfural)、糠醇 (furfuryl alcohol)、苯甲醛 (benzaldehyde)、苯甲醇 (benzyl alcohol)[10]、己醛 (hexanal)[13]。

【药典检测成分】2015 版《中国药典》规定，本品照气相色谱法测定，丁香酚不得少于 11.0%。

参考文献

[1] Schmid H. CA, 1949, 43：6621i.

[2] Schmid H, et al. CA, 1950, 44：61i.

[3] Schmid H, et al. CA, 1951, 45：2002f.

[4] Hotoog. Dotge M. Int Symp Chromatogr Electmphoresis Sth. 1968：467.

[5] Brieskom CH, et al. Phytochemistry, 1975, 14(10)：2308.

[6] Voesgen B, et al. CA, 1980, 93：6293q.

[7] 但春，蔡敏，王瑞，等. 公丁香极性成分的 HPLC-MS/MS 分析 [J]. 分析测试学报，2005, 24：113-114.

[8] 但春. 丁香和升麻的化学成分研究 [D]. 中国科学院研究生院 (成都生物研究所)，2006.

[9] 刘洪宇，朱姝，小松かつ子，等. 丁香水溶性化学成分的研究 [J]. 中药材，2008, 31(7)：998-1000.

[10] 国家中医药管理局《中华本草》编委会. 中华本草：第 5 册 4745 [M]. 上海：上海科学技术出版社，1999：646-650.

[11] 赵晨曦，梁逸曾. 公丁香与母丁香挥发油化学成分的 GC/MS 研究 [J]. 现代中药研究与实践，2004, 18：92-95.

[12] 赵晨曦，梁逸曾，李晓宁. 丁香挥发油化学成分与抗菌活性研究 [J]. 天然产物研究与开发，2006, 18：381-385.

[13] 杨虹，赵晨曦，方洪壮，等. 紫丁香挥发油的化学成分研究 [J]. 中草药，2007, 38(11)：1613-1619.

[14] 丘琴，崔兆杰，赵怡. 丁香挥发油化学成分的 GC-MS 分析 [J]. 中药材，26(1)：25.

[15] 第十改正日本药局方解说书. 东京：广川书店，1981：D-599-604.

[16] 薛敦渊，李兆琳，陈耀祖. 华北紫丁香鲜花香气成分研究 [J]. 兰州大学学报 (自然科学版)，1992, 28(3)：81-85.

[17] 徐文秀，吴彩娥. 不同方法提取丁香油化学成分研究 [J]. 运城学院学报，2007, 25(5)：40-42.

[18] 陈耕夫. 水蒸气提取与超临界萃取丁香化学成分的研究 [J]. 海南医学院学报，2008, 8(2)：65-67.

[19] 但春，付铁军，刘忠荣，等. 公丁香挥发油化学成分的 GC-MS 分析 [J]. 分析测试学报，2004, 23：87-88.

[20] 张树军，张军锋，王金兰. 紫丁香树皮的化学成分研究 [J]. 中草药，2006, 37(11)：1624-1626.

[21] The Meyer M. CA, 1947, 41：2710f.

2. 人参　Ginseng Radix et Rhizoma

【来源】本品为五加科植物人参 *Panax ginseng* C.A. Mey. 的干燥根和根茎。栽培者为"园参"，野生者为"山参"，播种在山林生态下自然生长的又称"林下山参"，习称"籽海"。

【性能】甘、微苦，平。大补元气，复脉固脱，补脾益肺，生津，安神。

【化学成分】本品主要含有生物碱类、三萜皂苷类、挥发油类等化学成分。

生物碱类成分：胆碱 (bilineurin)、β- 咔啉 -1- 羧酸乙酯 (ethyl-β-carboline-1-carboxylate)、N_9- 甲酰哈尔满 (N_9-formyl harman)、黑麦草碱 (loline)[1]。

三萜皂苷类成分：三七皂苷 R_1(sanchinoside R_1)、20(R)- 人参皂苷 Rg_2[20(R)-ginsenoside Rg_2]、20(R)- 人参皂苷 Rh_2[20(R)-ginsenoside Rh_2]、20(S)- 人参皂苷 Rg_3[20(S)-ginsenoside Rg_3]、20- 葡萄糖人参皂苷 Rf (20-glucoginsenoside Rf)、丙二酰基人参皂苷 Rb_1(malonylginsenoside Rb_1)、丙二酰基人参皂苷 Rb_2(malonylginsenoside Rb_2)、丙二酰基人参皂苷 Rc (malonylginsenoside Rc)、丙二酰基人参皂苷 Rd (malonylginsenoside Rd)、20(R)- 原人参三醇 [20(R)-protopanaxatriol]、西洋参苷 R_1(quinquenoside R_1) [1]、三七皂苷 R_2(sanchinoside R_2)、三七皂苷 R_4(sanchinoside R_4)、胡萝卜苷 (daucosterol)、人参皂苷 Ra_1(ginsenoside Ra_1)、人参皂苷 Ra_2(ginsenoside Ra_2)、人参皂苷 Ra_3(ginsenoside Ra_3)、人参皂苷 Rb_1(ginsenoside Rb_1)、人参皂苷 Rb_2(ginsenoside Rb_2)、人参皂苷 Rb_3(ginsenoside Rb_3)、人参皂苷 Rc(ginsenoside Rc)、人参皂苷 Rd(ginsenoside Rd)、人参皂苷 Re(ginsenoside Re)、人参皂苷 Rf(ginsenoside Rf)、人参皂苷 Rg_1(ginsenoside Rg_1)、人参皂苷 Rg_2(ginsenoside Rg_2)、人参皂苷 Rg_3(ginsenoside Rg_3)、人参皂苷 Rh_1(ginsenoside Rh_1)、人参皂苷 Rh_2(ginsenoside Rh_2)、人参皂苷 R_0(ginsenoside R_0)[2]、高丽人参皂苷 R_1(koryoginsenoside R_1)、三七皂苷 Fe(sanchinoside Fe)、吉林人参皂苷醇 (ginsenjilinol)、人参皂苷 Re_5(ginsenoside Re_5)、三七皂苷 N(sanchinoside N)、人参皂苷 Re_2(ginsenoside Re_2)、人参皂苷 Re_1(ginsenoside Re_1)、人参皂苷 Rs_2(ginsenoside Rs_2)、人参皂苷 Ro 甲酯 (ginsenoside Ro methyl ester)、人参皂苷 Rd(ginsenoside Rd)、人参皂苷 Re_3(ginsenoside Re_3)、人参皂苷 Re_4 (ginsenoside Re_4) [3]、人参皂苷 Rh_4(ginsenoside Rh_4)[4]、异麦芽酚甘露糖苷 (isomaltol-3-α-D-O-mannopyranoside 1)[5]。

挥发油类成分：α- 香橙烯 (aromadendrene)、10α- 香橙烷二醇 (10α-aromadendranediol)、双环大牻牛儿烯 (bicyclogermacrene)、β- 甜没药烯 (β-bisabolence)、α- 荜澄茄烯 (α-cadinene)、丁香烯醇 (caryophyllene alcohol)、丁香烯 (caryophyllene)、α- 荜澄茄油烯 (α-cubebene)、α- 姜黄烯 (α-curcumene)、二十碳烯酸 (eicosenoic acid)、α- 榄香烯 (α-elemene)、β- 榄香烯 (β-elemene)、γ- 榄香烯 (γ-elemene)、δ- 榄香烯 (δ-elemene)、佛术烯 (eremophilene)、反式 -β- 金合欢烯 ($trans$-β-farnesene)、α- 愈创木烯 (α-guaiene)、β- 愈创木烯 (β-guaiene)、γ- 愈创木烯 (γ-guaiene)、α- 古芸烯 (α-gurjunene)、β- 古芸烯 (β-gurjunene)、γ- 古芸烯 (γ-gurjunene)、α- 葎草烯 (α-humulene)、β- 葎草烯 (β-humulene)、喇叭茶醇 (ledol)、麦由酮 (mayurone)、β- 橄榄烯 (β-maaliene)、α- 衣兰油烯 (α-muurolene)、α- 新丁香三环烯 (α-neoclovene)、β- 新丁香三环烯 (β-neoclovene)、左旋新臭根子草醇 (neointerrnedeol)、人参萜醇 A(panasinsanol A)、人参萜醇 B(panasinsanol B)、β- 广藿香烯 (β-patchoulene)、γ- 广藿香烯 (γ-patchoulene)、α- 檀香萜烯 (α-santalene)、β- 檀香萜烯 (β-santalene)、芹子二烯 [selina-4(14),7(11)-diene]、α- 芹子烯 (α-selinene)、β- 芹子烯 (β-selinene)、γ- 芹子烯 (γ-selinene)、α- 人参烯 (α-panacene)、β- 人参烯 (β-panacene)、韦得醇 (widdrol)、左旋匙叶桉油烯醇 (spainulenol)[1]、别香橙烯 (alloaromadendrene)[6]。

甾醇及其苷类成分：菜油甾醇 (compesterol)、β- 谷甾醇 (β-sitosterol)、β- 谷甾醇 -3-(6- 亚油酰基) 吡喃葡萄糖苷 [β-sitosterol-3-(6-linoleoyl)-glucopyranoside]、β- 谷甾醇 -3-(6- 棕榈油酰基) 吡喃葡萄糖苷 [β-sitosterol-3-(6-palmitoleoyl)-glucopyranoside]、β- 谷甾醇 -3-(6- 棕榈酰基) 吡喃葡萄糖苷 [β-sitosterol-3-(6-palmitoyl)-glucopyranoside]、β- 谷甾醇 -3-(6- 硬脂酰基) 吡喃葡萄糖苷 [β-sitosterol-3-(6-stearoyl)-glucopyranoside]、β- 谷甾醇 -3-(6- 油酰基) 吡喃葡萄糖苷 [β-sitosterol-3-(6-oleoyl)-glucopyranoside]、豆甾醇 (stigmasterol)、豆甾醇 -3-(6- 亚油酰基) 吡喃葡萄糖苷 [stigmasterol-3-(6-linoleoyl)-glucopyranoside]、豆甾醇 -3-(6- 棕榈油酰基) 吡喃葡萄糖苷 [stigmasterol-3-(6-palmitoleoyl)-glucopyranoside]、豆甾醇 -3-(6- 棕榈酰基) 吡喃葡萄糖苷 [stigmasterol-3-(6-palmitoyl)-glucopyranoside]、豆甾醇 -3-(6- 硬脂酰基) 吡喃葡萄糖苷 [stigmasterol-3-(6-stearoyl)-glucopyranoside]、豆甾醇 -3-(6- 油酰基) 吡喃葡萄糖苷 [stigmasterol-

3-(6-oleoyl)-glucopyranoside][6]。

　　有机酸及其酯类成分：枸橼酸 (citric acid)、α,γ- 二棕榈酸甘油酯 (α,γ-dipalmitin)、延胡索酸 (fumaric acid)、三亚油酸甘油酯 (linolein)、亚油酸 (linoleic acid)、亚麻酸 (linolenic acid)、马来酸 (maleic acid)、苹果酸 (malic acid)、油酸 (oleic acid)、棕榈酸 (palmitic acid)、棕榈油酸 (palmitoleic acid)、水杨酸 (salicylic acid)、三棕榈酸甘油酯 (tripalmitin)、香草酸 (vanillic acid)、β-N- 草酰基 -L-α,β- 二氨基丙酸 (β-N-oxalyl-L-α,β-diaminopropionic acid)[1]、琥珀酸 (succinic acid)、酒石酸 (tartaric acid)[6]。

　　糖类成分：阿拉伯糖 (arabinose)、果糖 (fructose)、半乳糖 (galactose)、葡萄糖 (glucose)、麦芽糖 (maltose)、甘露糖 (mannose)、人参多糖 A(panaxan A)、人参多糖 B(panaxan B)、人参多糖 C(panaxan C)、人参多糖 D(panaxan D)、人参多糖 E(panaxan E)、人参多糖 F(panaxan F)、人参多糖 G(panaxan G)、人参多糖 H(panaxan H)、人参多糖 I(panaxan I)、人参多糖 J(panaxan J)、人参多糖 K(panaxan K)、人参多糖 L(panaxan L)、人参多糖 M(panaxan M)、人参多糖 N(panaxan N)、人参多糖 O(panaxan O)、人参多糖 P(panaxan P)、人参多糖 Q(panaxan Q)、人参多糖 R(panaxan R)、人参多糖 S(panaxan S)、人参多糖 T(panaxan T)、人参多糖 U(panaxan U)、人参三糖 A(panose A)、人参三糖 B(panose B)、人参三糖 C(panose C)、人参三糖 D(panose D)、棉子糖 (raffinose)、鼠李糖 (rhamnose)、木糖 (xylose)[1]、蔗糖 (sucrose)[6]。

　　吡喃酮苷类成分：麦芽醇 -3- 葡萄糖苷 (maltol-3-glucoside)[1]。

　　氨基酸类成分：焦谷氨酸 (pyroglutamic acid)[1]、γ- 氨基丁酸 (aminobutyric acid)、精氨酸 (arginine)、天冬氨酸 (aspartate)、谷氨酸 (glutamic acid)、赖氨酸 (lysine)、脯氨酸 (proline)、丝氨酸 (serine)、苏氨酸 (threonine)[6]。

　　磷脂类成分：二磷脂酰甘油 (diphosphatidylglycerol)、磷脂酰乙醇胺 (hosphatidylethanolamine)、磷脂酸 (phosphatidate)、磷脂酰胆碱 (lecithin)、溶血磷脂酰胆碱 (lysophosphatidyl choline)、磷脂酰甘油 (phosphatidyl)[1]、神经鞘磷脂 (sphingomyelin)[6]。

　　有机炔类成分：乙酰基人参环氧炔醇 (acetyl panaxydol)[1,7]、人参炔 F(ginsenoynes F)、人参炔 G(ginsenoynes G)、人参炔 H(ginsenoynes H)、(8E)-1,8- 十七碳二烯 -4,6- 二炔 -3,10- 二醇 [(8E)-1,8-heptadecadiene-4,6-diyne-3,10-diol][7]、人参炔醇 (panxynol)[8]、1- 十七碳烯 -4,6- 二炔 -3,9- 二醇 (heptadec-1-ene-4,6-diyne-3,9-diol)、镰叶芹醇 (falcarinol)、人参环氧炔醇 (panaxydol)、人参炔氯二醇 (panaxydol chlorohydrine)、人参炔三醇 (panaxytiol)、人参炔 A(ginsenoynes A)、人参炔 B(ginsenoynes B)、人参炔 C(ginsenoynes C)、人参炔 D(ginsenoynes D)、人参炔 E(ginsenoynes E)[9]、人参炔 I(ginsenoynes I)、人参炔 J(ginsenoynes J)、人参炔 K(ginsenoynes K)[10]。

　　木脂素类成分：戈米辛 A (gomisin A)、戈米辛 N (gomisin N)[1]。

　　糖脂类成分：α,β-二亚麻酰基甘油半乳糖脂 (α,β-dilinolenoyl glycerogalactolipid)、α,β-二亚油酰基甘油半乳糖脂 (α,β-dilinoleoyl glycerogalactolipid)、α,β-二油酰基甘油半乳糖脂 (α,β-dioleoyl glycerogalactolipid)、α,β-二棕榈酰基甘油半乳糖脂 (α,β-dipalmitoyl glycerogalactolipid)[1]。

　　其他：2,6- 二叔丁基对苯二酚 (2,6-ditertbutyl hydroquinone)、麦芽醇 (maltol)、5- 甲氧基苯并呋喃 (methoxybenzofuran)、烟酸 (nicotinic acid)、维生素 B_1(vitamin B_1)、维生素 B_2(vitamin B_2)、维生素 C(vitamin C)[1]、对叔丁基茴香醚 (p-tertbutyl anisole)[6]、麦芽酚 (maltol)[4]。

　　【药典检测成分】2015 版《中国药典》规定，本品照高效液相色谱法测定，按干燥品计算，含人参皂苷 Rg_1 和人参皂苷 Re 的总量不得少于 0.30%，人参皂苷 Rb_1 不得少于 0.20%。

参考文献

[1] 国家中医药管理局《中华本草》编委会. 中华本草：第 5 册 5027 [M]. 上海：上海科学技术出版社，1999：805-824.

[2] 窦德强，任杰，陈颖，等. 商品人参根的化学成分研究 [J]. 中国中药杂志，2003，28(6)：522-523.

[3] 王洪平，杨鑫宝，杨秀伟，等. 吉林人参根和根茎的化学成分研究 [J]. 中国中药杂志，2013，38(17)：2807-2817.

[4] 刘丹，濮社班，钱士辉，等. 中国红参化学成分研究 [J]. 中国中药杂志，2011，36(4)：462-464.

[5] 玖粉，刘丹，钱士辉，等. 中国红参化学的研究（Ⅱ）[J]. 中国野生植物资源，2011，30(6)：55-59.

［6］吴庆夫，魏俊杰，徐景达. 红参中多肽成分的分离和鉴定［J］. 药学学报，1991，26(7)：499-504.

［7］Hirakuta K，et al. Phytochemistry. 1991，30(12)：4053.

［8］高桥三雄，等. 药学杂志（日）. 药学学报，1966，86：1053.

［9］Hirakuta K，et al. Phytochemistry. 1991，30(10)：3327.

［10］Hirakuta K，et al. Phytochemistry. 1992，31(3)：899.

3. 人参叶　Ginseng Folium

【来源】本品为五加科植物人参 *Panax ginseng* C. A. Mey. 的干燥叶。

【性能】苦、甘，寒。补气益肺，祛暑生津。

【化学成分】本品主要含有三萜及皂苷类、黄酮类、挥发油类等化学成分。

三萜及皂苷类成分：Tg_2、20- 葡萄糖人参皂苷 Rf(20-glucoginsenoside-Rf)[1]、人参皂苷 La(ginsenoside La)[1]、人参皂苷 Rf(ginsenoside Rf)、人参皂苷 Rg_1(ginsenoside Rg_1)、人参皂苷 Rg_2(ginsenoside Rg_2)、人参皂苷 Rg_3(ginsenoside Rg_3)、人参皂苷 Rg_4(ginsenoside Rg_4)[1,2]、人参皂苷 Rb_1(ginsenoside Rb_1)、人参皂苷 Rb_2(ginsenoside Rb_2)、人参皂苷 Rb_3(ginsenoside Rb_3)、人参皂苷 Rc(ginsenoside Rc)、人参皂苷 Rd(ginsenoside Rd)、人参皂苷 Re(ginsenoside Re)[1-4,8]、人参皂苷 F_1(ginsenoside F_1)、人参皂苷 F_2(ginsenoside F_2)、人参皂苷 F_3(ginsenoside F_3)[1,2,5,6]、人参皂苷 F_4(ginsenoside F_4)[1,2,6]、人参皂苷 Rh_2(ginsenoside Rh_2)、人参皂苷 Rh_3(ginsenoside Rh_3)[1,3,4]、20(R)- 原人参二醇 [20(R)-protopanaxadiol]、20(R)- 原人参三醇 [20(R)-protopanaxatriol][1,5,7]、20(R)- 达玛烷 -3β,6α,12β,20,25- 五醇 [20(R)-dammar-3β,6α,12β,20,25-pentol]、20(R)- 达玛烷 -3β,6α,12β,20,25- 五醇 -6-O-α-L- 吡喃鼠李糖基 -(1 → 2)-O-β-D- 吡喃葡萄糖苷 [20(R)-dammar-3β,6α,12β,20,25-pentol-6-O-α-L-rhamnopyranosyl-(1 → 2)-O-β-D-glucopyranoside][1,6,7]、20(S)- 人参皂苷 Rh_2[20(S)-ginsenoside Rh_2]、20(S)- 人参皂苷 Rg_2[20(S)-ginsenoside Rg_2]、20(S)- 人参皂苷 Rg_3[20(S)-ginsenoside Rg_3][3,4,7]、20(R)- 人参皂苷 Rg_2[20(R)-ginsenoside Rg_2]、20(R)- 人参皂苷 Rh_2[20(R)-ginsenoside Rh_2][3,7]、胡萝卜苷 (daucosterol)、珠子参苷 F_4(majoroside F_4)[5]、人参皂苷 Rh_1(ginsenoside Rh_1)[7]、24- 达玛二烯 -3β,6α,12β- 三醇[8]。

黄酮类成分：山奈酚 (kaempferol)、山奈酚 -3-O- 葡萄糖基 -(1 → 2)- 半乳糖苷 [kaempferol-3-O-glucosyl-(1 → 2)-galactoside]、三叶豆苷 (trifolin)[1]。

挥发油类成分：乙酸 -2,2- 二甲基苯酯 (2,2-dimethyl phenylacetate)、1,2- 二苯基乙烷 (1,2-diphenylethane)、甘油 (glycerol)、2- 十七烷酮 (2-heptadecanone)、2- 异戊酰基 -4- 甲基 -1,3- 环戊二酮 (2-*iso*-pentanoyl-4-methylcyclopenta-1,3-dione)、3,7,11,15- 四甲基 -2- 十六烯 -1- 醇 (3,7,11,15-tetramethyl-2-hexadecen-1-ol)、十三烷酸 (tridecanoic acid)[1]、β- 金合欢烯 (β-farnesene)[1-4]、11,14,17- 二十碳三烯酸甲酯 (methyl-11,14,17-eicosatrienoate)、7,10,12- 十六碳三烯酸甲酯 (methyl-7,10,12-hexadecatrienoate)、亚麻酸甲酯 (methyl linolenate)、亚油酸甲酯 (methyl linoleate)、棕榈酸 (palmitic acid)、正十五烷 (*n*-pentadecane)[1,5,7]。

氨基酸类成分：丙氨酸 (alanine)、精氨酸 (arginine)、天冬氨酸 (aspamic acid)、半胱氨酸 (cysteine)、谷氨酸 (glutamic acid)、甘氨酸 (glycine)、组氨酸 (histidine)、异亮氨酸 (*iso*-leucine)、亮氨酸 (leucine)、赖氨酸 (lysine)、蛋氨酸 (methionine)、苯丙氨酸 (phenylalanine)、脯氨酸 (proline)、苏氨酸 (threonine)、缬氨酸 (valine)[1]、丝氨酸 (serine)[1,7]。

其他：维生素 B_1(vitamin B_1)、维生素 B_2(vitamin B_2)、维生素 C(vitamin C)[1,2]、β- 谷甾醇 (β-sitosterol)[1,7]。

【药典检测成分】2015 版《中国药典》规定，本品照高效液相色谱法测定，含人参皂苷 Rg_1 和人参皂苷 Re 的总量不得少于 2.25 %。

参考文献

[1] 国家中医药管理局《中华本草》编委会. 中华本草：第 5 册 5031 [M]. 上海：上海科学技术出版社，1999：827-830.

[2] 秦禹，孔波. 人参的化学成分及药理作用 [J]. 人参研究，1995，(1)：14-16.

[3] Dou DQ, Wen Y, Pei YP, et al. A new minor saponins from leaves of Panax ginseng [J]. Plant Med, 1996, 62：179-181.

[4] Kim DS, Chang YJ, Zedk U. Dammarane saponins from Panax ginseng [J]. Phytochem, 1995, 40(5)：1493-1497.

[5] 窦德强，文晔，陈英杰，等. 人参叶中微量成分的研究 [J]. 中国中药杂志，1997，22(1)：35-61.

[6] 窦德强，陈英杰，马忠泽，等. 人参叶化学成分研究 [J]. 中国药物化学杂志，1996，19(1)：54-55.

[7] 申书昌，孙秀佳，唐晓慧，等. 人参茎叶的化学成分研究 [J]. 齐齐哈尔大学学报，2008，24(3)：43-46.

[8] 赵东东，宋小妹，汤海峰，等. 珠子参叶的皂苷成分研究 [J]. 中国药学，2013，11(2):85-88.

4. 儿茶 Catechu

【**来源**】本品为豆科金合欢属植物儿茶树 *Acacia catechu*(L.f.) Willd. 的去皮枝、干的干燥浸膏。

【**性能**】苦、涩，微寒。收湿生肌敛疮，止血定痛，清热化痰。

【**化学成分**】本品主要含生物碱类、黄酮类、鞣质类等化学成分。

生物碱类成分：异钩藤碱 (*iso*-rhynchophylline)、钩藤碱 (rhynchophylline)、圆叶帽柱木碱 (rotundifoline)、儿茶钩藤碱 A(roxburghine A)、儿茶钩藤碱 B(roxburghine B)、儿茶钩藤碱 C(roxburghine C)、儿茶钩藤碱 D(roxburghine D)、儿茶钩藤碱 E(roxburghine E)、二氢柯楠因碱 (dihydrocorynantheine 即毛钩藤碱 hirsutine, 毛帽柱木碱)[1]。

黄酮类成分：儿茶酚 (catechol)[1]、槲皮素 (quercetin)、槲皮万寿菊素 (quercetagetin)、非瑟素 (fisetin)[2]、左旋儿茶精及消旋儿茶精 (catechin)、左旋表儿茶精及消旋表儿茶精 (*epi*-catechin)[3,4]、右旋阿夫儿茶精 (afzelechin)、二氢山柰酚 (dihydrokaempferol)、双聚原矢车菊素 (dimericprocyanidin)、异鼠李素 (*iso*-rhamnetin)、山柰酚 (kaempferol)、花旗松素 (紫杉叶素 ,taxifolin)[5]、陆地棉苷 (hirsutrin)[6]、3,4′,7- 三羟基 -3′,5- 二甲氧基黄酮 (3,4′,7-trihydroxy)-3′,5-dimethoxy flavone[7]。

鞣质类成分：鞣花酸 (ellagic acid)、没食子酸 (gallic acid)、原儿茶鞣质 (protocatechu tannins)、没食子酚鞣质 (pyrogallic tannins)[1]、赭朴鞣质 (红鞣质 ,phlobatannin)[2]、儿茶鞣酸 (atechutannic acid)[3,4]。

其他：儿茶红 (catechu red)、儿茶荧光素 (gambirfluorescein)[1]、脂肪油、蜡、树胶等 [6]、叶中含有叶绿素 a(chlorophylls a)、叶绿素 b(chlorophylls b)、类胡萝卜素等 [8], 树胶中含多聚己糖 (hexasaccharide)[9]、对 - 羟基苯甲酸 (4-hydroxybenzoic acid)、儿茶素 (catchin)、表儿茶素 (epicatechin)、阿福豆素 (afzelechin)、表阿福豆素 (epiafzelechin)、香橙素 (aromadendrin)、苯酚 (phenol)、mesquitol、ophioglonin[7]。

【**药典检测成分**】2015 版《中国药典》规定，本品照高效液相色谱法测定，含儿茶素和表儿茶素的总量不得少于 21.0％。

参考文献

[1] Miao M S. Modern Applied Quantity Technology of Traditional Chinese Medicine (现代实用中药质量控制技术) [M]. Beijing：People's Medical Publishing House，2000.

[2] Hathway DE, et al. Biochem J, 1957, 67：239.

[3] 楼之岑. 生药学 [M]. 北京：人民卫生出版社，1965：197.

[4] 刘米达夫. 最新生药学概论 [M]. 东京：广川书店，1969：22.

[5] Deshponde VH, et al. Indian J Chem Sect B, 1983, 20B(7)：618.

[6] 中国医学科学院药用植物资源开发研究所. 中药志：第 5 册 [M]. 北京：人民卫生出版社，1994：818.

[7] 李杏翠，王洪庆，刘超，等 .儿茶化学成分研究 [J]. 中国中药杂志，2010，35(11)：1425-1427.

［8］Hillore SK，et al．CA，1977，86：27694.

［9］Agarwal A，et al．Indian J Chem Sect B，1988，27B(1)：55.

5. 九里香　Murrayae Folium et Cacumen

【来源】本品为芸香科植物九里香 *Murraya exotica* L. 和千里香 *Murraya paniculata* (L.)Jack 的干燥叶和带叶嫩枝。

【性能】辛、微苦，温；有小毒。行气止痛，活血散瘀。

【化学成分】本品主要含黄酮类、挥发油类、香豆精类等化学成分。

黄酮类成分 :4'- 羟基 -3,3',5,5',6,7- 六甲氧基黄酮 (4'-hydroxy-3,3',5,5',6,7-hexamethoxy flavone)[1]、3',4',5,5',7- 五甲氧基黄酮 (3',4',5,5',7-pentamethoxy flavone)[2]、3,3',4',5,5',7,8- 七甲氧基黄酮 (3,3',4',5,5',7,8-heptamethoxy flavone)[3]、3',4',5,5',7,8- 六甲氧基黄酮 (3',4',5,5',7,8-hexamethoxy flavone)[3,4]、月橘素 (exoticin)[4]、3,3',4',5,5',6,7- 七甲氧基黄酮 (3,3',4',5,5',6,7-heptamethoxy flavone)[5]、5,7,8,3',4'- 五甲氧基二氢黄酮 (5,7,8,3',4'-pentamethoxy flavanonol)、5,6,7,3',4'- 五甲氧基黄酮 (5,6,7,3',4'-pentamethoxy flavone)、5,7,3',4'- 四甲氧基黄酮 (5,7,3',4'-tetramethoxyflavone)、5,7,3',4',5'- 五甲氧基黄酮 (5,7,3',4',5'-pentamethoxy flavone)、5,6,7,3',4',5'- 六甲氧基黄酮 (5,6,7,3',4',5'-hexamethoxy flavone)。

挥发油类成分 : 橙皮油内酯烯醇 (auraptenol)[4]、甜没药烯 (bisabolene)、左旋荜澄茄烯 (cadinene)、β- 丁香烯 (β-caryophyllene)、香茅醇 (citronellol)、硫 - 愈创薁 (S-guaiazulene)、牻牛儿醇 (geraniol)、3- 蒈烯 (3-carene)、丁香油酚 (eugenol)、邻氨基苯甲酸甲酯 (methyl anthranilate)、水杨酸甲酯 (methyl salicylate)[6]、香叶醛 (geranial)、橙花醛 (neral)、乙酸香叶酯 (geranyl acetate)、香茅醛 (citronellal、γ- 松油烯 (γ-terpinen)、香叶醇 (geraniol)、柠檬烯 (linonene)、乙酸橙花酯 (neryl acetate)[7]。

香豆精类成分 :7- 甲氧基 -8-(2'- 甲基 -2'- 甲酰基丙基)- 香豆精 [7-methoxy-8(2'-methyl-2'-formylpropyl)-coumarin]、海南九里香内酯 (hainanmurpanin)[2]、水合橙皮内酯 (meranzin hydrate)[3]、九里香内酯酮醇 (murpaniculol)、水合橙皮内酯异戊酸酯 (murrayatin)、长叶九里香内酯二醇乙酸酯 (murrangatin acetate)、异橙皮内酯 (*iso*-meranzin)、水合橙皮内酯甲酸酯 (coumurrin)、九里香酸 (paniculin)、小芸木呋喃内酯 (microminutin)[4]、九里香内酯醛 (panicular)[5]、8- 异戊烯基柠檬油素 (8-*iso*-pentenyllimettin)[8]、月橘香豆素 (coumurrayin)、欧芹酚甲醚 (osthole)、九里香香豆精 (paniculatin)[9]、脱水长叶九里香内酯 (phebalosin)[10]、欧前胡内酯 (imperatorin)[11]、长叶九里香醛 (murralongin)、九里香甲素 (*iso*-mexoticin)、5,7- 二甲氧基 -8-(2'- 酮基 -3'- 甲基丁基)- 香豆精 [5,7-dimethoxy-8-(3'-methyl-2'-oxobutyl)-coumarin]、九里香素 (murrangatin)、九里香乙素 (murpanidin)、九里香丙素 (murpanicin)[12]、九里香内酯烯醇醛 (panial)、顺式欧芹烯酮酚甲醚 (*cis*-osthenon)、异长叶九里香醇烟酸酯 (*iso*-murralonginol nicotinate)[13]、异九里香内酯酮醇异戊酸酯 (paniculonol-*iso*-valerate)[14]。

氨基酸类成分 : 丙氨酸 (alanine)、半胱氨酸 (cysteine)、亮氨酸 (leucine)、脯氨酸 (proline)、酪氨酸 (tyrosine)[6] 等游离氨基酸。

其他 : 葡萄糖 (glucose)、三十一烷 (hentriacontane)、二十八醇 (octacosanol)[10]、催吐萝芙木醇 (vomifoliol)[15]、1-(1,S- 二甲基 -4- 己烯基)-4- 甲苯 [1-(1,*S*-dimethyl-4-hexenyl)-4-methy benzene]、*n*- 棕榈酸 (*n*-hexadecanoic acid)、*N*-(1- 甲基 -3- 氧 - 亚丁基)-4- 甲氧基苯胺 [*N*-(1-methyl-3-oxobutylidene)-4-methoxyaniline][16]、5- 羟基 -6,7,8,3',4'- 五甲氧基黄酮 (5-hydroxy-6,7,8,3',4'-pentamethoxyflavone)、5,3'- 二羟基 -7,4'- 二甲氧基黄酮 (5,3'-dihydroxy-7,4'-dimethoxy flavone)、7- 羟 基 -5,3′,4′- 三 甲 氧 基 黄 酮 (7-hydroxy-5,3′,4′-trimethoxy flavone)、5,3′- 二 羟基 -6,7,4′,5′- 四甲氧基黄酮 (5,3′-dihydroxy-6,7,4′,5′-tetramethoxy flavone)、5,4′- 二羟基 -7,3′- 二甲氧基黄酮 (5,4′-dihydroxy-7,3′-dimethoxyflavone)、5- 羟基 -7,3′,4′- 三甲氧基黄酮 (5-hydroxy-7,3′,4′-trimethoxyflavone)、(2s)-5,6,7,3′,4′- 五 甲 氧 基 二 氢 黄 酮 [(2s)-5,6,7,3′,4′-pentamethoxy flavanone]、5,6,7,8,3′,4′,5′- 七甲氧基黄酮 (5,6,7,8,3′,4′,5′heptamethoxyflavone)、5- 羟基 -6,7,3′,4′- 四甲氧基黄酮 (5-hydroxy-6,7,3′,4′-tetramethoxy flavone)、(2s)-5,6,7,3′,4′,5′- 六甲氧基二氧黄酮 [(2s)-5,6,7,3′,4′,5′-hexamethoxyflavanone][17]。

【药典检测成分】无。

参考文献

[1] De Silva I B, et al. Phytochemistry, 1980, 19(12): 2794.
[2] 杨峻山, 等. 化学学报, 1983, 18(10): 760.
[3] 杨峻山, 等. 植物学报, 1984, 26(2): 184.
[4] Imai Fujio, et al. Chem Pharm Bull, 1989, 37(2): 358.
[5] Imai Fujio, et al. 生药学杂志 (日), 1989, 41(2): 157.
[6] Gupta GS, et al. CA, 1979, 90: s1. 414d.
[7] 刘偲翔, 董晓敏, 刘布鸣, 等. 广西九里香挥发油 GC-MS 研究 [J]. 中国实验方剂学杂志, 2010, 16(3):26-28.
[8] David L Dreyer, et al. J Drg Chem, 1968, 33(9): 3574.
[9] Steck Warren. CA, 1972, 77: 153500g.
[10] Khosla Rattan L, et al. CA, 1976, 85: 2562p.
[11] Ganguly SN, et al. CA, 1979, 90: 19071d.
[12] 杨峻山, 杜明慧, 等. 海南九里香化学成分的研究 [J]. 化学学报, 1984, 42(12): 1308-1311.
[13] Chihiro Ito, et al. Hetero-cycles, 1987, 26(11): 2959.
[14] Chihiro Ito, et al. Chem Pharm Bull, 1989, 37(3): 819.
[15] Roberts Earie V, et al. Phytochemistry, 1976, 15(2): 332.
[16] 卢远倩, 王兰英, 等. 九里香精油的抑菌活性及成分分析 [J]. 农药, 2011, 50(6):443-445.
[17] 张芸, 李军, 周思祥, 等. 千里香中多甲氧基黄酮类成分 [J]. 中国药学杂志, 2010, 45(15):1139-1141.

6. 刀豆　Canavaliae Semen

【来源】豆科植物刀豆 *Canavalia gladiata*(Jacq.)DC. 的干燥成熟种子。

【性能】甘, 温。温中, 下气, 止呃。

【化学成分】本品主要含生物碱类、萜类、甾醇类等化学成分。

生物碱类成分：氨丙基刀豆四胺 (aminopropylcanavalmine)、氨丁基刀豆四胺 (aminobutylcanavalmine)、刀豆四胺 (canavalmine)、γ- 胍氧基丙胺 (γ-guanidinooxypropylamine)[1]。

不皂化部含萜类及甾醇类成分：羽扇豆醇 (lupeol)、β- 谷甾醇 (β-sitosterol)[2]。

酚及酚酸类成分：没食子酸 (gallic acid)、没食子酸甲酯 (methyl gallate)、1,6- 二没食子酰基 -β-D- 吡喃葡萄糖苷 (1,6-di-O-galloyl-β-D-glucopyranoside)[2]。

其他：凝集素 (agglutinin)、刀豆球蛋白 A(concanavaline A)、刀豆氨酸 (canavanine)[1]、δ-生育酚 (δ-tocopherol)[2]。

【药典检测成分】无。

参考文献

[1] 国家中医药管理局《中华本草》编委会. 中华本草: 第4册3028 [M]. 上海: 上海科学技术出版社, 1999: 385-388.
[2] 李宁, 李铣, 冯志国, 等. 刀豆的化学成分 [J]. 沈阳药科大学学报, 2007, 24(11): 676-678.

7. 三七 Notoginseng Radix et Rhizoma

【来源】五加科植物三七 *Panax notoginseng*(Burk.)F.H.Chen 的干燥根及根茎。

【性能】甘、微苦，温。散瘀止血，消肿止痛。

【化学成分】本品主要含黄酮类、挥发油类、皂苷类等化学成分。

黄酮类成分：槲皮素 (quercetin) 和木糖 (xylose)、葡萄糖 (glucose)、葡萄糖醛酸 (glucuronic acid) 所成的苷 [1,2]。

挥发油类成分：乙酸 (acetic acid)、丁香烯 (caryophyllene)、γ- 荜澄茄烯 (γ- 荜澄茄烯)、δ- 荜澄茄烯 (δ-cadinene)、2,8- 二甲基 -5- 己酰基双环 [5,3,0] 癸 -1,8- 二烯 (2,8-dimethyl-5-acetyl-bicyclo[5,3,0]deca-1,8-diene)、2,6- 二叔丁基 -4- 甲基苯酚 (2,6-ditertbutyl-4-methyl-phenol)、二十二烷 (docosane)、二十烷 (eicosane)、α- 榄香烯 (α-elemene)、β- 榄香烯 (β-elemene)、γ- 榄香烯 (γ-elemene)、十八碳二烯酸乙酯 (ethyl octadecadienoate)、异丙烯基苯 (*iso*-allylbenzene)、α- 衣兰油烯 (α-muurolene)、γ- 衣兰油烯 (γ-muurolene)、十七碳二烯酸甲酯 (methyl heptadecadieneoate)、1- 甲氧基乙基苯 (1-methoxyethylbenzene)、1- 甲基 -4- 过氧甲硫基双环 [2,2,2] 辛烷 (1-methyl-4-dioximethylthino-bicyclo-[2,2,2]-octane)、1- 甲基 -4- 丙烯基环己烷 (1-methyl-4-*iso*-allylcyclohexane)、十八碳二烯酸甲酯 (methyl octadecadienoate)、棕榈酸甲酯 (methyl palmitate)、十九烷 (nonadecane)、壬酸 (nonanoic acid)、反式 -2- 壬烯醛 (*trans*-2-nonenal)、壬 -3- 烯 -2- 酮 (non-3-en-2-one)、十八烷 (octadecane)、辛酸 (octanoic acid)、十八碳二烯酸 (octadecadienoic acid)、棕榈酸乙酯 (ethyl palmitate)、棕榈酸 (palmitic acid)、苯乙酮 (phenylethanone)、十五烷 (pentadecane)、十四烷 (tetradecane)、α- 古芸烯 (α-gurjunene)、二十三烷 (tricosane)、十三烯 (tridecene)、2,2,2- 三乙氧基乙醇 (2,2,2-triethoxyethanol)、二十一烷 (heneicosane)、十七烷 (heptadecane)、庚酸 (heptanoic acid)、十六烷 (hexadecane)、1,10- 二甲氧基 -2- 酮基 -7- 乙炔基十氢化萘 (1,10-dimethoxy-2-one-7-acetylene decahydronaphthalene)、香附子烯 (cyperene)、达玛 -20(22)- 烯 -3β,12β,25- 三醇 -6-*O*-β-D- 吡喃葡萄糖苷 [dammar-20(22)-ene-3β,12β,25-triol-6-*O*-β-D-glucopyranoside]、α,α- 二甲基苯甲醇 (α,α-dimethylbenzenemethanol) [1]、邻苯二甲酸二辛酯 (dicapryl phthalate)、邻苯二甲酸二异辛酯 (di-*iso*-capryl phthalate)、邻苯二甲酸二叔丁酯 (ditertbutyl phthalate)[1,3,4]、β-*N*- 草酰基 -L-α-β- 二氨基丙酸 (β-*N*-oxalyl-L-α-β-diaminopropionic acid)[1,5]、α- 柏木烯 (α-cedrene)、α- 胡椒烯 (α-copaene)、β- 荜澄茄油烯 (β-cubebene)、花侧柏烯 (cuparene)、α- 愈创木烯 (α-guaiene)、β- 愈创木烯 (β-guaiene)、δ- 愈创木烯 (δ-guaiene)、1,9,9- 三甲基 -4,7- 二亚甲基 -2,3,5,6,7,8- 六氢薁 (1,9,9-trimethyl-4,7-dimethano-2,3,5,6,7,8-hexahydroazulene)、α- 雪松烯 (α-himachalene)、1,1,5,5- 四甲基 -4- 亚甲基 -2,3,4,6,7,10- 六氢萘 (1,1,5,5-tetramethyl-4-methano-2,3,4,6,7,10-hexahydronaphthalene)[1,6]、镰叶芹二醇 (falcarindiol)[7]、2- 甲氧基 -4-(1- 丙烯基)- 苯酚 [2-methoxy-4-(1-propenyl)-phenol]、十四烷酸 (tetradocanoic acid)、十八碳烯酸 [(2,2)-(9,12)-octadecadienoic acid)]、二十五烷 [(*E*)-9-octadecenoic acid][8]。

皂苷类成分：绞股兰苷 X (gypenoside X)、绞股兰苷 Ⅶ (gypenoside Ⅶ)、胡萝卜苷 (daucosterol)[1,19]、20-*O*- 葡萄糖人参皂苷 Rf(20-*O*-glucoginsenoside Rf)[1,3]、人参皂苷 Rb₁(ginsenoside Rb₁)、人参皂苷 Rb₂(ginsenoside Rb₂)、人参皂苷 Rb₃(ginsenoside Rb₃)、人参皂苷 Rc(ginsenoside Rc)、人参皂苷 Rd(ginsenoside Rd)、人参皂苷 Re(ginsenoside Re)、人参皂苷 Rh₁(ginsenoside Rh₁)、人参皂苷 Rg₁(ginsenoside Rg₁)、人参皂苷 Rg₂(ginsenoside Rg₂)[1,3,4]、三七皂苷 R₁(notoginsenoside R₁)、三七皂苷 R₂(notoginsenoside R₂)、三七皂苷 R₃(notoginsenoside R₃)、三七皂苷 R₄(notoginsenoside R₄)、三七皂苷 R₆(notoginsenoside R₆)、三七皂苷

R_7(notoginsenoside R_7)[1,3,9,10]、田七氨酸 (三七素 ,dencichine)[1,5]、七叶胆苷Ⅸ (gypenoside Ⅸ)、三七皂苷 -Fa (notoginsenoside-Fa)[4]、人参皂苷 Ra_3 (ginsenoside Ra_3)、人参皂苷 F_1 (ginsenoside F_1)、人参皂苷 F_2 (ginsenoside F_2)[4,11]、竹节参皂苷 -L_5(chikusetsusaponin-L_5)、野三七皂苷 H(yesanchinoside H)、野三七皂苷 E(yesanchinoside E)[10]、三七皂苷 A(notoginsenoside A)、三七皂苷 B(notoginsenoside B)、三七皂苷 C(notoginsenoside C)、三七皂苷 D(notoginsenoside D)、三七皂苷 E(notoginsenoside E)、三七皂苷 G(notoginsenoside G)、三七皂苷 H(notoginsenoside H)、三七皂苷 I(notoginsenoside I)、三七皂苷 J(notoginsenoside J)、三七皂苷 K(notoginsenoside K)、三七皂苷 L(notoginsenoside L)、三七皂苷 M(notoginsenoside M)、三七皂苷 N(notoginsenoside N)[10-13]、西洋参皂苷 R_1 (quinquenoside R_1)[11]、三七皂苷 T_1(notoginsenoside T_1)、三七皂苷 T_2(notoginsenoside T_2)、三七皂苷 T_3(notoginsenoside T_3)、三七皂苷 T_4(notoginsenoside T_4)、三七皂苷 T_5(notoginsenoside T_5)[14,15]、6-O-(β-D-glucopyranosyl)-20-O-(β-D-xylopyranosyl)-3β,6α,12β,20(s)-tetrahydroxydammar-24-ene、三七皂苷 V(notoginsenoside V)[16]、3-O-β-D-glucopyranosyl-(1 → 2)-β-D-glucopyranoside、2s-dihydroxydammar-(E)-70(72)-ene、越南参皂苷 R_{15}(vinaginsenoside R_{15})、越南参皂苷 R_3(vinaginsenoside R_3)、拟人参皂苷 RT_3(psevdoginsenoside RT_3)[17]。

氨基酸类成分：精氨酸 (arginine)、天冬氨酸 (aspartic acid)、谷氨酸 (glutamic acid)、亮氨酸 (leucine)、赖氨酸 (lysine)[1,18]。

甾醇及其苷类成分：β- 谷甾醇 (β-sitosterol)[1,2]、β- 谷甾醇 -β-D- 葡萄糖苷 (β-sitosterol-β-D-glucoside)、豆甾醇 (stigmasterol)[2]。

炔类成分：人参炔三醇 (panaxytriol)[1,7]、人参环氧炔醇 (panaxydol)、methyl-5,7-hexadecadiynoate、人参炔醇 (panaxynol)[19,21]。

其他：三七多糖 A(sanchian A)、蔗糖 (sucrose)[1,20]、原人参二醇 (protopanaxadiol)、原人参三醇 (protopanaxatriol)[22]。

【药典检测成分】2015 版《中国药典》规定 , 本品照高效液相色谱法测定 , 按干燥品计算 , 含人参皂苷 Rg_1、人参皂苷 Rb_1 及三七皂苷 R_1 的总量不得少于 5.0％。

参考文献

[1] 国家中医药管理局《中华本草》编委会. 中华本草：第 5 册 5039 [M]. 上海：上海科学技术出版社, 1999：839-850.

[2] 魏均娴, 王菊芳, 张良玉, 等. 三七的化学研究 [J]. 药学学报, 1980, 15(6)：359.

[3] 周家明, 曾江, 崔秀明, 等. 三七根茎的化学成分研究 Ⅰ [J]. 中国中药杂志, 2007, 32(4)：349-350.

[4] 李海舟, 刘锡葵, 杨崇仁. 三七茎叶的化学成分 [J]. 药学实践杂志. 2000, 18(5)：354.

[5] 赵国强, 王秀训. 三七止血成分的研究 [J]. 中草药, 1986, 17(6)：34-35.

[6] 鲁歧, 李向高. 人参三七根挥发油中性成分的研究 [J]. 中草药, 1988, 19(1)：5-7.

[7] 饶高雄, 王兴文, 金文. 三七总苷中聚炔醇成分 [J]. 中药材, 1997, 20(6)：298-299.

[8] 梁贺升, 陈少瑾, 郑集镇 . 三七挥发性物质的气相色谱分析 [J]. 广东化工, 2014, 14(41)：222-223.

[9] 赵平, 刘玉清, 杨崇仁, 等. 三七根的微量成分 [J]. 云南植物研究, 1993, 15(4)：409-412.

[10] Liu JH, Wang X, Cai SQ, et al. Analysis of the Constituents in the Chinese Drug Notoginseng by Liquid Chromatography-Electrospray Mass Spectrometry [J]. J Chinese Pharm Sci, 2004, 13(4)：225-237.

[11] Masayuki Y, ToshiyukiM, Takahiro U, et al. Biactive sapooninsand glycosides. Ⅷ. Notoginseng(1)：new dammarane-type tritre-pene-oligoglycosides, notoginsenoside-A, -B, -C and -D, from the dried root of Panax notoginseng(Burk)F. H . Chen [J]. Chem Pharm Bull, 1997, 45(6)：103921045.

[12] Masayuki Y, Toshiyuki M, Takahiro U, et al. Biactive sapoonins and glycosides. Ⅸ. notoginseng(2)：new dammarane-type triterpene-oligoglycosides, notoginsenoside-E, -G, -H, -I and-J, and a novel acetylenic fatty acid glycoside, notoginsenic acid β -sophoroside, from the dried root of Panax notoginseng(Burk)F. H. Chen [J]. Chem Pharm Bull, 1997, 45(6)：1056-1062.

[13] Masayuki Y, Toshio M, ToshiyukiM, et al. Biactive saponins and glycosides. Ⅺ Ⅹ. notoginseng(3)：Immunologicl adjuvant activity of notoginsenosides and related saponinsstructures of notoginsenoside-L, -M, and -N from the root of Panax notoginseng (Burk) F. H. Chen [J]. Chem Pharm Bull, 2001, 49(11)：1452-1456.

[14] Teng RW, Li HZ, Zhang XM, et al. Two new dammarane glycosides from the acid hydrolysis product of Panax notoginseng [J].

Chinese Chem Soc Chinese Chem Lett，2001，12(3)：239-242.

[15] Teng RW，Li HZ，Wang DZ，et al． Hydrolytic reaction of plant extracts to generate molecular diversity：New dammarane glycosides from the mild acid hydrolysate of root saponins of Panax notoginseng［J］．Helvetica Chimica Acta，2004，87(5)：1270-1278.

[16] 黄桂坤，邱莉，焦杨，等.三七中2个微量人参皂苷的NMR信号全归属[J].波谱学杂志，2014，31(3):415-424.

[17] 刘利民，张晓琦，汪豪，等.三七主根的微量皂苷类成分研究[J].中国药科大学学报，2011，42(2):115-118.

[18] 陈中坚，孙玉琴，董婷霞，等.不同产地三七的氨基酸含量比较[J]．中药材，2003，26(2)：86-87.

[19] 林琦，赵霞，刘鹏，等．三七脂溶性成分的研究[J]．中草药，2002，33(6)：490-492.

[20] 崔秀明，徐珞珊，王强，等．三七糖类成分的含量及变化[J]．现代中药研究与实践，2003年增刊：21-24.

[21] 周建良，陆静娴，谭春梅，等.三七不同药用部位聚炔类成分的GC-MS分析研究[J].中成药，2013，35(1):121-123.

[22] 郭一娟.三七根茎的化学成分分析[J].中国医药指南，2013，30(11)：46-47.

8. 三白草　Saururi Herba

【来源】为三白草科植物三白草 *Saururus chinensis*(Lour.)Baill. 的干燥地上部分。

【性能】甘、辛，寒。利尿消肿，清热解毒。

【化学成分】本品主要含黄酮类、挥发油类、木脂素类等化学成分。

黄酮类成分：槲皮素 -3-L- 阿拉伯糖苷 (quercetin-3-L-arabinoside)[1]、金丝桃苷 (hyperin)、异槲皮苷 (*iso*-quercitrin)、芸香苷 (rutin)、槲皮素 (quercetin)、槲皮苷 (quercitrin)[1,2,11,13]、阿芙苷 (afzerin)、萹蓄苷 (avicularin)、瑞诺苷 (reynoutrin)、槲皮素 -3-*O*-*β*-D- 吡喃葡萄糖 -(1 → 4)-*α*-L- 吡喃鼠李糖苷 [quercetin-3-*O*-*β*-D-glucopyranose-(1 → 4)-*α*-L-pyranrhamnoside][2]、黄酮醇葡萄糖醛酸苷 (flavonolglucuronide)[3]、木犀草素 (luteolin)[4]、槲皮素 -7-*O*-*β*-D- 葡萄糖苷 (quercetin-7-*O*-*β*-D-glucopyranoside)、槲皮素 -7-*O*-*α*-D- 葡萄糖苷 (quercetin-7-*O*-*α*-D-glucopyranoide)、槲皮素 -3-*O*-*β*-D- 半乳糖 -7-*O*-*β*-D- 葡萄糖苷 (quercetin-3-*O*-*β*-D-galactopyranosyl-7-*O*-*β*-glucopyranoside)、槲皮素 -3-*O*-*α*-L- 鼠李糖 -7-*O*-*α*-D- 葡萄糖苷 (quercetin-3-*O*-*α*-L-rhamnopyranosyl-7-*O*-*α*-D-glucopyranoside)、芦丁 (rutin)[5]。

挥发油类成分：甲基壬基甲酮 (methyl-*n*-nonylketone)[1,6]、莰烯 (camphene)、*β*- 丁香烯 (*β*-caryophyllene)、*α*- 蒎烯 (*α*-pinene)、黄樟脑 (safrol)、1- 烯丙基 -3,4- 亚甲二氧基 -5- 甲氧基苯 (1-allylgroup-3,4-methylenedioxy-5-metoxybenzene)、葎草烯 (humulene)、芳樟醇 (linalol)[7]、1′- 表三白草酮 (1′-*epi*-sauchinone)[8]。

木脂素类成分：三白草酮 (sauchinone)、三白草酮 A(sauchinone A)[8]、三白脂素 (saucernetin)、三白脂素 -8(saucernetin-8)、三白脂素 -7(saucernetin-7)、奥斯楚拜脂素 -5(austrobailignan-5)[9,10]、7,8- 裂环木脂素 (meiocarpin)[11]、三白脂酮 (sauchinone)、三白脂酮 A(sauchinone A)、里卡灵 B(licarin B)、里卡灵 A(licarin A)、5- 甲氧基 - 里卡灵 A(5-methoxy-licarin A)、5,5′- 二甲氧基 - 三白脂素 (5,5′-dimethoxy-saucemetin)、甘密脂素 B(nectandrin B)、5,5′- 二甲氧基 - 甘密脂素 B(5,5′-dimethoxy-nectandrin B)、红楠素 D(machilin D)[12]、3′,4′-methylenedioxy-3,4,5,5′-tetramethoxy-7,7′-epoxylignan、3′,4′-methylenedioxy-3,4,5-trimethoxy-7,7′-epoxylignan。

脂肪酸类成分：软脂酸 (hexadecanoic acid)、亚油酸 (linoleic acid)、油酸 (oleic acid)、硬脂酸 (stearic acid)[7]。

鞣质类成分：柯里拉京 (coriagin)、鞣花酸 (ellagic acid)、可水解鞣质 (hydrolysable tannins)[1]。

其他：马兜铃内酰胺 A Ⅱ (aristololactam A Ⅱ)[2]、10- 氨甲基 -3- 羟基 -4- 甲氧基菲羧酸内酰胺 (10-aminomethyl-3-hydroxy-4-methoxyl phenanthrene carboxylic acid lactam)[13]、Δ ^{5,22}- 豆甾烯醇 (stigmasta-5,22-dien-3-ol)[14]、三白草内酰胺 (sauristolactam)[11]、4,5-dioxodehydroasimilobine、熊果酸 (ursolic acid)、山柰酚 (kaempferol)、*N*- 反式阿魏酸酪酰胺 (*N-trans*-feruloyloctopamine)、

原儿茶酸 (protocatechuate)、咖啡酸 C(caffeic acid)、去氢吐叶醇 [(+)-dehydrovomifoliol]、吐叶醇 (vomifoliol)、尿嘧啶 (uracil)[12]。

【药典检测成分】2015 版《中国药典》规定，本品照高效液相色谱法测定，按干燥品计算，含三白草酮不得少于 0.10%。

参考文献

［1］国家中医药管理局《中华本草》编委会. 中华本草：第 3 册 2016［M］. 上海：上海科学技术出版社，1999：419-420.

［2］Tomoko K，Youichi H. Pharmacognostical studies of houttuyniae herba(Ⅰ) flavonoid glucoside content of houttuynia cordata t hunb［J］. N at Med，1994，48(3)：208.

［3］Sung SH，Kim YC. Hepatoprotective diastereomeric lignans from Saururus chinensis herbs［J］. J Nat Prod，2000，63(7)：1019.

［4］彭冰，何春年，许利嘉，等. 三白草的化学成分研究［J］. 中草药，2010，41(12):1950-1952.

［5］张忠立，左月明，徐璐，等. 三白草的黄酮类化学成分研究［J］. 中草药，2011，42(8):1490-1492.

［6］江年琼，邓毓芳. 三白草试种与开发利用［J］. 中药材，2000，23(4)：191.

［7］李人久，任丽娟. 三白草科植物的化学及药理研究［J］. 国外医药 - 植物药分册，1997，12(5)：207.

［8］文东旭. 三白草中具有保肝作用的非对映木脂素［J］. 国外医药 - 植物药分册，2001，16(4)：167.

［9］马敏，阮金兰，Koppaka V Rao. 三白草化学成分研究（Ⅰ）. 中草药，2001，32(1)：9.

［10］方伟，阮金兰，李辉敏. 三白草化学成分研究（Ⅱ）［J］. 中药材，2005，28(2)：96.

［11］曲玮，赵玲，梁敬钰，三白草的化学成分［J］. 中国药科大学学报，2011，42(6):507-509.

［12］左月明，张忠立，吴华强，等. 三白草木脂素类化学成分的研究［J］. 中国实验方剂学杂志，2013，19(21):61-64.

［13］Ahn B T，Lee S，Lee SB，et al. Low-density lipoprotein-antioxidant constituents of Saururus chinensis［J］. J Nat Prod，2001，64(12)：1562.

［14］方伟，阮金兰，李辉敏. 三白草化学成分研究（Ⅱ）［J］. 中药材，2005，28(2)96-97.

9. 三棱 Sparganii Rhizoma

【来源】本品为黑三棱科植物黑三棱 *Sparganium stoloniferum* Buch.-Ham. 的干燥块茎。

【性能】辛、苦，平。破血行气，消积止痛。

【化学成分】本品主要含有黄酮类、挥发油类、甾体及其苷类等化学成分。

黄酮类成分：芒柄花素 (formononetin, 即刺芒柄花素)[1-3]、鸡豆黄素 A(biochanin A)[3]、麦黄酮 (tricin)[4]、山柰酚 (kaempferol)、5,7,3′,5′- 四羟基双氢黄酮醇 -3-*O*-β-D- 葡萄糖苷 (5,7,3′,5′-tetrahydroxyflavanonol-3-*O*-β-D-glucoside)[5]、2,7- 二羟基呫吨酮 (2,7-dihydroxyxanthone)[6,7]。

挥发油类成分：对苯二酚 (1,4-benzenediol)、苯乙醇 (benzene ethanol)、3,4- 二氢 -8- 羟基 -3- 甲基 -1H-2- 苯并吡喃 -4- 酮 (3,4-dihydro-8-hydroxy-3-methyl-1H-2-benzopyran-4-one)、β- 榄香烯 (β-elemene)、2- 呋喃甲醇 (2-furan-methanol)、1- 羟基 -2- 乙酰基 -4- 甲基苯 (1-hydroxy-2-acetyl-4-methyl-benzene)、去氢 -α- 姜黄烯 (dehydro-α-curcumene)[1]、棕榈酸 (hexadecanoic acid)[1,8,9]、2- 乙酰基吡咯 (2-acetylpyrrole)、三棱酸甲酯 (sangleng acid methylester)[3]、十八酸 (octadecanoic acid)[8]、1,3-*O*- 双 - 对 - 香豆酰甘油 (1,3-*O*-di-*p*-coumaroylglycerol)、1,3-*O*- 双阿魏酰基甘油 (1,3-*O*-diferuloylglycerol)、1-*O*- 阿魏酰基 -3-*O*- 对 - 香豆酰甘油 (1-*O*-feruloyl-3-*O*-*p*-coumaroylglycerol)、邻苯二甲酸双 (2- 甲氧基) 乙酯 [1,2-benzenedicarboxylicaid,bis(2-methoxy ethyl)ester]、邻苯二甲酸双 (2- 甲基) 丙酯 [1,2-benzenedicarboxylicaid,bis(2-methyl propyl) ester][9]、5- 羟甲基糠醛 (5-hydroxymethyl-2-fural-dehyde)、1-*O*-β-D- 葡萄糖基 -(2S,3R,4E,8Z)-2-[(2(*R*)- 羟基二十烷基) 氨基]-4,8- 十八二烯 -1,3- 二醇 {1-*O*-β-D-glucosyl-(2S,3R,4E,8Z)-2-[(2(*R*)-hydroxyeicosyl)amino]-4,8-octadecadiene-1,3-diol}[10]、三棱双苯内酯 (sanleng diphenyllactone)[11]。

甾体及其苷类成分：胡萝卜苷 (daucosterol)[1,3]、豆甾醇 (stigmasterol)[1,12]、β- 谷甾醇

（β-sitosterol)[1,10,12]、β- 谷甾醇 -3-O-β-D- 吡喃葡萄糖苷 (β-sitosterol-3-O-β-D-glucopyranoside)[5,13]、
β- 谷甾醇棕榈酸酯 (β-sitosterol plamitate)[6,10,11]、胡萝卜苷棕榈酸酯 (daucosterol palmitate)[11]、
β- 谷甾醇 -3-β-D- 吡喃葡萄糖醛酸苷 (β-sitosterol-3-β-D-pyranglucuronide)[14]、过氧化麦角甾醇
(ergosterol peroxide)[15]。

胆酸类成分：Δ5,6- 胆酸甲酯 -3-O-α-L- 鼠李糖 -(1 → 4)-β-D- 吡喃葡萄糖 [Δ5,6-cholic acid
methyl ester-3-O-α-L-rhamnose-(1 → 4)-β-D-glucopyranose][11]、Δ5- 胆酸甲酯 -3-O-β-D- 吡喃葡
萄糖醛酸 -(1 → 4)-α-L- 鼠李糖苷 [Δ5-cholic acid methyl ester-3-O-β-D-glucuronylpyran-(1 → 4)-
α-L-rhamnoside]、Δ5- 胆酸甲酯 -3-O-β-D- 葡萄糖苷 (Δ5-cholic acid methyl ester-3-O-β-D-
glucoside)[16]。

苯丙素类成分：β-D-(1-O- 乙酰基 -3,6-O- 双阿魏酰基) 呋喃果糖 -α-D-3′,4′,6′-O- 三乙酰
葡 萄 糖 苷 [β-D-(1-O-acetyl-3,6-O-diferuloyl)fructofuranose-α-D-3′,4′,6′-O-triacetyl glucoside]、
β-D-(1-O- 乙酰基 -3,6-O- 双阿魏酰基) 呋喃果糖 -α-D-2′,4′,6′-O- 三乙酰葡萄糖苷 [β-D-(1-O-
acetyl-3,6-O-diferuloyl)fructofuranose-α-D-2′,4′,6′-O-triacetylglucoside]、β-D-(1-O- 乙酰基 -3,6-O-
双阿魏酰基) 呋喃果糖 -α-D-2′,3′,6′-O- 三乙酰葡萄糖苷 [β-D-(1-O-acetyl-3,6-O-diferuloyl)
fructofuranose-α-D-2′,3′,6′-O-triacetylglucoside]、β-D-(1-O- 乙酰基 -3,6-O- 双阿魏酰基) 呋喃果
糖 -α-D-2′,6′-O- 二乙酰葡萄糖苷 [β-D-(1-O-acetyl-3,6-O-diferuloyl)fructofuranose-α-D-2′,6′-O-
diacetylglucoside]、β-D-(1-O- 乙酰基 -6-O- 阿魏酰基) 呋喃果糖 -α-D-2′,4′,6′-O- 三乙酰葡萄糖
苷 [β-D-(1-O-acetyl-6-O-feruloyl)fructofuranose-α-D-2′,4′,6′-O-triacetylglucoside][17,18]。

糖苷类成分：正丁基 -β-D- 吡喃果糖苷 (n-butyl-β-D-fructopyranoside)、α-D- 吡喃葡萄糖
(α-D-glucopyranose)[3]、β- 胡萝卜苷 (daucosterol[6,7]、β-D-(1-O- 乙酰基 -3-O- 顺 - 阿魏酰基) 呋喃
果糖基 α-D-2′,4′,6′-O- 三乙酰基吡喃葡萄糖苷 [β-D-(1-O-acetyl-3-O-as-feruloyl)fructofuranos-α-
D-2′,4′,6′-O-triacetylglucopyranoside]。

有机酸类成分：11- 二十烯酸 (11-eicosenoic acid)、9- 十六烯酸 (9-hexadecenoic acid)、癸
二酸 (decanedioic acid)、琥珀酸 (succinic acid)、10- 十九烯酸 (10-nonadecenoic acid)、3- 苯 -2-
丙烯酸 (3-phenyl-2-propenoic acid)[1]、亚油酸 (linoleic acid)[1,9]、三棱酸 (sanleng acid)[1,19]、
二十二烷酸 (focosanoi aciul)、阿魏酸 (ferulic acid)、壬二酸 (azelaic acid)、苯甲酸 (benzoic
acid)[3]、9- 十八烯酸 (9-octadecenoic acid)、9,11- 十八碳二烯酸 (9,11-octadedicenoic acid)
[17]、对羟基苯甲醛 (p-hydroxybenzaldehyde)[3,4,6,10]、十八烯酸 (octadecenoic acid)[8]、6,7,10- 三
羟基 -8- 十八烯酸 (6,7,10-trihydroxy-8-octadecenoic acid)[6,11]、3,5- 二羟基 -4- 甲氧基苯甲酸
(3,5-dihydoxy-4-methoxybenzoic acid)[6]、(8E,10E)-7,12- 二氧 -8,10- 十八碳二烯酸 [(8E,10E)-
7,12-dioxo-8,10-octadecadienoic acid]、正丁酸 (betulinic acid)、香草酸 (vanillic acid)、对羟基
苯甲酸 (p-hydroxybenzoic acid)、反丁烯二酸 (trans-butene diacid) [15]、4,4- 二甲基 -1,7- 庚二酸
(4,4-dime-thyl-1,7-pimelic acid)、原儿茶酸 (3,4-dihydroxy-benoic acid)[7]。

其他：维生素 C(vitamin C)[1]、24- 亚甲基环阿尔廷醇 (24-methylenecycloartanol)[10]、三棱
二苯乙炔 (sanleng diphenylacetypene)[11]、甘露醇 (mannitol)[12]、大黄素 (emodin)、α- 二十一
烷酸单甘油酯 (glycerol-α-heneicosanoate)、大黄素甲醚 (physcion)、香草醛 (vanillin)、阿
魏酸甘油酯 (glycerol ferulate)[6]、1-O- 阿魏酰基 -3-O-p- 香豆酰基甘油 (1-O-feruloyl-3-O-p-
coumaroylglycerol)、赤藓醇 (erythritol)[18]。

【药典检测成分】无。

参考文献
［1］国家中医药管理局《中华本草》编委会. 中华本草：第 8 册 7679 [M]. 上海：上海科学技术出版社，1999：537-542.
［2］张卫东，杨胜. 中药三棱化学成分的研究 [J]. 中国中药杂志，1995，20(6)：356-357.
［3］董学，姚庆强. 中药三棱的化学成分及药理研究进展 [J]. 齐鲁药事，2005，24(10)：612-614.
［4］颜妮. 三棱的化学成分研究 [J]. 国外医学·中医中药分册，1995，17(4)：42.
［5］张卫东，王永红，秦路平. 中药三棱黄酮类成分的研究 [J]. 中国中药杂志，1996，2l(9)：550-551.

［6］孔丽娟，梁侨丽，吴启南，等.黑三棱的化学成分研究［J］.中草药，2011，42(3):440-442.

［7］崔晓东，梁侨丽，孔丽娟，等.荆三棱块茎的化学成分研究［J］.中国药学杂志，2012，47(24):1987-1990.

［8］张淑运.三棱化学成分的研究［J］.中国中药杂志，1995，20(8)：125-126.

［9］崔炳权，郭晓玲，林元藻.细叶黑三棱挥发油化学成分分析［J］.中国医药导报，2007，4(11)：14-15.

［10］袁涛，华会明，裴月湖.三棱的化学成分研究（Ⅰ）［J］.中草药，2005，36(11)：1607-1610.

［11］董学，王国荣，姚庆强.三棱的化学成分（Ⅰ）［J］.药学学报，2008，43(1)：63-66.

［12］张群智，毛淑杰，张淑运.三棱不同炮制品中甘露醇含量的测定［J］.中国中药杂志，2002，27(6)：430-431.

［13］张卫东，王永红，秦路平.中药三棱中新的甾体皂苷［J］.第二军医大学学报，1996，17(2)：174-176.

［14］Shin，Soo Yong，et al. Pharmaceutical Society of Korea，2000，44(4)：334-339.

［15］梁侨丽，孔丽娟，吴启南，等.三棱的化学成分研究［J］.中草药，2012，43(6)：1061-1064.

［16］张卫东，王永红，秦路平.中药三棱水溶性成分的研究［J］.中草药，1996，27(11)：643-645.

［17］Osamu Shirota，Setsuko and Motoyoshi Satake1. Journal of Natural Products，1996，59：242-245.

［18］Osamu Shirota，Setsuko and Momyoshi Satake1. Phytochemistry，44(4)，695-698.

［19］张卫东，肖凯，杨根全.中药三棱中的新化合物三棱酸［J］.中草药，1995，26(8)：125-126.

10. 干姜　Zingiberis Rhizoma

【来源】本品为姜科植物姜 *Zingiber offixinale* Rosc. 的干燥根茎。

【性能】辛，热。温中散寒，回阳通脉，温肺化饮。

【化学成分】本品主要含挥发油类、二芳基庚烷类等化学成分。

挥发油类成分：十六烷酸 (hexadecanoic acid)、甲基壬基酮 (methylnonyl ketone)、6-姜辣二醇双乙酸酯 (6-gingediacetate)、6-姜辣二醇 (6-gingediol)、6-姜辣二醇 -3-乙酸酯 (6-gingediol-3-acetate)、6-姜辣二醇 -5-乙酸酯 (6-gingediol-5-acetate)、6-姜辣二酮 (6-gingerdione)、姜烯酮 A (gingerenone A)、姜烯酮 B (gingerenone B)、姜烯酮 C (gingerenone C)、姜糖脂 A(gingerglycolipid A)、姜糖脂 B(gingerglycolipid B)、姜糖脂 C(gingerglycolipid C)、异姜烯酮 B(*iso*-gingerenone B)、4-姜辣醇 (4-gingerol)、6-姜辣醇 (6-gingerol)、8-姜辣醇 (8-gingerol)、10-姜辣醇 (10-gingerol)、12-姜辣醇 (12-gingerol)、6-姜辣磺酸 (6-gingesulfonic acid)、5-去氧 -6-姜辣醇 (6-paradol)、乙酸薄荷酯 (menthyl acetate)、六氢姜黄素 (hexahydrocurcumin)、5-外 -羟基龙脑 -2-*O*-β-D-吡喃葡萄糖苷 (angelicoidenol-2-*O*-β-D-glucopyranoside)[1]、橙花醇 (nerol)[1,2]、牻牛儿醇 (geraniol)[1-5]、β-没药烯 (β-bisabolene)[1-7]、姜烯 (zingiberene)[1-3,5-7]、1,8-桉叶素 (1,8-cineole)[1,2,4,6]、α-佛手甘油烯 (α-bergamotene)、牻牛儿醛 (geranial)[1,2,4,6,7]、倍半水芹烯 (sesquiphellandrene)[1,2,5,6]、龙脑 (borneol)、芳樟醇 (linalool)[1,3-7]、α-姜黄烯 (α-curcumene)[1,3,6]、α-松油醇 (α-terpineol)[1,3,6,7]、异龙脑 (*iso*-borneol)[1,4]、月桂烯 (myrcene)、β-水芹烯 (β-phellandrene)[1,4,6]、莰烯 (camphene)[1,4-7]、柠檬烯 (limonene)[1,7]、邻苯二甲酸丁酯辛酯 (1,2-benzene-dicarboxylic acid butyl octyl ester)、(Z)-瓜菊酮 [(Z)-cinerone]、β-石竹烯 (β-caryophyllene)、桉树脑 (cineole)、α-榄香烯 (α-elemene)、环丙基甲酮 (cyclopropyl ketone)、丁酸香茅酯 (citronellol butanoate)、榄香醇 (elemol)、δ-荜澄茄烯 (δ-cadinene)、柠檬醇 (citrol)、α-荜澄茄油烯 (α-cubebene)、α-绿叶烯 (α-patchoulene)、十五烷酸 (pentadecanoic acid)、β-侧柏烯 (β-thujene)、黄树醇 (xanthorrihizol)、二十烷 (eicosane)、6,10,14-三甲基 -2-十五烷酮 (6,10,14-trimethyl-2-pentadecanone)[3]、δ-3-蒈烯 (δ-3-carene)、橙花醛 (neral)[3,4]、乙酸龙脑酯 (bornyl acetate)[3,4,6]、香茅醇 (citronellol)[3-5]、β-蒎烯 (β-pinene)[3,4,6,7]、β-桉叶醇 (β-eudesmol)[3,5,6]、香桧烯 (sabinene)、反 -β-金合欢烯 (*trans*-β-farnesene)、橙花叔醇 (nerolidol)、2-十一酮 (2-undecanone)[3,5-7]、α-柠檬醛 (α-citral)、胡椒烯 (copaene)[3,5,7]、δ-榄香烯 (δ-elemene)[3,6]、香茅醛 (citronellal)[3,7]、α-侧柏烯 (α-thujene)、顺 -芳樟醇氧化物 (*cis*-linalool oxide)、对 -丙烯基茴香醚 (*P*-anethole)、桃金娘醇 (myrtenol)、对 -

聚伞花素 -α- 醇 (p-cymen-α-ol)、二甲基苏合香烯 (dimethyl styrene)、γ- 松油烯 (γ-terpinene)、3- 甲基 - 丁醛 (3-methyl-butanal)、2- 甲基 -3- 丁烯 -2- 醇 (2-methyl-3-buten-2-ol)、2- 甲基 - 戊醛 (2-methyl-pentanal)、反 - 胡椒醇 (trans-piperitol)[4]、α- 小茴香醋酸酯 (α-fenchyl acetate)、茴香醇 (fenchyl alcohol)、α- 异松油烯 (α-terpinolene)、α- 松油烯 (α-terpinene)、橙花基丙酯 (neryl propionate)、紫苏烯 (perillene)、正十九烷 (n-nonadecane)、壬酮 (2-nonanone)[4,5]、松油烯 -4- 醇 (terpinene-4-ol)[4,6]、樟脑 (camphor)、反 - 芳樟醇氧化物 (trans-linalool oxide)、反 - 胡椒醇 (trans-piperitol)、α- 蒎烯 (α-pinene)[4,5]、α- 水芹烯 (α-phellandrene)[4,7]、三环烯 (tricyclene)、己醛 (hexanal)[4,6,7]、4- 甲基 -5- 庚烯 -2- 酮 (4-methyl-5-hepten-2-one)[4,7]、对 - 聚伞花素 (p-cymene)[4,8]、正十八烷 (n-octadecane)、辛醛 (octanal)、癸醛 (decanal)、癸二醇 (1,10-decanediol)、γ- 荜澄茄烯 (γ-cadinene)、α- 愈创木烯 (α-guaiene)、6- 甲基姜辣二醇双乙酸酯 (6-methylgingediacetate)、1- 甲基 -2- 异丙基苯 [1-methyl-2-(1-methylethyl)-benzene]、水芹醛 (phellandral)、氧化芳樟醇 (linalool oxide)、1- 甲基 -2- 丙烯基 - 苯 [1-methyl-2-propenyl-benzene]、ε- 衣兰油烯 (ε-muurolene)[5]、姜醇 (zingiberol)、乙酸牻牛儿酯 (geranyl acetate)、β- 芹子烯 (β-selinene)、δ- 芹子烯 (δ-selinene)[5,7]、别香橙烯 (alloaromadendrene)、τ- 荜澄茄醇 (τ-cadinol)、γ- 衣兰油烯 (γ-muurolene)、橙花醇乙酸酯 (neryl acetate)、姜烯酮 A(shogaol A)、6- 姜辣烯酮 (6-shogaol)、邻苯二甲酸二丁酯 (dibutylphthalate)、二十一烷 (heneicosane)、正十七烷 (n-heptadecane)、姜酮 (zingiberone)、姜酚 (zingerol)[6]、香茅醇醋酸酯 (citronellyl acetate)[6,5]、异松油烯 (α-terpinolene)、β- 榄香烯 (β-elemene)[6,7]、姜辣素 (gingerol)[6,8]、反 -γ- 没药烯 (trans-γ-bisabolene)、γ- 异松油烯 (γ-terpinolene)、乙酸香茅酯 (citronellol acetate)、7- 表 -α- 芹子烯 (7-epi-α-selinene)、6- 甲基 -5- 庚烯 -2- 酮 (6-methyl-5-hepten-2-one)[7]、8- 姜辣烯酮 (8-shogaol)、棕榈酸 (palmitic acid)、环丁二酸酐 (butanedioic andydride)[8]、1R-α- 蒎烯 (1R-α-pinene)、桉油精 (cineole)、乙酸香叶酯 (geranyl acetate)、α- 金合欢烯 (α-farnesene)、姜烯 (zingiberene)、β- 香叶烯 (β-myrcene)、3,7- 二甲基 -2,6- 辛二烯 -1- 醇 (3,7-dimethyl-2,6-octadien-1-ol)、β- 倍半水芹烯 (β-sesquiphellandrene)、桉叶烯 (β-eudesmene)、辛醇 (octanol)、松油醇 (terpienol)、隐酮 (cryptone)、环莒蒈烯 (cyclosativene)、香树烯 (alloaromadendrene)、乙酸金合欢酯 (farnesyl acetate)、邻异丙基苯甲烷 (o-cymene)、香茅醇甲酸酯 (geraniol formate)、乙酸桃金娘烯酯 (myrtenyl acetate)、香叶酸 (geranic acid)、F 杜松萜烯 (F cadinene)、α- 桉叶油醇 (α-eudesmol)、丁香烯 (caryophyllene)[9]。

二芳基庚烷类成分 :(3S,5S)-3,5- 二乙酰氧基 -1,7- 双 -(3,4- 二羟基苯基)- 庚烷 [(3S,5S)-3,5-diacetoxy-1,7-bis-(3,4-dihydroxyphenyl)-heptane]、3,5- 二乙酰氧基 -7-(3,4- 二羟基苯基)-1-(4- 羟基 -3- 甲氧基苯基)- 庚烷 [3,5-diacetoxy-7-(3,4-dihydroxyphenyl)-1-(4-hydroxy-3-methoxyphenyl)-heptane]、3,5- 二乙酰氧基 -1-(4- 羟基 -3,5- 二甲氧基苯基)-7-(4- 羟基 -3- 甲氧基苯基)- 庚烷 [3,5-diacetoxy-1-(4-hydroxy-3,5-dimethoxyphenyl)-7-(4-hydroxy-3-methoxyphenyl)-heptane]、内消旋 -3,5- 二乙酰氧基 -1,7- 双 -(4- 羟基 -3- 甲氧基苯基)- 庚烷 [meso-3,5-diacetoxy-1,7-bis-(4-hydroxy-3-methoxyphenyl)-heptane]、(3R,5S)-3,5- 二羟基 -1,7- 双 -(4- 羟基 -3- 甲氧基苯基)- 庚烷 [(3R,5S)-3,5-dihydroxy-1,7-bis-(4-hydroxy-3-methoxyphenyl)-heptane]、(3S,5S)-3,5- 二羟基 -1,7- 双 -(4- 羟基 -3- 甲氧基苯基)- 庚烷 [(3S,5S)-3,5-dihydroxy-1,7-bis-(4-hydroxy-3-methoxyphenyl)-heptane]、(3S,5S)- 二羟基 -1-(4- 羟基 -3,5- 二甲氧基苯基)-7-(4- 羟基 -3- 甲氧基苯基)- 庚烷 [(3S,5S)-dihydroxy-1-(4-hydroxy-3,5-dimethoxyphenyl)-7-(4-hydroxy-3-methoxyphenyl)-heptane]、7-(3,4- 二羟基苯基)-1-(4- 羟基 -3- 甲氧基苯基)-4- 庚烯 -3- 酮 [7-(3,4-dihydroxyphenyl)-1-(4-hydroxy-3-methoxyphenyl)-hept-4-en-3-one][1]、5- 羟基 -7-(4- 羟基 -3,5- 二甲氧基苯基)-1-(4- 羟基 -3- 甲氧基苯基)-3- 庚酮 [5-hydroxy-7-(4-hydroxy-3,5-dimethoxyphenyl)-1-(4-hydroxy-3-methoxyphenyl)-3-heptanone]、5- 羟基 -1-(4- 羟基 -3,5- 二甲氧基苯基)-7-(4- 羟基 -3- 甲氧基苯基)-3- 庚酮 [5-hydroxy-1-(4-hydroxy-3,5-dimethoxyphenyl)-7-(4-hydroxy-3-methoxyphenyl)-3-heptanone]、2,6- 二甲基 -5- 庚烯醛 (2,6-dimethyl-5-heptenal)、5- 羟基 -7-(4- 羟基苯基)-1-(4- 羟基 -3- 甲氧基苯基)-3- 庚酮 [5-hydroxy-7-(4-hydroxyphenyl)-1-(4-hydroxy-3-methoxyphenyl)-3-

heptanone][1,4]、乙酸 -2- 庚酯 (2-heptyl acetate)[4]、2- 庚醇 (2-heptanol)[4,6]、2- 庚酮 (2-heptanone)[6]。

其他：多种氨基酸[6]、胡萝卜苷 (daucosterol)、β- 谷甾醇 (β-sitosterol)[8]、β- 谷甾醇棕榈酸酯 (β-sitosterol palmitate)、异香草醛 (isovanillin)、棕榈酸乙二醇单酯 (glycolmonopalmitate)、二十六烷酸单甘油酯 (hexacosanoic acid 2,3-dihydroxy propylester)、马来酸酰亚胺 -5- 肟 (maleimide-5-oxime)、对羟基苯甲醛 (p-hydroxybenzaldehyde)、腺嘌呤 (adenine)、6- 姜酚 (6-gingerol)、6- 姜烯酚 (6-shogaol)[10]。

【药典检测成分】2015 版《中国药典》规定，本品照挥发油测定法测定，含挥发油不得少于 0.8％ (ml/g)。照高效液相色谱法测定，按干燥品计算，含 6- 姜辣素不得少于 0.60％。

参考文献

［1］国家中医药管理局《中华本草》编委会. 中华本草：第 8 册 7783［M］. 上海：上海科学技术出版社，1999：658-662.
［2］Miyazawa M，et al. Agric Biol Chem，1988，52(11)：2961.
［3］王雪峰，陈青云，郑俊华. 干姜精油化学成分的研究［J］. 中药材，1995，18(2)：86-88.
［4］周洪雷，魏璐雪，雷海民. 干姜挥发油的 GC-MS 分析［J］. 中国中药杂志，1998，23(4)：234-256.
［5］陈耕夫，郭晓玲，孟青. 干姜化学成分分析［J］. 氨基酸和生物资源，2002，24(2)：5-7.
［6］李计萍，王跃生，马华，等. 干姜与生姜主要化学成分的比较研究［J］. 中国中药杂志，2001，26(11)：748-751.
［7］汪晓辉，卫莹芳，李隆云，等. 干姜与生姜挥发油成分的比较研究［J］. 成都中医药大学学报，2006，29(3)：541.
［8］周洪雷，张义虎，魏璐雪. 干姜化学成分的研究［J］. 中医药学报，2001，29(4)：33-34.
［9］谭建宁，王锐，黄静，等. 干姜制备过程中挥发油化学成分变化的研究［J］. 时珍国医国药，2012，23(3)：569-573.
［10］包磊，邓安珺，李志宏，等. 姜的化学成分研究［J］. 中国中药杂志，2010，35(5)：598-601.

11. 土贝母　Bolbostemmatis Rhizoma

【来源】本品为葫芦科植物土贝母 *Bolbostemma paniculatum*(Maxim.) Franquet 的干燥块茎。

【性能】苦，微寒。解毒，消肿，散结。

【化学成分】本品主要含甾体及其苷类、萜类、糖苷类等化学成分。

甾体及其苷类成分：$\Delta^{7,16,25(26)}$- 豆甾三烯 ($\Delta^{7,16,25(26)}$-stigmastatrienol)[1,2]、$\Delta^{7,22,25}$- 豆甾三烯醇 -3-O- 十九烷酸酯 (stigmasta-7,22,25-triene-3-O-nonadecanoic acid ester)、$\Delta^{7,22,25}$- 豆甾三烯醇 -3-O-β-D-(6′- 棕榈酰基) 吡喃葡萄糖苷 [$\Delta^{7,22,25}$-stigmastatrienol-3-O-β-D-(6′-palmityl) glucopyranoside][3]、$\Delta^{7,22,25}$- 豆甾三烯 -3- 醇 (stigmasta-7,22,25-triene-3-ol)、$\Delta^{7,22,25}$- 豆甾三烯醇 -3-O-β-D- 吡喃葡萄糖苷 (stigmasta-7,22,25-triene-3-O-β-D-glucopyranoside)[3,4]、胡萝卜苷 (daucosterol)[4]、$\Delta^{7,16,25,26}$- 豆甾三烯醇 ($\Delta^{7,16,25,26}$-stigmastatrienol)、β- 谷甾醇 (β-sitosterol)[5]、β- 谷甾醇棕榈酸酯 (β-sitosterol palmitate)。

萜类成分：土贝母皂苷 A(tubeimoside A)[6]、葫芦素 E(cucurbitacin E)[3]、葫芦素 B(cucurbitacin B)[3,5]。

糖苷类成分：土贝母糖苷Ⅰ (tubeimoside Ⅰ)、土贝母糖苷Ⅱ (tubeimoside Ⅱ)、土贝母糖苷Ⅲ (tubeimoside Ⅲ)、土贝母糖苷Ⅳ (tubeimoside Ⅳ)、土贝母糖苷Ⅴ (tubeimoside Ⅴ)、蔗糖 (sucrose)、麦芽糖 (maltose)[1]、α- 羟基丙酮葡萄糖苷 (α-hydroxyacetone-glucoside)[4]、7β,18,20,26- 四羟基 -(20s)- 达玛 -24E- 烯 -3-O-α-L-(3- 乙酰基) 吡喃阿拉伯糖基 -(1-2)-β-D- 吡喃葡萄糖苷 [7β,18,20,26-tetrahydroxy-(20s)-dammar-24E-en-3-O-α-L-(3-acetyl)arabinopyranosyl-(1-2)-β-D-glucopyranoside][8]。

其他：三十烷 (triacontane)[1]、麦芽酚 (maltol)[1,7,3,4,5]、尿囊素 (allantoin)[1,5]、大黄素 (emodin)[3,4]、腺苷 (adenosine)、胞嘧啶 (cytosine)、正三十一烷 (hentriacontane)[4,5]、二十九烷 (nonacosane)、棕榈酸 (palmitic acid)[5]、4-(2- 甲酰基 -5- 甲氧基 - 甲基吡咯 -1-) 丁酸甲酯 [4-(2-formyl-5-

methoxymethylpyrrol-1-yl)butyric acid methyl ester］、2-(2- 甲酰基 -5- 甲氧基 - 甲基吡咯 -1-)-3-
苯基丙酸甲酯［2-(2-formyl-5-methoxymethylpyrrol-1-yl)-3-phenylpropionic acid methyl ester］、
α- 甲基 - 吡咯酮 (α-methylpyrrole ketone)、葫芦素 E(cucurbitacin E)、麦芽酚 (maltol)、尿囊素
(allantoin)[8]。

【药典检测成分】 2015 版《中国药典》规定，本品照高效液相色谱法测定，按干燥品计算，含
土贝母苷甲不得少于 1.0％。

参考文献

［1］国家中医药管理局《中华本草》编委会. 中华本草：第 5 册 4573［M］. 上海：上海科学技术出版社，1999：509-511.
［2］傅章才，等. 中草药，1987，11(1)：64.
［3］刘文庸，陈伟光，张卫东，等. 土贝母化学成分研究［J］. 中国中药杂志，2004，29(10)．953-954.
［4］马挺军，李军，屠鹏飞，等. 土贝母化学成分的研究［J］. 西北植物学报，2005，25(6)：1163-1165.
［5］马挺军，屠鹏飞，吕飞杰，等. 土贝母化学成分的研究［J］. 西北植物学报，2006，26(8)：1732-1734.
［6］Fan-hun Kou. Tetrahedron letters. 1988，27(47)：5765-5768.
［7］何凤兴，等. 山东中医学院学报，1987，18(4)：6.
［8］孙健，温庆辉. 土贝母的化学成分及药理作用研究进展［J］. 中国药物警戒，2010，7(7)：430-431.

12. 土荆皮　　Pseudolaricis Cortex

【来源】 本品为松科植物金钱松 *Pseudolarix amabilis* (Nelson)Rehd. 的干燥根皮或近根树皮。

【性能】 辛，温；有毒。杀虫，止痒。

【化学成分】 本品主要含黄酮类、萜类及甾体类等化学成分。

黄酮类成分：淫羊藿次苷 B_5(icariside)、芒柄花苷 (ononin)、毛蕊异黄酮 -7-*O*-β-D-
葡萄糖苷 (calycosin-7-*O*-β-D-glucoside)、2′- 羟基柚皮素 (2′-hydroxynaringenin)、素馨苷
E(jasminoside)、土荆皮苷 C(pseudolaroside C)[1]。

萜类及甾体类成分：β- 谷甾醇 (β-sitosterol)、白桦脂酸 (betulinic acid)、土荆皮酸
C_2(去甲基土荆皮酸 ,demethylpseudolaric acid)、土荆皮酸 A(pseudolaric acid A)、土荆皮酸
B(pseudolaric acid B)、土荆皮酸 C(pseudolaric acid C)、土荆皮酸 D(pseudolaric acid D)、土
荆皮酸 E(pseudolaric acid E)、土荆皮酸 A-β-D- 葡萄糖苷 (pseudolaric acid A-β-D-glucoside)、
土荆皮酸 B-β-D- 葡萄糖苷 (pseudolaric acid B-β-D-glucoside)、金钱松呋喃酸 (pseudolarifuroic
acid)、长寿花糖苷Ⅱ (roseoside Ⅱ)、β- 谷甾醇 -β-D- 葡萄糖苷 (β-sitosterol-β-D-glucoside)[2]、
阿魏酸 (ferulic acid)、香草酸 (vanillic acid)[3]、香草酸 -4-*O*-β-D- 阿洛糖苷 (vanillic acid-4-*O*-β-
D-allopyranoside)、17- 羟基土荆皮酸 B (17-hydroxypseudolaric acid B)[4]。

有机酸及酯类成分：莽草酸 (shikimic acid)、莽草酸甲酯 (methyl shikimate)[1]。

糖苷类成分：1,2- 氧 - 异丙叉基 -*O*-β-D- 吡喃果糖苷 (1,2-*O*-*iso*-propylidene-*O*-β-D-
fructopyranose)、β-D- 甲基吡喃果糖苷 (β-D-methyl-fructopyranoside)、β-D- 甲基呋喃果糖苷
(β-D-methylfructofuranoside)[1]、熊果苷 (arbutin)、土荆皮苷 (pseudolaroside)[2]。

其他：异香草醛 (isovanillin)、儿茶素 (catechin)[3]。

【药典检测成分】 2015 版《中国药典》规定，本品照高效液相色谱法测定，按干燥品计算，含
土荆皮乙酸不得少于 0.25％。

参考文献

［1］冯苏秀，郭洪祝，刘鹏，等. 土荆皮化学成分研究［J］. 中草药. 2008，39(1)：10-12.
［2］国家中医药管理局《中华本草》编委会. 中华本草：第 2 册 0774［M］. 上海：上海科学技术出版社，1999：309-311.

［3］闫志慧，朱仝飞，李萍，等.土荆皮化学成分研究［J］.现代医药卫生，2010，26(4)：507-508.
［4］徐云辉，张帅，张念，等.土荆皮抗真菌化学成分研究［J］.中草药，2012，43(2)：220-222.

13. 土茯苓 Smilacis Glabrae Rhizoma

【来源】本品为百合科植物光叶菝葜 *Smilax glabra* Roxb. 的干燥根茎。

【性能】甘、淡，平。解毒，除湿，通利关节。

【化学成分】本品含生物碱类、黄酮及其苷类、挥发油类等化学成分。

生物碱类成分：尼克酰胺 (nicotinamide)[1]。

黄酮及其苷类成分：黄杞苷 (engeletin)[2]、落新妇苷 (astilbin)[2,3]、表儿茶精 (epi-catechol)[4]、槲皮素 (quercetin)、土茯苓苷 (tufulingoside)[5]、7,6′- 二羟基 -3′- 甲氧基异黄酮 (7,6′-dihydroxy-3′-methoxy-*iso*-flavone)、花旗松素 (taxifolin)[3]、异落新妇苷 (*iso*-astilbin)、新落新妇苷 (neoastilbin)、(2R,3R)- 花旗松素 -3′-*O*-β-D- 吡喃葡萄糖苷 [(2R,3R)-taxifolin-3′-*O*-β-D-pyranglucoside][6]、新异落新妇苷 (neo-*iso*-astilbin)[7]。

挥发油类成分：甲基棕榈酯 (methyl palmitate)、亚油酸甲酯 (methyl linolenate)[6]、L- 龙脑 (L-borneol)、(−)- 乙酸龙脑酯 [(−)-bornylacetate]、α- 雪松醇 (α-cedrol)、δ- 荪烯 (δ-cadinene)、α- 桉叶醇 (α-eudesmol)、β- 桉叶醇 (β-eudesmol)、L- 芳樟醇 (L-linalool)、1- 萜品醇 (1-terpineol)、α- 萜品醇 (α-terpineol)、萜品烯 -4- 醇 (terpinen-4-ol)、二十二烷 (docosane)、正壬烷 (nonane)、8,11- 十八碳二烯酸甲酯 (8,11-octadecadionic)[7]。

甾体类成分：β- 谷甾醇 (β-sitosterol)[2]、胡萝卜苷 (daucosterol)、豆甾醇 -3-*O*-β-D- 吡喃葡萄糖苷 (stigmasterol-3-*O*-β-D-glucopyranoside)[5]。

有机酸类成分：莽草酸 (shikimic acid)、阿魏酸 (ferulic acid)、3-*O*- 咖啡酰莽草酸 (3-*O*-caffeoyl-shikimic acid)[2]。

脂肪酸类成分：琥珀酸 (succinic acid)[5]、棕榈酸 (palmitic acid)[5,7]、亚油酸 (linoleic acid)、肉豆蔻酸 (myristic acid)、硬脂酸 (stearic acid)[7]。

苯丙素苷类成分：8,8′- 双二氢丁香苷元葡萄糖苷 (8,8′-bisdihydro-syringenin glucoside)。

苯基结构苷类成分：3,4- 二羟基苯乙醇 -3-*O*-β-D- 吡喃葡萄糖苷 (3,4-dihydroxyphenothyl-3-*O*-β-D-glucopyranoside)、2,4,6- 三羟基苯乙酮 -2,4- 二 -*O*-β-D- 吡喃葡萄糖苷 (2,4,6-trihydroxyacetophenone-2,4-di-*O*-β-D-glucopyranoside)、3,4,5- 三甲氧基苯基 -1-*O*-β-D- 吡喃葡萄糖苷 (3,4,5-trimethoxyphenyl-1-*O*-β-D-glucopyranoside)、3,4,5- 三甲氧基苯基 -1-*O*-[β-D- 呋喃芹糖基 -(1 → 6)]-β-D- 吡喃葡萄糖苷 {3,4,5-trimethoxyphenyl-1-*O*-[β-D-apiofuranosyl-(1 → 6)]-β-D-glucopyranoside}。

糖苷类成分：正丁基 -β-D- 吡喃果糖苷 (*n*-butyl-β-D-fructopyranoside)、正丁基 -α-D- 呋喃果糖苷 (*n*-butyl-α-D-fructofuranoside)、正丁基 -β-D- 呋喃果糖苷 (*n*-butyl-β-D-fructofuranoside)[1]、槲皮素 -4′-*O*-β-D- 吡喃葡萄糖苷 (quercetin-4′-*O*-β-D-pyranglucoside)[7]。

其他：葡萄糖 (glucose)、(E,E)-2,4- 癸二烯醛 [(E,E)-2,4-decadienal]、二氢 -β- 紫罗兰酮 (dihydro-β-ionone)[2]、3,5,4′- 三羟基芪 (3,5,4′-trihydroxylstilbene)[4]、5- 羟甲基糠醛 (5-hydroxy-methylfurfural)[1]、白藜芦醇 (resveratrol)[6]、β- 谷甾醇棕榈酸酯 (β-sitosterol palmitate)、1- 棕榈酰基 -3-*O*-β-D- 半乳糖基甘油酯 (1-*O*-hexadecanoyl-3-*O*-β-D-galactopyranosyl-glycerol)[7]。

【药典检测成分】2015 版《中国药典》规定，本品照高效液相色谱法测定，按干燥品计算，含落新妇苷不得少于 0.45％,。

参考文献

[1] 袁久志, 吴立军, 陈英杰, 等. 土茯苓化学成分的分离与鉴定 [J]. 中国药物化学杂志, 2004, 14(5): 291-293.

[2] 国家中医药管理局《中华本草》编委会. 中华本草: 第8册7215 [M]. 上海: 上海科学技术出版社, 1999: 161-165.

[3] 易以军, 曹正中, 杨大龙, 等. 土茯苓化学成分研究 [J]. 药学学报, 1998, 33(11): 873-875.

[4] 张敏, 李海棠, 李苑, 等. 土茯苓的化学成分研究 (一) [J]. 中药材, 1995, 18(4): 194-195.

[5] 李伊庆, 易杨华, 汤海峰, 等. 土茯苓化学成分研究 [J]. 中草药, 1996, 27(12): 712-714.

[6] 肖凤霞, 邓少东, 邓超明, 等. HPLL法测定土茯苓中3种活性成分的含量 [J]. 广东药学院学报, 2011, 27(6): 604-607.

[7] 吴博, 马跃平, 袁久志, 等. 土茯苓化学成分的分离与鉴定 [J]. 沈阳药科大学学报, 2010, 27(2): 116-119.

14. 大血藤　Sargentodoxae Caulis

【来源】本品为木通科植物大血藤 *Sargentodoxa cuneata* (Oliv.) Rehd. et Wils. 的干燥藤茎。

【性能】苦, 平。清热解毒, 活血, 祛风止痛。

【化学成分】本品主要含蒽醌类、挥发油类、有机酸类等化学成分。

蒽醌类成分: 大黄酚 (chrysophanol)、大黄素 (emodin)、大黄素甲醚 (physcion)[1]。

挥发油成分: 右旋二氢愈创木脂酸 (dihydroguaiaretic acid)[1,2]、原儿茶酸 (protocatechuic acid)[3,4]、kajichigoside[5]、1,8-桉叶素 (cineole)[6]、崩大碗酸 (madasiatic acid)[7]、(−)-表儿茶素 [(−)-*epi*-catechin][4]、菖蒲二烯 (acoradiene)、芳姜黄烯 (arcurcumene)、香橙烯 (aromadendrene)、红没药烯 (*β*-bisabolene)、L-龙脑 (L-borneol)、乙酸龙脑酯 (bornyl acetate)、荜澄茄-1,4-二烯 (cadine-1,4-diene)、*δ*-荜澄茄烯 (*δ*-cadinen)、*α*-白菖考烯 (*α*-calacorene)、莰烯 (camphene)、*β*-石竹烯 (*β*-caryophyllene)、石竹烯氧化物 (caryophyllene oxide)、*α*-胡椒烯 (*α*-copaene)、*α*-荜澄茄油烯 (*α*-cubebene)、花侧柏烯 (cuparene)、*β*-榄香烯 (*β*-elemene)、榄香醇 (elemol)、表二环倍半水芹烯 (*epi*-bicyclesesquiphellandrene)、表圆线藻烯 (*epi*-zonarene)、吉马烯-D(germacrene-D)、吉马烯-B(germacrene-B)、2-甲基-1-庚-6-酮 (1-hepten-6-one-2-methyl)、*α*-雪松烯 (*α*-himachalene)、*α*-葎草烯 (*α*-humulene)、刺柏烯 (junipene)、soledene、斯杷土烯 (spathulenol)、*α*-杜松醇 (*α*-cadinol)、*α*-紫穗槐烯 (*α*-muurolene)、*β*-月桂烯 (*β*-myrcene)、*τ*-紫穗槐醇 (*τ*-muurolol)、*β*-广藿香烯 (*β*-patchoulene)、萜品烯-4-醇 (tepinen-4-ol)、*α*-萜品醇 (*α*-terpineol)、*γ*-萜品烯 (*γ*-terpinene)、罗汉柏烯 (thujopsene)、*α*-姜烯 (*α*-zingiberene)、柠檬烯 (limomene)、L-芳樟醇 (L-linnalool)、*α*-蛇床烯 (*α*-selinene)、*β*-蛇床烯 (*β*-selinene)、*α*-蒎烯 (*α*-pinene)、*β*-蒎烯 (*β*-pinene)、长叶龙脑 (longiborneol)[8]。

有机酸类成分: 硬脂酸 (stearic acid)[1,9]、3,5-*O*-二甲基-没食子酸 (3,5-*O*-dimethyl gallic acid)[1,2]、香草酸 (vanillic acid)、对-香豆酸-对-羟基苯乙醇酯 [*p*-hydroxyphenylethanol-*p*-coumarate][1,3]、*N*-(对-羟基苯乙基)阿魏酸酰胺 (*N*-*p*-feruloyltyramine)、绿原酸 (chlorogenic acid)[4]。

木脂素及其苷类成分: 右旋丁香树脂酚二葡萄糖苷 (syringaresinol bisglucoside)[1]、无梗五加苷 (acanthoside)、鹅掌楸苷 (liriodendrin)[7,10]、五加苷 E$_1$(eleutheroside E$_1$)、鹅掌楸苷 (liriodendrin)、无梗五加苷 D(acanthoside D)、(+)-二氢愈创木脂酸 [(+)-dihydroguaiaretic acid][11]。

三萜类成分: 野蔷薇苷 (rosamultin)[5]、刺梨苷 F$_1$(kajichigoside F$_1$)、崩大碗酸 (madasiatic acid)、枸橼苦素 B(citrusin B)[12]、对羟基苯乙醇-6-*O*-香豆酰吡喃葡萄糖苷 (4-hydroxyphenylethyl-6-*O*-coumaroyl-*β*-D-glucopyranoside)、桂皮苷 (cinnamoside)、(−)-异落叶松脂素-4′-*O*-*B*-D-吡喃葡萄糖苷 [(−)-isolariciresinol-4′-*O*-*β*-D-glucopyranoside]、野菰苷 (aegmeoside)、木通苯乙醇苷 B(calceolarioside B)[12]。

酚类化合物及其苷类化合物: 罗布麻宁 (apaynin)、香草酸 (vanillic)、原儿茶酸 (protocatechuic acid)、丁香酸 (syringic)、1-*O*-(香草酸)-6-(3″,5″- 二 -*O*- 甲基 - 没食子酰基)-*β*-D- 葡萄糖苷、红景天苷元 (tyrosol)、红景天苷 (salidroside)[13]。

苯丙素类化合物：阿魏酰酪胺 (feruloyltyramine)、绿原酸 (chlorogenic acid)[12]、绿原酸乙酯 (chlorogenic acid ethyl ester)[14]。

黄酮类化合物：(−)- 表儿茶素 (epicatechin)[13]。

苯乙醇苷类成分：毛柳苷 (salidroside)[1,10]。

生物碱类成分：鹅掌楸碱 (liriodenine)[10]。

甾体类成分：*β*- 谷甾醇 (*β*-sitosterol)、胡萝卜苷 (daucosterol)[1,9]、*β*- 胡萝卜苷 (*β*-daucosterol)[7]。

其他：红藤多糖 [1]、对 - 羟基苯乙醇 (*p*-hydroxylphenylethyl alcohol)、缩合鞣质 B$_2$[4]、红藤苷 (sargencuneside)[7]、2-methoxy-4-acetylphenyl-1-*O*-*β*-D-apiofuranosyl-(1″→6′)-*β*-glucopyranoside、2-methoxy-4-acetyl-phenyl-1-*O*-*β*-D-rhamnopyranosyl-(1″→6′)-*p*-glucopyranoside[11]、 大 黄 酚 (chrysophanol)、大黄素 (emodin)、大黄素甲醚 (physcion)、硬脂酸 (stearic acid)、紫罗兰酮苷 (cuneataside E)。

【药典检测成分】无。

参考文献

［1］国家中医药管理局《中华本草》编委会. 中华本草：第 3 册 1935［M］. 上海：上海科学技术出版社，1999：338-340.

［2］Han Guiqiu, Michael N, Hwang San-Bao, et al. The investigation of lignans from sargentodoxa cuneata. Acta Pharmaceutica Sinica, 1986, 21(1)：68-70.

［3］李珠莲，巢志茂，陈科. 红藤脂溶性成分的分离和鉴定［J］. 上海医科大学学报，1988，15(1)：68-69.

［4］毛水春，顾谦群，崔承彬，等. 中药大血藤中酚类化学成分及其抗肿瘤活性［J］. 中国药物化学杂志，2004，14(6)：326-330.

［5］Ruecker G, Mayer R, Shin-kin J S, et al. Triterpenesaponins from the Chinese drug "Daxueteng" (Caulis Sargentodoxae). Planta Medica, 1991, 57(5)：468-470.

［6］Sakkakibara Iwao, Hayashi Koji, Shimoda Yumi, et al. Extraction of vasodilating polycyclic phenolic compound from sargentodoxa cuneata stems. Jpn. Kokai Tokkyo Koho Jp07, 149, 630［95149, 630］(cl. A61K31/05), 1995-07-13.

［7］苗抗立，张建中，王飞音，等. 红藤化学成分的研究［J］. 中草药，1995，26(4)：171-173.

［8］高玉琼，赵德刚，刘建华，等. 大血藤挥发性成分研究［J］. 中成药，2004，26(10)：843-845.

［9］王兆全，王先荣，杨志华. 红藤化学成分的研究［J］. 中草药，1982，13(3)：7-8.

［10］李珠莲，梁国建，徐光漪. 红藤化学成分的研究［J］. 中草药，1984，15(7)：9-11.

［11］Sakkakibara Itsuki, Yoshida Masamitu, Hayashi Koji, et al. Anti inflammatory activities of glycosides from sargentodoxa cuneata stems. Jpn. Kokai Tokkyo Koho Jp 06, 199, 855［94 199, 885］(cl. co7H15/ 203), 1994-06-13.

［12］袁贤达，高慧敏，陈两绵，等. 大血藤中 1 个新的木脂素类化合物［J］. 中国中药杂志，2015，38(13)：2118-2124.

［13］马瑞丽，于小凤，徐秀泉，等. 大血藤的化学成分及药理作用研究进展［J］. 中国野生植物资源，2012，31(6)：1-5.

［14］陈智仙，高文远，刘岱琳，等. 大血藤的化学成分研究（Ⅱ）［J］. 中草药，2010，91(6)：867-870.

15. 大青叶　Isatidis Folium

【来源】本品为十字花科植物菘蓝 *Isatis indigotica* Fort. 的干燥叶。

【性能】苦，寒。清热解毒，凉血消斑。

【化学成分】本品主要含黄酮类、核苷酸类、有机酸类等化学成分。

黄酮类成分：异牡荆素 (*iso*-vitexin)[1-2]、6-*β*-D- 吡喃葡萄糖基香叶木素 (6-*β*-D-glucopyranosyldiosmetin)[2]。

核苷酸类成分：腺苷 (adenosine)[3]、胞苷 (cytidine)、鸟苷 (guanosine)、尿苷 (uridnine)、黄嘌呤 (xanthine)、次黄嘌呤 (hypoxanthine)[4]。

有机酸类成分：琥珀酸(succinic acid)[1]、水杨酸(salicylic acid)[1,2,5]、丁香酸(syringic acid)[1,5]、苯甲酸(benzoic acid)[2,3]、棕榈酸(palmitic acid)[3]、邻氨基苯甲酸(anthranilic acid)[6]、3-(2-羧苯基)-4(3H)-喹唑酮[3-(2-carboxy-phenyl)-4(3H)-quinazolinone][7]、α-亚麻酸(α-octcdecatrizenoic acid)、7,10,13-二十碳三烯酸(7,10,13-eicosatrienoic acid)[8]、油酸(octodecat riemoic acid)、3,5-二甲氧基-对羟基苯甲酸(3,5-dimethoxy-4-hydroxy benzoic acid)、烟酸(nicotinic acid)、5-羟基-2-吲哚酮(5-hydroxy-2-indolinone)、异牡荆素(isovitexin)、1-甲氧基-3-乙酸基吲哚(1-methoxy-3-acetic acid indole)。

甾类成分：芸苔葡萄糖硫苷(glucobrassicin, 芥苷)、新芸苔葡萄糖硫苷(neoglucobrassicin, 新芥苷)、β-谷甾醇(β-sitosterol)、γ-谷甾醇(γ-sitosterol)[3]。

生物碱类成分:5-羟基-2-吲哚酮(5-hydroxy-2-molindone)、(E)-3-(3′,5′-二甲氧基-4′-苯甲醇)-2-吲哚酮[(E)-3-(3′,5′-dimethoxy-4′-hydroxybenzylidene)-2-indolinone]、去氧鸭嘴花酮碱(deoxyvasicinone)、10H-吲哚[3,2-b]喹啉(10H-indolo[3,2-b]quinoline)[2]、靛玉红(indirubin)[2,9-11]、4(3H)-喹唑酮[4(3H)-quinazolinone][2,10,12]、青黛酮(qingdainone)[3]、色胺酮(tryptanthrin)[3,8,9]、3-(2-羧苯基)-4(3H)-喹唑酮[3-(2-carboxyphenyl)-4(3H)-quinazolinone][5]、菘蓝苷B(isatan B)[9]、靛蓝(indigo,indigotin)[9,10]、菘蓝苷(isatan)[10]。

木脂素类成分：(+)-异落叶松树脂醇[(+)-iso-lariciresinol]、(−)-落叶松脂素[(−)-lariciresinol][2]。

其他：1-磺基芸苔葡萄糖硫苷(glucobrassicin-1-sulfonate)[1]、N-苯基-2-萘胺(N-phenyl-2-naphthylamine)、焦谷氨酸(L-pyroglutamic acid)[11]、虫漆蜡醇(lacerol)[13]、Zn、Fe、Ca、Mg、Mn、Cu、K、Na[14]。

【药典检测成分】2015版《中国药典》规定，本品照高效液相色谱法测定，按干燥品计算，含靛玉红不得少于0.020%。

参考文献

[1] 李微，陈发奎，尹相武，等. 大青叶的化学成分[J]. 沈阳药科大学学报，2005, 22(1): 15-16.

[2] 柳继锋，张雪梅，薛多清，等. 大青叶化学成分研究[J]. 中国中药杂志，2006, 31(23): 1961-1964.

[3] 郑虎占，董泽宏，余靖. 中药现代研究与应用[M]. 北京：学苑出版社，1993, 1: 320

[4] 刘瑞，袁波，刘志刚，等. HPLC-MS-2鉴定大青叶水提液中的5种化学成分[J]. 中药材，2005, 28(9): 772-774.

[5] Wang Y, Yin C , Qiao C Z, et al. Content difference of five organic acids in Folium Isatidis of different cultivation popu-lations[J].（第二军医大学学报），1999, 20(6): 374-376.

[6] 王寅，乔传卓. 一阶导数光谱法测定大青叶中邻氨基苯甲酸含量[J]. 中草药，2000, 31(9): 664-665.

[7] 赵晓娟，李琳，刘雄，等 .大青叶的本草学研究、化学成分及药理作用研究概况[J].甘肃中医学院学报，2011, 28(5):61-64.

[8] 裴毅，聂江力，韩英梅，等.菘蓝根化学成分研究[J].安徽农业科学，2011, 39(25):15258-15259.

[9] 国家中医药管理局《中华本草》编委会. 中华本草：第3册2374[M]. 上海：上海科学技术出版社，1999: 713-715.

[10] 常新全，丁丽霞. 中药活性成分分析手册：上册[M]. 北京：学苑出版社，2002: 136.

[11] 阮金兰，邹建华，蔡亚玲. 大青叶化学成分研究[J]. 中国中药杂志，2005, 30(19): 1525-1526.

[12] 刘训红，房克慧，潘金火，等. 四种大青叶中4(3H)喹唑酮的含量测定[J]. 中药材，2000, 23(7): 388-389.

[13] 郑汉臣，蔡少青. 药用植物学与生药学[M]. 北京：人民卫生出版社. 2003.

[14] 吕文英，吕品. 中药金银花连翘大青叶中8种无机元素的测定[J]. 微量元素与健康研究，2003, 20(6): 26-27.

16. 大枣　Jujubae Fructus

【来源】本品为鼠李科枣属植物枣 *Ziziphus jujuba* Mill. 的干燥成熟果实。

【性能】甘，温。补中益气，养血安神。

【化学成分】本品主要含生物碱类、萜类、甾醇类等化学成分。

生物碱类成分：巴婆碱(asimilobine)、甲基荷叶碱(*N*-nornuciferine)、光千金藤碱(stepharine)[1]。

萜类成分：麦珠子酸(alphitolic acid)、白桦脂酮酸(betulonic acid 即山楂酸 cratagolic acid、马斯里酸 maslinic acid)、3-*O*-反式-对-香豆酰麦珠子酸(3-*O*-*trans*-*p*-coumaroyl alphitolic acid)、3-*O*-顺式-对-香豆酰麦珠子酸(3-*O*-*cis*-*p*-coumaroyl alphitolic acid)、齐墩果酸(oleanolic acid)、3-*O*-顺式-对-香豆酰马斯里酸(3-*O*-*cis*-*p*-coumaroyl-maslinic acid)、3-*O*-反式-对-香豆酰马斯里酸(3-*O*-*trans*-*p*-coumaroyl maslinic acid)[1]、山楂酸-3-*O*-反式-*p*-香豆酰酯(maslinic acid-3-*O*-*trans*-*p*-coumaroyl maslinic acid)、山楂酸-3-*O*-顺式-*p*-香豆酰酯(maslinic acid-3-*O*-*cis*-*p*-coumaroyl ester)[2]。

甾醇类成分：谷甾醇(sitosterol)、豆甾醇(stigmasterol)、链甾醇(desmosterol)[1,2]、胡萝卜苷(daucosterol)[2]。

皂苷类成分：大枣皂苷Ⅰ(zizyphus saponin Ⅰ)、大枣皂苷Ⅱ(zizyphus saponin Ⅱ)、大枣皂苷Ⅲ(zizyphus saponin Ⅲ)[1]、酸枣仁皂苷A(jujuboside A)、酸枣仁皂苷B(jujuboside B)[1,2]。

有机酸类成分：桦木酸(betulic acid)、苹果酸(malic acid)、油酸(oleic acid)[1,2]、酒石酸(tartaric acid)、肉豆蔻酸(tetradecylic acid)、吲哚乙酸(indoleacetic acid)、棕榈酸(palmitinic acid)、硬脂酸(stearic acid)、亚油酸(linoleic acid)[2]、水杨酸(salicylic acid)、二十二烷酸(docosanoic acid)、棕榈油酸(palmitoleic acid)[3]。

糖类及氨基酸、维生素类成分：果糖(fructose)、葡萄糖(glucose)；丙氨酸(alanine)、天冬氨酸(aspartic acid)、甘氨酸(glycine)、谷氨酸(glutamic acid)、赖氨酸(lysine)、脯氨酸(proline)、亮氨酸(leucine)；烟酸(nicotinic acid)、核黄素(riboflavine)、维生素 C(vitamin C)[1]、蔗糖(sucrose)、D-半乳糖(D-galactose)、硫胺素(thiamine)即维生素 B_1(vitamin B_1)、维生素 P(vitamin P)、尼克酸即维生素 PP(vitamin PP)[2]。

黄酮类成分：芸香苷(rutin)[1]。

挥发油类成分：2-己烯醛(2-hexenal)、3-羟基-2-丁酮(3-hydroxy-2-butanone)、*E*-2-辛烯醛 [(*E*)-2-octenal]、糠醛(furfural)、丙酸(propanoic acid)、己酸(acetic acid)、戊酸(pentanoic acid)、庚酸(heptanoic acid)、辛酸(octanoic acid)、1-二十二烯(1-docosene)、*n*-癸酸(*n*-decanoic acid)、二十三烷(tricosane)、1-二十六烯(1-hexacosene)、十二碳酸(dodecanoic acid)、二十六烷(hexacosane)、2-11-十四烯酸(2-11-tetradecenoic acid)、*n*-十六酸(*n*-hexadecanoic acid)、2-7-十六碳烯酸(2-7-hexadecenoic acid)[4]。

其他：胡萝卜素(carotene)、香豆精衍生物(coumarin derivatives)、类脂类(lipids)、树脂类(resins)[1]、环磷酸腺苷(cyclic adenosine 3′,5′-monophosphate cAMP)[1,5]、环磷酸鸟苷(cyclic guanosine-3′,5′-monophosphate,cGMP)[1,6]、谷酰胺(glutamine)、天门冬酰胺(asparagine)[2]、豆甾醇-3-*O*-β-D-葡萄糖苷(stigmasterol-3-*O*-β-D-glucopyranoside)、苹果酸乙酯(4-ethyl-2-hydroxysuccinate)、胡萝卜苷(daucosterol)[3]。

【药典检测成分】无。

参考文献

[1] 国家中医药管理局《中华本草》编委会. 中华本草：第 5 册 4208 [M]. 上海：上海科学技术出版社，1999：256-260.

[2] 王葳. 大枣的化学成分 [J]. 植物杂志，1991，18(5)：14.

[3] 郭盛，段金廒，赵金龙，等. 酸枣果肉资源化学成分研究 [J]. 中草药，2012，43(10)：1905-1909.

[4] 朱凤妹，李军，高海生，等. 金丝小枣与山西大枣中芳香性成分的研究 [J]. 中国食品添加剂，2009.

[5] Yen TS, et al. Taiwan Tksuch Hhi Tsa Chin, 1977, 76(6)：488.

[6] Jyong-chyul C, et al. Chem Pharm Bull, 1982, 30(3)：1081.

17. 大黄　Rhei Radix et Rhizoma

【来源】本品为蓼科植物掌叶大黄 *Rheum palmatum* L.、唐古特大黄 *Rheum tanguticum* Maxim. ex Balf. 或药用大黄 *Rheum officinale* Baill. 的干燥根和根茎。

【性能】苦，寒。泄热通肠，凉血解毒，逐瘀通经。

【化学成分】本品主要含蒽醌类、醛类、二苯乙烯苷类等化学成分。

蒽醌类成分：大黄酚 -1-*O*- 葡萄糖苷 (chrysophanol-1-*O*-glucoside)、大黄酚 -8-*O*- 葡萄糖苷 (chrysophanol-8-*O*-glucoside)、大黄素 (emodin)、大黄素 -1-*O*- 葡萄糖苷 (emodin-1-*O*-glucoside)、大黄素 -3-*O*- 葡萄糖苷 (emodin-3-*O*-glucoside)、大黄素 -8-*O*- 葡萄糖苷 (emodin-8-*O*-glucoside)[1]、芦荟大黄素 (aloe-emodin)、芦荟大黄素 -8-*O*- 葡萄糖苷 (aloe-emodin-8-*O*-glucoside)、右旋儿茶精 (catechin)、大黄酚 (chrysophanol)、掌叶大黄二蒽酮 A (palmidin A)、掌叶大黄二蒽酮 B (palmidin B)、掌叶大黄二蒽酮 C (palmidin C)、大黄素甲醚 (physcion)、大黄素甲醚 -8-*O*- 葡萄糖苷 (physcion-8-*O*-glucoside)、大黄二蒽酮 A (reidin A)、大黄二蒽酮 B(reidin B)、大黄二蒽酮 C(reidin C)、食用大黄苷 (rhaponticin)、大黄酸 (rhein)[1-3]、大黄降脂素 (rhapontinum)[4]、大黄酸 -8-*O*- 葡萄糖苷 (rhein-8-*O*-glucoside)、大黄酸双葡萄糖苷 A(rheinoside A)、大黄酸双葡萄糖苷 B(rheinoside B)、大黄酸双葡萄糖苷 C(rheinoside C)、大黄酸双葡萄糖苷 D(rheinoside D)、番泻苷元 A (sennidin A)、番泻苷元 B (sennidin B)、番泻苷元 C(sennidin C)、番泻苷 A(sennoside A)、番泻苷 B(sennoside B)、番泻苷 C(sennoside C)、番泻苷 D(sennoside D) [2,3]、3,5- 二羟基 -4′- 甲氧基芪 -3-*O*-*β*-D- 葡萄糖苷 (3,5-dihydro-4′-methoxystilbene-3-*O*-*β*-D-glucoside)[5]、香兰基丙酮 (vanillylacetone)[6]。

醛类成分：桂皮醛 (cinnamal)、对羟基苯甲醛 (*p*-hydroxy benzaldehyde)、香草醛 (vanillin)[5]。

二苯乙烯苷类成分：4′-*O*- 甲基云杉新苷 (4′-*O*-methylpiceid)[1-3]、3,4′,5- 三羟基芪 -4′-*O*-*β*-D- 葡萄糖苷 (3,4′,5-trihydroxy stilbene-4′-*O*-*β*-D-glucopyranoside)、3,4′,5- 三羟基芪 -4′- 葡萄糖苷 (3,4′,5-trihydroxystibene-4′-glucoside)[5]。

酚、酚酸类及其苷类成分：左旋表儿茶精没食子酸 (*epi*-catechin gallate)、没食子酸 (gallic acid)[1]、没食子酰葡萄糖 (galloyl glucose)、4′- 羟基苯基 -2- 丁酮 (4′-hydroxy phenyl-2-butanone)、葡萄糖没食子鞣苷 (glucogallin)、4-(4′- 羟苯基)-2- 丁酮 -4′-*O*-*β*-D- 葡萄糖苷 [4-(4′-hydroxyphenyl)-2-butanone-4′-*O*-*β*-D-glucopyranoside][1-3]、4′- 羟基苯基 -2- 丁酮 -4′-*O*-*β*-D-(2″-*O*- 桂皮酰基 -6″-*O*- 没食子酰基)- 葡萄糖苷 [4′-hydroxy phenyl-2-butanone-4′-*O*-*β*-D-(2″-*O*-cinnamyl-6″-*O*-galloyl)-glycoside)、4′- 羟基苯基 -2- 丁酮 -4′-*O*-*β*-D-[2″-*O*- 没食子酰基 -6″-*O*-(4‴- 羟基)- 桂皮酰基]- 葡萄糖苷 {4′-hydroxy phenyl-2-butanone-4′-*O*-*β*-D-[2″-*O*-galloyl-6″-*O*-(4‴-hydroxy)-cinnamyl]-glycoside}[2]、大黄酚 (chrysophanol)、胡萝卜苷 (daucosterol)、*d*- 儿茶素 (*d*-catechin)、异莲花掌苷 (isolindleyin)、4-(4′- 羟基苯基)-2- 丁酮 [4-(4′-hydroxyphenyl)-2-butanone]、莲花掌苷 (lindleyin)、4′- 羟基苯基 -2- 丁酮 -4′-*O*-*β*-D-(2″-*O* 桂皮酰基 -6″-*O*- 没食子酰基)- 葡萄糖苷 [4-(4′-hydroxyphenly)-2-butanone-4′-*O*-*β*-D-(2″-*O*-galloyl-6″-*O*-cinnamoyl)-glucopyranoside][6]。

苷类成分：反式 -3,5,3′,4′- 四羟基芪 -4′-*O*-*β*-D- 吡喃葡萄糖苷 (piceatannol-4′-*O*-*β*-D-glucopyranoside)、反式 -3,5,3′,4′- 四羟基芪 -4′-*O*-*β*-D-(6″-*O*-P- 香豆酰)- 吡喃葡萄糖苷 [piceatannol-4′-*O*-*β*-D-(6″-*O*-*p*-coumaroyl)-glucopyranoside]、大黄酚 -8-*O*-*β*-D- 吡喃葡萄糖苷 (chrysophanol-8-*O*-*β*-D-glucopyranoside)[7]、芦荟大黄素 -3-(羟甲基)- *O*-*β*-D- 葡萄糖苷 [aloe emodin-3-(hydroxymethyl)- *O*-*β*-D-glucopyranoside]、儿茶素 -8-*β*-D- 葡萄糖苷 (catechin-8-*β*-D-glucopyranoside)、儿茶素 -8-*β*-D- 葡萄糖苷 (catechin-8-*β*-D-glucopyranoside)[8]、波叶素 (rheumin)、

反式 -3,5,3′,4′- 四羟基芪 (piceatannol)[7]、蔗糖 (sucrose)、表儿茶素没食子酸酯 (epicatechin-3-*O*-gallate)[8]。

其他 :*β*- 谷甾醇 (sitosterol)[2,3]、二十四碳酸甘油酯 (tetracosanoyl-glyceride)[3]。

【药典检测成分】2015 版《中国药典》规定，本品照高效液相色谱法测定，按干燥品计算，含芦荟大黄素、大黄酸、大黄素、大黄酚和大黄素甲醚的总量不得少于 1.5%。

参考文献

[1] 国家中医药管理局《中华本草》编委会. 中华本草：第 2 册 1357 [M]. 上海：上海科学技术出版社，1999：708-721.

[2] 金伟，格日立，黄志勤，等. 唐古特大黄化学成分研究 (英文) [J]. 中国药学 (英文版)，2006，4.

[3] 丁镇. 大黄的化学成分及有效成分大黄酸的半合成研究 [D]. 广州：广东药学院. 2008

[4] 张德，韩海洪，马永贵，等. 唐古特大黄中新化学成分的鉴定 [J]. 青海师范大学学报 (自然科学版)，2005，2.

[5] 宗金锐. 鲜大黄的化学成分研究 [D]. 北京：中国中医科学院. 2008

[6] 高晓燕 .RP-HPLC 测定大黄中 4 个苯丁酮类化合物 [J] .中国中药杂志，2012，31(17)：2594-2596.

[7] 王爱芹，李军林，李家实. 藏边大黄的化学成分研究 [J] .中草药，2010，41(3)：343-347.

[8] 王丽，许枞，曹跃，等. 药用大黄中蒽酮和非蒽酮类成分的分离与鉴定 [J]，沈阳药科大学 .2013，30(7):523-527

18. 大蓟　Cirsii Japonici Herba

【来源】本品为菊科植物蓟 *Cirsium japonicum* Fisch. ex DC. 的干燥地上部分。

【性能】甘、苦，凉。凉血止血，散瘀解毒消痈。

【化学成分】本品主要含黄酮类、甾醇类等化学成分。

黄酮类成分 : 柳穿鱼素 (pectolinarigenin)、柳穿鱼叶苷 (pectolinarin)[1]、5,7- 二羟基 -6,4′- 二甲氧基黄酮 (5,7-dihydroxy-6,4′-dimethoxyflavone)[2]、粗毛豚草素 (hispidulin)、芹菜素 (apigehin)、木犀草素 (luteolin)[3]、金合欢素 (acacetin)、槲皮素 (quercetin)、田蓟苷 (tilianin)、香叶木素 (diosmetin)、蒙花苷 (linarin)、蓟黄素 (crisita-kaogenin)、滨蓟黄苷 (cirsimarin)、刺槐素 (5,7-dimethoxy-4′-hydroxy flavone)。

三萜和甾醇类成分 : *β*- 乙酰香树脂醇 (*β*-sitosterol)、三十二烷醇 (stigmastevol)、胡萝卜苷 (daucosterol)、蒲公英甾醇 (taraxasterol)、蒲公英甾醇乙酸脂 (taraxasterol acetate)、*α*- 香树脂醇 (*α*-amyrin)[3]、*ψ*- 蒲公英甾醇乙酸酯 (*φ*-taraxasteryl acetate)[1]、*β*- 谷甾醇 (*β*-sitosterol)、豆甾醇 (stigmasterol)[1,2]、*ψ*- 乙酰蒲公英甾醇 (*ψ*-taraxasterol acetate)[2]。

其他 :*β*- 香树脂醇乙酸酯 (*β*-amyrin acetate)、三十二烷醇 (dotriacontanol)[1]、咖啡酸 (cafeic acid)、绿原酸 (chlorogenic acid)、对羟基苯甲酸 (*p*-hydroxybenzoic acid)、二十四烷酸 (isoselachoceric acid)、邻苯二酚 (pyrocatehol)、丁香苷 (syringin)、对 - 香豆酸 (*p*-coumalic acid)、对羟基肉桂酸 (*p*-hydroxycinnamic acid)、富马酸 (fumaric acid)、富马酸单甲酯 (*m*onoethyl fumarate)、硬脂酸 (stearic acid)[3]。

【药典检测成分】2015 版《中国药典》规定，本品照高效液相色谱法测定，按干燥品计算，含柳穿鱼叶苷不得少于 0.20%。

参考文献

[1] 国家中医药管理局《中华本草》编委会. 中华本草：第 7 册 6810 [M]. 上海：上海科学技术出版社. 1999：777-781.

[2] 顾玉诚，屠呦呦. 大蓟化学成分的研究 [J]. 中国中药杂志. 1992，17(8)：489-490.

[3] 陈泣，龚千锋. 大蓟化学成分综述 [J]. 广州化工，2013，41(14):1-4.

19. 大腹皮　Arecae Pericarpium

【来源】本品为棕榈科植物槟榔 *Areca catechu* L. 的干燥果皮。

【性能】辛，微温。下气宽中，行水消肿。

【化学成分】本品主要含儿茶精 (catechin)[1]、挥发油类等化学成分。

挥发油类成分：冰醋酸 (acetic acid)、大茴香醚 (1-methoxy-4-methyl-benzene)、邻甲酚 (2-methyl-phenol)、2,6- 二甲基苯甲醚 (2,6-dimethylanisole)、4- 乙基 -2- 甲基苯酚 (4-ethyl-2-methyl-phenol)、3,4- 二甲基茴香醚 (3,4-dimethylanisole)、邻苯二甲醚 (1,2-dimethoxy-benzene)、2,5- 二甲基苯酚 (2,5-dimethoxy-benzene)、对二甲基苯 (1,4-dimethoxy-benzene)、萘 (naphthalene)、4- 甲基愈创木酚 (2-methoxy-4-methyl-phenol)、1,2- 苯并异噻唑 (1,2-benzisothiazole)、槟榔碱 (1,2,5,6-tetrahydro-1-methyl-3-pyridinecar-boxylic acid,methylester)、3,4- 二甲氧基甲苯 (3,4-dimethoxytoluene)、5- 甲氧基苯并呋喃 (5-methoxy-benzofaran)、1- 茚酮 (2,3-dihydroinden-1-one)、4- 乙基愈创木酚 (4-ethyl-2-methoxy phenol)、1,2,3- 三甲氧基苯 (1,2,3-trimethoxy benzene)、1,2- 二甲氧基 -4- 乙基苯 (4-ethyl-1,2-dimethoxy-benzene)、六甲苯 (hexamethyl-benzene)、联苯 (biphenyl)、2,6- 二甲基萘 (2,6-dimethyl-naphthalene)、正十四烷 (tetradecane)、1,2,3- 三甲氧基 -5- 甲基苯 (1,2,3-trimethoxy-5-methyl-benzene)、2- 萘甲醚 (2-methoxy-naphthalene)、2-(2-甲基 -4- 丁烯基)-4- 甲基苯酚 [2-(2-penten-y-yl)-4-methyl-phenol]、二苯并呋喃 (dibenzofurar)、二丁基羟基甲苯 (butylated hydroxytoluene)、正十六烷 (hexadecane)、菲 (phenanthrene)、肉豆蔻酸 (tetradecanoic acid)、植酮 (6,10,14-trimethyl-2-pentadecanone)、棕榈酸 (*n*-hexadecanoic acid)、(2)-9,17- 十八碳二烯醛 [(2)-9,17-octadecadienal][2]。

【药典检测成分】无。

参考文献

[1] Hegnauer R. Chemotaxonornie der Pflanzen(Ⅱ). 1963：395.

[2] 卢金清，李肖爽，梁欢，等 .SPME-GC-MS 联用分析大腹皮中挥发性成分 [J] . 北方药学，2012，9(10)：8-10.

20. 山麦冬　Liriopes Radix

【来源】本品为百合科植物湖北麦冬 *Liriope spicata*(Thunb.)Lour. var. *prolifera* Y. T.Ma 或短葶山麦冬 *Liriope muscari*(Decne.)Baily 的干燥块根 。

【性能】甘、微苦，微寒。养阴生津，润肺清心。

【化学成分】本品主要含萜类及甾醇类、皂苷类、有机酸类等化学成分。

萜类及甾醇类成分：齐墩果酸和熊果酸混合物 (oleanolic acid and ursolic acid)、*β*- 谷甾醇葡萄糖苷 (*β*-sitosterol glucoside)、*β*- 谷甾醇棕榈酸酯和豆甾醇棕榈酸酯混合物 (*β*-sitosterol palmitate and stigmasterol palmitate)[1]、*β*- 胡萝卜苷 (*β*-daucosterol)、齐墩果酸 (oleanolic acid)、*β*-谷甾醇 (*β*-sitosterol)[2]、豆甾醇 (stigmasterol)[2]。

皂苷类成分：25(*R*) 鲁斯可皂苷元 -1-*O*-*β*-D- 吡喃葡萄糖 -(1 → 2)-*β*-D- 吡喃岩藻糖苷 [25(*R*)ruscogenin-1-*O*-*β*-D-glucopyranosyl-(1 → 2)-*β*-D-fucopyranoside]、25(*R*) 鲁斯可皂苷元 -1-*O*-*β*-D- 吡喃木糖 (1 → 3)-*β*-D- 吡喃岩藻糖苷 [25(*R*)ruscogenin-1-*O*-*β*-D-xylopyranosyl(1 → 3)]-*β*-D-fucopyranoside]、25(*R*) 和 25(*S*) 鲁斯可皂苷元 -1-*O*-[*β*-D- 吡喃葡萄糖 (1 → 2)][*β*-D-

吡喃木糖 (1 → 3)]-*β*-D- 吡喃岩藻糖苷的混合物 {25(*R*) and 25(*S*)ruscogenin-1-*O*-[*β*-D-glucopyranosyl(1 → 2)][*β*-D-xylopyranosyl(1 → 3)]-*β*-D-fucopyranoside)}[1]、25(*R*) 和 25(*S*) 鲁斯可皂苷元混合物 [25(*R*) and 25(*S*)ruscogenin]、25(*S*) 鲁斯可皂苷元 -1-*O*-*β*-D- 吡喃岩藻糖基 -3-*O*-*α*-L- 吡喃鼠李糖苷 [25(*S*) ruscogenin-1-*O*-*β*-D-fucopyranosyl-3-*O*-*α*-L-rhamnopyranoside][3]、麦冬皂苷 B(ophiopognin B)、土麦冬皂苷 A 的原皂苷元 (prosapogenin of spicatoside)、土麦冬皂苷 A(spicatoside A)、土麦冬皂苷 B(spicatoside B)[4]、*β*- 胡萝卜苷 (*β*-daucosterol)[2]。

有机酸类成分：正三十一烷酸 (*n*-hentriacontanic acid)、正二十五烷酸 (*n*-pentacosanoic acid)、香草酸 (vanillic acid)[1]。

其他：谷氨酸酐 (glutamin saeure anhydride)、对羟基桂皮酰酪胺 (*N*-*p*-coumaroyltyramine)[1,4]、金色酰胺醇酯 (aurantiamide acetate)、大黄素 (emodin)[4]。

【药典检测成分】无。

参考文献

[1] 国家中医药管理局《中华本草》编委会. 中华本草：第 8 册 7190 [M]. 上海：上海科学技术出版社, 1999：118-120.
[2] 吴炎, 李永伟, 戚进, 等. 短葶山麦冬须根乙酸乙酯部位化学成分 [J]. 中国实验方剂学杂志, 2014, 20(1):40-43.
[3] 程志红, 吴弢, 余伯阳, 等. 短葶山麦冬化学成分的研究 [J]. 中草药, 2005, 36(6)：823-826.
[4] 杨文双. 湖北麦冬化学成分及饮片质量标准的研究 [D]. 武汉：湖北中医学院, 2006.

21. 山豆根 Sophorae Tonkinensis Radix et Rhizoma

【来源】本品为豆科植物越南槐 *Sophora tonkinensis* Gapnep. 的干燥根及根茎。

【性能】苦，寒；有毒。清热解毒，消肿利咽。

【化学成分】本品主要含黄酮类、生物碱类、皂苷类等化学成分。

黄酮类成分：大豆黄素 (daidzein)、7,4′- 二羟基 -6,8- 双 (3- 甲基 -2- 丁烯) 二氢黄酮 [7,4′-dihydroxy-6,8-bis(3-methyl-2-butenyl)flavanone]、山豆根新色烯 {2-(2′,4′-dihydroxyphenyl)-8,8′-dimethyl-10-(3-methyl-2-butenyl)-8H-pyrano[2,3-d]chroman-4-one}、山豆根苯并吡喃 {2-[(7′-hydroxy-2′,2′-dimethyl-2H-benzopyran)-6′-yl]-7-hydroxy-8-(3-methyl-2-butenyl)chroman-4-one}、山豆根酮 (sophoranone)、山豆根色烯 (sophoradochromene)、山豆根酮色烯 (sophoranochromene)、山豆根色满素 {2-[3′-hydroxy-2′,2′-dimethyl-8′-(3-methyl-2-butenyl)chroman-6′-yl]-7-hydroxy-8-(3-methyl-2-butenyl)chroman-4-one}、山豆根色烯查耳酮 {6-[3-(2′,4′-dihydroxyphenyl)acryloyl]-7-hydroxy-2,2-dimethyl-8-(3-methyl-2-butenyl)-2H-benzopyran}、左旋紫檀素 (pterocarpin)、2′,4′,7- 三羟基 -6,8- 双 (3- 甲基 -2- 丁烯) 二氢黄酮 [2′,4′,7-trihydroxy-6,8-bis(3-methyl-2-butenyl)flavanone]、山豆根查耳酮 (sophoradin)、染料木素 (genistein)、山豆根苯并二氢呋喃 {2-[2′-(1-hydroxy-1-methylethyl)-7′-(3-methyl-2-butenyl)-2′,3′-dihydrobenzofuran)-5′-yl]-7-hydroxy-8-(3-methyl-2-butenyl)chroman-4-one}[1,2]、左旋山槐素 (L-maackiain)[1-3]、左旋三叶豆紫檀苷 (trifolirhizin)[1-4]、紫檀素 (pterocarpine)、2′,4′,7- 三羟基 -6,8-顺 [3- 甲基 -10-(3′- 甲基 -2- 丁基八氢吡喃 [2,3d] 查耳酮)]{2′,4′,7-trihydroxy-6,8-cis[3-methyl-10-(3′-methyl-2-butyloctahydropyran[2,3d])chalcone]}、左旋山槐素 -*β*-D- 单葡萄糖苷 (l-maackiain-mono-*β*-D-glucoside)、右旋山槐素 -*β*-D- 单葡萄糖苷 (d-maackiain-mono-*β*-D-glucoside)、消旋山槐素 (dl-maackiain)、左旋朝鲜槐素 (L-mauckiain)、广豆根黄酮苷 A (sophoraflavone A)、广豆根黄酮苷 B (sophoraflavone B)、黄甘草苷 (glycyroside)、黑豆黄素 (bayin)、苦参醇 (kushenol)[2]、槲皮素 (quercetin)、芦丁 (rutin)、异鼠李素 -3- 芸香糖苷 (*iso*-rhamnetin-3-rutinoside)[3]、芒柄花素 (formononetin)、8- 甲基雷杜辛 (8-methyl retusin)[4]、高丽槐素 (maackiain)、甘草素

(liquiritigenin)、7,4′- 二羟基黄酮 (7,4′-dihydroxy-flavone)[5]。

生物碱类成分：槐花醇 (sophoranol)[1]、槐根碱 (sophocarpine)、槐根碱 N- 氧化物 (sophocarpine N-oxide)、槐胺碱 (sophoramine)[1,2]、臭豆碱 (anagyrine)、金雀花碱 (cytisine)、甲基金雀花碱 (methylcytisine)、苦参碱 (matrine)、氧化苦参碱 (oxymatrine)[1,2,6]、13,14- 去氢槐醇 (13,14-dehydrosophoranol)、氧化槐果碱 (oxysophocarpine)[2]。

皂苷类成分：葛根皂醇 (kudzusapogenol)[1,2]、大豆皂苷Ⅱ (soyasaponin Ⅱ)[1,2,4]、相思子皂苷Ⅰ (abrisaponin Ⅰ)、去氢大豆皂苷Ⅰ (dehydrosoyasaponin Ⅰ)、葛根皂苷 A₃(kudzusaponin A₃)、山豆根皂苷元 A(subprogenin A)、山豆根皂苷元 B(subprogenin B)、山豆根皂苷元 C(subprogenin C)、山豆根皂苷元 D(subprogenin D)、山豆根皂苷Ⅰ (subproside Ⅰ)、山豆根皂苷Ⅱ (subproside Ⅱ)、山豆根皂苷Ⅲ (subproside Ⅲ)、山豆根皂苷Ⅳ (subproside Ⅳ)、山豆根皂苷Ⅴ (subproside Ⅴ)、山豆根皂苷Ⅵ (subproside Ⅵ)、山豆根皂苷Ⅶ (subproside Ⅶ)[1,2,7]、大豆皂苷 A₃ 甲醚 (soyasaponin A₃ methyl ester)、大豆皂苷Ⅰ甲醚 (soyasaponin Ⅰ methyl ester)、大豆皂苷Ⅱ甲醚 (soyasaponin Ⅱ methyl ester)、槐花皂苷Ⅰ甲醚 (kaikasaponin Ⅰ methyl ester)、槐花皂苷Ⅲ甲醚 (kaikasaponin Ⅲ methyl ester)[2]、红车轴草苷 (trifolirhizin)、胡萝卜苷 (daucosterol)[5]。

萜类及甾体类成分：羽扇豆醇 (lupeol)、草木犀苷元 (melilotigenin)、β- 谷甾醇 (β-sitosterol)、槐花二醇 (sophoradiol)、大豆皂醇 A(soyasapogenol A)、大豆皂醇 B(soyasapogenol B)、广东相思子三醇 (cantoniensistriol)、紫藤皂醇 A(wistariasapogenol A)、相思子皂醇 C(abrisapogenol C)、相思子皂醇 D(abrisapogenol D)、相思子皂醇 E(abrisapogenol E)、相思子皂醇 H(abrisapogenol H)、相思子皂醇 I(abrisapogenol I)、大豆皂醇 A 甲醚 (soyasapogenol A methyl ester)[1,2]、豆甾醇 (stigmasterol)、羽扇豆醇 (lupeol)、β- 谷甾醇 (β-sitosterol)[8]。

有机酸及其酯类成分：咖啡酸二十五醇酯 (pentacosyl caffeate)、咖啡酸二十四醇酯 (tetracosyl caffeate)、咖啡酸二十三醇酯 (tricosyl caffeate)[1]、咖啡酸二十一醇酯 (heneicosyl caffeate)、咖啡酸二十六醇酯 (hexacosyl caffeate)、咖啡酸二十醇酯 (eicosanyl caffeate)[1,2]、咖啡酸二十二醇酯 (docosyl caffeate)[1,2,4]、番石榴酸乙酯 (piscidic acid monoethyl ester)、对羟基苯甲酸 (p-hydroxybenzoic acid)、香草酸 (vanillic acid)[4]、十五烷酸 (pentadecanoic acid)、苯甲酸 (benzoic acid)[5]、十八碳二烯酸 [(Z,Z)-9,12-octadecadienoic acid]、十八碳烯酸 (cis-9-octadecenoic acid)、十六烷酸 (hexadecanoic acid)[8]。

吡喃酮类成分：羟基苯基苯二吡喃酮 (hydroxyphenylbenzodipyranone)[2]、麦芽酚 (maltol)[4]。

糖类成分：淀粉类多糖、阿拉伯半乳葡聚糖、木葡聚糖、异木聚糖、果胶酸类多糖、淀粉、类淀粉、半纤维素、果胶 [9]。

【药典检测成分】2015 版《中国药典》规定，本品照高效液相色谱法测定，按干燥品计算，含苦参碱和氧化苦参碱的总量不得少于 0.70%。

参考文献

[1] 国家中医药管理局《中华本草》编委会. 中华本草：第 3 册 3394 [M]. 上海：上海科学技术出版社，1999：652-655.

[2] 江苏新医学院. 中药大辞典：上册 [M]. 上海：上海科学技术出版社，2006：238.

[3] 邓银华，徐康平，章为，等. 山豆根化学成分研究 [J]. 天然产物研究与开发，2005，17(2)：172-174.

[4] 丁佩兰，陈道茂. 山豆根酚性成分的研究 [J]. 中草药，2008，39(2)：186-187.

[5] 隆金桥，林华，羊晓东，等. 广西山豆根化学成分的研究 [J]. 云南大学学报，2011，33(1)：72-76.

[6] 张超，汪水本，陈奉玲，等. 两种方法测定山豆根总碱含量的研究 [J]. 安徽中医学院学报，2002，21(3)：51.

[7] 苗明三，李振国. 现代实用中药质量控制技术 [M]. 北京：人民卫生出版社，2000：90.

[8] 周斌，卢文杰，牙启康，等. 越南槐（山豆根）与多叶越南槐脂溶性成分比较研究 [J]. 时珍国医国药，2012，23(4)：864-865.

[9] 黄群，方积年. 山豆根多糖的性质和化学组成 [J]. 中国药学杂志，2001，36(2)：85.

22. 山茱萸 Corni Fructus

【来源】本品为山茱萸科植物山茱萸 *Cornus officinalis* Sieb. et Zucc. 的干燥成熟果肉。

【性能】酸、涩，微温。补益肝肾，涩精固脱。

【化学成分】本品主要含挥发油类、脂肪酸类、糖类等化学成分。

挥发油类成分：茴香脑 (anethole)、α- 松油醇 (α-terpineol)、细辛醚 (asaricin)、桂皮酸苄酯 (benzyl cinnamate)、丁醇 (butanol)、胡椒烯 (copaene)、胡薄荷酮 (pulegone)、黄樟醚 (safrole)、α- 姜黄烯 (α-curcumene)、亚油酸乙酯 (ethyllinoleate)、亚麻酸乙酯 (ethyllinolenate)、油酸乙酯 (ethyloleate)、棕榈酸乙酯 (ethylpalmitate)、乙基香草醛 (ethylvanillin)、异细辛脑 (*iso*-asarone)、异戊醇 (*iso*-amyl alcohol)、异丁醇 (*iso*-butyl alcohol)、月桂酸 (lauric acid)、亚油酸 (linoleic acid)、亚麻酸 (linolenic acid)、甲基丁香油酚 (methyl eugenol)[1]、白桦脂酸 (betulic acid)[2,3]、5,5'- 二甲基糠醛醚 (5,5'-di-α-furaldehyde dimethyl ether)[4]、豆甾醇 (stigmasterol)、香树精 (amyrin)、谷甾醇 (sitosterol)、6- 乙基 -2,5 二羟基 -1,4- 萘醌、维生素 E(vitamin E) [5]、肉桂酸乙酯 (ethyl cinnamate)、1,2- 亚甲二氧基 -4- 甲氧基 -5-(2- 乙烯丙基)- 苯 [1,2-benzodioxole-4-methoxy-5-(2-propenyl)-benzene]、α- 古巴烯 (α-copaene)、棕榈酸 (hexadecanoic acid)、亚麻酸甲酯[6]。

脂肪酸类成分：硬脂酸 (stearic acid)、油酸 (oleic acid)[1]、酒石酸 (tartaric acid)[1,7,8]、棕榈酸 (palmitic acid)[1,9]。

糖类成分：果糖 (fructose)、葡萄糖 (glucose)、蔗糖 (sucrose)[1]、1,2,3,6- 四 -O- 没食子酰葡萄糖 (1,2,3,6-tetro-O-galloyl-β-D-glucose)、1,2,3- 三 -O- 没食子酰葡萄糖 (1,2,3-tri-O-galloyl-β-D-glucose)、1,2,6- 三 -O- 没食子酰葡萄糖 (1,2,6-tri-O-galloyl-β-D-glucose)[1,10]。

氨基酸类成分：酪氨酸 (tyrosine)、精氨酸 (arginine)、缬氨酸 (valine)、赖氨酸 (lysine)、组氨酸 (histidine)、异亮氨酸 (*iso*-leucine)、胱氨酸 (cystine)[1]、丙氨酸 (alanine)、天冬氨酸 (aspartic acid)、甘氨酸 (glycine)、谷氨酸 (glutamic acid)、亮氨酸 (leucine)、蛋氨酸 (methionine)、苯丙氨酸 (phenylalanine)、丝氨酸 (serine)、脯氨酸 (proline)、苏氨酸 (threonine)[1,11]。

三萜类成分：熊果酸 (ursolic acid)[1,3-7,12]、齐墩果酸 (oleanolic acid)[8]、山楂酸 (maslinic acid)、科罗索酸 (corosolic acid)[13]。

环烯醚萜类成分：7- 脱氢马钱素 (7-dehydrologanin)、脱水莫诺苷元 (dehydromorroniaglycone)[1]、山茱萸裂苷 (cornuside，山茱萸新苷)[1,10,14]、7-O- 甲基莫罗忍冬苷 (7-O-methylmorroniside)、当药苷 (sweroside)、莫罗忍冬苷 (morroniside)[1,12]、山茱萸苷 (cornin，即马鞭草苷 verbenalin)[7]、马钱苷 (loganin)[15]、7- 脱氢马钱苷 (7-dehydrologanin)、莫诺苷 (morroniside)[16]。

维生素类成分：维生素 A(vitamin A)[1,7]、维生素 B₂(vitamin B$_2$) 、维生素 C(vitamin C)[11]。

鞣质类成分：丁子香鞣质 (eugeniin)[1]、山茱萸鞣质 1[异诃子素 (*iso*-terchebin) 又名菱属鞣质 (trapain)]、路边青鞣质 D(gemin D，水杨梅素 D)、梾木鞣质 A(cornusiin A)、梾木鞣质 B(cornusiin B)[1,7,8]、山茱萸鞣质 2[新唢呐草素 Ⅱ (tellimagrandin Ⅱ)]、新唢呐草素 Ⅰ (tellimagrandin Ⅰ) [1,10]、2,3- 二 -O- 没食子酰葡萄糖 (2,3-di-O-galloyl-β-D-glucose)、3,5- 二羟基苯甲酸 (3,5-dihydroxybenzoic acid)[4]、特里马素 (tellimagrandin)[17,18]。

酚酸类成分：没食子酸 (gallic acid)[1,3,4,8,19]、没食子酸甲酯 (methyl gallate)[3]、原儿茶酸 (protocatechuic acid)[14,20]。

其他：马兜铃酮 (aristolone)、β- 苯乙醇 (β-phenylethyl alcohol)、4- 甲氧基 -1,2- 苯并间二氧杂环戊烯 (4-methoxy-1,2-benzodioxole)、榄香脂素 (elemicin)、糠醛 (furfural)[1]、β- 谷甾醇 (β-sitosterol)[3,4,14]、5- 羟甲基糠醛 (5-hydroxymethylfurfural)[4]。

【药典检测成分】2015 版《中国药典》规定，本品照高效液相色谱法测定，按干燥品计算莫诺

苷和马钱苷 ($C_{17}H_{26}O_{10}$) 总量不少于 1.2%。

参考文献

［1］国家中医药管理局《中华本草》编委会. 中华本草：第 5 册 4931［M］. 上海：上海科学技术出版社，1999：738-742.

［2］尚遂存，郑培根. 山茱萸果核化学成分的研究［J］. 河南中药，1985，3(3)：22.

［3］尚遂存，郑培根. 山茱萸果实成分的研究［J］. 中药材，1989，12(4)：29-31.

［4］徐丽珍，李慧颖. 山茱萸化学成分的研究［J］. 中草药，1995，26(2)：62-65.

［5］杨黎彬，刘少静，边军昌，等 GC-MS 分析山茱萸脂溶性成分［J］. 安徽医药，2010，14(11)：1280-1281.

［6］温媛媛，任琪，张佳敏，等. 同时蒸馏萃取 - 气质联用分析山茱萸挥发油的组成［J］. 分析与检测，2010，36(4)：165-170.

［7］江苏新医学院编. 中药大辞典［M］. 上册. 上海：上海人民出版社，1977：189.

［8］山原條二，壬生寬之，沢田德之助. 生藥の活性成分に關する研究 -Streptozotocin による病態モデルを用いた山茱萸抗糖尿病活性成分の檢討［J］. 藥學雜誌（日），1981，101(1)：86.

［9］张广强，刘伟，尚遂存. 山茱萸核中脂肪酸的测定［J］. 中药材，1991，14(1)：38.

［10］Hatano T，Taeko Y，Abe R，et al. A galloylated monoterpene glucoside and a dimeric hydrolysable tannin from Cornus of ficinalis［J］. Phytochemistry，1990，29(9)：2975.

［11］李平，王海洋. 山茱萸果皮及果核化学成分的研究［J］. 西北植物学报，1988，8(4)：265-269.

［12］赵武述. 山茱萸成分的免疫活性研究［J］. 中草药，1990(21)：113.

［13］刘博，吴和珍. 山茱萸药材中三萜类成分的研究［J］. 湖北中医杂志，2010，32(12)：75.

［14］赵世萍，薛智. 山茱萸化学成分的研究. 药学学报［J］，1992，27(11)：845-848.

［15］刘艳妮，李慧敏，徐融，等. 不同产地山茱萸中 4 种溶性成分含量的 HPLL 分析［J］. 植物资源与环境学报，2013，22(2)：108-110.

［16］闫晓霞，刘芳，来丽娜，等. 山茱萸果肉中化学成分研究（Ⅰ）［J］. 长治医学院学报，2013，27(5)：332-334.

［17］Okuda T，et al. Chem Pharm Bull，1984，32(11)：4662.

［18］Hatano T，et al. Chem Pharm Bull，1989，37(8)：2083.

［19］Tian G，Zhang T，Yang F，et al. Separation of gallic acid from Cornus of ficinalis Sieb. et Zucc by high-speed counter-current chromatography［J］. J Chromatography A，2000，886(1-2)：309.

［20］陈玉武，薛智. 制萸肉免疫活性成分的化学研究. 中日友好医药学报，1992，6(增刊)：231-234.

23. 山药　Dioscoreae Rhizoma

【来源】本品为薯蓣科植物薯蓣 *Dioscorea opposita* Thunb. 的干燥根茎。

【性能】甘，平。补脾养胃，生津宜肺，补肾涩精。

【化学成分】本品主要含甾醇类、有机酸类、氨基酸类等化学成分。

甾醇类成分：薯蓣皂苷元 (diosgenin)、豆甾醇 (stigmasterol)[1]、β- 谷甾醇 (β-sitosterol)[1,2,3]、胆甾醇 (cholesterol)、菜油甾醇 (campesterol)、β- 胡萝卜苷 (β-daucosterol)、麦角甾醇 (ergosterol)[1,3]、β- 谷甾醇醋酸酯 (β-sitosterol acetate)[2]、7- 羟基 -β- 谷甾醇 (7-carbonyl-β-sitosterol)[4]。

有机酸类成分：壬二酸 (nonanedioic acid)、油酸 (oleic acid)、棕榈酸 (palmitic acid)[2,5]、二十六酸 (cerinic acid)、二十二酸 (docosanoic acid)、十二酸 (dodecoic acid)、二十酸 (eicosanoic acid)、11- 二十烯酸 (11-eicosenoic acid)、11,13- 二十烯酸 (11,13-eicosenoic acid)、二十一酸 (heneicosanoic acid)、二十七酸 (heptacosanoic acid)、十七酸 (heptadecanoic acid)、亚麻酸 (linolenic acid)、亚油酸 (linolic acid)、二十四酸 (tetracosanic acid)、十四酸 (tetradeconic acid)、二十三酸 (tricosanic acid)、二十五酸 (pentacosanoic acid)、十五酸 (pentadecylic acid)、十八酸 (stearic acid)、15- 甲基 -11- 十六烯酸 (15-methyl-11-hexadecenoic acid)、十九酸 (nonadecanoic acid)、壬酸 (nonanoic acid)、9- 羰基 - 壬酸 (9-carbonyl nonanoic acid)、顺 -9- 十六烯酸 (*cis*-9-Hexadecenoic)、辛酸 (octoic acid)、奎宁酸 (quinic acid)[5]。

氨基酸类成分：组氨酸 (histidine)、丙氨酸 (alanine)、精氨酸 (arginine)、天冬氨酸 (aspartic acid)、谷氨酸 (glutamic acid)、甘氨酸 (glycine)、异亮氨酸 (iso-leucine)、亮氨酸 (leucine)、赖氨酸 (lysine)、蛋氨酸 (methionine)、苯丙氨酸 (phenylalanine)、脯氨酸 (proline)、酪氨酸 (tyrosine)、缬氨酸 (valine)、苏氨酸 (threonine)、丝氨酸 (serine)、胱氨酸 (cysteine)、γ- 氨基丁酸 (γ-aminobutyric acid)[1]、环 (苯丙氨酸 - 酪氨酸)[cyclo-(Phe-Tyr)]、环 (酪氨酸 - 酪氨酸)[cyclo-(Tyr-Tyr)][2]。

倍半萜类成分：止权素 Ⅱ (abscisin Ⅱ)[1,3,6]。

生物碱及含氮类成分：儿茶酚胺 (catecholamine)、盐酸山药碱 (batatasine hydrochloride)[1]、多巴胺 (dopamine)[1,5]、尿囊素 (allantoin)[1,3,6]、3,4- 二羟基苯乙胺 (3,4-dihydroxyphenethylamine)[6]、胆碱 (choline)[2]。

菲类衍生物成分：山药素 (batatasin)[6]。

其他：糖蛋白 (glucoprotein)、山药多糖 [1]、多酚氧化酶 (polyphenoloxidase)[1,3]、淀粉酶 (amylase)、果胶 (pectin)、甘露聚糖 (mannan)、粗纤维 (crude fiber)[6]、柠檬酸双甲酯 (1,5-dimethylcitrate)、柠檬酸三甲酯 (trimethylcitrate)、5- 羟甲基 - 糠醛 (5-hydroxymethyl-furfural)[2]。

【药典检测成分】无。

参考文献

[1] 国家中医药管理局《中华本草》编委会. 中华本草：第 8 册 7292 [M]. 上海：上海科学技术出版社，1999：241-246.

[2] 白冰，李明静，王勇，等. 怀山药化学成分研究 [J]. 中国中药杂志，2008，33(11)：1272-1274.

[3] 袁书林. 山药的化学成分和生物活性作用研究进展 [J]. 食品研究与开发，2008，29(3)：176-178.

[4] 杨秀珍. 山药化学成分及药理活性研究进展 [J]. 亚太传统医药，2013，9(5)：65-66.

[5] 王勇，赵若夏，白冰，等. 怀山药脂肪酸成分分析 [J]. 新乡医学院学报，2008，25(2)：112-113.

[6] 黄桂东，钟先锋，易军鹏. 山药的研究概况 [J]. 农产品加工学刊，2006，7：55-57.

24. 山奈　Kaempferiae Rhizoma

【来源】本品为姜科植物山奈 *Kaempferia galanga* L. 的干燥根茎。

【性能】辛，温。行气温中，消食，止痛。

【化学成分】本品主要含挥发油、黄酮类等化学成分。

挥发油类成分：茴香醛 (anisaldehyde)、对 - 甲氧基苏合香烯 (p-methoxystyrene)、香桧烯 (sabinene)、δ- 芹子烯 (δ-selinene)、β- 松油醇 (β-terpineol)、α- 松油醇乙酸酯 (α-terpinyl acetate)、α- 侧柏烯 (α-thujene)、2,4,6- 三甲基辛烷 (2,4,6-trimethyloctane)、2,5,6- 三甲基癸烷 (2,5,6-trimethyl-decane)、柠檬烯 (limonene)、β- 榄香烯 (β-elemene)、9,12- 十八碳二烯醛 (9,12-octadecadienal)、苯甲醛 (benzaldehyde)[1]、樟烯 (camphene)、十六烷 (hexadecane)、异龙脑 (iso-borneol)、α- 蒎烯及 β- 蒎烯 (pinene)、4- 松油醇 (4-terpineol)、α- 松油醇 (α-terpineol)、百里香酚 (thymol)、乙酸龙脑酯 (bornyl acetate)、1,8- 桉叶素 (1,8-cineole)、对 - 聚伞花素 (p-cymene)[1,2]、α- 水芹烯及 β- 水芹烯 (phellandrene)[1,2]、顺式及反式桂皮酸乙酯 (ethyl cinnamate)、对 - 甲氧基桂皮酸乙酯 (ethyl-p-methoxycinnamate)[3,4]、龙脑 (borneol)、十七烷 (heptadecane)、十五烷 (pentadecane)、优葛缕酮 (优香芹酮 ,eucarvone)[1,2,5]、γ- 荜澄茄烯 (γ-cadinene)、3- 蒈烯 (Δ³-carene)[1,5]、β- 甜旗烯 (β-calacorene)、去氢松香烷 (dehydroabietane)、二甲基苏合香烯 (dimethylstyrene)、芳香醇 (aromatic alcohol)、对 - 聚伞花 -9- 醇 (p-cymen-9-ol)、马鞭草烯酮 (verbenone)、γ- 衣兰油烯 (γ-muurolene)、桃金娘烯醛 (myrtenal)[2]、莎草烯 (香附烯 ,cyperene)、对聚伞花 -8- 醇 (p-cymen-8-ol)[2,5]、蓝桉醇 (globulol)、α- 古芸烯 (α-gurjunene)、桉油精 (eucalyptol)、库贝醇 (cubenol)、8- 十七碳烯 (8-heptadecene)[5]。

黄酮类成分：山柰酚 (kaempferol)、山柰素 (kaempferide)[1,2]。

其他：5- 苯基噻唑 (5-phenylthiazole)、维生素 P(vitamin P)、3- 亚甲基 -6- 异丙基环己烯 [3-methylene-6-(1-methylethyl)-cyclohexene]、3-(4- 甲氧基苯基)-2- 甲基 -2- 丙烯酸 [3-(4-methyoxyphenyl)-2-methyl-2-acrylic acid]、1*a*,2,3,4,4*a*,5,6,7*b*- 八氢化 -1,1,4,7*b*- 四甲基 -1H 环丙 [e] 薁 (1*a*,2,3,4,4*a*,5,6,7*b*-octahydro-1,1,4,7*b*-tetramethyl-1H-cycloprop[e]azulene)[1]、山柰磺酸 (kaempsulfonic acid)[6]。

【药典检测成分】2015 版《中国药典》规定，本品照挥发油测定法测定，含挥发油不得少于 4.5%(ml/g)。

参考文献

［1］国家中医药管理局《中华本草》编委会. 中华本草：第 8 册 7774 ［M］. 上海：上海科学技术出版社，1999：645-647.

［2］吴润，吴峻松，方洪钜，等. 山柰和苦山柰精油化学成分的比较研究. 中药材，1994，17(10)：27-29.

［3］陈福北，刘红星，罗少华，等 . 广西产山柰挥发油气相色谱 - 质谱联用分析 ［J］. 中国调味品，2010，35(4):103-105.

［4］张天柱，曾勇，朱福伟，等 . 山柰杀线虫活性成分的分离与鉴定 ［J］. 西北植物学报，2010，30(12)：2524-2529.

［5］张桂芝，顾玲燕. 山柰挥发油的红外光谱法与气相色谱质谱分析. 时珍国医国药，2008，19(9)：2252-2254.

［6］王芳林，罗建光，王小兵，等 . 山柰根茎中一对磺酸化的双苯庚烷差向异构体 ［J］. 中国天然药物，2013，11(2)：171-176.

25. 山银花　Lonicerae Flos

【来源】本品为忍冬科植物灰毡毛忍冬 *Lonicera macranthoides* Hand.-Mazz、红腺忍冬 *Lonicera hypoglauca* Miq、华南忍冬 *Lonicera confusa* DC. 或黄褐毛忍冬 *Lonicera fulvotomentosa* Hsu et S.C.Cheng 的干燥花蕾或带初开的花。

【性能】甘，寒。清热解毒，疏散风热。

【化学成分】本品主要含黄酮类、挥发油类、甾醇类等化学成分。

黄酮类成分：槲皮素 -3-*O*-*β*-D- 葡萄糖苷 (quercetin-3-*O*-*β*-D-glucoside)[1]、木犀草素 -7-*O*-*β*-D- 半乳糖苷 (luteolin-7-*O*-*β*-D-galactoside)[1,2]、木犀草素 (luteolin)、芦丁 (rutin)、苜蓿素 (tricin)、槲皮素 (quercetin)、金圣草素 -7-*O*- 新橙皮糖苷 (chrysoeirol-7-*O*-neohesperidoside)、苜蓿素 -7-*O*-*β*-D- 葡萄糖苷 (tricin-7-*O*-*β*-D-glucoside)、苜蓿素 -7-*O*- 新橙皮糖苷 (tricin-7-*O*-neohesperidoside)[2]、紫堇黄酮 (corymbosin)、5- 羟基 -3′,4′,7- 三甲基黄酮 (5-hydroxy-3′,4′,7-trimethyl flavone)[3]、金丝桃苷 (hyperoside)、木犀草素 -7-*O*-*α*-D- 葡萄糖苷 (luteolin-7-*O*-*α*-D-glucoside)、忍冬苷 (lonicerin)[4]、山柰酚 -3-*O*-*β*-D- 葡萄糖苷 (kaempferol-3-*O*-*β*-D-glucoside)、香叶木素 -7-*O*-*β*-D- 葡萄糖苷 (diosmetin-7-*O*-*β*-D-glucoside)。

挥发油类成分：三十四烷 (tetratriacontane)[4]、苯甲醇 (benzylalcohol)、苯甲酸苄酯 (benzylbenzoate)、香荆芥酚 (carvacrol)、2- 甲基 - 丁醇 (2-methyl-1-butanol)、顺 -3- 己烯 -1- 醇 (*cis*-3-hexen-1-ol)、顺 - 芳樟醇氧化物 (*cis*-linalool oxide)、*β*- 荜澄茄油烯 (*β*-cubebene)、白果醇 (ginnol)、亚麻酸乙酯 (ethyl linolenate)、反 - 反金合欢醇 (*trans-trans*-farnesol)、亚油酸甲酯 (methyl linoleate)、苯乙醇 (phenethylalcohol)、3- 甲基 -2-(2- 戊烯基)-2- 环戊烯 -1- 酮 [3-methyl-2-(2-pentenyl)-2-cyclopentene-1-one]、左旋 - 顺 -2,6,6- 三甲基 -2- 乙烯基 -5- 羟基 - 四氢吡喃 (L-*cis*-2,6,6-trimethyl-2-vinyl-5-hydroxy-tetrahydropyrane)[5]、棕榈酸乙酯 (ethyl palmitate)、1,1′- 联二环己烷 (1,1′-bicyclohexyl)[5,6]、牻牛儿醇 (geraniol)、芳樟醇 (linalool)[5,7,8]、*α*- 松油醇 (*α*-terpineol)[5,8]、二氢香苇醇 (dihydrocarveol)、二十四碳酸甲酯 (methyl tetracosanoate)、双花醇 (shuanghuaol)[7]、二十一烷醇 (3-Henen-1-ol)、辛烯醇 (1-octen-3-ol)[8]、十八碳二烯酸乙酯 (octadecadienoic acid ethyl ester)[9]、6,10,14- 三甲基 -2- 十五烷酮 (6,10,14-trimethyl-2-pentadecanone)[10]、(Z,Z,Z)-9,12,15- 十八碳三烯酸甲酯 [(Z,Z,Z)-9,12,15-octadecatrienoic acid methyl ester][11]、正十九烷醇 (n-nonadecyl alcohol)[12]。

甾醇类成分 :β- 谷甾醇 -D- 葡萄糖苷 (β-sitosterol-D-glucoside)、豆甾醇 -D- 葡萄糖苷 (stigmasterol-D-glucoside)[5]、豆甾醇 (stigmasterol)[5,8]、β- 谷甾醇 (β-sitosterol)[5,12]。

皂苷类及苷元成分 : 常春藤皂苷元 -3-O-α-L- 吡喃阿拉伯糖基 (2 → 1)-O-α-L- 吡喃鼠李糖苷 [hederagenin-3-O-α-L-arabinopyranosyl(2 → 1)-O-α-L-rhamnopyranosider]、常春藤皂苷元 -28-O-β-D- 吡喃葡萄糖基 (6 → 1)-O-β-D- 吡喃葡萄糖基酯 [hederagenin-28-O-β-D-glucopyranosyl(6 → 1)-O-β-D-glucopyranosyl easter]、川续断皂苷乙 (dipsacoside B)、灰毡毛忍冬皂苷甲 (macranthoidin A)、灰毡毛忍冬皂苷乙 (macranthoidin B)、灰毡毛忍冬次皂苷甲 (macranthoside A)、灰毡毛忍冬次皂苷乙 (macranthoside B)[13,14]、马钱子苷 (loganin)[15,16]、反式 - 芳樟醇 -3,7- 氧化物 -6-O-β-D- 葡萄糖苷 (trans-linalool-3,7-oxide-6-O-β-D-glucopyranoside)[17]、莫罗忍冬苷 (morronisde)、7-O- 乙基莫罗忍冬苷 (7-O-ethyl-morroniside)、胡萝卜苷 (daucosterol)[16]。

酚酸类成分 : 异绿原酸 (iso-chlorogenic acid)、丁香油酚 (eugenol)[5]、绿原酸 (chlorogenic acid)[5,18,19]、1-O- 咖啡酰基奎宁酸 (1-O-caffeoyl quinic acid)、4-O- 咖啡酰基奎宁酸 (4-O-caffeoyl quinic acid)[12]、5-O- 咖啡酰基 - 奎宁酸丁酯 (5-O-caffeoyl quinic acid butyl ester)[12,18]、绿原酸甲酯 (methyl chlorogenate)、咖啡酸 (caffeic acid)[17,18]、反式阿魏酸 (trans-ferulic acid)、山柰酚 (kaempferol)、圣草酚 (eriodictyol)[20]。

脂肪酸类成分 : 棕榈酸 (palmitic acid)[7]、亚油酸 (linoleic acid)[11]。

奎宁酸酯类成分 : 灰毡毛忍冬素 F(macranthoin F)、灰毡毛忍冬素 G(macranthoin G)[21]。

其他 : 葡萄糖 (glucose)、肌醇 (inositol)[12]、蔗糖 (sucrose)[17]、马钱子苷酸 (loganic acid)、东莨菪素 (scopoletin)[16]、3,4-O- 二咖啡酰奎宁酸甲酯 (3,4-O-dicaffeoylqunicacid methylester)[20]。

【药典检测成分】2015 版《中国药典》规定 , 本品照高效液相色谱法测定 , 按干燥品计算 , 含绿原酸不得少于 2.0%, 含灰毡毛忍冬皂苷乙和川续断皂苷乙的总量不得少于 5.0%。

参考文献
[1] 高玉敏. 金银花化学成分的研究 [J]. 中草药, 1995, 26(11): 568.
[2] 柴兴云, 王林, 宋越, 等. 山银花中黄酮类成分的研究 [J]. 中国药科大学学报, 2004, 35(4): 299-502.
[3] 黄丽瑛. 中药金银花化学成分的研究 [J]. 中草药, 1996, 27(11): 645.
[4] 柴兴云, 李萍, 唐力英. 山银花化学成分研究 [J]. 中国中药杂志, 2004, 29(9): 865.
[5] 国家中医药管理局《中华本草》编委会. 中华本草 : 第 7 册 6568 [M]. 上海 : 上海科学技术出版社, 1999: 529-536.
[6] 吉力, 潘炯光. 忍冬挥发油的 GC/MS 分析 [J]. 中国药学杂志, 1990, 15(11): 680.
[7] 张玲, 彭广芳, 林慧彬, 等. 山东金银花挥发油化学成分研究 [J]. 中国药学杂志, 1995, 30(11): 651.
[8] 童巧珍, 周日宝, 罗跃龙, 等. 湖南 3 个产地灰毡毛忍冬花蕾的挥发油成分分析 [J]. 中成药, 2005, 27(1): 5
[9] 张玲, 彭广芳, 钟芳晓, 等. 山东金银花挥发油化学成分分析 [J]. 时珍国药研究, 1996, 7(2): 89.
[10] 王天志, 李永梅, 王志霄. 灰毡毛忍冬花蕾挥发油成分研究 [J]. 中草药, 2000, 31(9): 657.
[11] 苟占平, 万德光. 红腺忍冬干燥花蕾挥发油成分研究 [J]. 中国现代应用药学, 2005, 22(6): 475.
[12] 许小方, 李会军, 李萍, 等. 灰毡毛忍冬花蕾中的化学成分 [J]. 中国天然药物, 2006, 4(1): 45.
[13] 柴兴云, 李萍, 窦静, 等. 山银花中皂苷类成分研究 [J]. 中国天然药物, 2004, 2(2): 85-87.
[14] 李红霞, 王雪芹, 李振国, 等. 不同产地金银花与山银花主要成分的含量比较 [J]. 中国药房, 2011, 22(31): 2935-2937.
[15] 姚彩云, 宋志军, 李汉浠, 等. 红腺忍冬基源山银花的化学成分 [J]. 天水师范学院学报, 2014, 34(5): 10-12.
[16] 孙梦颖, 冯煦, 林幸华, 等. 灰毡毛忍冬茎叶化学成分研究 [J]. 中药材, 2011, 34(2): 218-220.
[17] 陈雨, 赵友谊, 吴双, 等. 灰毡毛忍冬花蕾水溶性化学成分研究 [J]. 中药学.2012, 35(2): 231-234.
[18] 柴兴云, 窦静, 贺清辉, 等. 山银花中酚酸类成分研究 [J]. 中国天然药物, 2004, 2(6): 559-540.
[19] 刘敏彦, 高淑丽, 刘丽华, 等. HPLC 法同时测定不同产地金银花和山银花中 6 种有机酸成分 [J]. 中药材, 2013, 36(2): 196-198.
[20] 胡扬帆, 吴楚材. 灰毡毛忍冬藤化学成分研究 [J]. 中药材, 2012, 35(1): 66-68

［21］陈敏，吴威巍，沈国强，等. 灰毡毛忍冬化学成分研究Ⅴ灰毡毛忍冬素F和G的结构测定［J］. 药学学报，1994，29(8): 617.

26. 山楂　Crataegi Fructus

【来源】本品为蔷薇科植物山里红 *Crataeguspinnatifida* Bge.var.*major* N.E.Br. 或山楂 *Crataegus pinnatifida* Bge. 的干燥成熟果实。

【性能】酸、甘，微温。消食健胃，行气散瘀。

【化学成分】本品主要含黄酮类、萜类及甾体类、有机酸及酯类等化学成分。

黄酮类成分：左旋表儿茶精(*epi*-catechin)[1]、槲皮素(quercetin)[1-4]、金丝桃苷(hyperoside)[1,3,4]、芦丁(rutin)[2]、牡荆素(vitexin)[3,4]、牡荆素鼠李糖苷(vitexin rhamnoside)[4]、表儿茶素(epicatechin)、表没食子儿茶素(epigallocatechin)、原花青素B_2(procyanidin B_2)[5]。

萜类及甾体类成分：*β*-谷甾醇(*β*-sitosterol)[1-3]、熊果酸(ursolic acid)[1-4]、胡萝卜苷(daucosterol)[2,3]、桦皮醇(betulin)、熊果醇(uvaol)[3]、芳樟醇(linalool)、*α*-萜品醇(*α*-terpineol)[6]。

有机酸及酯类成分：绿原酸(chlorogenic acid)、苹果酸(malic acid)、乙酸(acetic acid)、枸橼酸单甲酯(citric acid symmetrical monomethyl ester)、枸橼酸二甲酯(citric acid symmetrical dimethyl ester)、枸橼酸三甲酯(citric acid trimethyl ester)、亚油酸(linoleic acid)、亚麻酸(linolenic acid)、油酸(oleic acid)、棕榈酸(palmitic acid)、硬脂酸(stearic acid)[1]、琥珀酸(succinic acid)[1,2]、枸橼酸(citric acid)[1,4]、二十烷酸三十八烷醇酯(octatriacontyl eicosanate)、十六烷酸二十八烷醇酯(octacosyl hexadecanoate)[3]、对羟基苯甲酸(*p*-hydroxy benzoic acid)、草酸(oxalic acid)、没食子酸(gallic acid)、原儿茶酸(protocatechuic acid)[7]。

其他：黄烷聚合物(flavan polymers)、蔗糖(sucrose)、维生素C(vitamin C)[1]、正三十一烷(*n*-hentriacontane)、双-(5-甲酰基-糠基)醚[bis-(5-formyl-furfuryl)-ether]、廿十九烷-10-醇(nonacosan-10-ol)[3]、糠醛(furfural)[6]、儿茶酚(catechol)[7]、金丝桃苷(hyperoside)、槲皮素-3-*O*-*β*-D-6″-乙酰基吡喃阿洛糖苷(quercetin-3-*O*-*β*-D-6″-acetylallopyranoside)、槲皮素-3-*O*-*β*-D-吡喃葡萄糖苷(quercetin-3-*O*-*β*-D-glucopyranoside)、槲皮素-3-*O*-*β*-D-6″-乙酰基吡喃葡萄糖苷(quercetin-3-*O*-*β*-D-6″-acetylglucopyranoside)[5]、牡荆素葡萄糖苷(vitexin-glucoside)[8]。

【药典检测成分】2015版《中国药典》规定，本品照滴定分析法测定，按干燥品计算，含有机酸以枸橼酸计，不得少于5.0%。

参考文献

［1］国家中医药管理局《中华本草》编委会. 中华本草：第4册2615［M］. 上海：上海科学技术出版社，1999：126-132.

［2］谢笔钧，陈凌云，胡慰望，等. 山楂挥发性化合物的研究［J］. 食品与发酵工业. 1997，23(2): 42-46.

［3］王雪松，车庆明，李艳梅，等. 山楂核化学成分研究［J］. 中国中药杂志，1999，24(12): 739-740.

［4］张培成，徐绥绪，郭虹. 山楂果化学成分的研究［J］. 沈阳化工学院学报，1999，13(2): 87-89.

［5］晏仁义，魏洁麟，杨滨，山楂化学成分研究［J］.时珍国医国药，2013，24(5): 1066-1068.

［6］时岩鹏，丁杏苞. 山楂化学成分的研究［J］. 中草药，2000，31(3): 173-174.

［7］孙敏勇，杨书斌，谢鸿霞. 山楂化学成分研究［J］. 中草药，2002，33(6): 483-486.

［8］乔晓莉，吴士杰，祁向争，等.山楂中化学成分的 UPLC/ESI-TOF/MS 分析［J］.现代药物与临床，2014，29(2):120-124.

27. 山楂叶　Crataegi Folium

【来源】本品为蔷薇科植物山里红 *Crataegus pinnatifida* Bge.var.*major* N.E.Br. 或山楂 *Crataegus pinnatifida* Bge. 的干燥叶。

【性能】酸，平。活血化瘀，理气通脉。

【化学成分】本品主要含黄酮类、萜类、有机酸类等化学成分。

黄酮类成分：槲皮素 (quercitrin)[1]、牡荆素鼠李糖苷 (rhamnosyl vitexin)、牡荆素 (vitexin)[1-4]、金丝桃苷 (hyperin)[1,4]、山柰酚 (kaempferol)、2″-O- 鼠李糖基牡荆素 (2″-O-rhamnosylvitexin)、2″-O- 鼠李糖基牡荆素 (2″-O-rhamnosyl vitexin)[2]、牡荆素 -4′,7- 双葡萄糖苷 (vitexin-4′,7-di-O-glucoside)[3]、原花青素 (procyanidins)[4]、pinnatifida A、pinnatifida B、6″-O- 乙酰基牡荆素 (6″-O-acetyl vitexin) 、牡荆素 -2″-O- 鼠李糖苷 (vitexin-2″-O-rhamnoside)、2″-O- 乙酰基牡荆素 (2″-O-acetyl vitexin)[5]、乙酰牡荆素 -4- 鼠李糖苷 (acetyl vitexin-4-rhamnoside)、3-O-β-D- 吡喃半乳糖槲皮素 (3-O-β-D-galactopyranoside quercetin)、3-O-β-D- 吡喃半乳糖 (6 → 1)-α-L- 鼠李糖槲皮素 [3-O-β-D-galactopyranoside(6 → 1)-α-L-rhamnose quercetin]、3-O-β-D- 吡喃葡萄糖槲皮素 (3-O-β-D-glucopyranose quercetin)、3-O-β-D- 吡喃葡萄糖 (6 → 1)-α-L- 鼠李糖槲皮素 [3-O-β-D-glucopyranose(6 → 1)-α-L-rhamnose quercetin]、7-O-α-L- 鼠李糖 -3-O-β-D- 葡萄糖山柰酚 (7-O-α-L-rhamnose-3-O-β-D-glucose kaempferol)[6]、芦丁 (rutin)、4‴-O- 鼠李糖芦丁 (4‴-O-rhamnosyl rutin)[7]、5,4′- 二甲氧基 - 联苯 -4′ 羟基 -3-O-β-D- 葡萄糖苷 (5,4′-dimethoxy-biphenyl-4-ol-3-O-β-D-glucoside)。

萜类成分：2α,3β,19α- 三羟基熊果酸 (2α,3β,19α-trihydroxy ursolicacid)、熊果酸 (ursolic acid)[2,3]、山楂酸 (crataegolic acid)[3]、山楂素 I(pinnatlifin I)[6]、山楂啶 A(pinnatifidin A)、山楂啶 B(pinnatifidin B)、山楂啶 C(pinnatifidin C)、山楂啶 D(pinnatifidin D)[6,8]。

有机酸类成分：2- 对羟苯甲基苹果酸 [2-(4-hydroxybenzyl)malic acid][1,4]、对羟基肉桂酸 (*p*-coumaric acid)、氯原酸 (chlorogenic acid)[3]、咖啡酸 (caffeic acid)[7]、苯甲酸 (benzoic acid)、对羟基苯丙酸 (*p*-hydroxy-phenylpropionic acid)、反式对羟基桂皮酸 (*trans-p*-hydroxycinamic acid) [9]。

挥发油类成分：反 - 水合松烯 (*trans*-sabinene hydrate)、丙酸香茅酯 (citronellyl propanoate)、(5*E*,9*E*)- 法哌基丙酮 [(5*E*,9*E*)-famesyl acetate][10]。

芳香族化合物：3- 乙氧基 -4- 羟基苯甲酸 (3-ethoxy-phenyl propionic acid)、对羟基苯甲酸 (*p*-hydroxybenzoic acid)、3,4- 二甲氧基苯丙醛 (3,4-dimethoxy-phenylpropyl aldehyde)、对乙氧基苯甲酸 (*p*-ethoxybenzoic acid)、对甲基苯甲酸 (*p*-methylbenzoic acid)、3- 甲氧基 -4- 甲基苯甲酸 (3-methoxy-4-methylbenzoic acid)、1-(3,4,5- 三甲氧基苯基) 乙烷 -1′s,2′- 二醇 [1-(3,4,5-trimethoxyphenyl)-1′s,2′-ethanediol]、3- 甲氧基对羟基苯甲醛 (3-methoxy-*p*-hydroxy-benzaldehyde)、对羟基苯甲醛 (*p*-hydroxybenzaldehyde)[11]。

其他：山梨醇 (sorbitol)[1,4]、胆碱 (choline)、盐酸二乙胺 (diethylamine hydrochloride)、嘌呤衍生物 (purine derivative)、皂苷 (saponin)[3]、维生素 B_1(vitamin B_1) 、维生素 B_2(vitamin B_2)、维生素 C(vitamin C)[12]、3,5,4′- 三甲氧基 -4- 羟基 - 联苯 (3,5,4′-trimethoxy-4-hydroxyl-biphenyl)[13]。

【药典检测成分】2015 版《中国药典》规定，本品照分光光度法测定，按干燥品计算，含总黄酮以无水芦丁计，不得少于 7.0%。照高效液相色谱法测定，按干燥品计算，含金丝桃苷不得少于 0.050%。

参考文献

[1] 国家中医药管理局《中华本草》编委会. 中华本草: 第4册 2619 [M]. 上海: 上海科学技术出版社, 1999: 133-134.

[2] 宋少江, 陈佳, 寇翔, 等. 山楂叶的化学成分. 沈阳药科大学学报, 2006, 23(2): 88-90.

[3] 许正斌, 高奎斌, 许双贵. 山楂叶综述 [J]. 中医药学报, 1985(4): 49-50.

[4] 丁杏苞, 姜岩青, 仲英, 等. 山楂叶化学成分的研究 [J]. 中国中药杂志, 1990, 15(5): 39.

[5] 张培成, 徐绥绪. 山楂叶中新黄酮化合物的分离与结构鉴定 [J]. 中国药物化学杂志, 1999, 9(3): 214.

[6] 张培成, 徐绥绪. 山楂叶化学成分研究 [J]. 药学学报, 2001, 36(10): 754.

[7] 刘荣华, 余伯阳, 邱声祥. 山楂叶中主要多元酚类成分的 HPLC 法比较分析 [J]. 中国天然药物, 2005, 3(3): 167.

[8] 张培成, 徐绥绪. 山楂叶中两个新黄酮 [J]. 沈阳化工学院学报, 1999, 13(3): 236.

[9] 黄肖霄, 牛超, 高品一, 等. 山楂叶的化学成分 [J]. 沈阳药科大学学报, 2010, 27(8): 615-617.

[10] 崔凤侠, 杜义龙, 杜晓鹃, 等. 山楂叶挥发油成分的 GC-MS 分析 [J]. 沈阳药科大学学报, 2014, 31(7): 542-546.

[11] 周晨晨, 刘春婷, 黄肖霄, 等. 山楂叶中芳香族化合物的分离和鉴定 [J]. 中国药物化学杂志, 2013, 23(3): 214-217.

[12] 李晓玲, 张小民. 山楂叶的营养及开发价值 [J]. 山西林业, 2005(1): 21-22.

[13] 黄肖霄, 李殿明, 李玲芝, 等. 山楂叶化学成分的分离与鉴定 [J]. 沈阳药科大学学报, 2012, 29(5): 340-343.

28. 山慈菇　Cremastrae Pseudobulbus Pleiones Pseudobulbus

【来源】本品为兰科植物杜鹃兰 *Cremastra appendiculata* (D.Don) Makino、独蒜兰 *Pleione bulbocodioides*(Franch.) Rolfe 或云南独蒜兰 *Pleione yunnanensis* Rolfe 的干燥假鳞茎。前者习称"毛慈菇",后二者习称"冰球子"。

【性能】甘、微辛,凉。清热解毒,化痰散结。

【化学成分】本品主要含菲及其衍生物、苯基结构苷类、甾醇类等化学成分。

菲及其衍生物类成分:异赫尔西酚 (*iso*-hircinol)、4- 甲氧基菲 -2 ,7- 二醇 (flavanthrinin)[1,2]、1,7- 二羟基 -4- 甲氧基 -1-(2- 氧代丙基)-1H- 菲 -2- 酮 [1,7-dihydroxy-4-methoxy-1-(2-oxopropyl)-1H-phenanthren-2-one]、2,2′- 二羟基 -4,7′,4′,7′- 四甲氧基 -1,1′- 双菲 (2,2′-dihydroxy-4,7′,4′,7′-tetramethoxy-1,1′-biphenanthrene)、2- 羟基 -4,7- 二甲氧基 -1,1′- 二甲氧基菲 (2-hydroxy-4,7-dimethoxy-1,1′-dimethoxyphenan-threne)、1- 羟基 -4,7- 二甲氧基 -1-(2- 氧代丙基)-1H- 菲 -2- 酮 [1-hydroxy-4,7-dimethoxy-1-(2-oxopropyl)-1H-phenanthren-2-one]、2,7,2′,7′,2″- 苯五酚 -4,4′,4″,7″- 四甲氧基 -1,8,1′,1″- 三菲 (2,7,2′,7′,2″-pentahydroxy-4,4′,4″,7″-tetramethoxy-1,8,1′,1″-triphenanthrene)、2,7,2′- 三羟基 -4,4′,7′- 三甲氧基 -1,1′- 双菲 (2,7,2′-trihydroxy-4,4′,7′-trimethoxy-1,1′-biphenanthrene)、cirrhopetalanthin[2]。

苯基结构苷类成分:7- 羟基 -4- 甲氧基菲 -2-*O*-β-D- 葡萄糖 (7-hydroxy-4-methoxy-phenanthrene-2-*O*-β-D-glucoside)[2,3]、4-(2- 羟乙基)-2- 甲氧基苯 -1-*O*-β-D- 吡喃葡萄糖 [4-(2-hydroxyethyl)-2-methoxyphenyl-1-*O*-β-D-glucopyranoside]、对羟基苯乙醇 -8-*O*-β-D- 吡喃葡萄糖 (tyrosol-8-*O*-β-D-glucopyranoside)[3]、天麻苷 (gastrodine)、5- 甲氧基联苄 -3,3′- 二 -*O*-β-D- 吡喃葡萄糖苷 (5-methoxybibenzyl-3,3′-di- *O*-β-D-glucopyranoside)[4]。

甾醇类成分:β- 谷甾醇 (β- sitosterol)[1]、胡萝卜苷 (daucosterol)[1,4]。

醇、酚、酮、酸、酯类成分:3,4- 二羟基苯乙醇 (3,4-dihydroxyphenylethanol)、对羟基苯乙醇 (*p*-hydroxyphenyl-ethanol)[1]、对羟基苯甲醛 (*p*-hydroxybenzaldehyde)[3]、丁二酸 (succinic acid)、原儿茶酸 (protocatechuic acid)、异丁基苹果酸酯 (militarine)[4]、5,7- 二羟基 -3-(3- 羟基 -4- 甲氧苄基)-6- 甲氧色满 -4- 酮 [5,7-dihydroxy-3-(3-hydroxy-4-methoxybenzyl)-6-methoxychroman-4-one][5]、富马酸 (fumaric acid)、邻苯二甲酸二乙基己酯 (dimethylhexyl phthalate)、2- 呋喃羧酸 (2-furoic acid)、香草酸 (vanillic acid)、对香豆酸 (*p*-coumaric acid)、原儿茶酸 (protocatechuic acid)[6]。

其他：蔗糖 (sucrose)[3]、洛罗兰糖苷 (loroglossin)、腺苷 (adenosine)[4]、杜鹃兰素 Ⅰ (cremastosine Ⅰ)、杜鹃兰素Ⅱ (cremastosine Ⅱ)[7]、L- 焦谷氨酸 (L-pyroglutamic acid)[7]。

【药典检测成分】无。

参考文献

［1］薛震, 李帅, 王素娟, 等. 山慈菇 Cremastra appendiculata 化学成分［J］. 中国中药杂志, 2005, 30(7): 511-513.

［2］Xue Z, Li S, Wang S J, et al. Mono-, bi-, and triphenanthrenes from the tubers of Cremastra appendiculata［J］. J Nat Prod(天然产物杂志), 2006, 69(6): 907-913.

［3］夏文斌, 薛震, 李帅, 等. 杜鹃兰化学成分及肿瘤细胞毒活性研究［J］. 中国中药杂志, 2005, 30(23): 1827-1830.

［4］刘净, 于志斌, 叶蕴华. 山慈菇的化学成分［J］. 药学学报, 2008, 43(2): 181-184.

［5］Joong S S, Jin H K, Jiyong L, et al. Anti-angiogenic activity of a homoisoflavanone from Cremastra appendiculata［J］. Planta Med, 2004, 70(2): 171-173.

［6］张尧, 黄波, 赵致, 等. 山慈菇乙酸乙酯部位化学成分研究［J］. 中药材, 2011, 34(12): 1882-1884.

［7］国家中医药管理局《中华本草》编委会. 中华本草: 第 8 册 7828［M］. 上海: 上海科学技术出版社, 1999: 692-695.

29. 千年健　Homalomenae Rhizoma

【来源】本品为天南星科植物千年健 Homalomena occulta (Lour.)Schott 的干燥根茎。

【性能】苦、辛, 温。祛风湿, 壮筋骨。

【化学成分】本品主要含挥发油类、脂肪酸类、萜及甾体类等化学成分。

挥发油类成分：γ- 杜松烯 (γ-cadinene)、α- 杜松醇 (α-cadinol)、τ- 杜松醇 (τ-cadinol)、莰烯 (camphene)、樟脑 (camphor)、2- 蒈烯 (2-carene)、3- 蒈烯 (3-carene)、4- 蒈烯 (4-carene)、丁香油酚 (eugenol)、香叶醛 (geranial)、乙酸香叶酯 (geranyl acetate)、异龙脑 (iso-borneol)、松油烯 -4- 醇 (terpinen-4-ol)、广藿香醇 (patchouli alcohol)、β- 蒎烯 (β-pinene)[1]、α- 蒎烯 (α-pinene)、橙花醇 (nerol)、香叶醇 (geraniol)、柠檬烯 (limonene)、芳樟醇 (linalool)、α- 松油醇、β- 松油醇 (terpineol)[1,2]、α- 红没药醇 (α-bisabolol)、4-(6,6- 二甲基 -1- 环己烯基)-3- 丁烯基 -2- 酮 [4-(6,6-dimethyl-1-cyclohexen)-3-buten-2-one]、4,8a- 二甲基 -6- 异丙烯基 -1,2,3,5,6,7,8,8a- 八氢化萘 -2- 醇 (4,8a-dimethyl-6-iso-propenyl-1,2,3,5,6,7,8,8a-octalin-2-ol)、2,3- 二戊基 -2- 环丙烯 -1- 羧酸 (2,3-dipentyl-2-cyclopropene-1-carboxylic acid)、优香芹酮 (eucarvone)、蓝桉醇 (globulol)、庚醇乙酸酯 (heptanol acetate)、香芹酚 (carvacrol)、顺 - 马鞭草烯醇 (cis-verbenol)、β- 香茅醇 (β-citronellol)、伞桂酮 (coumarin)、枯茗醛 (cuminaldehyde)、伞花烃 (cymene)、2- 甲基 -2- 羟基 -7- 乙酰基 -5- 异丙基双环 [4,3,0] 壬烷 (2-methyl-2-hydroxy-7-acetyl-5-iso-propyl dicyclo[4,3,0]nonane)、顺 -1- 甲基 -(1- 甲乙基)-2- 环己烯基 -1- 醇 [cis-1-methyl-(1-methylethyl)-2-cyclohexen-1-ol]、β- 月桂烯 (β-myrcene)、肉豆蔻醚 (myristicine)、α- 水芹烯 (α-phellandrene)、异丙基环己烯酮 (iso-propyl cyclohexenone)、异 - 黄樟脑 (iso-safrole)、澳白檀醇 (lanceol)、喇叭茶醇 (ledol)、桧烯 (sabinene)、斯巴醇 (spathulenol)、γ- 松油烯 (γ- terpinene)、4- 松油醇 (4-terpineol)、乙酸松油酯 (terpinyl acetate)、1,4,4,7a- 四甲基 -2,4,5,6,7,7a- 六氢 -1H- 茚 -1,7- 二醇 (1,4,4,7a-tetramethyl-2,4,5,6,7,7a-hexahydro-1H-indene-1,7-diol)、崖柏烯 (侧柏烯 ,thujene)、黑松烯 (thunbergene)、薄荷酮 (menthone)、反 - 牻牛儿醇 (trans-geraniol)、橙花叔醇 (nerolidol)、橙花醇乙酸酯 (nerylacetate)、顺 - 罗勒烯 (cis-β-ocimene)、2,2,6- 三甲基 -1-(3- 甲基 -1,3- 丁二烯基)-5- 亚甲基 -7- 氧杂双环 (4,1,0) 庚烷 [2,2,6-trimethyl-1-(3-methyl-1,3-butadienyl)-5-methylene-7-oxabicyclo(4,1,0)heptane]、绿花醇 (viridiflorol)、蓬莪术油 (zedoary oil)、α,α,5- 三甲基 -5- 四氢乙烯基 -2- 呋喃甲醇 (α,α,5-trimethyl-5-ethenyltetrahydro-2-furanmethanol)、西洋丁香醇 [2]、2,2,6- 三甲基 -6- 乙烯基 - 四氢化 -2H- 吡喃 (2H-pyran,terahydro-2,2,6-trimethyl-6-

vinyl)、1- 异丙烯基 -4- 甲基环己二烯 (1-isopropenyl-4-methyl-1,3-cyclohexadiene)、*γ*- 松油二醇 (*γ*-terpinen)、4- 异丙基 -1- 甲基 -3- 环己烯 -1- 醇 (4-isopropyl-1-methyl-3-cyclohexen-1-ol)、反 - 香桧烯水合物 (*trans*-sabinene hydrate)、1,6- 辛二烯 -3- 醇 -3,7- 二甲基 -2- 氨基苯甲酸酯 (1,6-octadien-3-ol-3,7-dimethyl-2-aminobenzoate)、水芹醛 (phellandral)、桃金娘烯醛 (myrtenl)、对异丙基苄醇 (cuminol)、香叶醇醋酸酯 (geranyl acetate)、香橙醇醋酸酯 (nerol acetate)、*β*- 榄香烯 (*β*-elemene)、石竹烯 (caryophyllene)、香橙烯 (aromaderdrene)、(*E*)- 肉桂酸乙酸酯 [(*E*)-cinnamate]、异喇叭烯 (isoledene)、大根香叶烯 (germacrene)、3- 乙基 -3- 羟基雄甾烷 -17- 酮 (3-ethyl-3-hydroxyandrostan-17-one)、马兜铃烯 (aristolene)、*β*- 雪松烯 (*β*-cedrene)、*δ*- 杜松烯 (*δ*-cadinene)、去氢白菖 (蒲) 烯 (calamenene)、*α*- 白菖考烯 (*α*-calacorene)、4,5- 二甲基 -3- 烯 -1,17- 二羟基雄甾烷 (androstan-4,5-dimethyl-3-alkenyl-3,17-hydroxy)、麝子油醇醋酸酯 (famesol acetate)、石竹烯氧化物 (caryophyllene oxide)、匙叶桉油烯醇 (spathulenol)、喇叭茶萜醇 (ledol)、柏木烯醇 (cedrenol)、新松烯 -2,7,11- 三烯 -4- 醇 (cembra-2,7,11-trein-4-ol)、*α*- 雪松烯 (*α*-cedrene)、榧叶醇 (torreyol)、3- 乙基 -3- 羟基 -17- 酮雄甾烷 (androstan-17-one,3-ethyl-3-hydroxy)、黑松醇 (thunbergol)、喇叭烯氧化物 (ledene oxide)、1- 氧杂螺 [2,5] 辛烷 -2- 腈 (1-oxaspiro[2,5]octane-2-carbonitrile)、二甘醇单硬脂酸酯 (diglycolstearate)、麝子油醇 (farnesol isomer)、花生酸 (eicosanoic acid)、9,12- 十八碳二烯酸甲酯 (9,12-octadecadienoic acid methylester)[3]。

　　脂肪酸类成分 : 棕榈酸 (palmitic acid)[2,4]、十五碳酸 (pentadecanoic acid)[4]。

　　萜及甾体类成分 : bullatantriol、*β*- 胡萝卜苷 (*β*-daucosterol)、*β*- 谷甾醇 (*β*-sitosterol)、千年健醇 C(homalomenol C)、oplodiol、右旋日本刺参萜酮 (oplopanone)、1*β*,4*β*,7*α*- 三羟基桉叶烷 (1*β*,4*β*,7*α*-trihydroxyeudesmane)[5]。

　　其他 : 赤鲜醇 (erythritol)、*α*-羟基二十五碳酸 (*α*-hydroxypentacosanoic acid)、葡萄糖 (glucose)[4]、D-半乳糖醇 (D-galactitol)[5]、原儿茶酸 (protocatechuic)[6]、对羟基苯甲酸 (4-hydroxybenzoic acid)、香草酸 (vanillic acid)、5- 羟甲基 -2- 呋喃甲酸 (5-hydroxymethyl-2-furancarboxylic acid)、2- 呋喃甲酸 (2-furoic acid)、5- 羟甲基 -2- 糠醛 (5-hydroxymethyl-2-furfural)、苹果酸 (malic acid)、苹果酸二甲酯 (dimethyl malate)、1,2,3- 丙烷三羧酸三甲酯 (trimethyl 1,2,3-propanetricarboxylate)、4- 羟基 - 四氧呋喃 -2- 酮 (4-hydroxy-terahydrofuran-2-one)、三羟基薄荷烷 [(1*S*,2*S*,4*S*)-*p*-menthane-1,2,4-triol]。

【药典检测成分】 2015 版《中国药典》规定，本品照气相色谱法测定，含芳樟醇不得少于 0.20%。

参考文献

[1] 国家中医药管理局《中华本草》编委会. 中华本草 : 第 8 册 7649 [M]. 上海 : 上海科学技术出版社，1999 : 501-502.

[2] 邱琴，丁玉萍，赵文强，等. 千年健挥发油化学成分的研究 [J]. 上海中医药杂志，2004，38(3) : 51-53.

[3] 佘金明，刘冰，王宪庆，等. HELP 与 GC-MS 法分析千年健挥发油成分 [J]. 中药材，2010，33(9) : 1421-1424.

[4] 胡永美，杨中林，叶文才，等. 千年健化学成分的研究 (Ⅱ) [J]. 中成药，2006，28(12) : 1794-1796.

[5] 胡永美，杨中林，叶文才，等. 千年健化学成分的研究 (Ⅰ) [J]. 中国中药杂志，2003，28(4) : 342-344.

[6] 解笑瑜，王瑞，师彦平. 中药千年健的化学成分研究 [J]. 中国中药杂志，2013，38(14) : 2325-2327.

30. 千金子　Euphorbiae Semen

【来源】 本品为大戟科植物续随子 *Euphorbia lathyris* L. 的干燥成熟种子。

【性能】 辛、温 ; 有毒。泻下逐水，破血消癥。

【化学成分】 本品含萜类、甾醇类、酯类等化学成分。

　　萜类成分 : 巨大戟萜醇 -1-H-3,4,5,8,9,13,14- 七去氢 -3- 十四酸酯 (ingenol-1-H-

3,4,5,8,9,13,14-hepta-dehydro-3-tetradecanoate)[1]、千金二萜醇二乙酸苯甲酸酯 (lathyrol diadetate benzozte)[2]、6,20- 环氧千金二萜醇苯乙酸酯二乙酸酯 (6,20-epoxylathyrol phenylacetate diacetate)[3]、巨大戟二萜醇 -3- 十六烷酸酯 (ingenol-3-hexadecanoate)[4]、巨大戟二萜醇 (ingenol)[5]、5,10-二乙酰 -3- 苯甲酰基千金二萜醇 (5,10-diacetyl-3-benzoyllathyrol)、5,15- 二乙酰 -3- 苯甲酰基千金二萜醇 (5,15-diacetyl-3-benzoyllathyrol)[6]、α- 檀香萜醇 (α-santalol)[7]。

甾醇类成分：菜油甾醇 (campesterol)、β- 谷甾醇 (β-sitosterol)、豆甾醇 (stigmasterol)、Δ^7-豆甾醇 (Δ^7-stigmasterol)[1]、千金子甾醇 (euphobiasteroid)[1,2,8]。

酯类成分：17- 羟基 - 异千金藤醇 -5,15,17- 三 -O- 乙酸 -3-O- 苯甲酸酯 (17-hydroxy-iso-lathyrol-5,15,17-tri-O-acetate-3-O-benzoate)、7- 羟基 - 千金藤醇 -5,15- 二乙酸 -3- 苯甲酸 -7- 烟酸酯 (7-hydroxylathyrol-5,15-diacetate-3-benzoate-7-nicostinate)、7- 羟基 - 千金藤醇 - 二乙酸 -二苯甲酸酯 (7-hydroxylathyrol-diacetate-dibenzoate)、17- 羟基岩大戟 -15,17- 二乙酸 -3-O- 桂皮酸酯 (17-hydroxyjolkinol-15,17-diacetate-3-O-cinnamate)、千金藤醇 -3,15- 二乙酸 -5- 烟酸酯 (lathyrol-3,15-diacetate-5-nicotinate)、千金藤醇 -3,15- 二乙酸 -5- 苯甲酸酯 (lathyrol-3,15-diacetate-5-benzoate)[1]、巨大戟萜醇 -3- 棕榈酸酯 (ingenol-3-hexadecanoate)[1,5]、巨大戟萜醇 -20-棕榈酸酯 (ingenol-20-hexadecanoate)[1,6]、2,6- 双 (3- 甲基丁酸乙酯)[2,6-bis(3-methylbutanoate)][6]、七叶树内酯 (esculetin)、2,3- 二羟丙基 -9- 烯 - 十八碳酸酯 (2,3-dihydroxy-propyloleate)、金色酰胺醇脂 (aurantianide acetate)[9]、油酸甘油酯 (glycerol-1-monooleate)[10]。

脂肪酸类成分：亚油酸 (linoleic acid)、亚麻酸 (linolenic acid)[1]、棕榈酸 (palmitic acid)[1,7]、油酸 (oleic acid)[1,11]、苯甲酸 (benzoic acid)、对羟基苯甲酸 (p-hydroxybenzoic acid)[11]。

挥发性成分：正辛烷 (octane)、3- 乙基戊烷 (3-ethylpentane)、植醇 (phytol)、正庚烷 (n-heptane)[7,12]、三十一烷 (hentriacontane)、甲基环己烷 (methylcyclohexane)、2- 甲基庚烷 (2-methylheptane)、2,5- 二甲基己烷 (2,5-dimethylhexane)、3- 甲基庚烷 (3-methylheptane)、1,1,3- 三甲基环戊烷 (1,1,3-trimethylcyclopentane)[7]。

香豆素类成分：千金子素 (双七叶内酯 ,euphorbetin)、异千金子素 (iso-euphorbetin)、瑞香素 (daphnetin)、马栗树皮苷 (esculin)[1,11]、七叶树内酯 (aescuktin)[11]、秦皮乙素 (esculetin)。

其他 :α-D- 吡喃葡萄糖苷 (α-D-glucopyranoside)、3,4,6- 三 -O-(3- 甲基 -1- 氧代丁基)-β-D-呋喃果糖 [3,4,6-tri-O-(3-methyl-1-oxobutyl)-β-D-fructofuranosyl][6]、大戟因子 L1(euphorbia L1)、3-O- 苯乙酰基 -5,15,O- 二乙酰基 -6(17)- 环氧续随子醇 [5,15-O-diacetyl-3-O-phenyl-6(17)-epoxylathyrol]、3,7-O- 二苯甲酰基 -5,15-O- 二乙酰基 -7- 羟基续随子醇 [(5,15-O-diacetyl-3,7-O-dibenzoyl-7-hydroxylathyrol]、3-O- 苯甲酰基 -5,15-O- 二乙酰基续随子醇 (5,15-O-diaetyl-3-O-benzoyl-lathyrol)、3-O- 十六碳酰基巨大戟醇 (3-O-hexadecanoyl-ingenol)、20-O- 十六碳酰基巨大戟醇 (20-O-hexadecanoyl-ingenol)、3-O- 肉桂酰基 -15,17-O- 二乙酰基 -17- 羟基交京大戟醇 (13,17-O-diacetyl-3-O-benzoyl-lathyrol)、3-O- 苯甲酰基 -5,15,17-O- 三乙酰基 -17- 羟基异续随子醇 (5,15,17-O-triacetyl-3-O-benzoyl-17-hydroxyisolathyrol)、3-O- 烟酰基 -5,15-O- 二乙酰基 - 续随子醇 (5,15-O-diacetyl-3-O-nicotinoyl-lathyrol)、3-O- 苯甲酰基 -5,15,17-O- 烟酰基 -7- 羟基续随子醇 (5,15-O-diacetyl-3-O-berzoyl-7-O-nicotinoyl-7-hydroxy-lathyrol)、巨大戟醇 (ingenol)、续随子醇 (lathyrol)、1,2,3- 三羟基苯 (pallnitic acid)[9]、胡萝卜苷 (daucosterol)、水杨酸 (salicylic acid)[12]。

【药典检测成分】2015 版《中国药典》规定，本品照高效液相色谱法测定，含千金子甾醇不得少于 0.35%。

参考文献

[1] 国家中医药管理局《中华本草》编委会. 中华本草：第 4 册 3582 [M]. 上海：上海科学技术出版社，1999：798-800.

[2] Adolf W，Hecker E. Further new diterpene esters from the irritant and cocarcinogenic seed oil and latex of the caper spurge [J]. C. A，1972，76：397.

［3］Giovanni A，Gian Cesare T，Giancarlo C，et al．An Expeditious Procedure for the Isolation of Ingenolr fom the Seeds of Euphorbia lathyris［J］．J Nat Prod，1999．62：76-79

［4］巢志茂. 续随子的抗肿瘤成分［J］. 国外医学·中医中药分册，1990，12(2)：60.

［5］杜海燕. 从续遂子种子中快速分离巨大戟二萜醇的方法研究［J］. 国外医学·中医中药分册，2000，22(4)：243.

［6］Kim Cheong-Taek，Jung min-Hwan，Kim klyun-Sik，et al．Inhibitors of melanogenesis form Euphorbiae lathyridis Semen．C A，2001，134(10)：385.

［7］杜天信，王中东，汪茂田. 千金子挥发性成分的分析研究［J］. 中国中药杂志，2004，29(10)：1006.

［8］石黑敏弘，近藤惠和，竹本常松. 续随子成分的研究（第一报）：环氧续随子醇的离析及反应［J］. 药学杂志（日），1973，93(8)：1052-1057.

［9］焦威，鲁璐，邓美彩，等. 千金子化学成分的研究［J］. 中草药，2010，41(2)：181-186.

［10］朱娟娟，张超，王英姿，等. 千金子石油醚部位化学成分的研究［J］. 山东中医药大学学报，2014，38(4)：381-391.

［11］危文亮，金梦阳，马冲. 续随子油脂脂肪酸组成分析［J］. 中国油脂，2007，32(5)：70-71.

［12］杜天信，王中东，汪茂田. 千金子挥发性成分的分析研究［J］. 中国中药杂志，2004，29(10)：1006.

31. 川木香　Vladimiriae Radix

【来源】本品为菊科植物川木香 *Vladimiria souliei*(Franch.)Ling 或灰毛川木香 *Vladimiria souliei*(Franch.)Ling var.*cinerea* Ling 的干燥根。

【性能】辛、苦，温。行气止痛。

【化学成分】本品主要含内酯类、挥发油等化学成分。

内酯类成分：大牻牛儿 -1(10)*E*,4*E*,11(b)- 三烯 -12,6*α*- 内酯 [germacra-1(10)*E*,4*E*,11(b)-triene-12,6*α*-olide][1]、15- 乙酰氧基 -11*β*H- 大牻牛儿 -1(10)*E*,4*E*- 二烯 -12,6*α*- 内酯 [15-acetoxy-11*β*H-germacra-1(10)*E*,4*E*-diene-12,6*α*-olide]、15- 乙酰氧基大牻牛儿 -1(10)*E*,4*E*,11(13)- 三烯 -12,6*α*- 内酯 [15-acetoxygermacra-1(10)*E*,4*E*,11(13)-triene-12,6*α*-olide]、3*β*- 乙酰氧基 -11*β*H-愈创木 -4(15),10(14)- 二烯 -12,6*α*- 内酯 [3*β*-acetoxy-11*β*H-guaia-4(15),10(14)-diene-12,6*α*-olide]、3*β*- 乙酰氧基愈创木 -4(15),10(14),11(13)- 三烯 -12,6*α*- 内酯 [3*β*-acetoxyguaia-4(15),10(14),11(13)-trien-12,6*α*-olide]、1*β*,4*α*- 二羟基 -11*β*H- 桉叶烷 -12,6*α*- 内酯 (1*β*,4*α*-dihydroxy-11*β*H-eudesman-12,6*α*-olide)、1*β*,2*α*- 二 羟 基 -11*β*H- 桉 叶 -4(15)- 烯 -12,6*α*- 内 酯 [1*β*,2*α*-dihydroxy-11*β*H-eudesm-4(15)-ene-12,6*α*-olide]、3*β*,11*β*- 二羟基愈创木 -4(15),10(14)- 二烯 -12,6*α*- 内酯 [3*β*,11*β*-dihdroxyguaia-4(15),10(14)-diene-12,6*α*-olide]、10*β*,14- 二羟基 -11*α*H- 愈创木 -4(15)- 烯 -12,6*α*-内酯 [10*β*,14-dihydroxy-11*α*H-guaia-4(15)-ene-12,6*α*-olide]、10*β*,14- 二羟基 -11*β*H- 愈创木 -4(15)-烯 -12,6*α*- 内酯 [10*β*,14-dihydroxy-11*β*H-guaia-4(15)-ene-12,6*α*-olide]、广木香内酯 (costunolid)、10*α*,14- 环氧 -11*β*H- 愈创木 -4(15)- 烯 -12,6*α*- 内 酯 [10*α*,14-epoxy-11*β*H-guaia-4(15)-ene-12,6*α*-olide]、11*β*H- 大牻牛儿 -1(10)*E*,4*E*- 二烯 -12,6*α*- 内酯 [11*β*H-germacra-1(10)*E*,4*E*-diene-12,6*α*-olide]、大牻牛儿 -1(10)*E*,4*E*,11(13)- 三烯 -12,6*α*- 内酯 [germacra-1(10)*E*,4*E*,11(13)-triene-12,6*α*-olide]、11*α*H- 愈创木 -4(15),10(14)- 二烯 -12,6*α*- 内酯 [11*α*H-guaia-4(15),10(14)-diene-12,6*α*-olide]、愈创木 -4(15),10(14),11(13)- 三烯 -12,6*α*- 内酯 [guaia-4(15),10(14),11(13)-triene-12,6*α*-olide]、3*β*- 羟基 -10*α*,14- 环氧 -4*β*,11*β*H- 愈创木 -12,6*α*- 内酯 (3*β*-hydroxy-10*α*,14-epoxy-4*β*,11*β*H-guaian-12,6*α*-olide)、4*α*- 羟基 -11*β*H- 桉叶烷 -12,6*α*- 内酯 (4*α*-hydroxy-11*β*H-eudesman-12,6*α*-olide)、1*β*- 羟基桉叶 -4(15),11(13)- 二 烯 -12,6*α*- 内 酯 [1*β*-hydroxyeudesm-4(15),11(13)-diene-12,6*α*-olide]、15- 羟基 -11*β*H- 大牻牛儿 -1(10)*E*,4*E*- 二烯 -12,6*α*- 内酯 [15-hydroxy-11*β*H-germacra-1(10)*E*,4*E*-diene-12,6*α*-olide]、3*β*- 羟基 -11*α*H- 愈创木 -4(15),10(14)- 二烯 -12,6*α*- 内酯 [3*β*-hydroxy-11*α*H-guaia-4(15),10(14)-diene-12,6*α*-olide]、3*β*- 羟基 -11*β*H- 愈创木 -4(15),10(14) 二烯 -12,6*α*- 内酯 [3*β*-hydroxy-11*β*H-guaia-4(15),10(14)-diene-12,6*α*-olide][1,2]、去氢木香内酯 (dehydrocostuslactone)[1,3,4]、

二氢去氢木香内酯 (dihydrodehydrocostus lactone)[3]、异土木香内酯 (iso-alantolactone)、青木香内酯 (saussurea lactone)[4]、川木香内酯 (mokko lactone)[4,6]、木香内酯 B (costuslactone B)[5]、对苯二甲酸二丁酯 (dibutyl terephthalate)、珊塔玛内酯 (santamarine) [7]。

挥发油类成分：反橙花叔醇 (trans-nerolidol)、(±)-E- 坚果醇 [(±)-E-nuciferol]、广藿香烯 (patchoulene)、川木香醇 A(vladinol A)、川木香醇 B(vladinol B)、川木香醇 C(vladinol C)、川木香醇 D(vladinol D)、川木香醇 E(vladinol E)、川木香醇 F(vladinol F)[1]、愈创木 -1(10) -烯 -11- 醇 [guaia-1(10)-ene-11-ol][3]、土木香脑 (alantolactone)、土青木香烯 (aristolene)、香橙烯 [(+) -aromadendrene]、香橙烯氧化物 (aromadendrene oxide)、α- 甜没药萜醇 (α-bisabolol)、樟脑 [(+) -camphor]、α- 丁子香烯 (α-caryophyllene)、β- 丁子香烯 [β-caryophyllene]、柏木烯醇 (8-cedren-13-ol)、α- 雪松烯氧化物 (α-cedrene oxide)、库贝醇 (cubenol)、姜黄烯 (curcumene)、榄香烯 (elemene)、榄香醇 (elemol)、(S)-3- 乙基 -4- 甲基戊醇 [(S)-3-ethyl-4-methylpentanol]、β- 桉叶烯 (β-eudesmene)、β- 桉醇 (β-eudesmol)、3,9- 二烯愈创木脂 (guaia-3,9-diene)、α- 古芸烯 (α-gurjunene)、四甲基环癸二烯甲醇 (hedycaryol)、十六烷酸 (hexadecanoic acid)、茅苍术醇 (hinesol)、β- 葎草烯 (β-humulene)、9- 异丙基 -1- 甲基 -2- 亚甲基 -5- 氧杂三环辛烷 [5.4.0.0(3,8)] 十 一 烷 {9-iso-propyl-1-methyl-2-methylene-5-oxatricyclo[5.4.0.0(3,8)]undecane}、 澳 白 檀 醇 (lanceol)[4]。

其他：4α- 羟基 -4β- 甲基二氢木香醇 (4α-hydroxy-4β-methyldihydrocostol)、木香酸 (β-costic acid)、熊果酸 (ursolic acid)、白桦脂酸 (betulinic acid)、尿嘧啶核苷 (uridine)、大黄素 (emodin)、白桦脂醇 (betulin)[7]。

【药典检测成分】2015 版《中国药典》规定，本品照高效液相色谱法测定，按干燥品计算木香烃内酯 ($C_{15}H_{20}O_2$)、去氢木香内酯 ($C_{15}H_{18}O_2$) 的总量不得少于 3.2%。

参考文献

[1] 国家中医药管理局《中华本草》编委会. 中华本草：第 7 册 6855 [M]. 上海：上海科学技术出版社, 1999：815-817.

[2] Tan RX, Jakupovic J, Bohlmann F, et al. Sesquiterpene lactones from Vladimiria souliei [J]. Phytochemistry, 1990, 29(4): 1209.

[3] 李兆琳. 川木香挥发油化学成分的研究 [J]. 兰州大学学报 (自然科学版), 1991, 27(4): 94.

[4] 黄好武, 施文科, 梁晟. 川木香挥发性成分的气相色谱 - 质谱分析 [J]. 中国医院用药评价与分析, 2008, 8(9): 675-676.

[5] WANG Qiguang, ZHOU Baofan, ZHAI Jianjun. Costuslactone B [J]. Crystal Structure Communications, 2000, 56(3): 369.

[6] Hiroshi Hikino. Takemoto: structure of mokko lactone [J]. 药学杂志, 1987, 8(1): 70.

[7] 魏华, 何春年, 彭勇, 等. 川木香化学成分研究 [J]. 中国中药杂志, 2012, 37(9):1249-1253.

32. 川木通 Clematidis Armandii Caulis

【来源】本品为毛茛科植物小木通 Clematis armandii Franch. 或绣球藤 Clematis montana Buch.-Ham. 的干燥藤茎。

【性能】淡、苦，寒。清热利尿，通经下乳。

【化学成分】本品主要含皂苷类、甾醇类、萜类等化学成分。

皂苷类成分：绣球藤皂苷 A(clemontanoside A)、绣球藤皂苷 B(clemontanoside B)、常春藤皂苷元 (hederagenin) 为苷元的六糖皂苷及三糖皂苷 [1,2]。

甾醇类成分：β- 谷甾醇 (β-sitosterol)、β- 谷甾醇 -β-D- 葡萄糖苷 (β-sitosterol-β-D-glucoside)[1]、麦角甾醇 (ergosterol)、豆甾醇 (stigmasterol)[3,4]。

萜类成分 :*β*- 香树脂醇 (*β*-amyrin)、无羁萜 (friedelin) [1]。

　　其他 :落叶松脂素 (lariciresinol)、丁香脂素 (syringaresinol)、4,7- 二甲氧基 -5- 甲基 - 香豆素 (siderin)、异松脂素 (epipinoresinol)、鹅掌楸苷 (liriodendrin)、松脂素 (pinoresinol)、3- 甲氧基 - 对苯二酚 -4-*O*-*β*-D- 葡萄糖苷 (tachioside)、3,5- 二甲氧基 - 对苯二酚 -1-*O*-*β*-D- 葡萄糖苷 (koaburaside)[2]、正二十五烷 (*n*-pentaccosane)、正二十八醇 (*n*-octacosanol)[1]。

【药典检测成分】无。

参考文献

[1] 国家中医药管理局《中华本草》编委会. 中华本草 : 第 3 册 1806 [M]. 上海 : 上海科学技术出版社, 1999: 205-207.

[2] Bahuguna R P, et al. CA, 1991, 114: 182013j.

[3] 刘晶晶, 陈幸, 魏志奇, 等. 川木通的化学成分及鉴别研究 [J]. 天然产物研究与开发, 2010, 22:998-1000.

[4] 任国杰, 许枬, 张宏达, 等. 小木通的化学成分 [J]. 中国实验方剂学杂志, 2012, 18(1):92-95.

33. 川贝母　Fritillariae Cirrhosae Bulbus

【来源】本品为百合科植物川贝母 *Fritillaria cirrhosa* D.Don、暗紫贝母 *Fritillaria unibracteata* Hsiao et K.C.Hsia、甘 肃 贝 母 *Fritillaria przewalskii* Maxim. 或 梭 砂 贝 母 *Fritillaria delavayi* Franch. 的干燥鳞茎。

【性能】苦、甘, 微寒。清热润肺, 化痰止咳。

【化学成分】本品主要含苯丙素类、生物碱类、有机酸及酯类等化学成分。

　　苯丙素类成分 :咖啡酸 (caffeic acid)、*E*- 肉桂酸 (*E*-cinnamic acid)、*E*- 对 - 羟基肉桂酸 (*E*-*p*-hydroxycinnamic acid)、*E*- 对 - 羟 基 肉 桂 酸 甲 酯 (*E*-*p*-hydroxy-cinnamic acid methyl ester)、*E*- 对 - 甲氧基肉桂酸 (*E*-*p*-methoxycinnamic acid)、*E*-3,4,5- 三甲氧基肉桂酸 (*E*-3,4,5-trimethoxycinnamic acid)、阿魏酸 (ferulic acid)、1-*O*- 阿魏酰甘油 (1-*O*-feruloylglycerol)[1]。

　　生物碱类成分 : 松贝甲素 (sonbeinine)、(22*R*,25*S*)-5- 茄啶 - 烯 -3*β*,5*α*,6*β*- 三醇 [(22*R*,25*S*)-5-solanid-en-3*β*,5*α*,6*β*-triol]、梭砂贝母酮碱 (delavinone)、岷贝碱乙 (minpeiminine)[2]、炉贝碱 (fritiminine)[2,3]、川贝碱 (fritimine)[2,4]、西贝母碱 (imperialine)[2,4-6]、川贝酮碱 (chuanbeinone)[2,5]、贝母辛碱 (贝母辛 ,peimisine)[2,5,6,9]、梭砂贝母碱 (delavine)、岷贝碱甲 (minpeimine)[2,7]、梭砂贝母芬碱 (delafrine)、梭砂贝母芬酮碱 (delafrinone)[2,8]、松贝辛 (songbeisine)[2,10]、青贝碱 (chinpeimine)、白炉贝素 (beilupeimine)、松贝碱 (sonpeimine)[3]、鄂贝乙素 (ebeinone)、异浙贝甲素 (*iso*-verticine)、西贝素 -*β*- 氮氧化物 (imperialine-*β*-*N*-oxide)[6]、新贝甲素 (sinpeinine A)[7]、华贝辛 (fritillaria siechuanica)、华贝亭 (siechuansine)[11]、 (22*R*,25*S*)- 茄次碱烷 -3- 醇 [(22*R*,25*S*)-solanidane-3-ol] [12]、*N*-(1′,4′- 二羟基 -1′,2′,3′,4′- 四氢化萘基)- 丙基 -*N*- 二苯基甲基 -*N*-3,3- 二甲基丁胺 [*N*-(1′,4′-dihydroxy-1′,2′,3′,4′-tetralin)-propyl-*N*-diphenylmethyl-*N*-3,3- dimethylaminobutane][13]。

　　有机酸及酯类成分 :单棕榈酸甘油酯 (2-monopalmitin)、棕榈酸 (palmitic acid)、硬脂酸 (stearic acid)[2]。

　　甾体类成分 :胡萝卜苷 (daucosterol)[1]、*β*- 谷甾醇 (*β*-sitosterol)[1,2]。

　　其他 :胞苷 (cytidine)、尿苷 (uridnine)、鸟苷 (guanosine)、肌苷 (inosine)、胸嘧啶 (thymine)、尿嘧啶 (uracil)[1]、腺苷 (adenosine)、胸苷 (thymidine)[1,12]、蔗糖 (sucrose)[2]。

【药典检测成分】2015 版《中国药典》规定, 本品照分光光度法测定, 按干燥品计算, 含总生物碱以西贝母碱计, 不得少于 0.050%。

参考文献

［1］曹新伟，陈四保，陈士林，等．川贝母中非生物碱类成分的研究［J］．世界科学技术 - 中医药现代化基础研究，2008，10(2)：83-88.

［2］国家中医药管理局《中华本草》编委会．中华本草：第 8 册 7172［M］．上海：上海科学技术出版社，1999：94-100.

［3］朱子清．贝母植物碱研究［J］．化学学报，1956，22(3)：205.

［4］Boit HG．Paul chem．Ber．1957，90：723.

［5］Kaneko K，Katsuhara T，Kitamura Y，et al．New steroidal alkaloids from the Chinese herb drug，"Bei-mu"．Chem Pharm Bull，1988，36：4700-4705.

［6］王化远，张安将，唐心曜，等．瓦布贝母生物碱的分离与鉴定［J］．华西医科大学学报．1996，27(1)：100.

［7］Kaneko K，Katsuhara T，Mitsuhashi H，et al．Isolation and structure elucidation of new alkaloids from Fritillaria delavayi Franch．Chem Pharm Bull，1985，33：2614-2617.

［8］Kaneko K，Katsuhara T，Mitsuhashi H，et al．Chuanbeinone，a noval D/Ecis-(22R，25S)-5-cevanine alkaloid from chinese herbal drug，chuan-bei-mu．Tetrahedron Letter，1986，33：2387-2390.

［9］张安将，王化远，邵海鹏．贝母属植物生物碱的13CNMR 化学位移研究［J］．华西药学杂志，1998，13(2)：100.

［10］余世春，肖培根．暗紫贝母化学成分研究［J］．中草药，1990，21(1)：2.

［11］Fengpeng Wang，et al．Chinese Chem Cett．1992，3：979.

［12］严忠红，陆阳，丁楠功，等．卷叶贝母化学成分研究［J］．上海第二医科大学学报，1999，19(6)：487-489.

［13］曾令杰，李萍．伊贝母中一种新生物碱［J］．中草药，2001，32(7)：579-581.

34. 川牛膝　Cyathulae Radix

【来源】本品为苋科植物川牛膝 *Cyathula officinalis* Kuan 的干燥根。

【性能】甘、微苦、平。逐瘀通经，通利关节，利尿通淋。

【化学成分】本品主要含 β- 蜕皮甾酮 (β-ecdysterone)、钛 (Ti)[1]、阿魏酸 (ferulaic acid)[2]、牛膝多糖 (achyranthes bidentata polysaeccharzdes)[3]、杯苋甾酮 [4,6]、川牛膝皂苷 A(cyaonoside A)、川牛膝皂苷 B(cyaonoside B) [5]、苯基 -β- 吡喃葡萄糖苷 (phenyl-β-D-glucopyranoside)、29- 羟基杯苋甾酮 (29-hydroxycyasterone)、森告甾酮 (sengosterone)、（+）- 苯甲树脂醇 -3α-O-β-D- 吡喃葡萄糖苷 [（+）-lyoninesinol-3α-O-β-D-glucopyranoside][6]。

【药典检测成分】2015 版《中国药典》规定，本品照高效液相色谱法测定，按干燥品计算，含杯苋甾酮不得少于 0.030%。

参考文献

［1］国家中医药管理局《中华本草》编委会．中华本草：第 2 册 1509［M］．上海：上海科学技术出版社，1999：858-860.

［2］耿秋明，金昌晓，王漩．川牛膝有效成分阿魏酸的分离与测定［J］．中国中医药信息杂志，2000，11(7)：36.

［3］Chen H，Liu YP．The elementary anti-tumour research of Gyathula officinalis Kuan polysaccharide［J］．J Chengdu University of TCM(成都中医药大学学报)，2001，24(1)：49-50.

［4］陈幸，黎万寿，梁溢，等．川牛膝化学成分的鉴定［J］．中草药，2004，35(9)：978-979.

［5］闫文静，仲彦颖，汪豪，等 .HPLC-ELSD 法测定川牛膝中两种三萜皂苷的含量［J］.药学与临床研究，2014，22(4)：336-338.

［6］郭良君，谭兴起，郑巍，等 .川牛膝化学成分的研究［J］.中南药学，2013，11(7)：495-497.

35. 川乌　Aconiti Radix

【来源】本品为毛茛科植物乌头 *Aconitum carmichaelii* Debx. 的干燥母根。

【性能】辛、苦，热；有大毒。祛风除湿，温经止痛。

【化学成分】本品主要含生物碱类等化学成分。

生物碱类成分：乌头碱 (aconitine)、北草乌碱 (beiwutine)、苯甲酰中乌头碱 (benzoylmesaconitine)、川附宁 (chuanfunine)、3-去氧乌头碱 (3-deoxyaconitine)、消旋去甲基衡州乌药碱 (demethylcoclaurine)、附子宁碱 (fuziline)、次乌头碱 (hypaconitine)、惰碱 (ignavine)、异飞燕草碱 (*iso*-delphinine)、多根乌头碱 (karacoline)、脂乌头碱 (lipoaconitine)、脂去氧乌头碱 (lipodeoxyaconitine)、脂次乌头碱 (lipohypaconitine)、脂中乌头碱 (lipomesaconitine)、中乌头碱 (mesaconitine)、新乌宁碱 (neoline)、去甲猪毛菜碱 A (salsolinol A)、去甲猪毛菜碱 B (salsolinol B)、准噶尔乌头碱 (songorine)[1]、14-乙酰塔拉胺 (14-acetyltalatisamine)、异塔拉定 (*iso*-talatizidine)、森布星 (senbusine)、塔拉乌头胺 (talatisamine)、荷克布星 A(hokbusine A)、荷克布星 B(hokbusine B)[1,2]、卡乌碱 (carmichaline)、川乌碱甲 (chuan-wu-baseA)、川乌碱乙 (chuan-wu-base B)、异乌头碱 (*iso*-aconitine)[2]、新乌头碱 (mesaconitine)、北乌碱 (beiwutine)[3]、8-乙氧基-14-苯甲酰基中乌头原碱 (8-OEt-14-benzoyl-mesaconine)、10-羟基乌头碱 (aconifine)、北草乌碱 (beiwutine)[4]、川附子碱 A(senbusine A)、易混翠雀花碱 (condelphine)[5]。

其他：尿嘧啶 (uracil)[1]、乌头多糖 A(aconitane A)、乌头多糖 B(aconitane B)、乌头多糖 C (aconitane C)、乌头多糖 D(aconitane D)[1,2]、金色酰胺醇酯 (aurantiamide acetate)、松胞素 B_2(cytochalasin B_2)、附子灵 (fuziline)[3]、海替生 (hetisine)、尼奥灵 (neoline)[4]、异塔拉定 (isotalatizidine)、塔拉萨敏 (talatisamine)[5]、附子酰胺 (aconitamide)、和厚朴酚 (honokiol)、松脂醇 (pinoresinol)、水杨酸 (salicylic acid)、对羟基桂皮酸 (*p*-hydroxy-cinnamic acid)、松果灵 (sogorine)[6]、植醇 (phytol)、异植醇 (isophytol)、香叶基丙酮 (geranyl acetone)、亚油酸 (linoleic acid)[7]、麦芽酚 (maltol)、*β*-谷甾醇 (*β*-sitosterol)、*β*-胡萝卜苷 (*β*-daucosterol)[8]。

【药典检测成分】2015 版《中国药典》规定，本品照高效液相色谱法测定，按干燥品计算，含乌头碱、次乌头碱和新乌头碱的总量应为 0.050% ～ 0.17%。

参考文献

[1] 国家中医药管理局《中华本草》编委会. 中华本草：第 3 册 1713 [M]. 上海：上海科学技术出版社，1999：101-106.
[2] 阴健. 中药现代研究与临床应用 I [M]. 北京：学苑出版社，1993，41：391.
[3] 杨茗，万丽，陈斌，等.川乌氯仿部位的化学成分研究 [J].现代药物与临床，2014，29(3):223-226.
[4] 张思佳，刘敏卓，刘静函，等.附子的化学成分研究 [J].药学与临床研究，2010，18(3): 262-269.
[5] 何成军，李小红，耿昭，等.附子正丁醇萃取物的化学成分 [J].中成药，2014，36(5): 1004-1007.
[6] 张晶，孙桂波，雷崎方，等.生附子的化学成分研究 [J].药学学报，2014，49(8): 1150-1154.
[7] 张荣祥，赵德刚.黔产乌头挥发性化学成分的 GC-MS 分析 [J].贵州农业科学，2011，39(12): 55-58.
[8] 郭大乐，邓赟，李秀茹，等.生附片的化学成分研究 [J].药理药化，2013.

36. 川芎 Chuanxiong Rhizoma

【来源】本品为伞形科植物川芎 *Ligusticum chuanxiong* Hort. 的干燥根茎。

【性能】辛、温。活血行气，祛风止痛。

【化学成分】本品主要含挥发油类、生物碱类、有机酸类等化学成分。

挥发油类成分：(3S)-3- 正丁基 -4- 羟基苯酞 [(3S)-3-butyl-4-hydroxyphthalide] 即 (3S)- 川芎酚 ((3S)-chuanxiongol)、3- 亚丁基苯酞 (3-butylidenephthalide)、α- 蒎烯 (α-pinene)、月桂烯 (myrcene)、香桧烯 (sabinene)[1]、川芎酚 (chuanxiongol)[2]、1- 羟基 -1-(3- 甲氧基 -4- 羟苯基) 乙烷 [1-hydroxy-1-(3-methoxy-4-hydroxyphenyl)ethane]、4- 羟基 -3- 甲氧基 - 苯乙烯 (4-hydroxy-3-methoxy styrene)[3,4]、4,7- 二羟基 -3- 丁基苯酞 (4,7-dihydroxy-3-butylphthalide)[5]、3- 丁基苯酞 (3-butylphthalide)[6]、5- 羟甲基 -6- 内 -3′- 甲氧基 -4′- 羟苯基 -8- 氧杂环双 -(3,2,1)- 辛 -3- 烯 -2- 酮 [5-hydroxymethyl-6-endo-3′-methoxyl-4′-hydroxyphenyl-8-oxacyclo-di-(3,2,1)-octa-3-ene-2-one]、3- 丁基 -3- 羟基 -4,5- 二氢苯酞 (3-butyl-3-hydroxy-4,5-dihydrophthalide)[7]、4,5- 二氢 -3- 丁基苯酞 (4,5-dihydro-3-butylphthalide)、4- 羟基 -3- 丁基苯酞 (4-hydroxy-3-butylphthalide)[8,18]、1α,2β,3α,4β- 四甲基环戊烷 (1α,2β,3α,4β-tetramethyl-cyclopentane)、8α- 甲基 -1,2,3,5,8,8α- 六氢萘 (8α-methyl-1,2,3,5,8,8α-hexahydronaphthalene)、4- 甲基 -1-(1- 甲基乙基)-(12)-3- 环己烯 -1- 醇 [3-cyclohexen-1-ol,4-methyl-1-(1-methylethyl)-(12)]、α,α-4- 四甲基 -3- 环己烯 -1- 甲醇 (3-cyclohexene-1-methanol, α, α-4-trimethyl-)、2- 甲氧基 -4- 乙烯基苯酚 (2-methoxy-4-vinylphenol)、莰烯 (camphene)、1- 苯基 -1- 戊酮 (1-pertanone,1-phenyl)、1- 甲氧基 - 金刚烷 (1-methoxy adamantane)、2- 肼吡啶 (2-hydrazinopy-ridine)、1,3- 苯二胺 (1,3-benzenediamine)[21]、丙酸乙酯 (propanoic acid,ethyl ester)、己醛 (hexanal)、乙酸丁酯 (acetic acid,butylester)、糠醛 (furfural)、IR-α- 蒎烯 (IR-α-pinene)、β- 水芹烯 (β-phellardrene)、β- 月桂烯 (β-myrcene)、α- 水芹烯 (α-phellandrene)、1- 甲基 -4-(1- 甲基亚乙基)- 环己烯 [1-methyl-4-(1-methylethylidene)-cyclohexene]、1- 甲基 -2-(1- 甲基乙基)- 苯 [benzene,1-methyl-2-(1-methylethyl)]、苯乙醛 (benzeneacetaldehyde)、1- 甲基 -4-(1- 甲基乙基)-1,4- 环己二烯 [1,4-cyclohexadiene,1-methyl-4-(1-methylethyl)][7,8]。

生物碱类成分：川芎嗪 (chuanxiongzine)、黑麦草碱 (pelolyrine)[9]、1- 乙酰基 -β- 咔啉 (1-acetyl-β-carboline)、胆碱 (choline)、三甲胺 (trimethylamine)、1β- 丙烯酸乙酯 -7- 醛基 -β- 咔啉 (1β-ethyl acrylate-7-aldehyde-β-carboline)[10]。

有机酸类成分：瑟丹酸 (sedanic acid)[2]、阿魏酸 (ferulic acid)[2,8]、咖啡酸 (caffeic acid)、4- 羟基苯甲酸 (4-hydroxybenzoic acid)、亚油酸 (linoleic acid)、原儿茶酸 (protocatechuic acid)、香荚兰酸 (vanillic acid)[3,4]、棕榈酸 (palmitic acid)[5,10]、琥珀酸 (succinic acid)。

内酯类成分：蛇床内酯 (cnidilide)、新蛇床内酯 (neocnidilide)[1]、洋川芎内酯 A(senkyunolide A)[1,6,11]、藁本内酯 (ligustilide)[1,6,8,20]、新川芎内酯 (neoligustilide)[6]、Z′-3,8- 二氢 -6,6′,7,3′α- 二聚藁本内酯 (Z′-3,8-dihydro-6,6′,7,3′α-diligustilide)、Z,Z′-6,6,7,3α- 二聚藁本内酯 (Z,Z′-6,6,7,3α-diligustilide)、Z-6,8′,7,3′- 二聚藁本内酯 (Z-6,8′,7,3′-diligustilide)[8]、(E)- 洋川芎内酯 [(E)-senkyunolide][11]、洋川芎内酯 B(senkyunolide B)、洋川芎内酯 C(senkyunolide C)、洋川芎内酯 D(senkyunolide D)、洋川芎内酯 E(senkyunolide E)、洋川芎内酯 F(senkyunolide F)、洋川芎内酯 G(senkyunolide G)、洋川芎内酯 H [即顺 -6,7- 二羟基藁本内酯 (cis-6,7-dishydroxyligustilide)]、洋川芎内酯 I[即反 -6,7- 二羟基藁本内酯 (trans-6,7-dishydroxyligustilide)]、洋川芎内酯 J(senkyunolide J)、洋川芎内酯 N(senkyunolide N)、洋川芎内酯 M(senkyunolide M)、洋川芎内酯 O(senkyunolide O)、洋川芎内酯 P(senkyunolide P)、洋川

芎内酯 Q(senkyunolide Q)、洋川芎内酯 R(senkyunolide R)、洋川芎内酯 S(senkyunolide S)、洋川芎内酯 K(senkyunolide K)、洋川芎内酯 L(senkyunolide L) [11-15,18]。

萜类及甾体类成分：β- 谷甾醇 (β-sitosterol)、匙叶桉油烯醇 (spathulenol)[4]、胡萝卜苷 (daucosterol)[5]、川芎三萜 (xiongterpene)[8,18]。

其他：大黄酚 (chrysophanol)[2]、蔗糖 (sugarcane)[4]、L- 异亮氨酰 -L- 缬氨酸酐 (L-*iso*-leucyl-L-valinylanhydride)[9]、L- 缬氨酰 -L- 缬氨酸酐 (L-valyl-L-valinylanhydride)、尿嘧啶 (uracil)、香荚兰醛 (vanillin)、5,5′- 双氧甲基呋喃醛 (5,5′-dioxygen methyl furfural)[10]、洋川芎醌 (senkyunone)、2- 甲氧基 -4-(3- 甲氧基 -1- 丙烯基) 苯酚 [2-methoxy-4-(3-mnethoxy-1-propenyl)]、2- 戊酰基 - 苯甲酸甲酯 [2-(1-oxopentyl)-benzoic acid methyl ester)][12]、腺嘌呤 (adenine)、腺苷 (adenosine)[17]、孕 (甾) 烯醇酮 (pregnenolone) [18]、单棕榈酸甘油酯 (monopalmitin)、芹菜素 (apigenin)、棕榈酸甲酯 (methyl hexadecanoate)、邻苯二甲酸二丁酯 (dibutyl phthalate)[19]、阿魏酸松柏酯 (coniferyl ferulate)[20,21]。

【药典检测成分】2015 版《中国药典》规定，本品照高效液相色谱法测定，按干燥品计算，含阿魏酸不得少于 0.10%。

参考文献

［1］钟凤林，杨连菊，吉力，等．不同产地和品种川芎中挥发油成分的研究［J］．中国中药杂志，1996，21(3)：147.

［2］北京制药工业研究所．川芎有效成分的研究［J］．药学学报，1979，11(11)：670.

［3］王普善，高宣亮，福山爱保，等．中药川芎的化学成分研究 - 六种酚类化合物［J］．中草药，1985，16(5)：45.

［4］王普善，高宣亮，福山爱保，等．中药川芎的化学成分研究 - 一种萜类化合物［J］．中草药，1985，16(4)：30.

［5］王文祥，顾明，蒋小岗，等．川芎化学成分的研究［J］．中草药，2002，33(1)：4.

［6］王普善，高宣亮，福山爱保，等．中药川芎的化学成分研究 - 五种内酯化合物［J］．中草药，1985，16(8)：41.

［7］温月笙，贺庄容，薛孔方，等．川芎化学成分的研究［J］．中草药，1986，17(3)：26.

［8］肖永庆，李丽，游晓琳，等．川芎化学成分研究［J］．中国中药杂志，2002，27(7)：519.

［9］北京制药工业研究所．川芎成分的化学研究［J］．药学通报，1980，15(10)：471.

［10］曹凤银，刘文心，温月笙，等．川芎化学成分的研究［J］．中草药，1983，14(6)：1.

［11］Natio Takashi，Katsuhara Takao，et al．Two phthalides from Ligusticm chuanxiong［J］．Phytochemistry，1992，31(2)：639.

［12］Natio Takashi，Niitsu Kazuaki，et al．A phthalide and 2-farnesyl-6-metyl benzoquinone from Ligusticum chuanxiong［J］．Phytochemistry，1992，31(5)：1787.

［13］Natio Takashi，Katsuhara Takao，et al．Phthalide dimmers from Ligusticum chuanxiong Hort［J］．Heterocycles，1991，32(12)：2433.

［14］Natio Takashi，Ikeya Yukinobu，et al．Two phthalides from Ligusticumchuanxiong［J］．Phytochemistry，1996，41(1)：233.

［15］M Kobayashi and H Mitsuhashi．Studies on the Constituents of Umbelliferea Plants ⅩⅦ Structure of Three New Ligustilide Deriva2tives from Ligusticum wallichii．Chem Pharm Ball，1987，35(12)：4789.

［16］KaouadjiM，et al．Tetrahedron Lett，1983，24：4675.

［17］王义雄，高宣亮，王普善，等．川芎中的另一类活性成分［J］．中草药，1985，16(11)：17.

［18］郝淑娟，张振学，田洋，等．川芎化学成分研究［J］．中国现代中药，2010，12(3)：22-25.

［19］徐晓芳，孙东东，李祥，等．川芎水提部位化学成分的 UPLC-ESI-Q-TOF-MS 分析［J］．南京中医药大学学报，2013，29(4)：382-386.

［20］银玲，彭月，陈鸿平，等．新老产地川芎中 3 种内酯成分的含量测定［J］．中国实验方剂学杂志，2013，19(7):120-123.

［21］朱立俏，盛华刚．川芎挥发性成分 GC-MS 分析［J］．山东中医药大学学报，2013，37(2)：164-165.

37. 川射干　Iridis Tectori Rhizoma

【来源】本品为鸢尾科植物鸢尾 *Iris tectorum* Maxim. 的干燥根茎。

【性能】苦，寒。清热解毒，祛痰，利咽。

【化学成分】本品主要含黄酮类、萜类、甾体类等化学成分。

黄酮类成分：iridobelamal A、epianhydrobelachinal、iridotectorals A、iridotectorals B、3-O-十四酰-16-乙酰异德国鸢尾醛 (3-O-tetradecanoyl-16-O-acetyl-iso-iridogermanal)[1]、鼠李柠檬素 (rhamnocitrin)、鸢尾新苷 B(iristectorin B)、茶叶花宁 (apocynin)、belachinal、二氢山柰甲黄素 (dihydrokaempferide)[2,5]、鸢尾苷元-7-O-葡萄糖-4′-O-葡萄糖苷 (tectorigenin-7-O-β-glucosyl-4′-O-β-glucoside)[2]、野鸢尾黄素 (irigenin)、鸢尾甲黄素 A(iristectorigenin A)、鸢尾苷即射干苷 (tectoridin)、鸢尾苷元 (tectorigenin)、野鸢尾苷 (iridin)[2,3]、鸢尾甲苷 A(iristectorin A)、二甲基鸢尾苷元 (dimethy-tectorigenin)、染料木素 (genistein)[3]、鼠李秦素 (rhamnazin)、鸢尾甲黄素 B(iristectorigenin B)、二茶叶花宁 (diapocynin)[5]。

萜类成分：anhydrobelachinal、3-O-decanoyl-16-O-acetyl-iso-irido germanal、iso-anhydrobelachinal[1]。

甾体类成分：β-谷甾醇 (β-sitosterol)[4]、胡萝卜苷 (daucosterol)[2]。

苯乙酮苷类成分：草夹竹桃苷 (androsin)[2]。

苯丙醇苷类成分：射干素 C{β-D-[3-O-(4-O-3,4-dimethoxycinnamoyl-5-O-feruloyl)-caffeoyl]-fructofuranosyl]-(2 → 1′)-α-D-(3′-O-acetyl)-glucopyranoside}[3]。

糖苷类成分：正丁基-β-D-吡喃果糖苷 (n-butyl-β-D-fructopyranoside)、点地梅双糖苷 (tectoruside)[3,5]。

其他：十四酸 (tetradecanoicacid)[5]。

【药典检测成分】2015 版《中国药典》规定，本品照高效液相色谱法测定，按干燥品计算，含射干苷不得少于 3.6%。

参考文献

[1] 钟鸣，关旭俊，黄炳生，等. 中药射干现代研究进展 [J]. 中药材，2001，24(2)：904-907.

[2] 赏后勤，秦民坚，吴靳荣. 川射干的化学成分 [J]. 中国天然药物，2007，5(4)：312-314.

[3] 袁崇均，王笳，陈帅，等. 川射干化学成分的研究 [J]. 天然产物研究与开发，2008，20：444-446.

[4] 杨勇勋，董小萍. 川射干的化学成分研究 [J]. 中药与临床，2010，1(1)：20-22.

[5] 张志国，吕泰省，邱庆浩，等. 川射干中非异黄酮类化学成分研究 [J]. 中药材，2013，36(8)：1281-1283.

38. 川楝子 Toosendan Fructus

【来源】本品为楝科植物川楝 *Melia toosendan* Sieb.et Zucc. 的干燥成熟果实。

【性能】苦，寒；有小毒。疏肝泄热，行气止痛，杀虫。

【化学成分】本品主要含挥发油、黄酮类、甾体等化学成分。

挥发油类成分：双环 [10.1.0] 十三（碳）-1-烯 {bicyclo[10.1.0]trideca-1-ene}、环己烯 (cyclohexene)、环壬酮 (cyclononanone)、二十二烷 (docosane)、1,19-二十烷二烯 (1,19-eicosadiene)、4-(4-乙基环己基)-1-戊烷基环己烯 [4-(4-ethylcyclohexyl)-1-pentyl cyclohexene]、十九烷 (nonadecane)、十八（烷）醛 (octadecanal)、9-十八（碳）炔 (9-octadecyne)、2,2-二亚甲基双 [6-(1,1′-二甲基乙基)-4-甲基苯酚]{phenol,2,2′-methylenebis[6-(1,1′-dimethylethyl)-4-methyl]}[1]、8-甲基-9-十四烯酸 (8-methyl-9-tetradecenoic acid)、正十六烷酸 (n-hexadecanoic acid)、邻苯二甲酸-乙基，十五烷基二酯 (phthalic acid,ethyl pentadecyl ester)、顺-7-十二烯-1-醇 (cis-7-dodecen-1-ol)、十八碳烯-1-醇 (octadecenal)、乙酰二硫代氧基甲酸甲酯 (carbamodithioic acid,acetyl,methylester)、异喇叭烯 (boledene)、3-羟基呋喃丹 (3-hydroxycarbofuran)、3-(2-呋喃基)-丙烯肟 [properal,3-(2-furyll-,oxime)]、1-(4-乙酰氧基-3-甲氧基苯基)-2-丙酮 [1-(4-acetoxy-3-

methoxyphenyl)-2-propahone]、3-(2- 噻吩基)-*N*-(2- 甲氧基苯基) 丙烯酰胺 [propenamide,3-(2-thienyl)-*N*-(2-methoxyphenyl)、1,6- 二 (2,4- 二羟基苯基), 环己 ,1,6- 二酮 (hexane-1,6-dione,1,6-bis(2,4-dihydroxy phenyl)、2-[9- 苯基壬酚基]-1,5- 苯二酚、3- 甲氧基 -4- 甲基苯胺 (3-methoxy-4-methyl-aniline)、*γ*- 谷甾醇 (*γ*-sitosterol)、1- 甲基 -3- 氯甲酰基 -1,4- 二氢吡啶 (1-methyl-3-carbamoyl-1,4-dihydropyridine)、乙基香草醛 (ethylvanillin)[2]。

黄酮类成分 : 异槲皮苷 (*iso*-quercitrin)、槲皮素 (quercetin)、芦丁 (rutin)[3]、高北美圣草素 (homoeriodictyol)[4]、桑色素 (morin) [5]。

甾体类成分 : 豆甾烷 -3,5- 二亚乙基三胺 (stigmastan-3,5-diethylenetriamine)、17- 羟基 -3,11- 二酮雄 (甾) 烷 (17-hydroxy-3,11-dione-androstane)[1]、豆甾醇 (stigmasterol)、*β*- 谷甾醇 (*β*-sitosterol)[6]。

三萜类成分 :21-*O*- 乙酰川楝子三醇 (21-*O*-acetyltoosendantriol)、川楝素 (toosendanin)、脂苦楝子醇 (lipomelianol)、苦楝子酮 (melianone)、21-*O*- 甲基川楝子五醇 (21-*O*-methyl-toosendanpentaol)[7]、柠檬苦素 (limonin)[8]。

木脂素类成分 : 楝叶吴萸素 B(evofolin B)[1]、clemaphenol A、表松脂醇 (*epi*-pinoresinol)、桦皮树脂醇 (medioresinol)、balanophonin[2]、壬酸十五醇酯 (pentadecane pelargonate)、己酸十三烷 -(12- 甲基)-2- 醇酯 [2-(12-methyl)-tridecane caproate][4]。

有机酸类成分 : 阿魏酸 (ferulic acid)[1]、对羟基苯甲酸 (*p*-hydroxybenzcic acid)、丁香酸 (4-hydroxy-3,5-dimethoxybenzoic acid)、异香草酸 (*iso*-vanillic acid)[2]、亚油酸 (linoleic acid)、香草酸 (vanillic acid)、琥珀酸 (succinic acid)[5]、咖啡酸 (caffeic acid)、原儿茶酸 [9](protocatechuic acid)。

醛类成分 : 对羟基苯甲醛 (*p*-hydroxy benzaldehyde)、棕榈醛 (hexadecanal)[1]、cirsiumaldehyde、松柏醛 (coniferyl aldehyde)、5- 羟甲基糠醛 (5-hydroxymethyl furfural)[2]、异香草醛 (isovanillin)、香草醛 (vanillin)、印楝醛 (ohchinol)[5]。

其 他 : 睾 酮 (testosterone)[1]、 三 十 烷 -15- 醇 (15-triacontanol)、Δ^{5,6}- 异 川 楝 素 (Δ^{5,6}-isotoosendanin)[6]、正三十一烷 (*n*-hentriacontane)、正二十八烷醇 (octacosyl alcohol)、硬脂酸 (stearic acid)[4]、山柰酚 (kaempferol)、大豆苷元 (daidzein)[9]。

【药典检测成分】 2015 版《中国药典》规定 , 本品照高效液相色谱 - 质谱法测定 , 按干燥品计算 , 含川楝素应为 0.060% ~ 0.20%。

参考文献

[1] 郭惠, 熊邦虎, 赵行, 等. 川楝子活性成分石油醚提取 GC-MS 分析 [J]. 西南民族大学学报·自然科学版, 2007, 33(5): 1113-1117.

[2] 蔡梅超, 周洪雷, 孙建, 等 . 川楝子炮制前后挥发油化学成分的气相色谱 - 质谱联用分析 [J]. 药物研究, 2010, 19(17):11-12.

[3] 谢帆, 张勉, 王峥涛, 等. 川楝子的化学成分研究 [J]. 中国药学杂志, 2008, 43(14): 1066-1069.

[4] 陈敏, 胡芳, 李丰, 等 . 川楝子化学成分研究 (Ⅲ) [J]. 中药材, 2011, 34(12): 1879-1881.

[5] 宋先亮, 张嘉 . 川楝子黄酮类化合物成分分析 [J]. 林产化学与工业, 2011, 31(1): 101-104.

[6] 周英, 王慧娟, 郭东贵, 等 . 川楝子化学成分的研究 (Ⅰ) [J]. 中草药, 2010, 41(9): 1421-1423.

[7] 国家中医药管理局《中华本草》编委会 . 中华本草 : 第 5 册 3866 [M]. 上海 : 上海科学技术出版社, 1999: 38-42.

[8] 张琼, 李青山, 梁敏钰, 等 . 川楝子中的柠檬苦素成分研究 [J]. 药学学报, 2010, 45(4):475-478.

[9] 李丰, 朱训, 陈敏, 等 . 川楝子化学成分研究 [J]. 中药材, 2010, 33(6): 910-912.

39. 广枣 Choerospondiatis Fructus

【来源】本品为漆树科植物南酸枣 *Choerospondias axillaris* (Roxb.)Burtt et Hill 的干燥成熟果实。

【性能】甘、酸，平。行气活血，养心安神。

【化学成分】本品含黄酮类、有机酸及酯类、萜类及甾醇类等化学成分。

黄酮类成分：双氢槲皮素 (taxifolin)[1]、槲皮素 (quercetin)[1-4,6]、儿茶素 (catechin)、金丝桃苷 (hyperoside)[2,3]、山柰酚 (kaempferol)[2-4]、芦丁 (rutin)。

有机酸及酯类成分：十烷酸 (triacontanoic acid)[1]、原儿茶酸 (protocatechuic acid)、没食子酸 (gallic acid)[6]、硬脂酸 (stearic acid)[1,3]、十六烷酸 (hexadeeoieaeid)[2]、2- 羟基 -1,2,3- 丙烷三羧酸 -2- 乙酯 (2-hydroxy-1,2,3-propane tricarboxylicacid-2-ethyl ester)、2- 羟基 -1,2,3- 丙烷三羧酸 -2- 甲酯 (2-hydroxy-1,2,3-propane tricarboxylic acid-2-methyl ester)、柠檬酸 (citric acid)[6]、水杨酸 (salicylic acid)、棕榈酸 (palmitic acid)[3]、邻苯二甲酸二 (2- 乙基 - 己基) 酯 [bis(2-ethylhexy1)phthalate][3,5]、3,3′- 二甲氧基鞣花酸 (3,3′-dimethoxy ellagic acid)、三亚油酸 (linoleic acid)[4]、鞣花酸 (ellagic acid)[5]。

萜类及甾醇类成分：胡萝卜苷 (daucosterol)[1,3,4]、β- 谷甾醇 (β-sitosterol)[1,3,5]、麦角甾醇 (ergosterol)、豆甾烷 -7- 酮 (stigmastan-7-one)、熊果酸 (ursolic acid)[4]。

其他：二十八烷醇 (octacosyl alcohol)[1]。

【药典检测成分】2015 版《中国药典》规定，本品照高效液相色谱法测定，去核后按干燥品计算，含没食子酸不得少于 0.060%。

参考文献
[1] 连珠，张承忠，李冲. 蒙药广枣化学成分的研究 [J]. 中药材，2003，26(1)：23-24.
[2] 李国玉. 广枣抗心肌缺血有效部位的化学成分研究 [D]. 哈尔滨：黑龙江中医药大学，2003.
[3] 唐丽. 广枣和金洋花化学成分的研究 [D]. 北京：北京中医药大学，2003.
[4] 田景民. 广枣化学成分的研究 [D]. 呼和浩特：内蒙古医学院，2007.
[5] 钱浩，胡巧玲. 中药广枣化学成分研究 [J]. 现代应用药学，1992，9(5)：212-213.
[6] 徐晔，刘涛. 蒙药广枣酚酸类化学成分的研究 [J]. 北方药学，2012,9(7):2-3.

40. 广金钱草 Desmodii Styracifolii Herba

【来源】本品为豆科植物广金钱草 *Desmodium styracifolium*(Osb.)Merr. 的干燥地上部分。

【性能】甘、淡，凉。利湿退黄，利尿通淋。

【化学成分】本品主要含黄酮类、皂苷、萜类及甾醇类等化学成分。

黄酮类成分：新西兰牡荆苷Ⅰ (vicenin Ⅰ)、新西兰牡荆苷 -3(vicenin-3)[1]、夏佛塔苷 (schaftoside)[1,2]、异荭草苷 (*iso*-orientin)[3-5]、芹菜素 (apigenin)、芹菜素 -6-*C*- 葡萄糖 -8-*C* 阿拉伯糖苷 (apigenin-6-*C*-glucose-8-*C*-arabinoside)、芹菜素 -6-*C*- 葡萄糖 -8-*C*- 葡萄糖苷 (apigenin-6-*C*-glucose-8-*C*-glucoside)、芹菜素 -6-*C*- 葡萄糖 -8-*C*- 木糖苷 (apigenin-6-*C*-glucose-8-*C*-xyloside)、木犀草素 (luteolin)、木犀草素 -6-*C*- 葡萄糖苷 (luteolin-6-*C*-glucoside)[6]、5, 7- 二羟基 -2′,3′,4′- 三甲氧基 - 二氢异黄酮 (5,7-dihydroxy-2′,3′,4′-trimethoxyl-*iso*-flavanone)、5, 7- 二羟基 -2′,3′,4′- 三甲氧基 - 二氢异黄酮 -7-*O*-β- 吡喃葡萄糖基 (5,7-dihydroxy-2′,3′,4′-trimethoxyl-*iso*-flavanone-7-*O*-β-glucopyranosyl)、5,7,4′- 三羟基 -2′,3′- 二甲氧基 - 二氢异黄酮 -7-*O*-β- 吡喃葡萄

糖基 (5,7,4′-trihydroxy-2′,3′-dimethoxyl-*iso*-flavanone-7-*O*-β-glucopyranosyl)、5,7- 二羟基 -2′,4′- 二甲氧基 - 二氢异黄酮 -7-*O*-β- 吡喃葡萄糖基 (5,7-dihydroxy-2′,4′-dimethoxyl-*iso*-flavanone-7-*O*-β-glucopyranosyl)、异牡荆苷 (*iso*-vitexin)、5,7- 二羟基 -2′- 甲氧基 -3′,4′- 二氧亚甲基 - 二氢异黄酮 -7-*O*-β- 吡喃葡萄糖基 (5,7-dihydroxy-2′-methoxyl-3′,4′-dioxymethylene-*iso*-flavanone-7-*O*-β-glucopyranosyl)[7]、5- 羟基 -3,7,3′,4′- 四甲氧基黄酮 (5-hydroxy-3,7,3′,4′-tetramethoxyflavone)、5- 羟基 -7,3′,4′- 三甲氧基 - 二氢黄酮 (5-hydroxy-7,3′,4′-trimethoxyflavone)、5,4′- 二羟基 -3,7,3′- 三甲氧基黄酮 (5,4′-dihydroxy-3,7,3′-trimethoxyflavone)、5- 羟基 -3,7,4′- 三甲氧基黄酮 (5-hydroxy-3,7,4′-trimethoxyflavone)、5,4′- 二羟基 -7,3′- 二甲氧基黄酮 (5,4′-dihydroxy-7,3′-dimethoxyflavone)、木犀草素 (luteolin)、槲皮素 -7,3′,4′- 三甲醚 (quercetin-7,3′,4′-trimethyl ether)、岳桦素 (ermanine)、3,5,7- 三羟基 -3′,4′- 二甲氧基黄酮 (3,5,7-trihydroxy-3′,4′-dimethoxyflavone)。

皂苷类成分：大豆皂苷 I (soyasaponin I)、3-*O*-[α-L- 吡喃鼠李糖基 (1 → 2)-β-D- 吡喃半乳糖基 (1 → 2)-β-D- 葡萄糖醛酸基] 大豆皂醇 E{3-*O*-[α-L-rhamnopyranosyl(1 → 2)-β-D-galactopyranosyl(1→2)-β-D-glucurono-pyranosyl]soyasapogenol E}[1]、大豆皂苷 B(soyasaponin B)、22- 酮基大豆皂苷 (22-ketosoyasaponin)[2]、夏佛塔苷 (schaftoside)[8]。

萜类及甾醇类成分：羽扇豆醇 (lupeol)、羽扇豆酮 [lup-20(29)-en-3-one][3-5]、β- 谷甾醇 (β-sitosterol)[3,5,6]、β- 胡萝卜苷 (β-daucosterol)、豆甾醇 -3-*O*-β-D- 葡萄糖苷 (stigmasterol-3-*O*-β-D-glucoside)[6]。

挥发油类成分：三十三烷 (tritriacontane)[3,4]、4,8,12,16- 四甲基十七烷 -4- 内酯 (4,8,12,16-tetramethyl heptadecane-4-lactone)、正十六酸 (hexadecanoic acid)、9,12- 十八烷二烯酸 (9,12-octadecadienoic acid)[5]。

有机酸及酯类成分：花生酸花生醇酯 (arachic acid arachic alcohol ester)、广金钱草内酯 (desmodilactone)[3,4]、硬脂酸 (stearic acid)[3,5]、乙二酸 (ethanedioic acid)、香草酸 (vanillic acid)、水杨酸 (ortho-oxybenzoic acid)、阿魏酸 (ferulaic acid)[9]。

其他：广金钱草碱 (desmodimine)[3,4]、(3α,4β,5α)-4,5- 二氢 -3-(1- 吡咯基)-4,5- 二甲基 -2(3H)- 呋喃酮 [(3α,4β,5α)-4,5-dihydro-3-(1-pyrrolyl) -4,5-dimethyl-2(3H)-furanone]、3,4- 二甲氧基苯酚 (3,4-dimethoxyphenol)[9]。

【药典检测成分】2015 版《中国药典》规定，本品照高效液相色谱法测定，按干燥品计算，含夏佛塔苷计，不得少于 0.13%。

参考文献

［1］国家中医药管理局《中华本草》编委会. 中华本草：第 4 册 3138 ［M］. 上海：上海科学技术出版社，1999：454-456.

［2］王植柔，白先忠，刘锋. 广金钱草化学成分的研究 ［J］. 广西医科大学学报，1998，15(3)：10-14.

［3］杨俊山，苏亚伦，王玉兰. 广金钱草化学成分的研究 ［J］. 药学学报，1993，28(3)：197-203.

［4］高瑞英. 广金钱草化学成分的分离与鉴定 ［J］. 中药材，2001，24(10)：724.

［5］陈丰连. 广金钱草挥发油的气相色谱 - 质谱分析 ［J］. 广州中医药大学学报，2005，22(4)：302.

［6］李晓亮，汪豪，刘戈，等. 广金钱草的化学成分研究 ［J］. 中药材，2007，30(7)：802-805.

［7］Zhao Ming，Duan Jin-Ao，Che Chun-Tao. Isoflavanones and their O-glycosides from Desmodium styracifolium ［J］. Phytochemistry，2007，68(10)：1471-1479.

［8］周子力，肖峰，杨静，等 .RP-HPLC 同时测定广金钱草中的 vicenin-1、夏佛塔苷和 vicenin-3 ［J］.华西药学杂志 ,2013，28(6)：609-611.

［9］刘苗，董燊，王宁，等. 广金钱草的化学成分 ［J］. 沈阳药科大学学报，2005，22(6)：422-425.

41. 广藿香 Pogostemonis Herba

【来源】本品为唇形科植物广藿香 *Pogostemon cablin* (Blanco) Benth. 的干燥地上部分。

【性能】辛，微温。芳香化浊，开胃止呕，发表解暑。

【化学成分】本品主要含黄酮类、挥发油类等化学成分。

黄酮类成分：芹菜素 -7-*O*-β- 葡萄糖苷 (apigetrin-7-*O*-β-glucoside)、芹菜素 -7-*O*-β-D-(6″- 对 - 香豆酰)- 葡萄糖苷 [apigenin-7-*O*-β-D-(6″-*p*-coumaroyl)-glucoside]、商陆黄素 (ombuin)、鼠李素 (rhamnetin)、芹菜素 (apigenin)、藿香黄酮醇 (pachypodol)[1,2]、槲皮素 (quercetin)、芹菜素 (apigenin)、山柰酚 (kaempferol)、5- 羟基 -7,3′,4′- 三甲氧基黄酮 (5-hydroxy-7,3′,4′-trimethoxyflavone)、山柰酚 -7-*O*-β-D- 葡萄糖苷 (kaempferol-7-*O*-β-D-glucopyranoside)、山柰酚 -3-*O*-β-D- 葡萄糖苷 -7-*O*-α-L- 鼠李糖苷 (kaempferol-3-*O*-β-D-glucopyranoside-7-*O*-α-L-rhamnoside) [3]、广藿香酮 (pogostone)、木栓酮 (friedelin)、5α- 豆甾 -3,6- 二酮 (5α-stigmast-3,6-dione)、豆甾 -4- 烯 -3- 酮 (stigmast-4-ene-3-one)、藿香黄酮醇 (pachypodol)[4]。

挥发油类成分：β- 丁香烯 (β-caryophyllene)、δ- 荜澄茄烯 (δ-cadinene)、β- 榄香烯 (β-elemene)[1,5,6,11]、α- 愈创木烯 (α-guaiene)[1,5,11]、广藿香二醇 (patchoulane-1,12-diol)[1,7,8]、广藿香酮 (pogostone)[1,7,9]、δ- 愈创木烯 (δ-guaiene) 即 α- 布藜烯 (α-bulnesene)、α- 广藿香烯 (α-patchoulene)、β- 广藿香烯 (β-patchoulene)、西车烯 (seychellene)、广藿香醇 (patchouli alcohol)[1,9]、乙酸甲酯 (methyl acetate)、3- 甲基丁酮 (3-methyl butanone)、3- 甲基 -3- 丁烯酮 (3-methyl-3-butenone)[1,8]、β- 愈创木烯 (β-guaiene)[4]、β- 蒎烯 (β-pinene)、β- 藿香萜烯 (β-patchoulene)、2,4- 二异丙烯基 -1- 甲基乙烯基环乙胺 (2,4-di-*iso*-propenyl-1-methyl-vinyl-cyclohexone)、3,7- 愈创木二烯 (3,7-guaiadiene)、反式 - 石竹烯 (*trans*-caryophylene)、α- 香柑油烯 (α-bergamotene)、α- 葎草烯 (α-humulene)、雅榄蓝烯 (eremophilene)、β- 愈创木烯 (β-guaiene)、γ- 杜松烯 (γ-cadinene)、δ- 愈创木烯 (δ-guaiene)、木荚豆素 (dendrolasin)、广藿香烷 (patchoulane)、viuene、β-gelinene、bicycle(3,1,1)heptane,6-methyl-2-methyl-2-menthylene-6-(4-methyl-3-pentenyl)、6,8a-dimethyl-9-methylidene-2,5-methena-1,2,3,3a,4,5,8,8a-octahydroazulene、2,3,6,10,10-pentamathyl-1-oxa-pira(4,5)deca-2,6-diene、3-liexadecyne、4-oxo-14-norvitrane、farneaol[11]。

三萜类成分：齐墩果酸 (oleanic acid)[3]。

酚酸类成分：香草酸 (vanillic acid)、对甲基苄醇 (benzylalcohol)[3]。

其他：表木栓醇 (epifriedelinol)、齐墩果酸甲酯 (methyl oleanolate)、β- 谷甾醇 (β-sitosterol)、愈创木基丙三醇 (guaiacylglycerol)、邻苯二甲酸二丁酯 (dibutyl phthalate)、田蓟苷 (tilianin)、尿嘧啶 (uracil)、大豆脑苷 Ⅰ 和 Ⅱ (soyacerebroside Ⅰ and Ⅱ)、藿香苷 (agastachoside)、金合欢素 (acacetin)[12]、α- 水芹烯 (α-phellandrene)、柠檬烯 (limonene)、芳樟醇 (linalool)、丁香油酚 (eugenol)、S- 榄香烯 (S-elemene)、γ- 古芸烯 (γ-gurjunene)、反式 - 丁香烯 (*cis*-caryophyllene)、罗汉柏烯 (thujopsene)、刺蕊草烯 (seychellene)、α- 古芸烯 (α-gurjunene)、芹子烯 (selinene)、葎草烯 (humulene)、酸式叶下珠烯 (aciphyllene)、大根香叶烯 (germacrene)、别香橙烯 (alloaromaderdrene)、瓦伦烯 (valencene)、石竹烯氧化物 (caryophyllene oxide)、匙叶桉油烯醇 (spathuleno)、别香橙烯氧化物 (alloaromadenrene oxide)、马兜铃烯 (aristolene)、蓝桉醇 (globulol)、喇叭茶醇 (ledol)、长叶蒎烷 (longipinane)、β- 新小香三环烯 (β-neoclovene)、长叶松萜烯 (longifolenraldehyde)、苦橙油醇 (nerolidol)、反式 - 法尼醇 (*trans*-farnesol)、正 - 十六烷酸 (*n*-hexadecanoic acid)、十八碳 -9-烯酸 (atadec-9-enoic acid)、9- 顺式十八碳烯酸 [9-(*E*)octadecenoic acid]、硬脂酸 (octadecanoic acid)[13]。

【药典检测成分】2015 版《中国药典》规定，本品照气相色谱法测定，按干燥品计算，含百秋李醇不得少于 0.10%。

参考文献

[1] 国家中医药管理局《中华本草》编委会. 中华本草：第 7 册 6149 [M]. 上海：上海科学技术出版社，1999：130-134.

[2] Itokawa H, et al. Chem Pharm Bull, 1981, 29(1)：254.

[3] 阮姝楠，卢燕，陈道峰. 广藿香的抗补体活性成分 [J]. 中国中药杂志, 2013, 38(13)：2129-2135.

[4] 周勤梅，彭成，李小红，等. 广藿香地上部分化学成分研究 [J]. 中药材, 2013, 36(6)：915-918.

[5] M Rober N. J Org Chem, 1972, 37(18)：2871.

[6] Dung N X, et al. CA, 1992, 117：147123q.

[7] 杨赞熹. 中药广藿香抗真菌成分——广藿香酮 (Pogostone) 的分离及结构测定 [J]. 科学通报, 1977, 22(7)：318.

[8] Trililieff E. Phytochemistry, 1980, 19(11)：2467.

[9] Guan L, et al. CA, 1993, 118：19183p.

[10] 李红军，蒋琴，张文彬，等. 中药微量挥发成分的联机分析——藿香头香成分分析 [J]. 分析化学, 1993, 21(1)：117.

[11] 张强，李章万，朱江粤. 广藿香挥发油成分的分析 [J]. 华西药学杂志, 1996, 11(4)：249.

[12] 王大海，殷志琦，张庆文，等. 广藿香非挥发性化学成分的研究 [J]. 中国中药杂志, 2010, 35(20)：2704-2707.

[13] 陈地灵，陈文光，林励，等. 越南和中国产广藿香挥发性成分的比较研究 [J]. 中药新药与临床药理, 2011, 22(3)：334-338.

42. 女贞子 Ligustri Lucidi Fructus

【来源】本品为木犀科植物女贞 *Ligustrum lucidum* Ait. 的干燥成熟果实。

【性能】甘、苦，凉。滋补肝肾，明目乌发。

【化学成分】本品主要含萜类及甾醇类、黄酮类、环烯醚萜苷类等化学成分。

萜类及甾醇类成分：乙酰熊果酸 (acetyl ursolic acid)、熊果酸 (ursolic acid)[1,2]、女贞素 (ligustrin)[1,3]、橄榄苦苷酸 (oleuropein acid)[1,4,5]、β-谷甾醇 (β-sitosterol)[6]、齐墩果酸 (oleanolic acid)[6-8]、乙酰齐墩果酸 (acetyl oleanolic acid)[7]、羽扇豆醇 (lupeol)、白桦脂醇 (betulin)、达玛烯二醇 (dammarenediol-Ⅱ)、3β-乙酰氧基 -20, 25-环氧 -24α-羟基 - 达玛烷 (3β-acetyl-20, 25-epoxydammarane-24α-ol)、20, 25-环氧 -3β, 24α-二羟基 - 达玛烷 (20，25-epoxydammarane-3β, 24α-diol)、3β-乙酰氧基 - 达玛烯二醇 (dammar-24-ene-3β-acetyl-20S-ol)、3β, 20S-二羟基 -24R-过氧羟基 -25-烯 - 达玛烷 (20S, 24R-dammarane-25-ene-24-hydroperoxy-3β, 20S-diol)、fouquierol、oliganthas A、达玛烯二醇 3-O-棕榈酸酯 (dammarenediol 3-O-palmitate)、拟人参皂苷元Ⅱ 3-O-棕榈酸酯 (ocotillol-3-O-palmitate)、3β, 20S-二羟基 -25-过氧羟基 -23E-烯 - 达玛烷 [(E)-25-hydroperoxydammar-23-ene-3β, 20-diol]、2α-羟基齐墩果酸[8]、19α-羟基 -3-乙酰乌苏酸[9]、达玛 -24-烯 -3β-乙酰氧基 -20S-醇、达玛 -25-烯 -3β,20ζ,24ζ-三醇、女贞酸 (nuezhenidic acid)[10,11]、3β-反式对羟基肉桂酰氧基 -2α-羟基齐墩果酸[11]、α-乌苏酸甲酯 (α-ursolic acid methyl ester)、委陵菜酸 (tormentic acid)[12,13]、3β-O-顺式 - 香豆酰 -2α-羟基 - 齐墩果酸 [3β-O-(cis-p-coumaroyl-2-α-hydroxy oleanolic acid]、19α-羟基 - 乌苏酸 (19α-hydroxy ursolic acid)、3-O-顺式 - 香豆酰 - 委陵菜酸 (3-O-trans-p-coumaroyl tormentic acid)[13]、白桦脂酸 (betulinic acid)[14]、齐墩果酸甲酯 (methyl oleanolate)、3-O-乙酰熊果酸 (3-O-acetylursolic acid)、3-羰基齐墩果酸 (3-ketooleanolic acid)、19α-羟基熊果酸 (19α-hydroxy ursolic acid)、3-O-乙酰齐墩果酸 (3-O-acetyl oleandic acid)、19α-羟基 -3-O-乙酰熊果酸 (19α-hydroxyl acetyl ursolic acid)、马斯里酸 -3-O-对香豆酸酯 (3-O-trans-p-coumaroyl maslinic acid)[15]。

黄酮类成分：槲皮素 (quercetin)、右旋 - 花旗松素 (taxifolin)、外消旋 - 圣草素 (eriodictyol)[1,2]。

环烯醚萜苷类成分：10-羟基女贞苷 (10-hydroxy ligustroside)、10-羟基橄榄苦苷 (10-hydroxy oleuropein)[1]、橄榄苦苷 (oleuropein)[1,3]、女贞子苷 (nuezhenide)[1,4]、女贞苷 (ligustroside)[1,4,16]、新女贞子苷 (neonuezhenide)[1,5]、8- 表金银花苷 (8-*epi*-kingiside)[1,17]、6'-*O*- 肉桂酰基 -8- 表 - 金吉苷酸 (6'-*O*-cinnamol-1-8-*epi*-kingisidic acid)。

苯乙醇类成分：3,4- 二羟基苯乙醇 (3,4-dihydroxyphenethyl alcohol)[1]、3,4- 二羟基苯乙基 -*β*-葡萄糖苷 (3,4-dihydroxyphenethyl-*β*-D-glucoside)、洋丁香酚苷 (acteoside)[1,18]、对 - 羟基苯乙醇 (*p*-hydroxylphenylethyl alcohol)[6]、对 - 羟基苯乙基 -*β*-D- 葡萄糖苷 (*p*-hydroxyphenethyl-*β*-D-glucoside)[7]、3, 4- 二羟基苯乙醇 [2-(3, 4-di-hydroxyphenyl)ethanol]、北升麻宁 (cimidahurinine)、毛蕊花苷 (verbascoside)、osmanthuside H、2-(3, 4- 二羟基苯基) 乙基 -*O*-*β*-D- 吡喃葡萄糖苷 [2-(3, 4-dihydroxyphenyl)-ethyl-*O*-*β*-D-glucopyranoside][8]。

其他：甘露醇 (mannitol)[1,7]、甲基 -*α*-D- 吡喃半乳糖苷 (methyl-*α*-D-galactopyranose)[1,18]、鼠李糖[11]、棕榈酸 (palmitic acid)、大黄素甲醚 (physcion)[9]、(B2-S)- 羟基叶绿素 a[(B^2-S)-hydroxyphaeophytina]、(*E*)-3*β*,70- 二羟基 -25- 过氧羟基达玛烷 -23- 烯 [(*E*)-3*β*,20-dihydroxy-25-perhydroxydammar-23-ene][14]。

【药典检测成分】2015 版《中国药典》规定，本品照高效液相色谱法测定，按干燥品计算，含特女贞苷不得少于 0.70%。

参考文献

［1］国家中医药管理局《中华本草》编委会. 中华本草：第 6 册 5496 [M]. 上海：上海科学技术出版社，1999：183-188.

［2］Kikuch iM, Yamauch i Y. Structural analysis on the constituents of the fruits of Ligustrum japonicum Thunb and L. L ucidum Ait. Annu Rep Tohoko Co Ⅱ Pharm，1983，30：1321.

［3］Kikuch iM. Studies on the constituents of Ligustrum species Ⅸ. On the components of the fruits of Ligustrum obtuse folium Sieb. et Zucc. (2). Yakugaku Zasshi，1984，104 (2)：390.

［4］Kikuch iM. Studies on the constituents of Ligustrum speciesXI. On secoiridoids of the fruits of Ligustrum japonicum Thunb and L. L ucidum Ait. Yakugaku Zasshi，1985，105(2)：42.

［5］菊地正雄，等. 药学杂志 (日)，1985，105(2)：142.

［6］尹双，丛杰. 女贞子化学成分的研究 [J]. 沈阳药科大学学报，1995，12(2)：125-126.

［7］张兴辉，石力夫. 中药女贞子化学成分的研究 [J]. 第二军医大学学报，2004，25(3)：333-334.

［8］黄晓君，殷志琦，叶文才，等. 女贞子的化学成分研究 [J]. 2010，35(7)：861-864.

［9］聂映，姚卫峰. 女贞子的化学成分研究 [J]. 南京中医药大学学报，2014，30(5)：475-477.

［10］Sun yan，et al. CA，1991，114：254001d

［11］吴立军，相婷，侯柏玲，等. 女贞子化学成分的研究 [J]. 植物学报，1998，40(1)：83-87.

［12］程晓芳，何明芳，张颖，等. 女贞子化学成分的研究 [J]. 中国药科大学学报，2000，31(3)：169-170.

［13］张廷芳，戴毅，屠凤娟，等. 女贞子化学成分研究 [J]. 中国药房，2011，22(31)：2931-2933.

［14］黄新苹，可钰，冯凯，等. 女贞子石油醚提取物的化学成分研究 [J]. 中国药学杂志，2011，46(13)：984-987.

［15］冯静，冯志毅，王君明，等. 女贞子中三萜类化合物研究 [J]. 中药材，2011，34(10)：1540-1544.

［16］Inoue K， N ish io ra T，Tanahash i T，et al. Three sicoiridoid glucosides from Ligustrum japonicum. Phytochem，1982，21(9)：2305.

［17］Inoue K，et al. CA，1989，111：74785s.

［18］Masa O K，et al. CA，1984，101：188024s.

［19］张廷芳，段营辉，屠凤娟，等. 女贞子中一个新的裂环环烯醚萜苷类成分 [J]. 中草药，2012，43(1)：20-22.

43. 小叶莲　Sinopodophylli Fructus

【来源】本品为小檗科植物桃儿七 *sinopodophyllum hexandrum* (Royle)Ying 的干燥成熟果实。

【性能】甘，平；有小毒。调经活血。

【化学成分】本品主要含木脂素类、黄酮类等化学成分。

木脂素类成分：去氢鬼臼苦素 (dehydropodophyllotoxin)、去氧鬼臼毒 (deoxypodophyllotoxin)、异鬼臼苦素酮 (*iso*-picropodophyllone)、α- 盾叶鬼臼毒素 (α-peltatin)、β- 盾叶鬼臼毒素 (β-peltatin)、鬼臼苦素 (picropodophyllin)[1-3]、4′- 去甲去氧鬼臼毒素 (4′-demethyldeoxypodophyllo toxin)、鬼臼毒酮 (podophyllotoxone)、鬼臼毒素 (podophyllotoxin)[1,4]、山荷叶素 (diphyllin)、表鬼臼毒素 (epipodophyllotoxin)[5]。

　　黄酮类成分：8- 异戊烯基山奈酚 (8-prenylkaempferol)[6]。

　　其他：柠檬酚 (citrusinol)[1,4]、β- 谷甾醇 (β-sitosterol)[6]。

【药典检测成分】无。

参考文献

［1］国家中医药管理局《中华本草》编委会. 中华本草：第 3 册 1926［M］. 上海：上海科学技术出版社，1999：328-329.

［2］刘发，尚天民，傅丰永. 华鬼臼根化学成分的研究［J］. 药学学报，1979，14(4)：241-245.

［3］殷梦龙，陈仲良，王清泉，等. 鬼臼化学成分的分离鉴定［J］. 中草药，1987，18(12)：535.

［4］David E Fackson, et al. Phytochemistry, 1984, 23(5)：1147.

［5］黄坤，蒋休，赵纪峰，等. 桃儿七中木脂素类化学成分及其活性研究进展［J］. 中药新药与临床药理，2012，23(2)：232-238.

［6］尚明英，李军，蔡少青，等. 藏药小叶莲的化学成分研究［J］. 中药草，2000，31(8)：569-571.

44. 小茴香　Foeniculi Fructus

【来源】本品为伞形科植物茴香 *Foeniculum vulgare* Mill. 的干燥成熟果实。

【性能】辛，温。散寒止痛，理气和胃。

【化学成分】本品主要含挥发油类、脂肪酸类、香豆素类等化学成分。

　　挥发油类成分：α- 香树脂醇 (α-amyrenol)[1]、反式 - 茴香脑 (*trans*-anethole)、茴香醛 (anisaldehyde)、1,8- 桉叶油素 (1,8-cineole)、爱草脑 (estragole)、反式 - 小茴香醇乙酸酯 (*trans*-fenchol-acetate)、小茴香酮 (fenchone)、樟烯 (camphene)、α- 水芹烯 (α-phellandrene)、α- 蒎烯 (α-pinene)、β- 蒎烯 (β-pinene)、香桧烯 (sabinene)、柠檬烯 (limonene)、甲氧苯基丙酮 (methoxyphenyl acetone)、月桂烯 (myrcene)、对 - 聚伞花素 (*p*-cymene)、γ- 松油烯 (γ-terpinene)、4- 松油醇 (4-terpineol)[1,2]、樟脑 (camphor)[3]、茴香烯 [5]。

　　脂肪酸类成分：肉豆蔻酸 (myristic acid)[1,2]、二十一碳酸 (heneicosanoic acid)、月桂酸 (lauric acid)[1,3]、花生酸 (arachic acid)、山嵛酸 (behenic acid)、10- 十八碳烯酸 (10-octadecenoic acid)、十五碳酸 (pentadecanoic acid)、棕榈酸 (palmitic acid)、硬脂酸 (stearic acid)[1,4]。

　　香豆素类成分：香柑内酯 (bergapten)、欧前胡内酯 (imperatorin)、印度榅桲素 (marmesin)、伞形花内酯 (umbelliferone)、花椒毒素 (xanthotoxin)[1]。

　　甾醇类成分：豆甾醇 (stigmasterol)、β- 谷甾醇 (β-sitosterol)[1]。

【药典检测成分】2015 版《中国药典》规定，本品照挥发油测定法测定，含挥发油不得少于 1.5%(ml/g)。本品照气相色谱法测定，含反式茴香脑不得少于 1.4%。

参考文献

［1］国家中医药管理局《中华本草》编委会. 中华本草：第 5 册 5132［M］. 上海：上海科学技术出版社，1999：950-954.

［2］赵淑平，丛浦珠，权丽辉，等. 小茴香挥发油的成分［J］. 植物学报，1991，33(1)：82.

［3］刘洪玲，董岩. 小茴香挥发油化学成分的 GC/MS 研究［J］. 齐鲁药事，2005，24(3)：169-170.

［4］赵淑平，丛浦珠，权丽辉. 小茴香挥发油的质量研究［J］. 中药材. 1989，12(9)：31-32.

［5］蒋军辉，徐小娜，杨慧仙，等. GC-MS 结合直观推导式演进特征投影法 (HELP) 分析大茴香和小茴香挥发性化学成分［J］. 南华大学学报，2011，23(4)：91-96.

45. 小蓟　Cirsii Herba

【来源】本品为菊科植物刺儿菜 *Cirsium setosum* (Willd.) MB. 的干燥地上部分。

【性能】甘、苦，凉。凉血止血，散瘀解毒消痈。

【化学成分】本品主要含黄酮类、甾醇类、苯丙素类等化学成分。

黄酮类成分：刺槐苷 (acaciin) [即蒙花苷 (linarin)，也即刺槐素 -7- 鼠李糖葡萄糖苷 (acacetin-7-rhamnoglucoside)[1-3]]、刺槐素 (acacetin)[1,4,5]、芸香苷 (rutin)[1,6]、7- 葡萄糖酸 -5,6- 二羟基黄酮 (baiculin)、5,8,4′- 三羟基黄酮 -7-*O*-*β*-D- 葡萄糖苷 (5,8,4′-trihydroxy-7-*O*-*β*-D-glucopyranoside)[7]、胡萝卜苷 (*β*-carotene)、芦丁 (rutin)、芹菜素 (apigenin)、异山奈甲黄素 (isokaempteride)[8]。

甾醇类成分：*β*- 谷甾醇 (*β*-sitosterol)、豆甾醇 (stigmasterol)、蒲公英甾醇 (taraxasterol)、*φ*- 蒲公英甾醇乙酸酯 (*φ*-taraxasterylacetate)[1,6]、豆甾醇 -3-*O*- 葡萄糖苷 (stigmasterol-3-*O*-glucopyranoside)[7]。

苯丙素类成分：绿原酸 (chlorogenic acid)、咖啡酸 (caffeic acid)[1,7,9]。

其他：氯化钾 (potassium chloride)[1,2]、三十烷醇 (triacontanol)[1,6]、原儿茶酸 (protocatechuic acid)、酪胺 (tyramine)[1,9]、伪蒲公英甾醇醋酸酯 (pseudotaraxasteryl acetate)、反式对香豆酸二十六醇酯 [(*E*)-hexacosyl-*p*-coumarate][8]、羽扇豆醇乙酸酯 (lupenyl acetate)、羽扇豆醇 (lupeol)、羽扇豆酮 (lupenone)、*β*- 香树酯醇 (*β*-amyrin)、*α*- 香树酯酮 (*α*-amyrenone)、蒲公英甾酮 (taraxasterone)[10]、1-(3′,4′- 二羟基肉桂酰)- 环戊 -2,3- 二酚 [1-(3′,4′-dihydroxycinnamoyl)-cyclopenta-2,3-diol]、5-*O*- 咖啡酰基 - 奎宁酸 (5-*O*-caffeoylquinic acid)、原儿茶醛 (protocatechuical dehyde)[11]、红景天苷 (salidrosidin)、腺苷 (adenosine)[12]、麦角甾 -4,24(28)- 二烯 -3- 酮 [ergosta-4,24(28)-diene-3-one]、豆甾 -4- 烯 -3- 酮 (stigmast-4-en-3-one)[13]。

【药典检测成分】2015 版《中国药典》规定，本品照高效液相色谱法测定，按干燥品计算，含蒙花苷不得少于 0.70%。

参考文献

[1] 国家中医药管理局《中华本草》编委会. 中华本草：第 7 册 6814 [M]. 上海：上海科学技术出版社，1999：782-785.

[2] 李清华. 小蓟止血成分的研究 [J]. 中草药，1982，13(9)：393.

[3] Rendyuk T D, et al. CA, 1978, 88: 117796x.

[4] Rendyuk T D, et al. CA, 1978, 88: 197715h.

[5] Rendyuk T D, et al. CA, 1980, 93: 80050z.

[6] 顾玉诚，屠呦呦. 小蓟化学成分研究 [J]. 中国中药杂志，1992，17(9)：547-548.

[7] 曹琴，陈建涛. 小蓟的化学成分研究 [J]. 药学实践杂志，2010，28(4)：271-273.

[8] 冯子明，杨桠楠，姜建双，等. 小蓟的化学成分研究 [J]. 中国实验方剂学杂志，2012，18(6)：87-89.

[9] 姚乾元. 小蓟升压成分的化学研究 [J]. 中草药，1992，23(10)：517.

[10] 李泠鸽，孙珍，尚小雅，等. 小蓟三萜类化合物成分的研究 [J]. 中国中药杂志，2012，37(7)：951-955.

[11] 许浚，张铁军，龚苏晓，等. 小蓟止血活性部位的化学成分研究 [J]. 中草药，2010，4(14)：542-544.

[12] JIANG Hai,etall. Chin J Nat Med,2013,11(5):534-537.

[13] 孙珍，李泠鸽，院珍珍，等. 小蓟中甾体类化合物的分离及结构鉴定 [J]. 食品科学，2012，33(19)：124-127.

46. 马齿苋　Portulacae Herba

【来源】本品为马齿苋科植物马齿苋 *Portulaca oleracea* L. 的干燥地上部分。

【性能】酸，寒。清热解毒，凉血止血，止痢。

【化学成分】本品主要含氨基酸类、生物碱类、有机酸类等化学成分。

氨基酸类成分：丙氨酸 (alanine)、谷氨酸 (glutamic acid)、天冬氨酸 (aspartic acid)[1,2]。

生物碱类成分：甜菜素 (betanidin)、甜菜苷 (betanin)、异甜菜素 (*iso*-betanidin)、异甜菜素苷 (*iso*-betanine)[1,3]。

有机酸类成分：柠檬酸 (citric acid)、苹果酸 (malic acid)、草酸 (oxalic acid)[1,2]、聚 ω^3 不饱和脂肪酸 (ω^3-polyunsaturated fatty acid)[1,4]。

糖类成分：果糖 (fructose)、葡萄糖 (glucose)、蔗糖 (sucrose)[1,2]。

其他：去甲肾上腺素 (noradrenaline)、多巴 (dopa)、多巴胺 (dopamine)[1,5]、谷甾 -4- 烯 -3 醇 (cholest-4-en-3β-ol)、谷甾 -5- 烯 -3- 醇 (cholest-5-en-3β-ol)、β- 胡萝卜苷 (β-sitosterol 3-*O*-β-D-glucopyranoside)[6]、丁香苷 (syringin)、十三烷酸 (tridecanoic acid)、9,12- 十八碳二烯酸 (9,12-octadecadienoic acid)、11,14,17- 二十碳三烯酸 (11,14,17-eicosatrienoic acid)、二十六烷酸 (hexacosanoic acid)[7]、β- 谷甾醇 (β-sitosterol)、亚油酸三甘油酯 (linoleic acid glycerol ester)、黑麦草素 (DL-epiloliolide)、正二十六烷醇 (ceryl alcohol)、α- 棕榈酸单甘油酯 (α-palmitic acid monoglyceride)、β- 谷甾醇葡萄糖苷 (β-sitosterol-glucopyranoside)[8]。

【药典检测成分】无。

参考文献

[1] 国家中医药管理局《中华本草》编委会. 中华本草：第 2 册 1393 [M]. 上海：上海科学技术出版社，1999：754-758.

[2] Bharucha FR, et al. CA, 1957, 51: 13084a.

[3] Mario P, et al. Phytochemistry, 1964, 3: 547.

[4] Koch HP, 1989, 110: 63559z.

[5] Feng PC, et al. Nature, 1961, 191: 1108.

[6] 段慧云，赵莲，陈华. 马齿苋 Portulaca oleracea 的化学成分 [J]. 河北大学学报，2011，31(4)：389-392.

[7] 高红梅，赵阿娜，于秀华，等. 马齿苋化学成分的分离与鉴定 [J]. 中国药房，2012，23(47)：4480-4481.

[8] 乔竹稳，姚旭颖，单喜臣，等. 马齿苋化学成分研究 [J]. 齐齐哈尔大学学报，2012，28(1)：58-60.

47. 马钱子　Strychni Semen

【来源】本品为马钱科植物马钱 *Strychnos nux-vomica* L. 的干燥成熟种子。

【性能】苦，温；有大毒。通络止痛，散结消肿。

【化学成分】本品含多种生物碱等化学成分。

"正" 系列 (normal series) 生物碱：马钱子碱 (brucine)、马钱子碱 *N*- 氧化物 (brucine *N*-oxide)、β- 可鲁勃林 (β- colubrine)、16- 羟基 -α- 可鲁勃林 (16-hydroxy-α-colubrine)、16- 羟基 -β- 可鲁勃林 (16-hydroxy-β-colubrine)、异马钱子碱 (*iso*-brucine)、异番木鳖碱 (*iso*-strychnine)、番木鳖碱 (strychnine)、番木鳖碱 *N*- 氧化物 (strychnine *N*-oxide)。

"伪" 系列 (pseudo series) 生物碱：伪马钱子碱 (pseudobrucine)、伪番木鳖碱 (pseudo-strychnine)。

"*N*- 甲基伪" 系列 (*N*-methylpseudo series) 生物碱 :*N*- 甲基 - 断 - 伪番木鳖碱 (icajine)、*N*-甲基 - 断 - 伪马钱子碱 (no-vacine)、番木鳖次碱 (vomicine)[1-4]、甲基的士的宁 (*N*-methylpseudo strychnine)[5]。

氮氧化物 (N → O type series) 生物碱：番木鳖碱氮氧化合物 (strychnine N-oxide)、马钱子碱氮氧化物 (brncine N-oxide)、3- 羟基番木鳖氮氧化物 (3-hydroxy-strychnine N-oxide)[5]。

士的宁型 (strychnine type series) 生物碱：4- 羟基士的宁 (4-hydroxy-strychnine)、2- 羟基士的宁 (2-hydroxy-strychnine)、士的宁 (strychnine)[6]。

【药典检测成分】2015 版《中国药典》规定，本品照高效液相色谱法测定，按干燥品计算，含士的宁应为 1.20% ～ 2.20%，马钱子碱不得少于 0.80%。

参考文献

［1］国家中医药管理局《中华本草》编委会 . 中华本草：第 6 册 5536［M］. 上海：上海科学技术出版社，1999：220-226.

［2］Villardel F A，et al. C A，1970，73：109948y.

［3］Bissel N G，et al. J Pharmacol，1971，73：109948y.

［4］Chang C B，et al. Chem Pharm Bull，1990，38(5)：1295.

［5］张加余，张倩，张凡，等 .HPLC-ESI-MS-US 鉴定马钱子中 4 类生物碱分成［J］. 中国实验方剂学杂志，2013，19(9)：147-151.

［6］解宝仙，唐文照，王晓静，等 . 马钱子的化学成分和药理作用研究进展［J］. 药学研究，2014，33(10)：603-606.

48. 马兜铃　Aristolochiae Fructus

【来源】本品为马兜铃科植物北马兜铃 *Aristolochia contorta* Bge. 或马兜铃 *Aristolochia debilis* Sieb. et Zucc. 的干燥成熟果实。

【性能】苦，微寒。清肺降气，止咳平喘，清肠消痔。

【化学成分】本品主要含木兰花碱 (magnoflorine)、*β*- 谷甾醇 (*β*-sitosterol)[1,2]、马兜铃酸 A(aristolochic acid A)[1-3]、马兜铃酸 C(aristolochic acid C)、马兜铃酸 D(aristolochic acid D)、季铵生物碱[1,3]、马兜铃内酰胺 (aristololactam)、丁香酸 (syringic acid)、香草酸 (vanillic acid)、香豆酸 (*p*-coumaric acid)、二十五烷酸 (*n*-pentacosanoic acid)、*β*- 谷甾醇 (*β*-sitosterol)、胡萝卜苷 (daucosterol)[4]、4- 蒄烯 (4-thujene)、*β*- 石竹烯 (*β*-caryophylene)、邻苯二甲酸二丁酯 (dibutyl phthalate)[5]。

萜类、甾体及其苷类成分: 番木鳖苷 (loganin)、*β*- 谷甾醇 (sitosterol)、胡萝卜苷 (daucosterol)、熊果酸 (ursolic acid)、5,6- 羊齿烯醇 (simiarenol)、马钱子苷 (cuchiloside)、豆甾醇糖苷 (stigmasta-5,22-dien-3-*O*-glu)、马钱子酮苷 (ketologanin)、熊果醇 (uvaol)、羽扇豆醇 (lupeol)、*α*- 香树脂醇 (*α*-amyrin)、断氧化马钱子苷 (secoxyloganin)、毛柳苷 (salidroside)、腺苷 (adenosine)[5]。

有机酸类成分：绿原酸 (chlorogenic acid)、原儿茶酸 (protocatechuic acid)、没食子酸 (gallic acid)、香草酸 (vanillic acid)、肉桂酸 (cinnamic acid)、阿魏酸 (ferulic acid)、番木鳖苷酸 (loganic acid)、咖啡酸 (caffeic acid)、水杨酸 (*p*-hydroxybenzoic acid)、对羟基苯乙酸 (*p*-hydroxypheny laceticacid)[5]。

其他：咖啡酸乙酯 (ethyl caffeate)、儿茶酚 (catechol)、麦芽酚 (maltol)、11-*O*-*α*- 棕榈酰香树酯 (11-*O*-*α*-amyrin palmitate)[5]。

【药典检测成分】无。

参考文献

［1］国家中医药管理局《中华本草》编委会. 中华本草：第 3 册 2066［M］. 上海：上海科学技术出版社，1999：463-466.

［2］房圣民，王非，佟新如，等. 人工栽培与野生北马兜铃的比较研究［J］. 中药材，1987，(3)：35-39.

［3］江苏植物研究所. 新华本草纲要：第一册［M］. 上海：上海科学技术出版社，1988：198.

［4］许玉琼，尚明英，葛跃伟，等. 马兜铃化学成分研究［J］. 中国中药杂志，2010，35(21)：2862-2865.

［5］王慧娟，周惠，谷灵灵，等. 北马兜铃蜜炙前后挥发油成分的 GC-MS 分析［J］. 广州化工，2012，40(21)：112-114.

49. 马鞭草　Verbenae Herba

【**来源**】本品为马鞭草科植物马鞭草 *Verbena officinalis* L. 的干燥地上部分。

【**性能**】苦，凉。活血散瘀，解毒，利水，退黄，截疟。

【**化学成分**】本品主要含黄酮类、萜类及甾醇类、环烯醚萜类等化学成分。

　　黄酮类成分：蒿黄素 (artemetin)[1-3]、芹菜素 (apigenin)、4′- 羟基汉黄芩素 (4′-hydroxy wogonin)、槲皮苷 (quercitin)、木犀草素 (luteolin)、异鼠李素 (isorhamnetin)[4]。

　　萜类及甾体类成分：羽扇豆醇 (lupeol)、β- 谷甾醇 (β-sitosterol)、熊果酸 (ursolic acid)[1-3]、马鞭草新苷 (verbascoside)[1,5]。

　　环烯醚萜类成分：桃叶珊瑚苷 (aucubin)[1-3]、戟叶马鞭草苷 (hastatoside)、马鞭草苷 (verbenalin)[1,6,8]、三叶草苷 (trifloroside)、当药苦苷 (swertiamarin)、龙胆苦苷 (gentiopicroside)[7]。

　　其他：腺苷 (adenosine)、β- 胡萝卜素 (β-carotene)[1,4]、水苏糖 (stachyose)[1,8]、山柰酚 (kaempferol)、毛蕊花糖苷 (acteoside)[4]。

【**药典检测成分**】2015 版《中国药典》规定，本品照高效液相色谱法测定，按干燥品计算，含齐墩果酸和熊果酸的总量不得少于 0.30%。

参考文献

［1］国家中医药管理局《中华本草》编委会. 中华本草：第 6 册 5987［M］. 上海：上海科学技术出版社，1999：592-596.

［2］Cheymol J. CA，1937，31：74738.

［3］Winde E，et al. CA，1961，55：14822g

［4］任非，段坤峰，付颖，等. 马鞭草镇咳有效部位化学成分的研究［J］. 中国医院药学杂志，2013，33(6)：445-449.

［5］Rimpler H，et al. CA，1979，91：87301z

［6］桂承会，唐人九. 马鞭草镇咳有效成分的研究［J］. 中药通报，1985，10(10)：467.

［7］徐伟，辛菲，刘明，等. 马鞭草裂环环烯醚萜苷类成分的分离与鉴定［J］. 沈阳药科大学学报，2010，27(10)：793-795.

［8］Makboul AM. CA，1986，105：39382n

50. 王不留行　Vaccariae Semen

【**来源**】本品为石竹科植物麦蓝菜 *Vaccaria segetalis*(Neck.)Garcke 的干燥成熟种子。

【**性能**】苦，平。活血痛经，下乳消肿。

【**化学成分**】本品主要含黄酮类、糖类、呫吨酮类等化学成分。

　　黄酮类成分：异肥皂草苷 (*iso*-saponarin)[1,2]、王不留行黄酮苷 (vaccarin)[1-4]。

　　糖类成分：L- 阿拉伯糖 (L-arabinose)、D- 岩藻糖 (D-fucose)、D- 半乳糖 (D-galactose)、D- 葡萄糖 (D-glucose)、L- 鼠李糖 (L-rhamnose)、D- 木糖 (D-xylose)[1,4]。

咕吨酮类成分：麦蓝菜咕吨酮 (sapxanthone)[1,5]、1,8- 二羟基 -3,5- 二甲氧基 -9H- 咕吨酮 (1,8-dihydroxy-3,5-dimethoxy-9H-xanthen-9-one)、王不留行咕吨酮 (vaccaxanthone)[1,6]。

三萜皂苷类成分：棉根皂苷元 -3-β-D- 葡萄糖醛酸苷 (gypsogenin-3-β-D-glucuronoside)、王不留行次皂苷 (vaccraoside)[1,4]。

挥发油类成分：油酸酰胺 (oleamide)、正二十八烷 (n-octacosane)、肉豆蔻酰胺 (myristamide)、正十五烷 (n-pentade cane)、α- 雪松烯 (α-cedrene)、α- 雪松醇 (α-cedrol)、降植烷 (pristan)、植酮 (phytone)、棕榈酰胺 (palmitamide)、邻苯二甲酸双十三酯 (ditridecylphthalate)。

其他：D- 葡萄糖醛酸 (D-glucuronic acid)[1,4]、磷脂 (phospholipid)[1,7]、植酸钙镁 (phytin)、豆甾醇 (stigmasterol)[1,8]、(2S)-N,N,N- 三甲基色氨酸内铵盐 [(2S)-N,N,N-trimethyl tryptophane betabine]、洋芹素 -6-C- 阿拉伯糖 - 葡萄糖苷 (celereoin-6-C-arabinose-glucopyranoside)、王不留行黄酮苷 (vaccaria flavonoid glycosides)、洋芹素 -6-C- 双葡萄糖苷 (celereoin-6-C-double-glucopyranoside)[9]、王不留行肽 (segetalin)[10]、腺苷 (adenosine)、腺嘌呤 (adenine)、(+)-(S)-N,N,N- 三甲基色氨酸内铵盐 [(+)-(S)-N,N,N-trimethyl tryptophane betabine]、洋芹素 -6-C- 阿拉伯糖 - 葡萄糖苷 (apigenin-6-C-arabinosyl glucoside)[11-13]。

【药典检测成分】2015 版《中国药典》规定，本品照高效液相色谱法测定，按干燥品计算，含王不留行黄酮苷不得少于 0.40%。

参考文献

［1］国家中医药管理局《中华本草》编委会. 中华本草：第 2 册 1452 [M]. 上海：上海科学技术出版社，1999：802-804.
［2］Litvinenko VI, et al. Khim Prir. Soedin, 1967, 3(3)：159(CA, 1968, 68：78548h).
［3］Baeva RT, et al. Khim Prir. Soedin, 1974, 10(2)：171(CA, 1974, 81：37774d).
［4］Baeva RT, et al. Khim Prir. Soedin, 1974, 10(2)：258(CA, 1974, 81：132778s).
［5］Kazmi Sycd Najam-al-Hussain, et al. Phytochemistry, 1989, 28(12)：3572.
［6］Kazmi Sycd Najam-al-Hussain, et al. Helerocycles, 1989, 29(10)：1923(CA, 1989, 112：135988c).
［7］Akbarov PR, et al. Khim Prir. Soedin, 1979, 15(2)：223(CA, 1979, 91：171680c).
［8］Jain SC, et al. Indian Drugr, 1980, 17(8)：145(CA, 1980, 93：66139d).
［9］李娜，马长华，刘冬，等. 炒王不留行的化学成分分析 [J]. 中国实验方剂学，2013, 19(10)：73-75.
［10］董红散，李佳，郭英慧，等. 高效液相色谱法测定王不留行中王不留行环肽 A 和王不留行环肽 B [J]. 药物分析杂志，2012, 32(5)：793-796.
［11］胡金陵，胡虹，杨丽，等. 王不留行的化学成分研究 [J]. 药学研究，2011, 33(2)：71-86.
［12］孟贺，陈玉平，秦文杰，等. 王不留行中王不留行黄酮苷的分离与鉴定 [J]. 中草药，2011, 42(5)：874-876.
［13］冯旭，王丽丽，邓家刚，等. 王不留行挥发油化学成分的 GC-MS 分析 [J]. 广西中医药，2010, 33(3)：56-61.

51. 天山雪莲 Saussureae Involucratae Herba

【来源】本品为菊科植物天山雪莲 Saussurea involucrate(Kar.et Kir.)Sch.-Bip. 的干燥地上部分。

【性能】维吾尔医：性质，二级湿热。补肾活血，强筋骨，营养神经，调节异常体液。中医：微苦，温。温肾助阳，祛风胜湿，通经活血。

【化学成分】本品主要含内酯及苷类、黄酮类、挥发油类等化学成分。

内酯及苷类成分：愈创木内酯 (guaianolide)、愈创木内酯 -β- 葡萄糖苷 (guaianolide-β-glucoside)[1,2]、大苞雪莲内酯 -8-β-D- 葡萄糖苷 (involucratolactone-8-β-D-glucoside)[1,3]、8α- 丙酰氧基去氢木香内酯 (8α-propionyloxy-dehydro-α-curcumene)[1,4]、大苞雪莲内酯 (involucratolactone)、雪莲内酯 (xuelianlactone)[1,5]、二氢去氢木香烯内酯 (dihydrodehydrocostunolide)[1,6]、二氢去氢木香内酯 (dihydrodehydrocostuslactone),11βH-11,13- 二氢去氢木香内酯 8-O-β-D- 葡萄糖苷 (11βH-

11,13-dihydrodehydrocostuslactone-8-*O*-β-D-glucoside),8α- 羟基 -11βH-11,13- 二氢去氢木香内酯（8α-hydroxy-11βH-11,13-dihydrodehydrocostuslactone）、3α,8α- 二羟基 -11βH-11,13- 二氢去氢木香内酯 (3α,8α-dihydroxy-11βH-11,13-dihydrodehydrocostuslactone)、3α- 羟基 -11βH-11,13- 二氢去氢木香内酯 -8-*O*-β-D- 葡萄糖苷 (3α-hydroxy-11βH-11,13-dihydrodehydrocostuslactone-8-*O*-β-D-glucoside)、去氢木香内酯 (dehydrocostuslactone)[1,7]。

黄酮类成分：11α,13- 二氢去酰伽氏矢车菊素 -(4- 羟基巴豆酸酯)[11α,13-dihydrode-sacylianerin-(4-hydroxytiglate)]、11α,13- 二氢伽氏矢车菊素 (11α,13-dihydrojanerin)、伽氏矢车菊素 (janerin)[1,4]、19- 去氧伽氏矢车菊素 (19-deoxyjanerin)、去酰伽氏矢车菊素 (desacyljanerin)[1,7]、粗毛豚草素 (hispidulin)、4',5,7- 三羟基 -6- 甲氧基黄酮 [1,8,9]、4',5,7- 羟基 -3',6- 二甲氧基黄酮 (jaceosidin)[1,9]、伽氏矢车菊素 -(4- 羟基巴豆酸酯)[janerin-(4-hydroxytiglate)]、槲皮素 -3-*O*-α-L- 鼠李糖苷 (quercetin-3-*O*-α-L-rhamnoside)、槲皮素 (quercetin)[1,10,11]、芦丁 (rutin)[11]、山奈酚 (kaempferol)、芹菜素 (apigenin)、异槲皮苷 (isoquercitrin)、芹菜素 -7-*O*-β-D- 葡萄糖苷 (apigenin-7-*O*-β-D-glucopyranoside)、山奈酚 -7-*O*-β-D- 葡萄糖苷 (kaempferol-7-*O*-β-D-glucopyranoside)、木犀草素 (luteolin)、木犀草素 -7-*O*-β-D- 葡萄糖苷 (luteolin-7-*O*-β-D-glucopyranoside)。

挥发油类成分：1,6- 二甲基 -4- 异丙基萘 (1,6-dimethyl-4-*iso*-propylnaphthalene)、2,6- 二 (叔丁基) 苯醌 [2,6-di(tert-butyl)benzoquinone]、正二十烷 (*n*-eicosane)、月桂酸乙酯 (ethyl laurate)、肉豆蔻酸乙酯 (ethyl myristate)、棕榈酸乙酯 (ethyl palmitate)、十五烷酸乙酯 (ethyl pentadecanoate)、十三烷酸乙酯 (ethyl tridecanoate)、邻苯二甲酸二丁酯 (dibutyl phthalate)、正十七烷 (*n*-heptadecane)、十七碳三烯 (heptadecatriene)、1- 十七碳烯 (1-heptadecene)、正十六烷 (*n*-hexadecane)、4,4,7α- 三甲基 -5,6,7,7α- 四氢苯并呋喃 -2- 酮 (4,4,7α-trimethyl-5,6,7,7α-tetrahydrobenzofuran-2-one)、6,10,14- 三甲基 -2- 十五烷酮 (6,10,14-trimethyl-2-pentadecanone)、棕榈酸甲酯 (methyl palmitate)、正十九烷 (*n*-nonadecane)、正十八烷 (*n*-octadecane)、1- 十五碳烯 (1-pentadecene)[1,6]。

木脂素类成分：络石苷元 (trachelogenin)、罗汉松脂酚 (matairesinol)、牛蒡苷元 (arctigenin)[1,4]。

糖及糖苷类成分：丁基 -β-D- 吡喃果糖苷 (butyl-β-D-fructopyranoside)[1,13]、阿拉伯糖 (arabinose)、半乳糖 (galactose)、葡萄糖 (glucose)、鼠李糖 (rhamnose)[1,12]。

苯丙素苷类成分：丁香苷 (syringin)[1,14]。

萜类成分：洋蓟苦素 (cynaropicrin)、11α,13- 二氢洋蓟苦素 (11α,13-dihydrocynaropicrin)、11α,13- 二氢去酰洋蓟苦素 -(4- 羟基巴豆酸酯)[11α,13-dihydrodesacylcynaropicrin(4-hydroxytiglate)]、木香酸 (costic acid)[1,4]、大苞雪莲碱 (involucratine)[1,7]、11α,13- 二氢去酰洋蓟苦素 (11α,13-dihydrodesacylcynaropicrin)[1,10]。

【药典检测成分】2015 版《中国药典》规定，本品照高效液相色谱法测定，按干燥品计算，含无水芦丁不得少于 0.15%, 绿原酸不得少于 0.15%。

参考文献

[1] 国家中医药管理局《中华本草》编委会 . 中华本草：第 7 册 6996 [M]. 上海：上海科学技术出版社，1999：927-929.

[2] 李瑜，贾忠建，黄海波，等 . 雪莲中两个倍半萜内酯的研究 [J]. 兰州大学学报，1983，19：202.

[3] 李瑜，贾忠建，杜枚，等 . 新疆雪莲化学成分的研究（Ⅱ）[J]. 高等学校学报，高等学校化学学报，1985，6(5)：417.

[4] Bohlmam F, et al, Planta Med, 1985, (1)：74.

[5] 王惠康，林章代，何侃，等 . 新疆雪莲化学成分的研究 [J]. 药学学报，1986，21(9)：680-682.

[6] 贾忠建，李瑜，杜枚，等 . 大苞雪莲挥发油成分的研究 [J]. 兰州大学学报 (自然科学版)，1986，22(3)：100-105.

[7] Li Yu, et al. Planta Med, 1989, 28(12)：3395.

[8] 贾忠建，李瑜，杜枚，等 . 新疆雪莲化学成分的研究（Ⅰ）[J]. 高等学校化学学报，1983，4(5)：581.

[9] 刘力生，肖显华，张龙弟，等 . 大苞雪莲中两种黄酮对癌细胞 DNA 合成的影响 [J]. 兰州大学学报，1985，21(4)：80-83.

［10］贾忠建，何康伟，杜枚，等．新疆雪莲化学成分研究（Ⅳ）［J］．高等学校化学学报，1988，9(2)：198.
［11］宋治中，贾忠建．新疆雪莲化学成分的研究（Ⅵ）［J］．中草药，1990，21(12)：4-5.
［12］郑荣梁，刘光顺，邢光新，等．大苞雪莲花多糖清除自由基及抗疲劳作用［J］．中国药理学报，1993，14，增刊：S47-S49.
［13］贾忠建，李瑜，朱子清．新疆雪莲化学成分的研究［J］．兰州大学学报，1980，(3)：16.
［14］波拉提·马卡比力，贾晓光，李宁，等．天山雪莲花主要黄酮类成分初步研究［J］．新疆中医药，2011，29(3)：30-31.

52. 天仙子　Hyoscyami Semen

【来源】本品为茄科植物莨菪 *Hyoscyamus niger* L. 的干燥成熟种子。

【性能】苦、辛，温；有大毒。解痉止痛，平喘，安神。

【化学成分】本品主要含生物碱类、脂肪酸类等化学成分。

生物碱类成分：东莨菪碱 (scopolamine)、天仙子胺 (hyoscyamine)[1,2]、阿托品 (atropine)[1,3]。

脂肪酸类成分：油酸 (oleic acid)、硬脂酸 (stearic acid)、亚油酸 (linoleic acid)、棕榈酸 (palmitic acid)[1,2]、α- 亚麻酸 (α-linolenic acid)、山嵛酸 (behenic acid)、肉豆蔻酸 (myristic aicd)[1,4,5]。

其他：己醛 (hexanal)[6]。

【药典检测成分】2015 版《中国药典》规定，本品照高效液相色谱法测定，按干燥品计算，含东莨菪碱和莨菪碱的总量不得少于 0.080%。

参考文献
［1］国家中医药管理局《中华本草》编委会．中华本草：第 7 册 6259［M］．上海：上海科学技术出版社，1999：262-265.
［2］肖培根．中草药，1985，16(6)：259.
［3］Asbralf M, et al. CA, 1987, 106: 162654a.
［4］Pathak S P, et al. CA, 1948, 42: 3591c.
［5］王秀琴，李军，李岚，等 .GC-MS 分析不同产地天仙子及其炮制品中的脂肪酸成分［J］．中华中医药学刊，2013，31(1)：166-168.
［6］王秀琴，王岩，李军，等 .GC-MS 分析天仙子及其炮制品中挥发油成分［J］．中华中医药学刊，2013，31(5)：1044-1046.

53. 天仙藤　Aristolochiae Herba

【来源】本品为马兜铃科植物马兜铃 *Aristolochia debilis* Sieb. et Zucc. 或北马兜铃 *Aristolochia contorta* Bge. 的干燥地上部分。

【性能】苦，温。行气活血，通络止痛。

【化学成分】本品主要含生物碱类、甾体类、菲类等化学成分。

生物碱类成分：木兰花碱 (magnoflorine)[1,2]。

甾体类成分：β- 谷甾醇 (β-sitosterol)[1,2]。

菲类成分：马兜铃酸 D (aristolochic acid D)[1,2]。

【药典检测成分】2015 版《中国药典》规定，本品照高效液相色谱法测定，按干燥品计算，含马兜铃酸Ⅰ ($C_{17}H_{11}NO_7$) 不得过 0.01%。

参考文献

[1] 国家中医药管理局《中华本草》编委会. 中华本草：第 3 册 2068 [M]. 上海：上海科学技术出版社，1999：469-470.

[2] 房圣民，王玉琢，佟如新，等. 栽培与野生天仙藤化学成分研究 [J]. 中药材，1990，13(6)：27-29.

54. 天冬　Asparagi Radix

【来源】本品为百合科植物天门冬 *Asparagus cochinchinensis* (Lour.) Merr. 的干燥块根。

【性能】甘、苦，寒。养阴润燥，清肺生津。

【化学成分】本品主要含皂苷及苷元类、氨基酸类、糖类等化学成分。

皂苷及苷元类成分：薯蓣皂苷元 (diosgenin)[1-4]、雅姆皂苷元 (yamogenin)[1,3]、菝葜皂苷元 (sarsasapogenin)[1,3,4]、异菝葜皂苷元 (smilagenin)[1,3,7]、天冬呋甾醇寡糖苷 Asp- Ⅳ、天冬呋甾醇寡糖苷 Asp-V、天冬呋甾醇寡糖苷 Asp-Ⅵ、天冬呋甾醇寡糖苷 Asp- Ⅶ [1,5]、甲基原薯蓣皂苷 (methylprotodioscin)、伪原薯蓣皂苷 (pseudprotodioscin)、3-*O*-[*α*-L- 吡喃鼠李糖基 (1 → 4)-*β*-D- 吡喃葡萄糖基]-26-*O*-(*β*-D- 吡喃葡萄糖基)-(25*R*)-5,20- 呋甾二烯 -3*β*,26- 二醇 {3-*O*-[*α*-L-rhamnopyranosyl(1 → 4)-*β*-D-glucopyranosyl]-26-*O*-(*β*-D-glucopyranosyl)-(25*R*)-furosta-5,20-3*β*,26-diol]}[1,6]、菝葜皂苷元 -3-*O*-[*α*-L- 鼠李吡喃糖基 (1 → 4)]-*β*-D- 葡萄吡喃糖苷 {3-*O*-[*α*-L-rhamnopyranosyl(1 → 4)]-*β*-D-glucopyranoside-(25*S*)-5*β*-spirostan-3*β*-ol}[4]、薯蓣皂苷元 -3-*O*-*β*-D- 吡喃葡萄糖苷 (diosgenin-3-*O*-*β*-D-glucopyranoside)、26-*O*-*β*-D- 吡喃葡萄糖基 - 呋甾 -3*β*,26- 二醇 -22- 甲氧基 -3-*O*-*α*-L- 吡喃鼠李糖基 (1 → 4)-*O*-*β*-D- 吡喃葡萄糖苷 [26-*O*-*β*-D-glucopyranosyl-furost-3*β*,26-diol22-methoxy-3-*O*-*α*-L-rhamnopyranosy(1→4)-*O*-*β*-D-glucopyranoside]、26-*O*-*β*-D- 吡喃葡萄糖基 - 呋甾 -5,20- 烯 -3*β*,2*α*,26- 三醇 -3-*O*-[*α*-*α*- 吡喃鼠李糖基 (1 → 2)]-[*α*-*α*- 吡喃鼠李糖基 -(1 → 4)]-*β*-D- 吡喃葡萄糖苷 {26-*O*-*β*-D-glucopyranosyl-furost-5,20-en-3*β*,2*α*,26-triol-3-*O*-[*α*-*α*-rhamnopyranosyl(1 → 2)]-[*α*-*α*-rhamnopyranosyl-(1 → 4)]-*β*-D-glucopyranoside}、26-*O*-*β*-D- 吡喃葡萄糖基 - 呋甾 -3*β*,22,26- 三醇 -3-*O*-*β*-D- 吡喃葡萄糖基 (1 → 2)-*O*-*β*-D- 吡喃葡萄糖苷 [26-*O*-*β*-D-glucopyranosyl-furost-3*β*,22,26-triol-3-*O*-*β*-D-glucopyranosyl(1 → 2)-*O*-*β*-D-glucopyranoside][7]。

氨基酸类成分：丙氨酸 (alanine)、精氨酸 (arginine)、天冬氨酸 (aspartic acid)、瓜氨酸 (citrulline)、谷氨酸 (glutamic acid)、甘氨酸 (glycine)、组氨酸 (histidine)、异亮氨酸 (*iso*-leucine)、亮氨酸 (leucine)、赖氨酸 (lysine)、蛋氨酸 (methionine)、苯丙氨酸 (phenylalanine)、脯氨酸 (proline)、丝氨酸 (serine)、苏氨酸 (threonine)、酪氨酸 (tyrosine)、天冬酰胺 (asparagine)、缬氨酸 (valine)[1,8,9]。

糖类成分：蔗糖 (sucrose)、寡糖 Ⅰ (oligosaccharide Ⅰ)、寡糖 Ⅱ (oligosaccharide Ⅱ)、寡糖 Ⅲ (oligosaccharide Ⅲ)、寡糖 Ⅳ (oligosaccharide Ⅳ)、寡糖 Ⅴ (oligosaccharide Ⅴ)、寡糖 Ⅵ (oligosaccharide Ⅵ)、寡糖 Ⅶ (oligosaccharide Ⅶ)、果糖 (fructose)[1,2]、葡萄糖 (glucose)、鼠李糖 (rhamnose)[1,3]、天冬多糖 A(asparagus-polysaccharide A)、天冬多糖 B(asparagus-polysaccharide B)、天冬多糖 C(asparagus-polysaccharide C)、天冬多糖 D(asparagus-polysaccharide D)[1,10]。

甾体类成分：*β*- 谷甾醇 (*β*-sitosterol)[1,4,11]、胡萝卜苷 (daucosterol)[4]。

其他：5- 甲氧基甲基糠醛 (5-methoxymethyl furfural)[1,11]、正 - 三十二碳酸 (*n*-ethatriacontanoic acid)、棕榈酸 (palmitic acid)、9- 二十七碳烯 (9-heptacosylene)[4]。

【药典检测成分】无。

参考文献

[1] 国家中医药管理局《中华本草》编委会. 中华本草：第 8 册 7143 [M]. 上海：上海科学技术出版社，1999：63-69.

[2] Masashi T，et al. Chem Pharm Bull，1974，22(10)：30677y.

[3] 黑柳正典，等. 日本药学会第 107 次年会论文选辑（国外医学·中医中药分册），1988，10(1)：56.

[4] 徐从立，陈海生，谭兴起. 中药天冬的化学成分研究 [J]. 天然产物研究与开发，2005，17(2)：128-130.

[5] Tenji K, et al. Chem Pharm Bull, 1979, 27(12): 3086.

[6] Liang Z Z, et al. Planta Med, 1988, 54(4): 344.

[7] 沈阳，陈海生，王琼. 天冬化学成分的研究（Ⅱ）[J]. 第二军医大学学报，2007，28(11)：1241-1244.

[8] Masashi T, et al. CA, 1976, 85: 30677y.

[9] 倪京满，王锐. 中药天门冬炮制前后氨基酸含量比较 [J]. 中草药，1992，23(4)：182.

[10] 杜旭华，郭允珍. 抗癌植物药的开发研究 - Ⅳ. 中药天冬的多糖类抗癌活性成分的提取与分离 [J]. 沈阳药学学院学报，1990，7(3)：197.

[11] 小林正，等. 药学研究（日），1958，30：477.

55. 天花粉　Trichosanthis Radix

【来源】本品为葫芦科植物栝楼 *Trichosanthes kirilowii* Maxim. 或双边栝楼 *Trichosanthes rosthornii* Harms 的干燥根。

【性能】甘、微苦，微寒。清热泻火，生津止渴，消肿排脓。

【化学成分】本品主要含甾体类、氨基酸类、糖类等化学成分。

甾体类成分：泻根醇酸 (bryonolic acid)、葫芦苦素 B(cueurbitacin B)、葫芦苦素 D(cueurbitacin D)、23,24- 二氢葫芦苦素 (23,24-dihydrocucurbitacin)、7- 豆甾烯 -3β- 醇 (stigmasta-7-en-3β-ol)、7- 豆甾烯 -3β- 醇 -3-*O*-β-D- 吡喃葡萄糖苷 (stigmasta-7-en-3β-ol-3-*O*-β-D-glucopyranoside)[1,2]。

氨基酸类成分：缬氨酸 (amino-*iso*-valeric acid)、精氨酸 (arginine)、天冬氨酸 (aspartic acid)、瓜氨酸 (citrulline)、谷氨酸 (glutamic acid)、甘氨酸 (glycine)、组氨酸 (histidine)、α- 羟甲基丝氨酸 (α-hydroxymethylserine)、赖氨酸 (lysine)、鸟氨酸 (ornithine)、苯丙氨酸 (phenylalanine)、丝氨酸 (serine)、苏氨酸 (threonine)、酪氨酸 (tyrosine)[1,3]。

糖类成分：半乳糖 (galactose)、葡萄糖 (glucose)、核糖 (ribose)、木糖 (xylose)[1,3,4]、阿拉伯糖 (arabinose)、果糖 (fructose)、甘露糖 (mannose)[1,4]、栝楼根多糖 (trichosan)[1,5]。

其他：肽类 (peptide)、天花粉蛋白 (trichosanthin)[1,6]。

【药典检测成分】无。

参考文献

[1] 国家中医药管理局《中华本草》编委会. 中华本草：第 5 册 4663 [M]. 上海：上海科学技术出版社，1999：587-593.

[2] 北岛润一，等. 药学杂志（日），1989，129(9)：677.

[3] 郭荣汉，刘永福，张秀兰，等. 天花粉清液中成分的研究. 化学学报，1987，45(12)：1180-1183.

[4] Chung Yeoun Bong, et al. CA, 1991, 114: 199202t.

[5] Hikino Hiroshi, et al. Planta Med, 1989, 55(4): 349.

[6] 金善炜，孙孝先，汪绍福，等. 天花粉蛋白的化学Ⅰ.结晶天花粉蛋白的制备及其物理化学性质 [J]. 化学学报，1981，39：917-925.

56. 天竺黄　Bambusae Concretio Silicea

【来源】本品为禾本科植物青皮竹 *Bambusa textilis* McClure 或华思劳竹 *Schizostachyum chinense* Rendle 等秆内的分泌液干燥后的块状物。

【性能】甘,寒。清热化痰、清心定惊。

【化学成分】本品主要含六孢素 (hexascosporin)、竹红菌甲素 (hypocrelli A)[1,2]、竹红菌乙素 (hypocrellin B)[3,4]、硬脂酸 (octadecanoic acid)[5]、硬脂酸乙酯 (ethyl stearate)[6]。

【药典检测成分】无。

参考文献

[1] Chen wei-shin, et al. Liebigs Ann, Chem, 1981, 10: 1880.

[2] 万象义. 一种新的光化学疗法药物——竹红菌甲素 [J]. 科学通报, 1980, 25(24): 1148.

[3] 梁丽, 竺迺珏, 张曼华. 竹红菌乙素晶体和分子结构 [J]. 科学通报, 1987, 32(1): 56.

[4] 张曼华. 竹红菌中乙素及脂肪酸的分离鉴定 [J]. 科学通报, 1988, 33(7): 518.

[5] Grasselli J G, et al. Atlas of Spectral Data and Physical Constants for Organic Compounds ed. CRC Prass, 1975, 3: 690.

[6] 胡晓, 沈联德. 竹黄化学成分的分离和结构鉴定 [J]. 华西药学杂志, 1992, 7(1): 1-4.

57. 天南星　Arisaematis Rhizoma

【来源】本品为天南星科植物天南星 *Arisaema erubescens* (Wall.) Schott、异叶天南星 *Arisaema heterophyllum* Bl. 或东北天南星 *Arisaema amurense* Maxim. 的干燥块茎。

【性能】苦、辛,温;有毒。燥湿化痰,祛风止痉,散结消肿。

【化学成分】本品主要含黄酮类、脂肪酸类、氨基酸类等化学成分。

　　黄酮类成分:异夏佛托苷 (*iso*-schaftoside)、夏佛托苷 (schaftoside)[1-4]、芹菜素 -6-*C*- 阿拉伯糖 -8-*C*- 半乳糖苷 (apigenin-6-*C*-arabinosyl-8-*C*-galactoside)、芹菜素 -6,8- 二 -*C*- 半乳糖苷 (apigenin-6,8-di-*C*-galactoside)、芹菜素 -6,8- 二 -*C*- 吡喃葡萄糖苷 (apigenin-6,8-di-*C*-β-D-glucopyranoside)、芹菜素 -6-*C*- 半乳糖 -8-*C*- 阿拉伯糖苷 (apigenin-6-*C*-galactosyl-8-*C*-arabinoside)[4]。

　　脂肪酸类成分:二十六烷酸 (hexacosoic acid)、三十烷酸 (triacontanoic acid)[5]、亚油酸 (linoleic acid)[6]。

　　氨基酸类成分:丝氨酸 (serine)、缬氨酸 (valine)、赖氨酸 (lysine)、脯氨酸 (proline)[1,2] 等 30 多种氨基酸。

　　挥发性成分:间位甲酚 (*m*-cresol)、苯乙烯 (styrene)、2- 呋喃甲醇乙酸酯 (2-furanmethanol acetate)、2- 糠基 -5- 甲基呋喃 (2-furfuryl-5-methylfuran)、芫荽醇 (linalool)、2- 烯丙基呋喃 (2-propenyl furan)、2,2′- 次甲基呋喃 (2,2′-methylene furan)[7]、十四烷 (tetradecane)、1-(2- 硝基丙基) 环己醇 [1-(2-nitropropyl)-cyclohexanol]、白菖烯 (1H-cyclopropa[a]naphthalene)、2,6,10- 三 甲基十四烷 (2,6,10-trimethyl-tetradecane)、十五烷 (pentadecane)、十六烷 (hexadecane)、十七烷 (heptadecane)、2- 十五烷酮 (2-pentadecanone)、5,6-2-(二甲基亚丙基)-(*E*,2)- 癸烷 [5,6-bis(2,2-dimethylpropylidene)-(*E*,2)-decane]、氧代十八烷 (1-chloro-octadecane)、十八烷 (octadecane)、乙酸棕榈酯 (1-hexadecanol acetate)、6,10,14- 三甲基 -2- 十五烷酮 (6,10,14-trimethyl-2-pentadecanone)、邻苯二甲酸丁酯 -8- 甲基壬基酯 (1,2-benzenedicarboxylic acid butyl-8-methlnonyl ester)、二十烷 (eicosane)、2,4,4,6,6,8,8- 七甲基 -2- 壬酮 (2,4,4,6,6,8,8-heptamethyl-2-nonene)、5,6,6- 三甲基 -5-(3- 羧基丁基 -1- 烯基)-1- 氧螺 [2,5] 辛 -4- 酮 [5,6,6-trimethyl-5-(3-oxobut-1-enyl)-1-oxaspiro[2,5]octan-4-one]、11,14- 二十碳二烯酸甲酯 (methyl-11,14-eicosadienoate)、8- 十八烯酸甲酯 (8-octadecenoic acid methyl ester)、5- 十二烷基 -2(3H) 呋喃 [5-dodecyldihydro-2(3H)-turanone]、亚油酸乙酯 (linoleic acid ethylester)、油酸乙酯 (ethyl oleate)、棕榈酸丁酯 (hexadecanoic acid butylester)、二十二烷 (docosane)、山嵛醇 (behenic alcohol)、二十七烷 (heptacosane)、9,12-十八二烯酸丁酯 (butyl 9,12-octadecadienoate)、二十四烷 (tetracosane)、二十八烷 (octacosane)、邻苯二甲酸二异辛酯 (1,2-benzenedicarboxylic acid diisooctyl ester)、二十六烷 (hexacosane)、亚硫酸环己基甲基十五烷基酯 (sulfurous acid cyclohexylmethyl pentadecyl ester)、9-辛基-二十四烷 (9-octyl-tetracosane)、三十六烷 (hexatriacontane)、9-辛基二十六烷 (9-octyl-hexacosane)、1-二十六烯 (1-hexacosane)、13-十二烷基二十六烷 (13-dodecyl-hexacosane)、二十九烷 (nonacosane)、丙基-24-甲基二十五-5,9-二烯酯 (propyl-24-methylpentacos-5,9-dienoate)、三十烷 (triacontane)、三十一烷 (hentriacontane)、三十二烷 (dotriacontane)、三十三烷 (tritriacontane)[8]。

糖类成分：蔗糖 (sucrose)、松二糖 (turanose)[1-3]。

甾醇类成分：β-谷甾醇 (sitosterol)[1-3,5,7,8]、胡萝卜苷 (daucosterol)[5,9-11]。

其他：四十烷烃 (tetracontane) 以及镁、铝、锌、铜、硒、钒、钴等 20 多种无机元素 [1,2]、没食子酸 (gallic acid)[1-4]、没食子酸乙酯 (ethyl gallate)[5]、甘露醇 (mannitol)、2-甲基-3(Z-丙烯酸甲酯基)-6-亚甲脲基-3-烯-氢化吡喃 [2-methyl-3 (Z-methylpropenoateyl)-6-methyleneureido-3-ene-hydropyran][8]、胡芦巴碱 (trigonelline)、氯化胆碱 (choline chloride)、秋水仙碱 (colchicine)、胆碱 (choline)、水苏碱 (stachydrine)[12]。

【药典检测成分】2015 版《中国药典》规定，本品照分光光度法测定，按干燥品计算，含总黄酮以芹菜素计，不得少于 0.050%。

参考文献

[1] 国家中医药管理局《中华本草》编委会. 中华本草：第 8 册 7652 [M]. 上海：上海科学技术出版社，1999：504-511.
[2] 季申，丁声颂，李颖. 10 种药用天南星的化学成分分析 [J]. 复旦学报，1989，16(3)：203.
[3] 王广树，刘银燕，陈滴，等. 东北天南星块茎化学成分的研究 [J]. 特产研究，2009，(2)：6.
[4] 杜树山，雷宁，徐艳春，等. 天南星黄酮成分的研究 [J]. 中国药学杂志，2005，10(19)：1457-1459.
[5] 杜树山，徐艳春，魏璐雪. 天南星化学成分研究（I）[J]. 中草药，34(4)：310，342.
[6] 杨丹，冯瑞红，关树光，等. 天南星中两个多不饱和脂肪酸的含量测定 [J]. 长春工业大学学报（自然科学版），2010，31(1)：74-80.
[7] 杨嘉，刘文炜，霍昕，等. 天南星挥发性成分研究 [J]. 生物技术，2007，17(5)：52-53.
[8] 孔德新，杨晓虹，董雷，等. 东北天南星茎挥发油成分 GC-MS 分析 [J]. 特产研究，2013，1：66-76.
[9] 邹晓红，鲁岐，杨继祥，等. 天南星化学成分的研究 [J]. 特产研究，1997，16(1)：29-37.
[10] 李绪文，尹建元，范波，等. 东北天南星化学成分的研究 [J]. 中国药学杂志，2001，36(2)：89-91.
[11] 杨中林，韦英杰，叶文才. 异叶南星的化学成分分析 [J]. 中成药，2003，25(3)：228-229.
[12] 陶荟竹，杨绍杰. 天南星的化学成分与药理作用研究综述 [J]. 黑龙江生态工程职业学院学报，2014，27(6)：31-32.

58. 天麻　Gastrodiae Rhizoma

【来源】本品为兰科植物天麻 *Gastrodia elata* Bl. 的干燥块茎。

【性能】甘，平。平肝息风止痉。

【化学成分】本品主要含甾醇苷类、酚类及其苷类、有机酸及酯类等化学成分。

甾醇苷类成分：β-谷甾醇 (β-sitosterol)[1-5]、胡萝卜苷 (daucosterol)[1,2,6]、3-O-(4'-羟基苄基)-β-谷甾醇 [3-O-(4'-hydroxybenzyl)-β-sitosterol][7]、3β,5α,6β-三羟基豆甾烷 (3β,5α,6β-trihydroxyl stigmastane)。

酚类及其苷类成分：对-羟基苯甲醇 (p-hydroxybenzyl alcohol)[1-3,5,10-12]、天麻苷（天麻素,gastrodin)[1-3,9,10-12,20]、对-羟基苯甲醛 (p-hydroxybenzaldehyde)[1,3-5,7,9,10]、天麻醚苷 (gastrodioside)

即对 - 羟甲基苯 -β-D- 吡喃葡萄糖苷 (p-hydroxymethylphenyl-β-D-glucopyranoside)[1-3,12]、对 - 羟苄基乙醚 (p-hydroxybenzyl ethyl ether)[1,4,10]、4- 羟苄基甲醚 (4-hydroxybenzyl methyl ether)[1,4,14]、3,4- 二羟基苯甲醛 (3,4-dihydroxybenzaidehyde)、4,4'- 二羟基二苄醚 (4,4'-dihydroxydibenzyl ether)、4,4'- 二羟基二苯甲烷 (4,4'-dihydroxydiphenyl methane)[1,10]、香草醇 (vanillyl alcohol)[1,8,9]、对 - 乙氧甲基苯酚 (4-ethoxymethylphenol)[1,13]、4-(4'- 羟苄氧基) 苄基甲醚 [4-(4'-hydroxybenzyloxy)-benzyl methyl ether]、双 (4- 羟苄基) 醚 [bis(4-acrinyl)ether][1,14]、邻苯二甲酸二甲酯 (dimethyl phthalate)、2,2'- 亚甲基 - 二 (6- 叔 丁 基 -4- 甲 基 苯 酚) [2,2'-methylene-bis (6-tert-butyl-4-methylphenl)][4]、4- 乙氧基甲苯基 -4'- 羟基苄醚 (4-ethoxymethylphenyl-4'-hydroxylbenzyl ether)[4,10]、硫化二对羟基苄 [bis(4-hydroxybenzyl)sulfide]、赛比诺啶 A(cymbinodin A)[5]、1- 异阿魏酸 -β-D- 吡喃葡萄糖苷 (1-iso-feruloyl-β-D-glucopyranoside)、天麻核苷 (gastronucleoside)[6]、4-(β-D- 吡喃葡萄糖氧) 苯甲醛 [4-(β-D-glucopyranosyloxy) benzaldehyde]、对羟基苯甲酸 (p-hydroxyl benzoic acid)[6,9]、4-[4'-(4''- 羟苄氧基) 苄氧基] 苄基甲醚 {4-[4'-(4''-hydroxybenzyloxy) benzyloxy]benzyl methyl ether}[7]、香兰素 (vanillin)[9]、三 [4-(β-D- 吡喃葡萄糖氧) 苄基] 柠檬酸酯 (即 parishin)[10]、3,5- 二甲氧基苯甲酸 -4-O-β-D- 吡喃葡萄糖苷 (3,5-dimethoxy benzoic acid-4-O-β-D-glucopyranoside)、对甲基苯基 -1-O-β-D- 吡喃葡萄糖苷 (p-methylphenyl-1-O-β-D-glucopyranoside)[11,20]、对羟基苄基二硫醚 [di-(p-hydroxybenzyl)disulfide][21]、4-(甲基亚磺酰甲基) 苯酚 [22][4-(methylsulfinyl-methyl)phenol]、4-(甲氧甲基) 苯 -1,2- 二酚 [4-(methoxymethyl) benzene-1,2-diol] [23]。

有机酸及酯类成分：枸橼酸 (citric acid)、枸橼酸甲酯 (methyl citrate)[1,2]、棕榈酸 (palmitic acid)[1,2,4]、琥珀酸 (succinic acid)[1,3]、三 [4-(β-D- 吡喃葡萄糖氧基)- 苄基] 枸橼酸酯 {tris-[4-(β-D-glucopyranosyloxy)-benzyl]citrate}[1,14]、丙三醇 -1- 软脂酸单酯 (monopalmitin)[5]、柠檬酸单乙酯 (citric acid mono-ethyl ester)[6]、邻苯二甲酸丁酯 (dibutyl phthalate)、邻苯二甲酸二辛酯 (dioctyl phthalate)[22]、巴利森苷 B(parishin B) [21]、间羟基苯甲酸 (m-hydroxybenzoic acid)、丁香酸 (syringic acid)、原儿茶酸 (protocatechuic acid) [24]。

巴利森苷类成分：巴利森苷 A (parishin A)、巴利森苷 C(parishin C)[12]。

其他：蔗糖 (sucrose)[1-3,11]、几丁质酶 (chitnase)、β-1,3- 葡聚糖酶 (β-1,3-glucanase)[1,15]、肿根糖 A(dactylose A)、腺嘌呤 (adenine)、酪氨酸 (tyrosine)、尿嘧啶 (uracil)、尿苷 (uridine)[6]、腺苷 (adenosine)[11,12,20]、抗真菌蛋白 (gastrodia antifungal protein, 即 GAFP)[16]、4,4'- 二羟基二苯砜 (4,4'-dihydroxydiphenylsulfone)[17]、5- 羟甲基 -2- 呋喃甲醛 (5-hydroxymethyl furfural)、4,4'- 二羟基二苄基亚砜 (4,4'-hydroxy-fardiold)、4,4'- 二羟基二苯基甲烷 (4,4'-dihydroxydiphenyl methane)、克罗酰胺 (grossamide)[22]、1- 苯基乳酸 (1-phenyllactic acid)、薯蓣皂苷元 (diosgenin)[25]、对乙氧基苄醇 (4-ethoxybenzyl alcohol)、对甲氧基苄醇 (anisic alcohol)、N_6-(4'- 羟苄基)- 腺苷 [N_6-(4'-hydroxybenzl)-adenosine][23]。还含有天麻多糖 [1,18] 及多种微量元素铁、锰、锌、锶、碘、铜 [1,19]。

【药典检测成分】2015 版《中国药典》规定，本品照高效液相色谱法测定，按干燥品计算，含天麻素 ($C_3H_{18}O_7$) 和对羟基苯甲酸 ($C_7H_8O_2$) 的总量不得少于 0.25%。

参考文献

[1] 国家中医药管理局《中华本草》编委会. 中华本草：第 8 册 7856 [M]. 上海：上海科学技术出版社，1999：716-722.

[2] 冯孝章，陈玉武，杨峻山. 天麻化学成分研究 [J]. 化学学报，1979，37(3)：175.

[3] 周俊，杨雁宾，杨崇仁. 天麻的化学研究——I. 天麻化学成分的分离和鉴定 [J]. 化学学报，1979，37(3)：183.

[4] 王莉，肖红斌，梁鑫淼. 天麻化学成分研究（I）[J]. 中草药，2003，34(7)：584-585.

[5] 肖永庆，李丽，游小琳. 天麻有效部位化学成分研究（I）[J]. 中国中药杂志，2002，27(1)：35-36.

[6] 王莉，肖红斌，梁鑫淼. 天麻化学成分研究（III）[J]. 中草药，2009，40(8)：1186-1189.

[7] Hye Sook Yun-Choi, Mi Kyung Pyo, Kyung Mi Park. Isolation of 3-O-(4'-Hydroxybenzyl)-β-sitosterol and 4-[4'-(4''-Hydroxybenzyloxy)benzyloxy] benzyl methyl ether from Fresh Tubers of Gastrodia elata [J]. Arch Pharm Res,

1998，21(3)：357-360.

［8］刘星楷，等．上海第一医学院学报，1958：67.

［9］C. L. Liu，M. C. Liu，R L. Zhu. Determination of Gastrodin，p-Hydroxybenzyl AIcohoI，Vanillyl Alcohol，p-Hydroxylbenzal-dehyde and Vanillin in Tall Gastrodia Tuber by High-Performance Liquid Chromatography［J］． Chromatographia，2002，55：317-320.

［10］周俊，浦湘渝，杨雁宾．新鲜天麻的九种酚性成分［J］．科学通报，1981，26(18)：1118.

［11］黄占波，宋冬梅，陈发奎．天麻化学成分的研究（Ⅰ）［J］．中国药物化学杂志，2005，15(4)：227-229.

［12］王莉，王艳萍，肖红斌，等．天麻化学成分研究（Ⅱ）［J］．中草药，2006，37(11)：1635-1637.

［13］周俊，杨雁宾，浦湘渝．新鲜天麻的酚类成分（简报）［J］．云南植物研究，1980，2(3)：370.

［14］Taguchi H，Yosioka I，Yamasaki K，et al． Studies on the constituents of Gastrodia elata Blume［J］． Chem Pharm Bull，1981，29(1)：55.

［15］杨增明，胡忠．天麻球茎几丁质酶和β-1, 3- 葡聚糖酶的初步研究［J］．云南植物研究，1990，12(4)：421-426.

［16］胡忠，杨增明，王钧．天麻球茎中一种抗真菌蛋白的分离和部分特性［J］．云南植物研究，1988，10(4)：373-380.

［17］Mi Kyung Pyo，Jing Ling Jin，Yean Kyoung Koo． Phenolic and Furan Type Compounds Isolated from Gastrodia elata and their Anti-Platelet Effects［J］． Arch Pharm Res，2004，27(4)：381-385.

［18］胡梅清，夏尔宁，吴梧桐．天麻匀多糖的分离纯化和组成分析［J］．铁道医学，1988，(4)：203.

［19］范俊安，易尚平，李胜容，等．四川道地药材与微量元素相关性的初步研究［J］．中药材，1991，14(1)：3-5.

［20］张伟，宋启示．贵州大方林下栽培天麻的化学成分研究［J］．中草药，2010，41(11)：1782-1785.

［21］李志峰，王亚威，王琦，等．天麻的化学成分研究（Ⅱ）［J］．中草药，2014，45(14)：1976-1979.

［22］王亚威，李志峰，何明珍，等．天麻化学成分研究［J］．中草药，2013，44(21)：2974-2976.

［23］段小花，李资磊，杨大松，等．昭通产天麻化学成分研究［J］．2013，36(10)：1608-1611.

［24］吴高兵．天麻中的化学成分研究［J］．中国民族民间医药，2013，5：28.

［25］王亚男，林生，陈明华，等．天麻水提取物的化学成分研究［J］．中国中药杂志，2012，37(12)：1775-1781.

59. 天葵子 Semiaquilegiae Radix

【来源】本品为毛茛科植物天葵 *Semiaquilegia adoxoides*(DC.)Makino 的块根。

【性能】甘、苦，寒。清热解毒，消肿散结。

【化学成分】本品主要含糖苷类、甾醇类、生物碱类等化学成分。

　　糖苷类成分：正丁基 -α-D- 呋喃果糖苷 (normal-butyl-α-D-fructofuranoside)、正丁基 -β-D- 吡喃果糖苷 (normalbutyl-β-D-fructopyranose)[1]、天葵苷 (semiaquilinoside)[2]。

　　甾醇类成分：胡萝卜苷 (daucosterol)、β- 谷甾醇 (β-sitosterin) [1]。

　　生物碱类成分：唐松草酚啶 (thalifendine)[1,3]、木兰碱 (magnoflorine chloride)[2]。

　　酚类成分：对羟基苯乙醇 (p-hydroxyphenylethanol) [1]。

　　糖类成分：果糖 (diabetin) [1]。

【药典检测成分】无。

参考文献

［1］苏艳芳，蓝华英，张贞霞，等．天葵子化学成分研究［J］．中草药，2006，37(1)：27.

［2］徐冉，肖海涛，王建塔，等．天葵化学成分及其药理作用研究进展［J］．天然产物研究与开发，2014，26：1154-1159.

［3］关频，王建农．天葵子化学成分和抗肿瘤活性的初步研究［J］．时珍国医国药，2011，2(1)：225-256.

60. 木瓜 Chaenomelis Fructus

【来源】本品为蔷薇科植物贴梗海棠 *Chaenomeles speciosa*(Sweet)Nakai 干燥近成熟果实。

【性能】酸，温。舒筋活络，和胃化湿。

【化学成分】本品主要含黄酮类、挥发油类、苯丙素类等化学成分。

黄酮类成分：槲皮素 (quercetin)[1]、(−)- 表儿茶素 [(−)-*epi*-catichin][2]。

挥发油类成分：十三烷 (tridecane)、2,6,11- 三甲基 - 十二烷 (2,6,11-trimethyl-dodecane)、2- 十一碳烯醛 (2-undecenal)[3,4]、苯甲酸 (benzoic acid)[5,6]、1- 对 - 薄荷烯 (1-*p*-menthene)、2-(5- 甲基 -5- 乙烯基四氢化)-2- 丙醇 [2-(5-methyl-5-vinyltetrahydro-2-furanyl)-2-propanol]、月桂烯醇 (myrcenol)、α- 松油醇 (α-terpineol)、β- 松油醇 (β-terpineol)、4- 松油醇 (4-terpineol)、8- 甲基 -1- 十一碳烯 (8-methyl-1-undecene)、γ- 桉醇 (γ-eudesmol)、*p*- 芳樟醇 (*p*-linalool)、顺 - 氧化芳樟醇 (*cis*-linalooloxide)、十九烷 (nonadecane)、十九烷醇 (nonadecanol)、壬醛 (nonanal)、十八烷醛 (octadecanal)、1- 十八烷醇 (1-octadecanol)、6- 十八碳烯酸甲酯 (6-octadecenoic acid methyl ester)、(2*Z*)-2- 辛烷 -1- 醇 [(2*Z*)-2-octen-1-ol]、十五烷 (pentadecane)、丹皮酚 (peonol)、苯乙醇 (phenylethyl alcohol)、(*S*)-（+）-1,2- 丙二醇 [(*S*)-（+）-1,2-propanediol]、*Z*-7- 十四碳烯 (*Z*-7-tetradecene)、蒽 (anthracene)、环己烷 (cyclohexane)、2- 丁氧基乙醇 (2-butoxy-ethanol)、丁基二甘醇 (butyl diglycol)、2- 羧甲基 -3-*n*- 己基马来酸酐 (2-carboxymethyl-3-*n*-hexylmaleic acid anhydride)、4,6- 二甲基十二烷 (4,6-dimethyldodecane)、二十烷 (eicosane)、呋喃糠醛 (furfural)、1,2- 环己烯 -1,2- 二羧酸酐 (1,2-cyclohexadiene-1,2-dicarboxylic anhydride)、苯甲醛 (benzaldehyde)、2(3H)- 苯并噻吩 [2(3H)-benzothiazolone]、苯甲醇 (benzyl alcohol)、二十一烷 (heneicosane)、十七烷 (heptadecane)、十七烷醇 (1-heptadecanol)、十六烷 (hexadecane)、六氢法尼基丙酮 (hexahydrofarnesyl acetone)[6]、2- 乙烯基 -2,6,6- 三甲基 - 二氢吡喃 (2-ethenyl tetrahydro-2,6,6-trimethyl-2H-pyran)、1,5,5- 三甲基 -6- 亚甲基 - 环己烯 (1,5,5-trimethyl-6-methylene-cyclohexene)、1- 甲基 -4-(l- 甲基乙烯基)- 环乙醇 - 乙酸酯 [1-methyl-4-(l-methylethenyl)-cyclohexanol-acetate]、辛酸 (octanoic acid)、辛酸乙酯 (octanoic acid,ethyl ester)、4,4,11,11- 四甲基 -7- 四环十二碳烯 -［6.2.1.0(3.8)0(3.9)］- 十 一 醇 {4,4,11,11-tetramethyl-7-tetracyclo［6.2.1.0(3.8)0(3.9)］undecanol}、1,2,3,4- 四氢 -1,1,6- 三甲基萘 (1,2,3,4-tetrahydro-1,1,6-trimethyl-naphthalene)、4- 癸烯酸甲酯 (4-decenoic acid methylester)、1,2- 二氢 -1,1,6- 三甲基萘 (1,2-dihydro-1,1,6-trimethyl-naphthalene)、2,3,5,5,8,8- 六 甲 基 - 环 辛 -1,3,6- 三 烯 (2,3,5,5,8,8-hexamethyl-cycloocta-1,3,6-triene)、9- 癸烯酸 (9-decenoic acid)、4- 癸烯酸乙酯 (4-decenoic acid ethyl ester)、羊蜡酸 (decanoic acid)、乙酸乙酯 (hexanoic acid,hexyl ester)、癸酸乙酯 (decanoic acid,ethyl ester)、癸酸 -10- 十一烯 -1- 醇酯 (dodecanoic acid,10-urdecen-1-ylester)、癸酸异丙酯 (capric acid isopropyl ester)、4- 甲氧基苯甲酸异丙酯 (4-methoxybenzoic acid,isopropyl ester)、α- 金合欢烯 (α-farnesene)、3,7,11- 三甲基 -2,6,10- 十二烷烯醛 (3,7,11-trimethyl-2,6,10-dodecatrienal)、橙花椒醇 (3,7,11-trimethyl-1,6,10-dodecatrien-3-ol)、月桂酸 (dodecanoic acid)、癸酸己酯 (octanoic acid,hexyl ester)、辛酸 ,2- 己烯酯 (octanoic acid,2-hexyenyl ester)、月桂酸乙烯酯 (dodecanoic acid,ethyl ester)、3,6- 二乙基 -3,6- 二甲基 - 反式 - 金刚烷 {3,6-diethyl-3,6-dimethyl-*trans*-tricyclo[3.1.0.0(2,4)]hexane}、*Z*-9- 十五碳烯醇 (*Z*-9-pentadecenol)、法尼醇 (3,7,11-trimethyl-2,6,10-dodecatrien-1-ol)、β- 桉叶醇 (β-eudesmol)、6- 油酸甲酯 (6-octadecenoic acid,methyl ester)、反油酸 [(2)-9-octadecenoic acid)]、癸酸庚酯 (decanoic acid,heptyl ester)、亚麻酸甲酯 (9,12,15-octade catrien oic acid,methylester)、豆蔻酸异丙酯 (isopropyl myristate)、正戊醇 (pentadecanol)、亚油酸三甲基硅酯 (linoleic acid trimethylsilyl ester)、芘嵌二萘 (pyrene)、亚油酸丙酯 (*n*-prolyl-9,12-

octadecadienoate)。

　　苯丙素类成分 : 7,8- 二羟基香豆素 (7,8-dihydroxy-coumanrin)[2]、肉桂酸 (cinnamic acid)[6,7]、咖啡酸 (caffeic acid)、绿原酸 (chlorogenic acid)[7]。

　　脂肪酸类成分 : 三十烷酸 (triacontanoic acid)[2]、2- 酮基戊二酸 (2-ketoglutaric acid)、乌头酸 (aconitic acid)[5]、十二烷酸 (dodecanoic acid)、n- 癸酸 (n-decanoic acid)、油酸 (oleic acid)、十五酸 (pentadecanoic acid)、庚酸 (heptanoic acid)、己酸 (hexanoic acid)、十六酸 (hexadecanoic acid)、壬酸 (nonanoic acid)、辛酸 (octanoic acid)、十四烷酸 (tetradecanoic acid)、异戊酸 (iso-valeric acid)[6]、3-O- 乙酰坡模酸 (3-O-acetyl pomolic acid)[8]、棕榈酸 (palmitic acid)、硬酯酸 (stearic acid)、对苯二甲酸 (p-phthalic acid)、氢桂皮酸 (hydrocinnamic acid)。

　　酯类成分 :3- 羟基丁二酸甲酯 (methyl 3-hydroxyl methylsuccinate)[1]、奎宁酸丁酯 (quinic acid butyl ester)、绿原酸甲酯 (methyl chlorogenate)、5-O- 咖啡酰基 - 奎宁酸丁酯 (5-O-cafeoyl quinic acid butyl ester)、3,4- 二羟基苯甲酸乙酯 (ethyl 3,4-dihydroxybenzoate)[2]、8,11,14- 二十二碳三烯酸甲酯 (8,11,14-docosatrienoic acid,methyl ester)、亚油酸甲酯 (methyl linoleate)、棕榈酸甲酯 (methyl palmitate)、丁内酯 (butyrolactone)、油酸乙酯 (ethyl oleate)、棕榈酸乙酯 (ethyl palmitate)、邻苯二甲酸二异丁酯 (di-iso-butyl phthalate)、甲基丙烯酸缩水甘油酯 (glycidylmethacrylate)、γ- 戊内酯 (γ-valerolactone)[6]、七叶内酯 (esculetin)、2- 羟基 - 丁二酸 -4- 甲酯 (2-hydroxy-butanedioic acid-4-methylester)[7]、绿原酸乙酯 (ethyl chlorogenate)[8]、奎宁内酯 (epi-quinide)[10]、对羟基肉桂酸葡萄糖酯 (p-coulmaric acids glucosyl esters)[10]、2- 甲基丁酸乙酯 (2-methyl-ethylester)、己酸乙酯 (ethyl caproate)[10-12]。

　　有机酸类成分 : 3,4- 二羟基苯甲酸 (3,4-dihydroxybenzoic acid)[1]、原儿茶酸 (protocatechuic acid)[2,8]、酒石酸 (tartaric acid)[3,4]、苹果酸 (malic acid)、枸橼酸 (citric acid)[3-5]、齐墩果酸 (oleanolic acid)[3,8,13]、苯基乳酸 (phenyllactic acid)、4- 氧 - 庚二酸 (4-O-pimelic acid)、对羟基苯甲酸 (p-hydroxybenzoic acid)、4- 羟基 -3- 甲氧基苯甲酸 (4-hydroxy-3-methoxybenzoic acid)、琥珀酸 (succinic acid)[5]、没食子酸 (gallic acid)[6]、白桦酸 (betulinic acid)、曲酸 (kojic acid)[8]、5- 羟基烟酸 (5-hydroxy-nicotinic acid)、咖啡酸 (caffeic acid)[11]、咖啡酸正丁酯 (n-butyl caffeate)[10]。

　　酚类成分 : 对苯二酚 (hydroquinone)、3,5- 二 (1,1- 丙烷)- 苯酚 [3,5-bis(1,1-dimethylethyl)-phenol][1]、2′- 甲氧基欧花楸素 (2′-methoxy aucuparin)[7]、1,2,4- 苯三酚 (1,2,4-benzenetriol)[10]。

　　其他 : 5- 羟甲基 -2- 糠醛 (5-hydroxymethyl-furan-2-carbaldehyde)[2]、对羟基肉桂酸葡萄糖酯 (p-coumaric acids glucosyl esters)、对羟基苯甲酸葡萄糖苷 (p-hydroxybenzoic acid glucoside)、(6S,9R)- 长寿花糖苷 [(6S,9R)-roseoside]、吐叶醇 -1-O-β-D- 木糖 -6-O-β-D- 葡萄糖苷 (vomifoliol-1-O-β-D-xylopyranosy-6-O-β-D-glucopyranoside) [10-14]、齐墩果酸 (oleanic acid)、胡萝卜苷 (daucosterol)、β- 谷甾醇 (β-sitosterol)[12]。

　　【药典检测成分】2015 版《中国药典》规定 , 本品照高效液相色谱法测定 , 按干燥品计算 , 含齐墩果酸和熊果酸的总量不得少于 0.50%。

参考文献

［1］宋亚玲 , 封智兵 , 程永现 , 等 . 皱皮木瓜化学成分的研究 [J] . 西北植物学报 . 2007, (4): 35.

［2］杨颖博 , 李霞 , 杨琦 , 等 . 皱皮木瓜的化学成分研究 Ⅱ [J] . 第二军医大学学报 , 2009, 30(10): 1195-1198.

［3］国家中医药管理局《中华本草》编委会 . 中华本草 : 第 4 册 2598 [M] . 上海 : 上海科学技术出版社 , 1999: 115-119.

［4］难波恒雄 , 等 . 生药学概论 . 日本南江堂 , 1990: 289.

［5］龚复俊 , 陈玲 , 卢笑丛 , 等 . 皱皮木瓜果实中有机酸成分的 GC-MS 分析 [J] . 植物资源与环境学报 , 2005, 14(4): 55-58.

［6］张玲 , 徐国兵 , 彭华胜 , 等 . 木瓜类药材挥发油化学成分的 GC-MS 比较 [J] . 中药材 , 2009, 32(4): 535-538.

［7］杨颖博 , 杨阳 , 李霞 , 等 . 皱皮木瓜化学成分研究 [J] . 中药材 , 2009, 32(9): 1388-1390.

［8］尹凯 , 高慧媛 , 李行诺 , 等 . 皱皮木瓜的化学成分 [J] . 沈阳药科大学学报 , 2006, 23(12): 760-764.

［9］唐迪 , 邹华 , 仰榴青 .GC-MS 分析木瓜籽油中的脂肪酸组成 [J] . 江苏农业科学 , 2012, 40(10): 301-302.

[10] 李霞，杨颖博，席忠新，等. 皱皮木瓜正丁醇部位化学成分研究 [J]. 时珍国医国药，2012，23(7)：1670-1671.
[11] 郑华，孔永强，张汝国，等. 云南产皱皮木瓜挥发物的热脱附 - 气相色谱 / 质谱联用分析 [J]. 云南农业大学学报，2010，25(1)：135-141.
[12] 廖予川，熊姝颖，杨芳云，等. 长阳皱皮木瓜化学成分研究 [J]. 中南民族大学学报，2013，32(1)：39-41.
[13] 罗景方. 木瓜中齐墩果酸分离和鉴定 [J]. 中草药，1983，4(11)：48.
[14] 刘世光，白志川，李加纳. 重庆皱皮木瓜挥发性成分的 GC-MS 分析 [J]. 中药材，2012，35(5)：728-733.

61. 木香 Aucklandiae Radix

【来源】本品为菊科植物木香 *Aucklandia lappa* Decne. 的干燥根。

【性能】辛、苦，温。行气止痛，健脾消食。

【化学成分】本品主要含挥发油、木脂素类、内酯类等化学成分。

挥发油类成分：β- 榄香烯 (β-elemene)、柏木烯 (cedrene)、柏木醇 (cedrol)、葎草烯 (humulene)、β- 紫罗兰酮 (β-ionone)、月桂烯 (myrcene)[1,2]、单紫杉烯 (aplotaxene)、木香烯 (costene)[1,3]、木香醇 (costol)、榄香醇 (elemol)[1,4,5]、木香酸 (costic acid)、芳樟醇 (linalool)、木香萜醛 (saussureal)[1,12]、亚油酸 (linoleic acid)、棕榈酸 (palmitic acid)[1,6]、木香萜胺 A (saussureanine A)、木香萜胺 B (saussureanine B)、木香萜胺 (saussureanine C)、木香萜胺 D (saussureanine D)、木香萜胺 E (saussureanine E)[1,7]、己醛 (hexanal)、崖柏烯 {bicyclo[3.1.0]hex-2-ene,2-methyl-5-(l-methylethyl)}、IR-α- 蒎烯 (IR-α-pinene)、莰烯 (camphene)、β- 水芹烯 (β-phellandrene)、2- 正戊基呋喃 (furan,2-pentyl)、α- 水芹烯 (α-phellandrene)、对 - 伞花烃 [benzene,1-methyl-5-(1-methylethenyl)-,(R)]、J- 松油烯 [1,4-cycolohexadiene,1-methyl-4-(1-methylethyl)]、异松油烯 [cyclonexene,1-methyl-4-(1-methylethylidene]、芳樟醇 (1,6-octadien-3-ol,3,7-dimethyl)、R-4- 萜烯醇 3[cyclohexen-1-ol,4-methyl-1-(1-methylethyl)-,(R)]、甲位松油醇 [3-cyclonexene-1-methanol,α,α,4-trimethyl-,(S)]、A- 姜黄烯 [(benzene,1-(1,5-dimethyl-4-hexenyl)-4-methyl]、长叶蒎烯 [tricyclo[5,4,0,0(2,8)]undenc-9-ene,2,6,6,9-tetra-methyl]、石竹素 (caryophyllene oxide) [8]。

木脂素类成分：左旋马尾松树脂醇 -4″-O-β-D- 吡喃葡萄糖苷 (massoniresinol-4″-O-β-D-glucopyranoside)、左旋 - 橄榄脂素 -4″-O-β-D- 吡喃葡萄糖苷 (olivil-4″-O-β-D-glucopyranoside)、丁香苷 (syringin)[1,7]。

内酯类成分：对 - 聚伞花素 (p-cymene)、木香内酯 (costuslactone)、二氢木香内酯 (dihydrocostulactone)[1,2]、木香烯内酯 (costunolide)、去氢木香内酯 (dehydro-α-curcumene)[1,3,9,14]、土木香内酯 (alantolactone)、β- 环木香烯内酯 (β-cyclocostunolide)、α- 环木香烯内酯 (α-cyclo costunolide)、异土木香内酯 (*iso*-alantolactone)[1,6]、4β- 甲氧基去氢木香内酯 (4β-methoxydehydrocostuslactone)[1,9]、异中美菊素 C (*iso*-zaluzanin C)、异去氢木香内酯 (*iso*-dehydrocostuslactone)[1,10]、二氢木香烯内酯 (dihydrocostunolide)、12- 甲氧基二氢去氢木香内酯 (12-methoxydihydrodehydrocostuslactone)[1,11]。

氨基酸类成分：天冬酰胺 (asparagine)[1,4]、胆胺 (cholamine)[1,12]、天冬氨酸 (aspartate)、瓜氨酸 (citrulline)、谷氨酸 (glutamic acid)、γ- 氨基丁酸 (γ-aminobutyric acid)、甘氨酸 (glycine)[1,13]。

萜类及甾体类成分：白桦脂醇 (betulin)、β- 谷甾醇 (β-sitosterol)、豆甾醇 (stigmasterol)[1,4]、毛连菜苷 B(picriside B) [1,7]。

其他：(E)-6,10- 二甲基 -9- 亚甲基 -5- 十一碳烯 -2- 酮 [(E)-6,10-dimethyl-9-methyleneunit-5-undecene-2- ketone][1,11]、(E)-9- 异丙基 -6- 甲基 -5,9- 癸二烯 -2- 酮 [(E)-9-*iso*-propyl-6-methyl-5,9-decadien-2-ketone][1,14]、氧化石竹烯 (caryophyllene oxide)、3β- 乙酰氧基 -9(11)- 巴卡林烯 [3β-acetoxy-9 (11)-baccharene]、3- 绵马烷酮 (3-filican one)、大黄酚 (chrysophanol)、二氢 -α- 紫罗兰酮 (dihydro-α-ionone)、(—)-12- 羟基 -1,3-11(13)- 榄香三烯 [(—)-elema-1,3-11(13)-trien-12-ol]、

(3*R*,6*S*)-3- 羟基 -*α*- 紫罗兰酮 [(3*R*,6*S*)-*α*-ionone-3-ol]、4- 氧代 -*α*- 紫罗兰酮 (*β*-ionone-4-one)、(3*R*,6*R*)-3- 羟基 -*α*- 紫罗兰酮 [(3*R*,6*R*)-*α*-ionone-3-ol][15,16]。

【药典检测成分】2015 版《中国药典》规定 , 本品照高效液相色谱法测定 , 按干燥品计算 , 含木香烃内酯和去氢木香内酯的总量不得少于 1.8%。

参考文献

[1] 国家中医药管理局《中华本草》编委会 . 中华本草 : 第 7 册 6754 [M] . 上海 : 上海科学技术出版社 , 1999 : 722-728.

[2] Romanuk M , et al. CA, 1959, 53: 1642e.

[3] Paul A, et al. CA, 1960, 54: 18890i.

[4] Kulkrni G H, et al. CA, 1961, 55: 11761e.

[5] Bawderkar A S, et al. CA, 1967, 66: 115826d.

[6] Govidan SV, et al. Indian J Chem, 1977, USB(10): 959.

[7] Yoshikawa M, et al. Chem Pharm Bull, 1993, 41: 214.

[8] Medrizur J P, et al. CA, 1984, 100: 191645e.

[9] Singh I P, et al. Phytochemistry, 1992, 31(7): 2529.

[10] Kslsi PS, et al. Phytochemistry, 1983, 22(9): 1993.

[11] Dhillon R S, et al. Phytochemistry, 1987, 26(4): 1209.

[12] 周安寰 , 等 . 云木香及七叶一枝花中氨基酸的鉴定和含量测定 [J] . 中草药 , 1984, 15(11): 16.

[13] Bruno M, et al. CA, 1978, 88: 23162k.

[14] 金清 , 白晓华 , 邓亚飞 , 等 . 木香降血糖有效部位及有效成分研究 [J]. 中草药 , 2012, 43(7): 1371-1375.

[15] 许枞 , 战宏利 , 钟旭 , 等 . 木香中的 4 个紫罗兰酮类化合物 [J]. 中国实验方剂学杂志 , 2012, 118(23): 133-136.

[16] 张旭 , 姜潆津子 , 侯影 , 等 . 木香及其麸煨品挥发油化学成分的气相色谱 - 质谱联用测定 [J]. 时珍国医国药 , 2011, 22(6): 1355-1357.

62. 木贼 Equiseti Hiemalis Herba

【来源】本品为木贼科植物木贼 *Equisetum hiemale* L. 的干燥地上部分。

【性能】甘、苦 , 平。疏散风热 , 明目退翳。

【化学成分】本品主要含有黄酮类、甾醇等化学成分。

黄酮类成分 : 山柰酚 -3- 槐糖苷 (kaempferol-3-sophoroside)、山柰酚 -3- 槐糖 -7- 葡萄糖苷 (kaempferol-3-sophoroside-7-glucoside)[1,2]、山柰素 (kaempferol)[3]。

甾醇类成分 : 谷甾醇 (sitosterol)、豆甾醇 (stigmasferine)[1,4]。

其他 : 果糖 (fructose)、葡萄糖 (glucose)、氨基酸 (amino acids)、二甲砜 (dimethylsulfon)、皂苷 (saponin)、鞣质 (tannin)、沼泽苷、硫 (sulphur)、锰 (manganese)、钙 (calcium)、锌 (zinc)。茎含烟碱 (nicotine)[1,5]、阿魏酸 (ferulic acid)、蜀葵苷元 (herbacetin)[6]。

【药典检测成分】2015 版《中国药典》规定 , 本品照高效液相色谱法测定 , 按干燥品计算 , 含山柰素不得少于 0.20%。

参考文献

[1] 国家中医药管理局《中华本草》编委会 . 中华本草 : 第 2 册 0397 [M] . 上海 : 上海科学技术出版社 , 1999 : 61-64.

[2] Murakami T, et al. Chem Pharm Bull, 1973, 21(8): 1894(CA, 1973, 79: L13209E).

[3] Camacho. MR, Chavez D, Mata R, et al. Fltotenpia, 1992, 63(5): 471.

[4] Murakami T, et al. Chem Pharm Bull, 1973, 21(8): 1851(CA, 1973, 79: 123663y).

[5] Lee L T. CA, 1980, 21: 116322k.

[6] 许鑫 , 苏瑞 , 金敏婷 , 等 . 木贼中 3 种成分的 HPLC-DAD-MS 分析 [J]. 中国执业教师 .

63. 木通　Akebiae Caulis

【来源】本品为木通科植物木通 *Akebia quinata* (Thunb.)Decne.、三叶木通 *Akebia trifoliata* (Thunb.)Koidz. 或白木通 *Akebia trifoliata* (Thunb.) Koidz.var.*australis* (Diels)Rehd. 的干燥藤茎。

【性能】苦，微寒。利尿淋漓，清心除烦，痛经下乳。

【化学成分】本品主要含皂苷类、萜类及甾体类等化学成分。

皂苷类成分：木通皂苷 St_a (akeboside St_a)、木通皂苷 St_b (akeboside St_b)、木通皂苷 St_c (akeboside St_c)、木通皂苷 St_d (akeboside St_d)、木通皂苷 St_e (akeboside St_e)、木通皂苷 St_f (akeboside St_f)、木通皂苷 St_{g1} (akeboside St_{g1})、木通皂苷 St_{g2} (akeboside St_{g2})、木通皂苷 St_h (akeboside St_h)、木通皂苷 St_j (akeboside St_j)、木通皂苷 St_k (akeboside St_k)[1-4]。

萜类及甾体类成分：齐墩果酸 (oleanolic acid)[1,5]、白桦脂醇 (betulin)、常春藤皂苷元 (hederagenin)、$β$- 谷甾醇 ($β$-sitosterol)、豆甾醇 (stigmasterol)、胡萝卜苷 (daucosterol)[1,6]。

其他：肌醇 (inositol)、蔗糖[1,6]、钾盐[1,7]、木通苯乙醇苷 B(calceolarioside B)、咖啡酸 (caffeic acid)、秦皮乙素 (aesculetin)[8]、4- 羟基 -3,5- 二甲氧基苯甲醇 (4-hydroxy-3,5-dimethoxybenzene-methanol)、赤式 -1- 苯 -(4- 羟基 -3- 甲氧基)-2- 苯 (4″- 羟基 -3″- 甲氧基)-1,3- 丙二醇)[erythro-1-phenyl-(4′-hydroxy-3′-methoxy)-2-phenyl-(4″-hydroxy-3″-methoxy)-1,3-propanediol]、苏式 -1-苯 -(4′- 羟基 -3′- 甲氧基)-2- 苯 -(4″- 羟基 -3″- 甲氧基)-1,3- 丙二醇 [threo-1-phenyl-(4′-hydroxy-3′-methoxy)-2-phenyl-(4″-hydroxy-3″-methoxy)-1,3-propanediol]、(7s,8s)-1-(4- 羟基 -3,5- 二甲氧基苯)-1,2,3- 丙三醇 [(7s,8s)-1-(4-hydroxy-3,5-dimethoxyphenyl)-1,2,3-propanetriol]、2-(4- 羟基 -3-甲氧基苯)- 乙醇 1-*O*-$β$-D- 葡萄糖苷 [2-(4-hydroxy-3-methoxylphenyl)-ethanol-1-*O*-$β$-D-glucopyranoside]、(7s,8s)-1-(4- 羟基 -3,5- 二甲氧基苯)-1,2,3- 丙三醇 -2-*O*-$β$-D- 葡萄糖苷 [(7s,8s)-1-(4-hydroxy-3,5-dimethoxyphenyl)-1,2,3-propanetriol-2-*O*-$β$-D-glucopyranoside][9]。

【药典检测成分】2015 版《中国药典》规定，本品照高效液相色谱法测定，按干燥品计算，含木通苯乙醇苷 B 不得少于 0.15%。

参考文献

[1] 国家中医药管理局《中华本草》编委会，中华本草：第 3 册 1928 [M]，上海：上海科学技术出版社，1999：329-334.

[2] Higuchi R，et al，Chem Pharm Bull，1972，22(10)：2143.

[3] 藤田路一，等，药学杂志 (日)，1974，94(2)：194.

[4] Kumekawa Y，et al，Chem Pharm Bull，1974，22(10)：2294.

[5] 川口利一，等，药学杂志 (日)，1940，60(11)：596.

[6] 藤田路一，等，药学杂志 (日)，1974，94(2)：189.

[7] 河野孝，等，药学杂志 (日)，1928，48(11)：1098.

[8] 王晶，周玉玉，徐巧林，等 . 三叶木通茎中的苯丙素类化学成分 [J]. 热带亚热带植物学报，2014，22(5)：511-515.

[9] 关树光，於文博，关树宏，等 . 三叶木通中酚醇及酚醇苷类化学成分的研究 [J]. 时珍国医国药，2010，21(4)：905-906.

64. 木蝴蝶　Oroxyli Semen

【来源】本品为紫葳科植物木蝴蝶 *Oroxylum indicum*(L.)Vent. 的干燥成熟种子。

【性能】苦、甘，凉。清肺利咽，疏肝和胃。

【化学成分】本品主要含黄酮类、有机酸类成分。

黄酮类成分：特土苷 (tetuin)[1,2]、黄芩苷元 (baicalein)[1-3]、高山黄芩素 (scutellarein)[1,3,5]、高山黄芩苷 (scutellarin)[1,3,6]、木蝴蝶苷 A(oroxin A)、木蝴蝶苷 B(oroxin B)[7]、白杨素 (chrysin)[1,4]、白杨素 -7-*O*-*β*-D- 吡喃葡萄糖苷 (chrysin-7-*O*-*β*-D-glucopyranoside)[8]、白杨素 -7-*O*-*β*-D- 葡萄糖醛酸苷 (chrysin-7-*O*-*β*-D-glucuronide)、5,6- 二羟基 -7- 甲氧基黄酮 (5,6-dihydroxy-7-methoxyflavone)、芹菜素 (pelargidenon)[8]、黄芩苷 (baicalin)、白杨素 -7-*O*-*β*- 龙胆二糖 (chrysin-7-*O*-*β*-gentiobioside)、木蝴蝶素 A(oroxylin A)、粗毛豚草素 (hispidulin)[1,5]、5- 羟基 -6,7- 二甲氧基黄酮 (5-hydroxy-6,7-dimethoxyflavone)、木蝴蝶啶 (oroxindin)、汉黄芩素 -7-*O*-*β*-D- 葡萄糖醛酸 (wogonin-7-*O*-*β*-D-glucuronide)[1,6]、槲皮素 -3-*O*-*β*- 阿拉伯吡喃糖苷 (quercetin-3-*O*-arabinopyranoside)[9]、羽扇豆醇 (lupeol)、豆甾醇 (stigmasterol)、2*α*,3*β*- 二羟基羽扇豆醇 (2*α*,3*β*-dihydroxyllupeol)[8]、山柰酚 (kaempferol)、羽扇豆醇 (lupeol)、2*α*,3*β*- 二羟基羽扇豆醇 [lup-20(29)-ene-2*α*,3*β*-diol]、赤松素 (pinosylrin)、二氢赤松素 (dihydropinosylrin)、千层纸素 A(oroxylin A)、4′- 羟基黄芩素 (scutellarein)、黄芩苷元 -7-*O*-*β*-D- 葡萄糖苷 (chrysin-7-*O*-*β*-D-glucuronide)、异槲皮苷 (isoquercetin)、山柰酚 -7-*O*-*β*-D- 葡萄糖苷 (kaempferol-7-*O*-*β*-D-glucopyranoside)、刺槐素 (acacetin)、去甲汉黄芩素 (norwogonine)、异鼠李素 (isorhamnetin)、高车前素 (hispidulin)[9]。

有机酸类成分：苯甲酸 (benzoic acid)[1,4]、油酸 (oleic acid)[1,10]。

其他：胆甾 -5- 烯 -3,7- 二醇 (cholest-5-ene-3,7-diol)、连翘环己醇 (rengyol)、异连翘环己醇 (isorengrol)、腺苷 (adenosine)、*β*- 谷甾醇 (sitosterol)、*β*- 胡萝卜苷 (daucosterol)[9]。

【药典检测成分】2015 版《中国药典》规定，本品照高效液相色谱法测定，按干燥品计算，含木蝴蝶苷 B($C_{27}H_{30}O_{15}$) 不得少于 2.0%。

参考文献

［1］国家中医药管理局《中华本草》编委会. 中华本草：第 7 册 6440［M］. 上海：上海科学技术出版社，1999：429-431.

［2］Mehta CR，et al. Current Sci. ，1953，22：114.

［3］Subramanian S Sankara，et al. Phytochemistry，1972，11(1)：439.

［4］陈仲良，赵志远. 木蝴蝶化学成分的研究Ⅰ. 二种新黄酮甙木蝴蝶甲素和木蝴蝶乙素［J］. 药学学报，1964，11(11)：762-767.

［5］Tsuyoshi T，et al. 生药学杂志（日），1988，42(1)：98.

［6］Nair A G Ramachandran，et al，CA，1980，92：55074g.

［7］张昌壮，张培旭，姚华，等.HPLC 法测定木蝴蝶中木蝴蝶苷 A 和木蝴蝶苷 B 的质量分类 [J]. 吉林大学学报 (理学版)，2013，51(2)：321-324.

［8］张昌壮，金银花，佟亚楠，等. 木蝴蝶化学成分研究 [J]. 天然产物研究与开发，2013，25：628-630.

［9］文景兵，张庆文，殷志琦，等. 木蝴蝶种子中黄酮类化学成分研究 [J]. 中国药学杂志，2011，46(3)：170-173.

［10］Mehta CR，et al. Proc Indian Acad Sci 9A，1939：390.

65. 木鳖子　Momordicae Semen

【来源】本品为葫芦科植物木鳖 *Momordica cochinchinensis* (Lour.) Spreng. 的干燥成熟种子。

【性能】苦、微甘，凉；有毒。消肿散结，攻毒疗疮。

【化学成分】本品含萜类及甾醇类、黄酮类等化学成分。

萜类及甾醇类成分：*α*- 菠菜甾醇 (*α*-spinasterol,chondrillasterol,bessisterol)[1,2]、齐墩果酸 (oleanolic acid)、甾醇 (sterol)[1,3]、木鳖子酸 (momordic acid)[1,3,4]、3-*O*-*β*-D- 吡喃半乳糖基 (1→2)-[*α*-L- 吡喃鼠李糖基 (1→3)]-*β*-D- 吡喃葡萄糖酸基 -28-*O*-*β*-D- 吡喃木糖基 (1→2)-*β*-D- 吡喃葡萄糖基 (1→3)-[*β*-D- 吡喃木糖基 (1→4)]-*α*-L- 吡喃鼠李糖基 (1→2)-*β*-D- 吡喃岩

藻糖苷 {3-*O*-*β*-D-galactopyranosyl(1→2)-[*α*-L-rhamnopyranosyl(1→3)]-*β*-D-glucuronopyranosido-28-*O*-*β*-D-xylopyranosyl(1 → 2)-*β*-D-glucopyranosyl(1 → 3)-[*β*-D-xylopyranosyl(1 → 4)]-*α*-L-rhamnopyranosyl(1→2)-*β*-D-fucopyranosotle}、棉根皂苷元 (gypsogenin)、木鳖子皂苷 (cochinchina momordica seed saponin)、皂皮酸 (quillaic acid)[1,4]、豆甾 -4- 烯 -3*β*,6a- 二醇 (stigmast-4-ene-3*β*,6a-diol)[5]。

黄酮类成分：木鳖子素 (cochinchinin)[1,6]、18- 三十五酮 (18-pentatriacontanone)[5]。

脂肪酸类：8- 氧化辛酸 (8-oxo-octanoate acid)、9- 氧代壬酸 (9-oxononanoic acid)、壬二酸 (nonanedioic acid)、12- 甲基 - 十三酸 (tridecanoic acid)、十五酸 (pentadecanoic acid)、十六酸 (hexadecanoic acid)、十七酸 (heptadecanoic acid)。

其他：海藻糖 (mycose)[1,7]、*α*- 桐酸 (*α*-eleostearic acid)[1,8]、木鳖糖蛋白 S (momorcochin S)[1,9,10]、正二十七烷 (heptacosane)、熊果酸 (ursolic acid)、齐墩果酸 (oleanolic acid)、硬脂酸 (stearic acid)[5]、7,10,13- 十六碳三烯酸 (7,10,13-hexadecatrienoic acid)、10,13- 十八碳二烯酸 (10,13-octadecadienoic acid)、十八酸 (octadecanoic acid)、十九酸 (nonadecanoic acid)、二十酸 (eicosunoic acid)、11- 二十碳二烯酸 (11-eicosenoic acid)[11]。

【药典检测成分】2015 版《中国药典》规定，本品照高效液相色谱法测定，按干燥品计算，木鳖子仁含丝石竹皂苷元 3-*O*-*β*-*D*- 葡萄糖醛酸甲酯 (C$_{37}$H$_{56}$O$_{10}$) 不得少于 0.25%。。

参考文献

［1］国家中医药管理局《中华本草》编委会. 中华本草：第 5 册 4642［M］. 上海：上海科学技术出版社，1999：564-565.

［2］Kumada S，et al. 药学杂志（日），1940，60：581.

［3］Turakmi T，et al. Tetra Lett，1966，5137.

［4］Massyo I，et al. Chem Pharm Bull，1985，33(2)：464.

［5］刘涛，石军飞，吴晓忠，等. 蒙药木鳖子的化学成分研究 [J]. 内蒙古医学学院学报，2010，32(4)：390-393.

［6］郑硕，李格娥，严松民. 木鳖子及其活性成分的研究进展. 生物化学与生物物理学报，1992，24(4)：311-316.

［7］中尾万三. 药学杂志（日），1919，453：897.

［8］Hopkons CY，et al. CA，1969，71：10287d.

［9］Bolognesi A，et al. CA，1990，112：72697m.

［10］Stirpe F，et al. CA，1991，115：24777c.

［11］张丹，蒋海强，张久严，等. 木鳖子中脂肪油的提取及 GC-MS 联用分析 [J]. 中成药，2010，32(2)：314-315.

66. 五加皮　Acanthopanacis Cortex

【来源】本品为五加科植物细柱五加 *Acanthopanax gracilistylus* W.W.Smith 的干燥根皮。

【性能】辛、苦，温。祛风除湿，补益肝肾，强筋壮骨，利水消肿。

【化学成分】本品主要含木脂素类、甾醇类、四环二萜类等化学成分。

木脂素类成分：无梗五加苷 A(acanthoside A)、无梗五加苷 B(acanthoside B)、无梗五加苷 C(acanthoside C)、无梗五加苷 D(acanthoside D)、无梗五加苷 K$_2$(acanthoside K$_2$)、无梗五加苷 K$_3$(acanthoside K$_3$)[1-4]、左旋芝麻素、左旋洒维宁 (savinin)[1,5]、五加苷 B$_1$(eleutheroside B$_1$) 即异嗪皮啶 -*α*-D- 葡萄糖苷 (*iso*-fraxidin-*α*-D-glucoside)、丁香苷 (syringin)、右旋芝麻素 (sesamin)[1,6]。

甾醇类成分：菜油甾醇 (campesterol)、*β*- 谷甾醇 (*β*-sitosterol)[1,4,7]、*β*- 谷甾醇葡萄糖苷 (*β*-sitosterol glucoside)[1,6]。

四环二萜类成分：左旋对映贝壳松烯酸 (ent-kaur-16-en-19-oic acid)、6*α*- 羟基 -(−)- 贝壳松 -19- 酸 [16*α*-hydroxy-(−)-kauran-19-oic acid][1,8]。

脂肪酸类成分：亚麻酸 (linolenic acid)[1,5]、硬脂酸 (stearic acid)[1,6]、棕榈酸 (palmitic acid)[1,9]。

挥发油类成分：3- 甲基 -2,5 呋喃二酮 (3-methyl-2,5-furandione)、5- 甲基 -2- 糠醛 (5-methyl-2-furfura)、2,3- 二氧 -3,5- 二羟基 -6- 甲基 -4- 氢 - 吡喃 -4- 酮 (2,3-dihydro-3,5-dihydroxy-6-methyl-4-H-pyran-4-one)、3- 甲基 - 海因法 (乙内酰脲)(3-methylhydantion)、甲基糠酸酯 (methyl furoate)、左旋葡萄糖酮 (levoglucosenone)、2,4- 二羟基 -2,5- 二甲基 -3(2H) 呋喃 -3- 酮 [2,4-dihydroxy-2,5-dimethyl-3(2H)-furan-3-one]、5- 羟甲基糠醛 [5-(hydroxymethyl)furfural]、4- 乙烯基 -2- 甲氧基苯酚 (4-vinyl-2-methoxy-phenol)、2- 羟基 -4 甲氧基苯甲醛 (2-hydroxy-4-methoxy-benzaldehyde)、香草醛 (vanillin)[10]、樟脑 (camphor)、4- 甲氧基水杨醛 (4-methoxysalicylaldehyde)、α- 雪松烯 (α-cedrene)、柏木脑 (cedrol)、地奥酚 (diosphenol)、肉豆蔻酸甲酯 (methyl tetradecanoate)、13- 十四炔酸甲酯 (13-tetradecynoic acid,methyl ester)、十一烯酸甲酯 (10-urdecehoic acid,methyl ester)、6- 十八烯酸甲酯 (6-octadecenoic acid,methyl ester)、十五酸甲酯 (pentadecanoic acid,methyl ester)、异丁基邻苯二甲酸酯 (diisobutyl phthalate)、(2)-9- 十六烯酸甲酯 (methyl palmitoleate)、16- 十八烯酸甲酯 (16-octadecenoic acid,methyl ester)、软脂酸甲酯 (hexadecanoic acid,methyl ester)、十七烷酸甲酯 (heptadecanoic acid,methyl ester)、亚油酸甲酯 (linoleic acid,methyl ester)、10- 十八碳烯酸甲酯 (10-octadecenoic acid,methyl ester)、丙烯酸甲酯 (oleic acid,methyl ester)、硬脂酸甲酯 (octadecanoic acid,methyl ester)、黄葵内酯 (ambrettolide)、十五烷 (pentadecane)、十六烷 (hexadecane)、二十碳烷 (eicosane)、四十四烷 (tetratetracontane)[11]。

其他：维生素 A(vitamin A)、维生素 B$_1$(vitamin B$_1$)、4- 甲基水杨醛 (4-methyl salicylaldehyde)[1,5]。

【药典检测成分】无。

参考文献

[1] 国家中医药管理局《中华本草》编委会. 中华本草：第 5 册 4971 [M]. 上海：上海科学技术出版社，1999：758-762.
[2] Elyakova LA. CA, 1965, 63：843g.
[3] Elyakova LA. CA, 1966, 64：8290a.
[4] Kong L Y, Shao C J, Xu j d. Chemical constituents of the root of Acantopanax sessiliflorus. 中草药, 1988, 19(11)：482-486.
[5] 中国医学科学院药物研究所. 中草药有效成分的研究 (第一分册) [M]. 北京：人民卫生出版社，1972：382.
[6] 向仁德，徐任生. 南五加皮化学成分的研究 [J]. 植物学报，1983, 25(4)：356-362.
[7] Yook Chang Soo, et al. CA, 1980, 92：10733n.
[8] 宋学华，徐国钧，金蓉鸾. 细柱五加根皮化学成分的研究 [J]. 中国药科大学学报，1987, 18(3)：203.
[9] Elyakova GB. 医学中央杂志 (日), 1967, 225：329.
[10] 罗亚男，陶晨，王道平，等. 气相色谱 - 质谱法测定南五加皮挥发性成分 [J]. 安徽农业科学，2010, 38(17)：8949-8950.
[11] 赵长胜，郭树科，张小东，等. 五加皮挥发油的气相色谱 - 质谱联用分析 [J]. 药物研究，2013,1：28-30.

67. 五味子 Schisandrae Chinensis Fructus

【来源】本品为木兰科植物五味子 *Schisandra Chinensis*(Turcz.)Baill. 的干燥成熟果实。

【性能】酸，甘，温。收敛固涩，益气生津，补肾宁心。

【化学成分】本品主要含木脂素、挥发油、有机酸等化学成分。

木脂素成分：戈米辛 A、五味子素 (schisandrin) 即五味子醇 A(schisandrol A)、戈米辛 F、戈米辛 G、戈米辛 B 即华中五味子酯 B (schisantherin B)、戈米辛 C 即华中五味子酯 A (schisantherin A)[1,2]、戈米辛 D[1,3]、巴豆酰戈米辛 H(tigloylgomisin H)、戈米辛 H、当归酰戈米辛 H(angeloylgomisin H)[1,4]、前戈米辛 (pregomisin)、戈米辛 J[1,5,19]、右旋 - 去氧五味子素 (dextrogire- deoxyschizan) 即五味子素 A、表戈米辛 O (*epi*-gomisin O)[1,6]、去当归酰戈米辛

B(deangeloylgomisin B)、去当归酰戈米辛 F(deangeloylgomisin F)、戈米辛 E、戈米辛 N、戈米辛 O、二甲基戈米辛 J(dimethylgomisin J)、戈米辛 P[1,7]、左旋 - 戈米辛 K₁[1,7,8]、右旋 - 戈米辛 K₂,右旋 - 戈米辛 K₃[1,8]、巴豆酰戈米辛 P[1,9]、当归酰戈米辛 P[1,10]、当归酰戈米辛 O(angeloylgomisin O)、当归酰戈米辛 Q (angeloylgomisin Q)、左旋 - 戈米辛 L₁、左旋 - 戈米辛 L₂、右旋 - 戈米辛 M₂、γ- 五味子素即五味子素 B、外消旋 - 戈米辛 M₁[1,11]、苯甲酰异戈米辛 O(benzoyl-*iso*-gomisin O)[1,12]、华中五味子酯 D、五味子素 C(schizadrin C)、戈米辛 R[1,13]、戈米辛 S,戈米辛 T[1,14]、异五味子素 (*iso*-schizandrin)[1,15]、五味子醇甲 (schisandrin)、五叶子醇乙 (schisandrol B)、五味子甲素 (deoxyschizandrin)、五味子丙素 (pseudo-schisandrin)[16]、五味子乙素 (γ-schisandrin)、顺芷酰戈米辛 H(tigloylgomisin H)[17]。

挥发油类成分：樟烯 (camphene)、α- 水芹烯 (α-phellandrene)、α- 蒎烯及 β- 蒎烯 (pinene)、β- 松油烯 (β-terpinene)、4- 松油烯醇 (4-terpinenol)、α- 松油烯醇 (α-terpineol)、α- 侧柏烯 (α-thujene)、β- 榄香烯 (β-elemene)、菖蒲二烯 (acoradiene)、α- 胡椒烯 (α-copaene)、糠醛 (furaldehyde)、橙花叔醇 (nerolidol)、2- 十一烷酮 (2-undecanone)、α- 雪松烯及 β- 雪松烯 (himachalene)[1,18]、三环烯 (tricyclene)、α- 莳烯 (α-fenchene)、莰烯 (camphene)、β- 月桂烯 (β-myrcene)、δ-3- 蒈烯 (δ-3-carene)、α- 松油烯 (α-terpipene)、柠檬烯 (limonene)、桧烯 (sabinene)、γ- 松油烯 (γ-terpinene)、1- 甲基 -4-(1- 甲基乙基) 苯 [1-methyl-4-(l-methylethyl)benzene]、α- 萜品油烯 (α-terpinolene)、2- 壬酮 (2-nonanone)、1- 丁基 -1H- 吡咯 (1-butyl-1H-pyrrole)、6,10,11,11- 四甲基三环 [6,3,0,1(2,3)] 十一碳 -7- 烯 [2,6-dimethyl-6-(4-methyl-3-pentenyl)bicycle[3,1,1] hep-2-ene]、石竹烯氧化物 (caryophyllene oxide)、β- 波旁烯 (β-bourbonene)、香柠檬烯 (bergumotene)、β- 石竹烯 (β-caryophyllene)、香树烯 (aromadendrene)、1,3,5- 三异丙基苯 [1,3,5-tris(1-methylethyl) benzene]、乙酸异龙脑酯 (bornylacetate)、1- 甲基 -2- 苯基环丙烷 (1-methyl-2-phenylcyclopropane)、β- 花柏烯 (β-chamigrene)、2- 异丙基 -5- 甲基 -9- 亚甲基 - 双环 [4,4,0] 十一碳 -1- 烯 {2-isopropyl-5-methyl-9-methylene-bicyclo[4,4,0]dec-1-ene}、γ- 木罗烯 (γ-muurolene)、罗汉柏烯 (thujopsene)、花柏烯 (chamigrene)、δ- 大叶香根烯 (δ-germacrene)、α- 甲位紫穗槐烯 (α-amorphene)、香茅醇乙酸酯 (citronellyl acetate)、β- 没药烯 (β-bisabolene)、长蠕孢吉码烯 (helminthogermacrene)、α- 古巴烯 (α-copaene)、α- 杜松油烯 (α-cadinene)、γ- 姜黄烯 (γ-curcumene)、α- 木罗烯 (α-muurolene)、3,3,7- 三甲基 -11- 亚甲基 - 螺二环 [5,5] 十一碳 -2- 烯 (3,3,7-trimethyl-11-methylene-spiro[5,5] undec-z-ene)、β- 大叶香根烯 (β-germacrene)、花侧柏烯 (cuparene)[19]、2- 糠醛 (2-furaldehyde)、海茴香烯 (crithmene)、顺式 - 氧化芳樟醇 (*cis*-linalooloxide)、罗勒烯 (ocimene)、氧化宁烯 (limonene oxide)、冰片 (borneol)、4- 松油醇 (4-terpineol)、连四甲苯 (prehnitene)、3- 甲基十一烷 (3-methylundecane)、桃金娘烯醇 (myrtenol)、乙酸龙脑酯 (bornyl acetate)、依兰烯 (ylangene)、荜澄茄油烯 (β-cubebene)、古巴烯 (copaene)、长叶蒎烯 (longicylene)、β- 藿香萜烯 (β-patchoulene)、香附烯 (cyperene)、依兰油烯 (τ -muurolene)、别香树烯 (allaromadendrene)、喇叭烯 (varidiforene)、朱栾倍半萜 (valencene)、斯巴醇 (spathulenol)、7,8- 氧脱氢 -8α- 羟基 - 异长叶烯 (7,8-dehydro-8α-hydroxy-isolongifolene)[21]。

有机酸类成分：内消旋 - 二氢愈创木脂酸 (meso-dihydroguaiaretic acid)[1,5]、对 - 异丙基苯甲酸 (*p-iso*-propylbenzoic acid)[1,18]、去甲二氢愈创木脂酸 (nordihydroguaiaretic acid)[1,21]、十八碳二烯酸 (octadecadienoic acid)、十八碳烯酸 (octadecenoic acid)[22]。

脂肪酸类成分：庚烯 (1-heptene)、丁香烯 (caryophyllene)、己醛 (hexanal)、十四烷酸 (tetradecanoic acid)、肉豆蔻酸 (tetradecanoic acid,methyl ester)、二十五烷 (pentacosane)、二十六烷 (hexacosane)、二十七烷 (hptacosane)、棕榈酸 (hexadecanoic acid,methyl ester)、二十八烷 (octacosane)、二十九烷 (nonacosane)、十七烷酸 (heptadecanoic acid,methyl ester)、9- 十六烯酸 (9-hexadecanoic acid)、亚油酸 [9,12-octadecadienoic acid(2,2),methyl ester]、油酸 (8-octadecenoic acid,methyl ester)、硬脂酸 (octadecanoic acid,methyl ester)、三十一烷 (hentriacontane)[23]。

【药典检测成分】2015 版《中国药典》规定,本品照高效液相色谱法测定,按干燥品计算,含五味子醇甲不得少于 0.40%。

参考文献

［1］国家中医药管理局《中华本草》编委会. 中华本草：第 2 册 1558［M］. 上海：上海科学技术出版社，1999：902-911.

［2］Ikeya Y，et al. Chem Pharm Bull，1979，27(6)：1383.

［3］Ikeya Y，et al. Chem Pharm Bull，1979，27(6)：1395.

［4］Ikeya Y，et al. Chem Pharm Bull，1979，27(7)：1576.

［5］Ikeya Y，et al. Chem Pharm Bull，1979，27(7)：1583.

［6］Ikeya Y，et al. Chem Pharm Bull，1979，27(11)：1583.

［7］Ikeya Y，et al. Chem Pharm Bull，1980，28(8)：2414.

［8］Ikeya Y，et al. Chem Pharm Bull，1980，28(8)：2422.

［9］Ikeya Y，et al. Chem Pharm Bull，1980，28(11)：3357.

［10］Ikeya Y，et al. Chem Pharm Bull，1981，29(10)：2893.

［11］Ikeya Y，et al. Chem Pharm Bull，1982，30(1)：132.

［12］Ikeya Y，et al. Chem Pharm Bull，1982，30(9)：3202.

［13］Ikeya Y，et al. Chem Pharm Bull，1982，30(9)：3207.

［14］Ikeya Y，et al. Chem Pharm Bull，1988，36(10)：3974.

［15］Ikeya Y，et al. Chem Phytochemistry，1988，27(2)：569.

［16］宋明杰，邢俊鹏，宋凤瑞，等. 北五味子的超临界萃取及产物的 HPLC-APCI-MS/MS 分析［J］. 质谱学报，2011，32(5)：283-287.

［17］金银萍，焉石，郑培和，等. 五味子根化学成分研究［J］. 特产研究，2011：50-72.

［18］秦波，等. 药学通报，1988，23(6)：338.

［19］刘亚敏，刘玉民，李鹏霞. 超临界 CO_2 流体萃取 -GC-MS 分析南北五叶子挥发油成分［J］. 食品科学，2011，32(6)：204-208.

［20］李昕，聂晶，高正德，等. 超声微波协同水蒸气蒸馏 -GC-MS 分析南、北五味子挥发油化学成分［J］. 食品科学，2014，35(8)：269-274.

［21］Sakurai H，et al. Chem Pharm Bull，1992，40(5)：1191.

［22］张天坤，姜波，徐维波，等 .GC-MS 测定五味子油中脂肪酸组成［J］. 中央民族大学学报，2012，21(2)：29-30.

［23］王慧竹，孙玉婷，李锐，等. 五味子藤皮指溶性成分的 GC-MS 分析［J］. 安徽农业科学，2012，40(35)：17073-17074.

68. 太子参 Pseudostellariae Radix

【来源】本品为石竹科植物孩儿参 *Pseudostellaria heterophylla* (Miq.)Pax ex Pax et Hoffm. 的干燥块根。

【性能】甘、微苦，平。益气健脾，生津润肺。

【化学成分】本品主要含有甾醇类、挥发油类、酯类等化学成分。

甾醇类成分：β- 谷甾醇 (β-sitosterol)[1,2]、胡萝卜苷 (daucosterol)、Δ^7-豆甾 -3-β- 烯醇 -3-O-β-D-葡萄糖苷 (stigmast-7-en-3β-ol-3-O-β-D-glucoside)[3,4]、Δ^7- 豆甾烯 -3β- 醇 (stigmast-7-en-3β-ol)[4]。

挥发油类成分：4- 丁基 -3- 甲氧基 -2- 环己烯 -1- 酮 (4-butyl-3-methoxyl-2-cyclohexene-1-ketone)、4- 丁基 -3- 甲氧基 -2,4- 环己二烯 -1- 酮 (4-butyl-3-methoxyl-2,4-cyclohexadiene-1-ketone)、2- 甲氧基 -6-(1- 丙烯基)- 酚 [2-methoxyl-6-(1-propenyl)-phenol]、2- 甲氧基 -4-(1- 丙烯基)- 酚 [2-methoxyl-4-(1-propenyl)-phenol][5]、十五烷酸 (pentadecanoicacid)、棕榈酸 (*n*-hexadecanoic acid)、棕榈酸乙酯 (hexadecanoic acid,ethyl ester)、亚油酸 (9,12-octadecadienoic acid)、芹子酸 (6-octadecenoic acid)、反油酸乙酯 [(*E*)-9-octodecenoic acid ethylester]、十八烷酸 (octadecanoic acid)、硬脂醇 (1-octadecanol)、棕榈酸乙烯酯 (palmitic acid vinylester)[6]。

酯类成分：吡咯 -2- 羧酸 -3′- 呋喃甲醇酯 (3′-furfuryl pyrrole-2-car-boxylate)、亚油酸甘油

酯 (glyceryl linoleate)[1,7]、邻苯二甲酸二丁酯 (dibutylphthalate)、2- 环己烯 -1- 醇 - 苯甲酸酯 (2-cyclohexene-1-alcohol-ben-zoate)[5]、吡咯 (pyrrole)、乙酸仲丁酯 (acetic acid,1-methylproryl ester)、3- 乙基 -3- 甲基戊烷 (ethyl methylpentane)、仲丁醚 (di-sec-buty-1,ether)、糠醛 (farfural)、2,3- 二羟基丁烷 (2,3-butone-diol)、3- 糠醇 (3-furancarboxylic acid)、丁内酯 (butyrolactone)、3- 糠酸 (3-furancarboxylic acid)、2,5- 吡咯啉二酮 (2,5-pyrrolidinedione)、3- 乙基 -3- 甲基庚烷 (3-ethyl-3-methylneptane)、5- 甲基 - 糠醛 (2-furancarboxaldehyde,5-methyl-)、2- 糠醛 (2-furanmethanol)、2- 丙基呋喃 (furan,2-propyl)、7,4- 二甲基庚烷 (7,4-dimethyl-heptane)、柏木醇 (cedrol)、苯甲酸 (benzenecarboxylic acid)、烟酸 (3-pyridinecarboxylic acid)、麝香草酚 (thymol)、香荚兰醛 (vanillin)、2,6- 二叔丁基对甲基苯酚 (butylated hydroxy toluene)、3- 羟基 -4- 甲氧基苯甲酸 (3-hydroxy-4-methoxybenzoic acid)、2- 羟基苷并噻唑 [2(3H)-benzothiazolone]、4- 乙氧基 -3- 对甲氧酚 (4-ethoxy-3-methoxyphenethyl)、十四烷酸 (tetradecanoic acid)、蒽 (anthracene)、十四烷酸乙酯 (tetradecanoic acid,methyl ester)、1,2- 苯二甲酸二丁酯 (dibutyl phthalate)、11- 十六酸 (11-hexadecanoic acid)、软脂酸乙酯 (hexadecanoic acid,ethyl ester)、荧蒽 (fluoranthene)、9,12- 十八碳二烯酸 (2,2)- 甲酯 [9,12-octadecadiemoic acid(2,2)-methyl ester]、嵌二萘 (pyrene)、亚油酸乙酯 (linoleic acid ethyl ester)、油酸 (oleic acid)、苯并菲 (triphenylene)、芥子酸 (erucic acid)、癸基油酸酯 (decyl oleate)[8]。

　　磷酸衍生物成分：溶磷酸酰胆碱 (lysophosphoric acidoylbilineurin)、磷脂酰肌醇 (monophosphoinositide)、磷酸酰丝氨酸 (orthophosphoric acidacylserine)、磷酸酰乙醇胺 (orthophosphoricacidoylcholamine)、磷酸酰甘油 (orthophosphoricacidoylglycerine)、磷脂酸 (phosphatidate)[1,9]。

　　氨基酸类成分：亮氨酸 (amidocaproic acid)、组氨酸 (histidine)、异亮氨酸 (*iso*-leucine)、蛋氨酸 (methionine)、赖氨酸 (lysine)[1,10,11]、精氨酸 (arginine)、天冬氨酸 (aspartate)、谷氨酸 (minoglutaric acid)[12]。

　　脂肪酸类成分：山嵛酸 (behenic acid)[1,2]、亚油酸 (linoleic acid)、棕榈酸 (palmitic acid)[1,7]。

　　皂苷类成分：太子参皂苷 A(radixsaponin A)[1,3,4]、尖叶丝石竹皂苷 D(gypsophilalicentiapahand D)[3,4]。

　　其他 :2- 吡咯甲酸 (2-minaline)[1,2]、无机元素锰 [1,13,14]、太子参环肽 A(heterophyllin A)、太子参环肽 B(heterophyllin B)、 太子参环肽 C(heterophyllin C)、太子参环肽 D(heterophyllin D)[1,15-18]、肌 - 肌醇 -3- 甲醚 (myo-inositol-3-methyl ether)、甲鸢尾素 A(onychirisolone A)[1,19]、吡咯 (pyrrole)、糠醛 (furfurol)[5]、太子参多糖 PHP-A(radixpolycose PHP-A)、太子参多糖 PHP-B(radixpolycose PHP-B)[19,20] 等。

【药典检测成分】无。

参考文献

[1] 国家中医药管理局《中华本草》编委会. 中华本草：第 2 册 1428［M］. 上海：上海科学技术出版社，1999：783-784.

[2] 谭宁华，赵守训，陈昌祥，等. 太子参的化学成分［J］. 云南植物研究，1991，13(4)：440.

[3] 王吉星，等. 太子参化学成分的研究（Ⅰ）［J］. 中国药物化学杂志，1992，2(3)：199-200.

[4] 王吉星，等. 太子参化学成分的研究［J］. 中草药，1992，23(6)：331，336.

[5] 王吉星，等. 太子参化学成分的研究［J］. 沈阳药学院学报，1993，13(4)221-222.

[6] 林茂，郑炯，杨琳，等. 不同产地太子参中化学成分分析 [J]. 食品科学，2012，33(2)：204-207.

[7] Manfred G, et al. J Nat Prod, 1988, 51(6): 1236.

[8] 林文津，徐搿青，张亚敏，等. 超临界 CO_2 萃取与水蒸气蒸馏法提取太子参挥发油化学成分气质联用研究 [J]. 药物分析杂志，2011，31(7)：1300-1303.

[9] 许益民，宗颂梅，王永珍. 太子参和三荣萸中磷脂成分的原子吸收光谱法测定［J］. 南京中医学院院报，1991，7(3)：156-157.

[10] Yeneda K, et al. CA, 1984, 101: 116802.

[11] 钟方晓，彭广劳. 山东太子参氨基酸和微量元素分析［J］. 时珍国医国药，1997，8(3)：223-224.

[12] 李仕海，刘训红. 江苏地产太子参中氨基酸及微量元素的分析［J］. 时珍国医国药，2001，12(3)：199-200.

[13] 秦俊法，叶德华，包雪声，等. 中药材中微量元素的能量色散 X 射线 [J]. 中草药，1983，14(11)：492.

[14] 李仕海，刘训红. 江苏地产太子参中氨基酸及微量元素的分析 [J]. 时珍国医国药，2001，12(3)：199-200.

[15] Zhao Shouxun, et al. Chinese Chemical Letter, 1992, 2(8): 629.

[16] Tan Ninghua, et al. Phytochemistry, 1993, 32(5): 1327.

[17] Tan NH, Zhou J, Chen CX, et al. Cyclopeptides from the roots of Pseudostellaria heterophylla [J]. Phytochemistry, 1993, 32(5): 1327.

[18] 谭宁华，周俊. 太子参中新环肽——太子参环肽 C [J]. 沈阳药学院学报，1995，17(1)：60.

[19] 王吉星，等. 太子参化学成分的研究 [J]. 中国药物化学杂志，1992，2(3)：65-67.

[20] 刘训红，等. 太子参多糖的研究 [J]. 中草药，1993，24(3)：119-121.

69. 车前子　Plantaginis Semen

【来源】本品为车前科植物车前 *Plantago asiatica* L. 或平车前 *Plantago depressa* Willd. 的干燥成熟种子。

【性能】甘，寒。清热利尿通淋，渗湿止泻，明目，祛痰。

【化学成分】本品主要含黄酮类、挥发油类、三萜类等化学成分。

黄酮类成分：消旋 - 车前子苷 (plantagoside)[1,2]、木犀草素 (cyanidenon)、车前苷 (plantagin)[3]、芹菜素 (apigenin)、木犀草苷 (luteoloside)、大波斯菊苷 (cosluosiin)、车前黄酮苷 (plantaginin)、高车前素 (hispidulin)、高车前苷 (homo-plantaginin)、黄芩素 (baicalein)、黄芩苷 (baicalin)、高山黄芩素 (scutellarein)、车前子苷 (plantagoside)[4]。

苯乙醇苷类化合物：车前草苷 (ABCDEF)[plantainoside(ABCDEF)]、大车前苷 (plantamajoside)、天人草苷 (leucosceptoside A)、麦角皂苷 (acteoside)、异麦角皂苷 (isoacteoside)、去鼠李糖麦角皂苷 (desrhamnosyl acteoside)、角胡麻苷 (marty noside)、紫葳苷 (campenoside)、*β*-羟基麦角皂苷 (*β*-hydroxyacteoside)、肉苁蓉苷 (cistanoside F)、京尼平苷酸 (geniposidic acid)、大车前草苷 (majoroside)、10- 羟基大车前草苷 (10-hydroxymajoroside)、10- 乙酰基大车前草苷 (10-acetylmajoroside)、栀子酮苷 (gardoside)、龙船花苷 (ixoroside)、山萝花苷 (melampyroside)、美利妥单苷 (monomelittoside)、10- 乙酰基美利妥单苷 (10-acetylmonomelittoside)、地黄苷 D(rehmannioside D)、梓醇 (catapol)、6′- 葡萄糖桃叶珊瑚苷 (6′-*O*-glucosylaucubin)、3,4- 二羟基桃叶珊瑚苷 (3,4-dihydroaucubin)、车叶草苷 (asperuloside)[4]。

挥发油类成分：2,6- 二叔丁基对甲酚 (2,6-diobutylated hydroxytoluene)、3- 叔丁基 -4- 羟基茴香醚 (3-tert-butyl-4-hydroxyanisole)[5]。

三萜类成分：*β*- 谷甾醇 (*β*-sitosterol)[1,6,7]、*β*- 谷甾醇 -3-*O*-*β*-D- 吡喃葡萄糖苷 (*β*-sitosterol-3-*O*-*β*-D-glucopyranoside)[1,8]、齐墩果酸 (oleanolic acid)、熊果酸 (ursolic acid)[9]。

环烯醚萜类成分：都桷子苷酸 (geniposidic acid)[1,10]、桃叶珊瑚苷 (aucubin)[1,11]。

有机酸类成分：车前子酸 (plantenolic acid)、琥珀酸 (succinic acid)[1,6,7]。

其他：腺嘌呤 (adenine)、胆碱 (choline)、脂肪油 (expressed oil)[1,6,7]、车前黏多糖 A(plantago-mulilage A)[1,12]。

【药典检测成分】2015 版《中国药典》规定，本品照高效液相色谱法测定，按干燥品计算，含京尼平苷酸不得少于 0.50%，毛蕊花糖苷不得少于 0.40%。

参考文献

[1] 国家中医药管理局《中华本草》编委会. 中华本草：第 7 册 6558 [M]. 上海：上海科学技术出版社，1999：521-524.

[2] Yamada H, et al. CA, 1991, 114: 12184y.

［3］高明哲，张惠. 车前子苷的提取分离［J］. 辽宁中医学院学报，2003，5(2)：157.

［4］郑秀棉，杨莉，王峥涛. 车前子的化学成分与药理活性研究进展 [J]. 中药材，2013，36(7)：1190-1196.

［5］回瑞华，侯冬岩. 中国车前草挥发性化学成分分析［J］. 分析试验室，2004，23(8)：85-87.

［6］绪方章，等. 药学杂志（日），1924，44(44)：1040.

［7］Tomoda M，et al. CA，1971，19(6)：1214.

［8］Chang II -Moo，et al. CA，1981，95：111739d.

［9］王劭华，罗光明，曾金祥，等. 中药车前子的化学成分及药理学研究进展［J］. 亚太传统医药，2008，4(9)：5-6.

［10］Toda S，et al. Chem Pharm Bull，1985，33(3)：1270.

［11］郭月秋，沙明，曹爱民，等. 高效液相色谱法测定车前中桃叶珊瑚苷的含量［J］. 中国中药杂志，1991，16(12)：743.

［12］Tomoda M，et al. Chem Pharm Bull，1991，39(8)：2068.

70. 车前草　Plantaginis Herba

【来源】本品为车前科植物车前 *Plantago asiatica* L. 或平车前 *Plantago depressa* Willd. 的干燥全草。

【性能】甘，寒。清热利尿通淋，祛痰，凉血，解毒。

【化学成分】本品主要含黄酮类、萜类、甾体类等化学成分。

黄酮类成分：车前黄酮苷 (plantaginin)[1-3]、高车前苷 (homoplantaginin) [1,3,4]、芹菜素 (apigenin)[5]、木犀草苷 (luteoloside)、木犀草素 (luteolin)、高车前素 (hispidulin)[6]、6- 羟基木犀草素 (6-hydroxylutelin)、大波斯菊苷 (cosmosiin)、黄芩素 (baicalein)、黄芩苷 (baicalin)、高山黄芩素 (scutellarein)、车前子苷 (plantagoside)[7]。

萜类成分：熊果酸 (ursolic acid)[1,5,8]、梓醇 (catalpol)[1,8,9]、桃叶珊瑚苷 (aucubin)[1,8,12]、3,4- 二羟基桃叶珊瑚苷 (3,4-dioxyhydroxy aucubin)、6-O-β- 葡萄糖桃叶珊瑚苷 (6-O-β-glucose aucubin)[1,11]、京尼平苷酸 (geniposidic acid)[7,13]、大车前 (plantamujoside)[6]。

甾体类成分 :β- 谷甾醇棕榈酸酯 (β-sitosteryl palmitate)、豆甾醇棕榈酸酯 (stigmasteryl palmitate)、β- 谷甾醇 (β-sitosterol)、豆甾醇 (stigmasterol)[1,10]、胡萝卜苷 (daucosterol)[5,7]。

苯丙素苷类成分：去鼠李糖洋丁香酚苷 (desrhamnosyl acteoside)[1,3,14]、去鼠李糖异洋丁香酚苷 B(calceorioside B) 即 3,4- 二羟基苯乙醇 -6-O- 咖啡酰基 -β-D- 葡萄糖苷 (3,4-dihydroxyphenyl alcohol-6-O-caffeoyl-β-D-glucoside)、洋丁香酚苷 (acteoside)、异洋丁香酚苷 (*iso*-acteoside)[1,14]。

苯乙醇苷类成分 :7″- 羟基大车前苷 (helicoside)、大车前苷 (plantamajoside)[1,3]、异角胡麻苷 (*iso*-martynoside)、天人草苷 A (leucosceptoside A)、角胡麻苷 (martynoside)、车前草苷 A(plantagin A)、车前草苷 B (plantagin B)、车前草苷 C (plantagin C)、车前草苷 D (plantagin D)、车前草苷 E (plantagin E)、车前草苷 F (plantagin F)[1,14]、水苏苷 B(larandulifolioside)、金石蚕苷 (poliumoside)、紫葳苷 I (campenoside I)、肉苁蓉苷 F(cistanoside)[7]、山萝花苷 (melampyroside)、10- 羟基大车前草苷 (10-hydroxymajoroside)、10- 乙酰大车前草苷 (10-acetylmajoroside)、美利妥双苷 (mellitoside)、美利妥单苷 (monomelittoside)、地黄苷 D(rehmannioside)、车前草苷 (asperuloside)、8- 表马钱子苷酸 (8-epiloyanic acid)、栀子酮苷 (gardoside)、龙船花苷 (ixoroside)、3,4- 二氢桃叶珊瑚苷 (3,4-dihydroaucubin)[7]。

糖类成分：棉子糖 (raffinose)、蔗糖 (sucrose)[1,8]、水苏糖 (stachyose)[8]。

其他 :2,6- 二叔丁基对甲酚 (2,6-butylatedhydroxytoluene)[1,8]、棕榈酸 (hexadecylic acid)、正三十一烷 (*n*-hentriacontane)[1,10]、3- 叔丁基 -4- 羟基茴香醚 (3-tertbutyl-4-hydroxy-anisole)[12]、熊果酸 (ursolic acid)、齐墩果酸 (oleanolic acid)[6]。

【药典检测成分】2015 版《中国药典》规定，本品照高效液相色谱法测定，按干燥品计算，含

大车前苷不得少于 0.10%。

参考文献

［1］国家中医药管理局《中华本草》编委会. 中华本草：第 7 册 6557［M］. 上海：上海科学技术出版社，1999：517-521.

［2］中冲太七郎. 药学杂志（日），1961，81(12)：1697.

［3］Ravn H，et al. Phytochemietry，1990，29(11)：3627.

［4］Aritomi M. Chem Pharm Bull，1967，15(4)：432.

［5］董杰明，袁昌鲁. 车前草及芒苞车前草化学成分及其形态学研究［J］. 辽宁中医学院学报，2002，4(3)：229-230.

［6］夏玲红，金冠钦，孙黎，等. 车前草的化学成分与药理作用研究进展［J］. 中国药师，2013，16(2)：294-296.

［7］杨亚军，周秋贵，曾红，等. 车前草化学成分及新生物活性研究进展［J］. 中成药，2011，33(10)：1771-1776.

［8］Robert B，et al. Bull Soc Bot France，1963，110(3-4)：107.

［9］Toda S，Miylase T，Arichi H，et al. Antioxidative components *iso*-lated from seeds of plantago asiatica LINNE［J］. Chem Pharm Bull，1985，33(3)：1270.

［10］鸟越泰义. 药学杂志（日），1965，85(1)：176.

［11］Oshio H，Onouye H. Two new iridoid glycosides of plantago asiatica LINNE［J］. Plants Med，1982，44(4)：204.

［12］Noro Y，et al. 生药学杂志（日），1990，44(1)：17.

［13］回瑞华，侯东岩，李铁纯，等. 中国车前草挥发性化学成分分析［J］. 分析实验室，2004，23(8).

［14］Miyase T，et al. Phytochemietry，1991，30(6)：2015.

71. 瓦松　Orostachyis Fimbriatae Herba

【来源】本品为景天科植物瓦松 *Orostachys fimbriatus*(Turcz.)Berg. 的干燥地上部分。

【性能】酸、苦，凉。凉血止血，解毒，敛疮。

【化学成分】本品主要含黄酮类、强心苷类、糖酐类等化学成分。

　　黄酮类成分：山奈酚 (kaempferol)、山奈酚 -3- 葡萄糖苷 -7- 鼠李糖苷 (kaempferol-3-β-D-glucoside-7-α-L-rhamnoside)、山奈酚 -7- 鼠李糖苷 (kaempferol-7-rhamnoside)、瓦松全草含槲皮素 (quercetin)、槲皮素 -3- 葡萄糖苷 (quercetin-3-glucoside)[1,2]、山楂素 (crataegin)、异槲皮苷 (*iso*-quercitrin)[1,2]。

　　强心苷类成分：瓦松苷 [3]。

　　糖酐类成分：景天庚酮糖酐 (sedoheptulosan)、异丙叉景天庚酮糖酐 (*iso*-propylidene sedoheptulosan)[1,4]。

　　脂肪酸类成分：肉豆蔻酸、棕榈酸、亚油酸、油酸、硬脂十七烷酸 [5]。

　　其他：草酸 (oxalic acid)[1,5,6]、齐墩果酸（Ⅰ）、胡萝卜苷（Ⅱ）、草质素 -8-*O*-α-D- 来苏糖苷（Ⅲ）、3,4- 二羟基苯甲酸（Ⅳ）、尿嘧啶（Ⅴ）[6]。

【药典检测成分】2015 版《中国药典》规定，本品照高效液相色谱法测定，按干燥品计算，含槲皮素和山奈素的总量不得少于 0.020%。

参考文献

［1］国家中医药管理局《中华本草》编委会. 中华本草：第 3 册 2398［M］. 上海：上海科学技术出版社，1999：758-759.

［2］左春旭，仲英，姜岩青，等. 瓦松中黄酮类化合物的分离与鉴定［J］. 中草药，1988，19(4)：178.

［3］赵建国，曲伟红. 瓦松的现代研究进展［J］. 时珍国医国药，2007，18(10)：2430-2431.

［4］江苏新医学院. 中药大辞典［M］. 北京：人民卫生出版社，1997：398.

［5］安琨，郑万金，李海波，等. 瓦松化学成分的研究 (11)[J]. 食品与药品，2001，07：247-249.

［6］王翔飞，赵文斌，成玉怀，等. 黄花瓦松中脂肪酸组成的 GC/MS 分析 [J]. 中国医药导报，2010，29：42-43.

72. 牛蒡子　Arctii Fructus

【来源】本品为菊科植物牛蒡 *Arctium lappa* L. 的干燥成熟果实。

【性能】辛，苦，寒。疏散风热，宣肺透疹，解毒利咽。

【化学成分】本品主要含木脂素类、脂肪酸类等化学成分。

　　木脂素类成分：新牛蒡素乙 (neoarctin B)[1-4]、牛蒡苷 (arctiin)[1-3,5]、倍半木质素 AL-D (sesquiligenan AL-D) 及倍半木质素 AL-F(sesquiligenan AL-F)[1,3]、罗汉松脂素 (matairesinol)、牛蒡苷元 (burdockaglycone)[1,3-5]、牛蒡酚 A(拉帕酚 ,lappaol A)、牛蒡酚 B(拉帕酚 ,lappaol B)[1,6]、牛蒡酚 C(拉帕酚 ,lappaol C)、牛蒡酚 D(拉帕酚 ,lappaol D)、牛蒡酚 E(拉帕酚 ,lappaol E)[1,7]、络石苷元 (颈花苷 ,trachelogenin)[1,8]、牛蒡酚 F(拉帕酚 ,lappaol F)[4,9,12]、牛蒡酚 H(拉帕酚 ,lappaol H)[9]、牛蒡子苷、2,3- 二苄基丁内酯木酯素 [13]、牛蒡子苷元 [14-18]。

　　脂肪酸类成分：亚油酸 (linoleic acid)、棕榈酸 (palmitic acid)、硬脂酸 (stearic acid)、花生酸 (arachic acid)[1,2]、邻苯二甲酸二异丁酯、9,12,15- 十八碳三烯酸、8,10,12- 十八碳三烯酸、二十六烷酸 [14,15]、棕榈酸油酸、环氧硬脂酸、花生烯酸、山嵛酸、正二十四烷酸 [12]、丁二酸（Ⅰ）、齐墩果酸（Ⅲ）、熊果酸（Ⅳ）[16]、3,5- 二咖啡酰基奎宁酸 [19,20]。

　　其他：葡萄糖 (glucose)[1,4]、胡萝卜苷 [9]、β- 谷甾醇、β-D- 果糖乙苷（Ⅱ）、β- 谷甾醇（Ⅴ）、胡萝卜苷（Ⅵ）[16]。

【药典检测成分】2015 版《中国药典》规定，本品照高效液相色谱法测定，按干燥品计算，含牛蒡苷不得少于 5.0%。

参考文献

［1］国家中医药管理局《中华本草》编委会. 中华本草：第 7 册 6705［M］. 上海：上海科学技术出版社，1999：653-655.

［2］Junzo S，et al. 药学杂志（日），1931，51：983.

［3］大摈树夫. 药学杂志（日），1935，55(8)：816.

［4］山内盛，等. 药学杂志（日），1976，96(12)：1492.

［5］Ichibara A，et al. Tetra Lett，1976，(44)：3961.

［6］Ichibara A，et al. Tetra Lett，1977，4(44)：1813.

［7］Ichibara A，et al. Tetra Lett，1978，(33)：3035.

［8］Kazuo I，et al. Chem Pharm Bull，1986，34(8)：3514.

［9］王海燕，杨峻山. 牛蒡子化学成分的研究［J］. 药学学报，1993，28(2)：911.

［10］刘世名，陈靠山. 牛蒡叶中微量木脂体牛蒡子苷和牛蒡子苷元的分离与鉴定［J］. 色谱，2003，21(1)：52-55.

［11］李卓恒，于彩平，管海燕，等. 牛蒡子化学成分的分离与鉴定 [J]. 中国药房，2012，39：3696-3699.

［12］周晓英，季志红，白露，等. 维药毛头牛蒡子脂肪酸成分的 GC-MS 分析 [J]. 新疆医科大学学报，2013，04：464-466-471.

［13］张兴德，张彩琴，刘启迪，等. 牛蒡子抗癌活性成分及作用机制研究进展 [J]. 中国现代中药，2012，12：12-17.

［14］齐艳明. 牛蒡化学成分研究 [D]. 齐齐哈尔大学，2012.

［15］赵杨，李虹，张文治. 牛蒡子化学成分的分离及结构鉴定 [J]. 齐齐哈尔大学学报 (自然科学版)，2013，02：61-62-65.

［16］马鲁豫，马振林. 牛蒡根化学成分的提取、分离和鉴定 [J]. 山东医学，2011，19：44-45.

［17］顾晓明，张圆，张晓卫，等. 牛蒡的化学成分及药理作用研究进展 [J]. 现代生物医学进展，2013，16：3179-3182.

［18］冉小顾，窦德强. 牛蒡子化学成分研究 [J]. 辽宁中医药大学学报，2013，07：71-72.

［19］陈世雄，陈靠山. 牛蒡根化学成分及活性研究进展 [J]. 食品与药品，2010，07：281-285.

［20］陈世雄，包淑云，邵太丽，等. 牛蒡根化学成分研究 [J]. 天然产物研究与开发，2011，06：1055-1057+1112.

73. 牛膝　Achyranthis Bidentatae Radix

【来源】本品为苋科植物牛膝 *Achyranthes bidentata* Bl. 的干燥根。

【性能】苦、酸，平。补肝肾，强筋骨，逐瘀通经，引血下行。

【化学成分】本品主要含黄酮类、甾体、三萜皂苷等化学成分[1]。

黄酮类成分：槲皮素 -3-*O*- 芸香苷 (quercetin-3-*O*-globulariacitrin)、槲皮素 -3-*O*- 葡萄糖苷 (quercetin-3-*O*-glucoside)、山楂酚 -3-*O*- 葡萄糖苷 (hawphenol-3-*O*-glucoside)[2,3]、25,26- 二去氧坡那甾酮 A[4]。

甾体类成分：蜕皮甾酮 (ecdysterone)[2,5]、红苋甾酮 (rubrosterone)[2,6]、牛膝甾酮 (inokosterone)[5]、*β*- 蜕皮甾酮 (*β*-ecdysterone)、*β*- 谷甾醇 (*β*-sitosterol)、*α*- 菠甾醇 (*α*-spinasterol)[7]、森告甾酮、杯苋甾酮、2,4- 羟基杯苋甾酮[8]。

三萜皂苷成分：齐墩果酸 -*α*-L- 吡喃鼠李糖基 -*β*-D- 吡喃半乳糖苷 (oleanolic acid-*α*-L-rhamnopyranosyl-*β*-D-galactopyranose)[2,9,10,17]、正丁基吡喃果糖苷。

糖苷类成分：正丁基 -*β*-D- 吡喃果糖苷 (normal-butyl-*β*-D-fructopyranose)[11]、（+）- 莱昂树脂醇 -3*α*-*O*-*β*-D- 吡喃葡萄糖、苯基 -*β*-D- 吡喃葡萄糖苷[8]。

氨基酸：天冬氨酸 (aspartate)、丝氨酸 (serine)、谷氨酸 (glutamate)、甘氨酸 (glycine)[2,12,13]、精氨酸 (arginine)、亮氨酸 (leucine)、苯丙氨酸 (phenylalanine)、苏氨酸 (threonine)、酪氨酸 (tyrosine)、色氨酸 (tryptophan)、缬氨酸 (valine)、脯氨酸 (proline)[2,13]。

脂肪酸类：齐墩果酸、齐墩果酸 -3-*O*-*β*-D- 吡喃葡萄糖醛酸 -6′-*O*- 甲酯、(9*E*)-8,11,12- 三羟基 - 十八碳烯酸、亚油酸[14]。

其他：含多种多糖[2,12,16,15]，还含生物碱类及香豆精类化合物[2,13]、磷酸镁 (magnesium phosphate)、尿囊素 (allantoin)、琥珀酸 (butanedioic acid)[11]、小檗碱、邻苯二甲酸二丁酯[4]、25*S*- 牛膝甾酮、25*R*- 牛膝甾酮、旌节花甾酮 C、旌节花甾酮 D[18]、水龙骨甾酮 B[19]、5- 羟甲基糖醛[19]、竹节参苷Ⅳ a 甲酯、*N*- 顺式阿魏酰基酪胺、*N*- 顺式阿魏酰 -3- 甲氧基酪胺、*N*- 反式阿魏酰基酪胺、*N*- 反式阿魏酰 -3- 甲氧基酪胺[20]。

【药典检测成分】2015 版《中国药典》规定，本品照高效液相色谱法测定，按干燥品计算，含 *β*- 蜕皮甾酮不得少于 0.030%。

参考文献

［1］沈舒，王琼，等. 牛膝的化学成分和药理作用研究进展 [J]. 海峡药学，2011，11：1-6.

［2］国家中医药管理局《中华本草》编委会. 中华本草：第 2 册 1482 [M]. 上海：上海科学技术出版社，1999：830-836.

［3］Nicolov Stefan，Tbuan Nguegen，Zheljzlov Valocho. Flavonoids from Achyranthes bidentata BI [C]. Acta，Hoctic，1996：426(Itemational Symposiam on Aromatic and Medicinal Plantas，1995).

［4］杨柳，江海，等. 怀牛膝中化学成分的分离与鉴定 [J]. 中医药信息，2012，01：22-24.

［5］小川俊太郎，等. 药学杂志（日），1971，91：916.

［6］Hikino H，et al. CA，1972，76：23177.

［7］韦松，梁鸿，赵玉英. 怀牛膝中化合物的分离鉴定 [J]. 中国中药杂志，1997，22(5)：293-295.

［8］郭良君，谭兴起，郑巍，等. 川牛膝化学成分的研究 [J]. 中南药学，2013，07：495-497.

［9］朱和，车锡平. 牛膝总皂甙对动物子宫平滑肌的作用. 中草药，1987，18(4)：17.

［10］Nikolov S，et al. CA，1992，116：18355.

［11］巢志茂，何波，尚儿金. 怀牛膝挥发油成分分析 [J]. 天然产物研究与开发，1999，11(4)：41-43.

［12］方积年，张志花，刘柏年. 牛膝多糖的化学研究. 药学学报，1990，25(7)：526-529.

［13］Bisht G，et al. J Indian Chem Soc，1990，67：I002.

［14］唐鑫，裴刚，等. 牛膝根化学成分研究 [J]. 热带亚热带植物学报，2013，01：57-62.

［15］惠永正，邹卫，田庚元. 牛膝根中一活性寡糖 (AbS) 的分离和结构研究. 化学学报，1989，47(6)：621-622.

［16］田庚元，等. CA，1990，113：21822x.

［17］王晓娟，朱玲珍. 牛膝皂苷的化学成分研究 [J]. 第四军医大学学报，1996，17(6)：427-430.

［18］王秋红，杨柳，等 .怀牛膝中甾酮类成分的分离与鉴定 [J]. 中医药学报，2012，01：69-71.

［19］刘斌，王彦志，等 .牛膝的化学成分及质量标准研究进展 [J]. 河南中医，2014，11：2266-2268.

［20］董琴琴，颜健，等 .牛膝种子化学成分研究 [J]. 热带亚热带植物学报，2010，05：569-572.

74. 升麻　Cimicifugae Rhizoma

【来源】本品为毛茛科植物大三叶升麻 *Cimicifuga heracleifolia* Kom.、兴安升麻 *Cimicifuga dahurica*(Turcz.)Maxim. 或升麻 *Cimicifuga foetida* L. 的干燥根茎。

【性能】辛、微甘，微寒。发表透疹，清热解毒，升举阳气。

【化学成分】本品主要含色原酮类、三萜及三萜皂苷类、酚酸类等化学成分。

色原酮类成分 : 升麻素 (cimifugin)、升麻素葡萄糖苷 (cimifugin glucoside)[1]。

三萜及三萜皂苷类成分 : 升麻醇 -3-*O*-β-D- 吡喃木糖苷 (cimigenol-3-*O*-β-D-xylopyranoside)、25-*O*- 乙酰升麻醇 -3-*O*-β-D- 吡喃木糖苷 (25-*O*-acetyl-cimigenol-3-*O*-β-D-xylopyranoside)、升麻醇 -3-*O*-β-D- 吡喃木糖基 -(3 → 1)-β-D- 吡喃木糖苷 (cimigenol-3-*O*-β-D-xylopyranosyl-(3 → 1)-β-D- xylopyranoside)[2]、12- 羟基升麻醇 -3-*O*-β-D- 吡喃木糖苷 (12-hydroxycimigenol-3-*O*-β-D-xylopyranoside)[2,3]、升麻醇半乳糖苷 (cimigenol-3-*O*-β-D-galactopyranoside)、西麻苷 I (cimifoetiside I)、12β- 羟基升麻醇阿拉伯糖苷 (12β-hydroxycimigenol-3-*O*-α-L-arabinopyranoside)、西麻苷 Ⅱ (cimifoetiside Ⅱ)[3]、升麻苷 C(cimiside C)、升麻苷 D(cimiside D)[4]、25-*O*- 乙酰基 -升麻醇 (25-*O*-acetyl-cimigenol)、26- 去羟基阿科特素 (26-deoxyactein)、23- 表 -26- 去羟基阿科特素 (23-*epi*-26-deoxyactein)、升麻醇 (cimigenol)、阿科特素 (actein)、升麻酮醇 (cimicidanol)、(23*R*,24*S*)25-*O*- 乙酰基 - 升麻醇 -3-*O*-β-D- 吡喃木糖苷 [(23*R*,24*S*)25-*O*-acetyl-cimigenol-3-*O*-β-D-xylopyranoside]、类叶升麻苷 A(asiaticoside A)、升麻苷 H-1(cimicifugoside H-1)、升麻苷 H-2 (cimicifugoside H-2)、升麻苷 E(cimiside E)、(23*R*,24*S*) 升麻醇 -3-*O*-β-D- 吡喃木糖苷 [(23*R*,24*S*) cimigenol-3-*O*-β-D-xylopyranoside]、12β- 羟基升麻醇 (12β-hydroxycimigenol)[5,11]、阿魏酸甲酯、升麻酮、25-*O*- 甲基升麻醇、25- 脱氢升麻醇 [6]、(+)-γ- 古芸烯、α- 檀香萜、(Z,Z,Z)- 顺 -9,12,15-十八碳三烯 -1- 醇 [7]、升麻械素、升麻醇 -3- 酮 [8]。

酚酸类成分 :3- 乙酰氧基咖啡酸 (3-acetylcaffeic acid)、咖啡酸葡萄糖酯苷 (caffeic ester glucoside)[1]、异阿魏酸 (*iso*-ferulic acid)[1,9,10]、阿魏酸 (ferulaic acid)[9,10]、4- 氧 - 乙酰基咖啡酸 (4-*O*-acetyl-caffeic acid)、咖啡酸 (caffeic acid)、咖啡酸甲酯 (caffeic acid methylester)、升麻酸 (cimicifugic acid)、芥子酸 (sinapic acid)[10]、棕榈酸、亚油酸 [11]、甲基阿魏酸 [8]。

酚苷类成分 : 北升麻瑞 (cimidahurine)、北升麻宁 (cimidahurinine)[1,9]、升麻酰胺 (cimicifugamide)[9,12]、4- 乙烯基愈创木酚 [11]。

香豆素类成分 : 马栗树皮素 (esculetin)[10]。

甾醇类成分 : 胡萝卜苷 (daucosterol)[3]、谷甾醇 (sitosterol)[9]。

其他 : 蔗糖 (sucrose)[1,9]、6- 异次黄嘌呤核苷 (6-*iso*-incsine)、D- 葡萄糖 (D-glucose)[3]、6-*iso*-noside、核糖 (ribose)[9]、肉豆蔻醚、1H-4-(3- 甲基 -2- 丁烯基) 吲哚 [11]、*E*-3-(3″- 甲基 -2″-亚丁烯基)-2- 吲哚酮 [8]。

【药典检测成分】2015 版《中国药典》规定，本品照高效液相色谱法测定，按干燥品计算，含异阿魏酸不得少于 0.10%。

参考文献

［1］李从军，陈迪华，肖培根. 中药升麻的化学成分（Ⅴ）［J］. 中草药，1995，26(6)：288-333.

［2］李从军，陈迪华，肖培根. 中药升麻的化学成分［J］. 药学学报，1993，28(10)：777-781.

［3］潘瑞乐，陈迪华，斯建勇，等. 升麻地上部分化学成分研究［J］. 药学学报，2003，38(4)：272-275.

［4］李从军，陈迪华，肖培根. 升麻苷C和升麻苷D的化学结构［J］. 化学学报，1994，52：722-726.

［5］但春，梁健，周燕，等. 升麻中的环菠萝蜜烷三萜成分［J］. 中国中药杂志，2009，34(15)：1930.

［6］宋彦波，年寅，等. 兴安升麻的化学成分研究［J］. 云南中医学院学报，2013，03：31-35.

［7］李毅然，陈玉萍，等. 升麻与广东升麻挥发油成分的GC-MS分析［J］. 广西中医药，2012，04：56-59.

［8］裴秋燕. 兴安升麻根茎的化学成分研究［D］. 西南交通大学，2012.

［9］林玉萍，邱明华，李忠荣. 升麻属植物的化学成分与生物活性研究［J］. 天然产物研究与开发，2002，14(6)：58-76.

［10］赵晓宏，陈迪华，斯建勇，等. 中药升麻酚酸类化学成分研究［J］. 药学学报，2002，37(7)：535-538.

［11］刘蓓蓓，陈胜璜，等. 升麻化学成分及其抗肿瘤活性研究进展［J］. 中南药学，2012，01：53-54，56-58.

［12］李从军，陈迪华，肖培根. 中药升麻的化学成分Ⅱ. 升麻酰胺的化学结构［J］. 化学学报，1994，52：296-300.

75. 化橘红 Citri Grandis Exocarpium

【来源】本品为芸香科植物化州柚 *Citrus grandis* 'Tomentosa' 或柚 *Citrus grandis* (L.)Osbeck 的未成熟或近成熟的干燥外层果皮。前者习称"毛橘红"，后者习称"光七爪""光五爪"。

【性能】辛、苦，温。理气宽中，燥湿化痰。

【化学成分】本品主要含黄酮类、挥发油类、甾体类等化学成分。

黄酮类成分：圆柚酮 (nootkatone)、枳属苷 (poncirin)、新橙皮苷 (neohesperidin)[1-3]、柚皮苷 (naringin)[1-4]、野漆树苷 (rhoifolin)[1,3,4]、5,6,7,3',4'- 五甲氧基黄酮 (5,6,7,3',4'-pentamethoxy flavone)、5,7,8,3',4'- 五甲氧基黄酮 (5,7,8,3',4'-pentamethoxy flavone)、5,7,8,4'- 四甲氧基黄酮 (5,7,8,4'-tetramethoxy flavone)、5,7,4'- 三甲氧基黄酮 (5,7,4'-trimethoxy flavone)、川陈皮素 (nobiletin)[1,5]、柚皮苷元 (naringenin)、芹菜素 (apigenin)[4]。

挥发油类成分：邻氨基苯甲酸甲酯 (methyl anthranilate)[1-3]、福橘素 (tangeretin)[1,5]、丁香烯氧化物 (caryophyllene oxide)、二戊烯 (dipentene)[1,6]、顺式 -3- 己烯醇 (*cis*-3-hexenol)[1,6,7]、芳樟醇单氧化物 (linalool monoxide)[1,6,9]、荜澄茄烯 (cadinene)[1,6,11]、柠檬醛 (citral)[1,7]、芳樟醇 (linalool)、牻牛儿醇 (geraniol)[1,7,9,14]、柠檬烯 (limonene)、α- 蒎烯 (α-pinene)[1,9-10,14]、γ- 松油烯 (γ-terpinene)[9,11,12]、2- 乙酰呋喃 (acetylfuran)、2- 乙酰吡咯 (2-acetylpyrrole)、表 - 双环倍半水芹烯 (*epi*-bicyclosesquiphellandrene)[8]、吉马烯 (germacrene)、δ- 杜松烯 (δ-cadinene)[8,9]、橙花叔醇 (nerolidol)[8,11]、顺 - 异丁子香酚 (*cis-iso*-eugenol)、4- 乙基愈创木酚 (4-ethyl guaiacol)、丁子香酚 (eugenol)、莰烯 (camphene)、苯乙醛 (benzene acetaldehyde)、苯乙醇 (benzene ethanol)、苯甲酸 (benzoic acid)、苄醇 (benzyl alchol)、3- 蒈烯 (3-carene)、顺 - 香芹醇 (*cis*-carveol)、反 - 香芹醇 (*trans*-carveol)、α- 雪松醇 (α-cedrol)、榄香素 (elemicin)、β- 榄香烯 (β-elemene)、L- 香芹酮 (L-carvone)、癸酸 (*n*-decanoic acid)、反式石竹烯 (*trans*-caryophyllene)、侧柏烯 (thujene)、α- 松油烯 (α-terpinene)、β- 罗勒烯 (β-ocimene)、甲基丁香酚 (methyleugenol)、5- 甲基糠醛 (5-methylfurfural)、4- 甲基愈创木酚 (4-methyl guaiacol)、α- 水芹烯 (α-phellandrene)、糠醛 (furfural)、牻牛儿醛 (geranial)、桧烯 (sabinene)、萜品醇 (4-terpineol)、异松油烯 (α-terpinolene)、亚油酸甲酯 (methyl linoleate)、亚麻酸甲酯 (methyl linolenate)、棕榈酸甲酯 (methyl palmitate)、橙花醇乙酸酯 (neryl acetate)、乙酸香叶酯 (geraniol acetate)、壬酸 (nonanoic acid)、棕榈酸 (palmitic acid)、十五烷酸 (pentadecanoic acid)、肉豆蔻酸 (myristic acid)、蒽 (anthracene)[9]、β- 香叶烯 (β-myrcene)[9,11]、橙皮油内酯 (aurapten)[9,12]、β- 蒎烯 (β-pinene)[11]。

甾体类成分：麦角甾 -5- 烯 -3- 醇 (ergost-5-en-3-ol)、4- 麦角甾醇 -3- 酮 (4-ergosterin-3-ketone)、 β- 谷甾醇葡萄糖苷 (β-sitosterol-β-D-glucoside)、4- 豆甾醇 -3- 酮 (4-stigmasterol-3-one)、豆甾 -4-烯 -3- 酮 (stigmast-4-en-3-one)、豆甾 -5,22- 二烯 -3- 醇 (stigmasta-5,22-dien-3-ol)、豆甾 -4,22-二烯 -3- 酮 (stigmasta-4,22-dien-3-one)[8]。

　　香豆素类成分:伞形花内酯 (umbelliferone)[12]、紫花前胡苷、methylcnidioside、methylpicraquassioside、cnidioside、佛手酚、异欧前胡素、6',7'- 二羟基香柠檬素、马尔敏、橙皮内酯、异橙皮内酯、6- 异丙氧基 -7- 甲氧基香豆素、5- 羟基 -8-(3'- 甲基 -2'- 丁烯基) 呋喃香豆素 [14]。

　　其他:腐胺 (putrescine)、焦性儿茶酚 (pyrocatechol)[1,3,4]、甘氨酸 (glycine)[1,12]、原儿茶酸 (protocatechuic acid)[4]、维生素 E(vitamin E)[8]、胡萝卜素 (caritinoid)、番茄烃 (lycopene)、水苏碱 (stachydrine)、烟酸 (nicacid)、二十九烷 (nonacosane)、脂肪 (fat)、维生素 B_1(vitamin B_1)、维生素 B_2(vitamin B_2)、钙、铁、磷、蛋白质、糖类 [12]。

【药典检测成分】2015 版《中国药典》规定,本品照高效液相色谱法测定,按干燥品计算,含柚皮苷不得少于 3.5%。

参考文献

[1] 国家中医药管理局《中华本草》编委会. 中华本草:第 4 册 3718 [M]. 上海:上海科学技术出版社,1999:902-905.

[2] Albaeb R,et al. Phytochemistry,1969,(8):127.

[3] 黄美声,沈玉刚. 反向高效液相色谱法测定化橘红中柚皮苷的含量 [J]. 中草药,1990,21(5):15.

[4] 袁旭江,林励,陈志霞. 化橘红中酚性成分的研究 [J]. 中草药,2004,35(5):498-500.

[5] Mizuno M,et al. Chem Pharm Bull,1991,39(4):945.

[6] Karrer W. Konstitund Vorkom der Org Pflanzcnst,1958:1129s.

[7] 中华人民共和国商业部土产废品局. 中国经济植物志 [M]. 北京:科学出版社,1961:1365.

[8] 陈连剑,李婷,李成. 化橘红超临界 CO_2 萃取物的 GC-MS 分析 [J]. 中药材,2003,26(8):559-560.

[9] 李春,向能军,沈宏林,等. 化橘红挥发成分分析研究 [J]. 精细化工中间体,2009,39(4):65-67.

[10] Quisumbing E. Medicinal Plants of The Philippines,1978:452.

[11] 张立坚,蔡春,王秀季. 橘红珠、橘红及化橘红挥发油成分的比较 [J]. 广东医学院学报,2006,24(4):344-345.

[12] 中国医学科学院卫生研究所. 食物成分表 [M]. 北京:人民卫生出版社,1977:170.

[13] 刘群娣,谢春燕,等. 化橘红化学成分的 HPLL-DAD-MS/MS 分析 [J]. 世界科学技术,2011,05:864-867.

[14] 伍虹,沈勇根,等. 化橘红挥发油化学成分 GC-MS 分析 [J]. 农产品加工,2011,05:90-91.

[15] 牛艳,王磊,等. 化橘红香豆素的化学成分 [J]. 暨南大学学报,2012,05:501-505+515.

76. 月季花　Rosae Chinensis Flos

【来源】本品为蔷薇科植物月季 *Rosa chinensis* Jacq. 的干燥花。

【性能】甘,温。活血调经。

【化学成分】本品主要含有黄酮类、挥发油等化学成分。

　　黄酮类成分:槲皮苷 (quercitrin)[1-3]、山柰黄素 (kaempferol)、山柰素 -3-O- 鼠李糖苷 (kaempferol-3-O-rhamnoside)、槲皮素 (quercetin)[3]、鼠李糖苷、胡桃苷、半乳糖苷、萹蓄苷、没食子酸 [4]。

　　挥发油类成分:牻牛儿醇 (geraniol)[1,5]、香茅醇 (citronell)、β- 香茅醇 (β-citronell)、甲酸香茅酯 (citronellol formate)、芳樟醇 (coriandrol)[6] 及其葡萄糖苷 (glycoside)[1,5]、柠檬烯 (limonene)、甲基丁香酚 (methyl eugenol)、β- 月桂烯 (β-myrcene)、橙花醇 (nerol)、乙酸苯乙酯 (phenylethyl acetate)、甲酸苯乙酯 (phenylethyl formate)[6-10]。

　　其他:鞣质 (tannin)[1,2]、乙酸苄酯 (benzyl acetate)、β- 苯乙醇 (β-benzene alcohol)、没食子

酸 (gallic acid)[1,7]、色素 (pigment)[6]。

【药典检测成分】2015 版《中国药典》规定，本品照高效液相色谱法测定，按干燥品计算，含金丝桃苷和异槲皮苷的总量不得少于 0.38%。

参考文献

［1］国家中医药管理局《中华本草》编委会. 中华本草：第 4 册 2768 [M]．上海：上海科学技术出版社，1999：215-216.

［2］李宁汉. 香港中草药：第 5 卷 [M]．香港：商务印书馆香港分馆，1983：50.

［3］徐文昭. 月季花花瓣的黄酮类成分的研究 [J]．南京中医药大学学报（自然科学版），2000，16(4)：225-226.

［4］张沛，薛莹，等. 月季花的化学成分研究 [J]. 中草药，2010，10：1616-1618.

［5］第二军医大学药学系生药学教研室. 中国药用植物图鉴 [M]．上海：上海教育出版社，1960：674，677.

［6］谢珍珍，向智敏. 杭州墨红净油挥发组分的研究 [J]．天然产物研究与开发，1993，5(4)：32-36.

［7］Tripathi S C, et al. Experientia, 1977, 33(2)：207.

［8］王晓燕，王雯雯，等. 月季花化学成分的初步研究 [J]．中国药学杂志，2012，07：500-503.

［9］赵倩，刘钫，等. 月季花化学成分的研究 [J]．中草药，2012，08：1484-1488.

［10］王蕾，符玲，等. 月季花抗氧化活性成分研究 [J]．高等学校化学学报，2012，11：2457-2468.

77. 丹参　Salviae Miltiorrhizae Radix et Rhizoma

【来源】本品为唇形科植物丹参 *Salvia miltiorrhiza* Bge. 的干燥根及根茎。

【性能】苦，微寒。活血通经，祛瘀止痛，清心除烦，凉血清痈。

【化学成分】本品主要含醌类、苯丙素类、萜类及甾体类等化学成分。

醌类成分：异隐丹参酮 (*iso*-cryptotanshinone)、异丹参酮 I (*iso*-tanshinone I)、异丹参酮 II (*iso*-tanshinone II)[1,2]、丹参新酮 (miltirone)[1,3]、1,2- 二氢丹参醌 (1,2-dihydrotanshinquinone)、1,2- 二氢丹参酮 [1,4-8]、亚甲基丹参醌 (methylene-tanshiquinone)[1,5-8,12,13]、去甲丹参酮 (nortanshinone)[1,5-8,23]、丹参内酯 (tanshinlactone)[1,5-6]、二氢丹参酮 I (dihydrotanshinone I)、丹参酸甲酯 (methyl tanshinonate)、羟基丹参酮 II$_A$(hydroxytanshinone II$_A$)、丹参新醌 A(danshenxinkun A)、丹参新醌 B(danshenxinkun B)、丹参新醌 C(danshenxinkun C)[1,9]、隐丹参酮 (cryptotanshinone)[1,9,10,12]、丹参酮 I (tanshinone I)[1,9-12]、丹参酮 II$_A$ (tanshinone II$_A$)、丹参酮 II$_B$(tanshinone II$_B$)[1,9,11,12]、丹参酮 V (tanshinone V)、丹参酮 VI (tanshinone VI) [1,11]、丹参酸 B(salvianic acid B)、丹参酸 C(salvianic acid C)[1,14,15]、丹参酸 A (salvianic acid A) 即丹参素 (tanshinol)[1,14-16]、2- 异丙基 -8- 甲基菲 -3,4- 二酮 (2-*iso*-propyl-8-methylphenanthrene-3,4-diketone)[1,17]、丹参酚酸 A(salvianolic acid A)、丹参酚酸 B(salvianolic acid B)、丹参酚酸 C(salvianolic acid C)、丹参酚酸 D(salvianolic acid D)、丹参酚酸 E(salvianolic acid E)、丹参酚酸 G(salvianolic acid G)[1,18,19-21]、丹参新醌 D(danshenxinkun D)[1,22]、1,2,5,6- 四氢丹参酮 I(1,2,5,6-tetrahydrotanshinone I)、丹参二醇 A(tanshindiol A)、丹参二醇 B(tanshindiol B)、丹参二醇 C(tanshindiol C)、3α- 羟基丹参酮 II$_A$(3α-hydroxy-tanshinone II$_A$)[1,23]、异丹参酮 II$_B$(*iso*-tanshinone II$_B$)、新隐丹参酮 (neocryptotanshinone)[1,25]、1- 去氢丹参新酮 (1-dehydromiltirone)、1- 去氢丹参酮 II$_A$(1-dehydrotanshinone II$_A$)[1,26]、表丹参螺缩酮内酯 (*epi*-danshenspiroketallactone)、丹参螺缩酮内酯 (danshenspiroketal-lactone)[1,27]、二氢异丹参酮 I (dihydro-*iso*-tanshinone I)、丹参酚醌 I (miltionone I), 丹参酚醌 II (miltionone II) [1,28]、丹参酮二酚 (miltiodiol)[1,29]、醛基丹参酮 (formyltanshinone)、4- 亚甲丹参新酮 (4-methylenemiltirone)、亚甲二氢丹参酮 (methylenedihydrotanshinone)[1,30]、去羟新隐丹参酮 (deoxyneocryptotanshinone)[1,31]、丹参环庚三烯酚酮 (miltipolone)[1,32]、丹参隐螺内酯 (cryptoacetalide)[1,33]、二氢丹参内酯 (dihydrotanshinlactone)[1,34]、1- 氧代异隐丹参酮 (1-keto-*iso*-cryptotanshinone)[1,35]、二氢次丹参醌 (dihydromiltirone)、紫丹参甲素 (przewaquinone A)、

紫丹参乙素 (prezewaquinone B)、丹参醇Ⅰ(tanshinol Ⅰ)、丹参醇Ⅱ(tanshinol Ⅱ)、丹参醇Ⅲ(tanshinol Ⅲ)、丹参醛 (tanshialdehyde)[5-8]、丹参酸乙 (danshensuan B)[36]。

苯丙素类成分：鼠尾草酚 (salviol)[1,4-8]、迷香酸 (rosmarinic acid)[1,10,21,36]、紫草酸单甲酯 (monomethyl lithospermate)、紫草酸乙酯 (ethyl lithospermate)、异阿魏酸 (*iso*-ferulic acid)[1,10,38]、咖啡酸 (caffeic acid)[1,14,15]、迷迭香酸甲酯 (methyl rosmarinate)[1,21]、鼠尾草酚酮 (salviolone)、降鼠尾草氧化物 (nor-salvioxide)[1,29]、异欧前胡内酯 (*iso*-imperatorin)[1,35]、鼠尾草列酮 (salvilenone)[1,36,37]、鼠尾草酮 (salvinone)[1,39]、紫草酸二甲酯 (dimethyl lithospermate)、紫草酸 B (lithospermic acid B)[1,40]、salvisyrianon[41]。

萜类及甾体类成分：弥罗松酚 (ferruginol)[1,26]、豆甾醇 (stigmasterol)[1,28]、柳杉酚 (sugiol)[1,30]、7β- 羟基 -8,13- 松香二烯 -11,12- 二酮 (7β-hydroxy-8,13-abietadiene-11,12-diketone)[1,30,43]、替告皂苷元 (tigogenin)、熊果酸 (ursolic acid)、胡萝卜苷 (daucosterol)、β- 谷甾醇 (β-sitosterol)[1,42,45]、戊素、二萜萘嵌苯酮 (saloilenone)[5-8]、3,4-seco-*iso*-pinara-4(18),7,15-triene-3-oic acid[36]。

黄酮类成分：黄芩苷 (baicalin)[1,42]。

醛类成分：原儿茶醛 (protocatechualdehyde)[1,42]、5-(3- 羟丙基)-7- 甲氧基 -2-(3′- 甲氧基 -4′- 羟苯基)-3- 苯并 [b] 呋喃甲醛 {5-(3-hydroxy-propyl)-7-methoxy-2-(3′-methoxy-4′-hydroxyphenyl)-3-benzo[b]furaldehyde}[1,30,43]。

脂溶性成分：γ- 谷甾醇、4,4,6a,6b,8a,11,11,14b-octamethy-1,4,4a,5,6,6a,6b,7,8,8a,9,10,11,12,12a,14,14a,14b-octadecahydro-2H-picen-3-one、4- 豆甾烯 -3- 酮、十六酸、β- 谷甾醇、α- 香树脂醇、二十四烷、无羁萜[43,44]。

其他：琥珀酸、原儿茶酸、丹参酚酸 A(salvianolic acid A)[10]、(3,4- 二羟基苯基) 乳酸、丹参酚酸 G[45]。

【药典检测成分】2015 版《中国药典》规定，本品照高效液相色谱法测定，按干燥品计算，含丹参酮Ⅱ$_A$、隐丹参酮和丹参酮Ⅰ的总量不得少于 0.25%，含丹酚酸 B 不得少于 3.0%。

参考文献

[1] 国家中医药管理局《中华本草》编委会. 中华本草：第 7 册 6193 [M]. 上海：上海科学技术出版社，1999：169-186.

[2] Kakisawa H，et al. Tera Lett，1969，(5)：301.

[3] Hagashi T，et al. J Chem Soc. Chem Oommun，1970：299.

[4] Kakisawa H，et al. J Chem Soc. Chem Oommun，1970(11)：541.

[5] 房其年，张佩玲，徐宗沛. 丹参抗菌有效成分的研究 [J]. 化学学报，1976，34(3)：197.

[6] 钱名堃，杨保津，顾文华，等. 丹参有效成分的研究Ⅰ. 丹参酮ⅡA磺酸钠和次甲丹参醌的化学结构 [J]. 化学学报，1978，36(3)：199-205.

[7] 张德成. 丹参水溶性有效成分的研究Ⅱ [J]. 上海第一医学院学报，1980，7：384.

[8] 杨保津，钱名堃，秦国伟，等. 丹参有效成分的研究——Ⅴ. 紫丹参甲素和乙素的分离和化学结构 [J]. 药学通报，1981，16(9)：837-841.

[9] Onitsuka M，et al. Chem Pharm Bull，1983，31：1670.

[10] 孔德云，刘星堦. 丹参中二氢异丹参酮Ⅰ的结构 [J]. 药学学报，1984，19(10)：755-759.

[11] Li L N，et al. Planta Med，1984，50(3)：227.

[12] 罗厚蔚，吴葆金，吴美玉，等. 丹参新醌丁的分离与结构测定 [J]. 化学学报，1985，20(7)：542-544.

[13] Luo H W，et al. Phytochemistry，1985，24(4)：815.

[14] Kusumi T，et al. Phytochemistry，1985，24(9)：2118.

[15] Luo H W，et al. Chem Pharm Bull，1986，34(8)：3166.

[16] Lee A R，et al. J Nat Prod，1987，50(2)：157.

[17] 胡廷默，蒋毅，杨培明，等. 丹参注射液成分研究 [J]. 医药工业，1988，19(12)：541-543.

[18] 罗厚蔚，胡晓洁，王宁，等. 丹参中抑制血小板聚集的活性成分 [J]. 药学学报，1988，23(11)：830-834.

[19] Luo H W，et al. Phytochemistry，1988，27(1)：290.

[20] Ikesochemhiro Y，et al. Phytochemistry，1989，28(11)：3139.

[21] Haro G，et al. Tetra Lett，1988，29(36)：4603.

[22] Kobda H, et al. Chem Pharm Bull, 1989, 37(5): 1287.

[23] Wang Ning, et al. Planta Med, 1989, 2836: 4603.

[24] Chang H M, et al. J Org Chem, 1990, 55(11): 3537.

[25] Vagi A, et al. CA, 1990, 112: 84159a.

[26] Zhang K Q, et al. CA, 1990, 112: 215314d.

[27] Ikesochemhiro Y, et al. Phytochemistry, 1991, 30(118): 2791.

[28] Yan Zhen, et al. Tetra Lett, 1991, 32(18): 2061.

[29] Tomita Y, et al. CA, 1991, 114: 69040c.

[30] Haro G, et al. CA, 1991, 114: 20972u.

[31] Asari F, et al. CA, 1991, 114: 98152w.

[32] Ai chunbo, et al. CA, 1991, 115: 131978r.

[33] Ai chunbo, et al. Planta Med, 1992, 58(2): 197.

[34] 李静，何丽一，宋万志. 丹参中水溶性酚酸类成分的薄层扫描测定法 [J]. 药学学报, 1993, 28(7): 543-547.

[35] Lin H C, et al. CA, 1993, 119: 221618k.

[36] 阴健，郭力弓. 中药现代研究与临床应用（Ⅰ）[M]. 北京：学苑出版社, 1994: 171.

[37] Lin H C, et al. CA, 1994, 120: 240076u.

[38] 李家实. 中药鉴定学 [M]. 上海：上海科学技术出版社, 1996: 139.

[39] 陈发奎. 常用中草药有效成分含量测定 [M]. 北京：人民卫生出版社, 1997: 171-173.

[40] Liu J. Yang CF. Lee BL, et al. Effect of Salvia miltiorrhiza on aflatoxin B1-induced oxidative Stress in cultured rat hepatocytes [J]. Free Radical Research, 1999, 31(6): 559-568.

[41] Ulubelena, Oksuzs, Kolaku, et al. Cardioactive terpenoids and a new rearranged diterpene from Salvia syriaca [J]. Planta Med, 2000, 66(7): 627-629.

[42] 苗明三. 现代实用中药质量控制技术 [M]. 北京：人民卫生出版社, 2000: 248.

[43] Romussi G, Ciarallo G, Bisio A, et al. A new diterpenoid with antispasmodic activity from Salvia Cinnabarina [J]. Planta Med, 2001, 67(2): 153-155.

78. 乌药 Linderae Radix

【来源】本品为樟科植物乌药 *Lindera aggregata*(Sims)Kosterm. 的干燥块根。

【性能】辛，温。行气止痛，温肾散寒。

【化学成分】本品主要含生物碱类、挥发油类、内酯类等化学成分。

生物碱类成分：网叶番荔枝碱 (reticuline)、波尔定碱 (boldine)[1-3]、前荷叶碱 (pronuciferine)、原防己碱 (protosinomenine)、深山黄堇碱 [(−)-pallidine][3]、异喹啉生物碱、呋喃倍半萜。

挥发油类成分：新木姜子碱 (laurolitsine)[1-3]、兰香油薁 (chamazulene)[1,4]、乌药烯 (linderene)[1,4-7]、异呋喃大牦牛儿烯 (*iso*-furanogermarene)[1,5-8]、乌药酮 (linderenone)[1,5,6,9]、香樟烯 (lindestrene)[2,14]、linderaline、劳丹素 -3′,4′- 二甲醚 (laudanosoline-3′,4′-dimethyl ether)[3]、去甲异波尔定 (nor-*iso*-boldine)[3,25]、乌药醚 (linderoxide)[8]、乌药酸 (linderaic acid)、乌药薁 (linderazulene)、乌药醇 [即钓樟醇 (linderol) 即龙脑 (borneol)][8,11-13]、龙脑乙酸酯 (bomy acetate)[8,11-13,23]、乙酸乌药酯 (lindenenyl acetate)[10]、β- 草烯 (oxalene)、柠檬烯 (limonene)[11]、6α-acetyl-lindenanolide B$_1$、6α-acetyl-lindenanolide B$_2$、lindenanolide A、lindenanolide B$_1$、lindenanolide B$_2$、lindenanolide C、lindenanolide D[12]、香树烯 (alloaromadendrene)、α- 紫穗槐烯 (amorphene)、δ- 杜松烯 (δ-cadinene)、莰烯 (camphene)、α- 姜黄烯 (α-curcumene)、大根香叶烯 (germacrene)、愈创木薁 (guaiazulene)、α- 古芸烯 (α-gurjunene)、α- 雪松烯 (α-himachalene)、白檀油烯醇 (santalol)、朱栾倍半萜 (valencene)、α- 衣兰烯 (α-ylangene)、乌药长叶烯 (longifolene)、β- 绿叶烯 (β-patchoulene)、胡椒酮 (piperitone)[14]、异乌药醚 (*iso*-linderoxide)[15]、伪新乌药醚内酯 (pseudoneolinderane)、橄榄烯 (maaliene)、neosericenyl acetate[16]。

内酯类成分：乌药醚内酯 (linderane)[1,4,12,17,18]、新乌药内酯 (neolinderalactone)[1,5,6,9]、异乌药内酯 (*iso*-linderalactone)[1,5,6,12]、乌药内酯 (linderalactone)[1,5,6,18]、羟基香樟内酯 (hydroxylindestrenolide)[12,20]、乌药烯醇酯 (linderene acetate)、根内酯 (lindestrenolide)[14,20]、去氢香樟内酯 (dehydrolindestrenolide)[16]、羟基异吉马呋内酯 (hydroxy-*iso*-gerfurenolide)、异吉马呋内酯 (*iso*-germafurennolide)[20]、表二氢异乌药内酯 (*epi*-dihydro-*iso*-lineralactone)[21]、双香樟内酯 (bilindestrenolide)[22]。

黄酮类成分：山奈酚 -3-*O*-β-D- 半乳糖苷、槲皮素 -3-*O*-β-D- 木糖苷 (quercetin-3-*O*-β-L-arabino-furanoside)。

其他：hemanqerine、syringgaresinol、α-cadinol、boldine、norboldine、norbddine acetate[24]。

【药典检测成分】2015 版《中国药典》规定，本品照高效液相色谱法测定，按干燥品计算，含乌药醚内酯不得少于 0.030%，含去甲异波尔定不得少于 0.40%。

参考文献

[1] 国家中医药管理局《中华本草》编委会. 中华本草：第 3 册 1642 [M]. 上海：上海科学技术出版社，1999：56-58.

[2] Takeda K, et al. J Nat Prod, 1984, 47(6)：1063.

[3] CHOU Gui-Xin, NORIO Nakamura, MA Cao-Mei, et al. Isoquinoline Alkaloids from Lindera aggregate [J]. Chin J Nat Med, 2005, 3(5): 272-275.

[4] 日本化学会，实验化学讲座（日），1956，22：75.

[5] Takeda K, et al. Tetra Lett, 1964, 6：277.

[6] Takeda K, Horzbel Mnato H. Components of the root of Iindera stryehnifolia Vill Part XIV. J Chem Soc. C, 1968：569.

[7] Takeda K, H Ishii, T Tozyo, et al. Components of the root of Lindera strychnifolia Vill- XVI. J Chem Soc, C, 1969：1920.

[8] Ishii H, T Tozyo, M Nakamura, et al. Components of the root of Lindera strychnifoliaVill- XIII. Tetrahedron, 1969：24：625

[9] Takeda K, I Horibe, M Teraok, et al. Components of the root of Lindera strychnifoliaVill Part XVII. J Chem Soc, C, 1969：2786

[10] Takeda K, H Minato, M Ishikawa, et al. Components of the root of Lindera strychnifoliaVill—IX. Tetrahedron, 1964;20：2655.

[11] 吴征镒. 新华本草纲要：第一卷 [M]. 上海：上海科学技术出版社，1988：81.

[12] Chou G X, Norio N, Ma C M, et al. Seven new sesquiterpene Lactones from Linderae aggregate [J]. J China Pharm Univ, 2000, 31(5): 339.

[13] Takeda K, M Ikucaet, M Mijawaki, et al. Components of the root of Lindera strychnifolia Vill—XI. Tetrahedron, 1966：22：1159.

[14] 周继斌，范明，周文波，等. 乌药挥发油化学成分测定 [J]. 中国野生植物资源，1999，18(2)：48-49.

[15] Takeda K, H Minato, I Horide, et al. Components of the root oLindera strychnifoliaVill Part XII. J Chem Soc, C, 1967：631.

[16] Tada H, H Minato, K Takeda. Components of the root of Lindera strychnifoliaVill Part XVIII. J Chem Soc, C, 1971：1547.

[17] Takeda K, H Minato, I Horibe. Components of the root of Lindera strychnifoliaVill- VII. Tetrahedron, 1963, 19：2037.

[18] 程显隆，魏锋，冯玉飞. RP-HPLC 法测定乌药中乌药醚内酯和乌药内酯的含量 [J]. 药物分析杂志，2003，23(3)：225.

[19] Takeda K, H Minato, M Ishikawa. Components of the root of Lindera strychnifoliaVill Part VIII. J Chem Soc, C, 1964：4578.

[20] Takeda K, I Horibe, H Minato. Comonents of the root of Lindera strychnifoliaVill Part XIV. J Chem Soc, C, 1968, 569.

[21] Takeda K, I Horibe, M Teraoka, et al. Components of the root of Lindera strychnifoliaVill Part XV. J Chem Soc, C, 1969：1491

[22] Kouno I, A Hirai, Zhi-Hong Jiang, et al. Bisesquiterpeniod from the Root ofLindera strychnifolia. Phytochem, 1997, 46：1283.

79. 乌梅　Mume Fructus

【来源】本品为蔷薇科植物梅 *Prunus mume* (Sieb). Sieb.et Zucc. 的干燥近成熟果实。

【性能】酸、涩、平。敛肺，涩肠，生津，安蛔。

【化学成分】本品含挥发油类、有机酸类、氨基酸类等化学成分。

挥发油成分：5-羟甲基-2-糠醛 (5-hydroxymethyl-2-furaldehyde)[1,2]、沉香醇 (agarol)、苯甲醇 (alcohol benzyl)、苯甲醛 (benzaldehyde)、4-松油烯醇 (terpinen-4-ol)[1,3]、乙醇酸 (glycolic acid)[4-6]、愈创木酚 (guaiacol)、糠醛 (furfurol)[7]。

有机酸类成分：十六烷酸 (hexadecanoic acid) 即软脂酸 (palmitic acid)[1,3,8]、枸橼酸 (citric acid)、延胡索酸 (fumaric acid)、琥珀酸 (succinic acid)、草酸 (oxalic acid)[1,9]、苦味酸 (picric acid)[1,10]、疏基丙酸 (propanoic acid)、酒石酸 (tartrate)、苹果酸 (malic acid)、甲酸 (methanoic acid)、13-十八碳烯酸 (13-octadecenoic acid)、乳酸 (2-hydroxypropionic acid)、乙酸 (acetic acid)[4-6]、9-十八烯酸 (9-octadecanoic acid) 即油酸 (oleic acid)、9,12-十八二烯酸 (9,12-octadecadieneoic acid) 即亚油酸 (linoleic acid)[4-6,8]、异戊酸 (*iso*-pentoic acid)、戊酸 (butylcarboxylic acid)、正己酸 (caproic acid)[7]、十二烷酸 (lauric acid)、十四烷酸 (myristic acid) 即肉豆蔻酸 (tetradecanoic Acid)、十五烷酸 (pentadecanoic acid)、壬二酰酸 (azelaic acid)、十七烷酸 (heptadecanoic acid)、十八烷酸 (octadecanoic acid) 即硬脂酸 (stearic acid)、二十烷酸 (arachidic acid)、二十二烷酸 (*n*-docosanoic acid)、二十四烷酸 (*n*-tetracosanoic acid)、二十五烷酸 (pentacosanoic acid)、二十六烷酸 (hexacosanoic acid)、三十烷酸 (*n*-triaconatanoic acid)、9-十六烯酸 (9-hexadecenoic acid)、7-十八烯酸 (7-octadecenoic acid)、11-十八烯酸 (11-octadecenoic acid)、13-十八烯酸 (13-octadecenoic acid)、7,10-十八二烯酸 (7,10-octadecadieneoic acid)、8,11-十八二烯酸 (8,11-octadecadieneoic acid)、10,13-十八二烯酸 (10,13-octadecadieneoic acid)、6,9,12-十八三烯酸 (6,9,12-linolenic acid)、9,12,15-十八三烯酸 (9,12,15-linoleic acid)、11-二十烯酸 (11-eicosenoic acid)、9-二十二烯酸 (9-docosenoic acid)、11,13-二十二烯酸 (11,13-docosenoic acid)[8]、6-十八碳烯酸、正十六酸。

氨基酸类成分：甘氨酸 (aminoacetic acid)、天门冬酰胺 (aminosuccinamic acid)、丙氨酸 (2-aminopropionic acid)、丝氨酸 (serine)[7]。

生物碱类成分：2,2,6,6-四甲基哌啶酮及叔丁基脲 (2,2,6,6-tetramethylpiperidine)[15]。

其他：苦杏仁苷 (amygdalin)[1,4,10,11]、超氧化物歧化酶 (superoxide dismutase)[12]、2,2,6,6-四甲基哌啶酮 (2,2,6,6-triacetonamine)[13]、5-甲基-2-糠醛 (5-methyl-2-furfurol)、P、Ca、Fe、Mg、维生素 C、维生素 B_1、维生素 B_2[14]。

【药典检测成分】2015 版《中国药典》规定，本品照高效液相色谱法测定，按干燥品计算，含枸橼酸不得少于 12.0%。

参考文献

[1] 国家中医药管理局《中华本草》编委会. 中华本草：第 4 册 2563 [M]. 上海：上海科学技术出版社，1999：86-90.

[2] Lchikawo K，et al. Chem Pharm Bull, 1989, 37(2): 345.

[3] kwon, Y. J, et al. CA, 1991, 115: 206521x.

[4] 沈红梅，乔传卓，苏中武，等. 乌梅中主要有机酸的定量动态分析 [J]. 中国药学杂志，1995, 30(3): 133.

[5] 苗明三，李振国. 现代实用中药质量控制技术 [M]. 北京：人民卫生出版社，2000, 24.

[6] 侯峰，戚宝婵，李杰胜. 乌梅中齐墩果酸的含量测定方法的研究 [J]. 中成药，2003, 25(7): 574.

[7] 阮毅铭. 乌梅的化学成分及药理作用概述 [J]. 中国医药导刊，2008, 10(5): 793-794.

[8] Kokiuchi N, et al. CA, 1986, 104: 4807g.

［9］常敏毅. 乌梅干的药用［J］. 国外医药, 1991, 6(1)：41.

［10］陈鸿平, 陈林, 刘友平, 等. 乌梅各入药部位脂肪油成分分析比较［J］. 时珍国医国药, 2007, 8(9)：2106-2107.

［11］沈红梅, 乔传卓. 梅仁, 乌梅仁及苦杏仁中苦杏仁甙含量测定［J］. 中草药, 1992, 23(1)：16-17.

［12］张尔贤, 陈杰, 顾伟文, 等. 乌梅果超氧化物歧化酶的纯化和部分性质研究［J］. 中国药学杂志, 1991, 26(7)：404-406.

［13］任少红, 付丽娜, 王红, 等. 乌梅中生物碱的分离与鉴定［J］. 中药材, 2004, 27(12)：28.

［14］席荣英, 白素平, 王翠红. 乌梅不同部分微量元素分析［J］. 微量元素与健康研究, 2003, 20(2)：28.

80. 火麻仁　Cannabis Semen

【来源】本品为桑科植物大麻 *Cannabis sativa* L. 的干燥成熟种子。

【性能】甘, 平。润肠通便。

【化学成分】本品含黄酮类、酚类、芪类等化学成分。

黄酮类成分：荭草苷 (orientoside)[1]、芹菜素 (pelargidenon)[2]、大麻黄酮甲 (cannflavin A)[3]、芹菜素 -7-*O*-*β*-D- 葡萄糖 (apigenin-7-*O*-*β*-D-glucoside)、牡荆素 (vitexin)、木犀草素 (cyanidenon)、木犀草素 -7-*O*-*β*-D- 葡萄糖苷 (luteolin-7-*O*-*β*-D-glucoside)[4]、豆甾醇 (stigmasterol)、谷甾醇 (sitosterol)、麦角甾醇 (ergosterol)。

酚类成分：大麻二酚 (cannabidio1)、大麻酚 (cannabinno1)、四氢大麻酚 (tetrahydrocannabiol)[1]、大麻酰胺 A(cannabisin A) [5-6]、大麻素 (cannabinoid)[7]、大麻酰胺 B(cannabisin B)、大麻酰胺 C(cannabisin C)、大麻酰胺 D(cannabisin D)[8]、大麻酰胺 E(cannabisin E)、大麻酰胺 F(cannabisin F)、大麻酰胺 G(cannabisin G)[9]。

芪类成分：大麻异戊烯 (cannabiprene)[10]。

苯丙素类成分：山嵛酸 (docosanoic acid)[11]、*N*- 反 - 咖啡酰酪胺 (*N-trans*-caffeoyltyramine)、*N*- 反 - 阿魏酰酪胺 (*N-trans*-feruloyltyramine)、*N*- 对 - 香豆酰酪 (*N-p*-coumaroyltyramine)[6]。

脂肪酸类成分：亚油酸 (linoleic acid)、油酸 (oleic acid)、亚麻酸 (linolenic acid)[12,13]、棕榈酸 (hexadecanoic acid)、硬脂酸 (stearic acid)、花生酸 (arachicacid)、木蜡酸 (lignoceric acid)、豆蔻酸 (myristic acid)[11,18-21]。

氨基酸类成分：精氨酸 (2-amino-5-guanidinovaleric acid)、谷氨酸 (aminoglutaminic acid)、组氨酸 (histidine)[14]。

其他 :L- 右旋异亮氨酸三甲铵乙内酯 [L(*d*)-*iso*-leucine betaine]、胡芦巴碱 (trigonelline)[12,15]、玉蜀黍嘌呤 (zeatin)[12,16]、玉米素核苷 (zeatin nucleoside)、毒草素、麻仁球朊酶 (edesinase)、麻仁球蛋白 (edestin)、苦杏仁酶 (emulsin)[2]、大海米酰胺 (grossamide)[6]、Fe、Al、Mn、Zn[18]、挥发油、树脂、卵磷脂、葡萄糖醛酸 [17]。

【药典检测成分】无。

参考文献

［1］李凤春. 大麻仁油中毒 122 例临床分析［J］. 山西医药杂志, 1978, (6)：33.

［2］Carlton E, Turner, Mahmoud A. Elsohly, Edward G. Boeren. Constituents of Cannabis sativa L. ⅩⅦ. a review of the natural constituents［J］. Journal of natural products, 1980, 43(2)：169.

［3］ML Barrett, D Gordon, FJ Evans. Canflavin A and B, prenylated flavones from Cannabis sativa L［J］. Experientia, 1986, 42(4)：452.

［4］G Vanh Oenacker, RP all, KD De, et al. Chemotaxonomic features associated with flavonoids of eannabinoid free eannabis (Cannabis sativa subsp. sativa L.)in relation to hops(Humulus lupulus L)［J］. Nat Prod Lett, 2002, 16(1)：57.

［5］Turner C E, et al. J Nat Prod, 1981, 44(1)：27.

［6］Iwan Sakakibara, Takao Katsuhara, Yukinobu Ikeya, et al. Cannabisin A. arlarylnapthalene liganananamide from fruits of

Cannabis sativa［J］. Phytochemistry, 1991, 30(9): 3013.

［7］Me ehoulam R. A random walk through a Cannabis field［J］. Pharm Bio Behav, 1991, 40 (3): 461.

［8］Iwao Sakkaibara, Yukinobu Ikeya, Koji Hayashi, et al. Threephenyldihyar onaphthalene ignanamides from fruits of Cannabi ssativa. Phytochemistry, 1992, 31(9): 3129.

［9］Iwao Sakakibara, Yukinobu Ikeya, Koji Hayashi, et al. Three acyclic bisphenylpropane 1ignamides from fruits of Cannabis sativa［J］. Phytochemistry, 1995, 38 (4): 1003.

［10］Leslie Crombie, W Mary L. Crombie. Dihydrostilbenes of thailand cannabis. Tetrabearon Lett, 1978. (47): 4711.

［11］M. Malingre, S. Batterman, et al. The essential oi1 of Cannabis sativa L. ［J］. Pharmaceutisch Weekblad, 1978, 113: 413.

［12］国家中医药管理局《中华本草》编委会. 中华本草: 第 2 册 1027［M］. 上海: 上海科学技术出版社, 1999: 475-477.

［13］Mole M L, et al. Acta Pharm Jugoslav, 1973, 23(4): 203.

［14］杨永红, 白巍. 大麻果实中氨基酸和元素分析［J］. 中国麻业, 2001, 4: 1.

［15］Lotter H L, et al. Tetra Lett, 1975, (33): 2815.

［16］Sethi V K, et al. Planta Med, 1977, 32(4): 378.

［17］张民庆, 龚惠明. 抗肿瘤中药的临床应用［M］. 北京: 人民卫生出版社, 1998: 129.

［18］夏林波, 朱江, 蔡明宸, 等.HPLC 法测定不同产地火麻仁中五种脂肪酸含量[J].中国食品添加剂, 2013, 04: 205-208.

［19］秦建平, 陆艳芹, 罗雪磊, 等.HPLC 同时测定火麻仁中 α- 亚麻酸、亚油酸和油酸含量[J].中国实验方剂学杂志, 2012, 07: 71-74.

［20］贺海波, 石孟琼. 火麻仁的化学成分和药理活性研究进展[J].中国民族民间医药, 2010, 15: 56-57.

［21］吴发明, 李敏, 王道清. 火麻仁中脂肪油和蛋白质成分含量比较研究[J].现代中药研究与实践, 2011, 03: 68-70.

81. 巴豆　Crotonis Fructus

【来源】本品为大戟科植物巴豆 *Croton tiglium* L. 的干燥成熟果实，

【性能】辛，热；有大毒。外用蚀疮。

【化学成分】本品含酯类、脂肪酸类、黄酮类等化学成分。

酯类成分：甘油酯 (glyceride)[1-4]、巴豆醇 -12- 乙酸酯 -13- 月桂酸酯 (phorbol-12- acetas-13-laurate)、巴豆醇 -12- 苯甲酸酯 -13- 苯甲酸酯 (phorbol-12-benzoate-13-benzoate)、 巴豆醇 -12-丁酸酯 -13- 月桂酸酯 (phorbol-12-butyrate-13-laurate)、巴豆醇 -12- 癸酸酯 -13- 乙酸酯 (phorbol-12-caprate-13-butyrate)、巴豆醇 -12- 巴豆酸酯 -13- 丁酸酯 (phorbol-12-cronate-13-butyrate)、巴豆醇 -12- 巴豆酸酯 -13- 癸酸 (phorbol-12-cronate-13-caprate)、巴豆醇 -12- 巴豆酸酯 -13- 辛烯酸酯 (phorbol-12-cronate-13-capryleneoate)、巴豆醇 -12- 巴豆酸酯 -13- 月桂酸酯 (phorbol-12-cronate-13-laurate)、巴豆醇 -12- 月桂酸酯 -13- 乙酸酯 (phorbol-12-laurate-13-acetate)、巴豆醇 -4- 甲氧基 -12- 十四烷酸酯 -13- 乙酸酯 (phorbol-4-methoxy-12-myristate-13-acetate)、巴豆醇 -12-α- 甲基丁酸酯 -13- 癸酸 (phorbol-12-α-methylbutyrate-13-caprate)、巴豆醇 -12-α- 甲基丁酸酯 -13- 辛烯酸酯 (phorbol-12-α-methylbutyrate-13-caprylnate)、巴豆醇 -12- 棕榈酸酯 -13- 乙酸酯 (phorbol-12-palmitate-13-acetate)[1,5-7]、亚油酸甲酯 (methyl linoleate)、12- 甲基 - 十四碳酸甲酯 (12-methyl-myristate)、9- 十六碳烯酸甲酯 (9-methyl palmitoleate)、巴豆醇 -12- 乙酸酯 -13-癸酸酯 (phorbol-12-acetate-13-caprate)、巴豆醇 -12-α- 甲基丁酸酯 -13- 月桂酸酯 (phorbol-12-α-methylbutyrate-13-laurate)、巴豆醇 -12- 十四烷酸酯 -13- 乙酸酯 (phorbol-12-myristate-13-acetate)[1,5-8]、13-O- 乙酰巴豆醇 -20- 亚油酸酯 (13-O-acetylphorbol-20-linoleate)、13-O- 巴豆酰巴豆醇 -20- 亚油酸酯 (13-O-tigloylphorbol-20-linoleate)、12-O-[12-O- 巴豆酰巴豆醇 -13-(2-甲基丁酸酯){12-O-[12-O-tigloylphorbol-13-(2-methylbutyrate)]}[8]、9,12- 十六碳二烯酸甲酯 (9,12-hexadecadienoie acid methyl ester)[9,15]。

脂肪酸类成分：巴豆酸 (tiglic acid)[1-3]、巴豆油酸 (crotonoleic acid)[1-4]、油酸 (oleic acid)、棕榈酸 (palmitic acid)、硬脂酸 (stearic acid)、亚油酸 (linoleic acid)、亚麻酸 (linolenic acid)、花生酸 (arachidic acid)、肉豆蔻酸 (myristic acid)、癸酸 (decanoic acid)、二十二碳烯酸 (erucic acid)、十一碳酸 (undecanoic acid)[9-15]。

黄酮类成分：巴豆毒素Ⅰ (crotin Ⅰ)、巴豆毒素Ⅱ (crotin Ⅱ)[1,10]、儿茶素 (catechin)、表儿茶素 (*epi*-catechin)[8]。

萜类及甾醇类成分：巴豆醇 (phorbol)[1,5-7]、12-*O*-癸酰基巴豆醇 -13-(2-甲丁酸酯) [12-*O*-decanoylphorbol-13-(2-methylbutyrate)]、4-去氧 -4α-巴豆醇 (4-deoxy-4α-phorbol) 的三酯化合物 [1,11]、β-谷甾醇 (β-sitosterol)[1,12]。

生物碱类成分：巴豆苷 (crotonoside)、巴豆生物碱异鸟嘌呤 (*iso*-guanine)[1,13,14,17,18]。

其他：辅致癌剂 C-3(cocarcinogen C-3)、1-乙烯基 -1-甲基 -2,4-二 (1-甲基 -乙烯基) 环己烷 [1-ethenyl-1-methyl-2,4-di(1-methyl-ethenyl)cyclohexane][1,13,14]、2,4-壬二烯醛 (2,4-nonadienaldehyde)[9]、木兰花碱 (thalictrine)[16]。

【药典检测成分】2015 版《中国药典》规定，本品照高效液相色谱法测定，按干燥品计算，含巴豆苷不得少于 0.80%。

参考文献

［1］国家中医药管理局《中华本草》编委会. 中华本草：第 4 册 3559［M］. 上海：上海科学技术出版社，1999：769-773.

［2］中国医学科学院药物研究所，等. 中药志：第二册［M］. 北京：人民卫生出版社，1959(2)：59.

［3］刘米达夫. 植物成分的化学 (日)，1960：19.

［4］中国医学科学院药物研究所. 中草药有效成分的研究：第一分册［M］. 北京：人民卫生出版社，1972：378.

［5］Hecker E. Pbarmacogonsy&Phytochemistry(Ed. Wagner)，1971：147.

［6］Hecker E, et al. Prog Chem Org Natural Prod，1974，31：377.

［7］Kupcban S M, et al. Science，1976，191：571.

［8］Ei-Mekkawy S, Meselhy MR, Nakamura N, et al. AntiHIV-1 phorbol esters from the seeds of Croton tiglium. Phytochemistry，2000，53：457-464

［9］胡静，高文远，凌宁生，等. 巴豆和巴豆霜挥发性成分的 GC-MS 分析［J］. 中国中药杂志，2008，33(4)：464-465.

［10］陈明晃，潘克桢. 巴豆毒蛋白的分离、结晶及其性质研究［J］. 生物化学杂志，1993，9(1)：104-108.

［11］Arroyo E R, et al. J Med Chem，1965，8(5)：672.

［12］Mukherjee, et al. Indian J Appl Chem，1969，32(3)：211.

［13］Joseph R, et al. J Am Chem Soc，1939，61：350.

［14］楼之岑. 生药学［M］. 北京：人民卫生出版社，1965：107.

［15］曾宝，李生梅，古俊辉，等. 酸性染料比色法测定巴豆中总生物碱的含量［J］. 广东药学院学报，2012，02：170-172.

［16］王磊，刘振，高文远，等. 巴豆中佛波醇酯类成分及其生物活性研究进展［J］. 中成药，2012，08：1574-1580.

［17］金锋，张振凌，任玉珍，等. 紫外分光光度法测定巴豆中总生物碱的含量［J］. 中国现代中药，2013，01：22-24.

［18］李生梅，曾宝，林吉，等. 反相高效液相色谱法测定巴豆中木兰花碱的含量［J］. 中国新药杂志，2013，15：1754-1756，1767.

82. 巴戟天　Morindae Officinalis Radix

【来源】本品为茜草科植物巴戟天 *Morinda officinalis* How 的干燥根。

【性能】甘、辛，微温。补肾阳，强筋骨，祛风湿。

【化学成分】本品含挥发油类、蒽醌类、糖类等化学成分。

挥发油类成分：十九烷 (nonadecane)[1,2]、棕榈酸 (palmitic acid)[1-3]、龙脑 (borneol)、十六酸乙酯 (ethyl palmitate)、顺 -9-十八烯酸 (*cis*-9-octadecenoic acid)[3]、(-)-冰片基乙酸酯 [(-)-bornyl acetas]、樟脑 (camphor)、α- 雪松醇 (α-cedrol)、桉叶素 (cineole)、香茅醇 (citronellol)、香叶醇 (geraniol)、α- 紫穗槐烯 (α-amorphene)、苯甲醛 (benzaidehyde)、β- 没药烯 (β-bisabolene)、柠檬烯 (limonene)、α- 蒎烯 (α-pinene)、聚伞花素 (cymene)、α- 姜烯 (α-zingiberene)、松油烯 -4- 酮 (terpinene-4- ketone)、（+）-α- 萜品醇 [（+）-α-terpineol]、β- 倍半水芹烯 (β-sesquiphellandrene)、正壬醛 (n-nonana)、正辛醛 (n-octaldehyde)、22- 辛烯醛 (22-octenal)、正辛醇 (n-octyl alcohol)、庚醛 (oenanthal)、1- 庚酮 (1-oenanthone)、苯乙醛 (hyacinthin)、(E)-2- 庚烯醛 (顺式 -2-heptenal)、6,10,14- 三甲基 - 十五烷基 -2- 酮 (6,10,14-trimethyl-pentadecyl-2-ketone)、2- 十一酮 (2-undecanone)、2,6- 二叔丁基 -2- 对甲苯酚 (2,6-di-tert-butyl-2-p-cresol)、橙花叔醇异构体 (nerolidol iso-mer)、1- 己醇 (1-hexanol)、6- 甲基 -5- 庚烯 -2- 酮 (6-methyl-5-heptene-2-ketone)、2- 甲基 -6- 对甲基苯基 -2- 庚烯 (2-methyl-6-p-methylphenyl-2-heptylene)[4]、琥珀酸 (succinic acid)[5]。

蒽醌类成分 :4- 羟甲基 -1,3- 二甲氧基蒽醌 (4-hydroxymethyl-1,3-dimethoxylanthraquinone)[1]、甲基异茜草 -1- 甲醚、2- 羟基 -3- 羟甲基蒽醌 (2-hydroxy-3-hydroxymethylanthraquinone)[1,2]、甲基异茜草素 -1- 甲醚 (rubiadin-1-methylether)[1,6]、大黄素甲醚 (physcion)、甲基异茜草素 (rubiadin)[1,6,7]、2- 甲基蒽醌 (2-methylanthraquinone)[1,8]、1,6- 二羟基 -2,4- 二甲氧基蒽醌 (1,6-dihydroxy-2,4-dimethoxylanthraquinone)、1,6- 二羟基 -2- 甲氧基蒽醌 (1,6-dihydroxy-2-methoxyl-anthraquinone)、1- 羟基蒽醌 (1-hydroxy-anthraquinone)、1- 羟基 -2- 甲氧基蒽醌 (1-hydroxy-2-methoxylanthraquinone)[1,9]、1- 羟基 -2- 甲基蒽醌 (1-hydroxy-2-methylanthraquinone)[4]、2- 羟基 -1-甲氧基蒽醌。

糖类成分 : 葡萄糖 (glucose)、甘露糖 (mannose)[1,6]、耐斯糖、1F- 果呋喃基耐斯糖、葡淀粉型六聚糖和七聚糖等几种低聚糖 [5]。

萜类成分 : 水晶兰苷 (monotropein)、四乙酰车叶草苷 (tetraacetyl-asperuloside)[1,10]。

甾醇类成分 :β- 谷甾醇 (β-sitosterol)[1,6,7]、24- 乙基胆甾醇 (24-ethyl cholesterol)[1,8,11]。

其他 : 维生素 C(vitamin C)[1,2]、2- 戊基呋喃 (2-pentylfuran)[1,6,7]、水晶兰苷、邻苯二甲酸二乙基己酯、3β,12α- 二羟基 -12- 烯 -28- 乌苏酸 [11]，根皮含锌、锰、铁、铬等 23 种元素 [1,12-18]。

【药典检测成分】2015 版《中国药典》规定 , 本品照高效液相色谱法测定 , 按干燥品计算 , 含耐斯糖不得少于 2.0%。

参考文献

[1] 国家中医药管理局《中华本草》编委会 . 中华本草 : 第 6 册 5804 [M]. 上海 : 上海科学技术出版社，1999：448-450.

[2] 周法兴，等 . 巴戟天的化学成分研究 [J]. 中药通报，1986，11(9)：554.

[3] 王燕芳，吴照华，周新月，等 . 巴戟天植物的化学成分 [J]. 植物学报，1986，28(5)：556-558.

[4] 李赛，吕宝源 . 巴戟天无机元素的光谱测定和临床药效分析 . 中国医药学报，1987，2(4)：29-30.

[5] 陈玉武，薛智 . 巴戟天化学成分研究 [J]. 中药通报，1987，12(10)：613.

[6] 李赛 . 巴戟天根皮与木心化学成分的比较 [J]. 中药通报，1988，13(2)：17.

[7] 李赛，欧阳强，谈宣中，等 . 巴戟天的化学成分研究 [J]. 中国中药杂志，1991，16(11)：6757.

[8] 杨燕军，舒惠一 . 巴戟天和恩施巴戟的蒽 [J]. 药学学报，1992，27(5)：3588.

[9] 刘文炜，高玉琼，刘建华，等 . 巴戟天挥发性成分研究 [J]. 生物技术，2005，15(6)：59.

[10] 吴冬凡 . 房志坚 . 巴戟天石油醚部位的化学成分研究 [J]. 亚太传统医药，2005，5(11)：42-43

[11] 陈红，陈敏，黄泽豪，林月贞 . 巴戟天的化学成分研究 [J]. 中国实验方剂学杂志，2013，21：69-71.

[12] 吴凌凤，曾令杰 . 巴戟天化学成分与质量控制研究进展 [J]. 广东药学院学报，2012，01：98-101.

[13] 郑素玉，陈健 . 巴戟天有效成分及其药理作用实验研究进展 [J]. 世界中西医结合杂志，2012，09：823-825，828.

[14] 李远彬 . 巴戟天化学成分研究 [D]. 广州中医药大学，2011.

[15] 陈阿丽，杨永霞，王淑美，等 .HPLC 法测定巴戟天药材中甲基异茜草素的含量 [J]. 中国现代药物应用，2013，21：223-224.

[16] 姜永粮，杨丹，张凡，等 . 巴戟天炮制前后蒽醌类成分含量变化 [J]. 中国实验方剂学杂志，2011，01：64-66，69.

[17] 刘瑾，徐吉银，罗进辉，等 . 不同产地巴戟天中水晶兰苷的含量测定 [J]. 中成药，2010，03：517-519.

[18] 李竣，张华林，蒋林，等，Li George Q. 南药巴戟天化学成分 [J]. 中南民族大学学报 (自然科学版)，2010，04：53-56.

83. 水飞蓟　Silybi Fructus

【来源】本品为菊科植物水飞蓟 *Silybum marianum*(L.)Gaertn. 的干燥成熟果实。

【性能】苦，凉。清热解毒，疏肝利胆。

【化学成分】本品含黄酮类、甾醇类、脂肪酸类等化学成分。

黄酮类成分：去氢水飞蓟宾 (dehydrosilybin)、花旗松素 (taxifolin)[1,2]、异次水飞蓟素 (*iso-silychristin*)[1-3]、水飞蓟宾 (silybin)[1,2,4,-6]、次水飞蓟素 (silychristin)[1,3,4,6]、3- 羟基水飞蓟莫林 (3-hydroxy-silymarin)[1,4,5,12]、水飞蓟莫林 (silymonin)[1,6,9,10]、水飞蓟醇 (silybonol)[1,7]、2,3- 去氢次水飞蓟素 (2,3-dehydrosilychristin)、2,3- 去氢水飞蓟马林 (2,3-dehydrosilymarin)[1,8]、水飞蓟兰君 (silandrin)[1,9,10]、槲皮素 (quercetin)[1,11]、二氢山柰酚 (dihydrokaempferol)[1,13]、5,7- 二羟基色酮 (5,7-dihydroxychromo-ne)、水飞蓟宁 (Silydianin)、聚水飞蓟宾 (silybinomer)[6]。

甾醇类成分：菜油甾醇 (campesterol)、胆甾醇 (cholesterol)、4- 甲基 -24- 亚乙基 -7- 胆甾烯醇 (4-methyl-24-ethylidene-7-cholestenol)、谷甾醇 (sitosterol)、豆甾醇 (stigmasterol)[1,14]。

脂肪酸类成分：肉豆蔻酸 (myristic acid)[1,2]、油酸 (oleic acid)、棕榈酸 (palmitic acid)、硬脂酸 (stearic acid)[1,2,15]、亚麻酸 (linolenic acid)、花生四烯酸 (arachidonic acid)、山嵛酸 (behenic acid)[1,15]、亚油酸 (linoleic acid)[1,15,16]。

氨基酸类成分：半胱氨酸 (cysteine)、谷氨酸 (glutamic acid)、甘氨酸 (glycine)、盐酸甜菜碱 (betaine hydrochloride)、2- 氨基丁酸 (2-propalanine)、亮氨酸 (leucine)[1,17]。

其他：酪胺 (tyramine)[1,17,18]。

【药典检测成分】2015 版《中国药典》规定，本品照高效液相色谱法测定，按干燥品计算，含水飞蓟宾不得少于 0.60%。

参考文献

[1] 国家中医药管理局《中华本草》编委会. 中华本草：第 7 册 7039 [M]. 上海：上海科学技术出版社，1999：962-964.

[2] Bandopadyay M，et al. Indian J Chem，1972，10(8)：808.

[3] Kaloga M. CA，1981，94：171037n.

[4] Wanger H，et al. Z Naturforsch B：Anorg Chem Org Chem，1976，31B(6)：876.

[5] 唐学忠，等. 中草药，1985，16(1)：46.

[6] 冉先德. 中华药海 [M]. 哈尔滨：哈尔滨出版社，1993：421.

[7] Takemoto T，et al. Japan Kokai，73，91，212.

[8] Takemoto T，et al. Yakugaku Zasshi，1975，95(8)：1017.

[9] Szilagyi J，et al. Herba Hung，1978，17(3)：65.

[10] Szilagyi J，et al. Stud Org Chem，1981(Pub，1982)，11(Flavonsids，Bioflavonnids)：345.

[11] Khafagy SM，et al. Sci Pharm，1981，49(2)：157.

[12] 常凤岗，董国平，吴知行. 水飞蓟化学成分的研究 [J]. 南京药学学报，1985，16(4)：12.

[13] Kaloga M. CA，1981，94：205429j.

[14] Funes JA，et al. CA，1980，93：41569f.

[15] Kaczmarek F，et al. Herba Pol，1975，21(2)：213.

[16] Tetenyi P，et al. Herba Hung，1974，13(3)：61.

[17] Varma PN，et al. Planta Med，1980，38(4)：377.

[18] 张丹，张朝凤，张勉. 水飞蓟果实中的黄酮类化合物 [J]. 药学与临床研究，2011，01：40-41.

84. 水红花子 Polygoni Orientalis Fructus

【来源】本品为蓼科植物红蓼 *Polygonum orientale* L. 的干燥成熟果实。

【性能】咸，微寒。散血消癥，消积止痛，利水消肿。

【化学成分】本品含黄酮类、苯丙素类、鞣质类、挥发油类、脂肪油类等化学成分。

　　黄酮类成分：花旗松素 (taxifolin)[1-4]、异牡荆素 (*iso*-vitexin)、槲皮素 (quercetin)[1-4]、槲皮苷 (quercitrin)、吴茱萸苦素 (rutaevin)、吴茱萸苦素乙酸酯 (rutaevin acetate)、牡荆素 (vitexin)、异荭草素 (*iso*-orientin)、异槲皮苷 (*iso*-quercitrin)[3]、3,5,7- 三羟基色原酮 (3,5,7-trihydrochromone)[4]、槲皮素 -3-*O*- 葡萄糖苷 (quercetin-3-*O*-glucoside)、槲皮素 -3-*O*- 鼠李糖苷 (quercetin-3-*O*-rhamnoside)、槲皮素 -7-*O*- 鼠李糖苷 (quercetin-7-*O*-rhamnoside)、异鼠李素 (*iso*-rhamnetin)、芦丁 (rutin)[5]、花旗松素 -3-*O*-β-D- 吡喃葡萄糖苷 (taxifolin-3-*O*-β-D-glucopyranoside)[6,7]、柚皮素、5,7- 二羟基色原酮[8]、山柰素 -3-*O*-α-L- 鼠李吡喃糖苷、柯伊利素 -7-*O*-β-D- 葡萄吡喃糖苷、山柰酚、5',7,4'- 三羟基二氢黄酮醇、二氢槲皮素[8]。

　　苯丙素类成分：脱羧诺米林 (dacetylnomilin)、诺米林 (nomilin)、荭草素 (orientin)[3]、5,4- 二羟基 -2-*O*- 葡萄糖基 -β-*O*- 鼠李糖基二苯乙烯 (5,4-dihydroxy-2-*O*-glucosyl-*O*-rhamnosyltoluylene)、对香豆酸对羟基乙醇酯 (*p*-hydroxy-ethyl coumarate)、阿魏酸对羟基苯乙醇酯 (*p*-hydroxy-phenylethyl ferulate)[4]、polygonumin AⅠ、polygonumin BⅡ[7]、异荭草素。

　　鞣质类成分：3,3'- 二甲氧基鞣花酸、3,3'- 二甲氧基鞣花酸 -4'-*O*-β-D- 吡喃葡萄糖苷[8]。

　　挥发油类成分：异长叶烯、α- 石竹萜烯、α- 蒎烯、石竹烯氧化物、香叶基丙酮[8]。

　　木脂素类成分：牛蒡子苷 (arctiin)、拉帕酚 B(lappaol B)、红蓼脂类 (orientalin)[10]。

　　其他：3-pyridine carboxylic acid、5-dimethoxy-4-hydroxy benzoic acid[11]。

【药典检测成分】2015 版《中国药典》规定，本品照高效液相色谱法测定，按干燥品计算，含花旗松素不得少于 0.15%。

参考文献

［1］国家中医药管理局《中华本草》编委会. 中华本草：第 2 册 1324［M］. 上海：上海科学技术出版社，1999：682-683.

［2］张继振，林成极，林茂. 红蓼果实化学成分的研究［J］. 中草药，1990. 21(8)：78.

［3］夏光成，李德华. 抗癌动、植、矿物彩色图鉴及其应用［M］. 天津：天津科技出版社，1999：267.

［4］杨国勋. 红蓼果实化学成分的研究［J］. 中国药学杂志. 2003，38(5)：338340.

［5］郑尚珍，王定勇，刘武霞. 等. 荭草中的黄酮类化合物［J］. 西北师范大学学报. 1999，35(4)：3741.

［6］郑尚珍，王定勇，刘武霞. 等. 红蓼籽中的黄酮类化合物［J］. 西北师范大学学报 (自然科学版). 1999，35(4)：42.

［7］Jiaming Liu. Two new limonoids from polygonum orientale L［J］. Indian Journal of Chemistry. Section B. Organic Including Medicinal，2001，40B(7)：644.

［8］盛华刚. 水红花子的化学成分和药理作用研究进展 [J]. 化工时刊，2013，02：44-46.

［9］吕俊海，张海丰，滕坤，等. 水红花子化学成分及活性研究 [J]. 中国药物警戒，2011，12：744-745.

［10］杜小青，胡静，孔营，等. 水红花子化学成分的研究 [J]. 亚太传统医药，2010，01：23-25.

［11］汪岩，苏丙贺，周晓玉，等. 水红花子炮制品化学成分研究 [J]. 辽宁中医杂志，2012，39(3)：505-509.

85. 玉竹 Polygonati Odorati Rhizoma

【来源】本品为百合科植物玉竹 *Polygonatum odoratum*(Mill.)Druce 的根茎。

【性能】甘，微寒。养阴润燥，生津止渴。

【化学成分】本品含黄酮类、挥发油类、甾醇及其苷类等化学成分。

黄酮类成分：牡荆素 (vitexin)、牡荆素 -2-O- 葡萄糖苷 (vitexin-2-O-glucoside)[1]、3-(4′- 羟基苯甲基)-5,7- 二羟基 -6- 甲氧基 -8- 甲基色满 -4- 酮 [3-(4′-hydroxybenzyl)-5,7-dihydroxy-6-methoxy-8-methylchroman-4-one]、3-(4′- 羟基苯甲基)-5,7- 二羟基 -6,8- 二甲基色满 -4- 酮 [3-(4′-hydroxybenzyl)-5,7-dihydroxy-6,8-dimethylchroman-4-one]、3-(4′- 羟 基 苯 甲 基)-5,6- 二 甲 氧 基 -7- 羟 基 -8- 甲 基 色 原 烷 -4- 酮 [3-(4′-hydroxybenzyl)-5,6-dimethoxy-7-hydroxy-8-methyl-chroman-4-one]、甲基麦冬黄烷酮 B(4′-methoxy-5,7-dihydroxy-6,8-dimethyl-homo-iso-flavanone)、4′,5,7- 三羟基 -6,8- 二甲基高异黄烷酮 (4′,5,7-trihydroxy-6,8-dimethyl-homo-iso-flavanone)、4′,5,7- 三羟基 -6- 甲基高异黄烷酮 (4′,5,7-trihydroxy-6-methyl-homo-iso-flavanone)、4′,5,7- 三 羟 基 -6 甲 基 -8- 甲 氧 基 高 异 黄 烷 酮 (4′,5,7-trihydroxy-6-methyl-8-methoxy-homo-iso-flavanone)[2]、柯伊利素 (chrysoeriol)[3]、5,7- 二羟基 -3-(2′,4′- 二羟基苯甲基)- 色满 -4- 酮 [5,7-dihydroxy-3-(2′,4′-dihydroxyben-zyl)-chroman-4-one]、5,7- 二 羟 基 -6- 甲 氧 基 -8- 甲 基 -3-(2′,4′- 二羟苯甲基)- 色原烷 -4- 酮 [5,7-dihydroxy-6-methoxyl-8-methyl-3-(2′,4′-dihydroxybenzyl)-chroman-4-one]、5,4′- 二羟基 -7- 甲氧基 -6- 甲基黄烷 (5,4′-dihydroxy-7-methoxyl-6-methylflavane)、5,7- 二羟基 -6- 甲氧基 -8- 甲基 -3-(4′- 甲基苯甲基)- 色原烷 -4- 酮 [5,7-dihydroxy-6-methoxyl-8-methyl-3-(4′-methoxybenzyl)-chroman-4-one]、5,7- 二羟基 -6- 甲基 -3-(2′,4′- 二羟苯甲基)- 色原烷 -4- 酮 [5,7-dihydroxy-6-methyl-3-(2′,4′-dihydroxybenzyl)-chroman-4-one][3,4]。

挥发油类成分：十三烷 (tridecane)、十三烯 (tridecylene)、十二烷 (dodecane)、庚醇 (enathol)、2- 乙氧基丁烷 (2-ethoxybutane)、十一烷 (hendecane)、十一烯 (hendecene)、十七烷 (heptadecane)、n- 十六烷酸 (n-hexadecanoic acid)、癸醛 (capraldehyde)、癸醇 (decanol)、2,8- 二甲基二十烷酸甲酯 (2,8-dimethyleicosanicacidmethylester)、4,5- 二甲基 -2- 庚烯 -3- 醇 (4,5-dimethyl-2-heptene-3-ol)、3,3- 二甲基己烷 (3,3-dimethylhexane)、(Z)-4,8- 二甲基 -1,7- 辛二烯 [(Z)-4,8-dimethyl-1,7-octadiene]、4,8- 二甲基十三烷 (4,8-dimethyltridecane)、1,12- 二三二烯 (1,12-ditridiene)、2- 氧代丙醛 (2-ketopropananl)、2- 氧代丙酸 (2-ketopropanoic acid)、十二烯 (laurylene)、5- 十二烯 -1- 醇 (5-laurylene-1-ol)、5- 甲基呋喃甲醛 (5-methylfurfural)、2,6- 辛二烯 -4,5- 二醇 (2,6-octadiene-4,5-diol)、十四烷 (tetradecane)、十四烯 (tetradecene)、2- 丁基四氢呋喃 (2-butyltetrahydrofuran)、己醛 (hexanal)、呋喃甲醛 (furfural)、1-(2- 呋喃基) 乙酮 [1-(2-furyl)ethylone]、十五烯 (pentadecene)、2- 丁基四氢呋喃 (2-butyltetrahydrofuran)、丙基烯丙基醚 (propylenepropylether)、5- 丙基十三烷 (5-propyltridecane)、苯乙醛 (hyacinthin)[1]、氮杂环丁烷 -2- 羧酸 (azetidine-2-carboxylic acid)[5]、α- 荜澄茄油烯 (α-cubebene)、2-(1,1- 二甲基乙基)-1,4- 二甲氧基苯 [2-(1,1-dimethylethyl)-1,4-dimethoxybenzene]、长叶烯 (longifolene)、3- 甲氧基 -2,5,6- 三甲基酚 (3-methoxy-2,5,6-trimethylphenol)、2-(4a,8- 二甲基 -1,2,3,4,4a,5,6,7- 八羟基 - 萘 -2- 基)- 丙基 -2- 烯 [2-(4a,8-dimethyl-1,2,3,4,4a,5,6,7-octahydroxy-naphtalinum-2-yl)-propyl-2-ene]、9β- 乙酸基 -4- 羟基 -3,4,8- 三甲基 -5α-H- 三环 [6.3.1.0(1,5)]{9β-acetoxy-4-hydroxy-3,4,8-trimethyl-5α-H-tricyclic[6.3.1.0(1,5)]}、亚油酸乙酯 (ethyl linoleate)、9β- 乙酸基 -4- 羟基 -3,4,8- 三甲基 -5α-H- 三环 [6.3.1.0(1,5)]{9β-acetoxy-4-hydroxy-3,4,8-trimethyl-5α-H-tricyclic[6.3.1.0(1,5)]}、半乳糖醛酸 (galacturonic acid)、2H- 环丙基 [g] 苯并呋喃 {2H-cyclopropyl[g]benzofuran}、11- 二十一碳酮 (11-heneicosanone)、4,5,5a,6,6a,6b- 六氢化 -4,4,6b- 三甲基 -9- 柏木烷酮 (4,5,5a,6,6a,6b-hexahydro-4,4,6b-trimethyl-9-cedranone)、异丙基肉豆蔻酸酯 (iso-propylmyristate)、十五烷酸 (pentadecanoic acid)、1,2,3,5,6,8a- 六氢化 -4,7- 二甲基 -1-(1- 甲基乙基)- 环烷 [1,2,3,5,6,8a-hexahydro-4,7-dimethyl-1-(1-methylethyl)-naphthene]、1- 萘醇 ,1,2,3,4a,7,8,8a- 八羟基 -1,6- 二甲基 -4-(1- 亚甲基) 荜澄茄醇 [1-naphtalinumol,1,2,3,4a,7,8,8a-octhydroxy-1,6-dimethyl-4-(1-methylene)cadinol]、E,E,Z-1,3,12- 十九碳三烯 -5,14- 二醇 (E,E,Z-1,3,12-nonadecantriene-5,14-diol)、1,7,7- 三甲基 - 二环 [2.2.1] 七 -2- 基酯 (1,7,7-trimethyldicyclo[2.2.1]hepta-

2-ester)、*E*-10,13,13- 三甲基 -11- 十四烯 -1- 乙酸酯 (*E*-10,13,13-trimethyl-11-tetradecene-1-acetas)、8,11- 十八碳二烯酸甲酯 (8,11-octadecadienoic acid methyl ester)[6]、*N*- 反 - 阿魏酰酪胺 (*N*-*trans*-feruloyltyramine)、*N*- 反 - 阿魏酰硝胺 (*N*-*trans*-feruloyloctopamine)、2- 氨基 -1-(3,5′- 二甲氧基 -4′-羟基苯基)-1,3- 丙二醇 [2-animo-1-(3,5′-dim-ethoxy-4′-hydroxyphenyl)-propane-1,3-diol]、3- 异丁基 -6- 异丙基 -1,4- 二氧杂环己烷 -2,5- 二酮 (3-*iso*-butyl-6-*iso*-propyl-1,4-dioxane-2,5-dione)[7]、香草酸 (vanillic acid)。

甾醇及其苷类成分：黄精呋甾醇苷 (polyfuroside)、*β*- 谷甾醇 (*β*-sitosterol)、黄精螺甾醇 (polyspirostanol)、黄精螺甾醇苷 (polyspirostanoside)[5]、*β*- 谷甾醇 -3-*O*-*β*-D- 吡喃葡萄糖苷 (*β*-sitosterol-3-*O*-*β*-D-glucopyanoside)、25(*R*) 螺甾 -5- 烯 -3*β*,14*α*- 二醇 -3-*O*-*β*-D- 吡喃葡萄糖基 -(1→2)-[*β*-D- 吡喃葡萄糖基 -(1→3)]-*β*-D- 吡喃葡萄糖基 (1→4)-*β*-D- 吡喃半乳糖苷 {25(*R*)spirostan-5-ene-3*β*,14*α*-diol-3-*O*-*β*-D-glucopyranosyl-(1→2)-[*β*-D-glucopyranosyl-(1→3)]-*β*-D-glucopyranosyl(1→4)-*β*-D-galactopyranoside}、25(*R*,*S*) 螺甾 -5- 烯 -3*β*,14*α*- 二醇 -3-*O*-*β*-D- 吡喃葡萄糖基 -(1→2)-[*β*-D- 吡喃葡萄糖基 -(1→3)]-*β*-D- 吡喃葡萄糖基 (1→4)-*β*-D- 吡喃半乳糖苷 {25(*R*,*S*)spirostan-5-ene-3*β*,14*α*-diol-3-*O*-*β*-D-glucopyranosyl-(1→2)-[*β*-D-glucopyranosyl-(1→3)]-*β*-D-glucopyranosyl-(1→4)-*β*-D-galactopyranoside}、25(*R*,*S*) 螺甾 -5- 烯 -3*β*- 醇 -3-*O*-*β*-D- 吡喃葡萄糖基 -(1→2)-[*β*-D- 吡喃葡萄糖基 -(1→3)]-*β*-D- 吡喃葡萄糖基 -(1→4)-*β*-D- 吡喃半乳糖苷 {25(*R*,*S*)spirostan-5-ene-3*β*-ol-3-*O*-*β*-D-glucopyranosyl-(1→2)-[*β*-D-glucopyranosyl-(1→3)]-*β*-D-glucopyranosyl(1→4)-*β*-D-galactopyranoside}、25(*R*,*S*) 螺甾 -5- 烯 -3*β*- 醇 -3-*O*-*β*-D- 吡喃葡萄糖基 -(1→2)-[*β*-D- 吡喃木糖基 -(1→3)]-*β*-D- 吡喃葡萄糖基 (1→4)-*β*-D- 吡喃半乳糖苷 {25(*R*,*S*)spirostan-5-ene-3*β*-ol-3-*O*-*β*-D-glucopyranosyl-(1→2)-[*β*-D-xylopyranosyl-(1→3)]-*β*-D-glucopyranosyl(1→4)-*β*-D-galactopyranoside}[8]、铃兰苦苷 (convallamarin)、铃兰苷 (convalloside)[9]、甾体皂苷 (steroidal saponin)、谷单糖链呋甾烷醇苷 (glycose catena furostan alcohglycoside)[10]、玉竹皂苷 PoDc Ⅲ [11-14]、顺式 -3- 己烯醇 -*β*-D- 葡萄糖苷、腺苷。

氨基酸类成分：丙氨酸 (alanine)、精氨酸 (arginine)、天冬氨酸 (aspartate)、胱氨酸 (cystine)、氨酸 (glutamic acid)、甘氨酸 (glycine)、组氨酸 (histidine)、亮氨酸 (leucine)、异亮氨酸 (*iso*-leucine)、苯丙氨酸 (phenylalanine)、赖氨酸 (lysine)、蛋氨酸 (metione)、脯氨酸 (proline)、丝氨酸 (serine)、酪氨酸 (tyrosine)、缬氨酸 (valine)、苏氨酸 (threonine)[9]。

糖类成分：D- 果糖 (D-fructose)、D- 甘露糖 (D-mannose)、玉竹黏多糖 (odoratan)、玉竹果聚糖 (polygonatum fructan)、D- 葡萄糖 (D-glucose)[5]。

木脂素类成分：(+)- 丁香脂素 [(+)-syringaresinol][3]、(−)- 丁香树酯酚 [(−)-syringaresinol, Ⅲ][15]。

其他：氮杂环丁烷 -2- 羧酸 (azetidine-2-carboxylic acid)[5]、3- 乙氧甲基 -5,6,7,8- 四氢 -8-吲哚里嗪酮 (3-ethoxymethyl-5,6,7,8-tetrahydroindolizin-8-one)[7]、强心苷 (cardiac glycoside)[10]、胡萝卜素 (carotene)、维生素 B$_2$(vitamin B$_2$)、维生素 C(vitamin C)、5- 羟甲基糖醛 Ⅱ (5-hydroxymethy-2-furfural Ⅱ)[15]、芹菜素、异牡荆素、正己醛、雪松醇以及 Cu、Zn、Fe、Mg、Mn、Cd、Ca、Pb[11] 等无机元素。

【药典检测成分】2015 版《中国药典》规定，本品照分光光度法测定，含玉竹多糖以葡萄糖计，不得少于 6.0%。

参考文献

[1] 黎勇, 辛柏福. 玉竹挥发油化学成分的研究 [J]. 黑龙江大学自然科学学报, 1996, 13(4): 92-94.

[2] 王冬梅, 张京芳, 李登武. 秦岭地区玉竹根茎的高异黄烷酮化学成分 [J]. 林业科学, 2008, 44(9): 125-129.

[3] 李丽红, 任风芝, 陈书红, 等. 玉竹中新的双氢高异黄酮 [J]. 药学学报, 2009, 44(7): 764-767.

[4] 李丽红, 任风芝, 陈书红, 等. 玉竹中新高异黄酮类化合物及其生物活性研究 [C]. 中国药学会学术年会暨第八届中国药师周论文集, 2008, 2697-2791.

[5] 国家中医药管理局《中华本草》编委会. 中华本草：第 8 册 7199 [M]. 上海：上海科学技术出版社, 1999：137-141.

［6］张沐新，刘听，姜东莉，等．玉竹挥发油成分的 GC-MS 分析［J］．特产研究，2008，30(4)：56-60.

［7］王威，夏雪，师海波，等．玉竹抑制蛋白质非酶糖基化活性成分研究［C］．2008 年中国药学会学术年会暨第八届中国药师周论文集，2008，515-524.

［8］林厚文，韩公羽，廖时萱．中药玉竹有效成分研究［J］．药学学报，1994，29(3)：215-222.

［9］张永清，丁少纯．干燥方法对玉竹药材质量的影响［J］．基层中药杂志，1998，12(4)：14-16.

［10］秦海林，李志宏，王鹏，等．中药玉竹中新的次生代谢产物［J］．中国中药杂志，2004，29(1)：42-44.

［11］王晓丹，宗希明，吴洪斌，等．佳木斯产地白头翁、玉竹、扁蓄、长白沙参、绵马贯众、关卷术中微量元素的测定［J］．佳木斯医学院学报，1997，20(4)：5.

［12］李海明，白虹，李巍，等．玉竹化学成分研究 [J]．食品与药品，2010，03：102-104.

［13］李封辰，牛俊峰，张媛，等．玉竹不同器官挥发性成分的 SPME-GC-MS 法比较分析 [J]．光谱实验室，2013，05：2463-2468.

［14］尹伟，陶阿丽，刘金旗，等．玉竹的化学成分研究 [J]．天然产物研究与开发，2014，07：1034-1037+1046.

［15］徐伟强，王威，刘小红，等．玉竹叶化学成分 [J]．中国实验方剂学杂志，2014，21：112-116.

86. 功劳木　Mahoniae Caulis

【来源】本品为小檗科植物阔叶十大功劳 *Mahonia bealei*(Fort.)Carr. 或细叶十大功劳 *Mahonia fortunei*(Lindl.)Fedde 的干燥茎。

【性能】苦，寒。清热燥湿，泻火解毒。

【化学成分】本品主要含生物碱类、挥发油类、脑苷脂类等化学成分。

生物碱类成分：小檗胺 (berbamine)、小檗碱 (berberine)、非洲防己碱 (columbamine)、黄连碱 (coptisine)、异粉防己碱或异汉防己甲素 (*iso*-tetrandrine)、药根碱 (jatrorrhizine)、木兰花碱 (magnoflorine)、尖刺碱 (oxyacanthine)、巴马汀或掌叶防己碱 (palmatine)[1,2]。

挥发油类成分：顺 - 香叶基丙酮 (*cis*-geranylacetone)、戊二酸 (1- 甲基) 丙酯 [glutaric acid(1-methyl)propylester]、(*E,E*)-2,4- 癸 二 烯 醛 [(*E,E*)-2,4-decadienal aldehyde]、正 十 六 烷 酸 (*n*-hexadecanoic acid)、2-[1- 甲 基 -1-(4- 甲 基 -3- 环 己 烯 -1- 基)] 乙 醇 {2-[1-methyl-1-(4-methyl-3-cyclohexene-1-yl)]ethanol}、5- 甲 基 -2-(1- 甲 基) 乙 基 环 己 醇 [5-methyl-2-(1-methyl)ethyl cyclohexanol]、(*Z,Z*)-9,12- 十 八 碳 二 烯 酸 [(*Z,Z*)-9,12-octadecadienoic acid]、丁 二 酸 - 二 (2- 甲 基)- 丙 酯 (succinic acid-bis-(2-methyl)-propyl ester)、[(2,2,3- 三 甲 基)-3- 环 己 烯 -1- 基] 乙 醛 {[(2,2,3-trimethyl)-3-cyclo-hexene-1-yl]-aldehyde}、(*E,E*)-2,4- 十 二 碳 二 烯 酮 [(*E,E*)-2,4-dodecadienone]、[1- 甲 基 -1-(5- 甲 基 -5- 乙 烯 基)- 四 氢 呋 喃 -2- 基] 乙 醇 {[1-menthyl-1-(5-methyl-5-ethenyl)THF-2-yl]ethanol}[3]、异龙脑 (*iso*-borneol)、樟脑 (camphor)、石竹烯氧化物 (caryophyllene oxide)、沉香醇 (linalool)、(*E,E*)-2,4- 十 二 碳 二 烯 醛 [(*E,E*)-2,4-dodecadienal]、1-(2- 呋喃基) 己酮 [1-(2-furyl)hexanone]、罗丁醇 (rhodinol)、6,10,14- 三甲基 -2- 十五烷酮 (6,10,14-trimethyl-2-pentadecanone)[3,4]、桉油醇 (cineole)、环柠檬醛 (cyclocitralum)、3,7- 二甲基辛 -7- 烯醛 (3,7-dimethylocto-7-enal)、1,1- 二乙氧基己烷 (1,1-disethoxy hexane)、薄荷烯醇 (menthenol)、十六烷、(*R*)-4- 甲基 -1-(1- 甲基) 乙基 -3- 环己烯 -1- 醇 [(*R*)-4-methyl-1-(1-methyl)ethyl-3-cyclohexene-1-ol]、13- 甲基十五烷酸甲酯 (13-methyl pentadecane acid methyl ester)、十六酸酸乙酯 (hexadecanoic acid acetic acid)、异环柠檬醛 (*iso*-cyclocitral)、2- 十一酮 (2-hendecanone)、4-(2,6,6- 三 甲 基 -1- 环 己 烯 -1- 基)-3- 丁 烯 -2- 酮 [4-(2,6,6-trimethyl-1-cyclohexene-1-yl)-3-butene-2-one]、4-(2,6,6- 三 甲 基 -2- 环 己 烯 -1- 基)-3- 丁 烯 - 酮 [4-(2,6,6-trimethyl-2-cyclohexene-1-yl)-3-butylene-one]、6,10,14- 三 甲 基 -5,9,13- 十 五 烷 三 烯 -2- 酮 (6,10,14-trimethyl-5,9,13-pentadecanetriene-2-one)、2- 甲 烯 基 环 庚 醇 (2-methene cycloheptaitol)、反式 - 香叶基丙酮 (*trans*-geranylacetone)、(-)- 斯巴醇即匙叶桉油烯醇

[(−)-spathulenol]、顺式 -13- 十八烯酮 (*cis*-13-octadeca olefinen ketone)、1-[(2,6,6) 三甲基 -(1,3)-环己二烯 -1- 基]-2- 丁烯 -1- 酮 {1-[(2,6,6)trimethyl-(1,3)-cyclohexadiene-1-yl]-2-butylene-1-one}[4]。

脑苷脂类成分：1-*O*-β-D- 葡萄糖 -(2*S*,3*S*,4*R*,5*E*,9*Z*)-2-*N*-(2′- 羟基二十四碳酰氯基)-1,3,4-三羟基 - 十八碳 -5,9- 二烯、大豆脑苷Ⅰ、大豆脑苷Ⅱ。

其他：erythro-syringoylglycerol -8-*O*-β-D-glucoside、3,4,5- 三甲氧基苯酚 -1-*O*-β-D- 葡萄糖苷 (3,4,5-trimethoxyphenyl-1-*O*-β-D-glucoside)、表丁脂素 (episyringaresinol)、5,5′- 二甲氧基落叶松脂醇 -4′-*O*-β-D- 葡萄糖苷 (5,5′-dimethoxylariciresinol-4′-*O*-β-D-glucoside)。

【药典检测成分】2015 版《中国药典》规定，本品照高效液相色谱法测定，按干燥品计算，含盐酸小檗碱和盐酸巴马汀的总量不得少于 0.80%。

参考文献

[1] 国家中医药管理局《中华本草》编委会. 中华本草：第 3 册 1914 [M]. 上海：上海科学技术出版社，1999：317-319.
[2] 顾关云，蒋昱. 十大功劳属植物化学成分与生物活性 [J]. 国外医药·植物药分册，2005，20(5)：185-190.
[3] 董雷，杨晓虹，王勇，等. 阔叶十大功劳茎中挥发油成分 GC-MS 分析 [J]. 长春中医药大学学报，2006，22(3)：43-44.
[4] 董雷，牟凤辉，杨晓虹，等. 阔叶十大功劳叶挥发油成分 GC-MS 分析 [J]. 特产研究，2008，1：50-52.

87. 甘松　Nardostachyos Radix et Rhizoma

【来源】本品为败酱科植物甘松 *Nardostachys jatamansi* DC. 的干燥根及根茎。

【性能】辛、甘，温。理气止痛，开郁醒脾。

【化学成分】本品主要含挥发油类、黄酮类、生物碱类等化学成分。

挥发油类成分：正二十六烷 (*n*-hexacosane)、正二十六醇 (*n*-hexacosanol)、花生酸正二十六醇酯 (*n*-hexacosanylarachidate)、异戊酸正二十六醇酯 (*n*-hexacosanyl-*iso*-valerate)、3- 蒈烯 (3-carene)、α- 和 β- 蒎烯 (pinene)[1]、青木香酮或土青木香柔酮 (debilone)[1,2]、白菖烯 (calarene)[1,3]、荜澄茄二烯 (cadinadiene)、β- 石竹烯 (β-caryophyllene)、3,7- 芹菜二烯 (selina-3,7-diene)、1,2,3,4,5,6,7,8- 八氢 -1,4- 二甲基 -7-(1- 甲基亚乙基)- 甘菊环烯 [1,2,3,4,5,6,7,8-octahydro-1,4-dimethyl-7-(1-methylethylidene)-azulene]、正十九烷 (nonadecane)、4-(2,6,6- 三甲基 -1-环己烯基)-3- 丁烯 -2- 酮 [4-(2,6,6-trimethyl-1-cyclohexenyl)-3-butene-2-one][2]、榄香烯 (elemene)、桉树脑 (eucalyptole)、1α,2,3,4,4α,5,6,7*b*- 八氢 -1,1,4,7- 四甲基 -1H- 环丙 (a) 甘菊环烃 [1α,2,3,4,4α,5,6,7*b*-octahydro-1,1,4,7-tetramethyl-1H-cycloprop(a)azulene]、(4αR, 反式)-1,2,3,4,4α,5,6,8α- 八氢 -4α,8- 二甲基 -2-(1- 甲基亚乙基)- 萘 [(4αR-*trans*)-1,2,3,4,4α,5,6,8α-octahydro-4α,8-dimethyl-2-(1-methylethylidene)-naphthalene]、[4αR-(4α,α,7β,8α,α)]- 八氢 -4α,8α-二甲基 -7-(1- 甲乙基)-1(2H)- 萘酮 {[4αR-(4α,α,7β,8α,α)]-octahydro-4α,8α-dimethy1-7-(1-methylethyl)-1(2H)-naphthalenone}、[1αR-(1α,α,3α,α,7*b*,α)]-1α,2,3,3α,4,5,6,7*b*- 八氢 -1,1,3α,7- 四甲基 -1H- 环丙 (a) 萘 {[1αR-(1α,α,3α,α,7*b*,α)]-1α,2,3,3α,4,5,6,7*b*-octahydro-1,1,3α,7-tetramethy1-1H-cyclopropa[a]naphthalene)}、[1αR-(1α,α,4α,7α,7α,α,7*b*,α)]-1α,2,4,5,6,7,7α,7*b*- 八氢 -1,1,7,7α- 四甲基 -1H- 环丙 (a) 萘 -4- 醇 {[1αR-(1α,α,4α,7α,7α,α,7*b*,α)]-1α,2,4,5,6,7,7α,7*b*-octahydro-1,1,7,*a*-tetramethyl-1H-cyclopropa(a)naphthalene-4-ol}、戊酸 (pentanoicacid)、4- 苯基 - 异噻唑 (4-phenyl-*iso*-thiazole)、1,2,3,4- 四甲基 -4-(1- 甲基乙烯基) 苯 [1,2,3,4-tetramethyl-4-(1-methylethenyl)-benzene]、1,7,7- 三甲基 - 双环 [2,2,1] 庚 -2- 烯 (1,7,7-trimethyl-bicyclo[2,2,1]hepta-2-ene)、(2α,3α,5β)-1,1,2- 三甲基 -3,5- 双 (1- 甲基乙烯基)- 环己烷 [(2α,3α,5β)-1,1,2-trimethyl-3,5-bis(1-methylethenyl)-cyclohexane]、六乙基苯 (hexaethylbenzene)、(±)-(1α,4α,α,8α,α)-1,2,4α,5,8,8α- 六氢 -4,7- 二甲基 -1-(1- 甲乙基)- 萘 [(±)-(1α,4α,α,8α,α)-1,2,4α,5,8,8α-hexahydro-4,7-dimethyl-

1-(1-methylethyl)-naphthalene]、(1S, 顺)-1,2,3,5,6,8a- 六 氢 -4,7- 二 甲 基 -1-(1- 甲 乙 基)- 萘 [(1S-cis)-1,2,3,5,6,8a-hexahydro-4,7-dimethyl-1-(1-methylethyl)-naphthalene]、1-(4- 羟 基 苯 基)-2- 丁 烯 -1- 酮 (1-(4-hydroxy phenyl)-2-buten-1-one)、4-(2,6,6- 三 甲 基 -1- 环 己 烯 基)-3- 丁 烯 -2- 酮 [4-(2,6,6-trimethyl-1-cyclohexenyl)-3-butene-2-one]、4- 甲 氧 基 - 苯 醛 肟 (4-methoxy-benzaldehyde oxime)、4- 甲 氧 基 -7H- 呋 [3,Z-g] 苯 并 吡 喃 -7- 酮 {4-methoxy-7H-furo[3,Z-g]benzopyra-7-one}、4- 甲 基 -1,2- 苯 二 胺 (4-methyl-1,2-diaminobenzene)、2- 甲 基 -3-(2,5- 二 甲 基苯甲酰基) 丙酸 [2-methyl-3-(2,5-dimethylbenzoyl)propionic acid]、2- 甲 基 -4-(1,1- 二 甲 乙 基)- 酚 [2-methyl-4-(1,1-dimethylethyl)-phenol]、3- 甲 基 -2-(1,1- 二 甲 乙 基) 酚 [3-methyl-2-(1,1-dimethylethyl)-phenol]、2- 甲 基 -5-(1,5- 二 甲 基 -4- 己 烯 基) 酚 [2-methyl-5-(1,5-dimethyl-4-hexenyl)phenol]、1- 甲 基 -1- 乙 烯 基 -2-(1- 甲 基乙烯基)-4-(1- 甲 基亚乙基)- 环 己 烯 [1-methyl-1-ethenyl-2-(1-methylethenyl)-4-(1-methyl ethylidene)-cyclohexene]、(S)-6- 甲 基 -6- 乙 烯 基 -1-(1- 甲 乙 基)-3-(1- 甲 基亚乙基)- 环 己 烯 [(S)-6-methyl-6-ethenyl-1-(1-methylethyl)-3-(1-methyl ethylidene)-cyclohexene]、3- 甲 基 -1- 乙 基 苯 (3-methyl-1-ethyl-benzene)、4- 甲 基 -1-(1- 甲 乙 基)-3- 环 己 烯 -1- 醇 [4-methyl-1-(1-methylethyl)-3-cyclohexen-1-ol]、4- 甲 基 -2- 氧化戊酸甲酯 (4-methyl-2-oxopentanoic acid methyl ester)、1-(3- 甲基苯基)- 乙酮 [1-(3-methylphenyl)-ethanone]、2- 甲基 -4- 苯基 -2,3- 己二烯酸甲酯 (2-methyl-4-phenyl-2,3-hexadienoic acid methyl ester)、1,5- 萘 二 醇 (1,5-naphthalenediol)、3- 苯 甲 基 -2,4- 戊 二 酮 (3-benzyl-2,4-pentanedione)、4- 丁 基 酚 (4-butyl-phenol)、[2R-(2α,4a,α,8a,β)]-1,2,3,4,4a,5,6,8a- 八 氢 -4a,8- 二 甲 基 -2-(1- 甲 基乙烯基)- 萘 [2R-(2α,4a,α,8a,β)]-1,2,3,4,4a,5,6,8a-octahydro-4a,8-dimethyl-2-(1-methylethenyl)-naphthalene]、2,3- 二 氢 -2- 甲 基 -5- 环 己 基 - 苯 并 呋 喃 (2,3-dihydro-2-methyl-5-cyclohexyl-benzofuran)、2,3- 二 氢 -2- 甲 基 -7- 环 己 基 - 苯 并 呋 喃 (2,3-dihydro-2-methyl-7-cyclohexyl-benzofuran)、5,8- 二 羟 基 -2,3,7- 三 甲 基 -1,4- 萘二酮 (5,8-dihydroxy-2,3,7-trimethyl-1,4-naphthalenedione)、α,α- 二 甲 基 - 苯丙酸乙烯酯 (α,α-dimethyl-benzenepropanoic acid vinyl ester)、α,α- 二 甲 基苄基异丙醚 (α,α-dimethyl benzyl-iso-propyl ether)、[1R-(1α,7β,8a,α)]-1,8a- 二 甲 基 -1,2,3,5,6,7,8,8a- 八 氢 -7-(1- 甲 基 乙 烯 基)- 萘 ([1R-(1α,7β,8a,α)]-1,8a-dimethyl-1,2,3,5,6,7,8,8a-octahydro-7-(1-methylethenyl)-naphthalene)、(1S, 顺)-1,6- 二 甲 基 -1,2,3,4- 四 氢 -4-(1- 甲 乙 基)- 萘 [(1S-cis)-1,6-dimethyl-1,2,3,4-tetrahydro-4-(1-methylethyl)-naphthalene]、2,3,4- 三甲基 -1,4- 戊二烯 (2,3,4-trimethyl-1,4-pentadiene)[4]、β- 紫罗酮、α- 古芸烯、喇叭茶醇、水菖蒲烯、β- 马里烯、广霍香醇、α- 香附酮 (cyperone)。

黄酮类成分：白芷素 (angelicin)[1]、柚皮素 -4′,7- 二甲醚 (naringenin-4′,7-dimethylether)[5]、蒙花苷 (linarin)[6]、刺槐素 (acacetin)、柚皮素 (naringenin)[7]。

生物碱类成分：猕猴桃碱 (actinidine)[1]。

萜类成分：9- 马兜铃烯 (9-aristolene)、9- 马兜铃烯醇 (9-aristolen-1-ol) 又名甘松醇 (nardostachnol)、1(10)- 马兜铃烯 -2- 酮 [1(10)-aristolene-2-one]、去氧甘松醇 A(deoxonarchinol A)、9β- 马兜铃烷醇 (aristolane-9β-ol)、1(10)- 马兜铃烯 [1(10)-aristolene]、山芹醇 (oroselol)、α- 广藿香烯 (α-pcctchoulene)、β- 广藿香烯 (β-patchoulene)、广藿香醇或绿叶醇 (patchouli alcohol)、β- 橄榄烯 (β-maaliene)、甘松呋喃 (nardofuran)、异甘松新酮 (iso-nardosinone)、1,2,9,10- 四去氢马兜铃烷 (1,2,9,10-tetradehydroaristolane)、1,8,9,10- 四去氢马兜铃烷 -2- 酮 (1,8,9,10-tetradehydroaristolane-2-one) 又名甘松酮 (nardostachone)、熊果酸 (ursolic acid)、缬草萜酮 (valeranone) 又名宽叶甘松酮 (jatamansone)、甘松根醇 (gansongol) 即 1(10) 马兜铃烯 -9β- 醇 [1(10)-aristolene-9β-ol]、甘松根酮 (gansongone)、甘松新酮 (nardosinone)、甘松新酮二醇 (nardosinonediol)、甘松二酯 (nardostachin)[1]、马兜铃烯或土青木香烯 (aristolene)[1-3]、11- 桉叶烯 -2,4α- 二醇 (11-eudesmene-2,4α-diol)、榄香醇 (elemol)、甘松香醇 A(narchinol A)、β- 桉叶醇 (β-eudesmol)、宽叶甘松酸 (jatamansic acid)、去甲双椰子酮 (norseychelanone)、双椰子烷 (seychellane)、双椰子烯 (seychellene)[1,3]、Δ^{1(10)}- 土青木香烯酮 -2(Δ^{1(10)}-aristolenone-2)、齐墩

果酸 (oleanolic acid)、匙叶桉油烯醇 (spathulenol)、桉萜醇 (globulol)[2]、spirojatamol、缬草烯醛 (valerianal)、nardostachysin[3]、jatamol A、jatamol B[3,9]、甘松香酮 A(kanshone A)[6]、宽叶甘松素 (jatamansin) 即当归酸宽叶甘松醇酯 (jatamansiny-langelate)、甘松香酮 B(kanshone B)、甘松香酮 C(kanshone C)、甘松香酮 D(kanshone D)、甘松香酮 E(kanshone E)、甘松香酮 G(kanshone G)[7]、β- 紫罗兰酮 (ionone)[8]、甘松过氧物 (nardoperoxide)、异甘松过氧物 (iso-nardoperoxide)[10]、甘松愈创木酮 A~K(nardoguaianone A~K)、甘松薁醇 (nardol)、甘松环氧化物 (nardonoxide)[11-13]、10- 异丙基 -2,2,6- 三甲基 -2,3,4,5- 四氢萘 [1,8-bc]- 氧代 -5,11- 桉油二醇 {10-iso-propyl-2,2,6-trimethyl-2,3,4,5-tetrahydronaphtha[1,8-bc]oxocine-5,11-diol}[14]。

木脂素类成分：(+)-1- 羟基松脂素 [（+)-1-hydroxy pinoresinol] [5]。

有机酸及酯类成分：异戊酸(iso-valeric acid)、花生酸(arachidic acid)[1]、硝酸戊四醇酯 -1-(3,4-二甲氧基苯基)-2-[2- 甲氧基 -4(E)- 丙烯苯氧基]-1- 丙醇 {erythrol-1-(3,4-dimethoxyphenyl)-2-[2-methoxy-4(E)-propenylphenoxy]-propan-1-ol}、硝酸戊四醇酯 -1-(4- 羟基 -3- 甲氧基苯基)-2-[2- 甲基 -4(E)- 丙烯苯氧基]-1- 丙醇 {erythrol-1-(4-hydroxy-3-methoxyphenyl)-2-[2-methyl-4(E)-propenylphenoxy]-propan-1-ol}[15]、正二十二烷 -1- 基 - 戊酸酯 -22- 乙氧酸 (n-docosanol-1-yl-pentanoate-22-oic acid ethoxylate)、正二十烷 -1- 酸 -15- 醇 -20- 基 - 正癸醛 -3′- 戊烯酸 (n-eicosan-1-oic acid-15-ol-20-yl-n-decan-3′-pentenoate)、正二十烷 -1- 酸 -15α- 醇 -20-yl- 庚酸 (n-eicosan-1-oic acid-15α-ol-20-yl-heptanoate)、丙酸二十六醇酯 (n-hexacosanyl propanoate)、正二十七烷 -1- 醇 -27- 戊酸 (n-heptacosan-1-ol-27-pentanoate)、正十九烷 -2- 酸 -15- 醇 - 环己烷羧酯 (n-nonadeca-2-oic acid-15-ol-1-cyclohexane carboxylate)[16]、去氢木香内酯 (dehyclrocostus lactone)。

酮、醌类成分：隐丹参酮 (cryptotanshinone)、德比酮 (debilon)、丹参酮 Ⅱ$_A$(tanshinone Ⅱ$_A$)[5]、6- 羟基 -7-(羟甲基)-4- 六亚甲基 - 羟基环戊 - 吡喃 -1(3H)- 酮 {6-hydroxy-7-(hydroxymethyl)-4-hexamethylene-hydrocyclopentapyran-1(3H)-one}[14]。

其他：β- 谷甾醇 (β-sitosterol)、乙基 -β-D- 吡喃葡萄糖苷 (ethyl-β-D-glucopyanoside)[1]、二十八烷醇 (octacosanol)[6]、visrolin[15]、26-(α- 四十氢蒽基)- 正二十六烷 -3- 烯 -16α- 醇 [26-(α-tetradecahydroanthracyl)-n-hexacosan-3-en-16α-ol]、正二十九烷 -7- 醇 (n-nonacosan-7-ol)[16]。

【药典检测成分】2015 版《中国药典》规定，本品照挥发油测定法测定，含挥发油不得少于 2.0%(ml/g)，照高效液相色谱法测定，本品按干燥品计算，含甘松新酮不得少于 0.1%。

参考文献

[1] 国家中医药管理局《中华本草》编委会. 中华本草：第 7 册 6621 [M]. 上海：上海科学技术出版社，1999：564-567.

[2] 韩泳平，向永臣，肖丹，等. 甘松挥发性化学成分的研究 [J]. 成都中医药大学学报，1999，22(3)：43-44.

[3] Chatterjee A，Basak B，Saha M，et al. Structure and stereochemistry of nardostachysin, a new terpenoid ester constituent of the rhizomes of Nardostachys jatamansi [J]. J Nat Prod，2000，63(11)：1531-1533.

[4] 邱琴，刘廷礼，崔兆杰，等. 甘松挥发油的提取及其化学成分剖析 [J]. 山东大学学报（自然科学版），1999，34(2)：192-197.

[5] 张毅，徐丽珍，杨世林. 甘松化学成分的研究 [J]. 中草药，2006，37(2)：181-183.

[6] 张旭，兰洲，董小萍，等. 甘松有效成分研究 [J]. 中药材，2007，30(1)：38-41.

[7] 张毅，林佳，徐丽珍，等. 甘松化学成分的研究（Ⅱ）[J]. 中草药，2007，38(6)：823-825.

[8] Bagchi Anjana，et al. Planta Med，1988，54(1)：87-88.

[9] 章鸣. 匙叶甘松根的倍半萜. 国外医药·植物药分册，1992，7(1)：30-31.

[10] Takaya Y，et al. Tetrahedron Lett，1998，39(11)：1361.

[11] Takaya Y，Takeuji Y，Akasaka M，et al. Novel guaiancendoperoxides, nardoguaianone A-D, from Nardostachy chinensis roots and their antinociceptive and antimalaria activities. Tetrahedron，2000，56(39)：7673-7678.

[12] Takaya Y，Akasaka M，Takeuji Y，et al. Novel guaianoids, nardoguaianone E-I, from Nardostachys chinensis roots. Tetrahedron，2000，56(39)：7679-7683.

[13] Tanitsu M A，Takaya Y，Akasaka M，et al. Guaiane and aristolane type sesquiterpenoids of Nardostachys chinensiroots.

Phytochemistry［J］，2002，59(8)：845-849.

［14］Zhang Y，Lu Y，Zhang L，et al. Terpenoids from the roots and rhizomes of Nardostachys chinensis［J］. J Nat Prod，2005，68(7)：1131-1133.

［15］Bagchi Anjana，et al. Planta Med，1991，57(1)：96-97.

［16］SinghV AliM. New phytoconstituents from Nardostachys jatamansi rhizomes［J］. J Saudi Chemical Society，2003，7(1)：119-128.

88. 甘草　Glycyrrhizae Radix et Rhizoma

【来源】本品为豆科植物甘草 *Glycyrrhiza uralensis* Fisch.、光果甘草 *Glycyrrhiza glabra* L. 或胀果甘草 *Glycyrrhiza inflata* Bat. 的干燥根及根茎。

【性能】甘，平。补脾益气，清热解毒，祛痰止咳，缓急止痛，调和诸药。

【化学成分】本品主要含挥发性成分、黄酮类、三萜及皂苷类等化学成分。

挥发性成分：2- 甲基 - 戊烷 (2-methyl-pentane)、3- 甲基 - 戊烷 (3-methyl-pentane)、1- 二十七醇 (1-heptacosanol)、正二十七烷 (*n*-heptacosane)、正二十六烷 (*n*-hexacosane)、十七烷 (heptadecane)、庚烷 (heptane)、5-*O*- 甲基甘草西定 (5-*O*-methyl licoricidin)、2,5- 二甲基庚烷 (2,5-dimethyl-heptane)[1]、正二十三烷 (*n*-tricosane)[1,2]、二十一烷 (heneicosane)、二十九烷 (nonacosane)、十九烷 (nonadecane)、壬醛 (nonanal)、二十八烷 (octacosane)、十八烷 (octadecane)、1- 十八烯 (1-octadecene)、*Z*-2- 十八烯 -1- 醇 (*Z*-2-octadecen-1-ol)、辛烷 (octane)、二十五烷 (pentacosane)、三十五烷 (pentatriacontane)、*N*- 苯基 -1- 萘胺 (*N*-phenyl-1-naphthalenamine)、2,6,10,14- 四甲基 - 十六烷 (2,6,10,14-tetramethyl-hexadecane)、2,5,α,α- 四甲基 - 苯酚醛酸 (2,5,α,α-tetramethyl-pheracetic acid)、三十烷 (triacontane)、十六烷 (hexadecane)、己烷 (hexane)、3,3,4- 三甲基 - 己烷 (3,3,4-trimethyl-hexane)、2,2,4- 三甲基 - 己烷 (2,2,4-trimethyl-hexane)、2,3,5- 三甲基 - 己烷 (2,3,5-trimethyl-hexane)、2,2,5- 三甲基 - 己烷 (2,2,5-trimethyl-hexane)、1,2,3- 三甲基 - 环戊烷 (1,2,3-trimethyl-cyclopentane)、2,6,10- 三甲基 - 十二烷 (2,6,10-trimethyl-dodecane)、6,10,14- 三甲基 -2- 十五酮 (6,10,14-trimethyl-2-pentadecanone)、2,2,4- 三甲基 - 戊烷 (2,2,4-trimethyl-pentane)、2,3,3- 三甲基 - 戊烷 (2,3,3-trimethyl-pentane)、子丁香烯 (caryophyllene)、子丁香烯氧化物 (caryophyllene oxide)、二丁基 - 酞酸酯 (dibutyl-phthalate)、2- 氯 - 辛烷 (2-chlorooctane)、顺式 -1,4- 二甲基 - 环己烷 (*cis*-1,4-dimethyl-cyclohexane)、1,1- 二甲基 - 环己烷 (1,1-dimethy-l-cyclohexane)、反式 -1,2- 二甲基 - 环己烷 (*trans*-1,2-dimethyl-cyclohexane)、反式 -1,3- 二甲基 - 环己烷 (*trans*-1,3-dimethyl-cyclohexane)、1,2- 二甲基 - 环戊烷 (1,2-dimethyl-cyclopentane)、2,4- 二甲基庚烷 (2,4-dimethyl-heptane)、2,6- 二甲基 - 庚烷 (2,6-dimethyl-heptane)、2,4- 二甲基 - 己烷 (2,4-dimethyl-hexane)、3,3- 二甲基 - 己烷 (3,3-dimethyl-hexane)、3,4- 二甲基 - 己烷 (3,4-dimethyl-hexane)、2,3- 二甲基 - 己烷 (2,3-dimethyl-hexane)、2,2- 二甲基 - 戊烷 (2,2-dimethyl-pentane)、3,3- 二甲基 - 戊烷 (3,3-dimethyl-pentane)、2,3- 二甲基 - 戊烷 (2,3-dimethyl-pentane)、6,10- 二甲基 -2- 十一酮 (6,10-dimethyl-2-undecanone)、二十二烷 (docosane)、二十烷 (eicosane)、7,8- 环氧 -2- 芷香酮 (7,8-epoxy-2-Ionone)、乙基 - 苯 (ethyl-benzene)、乙基 - 环己烷 (ethyl-cyclohexane)、3- 乙基 - 己烷 (3-ethyl-hexane)、1- 乙基 -3- 甲基 - 环戊烷 (1-ethyl-3-methyl cyclopentane)、1- 乙基 -2- 甲基 - 环戊烷 (1-ethyl-2-methyl-cyclopentane)、3- 乙基 - 戊烷 (3-ethyl-pentane)、大根香叶烯 D(germacrene D)、葎草烯 (humulene)、D- 萜二烯 (D-limonene)、甲基 - 环己烷 (methyl-cyclohexane)、1- 甲基乙基 - 环戊烷 (1-methylethyl-cyclopentane)、3- 甲基 -3- 乙基 - 戊烷 (3-methyl-3-ethyl-pentane)、2- 甲基 - 庚烷 (2-methyl-heptane)、3- 甲基 - 庚烷 (3-methyl-heptane)、2- 甲基 - 己烷 (2-methyl-hexane)、3- 甲基 - 己烷 (3-methyl-hexane)、9- 甲基 -

十九烷 (9-methyl-nonadecane)、1- 甲氧基 -4-(2- 丙烯基)- 苯 [1-methoxy-4-(2-propenyl)-benzene]、1- 甲氧基 -4-(1- 丙烯基)- 苯 (1-methoxy-4-(1-propenyl)-benzene)、十四醛 (tetradecanal)、(1S- 顺式)-1,2,3,4- 四氢 -1,6- 二甲基 -4-(1- 甲基乙基)- 萘 [(1S-cis)-1,2,3,4-tetrahydro-1,6-dimethyl-4-(1-methylethyl)-naphthalene]、对二甲苯 (p-xylene)[3]、1- 二十二烯 (1-docosene)、2,6,11- 三甲基 - 十二烷 (2,6,11-trimethyl-dodecane)[3,4]、(1α,2β,5α)-2,6,6- 三甲基 - 二环 [3,1,1] 庚烷 [(1α,2β,5α)-2,6,6-trimethyl-bicyclo[3.1.1]heptane]、叶绿醇 (phytol)、甲壬酮 (methylnonylketone)、2- 甲基 -Z,Z-3,13- 十八碳二烯醇 (2-methyl-Z,Z-3,13-octadecadienol)、(−)-E- 蒎烷 [(−)-E-pinane]、(E)- 乙酸 -3,7- 二甲基 -2,6- 辛二烯 -1- 酯 [(E)-ac-3,7-dimethyl-2,6-octadiene-1-ester]、α- 荜澄茄醇 (α-cadinol)、1- 氯 - 十八烷 (1-chloro-octadecane)、1- 氯 - 十四烷 (1-chloro-tetradecane)[4]。

黄酮类成分：甘草异黄酮 A(lico-iso-flavanone A)、甘草异黄酮 B(lico-iso-flavanone B)、7- 羟基 -2- 甲基异黄酮 (7-hydroxy-2-methyl-iso-flavone)、山柰酚 (kaempferol)、山柰酚 -3- 双葡萄糖苷 (kaempferol-3-diglucoside)、山柰酚 -3-β-D- 葡萄糖苷 (kaempferol-3-β-D-glucoside)、山柰酚 -3-O- 芸香糖苷 (kaempferol-3-O-rutinoside)、3′-(γ,γ- 二甲基烯丙基)- 奇维酮 [3′-(γ,γ-dimethylallyl)-kievitone]、异鼠李素 -3-O- 芸香糖苷 (iso-rhamnetin-3-O-rutinoside)、光果甘草苷元 (liquiritogenin) 即甘草苷元、光果甘草苷 (liquiritoside) 即甘草苷、甘草环氧酸 (liquoricacid)、黄羽扇豆魏特酮 (lupiwighteone)、异甘草苷元 -4- 芹糖葡萄糖苷 [neolicuraside,iso-liquiritigenin-4-apiofuranosyl-(1 → 2)-glucopyranoside]、新乌拉尔醇 (neouralenol)、烟花苷 (nicotiflorin)、7- 甲氧基 -2- 甲基异黄酮 (7-methyoxy-2-methyl-iso-flavone)、肥皂草素 (saponaretin)、水仙苷 (narcissin)、5′- 异戊烯基甘草二酮 (5′-prenyllicodione)、樱黄素 (prunetin)、槲皮素 (quercetin)、槲皮素 -3- 双葡萄糖苷 (quercetin-3-diglucoside)、5,7,3′,4′- 四羟基 -3- 甲氧基 -5′- 异戊烯基黄酮 (5,7,3′,4′-tetrahydroxy-3-methoxy-5′-iso-pentenylflavone)、5,6,3′,4′- 四羟基 -3- 甲氧基 -6′- 异戊烯基黄酮 (5,6,3′,4′-tetrahydroxy-3-methoxy-6′-iso-pentenylflavone)、乌拉尔素 (uralene)、甘草酚 (glycyol)、新西兰牡荆苷Ⅱ (vicenin Ⅱ) 即 6,8- 二 - 葡萄糖芹菜素、甘草苷元 -4′- 芹糖葡萄糖苷 [liquiritigenin-4′-apiofuranosyl-(1 → 2)-glucopyranoside,apioliquirtin]、甘草宁 A(gancaonin A)、甘草宁 B(gancaonin B)、甘草宁 C(gancaonin C)、甘草宁 D(gancaonin D)、甘草宁 E(gancaonin E)、甘草宁 L(gancaonin L)、甘草宁 M(gancaonin M)、甘草宁 N(gancaonin N)、甘草宁 O(gancaonin O)、甘草宁 P(gancaonin P)、甘草宁 Q(gancaonin Q)、甘草宁 R(gancaonin R)、甘草宁 S(gancaonin S)、甘草宁 T(gancaonin T)、甘草宁 U(gancaonin U)、甘草宁 V(gancaonin V)、乌拉尔新苷 (uralenneoside)、乌拉尔醇 (uralenol)、乌拉尔醇 -3- 甲醚 (uralenol-3-methylether)、乌拉尔宁 (uralenin)[1]、甘草西定 (licoricidin)、甘草利酮 (licoricone)、槲皮素 -3,3′- 二甲醚 (quercetin-3,3′-dimethylether)、芸香苷 (rutin)、甘草香豆酮 (licocoumarone)、7,2′- 二羟基 -3′,4′- 亚甲二氧基异黄酮 (glyzaglabrin)、乙形刺酮素 B(sigmoidin B)[1,2]、甘草苷 (liquiritin)[1,2,5-7]、甘草苷元或甘草素 (liquiritigenin)[1,2,7]、甘草黄酮 A(licoflavone A)[1,2,8]、异光果甘草苷 (iso-liquiritoside) 或异甘草苷 [1,5,7]、新异甘草苷 (neo-iso-liquiritin)[1,5,9]、紫云英苷 (astragalin)、7- 乙酰氧基 -2- 甲基异黄酮 (7-acetoxy-2-methyl-iso-flavone)、生松黄烷酮即 5,7- 二羟基双氢黄酮 (pinocembrin)、甘草香豆精 (glycycoumarim)、胀果甘草二酮 A (glycyrdione A)、胀果甘草二酮 B(glycyrdione B)、甘草香豆精 -7- 甲醚 (glycyrin)、甘草醇 (glycyrol)[1,6]、芒柄花苷 (ononin)[1,6-8]、4′,7- 二羟基黄酮 (4′,7-dihydroxy-flavone)、刺毛甘草查耳酮 (echinatin)、异槲皮苷 (iso-quercitrin)[1,7]、甘草查耳酮 A(licochalcone A)[1,7,8]、刺芒柄花素 (formononetin)、甘草苯并呋喃 (licobenzofuran) 又名甘草新木脂素 (liconeolignan)、新甘草查耳酮 A(licochalcone A)、新甘草查耳酮 B(licochalcone B)、新甘草查耳酮 C(licochalcone C)、新甘草查耳酮 D(licochalcone D)、光果甘草宁 (glabranin)、光果甘草素 (glabrene)、光果甘草定 (glabridin)、光果甘草醇 (glabrol)、光果甘草内酯 (glabrolide)、光果甘草酮 (glabrone)[1,8]、异甘草黄酮醇 (iso-licoflavonol)、异甘草苷元 -4′- 芹糖葡萄糖苷 (iso-liquiritigenin-4′-apio-furanosyl(1 → 2)glucopyranoside、licurazid、apioliquirtin)[1,8,9]、新甘草苷 (Neoliquiritin)[1,9]、异芒柄花苷 (iso-ononin) 即异芒柄花素 -4′- 葡萄糖 (iso-formononetin-

4′-glucoside)[5]、3-O-[β-D- 葡萄糖醛酸甲酯 -(1 → 2)-β-D- 葡萄糖醛酸]-24- 羟基 - 甘草内酯 {3-O-[β-D-glucuronatemethylester-(1 → 2)-β-D-glucuronate]-24-hydroxy-glycyrrhizaelactone}、甘草素 -7,4′- 二葡萄糖苷 (liquiritigenin-7,4′-diglucoside)、甘草黄酮醇 (licoflavonol)[6]、甘草苷元 -7,4′-二葡萄糖苷 (liquiritigenin-7,4′-diglucoside)、甘草素 (liquiritigenin)[6,7]、胀果甘草宁 A(glyinflanin A)、胀果甘草宁 B(glyinflanin B)、胀果甘草宁 C(glyinflanin C)、胀果甘草宁 D(glyinflanin D)、刺果甘草查耳酮 (glypallichalcone)[7]、异甘草素 - 葡萄糖芹菜糖苷 (licuraside)、芒柄花素 (fermononetin)、甘草素 -4′- 芹菜糖苷 (liquiritigenin-apiosyl(1 → 2)-glucoside)、美迪紫檀素 -3-O-葡萄糖苷 (medicarpin-3-O-glucoside)[8]、5,7,3′,4′- 四羟基 -8- 异戊烯基二氢黄酮、甘草宁 -p-3′-甲醚 (gancaonin-p-3′-methylether)[10]。

　　三萜及皂苷类成分：去氧光果甘草内酯 (deoxyglabrolide)、11- 去氧甘草次酸 (11-deoxy glycyrrhetic acid)、甘草萜醇 (glycyrrhetol)、18-β- 甘草次酸 (18-β-glycyrrhetic acid)、甘草皂苷 A$_3$ (glycyrrhizin A$_3$)、甘草皂苷 B$_2$ (glycyrrhizin B$_2$)、甘草皂苷 C$_2$ (glycyrrhizin C$_2$)、甘草皂苷 D$_3$ (glycyrrhizin D$_3$)、甘草皂苷 F$_3$ (glycyrrhizin F$_3$)、甘草皂苷 H$_2$ (glycyrrhizin H$_2$)、甘草皂苷 J$_2$ (glycyrrhizin J$_2$)、甘草皂苷 K$_2$ (glycyrrhizin K$_2$)、24- 羟基 -11- 去氧甘草次酸 (24-hydroxy-11-deoxy glycyrrhetic acid)、18α- 羟基甘草次酸 (18α-hydroxy glycyrrhetic acid)、24- 羟基甘草次酸 (24-hydroxyglycyrrhetic acid)、21α- 羟基异光果甘草内酯 (21α-hydroxy-iso-labrolide)、3β- 羟基齐墩果 -11,13(18)- 二烯 -30- 酸 [3β-hydroxyolea-11,13(18)-diene-30-oicacid]、乌热酸 (uralenic acid)、异光果甘草内酯 (iso-glabrolide)、乌拉尔甘草皂苷 A(uralsaponin A)、乌拉尔甘草皂苷 B(uralsaponin B)、甘草皂苷 A$_3$(licorice saponin A$_3$)、甘草皂苷 B$_2$(licorice saponin B$_2$)、甘草皂苷 C$_2$(licorice saponin C$_2$)、甘草皂苷 D$_3$(licorice saponin D$_3$)、甘草皂苷 E$_2$(licorice saponin E$_2$)、甘草皂苷 F$_3$(licorice saponin F$_3$)、甘草皂苷 G$_2$(licorice saponin G$_2$)、甘草皂苷 H$_2$(licorice saponin H$_2$)、甘草皂苷 J$_2$(licorice saponin J$_2$)、甘草皂苷 K$_2$(licorice saponin K$_2$)、甘草次酸 -3- 芹糖葡萄糖醛酸苷 (apioglycyrrhizin)、甘草次酸 -3- 阿拉伯糖葡萄糖醛酸苷 (araboglycyrrhizin)[1]、甘草甜素即甘草酸 (glycyrrhizin)[1,6,11]、异甘草次酸 (iso-glycyrrhetic acid)[1,8]、甘草皂苷 E$_2$(licoricesaponin E$_2$)[6]、甘草次酸 (glycyrrhetinic acid) 的二葡萄醛酸苷 [8]、甘草次酸 (glycyrrhetic acid)[11]。

　　香豆素类成分：东莨菪素 (scopoletin)[1]、甘草吡喃香豆精 (licopyranocoumarin)[1,2]、光果甘草香豆精 (liqcoumarin)[1,2,7]、异甘草酚 (iso-glycyrol)[1,6,9]、5- 甲氧基 -6- 异戊烯基 -7,12- 二羟基香豆苯醚 (5-methoxyl-6-iso-pentenyl-7,12-dioxyphenylate)[2]、新甘草酚 (neoglycyrol)[2,10]、6,7- 二羟基香豆素 (6,7-dihydoxycoumarin)[8]。

　　生物碱类成分：3- 甲基 -6,7,8- 三氢吡咯并 [1,2-a] 嘧啶 -3- 酮 (3-methyl-6,7,8-trihydropy-rrolo[1,2-a]pyrimidin-3-one)、5,6,7,8- 四氢 -2,4- 二甲基喹啉 (5,6,7,8-tetrahydro-2,4-dimethylquinoline)、5,6,7,8- 四氢 -4- 甲基喹啉 (5,6,7,8-tetrahydro-4-methylquinoline)[1]。

　　有机酸及酯类成分：对羟基苯甲酸 (p-hydroxybenzoic acid)[8]、1-(22- 羟基二十二烷酸)甘油酯 [1-(22-hydroxy docosanoic acid)glyceroester]、1- 二十四烷酸甘油酯 (1-tetracosanoic acid-2,3-dihydroxypropylester)、十一烷酸 -2- 对羟基苯基乙酯 (undecanoic acid-2-p-hydroxy phenylethylester)、1- 二十二烷酸甘油酯 (2,3-dihydroxy docosanoicacid glyceride)、棕榈酸 (palmitic acid)、1-(24- 羟基二十四烷酸) 甘油酯 [1-(24-hydroxy tetracosanoic acid)glyceroester][12]。

　　其他：果胶 (pectin)、多糖 GR-2Ⅱa(polysaccharide GR-2Ⅱa)、多糖 GR-2Ⅱb(polysaccharide GR-2Ⅱb)、多糖 GR-2Ⅱc(polysaccharide GR-2Ⅱc)[1]、β- 谷甾醇 (β-sitosterol)[1,2]、甘草葡聚糖 GBW(glucan GBW)[1,6]、多糖 GPS(polyose GPS) [1,11]、甘草多糖 UA(glycyrrigan UA)、甘草多糖 UB(glycyrrigan UB)、甘草多糖 UC(glycyrrigan UC)[7]。

【药典检测成分】2015 版《中国药典》规定，本品照高效液相色谱法测定，含甘草苷不得少于 0.50%，甘草酸不得少于 2.0%。

参考文献

［1］国家中医药管理局《中华本草》编委会. 中华本草：第 4 册 3204［M］. 上海：上海科学技术出版社，1999：503-514.

［2］王彩兰，张如意，韩永生，等. 乌拉尔甘草中新香豆素的化学研究［J］. 药学学报，1991，26(2)：147-151.

［3］马君义，张继，姚健，等. 光果甘草叶挥发性化学成分的 GC-MS 分析［J］. 西北药学杂志，2006，21(4)：153-155.

［4］马君义，张继，姚健. 胀果甘草叶挥发性化学成分的分析研究［J］. 中国现代应用药学杂志，2007，24(1)：1-4.

［5］张海军，刘援，张如意. 乌拉尔甘草中黄酮苷类成分的研究［J］. 药学学报，1994，29(6)：471-474.

［6］朱绪民，邸迎彤，彭树林，等. 乌拉尔甘草中的化学成分［J］. 中草药，2003，34(3)：199-201.

［7］王英华，白虹，窦德强，等. 栽培甘草中黄酮类成分的研究［J］. 西北药学杂志，2004，19(6)：252-253.

［8］白虹，窦德强，裴玉萍，等. 栽培甘草的化学成分研究［J］. 中草药，2005，36(5)：652-654.

［9］贺玉琢. 甘草的成分研究［J］. 国外医学·中医中药分册，1995，17(4)：36-37.

［10］贾世山，刘冬，王红勤，等. 甘草叶中甘草宁 P-3′- 甲醚的分离和鉴定［J］. 药学学报，1993，28(8)：623-625

［11］孙秀英，黄丽娟. 中药甘草化学成分分析［J］. 中医药学报，1994，(5)：40-41.

［12］白虹，王英华，詹晓平，等. 栽培甘草地上部分化学成分研究［J］. 西北药学杂志，2005，20(2)：59-61.

89. 甘遂　Kansui Radix

【来源】本品为大戟科植物甘遂 *Euphorbia kansui* T.N.Liou ex T.P.Wang 的干燥块根。

【性能】苦，寒；有毒。泻水逐饮，消肿散结。

【化学成分】本品主要含香豆素类、萜类及甾体类、挥发油类等化学成分。

香豆素类成分：7- 羟基 -6- 甲氧基香豆素 (7-hydroxy-6-methoxycoumarin)[1]。

萜类及甾体类成分：α- 大戟醇 (α-euphorbol、euphol)、巨大戟萜醇 (ingenol)、巨大戟萜醇 -3-(2,4- 癸二烯酸酯)-20- 乙酸酯 [ingenol-3-(2,4-decadienoate)-20-acetate]、甘遂大戟萜酯 A(kansuiphorin A)、甘遂大戟萜酯 B(kansuiphorin B)、甘遂大戟萜酯 C(kansuiphorin C)、甘遂大戟萜酯 D(kansuiphorin D)、甘遂宁 A (kansuinine A)、甘遂宁 B (kansuinine B)、甘遂宁 C (kansuinine C)、甘遂宁 D (kansuinine D)、甘遂宁 E (kansuinine E)、甘遂宁 F (kansuinine F)、甘遂宁 G (kansuinine G)、甘遂宁 H (kansuinine H)、24- 亚甲基环木菠萝烷醇 (24-methylenecycloartanol)、甲基 (2,4- 二羟基 -3- 甲酰基 -6- 甲氧基) 苯基甲酮 [methyl(2,4-dihydroxy-3-formyl-6-methoxy)phenylketone]、13- 氧化巨大戟萜醇 (13-oxyingenol)、13- 氧化巨大戟萜醇 -13- 十二酸酯 -20- 乙酸酯 (13-oxyingenol-13-dodecanoate-20-hexanoate)、甘遂醇 (tirucallol) 又名 20- 表大戟二烯醇 (20-*epi*-euphol)、β- 香树脂醇乙酸酯 (β-amyrinacetate)[2]、3-*O*-(2,3- 二甲基丁酰基)-13-*O*- 癸烷乙酰基 -20-*O*- 乙酰基巨大戟萜醇 [3-*O*-(2,3-dimethylbutanoyl)-13-*O*-dodecanoyl-20-*O*-acetylingenol]、γ- 大戟醇 (γ-euphorbol、euphol) 又名大戟二烯醇 (euphadienol、α-euphol)[1-3]、环桉烯醇 (cycloeucalenol)、24- 亚甲基 -9(11)-en-3β- 羊毛甾烯醇 [24-methylenelanost-9(11)-en-3β-ol]、3-*O*- 苯甲酰基 -13-*O*- 十二烷酰基 -20-*O*- 乙酰基 - 巨大戟醇 (3-*O*-benzoyl-13-*O*-dodecanoyl-20-*O*-acetyl-ingenol)、3-*O*-(2′E,4′Z- 癸二烯酰基)-20-*O*- 乙酰基 - 巨大戟醇 [3-*O*-(2′E,4′Z-decadienoyl)-20-*O*-acetyl-ingenol]、3-*O*-(2′E,4′E- 癸二烯酰基)- 巨大戟醇 [3-*O*-(2′E,4′E-decadienoyl)-ingenol]、3-*O*-(2,3- 二甲基丁酰基)-13-*O*- 癸烷乙酰基 -20- 去氧巨大戟萜醇 [3-*O*-(2,3-dimethylbutanoyl)-13-*O*-dodecanoyl-20-deoxyingenol][1]、β- 谷甾醇 (β-sitosterol)[1,3]、20- 去氧巨大戟萜醇 (20-deoxyingenol)、20- 去氧巨大戟萜醇 -3- 苯甲酸酯 (20-deoxyingenol-3-benzoate)、5-*O*- 苯甲酰基 -20- 去氧巨大戟萜醇 (5-*O*-benzoyl-20-deoxyingenol)[4]、β- 谷甾醇 -3-*O*-6- 硬脂酰葡萄糖苷、阿魏酸二十八烷醇酯。

挥发油类成分：苯乙烯、2,6,10,14- 四甲基 - 十五烷、十八烷、二叔丁对甲酚、三十四烷十六酸甲酯、2,6,10,14- 四甲基 - 十六烷、正二十七烷、正癸酸、十四烷醛、油酸乙酯。

脂肪酸及酯类成分：草酸 (oxalic acid)、棕榈酸 (palmitic acid)[2]、棕榈酸癸酯 (decayl palmitate)[3]。

其他 :1,1- 双 -(2,6- 二羟基 -3- 乙酰基 -4- 甲氧基苯基) 甲烷 [1,1-bis-(2,6-dihydroxy-3-acetyl-4-methoxyphenyl)methane]、维生素 B_1(vitamin B_1)、葡萄糖 (glucose)、蔗糖 (sucrose)[2]、东莨菪亭、5- 羟甲基 - 糠醛。

【药典检测成分】2015 版《中国药典》规定,本品照高效液相色谱法测定,含大戟二烯醇不得少于 0.12%。

参考文献

［1］王玉波，李颖玉，王红兵，等. 甘遂的化学成分［J］. 中国天然药物，2007，3(5)：185-189.

［2］国家中医药管理局《中华本草》编委会. 中华本草：第 4 册 3581［M］. 上海：上海科学技术出版社，1999：793-798.

［3］贺蕊，陈雨安，赖建中，等. 甘遂的化学成分研究［J］. 中成药，1988，3(23)：30.

［4］师彦平，杨立，贾中建. 大戟属植物中二萜酯和倍半萜苷结构的 2DNMR 研究［J］. 波谱学杂志，1997，14(3)：2170-2171.

90. 艾叶　Artemisiae Argyi Folium

【来源】本品为菊科植物艾 *Artemisia argyi* Levl. et Vant. 的干燥叶。

【性能】辛、苦，温；有小毒。散寒止痛，温经止血。

【化学成分】本品含挥发油类、黄酮类、三萜类等化学成分。

挥发油类成分 : 乙樟烯 (camphene)、水合樟烯 (camphene hydrate)、β- 波旁烯 (β-bourbonene)、蒿属酮 (artemisiaone)、β- 荜澄茄油烯 (β-cubebene)、α- 姜黄烯 (α-curcumene)、柳杉二醇 (cryptomeridiol)、对 - 聚伞花素 (*p*-cymene)、对 - 聚伞花 -α- 醇 (*p*-cymen-α-ol)、2,2- 二甲基 -3- 苯基丙酸乙烯酯 (2,2-dimethyl-3-phenylpropionic acid ethylene ester)、二甲基苏合香烯 (dimethylstyrene)、反式 - 丁香烯 (*trans*-caryophyllene)、香荆芥酚 (carvacrol)、香苇烯酮 (carvenone)、顺式香苇醇 (*cis*-carveol)、1,4- 桉叶素 (1,4-cineole)、香茅醇 (citronellol)、β- 榄香烯 (β-elemene)、优葛缕酮 (eucarvone)、δ- 荜澄茄烯 (δ-cadinene)、黏霉烯酮 (glutinone)、六氢金合欢烯基丙酮 (hexahydrofarnesyl acetone)、2- 己烯醛 (2-hexenal)、顺式 -3- 己烯 -1- 醇 (*cis*-3-hexene-1-ol)、乙酸 - 顺式 -3- 己烯醇酯 (*cis*-3-hexenyl acetate)、葎草烯 (humulene)、β- 橄榄烯 (β-maaliene)、2,4(8)- 对 - 薄荷二烯 [2,4(8)-*p*-menthadiene]、2- 甲基丁醇 (2-methylbutanol)、3β- 甲氧基 -9β,19- 环羊毛甾 -23(*E*) 烯 -25,26- 二醇 [3β-methoxy-9β,19-cyclolanost-23(*E*)-en-25,26-diol]、24- 亚甲基环木菠萝烷酮 (24-methylenecycloartanone)、1- 辛烯 -3- 醇 (1-octen-3-ol)、7- 辛烯 -4- 醇 (7-octen-4-ol)、1- 氧代 -4β- 乙酰氧基桉叶 -2,11(13)- 二烯 -12,8β- 内酯 [1-oxo-4β-acetoxy eudesma-2,11(13)-dien-12,8β-lactone]、1- 氧代 -4α- 乙酰氧基桉叶 -2,11(13)- 二烯 -12,8β- 内酯 [1-oxo-4α-acetoxy eudesma-2,11(13)-dien-12-8β-olide]、γ- 衣兰油烯 (γ-muurolene)、α- 衣兰油烯 (α-muurolene)、β- 月桂烯 (β-myrcene)、桃金娘醇 (myrtenol)、柚皮素 (naringenin)、丙酸橙花醇酯 (neryl propionate)、十五烷醛 (pentadecanal)、紫苏醇 (perilla alcohol)、紫苏醛 (perillaldehyde)、嗷叭醇 (ledol)、马鞭草烯酮 (verbenone)、羽毛柏烯 (widdrene)、羽扇烯酮 (lupenone)、异龙脑 (*iso*-borneol)、异戊基环己烯 (*iso*-pentylcyclohexene)、异辣薄荷酮 (*iso*-piperitenone)、反式 -β- 金合欢烯 (*trans*-β-farnesene)、顺式 -β- 金合欢烯 (*cis*-β-farnesene)、羊齿烯酮 (fernenone)、顺式 - 辣薄荷醇 (*cis*-piperitol)、反式 - 辣薄荷醇 (*trans*-piperitol)、辣薄荷酮 (piperitone)、2-*N*- 丙基 -1,3- 二氧戊环 (2-*N*-propyl-1,3-dioxolane)、香桧烯 (sabinene)、β- 芹子烯 (β-selinene)、西米杜鹃醇 (simiarenol)、三环烯 (tricyclene)、4,6,6- 三甲基 - 二环 [3.1.1] 庚 -3- 烯 -2- 酮 (4,6,6-trimethyl-bicyclo[3.1.1]hept-3-en-2-one)、2,6,6- 三甲基 -[2,4]- 环庚二烯 -1- 酮 (2,6,6-trimethyl-[2,4]-

cycloheptadien-1-one)、甲基丁香油酚 (methyleugenol)、油酸乙酯 (ethyl oleate)、甲基异丙基苯 (methyl-*iso*-propyl benzene)[1]、4- 松油烯醇 (4-terpinenol)[1,2]、龙脑 (borneol)[1-6]、樟脑 (camphor)[1,2,4,5]、艾醇 (artemisia alcohol)[1,2,5]、1,8- 桉叶素 (1,8-cineole)[1,3]、γ- 松油烯 (γ-terpinene)[1,3,4]、α- 松油烯 (α-terpinene)、环己烯醇 (2-cyclohexen-1-ol)[1,4]、α- 蒎烯 (α-pinene)、β- 蒎烯 (β-pinene)[1,4,6]、丁香油酚 (eugenol)、γ- 榄香烯 (γ-elemene)[1,5]、石竹烯氧化物 (caryophyllene oxide)[1,5,6]、α- 水芹烯 (α-phellandrene)、反式 - 香苇醇 (*trans*-carveol)、乙酸龙脑酯 (bornyl acetate)、胡椒烯 (copaene)、香芹酮 (carvone)、4- 松油醇 (4-terpineol)、α- 松油醇 (α-terpineol)、柠檬烯 (limonene)、亚油酸乙酯 (ethyl linoleate)、棕榈酸乙酯 (ethyl palmitate)[1,6]、β- 石竹烯 (β-caryophyllene)[2]、沉香醇 (linalool)[2,7]、4,4- 二甲基 -9- 羟基 - 四环 [6.3.2.0(2,5).0(1,8)] 十三烷 {4,4-dimethyl-9-hydroxy-tetracyclo[6.3.2.0(2,5).0(1,8)]tridecane}、6,10,11,11- 四甲基 - 三环 [6.3.01(2,3)]-7- 十一烷烯 {6,10,11,11-tetramethyl-tricyclic[6.3.01(2,3)]-undecane-7-ene}、3- 金钟柏酮 (3-thujanone)、3- 侧柏酮 (3-thujone)、2,4,6- 三甲基 -1- 乙二醛 -3- 环己烯 (2,4,6-trimethyl-1-ethanedial-3-cyclohexene)、L- 反 - 松香芹醇 (L-*trans*-pinocarveol)、3- 羟基 -1- 辛烯 (3-hydroxy-1-octene)、4- 香芹薄荷烯醇 (4-carvomenthenol)、邻 - 聚伞花素 (*o*-cymene)、3,3,6- 三甲基 -4- 羟基 -1,5- 庚二烯 (3,3,6-trimethyl-4-hydroxyl-1,5-heptadien)[3]、桉叶 -4(14),11- 二烯 [eudesma-4(14),11-diene][3,5,6]、桉树脑 (eucalyptol)、匙叶桉油烯醇 (spathulenol)[3,6]、α- 广藿香烯 (α-patchoulene)、甘菊环烯 (azulene)、石竹 -4,8- 二烯 -5- 酮 (caryophylla-4,8-dien-5-one)、杜松醇 (cadinol)、亚油酸 (linoleic acid)[4]、大根香叶烯 D(germacrene D)[4-6]、棕榈酸 (palmitic acid)[4,6,7]、植醇 (phytol)、反式 -2- 甲基 -5-(1-甲基乙烯基)-2- 环己烯 -1- 醇 [*trans*-2-methyl-5-(1-methylethenyl)-2-cyclohexen-1-ol]、顺式 -2-甲基 -5-(1- 甲基乙烯基)-2- 环己烯 -1- 醇 [*cis*-2-methyl-5-(1-methylethenyl)-2-cyclohexen-1-ol]、(*S*)-2- 甲基 -5-(1- 甲基乙烯基)-2- 环己烯 -1- 酮 [(*S*)-2-methyl-5-(1-methylethenyl)-2-cyclohexen-1-one]、1- 甲基 -2-(1- 甲乙基)- 苯 [1-methyl-2-(1-methylethyl)-benzene]、1- 甲基 -4-(1- 甲乙基)-1,3- 环己二烯 (1-methyl-4-(1-methylethyl)-1,3-cyclohexadiene)、1- 甲基 -4-(1- 甲乙基)-1,4- 环己二烯 (1-methyl-4-(1-methylethyl)-1,4-cyclohexadiene)、反式 -1- 甲基 -4-(1- 甲乙基)-2- 环己烯 -1-醇 (*trans*-1-methyl-4-(1-methylethyl)-2-cyclohexen-1-ol)、(*R*)-4- 甲基 -1-(1- 甲乙基)-3- 环己烯 -1-醇 [(*R*)-4-methyl-1-(1-methylethyl)-3-cyclohexen-1-ol]、顺式 -3- 甲基 -6-(1- 甲乙基)-2- 环己烯 -1-醇 (*cis*-3-methyl-6-(1-methylethyl)-2-cyclohexen-1-ol)、3,3,6- 三甲基 -1,4- 庚二烯 -6- 醇 (3,3,6-trimethyl-1,4-heptadien-6-ol)、[1*R*-(1*R**,3*E*,7*E*,11*R**)]-1,5,5,8- 四甲基 -12- 氧杂二环 [9.1.0] 十二碳 -3,7- 二烯 {[1*R*-(1*R**,3*E*,7*E*,11*R**)]-1,5,5,8-tetramethyl-12-oxobicyclo[9.1.0]dodeca-3,7-diene}、1- 松油醇 (1-terpineol)、(1*R*)-1,7,7- 三甲基双环 [2.2.1]-2- 庚酮 {(1*R*)-1,7,7-trimethylbicyclo[2.2.1]heptan-2-one}、α- 荜澄茄油烯 (α-cubebene)、α- 石竹烯 (α-caryophyllene)、(1α,4αα,8αα)-1,2,3,4,4α,5,6,8α- 八氢 -7- 甲基 -4- 亚甲基 -1-(1- 甲乙基)- 萘 [(1α,4αα,8αα)-1,2,3,4,4α,5,6,8α-octahydro-7-methyl-4-methylene-1-(1-methylethyl)-naphthalene]、(1*S*- 内切)-1,7,7-三甲基双环 [2.2.1]-2- 庚醇乙酸酯 {(1*S*-endo)-1,7,7-trimethyl-bicyclo[2.2.1]heptan-2-ol-acetate)}、(*E*)-7,11- 二甲基 -3- 亚甲基 -1,6,10- 十二碳三烯 [(*E*)-7,11-dimethyl-3-methylene-1,6,10-dodecatriene]、(1*S*- 顺式)-1,2,3,5,6,8α- 六氢 -4,7- 二甲基 -1-(1- 甲乙基)- 萘 [(1*S-cis*)-1,2,3,5,6,8α-hexahydro-4,7-dimethyl-1-(1-methylethyl)-Naphthalene]、[1α*R*-(1αα,4αα,7β,7αβ,7bα)]-十氢 -1,1,7- 三甲基 -4- 亚甲基 -1H- 环丙基 [e] 薁 -7- 醇 {[1α*R*-(1αα,4αα,7β,7αβ,7bα)]-decahydro-1,1,7-trimethyl-4-methylene-1H-cycloprop[e]azulen-7-ol}[5]、侧柏酮 (thujone)、(*S*)- 顺 - 马鞭草烯醇 [(*S*)-*cis*-verbenol]、6,10,14- 三甲基 -2- 十五烷酮 (6,10,14-trimethyl-2-pentadecanone)[5,6]、1,4-二甲基 -7- 乙基甘菊环烯 (1,4-dimethyl-7-ethyl-azulene)[5,7]、1- 甲乙基苯 (1-methylethyl benzene)、4-(1- 甲基乙烯基)-1- 环己烯 -1- 醛 [4-(1-methylethenyl)-1-cyclohexen-1-carboxaldehyde]、3- 丙烯基 -6- 甲氧基苯酚 (3-allyl-6-methoxyphenol)、壬烷 (nonane)、十八烷酸乙酯 (octadecanoic acid ethyl ester)、(*Z*,*Z*,*Z*)-9,12,15- 十八碳三烯酸乙酯 [(*Z*,*Z*,*Z*)-9,12,15-octadecatrienoic acid ethyl ester]、1,2,3,5,6,7,8,8α- 八氢 -1,4- 二甲基 -7-(1- 甲基乙烯基)-[1*S*-(1α,7α,8αβ)]- 甘菊环

{1,2,3,5,6,7,8,8*a*-octahydro-1,4-dimethyl-7-(1-methylethenyl)-[1*S*-(1*α*,7*α*,8*aβ*)]-azulene}、1- 甲 基 -4-(1- 甲乙基)- 反式 -2- 环己烯 -1- 醇 [1-methyl-4-(1-methylethyl)-*trans*-2-cy-clohexen-1-ol]、2- 甲 基 -5-(1- 甲 乙 基)- 苯 酚 [2-methyl-5-(1-methylethyl)-phenol]、1- 甲 基 -4-(1- 甲 乙 基)- 苯 [1-methyl-4-(1-methylethyl)-benzene]、辛 烷 (octane)、*β*- 水 芹 烯 (*β*-phellandrene)、*β*- 松 油 醇 (*β*-terpineol)、5- 松油醇 (5-terpineol)、*α*- 侧柏酮 (*α*-thujone)、百里香酚 (thymol)、5,6,7,7*a*- 四 氢 -4,4,7*a*- 三甲基 -2(4H)- 苯并呋喃酮 [5,6,7,7*a*-tetrahydro-4,4,7*a*-trimethyl-2(4H)-benzofuranone]、甲 苯 (toluene)、对 二 甲 苯 (*p*-xylene)、3,7,11- 三 甲 基 -(*E*)-1,6,10- 十 二 烷 三 烯 -3- 醇 [3,7,11-trimethyl-(*E*)-1,6,10-dodecatrien-3-ol]、1,3,5- 三 甲基苯 (1,3,5-trimethyl-benzene)、1,2,3- 三 甲 基 苯 (1,2,3-trimethyl-benzene)、1,2,4*a*,5,8,8*a*- 六 氢 -4,7- 二 甲 基 -1-(1- 甲 乙 基)-[1*S*-(1*α*,4*aβ*,8*aα*)]- 萘 [1,2,4*a*,5,8,8*a*-hexahydro-4,7-dimethyl-1-(1-methylethyl)-[1*S*-(1*α*,4*aβ*,8*aα*)]-naphthalene]、[4*aR*-(4*aα*,7*α*,8*aβ*)]- 十氢 -4*a*- 甲基 -1- 亚甲基 -7-(1- 甲基乙烯基)- 萘 {[4*aR*-(4*aα*,7*α*,8*aβ*)]-decahydro-4*a*-methyl-1-methylene-7-(1-methylethenyl)-naphthalene}、十氢 -4*α*-1- 亚甲基 -7-(1- 甲基亚乙基)-(4*aR*- 反式) 萘 [decahydro-4*a*-1-methylene-7-(1-methylethylidene)-(4*aR*-*trans*)-naphthalene]、6,6- 二甲基 -2- 亚甲基 - 二环 [2.2.1]- 庚 -3- 酮 (6,6-dimethyl-2-methylene-bicyclo[2.2.1]-heptan-3-one)、4- 乙基庚烷 (4-ethyl-heptane)、1,3- 二甲苯 (1,3-dimethyl-benzene)、2,5- 二甲基庚烷 (2,5-dimethyl-heptane)、10,10- 二 甲 基 -2,6- 二亚甲基二环 [7.2.0]-5*β*- 十一醇 (10,10-dimethyl-2,6-dimethylenenbicyclo[7.2.0]undecan-5*β*-ol)、2,4- 二 甲 基 庚 烷 (2,4-dimethyl-heptane)、3,4- 二甲基庚烷 (3,4-dimethyl-heptane)、1- 乙基 -3- 甲基苯 (1-ethyl-3-methyl-benzene)、苯丙酸乙酯 (phenylpropionic acid ethyl ester)、十四烷酸乙酯 (tetradecanoic acid ethyl ester)、1- 乙基 -2- 甲基苯 (1-ethyl-2-methyl-benzene)[6]、乙酸菊烯酯 (chrysanthenyl acetate)、2,5- 二甲基 -3- 乙烯基 -1,4- 己二烯 (2,5-dimethyl-3-vinyl-1,4-hexadiene)、苊烯 (acenaphthylene)、2- 十二烯基 (−) 丁二酸酐 [2-dodecenyl(−)succinic anhydride]、芴 (fluorene)、6- 异丙烯基 -3- 二甲氧基 -3- 甲基 -1- 环己烯 (6-*iso*-propenyl-3-dimethoxy-3-methyl-1-cyclohexene)、2- 甲 基 -2-(3- 甲 基 -1- 乙烯基 -2- 丁 烯 基) 环 氧 乙 烷 [2-methyl-2-(3-methyl-1-vinyl-2-butenyl)oxirane]、1- 甲 基 萘 (1-methylnaphthalene)、1- 甲基菲 (1-methylphena-nthrene)、2- 异亚丙基 -3- 甲基 -3,5- 己二烯醛 (2-*iso*-propylidene-3-methyl-3,5-hexadienal)、3- 异 丙 烯 基 -2- 亚 甲 基 环 己 醇 乙 酸 酯 (3-*iso*-propenyl-2-methylenecyclohexyl acetate)、4- 甲基 -2,6- 双 (1,1- 二甲乙基)- 苯酚 (4-methyl-2,6-bis(1,1-dimethylethyl)-phenol)、1-(3- 甲 基 -1,3- 丁二烯基)-2,6- 二甲基 -3- 乙酸基 -2- 双环庚醇 [1-(3-methyl-1,3-butadienyl)-2,6-dimethyl-3-acetoxy-2-,bicycloheptanol]、1- 甲 基 -4*a*- 十 氢 - 萘 (1-methyl-4*a*-decahydro-naphthalene)、*β*- 柠檬烯醇 (*β*-limonenol)、4- 甲基 -1- 异丙基 -3- 环己烯 -1- 醇 (4-methyl-1-*iso*-propyl-3-cyclohexen-1-ol)、9- 甲基 -9H- 芴 (9-methyl-9H-fluorene)、14- 甲基 -8- 十六炔 -1- 醇 (14-methyl-8-hexadeca acetylene-1-ol)、3,7,11,15- 四甲基 -1,6,10,14- 十六烯 -3- 醇 (3,7,11,15-tetramethyl-1,6,10,14-cetene-3-ol)、6H- 二 苯 [b,d]- 吡 喃 {6H-dibenzo[b,d]-pyran}、二 苯噻吩 (dibenzothiophene)、邻苯二甲酸二乙酯 (diethyl phthalate)、1-(1,5- 二甲基 -4- 六烯基)-4- 甲基苯 [1-(1,5-dimethyl-4-hexenyl)-4-methyl benzenel]、6,6- 二甲基 -2- 亚甲基 - 双环 [3.1.1] 庚 烷 {6,6-dimethyl-2-methylene-bicyclo[3.1.1]heptane}、4,4′- 二甲基联苯 (4,4′-dimethylbiphenyl)、蒽 (anthracene)、乙苯 (ethylbenzene)、1- 乙烯基 -1- 甲基 -2-(1- 甲乙烯基)-4-(1- 甲乙二烯)- 环己烷 [1-ethenyl-1-methyl-2-(1-methylethenyl)-4-(1-methylethyldiene)-cyclohexane][7]、2- 四氢吡喃甲醇 (2-tetrahydropyrane methanol)[8]、5- 异丙基 -2- 甲基双环 [3.1.0]2- 己醇 (5-*iso*-propyl-2-methyl-bicyclo[3.1.0]hexan-2-ol)[9]、伞形花内酯 (umbelliferone)[11]、东莨菪内酯 (scopletin)、对羟基苯甲醛 (*p*-hydroxybenzaldehyde)[11]、甲酸异冰片酯、匙叶桉油烯醇、塞瑟尔烯、萘嵌戊烷、檀紫三烯 [11]。

黄酮类成分 :5,7- 二羟基 -6,3′,4′- 三甲氧基黄酮 (5,7-dihydroxy-6,3′,4′-trimethoxyl flavone)[1,8,10]、槲皮素 (quercetin)[1,9]、5- 羟 基 -6,7,3′,4′- 四甲氧基黄酮 (5-hydroxy-6,7,3′,4′-tetramethoxyflavone)[8]、5,7- 二羟基 -6,3′,4′- 三甲氧基黄酮 (eupatilin)[8,10]、芹菜素 (apigenin)、山

奈酚 (kaempferol)、木犀草素 (luteolin)[9]、5,7,3′,4′- 四羟基二氢黄酮、5,7,3′,4′- 四羟基 -6- 甲氧基黄酮、5,7,4′,5′- 四羟基 -3′,6- 二甲氧基黄酮 [11]。

三萜类成分 :α- 及 β- 香树脂醇 (amyrin)、α- 及 β- 香树脂醇的乙酸酯 (amyrin acetate)、无羁萜 (friedelin)[1]。

甾醇类成分 : 豆甾醇 (stigmasterol)[1,3,4]、β- 谷甾醇 (β-sitosterol)[1,9,10]。

其他 : 对 - 异 丙 基 苯 甲 醛 (p-iso-pro-pylbenzaldehyde)、 邻 - 苯 二 甲 酸 二 丁 酯 (o-dibutylphthalate)、二氢猕猴桃内酯 (dihydroactinidiolide)、反式苯亚甲基丁二酸 (trans-phenylitaconic acid)、魁蒿内酯 (yomogin)、尿囊素 (allantoin)[9]、高车前素 (hispidulin)、豆甾醇 (stigmasterol)[11] 以及 Ni、Co、Al、Cr、Se、Cu、Zn、Fe、Mn、Ca、Mg 等无机元素 [1]。

【药典检测成分】2015 版《中国药典》规定 , 本品照气相色谱法测定 , 按干燥品计算 , 含桉油精不得少于 0.050%。

参考文献

[1] 国家中医药管理局《中华本草》编委会. 中华本草 : 第 7 册 6713 [M]. 上海 : 上海科学技术出版社, 1999: 668-675.

[2] 防治慢性气管炎艾叶油研究协作组. 艾叶油平喘有效成分的研究 [J]. 医药工业, 1977, (10): 8-23.

[3] 刘向前, 陈素珍, 倪娜. 湖南产艾叶挥发油成分的 GC-MS 研究 [J]. 中药材, 2005, 28(12): 1069-1071.

[4] 文福姬, 俞庆善, 阚民燮. 艾叶精油化学成分研究 [J]. 香料香精化妆品, 2007, (3): 21-23.

[5] 吴怀恩, 李耀华, 韦志英, 等. 广西五月艾、细叶艾与艾叶挥发油的比较研究 [J]. 药物研究, 2008, 5(35): 23-26.

[6] 何正有, 张艳红, 魏冬, 等. 三种不同提取方法制备的艾叶挥发油化学成分分析 [J]. 中国医药生物技术, 2008, 3(4): 286-287.

[7] 徐新建, 宋海, 韩玉琦, 等. 艾叶挥发油化学成分的气相色谱 - 质谱联用分析 [J]. 时珍国医国药, 2007, 18(11): 2657-2658.

[8] 吴崇明, 屠呦呦. 蒿属中药化学成分的研究 (Ⅲ)- 艾叶脂溶性成分的分离鉴定 [J]. 中药通报, 1985, 10(1): 31-32.

[9] 王锦军, 黄兆文, 李瑶瑶. 艾叶化学成分的研究 [J]. 药学服务与研究, 2008, 8(6): 465-466.

[10] 钟裕容, 崔淑莲. 艾叶抑制血小板聚集有效成分的研究 [J]. 中国中药杂志, 1992, 17(6): 354-355.

[11] 吉双, 卢桂荣, 孟大利, 等. 艾叶的化学成分 (Ⅱ) [J]. 沈阳药科大学学报, 2010, 07: 548-550, 566.

91. 石韦　Pyrrosiae Folium

【来源】本品为水龙骨科植物庐山石韦 *Pyrrosia Sheareri*(Bak.)Ching、石韦 *Pyrrosia lingua*(Thunb.)Farwell 或有柄石韦 *Pyrrosia petiolosa*(Christ)Ching 的干燥叶。

【性能】甘、苦 , 微寒。利尿通淋 , 清肺止咳 , 凉血止血。

【化学成分】本品含黄酮类、萜类及甾体类、有机酚酸类等化学成分。

黄酮类成分 : 山奈酚 (kaempferol)、异槲皮苷 (iso-quercitrin)、槲皮素 (quercetin)、三叶豆苷 (trifolin)、异芒果苷 (iso-mangiferin)、芒果苷 (mangiferin)[1]。

萜类及甾体类成分 : 里白烯 (diploptene)[1]、β- 谷甾醇 (β-sitosterol)[1,2]、24- 亚甲基 -9,19- 环羊毛甾 -3β- 醋酸盐 (24-methylene-9,19-cyclolanost-3β-yl acetate)、环桉烯醇 (cycloeucalenol)、胡萝卜苷 (daucosterol)[2]。

有机酚酸类成分 : 延胡索酸 (fumaric acid)、绿原酸 (chlorogenic acid)、原儿茶酸 (protocatechuic acid)[1]、咖啡酸 (caffeic acid)、香草酸 (vanillic acid)[1,2]、3,4- 二羟基苯丙酸 (3,4-dihydroxy phenylpropionic acid)[2]、三月桂酸甘油酯、邻苯二甲酸二 (2- 甲基己基) 酯、hop-22(29)-ene(1)。

其他 : 蔗糖 (sucrose)[1]、原儿茶醛 (protocatechualdehyde)、α- 生育酚 (α-tocopherol)[2]。

【药典检测成分】2015 版《中国药典》规定 , 本品照高效液相色谱法测定 , 按干燥品计算 , 含绿原酸不得少于 0.20%。

参考文献

[1] 国家中医药管理局《中华本草》编委会. 中华本草：第 2 册 0723 [M]. 上海：上海科学技术出版社，1999：253-258.

[2] 王楠，王金辉，程杰，等. 有柄石韦的化学成分 [J]. 沈阳药科大学学报，2003，20(6)：425-427.

92. 石菖蒲 Acori Tatarinowii Rhizoma

【来源】本品为天南星科植物石菖蒲 *Acorus tatarinowii* Schott 的干燥根茎。

【性能】辛、苦，温。开窍豁痰，醒神益智，化湿开胃。

【化学成分】本品含挥发油、有机酸类、苯及其衍生物等化学成分。

挥发油类成分：β- 荜澄茄油烯 (β-cubebene)、α- 荜澄茄烯 (α-cadinene)、β- 荜澄茄烯 (β-cadinene)、佛术烯 (eremophilene)、金钱蒲烯酮 (gramenone)、愈创木醇 (guaiol)、α- 细辛脑 (α-asarone)、β- 细辛脑 (β-asarone)、γ- 细辛脑 (γ-asarone)、橙花叔醇 (nerolidol)[1]、δ- 荜澄茄烯 (δ-cadinene)[1,2]、细辛醛 (asarylaldehyde)[1-5]、榄香脂素 (elemicine)[1,2,4,6]、百里香酚 (thymol)[1,2,6]、欧细辛脑 (euasarone)[1,3]、石竹烯 (caryophyllene)[1,3,7,8]、顺式 - 甲基异丁香酚 (*cis*-methyl-*iso*-eugenol)[1,4,7,8]、β- 古芸烯 (β-gurjunene)[1,4,9,12]、二聚细辛醚 (bisasaricin)[1,6]、反式 - 甲基异丁香酚 (*trans*-methyl-*iso*-eugenol)[1,7,8]、蒿脑 (methylchavicol)、γ- 细辛醚 (γ-asaricin)[2]、α- 细辛醚 (α-asaricin)、β- 细辛醚 (β-asaricin)[2,3,7,8]、菖蒲烯酮 (acorenone)、(−)- 乙酸冰片醋 [(−)-bornylacetate]、γ- 荜澄茄烯 (γ-cadinene)、(+)- 香橙烯 [(+)-aromadendrene]、癸醛 (capraldehyde)、1- 辛烯 -3- 醇 (1-caprylen-3-ol)、顺式 - 石竹烯 (*cis*-caryophllene)、α- 雪松醇 (α-centdarol)、α- 姜黄烯 (α-curcumene)、桉油精 (eucalyptol)、糠醛 (furfural)、桂皮醛 (cinnamic aldehyde)、愈创萜醇 (guaiacol)、1- 乙烯基 -1,2,3,4- 四氢 - 异喹啉 (1-ethenyl-1,2,3,4-4H-*iso*-quinoline)、L- 香茅醇 (L-citronellol)、异水菖蒲二醇 (*iso*-calamendiol)、反式 - 异榄香素 (*trans-iso*-elemicin)、喇叭烯 (ledene)、(+)- 长叶烯 [(+)-longifolene]、7- 去甲基 -2- 甲氧基 - 卡达烯 (7-nor-2-methoxy-cadalene)、γ- 紫穗槐烯 (γ-muurolene)、衣兰油醇 (muurolol)、α- 萜品醇 (α-terpineol)、1,2,3,4- 四氢 -2,9- 二甲基 -β- 咔啉 (1,2,3,4-tetrahydro-2,9-dimethyl-β-carboline)、α- 雪松烯 (α-himachalene)[4]、香柑内酯或 α- 香柠檬烯 (bergapten)[4,5]、甲基丁香酚 (methyleugenol)[4,8,9]、土青木香酮 (aristolone)、香橙烯 (aromadendrene)、异香橙烯 (*iso*-aromadendrene)、L- 芳樟醇 (L-linalool)、β- 芹子烯 (β-selinene)[4,9]、莰烯 (camphene)、樟脑 (camphor)、L- 龙脑 (L-borneol)[4,9,12]、α- 长叶蒎烯 (α-longicyclene)[4,12]、α- 葎草烯 (α-humulene)、石菖醚 (sekishone)[6]、菖蒲二烯 (acoradiene)、柏木烯 (cedrene)、β- 金合欢烯 (β-farnesene)[7]、2,3- 二氢 -3,5- 二羟基 -6- 甲基 -4H- 吡喃 -4- 酮 (2,3-dihydro-3,5-dihydroxy-6-methyl-4H-pyran-4-one)[8]、顺式 - 甲基丁香酚 (*cis*-methyleugenol)[8,9]、5- 羟甲基糠醛 (5-hydroxy-methyl-2-furaldehyde)[8,11]、1,4- 顺 -1,7- 反 - 菖蒲烯酮 (1,4-*cis*-1,7-*trans*-acorenoe)、1,8- 桉叶素 (1,8-cineole)、α- 紫穗槐烯 (α-muurolene)、斯巴醇 (spathulenol)、α- 蒎烯 (α-pinene)、β- 蒎烯 (β-pinene)、萜品烯 -4- 醇 (terpinen-4-ol)、β- 榄香烯 (β-elemene)、吉马烯 B(germacrene B)[9]、长叶松烯 (longicyclene)[9,12]、薄荷二烯 (menthadiene)、对伞花烃 (paracymene)、月桂烯 (myrcene)、桧烯 (sabinene)、邻苯二甲酸二丁酯 (dibutylphthalate)、2- 异丙基烯 -6- 异丙基 (2-*iso*-propylene-6-*iso*-propyl)、Δ(10) 马兜铃烯 -2- 酮 [Δ(10)aristolene-2-one]、菖蒲素、反 - 金合欢烯 (*trans*-farnesene)、α- 榄香烯 (α-elemene)、(−)-δ- 杜松醇 [(−)-δ-cadinol]、δ- 杜松醇 (δ-cadinol)、β- 波旁烯 (β-bourbonene)、(−)-3β- 羟基 - 杜松烯 [(−)-3β-hydroxy-cadinene][10]、正二十三烷 (*n*-tricosane)、1- 十八碳烯 (octadecaearbene)[11]、3,7- 二甲基 -1,6- 辛二烯 -3- 醇 (3,7-dimethyl-1,6-octadiene-3-ol)、3- 癸酮 (decan-3-one)、1,8- 桉油精 (1,8-eucalyptol)、白菖酮 (shyobunone)、吉马烯 D(germacrene D)

[12]、二苯基四氢呋喃衍生物 (galgravin)[13]、甘露醇 (mannitol)[14]。

有机酸类成分：肉豆蔻酸 (myristic acid)[1,2]、亚油酸 (linoleic acid)[4]、亚麻酸 (linolenic acid)[10]、辛二酸 (octanedioic acid)[11]、2,4,5- 三甲氧基苯甲酸 (2,4,5-trimethoxybenzoic acid)[11,13]、4- 羟基 -3- 甲氧基苯甲酸 (4-hydroxy-3-methoxy benzoic acid)、琥珀酸 (succinic acid)[11,14]、香草酸 (vanillic)、咖啡酸 (caffeic acid)、阿魏酸 (ferulic acid)、原儿茶酸 (protocatechuic acid)[14]。

苯及其衍生物成分：1,2- 二甲氧基 -4-(E-3'- 甲基环氧己烷基) 苯 [1,2-dimethoxy-4-(E-3'-methylepoxyhexyl)benzene][1,6]、1,2,4- 三甲氧基 -5-(1- 丙烯基)- 苯 [1,2,4-trimethoxy-5-(1-propenyl-benzene)][1,9]、1,2,3,4,5,8- 六氢 -6- 甲氧基 - 甲基 -1-(1- 甲乙基)- 萘 [1,2,3,4,5,8-hexahydro-6-methoxy-methyl-1-(1-methyl ethyl)-naphtalin]、1,1,6- 三甲基 -1,2- 二氢萘 (1,1,6-trimethyl-1,2-dihydronaphtalin)[4]、1- 烯丙基 -2,4,5- 三甲苯 (1-allyl-2,4,5-trimehtylbenzene)[6]、2,4,5- 三甲氧基苯甲醛 (2,4,5-trimethoxy-benzaldehyde)[11,13,14]。

醌类成分：大黄素 (emodin)[5]、2,5- 二甲氧基苯醌 (2,5-dimethoxybenzoquinone)[11]、2,5- 二甲氧基苯醌 (2,5-methoxybenzoquinone)[14]。

木脂素类成分：桉脂素 (eudesmin)、veraguensin[13]。

香豆素类成分：异茴香内酯 (iso-pimpinellin)、异紫花前胡内酯 (marmesin)[5]。

生物碱类成分：菖蒲碱甲 (tatarine A)、菖蒲碱乙 (tatarine B)、菖蒲碱丙 (tatarine C)[8]。

黄酮类成分：8- 异戊二烯基山柰酚 (8-prenylkaempferol)[5]。

甾醇类成分：β- 谷甾醇 (β-sitosterol)[5,13]、豆甾醇 (stigmasterol)[13]。

其他：2- 甲氧基 -6- 烯丙氧基 -7- 甲基 -7H 嘌呤 (2-methoxy-6-allyloxy-7-methyl-7Hpurine)、3- 乙烯基 -3- 甲基 -2-(1- 甲基乙烯基)-6-(1- 甲乙基)- 环己酮 [3-vinyl-3-methyl-(1-methylvinyl)-6-(1-methylethyl)-cyclohexanone][4]、1-(2,4,5)- 三甲氧基苯基 - 丙烷 -1,2- 二酮 [1-(2,4,5)-trimethoxyphenyl-propane-1,2-dione][5]、(+)-3,8- 二甲基 -5-(1- 甲基乙基酮)1,2,3,4,5,6,7,8- 八氢甘葡环烃 -6- 酮 [(+) -3,8-dimethyl-5-(1-methylethylidene)1,2,3,4,5,6,7,8-octahydroazulene-6-one][9]。

【药典检测成分】2015 版《中国药典》规定，本品照挥发油测定法测定，含挥发油不得少于 1.0%(ml/g)。

参考文献

[1] 国家中医药管理局《中华本草》编委会. 中华本草：第 8 册 7617 [M]. 上海：上海科学技术出版社, 1999：472-478.

[2] 向仁德, 姚志成. 石菖蒲挥发油化学成分的研究 [J]. 中药通报, 1983, 8(6)：31-32.

[3] 杜毅, 周超凡. 石菖蒲临床应用与实验研究的概述 [J]. 内蒙古中医药, 1993, 12(1)：40-42.

[4] 李吉来, 陈飞龙, 贺丰, 等. 石菖蒲挥发油成分的 GC-MS 分析及不同提取方法的比较研究 [J]. 中药材, 2001, 24(7)：494-495.

[5] 陶宏, 朱恩圆, 王峥涛. 石菖蒲的化学成分 [J]. 中国天然药物, 2006, 4(2)：159-160.

[6] 黄泰康. 常用中药成分与药理手册 [M]. 北京：中国医药科技出版社, 1994：686.

[7] 唐洪梅, 席萍, 薛秀清. 石菖蒲不同提取物化学成分的 GC-MS 分析 [J]. 广东药学, 2001, 11(6)：33-35.

[8] 林双峰, 魏刚, 何斌, 等. 石菖蒲醇提液主要化学成分 GC-MS 分析 [J]. 中药新药与临床药理, 2004, 15(2)：116-118.

[9] 高玉琼, 刘建华, 霍昕. 石菖蒲挥发油成分的研究 [J]. 贵阳医学院学报, 2003, 28(1)：31-33.

[10] 李麦香, 江泽荣. 菖蒲中的挥发油成分及其在不同植物部位中的分布研究 [J]. 中草药, 1993, 24(9)：459.

[11] 杨晓燕, 陈发奎, 吴立军. 石菖蒲水煎液化学成分的研究 [J]. 中草药, 1998, 29(11)：730-731.

[12] 金建忠. GC/MS 法分析石菖蒲挥发油的化学成分 [J]. 新疆大学学报（自然科学版）, 2007, 24(增刊)：238-240.

[13] 董玉, 石任兵, 刘斌. 石菖蒲化学成分的研究（Ⅰ）[J]. 北京中医药大学学报, 2007, 30(1)：61-63.

[14] 董玉, 石任兵, 刘斌. 石菖蒲非挥发性部位化学成分研究 [J]. 2008, 17(20)：18-19.

93. 石斛 Dendrobii Caulis

【来源】 本品为兰科植物金钗石斛 *Dendrobium nobile* Lindl.、鼓槌石斛 *Dendrobium chrysotoxum* Lindl. 或流苏石斛 *Den-drobium imbriatum* Hook. 的栽培品及其同属植物近似种的新鲜或干燥茎。

【性能】 甘，微寒。益胃生津，滋阴清热。

【化学成分】 本品含生物碱类、菲类、蒽醌类等化学成分。

生物碱类成分：玫瑰石斛胺 (crepidamine)、玫瑰石斛定碱 (crepidine)、石斛酯碱 (dendrine)、石斛碱 (dendrobine)、石斛碱 N- 氧化物 (dendrobine N-oxide)、顺式和反式的束花石斛碱 (dendrochrvsine)、玫瑰石斛碱 (dendrocrepine)、石斛醚碱 (dendroxine)、6- 羟基石斛碱 (6-hydroxydendrobine) 又名石斛胺 (dendramine)、4- 羟基石斛醚碱 (4-hydroxy dendroxine)、6- 羟基石斛醚碱 (6-hydroxydendroxine)、3- 羟基 -2- 氧 - 石斛碱 (3-hydroxy-2-oxy-dendrobine)、古豆碱 (hygrine)、N- 异戊烯基石斛季铵碱 (N-iso-pentenyldendrobinium)、N- 异戊烯基石斛醚季铵碱 (N-iso-pentenyldendroxinium)、N- 异戊烯基 -6- 羟基石斛醚季铵 (N-iso-pentenyl-6-hydroxydendroxinium)、N- 甲基石斛季铵碱 (N-methyldendrobinium)、石斛酮碱 (nobilonine)、石斛宁定碱 (shihunidin)、石斛宁碱 (shihunine)[1]。

菲类化学成分：金钗石斛菲醌 (denbinobin)[1]、毛兰菲 (confusarin)、流苏菲 (fimbriatone)[2]、2,5- 二羧基 -3,4- 二甲氧基菲 (2,5-dicarboxy-3,4-dimethoxylphenanthrene)、2,7- 羧基 -3,4,8- 三甲氧基菲 (2,7-carboxy-3,4,8-trimethoxylphenanthrene)、3,5- 二羧基 -2,4- 二甲氧基菲 (3,5-dicarboxy-2,4-dimethoxyphenanthrene)、2,5- 二羧基 -3,4- 二甲基菲 (2,5-dicarboxy-3,4-dimethylphenanthrene)、1,5- 二羧基 -1,2,3,4- 四甲氧基菲 (1,5-dicarboxy-1,2,3,4-tetramethoxylphenanthrene)、2,3,4,7- 四甲氧基菲 (2,3,4,7-tetramethoxylphenanthrene)[3]。

蒽醌类化学成分：大黄酸 (rhein)[2]、大黄素甲醚 (physcion)[2,4]、大黄酚 (chrysophanol)[5]。

萜类及甾醇类化学成分：钩状石斛素 (aduncin)、亚甲基金钗石斛素 (nobilomethylene)、齐墩果酸 (oleanolic acid)[1]、β- 谷甾醇 (β-sitosterol)[1,4,5]、海松二烯 (pimaradiene)[4,6]、豆甾醇[6]、金钗石斛素 (bullatantirol)、dendrobane A、dendrobiumane A、dendrodensiflorol、金钗石斛素 J(dendronobilin J)、6α,10,12-trihydroxypicrotoxane、10,12-dihydroxypicrotoxane、10β,13,14-trihydroxyalloaromadendrane[7]、胡萝卜苷 (daucosterol)[8,9,13]、尿苷 (uridine)[10]。

香豆素类化学成分：东莨菪素甲醚 (scopolin methyl ether)、补骨脂素 (psoralen)[1]、泽兰内酯 (aiapin)、6,7- 亚甲二氧基香豆素 (6,7-methylenedioxycoumarin)、滨蒿内酯 (scoparone)、6,7- 二甲氧基香豆素 (6,7-scoparone)[2]。

苯丙酸类成分：密花石斛苷 (densifloroside)、对羟基顺式肉桂酸三十一醇酯 (hentriacontyl-cis-p-coumarate)、对羟基反式肉桂酸三十一醇酯 (hentriacontyl-trans-p-coumarate)、对羟基顺式肉桂酸二十七醇酯 (heptacosyl-cis-p-coumarate)、对羟基反式肉桂酸二十七醇酯 (heptacosyl-trans-p-coumarate)、二十六醇酯 (hexacosanol ester)、对羟基顺式肉桂酸二十五醇酯 (pentacosyl-trans-p-coumarate)、对羟基反式肉桂酸二十五醇酯 (pentacosyl-trans-p-coumarate)、对羟基顺式肉桂酸三十三醇酯 (psyllostearyl-cis-p-coumarate)、对羟基反式肉桂酸三十三醇酯 (psyllostearyl-trans-p-coumarate)、对羟基顺式肉桂酸三十四醇酯 (tetratriacontyl-cis-p-coumarate)、对羟基反式肉桂酸三十四醇酯 (tetratriacontyl-trans-p-coumarate) 及三十二醇酯 (laccerol ester)、对羟基顺式肉桂酸二十九醇酯 (nonacosanyl-cis-p-coumarate)、对羟基反式肉桂酸二十九醇酯 (nonacosanyl-cis-p-coumarate)[1]、对羟基顺式肉桂酸二十四烷酯 (n-tetracosyl-cis-p-coumarate)、对羟基反式肉桂酸二十四烷酯 (n-tetracosyl-cis-p-coumarate)、对羟基顺式肉桂酸二十八烷酯

(*n*-octacosyl-*trans*-*p*-coumarate)、对羟基反式肉桂酸二十八烷酯 (*n*-octacosyl-*trans*-*p*-coumarate)
[1,6]、对羟基顺式肉桂酸三十烷酯 (*n*-triacontyl-*cis*-*p*-coumarate)[1,6,10]、正二十八烷基阿魏酸盐
(*n*-octacosyl ferulate)[2]、对羟基反式肉桂酸二十六烷酯 (*n*-hexacosyl-*trans*-*p*-coumarate)、3- 甲氧
基 -4- 羟基反式肉桂酸二十二烷酯 (3-methoxyl-4-hydroxyl-*cis*-cinnamic acid docosane ester)、3-
甲氧基 -4- 羟基反式肉桂酸二十四烷酯 (3-methoxyl-4-hydroxyl-*trans*-cinnamic acid-n-tetracosyl
ester)、对羟基反式肉桂酸三十烷酯 (defuscin) 或 (*p*-hydroxyl-*trans*-cinnamic acid triacontane
ester)[6]、二氢松柏醇二氢对羟基桂皮酸酯 (dihydroconiferyl dihydro-*p*-coumarate)[8]。

　　醇类成分 : 正二十八烷醇 (*n*-octacosy alcohol)、正二十六烷醇 (*n*-hexacosyl alcohol)、正
三十烷醇 (*n*-triacontyl alcohol)[6]。

　　联苄衍生物类成分 : 石斛酚 (dendrophenol)[1]、玫瑰石斛素 (crepidatin)[2]、果香菊素 A (nobilin
A)、果香菊素 B(nobilin B)、果香菊素 C(nobilin C)[9]。

　　酚及酚酸类成分 :2- 羟基苯丙醇 (2-hydroxyphenylpropanol)、*α*- 羟基丁香丙酮 (*α*-hydroxy
propiosyringylone)[8]、罗布麻宁 (acetovanillone)、对羟基苯甲醛 (*p*-hydroxybenzaldehyde)、
二氢松柏醇 (dihydroconiferyl alcohol)、3- 羟基 -4- 甲氧基苯乙醇 (3-hydroxy-4-methoxy-
phenylethanol)[8,9]、丁香醛 (syringaldehyde)、丁香乙酮 (syringylethanone)、对羟基苯丙酸
(*p*-hydroxyphenylpropionic acid)、对羟基苯甲酸、丁香酸 (syringic acid)[9]、山柰酚 (kaempferol)、
乌苏酸 (ursolic acid)。

　　芴酮类成分 : 密花石斛芴三酚 (dendroflorin)[1]、2,4,7- 三羟基 -5- 甲基芴酮 (2,4,7-trihydroxy-
5-methoxy-9-fluorenone)、2,5- 二羟基 -4- 甲氧基芴酮 (2,5-dihydroxy-4-methoxyl fluorenone)[5]。

　　挥发油类成分 :*β*- 芹子烯 [1,11]、正三十一烷醇 (*n*-hentriacontyl alcohol)、正三十二烷醇
(*n*-dotriacontyl alcohol)[6]、松柏醛 (coniferyl aldehyde)、香草醛 (vanillin)[8,9]、樟脑 (camphor)、
癸醛 (capraldehyde)、十六烷 (hexadecane)、异土木香内酯 (*iso*-alantolactone)、2,4- 壬二烯醛
(2,4-nonadienal)、反 -2- 壬烯醛 (*trans*-2-nonenehyde)、十八烷 (octadecane)、辛醛 (octaldehyde)、
1- 辛烯 -3- 醇 (1-octylene-3-ol)、1- 辛烯 -3- 酮 (1-octylene-3-one)、对伞花烃 (paracymene)、
正二十五烷 (pentacosane)、十五烷 (pentadecane)、2- 戊基呋喃 (2-pentylfuran)、苯基酮
(phenylketone)、*β*- 佛尔酮 (*β*-phorone)、反 -2- 庚醛 (*trans*-2-heptanal)、4- 甲基 -2,6- 二叔丁基苯
酚 (4-methyl-2,6-ditertbutylphenol)、4- 甲基 - 辛烷 (4-methyl-octane)、4- 甲基十四烷 (4-methyl-
tetradecane)、4- 甲基 -5- 十一烯 (4-methyl-5-hendecene)、(*E*)-2- 己烯醛 [(*E*)-2-hexenal]、2,5-
己二酮 (2,5-hexanedione)、正二十四烷 (tetracosane)、正二十三烷 (tricosane)、2,6,11- 三甲基
十二烷 (2,6,11-trimethyldodecane)、蒎烯、十四烷 (tetradecane)、马鞭草烯醇 (verbenol)、对二
甲苯 (*p*-xylene)、*β*- 环柠檬醛 (*β*-cyclogeranial)、2,4- 二甲基庚烷 (2,4-dimethylheptane)、2,4-
二甲基 -1- 庚烯 (2,4-dimethyl-1-heptene)、3,6- 二甲基癸烷 (3,6-dimethyldecane)、桉叶 -5,11-
二烯 -8,12- 交酯 (eudesm-5,11-diene-8,12-olide)、2,4- 庚二烯醛 (2,4-heptadienehyde)、十七烷
(heptadecane)、香叶基丙酮 (geranylacetone)、十一烯醛 (hendecenehyde)、2,6- 二甲基 - 癸烷
(2,6-dimethyl-decane)、反 -2- 癸烯醛 (*trans*-2-decenehyde)、1- 乙基 -1- 甲基 - 环戊烷 (1-ethyl-
1-methyl-cyclopentane)、2,4- 癸二烯醛 (2,4-decadienehyde)、2,6- 二叔丁基 -4- 亚甲基 -2,5- 己
二烯 -1- 酮 (2,6-ditertbutyl-4-methene-2,5-hexadiene-1-one)、7,9- 二叔丁基 -1- 氧杂螺 [4,5]-6,9-
二烯 -2,8- 二酮 (7,9-ditertbutyl-1-oxaspiro[4,5]-6,9-diene-2,8-dione), 正二十二烷 (docosane)[10]、
β- 石竹烯 (*β*-caryophyllene)、正庚醛 (*n*-heptanal)、*γ*- 萜品烯、4- 萜品醇 (4-terpineol)、*α*- 萜品
油烯 (*α*-terpinolene)、薄荷脑、壬醛、*β*- 榄香烯 [10,11]、2- 戊基呋喃 (2-amylfuran)、芳基姜黄烯
(arcurcumene)、苯甲醛、*β*- 红没药烯 (*β*-bisabolene)、龙脑、1- 冰片基乙酸酯 (1-bornylacetas)、
δ- 杜松烯、莰烯、*α*- 龙脑醛、*δ*-3- 蒈烯、香芹醇 (carveol)、石竹烯、蒈烷 -4- 酮 (carane-4-one)、
石竹烯氧化物 (caryophylleneoxide)、*α*- 胡椒烯 (*α*-copaene)、癸烯醛 (decenal)、对聚伞花素
(*p*-cymene)、雪松烯 (cedrene)、*α*- 雪松醇 (*α*-cedrol)、2- 二壬酮 (2-dinonanone)、2,6- 二叔丁基
苯醌 (2,6-di-tertbutylquinone)、桉树脑 (1,8-eucalyptole)、*β*- 桉叶油醇、丁子香酚、庚醇、正己

醇 (*n*-hexanol)、2- 庚酮 (2-heptanone)、2- 庚烯醛 (2-heptenal)、α- 葎草烯 (α-humulene)、2- 羟基 - 对 - 甲氧基苯甲醛 (2-hydroxy-*p*-anisaldehyde)、柠檬烯也称苎烯 (limonene)、β- 芳樟醇 (β-linalool)、2- 甲基 -4- 乙酰基间苯二酚 (2-methyl-4-acetylresorcinol)、对 - 甲基 - 异丙基苯 -8- 醇 (*p*-methyl-cumene-8-ol)、(*E*)-6- 甲基 -3,5- 庚二烯 -2- 酮 (*E*-6-methyl-3,5-heptadien-2-one)、6- 甲基 -5- 庚烯 -2- 酮 (6-methyl-5-hepten-2-one)、壬醇、α- 蒎烯、β- 蒎烯、长叶薄荷酮 (pulegone)、桧萜水合物 (sabinene hydrate)、1- 萜品醇 (1-terpineol)、辛醇 (octanol)、2- 壬烯醛 (2-nonenehyde)、诺蒎酮 (nopinone)、正辛醛 (*n*-octanal)、α- 萜品烯 (α-terpinene)、大根香叶烯 (germacrene)、γ- 古芸烯 (γ-gurjunene)、丁子香酚 - 甲醚 (eugeno-methyl oxide)[11]、α- 红没药醇 (α-bisabolol)、植醇 (phytol)、α- 萜品醇 (α-terpineol)[11,12]、α- 香柠檬烯 (α-bergamotene)、香叶醇 (geraniol)、六氢金合欢基丙酮 (hexahydropopanaxacetone)、2- 羟基 -4- 甲氧基苯乙酮 (2-hydroxy-4-methoxyl hypnone)、芳樟醇 (linalool)、γ- 衣兰油烯 (γ-muurolene)、橙花醇、氧化芳樟醇 (oxy-linalool)、金合欢烯、邻苯二甲酸二丁酯 (dibutylphthalate)[12]。

　　其他：海松二烯 (pimaradiene)、3- 甲氧基 -4- 羟基反式肉桂酸、二十四烷酯 (*n*-docosyl ferulate)、豆甾醇 (stigmasterol)、对羟基顺式肉桂酸三十烷酯 (*n*-triacontyl-*cis*-*p*-coumarate)[13]。

【药典检测成分】 2015 版《中国药典》规定，金钗石斛照气相色谱法测定，按干燥品计算，含石斛碱不得少于 0.40%。鼓槌石斛照高效液相色谱法测定，按干燥品计算，含毛兰素不得少于 0.030%。

参考文献

［1］国家中医药管理局《中华本草》编委会. 中华本草：第 8 册 7846［M］. 上海：上海科学技术出版社，1999：705-711.

［2］毕志明，王峥涛，徐珞珊，等. 流苏石斛化学成分研究［J］. 药学学报，2003，38(7)：526-529.

［3］李榕生，杨欣，何平，等. 铁皮石斛根茎中非类化学成分分析［J］. 中药材，2009，32(2)：221-223.

［4］徐应淑，谭莉莉，马忠先. 贵州药材金钗石斛的化学成分研究［J］. 遵义医学院学报，2008，31(5)：448-449.

［5］杨薇薇，辛浩. 金钗石斛化学成分研究［J］. 分析测试技术与仪器，2006，12(2)：98-100.

［6］舒莹，郭顺星，陈晓梅，等. 金钗石斛化学成分的研究［J］. 中国药学杂志，2004，39(6)：421-422.

［7］张雪，高昊，韩慧英，等. 金钗石斛中的倍半萜类化合物［J］. 中草药，2007，38(12)：1771-1774.

［8］张雪，高昊，王乃利，等. 金钗石斛中的酚性成分［J］. 中草药，2007，37(5)：652-655.

［9］张雪，续洁琨，王乃利，等. 金钗石斛中联苄类和酚酸类成分的抗氧化活性研究［J］. 中国药学杂志，2008，43(11)：829-832.

［10］霍昕，周建华，杨嘉，等. 铁皮石斛花挥发性成分研究［J］. 中华中医药杂志 (原中国医药学报)，2008，23(8)：735-736.

［11］刘建华，高玉琼，霍昕，等. 金钗石斛、环草石斛挥发性成分研究［J］. 中成药，2006，28(9)：1339-1342.

［12］郭孟璧，田茂军，张举成，等. 流苏石斛挥发油化学成分的研究［C］. 中国化学会第四届有机化学学术会议论文集 (上册)，2005，25(4).

［13］王磊，张朝凤，王峥涛，等. 晶帽石斛化学成分研究［J］. 中草药，2011，01：31-33.

94. 石榴皮　Granati Pericarpium

【来源】 　本品为石榴科植物石榴 *Punica granatum* L. 的干燥果皮。

【性能】 　酸、涩，温。涩肠止泻，止血，驱虫。

【化学成分】 　本品含黄酮类、生物碱类、挥发性成分等化学成分。

　　黄酮类成分：异槲皮苷 (*iso*-quercetrin)、矢车菊素 -3- 葡萄糖苷 (cyanidin-3-glucoside)、矢车菊素 -3,5- 二葡萄糖 (cyanindin-3,5-diglucose)[1]、飞燕草素 -3- 葡萄糖苷 (delphinidin-3-glucoside)、飞燕草素 -3,5- 二葡萄糖苷 (delphinidin-3,5-diglucose)、矢车菊素 -3- 葡萄糖

(cyanidin-3-glucose)[2-10]。

生物碱类成分：异石榴皮碱 (*iso*-pelletierine)、*N*- 甲基异石榴皮碱 (*N*-methyl-*iso*-pelletierine)、石榴皮碱 (pelletierine)、伪石榴皮碱 (pseudopelletierine)[1]。

挥发性成分：1,2- 苯二羧酸二 (2- 甲基丙基) 酯 [1,2-benzenedicarboxylic acid bis(2-methyl propyl)ester]、1,2- 苯二羧酸丁基辛酯 (1,2-benzenedicarboxylic acid butyl octylester)、1,2- 苯二羧酸二乙酯 (1,2-benzenedicarboxylic acid diethylester)、2,6- 二 (1,1- 二甲基乙基)-4- 甲基苯酚 [2,6-bis(1,1-dimethylethyl)-4-methylphenol]、1,1- 二 -(对甲苯基) 乙烷 [1,1-bis(*p*-tolyl)ethane]、3N 丁基苯酞 (3N butylphthalide)、丁酸 (butyric acid)、α- 白菖考烯 (α-calacorene)、α- 雪松醇 (α-cedrol)、顺 , 反细辛醚 (*cis,trans*-asarone)、2,6- 双 (1,1- 二甲基乙基)-2,5- 环己二烯 -1,4- 二酮 [2,6-bis(1,1-dimethylethyl)-2,5-cyclohexadiene-1,4-dione]、癸基苯酚 (decylbenzene)、2,6- 二 (1- 丁基)- 羟基苯醛 [2,6-di(1-butyl)-hydroxybenzaldehyde]、5,6- 二氢 -4- 甲基 -2H- 吡喃 -2- 酮 (5,6-dihydro-4-methyl-2H-pyran-2-one)、2,6- 双 (1,1- 二甲基乙基)-4- 甲基萘 [2,6-bis(1,1-dimethylethyl)-methylnaphthalene]、2,6- 二甲基 - 萘 (2,6-dimethyl-naphthalene)、2,7- 二甲基 - 萘 (2,7-dimethyl-naphthalene)、1,7- 二甲基 - 萘 (1,7-dimethyl-naphthalene)、1,6- 二甲基 - 萘 (1,6-dimethyl-naphthalene)、1,3- 二甲基 - 萘 (1,3-dimethyl-naphthalene)、正十二烷酸 (dodecanoic acid)、3- 十二烷基 -1- 醇 (3-dodecen-1-ol)、*N*- 乙基 -4- 甲基苯磺酰胺 (*N*-ethyl-4-methyl benzenesulfonamide)、乙基环十二烷 (ethylcyclododecane)、乙基 -5- 甲氧基 -1,2- 二甲基苯并吡咯 -3- 羧酸酯 (ethyl-5-methoxy-1,2-dimethylindole-3-carboxylate)、1- 乙基 - 萘 (1-ethylnaphthalene)、2- 糠酸 (2-furancarboxylic acid)、2- 糠酸酰肼 (2-furancarboxylic acid hydrazide)、棕榈酸甲酯 (hexadecanoic acid methylester)、十六烷基 - 环氧乙烷 (hexadecyloxirane)、4- 羟基 -3,5- 二甲氧基 - 苯醛 (4-hydroxy-3,5-dimethoxy-benzaldehyde)、5- 羟甲基呋喃醛 (5-hydroxymethlfurfural)、1-(2- 羟基 -4- 甲氧基苯基)- 吡咯酮 [1-(2-hydroxy-4-methoxyphenyl)-enthanone]、1H- 茚 -1- 亚甲基 (1H-indene-1-methylene)、甲烷双磺酰脲 (methanesulfonylbis)、1- 甲基 - 萘 (1-methyl-naphthalene)、2- 甲基 - 萘 (2-methyl-naphthalene)、新植二烯 (neophytadiene)、十五酸 (pentadecanoic acid)、五甲基苯 (pentamethyl-benzene)、菲 (phenanthrene)、苯乙醇 (phenethanol)、苯基辛烷 (phenyloctane)、十四烷酸 (tetradecanoic acid)、1,1,6,6- 四甲基螺 [4,4]-2- 壬醇 {1,1,6,6-tetramethylspiro[4,4] nonan-2-ol}、2- 叔丁基 -4-(2,4,4- 三甲基 -2- 戊基) 苯酚 [2-tert-butyl-4-(2,4,4-trimethylpent-2-yl)phenol]、6,10,14- 三甲基 -2- 十五烷酮 (6,10,14-trimethyl-2-pentadecanone)、1,4,6- 三甲基萘 (1,4,6-trimethyl-naphthalene)、2,3,5- 三甲基萘 (2,3,5-trimethyl-naphthalene)、1,6,7- 三甲基萘 (1,6,7-trimethyl-naphthalene)、2,3,6- 三甲基萘 (2,3,6-trimethyl-naphthalene)、香草醛 (vanillin)[3]。

花色苷类成分：蹄纹天竺素 -3- 葡萄糖苷 (pelargonidin-3-glucoside)、蹄纹天竺素 -3,5- 二葡萄糖苷 (pelargonidin-3,5-diglucoside)[1,2]。

有机酸类成分：反油酸 (elaidic aicd)、没食子酸 (gallic acid) 、四聚没食子酸 (tetrameric gallic acid)、奎宁酸 (kinic acid)、苹果酸 (malic acid)[1,8]、鞣花酸又名逆没食子酸 (ellagic acid)[4,5]。

鞣质类成分：木麻黄鞣质 (casuariin)、木麻黄鞣宁 (casuarinin)、石榴皮新鞣质 A(punicacortein A)、石榴皮新鞣质 B(punicacortein B)、石榴皮新鞣质 C(punicacortein C)、石榴皮新鞣质 D(punicacortein D)、2,3-*O*- 连二没食子酰石榴皮鞣质、石榴皮鞣质或安石榴林 (punicalin)、石榴皮葡萄糖酸 (punigluconin)、石榴皮苦素 A(granatin A)、石榴皮苦素 B(granatin B)、长梗马兜铃素 (pedunculagin)、2-*O*- 没食子酰 -4,6-(*S,S*) 并没食子酸连二没食子酰 -D- 葡萄糖 [2-*O*-galloyl-4,6-(*S,S*)-gallagyl-D-glucose]、6-*O*- 没食子酰 -2,3-(*S*)- 六羟基联苯二甲酰基 -D- 葡萄糖 [6-*O*-galloyl-2,3-(*S*)-hexahydroxydiphenoyl-D-glucose][1]、木麻黄宁 (casuarinin)、鞣云实精 (corilagin)、没食子酰双内酯 (gallagyldilatone)、特里马素 I(tellimagrandin I)、石榴皮亭 A(granatin A)、英国栎鞣花酸 [pedunculagin[2,3,4,6-bis-(*S*)-HHDP-G-glucose][4]、石榴皮亭 B(granatin B)[4,5,8,12]、安石榴苷 (punicalagin)[5,11]。

三萜类成分：熊果酸 (ursolic acid)[1]。

其他：树胶 (gum)、菊糖 (inulin)、草酸钙 (calcium oxalate)、(E)-2- 辛烯醛 [(E)-2-octenal]、甘露醇 (D-mannitol)、果胶 (pectin)[1]、2,3-(S)- 六羟基联苯二甲酰基 -D- 葡萄糖 [2,3-(S)-hexahydroxydiphenoyl-diformyl-D-glucose][1,5]、Fe、Mg、Mn、La、V、Ba、Nb、Y、Cu、Zn、Th、Pb、Mo[6]、Se[7]、维生素 (vitamin)、氨基酸类 (amino acid)[9,11,12]。

【药典检测成分】2015 版《中国药典》规定，本品照高效液相色谱法测定，按干燥品计算，含鞣花酸不得少于 0.3%；照鞣质含量测定法测定，按干燥品计算，鞣质不得少于 10.0%。

参考文献

[1] 国家中医药管理局《中华本草》编委会. 中华本草：第 5 册 4773 [M]. 上海：上海科学技术出版社，1999：659-663.

[2] GilM I，Garciaviguera C，Artes F，et al. Changes in pomegranate juice pigmentation during ripening [J]，J Sei Food Agric，1995，68(1)：77-81.

[3] 林敬明，吴忠，陈飞龙，等. 石榴皮超临界 CO₂ 萃取物化学成分的 GC-MS 分析 [J]. 中药材，2002，25(11)：799-800.

[4] Satom iH，Um em ura K，U eno A，et al. Cabonic anhydrase inhibitors from the pericarps of Punica granatum L. [J]，Biol Pham Bull，1993，16(8)：787-790.

[5] 刘延泽，李海霞. 石榴皮中的鞣质及多元酚类成分 [J]. 中草药，2007，4(38)：502-504.

[6] 康金国，乌莉娅，沙依提，等. 石榴花、蒂、皮微量元素、薄层层析及紫外光谱分析 [J]. 新疆医科大学学报，2001，2(24)：110-111.

[7] 邓斌，蒋刚彪，陈六平，等. 紫外分光光度法测定石榴皮中微量元素硒 [J]. 微量元素与健康研究，2008，1(25)：40-41.

[8] 蔡霞，刘悦，张芳芳，等. 石榴的化学成分与质量控制研究进展 [J]. 世界科学技术 - 中医药现代化，2014，01：123-129.

[9] 张倩，杜海云，陈令梅，等. 石榴化学成分及其生物活性研究进展 [J]. 落叶果树，2010，06：17-22.

[10] 滕碧蔚. 石榴皮的研究与应用进展 [J]. 大众科技，2013，02：59-61.

[11] 纪白慧，倪鑫炯，曹玉华. 石榴皮抗氧化活性成分的提取及其组分的研究 [J]. 天然产物研究与开发，2012，S1:17-22.

[12] 杨筱静，赵波，那可，等. 石榴皮中多酚类物质的研究进展 [J]. 中国医药工业杂志，2013，05：509-514.

95. 龙胆　Gentianae Radix et Rhizoma

【来源】本品为龙胆科植物条叶龙胆 *Gentiana manshurica* Kitag.、龙胆 *Gentiana scabra* Bge.、三花龙胆 *Gentiana triflora* Pall. 或滇龙胆 *Gentiana rigescens* Franch. 的干燥根及根茎。

【性能】苦，寒。清热燥湿，泻肝胆火。

【化学成分】本品含生物碱类、黄酮类、裂环环烯醚萜苷类等化学成分。

生物碱类成分：龙胆黄碱 (gentioflavine)、龙胆碱即秦艽碱甲 (gentianine)、秦艽碱丙 (gentianal)、秦艽碱乙 (gentianidine)[1,2]。

黄酮类成分：山柰酚 (kampferol)[3]。

裂环环烯醚萜苷类成分：苦龙胆酯苷 (amarogentin)、獐牙菜苷[3] 或当药苷 (sweroside)、苦当药酯苷 (amaroswerin)、当药苦苷 (swertiamarin)[1]、三花龙胆苷 (gentiana trifloroside)、龙胆苦苷 (gentiopicroside)[1,2]、獐牙菜苦苷 (swertiamain)[2,4]。

三萜及甾醇类成分：β- 谷甾醇 (β-sitosterol)[1,2]、齐墩果酸 (oleanolic acid)[3]。

酚酸类成分：水杨酸 (salicylic acid)[3]。

苯丙素类成分：阿魏酸 (ferulaic acid)、野栓翅芹素 (pranferin)、L- 芝麻脂素 (L-sesamine)[3]。

【药典检测成分】2015 版《中国药典》规定，本品照高效液相色谱法测定，按干燥品计算，龙胆含龙胆苦苷不得少于 3.0%；坚龙胆含龙胆苦苷不得少于 1.5%。

参考文献

［1］国家中医药管理局《中华本草》编委会. 中华本草：第6册5553［M］. 上海：上海科学技术出版社，1999：240-245.

［2］孙南君，夏春芳. 坚龙胆中化学成分的研究［J］. 中药通报，1984，9(1)：33-34.

［3］刘明韬，韩志超，等. 龙胆的化学成分研究［J］. 沈阳药科大学学报，2005，22(2)：17-18.

［4］罗集鹏，楼之岑. 中药龙胆中龙胆苦苷、獐牙菜苦苷和当药苷的分离与鉴定［J］. 中草药，1986，17(4)：1-4.

96. 龙眼肉　Longan Arillus

【来源】本品为无患子科植物龙眼 *Dimocarpus longan* Lour. 的假种皮。

【性能】甘，温。补益心脾，养血安神。

【化学成分】本品含挥发性成分、脑苷脂类、核苷类等化学成分。

挥发性成分：苯并异噻唑 (benzo-*iso*-thiazole)、苯并噻唑 (benzothiazole)、邻苯二甲酸二 (2- 乙己基) 酯 [bis(2-ethylhexyl)phthalate]、1- 环己基壬烷 (1-cyclohexyl-nonane)、癸基环己烷 (decylcyclohexane)、邻苯二甲酸二丁酯 (dibutyl phthalate)、2,6- 二叔丁基对苯醌 (2,6-diterbutyl-*p*-benzonqulinone)、正十六烷 (*n*-hexadecane)、4- 异丙基 -1,1′- 联苯 (4-*iso*-propyl-1,1′-biphenyl)、新戊酸 -6- 苧烯脂 (limonen-6-ol,pivalate)、4- 甲基 -2,6- 二叔丁基苯酚 [4-methyl-2,6-ditertbutyl-phenol]、9- 甲基 -9H- 芴 (9-methyl-9H-fluorene)、2- 甲基 -1- 十六醇 (2-methyl-1-hexadecanol)、1- 甲基 -7- 异丙基萘 (1-methyl-7-*iso*-propyl-naphthalene)、2- 甲基萘 (2-methyl-naphthalene)、2,6,10- 三甲基正十五烷 (2,6,10-trimethylpentadacane)、3- 甲基正十四烷 (3-methyl-tetradecane)、正十五烷 (*n*-pentadacane)、正二十四烷 (*n*-tetradecane)、2,6,10,14- 四甲基 - 十六烷 (2,6,10,14-tetramethyl-hexadecane)、1,5,5,8*a*- 四甲基 -1,2,4- 甲醇薁 - 十氢 -[1*S*-((1*α*,2*α*,3*αβ*,4*α*,8*αβ*,9*R**)]- 长叶环烯 {1,5,5,8*a*-tetramethyl-1,2,4-methenoazulene-decahydro-[1*S*-(1*α*,2*α*,3*αβ*,4*α*,8*αβ*,9*R**)]-longicyclene}、1,2,3,4- 四甲基萘 (1,2,3,4-tetramethylnaphthalene)、2,6,10,14- 四甲基 - 十五烷 (2,6,10,14-tetramethyl-pentadacane)、正十三烷 (tridecane)、4,8,8- 三甲基 -9- 亚甲基 -1,4- 亚甲撑 - 十氢薁 {4,8,8-trimethyl-9-methylene-1,4-metheno-[1*S*-(1*α*,3*αβ*,4*α*,8*α* β)]-decanhydroazulene}、2,4,6- 三甲氧基苯乙醇 (2,4,6-trimethoxybenzyl alcohol)、正辛基环己烷 (octylcyclohexane)[1]、豆甾醇 (stigmasterol)、二十五烷 (pentacosane)。

脑苷脂类成分：龙眼脑苷Ⅰ [1-*O*-*β*-D-glucopyranosyl-(2*S*,3*R*,4*E*,8*E*)-2-(2′-lignoceroylamino)-4,8-octadecadiene-1,3-diol]、龙眼脑苷Ⅱ [1-*O*-*β*-D-glucopyranosyl-(2*S*,3*R*,4*E*,8*E*)-2-(2′-lignoceroylamino)-4,8-octadecadiene-1,3-diol]、8(*E*)-*N*-(2′-D- 羟基 - 二十四烷酰基)-1-*O*-*β*-D- 吡喃葡萄糖基 -8- 烯 - 十八鞘氨醇 [8(*E*)-*N*-(2′-D-hydroxy-lignoceraneacyl)-1-*O*-*β*-D-glucopyranose-8-ene-octadecasphingenine]、苦瓜脑苷 (momorcerebroside)、商陆脑苷 (phytolaccacerebroside)、大豆脑苷Ⅰ (soyacerebroside Ⅰ)、大豆脑苷Ⅱ (soyacerebroside Ⅱ)[2]。

核苷类成分：腺苷 (adenosine)、尿苷 (uridine)[3,5]、胸苷 (thymine deoxyriboside)、尿嘧啶 (uracil)[4,5,10]、次黄嘌呤核苷 (carnine)、胞苷 (cytidine)、鸟苷 (guanosine)[4,5]。

磷脂类成分：磷脂酰肌醇 (phosphatidylinositol)[6]、磷脂酰丝氨酸 (diacylglyceryl-phosphory-lserine)、蛋磷脂酸 (ovophosphatidate)、磷脂酰乙醇胺 (phosphatidylethanolamine)、磷脂酰甘油 (phosphatidylglycerol)、磷脂酰胆碱 (lecithin)、溶血磷脂酰胆碱 (lysophosphatidylcholine)[7]。

其他：腺嘌呤 (adenine)[3,5,6]、尼克酸 (niacin)[2]、葡萄糖 (glucose)、蔗糖 (sucrose)、酒石酸 (tartaric acid)、胸腺嘧啶 (thymine)[5]、胆碱 (choline)、维生素 K、维生素 B_1[6]、维生素 B_2、维生素 C、维生素 P[6,8]、谷甾醇[9] 以及 K、Na、Ca、Mg、Fe、P 等无机元素[8]。

【药典检测成分】无。

参考文献

［1］杨晓红，侯瑞瑞，赵海霞，等. 鲜龙眼肉挥发性化学成分的 GC/MS 分析［J］. 食品科学，2002，23(7)：123-124.

［2］Ryu J，Kin JS，Kang SS. Cerebrosides from Longan Arillus［J］. Arch Pharm，2003，26(2)：138-42.

［3］奥山惠美. 龙眼肉的抗焦虑活性物质［J］. 国外医学中医中药分册，1998(4)：62.

［4］肖维强，赖志勇，戴宏芬，等. 龙眼肉中 9 种核苷类成分的高效液相色谱分析［J］. 华中农业大学学报，2007，26(5)：722-726.

［5］黄炳雄，李建光，王晓容，等. 18 个龙眼品种果肉中核苷物质的 HPLC 定量测定［J］. 广东农业科学，2008，3：67-69.

［6］国家中医药管理局《中华本草》编委会. 中华本草：第 5 册 3970［M］. 上海：上海科学技术出版社，1999：109-111.

［7］李立，马萍，李芳生. 龙眼肉磷脂组分的分析［J］. 中国中药杂志，1995，20(7)：426.

［8］陈贵延. 本草纲目通释（下册）［M］. 北京：学苑出版社，1992：1499.

［9］张晓卫，曹蔚，王玉琨，等. 龙眼的化学成分及药理作用研究进展［J］. 西北药学杂志，2012，05：493-496.

［10］郭倩倩，张晓卫，周暄宣，等. 龙眼的化学成分与药理活性研究［J］. 现代生物医学进展，2011，23：4552-4555.

97. 平贝母　Fritillariae Ussuriensis Bulbus

【来源】本品为百合科植物平贝母 *Fritillaria ussuriensis* Maxim. 的干燥鳞茎。

【性能】苦、甘，微寒。清热润肺，化痰止咳。

【化学成分】本品含生物碱类、挥发油类、皂苷类等化学成分。

生物碱类成分：黑龙江贝宁 (beilonine)、去氢浙贝母碱 (peiminine)、贝母辛碱 (peimisine)、平贝酮 (pingbeinone)、平贝定苷 (pingbeidinoside)、平贝碱丙 (pinpeimine C)、平贝碱苷 (pinpeimine glucoside)、西贝母碱 (sipeimine)、西贝母碱 -3*β*-D- 葡萄糖苷 (sipeimine-3*β*-D-glucoside)、平贝七环碱 (ussuriendine)、平贝七环酮碱 (ussuriendinone)、平贝七环碱甲醚 (ussurienine)、平贝七环酮碱甲醚 (ussurienone)[1]、平贝碱甲 (pingpeimine A)、平贝碱乙 (pinpeimine B)[1,2]、贝母辛 (peimisine)、西贝素 (sipeimine)[7]。

挥发油类成分：*α*- 丁香烯 (*α*-caryophyllene)、*β*- 丁香烯 (*β*-caryophyllene)、反式 - 丁香烯 (*trans*-caryophyllene)、（+)-*α*- 莎草酮［(+)-*α*-cyperone]、十氢 -1,1,7- 三甲基 -4- 亚甲基 -[1*α*R-(1*αα*,4*αβ*,7*α*,7*αβ*,7*bα*)]-1H- 环丙烷 [e] 甘葡环烃 {decahydro-1,1,7-trimethyl-4-methylene-[1*α*R-(1*αα*,4*αβ*,7*α*,7*αβ*,7*bα*)]-1H-cycloprop[e]azulene}、[3-(1,5- 二甲基 -4- 己烯基)-6- 亚甲基 -] 环己烯 {3-(1,5-dimethyl-4-hexenyl)-6-methylene]-cyclohexene}、*γ*- 榄香烯 (*γ*-elemene)、呋喃 -5,9- 二烯 (furano-5,9-diene)、吉马烷 -1(10),4(14),11- 三烯 -5*β*- 醇 [germacra-1(10),4(14),11-trien-5*β*-ol]、1,2,3,5,6,7,8,8*a*- 八氢 -1,4- 二甲基 -7-(1- 甲基乙烯基)-[1*S*-(1*α*,7*α*,8*a*.*β*.)]- 奥 {1,2,3,5,6,7,8,8*a*-octahydro-1,4-dimethyl-7-(1-methyl ethenyl)-[1*S*-(1*α*,7*α*,8*a*.*β*.)]-azulene}[3]。

皂苷类成分：24*α*- 羟基薯蓣皂苷元 -3-*O*-*α*- 吡喃鼠李糖基 -(1 → 2)-*β*-D- 吡喃葡萄糖苷 [24*α*-hydroxydiosgenin-3-*O*-*α*-rhamnopyranosyl-(1 → 2)-*β*-D-glucopyranoside][1]。

脂肪酸类成分：琥珀酸 (succinic acid)[4]、曼陀罗酸 (daturic acid)、棕榈酸 (hexadecanoic acid)[5]。

其他：腺苷或腺嘌呤核苷 (adenine riboside)[4,6]、半乳糖醇 (galactitol)、*β*- 谷甾醇 (*β*-sitosterol)[5]、胸苷 (thymine deoxyriboside)[6]。

【药典检测成分】2015 版《中国药典》规定，本品照分光光度法测定，按干燥品计算，含总生物碱以贝母素乙计，不得少于 0.050%。

参考文献

［1］国家中医药管理局《中华本草》编委会. 中华本草：第 8 册 7173［M］. 上海：上海科学技术出版社，1999：100-101.

［2］徐东铭，张本，李焕荣，等. 平贝母生物碱的分离和鉴定［J］. 药学学报，1982，17(5)：355-359.

［3］韩成花，罗惠善，李英姬. 平贝母挥发油化学成分分析［J］. 延边大学医学学报，2006，29(4)：264-265.

[4] 崔东滨，严铭铭，王淑琴，等. 平贝母茎叶化学成分研究 [J]. 中国中药杂志，1995，20(5)：298.

[5] 韩成花，罗惠善，徐东花. 平贝母氯仿和乙酸乙酯提取物化学成分的研究 [J]. 黑龙江中医药. 2008，(3)：47-48.

[6] 陈泽乃，陆阳，徐佩娟. 中药贝母中水溶性成分的研究 [J]. 中国中药杂志，1996，21(7)：420-422.

[7] 游燕. 贝母类药材的分类及其功效、化学成分、药理作用之比较 [J]. 江苏中医药，2010，02：57-58.

98. 北豆根　Menispermi Rhizoma

【来源】本品为防己科植物蝙蝠葛 *Menispermum dauricum* DC. 的干燥根茎。

【性能】苦，寒；有小毒。清热解毒，祛风止痛。

【化学成分】本品含生物碱类、挥发油类等化学成分。

生物碱类成分：6- 去甲山豆根碱 (6-daurinoline)、蝙蝠葛壬碱 (menisperine)、青藤碱 [1]、*N*- 去甲尖防己碱 (*N*-acutumidine)、尖防己碱、蝙蝠葛辛 (bianfugecine)[1,2]、山豆根碱 (dauricine)[1,3]、蝙蝠葛新诺林碱 (dauricinoline)[1,4]、蝙蝠葛诺林碱 (daurinoline)[1,4,5]、山豆根波芬诺灵碱即蝙蝠葛宁酚碱 (dauriporphinoline)[1,6]、木兰花碱即木兰碱 (magnoflorine) [1,5]、蝙蝠葛定 (bianfugedine)、蝙蝠葛宁 (bianfugenine)[2]、*N*- 去甲基蝙蝠葛碱 (*N*-normenispermine)[3,4]、蝙蝠葛苏林碱 (daurisoline,DS)、粉防己碱 (tetrandrine)[4]、车里叶灵即齐兰西夫林 (chelilanthifoline)、碎米蕨叶碱 (cheilanthifoline)、黄堇碱 (corypalline)、二华月碱 (disinomenine)、蝙蝠葛明 (menispermine)、6-*O*- 去甲基蝙蝠卟吩 (6-*O*-normenisporphine)、千金藤灵 (stepharine) 或光千金藤碱 (stepharine)、光千金藤定碱 (stepholidine)、华月碱 (sinomenine)、青藤明 (acutumine)[5]、蝙蝠葛新林碱 (dauriciline)[5,6]、蝙蝠葛糖苷 (dauricoside)、2,3- 二氢蝙蝠卟吩 (2,3-dihydromenisporphine)、蝙蝠葛新可林碱 (dauricicoline)、蝙蝠葛米定 (dauricumidine)、蝙蝠卟吩即蝙蝠葛波芬碱 (menisporphine)[6]、*N*- 甲基紫堇王巴灵 (*N*-methylcorydaldine)、去甲白蓬叶灵 (northalifoline)、白蓬叶灵 (thalifoline)、doryphornine、紫堇定 (corydaldine)[7]、*N*- 去甲 -*N*- 甲酰基去氢荷叶碱、表小檗碱 (berberine)[9]、苞牡丹碱 (dicentrine)[10-12]。

挥发油类成分：苯甲醛 (benzaldehyde)、苯甲醇 (benzenemethanol)、苯硫酚 (benzenethanol)、4- 次丁基 - 呋喃酮 (4-butylene-furanone)、3- 乙基 -2- 戊酮 (3-ethyl-2-pentanone)、十七烷 (heptadecane)、(*E,E*)-2,4- 庚二烯 -6- 炔 [(*E,E*)-2,4-heptadien-6-yne]、己醛 (hexanal)、3- 甲基 -2- 丁醇 (3-methyl-2-butanol)、2- 甲基 -3,5- 十二碳二炔 (2-methyl-3,5-dodecadiyne)、(1- 甲基庚基)- 苯 [(1-methylheptyl)-benzene]、3- 甲基 -1- 己烯 (3-methyl-1-hexene)、1- 甲基 -4- 硝基 -1H- 吲唑 (1-methyl-4-nitro-1H-indazole)、2- 甲基 -4,5- 壬二烯醇 (2-methyl-4,5-nonadiene)、2- 甲基 -4- 戊烯醇 (2-methyl-4-pentenal)、4- 甲基 -3- 戊烯醇 (4-methyl-3-pentenal)、*O*-(2- 甲基丙基)- 羟胺 [*O*-(2-methylpropyl)-hydroxylamine]、十八烷 (octadecane)、9,12- 十八碳二烯 (9,12-octadecadiene)、1- 苯基 -4- 烯 - 戊酮 (1-phenyl-4-ene-pentanone)、3-(苯甲基)- 雪梨酮 [3-(phenylmethyl)-sydnone]、1- 十四碳烯 (1-tetradecene)、2- 四癸炔 -1- 醇 (2-tetradecyne-1-ol)、四氢化 -2,4- 二甲基 - 呋喃 (tetrahydro-2,4-dimethyl-furan)、[5,1-c][1,2,4] 三嗪 -3,4- 二甲基吡啶 ([5,1-c][1,2,4]triazine-3,4-dimethylpyridine)、十三烷酸 (tridecaenoic acid)、1,2,4- 三 (亚甲基)- 环己烷 [1,2,4-tri(methylene)-cyclohexane]、十一烯酸 (undecenoic acid)、1-(3- 氨基 -4- 甲氧基苯)- 乙酮 [1-(3-amino-4-methoxyphenyl)-ethanone]、醋酸酐 (acetic anhydride)[8]、*β*- 谷甾醇 (*β*-sitosterol)[9]。

其他：香草酸 (vanillic acid)[12]。

【药典检测成分】2015 版《中国药典》规定，本品按干燥品计算，含蝙蝠葛苏林碱和蝙蝠葛碱的总量不得少于 0.60%。

参考文献

[1] 国家中医药管理局《中华本草》编委会. 中华本草：第3册1961[M]. 上海：上海科学技术出版社，1999：360-363.

[2] 侯翠英，薛红. 蝙蝠葛化学成分的研究[J]. 药学学报，1984，19(6)：471-472.

[3] 潘锡平. 蝙蝠葛中的新生物碱 -N- 去甲基蝙蝠葛碱[J]. 药学学报，1991，27(10)：788-791.

[4] 庞志功，汪宝琪，范春. 薄层 - 胶束荧光法测定北豆根中的两种生物碱[J]. 分析化学，1995，23(5)：539.

[5] 吴美仙，金立群. 北豆根的研究进展[J]. 中国现代中药，2007，9(9)：35-38.

[6] 李铭. 北豆根的研究现状[J]. 国外医学中医中药分册，2005，27(5)：267-271.

[7] 张晓琦，叶文才，赵守训. 蝙蝠葛中异喹啉酮的分离与鉴定[J]. 中国药科大学学报，2001，32(2)：96-97.

[8] 郭志峰，马瑞欣，郭婷婷. 山豆根和北豆根挥发性成分的对比分析[J]. 分析试验室，2008，27(6)：93-96.

[9] 李珊珊，宋潇，柴欣，等. 北豆根的化学成分研究[J]. 天然产物研究与开发，2013，01：60-63.

[10] 杨国慧，纪春茹，韩德果，等. 北豆根果实主要成分分析[J]. 东北农业大学学报，2013，01：140-142.

[11] 丛国艳，闫永波，高珣，等. 蝙蝠葛的化学成分研究[J]. 现代生物医学进展，2013，18：3567-3569.

[12] 郑艳春，秦婷，崔雅慧，等. 北豆根化学成分及其药理作用的研究进展[J]. 中国医药导报，2011，13：9-10，33.

99. 北沙参　Glehniae Radix

【来源】本品为伞形科植物珊瑚菜 *Glehnia littoralis* Fr. Schmidt ex Miq. 的干燥根。

【性能】甘、微苦，微寒。养阴清肺，益胃生津。

【化学成分】本品含香豆素类、木脂素类、萜类及甾体类等化学成分。

香豆素类成分：别异欧前胡内酯 (allo-*iso*-imperatorin)、补骨酯素 (psoralen)、花椒毒酚 (xanthotoxol)、东莨菪素 (scopoletin)、印度榅桲素 (marmesin)、9- 牻牛儿醇基补骨脂素 (9-geranyl oxypsoralen)、香柑素 (bergaptin)、7-O-(3,3- 二甲基烯丙基)- 东莨菪素 [7-O-(3,3-dimethylallyl)-scopoletin]、欧芹酚 -7-O-β- 龙胆二糖苷 (osthenol-7-O-β-gentiobioside)、9-(1,1- 二甲基烯丙基)-4- 羟基补骨脂素 [9-(1,1-dimethyl allyl)-4-hydroxy psoralen)][1]、花椒毒素 (xanthotoxin)[1,2]、欧前胡内酯 (imperatorin)、异欧前胡内酯 (*iso*-imperatorin)[1,3]、佛手柑内酯 (bergapten)、蛇床克尼狄林 (cnidilin)[2]、花椒毒酚 -8-O-β- 吡喃葡萄糖苷 (xanthotoxol-8-O-β-D-glucopyranoside)[3]、苄基 -β-D- 呋喃芹糖基 -β-D- 吡喃葡萄糖苷 (benzyl-β-D-apiofuranosyl-(1 → 6)-β-D-glucopyranoside)[4]、佛手酚 -5-O-β-D- 龙胆二糖苷 (bergaptol-5-O-β-D-gentiobioside)、白花前胡苷 (praeroside)[5]、可来灵素 D(glehlinoside D)[6]、3- 羟基 -1-(4- 羟基 -3- 甲氧基苯基)-2-[4-3- 羟基 -1-(E)- 丙烯基]-2- 甲氧基苯氧基 - 丙基 -β-D- 吡喃葡萄糖 {3-hydroxy-1-(4-hydroxy-3-methoxypheny1)-2-[4-3-hydroxy-1-(E)-propenyl]-2-methoxyphenoxy1-propyl-β-D-glucopyranoside}、2,3-E-2,3- 二 氢 -2-(3′- 甲氧基 -4′- 羟基苯基)-3- 羟甲基 -5-(3″- 羟基 - 丙烯基)-7-O-β-D- 吡喃葡萄糖基 -1- 苯骈 [b] 呋 喃 {2,3E-2,3-dihydro-2-(3′-methoxy-4′-hydroxgphenyl)-3-hydroxymethyl-5-(3″-hydroxypropeyl)-7-O-β-D-glucopyranosyl-1-benzo [b]furan}、原儿茶酸甲酯 (protocatechuic acid methyl ester)、七叶内酯 (esculetin)[7]。

木脂素类成分：橙皮素 A(hesperetin A)、(-)- 开环异落叶树脂酚 -4- O-β-D- 吡喃葡萄糖苷 [(-)-seco-*iso*-lariciresinol-4-O-β-D-glucopyranoside]、(7R,8S)- 脱氢双松柏醇 -4,9- 二 -O-β-D- 葡萄糖苷 [(7R,8S)-dehydrodiconiferylalcohol-4,9-di-O-β-D-glucoside][5]、开环异落叶树脂酚 [(-)-seco-*iso*-lariciresinol][6]。

萜类及甾体类成分：羽扇豆醇 (lupeol)、β- 谷甾醇 (β-sitosterol)[3]、桦木醇 (betulin)、胡萝卜苷 (daucosterol)[3,8]、淫羊藿次苷 D(icariside D)[4]、齐墩果酸 (oleanolic acid)[6]、亥茅酚苷 (*sec*-O-glucosylhamaudol)[7]、东莨菪苷 (scopolin)[9]。

有机酚酸类成分：水杨酸 (salicylic acid)[2]、香草酸 (vanillic acid)[2,6]、阿魏酸 (ferulic acid)[2,6,8]、花生酸 (arachic acid)[3]、香草酸 -4-O-β-D- 吡喃葡萄糖苷 (vanillic acid 4-O-β-D-glucopyranoside)[4]、

丁香苷 (syringin)、咖啡酸 (caffeic acid)[6,7]。

氨基酸类成分：脯氨酸 (proline)、丝氨酸 (serine)、苏氨酸 (threonine)、色氨酸 (L-tryptophan)[5]、丙氨酸 (alanine)、精氨酸 (arginine)、门冬氨酸 (asparticacid)、胱氨酸 (cystine)、谷氨酸 (glumatic acid)、甘氨酸 (glycine)、组氨酸 (histidine)、异亮氨酸 (*iso*-leucine)、亮氨酸 (leucine)、赖氨酸 (lysine)、鸟氨酸 (ornithine)、蛋氨酸 (metione)、苯丙氨酸 (phenylalamine)、酪氨酸 (tyrosine)、缬氨酸 (valine)[10]。

核苷类成分：腺苷 (adenosine)、5′-硫甲基腺苷 (5′-sulfmethyladenosine)[5]。

糖苷类成分：*N*-丁基-*α*-D-呋喃果糖苷 (*N*-butyl -*α*-D-fructofuranoside)[4,11]。

炔醇类成分：(8*E*) 十七碳 -1,8- 二烯 -4,6- 二炔 -3,10- 二醇 [(8*E*)heptadeca-1,8-diene-4,6-diyne-3,10-diol][2]、法卡林二醇又名福尔卡烯炔二醇 (falcarindiol)[3]、人参醇 (panaxynol)[3,7]。

其他：脑磷脂 (cephalin)、卵磷脂 (lecithin)、北沙参多糖 (GLP)[1]、十八碳二烯酸单甘油酯 (octadecadienoic acid monoglyceride)[6]、亚油酸 (linoleic acid)[7]。

【药典检测成分】无。

参考文献

[1] 国家中医药管理局《中华本草》编委会. 中华本草：第 5 册 5135［M］. 上海：上海科学技术出版社，1999：955-957.

[2] 原忠，赵梦飞，陈发奎，等. 北沙参化学成分的研究［J］. 中草药，2002，33(12)：1063-1065.

[3] 张祥柏，唐旭利，李国强，等. 北沙参的化学成分研究［J］. 中国海洋大学学报，2008，38(5)：757-760.

[4] 原忠，周碧野，张志诚，等. 北沙参的苷成分［J］. 沈阳药科大学学报，2002，19(3)：183-185.

[5] 赵亚，原忠. 北沙参中一个新香豆素苷［J］. 药学学报，2007，42(10)：1070-1073.

[6] 王丽莉，孔维雪，原忠. 北沙参中的新 8-*O*-4′ 型异木脂素［J］. 药学学报，2008，43(10)：1036-1039.

[7] 王欢，许奕，原忠. 北沙参化学成分的分离与鉴定 [J]. 沈阳药科大学学报，2011，07：530-534.

[8] 魏联杰. 北沙参化学成分的研究［J］. 国际中医中药杂志，2007，29(4)：203-204

[9] 王红娟，王亮，苏本正，等. 北沙参根挥发性成分的 GC-MS 分析 [J]. 齐鲁药事，2010，02：80-81.

[10] 张永清. 北沙参根中化学成分分布规律探讨［J］. 山东中医药大学学报，2002，26(3)：221-224.

[11] 于燕莉，梁爱君，黄贤荣. 北沙参产地加工方法与活性成分研究进展 [J]. 实用医药杂志，2013，03：267-269.

100. 生姜　Zingiberis Rhizoma Recens

【来源】本品为姜科植物姜 *Zingiber officinale* Rosc. 的新鲜根茎。

【性能】辛，微温。解表散寒，温中止呕，化痰止咳，解鱼蟹毒。

【化学成分】本品含挥发油类、姜辣素类、六氢姜黄素类、氧杂蒽酮类等化学成分。

挥发油类成分：*α*- 姜烯 (*α*-zingiberene)、姜烯 (zingiberene)、*β*- 檀香萜醇 (*β*-santalol)、*α*- 姜黄烯 (*α*-curcumene)、紫苏醛 (perillaldehyde)、异小茴香醇 (*iso*-fenchanol)、牻牛儿醛 (geranial)、2- 蒈醇 (2-caraneol)、3- 蒈醇 (3-caraneol)、1,3,3- 三甲基三环 [2.2.1.0^{2,6}]- 庚烷 {1,3,3-trimethyltricyclic[2.2.1.0^{2,6}]heptane}、2,6- 二甲基 -6-(4- 甲基 -3- 戊烯基)- 二环 [3.1.1]-2- 庚烷 {2,6-dimethyl-6-(4-methyl-3-pentenyl)-bicyclo[3.1.1]-2-heptene}、*δ*-3- 蒈烯 (*δ*-3-carene)、*β*- 罗勒烯 (*β*-ocimene)、*α*- 香柑油烯 (*α*-bergamotene)[1]、*β*- 金合欢烯 (*β*-farnesene)、柠檬醛 (citral)、*β*- 蒎烯 (*β*-pinene)、*β*- 没药烯 (*β*-bisabolene)、月桂烯 (myrcene)、橙花醛 (neral)[1,2]、*β*- 水芹烯 (*β*-phellandrene)、龙脑 (borneol)、樟烯 (camphene)[1-3]、樟脑 (camphor)、异松油烯 (terpinolene)、7- 薄荷烯 (7-menthene)、*γ*- 衣兰香烯 (*γ*-muurolene)、橙花叔醇 (nerolidol)、桧烯 (sabinene)、*β*- 榄香烯 (*β*-elemene)、香茅醇乙酸酯 (citronellyl acetate)、对 - 聚伞花素 (*p*-cymene)、邻苯二甲酸二丁酯 (dibutylphthalate)、三环烯 (tricyclene)、*α*- 水芹烯 (*α*-phellandrene)、*α*- 柠檬醛 (*α*-citral)、乙酸龙脑酯 (bornyl acetate)、胡椒烯 (copaene)、*τ*- 荜澄茄醇 (*τ*-cadinol)、1,8- 桉叶素 (1,8-cineole)、1-(1,5-

二甲基 -4- 己烯基)-4- 甲基苯 [1-(1,5-dimethyl-4-hexenyl)-4-methylbenzene]、1,3,3- 三甲基 -2- 氧杂二环 [2.2.2] 辛烷 {1,3,3-trimethyl-2-oxabicyclo[2.2.2]octane}、γ- 松油烯 (γ-terpinene)、τ- 表 -α- 芹子烯 (τ-epi-α-selinene)、2- 庚酮 (2-heptanone)、反 , 反 - 法尼醛 (trans,trans-farnesal)、2- 十一烷酮 (2-undecanone)、己醛 (hexanal)[2]、柠檬烯 (limonene)、α- 蒎烯 (α-pinene)[2,3]、α- 金合欢烯 (α-farnesene)、β- 月桂烯 (β-myrcene)、β- 倍半水芹烯 (β-sesquiphellandrene)、β- 柠檬醛 (β-citral)、姜醇 (zingiberol)、高良姜萜内酯 (galanolactone)、α- 没药烯 (α-bisabolene)、α- 松油醇 (α-terpineol)[3]。

姜辣素成分 :6- 姜辣二醇双乙酸酯 (6-gingediacetate)、4- 姜辣二醇 (4-gingediol)、6- 姜辣二醇 (6-gingediol)、8- 姜辣二醇 (8-gingediol) 、10- 姜辣二醇 (6-gingediol) 、4- 姜辣二醇双乙酸酯 (4-gingediacetate)、6- 姜辣二酮 (6-gingerdione)、10- 姜辣二酮 (10-gingerdione)、3- 姜辣醇 (3-gingerol)、4- 姜辣醇 (4-gingerol)、5- 姜辣醇 (5-gingerol)、10- 去氢姜辣二酮 (10-dehydrogingerdione)、12- 姜辣醇 (12-gingerol)、6- 乙酰姜辣醇 (6-acetylgingerol)、6- 甲基姜辣二醇双乙酸酯 (6-methylgingediacetate)、6- 甲基姜辣二醇 (6-methylgingediol)、6- 姜辣烯酮 (6-shogaol)[1]、6- 去氢姜辣二酮 (6-dehydrogingerdione)、6- 姜辣醇 (6-gingerol)、8- 姜辣醇 (8-gingerol)[1,4]、6- 姜烯酚 (6-shogaol)[4]。

六氢姜黄素类成分 :(3R,5S)-3- 乙酰氧基 -5- 羟基 -1,7- 双 (4- 羟基 -3- 甲氧基苯基) 庚烷 [(3R,5S)-3-acetoxy-5-hydroxy-1,7-bis(4-hydroxy-3-methoxyphenyl)heptane]、(3S,5S)-3,5- 二乙酰氧基 -1,7- 双 (4- 羟基 -3- 甲氧基苯基) 庚烷 [(3S,5S)-3,5-diacetoxy-1,7-bis(4-hydroxy-3-methoxyphenyl)heptane]、(3R,5S)-3,5- 二羟基 -1-(4- 羟基 -3,5- 二甲氧基苯基)-7-(4- 羟基 -3- 甲 氧 基 苯 基) 庚 烷 [(3R,5S)-3,5-dihydroxy-l-(4-hydroxy-3,5-dimethoxyphenyl)-7-(4-hydroxy-3-methoxyphenyl)heptane]、1,5- 环氧 -3- 羟基 -1-(4- 羟基 -3,5- 二甲氧基苯基)-7-(4- 羟基 -3- 甲 氧 基 苯 基) 庚 烷 [1,5-epoxy-3-hydroxy-1-(4-hydroxy-3,5-dimethoxyphenyl)-7-(4-hydroxy-3-methoxyphenyl)heptane]、(5S)-5- 乙酰氧基 -1,7- 双 (4- 羟基 -3- 甲氧基苯基)-3- 庚酮 [(5S)-5-acetoxy-1,7-bis(4-hydroxy-3-methoxyphenyl)-3-heptanone]、5- 羟基 -1-(3,4- 二羟基 -5- 甲氧基苯基)-7-(4- 羟基 -3- 甲氧基苯基)-3- 庚酮 [5-hydroxy-1-(3,4-dihydroxy-5-methoxyphenyl)-7-(4-hydroxy-3-methoxyphenyl)-3-heptanone]、5- 羟基 -1-(4- 羟基 -3- 甲氧基苯基)-7-(3,4- 二羟基 -5- 甲氧基苯基)-3- 庚酮 [5-hydroxy-l-(4-hydroxy-3-methoxyphenyl)-7-(3,4-dihydroxy-5-methoxyphenyl)-3-heptanone][5]、3,5- 二酮 -1,7- 二 -(3- 甲氧基 -4- 羟基) 苯基庚烷 [3,5-dione-1,7-di-(3-methoxyl-4-hydroxy)phenylheptane][4]。

氧杂蒽酮类成分 :优呫吨酮 (euxanthone) 即 1,7- 二羟基氧杂蒽酮 (1,7-dihydroxyxanthone)、1, 6- 二羟基氧杂蒽酮 (1,6-dihydroxyxanthone)、1- 羟基 -7- 甲氧基氧杂蒽酮 (1-hydroxy-7-methoxylxanthone)[4]。

氨基酸类成分 :天冬氨酸 (aspartate)、谷氨酸 (glutamic acid)、丝氨酸 (serine)[1,2]、苏氨酸 (threonine)、甘氨酸 (glycin)、丙氨酸 (alanine)、半胱氨酸 (cysteine)、缬氨酸 (valine)、蛋氨酸 (methionine)、异亮氨酸 (iso-leucine)、亮氨酸 (leucine)、酪氨酸 (tyrosine)、苯丙氨酸 (phenylalanine)、赖氨酸 (lysine)、组氨酸 (histidine)、精氨酸 (arginine)、脯氨酸 (proline)[2]。

其他 :三十一烷醇 (hentriacontanol)、正二十四烷酸 (iso-selachoceric acid)、(3S,5S)-3,5- 二羟基 -1-(4- 羟基 -3- 甲氧基苯基) 癸烷 [(3S,5S)-3,5-dihydroxy-1-(4-hydroxy-3-methoxylphenyl)decane]、β- 谷甾醇 (β-sitosterol)[4]。

【药典检测成分】2015 版《中国药典》规定 , 本品照高效液相色谱法测定 , 含 6- 姜辣素不得少于 0.050%，8- 姜酚与 10- 姜酚总量不得少于 0.040%；本品照挥发油测定法测定 , 含挥发油不得少于 0.12%。

参考文献

［1］国家中医药管理局《中华本草》编委会 . 中华本草 : 第 8 册 7782 ［M］. 上海 : 上海科学技术出版社 , 1999：651-658.

［2］李计萍 , 王跃生 . 干姜与生姜主要化学成分分的比较研究［J］. 中国中药杂志 , 2001, 26(11): 748-751.

[3] 徐娟，丁静，赵义，等. 不同干燥条件下生姜挥发油成分的 GC/MS 分析 [J]. 中成药，2008，30(3)：399-401.

[4] 宣伟东，卞俊，袁兵，等. 生姜化学成分的研究 [J]. 中草药，2008，39(11)：1616-1618.

[5] 马建苹，杨立，刘中立. 生姜中七个新的六氢姜黄素类化合物的 NMR 研究 [C]. 第十三届全国波谱学学术会议论文摘要集，124-125.

101.仙鹤草　　Agrimoniae Herba

【来源】本品为蔷薇科植物龙芽草 *Agrimonia pilosa* Ledeb. 的干燥地上部分。

【性能】苦、涩，平。收敛止血，截疟，止痢，解毒补虚。

【化学成分】本品含有黄酮类、挥发油类、三萜类等化学成分。

黄酮类成分：山柰酚 -7- 鼠李糖苷 (kaempferol-7-rhamnoside)、芸香苷 (rutin)[1]、芹菜素 -7- 葡萄糖苷 (apigenin-7-glucoside)、木犀草素 -7-*β*- 葡萄糖苷 (luteolin-7-*β*-glucoside)[2]、山柰酚 -3-*O*-*β*-D- 葡萄糖苷 (kaempferol-3-*O*-*β*-D-glucoside)、山柰酚 -3-*O*-*α*-L- 吡喃鼠李糖苷 (kaempferol-3-*O*-*α*-L-pyranrhamnoside)、山柰酚 3-*O*-(6-*p*- 香豆酰基)-*β*-D- 吡喃葡萄糖苷 (tiliroside)、槲皮素 (quercetin)[2,3]、槲皮素 -3-*O*-*α*-L- 鼠李糖苷 (quercetin-3-*O*-*α*-L-rhamnoside)、槲皮素 -3-*O*-*β*-D- 吡喃葡萄糖苷 (quercetin-3-*O*-*β*-D-glucopyranoside)[3]、芹菜素 (apigenin)[3]、木犀草素 (luteolin)[3]、(2*S*,3*S*)-(−)- 花旗松素 -3- 葡萄糖苷 [(2*S*,3*S*)-(−)-taxifolin-3-glucoside]、(2*R*,3*R*)- (+)- 花旗松素 -3- 葡萄糖苷 [(2*R*,3*R*)- (+)-taxifolin-3-glucoside]、金丝桃苷 (hyperin)[4]、山柰酚 (kaempferol)[5]。

挥发油类成分：*α*- 没药醇 (*α*-bisabolol)、十氢化 -1,1,7- 三甲基 -1- 氢 - 环丙基 -4- 亚甲基 -7- 醇 (decahydro-1,1,7-trimethyl-1-hydrocyclopropyl-4-methylene-7-ol)、1,1- 二甲氧基十六烷 (1,1-dimethoxy hexadecane)、2,5- 二甲基 -3- 丁基吡嗪三十五烷 (2,5-dimethyl-3-butylpyrazine pentatriacontane)、1- 十二碳烯甲醚 (1-dodecylene methylether)、1,2,3,5,6,8*α*- 六羟基萘 (1,2,3,5,6,8*α*-hexahydroxynaphthalene)、7- 十四 (碳) 烯 (7-tetradecene)、3,7,11- 三甲基 -1,6,10- 十二烷三烯 -3- 醇 (3,7,11-trimethyl-1,6,10-dodecanetriene-3-ol)、3,7,11- 三甲基 -1,6,10- 十二碳三烯 -1- 醇 (3,7,11-trimethyl-1,6,10-dodecane triene-1-ol)、6,10,14- 三甲基 -2- 十五烷酮 (6,10,14-trimethyl-2-pentadecanone)、十二酸 (dodecanic acid)、柠檬烯 (limonene)、硫 -(2- 胺乙基) 硫代硫酸酯 [sulf-(2-aminoethyl)thiosulfate]、喇叭醇 (ledol)、异麝香草酚 (carvacrol)、2,6- 二叔丁基苯酚 (2,6-ditertbutylphenol)、4- 甲基 -2- 特辛基酚 (4-methyl-2-tertoctylphenol)、3- 羟基丁酸 (3-hydroxybutyric acid)、二十七烷 (heptacosane)[5]、樟脑 (camphor)、桉树脑 (eucalyptol)、芳樟醇 (linalool)、广藿香醇 (patchoulialcohol)、*α*- 雪松烯 (*α*-himachalene)、*β*- 雪松烯 (*β*-himachalene)、*α*- 松油醇 (*α*-terpilenol)、*α*- 荜澄茄醇 (*α*-cadinol)、*α*- 蒎烯 (*α*-pinene)、*β*- 蒎烯 (*β*-pinene)、*δ*- 荜澄茄烯 (*δ*-cadinene)、2- 亚环丙烷基 -1,7,7- 三甲基 - 二环 [2,2,1] 庚烷 {2-deutocyclopropyl-1,7,7,-trimethyl-bicyclic[2,2,1]heptane}、3,3,5,5- 四甲基环己醇 (3,3,5,5-tetramethyl-cyclohexanol)、表雪松醇 (*epi*-cedrol)、1-(2- 呋喃)-1- 己酮 [1-(2-furan)-1-hexaone]、9- 氢 -2 甲基芴 (9-hydro-2-methylfluorene)、2- 甲基 -4- 羟基乙酰苯 (2-methyl-4-hydroxyacetophenone)、雪松醇 (cedrol)、莰烯 (camphene)、乙酸龙脑酯 (bornyl acetate)、乙酸雪松酯 (cedrylacetate)、乙酸香叶醇酯 (geranyl acetate)、橙花醇乙酸酯 (nerylacetate)[6]、三十四烷、正二十九烷 (*n*-nonacosane)[7]、三十二烷醇、三十一烷醇。

三萜类成分：1*β*,2*α*,3*β*,19*α*- 四羟基熊果酸 (1*β*,2*α*,3*β*,19*α*-tetrahydroxy ursolic acid)、1*β*,2*β*,3*β*,19*α*- 四羟基 -12- 乌苏烯 -28- 酸 (1*β*,2*β*,3*β*,19*α*-tetrahydroxyurs-12-en-28-oic acid)[1]、1*β*,2*α*,3*β*,19*α*- 四羟基 -12- 烯 - 熊果酸 (1*β*,2*α*,3*β*,19*α*-tetrahydroxy-12-ene-ursolicacid)、1*β*,2*β*,3*β*,19*α*- 四羟基 -12- 烯 - 熊果酸 (1*β*,2*β*,3*β*,19*α*-tetrahydroxy-12-ene-ursolic acid)、2*α*,19*α*- 二羟基 - 熊果酸 -(28 → 1)-*β*-D- 吡喃葡萄糖苷 (2*α*,19*α*-dihydroxy-ursolic acid-(28 → 1)-*β*-D-glucopyranoside)[9]、委陵菜酸 (tormentic acid)[7,8]。

酚、酸及酯类成分：仙鹤草酚 F(agrimol F)、仙鹤草酚 G(agrimol G)[1]、没食子酸 (gallic acid)[1,2]、仙鹤草酚 A(agrimol A)、仙鹤草酚 C(agrimol C)、仙鹤草酚 D(agrimol D)、仙鹤草酚 E(agrimol E)[1,10,11]、仙鹤草素或仙鹤草鞣酸 (agrimonin)[1,12]、咖啡酸 (caffeic acid)[2]、鞣花酸 (ellagic acid)[2,8]、软脂酸 (hexadecanoic acid)[7]、鞣花酸 -4-O-β-D- 吡喃木糖苷 (gallogen-4-O-β-D-xylopyranoside)、对 - 羟基肉桂酸 C_{22},C_{24-32},C_{34} 直链一元饱和醇酯 (p-hydroxycinnamate C_{22},C_{24-32},C_{34})、p- 羟基肉桂酸 C_{29-32} 和 C_{34} 直链一元饱和醇酯 (p-hydroxy cinnamate C_{29-32} 和 C_{34})[8]、仙鹤草酚酸 A(agrimonic acid A)、仙鹤草酚酸 B(agrimonic acid B) [12]、仙鹤草内酯 (agrimonolide)[13]、pilosanol C、去氢双儿茶素、花旗松素、异香草酸、反式对香豆酸、原儿茶酸、原儿茶醛 [15]、十九烷酸、二十烷酸、二十七烷酸、汉黄芩素 [16]、(2R,3R)- (+)- 花旗松素、阿魏酸、齐墩果酸、乌苏酸、19α- 羧基乌苏酸、3,3′- 二甲基鞣花酸、山柰酚 -7-O-α-L- 吡喃鼠李糖苷 [18]、仙鹤草酚 B(agrimol B)[1,10,11,16]。

其他 :β- 谷甾醇 (β-sitosterol)[7,16,17] 以及 Cu、Fe、Mg、Al、K、P、S、Zn 等无机元素 [14]。

【药典检测成分】无。

参考文献

[1] 国家中医药管理局《中华本草》编委会. 中华本草：第 4 册 2543-2544 [M]. 上海：上海科学技术出版社，1999，第 4 册：67-70.

[2] 苏广双，苏世文. 仙鹤草抗菌活性成分的研究 [J]. 沈阳药学学院学报，1984，(19)：44-50.

[3] 潘娅，刘红霞，庄玉磊，等. 仙鹤草中黄酮类化学成分研究 [J]. 中国中药杂志，2008，33(24)：2925-2927.

[4] 李霞，叶敏. 仙鹤草化学成分的研究 [J]. 北京医科大学学报，1995，27(1)：60-61.

[5] 赵莹，李平亚. 仙鹤草挥发油化学成分的研究 [J]. 中国药学杂志，2001，36(10)：276.

[6] 李雅文，黄兰芳. 仙鹤草挥发油化学成分的气相色谱 / 质谱分析. [J]. 中南大学学报 (自然科学版)，2007，38(3)：502-506.

[7] 沈阳药学院，辽宁省药物研究所，中国医学科学院药物研究所. 鹤草酚的结构研究 [J]. 化学学报，1977，35(1，2)：87-96.

[8] 裴月湖，李铣. 仙鹤草根芽中新鞣花酸苷的结构研究 [J]. 药学学报，1990，25(10)：798-800.

[9] Kouno isao Baba naosuke. Triterpenoide form Agrimoniapilosa [J]. Phytochemistry. 1988，27(1)：297-299.

[10] 李良泉，郑亚干，虞佩琳，等. 仙鹤草有效成分的研究 [J]. 化学学报，1978，36(1)：43.

[11] Horikawa K. Moderate inhibition of mutagenicity and carcinogenicity of benzo [a] pyrene, 1, 6-dinitropyrene and3, 9-dinitrofluoranthene by Chinese medicinal herbs [J]. Mutagenesis，1994，9(6)：523.

[12] Shizuo KSW, Jun K. Antimicrobial catechin derivatives of agrimonia pilosa [M]. Phytochemistry，1992，787.

[13] Park E, Oh H, Kang T H, et al. An isocoumarin with hepatoprotective activity in HepG2 and hepatocytes from Agrimoma pilosa [J]. Arch Pharm Res，2004，27(9)：944-946.

[14] 姜凤，辛世刚，王莹，等. 中药仙鹤草中微量元素的测定 [J]. 光谱实验室，2006，23(2)：380-382.

[15] 刘红霞，刘召喜，姜清华，等 . 仙鹤草的酚类化学成分 [J]. 沈阳药科大学学报，2010，27(4)：287-289.

[16] 路芳，巴晓雨，何永志，等 . 仙鹤草的化学成分研究 [J]. 中草药，2012，43(5)：851-855.

[17] 王希，张焜，陈优生，等 . 仙鹤草降糖活性成分的提取分离 [J]. 中国实验方剂学杂志，2010，16(6)：85-87.

[18] 陈优生，张焜，赵肃清，等 . 仙鹤草降糖活性成分的研究 (Ⅱ) [J]. 中药材，2010，33(5)：724-726.

102. 白术　Atractylodis Macrocephalae Rhizoma

【来源】本品为菊科植物白术 *Atractylodes macrocephala* Koidz. 的干燥根茎。

【性能】苦、甘，温。健脾益气，燥湿利水，止汗，安胎。

【化学成分】本品含挥发油、萜类及甾体类、炔醇类等化学成分。

挥发油类成分 :β- 葎草烯 (β-humulene)、β- 芹子烯 (β-selinene)、棕榈酸 (palmitic acid)、α- 姜黄烯 (α-curcumene)[1]、苍术酮 (atractylone)[1-4]、α- 葎草烯 (α-humulene)、桉叶醇 (eudesmol)、茅术醇 (hinesol)[1,4]、石竹烯 (caryophyllene)、α- 石竹烯 (α-caryophyllene)、

β- 人参烯 (β-panasinsene)、[1,1′- 联苯]-4- 羧基乙醛 {[1,1′-biphenyl]-4-carbox aldehyde)、石竹烯氧化物 (caryophyllene oxide}、大根叶香烯 B(germacrene B)、4(14),11- 桉叶二烯 [4(14),11-eudesmadiene]、2,5- 环己二烯 -1,4- 二酮 (2,5-cyclohexadiene-1,4-dione)、3- 环戊基 -6- 甲基 -3,4- 庚二烯 -2- 酮 (3-cyclopentyl-6-methyl-3,4-heptadien-2-one)、9,10- 去氢异长叶烯 (9,10-dehydro-iso-longifolene)、4- 重氮乙酰基 - 三环 [3.3.1.13,7]- 癸烷基 -2,6- 二酮 (4-diazoacetyl-tricyclo[3.3.1.13,7]-decane-2,6-dione)、3,4- 二乙基 -7,7- 二甲基 -1,3,5- 环庚三烯 (3,4-diethyl-7,7-dimethyl-1,3,5-cycloheptatriene)、1,6- 二甲基 -4-(1- 甲基乙基)-1α- 六氢萘 {1,6-dimethyl-4-(1-methylethyl)-1α-hexahydro-naphthalene}、4a,8- 二甲基 -2-(1- 甲基乙烯基)-[2-(2α,4a1α,8a1β)]-1,2,3,4,4a,5,6,8a- 八氢萘 {4a,8-dimethyl-2-(1-methylethenyl)-[2-(2α,4a1α,8a1β)]-1,2,3,4,4a,5,6,8a-octahydronaphthalene}、4,4a,5,6,7,8- 六氢化 -4a,5- 二甲基 -3-(1- 甲基亚乙基)-(4aR- 顺)-2(3H)- 萘酮 [4,4a,5,6,7,8-hexahydro-4a,5-dimethyl-3-(1-methylethylidene)-(4aR-cis)-2(3H)-naphthalenone]、2,4,5,6,7,8- 六氢化 -1,4,9,9- 四甲基 -3α-(3α1α,4β,7α)-3H-3α-7- 亚甲基薁 [2,4,5,6,7,8-hexahydro-1,4,9,9-tetramethyl-3α-(3α1α,4β,7α)-3H-3α,7-methanoazulene]]、2- 羟基芴 (2-hydroxyfluorene)、7R,8R-8- 二羟基 -4- 异亚丙基 -7- 甲基双环 [5.3.1] 十一碳烯 {7R,8R-8-dihydroxy-4-iso-propylidene-7-methylbicyclo[5.3.1]undecene}、5- 羟基 -6- 甲氧基 -7H- 呋喃 -[3,2-g]-[1]- 苯并吡喃 -7- 酮 -{5-hydroxy-6-methoxy-7H-furan-[3,2-g]-[1]-benzopyran-7-one}、6- 异丙烯基 -4,8a- 二甲基 -1,2,3,5,6,7,8,8a- 八氢化 - 萘 -2- 醇 (6-iso-propenyl-4,8a-dimethyl-1,2,3,5,6,7,8,8a-octahydro-naphthalen-2-ol)、(4R,S)4- 异丙基 - 反 - 双环 -[4.3.0]-2- 壬烯 -8- 酮 [(4R,S)4-iso-propyl-$trans$-bicyclo-[4.3.0]-2-nonen-8-one]、4a- 甲基 -1- 亚甲基 -7-(1- 甲基亚乙基) 十氢萘 [4a-methyl-1-methylene-7-(1-methylethylidene)-(4aR-$trans$)-decahydronaphthalene]、3- 甲基 -2-(2,4- 戊二烯)-2- 环戊烯 -1- 酮 [3-methyl-2-(2,4-pentadien)-2-cyclopentene-1-one]、4- 甲基 -2- 叔辛基苯酚 (4-methyl-2-tert-octylphenol)、1- 甲氧基 -2-(1- 甲基 -2- 亚甲基环戊基)- 苯 [1-methoxy-2-(1-methyl-2-methylenecyclopentyl)-benzene]、异丙安替比林 (propyphenazone)、3- 羟基 -2,6,8- 三甲基 -[3,4-d] 嘧啶 -4(3H)- 吡啶并酮 {3-hydroxy-2,6,8-trimethyl-pyrido-[3,4-d]pyrimidin-4(3H)-one}、6S-2,3,8,8- 四甲基三环 [5.2.2.0(1,6)]-2- 十一烯 {6S-2,3,8,8-tetramethyltricyclo[5.2.2.0(1,6)]-2-hendecene}、1α,2,3,5,6,7,7α,7b- 八氢化 -1,1,7,7α- 四甲基 -(1α.α,7α,7a1α,7b.α)-1H 环丙基 -[a] 萘 {1α,2,3,5,6,7,7α,7b-octahydro-1,1,7,7α-tetramethyl-[1αR-(1α.α,7α,7a.α,7b.α)]-1H-cyclopropa-[a]naphthalene}、苍术醇 (atractylol)[2]、芹子二烯酮 [selina-4(14),7(11)-diene-8-one]、7- 芹子烯 (7-selinene)[3]、2,7- 二甲氧基 -3,6- 二甲基萘 (2,7-dimethoxy-3,6-dimethylnaphthalene)[3,5]、β- 榄香醇 (β-elemol)、γ- 榄香烯 (γ-elemene)[3-5]、β- 榄香烯 (β-elemene)、旱麦草烯 (eremophilene)、β- 红没药烯 (β-bisabolene)、反式 - 丁香烯 ($trans$-caryophyllene)、α- 衣兰油烯 (α-muurolene)、瓦伦烯 (valencene)、顺式丁香烯 (cis-caryophyllene)、β- 愈创木烯 (β-guaiene)、2,7- 二甲氧基 -5- 甲基 -1,4- 苯醌 (2,7-dimethoxy-5-methyl-1,4-naphthaquinone)、2,4- 二丙烯基 -1- 甲基 - 乙烯基 - 环己烷 (2,4-dipropenyl-1-methyl-1-vinyl-cyclohexane)、1,2,3,3α,5,6,6α,7- 八氢 -1,3α,6- 三甲基 -4 氢 - 环戊烯基 -2- 二氢茚酮 [1,2,3,3α,5,6,6α,7-octahydro-1,3α,6-trimethyl-4H-cyclopentent(d)-inden-2-one]、epi-zonaren、lipidozenol、2- 亚甲基 -1,3,4,5,6,7,8,9- 八甲基二环 (3,2,1)-3,6- 辛二烯 [2-methylene-1,3,4,5,6,7,8,9-octamethyl-bicyclo(3,2,1)octa-3,6-diene][4]、呋喃二烯 (furanodien)[4,5]、1,2,3,4,4a,5,6,7- 八氢 -1,1,4a- 三甲基 -7-(1- 甲基亚乙基)- 萘 [1,2,3,4,4a,5,6,7-octahydro-1,1,4a-trimethyl-7-(1-methylethylidene)-naphthlene][5]、3β- 乙酰氧基苍术酮 (3β-acetoxyatractylone)、杜松脑 (juniper camphor)、大香叶烯 B(myrcene B)[6]、1- 乙基 -1- 甲基 -2-(1- 甲基乙烯基)-4-(1- 甲基亚乙基)- 环己烷 [1-ethenyl-1-methyl-2-(1-methylethenyl)-4-(1-methylethylidene)cyclohexane]、2-[(2- 乙氧基 -3,4- 二甲基 -2- 环己烯)-1- 甲基]- 呋喃 {2-[(2-ethoxyl-3,4-dimethyl-2-cyclohexene)-1-methyl]-furan}、3- 乙氧基 -1,2- 丙二醇 (3-ethoxyl-1,2-propylene glycol)、n- 十六酸 (n-hexadecanoic acid)、O-(O- 甲氧苯氧基)- 苯酚 [O-(O- methoxy phenoxy)-phenol]、香橙烯 (aromadendrene)[7]、对甲氧基肉桂酸 [8]。

萜类及甾体类成分：8β- 乙氧基苍术内酯Ⅱ(8β-ethoxyatractylenolide Ⅱ)[1]、苍术内酯Ⅱ(atractylenolideⅡ)[1,5]、苍术内酯Ⅲ (atractylenolideⅢ)[1,5,8,9]、苍术内酯Ⅰ(atractylenolide Ⅰ)[1,6,8,9]、β- 香树脂醇乙酸酯 (β-amyrenol acetas)、双白术内酯 (biatractylolide)[3,9]、蒲公英萜醇乙酸酯 (taraxerolacetas)[3,9,10]、β- 谷甾醇 (β-sitosterol)[11]、γ- 菠甾醇 (γ-spinasterol)[9,11]。

炔醇类成分：12α- 甲基丁酰基 -14- 乙酰基 -8- 反式 - 白术三醇 (12α-methylbutyryl-14-acetyl-2E,8E,10E-trans-atractylentriol)、14α- 甲基丁酰基 -8- 反式 - 白术三醇 (14α-methylbutyryl-2E,8E,10E-trans-atractylentriol)、14- 乙酰基 -12- 千里光酰基 -8- 顺式 - 白术三醇 (14-acetyl-12-senecioyl-2E,8Z,10E-cis-atractylentriol)、14- 乙酰基千里光酰基 -8- 反式 - 白术三醇 (14-acetyl-12-senecioyl-2E,8E,10E-trans-atractylentriol)、12-α- 甲基丁酰氯 -14- 乙酰氯 - 十四烷 -2E,8E,10E- 三烯 -4,6- 二炔 -1- 醇 (12-α-methylbutyrylchloride-14-acetylchloridetetradecane-2E-3E,10E-trien-e-4,6-disacetylene-1-alcoh)、12-β- 甲基丁酰氯 -14- 乙酰氯 - 十四烷 -2E,8E,10E- 三烯 -4,6- 二炔 -1- 醇 (12-β-methyl-butyrylchloride-14-acetylchloride-tetradecane-2E,8E,10E-triene-4,6-diyne-1-ol)、12- 千里光酰基 -8- 顺式 - 白术三醇 (12-senecioyl-2E,8Z,10E-cis-atracetylentriol)、12α- 甲基丁酰基 -14- 乙酰基 -8- 顺式 - 白术三醇 (12α-methylbutyryl-14-acetyl-2E,8Z,10E-cis-atractylentriol)[1]、12- 千里光酰基 -8- 反式 - 白术三醇 (12-senecioyl-2E,8E,10E-trans-atractylentriol)、3-(2,6,6- 三甲基 -1- 环己烯 -1)-2- 丙基 -1- 醇 [3-(2,6,6-trimethyl-1-cyclohexene)-2-propyl-1-ol][7]、12- 异戊烯酰氯 -14- 乙酰氧 - 十四烷 -2E,8E,10E- 三烯 -4,6- 二炔 -1- 醇 (12-senecioylchloride-14-acetyloxy-tetradecane-2E,8E,10E-triene-4,6-diyn-1-ol)[12]、(4E,6E,12E)-4,6,12- 三烯 -8,10- 二炔 -1,3,14- 三醇 [(4E,6E,12E)-tetradeca-4,6,12-triene-8,10-diyne-1,3,14-triol][13]。

简单苯丙素类成分：咖啡酸、阿魏酸、紫丁香苷 [8]。

香豆素类成分：东莨菪素 (scopoletin)[11]、东莨菪内酯 [8]。

氨基酸类成分：丙氨酸 (alanine)、天冬氨酸 (aspartate)、精氨酸 (arginine)、谷氨酸 (glutamic)、甘氨酸 (glycine)、组氨酸 (histidine)、异亮氨酸 (iso-leucine)、亮氨酸 (leucine)、赖氨酸 (lysine)、苯丙氨酸 (phenylalanine)、脯氨酸 (proline)、丝氨酸 (serine)、酪氨酸 (tyrosine)、缬氨酸 (valine)[1]。

糖类成分：甘露聚糖 (mannan)、菊糖 (inulin)、果糖 (fructose)[1]、甘露醇 [8]。

其 他：2,2,3- 三甲基环亚戊基苯 [(2,2,3-trimethylcyclopentylidene)benzene][1]、维生素 A(vitamin A)、维生素 E(vitamin E)[2]、3E,5E,8E,3,7,11- 三甲基 -1,3,5,8,10- 十二烷五烯 (3E,5E,8E,3,7,11-trimethyl-1,3,5,8,10-dodecapentaen)、2- 乙烯基金刚烷 (2-vinyladamantane)[4]、尿苷 (uridnine)、(反)6- 乙烯基 -4,5,6,7- 四氢 -3,6- 二甲基 -5- 异丙烯基苯并呋喃 [(trans)6-vinyl-4,5,6,7-tetrahydro-3,6-dimethyl-5-iso-propenylbenzofuran][11]、2- [(3E)-3, 7-dimethyl-2,6-octadienty] -6-methy-2,5-cyclohexa-diene-1,4-dione、2,6- 二甲氧基苯酚、原儿茶酸、白藓苷 A[11]、双白术内酯 [9]、双 [5- 甲酰基糠基] 醚、5- 羟甲基糠醛 [13]。

【药典检测成分】无。

参考文献

[1] 国家中医药管理局《中华本草》编委会. 中华本草：第 7 册 6753 [M]. 上海：上海科学技术出版社，1999：715-722.

[2] 吴佳，周日宝，童巧珍，等. 白术挥发油超临界 CO_2 萃取工艺优化及其成分分析 [J]. 中国现代中药，2007，4(9)：14-18.

[3] 王敏娟，宿廷敏，阮时宝. 白术挥发油成分的研究 [J]. 长春中医药大学学报，2008，4(24)：573.

[4] 张强，李章万. 白术挥发油成分的分析 [J]. 华西药学杂志，1997，12(2)：119-120.

[5] 吴素香，吕圭源，李万里，等. 白术超临界 CO_2 萃取工艺及萃取物的化学成分研究 [J]. 中成药，2005，27(8)：885-887.

[6] 沈国庆，闫永红，范作全，等. 浙江白术挥发油化学成分研究 [J]. 安徽农学通报，2008，14(1)：128-129.

[7] 张晓川，陈琴华，朱军. 白术超临界 CO_2 流体萃取部位脂溶性成分的 GC/MS 分析 [J]. 中国药房，2006，17(23)：1835-1837.

[8] 彭伟，韩婷，刘青春，等. 白术地上部分化学成分研究 [J]. 中国中药杂志，2011，36(5)：578-581.

[9] 方学敏，曹岗，蔡银燕，等. 白术化学成分的制备研究 [J]. 中华中医药学刊，2013，31(5)：993-995.

[10] 林永成. 中药白术中一种新的双倍半萜内酯 [J]. 中山大学学报 (自然科学版)，1995，3(5)：27.

[11] 李伟，文红梅，崔小兵，等. 白术的化学成分研究［J］. 中草药，2007，10(38)：0641.

[12] 董海燕，张贞霞，董亚琳，等. 白术超临界流体萃取物化学成分的研究［J］. 中草药，2006(37)：208-211.

[13] 刘超，窦德强，等. 于潜白术的化学成分研究［J］. 中华中医药学刊，2014，32(7)：1615-1616.

103.白头翁　Pulsatillae Radix

【来源】本品为毛茛科植物白头翁 *Pulsatilla chinensis*(Bge.)Regel 的干燥根。

【性能】苦，寒。清热解毒，凉血止痢。

【化学成分】本品含香豆素类、木脂素类、挥发油类等化学成分。

香豆素类成分 :4,7- 二甲氧基 -5- 甲基香豆素 (4,7-dimethoxy-5-methylcoumarin)、4,6,7- 三甲氧基 -5- 甲基香豆素 (4,6,7-trimethoxy-5-methylcoumarin)[1]。

木脂素类成分 :(+)- 松脂素 [(+)-pinoresinol]、β- 足叶草脂素 (β-peltatin)[2]。

挥发油类成分 :2- 丁基 -1- 辛醇 (2-butyl-1-octanol)、2- 己基 -1- 辛醇 (2-hexyl-1-octanol)、2- 甲基 -1- 辛醇 (2-methyl-1-octanol)、齐墩果 -12- 烯 -3- 酮 (oleum-12-alkene-3-ketone)、2- 甲基 -1- 癸醇 (2-methyl-1-decanol)、4- 甲基 -2,6- 二叔丁基 - 苯酚 (4-methyl-2,6-ditertbutylphenol)、1- 十九烷醇 (1-nonadecanol)、2- 壬烯 -1- 醇 (2-nonene-1-ol)、2- 甲基 -5- 异丙烯基 - 环己醇 (2-methyl-5-*iso*-propenyl-cyclohexanol)、4- 环己基 - 十三烷 (4-cyclohexyl-tridecane)、癸烷 (decane)、11- 癸基 - 二十四烷 (11-decyl-tetracosane)、2,4- 二甲基 - 己烷 (2,4-dimethyl-hexane)、1- 二十二碳烯 (1-docosene)、十二烷 (dodecane)、二十烷 (eicosane)、1- 二十烷醇 (1-eicosanol)、2- 乙基 -1- 癸醇 (2-ethyl-1-decanol)、三十一烷 (hentriacontane)、十七烷 (heptadecane)、1- 十七醇 (1-heptadecanol)、十六烷 (hexadecane)、三十六烷 (hexatriacontane)、1- 异丙基 - 环己烷 (1-*iso*-propyl-cyclohexane)、10- 甲基 - 二十烷 (10-methyl-eicosane)、2- 甲基 - 十八烷 (2-methyl-octadecane)、6- 甲基 - 十八烷 (6-methyl-octadecane)、十九烷 (nonadecane)、二十八烷 (octacosane)、十八烷 (octadecane)、十四烷 (tetradecane)、十五烷 (pentadecane)、四十四烷 (tetratetracontane)、三十四烷 (tetratriacontane)、2,3,5,8- 四甲基 - 癸烷 (2,3,5,8-tetramethyl-decane)、2,6,10,15- 四甲基 - 十七烷 (2,6,10,15-tetramethyl-heptadecane)、2,6,10,14- 四甲基 - 十六烷 (2,6,10,14-tetramethyl-hexadecane)、十三烷 (tridecane)、2,6,10- 三甲基 - 十二烷 (2,6,10-trimethyl-dodecane)、2,6,10- 三甲基 - 十五烷 (2,6,10-trimethyl-pentadecane)、四十三烷 (tritetracontane)、十一烷 (undecane)[3]。

黄酮类成分 : 芹菜素 -7-*O*-β-D-(3″ 反式对羟基肉桂酰氧基) 葡萄糖苷 [apigenin-7-*O*-β-D-(3″-*trans*-*p*-coumaryl)-glucoside]、银椴苷 (tiliroside)[1]。

三萜及皂苷类成分 : 白头翁酸、常春藤苷基 -3-*O*-α-L- 吡喃鼠李糖基 -(1→2)-α-L- 吡喃阿拉伯糖苷、常春藤苷基 -3-*O*-β-D- 吡喃葡萄糖基 -(1→4)-α-L- 吡喃阿拉伯糖苷、常春藤苷基 -3-*O*-β-D- 吡喃葡萄糖基 -(1→3)-α-L- 吡喃鼠李糖基 -(1→2)-α-L- 吡喃阿拉伯糖苷、常春藤苷基 -3-*O*-α-L- 吡喃鼠李糖基 -(1→2)- β-D- 吡喃葡萄糖基 -(1→4)-α-L- 吡喃阿拉伯糖苷、齐墩果酸 -3-*O*-α-L- 吡喃鼠李糖基 -(1→2)-α-L- 吡喃阿拉伯糖苷、齐墩果酸 -3-*O*-α-L- 吡喃鼠李糖基 -(1→2)-β-D- 吡喃葡萄糖基 -(1→4)-α-L- 吡喃阿拉伯糖苷、齐墩果酸 -3-*O*-β-D- 吡喃葡萄糖基 -(1→4)-β-D- 吡喃葡萄糖基 -(1→3)-*O*-α-L- 吡喃鼠李糖基 -(1→2)-β-D- 吡喃葡萄糖基 -(1→4)-α-L- 吡喃阿拉伯糖苷、齐墩果酸 -3-*O*-α-L- 吡喃鼠李糖基 -(1→4)-α-L- 吡喃阿拉伯糖苷[2]、常春藤皂苷元 (hederagenin)、白桦脂酸 -3-*O*-α-L- 阿拉伯吡喃糖苷 (betulinic acid-3-*O*-α-L-arabinopyranoside) 、3- 氧代白桦脂酸 (3-oxobetulinic acid)、常春藤皂苷元 -3-*O*-α-L- 吡喃阿拉伯糖苷 (hederagenin-3-*O*-α-L-arabinopyranoside)[4]、3-*O*-α-L- 吡喃鼠李糖 -(1→2)-α-L- 吡喃阿拉伯糖 -3β,23- 二羟基 - Δ20(29)- 羽扇豆烯 -28- 酸 [3-*O*-α-L-rhamnopyranosyl-(1→2)-α-L-arabinopgranosyl-3β,23-dihydroxy Δ-20(29)-lupene-28-acid][4,5]、白桦脂酸 (betulinicacid)、3- 羰

基 -23- 羟基 -Δ$^{20(29)}$- 羽扇豆烯 -28- 酸 (3-carbonyl-23-hydroxy-Δ$^{20(29)}$- lupene-28-acid)、23- 羟基桦木酸 (23-hydroxybetulinic acid) 即 3β,23- 二羟基 -Δ$^{20(29)}$- 羽扇豆烯 -28- 酸 (3β,23-dihydroxy-Δ$^{20(29)}$-lupene-28-acid)、白头翁英 (okinalein)、白头翁灵 (okinalin)、原白头翁素 (protoanemonin)[6]、常春藤皂苷元 3-O-β-D- 吡喃葡萄糖 -(1 → 2)-α-L- 吡喃阿拉伯糖苷 [hederagenin3-O-β-D-glucopyranosyl-(1 → 2)-α-L-arabinopyranoside]、常春藤皂苷元 3-O-β-D- 吡喃葡萄糖 -(1 → 2)[β-D- 吡喃葡萄糖 -(1 → 4)]-α-L- 吡喃阿拉伯糖苷 {hederagenin3-O-β-D-glucopyranosyl(1 → 2)[β-D-glucopyranosyl-(1 → 4)]-α-L-arabinopyranoside}[7]、常春藤酮酸 (hederahelixketo acid)[8]、3-O-α-L- 吡喃阿拉伯糖常春藤皂苷元 -28-O-α-L- 吡喃鼠李糖 - (1 → 4)-β-D- 吡喃葡萄糖 -(1 → 6)-β-D- 吡喃葡萄糖酯苷 [3-O-L-arabinopyranosyl hederagenin-28-O-α-L-rhamnopyranosyl-(1 → 4)-β-D-glucopyranos yl-(1 → 6)-β-D-glucopyranosideester]、常春藤皂苷元 -28-O-α-L- 吡喃鼠李糖 -(1 → 4)-β-D- 吡喃葡萄糖 -(1 → 6)-β-D- 吡喃葡萄糖酯苷 (hederagenin-28-O-α-L-rhamnopyranosyl-(1 → 4)-β-D-glucopyranosyl-(1 → 6)-β-D-glucopyranosideester)[9]、常春藤皂苷元 -3-O-α-L- 吡喃鼠李糖 -(1 → 2)-α-L- 吡喃阿拉伯糖苷 [hederagenin-3-O-α-L-rhamnopyranosyl-(1 → 2)-α-L-arabinopyranoside]、2β- 羟基常春藤皂苷元 -28-O-α-L- 吡喃鼠李糖 -(1 → 4)-β-D- 吡喃葡萄糖 -(1 → 6)-β-D- 吡喃葡萄糖酯苷 [2β-hydroxy hederagenin-28-O-α-L-rhamnopyranosyl-(1 → 4)-β-D-glucopyranosyl-(1 → 6)-β-D-glucopyranosideester]、3-O-α-L-吡喃鼠李糖 -(1 → 2)-α-L- 吡喃阿拉伯糖常春藤皂苷元 -28-O-α-L- 吡喃鼠李糖 -(1 → 4)-β-D- 吡喃葡萄糖 -(1 → 6)-β-D- 吡喃葡萄糖酯苷 [3-O-α-L-rhamnopyranosyl-(1 → 2)-α-L-arabinopyranosylhederagenin-28-O-α-L-rhamnopyranosyl-(1 → 4)-β-D-glucopyranosyl-(1 → 6)-β-D-glucopyranosideester)、3-O-α-L- 吡喃鼠李糖 -(1 → 2)[β-D- 吡喃葡萄糖 -(1 → 4)]-α-L- 吡喃阿拉伯糖常春藤皂苷元 -28-O-α-L- 吡喃鼠李糖 -(1 → 4)-β-D- 吡喃葡萄糖 -(1 → 6)-β-D- 吡喃葡萄糖酯苷 {3-O-α-L-rhamnopyranosyl-(1 → 2)-[β-D-glucopyranosyl-(1 → 4)]-α-L-arabinopyranosylhederagenin-28-O-α-L-rhamnopyranosyl-(1 → 4)-β-D-glucopyranosyl-(1 → 6)-β-D-glucopyranosideester}、3-O-α-L- 吡喃鼠李糖 -(1 → 2)-α-L- 吡喃阿拉伯糖齐墩果酸 -28-O-α-L- 吡喃鼠李糖 -(1 → 4)-β-D- 吡喃葡萄糖 -(1 → 6)-β-D- 吡喃葡萄糖酯苷 [3-O-α-L-rhamnopyranosyl-(1 → 2)-α-L-arabinopgranosyloleanolicacid-28-O-α-L-rhamnopyranosyl-(1 → 4)-β-D-glucopyranose-(1 → 6)-β-D-glucopyranoside ester][9,10]、3-O-β-D- 吡喃葡萄糖 -(1 → 3)-α-L- 吡喃鼠李糖 -(1 → 2)-α-L- 吡喃阿拉伯糖齐墩果酸 -28-O-α-L- 吡喃鼠李糖 -(1 → 4)-β-D- 吡喃葡萄糖 -(1 → 6)-β-D- 吡喃葡萄糖苷 [3-O-β-D-glucopyranosyl-(1 → 3)-α-L-rhamnopyranosyl-(1 → 2)-α-L-arabinopyranosyloleanolicacid-28-O-α-L-rhamnopyranosyl-(1 → 4)-β-D-glucopyranosyl-(1 → 6)-β-D-glucopyranoside]、常春藤皂苷元 -3-O-α-L- 吡喃阿拉伯糖苷 (hederagenin-3-O-α-L-arabinopyranoside)[10]、3β,23- 二羟基 -Δ$^{20(29)}$- 羽扇豆烯 -28-O-β-D- 吡喃葡萄糖 -(1 → 6)-β-D- 吡喃葡萄糖酯苷 [(3β,23-dioxy-Δ$^{20(29)}$-lupene-28-O-β-D-glucopyranosyl-(1 → 6)-β-D-glucopyranosideester]、3β,23- 二羟基 -Δ$^{20(29)}$- 羽扇豆烯 -28-O-α-D- 吡喃鼠李糖 -(1 → 4)-β-D- 吡喃葡萄糖 -(1 → 6)-β-D- 吡喃葡萄糖酯苷 [(3β,23-dioxy-Δ$^{20(29)}$-lupene-28-O-β-D-rhamnopyranosyl-(1 → 4)-β-D-glucopyranosyl-(1 → 6)-β-D-glucopyranosideester][11]、3-O-α-L- 吡喃鼠李糖基 -(1 → 2)-α-L- 吡喃阿拉伯糖基 -3β,20,23- 三羟基羽扇豆烷 -28-O-α-L- 吡喃鼠李糖基 -(1 → 4)-O-β-D- 吡喃葡萄糖基 -(1 → 6)-β-D- 吡喃葡萄糖酯苷 [3-O-α-L-rhamnopyranosyl-(1 → 2)-α-L-arabinopyranosyl-3β,20,23-trihydroxy lupane-28-O-α-L-rhamnopyranosyl-(1 → 4)-O-β-D-glucopyranosyl-(1 → 6)-β-D-glucopyranoseide ester)、3-O-α-L- 吡喃鼠李糖基 -(1 → 2)-O-β-D- 吡喃葡萄糖基 -(1 → 4)-α-L- 吡喃阿拉伯糖基 -3β,23- 二羟基 -Δ$^{20(29)}$- 羽扇豆烯 -28-O-α-L- 吡喃鼠李糖基 -(1 → 4)-O-β-D- 吡喃葡萄糖基 -(1 → 6)-β-D- 吡喃葡萄糖酯苷 [3-O-α-L-rhamnopyranosyl-(1 → 2)-O-β-D-glucopyranosyl-(1 → 4)-α-L-arabinopyranosyl-3β-23-dioxyhydroxy-Δ$^{20(29)}$-lupene-28-O-α-L-rhamnopyranosyl-(1 → 4)-O-β-D-glucopyranosyl-(1 → 6)-β-D-glucopyranosideester]、3-O-α-L- 吡喃鼠李糖基 -(1 → 2)-α-L- 吡喃阿拉伯糖基 -3β- 羟基 -Δ$^{20(29)}$- 羽扇豆烯 -28-O-α-L- 吡喃鼠李糖基 -(1 → 4)-O-β-D- 吡喃葡萄糖基 -(1 → 6)-β-D- 吡喃葡萄糖酯苷 [3-O-α-L-rhamnopyranosyl-

$(1\rightarrow2)$-α-L-arabinopyranosyl-3β-hydroxy-$\Delta^{20(29)}$-lupene-28-O-α-L-rhamnopyranosyl-$(1\rightarrow4)$-O-β-D-glucopyranosyl-$(1\rightarrow6)$-β-D-glucopyranosideester]、3-O-α-L- 吡喃鼠李糖基 -$(1\rightarrow2)$-O-[O-β-D- 吡喃葡萄糖基 -$(1\rightarrow4)$-β-D- 吡喃葡萄糖基 -$(1\rightarrow4)$]-α-L- 吡喃阿拉伯糖基 -$3\beta,23$- 二羟基 -$\Delta^{20(29)}$- 羽扇豆烯 -28-O-α-L- 吡喃鼠李糖基 -$(1\rightarrow4)$-O-β-D- 吡喃葡萄糖基 -$(1\rightarrow6)$-β-D- 吡喃葡萄糖酯苷 {3-O-α-L-rhamnopyranosyl-$(1\rightarrow2)$-O-[O-β-D-glucopyranosyl-$(1\rightarrow4)$-β-D-glucopyranosyl-$(1\rightarrow4)$]-α-L-arabinopyranosyl-3β-23-dioxyhydroxy-$\Delta^{20(29)}$-lupane-28-O-α-L-rhamnopyranosyl-$(1\rightarrow4)$-O-β-D-glucopyranosyl-$(1\rightarrow6)$-β-D-glucopyranoside ester}[12]。

　　甾醇类成分 : 3- 乙酰基 -β- 谷甾醇 (3-acetyl-β-sitosterol)、3- 乙酰基 - 豆甾醇 (3-acetyl-stigmasterol)、菜油甾醇 (campesterol)、麦角甾醇 (ergosterol)、羊毛甾醇 (lanosterol)、豆甾醇 (stigmasterol)、雄甾 -3,11,17- 三醇 (androstane-3,11,17-triol)[3]、β- 谷甾醇 (β-sitosterol)[3,7]、胡萝卜苷 (daucosterol)[4-7]。

　　有机酸及酯类成分 :5- 羟基 -4- 氧代戊酸 (5-hydroxy-4-oxo-pentanoic acid)、莽草酸 (shikimic acid)、1,4- 丁二酸 (1,4-amberacid)、L- 菊苣酸 (L-chicoric acid)[1]、邻苯二甲酸正丁酯 (o-dibutylphthalate)、邻苯二甲酸辛酯 (dioctylphthanate)[3]、邻苯二甲酸异丁酯 (iso-butylphthalate)[6]。

　　其他 : myo- 肌醇 (myo-inositol)[1]。

【药典检测成分】2015 版《中国药典》规定 , 本品照高效液相色谱法测定 , 按干燥品计算 , 含白头翁皂苷 B$_4$ 不得少于 4.6%。

参考文献

[1] 张晓琦, 石宝俊, 李药兰, 等. 白头翁地上部分的化学成分研究 [J]. 中草药, 2008, 39(5): 651-653.

[2] Yoshihiro Mimaki, Minpei kuroda, Tomoki Asano, et al. Triterpene Saponins and Lignans from the Roots of pulastilla chinensis and Their Cytotoxic Activity against HL-60 cells [J]. J. Nat. Prod. , 1999, 62(9): 1279.

[3] 张琳, 张青, 田景奎. 白头翁挥发油化学成分研究 [J]. 中国现代应用药学杂志, 2006, 23(2): 109-111.

[4] 国家中医药管理局《中华本草》编委会. 中华本草: 第 3 册 1842 [M]. 上海: 上海科学技术出版社, 1999: 239-243.

[5] 吴振洁, 丁林生, 赵守训. 中药白头翁的苷类成分 [J]. 中国药科大学学报, 1991, 5(22): 265-269.

[6] 江苏新医学院. 中药大词典 (上册) [M]. 上海: 上海科学技术出版社. 1977: 704

[7] 陶剑虹, 孙辉, 张现涛, 等. 兴安白头翁根茎的化学成分研究 [J]. 中国中药杂志, 2005, 15(30): 1166-1168.

[8] 关树光, 於文博, 赵宏峰, 等. 白头翁化学成分的研究 Ⅱ [J]. 长春中医药大学学报, 2006, 3(22): 45-46.

[9] 石宝俊, 李茜, 张晓琦, 等. 中药白头翁地上部分的三萜皂苷成分 [J]. 药学学报, 2007, 8(42): 862-866.

[10] 付云明, 陈虹, 刘岱琳, 等. 朝鲜白头翁化学成分的研究 [J]. 中草药, 2008, 1(39): 26-29.

[11] 叶文才, 赵守训, 张振华, 等. 中药白头翁化学成分的研究 (Ⅲ) [J]. 中国药科大学学报, 1991(6): 337.

[12] Yoshihiro Mimaki, Akihito Yokosuka, Minpei kuroda, et al. New Bisdesmosidic Triterpene saponins from the Roots of Pulsatilla chinensis [J]. J. Nat. Prod. , 2001, 64(9): 1226-1229.

104. 白芍　Paeoniae Radix Alba

【来源】本品为毛茛科植物芍药 *Paeonia lactiflora* Pall. 的干燥根。

【性能】苦、酸 , 微寒。平肝止痛 , 养血调经 , 敛阴止汗。

【化学成分】本品含萜类、黄酮类、挥发油等化学成分。

　　萜类成分 : 牡丹酚 (paeonol)、没食子酰芍药苷 (galloylpaeoniflorin)[1]、白芍苷或芍药内酯苷 (albiflorin)[1-3]、苯甲酰芍药苷 (benzoylpaeoniflorin)[1,3,5]、芍药苷 (paeoniflorin)[1,3,5,6]、(Z)(1S,5R)-β-蒎 -10- 烯基 -β- 巢菜苷 [(Z)(1S,5R)-β-pinen-10-yl-β-vicianoside][1,4]、芍药苷元酮 (paeoniflocigenone)、芍药内酯 A(paeonilactone A)、芍药内酯 B(nilactone B)、芍药内酯 C(nilactone C)[1,5]、30- 去甲常春藤皂苷元 (30-norhederagenin)、氧化芍药苷 (oxypaeoniflorin)[1,5,6]、芍药新苷 (lactiflorin)[1,7]、芍

药花苷 (paeonin)[2]、芍药苷亚硫酸酯 (paeoniflorinsulfonate)[3]、白芍苷 R₁(albiflorin R₁)[7]、23- 羟基桦木酸 (23-hydroxybetulinic acid)、3β- 羟基 -11- 氧化齐墩果酸 -12- 烯 -28- 酸 (3β-hydroxy-11-oxo-olean-12-en-28-oic acid)[8]、芍药二酮 (paeonidiketone)[9]、常春藤皂苷元 (hederagenin)、3β- 羟基 -11α,12α- 环氧齐墩果 -28-13β- 交酯 (3β-hydroxy-11α,12α-epoxyolean-28-13β-olide)、11α,12α- 环氧 -3β,23- 二羟基齐墩果 -28,13β- 交酯 (11α,12α-epoxy-3β,23-dihydroxyolean-28,13β-olide)、齐墩果酸 (oleanolic acid)、桦木酸 (betulinic acid)[10]、乳糖交酯 (lactinolide)、芍药乳糖酮 (paeonilactinone)、6-O-β-D- 吡喃葡萄糖基 - 乳糖交酯 (6-O-β-D-glucopyranosyl-lactinolide)、1-O-β-D- 吡喃葡萄糖基 - 牡丹酮 (1-O-β-D-glucopyranosyl-peonyone)、11α,12α- 环氧 -3β,23- 二羟基 -30- 去甲齐墩果 -20(29)- 烯 -28,13β- 交酯 [11α,12α-epoxy-3β,23-dihydroxy-30-norolean-20(29)-en-28,13β-olide][11]。

黄酮类成分 :1,2,3,6- 四没食子酰基葡萄糖 (1,2,3,6-tetra-O-galloyl-β-D-glucose)[1]、1,2,3,4,6- 五没食子酰基葡萄糖 (1,2,3,4,6-penta-O-galloyl-β-D-glucose)[1,3,8]、d- 儿茶素 (精)(d-catechin)[1,8]、山奈酚 -3,7- 二 -O-β-D- 葡萄糖苷 (kaempferol-3,7-di-O-β-D-glucoside)、山奈酚 -3-O-β-D- 葡萄糖苷 (kaempferol-3-O-β-D-glucoside)[12]。

挥发油类成分 : 苯甲酸 (benzoic acid)[1]、苯甲酸甲酯 (methylbenzoate)、水杨酸甲酯 (methylsalicylate) 、苯乙酮 (acetophenone)、2- 乙酰基梅笠草烯 (2-acetylpyrolene)、苯甲醛 (benzaldehyde)、水杨酸乙酯 (ethylsalicylate)、麝香草酚 (thymol)、紫苏醇 (perilla alcohol)、4,7- 二甲基香豆酮 (4,7-dimethylcumarone)、2,6- 二叔丁基 -4- 甲基苯酚 (2,6-ditertbutyl-4-methylphenol)、香芹酚 (carvacrol)、α- 甲酚 (α-cresol)、间甲酚 (m-cresol)、对甲酚 (p-cresol)、呋喃醛 (furfural)、呋喃糠醇 (furfuralalcohol)、2- 呋喃甲基酮 (2-furylmethylketone)、对甲氧基苯乙酮 (p-methoxyacetophenone)、5- 甲基 -2- 呋喃醛 (5-methyl-2-furfural)、苯乙醛 (phenyl acetaldehyde)、苯酚 (phenol)、4- 羟基 -3- 甲氧基苯乙酮 (4-hydroxy-3-methoxy-acetophenone)、α- 对羟基苯乙酮 (α-hydroxyacetophenone)、间叔丁酰基苯酚 (m-tertbutyl phenol)、2- 甲氧基 - 苯酚 (2-methoxy phenol)、壬基苯酚 (nonylphenol)、β- 苯乙醇 (β-phenylethylalcohol)[13]。

酚酸类成分 : 没食子酸 (gallic acid)、倍单宁 (gallotannin)、没食子鞣质 (gallotannins)、没食子酸乙酯 (progallin A)[14]。

甾醇类成分 :β- 谷甾醇 (β-sitosterol)、胡萝卜苷 (daucosterol)[1,8]。

其他 : 金属元素 Mn、Fe、Cu、Cd、Pb 及 17 种氨基酸 [8,9]、丁醇 (butanol)、α,α- 二甲苄基乙醇 (α,α-dimethylbenzyalcohol)、3- 羟基吡啶 (3-hydroxypyridone)[13]。

【药典检测成分】2015 版《中国药典》规定 , 本品照高效液相色谱法测定 , 按干燥品计算 , 含芍药苷不得少于 1.6%。

参考文献

［1］国家中医药管理局《中华本草》编委会 . 中华本草 : 第 3 册 2104［M］. 上海 : 上海科学技术出版社 , 1999: 515-521.

［2］何丽一 , 冯瑞芝 , 肖培根 . 芍药苷在芍药属植物中的存在［J］. 药学学报 , 1980, 15(7): 429.

［3］王巧 , 郭洪祝 , 霍长虹 , 等 . 白芍化学成分研究［J］. 中草药 , 2007, 7(38): 973-976

［4］Lang Hui Ying, Li ShouZhen, T MeCabe, et al. A new monoterpene glycoside of Paeonia lactiflora［J］. Planta Media, 1984, 50(6): 501-504.

［5］杨秀伟 , 等 . 卵叶芍药化学成分的研究［J］. 中国中药杂志 , 1994, 19(4): 234.

［6］唐春发 . 白芍有效成分的提取和分离［J］. 广东药学 . 1995, (3): 28, 30.

［7］张晓燕 , 高崇凯 , 王金辉 , 等 . 白芍中的一种新的单萜苷［J］. 药学学报 , 2002, 37(9): 705.

［8］张树花 , 等 . 芍药中 d- 儿茶精 , 没食子酸及其乙酯的含量测定［J］. 中草药 , 1988, 19(9): 1.

［9］Kadota S, et al. Palbinone a Novel Terpenoid from Paeonia albiflora Potent Inhibitory Activity on 3a-Hydroxysteroid Dehydrogenase［J］. Chem Pharm Bull, 1993, 41(3): 487.

［10］Ikuta A, Kamita K, Satoke T, et al. Triterpenoids from callus tissue culture of paeonia species［J］. Phytochemistry, 1995, 38(5): 1203.

［11］Murakami N, Saka M, Shimada H, et al. New bioactive monoterpene glycoside from paeoniae radix［J］. chempharm Bull, 1996, 44(6): 1279.

[12] Kamiya K，Yoshioka K，Saiki Y，et al. Triterpenoids and flavonoids from paeonia Lactiflora [J]. Phytochemistry，1997，44(1)：141.

[13] Miyazawa Mitsuo，et al. C A，1985，102：32017b.

[14] 张博，冯锁民，扈本荃，等 . 赤芍中化学成分的测定方法 [J] . 现代医药卫生，2010，26(23)：3587-3588.

105. 白芷　Angelicae Dahuricae Radix

【来源】本品为伞形科植物白芷 *Angelica dahurica*(Fisch. ex Hoffm.)Benth. et Hook.f. 或杭白芷 *Angelica dahurica*(Fisch. ex Hoffm.)Benth. et Hook. f. var. *formosana*(Boiss.)Shan et Yuan 的干燥根。

【性能】辛，温。解表散寒，祛风止痛，宣通鼻窍，燥湿止带，消肿排脓。

【化学成分】本品含香豆素类、木脂素类、挥发油类等化学成分。

香豆素类成分 : 独活属醇 - 叔 -*O*-β-D- 吡喃葡萄糖苷 (heraclenol-tert-*O*-β-D-glucopyranosyl)、白当归素 - 叔 -*O*-β-D- 吡喃葡萄糖苷 (byakangelicin-tert-*O*-β-D-glucopyanosyl)、白当归素 - 仲 -*O*-β-D- 吡喃葡萄糖苷 (byakangelicin-*p*-*O*-β-D-glucopyanosyl)、花椒毒酚 -8-*O*-β-D- 吡喃葡萄糖苷 (xanthotoxol-8-*O*-β-D-glucopyanoside)、东莨菪苷 (scopolin)、茵芋苷 (skimmin)、欧前胡内酯 (imperatorin)、紫花前胡苷 (nodakenin)、异欧前胡内酯 (*iso*-imperatorin)[1]、氧化前胡素 (oxypeucedanin)[1-3]、白当归素 (byakangelicin)[1,2]、3′- 羟基印度榅桲苷 (3′-hydroxy-marmesinin)、叔 -*O*- 甲基白当归素 (tert-*O*-methylbyakangelicin)[1,4]、香柑内酯 (bergapten)、水合氧化前胡素 (oxypeucedanin hydrate)[5]、别欧前胡素 (alloimperatorin)[1,6]、珊瑚菜素 (phellopterin)、异氧化前胡素 (*iso*-oxypeucedanin)[1,6]、花椒毒酚 (xanthotoxol)[1,7]、异白当归脑 (*iso*-byakangelicol)[2]、异紫花前胡内酯 (marmesine)、花椒毒素 (xanthotoxin)[2,7]、1′-*O*-β-D- 吡喃葡萄糖苷 -(2*R*,3*S*)-3- 羟基紫花前胡内酯 [1′-*O*-β-D-glucopyranosyl-(2*R*,3*S*)-3-hydroxynodakenetin]、异紫花前胡苷 (*iso*-nodakenin)[3]、7- 去甲基软木花椒素 (7-demethylsuberosin)、7- 甲基栓花椒素 (7-methyl subersin)、6- 甲氧基 -7- 异戊酰香豆素 (6-methoxy-7-*iso*-valerylcoumarin)、8- 羟基 -7- 异戊 -2- 烯基香豆精 (8-hydroxy-7-*iso*-penta-2-ene-conmarins)[4]、异佛手柑内酯 (*iso*-bergapten)、脱水白当归素 (anhydrobyakangelicin)、水合白当归素 (byakangelicin hydration)、叔 -*O*- 乙酰基白当归素 (tert-*O*-acetyl byakangelicin)[6]、异回芹内酯 (*iso*-pimpinellin)[7]、脱水比克白芷素 (anhydrobyakangelicin)[8,9]、别异欧前胡素 (allo-*iso*-imperatorin)、白芷毒素 (angelicotoxin)、川白芷素 (angenomalin)、白芷灵 (anomalin)、东莨菪素 (scopoletin)[10]、异东莨菪苷 (*iso*-scopolin)、秦皮乙素 -6-*O*-β-D- 呋喃芹菜糖基 -(1 → 6)-*O*-β-D– 吡喃葡萄糖苷 [aesculetin-6-*O*-β-D-apiofuranosyl-(1 → 6)-*O*-β-D–glucopyranoside]、毛樱桃苷 (tomenin)、7-*O*-β-D- 呋喃芹菜糖基 -(1 → 6)-β-D- 吡喃葡萄糖基 - 东莨菪亭 [7-*O*-β-D-apiofuranosyl-(1 → 6)-β-D-glucopyranosyl-scopoletin][11]、suberosin、3*R*,8*S*-falcarindiol、欧前胡素 (imperatorin)、异欧前胡素 (isoimperatorin)、佛手柑内酯。

木脂素类成分 :5- 甲氧基 -8- 羟基补骨脂素 (5-methoxy-8-hydroxy psoralen)、8- 甲氧基 -4- 氧 -(3- 甲基 -2- 丁烯基) 补骨脂素 [8-methoxy-4-oxo-(3-methyl-crotyl)psoralen][1,4]、补骨脂素 (psoralen)[4]、8- 甲氧基 -5- 羟基补骨脂素 (8-methoxy-5-hydroxypsoralen)[5,7]、补骨脂素苯醌 (psoralen quinone)[7]、5-(2- 羟基 -3- 甲氧基 -3- 甲基丁氧基) 补骨脂素 [5-(2-hydroxy-3-methoxy-3-methylbuoxy)psoralen]、5- 甲氧基 -8-(2- 羟基 -3- 甲氧基 -3- 甲基丁氧基) 补骨脂素 [5-methoxyl-8-(2-hydroxy-3-methoxybuoxy)psoralen][10]、5,8-(2,3- 二羟基 -3- 甲基) 二丁氧基补骨脂素 [5,8-(2,3-dihydroxy-3-methyl)dibutoxypsoralen]、8-(2,3- 二羟基 -3- 甲基) 二丁氧基补骨脂素 [8-(2,3-dihydroxy-3-methyl)dibutoxypsoralen][12]、5- 甲氧基 -8-(2- 乙酰基 -3- 羟基 -3- 甲氧基丁氧基) 补骨脂素 [5-methoxy-8-(2-acetoxy-3-hydroxy-3-methoxybuoxy) psoralen][13]。

挥发油类成分 :4- 萜品醇 (4-terpineol)[1]、新白当归脑 (neobyakangelicol)[1,2]、白当归脑 (byakangelicol)[1,2,5]、栓翅芹烯醇 (pabulenol)[1,5]、棕榈酸 (palmitic acid)[1,5,7]、丁二酸 (succinic acid)[3]、洋椿素 (cedrelopsin)、knidilin[4]、欧芹酚甲醚 (osthole)[4]、佛手酚 (bergaptol)[5,6]、三十七烷 (heptatriacontane)[6]、3- 甲氧基 -1H- 吡咯 (3-methoxyl-1H-pyrrole)、硬脂酸 (stearic acid)[7]、伞形花内酯 (umbelliferone)[8,9]、马栗树皮素二甲醚 (aesculetindimethylether)[10]、osmanthuside H[11]、heroclenol[12]、乙酸正十二酯 (ac-n-dodecester)[14]、正十四醇 (tetradecanol)[14]、松油烯 -4- 醇 (terpinene-4-ol)[14,15]、己醛 (caproaldehyde)、α- 荜澄茄油烯 (α-cubebene)、α- 甲基芷香酮 (α-irone)、杜松烯 (cadinene)、δ- 杜松烯 (δ-cadinene)、α- 檀香烯 (α-santalene)、δ- 蛇床烯 (δ-selinene)、菖蒲萜烯 (calamene)、薄荷酮 (menthone)、α- 异丙基 -5- 甲基茴香醚 (α-iso-propyl-5-methyl anisole)、β- 松油醇 (β-terpineol)、β- 萜品烯 (β-terpinenes)、β- 蒎烯 (β-pinene)、橙花叔醇 (nerolidol)、α- 雪松烯 (α-himachalene)、1- 二十碳烯 (1-eicosylene)、γ- 榄香烯 (γ-elemene)、β- 金合欢烯 (β-farnesene)、β- 榄香烯 (β-elemene)、α- 水芹烯 (α-phellandrene)、β- 水芹烯 (β-phellandrene)、9,12- 二烯十八酸甲酯 (9,12-dienemethylstearate)、3- 甲基 -2- 丁烯 -1- 醇 (3-methyl-2-butylene-1-ol)、3- 甲基 - 丁酸 - 十六烷基酯 (3-methyl-butyrate-hexadecylester)、5- 甲基己醛 (5-methyl-caproaldehyde)、2- 甲基巴豆醛 (2-guaiacene)、β- 古芸烯 (β-gurjunene)、八氢 -α- 樟脑烯 (octo-hydrogen-α-camphorene)、十八碳 -9- 烯醛 (octadecacarbon-9-enealdehyde)、7,10,13- 三烯十六酸甲酯 (7,10,13-triene hexadecoic acid methyl ester)、1,7,7- 三甲基双环庚 -2- 醇 - 乙酸酯 (1,7,7-trimethyl-bicyclohepta-2-ol-acetas)[15]、β- 石竹烯 (β-caryophyllene)[15]、榄香烯 (elemene)[15,16]、α- 蒎烯 (α-pinene)[15,17]、樟脑 (camphor)、3- 蒈烯 (3-carene)、正十二醇、3- 亚甲基 -6-(1- 甲乙基)- 环己烯 [3-methyl-ene-6-(1-methylethyl)-cyclohexene]、十一碳烯 (undecene)、十三烷酸 (tridecanoic)、10- 十一碳烯酸 (10-undecenoicacid)、8- 壬烯酸 (8-nonenoic acid)[16]、1- 十四烷醇 (1-tetradecanol)[16,17]、十八碳醇 (octadecanol)[16,18]、壬基环丙烷 (nonyl-cyclopropane)[17]、8- 异丙烯基 -1,5- 二甲基 - 十环 -1,5- 二烯 (8-iso-propenyl-1,5-dimethyl-decacyclo-1,5-diene)、α- 吡咯烷酮羧酸乙酯 (α-pyrrolidonecarboxylic acid ethyl ester)、γ- 萜品烯 (γ-terpinenes)、α- 松油醇 (α-terpineol)、帕布列诺 (pabuleno)、芍药醇 (paeonol)、薄荷醇 (menthol)、6- 乙酰基 -2,5- 二羟基 -1,4- 萘醌 (6-acetyl-2,5-dihydroxy-1,4-naphthoquinone)、2,7- 二甲基 -1,6- 辛二烯 (2,7-dimethyl-1,6-octadiene)、反 -3,2- 二甲基 -1,6- 辛二烯 (trans-3,2-dimethyl-1,6-octadiene)、(+)- 表二环倍半菲蓝烯 [(+) -epi-bicyclosesquiphellandrene]、巴豆酸乙酯 (ethyl crotonate)、2,6- 二甲基 -2- 辛烯 (2,6-dimethyl-2-octene)、4,4- 二甲基 -3- 羟基 - 二氢 -(3H)- 呋喃酮 [4,4-dimethyl-3-hydroxy-dihydro-(3H)-furanone]、十五碳酸乙酯 (pentadecaethylcarbonate)、Z-11- 十五碳烯醇 (Z-11-pentadecenicalcohol)、十五碳醇 (pentadecylol)、邻苯二甲酸丁酯环己醇酯 (butyl benzene-o-dicarboxylatecyclohexanol ester)、十二烷基醋酸酯 (dodecyl acetate ester)、十六碳酸乙酯 (hexadecaethylcarbonate)、2-(十六烷氧基)- 乙醇 [2-(hexadecane alkoxyl)-ethanol]、9- 十六碳烯酸乙酯 (9-hexadecenoicacid ethylester)、1- 十六醇醋酸酯 (1-hexadecyl acetate)、2- 十九碳醇 (2-nonadecyl alcohol)、Z- 十八碳 -1- 醇醋酸酯 (Z-octadecyl-1-alcohol acetateester)、3- 甲基丁酸 (3-methylbutyric acid)、9,12- 十八碳二烯酸 (9,12-octadecadienoic acid)、杜松醇 (selinen-4-ol)、2,2,6,10- 四甲基二环 -[4,5,0]-6,10- 二烯 (2,2,6,10-tetramethyl-bicyclo-[4,5,0]-6,10-diene)、[1S-(1α,2β,4β)]-1,2,4- 三异丙烯基 - 环己烷 {[1S-(1α,2β,4β)]-1,2,4-tri-iso-propenyl)-cyclohexan}、9,12- 十八碳二烯酸乙酯 (9,12-octadecadienoicacidethylester)、5,8,11- 十七碳三炔酸甲酯 (5,8,11-heptadeca-tri-acetylenicacid methylester)、2,4a,5,6,7,8- 六氢 -3,5,5,9- 四甲基 -1H- 苯基环庚烯 (2,4a,5,6,7,8-hexahydro-3,5,5,9-tetramethyl-1H-benzcycloheptene)、羟基丁二酸二乙酯 (hydroxy butanedioic acid diethylmaleate)、2- 羟基 - 丙烯酸乙酯 (2-hydroxy-ethylacrylate)、1- 乙烯基 -1- 甲基 -2-(1- 甲基乙烯基)-4-(1- 甲基亚乙基)- 环己烷 [1-ethylene-1-methyl-2-(1-methyl-ethylene)-4-(1-methylethylene)-cyclohexane]、油酸乙酯 (ethyl oleate)、硬脂酸乙酯 (ethyl stearate)、丁二酸乙酯 (ethyl succinate)[18]、十四碳醇 (tetradecylol)[18,19]、十一碳醇 (undecanol)、4,11,11- 三 甲 基 -8- 亚 甲 基 - 双 环 [7,2,0] 十 一 烷 -4- 烯 {4,11,11-trimethyl-8-methylene-bicyclo[7,2,0]undecane-4-ene}[18]、十二碳醇 (dodecanol)、Z-11- 十四碳烯酸 (Z-11-tetradecenic acid)、环十二烷醇 (cyclododecane)、十六碳醇 (hexadecanol)[18]、1- 十四碳烯 (1-tetradecene)[19]、甲基环癸烷 (methyl-cyclodecane)[19,20]、土青土香烯酮 (aristolone)、11,14- 二十碳二烯酸甲酯 (11,14-eicosadienoic acid methylester)、十六碳烯乙酯 (hexadecyleneethylester)、丁香酚 (eugenol)、十四醇乙酸酯 (tetradecanol acetas)、香芹酚 (carvacrol)、异荒漠木烯 (iso-erempilene)[21]、avprin[22]、2- 蒈烯 (2-carene)、β- 月桂烯 (β-myrcene)、桃金娘醇 (myrtenol)、反式 - 氧化芳樟醇 (trans-linaloloxide)、龙脑 (borneol)、丁香烯 (caryophyllene)、R-α- 蒎烯 (R-α-pinene)、2- 正戊基呋喃 (2-n-pentylfuran)、4- 桉 - 烷 -4(14),11- 二烯 [4-eudesmane-4(14),11-diene]、镰叶芹醇 (Z)-(−)-1,9- 十七烷二烯 -4,6- 二炔基 -3- 醇 [falcarinol(Z)-(−)-1,9-heptadeca-diene-4,6-diynyl-3-ol]、甲酸己酯 (formicacidhexylester)、庚醛 (heptanal)、1- 庚醇 (1-heptanol)、3- 羟基 -4- 异丙基 -5,10- 二甲基萘烷醇 (3-hydroxy-4-iso-propyl-5,10-dimethyl-decalol)、2- 甲氧基 -3-(2- 丙烯基)- 苯酚 [2-methoxy-3-(2-propenyl)-phenol]、1- 甲氧基 -4(1- 丙烯基)- 苯酚 [1-methoxy-4-(1-propenyl)-benzene]、3- 亚甲基 - 环庚烯 (3-methylene-cycloheptene)、2- 甲氧基 -4- 乙烯基苯酚 (2-methoxy-4-vinylphenol)、(3E)-4,8- 二甲基 -3,8- 壬二烯醇 [(3E)-4,8-dimethyl-3,8-nonadienol]、3- 亚丁基 -1(3H)- 异苯并呋喃酮 [3-butylidene-1(3H)-iso-benzofuranone]、苯甲醛 (benzaldehyde)、苯乙醛 (benzeneacetaldehyde)、(Z)-5- 十二烯 -1- 醇 [(Z)-5-dodecene-1-ol]、3- 乙基 -2,5- 二甲基 - 异烟酰胺 (3-ethyl-2,5-dimethylpyrazine)、2,5- 二乙基 - 异烟酰胺 (2,5-dimethyl-pyrazine)、4- 亚甲基 -1-(1- 甲乙基)-3- 环己烯 -1- 醇 [4-methylene-1-(1-methylethyl)-3-cyclohexen-1-ol]、4-(1- 甲乙基)-1- 环己烯 -1- 羧基乙醛 [4-(1-methylethyl)-1-cyclohexene-1-carboxyaldehyde]、呋喃羧基乙醛 (5-methyl-2-furancarboxyaldehyde)、5- 甲基 -2-D- 柠檬烯 (5-methyl-2-D-limonene)、1- 甲基 -4-(1- 甲乙基)-1,4- 环己二烯 [1-methyl-4-(1-methylethyl)-1,4-cyclohexadiene]、4- 甲基 -1-(1- 甲乙基)-3- 环 -1- 己烯醇 [4-methyl-1-(1-methylethyl)-3-cyclo-1-hexenol]、水杨酸甲酯 (methylsalicylate)、3,7- 二甲基 -1,6- 辛二烯 -3- 醇 (3,7-dimethyl-1,6-octadiene-3-ol)、(Z)3,7- 二甲基 -1,3,7- 辛三烯 [(Z)3,7-dimethyl-1,3,6-octatriene]、月桂醛 (dodecanal)、库贝醇 (cubenol)、1-(1- 环己烯 -1- 基)-1- 丙酮 [1-(1-cyclohexen-1-yl)-1-propanone]、2,4,5- 三甲基苯甲醛 (2,4,5-trimethylbenzaldehyde)、1,3,3- 三甲基 - 双环 [2.2.1]-2- 庚醇 (1,3,3-trimethyl-bicyclo[2.2.1]-2-heptanol)、3,5- 辛二烯 -2- 醇 (3,5-octadien-2-ol)、辛醛 (octanal)、2,4,6- 辛三烯 (2,4,6-octatriene)、1- 辛烯 -3- 醇 (1-octene-3-ol)、(E)-2- 辛烯 -1- 醇 [(E)-2-octene-1-ol]、壬醛 (nonanal)、(E)-2- 壬醛 [(E)-2-nonanal]、(1S)1,7,7- 三甲基双环 [2,2,1]-2- 庚酮 {(1S)1,7,7-trimethyl-bicyclo[2.2.1]-2-heptanone}、α,α,4- 三甲基 -3- 环己烯 -1- 甲醇 (α,α,4-trimethyl-3-cyclohexene-1-methanol)、2-(1- 氧丙基)- 苯甲酸甲酯 [2-(1-oxopropyl)-benzoicacid methylester]、三甲吡啶 (trimethylpyridine)、2- 甲基 -2- 丁酸 (2-methyl-2-butyrate)、(Z,Z)-9,12- 十八碳二烯酸 [(Z,Z)-9,12-octadecadienoic acid]、十六烷酸 (hexadecanoicacid)、十二烷基乙酸 (dodecyl aceticacid)[23]、R-α- 蒎烯 (R-α-pinene)[23]、agido、比克白芷醚 (byakangelicol)、新比克白芷醚 (neobyakangelicol)[24,25]、雪松烯 (cedrene)、雪松醇 (cedrol)、柏木烯 (cedrene)、4- 乙烯基 -4- 甲基 -3-(1- 环己烯) [4-ethenyl-4-methyl-3-(1-cyclohexene)]、罗汉柏木烯 (thujopsene)、茴香脑 (anethole)[15,27]、石竹烯 (caryophyliene)[28]、α- 柠檬烯 (α-limonene)[29]。

　　甾醇类成分：谷甾醇 (sitosterol)[1,5,30]、β- 谷甾醇 (β-sitosterol)[4,7,26,30]、胡萝卜苷 (β-daucosterin)、豆甾醇 (stigmasterol)[4,7,25]。

　　糖类成分：β-D-（+）- 葡萄糖 [β-D-（+)-glucose][3]、蔗糖 (sucrose)[3,4]。

　　其他：腺苷 (adenosine)[1]、广金钱草碱 (desmodimine)[4] 以及 Ca、Cu、Fe、Zn、Mn、Na、P、Ni、Mg、Co、Cr、Mo 等无机元素。

【药典检测成分】2015 版《中国药典》规定，本品照高效液相色谱法测定，按干燥品计算，含

欧前胡素不得少于 0.080%。

参考文献

［1］国家中医药管理局《中华本草》编委会. 中华本草：第 5 册 5082［M］. 上海：上海科学技术出版社，1999：883-888.

［2］斋木保久，等. 药学杂志，1971，91(12)：1313.

［3］游小琳，李丽，肖永庆. 白芷水溶性部分化学成分研究［J］. 中国中药杂志，2002，27(4)：279-280.

［4］Hyun Seung Ban. Soo Sung Lim. Inhibitory effects of furnanocoumarins isolated from the root of Angelica Dahurica on prostaglandin E_2 production［J］. Planta Med，2003(69)：408-412.

［5］卢嘉，金丽，金永生，等. 中药杭白芷化学成分的研究［J］. 第二军医大学学报，2007，28(3)：294.

［6］Qiao Shan yi. Conmarins of the Roots of Angelica dahurica［J］. Planta Medica，1996(62)：584.

［7］梁波，徐丽珍，邹忠梅，等. 川白芷化学成分研究［J］. 中草药，2005，36(8)：1132-1135.

［8］秦清之，等. 药学杂志，1963，83(6).

［9］秦清之，等. 药学杂志，1967，87(9)：1118.

［10］Ola Bergendorff，Kim Dekermedjian，Mogens Nielsen，et al. Furanocoumarins with affinity to brain benzodiazepine Receptors in vitro［J］，Phytochemistry，1997(44)：1121-1124.

［11］赵兴增，贾晓东，陈军，等. 白芷化学成分研究［J］. 时珍国医国药，2008，19(8)：2000-2002.

［12］Yongsoo Kwon，Akio Kobayashi，Shin Ichiro，et al. Antimicrobial constituents of angelica dahurica roots［J］. Phytochemistry，1997(44)：887-889.

［13］Yoshi Yuki，Kimura，Hiromichi Okuda. Histamine release effectors from angelica dahuricavar. dahurica Roots［J］. J Nat Prod，1997(60)：249-251.

［14］黄远征，徐成基. 川白芷挥发油化学成分的研究［J］. 四川日化，1989(1)：16-18.

［15］张国彬，尚尔宁. 杭白芷挥发油化学成分的研究［J］. 宁夏医学院学报，1997，19(4)：7-8.

［16］李宏宇. 川白芷的挥发油成分分析［J］. 华西药学杂志，1990，5(2)：79.

［17］张强，李章万. 杭白芷挥发油成分的 GC-MS 分析［J］. 中药材，1997(1)：28-30.

［18］弥宏，于敏，赵东明，等. 白芷超临界 CO2 萃取产物化学成分的研究［J］. 中国实验方剂学杂志，2006，12(3)：22-24.

［19］姚川，周成明，崔国印，等. 白芷挥发油化学成分的鉴定［J］. 中药材，1990(12)：34-36.

［20］聂红，沈映君. 白芷挥发油 GC-MS 分析［J］. 贵阳中医学院学报，2002(2)：58-60.

［21］乔善义，姚新生，刘传华，等. 野生白芷挥发油成分的研究［J］. 中国药物化学杂志，1997(3)：200-2002

［22］Hyuncheol Ih，Ho Sublee，Furocoumarins from Angelica Dahurica with Hepatoprotective Activity on Tacrine induced cytotoxity in HepG2 cells［J］. Planta Med，2002(68)：463-464.

［23］刘韶，梁逸曾，曾茂茂，等. GC-MS 与直观推导式特征投影法分析杭白芷的挥发性成分［J］. 中南药学，2007，5(5)：455-459.

［24］张富强，聂红，韦艺，等. 白芷的化学与药理研究进展［J］. 南京中医药大学学报 (自然科学版)，2002，18(3)：190-192.

［25］张烨，孙建，屠鹏飞，等. 白芷的化学成分研究［J］. 内蒙古医学院学报，2012，34(4)：277-280.

［26］周爱德，李强，雷海民，等. 白芷化学成分的研究［J］. 中草药，2010，41(7)：1081-1083.

［27］李伟，陆占国，封丹，等. 顶空固相微萃取——气质分析白芷香气成分研究［J］. 中国调味品，2010，37(5)：109-112.

［28］蔡玲，李爱阳，等. 固相微萃取 GC-MS 联用分析白芷挥发性成分［J］. 中成药，2010，32(7)：1179-1182.

［29］赵爱红，杨鑫宝，杨秀伟，等. 兴安白芷的挥发油成分分析［J］. 药物分析杂志，2012，32(5)：763-768.

［30］黄新萍，包淑云，杨隆河，等. 中药川白芷的化学成分研究［J］. 河南师范大学学报 (自然科学版)，2011，39(4)：88-90.

106. 白附子　Typhonii Rhizoma

【来源】本品为天南星科植物独角莲 *Typhonium giganteum* Engl. 的干燥块茎。

【性能】辛，温；有毒。祛风痰，定惊搐，解毒散结，止痛。

【化学成分】本品含挥发油类、甾醇类、有机酸及酯类等化学成分。

挥发油类成分：蒽 (anthracene)、黄薁 (azulene)、1,3- 二甲基苯 (1,3-dimethyl benzene)、

7,9- 二甲基十六烷 (7,9-dimethylhexadecane)、2,7- 二甲基菲 (2,7-dimethylphenanthrene)、二十二烷 (docosane)、三十二烷 (dotriacontane)、二十烷 (eicosane)、荧蒽 (fluoranthene)、二十七烷 (heptacosane)、十七烷 (heptadecane)、苯并噻唑 (benzothiazole)、2- 甲基蒽 (2-methyl anthracene)、3- 甲基苯并噻唑 (3-methyl benzothiazole)、3- 甲基十七烷 (3-methyl heptadecane)、3- 甲基菲 (3-methyl phenanthrene)、6- 甲基 -2- 苯基 - 喹 啉 (6-methyl-2-phenyl-chinoline)、2,6,10,14- 四甲基 - 十六烷 (2,6,10,14-tetramethyl-hexadecane)、2,6,10,13- 四甲基 - 十五烷 (2,6,10,13-tetramethyl-pentadecane)、2,6,10,14- 四甲基十五烷 (2,6,10,14-tetramethyl pentadecane)、十三烷 (tridecane)、三甲基十七烷 (trimethyl heptadecane)、1,4,6- 三甲基萘 (1,4,6-trimethylnaphthalene)、2,3,6- 三甲基萘 (2,3,6-trimethylnaphthalene)、2,4,6- 三甲基辛烷 (2,4,6-trimethyloctane)、苯乙醛 (hyacinthin)、H- 苯基 -2- 萘胺 (H-phenyl-2-naphthylamine)、4- 丙烯基苯酚 (4-propenylphenol)、2,3,5,6- 四甲基苯酚 (2,3,5,6-tetramethylphenol)[1]。

甾醇类成分 :β- 谷甾醇 -D- 葡萄糖苷 (β-sitosterol-D-glucoside)[2]、β- 谷甾醇 (β-sitosterol)[2]。

有机酸及酯类成分 : 油酸 (oleic acid)、二棕榈酸甘油酯 (dipalmitin)、琥珀酸 (succinic acid)、三亚油酸甘油酯 (triglyceryllinoleate)[2]、辛烷酸 (octane acid)、亚油酸 (linoleic acid)[2,3]、棕榈酸 (palmitic acid)[2-4]、10,13- 二十碳二烯酸 (10,13-eicosadienoic acid)、十六烷二酸 (thapsic acid)、7- 十六碳烯酸 (7-hexadecenoic acid)、十八烷酸 (octadecylic acid)[3]、亚油酸乙酯 (linoleate ethylester)、十五烷酸乙酯 (pentadecanoic acid ethyl ester)[1]、桂皮酸 (cinnamic acid)、天师酸 (tianshic acid)[4]、油酸甲酯 (methyloleate)[5]、甘油脂 (glycerolipid)、亚麻脂 (linolein)、二棕榈酸 (dihexadecylic acid)[6]。

氨基酸类成分 : 酪氨酸 (tyrosine)[2]、缬氨酸 (valine)[2,5]、丙氨酸 (alanine)、精氨酸 (arginine)、天冬氨酸 (aspartic acid)、谷氨酸 (glumatic acid)、甘氨酸 (glycine)、亮氨酸 (leucine)、赖氨酸 (lysine)、脯氨酸 (proline)[7]。

其他 :N- 苯基苯胺 (N-aminobiphenyl)、内消旋肌醇 (mesoinositol)、白附子凝集素 (typhonium agglutinin)、尿嘧啶 (uracil)、胆碱 (choline)[2]、白附子胆碱 (typhoniirhizoma choline)、dl- 肌醇 (dl-inosite)、蔗糖 (sucrose)、松柏苷 (coniferin)、5- 羟甲基 -2- 呋喃甲醛 (5-hydroxy methyl furfural)、松脂素 (pinoresinol)、新橄榄脂素、落叶松脂醇、乙基松柏苷、胡萝卜苷 (daucosterol)、尿苷 (uridine)、腺苷 (adenosine)、单癸酸甘油酯、3- 单十八烯酸甘油酯[8] 以及无机元素 K、Na、Ca、Mg、P、Fe、Co、Mn、Sn、Sr、Pb[7]。

【药典检测成分】无。

参考文献

[1] 李静, 卫永第. 独角莲块茎挥发油化学成分的研究 [J]. 吉林农业大学学报, 1996, 18(2)：29-31.

[2] 国家中医药管理局《中华本草》编委会. 中华本草：第 8 册 7671 [M]. 上海：上海科学技术出版社, 1999：530-532.

[3] 李娟, 李静, 卫永第. 独角莲块茎花中脂肪酸成分分析 [J]. 人参研究, 1991(1)：39-40.

[4] 陈雪松, 陈迪化, 斯建勇. 中药白附子的化学成分研究 [J]. 中草药, 2000, 31(7)：495.

[5] 姚三桃, 傅桂兰, 洪海燕. 白附子新老制品化学成分比较 [J]. 中国中药杂志, 1933, 3(18)：212-214.

[6] 石延榜, 张振凌. 白附子化学成分及药理作用研究进展 [J]. 中国实用医药, 2008, 9(3)：130-131.

[7] 毛淑杰. 白附子生品及炮制品微量元素的含量测定 [J]. 中药饮片, 1991, (2)：30.

[8] 艾凤伟, 张嵩, 李艳凤, 等. 白附子的化学成分研究 [J]. 中草药, 2010, 41(2)：201-203.

107. 白果　Ginkgo Semen

【来源】本品为银杏科植物银杏 *Ginkgo biloba* L. 的干燥成熟种子。

【性能】甘、苦、涩 , 平；有毒。敛肺定喘, 止带缩尿。

【化学成分】本品含有机酸类、脂类、氨基酸等化学成分。

有机酸类成分：腰果酸 (anacardic acid)、白果酸 (ginkgolic acid)、氢化白果酸 (hydroginkgolic acid)、氢化白果亚酸 (hydroginkgolinic acid) 即 6- 羟基 -2- 十四烷基苯甲酸 (6-hydroxy-2-tetradecylbenzenecarboxylic acid)、6-(8- 十五碳烯基)-2,4- 二羟基苯甲酸 [6-(8-pentadeca carbeneyl)-2,4-dihydroxyhenzoic acid]、6- 十三烷基 -2,4- 二羟基苯甲酸 (6-tridecyl-2,4-dihydroxyhenzoic acid)[1]、二十六烷酸 (hexacosanoic)、棕榈酸 (palmitic acid)[2]。

脂类成分：甘油酯 (glyceride)、复合酯、固醇酯 (sterol ester)、固醇 (sterol)、单甘油酯 (monoglyceride)、二甘油酯 (diglyceride)、游离脂肪酸 (fatty acid)。复合脂主要是卵磷脂 (lecithin)、脑磷脂 (cephalin)、脑苷脂 (cerebroside)、磷脂酰酰醇、磷脂酰丝氨酸；固醇以麦固醇 (β- 谷甾醇) 为主；糖脂为双半乳糖双甘油酯、单半乳糖双甘油酯、脑苷脂及其他。构成以上脂类物质的脂肪酸为亚油酸 (linoleic acid)、油酸 (oleic acid)、柠檬酸 (citric acid)、硬脂酸 (stearic acid)、亚麻酸 (linolenic acid)[3]、正十六烷酸 -1- 甘油酯 (2,3-dihydroxypropyl hexadecoate)[2]。

氨基酸类成分：赖氨酸 (lysine)、苯丙氨酸 (phenylalanine)、亮氨酸 (leucine)、异亮氨酸 (iso-leucine)、缬氨酸 (valine)、组氨酸 (histidine)、酪氨酸 (tyrosine)[4]。

其他：银杏二酚 (bilobol)、碳水化合物 (carbohydrate)、4-O- 甲基吡哆醇 (4-O-methylpyridoxine) 称为银杏毒素 (ginkgotoxin)、蛋白质 (protein)[1]、白果醇 (ginnol)[1,2]、黄酮[5]、β- 谷甾醇 (β-sitosterol)、金松双黄酮 (palmitic acid)、银杏黄素 (ginkgetin)、异银杏黄素 (isogin kgetin)、胡萝卜苷 (daucosterol) 以及无机元素 K[1]、P、Mg、Ca、Zn、Cu[1,4]、Na、Fe、Mn、Ni 等 [4]。

【药典检测成分】无。

参考文献
［1］国家中医药管理局《中华本草》编委会. 中华本草：第 2 册 0744［M］. 上海：上海科学技术出版社，1999：276-280.
［2］周桂生，姚鑫，唐于平，等. 白果仁化学成分研究［J］. 中国药学杂志，2012，47(17)：1362-1366.
［3］董福英，程传格，刘建华，等. 白果中脂肪酸的 GC-MS 分析［J］. 分析测试学报，1999，18(5)：72-73.
［4］刘力，杨渝多. 银杏种子氨基酸成分和微量元素的测定［J］. 经济林研究，1994，12(2)：33-35.
［5］曹帮华，马海慧，梅林. 银杏种仁黄酮与内酯含量变化初探［J］. 山东农业科学，2003，1：16-19.

108. 白前　Cynanchi Stauntonii Rhizoma et Radix

【来源】本品为萝摩科植物叶白前 *Cynanchum stauntonii*(Decne.　)Schltr. ex Lévl. 与芫花叶白前 *Cynanchum glaucescens*(Decne.)Hand.-Mazz. 的干燥根茎及根。

【性能】辛、苦，微温。降气，消痰，止咳。

【化学成分】本品含生物碱类、甾体类、萜类等化学成分。

生物碱类成分 :7- 脱甲氧基娃儿藤碱 (antofine)[1,2]、5-O- 脱甲基安托芬 (5-O-demethyl antofine)、6- 羟基 -2,3- 二甲氧基菲吲哚里西啶 (6-hydroxy-2,3-dimethoxylphenanthroindolizidine)[2]、娃儿藤啶碱 (tylophorinidine)[3]。

甾体类成分 : 胡萝卜苷 (daucosterol)、六羟基胆甾烷 -7- 烯 -6- 酮 (hexahydrocholestane-7-ene-6-one)[3]、β- 谷甾醇 (β-sitosterol)[3,4]。

萜类成分 : 3- 氧 -(β-D- 吡喃木糖 -β-D- 吡喃葡萄糖基)- 芳樟醇 [3-O-(β-D-xylopyranosyl-β-D-glucopyranosyl)-linaloo1][2]、华北白前醇 (hancokinol)[4]。

皂苷类成分 :（+）-5′- 甲氧基异落叶松树脂醇 -3α-O-β-D- 吡喃葡萄糖苷 [（+）-5′-methoxyl-iso-larisiresinol-3α-O-β-D-glucopyranoside]、白前皂苷元 A(glaucogenin A)、白前皂苷元

B(glaucogenin B)、白前皂苷 C 单 -D- 黄花夹竹桃糖苷 (glaucogenin C-mono-D-thevetoside)、白前皂苷 A(glaucoside A)、白前皂苷 B(glaucoside B)、白前皂苷 C(glaucoside C)、白前皂苷 D(glaucoside D)、白前皂苷 E(glaucoside E)、白前皂苷 F(glaucoside F)、白前皂苷 G(glaucoside G)、白前皂苷 H(glaucoside H)、白前皂苷 I(glaucoside I)、白前皂苷 J(glaucoside J)、白前皂苷 K(glaucoside K)[3]、白前新皂苷 A(neoglaucoside A)、白前新皂苷 B(neoglaucoside B)[4]。

黄酮苷类成分：槲皮素 -7-*O*-α-L- 鼠李糖苷 (quercetin-7-*O*-α-L-rhamnoside)[1]。

有机酸类成分：咖啡酸 (caffeic acid)、棕榈酸 (palmitic acid)、正三十二烷酸 (*n*-lacceric acid)、原儿茶酸 (protocatechuicacid)、琥珀酸 (succinic acid)[1]、壬二酸 (azelaic acid)[1,3]。

挥发性成分：己醛 (hexanal)、2- 正戊基呋喃 (2-pentyl-furan)、1- 壬烯 -3- 醇 (1-nonen-3-ol)、(*Z*)-2- 壬烯醛［(*Z*)-2-nonenal］、1- 石竹烯 (1-caryophyllene)、樟脑 (camphor)、反 -2- 辛烯醛［(*E*)-2-octenal］、冰片 (bomeol)、2- 甲基 -5-(1- 甲基乙基)- 苯酚［2-methyl-5-(1-methylethyl)-phenol］、3- 甲基 -4- 异丙基酚 (3-methyl-4-isoproprylphenol)、α- 古芸烯 (α-gurjunene)[5]。

其他：4- 羟基 -3- 甲氧基苯乙酮 (4-hydroxy-3-methoxy-acetophenone)[2]、蔗糖 (sucrose)[3]、白前二糖 (glaucobiose)[4]。

【药典检测成分】无。

参考文献

[1] 彭军鹏, 李铣. 华北白前化学成分研究［J］. 沈阳药学院学报, 1990, 4(7): 284-285.

[2] 娄红祥, 李铣, 初晓君, 等. 华北白前根中生物碱的分离与衍生物的制备［J］. 山东医科大学学报, 1995, 2(33): 159-162.

[3] 刘悦, 刘静, 庾石山, 等. 大理白前化学成分的研究［J］. 中国中药杂志, 2007, 6(32): 500-502.

[4] 国家中医药管理局《中华本草》编委会. 中华本草：第 6 册 5667［M］. 上海：上海科学技术出版社, 1999: 350-353.

[5] 田效民, 李凤, 黄顺菊, 等. 柳叶白前挥发性成分的 GC-MS 分析［J］. 中国实验方剂学杂志, 2013, 19(5): 111-113.

109. 白扁豆 Lablab Semen Album

【来源】本品为豆科植物扁豆 *Dolichos lablab* L. 的干燥成熟种子。

【性能】甘, 微温。健脾化湿, 和中消暑。

【化学成分】本品含生物碱类、有机酸类、氨基酸类等化学成分。

生物碱类成分：胡芦巴碱 (trigonelline)。

有机酸类成分：花生酸 (arachidic acid)、山嵛酸 (behenic acid)、反油酸 (elaidic acid)、亚油酸 (linoleic acid)、L-2- 哌啶酸 (L-2-nipecoticacid)、油酸 (oleic acid)、棕榈酸 (palmitic acid)、硬脂酸 (stearic acid)。

氨基酸类成分：亮氨酸 (leucine)、蛋氨酸 (methionine)、苏氨酸 (threonine)。

糖类成分：葡萄糖 (glucose)、麦芽糖 (maltose)、蔗糖 (sucrose)[1]、棉子糖 (raffinose)、水苏糖 (stachyose)、果糖 [1,2]。

其他：胡萝卜素 (carotene)、植物凝集素 (phytoagglutinin)、维生素 B_1 (vitamin B_1)、维生素 C(vitamin C)[1]、淀粉氰苷、豆甾醇 (stigmasterol)[2]、dolichin 蛋白 [3]。

【药典检测成分】无。

参考文献

[1] 国家中医药管理局《中华本草》编委会. 中华本草：第 4 册 3142［M］. 上海：上海科学技术出版社, 1999: 457-460.

[2] 卢金清, 蔡君龙, 戴艺, 等. 白扁豆的研究进展［J］. 湖北中医杂志, 2013, 35(12): 77-79.

[3] XY Ye.Dolichin, a new chitinase-like antifungal protein isolated from field bean, Dolichos lablab perpureus L.［ J ］.Journal of protein chemistry, 1999, 18(1):47-54.

110.白蔹　Ampelopsis Radix

【来源】本品为葡萄科植物白蔹 *Ampelopsis japonica* (Thunb.)Makino 的干燥块根。

【性能】苦、辛，微寒。清热解毒，散结止痛，生肌敛疮。

【化学成分】本品含黄酮类、蒽醌类、萜类及甾体类等化学成分。

黄酮类成分：槲皮素 -3-*O*-(2-*O*- 没食子酰基)-*α*-L- 鼠李糖苷 [quercetin-3-*O*-(2-*O*-galloyl)-*α*-L-rhamnoside]、槲皮素 -3-*O*-*α*-L- 鼠李糖苷 (quercetin-3-*O*-*α*-L-rhamnoside)[1]、槲皮素 (quercetin)[2]。

蒽醌类成分：大黄素 (emodin)、白藜芦醇 (resveratrol)[3,4]、大黄素甲醚 (physeion)、*α*- 生育醌 (*α*-tocoquinone)。

萜类及甾醇类成分：*β*- 谷甾醇 (*β*-sitosterol)[1,2,4,6,8]、胡萝卜苷 (daucosterol)[1,3,4]、豆甾醇 (stigmasterol)、豆甾醇 -*β*-D- 葡萄糖苷 (stigmasterol-*β*-D-glucoside)[2]、羽扇豆醇 (lupeol)[3,4,8]、24- 乙基甾醇及其糖苷类 (24-ethylsterin)[5]、齐墩果酸 (oleanolic acid)、*α*- 菠甾醇 (*α*-spinasterol)[6]。

有机酸及其苷类成分：二没食子酸 (digallic acid)、6-*O*- 二没食子酰基 -1,2,3- 三 -*O*- 没食子酰基 -*β*-D- 吡喃葡萄糖苷 (6-*O*-digalloyl-1,2,3-tri-*O*-galloyl-*β*-D-glucopyranoside)、1,2,6- 三 -*O*- 没食子酰基 -*β*-D- 吡喃葡萄糖苷 (1,2,6-tri-*O*-galloyl-*β*-D-glucopyranoside)、1,4,6- 三 -*O*- 没食子酰基 -*β*-D- 吡喃葡萄糖苷 (1,4,6-tri-*O*-galloyl-*β*-D-glucopyranoside)、2,4,6- 三 -*O*- 没食子酰基 -D- 吡喃葡萄糖苷 (2,4,6-tri-*O*-galloyl-D-glucopyranoside)、1,2,3,4,6- 五 -*O*- 没食子酰基 -*β*-D- 吡喃葡萄糖苷 (1,2,3,4,6-penta-*O*-galloyl-*β*-D-glucopyranoside)、1,2,3,6- 四 -*O*- 没食子酰基 -*β*-D- 吡喃葡萄糖苷 (1,2,3,6-tetra-*O*-galloyl-*β*-D-glucopyranoside)、1,2,4,6- 四 -*O*- 没食子酰基 -*β*-D- 吡喃葡萄糖苷 (1,2,4,6-tetra-*O*-galloyl-*β*-D-glucopyranoside)、2,3,4,6- 四 -*O*- 没食子酰基 -D- 吡喃葡萄糖苷 (2,3,4,6-tetra-*O*-galloyl-D-glucopyranoside)、酒石酸 (tartaric acid)、延胡索酸 (fumaric acid)[1]、没食子酸 (gallic acid)[1,3,4]、三十烷酸 (triacontanoic acid)、二十八烷酸 (octacosanoic acid)[2]、龙胆酸 (gentistic acid)、原儿茶酸 (protocatechuic acid)[3,4]、苔藓酸 (orsellinic acid)[5]、甲基 -*α*-D- 呋喃果糖苷 (methy-*α*-D-frucofuranoside)、甲基 -*β*-D- 吡喃果糖苷 (methy-*β*-D-frucofuranoside)、*β*-D- 呋喃果糖甲苷 (methy-*β*-D-frucopyranoside)、*β*-D- 呋喃果糖 (methyl-*β*-D-frucofuranose)、尿苷 (uridine)、腺苷 (adenosine)、大黄素 -8-*O*-*β*-D- 吡喃萄葡萄糖苷 (emodin-8-*O*-*β*-D-glucopyranoside)[7]。

其他：淀粉 (amidon)[1]、正二十五烷 (*n*-pentacosane)[2]、*β*- 谷甾醇亚油酸酯 (*β*-sitosterol linoleate)、丹皮酚 (paeonol)、4-*p*- 樟烷 -1,8- 二醇 (4-*p*-menthane-1,8-diol)、香草醛 (vanillin)、*α*- 生育酚 (*α*-tocopherol)、*α*- 甲基吡咯酮 (*α*-methyl-pyrrole-ketone)、botcinins D、5*α*,8*α*- 过氧化麦角甾 -6,22- 二烯 -3*β*- 醇 (5*α*,8*α*-epidioxyergosta-6,22-dien-3*β*-ol)、4- 酮松脂醇 (4-keto pinoresinol)、 bungein A、lasiodiplodin[9]、芳姜黄酮 (artumerone)、2- 甲基 -6- 对甲苯基 -2- 庚烯醇［2-methyl-6-(4-methylphenyl-2)-heptenol-1-ol］、蒽 (anthracence)。

【药典检测成分】无。

参考文献

［1］国家中医药管理局《中华本草》编委会. 中华本草：第 5 册 4232 ［M］. 上海：上海科学技术出版社, 1999：276-279.

［2］郭丽冰, 卢雁, 陈水平. 白蔹化学成分的研究［J］. 广东药学院学报, 1996, 12(3): 145-147.

［3］赫军, 羡冀, 宋莹莹, 等. 白蔹的化学成分（Ⅱ）［J］. 沈阳药科大学学报, 2008, 25(8): 636-639.

［4］赫军, 畅晓兵, 杨旭, 等. 白蔹的化学成分［J］. 沈阳药科大学学报, 2009, 26(3): 188-190.

［5］加藤健. 市售生药白菝的化学成分［J］. 国外医学·中医中药分册，1992，46(4)：302-309.

［6］郭丽冰. 广东白菝化学成分的分离与鉴定［J］. 广东药学院学报，1997，13(1)：5-6.

［7］刘庆博，李飞，刘佳，等. 白菝的化学成分研究［J］. 药学实践杂志，2011，29(4)：284-314.

［8］米君令，吴纯洁，孙灵根，等. 白菝化学成分研究［J］. 中国实验方剂学杂志，2013，19(18)：86-89.

［9］高欢，王文娜，孙琦，等. 白菝挥发油化学成分分析［J］. 特产研究，2014，01：52-54.

111.白鲜皮　Dictamni Cortex

【来源】本品为芸香科植物白鲜 *Dictamnus dasycarpus* Turcz. 的干燥根皮。

【性能】苦，寒。清热燥湿，祛风解毒。

【化学成分】本品主要含黄酮类、生物碱类、挥发油类等化学成分。

黄酮类成分：异槲皮素 (*iso*-quercetin)、槲皮素 (quercetin)[1]、汉黄芩素 (wogonin)[2]、木犀草素 (luteolin)、3'-O- 甲基花旗松素 (3'-O-methyldistylin)、3'-O- 甲基花旗松素 (3'-O-methyl-taxifolin)、5,7,4'- 三羟基 -3'- 甲氧基异黄酮 (5,7,4'-trihydroxy-3'-methoxy-*iso*-flavone)[3]、芸香苷 (rutin)[4]、芦丁 (rutin)。

生物碱类成分：白鲜明碱 (dasycarpamin)、O- 乙基 - 降 - 白鲜碱 (O-ethyl-nor-dictamnine)、O- 乙基 - 降 -γ- 崖椒碱 (O-ethyl-nor-γ-fagarine)、异斑点沸林草碱 (*iso*-maculosidine)、胡芦巴碱 (trigonelline)、O- 乙基 - 降 - 茵芋碱 (O-ethyl-nor-skimmianin)[1]、γ- 崖椒碱 (γ-fagarine)、茵芋碱 (skimmianine)[1,2,5,6]、白鲜碱 (dictamnine)[1,2,5,6]、前茵芋碱 (preskimmianine)[1,6]、厚果碱 (dasycarine)[2]、阔带明 (platydesmine)、7,8- 二甲氧基阔带明 (7,8-dimethoxyplatydesmine)、胆碱 (choline)、异白鲜碱 (*iso*-dictamnine)、6- 甲氧基异白鲜碱 (6-methoxyl-*iso*-dictamnine)、去甲茵芋碱 (nor-skemmianine)[4]、7,8-dimethoxymyrtopsine[6]。

挥发油类成分：白鲜醇 (dictamnol)[6,7]、γ- 萜品烯 (γ-terpinene)、豆蔻酸 (myristic acid)、α- 蛇麻烯 (α-humulene)、2- 甲基 -5- 异丙基 - 苯酚 (2-methyl-5-(1-*iso*-propyl)phenol)、棕榈酸 (palmitic acid)、β- 甜没药烯 (β-bisabolene)、1,4- 二甲氧基 -2,3,5,6- 四甲基苯 (1,4-dimethoxy-2,3,5,6-tetramethyl benzen)、环己酮 (cyclohexanone)、6,7- 二甲氧基 - 间 - 伞花烃 (6,7-dismethoxyl-*m*-cymene)、十二烷酸 (月桂酸)(dodecanoic)、β- 榄香烯 (β-elemene)、δ- 榄香烯 (δ-elemene)、榄香醇 (elemol)、(±)-7-*epi*-amiteol、白菖烯 (calarene)、β- 桉叶醇 (β-eudesmol)、γ- 桉叶醇 (γ-eudesmol)、十七烷酸 (heptadecanoic)、α- 愈创木烯 (α-guaiene)、螺环 [4.4]-1,6- 壬二烯 {toroid[4,4]-1,6-nonadiene}、5,6- 乙烯基 -1- 甲基 - 环己烯 (5,6-diethenyl-1-methyl-cyclohexene)、1,5- 二乙基环癸 -1,5,7- 三烯 (pregeijerene)、β- 蒎烯 (β-pinene)、桧萜 (sabinene)[7]、α- 紫穗槐烯 (α-amorphene)、反 - 茴香脑 (*trans*-anethole)、香橙烯 (aromadendrene)、反 -γ- 红没药烯 (*trans*-γ-bisabolene)、β- 杜松烯 (β-cadinene)、δ- 杜松烯 (δ-cadinene)、τ- 杜松醇 (τ-cadinol)、白菖油烯 (calarene)、δ-4- 蒈烯 (δ-4-carene)、反 - 石竹烯 (*trans*-caryophyllene)、石竹烯氧化物 (caryophylleneoxide)、α- 雪松醇 (α-cedrol)、3-(3- 氯 -2- 丁烯基)-7,7- 二甲基双环 [3.3.0] 辛 -2- 醇 {3-(3-chloro-2-butenyl)-7,7-dimethylbicyclo[3.3.0]octa-2-ol}、1,8- 桉树脑 (1,8-cineole)、α- 古芭烯 (α-copaene)、隐酮 (cryptone)、α- 荜澄茄油烯 (α-cubebene)、α- 姜黄烯 (α-curcumene)、环蒜头素 (cyclosativin)、2,3- 二氢 -1,1,3- 三甲基 -3- 苯基 -1- 氢 - 茚 (2,3-dihydro-1,l,3-trimethyl-3-pheny-1H-indene)、雅榄蓝烯 (eremophilene)、反 -β- 金合欢烯 (*trans*-β-farnesene)、吉马烯 (germacrene)、3,7- 愈创二烯 (3,7-guaiadiene)、(−)-α- 古芸烯 [(−)-α-gurjunene]、α- 古芸烯 (α-gurjunene)、γ- 古芸烯 (γ-gurjunene)、十七烷 (heptadecane)、8- 十七烯 (8-heptadecene)、1,2,3,4,5,6- 六甲基 -1,3- 环己二烯 (1,2,3,4,5,6-hexamethyl-1,3-cyclohexadiene)、α- 异松油烯 (α-*iso*-terpinolene)、1- 异丙基 -2- 甲氧基 -4- 甲基苯 (1-*iso*-propyl-2-methoxy-4-methylbenzene)、喇叭烯 (ledene)、芳樟醇 (linalool)、

反 - 芳樟醇氧化物 (*trans*-linalooloxide)、顺 - 芳樟醇氧化物 (*cis*-linalooloxide)、乙酸芳樟醇酯 (linalylacetat)、β- 马榄烯 (β-maaliene)、薄荷酮 (menthone)、对 - 薄荷 -2- 烯 -1- 醇 (*p*-menth-2-en-1-ol)、6- 甲基 -5- 庚烯 -2- 酮 (6-methyl-5-hepten-2-ketone)、5- 甲基 -4*a*,7,8,9,10,10*b*- 苯并 [c] 吡喃 {5-methyl-4*a*,7,8,9,10,10*b*-hexahydro benzo[c]pyran}、4- 甲基 -3- 异丙基 -4- 乙基 -1- 环己烯 (4-methyl-3-*iso*-propenyl-4-ethyl-1-cyclohexene)、1- 甲基 -4-(1- 甲基乙基) 苯 [1-methyl-4-(1-methylethyl)benzene]、3- 甲基 - 十五烷 (3-methyl-pentadecane)、α- 甲基苯乙烯 (α-methylstyrene)、十三烷 (tridecane)、2- 十一烷酮 (2-undecanone)、4- 松油醇 (4-terpineol)、松油醇 (α-terpineol)、α-衣兰油烯 (α-muurolene)、τ- 衣兰油醇 (τ-muurolol)、月桂烯 (myrcene)、橙花醇乙酸酯 (nerylacetate)、1- 水芹烯 (1-phellandrene)、ent- 海松 -8(14),15- 二烯 [ent-pinara-8(14),15-diene]、α- 蒎烯 (α-pinene)、2-β- 蒎烯 (2-β-pinene)、反 - 水合桧烯 (*trans*-sabinene hydrate)、α- 蛇床烯 (α-selinene)、赛切烯 (seychellene)、α- 松油烯 (α-terpinene)、γ- 松油烯 (γ-terpinene)[8]、双氢松柏醇 (dihydroconiferyl alcohol)。

柠檬苦素类成分：黄柏酮 (obacunone)、吴茱萸苦素 (如忒文 ,rutaevin)[1,2,6,15]、白鲜内酯 (dictamnolactone)[5] 即柠檬苦素 (limonin)[1,5,6,15]、柠檬苦素地噁酚 (limonin disophenol)[2,6]、methyl diosphenol limonilate[4]、7α- 乙酰基 - 二氢诺米林 (7α-acetyldihydronomolin)、7α- 乙酰基黄柏酮 (7α-acetylobacunol)[9,10,11]。

内酯类成分：梣酮 [5,13,15] 即秦皮酮 (fraxinellone)[1,2,6-8]、kihadinin B[2]、6β- 羟基白蜡树酮 (6β-hydroxy fraxinellone)、异白蜡树酮 (*iso*-fraxinellone)[4]、白鲜脑交脂 (dictamnide)[5]、kihadaninBA、kihadaninBB[6]、calodendrolide[9-11]、东莨菪内酯 (scopoletin)[12-15]。

甾体激素类成分：娠烯酸酮 (孕烯醇酮)(pregnenolone)[1]、黄体酮 (progesterone)[4]、孕烯二酮 (pregnendone)[6]。

甾醇类成分：菜油甾醇 (campesterol)[1]、β- 谷甾醇 (β-sitosterol)[1,2,6,15]、6β- 羟基 - 豆甾 -4- 烯 -3-酮 (6β-hydroxy-stigmast-4-en-3-one)、7α- 羟基谷甾醇 (7α-hydroxyl sitosterol)、β- 豆甾醇 -4- 烯 -3-酮 (β-sitosterol-4-en-3-one)[4]、胡萝卜苷 (daucosterol)[6,15]、豆甾醇 (stigmasterol)[14]。

脂肪酸类成分：癸酸 (decanoicacid)、亚油酸 (linoleic acid)、油酸 (9-octadecenoic acid)、十五烯酸 (pentadecanoic)、十三烷酸 (tridecanoic acid)[7]、亚麻酸 (9,12,15-octadecatrienoic acid)[7,16]、木蜡酸甲酯 (methyl ester-tetracosanoic acid)、14- 甲基十六酸甲酯 (methyl ester 14-methyl-hexadecanoic acid)[16]。

香豆素类成分：花椒毒素 (xanthotoxin)、东莨菪素 (scopoletin) [1]。

木脂素类成分：补骨脂素 (psoralen)[2,6]。

倍半萜及倍半萜糖苷类成分:dasycarpus acid、dasyphenoside A、dasyphenoside B、dasyphenoside C、白鲜苷 A-N(dictamnoside A-N)[4]。

其他：喇酮、丁基苯甲酸异丁酯 (buty benzenecarboxylicacid *iso*-butyl ester)、胸腺嘧啶核苷 (thymidine)[4]、11,12,13- 三降愈创木 -6- 烯 -4β,10β- 二醇 (11,12,13-trinorguai-6-ene-4β,10β-diol)[6]、绿原酸 (caffeotannic acid)、紫丁香苷 (syringoside)、4- 羟基 -3- 甲氧基苯甲醛 (4-hydroxy-3-methoxy benzene formaldehyde)[14]、5- 羟甲基糠醛 (5-hydroxyl methylfuraldehyde)、3β- 羟基 - 胆甾 -5- 烯 (3β-hydroxy-cholesta-5-ene)、fraxinellonone[15]。

【药典检测成分】2015 版《中国药典》规定，本品照高效液相色谱法测定，按干燥品计算，含梣酮不得少于 0.050%，黄柏酮不得少于 0.15%。

参考文献

[1] 国家中医药管理局《中华本草》编委会. 中华本草：第 4 册 3743 [M]. 上海：上海科学技术出版社，1999：921-924.

[2] 杜程芳，杨欣欣，屠鹏飞. 白鲜皮的化学成分研究 [J]. 中国中药杂志，2005，30(21)：1663-1666.

[3] 王红萍. 白鲜皮化学成分的研究 (2) [J]. 中国现代应用药学杂志，2006，23(3)：200-201.

[4] 武海燕. 药用植物白鲜皮的化学成分及药理作用综述 [J]. 内蒙古石油化工，2007，(3)：50-51.

[5] 原春兰，杨得锁. RP-HPLC 测定白鲜皮中梣酮含量 [J]. 中国中药杂志，2006，31(12)：922-924.

［6］李翔，汤华钊，苟小军，等．白鲜皮的化学成分研究［J］．中药材，2008，31(12)：1816-1819.

［7］李翔，邓赟，唐灿，等．GC-MS分析白鲜皮的挥发油成分［J］．华西药学杂志，2006，21(6)：556-558.

［8］吴琴，叶冲，宋培浪，等．白鲜皮挥发油成分的SPME-GC-MS分析［J］．时珍国医国药，2007，18(1)：137-139.

［9］Zhao W. M.，WolfemderJ. L.，HostettmannK.，et al.，Antifugal Alkalouds and Limonoud Derivatives from Dictamnus dasycarpus［J］．Phytochemistry，1998，47：7-11.

［10］胡昌奇，韩建伟，赵建纲，等．狭叶白鲜皮中的柠檬苦素类成分［J］．植物学，1989，31(6)：453-458.

［11］常新全，丁丽霞．中药活性成分分析手册（上册）［M］．北京：北京学苑出版社，2002：6.

［12］李倩，贾凌云，孙启时，等.HPLC法同时测定白鲜皮中γ-崖椒碱和白鲜碱的含量［J］.沈阳药科大学学报，2010，27(7)：570-573.

［13］周丽丽，左玲，马冬磊，等.白鲜根皮与木心活性成分比较研究［J］.重庆文理学院学报，2015，32(3)：63-65+69.

［14］张凤梅，孙捍卫，韩磊，等.白鲜皮的化学成分研究［J］.哈尔滨商业大学学报，2014，30(4)：506-507，512.

［15］白媛媛，唐文照，王晓静，等.白鲜皮化学成分研究［J］.中药材，2014，37(2)：263-265.

［16］王晟昱，强毅，赵静雯，等.白鲜皮中脂肪酸化学成分的GS-MS分析［J］.西安文理学院学报，2013，16(2)：11-13，26.

112.白薇　Cynanchi Atrati Radix et Rhizoma

【来源】本品为萝藦科植物白薇 *Cynanchum atratum* Bge. 或蔓生白薇 *Cynanchum versicolor* Bge. 的干燥根及根茎。

【性能】苦、咸，寒。清热凉血，利尿通淋，解毒疗疮。

【化学成分】本品含挥发油、甾体苷类及苷元、有机酸等化学成分。

挥发油类成分：6-乙基-3-辛酮(6-ethyl-3-octanone)、油酸乙酯(ethyloleate)、十六酸乙酯(hexadecanoic acid ethyl ester)、己醛(hexanal)、1-(2-羟基-4-苯甲氧基)-乙酰酮[1-(2-hydroxy-4-methoxy phenyl)-ethanone]、1-甲氧基-4-甲基-二环[2.2.2]辛烷{1-methoxy-4-methyl-bicyclo[2.2.2]octane}、(*E*)-9-十八碳烯酸甲酯[(*E*)-9-methylester-octadecenoic acid]、2-(1-甲基乙基)-环己酮[2-(1-methylethyl)-cyclohexanon]、14-甲基-十五甲酸酯[14-methyl-methylester-pentadecanoicacid]、壬醛(nonanal)、9-氧代壬酸乙酯[9-oxo-ethylester-nonanoic acid]、9-氧代壬酸甲酯[9-oxomethylester-nonanoic acid]、四氢化-6-壬基-2H-吡喃-2-酮(tetrahydro-6-nonyl-2H-pyran-2-one)、4-十三烷基酯(4-tridecyl ester)[1]。

甾体苷类及苷元成分：白前苷 H(glaucoside H)[2-6]、白前苷 C(glaucoside C)[2-5,7]、直立白薇苷 A(cynatratoside A)、直立白薇苷 B(cynatratoside B)、直立白薇苷 C(cynatratoside C)、直立白薇苷 D(cynatratoside D)[2,3,5,6,9]、直立白薇苷 F(cynatratoside F)[2,4,6,9]、蔓生白薇新苷(neocynanversicoside) 即新白薇苷元 3-*O*-β-D-黄夹吡喃糖苷(neocynapanogenin3-β-D-thevetopyranoside)[2,6]、直立白薇苷 E(cynatratoside E)[2,8,9]、蔓生白薇苷 B(cynanversicoside B)、蔓生白薇苷 C(cynanversicoside C)、蔓生白薇苷 D(cynanversicoside D)、蔓生白薇苷 E(cynanversicoside E)、蔓生白薇苷 G(cynanversicoside G)[2,10]、蔓生白薇苷 A(cynanversicoside A)[2,10,16]、芫花叶白前苷元 A(glaucogenin A)[3,5]、白前苷元 A (glaucogenin A)[4]、白前苷 D(glaucoside D)、甾体皂苷 A(atratoglaucoside A)、甾体皂苷 B(atratoglaucoside B)[7]、白前苷元 A (glaucogenin A)、白前苷元 C-3-*O*-β-D-黄花夹竹桃吡喃糖苷 (glaucogeninC-3-*O*-β-D-thevetopyranoside)[10]、白薇正苷 A(cynanchumside A)[11]、甾体皂苷 A~J(steroidalsaponins A~J)[12]、白薇正苷 B(cynanchumside B)、白薇正苷 C(cynanchumside C)[13]、白前苷元 C-3-*O*-α-D-吡喃夹竹桃糖基-(1→4)-β-D-吡喃洋地黄毒糖基-(1→4)-α-D-吡喃夹竹桃糖苷 [glaucogeninC-3-*O*-α-D-thevetopyranosyl-(1→4)-β-D-digitoxinpranosyl-(1→4)-α-D-oleandropyranoside]、β-胡萝卜苷(β-daucosterol)[14]。

有机酸类成分：丁酸 (butyricacid)、庚酸 (heptanoicacid)、己酸 (hexanoic acid)、(E)-9-十八碳烯 -9- 酸 [(E)-9-octadecenoic acid]、辛酸 (octanoicacid)、9- 氧代壬酸 (9-oxononanoic acid)[1]、棕榈酸 (palmitic acid)[1,14]、苯甲酸 (benzoic acid)[14]、壬二酸 (azelaic acid)、申二酸 (suberic acid)、丁二酸 (succinic acid)[15]。

苯乙酮类成分：乙酰香草酮 (acetovanillone) 即 3- 甲氧基 -4- 羟基苯乙酮 (3-methoxy-4-hydroxyacetophenone)、3,4- 二羟基苯乙酮 (3,4-dihydroxy acetophenone)、对羟基苯乙酮 (p-hydroxy acetophenone)[7]、2,4- 二羟基苯乙酮 (2,4-dihydroxy acetophenone)、2,6- 二羟基苯乙酮 (2,6-dihydroxyacetophenone)[14]。

其他：联苯化合物 (biphenolcompound)、2,6,2,6′- 四甲氧基 -4,4′- 二 (2,3- 环氧 -1- 羟丙基) 联苯 [2,6,2,6′-tetramethoxy-4,4′-bis(2,3-epoxy-1-hydroxypropyl)biphenyl][7]、4- 羟基苯甲醇 (4-hydroxy alcohol benzyl)、β- 香树素乙酸酯 (β-amyrin acetas)、β- 谷甾醇 (β-sitosterol)[14]。

【药典检测成分】无。

参考文献

[1] 白虹，王元书，刘爱芹. 直立白薇挥发油成分的气相色谱 - 质谱联用分析 [J]. 时珍国医国药，2007，10(18)：2343-2344.

[2] 国家中医药管理局《中华本草》编委会. 中华本草：第 6 册 5652 [M]. 上海：上海科学技术出版社，1999：330-332.

[3] Zhang ZX, Zhou J, Hayohi K, et al. The structures of five glycosides, Cynatratoside-A, -B, -C, -D and-E from rhe Chinese Drug "Pai-Wei", Cynanchun atratum Bunge [J]. Chem Pham Bull, 1985, 33(4): 1507.

[4] Zhang ZX, Zhou J, Hayashi K, et al. The structure of Cynatratoside-F fromm the Chinese Drug "pai-Wei", Cynanchun atratum Bunge [J]. Chem Pham Bull, 1985, 33(10): 4188.

[5] Zhang ZX, Zhou J, Hayashi K, et al. Atratosides A, B, C, and D, steroid glycosides from the root of Cynanhum atratum Bunge [J]. Phytochemistry, 1988, 27(9): 2935.

[6] 邱声祥，张壮鑫，周俊. 蔓生白薇中白薇新苷的分离和结构鉴定 [J]. 药学学报，1990，6(25)：473-476.

[7] Day SH, Wang JP, Won SJ, et al. Bioactive constituents of the roots of Cynanchum atratum [J]. J Nat Prod, 2001, 64: 608.

[8] Qiu SX, Zhang ZX, Zhou J. Steoidal glycosidesfrom the root of Cynanchun vesicolor [J]. Phytochemistry, 1989, 28(11): 3175.

[9] Qiu SX, Zhang ZX, LinY, et al. Two new glycosides from the roots of Cynanchun vesicolor [J] Planla Med, 1991, 57：454.

[10] 郑兆广，柳润辉，张川，等. 蔓生白薇中的 C21 甾苷类成分 [J]. 中国天然药物，2006，4(5)：338-343.

[11] 王宏洁，司南，边宝林. 中药白薇中白薇正苷 A 含量测定 [J]. 中国实验方剂学杂志，2005，1(11)：5-6.

[12] Hong B, Wei L, Koike K, et al. Cynanoside A-J, ten novel pregnane glycosides from Cynanchum atratum [J]. Tetrahedron, 2005, 61: 5797.

[13] 边宝林，王宏洁，司南，等. 白薇化学成分的研究 [J]. 中草药，2005，36(7)：990-991.

[14] 袁鹰，张卫东，张川，等. 直立白薇化学成分研究 [J]. 中国中药杂志，2007，18(32)：1895-1897.

[15] 袁鹰，张卫东，柳润辉，等. 白薇的化学成分和药理研究进展 [J]. 药学实践杂志，2007，1(25)：6-9.

[16] 肖功胜，王永兵，雷辉，等 .不同产地白薇中 C21 甾体皂苷的含量测定 [J].中国现代应用药学，2014，31(10)：1228-1231.

113.瓜蒌 Trichosanthis Fructus

【来源】本品为葫芦科植物栝楼 *Trichosanthes kirilowii* Maxim. 或双边栝楼 *Trichosanthes rosthornii* Harms 的干燥成熟果实。

【性能】甘、微苦，寒。清热涤痰，宽胸散结，润燥滑肠。

【化学成分】本品含有黄酮类、三萜及甾醇类、有机酸及酯类等化学成分。

黄酮类成分：香叶木素 -7-O-β-D- 葡萄糖苷 (diosmetin-7-O-β-D-heteroside)[1]、苜蓿素 (tricin)[2]、

4′- 羟基黄芩素 (4′-hydroxyscutellarin)。

三萜及甾醇类成分：3- 表栝楼仁二醇 (3-*epi*-karounidiol)、异栝楼仁二醇 (*iso*-karounidiol)、7- 氧代 -10α- 葫芦二烯醇 (7-oxo-10α-cucurbitadienol)、7- 氧代二氢栝楼仁二醇 (7-oxodihydrokarooudiol)、7- 油菜甾醇 (7-campesterol)、10α- 葫芦二烯醇 (10α-cucurbitadienol)、多孔甾 -5- 烯 -3β,4β- 二醇 (porosity-steroid-5-alkene-3β,4β-diol)、多孔甾 -5,25- 二烯 -3β,4β- 二醇 (porosity-steroid-5,25-diene-3β,4β-diol)、豆甾 -3β,6α- 二醇 (stigmastane-3β,6α-diol)、豆甾 -5- 烯 -3β,4β- 二醇 (stigmastane -5-ene-3β,4β-diol)、豆甾烷醇 (stigmastanol)、7,22,25- 豆甾三烯醇 (7,22,25-stigmastatrienol)、7- 豆甾烯醇 (7-stigmastenol)、Δ⁷- 豆甾烯醇酮 -3(Δ⁷-stigmastenol-3-one)、Δ⁷- 豆甾烯醇 (Δ⁷-stigmastenol)、Δ⁷- 豆甾烯醇 -3-*O*-β-D- 葡萄糖苷 (Δ⁷-stigmastenol-3-*O*-β-D-glucoside)、7- 豆甾醇 (7-stigmasterol)、豆甾醇 (stigmasterol)、7,24- 豆甾双烯醇 (7,24-stigmastadienol)、7,25- 豆甾双烯醇 (7,25-stigmastadienol)、5,25- 豆甾双烯醇 (5,25-stigmastadienol)、D:C- 异齐墩果 -5,7,9(11)- 三烯 -3α,29- 二醇 [D:C-*iso*-oleam-5,7,9(11)-triene-3α,29-diol]、7- 氧代 D:C- 异齐墩果 -8- 烯 -3α,29- 二醇 (7-oxoD:C-*iso*-oleam-8-3α,29-diol)、7- 氧代 -D:C- 异齐墩果 -8- 烯 -3β- 醇 (7-oxo-D:C-*iso*-oleam-8-ene-3β-ol)、谷甾醇 (sitosterol)[3]、3,29- 二苯甲酰基栝楼仁三醇 (3,29-dibenzoylkarounitriol)[4]、菠菜甾醇 (spinasterol)、栝楼仁二醇 (karounidiol)、5- 脱氢栝楼仁二醇 (5-dehydrokarounidiol)[5]、α- 菠菜甾醇 (α-spinasterol)[5]、豆甾 -7,22 二烯 -3-*O*-β-D- 葡萄糖苷 (stigmastane-7,22-diene-3-*O*-β-D-glucoside)、豆甾 -7,22- 二烯 -3β- 醇 (stigmastane-7,22-diene-3β-ol)、2,4- 二氢 -10α- 葫芦二烯醇 (2,4-dihydro-10α-gourddienol)[6]、豆甾 -7- 烯 -3β- 醇 (stigmastane -7-ene-3β-ol)[6]、α- 菠甾醇 -β-D- 葡萄糖苷 (β-D- glucopyranosyl-α-spinasterol)。

有机酸及酯类成分：4- 羟基 -2- 甲氧基苯甲酸 (4-hydroxyl-2-methoxybenzoic acid)、4- 羟基 - 烟酸 (4-hydroxyl-nicotinamide)[1]、蜡酸 (cerin)、α- 桐酸 (α-oleostearic acid)、L-(-)-α- 棕榈酸甘油酯 [L-(-)-α-palmitin]、蜂蜜酸 (melissic acid)、木蜡酸 (lignoceric acid)[2]、香草酸 (vanillic acid)[2,16]、十五烷酸 (pentadecane acid)、壬酸 (decenoic acid)、11- 甲氧基 - 去甲基洋蒿宁 (11-methoxy-noryangonin)[3]、3- 苯甲酸酯 (3-benzoate)[5]、亚油酸乙酯 (ethyllinoleate)、亚麻酸乙酯 (ethyl linolenate)、棕榈酸乙酯 (ethylpalmitate)[7]、1- 栝楼酸 -2,3- 二亚麻酸甘油酯 (1-trichosanic acid-2,3-dilinolenate glyceride)、1- 栝楼酸 -2- 亚麻酸 -3- 棕榈酸甘油酯 (1-trichosanic acid-2-linolenic acid-3-glyceride)[7,8]、亚油酸甲酯 (methyl linoleate)、亚麻酸甲酯 (methyl linolenate)[7,9]、棕榈酸甲酯 (methyl hexadecanate)[7,9,10]、油酸甲酯 (methyl oleate)、硬脂酸甲酯 (methyl stearate)[9]、邻苯二甲酸二丁酯 (dibutylphthalate)[10]、棕榈酸 (hexadecanoic acid)、月桂酸 (laurostearic acid)、肉豆蔻酸 (tetradecylic acid)、栝楼酸 (trichosanic acid)[11]、亚油酸 (linoleic acid)、亚麻酸 (linolenic acid)[11,12]、油酸 (oleic acid)[12]、半乳糖酸 γ- 内酯 (galactonic acid-γ-lactone)[13]、栝楼酯碱即 α(苯甲酰胺)- 苯丙酸 -3-[(1- 苯基) 亚乙基] 氨 -2- 羟基丙酯 (trichosanthis ester)[14]。

氨基酸类成分：丙氨酸 (alanine)、精氨酸 (arginine)、天冬氨酸 (aspartate)、半胱氨酸 (cysteine)、谷氨酸 (glutamic)、甘氨酸 (glycine)、组氨酸 (histidine)、异亮氨酸 (*iso*-leucine)、亮氨酸 (leucine)、赖氨酸 (lysine)、蛋氨酸 (methionine)、苯丙氨酸 (phenylalanine)、脯氨酸 (proline)、丝氨酸 (serine)、氨酸蛋白酶 A(serineprotease A)、氨酸蛋白酶 B(serineprotease B)、苏氨酸 (threonine)、色氨酸 (tryptophane)、酪氨酸 (tyrosine)、缬氨酸 (valine)[15]。

其他：5,5′- 双氧甲基呋喃醛 (5,5′-dioxygen-methfurfural)、N- 苯基苯二甲酰亚胺 (*N*-phenyl-phthalimid)[1]、十九烷 (nonacosane)、三十一烷 (hentriacontane)、二十七醇 (heptacosyl alcohol)[3]、十六醛 (hexadecanoyl)、六氢丙酮 (hexahydroacetone)[7]、蒽 (anthracene)、3- 甲基 -1- 丁醇 (3-methyl-1-butyl alcohol)、3- 甲基菲 (3-methylphenanthrene)、荧蒽 (fluoranthracene)、菲 (phenanthrene)[10]、半乳糖 (galactose)[13]、1- 羧丙基 -5- 乙氧甲基 -1H- 吡咯 -2- 醛 - 吡咯 (5-ethoxymethy-1-carboxyl propyl-1H-pyrrole-2-carbaldehyde)、5- 羟甲基糠醛 (5-hydroxymethy-2-furfural)、金圣草黄素 (chryseoriol)、腺苷 (adenosine)[16]、甲基 -β-D- 吡喃果糖苷 (methyl-β-D-frucopyranoside)、

乙基 -*β*-D- 吡喃果糖苷 (ethyl-*β*-D- frucopyranoside)、正丁基 -*α*-D- 呋喃果糖苷 (*n*-butyl-*α*-D-fructofuranoside)、乙基 -*β*-D- 呋喃葡萄糖苷 (ethyl-*β*-D-glucofuranoside)、正丁基 -*α*-D- 呋喃果糖苷 (*n*-butyl-*α*-D-fructofuranoside)、正丁基 -*β*-D- 呋喃果糖苷 (*n*-butyl-*β*-D-fructofuranoside)、bluemenol A、cucumegastigmanes Ⅰ、5- 羟甲基糠醛 (5-hydroxy methyl furfural)、5,5′- 双氧甲基呋喃醛 [5,5′-oxybis(methylene)difurfural] [17] 以及无机元素 K、Na、Ca、Mg、Cu、Zn、Fe、Mn、Co、Ni、Sr[15]。

【药典检测成分】无。

参考文献

［1］刘岱琳，曲戈霞，王乃利，等. 瓜蒌的抗血小板聚集活性成分研究 [J]. 中草药，2004，35(12)：1334-1336.

［2］巢志茂，刘静明. 双边栝楼化学成分分析 [J]. 中国中药杂志，1991，16(2)：97

［3］巢志茂，何波，敖平. 瓜蒌的化学成分研究进展 [J]. 国外医学·中医中药分册，1998，20(2)：7-10.

［4］修彦凤，程雪梅，刘蕾，等. 不同瓜蒌子饮片的成分比较 [J]. 中草药，2005，36(1)：33-35.

［5］Akihisa T，Yasukawa K，Kimura Y，et al. 栝楼中的一种新的三萜 5- 去氢 karounidiol[D: C- 异齐墩果 -5，7，9(11)- 三烯 -3*α*，29- 二醇] [J]. 国外医学·中医中药分册，1994，16(1)：41.

［6］吴玉蓉，翟成尘，莫尚武，等. 四川瓜蒌具钙拮抗作用化学成分的光谱研究 [J]. 化学研究与应用，2001，27(2)：203.

［7］Iketani Y. 日本公开特许公报，JP62108844，1987.

［8］阴健，郭力弓. 中药现代研究与临床应用 (1) [M]. 北京：学苑出版社，1993：260.

［9］尹航，鲁文琴. 气相色谱法同时测量瓜蒌仁中五种主要脂肪酸含量 [J]. 贵州医药，2007，31(3)：266-267.

［10］巢志茂，等. 栝楼果实的化学成分研究 [J]. 中国中药杂志，1996，21(6)：357-359 .

［11］巢志茂，刘静明，王伏华，等. 五种瓜蒌皮挥发性有机酸的分析 [J]. 中国中药杂志，1992，17(11)：673.

［12］中国油脂植物编写委员会. 中国油脂植物 [M]. 北京：科学出版社，1987，525-574.

［13］巢志茂，何波. 栝楼果实的化学成分研究 [J]. 中国中药杂志，1999，24(10)：612-613.

［14］巢志茂，刘静明. 双边栝楼中栝楼酯碱的结构研究 [J]. 药学学报，1995，30(7)：517.

［15］国家中医药管理局《中华本草》编委会. 中华本草：第 5 册 4660 [M]. 上海：上海科学技术出版社，1999：578-582.

［16］孙晓业，吴红华，付爱珍，等. 瓜蒌的化学成分研究 [J]. 药学学报，2012，47(7)：922-925.

［17］范雪梅，陈刚，郭丽娜，等. 瓜蒌化学成分的分离与鉴定 [J]. 沈阳药科大学学报，2011，28(11)：871-874.

114.冬瓜皮　Benincasae Exocarpium

【来源】本品为葫芦科植物冬瓜 *Benincasa hispida*(Thunb.)Cogn. 的干燥外层果皮。

【性能】甘，平。补肾益肺，止血化痰。

【化学成分】本品含有三萜类、甾醇类、挥发性成分等化学成分。

三萜类成分 :5,24- 葫芦二烯醇 (5,24-cucurbitdienol)、黏霉烯醇 (glutenol)、乙酸异多花独尾草烯醇酯 (*iso*-multiflorenyl acetate)、西米杜鹃醇 (simiarenol)。

甾醇类成分 :24- 乙基胆甾 -7,22- 二烯醇 (24-ethylcholest-7,22-dienol)、24- 乙基胆甾 -7,25- 二烯醇 (24-ethylcholest-7,25-dienol)、24- 乙基胆甾 -7- 烯醇 (24-ethylcholest-7-enol)、24- 乙基胆甾 -7,22,25- 三烯醇 (24-ethylcholest-7,22,25-trienol)。

挥发性成分 :2,6- 二甲基吡嗪 (2,6-dimethylpyrazine)、2,5- 二甲基吡嗪 (2,5-dimethylpyrazine)、2- 乙基 -5- 甲基吡嗪 (2-ethyl-5-methyl pyrazine)、E-2- 己烯醛 (E-2-hexenal)、正己烯醛 (*n*-hexenal)、甲酸正己醇酯 (*n*-hexyl formate)、2- 甲基吡嗪 (2-methyl pyrazine)、2,3,5- 三甲基吡嗪 (2,3,5-trimethylpyrazine)。

糖类成分 : 果糖 (fructose)、葡萄糖 (glucose)、蔗糖 (sucrose)[1]。

其他 : 胡萝卜素 (carotene)、烟酸 (niacin)、维生素 B_1(vitamin B_1)、维生素 B_2(vitamin B_2)、维生素 C(vitamin C) 以及 Na、K、Ca、Fe、Mn、Zn[1] 等无机元素。

【药典检测成分】无。

参考文献

[1] 国家中医药管理局《中华本草》编委会. 中华本草：第 5 册 4569 [M]. 上海：上海科学技术出版社，1999：508-509.

115.冬虫夏草　Cordyceps

【来源】本品为麦角菌科真菌冬虫夏草菌 Cordyceps sinensis(Berk.)Sacc. 寄生在蝙蝠蛾科昆虫幼虫上的子座及其幼虫尸体的干燥复合体。

【性能】甘，平。补肺益肾，止血，化痰。

【化学成分】本品含有甾醇类、核苷类、有机酸类等化学成分。

甾醇类成分：胆甾醇软脂酸酯 (cholesteryl palmitate)[1]、麦角甾醇过氧化物 (ergosterol peroxide or ergosterol-5α,8α-peroxide)[1,2]、麦角甾醇 (ergosterol)[1-3]、啤酒甾醇 (cereisterol)、胆甾醇 (cholesterol)[2]、β- 谷甾醇 (β-sitosterol)[2,4]、麦角甾醇 -β-D- 吡喃葡萄糖苷 (ergosterol-β-D-glucopyranoside)[5]。

核苷类成分：尿嘧啶 (uracil)[1]、腺苷 (adenosine)[1,3,4,6,7]、胸腺嘧啶 (thymine)[1,6]、腺嘌呤 (adenine)、鸟嘌呤 (guanine)[1,6]、次黄嘌呤核苷 (hypoxantine nucleoside)[1,7]、咖啡因 (caffeine)[2]、5′- 乙酰基冬虫夏草素 (5′-acetylcordycepin)、N-6- 甲基腺苷 (N-6-methyladenosine)[4]、3′- 脱氧腺苷 (3′-deoxyadenosine)、N-6-[β-(乙酰胺甲酰) 氧乙基] 腺苷 {N-6-O-[β-(acetylcarbamoyloxy)ethyl]adenosine}[5]、鸟苷 (guanosine)[5]、虫草素 (cordycepin)[6]、次黄嘌呤 (hypoxantine)、尿苷 (uridnine)[7]、腺嘌呤核苷 (adenineriboside)、N-6-(2- 羟乙基) 腺苷 [N-6-(2-hydroxyethyl)adenosine][8]。

有机酸类成分：硬脂酸 (stearine)[7,9]、β- 亚油酸 (β-linoleic acid)、油酸 (oleinic acid)[1,9]、十七烷酸 (daturic acid)[5]、14- 甲基 - 十六酸 (14-methyl-hexadecanoic acid)、14- 甲基 - 十五酸 (14-methyl-pentadecanoic acid)、(Z)-9- 十六烯酸 [(Z)-9-gaidic acid]、3- 十八烯酸 (3-octadecenoic acid)、11- 二十烯酸 (11-eicosenoic acid)、十五烷酸 (pentadecane acid)[9]、软脂酸 (hexadecylic acid)。

氨基酸及多肽类成分：鸟氨酸 (ornithine)、色氨酸 (tryptophane)、谷氨酸 (glutamic acid)[1]、丙氨酸 (alanine)、精氨酸 (arginine)、天冬氨酸 (aspartate)、甘氨酸 (glycine)、组氨酸 (histidine)、异亮氨酸 (iso-leucine)、亮氨酸 (leucine)、赖氨酸 (lysine)、蛋氨酸 (methionine)、苯丙氨酸 (phenylalanine)、丝氨酸 (serine)、酪氨酸 (tyrosine)、缬氨酸 (valine)[1,18]、苏氨酸 (threonine)[1,6]、冬虫夏草环肽 A(cordycepeptide A)[4]、环 (丙氨酸 - 脯氨酸)[cyclo(alanine-proline)]、环 (亮氨酸 -脯氨酸)[cyclo(leucine-proline)]、环 (苯丙氨酸 - 脯氨酸)[cyclo(phenylalanine-proline)]、环 (缬氨酸 - 脯氨酸)[cyclo(valine-proline)][10]、胱氨酸 (cystine)、半胱氨酸 (cystine)、脯氨酸 (proline)、瓜氨酸 (citrulline)、牛磺酸 (taurine)、γ - 氨基丁酸 (γ -aminobutyric acid)[11]。

维生素 :vitamin C、vitamin A[1]、烟酰胺 (niamin)、烟酸 (nicotinic acid)[1,12]、vitamin B$_2$、vitamin B$_{12}$[1,12,13]、抗坏血酸 (antiscorbic acid)、核黄素 (lactochrome)、硫胺素 (thiamin)[11]、vitamin B$_1$[12,13]。

胺类成分：N-(2′- 羟基 - 二十四酰基)-2- 氨基 -1,3,4- 三羟基 - 十八 -8E- 烯 [N-(2′-hydroxy-tetracosanoyl)-2-amino-1,3,4-trihydroxy-octadec-8E-ene][1,2]、尸胺 (cadaverine)、腐胺 (putrescine)、精脒 (spermidine)、精胺 (spermine)、1,3- 二氨基丙烷 (1,3-diaminopropane)[14]。

其他：无机元素 P、Mg、Ca、K、Cu、Fe、Mn、Al、Na、Zn、Si、Sr、Ba、Zr、Ni、Nb、Ce、Cs、As、Be、Ga、B、Ti、Li、Hg、Pb、Y、Yb、Cd、Pt、Rb、Br，半乳甘露聚糖

(galactomannan)[1]、二十一烷 (heneicosane)[1,2]、D- 甘露醇 (D-mannitol)[12,13]、硫磺 (brimstone)、4-甲基 -2,6- 二 (1,1- 二甲基) 苯酚 [4-methyl-2,6-di-(1,1-dimethyl)phenol]、十八烷 (octadecane)、3-苯基 -2- 丙烯醛 (3-phenyl-2-acrylaldehyde)、3- 苯基 -2- 丙烯醇 (3-phenyl-2-allylalcohol)、二十烷 (eicosane)[9]、磷脂酰胆碱 (lecithol)[16]、表多糖 (exopolysaccharide, EPS)、软脂酸乙酯 (ethylhexadecanoate)、硬脂酸乙酯 (ethyl stearate)[15-18]。

【药典检测成分】2015 版《中国药典》规定, 本品照高效液相色谱法测定, 含腺苷不得少于0.010%。

参考文献

[1] 国家中医药管理局《中华本草》编委会. 中华本草: 第 1 册 0174 [M]. 上海: 上海科学技术出版社, 1999: 495-498.

[2] 郦皆秀, 李进, 徐丽珍, 等. 西藏产冬虫夏草化学成分研究 [J]. 中国药学杂志, 2003, 38(7): 499-501.

[3] 谭之磊, 殷海松, 黄皓, 等. 冬虫夏草态发酵菌丝体中化学成分分析 [J]. 食品科学, 2008, 29(3): 328-330.

[4] 姜泓, 刘珂, 孟舒. 人工蛹冬虫夏草子实体化学成分 [J]. 药学学报, 2000, 35(9): 663-668.

[5] 胡敏, 皮惠敏, 郑元梅. 冬虫夏草的化学成分及药理作用 [J]. 时珍国医国药, 2008, 19(11): 2804-2805.

[6] 梁洪卉, 程舟, 杨晓伶, 等. HPLC 定量分析冬虫夏草的主要核苷类有效成分 [J]. 中药材, 2008, 31(1): 58-60.

[7] 赵雪梅, 张辉, 苏延友, 等. 泰山虫草菌丝体与天然冬虫夏草化学成分初步分析 [J]. 中药材, 2008, 31(12): 1828-1830.

[8] Tsutomu Furuya, Masao Hirotani, Masayuki Matsuzawa. N6-(l-Hydroxyethyl) Adenosina, A Biologically Active Compound From Cultured Mycelia of Cordyceps and Isaria Species [J]. Phytochemistry, 1983, 12(11): 2509-2512.

[9] 黄起鹏, 疗森泰, 梁淑桂, 等. 冬虫夏草中弱极性的化学成分研究 [J]. 中药材, 1991, 14(11): 33-34.

[10] 马骁驰, 黄健, 刘丹. 蛹冬虫夏草培养液成分研究 (I) [J]. 沈阳药科大学学报, 2003, 20(4): 255-257.

[11] 郭锡勇, 郭莉莉, 陈芳. 代氏虫草与冬虫夏草化学成分的比较 [J]. 中药材, 1995, 18(8): 403-404.

[12] 朱喜艳, 李振华. 青海冬虫夏草脂肪酸含量分析 [J]. 青海畜牧兽医杂志, 2006, 36(2): 21.

[13] 宋秀环. 蚕蛹虫草与冬虫夏草中无机元素的比较 [J]. 中国食用菌, 1991, 20(10): 3.

[14] 朱昌烈, 新津胜. 冬虫夏草中的多胺类成分的分析 [J]. 中草药, 1993, 24(2): 71-72.

[15] 金永日, 张甲生, 何玲, 等. 蚕蛹虫草和冬虫夏草中 D- 甘露醇的分析 [J]. 白求恩医科大学学报, 1992, 18(1): 47.

[16] 许益民, 李学家. 冬虫夏草及杜促磷脂成分的研究 [J]. 天然产物研究与开发, 1992, 4(2): 32-33.

[17] 沈晓云, 李兆田, 田军. 冬虫夏草与虫草菌丝有效成分分析比较 [J]. 山西大学学报, 1998, 21(1): 80-85.

[18] 邹赢铮, 陈雅琳, 储智勇, 等. 冬虫夏草成分及活性研究进展 [J]. 海军医学杂志, 2014, 35(1): 83-85.

116. 冬葵果 Malvae Fructus

【来源】本品为锦葵科植物冬葵 *Malva verticillata* L. 的干燥成熟果实。

【性能】甘、涩, 凉。清热利尿, 消肿。

【化学成分】本品主要含挥发油、糖类等化学成分。

挥发油类成分: 反 -1,2- 环戊二醇 (*trans*-1,2-cyclopentanediol)、(*E,E*)-2,4- 葵二烯 [(*E,E*)-2,4-decadiene]、邻苯二甲酸二丁酯 (dibutylphthalate)、1,1- 二氯 -2- 己基 - 环丙烷 (1,1-dichloro-2-hexyl-cyclopropane)、2,5- 二氢 -1- 亚硝基 -1H- 吡咯 (2,5-dihydro-1-nitroso-1H-pyrrole)、4,4-二甲基二氢 -2(3H)- 呋喃酮 [4,4-dimethyldihydro-2(3H)-furanone]、(*E*)-2,6- 二甲基 -3,5,7- 辛三烯 -2- 醇 [(*E*)-2,6-dimethyl-3,5,7-octatriene-2-ol)]、1-(乙烯氧基)- 戊烷 [1-(ethenyloxy)-pentane]、Z-1,9- 十六碳二烯 (Z-1,9-hexadecadiene)、正己酸 (hexanoic acid)、5- 己基二氢 -2-(3H)- 呋喃酮 [5-hexyldihydro-2-(3H)-furanone]、1- 甲基 -6,7- 二氧双环 [3.2.1] 辛烷 {1-methyl-6,7-dioxybicyclo[3.2.1]octane}、2- 甲基 -5-(1- 甲基乙烯基)- 环己醇 [2-methyl-5-(1-methylethenyl)-cyclohexanol]、7- 甲基 -Z- 十四烯 -1- 醇 (7-methyl-Z-tetradecen-1-ol)、壬 -2- 烯 -1- 醇 (nona-2-en-1-ol)、(*Z*)-2- 壬烯醛 [(*Z*)-2-nonenal]、3,5- 辛二烯 -2- 醇 (3,5-octadiene-2-ol)、(*E*)-2- 辛烯醛 [(*E*)-2-octenal]、(*Z*)-2- 辛烯 -2- 醇 [(*Z*)-2-octene-2-ol]、Z,Z-2,5- 十五二烯 -1- 醇 (Z,Z-2,5-

pentadecadiene-1-ol)、3-(丙基 -2- 烯酰氧基)- 十二烷 [3-(propyl-2-enoyloxy)-dodecane]、5-(丙基 -2- 烯酰氧基) 十五烷 [5-(propyl-2-enoyloxy)pentadecane]、2-(丙基 -2- 烯酰氧基) 十四烷 [2-(propyl-2-enoyoxy)tetradecane]、(S)-1,7,7- 三甲基 - 双环 [2.2.1] 庚烷 -2- 酮 {(S)-1,7,7-trimethyl-bicyclo[2.2.1]heptane-2-one}[1]。

糖类成分 : 酸性多糖 (acidic polysaccharides) 有 MVS- ⅢA、MVS- ⅣA、MVS- Ⅳ，中性多糖 (neutral polysaccharide) 有 MVS- Ⅰ、MVS- ⅡA、MVS- ⅡG，肽聚糖 (peptidoglycan) 有 MVS-V[2]。

其他 :K、Na、Ca、Mg、Fe、Mn、Zn、Cu、Cr、Se、Pb、Al、Cd、Mo、Ni[3] 等无机元素。

【药典检测成分】2015 版《中国药典》规定，本品照分光光度法测定，含总酚酸以咖啡酸计，不得少于 0.15%。

参考文献

[1] 李增春，徐宁，杨利青，等 . 蒙药冬葵果挥发油化学成分分析 [J]. 中成药，2008，30(6)：922-924.
[2] 国家中医药管理局《中华本草》编委会 . 中华本草：第 5 册 4327 [M]. 上海：上海科学技术出版社，1999：363-365.
[3] 刁景丽，张桂琴，王晋 . 蒙药冬葵果宏量元素与微量元素测定 [J]. 中国民族医药杂志，2005，(2)：31，45.

117.玄参　Scrophularlae Radix

【来源】本品为玄参科植物玄参 *Scrophularia ningpoensis* Hemsl. 的干燥根。

【性能】甘、苦、咸，微寒。清热凉血，滋阴降火，解毒散结。

【化学成分】本品主要含环烯醚萜苷类、苯丙素类、甾醇及其苷类等化学成分。

环烯醚萜苷类成分 : 玄参三酯苷即 4′- 乙酰基 -3′- 桂皮酰基 -2′- 对 - 甲氧基桂皮酰基 -6-O- 鼠李糖基梓醇 (4′-acetyl-3′-cinnamyl-2′-p-methoxy cinnamyl-6-O-rhamnosylcatalpol)、3,4′- 二甲基安哥拉苷 A(3,4′-dimethylangoroside A)、玄参种苷 A(ningpogoside A)、玄参种苷 B(ningpogoside B)、桃叶珊瑚苷 (aucubin)、哈帕苷 (harpagide)、甲氧基玄参苷 [8-(O-methyl-p-coumaroyl)harpagide]、玄参环醚即 7- 羟基 -9- 羟甲基 -3- 氧代 - 双环 [4.3.0]-8- 壬烯 [7-hydroxy-9-hydroxymethyl-3-oxo-bicyclo[4.3.0]-8-nonene][1]、6-O- 甲基梓醇 (6-O-methylcatalpol)[1,2]、哈帕酯苷 (哈巴俄苷) 或玄参苷或爪钩草酯苷 (harpagoside)[1,2,3]、异玄参苷元 (ningpogenin)[1,3]、士可玄参苷 A(scropolioside A)[2]、爪钩草苷 (harpagide)[2,4]、京尼平苷 (geniposide)、6′-O- 乙酰哈帕苷 (6′-O-acetylharpagide)[4]、1- 去羟基 -3,4- 二氢桃叶珊瑚苷元 (1-dehydroxy-3,4-dihydroaucubigenin)、8-O-(2- 羟基肉桂酰基)- 哈帕苷 [8-O-(2-hydroxy cinnamoyl)-harpagide]、8-O- 阿魏酰基哈帕苷 (8-O-feruloyharpagide)、6-O-α-D- 半乳糖基哈帕酯苷 (6-O-α-D-galactopyranosylharpagoside)、梓醇 (catalpol)[3]。

苯丙素及其苷类成分 : 4-O-(对甲氧基肉桂酰基)-α-L- 鼠李吡喃糖 [4-O-(p-methoxyl cinnamoyl)-α-L-rhamnopyranose][1,2]、对甲氧基肉桂酸 (p-methoxyl cinnamic acid)[1,5]、安格洛苷 C(angoroside C)[2,4]、4- 羟基 -3- 甲氧基肉桂酸 (4-hydroxy-3-methoxycinnamic acid)[5]、肉桂酸 (cinnamic acid)[5,6,8]、乳苷 (lacteoside)[7]、肉苁蓉苷 D 或赛斯坦苷 D(cistanoside D)、去咖啡酰毛蕊花糖苷 (decaffeoylacteoside)[3,7]、3-O- 乙酰基 -2-O- 阿魏酰基 -α-L- 鼠李糖 (3-O-acetyl-2-O-feruloyl-α-L-rhamnose) [4]、毛蕊花苷 (verbascoside)[3,4]、对羟基肉桂酸 (p-hydroxycinnamic acid)[6]、赛斯坦苷 F(即 4-O- 咖啡酰基 -3-O-α-L- 鼠李糖基 -D- 葡萄糖 ,cistanoside F)、3-O- 乙酰基 -2-O- 阿魏酰基 -α-L- 鼠李糖 (ningposide A)、4-O- 乙酰基 -2-O- 阿魏酰基 -α-L- 鼠李糖 (ningposide B)、斩龙剑苷 A(即 6-O- 反式肉桂酰基 -1-O-D- 果糖基 -β-D- 葡萄糖 ,sibirioside A)[3]、咖啡酸 (caffeic acid)[9]。

甾体及其苷类成分：β- 谷甾醇葡萄糖苷 (β-sitosteryl glucoside)[4,5]、β- 谷甾醇 (β-sitosterol)
[4,5,6,8,9]、β- 谷甾醇 -3-O-β-D- 吡喃葡萄糖苷 (β-sitosterol-3-O-β-D-glucopyranoside)[4]、胡萝卜苷
(daucosterol)[6,9]、羽扇豆醇 (lupeol)[9]。

有机酸类成分：4- 羟基 -3- 甲氧基苯甲酸 (4-hydroxy-3-methoxybenzoic acid)[3]、琥珀酸 (succinic
acid)[3,6]、阿魏酸 (ferulic acid)[3]、原儿茶酸 (protocatechuic acid)[8]、油酸 (oleic acid)[9]。

三萜类成分：熊果酸 (uoaolic acid)[5,6,9]。

二萜内酯类成分：14- 去氧 -12(R)- 磺酸基穿心莲内酯 [14-deoxy-12(R)-sulfoandrographolide][6]。

糖类成分：葡萄糖 (gluose)[4,6]、果糖 (fructose)[4]、蔗糖 (sucrose)[4,9]。

其他：天冬酰胺 (asparagine)[1]、5- 羟甲基糠醛 (5-hydroxymethylfurfural)[5,8]、eucalyptolic
acid、buergerisides A1[8]、柳杉酚 (sugiol)、雪松醇 (cedrol)[9]。

【药典检测成分】2015 版《中国药典》规定，本品照高效液相色谱法测定，按干燥品计算，含
哈巴苷和哈巴俄苷的总量不得少于 0.45%。

参考文献

[1] 国家中医药管理局《中华本草》编委会. 中华本草：第 7 册 6395 [M]. 上海：上海科学技术出版社，1999：392-396.

[2] 张雯洁，刘玉青，李兴从，等. 中药玄参的化学成分 [J]. 云南植物研究，1994，16(4)：402-412.

[3] 胡瑛瑛，黄真. 玄参的化学成分及药理作用研究进展 [J]. 浙江中医药大学学报，2008，32(2)：268-270.

[4] 邹臣亭，杨秀伟. 玄参中一个新的环烯醚萜糖苷化合物 [J]. 中草药，2000，31(4)：241-243.

[5] 李医明，蒋山好，高文运，等. 玄参的脂溶性化学成分 [J]. 药学学报，1999，34(6)：448-450.

[6] 姜守刚，蒋建勤，祖元刚. 玄参的化学成分研究. 植物研究 [J]. 2008，28(2)：255-256.

[7] 李医明，蒋山好，高文运，等. 玄参中的苯丙素苷成分 [J]. 中草药，1999，30(7)：487-489.

[8] 华静，戚进. 玄参的化学成分研究 [J]. 海峡药学，2013，25(1)：35-37.

[9] 李媛，宋宝安，杨松，等. 中草药玄参化学成分的研究 [J]. 天然产物研究与开发，2012，24：47-51.

118. 半夏　Pinelliae Rhizoma

【来源】本品为天南星科植物半夏 *Pinellia ternata* (Thunb.)Breit. 的干燥块茎。

【性能】辛，温；有毒。燥湿化痰，降逆止呕，消痞散结。

【化学成分】本品含有生物碱类、黄酮类、挥发油类等化学成分。

生物碱类成分：左旋麻黄碱 (ephedrine)[1]、1- 麻黄碱 (1-ephedrine)[2]。

黄酮类成分：黄芩苷元 (baicalein)、黄芩苷 (baicalin)[1]。

挥发油类成分：3- 乙酰氨基 -5- 甲基异噁唑 (3-acetamino-5-methyl-*iso*-xazole)、2- 氯丙烯酸
甲酯 (methyl-2-chloropropenoate)、2- 十一烷酮 (2-undecanone)、3- 甲基二十烷 (3-methyleicosane)、
2- 甲基吡嗪 (2-methylpyrazine)、1- 辛烯 (1-octene)、1,5- 戊二醇 (1,5-pentadiol)、半夏蛋白 (pinellin)、
原儿茶醛 (protocatechualdehyde)、茴香脑 (anethole)、苯甲醛 (benzaldehyde)、柠檬醛 (citral)、
12,13- 环氧 -9- 羟基十九碳 -7,10- 二烯酸 (12,13-epoxy-9-hydroxynonadeca-7,10-dienoic acid) 及
其衍生物、β- 榄香烯 (β-elemene)、棕榈酸乙酯 (ethylpalmitate)、姜辣醇 (gingerol)、丁基乙烯
基醚 (butylethenylether)、十六碳烯二酸 (hexadecylenedioic acid)、9- 十七烷醇 (9-heptadecanol)[1]、
十七烷酸 (heptadecanoic acid)、十六烷烯酸 (hexadecenoic acid)、7- 十六碳烯酸 (7-hexadecenoic
acid)、9- 十六碳烯酸 (9-hexadecenoic acid)[3]、环阿尔廷醇 (cycloartenol)[4,5]、1- 吡咯烷 -1- 氧
代 - 十六碳 -7,10- 二烯酯 [1-pyrrolidine-1-oxo-7,10-hexadecadienylester]、十九碳 -1,3,12- 三
烯烷 (1,3,12-nonadecatriene)[5]、正十六酸 -1- 甘油酯 (*n*-hexadecanoic acid-1-glyceroester)[6]、
姜辣烯酮 (shogaol)[7]、苯丙酸 -3,5- 二 (1,1- 二甲基乙基)-4- 羟甲酯 [phenylpropanoic acid-3,5-
bis(1,1-dimethylethyl)-4-hydroxymethylester]、丁 二 酸 - 二 (2- 甲 基) 丙 酯 [butanedioic acid-

bis(2-methylpropyl)ester]、丁酸苯甲酯 (butylated hydroxytoluene)、1- 氯 - 二十七烷 (1-chloro-heptacosane)、二丁基邻苯二甲酸酯 (dibutylphthalate)、二十二烷 (docosane)、己二酸二 (2-甲基) 丙酯 [hexanedioic acid bis(2-methylpropyl)ester]、d- 柠檬烯 (d-limonene)、2- 二甲基 -十二烷 (2-dimethyl-dodecane)、2- 甲基十八 (碳) 烷 (2-methyl-octadecane)、2- 甲基 - 十一烷 (2-methylundecane)、二十四烷 (tetracosane)、(正) 十四烷 (tetradecane)、2,6,10,14- 四甲基 -二十六烷 (2,6,10,14-tetramethyl hexacosane)、2,6,10,14- 四甲基 - 十六烷 (2,6,10,14-tetramethyl hexadecane)、2,6,10,14- 四甲基 - 十五烷 (2,6,10,14-tetramethyl pentadecane)、蜂花烷 (triacontane)、二十三烷 (tricosane)、十三烷 (tridecane)、2,6,10- 三甲基 - 十五烷 (2,6,10-trimethyl-pentadecane)、十一烷 (undecane)、二十九烷 (nonacosane)、十九烷 (nonadecane)、十八烷 (octadecane)、十五烷 (pentadecane)、二十五烷 (pentacosane)、邻苯二甲酸癸基异丁酯 (phthalic acid decyl-iso-butyl ester)、十二烷 (dodecane)、二十烷 (eicosane)、二十一烷 (heneicosane)、十七烷 (heptacosane)、3- 庚癸烯 [(Z)-3-heptadecene]、二十六烷 (hexacosane)、十六烷 (hexadecane)[8]。

甾醇类成分 :β- 谷甾醇 (β-sitosterol)[1,4,5,9,10]、胡萝卜苷 (daucosterol)[1,10]、5α,8α- 桥二氧麦角甾 -6,22- 双烯 -3- 醇 (5α,8α-epi-dioxyergosta-6,22-diene-3-ol)、β- 谷甾醇 -3-O-β-D- 葡萄糖苷 -6′-O-二十烷酸酯 (β-sitosterol-3-O-β-D-glucoside-6′-O-eicosanate)、豆甾 -4- 烯 -3- 酮 (stigmast-4-en-3-one)[4]、3- 羟基 -5,22- 二烯 - 豆甾醇 (3-hydroxy-5,22-dien-stigmasta-3-ol)、3- 羟基 -5,24- 二烯 -豆甾醇 (3-hydroxy-5,24-dien-stigmasta)[5]、芸苔甾醇或油菜甾醇 (campesterol)[5,11]、3-O-(6′-O- 棕榈酰基 -β-D- 吡喃葡萄糖基) 豆甾 -5- 烯 [3-O-(6′-O-hexadecanoyl-β-D-glucopyranoside)stigmast-5-en][6]、γ- 谷甾醇 (γ-sitosterol)、22,23- 二氢 - 豆甾醇 (22,23-dihydrostigmasterol)[8]、豆甾醇 (stigmasterol)[11]。

有机酸类成分 :尿黑酸 (homogentisic acid)[1]、山嵛酸 (docosanoic acid)、10,13- 二十碳二烯酸 (10,13-eicosadienoic acid)、花生酸 (eicosanoic acid)、11- 二十碳烯酸 (11-eicosenoic acid)、油酸 (oleic acid)、十五烷酸 (pentadecanoic acid)、硬脂酸 (octadecanoic acid)、8- 十八碳烯酸 (8-octadecenoic acid)、9- 氧代壬酸 (9-oxononanoic acid)[3]、亚油酸 (linoleic acid)[3,5,8]、棕榈酸 (palmitic acid)[3,5,8,10]、琥珀酸 (succinic acid)[6,10]、β- 亚麻酸 (β-linoleic acid)、γ- 亚麻酸 (γ-linoleic acid)[7]、(E)-9- 十八碳烯酸 [(E)9-octadecenoic acid][8]、2,5- 二羟基苯乙酸 (2,5-dihydroxyphenyl acetic acid) 及其苷 [12]、3,4- 二羟基苯甲酸 (3,4-dihydroxybenzoic acid) 及其苷 [13]。

糖基鞘脂类成分 :大豆脑糖苷 I (soyacerebroside I)、大豆脑糖苷 II (soyacerebroside II)[6]。

糖类成分 :直链淀粉 (amylose)、1,2,3,4,6- 五 -O- 没食子酰葡萄糖 (1,2,3,4,6-penta-O-galloylglucose)[1]、1,6,3,4- 二脱水 -β-D- 阿洛糖 (1,6,3,4-dianhydro-β-D-allose)、1,6,2,3- 二脱水 -β-D-阿洛糖 (1,6,2,3-dianhydro-β-D-allose)[6]。

氨基酸类成分 :α- 及 β- 氨基丁酸 (aminobutyric acid)[1]、天冬氨酸 (aspartic acid)[1,9]、L-脯氨酸 -L- 缬氨酸 (L-proline-L-iso-propylaminoacetic acid)[5]、谷氨酸 (glutamic acid)、甘氨酸 (glycine)、甲硫氨酸 (methionine)、组氨酸 (histidine)、精氨酸 (arginine)[9]、丙氨酸 (alanine)、4-氨基丁酸 (4-aminobutyric acid)[10]、异亮氨酸 (iso-leucine)、亮氨酸 (leucine)、赖氨酸 (lysine)、苯丙氨酸 (phenylalanine)、苏氨酸 (threonine)、酪氨酸 (tyrosine)、缬氨酸 (valine)[14]。

其他 :胰蛋白酶抑制剂 (trypsin inhibitor)、Ca、K、Fe、Na、Al、Mg、P、Tl[1]、Ti、Mn、Pb、Cu、Zn[17]、胆碱 (choline)[1,9]、1,5- 戊二醇 (1,5-pentadiol)、戊醛肟 (valeraldehyde oxime)[3]、α- 棕榈精 (α-monpalmitin)[4]、5- 羟甲基糠醛 (5-hydroxymethyl-furan-2-carbaldehyde)、大黄酚 (chrysophanol)、对二羟基苯酚 (p-dihydroxyphenol)、邻二羟基苯酚 (o-dihydroxyphenol)、亚油酸二烯醇酸乙酯 (octadeca-9,12-dienoic acid ethyl ester)、单半乳糖基二酰丙三醇 (monogalactosyldiacy glycerol)[6]、高龙胆碱 (hypsierythricine)[9]、棕榈酰胺 (palmitic amide)[10]、草酸钙 (calcium oxalate)[15]、次黄嘌呤核苷 (hypoxanthosine)[16]、尿嘧啶 (uridine)、5′- 硫甲基 -5′-硫化腺 (5′-S-methyl-5′-thioadenosine)、腺苷 (adenine)、大黄酚 (chrysophanol)、5- 羟甲基糠醛 (5-hydroxy methyl furfural)、烟酰胺 (nicotinamide)、(2S)-1-O-(92,12Z- 十八烷二烯基)-3-O-β- 半

乳糖基甘油 [(2S)-1-O-(92,12Z-octadecadienoyl)-3-O-β-galactopyranosylglycerol] [18]。

【药典检测成分】2015 版《中国药典》规定,本品照电位滴定法测定,按干燥品计算,含总酸以琥珀酸计,不得少于 0.25%。

参考文献

[1] 国家中医药管理局《中华本草》编委会. 中华本草:第 8 册 7654 [M]. 上海:上海科学技术出版社,1999:513-520.

[2] Yamamoto F. Pharmaceutical formulations containing radicalremovers as antioxidants [J]. CA,1991,114:88687.

[3] 张科卫,吴皓,武露凌. 半夏药材中脂肪酸成分的研究 [J]. 南京中医药大学学报 (自然科学版),2002,18(5):291-292.

[4] 何萍,李帅,王素娟,等. 半夏化学成分的研究 [J]. 中国中药杂志,2005,30(9):671-674.

[5] 郑宵蓓,陈科力,尹文仲,等. 鄂西高产半夏脂溶性成分的 GC-MS 分析 [J]. 中药材,2007,30(6):665-666.

[6] 杨虹,桂新,王峥涛,等. 半夏的化学成分研究 [J]. 中国中药杂志,2007,42(2):99-101.

[7] 肖培根. 新编中药志 [M]. 北京:化学工业出版社,2002:372-378.

[8] 毕葳,马强,尹妍,等. 法半夏亲脂性成分 GC-MS 研究 [J]. 西北药学杂志,2008,23(3):144-145.

[9] 李先端,胡世林,杨连菊. 半夏类药材氨基酸与无机元素分析 [J]. 中国中药杂志,1990,15(10):37.

[10] 陈凤凰,唐文明,孟娜,等. 安顺产半夏化学成分的研究 [J]. 贵州科学,2006,24(4):34-36.

[11] 村上孝夫. 药学杂志 (日),1965,85(9):832-835.

[12] 长谷川千鹤. 药学杂志 (日),1957,2:16-18.

[13] Suzuki, Masako. Irritating Substance of Pinellia. ternata [J]. Arzneim-Forsch,1969,19(8):1307-1309.

[14] 李先端,胡世林,杨连菊. 半夏类药材氨基酸和无机元素分析 [J]. 中国中药杂志,1990,15(10):37-38

[15] Kubo Meguni, Maruyama etsuko, Kgjita Taketoshi, et al. Unpleasant Tast in Vegetable Foods. Acrid Component in Pinellia Tuber [J]. Ka-seigake Kenkyu(Japan),1983,30(1):61-65.

[16] 吴皓,李伟,张科卫,等. 半夏药材鉴别成分的研究 [J]. 中国中药杂志,2003,28(9):836-839.

[17] 王新胜,吴艳芳,马军营,等. 半夏化学成分和药理作用研究 [J]. 齐鲁药事,2008,27(2):101-103.

[18] 张之昊,戴忠,胡晓茹,等. 半夏化学成分的分离与鉴定 [J]. 中药材,2013,36(10):1620-1622.

119. 母丁香　Caryophylli Fructus

【来源】本品为桃金娘科植物丁香 *Eugenia caryophyllata* Thunb. 的干燥近成熟果实。

【性能】辛,温。温中降逆,补肾助阳。

【化学成分】本品主要含挥发油等化学成分。

挥发油类成分:丁香酚 (eugenol)[1]、贝叶烯 (beyerane)、α- 壬酮 (α-nonanone)、1-(3,4,5-三甲氧基苯)- 桥亚乙基酮 [1-(3,4,5-trimethoxyacetophenone)]、α- 杜松醇 (α-cadinol)、表 -α- 红没药醇 (epi-α-bisabolol)、樟脑 (camphor)、2,4- 二羟基 - 对 - 异丙基苯甲烷 (2,4-dihydroxy-p-iso-propylphenylmethane)、1,6- 二氢 -1- 甲基 -6- 氧代 -N- 三甲基甲硅烷基 -3- 吡啶卡波克斯酰胺、3,7- 二甲基 -1,6- 辛二烯 -3- 醇 (3,7-dimethyl-1,6-octadiene-3-ol)、1,2- 二甲氧基 -4-(2- 丙烯基) 苯 [1,2-dimethoxyl-4-(2-propenyl)benzene)]、安息香酸乙酯 (ethylbenzoate)、丁子香基乙酸酯 (eugenyl acetate)、α- 醛基呋喃 (α-formylfuran)[2]、石竹烯 (caryophyllene)、α- 石竹烯 (α-caryophyllene)[2,3]、β- 杜松烯 (β-cadinene)、δ- 杜松烯 (δ-cadinene)、胡椒烯 (copaene)[2,4]、1,2,3,5,6,8a- 六氢 -4,7- 二甲基 -1-(1- 甲基乙基)-C$_{15}$H$_{24}$- 萘 [naphthalene,1,2,3,5,6,8a-hexahydro-4,7-dimethyl-1-(1-methylethyl)-C$_{15}$H$_{24}$]、2- 甲氧基 -4-(2- 丙烯基)- 苯酚醋酸盐 [2-methoxy-4-(2-propenyl)-phenol acetate]、1-(3′,4′,5′- 三甲氧基苯桥亚乙基酮 [1-(3′,4′,5′-trimethoxyaeetophenone)]、萘 (naphthalene)、苯酚 (phenol)[3]、别香橙烯 (alloaromadendrene)、麝香内酯 (ambrettolide)、土青木香烯 (aristolene)、溴代十四酸 (2-bromo-2-tetradecanoic acid)、安息香酸 -2- 羟基 - 甲酯 (benzoic acid-2-hydroxy-methylester)、δ- 杜松醇 (δ-cadinol)、荜澄茄醇 (cadinol)、去氢白菖烯

(calamenene)、白菖油萜 (calarene)、β- 石竹烯 (β-caryophyllene)、石竹烯氧化物 (caryophyllene oxide)、雪松烯 (cedrene)、α- 荜澄茄油烯 (α-cubebene)、β- 荜澄茄油烯 (β-cubebene)、亚环己基 - 环十二胺 (N-cyclohexylidene-cyclododecanamine)、环洒剔烯 (cyclosativene)、α- 榄香烯 (α-elemene)、β- 桉叶烯 (β-eudesmene)、十七碳烯 (heptadecene)、十七碳烷 (heptadecane)、十六炔 -1- 醇 (hexadecyne-1-ol)、十六碳烯酸 (9-hexadecenoic acid)、1- 甲基 -1-(2,4,6- 三甲氧基苯基)-2- 丙酮 [1-methyl-1-(2,4,6-trimethoxyphenyl)-2-propanone]、异喇叭烯 (iso-ledene)、长松香芹醇 (longipinocarveol)、4- 甲氧基 - 苯甲酸 -4- 乙基苯基酯 (4-methoxy-benzoic acid-4-ethylphenylester)、十五烷醇 (pentadecanol)、十五酸 (pentadecanoic acid)、芥子酸 (sinapinic acid)、苹婆烯 (sterculene)、四甲基癸烷 (2,3,5,8-tetramethyl-2,3,5,8-decane)、2,3,4- 三甲氧基乙酰苯 (2,3,4-trimethoxyacetophenone)、衣兰烯 (ylangene)[4]。

其他 : 胡椒碱 (piperine)[4]、没食子酸 (gallic acid)[5]、2- 羟基 -4,6- 二甲氧基 -5- 甲基苯乙酮 (2-hydroxy-4,6-dimethoxy-5-methylacetophenone)。

【药典检测成分】2015 版《中国药典》规定 , 本品照高效液相色谱法测定 , 按干燥品计算 , 含丁香酚不得少于 0.65%。

参考文献

[1] 张伯崇, 朱启敏, 岳秀文, 等. 母丁香与丁香挥发油成分的比较 [J]. 中成药研究, 1984, 9 : 30-31.
[2] 姚发业, 刘廷礼, 邱琴, 等. 母丁香挥发油化学成分的 GC-MS 研究 [J]. 中草药, 2001, 32(3): 203-204.
[3] 赵晨曦, 梁逸曾. 公丁香与母丁香挥发油化学成分的 GC/MS 研究 [J]. 现代中药研究与实践, 2004, 18(增刊): 92-95.
[4] 董文宁, 邱琴, 刘成琴, 等. 超临界 CO_2 流体萃取法提取母丁香挥发油化学成分的研究 [J]. 世界卫生文摘, 2007, 4(7): 125-128.
[5] 刘淑娟, 罗世恒, 王弘, 等. UFLC 法测定母丁香中丁香酚和 2- 羟基 -4,6- 二甲氧基 -5- 甲基苯乙酮的含量 [J]. 药物分析杂志, 2011, 31(1): 39-42.

120. 丝瓜络　Luffae Fructus Retinervus

【来源】本品为葫芦科植物丝瓜 *Luffa cylindrica*(L.)Roem. 干燥成熟果实的维管束。

【性能】甘 , 平。祛风下乳 , 通络 , 活血。

【化学成分】本品主要含糖类、氨基酸类等化学成分。

糖类成分 : 半乳聚糖 (galactan)、甘露聚糖 (mannan)、木聚糖 (xylan)[1,2]、纤维素 (cellulose)[2]。

氨基酸类成分 : 甘氨酸 (glycine)[1,2]、丙氨酸 (alanine)、亮氨酸 (amidocaproic acid)、缬氨酸 (amino-iso-valeric acid)、精氨酸 (arginine)、天冬氨酸 (aspartate)、谷氨酸 (glutamic acid)、组氨酸 (histidine)、羟脯氨酸 (hydroxyproline)、异亮氨酸 (iso-leucine)、赖氨酸 (lysine)、蛋氨酸 (methionine)、苯丙氨酸 (phenylalanine)、脯氨酸 (proline)、丝氨酸 (serine)、苏氨酸 (threonine)、色氨酸 (tryptophane)、酪氨酸 (tyrosine)[3]。

其他 : 木质素 (lignine)[2]、氢氰酸 (cyanhydric acid)[4]、棕榈酸 (palmitic acid)、十八烷酸 (octadecylic acid)、2- 乙二醇硬酯酸酯 [2-(2-hydroxyethoxy)ethylester]、顺式 -9- 十六烯醛 (cis-9-hexadecenal)、十八烷酸丙酯 (octadecanoic acid propylester) 以及无机元素 Ca、Mg、P、K、Fe、Al、Na、Zn、Mn、Cu、Ni、Pb、Cd[5]。

【药典检测成分】无。

参考文献

[1] 国家中医药管理局《中华本草》编委会. 中华本草 : 第 5 册 4627 [M]. 上海 : 上海科学技术出版社, 1999 : 553.

[2] 刘庆华, 刘彦辰. 实用植物本草 [M]. 天津: 天津科学技术出版社, 1998: 322.

[3] 杨又华, 张少杰, 郭培新, 等. 不同产地丝瓜络的多糖及氨基酸含量测定 [J]. 中草药, 2000, 31(1): 27.

[4] 宋立人, 洪恂, 丁绪亮, 等. 现代中药学大辞典 (上册) [M]. 北京: 人民卫生出版社, 2001: 754-755.

[5] 黎炎, 李文嘉, 王益奎, 等. 丝瓜络化学成分分析 [J]. 西南农业学报, 2011, 24(2): 529-534.

121.老鹳草 Erodii Herba Geranii Herba

【来源】本品为牻牛儿苗科植物牻牛儿苗 *Erodium stephanianum* Willd.、老鹳草 *Geranium wilfordii* Maxim. 或野老鹳草 *Geranium carolinianum* L. 的干燥地上部分。

【性能】辛、苦,平。祛风湿,通经络,止泻痢。

【化学成分】本品含有黄酮类、挥发油类、鞣质类等化学成分。

黄酮类成分:金丝桃苷 (hyperin)、山柰苷 (kaempferitrin)、山柰酚 (kaempferol)、山柰酚 -3,7-*α*-L-二鼠李糖苷 (kaempferol-3,7-*α*-L-dirhamnoside)、山柰酚 -7-*α*-L- 鼠李糖苷 (kaempferol-7-*α*-L-rhamnoside)、杨梅素 -3-*O*-*β*-D- 吡喃半乳糖苷 (myricetin-3-*O*-*β*-D-galactopyranose)、槲皮素 (quercetin)[1]、山柰酚 -7- 鼠李糖苷 (kaempferol-7-rhamnoside)[1,2]、木犀草素 (luteolin)、杨梅素 (myricetin)[3]、花青素 -3,5- 二葡萄糖苷 (anthocyanidin-3,5-diglucoside)、花青素 -3- 葡萄糖苷 (anthocyanidin-3-glucoside)、翠雀素 -3- 葡萄糖苷 (delphinidin-3-glucoside)、锦葵色素 -3-*O*-(6-*O*- 乙酰基 -*β*-D- 吡喃葡萄糖苷)-5-*O*-*β*-D- 吡喃葡萄糖苷 [malvidin-3-*O*-(6-*O*-acetyl-*β*-D-glucopyranoside)-5-*O*-*β*-D-glucopyranoside]、锦葵色素 3,5- 二葡萄糖苷 (malvidin-3,5-diglucoside)[4]、山柰酚 -7-*O*-*α*-L- 鼠李糖苷 (kaempferol-7-*O*-*α*-L-rhamnoside)[5]。

挥发油类成分:牻牛儿醇 (geraniol)[1]、里那醇 (linalool)、香茅醇 (rhodinol)[6]。

鞣质成分:短叶老鹳草素或云实素 (brevifolin)、鞣云实精 (corilagin)、老鹳草鞣质 (geraniin)[1]。

酚酸类成分:并没食子酸 (ellagic acid)、原儿茶酸 (protocatechuic acid)[1]、没食子酸 (gallic acid)[6,7]、水杨酸 (salicylic acid)[5]。

其他:短叶老鹳草酸乙酯 (ethyl brevifolincarboxylate)、青蟹肌醇 (scyllitol)[1]、柯里拉京 (corilagin)[7]、*β*- 谷甾醇 (*β*-sitosterol)、没食子酸乙酯 (ethyl gallate)、短叶苏木酚酸乙酯 (ethylbrerifolin carboxylate)[5]。

【药典检测成分】无。

参考文献

[1] 国家中医药管理局《中华本草》编委会. 中华本草:第 4 册 3498 [M]. 上海: 上海科学技术出版社, 1999: 722-727.

[2] 江苏新医学院. 中药大辞典 [M]. 上海: 上海人民出版社, 1977: 1700.

[3] Nabiel A. Chemosystematic study of some Geraniaceae [J]. Phy-tochem, 1983, 22(1): 2501.

[4] Yvid M, Andersen. Malvidin 3-(6-acetygiucoside)-gluco-side and other anthocynins from frowers of geranrum silvaticum [J]. Phytochemistry, 1995, 38(6): 1513.

[5] 程小伟, 马养民, 康永祥, 等. 老鹳草化学成分研究 [J]. 中药新药与临床药理, 2013, 24(4): 390-392.

[6] 韩广轩, 王立新, 张卫东, 等. 中药老鹳草的研究概况 [J]. 药学实践杂志, 2001, 19(1): 31-34.

[7] 许敏, 陈颖, 段素敏, 等. HPLC 法测定 3 种老鹳草药材中没食子酸和柯里拉京的含量 [J]. 中国野生植物资源, 2013, 32(6): 39-41+44.

122.地枫皮 Illicii Cortex

【来源】本品为木兰科植物地枫皮 *Illicium difengpi* K.I.B.et K.I.M. 的干燥树皮。

【性能】微辛、涩，温；有小毒。祛风除湿，行气止痛。

【化学成分】本品主要含有挥发油类、三萜类等化学成分。

挥发油类成分：乙酸龙脑酯 (bornylacetate)、樟烯 (camphene)、樟脑 (camphor)、1,8- 桉叶素 (1,8-cineole)、黄樟醚 (safrole)[1]、芳樟醇 (linalool)[1]、月桂烯或香叶烯 (myrcene)、α- 蒎烯和 β- 蒎烯 (pinene)[1,2]、莰烯 (camphene)、α- 红没药醇 (α-bisabolol)、β- 红没药醇 (β-bisabolol)、β- 榄香烯 (β-elemene)、榄香素 (elemicin)、α- 葎草烯 (α-humulene)、异石竹烯 (*iso*-caryophyllene)、柠檬烯 (limonene)、γ- 杜松烯 (γ-cadinene)、δ- 杜松烯 (δ-cadinene)、α- 杜松醇 (α-cadinol)、γ- 杜松醇 (γ-cadinol)、蒈烯 (carene)、芹子烯 (selinene)、α- 松油烯 (α-terpinene)、γ- 松油烯 (γ-terpinene)、β- 香桧烯 (β-sabinene)、松油 -4- 醇 (terpine-4-ol)、α- 松油醇 (α-terpineol)、异松油烯 (terpinolene)、三环烯 (tricyclene)、甲基丁香酚 (methyleugenol)、γ- 衣兰油烯 (γ-muurolene)、β- 衣兰油烯 (β-muurolene)、肉豆蔻醚 (myristicine)、橙花叔醇 (nerolidol)、石竹烯 (caryophyllene)、雪松醇 (cedrol)、α- 荜澄茄烯 (α-cubebene)[2]、地枫皮素 (difengpin)、厚朴酚 (magnolol)[3]、香橙烯 (aromadendrene)[4]。

三萜类成分：3β-*O*- 乙酰基 - 芒果醇酸 (3β-*O*-acetyl-mangiferolic acid)、白桦脂酸 (betulinic acid)、芒果醇酸 (mangiferolic acid)、芒果酮酸 (mangiferonic acid)[4,5]。

甾醇类成分：谷甾醇 (β-sitosterol)[3]。

【药典检测成分】无。

参考文献

［1］国家中医药管理局《中华本草》编委会. 中华本草：第 2 册 1575［M］. 上海：上海科学技术出版社，1999：919-920.
［2］刘布鸣，赖茂祥，蔡全玲，等. 地枫皮、假地枫皮、大八角 3 种植物挥发油化学成分对比分析［J］. 药学分析杂志，1996，16(4)：236-240.
［3］黄平，杨敏，赖茂祥，等. 中药地枫皮的化学成分研究［J］. 药学学报，1996，31(4)：278-281.
［4］黄平，西正敏，郑学忠，等. 中药地枫皮中三萜酸类成分研究［J］. 药学学报，1997，32(9)：704-707.
［5］黄捷.GC 法测定地枫皮中芳樟醇［J］.中草药，2010，41(7)：1192-1194.

123.地肤子 Kochiae Fructus

【来源】本品为藜科植物地肤 *Kochia scoparia*(L.)Schrad. 干燥成熟果实。

【性能】辛、苦，寒。清热利湿，祛风止痒。

【化学成分】本品含有三萜及苷类、挥发油类、甾体类等化学成分。

三萜及苷类成分：齐墩果酸 (oleanolic acid)[1,2,4]、β- 紫罗酮 (β-ionone)、1- 甲氧基 -4-(1- 丙烯基) 苯 [1-methoxyl-4-(1-propenyl)benzene]、齐墩果酸 -28-*O*-β-D- 吡喃葡萄糖酯苷 (oleanolic acid-28-*O*-β-D-glucopyranoside)、齐墩果酸 -3-*O*-[β-D- 吡喃葡萄糖 (1 → 2)β-D- 吡喃木糖 (1 → 3)]-β-D- 吡喃葡萄糖醛酸苷 {oleanolic acid-3-*O*-[β-D-glucopyranosyl(1 → 2)β-D-xylopyranosyl(1 → 3)]-β-D-glucuronopyranosyl}[2]、齐墩果酸 -3-*O*-β-D- 吡喃葡萄糖醛酸甲酯苷 {oleanolic acid-3-*O*-β-D-[6-*O*-methyl-glucuronopyranosyl]}、齐墩果酸 -3-*O*-β-D- 吡喃木糖 (1 → 3)-β-D- 吡喃葡萄

糖醛酸苷 (oleanolic acid-3-*O*-*β*-D-xylopyranoyl(1 → 3)-*β*-D-glucuronopyranoside)、3-*O*-*β*-D- 吡喃木糖 (1 → 3)-*β*-D- 吡喃葡萄糖醛酸 - 齐墩果酸 -28-*O*-*β*-D- 吡喃葡萄糖酯苷 (oleanolicacid-3-*O*-*β*-D-xylopyranoyl(1 → 3)-*β*-D-glucuronopyranosyl-28-*O*-*β*-D-glucopyranoside ester)、 齐墩果酸 -3-*O*-*β*-D- 吡喃木糖 (1 → 3)-*β*-D- 吡喃葡萄糖醛酸甲酯苷 [oleanolic acid-3-*O*-*β*-D-xylopyranoyl(1 → 3)-[6-*O*-methyl-glucuronopyranosyl][2,4]、异鼠李素 -3-*O*-*β*-D- 吡喃葡萄糖苷 (isorhamnetin-3-*O*-*β*-D-glucopyranoside)[4,5]、齐墩果酸 -3-*O*-*β*-D- 吡喃葡萄糖醛酸苷 (oleanolic acid-3-*O*-*β*-D-glucuronopyranoside)、3-*O*-*β*-D- 吡喃葡萄糖醛酸 - 齐墩果酸 -28-*O*-*β*-D- 吡喃葡萄糖酯苷 (3-*O*-*β*-D-glucuronopyranosyl-oleanolic acid-28-*O*-*β*-D-glucopyranoside)、3-*O*-{［*β*-D- 吡喃葡萄糖 (1 → 2)］-［*β*-D- 吡喃木糖 (1 → 3)］}-*β*-D- 吡喃葡萄糖醛酸 - 齐墩果酸 -28-*O*-*β*-D- 吡喃葡萄糖酯苷 (3-*O*-{［*β*-D- *β*-D-glucopyranosyl(1 → 2)］-［*β*-D-xylopyranosyl(1 → 3)］-*β*-D-glucuronopyranosyl oleanolic acid-28-*O*-*β*-D-glucopyranoside)、胡萝卜苷 (daucosterol)[4]、*β*- 胡萝卜苷 (*β*-daucosterol)、金丝桃苷 (hyperoside)、3-*O*-［*β*-D- 吡喃木糖 (1 → 3)*β*-D- 吡喃葡萄糖醛酸］齐墩果酸 (momordin Ic)、3-*O*-［*β*-D- 吡喃木糖 (1 → 3)*β*-D- 吡喃葡萄糖醛酸］齐墩果酸 -28-*O*-*β*-D- 吡喃葡萄糖苷 (momordin IIc)、3-*O*-［*β*-D- 吡喃葡萄糖 (1 → 2)*β*-D- 吡喃木糖 (1 → 3)*β*-D- 吡喃葡萄糖醛酸］齐墩果酸 (2'-*O*-*β*-D-glucopyranosyl momordin Ic)[5]。

挥发油类成分：正三十烷醇 (*n*-triacontanol)[1]、双环 (4,3,1) 癸 -10- 酮 [bicyclo(4,3,1)deca-10-one]、花柏烯 (*β*-chamigrene)、2,6- 二特丁基 -1,4- 苯醌 (2,6-di-T-butyl-1,4-benzoquinone)、4,8- 二甲 -1- 壬醇 (4,8-dimethyl-1-nonanol)、(*E*)-3,7- 二甲基 -2,6- 二烯辛醛 [(*E*)-3,7-dimethyl-2,6-octadienal]、二十二烷 (docosane)、二十烷 (eicosane)、十二碳酸乙酯 (ethyl dodecanate)、十六碳酸乙酯 (ethyl hexadecanate)、九碳酸甲酯 (ethyl nonanate)、5- 乙基 -2- 壬醇 (5-ethyl-2-nonanol)、十八碳二烯酸乙酯 (ethyl octadecadienate)、十八碳酸乙酯 (ethyl octadecanate)、十八碳烯乙酯 (ethyl octadecenoic)、1,1′-(1,2- 乙炔基)- 二苯 [1,1′-(1,2-ethynyl)-diethylenebenzene]、(*Z*)-*β*- 金合欢烯 [(*Z*)-*β*-farnesene]、二十一烷 (heneicosane)、十六烷 (hexadecane)、十六碳酸甲酯 (methyl hexadecanate)、1- 甲基 -4-(1- 甲基乙烯基)- 环己烯 [1-methyl-4-(1-methyl ethenyl)-cyclohexene]、2- 甲基辛酸甲酯 (methyl-2-methyl-octanate)、甲基萘 (methylnaphthalene)、十八碳二烯酸甲酯 (methyl octadecadienate)、十八碳烯酸甲酯 (methyloctadecenate)、1- 甲基 -2- 丙基苯 (1-methyl-2-propylbenzene)、十四碳酸甲酯 (methyl tetradecanate)、十八烷 (octadecane)、1,2,3,5,6,7,8,8*a*- 八氢 -1,8*a*- 二甲基 -7-(1- 甲乙烯基)-[1*R*-(1*α*,7*β*.8*aα*)]- 萘 {(1,2,3,5,6,7,8,8*a*-octahydro-1,8*a*-dimethyl-7-(1-methyl vinyl)-[1*R*-(1*α*,7*β*,8*aα*)-naphthalene]}、6,10,14- 三甲基 -2- 十五烷酮 (6,10,14-trimethyl-2-pentadecanone)[3]、正十八烷酸 (stearic acid)[4]。

甾体类成分 :5,20- 二羟基蜕皮素 (5,20-dihydroxy ecdysone)、20- 羟基蜕皮素 (20-hydroxyecdysone)、20- 羟基 -24- 甲基蜕皮素 (20-hydroxy-24-methyl ecdysone)、20- 羟基 -24- 亚甲基蜕皮素 (20-hydroxy-24-methylene ecdysone)[1]、豆甾醇 3-*O*-*β*-D- 吡喃葡萄糖苷 (stigmastenol 3-*O*-*β*-D-glycopyranoside)[2]、*β*- 谷甾醇 (*β*-sitosterol)[4,5]。

其他：5,7,4′- 三羟基 -6,3′- 二甲氧基黄酮 (5,7,4′-trihydroxy-6,3′-dimethoxy flavone)、5,7,4′- 三羟基 -6- 甲氧基黄酮 (5,7,4′-trihydroxy-6-methoxyflavone)、异鼠李素 (isorhamnetin)、芦丁 (rutin)[4]、槲皮素 (quercetin)[4,5]。

【药典检测成分】2015 版《中国药典》规定 , 本品照高效液相色谱法测定 , 按干燥品计算 , 含地肤子皂苷 Ic 不得少于 1.8%。

参考文献

［1］国家中医药管理局《中华本草》编委会 . 中华本草：第 2 册 1471［M］. 上海：上海科学技术出版社，1999：818-821.

［2］汪豪，范春林，王蓓，等 . 中药地肤子的三萜和皂苷成分研究［J］. 中国天然药物，2003，1(3)：134-136.

［3］文晔，王志学，许春泉 . 地肤子挥发油成分的研究 . 中药材［J］. 1992，9(2)：29-31.

［4］卢向红，徐向东，付红伟，等 . 地肤子化学成分的研究［J］. 中国药学杂志，2012，47(5)：338-342.

［5］徐云辉，黄浩，郭兆霞，等 . 地肤子抗真菌化学成分研究［J］. 中成药，2012，34(9)：1726-1729.

124.地骨皮 Lycii Cortex

【来源】本品为茄科植物枸杞*Lycium chinense* Mill.或宁夏枸杞*Lycium barbarum* L.的干燥根皮。

【性能】甘,寒。凉血除蒸,清肺降火。

【化学成分】本品含黄酮类、生物碱类、酚酰胺类、挥发油类等化学成分。

黄酮类成分:蒙花苷 (linarin)[1]、芹菜素 (pelargidenon)[1]。

生物碱类成分:阿托品 (atropine)、甜菜碱 (betaine)、天仙子胺 (hyoscyamine)、苦可胺A (kukoamine A)、1,2,3,4,7,- 五羟基 -6- 氮杂双环 [3.3.0] 辛烷 (1,2,3,4,7-penta-hydroxy-6-aza-bicyclo[3.3.0]octane)、1,4,7,8- 四羟基 -6- 氮杂双环 [3.3.0] 辛烷 (1,4,7,8-tetrahydroxy-6-aza-dicyclo[3.3.0]octane)[2]、胆碱 (bilineurin)[3]。

酚酰胺类成分: *N-* 顺式 - 咖啡酰酪胺 (*N-cis*-caffeoyltyramine)、*N-* 二氢咖啡酰酪胺 (*N*-dihydro-caffeoyltyramine) 、*N-trans*- 阿魏酰硝胺 (*N-trans*-feruloyloctopamine)[4]、*N-* 反式 - 咖啡酰酪胺 (*N-trans*-caffeoyltyramine)[4]、咖啡酰酪胺 (caffeoyltyramine)[5]、二氢咖啡酰酪胺 (dihydro-caffeoyltyramine)[5]、反式 -*N-* 阿魏酰酪胺 (*trans-N*-feruloyltyramine)[6]、反式 -*N-* 对羟基香豆酰酪胺 (*N-trans*-coumaroyltyramine)[7]。

挥发油类成分:正二十三烷 (*n*-tricosane)、正三十三烷 (*n*-tritriacontane)、桂皮酸 (cinnamicacid)[2]、柳杉酚 (sugiol)[2,8]、肉桂酸 (cinnamicacid)[3,8]。

甾醇类成分:菜油甾醇 (campesterol)、胆甾醇 (cholesterol)、谷甾醇 (sitosterol)、*β-* 谷甾醇葡萄糖苷 (*β*-sitoserol glucoside)、豆甾醇 (stigmasterol)[2]、5*α*- 豆甾烷 -3,6- 二酮 (5*α*-stigmastane-3,6-dione)[2,8]、*β-* 谷甾醇 (*β*-sitosterol)[3]。

蒽醌类成分:大黄素 (emodin)、法荜枝苷 (fabiatrin)、大黄素甲醚 (physcion)[9]、2- 甲基 -1,3,6- 三羟基 -9,10- 蒽醌 (2-methyl-1,3,6-trimethyl-9,10-anthraquinone)、2- 甲基 -1,3,6- 三羟基 -9,10- 蒽醌 -3-*O*-(6′-*O*- 乙酰基)-*α*- 鼠李糖基 -(1 → 2)-*β*- 葡萄糖苷 [2-methyl-1,3,6-trimethyl-9,10-anthraquinone-3-*O*-(6′-*O*-acetyl)-*α*-rhamnose-(1 → 2)-*β*-glucoside][5]。

有机酸及酯类成分:蜂花酸 (melissic acid)、油酸 (oleicacid)、棕榈酸 (palmitic acid)、硬脂酸 (stearic acid)[2]、(*S*)-9- 羟基 -10*E*,12*Z*- 十八碳二烯酸 [(*S*)-9-hydroxy-10*E*,12*Z*-octadecadien-oicacid]、(*S*)-9- 羟基 -10*E*,12*Z*,15*Z*- 十八碳三烯酸 [(*S*)-9-hydroxy-10*E*,12*Z*,15*Z*-octadecatrienoicacid]、亚油酸 (linoleic acid)、亚麻酸 (linolenicacid)[2,3]、阿魏酸二十八酯 (ferulaicacid-octacosaester)[10]、香草酸 (vanillicacid)[1]、牛磺酸 (taurine)[11]、玉米黄素二棕榈酸酯 (zeaxanthin dipalmitate)[12]、对羟基香豆酸 (*p*-hydroxycinnamic)、4- 甲氧基水杨酸 (4-methoxy salicylic acid)[12]。

香豆素类成分:东莨菪素 [2] 即莨菪亭 (scopoletin)[7]、东莨菪苷 (scopolin)[7,11]。

木脂素类成分:南烛木树脂醇 -3*α*-*O*-*β*-D- 吡喃葡萄糖苷 (lyoniresinol-3*α*-*O*-*β*-D-glucopyranoside)[10]。

环肽类成分:枸杞环八肽 A (lyciumin A) 和枸杞环八肽 B(lyciumin B)、枸杞酰胺 (lyciumamide) 即是乙酸橙黄胡椒酰胺酯 [2,3]、枸杞环八肽 C(lyciumin C)、枸杞环八肽 D(lyciumin D)[3]。

其他:草酸钙结晶 (CaOx crystal)[3]、地骨皮苷甲 (digupigan A)、紫丁香酸葡萄糖苷 (glucosyringic acid)[1,12]、4- 羟基苯甲酸 (4-hydroxy-benzoic acid)、3- 羟基 -1-(3- 甲氧基 -4- 羟基 - 苯基)- 丙基 -1- 酮 [3-hydroxy-1-(4-hydroxy-3-methoxy phenyl)propan-1-one] [6]、阿魏酸 (ferulic acid)[6,7]、3- 羟基 -1-(4- 羟基苯基)- 丙基 -1- 酮[3-hydroxy-1-(4-hydroxyphenyl)-1-propanone]、3,4- 二羟基苯丙酸 (3,4-dihydroxybenzenepropionic acid)、对羟基苯甲酸 (*p*-hydroxy-benzoic acid)、烟酸 (nicotinic acid)[7]。

【药典检测成分】无。

参考文献

[1] 魏秀丽，梁敬钰. 地骨皮的化学成分研究 [J]. 中草药，2003，34(7)：580.

[2] 国家中医药管理局《中华本草》编委会. 中华本草：第 7 册 6265 [M]. 上海：上海科学技术出版社，1999：274-277.

[3] 何进. 地骨皮成分研究进展 [J]. 国外医药·植物药分册，1996，11(2)：65.

[4] Lee DG，Park Y，Kim MR，et al. Anti-fungal effects of phenolic amides isolated from root of Lycium chinese [J]. Biotechnol Lett，2004，26(14)：1125-1130.

[5] 李友宾，李萍，屠鹏飞，等. 地骨皮化学成分的分离鉴定 [J]. 中草药，2004，35(10)：1100-1101.

[6] 李行诺，楚楚，毛慧琼，等. 地骨皮化学成分研究 [J]. 中国现代应用药学，2012，29(9)：805-808.

[7] 孟令杰，刘百联，张英，等. 地骨皮化学成分研究 [J]. 中草药，2014，45(15)：2139-2142.

[8] 孟协中，席金萍，雷擎宇. 中药地骨皮有效成分研究的新进展 [J]. 宁夏医学院学报，1999，21(5)：387.

[9] 魏秀丽，梁敬钰. 地骨皮化学成分的研究 [J]. 中国药科大学学报，2002，33(4)：271-273.

[10] 周兴旺，徐国钧，王强. 地骨皮化学成分的研究 [J]. 中国中药杂志，1996，21(11)：676.

[11] 杨涓，康建宏，魏智清. 分光光度法测定地骨皮中牛磺酸含量 [J]. 氨基酸和生物资源，2006，28(3)：26.

[12] 郑军义，赵万洲. 地骨皮的化学与药理研究进展 [J]. 海峡药学，2008，20(5)：62-65.

125.地黄　Rehmanniae Radix

【来源】本品为玄参科植物地黄 *Rehmannia glutinosa* Libosch. 的新鲜或干燥块根。

【性能】甘、苦，寒。清热生津，凉血，止血。

【化学成分】本品含有黄酮类、环烯醚萜苷类、甾醇类等化学成分。

黄酮类成分：金圣草黄素 (chrysoeriol)。

环烯醚萜苷类成分：6-*O*- 对香豆酰基筋骨草醇 (6-*O*-*p*-coumaroylajugol)、6-*O*-(4″-*O*-α-L-吡喃鼠李糖基) 香草酰基筋骨草醇 [6-*O*-(4″-*O*-α-L-rhamnopyranosyl)vanilloyl ajugol]、6-*O*- 香草酰基筋骨草醇 (6-*O*-vanilloyl ajugol)、6-*O*-*Z*- 阿魏酰基筋骨草醇 (6-*O*-*Z*-feruloyl ajugol)、都桷子苷 (geniposide)[1]、6-*O*-*E*- 阿魏酰基筋骨草醇 (6-*O*-*E*-feruloyl ajugol)[1]、梓醇 (catalpol)[1-4]、桃叶珊瑚苷 (aucubin)、益母草苷 (leonuride)[1,2,5]、8- 表马钱子苷酸即 8- 表番木鳖酸 (8-*epi*-loganic acid)、焦地黄苷 A(jioglutoside A)、焦地黄苷 B(jioglutoside B)、筋骨草苷 (ajugoside)、美利妥双苷即蜜力特苷 (melittoside)、地黄苷 B(rehmannioside B)、地黄苷 C(rehmannioside C)[1,5]、地黄苷 D(rehmannioside D)[1,5,6]、地黄苷 A(rehmannioside A)、二氢梓醇 (dihydro catalpol)[2,5]、阿克替苷 (acteoside)[3,5,6]、地黄素 A(rehmaglutin A)、地黄素 D(rehmaglutin D)、乙酰梓醇 (acetylcatalpol)、去氢栀子苷 (dehydro-jasminoidin)、乙酰梓醇苷 (acetylcatalpolside)、单蜜力特苷 (monomelittoside)、地黄紫罗兰苷 A(rehmaionoside A)、地黄紫罗兰苷 B(rehmaionoside B)、地黄紫罗兰苷 C(rehmaionoside C)[5]、地黄素 B(rehmaglutin B)、地黄素 C(rehmaglutin C)[5,7]、异地黄苷 (isomartynoside)[8]。

甾醇类成分：β- 谷甾醇 (β-sitosterol)[1,2,3]、胡萝卜苷 (daucosterol)[1,2,6]、菜油甾醇 (campesterol)、豆甾醇 (stigmasterol)[2]、5α,6β- 二羟基胡萝卜苷 (5α,6β-dihydroxy daucosterol)[6]、麦角甾苷 (acteoside)[8,9]。

有机酸及苷类成分：苯乙酸 (alphatoluic acid)、苯甲酸 (benzoicacid)、癸酸 (capricacid)、肉桂酸 (cinnamicacid)、二十烷酸 (eicosanicacid)、十二烷酸 (lauricacid)、亚油酸 (linoleic acid)、十七烷酸 (margaric acid)、3- 甲氧基 -4- 羟基苯甲酸 (3-methoxyl-4-hydroxybenoicacid)、壬酸 (nonanoic acid)、辛酸 (octoic acid)、油酸 (oleic acid)[2]、二十一烷酸 (heneicosanoic acid)、丁二酸 (amber acid)、棕榈酸 (hexadecanoic acid)[2,3]、3,4- 二羟基 -β- 苯基 -(1 → 6)-4-*O*- 咖啡酸基 -β-D-

吡喃葡萄糖苷 [3,4-dihydroxy-β-phenyl-(1 → 6)-4-O-caffeicacidyl-β-D-glycopyranoside]、3,4- 二羟基 -β- 苯基 -O-β-D- 吡喃葡萄糖基 -(1 → 3)-O- 咖啡酸基 -β-D- 吡喃葡萄糖苷 (3,4-dihydroxy-β-phenyl-O-β-D-glucopyranosyl-(1 → 3)-O-caffeicacidyl-β-D-glycopyranoside)[3]、二十二烷酸 (docosanoicacid)[5]、松柏苷 (coniferin)、异毛蕊花糖苷 (isoacteoside)[6]、地黄苷 (martynoside)[6,7]、红景天苷 (salidroside)[7]。

糖类类成分 : 葡萄糖胺 (glucosamine)[1,2]、D- 果糖 (D-fructose)、D- 半乳糖 (D-galactose)、甘露三糖 (manninotriose)、棉子糖 (raffinose)、水苏糖 (stachyose)、毛蕊花糖 (verbascose)、蔗糖 (sucrose)[1,2,3]、D- 葡萄糖 (D-glucose)[1,2,3]。

氨基酸类成分 :γ- 氨基丁酸 (γ-aminobutyricacid)[1]、丙氨酸 (alanine)、精氨酸 (arginine)[1,2,3,5]、天冬氨酸 (aspartic acid)[1,3]、异亮氨酸 (iso-leucine)、谷氨酸 (glutamic acid)、亮氨酸 (leucine)、赖氨酸 (lysine)、苯丙氨酸 (phenylalanine)、丝氨酸 (serine)、苏氨酸 (threonine)、酪氨酸 (tyrosine)、缬氨酸 (valine)[1,3,5]、组氨酸 (histidine)[1,5]、胱氨酸 (cystine)[3]、脯氨酸 (proline)、甘氨酸 (glycine)[3,5]。

简单苯丙体类成分 : 洋地黄叶苷 (purpureaside C)[5]、海胆苷 (echinacoside)[5,6]、反式对羟基桂皮酸甲酯 (trans-p-hydroxy cinnamic acid methyl ester)[6]。

苯乙醇苷类成分 : 连翘酯苷 (forsythiaside)[3]、阿魏酸甲酯 (ferulic acid methylester)、3- 甲氧基 -4- 羟基桂皮醛 (3-methoxy-4-hydroxyl cinnamic aldehyde)、3- 吲哚甲酸 (3-indolecarboxylic acid)。

其他 : 腺苷 (adenosine)、磷酸 (phosphoricacid)、1- 乙基 -β-D- 半乳糖苷 (1-ethyl-β-D-galactoside)[1]、D- 甘露醇 (D-mannitol)[1,2]、Fe、Mn、Zn[2]、Ca、Co、Cu、Pb、Sr、Cr、K、Mg[3]、脑糖苷 A(cerebroside A)、脑糖苷 F(cerebroside F)[5]、4- [2- 甲酰基 -5(羟甲基)-1H- 吡咯二丁酸] {4- [2-formyl-5-(hydroxymethyl)-1H-pyrrolyl] }、butanoic acid、鸟嘌呤核苷酸 (guanosine)[6]、腺嘌呤核苷酸 (adenosine)、β- 谷甾醇 (β- -sitosterol)[6,7]、腺嘌呤 (adenine)、尿嘧啶核苷 (uridine)、7- 羟基异喹啉 (7-isoquino linol)、5- 羟基 -2- 羟甲基吡啶 (5-hydroxy-2-pyridinemethanol)、6- 甲基 -3- 吡啶醇 (6-methyl-3-pyridinol)[7]、5- 羟甲基糠醛 (5-hydroxymethyl furfural)、酪醇 (tyrosol)、5,6- 二羟基 -β- 紫罗兰酮 (5,6-dihydroxy-β-ionone)[8]、吉奥诺苷 B1(lionoside B1)[9]。

【药典检测成分】2015 版《中国药典》规定 , 照高效液相色谱法测定 , 生地黄按干燥品计算 , 含梓醇不得少于 0.20%, 含毛蕊花糖苷不得少于 0.020%。

参考文献

[1] 国家中医药管理局《中华本草》编委会 . 中华本草 : 第 7 册 6386 [M] . 上海 : 上海科学技术出版社 , 1999: 376-380.

[2] 凌庆枝 , 敖宗华 , 尹光耀 , 等 . 地黄的研究概况 [J] . 淮южно师范学院学报 , 2003, 3(5): 21-22.

[3] 李军 , 张丽萍 , 张振凌 . 地黄研究进展 [J] . 河南中医学院学报 , 2005, 6(20): 79.

[4] 周春娥 , 路淑霞 , 周延清 , 等 . 怀地黄的研究概况 [J] . 安徽农业科学 , 2008, 36(32): 14140-14141.

[5] 卢鹏伟 . 地黄的化学成分和炮制的比较研究 [C] . 河南大学研究生硕士学位论文 , 2008: 6-10.

[6] 冯卫生 , 李孟 , 郑晓珂 , 等 . 生地黄化学成分研究 [J] . 中国药学杂志 , 2014, 49(17): 1496-1502.

[7] 郭丽娜 , 白皎 , 裴月湖 , 等 . 生地黄化学成分的分离与鉴定 [J] . 沈阳药科大学学报 , 2013, 30(7): 506-508+542.

[8] 李行诺 , 周孟宇 , 沈培强 , 等 . 生地黄化学成分研究 [J] . 中国中药杂志 , 2011, 36(22): 3125-3129.

[9] 付锦楠 , 张文萌 , 孙立新 , 等 . 中药地黄中抗化学性肝损伤的活性成分研究 [J] . 江西科学 , 2014, 32(3): 295-300.

126. 地榆　Sanguisorbae Radix

【来源】本品为蔷薇科植物地榆 *Sanguisorba officinalis* L. 或长叶地榆 *Sanguisorba officinalis* L.var.*longifolia* (Bert.)Yü et Li 的干燥根。

【性能】苦、涩、酸，微寒。凉血止血，解毒敛疮。

【化学成分】本品含有黄酮类、萜类及皂苷类、鞣质类等化学成分。

黄酮类成分：右旋没食子儿茶精 [gallocatechin]、7-O- 没食子酰 - 右旋 - 儿茶精 [7-O-galloyl-(+)-catechin]、3-O- 没食子酰前矢车菊素 B-3(3-O-galloylcyanidin B-3)、3-O- 没食子酰前矢车菊素 C-2(3-O-galloyl-pro-cyanidin C-2)、黄酮苷 (flavonoid glycoside)、山柰酚 (kaempferol)、槲皮素 (quercetin)、棕儿茶素 A-1(gambiriin A-1)、棕儿茶素 B-3(gambiriin B-3) [1]、右旋儿茶素或右旋儿茶精 [(+) -catechin][1,2]、 (+)- 没食子酰儿茶素 [(+) galloylcyanidol] [3]、槲皮素 -3- 半乳糖 -7- 葡萄糖苷 (quercetol-3-galactose-7-glucoside)、山柰素 -3,7- 二鼠李糖 苷 (kaempferide-3,7-dirhamnoside)[4]、花色素苷 (anthocyanin)、矢车菊苷 (chrysanthemin)[5]。

萜类及皂苷类成分：2α- 羟基坡模醇酸 (2α-hydroxy pomolicacid) 即是委陵菜酸 (tormentic acid)、坡模醇酸 (pomolic acid)、坡模醇酸 -28-O-β-D- 吡喃葡萄糖酯苷 (pomolic acid-28-O-β-D-glucopyranoside)、白桦脂酸 (betulic acid)、3,11- 二氧代 -19α- 羟基 -12- 乌苏烯 -28- 酸 (3,11-dioxo-19α-hydroxy-urs-12-en-28-oic acid)、地榆苷 Ⅰ(ziyuglycoside Ⅰ)、地榆苷 Ⅱ (ziyuglycoside Ⅱ)、地榆 皂苷元 (sanguisorbigenin)、地榆皂苷 A(sanguisorbin A)、地榆皂苷 B(sanguisorbin B)、地榆 皂苷 C(sanguisorbin C)、地榆皂苷 D(sanguisorbin D)、地榆皂苷 E(sanguisorbin E)、甜茶皂苷 R₁(sauvissimoside R₁)、甜茶皂苷 F(sauvissimoside F)[1]、坡模酮酸 (pomonic acid)[1,6]、地榆皂苷 Ⅰ 即 3β-O- 阿拉伯糖基 -19α- 羟基 - 乌苏 -12 烯 -28-β-D- 葡萄糖基酯 (sanguisorbin Ⅰ)、地榆皂 苷 Ⅱ 即 3β-O- 阿拉伯糖基 -19α- 羟基 - 乌苏 -12 烯 -28 羧酸 (sanguisorbin Ⅱ)[7]、1(2α,3β,19α- 三 羟基 - 乌苏 -12- 烯 -23,28- 三羧酸 -28-β-D- 葡萄吡喃糖基酯)[1(2α,3β,19α-trihydroxy-urs-12-ene-23,28-tricarboxylicacid-28-β-D-glucopyranosylester)][8]、3β-O- 阿拉伯糖基 - 乌苏 -12,19- 二烯 -28-O-葡萄糖基酯 (3β-O-arabinosyl-urs-12,19-diene-28-O-glucosyl ester)[9]、3β-[(α-L- 吡喃阿拉伯糖) 氧代]-29- 羟基 - 齐墩果 -12- 烯 -28- 酸 -β-D- 吡喃葡萄糖酯 {3β-[(α-L-arabinopyranosyl)oxy]-29-hydroxy-olean-12-en-28-oic acid-β-D-glucopyranosyl ester}、3β-[(α-L- 吡喃阿拉伯糖)- 氧 代] 乌苏 -12,18- 二烯 -28- 酸 -β-D- 吡喃葡萄糖酯 {3β-[(α-L-arabinopyranosyl)-oxy]-urs-12,18-diene-28-acid-β-D-glucopyranosyl ester}、nigaichigoside[10]、3β- 羟基 -28- 去甲乌苏 -17,19,21-三烯 (3β-hydroxy-28-norurs-17,19,21-trien)、3β- 羟基 -28- 去甲乌苏 -12,17- 二烯 (3β-hydroxy-28-norurs-12,17-dien)、3β-O-α-L- 阿拉伯呋喃糖基 -28- 去甲乌苏 -12,17- 二烯 {3β- [(α-L-arabinofuranosyl)oxy] -28-norurs-12,17-dien 3β,19α-dihydroxyurs-13(18)-en-28-oic acid}、3β-O-α-L- 阿拉伯吡喃糖基 -28- 去甲乌苏 -12,17- 二烯 {3β- [(α-L-arabinopyranosyl)oxy] -28-norurs-12,17- dien}[11]、3β- 羟基 -28- 去甲乌苏 -12,17- 二烯 -22- 酮 (3β-hydroxy-28-norurs-12,17-dien-22-one)、3β,19α- 二羟基 - 齐墩果 -12- 烯 -28-β-D- 葡萄吡喃糖苷 (3β,19α-dihydroxy-olean-12-en-28-β-D-glucopyranoside)、3β-O-α-L- 阿拉伯糖基 - 乌苏 -12,19(29)- 二烯 -28- 酸 {3β-O-(α-L-arabinopyranosyl)urs-12,19(29)-dien-28-acid}、3β-O-a-L- 阿拉伯糖基 - 乌苏 -12,18-二 烯 -28- 酸 {3β-O-(a-L-arabinopyranosyl)urs-12,18-dien-28-acid}、3β- 羟基 - 乌苏 -12,19- 二 烯 -28-β-D- 葡萄吡喃糖苷 (3β-hydroxyurs-12,19-dien-28-β-D-glucopyranoside)、3β- 羟基 - 乌 苏 -12,18- 二烯 -28-β-D- 葡萄吡喃糖苷 (3β-hydroxyurs-12,18-dien-28-β-D-glucopyranoside)、3β-O-α-L- 阿拉伯糖基 - 乌苏 -12,19(29)- 二烯 -28-β-D- 葡萄吡喃糖苷 [3β-O-(α-L-hydroxyursyl) urs-12,19(29)-dien-28-β-D-glucopyranoside]、3β-O-α-L- 阿拉伯糖基 - 乌苏 -12,19- 二烯 -28-β-D-葡萄吡喃糖苷 {3β-O-(α-L-arabinopyranosyl)urs-12,19-doen-28-β-D-glucopyranoside}、3β-O-α-L-阿拉伯糖基 - 乌苏 -12,18- 二烯 -28-β-D- 葡萄吡喃糖苷 [3β-O-(α-L-arabinopyranosyl)urs-12,18-dien-28-β-D-glucopyranoside]、3,4'-O- 二甲基逆没食子酸 (3,4'-O-dimethylellagic acid)。

鞣质类成分：地榆酸双内酯 (sanguisorbic acid dilactone)、6-O- 没食子酰甲基 -β-D- 吡 喃葡萄糖苷 (6-O-galloylmethyl-β-D-glucopyranoside)、4,6-O- 双没食子酰甲基 -β-D- 吡喃 葡萄糖苷 (4,6-O-digalloylmethyl-β-D-glucopyranoside)、1,2,3,6- 四没食子酰 -β-D- 葡萄糖 (1,2,3,6-tetragalloyl-β-D-glucose)、2,3,4,6-O- 四没食子酰甲基 -β-D- 吡喃葡萄糖苷 (2,3,4,6-tetra-

O-galloylmethyl-*β*-D-glucopyranoside)、2,3,4,6- 四没食子酰 -D- 葡萄糖 (2,3,4,6-tetragalloyl-D-glucose)、1,2,6- 三没食子酰 -*β*-D- 葡萄糖 (1,2,6-trigalloyl-*β*-D-glucose)、2,3,6-*O*- 三没食子酰甲基 -*β*-D- 吡喃葡萄糖苷 (2,3,6-tri-*O*-galloylmethyl-*β*-D-glucopyranoside)、3,4,6- 三 -*O*- 没食子酰甲基 -*β*-D- 吡喃葡萄糖苷 (3,4,6-tri-*O*-galloylmethyl-*β*-D-glucopyranoside)[1]、5,2′- 双 -*O*- 没食子酰金缕梅糖 (5,2′-di-*O*-galloyl-hamamelose)、2′,3,5- 三 -*O*- 没食子酰 -D- 呋喃金缕梅糖 (2′,3,5,-tri-*O*-galloyl-D-hamamelo furanose)、地榆素 H-1(sanguiin H-1)、地榆素 H-2(sanguiin H-2)、地榆素 H-3(sanguiin H-3)、地榆素 H-4(sanguiin H-4)、地榆素 H-5(sanguiin H-5)、地榆素 H-6(sanguiin H-6)、地榆素 H-7(sanguiin H-7)、地榆素 H-8(sanguiin H-8)、地榆素 H-9(sanguiin H-9)、地榆素 H-10(sanguiin H-10)、地榆素 H-11(sanguiin H-11)、3,3′,4- 三 -*O*- 甲基并没食子酸 (3,3′,4-tri-*O*-methyl ellagic acid)、3,4,4′- 三 -*O*- 甲基并没食子酸 (3,4,4′-tri-*O*-methylellagic acid)[1]、1,2,3,4,6- 五没食子酰 -*β*-D- 葡萄糖 (1,2,3,4,6-pentagalloyl-*β*-D-glucose)[1,3]、没食子酸 -3-*O*-*β*-D-(6′-*O*- 没食子酰)- 吡喃葡萄糖苷 [gallic acid-3-*O*-*β*-D-(6′-*O*-galloyl)-glucopyranoside]、没食子酰葡萄糖 (galloylglucose)[3]、3,3′,4- 三甲氧基鞣花酸 (3,3′,4-trimethoxyl gallogen)[2]、没食子酸 (gallic acid)[9]。

甾体类成分 :*β*- 胡萝卜苷 (*β*-daucosterol)[1,4]、*β*- 谷甾醇 (*β*-sitosterol)[12]。

其他 :2,4- 二羟基 -6- 甲氧基苯乙酮 (2,4-dihydroxyl-6-methoxyacetophenone)[1]、4,6- 六氢二苯 -D- 葡萄糖 (4,6-hexahydro-dibenzene-D-glucose)[3]、丙氰定 [3]、阿魏酸 (ferulic acid)[4] 以及 Zn、Ca、Fe、Cu、Mn[13] 等无机元素。

【药典检测成分】2015 版《中国药典》规定 , 本品照鞣质含量测定法测定 , 按干燥品计算 , 不得少于 8.0%。本品照高效液相色谱法测定 , 按干燥品计算 , 含没食子酸不得少于 1.0%。

参考文献

[1] 国家中医药管理局《中华本草》编委会. 中华本草: 第 4 册 2896 [M]. 上海: 上海科学技术出版社, 1999: 281-287.

[2] 秦国伟, 陈梅玉, 徐任生. 地榆化学成分的研究 [J]. 中草药, 1991, 22(11): 483.

[3] Tanaka T, et al. J Chem Res(M), 1985: 2001.

[4] 程东亮, 曹小平, 邹佩秀. 中药地榆黄酮等成分的分离与鉴定 [J]. 中草药, 1995, 26(11): 570.

[5] 孙文基, 等. 天然活性成分简明手册 [J]. 北京: 中国医药科技出版社, 1998.

[6] 周家驹, 谢桂荣, 严新建. 中药原植物化学成分手册 [J]. 北京: 化学工业出版社, 2004: 736.

[7] Itiro, y, et al. Soil bacterial hydrolysis leading to genuine aglycone. Ⅲ. The structures of glycosides and genuine aglycone of sanguisorbae radix. Chem Pharm Bull, 1971, 19(8): 1700.

[8] 姜云梅, 杨五禧, 吴立军, 等. 中药地榆化学成分的研究 [J]. 西北药学杂志, 1993, 8(1): 17.

[9] 曹爱民, 张东方, 沙明, 等. 地榆中皂苷类化合物分离、鉴定及其含量测定 [J]. 中草药, 2003, 34(5): 397.

[10] 罗艳, 王寒, 原忠. 地榆中三萜皂苷类成分及其抗炎活性研究 [J]. 中国药物化学杂志, 2008, 18(2): 183-141.

[11] 孙立立, 仲英, 夏红旻, 等. 地榆炭化学成分研究 [J]. 中草药, 2013, 44(6): 646-650.

[12] 丁安伟, 向谊, 李军, 等. 地榆炭炮制工艺及质量标准研究 [J]. 中国中药杂志, 1995, 20(12): 725.

[13] 王晓丹, 蒋志杰. 地产黄芪、防风、地榆、苦参中微量元素的测定 [J]. 佳木斯医学院学报, 1997, 20(1): 15.

127. 地锦草　Euphorbiae Humifusae Herba

【来源】本品为大戟科植物地锦草 *Euphorbia humifusa* Willd. 或斑地锦 *Euphorbia maculata* L. 的干燥全草。

【性能】辛 , 平。清热解毒 , 凉血止血 , 利湿退黄。

【化学成分】本品含黄酮及其苷类、香豆精类、有机酸及酯类等化学成分。

黄酮及其苷类成分 : 异槲皮苷 (*iso*-quercitrin)、紫云英苷 (astragalin)、槲皮素 -3-*O*-(2″- 没

食子酰)-β-D- 葡萄糖苷 [quercetin-3-O-(2″-galloyl)-β-D-glucoside]、东莨菪素 (scopoletin)、山柰酚 -3-O-(2″-O- 没食子酰)-β-D- 葡萄糖苷 [kaempferol-3-O-(2″-O-galloyl)-β-D-glucoside][1]、槲皮素 (quercetin)[1-3]、山柰酚 (kaempferol)[1,3]、芹菜素 -7-O- 葡萄糖苷 (pelargidenon-7-O-glucoside)、槲皮素 -3-O- 阿拉伯糖苷 (quercetin-3-O-arabinoside)、木犀草素 -7-O- 葡萄糖苷 (cyanidenon-7-O-glucoside)[3]、槲皮素 -3-O-(2″,3″- 二 -O- 没食子酰)-β-D- 吡喃葡萄糖苷 [quercetin-3-O-(2″,3″-di-O-galloyl)-β-D-glucopyranoside][4]、芦丁 (rutin)[5]。

香豆精类成分 : 泽兰内酯或三脉泽兰素 (ayapin)[1,2]、莨菪亭 (gelseminic acid)、伞形酮 (umbelliferone)[2]。

有机酸及酯类成分 : 没食子酸甲酯 (methylgallate)[1]、棕榈酸 (palmitic acid)[1,2]、没食子酸即五倍子酸 (gallic acid)[1-3]、鞣花酸 (gallogen)[3,5]、没食子酸乙酯 (progallin A)[6]、正十六碳酸 α- 甘油酯 (1-glycerin hexadecylate)[7]、短叶苏木酚酸 (brevifolin carboxylic acid)、短叶苏木酚酸甲酯 (methyl brevifolin carboxylate)、地榆酸双内酯 (sanguisorbic acid dilactone)、3,3′- 二甲氧基鞣花酸 (3,3′-dimethoxylellagic acid)[5]。

鞣质类成分 :1,3,4,6- 四 -O- 没食子酰 -β-D- 葡萄糖 (1,3,4,6-tetra-O-galloyl-β-D-glucose)、斑叶地锦素 A(eumaculin A)[1]、老鹳草鞣质 (geraniin)[1,8]、短叶苏木酚 (brevifolin)[3]、1,2,4,6- 四 -O- 没食子酰 -β-D- 葡萄糖 (1,2,4,6-tetra-O-galloyl-β-D-glucose)、1,2,3,6- 四 -O- 没食子酰 -β-D- 葡萄糖 (1,2,3,6-tetra-O-galloyl-β-D-glucose)、1,2,6- 三 -O- 没食子酰 -β-D- 葡萄糖 (1,2,6-tri-O-galloyl-β-D-glucose)、1,4,6- 三 -O- 没食子酰 -α-D- 葡萄糖 (1,4,6-tri-O-galloyl-α-D-glucose)、2,4,6- 三 -O- 没食子酰基 -β-D- 葡萄糖 (2,4,6-tri-O-galloyl-β-D-glucose)、1,2,3,4,6- 五 -O- 没食子酰 -β-D- 葡萄糖 (1,2,3,4,6-penta-O-galloyl-β-D-glucose)、2,3- 二 -O- 没食子酰 -4,6- 六羟基联苯二甲酰基 葡 萄 糖 (2,3-di-O-galloyl-4,6-sexenoldimethenylglucose)、euphormisin M_2、excoecarianin、mallotusinin[8]。

萜类成分 :3β- 乙酰氧基 -30- 去甲羽扇豆烷 -20- 酮 (3β-acetoxy-30-norlupane-20-one)、β- 香树脂醇乙酸酯 (β-amyrinacetate)、乙酸黏霉烯醇酯 (glut-5-en-3β-ylacetate)、α- 香树脂酮醇 (α-amyrenonol)、乙酸蒲公英赛醇酯 (taraxery acetate)、乌苏 -9(11),12- 二烯 -3β- 醇 [ursa-9(11),12-diene-3β-ol]、乙酸羽扇烯醇酯 (lupenyl acetate)[1]、羽扇豆醇 (lupeol)、23E- 环木菠萝烯 -3β,25- 二醇 (cycloart-23E-en-3β,25-diol)、23E- 环木菠萝烯 -3β,24- 二醇 (cycloart-23E-en-3β,24-diol)[7]。

其他 : 内消旋肌醇 (mesoinositol)[1,2]、β- 谷甾醇 (β-sitosterol)[1,3]。

【药典检测成分】2015 版《中国药典》规定 , 本品照高效液相色谱法测定 , 按干燥品计算 , 含槲皮素不得少于 0.10%。

参考文献

[1] 国家中医药管理局《中华本草》编委会. 中华本草 : 第 4 册 3576 [M]. 上海 : 上海科学技术出版社 , 1999 : 789-792.

[2] 崔熙. 地锦草中的抗微生物成分 [J]. 药学情报通讯 , 1988, 6(2): 55.

[3] 柳润辉 , 王汉波 , 孔令义. 地锦草化学成分的研究 [A]. 中草药 , 2001, 35(2): 107-108.

[4] Yoshiaki A, Keita K, Tsutoma H, et al. Four new Hydrocyzable Tannins and an Acylated Flavonol Glycoside from Euphorbia maculata [J]. Canadian Journal of Chemistry, 1997, 75(6): 727-733.

[5] 田瑛 , 孙立敏 , 刘细桥 , 等. 中药地锦草酚性成分 [J]. 中国中药杂志 , 2010, 35(5): 613-615.

[6] 柳润辉 , 孔令义. 斑地锦的化学成分 [J]. 植物资源与环境学报 , 2001, 10(1): 60-61.

[7] 柳润辉 , 孔令义. 地锦草脂溶性成分研究 [J]. 天然产物研究与开发 , 2005, 17(4): 437.

[8] Takashi Yoshida, Yoshiaki Amakura, Liu Yan-Ze, et al. Tanins and related polyphenols of euphorbiaceous plant. XI. Three new hydrolyzable tanins and a polyphenol glucoside from Euphorbia humifusa [J]. Chem Pharm Bull, 1994, 42(9): 1803-1807.

128.亚麻子 Lini Semen

【来源】本品为亚麻科植物亚麻 *Linum usitatissimum* L. 的干燥成熟种子。

【性能】甘,平。润燥通便,养血祛风。

【化学成分】本品含有黄酮类、木脂素类、甾醇类等化学成分。

黄酮类成分:光牡荆素 -7- 鼠李糖苷 (lucenin-7-rhamnoside)、异荭草素 -7- 葡萄糖苷 (*iso*-orientin-7-glucoside)、荭草素 -7- 鼠李糖苷 (orientin-7-rhamnoside)[1]、山奈酚 -3,7-*O*- 双葡萄糖苷 (kaempferol-3-7-*O*-diglucoside)、3,7- 二甲氧基草棉黄素 (3,7-dimethoxy-herbacetin)、草棉黄素 (herbacetin)[2]、草棉黄素 -3,8-*O*- 双葡萄糖苷 (herbacetin-3,8-*O*-diglucoside)[3]。

木脂素类成分:松脂酚双葡萄糖苷 [(−)-pinoresinoldiglucoside][4]、二氢荜澄茄素 (dihydrocubebin)、(+)- 丁香树脂酚 [(+)-syringaresinol][5]、松脂素 (pinoresinol)[5,6]、裂环异落叶松脂素双糖苷 (seco-*iso*-lariciresinoldiglucoside)[3]、马台树脂醇 (matairesinol)、异落叶松脂素 (*iso*-lariciresinol)[6]、落叶松脂素 (lariciresinol)、去甲氧基裂环异落叶松脂素 (normethoxyseco-*iso*-larciresinol)[7]。

甾醇类成分:Δ^6- 燕麦甾醇 (Δ^6-avenasterol)、豆甾醇 (stigmasterol)、菜油甾醇 (campesterol)、胆甾醇 (cholesterol)[1]、β- 谷甾醇 (β-sitosterol)[1,8,5]、胡萝卜苷 (daucosterol)[8,3]、β- 胡萝卜苷 (β-daucosterol)[9]。

有机酸及酯类成分:阿魏酸 (ferulic acid)、咖啡酸 (caffeic acid)、棕榈酸 (palmitic acid)、芥子酸 (sinapic acid) 的酯、对 - 香豆酸 (*p*-coumaric acid)[1]、亚油酸 (linoleic acid)、肉豆蔻酸 (myristic acid)、油酸 (oleic acid)、亚麻酸 (linolenic acid)[1,4]、花生酸 (arachidic acid)、花生四烯酸 (arachidonic acid)、二十二碳六烯酸 (4,7,10,13,16,19-docosahexaenoic acid)、二十二烷酸 (docosanoicacid)、二十碳二烯酸 (11,14-eicosadienoic acid)、二十碳五烯酸 (5,8,11,14,17-eicosapentaenoic acid)、二十碳三烯酸 (11,14,17-eicosatetraenoic acid)、α- 亚麻酸 (α-linoleicacid)、γ- 亚麻酸 (γ-linolenicacid)、软脂酸 (palmitate)、二十碳一烯酸 (11-eicosenoic acid)[4]、硬脂酸 (stearine)[4,8]、4-*O*-β-D- 吡喃葡萄糖基阿魏酸 (4-*O*-β-D-glucopyranosyl ferulic acid)[2]、α- 亚麻酸甲酯 (α-methyllinolenate)[8,5]、对 -*O*- 葡萄糖基反式桂皮酸甲酯 (*p*-*O*-glucosyl-*trans*-cinnamic acid methyl ester)、3-*O*- 葡萄糖基 -5- 甲氧基反式桂皮酸甲酯 (linusitamarin)[10]、4-β-D- 葡萄糖基 - 香豆酸乙酯 (4-β-D-glucopyranosyl coumaric acid ethyl ester)[3]、阿魏酸酯 (ferulic acid ester)、对羟基苯甲酸 (*p*-hydroxy benzoic acid)、β- 羟基 -β- 甲基戊二酸 (β-hydroxy-β-methyl glutarate)[11]、3,4- 二羟基苯基 - 丙烯酸甲酯 [(*E*)-methly3-(3,4-dihydroxyphenyl)acrylate]、十九烷酸 (nonadecanoic acid)[9]。

氰类成分:亚麻苦苷 (linamarin)[1,12]、新亚麻氰苷 (neolinustatin)[13]、亚麻氰苷 (linustatin)[8,13]。

萜类成分:环木菠萝烯醇 (cycloartenol)、24- 亚甲基环木菠萝烷醇 (24-methylene cycloartanol)、牻牛儿基牻牛儿醇 (geranylgeraniol)[1]。

其他:α- 乙基 -D- 吡喃半乳糖苷 (α-ethyl-D-galactopyranose)[8]、腺嘌呤核苷 (adenosine)[3]、维生素 E[10]、K、Na、Fe、Mn、Ca、Zn、Mg、Cu[10]、*N*- 谷酰胺脯氨酸 (linatine)[14]、1- 甲基乙基 -2-*O*-β-D- 吡喃葡萄糖基 -(1″ → 6′)-β-D- 吡喃葡萄糖苷 [1-methylethyl-2-*O*-β-D-glucopyranosyl-(1″ → 6′)-β-D-glucopyanoside]、亚麻苷 (linustatin)、亚麻新苷 (neolinustatin)、百脉根苷 (lotaustralin)、亚麻苦苷 (linamarin)、脱氧鸟苷 (deoxyguanosine)、腺苷 (deoxyadenosine)、(+)- 松脂粉 -4′-*O*-β-D- 吡喃葡萄糖苷 [(+)-pinoresinol-4′-*O*-β-D-glucopyanoside]、4-*O*-B-D- 吡喃葡萄糖基香草醇 (4-*O*-β-D-glucopyranosylvanilly alcohol)、2- 甲氧基对苯二酚 -1-*O*-β-D- 吡喃葡萄糖苷 (tachioside)[12]、松脂醇葡萄糖苷 [pinoresinol4-*O*-(6″-*O*-galloyl)- β-D-glucopyranoside〕、亚麻木酚素 (secoisolariciresind diglucoside)[9]。

【药典检测成分】2015 版《中国药典》规定, 本品照气相色谱法测定, 按干燥品计算, 含亚油酸和 α- 亚麻酸的总量不得少于 13.0%。

参考文献

［1］国家中医药管理局《中华本草》编委会. 中华本草: 第 4 册 3521〔M〕. 上海: 上海科学技术出版社, 1999: 749-750.

［2］Qiu SX, Lu ZZ, Luyengi L. Isolation and charecterization offlaxseed(Linum usitatissimum) constituents〔J〕. Pharm Biol, 1999, 37(1): 1-7.

［3］刘志国, 吉双, 张矛川, 等. 脱脂亚麻子的化学成分〔J〕. 沈阳药科大学学报, 2009, 26(3): 198-200.

［4］王映强, 赖炳森, 颜晓林, 等. 亚麻子油中脂肪酸组成分析〔J〕. 药物分析杂志, 1988, 18(3): 176-179.

［5］张赛群, 龙光明. 亚麻子脂溶性部位的化学成分研究〔J〕. 数理医药学杂志, 2007, 20(4): 545-546.

［6］Meagher LP, Beecher GR, Flanagan VP. Isolation and char-acterization of the lignans, isolariciresinol and pinoresinol, inflaxseed meal〔J〕. J Agric Food Chem, 1999, 47(8): 3173-3180.

［7］Sicilia T, Nicmcycr HB, Honk DM. Identification and stereochemical characterization of lignanc in flaxseed and pumpkin eeds〔J〕J. Ayri Food Chem, 2003, 51(5): 1181-1188.

［8］司秉坤, 赵余庆. 亚麻子化学成分的研究〔J〕. 中草药, 2008, 39(12): 1793-1794.

［9］张腾, 张崇禧, 黄建军. 亚麻籽水解物化学成分研究及 SDG 含量测定〔J〕. 食品科技, 2012, 37(7): 271-275.

［10］Luyengi L, Pezzuto JM, Waller DP. Linusitamarin, a new phenylpropanoid glucoside from Linum usitatissimum〔J〕. J Nat Prod, 1993, 56(11): 2010-2015.

［11］Oomah BD, Kenaschuk EO, Mazza G. Tocopherols in flaxseed〔J〕. J ARric Food Chem, 1997, 45(6): 2076-2080.

［12］宋莉, 石建功, 林生, 等. 亚麻子油饼的化学成分研究〔J〕. 药学学报, 2013, 48(4): 521-525.

［13］Palmer IS, Olson OE, Halverson AW. Isolation of factorsin linseed oil meal protective against chronic selenosis in rats〔J〕. J Nutr, 1980, 110(1): 145-150.

［14］Klosterman HJ, Lamoureux GL, Parsons JL. Isolation, characterization, and synthesis of linatine, a vitamin B_6 antagonist from flaxseed(Linum usitatissimum)〔J〕. Biochemistry, 1967, 6(1): 170-177.

129.西瓜霜　Mirabilitum Praeparatum

【来源】本品为葫芦科植物西瓜 *Citrullus lanatus* (Thunb.) Matsumu. et Nakai 的成熟新鲜果实与皮硝经加工制成。

【性能】咸, 寒。清热泻火, 消肿解毒。

【化学成分】本品主要含氨基酸类等化学成分。

氨基酸类成分: 丙氨酸 (alanine)、γ- 氨基酸 (γ-amino acids)、精氨酸 (arginine)、天冬氨酸 (aspartic acid)、胱氨酸 (dicysteine)、酪氨酸 (ganimalon)、谷氨酸 (glumatic acid)、甘氨酸 (glycine)、组氨酸 (histidine)、异亮氨酸 (*iso*-leucine)、亮氨酸 (leucine)、赖氨酸 (lysine)、蛋氨酸 (metione)、苯丙氨酸 (phenylalanine)、脯氨酸 (proline)、丝氨酸 (serine)、苏氨酸 (threonine)、缬氨酸 (valine)[1]。

其他: 无机元素 Al、Fe、Si、Mg、Mn、Ca、Ts、Cu、Na[1], (1*S*,2*S*)-1- 甲基 -1,2,3,4- 四氢 -β- 咔啉 -3- 羧酸〔(1*S*,2*S*)-1-methyl-1,2,3,4-tetrahydro-β-carboline-3-carboxylicacid〕、(3*S*)-1,2,3,4- 四氢 -β- 咔啉 -3- 羧酸〔(3*S*)-1,2,3,4-tetrahydro-β-carboline-3-carboxylicacid〕、(9*E*)-1,3,4- 三羟基 -2-(2′- 羟基 - 二十四酰胺基)-9- 十八烯〔(9*E*)-1,3,4-trithydroxy-2-(2′-hydroxy-tetracosanoylamino)-9-otcadecene〕、丁香苷 (syringin)、松柏苷 (coniferin)、豆甾 -7- 烯 -3-*O*-β-D- 葡萄糖苷 (stigmast-7-en-3-*O*-D-glucopyranoside)、β- 豆甾醇 (β-sitosterol)、腺苷 (adenosine)[2]。

【药典检测成分】2015 版《中国药典》规定, 本品照重量分析法测定, 按干燥品计算, 含硫酸钠不得少于 90.0%。

参考文献

[1] 邹节明，李昆，祝长青. 西瓜霜化学成分分析 [J]. 中成药，1988，23(6)：30.

[2] 匡海学，杨欣，辛萍，等. 西瓜霜抗菌有效部位的化学成分研究 [J]. 中药材，2014，37(4)：621-624.

130. 西河柳　Tamaricis Cacumen

【来源】本品为柽柳科植物柽柳 *Tamarix chinensis* Lour. 的干燥细嫩枝叶。

【性能】甘、辛，平。发表透诊，祛风除湿。

【化学成分】本品主要含挥发油、黄酮类、有机酸酯等化学成分。

挥发油类成分：匙叶桉油烯醇 (spathulenol)、柽柳酚 (tamarixinol)、柽柳醇 (tamarixol)、柽柳酮 (tamarixone)、反式 -2- 羟基甲氧基桂皮酸 (*trans*-2-hydroxy-4-methoxycinnamicacid)、正三十一烷 (hentriacontane)、12- 正三十一烷醇 (12-hentriacontanol)、2,6,10,14- 四甲基十六烷 (2,6,10,14-tetramethyl-hexadecane)、2,6,10,14- 四甲基 - 十五烷 (2,6,10,14-tetramethyl-pentadecane)、2,6,10,14- 四甲基 - 十四烷 (2,6,10,14-tetramethyl-tetradecane)、香榧醇 (torreyol)[1]、二十一烷 (heneicosane)[1,2]、麝香梨内酯 (ambrettolide)、β- 甜没药烯 (β-bisabolene)、丁醛 (butanal)、β- 荜澄茄烯 (β-cadinene)、α- 杜松醇 (α-cadinol)、τ- 杜松醇 (τ-cadinol)、白菖考烯 (calacorene)、二氢白菖考烯 (calamenene)、雪松醇 (cedrol)、胡椒烯 (copaene)、库贝醇 (cubenol)、2,4- 癸二烯醛 (2,4-decadienal)、邻苯二甲酸二丁酯 (dibutyl phthalate)、三甲基萘 (trimethylnaphthalene)、1,2- 二氢 -1,5,8- 三甲基萘 (1,2-dihydro-1,5,8-trimethyl naphthalene)、1,6- 二甲基 -4-(1- 甲基乙基)- 萘 [1,6-dimethyl-4-(1-methylethyl)-naphthalene]、2,3- 二甲基菲 (2,3-dimethyl phenanthrene)、3,6- 二甲基菲 (3,6-dimethyl phenanthrene)、二十二烷 (docosane)、二十烷 (eicosane)、α- 桉叶醇 (α-eudesmol)、金合欢基丙酮 (farnesyl acetone)、牻牛儿基丙酮 (geranyl acetone)、己醛 (hexanal)、9- 甲基菲 (9-methylphenanthrene)、1- 甲基菲 (1-methylphenanthrene)、4- 甲基菲 (4-methylphenanthrene)、γ- 衣兰油稀 (γ-muurolene)、α- 衣兰油烯 (α-muurolene)、τ- 衣兰油醇 (τ-muurolol)、橙花叔醇 (nerolidol)、十七烷 (heptadecane)、十九烷 (nonadecane)、十八烷 (octadecane)、二十四烷 (tetracosane)、氧杂环十七烷 -2- 酮 (oxacycloheptadecan-2-one)、二十五烷 (pentacosane)、菲 (phenanthrene)、植醇 (phytol)、十六烷 (hexadecane)、6,10,14- 三甲基 -2- 十五烷酮 (6,10,14-trimethyl-2-pentadecanone)[2]。

黄酮类成分：山奈酚 -7,4′- 二甲醚 (kaempferol-7,4′-dimethylether)、山奈酚 -4- 甲醚 (kaempferol-4-methylether)、槲皮素 (quercetin)、异鼠李素 (*iso*-rhamnetin)、槲皮素二甲醚 (quercetin-3,4-dimethylether)[1]、槲皮素 -3′- 甲醚 (quercetin-3′-methylether)[2]、芦丁 (rutin)、5,7,3′,5′- 四羟基 -6,4′- 二甲氧基黄酮 (5,7,3′,5′-tetrahydroxy-6,4′-dimethoxy flavone)、槲皮素 -7,3′,4′- 三甲醚 (quercetin-7,3′,4′-trimethylether)、芹菜素 (apigenin)、鼠李柠檬素 (rhamocitrin)、山奈酚 (kaempferol)、柽柳素 (tamarixetin)[3]。

有机酸及酯类成分：十七酸 (heptadecanoic acid)、没食子酸 (gallic acid)、十六酸即棕榈酸 (hexadecanoic acid)、亚油酸 (linoleic acid)、没食子酸甲酯 -3′- 甲醚 (methylgallate-3′-methylether)、硬脂酸 (stearic acid)、十四酸 (tetradecanoic acid)、十三酸 (tridecanoic acid)、三十二烷醇乙酸酯 (dotriacontanol acetate)[1]、牻牛儿基丙辛酸 (geranyl propyloctanoic acid)[1,2]、癸酸 (decanoic acid)、十二酸 (dodecanoic acid)、十八酸 (octadecanoic acid)、9,12,15- 十八碳三烯酸 (9,12,15-octadecatrienoic acid)、油酸 (oleic acid)、9- 十五碳烯酸 (9-pentadecanoic acid)、十五酸 (pentadecanoicacid)、十六碳烯酸 (hexadecenoic acid)、9- 十六碳烯酸 (9-hexadecenoic acid)、十一酸 (undecanoic acid)[2]、β- 香树脂醇乙酸酯 (β-amrinacetate)、白桦脂酸 (betulinic acid)、2α,3β- 二羟基 - 乌苏 -12- 烯 -28- 酸 (2α,3β-dihydroxy-12-en-28-oicacid)[3]。

  甾醇类成分 :β- 谷甾醇 (β-sitosterol)[1]。

  其他：柽柳素 -7-O-β-D- 葡萄糖苷 (tamarixetin-7-O-β-D-glucoside)、柽柳素 -3-O-α-L- 鼠李糖苷 (tamarixetin-3-O-α-L-rhamnoside)、5,7,4′- 三羟基 -3-O-β-D- 葡萄糖醛酸苷 (kaempferol-3-O-β-D-glucuromide)、12- 齐墩果烯 -2α,3β,23- 三醇 (2α,3β,23-trihydroxyolean-12-ene)[3]。

【药典检测成分】无。

参考文献

［1］国家中医药管理局《中华本草》编委会. 中华本草: 第 5 册 4534 [M]. 上海: 上海科学技术出版社, 1999: 484-486.

［2］吉力, 徐植灵, 潘炯光, 等. 西河柳挥发油化学成分的 GC-MS 分析 [J]. 中国中药杂志, 1997, 22(6): 360-362.

［3］陈柳生, 梁晓欣, 蔡自由, 等. 柽柳的化学成分研究 [J]. 中草药, 2014, 45(13): 1829-1833.

131. 百合   Lilii Bulbus

【来源】本品为百合科植物卷丹 *Lilium lancifolium* Thunb.、百合 *Lilium brownii* F. E.Brown var. *viridulum*.Baker 或细叶百合 *Lilium pumilum* DC. 的干燥肉质鳞叶。

【性能】甘, 寒。养阴润肺, 清心安神。

【化学成分】本品主要含生物碱类、皂苷类、氨基酸类等化学成分。

  生物碱类成分 :β₁- 澳洲茄边碱 (β₁-solamargine)、澳洲茄胺 -3-O-α-L- 吡喃鼠李糖基 -(1 → 2)-O-[β-D- 吡喃葡萄糖基 -(1 → 4)]-β-D- 吡喃葡萄糖苷 {solasodine-3-O-α-L-rhamnopyranosyl-(1 → 2)-O-[β-D-glucopyranosyl-(1 → 4)]-β-D-glucopyranoside}[1]。

  皂苷类成分 :26-O-β-D- 吡喃葡萄糖基 - 奴阿皂苷元 -3-O-α-L- 吡喃鼠李糖基 -(1 → 2)-β-D- 吡喃葡萄糖苷 [26-O-β-D-glucopyranosyl-nuatigenin-3-O-α-L-rhamnopyranosyl-(1 → 2)-β-D-glucopyranoside]、去酰百合皂苷 (deacylbrownioside)、百合皂苷 (brownioside)、26-O-β-D- 吡喃葡萄糖基 - 奴阿皂苷元 -3-O-α-L- 吡喃鼠李糖基 -(1 → 2)-O-[β-D- 吡喃葡萄糖基 -(1 → 4)]-β-D- 吡喃葡萄糖苷 {26-O-β-D-glucopyranosyl-nuatigenin-3-O-α-L-rhamnopyranosyl-(1 → 2)-O-[β-D-glucopyranosyl-(1 → 4)]-β-D-glucopyranoside}、27-O-(3- 羟基 -3- 甲基戊二酸单酰基)- 异呐索皂苷元 -3-O-α-L- 吡喃鼠李糖基 -(1 → 2)-O-[β-D- 吡喃葡萄糖基 -(1 → 4)]-β-D- 吡喃葡萄糖苷 {27-O-(3-hydroxy-3-methylglutaroyl)-*iso*-narthogenin-3-O-α-L-rhamnopyranosyl-(1 → 2)-O-[β-D-glucopyranosyl-(1 → 4)]-β-D-glucopyranoside}、百合苷 C (lilioside C)、岷江百合苷 A (regaloside A)、岷江百合苷 D[1]、26-O-β-D- 吡喃葡萄糖 -3β,26- 二羟基胆甾烷 -16,22- 二氧 -3-O-α-L- 吡喃鼠李糖 -(1 → 2)-β-D- 吡喃葡萄糖苷 (26-O-β-D-glucopyranosyl-3β,26-dioxycholestane-16,22-dihydroxy-3-O-α-L-rhamnopyranosyl-(1 → 2)-β-D-glucopyranoside)[2,3]、麦冬皂苷 D(ophiopogonin D) 其结构为薯蓣皂苷元 -3-O-{O-α-L- 鼠李基 -(1 → 2)-O-[β-D- 木糖基 -(1 → 3)]-β-D- 葡萄苷 } (diosgenin-3-O-{O-α-L-rhamnosyl-(1 → 2)-O-[β-D-xylosyl-(1 → 3)]-β-D-glucoside)、卷丹皂苷 A(lililancifoloside A) 结构式为薯蓣皂苷元 -3-O-{O-α-L- 鼠李糖基 -(1 → 2)-O-[β-D- 阿拉伯糖基 -(1→3)]-β-D- 葡萄糖苷}(diosgenin-3-O-{O-α-L-rhamnosyl-(1→2)-O-[β-D-arabinosyl-(1→3)]-β-D-glucoside)[4]、(25R)-26-O-(β-D- 吡喃葡萄糖)- 呋甾烷 -5- 烯 -3β,22R,26- 三羟基 -3-O-α-L- 鼠李糖 -(1 → 2)-β-D- 吡喃葡萄糖 -(1 → 4)-β-D- 吡喃葡萄糖苷 [(25R)-26-O-(β-D-glu)-furcost-5-en-3β,22α,26-triol-3-O-α-L-rha-(1 → 2)-β-D-glu-(1 → 4)-β-D-glu]、(25R)- 螺甾烷 -5- 烯 -3β-O-ol-L- 鼠李糖 -(1 → 2)-O-[β-D- 葡萄糖 -(1 → 6)] -β-D- 吡喃葡萄糖苷 [(25R)-spirost-5-en-3β-ylo-α-L-rha-(1 → 2)-O-[β-D-glu-(1 → 6)] -β-D-glu、(25R)-3β,17α- 二羟基 -5α- 螺甾烷 -6- 酮 -3-O-α-L- 鼠李糖 -(1 → 2)-O-[α-L- 阿拉伯糖 -(1 → 3)] -β-D- 吡喃葡萄糖苷 {17α-dihydroxy-5α-spirostan-

6-one-3-*O*-*α*-*L*-rha-(1→2)-*O*-［*α*-L-arab-(1→3)］-*β*-D-glu}[5]。

　　氨基酸类成分：丙氨酸(alanine)、精氨酸(arginine)、天冬氨酸(aspartate)、谷氨酸(glutamate)、甘氨酸(glycine)、组氨酸(histidine)、异亮氨酸(*iso*-leucine)、亮氨酸(leucine)、赖氨酸(lysine)、蛋氨酸(metione)、苯丙氨酸(phenylalanine)、丝氨酸(serine)、苏氨酸(threonine)、酪氨酸(tyrosine)、缬氨酸(valine)[6]。

　　磷脂类成分：双磷脂酰甘油(diphosphatidyl glycerol)、磷脂酸(phosphatidate)、磷脂酰乙醇胺(phosphatidylethanolamine)、磷脂酰胆碱(lecithol)、磷脂酰醇(phosphatidylinositol)、神经鞘磷脂(SM)(sphingomyelin)[7]。

　　甾体类成分：胡萝卜苷(daucosterol)[1,2]、*β*-谷甾醇(*β*-sitosterol)[2]。

　　苯丙素及其苷类成分：3,6'-*O*-二阿魏酰蔗糖(3,6'-*O*-diferuloylsucrose)[1]、1-*O*-阿魏酰甘油(1-*O*-feruloylglycerol)、1-*O*-对-香豆酰甘油(1-*O*-*p*-coumaroylglycerol)[1,7]、4-*O*-乙酰基-3,6-*O*-二阿魏酰蔗糖(4-*O*-acetyl-3,6-*O*-diferuloylsucrose)、(2*S*)-1-*O*-*p*-香豆酰基-2-*O*-*β*-D-吡喃葡萄糖基-3-*O*-乙酰甘油[(2*S*)-1-*O*-*p*-coumaroyl-2-*O*-*β*-D-glucopyranosyl-3-*O*-acetoglyceride)]、(2*S*)-1-*O*-*β*-香豆酰基-2-*O*-*β*-D-吡喃葡萄糖基甘油[(2*S*)-1-*O*-*β*-coumaroyl-2-*O*-*β*-D-glucopyranosylglycerine]、1-*O*-阿魏酰-3-*O*-*p*-香豆酰甘油(1-*O*-feruloyl-3-*O*-*p*-coumaroylglycerol)[8]。

　　其他：正丁基-*β*-D-吡喃果糖苷(*n*-butyl-*β*-D-fructopyranoside)[2]。

【药典检测成分】无。

参考文献

［1］国家中医药管理局《中华本草》编委会. 中华本草：第8册 7187［M］. 上海：上海科学技术出版社，1999：112-118.

［2］侯秀云，陈发奎. 百合化学成分的分离和结构鉴定［J］. 药学学报，1998，33(12)：923-926.

［3］侯秀云，陈发奎，吴立军. 百合中新的甾体皂苷的结构鉴定［J］. 中国药物化学杂志，1998，81(1)：49.

［4］杨秀伟，崔育新，刘雪辉，等. 卷丹皂苷与甾体皂苷特征［J］. 波谱学杂志，2002，19(3)：301-308.

［5］高淑怡，李卫民，高英.HPLC法测定百合、卷丹、细叶百合中3种甾体皂苷的含量［J］.中药新药与临床药理，2012，23(6)：675-678.

［6］钟海雁，李钟海，王纯荣，等. 卷丹营养保健粉的研制［J］. 经济林研究，2002，20(3)：37-38.

［7］郭戎，吴汉斌. 百合磷脂组成的研究及品种鉴定的数学判别［J］. 中药材，1991，14(9)：32-35.

［8］张勤. 两种百合鳞茎中的酚性甘油苷［J］. 国外医学·中医中药分册，1990，12(4)：64.

132.百部　Stemonae Radix

【来源】本品为百部科植物直立百部 *Stemona sessilifolia*(Miq.)Miq.、蔓生百部 *Stemona japonica*(Bl.)Miq. 或对叶百部 *Stemona tuberosa* Lour. 的干燥块根。

【性能】苦、甘，微温。润肺下气止咳，杀虫灭虱。

【化学成分】本品主要含生物碱类、甾醇类、有机酸及酯类等化学成分。

　　生物碱类成分：对叶百部酰胺(stemoamide)、蔓生百部叶碱(stemofoline)、蔓生百部碱(stemonamine)、百部定碱(stemonidine)、百部碱(stemonine)、直立百部碱(hordorine)、次对叶百部碱(hypotuberostemonine)、异蔓生百部碱(*iso*-stemonamine)、异百部定碱(*iso*-stemonidine)、异滇百部碱(*iso*-stemotinine)、异对叶百部碱(*iso*-tuberostemonine)、对叶百部碱(tuberostemonine)、滇百部碱(stemotinine)、对叶百部螺碱(tuberostemospironine)、百部次碱(stenine)、对叶百部醇碱(tuberostemonol)[1]、二去氢对叶百部碱(didehydrotuberostemonine)、对叶百部酮碱(tuberostemonone)、氧代对叶百部碱(oxotuberostemonine)[1,2]、对叶百部烯酮(tuberostemoenone)[2]、直立百部碱(sessilistemonine)[3]、原百部次碱(protostemonidine)、百部高

碱 (stemospironine)[3,4]。

　　甾醇类成分 :β- 谷甾醇 (β-sitosterol)[3]、豆甾醇 (stigmasterol)[4]、胡萝卜苷 (daucosterol)[4,5]。

　　有机酸及酯类成分 : 乙酸 (acetic acid)、苹果酸 (malic acid)、琥珀酸 (succinic acid)、枸橼酸 (citric acid)、甲酸 (formic acid)、草酸 (oxalic acid)[1]、28- 羟基正二十八烷酸 -3′- 甘油单酯 (28-hydroxyoctacosanic acid-3′-glycerinmonoester)、26- 羟基正二十六烷酸 -3′- 甘油单酯 (26-hydroxyhexacosanic acid-3′-glycerinmonoester)、 香草酸 (vanillic acid)[4]、苯甲酸 (benzoic acid)[4,5]、绿原酸 (chlorogenic acid)、3- 阿魏酸 (3-ferulaic acid)、4- 羟基苯甲酸 (4-hydroxybenzoic acid)、4- 羟基 -3,5- 二甲氧基苯甲酸 (4-hydroxy-3,5-dimethoxybenzoic acid)、4- 羟基 -3- 甲氧基苯甲酸 (4-hydroxy-3-methoxybenzoic acid)、4- 甲氧基苯甲酸 (4-methoxybenzoic acid)[5]。

　　木脂素类成分 : 芝麻素 (sesamin)[3]、左旋丁香树脂酚葡萄糖苷 [(−)-syringaresinol-4-O-β-D-glucopyranoside][4]。

　　三萜类成分 : 羽扇豆烷 -3- 酮 (lupane-3-one) [5]。

　　芪类成分 : 3,5- 二羟基 -4- 甲基联苄 (3,5-dihydroxy-4-methylbibenzyl) 即 stilbostemin B、4′- 甲基赤松素 (4′-methylpinosylvin)[3]、3,5- 二羟基 -2′- 甲氧基 -4- 甲基联苄 (3,5-dihydroxy-2′-methoxy-4-methylbibenzyl) 即 stilbostemin D[3,4]。

　　其他 : 7- 甲氧基 -3- 甲基 -2,5- 二羟基 -9,10- 二氢菲 (7-methoxy-3-methyl-2,5-dihydroxy-9,10-dihydrophenanthrene)[4]、3,3′- 二 (3,4- 二氢 -4- 羟基 -6- 甲氧基)-2H-1- 苯并吡喃 [3,3′-bis(3,4-dihydro-4-hydroxy-6-methoxy)-2H-1-benzopyran]、3,4- 二甲氧基苯酚 (3,4-dimethoxyphenol)[5]。

【药典检测成分】无。

参考文献

[1] 国家中医药管理局《中华本草》编委会. 中华本草 : 第 8 册 7241 [M]. 上海 : 上海科学技术出版社，1999：189-195.

[2] 刘世旺，付宏征，林文翰. 对叶百部生物碱的结构研究 [J]. 药学学报，1999，34(5)：372-375.

[3] 吕丽华，叶文才，赵守训，等. 直立百部的化学成分 [J]. 中国药科大学学报，2005，36(5)：408-410.

[4] 谭国英，张朝凤，张勉. 野生直立百部的化学成分 [J]. 中国药科大学学报，2007，38(6)：499-501.

[5] 杨新洲，林理根，唐春萍，等. 直立百部的非生物碱化学成分研究 [J]. 天然产物研究与开发，2008，20(1)：56-59.

133. 当归　Angelicae Sinensis Radix

【来源】本品为伞形科植物当归 *Angelica sinensis* (Oliv.)Diels 的干燥根。

【性能】甘、辛，温。补血活血，调经止痛，润肠通便。

【化学成分】本品主要含挥发油类、有机酸及酯类、香豆素类等化学成分。

　　挥发油类成分 : 苯乙酮 (acetophenone)、菖蒲二烯 (acoradiene)、别罗勒烯 (alloocimene)、当归酮 (angelicketone)、双环榄香烯 (bicycloelemene)、正亚丁基苯酞 (n-butylidenephthalide)、正丁基苯酞 (n-butylphthalide)、 樟脑酸 (camphoric acid)、2,4- 二羟基苯乙酮 (2,4-dihydroxyacetophenone)、邻甲苯酚 (o-cresol)、对甲苯酚 (p-cresol)、花侧柏烯 (cuparene)、对乙基苯甲醛 (p-ethylbenzaldehyde)、3,4- 二甲基苯甲醛 (3,4-dimethylbenzaldehyde)、2,3- 二甲基苯酚 (2,3-dimethylphenol)、二磷脂酰甘油 (diphosphatidylglycerol)、香荆芥酚 (carvacrol)、愈创木酚 (guaiacol)、反式 -β- 金合欢烯 (trans-β-farnesene)、α- 柏木烯 (α-cedrene)、胡椒烯 (copaene)、β- 罗勒烯 (β-ocimene)、β- 荜澄茄烯 (β-cadinene)、γ- 荜澄茄烯 (γ-cadinene)、布雷非德菌素 A (brefeldin A)、6- 正丁基 -1,4- 环庚二烯 (6-n-butyl-1,4-cycloheptadiene)、香草醛 (vanillin)、马鞭草烯酮 (verbenone)、苯酚 (phenol)、α- 蒎烯 (α-pinene)、β- 芹子烯 (selinene)、2,4,6- 三甲基苯甲醛 (2,4,6-trimethylbenzaldehyde)、1,1,5- 三甲基 -2- 甲酰基 -2,5- 环己二烯 -4-

酮 (1,1,5-trimethyl-2-formyl-2,5-cyclohexadiene-4-one)、间乙苯酚 (*m*-ethylphenol)、优葛缕酮 (eucarvone)、黄樟醚 (safrole)、正十四醇 (1-tetradecanol)[1]、β- 甜没药烯 (β-bisabolene)[1-3]、异菖蒲二烯 (*iso*-acoradinene)、异丁香油酚 (*iso*-eugenol)、2- 甲基 -5- 十二烷酮 (2-methyldodecan-5-one)、对乙苯酚 (*p*-ethylphenol)、香柑油烯 (bergamotene)、4- 乙基间苯二酚 (4-ethylresorcinol)、月桂烯 (myrcene)[1,4,5]、γ- 榄香烯 (γ-elemene)[1,5]、10- 二环 [3.1.1]-2,6- 二甲基 -6-(4- 甲基 -3- 戊烯基)-2- 庚烯 {10-bicyclo[3.1.1]-2,6-dimethyl-6-(4-methyl-3-penteny)-2-heptene}、苯乙醛 (benzeneacetaldehyde)、双 (2- 乙基己基)- 邻苯二甲酸酯 [bis(2-ethylhexyl)phthalate]、双 (2- 甲基丙基)-1,2- 苯二羧酸酯 [bis(2-methylpropyl)-1,2-benzenedicarboxylicacid ester]、1,3- 二甲基 - 苯 (1,3-dimethylbenzene)、2,3- 二羟丙基十六烷酸酯 (2,3-dihydroxypropyl hexadecanoic acid ester)、1,4- 二甲氧基 - 苯 (1,4-dimethoxyl-benzene)、2- 乙基 -1- 己醇 (2-ethyl-1-hexanol)、亚油酸乙酯 (ethyl linoleate)、1- 乙基 -3- 甲基 - 苯 (1-ethyl-3-methyl-benzene)、匙叶桉油烯醇 (spathulenol)、2- 甲氧基苯酚 (2-methoxy phenol)、1-(3- 甲氧苯基)- 乙酮 [1-(3-methoxyphenyl)-ethanone]、正十二烷酸乙酯 (*n*-dodecanoic acid ethyl ester)、丁香烯 (caryophyllene)、对二甲苯 (*p*-xylene)、6- 十一烷酮 (6-undecanone)、3- 亚丁基 -1(3H)- 异苯并呋喃 [3-butylidene-1(3H)-*iso*-benzofuran]、5- 甲基 -2- 呋喃羧基乙醛 (5-methyl-2-furancarbo-xaldehyde)、2- 呋喃甲醇 (2-furanmethanol)、1-(2-furanyl)-edlanone、3,5,5- 三甲基 -2- 环己烯 -1- 酮 (3,5,5-trimethyl cyclohex-2-en-1-one)、罗汉柏烯 (thujopsene)、4H- 吡喃 -4- 酮 (4H-pyran-4-one)、二十六烷 (hexacosane)、十四烷 (tetradecane)、5- 甲基 -2- 呋喃羧基乙醛 (5-methyl-2-furancarboxaldehyde)、3- 甲基 - 十七烷 (3-methyl-heptadecane)、对羟苯基磷酸 [(*p*-hydroxyphenyl)phosphonic acid]、十八烷 (octadecane)、苯乙醇 (phenylethylalcohol)、(*Z,Z*)9,12- 亚油酸 [(*Z,Z*)9,12-octadecadienoic acid]、(*Z,Z*)-2- 羟基 -1- 羟甲基 -9,12- 亚油酸酯 [(*Z,Z*)-2-hydroxy-1-(hydroxymethyl-9,12-octadecadienoic acid ester)]、亚油酸乙酯 (octadecanoic acid ethyl ester)、十四烷酸 (tetradecanoic acid)[2]、金合欢烯 (farnesene)、匙叶桉油烯醇 [(+)-spathulenol]、反 -β- 罗勒烯 (*trans*-β-ocimene)、α- 松油醇 (α-terpineol)、α- 异松油烯 (α-terpinolene)、3- 亚丁基苯酞 (3-butylidene phthalide)、喇叭烯 (ledene)、β- 蒎烯 (β-pinene)、柠檬烯 (limonene)、新别罗勒烯 (neo-allo-ocimene)、6,7- 环氧川芎内酯 (6,7-epoxyligustilide)、二氢藁本内酯 (dihydroligustilide)、3*n*- 丁基苯酞 (3*n*-butylphthalide) 又称 *E*- 藁本内酯 (*E*-ligustilide)、1,2,2- 三甲基 -1- 对甲苯基环烷 [1,2,2-trimethyl-1-(*p*-tolyl)cyclop]、十一碳烯 (undecene)、莰烯 (camphene)、蒈烯 (3-carene)、兰桉醇 (globulol)[3]、*Z*- 丁基苯酞 (*Z*-butylidene phthalide)、*E*- 丁基苯酞 (*E*-butylidene phthalide)[3,6]、菖蒲二烯 (calamusdiene)、蛇床酞内酯 (cnidilide)、α- 胡椒烯 (copaene)、正丁烯基苯酞内酯 (*n*-butyldenephthalide)、1-(2- 羟基 -5- 甲基苯基)-2- 戊烯 -1- 酮 [1-(2-hydroxy-5-methylpheny)-2-penten-1-onel]、雪松烯 (himachalene)、δ-(1- 甲基乙基乙烯基)- 当归内酯 [δ-(1-methylethylethenyl-2H-furo(2,3-h)-1-benzopyrane-2-one]、2-(4- 甲基苯基)-H- 咪唑 [2-(4-methylphenyl)-H-imidazolel]、正十二烷醇 (*n*-arachidicol)、正丁基四氢化内酯 (*n*-butyltetrahydrolactone)、当归内酯 (2H-furo(2,3-h)-1-benzopyrane-2-one)、环己烷 (cyclohexane)、十六碳酸 (hexadeceanoicacid)、6- 正丁基希庚二烯 (6-normalbutylheptadiene)、9,12- 十八碳二烯酸 (9,12-octadecadienoic acid)、2,3- 二甲苯酚 (2,3-xylenol)[4,5]、α- 雷公烯 [5]。

有机酸及酯类成分：茴香酸 (anisic acid)、棕榈酸 (palmitic acid)、癸二酸 (sebacic acid)、琥珀酸 (succinic acid)、肉豆蔻酸 (myristic acid)、半乳糖醛酸 (galacturonic acid)、壬二酸 (azelaic acid)[1]、阿魏酸 (ferulic acid)[1,6,7]、阿魏酸松柏醇酯 (ferulicacidciniferolester)[6,7]。

香豆素类成分：6- 甲氧基 -7- 羟基香豆精 (6-methoxy-7-hydroxycoumarin)[1]、6- 甲氧基香豆素 (6-methoxy coumarin)[8]、前胡素 (decursin)、decursinol angelate[9]。

磷脂类成分：磷脂酸 (phosphatidic acid)、磷脂酰胆碱 (phosphatidylcholine)、磷脂酰乙醇胺 (phosphatidylethanolamine)、磷脂酰甘油 (phosphatidylglycerol)、磷脂酰肌醇 (phosphatidylinositol)、磷脂酰丝氨酸 (phosphatidylserine)、鞘磷脂 (sphingomyelin)[1]、溶血磷脂酰胆碱 (lysophosphatidylcholine)[8]。

糖类成分：阿拉伯糖 (arabinose)、果糖 (fructose)、葡萄糖 (glucose)、葡萄糖醛酸 (glucuronic acid)、蔗糖 (sucrose)、木糖 (xylose)[1]。

氨基酸类成分：丙氨酸 (alanine)、精氨酸 (arginine)、天冬氨酸 (aspartate)、胱氨酸 (cystine)、谷氨酸 (glutamic acid)、甘氨酸 (glycine)、组氨酸 (histidine)、异亮氨酸 (*iso*-leucine)、亮氨酸 (leucine)、苯丙氨酸 (phenylalanine)、脯氨酸 (proline)、丝氨酸 (serine)、苏氨酸 (thrconine)、色氨酸 (tryptophane)、酪氨酸 (tyrosine)、缬氨酸 (valine)[1]、赖氨酸 (lysine)、蛋氨酸 (methionine)[8]。

苯酞类成分：新当归内酯 (angelicide)、藁本内酯二聚体 (ligustilide dimer)[1]、洋川芎内酯 (senkyunolide)[1,10]、藁本内酯 (ligustilide)[1,2,7]、homosenkyunolide H、homosenkyunolide I[8]、新藁本内酯 (neoligustilide)[8,10]、壬烷 (nonane)[3]、洋川芎内酯 A(senkyunolide A)、洋川芎内酯 F(senkyunolide F) [3,6]、*Z*- 藁本内酯 (*Z*-ligustilide)、*E*- 藁本内酯 (*E*-ligustilide)、洋川芎内酯 H(senkyunolide H)、洋川芎内酯 I(senkyunolide I)[6]、川芎内酯 (sedanenlide)[4,5]、当归酸 (*Z*)- 藁本内酯 -11- 醇酯 (11-angeloylsenkyunolide F) [7]、亚丁基二氢苯酞 (butylidene dihydrophthalide)[9]。

多糖类成分：新当归多糖 APS-1D[11]、APS-3A、APS-3B、APS-3C[12]、APF1、APF2、APF3[13]、果胶多糖[14]。

其他：*β*- 谷甾醇 (*β*-sitosterol)、烟酸 (nicotinic acid)、胡萝卜苷 (daucosterol)、腺嘌呤 (adenine)、尿嘧啶 (uracil)、邻苯二甲酸酐 (phthalicanhydride)、K、Na、Ca、Mg、Si、Al、P、Fe、Mn、Ni、Cu、Zn、As、Mo、Sn、B、Bo、Ba、Se、Sr、Ti、V、Cr[1]、次黄苷 (hypoxanthine-9-*β*-D-ribofuranoside)[8]、4- 羟基 -4 - 甲基 - 2- 戊酮 (4-hydroxy-4-methyl-2-pentanone)[9]、谷胱甘肽 -S- 抑制酶 [15]、丁烯基苯酞 (*n*-butylidenephthalide)[16]。

【药典检测成分】2015 版《中国药典》规定，本品照挥发油测定法测定，含挥发油不得少于 0.4%(ml/g)。本品照高效液相色谱法测定，按干燥品计算，含阿魏酸不得少于 0.050%。

参考文献

[1] 国家中医药管理局《中华本草》编委会 . 中华本草：第 5 册 5092 [M] . 上海：上海科学技术出版社，1999：893-904.

[2] 刘琳娜，梅其炳，程建峰 . 当归挥发油的化学成分分析 [J] . 中成药，2005，17(2)：204-206.

[3] 谢静，张浩，苏丹，等 . HPLC 和 GC-MS 检测两种提取法所得当归挥发油的化学成分 [J] . 华西药学杂志，2008，23(1)：032-034.

[4] 陈耀祖 . 岷山当归化学成分及药效的研究 [J] . 兰州大学学报 (自然科学版)，1984，20(1)：158-16

[5] 陈耀祖 . 当归化学成分分析研究 - 毛细管气相色谱 - 质谱法鉴定当归挥发油成分 [J] . 高等学校化学学报，1984，5(l)：124-128.

[6] 杨帆，肖远胜，章飞芳，等 . 当归化学成分的 HPLC-MS/MS 分析 [J] . 药学学报，2006，41(11)：1078-1083.

[7] Cheng Chang Ho，Alaganandam Kumaran，Lucy Sun Hwang. Bio-assay guided isolation and identification of anti-Alzheimer active compounds from the root of Angelica sinensis. Food Chemistry，2009，114：246-252.

[8] 黄伟晖，宋纯清 . 当归化学成分研究 [J] . 药学学报，2003，38(9)：680-683.

[9] S.-K.Cho，A.M.Abd El-Aty，J.-H.Choi.Optimized conditions for the extraction of secondary volatile metabolites in Angelica roots by accelerated solvent extraction. Journal of Pharmaceutical and Biomedical Analysis，2007，44：1154-1158.

[10] 李用珍，刘彩红，董红军 . 当归化学成分研究 [J] . 实用中医药杂志，2004，20(2)：105-106.

[11] W.Cao，X.-Q.Li，X.Wang. A novel polysaccharide，isolated from Angelica sinensis (Oliv.) Diels induces the apoptosis of cervical cancer HeLa cells through an intrinsic apoptotic pathway. Phytomedicine，2010，17：598-605.

[12] Wei Cao，Xiao-Qiang Li，XiangWang. Characterizations and anti-tumor activities of three acidic polysaccharides from Angelica sinensis (Oliv.) Diels. International Journal of Biological Macromolecules，2010，46：115-122.

[13] Xingbin Yang，Yan Zhao，Guo Li. Chemical composition and immuno-stimulating properties of polysaccharide biological response modifier isolated from Radix Angelica sinensis. Food Chemistry，2008，106：269-276.

[14] Yuanlin Sun，Steve W. Cui，Jian Tang. Structural features of pectic polysaccharide from Angelica sinensis (Oliv.) Diels. Carbohydrate Polymers，2010，80：544-550.

[15] Feng Huang，Shaojing Li，Xinhua Lu. Two Glutathione S-transferase Inhibitors from Radix Angelicae sinensis. Phytotherapy Research，2011，25：284-289.

[16] 田景祥 . 当归的有效成分及其药理作用的研究进展 [J] . 工企医刊，2013，26(4)：364-365.

134.肉苁蓉　Cistanches Herba

【来源】本品为列当科植物肉苁蓉 Cistanche deserticola Y.C.Ma 或管花肉苁蓉 Cistanche tubulosa(Schrenk)Wight 的干燥带鳞叶的肉质茎。

【性能】甘、咸，温。补肾阳，益精血，润肠通便。

【化学成分】本品含挥发油、生物碱类、苯乙醇苷类等化学成分。

挥发油类成分：三十烷醇 (triacontanol)、N,N- 二甲基甘氨酸甲酯 (N,N-dimethylglycinemethyl ester)[1]、丁子香酚 (eugenol)、异丁子香酚 (iso-eugenol)、2,6- 双 (1,1- 二甲基乙基 -4- 甲基苯酚)[2,6-di(1,1-dimethylethyl-4-methylbenzylol)]、香草醛 (vanillin)、邻苯二甲酸二异辛酯 (di-iso-octyl-phthalate)[2]、4,6- 二甲基十二烷 (4,6-dimethyldodecane)、双环 [2,2,2] 辛 -5- 烯 -2- 醇 {bicyclo[2,2,2]octa-5-ene-2-ol}、3,6- 二甲基十一烷 (3,6-dimethylundecane)、二十烷 (eicosane)、呋喃酮 (furfuranone)、二十一烷 (heneicosane)、十七烷 (heptadecane)、3- 甲基 -3- 乙基乙烷 (3-methyl-3-ethylethane)、1- 甲基 -Z(1H)- 吡啶乙酸乙酯 [1-methyl-Z(1H)-ethylpyridylacetate]、2- 甲基 -5- 丙基壬烷 (2-methyl-5-propylnonane)、十九烷 (nonadecane)[3]。

生物碱类成分：甜菜碱 (betaine)[1,4,5]、丁二酰亚胺 (succinimide)[6]。

苯乙醇苷类成分：洋丁香酚苷 (acteoside)[1,4,5,7-9]、2′- 乙酰基洋丁香酚苷 (2′-acetylacteoside)[1,4,9]、肉苁蓉苷 A(cistanoside A)、肉苁蓉苷 B(cistanoside B)、肉苁蓉苷 C(cistanoside C)、肉苁蓉苷 E(cistanoside E)、肉苁蓉苷 F(cistanoside F)、肉苁蓉苷 I(cistanoside I)、海胆苷 [1,4] 即松果菊苷 (echinacoside)[7,8,11,12]、肉苁蓉苷 G(cistanoside G)、肉苁蓉苷 H(cistanoside H)、肉苁蓉苷 D(cistanoside D)[1,4,11]、红景天苷 (rhodioloside)[5]、苯乙醇苷 (phenylethanolide)[8]、异阿克替苷或异类叶升麻苷 (iso-acteoside)[9,10] 或异毛蕊花糖苷 (iso-acteoside)[11]、土布洛素苷 A(tubuloside A)、土布洛素苷 B(tubuloside B)[9]、2-(4- 羟基 -3- 甲氧苯基)- 乙基 -1-O-L- 吡喃鼠李糖基 (1→3)-(6-O- 咖啡酰)-β-D- 吡喃葡萄糖苷 [2-(4-hydroxy-3-anisyl)-ethyl-1-O-L-rhanmnopyranosyl(1→3)-(6-O-coffeeoyl)-β-D-glucopyranoside] 即异肉苁蓉苷 C(iso-cistanoside C)[10]、毛蕊花糖苷 (verbascoside)[11,14]、2′- 乙酰基毛蕊花糖苷 (2′-acetylacteoside)[11]。

环烯醚萜类成分：8- 表马钱子苷酸 (8-epi-loganicacid)[1,4]、梓醇 (catalpol)、苁蓉素 (cistanin)[5]。

苯丙醇苷类成分：丁香苷 (syringing)[5]、丁香苷 A 3′-α-L- 吡喃鼠李糖苷 (syringalide A 3′-α-L-rhamnopyranoside)[9]、异紫丁香苷 A 即 3′-α-L- 吡喃鼠李糖苷 (iso-syringoside A 即 3′-α-L-rhamnopyranoside)、紫丁香苷 A 即 3′-α-L- 吡喃鼠李糖苷 (syringoside A 即 3′-α-L-rhamnopyranoside)[10]、紫丁香苷 (syringin)、去甲基紫丁香苷 (demethyl syrinyin)[12]。

木脂素类成分：鹅掌楸苷 (liriodendrin)[1,4]、松脂醇 [(+)-pinoresinol][9]。

有机酸类成分：琥珀酸 (succinicacid)[1,4]、硬脂酸 (stearine)[2]、2,5- 二氧 -4- 咪唑烷基 - 氨基甲酸 [(2,5-dioxy-4-imidazolidinyl)-carbamicacid][5,6]、香草酸 (vanillic acid)[6]。

甾醇类成分：β- 谷甾醇 (β-sitosterol)、胡萝卜苷 (daucosterol)[1,4,5]。

氨基酸类成分：异亮氨酸 (iso-leucine)、亮氨酸 (leucine)、赖氨酸 (lysine)、苯丙氨酸 (phenylalanine)、苏氨酸 (threonine)、缬氨酸 (valine)[1]。

糖类成分：葡多糖 (polysaccharide)[1,8]、蔗糖 (cane sugar)、葡萄糖 (glucose)[4]、半乳糖醇 (galactitol)[6]。

其他：甘露醇 (mannitol)[1,4]、5- 氧化脯氨酸甲酯 (5-oxprolinemethylester)、6- 甲基吲哚 (6-methylindol)[3]、20- 羟基蜕皮激素 (20-hydroxyecdyson)、无机元素 (Ca、Mg、Zn、Po、P[2]、Cu、Mn[13])、尿囊素 (allantoin)、管花苷 B(tubuloside B)、管花苷 E(tubuloside E)、盐生肉苁蓉苷 D(salsaside D)、盐生肉苁蓉苷 E(salsaside E)、京尼平苷 (geniposide)、芒柄花苷 (ononin)

[11]、盐生肉苁蓉 B(salsaside B)、松柏苷 (coniferin)、(2*E*,6*E*)-3,7- 二甲基 -8- 羟基辛二烯 -1-*O*-*β*-D- 葡萄糖苷 [(2*E*,6*E*)-3,7-dimethyl-8-hydroxyoctadien-1-*O*-*β*-D-glucoside]、（+）- 丁香脂素 [（+）-syringaresinol]、草夹竹桃苷 (ardrosin)、苄基葡萄糖苷 (benzyl-glucopyranoside)、4- 羟基苄基 -*β*-D- 葡萄糖苷 (4-hydroxybenyl-*β*-D-glucoside)、烟酰胺 (nicotinamide)、对羟基苯甲酸 (*p*-hydroxybenzoic acid)、对羟基苯乙醇 (4-hydroxy-benzeneethanol)[12]。

【药典检测成分】2015 版《中国药典》规定，本品照高效液相色谱法测定，按干燥品计算，肉苁蓉含松果菊苷和毛蕊花糖苷的总量不得少于 0.30%；管花肉苁蓉含松果菊苷和毛蕊花糖苷的总量不得少于 1.5%。

参考文献

[1]国家中医药管理局《中华本草》编委会. 中华本草：第 7 册 6550 [M]. 上海：上海科学技术出版社，1999：509-513.

[2]陈绍淑，何生虎，曹晓真，等. 肉苁蓉药理及化学成分的研究进展 [J]. 甘肃畜牧兽医，2005，(3)：41-43.

[3]李庆宝，杨来秀，杨树青. 肉苁蓉化学成分研究进展 [J]. 内蒙古医学杂志，2003，35(6)：537-538.

[4]徐文豪，邱声祥，赵继红，等. 肉苁蓉化学成分的研究 [J]. 中草药，1994，25(10)：509-513.

[5]徐朝辉，杨峻山，吕瑞绵，等. 肉苁蓉化学成分的研究 [J]. 中草药，1999，30(4)：244-246.

[6]雷丽，宋志宏，屠鹏飞，等. 盐生肉苁蓉化学成分的研究 [J]. 中草药，2003，34(4)：293-294.

[7]张思巨，刘丽，于江永，等. HPLC 同时测定肉苁蓉药材中松果菊苷和毛蕊花糖苷的含量 [J]. 中国药学杂志，2004，39(10)：740-741.

[8]王丽楠，陈君，杨美华，等. 不同初加工温度对肉苁蓉有效成分含量的影响 [J]. 中国药房，2007，18(21)：1620-1622.

[9]王彦，张耀春，王立为. 肉苁蓉化学成分及改善智力抗衰老研究 [J]. 中国药物应用研究，2004，(2)：8-11.

[10] Hayashi K. 肉苁蓉成分的研究 [J]. 国外医学·中医中药分册，2005，27(4)：236.

[11]刘晓明，姜勇，孙永强，等. 肉苁蓉化学成分研究 [J]. 中国药学杂志，2011，46(14)：1053-1058.

[12]南泽东，赵明波，姜勇，等. 塔中栽培荒漠肉苁蓉化学成分研究 [J]. 中国中药杂志，2013，38(16)：2665-2670.

[13]齐誉，杨红兵，张玲. 火焰原子吸收法测定肉苁蓉中的微量元素锰和铜 [J]. 石河子大学学报，2006，24(3)：391-392.

[14]蔡鸿，鲍忠，姜勇，等. 不同影响因素下肉苁蓉中 3 种活性成分的定量分析 [J]. 中草药，2013，44(22)：3223-3230.

135. 肉豆蔻 Myristicae Semen

【来源】本品为肉豆蔻科植物肉豆蔻 *Myristica fragrans* Houtt. 的干燥种仁。

【性能】辛，温。温中行气，涩肠止泻。

【化学成分】本品含异黄酮类、挥发油类、木脂素类等化学成分。

异黄酮类成分：异甘草素 (*iso*-liquiritigenin)[4]。

挥发油类成分：顺式 - 丁香烯 (*cis*-caryophyllene)、香茅醇 (citronellol)、芳樟醇 (linalool)、1-(3- 甲氧基 -4- 乙酰氧基苯基)-2-(4- 烯丙基 -2,6- 二甲氧苯氧基)-1- 丙醇乙酸酯 [1-(3-methoxy-4-acetyloxyphenyl)-2-(4-allyl-2,6-dimethoxyphenoxy)prop-an-1-olacetate]、橙花醇 (nerol)、3,4- 二甲基苏合香烯 (3,4-dimethylstyrene)、龙脑 (borneol)、冰片烯 (bornylene)、反式 - 辣薄荷醇 (*trans*-piperitol)、*β*- 水芹烯 (*β*-phellandrene)、*α*- 异松油烯 (*α*-terpinolene)、乙酸牻牛儿醇酯 (geranyl acetate)、*β*- 荜澄茄油烯 (*β*-cubebene)、5′- 甲氧基去氢二异丁香油酚 (5′-methoxydehydrodi-*iso*-eugenol)、丁香油酚 (eugenol)、月桂烯 (myrcene)[1]、*α*- 松油醇 (*α*-terpineol)[1,3]、甲基丁香油酚及甲基丁香酚 (methyleugenol)[1,3,5,7]、对聚伞花素 (*p*-cymene) 或对伞花烃 (*p*-cymene)、*γ*- 松油烯 (*γ*-terpinene)、柠檬烯 (limonene)、柠檬油精 (limonene)、樟烯 (camphene)[1,3,7]、榄香脂素 (elemicine)[1,4,7]、肉豆蔻醚 (myristicin)[1,4,5,7]、黄樟醚 (safrole)[1,5,7]、*γ*- 杜松油烯 (*γ*-cadin-ene)、*α*- 蒎烯及 *β*- 蒎烯 (pinene)、松油 -4- 烯醇 (ter-pinen-4-ol)、香桧烯 (sabinene)、*α*- 水芹烯 (*α*-phellandrene)、肉豆蔻酸 (myristic acid)[1,7]、茴香酮 (fenchone)、3- 莰烯 (3-camphene)、*β*- 香茅醇 (*β*-citronellol)、*α*-

荜澄茄油烯 (α-cubebene)、2- 莕烯 (2-carene)、佛手柑油烯 (bergamotene)、石竹烯 (caryophyllene)、β- 没药烯 (β-bisabolene)、桉叶油素 (eucalyptol)、β- 愈创木烯 (β-guaiene)、橙花醇乙酸酯 (3,7-dimethyl-2,6-octen-1-ol)、反式 -β- 金合欢烯 (trans-β-farnesene)、α- 金合欢烯 (α-farnesene)、表 - 倍半砜水芹烯 (epi-bicyclosesquiphellandrene)、3- 侧柏烯 (3-thujene)、α- 三环烯 (α-tricyclene)、1- 萜品烯 -4- 醇 (terpine-4-ol)、异松油烯 (terpinolene)、大根香叶烯 D(germacrene D)、α,α,α- 三甲基苯甲醇 (α,α,α-trimethyl-benzenemethanol)、异丁香酚 (iso-eugenol)、顺式 - 香叶醇 (cis-geraniol)、顺式 -1- 甲基 -4- 异丙基 -2- 环己烯 - 醇基 (cis-1-methyl-4-iso-propyl-2-cyclohexenealcohol radical)、反式 -1- 甲基 -4- 异丙基 -2- 环己烯 - 醇基 (trans-1-methyl-4-iso-propyl-2-cyclohexene-alcohol radical)、3- 甲基 -6- 异丙基 - 顺式 -2- 环己烯 -1- 醇 (3-methyl-6-iso-propyl-cis-2-cyclohexene-1-ol)、3- 甲基 -6- 异丙基 - 反式 -2- 环己烯 -1- 醇 (3-methyl-6-iso-propyl-trans-2-cyclohexene-1-ol)、甲基异丁香酚 (methyl-iso-eugenol)、甲氧基丁香油酚 (methoxyeugenol)、顺式 - 辣薄荷醇 (cis-pinperitol)、顺式水合桧烯 (cis-sabinenehydrate)、罗勒烯 (ocimene)、β- 香叶烯 (β-myrcene)[3]、3- 莕烯 (3-carene)、α- 蒎烯 (α-pinene)[3,7]、肉豆蔻酚 C(fragransol C)、肉豆蔻酚 D(fragransol D)、肉豆蔻醇 A(myristicanol A)、肉豆蔻醇 B(myristicanol B)、5- 甲氧基去氢二异丁香油酚 (5-methoxydehydrodi-iso-eugenol)[6]、β- 松油醇 (β-terpineol)、胡椒醇 (pipertitol)、1- 乙基甲基甲酮 -4- 甲氧基苯 (1-ethylmethylone-4-methoxyphenyl)、β- 檀香烯 (santalene)、β- 法尼烯 (farnesene)、榧烯醇 (torreyol)[7]、3-(3,4- 二甲氧基苯基)-1,2- 丙二醇［3-(3,4-dimethoxyphenyl)-1,2-propanediol］、反式 -3,4- 二甲氧基肉桂酸 (trans-3,4-dimethoxycinnamic acid)、2- 羟基 -3- 甲氧基 -5-(2- 丙烯基) 苯酚［2-hydroxy-3-methoxy-5-(2-propenyl)phenol］、去氢二异丁香酚 (dehydrodiisoeugenol)、愈创木素 (guaiacin)[8]。

　　木脂素类成分：异榄香脂素 (iso-elemicine)、1-(3,4- 二甲氧基苯基)-2-(4- 烯丙基 -2,6- 二甲氧基苯氧基)-1- 丙醇 [1-(3,4-dimethoxyphenyl)-2-(4-allyl-2,6-dimethoxyphenoxy)-propan-1-ol]、1-(3,4- 二甲氧基苯基)-2-(4- 烯丙基 -2,6- 二甲氧基苯氧基)-1- 丙醇乙酸酯 [1-(3,4-dimethoxyphenyl)-2-(4-allyl-2,6-dimethoxyphenoxy)propan-1-olacetate]、2-(3,4- 亚甲二氧基 -5- 甲氧基苯基)-2,3- 二氢 -7- 甲氧基 -3- 甲基 -5-(丙烯基)- 苯并呋喃｛ 2-(3,4-methylenedioxy-5-methoxyphenyl)-2,3-dihydro-7-methoxy-3-methyl-5-[1-(E)-propenyl]-benzofuran｝、1-(3,4- 二甲氧基苯基)-2-(4- 烯丙基 -2,6- 二甲氧基苯氧基)-1- 丙醇 [1-(3,4-methylen-edioxyphenyl)-2-(4-allyl-2,6-dimethoxyphenoxy)-propan-1-ol]、1-(3,4- 亚甲二氧基苯基)-2-(4- 烯丙基 -2,6- 二甲氧基苯氧基)-1- 丙醇 [1-(3,4-methylenedioxyphenyl)-2-(4-allyl-2,6-dimethoxyphenoxy)-propan-1-ol]、1-(3,4- 亚甲二氧基苯基)-2-(4- 烯丙基 -2,6- 二甲氧基苯氧基)-1- 丙醇乙酸酯 [1-(3,4-methylenedioxyphenyl)-2-(4-allyl-2,6-dimethoxyphenoxy)-propan-1-olacetate]、2-(3,4- 亚甲二氧基苯基)-2,3- 二氢 -7- 甲氧基 -3- 甲基 -5-(丙烯基)- 苯并呋喃｛ 2-(3,4-methylenedioxyphenyl)-2,3-dihydro-7-methoxy-3-methyl-5[1-(E)-propenyl]-benzofuran｝即利卡灵 B(licarin B)、1-(3,4,5- 三甲氧基苯基)-2-(4- 烯丙基 -2,6- 二甲氧基苯氧基)- 丙烷 [1-(3,4,5-trimethoxyphenyl)-2-(4-allyl-2,6-dimethoxyphenoxy)-propane]、1-(3,4,5- 三甲氧基苯基)-2-(4- 烯丙基 -2,6- 二甲氧基苯氧基)-1- 丙醇 [1-(3,4,5-trimet-hoxyphenyl)-2-(4-allyl-2,6-dimethoxy phenoxy)propan-1-ol][1]、1-(3- 甲氧基 -4- 羟基苯基)-2-(4- 烯丙基 -2,6- 二甲氧基苯氧基)-1- 丙醇 [1-(3-methoxy-4-hydroxyphenyl)-2-(-4-allyl-2,6-dimeth-oxyphenoxy)propan-1-ol][1,4]、2,3- 二氢 -7- 甲氧基 -2-(3- 甲氧基 -4,5- 亚甲二氧基苯基)-3- 甲基 -5-(E)- 丙烯基 - 苯并呋喃 [2,3-dihydro-7-methoxyl-2-(3-methoxyl-4,5-methylenedioxyphenyl)-3-methyl-5-(E)-propenyl-benzofuran]、2,3- 二氢 -7- 甲氧基 -2-(3,4- 亚甲二氧基苯基)-3- 甲基 -5-(E)- 丙烯基 - 苯骈呋喃 [2,3-dihydro-7-methoxyl-2-(3,4-methylenedioxyphenyl)-3-methyl-5-(E)-propenyl-benzofuran]、苏式 -2-(4- 烯丙基 -2,6- 二甲氧基苯氧基)-1-(3- 甲氧基 -5- 羟基 - 苯基)- 丙烷 -1- 醇 [threo-2-(4-allyl-2,6-dimethoxyphenoxy)-1-(3-methoxy-5-hydroxy-phenyl)propan-1-ol]、赤式 -2-(4- 烯丙基 -2,6- 二甲氧基苯氧基)-1-(3,4- 二甲氧基苯基)- 丙烷 -1- 醇 [erythro-2-(4-allyl-2,6-dimethoxyphenoxy)-

1-(3,4-dimethoxyphenyl)-propan-1-ol]、赤式 -2-(4- 烯丙基 -2,6- 二甲氧基苯氧基)-1-(3,4- 二甲氧基苯基)- 丙烷 -1- 醇乙酯 [erythro-2-(4-allyl-2,6-dimethoxyphenoxy)-1-(3,4-dimethoxyphenyl)-propan-1-olethyles-ter]、赤式 -2-(4- 烯丙基 -2,6- 二甲氧基苯氧基)-1-(3,4- 二甲氧基苯基)- 丙烷 -1- 醇 [erythro-2-(4-allyl-2,6-dimethoxyphenoxy)-1-(3,4-dimethoxyphenyl)-propane-1-ol]、赤式 -2-(4- 烯丙基 -2,6- 二甲氧基苯氧基)-1-(4- 羟基 -3- 甲氧基苯基)- 丙烷 -1- 醇 [erythro-2-(4-allyl-2,6-dimethoxyphenoxy)-1-(4-hydroxy-3-methoxyphenyl)-propan-1-ol]、赤式 -2-(4- 烯丙基 -2,6- 二甲氧基苯氧基)-1-(3,4,5- 三甲氧基苯基)- 丙烷 -1- 醇 [erythro-2-(4-allyl-2,6-dimethoxyphenoxy)-1-(3,4,5-trimethoxyphenyl)propane-1-ol]、赤式 -2-(4- 烯丙基 -2,6- 二甲氧基苯氧基)-1-(3,4,5- 三甲氧基苯基)- 丙烷 -1- 醇 [erythro-2-(4-allyl-2,6-dimethoxyphenoxy)-1-(3,4,5-trimethoxyphenyl)-propan-1-ol]、内消旋二氢愈创木酸 (meso-dihydro-nor dihydroguaiaretic acid)、赤式 -1-(4- 羟基 -3- 甲氧基苯基)-4-(3,4- 亚甲二氧基苯基)-2,3- 二甲基丁烷 [erythro-1-(4-hydroxy-3-methoxyphenyl)-4-(3,4-methylenedioxy phenyl)-2,3-dimethylbutar] [9]。

其他：三肉豆蔻酸甘油酯 (trimyristin)、三油酸甘油酯 (triolein)、齐墩果酸 (oleanolic acid)、三萜皂苷 (triterpenoid saponin)[1]、异香草醛 (*iso*-vanillin)、原儿茶酸 (protocatechuic acid)[4]、麦角甾醇 (ergosterol)[6]、邻苯二甲酸 (phthalicacid)、熊果酸 (ursolicacid)[8]。

【药典检测成分】2015 版《中国药典》规定，本品照挥发油测定法测定，含挥发油不得少于 6.0% (ml/g)。本品照高效液相色谱法测定，按干燥品计算，含去氢二异丁香酚不得少于 0.10%。

参考文献

［1］国家中医药管理局《中华本草》编委会. 中华本草：第 3 册 1599 ［M］. 上海：上海科学技术出版社，1999：12-16.

［2］SusanaA，et al. J Nat Prod，1988，51(6)：1261.

［3］袁子民，王静，吕佳，等. 肉豆蔻饮片炮制前后挥发油成分的 GC-MS 分析［J］. 中国中药杂志，2006，9(31)：737-739.

［4］李秀芳，吴立军，贾天桂，等. 肉豆蔻的化学成分［J］. 沈阳药科大学学报，2006，11(23)：698-702.

［5］杨秀伟，黄鑫，艾合买提·买买提. 肉豆蔻中新的新木脂素类化合物［J］. 中国中药杂志，2008，4(33)：397-402.

［6］杨秀伟，高继山. 肉豆蔻化学成分研究［J］. 中成药，1994，16(5)：38-40.

［7］贾天桂，傅宝庆，袁昌鲁. 肉豆蔻不同炮制品挥发油含量及其化学成分比较［J］. 中药材，1992，15(01)：27-29.

［8］张蕾，徐云峰，沈硕，等.肉豆蔻的化学成分研究［J］.中国现代中药，2010，12(6)：16-19+42.

［9］李峰，张凡，赵佳丽，等.HPLC 测定长形肉豆蔻中木脂素类成分的含量［J］.中国实验方剂学杂志，2010，16(13)：59-61.

136.肉桂　　Cinnamomi Cortex

【来源】本品为樟科植物肉桂 *Cinnamomum cassia* Presl 的干燥树皮。

【性能】辛、甘，大热。补火助阳，引火归元，散寒止痛，温通经脉。

【化学成分】本品含有黄酮类、挥发油类、木脂素类等化学成分。

黄酮类成分：原矢车菊素 C_1(procyanidin C_1)、原矢车菊素 B_1(procyanidin B_1)、原矢车菊素 B_2(procyanidin B_2)、原矢车菊素 B_5(procyanidin B_5)、原矢车菊素 B_7(procyanidin B_7)、原矢车菊素 A_2(procyanidin A_2)、原矢车菊素 B2-8-C-β-D- 葡萄糖苷 (procyanidin-B2-8-C-β-D-glucoside)、原矢车菊素 B2-6-C-β-D- 葡萄糖苷 (procyanidin-B2-6-C-β-D-glucoside)[1]、前矢车菊素 B_2(procyuidin B_2)、前矢车菊素 B_3(procyuidin B_3)、前矢车菊素 B_4(procyuidin B_4)[2]、山柰酚 (kaempferol)。

挥发油类成分：脱水锡兰桂皮素 (anhydrocinnzeylanine)、脱水锡兰肉桂醇 (anhydration cinnazeylanol)[1]、苯甲醛 (benzaldehyde)[1,3-9]、桂皮酸乙酯或肉桂酸乙酯 (ethylcinnamate)[1,3,10]、

菖蒲烯 (calamene)[1,4]、乙酸桂皮酯 (cinnamylacetate)[1,4,5,7,10]、苯甲酸苄酯 (benzylbenzoate)[1,10]、β- 榄香烯 (β-elemane)[1,7,10]、γ- 榄香烯 (γ-elemane)、肉桂醇 D₁(cinnamonol D₁)、肉桂醇 D₂(cinnamonol D₂)、肉桂醇 D₃(cinnamonol D₃)、肉桂醚 (cinnamic ether)、3-(2- 羟基苯基) 丙酸 [3-(2-hydroxy phenyl)propionicacid][2]、乙酸苯乙酯 (phenylethyl acetate)[2,6]、醋酸金合欢醇酯 (farnesyl acetate)[2,7]、橙花叔醇 (nerolidol)、苯亚甲基苯甲醛 (benzylidene benzaidehyde)、薄荷醇 (menthol)、金刚烷 (adamantane)、甲酸苯乙酯 (phenylethyl formate)、2- 苯丙醛 (2-phenylpropylaldehyde)、氧化石竹烯 (oxo caryophyllene)、萜品烯醇 -4(terpinen-4-ol)、水杨酸甲酯 (gaultherolin)、9H- 芴醇 -9(9H-fluoren-9-ol)、甲酸苯甲酯 (formicacid phenylmethyl ester)、苯并呋喃 (benzofuran)、苯甲醇 (benzylalcohol)[3]、2- 甲氧基肉桂醛 (邻甲氧基肉桂醛) (2-methoxycinnamic aldehyde)[3,5]、苯乙烯 (styrene)[3,5,9,10]、苯乙酮 (acetophenone)[3,5,9]、伞花烃 (cymene)[3,6]、2- 甲氧基苯甲醛 (2-methoxy-benzaldehyde)[3,6,9]、石竹烯 (caryophyllene)[3,8]、2- 甲基苯并呋喃 (2-methyl benzofuran)[3,9]、冰片烯 (bornylene)、α- 荜澄茄油烯 (α-oilofcubebene)、邻氧基肉桂醛 (o-oxo-cinnamal)、β- 大香叶烯 (β-gemmcrane)[4]、α- 杜松醇 (α-cadinol)[4,5]、胡椒烯 (copaene)[4,5,8,9]、顺式 - 肉桂醛 (cis-cinnamaldehyde)[4,6,8]、苯乙醇 (benzenealcohol)[4,6,9]、反式 - 肉桂醛 (trans-cinnamaldehyde)[4,6,8-10]、龙脑 (camphol)[4,7]、β- 杜松烯 (β-cadinene)、δ- 杜松烯 (δ-cadinene)[4,10]、杜松 -5,8- 二烯 (cadinene-5,8-diene)、樟脑 (camphor)、α,α,4- 三甲基环己烯 -3- 甲醇 (α,α,4-trimethyl-cyclohexene-3-methanol)、莳醇 (fenchol)、顺 -1,4- 二甲基金刚烷 (cis-1,4-dimethyl adamantane)、1,4- 二甲基苯甲醇 (1,4-dimethyl-benzenemethanol)、α- 金合欢烯 (α-farnesene)、3-(4- 羟丁基)-2- 甲基 - 环己酮 [3-(4-hyhroxy butyl)-2-methylcyclohexanone]、己醛 (hexanal)、α- 蛇麻烯 (α-humulene)、α- 水芹烯 (phellandrene)、5,3′- 二甲基 - 左旋 - 表儿茶精 [5,3′-dimethyl-(−)-epi-catechin]、十二烷 (dodecane)、松油烯 -4- 醇 (terpinene-4-ol)[5]、呋喃甲醛 (furfural)[5,2]、龙脑 (borneol)[5,6,8]、苯丙醛 (benzene propionaldehyde)[5-7,9,10]、肉桂醇 (cinnamonol)[5,7,11]、γ- 杜松烯 (γ-cadinene)[5,7,9,10]、β- 没药烯 (β-bisabolene)[5,7,10]、莰烯 (camphene)、桉叶油素或桉树脑 (eucalyptole)、苎烯或苧烯 (limonene)[5,8]、α- 蒎烯 (α-pinene)[5,8-10]、苯甲酸 E-2- 己烯酯 (E-2-hexenyl benzoate)、α- 雪松烯 (α-himachalene)、异丁香烯 (iso-caryophyllene)、对 - 烯丙基茴香醚 (p-allyl anisole)、苯乙烯 (cinnamene)、匙叶桉油烯醇 (spathulenol)、反式肉桂醇 (trans-cinnamonol)、邻甲氧基顺式肉桂醛 (o-methoxy-cis-cinnamaldehyde)、邻甲氧基反式肉桂醛 (o-methoxy-trans-cinnamaldehyde)[6]、α- 佛手柑油烯 (α-bergamotene)、α- 胡椒烯 (α-copaene)、姜黄烯 (α-curcumene)[6,7]、α- 石竹烯 (α-caryophyllene)[6-8]、2- 羟基苯甲醛 (2-hydroxy-benzaldehyde)、α- 雪松烯 (α-cedrene)[6,9]、丁香酚 (eugenol)[6,9,10]、4- 苯基 - 异噻唑 (4-benz-iso-thiazole)、棕榈醛 (hexadecanoyl)、双环大牻牛儿烯 (bicyclogermacrene)、异喇叭烯 (iso-ledene)、白柠檬油 (lemonoil)、1S,cis- 去氢去菖蒲烯 (1S,cis-dehydro-de-calamene)、3,7(11)- 二烯芹子烷 [3,7(11)-dieneselinane]、α- 荜澄茄苦素 (α-cubebene)、β- 金合欢烯 (β-farnesene)、13- 十四烯 (13-tetradecene)、麝香草酚 (thymol)、α- 甜没药萜醇 (α-commiferin)、正十四烷 (n-tetradecane)、香芹酚 (carvacrol)、Ⅱ - 石竹烯醇 (Ⅱ -caryophyllenol)、1- 甲基 -3-(1- 甲乙酮)- 苯酚 [1-methyl-3-(1-methylethylketone)-phenol]、γ- 杜松醇 (γ-cadinol)[7]、α- 衣兰油烯 (α-muurolene)[7,8,10]、α- 紫穗槐烯 (α-amorphene)、反式 - 石竹烯 (trans-caryophyllene)、α- 古香油烯 (α-gurjunene)、α- 葎草烯 (α-humulene)、蒜头素 (sativene)[7,10]、邻 - 甲氧基肉桂醛 (o-methoxy-cinnamaldehyde)、(1S- 顺)-1,2,3,4- 四氢 -1,6- 二甲基 -4-(1- 甲基乙基)- 萘 [(1S,cis)-1,2,3,4-tetrahydro-1,6-dimethyl-4-(1-methylethyl)- Naphthalene]、1,2,3,4,4a,5,6,8a- 八氢 -7- 甲基 -4- 亚甲基 -1-(1- 甲基乙基)- 萘 [1,2,3,4,4a,5,6,8a-octa hydro-7-methyl-4-methylene-1-(1-methylethyl)-naphthalene]、氢化肉桂醛 (hydrocinnamaldehyde)、桉烷 -4(14),11- 二烯 [eudesma-4(14),11-diene][8]、β- 蒎烯 (β-pinene)、α- 松油醇 (α-terpineol)[8-10]、(+)- 环异菖蒲烯 [(+)-cyclo-iso-sativene][8,10]、柠檬醛 (geranial)、苯丙烯醇 (cinnamyl alcohol)、苯乙醛 (benzeneacetaldehyde)、苯丙醇 (phenylpropanol)、对伞花烃 (paracymene)、2- 甲氧基苯酚 (2-methoxylphenol)、3- 甲基苯乙酮 (3-methyl acetophenone)、

柠檬烯 (limonene)、2′- 羟基苯乙酮 (2′-hydroxy acetophenone)、反式 - 莰醇 (*trans*-camphol)、4- 乙酰基 -1- 甲基环己烯 (4-acetyl-1-methyl cyclohexene)[9]、反式 - 茴香脑 (*trans*-anethole)、反式 -*γ*- 没药烯 (*trans*-*γ*-bisabolene)、别香橙烯 (alloaromadendrene)、邻苯二甲酸二异丁酯 (di-*iso*-butyl phthalate)、*β*- 荜澄茄烯 (*β*-cubebene)、*τ*- 荜澄茄醇 (*τ*-cadinol)、*α*- 白菖考烯 (*α*-calacorene)、香橙烯 (aromadendrene)、1,2,3,4,4*α*,7- 六氢 -1,6- 二甲基 -4-(1- 甲乙基)- 萘 (1,2,3,4,4*α*,7-hexahydro-1,6-dimethyl-4-(1-methylethyl)-naphthalene)、反式 -*β*- 金合欢烯 (*trans*-*β*-farnesene)、*γ*-衣兰油烯 (*γ*-muurolene)、*T*- 衣兰油醇 (*T*-muurolol)、月桂烯 (myrcene)、6- 甲基 -5- 庚烯 -2- 酮 (6-methyl-5-hepten-2-one)、2- 甲基苯乙酮 (2-methylacetophenone)、1,8- 桉树脑 (1,8-eucalyptole)、*β*-芹子烯 (*β*-selinene)、4- 松油醇 (4-terpineol)、油酸 (oleic acid)、4- 松油烯 (4-terpinene)、*α*- 松油烯 (*α*-terpinene)、veridiflorol、*α*- 衣兰烯 (*α*-ylangene)[10]、香豆素 (coumarin)[11]、2- 羟基肉桂酸 (2-hydroxyl cinnamie acid)[12]。

　　木脂素类成分 : 南烛木树脂酚 -3*α*-*O*-*β*-D- 葡萄糖苷 (lyoniresinol-3*α*-*O*-*β*-D-glucoside)、消旋 -丁香树脂酚 (syringaresinol)[1]、落叶脂素 [(−)-lariciresinol]、evofolin B、5′- 甲氧基松脂醇 (5′-medioresinol)、1,10-seco-4*S*- 羟基 - 依兰油烯 -1,10- 二酮 (1,10-seco-4*S*-hydroxy-muurol-ene-1,10-diketon)[12]。

　　二萜及其苷类成分 : 辛卡西醇 D_4(cinncassiol D_4)、辛卡西醇 E(cinncassiol E)、肉桂新醇 D_4-2-*O*-*β*-D- 葡萄糖苷 [1]、辛卡西醇 A(cinncassiol A)、辛卡西醇 B(cinncassiol B)、辛卡西醇 C_1(cinncassiol C_1)、辛卡西醇 C_2(cinncassiol C_2)、辛卡西醇 C_3(cinncassiol C_3)、辛卡西醇 D_1(cinncassiol D_1)、辛卡西醇 D_2(cinncassiol D_2)、辛卡西醇 D_3(cinncassiol D_3)、辛卡西醇 A-19-*O*-*β*-D- 吡喃葡萄糖苷 (cinncassiol A-19-*O*-*β*-D-glucopyranoside)、辛卡西醇 B-19-*O*-*β*-D-吡喃葡萄糖苷 (cinncassiol B-19-*O*-*β*-D-glucopyranoside)、辛卡西醇 C_1- 葡萄糖苷 (cinncassiol C_1-glucoside)、辛卡西醇 D_2- 葡萄糖苷 (cinncassiol D_2-glucoside)[1,2]、辛卡西醇 D_1- 葡萄糖苷 (cinncassiol D_1-glucoside)[2]、锡兰肉桂素 (cinnzeylanine)、锡兰肉桂醇 (cinnzeylanol)[2,12]。

　　有机酸类成分 : 反式桂皮酸 (*trans*-cinnamic acid)、原儿茶酸 (protocatechuic acid)[1,2]、香草酸 (vanillic acid)[2]、十六酸 (hexadecanoic acid)、亚油酸 (linoleic acid)、十八酸 (stearicacid)[10]、香豆酸 (coumalic acid)、桂皮酸 (trancinnamic acid)[11]。

　　儿茶精类成分 : 7,4′- 二甲基 - 右旋 - 儿茶精 [7,4′-dimethyl- (+)-catechin]、5,7- 二甲基 -3′,4′-二氧亚甲基 - 消旋 - 表儿茶精 [5,7-dimethyl-3′,4′-di-*O*-methylene-(±)-*epi*-catechin]、左旋 - 表儿茶精 [(−)-*epi*-catechin]、4′- 甲基 - 右旋 - 儿茶精 [4′-*O*-methyl- (+)-catechin]、3′- 甲基 - 左旋 -表儿茶精 [3′-*O*-methyl-(−)-*epi*-catechin]、5,7,3′- 三甲氧基 - 左旋 - 表儿茶精 [5,7,3′-trimethoxyl-(−)-*epi*-catechin]、5,7,4′- 三甲基 - 右旋 - 儿茶精 (5,7,4′-trimethyl- (+)-catechin)[1]、左旋 - 表儿茶精 -3-*O*-*β*- 葡萄糖苷 [(−)-*epi*-catechin-3-*O*-*β*-glucoside]、左旋 - 表儿茶精 -8-*β*- 葡萄糖苷 [(−)-*epi*-catechin-8-*β*-glucoside]、左旋 - 表儿茶精 -6-*β*- 葡萄糖苷 [(−)-*epi*-catechin-6-*β*-glucoside][1,3,10]、表儿茶精 (*epi*-catechin)、儿茶精 (cyanidol)[2]、(−)- 表儿茶素 [(−)-epicatechin][12]。

　　缩醛类成分 : 肉桂醛环甘油 -1,3- 缩醛 (9,2′- 反式)[cinnamicaldehyde cyclo glycerin -1,3-acetal(9,2′-*trans*)]、肉桂醛环甘油 -1,3- 缩醛 (9,2′- 顺式)[cinnamicaldehyde cyclo glycerin-1,3-acetal(9,2′-*cis*)][1]、桂皮醛环丙三醇 (1,3) 缩醛 [cinnamalcycloglycerol(1,3)acetal][2]。

　　鞣质类成分 : 桂皮鞣质 A_2(cinnamtannin A_2)、桂皮鞣质 A_3(cinnamtannin A_3)、桂皮鞣质 A_4(cinnamtannin A_4)[1]。

　　糖苷类成分 :3,4,5- 三甲氧基酚 -*β*-D- 洋芫荽糖 (1 → 6)-*β*-D- 葡萄糖苷 [3,4,5-trimethoxyl-phenol-*β*-D-apiose(1 → 6)-*β*-D-glucoside][1]、桂皮苷 (cinnamoside)[1,2]、3,4,5- 三甲氧基酚 -1-*O*-*β*-D 洋芫荽糖呋喃酰 -(1 → 6)-*β*-D- 吡喃葡萄糖苷 (3,4,5-trimethoxylphenol-1-*O*-*β*-D-apiose furan-oyl-(1 → 6)-*β*-D-glucopyranoside)、3-*α*-*O*-*β*-D 吡喃葡萄糖苷 (3-*α*-*O*-*β*-D-glucopyranoside)[2]。

　　其他 : 桂皮多糖 AX(cinnaman AX)[1]、香豆精 (coumarin)[1,2,4,6,10]、*β*- 谷甾醇 (*β*-sitosterin)、胆碱 (bilineurin)[2]、(+)- 丁香树脂素 [(+)-syringaresinol]、豆甾醇 (stigmasterol)、原花青素

A_2(proanthocyanidin A_2)、硬脂酸 (stearic acid)[12]。

【药典检测成分】2015 版《中国药典》规定,本品照挥发油测定法测定,含挥发油不得少于 1.2% (ml/g)。本品照高效液相色谱法测定,按干燥品计算,含桂皮醛不得少于 1.5%。

参考文献

［1］国家中医药管理局《中华本草》编委会．中华本草:第 3 册 1625 [M]．上海:上海科学技术出版社, 1999: 34-42.

［2］方琴．肉桂的研究进展 [J]．中药新药与临床药理, 2007, 3(18): 249-252.

［3］李玲玲, 袁文杰．肉桂油气相色谱与气质联用分析 [J]．药物分析杂志, 2000, 2(20): 116-118.

［4］邱琴, 崔兆杰, 韦栋梁, 等．肉桂挥发油化学成分的研究 [J]．上海中医药大学学报, 2003, 3(17): 49-51.

［5］董岩, 魏宗国, 刘明成．肉桂挥发油化学成分的 GC/MS 分析 [J]．齐鲁药事, 2004: 34-35.

［6］韩亚明, 蒋林, 黄正恩, 等．广西、云南产肉桂油化学成分及分子蒸馏技术纯化研究 [J]．中南药学, 2005, 4(3): 215-218.

［7］刘莉, 刘怒云, 刘强．气质联用法分析肉桂普通粉及超微粉中挥发油的化学成分 [J]．中药材, 2008, 3(31): 379-381.

［8］梁忠云, 刘虹, 文彩琳, 等．肉桂皮挥发油的化学成分研究 [J]．香料香精化妆品, 2008, (1): 7-11.

［9］沈群, 陈飞龙, 罗佳波．桂枝、肉桂挥发油化学成分 GC-MS 分析 [J]．中药材, 2002, 25(4): 257-258.

［10］黄亚非, 黄际薇, 陶玲, 等．不同树龄肉桂挥发油的成分比较 [J]．中山大学学报 (自然科学版), 2005, 44(1): 82-85.

［11］邹盛勤, 姜琼, 周伟华 .RP-HPLC 同时测定不同产地肉桂中 5 种成分的含量 [J]．2013, 30(4): 1559-1602.

［12］赵凯, 姜勇, 薛培风, 等 . 国产肉桂的化学成分研究 [J]．2013, 44(17): 2358-2362.

137.竹节参　Panacis Japonici Rhizoma

【来源】本品为五加科植物竹节参 *Panax japonicus* C.A.Mey. 的干燥根茎。

【性能】甘、微苦,温。滋补强壮,散瘀止痛,止血祛痰。

【化学成分】本品含挥发油类、皂苷类、氨基酸类等化学成分。

挥发油类成分:大牻牛儿烯 D(germacrene D)、β- 檀香萜烯 (β-santalene)[1]。

皂苷类成分:齐墩果酸 -3-O-β-D-(6′- 甲酯)- 吡喃葡萄糖醛酸苷 [oleanolic acid-3-O-β-D-(6′-methylester)-glucuronopyranoside]、齐墩果酸 -3-O-[β-D-(6′- 甲酯)- 吡喃葡萄糖醛酸基]-28-O-β-D- 吡喃葡萄糖 {oleanolic acid-3-O-[β-D-(6′-methylester)-glucuronopyranosyl]-28-O-β-D-glucopyranoside}、伪人参皂苷 F_{11}(pseudo-ginsenoside F_{11})、人参皂苷 Rd(ginsenoside Rd)、人参皂苷 Re(ginsenoside Re)、人参皂苷 Rg_2(ginsenoside Rg_2)[1]、20(S)- 原人参二醇 -3[β-D- 吡喃葡萄糖 -(1 → 2)]-β-D- 吡喃木糖 -(1 → 6)]-β-D- 吡喃葡萄糖苷 {20(S)-protopanoxadiol-3[β-D-glucopyranoside-(1 → 2)-β-D-xylopyrose-(1 → 6)]-β-D-glucopyranoside} 即竹节参皂苷 Ⅲ (chikusetsusaponin Ⅲ)[1,2]、人参皂苷 Rg_1(ginsenoside Rg_1)[1,2]、齐墩果酸 -28-O-β-D- 吡喃葡萄糖苷 (oleanolic acid-28-O-β-D-glucopyranoside)[1,3]、竹节参皂苷 Ⅳ (chikusetsusaponin Ⅳ) 亦即楤木皂苷 A(araloside A)[1,4]、齐墩果酸 -3-O-β-D-(6-O- 甲基)- 吡喃葡萄糖醛酸苷 [oleanolic acid-3-O-β-D-(6-O-methyl)-glucuronopyranoside] 即竹节人参皂苷 Ⅴ 的甲酯 (methyl ester of chikusetsusaponin Ⅴ)[1,5]、竹节参皂苷 Ⅴ (chikusetsusaponin Ⅴ)[1,5]、三七皂苷 R_1(notoginsenoside R_1)[1,6]、竹节参皂苷Ⅳa(chikusetsusaponin Ⅳa)[5]、三七皂苷 R_2(notoginsenoside R_2)[6]、3-O-(α- 呋喃阿拉伯糖)- 齐墩果酸 -28-O-β-D- 吡喃葡萄糖苷 [3-O-(α-furanarabinose)-oleanolic acid-28-O-β-D-glucopyranoside]、3-O-[β-D- 吡喃木糖 -(1 → 2)-β-D- 吡喃葡萄糖醛酸]- 齐墩果酸 -28-O- 吡喃葡萄糖苷 {3-O-[β-D-xylopyraosyl-(1 → 2)-β-D-glucuronopyranosyl]-oleanolic acid-28-O-glucopyranoside}[7]、竹节参皂苷 Ⅰ (chikusetsusaponin Ⅰ)[8]、竹节参皂苷 Ⅳ a(chikusetsusaponin Ⅳ a)、竹节参皂苷 Ⅰ b(chikusetsusaponin Ⅰ b)[9,12]。

氨基酸类成分:丙氨酸 (alanine)、精氨酸 (arginine)、天冬氨酸 (aspartate)、谷氨酸 (glumatic acid)、甘氨酸 (glycine)、组氨酸 (histidine)、异亮氨酸 (*iso*-leucine)、亮氨酸 (leucine)、赖氨酸 (lysine)、甲硫氨酸 (methionine)、苯丙氨酸 (phenylalanine)、脯氨酸 (proline)、丝氨酸 (serine)、苏氨酸 (threonine)、酪氨酸 (tyrosine)、缬氨酸 (valine)[9]。

其他 :*β*- 谷甾醇 -3-*O*-*β*-D- 吡喃葡萄糖苷 (*β*-sitosterol-3-*O*-*β*-D-glucopyranoside)[1]、竹节人参多糖 A (tochibanan A)、竹节人参多糖 B (tochibanan B)[1,10]、尿嘧啶 (uracil)、胸嘧啶 (thymine)、尿苷 (uridine)、鸟苷 (guanosine)、胸苷 (thymidine)、腺苷 (adenosine)、肌苷 (inosine)、胞苷 (cytodine)[11,12] 以及无机元素 Al、Fe、Ca、Mg、B、Ba、Cd、Cu、Mn、Ni、P、Sr、V、Zn、Zr[9]。

【药典检测成分】无。

参考文献

［1］国家中医药管理局《中华本草》编委会. 中华本草：第 5 册 5034［M］. 上海：上海科学技术出版社，1999：832.

［2］湖南省中医药研究所. 湖南植物志，第二辑［M］. 长沙：湖南人民出版社，1972：340.

［3］蔡平，肖倬殷，魏均娴. 竹节参化学成分的研究，第 1 报［J］. 中草药，1982，13(3)：1.

［4］《全国中草药汇编》编写组，全国中草药汇编，上册［M］. 北京：人民卫生出版社，1976：372.

［5］林小琴，施亚琴，杨培全，等. 小花雪胆皂苷类成分的研究［J］. 中草药，1997，28(3)：136.

［6］王本祥. 现代中药药理与临床［M］. 天津：天津科技翻译出版公司，2004：604.

［7］蔡平，肖倬殷，魏均娴. 竹节参化学成分的研究（Ⅱ）［J］. 中草药，1984，15(6)：1.

［8］肖凯，易杨华，王忠壮，等. 头序楤木化学成分研究［J］. 天然产物研究与开发，1998，11(4)：14.

［9］吴锦忠，易骏，林小峰，等. 人参属四种植物中氨基酸和无机元素的比较研究［J］. 贵阳医学院学报，1992，17(3)：230.

［10］Kazuhiro Ohtania. Reticuloendothelial system activating polysaccharides from rhizomes of Panax japonicus. I. Tpcjonanan-A and B［J］. Chem Pharm Bull 1989，37(10)：2587.

［11］刘少静，王黎，杨黎彬，等. 高效液相色谱法定量分析竹节参中人参皂苷 Rg Ⅰ的含量［J］. 河北医药，2013，35(4)：607-608.

［12］吴兵，陈新，张长春，等. 竹节参化学成分研究［J］. 天然产物研究与开发，2012，24：1051-1054.

138.竹茹　Bambusae Caulis In Taenias

【来 源】本品为禾本科植物青秆竹 *Bambusa tuldoides* Munro、大头典竹 *Sinocalamus beecheyanus* (Munro) McClure var.*pubescens* P.F.Li 或淡竹 *Phyllostachys nigra*(Lodd.)Munro var.*henonis*(Mitf.)Stapf ex Rendle 的茎秆的干燥中间层。

【性能】甘，微寒，清热化痰，除烦止呕，安胎凉血。

【化学成分】本品含醛类、有机酸及酯类、醌类等化学成分。

醛类成分 : 松柏醛 (coniferylaldehyde)、对 - 羟基苯甲醛 (*p*-hydroxybenzaldehyde)、丁香醛 (syringaldehyde)[1,2]。

有机酸及酯类成分 : 对苯二甲酸 -2′- 羟乙基甲基酯 (1,4-terephthalic acid-2′-hydroxyethylmethylester)[1]、对香豆酸 (*p*-coumaric acid)、阿魏酸 (ferulic acid)、香荚兰酸 (vanillic acid)[2]。

醌类成分 :2,5- 二甲氧基 - 对 - 苯醌 (2,5-dimethoxy-*p*-benzoquinone)[1,2]。

【药典检测成分】无。

参考文献

［1］国家中医药管理局《中华本草》编委会. 中华本草：第 8 册 7510［M］. 上海：上海科学技术出版社，1999：397-401.

［2］孙媛. 竹茹现代研究概况［J］. 黑龙江医药，2008，21(6)：78-79.

139.延胡索　Corydalis Rhizoma

【**来源**】本品为罂粟科植物延胡索 *Corydalis yanhusuo* W.T.Wang 的干燥块茎。

【**性能**】辛、苦，温。活血，利气，止痛。

【**化学成分**】本品含有生物碱类、甾醇类、有机酸类等化学成分。

生物碱类成分：*α*-别隐品碱 (*α*-allocryptopine)、小檗碱 (berberine)、比枯枯灵碱 (bicuculline)、元胡啡碱 (coryphenanchrine)、隐品碱 (cryptopine)、去氢海罂粟碱 (dehydroglaucine)、去氢南天宁碱 (dehydronantenine)、二氢血根碱 (dihydrosanguinarine)、右旋异波尔定 (*d-iso*-boldine)、狮足草碱 (leonticine)、连碱 (coptisine)、右旋紫堇麟茎碱 (即延胡索庚素)(*d*-corybulbine)、右旋唐松草坡芬碱 (*d*-thaliporphine)、元胡宁 (yuanhunine)、右旋海罂粟碱、右旋 -*N*- 甲基六驳碱 (*d-N*-methyllaurotetanine)、右旋鹅掌楸啡碱 (*d*-lirioferine)、左旋四氢小檗碱 (1-tetrahydroberberine)[1]、去氢延胡索胺 (dehydrocorydalmine)、四氢紫堇萨明 (tetrahydrocorysamine)[1-5]、降氧化北美黄连次碱 (noroxyhydrastinine)、消旋四氢掌叶防己碱 (延胡索乙素) 或四氢巴马亭 (tetrahydropalmatine)[1,2,5,6,8]、左旋四氢黄连碱 (延胡索丁素)(1-tetrahydrocoptisine)[1,5]、左旋四氢非洲防己碱 (1-tetrahydrocolumbamine)[1,5,6]、原托品碱或原鸦片碱即延胡索丙素 (protopine)[1,5,6,7]、掌叶防己碱或非洲防己碱或巴马亭 (palmatine)[1,5,8]、去氢紫堇碱 (即去氢延胡索甲素)(dehydrocorydaline)[1,8]、右旋紫堇碱即延胡索甲素 (*d*-corydaline)[1,8,11]、氧海罂粟碱 (oxoglaucine)[2,11]、紫堇碱 (corydaline)[2,5]、四氢黄连碱 (tetrahydrocoptisine)[2,5,6,8,11]、四氢小檗碱 (tetrahydroberberine)[2,6,11]、元胡菲碱 (coryphenanthrine) 即 1- 甲胺乙基 -3,4,6,7- 四甲氧基菲 (1-methylaminoethyl-3,4,6,7-tetramethoxyphenathrene)、去甲海罂粟碱 (norglaucine)、海罂粟碱 (glaucine)[3,12]、*O*- 甲基南天竹碱 (nantenine)[3,8]、*β*- 高白屈菜碱 (即延胡索寅素)(*β*-homochelidonine)、紫堇单酚 (corydalmine)[5]、黄氯仿巴马亭 (chlpalmatine)、saulatine[6]、异紫堇球碱 (*iso*-corybulbin)[6]、*d*- 紫堇碱 (*d*-fumarine)[6,12]、7- 醛基脱氢海罂粟碱 (7-formyldidehydroglaucine)、（+）-*O*- 甲基球紫堇碱 [（+）-*O*-methylbulbocapnine][8]、8- 氧黄连碱 (8-oxocoptisine)[8,11]、四氢非洲防己胺 (tetrahydrocolumbamine)[11]、原阿片碱 (protopine)、黄连碱 (coptisine)、小檗碱 (berberine)[11]、紫堇球碱 (corybulbine)、8- 三氯甲基 -7,8- 二氢黄连碱 (8-trichloromethyl-7,8-dihydrocoptisine)、8- 酮基黄连碱 (8-oxocoptisine)、左旋紫堇根碱 [（-）-corypalmine]、13- 甲基巴马亭红碱 (13-methylpalmatrubine)、氧化海罂粟碱 (oxoglaucine)、二去氢海罂粟碱 (didehydroglaucine)、黄海罂粟灵碱 (pontevedrine)、四氢小檗碱 (tetrahydroberberine)[13]。

甾醇类成分：*β*- 谷甾醇 (*β*-sitosterol)[1,9]、四氢紫堇萨明 (tetrahydrocorysamine)、脱氢紫堇碱 (dehydrocorydaline)、8- 氧黄连碱 (8-oxocoptisine)、13- 甲基非洲防己胺 (13-methyl-columbamine)、13- 甲基巴马亭红碱 (13-methyl-palmatrubine)、脱氢紫堇麟茎碱 (dehydrocory bulbine)、千金藤宁碱 (stepharanine)[11]、胡萝卜苷 (daucosterol)[2]、豆甾醇 (stigmasterol)、羟链霉素 (reticulin)[9]。

有机酸类成分：山嵛酸 (behenic acid)、对羟基苯甲酸 (*p*-hydroxybenzoic acid)、香草酸 (vanillic acid)[2]、延胡索酸 (fumarate)、亚麻酸 (linoleic acid)、亚油酸 (linoleic acid)、油酸 (oleinic acid)[4]。

其他：10- 二十九烷醇 (10-nonacosanol)[1,4]、Pb、Cr、Cd、Cu、Mn[10]、腺苷 (adenosine)、乙酰鸟氨酸 (N_5-acetylornithine)[12]。

【**药典检测成分**】2015 版《中国药典》规定，本品照高效液相色谱法测定，按干燥品计算，含延胡索乙素不得少于 0.050%。

参考文献

[1] 国家中医药管理局《中华本草》编委会. 中华本草：第 3 册 2263 [M]. 上海：上海科学技术出版社，1999：643-648.

［2］张晓丽，曲扬，侯家鸣，等. 延胡索的化学成分［J］. 沈阳药科大学学报，2008，25(7)：537-539.

［3］胡廷默，赵守训. 延胡索地上部分的生物碱研究［J］. 南京药学院学报，1985，16(2)：9.

［4］Fu X Y，Liang W Z，Tu G S. Chemical studies on the alkaloids from Yuanhu (Corydalis turtschaninoviiBess f. yanhusuoY. H. Chow et C. C. Hsu). Ⅱ. Alkaloids from thaerial part of yuanhu［J］. Chin J Pharm Anal(药物分析杂志)，1986，6(1)：6-9.

［5］胡晨，莫志贤，王瑞丞. 延胡索戒毒作用研究进展［J］. 医药导报，2007，26(8)：915-916.

［6］许翔鸿，王峥涛，余国奠，等. 延胡索中生物碱成分的研究［J］. 中国药科大学学报，2002，33(6)：483-486.

［7］王文蜀，肖巍，喻蓉，等. 中药延胡索化学成分研究［J］. 中央民族大学学报，2007，16(1)：80-82.

［8］胡甜甜，张雪，马世中，等. 延胡索地上部分的生物碱研究［J］. 中国中药杂志，2009，34(15)：1917-1920.

［9］Hu T M，Zhao S X. Alkaloids from the aerial parts of Yan-husuo［J］. J China Pharm Univ(南京药学院学报)，1985，16(2)：7-11.

［10］苏莉 .ICP-MS 法测定延胡索中 5 种金属元素的含量［J］. 广州化工，2012，40(1)：94-95+140.

［11］吕子明，孙武兴，段绪红，等. 延胡索化学成分研究［J］. 中国中药杂志，2012，37(2)：235-237.

［12］冯静，于宗渊，杨洪军，等. 延胡索中生物碱成分的研究［J］. 中国实验方剂学杂志，2013，19(6)：124-127.

140. 华山参　Physochlainae Radix

【来源】本品为茄科植物漏斗泡囊草 *Physochlaina infundibularis* Kuang. 的干燥根。

【性能】甘、微苦，温；有毒。温肺祛痰，平喘止咳，安神镇惊。

【化学成分】本品含有生物碱类、挥发油类、香豆素类等化学成分。

生物碱成分：异东莨菪醇 (scopoline)[1,2]、东莨菪碱 (scopolamine)[1,2,7]、阿朴东莨菪碱 (aposcopolamine)、阿托品 (atropine)、消旋山莨菪碱 (racan-*iso*-damine)[1-3]、莨菪碱 (hyoscyamine)[4]、山莨菪碱 (anisodamine)。

挥发油类成分 :2- 硝基苯甲酸 (2-nitrobenzoic acid)、十三酸 (tridecylic acid)、1- 十三碳烯 (1-tridecene)、3- 呋喃甲醇 (3-furancarbinol)、3,4- 二甲氧基甲苯 (3,4-dimethoxylmethylbenzene)、2,3- 丁二醇 (2,3-butanediol)[3,5]、苄醇 (benzyl alcohol)、二丁基羟基对甲酚 (butylated hydroxytoluene)、2- 环己烯酮 (2-cyclohexen-1-one)、邻苯二甲酸二乙酯 (diethylphthalate)、十二烷 (dodecane)、2- 乙基 -2- 丙基环己酮 (2-ethyl-2-propyl-cyclohexanone)、3- 甲氧基 -4- 丙氧基苯甲醛 (3-methoxyl-4-propoxybenzaidehyde)、2- 甲氧基 -4- 乙烯基苯酚 (2-methoxyl-4-vinylphenol)、4- 甲基癸烷 (4-methyl-decanne)、1- 甲基 -1H- 咪唑 (1-methyl-1H-imidazole)、苯酚 (phenol)、十五烷 (pentadecane)、苯乙基醇 (phenylethyl alcohol)、2-(1- 苯乙基) 苯酚 [2-(1-phenylethyl)-phenol]、乙酸 1- 十七酯 (1-heptadecanol acetate)、1- 十七碳炔 (1-heptadecayne)、十四烷 (tetradecane)、甲苯 (toluene)、甘油三乙酸酯 (triacetin)、十三烷 (tridecane)、1,3,5- 三甲基苯 (1,3,5-trimethyl benzene)、3,7,11- 三甲基 -1- 十二醇 (3,7,11-trimethyl-1-dodecanol)、十一烷 (undecane)、香草醛 (vanillin)、乙酸 (acetic acid)、安息香酸 (benzoic acid)、3- 呋喃甲酸 (3-furancarboxylic acid)、己酸 (hexanoic acid)[5]。

香豆素类成分 : 法荜枝苷 (fabiatrin)[1]、7- 羟基 -6- 甲氧基香豆素 (7-hydroxy-6-methoxyl coumadin) 即东莨菪内酯 (scopoletin)[3,5]、东莨菪苷 (scopolin)、伞形花内酯 (umbelliferone)、6,7- 二甲氧基香豆素 (6,7-dimethoxycoumarin)、东莨菪素 (scopoletin)[6]。

有机酸类成分：原儿茶酸 (protocatechuic acid)、对羟基苯甲酸甲酯 (methyl 4-hydroxybenzoate)、对羟基苯甲酸 (2-hydroxybenzoic acid)、托品酸 (tropic acid)、对羟基苯甲酸 (4-hydroxybenzoic acid)、棕榈酸 (palmitic acid)[7]。

其他：3- 甲氧基槲皮素 (3-methoxy quercetin)、异槲皮苷 (isoquercitin)、山柰酚 -7-*O*-*β*-D- 葡萄糖苷 (kaempferol-7-*O*-*β*-D-glucoside)、丁香脂素 (syringarenol)[8]。

【药典检测成分】2015 版《中国药典》规定，本品照分光光度法测定，含生物碱以莨菪碱计算，不得少于 0.20%。本品照高效液相色谱法测定，按干燥品计算，含东莨菪内酯不得少于 0.080%。

参考文献

［1］国家中医药管理局《中华本草》编委会. 中华本草：第 7 册 6280［M］. 上海：上海科学技术出版社，1999：294-295.

［2］陈泽乃. 华山参化学成分的研究［J］. 中草药，1981(12).

［3］李松武，赵云荣，庆伟霞，等. 华山参的研究进展［J］. 济源职业技术学院学报，2005，4(2)：8-10.

［4］肖培根. 中国药用植物中生物活性物质的寻找 - 五种药用生物碱的资源植物［J］. 植物学报，1973(15).

［5］李松武，赵云荣，庆伟霞，等. 华山参挥发油化学成分分析［J］. 河南大学学报(自然科学版)，2005，35(3)：34-36.

［6］康辉，聂桂华，代雪平.HPLC 法测定华山参中山莨菪碱的含量［J］.中医研究，2010，23(10)：33-35.

［7］娄玉霞，聂桂华，李振国. 华山参中东莨菪内酯的含量测定方法研究［J］. 药物分析杂志，2011，31(6)：1137-1139.

［8］赵淼淼，俞桂新，王峥涛. 华山参化学成分研究［J］.中草药，2013，44(8)：938-941.

141.伊贝母 Fritillariae Pallidiflorae Bulbus

【**来源**】本品为百合科植物新疆贝母 *Fritillariae walujewii* Regel 或伊黎贝母 *Fritillariae pallidiflora* Schrenk 的干燥鳞茎。

【**性能**】苦、甘，微寒。清热润肺，化痰止咳。

【**化学成分**】本品主要含生物碱类化学成分。

生物碱类成分：环贝母碱 (cyclopamine)、西贝素 (imperialine)、西贝素 -3β-D- 葡萄糖苷 (imperialine-3β-D-glucoside)、西贝素 *N*- 氧化物 (imperialine*N*-oxide)、贝母辛碱 (peimisine)、伊贝碱苷 A(yibeinoside A)、伊贝碱苷 B(yibeinoside B)、17- 羟基布加贝母啶 (valivine)、伊贝辛 (yibeissine)、11- 去氧 -6- 氧代 -5α,6- 二氢芥芬胺 (11-deoxy-6-oxo-5α,6-dihydrojervine)、3- 葡萄糖基 -11- 去氧芥芬胺 (3-glucosyl-11-deoxyjervine)[1]、西贝母碱 (sipeimine)[1,3]、伊贝碱苷 C(yibeinoside C) 即 22,26- 环亚胺胆甾 -6- 酮 -3-*O*-β-D- 吡喃葡萄糖 -(1 → 4)-β-D- 吡喃半乳糖苷 (22,26-*epi*-minocholest-6-one-3-*O*-β-D-glucopyranosyl-(1 → 4)- β-D-galactopyranoside)[2]、贝母辛 (peimisine)[3]。

其他：(25*R*)- $\Delta^{5(6)}$- 异螺甾 -17α,3β- 二醇 -3-*O*-β-D- 吡喃葡萄糖基 -(1 → 3)- [α-L- 吡喃鼠李糖基 -(1 → 2)]-β-D- 吡喃葡萄糖苷 {(25*R*)- $\Delta^{5(6)}$-isospirost-17α,3β-diol-3-*O*-β-D-glucopyranosyl(1 → 3)- [α-L-rhamnopyranosyl-(1 → 2)]-β-D-glucopyranoside}、β- 谷甾醇 (β-sitosterol)、月桂酸 (laurostearic acid)、反式月桂酸 (*trans*-laurostearic acid)、月桂酸甘油酯 (lauric acid 1-monoglyceride)、胡萝卜苷 (daucosterol)、β- 谷甾醇棕榈酸酯 (β-sitosterol palmitate)[4]。

【**药典检测成分**】2015 版《中国药典》规定，本品照高效液相色谱法测定，按干燥品计算，含西贝母碱苷和西贝母碱的总量不得少于 0.070%。

参考文献

［1］国家中医药管理局《中华本草》编委会. 中华本草：第 8 册 7170［M］. 上海：上海科学技术出版社，1999：89-91.

［2］徐雅娟，徐东铭，崔东滨，等. 伊贝母中伊贝碱苷 C 的分离和结构鉴定［J］. 药学学报，1994，29(3)：200-203.

［3］段宝忠，黄林芳，陈士林 .UPLC-ELSD 法同时测定伊贝母中伊贝辛和西贝母碱的含量［J］. 药学学报，2010，45(12)：1541-1544.

［4］李文玲，布仁，陈朝军，等. 伊贝母中非生物碱类化学成分的分离与鉴定［J］. 中国现代中药，2013，15(3)：175-177.

142.血竭   Draconis Sanguis

【来源】本品为棕榈科植物麒麟竭 *Daemonorops draco* Bl. 果实渗出的树脂经加工制成。

【性能】甘、咸，平。活血定痛，化瘀止血，敛创生肌。

【化学成分】本品含黄酮类、有机酸类等化学成分。

　　黄酮类成分 :2,4- 二羟基 -6- 甲氧基查耳酮 (2,4-dihydroxy-6-methoxylchalcone)、2,4- 二羟基 -5- 甲基 -6- 甲氧基查耳酮 (2,4-dihydroxy-5-methyl-6-methoxylchalcone)、血竭素 (dracorhodin)、血竭红素 (dracorubin)、去甲基血竭素 (nordracorhodin)、去甲基血竭红素 (nordracorubin)、血竭黄烷 A (dracoflavan A)、(2*S*)-5- 甲氧基黄烷 -7- 醇 [(2*S*)-5-methoxylflavane-7-ol]、(2*S*)-5- 甲氧基 -6- 甲基黄烷 -7- 醇 [(2*S*)-5-methoxy-6-methylflavane-7-ol]。

　　有机酸类成分 : 松香酸 (abietic acid)、去氢松香酸 (dehydroabietic acid)、异海松酸 (*iso*-pimaric acid)、海松酸 (pimaric acid)、山达海松酸 (sandaracopimaric acid)。

　　其他 : 血竭二氧杂庚醚 (dracooxepine)[1]、5- 羟基 -7- 甲氧基黄烷 (5-hydroxy-7-methoxyflavan)[2]。

【药典检测成分】2015 版《中国药典》规定，本品照高效液相色谱法测定，含血竭素不得少于 1.0%。

参考文献

［1］国家中医药管理局《中华本草》编委会. 中华本草 : 第 8 册 7599［M］. 上海 : 上海科学技术出版社，1999 : 455-458.

［2］付梅红，方婧，杨洪军，等. 血竭中 5- 羟基 -7- 甲氧基黄烷的含量测定［J］. 中国中药杂志，2010，35(23) : 3192-3193.

143.合欢皮   Albiziae Cortex

【来源】本品为豆科植物合欢 *Albizia julibrissin* Durazz. 的干燥树皮。

【性能】甘，平。解郁安神，活血消肿。

【化学成分】本品含黄酮类、挥发油类、甾醇及苷类等化学成分。

　　黄酮类成分 : 7,3′,4′- 三羟基黄酮 (7,3′,4′-trihydroxyflavone)[1]、槲皮素 (quercetin)[2]。

　　挥发油类成分 :*β*- 石竹烯 (*β*-caryophyllene)、*α*- 石竹烯 (*α*-caryophyllene)[1]、*cis*-*β*- 萜品醇 (*cis*-*β*-terpineol)[3]、5- 戊基 -2-(3H)- 二氢化呋喃酮 [5-amyl-2-(3H)-dihydrofuraneone]、2- 丁基 - 辛醇 (2-butyl-octanol)、4(1,5- 二甲基 -1,4- 己二烯)-1- 甲基 - 环己烯 [4(1,5-dimethyl-1,4-dimethyl)-1-methyl-cyclohexene]、2,4- 二 甲 基 -1- 庚 烯 (2,4-dimethyl-1-heptylene)、3,7- 二 甲基 -1- 辛醇 (3,7-dimethyl-1-octanol)、2,4- 二羟基 -3,6- 二甲基 - 苯甲酸甲酯 (2,4-dihydroxy-3,6-dimethyl-methylbenzoate)、1,1- 二乙氧基 - 己烷 (1,1-bis-ethoxy-hexane)、二十二碳酸乙酯 (docosa-ethylcarbonate)、二十二烷 (docosane)、二十烷 (eicosane)、二十一烷 (heneicosane)、三十一烷 (hentriacontane)、二十七烷 (heptacosane)、1- 十七烯 (1-heptadecaene)、8- 十七烯 (8-heptadecaene)、十七烷 (heptadecane)、1,2- 庚二醇 (1,2-heptadiol)、2- 庚烯酮 (2-heptenone)、4- 庚烯酮 (4-heptenone)、芳樟醇 (linalool)、1- 甲基 -4(5- 甲基 -1- 亚甲基 -4- 己烯)- 环己烯 [1-methyl-4(5-methyl-1-methene-4-hexylene)-cyclohexene]、2- 甲基 - 十八烷 (2-methyl-octadecane)、[1*S*-(1*α*,2*β*,4*β*)]1- 甲基 -1- 乙烯基 -2,4- 二 (1- 甲乙烯基) 环己烷 {[1*S*-(1*α*,2*β*,4*β*)]1-methyl-1-vinyl-2,4-bis(1-onychvinyl)cycloh-exane}、二十九烷 (nonacosane)、十九烷 (nonadecane)、十八烷 (octadecane)、十五烷 (pentadecane)、苯乙烯 (styrene)、 (+)*α*- 松油醇 [(+)*α*-terpineol]、十四

烷 (tetradecane)、4,8,12,16- 四甲基 - 十七烷 -4- 交酯 (4,8,12,16-tetramethyl-heptadecane-4-edtolid)、三十六烷 (thirtysixalkane)、5- 十三烯 (5-tridecylene)、2,3,4- 三甲基烷 (2,3,4-trimethylalkane)、3,3,5- 三甲基庚烷 (3,3,5-trimethylheptane)、4,4,6- 三甲基 -1- 羟基 -2- 环己烯 (4,4,6-trimethyl-1-hydroxy-2-cyclohexene)、4,6,8- 三甲基 -1- 壬烯 (4,6,8-trimethyl-1-nonene)、6,10,14- 三甲基 -2- 十五酮 (6,10,14-trimethyl-2-pentadecaone)、2,3,6- 三甲基辛烷 (2,3,6-trimethyloctane)[4]。

甾醇及苷类成分 :α- 菠菜甾醇葡萄糖苷 (α-spinasterolglucoside)[1]、胡萝卜苷 (daucosterol)[2]、β- 谷甾醇 (β-sitosterol)[2,5]、α- 菠甾醇 -3-O-β-D- 葡萄糖苷 (α-spinasterol-3-O-β-D-glucoside)[5]。

有机酸及酯类成分 :12- 羟基 - 十二脂肪酸甘油酯 -1′(12-hydroxy-dodeca-fatty-glyceride-1′)[2]、油酸乙酯 (ethyl oleate)、棕榈酸乙酯 (ethyl palmitate)、硬脂酸乙酯 (ethyl stearate)、庚酸 (heptylicacid)、棕榈酸 (hexadecanoic acid)、己酸 (hexanoicacid)、棕榈酸甲酯 (methyl hexadecanate)、壬酸 (nonanoicacid)、9,12- 十八烯酸甲酯 (9,12-octadecenoic acid methyl ester)、2- 辛烯酸 (2-octenoic acid)、辛酸 (octoicacid)、戊酸 (pentanoate)[4]、1-(29- 羟基 - 二十九碳酸)- 甘油酯 [1-(29-hydroxynonacosanoyl)-glyceride]、1-(24- 羟基 - 二十四碳酸)- 甘油酯 [1-(24-hydroxy tetracosanoyl)-glyceride]、乙酸 -Δ^{12}- 乌苏烯 -3-β- 醇酯 (acetyl-Δ^{12}-urs-3-β-olester)[5]。

木脂素及其苷类成分 : 右旋 -5,5′- 二甲氧基落叶松脂醇 -4-O-β-D- 呋喃芹菜糖基 -(1 → 2)-β-D- 吡喃葡萄糖苷 [D-5,5′-dimethoxylariciresinol-4-O-β-D-apiofuranosyl-(1 → 2)-β-D-gluco-pyranoside]、5,5′- 二甲氧基 -7- 氧代落叶松脂醇 -4′-O-β-D- 呋喃芹菜糖基 -(1 → 2)-β-D- 吡喃葡萄糖苷 [5,5′-dimethoxy-7-oxolariciresinol-4′-O-β-D-apiofuranosyl-(1 → 2)-β-D-glucopyranoside]、左旋 - 丁香树脂酚 -4-O-β-D- 呋喃芹菜糖基 -(1 → 2)-β-D- 吡喃葡萄糖基 -4′-O-β-D- 吡喃葡萄糖苷 [L-syringaresinol-4-O-β-D-apiofuranosyl-(1 → 2)-β-D-glucopyranosyl-4′-O-β-D-glucopyranoside]、左旋 - 丁香树脂酚 -4,4′- 双 -O-β-D- 呋喃芹菜糖基 -(1 → 2)-β-D- 吡喃葡萄糖苷 [L-syringaresinol-4,4′-bis-O-β-D-apiofuranosyl-(1 → 2)-β-D-glucopyranoside]、左旋 - 丁香树脂酚 -4,4′- 双 -O-β-D- 吡喃葡萄糖苷 (L-syringaresinol-4,4′-bis-O-β-D-glucopyranoside)、左旋 - 丁香树脂酚 -4-O-β-D- 吡喃葡萄糖苷 (L-syringaresinol-4-O-β-D-glucopyranoside)[1]、左旋 - 丁香树脂酚 -4-O-β-D- 呋喃芹菜糖基 -(1 → 2)-β-D- 吡喃葡萄糖苷 [L-syringaresinol-4-O-β-D-apiofuranosyl-(1 → 2)-β-D-glucopyranoside][1,3]、(−)−丁香树脂酚、5,5′- 二甲氧基 -7- 氧代落叶松脂醇 (5,5′-dimethoxy-7-oxolariciressinol)[3]。

三萜及三萜皂苷类成分 : 秃毛冬青甲素 -4-O-β-D- 呋喃芹菜糖基 -(1 → 2)-β-D- 吡喃葡萄糖苷 [glaberide-I-4-O-β-D-apiofuranosyl-(1 → 2)-β-D-glucopyranoside]、秃毛冬青甲素 -4-O-β-D- 吡喃葡萄糖苷 (glaberide-I-4-O-β-D-glucopyranoside)、21-[4-(亚乙基)-2- 四氢呋喃异丁烯酰] 剑叶莎酸 {21-[4-(ethylidene)-2-tetrahydrofuranmethacryloyl]machaerinicacid}[1]、金合欢皂苷元 B(acacigenin)B[1,2]、金合欢酸内酯 (acacicacidlactone)、剑叶莎酸内酯 (machaerinic acid lactone)、剑叶莎酸甲酯 (machaerinic acid methyl ester)[1,6,7]、21-O-(2- 羟甲基 -6- 甲基 -6- 甲氧基 -Δ^{2,7} 辛二烯酰基) 金合欢酸 [21-O-(2-hydroxymethyl-6-methyl-6-methoxy-Δ^{2,7}-octadienoyl)acacicacid]、淫羊藿次苷 E$_5$(icariside E$_5$)、合欢皂苷元 G$_1$(julibrogenin G$_1$)[2]、合欢皂苷 J$_1$(julibroside J$_1$)、合欢皂苷 J$_2$(julibroside J$_2$)、合欢皂苷 J$_3$(julibroside J$_3$)、合欢皂苷 J$_4$(julibroside J$_4$)、合欢皂苷 J$_5$(julibroside J$_5$)、合欢皂苷 J$_6$(julibroside J$_6$)、合欢皂苷 J$_9$(julibroside J$_9$)、合欢皂苷 J$_{10}$(julibroside J$_{10}$)、合欢皂苷 J$_{11}$(julibroside J$_{11}$)、合欢皂苷 J$_{20}$(julibroside J$_{20}$)、合欢皂苷 J$_{24}$(julibroside J$_{24}$)、合欢皂苷 J$_{25}$(julibroside J$_{25}$)[4-14]、合欢皂苷元 A(julibrogenin A)、合欢三萜内酯甲 (julibrotriterpenoidal lactone A)[6]、金合欢酸甲酯 (acacicacid methyl ester)、prosapogenin-10[7]、合欢皂苷 $_{22}$(julibroside $_{22}$)J[14]。

酚酸苷类成分 : 丁香酸甲酯 -4-O-β-D- 呋喃芹菜糖基 -(1 → 2)-β-D- 吡喃葡萄糖苷 [syringicacidmethylester-4-O-β-D-apiofuranosyl-(1 → 2)-β-D-glucopyranoside][1]。

烯酸苷类成分 :(6R)-2- 反式 -2,6- 二甲基 -6-O-β-D- 吡喃鸡纳糖基 -2,7- 辛二烯酸 [(6R)-2-trans-2,6-dimethyl-6-O-β-D-quinovosyl-2,7-octodienoic acid]、(6S)-2- 反式 -2,6- 二甲基 -6-O-β-D-

吡喃鸡纳糖基 -2,7- 辛二烯酸 [(6S)-*trans*-2,6-dimethyl-6-*O*-β-D-quinovosyl-2,7-octodienoic acid][3]。

其他：胡椒碱 (piperine)[4]、3,3,6- 三甲基 -4- 羟基 -1,5- 庚二烯 (3,3,6-trimethyl-4-hydroxy-1,5-heptadiene)[14]。

【药典检测成分】2015 版《中国药典》规定，本品照高效液相色谱法测定，按干燥品计算，含 (−)-丁香树脂酚 -4-*O*-β-D- 呋喃芹糖基 -(1 → 2)-β-D- 吡喃葡萄糖苷不得少于 0.030%。

参考文献

[1] 国家中医药管理局《中华本草》编委会. 中华本草：第 4 册 2945 [M]. 上海：上海科学技术出版社，1999：319-322.
[2] 陈四平，张如意. 合欢皮化学成分的研究 [J]. 北京医科大学学报，1995，21(2)：123.
[3] 佟文勇，米靓，梁鸿，等. 合欢皮化学成分的分离鉴定 [J]. 北京大学学报 (医学版)，2003，35(2)：180-183.
[4] 吴刚，成军，高官俊，等. 合欢皮超临界 CO₂ 萃取物的 GC-MS 分析 [J]. 中草药，2005，36(6)：832-833.
[5] 邹坤，赵玉英，李德宇，等. 合欢皮的脂溶性成分 [J]. 北京医科大学学报，1999，31(1)：32-34.
[6] 陈四平，张如意. 合欢皮中三萜皂苷元的研究 [J]. 药学学报，1997，32(2)：144-147.
[7] 郑璐，吴刚，等. 合欢皂苷及苷元的分离鉴定 [J]. 北京大学学报 (医学版)，2004，36(4)：421-425.
[8] 邹坤，赵玉英，郑俊华，等. 从合欢皮中分得 3 个具有细胞毒活性的三萜皂苷 [J]. 北京医科大学学报，1997，29(4)：291.
[9] 陈四平，张如意，马立斌，等. 合欢皮中新皂苷的结构鉴定 [J]. 药学学报，1997，32(2)：110.
[10] 邹坤，赵玉英. 合欢皂苷 J20 的结构鉴定 [J]. 药学学报，1999，34(7)：522-525.
[11] 邹坤，赵玉英，张如意，等. 合欢皂苷 J6 的结构鉴定 [J]. 中国中药杂志，2000，25(2)：96-98.
[12] 邹坤，王邠，赵玉英，等. 合欢中一对非对映异构九糖苷的分离鉴定 [J]. 化学学报，2004，62(6)：625.
[13] 邹坤，王邠，赵玉英，等. 合欢皮中一个新的八糖苷 [J]. 北京大学学报 (医学版)，2004，36(1)：18-20.
[14] 邹坤，崔景容，冉福香，等. 合欢皮中两个新八糖苷的分离鉴定和活性研究 [J]. 有机化学，2005，25(6)：654.

144. 合欢花　Albiziae Flos

【来源】本品为豆科植物合欢 *Albizia julibrissin* Durazz. 的干燥花序或花蕾。

【性能】甘，平。解郁安神。

【化学成分】本品含黄酮类、甾醇类、挥发油类等化学成分。

黄酮类成分：矢车菊素 -3- 葡萄糖苷 (cyanidin-3-glucoside)[1]、槲皮素或槲皮苷 (quercetin)[2,3]、山奈酚 (kaempferol)、山奈酚 -3-*O*-α-L 鼠李糖苷 (kaempferol-3-*O*-α-L-rhamnoside)[3]。

甾醇类成分：α- 菠甾醇 (α-spinasterol)、α- 菠甾醇 -3-*O*-β-D- 葡萄糖苷 (α-spinasterol-3-*O*-β-D-glucoside)[3]。

挥发油类成分：异戊醇 (*iso*-amylol)、芳樟醇 (linalool)、反 - 芳樟醇氧化物 (*trans*-linalooloxide)、α- 罗勒烯 (α-ocimene)、2,2,4- 三甲基噁丁烷 (2,2,4-trimethylixetane)[1]、二十四烷酸 (tetracosanoc acid)[2,3]、二十八烷醇 (cluytylalcohol)[3]、8- 羟基 -2,6- 二甲基 -2E,6Z- 辛二烯酸 (8-hydroxy-2,6-dimethyl-2E,6Z-octadienoic acid)、8-*O*- 甲酰基 -2,6- 二甲基 -2E,6Z- 辛二烯酸 (8-*O*-formyl-2,6-dimethyl-2E,6Z-octadienoic acid)、8- 羟基 -2,6- 二甲基 -2E,6E- 辛二烯酸 (8-hydroxy-2,6-dimethyl-2E,6E-octadienoic acid)、8-*O*- 甲酰基 -2,6- 二甲基 -2E,6E- 辛二烯酸 (8-*O*-formyl-2,6-dimethyl-2E,6E-octadienoic acid)、(2E,6S)-2,6- 二甲基 -6-*O*-β-D- 吡喃木糖基 -2,7- 辛二烯酸 [(2E,6S)-2,6-dimethyl-6-*O*-β-D-xylpyranosyloxy-2,7-menthiafolic acid]、clovan-2β-9α-diol、2β-*O*-formyl-clovan-9α-ol、2β,9α-*O*-diformyl-clevan、吐叶醇 (vomifoliol)、香草醛 (vanillin)[4]。

其他：4-*O*- 乙基没食子酸 (4-*O*-ethyl-gallic acid)、3- 乙氧基 -4- 羟基苯甲酸 (3-ethoxy-4-hydroxy-benzoic acid)、对 - 羟基苯甲酸 (*p*-hydroxybenzaldehyde)、没食子酸 (gallic acid)、原儿

茶酸 (protocatechuic acid)、硬脂酸 (stearic acid)、软脂酸 (palmitic acid)、2,3- 二羟基棕榈酸盐 (2,3-dihydroxypropyl hexadecanoate)、亚油酸 (linoleic acid)、东莨菪内酯 (scopoletin)、3- 吲哚甲醛 (indole-3-carboxaldehyde)、2- 呋喃甲酸 (2-furoic acid)、5- 羟基糠甲醛 [5-(hydroxymethyl)-2-fural-dehyde]、(22E,24R)-5α,8α- 环二氧基 - 麦角甾 -6,22- 二烯 -3β- 醇 [(22E,24R)-5α,8α-epidioxy-ergosta-6,22-dien-3β-ol]、(22E,24R)-5α,8α- 环氧乙基 - 麦角甾 -6,9,22- 三烯 -3β- 醇 [(22E,24R)-5α,8α-epidioxy-exgosta-6,9,22-trien-3β-ol]、(+)- 落叶松脂醇 9′- 硬脂酸 [(+)-lariciresinol 9′-stearate]、芒柄花素 (formononetin)、尿苷 (uridine)[4]。

【药典检测成分】2015 版《中国药典》规定，本品照高效液相色谱法测定，按干燥品计算，含槲皮苷不得少于 1.0%。

参考文献

[1] 国家中医药管理局《中华本草》编委会. 中华本草：第 4 册 2946 [M]. 上海：上海科学技术出版社，1999：322-323.

[2] 李作平，郜嵩，郝存书，等. 合欢花化学成分的研究 [J]. 中国中药杂志，2000，25(2)：103-104.

[3] 李作平，张嫚丽，刘伟娜，等. 合欢花化学成分的研究（Ⅱ）[J]. 天然产物研究与开发，2005，17(5)：585-587.

[4] 荣光庆，耿长安，马云保，等. 合欢花乙酸乙酯部位化学成分研究 [J]. 中国中药杂志，2014，39(10)：1845-1851.

145. 决明子　Cassiae Semen

【来源】本品为豆科植物决明 *Cassia obtusifolia* L. 或小决明 *Cassia tora* L. 的干燥成熟种子。

【性能】甘、苦、咸，微寒。清热明目，润肠通便。

【化学成分】本品含有蒽醌类、甾醇类、有机酸及酯类等化学成分。

蒽醌类成分：大黄酚 -9- 蒽酮 (chrysophanol-9-anthrone)、去氧大黄酚 (chrysarobin)、黄决明素 (chryso-obtusin)、大黄酚 -1-*O*- 三葡萄糖苷 {chrysophanol-1-*O*-[β-D-glucopyranosyl(1 → 3)-*O*-β-D-g-lucopyranosyl-(1 → 6)-*O*-β-D-glucopyranoside]}、1- 去甲基橙黄决明素 (1-desmethyla-urantio-obtusin)、1- 去甲基黄决明素 (1-desmethylchrysoobtusin)、1- 去甲决明素 (1-desmethyl obtusin)、美决明子素 -2-*O*-β-D- 吡喃葡萄糖 (obtusifolin-2-*O*-β-D-glucopyranoside)、葡萄糖基橙黄决明素 (glucoaurantioobtusin)、葡萄糖基黄决明素 (glucochrysoobtusin)、葡萄糖基美决明子素 (glucoobtusifolin)、大黄素 -8- 甲醚 (questin)[1]、芦荟大黄素 (aloe-emodin)[1-4]、橙黄决明素 (aurantio-obtusin)[1,3]、大黄酚 (chrysophanol)[1,3]、大黄素 (emodin)[1,3,5]、2,5- 二甲氧基苯醌 (2,5-dimethoxy benzoquinone)、决明蒽酮 (torosachrysone)[1,4]、意大利鼠李蒽醌 -1-*O*-β-D- 吡喃葡萄糖苷 (alaternin-1-*O*-β-D-glucopyranoside)、大黄酚 -10,10′- 联蒽酮 (chrysophanol-10,10′-di-anthrone)、（钝叶）决明素 (obtusin)、大黄素甲醚 -8-*O*-β-D- 吡喃葡萄糖苷 (physcion-8-*O*-β-D-glucopyranoside)[1,5]、大黄酸 (rhein)、美决明子素 (obtusifolin)[1,5,9]、大黄素甲醚 (physcion)[1,5]、大黄酚 -1-*O*- 四葡萄糖苷 [chrysophanol-1-*O*-β-D-glucopyranosyl-(1 → 3)-*O*-β-D-glucopyranosyl-(1 → 3)-*O*-β-D-glucopyranosyl-(1 → 6)-*O*-β-D-glucopyranoside][1,6]、1- 羟基 -3- 甲氧基 -8- 甲基蒽醌 (1-hydroxy-3-methoxy-8-methylanthraquinone)[2]、1- 羟基 -7- 甲氧基 -3- 甲基蒽醌 (1-hydroxy-7-methoxy-3-methylanthraquinone)、1,2,8- 三羟基 -6,7- 二甲基蒽醌 (1,2,8-trihydroxy-6,7-dimethoxy anthraquinone)[2,4]、大黄酚 -1-*O*-β- 龙胆二糖苷 (chrysophanol-1-*O*-β-gentiobioside)、1- 羟基 -3,7- 二甲醛基蒽醌 (1-hydroxy-3,7-diformyl anthraquinone)[4,5]、意大利鼠李蒽醌 -2-*O*-β- 吡喃葡萄糖苷 (alaternin-2-*O*-β-glucopyranoside)、灰绿曲霉多羟基蒽酮 -8-*O*-D- 葡萄糖 - 吡喃糖苷 (aspergillusglaucus polyhydroxy anthrone-8-*O*-D-glucopyranoside)、1-{[β-D- 吡喃葡萄糖基 -(1 → 3)-*O*-β-D- 吡喃葡萄糖基 -(1 → 6)-*O*-β-D- 吡喃葡萄糖基] 氧代 }-8- 羟基 -3- 甲基 -9,10- 蒽醌 (1-{[β-D-glucopyranosyl-(1 → 3)-*O*-β-D-glucopyranosyl-(1 → 6)-*O*-β-D-glucopyranosyl]oxy}-

8-hydroxy-3-methyl-9,10-anthraquinone)、2-(*β*-D- 吡喃葡萄糖基氧代 -8- 羟基 -1- 羟基 -3- 甲基 -9,10- 蒽醌)[2-(*β*-D-glucopyranosyloxy-8-hydroxy-1-methoxy-3-methyl-9,10-anthraquinone]、1-[(*β*-D- 吡喃葡萄糖基 -(1 → 6)-*O*-*β*- 吡喃葡萄糖基 -(1 → 3)-*O*-*β*-D- 吡喃葡萄糖基)-(1 → 6)-*O*-*β*-D- 吡喃葡萄糖基) 氧代]-8- 羟基 -3- 甲基 -9,10- 蒽醌 {1-[(*β*-D-glucopyranosyl-(1 → 6)-*O*-*β*-glucopyranosyl-(1 → 3)-*O*-*β*-D-glucopyranosyl)-(1 → 6)-*O*-*β*-D-glucopyranosyl)oxy]-8-hydroxy-3-methyl-9,10-anthraquinone}、1,3- 二羟基 -6- 甲氧基 -7- 甲基蒽醌 (1,3-dihydroxy-6-methoxy-7-methyl anthraquinone)、大黄素蒽酮 (emodin anthrone)、大黄素 -6- 葡萄糖苷 (emodin-6-glucoside)、葡萄糖钝叶素 (glucoobtusin)、甲基钝叶决明素 -2-*O*-*β*-D- 吡喃葡萄糖苷 (chrysoobtusin-2-*O*-*β*-D-glucopyranoside)[5]、3- 甲基 -2,8- 二羟基 -1,6,7- 三甲氧基蒽醌 (3-methyl-2,8-dihydroxy-1,6,7-trimethoxyl anthraquinone)、3- 甲基 -2- 羟基 -1,6,7,8- 四甲氧基蒽醌 (3-methyl-2-hydroxy-1,6,7,8-tetramet-hoxyl anthraquinone)、3- 甲基 -1,2,8- 三羟基 -6,7- 二甲氧基蒽醌 (3-methyl-1,2,8-trihydroxy-6,7-dimethoxyl anthraquinone)[6]、大黄酚 -1-*O*-*β*-D- 吡喃葡萄糖基 -(1 → 3)-*β*-D- 吡喃葡萄糖基 -(1 → 6)-*β*-D- 吡喃葡萄糖苷、大黄素 -1-*O*-*β*- 龙胆二糖苷 (emodin-1-*O*-*β*-gentiobioside)[6,7]、大黄素 -8-*O*-*β*- 龙胆二糖苷 (emodin-8-*O*-*β*-gentiobioside)、2- 甲氧基大黄酚 -8-*O*-*β*-D- 吡喃葡萄糖苷 (2-methoxyl chrysophanol-8-*O*-*β*-D-glucopyranoside)、4,6,7- 三甲氧基芦荟大黄素 -8-*O*-*β*-D- 吡喃葡萄糖苷 (4,6,7-trimethoxyaloe-emodin-8-*O*-*β*-D-glucopyranoside)[8]、美决明子素甲醚 (2-methoxy-obtusifolin)、大黄酚 (chrysophanol)[9]、钝叶素 (obtusifolin，Ⅳ)[10]。

　　甾醇类成分：菜油甾醇 (campesterol)、胆甾醇 (cholesterol)、*β*- 谷甾醇 (*β*-sitosterol)、豆甾醇 (stigmasterol)[1]。

　　有机酸及酯类成分：苯甲酸 (benzoic acid)、亚油酸 (linoleic acid)、锦葵酸 (malvic acid)、油酸甲酯 (methyl oleate)、棕榈酸甲酯 (methyl palmitate)、油酸 (oleic acid)、棕榈酸 (palmitic acid)、硬脂酸 (stearic acid)、苹婆酸 (sterculic acid)[1]。

　　糖类成分：半乳糖配甘露聚糖 (galactomannan)、半乳糖 (galactose)、葡萄糖 (glucose)、棉子糖 (raffinose)、木糖 (xylose)[1]、2- 乙酰基 -3-*O*-*β*-D- 呋喃芹菜糖 -8-*O*- 吡喃葡萄糖 -1,6- 二甲基萘苷 (2-ethanoyl-3-*O*-*β*-D-furanapiose-8-*O*-glucopyranose-1,6-dimethylnaphthalene glycoside)[4]。

　　萘并吡喃酮类：去甲基红镰玫素 (norrubrofusarin)、决明子内酯 (cassialactone)、决明子苷 (cassiaside)[1]、红镰玫素 (rubrofusarin)、红镰玫素 -6-*O*- 芹糖葡萄糖苷 {6-[*α*-D -apiofuranosyl (1 → 6)-*O*-*β*-D-glucopyrano syloxy]-rubrofusarin }[1,4]、红镰玫素 -6-*O*- 龙胆二糖苷 (rubrofusarin-6-*O*-gentiobioside)[1,4,6]、决明子苷 B(cassiaside B)、决明子苷 C(cassiaside C)、决明子苷 B₂(cassiaside B₂)、决明子苷 C₂(cassiaside C₂)[1,6]。

　　内酯类成分：二氢猕猴桃内酯 (dihydroactinodiolide)、异决明种内酯 (*iso*-toralactone)、决明种内酯 (toralactone)[1]。

　　氨基酸类成分：天冬氨酸 (aspartate)、胱氨酸 (cystine)、*γ*- 羟基精氨酸 (*γ*-hydroxyarginine)[1]。

　　其他：间 - 甲酚 (*m*-cresol)、2- 羟基 -4- 甲氧基苯乙酮 (2-hydroxy-4-methoxy acetophenone)[1]、蛋白质 (protein) 以及无机元素 Ca、Mg、K、Na、Fe、Mn、Cu、Zn、Sr、Cr[4]。

【药典检测成分】2015 版《中国药典》规定，本品照高效液相色谱法测定，按干燥品计算，含大黄酚不得少于 0.20%，含橙黄决明素不得少于 0.080%。

参考文献

[1] 国家中医药管理局《中华本草》编委会 . 中华本草：第 4 册 3056 [M]. 上海：上海科学技术出版社，1999：405-410.

[2] 郭洪祝，常振战，王弘，等 . 决明"发根"蒽醌类化学成分的研究 [J]. 北京医科大学学报，1998，(1)：23.

[3] 郝延军，桑育黎，赵余庆 . 决明子蒽醌类化学成分研究 [J]. 中草药，2003，34(1)：18-19.

[4] 吕翠婷，黎海彬，李续娥，等 . 中药决明子的研究进展 [J]. 食品科技，2006，(8)：295-297.

[5] 陈秋东，徐蓉，徐志南，等 . 决明子中蒽醌类化学成分及其生物活性研究进展 [J]. 中国现代应用药学杂志，2003，20(2)：120-124.

[6] 张开庆，谢亚，梁勇 . 高效液相色谱 - 电喷雾电离质谱联用研究决明子提取物中的化学成分 [J]. 华南师范大学学报（自

然科学版），2008(2)：88-94.

［7］Li CH，Wei XY，Li XE．et al．A new anthranquinone glycoside from the seeds of Cassia obtusifolia．Letter of Chinese Chemical，2004，15(12)：1448-1450.

［8］贾振宝，丁霄霖．决明子中蒽醌类成分研究［J］．中药材，2006，29(1)：28-29.

［9］张治雄，梁永锋．决明子化学成分的分离与鉴定［J］．中国药房，2012，23(19)：1782-1783.

［10］卫娜，吕浩然，刘美凤．决明子中降血脂化学成分的研究［J］．广东化工，2012，39(9)：99-100.

146.关黄柏　Phellodendri Amurensis Cortex

【来源】本品为芸香科植物黄檗 *Phellodendron amurense* Rupr. 的干燥树皮。

【性能】苦，寒。清热燥湿，泻火除蒸，解毒疗疮。

【化学成分】本品含黄酮类、生物碱类、甾醇类等化学成分。

黄酮类成分：二氢黄柏兹德(dihydrophellozide)、黄柏兹德(phellozide)、金丝桃苷(hyperin)[1]。

生物碱类成分：四氢小檗碱(tetrahydroberberine)、四氢药根碱(tetrahydrojiatrorrhizine)、*n*-甲基大麦芽碱(*n*-candicine)、四氢掌叶防己碱(tetrahydropalmatine)[1]、蝙蝠葛任碱(menisperine)、黄柏碱(phellodendrine)[1,2]、小檗碱(berberine)[1,2]、木兰花碱(magnoflorine)[1-3]、药根碱(jatrorrhizine)、掌叶防己碱或巴马亭或巴马汀(palmatine)[1-3]、白栝楼碱(candicine)[2]、香草苷(vanilloloside)[4]。

甾醇类成分：*γ*-谷甾醇(*γ*-sitosterol)、*β*-谷甾醇(*β*-sitosterol)、豆甾醇(stigmasterol)、*p*-谷甾醇(*p*-sitosterol)[1]、菜油甾醇(campesterol)、7-去氢豆甾醇(7-dehydrostigmasterol)[1,2]。

三萜类成分：黄柏酮(obacunone)[1]、白鲜交酯(dictamnolide)、黄柏酮酸(obacunonic acid)[1,2]、黄柏内酯(obaculactone)[4]、诺米林(nomilin)[5]。

酚类成分：青萤光酸(lumicaeruleic acid)[1,2]、2-(对羟基苯基)-乙-1-*O*-*β*-D-呋喃芹糖-(1→6)-*β*-D-吡喃葡萄糖苷[2-(*p*-hydroxy-phenyl)-ethanol-1-*O*-*β*-D-apiofuranosyl-(1→6)-*β*-D-glucopyranoside]、5-*O*-阿魏酰-奎宁酸甲酯(methyl 5-*O*-feruloyl-quinate)、3-*O*-阿魏酰奎宁酸(3-*O*-feruloylquinic acid)、芥子醛4-*O*-*β*-D-吡喃葡萄糖苷(sinapic aldehyde 4-*O*-*β*-D-glucopyranoside)[4]、异香草醛(*iso*-vanillin)[6]。

木脂素类成分：(±)-5,5′-二甲氧基落叶松树脂醇-4-*O*-葡萄糖苷[(±)-5,5′-dimethoxy-lariciresinol-4-*O*-glucoside]、丁香树脂醇二-*O*-*β*-D-吡喃葡萄糖苷(syringaresinol di-*O*-*β*-D-glucopyranoside)[7]。

【药典检测成分】2015版《中国药典》规定，本品照高效液相色谱法测定，按干燥品计算，含盐酸小檗碱不得少于0.60%，盐酸巴马汀不得少于0.30%。

参考文献

［1］龚淼．黄柏的化学成分和药理作用现代研究［J］．当代医学：2009，7(15)：139-141.

［2］国家中医药管理局《中华本草》编委会．中华本草：第4册3775［M］．上海：上海科学技术出版社，1999：949-957.

［3］Ikuta A，Nakamura T，Vrabe H．Indolopyridoquinazoline，Furoquinoline and Canthinone type alkaloids from Phellodendron amurense callustissues［J］．Phytochemistry，1998，48(2)：285-291.

［4］Ida Y，Satoh Y，Ontsuka M，et al，Phenolic constituents of Phellodendron amurense bark．Phytochemistry，1994，35(1)：209-215.

［5］三宅正起，稻菜伸也，绞野茂，等．キハタのリモノイ［J］．薬学雑誌，1992，112(5)：343-347.

［6］胡俊青，胡晓．黄柏化学成分和药理作用的现代研究［J］．当代医学，2009，15(7)：139-141.

［7］尹萌，孟月兰，闻瑚毓．关黄柏中生物碱类成分的"一测多评"［J］．中草药，2011，42(6)：1093-1096.

147.灯心草   Junci Medulla

【来源】本品为灯心草科植物灯心草 *Juncus effusus* L. 的干燥茎髓。

【性能】甘、淡，微寒。清心火，利小便。

【化学成分】本品含有黄酮类、二氢菲及菲类、挥发油等化学成分。

黄酮类成分：木犀草素 -7- 葡萄糖苷 (luteolin-7-glucoside)[1]、木犀草素 (luteolin)[1,2]、木犀草素 -7-*O*-*β*-D- 葡萄糖苷 (luteolin-7-*O*-*β*-D-glucoside)、2′,5′,5,7- 四羟基黄酮 (2′,5′,5,7-tetrahydroxyflavone)[2]、毛地黄黄酮 -5,3′- 二甲酯 (luteolin-5,3′-dimethylster)[3]。

二氢菲及菲类成分：5- 甲酰基 -2,6- 二羟基 -1,7- 二甲基 -9,10- 二氢菲 (5-formyl-2,6-dihydroxy-1,7-dimethyl-9,10-dihydrophenanthrene)、5- 甲酰基 -2- 羟基 -1,8- 二甲基 -7- 甲氧基 -9,10- 二氢菲 (5-formyl-2-hydroxy-1,8-dimethyl-7-methoxy-9,10-dihydrophenanthrene)、2- 羟基 -7- 羧基 -1- 甲基 -5- 乙烯基 -9,10- 二氢菲 (2-hydroxy-7-carboxy-1-methyl-5-ethenyl-9,10-dihydrophenanthrene)、2- 羟基 -8- 羧基 -1- 甲基 -5- 乙烯基 -9,10- 二氢菲 (2-hydroxy-8-carboxy-1-methyl-5-ethenyl-9,10-dihydrophenanthrene)、5-(1- 羟乙基)-2,6- 二羟基 -1,7- 二甲基 -9,10- 二氢菲 [5-(1-hydroxyethyl)-2,6-dihydroxy-1,7-dimethyl-9,10-dihydrophenanthrene]、5-(1- 羟乙基)-2,8- 二羟基 -1,7- 二甲基 -9,10- 二氢菲 [5-(1-hydroxyethyl)-2,8-dihydroxy-1,7-dimethyl-9,10-dihydrophenanthrene]、5-(1- 甲氧基乙基)-2,6- 二羟基 -1,7- 二甲基 -9,10- 二氢菲 [5-(1-methoxyethyl)-2,6-dihydroxy-1,7-dimethyl-9,10-dihydrophenanthrene]、去氢灯心草醛 (dehydroeffusal)、灯心草酮 (juncunone)[1]、2,6- 二羟基 -1,7- 二甲基 -9,10- 二氢菲 (2,6-dihydroxy-1,7-dimethyl-9,10-dihydrophenanthrene)、2,3- 二羟基 -1,7- 二甲基 -5- 乙烯基 -9,10- 二氢菲 (2,3-dihydroxy-1,7-dimethyl-5-ethenyl-9,10-dihydrophenanthrene)、2,6- 二羟基 -1,7- 二甲基 -5- 乙烯基 -9,10- 二氢菲 (2,6-dihydroxy-1,7-dimethyl-5-ethenyl-9,10-dihydrophenanthrene)、2,7- 二羟基 -1,8- 二甲基 -5- 乙烯基 -9,10- 二氢菲 (2,7-dihydroxy-1,8-dimethyl-5-vinyl-9,10-dihydrophenanthrene)、2,8- 二羟基 -1,6- 二甲基 -5- 乙烯基 -9,10- 二氢菲 (2,8-dihydroxy-1,6-dimethyl-5-vinyl-9,10-dihydrophenanthrene)、2- 羟基 -7- 甲氧基 -1,8- 二甲基 -5- 乙烯基 -9,10- 二氢菲 (2-hydroxy-7-methoxy-1,8-dimethyl-5-ethenyl-9,10-dihydrophenanthrene)、8- 羟基 -2- 甲氧基 -1,6- 二甲基 -5- 乙烯基 -9,10- 二氢菲 (8-hydroxy-2-methoxy-1,6-dimethyl-5-ethenyl-9,10-dihydrophenanthrene)[1,4]、6- 甲基灯心草二酚 (6-methyl effusos)、去氢 -6- 甲基灯心草二酚 (dehydrojuncusol)、灯心草酚 (juncusol)、灯心草二酚 (effusos)[1,5]、7- 羧基 -2- 羟基 -1- 甲基 -5- 乙烯基 -9,10- 二氢菲 (7-carboxy-2-hydroxy-1-methyl-5-vinyl-9,10-dihydrophenanthrene)[3]、2,6- 二羟基 -5-(1- 羟乙基)-1,7- 二甲基 -9,10- 二氢菲 [2,6-dihydroxy-5-(1-hydroxyethyl)-1,7-dimethyl-9,10-dihydrophenanthrene]、2,8- 二羟基 -5-(1- 羟乙基)-1,7- 二甲基 -9,10- 二氢菲 [2,8-dihydroxy-5-(1-hydroxyethyl)-1,7-dimethyl-9,10-dihydrophenanthrene]、8- 羧基 -2- 羟基 -1- 甲基 -5- 乙烯基 -9,10- 二氢菲 (8-carboxy-2-hydroxy-1-methyl-5-vinyl-9,10-dihydrophenanthrene)[4]。

挥发油类成分：丁香油酚 (eugenol)、芳樟醇 (linalool)、亚油酸 (linoleic acid)、油酸 (oleic acid)、*α*- 单 - 对 - 香豆酸甘油酯 (*α*-mono-*p*-coumaricacid glyceride)、对 -4- 薄荷烯 -3- 酮 (*p*-4-menthen-3-one)、*α*- 香附酮 (*α*-cyperone)、*α*- 紫罗兰酮及 *β*- 紫罗兰酮 (ionone)、月桂酸 (lauric acid)、硬脂酸 (stearic acid)、肉豆蔻酸 (myristic acid)、癸酸 (capric acid)、2- 十一烷酮 (2-undecanone)、2- 十三烷酮 (2-tridecanone)、6,10,14- 三甲基 -2- 十五烷酮 (6,10,14-trimethyl-2-pentadecanone)、苯酚 (phenol)、*β*- 甜没药烯 (*β*-bisabolene)、1,2- 二氢 -1,5,8- 三甲基萘 (1,2-dihydro-1,5,8-trimethyl naphthalene)、二氢猕猴桃内酯 (dihydroactinidiolide)、对 - 甲基苯酚 (*p*-cresol)、香草醛 (vanillin)[1]、正十四烷 (*n*-tetradecane)、棕榈酸 (hexadecanoicacid)、对羟基

苯甲酸甲酯 (*p*-hydroxy benzoate)、圣草酚 (eriodictyol)、香草酸 (vanillic acid)[2]。

甾体类成分 :*β*- 谷甾醇 (*β*-sitosterol)[1,6]、*β*- 谷甾醇葡萄糖苷 (*β*-sitosterol glucoside)、(24*R*)- 豆甾 -4- 烯 -3- 醇 [(24*R*)-stigmast-4-ene-3-ol]、豆甾 -4- 烯 -6*β*- 醇 -3- 酮 (stigmast-4-en-6*β*-ol-3-one)[5]、过氧化麦角甾醇 (3*β*-hydroxy-5*α*,8*α*-*epi*-diocyergosta-6*E*,22*E*-diene)、7- 氧代 -*β*- 谷甾醇 (7-oxo-*β*-sitosterol)、胡萝卜苷 (daucosterol)[6]。

甘油酯类成分 : 2,3- 异丙叉 -1-*O*- 阿魏酰甘油酯 (2,3-*iso*-propylidene-1-*O*-asafoetida-oyl glyceride)、(2*S*)-2,3- 异丙叉 -1-*O*- 对羟基桂皮酰甘油酯 [(2*S*)-2,3-*iso*-propylidene-1-*O*-*p*-hydroxy cassia-oyl glyceride][3]、juncusyl esters A、juncusyl esters B[7]。

环木菠萝烷型三萜类成分 :juncosides Ⅰ、juncosides Ⅱ、juncosides Ⅲ、juncosides Ⅳ、juncosides Ⅴ [8]、lagerenol、胖大海素 A (sterculin A)[9]。

氨基酸类成分 :*β*- 丙氨酸 (*β*-alanine)、苯丙氨酸 (phenylalanine)、谷氨酸 (glutamicacid)、蛋氨酸 (methionine)、正缬氨酸 (norval)、三肽 (tripeptide)、色氨酸 (tryptophane)、缬氨酸 (valine)[1]。

糖类成分 : 阿拉伯聚糖 (araban)、半乳糖 (galactose)、葡萄糖 (glucose)、甲基戊聚糖 (methylpentosan)、木聚糖 (xylan)[1]。

其他 :*β*- 苯乙醇 (*β*-phenylethyl alcohol)、2,8- 二羟基 -1,7- 二甲基 -6- 乙烯基 -10,11- 二氢二苯并 -[b,f]- 氧杂庚烷 (2,8-dihydroxy-1,7-dimethyl-6-ethenyl-10,11-dihydrodibenz-[b,f]-oxepin)[1]、对羟基苯甲醛 (*p*-hydroxy benzaldehyde)[3]、3- 羟基 -2,5- 己二酮 (3-hydroxy-2,5-hexanedione)[6]、2,7- 二羟基 -1,6- 二甲基 - 芘 (2,7-dihydroxyl-1,6-dimethyl-pyrene)[10]。

【药典检测成分】无。

参考文献

[1] 国家中医药管理局《中华本草》编委会. 中华本草: 第 8 册 7351 [M]. 上海: 上海科学技术出版社, 1999: 290-292.

[2] 单承莺, 叶永浩, 姜洪芳, 等. 灯心草化学成分研究 [J]. 中药材, 2008, 3(31): 374-376.

[3] 李红霞, 邓铁忠, 陈玉, 等. 灯心草酚性成分的分离与结构鉴定 [J]. 药学学报, 2007, 2(42): 174-178.

[4] 金东哲, 闵知大, 孔令义, 等. 灯心草科植物中的二萜成分 [J]. 国外医药・植物药分册, 1995, 5(10): 208-211.

[5] 田学军, 李红霞, 陈玉, 等. 灯心草化学成分的研究 II [J]. (II) 时珍国医国药, 2007, 9(18): 2121-2122.

[6] 李红霞, 陈玉, 梅之南, 等. 灯心草化学成分研究 [J]. 中药材, 2006, 11(29): 1187.

[7] DZ Jin, ZD Min, GCY Chiou, et al. Two *p*-coumaroyl glycerides from Juncus effusus [J]. Phytochemistry. 1996, 41(2): 545-547.

[8] MM Corsaro, M Della Greca, A Fiorentino, P Monaco, L Previtera. Cycloartane glucosides form Juncus effusus [J]. Phytochemistry. 1994, 37(2): 515-519.

[9] M Della Greca, A Fiorentino, P Monaco, et al. Cycloartane triterpenes from Juncus effusus [J]. Phytochemistry, 1994, 35(4): 1017-1022.

[10] 李红霞, 钟芳芳, 陈玉, 等. 灯心草抗菌活性成分的研究 [J]. 华中师范大学学报 (自然科学版), 2006, 2(40): 205-208.

148.灯盏细辛　Erigerontis Herba

【来源】本品为菊科植物短葶飞蓬 *Erigeron breviscapus*(Vant.) Hand.-Mazz. 的干燥全草。

【性能】辛、微苦, 温。活血通络止痛, 祛风散寒。

【化学成分】本品含有黄酮类、甾醇及其苷类、香豆素类等化学成分。

黄酮类成分 : 芹菜素 (apigenin)、车前黄酮苷 (plantaginin)、芹菜素 -7-*O*- 葡萄糖醛酸苷的混合物命名为灯盏花素 (breviscapine)、4′,5,6,7- 四羟基黄酮 -7-*O*-*β*-D- 吡喃葡萄糖醛酸甲酯苷 (4′,5,6,7-tetrahydroxyflavone-7-*O*-*β*-D-methyl ester glucuronopyranoside)、大波斯菊苷 (cosmosiin)

[1]、高山黄芩素 (scutellarein)、灯盏乙素或野黄芩苷 (scutellarin)[1,2]、芹菜素 -7-O- 葡萄糖醛酸苷 (灯盏花甲素)(apigenin-7-O-glucuronide)[1,3]、灯盏细辛苷 (erigeroside)[1,4]、洋芹素 (celereoin)、3- 羟基黄芩素 (3-hydroxy baicalein)、木犀草素 (luteolin)[2]、芹菜素 -7-β-D- 葡萄糖苷 (apigenin-7-β-D-glucoside)[3]、芹菜素 -7-O-β-D- 葡萄糖苷 (apigenin-7-O-β-D-glucoside)、5,6,4′- 三羟基黄酮 -7-O- 吡喃葡萄糖醛酸乙酯 (5,6,4′-trihydroxyflavone-7-O-ethylglucuronopyranosyl)[5-12]、4′- 羟基黄芩素 -7-O-β-D- 吡喃葡萄糖苷 (4′-hydroxybaicalein-7-O-β-D-glucopyranoside)[3,10]、七叶树苷 (esculin)[4]、4,5,6- 三羟基黄酮 -7 葡萄糖醛酸苷 [4,5,6-trihydroxyflavone-7-glucuronide][8]、芹菜素 -7-O-D- 葡萄醛酸苷 (甲素)(apigenin-7-O-D- glucuronide)、5,4′- 二羟基黄酮 -7-O-β-D- 葡萄糖醛酸丁酯 (5,4′-dihydroxyflavone-7-O-β-D-butylglucuronyl)[10]、槲皮素 (quercetin)[11,14]、山柰酚 (kaempferol)[12,14]、野黄芩苷甲酯 (scutellarinmethylester)[13]、3,5,6,4′- 四羟基 -7- 甲氧基黄酮 (3,5,6,4′-tetrahydroxy-7-methoxyl flavone)、黄芩素 (baicalein)[17]、飞蓬双糖苷 (erigerobioside)[19]、槲皮素 -3-O-β-D- 葡萄糖苷 (quercetin-3-O-β-D-glucoside)、5,7- 二羟基色原酮 (5,7-dihydroxychromone)、6,7- 二甲醇基 - 二氢 - 茚 -2- 酮 (2H-inden-2-one dihydro-6,7-bis-hydroxymethyl)。

甾醇及其苷类成分 : 豆甾醇 -D- 葡萄糖苷 (stigmasterol-D-glucoside)[2]、豆甾醇 (stigmasterol)[2,7]、胡萝卜苷 (daucosterol)[5]、麦角甾 -7,22- 二烯 -3- 酮 (ergosta-7,22-dien-3-one)[6,10]、豆甾醇 -3-O-β-D- 吡喃葡萄糖苷 (stigmasterol-3-O-β-D-glucopyranoside)、β- 谷甾醇 (β-sitosterol)[7]。

香豆素类成分 :6- 甲氧基香豆素 -7-O-β-D- 吡喃葡萄糖苷 (6-methoxycoumarin-7-O-β-D-glucopyranoside)[4]、东莨菪素 (scopolin)[10,11]、莨菪亭 (gelseminic acid)、异莨菪亭 (iso-scopoletin)[15]、柚皮素 (naringenin)。

木脂素类成分 : (+)- 丁香树酯酚 -O-β-D- 吡喃葡萄糖苷 [(+)-syringaresinol-O-β-D-glucopyranoside][13]。

萜类成分 : 表木栓醇 (epi-friedelinol)[2]、木栓酮 (friedelin)、木栓醇 (friedelinol)[6]、木栓烷 (friedelane)[15]。

酚酸的苷类成分 :3,5- 二甲氧基 -4- 羟基苯甲酸 -7-O-β-D- 吡喃葡萄糖苷 (3,5-dimethoxy-4-hydroxybenzoic acid-7-O-β-D-glucopyranoside)[4]、1-(2′-γ- 吡喃酮)-6- 咖啡酰基 -α-D- 吡喃葡萄糖苷 [1-(2′-γ-pyrones)-6-caffeoyl-α-D-glucopyranoside]、1-2′-γ- 吡喃酮 -6- 咖啡酰基 -α-D- 吡喃葡萄糖苷 (1-2′-γ-phranone-6-caffeoyl-α-D-pyranoglucoside)[8]。

有机酸及酯类成分 : 焦炔康酸 (pyromeconic acid)[1]、咖啡酸 (caffeicacid)[4]、3,4- 二羟基苯甲酸 (3,4-dihydroxyhenzoic acid)、(3,5-O- 二咖啡酰) 奎宁酸甲酯 [(3,5-O-dicoffeoyl)quinic acid methyl ester]、(3,4-O- 二咖啡酰) 奎宁酸甲酯 [(3,4-O-dicoffeoyl)quinic acid methyl ester]、飞蓬酯 A (erigoster A) [5]、正四十五酸 (n-penta tetracontanoic acid)[6]、3,4- 二羟基肉桂酸 (3,4-dihydroxy-cinnamicacid)[7]、4-O- 咖啡酰基 - 奎宁酸甲酯 (4-O-methyl-caffeoylquinate)、5-O- 咖啡酰基 - 奎宁酸甲酯 (5-O-methyl-caffeoylquinate)[9]、3-O- 咖啡酰基 - 奎宁酸 (3-O-caffeoyl-quinicacid)[11]、3,5- 二甲氧基 -4- 羟基苯甲酸 (3,5-dimethoxy-4-hydroxy benzoic acid)、对羟基苯甲酸 (p-hydroxybenzoicacid)[14]、咖啡酸乙酯 (ethyl caffeate)[15]、对甲氧基肉桂酸 (p-methoxycinnamicacid)、咖啡酸甲酯 (methyl caffeate)[16]、1,4- 二羟基 -(3R,5R)- 二 - 咖啡酰基环己甲酸甲酯 [1,4-dihydroxy-(3R,5R)-di-caffeacylmethyl cyclohexanecarboxylate]、(1R,3R)- 二羟基 -(4S,5R)- 二咖啡酰基环己甲酸甲酯 [(1R,3R)-dihydroxy-(4S,5R)-dicaffeacylmethyl cyclohexanecarboxylate][18]、3-O- 咖啡酰 -γ- 奎宁内酯 (3-O-caffeoyl-γ-quinide)、3,5- 二 -O- 咖啡酰奎宁酸 (3,5-di-O-caffeoylquinic acid)、3,4- 二 -O- 咖啡酰奎宁酸 (3,4-di-O-caffeoylquinicacid)、4,5- 二 -O- 咖啡酰奎宁酸 (4,5-di-O-caffeoylquinicacid)、1,3- 二 -O- 咖啡酰奎宁酸 (1,3-di-O-caffeoylquinicacid)、1,5- 二 -O- 咖啡酰奎宁酸 (1,5-di-O-caffeoylquinicacid)、3-O- 咖啡酰奎宁酸 (3- O-caffeoylquinicacid)、4-O- 咖啡酰奎宁酸 (4- O-caffeoylquinicacid)、绿原酸 (chlorogenic acid)[19,20,21]。

其他：正三十四醇 (*n*-tetratriacontylol)、木糖醛酮 (xylosone)[2]、α- 甲氧基 -γ- 吡喃酮 (α-methoxy-γ-pyranone)[7]、1- 羟 基 -2,3,5- 三 甲 氧 基 氧 杂 蒽 酮 (1-hydroxy-2,3,5-trimethoxy xanthone)[8]、丁二酸酐 (succinyloxide)[10,11]。

【药典检测成分】2015 版《中国药典》规定，本品照高效液相色谱法测定，按干燥品计算，含野黄芩苷不得少于 0.30%。

参考文献

[1] 国家中医药管理局《中华本草》编委会. 中华本草：第 7 册 6866 [M]. 上海：上海科学技术出版社，1999：827-830.

[2] 胡昌奇，张德成，华云，等. 灯盏花化学成分的研究 II [J]. 中草药，1985，16(10)：12.

[3] 张静，杨文宇，张艺，等. 灯盏细辛化学成分及视神经保护活性成分的研究 [J]. 中国药学杂志，2006，22(41)：1695-1697.

[4] 张人伟，张元玲，王杰生，等. 灯盏花黄酮类成分的分离鉴定 [J]. 中草药，1988，19(5)：199-201

[5] 张卫东，陈万生，孔德云，等. 灯盏细辛化学成分的研究 [J]. 中国药学杂志，2000，8(35)：514-516.

[6] 张卫东，陈万生，王永红，等. 灯盏细辛化学成分的研究（II）[J]. 中国药学杂志，2001，36(4)：233-235.

[7] 张举成，任驰，肖兰英. 灯盏花的研究进展 [J]. 红河学院学报，2005，6(3)：28-29.

[8] 张卫东，陈万生，王永红，等. 灯盏花中两个新化合物的分离和鉴定 [J]. 中草药，2001，32(10)：577-579

[9] 黄洪波，包文芳，杨芳芳，等. 灯盏花的化学成分研究 [J]. 沈阳药科大学学报，2001，18(4)：266-267.

[10] 陈斌，李伯刚，张国林. 灯盏花中的糖苷 [J]. 植物学报，2001，44(3)：344-348.

[11] 张卫东，陈万生，王永红，等. 灯盏花黄酮苷化学成分的研究 [J]，中草药，2000，31(8)：565-566.

[12] 胡昌奇，张德成，李程. 灯盏花中一种新的吡喃酮苷 [J]. 上海医科大学学报，1987，14(3)：182-183.

[13] 张卫东，陈万生，孔德云，等. 中药灯盏细辛化学成分的研究（II）[J]. 第二军医大学学报，2000，10(21)：914-916.

[14] 岳建民，赵勤实，林中文，等. 灯盏细辛中酚类化合物的研究 [J]. 植物学报，2000，42(3)：311-315.

[15] 张卫东，陈万生，孔德云，等. 中药灯盏细辛化学成分的研究（I）[J]. 第二军医大学学报，2000，2(21)：143-145.

[16] 张卫东，孔德云，李惠庭，等. 灯盏花的化学成分研究（I）[J]. 中国医药工业杂志，1998，29(11)：498-500.

[17] 张卫东，HA. Thi Bang Tam，陈万生，等. 中药灯盏细辛中酚酸类化合物的结构与活性研究 [J]. 中国药学杂志，2002，8(37)：579-582.

[18] 张卫东，孔德云，李惠庭，等. 灯盏花的化学成分研究（III）[J]. 中国医药工业杂志，2000，31(8)：347-348.

[19] 张卫东，孔德云，李惠庭，等. 灯盏花的化学成分研究（II）[J]. 中国医药工业杂志，1998，29(12)：554-555.

[20] 李菁，于德泉. 灯盏花化学成分研究 [J]. 中国中药杂志，2011，36(11)：1458-1462.

[21] 徐文晖，梁倩. 短莛飞蓬挥发油化学成分的研究 [J]. 北方园艺，2012，(08)：183-184.

149. 安息香　　Benzoinum

【来源】本品为安息香科植物白花树 *Styrax tonkinensis*(Pierre)Craib ex Hart. 的干燥树脂。

【性能】辛、苦，平。开窍醒神，行气活血，止痛。

【化学成分】本品含挥发油、三萜类、有机酸及酯类等化学成分。

挥发油类成分：苏合香素 (styracin)、桂皮酸苯丙醇酯 (phenylpropyl cinnamate)[1]、香草醛 (vanillin)[1,2]、反式 -[四氢 -2-(4- 羟基 -3- 甲氧基)-5- 氧代呋喃 -3- 基] 甲基苯甲酸酯 {*trans*-[tetrahydro-2-(4-hydroxyl-3-methoxy)-5-oxofur-furan-3-yl]methylbenzoate}、4-[(*E*)-3- 乙 氧 基 丙 烯 -1- 基]-2- 甲氧基苯酚 {4-[(*E*)-3-ethoxypropene-1-yl]-2-methoxyphenol}[2]、去氢双香草醛 (dehydrodivanillin)、香草酸 (vanillic acid)[2]、松柏醛 (coniferylaldehyde)[2,3]、4-［(*E*)-3- 乙氧基丙 -1- 烯基]-2- 甲氧基苯酚 {4-［(*E*)-3-ethoxypropenyl］-2-methoxyphenol}、松柏醛 (coniferyl aldehyde)。

三萜类成分：6β- 羟基 -3- 氧代 -11α,12α- 环氧齐墩果 -28,13β- 内酯 (6β-hydroxy-3-oxo-11α,12α-epoxyolea-28,13β-lactone)[3]、3β,6β- 二羟基 -11α,12α- 环氧齐墩果 -28,13β- 交酯 (3β,6βdihydroxy-11α,12α-epoxyolean-28,13β-olide)、3β- 羟 基 -12- 氧 代 -13Hα- 齐 墩 果 -28,19β- 交 酯 (3β-hydroxy-12-oxo-13Hα-olea-28,19β-olide)、3β,6β- 二羟基 -11- 氧代 - 齐墩果 -12- 烯 -28- 酸 (3β,6β-dihydroxy-11-oxo-olea-12-en-28-acid)[4]、19α- 羟 基 -3- 氧 代 齐 墩 果 -12- 烯 -28- 酸 (19α-hydroxy-3-oxo-olea-12-en-28-acid)[5]、6β- 羟基 -3- 氧代齐墩果 -12- 烯 -28- 酸 (6β-hydroxy-3-oxo-olea-12-en-28-acid)[6,8]、齐墩果酸 (oleanolic acid)[7,8]。

有机酸及酯类成分 :3- 苯甲酰泰国树脂酸酯 (3-benzoyl siaresinolic acid)、苯甲酸松柏酯 (coniferylbenzoate)[1]、苯甲酸 (benzoic acid)[1,8]、3-(4- 羟基 -3- 甲氧基苯基)-2- 氧代丙基苯甲酸 酯 [3-(4-hydroxy-3-methoxyphenyl)-2-oxopropylbenzoate][2,3]、泰国树脂酸 (siaresinolic acid)[5,8]、 苏门答腊树脂酸 (sumaresinolic acid)[7,8]。

【药典检测成分】2015 版《中国药典》规定,本品照高效液相色谱法测定,含总香脂酸以苯甲 酸计,不得少于 27.0%。

参考文献

[1] 国家中医药管理局《中华本草》编委会. 中华本草 : 第 6 册 5440 [M]. 上海 : 上海科学技术出版社, 1999 : 144-146.

[2] 王峰, 华会明, 卞笑, 等. 安息香中的芳香类化合物 [C]. 第八届全国中药和天然药物学术研讨会与第五届全国药用 植物和植物药学学术研讨会论文集, 2005 : 69.

[3] J. JakuPovie, C. Zdero. Sesquiterpene glyeosides and other constituenis from Osteospermum species [J]. Phytochemistry, 1983, 22(3) : 782-3.

[4] 王峰. 安息香和乳香化学成分及抗肿瘤活性研究 [C]. 沈阳药科大学博士学位论文, 2007 : 13-43.

[5] Kayoko Amimoto, Kazuko Yoshikawa, Shigenobu Arlhara. Triterpenoid saponins of aquifoliaeeous plants [J]. Chem Pharm Bull, 1993, 41(l) : 77-80.

[6] Nargis Akhtar, Abdul Malik. Oleanene type tritorpenes from plumeria rubra [J]. Phytochemistry, 1993, 32(6) : 1523-1525.

[7] Shashi B. Mahato and Asish P. Kundu. 13C NMR spectra of pentacyelic triterpenoids-a complication and some salient features [J]. Phytochemistry, 1994, 37(6) : 1517-1575.

[8] 王峰, 方振峰. 安息香化学成分研究 [J]. 中国实验方剂学杂志, 2012, 18(17) : 89-91.

150. 防己　Stephaniae Tetrandrae Radix

【来源】本品为防己科植物粉防己 *Stephania tetrandra* S.Moore 的干燥根。

【性能】苦,寒。祛风止痛,利水消肿。

【化学成分】本品主要含生物碱类、甾醇类的化学成分。

生物碱类成分 : 马兜铃酸 (aristolochic acid)、尿囊素 (allantoin)、马兜铃内酰胺 (aristololactam) [1]、去甲基粉防己碱即防己诺林碱 (fangchinoline)、小檗胺 (berbamine)、轮环藤酚碱 (cyclanoline)、 木兰花碱 (magnoflorine)、粉防己碱 (tetrandrine)[2]。

甾醇类成分 :β- 谷甾醇 (β-sitosterol)[1]。

【药典检测成分】2015 版《中国药典》规定,本品照高效液相色谱法测定,按干燥品计算,含 粉防己碱和防己诺林碱的总量不得少于 1.6%。

参考文献

[1] 国家中医药管理局《中华本草》编委会. 中华本草 : 第 3 册 2069 [M]. 上海 : 上海科学技术出版社, 1999 : 470-471.

[2] 杨晖. 防己及伪品的理化鉴别 [J]. 海峡药学, 2007, 19(6) : 76-77.

151.防风　Saposhnikoviae Radix

【来源】本品为伞形科植物防风 *Saposhnikovia divaricata*(Turcz.)Schis-chk. 的干燥根。

【性能】辛、甘，微温。祛风解表，胜湿止痛，止痉。

【化学成分】本品含挥发油类、黄酮类、香豆素类等化学成分。

挥发油类成分：辛醛 (octanal)、7- 辛烯 -4- 醇 (7-octene-4-ol)、壬醛 (nonanal)、β- 桉叶醇 (β-eudesmol)[1]、β- 甜没药烯 (β-bisabolence)、n- 己醛 (n-hexanal)、花侧柏烯或叩巴萜 (cuparene)[1,2]、γ- 荜澄茄烯 (γ-cadinene)、δ- 荜澄茄烯 (δ-cadinene)、α- 白菖考烯 (α-calacorene)、β- 白菖考烯 (β-calacorene)、二氢白菖考烯 (calamenene)、乙酸龙脑酯 (bornyl acetate)、反 - 石竹烯 (trans-caryo-phyllene)、β- 姜黄烯 (β-curcumene)、E,Z-2,4- 癸二烯醛 (E,Z-2,4-decadienal)、E,E-2,4- 癸二烯醛 (E,E-2,4-decadienal)、癸醛 (decanal)、反 -2- 癸烯醛 (trans-2-decenal)、癸酸 (decanoic acid)、2- 癸酮 (2-decanone)、邻苯二甲酸二丁酯 (dibutylphthalate)、十二醛 (dodecanal)、十二酸 (dodecanoic acid)、(±) 吉诺米烯 [(±)-gymnomitrene]、甲基丁香酚 (methyleugenol)、十六酸甲酯 (methyl hexadecanoate)、9,12- 十八碳二烯酸甲酯 (9,12- octadecadienoic acid methyl ester)、壬酸 (nonanoic acid)、2- 壬酮 (2-nonanone)、2- 壬烯醛 (2-nonenal)、9,12- 十八碳二烯酸 (9,12-octadecadienoic acid)、十八酸 (octadecanoic acid)、油酸 (9-octadecenoic acid)、辛酸 (octanoic acid)、1- 辛醇 (1-octanol)、反 -2- 辛烯醛 (trans-2-octenal)、1- 辛烯 -3- 醇 (1-octene-3-ol)、新蛇床内酯 (neocnidilide)、庚醛 (heptaldehyde)、n- 庚烷 (n-heptane)、庚酸 (heptanoic acid)、庚醇 (heptanol)、棕榈酸 (hexadecanoic acid)、己酸 (hexanoic acid)、1- 己醇 (1-hexanol)、十五酸 (pentadecanoic acid)、1- 戊醇 (1-pentanol)、2- 戊基呋喃 (2-pentylfuran)、β- 蒎烯 (β-pinene)、十四酸 (tetradecanoic acid)、2- 十一烯醛 (2-undecenal)[2]。

黄酮类成分：汉黄芩素 (wogonin)、undulatoside[3]、clemiscosin A[4]。

香豆素类成分：珊瑚菜素 (phellopterin)、补骨脂素 (psoralen)[1]、德尔妥因或石防风素 (deltoin)、花椒毒素 (xanthotoxin)[1,3,5]、香柑内酯 (bergapten)[1,3,5]、欧前胡内酯 (imperatorin)、印度榅桲素或异紫花前胡内酯 (marmesine)[1,5]、川白芷内酯 (anomalin)、东莨菪素 (scopoletin)[1,5]、异紫花前胡苷 (marmeinen)[3,5]、紫花前胡苷元 (nodakenetin)[3-5]、5- 羟基 -8- 甲氧基补骨脂素 (5-hydroxy-8-methoxypsoralen)[4]、欧前胡素 (imperatorin)、紫花前胡素 (decursin)、5- 甲氧基 -7-(3,3- 二甲基烯丙氧基) 香豆素 [5-methoxy-7-(3,3-dimethylallyloxy)coumarin]、紫花前胡醇当归酰酯 (decursinolangelate)、花椒毒酚 (xanthotoxin)[6]、防风灵 (sapodivarin)[7]。

色原酮类成分：防风色酮醇 (ledebouriellol)、4'-O- 葡萄糖基 -5-O- 甲基维斯阿米醇苷 (4'-O-glucosyl-5-O-methylvisamminol)[1]、5-O- 甲基维斯阿米醇苷 (5-O-methylvisamminol)、亥茅酚 (hamaudol)[1,3,6]、升麻素 (cimifugin)[1,3,4,6]、3'-O- 乙酰亥茅酚 (3'-O-acetylhamaudol)[1,3,5,6]、亥茅酚苷 (sec-O-glucosylhamaudol)[1,3-5,6]、升麻素苷 (prim-O-glucosylcimifugin)[1,4]、3'-O- 当归酰亥茅酚 (3'-O-angeloylhamaudol)[4]、防风色原酮 (lede bouriellol)、5-O- 甲基维斯阿米醇苷 (4'-O-β-D-glucosyl-5-O-methylvis-amminol)、升麻苷 (prim-O-glucosylcimifugin)[7]。

酚、酸类成分：香草酸 (vanillic acid)[1,8]、丁烯二酸 (2-butene diacid)、4- 羟基 -3- 甲氧基苯甲酸 (4-hydroxy-3-methoxybenzoic acid)[3]、木蜡酸 (lignoceric acid)[9]、二十五烷酸 (pentacosaneacid)[6]。

甾醇类成分：胡萝卜苷 (daucosterol)、β- 谷甾醇 -β-D- 葡萄糖苷 (β-sitosterol-β-D-glucoside)[1]、β- 谷甾醇 (β-sitosterol)[1,3,4]。

炔醇类成分:(8E)- 十七碳 -1,8- 二烯 -4,6- 二炔 -3,10- 二醇 [(8E)-heptadeca-1,8-diene-4,6-diyn-3,10-diol][1]、人参炔醇 (panaxynol)、镰叶芹二醇 (falcarindiol)[1,10]、(8Z)-1,8- 二烯 -4,6- 二炔 -

十七碳 -3,10- 二醇 [(8Z)-heptadeca-1,8-diene-4,6-diyn-3,10-diol][10]。

　　糖类成分：防风酸性多糖 A(saposhnikovan A)、防风酸性多糖 C(saposhnikovan C)[1]、D- 甘露糖 (D-mannose)[3]、蔗糖 (cane sugar)[4]。

　　其他：甘露醇 (mannitol)[1]、腺苷 (adenosine)[3,4]、防风嘧啶 (fangfengalpyrimidine)[4]、杨芽黄素 (tectochrysin)[7]。

【药典检测成分】2015 版《中国药典》规定，本品照高效液相色谱法测定，按干燥品计算，含升麻素苷和 5-O- 甲基维斯阿米醇苷的总量不得少于 0.24%。

参考文献

［1］国家中医药管理局《中华本草》编委会. 中华本草：第 5 册 5218 [M]. 上海：上海科学技术出版社，1999：1026-1030.

［2］吉力，潘炯光，杨健，等. 防风、水防风、云防风和川防风挥发油的 GC-MS 分析 [J]. 中国中药杂志，1999，24(11)：678-680.

［3］肖永庆，李丽，杨滨，等. 防风化学成分研究 [J]. 中国中药杂志，2001，26(2)：117.

［4］姜艳艳，刘斌，石任兵，等. 防风化学成分的分离与结构鉴定 [J]. 药学学报，2007，42(5)：505-510.

［5］高咏莉. 生药防风的化学成分与药理作用研究进展 [J]. 山西医科大学学报，2004，2(35)：216-218.

［6］赵博，杨鑫宝，杨秀伟，等. 防风化学成分的研究 [J]. 中国中药杂志，2010，35(12)：1569-1572.

［7］赵博，杨鑫宝，杨秀伟，等. 防风灵——防风中 1 个新的香豆素类化合物 [J]. 中国中药杂志，2010，35(11)：1418-1420.

［8］Dean Guo，et al. Journal of chinese pharmaceutical science，1992，1(2)：81.

［9］丁安荣，王奇志，李淑莉，等. 关防风化学成分的研究 [J]. 中草药，1987，18(6)：7.

［10］小林弘美. 防风的化学成分研究与药理作用 [J]. 生药学杂志，1983，37(2)：76.

152.红大戟　Knoxiae Radix

【来源】本品为茜草科植物红大戟 *Knoxia valerianoides* Thorel et Pitard 的干燥块根。

【性能】苦，寒；有小毒。泻水逐饮，消肿散结。

【化学成分】本品主要含蒽醌类等化学成分。

　　蒽醌类成分：虎刺醛 (damnacanthal)、3- 羟基巴戟醌 (3-hydroxymorindone)、1,3,5,6- 四羟基 -2- 甲基蒽醌 (1,3,5,6-tetrahydroxy-2-methylanthraquinone)[1]、1,3- 二羟基 -2- 甲基蒽醌 (1,3-dihydroxy-2-methyl-anthraquinone) 即甲基异茜草素 (rubiadin)、红大戟素 (knoxiadin) 即 1,3,5- 三羟基 -2- 甲基 -6- 甲氧基蒽醌 (1,3,5-trihydroxy-2-methyl-6-methoxylanthraquinone) [1,2]、1,3,6- 三羟基 -5- 乙氧甲基蒽醌 (1,3,6-trihydroxy-5-ethoxylmethylanthraquinone)[2]、去甲虎刺醛 (nordamnacanthal)、1,3- 二羟基 -2- 乙氧甲基 -9,10- 蒽醌 (ibericin)、虎刺醇 (damnacanthol)、1,3,5- 三羟基 -2- 乙氧甲基 -6- 甲氧基 -9,10- 蒽醌 (2-ethoxy-methylknoxiavaledin)、1,3,5- 三羟基 -2- 甲酰基 -6- 甲氧基 -9,10- 蒽醌 (2-formyl knoxiavaledin)、芦西定 (lucidin)、异茜草素 (xanthopurpurin)、1,3- 二羟基 -2- 甲氧基 -9,10- 蒽醌 (3-dihydroxy-2-methoxy-9,10-anthraquinone)、1,3- 二羟基 -2- 甲氧甲基 -9,10- 蒽醌 (lucidin-methylether)、1- 羟基 -2- 羟甲基 -9,10- 蒽醌 (digiferrginol)、3- 羟基 -2- 甲基 -9,10- 蒽醌 (3-hydroxy-2-methyl-9,10-anthraquinone)、3- 羟基 -1- 甲氧基 -2- 甲基 -9,10- 蒽醌 (rubiadin-1-methyl ether)、1,3- 二羟基 -2- 乙氧甲基 -6- 甲氧基 -9,10- 蒽醌 (6-methoxylucidin-ethyl ether)、1,3,6- 三羟基 -2- 甲基 -9,10- 蒽醌 (1,3,6-trihydroxy-2-methyl-9,10-anthraquinone)、1,3- 二羟基 -2- 羟甲基 -6- 甲氧基 -9,10- 蒽醌 (1,3-dihydroxy-2-hydroxy methyl-6-methoxy-9,10-anthraquinone)、1,3,6- 三羟基 -2- 甲氧甲基 -9,10- 蒽醌 (1,3,6-thrihydroxy-2-methoxy methyl-9,10-anthraquinone)、3,6- 二羟基 -2- 羟甲基 -9,10- 蒽醌 (3,6-dihydroxy-2-hydroxy methyl-9,10-anthraquinone)、1,6- 二羟基 -2- 甲基 -9,10-

蒽醌 (1,6-dihydroxy-2-methyl-9,10-anthraquinone)[3]。

三萜类成分：红大戟酸 A(knoxivalic acid A)、乌苏酸 (ursolioc acid)、齐墩果酸 (oleanolic acid)、3β,19α- 二羟基 -2- 氧 - 乌苏 -12- 烯 -28- 酸 (2-oxopomolic acid)、坡模酸 (pomolic acid)、马斯里酸 (maslinic acid)、3β,19α,24- 三羟基 - 乌苏 -12- 烯 -28- 酸 (rotungenic acid)、委陵菜酸 (tormentic acid)、救必应酸 -3,23- 缩丙酮 (rotundic acid-3,23-aceto nide)、2α,3β,19α,23- 四羟基 - 齐墩果 -12- 烯 -28- 酸 (arjungenin)、2α,3β,19α,23- 四羟基 - 乌苏 -12- 烯 -28- 酸 (2α,3β,19α,23-tetrahydroxy-urs-12-en-28-oic acid)[4]。

其他：丁香酸 (syringic acid)[1,5]、(24R)-24- 豆甾 -4,22- 二烯 -3- 酮［(24R)-24-ethylcholesta-4,22-dien-3-one］、(24R)-24- 豆甾 -4- 烯 -3- 酮 (3-oxo-4-en-sitosterone)、(24R)-24- 豆甾 -3β- 羟基 -5,22- 二烯 -7- 酮 (7-oxostigmasterol)、(24R)-24- 豆甾 -3β- 羟基 -5- 烯 -7- 酮 (7-oxo-β-sitosterol)、桉脂素 (eudesmin)、刺五加酮 (ciwujiatone)、8- 甲氧基异欧前胡素 (cnidilin)、5- 羟甲基呋喃醛 (5-hydroxymethylenefural)、3- 羟基 -4- 甲氧基苯甲酸 (3-hydroxy-4-methoxybenzoic acid)、苯甲酸 (benzoic acid)、2- 羟基 -5- 甲氧基 - 苯丙烯醛 (2-hydroxy-5-methxoycinnamaldehydes)[4,6]。

【药典检测成分】2015 版《中国药典》规定，本品照高效液相色谱法测定，按干燥品计算，含 3- 羟基巴戟醌不得少于 0.030%，含芦西定应为 0.040% ~ 0.15%。

参考文献

[1] 王雪芬，陈家源，卢文杰. 红芽大戟化学成分的研究 [J]. 药学学报，1985，8(20)：615-618.

[2] 袁珊琴，赵毅民. 红芽大戟的化学成分 [J]. 药学学报，2006，8(41)：735-737.

[3] 赵峰，王素娟，吴秀丽，等. 红大戟中的蒽醌类化学成分 [J]. 中国中药杂志，2011，36(21)：2980-2986.

[4] 赵峰，王素娟，吴秀丽，等. 红大戟中的非蒽醌类化学成分 [J]. 中国中药杂志，2012，37(14)：2092-2099.

[5] 国家中医药管理局《中华本草》编委会. 中华本草：第 6 册 5795 [M]. 上海：上海科学技术出版社，1999：444-445.

[6] 赵峰，马丽，孙居锋，等. 红大戟中的 1 个新降碳三萜 [J]. 中草药，2014，45(1)：28-30.

153.红花　Carthami Flos

【来源】本品为菊科植物红花 *Carthamus tinctorius* L. 的干燥花。

【性能】辛，温。活血通经，散瘀止痛。

【化学成分】本品含黄酮类、挥发油类、萜类及其苷类等化学成分。

黄酮类成分：马鞭草烯酮 (verbenone)[1]、红花黄色素 A(safflomin A)[1-4]、2′- 葡萄糖氧基 -3′,4,4′,6′- 四羟基查耳酮 (2′-glucosyloxy-3′,4,4′,6′-tetrahydroxy chalkone)[2]、芦丁 (rutin)[2,5,6]、槲皮素 (quercetin)[2,5-8]、槲皮素 -7-O- 葡萄糖苷 (quercetin-7-O-glucoside)[2,8]、山奈酚 -3-O- 芸香糖苷 (kaempferol-3-O-rutinoside)[2,5,9,10]、木犀草素 -7-O- 葡萄糖苷 (luteolin-7-O-glucoside)[1,11]、山奈酚 -3-O-β-D- 葡萄糖苷 (kaempferol-3-O-β-D-glucoside)[2,12,13]、槲皮素 -3-O- 半乳糖苷 (quercetin-3-O-galactoside)[3]、槲皮素 -3-O-β-D- 半乳糖苷 (quercetin-3-O-β-D-galactoside)[3,5]、黄芪苷 (astragaloside)[5]、羟基红花黄色素 A(hydroxysafflomin A,HS-YA)[5,12]、槲皮黄苷 (quercimeritrin)[5,16]、槲皮素苷 (quercitroside)、黄芩苷 (baicalin)、6- 羟基山奈酚 (6-hydroxykaempferol)[6]、山奈酚 (kaempferol)[6,14]、杨梅素 (myricetin)[7]、槲皮素 -3-O- 葡萄糖苷 (quercetin-3-O-glucoside)[8]、6- 羟基山奈酚 -7-O- 葡萄糖苷 (6-hydroxykaempferol-7-O-glucoside)[9]、6- 羟基山奈酚 -3-O-β-D- 葡萄糖苷 (6-hydroxykaempferol-3-O-β-D-glucoside)[9,12]、木犀草素 (luteoline)[11]、芹菜素 (apigenin)[12,14]、cartormin[12,15]、槲皮素 -6- 葡萄糖苷 (quercetin-6-glucoside)[13]、红花黄色素 B(safflomin B)[17]、反式 -1-(4′- 羟基苯基)- 丁 -1- 烯 -3- 酮［E-1-(4′-hydroxypheny)-but-1-en-3-one］。

挥发油类成分：丁香烯环氧化物 (caryophyllene epoxide)、丁香烯 (caryophyllene)、(E,E)-

2,4- 癸二烯醛 [(*E*,*E*)-2,4-decadienal]、*β*- 紫罗兰酮 (*β*-ionone)、(*E*)-*β*- 金合欢烯 [(*E*)-*β*-farnesene]、癸醛 (decanal)、松油烯 -4- 醇 (terpinene-4-ol)、月桂酸 (lauric acid)、*α*- 胡椒烯 (*α*-copaene)、壬醛 (nonanal)、葎草烯 (humulene)、*β*- 芹子烯 (*β*-selinene)、*δ*- 荜澄茄烯 (*δ*-cadinene)、花生酸 (arachidic acid)、乙酸乙酯 (ethylacetate)、*α*,*γ*- 二棕榈酸甘油酯 (*α*,*γ*-dipalmitin)、3- 甲基丁酸 -(*E*,*Z*)-2,8- 癸二烯 -4,6- 二炔 -1- 醇酯 [3-methylbutyrate(*E*,*Z*)-2,8-decadiene-4,6-diynyl-1-ol-ester]、3- 甲基丁酸 -4,6- 癸二炔 -1- 醇酯 (3-methylbutyrate-4,6-decadiynyl-1-ol-ester)、3- 甲基丁酸 -(*Z*)-8- 癸烯 -4,6- 二炔醇 -1- 酯 [3-methyl butyrate-(*Z*)-8-decene-4,6-diynyl-1-ester]、2- 甲基丁酸 (2-methyl butyric acid)、3- 甲基丁酸 (3-methyl butyric acid)、(*Z*,*Z*,*Z*)-1,8,11,14- 十七碳四烯 [(*Z*,*Z*,*Z*)-1,8-11,14-heptadecatetraene]、(*Z*,*Z*)-1,8,11- 十七碳三烯 [(*Z*,*Z*)-1,8,11-heptadecatriene]、1- 十七碳烯 (1-heptadecene)、1- 十六碳烯 (1-hexadecylene)、2- 己醇 (2-hexanol)、3- 己醇 (3-hexanol)、乙苯 (ethylbenzene)、1- 十五碳烯 (1-pentadecene)、1- 戊烯 -3- 醇 (pent-1-en-3-ol)、苯乙醛 (phenylacetal-dehyde)、苯 (benzene)、1,3,5,11- 十三碳四烯 -7,9- 二炔 (1,3,5,11-tridecatetraene-7,9-diyne)、(*E*)-1,11- 十三碳二烯 -3,5,7,9- 四炔 [(*E*)-1,11-tridecadiene-3,5,7,9-tetrayne]、(*Z*)-1,11-十三碳二烯 -3,5,7,9- 四炔 [(*Z*)-1,11-tridecadiene-3,5,7,9-tetrayne]、(*Z*,*Z*)-1,3,11- 十三碳三烯 -5,7,9-三炔 [(*Z*,*Z*)-1,3,11-tridecatriene-5,7,9-triyne]、(*E*,*Z*)-1,3,5- 十三碳三烯 -7,9-11- 三炔 [(E、Z)-1,3,5-tridecatriene-7,9,11-triyne]、(*E*,*E*)-1,3,5- 十三碳三烯 -7,9,11- 三炔 [(*E*,*E*)-1,3,5-tridecatriene-7,9,11-triyne]、1- 十三碳烯 -3,5,7,9,11- 五炔 (1-tridecene-3,5,7,9,11-pentayne)、1,2,3- 三甲氧基 -5-甲基苯 (1,2,3-trimethoxy-5-methylbenzene)、1- 十四碳烯 (1-tetradecene)、对 - 二甲苯 (*p*-xylene)、邻二甲苯 (*o*-xylene)[1]、油酸 (oleic acid)[1,2,4]、亚油酸 (linoleic acid)、肉豆蔻酸 (myristic acid)[1,2,4,5,16]、棕榈酸 (palmitic acid)[1,2,4,10,16]、二十九烷 (nonacosane)[1,5]、硬脂酸 (stearic acid)[1,10]、3(反)-十三碳 -1,3,11- 三烯 -5,7,9- 三炔 (3-*trans*-trideca-1,3,11-triene-5,7,9-triyne)、3(顺)H11(反)-十三碳 -1,3,11- 三烯 -5,7,9- 三炔 (3-*cis*-11-*trans*-trideca-1,2,11-triene-5,7,9-triyne)[5]、反 - 反 -3,11-十三烯 -5,7,9- 三炔 -1,2- 双醇 (*trans*-*trans*-3,11-tridecene-5,7,9-triyne -1,2-diol)、十六烷酸甘油酯 (hexadecylic acid glyceride)、反 -3- 十三烯 -5,7,9,11- 四炔 -1,2- 双醇 (*trans*-3-tridecene-5,7,9,11-tetro-yne-1,2-diol)[5,14]、异戊酸 (*iso*-pentoic acid)[10]、丁香苷 (syringin)[13]、丁香脂素 (syringaresinol)[18]、烷基二醇 (aldyldiol)[19]、*α*- 柏木烯 (*α*-cedrene)[20]、对羟基苯甲酸 (*p*-hydroxybenzcic acid)[20,22,23]。

萜类及其苷类成分 :4′-*O*- 二氢红花菜豆酸 -*β*-D- 葡萄糖苷甲酯 (4′-*O*-dihydro phaseic acid-*β*-D-glucoside methylester)、长寿花糖苷 (roseoside)[20]。

甾体类成分 :*β*- 谷甾醇 -3-*O*- 葡萄糖苷 (*β*-sitosterol-3-*O*-glucoside)[1,5]、豆甾醇 (stigmasterol)[1,18]、胆甾醇 (cholesterol)、9*β*,19- 环甾醇 (9*β*,19-cyclosterin)[1,10,18]、*β*- 谷甾醇 (*β*-sitosterol)[1,10,18,22,23]、Δ⁵- 甾醇 (Δ⁵-sterol)、Δ⁷- 甾醇 (Δ⁷-sterol)、15*α*,20*β*- 二羟基 -Δ⁴- 孕烯 -3- 酮 (15*α*,20*β*-dihydroxy-Δ⁴-pregnene-3-ketone)[2]、胡萝卜苷 (daucosterol)[14,19,23]、豆甾醇 -3-*O*-*β*-D- 吡喃葡萄糖苷 (stigmasterol-3-*O*-*β*-D- glucopyranoside)[23]。

苯丙素类成分 : 咖啡酸 (caffeicacid)、桂皮酸甲酯 (methyl cinnamate)[1]、对羟基桂皮酸 (*p*-hydroxycinnamic acid)[3,22,23]、阿魏酸 (ferulic acid)[3,19]、对羟基苯甲酰香豆酸酐 (*p*-hydroxy benzoyl-cumoric anhydride)[12]、绿原酸 (chlorogenic acid)、香豆酸 (coumaric acid)[12,14]、鹅掌楸树脂醇 A(lirioresinol A)[18]、木脂体 (lignan)[19]。

酚苷类成分 : 前红花苷 (precarthamin)[1]、红花苷或红花红色素 (carthamin)[1,19,21]、新红花苷 (neocarthamin)[2,5,22]、红花醌苷 (carthamone)[5,16]。

含氮化合物成分 : 多巴 (dopa)、苯并噻唑 (benzothiazole)[1]、2,3,4,9- 四羟基 -1- 甲基 -1-H- 吡啶并 [3,4-b] 吲哚 -3- 羧酸 {2,3,4,9-tetrahydro-1-methyl-1-H-pyrido[3,4-b]indole-3-carboxylic acid}[3]、5- 羟色胺 (5-HT)、核黄素 (lactoflavine)[19]、7,8- 二甲基吡啶 [2,3-g] 喹唑啉 -2,4-(1H,3H)-二酮 {7,8-dimethylpyrazino[2,3-g]quinazolin-2,4-(1H,3H)-dikeone}、赖氨酸 (lysine)[20]。

糖苷类成分 : *α*-D- 乙基米苏呋喃糖苷 (*α*-D-ethyllyxofuranoside)[3]、丙三醇 - 呋喃阿糖 - 吡喃葡萄糖苷 [propanetriol-*α*-L-arabinofuranosyl-(1 → 4)-*β*-D-glucopyranoside][18]、4-*O*-*β*-D- 吡喃

葡萄糖氧基苯甲酸 (4-*O*-*β*-D-glucopyranosyloxy-benzoic acid)[20]、(2*S*)-4′,5,6,7- 四羟基二氢黄酮 -6-*O*-*β*-D- 葡萄糖苷 [(2*S*)-4′,5,6,7-tetra-hydroxyflavanone-6-*O*-*β*-D- glucopyranoside] [22]。

核苷类成分 : 胸腺嘧啶 -2- 脱氧呋喃苷 (thymine-2-desoxyribofuranoside)[3]、核苷 (nucleoside)[19]、胸腺嘧啶 (thymine)[20]、腺嘌呤 (adenine)、尿嘧啶 (uracil)[20,22]。

糖类成分 : 阿拉伯糖 (arabinose)、甘露糖 (mannose)、木糖 (xylose)、鼠李糖 (rhamnose)[1]、半乳糖 (galactose)、葡萄糖 (glucose)[1,4]、苄基 -*O*-*β*-D- 吡喃葡萄糖苷 (benzyl-*O*-*β*-D-glucopyranoside)[18]。

其他 : 二氢猕猴桃内酯 (dihydroactinidiolide)、(*E*)-2- 己烯醛 [(*E*)-2-hexenal]、焦性儿茶酚 (pyrocatechol)[1]、蛋白质 (proteid)[4]、儿茶酚 (catechol)[12,14]、5- 羟甲基糠醛 (5-hydroxymethyl-2-furaldehyde)[18]、聚己炔 (poly-hexa-alkyne)[19]、3- 吲哚甲醛 (3-formylindole)、2- 乙酰基 -5- 羟甲基呋喃 (2-acetyl-5-hydroxy methylfuran)、对羟基苯乙酮 (4-hydroxy methyl)、5- 羟甲基糠醛 [5-(hydroxy methyl)2-furaldehyde] [23]。

【药典检测成分】2015 版《中国药典》规定 , 本品照高效液相色谱法测定 , 按干燥品计算 , 含羟基红花黄色素 A 不得少于 1.0%, 含山柰素不得少于 0.050%。

参考文献

[1] 国家中医药管理局《中华本草》编委会. 中华本草 : 第 7 册 6800 [M]. 上海 : 上海科学技术出版社, 1999 : 763-769.

[2] 常海涛, 韩宏星, 屠鹤飞, 等. 中药红花化学成分及药理作用 [J]. 国外医药 • 植物药分册, 1999, 5(14) : 201-203.

[3] 尹宏斌, 何直升, 叶阳. 红花化学成分的研究 [J]. 中草药, 2001, 9(32) : 776-778.

[4] 杨丽华, 张敏, 马春, 等. 红花的现代研究进展 [J]. 中国老年学杂志, 2007, 27(14) : 1429-1430.

[5] 肖培根, 等. 新编中药志 [M]. 北京 : 化学工业出版社, 2002. 689-954.

[6] KM M M N. et al. Flavonoids fron Carthamus tinctorirs flowers [J]. Planta Medica, 1992, 58 : 285.

[7] 金鸣, 王玉芹, 李家实, 等. 红花中黄酮醇类成分的分离和鉴定 [J]. 中草药, 2003, 34(4) : 306.

[8] 杭丽君, 唐寅轩. 中药红花的化学成分研究 [J]. 现代应用药学, 1995, 12(2) : 19220.

[9] 李艳梅, 车庆明. 红花化学成分的研究 [J]. 药学学报, 1998, 33(8) : 626.

[10] 张戈, 郭美丽, 张汉民, 等. 红花化学成分研究 (I) [J]. 第二军医大学学报, 2002, 23(1) : 1092110.

[11] Ismaillov N M, et al. Flavonoid and sterol composition of Carthamus tinctorius L [J]. Doklady AkAkademiya Nauk Azerbaidzhanskoi SSR, 1985, 41(3) : 61.

[12] 张戈, 郭美丽, 李颖, 等. 红花化学成分研究 (II) [J]. 第二军医大学学报, 2005, 29(26) : 220-221.

[13] 王若菁, 杨滨. 红花的化学成分及质量标准研究进展 [J]. 中国实验方剂学杂志, 2007, 5(13) : 65-69.

[14] 刘玉明, 杨峻山, 刘庆华. 红花化学成分研究 [J]. 中药材, 2005, 28(4) : 288-289.

[15] Yin H B. et al. A novel semi-qulone chalcone sharing a pyrrol ring Cglycoside from Carthmus tinctorius [J]. Tetrahedron Let, 2000, 41(12) : 1955.

[16] 万春平, 包照日格图, 却翎, 等. 红花的研究进展 [J]. 时珍国医国药, 2007, 11(18) : 2854-2855.

[17] Takahashi Y, Satio K, Yanagiya, et al. Chemical constitution of safflor yellow B, a quinochalcone C-glycoside from the flower petals of carthamus tinctorius L [J]. Tetrahedron Lett, 1984, 25(23) : 2471.

[18] 周玉枝, 陈欢, 乔莉, 等. 红花化学成分研究 [J]. 中国药物化学杂志, 2007, 6(17) : 380-382.

[19] 黄镜娟. 红花的研究进展 [J]. 淮海医药, 2007, 2.

[20] 姜建双, 夏鹏飞, 冯子明, 等. 红花化学成分研究 [J]. 中国中药杂志, 2008, 33(24) : 2911-2913.

[21] Kim J B, et al. Eficient purification and chemical structure identificaiton of carthamin from Carthamus tinctorius L [J]. Agric Chem Biotech, 1996, 39 : 501.

[22] Olaleye Olajide, 李珊珊, 刘海涛, 等. 红花的化学成分及 DPPH 自由基清除活性研究 [J]. 天然产物研究与开发, 2014, 26 : 60-63+32.

[23] 李晓峰, 胡晓菇, 戴忠, 等. 红花水提部位化学成分的研究 [J]. 中药材, 2012, 35(10) : 1616-1619.

154.红芪　Hedysari Radix

【来源】本品为豆科植物多序岩黄芪 *Hedysarum polybotrys* Hand.-Mazz. 的干燥根。

【性能】甘，微温。补气升阳，固表止汗，利水消肿，生津养血，行滞通痹，托毒排脓，敛疮生肌。

【化学成分】本品含黄酮类、挥发油、苯并呋喃类等化学成分。

　　黄酮类成分:3′,4′,3,5,7- 五羟基黄酮 (3′,4′,3,5,7-pentahydroxyflavone)、刺芒柄花素 (formononetin)[1]、3′,7- 二羟基 -4′- 甲氧基异黄酮 (3′,7-dihydroxy-4′-methoxy-*iso*-flavone)、芒柄花苷 (ononin)[1,2]、异苷草苷元 (*iso*-liquiritigenin)[1-3]、阿夫罗摩辛 (afromosin) 即 7- 羟基 -4′,6- 二甲氧基异黄酮 (7-hydroxy-4′,6-dimethyl-*iso*-flavone)、异槲皮素 (*iso*-quercitin)、山奈素 (kaempferide)、甘草素 (liquiritigenin)、槲皮素 (meletin)、金丝桃苷 (hyperin)、安妥苷 (antioside)[2]。

　　挥发油类成分:亚油酸甲酯 (methyl linoleate)、香草酸 (vanillic acid)、(−)- 驴食草酚 [(−)-vestitol]、2,6- 双叔丁基 -4- 甲基苯酚 (2,6-ditertbutyl -4-methylphenol)[1]。

　　苯并呋喃类成分:6- 羟基 -2-(2- 羟基 -4- 甲氧苯基)- 苯并呋喃 [6-hydroxy-2-(2-hydroxy-4-methoxyphenyl)-benzofuran]、5- 羟基 -2-(2- 羟基 -4- 甲氧苯基)-6- 甲氧基苯并呋喃 [5-hydroxy-2-(2-hydroxy-4-methoxy phenyl)-6-methoxybenzofuran][1,2]。

　　紫檀烷类成分:(−)-1,3- 二羟基 -9- 甲氧基紫檀烷 [(−)-1,3-dihydroxy-9-methoxypterocarpane][1]、L-3- 羟基 -9- 甲氧基紫檀烷 (L-3-hydroxy-9-methoxypterocapane)[2,4]。

　　有机酸及酯类成分:4- 甲氧基苯乙酸甲酯 (4-methoxyphenylacetic acid methylester)、二十四烷酸 (tetracosanoic acid)、硬脂酸甲酯 (methyl stearate)、阿魏酸烷 (基) 酯 (alkyl ferulate)、琥珀酸 (succinic acid)、3,4,5- 三甲氧基肉桂酸甲基酯 (3,4,5-trimethoxycinnamic acid methylester)[1]、3,4,5- 三甲氧基桂皮酸甲酯 (3,4,5-trimethoxycinnamate methylester)、阿魏酸木蜡醇酯或阿魏酸二十四醇酯 (lignocerylferulate)[1,2,4]、熊果酸或乌苏酸 (ursolic acid)[1,4]、硬脂酸 (stearic acid)[1,3,4]、棕榈酸甲酯 (methyl palmitate)、山嵛酸甲酯 (docosanoic acid methylester)、亚麻酸甲酯 (methyl linolenate)、正十五烷酸甲酯 (*n*-pentadecanoic acid methylester)、木蜡酸 (lignoceric acid)[4]。

　　氨基酸类成分:γ- 氨基丁酸 (γ-aminobutyric acid)[1,2]、谷氨酸 (aminoglutaminic acid)、精氨酸 (arginine)、胱氨酸 (cystine)、甘氨酸 (glycocine)、组氨酸 (histidine)、异亮氨酸 (*iso*-leucine)、亮氨酸 (leucine)、赖氨酸 (lysine)、蛋氨酸 (methionine)、苯丙氨酸 (phenylalanine)、脯氨酸 (proline)、丝氨酸 (serine)、苏氨酸 (threonine)、色氨酸 (tryptophane)、酪氨酸 (tyrosine)、缬氨酸 (valine)、天冬酰胺 (altheine)[5]、色氨酸 (tryptophane)[6]。

　　其他:1,7- 二羟基 -3,8- 二甲氧基呫吨酮 (1,7-dihydroxy-3,8-dimethoxyxanthone)[1]、β- 谷甾醇 (β-sitosterol)[1,4]、红芪多糖 (HPS)、镁 (Mg)、镉 (Gr)、铜 (Cu)、锡 (Sn)、磷 (P)、锰 (Mn)、锌 (Zn)、钙 (Ca)、铁 (Fe)、镍 (Ni)、钴 (Co)、汞 (Hg)[2]、双糖皂苷 (disaccharide saponin)、单糖皂苷 (glycose saponin)、蔗糖 (sucrose)[3]、大豆皂苷 Ⅱ 甲酯 (soyasaponin Ⅱ methyl ester)、大豆皂苷 Ⅰ (soyasaponin Ⅰ)、芒柄花苷 (ononin)、柚皮苷 (naringin)、下箴刺桐碱 (hypaphorine)[6]。

【药典检测成分】无。

参考文献

[1] 国家中医药管理局《中华本草》编委会. 中华本草:第 4 册 3216 [M]. 上海:上海科学技术出版社, 1999:520-523.

[2] 田宏印. 红芪化学成分的研究现状 [J]. 西北民族学院学报 (自然科学版). 1996, 1(17):89-91.

[3] 王锐, 陈耀祖. 红芪化学成分分析研究 [J]. 兰州大学学报. 1988, 3(24):46-50.

[4] 潘竞先, 刘薇, 卫东, 等. 红芪化学成分的研究 Ⅰ [J]. 北京医学院学报, 1984, 3(16):248-250.

[5] 韩平, 李小川. 黄芪与红芪中游离氨基酸成份分析 [J]. 川北医学院学报, 1977, 4(12):39-40.

[6] 刘毅, 张征, 张庆英, 等 . 红芪化学成分及其抗氧化活性研究 [J].中国药事, 2010, 24(6):543-545+549.

155.红豆蔻 Galangae Fructus

【来源】本品为姜科植物大高良姜 *Alpinia galanga* Willd. 的干燥成熟果实。

【性能】辛, 温。散寒燥湿, 醒脾消食。

【化学成分】本品主要含挥发油、醛类等化学成分。

黄酮类成分：(2*R*,3*S*)- 二氢高良醇 - 肉桂酸 [(2*R*,3*S*)-pinobaksin-3-cinnamate]、(2*R*,3*R*)- 二氢高良醇 - 肉桂酸 [(2*R*,3*R*)-pinobaksin-cinnamate]、乔松素 (pinocembrin)、短叶松素 (pinobaksin)、3-*O*- 乙酰基短叶松素 (3-*O*-acetylpinobaksin)、高良姜素 (galangin)、高良姜素 -3- 甲醚 (galangin-3-methylether)、华良姜素 (kumatakenin)、山奈酚 -3- 甲醚 (3-methylkaempferol)、(2*R*,3*R*)-3,5- 二羟基 -7- 甲氧基黄烷酮 [(2*R*,3*R*)-3,5-dibydroxy-7-methoxyflavanone] [1]。

挥发油类成分:*β*- 榄香烯 (*β*-elemene)、芳樟醇氧化物 (linalool oxide)、乙酸桂皮酯 (cinnamylacetate)、菖蒲烯 (calamene)、顺式 - 丁香烯 (*cis*-caryophyllene)、胡椒烯 (copaene)、正丁酸反式 -2- 己烯酯 (*trans*-2-hexenyl-*n*-butyrate)、*α*- 葎草烯 (*α*-humulene)、反式 -4- 甲氧基桂皮醇 (*trans*-4-methoxy cinnamonol)、(*E*)-6- 甲基 -3,5- 庚二烯 -2- 酮 [(*E*)-6-methyl-3,5-heptadien-2-one]、(*E*)-6- 甲基 -5- 庚烯 -2- 酮 [(*E*)-6-methyl-5-heptene-2-one]、壬醛 (*n*-nonanal)、橙花叔醇 (nerolidol)、2-(2- 丙烯基) 苯酚 [2-(2-propenyl)phenol]、*γ*- 衣兰油烯 (*γ*-muurolene)、乙酸正癸酯 (*n*-decylacetate)、辛酸 (octanoic acid)、乙酸正辛酯 (*n*-octylacetate)、正十五烷 (*n*-pentadecane)、丁香烯醇Ⅰ(caryophyllenolⅠ)、丁香烯醇Ⅱ(caryophyllenolⅡ)、荜澄茄烯 (cadinene)、荜澄茄烯醇 (cadinenol)、对 - 羟基桂皮醇 (*p*-hydroxycinnamaldehyde)、高良姜萜醛 A (galanal A) 和高良姜萜醛 B(galanal B)、消旋 -1′- 乙酰氧基胡椒酚乙酸酯 (DL-1′-acetoxychavicolacetate)、反式 -3,4- 二甲氧基桂皮醇 (*trans*-3,4-dimethoxy cinnamylol)、高良姜萜内酯 (galanolactone)、Δ³- 蒈烯 (Δ³-carene)、丁香烯氧化物或石竹烯氧化物 (caryophylleneoxide)[2]、*α*- 香柑油烯或 *α*- 佛手柑油烯 (*α*-bergamotene)、1,8- 桉叶素 (1,8-cineole)、*β*- 甜没药烯 (*β*-bisabolene)[2,3]、*γ*- 松油烯醇 (*γ*-terpinenol)、*α*- 松油醇 (*α*-terpineol)[2-4]、*E*-8*β*(17)- 环氧 -12- 半日花二烯 -15,16- 二醛 [*E*-8*β*(17)-epoxy-12-labdaiene-15,16-dial]、*E*-8(17),12- 半日花二烯 -15,16- 二醛 [*E*-8(17),12-labdiene-15,16-dial][2-5]、1′- 乙酰氧基丁香酚乙酸酯 (1′-acetoxyeugenolacetate)、1′- 乙酰氧基胡椒酚乙酸酯 (1′-acetoxychavicolacetate)[2,6]、芳樟醇 (linalool)[2]、丁香油酚或丁香酚 (eugenol)[1,6]、乙酸丁香酚酯 (eugenol acetate)、异松油烯 -1,8- 桉叶油素 (terpinolene-1,8-encalyptole)、反式 -*β*- 伞花烃 (*trans*-*β*-cymene)、*α*- 封烯 (*α*-envelopene)、*α*- 小茴香醇 (*α*-fenchol)、香茅醇 (cephrol)、橙花醛 (citral)、龙脑 (borneol)、乙酸龙脑酯 (borneol acetate)、*α*- 松油烯 (*α*-terpinene)、柠檬烯 (limonene)、反式 - 水化 - 香桧烯 (*trans*-hydration-sabinene)、顺式 -*β*- 罗勒烯 (*cis*-*β*-ocimene)、对伞花烃 (*p*-pymene)、*α*- 水芹烯 (*α*-phellandrene)、*β*- 水芹烯 (*β*-phellandrene)、*β*- 侧柏酮 (*β*-thujone)、三环烯 (tricyclene)、顺 - 对 - 薄荷烯 -2- 醇 (*cis*-*p*-menthen-2-ol)、反 - 对 - 薄荷烯 -2- 醇 (*trans*-*p*-menthen-2-ol)、异龙脑 (*iso*-borneol)、异松油烯 (terpinolene)、对伞花素 (*p*-cymene)、对伞花醇 (*p*-cymenol)、姜黄烯 (curcumene)、胡椒酚 (chavicol)、乙酸香茅醇 (citronellol acetate)、乙酸胡椒酚酯 (chavicol acetate)、反式 -*β*- 金合欢烯 (*trans*-*β*-farnesene)、莰烯 (camphene)、甲基丁香酚 (methyleugenol)、檀香萜 (santalene)、*β*- 倍半萜水芹烯 (*β*-sesquiterpene phellandrene)、香芹醇Ⅰ(carveolⅠ)、香芹醇Ⅱ(carveolⅡ)、*β*- 石竹烯 (*β*-caryophyllene)、乙酸丁酯 (butyl acetate)、乙酸 -2- 甲基丙酯 (acetic acid-2-methyl propylester)、十五烷 (pentadecane)、十三烷 (tridecane)、乙酸橙花酯 (neryl acetate)[7]、*α*- 蒎烯 (*α*-pinene)、*β*- 蒎烯 (*β*-pinene)、乙酸牻牛儿酯 (geranyl acetate)、月桂烯 (myrcene)、香桧烯 (sabinene)[3,4]、正 - 十七碳烯 (*n*-heptadecene)[6]、别香橙烯 (alloaromadendrene)、柏木脑 (cedrol)、1′- 羟基胡椒酚乙酸酯

(1'-hydroxychavicolacetate)[8]。

　　醛类成分 : 红豆蔻醛甲 (galanga A)、红豆蔻醛乙 (galanga B)[4]。

【药典检测成分】 2015 版《中国药典》规定 , 照挥发油测定法测定 , 本品种子含挥发油不得少于 0.40%(ml/g)。

参考文献

[1] 卞梦芹 , 王洪庆 , 康洁 , 等 . 红豆蔻黄酮类化学成分研究 [J] . 药学学报 , 2014, 49(3)：359-362.

[2] 国家中医药管理局《中华本草》编委会 . 中华本草 : 第 8 册 7743 [M] . 上海 : 上海科学技术出版社 , 1999：590-592.

[3] De Poote H. L. M. N. omarB. A. Coolsaet, &N. M. SehamP: The essential oil of greater galangal(Alpinia galanga) from Malaysia [J] . Phytoehemistry, 1985, 24(1)：93-96.

[4] Scheffer, J. J. C. , , A. Gani, &A. B. Svendsen: Monoterpenes in the essential rhizome oil of Alpinia agalanga (L.) Willd. Sci Pharm, 1981, 49：337-346.

[5] Mor, ta, H. &H. Itokawa: New diterpenes from Alpinia galanga. Chemstry Letters, 1986: 1205-1208.

[6] Mitsui, S. , S. . Kobayashi, H. Nagahori, &A. Ogiso: Constituents from seeds of Aplinia galanga Willd. . and their anti-ulcer activities. Chemieal & Pharmacutical Bulletin, 1976, 24(10)：2377-2382.

[7] Trabaud, L. : Perfume and resinoid of galanga. France Parfums, 1962, 7(38)：141-142, (fide CA. 61：5445g, 1964)

[8] Janssen, A. M. , &J. J. C. Seheffer: Acetoxychavicol acetate, an antifungal component of Alpinia agalanga. Planta Medica, 1985：507-511.

156. 红参　Ginseng Radix et Rhizoma Rubra

【来源】 本品为五加科植物人参 *Panax ginseng* C.A.Mey. 的栽培品经蒸制后的干燥根及根茎。

【性能】 甘、微苦 , 温。大补元气 , 复脉固脱 , 益气摄血。

【化学成分】 本品含挥发油类、三萜及皂苷类、糖类、炔醇类、吡喃酮类、酚类等化学成分。

　　挥发油类成分 : β- 榄香烯 (β-elemene)、γ- 榄香烯 (γ-elemene)、δ- 榄香烯 (δ-elemene)、别香橙烯 (alloaromadendrene)、α- 愈创木烯 (α-guaiene)、β- 愈创木烯 (β-guaiene)、γ- 愈创木烯 (γ-guaiene)、γ- 广藿香烯 (γ-patchoulene)、α- 古芸烯 (α-gurjunene)、β- 古芸烯 (β-gurjunene)、γ- 古芸烯 (γ-gurjunene)、α- 衣兰油烯 (α-muurolene)、α- 葎草烯 (α-humulene)、β- 芹子烯 (β-selinene)、喇叭茶醇 (ledol)、5- 甲氧基苯并呋喃 (5-methoxybenzofuran)、反式 -β- 金合欢烯 (trans-β-farnesene)、韦得醇 (widdrol)、α- 姜黄烯 (α-curcumene)、α- 檀香萜醇 (α-santalol)、β- 橄榄烯 (β-maaliene)、对叔丁基茴香醚 (p-tertbutylanisole)[1]。

　　三萜及皂苷类成分 :20- 葡萄糖人参皂苷 -R_f(20-glucoginsenoside-R_f)、三七皂苷 -R_1(notoginsenoside-R_1)、三七皂苷 -R_4(notoginsenoside-R_4)、西洋参皂苷 -R_1(quinguenoside-R_1)[1,2]、20(R)- 原人参三醇 [20(R)-protopanaxatriol]、西洋参皂苷 -R_1(quinguenoside-R_1)[1,3]、人参皂苷 Ro(ginsenoside Ro)、人参皂苷 Ra_1(ginsenoside Ra_1)、人参皂苷 Ra_2(ginsenoside Ra_2)、人参皂苷 Ra_3(ginsenoside Ra_3)、人参皂苷 Rb_2(ginsenoside Rb_2)、人参皂苷 Rb_3(ginsenoside Rb_3)、人参皂苷 Rc(ginsenoside Rc)、人参皂苷 Rd(ginsenoside Rd)、人参皂苷 Rg_2(ginsenoside Rg_2)、人参皂苷 Rh_1(ginsenoside Rh_1)、人参皂苷 Rs_1(ginsenoside Rs_1)、人参皂苷 Rs_2(ginsenoside Rs_2)、20(R)- 人参皂苷 -Rh_2[20(R)-ginsenoside-Rh_2][1,4]、人参皂苷 Rc(ginsenoside Rc)、人参皂苷 Re(ginsenoside Re)、人参皂苷 Rf(ginsenoside Rf)、人参皂苷 Rg_1(ginsenoside Rg_1)、20(R)- 人参皂苷 -Rg_2(ginsenoside-Rg_2)、20(S)- 人参皂苷 -Rg_3[20(S)-ginsenoside-Rg_3][1,4]、三七皂苷 R_2(notoginsenoside R_2)、20(R)- 人参皂苷 Rg_3 [20(R)-ginsenoside Rg_3]、20(S)- 人参皂苷 Rg_2 [20(S)-ginsenoside Rg_2]、20(S)- 人参皂苷 Rh_1 [20(S)-ginsenoside Rh_1]、20(R)- 人参皂苷 Rh_1 [20(R)-ginsenoside Rh_1]、人参皂苷 Rh_4(ginsenoside Rh_4)、人参皂苷 Rc(ginsenoside Rc)。

糖类成分：蔗糖 (cane sugar)、果糖 (fructose)、人参三糖 (panose)、甘油半乳糖脂类成分 (glycerine galactolipid)[1]、半乳糖 (galactose)、半乳糖醛酸 (galacturonic acid)、葡萄糖 (glucose)[1,3]、甘油糖脂质 (glyceroglycolipid)[2]、麦芽糖 (maltose)[4]。

炔醇类成分：人参环氧炔醇 (panaxydol)、人参炔醇 (panaxynol)[1]、1-十七碳烯 -4,6- 二炔 -3,9- 二醇 (1-heptadecene-4,6-diyn-3,9-diol)[5]。

吡喃酮类成分 :3- 羟基 -2- 甲基 -4- 吡喃酮 (3-hydroxy-2-methyl-4-pyrone)[5]、麦芽醇 (maltol)、麦芽醇 -3-*O*-*β* 葡萄糖苷 (maltol-3-*O*-*β*-glucoside)、2- 甲基 -4- 吡喃酮 -3-*O*-*β*-D- 葡萄糖苷 (2-methyl-4-pyrones-3-*O*-*β*-D-glycoside)[4]。

酚类成分 :2,6- 二叔丁基对苯二酚 (2,6-ditertbutylhydroquinone)、2,6- 二叔丁基 -4- 甲基苯酚 (2,6-ditertbutyl-4-methylphenol)[5]。

其他 : 多肽 RGP- I (opypetide RGP-I)、多肽 RGP- II (opypetide RGP- II)、*β*-*N*- 草酰基 -L-*α*,*β*- 二氨基丙酸 (*β*-*N*-oxalyl-L-*α*,*β*-diaminopropionic acid)、焦谷氨酸 (pyroglutamic acid)、腺苷 (adenosine)、向日葵素 (piperonal)、神经鞘磷脂 (sphingomyelin)、木脂素类成分 (lignanoids)、磷脂成分 (phosphatides)[1]、甾醇苷脂肪酸酯 (steroline fatty acid ester)、甾醇混合物 (sterolmixture)、三甘油酯 (triglyceride)[2]、镰叶芹醇 (falcarinol)、角鲨烯 (squalene)[6]、麦芽酚 (malto)[7,8]、异麦芽酚甘露糖苷 (isomaltol-3-*α*-D-*O*-mannopyranoside I)、*β*- 豆甾醇 (*β*-sitosterol)、棕榈酸 (palmitic acid)[8]。

【药典检测成分】2015 版《中国药典》规定 , 本品照高效液相色谱法测定 , 按干燥品计算 , 含人参皂苷 Rg₁ 和人参皂苷 Re 的总量不得少于 0.25%, 人参皂苷 Rb₁ 不得少于 0.20%。

参考文献

［1］国家中医药管理局《中华本草》编委会. 中华本草 : 第 5 册 5027 [M]. 上海 : 上海科学技术出版社 , 1999: 809.

［2］陈燕. 鲜人参、生晒参和红参的比较研究 [J]. 2006, 137-139.

［3］徐绥绪 , 王乃利 , 李英辉. 中国红参化学成分的研究 (II)[J]. 药学学报 , 1986, 21(5): 356-360.

［4］徐绥绪 , 王乃利 , 李英辉. 人参化学成分的研究 [J]. 沈阳药学学报 , 1985, 14(4): 302.

［5］魏均娴. 朝鲜红参成分的研究 -3- 羟基 -2- 甲基 -4- 吡喃酮的分离及其鉴定 [J]. 药学学报 , 1982, 7(17): 549-550.

［6］刘继永 , 郑培和 , 逢世峰 , 等. 鲜人参·红参·蒸参水醚溶性成分的 GC-MS 分析 [J]. 安徽农业科学 , 2010, 38(28): 15576-15579.

［7］刘丹 , 濮社班 , 钱士辉 , 等 . 中国红参化学成分的研究 [J]. 中国中药杂志 , 2011, 36(4): 462-464.

［8］王久粉 , 刘丹 , 钱士辉 , 等 . 中国红参化学成分的研究 (II)[J]. 中国野生植物资源 , 2011, 30(6): 55-56, 59.

157. 红景天　Rhodiolae Crenulatae Radix et Rhizoma

【来源】本品为景天科植物大花红景天 *Rhodiola crenulata*(Hook.f. et Thoms.)H.Ohba 的干燥根及根茎。

【性能】甘、涩 , 寒。补气清肺 , 益智养心 , 收涩止血 , 散瘀消肿。

【化学成分】本品含有黄酮类、甾体类、挥发油类等化学成分。

黄酮类成分 : 草质素 7-*O*-*α*-L- 鼠李糖苷 (herbacetin-7-*O*-*α*-L-rhamnoside)[1]、草质素 7-*O*-(3″-*O*-*β*-D- 葡萄糖基)-*α*-L- 鼠李糖苷 (rhodiosin)[1,2]、圣地糖苷 A (scranosides A) 和圣地糖苷 B (scranosides B)[3]、3,5,7,8- 四羟基 - 黄酮 -4′-*O*-*α*-L- 鼠李糖吡喃苷 (3,5,7,8-tetrahydroxy-flavone-4′-*O*-*α*-L-rhamnopyranoside) 即德钦红景天苷 (rhodiolatuntoside)[2]、异槲皮苷 (*iso*-quercitrin)、山奈酚 (kaemoferol)、花色苷 (anthocyanin)、槲皮素 (quercetin)[4]。

甾体类成分 : 菜油甾醇 (campesterol)、4*α*,14*α*- 二甲基麦角甾醇 (4*α*,14*α*-dimethylergosterol)、

4- 甲基 - 麦角甾 -7,24- 二烯 -3- 醇 (4-methyl-ergosta-7,24-diene-3-ol)、豆甾 -7,22- 二烯 -3- 醇 (stigmasta-7,22-diene-3-ol)、豆甾 -4- 烯 -3- 酮 (stigmasta-4-ene-3-one)[5,6]、*β*- 谷甾醇 (*β*-sitosterol)[5,6]。

挥发油类成分 :*Z*- 柠檬醛 (*Z*-citral)、顺 - 氧化芳樟醇 (*cis*-linaloloxide)、芳樟醇氧化物 (linalool oxide)、松油烯 -4- 醇 (terpinene-4-ol)、*α*- 松油醇 (*α*-terpineol)、二氢 -*β*- 紫罗兰醇 (dihydro-*β*-ionol)、2,6- 双 (1,1- 二甲基乙基)- 苯酚 [2,6-bis(1,1-dimethylethyl)-phenol]、癸酸 (decanoic acid)、二十二烷 (docosane)、香叶醛 (geranial)、牻牛儿醇 (geraniol)、二十一烷 (heneicosane)、十七烷 (heptadecane)、棕榈酸 (hexadecanoic acid)、(±)-15- 十六内酯 [(±)-15-hexadecanolide]、正己醛 (*n*-hexanal)、正己醇 (*n*-hexanol)、2- 羟基 - 环十五烷酮 (2-hydroxy-cyclopentadecanone)、亚油酸 (linoleic acid)、十七烷酸 (margric acid)、2- 甲氧基 -4-(1- 丙烯基)- 苯酚 [2-methoxy-4-(1-propenyl)-phenol]、2- 甲基 -3- 丁烯 -2- 醇 (2-methyl-3-buten-2-ol)、3- 甲基 -2- 丁烯 -1- 醇 (3-methyl-2-buten-1-ol)、4-(1- 甲基乙基)- 苯甲醇 [4-(1-methylethyl)-benzenemethanol]、6- 甲基 -5- 庚烯 -2- 酮 (6-methyl-5-heptene-2-one)、5- 甲基 -3-(1- 甲基乙基)- 环己烯 [5-methyl-3-(1-methylethyl)-cyclohexene]、桃金娘醇 (myrtenol)、壬酸 (nonanoic acid)、9,12,15- 十八碳三烯酸甲酯 (9,12,15-octadecatrienoic acid methyl ester)、1- 十八碳烯 (1-octadecene)、*Z*-9- 十八碳烯酸 (*Z*-9-octadecenoic acid)、辛酸 (octanoic acid)、正辛醇 (*n*-octanol)、十五烷酸 (pentadecanoic acid)、紫苏醇 (perilla alcohol)、二十五烷 (pentacosane)、*Z*-9- 二十三烷 (*Z*-9-tricosane)、4- 乙酰基 -2- 甲氧基 - 酚 (4-vinyl-2-methoxy-phenol)[7]、*β*- 环 - 高牻牛儿醇 (*β*-cyclo-homogeraniol)、反 -2,4- 癸二烯 (*trans*-2,4-decadienal)、环癸烷 (cyclodecane)、辛醛 (octanal)、里那醇或芳樟醇 (linalol)、1- 辛醇 (1-octanol)、环二十四烷 (cyclotetracosane)、十四烷酸 (tetradecanoic acid)、二十三烷 (tricosane)[6,7]、乙酸 -1- 二十二醇酯 (acetic acid-1-docosanol)、双环 [10.8.0] 二十烷 (bicyclo[10.8.0]eicosane)、环己醇 (cyclohexanol)、邻苯二甲酸二丁酯 (dibutylphthalate)、3,7- 二甲基 -1,6- 辛二烯 -3- 醇 (3,7-dimethyl-1,6-octadiene-3-ol)、1,21- 二十二碳二烯 (1,21-docosadiene)、二十七烷 (heptacosane)、1- 己醇 (1-hexanol)、1- 辛烯 -3- 醇 (1-octylene-3-ol)、1- 二十七醇 (1-heptacosyl alcohol)、正二十六烷 (*n*-hexacosane)、4- 羟基苯乙醇 (4-hydroxylphenylethylalcohol)、6- 甲基 -5- 庚烯 -2- 醇 (6-methyl-5-heptene-2-ol)、2- 甲基丙烯酸十二烷酯 (2-methylacrylic acid dodecylester)、*N*- 甲基 -4- 甲苯胺 (*N*-methyl-4-methylaniline)、9,12- 十八碳二烯酸异丙酯 (9,12-octadecenoic acid-*iso*-propyl ester)、岩藻甾醇 (fucosterol)、顺 - 里那醇 (*cis*-linalol)[6]、正二十六烷酸 (hexacosanoic acid)、正二十六烷醇 (*n*-hexacosanol)、十九烷 (nonade cane)、二十八烷酸 (*n*-octadecylic acid)、对羟基苯丙烯酸 (*p*-coumaric acid)。

香豆素类成分 : 香豆素 (coumarin) 即大花红景天素 (crenulatin)、大花红景天苷 (crenuloside)[8]。

酚酸类成分 :1,2,3,4,6- 戊 -*O*- 没食子酰基 -*β*-D- 吡喃葡萄糖苷 (1,2,3,4,6-penta-*O*-galloyl-*β*-D-glucopyranoside)[8,9]、没食子酸 (gallic acid)[1,5,9,13]。

糖类成分 : 阿拉伯糖 (arabinose)、甘露糖 (mannose)、半乳糖 (cerebrose)、葡萄糖 (glucose)[10]、异戊烯 -3-*O*-*β*-D- 葡萄糖苷 (*iso*-pentenyl-3-*O*-*β*-D-glucoside)[9,10]。

苯乙醇苷类成分 : 辛基红景天苷 (rhodiooctanoside)[11]、红景天苷 (salidroside)[1,2,5,9,12]、6-*O*-没食子酰基红景天苷 (6-*O*-galloysalidroside)[9]。

其他 : 酪醇 (*p*-tyrosol)[1,2,5,9,13]、*β*- 维生素 E (*β*-vitamin E)[6]、二苯甲基六氢吡啶 (pyridride)[9]、胡萝卜甾醇 (*β*-sitosterol-3-*O*-*β*-D-glucoside)、阿魏酸二十八烷醇酯 (1-octacosanly ferulater)[12]、9,9′- 丙叉基异落叶松脂醇 (isolariciresinol)、对羟基苯丙烯酸 -4-*O*-*β*-D- 葡萄糖苷 (*p*-coumaric acid-4-*O*-*β*-D-glucopyranoside)、tachioside、二氢松柏苷 (dihydroconiferin)、2- 苯乙基 -1-*O*-*β*-D- 葡萄糖苷 (2-phenylethyl-*β*-vicianoside)、2- 苯乙基 -1-*O*-*β*-D- 葡萄糖 -(1 → 6)-*β*-D- 木糖苷 (2-phenylethyl-primeveroside)、1- 苯甲基 -1-*O*-*β*-D 葡萄糖苷 (benzyl-*β*-D-glucopyranoside)[13]。

【药典检测成分】2015 版《中国药典》规定 , 本品照高效液相色谱法测定 , 按干燥品计算 , 含红景天苷不得少于 0.50%。

参考文献

［1］彭江南，马成禹，葛泳潮. 大花红景天化学成分的研究［J］. 中草药，1995，26(4)：177-179.

［2］吴少雄，郭亚东，郭袒远，等. 大花红景天乙醇提取物的化学成分研究［J］. 华西药学杂志，2005，20(2)：104-106.

［3］Yoshikawa M. Bioactive constituents of Chinese natural medicines. Ⅳ. Rhodiolae radix. (2)：On the histamine release inhibitors from the underground part of Rhodiola sacra(Prain ex Hamet)S. H. Fu (Crassulaceae)：chemcal structures of rhodiocyanoside D and sacranosides A and B［J］. Chem Pharm Bull 1997，45(9)：1498-1503.

［4］Kurkin VA, Zapesochnaya GG, et al. Rhodiola rosea rhizome flavonoids［J］. Khim. Prir. Soedin，1982，18(5)：514-581.

［5］王曙，王锋鹏. 大花红景天化学成分的研究［J］. 华西医科大学药学院，药学学报，1992，27(2)：117.

［6］熊伟，陈开勋，郑岚. GC-MS 联用技术分析藏药红景天超临界 CO_2 萃取物成分［J］. 应用化工，2007，8(36)：827-829.

［7］韩泳平，陈胡兰，宋学伟，等. 藏药大花红景天挥发油化学成分的气相色谱质谱分析［J］. 华西药学杂志，2005，20(2)：104-106.

［8］杜玫. 云南大花红景天的化学成分研究［J］. 化学学报，1994(52)：927-931.

［9］张晓丹，余自云，张茹. 红景天属植物的化学成分研究进展［J］. 航空航天医药，2006，17(1)：61-63.

［10］骆传环，舒融. 红景天中糖组分的分析［J］. 中国医药工业杂志，1997，28(10)：463.

［11］Yoshikawa M, Shimada H, Shimoda H. Bioactive constituets of Chinese natural medecines. Ⅱ. Rhodiolae Radix. (Ⅰ). Chemical structures and antiallergic activity of rhodiocyanosides A and B from the underground part of Rhodiola quadrifida(Pall.) Fisch. et Mey. (Crassulaceae)［J］. Chem Pharm Bull，1996，44(11)：2086-2091.

［12］李涛，葛志乐，张浩. 大花红景天的化学成分研究［J］. 华西药学杂志，2012，27(4)：367-370.

［13］杨桠楠，冯子明，姜建双，等. 大花红景天中化学成分的研究［J］. 中国药学杂志，2013，48(6)：410-413.

158. 麦冬　Ophiopognois Radix

【来源】本品为百合科植物麦冬 *Ophiopogon japonicus* (L. f)Ker-Gawl. 的干燥块根。

【性能】甘、微苦，微寒。养阴生津，润肺清心。

【化学成分】本品含有黄酮类、挥发油类、甾体及甾体皂苷类等化学成分。

黄酮类成分：6-醛基-7-*O*-甲基异麦冬黄烷酮A (6-aldehydo-7-*O*-methyl-*iso*-ophiopogonanone A)、6-醛基-7-*O*-甲基异麦冬黄烷酮B (6-aldehydo-7-*O*-methyl-*iso*-ophiopogonanone B)、麦冬黄酮A (ophiopogone A)、5,7,2′-三羟基-6-甲基-3-(3′,4′-亚甲二氧基苄基) 色酮 [5,7,2′-trihydroxy-6-methyl-3-(3′,4′-methylenedioxybenzyl)chromone]、5,7,2′-三羟基-8-甲基-3-(3′,4′-亚甲二氧基苄基) 色酮 [5,7,2′-trihydroxy-8-methyl-3-(3′,4′-methylenedioxybenzyl)chromone]、去甲基异麦冬黄酮B(desmethyl-*iso*-ophiopogonone B) [1]、甲基麦冬黄烷酮A(methylophiopogonanone A)、甲基麦冬黄烷酮B(methylophiopogonanone B)[1-3]、6-醛基异麦冬黄酮A (6-aldehydo-*iso*-ophiopogonone A)、6-醛基异麦冬黄酮B (6-aldehydo-*iso*-ophiopogonone B)[1,3]、麦冬黄烷酮A (ophiopogonanone A)、麦冬黄烷酮B(ophiopogonanone B)、麦冬黄烷酮E(ophiopogonanone E)、麦冬黄烷酮F(ophiopogonanone F)[1,4]、5,7-二羟基-8-甲氧基-6-甲基-3-(2′-羟基-4′-甲氧苯甲基) 色满-4-酮 [5,7-dihydroxy-8-methoxy-6-methyl-3-(2′-hydroxy-4′-methoxybenzyl)chroman-4-one]、6-醛基异麦冬黄烷酮(6-aldehydo-*iso*-ophiopogonanone)[2]、消旋的5-羟基-7,8-二甲氧基-6-甲基-3-(3′,4′-二羟基苄基) 色满酮 [5-hydroxy-7,8-dimethoxy-6-methyl-3-(3′,4′-dihydroxybenzyl)chromanone]、2′-羟基甲基麦冬黄酮A(2′-hydroxy-methylophippogonone A)[2,4]、甲基麦冬黄酮A(methylophiopogonone A)[3]、5,7-二羟基-6,8-二甲基-3-(3′,4′-二羟基苯甲基) 苯并二氢吡喃-4-酮 [5,7-dihydroxy-6,8-dimethyl-3-(3′,4′-dihydroxybenzyl)chroman-4-one]、5,7-二羟基-3-(4′-羟基苯甲基) 色原酮 [5,7-dihydroxy-3-(4′-hydroxybenzyl)chromone]、5,7-二羟基-6,8-二甲基-3-(4′-二羟基-2′,6′-二甲氧苄基) 苯并二氢吡喃-4-酮 [5,7-dihydroxy-6,8-dimethyl-3-

(4′-dihydroxy-2′,6′-dimethoxybenzyl)chroman-4-one)[6]、木犀草素 (luteolin)、7- 甲氧基异黄酮 (7-methoxyisoflavone)、大豆黄素 (daizeol)、染料木黄酮 (genistein)[5]。

挥发油类成分：香附子烯 (cyperene)、α- 广藿香烯 (α-patchoulene)、β- 广藿香烯 (β-patchoulene)、4- 松油醇 (4-terpinenol)、左旋的龙脑 -2-O-β-D- 呋喃芹菜糖基 (1 → 6)-β-D- 吡喃葡萄糖苷 [L-borneol-2-O-β-D-apiofuranosyl(1 → 6)-β-D-glucopyranoside]、龙脑 -2-O-α-L- 呋喃阿拉伯糖基 (1 → 6)-β-D- 吡喃葡萄糖苷 [borneol-2-O-α-L-arabinofuranosyl-(1 → 6)-β-D-glucopyranoside]、长叶烯 (longifolene)、α- 葎草烯 (α-humulene)、愈创奠醇 (guaiol)、左旋龙脑 -2-O-β-D- 吡喃葡萄糖苷 (L-borneol-2-O-β-D-glucopyranoside)、硫酸龙脑钙 (calciumbornylsulfate)、樟脑 (camphor)、芳樟醇 (linalool)、4- 羟基茉莉酮 (jasmololone)[1]、二十九烷 (nonacosane)、十九烷 (nonadecane)、二十八烷 (octacosane)、十八烷 (octadecane)、(Z)-9,17- 十八碳二烯醛 [(Z)-9,17-octadecadienoical]、1,4- 二甲基 -8- 异亚丙基三环 [5,3,0,0(4,10)] 癸烷 {1,4-dimethyl-8-tricyclic-iso-propylidene[5,3,0,0(4,10)]decane}、对羟基苯甲醛 (p-hydroxybenzaldenhyde)[2]、愈创醇 (champacol)、2,4- 二 (1- 苯乙基)- 苯酚 [2,4-di-(1-phenethyl)-phenol]、桉 -4(14)-11- 二烯 [eudesma-4(14)-11-diene]、二十烷 (eicosane)、二十一烷 (heneicosane)、二十六烷 (hexacosane)、三十六烷 (hexatriacontane)、二十四烷 (lignocerane)、2- 辛基 - 环丙基辛醛 (2-octyl-cyclopropyloctanal)[6]。

甾体及甾体皂苷类成分：雅姆皂苷元 -3-O-[α-L- 吡喃鼠李糖基 -(1 → 2)][β-D- 吡喃木糖基 -(1 → 3)]-β-D- 吡喃葡萄糖苷 {yamogenin3-O-[α-L-rhamnopyranosyl(1 → 2)][β-D-xylopyranosyl(1 → 3)]-β-D-glucopyranoside}、薯蓣皂苷元 -3-O-[(2- 乙酰基)-α-L- 吡喃鼠李糖基 -(1 → 2)][β-D- 吡喃木糖基 (1 → 3)]-β-D- 吡喃葡萄糖苷 {diosgenin-3-O-[(2-O-acetyl)-α-L-rhamnopyranosyl(1 → 2)][β-D-xylopyranosyl(1 → 3)]β-D-glucopyranoside}、薯蓣皂苷元 -3-O-[α-L- 吡喃鼠李糖基 (1 → 2)]-(3-O- 乙酰基)-β-D- 吡喃木糖基 (1 → 3)-β-D- 吡喃葡萄糖基苷 {diosgenin-3-O-[α-L-rhamnopyranosyl(1 → 2)]-(3-O-acetyl)-β-D-xylopyranosyl(1 → 3)-β-D-glucopyranoside}、(23S,24S,25S)-23,24- 二羟基罗斯考皂苷元 -1-O-[α-L-4-O- 乙酰基吡喃鼠李糖基 (1 → 2)][β-D- 吡喃木糖基 (1 → 3)]-α-L- 吡喃阿拉伯糖苷 -24-O-β-D- 吡喃岩藻糖苷 {(23S,24S,25S)-23,24-dihydroxyruscogenin-1-O-[α-L-4-O-acetylrhamnopyranosyl(1 → 2)][β-D-xylopyranosyl(1 → 3)]-α-L-arabinopyranoside-24-O-β-D-fucopyranoside}、(23S,24S,25S)-23,24- 二羟基罗斯考皂苷元 -1-O-[α-L- 吡喃鼠李糖基 (1 → 2)][β-D- 吡喃木糖基 (1 → 3)]-α-L- 吡喃阿拉伯糖苷 -24-O-β-D- 吡喃岩藻糖苷 {(23S,24S,25S)-23,24-dihydroxyruscogenin-1-O-[α-L-rhamnopyranosyl(1 → 2)][β-D-xylopyraosyl(1 → 3)]-α-L-arabinopyranoside-24-O-β-D-fucopyranoside}、(23S,24S,25S)-23,24- 二羟基罗斯考皂苷元 -1-O-[α-L-2,3,4- 三 -O- 乙酰基吡喃鼠李糖基 (1 → 2)][β-D- 吡喃木糖基 (1 → 3)]-α-L- 吡喃阿拉伯糖苷 -24-O-β-D- 吡喃岩藻糖苷 {(23S,24S,25S)-23,24-dihydroxyruscogenin-1-O-[α-L-2,3,4-tri-O-acetylrhamnopyranosyl(1 → 2)][β-D-xylopyranosyl(1 → 3)]-α-L-arabinopyranoside-24-O-β-D-fucopyranoside}、(25S)- 罗斯考皂苷元 -1-O-[(2- 乙酰基)-α-L- 吡喃鼠李糖基 (1 → 2)][β-D- 吡喃木糖基 (1 → 3)]-β-D- 吡喃岩藻糖苷 {(25S)-ruscogenin-1-O-[(2-O-acetyl)-α-L-rhamnopyranosyl(1 → 2)][β-D-xylopyranosyl(1 → 3)]-β-D-fucopyranoside}、(25S)- 罗斯考皂苷元 -1-O-[(3-O- 乙酰基)-α-L- 吡喃鼠李糖基 (1 → 2)][β-D- 吡喃木糖基 (1 → 3)]-β-D- 吡喃岩藻糖苷 -{(25S)-rucosgenin-1-O-[(3-O-acetyl)-α-L-rhamnopyranosyl(1 → 2)][β-D-xylopyranosyl(1 → 3)]-β-D-glucopyranoside}、(25S)- 罗斯考皂苷元 -1-O-β-D- 吡喃岩藻糖 -3-O-α-L- 吡喃鼠李糖苷 [(25S)-ruscogenin-1-O-β-D-fucopyranosyl-3-O-α-L-rhamnopyranoside]、(25S)- 罗斯考皂苷元 -1-O-α-L- 吡喃鼠李糖基 (1 → 2)-β-D- 吡喃木糖苷 [(25S)-ruscogenin-1-O-α-L-rhamnopyranosyl-(1 → 2)-β-D-xylopyranoside]、罗斯考皂苷元 -1-O- 硫酸酯 (ruscogenin-1-O-sulfate)、(25S)- 罗斯考皂苷元 1-O-β-D- 吡喃木糖 -3-O-α-L- 吡喃鼠李糖苷 [(25S)-ruscogenin-1-O-β-D-xylopyranosyl-3-O-α-L-rhamnopyranoside]、β- 谷甾醇 (β-sitosterol)、β- 谷甾醇 -3-O-β-D- 葡萄糖苷 (β-sitosterol-3-O-β-D-glucopyranoside)、豆甾醇 -β-D- 吡喃葡萄糖苷 (stigmasteryl-β-D-glucopyranoside)、麦冬苷元 (ophiogenin)、麦冬苷元 -3-O-α-L- 吡喃鼠李糖

基 (1→2)-*β*-D- 吡喃葡萄糖苷 [ophiogenin-3-*O*-α-L-rhamnopyranosyl(1→2)-*β*-D-glucopyranoside]^[1]、豆甾醇 (stigmasterol)^[1,6]、麦冬皂苷 B(ophiopogonin B)、麦冬皂苷 D(ophiopogonin D)、麦冬皂苷 D′(ophiopogonin D′)、彭诺皂苷元 -3-*O*-[2′-*O*- 乙酰基 -α-L- 吡喃鼠李糖基 (1→2)]-*β*-D- 吡喃木糖基 (1→3)-*β*-D- 吡喃葡萄糖苷 {pennogenin-3-*O*-[2′-*O*-acetyl-α-L-rhamnopyranosyl(1→2)]-*β*-D-xylopyranosyl(1→3)-*β*-D-glucoyranoside}、薯蓣皂苷元 -3-*O*-[α-L- 吡喃鼠李糖基 (1→2)]-[*β*-D- 吡喃木糖基 (1→3)]-*β*-D- 吡喃葡萄糖苷 {diosgenin-3-*O*-[α-L-rhamnopyranosyl(1→2)][*β*-D-xylopyraose(1→3)]-*β*-D-glucopyranoside}、鲁斯可皂苷元 -1-*O*-α-L- 吡喃鼠李糖基 (1→2)-*β*-D- 吡喃夫糖苷 {ruscogenin -1-*O*-α-L-rhamnopyranosyl(1→2)-*β*-D-fucopyranoside}、25(*S*)- 鲁斯可皂苷元 1-*O*-[α-L- 吡喃鼠李糖基 (1→2)][*β*-D- 吡喃木糖基 (1→3)*β*-D- 吡喃夫糖苷 {25(*S*)-ruscogenin-1-*O*-[α-L-rhamnopyranosyl(1→2)][*β*-D-xylopyraose(1→3)*β*-D-fucopyranoside}^[3]、菜油甾醇 -*β*-D- 吡喃葡萄糖苷 (campesteryl-*β*-D-glucopyranoside)、菜油甾醇 (compesterol)、薯蓣皂苷元 (diosgenin)^[6]。

蒽醌类成分：大黄酚 (chrysophanol)、大黄素 (emodin)^[2]。

萘烃类成分：2- 异丙烯基 -4*a*,8- 二甲基 -1,2,3,4,4*a*,5,6,7- 八氢萘 (2-*iso*-propenyl-4*a*,8-dimethyl-1,2,3,4,4*a*,5,6,7-octahydronapht-halene)、6- 异丙烯基 -4,8*a*- 二甲基 -1,2,3,5,6,7,8,8*a*- 八氢萘 -2- 醇(6-*iso*-propenyl-4,8*a*-dimethyl-1,2,3,5,6,7,8,8*a*-octahydronaphthalene-2-ol)、(4*a*R- 反式)-4*a*- 甲基 -1-亚甲基-7-(1- 甲亚乙基)- 十氢萘 [(4*a*R-*trans*)-4*a*-methyl-1-methylene-7-(1-methylethylidene)-decahydronaphthalene]、1,1,4*a*- 三甲基 -5,6- 二亚甲基十氢萘 (1,1,4*a*-trimethyl-5,6-dimethylene decahydronaphthalene)、[2*R*-(2α,4*a*α,8*a*β)]-α,α,4*a*- 三甲基 -8- 亚甲基 -2- 十氢萘甲醇 {[2*R*-(2α,4*a*α,8*a*β)]-α,α,4*a*-trimethyl-8-methylene-2-decahydronaphthalenemethanol}^[6]。

三萜类成分：齐墩果酸 (oleanoliaacid)^[2]。

脂肪酸及酯类成分：壬二酸 (azelaic acid)、正二十三烷酸 (*n*-tricosanoic)、(*E*,*E*)-9,12- 十八碳二烯酸 [(*E*,*E*)-9,12-octadecadienoicacid]、(*Z*,*Z*)-9,12- 十八碳二烯酸 [(*Z*,*Z*)-9,12-octadecadienoicacid]^[2]、亚油酸乙酯 (ethyllinoleate)、正十六烷酸 (*n*-hexadecane acid)、十六烷酸乙酯 (hexadecanoic acid ethyl ester)^[6]。

酚类成分：*N*-[*β*- 羟基 -*β*-(4- 羟基) 苯] 乙基 -4- 羟基桂皮酰胺 {*N*-[*β*-hydroxy-*β*-(4-hydroxy) phenyl]ethyl-4-hydroxy cinnamide}^[1]、香草酸 (vanillic acid)、对羟基反式苯丙烯酸 (*p*-hydroxyl-*trans*-cinnamic acid)^[2]。

其他：腺苷 (adenosine)、丙三醇 (glycerol)、焦谷氨酸 (L-pyroglutamic acid)、1- 正丁基 -*β*-D- 吡喃果糖苷 (1-*n*-butyl-*β*-D-fructopyranoside)、葡萄糖 (glucose)^[3]、5- 羟甲基 -2- 呋喃醛 (5-hydroxymethyl-2-furfural)^[5] 以及钾 (K)、钠 (Na)、钙 (Ca)、镁 (Mg)、铁 (Fe)、铜 (Cu)、钴 (Co)、锰 (Mn)、铬 (Cr)、铅 (Pb)、镍 (Ni)、钡 (Ba)、锌 (Zn) 等 28 种无机元素 ^[7]。

【药典检测成分】2015 版《中国药典》规定，本品照分光光度法测定，按干燥品计算，含麦冬总皂苷以鲁斯可皂苷元计，不得少于 0.12%。

参考文献

［1］国家中医药管理局《中华本草》编委会. 中华本草：第 8 册 7190 [M]. 上海：上海科学技术出版社，1999：122-129.

［2］程志红，吴弢，李林洲，等. 中药麦冬脂溶性化学成分的研究 [J]. 中国药学杂志，2005，40(5)：337-341.

［3］姜宇，段昌令，柴兴云，等. 麦冬须根化学成分研究 [J]. 中国中药杂志，2007，32(11)：1111-1113.

［4］黄晓刚，邹萍，胡晓斌，等. 绵麦冬的化学成分研究 [J]. 华西药学杂志，2006，21(6)：529-531.

［5］苏雪梅，冷光. 川麦冬的化学成分研究 [J]. 中国药物与临床，2014，14(10)：1364-1365.

［6］张小燕，张志杰，武露凌，等. 麦冬脂溶性成分的 GC-MS 研究 [J]. 中国新药杂志，2006，15(15)：1281-1282，1306.

［7］江洪波，黄静，黄连，等. 麦冬中新成分二氢高异黄酮的研究 [J]. 华西药学杂志，2012，27(5)：501-502.

159.麦芽　Hordei Fructus Germinatus

【来源】本品为禾本科植物大麦 *Hordeum vulgare* L. 的成熟果实经发芽干燥的炮制加工品。

【性能】甘，平。行气消食，健脾开胃，回乳消胀。

【化学成分】本品含有黄酮类、生物碱类、甾体类等化学成分。

黄酮类成分：麦黄酮 (tricin)[1,2]。

生物碱类成分：白栝楼碱 (candicine)、大麦芽胍碱 A(hordatine A)、大麦芽胍碱 B(hordatine B)、大麦芽碱 (hordenine)[3]、α- 溴隐亭 (α-ergolactin)[4]。

甾体类成分：豆甾 -5- 烯 -3β- 醇 -7- 酮 (stigmast-5-ene-3β-ol-7-ketone)、β- 谷甾醇 (β-sitosterol)、胡萝卜苷 (daucosterol)[1]。

维生素类成分：维生素 B(vitamin B)、维生素 D(vitamin D)、维生素 E(vitamin E)[3]。

其他：5- 羟甲基糠醛 (5-hydroxymethyfurfural)、*N*- 苯甲酰基 - 苯丙氨酸 -2- 苯氨基 -3- 苯丙酯 (*N*-benzoyl-phenylalanine-2-benzoylamino-3-phenylpropyl ester)[1]、麦芽毒素 (candine)、细胞色素 C(cytochrome C)、腺嘌呤 (adenine)、胆碱 (choline)、α- 淀粉酶 (α-amylase)、β- 淀粉酶 (β-amylase)、催化酶 (kinase)、过氧化异构酶 (peroxid-*iso*-merase)[3]。

【药典检测成分】无。

参考文献

［1］凌俊红，王金辉，王楠，等. 大麦芽的化学成分 [J]. 沈阳药科大学学报，2005，4(22)：267-270.

［2］王金辉，凌俊红，李铣，等. 麦芽的化学成分及其炮制研究 [C]. 中华中医药学会第三届中药炮制分会学术会议论文集，2003：174.

［3］国家中医药管理局《中华本草》编委会. 中华本草：第 8 册 7443 [M]. 上海：上海科学技术出版社，1999：353-356.

［4］徐勇，戢翰升. 炒麦芽含药血清中 α- 溴隐亭移行成分高效液相色谱法定性定量分析 [J]. 时珍国医国药，2007，12(18)：3024-3026.

160.远志　Polygalae Radix

【来源】本品为远志科植物远志 *Polygala tenuifolia* Willd. 或卵叶远志 *Polygala sibirica* L. 的干燥根。

【性能】苦、辛，温。安神益智，交通心肾，祛痰，消肿。

【化学成分】本品含呫吨酮类、萜类及甾醇类、有机酸及酯类等化学成分。

呫吨酮类成分：远志呫吨酮 Ⅰ (onjixanthone Ⅰ)，远志呫吨酮 Ⅱ (onjixanthone Ⅱ)、1,6- 二羟基 -3,7- 二甲氧基呫吨酮 (1,6-dihydroxy-3,7-dimethoxyxanthone)、1- 羟基 -3,7- 二甲氧基呫吨酮 (1-hydroxy-3,7-dimethoxyxanthone)、6- 羟基 -1,2,3,7- 四甲氧基呫吨酮 (6-hydroxy-1,2,3,7-tetramethoxyxanthone)、1- 羟基 -3,6,7- 三甲氧基呫吨酮 (1-hydroxy-3,6,7-trimethoxyxanthone)、1,6- 二羟基 -3,5,7- 三甲氧基呫吨酮 (1,6-dihydroxy-3,5,7-trimethoxyxanthone)、1,7- 二羟基呫吨酮 (1,7-dihydroxyxanthone)、1,7- 二甲氧基 -2,3- 亚甲二氧基呫吨酮 (1,7-dimethoxy-2,3-methylenedioxy-xanthone)、1,7- 二甲氧基呫吨酮 (1,7-dimethoxyxanthone)、1,2,3,6,7- 五甲氧基呫吨酮 (1,2,3,6,7-pentamethoxyxanthone)[1]、1,2,3,7- 四甲氧基呫吨酮 (1,2,3,7-tetramethoxyxanthone)[1,2]、1,3,6- 三羟基 -2,7- 二甲氧基呫吨酮 (1,3,6-trihydroxy-2,7-dimethoxyxanthone)、1,6,7- 三甲氧

基 -2,3- 二甲氧基呫吨酮 (1,6,7-trimethoxy-2,3-dimethoxyxanthone)、1,3,7- 三甲氧基呫吨酮 (1,3,7-trimethoxyxanthone)[2]、4-C-[β-D- 呋喃芹菜糖基 -(1 → 6)-β-D- 吡喃葡萄糖]-1,3,6- 三羟基 -7- 甲氧基氧杂蒽酮苷 {4-C-[β-D-apio-furanosyl-(1 → 6)-β-D-glucopyranosyl]-1,3,6-trihydroxy-7-methoxyxanthone}、4-C-β-D- 吡喃葡萄糖 -1,3,6- 三羟基 -7- 甲氧基氧杂蒽酮苷 (4-C-β-D-glucopyranosyl-1,3,6-trihydroxy-7-methoxyxanthone)[3]、1,7- 二羟基 -2,3- 二甲氧基氧杂蒽酮 (1,7-dihydroxy-2,3-dimethoxy xanthone)、1,7- 二 羟 基 -3- 甲氧基氧杂蒽酮 (1,7-dihydroxy-3-methoxyxanthone)[4]、远志氧杂蒽酮Ⅲ (polygalaxanthone Ⅲ)[5]、卵叶远志叫酮 F(sibiricaxanthone F)、穗花杉双黄酮 (amentoflavone)、蒙花苷 (linarin)、2,4,4- 三甲基 -3- 甲酰基 -6- 羟基 -2,5- 环己二烯 -1- 酮 (2,4,4-trimethyl-3-formyl-6-hydroxy-2,5-cyclohexadien-1-one)、2- 羟基 -4,4,6- 三甲基 -2,5- 环己二烯 -1- 酮 (2-hydroxy-4,4,6-trimethyl-2,5-cyclohexadien-1-one)[6]、西伯利亚远志呫吨 B(sibiricanthone B)、远志呫吨酮Ⅺ (polyalaxanthone Ⅺ)[7]。

萜类及甾醇类成分：远志皂苷 A(onjisaponin A)、远志皂苷 B (onjisaponin B)、远志皂苷 C (onjisaponin C)、远志皂苷 D(onjisaponin D)、远志皂苷 E (onjisaponin E)、远志皂苷 F(onjisaponin F)、远志皂苷 G (onjisaponin G)[1]、远志皂苷元 A (tenuigenin A) 及远志皂苷元 B (tenuigenin B) [1,3]、远志醇 (polygalytol)[1,4,7]、细叶远志素 (tenuifolin)[1,8]、α- 菠甾醇 -3-O-β-D- 葡萄糖苷 (α-spinasteryl-3-O-β-D-glucoside)、α- 菠甾醇 -3-O-β-D- 葡萄糖苷 -6′-O- 棕榈酸酯 (α-spinasteryl-3-O-β-D-glucoside-6′-O-paltimate)、豆甾醇 (stigmasterol)[2]、β- 胡萝卜苷 (daucosterol)、远志皂苷元 3-O-β-D- 吡喃葡萄糖苷 (presenegenin-3-O-β-D-glycopyranoside)[3]、α- 菠甾醇 (α-spinasterol)[4]、熊果酸 (ursone)、2α,3β,19α- 三羟基乌苏 -12- 烯 -23,28- 二羧酸 (2α,3β,19α-trihydroxyurs-12-en-23,28-dicarboxylic acid)、3β,19α- 二羟基乌苏 -12- 烯 -23,28- 二羧酸 (3β,19α-dihydroxyurs-12-en-23，28-dicarboxylic acid)、3β,19α- 二羟基齐墩果 -12- 烯 -23,28- 二羧酸 (3β,19α-dihydroxy-olean-12-en-23,28-dihydroxylic acid)[9]。

有机酸及酯类成分 :3,4,5- 三甲氧基桂皮酸 (3,4,5-trimethoxycinnamio acid)[1,10]、(28Z)- 三十四碳烯酸 [(28Z)-tetratriacontenoic acid][2]、苯甲酸 (benzoic acid)[4]、3,4,5- 三甲氧基肉桂酸甲酯 (3,4,5-trimethoxy methyl cinnamate)[5,8,10]、苯甲酸丙酯 (propyl benzoate)[11]、3,4,5- 三甲氧基肉桂酸 (3,4,5-trimethoxycinnamylic acid)[6,8]、邻羟基苯甲酸 (2-hydroxybenzoic)、间二羟基苯甲酸 (3,5-dihydroxybenzoic acid)、正十八烷酸 (stearic acid)、α- 十四烷酸甘油酯 (α-tetradecanotcacidglyceride)[9]、3,4- 二甲氧基桂皮酸 (3,4-dimethoxy cinnamicacid)[10]、3,5- 二甲氧基 - 对羟基肉桂酸甲酯 (4-hydroxy-3,5-dimethoxylcinnamate)[8]。

糖及糖苷类成分 :N- 乙酰葡萄糖胺 (N-acetylglucosamine)、β-D-(3-O- 芥子酰)- 呋喃果糖基 -α-D-(6-O- 芥子酰)- 吡喃葡萄糖苷 [β-D-(3-O-sinapoyl)-fructofuranosyl-α-D-(6-O-sinapoyl)-glucopyranoside]、远志寡糖 A (tenuifoliose A)、远志寡糖 B (tenuifoliose B)、远志寡糖 C (tenuifoliose C)、远志寡糖 D (tenuifoliose D)、远志寡糖 E (tenuifoliose E)、远志寡糖 F(tenuifoliose F)、远志寡糖 H (tenuifoliose H)[1]、远志糖苷 D(tenuifoliside D)[1,5-12]、远志糖苷 A(tenuifoliside A)、远志糖苷 B(tenuifoliside B)、远志糖苷 C(tenuifoliside C)[1,5,7]、西伯利亚远志糖 A₁(sibiricose A₁)[5]、西伯利亚远志糖 A₅(sibiricose A₅)、西伯利亚远志糖 A₆(sibiricose A₆)[5,7,8]、α-D-(6-O- 白芥子酰基)- 吡喃葡萄糖基 (1 → 2)-β-D-(3-O- 白芥子酰基)- 呋喃果糖 [α-D-(6-O-sinapoyl)-glucopyranosyl(1 → 2)-β-D-(3-O-sinapoyl)-fructofuranose]、α-D-(6-O-4- 甲基 -3,5- 二甲氧基肉桂酰基)- 吡喃葡萄糖基 (1 → 2)-β-D-(3-O- 白芥子酰基)- 呋喃果糖 {α-[D-(6-O-4-methyl-3,5-dimethoxycinnamoyl)-glucopyranosyl(1 → 2)-β-D-(3-O-sinapoyl)-fructofuranose}[6,8]、3,6′- 二芥子酰基蔗糖 (3,6′-disinapoylsucrose)[6,7]、细叶远志苷 A(tenuifoliside A)、aralia cerebroside[6]、蔗糖 (sucrose)[10]、3- 白芥子酰基 -6′- 对羟基苯甲酸 - 蔗糖酯 (tenuifoliside B)、6′- 白芥子酰基 -3-(3,4,5- 三甲氧基肉桂酸)- 蔗糖酯 (tenuifoliside)、西伯利亚远志糖 A₂(sibricose A₂)、1,6- 二羟基 -3,7- 二甲氧基酮基 (polygala xanthone Ⅳ)[8]、球腺糖 A(glomeratose A)。

其他：细叶远志定碱 (tenuidine)[1]、2- 羟基 -4,6- 二甲氧基二苯酮 (2-hydroxy-4,6-

dimethoxybenzophone)[4]、4- 羟基 -3，5- 二甲氧基苯甲醛 (4-hydroxy-3，5-dimethoxybenzaldhyde)、正三十一烷 (hentriacontane)、正三十烷醇 (*n*-triacontand)[9]、地榆皂苷 I (ziguglucoside I)[6]、披针双蝴蝶素 (lancerin)[10]、黄花倒水莲皂苷 A(fallaxsaponin A)[8]。

【药典检测成分】2015 版《中国药典》规定，本品照高效液相色谱法测定，按干燥品计算，含细叶远志皂苷不得少于 2.0%，含远志叫酮Ⅲ不得少于 0.15%，含 3,6′- 二芥子酰基蔗糖不得少于 0.50%。

参考文献

［1］国家中医药管理局《中华本草》编委会. 中华本草：第 5 册 3898［M］. 上海：上海科学技术出版社，1999：62-66.

［2］姜勇，刘蕾，屠鹏飞. 远志的化学成分研究Ⅲ［J］. 中国天然药物，2003，1(3)：142-145.

［3］汪豪，童玉新，叶文才，等. 细叶远志的化学成分研究［J］. 中国中药杂志，2003，28(9)：828-830.

［4］王玉萍，杨峻山，张聿梅，等. 远志的化学成分研究［J］. 中草药，2005，36(9)：1291-1293.

［5］涂海华，刘屏，马亮，等. 远志抗抑郁有效部位中寡糖酯单体的分离及活性研究［J］. 中国中药杂志，2008，33(11)：1278-1280.

［6］宋月林，姜勇，毕丹，等. 卵叶远志地上部分正丁醇萃取物的化学成分研究［J］. 中国中药杂志，2012，37(4)：471-474.

［7］吴雪英，刘明，吴英良，等. 远志蔗糖酯类新化学成分的分离与鉴定［J］. 沈阳药科大学学报，2010，27(10)：788-792.

［8］姜艳艳，段以以，刘洋，等. 远志化学成分分离与结构鉴定［J］. 北京中医药大学学报，2011，34(2)：122-125.

［9］宋月林，姜勇，周思祥，等. 卵叶远志地上部分化学成分研究［J］. 中草药，2010，41(1)：27-29.

［10］刘明，徐伟，梁娜，等. 远志的化学成分研究［J］. 中国现代中药，2010，12(9)：18-21.

［11］李萍，闫明，李平亚. 远志化学成分的分离与鉴定［J］. 中国药物化学杂志，2005，15(1)：35-38.

［12］姜勇，屠鹏飞. 远志的化学成分研究Ⅱ［J］. 中国中药杂志，2004，29(8)：751-753.

161.赤小豆 -Vigna Semen

【来源】本品为豆科植物赤小豆 *Vigna umbeuata* Ohwi et Ohashi 和赤豆 *Vigna angularis* Ohwi et Ohashi 的干燥成熟种子。

【性能】甘、酸，平。利水消肿，解毒排脓。

【化学成分】本品含三萜皂苷类、黄酮类等化学成分。

三萜皂苷类成分：赤豆皂苷 I (azukisaponin I)、赤豆皂苷 II (azukisaponin II)、赤豆皂苷 Ⅲ (azukisaponin Ⅲ)、赤豆皂苷Ⅳ (azukisaponin Ⅳ)、赤豆皂苷 V (azukisaponin V)、赤豆皂苷 Ⅵ (azukisaponin Ⅵ)[1]。

黄酮类成分：矢车菊素 B_1 (procyanidin B_1)、矢车菊素 B_3 (procyanidin B_3)、D- 儿茶精 (D-catechin)、右旋儿茶精 -7-*O*-β-D 吡喃葡萄糖苷 (catechin-7-*O*-β-D-glucopyranoside)、D- 表儿茶精 (D-*epi*-catechin)、表没食子儿茶精 (*epi*-gallocatechin)[1]、麦芽酚 (matol)[2]。

其他 :3- 呋喃甲醇 -β-D- 吡喃葡萄糖苷 (3-furanmethanol-β-D-glucopyranoside)、1D-5-*O*-(a-D- 吡喃半乳糖基)-4-*O*- 甲基肌醇 [1D-5-*O*-(a-D-galactopyranosyl)-4-*O*-methyl-myoinositol]、烟酸 (nicotinic acid)、核黄素 (riboflavine)、硫胺素 (thiamine)、Ca、P、Fe[1]、2β,15α- 二羟基 - 贝壳杉 -16- 烯 -18,19- 二羧酸 (carboxyatractyligenin)、2β-*O*-β-D- 葡萄糖吡喃糖 -15α- 羟基 - 贝壳杉 -16- 烯 -18,19- 二羧酸 (2β-*O*-β-D-glucopyranosyl-15α-hydroxy-kaur-16-ene-18,19-dicarboxylic acid)、2β-(*O*-β-D- 葡萄吡喃糖)atractyligenin [2β-*O*-(β-D-glucopyranosyl)atractyligenin]、3*R*-*O*- [β-L- 阿拉伯吡喃糖基 -(1 → 6)-β-D- 葡萄吡喃糖] 辛 -1- 烯 -3- 醇 {3*R*-*O*- [*R*-L-arabinopyranosyl-(1 → 6)-β-D- glucopyranosyl] oct-1-ene-3-ol、(6*S*,7*E*,9*R*)-6,9- 二羟基 -megastigman-4,7- 二烯 -3- 酮 -9-*O*-β-D- 葡萄吡喃糖苷 [(6*S*,7*E*,9*R*)-roseoside]、刺五加苷

D(liriodedrin)、白藜芦醇 (resveratrol)[2]。

【药典检测成分】无。

参考文献

［1］国家中医药管理局《中华本草》编委会. 中华本草：第 4 册 3463 [M]. 上海：上海科学技术出版社，1999：698-702.

［2］宁颖，孙建，吕海宁，等. 赤小豆的化学成分研究 [J]. 中国中药杂志，2013，38(12)：1938-1941.

162.赤芍 　Paeoniae Radix Rubra

【来源】本品为毛茛科植物芍药 *Paeonia lactiflora* Pall. 或川赤芍 *Paeonia veitchii* Lynch 的干燥根。

【性能】苦，微寒。清热凉血，散瘀止痛。

【化学成分】本品含黄酮类、甾体类、挥发油类等化学成分。

黄酮类成分：丹皮酚原苷 (paeonolide)[1,2]、赤芍甲素、赤芍乙素 [2,3]、赤芍素 (pedunculagin)、丁香英 (eugeniin)[2]、右旋儿茶精 (*d*-catechin)[2-5]、儿茶素 (catechin)[2,6]、花色素 B-7(procyanidi-n B-7)、牡丹皮苷 E(mudanpiosideE)[4]、(2*R*,3*R*)-4- 甲氧基 - 双氢槲皮素 [(2*R*,3*R*)-4-methoxyl-distylin][6]、二氢芹菜素 (dihydro pelargidenon)[7]。

甾体类成分：*β*- 谷甾醇 (*β*-sitosterol)[1-3,7-9]、*β*- 谷甾醇 -*α*-D- 葡萄糖苷 (*β*-sitosterol-*α*-D-glucoside)[2]、胡萝卜苷 (daucosterol)[2,8,9]、*β*- 谷甾醇亚油酸酯 (*β*-sitosterol linoleate)、胡萝卜苷亚油酸酯 (daucosterol linoleate)[5]、*α*- 菠甾醇 (*α*-spinasterol)、7- 豆甾烯 -3*β*- 醇 (7-stigmasten-3*β*-ol)、豆甾醇 (stigmasterol)[8]。

挥发油类成分：十九碳烷 (nonadecane)[2]、二十四碳烷 (tetracosane)、二十六碳烷 (hexacosane)、二十五碳烷 (pentacosane)[2]、(*Z*,*Z*)-9,12- 十八碳二烯酸 [(*Z*,*Z*)-9,12-octadecadienoicacid][2,10-12]、1H- 苯并咪唑 -2- 胺 (1H-benzimidazole-2-amine)、二叔丁对甲酚 (butylatedhydroxytoluene)、丁基二烯苯酞 (butyldienephthalide)、樟脑烃 (camphene)、（+）4- 蒈烯 [（+）4-carene]、cyclopropyl-4-picoylketone、环十四烷 (cyclotetradecane)、十氢 -4*a*- 甲基 -1- 亚甲基 -7-(1- 甲基乙烯基)- 萘 [decahydro-4*a*-methyl-1-methylene-7-(1-methyl ethenyl) naphthalene]、5,7- 二乙基 -5,6- 癸二烯 -3- 炔 (5,7-diethyl-5,6-decadien-3-yne)、2,3- 二氢 -1,8- 桉叶素 (2,3-dihydro-1,8-cineole)、6,6- 二甲基 - 二环 [3.1.1] 庚烷 -2- 甲醛 {6,6-dimethyl-bicyclo[3.1.1] heptane-2-carboxaldehyde}、3,7- 二甲基 -1,3,6- 辛三烯 (3,7-dimethyl-1,3,6-octatriene)、3,7- 二甲基 -1,6- 辛二烯 -3- 醇 (3,7-dimethyl-1,6-octadien-3-ol)、(*R*)-3,7- 二甲基 -6- 辛 -1- 醇 [(*R*)-3,7-dimethyl-6-octen-1-ol]、1- 乙烯基 -1- 甲基 -2,4- 双 (1- 甲基乙烯基)- 环己烷 [1-ethenyl-1-methyl-2,4-bis(1-methylethenyl)-cyclohexane]、2- 乙基己烯醛 (2-ethyl-hexenal)、(*S*)-3- 乙基 -4- 甲基戊醇 [(*S*)-3-ethyl-4-methylpentanol]、苯戊醇 (fenipentol)、庚醛 (heptanal)、1- 十六烯 (1-hexadecylene)、*E*-4- 十六 -6- 炔 (*E*-4-hexadecen-6-yne)、(1*S*-cis)-1,2,3,5,6,8*a*- 六氢 -4,7- 二甲基 -1-(1- 甲乙基)- 萘 [(1*S*-*cis*)-1,2,3,5,6,8*a*-hexahydro-4,7-dimethyl-1-(1-methylethyl)-naphthalene]、1-(2- 羟基 -4- 甲氧基苯基) 乙酰酮 [1-(2-hydroxy-4-methoxyphenyl)-ethanone]、1-(2- 羟苯基)- 乙酰酮 [1-(2-hydroxyphenyl)-ethanone]、2- 异丙烯基 -4*a*,8- 二甲基 -1,2,3,4,4*a*,5,6,7- 八氢萘 (2-*iso*-propenyl-4*a*,8-dimethyl-1,2,3,4,4*a*,5,6,7-octahydronaphthalene)、异丙烯基甲苯 (*iso*-propenyltoluene)、川芎内酯 (ligustilide)、1,3,8- 对 - 薄荷三烯 (1,3,8-*p*-mentha triene)、(*E*)-2- 甲氧基 -5-(1- 丙烯基)- 苯酚 [(*E*)-2-methoxy-5-(1-propenyl)-phenol]、2- 甲基苯噁唑 (2-methylbenzoxazole)、4- 亚甲基 -1-(1- 甲乙基)- 二环 [3.1.0] 己烷 {4-methylene-1-(1-

methyethyl)-bicyclo[3.1.0]hexane}、4-(1- 甲 乙 基)-1,4- 环己二烯 -1- 甲醛 [4-(1-methylethyl)-1,4-cyclohexadiene-1-methanol]、4-(1- 甲 乙 基)-1- 环 己 烯 -1- 甲 醛 [4-(1-methylethenyl)-1-cyclohexene-1-carboxaldehyde]、3- 甲基 -4- 异丙基苯酚 (3-methyl-4-*iso*-propy phenol)、1- 甲基 -2-(1- 甲乙基) 苯 [1-methyl-2-(1-methylethyl)benzene]、1- 甲基 -4-(1- 甲乙基)-1,4- 环己二烯 [1-methyl-4-(1-methylethyl)-1,4-cyclohexadiene]、反式 -1- 甲基 -4-(1- 甲乙基)-2- 环己烯 -1- 醇 [*trans*-1-methyl-4-(1-methylethyl)-2-cyclohexen-1-ol]、顺式 -1- 甲基 -4-(1- 甲乙基)-2- 环己烯 -1- 醇 [*cis*-1-methyl-4-(1-methylethyl)-2-cyclohexen-1-ol]、4- 甲基 -1-(1- 甲乙基)-3- 环己烯 -1- 醇 [4-methyl-1-(1-methylethyl)-3-cyclohexen-1-ol]、顺式 -3- 甲基 -6-(1- 甲乙基)-2- 环己烯 -1- 醇 [*cis*-3-methyl-6-(1-methylethyl)-2-cyclohexen-1-ol]、顺式 -2- 甲基 -5-(1- 甲乙基)-2- 环己烯 -1- 醇 [*cis*-2-methyl-5-(1-methylethyl-2-cyclohexen-1-ol]、4- 甲基 -1-(1- 甲乙基) 二去氢衍生物 - 二环 [3.1.0] 己烷 {4-methyl-1-(1-methylethyl)didehydroderivicyclo[3.1.0]hexane}、1- 甲基 -4-(1- 甲乙基酮)- 环己烯 [1-methyl-4-(1-methylethylidene)-cyclohexene]、2- 甲基 -3- 苯丙醛 (2-methyl-3-phenylpropanal)、β- 月桂烯 (β-myrcene)、9,12- 十八碳二烯酸 [Z,Z] 甲酯 {9,12-octadecadienoic acid[Z,Z]methylester}、1,2,3,4,4a,5,6,8a- 八氢 -4a,8- 二甲基 -2-(1- 甲基乙烯基)- 萘 [1,2,3,4,4a,5,6,8a-octahydro-4a,8-dimethyl-2-(1-methylethenyl)-naphthalene]、1,2,3,5,6,7,8,8a- 八氢 -1,8a- 二甲基 -7-(1- 甲基乙烯基)- 萘 [1,2,3,5,6,7,8,8a-octahydro-1,8a-dimethyl-7-(1-methylethenyl)-naphthalene]、八氢 -3,8,8- 三甲基 -6- 亚甲基 -1H-3α,7- 亚甲基甘葡环烃 (octahydro-3,8,8-trimethyl-6-methylene-1H-3α,7-methanoazulene)、辛醛 (octanal)、4- 辛酮 (4-octanone)、2- 戊基呋喃 (2-pentyl furan)、β- 水芹烯 (β-phellandrene)、1- 苯基 -1- 戊酮 (1-phenyl-1-pentanone)、反式 -1- 苯基 -1- 戊烯 (*trans*-1-phenyl-1-pentene)、β- 蒎烯 (β-pinene)、2- 丙基苯酚 (2-propyl phenol)、左旋匙叶桉油烯醇 [(−)-spathulenol]、(E)-2- 十四碳烯 [(E)-2-tetradecene]、十三烷 (tridecane)、1,7,7- 三甲基 - 二环 [2.2.1] 庚 -2- 基醋酸酯 {1,7,7-trimethyl-bicyclo[2.2.1]hept-2-yl acetate}、α- 三甲基 -3- 环己烯 -1- 甲醇 (α-trimethyl-3-cyclohexene-1-metanol)、[E,E]-1,3,5- 十一烷三烯 ([E,E]-1,3,5-undecatriene)[10]、苄基苯甲酸酯 (benzylbenzoate)、雪松醇 (cedrol)、1-(1,4- 二甲基 -3- 环己烯 -1- 基) 乙酮 [1-(1,4-dimethy-3-cyclohexen-1-yl)ethanone]、6,6- 二甲基 - 螺 [双环 [3.1.1] 庚 -2,2′- 环氧乙烷]{6,6-dimethyl-spiro[bicyclo[3.1.1]heptane-2,2′-oxirane]}、丁香酚 (eugenol)、苯甲醛 (benzaldehyde)、呋喃醛 (furfural)、己醛 (hexanal)、2- 羟基苯甲醛 (2-hydroxy benzaldehyde)、龙脑 (borneol)、d- 柠檬烯 (d-limonene)、2- 甲氧基 -4- 乙烯基苯酚 (2-methoxy-4-vinylphenol)、4-(1- 甲乙基) 苯甲醇 [4-(1-methylethyl)benzenemethanol]、4-(1- 甲乙基)-1- 环己烯 -1- 甲醇 [4-(1-methylethenyl)-1-cyclohexene-1-methanol]、1- 甲基 -4-(1- 甲乙基) 苯 [1-methyl-4-(1-methylethyl)benzene]、α- 蒎烯 (α-pinene)[10,11]、4,7- 二甲基苯并呋喃 (4,7-dimethyl-benzofuran)、(1R)6,6- 二甲基 - 二环 [3.1.1] 庚 -2- 酮 [(1R)6,6-dimethyl-bicyclo[3.1.1]heptan-2-one][10-12]、正十六酸 (*n*-hexadecanoic acid)[10-12,17]、6,6- 二甲基 - 二环 [3.1.1] 庚 -2- 烯 -2- 羰基甲醛 (6,6-dimethyl-bicyclo[3.1.1]hepta-2-ene-2- carboxide methylaldehyde)、6,6- 二甲基 - 二环 [3.1.1] 庚烷 -2- 甲醇 {6,6-dimethyl-bicyclo[3.1.1]heptane-2-methanol}、2- 羟基 - 苯甲酸苯甲酯 (2-hydroxy-benzoicacid phenyl methyl ester)[10,12]、环己二烯 (cyclohexadecane)、(1R)6,6- 二甲基 - 二环 [3.1.1] 庚 -2- 甲醛 [(1R)6,6-dimethyl-bicyclo(3,1,1)heptan-2-carbox aldehyde]、(1R)6,6- 二甲基 - 二环 [3.1.1] 庚 -2- 烯 - 甲醛 [(1R)6,6-dimethyl-bicyclo[3.1.1]heptan-2-ene-carboxaldehyde]、(1R)6,6- 二甲基 - 二环 (3,1,1) 庚 -2- 甲醇 [(1R)6,6-dimethyl-bicyclo(3,1,1)heptan-2-methanol]、丁酸酯苯甲醇 (benzyl butyrate)、4-(1- 异丙烯基)-1- 环己烯 -1- 羧乙醛 [4-(1-methylethenyl)-1-cyclohexene-1-carboxaldehede]、2- 十四碳烯 (2-tetradecene)、4- 乙酰基 -3- 甲氧基苏合香烯 (4-acetoxy-3-methoxylstyrene)、(E)- 甲氧基 -4-(1- 丙烯基)- 苯酚 [(E)-methoxy-4-(1-propenyl)-phenol]、2- 羟基 - 苯甲酯苯甲酸 (2-hydroxy-phenyl methylester benzoic acid)、1-(2- 羟苯基)- 乙酮 [1-(2-hydroxyphenyl)-ethanone]、6- 甲基 - 螺 [4,5] 癸醛 -6- 醇 {6-methyl-spiro[4,5]decan-6-ol}、异乙酸冰片酯 (*iso*-borny acetate)[11]、十三醇

(tridecanol)[11,12]、4-(1- 甲基乙烯基)-1- 环己烯 -1- 羰基甲醛 [4-(1-methyl vinyl)-1-cyclohexene-1-carboxide methylaldehyde]、环己基癸烷 (cyclohexyldecane)、水杨醛 (salicylal)、螺 [4,5]-6- 甲基 -6-葵醇 {6-methyl-spiro[4,5]decan-6-ol}、1-(1,4- 二 甲 基 -3- 环 己 烯 基)- 乙 酮 [1-(1,4-dimethyl-3-cyclohexenyl)-ethanone]、4- 乙 酰 氧 基 - 甲 氧 基 苯 乙 烯 (4-acetoxy-methoxylcinnamene)、6,6- 二 甲 基 - 二 环 [3.1.1] 庚 烷 -2- 羟 基 甲 醛 {6,6-dimethyl-bicylic[3.1.1]heptane-2-hydroxy methylaldehyde}、(*E*)-2- 甲氧基 -(1- 丙烯基)- 苯酚 [(*E*)-2-methoxyl-(1-propenyl)-phenol][12]、1-(2-羟基 -4- 甲氧基苯基)- 乙酮 [1-(2-hydroxy-4-methoxyl phenyl)ethanone][12-17]、油酸 (oleicacid)、十五烷酸 (pentadecanoic acid)、 [1*S*-(1α,2α,5α)] -6,6- 二 甲 基 - 二 环 [3,1,1] 庚 烷 -2- 甲醇 {[1*S*-(1α,2α,5α)]-6,6-dimethyl-bicyclo[3,1,1]heptane-2-methanol}、十六烷酸乙酯 (hexadecanoic acid ethyl ester)、9,12- 十八碳烯酸乙酯 (9,12-octadecadienoic acid ethyl ester)、*Z*-β- 松油基苯甲酸酯 (*trans*-terpinyl benzoate)、(*R*)-1- 甲烯基 -3-(1- 甲基 - 乙烯基) 环己烷 [(*R*)-1-methylene-3-(1-methylethenyl)-cyclohexane] [17,18]、二十烷 (eicosane)、二十一烷 (heneicosane)、二十二烷 (docosane)、二十三烷 (tricosane)[19]。

　　萜及其苷类成分：氧化芍药苷 (oxypaeoniflorin)[1,2,4,5]、苯甲酰芍药苷 (benzoyl paeoniflorin)、 芍 药 苷 (paeoniflorin)[1,2,4,7-9,13,20]、 芍 药 苷 元 酮 (paeoniflorigenone)、 芍 药 花 苷 (paeonin)、(*Z*)-(1*S*,5*R*)-β- 蒎烯 -10- 基 -β- 巢菜糖苷 [(*Z*)-(1*S*,5*R*)-β-pinene-10-yl-β-vicianoside]、芍药苷元 (paeoniaaglycone)[2]、没食子酰芍药苷 (galloylpaeoniflorin)[2,4,5]、芍药内酯苷 (albiflorin)[2,4,8,9,20]、 芍药新苷 (lactioflorin)[2,7]、羟基芍药苷 (hydroxypaeoniflorin)[2,7,9,13,14]、苯甲酰羟基芍药苷 (benzoyloxypaeoniflorin)[2,13,14]、 芍药酮 B(paeonilatone B)[4]、 熊果苷 (arbutin)[5]、(1*S*,2*S*,4*R*)-反式 -2- 羟基 -1,8- 桉叶素 -β-D- 吡喃葡萄糖苷 [(1*S*,2*S*,4*R*)-*trans*-2-hydroxy-1,8-cineole-β-D-glucopyranoside]、(1*S*,2*S*,4*R*)- 反式 -2- 羟基 -1,8- 桉油 -β-D- 吡喃葡萄糖苷 (1*S*,2*S*,4*R*)-*trans*-2-hydroxy-1,8-cineole-β-D-glucopyranoside)[6]、4- 乙基 - 芍药苷 (4-ethyl-peoniflorin)[7]、表木栓醇 (*epi*-friedelanol)、木栓酮 (friedelin)[8]、芍药侧柏酮 (paon-*iso*-thujone)、白芍苷 (albiflorin)[13]、芍药苷 (peoniflorin)、芍药新苷 (peony)、羟基苯甲酰芍药苷 (hydroxybenzoylpaeoniflorin)、8(*Z*)2(1*S*,5*R*)-β- 蒎烯 -10- 羟基 -β- 巢菜糖苷 [8(*Z*)2(1*S*,5*R*)-β-10-hydroxy-β-vicianoside)][14]、 芍药内酯 A(peonylactone A)、 芍药内酯 B(peonylactone B)、 芍药内酯 C(peonylactone C)[14,15]、6-*O*-β-glucopyranosyl-lactiolide、lactinolide[15]、9- 乙基芍药新苷 A(9-ethyl lactiflorin A)、(1*S*,2*S*,4*R*)-反式 -1,8- 桉叶素 -2-*O*-(6-*O*-α-L- 鼠李糖基)-β-d- 葡萄糖苷 [(1*S*,2*S*,4*R*)-*trans*-1,8-eucalyptol-2-*O*-(6-*O*-α-L-rhamnosyl)-β-d-glucoside)]、(1*S*,2*S*,4*R*)- 反式 -2- 羟基 -1,8- 桉叶素 [(1*S*,2*S*,4*R*)-*trans*-2-hydroxy-1,8-cineole][16]、1,2,3,6- 没食子酸酰 -β-D- 葡萄糖 (1,2,3,6-tetragalloyl-β-D-glucopyrano-side)、1,2,3,4,6- 没食子酸酰 -β-D- 葡萄糖 (1,2,3,4,6-pentagalloy-β-D-glucopyranoside)、异槲皮素 -3-*O*-β-D-(6″- 没食子酸酰) 葡萄糖 (quercetin-3-*O*-glucoside-6″-gallate)、山奈酚 -3-*O*-β-D-(6″- 没食子酸酰) 葡萄糖 (kaempferol-3-*O*-glucoside-6″-gallate)、1-*O*- 没食子酰基 -β-D-葡萄糖 (1-*O*-galloyl-β-D-glucose)、山奈酚 -3,7-*O*-β-D- 二葡萄糖苷 (kaempferol-3,7-di-*O*-β-D-glucoside)[20]。

　　有机酸及酯类成分：水杨酸 (salicylicacid)[1,2]、没食子酸 (gallic acid)[1,2,4,6,9,16,20]、苯甲酸 (benzoic acid)[1,3-7,9,19]、棕榈酸乙酯 (ethyl palmitate)、鞣花酸 (gallogen)、没食子酸乙酯 (gallic acid ethyl ester)、没食子酸丙酯 (gallic acid propyl ester)[2]、棕榈酸 (palmitic acid)[2,3,5]、香荚兰酸 (vanillic acid)[2,6]、没食子酸甲酯 (methyl gallate)[2,6,20]、没食子酸乙酯 (progallin A)[2,6,16]、亚油酸 (linoleic acid)[5]、香草酸 (vanillic)[6]、牡丹皮酸 A(moutancortexc acid A)[13]、苯甲酸 (benzoic acid)[18]。

　　酚、酚酸类及鞣质成分：逆没食子鞣质 (ellagitannin)、pedunculagin、galonlped unculagin、丹 皮 酚 苷 (paeoniside)、eugeniin[2]、 丹 皮 酚 (paeonol)[2,4]、1,2,3,4,6- 五 没 食 子 酸 葡 萄 糖 (1,2,3,4,6-penagalloylglucose)[4]、1,2,3,4,6- 五没食子酰基葡萄糖 (1,2,3,4,6-pentagalloylglucose)[6]、邻苯三酚 (pyrogallic acid)[7]、邻羟基苄醇 (2-hydroxybenzyl alcohol)、双 (2- 羟苄基) 醚 [di(2-hydroxybenzyl)ether][13]、牡丹酚 (paeonol)、邻甲基苯酚 (*o*-methyl phenel)[18]。

其他：蔗糖 (saccharose)[3,5]。

【药典检测成分】 2015 版《中国药典》规定，本品照高效液相色谱法测定，含芍药苷不得少于 1.8%。

参考文献

[1] 国家中医药管理局《中华本草》编委会. 中华本草：第 3 册 2105［M］. 上海：上海科学技术出版社，1999：521-528.

[2] 阮金兰，赵钟祥，曾庆忠，等. 赤芍化学成分和药理作用的研究进展［J］. 中国药理学通报，2003，9(19)：965-970.

[3] 傅丰永，肯天民，徐宗沛. 中药赤芍化学成分的研究［J］. 药学学报，1963，9(10)：556-557.

[4] 沈陶冶，张国兵，吕佳妮. 内蒙古赤芍化学成分的 HPLC-DAS/ESI-MS 分析［J］. 药物分析杂志，2008，28(2)：256-259.

[5] 王瑞，俞桂新，朱恩圆，等. 川赤芍化学成分研究［J］. 中国药学杂志，2007，9(42)：661-663.

[6] 段文娟，姜艳，勒鑫，等. 赤芍的化学成分研究［J］中国药物化学杂志，2009，19(1).

[7] 王彦志，石任兵，刘斌. 赤芍化学成分的分离与结构鉴定［J］. 北京中医药大学学报，2006，4(29)：267-269.

[8] 王瑞，俞桂新，朱恩圆，等. 川赤芍化学成分研究［J］. 中国天然药物，2005，3(1)：-26.

[9] 唐萍，吴海燕. 中药川赤芍的化学成分研究［J］. 中草药，2005，28(9)：775-777.

[10] 李晓如，梁逸曾，杨辉，等. 中药药对的化学成分研究 - 川芎赤芍挥发油的 GC/MS 分析［J］. 高等学校化学学报，2006，27(3)：443-448.

[11] 李晓如，梁逸曾，杨辉，等. 赤芍挥发性成分的 GC-MS 与直观框导式演进特征投影法分析［J］. 中国药学杂志，2006，10(41)：738-740.

[12] 李国辉，兰正刚，李晓如. 联用色谱和化学计量学方法分析赤芍挥发性成分［J］. 中南大学学报(自然科学版)，2007，38(1)：89-92.

[13] 吴少华，陈有为，杨丽源，等. 川赤芍的化学成分研究［J］. 中草药，2008，1(39)：13-15.

[14] M. Kaneda, Y. Iitaka,S. Shibata. Chemical Studies on the oriental plant drugs ⅩⅩⅩⅢ. The absolute structures of paeoniflorin, albiflorin, oxypaeoniflorin and benzoyl paeoniflorin isolated from Chinese Paeony root［J］. Tetrahedron, 1972, 28(10)：4309-4317.

[15] Murakami N, Saka M, Shimada H, et al. New bioactive monoterpene glycoside from paeoniae radix［J］. Chem Pharm Bull, 1996, 44(6)：1279-1281.

[16] 王彦志，冯卫生，石任兵，等. 赤芍中的单萜类成分［J］. 中国药学杂志，2008，9(43)：669-671.

[17] 刘玉峰，刘洋，潘明辉，等. 赤芍挥发油成分的 GC-MS 分析［J］. 中国药房，2011，22(27)：2543-2545.

[18] 黄兰芳，贺云彪，王玉林，等. GC-MS 分析川赤芍挥发油成分［J］. 光谱实验室，2013，30(6)：2912-2914.

[19] 孙荣斌，程宝荣，武露凌. 赤芍中脂溶性成分 GC/MS 联用分析［J］. 长春中医药大学学报，2010，26(4)：283-284.

[20] 舒希凯，段文娟，刘伟，等. 芍药花化学成分研究［J］. 中药材，2014，37(1)：66-69.

163.芫花 Genkwa Flos

【来源】 本品为瑞香科植物芫花 *Daphne genkwa* Sieb.et Zucc. 的干燥花蕾。

【性能】 辛、苦，温；有毒。泻水逐饮；外用杀虫疗疮。

【化学成分】 本品含黄酮类、萜类及甾体类、香豆素类等化学成分。

黄酮类成分：3′- 羟基芫花素 (3′-hydroxygenkwanin) 即木犀草素 -7- 甲醚 (luteolin-7-methylether)[1]、芹菜素 (apigenin)、木犀草素 (luteolin)、茸毛椴苷 (tiliroside)[1]、芫花瑞香宁即芫花烯 (genkwadaphnin)[1,2]、芫根苷 (yuenkanin)[1-3]、异槲皮素 (*iso*-quercetrin)、木犀草苷 (galuteolin)、芫花醇 A(genkwanol A)、芫花醇 B(genkwanol B)、芫花醇 C(genkwanol C)、紫丁香苷 (syringoside)[2]、芫花素 -5-*O*-*β*-D- 葡萄糖苷 (genkwanin-5-*O*-*β*-D-glucoside)[3]、芫花素 (genkwanin)[1-3]、椴苷 (tiliroside)、3′- 羟基芫花素 (3′-hydroxygenkwanin)、木犀草素 (tuteolin)、8- 羟基山柰酚 (8-methoxykaempferol)、柚皮素 (naringenin)、5,4′- 二羟基 -7,3′- 二甲氧基黄酮 (velutin)、6,8- 二羟基山柰酚 (6,8-dihydroxykaempferol)、3′,4′,7- 三甲氧基木犀草素 (luteolin-3′,4′,7-trimethyl ether)、洋芹素 -7,4′- 二甲醚 (5-hydroxy-7,4′-dimethoxy-flavone)、金合欢素

(acacetin)、3,7- 二甲氧基 -5,4′- 二羟基黄酮 (3,7-dimethoxy-5,4′-dihydroxyflavone)、7- 甲氧基 - 木犀草素 -5-*O*-*β*-D- 葡萄糖苷 (luteolin-7-methylether-5-*O*-*β*-D-glucopyranoside)、芫花素 -4′-*O*-*β*-D- 芸香糖苷 (genkwanin-4′-*O*-*β*-D-rutinoside)、木犀草素 -5-*O*-*β*-D- 葡萄糖苷 (luteolin-5-*O*-*β*-D-glucoside)、浙贝素 (zhebeiresinol)。

萜类及甾体类成分：芫花酯乙 (yuanhuadin)、芫花酯丙 (yuanhuafine)、芫花酯戊 (yuanhuapine)、芫花酯丁 (yuanhuatin)[1]、芫花酯甲 (yuanhuacin)[1,3]、*β*- 谷甾醇 (*β*-sitosterol)[4]、芫花酯庚 (yuanhuagine)、芫花酯己 (yuanhuajine)[5]、瑞香烷型二萜酯 -7(daphnane-typediterpence ster-7)、木栓酮 (friedelin)、*δ*- 香树脂酮 (*δ*-amyrone)、5*α*,8*α*- 过氧麦角甾 -6,22- 二烯 -3*β*- 醇 (5*α*,8*α*-epidioxyergosta-6,22-dien-3*β*-ol)、7*α*- 羟基谷甾醇 (7*α*-hydroxylstiosterol)、12-*O*-(2′*E*,4′*E*-癸二烯酯 -4- 羟基佛波 -13- 乙酰) [12-*O*-(2′*E*,4′*E*-decadienoyl)-4-hydroxyphorbol-13-acetyl]、异芫花酯乙 (yuanhuadine)。

香豆素类成分：瑞香苷 (daphnin)、瑞香素 B(daphnoretin B)[2]、异西瑞香素 (*iso*-daphnoretin)[3]、瑞香素 (daphnetin)、西瑞香素 (daphnoretin)[6,7]、edgeworthin、伞形花内酯 (umbelliferone)、伞形花内酯 -7-*O*-*β*-D- 葡萄糖苷 (umbelliferone-7-*O*-*β*-D-glucoside)[7]。

挥发油类成分：丙酸牻牛儿醇酯 (geraniol propionate)、橙花醇戊酸酯 (nerol pentanoate)、正十五烷 (*n*-pentadecane)、*α*- 呋喃甲醛 (*α*-furaldehyde)、苯乙醇 (phenylethanol)、1- 辛烯 -3- 醇 (1-octene-3-ol)、十四烷 (tetradecane)、亚油酸 (linoleic acid)、油酸 (oleic acid)、棕榈酸 (palmitic aicd)、十四酸 (tetradecanoic acid)、正二十四烷 (*n*-tetracosane)[1]、葎草烯 (humulene)、苯甲醛 (benzaldehyde)、月桂醛 (dodecanal)、十一醛 (undecanal)[1,8]、正十六碳酸 (*n*-hexadecanoic acid)、十六碳酸甲酯 (hexadecanoic acid methyl ester)、对二甲苯 (*p*-xylene)、正二十八烷 (*n*-octacosane)、(*Z*,*Z*)-9,12- 十八二烯酸甲酯 [(*Z*,*Z*)-9,12-octadecadienoic acid methylester]、十八碳酸甲酯 (octadecanoic methylester)、壬烷 (nonane)[4]、(*Z*,*Z*,*Z*)-9,12,15- 十八三烯酸甲酯 [(*Z*,*Z*,*Z*)-9,12,15-octadecatrienoic acid methylester][4,8]、苯甲醇 (benzylalcohol)、3- 乙基 -5- 甲基 -1- 丙基环己烷 (3-ethyl-5-methyl-1-propyl-cyclohexane) 、菲 (phenanthrene)、四氢 -2- 异戊基 -5- 丙基呋喃 (tetrahydro-2-*iso*-pentyl-5-propylfuran)、反 - 四氢 -5- 甲基 - 糠醇 (*trans*-tetrahydro-5-methyl-furfurylalcohol)、壬酸 (nonanoic acid)、8- 壬烯 -2- 酮 (8-nonen-2-one)、十九烷 (nonadecane)、壬醛 (nonanal)、(*Z*)-8- 十六烯 [(*Z*)-8-hexadecylene]、2- 甲基 - 环 [2.2.2] 辛烷 {2-methyl-cyclo[2.2.2] octane}、2- 甲基 -4- 庚醇 (2-methyl-4-heptanol)、1- 辛醇 (1-octanol)、9- 辛基十七烷 (9-octyl-heptadecane)、苯乙醛 (phenylacetaldehyde)、植醇 (phytol)、四十四烷 (tetratetracontane)、十三醛 (tridecanal)、十三酸 (tridecanoic acid)、2- 乙基 -1- 壬烯 -3- 醇 (2-ethyl-1-nonene-3-ol)、环十五烷 (cyclopentadecane)、反 -1,3- 二甲基环己醇 (*trans*-1,3-dimethylcyclohexanol)、癸醛 (decanal)、癸酸 (*n*-decanoic acid)、邻苯二甲酸双十二烷酯 (didodecylphthalate)、2,3- 二氢 - 香豆酮 (2,3-dihydro-benzofuran)、1,1- 二异丁基丙酮 (1,1-di-*iso*-butylacetone)、十二烷 (dodecane)、十二酸 (dodecanoic acid)、1- 十二醇 (1-dodecanol)、(*Z*)-2- 十二烯 [(*Z*)-2-dodecene]、5- 十二酮 (5-dodecanone)、二十一烷 (heneicosane)、二十七烷 (heptacosane)、庚醛 (heptanal)、1- 二十六醇 (1-hexacosanol)、十六烷 (hexadecane)[8]。

木脂素类成分：落叶松脂素 (lariciresinol)、罗汉松脂素 [(+)-matairesinol]、异落叶松脂素 [(+)-*iso*-lariciresinol][9]、松脂醇 (pinoresinol)[9]、(−)- 异落叶松脂素 [(−)-isolariciresinol]、落叶松脂醇 (lariciresinol)、(−)- 松脂素 [(−)-pinoresinol]、(−)- 落叶松脂素 [(−)-lariciresinol]、(−)- 双氢芝麻脂素 [(−)-dihydrosesamin]、(−)- 松脂醇 [(−)-pinoresinol]。

苯丙酸类成分：3-*O*- 咖啡酰基奎宁酸甲酯 (3-*O*-caffeoylquinic acid methyl ester)、4-*O*- 咖啡酰基奎宁酸甲酯 (4-*O*-caffeoylquinic acid methyl ester)、5-*O*- 咖啡酰基奎宁酸甲酯 (5-*O*-caffeoylquinic acid methyl ester)、5′-*O*-(3,4- 二甲氧基)- 桂皮酰基奎宁酸甲酯 [5′-*O*-(3,4-dimethoxy)-cinnamylquininic acid methylester][10]、对羟基桂皮酸甲酯 (*trans*-*p*-hydroxy cinnamic methyl ester)、对羟基桂皮酸 (*p*-hydroxy cinnamic acid)、西瑞香素 (daphnoretin)、丁香树脂醇

(syringonesinol)。

其他：邻苯二甲酸异丁基壬酯 (phthalic acid *iso*-butyl nonyl ester)、苯甲酸 (benzoic acid)[2]、山奈酚 -3-*O*-*β*-D-(6″-*p*- 香豆酰)- 吡喃葡萄糖苷［kaempferol-3-*O*-*β*-D-(6″-*p*-coumaroyl)-glucopyranoside］、木犀草素 -7- 甲氧基 -3′-*O*-*β*-D- 葡萄糖苷 (luteolin-7-*O*-methylether-3′-*O*-*β*-D-glucoside)、*β*- 谷甾醇 (*β*-sitosterol)、胡萝卜苷 (daucosterol)[11]、山奈酚 -3-*O*-*β*-D-葡萄糖苷 (kaempferol-3-*O*-*β*-D-glucoside)[12]、刺槐素 (4′-*O*-methylapigenin)、对羟基苯甲醛 (4-hydroxybenzaldehyde)、苄基葡萄糖苷 (benzyl-glucopyranoside)、苯乙基葡萄糖苷 (phenylethyl-glucopyranoside)、对羟基苯甲酸 (*p*-hydroxybenzoic acid)[13]、3,4- 二羟基苯甲酸 (3,4-dihydroxybenzoic acid)、山奈酚 -3-*β*-D-(6-*O*- 反 -*p*- 香豆酰) 葡萄糖苷［kaempferol-3-*β*-D-(6-*O*-*trans*-*p*-coumaroyl)glucopyranoside］、山奈酚 -3-*β*-D-(6-*O*- 顺 -*p*- 香豆酰) 葡萄糖苷［kaempferol-3-*β*-D-(6-*O*-*cis*-*p*-coumaroyl)glucoyranoside］[13]、芫花素 -5-*O*-*β*-D- 茜草樱草糖苷 (genkwanin-*O*-*β*-D-pri-meveroside)[14]、(－)- 杜仲树脂酚［(－)-medioresinol］、椴苷 -7-*O*-*β*-D-葡萄糖苷 (tiliroside-7-*O*-*β*-D-glucoside)[15]、瑞香醇酮 (daphneolon)、瑞香烯酮 (daphnenone)、173- 脱镁叶绿素乙酯 (173-ethoxyphaeophoribide)、(2*S*,3*S*,4*R*,8*E*)-2［(2′*R*)-2′- 羟基二十二烷酸酰胺］- 十八烷 -1,3,4- 三醇 {［(2*S*,3*S*,4*R*,8*E*)-2-［(2′*R*)-2′-hydroxyldoco-sanosylamino］-octadecane-1,3,4-triol}[16]。

【药典检测成分】2015 版《中国药典》规定，本品照高效液相色谱法测定，按干燥品计算，含芫花素不得少于 0.20%。

参考文献

［1］国家中医药管理局《中华本草》编委会. 中华本草：第 5 册 4424［M］. 上海：上海科学技术出版社，1999：402-406.
［2］李玲芝，宋少江，高品一. 芫花的化学成分及药理作用研究进展［J］. 沈阳药科大学学报，2007，24(9)：587-591.
［3］李玲芝，彭缨，高品一，等. 芫花的化学成分的 LC-MS 分析［C］. 第九届全国中药和天然药物学术研讨会大会报告及论文集，2007：140-145.
［4］刘滋武，陈才法，杜百祥，等. 芫花枝条挥发性成分的研究［J］. 徐州师范大学学报 (自然科学版)，2005，23(1)：60-63.
［5］Zhang Shi-xuan，LI Xiao-na，Zhang Feng-hong，et al. Preparation of yuanhuacine and relative daphnediterpeneesters fromDaphne genkwaand structure-activity relationship of potent inhibitory activityagainst DNA topoisomerase I［J］. Bioorg & Med Chem，2006，14(1)：3888-3895.
［6］马天波，刘思贞，徐国永，等. 芫花条化学成分的研究［J］. 中草药，1994，25(1)：7-9.
［7］和蕾，史琪荣，柳润辉，等. 芫花条中香豆素类成分研究［J］. 药学实践杂志，2008，26(6).
［8］陈利军，史洪中，周顺玉，等. 新鲜芫花挥发油化学成分 GC-MS 分析［J］. 安徽农业科学，2008，36(26)：11184-11185.
［9］汪茂田，李宴子，赵天增，等. 芫花叶中的新木脂素内酯［J］. 药学学报，1990，25(11)：86.
［10］刘延泽，冀春茹，冯卫生. 芫花叶水溶性成分的分离与鉴定［J］. 中草药，1989(20)：2.
［11］宋丽丽，李绪文，颜佩芳，等 . 芫花化学成分研究［J］. 中草药，2010，41(4)：536-538.
［12］张明伟，张锦文，杨颖达，等 . 紫芫花化学成分研究［J］. 中国药学杂志，2011，46(22)：1704-1706.
［13］邵泽艳，赵娜夏，夏广萍，等 . 芫花醋酸乙酯部位的化学成分研究［J］. 现代药物与临床，2013，28(3)：278-281.
［14］李玲芝，高品一，李菲菲，等 . 芫花花蕾化学成分的分离与鉴定［J］. 沈阳药科大学学报，2010，27(9)：699-703.
［15］孙倩，武洁，李菲菲，等 . 芫花化学成分的分离与鉴定［J］. 沈阳药科大学学报，2014，32(2)：94-98.
［16］陈艳琰，段金廒，唐于平，等 . 芫花化学成分研究［J］. 中草药，2013，44(4)：397-402.
［17］夏素霞，李玲芝，李菲菲，等 . 芫花花蕾中的两个新二萜［J］.2011，69(20)：2518-2522.

164.花椒　Zanthoxyli Pericarpium

【来源】本品为芸香科植物花椒 *Zanthoxylum bungeanum* Maxim. 或青椒 *Zanthoxylum schinifolium* Sieb.et Zucc. 的干燥成熟果皮。

【性能】辛,温。温中止痛,杀虫止痒。

【化学成分】本品含生物碱类、甾体类、香豆素类等化学成分。

生物碱类成分:单叶芸香品碱 (haplopine)、青椒碱 (schinifoline)、茵芋碱 (skimmianine)、香草木宁碱 (kokusaginine)、2′- 羟基 -N- 异丁基 [2E,6E,8E,10E]- 十二碳四烯酰胺 {2′-hydroxy-N-iso-butyl-[2E,6E,8E,10E]-dodecatetraenamide}[1]、去甲白屈菜红碱 (N-des-methyl chelerythrine)、铁屎米酮 (canthin-6-one)[2]。

甾体类成分 :β- 胡萝卜苷 (β-daucosterol)、β- 谷甾醇 (β-sitosterol)[2]、豆甾醇 (stigmasterol) [3]。

香豆素类成分 : 香柑内酯 (bergapten)、脱肠草素 (herniarin)[1]、伞形花内酯 (umbelliferone)、七叶内酯 (aesculetin)、哥伦比亚素 [(−)-columbianetin]、异紫花前胡香豆素 (marmesin)[2]。

挥发油类成分 :γ- 荜澄茄烯 (γ-cadinene)、β- 荜澄茄烯 (β-cadinene)、丁香油酚 (eugenol)、反式丁香烯 (trans-caryophllene)、茴香脑 (anethol)、τ- 牛心浸膏醇 (τ-cardinol)、丁香三环烯 (clovene)、1,1- 二甲基 -4,4- 二烯丙基 -5- 氧代 -2- 环乙烯 (1,1-dimethyl-4,4-diallyl-5-oxocyclohex-2-ene)、4-(2,2- 二甲基 -6- 亚甲基环己基)-3- 丁烯 -2- 酮 [4-(2,2-dimethyl-6-methylenecyclohexyl)-3-buten-2-one]、榄香醇 (elemol)、爱草脑 (estragole)、α- 羟基 -4,6- 二甲氧基苯乙酮 (α-hydroxy-4,6-dimethoxy acetophenone)、(E)-3- 异丙基 -6- 氧代 -2- 庚烯醛 [(E)-3-iso-propyl-6-oxo-2-heptenal]、邻甲基苯乙酮 (o-methylacetophenone)、N- 甲基 -2- 庚基 -4- 喹啉酮 (N-methyl-2-heptyl-4-guinoli-none)、(E)-8- 甲基 -5- 异丙基 -6,8- 壬二烯 -2- 酮 [(E)-8-methyl-5-iso-propyl-6,8-nonadiene-2-one]、二十九烷 (nonacosane)、α- 壬酮 (α-nonanone)、1,3,3- 三甲基 -2- 氧杂双环 [2.2.2] 辛烷 {1,3,3-trimethyl-2-oxabicyclo[2.2.2]octane}、茴香醚 (anisole)、2- 十一酮 (2-undecanone)、橙花叔醇异构体 (nerolidol iso-mer)、β- 古芸烯 (β-gurjunene)、甲基胡椒酚 (methylchavicol)、长叶烯 (longifolene)、4- 松油烯醇 (terpinen-4-ol)、β- 榄香烯 (β-elemene)、γ- 榄香烯 (γ-elemene)、乙酸牻牛儿醇酯 (geranyl acetate)、β- 罗勒烯 (β-ocimene)、邻 - 聚伞花素 (o-cymene)、对 - 聚伞花素 (p-cymene)[1]、乙酸松油醇酯 (terpinyl acetate)[1]、葎草烯 (humulene)、δ- 荜澄茄烯 (cadinene)[1-4]、α- 松油烯 (α-terpinene)、α- 蒎烯 (α-pinene)、β- 蒎烯 (β-pinene)、月桂烯 (myrcene)、乙酸橙花醇酯 (neryl acetate)[1,4,5]、香桧烯 (sabinene)[1,4-6]、1,8- 桉叶素 (1,8-cineole)、α- 金合欢烯 (α-farnesene)[1,5]、柠檬烯 (limonene)[1,5]、α- 松油醇 (α-terpineol)[1,5,6]、芳樟醇 (linalool)[1,5,6]、β- 罗勒烯 -Y(β-ocimene-Y)、β- 水芹烯 (β-phellandrene)[1,6]、1- 甲氧基 -4-(1- 丙烯基) 苯 [1-methoxy-4-(1-propenyl)benzene][1,7]、甲位紫穗槐烯 (α-amorphene)、香木脂醇 (β-amyrin)、花椒油素 (xanthoxylin)[2]、硬脂酸 (octadecanoic acid)、芥酸 (erucic acid)、油酸乙酯 (ethyl oleate)[3]、新别罗勒烯 (neoalloocimene)、顺 - 罗勒烯 (cis-ocimen)、反 -β- 罗勒烯 (trans-β-ocimen)、α- 衣兰油烯 (α-muurolene)、9,7- 十八碳二烯 (9,7-octadecadienal)、顺 - 水合桧烯 (cis-sabinene hydrate)、反 - 水合桧烯 (trans-sabinene hydrate)、1,2,4a,5,6,8a- 六氧 -4,7- 二甲基 -1-(1- 甲乙基)- 萘 [1,2,4a,5,6,8a-hexahydro-4,7-dimethyl-1-(1-methyethyl)-naphthalene]、2,4- 癸二烯酸 (2,4-decadienal)、7- 二乙基氨基 -3- 三呋喃甲基 -4- 甲基香豆素 (7-diethlamino-3-tri-fuoromethyl-4-methylcoumatin)、邻苯二甲酸异辛二酯 [1,2-benzenedi-carboxylic acid bis(2-ethylhexyl)ester]、醋酸金合欢酯 (farnesyl acetate)、β- 石竹烯 (β-caryophyllene)、杜松烷 -1,4- 二烯 (cadinal-1,4-diene)、莰烯 (camphene)、α- 胡椒烯 (α-copaene)、3,4- 二甲氧基苯甲酸甲酯 (3,4-dimethoxy benzoic acid methyl ester)、侧柏烯 (α-thujen)、γ- 异松油烯 (γ-terpinolene)、α- 异松油烯 (α-terpinolene)、喹啉 -4,7,8- 三甲基呋喃 {4,7,8-trime-furo-[2,3-b]quinolin}、2,7,7- 三甲基双环 [2,2,1] 庚 -2- 烯 { 2,7,7-trimethyliyclo[2,2,1]hept-2-ene }、zenthobungeanine、十六烷内酯 (hexadecanolide)、1- 甲基 -2-(1- 甲基乙基) 苯 [1-methyl-2-(1-methylethyl)benzene]、十七碳烯 -8- 酸 -1(heptadecene-8-carbonic acid-1)、枯茗醛 (cumina)、δ-3- 皆蓍烯 (δ-3-carene)[4]、十二烷 (dodecane)、大根香叶烯 (germacrene)、松油醇 -4 (terpineol-4)、芹子烯 (β-selinene)、棕榈酸 (hexadecanoic acid)[4,5]、醋酸龙脑酯 (bornyl acetate)[4-6]、水芹醛 (phellandral)[4,6]、2,5- 双 (1,1- 二甲基乙基) 噻吩 [2,5-bis(1,1-dimethylethyl)thiophene]、石竹烯氧化物 (caryophyllene oxide)、

4- 异丙基 -2- 环己烯 -1- 酮 (4-*iso*-propyl-2-cyclohexen-1-one)[4,7]、乙位紫穗槐烯 (*β*-amorphene)[4,8]、大根香叶烯 D 异构体 (germacrene D-*iso*-mer)、顺 - 橙花叔醇 (*cis*-nerolidol)、乙酸橙花叔醇酯 (nerolidyl acetate)、亚油酸甲酯 (methyl linoleate)、亚麻酸甲酯 (methyl linolenate)、紫苏烯 (perillene)[1]、莳萝醇 (pillapiol)、2- 皆烯 (2-carene)、乙酸香茅酯 (citronellyl acetate)、顺 - 胡椒醇酯 (*cis*-piperitol acetate)、Z-*β*- 松油醇 (Z-*β*-terpineol)、油酸 (oleic acid)、茄酮 (solanone)、*β*-荜澄茄苦素 (*β*-cubebene)、辣薄荷酮 (piperitone)、沉香基邻氨基苯甲酸 (linalyl anthranilate)、*E*-7- 十四烯 (*E*-7-tetradecene)、*E*-*β*- 松油醇 (*E*-*β*-terpineol)、顺 - 水合蒎烯 (*cis*-pinene hydrate)、三环烯 (tricyclene)、9- 棕榈油酸 (9-hexadecenoic acid)、醋酸辛酯 (acetic acid octyl ester)、1,4-桉叶素 (1,4-cineole)[5]、*γ*- 松油烯 (*γ*-terpinene)、*α*- 水芹烯 (*α*-phellandrene)[5,6]、4- 羟基 -3,5- 二甲氧基苯乙酮 (4-hydroxy-3,5-dimethoxy acetophenone)、匙叶桉油烯醇 (spathulenol)[5,7]、别罗勒烯 (allo-ocimene)、顺 - 对 -2- 薄荷烯 -1- 醇 (*cis*-*p*-2-menthen-1-ol)、对 - 薄荷醇 -1,8- 二亚乙基三胺 -9- 乙酸酯 (*p*-menthol-1,8-dien-9-ol,acetate)、乙酸芳樟酯 (linalyl acetate)、*β*- 桉醇 (*β*-eudesmol)[6]、3- 甲基 -6-(1- 甲基乙基)-2- 环己烯 -1- 醇 [3-methyl-6-(1-methylethyl)-2-cyclohexene-1-ol][6,7]、3,7- 二甲基 -1,3,7- 辛三烯 (3,7-dimethyl-1,3,7-octatriene)、*α*- 牛心浸膏醇 (*α*-cardinol)、1- 甲基 -4- 异丙烯基环己烯 (1-methyl-4-*iso*-propenyl cyclohexene)、5- 甲基 -2- 异丙基 -3- 环己烯 -1- 酮 (5-methyl-2-*iso*-propyl-3-cyclohexene-1-ketone)、4-(1- 甲基乙基)-1- 环己烯 -1- 甲醛 [4-(1-methylethyl)-1-cyclohexene-1-formaldehyde]、1- 甲基 -4-(1- 甲基乙基)-1,4-环己二烯 [1-methyl-4-(1-methylethyl)-1,4-cyclohexadiene]、2- 甲基 -5-(1- 甲基乙基)-1,3- 环己二烯 [2-methyl-5-(1-methylethyl)-1,3-cyclohexadiene]、1- 甲基 -4-(1- 甲基乙基)-1,4- 环己二烯 [1-methyl-4-(1-methylethyl)-1,4-cyclohexadiene]、1- 甲基 -4-(1- 甲基乙基)-2- 环己烯 -1-醇 [1-methyl-4-(1-methylethyl)-2-cyclohexene-1-ol]、4- 甲基 -1-(1- 甲基乙基)-3- 环己烯 -1-醇 [4-methyl-1-(1-methylethyl)-3-cyclohexene-1-ol]、1- 甲基 -4-(2- 丙烯基) 苯 [1-methyl-4-(2-propenyl)benzene]、2,5- 二甲基 -3- 己炔 -2,5- 二醇 (2,5-dimethyl-3-hexaalkyne-2,5-diol)、3,7- 二甲基 -2,6- 辛二烯 -1- 醇乙酸酯 (3,7-dimethyl-2,6-octadiene-1-alcohacetas)、*α*,*α*,4- 三甲基 -3- 环己烯 -1- 甲醇 (*α*,*α*,4-trimethyl-3-cyclohexene-1-methanol)、2,2,4- 三甲基 -2- 环己烯 -1- 甲醇乙酸酯 (2,2,4-trimethyl-2-cyclohexene-1-methanolacetas)、山梨酸 (sorbic acid)、1,2,3,4,4*a*,5,6,8*a*-八氢 -7- 甲基 -4-(1- 甲基乙基) 萘 [1,2,3,4,4*a*,5,6,8*a*-octahydro-7-methyl-4-(1-methylethyl) naphthalene]、3,7- 二甲基 -1,6- 辛二烯 -3- 醇 (3,7-dimethyl-1,6-octadiene-3-ol)、3,7- 二甲基 -2,6-辛二烯 -1- 醇 (3,7-dimethyl-2,6-octadiene-1-ol)、1,2,3,5,6,8a- 六氧 -4,7- 二甲基 -1-(1- 甲基乙基) 萘 [1,2,3,5,6,8a -hexahydro-4,7-dimethyl-1-(1-methyethyl)-naphthalene]、桉树脑 (eucalyptole)[7]、4- 甲基亚乙基苯甲醛 [benzaldehyde, 4-(1-methylethyl)]、异戊烯醛 (*iso*-amylene aldehyde)、反 -香芹醇 [*trans*-（+）-carveol]、4- 异丙基苯甲醇 [benzenemethanol，4-(1-methylethyl)]、萜品醇乙酸酯 (3-cyclohexene-1-methano,1*α*,*α*-4-trimethyl-acetate)、丙酸芳樟酯 (linalyl propanoate)、十八冠醚 (1,4,7,10,13,16-hexaoxacyclooctadecane)、橙花醇 (nerol)[8]、*β*- 月桂烯 (*β*-myrcene)[9]、沉香醇 (linalool)、*α*,*α*,4- 三甲基 -3- 环己烯 -1- 甲醇 (4-trimethyl-3-cyclohexene-1-methanol)、2-氨基苯甲酸 -3,7- 二甲基 -1,6- 辛二烯 -3- 醇酯 (2-aminobenzoate-3,7-dimethyl-1,6-octadien-3-ylo-aminobenzoate)[10]。

黄酮类成分：香叶木苷 (diosmin)[1]。

其他：苯甲酸 (benzoic acid)、叔丁基苯 (tert-butyl-benzene)[1]、*α*- 生育酚 (*α*-tocopherol)[3]。

【**药典检测成分**】2015 版《中国药典》规定，本品照挥发油测定法测定，含挥发油不得少于 1.5%(ml/g)。

参考文献

［1］国家中医药管理局《中华本草》编委会. 中华本草：第 4 册 3801 [M]. 上海：上海科学技术出版社，1999：976-982.

［2］郑庆安，张灿奎，向瑛，等. 川陕花椒化学成分研究 [J]. 中草药，2001，32(5): 399-400.

［3］谢庆娟，邓才宾，曲中堂. GC-MS 联用法分析花椒油化学成分［J］. 中国药房，2009，20(21)：1653.

［4］陈振德，许重远，谢立. 超临界 CO₂ 流体萃取花椒挥发油化学成分的研究［J］. 中国中药杂志，2001，26(10)［1］：687-688.

［5］李迎春，曾健青，刘莉玫，等. 花椒超临界 CO₂ 萃取物成分分析［J］. 中药材，2001，24(8)：572-573.

［6］崔炳权，郭晓玲，林元藻. 陕西凤县大红袍花椒挥发油化学成分的 GC/MS 分析［J］. 中国医药导报，2006，3(36)：150-152.

［7］邱琴，崔兆杰，刘廷礼，等. 花椒挥发油化学成分的 GC-MS 分析［J］. 中药材，2002，25(5)：327-328.

［8］郑良，朱华勇，周先礼，等. GC-MS 分析山东野花椒果皮中挥发油的化学成分［J］. 华西药学杂志，2009，24(4)：386-388.

［9］石雪萍，张卫明. 红花椒和青花椒的挥发性化学成分比较研究［J］. 中国调味品，2010，35(2)：102-106.

［10］胡怀生. 花椒挥发油化学成分的 GC/MS 分析［J］. 广东化工，2013，22(40)：126-127+104.

165. 芥子　Sinapis Semen

【来源】本品为十字花科植物白芥 *Sinapis alba* L. 或芥 *Brassica juncea* (L.)Czern.et Coss. 的干燥成熟种子。

【性能】辛，温。温肺豁痰利气，散结通络止痛。

【化学成分】本品含挥发油类、甾体类、硫苷类等化学成分。

挥发油类成分：辛醛 (octaldehyde)、2-辛醇 (2-octanol)、正辛醇 (*n*-octylalcohol)、2-异硫氰基乙基苯 (2-*iso*-thiocyanatoethyl-benzene)、1-异硫氰基丁烷 (1-*iso*-thiocyanatobutane)、4-异硫氰基-1-丁烯 (4-*iso*-thiocyanato-1-butene)、异硫氰基甲基苯 (*iso*-thiocyanatomethylbenzene)、1-异硫氰基丙烷 (1-*iso*-thiocyanopropane)、2-甲硫基甲基呋喃 (2-methlthiomethylfuran)、4-羟基-3-吲哚甲基芥子油苷 (4-hydroxy-3-indolylmethylglucosinolate)、亚麻酸 (linolenic acid) 的甘油酯、2-丁烯腈 (2-butene nitrile)、花生酸 (arachidic acid)[1]、油酸 (oleic acid)[1]、3-氯丙腈 (3-chlorinepro-pionitrile)、3-甲基-丁腈 (3-methyl-butyronitrile)、二甲基二酮 (dimethyldiketone)、1-甲基-2-(1-甲基乙基-苯)[1-methyl-2-(1-methylethyl)-benzene]、4-甲基-1-(1-甲基乙基)-[1*S*-(1*α*,4*β*,5*α*)]-二环 [3.1.0] 己醛-3-酮 {4-methyl-1-(1-methylethyl)-[1*S*-(1*α*,4*β*,5 *α*)]-bicyclo[3.1.0]hexan-3-one}、3-甲基-4-异丙基苯酚 (3-methyl-4-*iso*-propylphenol)、2-甲基-1-戊烯 (2-methyl-1-pentene)、戊腈 (pentanenitrile)、2,3-戊二酮 (2,3-pentanedione)、2H-5-戊氰基丙烷 (2H-5-pentancyanopropane)、2-丙烯基腈 (2-propenylnitrile)、对羟苯基乙腈 (*p*-hydroxyaceonitrile)[2]、石竹烯 (caryophyllene)、(*E,E*)-2,4-癸二烯醛 [(*E,E*)-2,4-decadienal]、1,2-二甲氧基-(2-丙烯基)-苯 [1,2-dimethoxy-4-(2-propenyl)-benzene]、4-甲基戊基异硫氰酸酯 (4-methylpentyl-*iso*-thiocyanate)、1-异硫氰基-3-甲基-丁烷 (1-*iso*-thiocyanato-3-methyl-butane)、1-异硫氰基-3-(甲硫基)-丙烷 [1-*iso*-thiocyanato-3-(methylthio)-propane]、(*E*)-2-(1-戊烯基)-呋喃 [(*E*)-2-(1-pentenyl)-furan]、(*E,E*)-3,5-辛二烯-2-酮 [(*E,E*)-3,5-octadien-2-one]、莳酮 (thujone)、异茴香醚 (estragole)、糠醛 (furfural)、D-柠檬烯 (D-limonene)、1,5-己二烯 (1,5-hexadiene)、苯基丙基腈 (phenylpropy-nitrile)、壬醛 (nonanal)、正戊基异硫氰酸酯 (*n*-pentyl-*iso*-thiocyanate)[3]、异硫氰酸烯丙酯 (allyl-*iso*-thiocyanate)、苯乙醛 (phenylacetaldehyde)、异丁基异硫氰酸酯 (*iso*-butyl *iso*-thiocyanate)[3,4]、2,4-庚二烯醛 (2,4-heptadienal)、反式-2,4-庚二烯醛 (*trans*-2,4-heptadienal)、(*E*)-2-庚烯醛 [(*E*)-2-heptenal]、(*E*)-2-庚烯醛 [(*E*)-2-heptenal]、柠檬烯 (limonene)、反式茴香脑 (*trans*-anethole)、2-庚醇 (2-enathol)、萘 (naphthalene)、2-壬烯醛 (2-nonenal)、(顺，顺) 十八碳-9,12-二烯酸 [(*cis,cis*)9,12-octadecadienoicacid]、3-辛烯-2-酮 (3-octylene-2-one)、2-十二碳烯醇 (2-lanolin alcohol)、6,10,14-三甲基-2-十五烷酮 (6,10,14-trimethyl-2-pentadecanone)、(+)-*α*-香附酮 [(+)-*α*-cyperone]、氰化正戊烷 (*n*-amyl cyanide)、苯 (phene)、*β*-芹子烯 (*β*-selinene)、

2- 乙基萘 (2-ethyl naphtalinum)、大蒜素 (garlicin)、葡萄糖芸苔素 (glucobrassicin)、棕榈酸 (palmitic acid)、己醛 (hexanal)、二糠基二硫化物 (difurfuryldisulfide)、丙烯腈 (acrylonitrile)、2- 庚醇 (2-heptitol)、异硫氰酸 -2- 苯乙酯 (iso-sulfocyanicacid-2-phenethylester)、6- 甲基 -5- 庚烯 -2- 醇 (6-methyl-5-heptene-2-ol)、雅榄蓝烯 (eremophillene)、5- 乙酰基噻唑 (5-acetylthiazole)、4- 氨基 -5- 甲基 -2(5H)- 呋喃酮 [4-amino-5-methyl-2(5H)-furanone]、3- 丁基 -1,3,2- 恶唑硼烷 (3-butyl-1,3,2-oxazaborolidine)、2- 己基 - 噻吩 (2-decoyl-thiofuran)、2,5- 二甲基 -3- 乙基吡嗪 (2,5-dimethyl-3-ethylpyrazine)、4,5- 二甲基噻唑 (4,5-dimethylthiazole)、2,4- 二 -3H-1,2,4- 三唑 -3- 硫酮 (2,4-di-3H-1,2,4-triazole-3-thione)、2- 乙基 -3- 甲基 - 氧杂环丁烷 (2-ethyl-3-methyl trimethylene oxide)、4- 甲酰基 -1,3(2H)- 二氢咪唑 -2- 硫酮 [4-formyl-1,3(2H)-dihydroimidazole-2-thione]、甲基壬乙醛 (2-methylundecanal)、N- 糖基吡咯 (N-glycosyl pyrrole)、3,5- 辛二烯 -2- 酮 (3,5-octadiene-2-one)、正戊醇 (n-pentanol)、2- 戊基呋喃 (2-pentylfuran)、5- 戊基 -3H- 呋喃 -2- 酮 (5-pentyl-3H-furan-2-one)、硫代异氰酸丁烷 (thio-iso-cyanic acid butane)、硫代异氰酸丙烷 (thio-iso-cyanic acid propane)[4]、亚油酸 (linoleic acid)、顺 -11- 二十碳烯酸 (cis-11-eicosapentaenoic acid)、2- 己烷基环丙烷癸酸 (2-hexyl-cyclopropanedecanoic acid)、2- 己烷基丙烷辛酸 (2-hexyl-cyclopropaneoctanoic acid)、茴香脑 (cisanethol)、环丙基丙烷 (benzothiazole)、苯并噻唑 (benzothiazole)、巴豆腈 (crotononitrile)、异硫氰酸环己酯 (isothio-cyanatocylohexane)[6]。

甾体类成分：新葡萄糖芸苔素 (neoglucobrassicin)[1]、胡萝卜苷 (daucosterol)[2]。

硫苷类成分：葡萄糖芫菁芥素 (gluconapin)、黑芥子苷 (sinigrin)[1]。

长链脂肪酸类成分：芥酸 (erucic acid)[5]。

苯丙酸类成分：芥子酸 (sinapic acid)[1]。

生物碱类成分：芥子碱 (sinapine)[1]。

其他：2,4- 二烯十二醛 (2,4-dienedodecal)、4,5- 二甲氧基 -2-(2- 丙烯基) 酚 [4,5-dimethoxy-2-(2-propenyl)phenol]、N,N- 双 (1- 甲基)-1,2- 乙二胺 [N,N-di-(1-methyl)-1,2-ethylendiamine]、双 [1-(甲硫基) 乙基]- 二硫化物 {di[1-(methylthio)ethyl]-disulfide}、芥子酶 (myrosase)、原抗瘿素 (progoitrin)、皮蝇磷 (ronnel)[1]。

【药典检测成分】2015 版《中国药典》规定，本品照高效液相色谱法测定，按干燥品计算，含芥子碱以芥子碱硫氰酸盐计，不得少于 0.40%。

参考文献

［1］国家中医药管理局《中华本草》编委会. 中华本草：第 3 册 2319 [M]. 上海：上海科学技术出版社，1999：691-692.
［2］冯宝民，余正江，李帆，等. 白芥子化学成分的研究 [J]. 大连大学学报，2004，25(6)：43-45.
［3］陈密玉，林燕妮，吴国欣，等. 生、烤芥子挥发油化学成分比较研究 [J]. 中国中药杂志，2006，31(14)：1157-1159.
［4］刘强，张璐，易延逵，等. 炒制对白芥子挥发油成分的影响 [J]. 中成药，2007，29(10)：1473-1475.
［5］李日葵，林一星. 白芥子中脂溶性成分的气相色谱 - 质谱联用分析 [J]. 重庆医学，2012，41(26)：2749-2750.
［6］蔡君龙，卢金清，黎强，等. 顶空固相微萃取 - 气相色谱 - 质谱联用分析白芥子挥发性成分 [J]. 药物研究，2014，23(4)：26-27.

166.苍术 Atractylodis Rhizoma

【来源】本品为菊科植物茅苍术 Atractylodes lancea (Thunb.)DC. 或北苍术 Atractylodes chinensis (DC.)Koidz. 的干燥根茎。

【性能】辛、苦，温。燥湿健脾，祛风散寒，明目。

【化学成分】本品含挥发油类、有机酸及酯类、倍半萜及其内酯类等化学成分。

挥发油类成分 :1,9- 马兜铃二烯 (1,9-aristolodiene)、广藿香烯 (patchoulene)、1,3,4,5,6,7-
六氢 -2,5,5- 三甲基 -2H-2,4α- 桥亚乙基萘 (1,3,4,5,6,7-hexahydro-2,5,5-trimethyl-2H-2,4α-ethano
naphthalene)、3β- 羟基苍术酮 (3β-hydroxy atracetylone)、榄香烯 (elemene)、花柏烯 (chamigrene)、
左旋的 α- 甜没药萜醇 (L-α-bisabolol)、3β- 乙酰氧基苍术酮 (3β-acetoxyatractylone)、2- 蒈烯
(2-carene)[1]、α- 葎草烯 (α-humulene)[1-4]、β- 桉叶醇 (β-eudesmol)[1,2,4,5]、β- 橄榄烯或 β- 马阿里烯
(β-maaliene)[1,5,6]、芹子二烯酮 [selina-4(14),7(11)-diene-8-one][1,7]、茅术醇 (hinesol)[1,5,7,8]、苍术酮
(atractylone)[1,5,7]、愈创醇或愈创薁醇 (guaiol)[1,3]、榄香醇 (elemol)[1,3,5]、α- 愈创木烯 (α-guaiene)
、δ- 愈创木烯 (δ-guaiene)、芹子烯 (selinene)[1,4]、α- 水芹烯 (α-phellandrene)[2-4,7,9,10]、绿叶烯
(patchoulene)[7,10]、γ- 榄香烯 (γ-elemene)[7-9]、1-β- 蒎烯 (1-β-pinene)、三环烯 (tricyclene)、1-α-
松油醇 (1-α-terpineol)、莰烯 (camphene)、Δ³- 蒈烯 (Δ³-carene)、环葑烯 (cyclofenchene)、金合
欢烯 (farnesene)、亚油酸 (linoleic acid)、α- 紫罗蓝酮 (α-ionone)、月桂烯醇 (myrcenol)[2]、顺罗
勒烯 (cis-ocimene)[2,3]、萜品油烯 (terpinolene)[11]、4- 苯基 - 苯甲醛 (4-phenylbenzoicaldehyde)、环
壬烯 (cyclononene)、兰香油薁 (chamazulene)、反式-β- 罗勒烯 (trans-β-ocimene)、瓦伦烯 (valencene)、
β- 水芹烯 (β-phellandrene)[10]、β- 芹子烯 (β-selinene)[5,7,8,10,12]、β- 倍半水芹烯 (β-sesquiphellandrene)
[5,7,10]、γ- 芹子烯 (γ-selinene)、牻牛儿基丙酮 (geranylacetone)、大牻牛儿烯 A(germacrene A)、
大牻牛儿烯 B(germacrene B)[5,8,10]、α- 芹子烯 (α-selinene)[5,10,12]、δ- 芹子烯 (δ-selinene)、马兜
铃烯 (aristolene)[3,10]、δ-3- 蒈烯 (δ-3-carene)[5,10]、α- 甜没药萜醇 (α-bisabolol)[4,10]、石竹二烯酮
(pinkdienone)、1- 溴 -8- 十七炔 (1-bromine-8-heptadecayne)[13]、冰片醋酸酯 (bornyl acetate)、
(Z)-3,7- 二甲基 -2,6- 辛二烯 -1- 醇醋酸酯 [(Z)-3,7-dimethyl-2,6-octadien-1-ol-acetate]、3,7- 二甲
基 -1,6- 辛二烯 -1- 醇 (3,7-dimethyl-1,6-octadiene-1-ol)、(Z)-3,7- 二甲基 -1,3,6- 辛三烯 [(Z)-3,7-
dimethyl-1,3,6-octatriene]、4(14),11- 桉叶二烯 [4(14),11-eudesmadiene]、(1S)-6,6- 二甲基 -2- 亚
甲基双环 [3.1.1] 庚烷 {6,6-dimethyl-2-methylene-(1S)-bicyclo[3.1.1]heptane}、4-(2,2- 二甲基 -6-
甲烯基环己基)-3- 丁烯 -2- 酮 [4-(2,2-dimethyl-6-methylene cyclohexyl)-3-butene-2-one]、3,7- 二
甲基甲乙酯 -2,6- 辛二烯酸 (3,7-dimethyl methylester-2,6-octadienoic acid)、2,6- 二甲基 -6-(4- 甲
基 -3- 戊烯基)- 双环 [3.1.1] 庚 -2- 烯 {2,6-dimethyl-6-(4-methyl-3-pentenyl)-bicyclo[3.1.1]hepta-
2-ene}、(-)-3,7,7- 三甲基 -11- 亚甲基螺旋 [5.5] 十一 -2- 烯 {(-)-3,7,7-trimethyl-11-methylene-
spiro[5.5]undeca-2-ene}、3,7- 二甲基 -6- 辛烯基醋酸酯 (3,7-dimethyl-6-octenylacetate)、(Z)-
7,11- 二甲基 -3- 乙烯基 -1,6,10- 十二碳三烯 [(Z)-7,11-dimethyl-3-vinyl-1,6,10-dodecatriene]、
2,3,4,4a,5,6- 六氢 -1,4a- 二甲基 -7-(1- 甲基乙基) 萘 [2,3,4,4a,5,6-hexahydro-1,4a-dimethyl-
7-(1-methylethyl)-naphthalene]、1,2,3,5,6,7,8,8a- 八氢 -1,4- 二甲基 -7-(1- 甲基乙烯基) 甘菊
环 {1,2,3,5,6,7,8,8a-octahydro-1,4-dimethyl-7-(1-methylethenyl)-[1S-(1.α,7.α,8a.β)]-azulene}、
5- 羟甲基 -2- 呋喃甲醛 [5-(hydroxymethyl)-2-furaldehyde]、长叶烯 -V4(longifolene-V4)、
长叶烯 -I2(longifolene-I2)、异喇叭烯 (iso-ledene)、西车烯 (seychellene)、4-(2- 苯乙基哒嗪
[4-(2-styrylpyridazine)]、罗汉柏烯 -I3(thujopsene-I3)、麝香草酚 (thymol)、6,10,11,11- 四甲
基 三 环 [6.3.0.1(2,3)] 十 一 -7- 烯 {6,10,11,11-tetramethyl-tricyclo[6.3.0.1(2,3)]undec-7-ene}、
4,4,6, 6- 四甲基 [3.1.0] 己 -2- 烯 {(4,4,6,6-tetramethyl-bicyclo[3.1.0]hexa-2-ene)}、(-)- 乙酸桉树
酯 [(-)-myrtenyl acetate]、十氢 -1,1,7- 三甲基 -4- 亚甲基 -1H- 环丙基甘菊环 {decahydro-1,1,7-
trimethyl-4-methylene-1H-cyclopropazulene}、(Z)3- 癸烯 -1- 醇 [(Z)3-decene-1-ol]、3- 癸烯 -1- 醇
乙酸酯 (3-decene-1-ol-acetate)、α- 布藜烯 (α-bulnesene)、(E)-3- 蒈烯 -2- 醇 [(E)-3-carene-2-ol]、2- 甲氧
基 -4- 甲基 -2-(1- 甲基乙基)- 苯 [2-methoxy-4-methyl-2-(1-methylethyl)-benzene]、1- 甲氧基 -4- 甲基 -2(1-
甲基乙基)- 苯 [1-methoxy-4-methyl-2(1-methylethyl)-benzene]、甲基 (1- 甲基乙基)- 苯 [methyl(1-
methylethyl)-benzene]、2- 甲基 -5-(1- 甲基乙基)-1,3- 环己二烯环氧化合物 [2-methyl-5-(1-methylethyl)-
1,3-cyclohexadiene epoxycompound]、1- 十五醇 (1-pentadecanol)[7]、γ- 桉叶油醇 (γ-eudesmol)[7,14,15]、
α- 红没药醇 (α-bisabolol)、β- 月桂烯 (β-myrcene)[7,8]、α- 石竹烯 (α-caryophyllene)、β- 石竹烯
(β-caryophyllene) [4,7,12]、4- 蒈烯 [(+)-4-carene]、1R,4R,7R,11R-1,3,4,7- 四甲基三环 [5.3.1.0(4,11)]

十 一 -2- 烯 {1R,4R,7R,11R-1,3,4,7-tetramethyltricyclo[5.3.1.0(4,11)]undeca-2-ene}[3,7]、α- 蒎 烯 (α-pinene)[3-5,7]、β- 雪松烯 (β-himachalene)[5,7]、香橙烯 (aromadendrene)[7,16]、甘葡环烃 (azulene)、三环岩兰烷 (tricyclovetivane)、红没药醇 (bisabolol)、香豆酮 (benzofuran)、香松烯 (cedrene)、十八氢化萘 (octadeca hydro naphthalene)、桉脂素 (eudesmenol)、环丙烷 (cyclopropa)、荜橙茄醇 (cubenol)、环己烷 (cyclohexane)[14]、柠檬苦素 (limonin)[15]、对花烯 (p-anthene)、β- 榄香烯 (β-elemene)、朱栾倍半萜 (chuluan sesquiterpene)、蛇床 -3,7(11)- 二烯 [cnidium-3,7(11)-diene] [8]、α- 松油醇 (α-terpineol)[3,8]、1,4- 荜澄茄二烯 (1,4-cadinadiene)[4,8]、苍术色原烯 [2,8- 二甲基 -6- 羟基 -2-(4- 甲基 -3- 戊烯基)-2H- 色原烯]{atractylochromene[2,8-dimethyl-6-hydroxy-2-(4-methyl-3-pentenyl)-2H-chromene]}[12]、乙酸龙脑酯 (bornylacetate)、α- 广藿香烯 (α-patchoulene)、3,7,11- 三甲基 -1,6,10- 十二碳三烯 -3- 醇 (3,7,11-trimethyl-1,6,10-dodecatrien-3-ol)、反式 -β- 罗勒烯 (trans-β-ocimene)、γ- 广藿香烯 (γ-patchoulene)、α- 香橙烯 (α-aromadendrene)、顺式 -2,6- 二甲基 -2,6- 辛二烯 (cis-2,6-dimethyl-2,6-octadiene)、γ- 松油烯 (γ-terpinene)、6s-2,3,8,8- 四甲基三环 [5,2,2,0(1,6)] 十一碳 -2- 烯 {6s-2,3,8,8-tetramethyltricyclo[5,2,2,0(1,6)]undeca-2-ene}、β- 松油醇 (β-terpineol)、β- 松油烯 (β-terpinene)、桦木烯 (betulene)、β- 金合欢烯 (β-farnesene)、对 - 异丙基苯甲烷 (p-cymene)、α- 荜橙茄烯 (α-cadinene)、δ- 荜橙茄烯 (δ-cadinene)、γ- 荜橙茄烯 (γ-cadinene)、1- 甲基 -4- 异丙基 - 环己烯 [1-methyl-4-iso-propyl-cyclohexen]、4- 甲基 -1- 异丙基 -3- 环己烯 -1- 醇 [4-methyl-iso-propyl-3-cyclohexen-1-ol]、反式 -1- 甲基 -4- 异丙基 -2- 环己烯 -1- 醇 [trans-1-methyl-4-iso-propyl-2-cyclohexen-1-ol]、顺式 -1- 甲基 -4- 异丙基 -2- 环己烯 -1- 醇 [cis-1-methyl-4-iso-propyl-2-cyclohexen-1-ol]、p-(1- 乙基乙烯基)- 茴香醚 [p-(1-ethylvinyl)-anisole]、2,6- 二甲基二环 (3,2,1) 辛烷 [2,6-dimethylbicyclo(3,2,1)tane][3]、3- 蒈烯 (3-carene)、α- 雪松烯 (α-cedrene)、β- 雪松烯 (β-cedrene)[3,4]、berkheyaradulen、α- 异松油烯 (α-iso-terpinolene)、α- 草烯 (α-oxalene)、3,7- 二甲基 -1,3,6- 辛三烯 (3,7-dimethyl-1,3,6-octotriene)、(−)-β- 榄香烯 [(−)-β-elemene]、反式 - 石竹烯 (trans-caryophyllene)、α- 姜烯 (α-zingiberence)[5]、香附子烯 (cyperene)[16,17]、去氢香橙烯 (dehydroaromadendrene)、5,11(12)- 荜澄茄二烯 [5,11(12)-cadinadiene]、杜松油烯 (cadinene)、蓬莪术烯或莪术呋喃烯 (curzerene)、9β- 乙酰氧基 -3,5,8- 三甲基三 [6.3.1.0(1.5)]-2- 十二烯 {9β-acetoxy-3,5,8-trimethyltricyclo[6.3.1.0(1.5)]dodec-2-ene}、2- 环庚基 - 丙烯 - 二腈 (2-cycloheptylidenepropanedinitrile)、二氢卡拉酮 (dihydrokaranone)、2,3- 二氢 -1- 酮 -1H- 非那烯 (2,3-dihydro-1-ketone-1H-phenalene)、荜澄茄二烯 [1,2,4a,5,6,8a-hexahydro-4,7-dimethyl-1-(1-methylethyl)-naphthalene]、3,9- 愈创木二烯 (3,9-guaiadiene)、反式 -(−)-2,4a,5,6,9a- 六氢 -3,5,5,9- 四甲基 (1H)- 苯环庚烷 [trans-(−)-2,4a,5,6,9a-hexahydro-3,5,5,9-tetramethyl(1H)-benzocycloheptene]、17β- 羟基 -[17β- 雌甾 -5(10)- 烯 -3- 酮]{17β-hydroxy-[17β-estr-5(10)-en-3-one]}、7R,8R-8- 羟基 -4- 异亚丙基 -7- 甲基双环 [5.3.1] 十一烯 -1{7R,8R-8-hydroxy-4-iso-propylidene-7-methylbicyclo[5.3.1]undec-1-ene}、非洲桧素 (procerin)、2-(3- 异丙基 -4- 甲基五碳 -3- 烯 -1- 炔)-2- 甲基 - 环丁酮 [2-(3-iso-propyl-4-methyl pent-3-en-1-ynyl)-2-methyl-cyclobutanone]、7- 乙炔基 -4a,5,6,7,8,8a- 六氢 -1,4a- 二甲基 -(1α,4aβ,7β,8aα)-2(1H)- 萘酮 [7-ethynyl-4a,5,6,7,8,8a-hexahydro-1,4a-dimethyl-(1α,4aβ,7β,8aα)-2(1H)-naphthalenone]、匙叶桉油烯醇 (spathulenol)、1,2,4,8- 四甲基二环 [6.3.0] 十一碳烯 -2{1,2,4,8-tetramethybicyclo[6.3.0]undec-2-ene}、1,3,4,7- 四甲基三环 [5.3.1.0(4,11)] 十一碳烯 -2{1R,4R,7R,11R-1,3,4,7-tetramethyltricyclo[5.3.1.0(4,11)]undeca-2-ene}、(Z)-1,3,3- 三甲基 -2-(3- 甲基 -2- 亚甲基 -3- 亚丁烯基)- 环己醇 [(Z)-1,3,3-trimethyl-2-(3-methyl-2-methylene-3-butenylidene)-cyclohexanol]、瓦伦烯或朱栾萜烯 (valencene)、α- 桉叶油醇 (α-eudesmol)、1,3,8- 对 - 孟三烯 (1,3,8-p-menthatriene)、1,7- 二甲基 -4α- 异丙烯基 - 双环 [4.4.0] 萘烷 -6- 烯 -9β- 醇 {1,7-dimethyl-4α-iso-propenyl-bicyclo[4.4.0]dec-6-en-9β-ol}、大牦牛儿烯 D(germacrene D)[4]、2-(2- 甲氧基) 苯甲氧基苯酚 [2-(2-methoxyphenoxy) phenol]、2,3- 二氢 -7- 甲氧基 -4- 甲基 -1H-65- 苯并二䓬 -2- 酮 (2,3-dihydro-7-methoxy-4-methyl-1H-1,5-benzodiazepin-2-one)、甘香烯 (elixene)、丁子香烯 (caryophyllene)、β- 丁子香烯

(*β*-caryophyllene)、6*S*-2,3,8,8- 四甲基三环［5.2.2.0(1,6)］-(2) 烯 {6*S*-2,3,8,8-tetramethyltricyclo［5.2.2.0(1,6)］undec-2-ene、雅榄蓝树油烯 (eremophilene)[17]。

有机酸及酯类成分：1-(2- 呋喃基)-(7*E*)- 壬烯 -3,5- 二炔基 -1,2- 二乙酸 [1-(2-furyl)-(7*E*)-nonene-3,5-diynyl-1,2-oxalic acid][9]、牦牛儿醇甲酸酯 (geraniol formate)、6- 壬炔酸 (6-nonynoic acid)、棕榈酸 (palmitic acid)[2]、3,5- 二甲氧基 -4- 羟基苯甲酸 (3,5-dimethoxy-4-hydroxy benzoic acid)、去氢木香内酯 (dehydrocostuslactone)、邻苯二甲酸二丁酯 (dibutylphthalate)[10]、苍术烯内酯 (atractylenolid)、白术内酯 (butenolide)、香草酸 (vanillic acid)[13]、2- 呋喃甲酸 (2-furoicacid)[15]、牦牛儿醇乙酸酯 (geranyl acetate)[2]、十六碳酸 (*n*-hexadecanoic acid)[5,7]、1-(2- 呋喃基)-(1*Z*,7*E*)- 壬二烯 -3,5- 二炔 -9- 基乙酸酯 [1-(2-furanyl-(1*Z*,7*E*)-nonadiene-3,5-alkyne-9-yl)-acetate]、[*Z*,*Z*]-9,12- 十八碳二烯酸 {[*Z*,*Z*]-9,12-octadecenic acid}[5]、(3*Z*,5*E*,11*E*)- 十三癸三烯 -7,9- 二炔基 -1-*O*-(*E*)- 阿魏酯、erythra-(1,3*E*,11*E*)-tridecatriene-7,9-diyne-5,6-diyldiacetate[16]。

倍半萜及其内酯类成分：白术内酯 B(butenolide B)[1]、马兜铃酮 (aristolone)[3]、苍术内酯Ⅰ(atractyloideⅠ)、苍术内酯Ⅱ(atractyloideⅡ)、苍术内酯Ⅲ(atractyloideⅢ)、白术内酯 A(butenolide A)[12]。

倍半萜苷类成分：苍术苷 A-14-*O*-*β*-D- 呋喃果糖苷 (atractyloside A-14-*O*-*β*-D-fructofuranoside)、(1*S*,4*S*,5*S*,7*R*,10*S*)-10,11,14- 三羟基愈创 -3- 酮 11-*O*-*β*-D- 吡喃葡萄糖苷 [1*S*,4*S*,5*S*,7*R*,10*S*)-10,11,14-trihydroxyguaiac-3-ketone]、(5*R*,7*R*,10*S*)- 异紫檀醇酮 -*β*-D- 吡喃葡萄糖苷 (2*R*,3*R*,5*R*,7*R*,10*S*)- 苍术苷 G2-*O*-*β*-D- 吡喃葡萄糖苷 [(5*R*,7*R*,10*S*)-*iso*-pterocarpolone-*β*-D-glycopyranoside(2*R*,3*R*,5*R*,7*R*,10*S*)-atractyloside-G2-*O*-*β*-D-glycopyranoside][6,18]。

糖苷类成分：3,5- 二甲氧基 -4- 葡萄糖氧基苯基烯丙醇 (3,5-dimethoxy-4-glucosyloxy phenylallylalcohol)、2-(1,4*α*- 二甲基 -2,3- 二羟基十氢萘 -7- 基) 异丙醇葡萄糖苷 [2-(1,4*α*-dimethyl-2,3-dihydroxy decahydronaphthalen-7-yl)-*iso*-propanol glucoside]、2-(1,4*α*- 二甲基 -3- 葡萄糖氧基 -2- 酮基 -2,3,4,4*α*,5,6,7,8- 八氢萘 -7- 基)- 异丙醇葡萄糖苷 [2-(1,4*α*-dimethyl-3-glucosyloxy-2-one-2,3,4,4*α*,5,6,7,8-octahydro naphthalene-7-yl)-*iso*-propanolglucoside]、2-[8- 甲基 -2,8- 二羟基 -9- 酮基 -2- 羟甲基双环 [5,3,0] 癸 -7- 基]- 异丙醇葡萄糖苷 {2-[8-methyl-2,8-dihydroxy-9-one-2-hydroxymethylbicyclo[5,3,0]deca-7-yl]-*iso*-propanolglucoside}、2-[8- 甲基 -2,8,9- 三羟基 -2- 羟甲基双环 [5.3.0] 癸 -7- 基] 异丙醇葡萄糖苷 {2-[8-methyl-2,8,9-trihydroxy-2-hydroxymethyl-bicyclo[5.3.0]decan-7-yl]-*iso*-propanolglucoside}[1]、(2*E*,8*E*)- 癸二烯 -4,6- 二炔 -1,10- 二醇 -1-*O*-*β*-D- 吡喃葡萄糖苷 [(2*E*,8*E*)-decadiene-4,6-diyn-1,10-diol-1-*O*-*β*-D-glycopyranoside][6,18]。

呋喃及其衍生物成分：苍术呋喃烃 (atractylodin)、糠醛 (furaldehyde)[1]、苍术呋喃烃醇或苍术素醇 (atractyoldinol)、乙酰苍术素醇或乙酰基苍术呋喃烃醇 (acetylatractylodinol)[1,12]、呋喃 -2- 亚甲基 -(1H- 嘌呤 -6 基)[furan-2-methylene-(1H-purine-6-yl)][13]、5- 羟甲基糠醛 (5-hydromethyl furaldehyde)、双 [5- 甲酰基糠基] 醚 [bis(5-formylfurfuryl)ether][15]、(1*Z*)- 乙酰苍术素醇 [(1*Z*)-acetylatractylodinol]、(1*Z*)- 苍术素醇或 (1*Z*)- 苍术素 [(1*Z*)-atractylodinol][12]、苍术素 (atractylodin)[5,12]、1-(2- 呋喃基)-(1*Z*,7*E*)- 壬二烯 -3,5- 二炔 [1-(2-furanyl-(1*Z*,7*E*)-nonadiene-3,5-alkyne]、1-(2- 呋喃基)-(1*Z*,7*E*)- 壬二烯 -3,5- 二炔 - 醇 [1-(2-furanyl)-(1*Z*,7*E*)-nonadiene-3,5-alkyne-ol]、1-(2- 呋喃基)-(1*Z*,7*E*)- 壬二烯 -3,5- 二炔 -9- 基乙酸酯 [1-(2-furanyl-(1*Z*,7*E*)-nonadiene-3,5-alkyne-9-yl-aceta][16]。

黄酮类成分：汉黄芩素 (wogonin)[12,13]、汉黄芩苷 (wogonoside)[12]。

甾体类成分：胡萝卜苷 (daucosterol)、*β*- 谷甾醇 (sitosterol)[12]。

香豆素类成分：奥斯索 (osthol)[12]。

苯及其衍生物成分：对异丙基苯甲烷 (*p*-*iso*-propyl phenylmethane)[10]、2- 甲基苯酚 (2-methylbenzyl alcohol)、1- 甲氧基 -2-(1- 甲基 -2- 亚甲基 - 环戊基)- 苯 [1-methoxy-2-(1-methyl-2-methylene cyclopentyl)-benzene][13]、萘 (naphthalene)[14]、2-[(2,*E*)-3,7- 二甲基 -2,6- 辛二烯基]-4- 甲氧基 -6- 甲基酚 {2-[(2,*E*)-3,7-dimethyl-2,6-octadiene-yl]-4-methoxy-6-methylphenol}、

2-[(2*E*)-3,7- 二甲基 -2,6- 辛二烯基]-6- 甲基 -2,5- 环己二烯 -1,4- 苯醌 {2-[(2*E*)-3,7-dimethyl-2,6-octadienyl]-6-methxy-2,5-cyclohexadiene-1,4-quinone}[12]、2- 萘基烯丙醚 (2-naphthylallylether)、1- 甲 基 -4- 异丙基苯 (1-methyl-4-*iso*-propylbenzene)、[2*R*-(2,α,4*a*,α,8*a*,β)]-1,2,3,4,4*a*,5,6,8*a*- 八氢 -4*a*,8- 二甲基 -2-(1- 甲基乙烯基) 萘 {[2*R*-(2,α,4*a*,α,8*a*,β)]-1,2,3,4,4*a*,5,6,8*a*-octahydro-4*a*,8-dimethyl-2-(1-methylvinyl)naphthalene}[5]。

　　其 他：色 氨 酸 (tryptophane)[1]、无 机 元 素 (Co、Cr、Cu、Mn、Mo、Ni、Sn、Sr、V、Zn、Fe、P、Al、Zr、Ti、Mg、Ca[1,19])、(1*RS*,2*RS*)-2- 叠 氮 基 -1- 苊 醇 [(1*RS*,2*RS*)-2-azido-1-acenaphthenol][2]、(4*E*,6*E*,12*E*)- 十 四 癸 三 烯 -8,10- 二 炔 -1,3- [(4*E*,6*E*,12*E*)-tetradecatriene-8,10-diyne-1,3-diyldiacetate][14]、(*E*)-4-[2′,4′,4′- 三甲双环 (4,1,0) 庚 -2′- 烯 -3′- 基]-3- 丁烯 -2- 酮 {(*E*)-4-[2′,4′,4′-trionyxbicyclo(4,1,0)hepta-2′-ene-3′-yl]-3-butylene-2-one}[5]。

【药典检测成分】2015 版《中国药典》规定，本品照高效液相色谱法测定，按干燥品计算，含苍术素不得少于 0.30%。

参考文献

[1] 国家中医药管理局《中华本草》编委会. 中华本草：第 7 册 6752 [M]. 上海：上海科学技术出版社，1999：709-715.

[2] 刘晓冬，阎雪，卫永，等. 苍术挥发油成分的分析 [J]. 分析测试学报，1998，17(3)：56-57.

[3] 贾春晓，毛多斌，张文叶，等. 大别山野山苍术挥发油化学成分研究 [J]. 中草药，2004，27(8)：571-574.

[4] 张桂芝. GC-MS 法分析苍术饮片挥发油的化学成分 [J]. 现代中药研究与实践，2008，22(6)：59-61.

[5] 孟青，冯毅凡，郭晓玲，等. 苍术有效部位化学成分的研究 [J]. 中草药，2004，35(2)：140-141.

[6] Kitajima J. Chem Pharm Bull. 2003，51(6)：673

[7] 郭方道，黄兰芳，梁逸曾，等. HS-SPME-GC-MS 用于苍术中挥发性成分的分析 [J]. 天然产物研究与开发，2008，20，452-457.

[8] 胡学军，邓时贵，黄志海. 苍术挥发油成分分析及光敏感性初步观察 [J]. 中国现代应用药学杂志，2003，20(2)：128-130.

[9] Marion S. Len hner, Alols Steigel, Rudolf bauer. DLACETOXY-SUBSTITUTED POLYACETYLENES FROM ATRACTYLODES LANCEA [J]. Phytochemistry，1997，46(6)：1023.

[10] 黄昌全，雷正杰，张忠义，等. 苍术超临界 CO_2 萃取物化学成分分析 [J]. 中药材，2001，24(10)：726-727.

[11] K. W. Yu, H. Kiyohara, T. Matsumoto, et al. Characterization of pectic polysaccharides having intestinal immune system modulating activity from rhizomes of Atractylodes lancea DC [J]. Carbohydrate Polymers，2001，46：125.

[12] 陈炎明，陈静，俞桂新. 苍术化学成分和药理活性研究进展 [J]. 上海中医药大学学报，2006，20(4)：95-98.

[13] 李霞，王金辉，李铣，等. 北苍术化学成分的研究 I [J]. 沈阳药科大学学报，2002，19(3)：178-179.

[14] 李西林，须丽茵，栾晶. 北苍术挥发油的提取与成分分析 [J]. 上海中医药大学学报，2008，22(1)：59-61.

[15] 李霞，王金辉，孟大利，等. 麸炒北苍术的化学成分 [J]. 沈阳药科大学学报，2003，20(3)：173-175.

[16] Resch M, Heilmann J, Steigel A. Further Phenols and Polyacetylenes from the Rhizomes of Atractylodeslancea and their Anti-Inflammatory Activity [J]. Planta Med．2001，67(5)：437.

[17] 余金明，刘汉，华美玲，等 .GC-MS 结合 HELP 分析茅苍术中挥发油成分 [J]. 广州化工，2010，38(3)：114-118.

[18] Kitajima J, KamoshitaA, Ishikawa T, et al. Glycosides of Atractylodes ovata [J]. Chem Pharm Bull (Tokyo)，2003，51(9)：1106.

[19] K. W. Yu, H. Kiyohara, T. Matsumoto, et al. Structural characterization of intestinal immune systemmodulatingnew arabi-no-3，6-galactan from rhizomes of Atractylodes lancea DC [J]. Carbohydrate Polymers，2001，46：147.

167. 苍耳子　Xanthii Fructus

【来源】本品为菊科植物苍耳 *Xanthium sibiricum* Patr. 的干燥成熟带总苞的果实。

【性能】辛、苦，温；有毒。散风寒，通鼻窍，祛风湿。

【化学成分】本品含有黄酮类、甾体类、挥发油等化学成分。

黄酮类成分 :5,7,3′,4′- 四羟基异黄酮 (5,7,3′,4′-tetramethoxy-*iso*-flavone)、3′- 甲基杨梅黄酮 (3′-methyl myricetin)[1]、8-(Δ³- 异戊烯基)-5,7,3′,4′- 四羟基黄酮 [8-(Δ³-*iso*-pentenyl-5,7,3′,4′-tetrahydroxyflavone][2]、4′- 甲氧基异黄酮 -7-*O*-*β*-D- 葡萄糖苷 (4′-methyoxylisoflavone-7-*O*-*β*-D-glucopyranoside)[19]。

甾体类成分 : 苍耳子苷 (strumaroside) 即是 *β*- 谷甾醇 -*β*-D- 葡萄糖苷 (*β*-sitosterol-*β*-D-glucoside)[3]、*β*- 谷甾醇 (*β*-sitosterol)[3-8]、*γ*- 谷甾醇 (*γ*-sitosterol)、*δ*- 谷甾醇 (*δ*-sitosterol)[3,5]、豆甾醇 (stigmasterol)[4]、胡萝卜苷 (daucosterol)[4,8]、豆甾醇 -3-*O*-D- 吡喃葡萄糖苷 (stigmasterol-3-*O*-D-glucopyranoside)[9]、*β*- 胡萝卜苷 (daucosterol)[20]。

挥发油类成分 : 甲苯 (methylbenzene)[1]、脑磷脂 (cephalin)、蜡醇 (ceryl alcohol)[3]、棕榈酸 (palmitic acid)[3,5,7]、亚油酸甲酯 (methyl linoleate)、山嵛酸甲酯 (methyl behenate)、*Z*- 油酸甲酯 (*Z*-methyl oleate)、*E*- 油酸甲酯 (*E*-methyl oleate)、硬脂酸甲酯 (methyl stearate)[4]、(*E,E*)- 癸二烯醛 [(*E,E*)-decadiene-1-al]、2- 癸醛 (2-capraldehyde)、*β*- 杜松烯 (*β*-cadinene)、顺式双氢藁本内酯 (*cis*-dihydroxyligustilide)、反式双氢藁本内酯 (*trans*-dihydroxyligustilide)、醋酸辛酯 (octyl acetate)、1- 戊醇 (1-pentanol)、3- 苯基 -2- 丙烯醛 (3-phenyl-2-acrolein)、桉叶油醇 (selineol)[5]、棕榈酸乙酯 (ethyl palmitate)[5,7]、邻苯二酸二异辛酯 (di-*iso*-octyl phthalate)、3,5- 二甲氧基甲苯 (3,5-dimethoxy toluene)、4- 乙氧基苯甲醇 (4-ethoxybenzyl alcohol)、豆甾 -5- 烯 -3- 醇 (stigmast-5-en-3-ol)、psilostachyin A、酞酸异丁酯 (phthalic acid-*iso*-butyl ester)、甘油三油酸酯 (glyceroltrioleate)、花生酸甲酯 (methyl arachate)、棕榈酸甲酯 (methyl palmitate)、3- 辛烯 -2- 酮 (3-octylenen-2-ketone)、亚麻酸甲酯 (linolenic acid methyl este)、亚麻酸乙酯 (linolenic acid ethyl ester)[7]、正十九烷 (*n*-nonadecane)[7,8,11]、4- 甲氧基 - 苯甲醛 (4-methoxylbenzaidehyde)、十八烷 (octadecane)、二十烷 (eicosane)、正碘丙烷 (*n*-propyl iodide)、乙氧基丁烷 (ethoxy butane)、乙基苯 (ethyl benzene)、1,2- 二甲氧基 -4-[2- 丙烯] 苯 {1,2-dimethoxyl-4-[2-propylene]benzene}、法卡林二醇 (falcalindiol)、十七碳 -1,8- 二烯 -4,6- 二炔 -3,10- 二醇 (1,8-heptadecadiene-4,6-diyne-3,10-diol)、3,4- 二羟基苯甲酸 (3,4-dihydroxybenzoic acid)[8]、正二十一烷 (*n*-heneicosane)、正十七烷 (*n*-heptadecane)、十六烷 (hexadecane)、壬醛 (nonanal)[8,10,11]、二丁基化羟基甲苯 (butylated hydroxytoluene)、环氧化柏木烯 (epoxide cedrene)、2,6,10,15,19,23- 六甲基 -2,6,10,14,18- 二十四碳五烯 (2,6,10,15,19,23-hexamethyl-2,6,10,14,18-tetracosapentaene)、1- 环氧化双云杉二烯 (1-oxide diepicediene)、癸醛 (decanal)、二十八烷 (octacosane)、八甲基环四硅氧烷 (octamethylcyclotetrasiloxane)、1,2- 苯二甲酸双 (基) 丙基酯 [1,2-phthalic acid -bis(yl)propyl ester]、二十七烷 (heptacosane)、二十二烷 (docosane)、三十二烷 (dotriacontane)、二十五烷 (pentacosane)、正二十三烷 (*n*-tricosane)、二十四烷 (tetracosane)、十四烷 (tetradecane)、十氢 -4*a*- 甲基 -1- 甲基萘 (decahydro-4*a*-methyl-1-methyl naphthalene)、5,6,7,7*a*- 四氢 -2(4H)- 苯并呋喃酮 [5,6,7,7*a*-tetrahydro-2(4H)-benzofuranone]、4,8,12,16- 四甲基正十七碳 -4- 交酯 (4,8,12,16-tetramethyl heptadecan-4-olide)、3,4,5,6,7,8- 六氢 -1H- 萘 -2- 酮 (3,4,5,6,7,8-hexahydro-1H-naphthalen-2-one)[8,11]、3- 甲氧基 -4- 羟基桂皮醛 (3-methoxy-4-hydroxycinnamaldehyde)[8,11,20]、十二烷 (dodecane)[8,11,12]、反式 - 石竹烯 (*trans*-caryophyllene)、二十烷醇 (eicosanol)、2,Δ- 癸二烯醛 (2,Δ-decadienal)、2,6,10,14- 四甲基 - 十五烷 (2,6,10,14-tetramethyl-pentadecane)、*α*- 古芸烯 (*α*-gurjunene)、十八烷醇 (octadecanol)、*β*- 芹子烯 (*β*-selinene)、十五烷 (pentadecane)、十九烷醇 (nonadecanol)、2- 壬烯醛 (2-nonenal)、6,10,14- 三甲基 -2- 十五烷酮 (6,10,14-trimethyl-2-pentadecanone)[10,11]、正十六烷酸 (*n*-hexadecanoic acid)、*Z,Z*-9,12- 十八碳二烯酸 [(*Z,Z*)-9,12-octadeca dienoic acid][11]、苯甲醛 (benzaidehyde)、甲酸乙酯 (ethyl formate)、2- 乙基 - 己醇 (2-ethyl-hexanol)、2- 甲基丙醛 (2-methylpropanal)、苯甲醇 (benzyl alcohol)、丁酸乙酯 (ethylbutyrate)、2- 乙烯醛 (2-ethylenealdehyde)、己酸乙酯 (ethyl caproate)、正丁醇 (*n*-butanol)、3,7- 二甲基 -1,6- 辛二烯 -3- 醇 (3,7-dimethyl-1,6-octadiene-3-ol)、十二酸 (dodecoicacid)、反式 -2- 烯壬醛 (*trans*-2-alkene nonanal)、2- 烯壬酸 (2-alkenenonanoic acid)、1- 乙氧基 - 丙烷 (1-ethoxy propane)、2,3- 二氢苯并呋喃 (2,3-dihydrobenzfuran)、环己酮 (cyclohexanone)、3,6- 二甲基哌嗪 -2,5- 二酮 (3,6-dimethylpiperazine-2,5-diketone)、2,6- 二甲基吡嗪 (2,6-dimethylpyrazine)、3,5,5- 己甲基 -2- 环己烯 -1- 酮 (3,5,5-hexamethyl-2-cyclohexene-1-ketone)、香草醛 (vanillin)、1,3,4- 三甲基金刚烷 (1,3,4-trimethyl adamantane)、庚醛 (heptaldehyde)、1-(2- 羟基 -4- 甲酯基)- 乙烯酮 [1-(2-hydroxyl-4-carbomethoxy)-ethenone]、苯乙醛 (hyacinthin)、1- 丙醇 -2- 酮 (1-propanol-2-ketone)、3- 戊烯 -2- 酮 (3-pentene-2-ketone)、对甲氧基苯酚 (p-methoxyphenol)、甲酸甲酯 (methyl formate)、3- 甲基 - 戊酸 (3-methyl pentanoate)、4- 甲基 - 戊酸 (4-methyl pentanoate)、3- 甲基 -1- 戊醇 (3-methyl-1-pentanol)、2- 甲基丙醇 (2-methylpropanol)、6- 辛二烯 -3- 醇 (6-octadiene-3-ol)、辛醛 (octaldehyde)、2- 辛酮 (2-octanone)、2- 甲基丁醛 (2-methyl butaldehyde)、3- 甲基丁醇 (3-methylbutanol)、2- 甲基 -2- 丁烯 (2-methyl-2-butene)、3- 甲基丁酸 (3-methyl butyric acid)、3- 甲基 -2- 丁烯醛 (3-methyl-2-crotonaldehyde)、4- 甲基 -3- 环己烯 -1- 甲醇 (4-methyl-3-cyclohexene-1-methanol)、2- 甲基 -1,3- 二氧戊环 (2-methyl-1,3-dioxolane)、2- 甲基 -2,4- 甲氧基丁烷 (2-methyl-2,4-methoxyl butane)、1- 辛烯 -3- 醇 (1-octylene-3-ol)、2- 庚酮 (2-oenanthone)、苯乙醇 (phenethyl alcohol)、苯酚 (phenol)、1- 甲氧基 -1- 乙氧基 - 乙烷 (1-methoxyl-1-ethoxy ethane)、3- 甲基 -3- 烯丁醇 (3-methyl-3-alkene butanol)、十四酸 (tetradeconic acid)、糠醛 (furfural) [12]、莰烯 (camphene)、d- 柠檬烯 (d-limonene)、β- 松油二环烯 (β-pinene)、β- 侧柏烯 (β-thujene)、α- 乙基 - 呋喃 (α-ethyl-furan)、月桂烯 (myrcene)、β- 广藿香烯 (β-patchoulene)[13]、β- 石竹烯 (β-caryophyllene)[13,14]、d- 香芹醇 (d-carveol)、α- 蒎烯 (α-pinene)、萜品油烯 (terpinolene)、伞花烃 (p-cymene)[14]、3- 己烯 -2- 酮 (3-hexylene-2-ketone)、4- 己烯 -5- 甲基 -3- 酮 (4-hexylene-5-methyl-3-ketone)、己醇 (hexanol)、顺 -3- 己烯醇 (cis-3-hexenol)、异苍耳醇 (iso-xanthanol)[15,16]、松脂醇 (pinoresinol)[20]。

蒽醌类成分 : 氢醌 (hydroquinone)[2,3]、芦荟大黄素 (aloeemedin)、大黄酚 (chrysophanol)、大黄素 (emodin)[4]。

有机酸类成分 :1,4- 二 -O- 咖啡酰基奎宁酸 (1,4-di-O-caffeoyl quinic acid)、绿原酸 (chlorogenic acid)[2]、咖啡酸 (caffeic acid)[2,8]、酒石酸 (tartaric acid)、苹果酸 (malic acid)、3,5- 二 -O- 咖啡酰基奎宁酸 (3,5-di-O-caffeoylquinic acid)、延胡索酸 (fumaric acid)[3]、亚油酸 (linoleic acid) [3,5]、1,3,5- 三 -O- 咖啡酰基奎宁酸 (1,3,5-tri-O-caffeoylquinic acid)、硬脂酸 (stearic acid)[3,5,7]、油酸 (oleic acid)[3,7]、琥珀酸 (succinic acid)[3,8]、二十二碳二烯酸 (docosadienoic acid)[5]、(Z,Z)- 亚油酸 [(Z,Z)-linoleic acid]、棕榈酸 (palmitic acid)、阿魏酸 (ferulic acid)[8]、乙酸 (acetic acid)、己酸 (hexanoic acid)、壬酸 (nonanoic acid)、反式 -2- 烯辛酸 (trans-2-alkeneoctanoic acid)、n- 癸酸 (n-decanoic acid)、苯甲酸 (benzoic acid)、辛酸 (octoic acid)、丁酸 (butyric acid)[12]。

萜类成分 : 苍术苷 (atractyloside)[3]、羟基苍术苷 (hydroxyatractyloside)[3,19]、xanthinosin[6]、α- 紫罗兰酮 (α-ionone)[14]、苍耳醇 (xanthanol)、苍耳亭 (xanthation) 即苍耳素 [17,20]、贝壳杉烯糖苷 (kaureneglycoside)[18]、3',4'- 去二磺酸基苍术苷 (3',4'-dedisulphatedatractyloside)[19]、苍耳皂素 (xanthinosin)、苍耳烯吡喃 (xanthienopyran)[20]。

香豆素类成分 : 东莨菪内酯苷 (scopoletinside)[9]。

氨基酸类成分 : 丙氨酸 (alanine)、精氨酸 (arginine)、天冬氨酸 (aspartic acid)、亮氨酸 (leucine)、酪氨酸 (tyrosine)、缬氨酸 (valine)、苏氨酸 (threonine)、苯丙氨酸 (phenylalanine)、赖氨酸 (lysine)、谷氨酸 (glutamic acid)、甘氨酸 (glycine)、丝氨酸 (serine)、脯氨酸 (proline)[3]。

糖类成分 : 果糖 (fructose)、葡萄糖 (glucose)[3]、蔗糖 (sucrose)[4]。

其他 : 镁 (Mg)、磷 (P)、钠 (Na)、锰 (Mn)、铜 (Cu)、锌 (Zn)、硼 (B)、钙 (Ca)、钾 (K)[2]、天冬酰胺 (asparagine)[3]、3- 正丁基 -2- 苯并 (e) 呋喃酮 [3-normal-butyl-2-coumarone-(e)furanketone] [5]、卵磷脂 (lecithin)、吡啶 (pyridine)、3- 苯基 - 吡啶 (3-phenyl pyridine)[12]、反丁烯二酸乙酯 (fumaricacidethylester)、绿原酸甲酯 (methylchlorogenate)、苍耳子噻嗪双酮苷 (xanthiside)[19]、对羟基苯甲醛 (p-hydroxybenzaldenhyde)[20]。

【药典检测成分】2015 版《中国药典》规定，本品照高效液相色谱法测定，按干燥品计算，含绿原酸不得少于 0.25%。

参考文献

［1］苏新国，黄天来，王宁生. 苍耳子的抗氧化成分研究［J］. 中药新药与临床药理，2007，18(1)：47-49.

［2］强科斌，王玲英. 苍耳营养器官中九种矿物元素的测定［J］. 甘肃农业大学学报，1996，31(3)：294-296.

［3］国家中医药管理局《中华本草》编委会. 中华本草：第 7 册 7086［M］. 上海：上海科学技术出版社，1999：1013-1016.

［4］黄文华，余竞光，孙兰，等. 中药苍耳子化学成分的研究［J］. 中国中药杂志，2005，30(13)：1027-1028.

［5］刘玉红，富菊萍. 苍耳子超临界流体萃取物的成分分析［J］. 时珍国医国药，2005，16(4)：321-322.

［6］张文冶，董军，郑永杰，等. 东北苍耳子化学成分研究［J］. 齐齐哈尔大学学报，2006，22(6)：7-9.

［7］董军，张文冶，郑永杰，等. 苍耳子提取物的 GC/MS 分析［J］. 齐齐哈尔大学学报，2007，23(1)：27-29.

［8］代英辉，崔征，王东，等. 苍耳子的化学成分［J］. 沈阳药科大学学报，2008，25(8)：630-632.

［9］滕艳华，张文冶，张树军. 东北苍耳茎叶化学成分研究［J］. 齐齐哈尔大学学报，2006，22(1)：25-27.

［10］郭亚红，李家实. 苍耳子中挥发油的研究［J］中国中药杂志，1994，19(4)：235-236.

［11］王叔萍，张桂珍，高英. 苍耳子挥发油化学成分分析［J］. 长春工程学院学报，2007，8(2)：81-83

［12］张红侠，苑金鹏，程秀民. 东北苍耳子挥发油化学成分分析［J］. 光谱实验室，2007，24(5)：931-933.

［13］张玉良，吴寿金，张建国. 苍耳草挥发油成分的研究［J］. 中草药，1995，26(10)：48.

［14］Anijja MM，Nigam SS. Chemical examination of the essential oil from the leaves of Xanthium strumarium(Lirnn.)［J］. Flavour Ind，1970，1：627.

［15］Roussakls CH，Chinoul，Vavas C，et al. Cytotoxic activity of xanthatin and the Crude extracts of Xanthium strumarium［J］. Planta Med，1994. 60：473.

［16］Sato Y，Dketani H，YanladaT，et al. A xanthanolide with Potent antibacterial activity against methicillin resistant Staphylococcus aureus［J］. J Pharm Phanneol，1997，49：1042.

［17］Harada A，Sakata K，Ina H，et al. Isolation and identification of xanthatin as a Antiattaching repellent against Blue mussel［J］. Agric Biol Chem，1985，49(6)：1887.

［18］MaeLeod JK，Moeller PD，Franke FP. Two toxic glycosides from the burrs of Xanthium pungens［J］. J Nat Prod，1990，53：451.

［19］邱玉玲，代英辉，王东，等. 苍耳子的化学成分［J］. 中国药物化学杂志，2010，3(20)：214-216，225.

［20］陈洁，王瑞，师彦平. 苍耳子的化学成分研究［J］. 中草药，2013，44(13)：1717-1720.

168. 芡实　Euryales Semen

【来源】本品为睡莲科植物芡 *Euryale ferox* Salisb. 的干燥成熟种仁。

【性能】甘、涩，平。益肾固精，补脾止泻，除湿止带。

【化学成分】本品含有黄酮类、挥发油类、木脂素类等化学成分。

黄酮类成分：5,7,3′,4′,5′- 五羟基二氢黄酮 (5,7,3′,4′,5′-pentahydroxy-flavanone)、5,7,4′- 三羟基 - 二氢黄酮 (5,7,4′-trihydroxy-flavanone)[1]。

挥发油类成分：2,6,10,14,18,22- 六 甲 基 -2,6,10,15,19,23- 二 十 四 碳 六 烯 酸 (2,6,10,14,18,22-hexamethyl-2,6,10,15,19,23-tetracosahexaenoic acid)、萘(naphtalin)、十五烷 (pentadecane)、四 十 四 烷 (tetratetracontane)、十 三 烷 (tridecane)、2,6,10- 三 甲 基 - 十 五 烷 (2,6,10-trimethyl-pentadecane)、2,6- 二 叔 丁 基 对 甲 酚 (2,6-ditertbutyl paracresol)、9- 十 八 碳 烯酸甲酯 (9-octadecenoic acid methyl ester)、9,12- 十 八 碳 二 烯 酸 甲 酯 (9,12-octadecadienoic acid methyl ester)、6,9- 二烯 - 十七烷 (6,9-diene-heptadecane)、9- 二十二碳烯酸 (9-docosenoic acid)、8- 十 七 烯 (8-heptadecene)、2- 甲 基 -1- 癸 醇 (2-methyl-1-decanol)、3-(3,7,16,20- 四 甲 基 -3,7,11,15,19- 二 十 一 碳 五 烯)-2,2- 二 甲 基 环 氧 乙 烷 [3-(3,7,16,20-tetramethyl-3,7,11,15,19-heneicosanoic pentaene)-2,2-dimethyl epoxyethane]、9,12- 十八碳二烯酸乙酯 (9,12-octadecadienoic acid ethyl ester)、3-(3,7,12,16,20- 五甲基 -3,7,11,15,19- 二十一碳五烯)-2,2- 二甲基环氧乙烷 [3-(3,7,12,16,20-pentamethyl-3,7,11,15,19-heneicosanoic pentaene)-2,2-dimethyl epoxyethane]、十六烷 (hexadecane)、十六酸 (hexadecanoic acid)、十六酸乙酯 (hexadecanoic acid ethyl ester)、十六酸甲酯 (hexadecanoic acid methyl ester)、2,6,10,15,19,23- 六甲基二十四烷 (2,6,10,15,19,23-hexamethyl tetracosane)、二十烷 (eicosane)、二十一烷 (heneicosane)、十七烷 (heptadecane)、二十四烷 (lignocerane)、Z- 亚油酸 (Z-9,12-octadecadienoic acid)、油酸 (oleic acid)、3,4- 二乙基 -(1,1′)- 联二苯 [3,4-diethyl-(1,1′)-diphenyl]、硬脂酸 (stearic acid)、2,2′,5,5- 四甲基 -(1,1)- 联二苯 [2,2′,5,5-tetramethyl-(1,1)-diphenyl]、2,6,10,14- 四甲基 - 十六烷 (2,6,10,14-tetramethyl-hexadecane)[2]。

木脂素类成分：异落叶松树脂醇 -9-O-β-D- 吡喃葡萄糖苷 (iso-lariciresinol-9-O-β-D-glucopyranoside)[1]。

氨基酸及蛋白质类成分：蛋白质 (protein)[2]、环 (异亮氨酸 - 丙氨酸)[cyclo(ile-ala)]、环 (亮 - 丙)[cyclo(leu-ala)]、环 (脯 - 丝)[cyclo(pro-ser)][1]。

其他 :α- 生育酚、β- 生育酚、δ- 生育酚 (tocopherol)[1]、烟酸 (nicacid)、维生素 B₁、维生素 B₂、维生素 C、钙、磷、铁 [2,3]、胡萝卜素 (carotine)[3]。

【药典检测成分】无。

参考文献
［1］李美红，杨雪琼，万直剑，等. 芡实的化学成分 [J]. 中国天然药物，2007，5(1)：24-26.
［2］李美红，方云山，陈景超，等. 芡实和冬葵子挥发性成分的 GC-MS 分析 [J]. 云南化工，2007，34(1)：47-49，57.
［3］国家中医药管理局《中华本草》编委会. 中华本草：第 3 册 1992 [M]. 上海：上海科学技术出版社，1999：396-398.

169. 芦荟 Aloe

【来源】本品为百合科植物库拉索芦荟 Aloe barbadensis Miller 叶的汁液浓缩干燥物。

【性能】苦、寒。泻下通便，清泻肝火，杀虫疗疳。

【化学成分】本品含有黄酮类、蒽醌类、萜类及甾体类等化学成分。

黄酮类成分：芦荟色苷 G(aloe resin G)[1]、异芦荟色苷 D(iso-aloeresin D)[1,2]。

蒽醌类成分：芦荟苷 A(barbaloin A)、elgonicadimer A、elgonicadimer B、8-O- 甲基 -7- 羟基芦荟苷 B(8-O-methyl-7-hydroxyaloin B)[1]、芦荟大黄素 (aloe-emodin)[1,2,4-6]、芦荟苦素 (aloesin)[2-5]、芦荟大黄素苷 (barbaloin)[2-6]、芦荟皂草 (aloesaponol)[2,4]、5- 羟基芦荟大黄素苷 A(5-hydroxybarbaloin A)、异芦荟大黄素苷 (iso-barbaloin)[3]、7- 羟基芦荟大黄素苷 (7-hydroxybarbaloin)[3,4]、高那特芦荟素 (homonataloin)、芦荟宁 (aloenin)、芦荟鼠李苷 (aloenoside)、异艾榴脑葡萄糖苷 (iso-eleutherol glucoside)、大黄根酚葡萄糖苷 (chrysophanol glucoside)[4]、大黄酚 (chrysophanol)[4,5,7]、蒽酚 (anthranol)[4,6]、大黄素 (archen)、4- 甲基 -6,8- 二羟基 -7 氢 - 苯并 [de]- 蒽 -7- 酮 (4-methyl-6,8-dihydroxy-7H-benzo[de]anthracen-7-one)、大黄素甲醚 (physcion)[7]。

萜类及甾体类成分：何伯烷 -3- 醇 (hopan-3-ol)[1]、胡萝卜苷 (daucosterol)[2,4,6]、羽扇豆醇 (lupeol)、菜油甾醇 (campesterol)、β- 谷甾醇 (β-sitosterol)、胆甾醇 (cholesterol)[3]。

糖类成分：阿拉伯聚糖 (arabinan)、阿拉伯糖 (arabinose)、半乳糖 (galactose)、半乳糖醛酸 (galacturonic acid)、D- 半乳聚糖 (D-galactan)、葡萄甘露聚糖 (glucomannan)、D- 葡萄糖 (D-glucose)、D- 甘露糖 (D-mannose)、鼠李糖 (rhamnose)、芦荟多糖 (aloeferan)、果胶酸 (pectic acid)[3]。

氨基酸类成分：天冬氨酸 (aspartate)[3,4,6]、DL- 苏氨酸 (DL-threonine)、L- 色氨酸 (L-tryptophane)[3-6]、丙氨酸 (alanine)[4,5]、半胱氨酸 (cysteine)、谷氨酸 (glutamate)、甘氨酸 (glycine)、

亮氨酸 (leucine)、赖氨酸 (lysine)、蛋氨酸 (metione)、脯氨酸 (proline)、丝氨酸 (serine)、酪氨酸 (tyrosine)、缬氨酸 (valine)、苯丙氨酸 (phenylalanine)[4-6]、精氨酸 (arginine)、异亮氨酸 (iso-leucine)[4,6]。

有机酸及酯类成分：苹果酸 (malic acid)、酒石酸 (tartaric aicd)、枸橼酸 (citric acid)[2-4,6]、壬烯二酸 (decenoic acid)、十七烷酸 (heptadecanoic acid)、辛酸 (octoic acid)、琥珀酸 (succinic acid)、十三烷酸 (tridecylic acid)[2,4,6]、油酸 (oleate)、亚油酸 (linoleic acid)、十五烷酸 (pentadecanoic acid)[4-6]、亚麻酸 (linolenic acid)、对香豆酸 (p-coumaric acid)、乙酸 (acetic acid)、月桂酸 (lauric acid)、棕榈酸 (palmitic acid)、硬脂酸 (stearic acid)、十四烷酸 (tetradecanoic acid)、乳酸 (lactic acid)、异柠檬酸 (iso-citric acid)[4,6]、2-丙烯酸 -3-(4-羟基苯)-甲酯 [2-propenoic acid -3-(4-hydroxyphenyl)-methyl ester][7]。

苯丙吡喃酮类成分：芦荟松 (aloesone)、呋喃芦荟松 (furoaloesone)[3]。

香豆素类成分：好望角芦荟内酯 (feralolide)[3]。

树脂类成分：芦荟树脂鞣酚 (aloe resitannol) 与桂皮酸 (cinnamic acid) 结合的酯、芦荟树脂 A(aloe resin A)、芦荟树脂 B(aloe resin B)、芦荟树脂 C(aloe resin C)、芦荟树脂 D(aloe resin D)、异芦荟树脂 A(iso-aloeresin A)[3]。

维生素类成分：维生素 A(vitamin A)、维生素 B_1(vitamin B_1)、维生素 B_2(vitamin B_2)、维生素 B_6(vitamin B_6)、维生素 B_{12}(vitamin B_{12})、维生素 C(vitamin C)、维生素 E(vitamin E)、维生素 H(vitamin H)[2,4-6]。

氢化萘衍生物成分：好望角芦荟苷元 (feroxidin)、好望角芦荟苷 A(feroxin A)、好望角芦荟苷 B(feroxin B)[3]。

其他：L-天冬酰胺 (L-asparagine)、Na、K、Ca、Mg、Cl[2-6]、Al、Si、Cu、Ba、Zn、Ni、Ge[4,6]。

【**药典检测成分**】2015 版《中国药典》规定，本品照高效液相色谱法测定，按干燥品计算，含芦荟苷库拉索芦荟不得少于 16.0%，好望角芦荟不得少于 6.0%。

参考文献

[1] 肖志艳, 陈迪华, 斯建勇, 等. 库拉索芦荟化学成分的研究 [J]. 药学学报, 2000, 35(2): 120-123.

[2] 段辉国, 卿东红, 胡蓉. 芦荟的化学成分及其功效 [J]. 内江师范学院学报, 2004, 19(6): 66-68.

[3] 国家中医药管理局《中华本草》编委会. 中华本草: 第 8 册 7137 [M]. 上海: 上海科学技术出版社, 1999: 51-55.

[4] 易若望, 吴俊. 芦荟的化学成分、药理作用及临床应用 [J]. 食品和药品, 2006, 8(4): 70-72.

[5] 程旺兴. 芦荟的化学成分及临床应用研究 [J]. 安徽医药, 2001, 5(1): 71-72.

[6] 邓军文. 芦荟的化学成分及其药理作用 [J]. 佛山科学技术学院学报（自然科学版）, 2000, 18(2): 76-80.

[7] 王红梅, 陈巍, 施伟, 等. 芦荟酚类化合物的成分研究 [J]. 中草药, 2003, 34(6): 499-501.

170.芦根　Phragmitis Rhizoma

【**来源**】本品为禾本科植物芦苇 *Phragmites communis* Trin. 的新鲜或干燥根茎。

【**性能**】甘, 寒。清热泻火, 生津止渴, 除烦, 止呕, 利尿。

【**化学成分**】本品含黄酮类、萜类、有机酸及酯类等化学成分。

黄酮类成分：小麦黄素 (tricin)[1]。

萜类成分：β-香树脂醇 (β-amyrin)、蒲公英赛醇 (taraxerol)、蒲公英赛酮 (taraxerone)[1]、阿江榄仁酸 (arjunic acid)、3-氧 -19α-羟基乌苏 -12-烯 -28-酸 (3-oxo-19α-hydroxyurs-12-en-28-oic acid)、坡模醇酸 (pomolic acid)、委陵菜酸 (tormentic acid)、乌苏酸 (ursolic acid)[2]。

有机酸及酯类成分：对 - 香豆酸 (*p*-coumaric acid)、阿魏酸 (ferulic acid)、脂肪酸、香草酸 (vanillic acid)、咖啡酸 (caffeic acid)、龙胆酸 (gentisic acid)[1]。

醛类成分：松柏醛 (coniferyl aldehyde)、对 - 羟基苯甲醛 (*p*-hydroxybenzaldehyde)、丁香醛 (syringaldehyde)[1]。

内酯类成分：三甲铵乙内酯类 (betaines) 化合物、薏苡素 (coixol)[1]。

维生素类成分：维生素 B_1、维生素 B_2、维生素 C、维生素 E[1]。

其他：脯氨酸 (proline)[2]、天冬酰胺 (asparamide)、由阿拉伯糖 (arabinose)、木糖 (xylose) 和葡萄糖 (glucose) 按摩尔比 10：19：94 所组成的相对分子质量约为 20000 的多糖、2,5- 二甲氧基 - 对 - 苯醌 (2,5-dimethoxy-*p*-benzoquinone)、二氧杂环己烷木质素 (dioxanelignin)[1]。

【药典检测成分】无。

参考文献

[1] 国家中医药管理局《中华本草》编委会. 中华本草：第 8 册 7500 [M]. 上海：上海科学技术出版社，1999：390-393.

[2] 张永红，张建钢，谢捷明，等. 祁州漏芦根中的三萜成分 [J]. 中国中药杂志，2005, 23(30): 1833-1836.

171. 苏木 Sappan Lignum

【来源】本品为豆科植物苏木 *Caesalpinia sappan* L. 的干燥心材。

【性能】甘、咸，平。行血祛瘀，消肿止痛。

【化学成分】本品含有黄酮类、甾体类、色原烷类化合物等化学成分。

黄酮类成分：槲皮素 (quercetin)、4,4′- 二羟基 -2′- 甲氧基查耳酮 (4,4′-dihydroxy-2′-methoxychalcone)、商陆黄素 (ombuin)、鼠李素 (rhamnetin)、苏木查耳酮 (sappanchalcone)[1]。

甾体类成分：巴西苏木素 (brazilin)、巴西苏木素衍生物 1(brazilin derivatives 1)、巴西苏木素衍生物 2(brazilin derivatives 2)、蒲公英赛醇 (taraxerol)、β- 谷甾醇 (β-sitosterol)[1]、氧化巴西木素 (brazilein)、巴西木素 (brazilin)、豆甾醇 (stigmasterol)[2]。

色原烷类成分：3-(3′,4′- 二羟基苄基)-4,7- 二羟基色原烷醇 [3-(3′,4′-dihydroxybenzyl)-4,7-dihydroxy chromanol]、3-(3′,4′- 二羟基苄基)-7- 羟基 -4- 甲氧基色原烷醇 [3-(3′,4′-dihydroxybenzyl)-7-hydroxy-4-methoxy chromanol] 的左旋体和右旋体、3-(3′,4′- 二羟基亚苄基)-7- 羟基 -4- 色原烷酮 [3-(3′,4′- dihydroxybenzylidene)-7-hydroxy chroman-4-one]、7- 羟基 -3-(4′- 羟基亚苄基)-4- 色原烷酮 [7-hydroxy-3-(4′-hydroxybenzylidene)-chroman-4-one]、7- 羟基 -8- 甲氧基 -3-(4′- 甲氧基亚苄基)-4- 色原烷酮 [7-hydroxy-8-methoxy-3-(4′-methoxybenzylidene)-chroman-4-one]、3,4,7- 三羟基 -3-(4′- 羟基苄基)- 色原烷 [3,4,7-trihydroxy-3-(4′-hydroxybenzyl)-chroman]、苏木酚 (sappanol)、表苏木酚 (*epi*-sappanol)、3′- 去氧苏木酚 (3′-deoxysappanol)、苏木酮 B(sappanone B)、3- 去氧苏木酮 B(3-deoxysappane B)[1]、3′- 去氧苏木酮 B(3′-deoxysappanone B)、3′-*O*- 甲基表苏木酚 (3′-*O*-methyl-*epi*-sappanol)、4-*O*- 甲基表苏木酚 (4-*O*-methyl-*epi*-sappanol)、3′-*O*- 甲基苏木酚 (3′-*O*-methylsappanol)、4-*O*- 甲基苏木酚 (4-*O*-methylsappanol)。

二苯并环氧庚烷类成分：原苏木素 A(protosappanin A)、原苏木素 B(protosappanin B)、原苏木素 C(protosappanin C)、原苏木素 E-1(protosappanin E-1)、原苏木素 E-2(protosappanin E-2)、10-*O*- 甲基原苏木素 B(10-*O*-methylprotosappanin B)[1]。

其他：苏木苦素 J(caesalpin J)、苏木苦素 P(caesalpin P)、二十八醇 (octacosanol)[1]、brazilide、(*E*)-3,3′- 二甲氧基 -4,4′- 二羟基芪 [(*E*)-3,3′-dimethoxy-4,4′-dihydroxystilbene]、南烛木树脂酚 [(±)-lyoniresinol]、硬脂酸 (stearic acid)[2]。

【药典检测成分】无。

参考文献
［1］国家中医药管理局《中华本草》编委会. 中华本草：第 4 册 3014 ［M］. 上海：科学技术出版社，1999：376-379.
［2］舒诗会，张莉，杜冠华，等. 苏木的化学成分研究［J］. 天然产物研究与开发，2007，19：63-66.

172. 苏合香 Styrax

【来源】本品为金缕梅科植物苏合香树 *Liquidambar orientalis* Mill. 的树干渗出的香树脂经加工精制而成。

【性能】辛，温。开窍，辟秽，止痛。

【化学成分】本品含有挥发油类、苯丙素类、三萜类等化学成分。

挥发油类成分：1,8- 桉叶素 (1,8-cineole)、柠檬烯 (limonene)、芳樟醇 (linalool)、烯丙基苯酚 (allylphenol)、桂皮醛 (cinnamicaldehyde)、对聚伞花素 (*p*-cymene)、樟烯 (camphene)、月桂烯 (myrcene)、α- 蒎烯 (α-pinene)、β- 蒎烯 (β-pinene)、α- 松油醇 (α-terpineol)、松油 -4- 醇 (4-terpineol)、异松油烯 (terpinolene)[1]。

苯丙素类成分：二氢香豆酮 (dihydrocoumarone)、顺式桂皮酸 (*cis*-cinnamic acid)、顺式桂皮酸桂皮醇酯 (*cis*-cinnamyl cinnamate)、桂皮酸环氧桂皮醇酯 (epoxycinnamylcinnamate)、反式桂皮酸甲酯 (*trans*-methyl cinnamate)、β- 苯丙酸 (β-phenylpropionic acid)、桂皮酸正丙酯 (*n*-propyl cinnamate)[1]。

三萜类成分：3- 表齐墩果酸 (3-*epi*-oleanolic acid)[1]、齐墩果酮酸 (oleanonic acid)[1]。

有机酸类成分：棕榈酸 (palmitic acid)、苯甲酸 (benzoic acid)、亚油酸 (linoleic acid)[1]。

其他：1- 苯甲酰基 -3- 苯基丙炔 (1-benzoyl-3-phenylpropyne)、乙基苯酚 (ethyphenol)[1]。

【药典检测成分】2015 版《中国药典》规定，本品照高效液相色谱法测定，按干燥品计算，含肉桂酸不得少于 5.0%。

参考文献
［1］国家中医药管理局《中华本草》编委会. 中华本草：第 3 册 2382 ［M］. 上海：上海科学技术出版社，1999：747-749.

173. 杜仲 Eucommiae Cortex

【来源】本品为杜仲科植物杜仲 *Eucommia ulmoides* Oliv. 的干燥树皮。

【性能】甘，温。补肝肾，强筋骨，安胎。

【化学成分】本品含有黄酮类、萜类、挥发油等化学成分。

黄酮类成分：山柰酚 (kaempferol)、柑属苷 B(citrusin B)[1]、芦丁 (rutin)、儿茶素 (catechin)、表儿茶素 (*epi*-catechin)[2]。

萜类成分：都桷子素 (genipin)、都桷子苷 (geniposide)、都桷子苷酸 (geniposidic acid)、筋骨草苷 (ajugoside)、桃叶珊瑚苷 (aucubin)、白桦脂酸 (betulic acid)、白桦脂醇 (betulin)、消旋的苏式 1-(4- 愈创木酚基) 甘油 (threo-guaiacylglycerol)、苏式 1-(4- 愈创木酚基) 甘油 -β- 松柏醛醚 (threo-guaiacylglycerol-β-coniferylaldehyde ether)、消旋的赤式 1-(4- 愈创木酚基) 甘油

(erythro-guaiacyl glycerol)、赤式 1-(4- 愈创木酚基) 甘油 *-β-* 松柏醛醚 (erythro-guaiacyl glycerol-*β*-coniferylaldehyde ether)、杜仲苷 (ulmoside)、匍匐筋骨草苷 (reptoside)、熊果酸 (ursolic acid)[1]。

挥发油类成分 : 正二十九烷 (*n*-nonacosane)、正三十烷醇 (*n*-triacontanol)[1]、二十四烷酸甘油酯 (trilignocerin)、正二十八烷酸 (*n*-octacosanoic acid)[2]。

甾体类成分 : 胡萝卜苷 (daucosterol)、*β*- 谷甾醇 (*β*-sitosterol)[1]。

木脂素类成分 : 右旋环橄榄树脂素 (cycloolivil)、杜仲素 A(eucommin A)、杜仲醇 (eucommiol)、杜仲醇苷 I(eucommioside I)、右旋表松脂酚 (*epi*-pinoresinol)、右旋 1- 羟基松脂酚 -4′,4″- 双葡萄糖苷 (1-hydroxypinoresinol-4′,4″-di-*O*-*β*-D-glucopyranoside)、右旋 1- 羟基松脂酚 (1-hydroxypinoresinol)、右旋 1- 羟基松脂酚 -4′- 葡萄糖苷 (1-hydroxypinoresinol-4′-*O*-*β*-D-glucopyranoside)、右旋 1- 羟基松脂酚 -4″- 葡萄糖苷 (1-hydroxypinoresinol-4″-*O*-*β*-D-glucopyranside)、鹅掌楸苷 (liriodendrin)、右旋杜仲树脂酚 (medioresinol)、右旋杜仲树脂酚双葡萄糖苷 (medioresinol-di-*O*-*β*-D-glucopyranoside)、去氢二松柏醇 -4,*γ*′- 二葡萄糖苷 (dehydrodiconiferyl alcohol-4, *γ*′-di-*O*-*β*-D-glucopyranoside)、二氢去氢二松柏醇 (dihydrodehydrodiconiferylalcohol)、赤式二羟基去氢二松柏醇 (erythro-dihydroxy-dehyrodiconiferyl alcohol)、左旋橄榄树脂素 (olivil)、左旋橄榄树脂素 -4′- 葡萄糖苷 (olivil-4′-*O*-*β*-D-glucopyranoside)、左旋橄榄树脂素 -4″- 葡萄糖苷 (olivil-4″-*O*-*β*-D-glucopyranoside)、左旋橄榄树脂素 -4′,4″- 双葡萄糖苷 (olivil-4′,4″-di-*O*-*β*-D-glucopyranoside)、右旋松脂酚 (pinoresinol)、右旋松脂酚葡萄糖苷 (pinoresinol-*O*-*β*-D-glucopyranoside)、右旋松脂酚双葡萄糖苷 (pinoresinol-di-*O*-*β*-D-glucopyranoside)、右旋丁香树脂酚 (syringaresinol)、右旋丁香树脂酚葡萄糖苷 (syringaresinol-*O*-*β*-D-glucopyranoside)、丁香丙三醇 *-β-* 丁香树脂酚醚 4″,4‴- 双葡萄糖苷 (syringylglycerol-*β*-syringaresinol ether 4″,4‴-di-*O*-*β*-D-glucopyranoseid)、耳草脂醇 *C*-4″,4″- 双葡萄糖苷 (hedyotol *C*-4″,4″-di-*O*-*β*-D-glucopyranoside)[1,3]。

氨基酸类成分 : 胱氨酸 (cystine)、谷氨酸 (glutamic acid)、组氨酸 (histidine)、异亮氨酸 (*iso*-leucine)、亮氨酸 (leucine)、赖氨酸 (lysine)、蛋氨酸 (methionine)、苯丙氨酸 (phenylalanine)、苏氨酸 (threonine)、色氨酸 (tryptophan)、缬氨酸 (valine)[1,4]。

有机酸及酯类成分 : 咖啡酸 (caffeic acid)、香草酸 (vanillic acid)、绿原酸 (chlorogenic acid)、绿原酸甲酯 (methyl chlorogenate)、哈帕苷乙酸酯 (harpagide acetate)、酒石酸 (tartaric acid)[1]。

其他 : 半乳糖醇 (galactitol)、杜仲胶 (guttapercha)、杜仲烯醇 (ulmoprenol)、锗、硒 [1]、环烯醚萜类 [2]。

【药典检测成分】 2015 版《中国药典》规定 , 本品照高效液相色谱法测定 , 按干燥品计算 , 含松脂醇二葡萄糖苷不得少于 0.10%。

参考文献

［1］国家中医药管理局《中华本草》编委会 . 中华本草 : 第 2 册 1005 ［M］. 上海 : 上海科学技术出版社 , 1999 : 458-463.

［2］孙燕荣 , 董俊兴 , 吴曙光 . 杜仲化学成分研究 ［J］. 中药材 , 2004, 27(5) : 341-343.

［3］李欣 , 刘严 , 朱文学 , 等 . 杜仲的化学成分及药理作用研究进展 ［J］. 食品工业科技 , 2012, 10 : 378-382.

［4］陈彩娟 , 沈舒 , 肖同书 , 等 . 杜仲化学成分研究 ［J］. 亚太传统医药 , 2012, 03 : 25-26.

［5］秦国利 . 浅析杜仲的化学成分及药理作用 ［J］. 中国医药指南 , 2012, 26 : 613-614.

174.杜仲叶　Eucommiae Folium

【来源】 本品为杜仲科植物杜仲 *Eucommia ulmoides* Oliv. 的干燥叶。

【性能】 微辛 , 温。补肝肾 , 强筋骨。

【化学成分】本品含有萜类、黄酮类、挥发油等化学成分。

萜类成分：筋骨草苷 (ajugoside)、愈创木酚基甘油 (guaiacylglycerol)、桃叶珊瑚苷 (aucubin)、白桦脂醇 (betulin)、白桦脂酸 (betulic acid)、匍匐筋骨草苷 (reptoside)、1-去氧杜仲醇 (1-deoxyeucommiol)、表杜仲醇 (epi-eucommiol)、哈帕苷乙酸酯 (harpagide acetate)[1]、京尼平苷酸 (geniposidic acid)[1,2]、熊果酸 (ursolic acid)、10-乙酰鸡屎藤苷 (10-acetylpaederoside)、车叶草酸 (asperulosidic acid)、去乙酰车叶草酸 (deacetyl asperulosidic acid)、黑麦草内酯 (loliolide)、京尼平 (genipin)、京尼平苷 (geniposide)、京尼平苷酸甲酯 (geniposidic acid methyl ester)[2]。

黄酮类成分：儿茶素-(7,8-b,c)-4α-(3,4-二羟苯基)-α(3H)吡喃糖 [catechin-(7,8-b,c)-4α-(3,4-dihydroxyphenyl)-α(3H)-pyranose]、儿茶素-(7,8-b,c)-4β(3,4-二羟苯基)-α(3H)-吡喃糖 [catechin-(7,8-b,c)-4β(3,4-dihydroxyphenyl)-α(3H)-pyranose]、陆地棉苷 (hirsutin)、山柰酚 (kaempferol)、槲皮素 (quercetin)、芦丁 (rutin)、紫云英苷 (astragalin)[2]、3-O-[β-吡喃葡萄糖-(1→2)-β-D-吡喃木糖]-槲皮素黄酮苷 {3-O-[β-glucopyranose-(1→2)-β-D-xylopyranose]-quercetrin}、金丝桃苷 (hyperin)[3]。

挥发油类成分：十六碳三烯酸 (hexadecatrienoic acid)、二十四烷酸 (lignoceric acid)、邻苯二酚 (pyrocatechol)、二十三烯酸 (tricosenoic acid)[3]、3-(3-羟苯基)丙酸 [3-(3-hydroxyphenyl)propionic acid][1]。

木脂素类成分：橄榄脂素双糖苷 (olivil diglucoside)、松脂酚双葡萄糖苷 (pinoresinol diglucoside)、丁香树脂酚二葡萄糖苷 (syringaresinol diglucoside)、鹅掌楸苷 (liriodendrin)[1]、杜仲醇苷 (eucommioside)、橄榄脂素 (olivil)、丁香苷 (syringin)、丁香脂醇二葡萄糖苷 (syringaresinol-di-β-D-glucopyranoside)[2]。

有机酸及酯类成分：咖啡酸乙酯 (caffeic acid ethyl ester)、亚油酸 (linoleic acid)、二氢咖啡酸 (dihydrocaffeic acid)、延胡索酸 (fumaric acid)、反式-4-羟基环己烷-1-羧酸 (*trans*-4-hydroxycyclohexane-1-carboxylic acid)、绿原酸甲酯 (methyl chlorogenate)、绿原酸 (chlorogenic acid)[1]、对-香豆酸 (*p*-coumaric acid)、3,4-二羟基苯甲酸 (3,4-dihydrobenzoic acid)[2]、3,4-二羟基苯丙酸 (3,4-dihydroxyphenylpropionic acid)、咖啡酸 (caffeic acid)、棕榈酸 (palmitic acid)、硬脂酸 (stearic acid)、脂肪酸、花生酸 (eicosanoic acid)、3-羟基苯丙酸 (3-hydroxyphenylpropionic acid)、酒石酸 (tartaric acid)、肉豆蔻酸 (myristic acid)[3]。

氨基酸类成分：丙氨酸 (alanine)、精氨酸 (arginine)、谷氨酸 (glutamic acid)、甘氨酸 (glycine)、异亮氨酸 (*iso*-leucine)、赖氨酸 (lysine)、蛋氨酸 (methionine)、组氨酸 (histidine)、脯氨酸 (proline)、丝氨酸 (serine)、缬氨酸 (valine)、苏氨酸 (threonine)[1]。

甾体类成分：β-谷甾醇 (β-sitosterol)、胡萝卜苷 (daucosterol)[3]。

其他：儿茶酚 (catechol)、杜仲醇 (eucommiol)、香豆精 (coumarin)及其苷、生物碱 (alkaloids)、鞣质 (tannin)、2-乙基呋喃基丙烯醛 (2-ethylfurylacrolein)、杜仲胶 (guttapercha)、树脂、蛋白质、以钙为主的无机元素[1]、葡萄糖乙苷 (ethylglucopyranoside)[2]。

【药典检测成分】2015版《中国药典》规定，本品照高效液相色谱法测定，按干燥品计算，含绿原酸不得少于 0.080%。

参考文献

[1] 国家中医药管理局《中华本草》编委会. 中华本草：第2册1007 [M]. 上海：上海科学技术出版社, 1999：463-464.

[2] 晏媛, 郭丹. 杜仲叶的化学成分及药理活性研究进展 [J]. 中成药. 2003, 25(6)：491-492.

[3] 叶文峰. 杜仲叶中化学成分、药理活性及应用研究进展 [J]. 林产化工通讯, 2004, 38(5)：40-44.

175. 豆蔻　Amomi Fructus Rotundus

【来源】本品为姜科植物白豆蔻 *Amomum kravanh* Pierre ex Gagnep. 或爪哇白豆蔻 *Amomum compactum* Soland ex Maton 的干燥成熟果实。按产地不同分为"原豆蔻"和"印尼白蔻"。

【性能】辛，温。化湿行气，温中止呕，开胃消食。

【化学成分】本品含挥发油等化学成分。

　　挥发油类成分: α- 蒎烯 (α-pinene)、β- 蒎烯 (β-pinene) 、香桧烯 (sabinene)、水化香桧烯 (sabinene hydrate)、4- 松油烯醇 (terpinene-4-ol)、α- 松油醇 (α-terpineol)、樟烯 (camphenen)、樟脑 (camphor)、对 - 聚伞花素 (p-cymene)、月桂烯 (myrcene)、月桂烯醇 (myrcenol)、1,4- 桉叶油素 (1,4-cineole)、1,8- 桉叶素 (1,8-cineole)、丁香烯 (caryophellene)、香橙烯 (aromadendrene)、甜没药烯 (bisabolene)、柠檬烯 (limonene)、芳樟醇 (linalool)、龙脑 (borneol)、龙脑乙酸酯 (bornyl acetate)、3- 蒈烯 (3-carene)、葛缕酮 (carvone)、γ- 荜澄茄油烯 (γ-cubebene)、α- 榄香烯 (α-elemene)、橙花叔醇 (nerolidol)[1]、γ- 广藿香烯 (γ-patchoulene)[1,2,3]。

　　其他: 5- 羟基 -3,7,4′- 三甲氧基黄酮[4](5-hydroxyl-3,7,4′-trimethoxyflavone)。

【药典检测成分】2015 版《中国药典》规定，照挥发油测定法测定，原豆蔻仁含挥发油不得少于 5.0%(ml/g)；印尼白蔻仁不得少于 4.0%(ml/g)。照气相色谱法测定，按干燥品计算，豆蔻仁含桉油精不得少于 3.0%。

参考文献

[1]国家中医药管理局《中华本草》编委会. 中华本草: 第 8 册 7754 [M]. 上海: 上海科学技术出版社, 1999: 608-612.

[2]冯佳祺, 李伟, 陆占国. 白豆蔻香气成分研究 [J]. 哈尔滨商业大学学报 (自然科学版), 2014, 03: 338-341.

[3]冯旭, 梁臣艳, 牛晋英, 等. 不同产地白豆蔻挥发油成分的 GC-MS 分析 [J]. 中国实验方剂学杂志, 2013, 16: 107-110.

[4]朱云霞, 刘雯, 张继全, 等. 应用高速逆流色谱一次性分离白豆蔻中 5- 羟基 -3,7,4'- 三甲氧基黄酮 [J]. 中成药, 2011, 10: 1750-1754.

176. 两头尖　Anemones Raddeanae Rhizoma

【来源】本品为毛茛科植物多被银莲花 *Anemone raddeana* Regel 的干燥根茎。

【性能】辛，热；有毒。祛风湿，消痈肿。

【化学成分】本品含有萜类、黄酮类、挥发油类等化学成分。

　　萜类成分: 齐墩果酸 (oleanolic acid)、红背银莲花皂苷 R$_8$(raddeanoside R$_8$)、红背银莲花皂苷 R$_9$(raddeanoside R$_9$)、竹节香附皂苷 R$_0$(raddeanin R$_0$)、竹节香附皂苷 A(raddeanin A)、竹节香附皂苷 B(raddeanin B)、竹节香附皂苷 C(raddeanin C)、竹节香附皂苷 D(raddeanin D)、竹节香附皂苷 E(raddeanin E)、竹节香附皂苷 F(raddeanin F)、竹节香附皂苷 H(raddeanin H)[1]、hederacholichiside F、角鲨烯 (squalene)[2]、多被银莲花皂苷 14(raddeanoside 14)、多被银莲花皂苷 15(raddeanoside 15)[3]、乙酰齐墩果酸 (acetyloleanolic acid)、27- 羟基 -12(13)- 齐墩果烯 -28- 酸 -3-O-a-L- 吡喃鼠李糖基 -(1 → 2)-α-L- 阿拉伯糖苷 [27-hydroxyolean-12(13)-en-28-oic-acid-3-O-a-L-rhamnopyranosyl-(1 → 2)-α-L-arabinopyranoside]、齐墩果酸 -3-O-α-L- 鼠李吡喃糖基 -(1 → 2)-[β-D- 吡喃葡萄糖基 -(1 → 4)]-α-L- 阿拉伯糖苷 {oleanolic acid-3-O-α-L-rhamnopyranosyl-(1→2)-[β-D-glucopyranosyl-(1→4)]-α-L-arabinopyranoside}、桦树脂醇(betulin)、桦树脂酸 (betulic acid)[4]、多被银莲花素 A(anemodeanin A)、常春藤皂苷 B(hederasaponin B)、多被银莲花皂苷 16(raddeanoside 16)、多被银莲花皂苷 17(raddeanoside 17)[5]、多被银莲花皂苷 18(raddeanoside 18)、leonloside D、五加苷 K(eleutheroside K)[6]、竹节香附皂苷 R(raddeanin R)、竹节香附皂苷 R$_2$(raddeanin R$_2$)[7]、齐墩果酸 -3-O-β-D- 鼠李糖基 -(1 → 2)-[β-D- 葡萄糖基 (1 → 4)]-α-L- 阿拉伯糖苷 {oleanolic acid-3-O-β-D-rhamanopyranosyl-(1 → 2)-[β-D-glucopyranosyl-(1 → 4)]-α-L-arabinopyranoside}[7]。

甾体类成分：薯蓣皂苷元 (diosgenin)[1]。

黄酮类成分：白头翁素 (anemonin)[1]。

挥发油类成分：石竹烯 (caryophyllene)、榄香烯 (elemene)、法尼烯 (farnesene)、大根香叶烯 (myrcene)、β- 倍半水芹烯 (β-phellandrene)[2]、卫矛醇 (evonymitol)[4]、亚油酸 (linoleic acid)[8]。

醇苷类成分：毛茛苷 (ranunculin)[1]。

香豆素类成分：4,7- 二甲氧基 -5- 甲基 -6- 羟基香豆素 (4,7-dimethoxymethane-5-methyl-6-ellfernne)[9]。

【药典检测成分】2015 版《中国药典》规定，照高效液相色谱法测定，按干燥品计算，含竹节香附素 A 不得少于 0.20%。

参考文献

［1］国家中医药管理局《中华本草》编委会. 中华本草：第 3 册 1765［M］. 上海：上海科学技术出版社，1999：163-164.
［2］周鸿立，李勇，王宾，等. 两头尖油脂类成分的研究［J］. 长春中医药大学学报，2007，23(3)：18-19.
［3］王晓颖，刘大有，夏忠庭，等. 两头尖化学成分研究［J］. 分析化学，，2004，5(32)：587-592.
［4］路金才，徐非非，张新艳，等. 两头尖的化学成分研究［J］. 药学学报，2002，37(9)：709-712.
［5］夏忠庭，刘大有，王晓颖，等. 两头尖的化学成分研究（Ⅰ）［J］. 化学学报，2004，62(19)：1935-1940.
［6］夏忠庭，刘大有，王晓颖，等. 两头尖的化学成分研究（Ⅱ）［J］. 高等学校化学学报，2004，11(25)：2057-2058.
［7］任凤芝，张雪霞，牛桂云，等. 两头尖的抗肿瘤活性成分研究［J］. 中草药，2005，36(12)：1775-1778.
［8］刘大有，王晓颖，夏忠庭，等. 两头尖化学成分研究［J］. 长春中医学院学报，2003，19(3)：71.
［9］任凤芝，陈书红，郑智慧，等. 两头尖中的香豆素成分及其生物活性研究［J］. 药学学报，2012，02：206-209.

177. 两面针 Zanthoxyli Radix

【来源】本品为芸香科植物两面针 Zanthoxylum nitidum(Roxb.)DC. 的干燥根。

【性能】苦、辛，平；有小毒。活血化瘀，行气止痛，祛风通络，解毒消肿。

【化学成分】本品含有黄酮类、萜类及甾体类、挥发油类等化学成分。

黄酮类成分：牡荆素 (vitexin)[1]。

萜类及甾体类成分：β- 香树素 (β-amyrin)[2]、β- 谷甾醇 (β-sitosterol)、胡萝卜苷 (daucosterol)、豆甾 -9(11)- 烯 -3- 醇 (stigmasten-39(11)-en-ol)[3]。

挥发油类成分：比萨波醇 (β-bisabolol)、β- 桉油醇 (β-eudesmol)、α- 石竹烯 (α-caryophyllene)、β- 榄香烯 (β-elemene)、γ- 榄香烯 (γ-elemene)、橄榄醇 (elemol)、大根香叶烯 (germacrene)、1,2,3,4,5,6,7,8- 八氢 -α,α,3,8- 四甲基 -5- 甘菊环甲醇 (1,2,3,4,5,6,7,8-octahydro-α,α,3,8-tetramethyl-5-azulenemethanol)、斯巴醇 (spathulenol)[4]、紫丁香酸 (syringic acid)[3]、β- 香树脂醇 (β-amyrin)、zanthobungeanine、zanthodioline[5]、十三烷胺 (tridecane amine)、十四烷胺 (tetradecane amine)、十七烷胺 (heptadecanoic amine)、十九烷胺 (nonadecane amine)[5]。

生物碱类成分 :α- 别隐品碱 (α-allocryptopine)、阿尔洛花椒酰胺 (arnottianamide)、白屈

菜红碱 (chelerythrine)、7- 去甲 -6- 甲氧基 -5,6- 二氢白屈菜红碱 (7-demethyl-6-methoxy-5,6-dihydrochelerythrine)、去 -*N*- 甲基白屈菜红碱 (des-*N*-2methylchelerythrine)、6- 乙氧基白屈菜红碱 (6-ethoxychelerythrine)、异阿尔洛花椒酰胺 (*iso*-arnottianamide)、6- 甲氧基 -5,6- 二氢白屈菜红碱 (6-methoxy-5,6-dihydrochelerythrine)、*N*- 去甲基白屈菜红碱 (*N*-methylchelerythrine)、氧化白屈菜红碱 (oxychelerythrine)、2,4- 二羟基嘧啶 (2,4-dihydroxypyrimidine)、茵芋碱 (skimmianine)、全缘叶花椒酰胺 (integriamide)、光叶花椒碱 (nitidine)、光叶花椒酮碱 (oxynitidine)、鹅掌楸碱 (liriodenine)、德卡林碱 (decarine)、博落回醇碱 (bocconoline)、氧化特日哈宁碱 (oxyterihanine)、二氢两面针碱 (dihydronitidine)[6]、地奥司明 (diosmin)[5]、勒橙碱 [9]、两面针酮 A(nitidumtone A)、两面针酮 B(nitidumtone B)[9]。

苯丙素类成分：左旋丁香树脂酚 (syringaresinol)、左旋细辛素 (asarinin)[6]、左旋芝麻素 (sesamin)[6,7]、5- 甲氧基异紫花前胡内酯 (5-methoxymarmesin)[2]、马栗树皮素二甲醚 (aesculetin dimethyl ether)[1]、*d*- 表芝麻脂素 (*d-epi*-sesamin)、horsfieldin[7]、5,6,7- 三甲氧基香豆素 (5,6,7-trimethoxycoumarin)[3,7]、顺 -3-(2,3,4- 三甲氧基苯基) 丙烯酸 [(*E*)-3-(2,3,4-trimethoxyphenyl) acrylic acid][3]。

有机酸及酯类成分：对羟基苯甲酸乙酯 (ethylparaben)、对羟基苯甲酸 (4-hydroxybenzoic acid)[3]、苯甲酸异丁酯 [8](isobutylbenzoate)。

其他：Zn、Cu、Fe、Ca、Mn、Mg[1]、2,6- 二甲氧基对苯醌 (2,6-dimethoxy-1,4-benzoquinone)[3]。

【药典检测成分】2015 版《中国药典》规定，照高效液相色谱法测定，按干燥品计算，含氯化两面针碱不得少于 0.13%。

参考文献

［1］石井水. 台湾产两面针的成分 (1)- 皮部生物碱成分的研究 [J]. 国外医学・中医中药分册, 1985, (4): 32.

［2］沈建伟, 张晓峰, 彭树林, 等. 两面针中的化学成分 [J]. 天然产物研究与开发, 2005, 17(1): 33-34.

［3］胡疆, 张卫东, 柳润辉, 等. 两面针的化学成分研究 [J]. 中国中药杂志, 2006, 31(20): 1689-1691.

［4］王恒山, 欧尚瑶, 潘英明, 等. 毛两面针挥发油化学成分 [J]. 广西植物, 2006, 26(1): 87, 105-106.

［5］王晓玲, 马燕燕, 丁克毅, 等. 两面针中的两个新生物碱 [J]. 中草药, 2010, 03: 340-342.

［6］国家中医药管理局《中华本草》编委会. 中华本草：第 4 册 3821 [M]. 上海：上海科学技术出版社, 1999: 991-994.

［7］胡疆, 徐希科, 柳润辉, 等. 两面针中苯丙素类成分研究 [J]. 药学服务与研究, 2006, 6(1): 51-53.

［8］樊洁, 李海霞, 王炳义, 等. 两面针中化学成分的分离鉴定及活性测定 [J]. 沈阳药科大学学报, 2013, 02: 100-105, 131.

［9］叶玉珊, 刘嘉炜, 刘晓强, 等. 两面针根抗菌活性成分研究 [J]. 中草药, 2013, 12: 1546-1551.

178.连钱草 Glechomae Herba

【来源】本品为唇形科植物活血丹 *Glechoma longituba* (Nakai) Kupr. 的干燥地上部分。

【性能】辛、微苦，微寒。利湿通淋，清热解毒，消瘀散肿。

【化学成分】本品含有黄酮类、蒽醌类、挥发油类等化学成分。

黄酮类成分：刺槐素 (acacetin)、海常素 (clerodendrin)、蒙花苷 (linarin)[1]、芹菜素 -7-*O*-*β*-D- 葡萄糖苷 (apigenin-7-*O*-*β*-D-glucopyranoside)、3,6- 二甲氧基 -6″,6″ 二甲基苯并吡喃 -(7,8,2″,3″)- 黄酮 (3,6-chmethoxy-6″,6″-dimethyl chromeno-(7,8,2″,3″)-flavone)、芫花素 (genkwanin)[2]、木犀草素 -7-*O*-*β*-D- 葡萄糖苷 (luteolin-7-*O*-*β*-D-glucoside)[2,3]、芹菜素 (apigenin)、芹菜素 -7-*O*-*β*-D- 葡萄糖醛酸乙酯苷 (apigenin-7-*O*-*β*-D-glucuronide ethyl ester)、6-*C*- 阿拉伯糖 -8-*C*- 葡萄糖芹菜素 (6-*C*-arabinose-8-*C*-glucose-apigenin)、大波斯菊苷 (cosmosiin)、6-*C*- 葡萄糖 -8-*C*- 葡萄糖芹菜素 (6-*C*-glucose-8-*C*-glucose-apigenin)、山奈酚 -3-*O*-*β*-D- 芸香糖苷 (kaempferol-

3-*O-β*-D-rutinoside)、木犀草素 (luteolin)、木犀草素 -7-*O-β*-D- 葡萄糖醛酸乙酯苷 (luteolin-7-*O-β*-D-glucuronide ethyl ester)、芦丁 (rutin)[3]、槲皮素 (quercetin)[4]、岩白菜素、oresbiusin、norbergenin、stilbostemin D[5]。

蒽醌类成分：大黄酚 (chrysephanol)、大黄素甲醚 (physcion)[1]。

挥发油类成分 :1,8- 桉叶素 (1,8-cineole)、对 - 聚伞花素 (*p*-cymene)、柠檬烯 (limonene)、芳樟醇 (linalool)、薄荷醇 (mentholk)、胡薄荷酮 (pulelgone)、*α*- 蒎烯 (*α*-pinene)、*β*- 蒎烯 (*β*-pinene)、*α*- 松油醇 (*α*-terpineol)、异薄荷酮 (*iso*-menthone)、异松樟酮 (*iso*-pinocamphone)、左旋薄荷酮 (menthone)、左旋松樟酮 (pinocamphone)[6]、原儿茶醛 (protocatechualdehyde)、迷迭香酸 (rosmarinic acid)、迷迭香酸甲酯 (rosmarinic acid methyl ester)[7,8]。

甾体类成分 : 胡萝卜苷 (daucosterol)[1]、豆甾烯醇 (stigmastenol)[4]、*β*- 谷甾醇 (*β*-sitosterol)[6]。

萜类成分 : 木栓酮 (friedelin)[1]、2*α*,3*α*- 二羟基乌苏 -12- 烯 -28- 酸 (2*α*,3*α*-dihydroxyurs-12-en-28-oic acid)、2*α*,3*β*- 二羟基乌苏 -12- 烯 -28- 酸 (2*α*,,3*β*-dihydroxyurs-12-en-28-oic acid)[2]、钱草酮 (glecholone)、6*R*,9*R*-3- 氧代 -*α*- 紫罗兰醇 (6*R*,9*R*-3-oxo-*α*-ionol)、催吐萝芙叶醇 (vomifoliol)、S(+)- 去氢催吐萝芙叶醇 [S(+)-dehydrovomifoliol]、可乐苏酸 (corosolic acid)[4]、熊果酸 (ursolic acid)、欧亚活血丹呋喃 (glechomafuran)、欧亚活血丹内酯 (glechomanolide)[6,9]。

有机酸类成分 : 肉豆蔻酸 (myristic acid)[4]、棕榈酸 (palmitic acid)、琥珀酸 (succinic acid)、咖啡酸 (caffeic acid)、阿魏酸 (ferulic acid)[6]、间羟基苯甲酸 (*m*-hydroxybenzoic acid)[7]、月桂酸 (lauric acid)、顺丁烯二酸 (maleic acid)、二十四烷酸 (tetraeosanoic acid)、三十烷酸 (triaeontanoic acid)[10]、反式对羟基肉桂酸 (trilepisiumic acid)[5]。

其他 : 正三十烷醇 (*n*-triacontanol)[4]、水苏糖 (stachyose)、胆碱 (choline)、维生素 C[6]。

【药典检测成分】无。

参考文献
[1] 杨念云, 段金廒, 李萍, 等. 连钱草的化学成分 [J]. 中国天然药物, 2006, 4(2)：98-100.
[2] 张前军, 杨小生, 朱海燕, 等. 连钱草化学成分研究 [J]. 天然产物研究与开发, 2006, 18：55-57.
[3] 杨念云, 段金廒, 李萍, 等. 连钱草中的黄酮类化学成分 [J]. 中国药科大学学报, 2005, 36(3)：210-212.
[4] 杨念云, 段金廒, 李萍, 等. 连钱草的化学成分研究 [J]. 药学学报, 2006, 41(5)：431-434.
[5] 刘杰, 李国强, 吴霞, 等. 连钱草的化学成分研究 [J]. 中国中药杂志, 2014, 04：695-698.
[6] 国家中医药管理局《中华本草》编委会. 中华本草：第 7 册 6058 [M]. 上海：上海科学技术出版社, 1999：47-49.
[7] 于志斌, 吴霞, 叶蕴华, 等. 连钱草化学成分研究 (英文)[J]. 天然药物研究与开发, 2008, 20：262-264.
[8] 吴丽群, 江芳. 连钱草挥发油化学成分的研究 [J]. 中国医药科学, 2012, 23：101-102, 105.
[9] 宋锐, 张云, 丛晓东, 等. 连钱草的化学成分及生物活性研究进展 [J]. 中华中医药学刊, 2010, 12：2511-2515.
[10] 张前军, 杨小生, 朱海燕, 等. 连钱草中有机酸成分研究 [J]. 天然产物研究与开发, 2006, 18：55-56.

179. 连翘　Forsythiae Fructus

【来源】本品为木犀科植物连翘 *Forsythia suspensa* (Thunb.) Vahl 的干燥果实。

【性能】苦，微寒。清热解毒，消肿散结，疏散风热。

【化学成分】本品含有挥发油、萜类、黄酮类等化学成分。

挥发油类成分 : 异降香萜烯醇乙酸酯 (*iso*-bauerenyl acetate)[1]、对聚伞花烯 (*p*-cymene)、伞花烃 (4-*iso*-propyltoluene)、芳樟醇 (linaiool)、水芹烯 (*α*-phellandrene)、*α*- 蒎烯 (*α*-pinene)、*β*- 蒎烯 (*β*-pinene)、香桧烯 (sabinene)、松油烯 -4- 醇 (terpinen-4-ol)[2]。

萜类成分 :*β*- 香树脂醇乙酸酯 (*β*-amyrin acetate)、20(*S*)- 达玛 -24- 烯 -3*β*,20- 二醇 -3- 乙酸酯 [20(*S*)-dammar-24-ene-3*β*,20-diol-3-acetate]、齐墩果酸 (oleanolic acid)、白桦脂酸 (betulinic acid)、熊果酸 (ursolic acid)[1]、2α- 羟基白桦脂酸 (2α-hydroxybetulinic acid)、2α,23- 羟基熊果酸 (2α,23-hydroxy ursolic acid)[3]。

　　黄酮类成分：芸香苷 (芦丁)(rutin)[1]、槲皮素 (quercetin)[4]。

　　木脂素类成分：连翘苷 (forsythin,phillyrin)、右旋松脂酚 (pinoresinol)、连翘苷元 (phillygenin)[1]、右旋松脂醇葡萄糖苷 (pinoresinol-β-D-glucoside)、异落叶松脂素 [(−)-iso-lariciresinol]、（+）- 表松脂素 (epi-pinoresinol)[3]、连翘酚 (forsythol)、牛蒡子苷 (arctiin)、牛蒡子苷元 (arctigenin)、罗汉松脂素 (matairesinol)、罗汉松脂苷 (matairesinoside)[4]。

　　苯乙醇苷类成分：棘木苷 (cornoside)、连翘脂苷 B(forsythoside B)、连翘脂苷 C(forsythoside C)、连翘脂苷 D(forsythoside D)、连翘脂苷 E(forsythoside E)、毛柳苷 (salidroside)[1]。

　　乙基环己醇类成分：异连翘环己醇 (iso-rengyol)、连翘环己醇氧化物 (rengyoxide)、连翘环己醇酮 (rengyolone)、连翘种苷 (suspensaside)、连翘环己醇苷 A(rengyoside A)、连翘环己醇苷 B(rengyoside B)、连翘环己醇苷 C(rengyoside C)、连翘醇 (rengyol)[1]、连翘醇酯 (rengyol ester)[4]。

【药典检测成分】2015 版《中国药典》规定，照高效液相色谱法测定，按干燥品计算，含连翘苷不得少于 0.15%，含连翘酯苷 A 不得少于 0.25%。

参考文献

［1］国家中医药管理局《中华本草》编委会. 中华本草：第 6 册 5458［M］. 上海：上海科学技术出版社，1999：155-159.

［2］肖会敏，王四旺，王剑波，等. 连翘挥发油的成分分析及其药理作用的研究进展［J］. 时珍国医国药，2008，19(8)：2047-2048.

［3］方颖，邹国安，刘焱文. 连翘的化学成分［J］. 中国天然药物，2008，6(3)：235-236.

［4］王金梅，许启泰，康文艺. 连翘化学成分及药理研究进展［J］. 天然产物研究与开发，2007，19：153-157.

180. 吴茱萸　Euodiae Fructus

【来源】本品为芸香科植物吴茱萸 Euodia rutaecarpa (Juss.) Benth.、石虎 Euodia rutaecarpa (Juss.) Benth.var.officinalis (Dode) Huang 或疏毛吴茱萸 Euodia rutaecarpa (Juss.) Benth.var.bodinieri (Dode) Huang 的干燥近成熟果实。

【性能】辛、苦，热；有小毒。散寒止痛，降逆止呕，助阳止泻。

【化学成分】本品含有黄酮类、萜类、生物碱类等化学成分。

　　黄酮类成分：槲皮素 (quercetin)[1]、金丝桃苷 (hyperoside)[2,3]、儿茶酚 (1-2-benzenediol)[6]。

　　萜类成分：黄柏酮 (obacunone)[1]、齐墩果酸 (oleanolic acid)、6α- 乙酸氧基 -5- 表柠檬苦素 (6α-acetoxy-5-epi-limonin)、6β- 乙酰氧基 -5- 表柠檬苦素 (6β-acetoxy-5-epi-limonin)、臭辣树交酯 A(graucin A)、罗旦梅交酯 (jangomolide)、12α- 羟基柠檬苦素 (12α-hydroxylimonin)[4]。

　　甾体类成分：β- 谷甾醇 (β-sitosterol)[1]、胡萝卜苷 (daucosterol)[1,3]、阿塔宁 (atamin)[5]。

　　生物碱类成分：14- 甲酸吴茱萸次碱 (14-formyl rutaecarpine)、吴茱萸果酰胺 Ⅱ (goshuyuamide Ⅱ)、去甲基吴茱萸酰胺 [N-(2-methylaminobenzoyl)tryptamine]、N- 甲基邻氨基苯甲酸胺 (N-methylanthranoylamide)、吴茱萸苦素 (rutaevin)、吴茱萸苦素乙酸酯 (rutaevine acetate)、吴茱萸因碱 (wuchuyine)、吴茱萸酰胺Ⅰ (wuchuyuamide Ⅰ)[1]、去氢吴茱萸碱 (dehydroevodiamine)、吴茱萸果酰胺Ⅰ (goshuyuamide Ⅰ)、吴茱萸次碱 (rutaecarpine)[1,3]、N14- 甲酰二氢吴茱萸次碱 (N-14-formyl dihydrorutaecarpine)[2,3]、7β- 羟基吴茱萸次碱 (rutaecarpine)[3]、7- 羧基吴茱萸碱 (7-carboxyevodiamine)、二氢吴茱萸次碱 (dihydrorutaecarpine)、吴茱萸卡品碱 (evocarpine)、吴茱萸酰胺 (evodiamide)、吴茱萸碱 (evodiamine)、吴茱萸啶酮 (evodinone)、吴茱萸精 (evogin) 、N,N- 二甲基 -5- 甲氧基色胺 (N,N-dimethyl-5-methoxytryptamine)、辛弗林 (synephrine)[4,6]。

挥发油成分：二十七烷醇 (*n*-heptacosyl alcohol)、二十九烷 (nonacosane)、正十八烷醇 (*n*-octadecanol)、三十碳酸 (triacontanoic acid)[1]、罗勒烯 (ocimene)[4]、*α*- 杜松油醇 (cadidol)、石竹烯氧化物 (caryophyllene oxide)、*β*- 榄香烯 (*β*-elemene)、吴茱萸烯 (evodene)、吴茱萸内酯醇 (evodol)、D- 柠檬烯 (D-limoene)、柠檬苦素 (limonin)、芳樟醇 (linalool)[6,7]、白鲜碱 (dictamnine)[7]、6- 甲氧基白鲜碱 (6-methoxy dictamnine)、菌芋碱 (skimmiamine)、7- 羟基吴茱萸次碱 (7-hydroxyrutaecarpine)[9]、*N*- 反式对羟基肉桂酰基 - 对羟基苯乙胺 [*N*-(*trans-p*-coumaroyl)-tyramine][5]、*N*- 顺式对羟基肉桂酰基 - 对羟基苯乙胺 [*N*-(*cis-p*-coumaroyl)-tyramine][5]。

喹诺酮类成分：1- 甲基 -2- 壬基 -4(1H)- 喹诺酮 [1-methyl-2-nonyl-4(1H)-quinolone]、1- 甲基 -2-[(*Z*)-10-十五碳烯]-4(1H)-喹诺酮 {1-methyl-2-[(*Z*)-10-pentadecenyl]-4(1H)-quinolone}、1-甲基-2-[(*Z*)-6-十五碳烯]-4(1H)- 喹诺酮 {1-methyl-2-[(*Z*)-6-pentadecenyl]-4(1H)-quinolone}、1- 甲基 -2-[(6*Z*,9*Z*)-6,9-十五碳二烯]-4(1H)- 喹诺酮 {1-methyl-2-[(6*Z*,9*Z*)-6,9-pentadecadienyl]-4(1H)-quinolone}、1- 甲基 -2-[(4*Z*,7*Z*)-4,7- 十三碳二烯]-4(1H)- 喹诺酮 {1-methyl-2-[(4*Z*,7*Z*)-4,7-tridecadienyl]-4(1H)-quinolone}、1-甲基 -2-[(*Z*)-6- 十一碳烯]-4(1H)- 喹诺酮 {1-methyl-2[(*Z*)-6-undecenyl]-4(1H)-quinolone}[4]。

氨基酸类成分：色氨酸 (tryptophan)、天冬氨酸 (aspartic acid)、胱氨酸 (cystine)、丝氨酸 (serine)、苏氨酸 (threonine)[4]。

【药典检测成分】2015 版《中国药典》规定，本品照高效液相色谱法测定，按干燥品计算，含吴茱萸碱和吴茱萸次碱的总量不得少于 0.15%，柠檬苦素不得少于 0.20%。

参考文献

[1] 周伟，周欣，龚小见，等. 黔产吴茱萸化学成分的研究 [J]. 时珍国医国药，2008，19(6)：1334-1335.
[2] 王奇志，梁敬钰，陈军. 吴茱萸化学成分研究Ⅱ [J]. 中国药科大学学报，2005，36(6)：520-522.
[3] 杨秀伟，张虎，胡俊. 疏毛吴茱萸化学成分的研究 [J]. 热带亚热带植物学报，2008，16(3)：244-248.
[4] 国家中医药管理局《中华本草》编委会. 中华本草：第 4 册 3750 [M]. 上海：上海科学技术出版社，1999：927-933.
[5] 王晓霞，高慧媛，姜勇，等. 吴茱萸化学成分研究 [J]. 中草药，2013，10：1241-1244.
[6] 滕杰，杨秀伟，陶海燕，等. 疏毛吴茱萸果实挥发油成分的气 - 质联用分析 [J]. 中草药，2003，34(6)：504-505.
[7] 任雪松，周先建，张美，等. 川渝两地吴茱萸的有效成分测定分析 [J]. 资源开发与市场，2011，04：292-294.

181.牡丹皮 Moutan Cortex

【来源】本品为毛茛科植物牡丹 *Paeonia suffruticosa* Andr. 的干燥根皮。

【性能】苦、辛，微寒。清热凉血，活血化瘀。

【化学成分】本品含酚及酚苷类、单萜及其苷类、苯乙酮类等化学成分。

酚及酚苷类成分：牡丹酚即丹皮酚 (paeonol)、牡丹酚新苷 (apiopaeonoside)、牡丹酚苷 (paeonoside)、牡丹酚原苷 (paeonolide)[1]。

单萜及其苷类成分：苯甲酰芍药苷 (benzoylpaeoniflorin)、苯甲酰基氧化芍药苷 (benxoyloxypaeoniflorin)、氧化芍药苷 (oxypaeoniflorin)、芍药苷 (paeoniflorin)[1]、芍药配质酮 (paeoniflorigenone)、芍药素 (paeonidanin)[2]。

苯乙酮类成分：3- 羟基 -4- 甲氧基苯乙酮 (3-hydroxy-4-methoxyacetophenone)、2,3- 二羟基 -4- 甲氧基苯乙酮 (2,3-dihydroy-4-methoxyacetophenone)[1]、2,5- 二羟基4- 甲氧基苯乙酮 (2,5-dihydroxy-4-methoxyacetophenone)、（+）- 儿茶素 [（+）-catechin][2]。

黄酮类成分：（+）- 儿茶素 [（+）-catechin][2]。

酚酸类成分：没食子酸(gallic acid)、1,2,3,4,6-五没食子酰基葡萄糖(1,2,3,4,6-pentagalloyl-glucose)[1]、对羟基苯甲酸 (*p*-hydroxybenzonic acid)、咖啡酸 (caffic acid)[3]。

　　其他：β- 谷甾醇 (β-sitosterol)[3]。

【药典检测成分】2015 版《中国药典》规定，照高效液相色谱法测定，按干燥品计算，含丹皮酚不得少于 1.2%。

参考文献

［1］国家中医药管理局《中华本草》编委会. 中华本草：第 3 册 2106［M］. 上海：上海科学技术出版社，1999：528-535.

［2］胡红宇，杨郁，于能江，等. 牡丹皮化学成分研究［J］. 中国中药杂志，2006，31(21)：1793-1795.

［3］杨郁，胡红宇，于能江，等. 牡丹皮化学成分研究（Ⅱ）［J］. 解放军药学学报，2010，04：318-319+323.

182. 牡荆叶　Viticis Negundo Folium

【来源】本品为马鞭草科植物牡荆 *Vitex negundo* L. var. *cannabifolia* (Sieb. et Zucc.) Hand.-Mazz 的新鲜叶。

【性能】微苦、辛，平。祛痰，止咳，平喘。

【化学成分】本品含挥发油，多数为萜类、少量酯类。主要有 β- 甜没药烯 (β-bisabolene)、乙酸龙脑酯 (bornyl acetate)、β- 波旁烯 (β-bourbonene)、δ- 荜澄茄烯 (δ-cadinene)、菖蒲烯 (calamenene)、樟烯 (camphene)、β- 丁香烯 (β-caryophyllene)、丁香烯氧化物 (caryophyllene oxide)、1,8- 桉叶素 (1,8-cineole)、胡椒烯 (copaene)、β- 荜澄茄油烯 (β-cubebene)、对 - 聚伞花素 (*p*-cymene)、β- 榄香烯 (β-elemene)、γ- 榄香烯 (γ-elemene)、佛术烯 (eremophilene)、β- 桉叶醇 (β-eudesmol)、葎草烯 (humulene)、芳樟醇 (linalool)、柠檬烯 (limonene)、乙酸橙花醇酯 (meryl acetate)、γ- 衣兰油烯 (γ-muurolene)、月桂烯 (myrcene)、α- 水芹烯 (α-phellandrene)、α- 蒎烯 (α-pinene)、β- 蒎烯 (β-pinene)、香桧烯 (sabinene)、异松油烯 (terpinolene)、4- 松油烯醇 (terpinen-4-ol)、α- 松油醇 (α-terpineol)、α- 松油烯 (α-terpinene)、γ- 松油烯 (γ-terpinene)、乙酸松油醇酯 (terpinyl acetate)、α- 侧柏烯 (α-thujene)[1]。

【药典检测成分】无。

参考文献

［1］国家中医药管理局《中华本草》编委会. 中华本草：第 6 册 5994［M］. 上海：上海科学技术出版社，1999：602-603.

183. 何首乌　Polygoni Multiflori Radix

【来源】本品为蓼科植物何首乌 *Polygonum multiflorum* Thunb. 的干燥块根。

【性能】苦、甘、涩，微温。解毒，消痈，截疟，润肠通便。

【化学成分】本品含有蒽醌类、儿茶素类、黄酮类等化学成分。

　　蒽醌类成分：桔红青霉素 (emodin-6,8-dimethylether)、大黄酚 (chrysophanol)、大黄酚蒽酮 (chrysophanol anthrone)、大黄素 (emodin)、大黄素甲醚 (physcion)、大黄酸 (rhein)[1]、芦荟大黄素 (aloe-emodin)[2]、迷人醇 (fallacinol)、大黄素 -8-*O*-(6′-*O*- 乙酰基)-β-D- 吡喃葡萄糖苷 [emodin-8-*O*-(6′-*O*-acetyl)-β-D-glucopyranoside][3]。

　　儿茶素类成分：3-*O*- 没食子酰 (−)- 儿茶精 [3-*O*-galloyl(−)-catechin]、3-*O*- 没食子酰 (−)- 表

儿茶精 [3-*O*-galloyl(−)-*epi*-catechin]、右旋儿茶精 (catechin)、右旋表儿茶精 (*epi*-catechin)[1]。

黄酮类成分：苜蓿素 (tricin)、3-*O*- 没食子酰原矢车菊素 B-2(3-*O*-galloyl-procyanidin B-2)[1]、3,3′- 二 -*O*- 没食子酰原矢车菊素 B-2(3,3′-di-*O*-galloyl-procyanidin B-2)[4]。

二苯乙烯及其苷类成分：白藜芦醇 (resveratrol)、2,3,5,4′- 四羟基芪 -2-*O*-*β*-D- 葡萄糖苷 (2,3,5,4′-tetrahydroxystilbene-2-*O*-*β*-D-glucopyranoside)、2,3,5,4′- 四羟基芪 -2-*O*- 葡萄糖苷 -2″-*O*- 没 食 子 酸 酯 (2,3,5,4′-tetrahydroxystilbene-2-*O*-*β*-D-glucopyranoside-2″-*O*-monogalloyl ester)、2,3,5,4′- 四羟基芪 -2-*O*- 葡萄糖苷 -3″-*O*- 没 食 子 酸 酯 (2,3,5,4′-tetrahydroxystilbene-2-*O*-*β*-D-glucopyrano-side-3″-monogalloyl ester)、云杉新苷 (piceid)[1]、2,3,5,4′- 四羟基二苯乙烯 -2,3 二 -*O*-*β*-D- 葡萄糖苷 (2,3,5,4′-tetrahydroxystilbene-2,3-*O*-*β*-D-glucoside)[5]。

酰胺类成分：*N*- 反式阿魏酰基 -3- 甲基多巴胺 (*N-trans*-feruloyl 3-methyldopamine)、穆坪马兜铃酰胺 (*N-trans*-feruloyl tyramlne)[4]。

呫吨酮类成分：1,3- 二羟基 -6,7- 二甲基 - 呫吨酮 -1-*O*- 葡萄糖苷 (1,3-dihydroxy-6,7-dimethylxanthone-1-*O*-*β*-D-glucoside)[5]。

其他：*β*- 谷甾醇 (*β*-sitosterol)、没食子酸 (gallic acid)、卵磷脂 [1]、吲哚 -3-(L-*α*- 氨基 -*α*- 羟基丙酸) 甲酯 [indole-3-(L-*α*-amino-*α*-hydroxy propionic acid)methyl ester][6]、(*S*)-2-(2′- 羟丙基)-5-甲基 -7- 羟基色原酮 -7-*O*-*α*-L- 岩藻糖基 (1 → 2)-*β*-D- 葡萄糖苷 [(*S*)-2-(2′-hydroxypropyl)-5-methyl-7-hydroxychromone-7-*O*-*α*-L-fucopyranosyl(1 → 2)-*β*-D-glucopyranside] [7]。

【药典检测成分】2015 版《中国药典》规定，本品照高效液相色谱法测定，按干燥品计算，含 2,3,5,4′- 四羟基二苯乙烯 -2-*O*-*β*-D- 葡萄糖苷不得少于 1.0%，含结合蒽醌以大黄素和大黄素甲醚的总量计，不得少于 0.10%。

参考文献

[1] 国家中医药管理局《中华本草》编委会. 中华本草：第 2 册 1317 [M]. 上海：上海科学技术出版社，1999：671-677.

[2] 王文静，张维明，董小玲，等. 滇产何首乌药材的化学成分研究 [J]. 云南中医学院学报，2005，28(1)：10-12.

[3] 张志国，吕泰省，姚庆强. 何首乌蒽醌类化学成分研究 [J]. 中草药，2006，37(9)：1311-1313.

[4] 李建北，林茂. 何首乌化学成分的研究 [J]. 中草药，1993，24(3)：115-118.

[5] 周立新，林茂，李建北，等. 川何首乌乙酸乙酯不溶部分化学成分的研究 [J]. 药学学报，1994，29(2)：107-110.

[6] Yang Xiuwei, Gu Zheming, Ma Chaomei, et al. A New Indole Derivative Isolated from the Root of Tuber Fleeceflower(Polygonum multiflorum) [J]. 中草药，1998，29(1)：5-11.

[7] 赵慧男，陈丽丽，黄晓君，等. 何首乌中一个新的色原酮糖苷 [J]. 中国中药杂志，2014，08：1441-1444.

184.伸筋草　Lycopodii Herba

【来源】本品为石松科植物石松 *Lycopodium japonicum* Thunb. 的干燥全草。

【性能】微苦、辛，温。祛风除湿，舒筋活络。

【化学成分】本品含生物碱类、挥发油类、甾醇类等化学成分。

生物碱类成分：棒石松宁碱 (clavolonine)、棒石松毒碱 (clavatoxin)、石松碱 (lycopodine)、烟碱 (nicotine)[1]。

挥发油类成分：棒石松醇 (clavatol)、二表千层塔烯二醇 (di-*epi*-serratenediol)、千层塔烯二醇 (serratendiol)、二表石松稳四醇 (di-*epi*-lycocryptol)、21- 表千层塔烯二醇 (21-*epi*-serratenediol)、石松三醇 (lycoclavanol)、石松四醇酮 (lycoclavanin)、石松四醇 (lyclaninol)、*α*-芒柄花醇 (*α*-onocerin)、16- 氧代二表千层塔烯二醇 (16-oxodi-*epi*-serratenediol)、16- 氧代 -21-表千层塔烯二醇 (16-oxo-21-*epi*-serratenediol)、16- 氧代千层塔烯二醇 (16-oxoserratenediol)、

16- 氧代石松三醇 (16-oxolycoclavanol)、16- 氧代石松五醇 (16-oxolyclanitin)[1]、2- 甲基 -5- 异丙基苯酚 [phenol,2-methyl-5-(1-methylethyl)]、1,2- 邻苯二甲酸二丁酯 [1,2-benzenedicarboxvlic acid,dibutylester]、十八烷 (octadecane)、二十烷 (eicoasne)[2]、白菖蒲油烯 (calaren)、α- 杜松烯 (α-cadinen)、α- 姜黄烯 (α-curcumen)、α- 古芸烯 (α-gurjunen)、β- 马榄烯 (β-maaliene)、α- 蛇床烯 (α-selinene)、反 - 石竹烯 (trans-caryophyllen)、α- 雪松醇 (α-cedrol)[3]。

甾醇类成分：菜油甾醇 (campesterol) 的 β-D- 葡萄糖苷 (β-D-glucoside)[1]、β- 谷甾醇 (β-sitosterol)、豆甾醇 (stigmasterol)[3]。

有机酸类成分：阿魏酸 (ferulic acid)、壬二酸即杜鹃花酸 (azelaic acid)、香草酸 (vanillic acid)[1]、十六烷酸 (heeadeeanoie acid)、癸酸 (capric acid)、9,12- 十八烷二烯酸 (9,12-octadecadienoicacid)[2]、癸酸 (decanoic acid)[3]。

蒽醌类成分：大黄素 - 甲醚 (physcion)[1]。

其他：16-oxo-3a-hydroxyserrat-14-en-21α-ol、β- 胡萝卜苷 [4]。

【药典检测成分】 无。

参考文献

[1] 国家中医药管理局《中华本草》编委会. 中华本草：第 2 册 0368 [M]. 上海：上海科学技术出版社，1999：38-41.

[2] 冯毅凡，郭晓玲，韩亮. 伸筋草挥发性成分 GC-MS 分析 [J]. 广东药学院学报，2005，21(5)：515-516.

[3] 杨再波，钟才宁，孙成斌，等. 伸筋草挥发油成分的固相微萃取分析 [J]. 中国医院药学杂志，2008，28(13)：1067-1070.

[4] 滕翠翠，何永志，冯金磊，等. 伸筋草的化学成分研究 [J]. 中药草药，2010，12：1960-1963.

185. 皂角刺 Gleditsiae Spina

【来源】 本品为豆科植物皂荚 *Gleditsia sinensis* Lam. 的干燥荆刺。

【性能】 辛，温。消肿托毒，排脓，杀虫。

【化学成分】 本品含黄酮类、脂肪酸类、甾醇类等化学成分。

黄酮类成分：非瑟素 (fisetin 即 3,7,3,4- 四羟基黄酮)、黄颜木素 (fustin 即 3,7,3,4,- 四羟基双氢黄酮)、无色花青素 [1]、槲皮素 (quercetin)[2]、8-C-glucopyranosyl-3,4′,7-trihydroxyflavone、(+) trans-2R,3R-3,4 ,5,7-tetrahydroxyflavanonol[3]。

脂肪酸类成分：棕榈酸 (palmitic acid)[2]。

甾醇类成分：β- 谷甾醇 (β-sitosterol)、胡萝卜苷 (daucosterol)[2]。

萜类成分：白桦醇 (betullin)、木栓酮 (friedelin)、3β-acetoxyolean-12-en-28-oic acid[2]、麦珠子酸 (alphitolic acid)、3β-O-trans-p-caffeoyl alphitolic acid、zizyberanalic acid、白桦脂酸 (betulinic acid)[4]。

【药典检测成分】 无。

参考文献

[1] 国家中医药管理局《中华本草》编委会. 中华本草：第 4 册 3177 [M]. 上海：上海科学技术出版社，1999：480-484.

[2] 徐哲，赵晓頔，王蕴檬，等. 皂角刺抗肿瘤活性成分的分离鉴定与活性测定 [J]. 沈阳药科大学学报，2008，25(2)：108-111，162.

[3] 李万华，李琴，王小刚，等. 皂角刺中黄酮类化学成分的分离鉴定 [J]. 西北大学学报 (自然科学版)，2005，35(6)：763-765，770.

[4] 李万华，李琴，栗巧云，等. 皂角刺中 5 个白桦脂酸型三萜的分离及抗菌 [J]. 西北大学学报 (自然科学版)，2008，38(6)：937-942.

186.佛手　Citri Sarcodactylis Fructus

【来源】本品为芸香科植物佛手 *Citrus medica* L. var. *sarcodactylis* Swingle 的干燥果实。

【性能】辛、苦、酸，温。疏肝理气，和胃止痛，燥湿化痰。

【化学成分】本品含黄酮类、挥发油类、香豆素类等化学成分。

黄酮类成分:3,5,8- 三羟基 -4′,7- 二甲氧基黄酮 (3,5,8-trihydroxy-4′,7-dimethoxy-flavone)、3,5,6- 三羟基 -4′,7- 二甲氧基黄酮 (3,5,6-trihydroxy-4′,7-dimethoxyflavone)、3,5,6- 三羟基 -7,3′,4′- 三甲氧基黄酮 (3,5,6-trihydroxy-7,3′,4′-trimethoxyflavone)、香叶木苷 (diosmin)、橙皮苷 (hesperidin)[1]、香叶木素 (diosmetin)[2]。

挥发油类成分:顺式 - 头 - 尾 -3,4,3′,4′- 柠檬油素二聚体 (*cis*-head-to-tail-limettin dimer)、顺式 - 头 - 头 -3, 4, 3′,4′- 柠檬油素二聚体 (*cis*-head-to-head-limettin dimer)、棕榈酸 (palmitic acid)、对 - 羟基苯丙烯酸 (*p*-hydroxyphenylpropenoic acid)、琥珀酸 (succinic acid)、柠檬油素 (citropten limettin)[1]、*d*- 柠檬烯 (*d*-limonene)、γ- 松油烯 (γ-terpinene)[3]、α- 水芹烯 (α-phellandrene)、α- 蒎烯 (α-pinene)、β- 蒎烯 (β-pinene)、β- 月桂烯 (β-myrcene)、α- 萜品油烯 (α-terpinolene)、邻伞花烃 (*p*-cymene)、柠檬烯 (limonen)、顺式 -β- 罗勒烯 (*cis*-β-ocimene)、反式 -β- 罗勒烯 (*trans*-β-ocimene)、γ- 萜品烯 (γ-terpineolene)、γ- 萜品油烯 (γ-terpinolene)、乙酸芳樟酯 (linalyl acetate)、顺式 - 水合桧烯 (cissabinene hydrate)、α- 萜品醇 (α-terpinol alcohol)、β- 柠檬醛 (β-citral)、α- 柠檬醛 (α-citral)[4]。

香豆素类成分:6,7- 二甲氧基香豆精 (6,7-dimethoxycoumarin)[1]、6,7- 二甲氧基香豆素 (scoparone)、白当归素 (byak-angelicin)、5- 异戊烯氧基 -7- 甲氧基香豆素 (7-methoxy-5-prenyloxy-eoumarin) [5]。

甾醇类成分:β- 谷甾醇 (β-sitosterol)、胡萝卜苷 (daucosterol)[1]、$\Delta^{5,22}$- 豆甾烯醇 ($\Delta^{5,22}$-stigmastenol)[6]。

三萜类成分:柠檬苦素 (limonin)、闹米林 (nomillin)[1]、黄柏酮 -7- 酮 (obacunone-7-one) [2]。

有机酸类成分:3- 甲氧基 -4- 羟基苯丙烯酸 (ferulic acid)、3,4- 二羟基苯甲酸 (protoeateehuic acid)、3- 甲氧基 -4- 羟基苯甲酸 (vanillic acid)[2]。

其他:5- 甲氧基糠醛 (5-methoxyfudura)、avipm、5- 羟基 -2- 羟甲基 -4H- 吡喃 -4- 酮 (5-hydroxy-2-hydroxymethyl-4H-pyran-4-one)[2]、4- 甲氧基联苄[1-(4-methoxyphenyl)-2-phenylethane]、单棕榈酸甘油酯 (monopalmitin)[7]。

【药典检测成分】2015 版《中国药典》规定，照高效液相色谱法测定，按干燥品计算，含橙皮苷不得少于 0.030%。

参考文献

[1] 国家中医药管理局《中华本草》编委会. 中华本草:第 4 册 3728 [M]. 上海:上海科学技术出版社, 1999:911-913.

[2] 尹锋, 成亮, 楼凤昌. 佛手化学成分的研究 [J]. 中国天然药物, 2004, 2(3):149-151.

[3] 张颖, 江玲丽. 金佛手化学成分研究 [J]. 通化师范学院学报, 2014, 06:44-45.

[4] 魏玉君, 邵邻相, 麻艳芳, 等. 佛手叶挥发油的成分分析及生物活性研究 [J]. 浙江师范大学学报 (自然科学版), 2014, 03:329-333.

[5] 崔红花, 高幼衡, 梁盛林, 等. 川佛手化学成分研究 (Ⅰ)[J]. 中草药, 2007, 38(9):1304-1306.

[6] 高幼衡, 徐鸿华, 刁远明, 等. 佛手化学成分的研究 (Ⅰ)[J]. 中药新药与临床药理, 2002, 13(5):315-316.

[7] 张颖, 孔令义. 佛手化学成分的研究 [J]. 中国现代中药, 2006, 8(6):16-17, 23.

187.余甘子　Phyllanthi Fructus

【来源】本品系藏族习用药材，为大戟科植物余甘子 *Phyllanthus emblica* L. 的干燥成熟果实。

【性能】甘、酸、涩，凉。清热凉血，消食健胃，生津止咳。

【化学成分】本品含黄酮类、三萜及甾体类、鞣质类等化学成分。

黄酮类成分：山柰酚 -3- 葡萄糖苷 (kaempferol-3-glucose)[1]、山柰酚 (kaempferol)[1,2]、槲皮素 (quercetin)[2,3]、柚皮素 (naringenin)、圣草酚 (eriodictyol)、二氢山柰酚 (dihydrokaempferol)、樱桃苷 (prunin)、芦丁 (rutin)、tuberonic acid glucoside[3]、30- 羟基羽扇豆醇 (lup-20,29-en-3*β*,30-diol)、豆甾醇 (stigmasterol)、白桦脂醇 (betulin)[5,6]。

三萜及甾体类成分：羽扇豆醇 (lupeol)、*β*- 谷甾醇 (*β*-sitosterol)[1]、3- 甲氧基鞣花酸 -4′-*O*-*α*-L-吡喃鼠李糖苷 (3-*O*-methylellagic acid-4′-*O*-*α*-L-rhamnosic)、3,4,3′- 三甲基鞣花酸 -4′-*O*-*β*-D- 吡喃葡萄糖苷 (3,4,3′-*O*-trimethylellagic acid-4′-*O*-*β*-D-glucoside)、4-*O*- 甲基鞣花酸 -3′-*α*- 鼠李糖苷 (4-*O*-methylellagic acid-3′-*α*-rhamnnoside)。

鞣质类成分：3,6- 二没食子酰葡萄糖 (3,6-digalloylglucose)、葡萄糖没食子鞣苷 (glucogallin)、诃子酸 (chebulinic acid)、诃黎勒酸 (chebulagic acid)、诃子次酸 (chebulic acid)、并没食子酸 (ellagic acid)、没食子酸 (gallic acid)、鞣花酸 (ellagic acid)、鞣质 (tannin)、鞣料云实精 (corilagin)[1]、1-*O*- 没食子酰基 -*β*-D- 葡萄糖 (1-*O*-galloyl-*β*-D-glucose)、3,6- 二 -*O*- 没食子酰基 -*β*-D- 葡萄糖 (3,6-di-*O*-galloyl-*β*-D-glucose)、*iso*-strictiniin、1,6- 二 -*O*- 没食子酰基 -*β*-D- 葡萄糖 (1,6-di-*O*-galloyl-*β*-D-glucose)、3- 乙基没食子酸 (3-ethylgallate)[2]、L- 苹果酸 -2-*O*- 没食子酸酯 (L-malic acid 2-*O*- gallate)、黏酸 -2-*O*- 没食子酸酯 (mucic acid-2-*O*-gallate)、黏酸 -1,4- 内酯 2-*O*- 没食子酸酯 (mucic acid-1,4-lactone 2-*O*-gallate)[4]、3,4,3′- 三氧甲基鞣花酸 (3,4,3′-*O*-trimethylellagic acid)[5]、3,4,8,9,10-pentahydroxydibenzo [b,d] pyran-6-one。

【药典检测成分】2015 版《中国药典》规定，照高效液相色谱法测定，按干燥品计算，含没食子酸不得少于 1.2%。

参考文献

［1］国家中医药管理局《中华本草》编委会. 中华本草：第 4 册 3642 [M]. 上海：上海科学技术出版社，1999：836-837.

［2］张兰珍，赵文华，郭亚健，等. 藏药余甘子化学成分研究 [J]. 中国中药杂志，2003，28(10)：940-943.

［3］YJ Zhang，T Abe，T Tanaka，CR Yang，et al. Two new acylated flavanone glycosides from the leaves and branches of Phyllanthus emblica [J]. Chemical & Pharmaceutical Bulletin. 2002，50(6)：841-843.

［4］YJ Zhang，T Tanaka，CR Yang，I Kouno. New phenolic constituents from the fruit juice of Phyllanthus emblica [J]. Chemical & Pharmaceutical Bulletin. 2001，49(5)：537-540.

［5］赵琴，梁锐君，张玉洁，等. 余甘子根的化学成分研究 [J]. 中草药，2013，02：133-136.

［6］聂东，马骁，田徽. 余甘子果实化学成分及现代药理研究进展 [J]. 绵阳师范学院学报，2012，11：61-66.

188.谷芽　Setariae Fructus Germinatus

【来源】本品为禾本科植物粟 *Setaria italica* (L.) Beauv. 的成熟果实经发芽干燥的炮制加工品。

【性能】甘，温。消食和中，健脾开胃。

【化学成分】本品主要含天冬氨酸 (aspartic acid)、蛋白质、氨基丁酸 (*γ*-aminobutyric acid)、淀粉酶、麦芽糖 (maltose)、淀粉 (starch)、腺嘌呤 (adenine)、胆碱 (choline)、脂肪油 [1]、还原糖 [2]。

【药典检测成分】无。

参考文献
［1］国家中医药管理局《中华本草》编委会. 中华本草：第8册 7546［M］. 上海：上海科学技术出版社，1999：421.
［2］凌俊英，李相臣，盖自宽. Somogyi 比色法测定谷芽中还原糖含量［J］. 中药材，1997，20(4)：194-495.

189. 谷精草 Eriocauli Flos

【来源】本品为谷精草科植物谷精草 *Eriocaulon buergerianum* Koern. 的干燥带花茎的头状花序。

【性能】辛、甘，平。疏散风热，明目退翳。

【化学成分】本品含挥发油等化学成分。

挥发油类成分：软脂酸 (*α*-hexadecanoic acid)、(*Z,Z*)-9,12- 十八烷二烯酸 [(*Z,Z*)-9,12-octadecadienoic acid]、(*Z,Z,Z*)-9,12,15- 十八烷三烯酸甲酯 [(*Z,Z,Z*)-9,12,15-octadecadienoic acid methyl ester]、反油酸 (9-octadecenoic acid)、二十烷 (octacosane)[1]。

其他：(*R*)-semixanthomegin、决明内酯 -9-*O*-*β*-D- 葡萄糖苷 (tora-lactone-9-*O*-*β*-D-glucopyranoside)[2]、(−)-semivioxanthin-9-*O*-*β*-D-glucopyranoside、4- 酮基松脂酚 (4-ketopinoresinol)、*β*- 胡萝卜苷 (*β*-daucosterol)、3,3′- 二羟基 -4,4′- 二甲氧基联苯 (3,3′-dihydroxy-4,4′-dimethoxybiphehyl)[3]。

【药典检测成分】无。

参考文献
［1］邱燕，范明，单萍. 谷精草中挥发油的气质联用分析［J］. 福建中医药，2006，37(1)：46-47.
［2］张菲，王斌. 谷精草属植物的化学成分和药理活性的研究进展［J］. 中成药，2014，11：2372-2377.
［3］徐巧林，何春梅，王洪峰，谢海辉. 毛谷精草花序的化学成分研究［J］. 中药材，2014，06：992-995.

190. 辛夷 Magnoliae Flos

【来源】本品为木兰科植物望春花 *Magnolia biondii* Pamp.、玉兰 *Magnolia denudata* Desr. 或武当玉兰 *Magnolia sprengeri* Pamp. 的干燥花蕾。

【性能】辛，温。散风寒，通鼻窍。

【化学成分】本品含有黄酮类、生物碱类、挥发油类等化学成分。

黄酮类成分：槲皮素 -7- 葡萄糖苷 (quercetin-7-glucoside)、芸香苷 (rutin)[1]。

生物碱类成分：木兰箭毒碱 (magnocurarine)、武当木兰碱 (magnospren gerine)、柳叶木兰碱 (salicifoline)[1]、木兰碱 (magnoflorine)[2]。

挥发油类成分：3- 癸烯 -2- 酮 (3-decen-2-one)、玉兰脂酮 (denudatone)、发氏玉兰脂酮 A(fargespone A)、发氏玉兰脂酮 B(fargespone B)、发氏玉兰脂酮 C(fargespone C)、细叶青萎藤烯酮 (futoenone)、甲基庚烯酮 (methyl heptenone)、*γ*- 桉叶素 (*γ*-cineole)、乙酸龙脑酯 (bornyl acetate)、1,8- 桉叶素 (1,8-cineole)、1,4- 桉叶素 (1,4-cineole)、对 - 聚伞花素 (*p*-cymene)、异龙脑 (*iso*-borneol)、望春花素 (magnolin)、香橙烯 (aromadendrene)、芳姜黄烯 (arcurcumene)、双环榄香烯 (bicycloelemene)、*β*- 旁波烯 (*β*-bourbonene)、1,4- 卡达二烯 (1,4-cadaladiene)、*α*- 荜

澄茄烯 (α-cadinene)、β- 荜澄茄烯 (β-cadinene)、γ- 荜澄茄烯 (γ-cadinene)、δ- 荜澄茄烯 (δ-cadinene)、沉香醇 (agarol)、δ- 荜澄茄醇 (δ-cadinol)、α- 乙酸香茅醇酯 (α-citronellyl acetate)、香茅醇 (citronellol)、二氢 -α- 胡椒烯 -8- 醇 (dihydro-α-copaene-8-ol)、β- 桉叶醇 (β-eudesmol)、金合欢醇 (farnesol)、牻牛儿醇 (geraniol)、顺式的 3- 己烯 -1- 醇 (cis-3-hexen-1-ol)、芳樟醇 (linalool)、2- 对薄荷烯 -4- 醇 (p-2-menthen-4-ol)、对 -1- 薄荷烯 -3- 醇 (p-1-menthen-3-ol)、对 - 聚伞花素 -8- 醇 (p-cymen-8-ol)、4- 侧柏醇 (4-thujanol)、α- 乙酸香茅醇酯 (α-citronellyl acetate)、邻苯二甲酸二乙酯 (diethyl phthalate)、乙酸牻牛儿醇酯 (geranyl acetate)、鹅掌楸树脂醇 B 二甲醚 (lirioresinol B dimethyl ether)、松脂酚二甲醚 (pinoresinol dimethyl ether)、柠檬醛 a(citral a)、柠檬醛 b(citral b)、反 - 金合欢醛 (trans-farnesal)、对异丙基苯甲醛 (p-iso-propylbenzaldehyde)、樟烯 (camphene)、菖蒲烯 (calamenene)、蒈烯 (carene)、顺式丁香烯 (cis-caryophyllene)、反式 - 丁香烯 (trans-caryophyllene)、α- 胡椒烯 (α-copaene)、荜澄茄油烯 (cubebene)、姜黄烯 (curcumene)、百里香酚 (thymol)、甲基丁香油酚 (methyleugenol)、β- 丁香烯 (β-caryophyllene)、佛术烯 (eremophilene)、顺式 -β- 金合欢烯 (cis-β-farnesene)、反式 -β- 金合欢烯 (trans-β-farnesene)、α- 金合欢烯 (α-farnesene)、葎草烯 (humulene)、α- 葎草烯 (α-humulene)、α- 柠檬烯 (α-limonene)、α- 衣兰油烯 (α-muurolene)、γ- 衣兰油烯 (γ-muurolene)、月桂烯 (myrcene)、α- 水芹烯 (α-phellandrene)、β- 水芹烯 (β-phellandrene)、α- 蒎烯 (α-pinene)、β- 蒎烯 (β-pinene)、香桧烯 (sabinene)、水化香桧烯 (sabinene hydrate)、β- 芹子烯 (β-selinen)、α- 松油烯 (α-terpinene)、γ- 松油烯 (γ-terpinene)、反式 - 水化香桧烯 (trans-sabinene hydrate)、侧柏烯 (thujene)、香榧醇 (torreyol)、榄香醇 (elemol)、香桧醇 (sabinol)、γ- 松油醇 (terpineol)、右旋的 4- 松油醇 (4-terpineol) 和左旋的 α- 松油醇 (α-terpineol)、β- 松油醇 (terpineol)、4- 松油醇 (4-terpineol)、橙花叔醇 (nerolidol)、右旋反式橙花叔醇 (trans-neroidol)、樟脑 (camphor)、丁香烯氧化物 (caryophyllene oxide)、顺式芳樟醇氧化物 (cis-linalool oxide)、反式芳樟醇氧化物 (trans-linalool oxide)、刚果荜澄茄脂素 (aschantin)、burchellin、去甲氧基刚果荜澄茄脂素 (demethoxy aschantin)、veraguensin、望春玉兰脂素 A(biondinin A)、正十五烷 (n-pentadecane)、正十九烷 (n-nonadecane)、叔丁基苯 (tert-butylbenzene)、玉兰脂素 A(denudatin A)、玉兰脂素 B(denudatin B)、发氏玉兰素 (fargesin)[1]、月桂烯醇 (myrcenol)、乙酸金合欢酯 (farnesylacetate)[3]、杜松烯 (cadinene)、橙花油 (nerolidol)、香橙烯 (aromadendrene)、雪松烯 (cedrene)、间伞花烃 (benzene methyl-4-methylethyl)、对伞花烃 (benzene methyl-3-1-methylethyl)、2- 甲基 - 丁酸甲酯 (methy 2-methylbutyrate)、丙酸甲酯 (methyl propionate)、苯乙醇 (phenyl ethyl alcohol)、3,7- 二甲基 -1,6- 辛二烯 -3- 醇 (3,7-dimethyl-1,6-octadiene-3-ol)、石竹烯 (caryophyllene)、α- 蛇麻烯 (α-humulene)、α- 可巴烯 (α-copaene)。

【药典检测成分】2015 版《中国药典》规定，本品照挥发油测定法测定，含挥发油不得少于 1.0%(ml/g)。照高效液相色谱法测定，按干燥品计算，含木兰脂素不得少于 0.40%。

参考文献

[1] 国家中医药管理局《中华本草》编委会. 中华本草：第 2 册 1532 [M]. 上海：上海科学技术出版社，1999：872-877.

[2] 顾国明，周宇红，于桂华，等. 辛夷花有效成分研究 [J]. 中草药，1994，25(8)：397.

[3] 张鑫，张峻松. 超临界 CO_2 流体萃取辛夷挥发油化学组分的研究 [J]. 香料香精化妆品，1999，(2)：9-12.

191.羌活 Notopterygii Rhizoma et Radix

【来源】本品为伞形科植物羌活 *Notopterygium incisum* Ting ex H.T.Chang 或宽叶羌活 *Notopterygium franchetii* H.de Boiss. 的干燥根茎及根。

【性能】辛、苦，温。解表散寒，祛风除湿，止痛。

【化学成分】本品含有甾体类、挥发油类、苯丙酸类等化学成分。

甾体类成分：*β*- 谷甾醇葡萄糖苷 (*β*-sitosterol glucoside)[1]、胡萝卜苷 (daucosterol)[2]、娠烯醇酮 (pregnenolone)[3,4]、*β*- 谷甾醇 (*β*-sitosterol)[4,5]、谷甾醇 (sitostero1)[6]、3,5- 豆甾二烯 (stigmastan-3,5-dien)[7]、香叶木苷、甘露醇、*O*- 甲基二氢镰叶芹酮醇。

挥发油类成分 :5- 去甲基香柑醇 (bergaptol)、二氢山芹醇 (colrmbianetin)[1]、6,6- 二甲基 -2- 亚甲基 - 二环 [3,1,1] 庚烷 (6,6-dimethyl-2-methylene-bicyclo[3,1,1]heptane)、羌活醇 (notopterol)、*α*- 甜没药醇 (*α*-bisabolol)、2,6,6- 三甲基 - 二环 [3,1,1] 庚 -2- 烯 (2,6,6-trimethyl-bicyclo[3,1,1]hept-2-ene)、1- 甲基 -4- 异丙基 -1,4- 环己二烯 (1-methyl-4-(1-methyl-ethyl)-1,4-cyclohexadiene)、4- 甲基 -1- 异丙基 -3- 环己 -1- 醇 [4-methyl-1-(1-methylethyl)-3-cyclohexen-3-1-ol]、4- 松油烯醇 (4-terpinenol)、珊瑚菜内酯 (phellopterin)、罗勒烯 (ocimene)[6]、三甲基 - 环五烷基甲苯 [1-methyl-4-(1,2,2-trimethylcyclopentyl)-benzene]、*α*- 生育酚 (*α*-tocopherol)、芹菜脑 (apiol)、水菖蒲酮 (shyobunone)[7]、(10*E*)1,10-heptadecadiene-4,6-diyne-3,8,9-triol、（+）-bornyl ferulate、9,12-octadecadienoic acid(*Z*,*Z*)-(2,2-dimethyl-l,3-dioxolan-4-yl)、falcarindiol、镰叶芹二醇 (falcarindiol)[8]、愈创木醇 (guaiol)、匙叶桉油烯醇 (spathulenol)、4- 松油烯醇 (4-terpinenol)、缬草萜烯醇 (valerianol)、*β*- 罗勒烯 (*β*-ocimene)、*γ*- 松油烯 (*γ*-terpinene)、*α*- 蒎烯 (*α*-pinene)、*β*- 蒎烯 (*β*-pinene)、柠檬烯 (limonene)、*δ*- 荜澄茄烯 (*δ*-cadinene)、反式 -*β*- 金合欢烯 (*trans*-*β*-farnesene)、对 - 聚伞花素 (*p*-cymene)、水芹烯 (phellandrene)、香桧烯 (sabinene)、乙酸龙脑酯 (bornylacetate)、*α*- 侧柏烯 (*α*-thujene)[9,14]、3- 蒈烯 (3-carene)。

苯丙酸类成分：阿魏酸 (ferulic acid)[3,4]、苯乙基阿魏酸酯 (phenethyl ferulate)[3,5]、4- 乙酰氧基 -3- 甲氧基 - 反式 - 桂皮酸 (4-acetoxy-3-methoxy-*trans*-cinnamic acid)、3,4,5- 三甲氧基 - 反式 - 桂皮酸 (3,4,5-trimethoxy-*trans*-cinnamic acid)、对羟基 - 反式 - 桂皮酸 (*p*-hydroxy-*trans*-cinnamic acid)、对 - 甲氧基 - 反式 - 桂皮酸 (*p*-methoxy-*trans*-cinnamic acid)[5]、香豆酸 (coumaric acid)、香草酸 (vanillic acid)[8]、绿原酸 (chlorogenicacid)[10]。

有机酸及酯类成分：对 - 羟基苯乙基茴香酸酯 (*p*-hydroxyphenethyl anisate)[1]、对羟基间甲氧基苯甲酸 (*p*-hycroxy-m-methoxy-benzonic acid)[3]、油酸 (oleic acid)、亚油酸 (9,12-octadecadienoic acid)[4]、茴香酸对羟基苯乙酯 (*p*-hydroxyphenethyl anisate)[5]、乙酸 - 桥环萜酯 (acetic acid,1,7,7-trimethyl-bicyclo[2,2,1]hept-2-ol)[7]、对 - 羟基苯甲基茴香酸 (*p*-methoxybenzoic acid)。

苯丙烯类成分 :*γ*- 甲氧基异丁香酚 [2-methoxy-4-(3-methoxy-1-propenyl)-phenol][5]。

香豆素类成分 :8-(3,3- 二甲基烯丙基)-5- 去甲基香柑内酯 (demethylfuroinnarin) 即 5- 羟基 -8-(3,3- 二甲基烯基)- 补骨脂内酯 [5-hydroxy-8-(3,3-dimethylally)-psoralen]、欧前胡内酯 (imperatorin)、异欧前胡内酯 (*iso*-imperatorin)、8- 甲氧基异欧前胡内酯 (8-methoxy-*iso*-imperatorin)、香柑醇 -*O*-*β*-D- 吡喃葡萄糖苷 (bergaptol-*O*-*β*-D-glucopyranoside)、二氢山芹醇苷 (columbiananine)、紫花前胡苷元 (nodakenetin)、紫花前胡苷 (nodakenin)、6-*O*-反 - 阿魏酰紫花前胡苷 (6-*O*-*trans*-feruloylnodakenin)、印度榅桲素 (marmesin)[1]、花椒毒酚 (xanthotoxol)、脱水羌活酚 (anhydronotoptol)、佛手柑亭 (bergamottin)、去甲呋喃羽叶云香素 (demethylfuropinnarin)、佛手柑内酯 (bergapten)[3]、哥伦比亚苷元 (Columbianetin)[4]、异白菖蒲脑 (*iso*-calamenediol)、栓翅芹烯醇 (pabulenol)、7′-*O*- 甲基异羌活醇 (7′-*O*-methylnotoptol)、异羌活醇 (notoptol)、蛇床夫内酯 (cnidilin)[5]、前胡苷 V(decuroside V)、5- 闶基香柑素、7-*iso*-pentenyloxy-6-methoxy-coumarin、羌活酚缩醛 (notoptolide)、乙基羌活醇 (ethylnotopterol)、6-*O*-反式阿魏酸紫花前胡苷 (6-*O*-*trans*-feruloylnodakenin)、环氧脱水羌活酚 (anhydronotoptoloxide)、7-(3,7-dimethyl-2,6-ocuadienyloxy)-6-methoxy-coumarin、香叶木素、川白芷素、东莨菪素、甲基羌活醇。

氨基酸类成分：异亮氨酸 (*iso*-leucine)、亮氨酸 (leucine)、蛋氨酸 (methyionine)、苏氨酸 (threonine)、缬氨酸 (valine)、苯丙氨酸 (phenylalanine)、谷氨酸 (glutamic acid)、天冬氨酸 (aspartic acid)、*γ*- 氨基丁酸 (*γ*-aminobutyricacid)[2]。

糖类成分：鼠李糖 (rhamnose)、果糖 (fructose)、葡萄糖 (glucose)[1]、蔗糖 (sucrose)[5]。

【药典检测成分】 2015 版《中国药典》规定，本品照挥发油测定法测定，含挥发油不得少于 1.4% (ml/g)。本品照高效液相色谱法测定，按干燥品计算，含羌活醇和异欧前胡素的总量不得少于 0.40%。

参考文献

[1] 国家中医药管理局《中华本草》编委会. 中华本草：第 5 册 5174 [M]. 上海：上海科学技术出版社，1999：992-997.

[2] 孙友富，肖永庆，刘晓宏. 羌活化学成分的研究 [J]. 中国中药杂志，1994，19(6)：357-358.

[3] 肖永庆，孙友富，刘晓宏. 羌活化学成分研究 [J]. 中国中药杂志，1994，19(7)：421-422.

[4] 孙友富，肖永庆，刘晓宏. 羌活化学成分的研究Ⅲ（羌活石油醚提取部分化学成分的分离鉴定）[J]. 中国中药杂志，1994，19(2)：99-100.

[5] 张鹏，杨秀伟. 羌活化学成分进一步研究 [J]. 中国中药杂志，2008，33(24)：918-2920.

[6] 李国辉，曾笑，张斌，等. 气相色谱 - 质谱法分析羌活挥发油成分 [J]. 现代中药研究与实践，2007，21(6)：19-22.

[7] 杨仕兵，刘德铭，彭敏，等. 青海省不同地区羌活脂溶性化学成分的研究 [J]. 天然产物研究与开发，2007，19：259-262.

[8] 李丽梅，梁宝德，俞绍文，等. 羌活的化学成分 [J]. 中国天然药物，2007，5(5)：351-354.

[9] 吉力，徐植灵，潘炯光，等. 羌活挥发油成分分析 [J]. 天然产物研究与开发，1993，9(1)：4-8.

[10] 刘志刚，任培培，李发美. 羌活水溶性部分的化学成分 [J]. 沈阳药科大学学报，2006，23(9)：568-569, 601.

[11] 王曙，王天志. 宽叶羌活化学成分研究 [J]. 中国中药杂志，1996，21(5)：295-296.

[12] 肖永庆，刘晓宏，谷口雅颜，等. 中药羌活中的香豆素 [J]. 药学学报，1995，30(4)：274-279.

192. 沙苑子　Astragali Complanati Semen

【来源】 本品为豆科植物扁茎黄芪 Astragalus complanatus R.Br. 的干燥成熟种子。

【性能】 甘，温。补肾助阳，固精缩尿，养肝明目。

【化学成分】 本品含黄酮类、萜类、甾醇等化学成分。

黄酮类成分：3-O-[5‴-O- 对香豆酰 -β-D- 呋喃芹菜糖基 (1‴→2″)-β-D- 吡喃葡萄糖基] 鼠李柠檬素 {3-O-[5‴-O-p-coumaroyl-β-D-apiofuranosyl(1‴→2″)-β-D-glucopyranosyl]rhamnocitrin}、3-O-[5‴-O- 阿魏酰 -β-D- 呋喃芹菜糖基 (1‴→2″)-β-D- 吡喃葡萄糖基] 鼠李柠檬素 {3-O[5‴-O-feruloyl-β-D-apiofuranosyl(1‴→2″)-β-D-glucopyranosyl]rhamnocitrin}、3-O-β-D- 吡喃葡萄糖基 -4′-O-(3‴-O- 二氢红花菜豆酸 -β-D- 吡喃葡萄糖基) 鼠李柠檬素 [3-O-β-D-glucopyranosyl-4′-O-(3‴-O-dihydrophaseoyl-β-D-glucopyranosyl)rhamnocitrin]、毛蕊异黄酮 -7-O- 葡萄糖苷 (calycosin-7-O-glucoside)、黄芪苷Ⅷ甲酯 (astragaloside Ⅷ methyl ester)、芒柄花苷 (ononin)[1]、沙苑子苷 (complanatuside)[2]、紫云英苷 (astragalin)、沙苑子杨梅苷 (myricomplanoside)、沙苑子新苷 (neocompalanoside)、山柰酚 (kaempfero1)、鼠李柠檬素 -3-O-β-D- 葡萄糖苷 (rhamnocitrin-3-O-β-D-glucoside)、芒柄花素 (formononetin)、杨梅树皮素 (myricetin)[3]、异槲皮苷 (quercetin-3-O-β-D-glueopyranoside)、土麻苷 (myricetin-5′-β-D-glucopyranside)、杨梅素 -3-O-β-D- 葡萄糖苷 (myricetin-3-O-β-D-glucoside)[4]、鼠李柠檬素 (rhamnocitrin)[5]、西伯利亚落叶松黄酮 3-O-β- 吡喃葡萄糖苷 (laricitrin 3-O-β-D-glucopyranoside)[6]。

萜类成分：3-O-α-L- 吡喃鼠李糖基 (1→2)-β-D- 吡喃木糖基 (1→2)-6-O- 甲基 -β-D- 吡喃葡萄糖醛酸基 -3β,22β,24- 三羟基 -11- 氧苷 -12- 齐墩果烯 [3-O-α-L-rhamnopyranosyl(1→2)-β-D-xylopyranosyl(1→2)-6-O-methyl-β-D-glucuronopyranosyl-3β,22β,24-trihydroxy-11-oxo-olean-12-ene]、3-O-α-L- 吡喃鼠李糖基 (1→2)-β-D- 吡喃半乳糖基 (1→2)-6-O- 甲基 -β-D- 吡喃葡萄糖醛酸基 -3β,22β,24- 三羟基 -11- 氧苷 -12- 齐墩果烯 [3-O-α-L-rhamnopyranosyl(1→2)-β-

D-galactopyranosyl(1→2)-6-*O*-methyl-*β*-D-glucuronopyranosyl-3*β*,22*β*,24-trihydroxy-11-oxo-olean-12-ene]、3-*O*-*α*-L- 吡喃鼠李糖基 (1 → 2)-*β*-D- 吡喃木糖基 (1 → 2)-6-*O*- 甲基 -*β*-D- 吡喃葡萄糖醛酸基 -3*β*,22*β*,24- 三羟基 -11- 氧苷 -12- 齐墩果烯 [3-*O*-*α*-L-rhamnopyranosyl(1 → 2)-*β*-D-xylopyranosyl(1 → 2)-6-*O*-methyl-*β*-D-glucuronopyranosyl-3*β*,22*β*,24-trihydroxy-11-oxo-olean-12-ene]、3-*O*-*α*-L- 吡喃鼠李糖基 (1 → 2)-*β*-D- 吡喃半乳糖基 (1 → 2)-6-*O*- 甲基 -*β*-D- 吡喃葡萄糖醛酸基 -3*β*,22*β*,24- 三羟基 -11- 氧苷 -12- 齐墩果烯 [3-*O*-*α*-L-rhamnopyranosyl(1 → 2)-*β*-D-galactopyranosyl(1 → 2)-6-*O*-methyl-*β*-D-glucuronopyranosyl-3*β*,22*β*,24-trihydroxy-11-oxo-olean-12-ene]、大豆皂苷Ⅰ甲酯 (soyasaponin I methyl ester)、3-*O*-*α*-L- 吡喃鼠李糖基 (1 → 2)-*β*-D- 吡喃半乳糖基 (1 → 2)-6-*O*- 甲基 -*β*-D- 吡喃葡萄糖醛酸基 - 大豆皂醇 B-22-*O*-*β*-D- 吡喃葡萄糖苷 [3-*O*-*α*-L-rhamnopyranosyl(1 → 2)-*β*-D-galactopyranosyl(1 → 2)-6-*O*-methyl-*β*-D-glucuronopyranosyl-soyasapogenol B-22-*O*-*β*-D-glucopyranoside]、3-*O*-*α*-L- 吡喃鼠李糖基 (1 → 2) -*β*-D- 吡喃半乳糖基 (1 → 2)-6-*O*- 甲基 -*β*-D- 吡喃葡萄糖醛酸基 - 大豆皂醇 B-22-*O*-*β*-D- 吡喃葡萄糖苷 [3-*O*-*α*-L-rhamnopyranosyl(1 → 2)-*β*-D-galactopyranosyl(1 → 2)-6-*O*-methyl-*β*-D-glucuronopyranosyl-soyasapogenol B-22-*O*-*β*-D-glucopyranoside][1]、十七烷酸 -1- 甘油酯 (2,3-dihydroxypropyl heptadecoate)[7]。

甾醇类成分：豆甾醇 (stigmasterol)[3]、胡萝卜苷 (daucosterol)[4]、*β*- 谷甾醇 (*β*-sitosterol)[8]。

脂肪酸类成分：沙苑子弧酸 (complanatin)[1]、亚油酸 (linoleic acid)、亚麻酸 (linolenic acid)、11- 二十碳烯酸 (11-eicosenoic acid)、花生酸 (eicosanoic acid)、硬脂酸 (stearic acid)、3- 庚烯酸 (3-heptenoic acid)、山嵛酸 (behenic acid)、正十五酸 (*n*-pentadecanoic acid)、油酸 (oleic acid)、10,13- 十八碳二烯酸 (10,13-octadecadienoic acid)、7,10- 十八碳二烯酸 (7,10-octadecadienoic acid)、肉豆蔻酸 (myristic acid)、棕榈酸 (palmitic acid)[9]、庚烯酸 (heptenic acid)、十四酸 (tetradecenoic acid)、二十酸 (arachidic acid)。

氨基酸类成分：天冬氨酸 (aspartic acid)、亮氨酸 (leucine)、赖氨酸 (lysine)、蛋氨酸 (methionine)、苯丙氨酸 (phenylalanine)、谷氨酸 (glutamic acid)、异亮氨酸 (*iso*-leucine)[6-11]。

其他：沙苑子多糖[1]、磷脂酰肌醇 (phosphatidylinositol)、磷脂酰乙醇胺 (phosphatidyl-ethanolamine)[3]、铁、锌、锰、铜、铬、镍、钴、钼和硒[10]。

【药典检测成分】2015 版《中国药典》规定，本品照高效液相色谱法测定，按干燥品计算，含沙苑子苷不得少于 0.060%。

参考文献

［1］国家中医药管理局《中华本草》编委会. 中华本草：第 4 册 2969［M］. 上海：上海科学技术出版社，1999：336-339.
［2］陈妙华，等. 中药沙苑子化学成分的研究Ⅱ［J］. 药学学报，1988，23(3)：218.
［3］崔宝良，等. 沙苑子化学成分研究［J］. 药学学报，1989，24(3)：189.
［4］顾莹，刘永和，李国光，等. 沙苑子化学成分的研究［J］. 西北药学杂志，1997，12(3)：107-109.
［5］顾莹，黄仲达，刘永和. 沙苑子化学成分的研究［J］. 药学学报，1997，32(1)：59-61.
［6］吴晓，刘银芳，刘春宇. 沙苑子化学成分研究［J］. 安徽中医药大学学报，2014，03：91-94.
［7］常玉华，张清安. 沙苑子化学成分研究现状与展望［J］. 陕西农业科学，2011，06：129-131，186.
［8］张红漫，于文涛，欧阳平凯，等. 气相色谱 - 质谱法测定中药沙苑子中的氨基酸［J］. 氨基酸和生物资源，2004，26(2)：62-64.
［9］陈妙华，刘凤山. 沙苑子油化学成分的研究［J］. 中国中药杂志，1990，15(4)：225.
［10］姚修仁，等. 冬凌草、分心木及沙苑子中微量元素的分析［J］. 药学通报，1983，18(9)：546.
［11］濮延男，唐力英，王祝举，等 .HPLC 测定沙苑子中 3 个黄酮成分［J］. 中国实验方剂学杂志，2011，10：89-91.

193.沙棘　Hippophae Fructus

【来源】本品系蒙古族、藏族习用药材。为胡颓子科植物沙棘 *Hippophae rhamnoides* L. 的干燥成熟果实。

【性能】酸、涩，温。健脾消食，止咳祛痰，活血散瘀。

【化学成分】本品含有黄酮类、萜及甾体类、有机酸及酯类等化学成分。

黄酮类成分：槲皮素 (quercetin)、山奈酚 (kaempferol)、儿茶精 (catechin)、花色素 (anthocyanin)、异鼠李素 -3-*O*-β- 芸香糖苷 (*iso*-rhamnetin-3-*O*-β-rutinoside)、芸香苷 (rutin)、紫云英苷 (astragalin)[1]、丁香亭 -3-*O*- 芸香糖苷 (syringetin-3-*O*-rutinoside)、山奈酚 -7-*O*- 鼠李糖苷 (kaempferol-7-*O*-rhamnoside)、槲皮素 -3-*O*- 葡萄糖苷 (quercetin-3-*O*-glucoside)、山奈酚 -3-*O*- 槐二糖 -7-*O*- 鼠李糖苷 (kaempferol-3-*O*-sophoroside-7-*O*-rhanmoside)、异鼠李素 -3-*O*- 槐二糖 -7-*O*- 鼠李糖苷 (*iso*-rhamnetin-3-*O*-sophoroside-7-*O*-rhamnoside)、异鼠李素 -3-*O*- 芸香糖苷 (*iso*-rhamnetin-3-*O*-rutinoside)、异鼠李素 -3-*O*- 葡萄糖 -7-*O*- 鼠李糖苷 (*iso*-rhamnetin-3-*O*-glucoside-7-*O*-rhamnoside)、槲皮素 -3-*O*- 芸香糖 (quercetin-3-*O*-rutinosid)[2]、异鼠李素 (*iso*-rhamnetin)、异鼠李素 -7-*O*- 鼠李糖 -3-*O*- 葡萄糖苷 (*iso*-rhamnetin-7-*O*-rhamnose-3-*O*-glucoside)、芹菜素 (apigenin)[3]、异鼠李素 -3-*O*-β-D- 葡萄糖苷 (*iso*-rhamnetin-3-*O*-β-D-glucoside)[4]、山奈素 -3-β-D-(6″- 对羟基桂皮酰基)- 葡萄糖苷 [kaempferol-3-β-D-(6″*p*-coumaroyl)-glucopyranoside][5-8]、山奈酚 -3-*O*- 芸香糖苷 (kaempferol-3-rutinoside)[9]、儿茶素 (catechin)、表儿茶素 (epicatechin)、没食子儿茶素 (gallocatechin)、表没食子儿茶素 (epigallocatechin)、6,9-dihydroxy-4,7-megastigmadien-3-one、山奈酚 -3-*O*-β-D- 葡萄糖 -7-*O*-(6R,2E)2,6- 二甲基 -6- 羟基 -2,7- 辛二烯酰 (1 → 4)-α-L- 鼠李糖苷 [kaempferol-3-*O*-β-D-glucopyranosyl-7-*O*-(6R,2E)-2,6-dimethyl-6-hydroxy-2,7-octadienoyl-(1 → 4)-α-L-rhamnoside]。

萜及甾体类成分：β- 谷甾醇 (β-sitosterol)、β- 谷甾醇 -β-D- 葡萄糖苷 (β-sitosterol-β-D-glucoside)、隐黄质 (cryptoxanthin)、玉蜀黍黄质 (zeaxanthin)、类胡萝卜素 (carotenoid)、胡萝卜素 (carotene)[1]、2α- 羟基乌苏酸 (2α-hydroxyursolic acid)[3]、豆甾醇 (stigmasterol)、胡萝卜苷 (daucosterol)、齐墩果酸 (oleanolic acid)[10]。

有机酸及酯类成分：叶酸 (folic acid)[1]、苯甲酸 (benzoic acid)[4]、3,4- 二羟基苯甲酸 (3,4-dihydroxybenzoic acid)、*N*-(2- 呋喃基 - 甲基)- 丁胺酸 [*N*-(2-furyl-methyl)-butanoic acid]、4- 羟基苯甲酸 (4-hydroxybenzoic acid)、苹果酸甲酯 (malic acid methyl ester)[10]、果酸[11]、乳酸 (lactic acid)、柠檬酸 (citric acid) [13]、苯甲酸 (benzoic acid)、肉豆蔻酸 (myristic acid) [14]。

维生素类成分：维生素 A(vitamin A)、维生素 B₁(vitamin B₁)、维生素 B₂(vitamin B₂)、维生素 C(vitamin C)、去氢抗坏血酸 (dehydroascorbic acid)、维生素 E(vitamin E)[1]。

其他：对羟基苯丙酮 (4′-hydroxypropiophenone)[4]、5- 羟甲基糠醛 (5-hydroxymethylfurfural)[6]。

【药典检测成分】2015 版《中国药典》规定，本品照分光光度法测定，按干燥品计算，含总黄酮以芦丁计，不得少于 1.5%。本品照高效液相色谱法测定，按干燥品计算，含异鼠李素不得少于 0.10%。

参考文献

[1] 国家中医药管理局《中华本草》编委会. 中华本草：第 5 册 4474 [M]. 上海：上海科学技术出版社，1999：442-446.

[2] 陈雏，张浩，顾恒，等. 中国沙棘果实中的黄酮苷类成分 [J]. 华西药学杂志，2007，22(4)：367-370.

[3] 郑瑞霞，杨峻山. 中国沙棘果实化学成分的研究 [J]. 中草药. 2006，37(8)：1154-1155.

[4] 陈雏，张浩，肖蔚. 中国沙棘果实的部分化学成分提取 [J]. 国际沙棘研究与开发，2005，3(4)：25-28.

[5] 杨亮，叶蓁，李教社，等. 中国沙棘叶化学成分的研究 (Ⅲ) [J]. 沙棘，2004，17(4)：28-29.

[6] 王永苓，牛广财，朱丹，等.沙棘果醋香气成分的 GC/MS 分析 [J].中国调味品，2010，04：94-96.

[7] 魏增云，陈金娥，张海容.沙棘的活性化学成分与医疗应用 [J].忻州师范学院学报，2010，05：46-48.

[8] 包文芳，李保桦，胡红瞩，等.沙棘属植物化学成分研究概况 [J].中国药物化学杂志，1997，01：69-73+81.

[9] 张静，翁小香，高雯，等.中国沙棘中一个新的黄酮醇苷 [J].中国医药工业杂志，2011，04：265.

[10] 党权，曹家庆，张囡，等.沙棘果实化学成分的分离与鉴定 [J].沈阳药科大学学报，2007，24(8)：488-490.

[11] 殷丽强，温秀凤.沙棘的化学成分和一氧化氮产物的抑制活性研究 [J].国际沙棘研究与开发，2007，5(4)：38-44.

[12] 王宏伟，郝辉，于国强，等.沙棘化学成分提取及在卷烟中的应用 [J].烟草科技，2012，04：33-36.

[13] 陆敏，张绍岩，张文娜，等.高效液相色谱法测定沙棘汁中 7 种有机酸 [J].食品科学，2012，14：235-237.

[14] 雍正平，陈雏，张浩，等.中国沙棘果实的化学成分及其体外抗氧化活性研究 [J].华西药学杂志，2010，06：633-636.

[15] 丁健.沙棘的营养成分与开发利用 [J].农业科技与信息，2011，11：21，48.

[16] 刘江，徐硕，宋秋月，等.沙棘种子化学成分研究 [J].亚太传统医药，2012，04：26-28.

194.沉香　Aquilariae Lignum Resinatum

【来源】 本品为瑞香科植物白木香 *Aquilaria sinensis*(Lour.)Gilg 含有树脂的木材。

【性能】 辛、苦，微温。行气止痛，温中止呕，纳气平喘。

【化学成分】 本品含挥发油、色原酮、挥发油、木脂素类等化学成分。

挥发油类成分：去氢白木香醇 (dehydrobaimuxinol)、白木香醇 (baimuxinol)、苄基丙酮 (benzylacetone)、对甲氧基苄基丙酮 (*p*-methoxy-benzylacetone)、白木香呋喃醛 (sinenofuranal)、异白木香醇 (*iso*-baimuxinol)、白木香呋喃醇 (sinenofuranol)、沉香螺醇 (agarospirol)、白木香醛 (baimuxinal)、白木香酸 (baimuxinic acid)[1]、沉香四醇 (agarotetrol)、4'-甲氧基沉香四醇 (4'-methoxyagarotetrol)、15-dien-4α-ol、15-dien-4β-ol。

色原酮类成分：二氢卡拉酮 (dihydrokaranone)、5,8-二羟基 -2-[2- 对 - 甲氧基苯乙基)]色酮 {5,8-dihydroxy-2-[2-(*p*-methoxyphenyl) ethyl]chromone}、6,7-二甲氧基 -2-[2-(对 - 甲氧基苯乙基)] 色酮 {6,7-dimethoxy-2-[2-(*p*-methoxyphenylzethyl)]chromone }、5,8-二羟基 -2-(2- 苯乙基) 色酮 [5,8-dihydroxy-2-(2-phenylethyl)chromone]、6,7-二甲氧基 -2-(2- 苯乙基) 色酮 [6,7-dimethoxy-2-(2-phenylethyl)chromone]、6- 甲氧基 -2-(2- 苯乙基) 色酮 [6-methoxy-2-(2-pbenylethyl)chromone]、6-甲氧基 -2-[2-(3'- 甲氧基苯) 乙基] 色酮 {6-methoxyl-2-[2-(3'-methoxyphenyl)ethyl]chromone}、2-(2- 苯乙基) 色酮 [2-(2-phenylethyl)chromone]、6- 羟基 -2-(2- 苯乙基) 色酮 [6-hydroxy-2-(2-pbenylethyl)chromone]、6- 羟基 -2-[2-(4'- 甲氧基苯) 乙基] 色酮 {6-hydroxy-2-[2-(4'-methoxyphenyl)ethyl]chromone} [1]、6- 甲氧基 -2-[2-(3'- 甲氧基 -4'- 羟基苯乙基)] 色原酮 {6-methoxy-2-[2-(3'-methoxy-4'-hydroxylphenylethyl)] chromone}、6,8- 二羟基 -2-[2-(3'- 甲氧基 -4'- 羟基苯乙基)] 色原酮 {6,8-dihydroxy-2-[2-(3'-methoxy-4'-hydroxyl phenylethyl)] chromone}[2]、6- 羟基 -2-[2-(3'- 甲氧基 -4'- 羟基苯乙基)] 色原酮 {6-hydroxy-2-[2-(3'-methoxy-4-hydroxy phenylethyl)]chromone}。

萜类成分：白木香酸 (baimuxinic acid)、白木香醛醇 (baimuxinal)、沉香螺旋醇 (agarospirol)。

其他 :β- 沉香呋喃 (β-agarofuran)、茴香酸 (anisic acid)[1]、常春藤皂苷元 (hederagenin)[3]。

【药典检测成分】 2015 版《中国药典》规定，本品按干燥品计算，含沉香四醇不得少于 0.10%。

参考文献

[1] 国家中医药管理局《中华本草》编委会. 中华本草：第 5 册 4421 [M]. 上海：上海科学技术出版社，1999：396-400.

[2] 刘军民，高幼衡，徐鸿华，等. 沉香的化学成分研究 (I) [J]. 中草药，2006，37(3)：325-327.

[3] 刘军民，高幼衡，徐鸿华，等. 沉香的化学成分研究 (II) [J]. 中草药，2007，38(8)：1138-1140.

195. 诃子　Chebulae Frustus

【来源】本品为使君子科植物诃子 *Terminalia chebula* Retz. 或绒毛诃子 *Terminalia chebula* Retz.var. *tomentella* Kurt. 的干燥成熟果实。

【性能】苦、酸、涩，平。涩肠止泻，敛肺止咳，降火利咽。

【化学成分】本品含有挥发油、三萜类、甾体类等化学成分。

挥发油类成分 :arjunglucoside I[1,2]、没食子酸乙酯 (ethylgallate)[3]、诃王醇 (chebupentol)、榄仁萜酸 (terminoic acid)[4]、α- 檀香醇 (α-santalol)[5]、莽草酸甲酯 (methyl shikimate)[6]、没食子酸甲酯 (methyl gallate)[7]。

三萜类成分 : 阿江榄仁苷元、阿江榄仁酸 (arjunolic acid)[4]、粉蕊黄杨醇酸[4]。

甾体类成分 :β- 谷甾醇 (β-sitosterol)、胡萝卜苷 (darcosterol)[2,3]、阿江榄仁酸 (Arjunic acid)、2α,19α,23- 三羟基齐墩果酸 (arjungenin)[2]。

有机酸及酯类成分 : 奎宁酸 (quinic acid)、原诃子酸 (terchebin)、并没食子酸 (ellagic acid)、棕榈酸 (palmitic acid)、去氢莽草酸 (dehydroshikimic acid)[1]、反式苯丙烯酸 (*trans*-cinnamic acid)[2]、三十碳酸 (triacontanoic acid)、莽草酸 (shikimic acid)、没食子酸 (gallic acid)、诃子次酸三乙酯 (triethyl chebulate)[2,3]、十八碳二烯酸 (furazabol)、苯甲酸 (benzoic acid)[5]、(−)- 莽草酸盐 -4-*O*- 没食子酸酯 [(−)-shikimide-4-*O*-gallate]、(−)- 莽草酸 -3-*O*- 没食子酸酯 (±)- 莽草酸 -5-*O*- 没食子酸酯 [(−)-shikimic acid-3-*O*-gallate(±)-shikimic acid-5-*O*-gallate][7]、诃子酸 (chebulinic acid)、诃黎勒酸 (chebulagic acid)[8]。

糖类成分 : 阿拉伯糖 (arabinose)、葡萄糖 (dextrose)、鼠李糖 (rhamnose)、果糖 (fructose)、蔗糖 (sucrose)[1]、2,3-(*S*)- 六羟基联苯二甲酰基 -D- 葡萄糖 [2,3-(*S*)-HHDP-glucose][7]、诃子酸、原诃子酸[4]。

酚酸类成分 :1,2,3,4,6- 五没食子酰 -D- 葡萄糖 (1,2,3,4,6-pentagalloyl-β-D-glucose)[1]、6-*O*- 没食子酰基 -D- 葡萄糖 (6-*O*-galloyl-D-glucose)、1,2,6- 三 -*O*- 没食子酰基 -β-D- 葡萄糖 (1,2,6-tri-*O*-galloyl-β-D-glucose)、3,6- 二 -*O*- 没食子酰基 -D- 葡萄糖 (3,6-di-*O*-galloyl-D-glucose)[7]。

其他 : 氨基酸 (amino acids)、过氧化物酶 (peroxidase)、多酚氧化酶 (polyhenoloxidase)、鞣酸酶 (tannase)、抗坏血酸氧化酶 (ascorbic acid oxidase)、番泻苷 A(sennoside A)、葡萄糖没食子鞣苷 (glucogallin)、诃子鞣质 (terchebulin)、榄仁黄素 A(terflavin A)、鞣料云实精 (corilagin)、2,3-*O*- 连二没食子酰石榴皮鞣质 (punicalagin)[1]、甘露醇 (mannitol)[6]、诃子素 (chebulin) 等[9-11]。

【药典检测成分】无。

参考文献

[1] 国家中医药管理局《中华本草》编委会. 中华本草 : 第 5 册 4706［M］. 上海 : 上海科学技术出版社，1999：621-625.

[2] 杨俊荣，孙芳云，李志宏，等. 诃子的化学成分研究［J］. 天然产物研究与开发，2008，20：450-451.

[3] 卢普平，刘星增，李兴从，等. 诃子果实的化学成分［J］. 上海医科大学学报，1991，18(3)：233-235.

[4] 卢普平，刘星增，李兴从，等. 诃子三萜成分的研究［J］. 植物学报，1992，34(2)：126-132.

[5] 林励，徐鸿华，刘军民，等. 诃子挥发性成分的研究［J］. 中药材，1996，19(9)：462-463.

[6] 张海龙，陈凯，裴月湖，等. 诃子化学成分的研究［J］. 沈阳药科大学学报，2001，18(6)：417-418.

[7] 丁岗，刘延泽，宋毛平，等. 诃子中的多元酚类成分［J］. 中国药科大学学报，2001，32(3)：193-196.

[8] 丁岗，刘延泽，王莉，等. 诃子中主要可水解丹宁的结构鉴定［J］. 中国药科大学学报，2001，32(2)：91-93.

[9] CHOGSOM Munkh-Amgalan，胡亚玲，文先，等 . 诃子果实活性成分提取及抗氧化活性研究［J］. 食品安全质量检测学报，2014，03：942-946.

[10] 刘芳，秦红飞，刘松青. 诃子化学成分与药理活性研究进展［J］. 中国药房，2012，07：670-672.

[11] 王双，王昌涛，都晓伟 . 诃子中活性物质的提取及其抗氧化、抑菌作用研究［J］. 食品与机械，2010，06：70-7196.

196.补骨脂 Psoraleae Fructus

【来源】本品为豆科植物补骨脂 *Psoralea corylifolia* L. 的干燥成熟果实。

【性能】辛、苦，温。温肾助阳，纳气平喘，温脾止泻。

【化学成分】本品含有黄酮类、甾体类、香豆精类等化学成分。

黄酮类成分：紫云英苷 (astragalin)、异补骨脂双氢黄酮 (islbavachin)、补骨脂双氢黄酮 (bavachin) 即是补骨脂甲素 (corylifolin)、异补骨脂查耳酮 (*iso*-bavachalcone)、补骨脂呋喃查耳酮 (bakuchalcone)、补骨脂色酚酮 (bavachromanol)、异新补骨脂查耳酮 (*iso*-neobavachalcone)、新补骨脂查耳酮 (neobavachalcone)、补骨脂异黄酮醛 (corylinal)、补骨脂异黄酮醇 (psoralenol)、补骨脂异黄酮 (corylin)、新补骨脂异黄酮 (neobava-*iso*-flavone)[1]、补骨脂双氢黄酮甲醚 (bavachinin)[1,3]、补骨脂查耳酮 (bavachalcone)、补骨脂色烯查耳酮 (bavachromene)[2]、补骨脂宁 (corylin)、补骨脂醇 (psoraleneol)、4- 甲氧基黄酮 (4-methoxy flavone)、黄芪苷 (agtragalin)[4]、补骨脂葡萄糖苷 (psoralenoside)[4]、4″,5″- 去氢异补骨脂啶 (4″,5″-dehydroisopsoralidin)[5]、大豆苷元 (daidzein)[6]、新补骨脂宁 (neocorylin)。

甾体类成分：β- 谷甾醇 -D- 葡萄糖苷 (β-sitosterol-D-glucoside)、豆甾醇 (stigmasterol)[1]。

香豆精类成分：花椒毒素 (xanthotoxin) 即是 8- 甲氧基补骨脂素 (8-methoxypsoralen)、双羟异补骨脂啶 (corylidin)、补骨脂啶 2′,3′- 环氧化物 (psoralidin 2′,3′-oxide)、异补骨脂定 (*iso*-psoralidin)、补骨脂呋喃香豆精 (bakuchicin)、补骨脂香豆雌烷 A(bavacoumestan A)、补骨脂香豆雌烷 B(bavacoumestan B)、槐属香豆雌烷 A(sophoracoumestan A) [1]、补骨脂素 (psoralen)、补骨脂定 (psoralidin)、异补骨脂素 (*iso*-psoralen)[2]、补骨脂甲素 (bavachin)、补骨脂乙素 (corylifolinin)[7]。

脂肪酸类成分：硬脂酸 (stearic acid)、油酸 (oleic acid)、棕榈酸 (palmitic acid)、对羟基苯甲酸 (*p*-hydroxy-benzoic acid)、亚麻酸 (linolenic acid)、二十四酸 (lignoceric acid)、亚油酸 (linoleic acid)[1,8]。

苯并呋喃类衍生物：补骨脂苯并呋喃酚 (corylifonol)、异补骨脂苯并呋喃酚 (*iso*-corylifonol)[1]。

酚类成分：补骨脂酚 (bakuchiol)[1]、补骨脂乙素 (corylifolinin)、对羟基苯甲醛 (*p*-hydroxybenzaldehyde)[2]。

其他：极性类脂、单甘油酯 (monoglyceride)、三甘油酯 (triglyceride aqueous standard solution)、二甘油酯、蜡酯 (wax ester)、碳氢化合物、12 个氨基酸的胰蛋白酶抑制剂 (trypsininhibitor)、三十烷 (triacontane)、对羟基苯甲酸甲酯 (methyl-*p*-hydroxy-benzoate)[5] 以及无机元素钾、锰、钙、铁、铜、锌、砷、锑、铷、锶、硒等 [9-12]。

【药典检测成分】2015 版《中国药典》规定，本品照高效液相色谱法测定，按干燥品计算，含补骨脂素和异补骨脂素的总量不得少于 0.70%。

参考文献

[1]国家中医药管理局《中华本草》编委会. 中华本草：第 4 册 3348 [M]. 上海：上海科学技术出版社，1999：603-609.

[2]彭国平，吴盘华，李红阳，等. 补骨脂化学成分的研究 [J]. 中药材，1996，19(11)：563-565.

[3]杨海霞，夏新奎，陈利军 .GC-MS 法分析补骨脂中脂肪酸组成 [J].江苏农业科学，2010，03：330-331.

[4]朱龙平，王好转，何宗元，等 .PUVA 疗法源植物补骨脂化学成分与药理活性 [J].现代中药研究与实践，2011，04：84-88.

[5]邱蓉丽，李璘，乐巍 .补骨脂的化学成分与药理作用研究进展 [J].中药材，2010，10：1656-1659.

[6]邱蓉丽，李璘，朱苗花，等 .补骨脂化学成分研究 [J].中药材，2011，08：1211-1213.

[7]吴疆，魏巍，袁永兵 .补骨脂的化学成分和药理作用研究进展 [J].药物评价研究，2011，03：217-219.

[8]杨荣平，寿清耀，张小梅，等 .补骨脂活性部位乙酸乙酯提取物化学成分研究 [J].重庆中草药研究，2011，02：13-15.

［9］颜冬梅，高秀梅.补骨脂化学成分研究进展［J］.辽宁中医药大学学报，2012，09：96-99.

［10］王天晓，尹震花，张伟，等.补骨脂抗氧化、抑制 α- 葡萄糖苷酶和抗菌活性成分研究［J］.中国中药杂志，2013，
　　　14：2328-2333.

［9］郭洁，宋殿荣.补骨脂香豆素成分研究进展［J］.天津中医药，2013，04：250-253.

［11］关丽杰，赵礼慧，邵双，等.补骨脂抑菌活性成分分析及鉴定［J］.中国生物防治学报，2013，04：655-660.

197.灵芝　Ganoderma

【来源】本品为多孔菌科真菌赤芝 *Ganoderma lucidum* (Leyss.ex Fr.) Karst. 或紫芝 *Ganoderma sinense* Zhao,Xu et Zhang 的干燥子实体。

【性能】甘，平。补气安神，止咳平喘。

【化学成分】本品含有萜类及甾体类、黄酮类、多糖及肽多糖类等化学成分。

萜类及甾体类成分：灵芝萜烯二醇 (ganodermadiol)、灵芝萜烯三醇 (ganodermatriol)、灵芝萜烯酮醇 (ganodermenonol)、灵芝萜酮二醇 (ganodermanondiol)、灵芝萜酮三醇 (ganodermanontriol)、赤芝萜酮 A(lucidone A)、赤芝萜酮 B(lucidone B)、赤芝萜酮 C(lucidone C)、22β- 乙酰氧基 -3α,15α- 二羟基羊毛甾 -7,9(11),24- 三烯 -26- 羧酸 [22β-acetoxy-3α,15α-dihydroxylanosta-7,9(11),24-trien-26-oic acid]、22β- 乙酰氧基 -3β,15α- 二羟基羊毛甾 -7,9(11),24- 三 烯 -26- 羧 酸 [22β-acetoxy-3β,15α-dihydroxylanosta-7,9(11),24-trien-26-oic acid]、3α,15α- 二乙酰氧基 -22α- 羟基羊毛甾 -7,9(11),24- 三烯 -26- 羧酸 [3α,15α-diacetoxy-22α-hydroxylanosta-7,9(11),24-trien-26-oic acid]、3β,15α- 二 乙 酰 氧 基 羊 毛 甾 -8,24- 二 烯 -26- 羧 酸 (3β,15α-diace-8,24-dien-26-oic acid)、3β,15α- 二乙酰氧基 -22α- 羟基羊毛甾 -7,9(11),24- 三烯 -26- 羧酸 [3β,15α-diacetoxy-22α-hydroxylanosta-7,9(11),24-trien-26-oic acid]、5α,8α- 表 二 氧 麦 角甾 -6,9(11),22- 三烯 -3β- 醇 [5α,8α-*epi*-dioxyergosta-6,9(11),22-trien-3β-ol]、麦角甾 -7,22- 二烯 -3-酮 (ergosta-7,22-dien-3-one)、麦角甾 -4,7,22- 三烯 -3,6- 二酮 (ergosta-4,7,22-trien-3,6-dione)、麦角甾 -4,6,8(14),22- 四烯 -3- 酮 [ergosta-4,6,8(14),22-tetraen-3-one]、麦角甾醇 (ergosterol) 和其过氧化物 (ergosterol peroxide)、麦角甾醇棕榈酸酯 (ergosterol-palmitate)、麦角甾 -7,22- 二烯 -3β- 醇 (ergosta-7,22-dien-3β-ol)、麦角甾 -7,22- 二烯 -3β- 醇亚油酸酯 (ergosta-7,22-dien-3β-yl-linoleate)、麦角甾 -7,22- 二烯 -3β- 醇棕榈酸酯 (ergosta-7,22-dien-3β-yl-palmitate)、麦角甾 -7,22-二 烯 -2β,3α,9α- 三 醇 (ergcota-7,22-dien-2β,3α,9α-triol)、麦 角 甾 -7,22- 二 烯 -3β,5α,6α- 三 醇 (ergosta-7,22-dien-3β,5α,6α-triol)、麦角甾 -7,22- 二烯 -3β,5α,6β- 三醇 (ergosta-7,22-dien-3β,5α,6β-triol)、麦角甾 -7,9(11),22- 三烯 -3β,5α,6α- 三 醇 [ergosta-7,9(11),22-trien-3β,5α,6α-triol]、灵芝甾酮 (ganodosterone)、6β- 羟基麦角甾 -4,7,22- 三烯 -3- 酮 (6β-hydroxyergosta-4,7,22-trien-3-one)、6α- 羟基麦角甾 -4,7,22- 三烯 -3- 酮 (6α-hydroxyergosta-4,7,22-trien-3-one)、羊毛甾 -7,9(11),24-三烯 -3α- 乙酰氧基 -26- 羧酸 [lanosta-7,9(11),24-trien-3α-acetoxy-26-oic acid]、羊毛甾 -7,9(11),24-三烯 -15α- 乙酰氧基 -3α- 羟基 -23- 氧 -26- 羧酸 [lanosta-7,9(11),24-trien-15α-acetoxy-3α-hydroxy-23-oxo-26-oic acid]、羊毛甾 -7,9(11),24- 三烯 -3α,15α- 二乙酰氧基 -23- 氧 -26- 羧酸 [lanosta-7,9(11),24-trien-3α,15α-diacetoxy-23-oxo-26-oic acid]、羊毛甾 -7,9(11),24- 三烯 -3α- 乙酰氧基 -15α-羟 基 -23- 氧 -26- 羧 酸 (lanosta-7,9(11),24-trien-3α-acetoxy-15α-hydroxy-23-oxo-26-oic acid)、羊毛甾 -7,9(11),24- 三烯 -3α- 乙酰氧基 -15α,22β- 二羟基 -26- 羧酸 [lanosta-7,9(11),24-trien-3α-acetoxy-15α,22β-dihydroxy-26-oic acid]、24- 甲基胆甾 -7- 烯 -3β- 醇 (24-methylcholesta-7-en-3β-ol)、24- 甲基胆甾 -7,22- 二烯 -3β- 醇 (24-methylchoiesta-7,22-dien-3β-ol)、24- 甲基胆甾 -5,7,22-三烯 -3β- 醇 (24-methylcholesta-5,7,22-trien-3β-ol)、β- 谷甾醇 (β-sitosterol)、3α,15α,22α- 三羟基羊毛甾 -7,9(11),24- 三烯 -26- 羧酸 [3α,15α,22α-trihydroxylancota-7,9(11),24-trien-26-oic acid]、

3β,15α,22β- 三羟基羊毛甾 -7,9(11),24- 三烯 -26- 羧酸 [3β,15α,22β-trihydroxy-lanosta-7,9(11),24-trien-26-oic acid]、环氧灵芝醇 A(epoxyganoderiol A)、环氧灵芝醇 B(epoxyganoderiol B)、环氧灵芝醇 C(epoxyganoderiol C)、丹芝酸 A(ganolucidic acid A)、丹芝酸 B(ganolucidic acid B)、丹芝酸 C(ganolucidic acid C)、丹芝酸 D(ganolucidic acid D)、丹芝酸 E(ganolucidic acid E)、灵芝孢子酸 A (ganosporeric acid A)、灵芝醇 A(ganederiol A)、灵芝醇 B(ganederiol B)、灵芝醇 C(ganederiol C)、灵芝醇 D(ganederiol D)、灵芝醇 E(ganederiol E)、灵芝醇 F(ganederiol F)、灵芝醇 G(ganederiol G)、灵芝醇 H(ganederiol H)、灵芝醇 I(ganederiol I)、丹芝醇 A(ganoderol A)、丹芝醇 B(ganoderol B)、灵芝草酸 J$_a$ (ganodermic acid J$_a$)、灵芝草酸 J$_b$ (ganodermic acid J$_b$)、灵芝草酸 N (ganodermic acid N)、灵芝草酸 O (ganodermic acid O)、灵芝草酸 P$_1$ (ganodermic acid P$_1$)、灵芝草酸 P$_2$(ganodermic acid P$_2$)、灵芝草酸 Q (ganodermic acid Q)、灵芝草酸 (ganodermic acid R)、灵芝草酸 S(ganodermic acid S)、灵芝草酸 T-N (ganodermic acid T-N)、灵芝草酸 T-O (ganodermic acid T-O)、灵芝草酸 T-Q (ganodermic acid T-Q)、灵芝醛 A(ganoderal A)、灵芝醛 B(ganoderal B)、灵芝酸 A(ganoderic acid A)、灵芝酸 B(ganoderic acid B)、灵芝酸 C$_1$(ganoderic acid C$_1$)、灵芝酸 C$_2$(ganoderic acid C$_2$)、灵芝酸 E(ganoderic acid E)、灵芝酸 F(ganoderic acid F)、灵芝酸 G(ganoderic acid G)、灵芝酸 H(ganoderic acid H)、灵芝酸 I(ganoderic acid I)、灵芝酸 J(ganoderic acid J)、灵芝酸 K(ganoderic acid K)、灵芝酸 L(ganoderic acid L)、灵芝酸 M(ganoderic acid M)、灵芝酸 Ma(ganoderic acid Ma)、灵芝酸 Mb(ganoderic acid Mb)、灵芝酸 Mc(ganoderic acid Mc)、灵芝酸 Md(ganoderic acid Md)、灵芝酸 Me(ganoderic acid Me)、灵芝酸 Mf(ganoderic acid Mf)、灵芝酸 Mg(ganoderic acid Mg)、灵芝酸 Mh(ganoderic acid Mh)、灵芝酸 Mi(ganoderic acid Mi)、灵芝酸 Mj(ganoderic acid Mj)、灵芝酸 Mk(ganoderic acid Mk)、灵芝酸 N(ganoderic acid N)、灵芝酸 O(ganoderic acid O)、灵芝酸 P(ganoderic acid P)、灵芝酸 Q(ganoderic acid Q)、灵芝酸 R(ganoderic acid R)、灵芝酸 S(ganoderic acid S)、灵芝酸 T(ganoderic acid T)、灵芝酸 U(ganoderic acid U)、灵芝酸 V(ganoderic acid V)、灵芝酸 W(ganoderic acid W)、灵芝酸 X(ganoderic acid X)、灵芝酸 Y(ganoderic acid Y)、灵芝酸 Z(ganoderic acid Z)、灵芝 -22- 烯酸 a(ganoderenic acid a)、灵芝 -22- 烯酸 b(ganoderenic acid b)、灵芝 -22- 烯酸 c(ganoderenic acid c)、灵芝 -22- 烯酸 d(ganoderenic acid d)、灵芝孢子内酯 A(ganospore lactone A)、灵芝孢子内酯 B(ganospore lactone B)、赤芝酸 A(lucidenic acid A)、赤芝酸 B(lucidenic acid B)、赤芝酸 C(lucidenic acid C)、赤芝酸 D$_1$(lucidenic acid D$_1$)、赤芝酸 D$_2$(lucidenic acid D$_2$)、赤芝酸 E$_1$(lucidenic acid E$_1$)、赤芝酸 E$_2$(lucidenic acid E$_2$)、赤芝酸 F(lucidenic acid F)、赤芝酸 G(lucidenic acid G)、赤芝酸 H(lucidenic acid H)、赤芝酸 I(lucidenic acid I)、赤芝酸 J(lucidenic acid J)、赤芝酸 K(lucidenic acid K)、赤芝酸 L(lucidenic acid L)、赤芝酸 M(lucidenic acid M)、22,23- 二亚甲基灵芝草酸 (22,23-dimethylene ganodermic acid)、5α,8α- 表二氧麦角甾 -6,22- 二烯 -3β- 醇亚油酸酯 (5α,8α-epi-dioxyergosta-6,22-dien-3β-yl-linoleate)、8,9- 环氧麦角甾 -5,22- 二烯 -3β,15- 二醇 (8,9-epoxyergosta-5,22-dien-3β,15-diol)[1]、methyl-7β-hydroxy-3,Ⅱ,15,23-tetraoxo-5α-lanost-8-en-26-oate(methyl ganoderate D)、methyl 12β-acetoxy-3,7,Ⅱ,15-tetraoxo-5α-lanost-8-en-24-oate(methyl lucidenate D)[2,13,14]、赤灵芝烯酸 G(ganoderenic acid G)[2,13,14]。

黄酮类成分：金雀异黄素 (genistein)、山柰酚 (kaempferol)[3]。

多糖及肽多糖类成分：主要有 BN$_3$B$_1$、 BN$_3$B$_3$、 BN$_3$B$_4$、 BN$_3$B$_5$[4]、BN$_3$C$_1$、BN$_3$C$_3$[5]、GLA$_2$、 GLA$_4$、 GLA$_6$、 GLA$_7$、GLA$_8$、GLB$_2$、GLB$_3$、GLB$_4$、GLB$_6$、GLB$_7$、GLB$_9$、GLB$_{10}$、GLC$_1$、GLC$_2$[6]、TGLB$_1$、TGLB$_8$、TGLB$_{10}$[7]、GLSP$_1$、GLSP$_2$、GLSP$_3$[8]、TGLP -2、TGL P-3、TGLP-6、TGLP-7[9]，此外，还有水溶性多糖 GL$_1$ 和 G-A 等。

氨基酸及蛋白质类成分：天冬氨酸、苏氨酸、谷氨酸、丙氨酸、甘氨酸、胱氨酸、缬氨酸、丝氨酸、蛋氨酸、异亮氨酸、亮氨酸、酪氨酸、苯丙氨酸、赖氨酸、组氨酸、精氨酸、脯氨酸、免疫蛋白 LZ - 8 和许多种酶[10,11]。

其他：腺苷 (adenosine)、24-trien-26-oic acid[1]、2-(2′-hydroxydocosanoylamino)-octadecane-

1,3,4-triol[12]，以及无机元素 钼、锌、镉、铅、钴、镍、锰、铁、磷、硼、镁、钙、铜、铬、钒、铍、镱、钇、镧、钪、铈、锶、钡、锗等[15-17]。

【药典检测成分】 2015 版《中国药典》规定，本品照分光光度法测定，按干燥品计算，含灵芝多糖以无水葡萄糖计，不得少于 0.90%，含三萜及甾醇以齐墩果酸不得少于 0.50%。

参考文献

[1] 国家中医药管理局《中华本草》编委会. 中华本草：第 1 册 0214 [M]. 上海：上海科学技术出版社，1999：534-542.

[2] 郝瑞霞，张劲松，唐庆九，等. 灵芝子实体中两个新的天然三萜类化学成分的分离、纯化和鉴定 [J]. 菌物学报，2006，25(4)：599-602.

[3] 刘思好，王艳，何蓉蓉，等. 灵芝的化学成分 [J]. 沈阳药科大学学报，2008，25(3)：183-187.

[4] 何云庆，李荣芷，陈琪，等. 灵芝免疫多糖的化学研究 [J]. 中国中药杂志，1992，17(4)：226.

[5] 何云庆. 灵芝扶正固本有效成分灵芝多糖的化学研究 [J]. 北京医科大学学报，1989，21(3)：225.

[6] 李荣芷. 灵芝抗衰老机理与活性成分灵芝多糖的化学与构效研究 [J]. 北京医科大学学报，1991，23(6)：473.

[7] 何云庆，李荣芷，邹明，等. 泰山赤灵芝免疫活性多糖的化学研究 [J]. 北京医科大学学报，1995，27(1)：58.

[8] 何云庆，李荣芷，蔡廷威，等. 灵芝肽多糖的化学研究 [J]. 中草药，1994，25(8)：395.

[9] 黎铁立，何云庆，李荣芷，等. 泰山赤灵芝肽多糖的化学研究 [J]. 中国中药杂志，1997，22(8)：487.

[10] 陈体强，李开本，何修金，等. 灵芝浸膏粉微量元素与氨基酸测试分析简报 [J]. 中国中药杂志，1994，19(2)：97.

[11] 文磊，郑有顺. 灵芝 -8- 一种新的免疫调节蛋白 [J]. 国外医学•中医中药分册，1998，20(1)：13.

[12] 王艳丽，张晓琦，王国才，等. 灵芝子实体的化学成分研究 [J]. 江苏药学与临床研究，2006，14(6)：349-351.

[11] 齐川，周慧，斯金平，等. 不同品种灵芝主要活性成分分析 [J]. 中国实验方剂学杂志，2012，17：96-100.

[12] 姜芳燕，马军，陈永敢，等. 灵芝活性成分的研究进展 [J]. 黑龙江农业科学，2014，08：137-142.

[13] 王明蛟，高航，刚婉娇，等. 灵芝化学成分分析方法的研究 [J]. 长春中医药大学学报，2014，05：817-819.

[14] 陆慧，贾晓斌，陈彦，等. 灵芝甾醇类活性成分及其抗肿瘤作用机制的研究进展 [J]. 中华中医药杂志，2011，02：325-329.

[15] 吕超田，姚向阳，孙程. 灵芝主要活性物质及其药理作用研究进展 [J]. 安徽农学通报（上半月刊），2011，01：50-51，94.

[16] 李鹏，魏晓霞，郭晓丹，等. 灵芝中灵芝酮二醇的分离鉴定及抗肿瘤活性 [J]. 中国医院药学杂志，2010，22：1889-1891.

[17] 叶鹏飞，张美萍，王康宇，等. 灵芝主要成分及其药理作用的研究进展综述 [J]. 食药用菌，2013，03：158-161.

198.阿魏　Ferulae Resina

【来源】 本品为伞形科植物新疆阿魏 *Ferula sinkiangensis* K.M.Shen 或阜康阿魏 *Ferula fukanensis* K.M.Shen 的树脂。

【性能】 苦、辛，温。消积，化癥，散痞，杀虫。

【化学成分】 本品含挥发油类、有机酸及其酯类、香豆精类等化学成分。

挥发油类成分：仲丁基甲基三硫醚 (2-butylmethyl trisulfide)、仲丁基 3- 甲硫基烯丙基二硫醚 (2-butyl 3-methylthioallyl disulfide)、仲丁基甲基二硫醚 (2-butylmethyl disulfide)、(*R*)- 仲丁基 -1- 丙烯基二硫醚 [(*R*)-2-butyl-1-propenyldisulfide]、二甲基三硫醚 (dimethyl trisulfide)、二 - 仲丁基二硫醚 (di-2-butyl disulfide)、二 - 仲丁基三硫醚 (di-2butyl trisulfide)、二 - 仲丁基四硫醚 (di-2-butyl tetrasulfide)、1-(1- 甲硫基丙基)-1- 丙烯基二硫醚 [1-(1-methylthiopropyl)-1-propenyl disulfide]、水芹烯 (phellandrene)、α- 蒎烯 (α-pinene)、十一烷基磺酰乙酸 (undecylsulfonyl acetic acid)[1,2]、3,4- 二甲基噻吩 (3,4-dimethylthiophene)、α- 萜品烯 (α-terpinene)、2,3,4- 二甲基噻吩 (2,3,4-dimethylthiophene)、3- 蒈烯 (3-carene)、罗勒烯 (ocimene)、乙基 - 己基二硫化合物 (ethyl-hexyldisulfide)、正丙基 - 正丁基二硫化合物 (*N*-propyl-*n*-butyldisulfide)、绿叶烯 (patchoulene)。

有机酸及其酯类成分：阿魏酸 (ferulic acid)、阿魏酸酯 (ferulic acid ester)、萨玛坎亭乙酸酯 (samarcandin acetate)[1]。

香豆精类化合物：阿魏种素 (assafoetidin)、多胶阿魏素 (gummosin)、巴德拉克明 (badrakemin)、柯拉多宁 (coladonin,koladonin)、法尼斯泜醇 A(farnesiferol A)、法尼斯泜醇 B(farnesiferol B)、法尼斯泜醇 C(farnesiferol C)、圆锥茎阿魏星 (ferocolicin)、卡矛洛醇 (kamdonol)、左旋 - 波利安替宁 (polyanthinin) [1,4,5,6]。

其他：香草醛 (vanillin)[3,7]。

【药典检测成分】2015 版《中国药典》规定，本品照挥发油测定法测定，含挥发油不得少于 10.0%(ml/g)。

参考文献

[1] 国家中医药管理局《中华本草》编委会. 中华本草：第 5 册 5128 [M]. 上海：上海科学技术出版社，1999：945-949.

[2] 盛萍，刘悦，刘洋洋，等.4 个不同居群新疆阿魏中挥发性成分分析 [J]. 现代中药研究与实践，2013，05：2.

[3] 邢亚超，汤迎湛，潘英，等. 新疆阿魏树脂的化学成分研究 [J]. 现代药物与临床，2013，01:11-13.

[4] 韩红英，李国玉，王金辉. 阿魏化学成分和药理作用的研究现状 [J]. 农垦医学，2010，03:257-259.

[5] 林君容，金鸣，吴春敏. 阿魏化学成分与药理作用研究进展 [J]. 海峡药学，2014，05:1-3.

[6] 赵保胜，桂海水，朱寅荻，等. 阿魏化学成分、药理作用及毒性研究进展 [J]. 中国实验方剂学杂志，2011，17:279-281.

[7] 雷林洁，滕亮，赵欣，等. 多伞阿魏挥发油提取工艺及化学成分研究 [J]. 中成药，2013，06:1251-1256.

199.陈皮　Citri Reticulatae Pericarpium

【来源】本品为芸香科植物橘 *Citrus reticulata* Blanco 及其栽培变种的干燥成熟果皮。

【性能】苦、辛，温。理气健脾，燥湿化痰。

【化学成分】本品含挥发油、黄酮类等化学成分。

挥发油类成分 :α- 金合欢烯 (α-farnesene)、柠檬烯 (limonene)、α- 罗勒烯 (α-ocimene)、芳樟醇 (linalool)、β- 月桂烯 (β-myrcene)、α- 水芹烯 (α-phellandrene)、α- 蒎烯 (α-pinene)、β- 蒎烯 (β-pinene)、香桧烯 (sabiene)、水化香桧烯 (sabinene hydrate)、α- 松油醇 (α-terpineol)、α- 松油烯 (α-terpinene)、γ- 松油烯 (γ-terpinene)、4- 松油醇 (4-terpineol)、异松油烯 (terpinolene)、苯甲醇 (benzyl alcohol)、香荆芥酚 (carvacrol)、香茅醛 (citronellal)、橙花醇 (nerol)、橙花醛 (neral)、辛醛 (octanal)、癸醛 (decanal)、4- 叔丁基苯甲醇 [4-(1,1-dimethylethyl)-benzenemethanol]、α- 侧柏烯 (α-thujene)、百里香酚 (thymol)、对 - 聚伞花素 (p-cymene)[1]、9,12- 十八烷二烯酸甲酯 [9,12-octadecadienoic acid)(z;z)-methyl ester]、反 -9- 十八碳烯酸甲酯 [9-octadecenoic acid-methylester(E)]、亚麻酸甲酯 (9,12,15-octadecatrienoic acid-methyl ester)[2]。

黄酮类成分 :5,6,7,8,3',4'- 六甲氧基黄酮 (5,6,7,8,3',4'-hexamethoxy flavone)、橙皮苷 (hesperidin)、柠檬苦素 (limonin)、5- 羟基 -7,8,4'- 三甲氧基黄酮 (5-hydroxy-7,8,4'-trimethoxy flavone)、5- 羟基 -6,7,3',4'- 四甲氧基黄酮 (5-hydroxy-6,7,3',4'-tetramethoxy flavone)、5- 羟基 -6,7,8,3',4'- 五甲素基黄酮 (5-hydroxy-6,7,8,3',4'-pentamethoxy flavone)、5- 羟基 -6,7,8,4'- 四甲氧基黄酮 (5-hydroxy-6,7,8,4'-tetramethoxy flavone)、4'- 羟基 -5,6,7,8- 四甲氧基黄酮 (4'-hydroxy-5,6,7,8-tetramethoxyflavone)、5,4'- 二羟基 -7, 8- 二甲氧基黄酮 (5,4'-dihydroxy-7,8-dimethoxy flavone)、5,4'- 二羟基 -6,7,8- 三甲氧基黄酮 (5,4'-dihydroxy-6,7,8-trimethoxy flavone) 即是黄姜味草酸 (xanthomicrol)、5,7,8,3',4'- 五甲氧基黄酮 (5,7,8,3',4'-pentamethoxy flavone)、5,7, 4'- 三羟基 -6,8, 3'- 三甲氧基黄酮 (5,7,4'-trihydroxy-6,8,3'-trimethoxy flavone) 即是苏达齐

黄酮 (sudachi flavone)、5,6,7,8,4′- 五甲氧基黄酮 (5,6,7,8,4′-pen-tamethoxy flavone) 即是福橘素 (tangeritin)、5,7,8,4′- 四甲氧基黄酮 (5,7,8,4′-tetramethoxy flavone)、5,6,7,3′,4′- 五甲氧基黄酮 (5,6,7,3′,4′-pentamethoxy flavone) 即是甜橙素 (sinensetin)、米橘素 (citromitin)、5-O- 去甲米橘素 (5-O-desmethyl citromitin)、新橙皮苷 (neohesperidin)、5,7,4′- 三甲氧基黄酮 (5,7,4′-trimethoxy flavone)[2]、川陈皮素 (nobiletin)、3,5,6,7,8,3′,4′-heptamethoxy flavone[3]。

其他 :β- 谷甾醇 (β-sitosterol)、阿魏酸 (ferulic acid)、5,5′- 氧联二亚甲基 - 双 -(2- 呋喃甲醛) [5,5′-oxydimethylene-bis-(2-furaldehyde)][2]、柚皮黄素 (natsudaidain) 等 [4-10]。

【药典检测成分】2015 版《中国药典》规定 , 本品照高效液相色谱法测定 , 按干燥品计算 , 含橙皮苷不得少于 3.5%。

参考文献

[1] 严寒静, 房志坚, 黄宁, 等. 中药陈皮挥发油的成分分析 [J]. 广东药学, 2001, 11(1): 17-18.
[2] 国家中医药管理局《中华本草》编委会. 中华本草: 第 4 册 3700 [M]. 上海: 上海科学技术出版社, 1999: 886-891.
[3] 钱士辉, 陈廉. 陈皮中黄酮类成分的研究 [J]. 中药材, 1998, 21(6): 301-302.
[4] 赵秀玲. 陈皮生理活性成分研究进展 [J]. 食品工业科技, 2013, 12: 376-381.
[5] 黄景晟, 张师, 刘飞, 等. 超临界 CO₂ 萃取陈皮挥发油及其化学成分分析 [J]. 现代食品科技, 2013, 08: 1961-1966.
[6] 白燕, 李晓玉, 吴兆宇, 等. 陈皮的化学成分及药理作用研究 [A]. 中国药学会.2013 年中国药学大会暨第十三届中国药师周论文集 [C]. 中国药学会, 2013: 4.
[7] 王健英, 杨骏, 张彤, 等. 陈皮挥发油的质量控制方法研究 [J]. 中华中医药学刊, 2014, 01: 139-141.
[8] 高婷婷, 杨绍祥, 刘玉平, 等. 陈皮挥发性成分的提取与分析 [J]. 食品科学, 2014, 16: 114-119.
[9] 童红梅. 陈皮中黄酮类化合物药理作用研究进展 [J]. 山西中医学院学报, 2010, 03: 75-76.
[10] 陈源, 余亚白, 潘东明, 等. 柑橘黄酮类化合物提取纯化方法的研究进展 [J]. 福建农业学报, 2012, 02: 211-215.

200. 附子　Aconiti Lateralis Radix Praeparata

【来源】本品为毛茛科植物乌头 *Aconitum carmichaeli* Debx. 的子根的加工品。

【性能】辛、甘, 大热；有毒。回阳救逆, 补火助阳, 散寒止痛。

【化学成分】本品主要含生物碱类等化学成分。

生物碱类成分 : 棍掌碱氯化物 (coryneine chloride)、新乌宁碱 (neoline)、去甲猪毛菜碱 (salsolinol)、塔拉乌头胺 (talatisamine)、准葛尔乌头碱 (songorine)、异飞燕草碱 (*iso*-delphinine)、去氧乌头碱 (deoxyaconitine)、多根乌头碱 (karakoline)、和乌胺 (higeramine) 即消旋去甲基衡州乌药碱 (demethylcoclaurine)[1]、乌头碱 (aconitine)、苯甲酰中乌头碱 (benzoyl mesaconitine)、附子宁碱 (fuziline)[2]、海帕乌头碱 (hypaconitine)、江油乌头碱 (jiangyouaconitine)、北乌碱 (beiwutine)、姜沙乌头碱 (mesaconitine)、新江油乌头碱 (neojiangyouaconitine)[3]、karakanine[4]、苯甲酰新乌头原碱 (benzoyl mesaconine)、苯甲酰乌头原碱 (benzoyl aconine)、苯甲酰次乌头原碱 (benzoyl hypaconine)[5]、下乌头碱 (hypaconitine)、塔拉地萨敏 (talatisamine)、杰斯乌头碱 (jesaconitine)、尼奥灵 (neoline)、宋果灵 (songorine)、生附子碱 (senbusine)[6]、烟酰胺 (nicotinamide)、次黄嘌呤 (hypoxanthine)、腺苷 (adenosine)、尿苷 (uridine)、马齿苋酰胺 (oleracein)[7]、川附子碱 A(senbusine A)、易混翠雀花碱 (condelphine)[14]、欧乌头碱 (napelline)[8]、16β- 羟基心瓣翠雀碱 (16β-hydroxycardiopetaline)、哥伦乌头碱 (columbianine)、penduline[10]、8- 乙氧基 -14- 苯甲酰基中乌头原碱 (8-OEt-14-benzoylmesaconine)[11]、10- 羟基乌头碱 (aconitine)。

黄酮成分 : 5- 羟甲基 - 吡咯 -2- 甲醛 (5-hydroxymethyl-pyrrole-2-carbaldehyde)、顺 - 对香豆酸 -4-O-β-D- 葡萄糖苷 (*cis-p*-coumaric acid 4-O-β-D-glucoside)、顺 - 阿魏酸 -4-β- 葡萄糖苷 (*cis*-feruloyl-4-β-glucosic)、反 - 阿魏酸 -4-β- 葡萄糖苷 (*trans*-feruloyl-4-β-glucosic)、异麦芽酚 -

葡萄糖苷 (isomaltol-glucoside)、2,4,6- 三苯基 -1- 己烯 (2,4,6-triphenylhex-1-ene)[12]。

其他: 附子苷 (fuzinoside)、尿嘧啶 (uracil)[2]、附子亭 (fuzitine)、宋果灵盐酸盐 (songoring.HCl)[3]、海替生 (hetisine)[11]、厚朴酚 (honokiol)、松脂醇 (pinoresinol)、水杨酸 (salicylic acid)、对羟基桂皮酸 (p-hydroxy-cinnamic acid)、蒿乙素 (bullatine)、胡萝卜苷 (daucosterol)、单棕榈酸甘油酯 (glycerylmonopalmitate)[8]、苯甲酸 (benzoic acid)[7]。

【药典检测成分】2015 版《中国药典》规定,本品照高效液相色谱法测定,按干燥品计算,含苯甲酰新乌头原碱、苯甲酰乌头原碱和苯甲酰次乌头原碱的总量不得少于 0.010%。

参考文献
[1] 国家中医药管理局《中华本草》编委会. 中华本草: 第 3 册 1714 [M]. 上海:上海科学技术出版社, 1999: 106-114.
[2] 徐暾海, 赵洪峰, 徐雅娟, 等. 四川江油生附子强心成分的研究 [J]. 中草药, 2004, 35(9): 964-966.
[3] 韩公羽, 梁华清, 张卫东. 四川江油附子生物碱和新的强心成分研究 [J]. 天然产物研究与开发, 1997, 9(3): 30-34.
[4] 陈洪超, 王宪楷, 赵同芳, 等. 中坝鹅掌叶附子中的生物碱成分 [J]. 天然产物研究与开发, 2003, 15(4): 324-325, 340.
[5] 周远鹏. 附子及其主要成分的药理作用和毒性 [J]. 药学学报, 1983, 18(5): 394-400.
[6] 雷崎方, 孙桂波, 沈寿茂, 等. 附子的化学成分研究 [J]. 中草药, 2013, 06: 655-659.
[7] 何成军, 李小红, 耿昭, 等. 附子正丁醇萃取物的化学成分 [J]. 中成药, 2014, 05: 1004-1007.
[8] 徐霄. 附子化学成分的研究现状 [J]. 中国中医药现代远程教育, 2014, 20: 140-141.
[9] 考玉萍, 刘满军, 袁秋贞. 附子化学成分和药理作用 [J]. 陕西中医, 2010, 12: 1658-1660.
[10] 李小红, 何成军, 周勤梅, 等. 附子化学成分研究 [J]. 中国实验方剂学杂志, 2013, 19: 86-89.
[11] 吴克红. 附子的化学成分及其活性研究 [D]. 中国中医科学院, 2013.
[12] 张晶, 孙桂波, 雷崎方, 等. 生附子的化学成分研究 [J]. 药学学报, 2014, 08: 1150-1154.
[13] 陈靖. 附子的化学成分研究 [J]. 现代中药研究与实践 [J].2013, 02: 33-35.
[14] 张思佳, 刘敏卓, 刘静涵, 等. 附子的化学成分研究 [J]. 药学与临床研究, 2010, 03: 262-264.

201.忍冬藤 Lonicerae Japonicae Caulis

【来源】本品为忍冬科植物忍冬 *Lonicera japonica* Thunb. 的干燥茎枝。

【性能】甘,寒。清热解毒,疏风通络。

【化学成分】本品含有挥发油、萜类及皂苷类、有机酸类等化学成分。

挥发油类成分:断马钱子苷二甲基缩醛 (secologanin dimethylacetal)、表断马钱子苷半缩醛内酯 (*epi*-vogeloside)、断马钱子苷半缩醛内酯 (vogeloside)[1]、忍冬醇 (japenol)[2]、苯甲醛 (benzaldehyde)、庚醛 (heptaldehyde)、芳樟醇 (linalool)、壬醛 (nonanal)、3- 羟基 -1- 辛烯 (1-oeten-3-hydroxy)、正庚醛丹皮酚 (paeonal)[3]。

萜类及皂苷类成分:常春藤皂苷元 -3-*O*-α-L- 吡喃阿拉伯糖苷 (hederagenin-3-*O*-α-L-arbinopyranoside)、常春藤皂苷元 -3-*O*-β-D- 吡喃葡萄糖基 (1 → 2)-α-L- 吡喃阿拉伯糖苷 [hederagenin-3-*O*-β-D-glucopyranosyl(1 → 2)-α-L-arabinopyranoside]、常春藤皂苷元 -3-*O*-α-L- 吡喃阿拉伯糖基 -28-*O*-β-D- 吡喃葡萄糖基 (1 → 6)-β-D- 吡喃葡萄糖苷 [hederagenin-3-*O*-α-L-arabinopyranosyl-28-*O*-β-D-glucopyranosyl(1 → 6)-β-D-glucopyranoside]、常春藤皂苷元 -3-*O*-β-D- 吡喃葡萄糖基 (1 → 6)-β-D- 吡喃葡萄糖苷 [hederagenin-3-*O*-β-D-glucpyranosyl(1 → 6)-β-D-glucopy-ranoside]、常春藤皂苷元 -3-*O*-α-L- 吡喃鼠李糖基 (1 → 2)-α-L- 吡喃阿拉伯糖基 -28-*O*-β-D- 吡喃葡萄糖苷 [hederagenin-3-*O*-α-L-rhamnopyranosyl(1 → 2)-α-L-arabinopyranosyl-28-*O*-β-D-glucopyranoside]、常春藤皂苷元 -3-*O*-α-L- 吡喃鼠李糖基 (1 → 2)-α-L- 吡喃阿拉伯糖基 -28-*O*-β-D- 吡喃葡萄糖基 (1 → 6)-β-D- 吡喃葡萄糖苷 [hederagenin-3-*O*-α-L-rhamnopyranosyl(1 → 2)-α-L-arabinopyran-nosyl-28-*O*-β-D-glucopyrananosyl(1 → 6)-β-D-glucopyranoside]、常春藤皂苷

元 -3-O-α-L- 吡喃鼠李糖基 (1 → 2)-α-L- 吡喃阿拉伯糖基 -28-O-3- 乙酰基 -β-D- 吡喃葡萄糖基 (1 → 6)-β-D- 吡喃葡萄糖苷 [hederagenin-3-O-α-L-rhamnopyranosyl(1 → 2)-α-L-arabinopyran-nosyl-28-O-6-acetyl-β-D-glucopranosyl(1 → 6)-β-O-glucpyranoside]、常春藤皂苷元 -3-O-α-L- 吡喃鼠李糖基 (1 → 2)-α-L- 吡喃阿拉伯糖基 -28-O-3- 乙酰基 -β-D- 吡喃木糖基 (1 → 6)-β-D- 吡喃葡萄糖苷 [hederagenin-3-O-α-L-rhamnopyranosyl(1 → 2)-α-L-arabinopyranosyl-28-O-3-acetyl-β-D-xylopyranosyl(1 → 6)-β-D-glucopyranoside]、常春藤皂苷 -3-O-α-L- 吡喃鼠李糖基 (1 → 2)-α-L- 吡喃阿拉伯糖基 -28-O-β-D- 吡喃木糖基 (1 → 6)-β-D- 吡喃葡萄糖糖苷 [hederagenin-3-O-α-L-rhamnopyranosyl(1→2)-α-L-arabinopyranosyl-28-O-β-D-xylopyranosyl(1→6)-β-D-glucopyranoside]、齐墩果酸 -3-O-β-D- 吡喃葡萄糖基 (1 → 2)-β-D- 吡喃葡萄糖苷 [oleanolic acid-3-O-β-D-glucopyrannoside(1 → 2)-β-D-glucopyranosyl]、齐墩果酸 -3-O-α-L- 吡喃阿拉伯糖苷 -28-O-β-D- 吡喃葡萄糖基 (1 → 6)-β-D- 吡喃葡萄糖苷 [oleanolic acid-3-O-α-L-ara-binopyranosyl-28-O-β-D-glucopyranosyl (1 → 6)-β-D-glucopyrannoside]、齐墩果酸 -3-O-β-D- 吡喃葡萄糖基 (1 → 2)-α-L- 吡喃阿拉伯糖基 -28-O-β-D- 吡喃葡萄糖基 (1 → 6)-β-D- 吡喃葡萄糖苷 [oleanolic acid-3-O-β-D-glucopyanosyl(1→2)-α-L-arabinopyranosyl-28-O-β-D-glucopyranosyl(1→6)-β-D-glucopyranoside]、齐墩果酸 -3-O-α-L- 吡喃鼠李糖基 (1 → 2)-α-L- 吡喃阿拉伯糖基 -28-O-β-D- 吡喃葡萄糖基 (1 → 6)-β-D- 吡喃葡萄糖苷 [oleanolic acid-3-O-α-L-rhamnopyranosyl(1 → 2)]-α-L-arabinopyranosyl-28-O-β-D-glucopyranosyl(1 → 6)-β-D-glucopyranoside]、马钱苷 (loganin)[1]。

有机酸类成分：绿原酸 (chlorogenic acid)、异绿原酸 (iso-chlorogenic acid)[1]。

黄酮类成分：木犀草素 (luteolin)[2]。

其他：铁、钡、锰、锌、钛、锶、铜 [1]、3- 乙烯基吡啶 (3-vinylpyridine)[3]。

【药典检测成分】 2015 版《中国药典》规定，本品照高效液相色谱法测定，按干燥品计算，含绿原酸不得少于 0.10%，含马钱苷不得少于 0.10%。

参考文献

［1］国家中医药管理局《中华本草》编委会. 中华本草：第 7 册 6571［M］. 上海：上海科学技术出版社，1999：537-539.

［2］赵娜夏，韩英梅，付晓丽. 忍冬藤的化学成分研究［J］. 中草药，2007，38(12)：1774-1776.

［3］杨迺嘉，刘文炜，霍昕，等. 忍冬藤挥发性成分研究［J］. 生物技术，2008，18(3)：53-55.

202.鸡内金　Galli Gigerii Endothelium Corneum

【来源】 为雉科动物家鸡 *Gallus gallus domensticus* Brisson 的干燥沙囊内壁。

【性能】 甘，平。健胃消食，涩精止遗，通淋化石。

【化学成分】 本品含氨基酸等化学成分。

氨基酸类成分：精氨酸 (arginine)、天冬氨酸 (aspartic acid)、谷氨酸 (glutamic acid)、甘氨酸 (glycine)、组氨酸 (histidine)、异亮氨酸 (iso-leucine)、亮氨酸 (leucine)、赖氨酸 (lysine)、丙氨酸 (alanine)、苯丙氨酸 (phenylalanine)、脯氨酸 (proline)、丝氨酸 (serine)、苏氨酸 (threonine、酪氨酸 (tyrosine)、色氨酸 (tryptophane)。

其他：铝、钙、铬、钴、铜、铁、镁、锰、钼、铅、锌、微量胃蛋白酶 (pepsin)、淀粉酶 (diastase)、角蛋白 (keratin)、胃激素 (ventriculin)、胆绿素的黄色衍生物、胆汁三烯 (bilatriene)、多种维生素 [1]。

【药典检测成分】 无。

参考文献
[1] 国家中医药管理局《中华本草》编委会. 中华本草：第9册 8558 [M]. 上海：上海科学技术出版社，1999：469-470.

203.鸡血藤 Spatholobi Caulis

【来源】本品为豆科植物密花豆 *Spatholobus suberectus* Dunn 的干燥藤茎。

【性能】苦、甘，温。活血补血，调经止痛，舒筋活络。

【化学成分】本品含有黄酮类、三萜类、甾醇类等化学成分。

黄酮类成分：木豆异黄酮 (cajanin)、大豆素 (daidzein)、3,7- 二羟基 -6- 甲氧基二氢黄酮醇 (3,7-dihydroxy-6-methoxy-dihydroflavonol)、刺芒柄花素 (formononetin)、3,4,2′,4′- 四羟基查耳酮 (3,4,2′,4′-tetrahydroxy chalcone)、甘草查耳酮A (licochalcone A)、异甘草苷元 (*iso*-liquiritigenin)[1]、毛蕊异黄酮 (calycosin)、芒柄花素 (formononetin)、密花豆素 (mi flower uea)[2]、儿茶素 (catechin)、表儿茶素 (*epi*-catechin)、没食子儿茶素 (gallocatechin)、樱黄素 (pruneifn)、芒柄花苷 (ononin)[3]。

三萜类成分：白芷素 (angelicin)、羽扇豆醇 (lupeol)、羽扇豆酮 (lupeone)[4]。

甾醇类成分 :5- 豆甾烯 -3*β*,7*α*- 二醇 (stigmast-5-ene-3*β*,7*α*-diol)、5*α*- 豆甾烷 -3*β*,6*α*- 二醇 (5*α*-stigmastane-3*β*,6*α*-diol)[1]、*β*- 谷甾醇 (*β*-sitosterol)[2]、胡萝卜苷 (daucosterol)[3]、7- 酮基 -*β*- 谷甾醇 (7-oxo-*β*-sitosterol)[5]。

挥发油类成分：苜蓿酚 (medicagol)、原儿茶酸 (protocatechuic acid)、表无羁萜醇 (friedelan-3*β*-ol)、9- 甲氧基香豆雌酚 (9-methoxycoumestrol)[1]、琥珀酸 (succinic acid)[2]、月桂酸 (lauric acid)、月桂酸乙酯 (ethyl laurate)、亚油酸乙酯 (ethyl linoleate)[6]、白桦脂酸 (betulinic acid)、二十五烷酸 -*α*- 单甘油酯 (glycerol-*α*-pentacosanoate)、正二十六碳酸 (*n*-hexacosanoic acid)[7]、丁香酸 (syringic acid)、香草酸 (vanillic acid)[3]、5- 甲基 -3- 己烯 -2- 酮 (5-methyl-3-hexen-2-one)、香芹醇 (carveol)[8]。

蒽醌类成分：大黄酚 (chrysophanol)、大黄素甲醚 (physcion)[4]、芦荟大黄素 (aloeemodin)、大黄酸 (rhein)[5]。

糖苷类成分：2- 甲氧基 -4-(2′- 羟乙基)- 苯酚 -1-*O*-*β*-D- 吡喃葡萄糖苷 [2-methoxy-4-(2′-hydroxyethyl)-phenyl-1-*O*-*β*-D-glucopyranoside]、正丁基 -*O*-*β*-D- 吡喃果糖苷 (*n*-butyl-*O*-*β*-D-fructopyranoside)[7]。

其他：阿佛洛莫生 (afrormosin)[1]、间苯三酚 (1,3,5-trihydroxybenzene)、焦性黏液酸 (pyromucic acid)[2]、2-(2′,3′- 环氧 -3′- 甲基丁基)- 甲基呋喃 [2-(2′,3′-epoxy-3′-methylbutyl)-methyl furan][8]。

【药典检测成分】无。

参考文献
[1] 国家中医药管理局《中华本草》编委会. 中华本草：第4册 3397 [M]. 上海：上海科学技术出版社，1999：656-658.
[2] 韩丽平. 鸡血藤的化学成分研究 [J]. 中国药房，2006，17(20)：1596-1598.
[3] 崔艳君，刘屏，陈若芸. 鸡血藤有效成分研究 [J]. 中国中药杂志，2005，30(2)：121-123.
[4] 严启新，李萍，王迪. 鸡血藤脂溶性化学成分的研究 [J]. 中国药科大学学报，2001，32(5)：336-338.
[5] 严启新，李萍，胡安明. 鸡血藤化学成分的研究 [J]. 中草药，2003，34(10)：876-878.
[6] 黄荣清，肖炳坤，骆传环. 气相色谱 - 质谱法分析鸡血藤化学成分 [J]. 质谱学报，2004，25(10 suppl.)：45-46.
[7] 成军，梁鸿，王媛，等. 中药鸡血藤化学成分的研究 [J]. 中国中药杂志，2003，28(12)：1153-1155.
[8] 康淑荷，马惠玲，黄涛. 鸡血藤精油化学成分研究 [J]. 西北民族大学学报 (自然科学版)，2003，24(50)：21-23.

204.鸡骨草 Abri Herba

【来源】本品为豆科植物广州相思子 *Abrus cantoniensis* Hance 的干燥全株。

【性能】甘、微苦，凉。利湿退黄，清热解毒，疏肝止痛。

【化学成分】本品含有三萜及甾体类、蒽醌、有机酸及酯类等化学成分。

　　三萜及甾体类成分：相思子皂苷 I (abrisaponin I)、相思子皂醇 A(abrisapogenol A)、相思子皂醇 C(abrisapogenol C)、相思子皂醇 B(abrisapogenol B)、相思子皂醇 D(abrisapogenol D)、相思子皂醇 E(abrisapogenol E)、相思子皂醇 F(abrisapogenol F)、相思子皂醇 G(abrisapogenol G)、大豆皂醇 A(soyasapogenol A)、大豆皂醇 B(soyasapogenol B)、葛根皂醇 A(kudzusapogenol A)、光果甘草内酯 (glabrolide)、甘草次酸 (glycyrrhetinic acid)、槐花二醇 (sophoradiol)、广东相思子三醇 (cantoniensistriol)[1]、abrisaponin So₁、去氢大豆皂苷 I(dehydrosoyasaponin I)、槐花皂苷 III (kaikasaponin III)、*β*- 谷甾醇 (*β*-sitosterol)、羽扇豆醇 (lupeol)、白桦酸 (betulinic acid)、biflorin、胡萝卜苷 (daucosterol)、大豆皂苷 I(soyasaponin I)[2]。

　　蒽醌类成分：大黄酚 (chrysophanol)、大黄素甲醚 (physcion)[1]。

　　有机酸及酯类成分：原儿茶酸 (protocatechuic acid)、原儿茶酸乙酯 (ethyl protocatechuate)[2]。

　　生物碱类成分：胆碱 (choline)[1]、*N,N,N*- 三甲基 - 色氨酸 (*N,N,N*-trimethyl tryptophan)、相思子碱 (abrine)[2]。

　　其他：7,3′,4′- 三羟基黄酮 (7,3′,4′-trihydroxyflavone)、腺嘌呤 (adenine)、腺嘌呤核苷 (adenosine)、*iso*-biflorin、肌醇甲醚 (quebrachitol)[2]。

【药典检测成分】无。

参考文献

[1] 国家中医药管理局《中华本草》编委会. 中华本草：第 4 册 2924 [M]. 上海：上海科学技术出版社，1999：303-304.
[2] 史海明，温晶，屠鹏飞. 鸡骨草的化学成分研究 [J]. 中草药，2006，37(11)：1610-1613.

205.鸡冠花 Celosiae Cristatae Flos

【来源】本品为苋科植物鸡冠花 *Celosia cristata* L. 的干燥花序。

【性能】甘、涩，凉。收敛止血，止带，止痢。

【化学成分】本品主要含山柰苷 (kaempferitrin)、苋菜红苷 (amaranthim)、松醇 (pinite)、大量硝酸钾[1]、Ca、K、Mg、P、Zn、Sr、Mn、Ni、Fe、Al、Cu[2]。

【药典检测成分】无。

参考文献

[1] 国家中医药管理局《中华本草》编委会. 中华本草：第 2 册 1504 [M]. 上海：上海科学技术出版社，1999：854-856.
[2] 翁德宝，徐颖洁，朱善良. 鸡冠花植株内无机元素的分析研究 [J]. 武汉植物学研究，1996，14(1)：77-81.

206.青风藤 Sinomenii Caulis

【来源】本品为防己科植物青藤 *Sinomenium acutum* (Thunb.)Rehd.et Wils. 及毛青藤 *Sinomenium acutum* (Thunb.) Rehd.et Wils.var.*cinereum* Rehd.et Wils. 的干燥藤茎。

【性能】苦、辛，平。祛风湿，通经络，利小便。

【化学成分】本品含有生物碱、挥发油、三萜类等化学成分。

生物碱类成分：尖防己碱 (acutumine)、光千金藤碱 (stepharine)、土藤碱 (tuduranine)、四氢表小檗碱 (sinactine)、N- 去甲尖防己碱 (acutumidine)、双青藤碱 (disinomenine)、异青藤碱 (*iso*-sinomenine)、白兰花碱 (michelalbine)[1]、青藤碱 (sinomenine)、1,2,4,3,5-cyclohexanepentol、3- 甲氧基 -6- 羟基 -17- 甲基吗啡 (3-methoxy-6-hydroxy-17-methylmorphinane)、穆坪马兜铃酰胺 (*N-trans*-feruloyl tyramine)[2]、木兰花碱 (magnoflorine)、青风藤碱 (sinoacutine)[3]。

挥发油类成分：消旋丁香树脂酚 (syringaresinol)、十六烷酸甲酯 (methyl palmitate)[1]、(Z,Z)-9,12- 十八烷酸 [(Z,Z)-9,12-octadecadienoic acid]、n- 十六烷酸 (*n*-hexadecanoic acid)[4]。

三萜类成分：羽扇豆醇 (lupeol)、羽扇豆酮 (lupenone)、乙酰齐墩果酸 (acetyloleanolicacid)、赤杨醇 (glutinol)、赤杨酮 (glutinone)[5]。

甾醇类成分：豆甾醇 (stigmasierol)、β- 谷甾醇 (*β*-sitosterol)[1]、胡萝卜苷 (daucosterol)[6]。

木脂素类成分：syringaresinol mono-*β*-D-glucoside[2]、syringaresinol-4′,4′-*O*-bis-*β*-D-glucoside、（+）-syringaresinol-4′-*O*-*β*-D-monoglucoside、(−)-DL-syringaresinol、syringin[6]。

【药典检测成分】2015 版《中国药典》规定，本品照高效液相色谱法测定，按干燥品计算，含青藤碱不得少于 0.50%。

参考文献
[1] 国家中医药管理局《中华本草》编委会. 中华本草：第 3 册 1967 [M]. 上海：上海科学技术出版社，1999：365-368.
[2] 宋永彬，程维明，曲戈霞，等. 青风藤化学成分的分离与鉴定 [J]. 沈阳药科大学学报，2007，24(2)：79-81.
[3] 李海滨. 青藤生物碱成分的研究 [J]. 贵阳医学院学报，2006，31(4)：344-345.
[4] 任洁，薛兴亚，张飞芳，等. 气相色谱 - 质谱联用分析青风藤挥发油中化学成分 [J]. 世界科学技术 - 中医药现代化基础研究，2006，8(3)：21-26，121.
[5] 周秋香，李友宾，蒋建勤. 青风藤三萜类的化学成分 [J]. 药学与临床研究，2009，17(1)：36-38.
[6] 班小红，黄筑艳，李焱，等. 青风藤化学成分的研究 [J]. 时珍国医国药，2008，19(8)：1831-1832.

207.青叶胆 Swertiae Mileensis Herba

【来源】本品为龙胆科植物青叶胆 *Swertia mileensis* T.N. Ho et W.L.Shih 的干燥全草。幼果或未成熟果实的果皮。

【性能】苦、甘，寒。清肝利胆，清热利湿。

【化学成分】本品含有呫吨酮类、环烯醚萜类、黄酮类等化学成分。

呫吨酮类成分：1,8- 二羟基 -3,7- 二甲氧基呫吨酮 (1,8-dihydroxy-3,7-dimethoxy xanthone)、1- 羟基 -2,3,5- 三甲氧基呫吨酮 (1-hydroxy-2,3,5-trimethoxy xanthone)、1- 羟基 -3,7,8- 三甲氧基呫吨酮 (1-hydroxy-3,7,8-trimethoxy xanthone)、1- 羟基 -2,3,4,5- 四甲氧基呫吨酮 (1-hydroxy-2,3,4,5-tetramethoxy xanthone)[1]、1,5- 二羟基 -2,3- 二甲氧基呫吨酮 (1,5-dihydroxy-2,3-dimethoxy xanthone)、1,5- 二 羟 基 -2,3,7- 三 甲 氧 基 呫 吨 酮 (1,5-dihydroxy-2,3,7-trimethoxy xanthone)、1,5- 二羟基 -2,3,4,7- 四甲氧基呫吨酮 (1,5-dihydroxy-2,3,4,7-tetramethoxy xanthone)、1,8- 二羟基 -2,3,6- 三甲氧基呫吨酮 (1,8-dihydroxy-2,3,6-triraethoxy xanthone)、1- 羟基 -2,3,4,7- 四甲氧基呫吨酮 (1-hydroxy-2,3,4,7-tetramelhoxy xanthone)、1- 羟基 -2,3,6,8- 四甲氧基呫吨酮 (1-hydroxyl-2,3,6,8-tettamelhoxy xanthone)、1- 羟基 -2,3,4,6- 四甲氧基呫吨酮 (1-hydroxyl-2,3,4,6-tetramethoxy xanthone)、1,2,3,5- 四甲氧基呫吨酮 (1,2,3,5-tetromethoxy xanthone)、1- 羟基 -2,3,7- 三甲氧基呫吨酮 (1-hydroxy-2,3,7-trimethoxy xanthone)、1- 羟基 -2,3,5,7- 四甲氧基呫吨酮 (1-hydroxy-2,3,5,7-tetramethoxy xanthone)[2]、1,8- 二羟基 -3,5- 二甲氧基呫吨酮 (methylbellidifolin)、1- 羟基 -3,7- 二甲氧基呫吨酮 (1-hydroxy-3,7-methoxy xanthone)[3]。

环烯醚萜类成分：2'-O- 乙酰基当药苦苷 (2'-O-acetylswertiamarin)、当药苦苷 (swertiamarin)、当药苷 (sweroside)[1]。

黄酮类成分：日本当药素 (swertia-japonin) 即木犀草素 -7- 甲醚 -6-C-β- 葡萄糖苷 (7-O-methyl luteolin-6-C-β-D-glucoside)、当药素 (swertisin) 即 6-C-β- 葡萄糖 - 芫花素 (6-C-β-glucose-genkwanin)[1]。

其他：红白金花内酯 (erythrocentaurin)、齐墩果酸 (oleanolic acid)[1]、青叶胆内酯 (swermirin)[3]。

【药典检测成分】2015 版《中国药典》规定，本品照高效液相测定法，按干燥品计算，含獐牙菜苦苷不得少于 8.0%。

参考文献

［1］国家中医药管理局《中华本草》编委会. 中华本草：第 6 册 5575［M］. 上海：上海科学技术出版社，1999：260-262.
［2］郭爱华，李军，付宏征，等. 青叶胆呫吨酮类化合物的成分研究［J］. 中草药，2003，34(2)：107-109.
［3］字敏，罗钫，刘频，等. 植物降血糖化学成份研究［J］. 云南师范大学学报，2000，20(3)：50-52.

208.青皮　Citri Reticulatae Pericarpium Viride

【来源】本品为芸香科植物橘 *Citrus reticulata* Blanco 及其栽培变种的干燥幼果或未成熟果实的果皮。

【性能】苦、辛，温。疏肝破气，消积化滞。

【化学成分】本品含氨基酸类、黄酮类等化学成分。

氨基酸类成分：丙氨酸 (alanine)、精氨酸 (arginine)、天冬氨酸 (aspartic acid)、胱氨酸 (cystine)、谷氨酸 (glutamic acid)、甘氨酸 (glycine)、组氨酸 (histidine)、异亮氨酸 (*iso*-leucine)、亮氨酸 (leucine)、苯丙氨酸 (phenylalanine)、脯氨酸 (proline)、酪氨酸 (tyrosine)、缬氨酸 (valine)。还含左旋辛弗林乙酸盐 (synephrine acetate)[1]。

黄酮类成分：橙皮苷 (hesperidin)[1] 等。

【药典检测成分】2015 版《中国药典》规定，本品照高效液相色谱法测定，含橙皮苷不得少于 5.0%。

参考文献

［1］国家中医药管理局《中华本草》编委会. 中华本草：第 4 册 3701［M］. 上海：上海科学技术出版社，1999：892-895..

209.青果 Canarii Fructus

【来源】本品为橄榄科植物橄榄 *Canarium album* Raeusch. 的干燥成熟果实。

【性能】甘、酸,平。清热解毒,利咽,生津。

【化学成分】本品含有香豆精类、脂肪酸类、氨基酸类等化学成分。

香豆精类成分:滨蒿内酯 (scoparone)、东莨菪内酯 (scopoletin)[1]。

脂肪酸类成分:乙酸 (acetic acid glacial)、柠檬酸 (citric acid)、苹果酸 (malic acid)、奎宁酸 (kinic acid)、草酸 (oxalic acid)、酒石酸 (tartaric acid)、富马酸 (fumaric acid)[2]、没食子酸 (gallic acid)[3]。

氨基酸类成分:天冬氨酸 (aspartic acid)、赖氨酸 (lysine)、谷氨酸 (glutamic acid)[2]。

糖类成分:果糖 (β-D-fructopyranose)、葡萄糖 [D (+) -glucose]、麦芽糖 (maltose)、棉籽糖 [D (+) -raffinose pentahydrate]、蔗糖 [D (+) -sucrose]、总糖 [2]。

其他:(*E*)-3,3′- 二羟基 -4,4′- 二甲氧基芪 [(*E*)-3,3′-dihydroxy-4,4′-dimethoxystilbene][1]、粗纤维、蛋白质、灰分、脂肪 [2]、石竹烯 (caryophyllene)、(±)-2- 亚甲基 -6,6- 二甲基 - 二环 [3,1,1]- 庚烷、*p*- 薄荷 -1- 烯 -8- 醇 [4]、钙 [5]。

【药典检测成分】无。

参考文献

[1] 国家中医药管理局《中华本草》编委会. 中华本草:第 5 册 3842 [M]. 上海:上海科学技术出版社,1999:21-23.

[2] 孔庚星,张鑫,陈楚城,等. 青果中抗 HBsAg/HBeAg 成分的研究 [J]. 解放军医学高等专科学校学报,1998, 26(2): 5-7.

[3] 韦宏,彭维,毛杨梅,等. 青果的化学成分研究 [J]. 中国中药杂志,1999, 24(7): 421-423.

[4] 谭穗懿,杨旭锐,杨洁,等. 青果挥发油化学成分的 GC-MS 分析 [J]. 中药材,2008, 31(6): 842-844.

[5] 何志勇. 橄榄果肉营养成分的分析 [J]. 食品工业科技,2008(12): 224-226.

210.青葙子 Celosiae Semen

【来源】本品为苋科植物青葙 *Celosia argentea* L. 的干燥成熟种子。

【性能】苦,微寒。清肝泻火,明目退翳。

【化学成分】本品含有甾体类、脂肪酸类等化学成分。

甾体类成分:棕榈酸胆甾烯酯 (palmitatic acid cholesteryl ester)、β- 谷甾醇 (β-sitosterol)[1]、豆甾醇 (stigmasterol)、胡萝卜苷 (daucosterol)[2]。

脂肪酸类成分:对羟基苯甲酸 (*p*-hydroxyl benzoic acid)、3,4- 二羟基苯甲酸 (3,4-dihydroxy benzoic acid)[1]、棕榈酸 (palmiticacid)、齐墩果酸 (oleanolicacid)[2]、烟酸 (nicotinic acid)[3]。

其他:3,4- 二羟基苯甲醛 (3,4-dihydroxyl benzaldcdydc)、正丁基 -β-D- 果糖苷 (nbutyl-β-D-frnoose glycoside)、蔗糖 [1]、青葙子油脂 (celosia oil)、脂肪油、淀粉、硝酸钾 [3]。

【药典检测成分】无。

参考文献

[1] 付宏征,孟宪圩,李石生,等. 青葙子化学成分的研究 [J]. 中草药,1992, 23(7): 344-345.

[2] 薛芊,郭美丽,张戈. 青葙子化学成分研究 [J]. 药学服务与研究,2006, 6(5): 345-347.

[3] 国家中医药管理局《中华本草》编委会. 中华本草:第 2 册 1501 [M]. 上海:上海科学技术出版社,1999:851-853.

211.青蒿 Artemisiae Annuae Herba

【来源】本品为菊科植物黄花蒿 *Artemisia annua* L. 的干燥地上部分。

【性能】苦、辛，寒。清虚热，除骨蒸，解暑热，截疟，退黄。

【化学成分】本品含有萜类、黄酮类、挥发油等化学成分。

萜类成分：青蒿素 B 的异构体青蒿素 C(artemisinin C,arteannuin C)、黄花蒿内酯 (annulide)、黄花蒿双环氧化物 (annuadiepoxide)、青蒿烯 (artemisitene)、青蒿醇 (artemisinol)、去氧异青蒿素 B(deoxy-*iso*-artemisinin B,*epi*-deoxyarteannuin B)、去氧异青蒿素 C(deoxy-*iso*-artemisinin C)、去氢青蒿酸 (dehydroartemisinic acid)、二氢去氧异青蒿素 B(dihydro-*epi*-deoxyarteannuin B)、11R- 左旋二氢青蒿酸 (11R-dihydroartemisinic acid)、青蒿素 G(arteannuin G)、无羁萜 (friedelin)、3β- 无羁萜醇 (friedelan 3β-ol)、青蒿素 (qinghaosu, artemisinin,arteannuin)、青蒿素 Ⅰ (qinghaosu Ⅰ ,artemisinin A,arteannuin A)、青蒿素 Ⅱ (qinghaosu Ⅱ ,artemisinin B,arteannuin B)、青蒿素Ⅲ即氢化青蒿素，去氧青蒿素 (qinghaosu Ⅲ ,hydroartemisinin,deoxyartemisinin)、青蒿素Ⅳ (qinghaosu Ⅳ)、青蒿素Ⅴ (qinghaosu Ⅴ)、青蒿素Ⅵ (qinghaosu Ⅵ)、青蒿酸 (qinghao acid,artemisic acid,artemisinic acid,arteannuic acid)、环氧青蒿酸 (epoxyartemisinic acid)、青蒿酸甲酯 (methyl artemisinate)[1]。

黄酮类成分：蒿黄素 (artemetin)、蒿属酮 (artemisa ketone)、5,7,3,4′- 四羟基 - 二甲氧基黄酮 (axillarin)、5- 羟基 -3,6,7,4′- 四甲氧基黄酮 (5-hydroxy-3,6,7,4′-tetram-ethoxyflavone)、3,5,3′- 三羟基 -6,7,4′- 三甲氧基黄酮 (3,5,3′-trihydroxy-6,7,4′-trimethoxyflavone)、5,2′,4′- 三羟基 -6,7,5′- 三甲氧基黄酮 (5,2′,4′-trihydroxy-6,7,5′-trimethoxyflavone)、槲皮万寿菊素 -6,7,3′,4′- 四甲醚 (quercetagetin-6,7,3′,4′-tetramethylether)、槲皮素 -3- 甲醚 (quercetin-3-methyl ether)、槲皮万寿菊素 -3,4′- 二甲醚 (quercetagetin-3,4′-dimethylether)、槲皮素 (quercetin)、槲皮素 -3- 芸香糖苷 (quercetin-3-rutinoside)、槲皮素 -3-*O*- 糖苷 (quercetin-3-*O*-glucoside)、紫花牡荆素 (casticin)、猫眼草酚 (chrysosplenol,chrysosplenol D)、金圣草素 (chrysoeriol)、去甲中国蓟醇 (cirsiliol)、滨蓟黄素 (cirsimaritin)、木犀草素 (luteolin)、木犀草素 -7-*O*- 糖苷 (luteolin-7-*O*-glucoside)、3- 甲氧基猫眼草酚即猫草黄素 (3-methoxychrysosplenol,chrysosplenetin)、6- 甲氧基山柰酚 -3-*O*- 糖苷 (6-methoxykaempferol-3-*O*-glucoside)、去甲黄花蒿酸 (norannuic acid)、万寿菊素 (patuletin)、万寿菊素 -3-*O*- 糖苷 (patuletin-3-*O*-glucoside)、5,4′- 二羟基 -3,6,7- 三甲氧基黄酮 (penduletin)、鼠李素 (rhamnetin)、鼠李柠檬素 (rhamnocitrin)、东莨菪素 (scopoletin)、树柳黄素 (tamarixetin)、5,7,8,3′- 四羟基 -3,4′- 二甲氧基黄酮 (5,7,8,3′-tetrahydroxy-3,4′-dimethoxyflavone)、异蒿属酮 (*iso*-artemisia keton)[1]、5,7- 二羟基 -6,3′,4′- 三甲氧基黄酮 (泽兰林素)(eupatilin)、5,7,4′- 三羟基 -6,3′,5′- 三甲氧基黄酮 (5,7,4′-trihydroxy-6,3′,5′-trimethoxyflavon)、芹菜素 (apigenin)[2]。

挥发油类成分：苄基异戊酸 (benzyl-*iso*-valerate)、乙酸龙脑酯 (bornyl acetate)、龙脑 (borneol)、异戊酸龙脑酯 (bornyl-*iso*-valerate)、γ- 荜澄茄烯 (γ-cadinene)、ξ- 荜澄茄烯 (ξ-cadinene)、β- 丁香烯 (β-caryophellene)、樟烯 (camphene)、左旋 - 樟脑 [(−)camphor]、4- 蒈烯 (4-carene)、香苇醇 (carveol)、胡椒烯 (copaene)、中国蓟醇 (cirsilineol)、2,29- 二甲基三十烷 (2,29-dimethyltriacontane)、α- 榄香烯 (α-elemene)、β- 榄香烯 (β-elemene)、γ- 榄香烯 (γ--elemene)、异龙脑 (*iso*-borneol)、山柰酚 (kaempferol)、山柰酚 -3-*O*- 糖苷 (kaempferol-3-*O*-glucoside)、芳樟醇 (linalool)、柠檬烯 (limonene)、乙酸芳樟醇酯 (linalyl acetate)、β- 金合欢烯 (β-farnesene)、2- 甲基三十烷 -8- 酮 -23- 醇 (2-methyltriacosan-8-one-23-ol)、γ- 衣兰油烯 (γ-muurolene)、月桂烯 (myrcene)、1,8- 桉叶素 (1,8-cineole)、小茴香酮 (fenchone)、三十烷酸三十一醇酯

(hentriacontanyl triacontanoate)、二十九醇 (nonacosanol)、5- 十九烷基间苯二酚 -3-*O*- 甲醚酯 (5-nonadecylresorcinol-3-*O*-methylether)、*β*- 松油烯 (*β*-terpinene)、*γ*- 松油醇 (*γ*-terpineol)、*α*- 松油醇 (*α*-terpineol)、4- 松油醇 (4-terpineol)、4- 乙酸松油醇酯 (4-terpinyl acetate)、*α*- 蒎烯 (*α*-pinene)、*β*- 蒎烯 (*β*-pinene)、棕榈酸 (palmitic acid)、*α*- 侧柏烯 (*α*-thujene)、三环烯 (tricyclene)[1]。

香豆精类成分：香豆精 (coumarin)、6,8- 二甲氧基 -7- 羟基香豆精 (6-8-dimethoxy-7-hydroxycoumarin)、5,6- 二甲氧基 -7- 羟基香豆精 (5,6-dimethoxy-7-hydroxycoumarin)、蒿属香豆精 (scoparon)[1]。

其他：石南藤酰胺乙酸酯 (aurantiamide acetate)、*β*- 糖苷酶Ⅰ(*β*-glucosidase Ⅰ)、*β*- 糖苷酶Ⅱ(*β*-glucosidase Ⅱ)、*β*- 谷甾醇 (*β*-sitosterol)、豆甾醇 (stigmasterol)、本都山蒿环氧化物 (ponticaepoxide)、水杨酸 (salicylic acid)[1]。

【药典检测成分】无。

参考文献

［1］国家中医药管理局《中华本草》编委会. 中华本草：第 7 册 6709［M］. 上海：上海科学技术出版社，1999：658-665.

［2］吕华军，黄举鹏，卢健，等. 青蒿化学成分的研究［J］. 广西中医药，2007，30(3)：56-57.

212. 青黛　Indigo Naturalis

【来源】本品为爵床科植物马蓝 *Baphicacanthus cusia* (Nees) Bremek.、蓼科植物蓼蓝 *Polygonum tinctorium* Ait. 或十字花科植物菘蓝 *Isatia indigotica* Fort. 的叶或茎叶经加工制得的干燥粉末、团块或颗粒。

【性能】咸，寒。清热解毒，凉血消斑，泻火定惊。

【化学成分】本品含有三萜类、甾醇类等化学成分。

三萜类成分：羽扇豆醇 (lupeol)、羽扇酮 (lupenone)、白桦脂醇 (betulin)[1]。

甾醇类成分：扶桑甾醇 (rosasterol)[2]、*γ*- 谷甾醇 (*γ*-sitosterol)[3]。

其他：4(3H) 喹唑酮 [4(3H)-quinazolinedione][1]、2,4(1H,3H)- 喹唑二酮 [2,4(1H,3H)-quinazolinedione][1,2]、5- 羟基 -2- 吲哚酮 [2]、正二十九烷 (*n*-nonacosane)[3]、靛苷 (indican)、靛蓝 (indigo)、靛红 (isatin)、松蓝苷 B(isatan B)、靛玉红 (indirubin)、异靛蓝 (*iso*-indigo)、虫漆蜡醇 (laccerol)、色氨酮 (tryptanthrin)、*N*- 苯基 -2- 萘胺 (*N*-phenyl-2-naphthylamine)、青黛酮 (qingdainone)[4]。

【药典检测成分】2015 版《中国药典》规定，本品照高效液相色谱法测定，按干燥品计算，含靛蓝不得少于 2.0%，含靛玉红不得少于 0.13%。

参考文献

［1］李玲，梁华清，廖时萱，等. 马蓝的化学成分研究［J］. 药学学报，1993，28(3)：238-240.

［2］李玲，杨根金，董同义，等. 菘蓝化学成分研究［J］. 中草药，1996，27(7)：389-391.

［3］扬秀贤，吕曙华，吴寿金. 马蓝叶化学成分的研究［J］. 中草药，1995，26(12)：622.

［4］国家中医药管理局《中华本草》编委会. 中华本草：第 7 册 6454［M］. 上海：上海科学技术出版社，1999：445-450.

213.玫瑰花　Rosae Rugosae Flos

【来源】本品为蔷薇科植物玫瑰花 *Rosa rugosa* Thunb. 的干燥花蕾。

【性能】甘、微苦，温。行气解郁，和血，止痛。

【化学成分】本品含有挥发油、黄酮类、氨基酸等化学成分。

挥发油类成分：1- 己醇 (1-hexanol)、3- 己烯醇 (3-hexenol)、乙酸 -3- 己烯酯 (3-hexenyl acetate)、乙酸己酯 (hexyl acetat)、丁香油酚 (eugenol)、牻牛儿醇 (geraniol)、牻牛儿醇甲酸酯 (geranyl formate)、牻牛儿醇乙酸酯 (geranyl acetate)、牻牛儿醛 (geranial)、牻牛儿基丙酮 (geranyl acetone)、十四烷醛 (tetradecanal)、2- 十三烷酮 (2-tridecanone)、十五烷 (pentadecane)、2- 十一烷酮 (2-undecanone)、2- 十五烷酮 (2-pentadecanone)、十六烷醛 (hexadecanal)、β- 香茅醇 (β-citronellol)、香茅醇甲酸酯 (citronellyl formate)、香茅醇乙酸酯 (citronellyl acetate)、苯甲醇 (benzyl alcohol)、芳樟醇 (linalool)、芳樟醇甲酸酯 (linalyl formate)、3- 甲基 -1- 丁醇 (3-methyl-1-butanol)、甲基丁香油酚 (methyl eugenol)、6- 甲基 -5- 庚烯 -2- 酮 (6-methyl-5-hepten-2-one)、α- 白苏烯 (α-naginatene)、玫瑰醚 (roseoxide)、橙花醛 (neral)、橙花醇 (nerol)、乙酸橙花醇酯 (neryl acetate)、乙酸十四烷醇酯 (tetradecyl acetate)、反式 -β- 罗勒烯 (*trans*-β-ocimene)、1- 戊醇 (1-pentanol)、苯乙醇 (phenylethanol)、β- 苯乙醇 (β-phenyl ethyl)、β- 突厥酮 (β-damascone)、乙酸 -β- 苯乙醇酯 (β-phenyl ethyl acetate)[1]。

黄酮类成分：槲皮素 (quercetin)、木麻黄素 (strictinin)、异小木麻黄素 (*iso*-strictinin)、矢车菊双苷 (cyanin)[1]。

氨基酸类成分：天冬氨酸、苏氨酸、谷氨酸、甘氨酸、脯氨酸、丙氨酸、蛋氨酸、异亮氨酸、亮氨酸、苯丙氨酸、胱氨酸等[2-4]。

其他：β- 胡萝卜素 (β-carotene)、木麻黄鞣亭 (casuarictin)、长梗马兜铃素 (pedun culagin)、玫瑰鞣质 A(rugosin A)、玫瑰鞣质 B(rugosin B)、玫瑰鞣质 D(rugosin D)、玫瑰鞣质 E(rugosin E)、玫瑰鞣质 G(rugosin G)、新唢呐素 Ⅰ(tellimagrandin Ⅰ)、新唢呐素 Ⅱ(tellimagrandin Ⅱ)、1,2,3-三 -*O*- 没食子酰 -β-D- 葡萄糖 (1,2,3-tri-*O*-galloyl-β-D-glucose)、1,2,6- 三 -*O*- 没食子酰 -β-D- 葡萄糖 (1,2,6-tri-*O*-galloyl-β-D-glucose)、有机酸、脂肪油 [1]。

【药典检测成分】无。

参考文献

[1] 国家中医药管理局《中华本草》编委会. 中华本草：第 4 册 2807 [M]. 上海：上海科学技术出版社，1999：238-241.

[2] 樊筑君，刘玉兰，张安杰，等. 玫瑰花渣成分研究初探 [J]. 天然产物研究与开发，1990，1：6-69.

[3] 尉芹，王永红，胡亚云，等. 玫瑰花渣化学成分与营养充分研究 [J]. 西北林学院学报，2005，20(3)：140-141.

[4] 徐怀德，刘邻渭，李元瑞，等. 几种干花成分分析及玫瑰饮料加工技术研究 [J]. 西北农林科技大学学报，2003，31(3)：91-98.

214.苦木　Picrasmae Ramulus et Folium

【来源】本品为苦木科植物 *Picrasma quassioides* (D.Don) Benn. 的干燥枝及叶。

【性能】苦，寒；有小毒。清热解毒，祛湿。

【化学成分】本品主要含生物碱类等化学成分。

生物碱类成分：苦木碱 I(kumujanvine I) 即 3- 咔啉基丙酸甲酯 [methyl 3-(β-carbolin-1-yl) propionate]、苦木碱 H(kumujancine H) 即 1- 甲酰基 -4- 甲氧基 -β- 咔啉 (1-formyl-4-methoxy-β-carboline)、苦木酮碱 (nigakinone)、甲基苦木酮碱 (methyl nigakinone)[1]。

其他 :β- 咔啉基 [3-(4,8- 二甲氧基 - 咔啉基)-1- 甲氧基丙基]- 甲酮 [β-carbolin-1-yl-3-(4,8-dimethoxy-carbolin-1-yl)-1-methoxypropylketone]、(24Z)-3β,27- 二 羟 基 -7,24- 甘 遂 二 烯 -21- 醛 [(24Z)-3β,27-dihydroxy-7,24-tirucalladien-21-al]、1- 乙 基 -4- 甲 氧 基 - 咔 啉 (1-ethyl-4-methoxy-carboline)、1- 羟甲基 -β- 咔啉 (1-hydroxymethyl-β-carboline)、(24Z)-27- 羟基 -3- 氧代 -7,24- 甘遂二烯 -21- 醛 [(24Z)-27-hydroxy-3-oxo-7,24-tirucalladien-21-al]、(24Z)-27- 羟基 -7,24- 甘遂二烯 -3- 酮 [(24Z)-27-hydroxy-7,24-tirucalldien-3-one]、5- 甲氧基铁屎米酮 (5-methoxy canthin-6-one)、3- 甲基铁屎米 -5,6- 二酮 (3-methyl-cantin-5,6-dione)、3- 甲基铁屎米 -2,6- 二酮 (3-methyl-canthin-2,6-dione)、(24Z)-27- 羟基 -3- 氧代 -7,24- 甘遂二烯 -21- 酸甲酯 [methyl(24Z)-27-hydroxy-3-oxo-7,24-tirucalladien-21-oate]、苦树素苷 A(picrasinoside A)、苦树素苷 B(picrasinoside B)、(24Z)-3α- 氧代 -3α- 高 -27- 羟基 -7,24- 甘遂二烯 -3- 酮 [(24Z)-3α-oxo-3α-homo-27-hydroxy-7,24-tirucalldien-3-one]、(24Z)-7,24- 甘 遂 二 烯 -3β,27- 二 醇 [(24Z)-7,24-tirucalladiene-3β,27-diol]、1- 乙 烯 基 -4,9- 二 甲 氧 基 - 咔 啉 (1-vinyl-4,9-dimethoxy-carboline)[1]。

【药典检测成分】无。

参考文献

［1］国家中医药管理局《中华本草》编委会. 中华本草：第 5 册 3837 [M]．上海：上海科学技术出版社，1999：13-15.

215.苦地丁　Corydalis Bungeanae Herba

【来源】本品为罂粟科植物紫堇 *Corydalis bungeana* Turcz. 的干燥全草。

【性能】苦，寒。清热解毒，散结消肿。

【化学成分】本品主要含生物碱类等化学成分。

生物碱类成分：右旋 13- 表紫堇醇灵碱 (13-*epi*-corynoline)、11- 表紫堇醇灵碱 (11-*epi*-corynoline)、乙酰异紫堇醇灵碱 (acetylcorynoline)、比枯枯灵碱 (bicuculline)、右旋地丁紫堇碱 (bungeanine)、碎叶紫堇碱 (cheilanthifoline)、紫堇文碱 (corycavine)、12- 羟基紫堇醇灵碱 (12-hydroxycorynoline)、异波尔定碱 (*iso*-boldine)、右旋异紫堇醇灵碱 (*iso*-corynoline)、斯氏紫堇碱 (scoulerine)、去甲大枣碱 (noryuziphine)、原阿片碱 (protopine)、四氢黄连碱 (tetrahydrocoptisine)、四氢刻叶紫堇明碱 (tetrahydrocorysamine)、大枣碱 (yuziphine)[1]、紫堇醇灵碱 (corynoline)、6- 丙酮基紫堇灵 (6-acetonylcorynoline)、二氢血根碱 (dihydrosanguinarine) [2]、spallidamine、*N*- 反式 - 阿魏酰基酪胺 (*N-trans*-feruloyltyramine)、6- 丙酮基二氢血根碱 (6-acetonyldihydrosanguinarine)、去氢碎叶紫堇碱 (dehydrocheilanthifoline)、黄连碱 (coptisine)、紫堇萨明 (corysamine)、coryincine、氧化血根碱 (oxysanguinarine)、去甲血根碱 (norsanguinarine)[3]。

【药典检测成分】2015 版《中国药典》规定，本品照高效液相色谱法测定，按干燥品计算，含紫堇灵不得少于 0.14%。

参考文献

［1］国家中医药管理局《中华本草》编委会. 中华本草：第 3 册 2236 [M]．上海：上海科学技术出版社，1999：622-624.

［2］黄阁，李发美. 苦地丁中生物碱的分离和结构鉴定 [J]．中草药，2003，34(10)：882-883.

[3] 郑建芳, 秦民坚, 郑昱, 等. 苦地丁生物碱的化学成分 [J]. 中国药科大学学报, 2007, 38(2): 112-114.

216.苦杏仁 Armeniacae Semen Amarum

【来源】本品为蔷薇科植物山杏 *Prunus armeniaca* L.var.*ansu* Maxim.、西伯利亚杏 *Prunus sibirica* L.、东北杏 *Prunus mandshurica* (Maxim.)Koehne 或杏 *Prunus armeniaca* L.的干燥成熟种子。

【性能】苦, 微温; 有小毒。降气止咳平喘, 润肠通便。

【化学成分】本品含有甾体类、挥发油类、有机酸类等化学成分。

甾体类成分: 雌酮 (setrone)、豆甾醇 (stigmasterol)、胆甾醇 (cholesterol)、Δ^{24}- 胆甾烯醇 (Δ^{24}-cholestenol)、β- 谷甾醇 (β-sitosterol)[1]。

挥发油成分:Δ^5-燕麦甾醇(Δ^5-avenasterol)、牻牛儿醇 (geraniol)、反式 -2- 己烯醛 (*trans*-2-hexenal)、反式 -2- 己烯 -1- 醇 (*trans*-2-hexen-1-ol)、芳樟醇 (1-linalool)、正己醛 (*n*-hexanal)、α- 松油醇 (α-terpineol)、正己醇 (*n*-hexanol)、17β- 雌二醇 (17β-estradiol)、十四烷酸 (tetradecanoic acid)、甘油三油酸酯 (triolein) [1]、苯甲醇 (benzyl alcohol)、苯甲酸乙酯 (ethyl benzoate)、苯甲醛 (benzaldehyde)、乙酸乙酯 (ethyl acetate)、9- 芴醇 (9-fluorenol)、乙醛 (acetaldehyde)、苯 (benzene)、联苯 (biphenyl)、4- 苯基苯甲醛 (4-biphenylcarboxaldehyde)、苯甲酰基腈、*N,N*- 二苯基肼酰胺 [2]、十六碳烯酸 (2-hexadecenoic acid)[3]。

有机酸类成分: 绿原酸 (chlorogenic acid) 即是 5′- 咖啡酰奎宁酸 (5′-caffeoylquinic acid)、3′- 对香豆酰奎宁酸 (3′-*p*-coumaroylquinic acid)、3′- 阿魏酰奎宁酸 (3′-feruloylquinic acid)、5′- 阿魏酰奎宁酸 (5′-feruloylquinic acid)、新绿原酸 (neochlorogenic acid) 即是 3′- 咖啡酰奎宁酸 (3′-caffeoylquinic acid)、亚油酸 (linoleic acid)、油酸 (oleic acid)、棕榈酸 (palmitic acid)[1]、苯甲酸 (benzoic acid)[2]、亚麻酸 (linolenic acid)[3]。

其他: 苦杏仁苷 (amygdalin)、肌醇 (inositol)、KR-A、KR-B、野樱苷 (prunasin)[1]、脂肪、蛋白质、多种维生素、微量元素、氨基酸 [4]。

【药典检测成分】2015 版《中国药典》规定, 本品照高效液相色谱法测定, 按干燥品计算, 含苦杏仁苷不得少于 3.0%。

参考文献
[1] 国家中医药管理局《中华本草》编委会. 中华本草: 第 4 册 2571 [M]. 上海: 上海科学技术出版社, 1999: 93-99.
[2] 史清华, 朱海兰, 李科友. 苦杏仁精油化学成分的研究 [J]. 西北林学院学报, 2003, 18(3): 73-75.
[3] 孙景琦, 冯秀华, 张学勤. 山杏仁油脂肪酸成分分和理化特性的研究 [J]. 内蒙古农牧学院学报, 1994, 15(1): 123-124.
[4] 李科友, 史清华, 朱海兰, 等. 苦杏仁化学成分的研究 [J]. 西北林学院学报, 2004, 19(2): 124-126.

217.苦参 Sophorae Flavescentis Radix

【来源】本品为豆科植物苦参 *Sophora flavescens* Ait. 的干燥根。

【性能】苦, 寒。清热燥湿, 杀虫, 利尿。

【化学成分】本品含有生物碱类、黄酮类、挥发油类等化学成分。

生物碱类成分: 右旋别苦参碱 [(+)-allomatrine]、左旋臭豆碱 (anagyrine)、赝靛叶碱 (baptifoline)、苦参碱 (matrine)、右旋 -*N*- 甲基金雀花碱 (*N*-methylcytisine)、氧化苦参碱 (oxymatrine)、左旋槐胺碱 [(−)-sophoramine]、右旋异苦参碱 [(+)-*iso*-matrine]、*N*- 氧化槐根

碱 (*N*-oxysophocarpine)、左旋槐根碱 (sophocarpine)、右旋槐花醇 (sophoranol)、(＋)-*N*- 槐花醇氧化物 [(＋)-sophoranol *N*-oxide]、槐定碱 (sophoridine)[1]。

黄酮类成分：苦参酮 (kurarinone)、刺芒柄花素 (formononetin)、苦参素 (kushenin)、苦参新醇 A(kushenol A)、苦参新醇 B(kushenol B)、苦参新醇 C(kushenol C)、苦参新醇 D(kushenol D)、苦参新醇 E(kushenol E)、苦参新醇 F(kushenol F)、苦参新醇 G(kushenol G)、苦参新醇 H(kushenol H)、苦参新醇 I(kushenol I)、苦参新醇 J(kushenol J)、苦参新醇 K(kushenol K)、苦参新醇 L(kushenol L)、苦参新醇 M(kushenol M)、苦参新醇 N(kushenol N)、苦参新醇 O(kushenol O)、苦参查耳酮 (kuraridin)、苦参查耳酮醇 (kuraridinol)、苦参醇 (kurarinol)、苦参醌 A(kushequinone A)、L- 山槐素 (L-maackiain)、降脱水淫羊藿素 (noranhydroicaritin)、异脱水淫羊藿素 (*iso*-anhydroicaritin)、黄腐醇 (xanthohumol)、异黄腐醇 (*iso*-xanthohumol)、异苦参酮 (*iso*-kurarinone)、木犀草素 -7- 葡萄糖苷 (luteolin-7-glucoside)、甲基苦参新醇 C(methylkushenol C)、新苦参醇 (neokurarinol)、降苦参醇 (norkurarinol)、降苦参酮 (norkurarinone)[1]。

挥发油类成分：*n*- 十六烷 (*n*-hexandecane)、*n*- 十七烷 (*n*-heptadecane)、十九烷 (nonadecane)、十八烷 (octadecane)、2,6,10,14- 四甲基 - 十五烷 (2,6,10,14-tetramethylpentadecane)、2,6,10,14- 四甲基十六烷 (2,6,10,14-tetramethylhexadecane)、2,6,10,14- 四甲基十七烷 (2,6,10,14-tetramethyl heptadecane)、二十烷 (eicosane)、1,8- 桉叶素 (1,8-cineole)、香叶基丙酮 (geranylacetone)、1- 辛烯 -5- 醇 (1-octen-5-o1)、月桂酸 (lauric acid)、*α*- 松油醇 (*α*-terpineol)[2]。

有机酸及酯类成分：三叶豆紫檀素 -6′- 单乙酸酯 (trifolirhizin-6′-monoacetate)[1]、2,4- 二羟基苯甲酸 (2,4-dihydroxy benzoic acid)[3]、二十四碳酸 (木腊酸 ,lignoceric add)、芥子酸十六酯 (3,5-二甲氧基 -4- 羟基 - 桂皮酸十六酯 ,4-sinapic acid hexadecyl ester)[4]。

皂苷类成分：苦参皂苷 Ⅰ(sophoraflavoside Ⅰ)、苦参皂苷 Ⅱ(sophoraflavoside Ⅱ)、苦参皂苷 Ⅲ (sophoraflavoside Ⅲ)、苦参皂苷Ⅳ(sophoraflavoside Ⅳ)、大豆皂苷 Ⅰ(soyasaponin Ⅰ)[1]。

苯并呋喃类成分：三叶豆紫檀苷 (trifolirhizin)、三叶豆紫檀苷丙二酸酯 (trifolirhizin-6″-*O*-malonate)[1]、高丽槐素 (maackiain)[3]。

其他 :*β*- 谷甾醇 (*β*-sitosterol)[3]、蔗糖 (sucrose)、伞形花内酯 (7- 羟基香豆素 ,umbelliferon)[4]。

【药典检测成分】2015 版《中国药典》规定 , 本品照高效液相色谱法测定 , 按干燥品计算 , 含苦参碱和氧化苦参碱的总量不得少于 1.2%。

参考文献

[1] 国家中医药管理局《中华本草》编委会 . 中华本草：第 4 册 3383 [M] . 上海：上海科学技术出版社 , 1999：634-643.

[2] 王秀坤 , 李家实 , 魏璐雪 . 苦参挥发油成分的研究 [J] . 中国中药杂志 , 1994, 19(9)：552-553.

[3] 李丹 , 左海军 , 高慧媛 , 等 . 苦参的化学成分 [J] . 沈阳药科大学学报 , 2004, 21(5)：346-347.

[4] 张俊华 , 赵玉英 , 刘沁舡 , 等 . 苦参化学成分的研究 [J] . 中国中药杂志 , 2000, 25(1)：37-38.

218.苦楝皮　　Meliae Cortex

【来源】本品为楝科植物川楝 *Melia toosendan* Sieb.et Zucc. 或楝 *Melia azedarach* L. 的干燥树皮及根皮。

【性能】苦 , 寒；有毒。杀虫 , 疗癣。

【化学成分】本品含萜类及其苷类、黄酮类、甾醇类等化学成分。

萜类及其苷类成分：秦皮酮 (fraxinellone)、葛杜宁 (gedunin)、葛杜宁 -3-*O-β-O*-D- 吡喃葡萄糖苷 (7*α*-acetoxy-14*β*,15*β*-epoxy-gedunan-1-ene-3-*O-β*-D-glucopyranoside)、异川楝素 (*iso*-toosendanin)、苦楝酮 (kulinone)、苦楝萜酮内酯 (kulactone)、苦楝萜醇内酯 (kulolactone)、

苦楝萜酸甲酯 (methyl kulonate)、苦楝子三醇 (melianotriol)、印楝波灵 A(nimbolin A)、印楝波灵 B(nimbolin B)、川楝素 (toosendanin)、β- 谷甾醇 (β-sitosterol)[1]、12- 去乙酰基三唇素 (12-deacetyltrichilin)[2]、α- 菠甾酮 (α-spinasterone)、阿魏酸 (ferulic acid)、羽扇豆醇 (lupeol)[3]。

　　黄酮类成分：芹菜素 -5-O-β-D- 吡喃半乳糖苷 (apigenin-5-O-β-D-galactopyranoside)、4′,5- 二羟基黄酮 -7-O-α-L- 吡喃鼠李糖基 -(1 → 4)-β-D- 吡喃葡萄糖苷 [4′,5-dihydroxyflavone-7-O-α-L-rhamnopyranosyl-(l → 4)-β-D-glucopyranoside][1]。

　　甾醇类成分：胡萝卜苷 (daucosterol)[3]。

　　木脂素类成分：丁香树脂酚双葡萄糖苷 (svringaresinol-di-O-β-D-glucoside)[3]。

　　蒽醌类成分：1,8- 二羟基 -2- 甲基蒽醌 -3-O-β-D- 吡喃半乳糖苷 (1,8-dihydroxy-2-methylanthraquinone-3-O-β-D-galactopyranoside)、1,5- 二羟基 -8- 甲氧基 -2- 甲基蒽醌 -3-O-α-L- 吡喃鼠李糖苷 (1,5-dihydroxy-8-methoxy-2-methylanthraquinone-3-O-α-L-rhamnopyranoside)[1]。

　　其他：正十三烷 (tridecane)[1]。

【药典检测成分】2015 版《中国药典》规定，本品照高效液相色谱 - 质谱法测定，按干燥品计算，含川楝素应为 0.010% ~ 0.20%。

参考文献

[1] 国家中医药管理局《中华本草》编委会. 中华本草：第 5 册 3865 [M]. 上海：上海科学技术出版社，1999：33-36.

[2] 程玮，肖啸，严达伟，等. 云南苦楝皮成分的分离鉴定及其对猪蛔虫成虫及虫卵的离体毒理研究 [J]. 山东畜牧兽医，2008，29(10)：1-4.

[3] 张淏，李行诺，孙博航，等. 苦楝皮的化学成分 [J]. 沈阳药科大学学报，2008，25(7)：534-536.

219.苘麻子　Abutili Semen

【来源】本品为锦葵科植物苘麻 *Abutilon theophrastii* Medic. 的干燥成熟种子。

【性能】苦，平。清热利湿，解毒，退翳。

【化学成分】本品主要含亚油酸 (linoleic acid)[1]、胆甾醇 (cholesterol)[2]、十六碳酸 (2-ethylhexylpalmitata)、十八碳 -11- 烯酸 (*trans*-11-octadecenoic acid)[3]、精氨酸 (arginine)、天冬氨酸 (aspqrtic acid)、谷氨酸 (glutamic acid)[4]、磷、铁、锌、锰、铜 [5]。

【药典检测成分】无。

参考文献

[1] 国家中医药管理局《中华本草》编委会. 中华本草：第 5 册 4341 [M]. 上海：上海科学技术出版社，1999：339-340.

[2] 孙燕燕，袁毓湘. 苘麻子脂溶性成分的研究 [J]. 中草药，1996，6：334.

[3] 马爱华，张俊慧，赵仲坤. 冬葵子与苘麻子中脂肪酸的对比分析 [J]. 时珍国药研究，1996，7(3)：154.

[4] 马爱华，张俊慧，赵仲坤. 冬葵子与苘麻子中氨基酸的对比分析 [J]. 中草药，1996，27(增刊)：99.

[5] 马爱华，张俊慧. 冬葵子和苘麻子中无机元素含量测定及对比分析 [J]. 时珍国药研究，1999，10(2)：94.

220.枇杷叶　Eriobotryae Folium

【来源】本品为蔷薇科植物枇杷 *Eriobotrya japonica* (Thunb.) Lindl. 的干燥叶。

【性能】苦，微寒。清肺止咳，降逆止呕。

【化学成分】本品含有黄酮类、挥发油、萜类等化学成分。

黄酮类成分 : 芦丁 (rutin)[1]、5-羟基 -4'-甲氧基 -O-7-β-D-吡喃葡萄糖基 -(6→ 1)-α-L-吡喃鼠李黄酮苷 [5-hydroxy-4'-methoxy-O-7-β-D-glucopyranosy-(6 → 1)-α-L-rhamnopyranosylflavonoside,即枇杷甲素 (eribotrine A)]、山柰酚 (kaempferol)、金丝桃苷 (hyperoside)[2]、橙皮苷 (hesperidin)[3]、山柰酚 -3,7- 二葡萄糖苷 (kaempferol-3,7-diglucoside)、3,5,7- 三羟基黄酮 (高良姜素)(galangin)。

挥发油类成分 : (+)- 香芹酮 [(+)-carvone]、α- 红没药醇 (α-Bisabolol)、二氢猕猴桃内酯 (dihydroactinidiolide)、(E)- 橙花叔醇 [(E)-nerolidol]、榄香素 (elemicin)、醋酸法尼基酯 (farnesyl acetate)、金合欢醇 (farnesol)、2- 己酰呋喃 (2-hexanoylfuran)、亚麻醇 [(Z,Z,Z)-9,12,15-octadecatrien-1-ol][4]、坡模酸 (pomolic acid,V)[5]。

萜类成分 : β- 谷甾醇 (β-sitosterol)[2]、6α,19α- 二羟基熊果酸 (6α,19α-dihydroxyursolic acid)、2α-羟基熊果酸 (2α-hydroxyursolic acid)、齐墩果酸 (oleanolic acid)、熊果酸 (ursolic acid)[4]、科罗索酸甲酯 (methyl corosolate)、白桦脂酸甲酯 (methyl betulinate)、2α- 羟基齐墩果酸甲酯 (methyl maslinat)[5]。

有机酸类成分 : 二十三碳酸 (tricosanoic acid)、苯丙酸 (phenylpropionic acid)、2β,3β,19α-三羟基乌苏 -12- 烯 -28- 酸 (2β,3β,19α-trihydroxyurs-12-en-28-oic acid)[1]、3β,19α- 二羟基乌苏 -12-烯 -28- 酸 [3β,19α-dihydroxyurs-12-en-28-oic acid,pomolic acid][2]、十六酸 (n-hexadecanoic acid)[3]、23- 顺 - 对香豆酰委陵菜酸 (23-cis-p-coumaroyltormentic acid)、23- 反 - 对 - 香豆酰委陵菜酸 (23-trans-p-coumaroyltormentic acid)、酒石酸 (tartaric acid)、苹果酸 (malic acid)、3-O- 反 -咖啡酰委陵菜酸 (3-O-trans-caffeoyltormentic acid)、3-O- 反 - 对 - 香豆酰救必应酸 (3-O-trans-p-coumaroylrotundic acid)、马斯里酸 (maslinic acid)、枸橼酸 (citric acid)[6]、蔷薇酸 (euscaphic acid)、委陵菜酸 (tormentic acid)、科罗索酸 (corosolic acid)[7]。

甾醇类成分 : 胡萝卜苷 (daucosterol)[2]、

倍半萜苷类成分 : 橙花叔醇 -3-O-[α-L- 吡喃鼠李糖基 (1 → 4)-α-L- 吡喃鼠李糖基 (1 → 2)-[α-L- 吡喃鼠李糖基 (1 → 6)]-β-D- 吡喃葡萄糖苷]{nerolidol-3-O-[α-,L-rhamnopyranosyl-(1 → 4)-α-L-rhamnopyranosyl(1 → 2)-α-L-rhamnopyranosyl(1 → 6)-β-D-glucopyranoside}}[1]、橙花叔醇 -3-O-α-L- 吡喃鼠李糖基 -(1 → 2)-β-D- 吡喃葡萄糖苷 [nerolidol-3-O-α-L-rhamnopyranosyl-(1 → 2)-β-D-glucopyranoside]、橙花叔醇 -3-O-α-L- 吡喃鼠李糖基 -(1 → 4)-α-L- 吡喃鼠李糖基 -(1 → 2)-β-D- 吡喃葡萄糖苷 [nerolidol-3-O-α-L-rhamnopyranosyl-(1 → 4)-α-L-rhamnopyranosyl-(1 → 2)-β-D-glucopyranoside]、橙花叔醇 -3-O-α-L- 吡喃鼠李糖基 -(1 → 4)-α-L- 吡喃鼠李糖基 -(1 → 6)-β-D- 吡喃葡萄糖苷 [nerolidol-3-O-α-L-rhamnopyranosyl-(1 → 4)-α-L-rhamnopyranosyl-(1 → 6)-β-D-glucopyranoside][6]。

其他 : 苦杏仁苷 (amygdalin)、枇杷呋喃 (eriobofuran)、枇杷佛林 A(loguatifolin A) [6]。

【药典检测成分】2015 版《中国药典》规定,本品照高效液相色谱法测定,按干燥品计算,含齐墩果酸和熊果酸的总量不得少于 0.70%。

参考文献

[1]陈剑, 李维林, 吴菊兰, 等. 枇杷叶的化学成分 [J]. 植物资源与环境学报, 2006, 15(4): 67-68.

[2]陈剑, 李维林, 吴菊兰, 等. 枇杷叶的化学成分研究 (I)[J]. 中草药, 2006, 37(11): 1632-1634.

[3]吕寒, 于盱, 陈剑等 . 枇杷叶黄酮类化学成分研究 [J]. 中成药. 2014, 36(2): 329-332.

[4]台琪瑞, 徐熹, 郭伟琳. 枇杷叶挥发油的气相色谱 - 质谱联用分析 [J]. 中国医院药学杂志, 2008, 28(3): 206-208.

[5]鞠建华, 周亮, 林耕, 等 . 枇杷叶中三萜酸类成分及其抗炎、镇咳活性研究 [J]. 中国药学杂志, 2003, 38(10): 752-757.

[6]国家中医药管理局《中华本草》编委会. 中华本草: 第 4 册 2630 [M]. 上海: 上海科学技术出版社, 1999: 140-143.

[7]吕寒, 陈剑, 李维林, 等. 枇杷叶中三萜类化学成分的研究 [J]. 中药材. 2008, 31(9): 1351-1354.

221. 板蓝根　Isatidis Radix

【来源】本品为十字花科菘蓝 *Isatis indigotica* Fort. 的干燥根。

【性能】苦，寒。清热解毒，凉血利咽。

【化学成分】本品含黄酮类、甾醇类、三萜类等化学成分。

黄酮类成分：5,7,4'- 三羟基 -6- 甲氧基黄酮 (5,7,4'-trihydroxy-6-methoxyflavone)[1]、3',4',5,7- 四羟基二氢黄酮醇 (3',4',5,7-quadrihydroxyflavanonol)[2]。

甾醇类成分：豆甾醇 -5,22-3β,7α- 二醇 (stigmasterol-5,22-3β,7α-diol)、豆甾醇 -5,22- 二烯 -3β,7β- 二醇 (stigmasterol-5,22-diene-3β,7β-diol)、β- 谷甾醇 (β-sitosterol)[3]。

三萜类成分：羽扇豆醇 (lupeol)、羽扇烯酮 (lupenone)、白桦脂醇 (betulin)[4]。

木脂素类成分：松脂酚 -4-*O*-β-D- 芹菜糖基 -(1→2)-β-D- 吡喃葡萄糖苷 [pinoresinol-4-*O*-β-D-apiosyl-(1→2)-β-D-glucopyranoside][4]、(+)- 南烛木树脂酚 -3α-*O*-β- 呋喃芹糖基 -(1→2)-β-D- 吡喃葡萄糖苷 [（+)-andromeda ovalifolia wooden resorcinol-3α-*O*-β-funan celery sugar base-(1→2)-β-D-glucopyranose glucoside]、(+)-5,5'- 二甲氧基 -9-*O*-β-D- 吡喃葡萄糖基落叶松树脂醇 [（+)-5,5'-dimethoxy-9-*O*-β-D-pyranoglucosyl larch resinol]、(+)-5,5'- 二 甲氧基 -9-*O*-β-D- 吡喃葡糖基开环异落叶松树脂醇 [（+)-5,5'-dimethoxy-9-*O*-β-D-pyranoglucosyl splitring different larch resinol]、(+)-9-*O*-β-D- 吡喃葡糖基落叶松树脂醇 [（+)-9-*O*-β-D-pyranoglucosyl larch resinol][5]。

苯乙醇苷类成分：洋丁香酚苷 (foreign eugenol glucoside)[5]。

糖苷类成分：[2-(3,4- 二羟基苯乙基)]-3-*O*-α-D- 呋喃芹糖基 -(1→4)-(4-*O*- 咖啡酰)-β-D- 呋喃葡萄糖苷 (cusianoside A)、[2-(3,4- 二羟基苯乙基)]-3-*O*-α-D- 吡喃木糖基 -(1→3)-(4-*O*- 咖啡酰)-β-D- 呋喃葡萄糖苷 (cusianoside B)[5]。

酮 类 成 分 :4(3H)- 喹 唑 酮 [4(3H)-quinazolone]、2,4(1H,3H)- 喹 唑 二 酮 [2,4(1H,3H)-quinazoldione][1]、(2*R*)-2-*O*-β-D- 吡 喃 葡 萄 糖 基 -1,4- 苯 并 噁 嗪 -3- 酮 [(2*R*)-2-*O*-β-D-glucopyranosyl-2H-1,4-benzoxazin-3(4H-one)]、(2*R*)-2-*O*-β-D- 吡喃葡萄糖基 -4- 羟基 -1,4- 苯并噁嗪 -3- 酮 [(2*R*)-2-*O*-β-D-glucopyranosy-1,4-hydroxy-2H-1,4-benzoxazin-3(4H)-one][6]。

氨基酸类成分：丙氨酸 (alanin)、天冬氨酸 (aspartic acid)、半胱氨酸 (cysteine)、谷氨酸 (glutanic acid)、甘氨酸 (glycine)、蛋氨酸 (methionine)、异亮氨酸 (*iso*-leucine)、亮氨酸 (leucine)、苯丙氨酸 (phenylalanine)、脯氨酸 (proline)、丝氨酸 (serine)、酪氨酸 (tyrosine)、缬氨酸 (valine)、苏氨酸 (threonine)[7]、环 (酪氨酸 - 亮氨酸) 二肽 [8]、肌 - 肌醇 (myo-inositol)、5- 甲氧基 -8- 羟基补骨脂素、对羟基苯甲酸 (*p*-hydroxybenzoic acid)、(1'*R*,2'*R*,3'*S*,4'*R*)-1,2,4- 三唑核苷。

其 他 :1H- 吲哚 -3- 羧酸 (1H-indole-3-carboxylic acid)[2]、大黄酚 (chrysophanol)、靛苷 (indican)、靛玉红 (idirubin)、靛蓝 (indigo)[4]、尿苷 (uridine)[6]。

【药典检测成分】2015版《中国药典》规定，本品照高效液相色谱法测定，按干燥品计算，含 (*R,S*)-告依春不得少于 0.020%。

参考文献

[1] 李玲，梁华清，廖时萱，等. 马蓝的化学成分研究 [J]. 药学学报，1993，28（3）：238-240.

[2] 吴煜秋，朱华结，汪云松，等. 南板蓝根化学成分研究 [J]. 有机化学，2005，25（suppl）：448.

[3] 吴煜秋，钱斌，张荣平，等. 南板蓝根的化学成分研究 [J]. 中草药，2005，36（7）：982-983.

[4] 国家中医药管理局《中华本草》编委会. 中华本草：第 7 册 6455 [M]. 上海：上海科学技术出版社，1999：450-452.

[5] 申去非，崔影. 马蓝根中新的木脂素葡萄糖苷和苯乙烷类葡萄糖苷 [J]. 国外医药·植物药分册，2005，20（6）：253-254.

[6] 魏欢欢，吴萍，魏孝义，等. 板蓝根中苷类成分的研究 [J]. 热带亚热带植物学报，2005，13（2）：171-174.

［7］廖富华. 南板蓝根氨基酸的分析［J］. 中国兽药杂志, 2003, 37（3）: 39-41.

［8］潘以琳, 陈翰, 李进, 等. 板蓝根药效活性部位化学成分的研究 [J]. 中成药, 2014, 36（4）: 780-785.

222. 松花粉　Pini Pollen

【来源】本品为松科植物马尾松 *Pinus massoniana* Lamb.、油松 *Pinus tabulaeformis* Carr. 或同属数种植物的干燥花粉。

【性能】甘, 温。收敛止血, 燥湿敛疮。

【化学成分】本品含挥发油等化学成分。

挥发油类成分: 氧化石竹烯 (caryophyllene oxide)、十六酸乙酯 (ethyl palmitate)、十六酸 (hexadecanoic acid)、α- 亚麻酸 (α-linolenic acid)、十八碳二烯酸甲酯 (methyl octadecadienoate)、十六酸甲酯 (methyl palmitate)、10- 十八烯酸甲酯 (10-octadecenoate)、十八碳炔酸 (tariric acid)、棕榈油酸 (palmitoleic acid)[1]。

其他: 去氢分支酸 (dehydrochoismic acid)、羟基苯甲酸酯葡萄糖基转移酶 (hydroxybenzoate glucosyl transferase)、苹果酸合成酶 (malate synthase)、酸性磷酸酶 (tartrate-resistant acid phosphatase)、异柠檬酸裂合酶 (*iso*-citrate lyase)[2]、氨基酸 (amino acid)、维生素 (vitamin)、油脂、铁、锌、锰、铜[3,4]、镁、钙、磷[4]、柚皮素 (naringenin)、花旗松素 (taxifolin)、柑橘查耳酮 (chalconaringenin)、异鼠李素 -3-*O*-*β*-D- 吡喃葡萄糖苷 (isorhamnetin-3-*O*-*β*-D-glucopyranoside)、山柰酚 -3-*O* -*β*-D- 吡喃葡萄糖苷 (kaempferol-3-*O* -*β*-D-glucopyranoside)、杜鹃醇 (rhododendrol)、酪醇 (tyrosol)[5]。

【药典检测成分】无。

参考文献

［1］张晓珊, 陈图峰, 张海丹, 等. 顶空固相微萃取 - 气相色谱 - 质谱联用法分析松花粉挥发性成分［J］. 中药材, 2007, 30（12）: 1521-1525.

［2］国家中医药管理局《中华本草》编委会. 中华本草: 第 2 册 0764［M］. 上海: 上海科学技术出版社, 1999: 299-302.

［3］金福秀. 天然马尾松花粉的成分分析研究［J］. 中成药, 2001, 23（12）: 903-904.

［4］孙蕾, 顾春丽, 房用, 等. 赤松和黑松花粉的营养成分测定及功能分析［J］. 山东大学学报（理学版）, 2006, 41（1）: 130-132, 139.

［5］唐雨, 张瑜, 袁久志, 等. 松花粉化学成分的分离与鉴定 [J]. 沈阳药科大学学报, 2011, 28（6）: 429-432.

223. 枫香脂　Liquidambaris Resina

【来源】本品为金缕梅科植物枫香树 *Liquidambar formosana* Hance 的干燥树脂。

【性能】辛、微苦, 平。活血止痛, 解毒生肌, 凉血止血。

【化学成分】本品含挥发油、有机酸类等化学成分。

挥发油类成分: 长叶烯 (longifolene)、*β*- 石竹烯 (*β*-caryophyllene)、α- 石竹烯 (α-caryophyllene)、柏木烯 (cedrene)、α- 蒎烯 (α-pinene)、松油醇 (terpineol)、橙花醇 (*cis*-3,7-dimethyl-2,6-octadienol)、香紫苏醇 (sclareol)[1]。

有机酸类成分: 阿姆布酮酸 (ambronic acid, 即模绕酮酸 moronic acid)、阿姆布醇酸 (ambrolic acid, 即模绕醇酸 morolic acid)、阿姆布二醇酸 (ambradiolic acid)、枫香脂熊果酸 (forucosolic acid)、路路通酮酸 (liquidambronic acid)、路路通二醇酸 (liquidambrodiolic acid)、枫香脂诺维酸 (liquidambronovic acid)[1]。

【药典检测成分】2015 版《中国药典》规定，本品照挥发油测定法测定，含挥发油不得少于 1.0%(ml/g)。

参考文献

[1] 国家中医药管理局《中华本草》编委会. 中华本草：第 3 册 2377 [M]. 上海：上海科学技术出版社，1999：742-744.

224. 刺五加 Acanthopanacis Senticosi Radix et Rhizoma seu Caulis

【来源】本品为五加科植物刺五加 Acanthopanax senticosus(Rupr.et Maxim.) Harms 的干燥根及根茎或茎。

【性能】辛、微苦，温。益气健脾，补肾安神。

【化学成分】本品主要含蒽醌类、挥发油、苯丙素类等化学成分。

蒽醌类成分：2,6- 二甲氧基苯醌 (2,6-dimethoxybenzoquinone)[1]。

挥发油类成分：白桦脂酸 (betulic acid)、油酸甲酯 (methyl oleate)、油酸乙酯 (ethyl oleate)、肉豆蔻酸 (myristic acid)、1,5- 二 -O- 咖啡酰奎宁酸 (1,5-di-O-caffeoylquinic acid)、10,13- 十八碳二烯酸甲酯 (10,13-octadecadienoic acid ethyl ester)、9,11- 十八碳二烯酸 (9,11-octadecadienoic acid)、十六碳三烯酸 (hexadecatrienoic acid)、棕榈酸 (palmitic acid)、硬脂酸 (stearic acid)[1]、对羟基苯乙醇 (tyrosol)、异香草醛 (iso-vanillin)[2]、丁香酸 (syringic acid)、丁香树脂酚 (syringaresinol)、芝麻素 (sesamin)、羟基苯甲酸 (hydroxybenzoic acid)[3]、香草醛 (vanillin)、香草酸 (vanillic acid)[3,4]。

苯丙素类成分：异嗪皮啶 (iso-fraxidin)[2,3]、松柏醛 (coniferylaldehyde)、松柏醛葡萄糖苷 (coniferyl aldehyde glucoside)[3]、异嗪皮啶 -7-O-β-D- 葡萄糖苷 (iso-fraxidin-7-O-β-D-glucoside) 即刺五加苷 B$_1$(eleutheroside B$_1$)[3,5]。

三萜及其苷类成分：刺五加苷 E(eleutheroside E)[1]、3β-[O-β-D- 吡喃葡萄糖基 (1→3)-O-β-D- 吡喃半乳糖基 (1→4)[O-α-L- 吡喃鼠李糖基 -(1→2)]-O-β-D- 吡喃葡萄糖醛酸基]-16-α- 羟基 -13β,28- 环氧齐墩果烷 {3β-[O-β-D-galactopyranosyl-(1→4)-[O-α-L-rhamnopyranosyl-(1→4)-[O-α-L-rhamnopyranosyl-(1→2)]-O-β-D-glucoronopyranosyl]-16-hydroxy-13β,28-epoxyoleanane}、3β-[O-α-L- 吡喃鼠李糖基 (1→4)-O-α-L- 吡喃鼠李糖基 (1→4)-[O-α-L- 吡喃葡萄糖醛酸基]-16-α- 羟基 -13β,28- 环氧齐墩果烷 {3β-[O-α-L-rhamnopyranosyl-(1→4)-O-α-L-rhamnopyranosyl(1→4)[O-α-L-rhamnopyranosyl]-16α-hydroxy-13β,28-epoxyoleanane}[3]、刺五加苷 B 即是紫丁香苷 (syringin)[3,6]。

有机酸及苷类成分：咖啡酸 (caffeic acid)、绿原酸 (chlorogenic acid)、阿魏酸 (ferulic acid)、对 - 香豆酸 (p-coumaric acid)[3]、阿魏酸葡萄糖苷 (feruloyl sucrose)[6]。

甾体类成分：β- 谷甾醇 (β-sitosterol)[1,4]、刺五加苷 A 即是胡萝卜苷 (daucosterol)[3,6]。

多糖类成分：刺五加苷 C(eleutheroside C)、刺五加苷 D(eleutheroside D)[1]、刺五加多糖 AS- Ⅱ、刺五加多糖 AS- Ⅲ、刺五加多糖 PES-A、刺五加多糖 PES-B[1]。

木脂素及其苷类成分：右旋 - 松脂酚 -O-β-D- 葡萄糖苷 (pinoresinol-O-β-D-glucoside)、右旋 - 松脂酚 - 二 -O-β-D- 葡萄糖苷 (pinoresinol-di-O-β-D-glucoside)、右旋 - 杜仲松脂酚 - 二 -O-β-D- 葡萄糖苷 (medioresinol-di-O-β-D-glucoside)、右旋 - 丁香脂酚 - 二 -O-β-D 葡萄糖苷 (syringaresinol-di-O-β-D-glucoside)、右旋 - 丁香树脂酚 -O-β-D- 葡萄糖苷 (syringaresinol-O-β-D-glucoside)[1]、鹅掌楸苷 (liriodemdrin)[3]。

苯丙醇苷类成分：松柏苷 (coniferin)[3]。

酚类成分：芥子醛葡萄糖苷 (sinapaldehyde glucoside)[3]、2,6- 二甲氧基 -4- 羟基 - 苯酚 -1-*O*-*β*-D- 吡喃葡萄糖苷 (2,6-dimethoxy-4-hydroxyphenyl-1-*O*-*β*-D-glucopyranoside)、3,5- 二甲氧基 -4-羟基 - 苯酚 -1-*O*-*β*-D- 吡喃葡萄糖苷 (3,5-dimethoxy-4-hydroxyphenyl-1-*O*-*β*-D-glucopyranoside)[4]。

氰苷类成分：苦杏仁苷 (amygdalin)[3]。

其他：刺五加酮 (ciwjiatone)[5]、新刺五加酚 (neociwuiiaphenol)[6,7]、cirtrusin A、cirtrusin B、(−)-guaiacylglycerol-*β*-*O*-4′-coniferyl erther、hedyolisol[8]。

【药典检测成分】2015 版《中国药典》规定，本品照高效液相色谱法测定，按干燥品计算，含紫丁香苷不得少于 0.050%。

参考文献

［1］国家中医药管理局《中华本草》编委会. 中华本草：第 5 册 4979［M］. 上海：上海科学技术出版社, 1999：765-775.
［2］苑艳光, 王录全, 吴立军, 等. 刺五加茎的化学成分［J］. 沈阳药科大学学报, 2002, 19（5）：325-327.
［3］赵余庆, 杨松松, 柳江华, 等. 刺五加化学成分的研究［J］. 中国中药杂志, 1993, 18（7）：428-429.
［4］李志峰, 陈刚, 张起辉, 等. 刺五加的化学成分［J］. 沈阳药科大学学报, 2009, 26（12）：962-963, 967.
［5］吴立军, 郑健, 姜宝虹, 等. 刺五加茎叶化学成分［J］. 药学学报, 1999, 34（4）：294-296.
［6］吴立军, 阮丽君, 郑健, 等. 刺五加茎叶化学成分研究［J］. 药学学报, 1999, 34（11）：839-841.
［7］高慧媛, 郑健, 刘湘杰, 等. 刺五加新木脂素的研究［J］. 沈阳药科大学学报, 1999, 16（1）：58-59.
［8］王一涵, 金英今, 徐博, 等.刺五加化学成分研究 [J]. 中国药学杂志, 2014, 49（19）：1701-1703.

225. 郁李仁　Pruni Semen

【来源】本品为蔷薇科植物欧李 *Prunus humilis* Bge.、郁李 *Prunus japonica* Thunb. 或长柄扁桃 *Prunus pedunculata* Maxim. 的干燥成熟种子。

【性能】辛、苦、甘, 平。润燥滑肠, 下气利水。

【化学成分】本品主要含苦杏仁苷 (amygdalin)、郁李仁苷 A(prunuside A)、郁李仁苷 B(prunuside B)、山奈苷 (kaempferitrin)、野蔷薇苷 A(multinoside A)、野蔷薇苷 IR-A(multinoside IR-A)、野蔷薇苷 IR-B(multinoside IR-B)、熊果酸 (ursolic acid)[1]。

【药典检测成分】2015 版《中国药典》规定，本品照高效液相色谱法测定，按干燥品计算，含苦杏仁苷不得少于 2.0%。

参考文献

［1］国家中医药管理局《中华本草》编委会. 中华本草：第 4 册 2580［M］. 上海：上海科学技术出版社, 1999：102-106.

226. 郁金　Curcumae Radix

【来源】本品为姜科植物温郁金 *Curcuma wenyujin* Y.H.chen et C.Ling、姜黄 *Curcuma longa* L.、广西莪术 *Curcuma kwangsiensis* S.G.Lee et C.F.Liang、或蓬莪术 *Curcuma phaeocaulis* Val. 的干燥块根。前两者分别习称"温郁金"和"黄丝郁金", 其余按性状不同习称"桂郁金"或"绿丝郁金"。

【性能】辛、苦,寒。行气化瘀,清心解郁,利胆退黄。

【化学成分】本品主要含挥发油等化学成分。

挥发油类成分:芳樟醇 (linalool)、樟脑 (camphor)、桉叶素 (cineole)、丁香烯 (caryophyllene)、异龙脑 (iso-borneol)、异莪术烯醇 (iso-curcumenol)、桂莪术内酯 (gwelcurculactone)、乌药薁 (linderazulene)、β- 蒎烯 (β-pinene)、α- 松油烯 (α-terpinene)、棕榈酸 (palmitic acid)、龙脑 (borneol)、β- 榄香烯 (β-elemene)、δ- 榄香烯 (δ-elemene)、葎草烯 (humulene)[1]、(4S,5S)-germacrone-4,5-epoxide、脱氢 -1,8- 桉叶素 (dehydro-1,8-cineol)、新 莪 术 二 酮、germaclone-1,10-epoxide、p-menth-2-ene-1,8-diol、hydroxy-iso-germafurenolide、(5R,6R,7aS)-5-iso-propyl-3,6-dimethyl-6-vinyl-5,6,(5R,6R,7aS)-5-iso-propenyl-3,6-dimethyl-6-vinyl-5,6,7,7a-tetrahydro-4H-benzo-furan-2-one、7α-tetrahydro-4H-enzofuran-2-one[2]、阿魏酸 (ferulic acid)、阿魏酸乙酯 (ethyl ferulate)[3]、莪术烯醇 (curcumenol)[3,4]、α- 蒎烯 (α-pinene)、柠檬烯 (linonene)、莪术醇 (curcumol)、樟烯 (camphene)、姜黄酮 (turmerone)、芳香 - 姜黄酮 (arturmerone)、芳香 - 姜黄烯 (arcurcumene)、大牻牛儿酮 (germacrone)、松油烯 (terpinene)、莪术二酮 (curdione)、姜黄烯 (curcumene)[5]、对羟基苯甲酸 (4-hydroxybenzoic acid)、蓬莪术环二烯 (furanodiene)、蓬莪术环二烯酮 (furanodienone)、对羟基桂皮酸 (p-hydroxycinnamic acid)、蓬莪术环氧酮 (zederone)[6]、呋喃二烯、莪术烯酮 (curcumenone)、吉马烯 (germacrene)、莪术酮 (curdione)、莪术烯 (curzerene)、榄香烯 (elemene)[7]。

其他:β- 谷甾醇 (β-sitosterol)、双去甲氧基姜黄素 (bisdemethoxy curcumin)、去甲氧基姜黄素 (demethoxycurcumin)、胡萝卜苷 (daucosterol)[1]、姜黄素 (curcumin)[1,5]、环二十二酸内酯 (cyclodocosalactone)、6-methyl-7-(3-oxobutyl)-bicydo[4.1.0]heptna-3-one[6,7]。

【药典检测成分】无。

参考文献

[1] 国家中医药管理局《中华本草》编委会. 中华本草:第 8 册 7768 [M]. 上海:上海科学技术出版社, 1999:637-643.

[2] 刘晓宇,楼燕,胡丹,等. 温郁金挥发油的化学成分 [J]. 沈阳药科大学学报, 2007, 24 (11):682-686.

[3] 易进海,陈燕,李伯刚,等. 郁金化学成分的研究 [J]. 天然产物研究与开发, 2003, 15 (2):98-100.

[4] 彭炳先,周欣,王道平,等. 中药蓬莪术化学成分的研究 [J]. 时珍国医国药, 2005, 16 (11):1091-1092.

[5] 侯卫,韩素丽,王鸿梅. 姜黄挥发油化学成分的分析 [J]. 中草药, 1999, 30 (1):15.

[6] 朱凯,李军,罗桓,等. 广西莪术化学成分的分离与鉴定 [J]. 沈阳药科大学学报, 2009, 26 (1):27-29.

[7] 周欣,李章万,王道平,等. 蓬莪术二氧化碳超临界萃取物的化学成分研究 [J]. 中草药, 2004, 35 (11):1223-1225.

227. 虎杖 Polygoni Cuspidati Rhizoma et Radix

【来源】本品为蓼科植物虎杖 Polygonum cuspidatum Sieb.et Zucc. 的干燥根茎或根。

【性能】微苦,微寒。利湿退黄,清热解毒,散瘀定痛,止咳化痰。

【化学成分】本品含蒽醌类、黄酮类、有机酸类等化学成分。

蒽醌类成分:大黄素 (emodin)、大黄素 -8- 甲醚 (questin)、大黄酚 (chrysophanol)、6- 羟基芦荟大黄素 (citreorosein)、大黄素甲醚 (physcion)、蒽苷 A(anthraglycside A) 即大黄素甲醚 8-O-β-D- 葡萄糖苷 (physcion-8-O-β-D-glucoside)、蒽苷 B(anthraglycoside B) 即大黄素 -8-O-β-D- 葡萄糖苷 (emodin-8-O-β-D-glucoside)、2- 甲氧基 -6- 乙酰基 -7- 甲基胡桃醌 (2-methoxy-6-acetyl-7-methyljuglone)、6- 羟基芦荟大黄素 -8- 甲醚 (questinol)[1]、大黄酸 (rhein)[2]、Xanthorin[3]。

黄酮类成分:右旋儿茶精 (catechin)、2,5- 二甲基 -7- 羟基色酮 (2,5-dimethyl-7-hydroxychromone)[1]、葡萄糖欧鼠李糖苷、芹菜黄素 (apigenin) 的 3 个衍生物、儿茶素 [(+)-catechin]、木犀草素 -7- 葡萄糖苷 (luteolin-7-glucoside)、槲皮素 (quercetin)、槲皮素 -3-

阿拉伯糖苷 (quercetin-3-arabinosede)、槲皮素 -3- 鼠李糖苷 (quercetin-3-rhamnoside)、槲皮素 -3- 葡萄糖苷 (quercetin-3-glucoside)、槲皮素 -3- 半乳糖苷 (quercetin-3-galactoside)、虎杖素 (reynoutrin) 即槲皮素 -3- 木糖苷 [2]、异槲皮苷 (*iso*-quercitrin)[4]。

有机酸类成分：原儿茶酸 (protocatechuic acid)[1]、柠檬酸 (citric acid)、苹果酸 (malic acid)、草酸 (oxalic acid)、酒石酸 (tartaric acid)[2]。

糖类成分：葡萄糖 (glucose)、由 D- 葡萄糖 (D-glucose)、D- 半乳糖 (D-galactose)、D- 甘露糖 (D-seminose)、D- 鼠李糖 (D-rhamnose) 和 L- 阿拉伯糖 (L-arabinose) 等组成的多糖、鼠李糖 (rhamnose)[1]。

甾醇类成分：*β*- 谷甾醇葡萄糖苷 (*β*-sitosterol glucoside)[1]。

二苯乙烯类成分：白藜芦醇 (resveratrol) 即是 3,4′,5- 三羟基芪 (3,4′,5-tri-hydroxystilbene)、虎杖苷 (polydatin) 即白藜芦醇 -3-*O*-*β*-D- 葡萄糖苷 (rerveratrol-3-*O*-*β*-D-glucoside)[1]。

香豆素类成分：7- 羟基 -4- 甲氧基 -5- 甲基香豆精 (7-hydroxy-4-methoxy-5-methylcoumarin)[1]。

其他：决明松 -8-*O*-D- 葡萄糖苷 (torachrysone-8-*O*-D-glucoside)、迷人醇 (fallacinol)、氨基酸 (amino acid)、铜、铁、锰、锌、钾及钾盐 [1]、维生素 C(vitamin C)[2]、鞣质 (tannin)[3]、多糖 (polysaccharide)[5]、sorhodoptilometrin。

【药典检测成分】2015 版《中国药典》规定，本品照高效液相色谱法测定，按干燥品计算，含大黄素不得少于 0.60%, 含虎杖苷不得少于 0.15%。

参考文献
[1] 国家中医药管理局《中华本草》编委会. 中华本草：第 2 册 1298 [M]. 上海：上海科学技术出版社，1999：653-659.
[2] 张喜云. 虎杖的化学成分、药理作用与提取分离 [J]. 天津药学，1999，11（3）：13-14.
[3] 沈路路. 虎杖的抗补体活性成分研究 [D]. 复旦大学，2013：33-34.
[4] 杨建文，杨彬彬，张艾，等. 中药虎杖的研究与应用开发 [J]. 西北农业学报，2004，13（4）：156-159.
[5] Takao M，Katsumi T，Wasser L. Polysaccharide aus den Wurzeln von Polygonum [J]. Chem. Pharm. Bull, 1973, 21（7）：1506-1509.

228. 昆布　Laminariae Thallus Eckloniae Thallus

【来源】本品为海带科植物海带 *Laminaria japonica* Aresch. 或翅藻科植物昆布 Ecklonia kurome Okam. 的干燥叶状体。

【性能】咸，寒。消痰软坚散结，利水消肿。

【化学成分】本品含有挥发油、酚类、多糖等化学成分。

挥发油类成分：(*E*)-2- 己烯醛 [(*E*)-2-hexenal]、表荜澄茄油烯醇 (*epi*-cubenol)、*α*- 松油醇 (*α*-terpineol)、*β*- 环柠檬醛 (*β*-cyclocitral)、(*E*)-2- 壬烯醛 [(*E*)-2-nonenal]、*β*- 高环柠檬醛 (*β*-homocyclocitral)、(*E,E*)-2,4- 庚二烯醛 [(*E,E*)-2,4-heptadienal]、己醛 (hexanal)、*β*- 紫罗兰酮 (*β*-ionone)、1- 辛烯 -3- 醇 (1-octen-3-ol)、棕榈酸 (palmitic acid)、花生四烯酸 (arachidonic acid)、二十碳五烯酸 (eicosapentaenoic acid)、*ω*- 十六碳烯酸 (*ω*-hexadecenoic acid)、亚油酸 (linoleic acid)、*γ*- 亚麻酸 (*γ*-linolenic acid)、牛磺酸 (taurine)、油酸 (oleic acid)、十八碳四烯酸 (octadecatetraenoic acid)、肉豆蔻酸 (myristic acid)、荜澄茄油烯醇 (cubenol)、(*E*)-2- 癸烯醇 [(*E*)-2-decenol]、岩藻甾醇 (fucosterl)、己醇 (hexanol)、(*E*)-2- 辛烯醇 [(*E*)-2-octenol]、植物醇 (phytol)、丁基苯 (butylbenzene)、十五烷 (pentadecane)、(*E,Z*)-2,6- 壬二烯醛 [(*E,Z*)-2,6-nonadienal]、(*E,E*)-2,4- 癸二烯醛 [(*E,E*)-2,4-decadienal]、(*E*)-2- 辛烯醛 [(*E*)-2-octenal]、(*E,E*)-2,4- 辛二烯醛 [(*E,E*)-2,4-octadienal]、(*E*)-2- 己烯醇 [(*E*)-2-hexenol]、二丁基 -2- 苯并 [C] 呋喃酮 (dibutylphthalide)

[1]、二苯骈二氧化合物 (dibeizo-pdioxine)、呋喃昆布醇 A(phlorofucofuroeckol A)[2]。

酚类成分 :6,6′- 双鹅掌菜酚 (6,6′-bieckol)、8,8′- 双鹅掌菜酚 (8,8′-bieckol)、二鹅掌菜酚 (dieckol)、鹅掌菜酚 (eckol)、二间苯三酚岩藻鹅掌菜酚 A(phlorofucoeckol A)、2-O- 间苯三酚基鹅掌菜酚 (2-O-phloroeckol)、2-O- 间苯三酚基二鹅掌菜酚 (2-O-phlorodieckol)、2-O- 间苯三酚基 -6,6′- 双鹅掌菜酚 (2-O-phloro-6,6′-bieckol)[1]。

多糖类成分 :岩藻依多糖 (fucoidan)、海带淀粉 (laminarin)、聚硫酸岩藻多糖 B- Ⅰ (fucan sulfate B-Ⅰ)、聚硫酸岩藻多糖 B- Ⅱ (fucan sulfate B-Ⅱ)、聚硫酸岩藻多糖 C-Ⅰ(fucan sulfate C-Ⅰ)、聚硫酸岩藻多糖 C- Ⅱ (fucan sulfate C-Ⅱ)、褐藻酸盐 (alginate)、脂多糖 (lipopolysaccharide)[1]、岩藻多聚糖硫酸酯 (fucan sulfate)[2]。

氨基酸类成分 :丙氨酸 (alanine)、天冬氨酸 (aspartic acid)、色氨酸 (tryptophane)、谷氨酸 (glutamic acid)、组氨酸 (histidine)、脯氨酸 (proline)、海带氨酸 (laminine)、蛋氨酸 (methionine)[1]。

其他 :胡萝卜素 (carotene)、甘露醇 (mannitol)、维生素 B$_1$、维生素 B$_2$、维生素 C、维生素 P、二甲苯 (xylene)、硫、钾、镁、钙、磷、铁、锰、钼、碘、铝、磷酸根、碳酸根、硫酸根、卤化物、硫酸盐、磷酸盐 [1]、昆布醇的二聚体 2-O-(2,4,6- 三羟基苯基)-6,6′- 二昆布醇 [2-O-(2,4,6-trihydroxyphenyl-6,6′-bieckol)]、2-O-(2,4,6- 三羟基苯基)-8,8′- 二昆布醇 [2-O-(2,4,6-trihydroxypheny1-8,8′-bieckol)][2]。

【药典检测成分】2015 版《中国药典》规定,本品照滴定分析法测定,按干燥品计算,海带含碘 (I) 不得少于 0.35%; 昆布含碘 (I) 不得少于 0.20%。

参考文献

[1] 国家中医药管理局《中华本草》编委会. 中华本草：第 1 册 0137 [M]. 上海：上海科学技术出版社，1999：453-459.

[2] 朱立俏，何伟，袁万瑞. 昆布化学成分与药理作用研究进展 [J]. 食品与药品，2006，8（3）：9-12.

229. 明党参　Changii Radix

【来源】本品为伞形科植物明党参 *Changium smyrnioides* Wolff 的干燥根。

【性能】甘、微苦，微寒。润肺化痰，养阴和胃，平肝，解毒。

【化学成分】本品含有挥发油、多糖、氨基酸等化学成分。

挥发油类成分 :6,9- 十八碳二炔酸甲酯 (methyl-6,9-octadecadiynoate)、十氢 -1,6- 双 (亚甲基)-4- 异丙基萘 [decahydro-1,6-bis-(methylene)-4-(1-methylethyl)naphthalene]、橙花叔醇 (nerolidol)、*β*- 蒎烯 (*β*-pinene)、1,7,7- 三甲基二环 [2,2,1]-2- 庚烯 (1,7,7-trimethyl-bicycol[2,2,1] hept-2-ene)、乙酸十四醇酯 (1-tet-radecanolacetate)、1,2,4*α*,5,6,8*α*- 六氢 -4,7- 二甲基 -1- 异丙基萘 [1,2,4*α*,5,6,8*α*-hexahydro-4,7-dimethyl-1-(1-methylethyl)naphthalene]、2,3,4,5,6,7- 六氢 -1H-2- 茚醇 (2,3,4,5,6,7-hexahyldro-1H-inden-2-ol)、丙酸橙花醇酯 (nerylpropionate) 等 [1]。二十四烷酸 (lignoceric acid)[2]、琥珀酸 (succinic acid)、香草酸 (vanillic acid)[3]、15- 甲基十六酸 (15-methylhexadecanoic acid)、10- 十八碳烯酸 (10-octadecenoic acid)、辛酸 (octanoic acid)[4]、9,11- 十八碳二烯酸 (9,11-octadecadienoicacid)[4,5]、5- 苯并环辛醇 (5-benzocy-clooctenol)、十六碳烯酸 (hexadecenoic acid)、2- 羟基 -1- 甲基 -9,12- 十八烯酸 (2-hydroxy-1-hydroxymethyl-9,12-octadeca-dienoic acid)、2- 甲基十六酸 (2-methylexadecanoic acid)、硬脂酸 (stearic acid)、棕榈酸 (palmitic acid)、亚油酸 (linoleic acid)、6- 苯基壬酸 (6-phenylnonanoic acid)[5]。

多糖类成分 :明党参多糖 Ⅰ (changium smyrnioides polysaccharide Ⅰ)、明党参多糖 Ⅱ(changium smyrnioides polysaccharideⅡ)[6]、明党参多糖Ⅲ(changium smyrnioides polysaccharide Ⅲ)、明党参多糖 Ⅳ(changium smyrnioides polysaccharide Ⅳ)、明党参多糖 Ⅴ (changium smyrnioides polysaccharide Ⅴ)、明党参多糖Ⅵ(changium smyrnioides polysaccharide Ⅵ)[7]。

氨基酸类成分：丝氨酸(serine)、精氨酸(arginine)、天冬氨酸(aspartic acid)、赖氨酸(lysine)、蛋氨酸(methionine)、鸟氨酸(ornithine)、苏氨酸(threonine)、缬氨酸(valine)、谷氨酸(glutamic acid)、γ- 氨基丁酸(γ-aminobutyric acid)[1]、L- 焦谷氨酸(L-pyroglutamic acid)[2]。

磷脂类成分：磷脂酸(phosphatidic acid)、磷脂酰胆碱(phosph-atidylcholine)[4]。

其他：钙、钴、铜、铬、铁、锗、锂、镁、锰、钼、钠、镍、磷、硒、锌、钡等人体必需或有益的微量元素[1]，香草酸 -4-O-β-D- 葡萄糖苷(vanillic acid-4-O-β-D-glucopyranoside)、5-羟基 -8- 甲氧基补骨脂素(5-hydroxy-8-methoxypsoralen)[2]、L- 天门冬酰胺(L-asparagine)[3]、β- 谷甾醇(β-sitosterol)、豆甾醇(stigmasterol)[8]、别欧前胡素(alloimperatorin)、补骨脂素(psoralen)、佛手柑内酯(bergapten)、5- 甲氧基 -8-O-β-D- 葡萄糖基补骨脂素(8-O-β-D-glucopyranosyl-5-methoxylpsoralen)、异茴芹内酯(isopimpinellin)、咖啡酸(caffeic acid)、vaginatin、橙黄胡椒酰胺乙酸酯(aurantiamide acetate)等[9]。

【药典检测成分】无。

参考文献

[1]国家中医药管理局《中华本草》编委会. 中华本草：第 5 册 5106[M]. 上海：上海科学技术出版社，1999：924-926.
[2]任东春，钱士辉，杨念云，等. 明党参化学成分研究[J]. 中药材，2008，1：47-48.
[3]李祥，陈建伟，孙骏，等. 明党参中水溶性活性成分的分离、鉴定及定量分析[J]. 天然产物研究与开发，1995，7(2)：1-5.
[4]王亚淑，陈建伟. 明党参炮制品中磷脂成分的研究[J]. 中成药，1992，14(9)：21-22.
[5]李祥，陈建伟，许益民，等. 明党参脂肪油成分 GC/MS 快速分析[J]. 中药材，1992，15(6)：26-27.
[6]杨海军，何智健，李祥. 明党参多糖的结构研究Ⅰ[J]. 美中医学，2007，4(6)：28-31.
[7]王莹莹，何智健，李祥. 明党参多糖的提取分离及结构分析Ⅱ[J]. 长春中医药大学学报，2007，23(6)：18-20.
[8]周溥，廖时萱，陈海生，等. 明党参化学成分的研究[J]. 第二军医大学学报，1993，14(6)：572.
[9]白钢钢，袁斐，毛坤军，等. 明党参根皮化学成分研究[J]. 中草药，2014，45(12)：1673-1676.

230. 罗布麻叶　Apocyni Veneti Folium

【来源】本品为夹竹桃科植物罗布麻 *Apocynum venetum* L. 的干燥叶。

【性能】甘、苦，凉。平肝安神，清热利水。

【化学成分】本品含有黄酮类、挥发油、香豆素类等化学成分。

黄酮类成分：芸香苷(rutin)、右旋儿茶精(catechin)、槲皮素(quercetin)[1,2]、金丝桃苷(hyperoside)[2]、山奈酚(kaempferol)、山奈酚 -3-O-(6″-O- 乙酰基)-β-D- 吡喃葡萄糖苷(kaempferol-3-O-(6″-O-acetyl)-β-D-glucopyranoside)、山奈酚 -7-O-α-L- 吡喃鼠李糖苷(kaempferol-7-O-α-L-rhanmopyranoside)、槲皮素 -3-O-(6″-O- 乙酰基)-β-D- 吡喃葡萄糖苷[quercetin-3-O-(6″-O-acetyl)-β-D-glucopyranoside]、槲皮素 -3-O-(6″-O- 乙酰基)-β-D- 吡喃半乳糖苷[quercetin-3-O-(6″-O-acetyl)-β-D-galactopyranosid][3]、异槲皮苷(*iso*-quercitrin)、三叶豆苷(trifolin)、乙酰异槲皮苷(*iso*-quercetin-6-O-acetate)[4]。

挥发油类成分：二十九烷(nonacosane)、三十一烷(hentriacontane)、棕榈酸十六醇酯(hexadecyl palmitate)、羽扇豆醇棕榈酸酯(lupenyl palmitate)、棕榈酸蜂花醇酯(myricyl palmitate)[1]、三十烷醇(1-triacontanol)[2]、反式 - 金合欢醇(*trans*-farnesol)、1-α- 萜品醇(1-α-terpineol)、长叶薄荷酮(puleqone)、2- 甲基 -5- 异丙基苯酚(2-methyl-5-*iso*-propylphenol)、大马酮(damascenone)、氧化石竹烯(caryophyllene oxide)、3,7,11,15- 四甲基 -2- 十六碳烯 -1- 醇(3,7,11,15-tetramethyl-2-hexadecene-1-ol)、苯甲酸 -3- 己烯酯[5]。

香豆素类成分：东莨菪素(scopoletin)[1]、异嗪皮啶(*iso*-fraxidin)、莨菪亭[2]。

萜类成分：羽扇豆醇 (lupeol)、β- 谷甾醇 (β-sitosterol)[2]。

氨基酸类成分：丙氨酸 (alanine)、缬氨酸 (valine)、谷氨酸 (glu-tamic acid)[1]。

其他：蒽醌 (anthraquinone)、内消旋肌醇 (mesoinositol)、鞣质 (tannins)、氯化钾、多糖[1]、混合长链脂肪酸 (C28-C34)[2]、柳黄素 (tamarixetin)[6]、七叶内酯 (esculetin)、绿原酸甲酯 (methyl chlorogenate)、蚱蜢酮 (grasshopper ketone)、苯甲基 -O-β-D- 吡喃葡萄糖苷 (benzyl-O-β-D-glucopyranoside)、2- 苯乙基 -O-β-D- 吡喃葡萄糖苷 (2-phenylethyl-O-β-D-glucopyranoside)、对羟基苯乙醇 (tyrosol)、香草酸 (vanillic acid)、β- 香树素 (β-amyrin)、α- 亚麻酸 (α-linolenic acid)、异香草酸 (isovanillic acid)[7]。

【药典检测成分】2015 版《中国药典》规定，本品照高效液相色谱法测定，按干燥品计算，含金丝桃苷不得少于 0.30%。

参考文献

[1] 国家中医药管理局《中华本草》编委会. 中华本草：第 6 册 5595 [M]. 上海：上海科学技术出版社，1999：276-280.

[2] 陈妙华，刘凤山. 罗布麻叶镇静化学成分的研究 [J]. 中国中药杂志，1991，16（10）：609-611.

[3] 李丽红，原忠. 罗布麻叶黄酮类成分的研究 [J]. 中国中药杂志，2006，31（16）：1337-1340.

[4] 程秀丽，张素琼，李青山. 罗布麻叶中黄酮类化合物研究 [J]. 中药材，2007，30（9）：1086-1088.

[5] 范维刚，解成喜，李锋，等. 罗布麻挥发油的气相色谱 - 质谱分析 [J]. 质谱学报，2005，26（2）：93-95.

[6] 曾海松. 罗布麻叶的化学成分研究 [D]. 陕西：西北大学，2009.

[7] 孔娜娜，方圣涛，刘莺，等. 罗布麻叶中非黄酮类化学成分研究 [J]. 中草药，2013，44（22）：3114.

231. 罗汉果　Siraitiae Fructus

【来源】本品为葫芦科植物罗汉果 *Siraitia grosvenori* (Swingle)C.Jeffrey ex A.M.Lu et Z.Y.Zhang 的干燥果实。

【性能】甘，凉。清热润肺，利咽开音，滑肠通便。

【化学成分】本品含有黄酮类、萜类、油脂类等化学成分。

黄酮类成分：山柰酚 (kaempferol)、山柰酚 -7-O-α-L- 鼠李糖苷 (kaempferol-7-O-α-L-rhamnoside)、山柰酚 -3,7-O-α-L- 二鼠李糖苷 (kaem pferol-3,7-O-α-L-dirhamnoside)[1]。

萜类成分：罗汉果苷Ⅳ (mogroside Ⅳ)、罗汉果苷 V(mogroside V)[2]、β- 谷甾醇 (β-sitosterol)[3]、罗汉果苷元 -3,24- 二 - 氧 -β- 葡萄糖苷 (mogrol-3,24-di-O-β-glcopyranoside)[4]。

油脂类成分：癸醛 (decanoic acid)、壬醛 (nonanal)、法尼醇 (farnesol)、戊醛 (pentanal)、己醛 (hexanal)[5]。

有机酸及酯类成分：5- 羟甲基糠酸 [5-(methoxym ethyl)-furoic acid]、琥珀酸 (succinic acid)[1]、香草酸 (vanillic acid)[3]、罗汉果二醇苯甲酸酯 (mogroester)[6]。

其他：厚朴酚 (magnolol)、双 [5- 甲酰基糠基] 醚 [5,5-oxydimethylene-bis-(2-furfural)][1]、D-甘露醇 (D-mannitol)、果糖 (fructose)、葡萄糖 (glucose)、锰、铁、锌、镍、硒、锡、碘、钼、蛋白质[2]、1- 乙酰基 -β- 咔啉 (1-acetyl-β-carboline)、环 -(丙氨酸 - 脯氨酸)[cyclo-(Leu-Pro)]、环 -(丙氨酸 - 脯氨酸)[cyclo-(Ala-Pro)]、5- 羟基麦芽酚 (5-oxymaltol)[3]、4′- 甲氧基二氢槲皮素 (4′-O-methyldihydroquercetin)、阿魏酸 (ferulic acid)、大黄素 (emodin)、芦荟大黄素 (aloe-emodin)[7]。

【药典检测成分】2015 版《中国药典》规定，本品照高效液相色谱法测定，按干燥品计算，含罗汉果皂苷 V 不得少于 0.50%。

参考文献

[1] 廖日权，李俊，黄锡山，等. 罗汉果化学成分的研究 [J]. 西北植物学报，2008，28（6）：1250-1254.
[2] 国家中医药管理局《中华本草》编委会. 中华本草：第5册 4645 [M]. 上海：上海科学技术出版社，1999：567-569.
[3] 李俊，黄锡山，张艳军，等. 罗汉果化学成分的研究 [J]. 中国中药杂志，2007，32（6）：548-549.
[4] 徐位坤，孟丽珊，李仲瑶. 罗汉果嫩果中一个苦味成分的分离和鉴定 [J]. 广西植物，1992，12（2）：136-138.
[5] 黎霜，王恒山，张桂勇. 罗汉果种子油化学成分研究 [J]. 广西医学，2003，25（5）：850-852.
[6] 王亚平，陈建裕. 罗汉果化学成分的研究 [J]. 中草药，1992，28（2）：61-62.
[7] 张妮，魏孝义，林立东. 罗汉果叶的化学成分研究 [J]. 热带亚热带植物学报，2014，22（1）：96-100.

232. 知母　Anemarrhenae Rhizoma

【**来源**】本品为百合科植物知母 *Anemarrhena asphodeloides* Bge. 的干燥根茎。

【**性能**】苦、甘，寒。清热泻火，滋阴润燥。

【**化学成分**】本品含有黄酮类、生物碱类、挥发油类等化学成分。

黄酮类成分：宝藿苷-I(baohuoside-I)、7-*O*-葡萄糖基芒果苷(7-*O*-glucopyranosyl mangiferin)、芒果苷(mangiferin)、淫羊藿苷-I(icariside-I)[1]。

生物碱类成分：aurantiamide acetate、环（酪-亮）二肽 [cyclo(Tyr-Leu)]、香豆酰基酪胺(*N*-*p*-coumaroyltyramine)、*N*-反式-阿魏酰基酪胺(*N*-*trans*-feruloyltyramine)、*N*-顺式-阿魏酰基酪胺(*N*-*cis*-feruloyltyramine)、烟酸(nicotinic acid)[2]。

挥发油类成分：苯甲醛(benzaldehyde)、龙脑(borneol)、二十烷(arachidic)、己醛(hexanal)、糠醛(furfural)、苯乙醛(phenylacetaldehyde)、1,1-二乙氧基己烷(1,1-diethoxyhexane)、对-薄荷-1-烯-8-醇、2,4-壬二烯醛、2,4-癸二烯醛、石竹烯(caryophyllene)、氧化石竹烯(caryophyllene oxide) 等[3]。

皂苷类成分：知母皂苷 A-II (timosaponin A-II)、胡萝卜苷(daucosterol)、马尔考皂苷元(markogenin)、菝葜皂苷元(sarsasapogelni)、知母皂苷 B-I(timosaponin B-I)、知母皂苷B-III (timosaponinB-III)[1]、知母皂苷 A_2(amemarsaponin A_2) 即马尔考皂苷元-3-*O*-β-D-吡喃葡萄糖基 (1→2)-β-D-吡喃半乳糖苷 B(markogenin-3-*O*-β-D-glucopyranosyl(1→2)-β-D-galactopyranoside B)、去半乳糖替告皂苷 (desgalactotigonin)、F-芰脱皂苷 (F-gitonin)、伪原知母皂苷 A-III (pseudoprototimosaponin A-III)、原知母皂苷 A-III (prototimosaponin A-III)、异菝葜皂苷 (smilageninoside)、知母皂苷 A-IV (timosaponin A-IV)、知母皂苷 A(zhimusaponin A)[4]、(5β,25S)-螺甾烷-3β,15α,23-三醇-3-*O*-β-D-吡喃葡萄糖基 (1→2)-β-D-吡喃半乳糖苷即知母皂苷 F{(5β,25S)-spirostan-3β,15α,23α-triol-3-*O*-β-D-glucopyranosyl(1→2)-β-D-galactopyranoside}、(5β,25S)-螺甾烷-3β,23α-二醇-3-*O*-β-D-吡喃葡萄糖基 (1→2)-β-D-吡喃半乳糖苷即知母皂苷 G{(5β,25S)-spirostan-3β, 23α-diol-3-*O*-β-D-glucopyranosyl(1→2)-β-D-galactopyranoside}[5]、知母皂苷 C_1(anemarsaponln C_1)、知母皂苷 C_2(anemarsaponln C_2)、知母皂苷 D_1(anemarsaponln D_1)、知母皂苷 D_2(anemarsaponln D_2)[6]、知母皂苷 E_1[7]、知母皂苷 B(anemarsaponln B)、(25S)-26-*O*-β-吡喃葡萄糖基-5β-呋甾-20(22)-烯-3β,26-二醇-3-吡喃葡萄糖基 (1→2)-β-D-吡喃葡萄糖苷 {(25S)-26-*O*-β-D-glucopyranosyl-5β-furostane-20(22)-ene-3β,26-diol-3-*O*-β-D-glucopyranosyl-(1→2)-β-D-glucopyranoside}、(25S)-26-*O*-β-吡喃葡萄糖基-22-羟基-5β-呋甾-3β,26-二醇-3-*O*-β-吡喃葡萄糖基-(1→2)-β-D-吡喃半乳糖苷 {(25S)-26-*O*-β-D-glucopyranosyl-22-hydroxy-5β-furostane-3β,26-diol-3-*O*-β-D-glucopyranosyl-(1→2)-β-D-galactopyranoside}、(25S)-26-*O*-β-D-吡喃葡萄糖基-22-甲氧基-5β-呋甾-3β,26-二醇-3-*O*-β-吡喃葡萄糖基-(1→2)-β-D-吡喃半乳糖苷 {(25S)-26-*O*-β-D-glucopyranosyl-22-methoxyl-5βfurostane-3β,26-diol-3-O-β-D-glucopyranosyl-(1 → 2)-β-galactopyranoside}[8]。

木脂素类成分：单甲基 - 顺 - 扁柏树脂酚 (monomethyl-cis-hinokiresinol)、顺 - 扁柏树脂酚 (cis-hinokiresinol) / 氧化 - 顺 - 扁柏树脂酚 (oxy-cis-hinokiresinol)[4]。

其他：二十八烷酸为主的二十六烷酸和三十烷酸的混合物 (mixture of octacosantc acid)、二 十 九 烷 醇 (nonacsanol)、β- 谷 甾 醇 (β-sitosterol)、 知 母 双 糖 (timobiose)、2,6,4′- 三 羟 基 -4- 甲氧基苯酰酮 (2,6,4′- trihydroxy-4-methoxybenzophenone)[1]、 烟酰胺 (nicotinamide)、泛酸 (pantothenic acid)、二 十 五 烷酸乙烯酯 (pentacosyl vinyl ester)、对 - 羟苯基巴豆油酸 (p-hydroxyphenyl crotonic acid)、2,6,4′- 三羟基 -4- 甲氧基二苯甲酮 (2,6,4′-trihydroxy-4-methoxy benzophenone)、知母多糖 A(anemaran A)、知母多糖 B(anemaran B)、知母多糖 C(anemaran C)、知母多糖 D(anemaran D)[4]、mahkoside A、bis(2-ethyloctyl)phthalate[9]。

【药典检测成分】2015 版《中国药典》规定，本品照高效液相色谱法测定，按干燥品计算，含芒果苷不得少于 0.70%，含知母皂苷 B Ⅱ 不得少于 3.0%。

参考文献
［1］边际，徐绥绪，黄松，等. 知母化学成分的研究 [J]. 沈阳药科大学学报，1995，13（1）：34-40.
［2］沈莉，戴胜军，赵大洲. 知母中的生物碱 [J]. 中国中药杂志，2007，32（1）：39-41.
［3］陈千良，马长华，王文全，等. 知母药材中挥发性成分的气相色谱 - 质谱分析 [J]. 中国中药杂志，2005，30（21）：1657-1659.
［4］国家中医药管理局《中华本草》编委会. 中华本草：第 8 册 7141 [M]. 上海：上海科学技术出版社，1999：56-62.
［5］孟志云，李文，徐绥绪，等. 知母的皂苷成分 [J]. 药学学报，1999，34（6）：451-453.
［6］杨军衡，曾雷，易诚. 中药知母新皂苷成分的研究 [J]. 天然产物研究与开发，2001，13（5）：18-21.
［7］孟志云，孟令宏. 知母皂苷 E_1 和 E_2 [J]. 药学学报，1998，33（9）：693-696.
［8］马百平，董俊兴，王秉伋，等. 知母中呋甾皂苷的研究 [J]. 药学学报，1996，31（4）：271-277.
［9］孙兴欢，张宇伟，陈方方，等. 知母中化学成分的研究 [J]. 海峡药学，2015，27（8）：40-43.

233. 垂盆草　Sedi Herba

【来源】本品为景天科植物垂盆草 Sedum sarmentosum Bunge 的干燥全草。

【性能】甘、淡，凉。利湿退黄，清热解毒。

【化学成分】本品含有黄酮类、挥发油类、甾体类等化学成分。

黄酮类成分：异甘草苷 (iso-liquiritin)、异鼠李素 -7- 葡萄糖苷 (iso-rhamnetin-7-glucoside)、异鼠李素 -3,7- 二葡萄糖苷 (iso-rhamnetin-3,7-diglueoside)、甘草素 (liquiritigenin)、甘草苷 (liquiritin)、柠檬黄素 (limocitrin)、柠檬素 -3- 葡萄糖苷 (limocitrin-3-glucoside)、柠檬素 -3,7- 二葡萄糖苷 (limocitrin-3,7-liglucoside)、木犀草素 -7- 葡萄糖苷 (luteolin-7-glueoside)、苜蓿素 (tricin)[1]、苜蓿苷 (tricin-7-glucoside)[1-3]、木犀草素 (luteolin)、异甘草素 (iso-liquiriifgenin)[1,3]、异鼠李素 (iso-rhamnetin)、槲皮素 (quercetin)[3]。

挥发油类成分：双十八烷基硫醚 (dioctadecyl sulfide)[3]、棕榈酸 (palmic acid)[3,4]、丁香酸 (syringcacid)[2]、亚油酸 (linoleic acid)、2- 己酰基呋喃、6,10- 二甲基 -5,9- 十 - 二烯 -2- 酮、1,5,9- 三甲基 -12-(1- 甲基乙基)-4,8,13- 环十四三烯 -1,3- 二醇、环氧丁香烯、3,7,11- 三甲基十二醇 (3,7,11-timethyl-lauryl alcohol)、十四酸 (farnesalacetone)、六氢金合欢基丙酮、金合欢基丙酮 (farnesalacetone)、十五酸、植物醇、麝香内酯 [4]。

甾体类成分：δ- 香树酯酮 (δ-amyrone)[2]、β- 谷甾醇 (β-sitosterol)[2,5]、3β,4α,14α,20R,24R-4,14- 二甲基麦角甾 -9(11)- 烯 -3- 醇 (3β,4α,14α,20R,24R-4,14-dimethyler gost-9(11)-en-3-ol)、3β,6β- 豆甾 -4- 烯 -3,6- 二醇 (3β,6β-stigmast-4-en-3,6-diol)[5]、胡萝卜苷 (daucosterol)。

氨基酸类成分：谷氨酸 (glutamic acid)、组氨酸 (histidine)、亮氨酸 (leucine)、蛋氨酸 (methionine)、苯丙氨酸 (phenylalanine)、异亮氨酸 (*iso*-leucine)、赖氨酸 (lysine)[6]。

生物碱类成分：二氢异石榴皮碱 (dihydro-*iso*-pelletierine)、消旋甲基异石榴皮碱 (methyl-*iso*-pelletierine)、*N*- 甲基 -2*β*- 羟丙基哌啶 (*N*-methyl-2*β*-hydroxypropyl-piperidine)[7]。

其他：锌 (Zn)、硒 (Se)、铜 (Cu)、锗 (Ge)、锰 (Mn)[6]、3- 甲酰 -1,4- 二羟基二氢吡喃 (3-formyl-1,4-dihydroxy-dihydropyran)、果糖 (fructose)、葡萄糖 (glucose)、景天庚糖 (sedoheptulose)、垂盆草苷 (sarmentosine)、甘露醇 (mannitol)[7]。

【药典检测成分】2015 版《中国药典》规定，本品照高效液相色谱法测定，按干燥品计算，含槲皮素、山柰素和异鼠李素的总量不得少于 0.10%。

参考文献

[1] 何爱民，王明时. 垂盆草中的黄酮类成分 [J]. 中草药，1997，28（9）：517-522.
[2] 梁侨丽，徐连民，庄颖健，等. 垂盆草的化学成分研究 [J]. 中草药，2001，32（4）：305-306.
[3] 魏太明，阎玉凝，关య璐，等. 垂盆草的化学成分研究（Ⅰ）[J]. 北京中医药大学学报，2003，26（4）：59-61.
[4] 韩荣春，王冰. 垂盆草挥发油成分研究 [J]. 辽宁中医药大学学报，2007，9（3）：73-74.
[5] 何爱民，郝红艳，王明时，等. 垂盆草中的甾醇化合物 [J]. 中国药科大学学报，1997，28（5）：271-274.
[6] 潘金火，何满堂. 中药垂盆草中氨基酸和无机元素的定量分析 [J]. 中国药业，2002，11（4）：48.
[7] 国家中医药管理局《中华本草》编委会. 中华本草：第 3 册 2421 [M]. 上海：上海科学技术出版社，1999：775-777.

234. 委陵菜　　Potentillae Chinensis Herba

【来源】本品为蔷薇科植物委陵菜 *Potentilla chinensis* Ser. 的干燥全草。

【性能】苦，寒。清热解毒，凉血止痢。

【化学成分】本品含有黄酮类、三萜类、甾体类等化学成分。

黄酮类成分：山柰素 (kaempferol)[1]、5,7,4′- 三羟基黄酮 [2]、槲皮素 (quercetin)、芹菜素 (apigenin)[3]、黄芪苷 (astragalin) 即山柰素 -3-*O*-*β*-D- 吡喃葡萄糖苷 (kaempferol-3-*O*-*β*-D-glucopyranoside)、刺蒺藜苷 (tribuloside) 即山柰素 -3-*O*-*β*-D-6-*O*-(对羟基桂皮酰基)- 吡喃葡萄糖苷 [kaempferol-3-*O*-*β*-D-6-*O*-(*p*-hydroxy-cinnamoyl)-glucopyranoside][4]。

三萜类成分：2*α*- 羟基乌苏酸 (2*α*-hydroxyursolic acid)、2- 羟基齐墩果酸 (maslinic acid)[2]、白桦酸 (betulinic acid)、乌苏酸 (ursolic acid)、3- 羟基 -11- 烯 -11,12- 脱氢 -28,13- 乌苏酸内酯 (3-hydroxy-11-urs-en-28,13-olide)、3-*O*- 乙酰坡模醇酸 (3-*O*-acetyl-pomolic acid)、3- 氧代 -12- 烯 -28- 乌苏酸 (3-oxo-12-ene-28-olic acid)[5]、*α*- 香树素 (*α*-amyrin)、*β*- 香树素 (*β*-amyrin)、积雪草酸 (asiaticacid)、2*α*,3*α*- 二羟基 -12- 烯 -28- 齐墩果酸 (2*α*,3*α*-dihydroxyolean-12-en-28-oic acid)、2*α*,3*α*- 二羟基 -12- 烯 -28- 乌苏酸 (2*α*,3*α*-dihydroxyurs-12-en-28-oic acid)、蔷薇酸 (euscaphic acid)、24- 羟基委陵菜酸 (24-hydroxy tormentic acid)、2*α*,3*α*,19*α*,23- 四羟基 -12- 烯 -28- 乌苏酸 (myrianthic acid)、齐墩果酸 (oleanolic acid)、坡模酸 (pomolic acid)、委陵菜酸 (tormentic acid)、2*β*,3*β*,19*α*- 三羟基 -12- 烯 -28- 乌苏酸 (2*β*,3*β*,19*α*-trihydmxyurs-12-en-28-oic acid)[6]。

甾体类成分：胡萝卜苷 (daucosterol)、*β*- 谷甾醇 (*β*-sitosterol)[2]。

有机酸类成分：壬二酸 (anchoic acid)、3,3′,4′- 三 -*O*- 甲基并没食子酸 (3,3′,4′-tri-*O*-methylellagic acid)[1]、苯甲酸 (benzoic acid)、没食子酸 (gallic acid)[3]、鞣花酸 -3,3′- 二甲醚 (ellagic acid-3,3′-dimethyl ether)[4]

其他：维生素 C(vitamin C)、Ca、Mg、Zn、Cu、Pb[7]、熊果醇 (uvaol)、2*α*,3*β*,19*α*,23- 四羟基 -12- 烯 -28- 齐墎果酸 (2*α*,3*β*,19*α*,23-tetrahydroxy-12-ene-28-oleanolic acid)、2*α*,3*β*,19*α*,23- 四羟基 -12- 烯 -28- 乌苏酸 (2*α*,3*β*,19*α*,23-tetrahydroxy-12-ene-28-ursolicacid)[8]。

【药典检测成分】无。

参考文献

[1] 国家中医药管理局《中华本草》编委会. 中华本草：第 4 册 2693 [M]. 上海：上海科学技术出版社, 1999：175-177.

[2] 沈阳, 王庆贺, 林厚文, 等. 委陵菜化学成分的研究 [J]. 中药材, 2006, 29 (3)：237-239.

[3] 高雯, 沈阳, 张红军, 等. 委陵菜的化学成分研究 [J]. 药学服务与研究, 2007, 7 (4)：262-264.

[4] 薛培凤, 李胜荣, 雷静怡, 等. 委陵菜中酚性成分研究 [J]. 内蒙古医学院学报, 2007, 29 (5)：313-315.

[5] 王庆贺, 李志勇, 沈阳, 等. 委陵菜三萜类化学成分研究 [J]. 中国中药杂志, 2006, 31 (17)：1434-1436.

[6] 刘普, 段宏泉, 潘勤, 等. 委陵菜三萜成分研究 [J]. 中国中药杂志, 2006, 31 (22)：1875-1879.

[7] 闵运江, 杜忠笔. 安徽产委陵菜属四种可食用野菜的成分分析 [J]. 中国林副特产, 2008, 4：4-6.

[8] 李胜华, 伍贤进, 牛友芽, 等. 蛇含委陵菜化学成分研究 [J]. 中草药, 2011, 42 (11)：2200-2203.

235. 使君子　Quisqualis Fructus

【来源】本品为使君子科植物使君子 *Quisqualis indica* L. 的干燥成熟果实。

【性能】甘, 温。杀虫消积。

【化学成分】本品含有挥发油类、油脂类、有机酸及酯类等化学成分。

挥发油类成分：十六烷 (hexadecanoic)、庚烷 (heptane)、正十一烷 (*n*-hendecane)、正二十八烷 (*n*-octacosane)、乙酸 (acetic acid)、1,2- 二甲基苯 (dimethylbenzene)、蚁酸 (formic acid)、柠檬烯 (limonene)、1,3,5- 三甲基苯 (mesitylene)、甲苯 (toluene)[1]。

油脂类成分：单棕榈酸甘油酯 (glyceryl monopalmitate)、单硬脂酸甘油酯 (glyceryl monostearate)、1- 亚油酸 -3- 棕榈酸 - 甘油酯 (l-linoloyl-3-palmitoylglycerol)[2]。

有机酸及酯类成分：白桦脂酸 (betulic acid)、苯甲酸 (benzoic acid)、没食子酸乙酯 (ethyl gallate)、没食子酸 (gallic acid)、丁二酸 (succinic acid)[2]、枸橼酸 (citric acid)、苹果酸 (malic acid)、使君子氨酸钾 (potassium quisqualate)、使君子氨酸 (quisqualic acid)、琥珀酸 (succinic acid)、熊果酸甲酯 (methyl ursolate)[3]、硬脂酸 (stearic acid)[3,4]、花生烯酸 (arachidonic acid)、二十二碳酸 (docosanoic acid)、花生酸 (eicosanoic acid)、十六烯酸 (hexadecenoic acid)、月桂酸 (lauric acid)、亚油酸 (linoleic acid)、豆蔻酸 (myristic acid)、油酸 (oleic acid)、棕榈酸 (palmitic acid)、十五碳酸 (pentadecanoic acid)[4]、3,3′- 二甲基鞣花酸 (3,3′-di-*O*-methyl-ellagic acid)、3,3′,4′- 三甲基鞣花酸 (3,3′,4′-tri-*O*-methylellagic acid)、3,3′,4′- 三甲基鞣花酸 -4- 吡喃葡萄糖苷 (3,3′,4′-tri-*O*-methylellagic acid-4-*O*-*β*-D-glucopyranoside)、3- 甲基鞣花酸 - 木糖苷 (3-*O*-methylellagic acid-4′-*O*-*β*-D-xylopyroside)、3- 甲基鞣花酸 -3′- 吡喃木糖苷 (3-*O*-methylellagic acid-3′-*O*-*β*-D-xylopyroside)[5]。

其他：蔗糖 (sucrose)、赤桐甾醇 (clerosterol)[2]、D- 甘露醇 (D-mannitlo)、葡萄糖 (glucose)、胡芦巴碱 (trigonelline)、甾醇 (phytosterol)[3]、豆甾醇 -4,25- 二烯 -3- 酮 (stigmasta-4,25-dien-3-one)[5]。

【药典检测成分】2015 版《中国药典》规定, 本品照高效液相色谱法测定, 按干燥品计算, 本品种子含胡芦巴碱不得少于 0.20%。

参考文献

[1] 黄文强, 施敏峰, 宋晓平, 等. 使君子化学成分研究 [J]. 西北农林科技大学学报 (自然科学版), 2006, 34 (4)：79-82.

[2] 夏春香, 肖啸, 严达伟, 等. 云南使君子仁油中挥发性成分的 GC-MS 分析 [J]. 天然产物研究与开发, 2007, 19：436-438.

[3] 国家中医药管理局《中华本草》编委会. 中华本草：第 5 册 4698 [M]. 上海：上海科学技术出版社, 1999：615-618.

[4] 王立军, 陈振德. 超临界流体 CO$_2$ 萃取使君子仁脂肪油化学成分的研究 [J]. 中国药房, 2004, 15 (4)：212-213.

[5] 张悦, 徐怀双, 范冬立, 等. 使君子的化学成分 [J]. 沈阳药科大学学报, 2015, 32 (7)：515-518.

236. 侧柏叶 Platycladi Cacumen

【来源】本品为柏科植物侧柏 *Platycladus orientalis* (L.)Franco 的干燥枝梢及叶。

【性能】苦、涩，寒。凉血止血，化痰止咳，生发乌发。

【化学成分】本品含有黄酮类、挥发性成分、萜类等化学成分。

　　黄酮类成分：穗花杉双黄酮 (amentoflavone)、芹菜素 (apigenin)、柏木双黄酮 (cupressuflavone)、扁柏双黄酮 (hinokiflavone)、山柰酚 -7-*O*- 葡萄糖苷 (kaempferol-7-*O*-glucoside)、槲皮苷 (quercitrin)、槲皮素 -7-*O*- 鼠李糖苷 (quercetin-7-*O*-rhamnoside)[1]、杨梅树皮素 -3-*O*- 鼠李糖苷 (myricetin-3-*O*-α-L-rhamnoside)、杨梅树皮素 (myricetin)、槲皮素 (quercetin)[2]。

　　挥发性成分：10- 二十九烷醇 (10-nonacosanol)[1]、癸酸 (capric acid)[2]、α- 雪松醇 (α-cedrol)、葎草烯 (humulene)、γ- 松油烯 (γ-terpinene)、反式 - 石竹烯 (*trans*-caryophyllene)、11- 甲基 -4-(1-甲基乙基)-1,4- 环己二烯、菖蒲二烯 (acoradiene)、邻苯二甲酸二辛酯 [3]。

　　萜类成分：异海松酸 (*iso*-pimaric acid)[1]、15- 甲氧基松脂酸 (15-methoxyl resin acid)、异海松脂 -15- 烯 -3α,8α- 二醇、兰伯松脂酸 (lambertianic acid)、异海松脂 -8(9),15- 二烯 -18- 酸、异海松脂 -7(8),15- 二烯 -3β,18- 二醇 [4]。

　　脂肪酸类成分：月桂酸 (lauric acid)、亚油酸 (linoleic acid)、肉豆蔻酸 (myristic acid)、油酸 (oleic acid)、棕榈酸 (palmitic acid)、硬脂酸 (stearic acid)[2]。

　　其他：缩合鞣质 (condensed tannin)、去氧鬼臼毒素 (deoxypodophyllotoxin)、β- 谷甾醇 (β-sitosterol)[1]、K、Na、Ca、Mg、Cu、Fe、Zn[5]。

【药典检测成分】2015 版《中国药典》规定，本品照高效液相色谱法测定，按干燥品计算，含槲皮苷不得少于 0.10%。

参考文献

[1] 国家中医药管理局《中华本草》编委会. 中华本草：第 2 册 0796 [M]. 上海：上海科学技术出版社, 1999：321-324.

[2] 孙立立, 杨书斌, 江波, 等. 炮制对侧柏叶化学成分的影响 [J]. 中成药, 2006, 28（6）：821.

[3] 高茜, 向能军, 沈宏林, 等. 侧柏叶的挥发性成分分析 [J]. 化学研究与应用, 2009, 21（2）：258-261.

[4] Koo KA, Sung SH, Kim YC. A new neuroprotective pinusolide derivative from the leaves of Biota orientalis [J]. Chem Pharm Bull, 2002, 50（6）：834-836.

[5] 孙立靖, 任建成. 中药侧柏叶饮片中无机元素的含量测定 [J]. 山东师大学报（自然科学版）, 1999, 14（4）：400.

237. 佩兰 Eupatorii Herba

【来源】本品为菊科植物佩兰 *Eupatorium fortunei* Turcz. 的干燥地上部分。

【性能】辛，平。芳香化湿，醒脾开胃，发表解暑。

【化学成分】本品含有挥发油类、甾体类等化学成分。

　　挥发油类成分：β- 香树脂醇乙酸酯 (β-amyrin acetate)、百里香酚甲醚 (methyl thymyl ether)、对 - 聚伞花素 (*p*-cymene)、β- 香树脂醇棕榈酸酯 (β-amyrin palmitate)、乙酸橙花醇酯 (nerylacetate)、二十八醇 (octacosanol)、棕榈酸 (palmitic acid)、琥珀酸 (succinic acid)、蒲公英甾醇乙酸酯 (taraxasteryl acetate)、蒲公英甾醇棕榈酸酯 (taraxasteryl palmitate)[1]、胡萝卜烯 (daucene)、5- 甲基麝香草醚、长叶烯 (1ongifolene)、菖蒲烯酮 (acorenone)[2]、α- 雪松醇 (α-cedrol)、α-

雪松烯 (α-himachalene)、γ- 衣兰油烯 (γ-muurolene)、β- 蒎烯 (β-pinene)、α- 姜烯 (α-zingiberene)[2,3]、对 - 伞花烃 (p-cymene)、芳樟醇 (linalool)、β- 石竹烯 (β-caryophyllene)、α- 律草烯 (α-humulene)、α- 姜黄烯 (α-curcumene)、（-）- 石竹烯氧化物 [（-）-caryophyllene oxide]、（±）4- 乙酰基 -1- 甲基环己烯 [(±)4-acetyl-1-methylcyclohexene][3]、香豆精 (coumarin)、邻 - 香豆酸 (o-hydroxycinnamic acid)、麝香草氢醌 (thymohydroquinone)[4]。

甾体类成分 :β- 谷甾醇 (β-sitosterol)、豆甾醇 (stigmasterol)、蒲公英甾醇 (taraxasterol)[1]。

其他 : 延胡索酸 (fumaric acid)、宁德洛菲碱 (lindelofine)、甘露醇 (mannitol)[1]。

【药典检测成分】2015 版《中国药典》规定，本品照挥发油测定法测定，含挥发油不得少于 0.30%(ml/g)。

参考文献

[1] 国家中医药管理局《中华本草》编委会. 中华本草：第 7 册 6871 [M]. 上海：上海科学技术出版社，1999：834-837.
[2] 崔兆杰，邱琴，刘廷礼. 佩兰挥发油化学成分的研究 [J]. 药物分析杂志，2002，22（2）：117-122.
[3] 杨再波，钟才宁，孙成斌，等. 佩兰挥发性化学成分的固相微萃取研究 [J]. 分析实验室，2008，27（1）：84-87.
[4] 魏道智，宁书菊，林文雄. 佩兰的研究进展 [J]. 时珍国医国药，2007，18（7）：1782-1783.

238. 金果榄　Tinosporae Radix

【来源】本品为防己科植物金果榄 *Tinospora capillipes* Gagnep. 或青牛胆 *Tinospora sagittata* (Oliv.)Gagnep. 的干燥块根。

【性能】苦，寒。清热解毒，利咽，止痛。

【化学成分】本品含有生物碱类、甾体类等化学成分。

生物碱类成分：非洲防己碱 (coumbamine)、药根碱 (jatrrhizine)、木兰花碱 (magnoflorine)、蝙蝠葛壬碱(menisperine)、掌叶防己碱(palmatine)、千金藤宁碱(stepharanine)、金果榄苷(tinoside)。

甾体类成分 :2- 去氧 - 甲壳甾酮 (2-deoxycrustecdysone)、2- 去氧 -3- 表甲壳甾酮 (2-deoxy-3-*epi*-crustecdysone)、2- 去氧甲壳壳甾酮 -3-*O*-β- 吡喃葡萄糖苷 (2-deoxycrustecdysone-3-*O*-β-glucopyranoside)。

其他 : 防己内酯（即古伦宾，columbin)、去氢分离木瓣树胺 (dehydrodiscretamine)、异防己内酯 (*iso*-columbin)[1]、1- 四氢巴马汀 (1-tetrahydropalmatine)[2]。

【药典检测成分】2015 版《中国药典》规定，本品照高效液相色谱法测定，按干燥品计算，含古伦宾不得少于 1.0%。

参考文献

[1] 国家中医药管理局《中华本草》编委会. 中华本草：第 3 册 1989 [M]. 上海：上海科学技术出版社，1999：391-393.
[2] 王世平，吴艳俊，李玲，等. 金果榄化学成分的研究 [J]. 贵州医药，2011，35（1）：17-18.

239. 金沸草　Inulae Herba

【来源】本品为菊科植物条叶旋覆花 *Inula linariifolia* Turcz. 或旋覆花 *Inula japonica* Thunb. 的干燥地上部分。

【性能】苦、辛、咸，温。降气，消痰，行水。

【化学成分】本品主要含有挥发油、内酯等化学成分。

挥发油类成分：β-水芹烯（β-phellanrene）、β-蒎烯（β-pinene）、1R-α-蒎烯（1R-α-pinene）、邻苯二甲酸二丁基酯（dibutyl phthalate）、4-甲氧基-6-(2-丙烯基)-1,3-二氧杂苯并环戊烯 [4-methoxy-6-(2-propenyl)-1,3-benzodioxode]、3-丙烯基-6-甲氧基苯酚 (3-allyl-6-methoxyphenol)、3-溴苯酚 (3-bromophenol) 等 [1]。

内酯类成分：欧亚旋覆花内酯 (britanin)、15-去氧-顺,顺-蒿叶内酯 (15-deoxy-*cis*,*cis*-artemisifolin)、4-表异黏性旋覆花内酯 (4-*epi*-*iso*-inuviscolide)、天人菊内酯 (gaillardin)、旋覆花内酯 A(inuchinenolide A)、旋覆花内酯 B(inuchinenolide B)、旋覆花内酯 C(inuchinenolide C)、旋覆花次内酯 (inulicin)[2]。

其他：豚草素 (ivalin)、蒲公英甾醇 (taraxasterol)、银胶菊素 (tomentosin)、1β-羟基-4α,11α-氢-桉烷-5-烯-12,8β-交酯等 [2]。

【药典检测成分】无。

参考文献

［1］李增春，杨利青，徐宁，等. 蒙药旋覆花挥发油化学成分分析［J］. 药物分析杂志，2007，27（1）：117-119.
［2］国家中医药管理局《中华本草》编委会. 中华本草：第 7 册 6918［M］. 上海：上海科学技术出版社，1999：875-877.

240. 金荞麦　Fagopyri Dibotryis Rhizoma

【来源】本品为蓼科植物金荞麦 *Fagopyrum dibotrys* (D.Don)Hara 的干燥根茎。

【性能】微辛、涩，凉。清热解毒，排脓祛瘀。

【化学成分】本品含有黄酮类、挥发油类、三萜类等化学成分。

黄酮类成分：双聚原矢车菊素 (dimeric procyanidin)[1]、木犀草素 (luteolin)、芸香苷 (rutin)[2,3]、红车轴草黄酮 (pratol)、3,6,3′,4′-四羟基-7-甲氧基黄酮 (3,6,3′,4′-tetrahydroxy-7-methoxyflavone)。

挥发油类成分：对-香豆酸 (*p*-coumaric acid)[1]、棕榈酸单甘油酯 (glycerol monopalmitate)[3]、樟脑 (camphor)、芳樟醇 (linalool)、十六酸、(Z,Z)-9,12-十八二烯酸、1,4,4α,5,6,7,8,8α-八氢-2,5,5,8α-四甲基-1-萘烯甲醇、正壬醛、萘 (naphtalinum)[4]。

三萜类成分：赤杨酮 (glutinone)、赤杨醇 (glutinol)[3]。

甾体类成分：海柯皂苷元 (hecogenin)、β-谷甾醇 (β-sitosterol)[1]。

酚酸类成分：左旋表儿茶精 (*epi*-catechin)、3-没食子酰表儿茶精 (3-galloyl-*epi*-catechin)、3,3′-双没食子酸酯 (3,3′-digalloylprocyanidin)[1]、阿魏酸 (ferulic acid)、3,4-二羟基苯甲酰胺 (3,4-dihydmxy benzamide)、原儿茶酸甲酯 (pmtocatechuic acid methyl ester)、原儿茶酸 (protocatechuic acid)、反式对羟基桂皮酸甲酯 (*trans*-*p*-hydroxy cinnamic methyl ester)[5]。

氨基酸类成分：亮氨酸 (leucine)、赖氨酸 (lysine)、苏氨酸 (threonine)[6]。

维生素类成分：维生素 B_1(vitamin B_1)、维生素 B_2(vitamin B_2)、维生素 P(vitamin P)、维生素 PP(vitamin PP)[6]。

其他：葡萄糖 (glucose)、鞣质 (tannin)[1]、5,5′-二呋喃醛基二甲醚 (5,5′-di-α-furaldehyde dimethyl ether)[2]、正丁醇-β-D-吡喃型果糖苷 (*n*-butl-β-D-fructopyronoside)[3]、蛋白质、脂肪、纤维素、Na、Ca、Se、K、Mg、Fe、Mn、Zn[6、木犀草素-7,4′-二甲醚 (luteolin-7,4′-dimethylether)、鼠李素 (rhamnetin)[7]。

【药典检测成分】2015 版《中国药典》规定，本品照高效液相色谱法测定，按干燥品计算，含表儿茶素不得少于 0.030%。

参考文献

[1] 国家中医药管理局《中华本草》编委会. 中华本草：第 2 册 1275 [M]. 上海：上海科学技术出版社，1999：629-632.

[2] 郭爱华. 金荞麦化学成分的研究 [J]. 山西中医学院学报，2000，1（2）：56，58.

[3] 邵萌，杨跃辉，高慧媛，等. 金荞麦的化学成分研究 [J]. 沈阳药科大学学报，2005，22（2）：100-102，160.

[4] 白政忠，孙煌，曹菲，等. 金荞麦蒸馏产物的 GC/MS 分析 [J]. 药物分析杂志，2007，27（1）：1832-1835.

[5] 邵萌，杨跃辉，高慧媛，等. 金荞麦中的酚酸类成分 [J]. 中国中药杂志，2005，30（20）：1591-1593.

[6] 赵钢，唐宇，王安虎. 金荞麦的营养成分分析及药用价值研究 [J]. 中国野生植物资源，2002，21（5）：39-41.

[7] 吴和珍，周洁云，潘宏林. 金荞麦化学成分的研究 [J]. 中国医院药学杂志，2008，28（21）：1829-1831.

241. 金钱白花蛇 Bungarus Parvus

【来源】本品为眼镜蛇科动物银环蛇 *Bungarus multicinctus* Blyth 的幼蛇干燥体。

【性能】甘、咸，温；有毒。祛风，通络，止痉。

【化学成分】本品主要含蛋白质、脂肪、胆酸、氨基酸及钙、磷、镁、铁、铝、锌、锶、钛、锰、钒、铜等多种元素[1]。

【药典检测成分】无。

参考文献

[1] 国家中医药管理局《中华本草》编委会. 中华本草：第 9 册 8449 [M]. 上海：上海科学技术出版社，1999：420-422.

242. 金钱草 Lysimachiae Herba

【来源】本品为报春花科植物过路黄 *Lysimachia christinae* Hance 的干燥全草。

【性能】甘、咸，微寒。清利湿热，通淋，消肿。

【化学成分】本品含有黄酮类、挥发油类、萜类及甾醇类等化学成分。

黄酮类成分：异槲皮苷 (*iso*-quercitrin)、山柰酚 (kaempferol)、山柰酚 -3-*O*- 半乳糖苷 (kaempferol-3-*O*-galactosids)、山柰酚 -3-*O*- 葡萄糖苷 (kaempferol-3-*O*-glucoside)、山柰酚 -3-*O*- 金钱草三糖苷 (kaempferol-3-*O*-lysimachia trioside)、山柰酚 -3-*O*- 鼠李糖苷 -7-*O*- 鼠李糖基 (1 → 3)- 鼠李糖苷 [kaempferol-3-*O*-rhamnoside-7-*O*-rhamnosyl(1 → 3)-rhamnoside]、山柰酚 -3-*O*- 芸香糖苷 (kaempferol-3-*O*-rutinoside)、槲皮素 (quercetin)、鼠李柠檬素 -3,4′- 二葡萄糖 (rhamnocitrin-3,4′-diglucoside)、3,2′,4′,6′- 四羟基 -4,3′- 二甲氧基查尔酮 (3,2′,4′,6′-tetrahydroxy-4,3′-dimethoxy chalcone)[1]、木犀草素 (luteolin)、芹菜素 (apigenin)、芹菜素 -6-*C*- 葡萄糖 -8-*C*- 葡萄糖苷 (apigenin-6-*C*-glycopyranosyl-8-*C*-glycopyranosyl)、芹菜素 -6-*C*- 葡萄糖 -8-*C*- 木糖苷 (apigenin-6-*C*-glycopyranosyl-8-*C*-xyloeyl)、木犀草素 -6-*C*- 葡萄糖苷 (luteolin-6-*C*-glycopyranosyl)、芹菜素 -6-*C*- 葡萄糖 -8-*C*- 阿拉伯苷 (apigenin-6-*C*-glycopyranosyl-8-C-arabinosyl)[2]、山柰酚 -3-*O*-α-L- 鼠李糖 (1 → 2)-β-D- 吡喃葡萄糖苷 (kaempferol-3-*O*-α-L-rhamnopyranosyl-(1 → 2)-β-D-glucopyranoside)[3]、山柰素 (kaempferide)[4]。

挥发油类成分：樟脑 (camphor)、乙酸冰片酯 (bornyl acetate)、桉油烯醇 (spathulenol)、α-蒎烯 (α-pinene)[4]。

萜类及甾醇类成分：β- 胡萝卜苷 (β-dauosterol)、β- 谷甾醇 (β-sitosterol)、豆甾醇 -3-*O*-β-D-葡萄糖苷 (stigmasterol-3-*O*-β-D-glucopyranoside)[2]、胡萝卜苷 (daucostero)[3]、石竹烯氧化物

(caryophyllene oxide)[4]。

其他：环腺苷酸 (cAMP)、环鸟苷酸 (cGMP)、尿嘧啶 (uridine)、对 - 羟基苯甲酸 (*p*-hydroxy benzoic acid)、邻苯二甲酸二正丁酯 (dibutyl phthalate)、儿茶素 (catechin)、阿福豆苷 (afzelin)、山奈酚 -7-*O*-*β*-D- 吡喃葡萄糖苷 (kaempferol-7-*O*-*β*-D-glucopyranoside)[5]、氯化钠、氯化钾、亚硝酸盐、多糖和钙、镁、铁、锌、铜、锰、镉、镍、钴等 9 种元素 [1]。

【药典检测成分】 2015 版《中国药典》规定，本品照高效液相色谱法测定，按干燥品计算，含槲皮素和山奈素的总量不得少于 0.10%。

参考文献

［1］国家中医药管理局《中华本草》编委会. 中华本草：第 6 册 5357 [M]. 上海：上海科学技术出版社，1999：93-96.
［2］李晓亮，汪豪，刘戈，等. 广金钱草的化学成分研究 [J]. 中药材，2007，7（30）：802-805.
［3］王宇杰，孙启时. 金钱草的化学成分研究 [J]. 中国药物化学杂志，2005，15（6）：354-359.
［4］侯冬岩，回瑞华，李铁纯，等. 金钱草化学成分的分析（I）[J]. 鞍山师范学院学报，2004，6（2）：36-38.
［5］杨全，程轩轩，郭楚楚，等. 广金钱草种子的化学成分和 DPPH 自由基清除活性研究 [J]. 中草药，2015，46（17）：2517-2521.

243. 金银花　Lonicerae Japonicae Flos

【来源】 本品为忍冬科植物忍冬 *Lonicera japonica* Thunb. 的干燥花蕾或带初开的花。

【性能】 甘，寒。清热解毒，疏散风热。

【化学成分】 本品含有挥发油、甾醇类、环烯醚萜苷类等化学成分。

挥发油类成分：1,1′- 联二环己烷 (1,1′-bicyclohexyl)、香荆芥酚 (carvacrol)、顺 -3- 己烯 -1- 醇 (*cis*-3-hex-en-1-ol)、左旋 - 顺 -2,6,6- 三甲基 -2- 乙烯基 -5- 羟基 - 四氢吡喃 (*cis*-2,6,6-trimethyl-2-vinyl-5-hydroxytetrahydropyran)、棕榈酸乙酯 (ethyl palmitate)、牻牛儿醇 (geraniol)、*β*- 荜澄茄油烯 (*β*-cubebene)、丁香油酚 (eugenol)、芳樟醇 (linalool)、*α*- 松油醇 (*α*-terpineol)、顺 - 芳樟醇氧化物 (*cis*-linalool oxide)、苯甲酸苄酯 (benzylbenzoate)、亚麻酸乙酯 (ethyllinolenate)、苯乙醇 (phenethylalcohol)、亚油酸甲酯 (methylinoleate)、反 - 反 - 金合欢醇 (*trans*-*trans*-farnesol)、2- 甲基 -1- 丁醇 (2-methyl-1-butanol)、3- 甲基 -2-(2- 戊烯基)-2- 环戊烯 -1- 酮 [3-methyl-2-(2-pentenyl)-2-cyclopenten-1-one][1]、苯甲醇 (benzylalcohol)、白果醇 (ginnol)、咖啡酸 (caffeic acid)、2(*E*)-3- 乙氧基丙烯酸 [2(*E*)-3-ethoxy acrylic acid]、二十五醇 (pentacosa alcohol)、三十五醇 (pentatriaconta alcohol)、2-(2- 丙烯氧基)- 乙醛 [2-(2-propenyloxy)-ethanal][2]、三十三烷 (tritriacontane)、二十九烷 -10- 醇 (nonacosane-10-ol)[3]、棕榈酸 (palmitic acid)[4]、肉豆蔻酸 (myristic acid)、咖啡酸乙酯 (ethyl caffeate)、月桂酸乙酯 (ethyl laurate)。

甾醇类成分：*β*- 谷甾醇 -D- 葡萄糖苷 (*β*-sitosteryl-D-glucoside)、豆甾醇 (stigmasterol)、豆甾醇 -D- 葡萄糖苷 (stigmasteryl-D-glucoside)[1]、*β*- 谷甾醇 (*β*-sitosterol)[1,4]。

环烯醚萜苷类成分：(*E*)-aldosecologanin、7-*epi*-vogeloside、secologanicacid、secologanoside、secoxyloganin、sweroside、vogeloside[5]。

酚酸类成分：原儿茶酸 (protocatechuic acid)、绿原酸 (chlorogenic acid)、异绿原酸 (*iso*-chlorogenic acid)、阿魏酸 (ferulic acid)[2]、绿原酸四乙酰化物 (chlorogenin tetraacetate)[7]。

黄酮类成分：紫堇黄酮 (corymbosin)、5- 羟基 -3′,4,7- 三甲氧基黄酮 [4]、木犀草素 -7-*O*-*α*-D- 葡萄糖苷 (luteolin-7-*O*-*α*-D-glucoside)、木犀草素 -7-*O*-*β*-D- 半乳糖苷 (luteolin-7-*O*-*β*-D-galactoside)、槲皮素 -3-*O*-*β*-D- 葡萄糖苷 (quercetin-3-*O*-*β*-D- glucoside)、金丝桃苷 (hyperoside)[6]、5- 羟基 -6,7,8,4′- 四甲氧基黄酮 (5-hydroxy-6,7,8,4′-tetramethoxyflavone)[8]。

三萜皂苷类成分 :3-O-α-L- 吡喃鼠李糖基 -(1 → 2)-α-L- 吡喃阿拉伯糖基常春藤苷配
基 -28-O-β-D- 吡喃木糖基 -(1 → 6)-β-D- 吡喃葡萄糖酯 [3-O-α-L-rhamnopyranosyl-(1 → 2)-α-L-
arabinopyranosyl hederagenin-28-O-β-D-xylpyranosyl-(1 → 6)-β-D-glucopyranosyl ester]、3-O-α-L-
吡喃阿拉伯糖基常春藤苷配基 -28-O-α-L- 吡喃鼠李糖基 -(1 → 2)-[β-D- 吡喃木糖基 -(1 → 6)]-
β-D- 吡喃葡萄糖酯 {3-O-α-L-arabinopyranosyl hederagenin-28-O-α-L-rhamnopyranosyl-(1 → 2)-[β-
D-xylpyranosyl-(1 → 6)]-β-D-glucopyranosyl ester}、3-O-α-L- 吡喃鼠李糖基 -(1 → 2)-α-L- 吡喃
阿拉伯糖基常春藤苷配基 -28-O-α-L- 吡喃鼠李糖基 -(1 → 2)-[β-D- 吡喃木糖基 -(1 → 6)]-β-D-
吡 喃 葡 萄 糖 酯 {3-O-α-L-rhamnopyranosyl-(1 → 2)-α-L-arabinopyranosyl hederagenin-28-O-α-L-
rhamnopyranosyl-(1 → 2)-[β-D-xylpyranosyl-(1 → 6)]-β-D-glucopyranosyl ester}[7]。

糖类成分 : 蔗糖 [4]。

【药典检测成分】2015 版《中国药典》规定 , 本品照高效液相色谱法测定 , 按干燥品计算 , 含
绿原酸不得少于 1.5%, 含木犀草苷不得少于 0.050%。

参考文献

[1] 国家中医药管理局《中华本草》编委会 . 中华本草 : 第 7 册 6568 [M] . 上海 : 上海科学技术出版社 , 1999 : 529-536.
[2] 毕跃峰 , 田野 , 裴姗姗 , 等 . 金银花化学成分分析 [J] . 郑州大学学报（理学版）, 2007, 39 (2) : 184-186.
[3] 王曙东 , 李伟东 . 金银花 CO₂ 超临界萃取物的化学成分研究 [J] . 南京中医药大学学报 , 2008, 24 (4) : 261-262.
[4] 黄丽瑛 , 吕植祯 , 李继彪 , 等 . 中药金银花化学成分的研究 [J] . 中草药 , 1996, 27 (11) : 645-647.
[5] 毕跃峰 , 田野 , 裴姗姗 , 等 . 金银花中裂环环烯醚萜苷类化学成分分研究 [J] . 中草药 , 2008, 39 (1) : 18-21.
[6] 高玉敏 , 王名洲 , 穆惠军 , 等 . 金银花化学成分的研究 [J] . 中草药 , 1995, 26 (11) : 568-569, 615.
[7] 娄红祥 , 郎伟君 , 吕木坚 . 金银花中水溶性化合物的分离与结构确定 [J] . 中草药 , 1996, 27 (4) : 195-199.
[8] 姜南辉 . 金银花化学成分分研究 [J] . 中药材 , 2015, 38 (2) : 315-317.

244. 金樱子 Rosae Laevigatae Fructus

【来源】本品为蔷薇科植物金樱子 *Rosa laevigata* Michx. 的干燥成熟果实。

【性能】酸、甘、涩 , 平。固精缩尿 , 固崩止带 , 涩肠止泻。

【化学成分】本品含有萜类、甾体类、水解型鞣质类等化学成分。

萜类成分 : 野鸦椿酸 -β-D- 葡萄糖酯苷 (euscaphic acid-β-D-glucopyranosyl ester)、常春藤
皂苷元 (hederagenin)、11α- 羟基委陵莱酸甲酯 (methyl 11α-hydroxytormentate)、2α- 甲氧基熊
果酸甲酯 (methyl 2α-methoxyursolate)、2α- 羟基熊果酸甲酯 (methyl 2α-hydroxyursolate)、野鸦
椿酸甲酯 (methyl euscaphate)、委陵菜酸甲酯 (methyl tormentate)、齐墩果酸 (oleanolic acid)、
委陵菜酸 -β-D- 吡喃葡萄糖酯苷 (tormentic acid-β-D-glucopyranosyl ester)、委陵菜酸 -6- 甲氧
基 -β-D- 吡喃葡萄糖酯苷 (tormentic acid-6-methoxy-β-D-glucopyra nosyl ester)[1]、乌苏酸 (ursolic
acid)[1,2]、2α,3β,19α,23- 四羟基乌苏 -12- 烯 -28- 酸 (23-hydroxytormentic acid)、2α,3β,19α,23-
四 羟 基 乌 苏 -12- 烯 -28- 酸 28-O-β-D- 吡 喃 葡 萄 糖 苷 (23-hydroxytormentic acid 28-O-β-D-
glucopyranoside)、2α,3β,19α- 三羟基乌苏 -12- 烯 -28- 酸 (tormentic acid)[2]、2α- 羟基乌苏酸 [3]、
2α,3β- 二羟基羽扇 -20- 烯 -28- 酸甲酯 (2α,3β-dihydroxylup-20-en-28-acid methyl ester)、3-O- 反 -
对 - 香豆酰基麦珠子酸 (3-O-trans-p-coumaroyl alphitolic acid)、3-O- 顺 - 对 - 香豆酰基麦珠子
酸 (3-O-cis-p-coumaroyl alphitolic acid)、3-O- 反 - 对 - 香豆酰基马斯里酸 (3-O-trans-p-coumaroyl
maslinic acid)、3-O- 顺 - 对 - 香豆酰基马斯里酸 (3-O-cis-p-coumaroyl maslinic acid)[4]。

甾 体 类 成 分 :7- 羟 基 谷 甾 醇 -3-O-β-D- 吡 喃 葡 萄 糖 苷 (7-hydroxysitosteryl-3-O-β-D-
glucopyranoside)、7- 氧谷甾醇 -β-D- 吡喃葡萄糖苷 (7-oxysitosteryl-β-D-glucopyranoside)、谷

甾醇 -β-D- 吡喃葡萄糖苷 (sitosteryl-β-D-glucopyranoside)、豆甾 -3α,5α- 二醇 -3-O-β-D- 吡喃葡萄糖苷 (stigmasta-3α,5α-diol-3-O-β-D-glucopyranoside)[1]、β- 谷甾醇 (β-sitosterol)、胡萝卜苷 (daucosterol)[2]。

水解型鞣质类成分：长梗马兜铃素 (pedunculagin)、仙鹤草酸 A(agrimonic acid A)、仙鹤草酸 B(agrimonic acid B)、仙鹤草素 (agrimoniin)、金樱子鞣质 A(laevigatin A)、金樱子鞣质 B(laevigatin B)、金樱子鞣质 C(laevigatin C)、金樱子鞣质 D(laevigatin D)、金樱子鞣质 E(laevigatin E)、金樱子鞣质 F(laevigatin F)、金樱子鞣质 G(laevigatin G)、委陵菜素 (potentillin)、前矢车菊素 B-3(procyanidin B-3)、地榆素 (sanguiin)。

其他：甲基 -β-D- 吡喃葡萄糖苷 (methyl-β-D-glucopy ranoside)、枸橼酸 (citric acid)、苹果酸 (malic acid)[1]、4′,5,7- 三羟黄酮醇 -3-O-β-D-[6″-O-(E)-p- 羟基苯丙烯酰]- 吡喃葡萄糖苷 {kaempferol-3-O-β-D-[6″-O-(E)-p-coumaroyl]-glucopyranoside}[2]。

【药典检测成分】2015 版《中国药典》规定，本品照分光光度法测定，金樱子肉按干燥品计算，含金樱子多糖以无水葡萄糖计，不得少于 25.0%。

参考文献

［1］国家中医药管理局《中华本草》编委会. 中华本草：第 4 册 2784［M］. 上海：上海科学技术出版社，1999：223-226.
［2］王进义，张国林，程东亮，等. 中药金樱子的化学成分［J］. 天然产物研究与开发，2000，13（1）：21-23.
［3］毕葳，李强，龚卫红，等. 金樱子化学成分的研究［J］. 北京中医药大学学报，2008，31（2）：110-111.
［4］刘学贵，张文超，金梅，等. 金樱子果实中三萜类成分的分离与鉴定［J］. 沈阳药科大学学报，2013，30（11）：851-857.

245. 肿节风 Sarcandrae Herba

【来源】本品为金粟兰科植物草珊瑚 Sarcandra glabra (Thunb.)Nakai 的干燥全草。

【性能】苦、辛，平。清热凉血，活血消斑，祛风通络。

【化学成分】本品含有黄酮类、挥发油、香豆素类等化学成分。

黄酮类成分 :5- 羟基 -7,4′- 二甲氧基二氢黄酮 (5-hydroxy-7,4′-dimethoxyflavanone)、2′,4′- 二羟基 -6′- 甲氧基二氢查耳酮 (uvangoletin)、球松素 (pinostrobin)[1]、槲皮素 (quercetin)、异甘草素 (iso-liquiritigenin)[2]、山奈酚 -3-O-β-D- 葡萄糖醛酸苷 (kaempferol-3-O-β-D-glucuronide)、槲皮素 -3-O-α-D- 葡萄糖醛酸苷 (quercetin-3-O-α-D-glucuronide)、槲皮素 -3-O-β-D- 葡萄糖醛酸甲酯 (quercetin-3-O-β-D-glucuronopyranoside methyl ester)、5-O- 咖啡酰基 - 奎宁酸甲酯 (5-O-caffeoylquinic acid methyl)、3,4- 二羟基苯甲酸 (3,4-dihydroxybenzoic)、新落新妇苷 (neoastilbin)、5,7,4′- 三羟基 -8-C-β-D- 葡萄糖二氢黄酮碳苷 (5,7,4′-trihydroxy-8-C-β-D-glucopyranosyl flavnone)[3]。

挥发油类成分：棕榈酸 (palmitic acid)、正十五烷酸 (pentadecanoic acid)[1]、二十六醇 (hexacosanol)、己六醇 (hexanhexol)[2]、琥珀酸 (succinic acid)、延胡索酸 (fumaric acid)[4]、（−）- 别香橙烯 [（−)-alloaromadendrene]、莰烯 (camphene)、匙叶桉叶油烯醇 (entSpathulenol)、月桂烯 (β-myrcene)、α- 侧柏烯 (α-origanene)、α- 蒎烯 (α-pinene)[5]。

香豆素类成分：3,3′- 双异嗪皮啶 (3,3′-bi-iso-fraxidin)、6,7- 二甲氧基香豆素 (scoparon)[1]、异嗪皮啶 (iso-fraxidin)[4,6]。

萜类成分：白术内酯Ⅲ (atractylenolide Ⅲ)、金粟兰内酯 E(chloranthalactone E)[1]、左旋类没药素甲 (istanbulin A)[1,4]。

甾体类成分：胡萝卜苷 (daucosterol)、β- 谷甾醇 (β-sitosterol)[1]。

有机酸及酯类成分：咖啡酸 (caffeic acid)、邻苯二甲酸二丁酯 (dibutyl phthalate)、3,4- 二羟基苯甲酸 (3,4-dihydroxybenzoic acid)、丹参素甲甲酯 (methyl-3,4-dihydroxyphenyllactate)、迷迭香酸甲酯 (methyl rosmarinate)、迷迭香酸 (rosmarinic acid)[6]。

其他：葡萄糖 (glucose)[2]、4α-hydroxy-5ah-lindan-8(9)-en-8,12-olide[7]。

【药典检测成分】 2015 版《中国药典》规定，本品照高效液相色谱法测定，按干燥品计算，含异嗪皮啶不得少于 0.020%，含迷迭香酸不得少于 0.020%。

参考文献

[1] 王菲，袁胜涛，朱丹妮. 肿节风抗肿瘤活性部位的化学成分 [J]. 中国天然药物，2007，5（3）：174-178.
[2] 邹小燕，高慧媛，吴斌，等. 肿节风化学成分的研究 [J]. 中草药，2007，38（3）：354-356.
[3] 黄明菊，曾光尧，谭建兵，等. 肿节风中黄酮苷类成分研究 [J]. 中国中药杂志，2008，33（14）：1700-1702.
[4] 国家中医药管理局《中华本草》编委会. 中华本草：第 3 册 2060 [M]. 上海：上海科学技术出版社，1999：456-459.
[5] 杨荣平，王宾豪，励娜，等. GC-MS 法分析肿节风叶中挥发油化学成分 [J]. 中成药，2008，30（11）：1703-1704.
[6] 黄明菊，李妍岚，曾光尧，等. 肿节风化学成分研究 [J]. 中南药学，2007，5（5）：459-461.
[7] 黎雄，张玉峰，杨柳，等. 肿节风倍半萜类化学成分研究 [J]. 药学学报，2011，46（11）：1349-1351.

246. 鱼腥草　Houttuyniae Herba

【来源】 本品为三白草科植物蕺菜 Houttuynia cordata Thunb. 的新鲜全草或干燥地上部分。

【性能】 辛，微寒。清热解毒，消痈排脓，利尿通淋。

【化学成分】 本品含有黄酮类、挥发油、甾体等化学成分。

黄酮类成分：金丝桃苷 (hyperin)、阿福豆苷 (afzelin)、异槲皮苷 (iso-quercitrin)、槲皮苷 (quercitrin)、芸香苷 (rutin)[1]。

挥发油类成分：乙酸龙脑酯 (bornyl acetate)、樟烯 (camphene)、癸酰乙醛 (decanoyl acetaldehyde)、甲基正壬基甲酮 (methyl-n-nonylketone)、月桂醛 (lauric aldehyde)、丁香烯 (caryophellene)、柠檬烯 (limonene)、芳樟醇 (linalool)、亚油酸 (linoleic acid)、油酸 (oleic acid)、硬脂酸 (stearic acid)、月桂烯 (myrcene)、α- 蒎烯 (α-pinene)[1]、琥珀酸 (succinic acid)、亚油酸甘油酯 (glyceryl linoleate)[2]、6- 甲氧基 - 邻苯二甲酸二辛酯 [bis-(2-ethylhexyl)-phthalate]、4- 甲基 -1-(1- 甲基乙基)-3- 环己烯 -1- 醇 [4-methyl-1-(1-methylethyl)-3-cyclohexen-1-ol]、(E)-9- 十八碳 (烯) 酸 [(E)-9-octadecenoic acid]、β- 蒎烯 (β-pinene)[3]、橙黄胡椒酰胺苯甲酸酯 (aurantiamide benzoate)、橙黄胡椒酰胺乙酸酯 (aurantiamide acetate)。

甾体类成分：β- 谷甾醇 (β-sitosterol)[1]、胡萝卜苷 (daucosterol)、豆甾烷 -4- 烯 -3- 酮 (stigmastane-4-en-3-one)、豆甾烷 -3,6- 二酮 (stigmastane-3,6-dione)[2]。

酚及酚酸类成分：绿原酸 (chlorogenic acid)、绿原酸甲酯 (chlorogenic methyl ester)、2-(3,4- 二羟基)- 苯乙基 -β-D- 葡萄糖苷 [2-(3,4-dihydroxyphenyl)-ethyl-β-D-glucopyranoside]、4-β-D- 葡萄糖 -3- 羟基苯甲酸 (4-β-D-glucopyranosyloxy-3-hydroxy-benzoic acid)、4- 羟基 -4[3′-(β-D- 葡萄糖) 亚丁基]-3,5,5- 三甲基 -2- 环己稀 -1- 醇 {(E)-4-hydroxy-4-[3′-(β-D-glucopyranosyloxy)butylidene]-3,5,5-trimethyl-2-cyclohexen-1-ol}、对羟基苯乙醇 -β-D- 葡萄糖苷 (p-hydroxyphenethyl-β-D-glucoside)[4]。

其他：正丁基 -α-D- 吡喃果糖苷 (n-butyl-α-D-fructopyranoside)、N- 甲基 -5- 甲氧基 - 吡咯烷 -2- 酮 (N-methyl-5-methoxyl-pyrolidine-2-one)、2- 壬基 -5- 癸酰基吡啶 (2-nonyl-5-decanoyl pyridine)、N- 苯乙基 - 苯酰胺 (N-phenethyl-benzamide)、sitoindoside Ⅰ [2]、7- 羟基香豆素 (6-methoxy-7-hydroxycoumarin)[5]、N- 反式阿魏酸酰酪胺 (N-transferuloyltyramine)、橙黄胡椒

酰胺 (aurantiamide) 等 [6]。

【药典检测成分】无。

参考文献

[1] 国家中医药管理局《中华本草》编委会. 中华本草：第 3 册 2015 [M]. 上海：上海科学技术出版社，1999：415-419.

[2] 王利勤，赵友兴，周露，等. 鱼腥草的化学成分研究 [J]. 中草药，2007，28（12）：1788-1790.

[3] 赵丽娟，张捷莉，李铁纯. 攀枝花地区鱼腥草挥发性化学成分的气相色谱 - 质谱联用分析 [J]. 时珍国医国药，2008，19（11）：2748-2749.

[4] 孟江，董晓萍，周毅生，等. 鲜鱼腥草酚类化学成分的研究 [J]. 中国中药杂志，2007，32（10）：929-931.

[5] 伍贤进，李胜华，李爱明，等. 鱼腥草化学成分研究 [J]. 中药材，2008，31（8）：1168-1170.

[6] 陈少丹，高昊，卢传坚，等. 鱼腥草中生物碱和酰胺类成分的研究 [J]. 沈阳药科大学学报，2013，30（11）：846-850.

247. 狗脊　Cibotii Rhizoma

【来源】本品为蚌壳蕨科植物金毛狗脊 *Cibotium barometz* (L.)J.Sm. 的干燥根茎。

【性能】苦、甘，温。祛风湿，补肝肾，强腰肾。

【化学成分】本品含有黄酮类、萜类、甾体类等化学成分。

黄酮类成分：金粉蕨素 (onitin)、金粉蕨素 -2′-*O*-*β*-D- 阿洛糖苷 (onitin-2′-*O*-*β*-D-alloside)、金粉蕨素 -2′-*O*-*β*-D- 葡萄糖苷 (onitin-2′-*O*-*β*-D-glucoside)[1]、山奈素 (3,4,5,7-tetrahydroxy flavone)、山奈素 -3-*O*-*α*-L- 鼠李糖基 -7-*O*-*α*-L- 鼠李糖苷 (kaempferol-3-*O*-*α*-L-rhamnopyranoside-7-*O*-*α*-L-rhamnopyanoside)、山奈素 -3-*O*-*α*-L-(4-*O*- 乙酰基)- 鼠李糖基 -7-*O*-*α*-L- 鼠李糖苷 [kaempferol-3-*O*-*α*-L-(4-*O*-acetyl)-rhamnopyranoside-7-*O*-*α*-L-rhamnopyranoside][2]。

萜类成分：欧蕨伊鲁苷 (ptaquiloside)、蕨素 (pterosin)[1]、24- 亚甲基环木菠萝烷醇 (24-methylenecycloartanol)、金粉蕨亭 (onitin)[3]。

甾体类成分：胡萝卜苷 (daucosterol)、*β*- 谷甾醇 (*β*-sitosterol)、(24*R*)- 豆甾 -4- 烯 -3- 酮 [(24*R*)-stignmst-4-ene-3-one][3]。

挥发油类成分：十六碳三烯酸甲酯 (7,10,13-hexadecatrienoic acid methyl ester)、亚油酸 (linoleic acid)、亚油酸甲酯 (1-inolenic acid methyl ester)、油酸 (oleic acid)、十五碳酸 (pentadecanoic acid)[4]、C_{27} 的饱和脂肪酸 (C_{27} saturated fatty acid)、棕榈酸甲酯 (palmictic acid methyl ester)、硬脂酸乙酯 (stearic acid ethylester)[5]、棕榈酸单甘酯 (1-mono-palmitin)、棕榈酸 (palmitic acid)[6]。

其他：狗脊蕨酸 (woodwardic acid)[2]、交链孢霉酚 (altemariol)、(3*R*)- 去 -*O*- 甲基毛狄泼老素 [(3*R*)-des-*O*-methyl lasiodiplodin][3]、对羟基乙酰苯胺 (4-hydroxyacetanilide)、原儿茶醛 (protocatechualdehyde)、蔗糖 (sucrose)、香草醛 (vanillin)[5]、正丁基 -*β*-D- 吡喃果糖苷 (*n*-butyl-*β*-D-fructopyranoside)、咖啡酸 (caffeic acid)、葡萄糖 (glucose)、原儿茶酸 (protocatechuic acid)[6]、5- 羟甲糠醛 (2-furancarboxaldehydl-5-hydroxymethyl)[7]、3-*O*-[6′-*O*-(9Z- 二十碳酰)-*β*-D- 葡萄糖酰]- 谷甾醇 {3-*O*-[6′-*O*-(9Z-eicosenoicenoyl)-*β*-D-glucopyranosyl]-sitosterol}[8]、1-*O*- 咖啡酰 -*β*-D- 葡萄糖 (1-*O*-caffeyl-D-glucopyranose)、6-*O*- 咖啡酰 -D- 葡萄糖 (6-*O*-caffeyl-D-glucopyranose)、3-*O*- 咖啡酰 -D- 葡萄糖 (3-*O*-caffeyl-D-glucopyranose)、3-hydroxymethyl-2(5H)-furanone、*β*-miroside[9]。

【药典检测成分】无。

参考文献

[1] 国家中医药管理局《中华本草》编委会. 中华本草：第 2 册 0475 [M]. 上海：上海科学技术出版社，1999：101-104.

[2] 栾欣，王皓，温远影. 狗脊化学成分研究 [J]. 热带亚热带植物学报，2002，10（4）：361-365.

[3] 吴琦，杨秀伟，杨世海，等. 金毛狗脊的化学成分研究 [J]. 天然产物研究与开发，2007，19（2）：240-243.

[4] 许重远，陈振德，陈志良，等. 金毛狗脊的化学成分研究（Ⅱ）[J]. 解放军药学报，2000，16（2）：65-68.

[5] 许重远，晏媛，陈振德，等. 金毛狗脊的化学成分研究（Ⅲ）[J]. 解放军药学报，2004，20（5）：337-339.

[6] 程启厚，杨中林，胡永美. 狗脊化学成分的研究 [J]. 药学进展，2003，27（5）：298-299.

[7] 张春玲，王喆星. 狗脊化学成分的分离与鉴定 [J]. 中国药物化学杂志，2001，11（5）：279-280.

[8] 殷帅文，何旭梅，王伟，等. 狗脊化学成分及抑制乙酰胆碱酯酶生物活性研究 [J]. 天然产物研究与开发，2015，27：958-961.

[9] 许枬，章琪，曹跃，等. 狗脊中化学成分及其对 DPPH 清除作用研究 [J]. 中国实验方剂学杂志，2012，18（24）：162-166.

248. 京大戟　Euphorbiae Pekinensis Radix

【来源】本品为大戟科植物大戟 *Euphorbia pekinensis* Rupr. 的干燥根。

【性能】苦，寒；有毒。泻水逐饮，消肿散结。

【化学成分】本品主要含萜类等化学成分。

萜类成分：大戟醇 (euphol)、京大戟素 (euphpekinensin)、甘遂甾醇 (tirucallol)[1]。

其他：β- 谷甾醇 (β-sitosterol)、2,2′- 二甲氧基 -3,3′- 二羟基 -5,5′- 氧 -6,6′- 联苯二甲酸酐 (2,2′-dimethoxy-3,3′-dihydroxy-5,5′-oxo-6,6′-biphenylformic anhydride)、正十八烷醇 *n*-(octadecanol)、3- 甲氧基 -4- 羟基反式苯丙烯酸正十八醇酯 (octadecanyl-3-methoxy-4-hydroxybenzeneacrylate)、正三十烷酸 (*n*-triacontanoic acid)[1]、二十四烷醇 (tetracosanol)、十四烷酸 (myristic acid)、($3\beta,12\alpha,13\alpha$)-3,12-dihydroxypimara-7,15-dien-2-one、neomotiol[2]。

【药典检测成分】无。

参考文献

[1] 梁侨丽，戴传超，吴启南，等. 京大戟的化学成分研究 [J]. 中草药，2008，39（12）：1779-1781.

[2] 陈海鹰，陶伟伟，曹雨诞，等. 京大戟化学成分的研究 [J]. 中成药，2013，35（4）：745-748.

249. 闹羊花　Rhododendri Mollis Flos

【来源】本品为杜鹃花科植物羊踯躅 *Rhododendron molle* G.Don 的干燥花。

【性能】辛，温；有大毒。祛风除湿，散瘀定痛。

【化学成分】本品主要含石楠素 (ericolin)、木藜芦毒素Ⅲ(grayanotoxin Ⅲ)、山月桂萜醇 (kalmanol)、杜鹃花毒素 (rhodofoxin)、闹羊花毒素Ⅲ(rhodojaponin Ⅲ)、羊踯躅素Ⅲ(rhodomollein Ⅲ)、日本羊踯躅素Ⅲ[1]、quercetin-3-rhamnoside-2″-gallate、异鼠李素 (isorhamnetin)[2]。

【药典检测成分】无。

参考文献

[1] 国家中医药管理局《中华本草》编委会. 中华本草：第6册 5266 [M]. 上海：上海科学技术出版社，1999：32-36.

[2] 刘有强，孔令义. 闹羊花中黄酮类成分研究 [J]. 中草药，2009，40（2）：199-201.

250. 卷柏　Selaginellae Herba

【来源】本品为卷柏科植物卷柏 *Selaginella tamariscina* (Beauv.)Spring 或垫状卷柏 *Selaginella pulvinata* (Hook.et Grev.)Maxim. 的干燥的全草。

【性能】辛 , 平。活血通经。

【化学成分】本品含有黄酮类、苯丙素类等化学成分。

黄酮类成分 : 穗花杉双黄酮 (amentoflavone)、芹菜素 (apigenin)、柳杉双黄酮 B(cryptomerin B)、扁柏双黄酮 (hinokiflavone)、异柳杉双黄酮 (*iso*-cryptomerin)、苏铁双黄酮 (sotetsuflavone)[1]、垫状卷柏双黄酮 (pulvinatabiflavone)[4]。

苯丙素类成分 : 咖啡酸 (caffeic acid)、(2*R*,3*S*)- 二氧 -2-(3′,5′- 二甲氧基 -4′- 羟基苯基)-3-羟甲基 -7- 甲氧基 -5- 乙酰基苯骈呋喃 [(2*R*,3*S*)-dihydro-2-(3′,5′-dimethoxy-4′-hydroxyphenyl)-3-hydroxymethyl-7-methoxy-5-acetyl-benzofuran)、阿魏酸 (ferulic acid)、7- 羟基香豆素 (7-hydroxycoumarin)、1-(4′- 羟基 -3′- 甲氧基苯基)- 丙三醇 [1-(4′-hydroxyl-3-methoxypheny1)-glycerol]、3- 羟基 - 苯丙酸 -(2′- 甲氧基 -4′- 羧基苯酚) 酯 [3-hydroxy-phenpropionic acid-(2′-methoxy-4′-carboxy-pheno1) ester]、丁香酸 (syringic acid)、丁香脂素 (syringaresinol)、香荚兰酸 (vanillc acid)[2]。

其他 : 海藻糖 (trehalose)[1]、熊果苷 (arbutin)、1- 羟基 -2-[2- 羟基 -3- 甲氧基 -5-(1- 羟基乙基)- 苯基]-3-(4- 羟基 -3,5- 二甲氧基苯基)- 丙烷 -1-*O*-β-D- 葡萄糖苷 {1-hydroxyl-2-[2-hydroxyl-3-methoxyl-5-(1-hydroxylethyl)-phenyl]-3-(4-hydroxyl-3,5-dimethoxyphenyl)-propane-1-*O*-β-D-glucoside}、腺苷 (adenosine)、鸟苷 (guanosine)[3]、尿苷 (uridine)、selaginellin、selaginellin C[4]。

【药典检测成分】2015 版《中国药典》规定 , 本品照高效液相色谱法测定 , 按干燥品计算 , 含穗花杉双黄酮不得少于 0.30 ％。

参考文献

[1] 国家中医药管理局《中华本草》编委会. 中华本草 : 第 2 册 0388 [M]. 上海 : 上海科学技术出版社 , 1999 : 52-54.

[2] 毕跃峰 , 郑晓珂 , 冯卫生 , 等. 卷柏中化学成分的分离与结构鉴定 [J]. 药学学报 , 2004, 39（1）: 41-45.

[3] 郑晓珂 , 毕跃峰 , 冯卫生 , 等. 卷柏中化学成分研究 [J]. 药学学报 , 2004, 39（4）: 266-268.

[4] 景颖 , 张红梅 , 张国刚 , 等. 卷柏化学成分的分离与鉴定 [J]. 沈阳药科大学学报 , 2011, 28（9）: 700-702.

251. 泽兰　Lycopi Herba

【来源】本品为唇形科植物毛叶地瓜儿苗 *Lycopus lucidus* Turcz.var.*hirtus* Regel 的干燥地上部分。

【性能】苦、辛 , 微温。活血调经 , 祛瘀消痈 , 利水消肿。

【化学成分】本品含有黄酮类、萜类及甾体类、有机酸类等化学成分。

黄酮类成分 : 木犀草素 -7-*O*- 葡糖醛酸苷 (luteolin-7-*O*-glucuronic glycosides)[1]。

萜类及甾体类成分 : 香茶菜素 (rabdosin) 的 (1*S*,2*R*) 非对映异构体 [1]、熊果酸 (ursolic acid)[2]、白桦脂酸又叫桦木酸 (betulinic acid)[2,3]、β- 谷甾醇 (β-sitosterol)、乙酰熊果酸 (acetyl ursolic acid)、齐墩果酸 (oleanolic acid)[3]、2α- 羟基熊果酸 (2α-hydroxylursolic acid)、胡萝卜苷 (daucosterol)[4]。

有机酸类成分 :schizotenuin A[1]、迷迭香酸 (rosmarinic acid)[1,4]、虫漆蜡酸 (lacceroic acid)[2]、硬脂酸 (stearic acid)、胆甾酸 (chloanic acid)[3]、咖啡酸 (caffeic acid)、原儿茶醛 (protocatechualdehye)、原儿茶酸 (protocatechuic acid)[4]。

糖类成分：半乳糖 (galactose)、蔗糖 (sucrose)、水苏糖 (stachyose)、葡萄糖 (glucose)、棉籽糖 (raffinose)、泽兰糖 (lycopose)[2]。

其他：arjunetin、齐墩果酸 -28-O-β-D- 葡萄糖酯 (oleanolic acid 28-O-β-D-glucopyranosyl ester)、芹菜苷 (apigenin-7-O-β-D-glucopyranoside)、木犀草素 -7-O-β-D- 吡喃葡萄糖醛酸丁酯 (luteolin-7-O-β-D-glucuronide buthyl ester)[5]。

【药典检测成分】无。

参考文献

［1］贺全虎. 泽兰中的酚类成分［J］. 国外医学·中医中药分册，2000，22（6）：356.

［2］国家中医药管理局《中华本草》编委会. 中华本草：第 7 册 6091［M］. 上海：上海科学技术出版社，1999：73-76.

［3］孙连娜，陈万生，陶朝阳，等. 泽兰化学成分的研究（Ⅰ）［J］. 第二军医大学学报，2004，25（9）：1029-1030.

［4］孙连娜，陈万生，陶朝阳，等. 泽兰化学成分的研究（Ⅱ）［J］. 解放军药学学报，2004，20（3）：172-174.

［5］王涛，李超，濮社班，等. 泽兰的化学成分研究［J］. 中国实验方剂学杂志，2012，18（5）：83-85.

252. 泽泻　Alismatis Rhizoma

【来源】本品为泽泻科植物泽泻 *Alisma orientalis* (Sam.)Juzep. 的干燥块茎。

【性能】甘，寒。利小便，清湿热。

【化学成分】本品主要含黄酮类、萜类及甾体类等化学成分。

黄酮类成分：阿曼托黄素 (amentoflavone)、2,2′,4- 三羟基查耳酮 (2,2′,4-trihydroxy chalcone)[1]。

萜类及甾体类成分：β- 谷甾醇 (β-sitosterol)、11- 去氧泽泻醇 B23- 乙酸酯 (11-deoxy-alisol B23-acetate)、11- 去氧泽泻醇 C23- 乙酸酯 (11-deoxyalisol C23-acetate)、16,23- 氧化泽泻醇 B(16,23-oxidoalisol B)[1]、泽泻薁醇 (alismol)[1,2]、泽泻醇 A24- 乙酸酯 (alisol A24-acetate)[1,3]、泽泻薁醇氧化物 (alismoxide)、泽泻醇 A(alisol A)、泽泻醇 B(alisol B)、泽泻醇 C(alisol C)、泽泻醇 A 单乙酸酯 (alisol A monoacetate)、泽泻醇 B 单乙酸酯 (alisol B monoacetate)、表泽泻醇 A(*epi*-alisol A)、16β- 羟基泽泻醇 B 单乙酸酯 (16β-hydroxyalisol B monoacetate)、16β- 甲氧基泽泻醇 B 单乙酸酯 (16β-methocyalisol B monoacetate)、谷甾醇 -3-O- 硬脂酰基 -β-D- 吡喃葡萄糖苷 (sitosterol-3-O-steroyl-β-D-glucopyranoside)、泽泻醇 C 单乙酸酯 (alisol C monoacetate)[2]、泽泻醇 C23- 乙酸酯 (alisol C23-acetate)、11- 去氧泽泻醇 (11-deoxyalisol)[3]、泽泻二萜醇 (oriediterpenol)、泽泻二萜苷 (oriediterpenoside)[4]。

其他：胆碱 (choline)、钾、钙、镁等元素 [2]、4-pyrazin-2-yl-but-3-ene-1,2-diol、甘油棕榈酸酯 (glycerol palmitate)、甘油 -1- 亚油酸酯 (1-monolinolein)、烟酰胺 (nicotinamide)[3]、11- 羟基 -13(17),25(27)- 脱氢 - 原萜烷 -3,24- 二酮 [11-hydroxy-13(17),25(27)-dehydro-protostane-3,24-dione][5]。

【药典检测成分】2015 版《中国药典》规定，本品照高效液相色谱法测定，按干燥品计算，含 23- 乙酰泽泻醇 B 不得少于 0.050%。

参考文献

［1］胡雪艳，陈海霞，高文远，等. 泽泻化学成分的研究［J］. 中草药，2008，39（12）：1788-1790.

［2］国家中医药管理局《中华本草》编委会. 中华本草：第 8 册 7094［M］. 上海：上海科学技术出版社，1999：3-8.

［3］洪承权，朴香兰，楼彩霞. 泽泻化学成分的分离与鉴定［J］. 重庆工学院学报（自然科学），2008，22（4）：78-80.

［4］彭国平，楼凤昌. 泽泻中二萜成分的结构测定［J］. 药学学报，2007，37（12）：950-953.

［5］许枬，张宏达，谢雪. 泽泻中的新三萜成分［J］. 中草药，2012，43（5）：841-843.

253. 降香　Dalbergiae Odoriferae Lignum

【来源】本品为豆科植物降香檀 *Dalbergia odorifera* T.Chen 树干和根的干燥心材。

【性能】辛，温。化瘀止血，理气止痛。

【化学成分】本品主要含黄酮类、黄烷类、紫檀烷类等化学成分。

黄酮类成分：鲍迪木醌 (bowdichione)、2,3- 二去氧 -2′,7- 二羟基 -4′- 甲氧基 -3-(2′,7- 二羟基 -4′- 甲氧基异黄烷 -5′- 基) 黄酮 [2,3-didehydro-2′,7-dihydroxy-4′-methoxy-3-(2′,7-dihydroxy-4′-methoxy-*iso*-flavan-5′-yl)flavone]、3′- 甲氧基大豆素 (3′-methoxydaidzein)、2′-*O*- 甲基异甘草苷元 (2′-*O*-methyl-*iso*-liquiritigenin)、异甘草苷元 (*iso*-liquiritigenin)、甘草苷元 (liquiritigenin)、(3*R*)-2′,3′,7- 三羟基 -4′- 甲氧基异黄烷酮 [(3*R*)-2′,3′,-7-trihydroxy-4′-methoxylsoflavanone][1]、刺芒柄花素 (formononetin)[1,2]、异甘草素 (*iso*-liquiritigenin)、柚皮素 (naringenin)、山姜素 (alpinetin)、北美圣草素 (eriodictyol)[2]、3′- 甲氧基异黄酮苷 (3′-methoxydaidzin)、4′,5,7- 三羟基 -3- 甲氧基黄酮 (4′,5,7-trihydroxy-3-methoxyflavone)、2′,3′,7- 三羟基 -4- 甲氧基异黄烷酮 (2′,3′,7-trihydroxy-4-methoxy-*iso*-flavone)[3]。

黄烷类成分 :(3*R*)- 环裂豆醌 [(3*R*)-claussequinone]、2,3- 二去氢 -2′,7- 二羟基 -4′- 甲氧基 -3-(2′,7- 二羟基 -4′- 甲氧基异黄烷 -6- 基) 黄烷 [2,3-didehydro-2′,7-dihydroxy-4′-methoxy-3-(2′,7-dihydroxy-4′-methoxy-*iso*-flavan-6-yl)flavan]、2,3- 二去氧 -2′,7- 二羟基 -4′- 甲氧基 -3-(2′,7- 二羟基 -4′- 甲氧基异黄烷 -5′- 基) 黄烷 [2,3-didehydro-2′,7-dihydroxy-4′-methoxy-3-(2′,7-dihydroxy-4′-methoxy-*iso*-flavan-5′-yl)flavan]、2′,6- 二羟基 -4′- 甲氧基 -2- 芳基苯并呋喃 (2′,6-dihydroxy-4′-methoxy-2-arylbenzofuran)、3′,8- 二羟基驴食草酚 [(3*R*)-3′,8-dihydroxyvestitol]、右旋的剑叶莎属异黄烷 (duartin)、7- 羟基 -4′- 甲氧基 -2′,5′- 二氧 -4-[(3*R*)-(-2′,7- 二羟基 -4′- 甲氧基异黄烷 -5′- 基) 异黄烷 {7-hydroxy-4′-methoxy-2′,5′-dioxo-4-[(3*R*)-2′,7-dihydroxy-4′-methoxy-*iso*-flavan-5′-yl]-*iso*-flavan]}、消旋的异剑叶莎属异黄烷 (*iso*-duartin)、5′- 甲氧基驴食草酚 [(3*R*)-5′-methoxyvestitol]、消旋的微凸剑叶莎酚 (mucronulatol)、(3*R*,4*R*)- 反式 -2′,7- 二羟基 -4′- 甲氧基 -4-[(3*R*)-2′,7- 二羟基 -4′- 甲氧基异黄烷 -5′- 基] 异黄烷 {(3*R*,4*R*)-*trans*-2′,7-dihydroxy-4′-methoxy-[(3*R*)-2′,7-dihydroxy-4′-methoxy-*iso*-flavan-5′-yl]-*iso*-flavan}、(3*R*,4*R*)- 反式 -3′,7- 二羟基 -2′,4′- 二甲氧基 -4-[(3*R*)-2′,7- 二羟基 -4′- 甲氧基异黄烷 -5′- 基] 异黄烷 {(3*R*,4*R*)-*trans*-3′,7-dihydroxy-2′,4′-dimethoxy-4-[(3*R*)-2′,7-dihydroxy-4′-methoxy-*iso*-flavan-5′-yl]-*iso*-flavan}、(3*R*,4*R*)- 反式 -3′,7- 二羟基 -2′,4′- 二甲氧基 -4-[(2*S*)-4′,5,7- 三羟基黄烷酮 -6- 基] 异黄烷 {(3*R*,4*R*)-*trans*-3′,7-dihydroxy-2′,4′-dimethoxy-4-[(2*S*)-4′,5,7-trihydroxyflavanone-6-yl]-*iso*-flavan}、(3*R*,4*R*)- 反式 -2′,3′,7- 三羟基 -4′- 甲氧基 -4-[(3*R*)-2′,7- 二羟基 -4′- 甲氧基异黄烷 -5′- 基] 异黄烷 {(3*R*,4*R*)-*trans*-2′,3′,7-trihydroxy-4′-methoxy-4-[(3*R*)-2′,7-dihydroxy-4′-methoxy-*iso*-flavan-5′-yl]-*iso*-flavan}、(3*R*)- 驴食草酚 [(3*R*)-vestitol][1]、驴食草酚 (vestitol)[3]。

紫檀烷类成分：美迪紫檀素 (medicarpin)、左旋的白香草木犀紫檀酚 C(melilotocarpan C)、左旋的白香草木犀紫檀酚 D(melilotocarpan D)、左旋的 9-*O*- 甲基尼森香豌豆紫檀酚 (9-*O*-methyl-nissolin)、左旋的降香紫檀素 (odoricarpin) [1]。

肉桂基苯酚类成分：异微凸剑叶莎苏合香烯、钝叶黄檀苏合香烯 (obtustyrene)[1]。

其他：降香异黄烯 (odoriflavene)、2- 羟基 -3,4- 二甲氧基苯甲酸甲酯 (methyl-2-hydroxy-3,4-dimethoxybenzoate)[1]、2,4- 二羟基 -5- 甲氧基苯甲酮 (2,4-dihydroxy-5-methoxybenzophenone)、棕榈酸乙酯 (ethyl hexadecanoate)、己酸 2- 丙烯酯 (2-propenyl hexanoate)、*β*- 谷甾醇 (*β*-sitosterol)[2]、3- 羟基 -4,9- 二甲氧基紫檀烷 (4,9-dimethoxy-3-hydroxypterocarpan)、2′,4′,5-trihydroxy-7-methoxyisoflavone、7,2′,3′- 三羟基 -4′- 甲氧基异黄烷 (2′,3′,7-trihydroxy-4′-methoxyisoflavan)、3,8-dihydroxy-9-

methoxypterocarpan、3-hydroxy-9-methoxypterocarpbaene、Iyoniresinol、neokhriol A[4]。

【药典检测成分】2015 版《中国药典》规定，本品照挥发油测定法测定，含挥发油不得少于1.0%(ml/g)。

参考文献

[1] 国家中医药管理局《中华本草》编委会. 中华本草：第 4 册 3106［M］. 上海：上海科学技术出版社，1999：436-439.

[2] 郭丽冰，王蕾. 降香中黄酮类化学成分研究［J］. 中草药，2008，39（8）：1147-1149.

[3] 姜爱莉，孙利芹. 降香抗氧化成分的提取及活性研究［J］. 精细化工，2004，21（7）：525-528.

[4] 王昊，梅文莉，郭志凯，等. 降香的化学成分研究［J］. 中国中药杂志，2014，39（9）：1625-1629.

254. 细辛　Asari Radix et Rhizoma

【来源】本品为马兜铃科植物北细辛 *Asarum heterotropoides* Fr.Schmidt var.*manshuricum* (Maxim) Kitag.、汉城细辛 *Asarum sieboldii* Miq.var.*seoulense* Nakai 或华细辛 *Asarum sieboldii* Miq. 的干燥根及根茎。

【性能】辛，温。祛风散寒，祛风止痛，通窍，温肺化饮。

【化学成分】本品主要含有黄酮类、挥发油类等化学成分。

黄酮类成分：山柰酚 (kaempferol)、山柰酚 -3-*O*-*β*-D- 吡喃葡萄糖苷 (kaempferol-3-*O*-*β*-D-glucopyranoside)[1]。

挥发油类成分：琥珀酸 (succinic acid)[1]、*γ*- 松油烯 (*γ*-terpinene)、*β*- 松油烯 (*β*-terpinene)、*α*-松油醇 (*α*-terpineol)、异松油烯 (terpinolene)、*α*- 侧柏烯 (*α*-thujene)、细辛醚 (asaricin)、香桧烯 (sabinene)、黄樟醚 (safrole)、细辛脑 (asarone)、*β*- 甜没药烯 (*β*-bisablene)、龙脑 (borneol)、樟烯 (camphene)、1,8- 桉叶素 (1,8-cineole)、2- 甲氧基黄樟醚 (croweacin)、对 - 聚伞花素 (*p*-cymene)、榄香脂素 (elemicin)、表樟脑 (*epi*-camphor)、爱草脑 (estragole)、优葛缕酮 (eucarvone)、乌胺 (higenamine)、异龙脑 (*iso*-borneol)、*N*- 异丁基十二碳四烯酸胺 (*N*-*iso*-butyldodecatetraeneamide)、2- 异丙基 -5- 甲基茴香醚 (2-*iso*-propyl-5-methylanisole)、卡枯醇 (kakuol)、柠檬烯 (limonene)、甲基丁香油酚 (methyl eugenol)、月桂烯 (myrcene)、肉豆蔻醚 (myristicin)、十五烷 (pentadecane)、*β*- 水芹烯 (*β*-phellanrene)、*α*- 蒎烯 (*α*-pinene)、*β*- 蒎烯 (*β*-pinene)[2]、3,4- 二甲基 -2,4,6- 辛三烯 (3,4-dimethyl-2,4,6-octatriene)、新木脂体柄果脂素 (pluviatilol)、3,5- 二甲氧基甲苯 (3,5-dimethoxytolue-ne)、（-）- 细辛脂素［（-）-asarinin］、（-）- 芝麻脂素［（-）-sesamin][3]。

其他：(10*bS*)8,9- 二羟基 -1,5,610*b*- 四氢化 -2H- 吡咯并 [2,1-a] 异喹啉 -3- 酮 {(10*bS*)8,9-dihydroxy-1,5,6,10*b*-tetrahydro-2H-pyrrolo[2,1-a]-*iso*-quinolin-3-one}、5- 羟甲基糠酸 (5-hydroxymethyl-furoic acid)、尼古丁酸 (nicotinic acid)[1]、正丁基 - 吡喃果糖苷 (*n*-butyl-fructopyranoside)、5- 羟甲基糠醛 (5-hydroxymethylfurfural)、2- 甲氧基 -4,5- 亚甲二氧基苯丙酮 (2-methoxy-4,5-methylene-dioxypropiophenone)[3]。

【药典检测成分】2015 版《中国药典》规定，本品照挥发油测定法测定，含挥发油不得少于2.0%(ml/g)。照高效液相色谱法测定，按干燥品计算，含细辛脂素不得少于 0.050%。

参考文献

[1] 许磊，吕帅，孙博航，等. 辽细辛地上部分化学成分的分离与鉴定［J］. 沈阳药科大学学报，2008，25（9）：699-701.

[2] 国家中医药管理局《中华本草》编委会. 中华本草：第 3 册 2093［M］. 上海：上海科学技术出版社，1999：495-502.

[3] 吕帅，许磊，黄健，等. 辽细辛地下部分化学成分的分离与鉴定［J］. 沈阳药科大学学报，2008，25（9）：702-704.

255. 贯叶金丝桃　Hyperici Perforati Herba

【来源】本品为藤黄科植物贯叶金丝桃 *Hypericum perforatum* L. 的干燥地上部分。

【性能】辛，寒。疏肝解郁，清热利湿，消肿止痛。

【化学成分】本品主要含有黄酮类、挥发油、蒽酮类等化学成分。

黄酮类成分：金丝桃苷 (hyperin)、异槲皮苷 (*iso*-quercitrin)、槲皮素 (quercetin)、槲皮苷 (quercitrin)[1]、萹蓄苷 (avicularin)、芦丁 (rutin)[2]、甲基橙皮苷 (methylhesperidin)、金丝桃属素 (hypericin)、穗花杉双黄酮 (amentoflavone)[3] 等。

挥发油类成分：石竹烯 (caryophyllene)、葎草烯 (humulene)、柠檬烯 (limonene)、月桂烯 (myrcene)、α- 蒎烯 (α-pinene)、β- 蒎烯 (β-pinene)[4]。

蒽酮类成分：环伪金丝桃素 (cyclopseudohypericin)、金丝桃素 (hypericin)、原金丝桃素 (protohypericin)、原伪金丝桃素 (protopseudohypericin)、伪金丝桃素 (pseudohypericin)[5]。

其他：贯叶连翘素 (hyperforin)、咖啡酸 (caffeic acid)、绿原酸 (chlorogenic acid)、叶绿素 (chlorophyll)、叶黄素 (xanthophyll)、菫黄质 (violaxanthin) 等色素及表儿茶精 (*epi*-catechin) 等成分 [3] 以及邻苯二甲酸二异丁酯 [1,2-benzenedicarboxylic acid bis(1-methylpropyl) ester]、(7*E*,6*R*,9*S*)-9-hydroxy-4,7-megastigmadien-3-one、(6*S*,9*R*)-roseoside、2,6-dimethoxy-4-hydroquinone-1-*O*-β-D-glucopyranoside、2,6-dimethoxy-4-hydroxybenzyl alcohol、1-*O*-β-D-glucopyranoside、syringate-4-*O*-β-glucopyranoside、(*R*)-3,4- 二羟基 - 苯甲酸 -1′- 丙三醇酯 [(*R*)-2,3-dihydroxypropyl-3,4-dihydroxy-benzoate][6]。

【药典检测成分】2015 版《中国药典》规定，本品照高效液相色谱法测定，按干燥品计算，含金丝桃苷不得少于 0.10%。

参考文献

[1] 周娟，胡英杰，肖敏勋，等. 贯叶金丝桃的黄酮类成分研究 [J]. 广州中医药大学学报，2006, 23（5）：416-418.

[2] 吴暎，李萍，周素娣. 贯叶金丝桃黄酮醇类成分研究 [J]. 中草药，2001, 32（3）：206.

[3] 国家中医药管理局《中华本草》编委会. 中华本草：第 3 册 2215 [M]. 上海：上海科学技术出版社，1999：604-605.

[4] 伊力亚斯·卡斯木，解成喜，熊元君，等. 新疆贯叶金丝桃挥发油化学成分分析 [J]. 中成药，2007, 29（3）：441-442.

[5] 中国科学院北京植物研究所. 中国高等植物图鉴（第 2 卷）[M]. 北京：科学出版社，1972：879-883.

[6] 马洁，杨建波，吉腾飞，等. 贯叶金丝桃化学成分研究 [J]. 中国中药杂志，2012, 37（16）：2408-2412.

256. 荆芥　Schizonepetae Herba

【来源】本品为唇形科植物荆芥 *Schizonepeta tenuifolia* Briq. 的干燥地上部分。

【性能】辛，微温。解表散风，透疹。

【化学成分】本品含有挥发油、黄酮类、萜类及甾体类等化学成分。

挥发油类成分：葛缕酮 (carvone)、丁香烯 (caryophyllene)、桉叶素 (cineole)、聚伞花素 (cymene)、异薄荷酮 (*iso*-menthone)、异胡薄荷酮 (*iso*-pulegone)、柠檬烯 (limonene)、薄荷醇 (menthol)、薄荷酮 (menthone)、新薄荷醇 (neomenthol)、3- 甲基环己酮 (3-methylcyclohexanone)、3- 甲基环戊酮 (3-methylcyclopentanone)、3- 辛醇 (3-octanol)、3- 辛酮 (3-octanone)、1- 辛烯 -3-醇 (1-octen-3-ol)、二氢葛缕酮 (dihydrocarvone)、3,5- 二甲基 -2- 环己烯 -1- 酮 (3,5-dimethyl-2-cyclohexen-1-one)、乙烯基二甲苯 (ethenyl dimethyl benzene)、乙基戊基醚 (1-ethoxypentane)、β-

蒎烯 (β-pinene)、辣薄荷烯酮 (piperitenone)、辣薄荷酮 (piperitone)、胡薄荷酮 (pulegone)、马鞭草烯酮 (verbenone)、葎草烯 (humulene)、苯甲醛 (benzaldehyde)[1]。

黄酮类成分：芹菜素 -7-O- 葡萄糖苷 (apigenin-7-O-β-D-glucoside)、香叶木素 (diosmetin)、橙皮苷 (hesperidin)、木犀草素 (luteolin)、木犀草素 -7-O-β-D- 葡萄糖糖苷 (luteolin-7-O-β-D-glucoside)[1]。

萜类及甾体类成分：荆芥二醇 (schizonodiol)、荆芥苷 A(schizonepetoside A)、荆芥苷 B(schizonepetoside B)、荆芥苷 C(schizonepetoside C)、荆芥苷 E(schizonepetoside E)、荆芥醇 (schizonol)、荆芥素 A(schizotenuin A)[1]、1,2- 二羟基 -8(9)- 烯 - 对 - 薄荷烷 [1,2-dihydroxy-8(9)-ene-p-menthane]、3β- 羟基 -4(8)- 烯 - 对 - 薄荷烷 -3(9)- 内酯 [3β-hydroxy-4(8)-ene-p-menthane-3(9)-lactone][2]、β- 谷甾醇 (β-sitosterol)、齐墩果酸 (oleanolic acid)、熊果酸 (ursolic acid)、胡萝卜苷 (daucosterol)[3]、2α- 羟基齐墩果酸 (2α-hydroxyoleanolic acid)[4]。

有机酸及酯类成分：咖啡酸 (caffeic acid)、1- 羧基 -2-(3,4- 二羟苯基) 乙基 -(E)-3-[3- 羟基 -4-[(E)-1- 甲氧基羰基 -2-(3,4- 二羟苯基)- 乙烯氧基]] 丙烯酸酯 {1-carboxy-2-(3,4-dihydroxyphenyl)ethyl-(E)-3-[3-hydroxy-4-[1-metboxycarbonyl-2-(3,4-dihydroxyphenyl)ethenoxy]]hpropenoate}、1- 羧基 -2-(3,4- 二羟苯基) 乙基 -(E)-3-[3-[1- 甲氧基羰基 -2-(3,4- 二羟苯基) 乙氧基羰基]-7- 羟基 -2-(3,4- 二羟苯基) 苯并呋喃 -5- 基] 丙烯酸酯 {1-carboxy-2-(3,4-dihydroxyphenyl)ethyl-(E)-3-[3-[1-methoxycarbonyl-2-(3,4-drihydroxyphenyl)ethoxycarbonyl]-7-hydroxy-2-dihydroxyphenyl)-benzofuran-5-yl]propenoate}、(E)-3-[3-[1- 羟苯 -2-(3,4- 二羟苯基) 乙氧基羰基]-7- 羟基 -2-(3,4- 二羟苯基) 苯并呋喃 -5- 基] 丙烯酸 {(E)-3-[3-[1-carboxy-2-(3,4-dihydroxyphenyl)ethoxycarbonyl)-7-hydroxy-2-(3,4-dihydroxyphenyl)benzofuran-5-yl]propenoic acid}[1]、二十烷酸 (eicosanic acid)[3]、迷迭香酸 (rosmarinic acid)、2,6- 二甲氧基苯醌桂皮酸 (2,6-dimethoxy-benzoquinone cinnamic acid)、迷迭香酸单甲酯 (rosmarinic acid monomethyl ester)[4]。

其他：山奈酚 -3,7-O-α-L- 二鼠李糖苷 (kaempferol-3,7-di-O-α-L-rhamnopyranoside)、万寿菊素 (patuletin)、槲皮素 -7-O-α-L- 鼠李糖苷 (quercetin-7-O-α-L- rhamnopyranoside)、蚱蜢酮 (grasshopper ketone)、4-hydroxy-4-methyl-2-egclohexen-1-one、丁香脂素 (syringaresinol)、苄基 -β-D- 葡萄糖苷 (benzyl β-D-glucopyranoside)、dendranthemoside B、反式阿魏酸酰对羟基乙胺 (N-trans-feruloyl tyramine)、N-3- 羟基 -4- 甲氧基苯乙基反式阿魏酸酰胺、N-p- 香豆酰酪胺 {4-hydroxy-N- [2-(4-hydroxyphenyl)ethyl] benzamide} 等 [5]。

【药典检测成分】2015 版《中国药典》规定，本品照挥发油测定法测定，含挥发油不得少于 0.60%(ml/g)。本品照高效液相色谱法测定，按干燥品计算，含胡薄荷酮不得少于 0.020%。

参考文献

[1] 国家中医药管理局《中华本草》编委会. 中华本草：第 7 册 6203 [M]. 上海上海：科学技术出版社，1999：194-199.

[2] 杨帆，张任安，陈江涛. 中药荆芥的单萜类化合物 [J]. 中草药，2002，33（1）：8-11.

[3] 冯有龙，丁安伟. 荆芥化学成分的研究 [J]. 中药材，2001，24（3）：183-184.

[4] 张援虎，胡峻，石任兵，等. 荆芥化学成分的研究 [J]. 中国中药杂志，2006，31（13）：1118-1119.

[5] 宋坤，王洪庆，刘超，等. 土荆芥化学成分的研究 [J]. 中国中药杂志，2014，39（2）：254-257.

257. 荆芥穗　Schizonepetae Spica

【来源】本品为唇形科植物荆芥 Schizonepeta tenuisfolia Briq. 的干燥花穗。

【性能】辛，微温。解表散风，透疹，消疮。

【化学成分】本品含有黄酮类、挥发油、萜类等化学成分。

黄酮类成分：木犀草素 (luteolin)[1,2]、木犀草素 -7-O- 葡萄糖苷 (luteolin-7-O-glucose)[1,3]、橙皮苷 (hesperidin)[2,4]、5,7- 二羟基 -6,4′- 二甲氧基黄酮、5,7- 二羟基 -6,3′,4′- 三甲氧基黄酮、5,7,4′- 三羟基黄酮、5,4′- 二羟基 -7- 甲氧基黄酮 [2]、5,7- 二羟基 -4,6- 二甲氧基黄酮、3′- 羟基 -4′,6,8- 三甲氧基二氢黄酮 -7- 氧 - 芸香糖苷、5- 甲基 -3′- 羟基 -4′,6- 二甲氧基二氢黄酮 -7- 氧 - 芸香糖苷 [3]、芹菜素 (apigenin)、椴树素 (tilianin)、橙皮素 -7-O- 葡萄糖苷 (hesperitin-7-O-glucoside)[4]。

挥发油类成分：环辛二烯酮 (cyclooctenone)、芳樟醇 (linalool)、薄荷酮 (menthone)、月桂烯 (myrcene)、4α,5- 二甲基 -3- 异丙基八氢萘酮 [octahydro-4α,5-dimethyl-3-(1-methylethyl) naphthalenone]、1- 甲基 - 八氢萘 -2- 酮 [octahydro-1-methyl-2(1H)-naphthalenone]、乙酸 -1- 辛烯酯 (octen-1-ol acetate)、辣薄荷酮 (piperitone)、胡薄荷酮 (pulegone)、异松油烯 (terpinolene)、马鞭草烯酮 (verbenone)、山萮酸 (behenic acid)、环己酮 (cyclohexanone)、二十四酸 (tetracosanoic acid)、香桧烯 (sabinene)[1]、3- 羟基 -4(8)- 烯 -p- 薄荷烷 -3(9)- 内酯 [3-hydroxy-4(8)-ene-p-menthane-3(9)-lactone][2]、琥珀酸 (succinic acid)、反式桂皮酸 (trans-cinnamic acid)[4]。

萜类成分：去氧齐墩果酸 (deoxyoleanolic acid)[1]、熊果酸 (ursolic acid)[2]、脱氢枞油烯 (dehydrosylvestrene)、荆芥内酯 (schizonepetolactone)[3]、荆芥苷 B(schizonepetoside B)、熊果酸 (ursolic acid)[4]。

其他：钾、钠、镁、锌、铝、铜、镉、钴、镍、硒、钼 [1]、胡萝卜苷 (daucosterol)[2]。

【药典检测成分】 2015 版《中国药典》规定，本品照挥发油测定法测定，含挥发油不得少于 0.40%(ml/g)。本品照高效液相色谱法测定，按干燥品计算，含胡薄荷酮不得少于 0.080%。

参考文献

[1] 国家中医药管理局《中华本草》编委会. 中华本草: 第 7 册 6203 [M]. 上海: 上海科学技术出版社, 1999: 194-199.

[2] 张援虎, 周岚, 石任兵, 等. 荆芥穗化学成分的研究 [J]. 中国中药杂志, 2006, 31（15）: 1247-1249.

[3] 郭雪, 刘巨涛, 杨智蕴, 等. 裂叶荆芥穗黄酮及两种单萜成分研究[J]. 东北师大学报(自然科学版), 2002, 34(04): 45-49.

[4] 胡峻, 石任兵, 张援虎, 等. 荆芥穗化学成分研究 [J]. 北京中医药大学学报, 2006, 29（1）: 38-40.

258. 茜草　Rubiae Radix et Rhizoma

【来源】 本品为茜草科植物茜草 *Rubia cordifolia* L. 的干燥根及根茎。

【性能】 苦，寒。凉血，祛瘀，止血，通经。

【化学成分】 本品主要含萜类及甾体类、醌类等化学成分。

萜类及甾体类成分：茜草萜三醇 (rubiatriol)、胡萝卜苷 (daucosterol)、黑果茜草萜 A(rubiprasin A)、黑果茜草萜 B(rubiprasin B)、β- 谷甾醇 (β-sitosterol)[1]、齐墩果酸乙酸酯 (oleanolic acid acetate)、齐墩果醛乙酸酯 (oleanolic aldehyde acetate)[1,2]、熊果酸 (ursolic acid)[2]、茜草阿波醇 D(rubiarbonol D) [3]。

醌类成分：2- 氨基甲酰基 -3- 羟基 -1,4- 萘醌 (2-carbamoyl-3-hydroxy-1,4-naphthoquinone)、2- 氨基甲酰基 -3- 甲氧基 -1,4- 萘醌 (2-carbamoyl-3-methoxy-1,4-naphthoquinone)、1- 乙酰氧基 -6- 羟基 -2- 甲基蒽醌 -3-O-α- 鼠李糖 (1 → 4)-α- 葡萄糖苷 [1-acetoxy-6-hydroxy-2-methylanthraquinone-3-O-α-rhamnosyl(1 → 4)-α-glucoside]、3- 甲酯基 -2-(3′- 羟基)- 异戊基 -1,4- 萘氢醌 -1-O-β-D- 葡萄糖苷 [3-carbomethoxy-2-(3′-hydroxy)-iso-pentyl-1,4-naphthohydroquinone-1-O-β-D-glucoside]、3- 甲酯基 -1- 羟基蒽醌 (3-carbomethoxy-1-hydroxyan-thraquinone)、2- 羧甲基 -3- 异戊烯基 -2,3- 环氧 -1,4- 萘醌 (2-carboxymethyl-3-prenyl-2,3-epoxy-1,4-naphthoquinone)、2- 甲酯基 -3- 异戊烯基 -1,4- 萘氢醌 - 双 -β-D- 葡萄糖苷 (2-carbomethoxy-3-prenyl-1,4-naphthohydroquinone-di-β-

D-glucoside)、去氢 -α- 拉杷醌 (dehydro-α-lapachone)、二氢大叶茜草素 (dihydromollugin)、
1,2- 二羟基蒽醌 -2-O-β-D- 木糖 (1 → 6)-β-D- 葡萄糖苷 [1,2-dihydroxyanthraquinone-2-O-β-D-
xylosyl(1 → 6)-β-D-glucoside,ruberythric acid]、1,4- 二羟基 -2- 乙氧基羰基蒽醌 (1,4-dihydroxy-
2-carboethoxy-anthraquinone)、1′,2′- 二羟基二氢大叶茜草素 (1′,2′-dihydroxydihydromollugin)、
1,4- 二羟基 -2- 羟甲基蒽醌 (1,4-dihydroxy-2-hydroxymethylanthraquinone)、1,3- 二羟基 -2- 羟
甲基蒽醌 -3-O- 木糖 (1 → 6)- 葡萄糖苷 [1,3-dihydroxy-2-hydroxymethylanthraquinone-3-O-
xylosy(1 → 6)-glucoside]、1,4- 二羟基 -2- 甲基蒽醌 (1,4-dihydrox-2-methy-lanthraquinone)、1,4
二羟基 -2- 甲基 -5-(或 8)- 甲氧基蒽醌 [1,4-dihydroxy-2-methyl-5(or 8)-methoxyanthraquinone]、
1,4- 二羟基 -6- 甲基蒽醌 (1,4-dihydroxy-6-methylanthraquinone)、1,3- 二羟基 -2- 甲氧基甲基蒽
醌 (1,3-dihydroxy-2-methoxymethylanthraquinone)、1,3- 二羟基 -2- 甲基蒽醌 (1,3-dihydroxy-2-
methylanthraquinone)、1,3- 二甲氧基 -2- 羧基蒽醌 (1,3-dimethoxy-2-carboxyanthraquinone)、1,3-
二羟基 -2- 乙氧基甲基蒽醌 (1,3-dihydroxy-2-ethoxymethylanthraquinone)、4- 羟基 -2- 羧基蒽醌
(4-hydroxy-2-carboxyanthraquinone)、1- 羟基 -2- 羧基 -3- 甲氧基蒽醌 (1-hydroxy-2-carboxy-3-
methoxyanthraquinone)、1- 羟基 -2- 羟甲基蒽醌 (1-hydroxy-2-hydroxymethylanthraquinone)、1-
羟基 -2- 甲基蒽醌 (1-hydroxy-2-methboxyanthraquinone)、1- 羟基 -2- 甲基 -6(或 7)- 甲氧基蒽醌
[1-hydroxy-2-methyl-6(or 7)-methoxyanthraquinone]、2′- 羟基大叶茜草素 (2′-hydroxymollugin)、
1- 甲氧基 -2- 甲氧基甲基 -3- 羟基蒽醌 (1-methoxy-2-methoxymethyl-3-hydroxyanthraquinone)、6-
甲氧基都桷子苷酸 (6-methoxygenipeidic acid)、1′- 甲氧基 -2′- 羟基二氢大叶茜草素 (1′-methoxy-
2′-hydroxydihydromollugin)、2′- 甲氧基大叶茜草素 (2′-methoxymollugin)、2- 甲基 -1,3,6- 三羟
基 蒽 醌 (2-methyl-1,3,6-trihydroxyanthraquinone)、RA Ⅰ(rubiaakane Ⅰ)、RA Ⅱ(rubiaakane Ⅱ)、
RA Ⅲ(rubiaakane Ⅲ)、RA Ⅳ(rubiaakane Ⅳ)、RA Ⅴ(rubiaakane Ⅴ)、RA Ⅵ(rubiaakane Ⅵ)、
RA Ⅶ(rubiaakane Ⅶ)、RA Ⅷ(rubiaakane Ⅷ)、RA Ⅸ(rubiaakane Ⅸ)、RA Ⅹ(rubiaakane Ⅹ)、
RA Ⅺ(rubiaakane Ⅺ)、RA Ⅻ(rubiaakane Ⅻ)、RA ⅩⅢ(rubiaakane ⅩⅢ)、RA ⅩⅣ(rubiaakane ⅩⅣ)、
RA ⅩⅤ(rubiaakane ⅩⅤ)、RA ⅩⅥ(rubiaakane ⅩⅥ)、钩毛茜草聚萘醌 (rubioncolin)、乌楠醌
(tectoquinone)、1,3,6 三羟基 -2- 甲基蒽醌 -3-O-(3′-O- 乙酰基)-α- 鼠李糖 (1 → 2)- 葡萄糖苷
[1,3,6-trihydroxy-2-methylanthraquinone-3-O-(3′-O-acetyl)-α-rhamnosyl(1 → 2)glucoside]、1,3,6-
三羟基 -2- 甲基蒽醌 -3-O-(6′-O- 乙酰基)-α- 鼠李糖 -(1 → 2)-β- 葡萄糖苷 [1,3,6-trihydroxy-2-
methylanthraquinone-3-O-(6′-O-acetyl)-α-rhamnosyl-(1 → 2)-β-glucoside]、1,3,6- 三 羟 基 -2- 甲
基 蒽 醌 -3-O-(6′-O- 乙 酰 基)-β-D- 葡 萄 糖 苷 [1,3,6-trihydroxy-2-methylanthraquinone-3-O-(6′-
O-acetyl)-β-D-g1ucoside]、1,3,6- 三 羟 基 -2- 甲基蒽醌 -3-O-α- 鼠李糖 -(1 → 2)-β- 葡萄糖苷
[1,3,6-trihydroxy-2-methylanthraquinone-3-O-α-rhamnosyl-(1 → 2)-β-glucoside]、1,3,6- 三羟基 -2-
甲基蒽醌 -3-O- 木糖 (1 → 2)-(6′-O- 乙酰基)- 葡萄糖苷 [1,3,6-trihydroxy-2-methylan-thraquinone-
3-O-xylosyl(1 → 2)-(6′-O-acetyl)-glucoside]、异 茜 草 素 -3-O-β-D- 葡 萄 糖 苷 (xanthopurpurin-
3-O-β-D-glucoside)[1]、去甲虎刺醛 (nordamnacantal)、大黄素甲醚 (physcion)、羟基茜草素
(purpurin)、异茜草素 (purpuroxanthin)、茜草素 (alizarin)[1,2]、呋喃大叶茜草素 (furomollugin)[1-3]、
1-hydroxy-2-methylanthraquinone、没食子蒽醌 (anthragallol)、6-methxylquinizarin、mollugin、
甲基异茜草素 (rubiadin)、6-hydroxyrubiadin[2]、甲基茜草素 (methyl alizarin)、2- 甲氧基茜草素
(2-methoxyl alizarin)、2- 甲酯基 -2,3- 环氧 -3- 异戊烯基 -1,4- 萘醌 (2-carbomethoxy-2,3-epoxy-3-
iso-pentenyl-1,4-naphthoquinone)、1- 乙酸基 -3- 甲氧基茜草素 (1-acetoxy-3-methoxyl alizarin)、
epoxymollugin、大叶茜草素 (rubimaillin)[3]。

其他 : 右旋 - 异落叶松脂醇 (iso-lariciresinol)、茜草内酯 (rubilactone)、东莨若素 (scopoletin)、
脂肪酸 (fatty acids)[1]、3,4- 双氢 -4- 羟基 -6- 甲氧基 -2- 氢 -1- 苯并吡喃 (3,4-dihydrogen-4-
hydroxy-6-methoxyl-2-hydrogen-1-benzopyran)[3]、RA-Ⅶ、RA-Ⅴ、RA-Ⅻ、rubiyunnanin C、
RA-Ⅹ、RY-Ⅱ、RA-Ⅰ、RA-ⅩⅢ、RA-ⅩⅢ-OMe[4]。

【药典检测成分】2015 版《中国药典》规定 , 本品照高效液相色谱法测定 , 按干燥品计算 , 含

大叶茜草素不得少于 0.40%, 羟基茜草素不得少于 0.10%。

参考文献

［1］国家中医药管理局《中华本草》编委会. 中华本草：第 6 册 5831［M］. 上海：上海科学技术出版社，1999：470-475.

［2］康文艺，臧鑫炎，李黎. 茜草抗氧化成分研究［J］. 河南大学学报（医学版），2006，25（3）：6-8.

［3］郝砚彬. 茜草根中的抗癌化学成分［J］. 国际药学研究杂志，2008，35（4）：312.

［4］邝彬，范君婷，赵思蒙，等. 大叶茜草中环肽类成分的研究［J］. 中国中药杂志，2012，37（17）：2563-2570.

259. 荜茇　Piperis Longi Fructus

【**来源**】本品为胡椒科植物荜茇 *Piper longum* L. 的干燥近成熟或成熟果穗。

【**性能**】辛，热。温中散寒，下气止痛。

【**化学成分**】本品主要含生物碱类等化学成分。

生物碱类成分：胡椒碱 (piperine)、二氢荜茇明宁碱 (dihydropiperlonguminine)、荜茇明宁碱 (piperlonguminine)、几内亚胡椒酰胺 (guineensine)、N- 异丁基癸二烯 - 反 -2- 反 -4- 酰胺 (N-iso-butyldecadiene-trans-2-trans-4-amide)、N- 异丁基二十碳 -2,4- 二烯酰胺 [N-iso-butyleicosa-2,4-dienamide]、N- 异丁基十八碳 -2,4- 二烯酰胺 [N-iso-butyloctadeca-2,4-dienamide]、N- 异丁基二十碳 -2,4,8- 三烯酰胺 [N-iso-butyleicosa-2,4,8-trienamide]、胡椒酰胺 (piperamide)、荜茇壬三烯哌啶 (dehydropipernonaline)、荜茇壬二烯哌啶 (pipernonaline)、荜茇十一碳三烯哌啶 (piperundecalidine)、类对香豆酰哌啶（coumaperine）、N-5-（4-hydroxy-3-methoxyphenyl Ⅰ）-2E-pentenoyl piperidine、胡椒内酰胺 A（piperolactam A）[2]。

其他：棕榈酸 (palmitic acid)、芝麻素 (sesamin)、四氢胡椒酸 (tetrahydropiperic acid)、十一碳 -1- 烯 -3,4- 甲撑二氧苯 (1-undecylenyl-3,4-methylene-dioxybenzene)[1]。

【**药典检测成分**】2015 版《中国药典》规定，本品照高效液相色谱法测定，按干燥品计算，含胡椒碱不得少于 2.5%。

参考文献

［1］国家中医药管理局《中华本草》编委会. 中华本草：第 3 册 2035［M］. 上海：上海科学技术出版社，1999：434-437.

［2］刘文峰，江志勇，陈纪军，等. 荜茇氯仿部位化学成分研究［J］. 中国中药杂志，2009，34（22）：2891-2894.

260. 荜澄茄　Litseae Fructus

【**来源**】本品为樟科植物山鸡椒 *Litsea cubeba* (Lour.) Pers. 的干燥成熟果实。

【**性能**】辛，温。温中散寒，行气止痛。

【**化学成分**】本品主要含挥发油类、木脂素类等化学成分。

挥发油类成分：荜澄茄烯 (cadinene)、荜澄茄脑 (cubebencamphor)、双环倍半水芹烯 (bicyclosesquiphellandrene)、左旋的欧侧柏内酯三甲醚 (di-O-methylthujaplicatinmethyl ether)、1- 表双环倍半水芹烯 (1-epi-bicyclosesquiphellandrene)、左旋的异亚太因 (iso-yatein)、左旋的扁柏内酯 (hinokinin)、荜澄茄内酯 (cubebinolide)、左旋的荜澄茄脂素灵内酯 (cubebininolide)、5″- 甲氧基扁柏内酯 (5″-methoxyhinokinin)、2-(3″,4″- 亚甲二氧基苄基)-3-(3′,4′- 二甲氧基苄基)- 丁内酯 [(2R,3R)-2-(3″,4″-methylenedioxybenzyl)-3-(3′,4′-dimethoxybenzylhutyrolactone)]、

胡椒环己烯醇 A(piperenol A)、胡椒环己烯醇 B(piperenol B)、2,4,5- 三甲氧基苯甲醛 (2,4,5-trimethoxyben-zaldehyde)、左旋的亚太因 (yatein)、锡兰紫玉盘环己烯醇 (zeylenol)。

木脂素类成分：左旋的克氏胡椒脂素 (clusin)、荜澄茄脂素 (cubebin)、左旋的荜澄茄脂素灵 (cubebinin)、左旋的荜澄茄脂酮 (cubebinone)、左旋的二氯克氏胡椒脂素 (dihydroclusin)、左旋的二氢荜澄茄脂素 (dihydrocubebin)、α-O- 乙基荜澄茄脂素 (α-O-ethylcubebin)、β-O- 乙基荜澄茄脂素 (β-O-ethylcubebin)、二氢荜澄茄脂素 -4- 乙酸酯 (hemiariensin)、高雄细辛脂素 (heterotropan)、柳叶玉兰脂素 (magnosalin)。

其他：长穗巴豆环氧素 (crotepoxide)、荜澄茄酸 (cubebie acid)[1]、β- 谷甾醇 (β-siiosterol)、灰叶素 (tephrosin)[2]。

【药典检测成分】无。

参考文献
［1］国家中医药管理局《中华本草》编委会. 中华本草：第 3 册 2030［M］. 上海：上海科学技术出版社，1999：429-430.
［2］张娅南，王飞. 荜澄茄果实的化学成分研究［J］. 吉林医学院学报，2009，30（2）：84-85.

261. 草乌　Aconiti Kusnezoffii Radix

【来源】本品为毛茛科植物北乌头 Aconitum kusnezoffii Reichb. 的干燥块根。

【性能】辛、苦，热；有大毒。祛风除湿，温经止痛。

【化学成分】本品主要含挥发油类、生物碱类等化学成分。

挥发油类成分：邻苯二甲酸二丁酯 (dibutyl phthalate)、1,5- 二甲基己胺 (1,5-dimethylhexylamine)、十三烷酸乙酯 (ethyl tridecanoate)、亚油酸甲酯 (methyl linoleate)、(顺，顺，顺)-9,12,15- 十八烷三烯 -1- 醇 [(Z,Z,Z)-9,12,15-octadecatriene-1-ol]、棕榈酸甲酯 (palmitic acid methyl ester)、十一烯酸 (undecap)、7- 乙烯基十六内酯 (7-xadecenoic butyl ester)、4- 氨基联苯 (4-aminobiphenyl)、棕榈酸 (palmitic acid)[1] 等。

生物碱类成分：乌头碱 (aconitine)、次乌头碱 (hypaconitine)、新乌头碱 (mesaconitine)[2]、hemsleyaconitine F、hemsleyaconitine G、aconitramine A、talatisamine、N-ethylhokbusine B[3]。

【药典检测成分】2015 版《中国药典》规定，本品照高效液相色谱法测定，按干燥品计算，乌头碱、次乌头碱和新乌头碱的总量应为 0.10% ~ 0.50%。

参考文献
［1］赵英永，戴云，崔秀明，等. 草乌中挥发油化学成分的研究［J］. 中成药，2007，29（4）：588-560.
［2］黄建明. 草乌标准提取物的研究［D］. 上海：复旦大学，2003.
［3］汪焕芹，刘波，詹睿，等. 黄草乌二萜生物碱成分研究［J］. 云南农业大学学报，2014，29（5）：773-777.

262. 草乌叶　Aconite Kusnezoffii Folium

【来源】本品为毛茛科植物北乌头 Aconitum kusnezoffii Reichb. 的干燥叶。

【性能】辛、涩，平；有小毒。清热，解毒，止痛。

【化学成分】本品主要含生物碱类等化学成分。

生物碱类成分：乌头碱 (aconitine)、C19- 乌头碱型二萜生物碱 (beiwutine)、次乌头碱

(hypaconitine)、新乌头碱 (mesaconitine) [1]、3α,10β,13β,15α- 四羟基 -1α,6α,16β,18β- 四甲氧基 -N-甲基 -8- 乙氧基 -14- 苯甲酰基乌头烷 (beiwucine)[2] 等。

【药典检测成分】无。

参考文献

[1] 辛杨, 王淑敏, 刘志强. 高效液相色谱法测定草乌头叶中新乌头碱、乌头碱和次乌头碱 [J]. 国外医药·植物药分册, 2008, 23（4）: 170-171.

[2] 于海兰, 贾世山. 蒙药草乌叶中一个新二萜生物碱 Beiwucine [J]. 药学学报, 2000, 35（3）: 232-234.

263. 草豆蔻 Alipiniae Katsumadai Semen

【来源】本品为姜科植物草豆蔻 *Alpinia katsumadai* Hayata 的干燥近成熟种子。

【性能】辛, 温。燥湿健脾, 温中止呕。

【化学成分】本品主要含黄酮类、挥发油等化学成分。

黄酮类成分: 山姜素 (alpinetin)、槲皮素 (quercetin)、熊竹素 (kumatakenin)、山奈酚 (kaempferol)、鼠李柠檬素 (rhamnocitrin)、小豆蔻明 (cardamonin)、松属素即乔松素 (pinocembrin)[1,2]、7,4′- 二羟基 -5- 甲氧基二氢黄酮 (7,4′-dihydroxy-5-methoxy flavanone)[2]。

挥发油成分: 龙脑 (borneol)、乙酰龙脑酯 (bornyl acetate)、樟脑 (camphor)、樟烯 (camphorene)、莳萝艾菊酮 (carvotanacetone)、4- 松油醇 (terpineol-4)、反 - 桂皮醛 (*trans*-cinnamaldehyde)、反, 反 - 金合欢醇 (*trans*,*trans*-farnesol)、1,8- 桉叶素 (1,8-cineole)、柠檬烯 (limonene)、芳樟醇 (linalool)、桂皮酸甲酯 (methyl cinnamate)、橙花叔醇 (nerolidol)、α- 蒎烯 (α-pinene)、β- 蒎烯 (β-pinene)、乙酸牻牛儿酯 (geranyl acetate)、α- 葎草烯 (α-humulene)[1]、α- 水芹烯 (α-phellandrene)、3- 苯基 -2 丁酮 (3-phenyl-2-butanone)、棕榈酸 (palmitic acid)、桉油精 (eucalyptol)、3,7,11- 三甲基 -2,6,10-十二碳三烯 -1- 醇 (3,7,11-trimethyl-2,6,10-dodecatrien-1-ol)[3]。

其他 :(3S,5S)- 反 -1,7- 二苯基 -3,5- 二羟基 - Δ¹- 庚烯 [(3S,5S)-*trans*-1,7-diphenyl-3,5-dihydroxy-1-heptene]、反 -1,7- 二苯基 -5- 羟基 - Δ¹- 庚烯 (*trans*-1,7-diphenyl-5-hydroxy-1-heptene)、(5R)- 反 -1,7-二苯基 -5- 羟基 - Δ⁶- 庚烯 -3- 酮 [(5R)-*trans*-1,7-diphenyl-5-hydroxy-6-hepten-3-one]、反, 反 -1,7-二苯基 - Δ⁴,⁶- 庚二烯 -3- 酮 (*trans*,*trans*-1,7-diphenyl-4,6-heptadien-3-one)、反, 反 -1,7- 二苯基 -5-羟基 - Δ⁴,⁶- 庚二烯 -3- 酮 (*trans*,*trans*-1,7-diphenyl-5-hydroxy-4,6-heptadien-3-one)、二氢 -5,6- 去氢卡瓦胡椒素 (dihydro-5,6-dehydrokawain)、5,6- 去氢卡瓦胡椒素 (5,6-dehydrokawain)、(3S,5R)-3,5- 二羟基 -1,7- 二苯基庚烷 [(3S,5R)-3,5-dihydroxy-1,7-diphenylheptane][1]、1,7- 双苯 -4,6- 庚烯 -3- 酮基 (1,7-diphenyl-4,6-heptadien-3-one)、1,7- 双苯 -5- 羟基 -4,6- 庚烯 -3- 酮基 (1,7-diphenyl-5-hydroxy-4,6-heptadien-3-one)、β- 谷甾醇 (β-sitosterol)[2]、反式桂皮酸 (*trans*-cinnamic acid)、原儿茶酸 (protocatechuic acid)、对羟基苯甲酸 (*p*-hydroxybenzoic acid)、香草酸 (vanillic acid)[4] 以及铜、锰、铁等无机元素 [1]。

【药典检测成分】2015 版《中国药典》规定, 本品照挥发油测定法测定, 含挥发油不得少于 1.0%(ml/g)。本品照高效液相色谱法测定, 按干燥品计算, 含山姜素、乔松素和小豆蔻明的总量不得少于 1.35%, 桤木酮不得少于 0.50%。

参考文献

[1] 国家中医药管理局《中华本草》编委会. 中华本草: 第 8 册 7748 [M]. 上海: 上海科学技术出版社, 1999: 596-599.

[2] 王秀芹, 杨孝江, 李教社. 草豆蔻化学成分研究 [J]. 中药材, 2008, 31（6）: 853-855.

[3] 张力, 包玉敏, 杨利青, 等. 草豆蔻化学成分的 GC/MS 研究 [J]. 内蒙古民族大学学报（自然科学版）, 2006, 21（5）: 503-504.

[4] 李元圆, 杨莉, 王长虹, 等. 草豆蔻化学成分及体外抗肿瘤作用研究 [J]. 上海中医药大学学报, 2010, 24（1）: 72-75.

264. 草果　Tsaoko Fructus

【**来源**】本品为姜科植物草果 *Amomun tsao-ko* Crevost et Lemaire 的干燥成熟果实。

【**性能**】辛，温。燥湿温中，截疟除痰。

【**化学成分**】本品主要含挥发油等化学成分。

　　挥发油类成分 :1,8- 桉叶素 (1,8-cineole)、*p*- 聚伞花烃 (*p*-cymene)、2- 癸烯醛 (2-decenal)、牻牛儿醛 (geranial)、牻牛儿醇 (geraniol)、芳樟醇 (linalool)、橙花醛 (neral)、橙花叔醇 (nerolidol)、壬醛 (nonanal)、*α*- 蒎烯 (*α*-pinene)、*β*- 蒎烯 (*β*-pinene)、反 -2- 十一烯醛 (*trans*-2-undecenal)、*α*-松油醇 (*α*-terpineol)、癸醛 (capric aldehyde)。

　　其他 : 锌、铜、铁、锰、钴等无机元素 [1]。

【**药典检测成分**】2015 版《中国药典》规定，本品照挥发油测定法测定，种子团含挥发油不得少于 1.4%(ml/g)。

参考文献

[1] 国家中医药管理局《中华本草》编委会. 中华本草 : 第 8 册 7759 [M]. 上海 : 上海科学技术出版社，1999: 614-617.

265. 茵陈　Artemisiae Scopariae Herba

【**来源**】本品为菊科植物滨蒿 *Artemisia scoparia* Waldst.et Kit. 或茵陈蒿 *Artemisia capillaries* Thunb. 的干燥地上部分。春季采收的习称"绵茵陈"，秋季采割的称"花茵陈"。

【**性能**】苦、辛，微寒。清利湿热，利胆退黄。

【**化学成分**】本品主要含黄酮类、挥发油、香豆素类等化学成分。

　　黄酮类成分 : 茵陈蒿黄酮 (arcapillin)、中国蓟醇 (cirsilineol)、滨蓟黄素 (cirsimaritin)、芫花素 (genkwanin)、异茵陈蒿黄酮 (*iso*-arcapillin)、鼠李柠檬素 (rhamnocitrin)[1]。

　　挥发油类成分 :3,5- 二甲氧基烯丙基苯 (3,5-dimethoxyallylbenzene)、*β*- 榄香烯 (*β*-elemene)、*α*- 葎草烯 (*α*-humulene)、柠檬烯 (limonene)、邻 - 甲氧基茵陈二炔 (*o*-methoxycapillene)、月桂烯 (myrcene)、5- 苯基 1,3- 戊二炔 (5-phenyl-1,3-pentadiyen)、*α*- 蒎烯、*β*- 蒎烯 (*β*- pinene)、*α*- 松油烯、*r*- 松油烯 (rterpinene)、茵陈烯酮 (capillone)、茵陈二炔酮 (capillin)[1,2]、茵陈二炔 (capillene)[2]。

　　香豆素类成分 : 茵陈色原酮 (capillarisin)[1,3]、7- 去甲氧基茵陈色原酮 (7-demethoxycapillarisin)、6- 去 甲 氧 基 茵 陈 色 原 酮 (6-demethoxycapillarisin)、6- 去 甲 氧 基 -4′- 甲 基 茵 陈 色 原 酮 (6-demethoxy-4′-methylcapillarisin)、4′- 甲 基 茵 陈 色 原 酮 (4′-methylcapillarisin)、滨 蒿 内 酯 (scoparone)、7- 羟基香豆素 (7-hydroxy-coumarin)、5,7- 二甲氧基香豆素 (5,7-dimethoxy-coumarin)、7- 羟基 -8- 甲氧基香豆素 (7-hydroxy-8-methoxy-coumarin)、7,8- 二羟基香豆素 (7-hydroxy-8-methoxy coumarin) [4]。

　　酚类成分 : 对 - 甲苯酚 (*p*-caresol)、间 - 甲苯酚 (*m*-cresol)、邻 - 甲苯酚 (*o*-cresol)、邻 - 乙基苯酚 (*o*-ethylphenol)、丁香油酚 (eugenol)、对 - 乙基苯酚 (*p*-ethylphenol)、苯酚 (phenol)。

　　有机酸类成分 : 丁酸 (butyic acid)、咖啡酸 (caffeic acid)、茵陈素 (capillarin)、茵陈蒿酸 A(capillartemisin A)、茵陈蒿酸 B(capillartemisin B)、癸酸 (capric acid)、己酸 (caproic acid)、绿原酸 (chlorogenic acid)、月桂酸 (lauric acid)、亚油酸 (linoleic acid)、肉豆蔻酸 (myristic acid)、

油酸 (oleic acid)、棕榈酸 (palmitic acid)、硬脂酸 (stearic acid)。

其他：薁 (azulene)、去氢镰叶芹醇 (dehydrofalcarinol)、去氢镰叶芹酮 (dehydrofalcarinone)、苯乙炔 (phenylacetylene)[1]、异鼠李 -3-O-β-D- 半乳糖苷（isorhamnetin-3-O-β-D-galactopyranoside）[4]。

【药典检测成分】2015 版《中国药典》规定，本品照高效液相色谱法测定，按干燥品计算，绵茵陈含绿原酸不得少于 0.50%，花茵陈含滨蒿内酯不得少于 0.20%。

参考文献

［1］国家中医药管理局《中华本草》编委会. 中华本草：第 7 册 6732［M］. 上海：上海科学技术出版社，1999：687.
［2］杨书斌，关家锐. 茵陈蒿挥发油成分研究［J］. 中草药，1996，（27）5：269-270.
［3］蒋洁云，徐强，王蓉，等. 茵陈抗肿瘤活性成分的研究［J］. 中国药科大学学报，1992，23（5）：283-286.
［4］王丽红，宋洋，肖艳，等. 茵陈化学成分的分离与鉴定［J］. 中国药房，2011，22（11）：1020-1022.

266. 茯苓　Poria

【来源】本品为多孔菌科真菌茯苓 Poria cocos(Schw.)Wolf 干燥菌核。

【性能】甘、淡，平。利水渗湿，健脾宁心。

【化学成分】本品主要含萜类及甾体类、挥发油类、多糖类等化学成分。

萜类及甾体类成分：3β- 羟基 -16α- 乙酰氧基 -7,9(11),24- 羊毛甾三烯 -21- 酸 [3β-hydroxy-16α-acetyloxy-lanosta-7,9(11),24-trien-21-oic acid]、7,9(11)- 去氢茯苓酸甲酯 [7,9(11)-dehydropachymic acid methyl ester]、茯苓新酸 A(poricoic acid A)、茯苓新酸 B(poricoic acid B)、茯苓新酸 C(poricoic acid C)、茯苓新酸 D(poricoic acid D)、茯苓新酸 DM(poricoic acid DM)、茯苓新酸 AM(poricoic acid AM)、3β,16α- 二羟基 -7,9(11),24(31)- 羊毛甾三烯 -21- 酰甲酯 [3β,16α-dihydroxylanosta-7,9(11),24(31)-trien-21-oic acid methyl ester]、3-氢化松苓酸 (trametenloic acid)、24- 羊毛甾三烯 -21- 酸 (24-trien-21-oic acid)、16α- 羟基齿孔酸 (tumulosic acid)、16α- 羟基齿孔酸甲酯 (tumulosic acid methyl ester)、齿孔酸 (eburicoic acid)、麦角甾醇 (ergosterol)、7,9(11) 去氢茯苓酸 [7,9(11)-dehydropachymic acid]、去氢齿孔酸 (dehydroeburicoic acid)、胡萝卜苷 (daucosterol)、3β- 羟基 -7,9(11),24- 羊毛甾三烯 -21- 酸 [3β-hydroxylanosta-7,9(11),24-trien-21-oic acid][1]、3β-羟基羊毛甾烷-7,9(11),24- 三烯 -21- 酸 (3β-hydroxylanosta-7,9(11),24-trien-21-oic acid)、齐墩果酸 (oleanolic acid)、茯苓酸 A(poricoic acid A)、茯苓酸 B(poricoic acid B)[2]、麦角甾 -7,22- 二烯 -3β- 醇 (ergosta-7,22-diene-3β-ol)、3β- 乙酰基 -16α- 羟基 - 羊毛甾 -7,9(11),24(31)- 三烯 -21- 酸 [3β-acetyloxy-16α-hydroxylanosta-7,9(11),24(31)-trien-21-oic acid]、3β- 对羟基苯甲酸去氢土莫里酸 (3β-p-hydroxybenzoyl-dehydrotumulosic acid)、3β,16α- 二羟基 - 羊毛甾 -7,9(11),24- 三烯 -21- 酸 (3β,16α-dihydroxylanosta-7,9(11),24-trien-21-oic acid)、3β,16α- 二羟基 - 羊毛甾 -7,9(11),24(31)- 三烯 -21- 酸 (3β,16α-dihydroxylanosta-7,9(11),24(31)-trien-21-oic acid)、16α- 羟基 -3- 羰基 - 羊毛甾 -7,9(11),24(31)- 三烯 -21- 酸 (16α-hydroxy-3-oxo-lanosta-7,9(11),24(31)-trien-21-oic acid)、3β- 羟基 - 羊毛甾 -7,9(11),24- 三烯 -21- 酸 (3β-hydroxylanosta-7,9(11),24-trien-21-oica cid)[3]、茯苓酸 (pachymic acid)、茯苓酸甲酯 (pachymic acid methyl ester)、多孔菌酸 C 甲酯 (polyporenic acid C methyl ester)、O- 乙酰茯苓酸甲酯 (methyl-O-acetylpachymate)、O- 乙酰茯苓酸 -25- 醇 (O-acetylpachymic acid-25-ol)、β- 香树脂醇乙酸酯 (β-amyrin acetate)、ganoderic acid、O- 乙酰茯苓酸 (O-acetylpachymic acid)、3β- 羟基 -16α- 乙酸氧基 - 羊毛甾 7,9(3β-hydroxy-16α-acetoxy-lanosta-7,9)[4]、24-triene-21-oic-acid、dehydrosulphurenic acid、poricoic acid GE、poricoic acid BE、(3β,16α)-3-acetyloxy-16-hydroxy-24-methylenelanosta-5,7(9),11-tetraene-21-oic acid、16α-hydroxy-3,4-secolanosta-4(28),7,9(11),24(31),25(27)-pentaene-

3,21-dioic acid[5]。

挥发油类成分：辛酸酯 (caprylate)、十二碳烯酸 (dodecenoic acid)、十二碳烯酸酯 (dodecenoate)、辛酸 (caprylic aid)、月桂酸 (lauric acid)、十一烷酸 (undecanoic)[1]、(R)- 苹果酸二甲酯 [(R)-dimethylmalate]、棕榈酸 (palmitic acid)、柠檬酸三甲酯 (trimethyl citrate)[3]。

多糖类成分：高度 (1,3), (1,6) 分支的 β-D- 葡聚糖 H$_{11}$(gluan H$_{11}$)[1]、茯苓聚糖 (pachyman)、茯苓次聚糖 (pachymaran)[3]。

其他：乙基 -β-D- 吡喃葡萄糖苷 (ethyl-β-D-glucopyranoside)、L- 尿苷 (L-uridine)[3]、橙皮苷 (hesperidin)、原儿茶酸 (protocatechuic acid)、苯丙氨酸 (phenylalanine)[6]。

【药典检测成分】无。

参考文献

[1] 国家中医药管理局《中华本草》编委会. 中华本草：第 1 册 0228 [M]. 上海：上海科学技术出版社，1999：554-559.
[2] 李典鹏，梁小燕，陈海珊，等. 云南茯苓皮的化学成分研究 [J]. 广西植物，1998，18（3）：267-270.
[3] 胡斌，杨益平，叶阳. 茯苓化学成分研究 [J]. 中草药，2006，37（5）：655-658.
[4] 王利亚，万惠杰. 茯苓化学成分的研究 [J]. 中草药，1998，29（3）：145-148.
[5] 董红敬. 茯苓皮三萜提取物化学成分及抗肿瘤活性研究 [D]. 中国中医科学院，2015.
[6] 王坤凤. 茯苓化学成分及质量控制方法研究 [D]. 北京中医药大学，2014.

267. 茺蔚子 Leonuri Fructus

【来源】本品为唇形科植物益母草 *Leonurus japonicus* Houtt. 的干燥成熟果实。

【性能】辛、苦，微寒。活血调经，清肝明目。

【化学成分】本品主要含生物碱类、脂肪酸类等化学成分。

生物碱类成分：益母草宁碱 (leonurinine)、水苏碱 (stachydrine)[1]。

脂肪酸类成分：亚麻酸 (linolenic acid)、油酸 (oleic acid)[1]。

其他：维生素 A 样物质 [1]、茺蔚子三萜 A(leonujaponin A)、phlomistetraol B[2]。

【药典检测成分】无。

参考文献

[1] 国家中医药管理局《中华本草》编委会. 中华本草：第 7 册 6081 [M]. 上海：上海科学技术出版社，1999：66-67.
[2] 郑玉清，闫合，韩婧，等. 中药茺蔚子中一个新 C-28 降三萜 [J]. 中国中药杂志，2012，37（14）：2088-2091.

268. 胡芦巴 Trigonellae Semen

【来源】本品为豆科植物胡芦巴 *Trigonella foenum-graecum* L. 的干燥成熟种子。

【性能】苦，温。温肾助阳，祛寒止痛。

【化学成分】本品主要含黄酮类、三萜类及皂苷类等化学成分。

黄酮类成分：柚皮素 (naringenin)、槲皮素 (quercetin)、小麦黄素 -7-O- 葡萄糖苷 (ricin-7-O-β-D-glucopyranoside)、小麦黄素 (tricin)、牡荆素 (vitexin)[1]。

三萜类及皂苷类成分：甲基原翠雀皂苷 (methyl-protodeltonin)、甲基原薯蓣皂苷 (methyl-protodioscin)[2]、薯蓣皂苷元 -3-O-α-L- 鼠李吡喃糖 (1 → 4)-β-D- 葡萄吡喃糖 (1 → 4)-β-D-

葡萄吡喃糖苷 {diosgenin-3-*O*-*α*-L-rhamnopyranosyl(1 → 4)-*β*-D-glucopyranosyl(1 → 4)-*β*-D-glucopyranoside}[3]、薯蓣皂苷元 -3-*O*-*β*-D- 葡萄吡喃吡喃糖 (1 → 4)-*α*-L- 鼠李吡喃糖 (1 → 4)-*β*-D- 葡萄吡喃糖 (1 → 4)-*β*-D- 葡萄吡喃糖苷 {diosgenin-3-*O*-*β*-D-glucopyranosyl(1 → 4)-*α*-L-rhamnopyranosyl(1 → 4)-*β*-D-glucopyranosyl(1 → 4)-*β*-D-glucopyranoside}、薯蓣皂苷元 -3-*O*-*α*-L- 鼠李吡喃糖 (1 → 3)-*α*-L- 鼠李吡喃糖 (1 → 4)-*β*-D- 葡萄吡喃糖 (1 → 4)-*β*-D- 葡萄吡喃糖苷 {diosgenin-3-*O*-*α*-L-rhamnopyranosyl(1→3)-*α*-L-rhamnopyranosyl(1→4)-*β*-D-glucopyranosyl(1→4)-*β*-D-glucopyranoside}[4]、薯蓣皂苷元 -3-*O*-*α*-L- 鼠李吡喃糖 (1 → 3)-*β*-D- 葡萄吡喃糖 (1 → 4)-*α*-L- 鼠李吡喃糖 [(1 → 3)-*α*-L- 鼠李吡喃糖](1 → 4)-*β*-D- 葡萄吡喃糖 (1 → 4)-*β*-D- 葡萄吡喃糖苷 {diosgenin-3-*O*-*α*-L-rhamnopyranosyl(1→3)-*β*-D-glucopyranosyl(1→4)-*α*-L-rhamnopyranosyl[(1→3)-*α*-L-rhamnopyranosyl](1→4)-*β*-D-glucopyranosyl(1→4)-*β*-D-glucopyranoside}[5]、白桦酸 (betulinic acid)、白桦醇 (betulin)、羽扇豆醇 (lupeol)、31- 去甲环阿尔廷醇 (31-norcycloartanol)、大豆皂苷 Ⅰ (soyasaponin Ⅰ)、大豆皂苷Ⅰ甲酯 (soyasaponin Ⅰ methyl ester)[6]。

　　其他：葡萄糖乙醇苷 (ethyl-*α*-D-glucopyranoside)、*β*- 谷甾醇吡喃葡萄糖苷 (*β*-sitosteryl glucopyranoside)、双咔唑 (*N*,*N*′-dicarbazyl)、单棕榈酸甘油酯 (glycerol monopalmitate)、D-3- 甲氧基肌醇 (D-3-*O*-methyl chiroinsitol)、硬脂酸 (stearic acid)、蔗糖 (sucrose)、胡芦巴碱 (trigonelline)[7]、三角叶薯蓣皂苷 (deltonin)、盾叶薯蓣皂苷 A₃(zingiberoside A₃)、chrysoeriol-7-*O*- [6″(*E*)-*p*-coumaroyl] -*β*-D-glucopyranoside[8]。

【药典检测成分】2015 版《中国药典》规定，本品照高效液相色谱法测定，按干燥品计算，含胡芦巴碱不得少于 0.45%。

参考文献

［1］尚明英，蔡少青，韩健，等．中药胡芦巴的黄酮类成分研究［J］．中国中药杂志，1998，23（10）：614-616.
［2］杨卫星，黄红雨，王永江，等．胡芦巴总皂苷的化学成分［J］．中国中药杂志，2005，30（18）：1428-1430.
［3］徐学民，王笳，杨红，等．胡芦巴中皂苷成分的研究Ⅰ．新皂苷 A 及其次生苷的分离纯化和化学结构测定［J］．中草药，2003，34（8）：678-682.
［4］徐学民，王笳，杨红，等．胡芦巴中皂苷成分的研究Ⅱ．新皂苷 B 和 C 的分离纯化及化学结构测定［J］．中草药，2004，35（2）：127-129.
［5］徐学民，王笳，杨红，等．胡芦巴中皂苷成分的研究Ⅲ．新皂苷 D 的分离纯化及化学结构测定［J］．中草药，2005，36（6）：805-808.
［6］尚明英，蔡少青，李军，等．中药胡芦巴三萜类成分研究［J］．中草药，1998，29（10）：655-657.
［7］尚明英，蔡少青，林文翰，等．胡芦巴的化学成分研究［J］．中国中药杂志，2002，27（4）：277-279.
［8］梁爽，张朝凤，张勉，等．胡芦巴的化学成分研究［J］．药学与临床研究，2011，19（2）：139-141.

269. 胡黄连　Picrorhizae Rhizoma

【来源】本品为玄参科植物胡黄连 *Picrorhiza scrophulariiflora* Pennell 的干燥根茎。

【性能】苦，寒。退虚热，除骨蒸，清湿热。

【化学成分】本品含生物碱类、萜类及甾体类、环烯醚萜类等化学成分。

　　生物碱类成分：岩白菜素 (bergenin)、11-*O*-(4′- 甲氧基没食子酰基)- 岩白菜素 [11-*O*-(4′-*O*-methylgalloyl)-bergenin]、11-*O*- 没食子酰基岩白菜素 (11-*O*-galloylbergenin)[1]。

　　萜类及甾体类成分：熊果苷 (arbutin)、胡萝卜苷 (daucosterol)、*β*- 谷甾醇 (*β*-sitosterol)[1]、25- 乙酰氧基 -2-*β*-D- 吡喃葡萄糖氧基 -3,16,20- 三羟基 -9- 甲基 -19- 去甲 -5,23(*Z*)-羊毛甾二烯 -22- 酮 (25-acetoxy-2-*β*-D-glucopyranosyloxy-3,16,20-trihydroxy-9-methyl-19-norlanosta-5,23(*Z*)-diene-22-one)、25- 乙酰氧基 -2-*β*-D- 吡喃葡萄糖氧基 -3,16,20- 三羟基 -9- 甲基 -19- 去甲 -5- 羊毛

甾 烯 -22- 酮 (25-acetoxy-2-*β*-D-glucopyranosyloxy-3,16,20-trihydroxy-9-methyl-19-norlanosta-5-ene-22-one)、25- 乙酰氧基 -2-*β*- 吡喃葡萄糖氧基 -3,16- 二羟基 -9- 甲基 -19- 去甲 -5,23- 羊毛甾 二 烯 -22- 酮 (25-acetoxy-2-*β*-glucopyranosyloxy-3,16-dihydroxy-9-methyl-19-norlanosta-5,23-diene-22-one)、25- 乙酰氧基 -2-*β*- 吡喃葡萄糖氧基 -3,16,20- 三羟基 -9- 去甲羊毛甾 -5,23- 二烯 -22- 酮 (25-acetoxyl-2-*β*-glucopyranosyloxy-3,16,20-trihydroxy-9-methyl-19-norlanosta-5,23-diene-23-one)、25- 乙酰氧基 -2-*β*- 葡萄糖氧基 -3,16,20- 三羟基 -9- 甲基 -19- 去甲 -5,23- 羊毛甾 二烯 -22- 酮 (25-acetoxy-2-*β*-glucosyloxy-3,16,20-trihydroxy-9-methyl-19-norlanosta-5,23-dienen-22-one)、2-(6-*O*- 桂皮酰基 -*β*-D- 吡喃葡萄糖氧基)-3,16,20,25- 四羟基 -9- 甲基 -19- 去甲 -5- 羊毛甾烯 -22- 酮 [2-(6-*O*-cinnamoyl-*β*-D-glucopyranosyloxy)-3,16,20,25-tetrahydroxy-9-methyl-19-norlanosta-5-ene-22-one]、胡芦苦素 B-2-*O*- 葡萄糖苷即海绿甾苷Ⅰ (cucurbitacin B-2-*O*-glucoside,arvenin Ⅰ)、胡芦苦素 Q-2-*O*- 葡萄糖苷 (cucurbitacin Q-2-*O*-glucoside)、去乙酰氧基胡芦苦素 B-2-*O*- 葡萄糖苷 (deacetoxy-cucurbitacin B-2-*O*-glucoside)、23,24- 二氢胡芦苦素 B-2-*O*- 葡萄糖苷 (23,24-dihydrocucurbitacin B-2-*O*-glucoside)、(2*β*,3*β*,9*β*,10*α*,16*α*,20*ξ*,24*ξ*)-20,24- 环氧 -2-(*β*-D- 吡喃葡萄糖氧基)-3,16,25,26- 四羟基 -9- 甲基 -19- 去甲 -5- 羊毛甾烯 -11- 酮 [(2*β*,3*β*,9*β*,10*α*,16*α*,20*ξ*,24*ξ*)-20,24-epoxy-2-(*β*-D-glucopyranosyloxy)-3,16,25,26-tetrahydroxy-9-methyl-19-norlanost-5-ene-11-one)]、(2*β*,3*β*,9*β*,10*α*,16*α*,20*ξ*,24*ξ*)-20,24- 环 氧 -2(*β*-D- 吡 喃 葡 萄 糖氧基)-3,16,25- 三羟基 -9- 甲基 -19- 去甲 -5- 羊毛甾烯 -11- 酮 [(2*β*,3*β*,9*β*,10*α*,16*α*,20*ξ*,24*ξ*)-20,24-epoxy-2-(*β*-D-glucopyranosyloxy)-3,16,25-dihydroxy-9-methyl-19-norlanost-5-ene-11-one]、(2*β*,9*β*,10*α*,16*α*,20*ξ*,24*ξ*)-20,24- 环氧 -2-(*β*-D- 吡喃葡萄糖氧基)-16,25,26- 三羟基 -9- 甲基 -19- 去甲 -5- 羊毛甾烯 -3,11- 二酮 [(2*β*,9*β*,10*α*,16*α*,20*ξ*,24*ξ*)-20,24-epoxy-2-(*β*-D-glucopyranosyloxy)-16,25,26-trihydroxy-9-methyl-19-norlanost-5-ene-3,11-dione)、(2*β*,9*β*,10*α*,16*α*,20*β*,24)-2-(*β*-D- 吡 喃 葡 萄 糖 氧基)-16,20,26- 三羟基 -9- 甲基 -19- 去甲 -5,24- 羊毛甾二烯 -3,11- 二酮 [(2*β*,9*β*,10*α*,16*α*,20*β*,24)-2-(*β*-D-glucopyranosyloxy)-16,20,26-trihydroxy-9-methyl-19-norlanost-5,24-diene-3,11-dione]、(2*β*,9*β*,10*α*,16*α*,20*β*,24z)-2-(*β*-D- 吡喃葡萄糖氧基)-3,16,20,26- 四羟基 -9- 甲基 -19- 去甲 -5,24- 羊毛 甾 二 烯 -11- 酮 [(2*β*,9*β*,10*α*,16*α*,20*β*,24z)-2-(*β*-D-glucopyranosyloxy)-3,16,20,26-tetrahydroxy-9-methyl-19-norlanost-5,24-diene-11-one]、2-*β*-D- 吡喃葡萄糖氧基 -3,16,20- 三羟基 -9- 甲基 -19- 去甲 -5,24- 羊毛甾二烯 -22- 酮 (2-*β*-D-glucopyranosyloxy-3,16,20-trihydroxy-9-methyl-19-norlanosta-5,24-diene-22-one)、2-*β*-D- 吡喃葡萄糖氧基 -3,16- 二羟基 -4,4,9,14- 四甲基 -19- 去甲 -5- 孕甾烯 -20- 酮 (2-*β*-D-glucosyloxy-3,16-dihydroxy-4,4,9,14-tetramethyl-19-norpregn-5-ene-20-one)、2*β*- 吡喃葡萄糖氧基 -3,16,20,23- 四羟基 -9- 甲基 -19- 去甲羊毛甾 -5,24- 二烯 (2*β*-glucopyranosyloxy-3,16,20,23-tetrahydroxy-9-methyl-19-norlanosta-5,24-diene)、2-*β*- 葡萄糖氧基 -16,20- 二羟基 -9- 甲基 -19- 去甲 -5,24- 羊毛甾二烯 -3,11,22- 三酮 (2-*β*-glucosyloxy-16,20-dihydroxy-9-methyl-19-norlanosta-5,24-diene-3,11,22-trione)、2-*β*- 葡萄糖氧基 -3,16,20,25- 四羟基 -9- 甲基 -19- 去甲 -5,23- 羊毛甾二烯 -22- 酮 (2-*β*-glucosyloxy-3,16,20,25-tetrahydroxy-9-methyl-19-norlanosta-5,23-diene-22-one)、2-*β*- 葡萄糖氧基 -3,16,20,25- 四羟基 -9- 甲基 -19- 去甲 -5,23- 羊毛甾二烯 -11,22- 二酮即胡芦苦素 O-2-*O*-*β*- 葡 萄 糖 苷 (2-*β*-glucosyloxy-3,16,20,25-tetrahyolroxy-9-methyl-19-norlanosta-5,23-diene-11,22-dione,cucurbitacin O-2-*O*-*β*-glucoside)、2-*β*- 葡萄糖氧基 -16,20,22- 三羟基 -9- 甲基 -19- 去甲 -5,24- 羊毛甾二烯 -3,11- 二酮 (2-*β*-glucosyloxy-16,20,22-trihydroxy-9-methyl-19-norlanosta-5,24-diene-3,11-dione)、2,3,16,20,25- 五羟基 -9- 甲基 -19- 去甲 -5- 羊毛甾烯 -22- 酮 (2,3,16,20,25-pentahydroxy-9-methyl-19-norlanosta-5-ene-22-one)[2]、pikuroside、rehmaglutin A、rehmaglutin D、3′-methoxy specionin[3]、2-*β*- 葡萄糖氧基 -3,16,20,25- 四羟基 -9- 甲基 -19- 去甲羊毛甾 -5,23- 二烯 -22- 酮 (2-*β*-glucosyloxy-3,16,20,25-tetrahydroxy-9-methyl-19-norlanosta-5,23-diene-22-one)[4]。

　　环烯醚萜糖苷类成分 : 梓醇 (catalpol)、桃叶珊瑚苷 (aucubin)[2]、胡黄连苦苷Ⅱ (picroside Ⅱ)、胡黄连苦苷Ⅲ (picroside Ⅲ)[2,3]、胡黄连苦苷Ⅰ (picroside Ⅰ)[2,4]。

　　酚苷类成分 : 盾叶夹竹桃苷或草夹竹桃苷 (androsin)[1,2,4]。

戎芦素类糖苷成分：海绿甾苷 (arvenin) Ⅱ [2]。

黄酮及其苷类成分：茶叶花宁 (apocynin)[2]。

苯乙酮苷类成分：云杉苷 (picein)[2,4]。

其他：胡黄连苷 A(scrophenoside A)[1]、香草酸 (vanillic acid)、桂皮酸 (cinnamic acid)、阿魏酸 (ferulic acid)、6- 阿魏酰基梓醇 (6-feruloylcatalpol)、六乙酰基梓醇 (hexaacetyl catalpol)、D-甘露醇 (D-mannitol)、五乙酰基 -6′- 桂皮酰基梓醇 (panta-acetyl-6′-cinnamoyl catalplol)、胡黄连苷 (kutkoside)、米内苷 (minecoside)、婆婆纳苷 (veronicoside)[2]、藏黄连新苷 B(scroneoside B)、6-异阿魏酰基梓醇 (6-*iso*-feruloylcatalpol)、scroside A、scroside D[4]、正二十六烷醇 (hexacosanol)、儿茶素 (catechin)、木犀草素 (luteolin)、没食子酸 (gallic acid)、木犀草素 -7-*O*-*β*-D- 吡喃葡萄糖苷 (luteolin-7-*O*-*β*-D-glucoside)、异阿魏酸 (isoferulic acid)[5]。

【药典检测成分】2015 版《中国药典》规定，本品照高效液相色谱法测定，按干燥品计算，含胡黄连苷 Ⅰ 与胡黄连苷 Ⅱ 的总量不得少于 9.0%。

参考文献

[1] 黄开毅，何乐，王大成，等. 西藏胡黄连的化学成分 [J]. 中国药学杂志，2008，43（18）：1382-1385.

[2] 国家中医药管理局《中华本草》编委会. 中华本草：第 7 册 6383 [M]. 上海：上海科学技术出版社，1999：370-375.

[3] 汪豪，吴佳俊，刘戈，等. 西藏胡黄连中的环烯醚萜类化学成分 [J]. 中国天然药物，2006，4（1）：36-39.

[4] 胡红侠，杨培明. 西藏胡黄连的化学成分研究 [J]. 中国医药工业杂志，2005，36（60）：36-39.

[5] 黄开毅，何乐，曲杨，等. 西藏胡黄连化学成分的分离与鉴定 [J]. 沈阳药科大学学报，2009，26（2）：112-115.

270. 胡椒　Piperis Fructus

【来源】本品为胡椒科植物胡椒 *Piper nigrum* L. 的干燥近成熟或成熟果实。

【性能】辛，热。温中散寒，下气，消痰。

【化学成分】本品主要含生物碱类、挥发油类等化学成分。

生物碱类成分：类对香豆酰哌啶 (coumaperine)、1-[癸 -(2*E*,4*E*)- 二烯酰] 四氢吡咯 {1-[(2*E*,4*E*)-2,4-decadienoyl]-pyrrolidine}、二氢类阿魏酰哌啶 (dihydroferuperine)、二氢胡椒酰胺 (dihydropipercide)、1-[十二碳 -(2*E*,4*E*)- 二烯酰] 四氢吡咯 {1-[(2*E*,4*E*)-2,4-dodeca-dienoyl] pyrrolidine}、类阿魏酰哌啶 (feruperine)、*N*- 甲酰哌啶 (*N*-formylpiperidine)、几内亚胡椒酰胺 (guineesine)、*N*- 异丁基廿碳 - 反 -2- 反 -4- 二烯酰胺 (*N*-*iso*-butyl eicosa-*trans*-2-*trans*-4-dienamide)、*N*- 异丁基二十碳 -2*E*,4*E*,8*Z*- 三烯酰胺 (*N*-*iso*-butyl-2*E*,4*E*,8*Z*-eicosatrienamide)、*N*-异丁基十八碳 -2*E*,4*E*- 二烯酰胺 (*N*-*iso*-butyl-2*E*,4*E*-octadecadienamide)、墙草碱 (pellitorine)、胡椒酰胺 -C 5:1(2*E*)[piperamide-C 5:1(2*E*)]、胡椒酰胺 -C 7:1(6*E*)[piperamide-C 7:1(6*E*)]、二氢胡椒碱 (piperanine)、胡椒酰胺 -C 7:2(2*E*,6*E*)[piperamide-C 7:2(2*E*,6*E*)]、胡椒酰胺 -C 9:1(8*E*)[piperamide-C 9:1(8*E*)], 胡椒酰胺 -C 9:2(2*E*,8*E*)[piperamide-C 9:2(2*E*,8*E*)]、胡椒酰胺 -C 9:3(2*E*,4*E*,8*E*)[piperamide-C 9:3(2*E*,4*E*,8*E*)]、胡椒酰胺 (pipercide)、胡椒亭碱 (piperettine)、胡椒碱 (piperine)、胡椒油碱 B(piperolein B)、次胡椒酰胺 (piperylin)、假荜茇酰胺 A(retrofractamide A)、*N*- 反式阿魏酰哌啶 (*N*-*trans*-feruloylpiperidine)、*N*- 反式阿魏酰酪胺 (*N*-*trans*-feruloyl tyramine)[1]、吡啶 (piperidine)、哌啶 (pyridone)、马兜铃内酰胺 (aristolactam)[2]。

挥发类油成分：荜澄茄 -5,10(15)- 二 烯 -4- 醇 [5,10(15)-cadiene-4-ol]、氧 化 丁 香 烯 (caryophyllene oxide)、隐品酮 (cryptone)、顺式 - 对薄荷 -2,8- 二烯 -1- 醇 (*cis*-*p*-2,8-menthadien-1-ol)、顺式 - 对薄荷 -2- 烯 -1- 醇 (*cis*-*p*-2-menthen-1-ol)、对聚伞花素 -8- 醇甲醚 (*p*-cymen-8-ol methyl ether)、二氢香苇醇 (dihydrocarveol)、对薄荷 -3,8(9)- 二烯 -1- 醇 [3,8(9)-*p*-menthadien-1-ol]、

对薄荷 -1(7),2- 二烯 -6- 酮 [l(7),2-*p*-menthadien-6-one]、*β*- 蒎酮 (*β*-pinone)、向日葵素 (piperonal)、胡椒酮 (pipertone)、倍半香桧烯 (sesquisabinene)、松油 -1- 烯 -5- 醇 (1-terpinen-5-ol)、反式 - 松香苇醇 (*trans*-pinocarveol)、1,1,4- 三甲基环庚 -2,4- 二烯 -6- 酮 (1,1,4-trimethylcy-clohepta-2,4-dien-6-one)[1]。

其他：[9,9,9-^{2}H$_3$]-(1*S**,3*S**,4*S**,8*S**)-p-Menthane-3,8-diol、[9,9,9-^{2}H$_3$]-(1*S**,3*R**,4*S**,8*S**)-*p*-Menthane-3,8-diol[3]。

【药典检测成分】 2015 版《中国药典》规定，本品照高效液相色谱法测定，按干燥品计算，含胡椒碱不得少于 3.3%。

参考文献

[1] 国家中医药管理局《中华本草》编委会. 中华本草：第 3 册 2040 [M]. 上海：上海科学技术出版社，1999：439.

[2] 吴庆立，王圣平，冯毓秀，等. 胡椒属化学成分的研究 [J]. 天然产物研究与开发，1998，10（1）：84-89.

[3] 王然，唐生安，翟慧媛，等. 山胡椒抗肿瘤转移化学成分研究 [J]. 中国中药杂志，2011，36（8）：1032-1036.

---

271. 荔枝核　Litchi Semen

【来源】 本品为无患子科植物荔枝 *Litchi chinensis* Sonn. 的干燥成熟种子。

【性能】 甘、微苦，温。行气散结，祛寒止痛。

【化学成分】 本品含有甾体类、挥发油类、有机酸及酯类等化学成分。

甾体类成分：胡萝卜苷 (daucosterol)、*β*- 谷甾醇 (*β*-sitosterol)、(24*R*)-5*α*- 豆甾烷 -3,6- 二酮 [(24*R*)-5*α*-stigmast-3,6-dione]、豆甾烷 -22- 烯 -3,6- 二酮 [stigmast-22-ene-3,6-dione]、豆甾醇 (stigmasterol)、豆甾醇 -*β*-D- 葡萄糖苷 (stigmasterol-*β*-D-glucoside)[1]。

挥发油类成分：3- 羟基丁酮 (3-acetoin)、别香橙烯 (alloaromadendrene)、2,3- 丁二醇 (2,3-butanediol)、*δ*- 荜澄茄烯 (*δ*-cadinene)、菖蒲烯 (calamenene)、顺 - 丁香烯 (*cis*-caryophyllene)、胡椒烯 (copaene)、*α*- 姜黄烯 (*α*-curcumene)、愈创木薁 (guaiazulene)、葎草烯 (humulene)、喇叭茶醇 (ledol)、棕榈酸 (palmitic acid)、黄根醇 (xanthorrhizol)。

有机酸及酯类成分：硬脂酸 (stearic acid)、1H- 咪唑 -4- 羧酸 ,2,3- 二氢 -2- 氧络，甲酯 (1H-imidazole-4-carboxylic acid,2,3-dihydro-2-oxo,methyl ester)、3- 羰基甘遂烷 -7,24- 二烯 -21- 酸 [3-oxotiru-calla-7,24-dien-21-oci acid][1]、原儿茶酸 (protocatechuic acid)、5- 氧 - 对 - 香豆酰基奎尼酸甲酯 (5-oxo-*p*-coumaroyl quinic acid methyl ester)[2]。

其他：皂苷 (saponin)、*α*- 亚甲基环丙基甘氨酸 [*α*-(methylenecyclopropyl)glycine]、鞣质 (tannins)[3]、乔松素 -7- 新橙皮糖苷 (pinocembrin-7-neohesperidoside)、半乳糖醇 (galactitol)、(D)-1-*O*- 甲基 - 肌 - 肌醇 [(D)-1-*O*-methylmyo-inositol]、肌 - 肌醇 (myo-inositol)[1]、胞苷 (cytidine)、(–)- 松脂素 4-*O*-*β*-D- 吡喃葡萄糖苷 [(–)-pinoresinol 4-*O*-*β*-D-glucopyranoside]、苯乙基 *β*-D- 吡喃葡萄糖苷 (phenylethyl*β*-D-glucopyranoside)、乙基 *β*-D- 吡喃葡萄糖苷 (ethyl*β*-D-glucopyranoside)[4]。

【药典检测成分】 无。

参考文献

[1] 屠鹏飞，罗青，郑俊华. 荔枝核的化学成分研究 [J]. 中草药，2003，33（4）：300-303.

[2] 刘兴前，刘博，聂晓勤. 中药荔枝核中两种化学成分的分离与鉴定 [J]. 成都中医药大学学报，2001，24（1）：55.

[3] 国家中医药管理局《中华本草》编委会. 中华本草：第 5 册 3983 [M]. 上海：上海科学技术出版社，1999：117-119.

[4] 徐新亚，谢海辉，魏孝义，等. 荔枝核的五个苷类成分 [J]. 热带亚热带植物学报，2012，20（2）：206-208.

272. 南五味子 Schisandrae Sphenantherae Fructus

【来源】本品为木兰科植物华中五味子*Schisandra sphenanthera* Rehd. et Wils. 的干燥成熟果实。

【性能】酸、甘，温。收敛固涩，益气生津，补肾宁心。

【化学成分】本品主要含有挥发油、木脂素类等化学成分。

挥发油类成分：α- 红没药醇 (α-bisabolol)、γ- 杜松萜烯 (γ-cadinene)、δ- 榄香烯 (δ-elemene)、β- 雪松烯 (β-himachalene)、α- 檀香烯 (α-santalene)[1]、塞瑟尔烯 (seychellene)、花侧柏烯 (cuparene)、愈创木烯 (guaiene)、衣兰烯 (ylangene)[2] 等。

木脂素类成分：脱氧五味子素 (deoxyschisandrin)、当归酰戈米辛 P(angeloylgomisin P)、苯甲酰戈米辛 P(benzoylgomisin P)、苯甲酰戈米辛 Q(benzoylgomisin Q)、巴豆酰戈米辛 P(tigloylgomisin P)[3]、五味子酯甲 (schisantherin A)[4]、外消旋 - 安五脂素 (anwulignan)、五味子酯乙 (schisantherin B)、五味子酯丙 (schisantherin C)、五味子酯丁 (schisantherin D)、五味子酯戊 (schisantherin E)[5]。

其他：腐鱼碱 (gadinine)[1]、安五酸 (anwuweizic acid)[5]、pinobatol、leptolepisol β、laulsorosemarinol、(—)-oleuropeic acid 8-*O*-β-D-glucopyranoside[6]。

【药典检测成分】2015 版《中国药典》规定，本品照高效液相色谱法测定，按干燥品计算，含五味子酯甲不得少于 0.20%。

参考文献

[1] 唐志书，崔九成. 南五味子种子挥发油成分的 GC-MS 分析 [J]. 中草药，2005，36（10）：1471-1472.

[2] 李贵军，张艳婷，李良. 南五味子挥发油化学成分分析 [J]. 河北化工，2008，31（10）：67.

[3] 国家中医药管理局《中华本草》编委会. 中华本草：第 2 册 1558 [M]. 上海：上海科学技术出版社，1999：902-911.

[4] 方圣鼎. 华中五味子的研究 - 有效成分五味子酯甲的分离与结构 [J]. 化学学报，1975，33（1）：57.

[5] 刘嘉森. 华中五味子的研究 - 有效成分五味子酯甲、乙、丙、丁、戊和有关化合物的结构 [J]. 化学学报，1978，34（4）：229.

[6] 陈佳宝，刘佳宝，崔保松，等. 南五味子根的化学成分研究 [J]. 中草药，2015，46（2）：178-184.

273. 南沙参 Adenophorae Radix

【来源】本品为桔梗科植物轮叶沙参*Adenophora tetraphylla* (Thunb)Fisch 或沙参 *Adenophora stricta* Miq. 的干燥根。

【性能】甘，微寒。养阴清肺，益胃生津，化痰，益气。

【化学成分】本品含挥发油等化学成分。

挥发油类成分：9- 柏木酮 (9-cedranone)、柏木烯 (cedrene)、癸醛 (decanal)、(*E*)-2- 十二碳烯醛 [(*E*)-2-dodecenal]、8- 十七碳醇 (8-heptadecanol)、8- 十六碳醇 (8-hexadecanol)、己醛 (hexanal)、2- 壬酮 (2-nonanone)、1- 辛烯 -3- 醇 (1-octen-3-ol)、4- 乙基环己烷 (4-ethylcyclohexanol)、镰叶芹醇 (falcarinol)、2- 十一碳烯醛 (2-undecenal)[1]。

【药典检测成分】无。

参考文献

[1] 王淑萍，许飞扬，张桂珍，等. 南沙参挥发油化学成分分析 [J]. 河北大学学报（自然科学版），2008，28（4）：373-377.

274. 南板蓝根　Baphicacanthis Cusiae Rhizoma et Radix

【来源】本品为爵床科植物马蓝 *Baphicacanthus cusia* (Nees) Bremek. 的干燥根茎及根。

【性能】苦，寒。清热解毒，凉血消斑。

【化学成分】本品含有萜类、甾醇类等化学成分。

萜类成分：羽扇豆酮 (lupenone)、羽扇豆醇 (lupeol)、白桦脂醇 (betulin) [1]。

甾醇类成分：β- 谷甾醇 (β-sitosterol)[1]、豆甾醇 -5,22- 二烯 -3β,7β- 二醇 (stigmasterol-5,22-diene-3β,7β-diol)、豆甾醇 -5,22- 二烯 -3β,7α- 二醇 (stigmasterol-5,22-diene-3β,7α-diol)[2]。

其他：大黄酚 (chrysophanol)、靛玉红 (idirubin)、靛苷 (indican)、靛蓝 (indigo)[1]。

【药典检测成分】无。

参考文献

[1] 国家中医药管理局《中华本草》编委会. 中华本草：第 7 册 6456 [M]. 上海：上海科学技术出版社，1999：452-454.

[2] 吴煜秋，钱斌，张荣平，等. 南板蓝根的化学成分研究 [J]. 中草药，2005, 36（7）：982-983.

275. 南鹤虱　Carotae Fructus

【来源】本品为伞形科植物野胡萝卜 *Daucus carota* L. 的干燥成熟果实。

【性能】苦、辛，平；有小毒。杀虫消积。

【化学成分】本品含挥发油类、脂肪酸类等化学成分。

挥发油类成分：细辛醚 (asarone)、细辛醛 (asarylaldehyde)、香柑油烯 (bergamotene)、甜没药烯 (biasabolene)、龙脑乙酸酯 (bornyl acetate)、樟烯 (camphene)、胡萝卜次醇 (carotol)、α-姜黄烯 (α-curcumene)、胡萝卜烯 (daucene)、α- 胡萝卜醇 (α-daucol)、γ- 癸内酯 (γ-decalactone)、榄香脂素 (elemicin)、环氧二氢丁香烯 (epoxydihydrocaryophyllin)、牻牛儿醇乙酸酯 (geranyl acetate)、α- 古芸烯 (α-gurjunene)、柠檬烯 (limonene)、芳樟醇 (linalool)、α- 蒎烯和 β- 蒎烯 (α-,β-pinene)、1- 香桧烯 (1-sabinene)、β- 芹子烯 (β-selinene)、松油烯 -4- 醇 (terpinen-4-ol)、α-松油烯 (α-terpinene)、α- 松油醇 (α-terpineol)、百里香酚 (thymol)。

脂肪酸类成分：亚油酸 (linoleic acid)、亚麻酸 (linolenic acid)、肉豆蔻酸 (myristic acid)、油酸 (oleic acid)、棕榈酸 (palmitic acid)、巴豆酸 (tiglic acid)、岩芹酸 (petroselinic acid)[1]。

其他：氨基酸 (amino acids)、胡萝卜苦苷 (daucusin)、甾醇 (sterol)[1]。

【药典检测成分】无。

参考文献

[1] 国家中医药管理局《中华本草》编委会. 中华本草：第 5 册 5120 [M]. 上海：上海科学技术出版社，1999：940-942.

276. 枳壳 Aurantii Fructus

【来源】本品为芸香科植物酸橙 *Citrus aurantium* L. 及其栽培变种的干燥未成熟果实。

【性能】苦、辛、酸，温。理气宽中，行滞消胀。

【化学成分】本品含黄酮类、香豆精类、挥发油类等化学成分。

黄酮类成分：野漆树苷 (rhoifolin)、3,8- 二葡萄糖基芹菜素 (3,8-di-*C*-glucosylapigenin)、橙皮苷 (hesperidin)、忍冬苷 (lonicerin)、圣草枸橼苷 (eriocitrin)、2″-*O*-*β*- 木糖基牡荆素 (2″-*O*-*β*-xylosylvitexin)、异樱花素 -7- 芸香糖苷 (*iso*-sakuranetin-7-rutinoside)、3,8- 二葡萄糖基香叶木素 (3,8-di-*C*-glucosyldiosmetin)、3- 羟基 -5,6,7,8,3′,4′- 六甲氧基黄酮 -3-*β*- 葡萄糖苷 (3-hydroxy-5,6,7,8,3′,4′-hexamethoxyflavone-3-*β*-glucoside) 即川陈皮素 -3-*O*-*β*- 葡萄糖苷 (nobiletin-3-*O*-*β*-glucoside)、枳属苷 (poncirin)、松柏苷 (coniferin)、柑属苷 A(citrusin A)、柑属苷 B(citrusin B)、柑属苷 C(citrusin C)、柚皮素 -7- 芸香糖苷 (naringenin-7-rutinoside) 即柚皮芸香苷 (narirutin)、柚皮素 -4′- 葡萄糖苷 -7- 芸香糖苷 (naringenin-4′-glucoside-7-rutinoside)、5,6,7,8,4′- 五甲氧基黄酮 (5,6,7,8,4′-pentamethoxy flavone) 即福橘素 (tangeritin)、5,6,7,3′,4′- 五甲氧基黄酮即甜橙素 (sinensitin)、5,7,4′- 三甲氧基黄酮 (5,7,4′-trimethoxy flavone)、5,7,8,4′- 四甲氧基黄酮 (5,7,8,4′-tetramethoxy flavone)[1]、川陈皮素 (nobiletin) 即 5,6,7,8,3′,4′- 六甲氧基黄酮 (5,6,7,8,3′,4′-hexamethoxy flavone)[1,2]、柚皮苷 (naringin)、新橙皮苷 (neohesperidin)[1,3]、5,6- 二羟基 -7,4′- 二甲氧基黄酮 (5,6-dihydroxy-7,4′-dimethoxyflavone)、5- 羟基 -6,7,8,4′- 四甲氧基黄酮 (5-hydroxy-6,7,8,4′-tetramethoxyflavone)[2]、4′- 羟基 -5,6,7- 三甲氧基黄酮 (4′-hydroxy-5,6,7-trimethoxyflavone)[4]。

香豆精类成分：6- 甲氧基葡萄内酯 (6-methoxyaurapten)、茴芹香精 (*iso*-pimpinellin)、栓翅芹内酯 (prangenin) 即独活内酯 (heraclenin)、栓翅芹内酯水合物 (prangeninhydrate)、异枸橘香豆精 (*iso*-poncimarin)、枸橘香豆精 (poncimarin)、marmin、marmin acetonide[1]、7- 牻牛儿醇基香豆精 (7-geranyloxycoumarin) 即葡萄内酯 (aurapten)[1,2]、伞形花内酯 (umbelliferone)、橘皮内酯 (meranzin)、环氧橙皮油素 (epoxyaurapten)[2]。

挥发油类成分：樟烯 (camphene)、丁香烯 (caryophyllene)、对聚伞花素 (*p*-cymene)、9- 羟基芳樟醇 -9*β*- 吡喃葡萄糖苷 (9-hydroxylinalool-9*β*-glucopyranoside)、异欧前胡内酯 (imperatorin)、棕榈酸 (palmitic acid)、亚麻酸 (linolenic acid)、油酸 (oleic acid)、硬脂酸 (stearic acid)、柠檬烯 (limonene)、香柑内酯 (bergapten)、月桂烯 (myrcene)、*α*- 蒎烯 (*α*-pinene)、催吐萝芙木醇 -9-*O*-D- 吡喃葡萄糖苷 (vomifoliol-9-*O*-*β*-D-glucopyranoside)、去氢二松柏醇 -4-*β*-D- 葡萄糖苷 (dehydrodiconiferyl alcohol-4-*β*-D-glucoside)、*γ*- 松油烯 (*γ*-terpinene)、*α*- 松油醇 -8-*β*-D- 吡喃葡萄糖苷 (*α*-terpineol-8-*β*-D-glucopyranoside)、反香荽醇 -6*β*- 吡喃葡萄糖苷 (*trans*-carveol-6*β*-glucopyranoside)[1]。

其他：柑属环肽 Ⅱ (citrusin Ⅱ)、柑属环肽Ⅲ (citrusin Ⅲ)、柑属环肽Ⅳ (citrusin Ⅳ)、*N*- 甲基酪胺 (*N*-methyltyramine)、辛弗林 (synephrine)、丁香苷 (syringin)[1]、*β*- 谷甾醇 (*β*-sitosterol)[2]、柚皮素 -7-*O*-*β*-D- 葡萄糖苷 (naringenin-7-*O*-*β*-D-glucopyranside)、5,7,4′- 三羟基 -8,3′- 二甲氧基黄酮 -3-*O*-6″-(3- 羟基 -3- 甲基戊二酸单酯)-*β*-D- 葡萄糖苷 [5,7,4′-trihydroxy-8,3′-dimethoxyflavone-3-*O*-6″-(3-hydroxyl-3-methylglutaroyl-*β*-D-glucopyranoside][4]。

【药典检测成分】2015 版《中国药典》规定，本品照高效液相色谱法测定，按干燥品计算，含柚皮苷不得少于 4.0%，新橙皮苷不得少于 3.0%。

参考文献
[1] 国家中医药管理局《中华本草》编委会. 中华本草：第 4 册 3696 [M]. 上海：上海科学技术出版社，1999：880-884.

［2］杨武亮，陈海芳，余宝金，等. 枳壳活性化学成分研究［J］. 中药材，2008，31（12）：1812-1815.
［3］付小梅，吴志瑰，褚小兰，等. 枳壳中黄酮类成分的研究［J］. 中药材，2006，29（11）：1187-1188.
［4］丁邑强，熊英，周斌，等. 枳壳中黄酮类成分的分离与鉴定［J］. 中国中药杂志，2015，40（12）：2352-2356.

277. 枳实 Aurantii Fructus Immaturus

【来源】本品为芸香科植物酸橙 *Citrus aurantrium* L. 及其栽培变种或甜橙 *Citrus sinensis* Osbeck 的干燥幼果。

【性能】苦、辛、酸，微寒。破气消积，化痰散痞。

【化学成分】本品主要含黄酮类、香豆精类、挥发油类、三萜类等化学成分。

黄酮类成分：枳属苷 (poncirin)、柑属苷 A(citrusin A)、柑属苷 B(citrusin B)、柑属苷 C(citrusin C)、松柏苷 (coniferin)、2″-*O*-β- 木糖基牡荆素 (2″-*O*-β-xylosylvitexin)、3,8- 二葡萄糖基芹菜素 (3,8-di-*C*-glucosylapigenin)、3,8- 二葡萄糖基香叶木素 (3,8-di-*C*-glucosyldiosmetin)、圣草枸橼苷 (eriocitrin)、橙皮苷 (hesperidin)、3- 羟基 -5,6,7,8,3′,4′- 六甲氧基黄酮 -3β- 葡萄糖苷 (3-hydroxy-5,6,7,8,3′,4′-hexamethoxyflavone-3β-glucoside) 即川陈皮素 -3-*O*-β- 葡萄糖苷 (nobiletin-3-*O*-β-glucoside)、柚皮素 -7- 芸香糖苷 (naringenin-7-rutinoside) 即柚皮芸香苷 (narirutin)、异樱花素 -7- 芸香糖苷 (*iso*-sakuranetin-7-rutinoside)、柚皮素 -4′- 葡萄糖苷 -7- 芸香糖苷 (naringenin-4-glucoside-7-rutinoside)、川陈皮素 (nobiletin) 即 5,6,7,8,3′,4′- 六甲氧基黄酮 (5,6,7,8,3′,4′-hexamethoxy flavone)、忍冬苷 (lonicerin)、柚皮苷 (naringin)、新橙皮苷 (neohesperidin)、5,6,7,8,4′- 五甲氧基黄酮 (5,6,7,8,4′-pentamethoxy flavone) 即福橘素 (tangeritin)、野漆树苷 (rhoifolin)、5,6,7,3′,4′- 五甲氧基黄酮即甜橙素 (sinensitin)、5,7,8,4′- 四甲氧基黄酮 (5,7,8,4′-tetramethoxy flavone)、5,7,4′- 三甲氧基黄酮 (5,7,4′-trimethoxy flavone)[1]、橙皮素 (hesperetin)、4′,5,7,8- 四甲氧基黄酮 (4′,5,7,8-tetramethoxyflavone)[2]。

香豆精类成分：香柑内酯 (bergapten)、7- 牻牛儿醇基香豆精 (7-geranyloxycoumarin) 即葡萄内酯 (aurapten)、6- 甲氧基葡萄内酯 (6-methoxyaurapten)、异茴芹香豆精 (*iso*-pimpinellin)、栓翅芹内酯 (prangenin) 即独活内酯 (heraclenin)、栓翅芹内酯水合物 (prangeninhydrate)、欧前胡内酯 (imperatorin)、异枸橘香豆精 (*iso*-poncimarin)、枸橘香豆精 (poncimarin)[1]。

简单苯丙素类成分：丁香苷 (syringin)[1]、3,5- 二羟基苯基 -1-*O*-(6′-*O*- 阿魏酰基)-β-D- 吡喃葡萄糖苷 [3,5-dihydroxypheny1-1-*O*-(6′-*O*-*trans*-feruloyl)-β-D-glucopyranoside][2]。

挥发油类成分：樟烯 (camphene)、丁香烯 (caryophyllene)、对聚伞花素 (*p*-cymene)、去氢二松柏醇 -4-β-D- 葡萄糖苷 (dehydrodiconiferyl alcohol-4-β-D-glucoside)、9- 羟基芳樟醇 -9β- 吡喃葡萄糖苷 (9-hydroxylinalool-9-β-glucopyranoside)、异柠檬尼酸 (*iso*-limonic acid)、月桂烯 (myrcene)、柠檬烯 (limonene)、宜昌橙苦素 (ichangin)、柠檬苦素 (limonin)、α- 蒎烯 (α-pinene)、油酸 (oleic acid)、亚油酸 (linoleic acid)、亚麻酸 (linolenic acid)、棕榈酸 (palmitic acid)、硬脂酸 (stearic acid)、γ- 松油烯 (γ-terpinene)、α- 松油醇 -8-β-D- 吡喃葡萄糖苷 (α-terpineol-8-β-D-glucopyranoside)、反香苇醇 -6β- 吡喃葡萄糖苷 (*trans*-carveol-6β-glucopyranoside)、催吐萝芙木醇 -9-*O*-D- 吡喃葡萄糖苷 (vomifoliol-9-*O*-β-D-glucopyranoside)[1]。

生物碱类成分：辛弗林 (synephrine)、乙酰去甲辛弗林 (acetyl octoamine)[3]。

三萜类成分：去乙酰闹米林酸 (deacetylnomilinic acid)、闹米林酸 (nomilinic acid) 及它们的 17-β-D- 葡萄糖苷、19- 羟基去乙酰闹米林酸 -17-β-D- 葡萄糖苷 (19-hydroxydeacetylnomilinic acid-17-β-D-glucoside)、诺米林 (nomilin)、黄柏酮 (obacunone)、去乙酰闹米林 (deacetylnomilin)[1]。

其他：柑属环肽 Ⅱ (citrusin Ⅱ)、柑属环肽 Ⅲ (citrusin Ⅲ)、柑属环肽 Ⅳ (citrusin Ⅳ)[1]、γ-

氨基丁酸 (γ-aminobutyric acid)、*N*- 甲基酪胺 (*N*-methyltyramine)[3]、*N*-benzoyl tyramine methyl ether、*N*-benzoyl tyramine、2-hydroxybenzoic acid *N*-2-(4-hydroxyphenyl)ethylamide、*N*-[2-(4-hydroxyphenyl)ethyl]-3-methylbut-2-enamide、5,7- 二羟基色原酮 (5,7-dihydroxy chromone)[4]。

【药典检测成分】2015 版《中国药典》规定，本品照高效液相色谱法测定，按干燥品计算，含辛弗林不得少于 0.30%。

参考文献

［1］国家中医药管理局《中华本草》编委会. 中华本草：第 4 册 3695 [M]. 上海：上海科学技术出版社，1999：874-880.

［2］张永勇，倪丽，范春林，等. 枳实中一个新的酚苷成分 [J]. 中草药，2006，37（9）：1295-1297.

［3］彭国平，牛贺明，徐丽丕. 枳实活性成分的研究 [J]. 南京中医药大学学报（自然科学版），2001，17（2）：91-92.

［4］张鸥，王海峰，张晓丽，等. 枳实化学成分的分离与鉴定 [J]. 沈阳药科大学学报，2015，32（1）：22-25.

278. 柏子仁　Platycladi Semen

【来源】本品为柏科植物侧柏 *Platycladus orientalis* (L.) Franco 的干燥成熟种仁。

【性能】甘，平。养心安神，润肠通便，止汗。

【化学成分】本品主要含双萜类、脂肪酸类等化学成分。

双萜类成分 :15,16- 双去甲 -13- 氧代 - 半日花 -8(17),11*E*- 二烯 -19- 酸 [15,16-bisnor-13-oxo-8(17),11*E*-labdadien-19-oic acid]、15,16- 双去甲 -13- 氧代 - 半日花 -8(17)- 烯 -19- 酸 [15,16-bisnor-13-oxo-8(17)-labden-19-oic acid]、二羟基半日花三烯酸 (12*R*,13-dihydroxycommunic acid)、14,15,16- 三去甲半日花 -8(17)- 烯 -13,19- 二酸 [14,15,16-trisnor-8(17)-labdene-13,19-dioic acid][1]。

脂肪酸类成分 : 二十烷酸 (arachidic acid)、二十碳三烯酸 (eicosatrienoic acid)、庚酸 (heptanoic acid)、亚油酸 (linoleic acid)、亚麻酸 (linolenic acid)、壬酸 (pelargonic acid)、十八烷酸 (stearic acid)、十四酸 (tetradecanoic acid)[2] 等。

其他 : 柏木醇 (cedrol)、红松内酯 (pinusolide)、谷甾醇 (sitosterol)[1]。

【药典检测成分】无。

参考文献

［1］国家中医药管理局《中华本草》编委会. 中华本草：第 2 册 0797 [M]. 上海：上海科学技术出版社，1999：325-327.

［2］李淑芝，王秀萍. 柏子仁油的化学成分研究 [J]. 中成药，1999，21（2）：88-89.

279. 栀子　Gardeniae Fructus

【来源】本品为茜草科植物栀子 *Gardenia jasminoides* Ellis 的干燥成熟果实。

【性能】苦，寒。泻火除烦，清热利湿，凉血解毒。

【化学成分】本品主要含有萜类、黄酮类、有机酸类等化学成分。

萜类成分 :10- 乙酰基都桷子苷 (10-acetylgeniposide)、6″- 对 - 香豆酰基都桷子素龙胆双糖苷 (6″-*p*-coumaroyl genipin gentiobioside)、去乙酰基车叶草苷酸 (deacetyl asperulosidic acid)、栀子苷 (gardenoside)、都桷子苷 (geniposide)、都桷子苷酸 (geniposidic acid)、都桷子素 -1- 龙胆双糖苷 (genipin-1-gentiobioside)、栀子酮苷 (gardoside)、去乙酰车叶草苷酸甲酯 (methyl deacetyl asperulosidate)、山栀苷 (shanzhiside)、熊果酸 (ursolic acid)[1]。

黄酮类成分 : 芸香苷 (rutin)[1]、槲皮素 (quercetin)、烟花苷 (nicotiflorin)、umuhengerin[2]、异 槲 皮 苷 (iso-quercitrin)[2,3]、5- 羟 基 -7,3′,4′,5′- 四 甲 氧 基 黄 酮 (5-hydroxy-7,3′,4′,5′-tetramethoxyflavone)、2- 甲基 -3,5- 二羟基色原酮 (2-methyl-3,5-dihydroxychromone)[3]。

有机酸类成分 :3-O- 咖啡酰基 -4-O- 芥子酰基奎宁酸 (3-O-caffeoyl-4-O-sinapoyl quinic acid)、绿原酸 (chlorogenic acid)、3,4- 二 -O- 咖啡酰其奎宁酸 (3,4-di-O-caffeoyl quinic acid)、3,5- 二 -O- 咖 啡 酰 基 -4-O-(3- 羟 基 -3- 甲 基)- 戊 二 酰 基 奎 宁 酸 [3,5-di-O-caffeoyl-4-O-(3-hydroxy-3-methyl)-glutaroyl quinic acid]、3,4- 二咖啡酰基 -5-(3- 羟基 -3- 甲基戊二酰基)- 奎宁酸 [3,4-dicaffeoyl-5-(3-hydroxy-3-methyl glutaroyl)-quinic acid][1]、原儿茶酸 (protocatechuic acid)[2]、顺式 -2′(4″- 对羟基桂皮酰基)- 玉叶金花苷酸 [Z-2(4″-hydroxycinnamoyl)mussaenosidic acid]、反式 -2′(4″- 对羟基桂皮酰基)- 玉叶金花苷酸 [E-2′(4″-hydroxycinnamoyl) mussaenosidic acid]、藏红花酸 (crocetin)[3]。

其他 : 藏红花素 (crocin)、藏红花素葡萄糖苷 (crocin glucoside)、叶黄素 (xanthophyll)、胆碱 (choline)、β- 谷甾醇 (β-sitosterol)、二十九烷 (nonacosane)、D- 甘露醇 (D-mannitol)、鸡屎藤次苷甲酯 (scandoside methyl ester)[1]、异欧前胡素 (iso-imperatorin)、反欧前胡素 (imperatorin)、苏丹Ⅲ (sudan Ⅲ)、西红花酸单乙酯 (crocetin diethyl ester) 等 [4]。

【药典检测成分】2015 版《中国药典》规定 , 本品照高效液相色谱法测定 , 按干燥品计算 , 含栀子苷不得少于 1.8%。

参考文献
[1] 国家中医药管理局《中华本草》编委会 . 中华本草 : 第 6 册 5764 [M] . 上海 : 上海科学技术出版社 , 1999 : 421-427.
[2] 付小梅 , 俞桂新 , 王峥涛 . 栀子的化学成分 [J] . 中国天然药物 , 2008, 6（6）: 418-420.
[3] 毕志明 , 周小琴 , 李萍 , 等 . 栀子果实的化学成分研究 [J] . 林产化学与工业 , 2008, 28（6）: 67-69.
[4] 陈红 , 肖永庆 , 李丽 , 等 . 栀子化学成分研究 [J] . 中国中药杂志 , 2007, 32（11）: 1041-1043.

280. 枸杞子 Lycii Fructus

【来源】本品为茄科植物宁夏枸杞 Licium barbarum L. 的干燥成熟果实。

【性能】甘 , 平。滋补肝肾 , 益精明目。

【化学成分】本品主要含有生物碱类、甾体类、氨基酸类等化学成分。

生物碱类成分 : 核黄素 (lactoflavin)、硫胺素 (oryzanin)、天仙子胺 (hyoscyamine)、阿托品 (atropine)[1]。

甾体类成分 : 甜菜碱 (betaine)[1]、胡萝卜苷 (daucosterol)[2]。

氨基酸类成分 : 丙氨酸 (alanine)、精氨酸 (arginine)、天冬氨酸 (aspartic acid)、半胱氨酸 (cysteine)、谷氨酸 (glutamic acid)、甘氨酸 (glycine)、组氨酸 (histidine)、异亮氨酸 (iso-leucine)、亮氨酸 (leucine)、蛋氨酸 (methionine)、苯丙氨酸 (phenylalanine)、脯氨酸 (proline)、丝氨酸 (serine)、苏氨酸 (threonine)、色氨酸 (tryptophane)、牛磺酸 (taurine)、γ- 氨基丁酸 (γ-aminobutyric acid)、酪氨酸 (tyrosine)、赖氨酸 (lysine)[1]。

类胡萝卜素类成分 : 胡萝卜素 (carotene)、酸浆果红素 (physalein)、隐黄质 (cryptoxanthin)、玉蜀黍黄质 (maizexanthine)[1]。

苯丙素类成分 : 东莨菪素 (scopoletin)[1]、香豆酸 (p-coumaric acid)[2]。

黄酮类成分 : 槲皮素 - 鼠李糖 - 双己糖苷 (quercetin-rhamno-di-hexoside)、槲皮素 -3-O- 芸香糖苷 (quercetin-3-O-rutinoside)、山奈酚 -3-O- 芸香糖苷 (kaempferol-3-O-rutinoside)、异鼠李

素 -3-*O*- 芸香糖苷 (*iso*-rhamnetin-3-*O*-rutinoside)[3]。

酚酸类成分：二咖啡酰奎宁酸异构体 (dicaffeoylquinic acid *iso*-mers)、绿原酸 (chlorogenic acid)、*p*- 香豆酸 (*p*-coumaric acid)、咖啡酸 (caffeic acid)、香草酸 (vanillic acid)[3]。

维生素类成分：维生素 C(Vitamin C)、烟酸 [1]。

其他：钾、钙、钠、锌、铁、铜、铬、锶、铅、镍、镉、钴、镁等元素 [1]，枸杞多糖 [1,4]、葡萄糖 [2]、二氢异阿魏酸 (dihydroisoferulic acid)、顺式对羟基肉桂酸 (*cis-p*-hydroxy-cinnamic acid)、异莨菪亭 (isoscopoletin)、七叶内酯 (esculetin)、对羟基苯乙酮 (4′-hydroxy acetophenone)[5]。

【药典检测成分】2015 版《中国药典》规定，本品照分光光度法测定，按干燥品计算，含枸杞多糖以葡萄糖计，不得少于 1.8%。本品照薄层色谱扫描法测定，按干燥品计算，含甜菜碱不得少于 0.30%。

参考文献

[1] 国家中医药管理局《中华本草》编委会. 中华本草：第 7 册 6264 [M]. 上海：上海科学技术出版社，1999：267-274

[2] 谢忱，徐丽珍，李宪铭，等. 枸杞子化学成分的研究 [J]. 中国中药杂志，2001，26（5）：323-324.

[3] B. Stephen Inbaraj, H. Lu, T. H. Kao, et al. Simultaneous determination of phenolic acids and flavonoids in Lycium barbarum Linnaeus by HPLC-DAD-ESI-MS [J]. Journal of Pharmaceutical and Biomedical Analysis, 2010（51）：549-556.

[4] 倪慧，何爱华. 新疆枸杞多糖的提取及含量测定 [J]. 中成药，1993，15（1）：39-40.

[5] 冯美玲，王书芳，张光贤. 枸杞子的化学成分研究 [J]. 中草药，2013，44（3）：265-268.

281. 枸骨叶　Ilicis Cornutae Folium

【来源】本品为冬青科植物枸骨 *Ilex cornuta* Lindl.ex Paxt. 的干燥叶。

【性能】苦，凉。清热养阴，益肾，平肝。

【化学成分】本品主要含有黄酮类、萜类、香豆素类等化学成分。

黄酮类成分：槲皮苷 -3-*O*-β-D- 葡萄糖苷 (*iso*-quercitrin)、异鼠李素 -3-*O*-β-D- 葡萄糖苷 (*iso*-rhamnetin-3-*O*-β-D-glucopyranoside)、山奈酚 -3-*O*-β-D- 葡萄糖苷 (kaempferol-3-*O*-β-D-glucopyranoside)[1]、槲皮素 (quercetin)、金丝桃苷 (hyperoside)、异鼠李素 (*iso*-rhamnetin)[2]。

萜类成分：3-*O*-α-L- 阿拉伯吡喃糖 -28-*O*-6′-*O*- 甲基葡萄糖坡模醇酸苷 (3-*O*-α-L-arabinopyranosyl pomolic acid-28-*O*-6′-*O*-methyl-β-D-glucopyranoside)、23- 羟基乌索酸 -3-*O*-α-L- 阿拉伯吡喃糖 -(1→2)-β-D- 葡萄糖醛酸 -28-*O*-β-D- 葡萄糖苷 (23-hydroxy-ursolic acid-3-*O*-α-L-arabinopyranosyl-(1→2)-β-D-glucuronopyranosyl-28-*O*-β-D-glucopyranoside)[2]、30- 酮基降羽扇豆醇 (3β-hydroxy-20-oxo-30-norlupane)、11- 酮基 -α- 香树脂醇棕榈酸酯 (11-keto-α-amyrin palmitate)、α- 香树脂醇棕榈酸酯 (α-amyrin palmitate)、链状倍半萜 (tanacetene)、3,28- 乌索酸二醇 (12-ursene-3,28-diol)[3]。

香豆素类成分：七叶内酯 (aesculetin)[2]。

其他：β- 谷甾醇 (β-sitosterol)、正二十二烷酸 (behenic acid)、正二十六烷 (hexacosane)[3]、坡模酸 -28-*O*-β-D- 葡萄糖苷 (pomolic acid-28-*O*-β-D-glucopyranoside)、长梗冬青苷 (pedunculoside)[4]。

【药典检测成分】无。

参考文献

[1] 张洁，喻蓉，吴霞，等. 枸骨叶的化学成分研究 [J]. 天然药物研究与开发，2008，20（5）：821-823，851.

[2] 吴弢，程志红，刘和平，等. 中药枸骨叶脂溶性化学成分的研究 [J]. 中国药学杂志，2005，40（10）：1460-1462.

[3] 杨雁芳，阎玉凝. 中药枸骨叶的化学成分研究 [J]. 中国中医药信息杂志，2002，9（4）：33-34.

[4] 周思祥，姚志容，李军，等. 枸骨叶的化学成分研究 [J]. 中草药，2012，43（3）：444-447.

282. 柿蒂　Kaki Calyx

【来源】本品为柿树科植物柿 *Diospyros kaki* Thunb. 的干燥宿萼。

【性能】苦、涩，平。降逆下气。

【化学成分】本品主要含黄酮类、萜类及甾体类等化学成分。

黄酮类成分：金丝桃苷 (hyperin)、槲皮素 (quercetin)、三叶豆苷 (trifolin)、山柰酚 (kaempferol)[1]。

萜类及甾体类成分：无羁萜 (friedelin)、19α- 羟基熊果酸 (19α-hydroxyursolic acid)、齐墩果酸 (oleanolic acid)、白桦脂酸 (betulinic acid)[1]、白桦酸 (betulinic acid)、barbinervic acid、熊果酸 (ursoic acid)、19α,24- 二羟基乌苏酸 (19α,24-dihydroxy ursolic acid)、24- 羟基齐墩果酸 (24-hydroxyloleanolic acid)、β- 谷甾醇 (β-sitosterol)、β- 谷甾醇葡萄糖苷 (β-sitosterol-β-D-glucoside)[2]。

有机酸类成分：没食子酸 (gallic acid)、棕榈酸 (palmitic acid)、硬脂酸 (stearic acid)、琥珀酸 (succinic acid)、丁香酸 (syringic acid)、香草酸 (vanillic acid)[1]。

其他：脂肪油 (fatty oil)、果糖 (fructose)、葡萄糖 (glucose)、鞣质 (tannins)[1]。

【药典检测成分】无。

参考文献

[1] 国家中医药管理局《中华本草》编委会. 中华本草：第 6 册 5424［M］. 上海：上海科学技术出版社，1999：136-138.

[2] 潘旭，具敬娥，贾娴，等. 柿蒂化学成分的分离与鉴定［J］. 沈阳药科大学学报，2008，25（5）：356-359.

283. 威灵仙　Clematidis Radix et Rhizoma

【来源】本品为毛茛科植物威灵仙 *Clematis chinensis* Osbeck、棉团铁线莲 *Clematis hexapetala* Pall. 或东北铁线莲 *Clematis manshurica* Rupr. 的干燥根及根茎。

【性能】辛、咸，温。祛风湿，通经络。

【化学成分】本品主要含三萜皂苷类等化学成分。

三萜皂苷类成分：以常春藤皂苷元 (hederagenin)、表常春藤皂苷元 (*epi*-hederagenin) 和齐墩果酸 (oleanoic acid) 为苷元的皂苷：威灵仙 -23-*O*- 阿拉伯糖皂苷 (CP_0)、威灵仙单糖皂苷 (CP_1)、威灵仙二糖皂苷 (CP_2)、威灵仙三糖皂苷 (CP_3)、威灵仙三糖皂苷 (CP_4)、威灵仙三糖皂苷 (CP_5)、威灵仙三糖皂苷 (CP_6)、威灵仙四糖皂苷 (CP_7)、威灵仙四糖皂苷 (CP_8)、威灵仙五糖皂苷 (CP_9)、威灵仙五糖皂苷 (CP_{10})、成灵仙 -23-*O*- 葡萄糖皂苷 (CP_{2a})、威灵仙表二糖皂苷 (CP_{3a})、威灵仙四糖皂苷 (CP_{7a})、成灵仙四糖皂苷 (CP_{8a})、威灵仙五糖皂苷 (CP_{9a})、威灵仙五糖皂苷 (CP_{10a})、威灵仙二糖皂苷 (CP_{2b})、威灵仙二糖皂苷 (CP_{3b})[1]。

呋喃酮类成分：原白头翁素 (protoanemonin)[1]、二氢 -4- 羟基 -5- 羟甲基 -2-(3H)- 呋喃酮 (dihydro-4-hydroxy-5-hyroxymethyl-2-(3H)-furanone)[2]。

双四氢呋喃类木脂体类成分：clemaphenol A[2]。

【药典检测成分】2015 版《中国药典》规定，本品照高效液相色谱法测定，按干燥品计算，含齐墩果酸和常春藤皂苷元各不得少于 0.30%。

参考文献

[1] 国家中医药管理局《中华本草》编委会. 中华本草：第 3 册 1788［M］. 上海：上海科学技术出版社，1999：187-193.

[2] 何明，张静华，胡昌奇. 威灵仙化学成分的研究［J］. 药学学报，2001，36（4）：278-280.

284. 厚朴 Magnoliae Officinalis Cortex

【来源】本品为木兰科植物厚朴 *Magnolia officinalis* Rehd.et Wils. 或凹叶厚朴 *Magnolia officinalis* Rehd.et Wils.var.*biloba* Rehd.et Wils. 的干燥干皮、根皮及枝皮。

【性能】苦、辛,温。燥湿消痰,下气除满。

【化学成分】本品主要含有生物碱类、挥发油类、木脂体类等化学成分。

生物碱类成分:木兰箭毒碱 (magnocurarine)、柳叶木兰碱 (salicifoline)[1]。

挥发油类成分:荜澄茄醇 (cadinol)、α- 柠檬烯 (α-limonene)、芳樟醇 (linalool)、丁香烯 (caryophyllene)、β- 桉叶醇 (β-eudesmol)、蓝桉醇 (globulol)、愈创薁醇 (guaiol)、α- 葎草烯 (α-humulene)、对 - 聚伞花素 (p-cymene)、1-(4- 羟基 -3- 甲氧基苯基)-2-[4-(ω- 羟丙基)-2- 甲氧基苯氧基]-1,3- 丙二醇 {1-(4-hydroxy-3-methoxyphenyl)-2-[4-(ω-hydroxypropyl)-2-methoxyphenoxy]-1,3-propanediol}、芥子醛 (sinapic aldehyde)、丁香树脂酚 (syringaresinol)、丁香树脂酚 -4′-O-β-D- 吡喃葡萄糖苷 (syringaresinol-4′-O-β-D-glucopyranoside)、松脂酚二甲醚 (pinoresinol dimethyl ether)、O- 甲基丁香油酚 (O-methyleugenol)、α- 松油烯 (α-terpinene)、4- 松油烯醇 (4-terpinenol)、1,4- 桉叶素 (1,4-cineole)[1]。

木脂体类成分:龙脑基厚朴酚 (bornylmagnolol)、双辣薄荷基厚朴酚 (dipiperitylmagnolol)、和厚朴酚 (honokiol)、鹅掌楸树脂酚 B 二甲醚 (lirioresinol B dimethyl ether)、厚朴酚 (magnolol)、厚朴醛 B(magnaldehyde B)、厚朴醛 C(magnaldehyde C)、厚朴醛 D(magnaldehyde D)、厚朴醛 E(magnaldehyde E)、厚朴三酚 B(magnatriol B)、厚朴木脂体 A(magnolignan A)、厚朴木脂体 B(magnolignan B)、厚朴木脂体 C(magnolignan C)、厚朴木脂体 D(magnolignan D)、厚朴木脂体 E(magnolignan E)、厚朴木脂体 F(magnolignan F)、厚朴木脂体 G(magnolignan G)、厚朴木脂体 H(magnolignan H)、厚朴木脂体 I(magnolignan I)、6′-O- 甲基和厚朴酚 (6′-O-methyl honokiol)、厚朴新酚 (obovatol)、辣薄荷基和厚朴酚 (piperityl honokiol)、辣薄荷基厚朴酚 (piperityl magnolol)、台湾檫木醛 (randainal)、台湾檫木酚 (randaiol)[1]。

其他 :4,4′- 双 -2- 丙烯基 -3,2′,6′- 三甲氧基 -1,1′- 联苯醚 (4,4′-di-2-propenyl-3,2′,6′-trimethoxy-1,1′-diphenylether)、5,5′- 双 -2- 丙烯基 -2- 羟基 -3,2′,3′- 三甲氧基 -1,1′- 联苯 (5,5′-di-2-propenyl-2-hydroxy-3,2′,3′-trimethoxy-1,1′-diphenylether)、望春花素 (magnolin)[1]、柳杉二醇 (cryptomeridiol)[2]、3,4,5- 三甲氧基苯基 -β-D- 葡萄糖苷 (3,4,5-trimethoxyphenyl-β-D-glucopyranoside)[3]。

【药典检测成分】2015 版《中国药典》规定,本品照高效液相色谱法测定,按干燥品计算,含厚朴酚与和厚朴酚的总量不得少于 2.0%。

参考文献

[1] 国家中医药管理局《中华本草》编委会. 中华本草 : 第 2 册 1537 [M] . 上海 : 上海科学技术出版社, 1999 : 880-887.

[2] 李平, 何文妮, 孙博航, 等. 厚朴超临界提取物的化学成分研究 [J] . 中国现代中药, 2008, 10 (2) : 26-27.

[3] 卓越, 王建农, 邹本良, 等 . 厚朴水溶性成分分离 [J] . 中国实验方剂学杂志, 2015, 21 (9) : 39-41.

285. 厚朴花 Magnoliae Officinalis Flos

【来源】本品为木兰科植物厚朴 *Magnolia officinalis* Rehd.et Wils. 或凹叶厚朴 *Magnolia officinalis* Rehd.et Wils.var.*biloba* Rehd.et Wils. 的干燥花蕾。

【**性能**】苦，微温。芳香化湿，理气宽中。

【**化学成分**】本品含有樟脑 (camphor)、和厚朴酚 (honokiol)、厚朴酚 (magnolol)[1]。

【**药典检测成分**】2015 版《中国药典》规定，本品照高效液相色谱法测定，按干燥品计算，含厚朴酚与和厚朴酚的总量不得少于 0.20%。

参考文献

[1] 国家中医药管理局《中华本草》编委会. 中华本草：第 2 册 1538 [M]. 上海：上海科学技术出版社，1999：887-888.

286. 砂仁　Amomi Fructus

【**来源**】本品为姜科植物阳春砂 *Amomum villosum* Lour.、绿壳砂 *Amomum villosum* Lour.var. *xanthioides* T.L.Wu et Senjen 或海南砂 *Amomum longiligulare* T.L.Wu 的干燥成熟果实。

【**性能**】辛，温。化湿开胃，温脾止泻，理气安胎。

【**化学成分**】本品主要含有黄酮类、挥发油等化学成分。

黄酮类成分：槲皮苷 (quercitrin)、异槲皮苷 (*iso*-quercitrin)[1]。

挥发油类成分：β- 甜没药烯 (β-bisabolene)、乙酸龙脑酯 (bornyl acetate)、龙脑 (borneol)、γ- 荜澄茄烯 (γ-cadinene)、白菖烯 (calarene)、3- 蒈烯 (3-carene)、樟脑 (camphor)、樟烯 (camphene)、β- 丁香烯 (β-caryophyllene)、1,8- 桉叶素 (1,8-cineole)、β- 金合欢烯 (*cis*-β-farnesene)、对 - 聚花伞素 (*p*-cymene)、β- 榄香烯 (β-elemene)、愈创木醇 (guaiol)、棕榈酸 (palmitic acid)、葎草烯 (humulene)、柠檬烯 (limonene)、芳樟醇 (linalool)、月桂烯 (myrcene)、橙花叔醇 (nerolidol)、β- 香柑油烯 (β-bergamotene)、α- 水芹烯 (α-phellandrene)、β- 蒎烯 (β-pinene)、α- 蒎烯 (α-pinene)、α- 侧柏烯 (α-thujene)[2]、2- 甲基 -3- 丁烯 -1- 醇 (2-methyl-3-buten-1-ol)、新二氢香苇醇 (neodihydrocarveol)、吉马烯 (germacrene)、β- 倍半菲兰烯 (β-sesquiphellandrene)、α- 香柠醇 (α-bergamotol)[3]、土荆芥油素 (ascaridol)、α- 香柠烯 (α-bergamotene)、α- 香柠烯醇 (α-bergamotenol)、α- 香柠烯醇乙酸酯 (α-bergamotenyl acetate)、α- 布黎烯 (α-bulnesene)、α- 杜松烯 (α-cadinene)、β- 杜松烯 (β-cadinene)、β- 杜松醇 (β-cadinol)、α- 白菖考烯 (α-calacorene)、β- 白菖考烯 (β-calacorene)、香旱芹酮 (carvone)、蒈烯 -4(caren-4)、枯茗醇 (cumic alcohol)、δ- 榄香烯 (δ-elemene)、α- 金合欢烯 (α-farnesene)、葑酮 (fenchone)、香叶醇酯 E(geranyl acetate E)、香叶醇酯 Z(geranyl acetate Z)、异匙叶桉油烯醇 (*iso*-spathulenol)、长叶烯 (longifolene)、γ- 衣兰醇 (γ-muurolol)、γ- 衣兰烯 (γ-muurolene)、桃金娘醛 (myrtenal)、罗勒烯 (ocimene)、紫苏烯 (perillene)、蒎莰酮 (pinocamphone)、香桧烯 (sabinene)、α- 檀香醇 (α-santalol)、β- 檀香醇 (β-santalol)、β- 檀香醛 (β-santaldehyde)、β- 檀香醇乙酸酯 (β-santalyl acetate)、δ- 芹子烯 (δ-selinene)、倍半桉油脑 (sesquicineole)、芹子烯醇 (selin-11-en-4-ol)、匙叶桉油烯醇 (spathulenol)、α- 松油醇 (α-terpineol)、γ- 松油醇乙酸酯 (γ-terpinyl acetate)、β- 侧柏酮 (β-thujone)、马鞭草酮 (verbenone)、绿花烯 (viridiflorene)[4]。

其他 :2- 莰醇葡萄糖苷类 (2-bornanol glucosides)、吡喃 (pyran)、沉香螺醇 (agarospirol)[4]、锌、铜、铁、锰、钴、铬、钼、镍、钛、钒 [1]、硼、磷、钾、镁、银、氮、铅 [5] 等。

【**药典检测成分**】2015 版《中国药典》规定，本品照挥发油测定法测定，阳春砂、绿壳砂种子团含挥发油不得少于 3.0%(ml/g)；海南砂种子团含挥发油不得少于 1.0%(ml/g)。本品照气相色谱法测定，按干燥品计算，含乙酸龙脑酯不得少于 0.90%。

参考文献

[1] 孙兰, 余竞光, 周立东, 等. 中药砂仁中的黄酮苷化合物 [J]. 中国中药杂志, 2002, 27（1）: 36.

[2] 国家中医药管理局《中华本草》编委会. 中华本草: 第 8 册 7760 [M]. 上海: 上海科学技术出版社, 1999: 617.

[3] 陈河如, 吕秋兰, 李冬梅, 等. 春砂仁药用化学成分的液 - 液分级萃取分析 [J]. 汕头大学学报 - 自然科学版, 2008, 23（1）: 54-59.

[4] 余竞光, 孙兰, 周立东, 等. 中药砂仁化学成分研究 [J]. 中国中药杂志, 1997, 22（4）: 231-232.

[5] 吴忠, 林敬明, 黄镇光, 等. 砂仁及其混伪品宏量与微量元素特征的模糊聚类分析 [J]. 中药材, 2000, 23（4）: 208-210.

287. 牵牛子　Pharbitidis Semen

【来源】本品为旋花科植物裂叶牵牛 *Pharbitis nil*(L.)Choisy 或圆叶牵 *Pharbitis purperea*(L.) Voigt 的干燥成熟种子。

【性能】苦、寒; 有毒。泻水通便, 消痰涤饮, 杀虫攻积。

【化学成分】本品主要含蒽醌类、脂肪酸类、有机酸类等化学成分。

蒽醌类成分: 大黄酸 (rhein)[1]、大黄酚 (chrysophanol)、大黄素 (emodin)、大黄素甲醚[2]。

脂肪酸类成分: 亚油酸 (linoleic acid)、亚麻酸 (linolenic acid)、油酸 (oleic acid)、棕榈酸 (palmitic acid)、硬脂酸 (stearic acid)[3]。

有机酸类成分: 绿原酸 (chlorogenic acid)、肉桂酸 (cinnamic acid)、阿魏酸 (ferulic acid)[1]、咖啡酸 (caffeic acid)[2]、戊酸 (valeric acid)、α- 甲基丁酸 (α-methylbutyric acid)、由番红醇酸 (ipurolic acid) 与 2 分子 D- 葡萄糖 (D-glucose) 缩合而成的牵牛子酸 C、巴豆酸 (tiglic acid)、裂叶牵牛子酸 (nilic acid)、牵牛子酸 (pharbitic acid)[4]。

酯类成分: 12- 羟基松香酸甲酯 (12-hydroxy-methyl abietate)、12- 羟基氢化松香酸甲酯 (12-hydroxy-hydromethyl abietate)、氯甲酸甲酯 (methyl chloroformate)、氯甲酸丙酯 (propyl chloroformate)[1]、咖啡酸乙酯 (ethyl caffeate)[2]。

其他: α- 乙基 -D- 吡喃半乳糖苷 (α-ethyl-*O*-D-galactopyranoside)[2]、Fe、Mn、Cu、Zn、Ca[3]、田麦角碱 (agroclavine)、赤霉素葡萄糖苷 I (gibberellin glucoside I)、赤霉素葡萄糖苷 II (gibberellin glucoside II)、赤霉素葡萄糖苷 IV (gibberellin glucoside IV)、赤霉素葡萄糖苷 V (gibberellin glucoside V)、赤霉素葡萄糖苷 VI (gibberellin glucoside VI)、赤霉素葡萄糖苷 VII (gibberellin glucoside VII)、赤霉素葡萄糖苷 F- VII (gibberellin glucoside F- VII)、麦角醇 (lysergol)、狼尾草麦角碱 (penniclavine)、牵牛子苷 (pharbitin)、赤霉素 A_3 (gibberellin A_3)、赤霉素 A_5 (gibberellin A_5)、赤霉素 A_{20} (gibberellin A_{20})、赤霉素 A_{26} (gibberellin A_{26})、赤霉素 A_{27} (gibberellin A_{27})、野麦角碱 (elymoclavine)、裸麦角碱 (chanoclavine)[4]。

【药典检测成分】无。

参考文献

[1] 陈立娜, 李萍. 牵牛子化学成分研究 II [J]. 林产化学与工业, 2007, 27（6）: 106-108.

[2] 陈立娜, 李萍. 牵牛子化学成分研究 [J]. 中国天然药物, 2004, 3（2）: 146-148.

[3] 林文群, 陈忠, 刘剑秋. 牵牛子（黑丑）化学成分的初步研究 [J]. 福建师范大学学报（自然科学版）, 2002, 18（2）: 61-64.

[4] 国家中医药管理局《中华本草》编委会. 中华本草: 第 6 册 5887 [M]. 上海: 上海科学技术出版社, 1999: 518-523.

288. 鸦胆子 Bruceae Fructus

【来源】本品为苦木科植物鸦胆子 *Brucea javanica* (L.) Merr. 的干燥成熟果实。

【性能】苦，寒；有小毒。清热解毒，截疟，止痢，腐蚀赘疣。

【化学成分】本品含有黄酮类、蒽醌、甾体类等化学成分。

黄酮类成分：金丝桃苷 (hyperin)、木犀草素 -7-*O*-*β*-D- 葡萄糖苷 (luteolin-7-*O*-*β*-D-glucoside)[1]、槲皮素 -3-*O*-*β*-D- 半乳吡喃糖苷、木犀草素 -7-*O*-*β*-D- 葡萄吡喃糖苷 [2]、毛地黄黄酮 (luteolin) [4]。

蒽醌类成分：大黄酚 (chrysophanol)、大黄素 (emodin)、大黄酚苷 [2]。

甾体类成分：胡萝卜苷 (daucosterol)[1]、*β*- 谷甾醇 (*β*-sitosterol)[2]。

脂肪酸类成分：油酸 (oleic acid)、鸦胆子酮酸 (bruceaketolic acid)[1]、山萮酸 (behenic acid)、花生烯酸 (arachidonic acid)、十七碳烷酸 (heptadecoic acid)、亚油酸 (linoleic acid)、豆蔻酸 (myristic acid)、正廿碳烯酸 (*n*-eicosenoic acid)、软脂酸 (palmitic acid)、硬脂酸 (stearic acid)[3]。

结构类似苦木素的苦味成分：鸦胆亭 (bruceantin)、鸦胆亭醇 (bruceantinol)、鸦胆子苦烯 (brucene)、鸦胆子苦素 A(bruceine A)、鸦胆子苦素 B(bruceine B)、鸦胆子苦素 C(bruceine C)、鸦胆子苦素 D(bruceine D)、鸦胆子苦素 E(bruceine E)、鸦胆子苦素 F(bruceine F)、鸦胆子苦素 G(bruceine G)、鸦胆子苦素 H(bruceine H)、鸦胆子苦素 I(bruceine I)、鸦胆子苦素 E-2- 葡萄糖苷 (bruceine E-2-*β*-D-glucopyranoside)、鸦胆子苦苷 A(bruceoside A)、鸦胆子苦苷 B(bruceoside B)、鸦胆子苦醇 (brusatol)、去氢鸦胆子苦醇 (dehydrobrusatol)、去氢鸦胆亭醇 (dehydrobruceantinol)、去氢鸦胆子苦素 A(dehydrobruceineA)、去氢鸦胆子苦素 B(dehydrobruceine B)、二氢鸦胆子苦素 (dihydrobruceine)、鸦胆子双内酯 (javanicin)、鸦胆子苦内酯 A(yadanziolide A)、鸦胆子苦内酯 B(yadanziolide B)、鸦胆子苦内酯 C(yadanziolide C)、鸦胆子苦内酯 D(yadanziolide D)、鸦胆子苷 A(yadanzioside A)、鸦胆子苷 B(yadanzioside B)、鸦胆子苷 C(yadanzioside C)、鸦胆子苷 D(yadanzioside D)、鸦胆子苷 E(yadanzioside E)、鸦胆子苷 F(yadanzioside F)、鸦胆子苷 G(yadanzioside G)、鸦胆子苷 H(yadanzioside H)、鸦胆子苷 I(yadanzioside I)、鸦胆子苷 J(yadanzioside J)、鸦胆子苷 K(yadanzioside K)、鸦胆子苷 L(yadanzioside L)、鸦胆子苷 M(yadanzioside M)、鸦胆子苷 N(yadanzioside N)、鸦胆子苷 O(yadanzioside O)、鸦胆子苷 P(yadanzioside P)[1]。

其他 :4- 乙氧甲酸基喹诺 -2- 酮 (4-ethoxycarbonyl-2-quinolone)、黄花菜木脂素 A(cleomiseosin A)、三油酸甘油酯 (triolein)、香草酸 (vanillic acid)[1]、没食子酸 (gallic acid)、4- 乙氧甲酰喹诺 -2- 酮、6′-*O*- 反 -*p*- 香豆酰橄榄苦苷 [2]、对羟基苯甲酸 (para-hydroxybenzoic acid)、3,4- 二羟基苯甲酸甲酯 (methyl 3,4-dihydroxybenzoate)、丁香酸 (syringic acid)、二氢阿魏酸 (dihydroferulic acid)、angophorol、2*β*,6*β*,9*β*-trihydroxyclovane[4]。

【药典检测成分】2015 版《中国药典》规定，本品照气相色谱法测定，按干燥品计算，含油酸不得少于 8.0%。

参考文献

[1] 国家中医药管理局《中华本草》编委会. 中华本草：第 5 册 3833 [M]. 上海：上海科学技术出版社，1999：7-12.

[2] 丁晨旭，索有瑞. 中药鸦胆子化学成分及药理学研究进展 [J]. 中成药，2006，28（1）：117-120.

[3] 丘明明，王受武，韦荣芳，等. 鸦胆子治疗尖锐湿疣活性成分的提取分离 [J]. 广西中医学院学报，1999，16（4）：82.

[4] 苏志维，邱声祥. 鸦胆子果实的化学成分研究 [J]. 热带亚热带植物学报，2013，21（5）：466-470.

289. 韭菜子 Allii Tuberosi Semen

【来源】本品为百合科植物韭菜 *Allium tuberosum* Rottl.ex Spreng 的干燥成熟种子。

【性能】辛、甘，温。温补肝肾，壮阳固精。

【化学成分】本品主要含有维生素 C(vitamin C)、硫化物 [1]、生物碱 (alkaloid)、香豆素 (coumarin)、皂苷 (saponin)、强心苷 (cardiac glycoside)、糖 [2] 等成分。

【药典检测成分】无。

参考文献

[1] 国家中医药管理局《中华本草》编委会. 中华本草：第 8 册 7133 [M]. 上海：上海科学技术出版社，1999：48-49.

[2] 姜凌，徐萍，王勇，等. 韭菜籽水溶性化学成分的初步研究 [J]. 中国中医药杂志，2008，6（7）：12-16.

290. 骨碎补 Drynariae Rhizoma

【来源】本品为水龙骨科植物槲蕨 *Drynaria fortunei* (Kunze) J.Sm. 的干燥根茎。

【性能】苦，温。疗伤止痛，补肾强骨；外用消风祛斑。

【化学成分】本品主要含有黄酮类、萜类及甾醇类、挥发油等化学成分。

黄酮类成分：柚皮苷 (naringin)[1]、山柰酚 -7-*O*-*α*-L- 呋喃阿拉伯糖 (kaempferol-7-*O*-*α*-L-arabinofuranoside)、北美圣草素 (eriodictyol)、紫云英苷 (astragalin)、阿福豆苷 (kaempferol-3-*O*-*α*-L-rhamnopyranoside)[2]、2′,4′- 二羟基二氢查耳酮 (2′,4′-dihydroxydihydrochalcone)、eriodictyol-7-*O*-*β*-D-glucopyranoside。

萜类及甾醇类成分：菜油甾醇 (campesterol)、21- 何帕烯 (hop-21-ene)、9(11) 羊齿烯 [fern-9(11)ene]、7- 羊齿烯 (fern-7-ene)、3- 雁齿烯 (filic-3-ene)、环木菠萝甾醇 - 乙酸酯 (cycloardenyl acetate)、环水龙骨甾醇乙酸酯 (cyclomargenyl acetate)、环鸦片甾烯醇乙酸酯 (cyclolaudenylacetate)、9,10- 环羊毛甾 -25- 烯醇 -3*β*- 乙酸酯 (9,10-cyclolanost-25-en-3*β*-ylacetate)、*β*- 谷甾醇 (*β*-sitosterol)、豆甾醇 (stigmasterol)[1]、里白烯 (diploptene)[3]、环劳顿醇 (cyclolaudenol)[4]。

挥发油类成分：6- 十二酮 (6-dodecanone)、正十七烷 (*n*-heptadecane)、正二十一烷 (*n*-heneicosane)、六氢金合欢烯丙酮 (hexahydrofarnesylacetone)、正十六烷 (*n*-hexadecane)、壬酸 (pelargonic acid)[5]。

其他：3- 乙酰胺基 -4- 羟基苯甲酸 (3-acetamino-4-hydroxy-benzoic acid)、5- 乙氧基 -2- 羟基苯甲酸乙酯 (ethyl-5-ethoxy-2-hydroxy-benzoate)[2]、石莲姜素 [(−)-*epi*-afzelechin-3-*O*-*β*-D-allopyranoside]、(−) 表阿夫儿茶精 [(−)-*epi*-afzelechin][5]、(−)-secoisolaiiciresinol 4-*O*-*β*-D-glucopyranoside[6]。

【药典检测成分】2015 版《中国药典》规定，本品照高效液相色谱法测定，按干燥品计算，含柚皮苷不得少于 0.50%。

参考文献

[1] 国家中医药管理局《中华本草》编委会. 中华本草：第 2 册 0729 [M]. 上海：上海科学技术出版社，1999：260-265.

[2] 高颖，王新峦，王乃利，等. 骨碎补中的化学成分 [J]. 中国药物化学杂志，2008，18（4）：284-287.

[3] 刘振丽，吕爱平，张秋海，等. 骨碎补脂溶性成分的研究 [J]. 中国中药杂志，1999，24（4）：222-223.

[4] 刘振丽，张玲，张秋海，等. 骨碎补挥发油成分分析 [J]. 中药材，1998，21（3）：135-136.

[5] 吴新安，赵毅民. 骨碎补化学成分研究 [J]. 中国中药杂志，2005，30（6）：443-444.

[6] 梁永红，叶敏，韩健，等. 骨碎补的木脂素和黄酮类成分研究 [J]. 中草药，2011，42（1）：25-30.

291. 钩藤　Uncariae Ramulus Cum Uncis

【来源】 本品为茜草科植物钩藤 *Uncaria rhynchophylla* (Miq.) Miq.ex Havil.、大叶钩藤 *Uncaria macrophylla* Wall.、毛钩藤 *Uncaria hirsuta* Havil.、华钩藤 *Uncaria sinensis* (Oliv.) Havil. 或无柄果钩藤 *Uncaria sessilifructus* Roxb. 的干燥带钩茎枝。

【性能】 甘，凉。息风定惊，清热平肝。

【化学成分】 本品主要含生物碱类、黄酮及异黄酮类、萜类及甾体类等化学成分。

生物碱类成分：β- 育亨宾 (β-yohimbine)、阿枯米京碱 (akuammigine)、柯楠因碱 (corynantheine)、去氢钩藤碱 (corynoxeine)、二氢柯楠因碱 (dihydrocorynantheine)、去氢硬毛钩藤碱 (hirsuteine)、硬毛钩藤碱 (hirsutine)、异去氢钩藤碱 (*iso*-corynoxeine)、异钩藤碱 *N*- 氧化物 (*iso*-rhynchophylline *N*-oxide)、钩藤碱 A(7-*iso*-formosanine)、异翅柄钩藤碱 (*iso*-pteropodine) 即异翅柄钩藤酸甲酯 (*iso*-pteropodic acid methyl ester)、异钩藤碱即为异钩藤酸甲酯 (*iso*-rhynehophylline,*iso*-rhynchophyllic acid methyl ester)、帽柱木碱即为帽柱木酸甲酯 (mitraphylline,mitraphyllic acid methyl ester)、帽柱木碱 *N*- 氧化物 (mitraphylline *N*-oxide)、翅柄钩藤碱 (pteropodine) 即翅柄钩藤酸甲酯 (pteropodicacid methyl ester)、翅柄钩藤碱 *N*- 氧化物 (pteropodine *N*-oxide)、钩藤碱即为钩藤酸甲酯 (rhynchophylline,rhynchophyllic acid methylester)、异翅柄钩藤酸 (*iso*-pteropodic acid)、帽柱木酸 (mitraphyllic acid)、翅柄钩藤酸 (pteropodic acid)、6'- 阿魏酰基长春花苷内酰胺 (rhynchophine)、钩藤碱 *N*- 氧化物 (rhynchophylline *N*-oxide)、异长春花苷内酰胺 (strictosamide,*iso*-vincoside lactam)、四氢鸭脚木碱 (tetrahydroalstonine)、瓦来西亚朝它胺 (vallesiachotamine)、长椿花苷内酰胺 (vincoside lactam)[1]、哈尔满 (harmane)、安枯斯特林碱 (angustoline)、异帽柱木菲酸 (*iso*-mitraphyllic acid)、异钩藤酸 (*iso*-rhynchophyllic acid)、安枯斯特定碱 (angustidine)、3α- 二氢卡丹宾碱 (3α-dihydrocadambine)、3β- 异二氢卡丹宾碱 (3β-*iso*-dihydrocadambine)、异翅果定碱 (*iso*-ptetopodlne)、异柯诺辛冈碱 (*iso*-corynantheine)、3- 异 -19- 表 - 四氢蛇根碱 (3-*iso*-19-*epi*-ajmalicine)、斯垂特萨果碱 (strictosamide)、异帽柱木菲酸 (16-1)-β-D- 吡喃葡萄糖酯苷 [*iso*-mitraphyllic acid(16-1)-β-D-glucopyranosyl ester]、帽柱木菲酸 (16-1)-β-D- 吡喃葡萄糖酯苷 [mitraphyllic acid(16-1)-β-D-glucopyranosyl ester][2]、柯诺辛碱 B(corynoxine B)[3]。

黄酮及异黄酮类成分：金丝桃苷 (hyperin)、三叶豆苷 (trifolin)[1]、左旋 - 表儿茶酚 (*epi*-catechin)[1]、表儿茶素 (*epi*-catechin)[4]、异槲皮苷 (*iso*-quercitrin)、山柰酚 (kaempferol)、槲皮素 (quercetin)、槲皮苷 (quercitrin)、（-）- 表儿茶素 [（-）-*epi*-catechin]、3-*O*- 没食子酰原矢车菊素 (3-*O*-galloyl procyanidin)、阿福豆苷 (afzelin)、manghaslin、芦丁 (rutin)[5]、槲皮素 (quercetin)、山柰酚 (kaempferol)、蒙花苷 (linarin)、槲皮素 -3-*O*-β-D- 半乳糖苷 (quercetin-3-*O*-β-D-galactopyranside)、槲皮素 -3-*O*-α-L- 鼠李糖基 -(1 → 6)-β-D- 半乳糖苷 [quercetin-3-*O*-α-L-rhamnopyranosyl-(1 → 6)- β-D-galactopyranoside][6]。

萜类及甾体类成分：钩藤酸 (rhynchophyllic acid)[2]、3β, 6β, 23-trihydroxyurs-12-en-28-oic acid[4]、3β,6β,19α-trihydroxyurs-12-en-28-oic acid[4,6]、钩藤苷元 A(3β,6β-dihydroxyurs-12,18(19)-dien-28-oic acid)、钩藤苷元 B[3β-hydroxyurs-5(6),12,18(19)-trien-28-oic acid]、钩藤苷元 C(3β,6β,23- trihydroxyolean-12-en-28-oic acid)、常春藤苷元 (hederin)[7]、胡萝卜苷 (daucosterol)、β- 谷甾醇 (β-sitosterol)、乌索酸 (ursolic acid)、3β-hydroxyurs-12-en-27,28-dioic acid、3β,6β,19α-trihydroxy-23-oxo-urs-12-en-oic acid、钩藤苷元 D(3β,19α-dihydroxyurs-5,12-dien-28-oic acid)[8]。

香豆素类成分：东莨菪素 (scopoletin)[1]、6- 甲氧基 -7- 羟基香豆素 (scopotetin)[8]。

其他：草酸钙 (calcium oxalate)、脂肪酸 (fatty acids)、缝籽木嗪甲醚 (geissoschizine methyl ether)、糖脂 (glycolipid)、己糖胺 (hexosamine)、地榆素 (sanguiin)[1]、绿原酸 (chlorogenic acid)[5]。

【药典检测成分】无。

参考文献

[1] 国家中医药管理局《中华本草》编委会. 中华本草：第 6 册 5842 [M]. 上海：上海科学技术出版社，1999：483-489.

[2] 刘佳，富志军. 钩藤的研究概况 [J]. 海峡药学，2006，18（5）：90-93.

[3] 张峻，杨成金，吴大刚. 钩藤的化学成分研究（Ⅲ）[J]. 中草药，1999，30（1）：12-14.

[4] 杨君，宋纯清. 大叶钩藤的化学成分研究 [J]. 中国中药杂志，2006，25（8）：484-485.

[5] 辛文波，俞桂新，王峥涛. 毛钩藤叶的化学成分 [J]. 中国天然药物，2008，6（4）：262-264.

[6] 孙广利，许旭东，杨峻山，等. 华钩藤中黄酮类化学成分的分离和结构鉴定 [J]. 中国药学杂志，2012，47（3）：177-179.

[7] 杨成金，张峻，吴大刚. 钩藤的三萜成分 [J]. 云南植物研究，1995，17（2）：209-214.

[8] 张峻，杨成金. 钩藤的化学成分研究（Ⅱ）[J]. 中草药，1998，29（10）：649-651.

292. 香加皮　Periplocae Cortex

【来源】本品为萝藦科植物杠柳 *Periploca sepium* Bge. 的干燥根皮。

【性能】辛、苦，温；有毒。利水消肿，祛风湿，强筋骨。

【化学成分】本品主要含有甾体等化学成分。

甾体类成分:21-*O*-甲基 -5- 孕甾烯 -3β,14β,17β,20,21- 五醇 (21-*O*-methyl-5-pregnene-3β,14β,17β,20,21-pentol)、21-*O*-甲基 -5,14- 孕甾二烯 -3β,17β,20,21- 四醇 (21-*O*-methyl-5,14-pregnadiene-3β,17β,20,21-tetrol)、21-*O*- 甲基 -5- 孕甾烯 -3β,14β,17β,21- 四醇 -20- 酮 (21-*O*-methyl-5-pregnene-3β,14β,17β,21-tetrol-20-one)、夹竹桃烯酮 A(neridienone A)、杠柳苷 A(periplocoside A)、杠柳苷 B(periplocoside B)、杠柳苷 C(periplocoside C)、杠柳加拿大麻糖苷 (periplocymarin)、5- 孕甾烯 -3β,20(*R*)- 二醇 -3- 单乙酸酯 [5-pregnene-3β,20(*R*)-diol-3-monoacetate]、β- 谷甾醇 (β-sitosterol)、β- 谷甾醇 -β-D- 葡萄糖苷 (β-sitodteryl-β-D-glucoside)、Δ$^{5(6)}$-3β,14β- 二羟基强心甾 -Δ$^{20(22)}$ 烯内酯 (xysmalogenin)、杠柳毒苷 (periplocin) 即北五加皮苷 G (periplocoside G)、北五加皮苷 H$_1$、北五加皮苷 H$_2$、北五加皮苷 A、北五加皮苷 B、北五加皮苷 C、北五加皮苷 D、北五加皮苷 E、北五加皮苷 L、北五加皮苷 M、北五加皮苷 N、北五加皮苷 J、北五加皮苷 K、北五加皮苷 F、北五加皮苷 O[1]、苷元 S-20、S-5、胡萝卜甾醇 (daucosterol)[2]。

其他:4- 甲氧基水杨醛 (4-methoxysalicylaldehyde)、北五加皮寡糖 C1(periplocae oligosaccharide C1)、北五加皮寡糖 C2(periplocae oligosaccharide C2)、北五加皮寡糖 F1(periplocae oligosaccharide F1)、北五加皮寡糖 F2(periplocae oligosaccharide F2)[1]、香树脂醇 (amyrin)、挥发油 (essential oil)、2,6- 二去氧糖、2,6- 二去氧糖内酯结构的低聚糖 (C$_1$、D$_2$、F$_1$、F$_2$)[2]、咖啡酸乙酯 (ethyl caffeate)、5,5′- 二甲氧基落叶松脂醇 -4′-*O*-β-D- 吡喃葡萄糖苷 (5,5′-dimethoxylariciresinol-4′-*O*-β-D-glucopyranoside)[3]。

【药典检测成分】2015 版《中国药典》规定，本品照高效液相色谱法测定，于 60℃干燥 4 小时，含 4- 甲氧基水杨醛不得少于 0.20%。

参考文献

[1] 国家中医药管理局《中华本草》编委会. 中华本草：第 6 册 5717 [M]. 上海：上海科学技术出版社，1999：381-383.

[2] 李天祥，张丽娟，刘虹，等. 香加皮的研究进展 [J]. 北京中医药，2008，27（12）：960-963.

[3] 李金楠，赵丽迎，于静，等. 香加皮化学成分的研究 [J]. 中成药，2010，32（9）：1552-1556.

293. 香附 Cyperi Rhizoma

【来源】本品为莎草科植物莎草 *Cyperus rotundus* L. 的干燥根茎。

【性能】辛、微苦、微甘，平。疏肝解郁，理气宽中，调经止痛。

【化学成分】本品主要含有挥发油类、甾体类、醌类等化学成分。

挥发油类成分：樟烯 (camphene)、丁香烯 (caryophyllene)、桉叶素 (1,8-cineole)、胡椒二烯 (copadiene)、胡椒烯 (copaene)、对 - 聚伞花素 (*p*-cymene)、香附子烯 (cyperene)、香附醇 (cyperol)、香附醇酮 (cyperolone)、α- 香附酮 (α-cyperone)、β- 香附酮 (β-cyperone)、β- 榄香烯 (β-elemene)、异香附醇 (*iso*-cyperol)、异考布松 (*iso*-kobusone)、考布松 (kobusone)、柠檬烯 (limonene)、4α,5α- 环氧 -11- 烯 -3α- 桉叶醇 (4α,5α-oxidoeudesm-11-en-3α-ol)、广藿香烯酮 (patchoulenone)、广藿香烯醇乙酸酯 (patchoulenyl acetate)、β- 蒎烯 (β-pinene)、莎草薁酮 (rotundone)、α- 莎草醇及 β- 莎草醇 (α-rotunol 及 β-rotunol)、芹子三烯 (selinatriene)、β- 芹子烯 (β-selinene)、香附子烯 -2-酮 -8- 醇乙酸酯 (sugeonyl acetate)、香附子烯 -2,5,8- 三醇 (sugetriol)[1]。

甾体类成分：胡萝卜苷 (daucosterol)、β- 谷甾醇 (β-sitosterol)、豆甾醇 (stigmasterol) [1]。

醌类成分：链蠕孢素 (catenarin)、大黄素甲醚 (physcion)[2]。

其他：果糖 (fructose)、葡萄糖 (glucose)、鼠李素 -3-*O*- 鼠李糖基 -(1 → 4)- 吡喃鼠李糖苷 [rhamnetin-3-*O*-rhamnosyl-(1 → 4)-rhamnopyranoside]、淀粉 (starch)[1]、十六烷酸 (hexadecanoic acid)[2]、蔗糖 (sugar)、苏葛三醇三乙酸酯 (sugetriol triacetate)、eudesma-4(14),11-dien-3β-ol[3]、6-*O*-*p*-hydroxybenzoyl-6-*epi*-aucubin、6-*O*-*p*-hydroxybenzoyl-6-*epi*-monomelittoside、verproside、syringopicroside B、syringopicroside C、oleuropeinic acid、oleuroside、10-hydroxyoleuropein、senburiside[4]。

【药典检测成分】2015 版《中国药典》规定，本品照挥发油测定法测定，含挥发油不得少于 1.0%(ml/g)。

参考文献
[1] 国家中医药管理局《中华本草》编委会. 中华本草：第 8 册 7702 [M]. 上海：上海科学技术出版社，1999：561-566.
[2] 吴希，夏厚林，黄立华，等. 香附化学成分研究 [J]. 中药材，2008，31（7）：990-992.
[3] 温东婷，张蕊. 香附化学成分的分离及对未孕大鼠离体子宫肌收缩的影响 [J]. 北京大学学报：医学版，2003，35（1）：110-111.
[4] 周中流，尹文清，张华林，等. 香附化学成分研究 [J]. 中草药，2013，44（10）：1226-1230.

294. 香橼 Citri Fructus

【来源】本品为芸香科植物枸橼 *Citrus medica* L. 或香圆 *Citrus wilsonii* Tanaka 的干燥成熟果实。

【性能】辛、苦、酸，温。疏肝理气，宽中，化痰。

【化学成分】本品主要含生物碱类、黄酮类、挥发油类等化学成分。

生物碱类成分：*N*- 甲基酪胺 (*N*-methyltyramine)、辛弗林 (synephine)[1]。

黄酮类类成分：橙皮苷 (hesperidin)、柚皮苷 (naringin)[1]。

挥发油类成分：衣兰烯 (ylangene)、牻牛儿醛 (geranial)、乙酸牻牛儿醇 (geraniol)、牻牛儿醇酯 (geranyl acetate)、樟烯 (camphene)、3- 蒈烯 (3-carene)、丁香烯 (caryophyllene)、柠檬醛 (citral)、

香茅醛 (citronellal)、香茅醇 (citronellol)、柠檬油素 (citropten)、对 - 聚伞花素 (*p*-cymene)、癸醛 (decanal)、*α*- 松油醇 (*α*-terpieol)、庚醛 (heptanal)、柠檬烯 (limonene)、右旋柠檬烯 (limonene)、辛醛 (octanal)、芳樟醇 (linalool)、罗勒烯 (ocimene)、乙酸芳樟醇酯 (linalyl acetate)、4- 松油醇 (4-terpineol)、异松油烯 (terpinolene)、月桂烯 (myrcene)、橙花醛 (neral)、橙花醇 (nerol)、壬醇 (nonanol)、水芹烯 (phellandrene)、*α*- 水芹烯 (*α*-phellandrene)、*α*- 蒎烯及 *β*- 蒎烯 (pinene)、*γ*- 松油烯 (*γ*-terpinene)[1]、*β*- 石竹烯 (beta-caryophyllene)、金合欢醛[2]。

胡萝卜素类成分：六氢番茄烃 (phytofluene)、*β*- 阿扑 -8- 胡萝卜醛 (*β*-apo-8-carotenal)、*η*- 胡萝卜素 (*η*-carotene)、羟基 -*α*- 胡萝卜素 (hydroxy-*α*-carotene)、*β*- 胡萝卜素氧化物 (*β*-mutatochrome)、堇黄质 (violaxanthin)、隐黄素 (cryptoflavin)、叶黄素环氧化物 (lutein epoxide)、黄体呋喃素 (luteoxanthin)、玉米黄质 (mutatoxanthin)、新黄质 (neoxanthin)、维生素 A 活性物质[1]。

有机酸类成分：枸橼酸 (citric acid)、琥珀酸 (succinic acid)、苹果酸 (malic acid)[1]。

三萜及甾体类成分：胡萝卜苷 (daucosterol)、*β*- 谷甾醇 (*β*-sitosterol)、黄柏内酯 (obaculactone)、黄柏酮 (obacunone)[1]。

其他：枸橼苦素 (citrusin)、果胶 (pectin)、鞣质 (tannins)、维生素 C(vitamin C)[1]。

【药典检测成分】2015 版《中国药典》规定，香圆照高效液相色谱法测定，含柚皮苷不得少于 2.5%。

参考文献
[1] 国家中医药管理局《中华本草》编委会. 中华本草：第 4 册 3727 [M]. 上海：上海科学技术出版社，1999：908-911.
[2] 李雪梅，刘维涓. 香橼叶挥发性化学成分及其在卷烟加香中的应用研究 [J]. 烟草科技，2000（5）：24-25.

295. 香薷　Moslae Herba

【来源】本品为唇形科植物石香薷 *Mosla chinensis* Maxim. 或江香薷 *Mosla chinensis* 'Jiangxiangru' 的干燥地上部分。

【性能】辛，微温。发汗解表，和中利湿。

【化学成分】本品主要含有黄酮类、挥发油、萜类及甾体类等化学成分。

黄酮类成分：刺槐素 -7-*O*-*β*-D- 葡萄糖苷 (acacetin-7-*O*-*β*-D-glucoside)、5,7- 二羟基 -4′- 甲氧基黄酮 (5,7-dihydroxy-4′-methoxyflavanone)、5- 羟基 -6- 甲氧基双氢黄酮 -7-*O*-*α*-D- 吡喃半乳糖苷 (5-hydroxy-6-methoxyflavanone-7-*O*-*α*-D-galactopyranoside)、5- 羟基 -6,7- 二甲氧基黄酮 (5-hydroxy-6,7-dimethoxyflavone)、5- 羟基 -7,8- 二甲氧基黄酮 (5-hydroxy-7,8-dimethoxyflavone)[1]、5- 羟基 -6- 甲基 -7-*O*-*β*-D- 吡喃木糖 (3 → 1)-*β*-D- 吡喃木糖双氢黄酮苷 (5-hydroxy-6-methyl-7-*O*-*β*-D-xylopyranosyl-(3 → 1)-*β*-D-xylopyranosid)、鼠李柠檬素 -3-*O*-*β*-D- 芹糖 -(1 → 5)-*β*-D- 芹糖 -4′-*O*-*β*-D- 葡萄糖苷 (rhamnocitrin-3-*O*-*β*-D-apiosyl-(1 → 5)-*β*-D-apiosyl-4′-*O*-*β*-D-glucoside)[2]、桑色素 -7-*O*-*β*-D- 葡萄糖苷 (morn-7-*O*-*β*-D-glucoside)、刺槐素 -7-*O*- 芸香糖苷 (acacetin-7-*O*-rutinoside)、木犀草素 -5-*O*-*β*-D- 葡萄糖苷 (luteolin-5-*O*-*β*-D-glucoside)、槲皮素 -3-*O*-*β*-D- 半乳糖苷 (quercetin-3-*O*-*β*-D-galactoside)、木犀草素 -7-*O*-*β*-D- 葡萄糖苷[3]、木香薷素 I (muxiangrine I)、木香薷素 II (muxiangrine II)、木香薷素 III (muxiangrine III)[4]、5,7- 二甲氧基 -4′- 羟基黄酮、芹菜素 -7-*O*-*α*-L- 鼠李糖 (1 → 4)6″-*O*- 乙酰基 -*β*-D- 葡萄糖苷、金合欢素 -7-*O*- 芸香苷[5]、熊竹素 (kumatakenin)[6]、黄芩素 -7- 甲醚 (negletein)、木犀草素 (luteolin)、槲皮素 (quercetin)、金圣草黄素 (chrysoeriol)、芹菜素 (apigenin)。

挥发油类成分：苯乙酮 (acetophenone)、对异丙基苯甲醇 (*p*-*iso*-propylbenzyl alcohol)、*β*- 甜没药烯 (*β*-bisabolene)、樟烯 (camphene)、香荆芥酚 (carvactol)、*β*- 丁香烯 (*β*-caryophyllene)、

对聚伞花素 (*p*-cymene)、香薷酮 (elsholtzione)、β- 金合欢烯 (β-farnesene)、葎草烯 (humulene)、柠檬烯 (limonene)、α- 水芹烯 (α-phellandrene)、α- 蒎烯 (α-pinene)、β- 蒎烯 (β-pinene)、4- 松油烯醇(terpine-4-ol)、α- 松油烯 (α-terpinene)、γ- 松油烯 (γ-terpinene)、麝香草酚即百里香酚 (thymol)、α- 反式香柑油烯 (α-*trans*-bergamotene)[1]、β- 脱氢香薷酮 (β-naginata ketone)[7]、6,6- 二甲基 -二环 [3,1,1] 庚烷 (6,6-dimethyl-bicycio[3,1,1]heptane)、α- 石竹烯 (α-caryophyllen)、7,11- 二甲基 -1,6,10- 十二碳三烯 (7,11-dimethyl-1,6,10-Dodecatriene)、D- 柠檬烯 (D-limonene)、*O*- 薄荷 -8-烯 (*O*-menth-8-ene)、2- 甲基 -5-(1- 甲基乙基)- 环己烯 [2-methyl-5-(1-methyl)-cyclohexen-1-one][8]、异己烷 (*iso*-hexane)、甲基香荆醚 (methyl carvacryiether)、甲基百里醚 (methylthymyiether)、乙酸牻牛儿酯 (geranylacetate)[9]。

萜类及甾体类成分 : 熊果酸 (ursolic acid)、β- 谷甾醇 (β-sitosterol)、β- 谷甾醇 -3-β-D- 葡萄糖苷 (β-sitosterol-3-β-D-glucoside)[1]、β- 胡萝卜苷 (β-daucosterol)[6]。

脂肪酸类成分 : 亚油酸 (linoleic acid)、棕榈酸 (palmitic acid)、亚麻酸 (linolenic acid)[1]、α-亚麻酸 (α-linolenic acid)、油酸 (oleic acid)、硬脂酸 (stearic acid)[10,12]。

其他 :6- 甲基三十三烷 (6-methyl-tritriacontane)、13- 环己基二十六烷 (13-cyclohexylhexacosane)[1]、3- 羟基牛蒡子苷 (3-hydroxyarctiin)[2]、咖啡酸 (caffeic acid)、儿茶素 (catechin)、阿魏酸正十八酯 (stearyl ferulat)[9]、Mn、Zn、Fe、Cu[11]、methyl-3-(3',4'-dihydroxyphenyl)lactate、corchoionoside C、野樱苷 (prunasin)、苯甲基 -D- 葡萄糖苷 (benzyl-D-glucopyranoside)、sambunigrin、(*S*)-pencedanol-7-*O*-β-D-glucopyranoside[13]。

【药典检测成分】2015 版《中国药典》规定 , 本品照挥发油测定法测定 , 含挥发油不得少于0.60%(ml/g)。本品照气相色谱法测定 , 按干燥品计算 , 含麝香草酚与香荆芥酚的总量不得少于0.16%。

参考文献
[1] 国家中医药管理局《中华本草》编委会. 中华本草 : 第 7 册 6110 [M]. 上海 : 上海科学技术出版社 , 1999 : 91-95.
[2] 郑尚珍 , 孙丽萍 , 沈序维. 石香薷中化学成分的研究 [J]. 植物学报 , 1996, 38 (2) : 156-160.
[3] 孙丽萍 , 王建人 , 李秀荣 , 等. 黄花香薷化学成分的研究Ⅱ. 黄酮类成分的分离和鉴定 [J]. 中草药 , 1997 (11) : 646-648.
[4] 郑尚珍 , 康淑荷 , 沈彤. 木香薷化学成分的研究 [J]. 西北师范大学学报（自然科学版）, 2000, 36 (1) : 51-57.
[5] 杨彩霞 , 康淑荷 , 荆黎田 , 等. 石香薷中的黄酮体化合物 [J]. 西北民族学院学报（自然科学版）, 2003, 24 (1) : 31-33.
[6] 郑旭东 , 胡浩斌. 香薷化学成分的研究 [J]. 化学研究 , 2006, 17 (3) : 85-87.
[7] 郑旭东 , 胡浩斌. 庆阳香薷挥发油化学成分的研究 [J]. 光谱实验室 , 2005 (01) : 179-182.
[8] 张继 , 王振恒 , 姚健 , 等. 高原香薷挥发性成分的分析研究 [J]. 兰州大学学报 : 自然科学版 , 2004, 40 (5) : 69-72.
[9] 郑旭东 , 胡浩斌 , 郑尚珍. 土香薷挥发油化学成分的研究 [J]. 兰州大学学报 : 自然科学版 , 2004, 40 (3) : 53-55.
[10] 梅文泉 , 和承尧 , 董宝生 , 等. 香薷籽油脂肪酸组成分析 [J]. 中国油脂 , 2004 (6) : 68-69.
[11] 梅文泉 , 和承尧 , 汪禄祥 , 等. 云南丽江野生香薷籽微量元素成分分析 [J]. 广东微量元素科学 , 2002, (01) : 56-57.
[12] 刘华 , 沈娟娟 , 张东明 , 等.江香薷极性成分的研究 [J].中国实验方剂学杂志 , 2010, 16 (8) : 84-86.
[13] 胡浩武 , 谢晓鸣 , 张普照 , 等.江香薷黄酮类化学成分研究 [J].中药材 , 2010, 33 (2) : 218-219.

296. 重楼　Paridis Rhizoma

【来源】本品为百合科植物云南重楼 *Paris polyphylla* Smith var.*yunnanensis*(Franch)Hand.-Mazz.或七叶一枝花 *Paris polyphylla* Smith var.*chinensis*(Franch)Hara 的干燥根茎。

【性能】苦 , 微寒 ; 有小毒。清热解毒 , 消肿止痛 , 凉肝定惊。

【化学成分】本品主要含有黄酮类、甾体及皂苷类等化学成分。

黄酮类成分：山柰酚 -3-*O*-*β*-D- 葡萄吡喃糖基 -(1 → 6)-*β*-D- 葡萄吡喃苷 [kaempferol-3-*O*-*β*-D-glucopyranosyl-(1 → 6)-*β*-D-glucopyranoside]、7-*O*-*α*-L- 鼠李吡喃糖基 - 山柰酚 -3-*O*-*β*-D- 葡萄吡喃糖基 -(1 → 6)-*β*-D- 葡萄糖苷 (7-*O*-*α*-L-rhamnopyranosyl-kaempfcrol-3-*O*-*β*-D-glucopyranosyl-(1 → 6)-*β*-D-glucopyranoside)[1]。

甾体及皂苷类成分：薯蓣皂苷元 -3-*O*-*α*-L- 呋喃阿拉伯糖基 -(1 → 4)-[*α*-L- 吡喃鼠李糖基 -(1 → 2)]-*β*-D- 吡喃葡萄糖苷 {diosgenin-3-*O*-*α*-L-arabinofuranosyl-(1 → 4)-[*α*-L-rhamnopyranosyl-(1 → 2)]-*β*-D-glucopyranoside}、薯蓣皂苷元 -3-*O*-*α*-L- 吡喃鼠李糖基 -(1 → 2)-*β*-D- 吡喃葡萄糖苷 [diosgenin-3-*O*-*α*-L-rhamnopyranosyl-(1 → 2)-*β*-D-glucopyranoside]、薯蓣皂苷元 -3-*O*-*α*-L- 吡喃鼠李糖基 -(1 → 4)-*α*-L- 吡喃鼠李糖基 -(1 → 4)-[*α*-L- 吡喃鼠李糖基 -(1 → 2)]-*β*-D- 吡喃葡萄糖苷 {diosgenin-3-*O*-*α*-L-rhamnopyranosyl-(1 → 4)-*α*-L-rhamnopyranosyl-(1 → 4)-[*α*-L-rhamnopyranosyl-(1 → 2)]-*β*-D-glucopyranoside}、薯蓣皂苷元 -3-*O*-*α*-L- 吡喃鼠李糖基 -(1 → 2)-[*α*-L- 呋喃阿拉伯糖基 -(1 → 3)]-*β*-D- 吡喃葡萄糖苷 {diosgenin-3-*O*-*α*-L-rhamnopyranosyl-(1 → 2)-[*α*-L-arabinofuranosyl-(1 → 3)]-*β*-D-glucopyranoside} 即蚤休皂苷 (pariphyllin)、薯蓣皂苷元 -3-*O*-*α*-L- 吡喃鼠李糖基 -(1 → 2)-[*α*-L- 吡喃鼠李糖基 -(1 → 4)]-*β*-D- 吡喃葡萄糖苷 {diosgenin-3-*O*-*α*-L-rhamnopyranosyl-(1 → 2)-[*α*-L-rhamnopyranosyl-(1 → 4)]-*β*-D-glucopyranoside} 即薯蓣皂苷 (dioscin)、薯蓣皂苷元 -3-*O*-*β*-D- 吡喃葡萄糖苷 (diosgenin-3-*O*-*β*-D-glucopyranoside) 即七叶一枝花皂苷 A (polyphyllin A)、薯蓣皂苷元 - 六乙酰基 3-*O*-*α*-L- 吡喃鼠李糖基 -(1 → 2)-*β*-D- 吡喃葡萄糖苷 [diosgeninhexaacetyl-3-*O*-*α*-L-rhamnopyranosyl-(1 → 2)-*β*-D-glucopyranoside]、薯蓣皂苷元 -3-*O*-*α*-L- 呋喃阿拉伯糖基 -(1 → 4)-*β*-D- 吡喃葡萄糖苷 [diosgenin-3-*O*-*α*-L-arabinofuranosyl-(1 → 4)-*β*-D-glucopyranoside]、甲基原薯蓣皂苷 (methylprotodioscin)、蚤休甾酮 (paristerone)、喷诺苷元 -3-*O*-*α*-L- 吡喃鼠李糖基 -(1 → 4)-[*α*-L- 吡喃鼠李糖基 -(1 → 2)]*β*-D- 吡喃葡萄糖苷 {(pennogenin-3-*O*-*α*-L-rhamnopyranosyl-(1 → 4)-[*α*-L-rhamnopyranosyl-(1 → 2)]*β*-D-glucopyranoside}、喷诺皂苷元 -3-*O*-*α*-L- 吡喃鼠李糖基 -(1 → 2)-*β*-D- 吡喃葡萄糖苷 [pennogenin-3-*O*-*α*-L-rhamnopyranosyl-(1 → 2)-*β*-D-glucopyranoside]、喷诺皂苷元 -3-*O*-*α*-L- 吡喃鼠李糖基 -(1 → 2)-[*α*-L- 吡喃鼠李糖基 -(1 → 4)]-*β*-D- 吡喃葡萄糖苷 {pennogenin-3-*O*-*α*-L-rhamnopyranosyl-(1 → 2)-[*α*-L-rhamnopyranosyl-(1 → 4)]-*β*-D-glucopyranoside}、孕 -5,16- 二烯 -3*β*- 醇 -20- 酮 -3*β*-*O*-*α*-L- 吡喃鼠李糖基 -(1 → 2)-[*α*-L- 吡喃鼠李糖基 -(1 → 4)]-*β*-D- 吡喃葡萄糖苷 {pregna-5,16-dien-3*β*-ol-20-one-3*β*-*O*-*α*-L-rhamnopyranosyl-(1 → 2)-[*α*-L-rhamnopyranosyl-(1 → 4)]-*β*-D-glucopyranoside}、孕 -5,16- 二烯 -3*β*- 醇 -20- 酮 -3*β*-*O*-*α*-L- 吡喃鼠李糖基 -(1 → 2)-[*α*-L- 吡喃鼠李糖基 -(1 → 4)-*α*-L- 吡喃鼠李糖基 -(1 → 4)]-*β*-D- 吡喃葡萄糖苷 {pregna-5,16-dien-3*β*-ol-20-one-3*β*-*O*-*α*-L-rhamnopyranosyl-(1 → 2)-[*α*-L-rhamnopyranosyl-(1 → 4)-*α*-L-rhamnopyranosyl-(1 → 4)]-*β*-D-glucopyranoside}、薯蓣皂苷元 -3-*O*-*α*-L- 呋喃阿拉伯糖基 -(1 → 4)-[*α*-L- 吡喃鼠李糖基 -(1 → 2)]-*β*-D- 吡喃葡萄糖苷、喷诺皂苷元 -3-*O*-*α*-L- 呋喃阿拉伯糖基 -(1 → 4)-[*α*-L- 吡喃鼠李糖基 -(1 → 2)]-*β*-D- 吡喃葡萄糖苷 {pennogenin-3-*O*-*α*-L-arabinofuranosyl-(1 → 4)-[*α*-L-rhamnopyranosyl-(1 → 2)]-*β*-D-glucopyranoside}、喷诺皂苷元 -3-*O*-*α*-L- 呋喃阿拉伯糖基 -(1 → 4)-*β*-D- 吡喃葡萄糖苷 [pennogenin-3-*O*-*α*-L-arabinofuranosyl-(1 → 4)-*β*-D-glucopyranoside]、喷诺皂苷元 - 六乙酰基 -3-*O*-*α*-L- 吡喃鼠李糖基 -(1 → 2)-*β*-D- 吡喃葡萄糖苷 [pennogenin-hexaacetyl-3-*O*-*α*-L-rhamnopyranosyl-(1 → 2)-*β*-D-glucopyranoside]、七叶一枝花皂苷 C、七叶一枝花皂苷 D、七叶一枝花皂苷 E、七叶一枝花皂苷 F、七叶一枝花皂苷 G、七叶一枝花皂苷 H[2]、*β*- 蜕皮素 (*β*-ecdysone)[2,3]、谷甾醇 (sitosterol)、豆甾醇 (stigmasterol)、重楼皂苷 I [diosgenin 3-*O*-*α*-L-rha-(1 → 2)-[*α*-L-arab-(1 → 4)]-D-glu]、重楼皂苷 II {diosgenin 3-*O*-*α*-rha-(1 → 4)-*α*-L-rha-(1 → 4)-[*α*-L-rha-(1 → 2)]-D-glu}、C_{22}- 羟基 - 原薯蓣皂苷、C_{22}- 甲氧基 - 原薯蓣皂苷、C_{22}- 羟基 - 原重楼皂苷 I、C_{22}- 甲氧基 - 原重楼皂苷 I、C_{22}- 甲氧基 - 原重楼皂苷 II[3]、26-*β*-D- 葡萄吡喃糖 - 纽替皂苷元 -3-*O*-*α*-L- 鼠李吡喃糖 -(1 → 2)-[*α*-L- 鼠李吡喃糖 -(1 → 4)]-*β*-D- 葡萄吡喃糖苷 (26-*β*-D-glucopyranosyl-nuatigenin-3-*O*-*α*-L-rhamnopyranosyl-(1 → 2)-[*α*-L-rhamnopyranosyl-(1 → 4)]-*β*-D-glucopyranoside)、25S- 异纽替皂苷元 -3-O-α-L- 鼠李吡喃糖 -(1 → 2)-[α-L- 鼠李吡喃糖 -(1 → 4)]-β-D- 葡萄吡喃糖苷 {25S-iso-nuatigeni-3-O-α-L-rhamnopyranosyl-(1 → 2)-[α-L-rhamnopyranosyl-(1 → 4)]-β-D-gIucopyranoside}[4]、24-O-β-D- 吡喃半乳糖基 -(23S,24S)- 螺甾 -5,25(27)- 二烯 -1β,3β,23,24- 四醇 -1-O-β-D- 吡喃木糖基 -(1 → 6)-β-D- 吡喃葡萄糖基 -(1 → 3)[α-L- 吡喃鼠李糖基 -(1 → 2)]-D- 吡喃葡萄糖苷 {24-O-β-D-galactopylanosyl-(23S,24S)-spirosta-5,25(27)-dien-1β,3β,23,24-tetrol-1-O-β-D-xylopylano-(1 → 6)-β-D-glucopyranosyl-(1 → 3)[α-L-rhamnopyranosyl-(1 → 2)]-D-glucopyranoside}[5]、(23S,25S)-3β,23,27-trihydroxyspirest-5-en-3-O-β-D-glucopyranosyl-(1 → 6)-β-D-glucopyranoside[6]。

其他：丙氨酸 (alanine)、γ- 氨基丁酸 (γ-aminobutyric acid)、天冬酰胺 (asparagine)、肌酐 (creatinine)[2]、2- 苯乙基 -β-D- 葡萄糖苷 (2-phenylethyl-β-D-glucopyranoside)、没食子酸 (gallicacid)[7]。

【药典检测成分】2015 版《中国药典》规定，本品照高效液相色谱法测定，按干燥品计算，含重楼皂苷Ⅰ、重楼皂苷Ⅱ、重楼皂苷Ⅵ和重楼皂苷Ⅶ的总量不得少于 0.60%。

参考文献
[1] 陈昌祥，张玉童. 滇重楼地上部分的配糖体 [J]. 云南植物研究，1995，17（4）：473-478.
[2] 国家中医药管理局《中华本草》编委会. 中华本草：第 8 册 7196 [M]. 上海：上海科学技术出版社，1999：132-135.
[3] 武珊珊，高文远，段宏泉，等. 重楼化学成分和药理作用研究进展 [J]. 中草药，2004，35（3）：345.
[4] 王艳霞，李慧芬. 重楼抗肿瘤作用研究 [J]. 中草药，2004，36（4）：628.
[5] 徐暾海，毛晓霞，徐雅娟，等. 云南重楼中的新甾体皂苷 [J]. 高等学校化学学报，2007，28（12）：2303-2306.
[6] 刘海，张婷，陈筱清，等. 云南重楼的甾体皂苷类成分 [J]. 中国天然药物，2006，4（4）：264-267.
[7] 华栋，刘杨，王夏茵，等. 宽叶重楼化学成分研究 [J]. 中南药学，2015，13（1）：43-46.

297. 禹州漏芦　Echinopsis Radix

【来源】本品为菊科植物蓝刺头 *Echinops larifolius* Tausch 或华东蓝刺头 *Echinops grijisii* Hance 的干燥根。

【性能】苦，寒。清热解毒，消痈，下乳，舒筋通脉。

【化学成分】本品主要含有生物碱类、挥发油类、萜类及甾体类等化学成分。

生物碱类成分：蓝刺头碱 (echinopsine)、蓝刺头宁碱 (echinine)、蓝枣砂定碱 (echinopsidine)、蓝刺头胺 (echinoramine)、蓝刺头醚碱 (echinorine)、卡多帕亭 (cardopatine)、异卡多帕亭 (iso-cardopatine)[1]。

挥发油类成分：蒲公英赛醇乙酸酯 (taraxerol acetate)、α- 三联噻吩 (α-terthiophene)、α- 香树脂醇 (α-amyrin)、α- 香树脂醇乙酸酯 (α-amyrin acetate)、α- 香柑油烯 (α-bergamotene)、反式丁香烯 (caryophyllene)、丁香烯氧化物 (caryophyllene oxide)、6,10,14- 三甲基 -2- 十五碳烯 (6,10,14-trimethyl-2-pentadecene)、邻苯二甲酸二丁酯 (dibutlphyhalate)、5-(3,4- 二羟基 -1- 丁炔基)-2,2'- 联噻吩 [5-(3,4-dihydroxybutyn-1-yl)-2,2'-bithiophene]、表 -β- 檀香萜烯 (epi-β-santalene)、顺式 -β- 金合欢烯 (cis-β-farnesene)、δ- 愈创木烯 (δ-guaiene)、葎草烯 (humulene)、异薄荷酮 (iso-menthone)、5-(4-O- 异戊酰 -1- 丁炔基) 联噻吩 [5-(4-O-iso-pentanoylbutyn-1-yl)-2,2-bithiophene]、柠檬烯 (limonene)、薄荷酮 (menthone)、十六烷酸 (hexadecanoic acid)、三十烷酸 (triacontanoic acid)、木香酸 (costic acid)、9,12- 十八碳二烯酸甲酯 (methyl 9,12-octadecadienoate)、9- 十八碳烯酸甲酯 (methyl 9-octdecenoate)、9,12- 十八碳二烯酸 (9,12-octadeca-dienoic acid)、胡薄荷酮 (pulegone)、α- 檀香萜烯及 β- 檀香萜烯 (santalene)[1]、5- 乙酰基 -2,2'- 联噻吩 (5-acety1-2,2'-bithiophene)、

5-(3- 乙酰氧基 -4- 异戊酰氧基丁炔 -1)-2,2′- 联噻吩 [5-(3-acetoxy-4-*iso*-valeroyloxybut-1-ynyl)-2,2′-bithiophene]、苯并 (1,2:5,4) 联噻吩 [benzo(1,2:5,4)bithiophene]、5-(4- 羟基丁炔 -1)-2,2′- 联噻吩 [5-(4-hydroxybut-1-ynyl)-2,2′-bithiophene]、5-(3- 丁烯 -1- 炔基) 联噻吩 [5-(3-buten-1-ynyl) bithiophene][1,2]、对 - 羟基乙酸苯酯 (ethyl 4-hydroxyphenylacetate)、香草醛 (vanillin)[3]。

萜类及甾体类成分：冬青叶豚草酸 (ilicic acid)、胡萝卜苷 (daucosterol)、β- 谷甾醇 (β-sitosterol)、熊果酸 (ursolic acid)[1]。

其他：地榆糖苷 I(ziyuglycoside I)[1]。

【药典检测成分】 2015 版《中国药典》规定，本品照高效液相色谱法测定，按干燥品计算，含 α- 三联噻吩不得少于 0.20%。

参考文献

[1] 国家中医药管理局《中华本草》编委会. 中华本草：第 7 册 7054 [M]. 上海：上海科学技术出版社，1999：976-980.
[2] 汪毅，李铣，孟大利，等. 禹州漏芦中噻吩类的化学成分 [J]. 沈阳药科大学学报，2008，25（3）：194-196.
[3] 汪毅，李铣，孟大利，等. 蓝刺头化学成分的研究 [J]. 中草药，2006，37（2）：189-190.

298. 胖大海 Stercliae Lychnophorae Semen

【来源】 本品为梧桐科植物胖大海 *Sterculia lychnophora* Hance 的干燥成熟种子。

【性能】 甘，寒。清热润肺，利咽开音，润肠通便。

【化学成分】 本品主要含有糖类等化学成分。

糖类成分：阿拉伯糖 (arabinose)、半乳糖 (galactose)、戊糖 (pentaglucose)[1]、L- 鼠李糖 (L-rhamnose)、D- 半乳糖 (D-galactose)、蔗糖 (sugar)[2]。

其他：西黄芪胶黏素 (bassorin)、胡萝卜苷 (daucosterol)、β- 谷甾醇 (β-sitosterol)、2,4- 二羟基苯甲酸 (2,4-dihydroxybenzoic acid)[2]。

【药典检测成分】 无。

参考文献

[1] 国家中医药管理局《中华本草》编委会. 中华本草：第 5 册 4413 [M]. 上海：上海科学技术出版社，1999：391-393.
[2] 陈建民，李文魁. 胖大海化学成分的研究 [J]. 中药材，1995，18（11）：567-569.

299. 独一味 Lamiophlomis Herba

【来源】 本品为藏族习用药材。为唇形科植物独一味 *Lamiophlomis rotata* (Benth.) Kudo 的干燥地上部分。

【性能】 甘、苦，平。活血止血，祛风止痛。

【化学成分】 本品主要含有黄酮类、萜类、苯乙醇苷类等化学成分。

黄酮类成分：槲皮素 (quercetin)、槲皮素 -3-*O*- 阿拉伯糖苷 (quercetin-3-*O*-arabinoside)、木犀草素 (luteolin)、木犀草素 -7-*O*- 葡萄糖苷 (luteolin-7-*O*-glucoside)、芹菜素 -7-*O*- 新陈皮苷 (apigenin-7-*O*-neohesperidoside)[1]、刺槐素 (acacetin)、芹菜素 (apigenin)、芹菜素 7-*O*-(6″- 反式 - 对 - 香豆酰基)-β-D- 半乳糖苷 {apigenin7-*O*-[6″-(*E*)-*P*-coumaroyl]-β-D-galactopyranoside}、木犀草素 -7-*O*-β-D- 吡喃葡萄糖苷 (luteolin-7-*O*-β-D-glucopyranoside)、小麦黄素 (tricin)、芫花

素 (genkwanin)[2]、木犀草素 -7-*O*-β-D- 吡喃葡萄糖苷 (luteolin-7-*O*-β-D-glucopyranoside)、芹菜素 -7-*O*-β-D- 吡喃葡萄糖苷 (apigenin-7-*O*-β-D-glucopyranoside)、木犀草素 -7-*O*-[β-D- 呋喃芹菜糖 -(1→6)]-β-D- 吡喃葡萄糖苷 {luteolin-7-*O*-[β-D-apiofuranosyl-(1→6)]-β-D-glucopyranoside}[3]。

萜类成分：独一味素 A(lamiophlomiol A)、独一味素 B(lamiophlomiol B)、独一味素 C(lamiophlomiol C)、β- 谷甾醇 (β-sitosterol)、8-*O*- 乙酰基山栀苷甲酯 (8-*O*-acetylshanzhiside methyl ester)、山栀苷甲酯 (shanzhiside methyl ester)、角叉菜苷、钓钟柳苷 (penstemoside)、7,8- 去氢钓钟柳苷 (7,8-dehydropenstemoside)[1]。

苯乙醇苷类成分：水苏苷 (betonyoside A)、连翘酯苷 B(forsythoside B)、毛蕊糖苷 (verbascosider)[3]。

其他：胡麻属苷 (sesamoside)、1- 羟基 -2,3,5- 三甲氧基呫吨酮 (1-hydroxy-2,3,5-trimethoxyxanthone)、棕榈酸 (palmitic acid)[1]、丁香酸 (syringic acid)[2]、红景天苷 (salidroside)、龙胆酸 (2,5-dihydroxy-benzoic acid)、3,4- 二羟基苯乙醇 (3,4-dihydroxyphenylethanol)、2,4,5- 三羟基肉桂酸 (2,4,5-trihydroxycinnamic acid)、2*E*-4- 羟基己烯酸 [(*E*)-4-hydroxyhex-2-enoic acid][4]。

【药典检测成分】2015 版《中国药典》规定，本品照高效液相色谱法测定，按干燥品计算，含山栀苷甲酯和 8-*O*- 乙酰山栀苷甲酯的总量不得少于 0.50%。

参考文献

［1］国家中医药管理局《中华本草》编委会. 中华本草：第 7 册 6074 [M]. 上海：上海科学技术出版社，1999：56-57.

［2］李旨君，张晓琦，轧霁，等. 藏药独一味地上部分的化学成分 [J]. 中国天然药物，2008，6（5）：342-344.

［3］王瑞冬，孙连娜，陶朝阳，等. 独一味化学成分的研究 [J]. 第二军医大学学报，2005，26（10）：1171-1173.

［4］梅之南，尹雪霏，丁昕，等. 独一味化学成分的研究（Ⅰ）[J]. 中南民族大学学报（自然科学版），2014，33（4）：57-60.

300. 独活　Angelicae Pubescentis Radix

【来源】本品为伞形科植物重齿毛当归 *Angelica pubescens* Maxinm.f.*biserrata* Shen et Yuan 的干燥根。

【性能】辛、苦，微温。祛风除湿，通痹止痛。

【化学成分】本品主要含有香豆精类、挥发油类等化学成分。

香豆精类成分：毛当归醇 (anpubesol)、当归醇 D(angelol D)、当归醇 G(angelol G)、当归醇 B(angelol B)、香柑内酯 (bergapten)、二氢山芹醇 (columbianetin)、二氢山芹醇当归酸酯 (columbianadin)、二氢山芹醇乙酸酯 (columbianetin acetate)、二氢山芹醇葡萄糖苷 (columbianetin-β-D-glcopyranoside)、花椒毒素 (xanthotoxin)、异欧前胡内酯 (*iso*-imperatorin)、欧芹酚甲醚即蛇床子素 (osthole)[1]、川白芷素 (angenomalin)[2]、二氢山芹醇 -β-D- 葡萄糖苷 (β-D-glucosyl-columbianetin)、仲 -*O*-β-D- 吡喃葡萄糖基 -(*R*)- 白当归素 [sec-*O*-β-D-glucopyranosyl-(*R*)-byakangelicin]、叔 -*O*-β-D- 吡喃葡萄糖基 -(*R*)- 白当归素 [tert-*O*-β-D-glucopyranosyl-(*R*)-byakangelicin][3]、佛手酚 (bergaptol)、2′- 去氧橙皮内酯水合物 (2′-deoxymeranzin hydrate)、补骨脂素 (psoralen)[4]。

挥发油类成分：8- 亚甲基 -4,11,11- 三甲基双环 [7,2,0]-4- 十一碳烯 [bicyclo[7,2,0]undec-4-ene-4,11,11-trimethyl-8-methylene]、α- 柏木烯 (α-cedrene)、β- 柏木烯 (β-cedrene)、对 - 甲基苯酚 (*p*-cresol)、对 - 聚伞花素 (*p*-cymene)、十二烷基异丙基醚 (dodecyl-*iso*-propyl ether)、佛术烯 (eremophilene)、葎草烯 (humulene)、α- 长蒎烯 (α-longipinene)、4,4′- 甲撑双 (2,3,5,6- 四甲基)- 苯酚 [4,4′-methylenebis(2,3,5,6-tetramethyl)phenol]、橙花叔醇 (nerolidol)、氧杂环十六烷 -2- 酮

(oxocy-clohexandecan-2-one)、α- 水芹烯 (α-phelladrene)、α- 蒎烯 (α-pinene)、枞油烯 (sylvestrene)、百里香酚 (thymol)[1]。

其他：γ- 氨 基 丁 酸 (γ-aminobutyric acid)[1]、3-O- 反 式 香 豆 酰 基 奎 宁 酸 (3-O-trans-coumaroylquinic acid)、3-O- 反式阿魏酰基奎宁酸 (3-O-trans-feruloylquinic acid)[2]。

【药典检测成分】 2015 版《中国药典》规定，本品照高效液相色谱法测定，按干燥品计算，含蛇床子素不得少于 0.50%，含二氢欧山芹醇当归酸酯不得少于 0.080%。

参考文献

［1］国家中医药管理局《中华本草》编委会. 中华本草：第 5 册 5080［M］. 上海：上海科学技术出版社，1999：877-882.
［2］杨秀伟，郭庆梅，张才煜，等. 独活化学成分的进一步研究［J］. 解放军药学学报，2008，24（5）：389-392.
［3］丁希飞，冯煦，董云发，等. 中药独活化学成分的研究［J］. 中药材，2008，31（4）：516-518.
［4］张才煜，张本刚，杨秀伟，等. 独活化学成分的研究［J］. 解放军药学学报，2007，23（4）：241-245.

301. 急性子　　Impatientis Semen

【来源】 本品为凤仙花科植物凤仙花 *Impatiens balsamina* L. 的干燥成熟种子。

【性能】 微苦、辛，温；有小毒。破血，软坚，消积。

【化学成分】 本品主要含有黄酮类、醌类、萜类及甾体类等化学成分。

黄酮类成分：芹菜素 -4′-O-β-D- 呋喃木糖基 -(1 → 4)-O-β-D- 吡喃葡萄糖苷 [apigenin-4′-O-β-D-xylofuranosyl-(1→4)-O-β-D-glucopyranoside][1]、山奈酚 -3- 葡萄糖苷 (astragalin)、山奈酚 -3-O-芸香糖苷 (kaempferol-3-O-rutinosid)、山奈酚 -3- 鼠李糖基双葡萄糖苷、山奈酚 -3- 对羟基桂皮酸葡萄糖苷、山奈酚 (kaempferol)[2]、山奈酚葡萄糖苷 (kaempferol-3-glucoside)、山奈酚葡萄糖鼠李糖苷 (kaempferol-3-glucosyl-rhamnoside)[3]。

醌 类 成 分：蒽 醌 苷 (anthraquinone glycoside)、2- 甲 氧 基 -1,4- 萘 醌 (2-methoxy-1,4-napthoquinone)[1]、5α- 还原酶抑制剂二 -(2- 羟基 -1,4- 萘醌 -3-)- 乙烷 (impatienol)[4]、2- 羟基 -1,4-萘醌 (2-hydroxy-1,4-naphthoquinone)、2- 甲氧基 -1,4- 萘醌 (2-methoxy-1,4-naphthoquinone)[5]。

萜类及甾体类成分：凤仙甾醇 (balsaminasterol)、凤仙萜四醇 -A(hosenkol-A)、β- 谷甾醇 (β-sitosterol)、β- 香树脂醇 (β-amyrin)、α- 菠菜甾醇 (α-spinasterol)[1]、豆甾醇 (stigmasterol)[3]、α-香树脂醇 (α-amyrin)、豆甾醇 -β- 胡萝卜苷 [6]。

脂肪油类成分：硬脂酸乙酯 (ethyl stearate)、油酸乙酯 (ethyl oleate)、棕榈酸乙酯 (ethyl palmitate)、9- 十八碳烯酸 -1- 甘油酯 [(R,Z)-glycerol-1(9-octadecenoate)]、类脂 (lipids)、油酸 (oleic acid)、棕榈酸 (palmitic acid)、十八碳四烯酸 (parinaric acid)、硬脂酸 (stearic acid)[1]、反式对羟基肉桂酸二十二烷醇酯、十七烷醇 (1-heptadecanol)、亚油酸 (linoleic acid)、羽扇豆醇 (lupeol)[6]。

其他：车前糖 (planteose)、蔗糖 (sucrose)、4,4′- 双香豆素 (4,4′-dicoumarin)[7]。

酮类化合物：balsaminone A、balsaminone B[8]、balsaminone C[9]。

【药典检测成分】 无。

参考文献

［1］国家中医药管理局《中华本草》编委会. 中华本草：第 5 册 4010［M］. 上海：上海科学技术出版社，1999：135-136.
［2］LIN Hua，ZHAO Feng-peng，LIAN Sai-chia，et al. Separation of kaempferols in Impatiens balsaminaflowem by capillary electrophoresis with eltrochemical detection［J］. Journal of Chromatography A，2001，（909）：297-303.
［3］胡喜兰，朱慧，刘存瑞，等. 凤仙花的化学成分研究［J］. 中成药，2003，25（10）：833-834.
［4］Ishiguro K，Oku H，KATO T. Testosterone 5a-reductase inhibitor bisnaphthoquinone derivative from Impatiens balsamina［J］. Phytotherapy Research，2000（14）：54-56.

［5］Oku H，Ishiguro K．Screening method for PA Fantagonist substances：on the phenolic compounds fromImpatients balsamina L．［J］．Phytotherapy Research，1999（13）：521-525.

［6］李惠成，田瑄．裂距凤仙花化学成分研究［J］．河西学院学报，2006，22（2）：56-58.

［7］Pharkphoom P．A new biscoumarin from Impatiens balsamina root cultures［J］．Plant Med，1998（64）：774-775.

［8］Ishiguro K，Ohiray，Oku H．Antipruritic dinaphthofuran-7,12-dione derivatives from the pericarp of Impatiens balsamina［J］.J Nat Prod，1998（61）：1126-1129.

［9］裴慧,雷静,钱士辉.一个从急性子中分离得到的新的具有细胞活性的双萘呋喃-7,12-酮类衍生物[J].中药材,2012,35(3)：407-410.

302. 姜黄　Curcumae Longae Rhizoma

【来源】 本品为姜科植物姜黄 *Curcuma longa* L. 的干燥根茎。

【性能】 辛、苦，温。破血行气，通经止痛。

【化学成分】 本品主要含有姜黄素类、挥发油、倍半萜类等化学成分。

姜黄素类成分：姜黄素 (curcumin)、对,对′- 二羟基二桂皮酰甲烷 (*p,p′*-dihydroxydicinnamoyl methane)，即双去甲氧基姜黄素 (bisdemethoxycurcumin)、对 - 羟基桂皮酰阿魏酰基甲烷 (*p*-hydroxycinnamoylferuloylmethane)，即去甲氧基姜黄素 (demethoxycurcumin)、二氢姜黄素 (dihydrocurcumin)[1]。

挥发油类成分：芳香姜黄酮 (arturmerone)、芳香姜黄烯 (arcurcumene)、龙脑 (borneol)、丁香烯 (caryophyllene)、桉叶素 (cineole)、莪术呋喃烯酮 (curzerenone)、莪术醇 (curcumol)、莪术二酮 (curdione)、姜黄烯 (curcumene)、柠檬烯 (limonene)、芳樟醇 (linalool)、α- 蒎烯 (α-pinene)、β- 蒎烯 (β-pinene)、松油烯 (terpinene)、姜黄酮 (turmerone)、大牻牛儿酮 (germacrone)[1]。

倍半萜类成分：甜没药姜黄酮 (bisacurone)、莪术双环烯酮 (curcumenone)、莪术烯醇 (curcumenol)、姜黄新酮 (curlone)、去氢莪术二酮 (dihydrocurdione)、4,5- 二羟基 - 甜没药 -2,10- 二烯 (4,5-dihydroxybisabola-2,10-diene)、2,5- 二羟基 - 甜没药 -3,10- 二烯 (2,5-dihydroxybisabola-3,10-diene)、表原莪术烯醇 (eiprocurcumenol)、大牻牛儿酮 -13- 醛 (germacrone-13-al)、(4*S*,5*S*)- 大牻牛儿酮 -4,5- 环氧化物 [(4*S*,5*S*)-germacron-4,5-epoxide]、4- 羟基甜没药 -2,10- 二烯 -9- 酮 (4-hydroxybisabola-2,10-diene-9-one)、异原莪术烯醇 (*iso*-procurcumenol)、4- 甲氧基 -5- 羟基甜没药 -2,10- 二烯 -9- 酮 (4-methoxy-5-hydroxybisabola-2,10-diene-9-one)、原莪术二醇 (procurcumadiol)、原莪术烯醇 (procurcumenol)、姜黄酮醇 A(turmeronol A)、姜黄酮醇 B(turmeronol B)、α- 姜黄酮 (α-turmerone)、莪术薁酮二醇 (zedoaronediol)[1]、异莪术烯醇 (*iso*-curcumenol)[2]。

甾醇类成分：菜油甾醇 (campesterol)、胆甾醇 (cholesterol)、β- 谷甾醇 (β-sitosterol)、豆甾醇 (stigmasterol)[1]。

其他：阿魏酸乙酯 (ethyl 4-hydroxy-3-methoxycinnamate) 、阿魏酸 (ferulic acid)、6-methyl-7-(3-oxobutyl)-bicyclo[4.1.0]heptan-3-one、环二十二酸内酯[3]、姜黄多糖 A、姜黄多糖 B、姜黄多糖 C、姜黄多糖 D、脂肪酸、钾、钠、镁、钙、锰、铁、铜、锌[1]、6-(4,5-dihydroxy-4-methyl-cyclohex-2-en-1-yl)-2-hydroxy-2-methylheptan-4-one[4]。

【药典检测成分】 2015 版《中国药典》规定，本品照挥发油测定法测定，含挥发油不得少于 7.0%(ml/g)。本品照高效液相色谱法测定，按干燥品计算，含姜黄素不得少于 1.0%。

参考文献

［1］国家中医药管理局《中华本草》编委会．中华本草：第 8 册 7767［M］．上海：上海科学技术出版社，1999：631-637.

［2］彭炳先，周欣，王道平，等．中药蓬莪术化学成分的研究［J］．时珍国医国药，2005，16（11）：1091-1092.

[3] 易进海，陈燕，李伯刚，等. 郁金化学成分的研究 [J]. 天然产物研究与开发，2003，15（2）：98-100.
[4] 张俊侠，肖云川，刘淼，等. 姜黄中倍半萜类化学成分的研究 [J].华西药学杂志，2014，29（3）：260-262.

303. 前胡　Peucedani Radix

【来源】本品为伞形科植物白花前胡 *Peucedanum praeruptorum* Dunn 的干燥根。

【性能】苦、辛，微寒。降气化痰，散风清热。

【化学成分】本品主要含有香豆精类、皂苷等化学成分。

香豆精类成分：紫花前胡素 C- Ⅳ (Pd-C- Ⅳ) 即 3′(*S*)- 乙酰氧基 -4′(*R*)-(3- 甲基 -2- 烯酰氧基)-3′,4′- 二氢花椒内酯 [3′(*S*)-acetoxy-4′(*R*)-senecioyloxy-3′,4′-dihydroxanthyletin]、紫花前胡素 C- Ⅴ (Pd-C- Ⅴ) 即为 3′(*S*)- 乙酰氧基 -4′(*R*)- 异戊酰氧基 -3′,4′- 二氢花椒内酯 [3′(*S*)-acetoxy-4′(*R*)-*iso*-valeryloxy-3′,4′-di-hydroxanthyletin] 与 3′(*S*)- 乙酰氧基 -4′(*R*)- 当归酰氧基 -3′,4′- 二氢花椒内酯 [3′(*S*)-acetoxy-4′(*R*)-angeloyloxy-3′,4′-dihydroxanthyletin] 的等量混合物、紫花前胡素 Ⅰ (AD- Ⅰ) 即 3′(*S*)- 当归酰氧基 -4′(*R*)- 异戊酰氧基 -3′,4′- 二氢花椒内酯 [3′(*S*)-angeloy-loxy-4′(*R*)-*iso*-valeryloxy-3′,4′-dihydroxanthyletin]、芹菜糖基茵芋苷 (apiosylskimmin)、香柑内酯 (bergapten)、紫花前胡种苷Ⅳ (decuroside Ⅳ)、紫花前胡素 (decursidin)、紫花前胡素 C Ⅱ (Pd-C- Ⅱ) 即 3′(*S*)- 羟基 -4′(*R*)-(3- 甲基 -2- 丁烯酰氧基)-3′,4′- 二氢花椒内酯 [3′(*S*)-hydroxy-4′(*R*)-senecioyloxy-3′,4′-dihydroxanthyletin]、异芸香呋喃香豆醇葡萄糖苷 (*iso*-rutarin)、印度榅桲苷 (marmesinin)、5- 甲氧基补骨脂素 (5-methoxy psoralen)、8- 甲氧基补骨脂素 (8-methoxypsoralen)、紫花前胡苷 (nodakenin)、紫花前胡苷元 (nodakenetin)、外消旋白花前胡素 A (praeruptorin A) 即 Pd- Ⅰ a、外消旋白花前胡素 B 即 Pd- Ⅱ、右旋白花前胡素 C、右旋白花前胡素 D、右旋白花前胡素 E、白花前胡苷 Ⅰ (praeroside Ⅰ)、白花前胡苷 Ⅱ (praeroside Ⅱ)、白花前胡苷Ⅲ (praeroside Ⅲ)、白花前胡苷Ⅳ (praeroside Ⅳ)、白花前胡苷 Ⅴ (praeroside Ⅴ)、右旋白花前胡素 Ⅰb(Pd-Ⅰb) 即右旋 -3′(*R*)- 当归酰氧基 -4′- 酮基 -3′,4′- 二氢邪蒿素 [3′(*R*)-angeloyloxy-4′-keto-3′,4′-dihydroseselin]、右旋白花前胡素Ⅲ (Pd- Ⅲ) 即左旋 -3′(*S*)- 当归酰氧基 -4′-(*S*)- 异戊酰氧基 -3′,4′- 二氢邪蒿素 [3′(*S*)-angeloyloxy-4′(*S*)-*iso*-valevyloxy-3′,4′-dihydroseselin]、北美芹素 (pteryxin)、白花前胡香豆精 Ⅰ (peucedanocoumarin Ⅰ)、白花前胡香豆精 Ⅱ (peucedanocoumarin Ⅱ)、白花前胡香豆精 Ⅲ (peucedanocoumarin Ⅲ)、补骨脂素 (psoralen)、左旋白花前胡醇 (peucedanol)、前胡香豆精 A (qianhucoumarin A)、芸香呋喃香豆醇葡萄糖苷 (rutarin)、茵芋苷 (skimmin)、东莨菪苷 (scopolin)、紫花前胡素 C-I(Pd-C-I) 即 3′(*S*)-(3 甲基 -2- 丁烯酰氧基)-4′(*R*)- 羟基 -3′,4′- 二氢花椒内酯 [3′(*S*)-senecioyloxy-4′(*R*)-hydroxy-3′,4′-dihydroxanthyletin][1]、（−）sclerodin、欧前胡素 (imperatorin)[2]、tanshinone Ⅰ、tanshinone ⅡA[3]、angelicin、arnocoumarin、3′(*R*),4′(*R*)-3′- 千里光酰基 -4′- 当归酰基 -3′,4′- 二氢邪蒿素 [4]。

皂苷类成分：花前胡皂苷 Ⅰ (Pd-saponin Ⅰ)、花前胡皂苷 Ⅱ (Pd-saponin Ⅱ)、花前胡皂苷Ⅲ (Pd-saponin Ⅲ)、花前胡皂苷Ⅳ (Pd-saponin Ⅳ)、花前胡皂苷 Ⅴ (Pd-saponin Ⅴ)、紫花前胡皂苷 Ⅴ (Pd-saponin Ⅴ) 即 3-*O*-*α*-L- 吡喃阿拉伯糖基 - 常春藤皂苷元 -28-*O*-*β*- 龙胆二糖苷 (3-*O*-*α*-L-arabinopyranosyl hederagenin-28-*O*-*β*-gentiobioside)[1]。

其他：胡萝卜苷 (daucosterol)、*β*- 谷甾醇 (*β*-sitosterol)、半乳糖醇 (galactitol)、D- 甘露醇 (D-mannitol)[1]、2,6- 二甲基喹啉 (2,6-dimethyl quinoline)、二十四烷酸 (tetracosanoic acid)[2]、*cis*-3′,4′-di-*iso*-valerylkhel lactone、乙酰苍术定醇 (acetylatractylodinol)[3]、2,5- 二甲基 -7- 羟基色原酮 (2,5-dimethyl-7-hydroxychromone)、决明蒽酮 -8-*O*-*β*-D- 葡萄糖苷 (torachrysone-8-*O*-*β*-D-glucopyranoside)[5]。

【药典检测成分】2015 版《中国药典》规定，本品照高效液相色谱法测定，按干燥品计算，含白花前胡甲素不少于 0.90%，含白花前胡乙素不少于 0.24%。

参考文献

［1］国家中医药管理局《中华本草》编委会. 中华本草：第 5 册 5194［M］. 上海：上海科学技术出版社，1999：1008-1013.

［2］张村，肖永庆，谷口雅彦，等. 白花前胡化学成分研究 II［J］. 中国中药杂志，2006，31（16）：1333-1335.

［3］张村，肖永庆，谷口雅彦，等. 白花前胡化学成分研究（I）［J］. 中国中药杂志，2005，30（9）：675-677.

［4］常海涛，李铣. 白花前胡化学成分的研究（V）［J］. 中草药，1999，30（6）：414-416.

［5］梁妍，田维熙，马晓丰. 首乌藤的化学成分［J］. 沈阳药科大学学报，2009，26（7）：536-546.

304. 首乌藤　Polyfgoni Multiflori Caulis

【来源】本品为蓼科植物何首乌 *Polyfgonum multiflorum* Thunb. 的干燥藤茎。

【性能】甘，平。养血安神，祛风通络。

【化学成分】本品主要含有蒽醌类等化学成分。

　　蒽醌类成分：蒽苷 A(antharglycoisde A) 即是大黄素 -8- 葡萄糖苷 (emodin-8-β-D-glucopyranoside)、大黄素甲醚 (physcion)、大黄素 (emodin)[1]、6- 甲氧基 -2- 乙酰基 -3- 甲基 -1,4- 萘醌 -8-O-β-D- 葡萄糖苷 [2]、大黄素 -8-O-(6′-O- 乙酰基)-β-D- 吡喃葡萄糖苷 [emodin-8-O-(6′-O-acety1)-β-D-glucopyranoside]、桔红青霉素 (emodin-6,8-dimethyl ether)、拟石黄衣醇 (迷人醇，fallacinol)[3]。

　　其他：β- 谷甾醇 (β-sitosterol)、夜交藤乙酰苯苷 (polygoacetophenoside) 即是 2,3,4,6- 四羟基乙酰苯 -3-O- 葡萄糖苷 (2,3,4,6-tetrahydroxy acetopheone-3-O-β-D-glucopyranoside)[1]、2,3,5,4′- 四羟基二苯乙烯 -O-(6″-O- 乙酰基)-β-D- 葡萄糖苷 [2]、2,3,5,4′- 四羟基二苯乙烯 -2-O-(6″-O-α-D- 吡喃葡萄糖)-β-D- 吡喃葡萄糖苷 [2,3,5,4′-tetrahydroxystilbene-2-O-(6″-O-α-D-glucopyranosyl)-β-D-glucopyranoside][4]。

【药典检测成分】2015 版《中国药典》规定，本品照高效液相色谱法测定，按干燥品计算，含 2,3,5,4′- 四羟基二苯乙烯 -2-O-β-D- 葡萄糖苷不得少于 0.20%。

参考文献

［1］国家中医药管理局《中华本草》编委会. 中华本草：第 2 册 1319［M］. 上海：上海科学技术出版社，1999：677-678.

［2］陈万生，杨根金，张卫东，等. 制首乌中两个新化合物［J］. 药学学报，2000，35（4）：273-276.

［3］张志国，吕泰省，姚庆强，等. 何首乌蒽醌类化学成分研究［J］. 中草药，2006，37（9）：1311-1313.

［4］陈万生，刘文庸，杨根金，等. 制首乌中 1 个新的四羟基二苯乙烯苷的结构鉴定及其心血管活性研究［J］. 药学学报，2000，35（12）：906-908.

305. 洋金花　Daturae Flos

【来源】本品为茄科植物白花曼陀罗 *Datura metel* L. 的干燥花。

【性能】辛、温，有毒；平喘止咳，解痉定痛。

【化学成分】本品主要含有生物碱类、黄酮类等化学成分。

　　生物碱类成分：阿朴东莨菪碱 (aposcopolamine) 即阿朴天仙子碱 (apohyoscine)、阿托品

(atropine)、天仙子碱 (hyoscine) 即东莨菪碱 (scopolamine)、天仙子胺 (hyoscyamine) 又名莨菪碱、酪胺 (tyramine)、红古豆碱 (cuscohygrine)、山莨菪碱 (anisodamine)[1]。

黄酮类成分:7-O-α-L- 鼠李吡喃糖基 - 山柰酚、7-O-β-D- 葡萄吡喃糖基 - 山柰酚、3-O-[β-D- 葡萄吡喃糖基 -(1 → 2)]- β-D- 葡萄吡喃糖基 - 山柰酚、3-O-[β-D- 葡萄吡喃糖基 -(1 → 2)]-β-D- 葡萄吡喃糖基 -7-O-α-L- 鼠李吡喃糖基 - 山柰酚、3-O-[β-D- 葡萄吡喃糖基 -(1 → 2)]-β-D- 葡萄吡喃糖基 -7-O-β-D- 葡萄吡喃糖基 - 山柰酚[2]。

其他:苯甲醇 -O-β-D- 葡萄糖基 -(1 → 2)-O-β-D- 葡萄糖苷 [benzoic alcohol-O-β-D-glucopyanosyl-(1 → 2)-O-β-D-glucopyranosyl]、对羟基苯甲酸甲酯 (methyl-p-hydroxybenzoate)[3]、alkesterol B、睡茄素 B(lucium substance B)[4]。

【药典检测成分】2015 版《中国药典》规定,本品照高效液相色谱法测定,按干燥品计算,含东莨菪碱不得少于 0.15%。

参考文献
[1] 国家中医药管理局《中华本草》编委会. 中华本草:第 7 册 6255 [M]. 上海:上海科学技术出版社,1999:254-260.
[2] 杨炳友,唐玲,太成梅,等. 洋金花化学成分的研究（I）[J]. 中草药,2006,37（8）:1147-1149.
[3] 杨炳友,唐玲,肖洪彬,等. 洋金花化学成分的研究（Ⅲ）[J]. 中国中医药科技,2006,13（4）:253-254.
[4] 王欣,刘艳,夏永刚,等. 洋金花的化学成分研究（V）[J]. 中医药信息,2013,30（3）:17-19.

306. 穿山龙　Dioscoreae Nipponicae Rhizoma

【来源】本品为薯蓣科植物穿龙薯蓣 *Dioscorea nipponica* Mkino 的干燥根茎。

【性能】甘、苦,温。祛风除湿,舒筋通络,活血止痛,止咳平喘。

【化学成分】本品主要含甾体皂苷及苷元等化学成分。

甾体皂苷及苷元成分:穗菝葜甾苷 (asperin)、25-D- 螺甾 -3,5- 二烯 (25-D-spirosta-3,5-diene)、纤细薯蓣皂苷 (gracillin)、薯蓣皂苷 (dioscin)[1]、薯蓣皂苷元 (diosgenin)[2]、穿山龙薯蓣皂苷 Dc{ 薯蓣皂苷元 -3-O-[α-L 鼠李糖 (1 → 3)-α-L- 鼠李糖 (1 → 4)-α-L- 鼠李糖 (1 → 4)]-β-D- 葡糖皂苷 }[3]。

其他:对羟基苄基酒石酸 (piscidic acid)[1]。

【药典检测成分】2015 版《中国药典》规定,本品照高效液相色谱法测定,按干燥品计算,含薯蓣皂苷不得少于 1.3%。

参考文献
[1] 国家中医药管理局《中华本草》编委会. 中华本草:第 8 册 7291 [M]. 上海:上海科学技术出版社,1999:238-241.
[2] 周继铭,杨家珍,等. 四川地区薯蓣属植物中薯蓣皂甙元的含量 [J]. 中药材,1985,（3）:20-21.
[3] 都述虎,刘文英,等. 穿龙薯蓣总皂苷中甾体皂苷的分离与鉴定 [J]. 药学学报,2002,37（4）:267-27.

307. 穿心莲　Andrographis Herba

【来源】本品为爵床科植物穿心莲 *Andrographis paniculata*(Burm.f.)Nees 的干燥地上部分。

【性能】苦,寒。清热解毒,凉血,消肿。

【化学成分】本品主要含有黄酮类、萜类等化学成分。

黄酮类成分：穿心莲黄酮 (andrographin)、木蝴蝶素 A(oroxylin A)、穿心莲黄酮苷 A(andrographidine A)、穿心莲黄酮苷 B(andrographidine B)、穿心莲黄酮苷 C(andrographidine C)、穿心莲黄酮苷 D(andrographidine D)、穿心莲黄酮苷 E(andrographidine E)、穿心莲黄酮苷 F(andrographidine F)、芹菜素 -4,7- 二甲醚 (apigenin-4,7-dimethylether)、5- 羟基 -7,8- 二甲氧基黄酮 (5-hydroxy-7,8-dimethoxy flavone)、5- 羟基 -7,8- 二甲氧基黄烷酮 (5-hydroxy-7,8-dimethoxy flavanone)、5- 羟基 -3,7,8,2′- 四甲氧基黄酮 (5-hydrox-y-3,7,8,2′-tetramethoxy flavone)、3′-O- 甲基魏穿心莲黄素即 5- 羟基 -7,8,2′,3′- 四甲基黄酮 (3′-O-methoxywightin;5-hydroxy-7,8,2′,3′-tetramethoxyflavone)、5,2′- 二羟基 -7,8- 二甲氧基黄酮 (panicolin)、汉黄芩素 (wogonin)[1]、5,7,3′,4′- 四羟基黄酮 (5,7,3′,4′-tetrahydroxyflavone)、5,7,4′- 三羟基黄酮 (5,7,4′-trihydroflavone)、5,7,8- 三甲氧基二氢黄酮 (5,7,8-trimethoxyl-dihydroflavone)、5,4′- 二羟基 -7,8,2′,3′- 四甲氧基黄酮 (5,4′-dihydroxyl-7,8,2′,3′-tetramethoxyflavone)[2]。

萜类成分：穿心莲内酯苷即穿心莲内酯 -19-β-D- 葡萄糖苷 (andrographiside; andrographolide-19-β-D-glucoside)、14- 去氧代 -11- 氧 - 穿心莲内酯 (14-deoxy-11-oxo-andrographolide)、穿心莲内酯 (andographolide)、穿心莲潘林内酯 (andrograpanin)、14- 去氧 -12- 甲氧基穿心莲内酯 (14-deoxy-12-methoxyandrographolide)、14- 去氧穿心莲内酯 -19-β-D- 葡萄糖苷即 14- 去氧穿心莲内酯苷即 3-α- 羟基穿心莲潘林内酯苷 (14-deoxyandrographolide-19-β-D-glucoside;14-deoxyandrographoside;andropanoside)、14- 去氧 -11,12- 去氢穿心莲内酯 (14-deoxy-11,12-didehydroandrographolide)、穿心莲新苷苷元 (3,14-di-deoxyandrographolide)、14- 去氧穿心莲内酯 (14-dioxyandrographolide)、新穿心莲内酯 (neoandrographolide)、α- 谷甾醇 (α-sitosterol)[1]、β- 谷甾醇 (β-sitosterol)、8(17),13-ent-labdadien-15,16-lactone-19-oic acid、3- 脱氢脱氧穿心莲内酯 (3-dehydrodeoxyandrographolide)[3]、19-hydroxy-8(17),13-labdadien-15,16-olide、3-oxo-14-deoxy-andrographolide[4]、芹菜素 -7-O-β-D- 葡萄糖醛酸丁酯 (apigenin-7-O-β-D-glycuronate butyl ester)、绿原酸 (chlorogenic acid)[5]。

其他：三十三烷 (tritriacontane)、咖啡酸 (caffeic acid)、香荆芥酚 (carvacrol)、绿原酸 (chlorogenic acid)、丁香油酚 (eugenol)、三十一烷 (hentriacontane)、二咖啡酰奎宁酸混合物 (mixture of dicaffeoylquinic acids)、肉豆蔻酸 (myristic acid)[1]。

【药典检测成分】2015 版《中国药典》规定，本品照高效液相色谱法测定，按干燥品计算，含穿心莲内酯和脱水穿心莲内酯的总量不得少于 0.80%。

参考文献

［1］国家中医药管理局《中华本草》编委会. 中华本草：第 7 册 6451 ［M］. 上海：上海科学技术出版社，1999：437-444.
［2］陈丽霞，曲戈霞，邱峰，等. 穿心莲黄酮类化学成分的研究［J］. 中国中药杂志，2006，31（5）：391-395.
［3］王国才，胡永美，张晓琦，等. 穿心莲的化学成分［J］. 中国药科大学学报，2005，36（5）：405-407.
［4］陈丽霞，曲戈霞，邱峰，等. 穿心莲二萜内酯类化学成分的研究［J］. 中国中药杂志，2006，31（19）：1594-1597.
［5］靳鑫，时圣明，张东方，等. 穿心莲化学成分的研究［J］. 中草药，2012，43（1）：47-50.

308. 络石藤　Trachelospermi Caulis et Folium

【来源】本品为夹竹桃科植物络石 *Trachelospermum jasminoides*(Lindl.)Lem. 的干燥带叶藤茎。

【性能】苦，微寒。祛风通络，凉血消肿。

【化学成分】本品主要含生物碱类、黄酮类、萜类及甾体类等化学成分。

生物碱类成分：白坚木辛碱 (appancine)、狗牙花壬碱 (conoflorine)、冠狗牙花定碱 (coronaridine)、19- 表伏康壬碱 (19-epi-voacangarine)、伊波加因碱 (ibogaine)、山辣椒碱

(tabernaemontanine)、伏康京碱 (voacangine)、伏康碱 (vobasine)[1]。

　　黄酮类成分：芹菜素 (apigenin)、芹菜素 -7-O- 葡萄糖苷 (apigenin-7-O-glucoside)、芹菜素 -7-O- 新橙皮糖苷 (apigenin-7-O-neohesperidoside)、芹菜素 -7-O- 龙胆二糖苷 (apigenin-7-O-gentiovioside)、木犀草素 (luteolin)、木犀草素 -7-O- 葡萄糖 (luteolin-7-O-glucoside)、木犀草素 -7-O- 龙胆二糖苷 (luteolin-7-O-gentiobioside)、木犀草素 -4'-O- 葡萄糖苷 (luteolin-4'-O-glucoside)[1]、槲皮苷 (quercitrin)、大豆苷 (daidzin)、4',5,7- 三羟基 -3'- 甲氧基黄酮 (4',5,7-trihydroxy-3'-methoxyflavone)[2]。

　　萜类及甾体类成分：β- 香树脂醇 (β-amyrin)、β- 香树脂醇乙酸酯 (β-amyrin acetate)、菜油甾醇 (campesterol)、羽扇豆醇不饱和脂肪酸酯、羽扇豆醇 (lupeol)、羽扇豆醇乙酸酯 (lupeolacetate)、β- 谷甾醇 (β-sitosterol)、豆甾醇 (stigmasterol)[1]。

　　木脂素类成分：穗罗汉松树脂酚苷 (matairesinoside)、去甲络石苷 (nortracheloside)、去甲络石苷元 (nortrachelogenin)、络石苷元 (trachelogenin)、络石苷 (tracheloside)[1]、牛蒡苷 (arctiin)、牛蒡苷元 (arctigenin)[3]。

　　三萜类成分：络石苷元 B(trachelosperogenin B)、络石苷 F(trachelosperoside F)、络石苷 B-1(trachelosperoside B-1)、络石苷 D-1(trachelosperoside D-1)、络石苷 E-1(trachelosperoside E-1)、3β-O-D- 吡喃葡萄糖苷喹诺酸 (3β-O-D-glucopyranoside quinovic acid)、3β-O-D- 吡喃葡萄糖苷 27-O-β-D- 吡喃葡萄糖基喹诺酸酯 (3β-O-D-glucopyranoisde quinovic acid 27-O-β-D-glucopyranosyl ester)、3β-O-D- 吡喃葡萄糖苷 27-O-β-D- 吡喃葡萄糖基辛可酸酯 (3β-O-D-glucopyranoside cincholic acid 27-O-β-D-g|ucopyranosyl ester)[3]。

　　其他：橡胶肌醇 (dambonitol)、穗罗汉松树脂酚 (matariresinol)[1]、4- 二甲基庚二酸 (4-dimethyl heptanedioic acid)、东莨菪素 (scopoletin)[4]、tanegoside A[5]。

【药典检测成分】2015 版《中国药典》规定，本品照高效液相色谱法测定，按干燥品计算，含络石苷不得少于 0.45%。

参考文献

[1] 国家中医药管理局《中华本草》编委会. 中华本草：第 6 册 5634 [M]. 上海：上海科学技术出版社, 1999：316-319.
[2] 富乐, 赵毅民, 王金辉, 等. 络石藤黄酮类化学成分研究 [J]. 解放军药学学报, 2008, 24（4）：299-301.
[3] 谭兴起, 陈海生, 周密, 等. 络石藤中的三萜类化合物 [J]. 中草药, 2006, 37（2）：171-174.
[4] 袁珊琴, 于能江, 赵毅民, 等. 络石藤化学成分的研究 [J]. 中草药, 2010, 41（2）：179-181.
[5] 高慧敏, 付雪涛, 王智民. 络石藤化学成分研究 [J]. 中国实验方剂学杂志, 2011, 17（11）：41-44.

309. 秦艽　　Gentianae Macrophyllae Radix

【来源】本品为龙胆科植物秦艽 *Gentiana macrophylla* Pall.、麻花秦艽 *Gentiana straminea* Maxim.、粗茎秦艽 *Gentiana crassicaulis* Duthie ex Burk. 或小秦艽 *Gentiana dahurica* Fisch. 的干燥根。

【性能】辛, 苦, 平。祛风湿, 清湿热, 止痹痛, 退虚热。

【化学成分】本品主要含有黄酮类、生物碱类、萜类等化学成分。

　　黄酮类成分：异牡荆苷 (*iso*-vitexin)、苦参酮 (kurarinone)、苦参酚 I (sophora phenol I)[1-3]。

　　生物碱类成分：秦艽碱甲即龙胆碱 (gentianine)、秦艽碱乙即龙胆次碱 (gentianidine)、秦艽碱丙 (gentianal)、欧龙胆碱 (gentialutine)、西藏龙胆碱 (gentiatibetine)、异欧龙胆碱 (*iso*-gentialutine)[4]。

　　萜类成分：哈巴苷 (harpagide)、大叶苷 A(macrophylloside A)、大叶苷 B(macrophylloside B)、三花苷 (trioforoside)、秦艽苷 A(qinjioside A)、6'-O-β-D- 葡萄糖基龙胆苦苷、6'-O-β-D- 葡

萄糖基獐芽菜苷 [1-3]、α- 香树脂醇 (α-amyrin)、当药苦苷即獐芽菜苦苷 (swertiamarin)、当药苷 (sweroside)、龙胆苦苷 (gentiopicroside)[4]、乌苏醇 (uvaol)、2′-(邻 , 间 - 二羟苯甲酰) 獐牙菜苷 [2′-(o,m-phenylglycin)sweroside][5]、马钱苷酸即落干酸 (loganic acid)[6]。

氧萘类成分 : 大叶苷 C(macrophylloside C)、大叶苷 D(macrophylloside D)[1-3]。

甾醇类成分 :β- 谷甾醇 (β-sitosterol)、β- 谷甾醇 -β-D- 葡萄糖苷 (β-sitosterol-β-D-glucoside)、胡萝卜甾醇 (daucosterol)、豆甾醇 (stigmasterol)、β- 谷甾醇 -3- 氧 - 龙胆糖苷 (β-sitosterol-3-O-gentiobioside)[1-3]。

脂肪酸类成分 : 褐煤酸甲酯 (methyl montanate)、褐煤酸 (montanic acid)、栎瘿酸 (roburic acid)[4]。

其他 : 龙胆二糖 (gentiobiose)[1-3]、N- 正二十五烷 -2- 羧基苯甲酰胺 (N-pentacosy-2-carboxy-benzoylamide)、β-D- 葡萄糖乙苷 (ethyl-β-D-glucopyranoside)[5]、栎樱酸 (roburic acid)、齐墩果酸 (oleanolic acid)、胡萝卜苷 (daucosterol)[7]。

【药典检测成分】2015 版《中国药典》规定 , 本品照高效液相色谱法测定 , 按干燥品计算 , 含龙胆苦苷和马钱苷酸的总量不得少于 2.5%。

参考文献

[1] R. X. Tan, et al. Acylsecoiridiods antifungal constituents from Gentiana macrophylla [J]. Phytochemistry, 1997, 43（5）: 1205.
[2] 近藤嘉和. 秦艽化学成分研究 [J]. 生药学杂志, 1996, 46（3）: 342-343.
[3] 刘艳红, 李兴从, 刘玉涛, 等. 秦艽中的环烯醚萜苷类成分 [J]. 云南植物研究, 1994, 16（1）: 85-89.
[4] 国家中医药管理局《中华本草》编委会. 中华本草 : 第 6 册 5547 [M]. 上海 : 上海科学技术出版社, 1999: 231-236.
[5] 武云霞, 陈光, 喻长远, 等. 麻花秦艽化学成分的研究 [J]. 北京化工大学学报（自然科学版）, 2008, 35（2）: 64-67.
[6] 纪兰菊, 孙洪发, 丁经业, 等. 青藏高原四种龙胆属植物化学成分的初步研究 [J]. 高原生物学集刊, 1992, 11（6）: 113-118.
[7] 陈千良, 石张燕, 张雅惠, 等 . 小秦艽化学成分研究 [J]. 中药材, 2011, 34（8）: 1214-1216.

310. 秦皮　Fraxini Cortex

【来源】本品为木犀科植物苦枥白蜡树 *Fraxinus rhynchophylla* Hance、白蜡树 *Fraxinus chinensis* Roxb.、尖叶白蜡树 *Fraxinus szaboana* Lingelsh. 或宿柱白蜡树 *Fraxinus stylosa* Lingelsh. 的干燥枝皮或干皮。

【性能】苦 , 涩 , 寒。清热燥湿 , 收涩止痢 , 止带 , 明目。

【化学成分】本品主要含香豆素类、简单苯丙素类等化学成分。

香豆素类成分 : 马栗树皮苷 (aesculin)、马栗树皮素 (aesculetin)、宿柱白蜡苷 (stylosin)、秦皮苷 (fraxin)、秦皮素 (fraxetin)、东莨菪素 (scopoletin)[1]、秦皮乙素 (aesculetin)[2]、6,7- 二甲氧基 -8- 羟基香豆素 (6,7-dimethoxy-8-hydroxycoumarin)、秦皮甲素 (esculin)[3]。

简单苯丙素类成分 : 芥子醛 (sinapaldehyde)、芥子醛葡萄糖苷 (sinapaldehyde glucoside)、丁香苷 (syringin)、咖啡酸 (caffeic acid)[4]。

木脂素类成分 :（+）松脂素 -4′-O-β-D- 葡萄糖苷 [（+)-pinoresinol-4′-O-β-D-glucoside][4]。

萜类及甾体类成分 : 胡萝卜苷 (daucosterol)、谷甾醇 (sitosterol)、熊果酸 (ursolic acid)[4]。

苯乙醇及其苷类成分 : osmanthuside H、对羟基苯乙醇三十烷酸酯 [2-(4-hydroxyphenyl) ethyl triacontanate]、对羟基苯乙醇 (p-hydroxyphenylethanol)[4]。

其他 :2,6- 二甲氧基对苯醌 (2,6-dimethoxy-p-benzoquinone)、N- 苯基 -2- 萘胺 (N-phenyl-2-naphthylamine)[1]、丁香醛 (syringaldehyde)、三十烷酸 (triacontanoic acid)[4]、plantainoside

A、plantainoside B、人参皂苷 Rh_1(ginsenoside Rh_1)、大黄素 (emodin)、5- 羟甲基糠醛 (5-hydroxymethylfurfural)[5]。

【药典检测成分】2015 版《中国药典》规定，本品照高效液相色谱法测定，按干燥品计算，含秦皮甲素和秦皮乙素的总量不得少于 1.0%。

参考文献

[1] 国家中医药管理局《中华本草》编委会. 中华本草：第 6 册 5467 [M]. 上海：上海科学技术出版社，1999：163-167.

[2] 刘丽梅，陈琳. 秦皮化学成分的研究 [J]. 中草药，2001，32（12）：1073-1074.

[3] 刘丽梅，王瑞海，陈琳，等. 秦皮化学成分的研究 [J]. 中草药，2003，34（10）：889-890.

[4] 魏秀丽，杨春华，梁敬钰，等. 中药秦皮的化学成分 [J]. 中国天然药物，2005，3（4）：228-230，1002.

[5] 翁远超，刘静雯，崔璨，等. 秦皮中化学成分的分离鉴定及其体外抑菌活性 [J]. 中国药物化学杂志，2014，24（1）：40-47.

311. 珠子参　Panicis Majoris Rhizoma

【来源】本品为五加科植物珠子参 *Panax japonicus* C.A.Mey.var.*major*(Burk.)C.Y.Wu et K.M.Feng 或羽叶三七 *Panax japonicus* C.A.Mey.var.*bipinnatifidus*(Seem.)C.Y.Wu et K.M.Feng 的干燥根茎。

【性能】苦、甘，微寒。补肺养阴，祛瘀止痛，止血。

【化学成分】本品主要含有三萜皂苷类、甾醇类等化学成分。

三萜皂苷类成分：竹节人参皂苷 IVa(chikusetsu saponin IVa)、竹节人参皂苷 V(即是人参皂苷 -Ro)、竹节人参皂苷 IVa 甲酯 (chikusetsu saponin IVa methyl ester)、人参皂苷 (ginsenoside)-Rd、人参皂苷 (ginsenoside)-Rg_1、人参皂苷 (ginsenoside)-Rg_2、人参皂苷 (ginsenoside)-Rb_1、人参皂苷 (ginsenoside)-Rb_3、人参皂苷 (ginsenoside)-Rc、人参皂苷 (ginsenoside)-Re、人参皂苷 (ginsenoside)F_2、人参皂苷 (ginsenoside)-Rd、人参皂苷 (ginsenoside)-Re、人参皂苷 (ginsenoside)-Rg_2、20(*S*)- 葡萄糖基人参皂苷 -Rf[20(*S*)-gluco-ginsenoside-Rf]、3-*O*-[*β*-D- 吡喃葡萄糖基 (1 → 2)-*β*-D- 吡喃葡萄糖基]- 齐墩果酸 -28-*O*-*β*-D- 吡喃葡萄糖苷 {3-*O*-[*β*-D-glucopyranosyl(1 → 2)-*β*-D-glucopyranosyl]-oleanolic acid-28-*O*-*β*-D-glucopyranoside}、三七皂苷 -R_2(notoginsenoside-R_2)、珠子参苷 (majoroside)-F_1、珠子参苷 (majoroside)-F_2、珠子参苷 (majoroside)-F_3、珠子参苷 (majoroside)-F_4、珠子参苷 (majoroside)-F_5、珠子参苷 (majoroside)-F_6、珠子参苷 (majoroside)-R_1、珠子参苷 (majoroside)-R_2、齐墩果酸 -28-*O*-*β*-D- 吡喃葡萄糖苷 (oleanolic acid-28-*O*-*β*-D-glucopyranoside)、齐墩果酸 (oleanolic acid)、齐墩果酸 -3-*O*-*β*-D-(6'-*O*- 甲基)- 吡喃葡萄糖醛酸苷 [oleanolic acid-3-*O*-*β*-D-(6'-*O*-methyl)-glucuronoside]。

甾醇类成分：*β*- 谷甾醇 (*β*-sitosterol)、*β*- 谷甾醇 -3-*O*-*β*-D- 吡喃葡萄糖苷 (*β*-sitosterol-3-*O*-*β*-D-glucopyranoside)。

其他：琥珀酸 (succinic acid)、天冬氨酸 (aspartic acid)、谷氨酸 (glutamic acid)、由葡萄糖 (glucose)、甘露糖 (mannose)、岩藻糖 (fucose)、半乳糖 (galactose)、鼠李糖 (rhamnose)、木糖 (xylose)、糖醛酸 (uronic acid) 所组成的糖蛋白 ZP-2(glycoprotein ZP-2)[1]、苯甲酸 (benzoin acid)、豆甾醇 (stigmasterol)[2]。

【药典检测成分】2015 版《中国药典》规定，本品照高效液相色谱法测定，按干燥品计算，含竹节参皂苷Ⅳa 不得少于 3.0%。

参考文献

[1] 国家中医药管理局《中华本草》编委会. 中华本草：第 5 册 5038 [M]. 上海：上海科学技术出版社，1999：836-839.

[2] 宋小妹，刘越，蔡宝昌. 珠子参的化学成分 [J]. 沈阳药科大学学报，2010，27（8）：626-629.

312. 莱菔子　Raphani Semen

【来源】本品为十字花科植物萝卜 *Raphanus sativus* L. 的干燥成熟种子。

【性能】辛、甘，平。消食除胀，降气化痰。

【化学成分】本品主要含有甾醇类、脂肪酸类、生物碱类等化学成分。

　　甾醇类成分：菜子甾醇 (brassicasterol)、22- 去氢菜油甾醇 (22-dehydrocampesterol)[1]。

　　脂肪酸类成分：芥酸 (erucic acid)、亚油酸 (linoleic acid)、亚麻酸 (linolenic acid)[1]。

　　生物碱类成分：芥子碱 (sinapine)[1]。

　　异硫氰酸酯类成分：莱菔素 (raphanin)[1]。

【药典检测成分】2015 版《中国药典》规定，本品照高效液相色谱法测定，按干燥品计算，含芥子碱以芥子碱硫氰酸盐计，不得少于 0.40%。

参考文献

［1］国家中医药管理局《中华本草》编委会. 中华本草：第 3 册 2361［M］. 上海：上海科学技术出版社，1999：729-731.

313. 莲子　Nelumbinis Semen

【来源】本品为睡莲科植物莲 *Nelumbo nucifera* Gaertn. 的干燥成熟种子。

【性能】甘、涩，平。补脾止泻，益肾涩精，养心安神。

【化学成分】本品主要含生物碱类、脂肪酸类等化学成分。

　　生物碱类成分 :*N*- 去甲亚美罂粟碱 (*N*-norarmepavine)、荷叶碱 (nuciferine)、原荷叶碱 (nornciferine)、和乌胺 (higenamine)、氧黄心树宁碱 (oxoushinsunine)[1]。

　　脂肪酸类成分：亚油酸 (linoleic acid)、亚麻酸 (linolenic acid)、肉豆蔻酸 (myristic acid)、油酸 (oleic acid)、棕榈酸 (palmitic acid)[1]。

　　其他：碳水化合物、蛋白质、脂肪、钙、磷、铁 [1]。

【药典检测成分】无。

参考文献

［1］国家中医药管理局《中华本草》编委会. 中华本草［M］. 上海：上海科学技术出版社，1999，第 3 册：399-401（总 1996）.

314. 莲子心　Nelumbinis Plumula

【来源】本品为睡莲科植物莲 *Nelumbo nucifera* Gaertn. 的成熟种子中的干燥幼叶及胚根。

【性能】苦、寒。清心安神，交通心肾，涩精止血。

【化学成分】本品主要含有黄酮类、生物碱类、甾醇类等化学成分。

　　黄酮类成分：木犀草苷 (galuteolin)、金丝桃苷 (hyperin)、芸香苷 (rutin)[1]。

生物碱类成分：亚美罂粟碱 (armepavine)、去甲基衡州乌药碱 (demethylcoclaurine 或 higenamine)、异莲心碱 (*iso*-liensinine)、莲心碱 (liensinine)、牛角花碱 (lotusine)、4'- 甲基 -*N*-甲基衡州乌药碱 (4'-methyl-*N*-methylcoclaurine)、荷叶碱 (nuciferine)、甲基莲心碱 (neferine)、甲基紫堇杷灵 (methylcorypalline)、莲子碱 (nelumbine)、前荷叶碱 (pronuciferine)[1]。

甾醇类成分：β- 谷甾醇 (β-sitosterol)、β- 谷甾醇脂肪酸酯 (β-sitosterol fatty acid ester)[1]。

其他：不饱和酮酸、叶绿素 (chlorophylls)[1]、棕榈酸乙酯 (ethylpalmitate)、三棕榈酸甘油酯 (glycerol tripalmtate)、棕榈酸酰胺 (palmitamide)、*N*-methylcorydaldine[2]。

【药典检测成分】2015 版《中国药典》规定，本品照高效液相色谱法测定，按干燥品计算，含莲心碱不得少于 0.20%。

参考文献

［1］国家中医药管理局《中华本草》编委会. 中华本草：第 3 册 1999［M］. 上海：上海科学技术出版社，1999：402-404.
［2］陶冉，潘扬，蒋亚萍，等. 莲子心非酚性生物碱和非生物碱类成分的研究［J］. 南京中医药大学学报，2008，24（3）：173-175.

315. 莲房　Nelumbinis Receptaculum

【来源】本品为睡莲科植物莲 *Nelumbo nucifera* Gaertn. 的干燥花托。

【性能】苦、涩，温。化瘀止血。

【化学成分】本品主要含有黄酮类、生物碱类等化学成分。

黄酮类成分：金丝桃苷 (hyperoside)、槲皮素 (quercetin)、槲皮素 -3- 二葡萄糖苷 (quercetin-3-diglucoside)。

生物碱类成分：莲子碱 (nelumbine)。

其他：维生素 B_1(vitamin B_1)、维生素 B_2(vitamin B_2)、维生素 C(vitamin C)、胡萝卜素 (carotene)、烟酸 (nicotinic acid)、碳水化合物、脂肪、蛋白质 [1]。

【药典检测成分】无。

参考文献

［1］国家中医药管理局《中华本草》编委会. 中华本草：第 3 册 2007［M］. 上海：上海科学技术出版社，1999：405-406.

316. 莲须　Nelumbinis Stamen

【来源】本品为睡莲科植物莲 *Nelumbo nucifera* Gaertn. 的干燥雄蕊。

【性能】甘、涩，平。固肾涩精。

【化学成分】本品主要含黄酮类等化学成分。

黄酮类成分：异槲皮苷 (*iso*-quercitrin)、木犀草素 (luteolin)、木犀草素葡萄糖苷 (luteolin glucoside)、槲皮素 (quercetin)[1]。

其他：二十四烷酸 (tetracosanoic acid)、棕榈酸 (palmitic acid)、β- 谷甾醇 (β-sitosterol)、胡萝卜苷 (daucosterol)[2]。

【药典检测成分】无。

参考文献

[1] 国家中医药管理局《中华本草》编委会. 中华本草：第 3 册 2001 [M]. 上海：上海科学技术出版社，1999：404-405.

[2] 陈艳琰，唐于平，段金廒，等. 莲须化学成分的研究 [J]. 中国药学杂志，2010，45（20）：1535-1538.

317. 莪术　Curcumae Rhizoma

【来源】本品为姜科植物蓬莪术 *Curcuma phaeocaulis* Val.、广西莪术 *Curcuma kwangsiensis* S.G.Lee et C.F.Liang 或温郁金 *Cuecuma wenyujin* Y.H.Chen et C.Ling 的干燥根茎。

【性能】辛、苦，温。行气破血，消积止痛。

【化学成分】本品主要含挥发油、多酚类、甾醇类等化学成分。

　　挥发油类成分：莪术二醇 (aerugidiol)、芳姜黄酮 (arturmerone)、龙脑 (borneol)、姜烯 (zingiberene)、樟烯 (camphene)、樟脑 (camphor)、丁香烯 (caryophyllene)、1,8- 桉叶素 (1,8-cineole)、莪术二酮 (curdione)、丁香烯环氧化物 (caryophyllene epoxide)、姜黄烯 (curcumene)、莪术醇 (curcumol)、莪术呋喃烯酮 (curzenone)、莪术烯醇 (curcumenol)、莪术双环烯酮 (curcumenone)、温郁金螺内酯 (curcumalactone)、二呋喃莪术烯酮 (difurocumenone)、β- 榄香烯 (β-elemene)、δ- 榄香烯 (δ-elemene)、(1*R*,10*R*)- 环氧 - 左旋 -1,10- 二氢莪术二酮 [(1*R*,10*R*)-epox-(−)-1,10-dihydrocurdione]、丁香油酚 (eugenol)、姜黄酮 (turmerone)、莪术呋喃二烯 (furanodiene)、温郁金萜醇 (wenjin)、大牻牛儿酮 (germacrone)、松油烯 (terpinene)、松油醇 (terpineol)、桂莪术内酯 (gweicurculactone)、葎草烯 (humulene)、异龙脑 (*iso*-borneol)、异莪术烯醇 (*iso*-curcumenol)、柠檬烯 (limonene)、芳樟醇 (linalool)、钓樟薁 (linderazulene)、姜烯 (zingiberene)、(4*S*,5*S*) 大牻牛儿酮 -4,5- 环氧化物 [(4*S*,5*S*)-germacrone-4,5-epoxide]、α- 蒎烯 (α-pinene)、β- 蒎烯 (β-pinene)、(1*S*,10*S*),(4*S*,5*S*) 大牻牛儿酮 -1(10),4- 双环氧化物 [(1*S*,10*S*),(4*S*, 5*S*)-germacrone-1(10),4-diepoxide][1]、蓬莪术环氧酮 (zederone)、蓬莪术环二烯酮 (furanodienone)[2]、(*R*)- (+) -1,2- 十六烷二醇 [(*R*)- (+) -1,2-hexadecanediol]、新莪二酮 (neocurdione)[3]、δ- 愈创木烯 (δ-guaiene)、2- 十二烷酮 (2-dodecanone)、2- 十九烷酮 (2-nonadecanone)、(+)- 香芹酮 [(+)-carvone]、顺式 - 对 -2- 薄荷烯 -1- 醇 (*cis-p-*menthen-1-ol)、十六烷酸 (hexadecanoic acid)、2- 壬酮 (2-nonanone)、松香芹醇 (pinocarveol)、异松油烯 (terpinolene)、α- 侧柏烯 (α-thujene)、β- 侧柏烯 (β-thujene)、2- 十七烷酮 (2- heptadecanone)、三环萜 (tricyclene)、2- 十一烷酮 (2-undecanone)、2- 十一烷醇 (2-undecanol)[4]。

　　多酚类成分：双去甲氧基姜黄素 (bisdethoxy curcumin)、姜黄素 (curcumin)、去甲氧基姜黄素 (desmethoxycurcumin)[1]。

　　甾醇类成分：胡萝卜苷 (daucosterol)、β- 谷甾醇 (β-sitosterol)[1]、β- 谷甾醇 -3-*O*- 胡萝卜苷 (β-sitosterin-3-*O*-glucoside)、α- 菠甾醇 (α-spinastero)[5]。

　　其他：棕榈酸 (palmitic acid)、锌、铁、钛、镍、钡、锶、铅、镉、铜、铬、铝[1]、对羟基桂皮酸 (*p*-hydroxylcinnamic acid)、对羟基苯甲酸 (4-hydroxybenzoic acid)[2]。

【药典检测成分】2015 版《中国药典》规定，本品照挥发油测定法测定，含挥发油不得少于 1.5%(ml/g)。

参考文献

[1] 国家中医药管理局《中华本草》编委会. 中华本草：第 8 册 7765 [M]. 上海：上海科学技术出版社，1999：626-631.

[2] 朱凯，李军，罗桓，等. 广西莪术化学成分的分离与鉴定 [J]. 沈阳药科大学学报，2009，26（1）：27-29.

[3] 黄可新，陶正明. 温莪术化学成分的研究 [J]. 中国中药杂志，2000，25（3）：162-163.

[4] 汤敏燕，汪洪武. 中药莪术挥发油化学成分的研究 [J]. 林产化学与工业，2000，20（3）：65-69.

[5] 陈佩东，陆兔林. 莪术的化学成分研究 [J]. 中药材，2006，29（7）：675-677.

318. 荷叶 Nelumbinis Folium

【来源】本品为睡莲科植物莲 *Nelumbo nucifera* Gaertn. 的干燥叶。

【性能】苦、平。清暑化湿,升发清阳,凉血止血。

【化学成分】本品主要含有黄酮类、生物碱类等化学成分。

黄酮类成分:无色矢车菊素 (leucocyanidin)、无色飞燕草素 (leucodelphinidin)、荷叶苷 (nelunboside)、槲皮素 (quercetin)[1]、金丝桃苷 (hyperin)、紫云英苷 (astragalin)、异槲皮素 (*iso*-quercetin)[2]、山奈酚 (kaempferol)、槲皮素 -3- 丙酸酯 (quercetin-3-propionate)[3]、杨梅树皮素 -3'-*O*-(6″- 对 - 香豆酰)- 葡萄糖苷 [myricetin-3'-*O*-(6″-*p*-coumaroyl)-glucoside]、nympholide A、nympholide B[4]。

生物碱类成分:番荔枝碱 (anonaine)、消旋亚美罂粟碱 (armepavine)、巴婆碱 (asimilobine)、去氢斑点亚洲罂粟碱 (dehydroroemerine)、去氢荷叶碱 (dehydronuciferine)、去氢番荔枝碱 (dehydroanonaine)、鹅掌楸碱 (liriodenine)、北美鹅掌楸尼定碱 (lirinidine)、*N*- 甲基异乌药碱 (*N*-methyl-*iso*-coclaurine)、原荷叶碱 (pronuciferine)、*N*- 去甲基荷叶碱 (*N*-nornuciferine)、*N*- 去甲亚美罂粟碱 (*N*-norarmepavine)、荷叶碱 (nuciferine)、前荷叶碱 (pronuciferine)、亚洲罂粟碱 (roemerine)[1]。

有机酸类成分:琥珀酸 (succinic acid)、酒石酸 (tartaric acid)、柠檬酸 (citric acid)、葡萄糖酸 (gluconic acid)、草酸 (oxalic acid)、苹果酸 (malic acid)[1]。

其他 :β- 谷甾醇 (β-sitosterol)、鞣质 (tannin)、三十碳及三十二碳的仲醇、10- 二十九烷醇 (10-nonacosanol)[1]、黄芩新素 Ⅱ (skullcapflavone Ⅱ)、粘毛黄芩素 Ⅲ (viscidulin Ⅲ)、牛蒡酚 F(lappaol F)、黑麦草内酯 (loliolide)、黄柏酮 (obacunone)[5]。

【药典检测成分】2015 版《中国药典》规定,本品照高效液相色谱法测定,按干燥品计算,含荷叶碱不得少于 0.10%。

参考文献
[1] 国家中医药管理局《中华本草》编委会. 中华本草 : 第 3 册 2004 [M]. 上海 : 上海科学技术出版社, 1999 : 407-408.
[2] 田娜. 荷叶黄酮类化合物的分离鉴定及药理作用研究 [J]. 长沙 : 湖南农业大学, 2005.
[3] 张赞彬, 戴妙妙, 李彩侠. 荷叶中黄酮类化合物的化学结构鉴定 [J]. 食品研究与开发, 2006, 27 (6) : 45-48.
[4] ELEGAM I A A, BATES C, GRAY A L, et al. Two very unusual macrocyclic flavonoids from the water lily Nymphaea lotus [J]. Phytochemistry, 2003, 63 : 727-731.
[5] 马迪, 彭双, 韩立峰, 等. 荷叶中化学成分的分离与鉴定 [J]. 沈阳药科大学学报, 2014, 31 (5) : 355-359.

319. 桂枝 Cinnamomi Ramulus

【来源】本品为樟科植物肉桂 *Cinnamomum cassia* Presl 的干燥嫩枝。

【性能】辛、甘,温。发汗解肌,温通经脉,助阳化气,平冲降气。

【化学成分】本品主要含挥发油类、倍半萜苷类等化学成分。

挥发油类成分:苯甲酸苄酯 (benzylbenzoate)、β- 荜澄茄烯 (β-cadinene)、菖蒲烯 (calamenene)、桂皮醛 (cinnamaldehyde)、乙酸肉桂酯 (cinnamylacetate)、香豆精 (coumarin)[1]、龙脑 (borneol)、δ- 杜松油烯 (δ-cadinene)、α- 杜松醇 (α-cadinol)、胡椒烯 (copaene)、顺式 - 肉桂醛 (*cis*-

cinnamaldehyde)、α- 荜澄茄油烯 (α-cubebene)、苯乙醇 (phenylethanol)、苯甲醛 (benzaldehyde)、乙酸肉桂酯 (cinnamyl acetate)、β- 大香叶烯 (β-gemmcrane)、香芹酚 (5-*iso*-propyl-2-methylphenol)、冰片烯 (norbornene)、苯丙醛 (phenylpropyl aldehyde)、反式 - 肉桂醛 (*trans*-cinnamaldehyde)[2]。

倍半萜苷类成分：肉桂苷 (cassioside)、桂皮苷 (cinnamoside)[3]。

酚性苷类成分：3,4,5- 三羟基苯酚 -β-D- 洋芫荽糖 (1 → 6)-β-D- 吡喃葡萄糖苷、3-(2- 羟基苯基) 丙酸苷 [3]。

其他：5α,8α- 过氧化麦角甾醇 (ergosterol 5α,8α-peroxide)、1,4- 二苯基 - 丁二酮 (1,4-diphenyl-butanedione)、2- 甲氧基苯甲酸 (2-methoxybenzoic acid)、2- 甲氧基肉桂酸 (2-methoxy cinnamic acid)[4]、3- 羟基 -4- 甲氧基苯甲酸 (3-hydroxy-4-methoxybenzoic acid)、香草酸 (vanillic acid)、*E*-3,3′-dimethoxy-4,4′-dihydroxystitbene[5]。

【药典检测成分】2015 版《中国药典》规定，本品照高效液相色谱法测定，按干燥品计算，含桂皮醛不得少于 1.0%。

参考文献

［1］国家中医药管理局《中华本草》编委会. 中华本草：第 3 册 1626［M］. 上海：上海科学技术出版社，1999：42-45.

［2］邱琴，崔兆杰，韦栋梁，等. 肉桂挥发油化学成分的研究［J］. 上海中医药大学学报，2003，17（3）：49-51.

［3］方琴. 肉桂的研究进展［J］. 中药新药与临床药理，2007，18（3）：249-252.

［4］刘江云，杨学东，徐丽珍，等. 桂枝的化学成分研究［J］. 中草药，2002，33（8）：681-683.

［5］蔡芷辰，李振麟，徐谦，等. 桂枝的化学成分分析［J］. 中国实验方剂学杂志，2014，20（22）：57-60.

320. 桔梗　Platycodonis Radix

【来源】本品为桔梗科植物桔梗 *Platycodon grandiflorum*(Jacq.)A.DC. 的干燥根。

【性能】苦、辛，平。宣肺，利咽，祛痰，排脓。

【化学成分】本品主要含有黄酮类、三萜及皂苷类、甾醇类等化学成分。

黄酮类成分：蜜桔素 (tangeritin)[1]、芹菜素 (apigenin)、芹菜素 -7-*O*- 葡萄糖苷 (apigenin-7-*O*-glueoside)、木犀草素 -7-*O*- 葡萄糖苷 (luteolin-7-*O*-glucoside)、木犀草素 (luteolin)、槲皮素 -7-*O*- 葡萄糖苷 (quercetin-7-*O*-glucoside)、槲皮素 -7-*O*- 芸香糖苷 (quercetin-7-*O*-rutinoside)、(2R,3R)- 黄杉素 7-*O*-α-L- 吡喃鼠李糖基 -(1 → 6)-β-D- 吡喃葡萄糖苷 (flavor-platycoside)、黄杉素 [(2R,3R)-taxifolin]、飞燕草素 - 二咖啡酰芦丁醇糖苷 (platyconin)[2]。

三萜及皂苷类成分：桔梗酸 A 内酯 -3-*O*-β-D- 葡萄糖苷 (3-*O*-β-D-glucopyranosyl platycogenic acid A laetone)、桔梗酸 A 内酯 (deapioplatyconic acid A lactone)[1]、2″-*O*- 乙酰基远志皂苷 D(2″-*O*-acetylpolygalacin D)、2″-*O*- 乙酰基远志皂苷 D_2(2″-*O*-acetylpolygalacin D_2)、3″-*O*- 乙酰基远志皂苷 D(3″-*O*-acetylpolygalacin D)、3″-*O*- 乙酰基远志皂苷 D_2(3″-*O*-acetylpolygalacin D_2)、2″-*O*- 乙酰基桔梗皂苷 D_2(2″-*O*-acetylplatycodin D_2)、3″-*O*- 乙酰基桔梗皂苷 D_2(3″-*O*-acetylplatycodin D_2)、白桦脂醇 (betulin)、去芹菜糖基桔梗皂苷 D(deapioplatycodin D)、去芹菜糖基桔梗皂苷 D_3(deapioplatycodin D_3)、3-*O*-β-D- 吡喃葡萄糖基桔梗酸 A 二甲酯 (dimethyl 3-*O*-β-D-glucopyranosyl platycogenate A)、2-*O*- 甲基 -3-*O*-β-D- 吡喃葡萄糖基桔梗酸 A 二甲酯 (dimethyl 2-*O*-methyl-3-*O*-β-D-glucopyranosyl platycogenate A)、桔梗皂苷 C 又称 3″-*O*- 乙酰基桔梗皂苷 D、3-*O*-β-D- 吡喃葡萄糖基桔梗皂苷元甲酯 (3-*O*-β-D-glucopyranosyl platycodigenin methyl ester)、3-*O*-β- 龙胆二糖基桔梗皂苷元甲酯 (3-*O*-β-gluctinobiosylplatycodigenin methyl ester)、3-*O*-β-D- 吡喃葡萄糖基桔梗酸 A 内酯甲酯 (3-*O*-β-D-glucopyranosyl platycogenin A lactone methyl ester)、桔梗苷酸 -A 甲酯 (methyl platyconate-A)、3-*O*-β-D- 吡喃葡萄糖基远志

酸甲酯 (methyl 3-*O*-β-D-glucpyranosyl polygalacate)、3-*O*-β- 昆布二糖基远志酸甲酯 (methyl 3-*O*-β-laminaribiosyl polygalacate)、2-*O*- 甲基桔梗苷酸 -A 甲酯 (methyl-2-*O*-methyplatyconate-A)、桔梗皂苷 A(platycodin A)、桔梗皂苷 C(platycodin C)、桔梗皂苷 D$_1$(platycodin D$_1$)、桔梗皂苷 D$_2$(platycodin D$_2$)、桔梗皂苷 D$_3$(platycodin D$_3$)、桔梗苷酸 -A 内酯 (platyconic acid-A lactone)、桔梗皂苷元 (platycodigenin)、远志酸 (polygalacic acid)、桔梗酸 A(platycogenic acid A)、桔梗酸 B(platycogenic acid B)、桔梗酸 C(platycogenic acid C)、远志皂苷 D(polyglalacin D)、远志皂苷 D$_2$(polyglalacin D$_2$)、次皂苷 (prosapogenin)[3]。

　　甾醇类成分：α- 菠菜甾醇 (α-spinasterol)、α- 菠菜甾醇 -β-D- 葡萄糖苷 (α-spinasteryl-β-D-glucoside)[3]。

　　甲基丁醇的苷类成分：grandoside(3-methyl-1-butanol)-1-*O*-β-D-glucopyranosyl-(1 → 2)-β-D-glucopyranoside[2]。

　　聚炔类成分：lobetyol、党参炔苷 (lobetyolin)、lobetyolinin[2]。

　　其他：齐墩果酸 (oleanolic acid)、黄芩素 -7- 甲醚 (negletein)、木栓醇 (friedelinol)、胡萝卜苷 (daucosterol)[4]。

【药典检测成分】2015 版《中国药典》规定，本品照高效液相色谱法测定，按干燥品计算，含桔梗皂苷 D 不得少于 0.10%。

参考文献

［1］李凌军，刘振华，陈赟，等. 桔梗的化学成分研究 [J]. 中国中药杂志，2006，31（18）：1506-1509.

［2］付文卫，窦德强，裴月湖，等. 桔梗的化学成分和生物活性研究进展 [J]. 沈阳药科大学学报，2006，23（3）：184-191.

［3］国家中医药管理局《中华本草》编委会. 中华本草：第 7 册 6666 [M]. 上海：上海科学技术出版社，1999：622-627.

［4］贾正，戚进，朱丹妮. 桔梗乙酸乙酯部位的化学成分研究 [J].药学与临床研究，2009，17（3）：202-203.

321. 桃仁　Persicae Semen

【来源】本品为蔷薇科植物桃 *Prunus persica*(L.)Batsch 或山桃 *Prunus davidiana*(Carr.)Franch. 的干燥成熟种子。

【性能】苦、甘，平。活血祛瘀，润肠通便，止咳平喘。

【化学成分】本品主要含有甾醇类、有机酸类、含氰基苷类等化学成分。

　　甾醇类成分：菜油甾醇 (campesterol)、菜油甾醇 -3-*O*-β-D- 吡喃葡萄糖苷 (campesterol-3-*O*-β-D-glucopyranoside)、菜油甾醇 -3-*O*-β-D-(6-*O*- 油酰) 吡喃葡萄糖苷 [campesterol-3-*O*-β-D-(6-*O*-oleyl)glucopyranoside]、菜油甾醇 -3-*O*-β-D-(6-*O*- 棕榈酰) 吡喃葡萄糖苷 [campesterol-3-*O*-β-D-(6-*O*-palmityl)glucopyranoside]、7- 去氢燕麦甾醇 (7-dehydroavenasterol)、柠檬甾二烯醇 (citrostadienol)、24- 亚甲基环木菠萝烷醇 (24-methylene cycloartanol)、β- 谷甾醇 (β-sitosterol)、β- 谷甾醇 -3-*O*-β-D-(6-*O*- 油酰) 吡喃葡萄糖苷 [β-sitosterol-3-*O*-β-D-(6-*O*-oleyl)glucopyranoside]、β- 谷甾醇 -3-*O*-β-D-(6-*O*- 棕榈酰) 吡喃葡萄糖苷 [β-sitosterol-3-*O*-β-D-(6-*O*-palmityl) glucopyranoside]、β- 谷甾醇 -3-*O*-β-D- 吡喃葡萄糖苷 (β-sitosterol-3-*O*-β-D-glucopyranoside)。

　　有机酸类成分 :3- 咖啡酰奎宁酸 (3-caffeoylquinic acid)、绿原酸 (chlorogenic acid)、3- 对香豆酰奎宁酸 (3-*p*-coumaroylquinic acid)、3- 阿魏酰奎宁酸 (3-feruloylquinic acid)、亚油酸 (linoleic acid)、油酸 (oleic acid)[1]。

　　含氰基苷类成分：苦杏仁苷 (amygdalin)、野樱苷 (prunasin)[1]。

　　其他：甲基 -α-D- 呋喃果糖苷 (methyl-α-D-fructofuranoside)、甲基 -β-D- 吡喃葡萄糖苷 (methyl-β-D-glucopyranoside)、葡萄糖 (glucose)、蔗糖 (sucrose)、色氨酸 (tryptophane)、甘油三

油酸酯 (triolein)、蛋白质类成分 PR-A、PR-B[1]。

【药典检测成分】 2015 版《中国药典》规定，本品照高效液相色谱法测定，按干燥品计算，含苦杏仁苷不得少于 2.0%。

参考文献

[1] 国家中医药管理局《中华本草》编委会. 中华本草：第 3 册 2553 [M]. 上海：上海科学技术出版社，1999：75-80.

322. 核桃仁　Juglandis Semen

【来源】 本品为胡桃科植物胡桃 *Juglans regia* L. 的干燥成熟种子。

【性能】 甘，温。补肾，温肺，润肠。

【化学成分】 本品主要含有甾醇类、氨基酸类、黄酮类等化学成分。

甾醇类成分：燕麦甾 -5- 烯醇 (Δ^5-avenasterol)、菜油甾醇 (campesterol)、β- 谷甾醇 (β-sitosterol)、豆甾醇 (stigmasterol)、豆甾 -7- 烯醇 (Δ^7-stigmasterol)[1]。

氨基酸类成分：谷精氨酸 (arginine)、天冬氨酸 (aspartic acid)、苯丙氨酸 (phenylalanie)、异亮氨酸 (*iso*-leucine)、亮氨酸 (leucine)、谷氨酸 (glutamic acid)、赖氨酸 (lysine)、苏氨酸 (threonine)、色氨酸 (tryptophan)、缬氨酸 (valine)。

脂肪酸类成分：亚油酸 (linoleic acid)、亚麻酸 (linolenic acid)、油酸 (oleic acid)[1]。

鞣质类成分：特里马素 II (tellimagrandin II)、1,2,3,6-*O*- 没食子酰基 -β-D- 葡萄糖 (1,2,3,6-tetra-*O*-galloyl-β-D-glucose)、皱褶菌素 F(1-degalloylrugosin F)、1,2,3,4,6-*O*- 没食子酰基 -β-D- 葡萄糖 (1,2,3,4,6-penta-*O*-galloyl-β-D-glucose)、皱褶菌素 C(rugosin C)、木麻黄亭 (casuarictin)[2]、木麻黄素 (casuariin)、水杨梅丁素 (gemin D)、特里马素 I (tellimagrandin I)、刺玫果素 (heterophylliin D)、英国栎鞣花酸 (pedunculagin)、皱褶菌素 (rugosin F)[3]。

【药典检测成分】 无。

参考文献

[1] 国家中医药管理局《中华本草》编委会. 中华本草：第 2 册 855 [M]. 上海：上海科学技术出版社，1999：376-379.

[2] 金哲雄，曲中原. 核桃仁可水解丹宁成分研究 II [J]. 中国中药杂志，2008，33（14）：1705-1707.

[3] 金哲雄，曲中原. 核桃仁可水解丹宁成分研究 I [J]. 中国中药杂志，2007，32（15）：1541-1544.

323. 夏天无　Corydalis Decumbentis Rhizoma

【来源】 本品为罂粟科植物伏生紫堇 *Corydalis decumbens*(Thunb.)Pers. 的干燥块茎。

【性能】 苦、微辛，温。活血止痛，舒筋活络，祛风除湿。

【化学成分】 本品主要含有生物碱类等化学成分。

生物碱类成分：山缘草定碱 (adlumidine)、小檗碱 (berberine)、空褐鳞碱 (bulbocapnine)、紫堇碱 (corydaline)、紫堇米定碱 (corlumidine)、夏无碱 (decumbenine)、夏无碱丙素 (decumbenine C)、夏无新碱 (decumbensine)、表 -α- 夏无新碱 (*epi*-α-decumbensine)、羟白毛莨碱 (hydroxyhydrastine)、药根碱 (jatrorrhizine)、掌叶防己碱 (palmatine)[1]、α- 别隐品碱 (α-allocryptopine)、比枯枯灵碱 (bicuculline)、原阿片碱 (protopine)、α- 四氢掌叶防己碱

(tetrahydropalmatine)[1,2]、球紫堇碱 (bulbocapnine)、延胡索单酚碱 (corypalmine)、隐品巴马亭 (hidden palmatine)[2]、蝙蝠葛林 (menisperine)[3]、β- 别隐品碱 (β-allocryptopine)、左旋紫堇根碱 (–)-corypalmine、epi-coryximine、(–)-7′-O- 甲基夏无碱 [(–)-7′-O-methylegenine][4]。

　　苯丙酸类成分：阿魏酸 (ferulic acid)[3]。

【药典检测成分】2015 版《中国药典》规定，本品照高效液相色谱法测定，按干燥品计算，含原阿片碱不得少于 0.30%, 盐酸巴马汀不得少于 0.080%。

参考文献

［1］国家中医药管理局《中华本草》编委会. 中华本草：第 3 册 2241［M］. 上海：上海科学技术出版社，1999：625-628.

［2］曾文亮，张玲，尚立霞，等. 夏天无化学成分的研究［J］. 中草药，2005，36（5）：665-666.

［3］廖静，梁文藻，涂国士，等. 夏天无化学成分的研究［J］. 中国中药杂志，1994，19（10）：612-613.

［4］廖惠平，欧阳辉，黄陆强，等. 夏天无的化学成分研究［J］. 中草药，2014，45（21）：3067-3070.

324. 夏枯草　Prunellae Spica

【来源】本品为唇形科植物夏枯草 *Prunella vulgaris* L. 的干燥果穗。

【性能】辛、苦、寒。清肝泻火，明目，散结消肿。

【化学成分】本品主要含有黄酮类、萜类、甾体类等化学成分。

　　黄酮类成分：槲皮素 -3-O-β-D- 半乳糖苷 (quercetin-3-O-β-D-galactoside)[1]、橙皮苷即 5,7,3′- 三羟基 -4′- 甲氧基二氢黄酮 -7-O-α-L- 吡喃鼠李糖基 -(1 → 6)-β-D- 吡喃葡萄糖苷)(hesperidin)[2]。

　　萜类成分：β- 香树脂醇 (β-amayrin)、齐墩果酸 (oleanolic acid)、熊果酸及齐墩果酸为主要苷元的皂苷[3]、熊果酸 (ursolic acid)[1,3]、2α,3α- 二羟基乌苏 -12- 烯 -28- 酸 (2α,3α-dihydoxyurs-12-en-28-oic acid)、3β,16α,24- 三羟基齐墩果 -12- 烯 -28- 酸 -3-O-(6′- 丁酰基)-β-D- 吡喃葡萄糖苷 (夏枯草皂苷 B,vulgarsaponin B)[3]、2β,3α,24- 三羟基齐墩果 -12- 烯 -28- 酸 -28-β-D- 吡喃葡萄糖苷 (夏枯草皂苷 A,vulgarsaponin A)[4]。

　　甾体类成分：胡萝卜苷 (daucosterol)[3]、α- 波甾醇 (α-spinasterol) 、豆甾醇 (stigmasterol)、豆甾 -7- 烯 -3β- 醇 (stigmast-7-en-3β-ol)[4]。

　　酚酸及缩酚酸类成分：咖啡酸乙酯 (ethyl caffeate)[1]、咖啡酸 (caffeic acid)[4]、大黄酸 (rhein)[5]、迷迭香酸丁酯 (butyl rosmarinate)、顺式迷迭香酸丁酯 (butyl rosmarinate)、迷迭香酸乙酯 (ethyl rosmarinate)、对香豆酸 (p-coumaric acid)、迷迭香酸甲酯 (methyl rosmarinate) 、迷迭香酸 (rosmarinic acid)、3,4,α- 三羟基苯丙酸甲酯 (3,4,α-trihydroxy-methyl phenylpropionate)[6]。

　　三萜的酯类成分：β- 香树脂醇的二十四烷酸 (tetra-cosanic acid)、二十六烷酸 (hexacosanic acid)、二十八烷酸 (octacosanic acid) 及三十烷酸 (triacontani acid) 的酯[1]。

　　脂肪酸及酯类成分：花生油酸 (arachidic aci)、辣木子油酸 (二十二碳酸,behenic acid)、3,6,17- 二十碳三烯酸 (3,6,17-eicosatrienoic acid)、6,9- 十八碳二烯酸 (6,9-octadecadiennoic acid)、油酸 (oleic acid)、软脂酸 (palmitic acid)、软脂酸乙酯 (palmitic acid ethyl ester)、硬脂酸 (stearic acid)。

　　其他：寡肽 (autantiamide acetate)[5]、2α,3β,24- 三羟基 -12- 烯 -28- 乌苏酸 (2α,3β,24-trihydroxy-12-en-28-ursolic acid)、丹参素乙酯 (ethyl 3,4-dihydroxyphenyl lactate)[7]。

【药典检测成分】2015 版《中国药典》规定，本品照高效液相色谱法测定，按干燥品计算，含迷迭香酸不得少于 0.20%。

参考文献

［1］王祝举，赵玉英. 夏枯草化学成分的研究［J］. 药学学报，1999，34（9）：679-681.

［2］王祝举，唐力英，付梅红，等. 夏枯草中的黄酮类化合物研究［J］. 时珍国医国药，2008，19（8）：1966-1967.

［3］国家中医药管理局《中华本草》编委会. 中华本草：第7册6152［M］. 上海：上海科学技术出版社，1999：135-140.

［4］田晶，肖志艳，陈雅研，等. 夏枯草皂苷A的结构鉴定［J］. 药学学报，2000，35（1）：29-31.

［5］顾晓洁，李友宾，李萍，等. 夏枯草花穗化学成分研究［J］. 中国中药杂志，2007，32（10）：923-926.

［6］王祝举，赵玉英，王邠，等. 夏枯草中的缩酚酸类化合物（英文）［J］. 中国实验方剂学杂志，2001，SI：169-173.

［7］盖春艳，孔德云，王曙光，等.夏枯草化学成分研究［J］.中国医药工业杂志，2010，41（8）：580-582.

325. 柴胡　Bupleuri Radix

【来源】本品为伞形科植物柴胡 *Bupleurum chinense* DC. 或狭叶柴胡 *Bupleurum scorzonerifolium* Willd. 的干燥根。

【性能】辛、苦，微寒。疏散退热，疏肝解郁，升举阳气。

【化学成分】本品主要含有黄酮类、挥发油、甾醇类等化学成分。

黄酮类成分：异鼠李素 (*iso*-rhamnetin)、异槲皮素 (*iso*-quercetin)、异鼠李素-3-芸香糖苷 (*iso*-rhamnetin-3-*O*-rutinoside)、山奈酚 (kaempferol)、山奈酚-7-鼠李糖苷 (kaempferol-7-rhamnoside)、山奈苷 (kaempferitrin)、山奈酚-3-*O*-α-L-呋喃阿拉伯糖苷-7-*O*-α-L-吡喃鼠李糖苷 (kaempferol-3-*O*-α-L-arabinopyranoside-7-*O*-α-L-rhamnopyranoside)、槲皮素 (quercetin)、水仙苷 (narcissin)、芸香苷 (rutin)[1]、山奈酚-3-*O*-α-L-阿拉伯糖苷 (kaempferol-3-*O*-α-L-arabinofuranoside)[2]。

挥发油类成分：菖蒲二烯 (acoradiene)、香橙烯 (aromadendrene)、薁 (azulene)、β-甜没药烯 (β-bisabolene)、龙脑烯 (bornylene)、龙脑 (borneol)、δ-荜澄茄烯 (δ-cadinene)、樟烯 (camphene)、3-蒈烯 (3-carene)、反式丁香烯 (caryophyllene)、反式香苇醇 (carveol)、香荆芥酚 (carvacrol)、右旋香荆芥酮 (carvacrone)、右旋葛缕酮 (carvone)、柏木烯醇 (cedrenol)、β-柏木烯 (β-cedrene)、大叶柴胡皂苷Ⅱ (chikusaikoside Ⅱ)、顺式二羟基藁本内酯 (*cis*-6,7-di-hydroxyligustilide)、α-胡椒烯 (α-copaene)、香豆精 (cormarin)、甲苯酚 (cresol)、α-荜澄茄油烯 (α-cubebene)、环己酮 (cyclohexanone)、乙酸香茅醇酯 (citronelly acetate)、γ-癸内酯 (γ-decalactone)、6,7,3′,8′-双藁本内酯 (*Z,Z′*-6,7,3′,8′-diligustilide)、4,8-二甲基十三烷 (4,8-dimethyltridecane)、2,6-二甲基-辛烷 (2,6-dimethyl-octane)、β-榄香烯 (β-elemene)、16-表大叶柴胡皂苷 (16-*epi*-chikusaikoside)、乙基苯酚 (ethylphenol)、α-桉叶醇 (α-eudesmol)、丁香油酚 (eugenol)、金合欢基丙酮 (farnesyl acetone)、反式金合欢烯 (farnesene)、α-金合欢烯 (α-farnesene)、反式的β-金合欢烯 (β-farnesene)、β-小茴香烯 (β-fenchene)、α-小茴香烯 (α-fenchene)、牻牛儿醇 (geraniol)、乙酸牻牛儿酯 (geranyl acetate)、(*E*)-牻牛儿基丙酮 [(*E*)-geranyl acetone]、α-愈创木烯 (α-guaiene)、β-古芸烯 (β-gurjunene)、2-庚烯酸 (2-heptenoic acid)、3-庚酮 (3-heptanone)、庚酸 (heptanoic acid)、己酸 (hexanoic acid)、十六酸 (hexadecanoic acid)、六氢金合欢基丙酮 (hexahydrofarnesyl acetone)、α-雪松烯 (α-himachalene)、葎草烯 (humulene)、异龙脑 (*iso*-borneol)、异松樟酮 (*iso*-pinocamphone)、对异丙基苯甲酸 (*p-iso*-propylbenzoic acid)、异胡薄荷醇 (*iso*-pulegol)、邻-甲氧基苯酚 (*o*-methoxyphenol)、3-甲基十二烷 (3-methyldodecane)、4-甲基-3-庚酮 (4-methyl-3-heptanone)、5-甲基癸烷 (5-methyldecane)、2-甲基十六烷 (2-methylhexadecane)、5-甲基-5-己基癸烷 (5-methyl-5-ethyldecane)、2-甲基环戊酮 (2-methylcyclopentanone)、γ-衣兰油烯 (γ-muurolene)、月桂烯 (myrcene)、桃金娘醇 (myrtenol)、橙花醛 (neral)、橙花醇 (nerol)、橙花叔醇 (nerolidol) 的同分异构体、壬酸 (nonanoic acid)、努特卡扁柏酮 (nootkatone)、正庚

醛 (*n*-heptanal)、正十三烷 (*n*-tridecane)、正十五烷 (*n*-pentadecane)、正十四烷 (*n*-tetradecane)、正十一烷 (*n*-undecane)、罗勒烯 (ocimene)、辛醛 (octanal)、辛酸 (octanoic acid)、γ- 辛内酯 (γ-octalactone)、2- 辛烯酸 (2-octenoic acid)、广藿香烷 (patchoulane)、芦藜醇 (veratryl alcohol)、γ-广藿香烯 (γ-patchoulene)、戊酸 (pentanoic acid)、2- 戊基呋喃 (2-pentylfuran)、苯酚 (phenol)、β-蒎烯 (β-pinene)、孕烯醇酮 (pregnenolone)、胡薄荷酮 (pulegone)、α- 檀萜烯 (α-santene)、β- 芹子烯 (β-selinene)、4- 松油醇 (4-terpinen-4-ol)、β- 松油烯 (β-terpinene)、α- 松油醇 (α-terpineol)、β- 松油醇 (β-terpineol)、β- 侧柏烯 (β-thujene)、十四酸 (tetradecanoic acid)、百里香酚 (thymol)、γ-十一烷酸内酯 (γ-undecalactone)、乙酸香草醛酯 (vanillin acetate)、马鞭草烯酮 (verbenone)[1]、7-羟基 -2,5- 二甲基 - 色原酮 (7-hydroxy-2,5-dimethyl-chromone)[2]、咖啡酸乙酯 (ethyl caffeate)[3]。

甾醇类成分 : α- 菠菜甾醇葡萄糖苷 (α-spinasteryl-β-D-glucoside)、α- 菠菜甾醇 (α-spinasterol)[1]、麦角甾醇 (calcifenol)[4]。

皂苷及其苷元成分 : 3″-O- 己酰基柴胡皂苷 a(3-O-acetyl saikosaponin a)、6″-O- 乙酰基柴胡皂苷 a(6″-O-acetylsaikosaponin a)、2″-O- 乙酰基柴胡皂苷 b₂(2″-O-acetyl saikosaponin b₂)、3″-O- 乙酰基柴胡皂苷 b₂(3″-O-acetyl-saikosaponin b₂)、6-O- 乙酰基柴胡皂苷 b₂(6-O-acetylsaikosaponin b₂)、6″-O- 乙酰基柴胡皂苷 b₃(6″-O-acetylsaikosaponin b₃)、2″-O- 乙酰基柴胡皂苷 d(2″-O-acetylsaikasaponin d)、3″-O- 乙酰基柴胡皂苷 d(3″-O-acetylsaikosaponin d)、6″-O-乙酰基柴胡皂苷 d(6″-O-acetylsaikosaponin d)、侧金盏花醇 (adonitol)、柴胡皂苷 S1 即 3-O-α-L-吡喃阿拉伯糖基 (1 → 3)-β-D- 吡喃葡萄糖醛酸基齐墩果酸 -28-β-D- 吡喃葡萄糖酯 [3-O-α-L-arabinopyranosyl-(1 → 3)-β-D-glucuronopyranosyl oleanolic acid-28-β-D-glucopyranosyl ester]、3-O-β-D- 吡喃岩藻糖基柴胡皂苷元 F(3-O-β-D-fucopyranosylsaikongin F) 即去葡萄糖基柴胡皂苷 a(desglucosaikosaponin a)、3″,6″-O,O- 二乙酰基柴胡皂苷 b₂(3″,6″-O,O-diacetylsaikosaponin b₂)、2″-O- 乙酰基柴胡皂苷 a(2″-O-acetylsaikosaponin a)、2″-O-β-D- 吡喃木糖基柴胡皂苷 b₂(2″-O-β-D-glucopyranosyl saikosaponin b₂)、11α- 甲氧基柴胡皂苷 (11α-methoxaikosaponin)、前柴胡皂苷元 F(prosaidogenin F)、前柴胡皂苷元 G(prosaikogenin G)、柴胡皂苷 a(saikosaponin a)、柴胡皂苷 c(saikosaponin c)、柴胡皂苷 d(saikosaponin d)、柴胡皂苷 S₁(saikosaponin S₁)[1]。

其他 : 由半乳糖 (galactose)、葡萄糖 (glucose)、阿拉伯糖 (arabinose)、木糖 (xylose)、核糖 (ribose)、鼠李糖 (rhamnose) 及一未知成分组成的酸性多糖 (糖柴 - Ⅲ -5311)[1]、原儿茶酸 (protocatechuic acid)、柴胡色原酮酸 (saikochromonic acid)[3]。

【药典检测成分】 2015 版《中国药典》规定，本品照高效液相色谱法测定，按干燥品计算，含柴胡皂苷 a 和柴胡皂苷 d 的总量不得少于 0.30%。

参考文献

[1] 国家中医药管理局《中华本草》编委会. 中华本草 : 第 5 册 5100 [M]. 上海 : 上海科学技术出版社, 1999 : 909-919.

[2] 王宁, 王金辉, 李铣, 等. 北柴胡地上部分化学成分的分离与鉴定 [J]. 沈阳药科大学学报, 2005, 22 (5) : 342-344, 370.

[3] 刘培, 冯煦, 董云发, 等. 北柴胡茎叶化学成分研究 [J]. 时珍国医国药, 2008, 19 (9) : 2103-2104.

[4] 张丽, 赫玉欣, 姚景才, 等. 北柴胡花化学成分研究 [J]. 中药材, 2010, 33 (7) : 1086-1088.

326. 党参 Codonopsis Radix

【来源】 本品为桔梗科植物党参 *Codonopsis pilosula*(Franch)Nannf.、素花党参 *Cofonopsis pilosula* Nannf.var.*modesra*(Nannf.)L.T.Shen 或川党参 *Codonopsis tangshen* Oliv. 的干燥根。

【性能】 甘，平。健脾益肺，养血生津。

【化学成分】本品主要含有黄酮类、生物碱及含氮杂环类、氨基酸类等化学成分。

黄酮类成分：苜蓿素 (tricin)、汉黄芩素 (wogonin)、柯伊利叶素 (chrysoeriol)[1]。

生物碱及含氮杂环类成分：5- 羟基 -2- 吡啶甲醇 (5-hydroxy-2-pyridine methanol)、烟酸 (nicotinic acid)、焦谷氨酸 -N- 果糖苷 (pyroglutamic acid-N-furctoside)、脲基甲酸正丁酯 (n-butyl allophanate)、黑麦草碱 (perlolyrine)、胆碱 (choline)[2]、尿嘧啶 (uracil)[3]、5- 羟基 -2- 羟甲基吡啶 (5-hydroxy-2-hydroxymethylpyridine)、党参酸 (codopiloic acid)、党参碱 (codonopsine)[4]。

氨基酸类成分：丙氨酸(alanine)、精氨酸(arginine)、天冬氨酸(aspartic acid)、胱氨酸(cystine)、甘氨酸(glycine)、谷氨酸(glumatic acid)、组氨酸(histidine)、亮氨酸(leucine)、赖氨酸(lysine)、蛋氨酸(methionine)、脯氨酸(proline)、苯丙氨酸(phenylalanine)、丝氨酸(serine)、异亮氨酸(sioleucine)、苏氨酸(threonien)、酪氨酸(tyrosine)、缬氨酸(valine)、色氨酸(tryptophan)[2]。

挥发油类成分：龙脑 (borneol)、α- 姜黄烯 (α-curcumene)、δ- 愈创木烯 (δ-guaiene)、2,4- 壬二烯醛 (nona-2,4-dienal)、α- 蒎烯 (α-pinene)、棕榈酸甲酯 (methylpalmitate)、11,14- 二十碳二烯酸甲酯 (methyl-11,14-eicosadenoate)、棕榈酸 (palmitic acid)、邻 -(邻甲氧基苯氧基) 苯酚 [o-(o-methoxyphenoxy)phenol][2]、醛、醇、脂肪酸、脂肪酸酯、烷烃、烯烃等挥发油成分 [5-9]。

三萜类成分：蒲公英赛醇 [2] 即蒲公英萜醇 (taraxerol)[10]、无羁萜 [2] 即木栓酮 (friedelin)[4,10]、乙酸蒲公英甾醇酯 (taraxerol acetate)[2,10]、刺囊酸 (echinocystlic acid)[4]。

甾醇类成分：Δ^7- 豆甾烯醇 -β-D- 葡萄糖苷 (Δ^7-sitgmastenyl-β-D-glucoside)、α- 菠菜甾醇 -β-D- 葡萄糖苷 (α-spinasteryl-β-D-glucoside)、α- 菠菜甾醇 (α-spinasterol)、豆甾醇 (stigmasterol)、7- 豆甾烯醇 (stigmast-7-en-3β-ol)、豆甾醇 -β-D- 葡萄糖苷 (stigmasetyl-β-D-glucoside)、5,22- 豆甾二烯 -3- 酮 (stigmasta-5,22-dien-3-one)[2]、α- 菠甾酮 (α-spinasterone)[2,10]、刺囊酸 (echinocystlic acid)、Δ^7- 豆甾烯醇 (Δ^7-stigmastenol)、$\Delta^{5,22}$- 豆甾烯醇 ($\Delta^{5,22}$-stigmastenol)、齐墩果酸 (oleanolic acid)、豆甾醇 -D- 葡萄糖苷 (stigmasterol-D-glucoside)、Δ^7- 豆甾烯醇 -β-D- 葡萄糖苷 (Δ^7-stigmastenol-β-D-glucoside)、豆甾醇 -5,22- 双烯 -3- 酮 (stigmasterol-5,22-diene-3-one)、Δ^7- 豆甾烯 -3- 酮 (stigmast-Δ^7-en-3-one)、α- 菠甾醇 -7,22- 双烯 -3- 酮 (α-spinatserol-7,22-diene-3-one)、α- 菠甾醇 (α-spinasterol)[4]、α- 菠甾醇 -β-D- 葡萄糖苷 (α-spinasterol-β-D-glucoside)[4,10]。

糖苷类成分：乙基 -α-D- 呋喃果糖苷 (ethyl-α-D-fructofuranoside)、(E)-2- 己烯基 -β- 槐糖苷 [(E)-2-hexenyl-β-sophoroside]、 (E)-2- 己烯基 -α-L- 吡喃阿拉伯糖基 (1 → 6)-β-D- 吡喃葡萄糖苷 [(E)-2-hexenyl-α-L-arabinopyranosyl(1 → 6)-β-D-glucopyranoside]、己基 -β- 龙胆二糖苷 (hexyl-β-gentiobioside)、正己基 -β-D- 吡喃葡萄糖苷 (n-hexyl-β-D-glucopyranoside)、己基 -β- 槐糖苷 (hexyl-β-soporoside)[2]。

正己醇苷类成分：β-D- 果糖正丁醇苷 (butyl-β-D-fructofurnanoside)、党参炔苷 (lobetyolinin)、β-D- 葡萄糖正己醇苷 (hexyl-β-D-glucopyrannoside)[3]。

苯丙素及其苷类成分：党参苷 Ⅰ (tangshenoside Ⅰ)[2,11]、3′,4′,5,9,9′-pentaydroxy-5-4,7′-epoxylignan、丁香苷 (syringin)[3]、白芷内酯 (angelicin)、补骨脂内酯 (psoralen)、党参苷 Ⅱ (tangshenoside Ⅱ) 、党参苷Ⅲ (tangshenoside Ⅲ) 、党参苷Ⅳ (tangshenoside Ⅳ)[11]、阿魏酸 (ferulic acid)[12,13]。

环烯醚萜苷类成分：京尼平苷 (geniposide)[3]。

倍半萜类成分：苍术内酯Ⅱ (atractylenolide Ⅱ)[2]、苍术内酯Ⅱ 、党参内酯 (codonolactone) 即是苍术内酯Ⅲ [2,11]。

醇、酚、醛、酸类成分：丁香醛 (syringaldehyde)[2]、香草酸 (vanillic acid)[2,10]、(6R,7R)- 反 , 反 - 十四烷 -4,12- 二烯 -8,10- 二炔 -1,6,7- 三醇、9,10,13- 三羟基 - 反 -11- 十八烯酸 (9,10,13-trihydroxy-trans-11-octadecenoic)[10]、琥珀酸 (succinic acid)[11-13]、丁香酸 (syringic acid)[12,13]。

呋喃环衍生物成分：2- 呋羟酸 (2-furan carboxylic acid)、5- 甲氧基甲基糠醛 (5-metyoxymethy-2-furaldehyde)[2]、5- 羟甲基糠醛 (5-hydroxymethl-2-furaldehyde)[2,10]、2- 呋喃甲酸 (2-furoic acid)[12,13]。

糖类成分：果糖 (fructose)、菊糖 (inulin)、由葡萄糖 (glucose)、果糖 (fructose)、半乳糖

(galactose)、阿拉伯糖 (arabinose)、甘露糖 (mannose)、木糖 (xylose) 组成的杂多糖 CP$_1$、由葡萄糖 (glucose)、半乳糖 (galactose)、果糖 (fructose)、阿拉伯糖 (arabinose)、甘露糖 (mannose)、核糖 (rbioes)、木糖 (xylose) 组成的杂多糖 CP$_2$、由葡萄糖 (glucose)、果糖 (fructose)、甘露糖 (mannose)、半乳糖 (galactose)、阿拉伯糖 (arabinose)、核糖 (rbioes)、木糖 (xylose) 组成的杂多糖 CP$_3$、由葡萄糖 (glucose)、半乳糖 (galactose)、阿拉伯糖 (arabinose)、鼠李糖 (rhamnose)、果糖 (fructose)、甘露糖 (mannose)、木糖 (xylose) 组成的杂多糖 CP$_4$、(6R,7R)-E,E- 十四碳 -4,12-二烯 -8,10- 二炔 -1,6,7- 三醇 -6-O-β-D- 吡喃葡萄糖苷 [(6R,7R)-E,E-tetradeca-4,12-dien-8,10-diyne-1,6,7-triol-6-O-β-D-glucopyranoside][2]、多糖 CPPS$_1$、多糖 CPPS$_2$、多糖 CPPS[14]、多糖 COP- Ⅰ、多糖 COP- Ⅱ [15]。

蒽醌类成分：大黄素 (emodin)[3]。

其他：铁、铜、钴、锰、锌、镍、锶、铝、钒、氟等无机元素[2], lobetyol、lobetyolinin、zanthocapensol、党参苷 Ⅱ (tangshenoside Ⅱ)、蛇葡萄素 (ampelopsin)、贝壳杉双芹素 (agathisflavone)、β- 脱皮甾酮 (β-ecdysterone)、α- 托可醌 (α-tocopherolquinone)[16]。

【药典检测成分】 无。

参考文献

[1] 贺庆, 朱恩圆, 王峥涛, 等. 寻甸党参的黄酮类成分研究 [J]. 中国药学, 2004, 13（3）：212-213.
[2] 国家中医药管理局《中华本草》编委会. 中华本草：第 7 册 6650 [M]. 上海：上海科学技术出版社, 1999：603-611.
[3] 贺庆, 朱恩圆, 王峥涛, 等. 党参化学成分的研究 [J]. 中国药学杂志, 2006, 41（1）：10-12.
[4] 陈克克. 中药党参的研究概况 [J]. 西安文理学院学报：自然科学版, 2008, 11（2）：33-39.
[5] 谢君, 张义正, 顾永祚. 党参挥发油及脂溶性化学成分的研究 [J]. 中国药学杂志, 2000, 35（9）：583-586.
[6] 谢君, 张义正, 顾永祚, 等. 中药党参挥发性成分分析 [J]. 分析测试学报, 2000, 19（4）：54-56.
[7] 陈敏, 李晓瑾, 姜林, 等. 新疆党参挥发油成分的研究 [J]. 中草药, 2000, 31（4）：254.
[8] 李艳, 鲁建江, 王莉, 等. 微波法提取新疆党参根茎叶中的挥发油 [J]. 药学实践杂志, 2001, 19（3）：190.
[9] 刘海萍, 郭雪清, 王英锋, 等. 米炒党参与麸炒党参挥发性成分 GC-MS 分析 [J]. 首都师范大学学报（自然科学版）, 2006, 27（3）：41-45.
[10] 王建忠, 王锋鹏. 川党参的化学成分研究 [J]. 天然产物研究与开发, 1996, 8（2）：8-12.
[11] 朱恩圆, 贺庆, 王峥涛, 等. 党参化学成分研究 [J]. 中国药科大学学报, 2001, 32（2）：94-95.
[12] 邢凤琴, 朱恩圆, 詹慧清. 党参中有机酸的高效毛细管电泳法分析 [J]. 同济大学学报, 2001, 22（5）：15-18.
[13] 孟艳彬, 孙盛, 苏又凡. HPLC 测定党参中阿魏酸的含量 [J]. 承德医学院学报, 2003, 20（2）：140-141.
[14] 张雅君, 梁忠岩, 赵伟, 等. 党参水溶性多糖的分离、纯化及组成分析 [J]. 中国药学杂志, 2005, 40（14）：1107-1109.
[15] 韩凤梅, 程伶俐, 陈勇. 板桥党参多糖的分离纯化及组成研究 [J]. 中国药学杂志, 2005, 40（18）：1381-1383.
[16] 杨大松, 李资磊, 王雪, 等. 土党参的化学成分及其抗血管生成活性研究 [J]. 中草药, 2015, 46（4）：470-475.

327. 鸭跖草 Commelinae Herba

【来源】 本品为鸭跖草科植物鸭跖草 *Commelina communis* L. 的干燥地上部分。

【性能】 甘、淡, 寒。清热解毒, 解毒, 利水消肿。

【化学成分】 本品主要含生物碱类、萜类及甾体类、黄酮类等化学成分。

生物碱类成分：1- 甲氧羰基 -β- 咔啉 (1-carbomethoxy-β-carboline)、去甲哈尔满 (norharman)、哈尔满 (harman)[1]、α-homonojirimycin、1- 脱氧野尻霉素 (1-deoxymannojirimycin)、1-deoxynojirimycin、7-O-β-D-glucopyranosyl-α-homonojirimycin、2,5- 二羟甲基 -3,4- 二羟基吡咯烷 [2,5-bis-(hydroxymethyl)-3,4-dihydroxypyrrolidine][2]。

萜类及甾体类成分：胡萝卜苷 (daucosterol)、无羁萜 (friedelin)、左旋 - 黑麦草内酯 (loliolide)、 *β*- 谷甾醇 (*β*-sitosterol)[1]。

黄酮类成分：花色苷 (anthocyanin)、鸭跖兰素 (commelinin)、丙二酸单酰基 - 对 - 香豆酰飞燕草苷 (malonylawobanin)、鸭跖黄酮苷 (flavocommelin)[1]、芹菜素 (apigenin)。

其他：对 - 羟基桂皮酸 (*p*-hydroxy-cinnamic acid)、D- 甘露醇 (mannose)、正三十烷醇 (*n*-triacontanol)[1]、豆甾醇 (stigmasterol)、月桂酸 (dodecanoic acid)、木犀草素 (luteolin)、3,3′,4′,7- 四甲氧基黄酮 (3,3′,4′,7-tetramethoxyflavone)[3]。

【药典检测成分】无。

参考文献

[1] 国家中医药管理局《中华本草》编委会. 中华本草：第 8 册 7362 [M]. 上海：上海科学技术出版社, 1999：299-301.

[2] 王国平, 邓关勇, 周光雄. 鸭跖草中 *α*- 糖苷酶抑制活性多羟基生物碱类成分的 ESIMS 检识 [J]. 2007, 30（2）：157-160.

[3] 南海函, 林函, 蔡诗庆. 鸭跖草化学成分的研究 [J]. 中成药, 2010, 32（9）：1556-1558.

328. 积雪草　　Centellae Herba

【来源】本品为伞形科植物积雪草 *Centella asiatica*(L).Urb. 的干燥全草。

【性能】苦、辛, 寒。清热利湿, 解毒消肿。

【化学成分】本品主要含有黄酮类、萜类、甾醇类等化学成分。

黄酮类成分：山柰酚 (kaempferol)、槲皮素 (quercetin) 和葡萄糖 (glucose)、鼠李糖 (rhamnose) 的黄酮苷[1]。

萜类成分：积雪草酸 (asiatic acid)、积雪草苷 (asiaticoside)、桦皮酸 (betulinic acid)、玻热米苷 (brahminoside)、玻热模苷 (brahmoside)、羟基积雪草酸 (brahmic acid)、胡萝卜素 (carotene)、胡萝卜烃类 (carotenoids)、积雪草糖 (centellose)、积雪草低聚糖 (centellose)、异参枯尼苷 (*iso*-thankuniside)、异羟基积雪草酸 (*iso*-brahmic acid)、羟基积雪草苷 (madecassoside)、马达积雪草酸 (madasiatic acid)、参枯尼苷 (thankuniside)[1]、2*β*,6*β*,23-trihydroxyolean-12-en-28-oic acid、3*β*,6*β*,23-trihydroxyurs-12-en-28-oic acid、巴约苷元 (bayogenin)[2]、积雪草二糖苷 (asiaticodiglycoside)、积雪草苷 -B(asiaticoside-B)、terminolic acid[3]。

甾醇类成分：谷甾醇 (sitosterol)[1]、胡萝卜苷 (daucosterol)[4]。

酚酸及酯类成分：阿魏酸二十二酯 (fumalic acid 22 ester)[2]、香草酸 (vanillic acid)[4]。

其他：挥发油、树脂状物质、蜡、内消旋肌醇 (mesoinositol)、积雪草碱 (hydrocotyline)、叶绿素 (chlorophylls)、维生素 C (vitamin C)[1]、*α*-L- 鼠李糖 (*α*-L-rhamnose)[5]。

【药典检测成分】2015 版《中国药典》规定, 本品照高效液相色谱法测定, 按干燥品计算, 含积雪草苷和羟基积雪草苷的总量不得少于 0.80%。

参考文献

[1] 国家中医药管理局《中华本草》编委会. 中华本草：第 5 册 5105 [M]. 上海：上海科学技术出版社, 1999：921-924.

[2] 于泉林, 高文远, 张彦文, 等. 积雪草化学成分研究 [J]. 中国中药杂志, 2007, 32（12）：1182-1184.

[3] 张蕾磊, 王海生, 姚庆强, 等. 积雪草化学成分的研究 [J]. 中草药, 2005, 36（12）：1761-1763.

[4] 何明芳, 沃联群. 积雪草化学成分的研究 [J]. 中国药科大学学报, 2000, 31（2）：91-93.

[5] 刘瑜, 赵余庆. 积雪草化学成分的研究 [J]. 中国现代中药, 2008, 10（3）：7-9.

329. 射干　Belamacanadae Rizoma

【来源】本品为鸢尾科植物射干 *Belamcanda chinensis*(L.)DC. 的干燥根茎。

【性能】苦，寒。清热解毒，消痰，利咽。

【化学成分】本品主要含有黄酮类、三萜类、酚类等化学成分。

黄酮类成分：鸢尾苷元 (irigenin)、鸢尾黄酮新苷元 A(iristectoriginin A)、洋鸢尾素 (irisflorentin)、异德国鸢尾醛 (*iso*-iridogermanal)、芒果苷 (mangiferin)、甲基尼泊尔鸢尾黄酮 (methylir-*iso*-lidone)、5- 去甲洋鸢尾素 (noririsflorentin)、鸢尾黄酮 (tectorigenin)、鸢尾黄酮苷 (tectoridin)、射干异黄酮 (belamcanidin)[1]、野鸢尾苷 (iridin)[1,2]、异鼠李素 (*iso*-rhamnetin)、粗毛豚草素 (hispidulin)、白射干素 (dichotomitin)[2]、染料木素 (genistein)、德鸢尾素 (irilone)[3]、次野鸢尾黄素 (irisflorentin)、野鸢尾苷元 (irigenin)[4]。

三萜类成分：16-*O*- 乙酰基异德国鸢尾醛 (16-*O*-acetyl-*iso*-iridogermanal)、右旋的 (6*R*,10*S*,11*S*,14*S*,26*R*)-26- 羟基 -15- 亚甲基鸢尾 -16- 烯醛 [(6*R*,10*S*,11*S*,14*S*,26*R*)-26-hydroxy-15-methylidene spiroirid-16-enal]、28- 去乙酰基射干醛 (28-deacetylbelamcandal)、射干醛 (belamcandal)[1]、环阿尔廷醇 (cycloartanol)[5]、芹菜素（apigenin）[6]。

酚类成分：射干醇 A(belamcandol A)、射干醇 B(belamcandol B)、1-(2- 羟基 -3,5- 二甲氧基) 苯基 -10- 十五烯 [1-(2-hydroxy-3,5-dimethoxy)phenyl-10-pentadecene]、1-(3- 羟基 -5- 甲氧基) 苯基 -10- 十五烯 [1-(3-hydroxy-5-methoxy)phenyl-10-pentadecene][1]、白藜芦醇 (resveratrol)[6]。

醌类成分：射干醌 A(belamcandaquinone A)、射干醌 B(belamcandaquinone B)[1]。

酮类成分：射干酮 (sheganone)、茶叶花宁 (apocynin) 就是香草乙酮 (acetovanillone)[1]。

甾体类成分：谷甾醇 (*β*-sitosterol)[4]、胡萝卜苷 (daucosterol)[2,4]。

其他：尿嘧啶核苷 (uridine)[5]、腺苷 (tectoridin)、5- 羟甲基糖醛 (5-hydroxymethyl-2-furaldehyde)[6]。

【药典检测成分】2015 版《中国药典》规定，本品照高效液相色谱法测定，按干燥品计算，含次野鸢尾黄素不得少于 0.10%。

参考文献

[1] 国家中医药管理局《中华本草》编委会. 中华本草：第 8 册 7307 [M]. 上海：上海科学技术出版社，1999：256-260.

[2] 秦民坚，吉文亮，王峥涛，等. 射干的化学成分研究（Ⅱ）[J]. 中草药，2004，35（5）：487-489.

[3] 吉文亮，秦民坚. 射干的化学成分研究（Ⅰ）[J]. 中国药科大学学报，2001，32（3）：197-199.

[4] 刘杰，陈海生，王建娇，等. 射干化学成分研究 [J]. 中药材，2005，28（1）：29.

[5] 伍实花，张国刚，左甜甜，等. 射干化学成分的分离与鉴定 [J]. 沈阳药科大学学报，2008，25（10）：796-799.

[6] 张伟东，王晓娟，杨万军，等 . 射干的化学成分研究 [J]. 中国医院药学杂志，2011，31（6）：435-436.

330. 徐长卿　Cynanchi Paniculati Radix et Rhizoma

【来源】本品为萝藦科植物徐长卿 *Cynanchum paniculatum*(Bge.)Kitag. 的干燥根及根茎。

【性能】辛，温。祛风，化湿，止痛，止痒。

【化学成分】本品主要含有挥发油类、甾体类、多糖类等化学成分。

挥发油类成分：硬脂酸癸酯 (decylstearate)、赤藓醇 (erythritol)、异牡丹酚 (*iso*-paeonol)、十六烯 (hexadecylene)、牡丹酚 (paeonol)、三十烷 (triacotane)[1]、邻苯二甲酸二乙酯 (diethyl phthalate)、邻苯二甲酸二丁酯 (dibutyl phthalate)、2,4- 二羟基 -3- 甲基苯乙酮 (2,4-dihydroxy-3-methyl-acetophenone)、1,4- 二甲氧基 -2,3- 二甲苯 (1,4-dimethoxy-2,3-dimethylbenzene)[2]、3β-14-dihydroxy-14β-pregn-5-en-20-one[3]、4- 甲氧基 -2- 特丁基苯酚 [2-(1,1-dimethlethyl)-4-methoxy phenol]、十六碳酸 (hexadecanoic acid)、对羟基苯乙酮 (4-hydroxy acetophenone)、2- 羟基 -6- 甲氧基苯乙酮 [1-(2-hydroxy-6-methoxy)ethanone]、4- 羟基 -3- 甲氧基苯乙酮 [1-(4-hydroxy-3-methoxyphenyl)ethanone]、4- 甲氧基苯乙酮 [1-(4-methoxypheny)ethanone]、壬酸 (nonanoic acid)、苯酚 (phenol)[4]。

　　甾体类成分：直立白薇苷 (cynatratoside)、β- 谷甾醇 (β-sitosterol)、徐长卿苷 A(cynapanoside A)、徐长卿苷 B(cynapanoside B)、徐长卿苷 C(cynapanoside C)[1]、芫花叶白前苷元 A(glaucogenin A)、芫花叶白前苷元 C(glaucogenin C)、芫花叶白前苷元 D(glaucogenin D)、3-O-β-D- 黄甲苷 (3-O-β-D-thevetoside)、新徐长卿苷元 F(neocynapanogenin F)、neoecynapanogenin F-3-O-β-D-oleandropanyanoside[3]。

　　多糖：徐长卿多糖 CPB54[5]、徐长卿多糖 CPB-4[6]、徐长卿多糖 CPB64[7]。

　　其他：苯甲酸 (benzoic acid)、3- 甲基苯酚 (3-methylphenol)、对甲氧基苯甲酸 (p-methoxybenzoic acid)、罗布麻宁 (apocynine)、丁香醛 (syringaldehyde)[8]。

【药典检测成分】2015 版《中国药典》规定，本品照高效液相色谱法测定，按干燥品计算，含丹皮酚不得少于 1.3%。

参考文献
[1] 国家中医药管理局《中华本草》编委会. 中华本草：第 6 册 5665 [M]. 上海：上海科学技术出版社，1999：345-349.
[2] 张永清，李萍，王建成，等. 鲜品与干品徐长卿挥发油成分分析 [J]. 中国中药杂志，2006，31（14）：1205-1206.
[3] 窦静，毕志明，张永清，等. 徐长卿中的 C-（21）甾体化合物 [J]. 中国天然药物，2006，4（3）：192-194.
[4] 罗永明，毛丽军，徐春良，等. 中药徐长卿挥发油成分分析 [J]. 中药材，1998，21（7）：356-357.
[5] 王顺春，方积年. 徐长卿多糖 CPB54 的结构及其活性的研究 [J]. 药学学报，2000，35（9）：675-678.
[6] 王顺春，鲍幸峰，方积年. 徐长卿中多糖 CPB-4 的化学结构研究 [J]. 中国中药杂志，2002，27（2）：128-130.
[7] 王顺春，金丽伟，方积年. 徐长卿中阿拉伯半乳聚糖 CPB64 的化学结构 [J]. 药学学报，1999，34（10）：755-758.
[8] 李翼鹏，周玉枝，陈刚，等. 徐长卿中酚类成分的分离与鉴定 [J]. 沈阳药科大学学报，2014，31（6）：444-447.

331. 凌霄花　Campsis Flos

【来源】本品为紫葳科植物凌霄 Campsis grandiflora(Thunb.)K.Schum. 或美洲凌霄 Campsis radicans(L.)Seem. 的干燥花。

【性能】甘、酸，寒。凉血，化瘀，祛风。

【化学成分】本品主要含有黄酮类、萜类及甾体类等化学成分。

　　黄酮类成分：芹菜素 (apigenin)[1,2]、辣椒黄素 (capsanthin)、花色素苷 (anthocyanin)、矢车菊素 -3- 芸香糖苷 (cyaniding-3-rutinoside)[3]。

　　萜类及甾体类成分：β- 谷甾醇 (β-sitostero1)[1,2]、阿江榄仁酸 (arjunolic acid)、可乐苏酸 (corosolic acid)、23- 羟基熊果酸 (23-hydroxyursolic acid)、山楂酸 (maslinic acid)、齐墩果酸 (oleanolic acid)、熊果酸 (ursolic acid)、熊醛 (ursolic aldehyde)[4]、胡萝卜苷 (daucosterol)、阿克替苷 (acteoside)、β- 香树脂醇 (β-amyrin)。

　　呋喃环衍生物：2- 乙酰糠醛 (2-acetylfurfural)、糠醛 (furfural)、糠醇 (fufuryl alchol)、5- 甲基糠醛 (5-methylfurfural)[5]。

　　其他：桂皮酸 (cinnamic acid)、三十一烷醇 (hentriacontanol)、15- 巯基 -2- 十五烷酮

(15-mercapto-2-pentadecanone)[2]、凌霄花红色素 (chinese trump)[3]、棕榈酸 (hexadecanoic acid)、十九烷酸 (*n*-nonadecanoic acid)、鼠李柠檬素 (rhamnocitrin)、原儿茶酸 (protocatechuic acid)[6]。

【药典检测成分】无。

参考文献

［1］国家中医药管理局《中华本草》编委会. 中华本草：第 7 册 6423［M］. 上海：上海科学技术出版社，1999：416-419.

［2］赵谦，廖矛川，郭济贤. 凌霄花的化学成分与抗生育活性［J］. 天然产物研究与开发，2002，14（3）：1-6.

［3］王改萍，胡雪原，阎福林，等. 凌霄花红色素的提取及稳定性研究［J］. 新乡医学院学报，1998，15（4）：330-332.

［4］Kim DH，Han KM，Chung IS，et al. Triterpenoids from the flower of Campsisgrandiflora K. Schum as human acyl-CoA：cholesterol acyhransferase inhibittors［J］. Archines of Pharmacal Research，2005，28（5）：550-556.

［5］Ueyama Y，Hashimoto S，Furukawa K. The essential oil from the flowers of Campsis grandiflora（Thunb.）K Schum from China［J］. Flavour and Fragrance Journal，1989，4（3）：103-107.

［6］韩海燕，褚纯隽，姚士，等. 美洲凌霄花的化学成分研究［J］. 华西药学杂志，2013，28（3）：241-243.

332. 高良姜　Alpiniae Officinarum Rhizoma

【来源】本品为姜科植物高良姜 *Alpinia officinarum* Hance 的干燥根茎。

【性能】辛，热。温胃止呕，散寒止痛。

【化学成分】本品主要含有黄酮类、挥发油类、甾醇类等化学成分。

黄酮类成分：异鼠李素 (iso-rhamnetin)、山柰素 (kaempferide)、7- 羟基 -3,5- 二甲氧基黄酮 (7-hydroxy-3,5-dimethoxyflavone)、槲皮素 -5- 甲醚 (quercetin-5-methyl ether)、鼠李柠檬素 (rhamnocitrin)[1]、山柰素 (kaempferide)[1-4]、山柰酚 (kaempferol)、槲皮素 (quercetin)、高良姜素 (galangin)、高良姜素 -3- 甲醚 (galangin-3-methyl ether)[1,2]、高良姜素 (galangin)[1,2,4]、山柰素 -4'- 甲醚 (kaempferide-4'-methyl ether)[2,4]、儿茶精 (catechin)、乔松素 (pinocembrin)、二氢高良姜醇 (dihydrogalangol)[2]。

挥发油类成分：荜澄茄烯 (cadinene)、桉叶素 (1,8-cineole)、丁香油酚 (eugenol)、蒎烯 (pinene)[1]、葑酮乙酸盐 (α-fenchyl acetate)、莰烯 (camphene)、樟脑 (camphor)、1,8- 桉油素 (1,8-eucalyptol)、β- 蒎烯 (β-pinene)、α- 松油醇 (α-terpineol)[3]。

甾醇类成分：菜油甾醇葡萄糖苷 (campestrol-β-glucoside)、β- 谷甾醇 -β- 葡萄糖苷 (β-sitosterol-β-glucoside)、豆甾醇葡萄糖苷 (stigmasterol-β-glucoside)[1]、β- 谷甾醇 (β-sitosterol)[4]。

二苯基庚烷类化合物：姜黄素 (curcumin)、二氢姜黄素 (dihydrocurcumin)、六氢姜黄素 (hexahydrocurcumin)、表六氢姜黄素 (*epi*-hexahydrocurcumin)、八氢姜黄素 (octahydrocurcumin)、1,7- 二 苯 基 -4- 庚 烯 -3- 酮 (1,7-diphenyl-hept-4-en-3-one)、1,7- 二 苯 基 -5- 羟 基 -3- 庚酮 (1,7-diphenyl-5-hydroxy-3-heptanone)、(1ζ)-1- 羟 基 -1,7- 双 (4- 羟 基 -3- 甲 氧 基 苯 基)-6- 庚烯 -3,5- 二 酮 [(1ζ)-1-hydroxy-1,7-bis(4-hydroxy-3-methoxyphenyl)-6-heptene-3,5-dione]、5(R)- 羟基 -1,7- 二苯基 -3- 庚酮 [5(R)-hydroxy-1,7-diphenyl-3-heptanone]、5(R)- 羟基 -7-(4″- 羟基 -3″- 甲氧基苯基)-1- 苯基 -3- 庚酮 [5(R)-hydroxy-7-(4″-hydroxy-3″-methoxyphenyl)-1-phenyl-3-heptanone]、5- 羟基 -7-(4″- 羟基 -3″- 甲氧基苯基)-1- 苯基 -3- 庚酮 [5-hydroxy-7-(4″-hydroxy-3″-methoxyphenyl)-1-phenyl-3-heptanone]、5- 羟基 -7-(4″- 羟苯基)-1- 苯基 -3- 庚酮 [5-hydroxy-7-(4″-hydroxyphenyl)-1-phenyl-3-heptanone]、7-(4- 羟基 -3- 甲氧基苯基)-1- 苯基 -4- 庚烯 -3- 酮 [7-(4-hydroxy-3-methoxyphenyl)-1-phenylhept-4-en-3-one]、7-(4″- 羟基 -3″- 甲氧基苯基)-1- 苯基 -3,5- 庚二酮 [7-(4″-hydroxy-3″-methoxyphenyl)-1-phenyl-3,5-heptadione]、(3R,5R)-1-(4- 羟苯基)-7- 苯基 -3,5- 庚二醇 [(3R,5R)-1-(4-hydroxyphenyl)-7-phenylheptane-3,5-diol]、7-(4″- 羟苯基)-1- 苯基 -4- 庚烯 -3- 酮 [7-(4″-hydroxyphenyl)-1-phenyl-4-hepten-3-one]、5- 甲氧基 -7-(4″- 羟

苯基)-1- 苯基 -3- 庚酮 [5-methoxy-7-(4″-hydroxyphenyl)-1-phenyl-3-heptanone]、5- 甲氧基 -1,7- 二苯基 -3- 庚酮 (5-methoxy-1,7-diphenyl-3-heptanone)、5- 甲氧基 -7-(4″- 羟基 -3″- 甲氧基苯基)-1- 苯 基 -3- 庚 酮 [5-methoxy-7-(4″-hydroxy-3″-methoxyphenyl)-1-phenyl-3-heptanone][1]、1,7- 二 苯 基 -5- 醇 -3- 庚酮 (1,7-diphenyl-5-ol-3-heptanone)、1- 苯基 -7-(3′- 甲氧基 -4′- 羟基) 苯基 -5- 醇 -3- 庚酮 [1-phenyl-7-(3′-methoxy-4′-hydroxy)phenyl-5-ol-3-heptanone][4]。

苯丙素类成分: 桂皮酸甲酯 (methylcinnamate)[1]、(E)-p- 香豆素醇 -r-O- 甲基醚 [(E)-p-coumaryl alcohol-r-O-methyl ether]、(E)-p- 香豆素醇 [(E)-p-coumaryl alcohol]、(4E)-1,5- 双 (4- 羟苯基)-1- 甲氧 -2-(甲氧甲基)-4- 戊烯立体异构体 (2a 和 2b)[stereoisomers of (4E)-1,5-bis(4-hydroxyphenyl)-1-methoxy-2-(methoxymethyl)-4-pentene (2a and 2b)]、(4E)-1,5- 双 (4- 羟苯基)-2-(甲氧甲基)-4- 戊烯 -1- 醇 [(4E)-1,5-bis(4-hydroxyphenyl)-2-(methoxymethyl)-4-penten-1-ol]、(4E)-1,5- 双 (4- 羟苯基)-2-(羟基甲基)-4- 戊烯 -1- 醇 [(4E)-1,5-bis(4-hydroxyphenyl)-2-(hydroxymethyl)-4-penten-1-ol][5]。

糖苷类成分: 4′- 羟基 -2′- 甲氧基苯酚 -β-D-{6-O-[(4′- 羟基 -3,5′- 二甲氧基) 苯甲酸]}- 吡喃葡萄糖苷、正丁基 -β-D- 吡喃果糖苷[6]、(1R,3S,4S)- 反式 -3- 羟基 -1,8- 桉树脑 -D- 葡萄糖吡喃糖苷、1- 羟基 -2-O-D- 葡萄糖吡喃糖基 -4- 烯丙基苯 (1-hydroxy-2-O-D-glucopyranosyl-4-allylbenene)[7]。

其他: 3,4- 二羟基苯甲酸 (3,4-dihydroxybenzoic acid)[4]。

【药典检测成分】2015 版《中国药典》规定,本品照高效液相色谱法测定,按干燥品计算,含高良姜素不得少于 0.70%。

参考文献

[1] 国家中医药管理局《中华本草》编委会. 中华本草: 第 8 册 7749 [M]. 上海: 上海科学技术出版社,1999: 599-602.

[2] 安宁,杨世林,邹忠梅,等. 高良姜黄酮类化学成分的研究 [J]. 中草药,2006,37（5）: 663-664.

[3] Leopold Jirovelz. Gerhard Buchhauer, Mohamed Pottachola Shafin, et al. Analysis of the essential oils of the leaves, stems, rhizomes and roots of the medicinal plant Alpinia galangal from southern India [J]. A Acta Pharm, 2003, 53: 73.

[4] 卜宪章,肖桂武,古练权. 高良姜化学成分研究 [J]. 中药材,2000,23（2）: 84-87.

[5] Ly TN, Shimoyamada M, Kato K, et al. Isolation and characterization of some antioxidative compounds from the rhizomes of smaller galanga（Alpinia officinarum Hance）[J]. J Agric. Food Chem. , 2003, 51（17）: 4924-4929.

[6] An Ning, Lin Jia, Yang SL, et al. A new glycoside from Alpinia officinarum [J]. Acta Pharmaceutica Sinica, 2006, 41（3）: 233-235.

[7] Ly TN, YamauchiR, Shimoyarnada M, et al. Isolation and structural elucidation of some glycosides from the rhizome of smaller galangal（Alpinia officinarum Hance）[J]. Agric. Food Chem. , 2002, 50（17）: 4919-4923.

333. 拳参　Bistortae Rhizoma

【来源】本品为蓼科植物拳参 Polygonum bistorta L. 的干燥根茎。

【性能】苦、涩,微寒。清热解毒,消肿,止血。

【化学成分】本品含有黄酮类、酚酸及鞣质类、苯丙素类等化学成分。

黄酮类成分: 金丝桃苷 (hyperin)[1]、槲皮素 -5-O-β-D- 葡萄糖苷 (quercetin-5-O-β-D-glucopyranoside)[2]、芦丁 (rutin)[3]。

酚酸及鞣质类成分: 并没食子酸 (ellagic acid)、没食子酸 (gallic acid)、左旋表儿茶酚 (epi-catechol)、右旋儿茶酚 (catechol)、原儿茶酸 (protocatechuic acid)、6- 没食子酰葡萄糖 (6-galloylglucose)、3,6- 二没食子酰葡萄糖 (3,6-digalloyl glucose)、可水解鞣质、缩合鞣质 [1]。

苯丙素类成分: 绿原酸 (chlorogenic acid)、咖啡酸 (caffeicacid)[1]、丁香苷 (syringin)、mururin A[3]。

其他: 维生素 (vitamin)、羟基甲基蒽醌 (hydroxy methylanthraquinone)、β- 谷甾醇

的异构体 [1]、丁二酸 (succinic acid)[2]、(3- 甲氧基酰胺基 -4- 甲基苯)- 氨基甲酸甲酯 [(3-methoxycarbonylamino-4-methyl-phenyl)-cabamic acid methylester]、(3- 甲氧基酰胺基 -2- 甲基苯)- 氨基甲酸甲酯 [(3-methoxycar-bonylamino-2-methyl-phenyl)-cabamic acid methylester][4]。

【药典检测成分】无。

参考文献
[1] 国家中医药管理局《中华本草》编委会. 中华本草：第 2 册 1288 [M]. 上海：上海科学技术出版社，1999：643-645.
[2] 刘晓秋，陈发奎，吴立军，等. 拳参的化学成分 [J]. 沈阳药科大学学报，2004，21（3）：187-189.
[3] 刘晓秋，李维维，生可心，等. 拳参正丁醇提取物的化学成分 [J]. 沈阳药科大学学报，2006，23（1）：15-17.
[4] 刘晓秋，李维维，华会明，等. 拳参的化学成分研究 [J]. 中草药，2006，37（10）：1476-1478.

334. 粉萆薢　Dioscoreae Hypoglaucae Rhizoma

【来源】本品为薯蓣科植物粉背薯蓣 *Dioscorea hypoglauca* Palibin 的干燥根茎。

【性能】苦，平。利湿去浊，祛风除痹。

【化学成分】本品含挥发油等化学成分。

挥发油类成分：邻苯二甲酸二异丁酯 [1,2-benzenedicarboxylic acid,bis(2-methylpropyl) ester]、联苯二甲酸丁醇辛醇酯 (1,2-benzenedicarboxylic acid,butyl octyl ester)、单 (2- 乙己基) 邻苯二甲酸酯 [benzenedicarboxylic acid,mono(2-ethylhexyl)ester]、邻苯二甲酸二丁酯 (dibutyl phthalate)、正十六烷酸 (*n*-hexadecanoic acid)、2,4- 双 (1- 甲基 -1- 苯乙基) 苯酚 [phenol,2,4-bis(1-methyl-1-phenylethyl)]、对二甲苯 (*p*-xylene)[1]。

皂苷类成分：粉背皂苷 A(hypoglaucine A)、原粉背皂苷 A(protohypoglaucine A)[2]、Δ3,5- 去氢薯蓣皂苷元 (Δ3,5-deoxytigogenin)、Δ3,5- 去氢约莫皂苷元 (Δ3,5-deoxyneotigogenin)、薯蓣皂苷元棕榈酸酯 (diosgenin palmitate)、约莫皂苷元棕榈酸酯 (yamogenin palmitate)、薯蓣皂苷元乙酸酯 (diosgenin acetate)、约莫皂苷元乙酸酯 (yamogenin acetate)、*β*- 谷甾醇 (*β*-sitosterol)、薯蓣皂苷元 (diosgenin)、约莫皂苷元 (yamogenin) [3]。

【药典检测成分】无。

参考文献
[1] 邓明强，张小平，王琼，等. 粉背薯蓣挥发油的成分分析及生物活性的初步研究[J]. 中国实验方剂学杂志，2008，14(2)：6-8.
[2] 唐世蓉，庞自洁. 粉背薯蓣甾体皂苷的分离鉴定 [J]. 植物学报，1984，26（4）：419-424.
[3] 娄伟，杨永庆，陈延庸. 粉背薯蓣中甾体皂苷元的分离和鉴定 [J]. 云南植物研究，1984，6（4）：461-462.

335. 粉葛　Puerariae Thomsonii Radix

【来源】本品为豆科植物甘葛藤 *Pueraria thomsonii* Benth. 的干燥根。

【性能】甘、辛，凉。解肌退热，生津止渴，透疹，升阳止泻，通经活络，解酒毒。

【化学成分】本品主要含有黄酮类、萜类及甾体类、香豆素类等化学成分。

黄酮类成分：葛根素 (puerarin)、4'-*O*- 葡萄糖基葛根素 (4'-*O*-glucosyl puerarin,PG-6)、3'- 羟基葛根素 (3'-hydroxypuerarin,PG-1)、葛根素木糖苷 (puerarinxyloside,PG-2)、葛根苷 A(pueroside A)、葛根苷 B(pueroside B)、刺芒柄花素 (formononetin)、刺芒柄花素 -7- 葡萄糖苷

(formononetin-7-glucoside)、大豆苷元 (daidzein)、大豆苷 (daidzin)、大豆苷元 -4′,7- 二葡萄糖苷 (daidzein-4′,7-diglucoside)、大豆苷元 -7-(6-O- 丙二酰基)- 葡萄糖苷 [daidzein-7-(6-O-malonyl)-glucoside]、大豆苷元 -8-C- 芹菜糖基 (1 → 6)- 葡萄糖苷 [daidzein-8-C-apiosyl(1 → 6)-glucoside]、染料木素 -8-C- 芹菜糖基 (1 → 6)- 葡萄糖苷 [genistein-8-C-apiosyl(1 → 6)-glucoside]、染料木素 (genistein)、4′- 甲氧基葛根素 (4′-methoxypuerarin)、3′- 甲氧基葛根素 (3′-methoxypuerarin,PG-3)[1]、4′,7- 二甲基鸢尾黄素 (4′,7-dimethyltectorigenin)、尼泊尔鸢尾异黄酮 (irisolidone)、染料木素 (genistein)、鸢尾黄素 (tectorigenin)、葛花苷 (kakkalide)、鸢尾苷 (tectoridin)、木犀草素 (luteolin)、芹菜素 (apigenin)[2]。

萜类及甾体类成分：羽扇烯酮 (lupenone)、葛根皂醇 C(kudzusapogenol C)、葛根皂醇 A(kudzusapogenol A) 和葛根皂醇 B 甲酯 (kudzusapogenol B methyl ester) 为苷元的三萜皂苷、大豆皂醇 A(soyasapogenol A)、大豆皂醇 B(soyasapogenol B)、槐花二醇 (sophoradiol)、广东相思子三醇 (cantoniensistriol)、β- 谷甾醇 (β-sitosterol)、β- 谷甾醇 -β-D- 葡萄糖苷 (β-sitosteryl-β-D-glucoside)[1]。

香豆素类成分：葛根酚 (puerarol)、6,7- 二甲氧基香豆精 (6,7-dimethoxycoumarin)[1]。

酰脲类成分：尿囊素 (allantoin)、5- 甲基海因 (5-methylhydantoin)[1]。

脂肪酸及酯类成分：二十二烷酸 (docosanoic acid)、1- 二十四烷酸甘油酯 (glucerol-1-monotetracosanoate)、二十四烷酸 (tetracosanoic acid)[1]。

【药典检测成分】2015 版《中国药典》规定，本品照高效液相色谱法测定，按干燥品计算，含葛根素不得少于 0.30%。

参考文献

[1] 国家中医药管理局《中华本草》编委会. 中华本草：第 4 册 3351 [M]. 上海：上海科学技术出版社，1999：610-619.
[2] 常欣，袁园，谢媛媛，等 . 粉葛花黄酮类化学成分研究 [J] . 中国药物化学杂志，2009，19（4）：284-287.

---

336. 益母草　Leonuri Herba

【来源】本品为唇形科植物益母草 Leonurus japonicus Houtt. 的新鲜或干燥地上部分。

【性能】苦、辛，微寒。活血调经，利尿消肿。

【化学成分】本品主要含有黄酮类、挥发油、萜类及甾体类等化学成分。

黄酮类成分：槲皮素 (quercetin)、大豆素 (daidzein)、5,7,3′,4′,5′- 五甲氧基黄酮 (5,7,3′,4′,5′-pentamethoxy flavone)、洋芹素 -7-O- 葡萄糖苷 (apigenin-7-O-glucopyranoside)、汉黄芩素 (wogonin)[1]、芦丁 (rutin)[2]、山柰酚香豆酰基葡萄吡喃糖苷 (tiliroside)[3]。

挥发油类成分：双环吉马烯 (bicyclogermacene)、β- 石竹烯 (caryophyllene)、吉马烯 -D(germacrene-D)、芳樟醇 (linalool)、1- 辛烯 -3- 醇 (1-octen-3-ol)、α- 蒎烯 (α-pinene)[4]。

萜类及甾体类成分：megastigmane[3]、鼬瓣花二萜 (galeopsin)、异细叶益母草萜 (iso-leosibirin)、细叶益母草萜 (leosibirin)、细叶益母草萜内酯 (leosibiricin)、益母草二萜 (leoheterin)、前西班牙夏罗草酮 (prehispanolone)、西班牙夏罗草酮 (hispanolone)、前益母草二萜 (preleohrin)[5]、益母草酮 A(heteronone A)、β- 谷甾醇 (β-sitosterol)[6]、筋骨草苷 (ajugoside)[7]。

苯甲酸衍生物成分：邻羟基苯甲酸 (salicylicacid)、苯甲酸 (benzoic acid)[2]、丁香酸 (syringic acid)[2,3]。

生物碱类成分：益母草碱 (leonurine)[3,5]、4- 胍基 -1- 丁醇 (4-guanidino-1-butanol)、4- 胍基 -丁酸 (4-guanidino-butyric acid)、腺苷 (adenosine)、益母草碱亚硝酸盐 (leonurine nitrite)、水苏碱 (stachydrine)[5]。

苯丙素类成分：薰衣草叶苷 (lavandulifolioside)[2]。

其他：精氨酸 (arginine)[5]、2,6- 二甲基 -2*E*,7- 辛二烯 -1,6- 二醇 [7]、(*E*)-4-hydroxy-dodec-2-enedioic acid、次 黄 苷 (hypoxanthine-9-*β*-D-ribofuranoside)、乌 苷 (guanosine)、苯 丙 氨 酸 (phenylalanine)[8]。

【药典检测成分】2015 版《中国药典》规定，干益母草照高效液相色谱法测定，按干燥品计算，含盐酸水苏碱不得少于 0.50%。本品照高效液相色谱法测定，按干燥品计算，含盐酸益母草碱不得少于 0.050%。

参考文献

[1] 蔡晓菡, 车镇涛, 吴斌, 等. 益母草的化学成分 [J]. 沈阳药科大学学报, 2006, 23 (1)：13-14, 21.
[2] 张琳, 蔡晓菡, 高慧媛, 等. 益母草化学成分的分离与鉴定 [J]. 沈阳药科大学学报, 2009, 26 (1)：15-18, 26.
[3] 丛悦, 王金辉, 郭洪仁, 等. 益母草化学成分的分离与鉴定 II [J]. 中国药物化学杂志, 2003, 13 (6)：349-352.
[4] 雷培海. 益母草挥发油化学成分的研究 [J]. 天然产物研究与开发, 2005, 17 (B06)：12-14.
[5] 国家中医药管理局《中华本草》编委会. 中华本草：第 7 册 6080 [M]. 上海：上海科学技术出版社, 1999：61-66.
[6] 张娴, 彭国平. 益母草化学成分研究 [J]. 天然产物研究与开发, 2004, 16 (2)：104-106.
[7] 王金辉, 丛悦, 李铣, 等. 益母草化学成分的分离与鉴定 [J]. 中国药物化学杂志, 2002, 12 (3)：146-148.
[8] 邓山山, 刘丽丽, 陈玥, 等. 益母草化学成分研究 III [J]. 天津中医药大学学报, 2014, 33 (6)：362-365.

337. 益智　Alpiniae Oxyphyllae Fructus

【来源】本品为姜科植物益智 *Alpinia oxyphyllae* Miq. 的干燥成熟果实。

【性能】辛，温。温脾止泻，摄唾涎，暖肾，固精缩尿。

【化学成分】本品主要含有黄酮类、挥发油等化学成分。

黄酮类成分：白杨素 (chrysin)、杨 芽 黄 酮 (tectochrysin)[1]、5,7,4′- 三 甲 氧 基 黄 酮 (5,7,4′-trimethoxyflavone)、5- 羟基 -4′,7- 二甲氧黄酮 (5-hydroxy-4′,7-dimethoxyflavone)、球松素 (pinostrobin)[2]。

挥发油类成分：对 - 聚伞花素 (*p*-cymene)、芳樟醇 (linalool)、桃金娘烯醛 (myrtenal)、4- 松油烯醇 (terpinen-4-ol)、*α*- 蒎烯 (*α*-pinene)、*β*- 蒎烯 (*β*-pinene)[1]、天竺葵酮 (furopelargone)[1]、桉油精 (eucalyptol)、姜烯 (zingiberene)、姜醇 (zingiberol)[3]、香橙烯 (aromadendrene)、蜂斗菜内酯 -A(bakkenolide-A)、菖蒲烯醇 -5(5-hydroxycalamenen)、芳樟醇氧化物 (linalool oxide)[4]、5- 苯基 -2- 庚烯 -6- 酮 [5-phenyl-2-hepten-6-one]、1,2,3,5,6,7,8,8*α*- 八氢 -1,8*α*- 二甲基 -7-(1- 甲基乙烯基)- 萘 [1,2,3,5,6,7,8,8*α*-1,8*α*-dimethyl-7-(1-methylethen)-na]、2,2,7,7- 四甲基三环 [6,2,1,0(1,6)] 十一 -4- 烯 -3- 酮、4,5- 二氢异长叶烯 (4,5-dihydroxy-*iso*-longifolene)、4-{2,5,5- 三甲基 -3- 氧三环 [5,1,0,0(2,4)] 十 -4- 基 }-3- 丁烯 -2- 酮、1- 羟基 -6-(3- 异丙基 - 环丙基 -1- 烯基)-6- 甲基 - 庚烷 -2- 酮 [1-hydroxy-6-(3-*iso*-propanyl-cyclopropanyl-1-ene)-6-methyl-heptanyl-2-one][5]。

二芳基庚酮类成分：1-(4′- 羟基 -3′- 甲氧基苯基)-7- 苯基 -3- 庚酮 [1-(4′-hydroxy-3′-methoxyphenyl)-7-phenyl-3-heptanone]、反 -1-(4′- 羟基 -3′- 甲氧基苯基)-7- 苯基 -1- 烯 -3- 庚酮 [*trans*-1-(4′-hydroxy-3′-methoxyphenyl)-7-phenylhept-1-en-3-one]、益智仁酮 A(yakuchinone A)、益智仁酮 B(yakuchinone B)[2]、yakuchinone、益智醇 (oxyphyllacinol)。

倍半萜类成分：瓦伦烯 (valencene)、诺卡酮 (nootkanone)、nootkanol[1]。

甾醇类成分：*β*- 谷甾醇 (*β*-sitosterol)、胡萝卜苷 (daucosterol)[1]。

其他：脂肪酸 [1]、维生素 B(vitamin B)、维生素 C(vitamin C)、锰、锌、钾、钠、钙、镁、磷、铁、铜 [2]。

【药典检测成分】2015 版《中国药典》规定，本品照挥发油测定法测定，种子含挥发油不得少于 1.0%(ml/g)。

参考文献

［1］罗秀珍，余竞光，徐丽珍，等. 中药益智化学成分的研究［J］. 药学学报，2000，35（3）：204-207.
［2］李洪福，谭银丰，王勇，等. 益智茎叶中黄酮类化学成分研究［J］.天然产物研究与开发，2014，26：1038-1042.
［3］国家中医药管理局《中华本草》编委会. 中华本草：第 8 册 7750［M］. 上海：上海科学技术出版社，1999：603-606.
［4］罗秀珍，冯锦东. 中药益智挥发油化学成分［J］. 中国中药杂志，2001，26（4）：262-264.
［5］梁振益，易美华，肖红. 益智挥发油化学成分的研究［J］. 中国食品学报，2003：376-379.

338. 浙贝母　Fritillariae Thunbergii Bulbus

【来源】本品为百合科植物浙贝母 *Fritillaria thunbergii* Miq. 的干燥鳞茎。

【性能】苦，寒。清热化痰止咳，解毒散结消痈。

【化学成分】本品主要含有生物碱、萜类、脂肪酸类等化学成分。

生物碱类成分：贝母尼定碱 (baimonidine)、胆碱 (choline)、11- 去氧 -6- 氧代 -5α,6- 二氢芥芬胺 (11-deoxo-6-oxo-5α,6-dihydrojervine)、鄂贝乙素 (eduardine,ebeinone)、12,13- 环氧 -11- 去氧 -6- 氧代 -5α,6- 二氢 -*N*,*O*- 二乙酰基芥芬胺 (12,13-epoxy-11-deoxo-6-oxo-5α,6-dihydrojervine-*N*,*O*-diacetate)、哈帕卜宁碱 3-*O*-α-L- 吡喃鼠李糖基 -(1→2)-β-D- 吡喃葡萄糖苷 [hapepunine 3-*O*-α-L-rhamnopyranosyl-(1→2)-β-D-glucopyranoside]、异浙贝母碱 (*iso*-verticine)、异贝母尼定碱 (*iso*-baimonidine)、浙贝母碱 (verticine) 即浙贝甲素 (peimine)、去氢浙贝母碱 (verticinone) 即浙贝乙素 (peiminine)、贝母辛碱 (peimisine)、茄啶 -3-*O*-α-L- 吡喃鼠李糖基 -(1→2)-β-D- 吡喃葡萄糖苷 [solanidine-3-*O*-α-L-rhamnopyranosyl-(1→2)-β-D-glucopyranoside] 即 β₁- 查茄碱 (β₁-chaconine)、茄啶 -3-*O*-α-L- 吡喃鼠李糖基 -(1→2)-[β-D- 吡喃葡萄糖基 (1→4)]-β-D- 吡喃葡萄糖苷 {solanidine-3-*O*-α-L-rhamnopyranosyl-(1→2)-[β-D-glucopyranosyl-(1→4)]-β-D-glucopyranoside}、3β,17,23α- 三羟 -6- 氧 -*N*,*O*(3)- 二乙酰基 -12,13- 环氧 22S,25S,5α- 藜芦碱 [3β,17,23α-triol-6-one *N*,*O*(3)diacetate-12,13-epoxy-22S,25S,5α-veratramine]、浙贝母碱苷 (peiminoside)、浙贝母碱 -*N*- 氧化物 (verticine-*N*-oxide)、去氢浙贝母碱 -*N*- 氧化物 (verticinone-*N*-oxide)、浙贝丙素 (zhebeirine)、浙贝酮 (zhebeinone)、浙贝宁苷 (zhebeininoside)、浙贝宁 (zhebeinine)[1]。

萜类成分：反式 - 半日花三烯醇 (communol)、反式 - 半日花三烯酸甲酯 (communic acid methyl ester)、对映 -16β-17- 贝壳松二醇 (ent-kauran-16β,17-diol)、对映 -16β,17- 环氧贝壳松烷 (ent-16β,17-epoxykaurane)、对映 -16α- 甲氧基 -17- 贝壳松醇 (ent-16α-methoxy-kauran-17-ol)、对映 -15- 贝壳松烯 -17- 醇 (ent-kaur-15-en-17-ol)、对映 -16α,17- 贝壳松二醇 (ent-kauran-16α,17-diol)、19- 异海松醇 (*iso*-pimaran-19-ol)、19- 异海松酸甲酯 (*iso*-pimaran-19-oic acid methyl ester)[1]。

脂肪酸类成分：消旋 -13- 羟基 -9Z,11E- 十八碳二烯酸 (coriolic acid)、消旋 -9- 羟基 -10E,12E- 十八碳二烯酸 (β-dimorphecolic acid)、消旋 -9- 羟基 -10E,12Z- 十八碳二烯酸 (α-dimorphecolic acid)、消旋 -13- 羟基 -9E,11E- 十八碳二烯酸 (13-hydroxy-9E,11E-octadecadienoic acid)[1]。

木脂素类成分：苦鬼臼毒素 (picropodophyllin)、浙贝素 (zhebeiresinol)[1]。

甾体类成分：β- 谷甾醇 (β-sitosterol)、胡萝卜素 (carotene)、贝母醇 (propeimine)[1]。

【药典检测成分】2015 版《中国药典》规定，本品照高效液相色谱法测定，按干燥品计算，含贝母素甲和贝母素乙的总量不得少于 0.080%。

参考文献

［1］国家中医药管理局《中华本草》编委会. 中华本草：第 8 册 7171［M］. 上海：上海科学技术出版社，1999：91-94.

339. 娑罗子　Aesculi Semen

【来源】本品为七叶树科植物七叶树 *Aesculus chinensis* Bge.、浙江七叶树 *Aesculus chinensis* Bge.var.*chekiangensis*(Hu et Fang)Fang 或天师栗 *Aesculus wilsonii* Rehd. 的干燥成熟种子。

【性能】甘，温。理气宽中，和胃止痛。

【化学成分】本品主要含有黄酮类、香豆素类、甾醇类等化学成分。

黄酮类成分：槲皮苷 (quercitrin)、槲皮素 (quercetin)、山柰酚 (kaempferol)、（－）- 表儿茶素 (*epi*-catechin)、原花青素 A₂(procyanidin A₂)、花色苷 (anthocyanine)、山柰苷 (kaempferitrin)[1]。

香豆素类成分：秦皮苷 (fraxin)、七叶内酯 (aesculetin)、双七叶内酯 (bisaesculetin)、七叶苷 (aesculin)、白蜡树内酯（秦皮亭 fraxetin)[1]。

甾醇类成分：麦角甾醇 (ergosterol)、*β*- 谷甾醇 -3-*O*- 葡萄糖苷 (*β*-sitosterol-3-*O*-glucopyranoside)、*β*- 谷甾醇 (*β*-sitosterol)、菠菜甾醇 (spinasterol)[1]。

皂苷及其苷元成分：七叶树皂苷 (aescin)、七叶树苷元 (aescigenin)、玉蕊醇 C(barringtogenol C)、七叶皂苷 A(escin A)、原七叶树苷元 (protoaescigenin)[2]。

有机酸及酯类成分：富马酸 (fumaric acid)、油酸 (linoleic acid)、亚麻酸 (linolenic acid)、油酸 (oleic acid)、棕榈酸 (palmitic acid)、硬脂酸 (stearic acid)、天师酸 (tianshic acid)、天师栗酸 (wilsonic acid)[1]、硬脂酸甘油酯 (stearin)[2]。

氨基酸类成分：L-（＋）- 赖氨酸 [L-（＋）-lysine]、L- 色氨酸 (L-tryptophan)[1]。

其他：腺嘌呤 (adenine)、鸟嘌呤 (guanine)[1]、槲皮素 -3-*O*-*β*-D- 葡萄糖苷 (quercetin-3-*O*-*β*-D-glucopyranoside)、山柰酚 -3-*O*-*β*-D- 半乳糖苷 (kaemferol-3-*O*-*β*-D-galacopyranoside)、槲皮素 -3-*O*-[*β*-D- 木糖基 (1 → 2)]-*β*-D- 葡萄糖苷 [quercetin-3-*O*-*β*-D-xylopyranosyl(1 → 2)- *β*-D-glucopyranoside][3]。

【药典检测成分】2015 版《中国药典》规定，本品照高效液相色谱法测定，按干燥品计算，含七叶皂苷 A 不得少于 0.70%。

参考文献

[1] 尉芹，马希汉，杨秀萍，等. 娑罗子化学成分研究进展 [J]. 西北林学院学报，2003，18（4）：126-129.

[2] 国家中医药管理局《中华本草》编委会. 中华本草：第 5 册 3996 [M]. 上海：上海科学技术出版社，1999：125-128.

[3] 马玲云，马双成，魏锋，等. 娑罗子的黄酮类化学成分研究 [J]. 亚太传统医药，2011，7（3）：28-29.

340. 海风藤　Piperis Kadsura Caulis

【来源】本品为胡椒科植物风藤 *Piper kadsura*(Choisy)Ohwi 的干燥藤茎。

【性能】辛、苦，微温。祛风湿，通经络，止痹痛。

【化学成分】本品主要含有生物碱类、黄酮类、挥发油类等化学成分。

生物碱类成分：细叶青蒌藤酰胺 (futoamide)、长柄胡椒素 (pipataline)、piperlactam S、强草碱 (pellitorine)[1]。

黄酮类成分:8- 羟基 -2,2′- 二甲基 - 苯并二氢吡喃 -4- 酮 -6- 甲酸 (8-hydroxy-2,2′-dimethyl-6-carboxychroman-4-one)、8- 羟基 -2,2′- 二甲基 - 苯并二氢吡喃 -4- 酮 -6- 甲酸甲酯 (methyl 8-hydroxy-2,2′-dimethyl-chroman-4-one-6-carboxylate)、粗毛淫羊藿苷 [（－）-acuminatin][1]、5,7,4′-

三羟基异黄酮 (5,7,4′-trihydroxy-*iso*-flavone)[2]。

挥发油类成分 :*β*- 甜没药烯 (*β*-bisabolene)、*δ*- 杜松烯 (*δ*-cadinene)、莰烯 (camphene)、*γ*-榄香烯 (*γ*-elemene)、榄香醇 (elemol)、*β*- 愈创木烯 (*β*-guaiene)、蛇麻烯 (humulene)、异细辛醚 (*iso*-asarone)、柠檬烯 (limonene)、*β*- 水芹烯 (*β*-phellandrene)、*α*- 蒎烯 (*α*-pinene)、*β*- 蒎烯 (*β*-pinene)、桧烯 (sabinene)、松油烯 (terpien-4-ol)[1]。

木脂素类成分 :胡椒酮 (pipernone)、布尔乞灵 (burchellin)、白玉兰亭 B(denudatin B)、(−)-galbelgin、galgravin、风藤素 A(kadsurenin A)、风藤素 B(kadsurenin B)、风藤素 C(kadsurenin C)、风藤素 D(kadsurenin D)、风藤素 E(kadsurenin E)、风藤素 F(kadsurenin F)、风藤素 G(kadsurenin G)、风藤素 H(kadsurenin H)、风藤素 I(kadsurenin I)、风藤素 J(kadsurenin J)、风藤素 K(kadsurenin K)、风藤素 L(kadsurenin L)、风藤素 M(kadsurenin M)、海风藤酮 (kadsurenone)、利卡灵 A[(+)-licarin A]、veraguensin[1]、细叶青萎藤烯酮 (futoenone)、细叶青萎藤醌醇 (futoquinol)[3]。

甾体类成分 :*β*- 谷甾醇 (*β*-sitosterol)、豆甾醇 (stigmasterol)[3]、24- 乙基 -7,22- 二烯胆甾醇 (24-ethyl-$\Delta^{7,22}$-cholesterol)[2]、胡萝卜苷 (daucosterol)[1]。

酚酸类成分 :香草酸 (vanillic acid)[1]。

其他 :细叶青萎藤素 (futoxide)[2]。

【药典检测成分】无。

参考文献

[1] 宋敬丽, 袁林, 刘艳菊, 等. 海风藤化学成分和药理作用的研究进展 [J]. 湖北中医学院学报, 2007, 9（3）: 70-72.
[2] 任风芝, 张丽, 牛桂云, 等. 海风藤的化学成分研究（Ⅰ）[J]. 中草药, 2005, 36（2）: 184-185.
[3] 国家中医药管理局《中华本草》编委会. 中华本草: 第 3 册 2033 [M]. 上海: 上海科学技术出版社, 1999: 432-433.

341. 海金沙 Lygodii Spora

【来源】本品为海金沙科植物海金沙 *Lygodium japonicum*(Thunb.)Sw. 的干燥成熟孢子。

【性能】甘、咸，寒。清利湿热，通淋止痛。

【化学成分】本品主要含有黄酮类、脂肪酸、苯丙酸及其苷类等化学成分。

黄酮类成分 :金合欢素 7-*O*-(6″-*O*-α-L- 吡喃鼠李糖基)-*β*- 槐糖苷 [acacetin7-*O*-(6″-*O*-α-L-rhamnopyranosyl)-*β*-sophoroside]、小麦黄素 7-*O*-*β*-D- 吡喃葡萄糖苷 (tricin 7-*O*-*β*-D-glucopyranoside)、芹菜素 6,8- 二 -*C*-*β*-D- 葡萄糖 (新西兰牡荆苷 ,6,8-di-*C*-glucosyl apigenin or vinenin)[1]、蒙花苷 (linarin)、山奈酚 -3-*O*- 芸香糖苷 (nicotflorin)、香叶木苷 (diosmin)[2]、山奈酚 -7-*O*-α-L- 吡喃鼠李糖苷 (kaempferol-7-*O*-α-L-rhamnopyranoside)、田蓟苷 (tilianin)[3]、山奈酚 (kaempferol)[4]。

脂肪酸及酯类成分 :1- 正十六烷酸甘油酯 (hexadecanoic acid 2,3-dihydroxypropyl ester)[3]、二十碳烷酸 (eicosanoic acid)、十六碳烯酸 (2-hexadecenoic acid)、亚油酸 (linoleic acid)、硬脂酸 (stearic acid)、十八碳三烯酸 (linolenic acid)、肉豆蔻酸 (myristic acid)、油酸 (oleic acid)[5]、棕榈酸 (palmitic acid)[6]。

苯丙酸及苷类成分 :咖啡酸 (caffeic acid)、反式 - 对 - 香豆酸 (*trans-p*-coumaric acid)[5]、6-*O*-咖啡酰 -D- 葡萄糖苷 (6-*O*-caffeoyl-D-glucopyranoside)、1-*O*-(*E*)- 咖啡酰 -*β*-D- 龙胆二糖 [1-*O*-(*E*)-caffeoyl-*β*-D-gentiobiose]、6-*O*- 对 - 香豆酰 -D- 吡喃葡萄糖 (6-*O*-*p*-coumaroyl-D-glucopyranose)。

酚酸及苷类成分 :原儿茶酸 (protocatechuic acid)、3,4- 二羟基苯甲酸 -4-*O*-*β*-D-(4′- 甲氧基)- 吡喃葡萄糖苷 [3,4-dihydroxy benzonic acid-4-*O*-*β*-D-(4′-methoxy)glucopyranoside][1]、3- 甲氧基 -4-羟基苯甲酸 (vanillic acid)[2]。

醌类成分 :2- 苯胺基 -1,4- 萘醌 (2-anilino-1,4-naphthoquinone)[1]。

萜类及甾体类成分 :(6*S*,9*R*)-6- 羟基 -*β*- 酮 -*α*- 紫罗兰醇 -9-*O*-*β*-D- 葡萄糖苷 (roseoside)[2]、(24*R*)-stigmastane-3*β*,5*α*,6*β*-triol-3-*O*-*β*-D-glucopyranoside[7]。

其他 :二脂酰甘油基三甲基高丝氨酸 (DGTS;diacylglyceryltrimethylhomoserine)、海金沙素 (lygodin)[5]、$C_{16:1}$ 烯酸、$C_{18:1}$ 烯酸、$C_{18:2}$ 烯酸、$C_{18:3}$ 烯酸 [6]、 苯甲酸 (benzoic acid)、芹菜素 (apigenin)、邻苯二甲酸二异辛酯 [di(2-ethylhexyl)phthalate][8]。

【药典检测成分】无。

参考文献

[1] 张雷红, 范春林, 叶文才, 等. 海金沙草黄酮及酚酸类化学成分的研究 [J]. 中药材, 2008, 31（2）: 224-226.

[2] 张雷红, 殷志琦, 范春林, 等. 海金沙地上部分的化学成分 [J]. 中国天然药物, 2006, 4（2）: 154-155.

[3] 张雷红, 殷志琦, 叶文才, 等. 海金沙草化学成分的研究 [J]. 中国中药杂志, 2005, 30（19）: 1522-1524.

[4] Cai JX（蔡建秀）, Wu WS（吴文册）, Wu LY（吴凌云）, et al. A study on total flavonoids content of twenty-two kinds ofthe medical pteridophytes. J Fujian Teaches Univ, Nat Sci（福建师范大学学报, 自科版）, 2000, 16（4）: 63-69.

[5] 国家中医药管理局《中华本草》编委会. 中华本草: 第 2 册 0443, 0444 [M]. 上海: 上海科学技术出版社, 1999: 92-93.

[6] Matsuda H, Yamazaki M, et al. Anti-androgenic and hair growth promoting activities of lygodii spora（spore of lygodium japonicum）Ⅰ. Active constituents inhibiting testosterone 5 alpha-reductase. Biol Pharm Bull, 2002, 25: 622-626.

[7] Zhang LH, Fan CL, Zhang XT, et al. A new steroidal glycoside from Lygodium japonicum. J China Pharm Univ（中国药科大学学报）, 2006, 37: 491-493.

[8] 陈丽娟, 董淑华, 潘春媛, 等. 海金沙根的化学成分 [J]. 沈阳药科大学学报, 2010, 27（4）: 279-281.

342. 海藻 Sargassum

【来源】本品为马尾藻科植物海蒿子 *Sargassum pallidum*(Turn.)C.Ag. 或洋栖菜 *Sargassum fudiforme*(Harv.)Setch. 的干燥藻体。

【性能】苦、咸, 寒。消痰软坚散结, 利水消肿。

【化学成分】本品主要含糖类、倍半萜类等化学成分。

糖类成分 : 褐藻淀粉即海带淀粉 (laminarin)、甘露醇 (mannitol)、马尾藻多糖 (sargassan)、羊栖菜多糖 A(SFPP)、羊栖菜多糖 B(SFPPR)、羊栖菜多糖 C(SFPPRR)、褐藻酸 (alginic acid)[1]、果糖 (fructose)、岩藻糖 (fucose)、半乳糖 (galactose)、木糖 (xylose)、甘露糖 (mannose)、葡萄糖 (glucose)[2]、L- 山梨糖 (L-sorbose)、D- 木糖 (D-xylose)[3]。

倍半萜类成分 : 雪松醇 (cedrol)[3]。

其他 : 以脑磷脂 (cephalin) 为主的磷脂类化合物、氧化钾 (potassium oxide)[1]、维生素 E、维生素 C、氨基酸 (amino acid)、矿物质、钾、钠、钙、镁、碘 [3]、2,4-dihydroxy-2,6-trimethyl-Δ-(1,*α*)-cyclohexaneacetic-r-lactone、马尾藻甾醇 (saringosterol)[4]、baicalein、24-hydroperoxy-24-vinyl-cholesterol[5]。

【药典检测成分】无。

参考文献

[1] 国家中医药管理局《中华本草》编委会. 中华本草: 第 1 册 0142 [M]. 上海: 上海科学技术出版社, 1999: 462-467.

[2] 赵宇, 李俊卿, 张立新, 等. 海蒿子多糖 DEI、DEII 组分的分离纯化及单糖组成分析 [J]. 海洋科学, 2006, 30（9）: 6-8.

[3] 陈帆, 程亚倩, 叶明德. 毛细管区带电泳分离药用海藻羊栖菜中氨基酸 [J]. 分析化学, 2003, 31（1）: 122 122.

[4] 徐石海, 岑颖洲, 蔡利铃, 等. 羊栖菜 Sargassum fusiform 化学成分的研究 [J]. 中药材, 2001, 24（7）: 491-492.

[5] 许福泉, 冯媛媛, 郭雷, 等. 大叶海藻化学成分研究 [J]. 安徽农业科学, 2013, 41（15）: 6658-6659.

343. 浮萍　Spirodelae Herba

【来源】本品为浮萍科植物紫萍 *Spirodela polyrrhiza*(L.)Schleid. 的干燥全草。

【性能】辛，寒。宣散风热，透疹，利尿。

【化学成分】本品主要含有黄酮类、甾体类、有机酸类等化学成分。

　　黄酮类成分：荭草素 (orientin)、木犀草素 -7- 单糖苷 (luteolin-7-monoglycoside)、牡荆素 (vitexin)[1]、芹菜素 -7-*O*- 葡萄糖苷 (apegenin-7-*O*-glucoside)、芹菜素 (apigenin)、木犀草素 -7-*O*- 葡萄苷 (luteolin-7-*O*-glucoside)、木犀草素 (luteolin)[2]。

　　甾体类成分：谷甾醇 (sitosterol)[1]、豆甾 -4,22- 二烯 -3- 酮 (stigmasta-4,22-dien-3-one)、硬脂酸豆甾醇酯 (stigmasteryl stearate)、豆甾醇 (stigmasterol)[3]。

　　有机酸类成分：天冬氨酸 (aspartic acid)、亮氨酸 (leucine)、谷氨酸 (glumatic acid)、亚麻酸 (linolenic acid)、亚油酸 (linoleic acid)、11*Z*- 十六碳烯酸 (11*Z*-hexadecenoic acid)、7*Z*,10*Z*,13*Z*- 十六碳三烯酸 (7*Z*,10*Z*,13*Z*-hexadecatrienoic acid)、10(*R*)- 羟基 -7*Z*,11*E*,13*Z*- 十六碳三烯酸 [(10*R*)-hydroxyhexadeca-7*Z*,11*E*,13*Z*-trienoic acid][1]、棕榈酸 (palmitic acid)[3]。

　　萜类成分：*β*- 胡萝卜素 (*β*-carotene)、环氧叶黄素 (epoxyluteine)、(*R*)-4- 羟基异植醇 [(*R*)-4-hydroxy-*iso*-phytol]、叶黄素 (luteine)、十氢番茄红素 (lycopersene)、新黄质 (neoxanthin)、植醇 (phytol)、反式 -1,3- 植二烯 (*trans*-1,3-phytadiene)、堇黄质 (violaxanthin)[1]、荭草素 (rietin)、牡荆素 (vitexin)、芹菜素 8-*C*-(2″-*O*- 阿魏酰基)-*β*-D- 葡萄糖苷 [apigenin-8-*C*-(2″-*O*-feruoyl)- *β*-D-glucoside][4]。

【药典检测成分】无。

参考文献

[1] 国家中医药管理局《中华本草》编委会. 中华本草：第 8 册 7674 [M]. 上海：上海科学技术出版社，1999：533-535.

[2] 凌云，何析作. 浮萍的化学成分研究 [J]. 中草药，1999，30（2）：88-90.

[3] 凌云，万峰. 中药大藻化学成分的研究 [J]. 中国中药杂志，1999，24（5）：289-290.

[4] 何文妮，叶敏，王宝荣，等 . 浮萍中黄酮类化学成分的分离与鉴定 [J]. 沈阳药科大学学报，2010，27（11）：871-875.

344. 通草　Tetrapanacis Medulla

【来源】本品为五加科植物通脱木 *Tetrapanax papyrifer* (Hook.) K. Koch 的干燥茎髓。

【性能】甘、淡，微寒。清热利尿，通气下乳。

【化学成分】本品主要含有黄酮类、氨基酸类、皂苷及苷元类等成分。

　　黄酮类成分：槲皮苷 (quercitrin)[1]。

　　氨基酸类成分：天冬氨酸 (aspartic acid)、谷氨酸 (glutamic acid)、苯丙氨酸 (phenylalanine)、苏氨酸 (threonine)[1]。

　　皂苷及苷元成分：通脱木皂苷 L-IIa(papyrioside L-IIa)、通脱木皂苷 L-IIb(papyrioside L-IIb)、通脱木皂苷 L-IIc(papyrioside L-IIc)、通脱木皂苷 L-IId(papyrioside L-IId)、原通脱木皂苷元 A₁(propapyriogenin A₁)、原通脱木皂苷元 A₂(propapyriogenin A₂)[1]。

　　糖及糖醛酸类成分：半乳糖醛酸 (D-galacturonic acid)、*α*- 半乳糖 (*α*-galactose)、葡萄糖 (glucose)、通脱木皂苷元 A-J(papyriogenin A-J)、戊聚糖 (pentosan)、糖醛酸 (uronic acid)、木糖

(xylose)[1]。

　　其他：钙、钡、镁、铁、木质素、灰分、脂肪、蛋白质、粗纤维[1]。

【药典检测成分】无。

参考文献

[1] 国家中医药管理局《中华本草》编委会. 中华本草：第 5 册 5068 [M]. 上海：上海科学技术出版社，1999：868-870.

345. 预知子　Akebiae Fructus

【来源】本品为木通科植物木通 *Akebia quinata*(Thunb.) Decne.、三叶木通 *Akebia trifoliata*(Thunb.) Koidz. 或白木通 *Akebia trifoliata*(Thunb.)Koidz.var.*australis*(Diels)Rehd. 的干燥近成熟果实。

【性能】苦，寒。疏肝理气，活血止痛，利尿，杀虫。

【化学成分】本品主要含三萜皂苷类、氨基酸类、脂肪油类等化学成分。

　　三萜皂苷类成分：降阿江榄仁酸 (norarjunolic acid)、阿江榄仁酸 (arjunolic acid)、α- 常春藤皂苷 (α-hederin)、saponin A、saponin B、saponin C、saponin D、saponin E、saponin F、saponin G[1]。

　　氨基酸类成分：丙氨酸 (alanine)、精氨酸 (arginine)、天冬氨酸 (aspartic acid)、谷氨酸 (glutamic acid)、亮氨酸 (leucine)、赖氨酸 (lysine)[1]。

　　脂肪油类成分：1-acetyl-3-linoleoyin、1- 十八烷酸单甘油酯 (1-monostearin)、2- 十八烯酸单甘油酯 (2-monoolein)、1- 十八烯酸单甘油酯 (1-monoolein)、棕榈酸 (palmitic acid)[1]。

【药典检测成分】2015 版《中国药典》规定，本品照高效液相色谱法测定，按干燥品计算，含 α-常春藤皂苷不得少于 0.20%。

参考文献

[1] 高慧敏，王智民. 木通属药用植物研究进展 [J]. 中国中药杂志，2006，31（1）：10-14.

346. 桑叶　Mori Folium

【来源】本品为桑科植物桑 *Morus alba* L. 的干燥叶。

【性能】甘、苦，寒。疏散风热，清肺润燥，清肝明目。

【化学成分】本品主要含有黄酮类、生物碱类、甾体及三萜类等化学成分。

　　黄酮类成分：异槲皮苷 (*iso*-quercitrin)、桑酮Ⅰ (kuwanone Ⅰ)、桑苷 (moracetin) 即槲皮素 -3-三葡萄糖苷、槲皮素 (quercetin)、芸香苷 (芦丁,rutin)[1]。

　　生物碱类成分：腺嘌呤 (adenine)、胡芦巴碱 (trigonelline)、胆碱 (choline)[1]、1- 脱氧野尻霉素 (1-deoxynojirimycin)、2- 氧 -α-D- 半乳糖吡喃糖苷 -1- 脱氧野尻霉素 (1-deoxynojirimycin-2-oxe-α-D-galactopyranoside)、1,4- 二脱氧 -1,4- 亚胺基 -D- 阿拉伯糖醇 (1,4-deoxy-1,4-iminoarbinopyranoside)、1,4- 二脱氧 -1,4- 亚胺基 -(2- 氧 -β-D- 吡喃葡萄糖苷)-D- 阿拉伯糖醇 [1,4-deoxy-1,4-imino-(2-oxo-β-D-glucopyranoside)-D-arabinopyranoside]、fagomine 、*N*- 甲基 -1-脱氧野尻霉素 (*N*-methyl-1-deoxynojirimycin)、去甲莨菪碱 (norhyoscyamine)[2]。

　　甾体及三萜类成分：β- 香树脂醇 (β-amyrin)、菜油甾醇 (campesterol)、牛膝甾酮 (inokosterone)、羽扇豆醇 (lupeol)、β- 谷甾醇 (β-sitosterol) 及其乙酰衍生物、豆甾醇 (stigmasterol)[1]。

　　香豆素及苷类成分：香柑内酯 (bergapten)、羟基香豆精 (hydroxycoumarin)、伞形花内酯

(umbelliferone)、东莨若素 (scopoletin)、东莨菪苷 (scopolin)[1]。

挥发油类成分：对苯甲酚 (*p*-cresol)、间苯甲酚 (*m*-cresol)、邻苯甲酚 (*o*-cresol)、愈创木酚 (guaiacol)、丁香油酚 (eugenol)[1]、大茴香脑 (*p*-propenylanisole)、乙酸金合欢酯 (farnesyl acetate)、香叶基丙酮 (geranyl acetone)、棕榈酸甲酯 (hexadecanoic acid methyl ester)、六氢金合欢基丙酮 (hexahydrofarnesyl acetone)[3]。

氨基酸类成分：精氨酸 (arginine)、精氨酸葡萄糖苷 (arginineglucoside)、天冬氨酸 (aspartic acid)、天冬酰胺 (asparagine)、丙氨酸 (alanine)、谷氨酸 (glutamic acid)、谷胱甘肽 (glutathione)、谷氨酰胺 (glutamine)、甘氨酸 (glycine)、异亮氨酸 (*iso*-leucine)、亮氨酸 (leucine)、赖氨酸 (lysine)、脯氨酸 (proline)、肌氨酸 (sarcosine)、丝氨酸 (serine)、酪氨酸 (tyrosine)、色氨酸 (tryptophan)、缬氨酸 (valine)[1]。

有机酸及酯类成分：乙酸 (acetic acid)、丁酸 (butyric acid)、己酸 (caproic acid)、绿原酸 (chlorogenic acid)、棕榈酸乙酯 (ethyl palmitate)、水杨酸甲酯 (methyl salicylate)、亚叶酸 (folinic acid)、叶酸 (folic acid)、棕榈酸 (palmitic acid)、*γ*- 氨基丁酸 (*γ*-aminobutyric acid)、2- 哌啶酸 (pipecolic acid)、5- 羟基 -2- 哌啶甲酸 (5-hydroxypipecolic acid)、丙酸 (propionic acid)、缬草酸 (valeric acid)、延胡索酸 (fumaric acid)、异丁酸 (*iso*-butyric acid)、异缬草酸 (*iso*-valeric acid)[1]。

其他：C_{28}, C_{30}-C_{34} 烷烃 (alkanes)、内消旋肌醇 (myoinositol)、维生素 C(vitamin C)、溶血素 (hemolysin)[1]。

【药典检测成分】2015 版《中国药典》规定，本品照高效液相色谱法测定，按干燥品计算，含芦丁不得少于 0.10%。

参考文献

［1］国家中医药管理局《中华本草》编委会. 中华本草：第 2 册 1095 [M]．上海：上海科学技术出版社，1999：520-524.

［2］Asano N. Sugars with Nitrogen in the Ring Isolated in the Leaves of Morns Bombycis [J]．Carbohydr Res，1994：235.

［3］周永红，李伟光，王立升，等. 桑叶挥发油化学成分的 GC-MS 分析 [J]．广西科学，2005，12（1）：50-51，54.

347. 桑白皮 Mori Cortex

【来源】本品为桑科植物 *Morus alba* L. 的干燥根皮。

【性能】甘，寒。泻肺平喘，利水消肿。

【化学成分】本品主要含黄酮类、香豆素类等化学成分。

黄酮类成分：环桑素 (cyclomulberrin)、环桑色烯 (cyclomulberrochromene)、环桑根皮素 (cyclomorusin)、桑黄酮 A(kuwanon A)、桑黄酮 B(kuwanon B)、桑黄酮 C(kuwanon C)、桑黄酮 D(kuwanon D)、桑黄酮 E(kuwanon E)、桑黄酮 F(kuwanon F)、桑黄酮 G(kuwanon G)(即 albanin F、moracenin B)、桑黄酮 H(kuwanon H)(即 albanin G, moracenin A)、桑黄酮 I (kuwanon I)、桑黄酮 K(kuwanon K)、桑黄酮 L(kuwanon L)、桑黄酮 Y(kuwanon Y)、桑黄酮 Z(kuwanon Z)、桑根皮素 (morusin)、桑色烯 (mulberrochromene)、桑素 (muberrin)、桑白皮素 C(moracenin C)、桑白皮素 D(moracenin D)、氧化二氢桑根皮素 (oxydihydromorusin)、桑根酮 A(sanggenone A)、桑根酮 B(sanggenone B)、桑根酮 C(sanggenone C)、桑根酮 D(sanggenone D)、桑根酮 E(sanggenone E)、桑根酮 F(sanggenone F)、桑根酮 G(sanggenone G)、桑根酮 H(sanggenone H)、桑根酮 I(sanggenone I)、桑根酮 J(sanggenone J)、桑根酮 K(sanggenone K)、桑根酮 L(sanggenone L)、桑根酮 M(sanggenone M)、桑根酮 N(sanggenone N)、桑根酮 O(sanggenone O)、桑根酮 P(sanggenone P)。

香豆素类成分：东莨若素 (scopoletin)、伞形花内酯 (umbelliferone)[1]。

苯并呋喃类成分：桑色呋喃 A(mulberrofuran A)、桑色呋喃 B(mulberrofuran B)、桑色呋喃 C(mulberrofuran C)、桑色呋喃 K(mulberrofuran K)、桑色呋喃 N(mulberrofuran N)、桑色呋喃 O(mulberrofuran O)、桑色呋喃 M(mulberrofuran M)、桑色呋喃 P(mulberrofuran P)、桑色呋喃 Q(mulberrofuran Q)[1]。

其他：桑糖朊 A(moran A)[1]。

【药典检测成分】无。

参考文献

[1] 国家中医药管理局《中华本草》编委会. 中华本草：第 2 册 1098 [M]. 上海：上海科学技术出版社，1999：525-528.

348. 桑枝　Mori Ramulus

【来源】本品为桑科植物桑 *Morus alba* L. 的干燥嫩枝。

【性能】微苦，平。祛风湿，利关节。

【化学成分】本品主要含黄酮类、木脂素类、糖类等化学成分。

黄酮类成分：柘树素 (cudranin)、环桑素 (cyclomulberrin)、环桑色烯素 (cyclomulberrochromene)、二氢桑色素 (dihydromorin)、二氢山柰酚 (dihydrokaempferol)、异槲皮素 (*iso*-quercitrin)、2,3′,4,4′,6-五羟基二苯甲酮 (2,3′,4,4′,6-pentrahydroxybenzophenone)、桑素 (mulberrin)、桑色素 (morin)、桑色烯 (mulberrochromene)、桑辛素 A-H(moracin A-H)、2,4,4′,6- 四羟基二苯甲酮 (2,4,4′,6-tetrahydroxy benzophenone)[1]。

木脂素类成分：白桑八醇 (alboctalol)[1]。

糖类成分：阿拉伯糖 (arabinose)、果糖 (fructose)、葡萄糖 (glucose)、麦芽糖 (maltose)、棉籽糖 (raffinose)、蔗糖 (sucrose)、水苏糖 (stachyose)、木糖 (xylose)[1]。

其他：2,4,3′,5′- 四羟基芪 (2,4,3′,5′-tetrahydroxystilbene)、鞣质 (tannin)[1]。

【药典检测成分】无。

参考文献

[1] 国家中医药管理局《中华本草》编委会. 中华本草：第 2 册 1104 [M]. 上海：上海科学技术出版社，1999：530-531.

349. 桑寄生　Taxilli Herba

【来源】本品为桑寄生科植物桑寄生 *Taxillus chinensis*(DC.)Danser 的干燥带叶茎枝。

【性能】苦、甘，平。祛风湿，补肝肾，强筋骨，安胎元。

【化学成分】本品主要含黄酮类等化学成分。

黄酮类成分：萹蓄苷 (avicularin)、右旋儿茶酚 (catechol)、槲皮素 (quercetin)、槲皮苷 (quercitrin)[1]。

挥发性成分：苯甲醛 (benzaldehyde)、苯乙烯 (styrene)、芳姜黄烯 (ar-curumene)、桉树脑 (eucalyptol)、α- 姜烯 (α-zingiberene)、γ- 姜黄烯 (γ-curcumene)、壬醛 (nonanal) 等 [2]。

【药典检测成分】无。

参考文献

［1］国家中医药管理局《中华本草》编委会. 中华本草：第 2 册 1251［M］. 上海：上海科学技术出版社，1999：605-610.

［2］霍昕，高玉琼，杨嘉，等. 桑寄生挥发性成分研究［J］. 生物技术，2008，18（2）：47-49.

350. 桑椹　Mori Fructus

【来源】本品为桑科植物桑 *Morus alba* L. 的干燥果穗。

【性能】甘、酸，寒。滋阴补血，生津润燥。

【化学成分】本品主要含挥发油类、磷脂类、脂肪酸类等化学成分。

挥发油类成分：樟脑(camphor)、桉叶素(cineole)、牻牛儿醇(geraniol)、芳樟醇乙酸酯(linalool acetate)、芳樟醇(linalool)、α- 蒎烯 (α-pinene)、柠檬烯 (limonene)[1]。

磷脂类成分：双磷脂酰甘油 (diphosphatidyl glycerol)、溶血磷脂酰胆碱 (lysphosphatidyl choline)、磷脂酰胆碱 (phosphatidyl choline)、磷脂酰乙醇胺 (phosphatidyl ethanolamine)、磷脂酸 (phosphatidic acid)、磷脂酰肌醇 (phosphatidyl inositol)[1]。

脂肪酸类成分：亚油酸 (linoleic acid)、亚麻酸 (linolenic acid)、肉豆蔻酸 (myristic acid)、油酸(oleic acid)、软脂酸(palmitic acid)、硬脂酸(stearic acid)、苹果酸(malic acid)、壬酸(pelargonic acid)、癸酸 (capric acid)、辛酸 (caprylic acid)[1]。

黄酮类成分：矢车菊苷 (chrysanthemin)、矢车菊素 (cyanidin)[1]。

其他：维生素 B_1(vitamin B_1)、维生素 B_2(vitamin B_2)、维生素 C(vitamin C)、胡萝卜素 (carotene)、鞣酸 (tannic acid)、糖类 [1]。

【药典检测成分】无。

参考文献

［1］国家中医药管理局《中华本草》编委会. 中华本草：第 2 册 1105［M］. 上海：上海科学技术出版社，1999：531-533.

351. 黄芩　Scutellariae Radix

【来源】本品为唇形科植物黄芩 *Scutellaria baicalensis* Georgi 的干燥根。春、秋二季采挖，除去须根及泥沙，晒后撞去粗皮，晒干。

【性能】苦，寒。清热燥湿，泻火解毒，止血，安胎。

【化学成分】本品主要含有黄酮类、二萜类、甾醇类等化学成分。

黄酮类成分：2′,5,8- 三羟基 -7- 甲氧基黄酮 (2′,5,8-trihydroxy-7-methoxyflavone)、5,7,2′- 三羟基 -6′- 甲氧基黄酮 (5,7,2′-trihydroxy-6′-methoxyflavone)、5,7,2′- 三羟基 -8- 甲氧基黄酮 (5,7,2′-trihydroxy-8-methoxyflavone) 即韧黄芩素Ⅱ (tenaxin Ⅱ)、5,2′,5′- 三羟基 -6,7,8- 三甲氧基黄酮 (5,2′,5′-trihydroxy-6,7,8-trimethoxyflavone)、5,7,2′- 三羟基黄酮 (5,7,2′-trihydroxyflavone)、5,7,2′- 三羟基 -6- 甲氧基黄酮 (5,7,2′-trihydroxy-6-methoxyflavone)、5,7,4′- 三羟基 -8- 甲氧基黄酮 (5,7,4′-trihydroxy-8-methoxyflavone)、粘毛黄芩素Ⅱ (viscidulin Ⅱ) 即 5,2′,6′- 三羟基 -7,8- 二甲氧基黄酮 (5,2′,6′-trihydroxy-7,8-dimethoxyflavone)、粘毛黄芩素Ⅲ (viscidulin Ⅲ) 即 5,7,2′,5′- 四羟基 -8,6′- 二甲氧基黄酮 (5,7,2′,5′-tetrahydroxy-8,6′-dimethoxyflavone)、黄芩素 (baicalein)、(2*R*,3*R*)-2′,3,5,7- 四羟基黄烷酮 [(2*R*,3*R*)-2′,3,5,7-tetrahydroxyflavanone]、5,7,2′,3′- 四羟基黄酮

(5,7,2′,3′-tetrahydroxyflavone)、5,7,2′,5′- 四羟基黄酮 (5,7,2′,5′-tetrahydroxyflavone)、5,7,2′,3′- 四羟基黄酮 (5,7,2′,3′-tetrahydroxyflavone)、5,7,2′,6- 四羟基黄酮 (5,7,2′,6-tetrahydroxyflavone)、2,6,2′,4′- 四羟基 -6- 甲氧基查耳酮 (2,6,2′,4′-tetrahydroxy-6-methoxychalcone)、5,7,2′- 三羟基 -8,6′- 二甲氧基黄酮 (5,7,2′-trihydroxy-8,6′-dimethoxyflavone)、2′,5,8- 三羟基 -6,7- 二甲氧基黄酮 (2′,5,8-trihydroxy-6,7-dimethoxyflavone)、(2S)-5,7,8- 三羟基黄烷酮 [(2S)-5,7,8-trihydroxyflavanone]、(2R,3R)-3,5,7- 三羟基黄烷酮 [(2R,3R)-3,5,7-trihydroxyflavanone]、4′,5,7- 三羟基 -6- 甲氧基黄烷酮 (4′,5,7-trihydroxy-6-methoxyflavanone)、(2S)-7,2′,6′- 三羟基 -5- 甲氧基黄烷酮 [(2S)-7,2′,6′-trihydroxy-5-methoxyflavanone]、(2S)-2′,5,6′,7- 四羟基黄烷酮 [(2S)-2′,5,6′,7-tetrahydroxyflavanone]、甘肃黄芩素Ⅰ (rehderianin Ⅰ)、半枝莲种素 (rivularin)、滇黄芩新素 (scuteamoenin)、滇黄芩新苷 (scuteamoenoside)、黄芩黄酮Ⅰ (skullcapflavone Ⅰ)、7- 甲氧基黄芩素 (7-methoxybaicalein)、黄芩新素 (neobaicalein)、去甲汉黄芩素 (norwogonin)、5- 羟基 -7,8- 二甲氧基黄酮 (5-hydroxy-7,8-dimethoxyflavone)、白杨素 (chrysin)、白杨素 -6-C-β-D- 葡萄糖苷 -8-C-α-L- 阿拉伯糖苷 (chrysin-6-C-β-D-glucoside-8-C-α-L-arabinoside)、2′,3,5,6,7- 五羟基黄烷酮 (2′,3,5,6,7-pentahydroxyflavanone)、汉黄芩素 -5-β-D- 葡萄糖苷 (wogonin-5-β-D-glucoside)、粘毛黄芩素Ⅲ -2′-O-β-D- 吡喃葡萄糖苷 (viscidulin Ⅲ -2′-O-β-D-glucopyanoside)[1]、3,5,7,2′,6′- 五羟基黄酮 (3,5,7,2′,6′-pentahydroxyflavone) 即粘毛黄芩素Ⅰ (viscidulin Ⅰ)[1,2]、汉黄芩素 (wogonin)、木蝴蝶素 A 即千层纸素 -A(oroxylin A) [1,3,4]、汉黄芩苷 (wogonoside)[1,5]、 (2R,3R)-3,5,7,2′,6′- 五羟基双氢黄酮 [(2R,3R)-3,5,7,2′,6′-pentahydroxyflavanone]、(2S)-5,7,2′,6′- 四羟基二氢黄酮 [(2S)-5,7,2′,6′-tetrahydroxyflavanone][3]、黄芩素 -7-O-β-D- 吡喃葡萄糖苷 (baicalein-7-O-β-D-glucopyranoside)、白杨素 -6-C-α-L- 阿拉伯糖苷 -8-C-β-D- 葡萄糖苷 (chrysin-6-C-α-L-arabinoside-8-C-β-D-glucoside)、二氢黄芩素 (dihydrobaicalin)、二氢木蝴蝶素 A(dihydrooroxylin A)、5,2′- 二羟基 -6,7,8- 三甲氧基黄酮 (5,2′-dihydroxy-6,7,8-trimethoxyflavone)、5,8- 二羟基 -6,7- 二甲氧基黄酮 (5,8-dihydroxy-6,7-dimethoxyflavone)、左旋圣草素 (eriodictyol)、黄芩素 -7-O-β-D- 吡喃葡萄糖醛酸甲酯 (baicalein-7-O-β-D-methanol glucuropyranonate)、木蝴蝶素 A-7-O- 葡萄糖醛酸苷 (oroxylin A-7-O-glucuronide)、黄芩苷 (baicalin)[4]、(2S,3R)- 2′,3,5,7- 四羟基双氢黄酮 [(2S,3R)- 2′,3,5,7-tetrahydroxyflavanone]、(2S)-2′,5,6′- 三羟基 -7- 甲氧基双氢黄酮 -2′-O-β-D- 葡萄吡喃糖苷 [(2S)-2′,5,6′-trihydroxy-7-methoxyflavanone-2′-O-β-D-pyranoglucoside][6]、异高山黄芩素 [7]。

二萜类成分 :(4S)-19- 乙酰氧 -8β- 羟 -6α- 苯甲酰氧 -4,18- 双氧 - 新 -cleroda-11,13- 二烯 -15,16- 交酯 [(4S)-19-acetoxy-8β-hydroxy-6α-benzoyloxy-4,18-dioxygen-neo-cleroda-11,13-diene-15,16-estolid]、(4S)-19- 乙酰氧 -8β- 羟 -6α,7β- 二苯氧 -4,18- 环氧 - 新 -clereda-11,13- 二烯 -15,16- 交酯 [(4S)-19-acetoxy-8β-hydroxy-6α,7β-diphenoxy-4,18-epoxy-neo-cleroda-11,13-diene-15,16-estolid]、(4S,11S)-11- 乙酰氧 -8β,19- 二羟 -6α- 惕各酰氧 -4,18- 环氧 - 新 -cleroda-11,13- 烯 -15,16- 交酯 [(4S,11S)-11-acetoxy-8β,19-dihydroxy-6α-tigoyloxy-4,18-epoxy-neo-cleroda-11,13-diene-15,16-estolid]、(4S)- 乙酰氧 -8β- 羟 -6α- 惕各酰氧 -4,18- 环氧 - 新 -cleroda-11,13- 二烯 -15,16 交酯 [(4S)-acetoxy-8β-hydroxy-6α-tigoyloxy-4,18-epoxy-neo-cleroda-11,13-diene-15,16-estolid][8]。

甾醇类成分 : 菜油甾醇 (campesterol)、β- 谷甾醇 (β-sitosterol)、豆甾醇 (stigmasterol)[1]。

糖苷类成分 : 2-(3- 羟基 -4- 甲氧基苯基)- 乙基 -1-O-α-L- 鼠李糖基 -(1 → 3)-β-D(4- 阿魏酰基)- 葡萄糖苷 [2-(3-hydroxy-4-methoxyphenyl)-ethyl-1-O-α-L-rhamnosyl-(1 → 3)-β-D-(4-feruloyl) glucoside][1]、4-O-β-D- 吡喃葡萄糖基反式苯丙烯酸 (4-O-β-D-glucopyranosyl-trans-cinnamic acid)、4-O-β-D- 吡喃葡萄糖基顺式苯丙烯酸 (4-O-β-D-glucopyranosyl-cis-cinnamic acid)、对羟基苯乙醇葡萄糖苷 (p-hydroxy-phenethanol-glucoside)[4]、芹菜素 7-O-β-D- 吡喃葡萄糖苷、千层纸素 A-7-O-β-D- 吡喃葡萄糖苷 [7]。

其他 : 苯乙酸 (phenylacetic acid)[4], 还含 Fe、Mn、Zn、Cu、Sr 等无机元素 [2]。

【药典检测成分】2015 版《中国药典》规定，本品照高效液相色谱法测定，按干燥品计算，含

黄芩苷不得少于 9.0%。

参考文献

［1］国家中医药管理局《中华本草》编委会. 中华本草：第 7 册 6206［M］. 上海：上海科学技术出版社，1999：200-210.

［2］夏元初，杨敏. 50 种中药的微量元素含量测定［J］. 现代应用药学，1987，4（2）：17-19.

［3］张永煜，郭允珍. 黄芩化学成分研究［J］. 沈阳药学院学报，1991，2：137.

［4］刘英学，刘中刚，苏兰，等. 黄芩化学成分研究［J］. 中国药物化学杂志. 2009，199（1）：59-62.

［5］李玉山. 黄芩的化学成分及黄芩苷的提取方法［J］. 西北药学杂志，2008，23（6）：410-411.

［6］胡碧煌，刘永隆. 滇黄芩中新黄酮成分的结构［J］. 药学学报，1989，24（3）：200.

［7］马俊利. 黄芩茎叶化学成分研究［J］. 中国实验方剂学杂志，2013，19（7）：147-149.

［8］宫 - 渝起范. 黄芩属植物的成分研究［J］. 药学杂志（日），1994，114（4）：264.

352. 黄芪 Astragali Radix

【**来源**】本品为豆科植物蒙古黄芪 *Astragalus membranaceus*(Fisch.)Bge.var.*mongholicus*(Bge.) Hsiao 或膜荚黄芪 *Astragalus membranaceus*(Fisch.)Bge. 的干燥根。春、秋二季采挖，除去须根及根头，晒干。

【**性能**】甘，微温。补气升阳，固表止汗，利尿消肿，生津养血，行滞通痹，托毒排脓，敛疮生肌。

【**化学成分**】本品主要含黄酮类及类似物、萜、甾体及皂苷类等化学成分。

黄酮类成分及类似物成分：槲皮素 -3-*O*- 葡萄糖苷 (quercetin-3-*O*-glucoside)、膜荚黄芪苷Ⅰ (astramembrannin Ⅰ)、膜荚黄芪苷Ⅱ (astramembrannin Ⅱ)、毛蕊异黄酮 -7-*O*-*β*-D- 葡萄糖苷(calycosin-7-*O*-*β*-D-glucoside)[1]、5′- 羟基异微凸剑叶莎醇 -2′,5′- 二 -*O*- 葡萄糖苷 (5′-hydroxy *iso*-mucronulatol-2′,5′-di-*O*-glucoside)[1-4]、异微凸剑叶莎醇 -7-*O*- 葡萄糖苷 (*iso*-mucronulatol-7-*O*-glucopyranoside)[1-5]、异微凸剑叶莎醇 -7,2′- 二 -*O*- 葡萄糖苷 (*iso*-mucronulatol-7,2′-di-*O*-glucoside)[1,2,4,5]、异微凸剑叶莎醇 (*iso*-mucronulatol)[1,2,4-6]、毛蕊异黄酮 (calycosin)[1,2,4,7-9]、熊竹素 (kumatakenin)[1,2,4,10]、左旋 7,2′- 二羟基 -3′,4′- 二甲基异黄烷 -7-*O*-*β*-D- 吡喃葡萄糖苷 (7,2′-dihydroxy-3′,4′-dimethyl-*iso*-flavane-7-*O*-*β*-D-glucopyranoside)、2′,4′- 二甲氧基 -3′- 羟基异黄烷 -6-*O*-*β*- 吡喃葡萄糖苷 (2′,4′-dimethoxy-3′-hydroxy-*iso*-flavan-6-*O*-*β*-glucopyranoside)、3,9- 二 -*O*- 甲基尼森香豌豆紫檀酚 (3,9-di-*O*-methylnissolin)[1,3]、鼠李柠檬素 -3-*O*- 葡萄糖苷 (rhamnocitrin-3-*O*-glucoside)、2′- 羟基 -3′,4′- 二甲氧基异黄烷 -7-*O*-*β*-D- 葡萄糖苷 (2′-hydroxy-3′,4′-dimethoxy-*iso*-flavane-7-*O*-*β*-D-glucoside)[1,4]、9,10- 二甲氧基紫檀烷 -3-*O*-*β*-D- 葡萄糖苷 (9,10-dimethoxypterocarpan-3-*O*-*β*-D-glucoside)[1,4,7,11,12]、7-*O*- 甲基 - 异微凸剑叶莎醇 (7-*O*-methyl-*iso*-mucronulatol)[1,5,9]、芒柄花素 (formononetin)[1,7,9,10]、乙酰黄芪苷Ⅰ (acetylastragalin Ⅰ)[12-14]、黄芪苷Ⅰ～Ⅷ (astragalin Ⅰ～Ⅷ)[4,15]、3,9-di-*O*-methyl nissolin[5]、7,2′- 二羟基 -3′,4′- 二甲氧基异黄酮 -7-*O*-*β*-D- 葡萄糖苷 (7,2′-dihyroxy-3′,4′-dimethoxy-*iso*-flavone-7-*O*-*β*-D-glucoside)、垂崖豆藤异黄烷醌 (pendulone)[6]、7- 羟基 -4′- 甲氧基异黄酮 (7-hydroxy-4′-methoxy-*iso*-flavone)、3- 羟基 -9- 甲氧基紫檀烷 (3-hydroxy-9-methoxypterocarpan)、2′- 羟基 -7,3′,4- 三甲氧基异黄烷 (2′-hydroxy-7,3′,4-trimethoxy-*iso*-flavane)、3′,4′- 二甲氧基 -7,2′- 二葡萄糖异黄烷苷 (*iso*-flavane-3′,4′-dimethoxy-7,2′-diglucoside)、7- 羟基 -3′,4′- 二甲氧基 -2′,5′- 二葡萄糖异黄烷苷 (*iso*-flavane-7-hydroxy-3′,4′-dimethoxy-2′,5′-diglucoside)、2′- 羟基 -3′,4′- 二甲氧基 -7- 葡萄糖异黄烷苷 (*iso*-flavane-2′-hydroxy-3′,4′-dimethoxy-7-glucoside)[6,16]、芦丁 (rutin)、异黄烷 (*iso*-flavane)[7]、异鼠李素 (*iso*-rhamnetin)、鼠李异柠檬素 (rhamnocitrin)、槲皮素 (thujin)[7,10]、山柰酚 (kaempferol)[7,17]、二异戊烯基异黄酮 (di-*iso*-pentenyl-*iso*-flavone)[10]、8,3′- 二羟基 -7,4′- 二

甲氧基异黄酮 (8,3′-dihydroxy-7,4′-dimethoxy-*iso*-flavone)[10]、异甘草素 (*iso*-liquiritigenin)[10]、3,9,10- 三甲氧基紫檀烷 (3,9,10-trimethoxypterocarpan)[11]、(3*R*)-2′,3′- 二羟基 -7,4′- 二甲氧基异黄酮 [(3*R*)-2′,3′-dihydroxy-7,4′-dimethoxy-*iso*-flavone]、(6α*R*,11α*R*)-10- 羟基 -3,9- 二甲氧基紫檀烷 [(6α*R*,11α*R*)-10-hydroxy-3,9-dimethoxypterocarpan)][13]、7,2′- 二羟基 -3,4′- 二甲氧基 - 异黄烷 (7,2′-dihydroxy-3,4′-dimethoxy-*iso*-flavane)、2′,4′- 二羟基 -5,6- 二甲氧基二氢异黄烷酮 (2′,4′-dihydroxy-5,6-dimethoxy-*iso*-flavanone)[16]、异槲皮苷 (*iso*-quercitrin)、山柰素 -4′- 甲醚 -3- 葡萄糖苷 (kaempferide-4′-methyl ether-3-glucoside)、异鼠李素 -3-β-D- 葡萄糖苷 (*iso*-rhamnetin-3-β-D-glucoside)、檀黄素 (santal)[17]、黄芪异黄烷苷 [3*S*- (−)-mucronulatol-7-*O*-glucopyranoside][18]、(6α*R*,11α*R*)-10- 羟基 -3,9- 二甲氧基紫檀烷 [(6α*R*,11α*R*)-10-hydroxy-3,9-dimethoxypterocarpan]、奥刀拉亭 -7-*O*-β-D- 葡萄糖苷 (odoratin-7-*O*-β-D-glucoside)、3′- 羟基 -4′- 甲氧基异黄烷酮 (3′-hydroxy-4′-methoxy-*iso*-flavanone)[19,20]、5,7- 二羟基 -4′- 甲氧基 -6,8- 二异戊烯基异黄酮 (5,7-dihydroxy-4′-methoxy-6,8-di-*iso*-pentenyl-*iso*-flavone)、5,7- 二羟基 -4′- 甲氧基 -6- 异戊烯基异黄酮 (5,7-dihydroxy-4′-methoxy-6-*iso*-pentenyl-*iso*-flavone)、5,7- 二羟基 -4′- 甲氧基 -8- 异戊烯基异黄酮 (5,7-dihydroxy-4′-methoxy-8-*iso*-pentenyl-*iso*-flavone)、金雀异黄素 (genistein)、1,7- 二羟基 -3,9- 二甲氧基紫檀烯 (1,7-dihydroxy-3,9-dimethoxypterocarpene)[21,22]、芒柄花苷 (ononin)[24]、4,2′,4′- 三羟基查耳酮 (4,2′,4′-trihydroxychalcone)[25]、红车轴草素、芒柄花素 -7-*O*-β-D- 葡萄糖苷。

萜、甾体及皂苷类成分：左旋 - 丁香树脂酚 (L-syringaresinol)、环黄芪醇 -3-*O*-β-D- 吡喃木糖基 -25-*O*-β-D- 吡喃葡萄糖苷 (cycloastragenol-3-*O*-β-D-xylopyranosyl-25-*O*-β-D-glucopyranoside)[1]、β- 谷甾醇 (β-sitosterol)[1-4,9]、胡萝卜苷 (daucosterol)、羽扇豆醇 (lupeol)[1,2,4]、异黄芪皂苷 I (*iso*-astragaloside I)、异黄芪皂苷 II (*iso*-astragaloside II)[1,2,4,14,15]、羽扇烯酮 (lupenone)[1,3]、大豆皂苷 (soyasaponin)[1,3,14,15]、乙酰基黄芪皂苷 (acetylastragaloside)[2,14]、黄芪皂苷 I ~ VIII (astragaloside I ~ VIII)[4,14]、异黄芪皂苷 III (*iso*-astragaloside III)、异黄芪皂苷 IV (*iso*-astragaloside IV)[14]、黄芪甲苷IV (astragaloside IV)[24]、longholicoside I (9,19-cyclolanost-24*E*-ene-1α,3β,16β, 27-tetraol-*O*-β-D-glucopyranoside)、longholicoside II (3β-acetoxy-9,19-cyclolanost-24*E*-ene-1α, 3β, 12β, 16β-27-pentaol-27-*O*-β-D-glucopyranoside)[26]、豆甾 -3,5- 二烯 -7- 酮 (stigmast-3,5-dien-7-one)、β- 乙酰谷甾烯酯、γ- 谷甾烯醇、降姥鲛酮、碳环脱氢松香酸甲酯、4,4- 二甲基胆甾三烯 (4,4-dimethylcholestatriene)、乙酰豆甾二烯乙酰胆甾烯[27]。

氨基酸：精氨酸 (arginine)[1]、天冬酰胺 (agedoite)、脯氨酸 (proline)、γ- 氨基丁酸 (γ-aminobutyric acid)[1,28]、丙氨酸 (alanine)、刀豆氨酸 (canavanine)、天冬氨酸 (aspartic acid)、胱氨酸 (cystine) 、甘氨酸 (glycine)、谷氨酸 (glutamic acid)、异亮氨酸 (*iso*-leucine)、亮氨酸 (leucine)、蛋氨酸 (methionine) 、丝氨酸 (serine)、苏氨酸 (threonine)[28]。

有机酸及酯类成分 :13- 羟基 - 十八碳 -9,11- 二烯酸 (coriolic acid)[1]、亚油酸 (linoleic acid)[1,3,27,28]、棕榈酸 (palmitic acid)[1,9]、亚麻酸 (linolenic acid)[1,27,28]、花生酸甲酯 (arachidic acid methyl ester)、苯甲酸苯甲酯 (benzyl benzoate)、苯甲酸异辛酯 (ethylhexyl benzoate)、亚油酸乙酯 (ethyl linoleate)、油酸乙酯 (ethyl oleate)、亚油酸甘油酯 (glyceryl linoleate)、亚油酸甲酯 (methyl linoleate)、油酸甲酯 (methyl oleate)、硬脂酸甲酯 (methyl stearate)、苯甲酸异戊酯 (*iso*-amyl formate)[27]、咖啡酸 (caffeic acid)、叶酸 (folacin)、尼克酸 (pellagramin)、硬脂酸 (stearic acid)[28]。

糖类成分 :黄芪多糖 I (astragalan I)、黄芪多糖 II (astragalan II)、黄芪多糖 III (astragalan III)、酸性多糖 AMon-S(acidic polysaccharose AMon-S)、杂多糖 A-1、杂多糖 AH-2(heteropolysaccharide A-1、AH-2)[1]、蛋白多糖 F₁(proteoglycan F₁)[1,3]、半乳糖 (galactose)、半乳糖醛酸 (galacturonic acid) 、葡萄糖醛酸 (glycuronic acid)、鼠李糖 (rhamnose)、葡萄糖 (glucose)[2]、阿拉伯糖 (arabinose)[28]。

木脂素类成分 :右旋 - 落叶松脂醇 (lariciresinol)[1]、红芪木脂素 A(hedysalignan A)[6,10,23]。

香豆素类成分 :香豆精 (coumarin)[1,28]、阿魏醇 (ferulenol)[27]。

苯丙烯类成分 :异丁子香酚 (*iso*-eugenol)、丁子香酚 (eugenol)[27]。

酚类成分：双苯酚基丙醛 (diphenolpropionaldehyde)[1,2,4]、二甲氧基 - 苯酚基 - 二氢苯并吡喃 -7- 醇 (dimethoxy-phenol-dihydrobenzopyran-7-ol)、2- 甲氧基对苯二酚 (2-methoxy-*p*-dihydroxybenzene)、2- 甲氧基 -4- 乙烯基苯酚 (2-methoxy-4-vinyl phenol)[27]。

生物碱类及含氮成分 :3- 羟基 -2- 甲基吡啶 (3-hydroxy-2-methylpyridine)[1-4]、甜菜碱 (betaine)、胆碱 (bilineurin)[1,28]、核黄素 (lactochrome)[28]。

其 他：白 介 素 -2(interleukin-2)[1,2,4]、α- 联 苯 双 酯 (dimethyl-4,4′-dimethoxy-5,6,5′,6′-dimethylene-dioxybiphenyl-2,2′-dicarboxylate)[1,28]、4- 甲基 -2,5- 二甲氧基苯甲醛 (4-methyl-2,5-dimethoxybenzaldehyde)、新 -γ- 蜡烯 - 酮 -3[27]。

【**药典检测成分**】2015 版《中国药典》规定，本品照高效液相色谱法测定，按干燥品计算，含黄芪甲苷不得少于 0.040%, 含毛蕊异黄酮葡萄糖苷不得少于 0.020%。

参考文献

[1] 国家中医药管理局《中华本草》编委会. 中华本草：第 4 册 2974 [M]. 上海：上海科学技术出版社, 1999：341-355.

[2] 黄乔书, 吕归宝, 李雅臣, 等. 黄芪多糖的研究 [J]. 药学学报, 1982, 17（3）: 200-203.

[3] 王志学, 邢瑛, 周建树. 黄芪化学成分的研究 [J]. 中草药, 1983, 14（3）: 1.

[4] Kitagawa I, Wang H K, Takagi A, et al. Saponin and sapogenol. ⅩⅩⅩⅣ. Chemical constituents of Astragalus radix, the root of astragalus membranaceus BUNGE. （1）. Cyclo astragenol, the 9, 19-cyclolanostane-type aglycone of astragalosides, and the artifact aglycone astragenol [J]. Chem Pharm Bull, 1983, 31（2）: 689-697.

[5] Subarnas A, Oshima Y, Hikino H. New constituents of Astragalus mongholicus [J]. Planta Med, 1991, 57（6）: 590.

[6] 海力茜, 赵玉英, 梁鸿, 等. 多序岩黄芪化学成分研究 [J]. 药学学报, 2003, 38（8）: 592-595.

[7] 田宏印. 黄芪化学研究及其有效成分 [J]. 云南民族学院报, 1996, 5（1）: 75-80.

[8] 赵明, 段金廒, 黄文哲, 等. 贺兰山黄芪的化学成分研究 [J]. 中国药科大学学报, 2002, 33（4）: 274-276.

[9] 曹津铭. 黄芪新的化学成分研究 [J]. 中国现代应用药学杂志, 2002, 19（3）: 201-202.

[10] 温燕梅. 黄芪的化学成分研究进展 [J]. 中成药, 2006, 28（6）: 879-83.

[11] 齐宗韶. 黄芪化学成分研究概况 [J]. 中草药, 1987, 18（5）: 41.

[12] Anas. Isoflavans and a pterocarpan from Astragalus mongholicus [J]. Phytochem, 1991, 30（8）: 2777-2780.

[13] 曳野宏. 黄芪的成分与生理活性 [J]. 现代东洋医学, 1982, 31（2）: 46.

[14] 段亚丽, 谢梅冬. 黄芪化学成分及其有效成分黄芪甲苷含量测定的研究现状 [J]. 中国兽药杂志, 2005, 39（3）: 35-38.

[15] 何侃, 王惠康. 近年来黄芪及其同属近缘植物的化学成分研究进展 [J]. 药学学报, 1988, 23（1）: 873-880.

[16] 吕归宝, 黄乔书. 黄芪中黄酮类似物的分离鉴定 [J]. 中草药, 1984, 15: 452.

[17] 吕曙华, 朱永智, 吴寿金. 内蒙黄芪地上部分黄酮成分的研究 [J]. 中草药, 1990, 21（6）: 9-10.

[18] 贺正全, 王宝琴. 蒙古黄芪化学成分的分离鉴定 [J]. 药学学报, 1990, 25（9）: 694-698.

[19] 宋纯清, 郑志仁, 刘涤, 等. 膜荚黄芪中异黄酮化合物 [J]. 植物学报, 1997, 39（8）: 764-768.

[20] 宋纯清, 郑志仁, 刘涤, 等. 膜荚黄芪中紫檀烷异黄烷化合物 [J]. 植物学报, 1997, 39（12）: 1169-1171.

[21] 王伟, 陈虎彪, 陈伟, 等. 红花岩黄芪化学成分研究 [J]. 北京大学学报（医学版）, 2001, 33（3）: 205-208.

[22] 王伟, 陈虎彪, 王文明, 等. 红花岩黄芪化学成分研究 [J]. 药学学报, 2002, 37（3）: 196-198.

[23] 海力茜, 赵玉英, 梁鸿, 等. 多序岩黄芪化学成分研究 [J]. 中国中药杂志, 2002, 27（11）: 843-845.

[24] 李继红, 李永吉, 李秋红, 等. 黄芪化学成分的研究 [J]. 黑龙江医药, 2004, 17（4）: 97-99.

[25] 李瑞芬, 周玉枝, 乔莉, 等. 蒙古黄芪化学成分的分离与鉴定 [J]. 沈阳药科大学学报, 2007, 24（1）: 20.

[26] Zhu YZh, Lu ShH, Yoshihito O, et al. Two new cycloartane type glucosides, mongholicoside I and Ⅱ, from the aerial part of Astragalus mongholicus Bunge [J]. Chem Pharm Bull, 1992, 40（8）: 2230-2232.

[27] 王桂良, 孟仟祥, 陈建兰, 等. 柱色层族组成分离方法对黄芪化学成分的研究 [J]. 甘肃科学学报, 2007, 19（2）: 46-49.

[28] 卢彦琦, 贺学礼. 黄芪化学成分及药理作用综述 [J]. 保定师范专科学校学报, 2004, 17（4）: 40-42.

[29] 孙洁, 张蕾, 张晓拢, 等. 蒙古黄芪的化学成分研究 [J]. 现代药物与临床, 2013, 28（2）: 138-143.

353. 黄连　Coptidis Rhizoma

【来源】本品为毛茛科植物黄连 *Coptis chinensis* Franch.、三角叶黄连 *Coptis deltoidea* C.Y.Cheng et Hsiao 或云连 *Coptis teeta* Wall. 的干燥根茎。以上三种分别习称"味连""雅连""云连"。秋季采挖，除去须根及泥沙，干燥，撞去残留须根。

【性能】苦，寒。清热燥湿，泻火解毒。

【化学成分】本品主要含有生物碱类、有机酸及酯类等化学成分。

生物碱类成分：小檗红碱 (berberubine)、表小檗碱 (*epi*-berberine)[1]、非洲防己碱 (columbamine)、药根碱 (jatrorrhizine)、小檗碱 (berberine)、巴马汀即掌叶防己碱 (palmatine)、黄连碱 (coptisine)、木兰花碱 (magnoflorine)、甲基黄连碱 (worenine)[1,2]。

有机酸及酯类成分：阿魏酸 (ferulic acid)[1,2]、绿原酸 (chlorogenic acid)[2]、反式阿魏酸对羟基苯乙酯 (*p*-hydroxy-phenylethyl ferulate)[3]、对 -*α*- 羟乙基邻甲氧基苯酚、4'-[formyl-5-(hydroxymethyl)-1H-pyrrol-1-yl]butanoate[4]。

三萜类成分：黄柏内酯 (obakulactone)、黄柏酮 (obakunone)[1]。

木脂素类成分：落叶松脂素 (lariciresinol)[3]。

【药典检测成分】2015 版《中国药典》规定，味连照高效液相色谱法测定，按干燥品计算，以盐酸小檗碱计，含小檗碱不得少于 5.5%，表小檗碱不得少于 0.80%，黄连碱不得少于 1.6%，巴马汀不得少于 1.5%。

参考文献
[1] 国家中医药管理局《中华本草》编委会. 中华本草：第 3 册 1818 [M]. 上海：上海科学技术出版社，1999：213-223.
[2] 匡海学. 中药化学 [M]. 北京：中国中医药出版社，2003.
[3] 徐诺. 黄连中自由基清除剂的分离 [J]. 国外医学・中医中药分册，1998，20（6）：30.
[4] 马红梅，陈刚，裴月湖. 黄连化学成分的分离鉴定及其药理活性 [J]. 沈阳药科大学学报，2013，30（10）：759-763.

354. 黄柏　Phellodendri Chinensis Cortex

【来源】本品为芸香科植物黄皮树 *Phellodendron chinense* Schneid. 的干燥树皮。习称"川黄柏"。剥取树皮后，除去粗皮，晒干。

【性能】苦，寒。清热燥湿，泻火除蒸，解毒疗疮。

【化学成分】本品主要含有黄酮类、生物碱类、挥发油类等化学成分。

黄酮类成分：去甲淫羊藿异黄酮次苷 (noricariside)、黄柏苷 (phellamurin)、去氢异黄柏苷 (phellatin)、异黄柏苷 (phellavin)、黄柏呈 (phellochin)、去氢黄柏双糖苷 (phelloside)、黄柏环合苷 (phellodendroside)[1]、黄柏双糖苷 (dihydrophelloside)、金丝桃苷 (hyperin)[1-4]、黄柏兹德 (phellozide)[3,5]、去氢黄柏苷 (amurensin)、松柏苷 (coniferin)[6]、双氢山柰酚 (dihydrokaempferol)、黄柏新苷 (phellochinin A)、槲皮素 -3-*O*-*β*-D- 半乳糖苷 (quercetin-3-*O*-*β*-D-galactoside)[7]。

生物碱类成分：非洲防己碱 (columbamine)、小檗红碱 (berberrubine)、*N*- 甲基弗林德碱 (*N*-methylflindersine)、木兰花碱 (magnoflorine)、芬氏唐松草定碱 (thalifendine)、唐松草芬宁碱 (thalphenine)、胍 (guanidine)[1]、蝙蝠葛壬碱 (menisperine)[1,2]、白栝楼碱 (candicine)、药根碱 (jatrorrhizine)、黄柏碱 (phellodendrine)[1-3]、小檗碱 (berberine)[1,2,3,5,8]、掌叶防己碱 (palmatine)

[1-3,8]、四氢小檗碱 (tetrahydroberberine)、四氢药根碱 (tetrahydrojatrorrhizine)、n- 甲基大麦芽碱 (n-candicine)、四氢掌叶防己碱 (tetrahydropalmatine)[2,3]、南美花椒酰胺 (herculin)、白藓碱 (dictamnine)、γ- 崖椒碱 (γ-fagarine)[5]、反 , 反 -2,4-N- 异丁基十四碳二烯酰胺 [(2E,4E)-N-iso-buty ltetradecadienamide]、反 , 反 -2,4-N- 异丁基十五碳二烯酰胺 [(2E,4E) -N-iso-butylpenladecadienamide]、反 , 反 - 顺 -2,4,8-N- 异丁基十四碳三烯酰胺 [(2E,4E,8Z)-N-iso-butyltetradecatrienamide][7]、吴茱萸次碱 (rutaecarpine)、茵芋碱 (skimmianine)、7,8- 二羟吴茱萸次碱 (7,8-dihydroxyrutaecarpine)、7- 羟基吴茱萸次碱 (7-hydroxyrutaecarpine)[9]、异阔果芸香碱[10]。

挥发油类成分 : 甲基庚酮 (methylheptanone)、甲基壬酮 (methyl nonyl ketone)、月桂烯 (myrcene)、牻牛儿醇 (geraniol)[1]、异香草醛 (iso-vanillin)[5]、（+）- 香芹酮 [（+）-carvone]、β- 榄香烯 (β-elemene)、柠檬烯 (limonene)、顺 - 柠檬烯氧化物 (cis-limonene oxide)[11]、癸酸丙烯酯 (decanoate propylene ester)、1,4- 环己二酮 (1,4-cyclohexanedione)、2- 癸烯 -2- 醇 (2-decen-2-ol)、1,2- 二甲基 -1- 癸醇 (1,2-dimethyl-1-decanol)、5-(1,1- 二甲基乙基)-2- 己内酯 [5-(1,1-dimethylethyl)-2-caprolactone]、4- 二甲基 -3- 庚醇 (4-dimethyl-3-heptanol)、2- 十二烯醛 (2-dodecenal)、5- 十二烷基 -2(3H)- 呋喃酮 [5-dodecyl-2(3H)-furfuranone]、十二醇 (dodecylol)、棕榈酸 (hexadecanoic acid)、顺 -9- 十六烯醛油酸硬脂酸 (cis-hexadecenal oleinic acid octadecanoic acid)、7- 己基 -2- 己内酯 (7-hexyl-2-caprolactone)、5- 羟基 - 十八烷酸 -δ- 内酯 (5-hydroxy-octadecylic acid-δ-lactone)、3- 甲基 -2- 烯丁酸十四酯 (3-methyl-2-allyl butyrate tetradeca ester)、10- 甲基 -8- 十四烯 -1- 酯 (10-methyl-8-tetradecene-1-ester)、8- 甲基十一碳烯 (8-methylundecene)、6- 十八碳烯酸 (6-octadecenoic acid)、十八烯酸甲酯 (octadecenoic acid methyl ester)、2- 氧 - 十六烷酸甲酯 (2-oxo-hexadecanoic acid methyl palmitate)、9- 氧 - 壬酸 (9-oxo-nonanoic acid)、十五烷酸 (pentadecane acid)、2- 十五烷酮 (pentadecanone)、2,6,6- 三甲基 -2- 环己烯 -1,4- 二酮 (2,6,6-trimethyl-2-cyclohexene-1,4-dione)、2,4,6- 三甲基辛烷 (2,4,6-trimethyl octane)、2- 十一烯醛 (2-undecenal)、反 -2- 十一烯酸 (trans-2-undecap)、环 -1,2- 乙二基缩酮 (cyclo-1,2-diethyleneketal)[12]。

三萜类及甾体类成分 : γ- 谷甾醇 (γ-sitosterol)、4,10- 二亚甲基 -7- 异丙基 -5(E) 环癸烯醇 [4,10-dimethylene-7-iso-propyl-5(E)cyclodecenol]、24- 亚甲基环木菠萝烷醇 (24-methylenecycloartanol)、苦楝子酮 (melianone)、赛奥林 -NP36(cncorin-NP36)[1]、菜油甾醇 (campesterol)、胡萝卜苷 (daucosterol)、7- 去氢豆甾醇 (7-dehydrostigmasterol)[1-3]、β- 谷甾醇 (β-sitosterol)[1-3,5]、黄柏内酯 (obaculactone)、黄柏酮酸 (obacunonic acid)、黄柏酮 (obacunone)[1-3,8]、豆甾醇 (stigmasterol)[1,5]、二氢尼洛替星 (dihydroniloticin)、尼洛替星乙酸酯 (nilotic acetate)、尼洛替星 (niloticin)[1,12]、p- 谷甾醇 (p-sitosterol)[4]、无羁萜 (friedelin)[8]、牛奶树醇 B(hispiol B)、牛奶树酮 (hispidone)、bourjotinolone A、kihadalactone A、kihadalactone B、匹西狄醇 (piscidinol A)[13]、铁屎米酮[10]。

糖类成分 : 半乳糖 (galactose)、鼠李糖 (rhamnose)、半乳糖醛酸 (galacturonicacid)、α-(1 → 4)- 链 (半乳糖醛酸) 半乳糖 [α-(1 → 4)-linked(galactose uronic acid)galactose][1]、1-(对 - 羟基苄基)-6,7- 二羟基 -N- 甲基四氢异喹啉 -7-O-p-β-D- 吡喃葡萄糖苷 [1-(p-hydroxybenzyl)-6,7-dihydroxy-N-methyltetrahydro-iso-quinoline-7-O-p-β-D-glucopyrano-side]、芥子醛 4-O-β-D- 吡喃葡萄糖苷 (sinapic aldehyde 4-O-β-D-glucopyranoside)、2-(对羟基苯基)- 乙 -1-O-β-D- 呋喃芹糖 (1 → 6)-β-D- 吡喃葡萄糖苷 [2-(p-hydroxy-phenyl)-ethanol-1-O-β-D-apiofuranosyl(1 → 6)-β-D-glucopyranoside][6]。

有机酸及酯类成分 : 咖啡酸乙酯 (ethyl caffeate)、甲基 -β- 苔色酸酯 (methyl-β-orsellinate)、阿魏酸 (ferulic acid)[5]、3-O- 阿魏酰奎尼酸 (3-ofernloylquini acid)[6]、5-O- 阿魏酰奎宁酸[10]、（+）-5-O- 阿魏酰基奎宁酸乙酯 [（+）-5-O-ferultyl quininic acid ethyl ester][8]。

木脂素类成分 :（±）-5,5′- 二甲氧基落叶松树脂醇 -4-O- 葡萄糖苷 [（±）-5,5′-dimethoxylariciresinol-4-O-glucoside]、丁香树脂醇 - 二 -O-β-D- 吡喃葡萄糖苷

(syringaresinol di-O-β-D-glucopyranoside)[6]、（±）-5,5′-二甲氧基落叶松脂素 [（±）-5,5′-dimetho xylariciresinol]、南烛木树脂酚 [（±）-lyoniresinol][8]。

　　其他：γ-羟基丁烯内酯衍生物（黄柏）Ⅰ（γ-hydroxybutenolidederivatives Ⅰ）、γ-羟基丁烯内酯衍生物（黄柏）Ⅱ（γ-hydroxybutenolidederivatives Ⅱ）、白藓交酯 (dictamnolide)、青萤光酸 (lumicaeruleic acid)[1-3]、丁香苷 (syringin)、香草苷 (vanilloloside)[6]、5,5′-二甲基糠醛醚 (5,5′-dimethylfurfural ether)[8]。

【药典检测成分】2015 版《中国药典》规定，本品照高效液相色谱法测定，按干燥品计算，含小檗碱以盐酸小檗碱计，不得少于 3.0%，含黄柏碱以盐酸黄柏碱计，不得少于 0.34%。

参考文献

[1] 国家中医药管理局《中华本草》编委会. 中华本草：第 4 册 3775 [M]. 上海：上海科学技术出版社，1999：949-957.

[2] 王萌，吉腾飞，杨建波，等. 川黄柏化学成分研究 [J]. 中药材，2009，32（2）：208-210.

[3] 藤田穆，和田桂二. 黄柏成分（第一报）[J]. 药学杂志（日），1931，51（6）：506.

[4] 龚淼. 黄柏的化学成分和药理作用现代研究 [J]. 当代医学：2009，7（15）：139-141.

[5] 胡俊青，胡晓. 黄柏化学成分和药理作用的现代研究 [J]. 当代医学，2009，15（7）：139-141.

[6] Ida Y，Satoh Y，Ontsuka M，et al，Phenolic constituents of Phelloden-dronamurense bark [J]. Phytochemistry，1994，35（1）：209-215.

[7] 苏荣辉，金武祚，中岛修平，等，黄皮树果实中的酰胺类化合物 [J]. 植物学报，1994，36（10）：817-820.

[8] 秦民坚，王衡奇. 黄皮树树皮的化学成分研究 [J]. 林产化学与工业，2003，23（4）：42-46.

[9] Ikuta A，Vrabe H，Nakamura T. A new Indolopyridoquinzoline type alkaloid from Phellodendron amurense callus tissues [J]. J Nat Prod，1998，61（8）：1012-1014.

[10] 李行诺，翟文丰，周孟宇，等. 黄柏化学成分研究 [J]. 浙江工业大学学报，2012，40（3）：244-246

[11] 郭书好，周明辉，李素梅，等. 川黄柏果挥发油的化学成分研究 [J]. 暨南大学学报（自然科学版）：1998，3.

[12] 雷华平，卜晓英，田向荣，等. 超临界二氧化碳萃取川黄柏挥发性成分及其 GC-MS 分析 [J]. 中国野生植物资源，2009，2（28）：61-65.

[13] Kishi K，Yoshikawa K，Arihara S. Limonoids and Protolimonoids from the ruits of Phellodendron amurense. Phytochemistry，1992，31（4）：1335-1338.

355. 黄精　Polygonati Rhizoma

【来源】本品为百合科植物滇黄精 *Polygonatum kingianum* Coll.et Hemsl.、黄精 *Polygonatum sibiricum* Red. 或多花黄精 *Polygonatum cyrtonema* Hua 的干燥根茎。春、秋二季采挖，除去须根，洗净，置沸水中略烫或蒸至透心，干燥。

【性能】甘，平。补气养阴，健脾，润肺，益肾。

【化学成分】本品主要含有生物碱类、黄酮类、木脂类等化学成分。

　　生物碱类成分：3-乙氧甲基 -5,6,7,8-四氢 -8-吲哚哩嗪酮 (3-ethoxymethyl-5,6,7,8-tetrahydro-8-indolyllizinone)[1]、3-丁氧甲基 -5,6,7,8-四氢 -8-吲哚哩嗪酮 (3-butoxymethyl-5,6,7,8-tetrahydro-8-indolyllizinone)[2]。

　　黄酮类成分：2′,7-二羟基 -3′,4′-二甲氧基异黄烷 (2′,7-dihydroxy-3′,4′-dimethoxy-*iso*-flavane)、2′,7-二羟基 -3′,4′-二甲氧基异黄烷苷 (2′,7-dihydroxy-3′,4′-dimethoxy-*iso*-flavanside)、新异甘草苷 (neo-*iso*-liquiritin)、新甘草苷 (neoliquiritin)[2]、4′,5,7-三羟基 -6,8-二甲基高异黄酮 (4′,5,7-trihydroxy-6,8-dimethylhomo-*iso*-flavone)[3,9]、异甘草素 (*iso*-liquiritigenin)、(6αR,11αR)-10-羟基 -3,9-二甲氧基紫檀烷 [(6αR,11αR)-10-hydroxy-3,9-dimethoxypterocarpan][4,5]、5,4′-二羟基黄酮 (5,4′-dihydroxyflavone) 的糖苷、牡荆素木糖苷 (vitexin xyloside)[5]、disporopsin[6]、(6R,9R)-长寿花糖苷 [7]。

　　木脂素类成分：丁香脂素 (syringaresinol)、丁香脂素 -O-β-D- 吡喃葡萄糖苷 (syringaresinol-O-β-D-glucopyranoside)、 鹅 掌 楸 碱 (liriodendrin) 即 氧 代 黄 心 树 宁 碱 (oxoushinsunine)、(+)- 松脂素 -O-β-D- 吡喃葡萄糖基 (1 → 6)-β-D- 吡喃葡萄糖苷 [(+)-pinoresinol-O-β-D-glucopyranosyl(1 → 6)-β-D-glucopyranoside][3]。

　　甾体及皂苷类成分：棕榈酸 -3β- 谷甾醇酯 (sitosterol-3β-palmitate)、β- 谷甾醇 (β-sitosterol)、胡萝卜苷 (daucosterol)[2]、菝葜皂苷元 (smilagenin)[3]、胡萝卜苷 (daucosterol)、拟人参皂苷 F$_{11}$(pseudo-ginsenoside F$_{11}$)、康定玉竹苷 D$_1$(pratioside D$_1$)、25S- 康定玉竹苷 D$_1$(25S-pratioside D$_1$)、25R-22- 羟基 - 弯蕊开口箭苷 C(25R-22-hydroxy-wattoside C)、22- 羟基 - 弯蕊开口箭苷 C(22-hydroxy-wattoside C)、滇黄精苷 A(kingianoside A)、25S- 滇黄精苷 A(25S-kingianoside A)、滇黄精苷 C(kingianoside C)、25S- 滇黄精苷 C(25S-kingianoside C)、滇黄精苷 D(kingianoside D)、25S- 滇黄精苷 D(25S-kingianoside D)、滇黄精苷 E(kingianoside E)、25S- 滇黄精苷 E(25S-kingianoside E)、25S- 滇黄精苷 F(25S-kingianoside F)、滇黄精苷 G(kingianoside G)[6]、新巴拉次薯蓣皂苷元 A-3-O-β-D- 石蒜四糖苷 (neoprazerigenin A-3-O-β-D-lycotetraoside)、毛地黄精苷 (digitalis glycoside)[8]、14α- 羟基西伯利亚蓼苷 A(14α-hydroxysibiricoside A)、西伯利亚蓼苷 A(sibiricoside A)、西伯利亚蓼苷 B(sibiricoside B)[8]、黄精皂苷 A(sibiricosides A)、黄精皂苷 B(sibiricosides B)[9]、gentrogenin 3-O-β-D-glucopyranosyl(1 → 2)-{β-d-xylopyranosyl(1 → 3)}-β-D-glucopyranosyl(1 → 4)-β-D-galactopyranoside[10]、大豆脑苷 Ⅱ 、山柰酚、杨梅素 [7]。

　　香豆素类成分：N- 反 - 对香豆酰基去甲对羟福林 (N-trans-p-coumaroyl octopamine)[6]。

　　苯醌类成分：黄精醌 A(polygonaquinone A)、黄精醌 B(polygonaquinone B)[10]。

　　糖类成分：甘露糖 (mannose)[11]、黄精多糖 A、黄精多糖 B、黄精多糖 C、黄精低聚糖 A、黄精低聚糖 B、黄精低聚糖 C[12]。

　　氨基酸类成分：高丝氨酸 (homoserine)、二氨基丁酸 (diaminobutyric acid)、天冬氨酸 (aspartic acid)[10]。

　　其他：正丁基 -β-D- 呋喃果糖苷 (n-butyl-β-D-fructofuranoside) [2,4]、正丁基 -β-D- 吡喃果糖苷 (n-butyl-β-D-fructopyranoside) [3,4]、黄精神经鞘苷 A、黄精神经鞘苷 B[3]、4- 羟甲基糠醛 (4-hydroxymethyl-furfurol)、水杨酸 (salicylic acid)、正丁基 -α-D- 呋喃果糖苷 (n-butyl-α-D-fructofuranoside)[4]、吖啶 -2- 羧酸 (acridine-2-carboxylic acid)[5]、黄精神经鞘脂 A、黄精神经鞘脂 B、黄精神经鞘脂 C、黄精神经鞘脂 D[7]。

【药典检测成分】2015 版《中国药典》规定，本品照分光光度法测定，按干燥品计算，含黄精多糖以无水葡萄糖计，不得少于 7.0%。

参考文献

[1] 孙隆儒，王素贤. 中药黄精中的新生物碱 [J]. 中国药物化学杂志，1997，7（2）：129.

[2] 李晓，来国防，王易芬，等. 滇黄精的化学成分研究（Ⅱ）[J]. 中草药，2008，39（6）：825-828.

[3] 孙隆儒，李铣. 黄精化学成分的研究（Ⅰ）[J]. 中草药，2001，32（7）：586-588.

[4] 王易芬，穆天慧，陈纪军，等. 滇黄精化学成分研究 [J]. 中国中药杂志，2003，28（6）：524-526.

[5] 郑虎占，董泽宏，余靖，等. 中药现代研究与应用，第 5 卷 [M]. 北京：学苑出版社，1998：4071-4074.

[6] 康利平，张洁，余和水，等. 滇黄精化学成分的研究 [C]. 第七届全国天然有机化学学术研讨会论文集，2008：60-61.

[7] 高颖，戚楚露，张磊. 黄精新鲜药材的化学成分 [J]. 药学与临床研究，2015，23（4）：365-367.

[8] 国家中医药管理局《中华本草》编委会. 中华本草：第 8 册 7201 [M]. 上海：上海科学技术出版社，1999：142-148.

[9] 袁昌齐. 天然药物资源开发利用 [M]. 南京：江苏科学技术出版社，2000：372-375.

[10] Huang P L, Gan K H, Wu R R, et al. Benzoquinones, a homoisoflavanone and other constituents from Paltelobatum [J]. Phytochemistry, 1997, 44（7）：1369-1373.

[11] 陈兴荣，王成军，李立星. 滇黄精的化学成分及药理研究进展 [J]. 时珍国医国药，2002，13（9）：560-561.

[12] 杨明河，于德泉. 黄精多糖和低聚糖的研究 [J]. 药学通报，1980，15（7）：44-45.

356. 黄藤　Fibraureae Caulis

【来源】本品为防己科植物黄藤 *Fibraurea recisa* Pierre. 的干燥藤茎。秋、冬二季采收，切段，晒干。

【性能】苦，寒。清热解毒，泻火通便。

【化学成分】本品主要含生物碱类、三萜及甾体类等化学成分。

生物碱类成分：黄藤素乙 (fibraminine)、黄藤素甲 (fibranine)、斑点亚洲罂粟碱 (roemerine)、伪非洲防己胺碱 (pseudocolumbamine)[1]、黄藤内酯 (fibralactone)、药根碱 (jateorhizine)、非洲防己碱 (columbamine)[1-4]、掌叶防己碱 (palmatine)[2-4]、小檗碱 (berberine)、去氧黄藤苦素 (fibleucin)、四氢巴马汀 (tetrahydropalmatine) 即延胡索乙素 (corydalis B)。

三萜及甾体类成分：胡萝卜苷 (daucosterol)、β- 谷甾醇 (β-sitosterol)、齐墩果酸 (oleanolic acid)[5]。

【药典检测成分】2015 版《中国药典》规定，本品照高效液相色谱法测定，按干燥品计算，含盐酸巴马汀不得少于 2.0%。

参考文献

[1] 国家中医药管理局《中华本草》编委会. 中华本草：第 3 册 1958 [M]. 上海：上海科学技术出版社，1999：357-359.

[2] 朱任宏，陈锐鬃，方圣鼎. 中药黄藤化学成分的研究 [J]. 化学学报，1962，（28）：89-95.

[3] 刘润民，赵守训，朱任宏. 中药黄藤根（Fibrauria recisa Pierre）中黄藤内酯的鉴定 [J]. 药学学报，1981，16（6）：479-480.

[4] 刘润民，赵守训，闵知大，等. 中药黄藤中季铵生物碱研究 [J]. 南京药学院学报，1982，19（2）：77-82.

[5] 张慧颖，李智敏，张森，等. 栽培黄藤药材的化学成分研究 [J]. 云南中医学院学报，2008，31（5）：28-31.

357. 菝葜　Smilacis Chinae Rhizoma

【来源】本品为百合科植物菝葜 *Smilax china* L. 的干燥根茎。秋末至次年春采挖，除去须根，洗净，晒干或趁鲜切片，干燥。

【性能】甘、微苦、涩，平。利湿去浊，祛风除痹，解毒散瘀。

【化学成分】本品主要含有黄酮类、甾体及皂苷类、萜类等化学成分。

黄酮类成分：山柰素 (kaempferide)、二氢山柰素 (dihydrokaempferide)[1]、异黄杞苷 (iso-engelitin)[1,2]、黄杞苷 (engelitin)、山柰酚 (kaempferol)、山柰酚 -5-O-β-D- 葡萄糖苷 (kaemperol-5-O-β-D-glucopyranoside)、山柰酚 -7-O-β-D- 葡萄糖苷 (kaemperol-7-O-β-D-glucopyranoside)、芦丁 (rutin)[2]、5-O-β-D- 葡萄糖 - 二氢山柰酚 (dihydrokaempferol-5-O-β-D-glucoside)[2,3]、二氢山柰酚 (dihydrokaempferol)[2,6]、槲皮素 -4′-O-β-D- 葡萄糖苷 (quercetin-4′-O-β-D-glucoside)[4]、(2R,3R)-3,5,7,3′,5′- 五羟基黄烷 [(2R,3R)-3,5,7,3′,5′-pentahydroxyflavane]、槲皮素 -3-O- 鼠李糖苷 (quercetin-3-O-rhamnoside)、花旗松素 -3-O- 葡萄糖苷 (taxifolin-3-O-glucoside)[5]、辛可耐因 (cinchonain Ib)、二氢槲皮素 (dihydroquercetin)[6]、(2R,3R)- 二氢山柰酚 -3-O-β-D- 葡萄糖苷 [(2R,3R)-dihydrokaempferol-3-O-β-D-glucopyranoside]、落新妇苷 (astilbin)、异落新妇苷 (isoastilbin)、紫云英苷 (astragalin)[7]。

甾体及皂苷类成分：甲基原薯蓣皂苷 (methylprotodioscin)、甲基原纤细薯蓣皂苷 (methylprotogracillin)、薯蓣皂苷元 (diosgenin)、β- 谷甾醇葡萄糖苷 (β-sitosterol-glucoside)、

薯蓣皂苷的原皂苷元 A(prosapogenin A of dioscin)、伪原薯蓣皂苷 (pseudoprotodioscin)、薯蓣皂苷 (dioscin) 即薯蓣素、纤细薯蓣皂苷 (gracillin)、异娜草皂苷元 -3-*O*-α-L- 吡喃鼠李糖 -(1 → 2)-*O*-[α-L- 吡喃鼠李糖 -(1 → 4)]-β-D- 吡喃葡萄糖苷 {*iso*-narthogenin-3-*O*-α-L-rhamnopyranosyl-(1 → 2)-*O*-[α-L-rhamnopyranosyl-(1 → 4)]-β-D-glucopyranoside}[1]、β- 谷甾醇 (β-sitosterol)[1-3]、菝葜素 (smilacin)[1,7]、β- 胡萝卜苷 (β-daucosterol)[2,3,6]、新替告皂苷元 -3-*O*-α-L- 吡喃鼠李糖 -(1 → 6)-β-D- 吡喃葡萄糖苷 (neotigogenin-3-*O*-α-L-rhamnopyranosyl-(1 → 6)-β-D-glucopyranoside)、新替告皂苷元 -3-*O*-β-D- 吡喃葡萄糖 -(1→4)-*O*-[α-L- 吡喃鼠李糖 -(1→6)]-β-D- 吡喃葡萄糖苷 {neotigogenin-3-*O*-β-D-glucopyranosyl-(1→4)-*O*-[α-L-rhamnopyranosyl)-(1→6)]-D-glucopyranoside}[6]、2α- 羟基 - 甲基原薯蓣皂苷 (2α-hydroxy-protodiosgenin)、甲基薯蓣皂苷元 (methyldiosgenin)[8]。

萜类成分：齐墩果酸 (oleanolic acid)[1]、白藜芦醇 (resveratrol)[4]。

酚类成分：原儿茶酸 (protocatechuic acid)、3,5,2′,4′- 四羟基芪 (3,5,2′,4′-tetrahydroxystilbene)、3,5,4′- 三羟基芪 (3,5,4′-trihydroxystilbene)[4]、云杉鞣酚 (piceatannol)[5]、儿茶素 (catechin)、儿茶素 -(7,8-bc)-4β-(3,4- 二羟苯基)- 二氢 -2(3H)- 吡喃酮 [catechin-(7,8-bc)-4β-(3,4-dihydroxyphenyl)-dihydro-2(3H)-pyranone]、儿茶素 -(5,6-e)-4β-(3,4- 二羟苯基)- 二氢 -2(3H)- 吡喃酮 [catechin-(5,6-e)-4β-(3,4-dihydroxyphenyl)-dihydro-2(3H)-pyranone]、儿茶素 -(5,6-e)-4α-(3,4- 二羟苯基)- 二氢 -2(3H)- 吡喃酮 [catechin-(5,6-e)-4α-(3,4-dihydroxyphenyl)-dihydro-2(3H)-pyranone][6]。

有机酸类成分：香草酸 (vanillic acid)[2]、3,5- 二甲氧基 -4-*O*-β-D- 吡喃葡萄糖基肉桂酸 (3,5-dimethoxy-4-*O*-β-D-glucopyranosylcinnamic acid)、棕榈酸 (palmitic acid)[6]。

【药典检测成分】2015 版《中国药典》规定，本品照高效液相色谱法测定，按干燥品计算，含落新妇苷和黄杞苷的总量不得少于 0.10%。

参考文献
［1］国家中医药管理局《中华本草》编委会. 中华本草：第 8 册 7211［M］. 上海：上海科学技术出版社，1999：157-160.
［2］徐燕，梁敬钰，邹忠梅. 菝葜的化学成分研究［J］. 中国中药杂志，2008，33（21）：2497-2499.
［3］阮金兰，邹健，蔡亚玲. 菝葜化学成分研究［J］. 中药材，2005，28（1）：24-26.
［4］干国平，于伟，刘焱文，等. 菝葜化学成分的研究［J］. 时珍国医国药，2007，18（6）：1404-1405.
［5］熊跃，果德安，黄慧莲，等. 菝葜化学成分研究［J］. 中国现在中药，2008，10（12）：20-22.
［6］赵钟祥，冯育林，阮金兰，等. 菝葜化学成分及其抗氧化活性的研究［J］. 中草药，2008，39（7）：975-977.
［7］黄钟辉，郝倩，李蓉涛，等. 菝葜的化学成分研究［J］. 昆明理工大学学报（自然科学版），2014，39（1）：80-86.
［8］巢琪，刘星埠，张德成. 菝葜中菝葜素的结构及其合成方法的初探［J］. 上海医科大学学报，1989，16（3）：222.

358. 菟丝子　Cuscutae Semen

【来源】本品为旋花科植物南方菟丝子 *Cuscuta australis* R.Br. 或菟丝子 *Cuscuta chinensis* Lam. 的干燥成熟种子。秋季果实成熟时采收植株，晒干，打下种子，除去杂质。

【性能】辛、甘，平。滋益肝肾，固精缩尿，安胎，明目，止泻；外用消风祛斑。

【化学成分】本品主要含有生物碱类、黄酮类、挥发油类等化学成分。

生物碱类成分：甲基金雀花碱 (caulophylline)、苦参碱 (matrine)、槐花醇 (sophoranol)[1]、7′-(4′- 羟基 -3′- 甲氧基苯)-*N*-[(4- 丁基苯) 乙基] 丙烯胺 {7′-(4′-hydroxy-3′-methoxybenzene)-*N*-[(4-butylbenzene)ethyl]allylamine}、7′-(3′,4′- 二羟基苯)-*N*-[(4- 甲氧基苯基) 乙基] 丙烯胺 {7′-(3′,4′-dihydroxybenzene)-*N*-[(4-methoxyphenyl)ethyl]propenamide}、7′-(4′-hydroxy,3′-methoxyphenyl)-*N*-[(4-butylphenyl)ethyl]propenamide、6,7-dimethoxy-2H-1-benzopyran-2-one、

6,7,8-trimethoxy-2H-1-benzopyran-2-one、2-(3-hydroxy-4-methoxyphenyl)-3,5-dihydroxy-7-O-β-D-glucopyranoside-4H-1-benzopyrane-4-one [2]。

黄酮类成分：槲皮素 (quercetin)、金丝桃苷 (hyperoside)[3]、槲皮素 -3-O-β- 半乳糖 -7-O-β- 葡萄糖苷 (quercetin-3-O-β-galactosyl-7-O-β-glucoside)[3,6]、紫云英苷 (astragalin)[3,5,8]、槲皮素 (quercetin) [3,5,6,8]、金丝桃苷 (hyperoside) [3,5,6]、4′,4,6- 三羟基橙酮 (4′,4,6-trihydroxyaurones)、山奈酚 -3-O-β-D- 吡喃葡萄糖苷 (kaempferol-3-O-β-D-glucopyranoside)[4]、槲皮素 -3-O-β-D- 半乳糖 -(2 → 1)-β-D- 芹糖苷 [quercetin-3-O-β-D-galactosyl-(2 → 1)-β-D-apioside][5,6]、山奈酚 (kaempferol)[5,6,8]、异鼠李素 (iso-rhamnetin)[6]。

甾醇类成分：胡萝卜苷 (daucosterol)[4]、β- 谷甾醇 (β-sitosterol)[4,5,8]、β- 谷甾醇 -3-O-β-D- 吡喃木糖苷 (β-sitosterol-3-O-β-D-xylopyranoside)[8]、Δ⁵- 燕麦甾醇 (Δ⁵-avenasterol)、菜油甾醇 (campesterol)、胆固醇 (cholesterol)、豆甾醇 (stigmasterol)、豆甾 -5- 烯基 -3- 乙酸 (stigmast-5-en-3-acetic acid)、豆甾 -5- 烯 -3-O-β-D 吡喃葡萄糖苷 (stigmast-5-en-3-O-β-D-glucopyranoside)、豆甾 -5- 烯 -3-O-β-D- 吡喃葡萄糖苷四乙酸 (stigmast-5-en-3-O-β-D-glucopyranoside tetraacetate)、β- 谷甾醇 -3-O-β-D- 吡喃葡萄糖苷 (β-sitosterol-3-O-β-D-glucopyranoside) [9,10]。

有机酸类成分：棕榈酸 (palmitic acid)[4,5]、硬脂酸 (stearic acid)[4]、咖啡酸、饱和脂肪酸混和物 [5]、虫漆蜡酸 (lacceroic acid)[8]。

挥发油类成分：冰片 (borneol)、3- 丁烯 -2- 醇 (3-butylene-2-ol)、石竹烯 (caryophyllene)、糠醛 (furfurol)、十二烷 (lauril)、3,7- 二甲基 -1,6- 辛二烯 -3- 醇 (3,7-dimethyl-1,6-octadiene-3-ol)、庚醛 (enanthal)、α- 萜品醇 (α-terpineol)、2- 呋喃甲醇 (2-furancarbinol)、2- 戊基呋喃 (2-pentylfuran)[7]。

木脂素类成分：新芝麻脂素（neo-sesamin)[4]、芝麻素 [5]、d- 芝麻素 (d-sesamine)、9(R)- 羟基 -d- 芝麻素 [9(R)-hydroxy-d-sesamine][6]、菟丝子苷 A(cuscutoside A)、菟丝子苷 B(cuscutoside B)、新菟丝子苷 A(neocuscutosside A)、新菟丝子苷 B(neocuscutosside B)、新菟丝子苷 C(neocuscutosside C)[11,12]。

糖苷酸类成分：菟子丝酸 A₁(cuscutic acid A₁)、菟子丝酸 A₂(cuscutic acid A₂)、菟子丝酸 A₃ (cuscutic acid A₃)[13]。

其他：3-(3,4-dihydroxyphenyl)-2-propen-1-ethanoate、3-(4-O-β-D-glucopyranoside-3,5-dimethoxyphenyl)-2-propen-1-ol[2]、菟丝子多糖 [14]、天冬氨酸、谷氨酸等多种氨基酸和 Ca、Mg、Fe、Mn、Cu、Zn 等无机元素 [15]。

【药典检测成分】2015 版《中国药典》规定，本品照高效液相色谱法测定，按干燥品计算，含金丝桃苷不得少于 0.10%。

参考文献

[1] Ruben GM. The novel alkaline compounds from Cuscuta japonica [J]. Biochem Syst Ecol, 1995, 23（5）: 20-22.

[2]Anis E, Anis I, Ahmed S, et al. Alpha-glucosidase inhibitory constituents from Cuscuta reflexa. [J]. Chem Pharm Bull(Tokyo), 2002, 50（1）: 112-114.

[3] 金晓, 李家实, 阎文玫. 菟丝子黄酮类成分的研究 [J]. 中国药学杂志, 1992（5）: 292-295.

[4] 王展, 何直昇. 菟丝子化学成分的研究 [J]. 中草药, 1998, 29（9）: 577-579.

[5] 郭洪祝, 李家实. 南方菟丝子化学成分研究 [J]. 北京中医药大学学报, 2000, 23（3）: 20-23.

[6] 叶敏, 阎玉凝, 乔梁, 等. 中药菟丝子的化学成分研究 [J]. 中国中药杂志, 2002, 27（2）: 115-116.

[7] 侯冬岩, 李铁纯, 于冰. 两种菟丝子挥发性成分的比较研究 [J]. 质谱学报, 2003, 24（2）: 344-346.

[8] 郭澄, 韩公羽, 苏中武. 南方菟丝子化学成分的研究 [J]. 中国药学杂志, 1997, 32（1）: 8-11

[9] Anis E. The chemical constituents in the seeds of Cuscuta australis [J]. Nat Prod Sci, 1999, 5（3）: 124-126.

[10] Kwon YS. Steroids constituents from Cuscuta chinensis. Nat Prod Sci, 2000, 6（3）: 135-138.

[11] Yahara, S. The ligneous compounds from Cuscuta chinensis [J]. Phytochemistry, 1994, 37（6）: 1755-1758.

[12] Xiang SX. The chemical constituents from the seeds of Cuscuta japonica [J]. Chin J Chem, 2001, 19（3）: 282-285.

[13] 章育中. 南方菟丝子种子中醚不溶性树脂糖苷部分的成分 [J]. 国外医学中医中药分册, 1999, 21（6）: 44-45.

[14] 王展, 方积年, 葛东凌, 等. 酸性菟丝子多糖的化学特征和免疫活性 [J]. 中国药理学报, 2000, 21（12）: 1136-1140.

[15] 乔智胜, 苏中武, 李承祐. 三种菟丝子中微量元素和氨基酸的含量测定 [J]. 中国中药杂志, 1992, 17（1）: 12-13.

359. 菊苣　Cichorii Herba Cichorii Radix

【来源】本品系维吾尔族习用药材。为菊科植物毛菊苣 *Cichorium glandulosum* Boiss.et Huet 或菊苣 *Cichorium intybus* L. 的干燥地上部分或根。夏、秋二季采割地上部分或秋末挖根，除去泥沙和杂质，晒干。

【性能】微苦、咸，凉。清肝利胆，健胃消食，利尿消肿。

【化学成分】本品主要含有萜类及甾体类、香豆素类、生物碱类等化学成分。

萜类及甾体类成分：乙酸降香萜烯醇酯 (bauerenyl acetate)、蒲公英萜酮 (taraxerone)、伪蒲公英甾醇 (W-taraxasterol)、胡萝卜苷 (daucosterol)、山莴苣素 (lactucin)、山莴苣苦素 (lactucopicin)[1]、*β*- 谷甾醇 (*β*-sitosterol)、蒲公英萜酮 (taraxerone) [1,7]、菊苣萜苷 B(cichorioside B)、菊苣萜苷 C(cichorioside C)[1,2]、山莴苣素 (lectucin)、山莴苣苦素 (lecturopicrin)、假还阳参苷 B(crepidiaside B)、苦苣菜苷 A(sonchuside A)、苦苣菜苷 C(sonchuside C)、8- 去氧山莴苣素 (8-deoxylactucin)、*α*- 山莴苣醇 (*α*-lactucerol) 即是蒲公英甾醇 (taraxasterol) [2]、cichoralexin[5]、11(*S*),13-dihydrolactucopicrin[6]、baurenyl acetate、*α*- 香树脂醇 (*α*-amyrenol)[7]、木犀草素 (luteolin)[8]。

香豆素类成分：野莴苣苷 (cichoriin)、马栗树皮苷 (esculoside)、马栗树皮素 (aesculetin)[2]、香豆素 (coumarin)、7- 甲氧基香豆素 (7-methoxy coumarin)[4]。

生物碱类成分：2- 乙酰基吡咯 (2-acetylpyrrole)[3]。

醛类成分：香草醛 (vanillin)、苯乙醛 (phenylacetaldehyde)、5- 羟甲基 -2- 糠醛 (5-hydroxymethy-12-furfural)[1]、糠醛 (furfural)、5- 羟甲基 -2- 糠醛 (5-hydroxymethyl-2-furfural)[3]。

有机酸类成分：壬二酸 (azelaic acid)、2,3,4,9- 四氢 -1H- 吡啶并 -(3,4-b) 吲哚 -3- 羧酸 [2, 3, 4, 9-tetrahydro-1H-pyrido-(3, 4-b) indole-3-carboxylic acid][1]、单咖啡酰酒石酸 (monocaffeoyltartaric acid)、菊苣酸 (chicoric acid) 又名二咖啡酰酒石酸 (dicaffeoyltartaric acid)[2]、phenylacetic acid、2-(5-hydroxymethyl-2-formylpyrrol-1-yl)-3-methylpentanoic acid lactone、棕榈酸 (palmitic acid)、亚油酸 (linoleic acid)[3]、氨基酸 (amino acid)[9]、咖啡酸 (caffeic acid)[8]。

挥发油成分：2- 甲基正丁醛 (2-methylbutanal)、3- 甲基正丁醛 (3-methylbutanal)、2- 甲基呋喃 (2-methylfuran)、2,3- 丁二酮 (2,3-butanedione)、吡嗪 (pyrazine)[10]。

黄酮类成分：矢车菊素 -3- 葡萄糖苷 (cyanidin-3-glucoside)、花青素 -3- 丙二酰葡萄糖苷 (cyanidin-3-malonylglucoside)[11]。

其他：橙黄胡椒酰胺 (2*S*,2'*S*-aurantiamide acetate)[11]。

【药典检测成分】无。

参考文献

[1] 何轶，郭亚健，高云艳. 菊苣根化学成分研究 [J]. 中国中药杂志，2002，27（3）：209-210.

[2] 国家中医药管理局《中华本草》编委会. 中华本草：第 7 册 6804，6805 [M]. 上海：上海科学技术出版社，1999：774-775.

[3] Sannai A，Fujimori T，Kato K. Studies on flavor components of roasted chicory root [J]. Agricultural and Biological Chemistry，1982，46（2）：429-433.

[4] 江苏新医学院. 中药大辞典. 下册 [M]. 上海：上海人民出版社，1977：2008.

[5] Kenji Monde，Toyohisa Oya，Mitsuo Takasugi. A guaianolide phytoalexin, cichoralexin from Cichorium intybus [J]. Phytochemistry，1990，29（11）：3449-3451.

[6] Teris A. Van Beek，Paul Maas，Bonnie M. King，et al. Bitter sesquiterpene lactones from chicory roots [J]. J Agricultural and Food Chemistry，1990，38（4）：1035-1038.

[7] 杜海燕，原思通，江佩芬. 菊苣的化学成分研究 [J]. 中国中药杂志，1998，23（11）：682-683，704.

[8] 娄猛猛，李国玉，赵文斌，等. 菊苣全草化学成分的基础研究 [J]. 石河子大学学报（自然科学版），2011，29（2）：210-214.

［9］Custic M，Horvatic M，Butorac A．Effects of nitrogen fertilization upon the content of essential amino acids in head chicory（Cichorium intybus L. var. foliosum）［J］．Scientia Horticulturae，2002，92（3/4）：205．

［10］Fadel H H M，Mageed M A A，Lotfy S N．Quality and flavour stability of coffee substitutute prepared by extrusion of wheat germ and chicory roots［J］．Amino Acids，2008，34：307-314．

［11］Bridle P．Cyanidin 3-malonylglucoside in Cichorium intybus L．［J］．Phytochemistry，1984，23（12）：2968．

360. 菊花　Chrysanthemi Flos

【来源】本品为菊科植物菊 *Chrysanthemum morifolium* Ramat. 的干燥头状花序。9～11月花盛开时分批采收，阴干或焙干，或熏、蒸后晒干。药材按产地和加工方法不同，分为"亳菊""滁菊""贡菊""杭菊"。

【性能】甘、苦，微寒。散风清热，平肝明目，清热解毒。

【化学成分】本品主要含有黄酮类、挥发油、有机酸及其酯类等化学成分。

黄酮类成分：异鼠李素 -3-*O*- 半乳糖苷 (*iso*-rhamnerin-3-*O*-galactoside)、大波斯菊苷 (cosmosiin) 即芹菜素 -7-*O*- 葡萄糖苷 (apigenin-7-*O*-glucoside)、木犀草素 -7-*O*- 鼠李葡萄糖苷 (luteolin-7-*O*-rhamnoglucoside)[1]、木犀草素 -7-*O*-β-D- 葡萄糖苷 (luteolin-7-*O*-β-D-glucoside)[1-4]、金合欢素 -7-*O*- 鼠李糖苷 (acacetin-7-*O*-rhamnoglucoside)[1,3]、槲皮素 -3-*O*- 半乳糖苷 (quercetin-3-*O*-galactoside)[1,5]、芹菜素 (apigenin)[1,4,6,7]、木犀草素 (luteolin)[1,4,7,8]、金合欢素 -7-*O*-β-D- 吡喃葡萄糖苷 (acacetin-7-*O*-β-D-glucopyranoside)[1,8]、山柰酚 (kaempferol)[2,7]、槲皮素 (quercetin)[3,4,7,8]、香叶木素 (diosmetin)[3,4,7]、香叶木素 -7-*O*-β-D- 葡萄糖苷 (diosmetin-7-*O*-β-D-glucoside)[3,4,8]、芹菜素 -7-*O*-β-D- 葡萄糖苷 (apigenin-7-*O*-β-D-glucoside)[3,4,10,11]、金合欢素 -7-*O*-β-D- 葡萄糖苷 (acacetin-7-*O*-β-D-glucoside)[3,4,12]、槲皮苷 (quercitrin)[5]、金合欢素 7-*O*-β-D-(3″- 乙酰基) 吡喃葡萄糖苷 [acacetin 7-*O*-β-D-(3″-acetyl)-glucopyranoside]、芹菜素 7-*O*-β-D- 吡喃葡萄糖苷 (apigenin 7-*O*-β-D-glucopyranoside)、蒙花苷 (linarin)、木犀草素 -7-*O*-β-D-(6″- 乙酰基) 吡喃葡萄糖苷 [luteolin-7-*O*-β-D-(6″-acetyl)-glucopyranoside]、橙皮素 -7-*O*-β-D- 吡喃葡萄糖苷 (hesperetin-7-*O*-β-D-glucopyranoside)[8]、橙皮苷 (hesperidin)[8]、金合欢素 -7-*O*-β-D- 半乳糖苷 (acacetin-7-*O*-β-D-galactoside)[11,15,18]、5- 羟基 -3′,4′,6,7- 四甲氧基黄酮 (5-hydroxy-3′,4′,6,7-tetramethoxyflavone)[13]、棉花皮素五甲醚 (gossypethyl pentamethylether)[14,15]、芹菜素 -7-*O*- 鼠李葡萄糖苷 (apigenin-7-*O*-rhamnoglucoside)[15]、芹菜素 -7-*O*-β-D- 半乳糖苷 (apigenin-7-*O*-β-D-galactoside)[15,17]、橙皮素 (hesperetin)[16]、刺槐素 (acacetin) 即金合欢素 [16,17]、金合欢素 -7-*O*-(6″-*O*- 乙酰)-β-D- 葡萄糖苷 [acacetin-7-*O*-(6″-*O*-acetyl)-β-D-glucopyranoside]、刺槐苷 (acaciin)[15,18]、异泽兰黄素 (eupatilin)[18]、芹菜苷元 -7-*O*-β-D-(4′- 咖啡酰)- 葡糖醛酸苷 [apigenin-7-*O*-β-D-(4′-caffeoyl)-glucuronide][19]。

果糖苷类成分：正戊基 -β-D- 呋喃果糖苷 [15]。

蒽醌类成分：大黄素 (emodin)、大黄酚 (chrysophanol)、大黄素甲醚 (physcione)[18]。

挥发油类成分：百里香酚 (thymol)、二十三烷 (tricosane)、二十一烷 (heneicosane)、二十六烷 (hexacosane)[1]、菊油环酮 (chrysanthenone)[1,20,21]、十氢 -1,4-α- 二甲基 -7-(1- 甲乙烯基)-1- 萘酚 [decahydro-1,4-α-dimethyl-7-(1-methylethenyl)-1-naphthol]、石竹烯氧化物 (caryophyllene oxide)、1-(1,5- 二 甲 基 -4- 己 烯 基)-4- 甲 基 -2- 庚 烯 - 苯 [1-(1,5-dimethyl-4-hexenyl)-4-methyl-2-heptene-benzene]、3-(1,5- 二 甲 基 -4- 己 烯 基)-6- 亚甲基 - 环己烯 [3-(1,5-dimethyl-4-hexenyl)-6-methylene-cyclohexene]、1,2,3,4,5,6,7,8- 八氢 -1,4- 二甲基 -7-(1- 甲乙烯基)- 薁 [1,2,3,4,5,6,7,8-octahydro-1,4-dimethyl-7-(1-methylethenyl)-azulene]、斯 巴 醇 (spathulenol)、顺式 - 澳白檀醇 (*cis*-lanceol)、2,4,6- 三甲基 -1- 乙酰基 -3- 环己烷 [2,4,6-trimethyl-1-acetyl-3-cyclohexane]、2,6,6- 三甲基 - 双环 [3.1.1]- 庚 -2- 烯 -4- 醇 - 乙酸酯 [2,6,6-trimethyl-bicyclo-[3.1.1] hepta-2-en-4-ol-acetate]、1,7,7- 三甲基 - 双环 [2.2.1]- 庚烷 -2- 乙酸酯 [1,7,7-trimethyl-bicyclo-[2.2.1] heptan-2-acetate]、1,1,2- 三甲基 -3,5- 二 (1- 甲乙烯基) 环己烷 [1,1,2-trimethyl-3,5-bi-(1-methyl-ethenyl)cyclohexane][17]、异龙脑 (iso-borneol)、α- 菲兰烯 (α-phellandrene)、芳樟醇 (linalool)、醋酸冰片酯 (bornyl acetate)、1,8- 桉叶素 (1,8-cineole)、蒲勒烯 (pulegene) 、α- 松油烯、γ- 松油烯 (terpinene)、叔丁基苯 (tert-butyl benzene)、α- 侧柏烯 (α-thujene)、优葛缕酮 (eucarvone) [22]、龙脑 (borneol)[15,20-23]、樟脑 (camphor)[15,20,22]、β- 榄香烯 (β-elemene)[15,22]、棕榈酸 (palmitic acid)、二十八烷醇 (octacosanol)、二十六烷酸 (hexacosanic acid)[16]、喇叭茶醇 (ledol)、橙花叔醇 (nerolidol)、δ- 荜澄茄烯 (δ-cadinene)、菊烯酮乙酸酯 (chrysanthenone acetate)[20]、对聚伞花烯 (p-cymene)、1,8- 桉油精 (1,8-eucelyptol)[20,21]、β- 石竹烯 (β-caryophyllene)[20,22]、假紫罗酮 (pseudoionone)、桧烯 (sabinene)[21]、β- 菲兰烯 (β-phellandrene)[21,22]、γ- 松油醇 (γ-terpineol)[22,23]、α- 蒎烯 (α-pinene)、γ- 桉醇 (γ-eudesmol)、异缬草酸丁酯 (butyl-iso-valerate)、樟烯 (camphene)[23]。

　　酚酸及其酯类成分：绿原酸 (chlorogenic acid)、咖啡酸丁酯 (butyl caffeate)、咖啡酸乙酯 (ethyl caffeate)、4-O- 咖啡酰基奎宁酸 (quinic acid 4-O-caffeate)、3,4-O- 二咖啡酰基奎宁酸 (quinic acid 3,4-di-O-caffeate)、3,5-O- 二咖啡酰基奎宁酸 (quinic acid 3,5-di-O-caffeate)[15]。

　　三萜及甾醇类成分：(24S)-25- 甲氧基环菠萝烷 -3β,24- 二醇 [(24S)-25-methoxycycloartane-3β,24-diol]、(24S)-25- 甲 氧 基 环 菠 萝 烷 -3β,24,28- 三 醇 [(24S)-25-methoxycycloartane-3β,24,28-triol]、22α- 甲 氧 基 款 冬 二 醇 (22α-methoxyfaradiol)、款 冬 二 醇 (faradiol)、向 日 葵 三 醇 C(heliantriol C)[9]、胡 萝 卜 苷 (daucosterol)[15]、蒲 公 英 甾 醇 (taraxasterol)、假 蒲 公 英 甾 醇 (pseudotaraxasterol)、棕 榈 酸 16β,22α- 二 羟 基 假 蒲 公 英 甾 醇 酯 (16β, 22α-dihydroxypseudotaraxasterol-3β-O-palmitate)、棕 榈 酸 16β,28- 二 羟 基 羽 扇 醇 酯 (lup-16β, 28-dihydroxy-3β-O-palmitate)、棕榈酸 16β- 羟基假蒲公英甾醇酯 (16β-hydroxypseudotaraxasterol-3β-O-palmitate)、β- 谷甾醇 (β-sitosterol)[16]。

　　其他：糖类、氨基酸以及无机元素 As、B、Ba、Ca、Cd、Co、Cu、Fe、Mg、Mn、Mo、Ni、Pb、Se、Si、V、Zn、P、S[24]。

【药典检测成分】2015 版《中国药典》规定，本品照高效液相色谱法测定，按干燥品计算，含绿原酸不得少于 0.20%，含木犀草苷不得少于 0.080%，含 3,5-O- 二咖啡酰基奎宁酸不得少于 0.70%。

参考文献

[1] 国家中医药管理局《中华本草》编委会. 中华本草：第 7 册 6843 [M]. 上海：上海科学技术出版社，1999：805-810.

[2] Sam A，Robert NS. Flavones from Peacock and RegalAnne Chrysanthemum Flowers [J]. Phytochemistry, 1975, 14: 1443-1444.

[3] 刘金旗，沈其权，刘劲松，等. 贡菊化学成分的研究 [J]. 中国中药杂志，2001，26（8）：547-548.

[4] 贾凌云，孙启时，黄顺旺. 滁菊花中黄酮类化学成分的分离与鉴定 [J]. 中国药物化学杂志，2003，13（3）：159-161.

[5] Kaneta, M., Hikichi, H., Endo, S., et al. Identification of flavones in sixteen Compositae species [J]. Agricultural and Biological Chemistry, 42（2）：475-477.

[6] TakahashiM，Sato T. The Components of Chrysanthemum morifolium Ramat. var sinense Makino forma esculentum Makina components of Mottenohoka Ⅱ，Annu [J]. Rep. Tokohu coll. Pharm. ，1981，28：89.

[7] 董建红，刘瑞芝，何平，等. 菊花的化学成分研究 [J]. 现代中西医结合杂志，2007，16（3）375-375.

[8] 王亚君，杨秀伟，郭巧生. 黄菊花化学成分研究 [J]. 中国中药杂志，2008，33（5）：526-530.

[9] Motohiko Ukiya, Toshihiro Akihisa, Ken Yasukawa, et al. Constituents of compositae plants 2. triterpene diols, triols, and their 3-O-triterpene fatty acid esters from edible Chrysanthemum flower extract and their anti-inflammatory effects [J]. J. Agric. Food Chem. ，2001，49（7）：3187-3197.

[10] Shoji Y，Yasushi M，Toshihiro N. Studies on the Consituents of Chrysanthemi Flos [J]. Shoyakugaku Zasshi, 1990, 44（4）：335.

[11] 刘金旗，吴德林，王兰，等. 菊花中黄酮苷的含量分析 [J]. 中草药，2001，32（4）：308-310.

[12] Satoshi Terashima, Mineo Shimizu, Syunji Horie, et al. Studies on aldose reductase inhibitors from natural products. Ⅳ. Constituents and aldose reductase inhibitory effect of Chrysanthemum morifoliu, Bixa orellana and Ipomoea batatas [J]. Chem. Pharm. Bull, 1991, 39（12）：3346-3347.

[13] 栾连军，孙礼富，杨学运，等. 杭白菊化学成分研究（一）[J]. 现代应用药学，1992，9（4）：159-160.

[14] 邢振荣，马全民. 不同品种及产地杭菊成分测定 [J]. 中草药，1992，23（3）：129-130.

［15］胡立宏，陈仲良. 杭白菊的化学成分研究：正戊基果糖苷的结构测定［J］. 植物学报，1997，39（2）：181-184.

［16］胡立宏，陈仲良. 杭白菊的化学成分研究：两个新三萜酯的结构测定［J］. 植物学报，1997，39（1）：85-90.

［17］秦民坚，龚建国，顾瑶华. 黄山贡菊的挥发油成分［J］. 植物资源与环境学报，2003，12（4）：54-56.

［18］张健，钱大玮，李友宾，等. 菊花的化学成分研究［J］. 天然产物研究与开发，2006，18：71-73，91.

［19］Lee J S，Kim H J. A new anti-HIV flavonoid glucuronide from Chrysanthemum morifolium［J］. Planta Med，2003，69（9）：859-861.

［20］黄保民，刘杰. 气质联用法对怀菊花及"大怀菊"挥发油化学成分的分析与比较［J］. 中医研究，1997，10（5）：14-16.

［21］黄保民，王蕾. 怀菊花挥发油的化学成分研究［J］. 中药材，1997，20（3）：144-145.

［22］刘伟，郭庭江，梁生旺，等. 不同产地菊花中挥发油的 GC/MS 分析［J］. 河南中医药学刊，1995，10（5）：12-13.

［23］周维书，高艳玲. 香菊挥发油成分的质谱分析［J］. 中成药，1998，20（2）：34-35.

［24］揭新明，侯霞. 菊花微量及宏量元素分析［J］. 广东微量元素科学，1997，4（6）：62-64.

361. 梅花　Mume Flos

【来源】本品为蔷薇科植物梅 *Prunus mume*(Sieb.)Sieb.et Zucc. 的干燥花蕾。初春花未开放时采摘，及时低温干燥。

【性能】微酸、涩，平。疏肝和中，化痰散结。

【化学成分】本品主要含有黄酮类、挥发油等化学成分。

黄酮类成分：金丝桃苷 (hyperin)、山柰酚 -3-*O*-β-D- 吡喃半乳糖苷 (kaempferol-3-*O*-β-D-galactopyranoside)、异槲皮苷 (*iso*-quercitrin)、异鼠李素 -3-*O*-β-D- 吡喃葡萄糖苷 (*iso*-rhamnetin-3-*O*-β-D-glucopyranoside)、槲皮素 (quercetin)、异鼠李素 (*iso*-rhamnetin)、芦丁 (rutin)[1]。

挥发油类成分：苯甲酸 (benzoic acid)[1-4]、异丁香油酚 (*iso*-eugenol)[2,3]、苯甲醛 (benzaldehyde)、苯甲醇 (benzyl alcohol)[2,4,5]、4- 松油烯醇 (terpinen-4-ol)、棕榈酸 (palmitic acid)[2,4]、乙酸乙酯 (ethyl acetate)、乙酸己酯 (hexyl acetate)、乙酸苯甲酯 (phenylmethyl acetate)、4-(2- 丙烯基)- 苯酚 [4-(2-propenyl)-phenol]、丁子香酚 (eugenol)、乙酸 -(3- 苯基)-2- 丙烯酯 [(3-phenyl)-2-propenyl acetate]、肉桂醇 (cinnamic alcohol)、十二烷烃 (dodecane)、十三烷烃 (tridecane)、十四烷烃 (tetradecane)、十五烷烃 (pentadecane) 和十六烷烃 (hexadecane)[5]、苯甲酸苄酯 (benzyl benzoate)、二十一烷 (heneicosane)、二十三烷 (tricosane)[6]。

【药典检测成分】无。

参考文献

［1］张清华，张玲，尚立霞，等. 白梅花的化学成分研究［J］. 中药材，2008，31（11）：1666-1668.

［2］国家中医药管理局《中华本草》编委会. 中华本草：第 4 册 2570［M］. 上海：上海科学技术出版社，1999：92-93.

［3］刘米达夫. 最新生药学［M］. 东京：广川书店，1963：393.

［4］Kwon Y J，et al. CA，1991，115：206521x.

［5］曹慧，李祖光，王妍，等. 两种梅花香气成分的分析及 QSRR 研究［J］. 分析科学学报，2009，25（2）：130-134.

［6］苗婉清，李小花，何希荣，等. 梅花挥发油化学成分研究［J］. 中国实验方剂学杂志，2013，19（22）：117-120.

362. 常山　Dichroae Radix

【来源】本品为虎耳草科植物常山 *Dichroa febrifuga* Lour. 的干燥根。秋季采挖，除去须根，洗净，晒干。

【性能】苦、辛，寒；有毒。涌吐痰涎，截疟。

【化学成分】本品主要含有生物碱类等化学成分。

生物碱类成分：黄常山定碱 (dichroidine)、黄常山碱甲 (α-dichroine)、黄常山碱乙 (β-dichroine)、常山碱丙 (γ-dichroine)[1,2]、4- 喹唑酮 (4-quinazolinone)[1,3]。

香豆素及异香豆素类成分：常山素 B(dichrin B)[1,2]、7- 羟基 -8- 甲氧基香豆素 (7-hydroxy-8-methoxycoumarin)、八仙花酚 (hydrangenol)、4- 羟基八仙花酚 (4-hydroxyhydrangenol)、伞形花内酯 (umbelliferone) 又名常山素 A(dichrin A)[1,3]。

其他 :3β- 羟基 -5- 豆甾烯 -7- 酮 (3β-hydroxystigmast-5-en-7-one)、香草酸 (vanillic acid)[1,3]、草酸钙晶体 [1,4]。

【药典检测成分】无。

参考文献

［1］国家中医药管理局《中华本草》编委会. 中华本草：第 4 册 2449 [M]. 上海：上海科学技术出版社，1999：18-22.

［2］张昌绍. 现代的中药研究 [M]. 上海：上海科学技术出版社，1956：131.

［3］海老原毅，等. 药学杂志（日），1991, 111（6）：299.

［4］王茜芳. 中国中药杂志，1989, 14（3）：138.

363. 野菊花　Chrysanthemi Indici Flos

【来源】本品为菊科植物野菊 *Chrysanthemum indicum* L. 的干燥头状花序。秋、冬二季花初开放时采摘，晒干，或蒸后晒干。

【性能】苦、辛，微寒。清热解毒，泻火平肝。

【化学成分】本品主要含黄酮类、螺烯醇醚类、挥发油类等化学成分。

黄酮类成分：矢车菊苷 (chrysanthemin)、刺槐素 -7-O-β-D- 吡喃半乳糖苷 (acacetin-7-O-β-D-galactopyranoside)、槲皮素 -β-D- 葡萄糖苷 (quercetin-β-D-glucoside)、刺槐苷 (acaciin)[1]、木犀草素 (luteolin)[1-6]、木犀草素 -7-β-D- 葡萄糖苷 (luteolin-7-β-D-glucoside)[1,5]、刺槐素 (acacetin)[1,4,5]、木犀草素葡萄糖苷 (luteolinglucoside)[2,3,6]、刺槐素苷 (acacetin-7-rhamnosidoglucoside)[2,3,7]、洋芹素 (apiginin)[3-5]、金合欢素 -7-O-α-L- 吡喃鼠李糖基 -(1 → 6)[2-O- 乙酰基吡喃葡萄糖基 -(1 → 2)]-β-D- 吡喃葡萄糖苷 [acacetin-7-O-α-L-rhamnopyranosyl-(1 → 6)[2-O-acetyl glucopyranosyl-(1 → 2)]-β-D-glucopyranoside]、金合欢素 -7-O-α-L- 吡喃鼠李糖基 -(1 → 6)-β-D- 吡喃葡萄糖苷 [acacetin-7-O-α-L-rhamnopyranosyl-(1 → 6)-β-D-glucopyranoside][2,3,8]、芹菜素 -7-O-β-D- 葡萄糖苷 (apigenin-7-O-β-D-glucopyranoside)、异泽兰黄素 (eupatilin)、5,7,3',4'- 四羟基 -6,5'- 二甲氧基黄酮 (5,7,3',4'-tetrahydroxy-6,5'-dimethoxyflavone)、麦黄酮 (tricin)[4]、蒙花苷 (linarin)[4,5]、5,3',4'- 三羟基 -6,7- 二甲氧基黄酮 (5,3',4'-trihydroxy-6,7-dimethoxyflvone)、5,3'- 二羟基 -6,7,4',5'- 四甲氧基黄酮 (5,3'-dihydroxy-6,7,4',5'-tetramethoxyflavone)[5]、金合欢素 (acacetin)、金合欢素 -7-O-(6''-O- 乙酰基)β-D- 葡萄糖苷 [acacetin-7-O-(6''-O-acetyl)β-D-glucopyranoside]、蒙花苷 (linarin)、芹菜素 -7-O-β-D- 葡萄糖苷 (apigenin-7-O-β-D-glucopyranoside)[9]、槲皮素 -7-O-β-D- 葡萄糖 (qucertin-7-O-β-D-glucopyranoside)。

螺烯醇醚类成分：顺 - 螺烯醇醚 (*cis*-spiroenol ether)[1]、反 - 螺烯醇醚 (*trans*-spiroenol ether)[4]。

挥发油类成分：乙酸冰片酯 (bornyl acetate)、4- 松油醇 (4-terpineol)[10]、α- 侧柏酮 (α-thujone)、桃金娘醇 (myrtenol)、樟脑 (camphor)、1,8- 桉叶脑 (1,8-cineole)[10,11]、内 - 龙脑 (endo-borneol)、1,4- 松油醇（1,4-terpineol）、内 - 龙脑乙酯 (endo-bornyl acetate)、反 - 石竹烯 (*trans*-caryophyllene)、斯巴醇 (spathulenol)、三甲基 (1- 甲基乙基) 苯 [benzene,trimethyl(1-methylethyl)]、木香醇 (costol)、新植二烯 (neophytadiene)、十六烷酸 (hexadecanoic acid)、十六酸乙酯 (hexadecanoic acid,ethyl ester)、二十一烷 (heneicosane)、亚油酸乙酯 (ethyl linoleate)、廿二烷 (docosane)、二十三烷 (tricosane)、二十四烷 (tetracasane)、二十五烷 (pentacosane)、二十七烷 (heptacosane)、二十八 烷 (octacosane)、十八醛 (octadecanal)、二十九烷 (nonacosane)、二十九醇 (nonacosanol)[11]。

萜类及甾体类成分 : 苏格兰蒿素 A(arteglasin A)、当归酰豚草素 B (angeloylcumambrin B)、 当归酰亚菊素 (angeloylajadin)、菊黄质 (chrysanthemaxanthin)、野菊花醇 (chrysanthemol)、 野菊花三醇 (chrysanthetriol)、菊油环酮 (chrysanthenone)、野菊花酮 (indicumenone)、豚草素 S(cumambrin S)[1]、野菊花内酯 (yeijuhua lactone)[1,4]、胡萝卜苷 (daucosterol)[1,4,5]、β- 谷甾醇 (β-sitosterol)、熊果酸 (ursolic acid)、羽扇豆醇 (lupeol)[1,5]、豚草素 A(cumambrin A)[4]、α- 香树 脂醇 (α-amyrenol)、β- 香树脂醇 (β-amyrenol)[5]。

有机酸及酯类成分 : 亚油酸 (linoleic acid)[1]、棕榈酸 (palmitic acid)[1]、1- 山嵛酸单甘油酯 (glyceryl-1-monobehenate)[1,12]、香草酸 (vanillic acid)[9]、绿原酸 (chlorogenic acid)[9,12]。

其他 : 正二十八烷醇 (n-octacosylalcohol)[1,5]、(2- 羟 -2- 丙基)-10- 甲基 -4- 亚甲基全氢 萘 -3,5,6- 三醇 [(2-hydroxy-2-propyl)-10-methyl-4-methyleneperhydronaphthalene-3,5,6-triol][4]、蔗 糖 (sucrose)[9]、Fe[12]、蛋白质、氨基酸、嘌呤、鞣质、维生素 A、维生素 B$_1$、叶绿素及 Cu、 Zn、Se[12]、多糖 [12,13,14] 等成分。

【药典检测成分】2015 版《中国药典》规定,本品照高效液相色谱法测定,按干燥品计算,含 蒙花苷不得少于 0.80%。

参考文献

[1] 国家中医药管理局《中华本草》编委会. 中华本草 : 第 7 册 6841 [M]. 上海 : 上海科学技术出版社, 1999 : 801-805.

[2] 吴钉红, 杨立伟, 苏薇薇. 野菊花化学成分及药理研究进展 [J]. 中药材, 2004, 27 (2) : 242-144.

[3] 石兰萍, 田琳琳, 袁劲松, 等. 野菊花的研究概况 [J]. 中西医结合心脑血管病杂志, 2005, 3 (5) : 434-436.

[4] 张聪, 秦民坚, 王玉. 野菊花的化学成分 [J]. 药学与临床研究, 2009, 17 (1) : 39-41.

[5] 毕跃峰, 潘成学, 王普菊, 等. 野菊花化学成分的研究 [J]. 中国中药杂志, 2009, 44 (12) : 894-897.

[6] Rao PS. Occurrence of luteolin in the flowers of Chrysanthemum indicum Proc. Indian Acad. Sci. , 1942, 15 (A) 1 : 23.

[7] 陈正雄, 钱名堃, 曾广方. 中药黄酮类的研究Ⅷ. 野菊花成分的研究 (第一报) [J]. 药学学报, 1962, 9 (6) : 370-373.

[8] 沈一行, 权丽辉, 关玲, 等. 北野菊黄酮类成分研究 [J]. 药学学报, 1997, 32 (6) : 451-454.

[9] 高美华, 李华, 张莉, 等. 野菊花化学成分的研究 [J]. 中药材, 2008, 31 (5) : 682-684.

[10] 张永明, 黄亚非, 陶玲, 等. 不同产地野菊花挥发油化学成分比较研究 [J]. 中国中药杂志, 2002, 27 (4) : 265-267.

[11] 陈耕夫, 郭晓玲, 孟青. 野菊花化学成分分析 [J]. 中药材, 2002, 25 (2) : 103-104.

[12] 张捷, 谭生建, 姜初, 等. 野菊花的研究进展 [J]. 中国新医药. 2004, 3 (1) : 8-10.

[13] 李贵荣. 野菊花多糖的提取及其对活性氧自由基的清除作用 [J]. 中国公共卫生, 2002, 18 (3) : 269.

[14] 张金杰, 陈宇峰, 颜鸣, 等. 野菊花中的黄酮类化学成分 [J]. 医药导报, 2013, 32 (1) : 15-18.

364. 蛇床子　Cnidii Fructus

【来源】本品为伞形科植物蛇床 *Cnidium monnieri*(L.)Cuss. 的干燥成熟果实。夏、秋二季果实 成熟时采收,除去杂质,晒干。

【性能】辛、苦,温 ; 有小毒。燥湿祛风,杀虫止痒,温肾壮阳。

【化学成分】本品主要含有黄酮类、香豆素类、色原酮类等化学成分。

黄酮类成分 : 香叶木素 (diosmetin)。

香豆素类成分 :O- 乙酰基哥伦比亚苷元 (O-acetyl columbianetin)、台湾蛇床子素 A(cniforin A)、异栓翅芹醇 (iso-gosferol)[1]、异茴芹内酯 (iso-pimpinellin)[1-5,7]、香柑内 酯 (bergapten)[1-7]、哥伦比亚内酯 (columbianadin)[1,2,4,6]、欧前胡内酯 (imperatorin)、花椒毒

素 (xanthotoxin)、花椒毒酚 (xanthotoxol)[1,3-5]、蛇床子素 (osthole) 即欧芹酚甲醚 [1,3-5,7]、异欧前胡素 (auraptenol)[1,4,8]、白芷素 (angelicin)、元当归素 (archangelicin)[4]、蛇床啶 (cnidiadin)[6]、2′- 乙酰白芷素 (2′-acetylangelicin)[6,9]、别异欧前胡素 (allo-*iso*-imperatorin)[7,8]、5- 醛基花椒毒酚 (5-formylxanthotoxol)、水合橙皮内酯 (meranzin hydrate)[8]、6- 甲氧基 -8- 甲基香豆素 (6-methoxy-8-methylcoumarin)[10]。

色原酮类成分 :*dl*-umtatin[4]、cnidimol A、蛇床酚 (cnidimol A)[4,11]、cnidimol B[7]、cnidimol C、cnidimol D、cnidimol E、cnidimol F、karenin[12]。

挥发油类成分 :*β*- 桉叶醇 (*β*-eudesmol)[1]、去甲基橙皮油内酯烯醇 (demethyl auraptenol)[1,4]、*α*-荜澄茄油烯 (*α*-cubebene)、环荜烯 (cyclofenchene)[1,4,13]、柠檬烯 (limonene)、反式 -*β*- 金合欢烯 (*β*-farnesene)、1(7),8(10)- 对薄荷二烯 -9- 醇 [1(7),8(10)-*p*-menthadien-9-ol]、反式丁香烯 (*trans*-caryophyllene)、薁 (azulene)、*α*- 香柑油烯 (*α*-bergamotene)、*β*- 没药烯 (*β*-bisabolene)、3,5- 二甲基苯乙烯 (3,5-dimethylstyrene)、二戊烯氧化物 (dipentene oxide)、*α*- 榄香烯 (*α*-elemene)、月桂烯 (myrcene)、*α*- 松油烯 (*α*-terpinene)、*β*- 松油烯 (*β*-terpinene)、*α*- 蒎烯 (*α*-pinene)、*β*- 蒎烯 (*β*-pinene)、异龙脑 (*iso*-borneol)[1,13]、异戊酸龙脑酯 (*iso*-bornyval)[9]、棕榈酸 (palmitic acid)[1,14]、氧化二戊烯 (oxydipentene)[13]、乙酸龙脑酯 (borneol acetate)、樟烯 (camphene)[11,13] 顺香芹醇 (*cis*-carveol)、二甲乙烯酮 (dimethylketene)[15]。

糖类成分 :2- 脱氧 -D- 核糖 -1,4- 内酯 (2-deoxy-D-ribose-1,4-lactone)、1- 脱氧 -D- 葡萄糖醇 (1-deoxy-D-glucitol)、6- 脱氧 -D- 葡萄糖醇 (6-deoxy-D-glucitol)、D- 金缕梅糖 (D-hamamelose)、蔗糖 (cane sugar)、乳糖 (lactose)、甘露醇 (mannitol)、D- 苏糖醇 (D-threitol)、麦芽糖 (maltose)、赤藓糖醇 (erythritol)[16]、果糖 (fructose)、葡萄糖 (glucose)[17]。

萜类成分 : 窃衣素 (torilin)、窃衣醇酮 (torilolone)、1- 羟基 -1- 窃衣素 (1-hydroxy-1-torilin)[17]。

苯并呋喃类成分 : cnideoside A、cnideoside B、cnideol B[11]。

甾醇类成分 :*β*- 谷甾醇 (*β*-sitosterol)[1,14]。

氨基酸类成分 : 苯丙氨酸 (phenylalanine)、L- (+) 缬氨酸 [L- (+) valine][14]。

含氮杂环化合物 : 尿嘧啶 (uracil)、5- 甲基尿嘧啶 (5-methyluracil)、6- 氧嘌呤 (6-puron)[14]。

其他 : 对香豆酸 (*p*-coumaric acid)[1]、(6,7- 苏型),(6,7- 赤型)-3,7- 二甲基 - 十 -3(10)-烯 -1,2,6,7,8- 五醇 [(6,7-threo),(6,7-erythro)-3,7-dimethyl-deca-3(10)-en-1,2,6,7,8-pentol]、(2*S*,3*R*)-2- 甲基丁烷 -1,2,3,4- 四醇 (即 2- 甲基赤藻糖醇)[(2*S*,3*R*)-2-methyl-erythritol][18]、甘油醇 -2-*O*-*α*-L-岩藻吡喃糖苷 (glyceryl alcohol-2-*O*-*α*-L-fucopyranoside)、Cu、Fe、Zn、Mn、Sr、Ca、Mg 等 [19]。

【药典检测成分】 2015 版《中国药典》规定 , 本品照高效液相色谱法测定 , 按干燥品计算 , 含蛇床子素不得少于 1.0%。

参考文献

[1] 国家中医药管理局《中华本草》编委会 . 中华本草 : 第 5 册 5109 [M]. 上海 : 上海科学技术出版社 , 1999 : 928-933.

[2] 秦清之 , 小泽贡 , 马场きみ江 . 中国产蛇床子 [J]. 药学杂志 (日), 1972, 92 (Ⅱ): 1289-1294.

[3] 向仁德 , 傅晓红 . 蛇床子化学成分的研究 (Ⅰ) [J]. 中草药 , 1984, 15 (9): 14-15.

[4] 马场きみ江 , 滨崎富美代 , 小泽贡 , 等 . 中国产蛇床子の成分研究 [J]. 生药学杂志 (日), 1985, 39 (4): 282-290.

[5] 向仁德 , 王丹 , 傅晓红 . 蛇床子化学成分的研究 (Ⅱ) [J]. 中草药 , 1986, 17 (2): 6.

[6] Zheng Tao Wang, Jin Na Cai, Guo Jun Xu, et al. A novel angular furanocoumarin isolated from Cnidium monnieri fruit [J]. J Chin Pharm Sci, 1997, 56 (4): 187-191.

[7] 张新勇 , 向仁德 . 蛇床子化学成分的研究 [J]. 中草药 , 1997, 28 (10): 588-590.

[8] Cai Jinna, Bashet Purusotam, Wang Zhengtao, et al. Coumarins from the fruits of Cnidium monnieri [J]. J Nat Prod, 2000, 63 (4): 485-488.

[9] 蔡金娜 , 王峥涛 , 徐国钧 , 等 . 蛇床子中一新型角型呋喃香豆素 [J]. 药学学报 , 1996, 31 (4): 267-270.

[10] 刘江琴 , 庄海旗 , 莫丽儿 , 等 . 蛇床子香豆素的薄层分离直接进样质谱鉴定 [J]. 分析测试学报 , 1999, 18 (4): 26-28.

[11] Shoji Yahara, Chizuko Sugimura, Toshihiro Nohara, et al. Studies on the constituents of cnidium monnieri fructus [J]. 生药学杂志 (日), 1993, 47 (1): 74-78.

［12］Kimiye Baba, Hiromu Kawanishi, Masahiko Taniguchi, et al. Chormones from Cnidium monnieri［J］. Phytochemistry, 1992, 31（4）: 1367-1370.

［13］秦路平, 吴焕, 苏中武, 等. 蛇床子和兴安蛇床果实挥发油的成分分析［J］. 中草药, 1992, 23（6）: 330.

［14］向仁德, 张新勇, 韩英, 等. 中药蛇床子水提物活性成分的研究［J］. 中草药, 1999, 30（11）: 813-815.

［15］王海波, 葛发欢, 李菁, 等. 超临界 CO₂ 萃取蛇床子挥发性成分的研究［J］. 中药材, 1996, 19（2）: 84-86.

［16］Kitajima J, Ishikawa T, Aoki Y. Glucides of Cnidium monnieri fruit［J］. Phytochemistry, 2001, 58（4）: 641-644.

［17］Hyuncheol Oh, Jung-Sik Kim, Eun-Kyoung Song, et al. Sesquitepenes with hepatoprotective activity from Cnidium monnieri on tacrine-induced cytotoxicity in HepG2 cells［J］. Lett Planta Med, 2002, 68: 748-749.

［18］Kitajima J, Aoki Y, Ishikawa T, et al. Monoterpenoid polyols in fruit of Cnidium monnieri［J］. Chem Pharm Bull, 1998, 46（10）: 1580-1582.

［19］张巧艳, 秦路平, 于雁灵, 等. 不同地区蛇床子中微量元素分析［J］. 中药材, 2001, 24（4）: 245-247.

365. 银杏叶　Ginkgo Folium

【来源】本品为银杏科植物银杏 *Ginkgo biloba* L. 的干燥叶。秋季叶尚绿时采收，及时干燥。

【性能】甘、苦、涩，平。活血化瘀，通络止痛，敛肺平喘，化浊降脂。

【化学成分】本品主要含有黄酮类、生物碱类、挥发油类等化学成分。

黄酮类成分：山柰酚 -3-O-(2″-O-β-D- 吡喃葡萄糖基)-α-L- 吡喃鼠李糖苷 [kaempferol-3-O-(2″-O-β-D-glucopyranosyl)-α-L-rhamnoside]、山柰酚 -3(6‴- 对豆香酰葡萄糖基 -β-1,4- 鼠李糖苷) [kaempferol-3(6‴-p-coumaroylglucosyl-β-1,4-rhamnoside)]、银杏双黄酮 (ginkegetin)、山柰酚 -3-O-{2″-O-6‴-O-[对 -(7‴-O-β-D- 吡喃葡萄糖基) 香豆酰基]-β-D- 吡喃葡萄糖基 }-α-L- 吡喃鼠李糖苷 (kaempferol-3-O-{2″-O-6‴-O-[p-(7‴-O-β-D-glucopyranosyl)coumaroyl]-β-D-glucopyranosyl}-α-L-rhamnopyranoside)、山柰酚 -3-O-(2″-O-α-L- 吡喃鼠李糖基 -6″-O-α-D- 吡喃鼠李糖基)-β-D- 吡喃鼠李糖苷 [kaempferol-3-O-(2″-O-α-L-rhamnopyranosyl-6″-O-α-D-rhamnopyranosyl)-β-D-glucopyranoside]、山柰酚 -3- 鼠李葡萄糖苷 (kaempferol-3-rhamnoglucoside)、异白果双黄酮 (*iso*-ginkgetin)、木犀草素 (luteolin)、5′- 甲氧基银杏双黄酮 (5′-methoxybilobetin)、槲皮素 -3-O-{2″-O-[对 -(7‴-O-β-D- 吡喃葡萄糖基) 香豆酰基]-β-D- 吡喃葡萄糖基 }-α-L- 吡喃鼠李糖苷 (quercetin-3-O-{2″-O-[p-(7‴-O-β-D-glucopyranosyl)coumarayl]-β-D-glucopyrano-syl}-α-L-rhamnopyranoside)、槲皮素 -3-O-(2″-O-β-D- 吡喃葡萄糖基)-α-L- 吡喃鼠李糖苷 [quercetin-3-O-(2″-O-β-D-glucopyranosyl)-α-L-rhamnopyranoside]、槲皮素 -3-O-[2″-O-(6‴-O- 对香豆酰基)-β-D- 吡喃鼠李糖基]-α-L- 吡喃鼠李糖基 -7-O-β-D- 吡喃葡萄糖苷 {quercetin-3-O-[2″-O-(6‴-O-p-coumaroyl)-β-D-glucopyranosyl]-α-L-rhamnopyranosyl-7-O-β-D-glucopyranoside}、槲皮素 -3-O-(2″-O-α-L- 吡喃鼠李糖基 -6″-O-α-D- 吡喃鼠李糖基)-β-D- 吡喃葡萄糖苷 [quercetin-3-O-(2″-O-α-L-rhamnopyranosyl-6″-O-α-D-rhamnopyranosyl)-β-D-glucopyranoside]、3′-O- 甲基杨梅树皮素 (3′-O-methylmyricetin)、槲皮素 -3-O-α-(6‴- 对香豆酰葡萄糖基 -β-1,4- 鼠李糖苷)[quercetin-3-O-α-(6‴-p-coumaroylglucosyl-β-1,4-rhamnoside)]、槲皮素 -3-O- 芸香糖苷 (quercetin-3-O-rutinoside)、金松双黄酮 (sciadopitysin)、穗花杉双黄酮 (amentoflavone)[1]、杨梅树皮素 (myricetin)、丁香黄素 (syringetin)、丁香黄素 -3- 芸香糖苷 (syringetin-3-rutinoside)、异鼠李糖苷 -3-O- 芸香糖苷 (*iso*-rhamnetin-3-O-rutinoside)[1,2]、山柰酚 (kaempferol)[1,3,4]、槲皮素 (quercetin)、异鼠李素 (*iso*-rhamnetin)[1,4]。

生物碱类成分：6- 羟基犬尿酸 (6-hydroxy-kynuric acid)[1]。

挥发油类成分：顺式 -3- 己烯 -1- 醇 (3-hexene-1-ol)、α- 紫罗兰酮 (α-ionone)、β- 紫罗兰酮 (β-ionone)、对 - 聚伞花素 (p-cymene)[1]、反式芳樟醇氧化物 (linalooloxide)[1,2]、百里香酚 (thymol)[1,3]。

萜类成分：白果内酯 (bilobalide)[1]、银杏苦内酯 A(ginkgolide A)、银杏苦内酯

B(ginkgolide B)、银杏苦内酯 C(ginkgolide C)[4]。

有机酸及酯类成分：腰果酸 (anacardic acid acid)、氢化白果酸 (hydroginkgolic acid)、莽草酸 (shikimic acid)、奎宁酸 (quininic acid)、亚麻酸 (linolenic acid)、白果酸 (ginkgolic acid)、氢化白果亚酸 (hydrogolininic acid)、水杨酸酯 -6- 十七烯醇酯 (6-heptadecenyl salicylate)、6- 十四烷基苯甲酸 (6-hydroxy-2-tetradecylbenzoic acid)[1]、6- 十五碳烯基水杨酸 (6-pentadecenylsalicylic acid)[1,2]。

醇、酚、醛、酮类成分：银杏酮 (bilobanone)、白果醇 (ginnol)、白果酮 (ginnone)、正二十六醇 (*n*-hexacosanol)、正二十八醇 (*n*-octacosanol)、(Z,Z)-1,5- 二对羟苯基 -1,4- 戊二烯 [(Z,Z)4,4'-(1,4-pentadiene-1,5-diyl)diphenol]、聚异戊烯醇 (polyprenol)、漩立醇 (sennite)、α- 己烯醛 (α-hexenal)[1]、红杉醇 (taxol)[1,2]、白果酚 (ginkgol)[1,3]。

氨基酸类成分：赖氨酸 (lysine)、蛋氨酸 (metione)、苯丙氨酸 (phenylalanine)、苏氨酸 (threonine)[1,2]、异亮氨酸 (*iso*-leucine)[1,5]。

木脂素类成分：芝麻素 (sesamin)[1,6]。

维生素类成分：维生素 C[1,7,8]、维生素 PP、维生素 E、维生素 B$_6$、叶酸 [1,7]。

其他 :β- 谷甾醇 (β-sitosterol)[1,2]、多糖 GF$_1$、多糖 GF$_2$、多糖 GF$_3$[1]、K、Mn、P、Sr、Ca、Mg、Zn、Al、Ca[1,8]。

【药典检测成分】2015 版《中国药典》规定，本品照高效液相色谱法测定，按干燥品计算，含总黄酮醇苷不得少于 0.40%。含萜类内酯以银杏内酯 A、银杏内酯 B、银杏内酯 C 和白果内酯的总量计，不得少于 0.25%。

参考文献
［1］国家中医药管理局《中华本草》编委会. 中华本草：第 2 册 0745 [M]. 上海：上海科学技术出版社，1999：280-284.
［2］赵中杰，刘建国. 银杏和银杏叶中氨基酸的含量测定 [J]. 北京中医学院学报，1991，14（4）：41-42.
［3］龚跃新，张静. 银杏叶外种皮与银杏叶中黄酮含量的比较 [J]. 中草药，1991，22（8）：376.
［4］植松大辅. 银杏叶提取物 [J]. 日本医学介绍，2005，26（3）：133-135.
［5］龚跃新，梁宪杨，陆小龙，等. 银杏叶外种皮与银杏叶中黄酮含量的比较 [J]. 中草药，1991，14（4）：41.
［6］游珍，姚新生，陈英杰，等. 银杏的化学及药理研究进展 [J]. 沈阳药学院学报. 1988，5（2）：142.
［7］陈国华，邓富良，刘健平，等. 银杏叶中氨基酸和维生素含量的分析 [J]. 湖南医科大学学报，2001，26（4）：335-336.
［8］赵中杰，胡玉清. 银杏和银杏叶中 25 种元素的含量测定 [J]. 北京中医学院学报，1992，15（2）：36-37.

366. 银柴胡　Stellariae Radix

【来源】本品为石竹科植物银柴胡 *Stellaria dichotoma* L.var.*lanceolata* Bge. 的干燥根。春、夏间植株萌发或秋后茎叶枯萎时采挖；栽培品于种植后第三年 9 月中旬或第四年 4 月中旬采挖，除去残茎、须根及泥沙，晒干。

【性能】甘，微寒。清虚热，除疳热。

【化学成分】本品主要含黄酮类、甾体等化学成分。

黄酮类成分：松属素即 5,7 二羟基二氢黄酮 (pinocembrin)[1]。

甾体类成分 :α- 菠菜甾醇 (α-spinasterol)、α- 菠菜甾醇葡萄糖苷 (α-spinasteryl glucoside)、豆甾醇 (stigmasterol)、7- 豆甾烯醇 (stigmast-7-enol)、7- 豆甾烯醇葡萄糖苷 (stigmast-7-enol glucoside)、β- 谷甾醇 (β-sitosterol)[1-4]、麦角 -7- 烯醇葡萄糖苷 (Δ^7-ergosterol glucoside)[3]。

有机酸类成分 :3,4- 二甲氧基肉桂酸 (3,4-dimethoxycinnamic acid)、二氢阿魏酸 (dihydroferulic acid)、香草酸 (vanillic acid)[1]。

其 他：1-(4- 羟 基 -3- 甲 氧 基 苯 基) 乙 酮 [1-(4-hydroxy-3-methoxyphenyl)ethanone]、香 草 醛 (vanillin)、5- 羟甲基糠醛 (5-hydroxymethylfurfural)、5- 羟甲基 -2- 甲酰基吡咯 (5-hydroxymethyl-2-formylpyrrole)、1-(3′- 甲氧基 -4′,5′- 甲叉基二氧) 苯基丙醇 [1-(3′-methoxy-4′,5′-methylenedioxy)phenylpropanol][1]、银柴胡环肽Ⅰ (stellaria cycloepptide Ⅰ)[1,2,4]。

【药典检测成分】无。

参考文献

［1］孙博航, 吉川雅之, 陈英杰, 等. 银柴胡的化学成分 [J]. 沈阳药科大学学报, 2006, 23（2）: 84-87.
［2］国家中医药管理局《中华本草》编委会. 中华本草: 第 2 册 1445 [M]. 上海: 上海科学技术出版社, 1999: 794-797.
［3］陈英杰, 刘明生, 王英华, 等. 银柴胡化学成分的研究 [J]. 中国药物化学杂志, 1990, 1（试 1）: 68-73.
［4］王英华, 刘明生, 安川宪, 等. 栽培银柴胡化学成分的研究 [J]. 沈阳药学院学报, 1991, 8（4）: 269-271.

367. 猪牙皂 Gleditsiae Fructus Abnormalis

【来源】本品为豆科植物皂荚 *Gleditsia sinensis* Lam. 的干燥不育果实。秋季采收, 除去杂质, 干燥。

【性能】辛、咸, 温; 有小毒。祛痰开窍, 散结消肿。

【化学成分】本品主要含皂苷及苷元类、甾醇类等化学成分。

皂苷及苷元成分: 皂荚苷元 (gledigenin)、皂荚皂苷 (gleditschiasaponin)[1-4]、皂荚皂苷 A(gleditsioside A)、皂荚皂苷 B(gleditsioside B)、皂荚皂苷 C(gleditsioside C)、皂荚皂苷 D(gleditsioside D)、皂荚皂苷 E(gleditsioside E)、皂荚皂苷 F(gleditsioside F)、皂荚皂苷 G(gleditsioside G)、皂荚皂苷 H(gleditsioside H)、皂荚皂苷 I(gleditsioside I)、皂荚皂苷 J(gleditsioside J)、皂荚皂苷 K(gleditsioside K)、皂荚皂苷 N(gleditsioside N)、皂荚皂苷 O(gleditsioside O)、皂荚皂苷 P(gleditsioside P)、皂荚皂苷 Q(gleditsioside Q)、皂荚皂苷 C′(gleditsioside C′)、皂荚皂苷 E′(gleditsioside E′)[5-8]、柽柳素 -7-*O*-β-D- 葡萄糖苷 (tamarixetin-7-*O*-β-D-glucopyranoside)、新橙皮苷 (neohesperidin)、金圣草素 -7-*O*- 新橙皮糖苷 (chrysoeriol-7-*O*-neohesperidoside)、鹅掌楸苷 (liriodendrin)[9,10]。

甾醇类成分: 豆甾醇 (stigmasterol)、谷甾醇 (sitosterol)[1-5]。

其 他: 蜡酸 (cerinic acid)、皂荚苷 (gledinin)、正二十七烷 (heptacosane)[1-4]、二十九烷 (nonacosane)、鞣质 (tannin)[1-5]、蜡醇 (hexacosanol)[5] 以及 Fe、Zn、Cu、Mn、Mg、K、Ca 等无机元素[9]。

【药典检测成分】无。

参考文献

［1］国家中医药管理局《中华本草》编委会. 中华本草: 第 4 册 3177 [M]. 上海: 上海科学技术出版社, 1999: 480-484.
［2］松岛义一, 等. 日本药学杂志, 1928, 48: 146.
［3］藤井胜也, 等. 日本药学杂志, 1935, 55: 1322.
［4］桑田智. 日本药学杂志, 1935, 55: 1258.
［5］Zhang ZZ, KoikeK, Jia ZH, et al. Four new triterpenoidal saponins acylated with one monoterpenic acid from Gleditisia Sinensis [J]. J Nat Prod, 1999, 62(5): 740-745.
［6］Zhang ZZ, Koike K, Jia ZH, et al. Triterpenoidal saponins acylated with two monoterpenic acid from Gleditisia Sinensis [J]. Chem Pharm Bul, 1999, 47(3): 388-393.
［7］Zhang ZZ, Koike K, Jia ZH, et al. Triterpenoidal saponins from Gleditisia Sinensis [J]. Phytochemistry, 1999, 52: 715-722.

［8］Zhang ZZ，Koike K，Jia ZH，et al. Gleditiside N-Q，new triterpenoidal saponins from Gleditisia Sinensis［J］．J Nat Prod，1999，62(6)：877-881.

［9］张艳，周碧珍，罗亨明，等. 大皂角和猪牙皂中金属元素的测定［J］．微量元素与健康研究，1993，10(4)：58.

［10］马林，张革飞，余舒乐，等.猪牙皂的化学成分［J］.中国药科大学学报，2015，46（2）：188-193.

368. 猫爪草 Ranunculi Ternati Radix

【来源】本品为毛茛科植物小毛茛 *Ranunculus ternatus* Thunb. 的干燥块根。春季采挖，除去须根及泥沙，晒干。

【性能】甘、辛，温。 化痰散结，解毒消肿。

【化学成分】本品主要含甾体类、有机酸类及酯类、黄酮类等化学成分。

甾体类成分：豆甾 -4,6,8(14),22- 四烯 -3- 酮 [stigmast-4,6,8(14),22-tetraen-3-one]、豆甾醇 (stigmasterol)[1-3]、*β*- 谷甾醇 (*β*-sitosterol)[2,3]、菜油甾醇 (campesterol)[3]、维太菊苷 (vittadinoside)[4]、豆甾醇 -3-*O*-*β*-D- 吡喃葡萄糖苷 (stigmast-3-*O*-*β*-D-glucopyranoside)[5]。

有机酸及酯类成分：肉豆蔻酸十八烷基酯 (myristic acid octadecyl ester)、二十烷酸 (eicosanic acid)[1,2]、棕榈酸 (palmitic acid)[1-3]、小毛茛内酯 (ternatolide)[2,5]、3,4- 二羟基苯甲酸甲酯 (3,4-dihydroxy-methyl benzoate)、琥珀酸甲酯 (methyl succinate)、肉豆蔻酸 (myristic acid)、棕榈酸乙酯 (ethyl palmitate)[3]、*β*- 棕榈酸甘油酯 (glyceryl-*β*-palmitate)、*β*- 硬脂酸甘油酯 (glyceryl-*β*-steariate)、2- 氨基 -3-(3,4- 二羟基 - 苯基)- 丙酸乙酯 [2-amino-3-(3,4-dihydroxyphenyl)propanoic acid ethyl ester]、2- 氨基 -3-(3,4- 二羟基 - 苯基)- 丙酸甲酯 [2-amino-3-(3,4-dihydroxyphenyl) propanoic acid methyl ester]、邻苯二甲酸正丁酯 (o-butyl phthalate)[4]、*α*- 羟基 -*β,β*- 二甲基 -*γ*- 丁内酯 (*α*-hydroxy-*β,β*-dimethyl-*γ*-butyrolactone)、4- 羟甲基 -*γ*- 丁内酯 (4-hydroxymethyl-*γ*-butyrolactone)、琥珀酸 (succinic acid)、5- 羟基氧化戊酸甲酯 (5-hydroxy-methyl-3-oxo-valerate)、壬二酸 (nonane diacid)、4- 氧化戊酸 (4-oxo-valeric acid)、琥珀酸乙酯 (ethyl succinate)、对羟基苯甲酸 (*p*-hydroxybenzoic acid)、对羟基桂皮酸 (*p*-hydroxycinnamic acid)[5]、3-[(3- 羟基)-(4-*O*-D- 葡萄糖基)- 苯基]-2- 丙烯酸 (linocaffein)、3-[(4-*O*-D- 葡萄糖基)- 苯基]-2- 丙烯酸 {3-[(4-*O*-D-glucopyranosyl)-phenyl]-2-propenoic acid}、对羟基苯甲酸甲酯 (methylparaben)[6]、4- 氧代 -5-(*β*-*O*- 葡萄糖基)- 戊酸 [4-oxo-5-(*O*-*β*-D-glucopyranosyl]、邻羟基苯甲酸 (salicylic acid)、3,5, 二甲氧基 -4- 羟基苯甲酸 (syringic acid)[6]。

黄酮类成分：7-*O*- 甲基圣草酚 (sternbin)[7]。

其他：5- 羟甲基糠醛 (5-hydroxymethylfurfural)、5- 羟甲基糠酸 (5-hydroxy-methyl furoic acid)[4,5]、对羟基苯甲醛 (*p*-hydroxy benzaldehyde)[5]、*β*-D- 葡萄糖 (*β*-D-glucose)[7]、腺苷 (adenoside)[6]。

【药典检测成分】无。

参考文献

［1］姜达衢，黄筱美. 猫爪草化学成分的研究［J］．中国中药杂志，1993，18（9）：550，574.

［2］郭学敏，周卓轮，洪永福. 猫爪草化学成分的研究［J］．药学学报，1995，30（12）：931-933.

［3］田景奎，吴丽敏，王爱武，等. 猫爪草化学成分的研究 I［J］．中国药学杂志，2004，39（9）：661-662.

［4］陈赟，田景奎，程寶宇. 猫爪草化学成分的研究 II［J］．中国药学杂志，2005，40（18）：1373-1375.

［5］熊英，邓可重，高文远，等. 中药猫爪草化学成分的研究［J］．中国中药杂志，2008，33（8）：909-911.

［6］邓可众，熊英，周斌，等.猫爪草化学成分的分离与结构鉴定［J］.中国实验方剂杂志，2013，19（24）：132-134.

［7］张幸国，田景奎. 猫爪草化学成分的研究 III［J］．中国药学杂志，2006，41（19）：1460-1461.

369. 麻黄 Ephedrae Herba

【来源】本品为麻黄科植物草麻黄 Ephedra sinica Stapf.、中麻黄 Ephedra intermedia Schrenk et C.A.Mey. 或木贼麻黄 Ephedra equisetina Bge. 的干燥草质茎。秋季采割绿色的草质茎，晒干。

【性能】辛、微苦，温。发汗散寒，宣肺平喘，利水消肿。

【化学成分】本品主要含有黄酮类、生物碱类、挥发油类等化学成分。

黄酮类成分：3- 甲氧基蜀葵苷元 (3-methoxyherbacin)[1-3]、蜀葵苷元 (herbacetin)[1,3]、芹菜素 (apigenin)、芹菜素 -5- 鼠李糖苷 (apigenin-5-rhamnoside)[1,3-5]、小麦黄素 (tricin)[1,3,6]、4′,5,7- 三羟基 -8- 甲氧基黄酮醇 -3-O-β-D- 吡喃葡萄糖苷 (4′,5,7-trihydroxy-8-methoxy-flavonol-3-O-β-D-glucopyranoside)[1,6,7]、山柰酚 (kaempferol)[3]、芦丁 (rutin)[5]、槲皮素 (quercetin)、白矢车菊素 (leucocyanidin)[3]、白飞燕草苷元 (leucodelphinidin)[8]、麻黄宁 A(mahuanninA)、麻黄宁 B(mahuannin B)[9]。

生物碱类成分：左旋麻黄碱 (ephedrine)、左旋甲基麻黄碱 (L-methylephedrine)、右旋甲基伪麻黄碱 (D-methylpseudoephedrine)、左旋去甲基麻黄碱 (L-norephedrine)[1,2]、右旋伪麻黄碱 (D-pseudoephedrine)[1,4,5]、O- 苯甲酰 -L- (+)- 伪麻黄碱 [O-benzoyl-L (+)-pseudoephedrine]、麻黄噁唑酮 (ephedroxane)[1,10]、右旋去甲基伪麻黄碱 (D-norpseudoephedrine)[11]、L- 酪氨酸甜菜碱 (maokonine)[12]、麻黄根碱 A(ephedradine A)、麻黄根碱 B(ephedradine B)、麻黄根碱 C(ephedradine C)、麻黄根碱 D(ephedradine D)[13-17]、阿魏酰组胺 (feruloylhistamine)[17]。

挥发油类成分：棕榈酸 (palmitic acid)[1,4,5]、十八碳酸甲酯 (octadecanoic acid methyl ester)[1,6]、β- 松油醇 (β-terpineol)[1,6,7]、对 - 薄荷 -2- 烯 -7- 醇 (p-menth-2-en-7-ol)[1,6,7,18]、α- 松油醇 (α-terpineol)、6,10,14- 三甲基十五碳 -2- 酮 (6,10,14-trimethyl-2-pentadecanone)[6,8,19]、3,7,11,15- 四甲基 -2- 十六碳烯 -1- 醇 (3,7,11,15-tetramethyl-2-hexadecen-1-ol)[6,19]、庚烷 (heptane)、3- 甲基 -2- 丁烯醇 (3-methyl-2-buten-1-ol)、醋酸丁酯 (acetic acid,butyl ester)、N-(1- 乙基戊叉基)- 甲胺 [N-(1-ethylpentylidene)-methylamine]、N- 异丁基丙胺 (iso-butyl propyl amine)、N- 丁基四氢吡咯 (N-butylpyrrolidine)、四甲基吡嗪 (tetramethyl pyrazine)、芳樟醇 (linalool)、4- 松油醇 (4-terpineol)、四氢紫罗兰醇 (tetrahydroionol)、2- 己酰呋喃 (2-hexanoylfuran)、E- 香叶醇 (E-geraniol)、水芹醛 (phellandral)、α- 紫罗兰酮 (α-ionone)、6- 甲基 -2- 乙叉基 -3,5- 庚二烯醛 (6-methyl-2-ethylidene-3,5-heptadienal)、1-(2,6,6- 三甲基 -1,3- 环己二烯 -1- 基)-2- 丁烯酮 [1-(2,6,6-trimethyl-1,3-cyclohexadien-1-yl)-2-buten-1-one]、四氢香叶草基丙酮 (tetrahydro-geranylacetone)、E- 香叶草基丙酮 (E-geranylacetone)、香橙烯 (aromadendrene)、β- 紫罗兰酮 (β-ionone)、反 , 反 - 金合欢醇 (trans,trans-farnesol)、4,11- 二烯桉叶素 (4,11-diene-eduesma)、苯甲酸 -3- 己烯 -1- 醇酯 (3-hexen-1-ol benzoate)、5,9- 二甲基 -4,8- 癸二烯 -3- 醇 (5,9-dimethyl-4,8-decadien-3-ol)、芴 (fluorine)、十二酸酐 (lauric anhydride)、十二酸 (dodecanoic acid)、异香橙烯环氧化物 (iso-aromadendrene epoxide)、环氧香橙烯 (aromadendrene oxide)、α- 甜没药烯环氧化物 (α-bisabolene epoxide)、愈创木醇 (guaiol)、喇叭醇 (ledol)、β- 桉叶醇 (β-eudesmol)、α- 桉叶醇 (α-eudesmol)、愈创木薁 (guaiazulene)、金合欢醇 (farnesol)、7,(10)- 桉叶烯 -1- 醇 [7,(10)-selinene-1-ol]、9-(1- 甲基乙叉)- 双环 [6,1,0] 壬烷 {9-(1-methylethylidene)-bicyclo[6.1.0]nonane}、油酸 (oleic acid)、4,6,9- 十九碳三烯 (4,6,9-nonadecatriene)、十四烷酸 (tetradecanoic acid)、六氢金合欢基丙酮 (hexahydro-farnesylacetone)、E,E- 金合欢基丙酮 (E,E-farnesylacetone))、十六烷酸 (hexadecanoic acid)、十一烷酸呋喃内酯 (heptyldihydrofuranone)、植醇 (phytol)、9- 十六炔酸 (9-octadecynoic acid)、油酸酰胺 (octadecenamide)、十八烷 (octadecane)、十九烷 (nonadecane)、二十烷 (eicosane)、二十一烷 (heneicosane)、1,6- 蛇麻二烯 -3- 醇 (humulane-1,6-dien-3-ol)、乙酸异胡薄荷醇酯 (isopulegol acetate)、二十四烷 (tetracosane)[7]、γ- 桉叶醇 (γ-eudesmol)[7,18]、正三十烷醇 (*n*-triacontanol)、二十九烷醇 (nonacosyl alcohol)、二十九烷 (nonacosane)、二十八烷醇 (octacosyl alcohol)[11]、1,4- 桉叶素 (1,4-cineole)、1,8- 桉叶素 (1,8-cineole)、*p*- 聚伞花素 (*p*-cymene)、酞酸丁酯 (dibutyl phthalate)、六氢法尼基丙酮 (hexahydrofarnesyl acetone)、柠檬油精 (limonene)、亚油酸 (linoleic acid)、亚麻酸 (linolenic acid)、萘 (naphthalene)、1-α- 萜品油烯 (1-α-terpinolene)、萜品烯 -4- 醇 (terpine-4-ol)、2,3,5,6- 四甲基吡嗪 (2,3,5,6-tetramethylpyrazine)、二十三烷 (tricosane)[18]、二氢葛缕醇 (dihydrocarveol)、月桂烯 (myrcene)、1,3,4- 三甲基 -3- 环己烯 -1- 醛 (1,3,4-trimethyl-3-cyclohexen-l-aldehyde)、对香豆酸 (*p*-coumaric acid)、桂皮酸 (cinnamic acid)[19]。

酚酸及喹啉羧酸类成分：对羟基苯甲酸 (*p*-hydroxybenzoic acid)[1]、苯甲酸 (benzoic acid)、香草酸 (vanillic acid)、原儿茶酸 (protocatechuic acid)[1,4,5]、4- 羟基 -7- 甲氧基 -2- 喹啉羧酸 (4-hydroxy-7-methoxy-2-quinoline carboxylic acid)[20]、4,6- 二羟基 -2- 喹啉羧酸 (4,6-dihydroxy-2-quinoline carboxylic acid)、4- 羟基 -6- 甲氧基 -2- 喹啉羧酸 (4-hydroxy-6-methoxy-2-quinoline carboxylic acid)、犬尿烯酸 (kynurenic acid)[21]。

其他：丁香树脂醇 [(+)-syringaresinol][1]、α,α,4- 三甲基 -3- 环己烯 - 甲醇 (α,α,4-trimethyl-3-cyclohexen-1-methanol)[1,6]、β- 谷甾醇 (β-sitosterol)、蜡质 (waxiness)[11]、麻黄多糖 A(ephedran A)、麻黄多糖 B(ephedran B)、麻黄多糖 C(ephedran C)、麻黄多糖 D(ephedran D)、麻黄多糖 E(ephedran E)[22]。

【药典检测成分】2015 版《中国药典》规定，本品照高效液相色谱法测定，按干燥品计算，含盐酸麻黄碱和盐酸伪麻黄碱的总量不得少于 0.80%。

参考文献

［1］国家中医药管理局《中华本草》编委会. 中华本草：第 2 册 0830［M］. 上海：上海科学技术出版社，1999：349-357.
［2］张建生，田珍，楼之岑. 十二种国产麻黄的品质评价［J］. 药学学报，1989，24（11）：865-871.
［3］Purev O，Pospisil F，Motl O. Flavonoids from Ephedra sinica stapf［J］. Collect Czech Chem Commun，1988，53（12）：3193-3196.
［4］Chumbalov TK，Chekmeneva LN，Polyakov VV. Phenolic acids of Ephedra equisetina［J］. Khim Prir Soedin，1977，13（2）：238-239.
［5］Nawwar MAM，Barakat HH，Buddrus J，et al. Alkaloidal lignan and phenolic constituents of Ephedra efata.［J］. Phyto chemistry，1985，24（4）：878-879.
［6］孙静芸. 麻黄新的有效成分的研究［J］. 中草药，1983，14（8）：9.
［7］许爱霞，葛斌，宋平顺，等. 甘肃麻黄挥发油化学成分分析［J］. 中国医院药学杂志，2006，26（7）：804-807.
［8］Taraskina KV，Chumbalov TK，Ushakova MT，et al. Leukoephedine and ephedine from Ephedra equisetina and the study of their p vitamin activity［J］. Med Prom SSSR，1966，（4）27.
［9］Hikino H，Shimoyama N，Kasahara Y，et al. Structure of Mahuannin A and B，hypotensive principles of Ephedra roots［J］. Heterocycles，1982，19（8）：1381-1382.
［10］程东亮，王东明，李实，等. 麻黄中的一种微量生物碱［J］. 高等学校化学学报，1985，6（7）：609-612.
［11］Kariyone T，Ageta H. Chemical constituents of the plants of coniferae and alliwd orders［J］. Yakugaku Zasshi，1959，79：47.
［12］Tamada M，Endo K，Hikino H. Maokonine，hypertensive principle of Ephedra roots［J］. Planta med，1978，34：291-293.
［13］Tamada M，Endo K，Hikino H，et al. Structure of Ephedradine A，a hypotensive principle of Ephedra roots［J］. Tetrahedronlett，1979，20（10）：873-876.
［14］Tamada M，Endo K，Hikino H. Structure of Ephedradine B，a hypotensive principle of Ephedra roots［J］. Heterocycles，1979，12（6）：783-786.
［15］Konno C，Tamada M，Endo K，et al. Structure of Ephedradine C，a hypotensive principle of Ephedra roots［J］. Heterocycles，1980，14（3）：295-298.
［16］Hikino H，Ogato M，Konno C. Structure of Ephedradine D，a hypotensive principle of Ephedra roots［J］. Heterocycles，1982，17（Spec Issue）：155-158.
［17］Hikino H，Ogato M，Konno C. Structure of Feruloylhistamine，a hypotensive principle of Ephedra roots［J］. Planta med，1983，48：108-110.

［18］吉力，徐灵植，潘炯光，等．草麻黄中麻黄和木贼麻黄挥发油化学成分的 GC-MS 分析［J］．中国中药杂志，1997，22（8）：489-492.

［19］贾元印，孙公军，刘建华，等．草麻黄挥发油成分的鉴定［J］．中药材，1989，12（4）：32-35.

［20］Nawwar M AM，BarakatH H，Buddrust J，et al. Alkaloidal，lignan and phenolic constituents of Ephedra alata［J］．Phytochemistry，1985，24（4）：878.

［21］StarrattA N，Caveney S，Quinoline-2-carboxylic acids from Ephedra species［J］．Phytochemistry，1996，42：1477.

［22］Konno C，Miuno T，Hiroshi H． Isolation and hypoglycemic activity of ephedrans A，B，C，D and E glycans Ephedra distachya herbs［J］．Planta Med，1985（2）：162.

370. 麻黄根　Ephedrae Radix et Rhizoma

【来源】本品为麻黄科植物草麻黄 *Ephedra sinica* Stapf. 或中麻黄 *Ephedra intermedia* Schrenk et C.A.Mey. 的干燥根及根茎。秋末采挖，除去残茎、须根及泥沙，干燥。

【性能】甘，平。止汗。

【化学成分】本品主要含生物碱类等化学成分。

生物碱类成分：酪氨酸甜菜碱 (maokonine)、阿魏酰组胺 (feruloylhistamine)[1]、麻黄根碱 A(ephedradine A)[1,2]、麻黄根碱 B(ephedradine B)[1,3]、麻黄根碱 C(ephedradine C)[1,4]、麻黄根碱 D(ephedradine D)[1,5]、麻黄根素 A(ephedrannin A)[1,6]。

黄酮类成分：麻黄双酮 A(mahuannin A)、麻黄双酮 B(mahuannin B)、麻黄双酮 C(mahuannin C)、麻黄双酮 D(mahuannin D)[1]。

其他：Cu、Zn、Mo、Cr、Fe、Sn、Co、Mn、Ni 等无机元素[7]。

【药典检测成分】无。

参考文献

［1］国家中医药管理局《中华本草》编委会．中华本草：第 2 册 0831［M］．上海：上海科学技术出版社，1999：357-358.

［2］Tamada M，Endo K，Hikino H，et al. Structure of Ephedradine A，a hypotensive principle of Ephedra roots［J］．Tetrahedronlett，1979，20（10）：873-876.

［3］Tamada M，Endo K，Hikino H． Structure of Ephedradine B，a hypotensive principle of Ephedra roots［J］．Heterocycles，1979，12（6）：783-786.

［4］Konno C，Tamada M，Endo K，et al. Structure of Ephedradine C，a hypotensive principle of Ephedra roots［J］．Heterocycles，1980，14（3）：295-298.

［5］Hikino H，Ogato M，Konno C． Structure of Ephedradine D，a hypotensive principle of Ephedra roots［J］．Heterocycles，1982，17（Spec Issue）：155-158.

［6］Hikino H，Takahashi M，Konno C． Structure of Ephedrannin A，a hypotensive principle of Ephedra roots［J］．Tetrahedronlett，1982，23（6）：673-676.

［7］龚跃新，陆小龙，朱素娟，麻黄与麻黄根的微量元素的分析［J］．山西中医，1989，5（6）：38.

371. 鹿衔草　Pyrolae Herba

【来源】本品为鹿蹄草科植物鹿蹄草 *Pyrola calliantha* H.Andres 或普通鹿蹄草 *Pyrola decorata* H.Andres 的干燥全草。全年均可采挖，除去杂质，晒至叶片较软时，堆置至叶片变紫褐色，晒干。

【性能】甘、苦，温。祛风湿，强筋骨，止血，止咳。

【化学成分】本品主要含黄酮类、醌类、萜类等化学成分。

黄酮类成分：山柰酚 -3-*O*- 葡萄糖苷 (kaempferol-3-*O*-glucoside)、肾叶鹿蹄草苷 (renifolin)、槲皮素 (quercetin)、槲皮素 -3-*O*- 葡萄糖苷 (quercetin-3-*O*-glucoside)[1]、草夹竹桃苷 (androsin)[2]。

醌类成分：伞形梅笠草素 (chimaphilin)[1,3]、鹿蹄草素 (piroline)、大黄素 (archen)[2]。

萜类成分：pisumionoside[2]、6-*O*- 没食子酰高熊果酚苷 (6-*O*-galloyl-homoarbutin)[1]、高熊果酚苷 (homoarbutin)[1,2]、水晶兰苷 (monotropein)、2α,3β,23,24- 四羟基 -12- 烯 -28- 乌苏酸 (2α,3β,23,24-tetrahydroxy-12-en-28-ursolic acid)、2β,3β,23- 三羟基 -12- 烯 -28- 乌苏酸 (2β,3β,23-trihydroxy-12-en-28-ursolic acid)、熊果酸 (ursone)、熊果醇 (uvaol)[3]。

酚及酚酸类成分：没食子酸 (gallic acid)[1,3]、2,5- 二羟基甲苯 (2,5-dihydroxytoluene)[1,4]、没食子鞣质 (gallotannins)[1,5]、4- 羟基 -2-[(*E*)-4- 羟基 -3- 甲基 -2- 丁烯基]-5- 甲苯基 -β-D- 吡喃葡萄糖苷 {4-hydroxy-2-[(*E*)-4-hydroxy-3-methyl-2-butenyl]-5-methylphenyl-β-D-glucopyranoside}[2]、原儿茶酸 (protocatechuic acid)[3]。

其他：*N*- 苯基 -2- 萘胺 (*N*-phenyl-2-naphthylamine)[1]、腺苷 (adenosine)、反式 -9,10- 十八碳烯酰胺 [(*E*)-9,10-octadecenamide]、棕榈酸 (palmitic acid)、棕榈酰基葡萄糖苷 (palmitoyl glucoside)[2]、胡萝卜苷 (daucosterol)[3]、松柏醛 (coniferyl aldehyde)、邻甲基苯醌 (*p*-tolaquinone)[6]。

【药典检测成分】2015 版《中国药典》规定，本品照高效液相色谱法测定，按干燥品计算，含水晶兰苷不得少于 0.10%。

参考文献

［1］国家中医药管理局《中华本草》编委会. 中华本草：第 6 册 5238 ［M］. 上海：上海科学技术出版社，1999：6-9.

［2］任凤霞，张爱军，赵毅民. 鹿蹄草化学成分研究 Ⅱ ［J］. 解放军药学学报，2008，24（8）：301-303.

［3］刘蕾，陈玉平，万喆，等. 鹿蹄草化学成分研究［J］. 中国中药杂志，2007，32（7）：1762-1765.

［4］杨大中，李诗梅. 普通鹿蹄草水提物的初步研究［J］. 中医药信息. 1987（6）：39-42.

［5］张登科，沙振方，孙文基. 鹿衔草中熊果苷及鞣质的含量测定［J］. 中药通报，1987，12（5）：45-46.

［6］潘微薇，裴刚，王亚敏，等. 鹿衔草的化学成分研究［J］. 西北药学杂志，2014，29（3）：221-222.

372. 商陆　　Phytolaccae Radix

【来源】本品为商陆科植物商陆 *Phytolacca acinosa* Roxb. 或垂序商陆 *Phytolacca americana* L. 的干燥根。秋季至次春采挖，除去须根及泥沙，切成块或片，晒干或阴干。

【性能】苦，寒；有毒。逐水消肿，通利二便，解毒散结。

【化学成分】本品主要含有萜类、甾醇类、油脂类等化学成分。

萜类成分：齐墩果酸 (oleanolic acid)、3- 氧代 -30- 甲氧基羰基 -23- 去甲齐墩果 -12- 烯 -28- 酸 (3-oxo-30-carbomethoxy-23-norolean-12-en-28-oic acid)、2,23,29- 三羟基齐墩果酸 (esculentagenic acid)、商陆种苷元 (esculentagenin)、2- 羟基商陆种酸 (dihydroxyesculentic acid)、美商陆毒素 (phytolaccatoxin)、美商陆苷 E(phytolaccoside E)[1]、美商陆皂苷元 (phytolaccagenin)[1,2]、商陆皂苷 A(esculentoside A)、商陆皂苷 B(esculentoside B)、商陆皂苷 C(esculentoside C)、商陆皂苷 D(esculentoside D)、商陆皂苷 E(esculentoside E)、商陆皂苷 F(esculentoside F)、商陆皂苷 G(esculentoside G)、商陆皂苷 H(esculentoside H)、商陆皂苷 I(esculentoside I)、商陆皂苷 J(esculentoside J)、商陆皂苷 K(esculentoside K)、商陆皂苷 L(esculentoside L)、商陆皂苷 M(esculentoside M)、商陆皂苷 N(esculentoside N)、商陆皂苷 O(esculentoside O)、商陆皂苷 P(esculentoside P)、商陆皂苷 Q(esculentoside Q)、商陆皂苷 R(esculentoside R)、商陆皂苷 S(esculentoside S)、商陆种酸 (esculentic acid)、美商陆酸 (phytolaccagenic acid)[1,3]。

甾醇类成分 :6'- 棕榈酰基 -Δ^7- 豆甾烯酸 -β-D- 葡萄糖苷 (6'-palmityl-Δ^7-stigmastenyl-β-D-glucoside)、6'- 棕 榈 酰 基 -α- 菠 菜 甾 醇 -β-D- 葡 萄 糖 苷 (6'-palmityl-α-spinasteryl-β-D-glucoside)、Δ^7- 豆甾烯醇 -β-D- 葡萄糖苷 (Δ^7-stigmastenyl-β-D-glucoside)[1]、Δ^7- 豆 甾 烯 醇 (Δ^7-stigmastenol)、Δ^7- 豆甾烯醇 (Δ^7-stigmastenol) 的酸化甾醇葡萄糖苷、α- 菠菜甾醇 -β-D-葡萄糖苷 (α-spinasteryl-β-D-glucoside)、α- 菠菜甾醇 (α-spinasterol)[1,2]、6'- 棕榈酰基 -α- 菠菜甾醇 -β-D- 葡萄糖苷 (6'-palmityl-α-spinasteryl-β-D-glucoside)[1,4]。

有机酸及酯类成分 : 肉豆蔻酸 (myristic acid)、棕榈酸 (palmitic acid)[1]、邻苯二甲酸二丁酯 (dibutylphthalate)、油酸乙酯 (ethyl oleate)、棕榈酸乙酯 (ethyl palmitate)、硬脂酸 (stearic acid)、2-单亚油酸甘油酯 (2-monolinolein)、棕榈酸十四醇酯 (tetradecyl palmitate)[1,2]。

氨基酸类成分 : 谷氨酸 (glutamic acid)、γ- 谷氨酸组氨酸 (γ-glutamylhistidine)、γ- 氨基丁酸 (γ-aminobutyric acid)、天冬氨酸 (aspartic acid)、瓜氨酸 (citrulline)[1]。

黄酮类成分 : 黄姜味草醇 (xanthomicrol)[1]。

其他 : 组胺 (histamine)、有丝分裂原 (mitogen)、美商陆根抗病毒蛋白 (PAP-R,pokeweed antiviral protein from roots)[1]、2- 乙基 - 正己醇 (2-ethyl-1-hexanol)、2- 甲氧基 -4- 丙烯基苯酚 (2-methoxy-4-propenylphenol)、美植物致丝裂素 (phytomitogen)、2- 哌啶甲酸 (pipecolinic acid)、美商陆根抗真菌蛋白 R_1(pokeweed antifungal protein R_1)、美商陆根抗真菌蛋白 R_2(pokeweed antifungal protein R_2)、带状网翼藻醇 (zonarol)[1,2]、商陆多糖 I (PAP- I)[1,4]、商陆多糖 II (PAP- II)[4]。

【药典检测成分】2015 版《中国药典》规定 , 本品照高效液相色谱法测定 , 按干燥品计算 , 含商陆皂苷甲不得少于 0.15%。

参考文献

[1] 国家中医药管理局《中华本草》编委会. 中华本草 : 第 2 册 1377 [M]. 上海 : 上海科学技术出版社, 1999 : 737-743.

[2] 易扬华. 中药商陆脂溶性成分的研究 [J]. 中国药学杂志, 1990, 25 (10): 585-586.

[3] 原思通, 王祝举, 程明. 中药商陆的研究进展 (I) [J]. 中药材, 1991, 14 (1): 46-49.

[4] 王祝禄, 陈海生, 郑钦岳, 等. 商陆多糖的分离和纯化 [J]. 第二军医大学学报, 1990, 11 (3): 56-57.

373. 旋覆花 Inulae Flos

【来源】本品为菊科植物旋覆花 *Inula japonica* Thunb. 或欧亚旋覆花 *Inula britannica* L. 的干燥头状花序。夏、秋二季花开放时采收 , 除去杂质 , 阴干或晒干。

【性能】苦、辛、咸 , 微温。降气 , 消痰 , 行水 , 止呕。

【化学成分】本品主要含有黄酮类、生物碱类、萜类等化学成分。

黄酮类成分 : 异槲皮苷 (*iso*-quercitrin)[1-4]、山柰酚 (kaempferol)[1,3-6]、槲皮素 (quercetin)[1,4,7]、杜鹃黄素 (azaleatin)、5,4'- 二甲氧基槲皮素 (5,4'-dimethoxyquercetin)[1,5]、柽柳素 (tamarixetin)、红车轴草素 (pratensein)[1,7]、4',5,7- 三羟基 -3,6- 二甲氧基黄酮 -7-O-β-D- 吡喃葡萄糖苷 (4',5,7-trihydroxy-3,6-dimethoxy flavone-7-O-β-D-glucopyranoside)[3]、 槲皮苷 (quercitrin)[3,4,6]、芦丁 (rutin)、槲皮万寿菊苷 (quercetagitrin)[4]、木犀草素 (luteolin)、6- 甲氧基 - 木犀草素 (6-methoxy-luteolin)、菠叶素 (spinacetin)、异鼠李素 (*iso*-rhamnetin)[6]、6- 羟基 -3- 硫酸基山柰酚 (6-hydroxykaempferol-3-sulphate)、3- 硫酸基槲皮素 (quercetin 3-sulphate)[8]、高车前素 -7-葡萄糖苷 (hispidulin-7-glucoside)、万寿菊素 -7-O-(6''- 异丁酰基) 葡萄糖苷 [patuletin-7-O-(6''-*iso*-butyryl)glucoside]、 万寿菊素 -7-O-(6''- 异戊酰基) 葡萄糖苷 [patuletin-7-O-(6''-*iso*-valeryl) glucoside]、 万寿菊素 -7-O-(6''- 甲基丁酰基) 葡萄糖苷 {patuletin-7-O-[6''-(2-methylbutyryl)] glucoside}、万寿菊苷 (patulitrin)、木犀草素 (luteolin)[9]、1,5- 双咖啡酰基奎尼酸 (1,5-di-*o*-caffeoylquinic acid)、槲皮黄苷 (quercimeritrin)。

生物碱类成分：小檗碱 (berberine)[4]、奥索千里光碱 (tomentosin)[10]。

萜类成分：氧化大花旋覆花内酯 (oxobritannilactone)[1]、胡萝卜苷 (daucosterol)[1,5,7]、1,6-*O,O*-二乙酰基大花旋覆花内酯 (1,6-*O,O*-diacetylbritannilactone)[1,5,7,12]、蒲公英甾醇 (taraxasterol)、蒲公英甾醇乙酸酯 (taraxasterol acetate)[1,5,13]、1-氧-乙酰大花旋覆花内酯 (1-*O*-acetylbritannilactone)[1,6,7,12]、旋覆花酸 (inulalic acid)、大花旋覆花内酯 (britannilactone)、环醚大花旋覆花内酯 (britannilide)[1,7]、天人菊内酯 (gaillardin)[1,10,11]、旋覆花次内酯 (inulicin)[1,12,14]、去乙酰旋覆花次内酯 (deacetyl inulicin)、旋覆花佛术内酯 (eremobritanilin)[1,14]、2-*O*-*β*-D- 苍术苷配基 - 吡喃葡萄糖苷 (2-*O*-*β*-D-glucopyranosyl atractylogenin)、17-*O*-*β*-D- 吡喃葡萄糖基 -16-*β*-H- 对映 - 贝壳杉烷 -19- 羧酸 (17-*O*-*β*-D-glucopyranosyl-16-*β*-H-ent-kauran-19-oic acid)、17-*O*-*β*-D- 吡喃葡萄糖基 -16-*β*-H- 对映 - 贝壳杉烷 -19- 羧酸 -19-*O*-*β*-D- 吡喃葡萄糖苷 (17-*O*-*β*-D-glucopyranosyl-16-*β*-H-ent-kauran-19-oic acid-19-*O*-*β*-D-glucopyranoside)[3]、3*β*,16*β*- 二羟基羽扇豆醇 -3- 肉豆蔻酸酯 (3*β*,16*β*-dihydroxylupeol-3-myristate)、3*β*,16*β*- 二羟基羽扇豆醇 -3- 棕榈酸酯 (3*β*,16*β*-dihydroxylupeol-3-palmitate)、*β*- 香树精棕榈酸酯 (*β*-amyrin palmitate)、13(18)- 齐墩果烯 -3- 乙酸酯 [olean-13(18)-en-3-acetate]、表木栓醇 (*epi*-friedelinol)[8]、甲氧基寿菊素 (axillarin)[9]、4-*epi-iso*-inuviscilide、表土木香灵 (8-*epi*-helenalin)、inuchinenolide A、inuchinenolide B、inuchinenolide C、聚乙烯醇海绵 (ivalin)[10]、4*α*,6*α*- 二羟基 -8*β*,12- 桉叶内酯 (4*α*,6*α*-dihydroxyeudesman-8*β*,12-olide)、堆心菊灵 (helenalin)、锦菊素 (bigelovin)、麦角内酯 (ergolide)[15,16]。

有机酸及酯类成分：棕榈酸 (palmitic acid)[1]、咖啡酸 (caffeine acid)[1,2,4]、肉豆蔻酸 (myristic acid)[1,5]、硬脂酸甘油酯 (stearin)[1,5,7]、绿原酸 (chlorogenic acid)[1,7]。

其他：谷甾醇 -3- 葡萄糖苷 (sitosteryl-3-glucoside)[3,8]。

【药典检测成分】无。

参考文献

［1］国家中医药管理局《中华本草》编委会. 中华本草：第 7 册 6917［M］. 上海：上海科学技术出版社，1999：871-875.

［2］Dombrowicz E, et al. CA, 1969, 70：44813s.

［3］Shao Y, Bai N, Zhou B. Kaurane glycosides from Inula britannica. Phytochemistry, 1996, 42：783-786.

［4］耿红梅. 欧亚旋覆花化学成分的研究［J］. 时珍国医国药, 2008, 19（10）：2432-2433.

［5］白乃生, 张丽, 刘守信, 等. 大花旋覆花中的新倍半萜内酯［J］. 河北轻化工学院学报, 1994, 4：28-33.

［6］耿红梅, 张俊英, 张嫡群. 欧亚旋覆花化学成分的研究［J］. 中成药, 2008, 30（8）：1188-1189.

［7］周炳南, 3rd Sino-French Symp on the Chemistry of Natural Products. Shanghai Oct, 5-7, 1993：13.

［8］ksüz S, Topcu G. Triterpene fatty acid esters and flavonoids from Inula britannica. Phytochemis-try, 1978, 26：3082-3084.

［9］Park EJ, Kim Y, Kim J. Acylated flavonol glycosides from the flower of Inula britannica. J Nat Prod, 2000, 63：34-36.

［10］Ito K, IidaT. Seven sesquiterpene lactones from Inula Britannica var. Chinensis. Phytochemistry, 1981, 20：271-273.

［11］Pyrek Jan S T. CA, 1977, 87：197230a.

［12］Zhou B, Bai N, Lin L, et al. Sesquiterpene lactones from Inula britannica［J］. Phytochemistry, 1993, 34：249-252.

［13］Iijima K, Kiyohara H, Tanaka M, et al. Preventive effect of taraxasteryl acetate from Inula britannica subsp. japonica on experimental hepatitis in vivo［J］. Planta Med, 1995, 61：50-53.

［14］楼之岑, 秦波. 常用中药材品种整理和质量研究［M］. 北京：北京大学医学出版社, 1996：575.

［15］Park EJ, Kim J. Cytotoxic sesquiterpene lactones from Inula britannica. Planta Med, 1998, 64：752-754.

［16］王艳敏, 于能江, 赵骏, 等. 旋覆花化学成分的研究［J］. 解放军药学学报, 2012, 28（3）：193-199.

374. 断血流 Clinopodii Herba

【来源】本品为唇形科植物灯笼草 *Clinopodium polycephalum*(Vaniot)C.Y.Wu et Hsuan 或风轮菜 *Clinopodium chinensis*(Benth.)O.Kuntze 的干燥地上部分。夏季开花前采收，除去泥沙，晒干。

【性能】微苦、涩，凉。止血。

【化学成分】本品主要含黄酮类、挥发油类、三萜类等化学成分。

黄酮类成分：柚皮素 (naringenin)[1]、香蜂草苷 (didymin)[1,2]、江户樱花苷 (prunin)、异樱花素 (*iso*-sakuranetin)、柚皮素 -7- 芸香糖苷 (naringenin-7-rutinoside)[2]。

挥发油类成分：柠檬烯 (limonene)、匙叶桉油烯醇 (spathulenol)、反式 - 石竹烯 (*trans*-caryophyllene)[3]。

三萜类成分：蒲公英赛 -9,12,17- 三烯 -3β-23- 二醇 (taraxer-9,12,17-triene-3β,23-diol)、风轮菜皂苷 A(clinopodiside A)[4,5]、风轮菜皂苷 B(clinopodiside B)、风轮菜皂苷 C(clinopodiside C)、风轮菜皂苷 D(clinopodiside D)、风轮菜皂苷 E(clinopodiside E)、风轮菜皂苷 F(clinopodiside F)、风轮菜皂苷 G(clinopodiside G)、熊果酸 (ursolic acid)[6,7]。

甾醇类成分：6- 十八碳酸酯基 -α- 菠甾醇 -3-*O*-β-D- 葡萄糖苷 (6-stearyl-α-spinasteryl-3-*O*-β-D-glucoside)[1,2]、6- 棕榈酰基 -α- 菠甾醇 -3-*O*-β-D- 葡萄糖苷 (6-palmityl-α-spinasteryl-3-*O*-β-D-glucoside)、β- 谷甾醇 (β-sitosterol)[2]。

其他：香豆酸 (coumaric acid)[1]。

【药典检测成分】无。

参考文献

[1] 陈靖宇，陈建民，肖培根. 荫风轮的化学成分研究（Ⅰ）[J]. 天然产物研究与开发，1997，9（3）：8-11.

[2] 柯樱，蒋毅，罗思齐. 风轮菜的化学成分研究 [J]. 中草药，1999，30（1）：10-12.

[3] 刘金旗，刘劲松，吴德玲，等. 荫风轮挥发油化学成分的研究 [J]. 中草药，1999，30（10）：732-733.

[4] 国家中医药管理局《中华本草》编委会. 中华本草：第 7 册 6020 [M]. 上海：上海科学技术出版社，1999：22-24.

[5] Xue Shen-ru, Liu Jin-qi, Wang Gang. Triterpenoid saponins from Clinopodium polycephalum [J]. Pyochemistry, 1992, 31（3）：1049.

[6] Liu ZM, Li D, Owen NL, et al. Two triterpenoid saponins from C. chinensis [J]. Nat Prod Lett, 1995, 6（2）：157-161.

[7] Liu ZM, Li D, Owen NL, et al. Oleanane triterpenoid saponins from the Chinese medical herb C. chinensis [J]. J Nat Prod, 1995, 58（10）：1600-1604.

375. 淫羊藿 Epimedii Folium

【来源】本品为小檗科植物淫羊藿 *Epimedium brevicornu* Maxim.、箭叶淫羊藿 *Epimedium sagittatum*(Sieb.et Zucc.)Maxim.、柔毛淫羊藿 *Epimedium pubescens* Maxim. 或朝鲜淫羊藿 *Epimedium koreanum* Nakai 的干燥地上部分。夏、秋季茎叶茂盛时采割，除去粗梗及杂质，晒干或阴干。

【性能】辛、甘，温。补肾阳，强筋骨，祛风湿。

【化学成分】本品主要含黄酮类、甾醇类、木脂类素等化学成分。

黄酮类成分：巫山淫羊藿黄酮苷 (wushanicariin)、淫羊藿醇 A$_1$(icariol A$_1$)、淫

羊藿醇 A_2(icariol A_2)、朝鲜淫羊藿属苷Ⅰ(epimedokoreanoside Ⅰ)、朝鲜淫羊藿属苷Ⅱ(epimedokoreanoside Ⅱ)、去甲淫羊藿素(desmethylicaritin)、脱水淫羊藿素 -3-O- 鼠李糖苷(anhydroicaritin-3-O-rhamnoside)、山柰酚 -3- 双鼠李糖苷(kaempferol-3-dirhamnoside)、槲皮素 -3-O-β-D- 葡萄糖苷(quercetin-3-O-β-D-glucoside)、2″- 鼠李糖意卡瑞苷 A(2″-O-rhamnosyl ikarisoside A)、8- 异戊烯基山柰酚 -4′- 甲氧基 -3-[木糖基 -(1 → 4)- 鼠李糖苷]-7- 葡萄糖苷 {8-prenylkaempferol-4′-methoxy-3-[xylosyl-(1 → 4)-rhamnoside]-7-glucoside}、淫羊藿苷元 B_1(icarisidin B_1)、大花淫羊藿苷 A(ikarisoside A)[1]、淫羊藿苷 A_1(icariin A_1)、淫羊藿苷 B_2(icariin B_2)、淫羊藿苷 B_6(icariin B_6)、淫羊藿苷 B_9(icariin B_9)、淫羊藿苷 D_3(icariin D_3)、淫羊藿苷 E_6(icariin E_6)、淫羊藿苷 E_7(icariin E_7)、淫羊藿苷 H_1(icariin H_1)、淫羊藿次苷Ⅰ(icariside Ⅰ)[1-3]、槲皮素(quercetin)、小麦黄素(tricin)[1,4-8]、淫羊藿定 A(epimedin A)[1,9-14]、淫羊藿素 -3- 鼠李糖苷(icaritin-3-O-α-rhamnoside)、箭叶苷 C(sagittatoside C)[1,15,16]、箭叶苷 B(sagittatoside B)[1,15-17]、柔藿苷(rouhuoside)、箭叶亭苷 A(sagittatin A)、箭叶亭苷 B(sagittatin B)、箭叶苷 A(sagittatoside A)[1,17,19,20]、淫羊藿定 B(epimedin B)、淫羊藿定 C(epimedin C)[1,18-21]、大花淫羊藿苷 B(ikarisoside B)[1,19,20]、大花淫羊藿苷 C(ikarisoside C)[1,19-21]、山柰酚 -3,7-O-α-L- 鼠李糖苷(kaempferol-3,7-O-α-L-rhamnoside)、宝藿苷Ⅵ(baohuoside Ⅵ)[2,3]、宝藿苷Ⅰ(baohuoside Ⅰ)[2,3,15]、朝藿素 B(epimedokoreanin B)、朝藿素 C(epimedokoreanin C)、朝藿素 D(epimedokoreanin D)、淫羊藿素(icaritin)、甘草素(liquiritigenin)[4-8]、金丝桃苷(hyperoside)[4-8,15,16,23]、去甲银杏双黄酮(bilobetin)、粗毛淫羊藿苷(acuminatin)、朝藿苷甲(korepimedoside A)、朝藿苷乙(korepimedoside B)、朝藿苷丙(korepimedoside C)、银杏双黄酮(ginkgetin)、异银杏双黄酮(iso-ginkgetin)、淫羊藿苷 A_7(icariside A_7)、2-(对羟基苯氧)-5,7- 二羟基 -6- 异戊烯基色酮 [2-(p-hydroxyphenoxy)-5,7-dihydroxy-6-prenylchromone]、沙立苷(salidroside)[9-14]、2″- 鼠李糖基淫羊藿次苷Ⅱ(2″-O-rhamnosyl-icariside Ⅱ)[9-15,19-21]、脱水淫羊藿素(anhydroicaritin)[9-14,17]、大花淫羊藿苷 F(ikarisoside F)[15,16]、宝藿苷Ⅱ(baohuoside Ⅱ)[15,22]、去甲脱水淫羊藿素 -3-O-α-L- 鼠李糖基 -(1 → 2)-α-L- 鼠李糖苷(desmethylanhydroicaritin-3-O-α-L-rhamnopyranosyl-(1 → 2)-α-L-rhamnopyranoside)、脱水淫羊藿素 -3-O-α-L- 鼠李糖 -(1 → 2)- α-L- 鼠李糖苷 [anhydroicaritin-3-O-α-L-rhamnopyranosyl-(1 → 2)-α-L-rhamnopyranoside][17]、去甲脱水淫羊藿素(desmethylanhydroicaritin)[17,18]、双藿苷 A(diphylloside A)[18]、双藿苷 B(diphylloside B)[18-21]、双藿苷 A_1(diphylloside A_1)、双藿苷 B_1(diphylloside B_1)、淫羊藿糖苷 A(epimedoside A)、淫羊藿糖苷 C(epimedoside C)[19-22]、箭叶素 (5-hydroxy-6,7-dimethoxy-3′,4′-methylene-dioxyflavone)[24]、淫羊藿苷 A (epimedoside A)、二叶淫羊藿苷 B(diphylloside B)、大花淫羊藿苷 C(ikarisoside C)[25]、朝藿定 C(epimedin C)[25,26]、淫羊藿次苷 C(icariside C)，icariesionl-4′-β-D-glucopyranoside[26]。

甾醇类成分：菜油甾醇(campesterol)、植物甾醇(phytosterol)[1]、β- 谷甾醇(β-sitosterol)[1,21,24]、胡萝卜苷(daucosterol)[4-8]、β- 谷甾醇葡萄糖苷(β-sitosterol glucoside)[24]。

木脂素类成分：赤式 5′- 甲氧基狄利格醇鼠李糖苷 (5′-methoxydilignol rhamnoside)、苯乙醇基葡萄糖苷 (phenethyl glucoside)、5,5′- 二甲氧基狄利格醇 (5,5′-dimethoxydilignol)、赤式及苏式狄利格醇 (dilignol)、赤式及苏式狄利格醇鼠李糖苷 (dilignol rhamnoside)、赤式及苏式的 1,2- 双 -(4- 羟基 -3- 甲氧基苯基)- 丙烷 -1,3- 二醇 [1,2-bis-(4-hydroxy-3-methoxyphenyl)-propane-1,3-diol]、5- 甲氧基 -9- 木糖基 -(－)- 异落叶松脂醇 [5-methoxy-9-xylosyl-(－)-iso-lariciresinol]、右旋 - 丁香树脂酚 - 葡萄糖苷 (syringaresinol-O-β-D-glucopyranoside)、二氢去氢双松柏醇 (dihydrodehydrodiconiferyl alcohol)、山矾脂素葡萄糖苷 (symplocosigenin-O-β-D-glucopyranoside)、5- 甲氧基 -(－)- 异落叶松脂醇 [5-methoxy-(－)-(iso-lariciresinol]、左旋 - 橄榄脂素 (L-olivil)[1]。

脂肪酸类成分：油酸 (oleic acid)、软脂酸 (palmitic acid)、亚油酸 (linoleic acid)[1]。

萜类成分：布卢门醇 C 葡萄糖苷 (blumenol C glucoside)[1]、6,22- 二羟基何帕烷 (6,22-hopanediol)[21]。

醌类成分：大黄素 (emodin)[4-8]。

菲类成分：2- 羟基 -3,4,6,7- 四甲氧基 -9,10- 二氢菲 (2-hydroxy-3,4,6,7-teramethoxy-9,10-dihydrophenanthrene)[4-8]。

饱和脂肪烃类成分：三十烷 (triacontane)、三十一烷 (hentriacotane)、三十三烷 (tritriacontane)、二十九烷 (nonacosane)[1]。

其他：苦味质、鞣质、挥发油、麦芽酚 (maltol)[9-14]、二十六醇 (hexacosanol)、(Z)- 己 -3-烯醇葡萄糖苷 [(Z)-3-hexenyl glucoside][21]、肌醇 (inositol)[23] 以及钾、钙等无机元素 [1]。

【药典检测成分】2015 版《中国药典》规定，本品照分光光度法测定，含总黄酮以淫羊藿苷计，不得少于 5.0%。本品照高效液相色谱法测定，按干燥品计算，含淫羊藿苷不得少于 0.50%。

参考文献

[1] 国家中医药管理局《中华本草》编委会. 中华本草：第 3 册 1910 [M]. 上海：上海科学技术出版社，1999：308-315.
[2] 廖时萱，朱洪平，陈海生，等. 心叶淫羊藿化学成分的研究 [J]. 第二军医大学学报，1994，15（3）：268.
[3] 阎文玫，符颖，马艳，等. 心叶淫羊藿黄酮类化学成分研究 [J]. 中国中药杂志，1998，23（12）：31-32，59.
[4] 李文魁，张如意，肖培根，等. 朝藿素 B 和朝藿素 C 的结构 [J]. 药学学报，1994，29（11）：835-839.
[5] 李文魁，肖培根，潘景岐，等. 朝鲜淫羊藿的化学成分（Ⅲ）[J]. 中国药学杂志；1995，30（8）：455-457.
[6] 李文魁，张如意，肖培根. 朝鲜淫羊藿化学成分的研究 [J]. 中草药，1995，26（9）：453-455.
[7] 李文魁，潘景岐，吕木坚. 朝藿苷 A 的结构 [J]. 药学学报，1996，31（6）：441-445.
[8] 李文魁，潘景岐，吕木坚. 朝藿素 D 的分离和结构 [J]. 药学学报，1996，31（1）：29-32.
[9] 孙朋悦，陈英杰，王志学. 朝鲜淫羊藿化学成分研究 [J]. 沈阳药科大学学报，1995，12（3）：234.
[10] 孙朋悦，赵吉福，文晔，等. 东北淫羊藿活性成分的研究 [J]. 沈阳药科大学学报，1995，12（4）：266-269，306.
[11] 孙朋悦，陈英杰，文晔，等. 朝藿苷甲和朝藿苷乙的结构鉴定 [J]. 药学学报，1996，31（8）：44-48.
[12] 孙朋悦，徐颖，等. 朝鲜淫羊藿的化学成分 [J]. 药学学报，1998，33（12）：919-922.
[13] 孙朋悦，徐颖，文晔，等. 朝鲜淫羊藿的化学成分 [J]. 中国药物化学杂志. 1998，8（2）：122.
[14] 孙朋悦，清水训子. 朝鲜淫羊藿的化学成分Ⅱ [J]. 中国药物化学杂志，1998，8（4）：281-284.
[15] 郭宝林，余竟光，肖培根，等. 淫羊藿化学成分的研究 [J]. 中国中药杂志，1996，21（5）：34-36，63.
[16] 郭宝林，余竟光，肖培根. 川鄂淫羊藿化学成分的研究 [J]. 中国中药杂志，1996，21（6）：353-355.
[17] 李文魁，郭宝林. 万山淫羊藿的化学成分 [J]. 中国中药杂志，1996，21（10）：614-616.
[18] 李文魁，肖培根，潘景岐，等. 万山淫羊藿的化学成分 [J]. 中国药学杂志，1996，31（6）：332-334.
[19] 贾宪生，吴家其，茅青. 粗毛淫羊藿根的化学成分研究Ⅰ [J]. 中国中药杂志，1998，23（3）：34-36，64.
[20] 贾宪生，吴家其，茅青. 黔岭淫羊藿化学成分的研究Ⅰ [J]. 中国药学杂志，1999，34（7）：442.
[21] 韩冰，沈彤，鞠建华，等. 黔岭淫羊藿的化学成分研究Ⅰ [J]. 中国药学杂志，2002，37（5）：333-335.
[22] 董晓萍，肖崇厚，张蓉，等. 粗毛淫羊藿化学成分的研究 [J]. 中国中药杂志，1994，19（0）：614-615.
[23] 李遇伯，孟繁浩，鹿秀梅，等. 淫羊藿化学成分的研究 [J]. 中国中药杂志，2005，30（8）：586-588.
[24] 吴勤丽，赵炎青，李珠莲. 箭叶淫羊藿化学成分研究 [J]. 中草药，1995，26（9）：451-452.
[25] 贾宪生，吴家其，茅青. 粗毛淫羊藿根的化学成分研究Ⅱ [J]. 中国中药杂志，1998，23（12）：737-739.
[26] 韩冰，沈彤，刘东，等. 黔岭淫羊藿化学成分的研究Ⅱ [J]. 中国药学杂志，2002，37（10）：740-742.

376. 淡竹叶　Lophatheri Herba

【来源】本品为禾本科植物淡竹叶 *Lophatherum gracile* Brongn. 的干燥茎叶。夏季未抽花穗前采割，晒干。

【性能】甘、淡，寒。清热除烦，利尿。

【化学成分】本品主要含黄酮类、有机酸及酯类、三萜及甾体类等化学成分。

黄酮类成分：荭草素 (tricin)、荭草素 -7-*O*-*β*-D- 葡萄糖苷 (tricin-7-*O*-*β*-D-glucoside)[1]、牡荆苷 (vitexin)[2]。

有机酸及酯类成分：反式对羟基桂皮酸 (*p*-hydroxy-cinnamic acid)[1]、香草酸 (vanillic acid)[2]、棕榈酸乙酯 (ethyl palmitate)、亚油酸乙酯 (ethyl linoleate)、2- 异丁基 - 丁酰 - 邻苯二甲酸酯 (2-methylpropyl-butyryl-phthalate)、14- 甲基 - 十五酸甲酯 (14-methyl-pentadecanoic acid,methyl ester)、硬脂酸甲酯 (octadecanoic acid,methyl ester)、9- 十八炔 (9-octadecyne)、(*E*)-9- 十八碳烯酸乙酯 [(*E*)-9-octadecenoic acid ethyl ester]、硬脂酸乙酯 (ethyl stearate)、1,2- 苯二羧酸二异丁基酯 [1,2-benzenedicarboxylic acid di(2-methylpropyl)ester]、1,2- 苯二酸双十二烷酯 (1,2-benzenedicarboxylic acid,didodecyl ester)、1,2- 苯二羧酸 -2- 乙基己基酯 [1,2-benzenedicarboxylic acid,mono(2-ethylhexyl)ester]、顺 -9,12,15 十八碳 - 三烯酸乙酯 [ethyl(9*Z*,12*Z*,15*Z*)-octadecatrienoate][3]。

三萜及甾体类成分 :*γ*- 谷甾醇 (*γ*-sitosterol)[3]、芦竹素 (arundoin)、印白茅素 (cylindrin)、无羁萜 (friedelin)、蒲公英赛醇 (taraxerol)[4]。

二萜类成分：植醇 (phytol)、异植醇 (*iso*-phytol)[3]。

其他 : 3,5- 二甲氧基 -4- 羟基苯甲醛 (3,5-dimethoxy-4-hydroxy benzoic aldehyde)[1]、胸腺嘧啶 (thymine)、腺嘌呤 (amidopurine)[2]、1- 甲氧基 -3-(2- 羟乙基) 壬烷 [1-methoxy-3-(2-hydroxyethyl) nonane]、13- 甲基三十一烷 (13-methylhentriacontane)、2- 萘基苯胺 (2-naphthyl phenylamine)、1,8*a*- 三甲基 - 顺 - 反 - 菊醛 (1,8*a*-trimethyl-*cis-trans*-chrysanthemal)、6,10,14- 三甲基 -2- 十五烷酮 (6,10,14-trimethyl-2-pentadecanone)、维生素 E(vitamin E)[3]。

【药典检测成分】无。

参考文献

［1］陈泉，吴立军，王军. 中药淡竹叶的化学成分研究［J］. 沈阳药科大学学报，2002，19（1）:23-24.

［2］陈泉，吴立军，阮丽军. 中药淡竹叶的化学成分研究（Ⅱ）［J］. 沈阳药科大学学报，2002，19（4）:257-259.

［3］邬云霞，吴启南，吴德康，等. 淡竹叶醇提物石油醚部位化学成分分析［J］. 中药材，2008，31（12）:1822-1824.

［4］国家中医药管理局《中华本草》编委会. 中华本草：第 8 册 7458［M］. 上海：上海科学技术出版社，1999:366-369.

377. 淡豆豉　Sojae Semen Praeparatum

【来源】本品为豆科植物大豆 *Glycine max*(L.)Merr. 的成熟种子的发酵加工品。

【性能】苦、辛，凉。解表，除烦，宣发郁热。

【化学成分】本品主要含黄酮类、萜类、维生素类等化学成分。

黄酮类成分：大豆黄苷 (daidzin)、染料木苷 (genistin)[1]、染料木素 (genistein)、大豆素 [7-hydroxy-3-(4-hydroxyphenyl)-4H-1-benzopyran-4-one][2]。

萜类成分：胡萝卜素 (carotene)、大豆皂醇 A(soyasapogenol A)、大豆皂醇 B(soyasapogenol B)、大豆皂醇 C(soyasapogenol C)、大豆皂醇 D(soyasapogenol D)[1]。

维生素类成分：亚叶酸 (folinic acid)、维生素 B₁、维生素 B₂、维生素 B₁₂、维生素 E、泛酸 (pantothenic acid)、叶酸 (folic acid) 、烟酸 (nicotinic acid)、生物素 (biotin)[1]。

其他 : 胆碱 (choline)、乙酰丙酸 (levulinic acid)、唾液酸 (sialic acid)、以及与苷元结合的糖类、葡萄糖醛酸、蛋白质、脂肪 [1]。

【药典检测成分】无。

参考文献

［1］国家中医药管理局《中华本草》编委会. 中华本草：第 4 册 3182［M］. 上海：上海科学技术出版社，1999：487.

［2］郭文勇，刘彬果，钟蕾，等. 大孔树脂吸附层析法提取淡豆豉中总异黄酮的研究［J］. 第二军医大学学报，2004，25（9）：1033-1034.

378. 密蒙花　Buddlejae Flos

【来源】本品为马钱科植物密蒙花 *Buddleja officinalis* Maxim. 的干燥花蕾及其花序。春季花未开放时采收，除去杂质，干燥。

【性能】甘，微寒。清热泻火，养肝明目，退翳。

【化学成分】本品主要含有黄酮类、萜类、苯丙素苷类等化学成分。

黄酮类成分：刺槐素 (acacetin)[1,2]、木犀草素 -7-*O*- 葡萄糖苷 (luteolin-7-*O*-β-D-glucopyranoside)、醉鱼草苷 (buddleo-glucoside)[1,3]、蒙花苷 (linarin)[1,4]、芹菜素 -7-*O*- 芸香糖苷 [apigenin-7-*O*-α-L-rhamnopyranosyl-(1 → 6)-β-D-glucopyranoside][4]、芹黄素 (apigenin)[4,5]、刺槐素 -7-*O*-α- 鼠李糖吡喃糖基 -(6 → 1)-β-D- 吡喃葡萄糖苷 (acacetin-7-*O*-α-rhamnopyranosyl-(6 → 1)-β-D-glucopyranoside)、木犀草素 (luteolin)、木犀草素 -7-*O*-β-D- 吡喃葡萄糖苷 (luteolin-7-*O*-β-D-glucopyranoside)[5]。

萜类成分：桃叶珊瑚苷 (aucubin)、梓醇 (catalpol)、梓果苷 (catalposide)、对甲氧基桂皮酰桃叶珊瑚苷 (*p*-methoxy-cinnamoyl aucubin)、对甲氧基桂皮酰梓醇 (*p*-methoxycinnamoylcatalpol)[1,3]、密蒙花苷 A、密蒙花苷 B(mimengoside)[1,4,6]、songaroside A[4]。

苯丙素苷类成分：洋丁香酚苷 (acteoside) 即毛蕊花苷 (verbascoside)、海胆苷 (echinacoside)[1,3]、异洋丁香苷 (*iso*-acteoside)[4]。

挥发油类成分：棕榈酸 (palmitic acid)、二十一烷 (heneicosane)[7]。

【药典检测成分】2015 版《中国药典》规定，本品照高效液相色谱法测定，按干燥品计算，含蒙花苷不得少于 0.50%。

参考文献

[1] 国家中医药管理局《中华本草》编委会. 中华本草：第 6 册 5527 [M]. 上海：上海科学技术出版社, 1999：210-212.

[2] 国家医药管理局中草药情报中心站. 植物药有效成分分册 [M]. 北京：人民卫生出版社, 1986：2-3.

[3] Hough ton P J, et al. Planta Med [J]. 1989, 55 (2)：123.

[4] 韩澎, 崔亚君, 郭洪祝, 等. 密蒙花化学成分及其活性研究 [J]. 中草药, 2004, 35 (10)：1086-1090.

[5] Matsuda H, Cai H, Kubo M, Tosa H, Iinuma M, et al. Study on anti-cataract drugs from natural sources. Ⅱ. Effects of buddlejae flos on in vitro aldose reductase activity. Biol Pharm Bull [J]. 1995, 18 (3)：463-466.

[6] Ding Ning, et al. Chem Pharm Bull [J]. 1992, 40 (3)：780.

[7] 张兰胜, 董光平, 刘光明. 密蒙花挥发油化学成分的研究 [J]. 安徽农业科学, 2010, 38 (9)：4585-4586.

379. 续断　Dipsaci Radix

【来源】本品为川续断科植物川续断 *Dipsacus asper* Wall.ex Henry 的干燥根。秋季采挖，除去根头及须根，用微火烘至半干，堆置"发汗"至内部变绿色时，再烘干。

【性能】苦、辛，微温。补肝肾，强筋骨，续折伤，止崩漏。

【化学成分】本品主要含有环烯醚萜苷、三萜及其皂苷类、挥发油类等化学成分。

环烯醚萜苷类成分：马钱子苷 (loganin)[1]、茶茱萸苷 (cantleyoside)、当药苷 (sweroside)[1,2]。

三萜及其皂苷类成分：3-*O*-α-L- 吡喃阿拉伯糖基常春藤皂苷元 (3-*O*-α-L-arabinopyranosylhederagenin)、3-*O*-α-D- 吡喃阿拉伯糖基常春藤皂苷元 -28-*O*-β-D- 吡喃葡

萄 糖 苷 (3-O-α-D-arabinopyranosylhederagenin-28-O-β-D-glucopyranoside)、3-O-[β-D- 吡 喃 木 糖基 (1→4)-β-D- 吡喃葡萄糖基 (1→4)][α-L- 吡喃鼠李糖基 (1→3)-β-D- 吡喃葡萄糖基] (1→3)-α-L- 吡喃鼠李糖基 (1→2)-α-L- 吡喃阿拉伯糖基常春藤皂苷元 -28-O-β-D- 吡喃葡萄糖 苷 {3-O-[β-D-xylopyranosyl(1→4)-β-D-glucopyranosyl(1→4)][α-L-rhamnopyranosy](1→3)-β-D-glucopyranosyl](1 → 3)-α-L-rhamnopyranosy(1 → 2)-α-L-arabinopyrannosylhederagenin-28-O-β-D-glucopyranoside}[1]、3-O-β-D- 吡喃葡萄糖基 (1→3)-α-L- 吡喃鼠李糖基 (1→2)-α-L- 吡喃阿拉伯糖基常春藤皂苷元 -28-O-β-D- 吡喃葡萄糖基 (1→6)-β-D- 吡喃葡萄糖苷 [3-O-β-D-glucopyranosyl(1→3)-α-L-rhamnopyranosyl(1→2)-α-L-arabinopyranosylhederagenin-28-O-β-D-glucopyranosyl(1→6)-β-D-glucopyranoside]、3-O-α-L- 吡喃鼠李糖基 (1→3)-β-D- 吡喃葡萄糖基 (1→3)-α-L- 吡喃鼠李糖基 (1→2)-α-L- 吡喃阿拉伯糖基常春藤皂苷元 -28-O-β-D- 吡喃葡萄糖基 (1→6)-β-D- 吡喃葡萄糖苷 [3-O-α-L-rhamnopyranosyl(1→3)-β-D-glucopyranosyl(1→3)-α-L-rhamnopyranosyl(1→2)-α-L-arabinopyranosylhederagenin-28-O-β-D-glucopyranosyl(1→6)-β-D-glucopyranoside]、3-O-β-D- 吡喃木糖基 (1→4)-β-D- 吡喃葡萄糖基 (1→4)-α-L- 吡喃鼠李糖基 (1→3)-β-D- 吡喃葡萄糖基 (1→3)-α-L- 吡喃鼠李糖基 (1→2)-α-L- 吡喃阿拉伯糖基常春藤皂苷元 [3-O-β-D-xylopyranosyl(1→4)-β-D-glucopyranosyl(1→4)-α-L-rhamnopyranosyl(1→3)-β-D-glucopy-ranosyl(1→3)-α-L-rhamnopyranosyl(1→2)-α-L-arabinopyrannosylhederagenin][1,2]、3-O-α-L- 吡喃阿拉伯糖基齐墩果酸 -28-O-β-D- 吡喃葡萄糖基 (1→6)-β-D- 吡喃葡萄糖苷 [3-O-α-L-arabinopyranosyloleanolic acid-28-O-β-D-glucopyranosyl(1 → 6)-β-D-glucopyranoside][1-3]、3-O-[β- 吡喃木糖基 (1→4)-β-D- 吡喃葡萄糖基 (1→4)][α-L- 吡喃鼠李糖基 (1→3)-β-D- 吡喃葡萄糖基 (1→3)-α-L- 吡喃鼠李糖基 (1→2)-α-L- 吡喃阿拉伯糖基常春藤皂苷元 -28-O-β-D- 吡喃葡萄糖基 (1→6)-β-D- 吡喃葡萄糖苷]{3-O-[β-D-xylopyranosyl(1 → 4)-β-D-glucopyranosyl(1 → 4)][α-L-rhamnopyranosyl(1 → 3)-β-D-glucopyranosyl(1 → 3)-α-L-rhamnopyranosyl(1 → 2)-α-L-arabinopyrannosylhederagenin-28-O-β-D-glucopyranosyl(1→6)-β-D-glucopyranoside}[1,4]、3-O-[β-D- 吡喃木糖基 (1→4)-β-D- 吡喃葡萄糖基 (1→4)][α-L- 吡喃鼠李糖基 (1→3)]-β-D- 吡喃葡萄糖基 (1→3)-α-L- 吡喃鼠李糖基 (1→2)-α-L- 吡喃阿拉伯糖基常春藤皂苷元 -28-O-β-D- 吡喃葡萄糖苷 {3-O-[β-D-xylopyranosyl(1 → 4)-β-D-glucopyranosyl(1→4)][α-L-rhamnopyranosyl(1 → 3)]-β-D-glucopyranosyl(1 → 3)-α-L-rhamnopyranosyl(1 → 2)-α-L-arabinopyranosylhederagenin-28-O-β-D-glucopyranoside}[1,4,5]、3-O-[β-D- 吡 喃 葡 萄 糖 基 (1→4)][α-L- 吡喃鼠李糖基 (1→3)]-β-D- 吡喃葡萄糖基 (1→3)-α-L- 吡喃鼠李糖基 (1→2)-α-L- 吡喃阿拉伯糖基常春藤皂苷元 -28-O-β-D- 吡喃葡萄糖 {3-O-[β-D-glucopyranosyl(1 → 4)][α-L-rhamnopyranosyl(1 → 3)]-β-D-glucopyranosyl(1 → 3)-α-L-rhamnopyranosyl(1→2)-α-L-arabinopyranosylhederagenin-28-O-β-D-glucopyranosyl(1→6)-β-D-glucopyranoside}、3-O-[β-D- 吡喃木糖基 (1→4)-β-D- 吡喃葡萄糖基 (1→4)][α-L- 吡喃鼠李糖基 (1→3)-β-D- 吡喃葡萄糖基 (1→3)-α-L- 吡喃鼠李糖基 (1→2)-α-L- 吡喃阿拉伯糖基齐墩果酸 -28-O-β-D- 吡喃葡萄糖基 (1→6)-β-D- 吡喃葡萄糖苷]{3-O-[β-D-xylopyranosyl(1→4)-β-D-glucopyranosyl(1 → 4)][α-L-rhamnopyranosyl(1 → 3)]-β-D-glucopyranosyl(1 → 3)-α-L-rhamnopyranosyl(1 → 2)-α-L-arabinopyrannosyloleanolic acid-28-O-β-D-glucopyranosyl-(1 → 6)-β-D-glucopyranoside}、3-O-[β-D- 吡 喃 葡 萄 糖 基 (1→4)][α-L- 吡 喃 鼠 李 糖 基 (1→3)]-β-D- 吡喃葡萄糖基 (1→3)-α-L- 吡喃鼠李糖基 (1→2)-α-L- 吡喃阿拉伯糖基常春藤皂苷元 {3-O-[β-D-glucopyranosyl(1 → 4)]-α-L-rhamnopyranosyl(1 → 3)-β-D-glucopyranosyl(1 → 3)-α-L-rhamnopyranosyl(1 → 2)-α-L-arabinopyranosylhederagenin}[1,6]、3-O-[β- 吡喃木糖基 (1→4)-β-D- 吡喃葡萄糖基 (1→4)][α-L- 吡喃鼠李糖基 (1→3)]-β-D- 吡喃半乳糖基 (1→3)-α-L- 吡喃鼠李糖基 (1→2)-α-L- 吡喃阿拉伯糖基常春藤皂苷元 {3-O-[β-D-xylopyranosyl(1→4)-β-D-glucopyranosyl(1 → 4)][α-L-rhamnopyranosyl(1 → 3)]-β-D-galactopyranosyl(1 → 3)-α-L-rhamnopyranosyl(1→2)-α-L-arabinopyranosylhederagenin} 即川续断皂苷 F(asperosaponin F)、

3-*O*-[*β*-D- 吡喃木糖基 (1 → 4)-*β*-D- 吡喃葡萄糖基 (1 → 4)][*α*-L- 吡喃鼠李糖基 (1 → 3)]-*β*-D- 吡喃半乳糖基 (1 → 3)-*α*-L- 吡喃鼠李糖基 (1 → 2)-*α*-L- 吡喃阿拉伯糖基常春藤皂苷元 -28-*O*-*β*-D- 吡喃葡萄糖基 (1→6)-*β*-D- 吡喃葡萄糖苷 {3-*O*-[*β*-D-xylopyranosyl(1→4)-*β*-D-glucopyranosyl(1→4)][*α*-L-rhamnopyranosyl(1 → 3)]-*β*-D-galactopyranosyl(1 → 3)-*α*-L-rhamnopyranosyl(1 → 2)-*α*-L-arabinopyranosylhederagenin-28-*O*-*β*-D-glucopyranosyl(1 → 6)-*β*-D-glucopyranoside} 即川续断皂苷 H₁(asperosaponin H₁)[1,7]、3-*O*-(4-*O*- 乙酰基)-*α*-L- 吡喃阿拉伯糖基常春藤皂苷元 -28-*O*-*β*-D- 吡喃葡萄糖基 (1 → 6)-*β*-D- 吡喃葡萄糖苷 [3-*O*(4-*O*-acetyl)-*α*-L-arabinopyranosylhederagenin-28-*O*-*β*-D-glucopyranosyl(1 → 6)-*β*-D-glucopyranoside]、木通皂苷 D 即 3-*O*-*α*-L- 吡喃阿拉伯糖基常春藤皂苷元 -28-*O*-*β*-D- 吡喃葡萄糖基 (1 → 6)-*β*-D- 吡喃葡萄糖苷 [akebiasaponin D,3-*O*-*α*-L-arabinopyranosylhederagenin-28-*O*-*β*-D-glucopyranosyl(1 → 6)-*β*-D-glucopyranoside][2,3]、常春藤皂苷元 -28-*O*-*β*-D- 吡喃葡萄糖基 (1 → 6)-*β*-D- 吡喃葡萄糖苷 [hederagenin-28-*O*-*β*-D-glucopyranosyl(1 → 6)-*β*-D-glucopyranoside][6,9]、常春藤皂苷元 (hederagenin)[8]、*epi*-vogeloside、vogeloside[10]、7*R*,8*S*,7′*R*,8′*S*-5-methoxyprinsepiol-4-*O*-*β*-D-glucopyranoside[17]。

挥发油类成分 :2′- 羟基 -4′- 甲氧基 - 苯乙酮 (2′-hydroxy-4′-methoxyacetophenone)、2,6- 二叔丁基 -4- 甲基苯酚 [2,6-bis-(1,1-dimethylethyl)-4-methylphenol]、莳萝艾菊酮 (carvotanacetone)、氧芴 (dibenzofuran)、2,4- 二甲基苯酚 (2,4-dimethylphenol)、1,2- 二甲氧基苯 (1,2-dimethoxybenzene)、丙酸乙酯 (ethylpropionate)、3- 乙基 -5- 甲基苯酚 (3-ethyl-5-methylphenol)、2- 乙基 -4- 甲基苯酚 (2-ethyl-4-methylphenol)、3- 甲基苯酚 (3-methylphenol)[1,12]、4- 甲基苯酚 (4-methylphenol)、4-甲基 -1- 异丙基 -3- 环己烯 -1- 醇 [4-methyl-1-(1-methylethyl)-3-cyclohexene-1-ol]、4-(3- 甲基 -2-丁烯基)-4- 环己烯 -1,3- 二酮 [4-(3-methyl-2-butenyl)-4-cyclohexene-1,3-diketone]、苯酚 (phenol)、菲 (phenanthrene)、2,4,6- 三叔丁基苯酚 (2,4,6-tri-tert-butylphenol)[1,12]。

甾醇类成分 :胡萝卜苷 (daucosterol) [1,3]、*β*- 谷甾醇 (*β*-sitosterol)[3,8]。

其他 :钛 (Ti)[1,2]、蔗糖 (sucrose)[1,3]、*α*,*α*,4- 三甲基 -3- 环己烯甲醇 (*α*,*α*,4-trimethyl-3-cyclohexenemethanol)[1,4]、7-deoxyloganic acid[10]。

【药典检测成分】2015 版《中国药典》规定 , 本品照高效液相色谱法测定 , 按干燥品计算 , 含川续断皂苷Ⅵ不得少于 2.0%。

参考文献

[1] 国家中医药管理局《中华本草》编委会 . 中华本草 : 第 7 册 6630 [M] . 上海 : 上海科学技术出版社 , 1999 : 581-584.
[2] 张永文 , 薛智 . 川续断中的新三萜皂苷 [J] . 药学学报 , 1991, 26 (12) : 911.
[3] 张永文 , 薛智 . 川续断的化学成分研究 [J] . 药学学报 , 1991, 26 (9) : 676-681.
[4] 张永文 , 薛智 . 川续断中皂苷Ⅸ和Ⅹ的结构研究 [J] . 药学学报 , 1992, 27 (12) : 911-917.
[5] 杨尚年 , 吴知行 . 川续断中三萜皂苷的研究Ⅰ [J] . 中国药科大学学报 , 1993, 24 (5) : 272-275.
[6] 张永文 , 薛智 . 川续断中皂苷Ⅺ , Ⅻ和ⅫⅠ的结构研究 [J] . 药学学报 , 1993, 28 (5) : 358-363.
[7] 魏峰 , 楼之岑 , 刘一明 , 等 . 用核磁共振新技术测定川续断皂苷 F 和 H-1 两个新皂苷的结构及光谱规律的研究 [J] . 药学学报 , 1994, 29 (7) : 511-518.
[8] 魏慧芬 , 梁光义 . 川续断的化学成分 [J] . 中草药 , 1987, 18 (5) : 198-201.
[9] 杨尚年 , 吴知行 , 任海红 , 等 . 川续断中生物碱的研究 [J] . 中国药科大学学报 , 1993, 24 (5) : 276-280.
[10] 杨紫刚 , 丁鲲 , 许刚 , 等 . 续断化学成分研究 [J] . 中药材 , 2012, 35 (11) : 1789-1792.
[11] 孙欣光 , 黄文华 , 郭宝林 . 续断的化学成分研究 [J] . 现代药物与临床 , 2014, 29 (5) : 459-464.
[12] 吴知行 , 周胜辉 , 杨尚年 , 等 . 川续断中挥发油的分析 [J] . 中国药科大学学报 , 1994, 25 (4) : 202-204.

380. 绵马贯众　Dryopteridis Crassirhizomatis Rhizoma

【来源】本品为鳞毛蕨科植物粗茎鳞毛蕨 *Dryopteris crassirhizoma* Nakai 的干燥根茎及叶柄残

基。秋季采挖,削去叶柄、须根,除去泥沙,晒干。

【性能】苦,微寒;有小毒。清热解毒,驱虫。

【化学成分】本品主要含三萜类、挥发油、间苯三酚衍生物等化学成分。

三萜类成分:里白烯 (diploptene)、里白醇 (diplopterol)、29- 何帕醇 (29-hopanol)、9(11)-羊齿烯 [9(11)-fernene][1]、雁齿烯 (filicene)[1,2]、铁线蕨酮 (adiantone)[1,3]。

挥发油类成分:橙花叔醇 (nerolidol)、二十五烷醇 (pentacosanol)[2]、石竹烯 (caryophyllene)、α-姜黄烯 (α-curcumene)、顺式十氢萘 (cis-decahydronaphthalene)、[1S-(1α,3β,4α,8$\alpha\beta$)]- 十氢 -4,8,8-三甲基 -9- 亚甲基 -9-1,4- 亚甲基薁 {[1S-(1α,3$\alpha\beta$,4α,8$\alpha\beta$)]-decahydro-4,8,8-trimethyl-9-methylene-9-1,4-methyleneazulene}、2,3,4,4α,5,6- 六氢 -1,4α- 二甲基 -7-(1- 甲基乙基)- 萘 [2,3,4,4α,5,6-hexahydro-1,4α-dimethyl-7-(1-methyl-ethyl)-naphthalene]、9-(1- 甲基亚乙基)- 二环 [6.1.0] 壬烷 {9-(1-methylethylidene)-dicyclo[6.1.0]nonane}、环己烷基环己烷 (cyclohexylcyclohexane)、1- 甲基乙基 - 环己烷 (1-methylethyl-cyclohexane)、[1αR-(1$\alpha\alpha$,7α,7α,7b)]-1α,2,3,5,6,7,7α,7b-八氢 -1,1,7,7α- 四甲基 -1H- 环丙烷 [a] 萘 {1αR-(1$\alpha\alpha$,7α,7α,7b)]-1α,2,3,5,6,7,7α,7b-octahydro-1,1,7,7α-tetramethyl-1H-cyclopropan[a]naphthalene}、(−)-3,7,7- 三甲基 -11- 亚甲基 - 螺 [5.5]十一 -2- 烯 {(−)-3,7,7-trimethyl-11-methylene-spiro[5.5]undeca-2-ene}、3,7,11- 三甲基 -2,6,10-三烯十二烷 -1- 醇 [3,7,11-trimethyl-2,6,10-triendodecane-1-ol][4]。

间苯三酚衍生物成分:BBB、PBB、PBP、BB、PB[1,2]、东北贯众素 (dryocrassin)[1,2,5,6]、黄绵马酸 (flavaspidic acid)AB[1,2,6]、白绵马素 AA(albaspidin AA)、白绵马素 AP(albaspidin AP)、白绵马素 PP(albasspidin PP)[1,3]、绵马酸 ABA(filixic acid ABA)、绵马酸 AB(filixic acid AB)、绵马酸 ABP(filixic acid ABP)、aemulinBB[6]。

其他:α-D- 葡辛糖 -δ- 内酯 - 烯二醇 (α-D-glucooctano-δ-lactone enediol)、异戊烯腺苷 (iso-pentenyladenosine)[1]、二十六烷酸 (hexacosoic acid)、蔗糖 (cane sugar)[2]、丁基环己烷 (butylcyclohexane)[4]。

【药典检测成分】无。

参考文献

[1] 国家中医药管理局《中华本草》编委会. 中华本草:第 2 册 0617 [M]. 上海:上海科学技术出版社,1999:194-198.

[2] 高增平、李世文、陆蕴如,等. 中药绵马贯众的化学成分研究 [J]. 中国药学杂志,2003,3(84):260-262.

[3] 齐峰、王娥丽. 常用药材绵马贯众活性成分研究 [J]. 天津医科大学学报,2007,13(2):191-193.

[4] 高增平、马秉智、陆蕴如. 绵马贯众的化学成分研究(Ⅱ)[J]. 北京中医药大学学报,2004,27(1):52-53.

[5] 吴寿金、杨秀贤、张丽,等. 绵马贯众化学成分的研究(Ⅰ)[J]. 中草药,1996,27(8):458-459.

[6] 吴寿金、杨秀贤. 绵马贯众化学成分的研究Ⅱ绵马贯众中间苯三酚衍生物的质谱 - 质谱分析 [J]. 中草药,1997,28(12):712-714.

381. 绵萆薢　Disocoreae Spongiosae Rhizoma

【来源】本品为薯蓣科植物绵萆薢 Dioscorea spongiosa J.Q.Xi,M.Mizuno et W.L.Zhao 或福州薯蓣 Dioscorea futschauensis Uline ex R.Kunth 的干燥根茎。秋、冬二季采挖,除去须根,洗净,切片,晒干。

【性能】苦,平。利湿去浊,祛风通痹。

【化学成分】本品主要含甾体皂苷及苷元、木脂素类、有机酸及酯类等化学成分。

甾体皂苷及苷元类成分:$\Delta^{3,5}$- 去氧替告皂苷元 ($\Delta^{3,5}$-deoxytigogenin)、白花延龄草苷 (trillin)[1]、β-谷甾醇 (β-sitosterol)[1,2]、薯蓣皂苷元 (diosgenin)、薯蓣皂苷元棕榈酸酯 (diosgenin palmitate)[1-3]、纤细

薯蓣皂苷(gracillin)、薯蓣皂苷(dioscin)[1,4]、鲁斯皂苷元(ruscogenin)[3]、异纳尔索皂苷元-3-O-α-L-吡喃鼠李糖基-(1→2)-O-[α-L-吡喃鼠李糖基-(1→4)]-β-D-吡喃葡萄糖苷 {iso-narthogenin-3-O-α-L-rhamnopyranosyl-(1→2)-O-[α-L-rhamnopyranosyl-(1→4)]-β-D-glucopyranoside}、hypoglaucin G、spongiosides A、spongiosides B、spongipregnolosideA-D、trigofoenoside D-1、甲基原薯蓣皂苷(methyl protodioscin)、胡萝卜苷(daucosterol)[4]、原纤细薯蓣皂苷(protogracillin)[4,5]、26-O-β-D-吡喃葡萄糖基-3β,26-二羟基-25(R)-呋甾-5,20(22)-二烯基-3-O-α-L-吡喃鼠李糖基(1→2)-β-D-吡喃葡萄糖苷 [26-O-β-D-glucopyranosyl-3β,26-dihydroxy-25(R)-furosta-5,20(22)-dien-3-O-α-L-rhamnopyranosyl(1→2)-β-D-glucopyranoside]、26-O-β-D-吡喃葡萄糖基-22-羟基呋甾-5-烯-3β,26-二羟基-3-O-α-L-吡喃鼠李糖基(1→2)-β-D-吡喃葡萄糖苷 [26-O-β-D-glucopyranosyl-22-hydroxyfurost-5-ene-3β,26-diol-3-O-α-L-rhamnopyranosyl(1→2)-β-D-glucopyranoside]、pregnadienolone-3-O-β-D-chacotrioside、pregnadienolone-3-O-β-D-gracillimatriose、次皂苷元 A(prosapogenin A)、原薯蓣皂苷(protodioscin)、原新薯蓣皂苷(protoneodioscin)、原新纤细皂苷(protoneogracillin)、伪原薯蓣皂苷(pseudoprotodioscin)、伪原纤细皂苷(pseudoprotogracillin)、甲基原纤细薯蓣皂苷(methyl protogracillin)、甲基原新薯蓣皂苷(methyl protoneodioscin)、甲基原新纤细皂苷(methylprotoneogracillin)、dioscoreside C、dioscoreside E[5]、16α-甲氧基-3β-{(O-α-L-吡喃鼠李糖基)-(1→2)-O-[α-L-吡喃鼠李糖基-(1→4)]-β-D-吡喃葡萄糖基)氧代}孕-5-烯-20-酮 {16α-methoxyl-3β-[(O-α-L-rhamnopyranosyl-(1→2)-O-[α-L-rhamnopyranosyl-(1→4)]-β-D-glucopyranosyl)oxy]pregn-5-en-20-one}、21-甲氧基-3β-{(O-α-L-吡喃鼠李糖基)-(1→2)-O-[α-L-吡喃鼠李糖基-(1→4)]-β-D-吡喃葡萄糖基)氧代}孕-5,16-烯-20-酮 {21-methoxyl-3β-[(O-α-L-rhamnopyranosyl-(1→2)-O-[α-L-rhamnopyranosyl-(1→4)]-β-D-glucopyranosyl)oxy]pregn-5,16-en-20-one}[6]、薯蓣皂苷元-3-O-α-L-吡喃鼠李糖基(1→2)-[α-L-吡喃鼠李糖基(1→4)]-β-D-吡喃葡萄糖苷 {diosgenin-3-O-α-L-rhamnopyranosyl(1→2)-[α-L-rhamnopyranosyl(1→4)]-β-D-glucopyranoside}、26-O-β-D-吡喃葡萄糖基-25(R)-22-羟基-呋甾-$\Delta^{5(6)}$-烯-3β,26-二羟基-3-O-α-L-吡喃鼠李糖基-(1→2)-[β-D-吡喃葡萄糖基-(1→3)]-β-D-吡喃葡萄糖苷 {26-O-β-D-glucopyranosyl-25(R)-22-hydroxy-furostane-$\Delta^{5(6)}$-en-3β,26-dihydroxy-3-O-α-L-rhamnopyranosyl-(1→2)-[β-D-glucopyranosyl-(1→3)]-β-D-glucopyranoside}、26-O-β-D-吡喃葡萄糖基-25(R)-22-羟基-呋甾-$\Delta^{5(6)}$-烯-3β,26-二羟基-3-O-α-L-吡喃鼠李糖基-(1→2)-[α-L-吡喃鼠李糖基-(1→4)]-β-D-吡喃葡萄糖苷 {26-O-β-D-glucopyranosyl-25(R)-22-hydroxy-furostane-$\Delta^{5(6)}$-en-3β,26-dihydroxy-3-O-α-L-rhamnopyranosyl-(1→2)-[α-L-rhamnopyranosyl-(1→4)]-β-D-glucopyranoside}[7]。

木脂素类成分:芝麻素酮(sesaminone)、胡椒醇(piperitol)、(+)-丁香树脂醇[(+)-syringaresinol][8]。

有机酸及酯类成分:十一碳酸甲酯(dodecanoic acid,methyl easter)、棕榈酸(palmitic acid)、3,7-二甲基-6-辛烯-1-甲酸酯(3,7-dimethyl-6-octen-1-ol-formate)[3]。

二芳基庚烷类成分:绵萆薢素 A-C(diospongin A-C)[8]。

其他:(R)-1-辛烯-3-醇-O-α-L-吡喃阿拉伯糖基-(1→6)-β-D-吡喃葡萄糖苷 [(R)-oct-1-en-3-ol-O-α-L-arabinopyranosyl-(1→6)-β-D-glucopyranoside]、无刺枣催吐醇苷Ⅰ (zizyvoside Ⅰ)[4]、3-苯基-6,8-二羟基二氢异香豆素(3-phenyl-6, 8-dihydroxydihydro-iso-coumarin)、dioscorone A[9]。

【药典检测成分】无。

参考文献

[1] 国家中医药管理局《中华本草》编委会. 中华本草:第 8 册 7299 [M]. 上海:上海科学技术出版社,1999:249-250.

[2] 娄伟,陈延铺. 薯蓣属植物绵萆薢中甾体皂苷元的分离和鉴定 [J]. 植物报,1983, 25(4):353-355.

[3] 刘承来,陈延铺. 薯蓣属植物化学成分的研究Ⅷ福州薯蓣中甾体皂苷和甾体皂苷元的分离和鉴定 [J]. 中草药,1984, 15(9):10-12.

[4] YIN Jun, KOUDA K, TEZU KA Y, et al. Steroidal glycosides from the rhizomes of Dioscorea spongiosa [J]. J Nat

Prod, 2003, 66: 646-650.

［5］LIU Hong-wei, WANG San-long, CAI Bing, et al. New furostanol glycosides from the rhizomes of Dioscorea futschauensis Uline ex R Kunth［J］. J Asian Nat Prod Res, 2003, 5（4）: 241-247.

［6］LIU Hong wei, XIONG Zhi li, LI Fa mei, et al. Two new pregnane glycosides from Dioscorea futschauensis Uline ex R. Kunth［J］.Chem Pharm Bull, 2003, 51（9）: 1089-1091.

［7］谭大维, 康利平, 吕宁, 等. 绵萆薢中甾体皂苷的分离鉴定［J］. 中药材, 2006, 29（11）: 1176-1178.

［8］YIN Jun, KOUDA K, TEZU KA Y, et al. New diarylheptanoids from the rhizomes of Dioscorea spongiosa and their antiosteoporotic activity［J］. Planta Med, 2004, 70（1）: 54-58.

［9］LIU Hongwei, WANG Sanlong, CAI Bing, et al. Two new non-steroidal constituents from Dioscorea futschauensis Uline ex R. Kunth［J］. Pharmazie, 2003, 58（3）: 214-215.

382. 款冬花　　Farfarae Flos

【来源】本品为菊科植物款冬 *Tussilago farfara* L. 的干燥花蕾。

【性能】辛、微苦，温。润肺下气，止咳化痰。

【化学成分】本品主要含有生物碱类、黄酮类、挥发油类等化学成分。

生物碱类成分：款冬花碱 (tussilagine)[1]、全缘千里光碱 (integerrimine)、千里光非宁 (seneciphylline)[2]、千里光宁 (senecionine)[3]、克氏千里光碱 (senkirkine)[3,4]、β-carboline、掌叶半夏碱 (pedatisectine)[4]、肝毒吡咯里西啶生物碱 (hepatotoxic pyrrolzidine alkaloids,HPA)、tussolagine[5]。

黄酮类成分：金丝桃苷 (hyperin)[1,6]、山柰酚 -3-*O*- 吡喃葡萄糖苷 (kaempferol-3-*O*-β-D-glucopyranoside)、槲皮素 (quercetin)、芸香苷 (rutin)[6]、山柰酚 (kaempferol)、山柰酚 -3- 阿拉伯糖苷 (kaempferol-3-arabinoside)、山柰酚 -3- 葡萄糖苷 (kaempferol-3-glucoside)、槲皮素 -4′- 葡萄糖苷 (quercetin-4′-glucoside)[7]、槲皮素 -3-*O*- 半乳糖苷 (quercetin-3-*O*-galactoside)、山柰素 -3-*O*- 芸香糖苷 (kaempferide-3-*O*-rutinoside)、槲皮素 -3-*O*- 芸香糖苷 (quercetin-3-*O*-rutinoside)[8]。

挥发油类成分：当归酸 (angelic acid)、2- 甲基丁酸 (2-methyl-butyric acid)、亚油酸甲酯 (methyl linoleate)、棕榈酸甲酯 (methyl palmitate)、苯甲醇 (benzyl alcohol)、香荆芥酚 (carvacrol)、1- 癸烯 (1-decene)、1- 壬烯 (1-nonene)、1- 壬烯 -3- 醇 (1-nonen-3-ol)、1- 十三碳烯 (1-tridecene)、1- 十五碳烯 (1-pentadecene)、苯乙醇 (phenylethyl alcohol)、1- 十一碳烯 -3- 醇 (1-undecen-3-ol)[1,9]、α- 十一碳烯 (α-undecene)[1,9,10]、β- 没药烯 (β-bisabolene)[1,10]、1- 十二碳烯 (1-dodecene)[9]、丁基甲醚 (*n*-butyl methyl ether)[10]、胡椒烯 (copaene) 、匙叶桉油烯醇 (spathulenol)[11]。

倍半萜类成分：款冬花内酯 (tussilagin)[1]、款冬花酮 [tussilagone,14-acetoxy-7β-(3-ethyl crotonoyloxy)notonipetranone][1,4,8,12,13]、14- 去乙酰基款冬花素 (14-acetoxy-7β-senecioyloxy-notonipetranone)、7β- 去 (3- 乙基巴豆油酰氧基)-7β- 千里光酰氧基款冬花素 [7β-(3-ethy-*cis*-crotonoyloxy)-7β-hydroxy-notonipetranone]、1α-(2- 甲基丁酸)-14- 去乙酰基款冬花素酯 [7β-(3-ethyl-*cis*-crotonoyloxy)-14-hydroxy-1α(2-methylbutyryloxy)notonipetranone][1,12]、异款冬素 (*iso*-tussilagin)[14]、1α-(2- 甲基丁酸) 款冬花素酯 [14-acetoxy-7β-(3-ethyl-*cis*-crotonoyloxy)-1α-(2-methyl butyryloxy)-notonipetranone]、14- 去乙酰基 -3,14- 去氢 -1α-(2- 甲基丁酸) 款冬花素内酯 {7β-(3-ethyl-*cis*-crotonoyloxy)-1α-(2-methylbutyryloxy)-3,14-dehydro-*Z*-notonipetralactone}、7β- 去 (3- 乙基巴豆油酰氧基)-7β- 当归酰氧基款冬花素 {14-acetoxy-7β-angeloyloxy-notonipetranone、7β- 去 (3- 乙基巴豆油酰氧基)-7β- 千里光酰氧基款冬花 {14-acetoxy-7β-senecioyl-oxy-notonipetranone}、1α-(2- 甲基丁酸) 款冬花素酯 {14-acetoxy-7β-(3-ethl-*cis*-crotonoyloxy)-1α-(2-methylbutyryloxy)-notonipetranone}、7β- 去 (3- 乙基巴豆油酰氧基)-7β- 当归酰氧基款冬花素 (14-acetoxy-7β-angeloyloxy-notonipetranone)[12]、新款冬花内酯 {7β-[3-ethylciscrotonoyloxy]-

5,6-dehydro-3,14-dehydro-Z-notonipetralactone}[13]、1α,5α-bisacetoxy-8-angeloyloxy-3β,4β-epoxy-bisabola-7(14),10-dien-2-one[15,16]、7β-(4-methyl-senecioyloxy)oplopa-3(14)E,8(10)-dien-2-one、1α-7β-di(4-methulsenecioyloxy)oplopa-3(14)Z,8(10)-dien-2-one、1α-angeloyloxy-7β(4-methyl-senecioyloxy)-oplopa-3(14)Z,8(10)-dien-2-one[17]、7β- 千 里 酰 氧 oplopa-3(14)Z,8(10)- 二 烯 -2-酮 [7β-senecioyloxyoplopa-3(14)Z,8(10)-dien-2-one]、7β- 当 归 酰 氧 oplopa-3(14)Z,8(10)- 二 烯 -2- 酮 [7β-angeloyloxyoplopa-3(14)Z,8(10)-dien-2-one][17,18]、[(1R,3R,4R,5S,6S)-1-acetoxy-8-angeloxoyloxy-3,4-epoxy-5-hydroxybisabola-7(14),10-dien-2-one]、(3R,4R,6S)-3,4-epoxybisabola-7(14),10-dien-2-one、14(R)hydroxy-7β-iso-valeroyloxy-oplop-8(10)-en-2-one[19]。

三萜及甾体类成分:山金车甾醇 (arnidiol)[1,3]、β- 谷甾醇 (β-sitosterol)[1,4]、款冬二醇 (faradiol)[1,20]、款冬巴耳二醇 (bauer-7-ene-3β,16α-diol)、sitoindoside Ⅰ、胡萝卜苷 (daucosterol)[4]、异巴尔三萜醇 (iso-bauerenol)、巴尔三萜醇 (bauerenol)[20]。

有机酸及其酯类成分:正二十七酸 (heptacosanoic acid)[4]、3,5-O- 二咖啡酰基奎宁酸 (3,5-O-dicaffeoylquinic acid)、3-O- 咖啡酰基奎宁酸 (3-O-caffeoylquinic acid)、3-O- 咖啡酰基奎宁酸甲酯 (methyl-3-O-caffeoylquinate)、3,4-O- 二咖啡酰基奎宁酸甲酯 (methyl-3,4-O-dicaffeoyl-quinate)、3,5-O- 二咖啡酰基奎宁酸甲酯 (methyl-3,5-O-dicaffeoyl-quinate)[6]、咖啡酸 (caffeic acid)[1,8]、丁二酸 (amber acid)[8,21]、邻苯二甲酸二丁酯 (dibutyl phthalate)[21]。

氨基酸类成分:丙氨酸 (alanine)、γ- 氨基丁酸 (γ-aminobutyric acid)、甘氨酸 (glycine)、丝氨酸 (serine)[1,22]。

其他:蒲公英黄质 (taraxanthin)[1,20]、腺嘌呤核苷 (adenosine)[4,8]、苯甲酰胺 (benzamide)[4]、尿嘧啶核苷 (uridine)[8,13]、二十六烷醇 (hexacosanol)、蔗糖 (sucrose)[13]、Zn、Cu、Fe、Mn、Co[1,23]。

【药典检测成分】2015 版《中国药典》规定,本品照高效液相色谱法测定,按干燥品计算,含款冬酮不得少于 0.070%。

参考文献

[1] 国家中医药管理局《中华本草》编委会. 中华本草:第 7 册 7066 [M]. 上海:上海科学技术出版社,1999:994-998.

[2] Pabreiter CM. Co-occurrence of 2-pyrrolizidineacetic acid with the pyrrlizidines tussilaginie acid and their 1-epimers in Arnica species and Tussilago farfara [J]. Phytochemistry, 1992, 31 (12): 4135.

[3] Roeder E. Medicinal plants in China containing pyrrolizidine alkaloids [J]. Pharmazie, 2000, 55 (10): 711.

[4] 吴笛,张朝凤,张勉,等. 中药款冬花的化学成分研究 [J]. 中国药学杂志,2008,43 (4): 260-263.

[5] 濮社班,徐德然,张勉,等. 中药款冬花中肝毒吡咯里西啶生物碱的 LC/MS 检测 [J]. 中国天然药物,2004,2 (5): 293.

[6] 刘玉峰,杨秀伟,武滨. 款冬花化学成分的研究 [J]. 中国中药杂志,2007,32 (22): 2378-2381.

[7] Kaloshina N A, Konop levaM M. Phytochemical study of coltsfoot grown in the Belorussian [J]. Sb Nauch Tr Vitebsk Gos Med Inst, 1971, 14: 319.

[8] 石巍,高建军,韩桂秋. 款冬花化学成分的研究 [J]. 北京医科大学学报,1996,28 (4): 308.

[9] Suzuki N, Kikuchi M. Studies on the constituents of Tussilago farfara L. on the components of the essential oil [J]. Yakugaku Zasshi, 1992, 8 (112): 571.

[10] 余建青,余怀东,邹国林,等. 款冬花挥发油成分的 GC-MS 分析 [J]. 中国中药杂志,2005,30 (15): 1216.

[11] 刘玉峰,杨秀伟,武滨,等. 款冬花挥发油成分的 GC-MS 分析(英文)[J]. 中国药学,2006,15 (1): 10.

[12] Kikuchi M, Noriko Suzuki. Studies on the constituents of Tussilago farfara L. Ⅱ: structures of new sesquiterpenoids isolated from the flower buds [J]. Chem Pharm Bull, 1992, 40 (10): 2753.

[13] 韩桂秋,石巍. 款冬花化学成分的研究 [J]. 北京医科大学学报,1996,5 (2): 63.

[14] 应百平,杨培明,朱任宏,等. 款冬花的化学成分研究 I 款冬酮的结构 [J]. 化学学报,1987,45 (5): 450.

[15] Jae Ha R, Yeon S J, Kong H. A new bisabolene epoxide from Tussilago farfara and inhibition of nitric oxide synthesis in Lps activated macrophages [J]. J Nat Prod, 1999, 62 (10): 1437.

[16] 左凤. 款冬中一种新的没药烯环氧化物对 LPS 激活的巨噬细胞中 NO 生成的抑制作用 [J]. 国外医学·中医中药分册,2001,23 (1): 20.

[17] Yaoita Y, Kamazawa H, Kikuchi M. Structures of new oplopanetype sesquiterpenoids from the flower buds of Tussilago farfara L [J]. Chem Pharm Bull, 1999, 47 (5): 705.

[18] 赵晖. 款冬花芽中新的 Oplopane 型倍半萜化合物 [J]. 国外医学·中医中药分册, 1999, 21（6）: 45.

[19] Yaoita Y, Suzuki N, Kikuchi M. Structures of new sesquiterpenoids from Farfara flos [J]. Chem Pharm Bull, 2001, 49（5）: 645.

[20] 王长岱, 米采峰, 乔博灵, 等. 款冬花的化学成分研究 [J]. 药学学报, 1989, 24（12）: 913.

[21] 梁小天. 常用中药基础研究 [M]. 第 1 卷. 北京: 科学出版社, 2004: 640.

[22] Perseca T, Parvu M. Free amino acids in flowers of some vernal plants [J]. Stud Univ Babe Bolyai Biol, 1986, 31（2）: 52.

[23] 江林, 李正宇, 张慧萍. 炮制对中药微量元素的影响 [J]. 中国中药杂志, 1990, 15（4）: 211.

383. 葛根　Puerariae Lobatae Radix

【来源】本品为豆科植物野葛 *Pueraria lobata*(Willd.)Ohwi 的干燥根。习称野葛。秋、冬二季采挖，趁鲜切成厚片或小块；干燥。

【性能】甘、辛，凉。解肌退热，生津止渴，透疹，升阳止泻，通经活络，解酒毒。

【化学成分】本品主要含有黄酮类、三萜及皂苷类、甾体类等化学成分。

黄酮类成分：刺芒柄花素 -7- 葡萄糖苷 (formononetin-7-glucoside)、3′- 甲氧基葛根素 (3′-methoxypuerarin)、4′-O- 葡萄糖基葛根素 (4′-O-glucosyl puerarin)[1]、鹰嘴豆芽素 (biochanin)[2]、大豆苷 (daidzin)[1-6]、葛根素 (puerarin)[1,2,6,7]、3′- 羟基葛根素 (3′-hydroxypuerarin)[1,4]、刺芒柄花素 (formononetin)、染料木素 (genistein)[1,2,4-6]、大豆苷元 -4′,7- 二葡萄糖苷 (daidzein-4′,7-diglucoside)[1,4,6]、染料木素 -8-C- 芹菜糖基 (1→6)- 葡萄糖苷 [genistein-8-C-apiosyl(1→6)-glucoside][1,4,6,8]、异甘草素 (*iso*-liquiritigenin)[1,4,8]、葛根素木糖苷 (puerarinxyloside)、大豆苷元 -7-(6-O- 丙二酰基)- 葡萄糖苷 [daidzein-7-(6-O-malonyl)-glucoside]、大豆苷元 -8-C- 芹菜糖基 (1→6)- 葡萄糖苷 [daidzein-8-C-apiosyl(1→6)-glucoside][1,6]、4′- 甲氧基葛根素 (4′-methoxypuerarin)[1,8]、染料木苷 (genistin)[2,4,5]、葛根素芹菜糖苷 (mirificin)[4]、3′- 羟基 -4′- 甲基大豆黄苷 (3′-hydroxyl-4′-methyldaidzin)[7]、3′- 羟基 -4′-O-3′- 葡萄糖基葛根素 (3′-hydroxyl-4′-O-3′glucosylpuerarin)、大豆苷元 7-O-(6″-O- 丙二酰) 葡萄糖苷 [daidzein7-O-(6″-O-malonyl) glucoside]、3′- 甲氧基大豆苷元 (3′-methoxydaidzein)、3′- 甲氧基大豆苷 (3′-methoxy daidzin)[8]、尼泊尔鸢尾素 (irisolidone)、尼泊尔鸢尾素 -7-O- 葡萄糖苷 (irisolidone-7-O-glucoside)、葛花苷 (kakkalide)、印度黄檀苷 (sissotorin)、葛根素 -4′-O- 葡萄糖苷 (puerarin-4′-O-glucoside)、3′- 甲氧基 -6″-O- 木糖基葛根素 (3′-methoxy-6″-O-xylosylpuerarin)、4′,7- 二羟基 -6- 甲氧基异黄酮 (4′,7-dihydroxy-6-methoxy-*iso*-flavone)[9]。

三萜及皂苷类成分：3-O-[β-D- 吡喃葡萄糖 (1→3)-β-D- 吡喃葡萄糖醛酸甲酯苷]-3β,15α,23- 三羟基齐墩果 -12- 烯 -16- 酮 {3-O-[β-D-glucopyranosyl-(1→3)-β-D-6-O-methyl-glucuronopyranosyl]-3β,15α,23-trihydroxy-olean-12-en-16-one}[1]、槐二醇 (cantoniensistriol)[1,6,10]、葛根皂醇 C(kudzusapogenol C)、葛根皂醇 A(kudzusapogenol A)、羽扇烯酮 (lupenone)、大豆皂醇 A(soyasapogenol A)、大豆皂醇 B(soyasapogenol B)、槐花二醇 (sophoradiol)[1,10]、3β,15α- 二羟基齐墩果 -12- 烯 -16- 酮 (3β,15α-dihydroxy-olean-12-en-16-one)、羽扇豆醇 (lupeol)、桦木酸 (betulinic acid)[5]、槐花皂苷Ⅲ (kaikasaponin Ⅲ)[9]、葛根皂醇 B(kudzusapogenol B)[10]、乙酰槐花皂苷 (acetyl-kaikasaponin)、齐墩果烯三萜苷 A₁(kudzusaponins A₁)、齐墩果烯三萜苷 A₂(kudzusaponins A₂)、齐墩果烯三萜苷 A₃(kudzusaponins A₃)、齐墩果烯三萜苷 A₄(kudzusaponins A₄)、齐墩果烯三萜苷 A₅(kudzusaponins A₅)、齐墩果烯三萜苷 B₁(kudzusaponins B₁)、齐墩果烯三萜苷 C₁(kudzusaponins C₁)、齐墩果烯三萜苷 SA₁(kudzusaponins SA₁)、齐墩果烯三萜苷 SA₂(kudzusaponins SA₂)、齐墩果烯三萜苷 SA₃(kudzusaponins SA₃)、齐墩果烯三萜苷 SA₄(kudzusaponins SA₄)、齐墩果烯三萜苷 SB₁(kudzusaponins SB₁)、大豆皂苷 A₃(soyasaponin A₃)、大豆皂苷Ⅰ (soyasaponinⅠ)、乙酰大豆皂苷 (acetyl-soyasaponin)、subproside V [11]、葛酚苷

元 A(puerol A)、葛酚苷元 B(puerol B)。

甾体类成分: β- 谷甾醇 - β-D- 葡萄糖苷 (β-sitosteryl-β-D-glucoside)[1]、β- 谷甾醇 (β-sitosterol)[1,3]、胡萝卜苷 (daucosterol)[3,6]、α- 菠甾醇 (α-spinasterol)、α- 菠甾醇葡萄糖苷 (α-spinasterol-glucopyranoside)[5]。

香豆素类及葛酚苷类成分: 葛根酚 (puerarol)[1,12]、葛根苷 A (pueroside A) 、葛根苷 B(pueroside B)[1,13]、6,7- 二甲氧基香豆素 (6,7-dimethoxy coumarin)[3]、拟雌内酯 (coumestrol)[6]、kuzubutenolide A[14]。

生物碱类成分:5- 甲基海因 (5-methylhydantoin)[1,3]、尿囊素 (allantoin)[1,3,6,15]、乙酰胆碱 (acetylcholine)、氯化胆碱 (becholine)[16]。

脂肪酸及酯类成分:1- 二十四烷酸甘油酯 (glycerol-1-monotetracosanoate)、鞣质 (tannin)、二十四烷酸 (tetracosanoic acid)[1]、二十二烷酸 (docosanoicacid)[1,2,4-6]。

其他: 鞣质 (tannin)[1]。

【药典检测成分】2015 版《中国药典》规定,本品照高效液相色谱法测定,按干燥品计算,含葛根素不得少于 2.4%。

参考文献

［1］国家中医药管理局《中华本草》编委会. 中华本草: 第 4 册 3351［M］. 上海: 上海科学技术出版社, 1999: 610-619.

［2］Koichi Takeya, Hideji Itokawa. Isoflavonoids and the other constituents in callus tissues of pueraria lobala［J］. ChemPharm Bull, 1982, 30（4）: 1496.

［3］陈妙华, 张思巨. 葛根化学成分的研究［J］. 中药通报, 1985, 10（6）: 34-36.

［4］Junei K, Junichi F, Junko C. Studies on the constituents of Pueraria lobata III. Isoflavonoids and related compounds in the roots and the voluble stems［J］. ChemPharm Bull, 1987, 35（12）: 4846-4850.

［5］张晓璐, 王明奎, 彭树林, 等. 葛根的化学成分研究［J］. 中草药, 2002, 33（1）: 11-14.

［6］陈荔炟, 陈树和, 刘焱文. 葛根资源、化学成分和药理作用研究概况［J］. 时珍国医国药, 2006, 4（11）: 2305.

［7］kazohiro Hirakura, Makoto Morita, Kaoru Nakajima, et al. Phenolic glucosides from the root of Pueraria lobala［J］. Phytochemistry, 1997, 46（5）: 92.

［8］Hirakura Kazuhiro, Morita Makoto, Nakajima Kaoru. Phenolic glucosides from the root of Pueraria lobata［J］. Phytochemistry, 1997（5）: 921-928.

［9］RongH, Stevens J F, DeinzerML, et al. Identification of isoflavones in the roots of Pueraria lobata［J］. Planta Medica, 1998（64）: 620.

［10］Kinjo J, Miya moto I, Muraka mi K, et al. Oleanene-sapogenols from Puerariae Radix［J］. ChemPharm Bull, 1985（33）: 1293.

［11］TArao, J Kinjo, T Nohara, et al. Oleanene-type triterpene glycosides fromPuerariae Radix. II. Isolation of saponins and the application of tandem mass spectrometry to their structure determination［J］. ChemPharm Bull, 1995, 43（7）: 1176-1179.

［12］Yukio Ohshima, Torn Okuyama. Isolation and high performance liquid chromatography（HPLC）of isoflavonoids from the Pueraria root［J］. Pmanta Medica, 1988, 54（3）: 250-254.

［13］Nohara T, Kinjo J, Furusanwa J, et al. But-2-enolides from Pueraria lobata and revised structures of Puerosides A, B and Sophoroside A［J］. Phytochemistry, 1993, 33（5）: 1207.

［14］Kinjo J E, Takeshita T, Abe Y. Studies on the constituents of Pueraria lobata Ⅵ. Chemical constituents in the flower and leaves［J］. ChemPharm Bull, 1988, 36（3）: 1174-1179.

［15］Suppression of alcohol intake after administration of the Chinese herbal medicine, NPI-028, and its derivatives［J］. Alcohol Clin Exp. Res. , 1996, 20（2）: 221-227.

［16］付爱珍, 吴学芹, 董娟, 等. 葛根正丁醇部位的化学成分研究［J］. 现代药物与临床, 2013, 28（4）: 484-486.

384. 葶苈子 Descurainiae Semen Lepidii Semen

【来源】本品为十字花科植物独行菜 *Lepidium apetalum* Willd. 或播娘蒿 *Descurainia sophia*(L.) Webb. ex Prantl. 的干燥成熟种子。前者习称"北葶苈子",后者习称"南葶苈子"。夏季果实成熟时采割植株,晒干,搓出种子,除去杂质。

【性能】辛、苦,大寒。泻肺平喘,行水消肿。

【化学成分】本品主要含黄酮类、甾体类、脂肪酸类等化学成分。

黄酮类成分:槲皮素 (quercetin)、山柰酚 (kaempferol)、槲皮素 -7-*O*-β-D- 吡喃葡萄糖基 (1→6)-β-D- 吡喃葡萄糖苷 [quercetin-7-*O*-β-D-glucopyranosyl(1→6)-β-D-glucopyranoside][1]、山柰酚 -3-*O*-β-D- 吡喃木糖基(1→2)-β-D- 吡喃葡萄糖苷 [kaempferol-3-*O*-β-D-xylopyranosyl-(1→2)-β-D-glucopyranoside]、槲皮素 -3-*O*-β-D- 吡喃阿拉伯糖苷 (quercetin-3-*O*-β-D-arabinopyranoside)。

甾体类成分:胡萝卜苷 (daucosterol)[1]、β- 谷甾醇 (β-sitosterol)[1-6]、葡萄糖芥苷 (erysimoside)、毒毛旋花子苷元 (strophanthidin)[2]、黑芥子苷 (sinigrin)[2,5,7]、卫矛单糖苷 (evomonoside)[2,5,8]、卫矛双糖苷 (evobioside)、葶苈苷 (helveticoside)[即是糖芥苷 (erysimin), 又名糖芥毒苷 (erysimotoxin)][2,8]、白芥子苷 (sinalbin)[5,9]。

脂肪酸类成分:亚麻酸 (linolenic acid)、亚油酸 (linoleic acid)[2]、棕榈酸 (palmitic acid)、硬脂酸 (stearic acid)[2-4,6,12]、芥酸 (erucic acid)[2-4,6]、花生酸 (arachic acid)、山嵛酸 (behenic acid)、二十碳烯酸 (eicosenoic acid)、二十碳二烯酸 (eicosadienoic acid)、二十碳三烯酸 (eicosatrienoic acid)、二十二碳二烯酸 (docosadienoic acid)、十六碳烯酸 (gaidic acid)[3,4,6]、油酸 (oleic cid)[3,4,6,9]、肉豆蔻酸 (myristic acid)[3,4,6,12]。

异硫氰酸酯类及含硫成分:异硫氰酸烯丙酯 (allyl-*iso*-thiocyanate)、异硫氰酸 -3- 丁烯酯 (butenyl-3-*iso*-thiocyanate)、芥子油苷 (glucosinolate)[2]、二烯丙基二硫化物 (diallyl disulfide)[2,10]、异硫氰酸苄酯 (benzyl-*iso*-thiocyanate)[2,5,9,11]、2- 苯乙基异硫氰酸酯 (2-phenethyl-*iso*-thiocyanate)[9]、丁烯腈 (butene-[3]-cyznide)[10]。

苯丙素类成分:芥子碱硫酸氢盐 (sinapine bisulfate)[1]、芥子酸 (sinapic acid)[1-4,6]、芥子碱 (sinapine)、顺式芥子酸葡萄糖苷 (*cis*-sinapic acid glucoside)、反式芥子酸葡萄糖苷 (*trans*-sinapic acid glucoside)[2]。

其他 :3,5- 二甲氧基 -4- 羟基苯甲醛 (4-hydroxy-3,5-dimethoxybenzaldehyde)[1]、蛋白 [5]、5- 羟甲基糠醛 (5-hydroxymethyl furfural)、4- 戊烯酰胺 (4-pentenamide)[13]、丁香醛 (syringaldehyde)、芥子酸甲酯 (methyl sinapate)[14]。

【药典检测成分】2015 版《中国药典》规定,南葶苈子照高效液相色谱法测定,按干燥品计算,含槲皮素 -3-*O*-β-D- 葡萄糖 -7-*O*-β-D- 龙胆双糖苷不得少于 0.075%。

参考文献

[1] 孙凯,李铣. 南葶苈子的化学成分 [J]. 沈阳药科大学学报,2003,20(6):419-421.

[2] 国家中医药管理局《中华本草》编委会. 中华本草:第 3 册 2349 [M]. 上海:上海科学技术出版社,1999:716-720.

[3] BaslasK K. Chemical examination of the seeds of Descurainia sophia [J]. Indian J Appl Chem, 1959, 22(3): 122.

[4] Lackwood. Phenolic constituents of plants and cell cultures of two Iranian cruciferae [J]. Bull liaison-Groupe Polyphenols, 1986(13): 5981.

[5] Hyun J W, Shin J E, Lim K H, et al. Evomonoside: the cytotoxic cardiac glycoside from Lepidium

[6] 孙凯,李铣. 葶苈子化学成分和药理作用的研究进展 [J]. 中草药,2002,33(7):附3- 附5.

[7] 中国医学科学院药物研究所. 中草药有效成分研究 [M]. 北京:人民卫生出版社,1972:375.

[8] 陈毓群,李荣芷,王云雯. 华东葶苈子中强心苷的分离鉴定 [J]. 药学学报,1981,16(1):62-64.

[9] 国家医药管理中草药情报中心站. 植物药有效成分千册 [M]. 北京: 人民卫生出版社, 1999.

[10] Lockwood G B. Comparative study of the volatile aglucons of glucosinolates from in vivo and in vitro grown Descurainiasophia and Alyssum minimum using gas chromatographymass spectrometry [J]. J Chromatogr, 1986, 356 (3): 438-441.

[11] Afsharypuor S, Lockwood G B. Glucosinolate degradation products, alkane and fatty acids from plants and cell cultures of Descurainia Sophia [J]. Plant Cell Rep, 1985, 4 (6): 341-343.

[12] 中国科学院植物研究所植物化学研究室油脂组编: 中国油脂植物手册 [M]. 北京: 科学出版社, 2000, 1: 73-74.

[13] 孙凯, 李铣, 康兴东, 等. 南葶苈子的化学成分 [J]. 沈阳药科大学学报, 2005, 22 (3): 181-182.

[14] 冯卫生, 李春阁, 陈文静, 等. 南葶苈子各化学拆分组分化学成分的研究 [J]. 世界科学技术. 中医药现代化, 2015, 17 (3): 455-463.

385. 萹蓄　Polygoni Avicularis Herba

【来源】本品为蓼科植物萹蓄 *Polygonum aviculare* L. 的干燥地上部分。夏季叶茂盛时采收, 除去根及杂质, 晒干。

【性能】苦, 微寒。利尿通淋, 杀虫, 止痒。

【化学成分】本品主要含黄酮类、香豆素类、甾体类等化学成分。

　　黄酮类成分: 鼠李素 -3- 半乳糖苷 (rhamnetin-3-galactoside)、木犀草素 (luteolin)、金丝桃苷 (hyperin)、异牡荆素 (*iso*-vitexin)、牡荆素 (vitexin)[1]、右旋儿茶精 (catechin)、槲皮苷 (quercitrin)[1,2]、萹蓄苷 (avicularin)[1-3]、槲皮素 (quercetin)[1,3]、desmanthin-1、杨梅树皮素 (myricetin)、黄芪苷 (astragalin)、山柰酚 (kaempferol)、胡桃宁 (juglanin)、槲皮素 -3-*O*- 甘露糖苷 (quercetin-3-*O*-mannopyranoside)[3]、槲皮素 -3-*O*-β-D- 葡萄糖苷 (quercetin-3-*O*-β-D-glucoside)[4]、myricetin-3-*O*-(3″-*O*-galloyl)-rhamnopyranoside[5]。

　　香豆素类成分: 东莨菪素 (scopoletin)、伞形花内酯 (umbelliferone)[1]。

　　甾体类成分: β- 胡萝卜苷 (β-daucosterol)、β- 谷甾醇 (β-sitosterol)[3]。

　　有机酸类成分: 对羟基苯甲酸 (*p*-hydroxybenzoic acid)、对羟基苯乙酸 (*p*-hydroxyphenyl acetic acid)、草木犀酸 (melilotic acid)、龙胆酸 (gentisic acid)、水杨酸 (salicylic acid)、原儿茶酸 (protocatechuic acid)、阿魏酸 (ferulic acid)、香草酸 (vanillic acid)[1]、对香豆酸 (*p*-coumaric acid)、硅酸 (silicic acid)、芥子酸 (sinapic acid)、草酸 (oxalic acid)[1,2]、咖啡酸 (caffeic acid)、并没食子酸 (ellagic acid)、绿原酸 (chlorogenic acid)[1,2,4]、没食子酸 (gallic acid)[1,3]、丁香酸 (syringic acid)[4]。

　　糖类成分: 果糖 (fructose)、葡萄糖 (glucose)、蔗糖 (sucrose)[1,2]。

　　酚苷类成分: 异它乔糖苷 (*iso*-tachioside)、它乔糖苷 (tachioside)[4]。

　　氨基酸类成分: 酪氨酸 (tyrosine)、缬氨酸 (valine)、精氨酸 (arginine)、亮氨酸 (leucine)、赖氨酸 (lysine)、蛋氨酸 (methionine)、甘氨酸 (glycine)、苯丙氨酸 (phenylalanine)、脯氨酸 (proline)、丝氨酸 (serine)、异亮氨酸 (*iso*-leucine)[1]、胱氨酸 (cystine)[1,2,4]、苏氨酸 (threonine)、色氨酸 (tryptophan)[1,4]。

　　其他: 没食子酸甲酯 (methyl gallate)[5]、胡桃宁 (juglanin)。

【药典检测成分】2015 版《中国药典》规定, 本品照高效液相色谱法测定, 按干燥品计算, 含杨梅苷不得少于 0.030%。

参考文献

[1] 国家中医药管理局《中华本草》编委会. 中华本草: 第 2 册 1286 [M]. 上海: 上海科学技术出版社, 1999: 639-642.

[2] 江苏新医学院. 中药大辞典, 下册 [M]. 上海: 上海人民出版社, 1977: 2330.

[3] 陈晓虎, 陈道峰. 萹蓄的化学成分研究 [J]. 中国中药杂志, 2004, 29 (9): 918-919.

［4］于兆海，孙洁. 萹蓄的化学成分研究［J］. 中草药，2002，33（6）：498.

［5］李曼曼，刘增辉，王海燕，等. 萹蓄抑菌活性及化学成分研究［J］. 天然产物研究与开发，2014，26：526-530.

386. 楮实子　Broussonetiae Fructus

【来源】本品为桑科植物构树 Broussonetia papyrifera(L.)Vent. 的干燥成熟果实。秋季果实成熟时采收，洗净，晒干，除去灰白色膜状宿萼及杂质。

【性能】甘，寒。补肾清肝，明目，利尿。

【化学成分】本品主要含有生物碱类、甾体类、脂肪酸及酯类等化学成分。

生物碱类成分：鹅掌楸碱 (liriodenine)、氧簕木党花板碱 (oxyavicine)、光花椒碱 (nitidine)、broussonpapyrine[1]。

甾体类成分：胡萝卜苷 (daucosterol)、β- 谷甾醇 (β-sitosterol)、胡萝卜苷棕榈酸酯 (daucosterol palmitate)[2]。

脂肪酸及酯类成分：10,13- 十八碳二烯酸 (10,13-octadecadienoic acid)、亚油酸乙酯 (ethyl linoleate)、棕榈酸乙酯 (ethyl palmitate)、11- 二十烷酸甲酯 (methyl eicosanoate)、二十一烷酸甲酯 (methyl heneicosanoate)、十七烷酸甲酯 (methyl heptadecanoate)、棕榈酸甲酯 (methyl hexadecanate)、肉豆蔻酸甲酯 (methyl myristate)、十九烷酸甲酯 (methyl nonadecanoate)、辛酸甲酯 (methyl octanoate)、8- 氧代辛酸甲酯 (methyl 8-oxo-octanoate)、十五烷酸甲酯 (methyl pentadecanoate)、2- 辛基 - 环丙烷辛酸甲酯 (2-octyl-cyclopropane methyl octanoate)、山萮酸甲酯 (tribehenin)、壬二酸 (azelaic acid)[2]、油酸 (oleic acid)[3]、亚油酸 (linoleic acid)[4]、9,12- 十八碳二烯酸甲酯 (亚油酸甲酯,methy linoleate)、9- 十八烯酸甲酯 (油酸甲酯,methyl oleate)、棕榈烯酸甲酯 (methyl palmitoleate)、11,13- 二烯二十酸甲酯 (methyl 11,13-eicosadienoate)[5]。

萜类成分：α- 佛手柑油烯 (α-bergamotene)、β- 没药烯 (β-bisabolene)、反式 - 石竹烯 (trans-caryophyllene)、cyclo-iso-sativene、β- 金合欢烯 (β-farnesene)、香附烯 (cyperene)[5]。

烯醛类成分：反式 -2- 癸烯醛 (trans-2-decenal)、2,4- 癸二烯醛 (2,4-decadienal)、2- 庚烯醛 (2-heptenal)[5]。

氨基酸类成分：苯丙氨酸 (phenylalanine)、色氨酸 (tryptophane)[2,4]、丙氨酸 (alanine)、精氨酸 (arginine)、天冬氨酸 (aspartate)、胱氨酸 (cystine)、谷氨酸 (glumatic acid)、甘氨酸 (glycine)、组氨酸 (histidine)、异亮氨酸 (iso-leucine)、亮氨酸 (leucine)、赖氨酸 (lysine)、蛋氨酸 (methionine)、丝氨酸 (serine)、脯氨酸 (proline)、苏氨酸 (threonine)、缬氨酸 (valine)、酪氨酸 (tyrosine)[4]。

蒽醌类成分：大黄素 (emodin)、大黄素甲醚 (physcion)、大黄素甲醚 -8-O-β-D- 吡喃葡萄糖苷 (physcion-8-O-β-D-glucopyranoside)[6]。

其他：蔗糖 (sucrose)[2]、维生素 B(vitamin B)、皂苷 (saponin)[3]、十一烷 (undecane)、环 - 维生素 E(cyclo-vitamin E)、二十五烷 (pentacosane)[5]。

【药典检测成分】无。

参考文献

［1］Pang Su-qiu, Wang Guo-quan, Huang Bao-kang, et al. Isoquinoline alkaloids from Broussonetia papyrifera fruits［J］. Chem of Natural Compounds, 2007, 43（1）：100-102.

［2］熊山，陈玉武，叶祖光. 楮实子的化学成分研究［J］. 现代药物与临床，2009，24（1）：34-36.

［3］国家中医药管理局《中华本草》编委会. 中华本草：第 2 册 1021［M］. 上海：上海科学技术出版社，1999：470-472.

［4］林文群，刘剑秋. 构树种子化学成分研究［J］. 亚热带植物科学，2000，29（4）：20-23.

［5］袁晓，袁萍. 超临界二氧化碳萃取楮实子油化学成分的研究［J］. 中草药，2005，36（8）：1136-1139.

［6］牛鹏飞，汪冶. 楮实子中蒽醌类成分研究［J］. 山地农业生物学报，2013，32（1）：29-31.

387. 棕榈　Trachycarpi Petiolus

【来源】本品为棕榈科植物棕榈 *Trachycarpus fortunei*(Hook.f.)H.Wendl. 的干燥叶柄。采棕时割取旧叶柄下延部分及鞘片，除去纤维状的棕毛，晒干。

【性能】苦、涩，平。收敛止血。

【化学成分】本品主要含有黄酮类、甾体皂苷类等化学成分。

黄酮类成分：木犀草素 -7-*O*- 葡萄糖苷 (luteolin-7-*O*-glucoside)、木犀草素 -7-*O*- 芸香糖苷 (luteolin-7-*O*-rutinoside)[1]。

甾体皂苷类成分：甲基原薯蓣皂苷元四糖苷 (methyl protodiosgenin tetraglycoside)[1]。

【药典检测成分】无。

参考文献

[1] 国家中医药管理局《中华本草》编委会. 中华本草：第 8 册 7609 [M]. 上海：上海科学技术出版社，1999：463-466.

388. 紫花地丁　Violae Herba

【来源】本品为堇菜科植物紫花地丁 *Viola yedoensis* Makino 的干燥全草。春、秋二季采收，除去杂质，晒干。

【性能】苦、辛，寒。清热解毒，凉血消肿。

【化学成分】本品主要含黄酮类、香豆素类、甾体类等化学成分。

黄酮类成分：山柰酚 -3-*O*- 吡喃鼠李糖苷 (kaempferol-3-*O*-rhamnopyranoside)[1]、山柰酚 -3-*O*-*β*-D- 葡萄糖苷 (kaempferol-3-*O*-*β*-D-glucoside)[2,3]、芹菜素 (apigenin)、槲皮素 -3-*O*-*β*-D- 葡萄糖苷 (quercetin-3-*O*-*β*-D-glucoside)[3]、芹菜素 6,8- 二 -*C*-*α*-L- 吡喃阿糖苷 (apigenin-6,8-di-*C*-*α*-L-arabopyranoside)、芹菜素 -6,8- 二 -*C*-*β*-D- 吡喃葡萄糖苷 (apigenin-6,8-di-*C*-*β*-D-glycopyranoside)、芹菜素 6-*C*-*α*-L- 吡喃阿糖基 -8-*C*-*β*-D- 吡喃葡萄糖苷 (apigenin-6-*C*-*α*-L-arabopyranosyl-8-*C*-*β*-D-glucopyranoside)、芹菜素 -6-*C*-*α*-L- 吡喃阿糖基 -8-*C*-*β*-D- 吡喃木糖苷 (apigenin-6-*C*-*α*-L-arabopyranosyl-8-*C*-*β*-D-xylopyranoside)、芹菜素 -6-*C*-*β*-D- 吡喃葡糖基 -8-*C*-*α*-L- 吡喃阿糖苷 (apigenin-6-*C*-*β*-D-glucopyranosyl-8-*C*-*α*-L-arabopyranoside)、芹菜素 -6-*C*-*β*-D- 吡喃葡糖基 -8-*C*-*β*-L- 吡喃阿糖苷 (apigenin-6-*C*-*β*-D-glucopyranosyl-8-*C*-*β*-L-arabopyranoside)、芹菜素 -6-*C*-*β*-D- 吡喃木糖基 -8-*C*-*α*-L- 吡喃阿糖苷 (apigenin-6-*C*-*β*-D-xylopyranosyl-8-*C*-*α*-L-arabopyranoside)、木犀草素 6-*C*-*β*-D- 吡喃葡萄糖苷 (luteolin-6-*C*-*β*-D-glycopyranoside)[4]、金圣草素 -7-*O*-*β*-D- 葡萄糖苷 (acacetin-7-*O*-*β*-D-glucoside)、金圣草素 -7-*O*-*β*-D- 芹菜素 -(1 → 2)-*β*-D- 葡萄糖苷 [acacetin-7-*O*-*β*-D-apiosyl-(1 → 2)-*β*-D-glucoside][5]。

香豆素类成分：双七叶内酯 (euphorbetin)、秦皮乙素 (aesculetin)、东莨菪素 (scopoletin)、早开堇菜苷 (prionanthoside)、菊苣苷 (cichoriin)[3]、秦皮甲素 (aesculin)[3,7]、6,7- 二羟基香豆素 (6,7-dihydroxycoumarin)[6]、5,5′- 双 (6,7- 二羟基香豆素) [5,5′- bi(6,7-dihydroxy coumarin)]、异莨菪亭 (*iso*-scopoletin)、6,6′,7,7′- 四羟基 -5,8′- 双香豆素 (6,6′,7,7′-tetrahydroxy-5,8′-bicoumarin)[7]、金圣草素 (chry soerid)[5]。

甾体类成分：*β*- 谷甾醇 (*β*-sitosterol)[3,6]、胡萝卜苷 (daucosterol)[3]。

萜类成分：脱氢黑麦交酯 (dehydrololiolide)、黑麦交酯 (loliolide)[7]。

有机酸及酯类成分：琥珀酸 (succinic)、对羟基苯甲酸 (*p*-hydroxybenzoic acid)、反式对羟基桂皮酸 (*trans-p*-hydroxy cinnamic acid)、棕榈酸 (palmitic acid)[1,2]、软脂酸甲酯 (methyl palmitate)、硬脂酸 (stearic acid)[5]、金色酰胺醇酯 (aurantiamide acetate)、金色酰胺醇 (aurantiamide)[5]、黑麦草内酯 (loliolide)、异黑麦草内酯 (isololiolide)。

其他：地丁酰胺 (violyedoenamide)[1,2]、正三十醇 (melissyl alcohol)[5]、6- 羟甲基 -3- 羟基吡啶 (6-hydroxymethyl-3-pyridinol)[7] 以及 Cu、Fe、Mn、Zn、Ca、P、Si 等无机元素 [8]。

【药典检测成分】无。

参考文献

［1］国家中医药管理局《中华本草》编委会. 中华本草：第 5 册 4508［M］. 上海：上海科学技术出版社，1999：466-468.
［2］肖永庆，毕俊英，刘晓宏，等. 地丁化学成分的研究［J］. 植物学报，1987，29（5）：5321.
［3］周海艳，秦民坚，洪俊丽，等. 紫花地丁的化学成分［J］. 中国天然药物，2009，7（4）：290-292.
［4］肖苏萍，摘译. 紫花地丁中的黄酮 C- 糖苷［J］. 国外医学•中医中药分册，2004，26（6）：355.
［5］徐金钟，曾珊珊，瞿海斌. 紫花地丁化学成分研究［J］. 中草药，2010，41（9）：1423-1425.
［6］杨鹏鹏，闫福林，梁一兵，等. 紫花地丁化学成分的研究［J］. 新乡医学院学报，2008，25（2）：185-157.
［7］黄霁秋，杨敬芝，薛清春，等. 紫花地丁化学成分研究［J］. 中国中药杂志，2009，34（9）：1114-1115.
［8］史苍柏. 紫花地丁微量元素含量测定［J］. 中国民间疗法，1998，（1）：49-50.

389. 紫苏子　Perillae Fructus

【来源】本品为唇形科植物紫苏 *Perilla frutescens*(L.)Britt. 的干燥成熟果实。秋季果实成熟时采收，除去杂质，晒干。

【性能】辛，温。降气消痰，止咳平喘，润肠通便。

【化学成分】本品主要含有萜类、有机酸及酯类等化学成分。

萜类成分：白苏烯酮 (egomaketone)、左旋紫苏醛 (perillaldehyde)、左旋芳樟醇 (linalool)[1]。

有机酸及酯类成分：α- 亚麻酸 (α-linolenic acid)、迷迭香酸 (rosmarinic acid)、甘油三亚油酸酯 (linolein)、甘油三棕榈酸酯 (palmitin)[1]。

其他：松茸醇 (matsutakeol)[1]。

【药典检测成分】2015 版《中国药典》规定，本品照高效液相色谱法测定，按干燥品计算，含迷迭香酸不得少于 0.25%。

参考文献

［1］国家中医药管理局《中华本草》编委会. 中华本草：第 7 册 6130［M］. 上海：上海科学技术出版社，1999：112.

390. 紫苏叶　Perillae Folium

【来源】本品为唇形科植物紫苏 *Perilla frutescens*(L.)Britt. 的干燥叶（或带嫩枝）。夏季枝叶茂盛时采收，除去杂质，晒干。

【性能】辛，温。解表散寒，行气和胃。

【化学成分】本品主要含有黄酮类、挥发油类、甾体类等化学成分。

黄酮类成分：咖啡酰基矢车菊双苷 (caffeoylcyanin)、咖啡酰基丙二酸单酰基矢车菊双苷 (caffeoylmalonylcyanin)、矢车菊素 (cyanidin)、芹菜素 -7-O- 二葡萄糖醛酸苷 (apigenin-7-O-diglucuronide)、顺 - 紫苏宁 (cis-shisonin)、丙二酸单酰基 - 顺 - 紫苏宁 (malonyl-cis-shisonin)、丙二酸单酰基反 - 紫苏宁 (malonyl-trans-shisonin)、5,3',4'- 三羟基黄酮 -7-(2-O-β-D- 葡萄糖醛酸基)-β- 葡萄糖醛酸苷 {7-(2-O-β-D-glucuronyl)-β-D-glucuronyloxy)-5,3',4'-trihydroxyflavone}、二葡萄糖醛酸黄酮苷 (diglucuronyl flavonoid glycoside)、高山黄芩苷 (scutellarin)、新西兰牡荆苷Ⅱ (vicenin- Ⅱ)、高山黄芩素 -7-O- 二葡萄糖醛酸苷 (scutellarein-7-O-diglucuro-nide)、木犀草素 -7-O- 二葡萄糖醛酸苷 (luteolin-7-O-diglucuronide)[1]。

挥发油类成分：丁香油酚 (eugenol)、β- 呋喃酮 (β-furaneol)、苯甲醛 (benzalde-hyde)、芳香醇 (aromatic alcohol)、α- 香甘油烯 (α-bergamotene)、二环 [7,2,0]-4,11,11- 三甲基 -8- 亚甲基十一烯 -4{bicycle[7,2,0]-4,11,11-trimethyl-8-methylene-hendecene-4}、樟烯 (camphene)、β- 丁香烯 (β-caryophyllene)、柠檬醛 (itral)、莳萝油脑 (dillapiol)、二氢紫苏醇 (dihydro perilla alcohol)、薄荷醇 (menthol)、异白苏烯酮 (iso-gomaketone)、柠檬烯 (limonene)、紫苏醇 -β-D- 吡喃葡萄糖苷 (perillyl-β-D-glucopyranoside)、薄荷酮 (menthone)、肉豆蔻醚 (myristicin)、α- 蒎烯 (α-pinene)、β- 蒎烯 (β-pinene)、白苏酮 (naginataketone)、紫苏醛 (perillaldehyde)、紫苏酮 (perillaketone)、紫苏烯 (perillene)、对 - 聚伞花素 (p-cymene)[1]、β- 萜品烯 (β-terpinene)、白苏烯酮 (egomaketone)、榄香脂素 (elemicin)、香薷酮 (elsholtziaketone)、1,5- 二乙烯基 -2,3- 二甲基 - 环己烯 (1,5-diethenyl-2,3-dimethyl-cyclohexene)、4-(1,1- 二甲基丙基)- 苯酚 [4-(1,1-dimethylpropyl)-phenol]、4,7- 二甲基 -5-(2- 丙烯基)-1,3- 苯并间二氧杂戊烯 [4,7-dimethyl-5-(2-propenyl)-1,3-benzodioxole]、2- 氧杂双环 [2,2,2]-1,3,3- 三甲基辛烷 (2-oxabicyclo[2,2,2]-1,3,3-trimethyl octane)、紫苏醇 (perilla alcohol)、2-(2- 乙基丁基)- 噻吩 [2-(2-ethyl butyl)-thiophene]、甲基紫苏酮 (methyl perillaketone)[2]、4- 甲氧基 -6-(2- 丙烯基)-1,3- 苯并间二氧杂戊烯 [4-methoxy-6-(2-propenyl)-1,3-benzodioxole]、芳樟醇 (linalool)[1,2]。

甾体类成分：β- 谷甾醇 (β-sitosterol)、菜油甾醇 (campesterol)、豆甾醇 (stigmasterol)[1]。

单萜类成分：紫苏苷 B(perilloside B)、紫苏苷 C(perilloside C)[1]。

苯乙氰苷类成分：(R)- 苯乙腈 -2-(2-O-β-D- 吡喃葡萄糖基)-β-D- 吡喃葡萄糖苷 [(R)-2-(2-O-β-D-glucopyranosyl)-β-D-glucopyranosyloxy-phenylacetonitrile]、野樱苷 (prunasin)[1]。

有机酸及酯类成分：迷迭香酸 (rosmarinic acid)、咖啡酸 (caffeic acid)、亚麻酸 (linolenic acid)、枯酸 (cumic acid)、(Z,E)-2-(3,5- 二羟基苯基) 乙烯咖啡酸酯 [(Z,E)-2-(3,5-dihydroxyphenyl)-ethenylcaffeate] [1]。

其他：1,2- 亚甲二氧基 -4- 甲氧基 -5- 烯丙基 -3- 苯基 -β-D- 吡喃葡萄糖苷 (1,2-methylenedioxy-4-methoxy-5-allyl-3-phenyl-β-D-glucopyranoside)、磷酸糖蛋白 (phosphoglycoprotein) 以及 Zn、Fe、Cu、Cr、Mn、Co、Sn、Ca[1] 等。

【药典检测成分】2015 版《中国药典》规定，本品照挥发油测定法测定，保持微沸 2.5 小时，含挥发油不得少于 0.40%(ml/g)。

参考文献

［1］国家中医药管理局《中华本草》编委会. 中华本草：第 7 册 6134 [M]. 上海：上海科学技术出版社，1999：115.

［2］吴周和，吴传茂，徐燕. 紫苏叶精油化学成分分析研究 [J]. 氨基酸和生物资源，2003，25（3）：18-20.

391. 紫苏梗　Perillae Caulis

【来源】本品为唇形科植物紫苏 *Perilla frutescens*(L.)Britt. 的干燥茎。秋季果实成熟后采割，除去杂质，晒干，或趁鲜切片，晒干。

【性能】辛，温。理气宽中，止痛，安胎。

【化学成分】本品含有挥发油、甾醇类等化学成分。

挥发油类成分：亚麻乙酸酯 (ethyl linolenate)[1,2]、α- 亚麻酸 (α-linolenic acid) [1,3]、白苏烯酮 (egomaketone)、异白苏烯酮 (*iso*-egomaketone)、紫苏烯 (perillen)[1,3]。

甾醇类成分：β- 谷甾醇 (β-sitosterol)[1,2]。

其他：胡萝卜苷 (daucosterol)、齐墩果酸 (oleanolic acid)、芹菜素 (hederagenin)、2,6- 二甲氧基苯醌 (2,6-dimethoxy benzene quinone)、肌醇 (inositol)[4]。

【药典检测成分】2015 版《中国药典》规定，本品照高效液相色谱法测定，按干燥品计算，含迷迭香酸不得少于 0.10%。

参考文献

［1］国家中医药管理局《中华本草》编委会. 中华本草：第 7 册 6130［M］. 上海：上海科学技术出版社. 1999：121.

［2］Manandhar M D. CA. 1985. 103：119975g

［3］Mathela C S. et al. CA. 1989. 111：211956q

［4］宋明明，尚志春，付晓雪. 紫苏梗的化学成分研究［J］. 中国药房，2014，25（31）：2947-2948.

392. 紫草　Arnebiae Radix

【来源】本品为紫草科植物新疆紫草 *Arnebia euchroma*(Royle)Johnst. 或内蒙紫草 *Arnebia guttata* Bunge 的干燥根。春、秋二季采挖，除去泥沙，干燥。

【性能】甘、咸，寒。清热凉血，活血解毒，透疹消斑。

【化学成分】本品主要含有醌类、萜类、生物碱等化学成分。

醌类成分：3,4- 二甲基戊烯酰紫草素 (3,4-teracryl shikonin)、紫草定 A(lithospermidin A)、紫草定 B(lithospermidin B)、脱水阿卡宁 (anhydroalkannin)、2,3- 二甲基丙烯酰紫草素 (2,3-dimethylacrolylshikonin)[1]、1- 甲氧基乙酰紫草素 (1-methoxy-acetylshikonin)[1,2]、紫草素 (shikonin)[1-4]、α- 甲基丁酰紫草素 (α-methyl-*n*-butyrylshikonin)[1,2,4]、β,β′- 二甲基丙烯酰紫草素 (β,β′-dimethylacrylshikonin)、乙酰紫草素 (acetylshikonin)、去氧紫草素 (deoxyshikonin)、β- 羟基异戊酰紫草素 (β-hydroxy-*iso*-valerylshikonin)[1,2,4-6]、β- 乙酰氧基异戊酰阿卡宁 (β-acetoxy-*iso*-valerylalkannin)、β,β′- 二甲丙烯酰阿卡宁 (β,β′-dimethylacrolylalkannin)、异丁酰紫草素 (*iso*-butyryl shikonin)、异戊酰紫草素 (*iso*-valerylshikonin)[1,4]、酰氧基异戊酰阿卡宁 (acyloxy-*iso*-valerylalkannin)、异戊酸紫草素酯 (*iso*-pentoic shikonin)、当归酸紫草素酯 (angelicshikonin)、紫草烷 (alkannin)[2]、β- 羟基异戊酰阿卡宁 (β-hydroxy-*iso*-valerylalkannin)[2,4]、去氢阿卡宁 (dehydroalkannin)[4]、2,3- 二甲基戊烯酰紫草素 (2,3-teracrylshikonin)[4-6]。

萜类成分：软紫草呋喃酮 (arnebifuranone)、软紫草萜醇 (arnebinol)、软紫草萜酮 (arnebinone)、紫草呋喃萜 B(shikonofuran B)、紫草呋喃萜 C(shikonofuran C)、去氧甲基毛色二孢素 (deoxy-*O*-methyl-lasiodiplodin)[1,7,8]、2α- 羟基乌索酸 (2α-hydroxyursolic acid)、洋翻白草酸 (tormentic acid)[9]。

生物碱类成分：O^9- 当归酰千里光裂碱 (O^9-angeloylretronecine)、O^7- 当归酰千里光裂碱 (O^7-angeloylretronecine)[10]。

酚性成分：咖啡酸 (caffeic acid)[1]、香茶菜素 (rabdosiin) 及其异构体[11]、咖啡酸四聚体的钠盐、钾盐[12]、迷迭香酸钾盐 (potassium rosmarinate)、迷迭香酸钠盐 (sodiumrosmarinate)、阿魏酸钠盐 (sodium ferulate)、rabdosiin 二钾盐 (dipotassium rabdosiin)[13]。

长链脂肪醇类成分：二十四烷醇 (lignocerane)、十八烷醇 (stearyl alcohol)、二十二烷醇 (l-docosanol)、二十烷醇 (1-eicosanol)[1]。

其他：脂肪酸 (fatty acids)[14]、多糖 (polysaccharides)[15]。

【药典检测成分】2015 版《中国药典》规定，本品照分光光度法测定，含羟基萘醌总色素以左旋紫草素计，不得少于 0.80%。本品照高效液相色谱法测定，按干燥品计算，含 β,β'- 二甲基丙烯酰阿卡宁不得少于 0.30%。

参考文献

[1] 国家中医药管理局《中华本草》编委会. 中华本草：第 6 册 5892 [M]. 上海：上海科学技术出版社，1999：525.
[2] 傅善林，肖培根. 新疆软紫草中蒽醌色素的研究 [J]. 中草药，1986，17（10）：2-5.
[3] 艾克蕙，李凤英，李勇. 密花滇紫草蒽醌成分研究及紫草素含量测定 [J]. 植物学报，1989，31（7）：549-553.
[4] 陈发奎. 常用中草药有效成分含量测定 [M]. 北京：人民卫生出版社，1997：732-2732.
[5] 向桂琼. 新疆紫草细胞培养物的化学成分研究 [J]. 植物学报，1992，34（6）：460.
[6] 何桂琼，卢馥荪，祝凤池. 新疆紫草细胞培养物的化学成份研究 [J]. 植物学报，1992，34（6）：470.
[7] Yao XS, Ebizuka Y, Noguchi H, et al. Biologically active constituents of Arnebia euchroma: structures of new monoterpenyl-benzoquinones: arnebinone and arnebifuranone [J]. Chem Pharm Bull（Tokyo），1991，39（11）：2962.
[8] Yao XS, Ebizuka Y, Noguchi H, et al. Biologically active constituents of Arnebia euchroma: structure of arnebinol, an ansa-type monoterpenyl benzenoid with inhibitory activity on prostaglandin biosynthesis [J]. Chem Pharm Bull（Tokyo），1991，39（11）：2956.
[9] Yang MH, Blunden G, ON′ei lMJ, et al. Tormentic acid and 2α-hydroxyursolic acid from Arnebia euchroma [J]. Planta Med, 1992, 58（2）：227.
[10] Roder E, Rengel-Mayer B. Pyrrolizidine alkaloids from Arnebiaeuchroma [J]. Planta Med, 1993, 59（2）：189.
[11] KashiwadaY, Bastow KF, Lee KH. Novel lignan derivatives asselective inhibitors of DNA topoisomerase Ⅱ [J]. Bioorganic&MedicinalChemistry Letters, 1995, 5（8）：905.
[12] Kashiwada Y, Nishizawa M, Yamagishi T, et al. Anti-AIDS agents, 18. Sodium and potassium salts of caffeic acid tetramers from Arnebia euchroma as anti-HIV agents [J]. J Nat Prod, 1995, 58（3）：392.
[13] 张慧桢，廖矛川，宣利江，等. 新疆紫草中抗生育化学成分 [J]. 天然产物研究与开发，2002，14（1）：1.
[14] 常新全，丁丽霞. 中药活性手册（下册）[M]. 北京：学苑出版社，2002：2152-2158.
[15] 乔秀文，兰卫，李洪玲，等. 新疆紫草中多糖的超声提取工艺优选 [J]. 中草药，2004，35（8）：893.

393. 紫菀　Asteris Radix et Rhizoma

【来源】本品为菊科植物紫菀 Aster tataricus L.f. 的干燥根及根茎。春、秋二季采挖，除去有节的根茎（习称"母根"）和泥沙，编成辫状晒干，或直接晒干。

【性能】辛、苦，温。润肺下气，消痰止咳。

【化学成分】本品含有黄酮类、挥发油、萜类等化学成分。

黄酮类成分：山柰酚 (kaempferol)、槲皮素 (quercetin)、3- 甲氧基山柰酚 (3-methoxy kaempferol)[1]。

挥发油类成分：茴香脑 (anethole)[2,3]、乙酸毛叶酯 (lachnophyllol acetate)、毛叶醇 (lachnophyllol)[2,4]。

萜类成分：表无羁萜醇 (epi-friedelinol)[2,4,5]、紫菀皂苷 A(astersaponin A)、紫菀皂苷

B(astersaponin B)、紫菀皂苷 C(astersaponin C)、紫菀皂苷 D(astersaponin D)[2,3,6]、紫菀皂苷 E(astersaponin E)、紫菀皂苷 F(astersaponin F) [2,7,8]、紫菀苷 A(astin A)、紫菀苷 B(astin B)[2,9-11]、紫菀苷 C(astin C)[2,9,10]、紫菀苷 G(astin G)[1,12]、紫菀苷 D(astin D)、紫菀苷 E(astin E)[2,8,13]、紫菀酮 (shionone)[2,4,9]、无羁萜 (friedelin)[2,4,14]、foetidissimoside A[6]、紫菀苷 H(astin H)[15]、紫菀苷 I(astin I)[16]、β- 香树素 (β-amyrin)、蒲公英赛醇 (taraxerol)[17]、紫菀苷 J(astin J)[18]、Ψ- 蒲公英醇 (Ψ-taraxasterol)[19]、astertarone A、astertarone B[4]、紫菀苷 F(astin F)[8]、齐墩果酸 (oleanolic acid)[20]。

香豆素类成分：东莨菪素 (scopoletin)[1]。

蒽醌类成分：大黄酚 (chrysophanol)、大黄素 (emodin)、大黄素甲醚 (physcion)[21]。

有机酸酯及酚类成分：阿魏酸二十六烷酯 (ferulic acid hexacosyl ester)[22,23]、苯甲酸 (benzoic acid)、3-O- 阿魏酰基奎尼酸甲酯 (3-O-feruloyl-quinic acid methyl ester)、对羟基苯甲酸 (p-hydroxy benzoic acid)、咖啡酸 (caffeic acid)[24]、阿魏酸 (ferulic acid)[23]、反式对羟基肉桂酸十六烷酯 (trans-hexadecyl-4-hydroxycinnamate)[25]。

木脂素类成分：(+)- 异落叶松脂素 -9-β-D- 吡喃葡萄糖苷 [(+)-iso-lariciresinol-9-β-D-glucopyranoside][24]。

甾体类成分：植物甾醇葡萄糖苷 (phytosterol glucosides)[1,4]、胡萝卜苷 (daucosterin)、β- 谷甾醇 (β-sitosterol)[17]、菠菜甾酮 (spinasterone)[26]。

其他：丁基 -D- 核酮糖苷 (butyl-D-ribuloside)[2,4,5]、N-(N- 苯甲酰基 -L- 苯丙氨酰基)-O- 乙酰基 -L- 苯丙氨醇 [N-(N-benzoyl-L-phenylalanyl)-O-acetyl-L-phenylglycinol][27,28]、3-O-[O-α-D-吡喃阿拉伯糖 -(1→6)-β-D- 吡喃葡萄糖基]-2β,3β,16α- 三羟基齐墩果烷 -12- 烯 -28- 酸 [29]。

【药典检测成分】2015 版《中国药典》规定，本品照高效液相色谱法测定，按干燥品计算，含紫菀酮不得少于 0.15%。

参考文献

［1］LUYH, WANG ZT, XULS, et al. Multiphenolic compounds isolated from Aster tataricus[J]. Chin Tradit Herbal Drugs（中草药），2002, 33（1）：17-18.

［2］国家中医药管理局《中华本草》编委会. 中华本草：第 7 册 6747 [M]. 上海：上海科学技术出版社，1999：703.

［3］NAGAO T, HACHIYAMA S, OKABE H, et al. Studies on the constituents of Aster tataricus L. F. Ⅰ. structures of aster saponins isolated from the root [J]. Chem Pharm Bull, 1989, 37（8）：1977-1983.

［4］AKIHISA T, KIMURA Y, KOIKE K, et al. Astertarone A: a triterpenoid ketone isolated from the roots of Aster tataricusL [J]. Chem Pharm Bull, 1998, 46（11）：1824-1826.

［5］KIKUCHI T, YOKOI T, NIWAM, et al. Application of the homonuclear internuclear double resonance technique in the triterpene field Ⅱ. Assignments of methyl resonances of triterpenes related tofriedelin [J]. Chem Pharm Bull, 1980, 28（7）：2014-2023.

［6］TANAKAR, NAGAOT, OKABE H, et al. Studies on the constituents of Aster tataricus L. F. Ⅳ. structures of Aster Saponins isolated from the herb [J]. Chem Pharm Bull, 1990, 38（5）：1153-1157.

［7］NAGAO T, OKABEH, YAMAUCHI T. Studies on the constituents of Aster tataricus L. F. Ⅰ. structures of aster saponins E and F isolated from the root [J]. Chem Pharm Bull, 1990, 38（3）：783-785.

［8］CHENG D L, YU S, HARTMAN R, et al. New peptapeptides from Aster tataricus [J]. Phytochemistry, 1996, 41（1）：225-227.

［9］NAGAO T, OKABEH, YAMAUCHI T. Studies on the constituents of Aster tataricus L. F. Ⅰ. structures of shionosides A and B, monoterpene glycosides isolated from the root [J]. Chem Pharm Bull, 1988, 36（2）：571-577.

［10］CHENG DL, YU S, HARTMAN R, et al. Oligopeptides from Aster tataricus [J]. Phytochemistry, 1994, 36（4）：945-948.

［11］MORITS H, NAGASHIMA S, TAKEYAK, et al. Structures and conformation of antitumour cyclic pentapeptides, astins A, B and C, from Aster tataricus [J]. Tetrahedron, 1995, 51（4）：1121-1132.

［12］CHENG D L, YU S. Terpenoid glycosides from the roots of Aster tataricus [J]. Phytochemistry, 1994, 35（1）：173-176.

［13］MORITSH, NAGASHIMAS, SHIROTA O, et al. Two novel monochlorinated cyclic pentapeptides, astins D and E from Aster tatarius [J]. Chem Letters, 1993,（11）：1877-1880.

［14］LUYH, WANG Z T, YE W C, et al. Study on the Constitutents of Aster tataricus L. f. [J]. J China Pharm Univ（中国药科大学学报），1998, 29（2）：97-99.

［15］MORITAH, NAGASHIMAS, TAKEYAK, et al. Cyclic peptides from higher plants, Part 8. Three novel cyclic pentapeptides, astins F, G and H from Aster tataricus [J]. Hetercycles, 1994, 38（10）: 2247-2252.

[16] MORITAH, NGASHIMA S, TAKEYA K, et al. A novel cyclic pentapeptide with a β-hydroxy-γ-chloroproline from Aster tataricus [J]. Chem Letters, 1994, （11）: 2009-2010.

[17] WANG G Y, WU T, LIN P C, et al. Triterpenoids isolated from Aster tataricus [J]. Chin Tradit Herbal Drugs（中草药）, 2003, 34（10）: 875-876.

[18] MORITA H, NGASHIMA S, TAKEYA K, et al. Structure of a new peptide, astin J, from Aster tataricus [J]. Chem Pharm Bull, 1995, 43（2）: 271-273.

[19] AKIHISA T, YASUKAWA K, OINUMA H, et al. Triterpene alcohols from the flowers of compositae and their antiinflammatory effects [J]. Phytocyemistry, 1996, 43（6）: 1255-1260.

[20] Wang J Z, Wang F P. The chemical constituents of Rabdosiacoetsa [J]. Nat Prod Res Dev（天然产物研究与开发）, 1998, 10（3）: 15-16.

[21] LU Y H, WANG Z T, XU L S, et al. Three anthraquinones isolated from Aster tataricus L. F. [J]. J Chin Pharm Sci, 2003, 12（2）: 112-113.

[22] Addae-Mensah I, Achenbach H, Thoithi G N, et al. Epoxy-chiromodine and other constituents of crotonmegalocarpus [J]. Phytochemistry, 1992, 31（6）: 2055-2057.

[23] WANG G Y, WU T, LING P C, et al. Phenolic compounds isolated from rhizoma of Aster tataricus [J]. China J ChinMater Med（中国中药杂志）, 2003, 28（10）: 946-948.

[24] GAO J H, WANG H W, SONG G Q, et al. NMR study on the structure and stereochemistry of two pheonlic compounds from Aster tatarius [J]. Chin J Magnetic Resonance（波谱学杂志）, 1994, 11（4）: 391-397.

[25] 戴好富, 熊江, 周俊, 等. 七爪龙的化学成分 [J]. 云南植物研究, 2000, 22（2）: 166-167.

[26] AKIHISA T, KIMURA Y, TAI T, et al. Astertarone B: a hydroxy-triterpenoidketone from the roots of Aster tataricusL [J]. Chem Pharm Bull, 1999, 47（8）: 1161-1163.

[27] WANG Z T, LUYH, YEWC, et al. A dipeptide isolated from Aster tataricus L. f [J]. J Chin Pharm Sci, 1999, 8（3）: 171-172.

[28] ZOU C, ZHANG R P, ZHAO B T, et al. A bioactive amide from roots Aster tataricus [J]. Acta Botanica Yunnanica（云南植物研究）, 1999, 21（1）: 121-124.

[29] 卢菲, 任晓倩, 张朝凤, 等. 紫菀正丁醇萃取液化学成分研究 [J]. 亚太传统医药, 2013, 9（8）: 41-44.

394. 黑芝麻 Sesami Semen Nigrum

【来源】本品为脂麻科植物脂麻 *Sesamum indicum* L. 的干燥成熟种子。秋季果实成熟时采割植株, 晒干, 打下种子, 除去杂质, 再晒干。

【性能】甘, 平。补肝肾, 益精血, 润肠燥。

【化学成分】本品含有脂肪油、木脂素类、萜类等化学成分。

脂肪油类成分: 花生酸 (arachidic acid)、亚油酸 (linoleic acid)、硬脂酸 (stearic acid)、油酸 (oleic acid)、二十二烷酸 (behenic acid) 的甘油酯、二十四烷酸 (lignoceric acid)、棕榈酸 (palmitic acid)[1]。

木脂素类成分: 芝麻素 (sesamin)、芝麻林素 (sesamolin)[1]。

萜类成分: 芝麻苷 (pedaliin)[1]。

其他: 叶酸 (acidum folicum) 、细胞色素 C(cytochromec C)、卵磷脂 (lecithin)、车前糖 (planteose)、芝麻酚 (sesamol)、芝麻糖 (sesamose)、植物甾醇 (phytocholesterol)、蛋白质、维生素 E, 少量 P、K、Ca、草酸钙[1]。

【药典检测成分】无。

参考文献

[1] 国家中医药管理局《中华本草》编委会. 中华本草: 第 7 册 6507 [M]. 上海: 上海科学技术出版社, 1999: 482.

395. 黑种草子　Nigellae Semen

【来源】本品系维吾尔族习用药材。为毛茛科植物腺毛黑种草 *Nigella glandulifera* Freyn et Sint. 的干燥成熟种子。

【性能】甘、辛，温。补肾健脑，通经，通乳，利尿。

【化学成分】本品含有甾醇类、黄酮类、萜类及甾体类等化学成分。

甾醇类成分：胆甾醇 (cholesterin)[1]、菜油甾醇 (campesterol)、β- 谷甾醇 (β-sitosterol)[2]、豆甾醇 (stigmasterol)、胡萝卜甾醇 (daucosterol)[3]。

黄酮类成分：黑种草苷 (nigeglanoside)[2,3]、山柰酚 -3-*O*-β-D- 吡喃葡萄糖基 -(1 → 2)-β-D- 吡喃半乳糖基 -(1 → 2)-β-D- 吡喃葡萄糖酯苷 [kaempferol-3-*O*-β-D-glucopyranosyl-(1 → 2)-β-D-galactopyranosyl-(1 → 2)-glucopyranosyl]、芦丁 (rutin)[3]、quercetin-3-glucosyl(1 → 2)-galactosyl(1 → 2)-glucoside、quercetin-3-(6-feruloylglucosyl)(1 → 2)-galactosyl(1 → 2)-glucoside[4]。

萜类及甾体类成分：常春藤皂苷 (hederagenin)[2]、环劳顿醇 (cyclolaudenol)、胡萝卜苷 (daucosterol)[3]、桧萜 (sabinene)[5]。

生物碱类成分：附子碱的氯化物 [2]、附子碱 (fuzitine)[3,6]、黑种草碱 (nigellicine)[6]。

挥发油类成分：黑种草酮 (nigellon)[2,3]、异长叶烯 (*iso*-longifolene)[3]、4- 甲基 -1-(1- 异丙基)-3- 环己烯 -1- 醇 [4-methyl-1-(1-*iso*-propyl)-3-cyclohexene-1-ol]、1- 甲基 -2-(1- 异丙基)- 苯 [1-methy-2-(1-methylethyl)-benzene]、百里醌 (thymoquinone)[4]、α- 长蒎烯 (α-longipiene)[7]。

脂肪酸类成分：棕榈酸 (palmitinic acid)[3,7]、十四烷酸 (tetradecanoic acid)、$\Delta^{8,11}$- 二十二烯酸 (docosenoic acid)、Δ^9- 十六烯酸 (Δ^9-gaidic acid)、十七烷酸 (margaric acid)、十八烷酸 (octadecylic acid)、$\Delta^{8,11}$- 十八二烯酸 (octadecadienoic acid)、Δ^9- 十八烯酸 (Δ^9-octadecenoic acid)、二十烷酸 (octadecenoic acid)、十五烷酸 (pentadecanoic acid)[7]。

其他：黑种草三糖 (nigellamose)[3]、黑种草糖 (nigeglanose)[6]。

【药典检测成分】2015 版《中国药典》规定，本品照高效液相色谱法测定，按干燥品计算，含常春藤皂苷元不得少于 0.50%。

参考文献

[1]Ansari AA, Hassan S. Isolation and structure determination of nigellaicine, a novel alkaloid from the seeds of Nigella sativa[J]. Tetrahedron Left, 1985, 26: 2759.

[2] Hao HF, Chen YW. Studies on the chemical constituents of seed from Nigella Glandulifera [J]. Acta Pharmaceutica Sinica, 1996, 31（9）: 689-694.

[3] 艾尼娃尔•艾克木, 古丽•买买提祖农, 李建光, 等. 新疆传统维药黑种草子的化学成分研究 [J]. 上海中医药杂志, 2008, 42（9）: 73-75.

[4] 葛丹丹, 陈秋, 许晶晶. 瘤果黑种草中黄酮类成分的分离与结构鉴定（Ⅰ）[J]. 沈阳药科大学学报, 2011, 28（6）: 420-424.

[5] 解成喜, 王强, 崔晓明. 黑种草子挥发油化学成分的 GC-MS 分析 [J]. 新疆大学学报, 2002, 19（2）: 212-214.

[6] Liu YM, Yang J S, Liu Q H. A new alkaloid and its artificial derivative with indazole ring from Nigella glandulifera [J]. Chem Pharm Bull, 2004, 52（4）: 454.

[7] 郝海峰, 任丽娟. 黑种草子化学成分研究Ⅰ. 脂肪油中脂肪酸成分分析 [J]. 中日友好医院学报, 1996, 10（1）: 16.

396. 锁阳 Cynomorii Herba

【来源】本品为锁阳科植物锁阳 *Cynomorium songaricum* Rupr. 的干燥肉质茎。春季采挖，除去花序，切段，晒干。

【性能】甘，温。补肾阳，益精血，润肠通便。

【化学成分】本品主要含有萜类、黄酮类、生物碱类等化学成分。

萜类成分：锁阳萜 (cynoterpene)[1]、熊果酸 (ursolic acid)[1-3]、乙酰熊果酸 (acetylursolic acid)[1,3]、三萜类皂苷 [4]、乌苏烷 -12- 烯 -28- 酸 -3β- 丙二酸单酯 (urs-12-en-28-acid-3β-mono-malonate)[3]、熊果酸丙二酸半酯 (malonyl ursolic acid hemiester)[5]、齐墩果酸丙二酸半酯 (malonyl oleanolic acid hemiester)[6]。

黄酮类成分：(+)- 儿茶素 (catechin)[3,10]、柑桔素 (naringenin)[7]、柑桔素 -4′-O- 吡喃葡萄糖苷 (naringenin-4′-O-glucopyranoside)[8,9]、花色苷 [10]、(−)- 表儿茶素 [(−) *epi*-catechin][11]、异槲皮苷 (*iso*-quercetin)[12]、(−)- 落叶脂素 [(−)-lariciresinol]。

生物碱类成分：2,6- 二乙基 -3- 甲基吡嗪 (2,6-diethyl-3-methylpyrazine)、四甲基吡嗪 (tetramethylpyrazine)、2,3,5- 三甲基吡嗪 (2,3,5-trimethylpyrazine)[2]。

甾体成分：菜油甾醇 (campesterol)[1]、β- 谷甾醇 (β-sitosterol)[1-3,13]、胡萝卜苷 (daucosterol) [1,2]、β- 谷甾醇棕榈酸酯 (β-sitosterol palmitate)[1-3]、5α- 豆甾 -9(11)- 烯 -3β- 醇 [5α-stigmast-9(11)-en-3β-ol]、5α- 豆甾 -9(11)- 烯 -3β- 醇 - 二十四碳三烯酸酯 [5α-stigmast-9(11)-en-3β-ol-tetracosantrienoat][14-17]、β- 谷甾醇 -β-D- 葡萄糖苷 (β-sitosterol-β-D-glucoside)[13]、β- 谷甾醇油酸酯 (β-sitosterol oleate)[5]。

脂肪酸类成分：亚油酸 (linoleic acid)[1]、油酸 (oleic acid)、棕榈酸 (palmitic acid)[1,18]、琥珀酸 (succinic acid)[10]。

氨基酸类成分：丙氨酸 (alanine)、丝氨酸 (serine)[1]、天冬氨酸 (aspartic acid)、脯氨酸 (proline)[1,2]。

糖类成分：蔗糖 (sucrose)[3]、葡萄糖 (glucose)[3,13]、还原糖 [19]、多糖 [11,20-22]、酸性杂多糖 SYP-(A、B)[23]。

糖苷类成分：姜油酮葡萄糖苷 (zingerone glucoside)[6]、*n*- 丁基 -α-D 呋喃果糖苷 (*n*-butyl-α-D-fructofuranoside)、*n*- 丁基 -β-D- 呋喃果糖苷 (*n*-butyl-β-D-fructofuranoside)[13]、*n*- 丁基 -α-D- 吡喃果糖苷 (*n*-butyl-α-D-fructopyranoside)[24]。

苯丙素类成分：(7S,8R)- 脱氢双松柏醇 -9′-β- 吡喃葡萄糖苷 [(7S,8R)dehydrodiconiferyl alcohol 9′-β-glucopyranoside]、(−)- 异落叶松树酯醇 -4-O-β- 吡喃葡萄糖苷 [(−)-*iso*-larciresinol-4-O-β-D-glucopyranoside] 等 [25-27]。

酚酸类成分：没食子酸 (gallic acid)[5,8]、原儿茶酸 (protocatechuic acid)[8]、4- 甲基邻苯二酚 [4-methyl-(atechol) epiphylloloumarin][29]、4- 甲氧基苯丙烯酸 [(4-methoxycinnamic acid) epiluteoforol][30]。

其他：鞣质 [1,26]、多种无机阴阳离子 [27]、淀粉、蛋白质、多种维生素 [19] 以及 Fe、Cu、Zn、Mn、Ti、Ni、Mo、Sr、Yb、Cd、Ce、Th、Cr、Ba、Y、Pb、Be、La、V、Sc、Li、Nb、Co 等无机元素 [28]。

【药典检测成分】无。

参考文献

[1] 国家中医药管理局《中华本草》编委会. 中华本草：第 5 册 4902 [M]. 上海：上海科学技术出版社，1999：722.

[2] 张思巨，张淑运. 中药锁阳的化学成分研究 [J]. 中国药学杂志，1991，26（11）：649.

[3] 马超美，贾世山，孙韬，等. 锁阳中三萜及甾体成分的研究 [J]. 药学学报，1993，28（2）：152.

[4] Lushpa OU, Atalykova FM. Chemical composition of parasitic plants of Kazakhstan flora [J]. Izv. Akad. Nauk Kaz.

　　　SSR. Ser. boil. , 1970, 8（1）: 30.

［5］Ma Chao-mei, Nakamura Norio, Miyashiro Hirotsugu, et al. Inhibitory effects of constituents from Cynomorium songaricum and related trierpenederivatives of HIV-1 Protease［J］. ChemPharm Bull, 1999, 47（2）: 141.

［6］马超美, 中村宪夫, 服部征雄, 等. 锁阳的抗艾滋病毒蛋白酶活性成分（2）- 齐墩果酸丙二酸半酯的分离和鉴定［J］. 中国药学杂志, 2002, 37（5）: 336.

［7］JIA S S, MA CM, XIONG X D. Isolation and identification of naringenin from Pollenttyphae［J］. Chin Tradit Herbal Drugs, 1988, 19（8）: 32.

［8］柴田浩树. 汉方补剂的成分研究（1）- 关于锁阳的成分［J］. 国外医学·中医中药分册. 1989, 11（6）: 36.

［9］LIU Q, LIU Y L. Chemical constituents of Glycyrrhiza eurycarpa P. C. Li［J］. Acta Bot Sin（植物学报）, 1991, 33（4）: 314-322.

［10］陶晶, 屠鹏飞, 徐文豪, 等. 锁阳茎的化学成分及其药理活性研究［J］. 中国中药杂志, 1999, 24（5）: 292.

［11］ZHANG W J, LIU Y Q, LI X C, et al. Chemical constituents of Ecological Tea from from yunnan［J］. Acta Bot Yunnan（云南植物研究）, 1995, 17（2）: 204-208.

［12］WANG X R, ZHOU Z, DU A Q, et al. Studies on the flavone constituents of Abelmoschus monihot L. medic［J］. Chinna J Med（中国天然药物）, 2004, 2（2）: 91-93.

［13］曲淑慧, 吴红平, 胡时先. 中药锁阳化学成分初探［J］. 新疆医学院学报, 1991, 14（3）: 207.

［14］Gupta M M, et al. Phytochemistry, 1981, 20（11）: 2557.

［15］Akhila A , et al. Tetrahedron Lett 1987, 28（35）: 4085.

［16］Akihisa T, et al. Phytochemistry 1991, 30（12）: 4029.

［17］徐秀芝, 张承忠, 李冲. 锁阳化学成分的研究［J］. 中国中药杂志, 1996, 21（11）: 676.

［18］张思巨, 张淑云. 常用中药锁阳的挥发性成分研究［J］. 中国中药杂志, 1990, 15（2）: 39.

［19］苏格尔, 刘基焕, 骆蒙, 等. 锁阳不同生育期营养成分的动态研究［J］. 内蒙古大学学报（自然科学版）, 1994, 25（2）: 197.

［20］章明, 薛德钧. 肉苁蓉和锁阳糖类成分含量测定［J］. 江西中医学院学报, 1995, 7（1）: 24.

［21］盛惟, 周红城, 白伟. 天然锁阳栽培锁阳中多糖的含量测定［J］. 中国民族医药杂志, 2000, 6（增刊）: 62.

［22］吕英英, 高丰, 俞腾飞, 等. 锁阳多糖的含量测定［J］. 中国民族医药杂志, 2000, 6（增刊）: 63.

［23］张思巨, 张淑云, 扈继萍. 锁阳多糖的研究［J］. 中国中药杂志, 2001, 20（6）: 243.

［24］齐艳华, 苏格尔. 锁阳的研究进展［J］. 中草药, 2000, 31（2）: 146.

［25］JiangZH, TanakaT, SakamotoM, et al. Studies on a medicinal parasitic plant: lignans from the stems of Cynomorium songarieum［J］. Chemical & Pharmaceutieal Bulletin. 49（8）: 1036.

［26］张自强. 锁阳功能小考［J］. 西北药学杂志, 1987, 2（1）: 47.

［27］张百舜, 鲁学书, 张润珍, 等. 锁阳通便有效组分的研究［J］. 中药材, 1990, 13（10）: 36.

［28］符波, 乔晶, 堵年生. 中药锁阳的微量元素与氨基酸分析［J］. 新疆医学院学报, 1997, 20（2）: 127.

［29］谢石安, 李国玉, 张珂, 等.锁阳化学成分的分离与鉴定［J］. 沈阳药科大学学报, 2012, 29（7）: 525-528.

［30］谢石安, 李国玉, 王航宇, 等.锁阳化学成分的研究［J］.中国药师, 2012, 15（7）: 911-914.

397. 鹅不食草　Centipedae Herba

【来源】本品为菊科植物鹅不食草 Centipeda minima(L.)A.Br.et Aschers. 的干燥全草。夏、秋二季花开时采收, 洗去泥沙, 晒干。

【性能】辛, 温。发散风寒, 通鼻窍, 止咳。

【化学成分】本品主要含黄酮类、萜类、甾醇类等化学成分。

　　黄酮类成分: 槲皮素 -3- 甲酯 (quercetin-3-methyl-ether)[1]、芹菜素 (apigenin)、槲皮素 -3,3'-二甲酯 (quercetin-3,3'-dimethylether)、槲皮素 -3,7,3',4'- 四甲酯 (quercetin-3,7,3',4'-tetramethyl-ether)、槲皮素 -3,7,3'- 三甲酯 (quercetin-3,7,3'-trimethyl ether)、川陈皮素 (nobiletin)[1,2]、槲皮素 -2- 甲酯 (quercetin-2-methyl ester)[2]、山柰酚 -3-O-α-L- 吡喃鼠李糖基 -(1 → 6)-β-D- 吡喃葡萄糖苷 [kaempferol-3-O-α-L-rhamnopyranosyl-(1 → 6)-β-D-glucopyranoside]、槲皮素 (quercetin)、

3- 甲氧基槲皮素 (3-methoxy-quercetin)[3]、7,4′-O- 二甲基双氢山柰酚 [(2R,3R)-(+)-7,4′-di-O-methyldihydro-kaempferol]、莺尾甲苷 A(iristectorin)、粗毛豚草素 (hispidulin)。

萜类成分：蒲公英甾醇 (taraxasterol)、乙酸蒲公英甾醇酯 (taraxasteryl acetate)、棕榈酸蒲公英甾醇酯 (taraxasteryl palmitate)、3β,21β,22α,28- 四羟基 -12- 齐墩果烯 -28-O-β-D- 吡喃木糖苷 (3β,21β,22α,28-tetrahydroxy olean-12-ene-28-O-β-D-xylopyranoside)、异丁酰二氢堆心菊灵 (iso-butyroylplenolin)、山金车二醇 (arnidiol)[1]、羽扇豆醇 (lupeol)、乙酸羽扇豆酯 (lupeyl acetate)、四氢堆心菊灵 (tetrahydrohelenalin)、千里光酰二氢堆心菊灵 (senecoylplenolin)[1,2]、6-O- 千里光酰二氢菊灵 (6-O-senecoylplenolin)[1-3]、堆心菊灵 (helenalin)、10- 异丁酰氧基 -8,9- 环氧百里香酚异丁酰氧基 -8- 羟基百里香酚 (10-iso-butyryloxy-8,9-epoxythymol-iso-butyryloxy-8-hydroxythymol)、9,10- 二异丁酰氧基 -8- 羟基百里香酚 (9,10-di-iso-butyryloxy-8-hydroxythymol)[1,4]、3β,16α,21β,22α,28- 五羟基 -12- 齐墩果烯 -28-O-β-D- 吡喃木糖苷 (3β,16α,21β,22α,28-pentahydroxy-olean-12-ene-28-O-β-D-xylopyranoside)、3α,16α,21α,22α,28- 五羟基 -12- 齐墩果烯 -28-O-β-D- 吡喃木糖苷 (3α,16α,21α,22α,28-pentahydroxy-olean-12-ene-28-O-β-D-xylopyranoside)、3α,21α,22α,28- 四羟基 -12- 齐墩果烯 -28-O-β-D- 吡喃木糖苷 (3α,21α,22α,28-tetrahydroxy-olean-12-ene-28-O-β-D-xylopyranoside)、3α,21β,22α,28- 四羟基 -12- 齐墩果烯 -28-O-β-D- 吡喃木糖苷 (3α,21β,22α,28-tetrahydroxy-olean-12-ene-28-O-β-D-xylopyranoside)、2α,3β,19α,23- 四羟基 -12- 乌苏烯 -28-O-β-D- 吡喃木糖苷 (2α,3β,19α,23-tetrahy-droxy-urs-12-ene-28-O-β-D-xylopyranoside)、1α,3β,19α,23- 四羟基 -12- 乌苏烯 -28- 酸 -28-O-β-D- 吡喃木糖苷 (1α,3β,19α,23-tetrahydroxy-urs-12-ene-28-oic acid-28-O-β-D-xylopyranoside)[1,5]、山金车内酯 C(arnicolide C)[1,5-8]、1β,2α,3β,19α,23- 五羟基 -12- 乌苏烯 -28- 酸 -28-O-β-D- 吡喃木糖苷 (1β,2α,3β,19α,23-pentahydroxy-urs-12-ene-28-lic-acid-28-O-β-D-xyl -opyranoside)、二氢堆心菊灵 (dihydrohelenalin)、麝香草酚 -3-O-β- 葡萄糖苷 (thymol-3-O-β-glucoside)、百里氢醌 -2-O-β- 吡喃葡萄糖苷 (thymoquinol-2-O-β-glucopyranoside)、百里氢醌 -5-O-β- 吡喃葡萄糖苷 (thymoquinol-5-O-β-glucopyranoside)[3]、异戊酸堆心菊灵内酯 (iso-valeric acid helenalin)、当归酸堆心菊灵内酯 (angelic acid helenalin)[4]、3α,16α,21β,22α,28- 五羟基 -12- 齐墩果烯 -28-O-β-D- 吡喃木糖苷 (3α,16α,21β,22α,28-penta-hydroxy-12-oleanene-28-O-β-D-xylopyranoside)、3α,21β,22α,28- 四羟基 -12- 齐墩果烯 (3α,21β,22α,28-tetrahydroxy-12-oleanene)[5]、异丁酸堆心菊灵内酯 (florilenalin-iso-butyrate)、银胶菊素 (parthenin)[7]、1β,2α,3β,19α- 四羟基 -12- 乌苏烯 -28- 酯 -3-O-β-D- 吡喃木糖苷 (1β,2α,3β,19α-tetrahydroxy-urs-12-en-28-ester-3-O-β-D-xylopyranoside)[9]。

甾醇类成分：β- 谷甾醇 (β-sitosterol)、豆甾醇 (stigmasterol)[1-3]、豆甾醇 -3-O-β-D- 葡萄糖苷 (stigmasterol-3-O-β-D-glucoside)、γ- 菠菜甾醇 (γ-spinasterol)[2]。

肽生物碱类成分：石南藤酰胺乙酸酯 (aurantiamide acetate)[1,2]。

挥发油类成分：二十六醇 (hexacosanol)、α- 莎草酮 (α-cyperone)[1,2]。

有机酸及其酯类成分：十九酸三十四醇酯 (tetratriacontanyl nonadecanoate)[1,6]、咖啡酸乙酯 (ethyl caffeate)[3,10]、2- 氨基 -4- 甲基戊酸 (2-amino-4-methyl-pentanoicacid)、2- 氨基 -3- 苯基丙酸 (2-amino-3-phenyl-propionic acid)[8]、十五烷酸 (pentadecanoic acid)、棕榈酸 (palmitic acid)、十八烷酸 (stearic acid)[11-13]。

其他：3,3′,5,5′- 四甲氧基芪 (3,3′,5,5′-tetramethoxystilbene)、6- 羟基 - 反 -8- 二十六碳 - 烯 -3- 酮 (6-hydroxy-trans-8-hexacos-ene-3-one)、3,5,4′- 三甲氧基 - 反 - 芪 (3,5,4′-trimethoxy-trans-stilbene)[1]、短叶老鹳草素 (brevifolin)[1,4,5,8]、2- 异丙基 -5- 甲基氢醌 -4-O-β-D- 吡喃木糖苷 (2-isopropyl-5-methylhydroquinone-4-O-β-D-xylopyranoside)[1,11]、尿嘧啶 (uracil)[12]。

【药典检测成分】无。

参考文献

[1] 国家中医药管理局《中华本草》编委会. 中华本草：第 7 册 6801 [M]. 上海：上海科学技术出版社，1999：770.

［2］褚红芬，孔德云，恽英．石胡荽中的甾醇成分［J］．中草药，1994，25（11）：612

［3］蒲首丞，郭远强，高文远．鹅不食草化学成分的研究［J］．中草药，2009，40（3），363-365.

［4］Ferdinand Bohlmann，Chen Zhongliang．New Guaianolides From Centipeda minima［J］．KeXueTongBao，1984，29（7）：900-903.

［5］Oscar S Giordano，Mauricio J Pestchanker，Eduardo Guerreiro，et al．Structure-activity relationship in the gastric cytoprotective effect of several sesquiterpene lactones［J］．J Med Chem，1992，35：2452.

［6］Yu H. W.，Wright C.W.，Cai Y，et al．Antiprotozoal Activities of Centipeda minima［J］．Phytochemistry Research，1994，8：436-438.

［7］Taylor Robin S. L.，Neil Towers G. H．Antibacterial Constituents of the Nepalese Medicinal Herb，Centipeda minima［J］．Phytochemistry，1998，47（4）：631-634.

［8］于德泉，杨峻山．分析化学手册：第7分册［M］．第2版．北京：化学工业出版社，1999：909.

［9］Rai Nirupama，Singh J．Two New Triterpenoid Glycosides from Centipeda minima［J］．Indian Journal of Chemistry，2001，40B（4）：320-323.

［10］Etzenhouser B，Hansch C，Kapur S，et al．Mechanism of toxicity of esters of caffeic and dihydrocaffeic acids［J］．Bioor Med Chem，2001，9（1）：199-209.

［11］Sanhi Rashmi，Srivatsava Punita，Singh J．Hydroquinone-O-β-D-xylopyranoside from Centipeda minima［J］．Indian Journal of Chemistry，2001，40B（9）：857-859.

［12］杨艳芳，张炳武，闫斌，等．鹅不食草正丁醇部位化学成分研究［J］．时珍国医国药，2013，24（10）：2358-2359.

［13］曹俊岭，李国辉．鹅不食草化学成分研究［J］．中国中药杂志，2012，37（15）：2301-2303.

398. 番泻叶　Sennae Folium

【来源】本品为豆科植物狭叶番泻 *Cassia angustifolia* Vahl 或尖叶番泻 *Cassia acutifolia* Delile 的干燥小叶。

【性能】甘、苦，寒。泻热行滞，通便，利水。

【化学成分】本品主要含黄酮类、蒽醌类、挥发油等化学成分。

黄酮类成分：白花色苷（leucoanthocyanins）[1]、山柰酚（kaempferol）[1-3]、番泻叶山柰苷（kaempferin）[2]、芹菜素 -6,8- 二 -C- 葡萄糖苷（apigenin-6,8-di-C-glucoside）、异鼠李素 -3-O-β- 龙胆二糖（*iso*-rhamnetin-3-O-β-gentiobiose）[3,5]、异鼠李素 -3-O-β- 葡萄糖苷（*iso*-rhamnetin-3-O-β-glucoside）、4,5,7- 三羟基黄酮 -3-O-β- 葡萄糖苷（4,5,7-trihydroxyflavone-3-O-β-glucoside）[4]、异鼠李素（*iso*-rhamnetin）[6]。

蒽醌类成分：大黄素（emodin）、大黄素甲醚（physcion）[1]、番泻苷 A(sennoside A)、番泻苷 B(sennoside B)、番泻苷 C(sennoside C)、番泻苷 D(sennoside D) [1,5,7]、大黄酚（chrysophanol）[1,8]、大黄素 -8-O-β-D- 吡喃葡萄糖苷（emodin-8-O-β-D-glucopyranoside）[3]、芦荟大黄素（aloeemodin）[3,7,9]、大黄酸（rhein）、大黄酸 -1- 葡萄糖苷（rhein-1-monoglucoside）、大黄酸 -8- 葡萄糖苷（rhein-1-8-monoglucoside）[7]、芦荟大黄素 -8- 葡萄糖苷（aloemodin-8-monoglucoside）[7,9]、芦荟大黄素双蒽醌苷（aloeemodin diamthrone glucoside）[7,10]、大黄酸葡萄糖苷（rhein glucoside）[7,11]、大黄酚葡萄糖苷（chrysophanol monoglucoside）、大黄素葡萄糖苷（emodin monoglucoside）、芦荟大黄素葡萄糖苷（aloeamodin monoglucoside）[11]、番泻苷 G(sennoside G)[12]、大黄酸蒽酮 -8- 葡萄糖苷（rheinanthrone-8-glucodide）、大黄酸 -8- 双葡萄糖苷（rhein-8-diglucoside）[13]、大黄素 -8-O- 槐糖苷（emodin-8-O-sophoroside）[14]。

挥发油类成分：蜂花醇（melissyl alcohol）[6]、茴香脑（anethole）、莰酮（camphor）、藏茴香酮（carvone）、草蒿脑（estragole）、丁香酚（eugenol）、(E)-β- 金合欢烯（farnesene）、正十一烷（*n*-hendecane）、异香叶醇（*iso*-geraniol）、异薄荷酮（*iso*-menthol）、β- 紫罗兰酮（β-ionone）、柠檬烯（limonene）、芳樟醇（linalool）、亚麻酸（linolenic acid）、薄荷醇（menthol）、薄荷酮（menthone）、新薄荷醇（neomenthol）、棕榈酸（palmitic acid）、正二十五烷（*n*-pentacosane）、τ- 萜品烯（τ-terpinene）、假紫罗兰酮（pseudoionone）[11]。

有机酸类成分：3,5- 二甲氧基苯甲酸 (3,5-dimethoxy-benzoic acid)、水杨酸 (salicylic acid)[6]、1,6- 二羟基 -3- 甲基氧杂蒽酮 -8- 酸 (1,6-dihydroxy-3-methylxanthone-8-acid)[15]、3,4- 二羟基苯甲酸 (3,4-dihydroxybenzoic acid)[16]、3- 甲氧基 -4- 羟基 - 苯甲酸 (3-methoxy-4-hydroxy-benzoic acid)[17-19]。

其他：多酚氧化酶 (polyphenoloxidase)[1]、3- 甲基 -8- 甲氧基 -2- 乙酰基 -1,6- 萘二酚 -6-*O*-*β*-D- 葡萄糖苷 (3-methyl-8-methoxy-2-acetyl-1,6-naphthalenediol-6-*O*-β-D-glucoside)[1,3,5,20]、蔗糖 (cane sugar)、D-3-*O*- 甲基肌醇 (D-3-*O*-pinite)[3]、胆甾醇 (cholesterin)、对二甲氨基苯甲醛 (*p*-dimethyl amino benzaldehyde)[16]、6- 羟基酸模素葡萄糖苷 (6-hydroxymusizin glucoside)[20]、正戊醛 (*n*-valeraldehyde)、环化枸橼醛 (cyclocitral)、二萜类的植物醇 [21]。

【药典检测成分】2015 版《中国药典》规定，本品照高效液相色谱法测定，按干燥品计算，含番泻苷 A 和番泻苷 B 的总量，不得少于 1.1%。

参考文献

［1］国家中医药管理局《中华本草》编委会. 中华本草：第 4 册 3048［M］. 上海：上海科学技术出版社，1999：722.
［2］GrimmingerW，Witthohn K. Analytics of senna drugs with regard to the toxicological discussion of anthranoids［J］. Pharmacology，1993，47（1）：98.
［3］邬秋萍，王祝举，付梅红，等. 番泻叶的化学成分研究［J］. 中药材，2007，30（10）：1250-1252.
［4］Singh M，Chaudhuri P K，Sharma R P. Constituents of the leaves of Cassia angustifolia［J］. Fitoterapia，1995，66（3）：284-284.
［5］邬秋萍，王祝举，唐力英，等. 龚干锋 HPLC 测定番泻叶中 5 种主要化学成分的含量［J］. 中国中药杂志，2008，33（4）：363-365.
［6］米丽，李敬超，张夏华，等. 番泻叶的化学成分和药理作用研究进展［J］. 西南军医，2009，11（4）：727-728.
［7］DequekerR. Some aspects of the chemical determination of the anthracene constituents of senna leaf and tincture［J］. BollChim Farm，1962，10（1）：290.
［8］刘顺良，周月彩，李建新，等. 番泻叶的化学成分毒性及用药安全性研究［J］. 时珍国医国药，2002，13（11）：693-694.
［9］中国医学科学院药物研究所. 中药志Ⅲ［M］，北京：人民卫生出版社，1960：620.
［10］Kazuko Nakajima，Kazuko Yamauchi，Shigeaki Kuwano. Isolation of a new aloe-emodin dianthronediglucoside from senna and its potentiating effect on the purative activity of sennoside A in mice［J］. J Pharm Pharmcol，1985，37：703-706.
［11］曹蔚，李教社，李小强，等. 番泻叶的化学成分及体内代谢研究进展［J］. 时珍国医国药，2003，14（10）：642-643.
［12］Hitoshi Tanaka，Reiko Murata，Akiyoshi Yoshida，et al. Analytical Studies on the Active Constituents in Crude Drugs V The Structure of sennoside G，a New Glucoside from senna［J］. ChemPharmBull，1982，30（5）：1550-1556.
［13］Lemli J. Senna-an old drug in modern research［J］. Pharmacology，1988，36（1）：3.
［14］Kinjo Junei，J keda Tuyoshi. An anthraquinone glycoside from Cassia angustifolia leaves［J］. Phytochemistry，1994，37（6）：1685-1687.
［15］T Hanumaiah，B K Rao，et al. Naphthalenes and naphtoquinones from Ventilago species. Phytochemistry，1985，24（8）：1811-1815.
［16］于德泉，杨峻山. 分析化学手册：第 7 分册［M］. 北京：化学工业出版社，1999：476，892，5502-5531.
［17］Sadtler research laboratories. Inc1 Standard Infrared Grating Spectra vol. 19210，8217K1.
［18］Sadtler research laboratories. Inc1 Standard NMR Spectra vol. 1 13215，9077M1.
［19］Sadtler research laboratories. Inc1 Standard carbon 13 NMR Spectra vol. 1528，1211C1.
［20］J Lemli. Naphthalene glycosides in Cassia senna and Cassia angustifolia studies in the field of drugs containing anthracene derivatives［J］. Planta medica，1981，43（1）：11-17.
［21］Wulf Schultze，Katrin Jahn，Rita Richter. Volatile constituents of the dride leaves of Cassia angustifolia（Sennae Folium）［J］. Planta Med，1996，62：540-543.

399. 蓖麻子　Ricini Semen

【来源】本品为大戟科植物蓖麻 *Ricinus communis* L. 的干燥成熟种子。

【性能】甘、辛，平；有毒。消肿拔毒，泻下通滞。

【化学成分】本品主要含脂肪油类、脂肪酸类、磷脂类等化学成分。

脂肪油类成分：磷脂 (phosphatide)、三酰甘油 (triglyceride)、甾醇 (sterol)、甘油酯 (glycerol ester)、游离脂肪酸 (free fatty acid)、蜡 (wax)。

脂肪酸类成分：亚油酸 (linoleic acid)、十八碳烯酸 (octadecenoic acid)、油酸 (oleic acid)、棕榈酸 (palmitic acid)、硬脂酸 (stearic acid)、蓖麻油酸 (ricinolic acid)。

磷脂类成分：磷脂酰胆碱 (phosphatidyl choline)、磷脂酰乙醇胺 (phosphatidyl ethanolamine)。

蛋白质类成分：酸性蓖麻毒蛋白 (acidic ricin)、碱性蓖麻毒蛋白 (basic ricin)、蓖麻毒蛋白 D(ricin D)、蓖麻毒蛋白 E(ricin E)、蓖麻毒蛋白 T(ricin T)。

其他：凝集素 (agglutinin)、30- 去甲羽扇豆 -3β- 醇 -20- 酮 (30-norlupan-3β-ol-20-one)、蓖麻碱 (ricinine)、脂肪酶 (lipase)[1]。

【药典检测成分】无。

参考文献

［1］国家中医药管理局《中华本草》编委会. 中华本草：第 4 册 3654［M］. 上海：上海科学技术出版社，1999：844.

400. 蒺藜　Tribuli Fructus

【来源】本品为蒺藜科植物蒺藜 *Tribulus terrestris* L. 的干燥成熟果实。

【性能】辛、苦，微温；有小毒。平肝解郁，活血祛风，明目，止痒。

【化学成分】本品主要含黄酮类、甾体皂苷及苷元类、有机酸及酯类等化学成分。

黄酮类成分：山柰酚 (kaempferol)、山柰酚 -3- 葡萄糖苷 (kaempferol-3-glucoside)、山柰酚 -3- 芸香糖苷 (kaempferol-3-rutinoside)、槲皮素 (quercetin)、刺蒺藜苷 (tribuloside)[1]、异鼠李素 -3-*O*-*β*- 龙胆双糖苷 (*iso*-rhamnetin-3-*O*-*β*-gentiobioside)[2]。

甾体皂苷及苷元类成分：薯蓣皂苷元 (diosgenin)[1]、β- 谷甾醇 (β-sitosterol)、β- 谷甾醇 -D- 葡萄糖苷 (β-sitosterol-D-glucoside)、替告皂苷元 (25*R*,25*S*)[tigogenin(25*R*,25*S*)]、门诺皂苷元 (25*R*,25*S*)[manogenin(25*R*,25*S*)][2]、新海柯皂苷元 -3-*O*-*β*-D- 吡喃葡萄糖基 (1 → 2)-*β*-D- 吡喃葡萄糖基 (1 → 4)-*β*-D- 吡喃半乳糖苷 [neohecogenin-3-*O*-*β*-D-glucopyranosyl(1 → 2)-*β*-D-glucopyranosyl(1 → 4)-*β*-D-galactopyranoside]、新海柯皂苷元 -3-*O*-*β*-D- 吡喃葡萄糖基 (1 → 4)-*β*-D- 吡喃半乳糖苷 [neohecogenin-3-*O*-*β*-D-glucopyranosyl(1 → 4)-*β*-D-galactopyranoside)][3]、26-*O*-*β*-D- 吡喃葡萄糖基 -(25*R*,*S*)-5*α*- 呋甾 -12- 羰基 -20(22)- 烯 -3*β*,26- 二醇 -3-*O*-*β*-D- 吡喃葡萄糖基 (1 → 4)-*β*-D- 吡喃半乳糖苷 [26-*O*-*β*-D-glucopyranosyl-(25*R*,*S*)-5*α*-furostanol-12-carbonyl-20(22)-ene-3*β*,26-diol-3-*O*-*β*-D-glucopyranosyl(1 → 4)-*β*-D-galactopyranoside]、26-*O*-*β*-D- 吡喃葡萄糖基 -(25*R*)-5*α*- 呋甾 -12- 羰基 -3*β*,22,26- 三醇 -3-*O*-*β*-D- 吡喃葡萄糖基 (1 → 2)-*β*-D- 吡喃半乳糖苷 [26-*O*-*β*-D-glucopyranosyl -(25*R*)-5*α*-furostanol-12-carbonyl-3*β*,22,26-triol-3-*O*-*β*-D-glucopyranosyl(1 → 2)-*β*-D-galactopyranoside][4]、(25*R*)-2*α*,3*β*- 二醇 -5*α*- 螺甾烷 -12- 酮（门诺皂苷元)-3-*O*-*β*-D- 吡喃葡萄糖基 -(1 → 2)-[*β*-D- 吡喃木糖基 -(1 → 3)]-*β*-D- 吡喃葡萄糖基 -(1 → 4)-*β*-D- 吡喃半乳糖苷 {(25*R*)-2*α*,3*β*-diol-5*α*-spirostan-12-one(manogenin)-3-*O*-*β*-D-glucopyranosyl -(1 → 2)-[*β*-D-xylopyranosyl-(1 → 3)]-*β*-D-glucopyranosyl-(1 → 4)-*β*-D-galactopyranoside}、26-*O*-*β*-D- 吡喃葡萄糖基 -(25*R*)-5*α*- 呋甾 -22- 甲氧基 -2*α*,3*β*,26- 三醇 -3-*O*-*β*-D- 吡喃葡萄糖基 -(1 → 2)-*β*-D- 吡喃葡萄糖基 -(1 → 4)-*β*-D- 吡喃半乳糖苷 [26-*O*-*β*-D-glucopyranosyl-(25*R*)-5*α*-furostanol-22-methoxy-2*α*,3*β*,26-triol-3-*O*-*β*-D-glucopyranosyl-(1 → 2)-*β*-D-glucopyranosyl-(1 → 4)-*β*-D-galactopyranoside]、26-*O*-*β*-D- 吡喃葡萄糖基 -(25*R*)-5*α*- 呋甾 -12- 羰基 -20(22)-

烯 -3β,26- 二醇 -3-O-β-D- 吡喃葡萄糖基 -(1 → 4)-β-D- 吡喃半乳糖苷 {26-O-β-D-glucopyranosyl-(25R)-5α-furostanol-12-carbonyl-20(22)-ene -3β,26-diol-3-O-β-D-glucopyranosyl-(1 → 4)-β-D-galactopyranoside}、海柯皂苷元 -3-O-{β-D- 吡喃葡萄糖基 -(1 → 2)-[β-D- 吡喃木糖基 -(1 → 3)]-β-D 吡喃葡萄糖基 -(1 → 4)-β-D- 吡喃半乳糖苷 }(hecogenin-3-O- {β-D-glucopyranosyl-(1 → 2)-[β-D-xylopyranosyl-(1 → 3)]-β-D-glucopyranosyl-(1 → 4)-β-D-galactopyranoside})[5]、26-O-β-D- 吡喃葡萄糖基 -(25R,S)-5α- 呋甾 -12- 酮 -3,22α,26- 三醇 -3-O-β-D- 吡喃半乳糖基 (1 → 2)-β-D- 吡喃葡萄糖基 (1 → 4)-β-D- 吡喃半乳糖基 [26-O-β-D-glucopyranosyl-(25R,S)-5α-furostanol-12-one-3,22α,26-triol-3-O-β-D-galactopyranoside(1 → 2)-β-D-glucopyranosyl(1 → 4)-β-D-galactopyranoside]、26-O-β-D- 吡喃葡萄糖基 -(25S)-5α- 呋甾 -12- 酮 -3β,22α,26- 三醇 -3-O-β-D- 吡喃葡萄糖基 (1 → 2)-β-D- 吡喃半乳糖苷 [26-O-β-D-glucopyranosyl-(25S)-5α- furostanol-12-one-3β,22α,26-triol-3-O-β-D-glucopyranosyl(1 → 2)-β-D-galactopyranoside]、26-O-β-D- 吡喃葡萄糖基 -(25R,S)-5α- 呋甾 -12- 酮 -3β,22α,26- 三醇 -3-O-β-D- 吡喃葡萄糖基 (1 → 4)[α-L- 鼠李糖基 (1 → 2)]-β-D- 吡喃半乳糖基 {26-O-β-D-glucopyranosyl-(25R,S)-5α-furostanol-12-one-3β,22α,26-triol-3-O-β-D-glucopyranosyl(1 → 4)[α-L-rhamnosyl(1 → 2)]-β-D-galactopyranoside}[6]、酵母甾醇 (cerevisterol)、吉托皂苷元 (gitogenin)、海柯皂苷元 (hecogenin)、7α- 羟基谷甾醇 -3-O-β-D- 葡萄糖苷 (7α-hydroxy-sitosterol-3-O-β-D-glucoside)、25R- 螺甾 -4- 烯 -3,12- 二酮 (25R-spirostan-4-ene-3,12-dione)[7]。uttroside B、polianthoside D。

有机酸及酯类成分：棕榈酸单甘油酯 (monopalmitin)、琥珀酸 (succinic acid)[8]、香草酸 (vanillic acid)[9]。

其他：维生素 C(vitamin C)[1]、N- 反式咖啡酰基对羟基苯乙胺 (N-trans-caffeoyltyramine)、蒺藜酰胺 (terrestriamide)、4- 酮松脂酚 (4-ketopinoresinol)[8]。

【药典检测成分】无。

参考文献

[1] 国家中医药管理局《中华本草》编委会. 中华本草：第 4 册 3510 [M]. 上海：上海科学技术出版社，1999：740.

[2] 王艳，陆蕴如. 刺蒺藜化学成分研究 [J]. 西北药学杂志，1990，5（4）：14-17.

[3] 徐雅娟，谢生旭，赵洪峰，等. 蒺藜果中两种新甾体皂苷的分离和鉴定 [J]. 药学学报，2001，36（10）：750-753.

[4] 蔡利锋，景凤英，张建国，等. 蒺藜化学成分的研究 [J]. 药学学报，1999，34（10）：759-761.

[5] 苏兰，冯生光，吕阿丽，等. 蒺藜果实中甾体皂苷类成分研究 [J]. 中国药物化学杂志，2008. 85（5）：366-370.

[6] 程小平，徐雅娟，解生旭. 蒺藜果化学成分研究 [J]. 长春中医药大学学报，2008，24（1）：34-35.

[7] 靳德军，廖矛川，王喆星，等. 蒺藜果实化学成分研究 [J]. 中南药学，2006，4（4）：248-250.

[8] 吕阿丽，张囡，马宏宇，等. 蒺藜果实化学成分研究 [J]. 中国药物化学杂志，2007，17（3）：170-172.

[9] 吴克磊，康利平，熊呈琦，等. 蒺藜全草中甾体皂苷美化学成分研究 [J]. 天津中医药大学学报，2012，31（4）：225-228.

401. 蒲公英　Taraxaci Herba

【来源】本品为菊科植物蒲公英 *Taraxacum mongolicum* Hand.-Mazz.、碱地蒲公英 *Taraxacum borealisinense* Kitam. 或同属数种植物的干燥全草。

【性能】苦、甘，寒。清热解毒，消肿散结，利尿通淋。

【化学成分】本品主要含有黄酮类、三萜类、倍半萜内酯类等化学成分。

黄酮类成分：槲皮素 (quercetin)[1-3]、木犀草素 -7-O-β-D- 葡萄糖苷 (luteolin-7-O-β-D-glucopyranoside)[1-4]、青蒿亭 (artemetin)[2,3]、木犀草素 (luteolin)[2,3,5]、六棱菊亭 (artemetin)、槲皮素 (quercetin)、槲皮素 -3′,4′,7- 三甲醚 (quercetin-3′,4′,7-trimethyl ether)、槲皮素 -7-O-[β-D-

吡喃葡萄糖基 (1 → 6)-*β*-D- 吡喃葡萄糖苷]{quercetin-7-*O*-[*β*-D-glucopyranosyl(1 → 6)-*β*-D-glucopyranoside]}、槲皮素 -3,7-*O*-*β*-D- 二吡喃葡萄糖苷 (quercetin-3,7-*O*-*β*-D-diglucopyranoside)、芫花素 (genkwanin)、芫花素 -4′-*O*-*β*-D- 芦丁糖苷 (genkwanin-4′-*O*-*β*-D-rutinoside)、橙皮苷 (hesperidin)、橙皮素 (hesperetin)、槲皮素 -3,7-*O*-*β*-D- 二吡喃葡萄糖苷 (quercetin-3,7-*O*-*β*-D-diglucopyranoside)、木犀草素 -7-*O*-*β*-D- 半乳糖苷 (luteolin-7-*O*-*β*-D-galactoside)、isoetin、isoetin-7-*O*-*β*-D- 吡喃葡萄糖基 -2′-*O*-*α*-L- 阿拉伯糖苷 (isoetin-7-*O*-*β*-D-glucopyranosyl-2′-*O*-*α*-L-arabinopyranoside)、isoetin-7-*O*-*β*-D- 吡喃葡萄糖基 -2′-*O*-*α*-D- 吡喃葡萄糖苷 (isoetin-7-*O*-*β*-D-glucopyranosyl-2′-*O*-*α*-D-glucopyranoside)、isoetin-7-*O*-*β*-D - 吡喃葡萄糖基 -2′-*O*-*β*-D- 吡喃木糖苷 (isoetin-7-*O*-*β*-D-glucopyranosyl-2′-*O*-*β*-D-xyloypyranoside)[3]、香叶木素 (diosmetin)[5]。

三萜类成分：蒲公英甾醇醋酸酯 (taraxasterol acetate)[2,3]、蒙古蒲公英素 B(mongolicumin B)、*iso*-donsesquitin A、羽扇豆醇乙酸酯 (lupeol acetate)[3]、蒲公英素 (taraxacin)、伪蒲公英甾醇醋酸酯 (*Φ*-taraxasterol acetate)[3,4]、蒲公英酮 (taraxacerin)[4]、*Ψ*- 蒲公英甾醇 (*Ψ*-taraxasterol)、*β*- 香树脂醇 (*β*-amyrenol)、蒲公英赛醇 (taraxerol)[4,6]、山金车二醇 (arnidiol)、蒲公英醇 (taraxol)[6]。

倍半萜内酯类成分：蒲公英苷 (taraxacoside)、蒲公英桉烷内酯(4*α*,15,11*β*,13-tetrahydroridentin B)、蒲公英内酯苷 (taraxacolide-1′-*O*-*β*-D-glucopyranoside)、蒲公英吉玛酸苷 (taraxinic-1′-*O*-*β*-D-glucopyranoside)、二氢蒲公英吉玛酸苷 (11,13-dihydrotaraxinic-1′-*O*-*β*-D-glucopyranoside) [4]。

色素类成分：百合黄素 (antheraxanthin)、菊黄素 (chrysanthemaxanthin)、隐黄素 (cryptoxanthine)、新黄素 (neoxanthin)、蒲公英黄素 (taraxanthin)、玉蜀黍黄素 (zeaxanthin)[4]、叶绿醌 (plastoquinone)、叶黄素 (lutein)、毛茛黄质 (flavoxanthin)、堇黄质 (violaxanthin)[4,6]。

甾体类成分：*β*- 谷甾醇 (*β*-sitosterol)[1,3,4,6]、豆甾醇 (stigmasterol)[2,3,6]、*β*- 谷甾醇葡萄糖苷 (*β*-sitosterol-*β*-D-glucopyranoside)[4]。

酚酸类成分：咖啡酸 (caffeic acid)[1-4,6]、绿原酸 (chlorogenic acid)[1,3,5]、咖啡酸乙酯 (caffeic acid ethyl ester)、没食子酸 (gallic acid)、没食子酸甲酯 (gallicin)、对香豆酸 (*p*-coumaric acid)、对羟基苯甲酸 (*p*-hydroxybenzoic acid)、3,4-*O*- 双咖啡酰基奎尼酸 (3,4-*O*-di-caffeoylquinic acid)、3,5-*O*- 双咖啡酰基奎尼酸 (3,5-*O*-di-caffeoylquinic acid)、4,5-*O*- 双咖啡酰基奎尼酸 (4,5-*O*-di-caffeoylquinic acid)、原儿茶酸 (protocatechuic acid)、丁香酸 (syringic acid)、3,5- 二羟基苯甲酸 (3,5-dihydroxyhenzoic acid)[3]、阿魏酸 (ferulic acid)[3,5]、1- 羟甲基 -5- 羟基 - 苯 -2-*O*-*β*-D- 吡喃葡萄糖苷 (1-hydroxymethyl-5-hydroxyl-phenyl-2-*O*-*β*-D-glucopyranoside)[4]、对羟基苯乙酸 (*p*-hydroxyphenyl acetic acid)[4,6]。

木脂素类成分：rufescidride、蒙古蒲公英素 A(mongolicumin A)[3]。

香豆素类成分：七叶内酯 (aesculetin)[2,3]、香豆雌醇 (coumestrol)[4]。

脂肪酸类成分：棕榈酸 (palmitic acid)[3,4,6]、山嵛酸 (docosanoic acid)、亚麻酸 (linolenic acid)[4]、蜡酸 (cerotic acid)、蜂花酸 (melissic acid)、油酸 (oleic acid)、亚油酸 (linoleic acid)[4,6]。

糖类成分：果糖 (fructose)、菊糖 (inulin)[4,6]、葡萄糖 (glucose)、蔗糖 (sucrose)、果胶 (pectin)[6]。

其他：核黄素 (riboflavin)、谷氨酸 (glutamic acid)、天冬氨酸 (aspartate)、苦杏仁酶 (emulsin)、树脂 (resin)、橡胶 (rubber) 和挥发油 (volatile oil)[4]、胆碱 (choline)[4,6]、维生素 C(vitamin C)、维生素 D(vitamin D)[6]、反式对羟基 - 苯丙烯醇 (*trans-p*-coumaryl alcohol)、反式对羟基 - 苯丙烯醛 (*trans-p*-counaryl aldehyde)、原儿茶醛 (protocatechuic aldehyde)[7]、(+)- 丁香树脂酚 [(+)-syringaresinol]、artecalin、arsanin、desacetylmatricarin、4- 羟基 -3- 甲氧基苯甲醛 (3-methoxy-4-hydroxybenzaldehyde)[8]。

【药典检测成分】2015 版《中国药典》规定，本品照高效液相色谱法测定，按干燥品计算，含咖啡酸不得少于 0.020%。

参考文献

[1] 凌云，鲍燕燕，张永林，等. 蒲公英化学成分的研究 [J]. 海军总医院学报，1998，11（2）：167-169.

[2] 姚巍, 林文艳, 周长新, 等. 蒙古蒲公英化学成分研究 [J]. 中国中药杂志, 2007, 32 (10): 926-928.
[3] 施树云, 周长新, 徐艳, 等. 蒙古蒲公英的化学成分研究 [J]. 中国中药杂志, 2008, 33 (10): 1147-1157.
[4] 赵守训, 杭秉倩. 蒲公英的化学成分和药理作用 [J]. 中国野生植物资源, 2001, 20 (30): 1-3.
[5] 凌云, 张永林, 蔡申, 等. 碱地蒲公英的化学成分研究 [J]. 中国中药杂志, 1998, 23 (4): 232-233.
[6] 国家中医药管理局《中华本草》编委会. 中华本草: 第7册 7062 [M]. 上海: 上海科学技术出版社, 1999: 986.
[7] 刘华清, 王天麟. 蒲公英水溶性化学成分研究 [J]. 中药材, 2014, 37 (6): 989-991.
[8] 彭德乾, 高娟, 郭秀梅, 等. 蒙古蒲公英根化学成分研究 [J]. 中成药, 2014, 36 (7): 1462-1466.

402. 蒲黄　Typhae Pollen

【来源】本品为香蒲科植物水烛香蒲 *Typha angustifolia* L.、东方香蒲 *Typha orientalis* Presl 或同属植物的干燥花粉。

【性能】甘, 平。止血, 化瘀, 通淋。

【化学成分】本品主要含有黄酮类、甾醇类、氨基酸类等化学成分。

1. 狭叶香蒲

黄酮类成分：异鼠李素 -3-*O*-α-L- 鼠李糖基 (1→2)-β-D- 葡萄糖苷 [*iso*-rhamnetin-3-*O*-α-L-rhamnosyl(1→2)-β-D-glucoside]、槲皮素 -3-*O*-α-L- 鼠李糖基 (1→2)-β-D- 葡萄糖苷 [quercetin-3-*O*-α-L-rhamnosyl(1→2)-β-D-glucoside]、山奈酚 (kaempferol)[1]、异鼠李素 (*iso*-rhamnetin)、槲皮素 (quercetin)、柚皮素 (naringenin)、山奈酚 -3-*O*-2G-α-L- 吡喃鼠李糖基 (1→2)-α-L- 吡喃鼠李糖基 (1→6)-β-D- 吡喃葡萄糖苷 (kaempferol-3-*O*-2G-α-L-rhamnopyranosyl(1→2)-α-L-rhamnopyranosyl(1→6)-β-D-glucopyranoside)、异鼠李素 -3-*O*-2G-α-L- 吡喃鼠李糖基 (1→2)-α-L- 吡喃鼠李糖基 (1→6)-β-D- 吡喃葡萄糖苷 [*iso*-rhamnetin-3-*O*-2G-α-L-rhamnopyranosyl(1→2)-α-L-rhamnopyranosyl(1→6)-β-D-glucopyranoside][1,2]、山奈酚 -3-*O*-α-L- 鼠李糖基 (1→2)-β-D- 葡萄糖苷 [kaempferol-3-*O*-α-L-rhamnosyl(1→2)-β-D-glucoside)]、异鼠李素 -3-*O*- 芸香糖苷 (*iso*-rhamnetin-3-*O*-rutinoside)、山奈酚 -3-*O*- 新橙皮糖苷 (kaempferol-3-*O*-neohesperidoside)[2]。

甾醇类成分：β- 谷甾醇 (β-sitosterol)、β- 谷甾醇葡萄糖苷 (β-sitosterol glucoside)、β- 谷甾醇棕榈酸酯 (β-sitosterol palmitate)[1]。

氨基酸类成分：天冬氨酸 (aspartate)、精氨酸 (arginine)、胱氨酸 (cystine)、苏氨酸 (threonine)、脯氨酸 (proline)、丝氨酸 (serine)、色氨酸 (tryptophane)、缬氨酸 (valine)、谷氨酸 (glutamic acid)[1]。

挥发油类成分：1,2- 二甲氧基苯 (1,2-dimethoxybenzene)、2,7- 二甲基萘 (2,7-dimethylnaphthalene)、8,11- 十八碳二烯酸甲酯 (8,11-methyloctadecadienoate)、1- 甲基萘 (1-methylnaphthalene)、棕榈酸甲酯 (methyl palmitate)、7- 甲基 -4- 三十烷酮 (7-methyl-4-triacontanone)、2,6,11,14- 四甲基 - 十九烷 (2,6,11,14-tetramethyl-nonadecane)、6- 三十三烷醇 (6-tritriacontanol)[1]、2- 十八烯醇 (2-octadecenol)、棕榈酸 (palmitinic acid)、二十五烷 (pentacosane)、2- 戊基呋喃 (2-pentyl furan)、β- 蒎烯 (β-pinene)[1,2]。

其他：多糖 TAA(polysaccharides TAA)、多糖 TAB(polysaccharides TAB)、多糖 TAC (polysaccharides TAC)、Ti、Al、B、Cd、Cr、Cu、Hg、Fe、I、Mo、P、S、Se、Zn[1] 等无机元素。

2. 宽叶香蒲

黄酮类成分：柚皮素 (naringenin)、山奈酚 -3-*O*- 新橙皮糖苷 (kaempferol-3-*O*-neohesperidoside)、异鼠李素 -3-*O*- 新橙皮糖苷 (*iso*-rhamnetin-3-*O*-neohesperidoside)、异鼠李素 -3-*O*-(2G-α-L- 吡喃鼠李糖基)- 芸香糖苷 [*iso*-rhamnetin-3-*O*-(2G-α-L-rhamnopyranosyl)-rutinoside][1]、异鼠李素 (*iso*-rhamnetin)、槲皮素 (quercitin)、槲皮素 -3-*O*- 新橙皮糖苷 (quercetin-3-*O*-neohesperidoside)、槲皮素 -3-*O*-α-L- 吡喃鼠李糖基 (1→2)-[α-L- 吡喃鼠李糖基 (1→6)]-β-

D- 吡喃葡萄糖苷 {quercetin3-*O*-α-L-rhamnopyranosyl(1 → 2)-[α-L-rhamnopyranosyl(1 → 6)]-β-D-glucopyranoside}、异鼠李素 -3-*O*- 芸香糖苷 (*iso*-rhamnetin-3-*O*-rutinoside)[1,2]。

有机酸类成分：乙酸 (acetic acid)、枸橼酸 (citric acid)、甲酸 (formic acid)、乳酸 (lactic acid)、苹果酸 (malic acid)、丙酮酸 (pyruvic acid)、琥珀酸 (succinic acid)[1]、二十五烷酸、烟酸[4]。

氨基酸类成分：天冬氨酸 (aspartate)、精氨酸 (arginine)、胱氨酸 (cystine)、苏氨酸 (threonine)、脯氨酸 (proline)、丝氨酸 (serine)、色氨酸 (tryptophane)、缬氨酸 (valine)、谷氨酸 (glutamic acid)[1]。

其他 :Co、Pb、A$_1$、B、Cd、Cr 、Cu、Hg、Fe、I、Mo、P、S、Se、Zn[1] 等无机元素，胸腺嘧啶[4]。

3. 长苞香蒲

黄酮类成分：异鼠李素 -3-*O*-α-L- 吡喃鼠李糖基 (1 → 2)-[α-L- 吡喃鼠李糖基 (1 → 6)]-β-D- 葡萄糖苷 {*iso*-rhamnetin-3-*O*-α-L-rhamnopyranosyl(1 → 2)-[α-L-rhamnopyranosyl(1 → 6)]-β-D-glucopyranoside}、槲皮素 -3-*O*-(2G-α-L- 吡喃鼠李糖基)- 芸香糖苷 [*iso*-rhamnetin-3-*O*-(2G-α-L-rhamnopyranosyl)-rutinoside]、槲皮素 -3-*O*-α-L- 吡喃鼠李糖基 (1 → 2)-[α-L- 吡喃鼠李糖基 (1→6)]-β-D- 葡萄糖苷 {quercetin-3-*O*-α-L-rhamnopyranosyl(1→2)-[α-L-rharnnopyranosyl(1→6)]-β-D-glucopyranoside}、异鼠李素 -3-*O*- 新橙皮糖苷 (*iso*-rhamnetin-3-*O*-neohesperidoside)、山柰酚 -3-*O*- 新橙皮糖苷 (kaempferol-3-*O*-neohesperidoside)[1]、异鼠李素 (*iso*-rhamnetin)、槲皮素 (quercetin)、异鼠李素 -3-*O*- 芸香糖苷 (*iso*-rhamnetin-3-*O*-rutinoside)、异鼠李素 -3-*O*-(2G-α-L- 吡喃鼠李糖基) 芸香糖苷 [*iso*-rhamnetin-3-*O*-(2G-α-L-rhamnopyranosyl)rutinoside]、柚皮素 (naringenin)[1,2]、槲皮素 -3-*O*- 新橙皮糖苷 (quercetin-3-*O*-neohesperidoside)[2]。

甾醇类成分 :β- 谷甾醇 (β-sitosterol)、β- 谷甾醇棕榈酸酯 (β-sitosterol palmitate)、5α- 豆甾烷 -3,6- 二酮 (5α-stigmastane-3,6-diketone)[1]。

氨基酸类成分：丙氨酸 (alanine)、缬氨酸 (valine)、天冬氨酸 (aspartate)、赖氨酸 (lysine)、亮氨酸 (leucine)、组氨酸 (histidine)[1]。

烷烃及烷醇类成分：甘露醇 (mannitol)、6- 三十一烷醇 (6-hentriacontanol)、6,8- 二十九烷二醇 (6,8-nonacosanediol)、6,10- 二十九烷二醇 (6,10-nonacosanediol)、6,21- 二十九烷二醇 (6,12-nonacosanediol)、二十五烷 (pentacosane)[1]。

有机酸及其酯类成分：花生四烯酸 (arachidonic acid)、棕榈酸 (palmitic acid)、原儿茶酸 (protocatechuic acid)、反式 -3-(4- 羟基苯基)- 丙烯酸 -2,3- 二羟基丙酯 [3-(4-hydroxyphenyl)-propenoic acid-2,3-dihydroxypropyl ester]、硬脂酸 (stearic acid)、琥珀酸 (succinic acid)、反式的对 - 羟基桂皮酸 (*trans*-*p*-hydroxycinnamic acid)、香蒲酸 (typhic acid)、香草酸 (vanillic acid)[1]。

其他 : 对羟基苯甲醛 (*p*-hydroxybenzaldehyde)[1]。

4. 东方香蒲花粉

黄酮类成分：异鼠李素 -3-*O*-(2G-α-L- 鼠李糖基)- 芸香糖苷 [*iso*-rhamnetin-3-*O*-(2G-α-L-rhamnosyl)-rutinoside]、槲皮素 -3-*O*- 新橙皮糖苷 (quercetin-3-*O*-neohesperidoside)[2]、异鼠李素 -3-*O*-2G-α-L- 吡喃鼠李糖基 (1 → 2)-α-L- 吡喃鼠李糖基 (1 → 6)-β-D- 吡喃葡萄糖苷 [*iso*-rhamnetin-3-*O*-2G-α-L-rhamnopyranosyl(1→2)-α-L-rhamnopyranosyl(1→6)-β-D-glucopyranoside]、山柰酚 -3-*O*- 新橙皮糖苷 (kaempferol-3-*O*-neohesperidoside)、异鼠李素 (*iso*-rhamnetin)、异鼠李素 -3-*O*- 新橙皮糖苷 (*iso*-rhamnetin-3-*O*-neohesperidoside)、异鼠李素 -3-*O*- 芸香糖苷 (*iso*-rhamnetin-3-*O*-rutinoside)、柚皮素 (naringenin)、槲皮素 (quercetin)、槲皮素 -3-*O*-(2G-α-L- 鼠李糖基)- 芸香糖苷 [quercetin-3-*O*-(2G-α-L-rhamnosyl)-rutinoside][2,3]。

木脂素类成分 : 泡桐素 (paulownin)[3]。

【药典检测成分】2015 版《中国药典》规定 , 本品照高效液相色谱法测定 , 按干燥品计算 , 含异鼠李素 -3-*O*- 新橙皮糖苷和香蒲新苷的总量不得少于 0.50%。

参考文献

［1］国家中医药管理局《中华本草》编委会. 中华本草：第 8 册 7680［M］. 上海：上海科学技术出版社，1999：542.

［2］王丽君，廖矛川，肖培根. 中药蒲黄的化学与药理活性［J］. 时珍国药研究，1998，9（1）：49-50.

［3］张淑敏，曲桂武，解飞霞，等. 蒲黄化学成分研究［J］. 中草药，2008，3（39）：350-353.

［4］李芳，陈佩东，丁安伟.蒲黄化学成分研究［J］.中草药，2012，43（4）：667-669.

403. 椿皮　Ailanthi Cortex

【来源】为苦木科植物臭椿 *Ailanthus altissima*(Mill.)Swingle 的干燥根皮或干皮。

【性能】苦、涩，寒。清热潮湿，收涩止带，止泻，止血。

【化学成分】本品主要含三萜类、有机酸等化学成分。

三萜类成分 :11- 乙酰臭椿苦内酯 (11-acetyl amarolide)、臭椿苦内酯 (amarolide)、臭椿双内酯 (shinjudilactone)、臭椿苦酮 (ailanthone)、苦楝素 (mersosin)、新苦木素 (neoquassin)、苦木素 (quassin)[1]、松柏苷 (coniferin)、scopoletin、7-methoxy-2H-chromene[2]。

有机酸类成分 : 丁香酸 (syringic acid)、壬二酸 (azelaic acid)、香草酸 (vanillic acid)[1]。

其他 :D- 甘露醇 (D-mannitol)、赭红 (phlobaphene)、β- 谷甾醇 (β-sitosterol)、鞣质 (tannin)[1]、erythro-guaiacylglycerol-β-D-4'-coniferyl ether、threo-guaiacyglylcerol-β-D-4'-sinapyl ether[2]、threo-guaiacylglycerol-β-O-β-4'-dihydroconiferyl ether、咖啡酸甲酯 (caffeic acid methyl ester)。

【药典检测成分】无。

参考文献

［1］国家中医药管理局《中华本草》编委会. 中华本草：第 5 册 3829［M］. 上海：上海科学技术出版社，1999：3.

［2］王岩，张海宁，王文婧，等 .椿皮化学成分的研究［J］.中草药，2012，43（4）：649-652.

404. 槐花　Sophorae Flos

【来源】本品为豆科植物槐 *Sophora japonica* L. 的干燥花及花蕾。夏季花开放或花蕾形成时采收，及时干燥，除去枝、梗及杂质。前者习称"槐花"，后者习称"槐米"。

【性能】苦，微寒。凉血止血，清肝泻火。

【化学成分】本品主要含黄酮类、挥发油、萜类及其皂苷类等化学成分。

黄酮类成分 : 异鼠李素 (*iso*-rhamnetin)、异鼠李素 -3- 芸香糖苷 (*iso*-rhamnetin-3-rutinoside)、山奈酚 -3- 芸香糖苷 (kaempferol-3-rutinoside)、槲皮素 (quercetin)[1]、芸香苷 (rutin)[1,2]。

挥发油类成分 : 1- 十九碳烯 (1-nonadecene)、环二十八烷 (cyclooctacosane)、二十碳烷 (eicosane)、十九烷 (nonadecane)、9- 辛基 - 二十碳烷 (9-octyl-eicosane)、9,12,15- 十八碳三烯醇 (9,12,15-octadecatrienol)、12- 土当归烯 (12-oleanene)、2,6,6- 三甲基 - 二环 [3,1,1] 庚烷 (2,6,6-trimethyl-bicyclo[3,1,1]heptane)、羽扇 -20(29)- 烯 -3- 酮 [lup-20(29)-ene-3-one]、三甲基丙氧基硅烷 (trimethylpropoxy silane)、3,5- 二羟基 -4'- 甲氧基 - 联苯 (3,5-dihydroxy-4'-methoxyl-diphenyl)、6- 甲氧基 -8- 硫 - 二环 [3,2,1]-3- 庚醇 (6-methoxy-8-thio-bicyclo[3,2,1]-3-heptanol)、缩氨基脲 - 丁醛 (semicarbazone-butyraldehyde)、叶绿醇 (phytol)、1,9,12- 三氧 -4,6- 二氨基环十四烷 -5- 硫酮 (1,9,12-trioxa-4,6-diamino cyclotetradecane-5-thione)[3]、8- 十七碳烯 (8-heptadecene)、6,10,14- 三甲基 -2- 十五烷酮 (6,10,14-trimethyl-2-pentadecanone)[3,4]、2- 戊基呋喃 (2-amyl furan)、辛酸

(caprylic acid)、反式石竹烯 (*trans*-caryophyllene)、石竹烯氧化物 (caryophyllene oxide)、2,3- 二氢苯并呋喃 (2,3-dihydrobenzfuran)、3,4- 二甲基 -2- 己烯 (3,4-dimethyl-2-hexylene)、庚醛 (enanthal)、庚酸 (enanthic acid)、二苯砜 (diphenylsulfone)、4- 乙烯基 -2- 甲氧基苯酚 (4-ethenyl-2-methoxyl phenol)、乙酸香叶酯 (geranyl acetate)、三十一烷 (hentriacontane)、2- 庚烯醛 (2-heptenal)、己酸 (hexanoic acid)、苯乙醛 (hyacinthin)、1-(3- 羟基 -2- 呋喃基) 乙酮 [1-(3-hydroxy-2-furyl) ethanone]、2- 羟基 -3- 甲基 -4H- 吡喃 -4- 酮 (2-hydroxy-3-methyl-4H-pyran-4-one)、反式 -*β*- 紫罗兰酮 (*trans*-*β*-ionone)、壬醛 (nonanal)、壬酸 (nonanoic acid)、壬烯醛 (nonenal)、2,6- 壬二烯醛 (2,6-nonadienal)、二十四烷 (lignocerane)、2- 甲氧基 -4-(2- 丙烯基)- 苯酚 [2-methoxyl-4-(2-propenyl)-phenol]、2- 甲氧基苯酚 (2-methoxyl phenol)、3,7,11,15- 四甲基 -2- 十六碳 -1- 醇 (3,7,11,15-tetramethyl-2-hexadeca-1-ol)、四十四烷 (tetratetracontane)、苯甲醇 (benzyl alcohol)[4]。

　　萜类及其皂苷类成分：赤豆皂苷 I(azukisaponin I)、赤豆皂苷 II (azukisaponin II)、赤豆皂苷 V(azukisaponin V)、槐花皂苷 I (kaikasaponin I)、槐花皂苷 II (kaikasaponin II)、槐花皂苷 III (kaikasaponin III)、大豆皂苷 I (soyasaponin I)、大豆皂苷 III (soyasaponin III)、槐花二醇 (sophoradiol)、白桦脂醇 (betulin)[1]、3-*O*-[*β*-D- 半乳吡喃糖基 -(1 → 2)-*β*-D- 葡萄吡喃醛酸糖基] 槐二醇乙酯 {3-*O*-[*β*-D-galactopyranoside-(1 → 2)-*β*-D-glucopyranuronoyl]sophoradiol ethyl ester}、3-*O*-[*β*-D- 半乳吡喃糖基 -(1 → 2)-*β*-D- 葡萄吡喃醛酸糖基] 槐二醇甲酯 {3-*O*-[*β*-D-galactopyranoside-(1 → 2)-*β*-D-glucopyranuronoyl]sophoradiol methyl ester}[2]、蒲公英甾醇 (taraxasterol)[3]。

　　甾醇类成分：*β*- 谷甾醇 (*β*-sitosterol)[1,3]、菜油甾醇 (campesterol)、2,3- 二甲氧基醋酸酯 -1,3,5(10)- 三烯烃 -17- 甾醇 [2,3-dimethoxyl-acetate-1,3,5(10)-triene-17-sterol]、豆甾醇 (stigmasterol)[3]。

　　脂肪酸及其酯类成分：十二碳烯酸 (dodecenoic acid)、十四碳二烯酸 (tetradecadienoic acid)、十四碳烯酸 (tetradecenoic acid)、十六碳烯酸 (hexadecenoic acid)[1]、花生酸 (arachidic acid)、亚油酸 (linoleic acid)、硬脂酸 (stearic acid)[1,3]、棕榈酸 (palmitic acid)[1,3,4]、月桂酸 (lauric acid)、亚麻酸 (linolenic acid)、肉豆蔻酸 (myristic acid)[1,4]、十六烷酸乙酯 (ethyl hexadecanoate)、2- 羟基 - 十六烷酸 -1- 羟甲基乙酯 (2-hydroxy-hexadecanic acid-1-hydroxymethyl ethyl ester)[3]、十六酸 (hexadecanoic acid)、油酸 (oleinic acid)、亚油酸甲酯 (methyl linoleate)、软脂酸甲酯 (hexadecanoic acid methyl ester)[4]。

　　杂环类成分：麦芽酚 -3- 氧 -[6′- 氧 -4″- 羟基 - 反式 - 桂皮酰基]-*β*-D- 吡喃葡萄糖苷 {maltol-3-*O*-[6′-*O*-4″-hydroxy-*trans*-cinnamyl]-*β*-D-glucopyranoside}、3- 羟基吡啶 (3-pyridone)[2]、麦芽酚 (maltol)[2,3]、1,3- 二甲基 -1-H- 吲哚 (1,3-dimethyl-1-H-indole)、8- 甲基 - 喹唑啉 (8-methyl-quinazoline)[3]、5- 甲基糠醛 (5-methyl fufural)、3- 甲氧基嘧啶 (3-methoxyl pyrimidine)、1-(1H- 吡咯 -2- 基) 乙酮 [1-(1H-pyrrole-2-yl)ethanone]、5,6,7,7*α*- 四氢 -4,4,7*α*- 三甲基 -2(4H)- 苯并呋喃 [5,6,7,7*α*-tetrahydro-4,4,7*α*-trimethyl-2(4H)-benzfuran][4]。

　　其他：鞣质 (tannin)[1]。

【药典检测成分】 2015 版《中国药典》规定，本品照分光光度法测定，按干燥品计算，含总黄酮以芦丁计，槐花不得少于 8.0%，槐米不得少于 20.0%。本品照高效液相色谱法测定，按干燥品计算，含芦丁槐花不得少于 6.0%；槐米不得少于 15.0%。

参考文献

［1］国家中医药管理局《中华本草》编委会. 中华本草：第 4 册 3385 ［M］. 上海：上海科学技术出版社，1999：643.

［2］李娆娆，原思通，李志宏，等. 槐花炭化学成分的研究［J］. 中国中药杂志，2005，30（16）：1255-1257.

［3］李杰红，陈代武. 固相微萃取 - 气相色谱 - 质谱技术分析槐花的挥发性成分化学研究［J］. 化学研究，2007，18（1）：77-79.

［4］陈屹，章银珠，孙石磊，等. 槐花精油的化学成分及抑菌活性的研究［J］. 现代食品科技，2008，24（4）：318-321.

405. 槐角　Sophorae Fructus

【来源】本品为豆科植物槐 *Sophora japonica* L. 的干燥成熟果实。

【性能】苦，寒。清热泻火，凉血止血。

【化学成分】本品主要含黄酮类、生物碱类、三萜类等化学成分。

黄酮类成分：染料木素 -7-*β*-D- 纤维素二糖苷 (genistein-7-*β*-D-cellobioside)、山柰酚 -3,7-*O*- 双葡萄糖苷 (kaempferol-3,7-*O*-diglucoside)、山柰酚 -3-*O*- 鼠李糖基双葡萄糖苷 (kaempferol-3-*O*-rhamnodiglucoside)、槐属黄酮苷 (sophoraflavonoloside)[1]、槲皮素 (quercetin)、芸香苷 (rutin)、染料木素 -7- 双葡萄糖基鼠李糖苷 (genistein-7-diglucorhamnoside)[1,2]、山柰酚 (kaempferol)[1-3]、染料木素 (genistein)[1-4]、槐属双苷 (sophorabioside)、槐属苷 (sophoricoside)[1,4]、山柰酚 -3- 鼠李糖 - 双葡萄糖苷 (kaempferol-3-rhamnose-diglucoside)、山柰酚 -3,7- 双葡萄糖苷 (kaempferol-3,7-diglucoside)、樱黄素 -4′- 葡萄糖苷 (prunetin-4′-glucoside)[2]、染料木苷 (genistin)[2,4]、阿夫罗摩辛 (afrormosin)、大豆苷 (daidzin)、刺芒柄花素 (formononetin)、刺芒柄花苷 (ononin)、染料木素 -7- 双葡萄糖苷 (genistein-7-diglucoside)、染料木素 -7,4′- 双葡萄糖苷 (genistein-7,4′-diglucoside)[4]。

生物碱类成分：金雀花碱 (cytisine)、*N*- 甲基金雀花碱 (*N*-methylcytisine)、槐根碱 (sophocarpine)、苦参碱 (matrine)、黎豆胺 (stizolamine)[1]。

三萜类成分：大豆皂醇 B-3-*α*-L- 吡喃鼠李糖基 -(1→2)-*β*-D- 吡喃半乳糖苷 (1→2)-*β*-D- 吡喃葡萄糖醛酸苷 [soyasapogenol B-3-*α*-L-rhamnopyranosyl(1→2)-*β*-D-galactopyranoside(1→2)-*β*-D-glucuronopyranoside]、大豆皂醇 B-3-*β*-D- 吡喃葡萄糖基 -(1→2)-*β*-D- 吡喃葡萄糖醛酸苷 [soyasapogenol B-3-*β*-D-glucopyranosyl(1→2)-*β*-D-glucuronopyranoside]、大豆皂苷 Ⅰ (soyasaponin Ⅰ)、大豆皂苷Ⅲ (soyasaponin Ⅲ)[2]、槐二醇 (sophoradiol)[3]。

甾醇类成分：*β*- 谷甾醇 (*β*-sitosterol)[3]。

氨基酸类成分：丙氨酸 (alanine)、精氨酸 (arginine)、天冬酰胺 (asparagine)、天冬氨酸 (aspartate)、谷氨酸 (glutamic acid)、异亮氨酸 (*iso*-leucine)、亮氨酸 (leucine)、赖氨酸 (lysine)、苯丙氨酸 (phenylalanine)、脯氨酸 (proline)、丝氨酸 (serine)、苏氨酸 (threonine)、色氨酸 (tryptophan)、缬氨酸 (valine)[1]。

其他：*α*- 乙酰基吡咯 (*α*-acetyl pyrrole)、二十六酸 (cerinic acid)、二十六醇 (ceryl alcohol)、甘油 -*α*- 单二十六酸酯 (glycerol-*α*-monohexacosanate)、二十八醇 (octacosanol)[3]。

【药典检测成分】2015 版《中国药典》规定，本品照高效液相色谱法测定，按干燥品计算，含槐角苷不得少于 4.0%。

参考文献

[1] 国家中医药管理局《中华本草》编委会. 中华本草：第 4 册 3386 [M]. 上海：上海科学技术出版社，1999：646.

[2] 王景华，唐于平，楼凤昌. 槐角化学成分与药理作用 [J]. 国外医药·植物药分册，2002, 17（2）：58-60.

[3] 周金娥，陈聪颖，谢一凡，等. 槐角中脂溶性化学成分的研究 [J]. 上海交通大学学报（医学报），2006, 26（11）：1245-1248.

[4] 马磊，楼凤昌. 槐角中的抗癌活性成分 [J]. 中国天然药物，2006, 4（2）：151-153.

406. 路路通　Liquidambaris Fructus

【来源】本品为金缕梅科植物枫香树 *Liquidambar formosana* Hance 的干燥成熟果序。

【性能】苦，平。祛风活络，利水，通经。

【化学成分】本品主要含三萜类、挥发油类、甾体类等化学成分。

三萜类成分：路路通酸 (liquidambaric acid)、28- 去甲齐墩果酮酸 (28-noroleanonic acid)[1]、2α,3β- 二 羟 基 -23- 去 甲 齐 墩 果 -4(24),12(13)- 二 烯 -28- 羧 酸 [2α,3β-dihydroxy-23-norolean-4(24),12(13)-diene-28-oic acid]、2α,3β,23- 三 羟 基 齐 墩 果 -12(13)- 烯 -28- 羧 酸 [2α,3β,23-trihydroxylolean-12(13)-ene-28-oic acid][2]、熊果酸 (ursolic acid)、3α- 乙酰氧基 -25- 羟基齐墩果烷 -12- 烯 -28- 羧酸 (3α-acetoxyl-25-hydroxyolean-12-ene-28-oic acid)、齐墩果酸 (oleanolic acid)、3- 氧代 -12α- 羟基 - 齐墩果烷 -28,13β- 交酯 (3-oxo-12α-hydroxy-oleanan-28,13β-olide)、桦木酮酸 (betulonic acid)[3]、路路通内酯 (liquidambaric lactone)[3,4]、路路通酮 A(11α-methoxyl-28-nor-β-amyrenone)[5]。

挥发油类成分：左旋肉桂酸龙脑酯 (L-bornyl cinnamate)、氧化丁香烯 (caryophyllene oxide)[1]、杜松烯 (cadinene)、香荆芥酚 (carvacrol)、反式 - 葛缕醇 (trans-carveol)、胡椒烯 (copaene)、α- 榄香烯 (α-elemene)、β- 榄香烯 (β-elemene)、榄香醇 (elemol)、反式 -β- 金合欢烯 (trans-β-farnesene)、柠檬烯 (limonene)、桃金娘烯醛 (myrtenal)、α- 衣兰油烯 (α-muurolene)、β- 蒎烯 (β-pinene)、β- 松油烯 (β-terpinene)、γ- 松油烯 (γ- terpinene)、α- 松油醇 (α-terpineol)、百里香酚 (thymol)[6]。

甾体类成分：24- 乙基胆甾 -5- 烯醇 (24-ethyl-Δ^5-cholestene-3β-ol)[1]、胡萝卜苷 (daucosterol)、β- 谷甾醇 (β-sitosterol)[3]。

简单苯丙体类成分：异环氧苏合香素 (iso-styracin epoxide)、苏合香素 (styracin)、环氧苏合香素 (styracin epoxide)[1]。

其他：没食子酸 (gallic acid)、正二十九烷 (n-nonacosane)、正三十烷酸 (n-triacontanoic acid)[3]、古柯二醇 (erythodiol)[5]。

【药典检测成分】2015 版《中国药典》规定，本品照高效液相色谱法测定，按干燥品计算，含路路通酸不得少于 0.15%。

参考文献

［1］国家中医药管理局《中华本草》编委会. 中华本草：第 3 册 2381 ［M］. 上海：上海科学技术出版社，1999：745.

［2］赖作企，董勇. 中药路路通化学成分的研究（Ⅰ）［J］. 中山大学学报（自然科学版），1996，35（4）：64-69.

［3］李春，孙玉茹，孙有富. 中药路路通化学成分的研究［J］. 药学学报，2002，37（4）：263-266.

［4］孙玉茹，孙有富. 路路通内酯的化学结构［J］. 药学学报，1996，31（6）：437-440.

［5］商洪杰，王文静，李丹毅，等. 路路通中 1 个新的三萜类化合物［J］. 中草药，2014，45（9）：1207-1210.

［6］王志伟，张兰年，程务本，等. 中药路路通挥发油化学成分的鉴定［J］. 上海第一军医学报，1984，11（2）：147-150.

407. 锦灯笼　Physalis Calyx seu Fructus

【来源】本品为茄科植物酸浆 Physalis alkekengi L.var.franchetii(Mast.)Makino 的干燥宿萼或带果实的宿萼。

【性能】苦，寒。清热解毒，利咽化痰，利尿通淋。

【化学成分】本品主要含黄酮类、三萜类、甾体类等化学成分。

黄酮类成分：槲皮素 -3-O-β-D- 葡萄糖苷 (quercetin-3-O-β-D-glucoside)、槲皮素 -7,3- 二 -O-β-D- 葡萄糖苷 (quercetin-7,3-di-O-β-D-glucoside)、木犀草素 -4'-O-β-D- 葡萄糖苷 (luteolin-4'-O-β-D-glucoside)、木犀草素 -7,3'- 二 -O-β-D- 葡萄糖苷 (luteolin-7-3'-di-O-β-D-glucoside)[1]、木犀草素 -7-O-β-D- 葡萄糖苷 (luteolin-7-O-β-D-glucoside)[1,2]、5,4',5'- 三羟基 -7,3'- 二甲氧基黄酮醇 (5,4',5'-trihydroxy-7,3'-dimethoxylflavonol)[2]、木犀草素 (luteolin)、商陆素 (ombuin)[2,3]、木犀

草素 -7,4′- 二 -*O*-*β*-D- 葡萄糖苷 (luteolin-7,4′-di-*O*-*β*-D-glucoside)[3]、(+)- 丁香脂素 -*O*-*β*-D- 双吡喃葡萄糖苷［(+)-syringaresinol-*O*-*β*-D-di-glucopyranoside］、(+)- 杜仲树脂酚 -*O*-*β*-D- 双吡喃葡萄糖苷［(+)-medioresinol-*O*-*β*-D-di-glucopyranoside］、(+)- 松脂酚 -*O*-*β*-D- 双吡喃双葡萄糖苷 [(+)-pinoresinol-*O*-*β*-D-di-glucopyranoside]、芹菜素 -7-*O*-*β*-D- 葡萄糖苷 (apigenin-7-*O*-*β*-D-glucoside)、金圣草素 -7-*O*-*β*-D- 葡萄糖苷 (chrysoeriol-7-*O*-*β*-D-glucoside)、香叶木素 -7-*O*-*β*-D- 葡萄糖苷 (diosmetin-7-*O*-*β*-D-glucoside)、莨菪亭 -7-*O*-*β*-D- 葡萄糖苷 (scopoletin-7-*O*-*β*-D-glucoside)[10]、4- 甲氧基山柰酚 (4′-methoxy kaempferol)、酸浆豆素 O,G,E,D(physalin O,G,E,D)、4,7- 二脱氧酸浆苦素 B(4,7-didehy drophysalin)[11]。

　　三萜类成分：环木菠萝烷醇 (cycloartanol)、环木菠萝烯醇 (cycloartenol)、羊毛甾醇 (lanosterol)、8- 羊毛甾烯 -3*β*- 醇 (8-lanostene-3*β*-ol)、24- 亚甲基环木菠萝烷醇 (24-methylenecycloartanol)、24- 亚甲基 -8- 羊毛甾烯 -3*β*- 醇 (24-methylene-8-lanostene-3*β*-ol)[4]。

　　甾体类成分：胡萝卜苷 (daucosterol)[2]、*β*- 谷甾醇 (*β*-sitosterol)[2,4,5]、酸浆苦素 A(physalin A)、酸浆苦素 B(physalin B)、酸浆苦素 D(physalin D)、酸浆苦素 O(physalin O)、酸浆苦素 L(physalin L)、酸浆苦素 M(physalin M)、酸浆苦素 R(physalin R)[2,3,6,7]、4,7- 二脱氢新酸浆苦素 B(4,7-didehydroneophysalin B)[3]、24- 亚甲基胆甾醇 (24-methylenecholesterol)、胆甾醇 (cholesterol)、胆甾烷醇 (cholestanol)、7- 胆甾烯醇 (7-cholestenol)、24- 乙基 -5,24- 胆甾二烯醇 (24-ethyl-5,24-cholestadienol)、24- 乙基胆甾烷醇 (24-ethylcholestanol)、24- 乙基胆甾醇 (24-ethylcholesterol)、24- 甲基 -5,24- 胆甾二烯醇 (24-methyl-5,24-cholestadienol)、24- 甲基胆甾醇 (24-methylcholesterol)、28- 异岩藻甾醇 (28-*iso*-fucosterol)、酸浆甾醇 A(physanol A)、酸浆甾醇 B(physanol B)[4]、豆甾醇 (stigmasterol)[4,6]。

　　有机酸及酯类成分：枸橼酸 (citric acid)[4]、十四酸 (tetradecanoic acid)、辛酸 (octanoic acid)、9- 烯 - 十八酸 (9-en-octadecanoic acid)、十六酸即棕榈酸 (hexadecanoic acid)、14- 甲基 - 十五酸甲酯 (14-methyl-pentadecanoic acid methyl ester)[8]、反式阿魏酸 (*trans*-ferulic acid)[7]、对香豆酸 (*p*-couramic acid)[11]。

　　挥发性成分：6,11- 二甲基 -2,6,10- 三烯 - 十二醇 (6,11-dimethyl-2,6,10-triene-dodecanol)、3,7- 二甲基 -(*E*)-2,6- 二烯 -1- 辛醇 [3,7-dimethyl-(*E*)-2,6-diene-1-octanol]、6,10- 二甲基 -(*Z*)-5,9- 二烯 -2- 十一酮 [6,10-dimethyl-(*Z*)-5,9-diene-2-undecanone]、1- 氯十八烷 (1-chloro-octadecane)、1,(*E*)-11,(*Z*)-13- 十八三烯 [1,(*E*)-11,(*Z*)-13-octadecatriene]、2,3,5,8- 四甲基 - 癸烷 (2,3,5,8-tetramethyl-decane)、(*Z*)-9- 烯 - 十八醛 [(*Z*)-9-ene-octadecenal]、2,4- 二烯 - 癸醛 (2,4-diene-capraldehyde)、6,10,14- 三甲基 -2- 十五酮 (6,10,14-trimethyl-2-pentadecanone)、6,10,14- 三甲基 -5,9,13- 三烯 -2- 十五酮 (6,10,14-trimethyl-5,9,13-triene-2-pentadecanone)[8]。

　　其他：Al、Fe、Ca、Mg、B、P、Ti、Ba、Pb、Zn、Cu、Cr、In、Mn、Ni、Zr、Yt、Be、Cd、Co、La、Sr、Mo 等无机元素 [9]。

【药典检测成分】2015 版《中国药典》规定，本品照高效液相色谱法测定，按干燥品计算，含木犀草苷不得少于 0.10%。

参考文献

[1] 邱莉，姜志虎，刘红霞，等. 酸浆宿萼的黄酮苷类化学成分 [J]. 2007, 24（12）：744-747.

[2] 许枬，王冰，周翎，等. 酸浆化学成分的研究 [J]. 中草药, 2009, 40（2）：175-178.

[3] 赵倩，邱莉，卜光明，等. 酸浆宿萼的化学成分 [J]. 沈阳药科大学学报, 2006, 23（3）：151-155.

[4] 国家中医药管理局《中华本草》编委会. 中华本草：第 7 册 6274 [M]. 上海：上海科学技术出版社, 1999：289.

[5] 梁慧，才谦. 锦灯笼果实化学成分的研究 [J]. 中华中医药学刊, 2007, 25（8）：1677-1679.

[6] 李静，李娟，李德坤. 锦灯笼化学成分的研究（Ⅰ）[J]. 中草药, 2002, 33（8）：692-693.

[7] 李娟，李静，李德坤. 锦灯笼化学成分的研究（Ⅱ）[J]. 中草药, 2002, 33（9）：788-789.

[8] 赵倩，董艳丽，曲戈霞，等. 酸浆宿萼挥发性成分的研究 [J]. 中药研究与信息, 2005, 7（4）：10-11.

[9] 吕春平，李娟，吕冬梅. 锦灯笼中无机元素含量测定 [J]. 广东微量元素科学, 2000, 7（6）：55-56.

[10] 舒尊鹏, 徐炳清, 邢娜等. 锦灯笼化学成分 [J]. 中国实验方剂学杂志, 2014, 20（21）: 99-102.
[11] 张楠, 储小琴, 蒋建勤. 锦灯笼醋酸乙酯部位化学成分的研究 [J]. 中草药, 2015, 40（8）: 1120-1124.

408. 矮地茶　Ardisiae Japonicae Herba

【来源】本品为紫金牛科植物紫金牛 *Ardisia japonica*(Thunb.)Blume 的干燥全草。

【性能】辛、微苦, 平。化痰止咳, 清利湿热, 活血化瘀。

【化学成分】本品主要含黄酮类、三萜类、挥发油类、醌类、酚类等化学成分。

黄酮类成分: 槲皮素 (quercetin)、杨梅苷 (myricitrin)、槲皮苷 (quercitrin)[1,2]、山柰酚 (kaempferol)[3]。

三萜类成分: 冬青醇 (ilexol)[1,2]。

挥发油类成分: 龙脑 (borneol)、β- 桉叶油醇 (β-selineol)、4- 松油烯醇 (4-terpinenol)[1]。

醌类成分: 摁贝素 (embelin)、2- 羟基 -5- 甲氧基 -3- 十五烯基苯醌 (2-hydroxy-5-methoxyl-3-pentadecenyl benzoquinone)[1]。

酚类成分: 紫金牛酚 I (ardisinol I)[1] 即紫金牛素 B(ardisin B)[2]、紫金牛酚 II (ardisinol II)、2-甲基腰果二酚 (2-methylcardol)[1]。

其 他: 岩 白 菜 素 (bergenin)[1,2,4]、3β- 葡 萄 糖 -4- 甲 氧 基 - 苯 甲 酸 甲 酯 (3β-glucose-4-methoxyl-methyl benzoate)[4]。

【药典检测成分】2015 版《中国药典》规定, 本品照高效液相色谱法测定, 按干燥品计算, 含岩白菜素不得少于 0.50%。

参考文献

[1] 国家中医药管理局《中华本草》编委会. 中华本草: 第 6 册 5316 [M]. 上海: 上海科学技术出版社, 1999: 64.
[2] 陶玲, 王永林, 王爱民, 等. HPLC 法测定七神喉痹通颗粒中岩白菜素的含量 [J]. 中草药, 2005, 36（2）: 218-219.
[3] 谢娟, 宋良科, 王恒, 等. 矮地茶的槲皮素与山柰酚含量测定 [J]. 特产研究, 2008, 1: 55-57.
[4] 王琳, 谢晶曦, 刘春雪, 等. 草药矮地茶止咳成分的化学结构及合成 [J]. 药学学报, 1981, 16（6）: 425-428.

409. 满山红　Rhododendri Daurici Folium

【来源】本品为杜鹃花科植物兴安杜鹃 *Rhododendron dauricum* L. 的干燥叶。

【性能】辛、苦, 寒。止咳祛痰。

【化学成分】本品主要含黄酮类、挥发油类、香豆素类等化学成分。

黄酮类成分: 棉花皮素 (gossypetin)[1]、金丝桃苷 (hyperin)、二氢槲皮素 (dihydroquercetin)、槲皮素 (quercetin)、杜鹃素 (farrerol)、杨梅树皮素 (myricetin)[1-3]、异金丝桃苷 (*iso*-hyperoside)、8-去甲杜鹃素 (8-demethyl farrerol)、杜鹃黄素 (azaleatin)、山柰酚 (kaempferol)[1,3]、萹蓄苷 (avicularin)[3]。

挥发油类成分: α- 桉叶醇、β- 桉叶醇、γ- 桉叶醇 (eudesmol)、4- 苯基 -2- 丁酮 (4-phenyl-2-butanone)、顺式 -4,11,11- 三甲基 -8- 亚甲基双环 [7,2,0]-4- 十一碳烯 (*cis*-4,11,11-trimethyl-8-methylenebicyclo[7,2,0]-4-undecene)、丁香酚 (eugenol)、薄荷醇 (menthol)[1]、桧脑 (juniper camphor)[1-3]、大牻牛儿酮 (germacrone)、γ- 榄香烯 (γ-elemene)、杜鹃醇 (rhododendrol)[1,3]、葎草烯 (humulene)[1,3,4]、环化小茴香烯 (cyclofenchene)、雅榄蓝酮 (eremephilone)、愈创木烯

(guaiene)、δ- 愈创木烯 (δ-guaiene)、dl- 柠檬烯 (dl-limonene)、葎草烷 (humulane)、β- 蛇床子烯 (β-selinene)、γ- 蛇床子烯 (γ-selinene)、γ- 衣兰油烯 (γ-muuroalene)、芹子烷 (selinane)、醋酸龙脑酯 (bornyl acetate)、莰烯 (camphene)[3]、土青木香烯 (aristolene)、α- 蒎烯 (α-pinene)、β- 蒎烯 (β-pinene)、1- 甲基 -2- 异丙基苯 (1-methyl-2-iso-propylbenzene)[3,4]、（+）-4- 蒈烯 [（+）-4-carene]、石竹烯 (caryophyllene)、石竹烯氧化物 (caryophyllene oxide)、石竹素 (caryophyllin)、胡椒烯 (copaene)、3,7- 二烯 -1,5,5,8- 四甲基氧环 [9,1,0]- 十一烷 {3,7-diene-1,5,5,8-tetramethyl oxocyclo[9,1,0]-undecane}、3,7- 二甲基 -1,6- 二辛烯 -3- 醇 (3,7-dimethyl-1,6-dioctylene-3-ol)、1,6- 二甲基 -4- 异丙基萘 (1,6-dimethyl-4-iso-propylnaphthalene)、4,7- 二甲基 -1- 异丙基 -1,2,4α,5,6,8α- 六氢萘 (4,7-dimethyl-1-iso-propyl-1,2,4α,5,6,8α-6H-naphthalene)、4,7- 二甲基 -1- 异丙基 -1,2,3,5,6,8α- 六氢萘 (4,7-dimethyl-1-iso-propyl-1,2,3,5,6,8α-6H-naphthalene)、1,6- 二甲基 -4- 异丙基 -1,2, 3,4,4α,7- 六氢萘 (1,6-dimethyl-4-iso-propyl-1,2,3,4,4α,7-6H-naphthalene)、7,11- 二甲基 -3- 甲基乙烯基 -1,6,10- 十二碳三烯 (7,11-dimethyl-3-methylethenyl-1,6,10-dodecatriene)、4α,8- 二甲基 -2-(1- 甲基乙烯基乙基)-1,2,3,4,4α,5,6,8α- 八氢萘 [4a,8-dimethyl-2-(1-methylethenylethyl)-1,2,3,4,4α,5,6,8α-8H-naphthalene]、1,5- 二甲基 -6- 甲基乙烯基螺 [2,4] 庚烷 (1,5-dimethyl-6-methylethenylspiro[2,4]heptane)、3,7- 二甲基 -1,3,6- 辛三烯 (3,7-dimethyl-1,3,6-octatriene)、1,7a- 二甲基 -4-[1- 丙烯基]-1,4- 亚甲基 -1H- 茚 (1,7a-dimethyl-4-[1-propenyl]-1,4-methylene-1H-indene)、6,10- 二甲基 -5,9- 十一碳二烯 -2- 酮 (6,10-dimethyl-5,9-undecadiene-2-one)、二 - 表 -α- 雪松烯 (di-epi-α-himachalene)、异石竹烯 (iso-caryophyllene)、1- 异丙基 -7- 甲基 -4- 甲基乙烯基 -1,2,3,4α,5,6,8α- 八氢萘 (1-iso-propyl-7-methyl-4-methylethenyl-1,2,3,4α,5,6,8α-8H- naphthalene)、6- 甲基乙烯基 -3-(1,5- 二甲基 -4- 己烯) 环己烯 [6-methylethenyl-3-(1,5-dimethyl-4-hexene)cyclohexene]、1- 甲基 -4- 异丙基 -1,3- 环己二烯 (1-methyl-4-iso-propyl-1,3-cyclohexadiene)、3α- 甲基 -6- 亚甲基 -1-(1- 异丙基)- 环 [1,2,3,4]- 十氢双环戊烯 {3α-methyl-6-methylene-1-(1-iso-propyl)-cyclo[1,2,3,4]-10H-bicyclepentene}、7- 甲基 -4- 甲基乙烯基 -1,2,3,4,4α,5,6,8α- 八氢萘 (7-methyl-4-methylethenyl-1,2,3,4,4α,5,6,8α-8H- naphthalene)、4a- 甲基 -1- 甲基乙烯基 -7-(1- 甲基乙烯基乙基)- 十氢萘 [4a-methyl-1-methylethenyl-7-(1-methylethenyleshyl)-10H-naphthalene]、5- 甲基 -2- 异丙基 -9- 甲基乙烯基双环 [4,4,0] 癸 -1- 烯 (5-methyl-2-iso-propyl-9-methylethenyl bicyclo-[4,4,0]deca-1-ene)、4- 甲基 -1- 异丙基 -3- 环己烯 -1- 醇 (4-methyl-1-iso-propyl-3-cyclohexene-1-ol)、β- 月桂烯 (β-myrcene)、壬醛 (nonanal)、菲 (phenanthrene)、（+）-α- 萜品醇 [（+）-α-terpineol]、1,1,4,8- 四甲基 -4,7,10- 环十一碳三烯 (1,1,4,8-tetramethyl-4,7,10-cycloundecatriene)、1,2,3,6- 四甲基双环 [2,2,2] 辛 -2- 烯 {1,2,3,6-tetramethylbicyclo-[2,2,2]octa-2-ene}、1,1,7,7a- 四甲基 -1α,2,4,5,6,7,7a,7b- 十一氢 -1- 环丙萘 -4- 醇 (1,1,7,7a-tetramethyl-1α,2,4,5,6,7,7a,7b-11H-1-cyclopropyl naphthalene-4-ol)、αα,4α,8- 四甲基 -1,2,3,4, 4α,5,6,8α- 八氢萘 -2- 甲醇 (αα,4α,8-tetramethyl-1,2,3,4,4α,5,6,8α-8H-naphthalene-2-methanol)、2,3,4,7,8,8α- 六氢 -3,6,8,8α- 四甲基 -1H-3α,7- 亚甲基薁 (2,3,4,7,8,8α-6H-3,6,8,8α-tetramethyl-1H-3α,7-methanoazulene)、1,7,7- 三甲基 - 双环 [2,2,1] 庚 -2- 醇乙酸酯 {1,7,7-trimethyl-bicyclo[2,2,1]hepta-2-acetate}、3,7,11- 三甲基 -1,3,6,10- 十二碳四烯 (3,7,11-trimethyl-1,3,6,10-dodecatetraene)、4,8,8- 三甲基 -9- 亚甲基 -1,4- 亚甲基十氢薁 (4,8,8-trimethyl-9-methylene-1,4-methylene decahydroazulene)、α,α,4α- 三甲基 -8- 甲基乙烯基十氢萘 -2- 甲醇 (α,α,4α-trimethyl-8-methylethenyl decahydronaphthalene-2-methanol)、6,10,14- 三甲基十五碳 -2- 酮 (6,10,14-trimethyl pentadecyl-2-one)、6,10,14- 三甲基 -5,9,13- 十五碳三烯 -2- 酮 (6,10,14-trimethyl-5,9,13-pentadecyl-triene-2-one)、贝壳杉 -16- 烯 (kauren-16-ene)、檀紫三烯 (santolinatriene)、衣兰烯 (ylangene)[4]。

香豆素类成分：伞形花内酯 (umbelliferone)[1-3,5]、东莨菪素 (scopoletin)[1,3,5]。

二萜类成分：槿木毒素 (andromedotoxin)[1,3,5]、木藜芦毒素Ⅰ (grayanotoxine Ⅰ)、木藜芦毒素Ⅱ (grayanotoxine Ⅱ)[3]。

有机酸类成分：没食子酸 (gallic acid)[1]、对羟基苯甲酸 (*p*-hydroxybenzoic acid)、原儿茶酸 (protocatechuic acid)、香草酸 (vanillic acid)[1,3]、茴香酸 (anisic acid)、没食子酸 -3- 单甲醚 (gallic acid-3-monomethyl ether)、丁香酸 (syringic acid)[3]、正二十三酸二十三酯、正二十二醇、正十七醇、正十八碳酸、熊果酸、齐墩果酸[6]。

其他：熊果苷 (arbutin)[1,3]、氢醌 (hydroquinone)[1]、*β*- 谷甾醇、1- 薄荷醇[6]。

【药典检测成分】2015 版《中国药典》规定，本品照高效液相色谱法测定，按干燥品计算，含杜鹃素不得少于 0.080%。

参考文献

[1] 国家中医药管理局《中华本草》编委会. 中华本草：第 6 册 5259 [M]. 上海：上海科学技术出版社，1999：24.
[2] 周媛媛，王栋，关枫. 满山红止咳平喘有效成分的研究 [J]. 时珍国医国药，2007，18（10）：2462-2462.
[3] 李丽，方芳，陈立峰，等. 满山红的化学成分及药理作用 [J]. 黑龙江医药科学，2009，32（3）：64-65.
[4] 焦淑清，刘凤华. 超临界 CO_2 萃取的满山红挥发油成分分析 [J]. 中药材，2009，32（2）：213-216.
[5] 傅丰永，梁晓天，金培玉，等. 满山红化学成分的研究（第 II 报）[J]. 化学学报，1976，34（3）：224-227.
[6] 付晓丽，张立伟，林文翰，等. 满山红化学成分的研究 [J]. 中草药，2010，41（5）：704-706.

410. 蔓荆子　Viticis Fructus

【来源】本品为马鞭草科植物单叶蔓荆 *Vitex trifolia* L.var.*simplicifolia* Cham. 或蔓荆 *Vitex trifolia* L. 的干燥成熟果实。

【性能】辛、苦，微寒。疏散风热，清利头目。

【化学成分】本品主要含黄酮类、生物碱类、甾体类等化学成分。

黄酮类成分：紫花牡荆素 (casticin)[1-4]、3,6,7- 三甲基槲皮万寿菊素 (3,6,7-trimethyl quercetagetin)[2,3]、穗花牡荆苷 (agnuside)、蒿亭 (artemetin)、木犀草素 (cyanidenon)、5,7,2′,5′-四羟基黄酮 (5,7,2′,5′-tetrahydroxy flavone)[4]。

生物碱类成分：蔓荆子碱 (vitricin)[1]、2,6- 二乙基吡啶 (2,6-diethylpyridine)、吡咯 (3,2,1-jk)咔唑 [pyrrole(3,2,1-jk)carbazole][5]。

甾体成分：*β*- 谷甾醇 (*β*-sitosterol)[1,4]、胡萝卜苷 (daucosterol)[3]、豆甾醇 (stigmasterol)、豆甾 -3,7- 二酮 (stigmastan-3,7-dione)[4]。

挥发油类成分：香橙烯 (aromadendrene)、*α*- 香柠檬烯 (*α*-bergamotene)、双环榄香烯 (bicycloelemene)、双环吉马烯 (bicyclogermacrene)、*β*- 红没药烯 (*β*-bisabolene)、龙脑 (borneol)、(*Z*)-2-(2- 烯丁基)-3- 甲基 -2- 环戊烯 -1- 酮 [(*Z*)-2-(2-butenyl)-3-methyl-2-cyclopentene-1-one]、石竹烯氧化物 (caryophyllene oxide)、1-(1,1- 二甲基乙基)-4- 甲氧基苯 [1-(1,1-dimethylethyl)-4-methoxy-benzene]、1- 甲基 -4-(1,2,2- 三甲基环戊基) 苯 [1-methyl-4-(1,2,2-trimethylcyclopentyl)-benzene]、*δ*- 杜松烯 (*δ*-cadinene)、白菖考烯 (calacorene)、白菖蒲烯 (calarene)、莰烯 (camphene)、*β*- 石竹烯 (*β*-caryophyllene)、石竹烯醇 - II (caryophyllenol- II)、*α*- 雪松烯 (*α*-cedrene)、*α*- 雪松醇 (*α*-cedrol)、乙酸雪松醇酯 (cedryl acetate)、1,8- 桉树脑 (1,8-cineole)、*α*- 胡椒烯 (*α*-copaene)、*α*- 姜黄烯 (*α*-curcumene)、2,4- 双 - 叔丁酰基 - 苯甲醚 (2,4-di-tert-butyl-anisole)、*β*- 榄香烯 (*β*-elemene)、丁子香酚 (eugenol)、*β*- 古芸烯 (*β*-gurjunene)、柠檬烯 (limonene)、芳樟醇 (linalool)、乙酸芳樟醇酯 (linalyl acetate)、*α*- 葎草烯 (*α*-humulene)、2- 羟基 -12- 甲氧基 -19-norpodocarpa-4,8,11,13- 四 烯 -3- 酮 (2-hydroxy-12-methoxy-19-norpodocarpa-4,8,11,13-tetraen-3-one)、*β*- 马阿里烯 (*β*-maaliene)、1- 甲氧基 -4-(1- 丙烯基)- 苯 [1-methoxy-4-(1-propenyl)-benzene]、2-(3′- 甲苯基亚基)- 联二苯 [2-(3′-methylphenylidene)biphenyl]、3- 甲氧基苯甲

醛 (3-methoxybenzaldehyde)、1- 甲基 -2-(4- 硝基苯基)- 苯并咪唑 [1-methyl-2-(4-nitrophenyl) benzimidazole]、衣兰醇 (muurolol)、新别罗勒烯 (neoalloocimene)、α- 蒎烯 (α-pinene)、β- 蒎烯 (β-pinene)、芮木烯 (rimuene)、桧烯 (sabinene)、β- 芹子烯 (β-selinene)、异松油烯 (terpinolene)、2,2,3,3- 四甲基丁烷 (2,2,3,3-tetramethyl-butane)、4- 松油醇 (4-terpineol)、α- 松油醇 (α-terpineol)、α- 松油烯 (α-terpinene)、γ- 松油烯 (γ-terpinene)、α- 侧柏烯 (α-thujene)、反 -β- 金合欢烯 (trans-β-farnesene)、反 - 水合桧烯 (trans-hydrate sabinene)、α- 衣兰烯 (α-ylangene)[5]。

有机酸类成分：棕榈油酸 (palmitoleic acid)、对 - 茴香酸 (p-anisic acid)[1]、对羟基苯甲酸 (p-hydroxy benzoic acid)[1,3,4]、硬脂酸 (stearic acid)[1,4,6]、亚油酸 (linolic acid)、油酸 (oleic acid)、棕榈酸 (palmitic acid)、肉豆蔻酸 (tetradecnoic acid)[1,6]、3,4- 二羟基苯甲酸 (3,4-dihydroxyhenzoic acid)、香草酸 (vanillic acid)[4]、二十二碳烷酸 (behenic acid)、二十碳烷酸 (eicosane acid)、二十碳五烯酸 (eicosapentaenoic acid)、二十碳烯酸 (eicosenoic acid)、十六碳烯酸 (gaidic acid)、亚麻酸 (linolenic acid)[6]。

氨基酸类成分：苯丙氨酸 (phenylalanine)[2]、丙氨酸 (alanine)、亮氨酸 (amidocaproic acid)、谷氨酸 (aminoglutaminic acid)、天冬氨酸 (aminosuccinic acid)、胱氨酸 (cystine)、甘氨酸 (glycine)、异亮氨酸 (iso-leucine)、组氨酸 (histidine)、精氨酸 (arginine)、苏氨酸 (threonine)、丝氨酸 (serine)、γ- 脯氨酸 (proline)、赖氨酸 (lysine)、蛋氨酸 (metione)、色氨酸 (tryptophane)、酪氨酸 (tyrosine)、缬氨酸 (valine)[2,6]、天冬氨酸 (aspartate)、氨基丁酸 (γ-propalanine)[6]。

其他 :γ- 生育酚 (γ-tocopherol)[1]、石蜡 (paraffin)、香草醛 (vanillin)、维生素 A(vitamin A)、蔓荆呋喃 (rotundifuran)[4] 以及 Mn、Fe、Ni、Zn、Co、Cr、Mo、Se、Sr[2]、Cu、Cd、Pb[2,6]、Hg、As[6] 等无机元素。

【药典检测成分】2015 版《中国药典》规定，本品照高效液相色谱法测定，按干燥品计算，含蔓荆子黄素不得少于 0.030%。

参考文献

［1］国家中医药管理局《中华本草》编委会. 中华本草：第 6 册 5998［M］. 上海：上海科学技术出版社，1999：604.
［2］吴永忠，朱良辉，肖鸣. 不同产地蔓荆子化学成分含量比较［J］. 中药材. 2000，23（10）：616-618.
［3］曾宪仪，方乍浦，吴永忠，等. 蔓荆子化学成分的研究［J］. 中国中药杂志. 1996，21（3）：167-168.
［4］辛海量，胡园，张巧艳，等. 蔓荆子的化学成分研究［J］. 第二大军医大学学报. 2006，27（9）：1038-1040.
［5］杨再波，赵超. 固相微萃取 / 气相色谱 / 质谱法分析蔓荆子挥发性化学成分［J］. 河南大学学报（医学版）. 2006，25（3）：17-19.
［6］陈体强，朱金荣，吴锦忠. 单叶蔓荆子化学成分研究初报［J］. 中国野生植物资源. 2006，25（5）：50-53.

411. 蓼大青叶　Polygoni Tinctorii Folium

【来源】本品为蓼科植物蓼蓝 Polygonum tinctorium Ait. 的干燥叶。

【性能】苦，寒。清热解毒，凉血消斑。

【化学成分】本品主要含有黄酮类、生物碱类、甾体类等化学成分。

黄酮类成分：山柰酚 -3-O-β-D- 吡喃葡萄糖苷 (kaempferol-3-O-β-D-glucopyranoside)、3,5,4'-三羟基 -6,7- 亚甲二氧基黄酮 -3-O-β-D- 吡喃葡萄糖苷 (3,5,4'-trihydroxy-6,7-methylenedioxy flavone-3-O-β-D-glucopyranoside)[1]。

生物碱类成分：靛蓝 (indigotin)、靛玉红 (indirubin)、色氨酮 (tryptanthrin)[1]。

甾体类成分：β- 谷甾醇 (β-sitosterol)[1]。

萜类成分：虫漆蜡醇 (laccerol)[1]。

其他：N- 苯基 -2- 萘胺 (N-phenyl-2-naphthylamine)[1]。

【**药典检测成分**】2015 版《中国药典》规定, 本品照高效液相色谱法测定, 按干燥品计算, 含靛蓝不得少于 0.55%。

参考文献

[1] 国家中医药管理局《中华本草》编委会. 中华本草: 第 2 册 1344 [M]. 上海: 上海科学技术出版社, 1999: 697.

412. 榧子　Torreyae Semen

【**来源**】本品为红豆杉科植物榧 *Torreya grandis* Fort. 的干燥成熟种子。

【**性能**】甘, 平。杀虫消积, 润肺止咳, 润燥通便。

【**化学成分**】本品主要含脂肪油 (fatty oil)[1]。

【**药典检测成分**】无。

参考文献

[1] 国家中医药管理局《中华本草》编委会. 中华本草: 第 2 册 0825 [M]. 上海: 上海科学技术出版社, 1999: 346.

413. 槟榔　Arecae Semen

【**来源**】本品为棕榈科植物槟榔 *Areca catechu* L. 的干燥成熟种子。

【**性能**】苦、辛, 温。杀虫, 消积, 降气, 行水, 截疟。

【**化学成分**】本品要含生物碱类、黄酮类、有机酸及酯类等化学成分。

生物碱类成分: 异去甲基槟榔次碱 (*iso*-guvacine)[1]、槟榔次碱 (arecaidin)、槟榔副碱 (arecolidine)、去甲基槟榔碱 (guvacoline)、去甲基槟榔次碱 (guvacine)、高槟榔碱 (homoarecoline)、槟榔碱 (arecoline)[1,2]。

黄酮类成分: 右旋儿茶精 (D-catechin)、左旋表儿茶精 (L-*epi*-catechin)[1]、原矢车菊素 A-1(procyanidin A-1)、原矢车菊素 B-1(procyanidin B-1)、原矢车菊素 B-2(procyanidin B-2)[1,2]、α- 儿茶精 (α-catechin)、无色花青素 (achromasy anthocyanidin)[2]、异鼠李素 (isorhamnetin)、槲皮素 (quercetin)、甘草素 (liquiritigenin)、5,7,4′-trihydroxy-3′,5′-dimethoxy flavanone[3]。

有机酸及酯类成分: 月桂酸 (lauric acid)、棕榈酸 (palmitic acid)、邻苯二甲酸双 (2- 乙基己醇) 酯 [bis(2-ethylhexyl)phthalate][1]、硬脂酸 (stearic acid)、肉豆蔻酸 (myristic acid)、油酸 (oleic acid)[1,2]、十二碳酸 (dodecacarbonic acid)、亚油酸 (linolic acid)、十四碳烯酸 (tetradecenic acid)、癸酸 (capric acid)[2]、阿魏酸、香草酸 [3]。

氨基酸类成分: 蛋氨酸 (methionine)、苯丙氨酸 (phenylalanine)、色氨酸 (tryptophane)、酪氨酸 (tyrosine)[1]、脯氨酸 (proline)[1,2]、精氨酸 (arginine)[2]。

其他: 槟榔红色素 (areca red)、鞣质 (tannin)[1]、蔗糖 (sucrose)、半乳糖 (galactose)、甘露糖 (mannose)、皂苷 (saponin)[1,2]、(+)- 儿茶素 [(+)-catechin]、反式白藜芦醇 (resveratrol)、过氧麦角甾醇 (5,8-epidioxiergosta-6,22-dien-3β-ol)、豆甾 -4- 烯 -3- 酮 (stigmasta-4-en-3-one)、β- 谷甾醇 (β-sitosterol)[3]、金色酰胺醇酯 (aurantiamide acetate)、aurantiamide、neoechinulin A、echinulin[4]。

【**药典检测成分**】2015 版《中国药典》规定, 本品照高效液相色谱法测定, 按干燥品计算, 含槟榔碱不得少于 0.20%。

参考文献

[1] 国家中医药管理局《中华本草》编委会. 中华本草: 第 8 册 7582 [M]. 上海: 上海科学技术出版社, 1999: 439.

[2] 申秀丽, 段亮亮. 槟榔的化学成分及药理研究进展 [J]. 宜春学院学报, 2009, 31 (2): 95-97.

[3] 杨文强, 王红程, 王文婧, 等. 槟榔化学成分研究 [J]. 中药材, 2012, 35 (3): 400-403.

[4] 牟肖男, 杨文强, 王文婧, 等. 槟榔的化学成分 [J]. 暨南大学学报 (自然科学与医学版), 2014, 35 (1): 56-60.

414. 焦槟榔　Arecae Semen Tostum

【来源】本品为槟榔的炮制加工品。

【性能】苦、辛, 温。消食导滞。

【化学成分】本品主要含生物碱类、氨基酸类等化学成分。

生物碱类成分: 高槟榔碱 (andres homoarecoline)、槟榔次碱 (arecaidine)、槟榔碱 (arecaline)、槟榔副碱 (arecolidine)、异去甲基槟榔次碱 (*iso*-guvacine)、去甲基槟榔次碱 (guvacine)、去甲基槟榔碱 (guvacoline)[1]。

氨基酸类成分: 脯氨酸 (proline)[1]、精氨酸 (arginine)、酪氨酸 (tyrosine)、苯丙氨酸 (phenylalanine)[1,2]、丙氨酸 (alanine)、谷氨酸 (aminoglutaminic acid)、亮氨酸 (amino-*iso*-caproic acid)、天冬氨酸 (aspartic acid)、胱氨酸 (cystine)、甘氨酸 (glycine)、组氨酸 (histidine)、异亮氨酸 (*iso*-leucine)、缬氨酸 (valine)、赖氨酸 (lysine)、蛋氨酸 (methionine)、鸟氨酸 (ornithine)、丝氨酸 (serine)、苏氨酸 (threonine)[2]。

其他: 钾 (K)、碳 (C)、钠 (Na)、镁 (Mg)、铜 (Cu)、铁 (Fe)、锌 (Zn)、锰 (Mn)、铬 (Cr)、镉 (Cd)、钴 (Co)、镍 (Ni)[2]。

【药典检测成分】2015 版《中国药典》规定, 本品照高效液相色谱法测定, 按干燥品计算, 含槟榔碱不得少于 0.10%。

参考文献

[1] 周卓, 刘喜纯. 槟榔的炮制研究 [J]. 中华中医药学会第五届中药炮制学术会议论文集, 2005: 60-63.

[2] 惠秋沙, 孙立立. 炮制对槟榔化学成分的影响 [J]. 中成药, 2007, 29 (9): 1331-1335.

415. 酸枣仁　Ziziphi Spinosae Semen

【来源】本品为鼠李科植物酸枣 *Ziziphus jujuba* Mill.var.*spinosa*(Bunge)Hu ex H.F.Chou 的干燥成熟种子。

【性能】甘、酸, 平。养心补肝, 宁心安神, 敛汗, 生津。

【化学成分】本品主要含黄酮类、萜类、甾体等化学成分。

黄酮类成分: 芹菜素 -6-*C*-[(6-*O*- 对羟基苯甲酰)-*β*-D- 吡喃葡萄糖基 (1 → 2)]-*β*-D- 吡喃葡萄糖苷 {apigenin-6-*C*-[(6-*O*-*p*-hydroxybenzoyl)-*β*-D-glucopyranose-(1 → 2)]-*β*-D-glucopyranoside}、6‴-阿魏酰斯皮诺素 (6‴-feruloylspinosin)、当药素 (swertisin)、6‴-芥子酰斯皮诺素 (6‴-sinapoylspinosin)、6,8- 二 -*C*- 葡萄糖基芹菜素 (vicenin Ⅱ)[1]、6‴- 对香豆酰斯皮诺素 (6‴-*p*-coumaroylspinosin)[1,2]、斯皮诺素 (spinosin)、酸枣黄素 (zivulgarin)[1,3]、异当药黄素 (*iso*-swertisin)[4,5]、槲皮素 (quercetin)[5]、6″,6″- 二阿魏酰异斯皮诺素 (6″,6″-diferuloylisospinosin)、斯皮诺素 (spinosin)、异斯皮诺素 (isospinosin)[7]。

萜类成分：麦珠子酸 (alphitolic acid)、白桦脂醇 (betulin)、白桦脂酸 (betulinic acid)[1]、酸枣仁皂苷 A(jujuboside A)、酸枣仁皂苷 B(jujuboside B)、酸枣仁皂苷 D(jujuboside D)、美洲茶酸 (ceanothic acid)[1,2]、土荆皮苷 B(pseudolaroside B)、羽扇豆醇 (lupeol)、白桦脂酸甲酯 (methylbetulinate)[4]、齐墩果酸 (oleanolic acid)[5]。

甾体类成分：胡萝卜苷 (daucosterol)、植物甾醇 (phytosterin)[1]、菜油甾醇 (campesterol)、过氧麦角甾醇 [5α,8α-epi-dioxy-(22E,4R)-ergosta-6,22-dien-3β-ol][4]、豆甾 -4- 烯 -3- 酮 (stigmast-4-en-3-one)[4,5]。

生物碱类成分 :5- 羟基 -6- 甲氧基去甲阿朴啡 (5-hydroxy-6-methoxynoraporphine)、安木非宾碱 D(amphibine D)、N- 甲基巴婆碱 (N-methylasimilobine)、酸李碱 (zizyphusine)、酸枣仁碱 A(sanjoinine A)、酸枣仁碱 B(sanjoinine B)、酸枣仁碱 D(sanjoinine D)、酸枣仁碱 E(sanjoinine E)、酸枣仁碱 F(sanjoinine F)、酸枣仁碱 G₁(sanjoinine G₁)、酸枣仁碱 G₂(sanjoinine G₂)、酸枣仁碱 Ia(sanjoinine Ia)、酸枣仁碱 Ib(sanjoinine Ib)、酸枣仁碱 K(sanjoinine K)[1]。

氨基酸类成分：异亮氨酸 (iso-leucine)、亮氨酸 (leucine)、缬氨酸 (valine)、赖氨酸 (lysine)、蛋氨酸 (methionine)、苏氨酸 (threonine)[1]、苯丙氨酸 (phenylalanine)[1,2,5]。

挥发性成分：乙酸 (acetic acid)、乙酸乙酯 (acetidin)、苯甲醇 (benzyl alcohol)、邻苯二甲酸双 -2- 乙基己酯 [bis(2-ethylhexyl)phthalate]、邻苯二甲酸双 -2- 甲基乙酯 [bis(2-methylethyl)-phthalate]、苄苯甲酸丁酯 (butyl benzoate)、邻苯二甲酸二丁酯 (dibutyl phthalate)、邻苯二甲酸二乙酯 (diethyl phthalate)、己酸乙酯 (ethyl caproate)、2- 甲氧基 -4- 乙烯酚 (2-methoxyl-4-vinylphenol)、3,4- 亚甲二氧基苯丙酮 (3,4-methylenedioxy propiophenone)、壬酸 (nonanoic acid)、3- 叔丁基 -4- 羟基茴香醚 (3-tertbutyl-4-hydroxyanisole)、十四酸 (tetradecanoic acid)、辛酸 (octanoic acid)、2,4- 戊二醇 (2,4-pentanediol)、苯乙醇 (phenylethyl alcohol)、蒽 (anthracene)、1,2- 二甲氧基 -4-(2- 丙烯基)- 苯 [1,2-dimethoxy-4-(2-propenyl)-benzene]、二十二烷 (docosane)、十二酸 (dodecanic acid)、二十烷 (eicosane)、二十一烷 (heneicosane)、十七烷 (heptadecane)、正十六酸 (n-hexadecanoic acid)、十六烷 (hexadecane)、5-(2- 丙烯基)-1,3- 苯并间二氧杂环戊烯 [5-(2-propenyl)-1,3-benzodioxole]、2- 甲基 - 十八烷 (2-methyl-octadecane)、3,5- 甲氧基 - 甲苯 (3,5-methoxyl-toluene)、萘 (naphthalene)、十九烷 (nonadecane)、十八烷 (octadecane)、3- 叔丁基 -1,5- 环辛二烯 (3-tertbutyl-1,5-cyclooctadiene)、2,6,10,14- 四甲基 - 十六烷 (2,6,10,14-tetramethyl-hexadecane)、1,2,3- 三甲氧基 -5- 甲基苯 (1,2,3-trimethoxy-5-methylbenzene)、对二甲苯 (p-xylene)、十一酸 (undecanoic acid)[6]。

其他：酸枣仁环肽 (sanjoinenine)、阿魏酸 (ferulic acid)、维生素 C(vitamin C)、钾 (K)、钠 (Na)、钙 (Ca)、锌 (Zn)、铁 (Fe)、铜 (Cu)、锰 (Mn)[1]、甘油 (glycerine)、正二十六烷酸 (n-hexacosanoic acid)[5]、环磷酸腺苷 (cyclic adenosine 3′,5′-monophosphate)[6]。

【药典检测成分】 2015 版《中国药典》规定，本品照高效液相色谱法测定，按干燥品计算，含酸枣仁皂苷 A 不得少于 0.030%，含斯皮诺素不得少于 0.080%。

参考文献

［1］国家中医药管理局《中华本草》编委会. 中华本草：第 5 册 4213［M］. 上海：上海科学技术出版社，1999：261.

［2］刘沁舡，梁鸿，赵玉英，等. 酸枣仁皂苷 D 的分离及结构鉴定［J］. 药学学报，2004，39（8）：601-604.

［3］郭胜民，范晓雯，赵强. 酸枣仁中黄酮类成分的研究［J］. 中药材，1997，20（10）：514-517.

［4］王贱荣，张健，殷志琦，等. 酸枣仁的化学成分［J］. 中国天然药物，2008，6（4）：268-270.

［5］曹琴，王凯伟. 中药酸枣仁的化学成分研究［J］. 药学实践杂志，2009，27（3）：209-213.

［6］侯冬岩，回瑞华，杨梅，等. 酸枣仁中挥发性化学成分分析［J］. 分析试验室，2003，22（3）：84-86.

［7］李敏，王宇，李畅，等. 酸枣仁中 1 个新的黄酮碳苷成分［J］. 中草药，2014，45（18）：2588-2592.

416. 罂粟壳 Papaveris Pericarpium

【来源】本品为罂粟科植物罂粟 *Papaver somniferum* L. 的干燥成熟果壳。

【性能】酸、涩,平;有毒。敛肺,涩肠,止痛。

【化学成分】本品主要含生物碱类、糖类等化学成分。

生物碱类成分:可卡因 (codeine)、异紫堇杷明碱 (*iso*-corypalmine)、半日花酚碱 (laudanine)、吗啡 (morphine)、那可汀 (narcotinum)、那碎因 (narceine)、罂粟壳碱 (narcotoline)、杷拉乌定碱 (palaudine)、罂粟碱 (papaverine)、原阿片碱 (protopine)、右旋网叶番荔枝碱 (reticuline)、多花罂粟碱 (salutaridine)[1]。

糖类成分:D- 甘油基 -D- 甘露辛酮糖 (D-glycero-D-mannooctulose)、D- 甘露庚酮糖 (D-mannoheptulose)、景天庚酮糖 (sedoheptulose)[1]。

其他:赤藓醇 (erythritol)、内消旋肌醇 (meso-inositol)[1]。

【药典检测成分】2015 版《中国药典》规定,本品照高效液相色谱法测定,按干燥品计算,含吗啡应为 0.06% ~ 0.40%。

参考文献

[1] 国家中医药管理局《中华本草》编委会. 中华本草:第 3 册 2288 [M]. 上海:上海科学技术出版社,1999:667.

417. 漏芦 Rhapontici Radix

【来源】本品为菊科植物祁州漏芦 *Rhaponticum uniflorum*(L.)DC. 的干燥根。

【性能】苦、寒。清热解毒,消痈,下乳,舒筋通脉。

【化学成分】本品主要含三萜类、甾体、黄酮类等化学成分。

三萜类成分:3- 氧 -19*α*- 羟基乌索 -12- 烯 -28- 酸 (3-oxo-19*α*-hydroxyurs-12-en-28-oic acid)、坡模堤酸 (pomolic acid)、2*α*,3*β*,19*α*- 三羟基齐墩果 -12- 烯 -28- 酸 (2*α*,3*β*,19*α*-trihydroxyolean-12-ene-28-acid)、2*α*,3*β*,19*α*- 三羟基乌索 -12- 烯 -28- 酸 (2*α*,3*β*,19*α*-trihydroxyurso-12-ene-28-acid)、熊果酸 (ursolic acid)[1]、齐墩果酸 (oleanolic acid)[2]。

甾体类成分:*β*- 谷甾醇 (*β*-sitosterol)、胡萝卜苷 (daucosterol)[2,3]、土克甾酮 (turkesterone)[3-5]、*β*- 蜕皮甾酮 (*β*-ecdysterone)[3,5]、漏芦甾酮 (rhapontisterone)[3,6]、蜕皮甾酮 -3-*O*-*β*-D- 吡喃葡萄糖苷 (ecdysterone-3-*O*-*β*-D-glucopyranoside)[6]。

黄酮类成分:甘草苷 (liquiritin)[4]。

有机酸类成分:棕榈酸 (palmitic acid)[2,3]、正二十四烷酸 (*n*-tetracosanoic acid)[3]、牛蒡子酸 (arctic acid)[3,4]。

其他:氯化铵 (ammonium chloride)、草酸钙 (calcium oxalate)[2]、蔗糖 (sucrose)[2,3]、牛蒡子醛 (arctinal)、麦芽糖 (maltose)[3]、挥发油 (volatile oil)[7]。

【药典检测成分】2015 版《中国药典》规定,本品照高效液相色谱法测定,按干燥品计算,含 *β*- 蜕皮甾酮不得少于 0.040%。

参考文献

[1] 张永红,张建钢,谢捷明,等. 祁州漏芦根中的三萜成分 [J]. 中国中药杂志,2005,30(23):1833-1835.

［2］刘明生，李铣. 祁州漏芦化学成分研究［J］. 时珍国医国药，1998，9（4）：329.

［3］陈莉，丁杏苞. 祁州漏芦化学成分的研究［J］. 中草药，1997，28（11）：648-650.

［4］刘斌，石任兵，杨春梅，等. 祁州漏芦水煎液化学成分研究［J］. 北京中医药大学学报，2003，26（1）：53-55.

［5］果德安，楼之岑，高从元，等. 祁州漏芦蜕皮甾酮化学成分的研究［J］. 药学学报，1991，26（2）：442-446.

［6］李希强，王金辉，王素贤，等. 中药祁州漏芦中的新植物甾酮［J］. 中国药物化学杂志，1998，8（3）：199-200.

［7］国家中医药管理局《中华本草》编委会. 中华本草：第7册7054［M］. 上海：上海科学技术出版社，1999：976.

418. 蕤仁　Prinsepiae Nux

【来源】本品为蔷薇科植物蕤核 *Prinsepia uniflora* Batal. 或齿叶扁核木 *Prinsepia uniflora* Batal. var.*serrata* Rehd. 的干燥成熟果核。

【性能】甘，微寒。疏风散热，养肝明目。

【化学成分】本品含有黄酮类、三萜类、甾体类等化学成分。

黄酮类成分：山柰酚 (kaempferol)、槲皮素 (quercetin)[1]。

三萜类成分：白烯 (diploptene)、熊果酸 (ursolic acid)[2]。

甾体类成分：豆甾 -4- 烯 -3β,6β- 二醇 (stigmast-4-ene-3β,6β-diol)[1]、胡萝卜苷 (daucosterol)、β- 谷甾醇 (β-sitosterol)[2]。

有机酸类成分：琥珀酸 (succinic acid)[1]、没食子酸 (gallic acid)、原儿茶酸 (protocatechuic acid)、香草酸 (vanillic acid)[2]。

其他：*N*- 乙酰谷氨酸 (*N*-acetyl-glutamic acid)、阿魏醛 (ferulaldehyde)、1-(4- 羟基 -3- 甲氧基)- 苯基 -1,2,3- 丙三醇 [1-(4-hydroxy-3-methoxy)-phenyl-1,2,3-propanetriol][1]、以及苯并二氢呋喃类木脂素化合物 (balanophonin)[2]。

【药典检测成分】无。

参考文献

［1］李宁，李宏轩，孟大利，等. 蕤仁的化学成分（Ⅱ）［J］. 沈阳药科大学学报，2009，26（11）：871-873

［2］李宏轩，李铣，王金辉. 蕤仁的化学成分［J］. 沈阳药科大学学报，2006，23（4）：209-211.

419. 槲寄生　Visci Herba

【来源】本品为桑寄生科植物槲寄生 *Viscum coloratum*(Komar.)Nakai 的干燥带叶茎枝。

【性能】苦、平。祛风湿，补肝肾，强筋骨，安胎元。

【化学成分】本品主要含有黄酮类、挥发油、三萜类等化学成分。

黄酮类成分：异鼠李素 -3-*O*-β-D- 葡萄糖苷 (*iso*-rhamnetin-3-*O*-β-D-glucoside)、异鼠李素 -7-*O*-β-D- 葡萄糖苷 (*iso*-rhamnetin-7-*O*-β-D-glucoside)、3′- 甲基圣草素 -7-*O*-β-D- 葡萄糖苷 (3′-methyleriodictyol-7-*O*-β-D-glucoside)、3′- 甲基圣草素 (3′-methyleriodictyol)[1]、高圣草素 -7-*O*-β-D-6″- 乙酰 - 葡萄糖苷 (homoeridictyol-7-*O*-β-D-6″-acetylglucoside) 即槲寄生新苷 Ⅵ (viscumneoside Ⅵ)、高圣草素 -7-*O*-β-D- 芹糖基 (1 → 2)-β-D- 葡萄糖苷 (homoeriodictyol-7-*O*-β-D-apiosyl(1 → 2)-β-D-glucoside) 即槲寄生新苷 Ⅲ (viscumneoside Ⅲ)、高圣草素 -7-*O*-β-D- 芹糖基 (1 → 5)-β-D- 芹糖基 (1 → 2)-β-D- 葡萄糖苷 [homoeridictyol-7-*O*-β-D-apiosyl(1 → 5)-β-D-apiosyl(1 → 2)-β-D-glucoside] 即槲寄生新苷 Ⅴ (viscumneoside Ⅴ)、鼠李芹素 -3-*O*-β-D-(6″-β-

羟基 -*β*- 甲基戊二酸半酯)- 葡萄糖苷 [rhamnazin-3-*O*-*β*-D-(6″-*β*-hydroxy-*β*-methylglutaryl)-glucoside] 即槲寄生新苷Ⅳ (viscumneoside Ⅳ)[1,2]、高圣草素 -7-*O*-*β*-D- 葡萄糖基 -4'-*O*-*β*-D- 芹菜糖苷 (homoeriodictyol-7-*O*-*β*-D-glucoside-4'-*O*-*β*-D-apioside) 即槲寄生新苷Ⅰ (viscumneoside Ⅰ)、鼠李秦素 (rhamnazin)、鼠李秦素 -3-*O*-*β*-D- 葡萄糖苷 (rhamnazin-3-*O*-*β*-D-glucoside)、鼠李秦素 -3-*O*-*β*-D-6″- 乙酰 - 葡萄糖苷 (rhamnazin-3-*O*-*β*-D-6″-acetyl glucoside) 即槲寄生新苷Ⅱ (viscumneoside Ⅱ)[1-3]、槲寄生新苷Ⅶ (viscumneoside Ⅶ)、异鼠李秦素 -7-*O*-*β*-D- 葡萄糖苷 (*iso*-rhamnetin-7-*O*-*β*-D-glucoside)[2]、高圣草素 (homoeriodictyol)[2,3]、高圣草素 -7-*O*-*β*-D- 葡萄糖苷 (homoeriodictyol-7-*O*-*β*-D-glucoside)[3]。

挥发油类成分 :*β*- 芳姜黄酮 (*β*-ar-turmerone)[2]、2- 乙酰基环己酮 (2-acetyl cyclohexanone)、4-(乙酰羟基)-(1*α*,3*β*,4*α*,5*α*,7*β*)- 三环 [3,3,1,1] 癸烷酮 {4-(acetylhydroxy)-(1*α*,3*β*,4*α*,5*α*,7*β*)-tricyclo[3,3,1,1]decanone}、2,5- 二甲基呋喃 (2,5-dimethyl furan)、3,5- 环庚二烯 -1- 酮 (3,5-cycloheptadiene-1-one)、环己醇 (cyclohexanol)、1-(3- 环己酮 -1- 基)- 乙烷基酮 [1-(3-cyclohexen-1-yl)-ethanone)]、亚甲基丁二酸 (itaconate acid)、6- 氧杂双环 [3,1.0] 己烷 -2- 酮 {6-oxa bicyclo[3,1.0]hexane-2-one}、3- 丁烯 -1- 醇 (3-butene-1-ol)、1,11- 十二碳二烯 (1,11-dodecadiene)、4- 甲基 -1,3- 二氧戊烷 (4-methyl-1,3-dioxolane)、1,2- 丙二烯基环己烷 (1,2-propadienyl cyclohexane)、1- 乙基丙基过氧化氢 (1-ethylpropyl-hydroperoxide)、3- 乙基 - 环丁酮 (3-ethyl-cyclobutanone)、1,5- 己二烯 (1,5-hexadiene)、1- 戊烯 (1-pentene)、1,2- 丙二烯基环己烷 (1,2-propaldienyl cyclohexane)[4]、桧烯 (sabinene)、顺式桧烯水合物 (*cis*-sabinene hydrate)、*β*- 倍半水芹烯 (*β*-sesquiphellandrene)、2- 戊基呋喃 (2-pentyl furan)、植醇 (phytol)、*α*- 蒎烯 (*α*-pinene)、*β*- 蒎烯 (*β*-pinene)、1- 己醇 (1-hexanol)、苯甲酸乙酯 (ethyl benzoate)、*β*- 红没药烯 (*β*-bisabolene)、L- 龙脑 (L-borneol)、莰烯 (camphene)、*β*- 石竹烯 (*β*-caryophyllene)、石竹烯氧化物 (caryophyllene oxide)、*α*- 胡椒烯 (*α*-copaene)、芳姜黄烯 (ar-curcumene)、环柠檬醛 (cyclocitral)、*β*- 环柠檬醛 (*β*-cyclocitral)、对伞花烃 (*p*-cymene)、2,4- 癸二烯醛 (2,4-decadienal aldehyde)、癸烯醛 (decenal)、3,4- 二甲氧基甲苯 (3,4-dimethoxytoluene)、正二十二烷 (*n*-docosane)、正二十烷 (*n*-eicosane)、香叶基丙酮 (geranylacetone)、(*E,E*)-2,4- 庚二烯醛 [(*E,E*)-2,4-heptadienal]、庚醛 (heptanal)、2- 庚酮 (2-heptanone)、*E*-2- 庚烯醛 (*E*-2-heptenal)、1,8- 桉叶醇 (1,8-eudesmol)、金合欢基丙酮 (farnesylacetone)、*α*- 葎草烯 (*α*-humulene)、苯乙醛 (hyacinthin)、*β*- 紫罗酮 (*β*-ionone)、柠檬烯 (limonene)、芳樟醇 (linalool)、顺式芳樟醇氧化物 (*cis*-linalool oxide)、丙酸芳樟酯 (linalyl propionate)、1- 薄荷醇 (1-menthol)、6- 甲基 -5- 庚烯 -2- 酮 (6-methyl-5-heptene-2-one)、1- 甲乙醚十六烷酸 (1-methylethyl ester-hexadecanoic acid)、3- 甲基 -3- 辛烯 -2- 酮 (3-methyl-3-octylene-2-one)、壬醛 (nonanal)、辛醛 (octanal)、1,3,5- 辛三烯 (1,3,5-octatriene)、(*E*)-2- 辛烯醛 [(*E*)-2-octenal]、1- 辛烯 -3- 醇 (1-octylene-3-ol)、2,3- 辛二酮 (2,3-octenedione)、芍药酮 (peonol)、*α*- 萜品烯 (*α*-terpinene)、*γ*- 萜品烯 (*γ*-terpinene)、萜品烯 -4- 醇 (terpinene-4-ol)、正二十四烷 (*n*-tetracosane)、百里基甲基醚 (thymyl methyl ether)、正二十三烷 (*n*-tricosane)、6,10,14- 三甲基 -2- 十五烷酮 (6,10,14-trimethyl-2-pentadecanone)、*α*- 芳姜黄酮 (*α*-ar-turmerone)、正二十五烷 (pentacosane)、苯乙烯 (styrene)、邻二甲苯 (*o*-xylene)、*α*- 姜烯 (*α*-zingiberene)[5]。

三萜类成分 :*β*- 乙酰基香树脂醇 (*β*-acetylamyranol)、*β*- 香树脂醇 (*β*-amyranol)、齐墩果酸 (oleanolic acid)、羽扇豆醇 (lupeol)、白桦脂酸 (betulic acid)[1,2]、乙酸 -*β*- 香树脂醇酯 (*β*-amyrin acetate)[1]、*β*- 香树脂二醇 (*β*-amyrandiol)、*β*- 香树脂棕榈酸酯 (*β*-amyrin palmitate)[1,6]、五加苷 (eleatheroside)[2,7]。

甾体类成分 :*β*- 谷甾醇 (*β*-sitosterol)、胡萝卜苷 (daucosterol)[1,2]。

有机酸类成分 : 咖啡酸 (caffeic acid)、阿魏酸 (ferulaic acid)、原儿茶酸 (protocatechuic acid)、琥珀酸 (succinic acid)、棕榈酸 (palmitic acid)[1,2,6]、二十六烷酸 (hexacosoic acid)、二十四烷酸 (selachoceric acid)、二十八烷酸 (octacosanoic acid)[6]。

苯丙醇苷类成分 : 丁香苷元 -*O*-*β*-D- 呋喃芹菜糖基 (1 → 2)-*β*-D- 吡喃葡萄糖 [syringenin-*O*-

β-D-apio-furanosyl(1 → 2)-β-D-glucopyranoside][1,2]、紫丁香苷元 -O-β-D- 芹糖基 (1 → 2) 葡萄糖苷 [methoxyconiferyl alcohol-O-β-D-apioly(1 → 2)glucoside]、紫丁香苷 (syringin)[1,2,7]。

　　木脂素类成分：鹅掌楸苷 (liriodendrin)[2]。

　　丁二醇糖苷类成分：2,3- 丁二醇 -3-O- 单葡萄糖苷 (2,3-butanediol-3-O-monoglucoside)[1,2]、2,3- 丁二醇单葡萄糖苷 (2,3-butanediolmonoglucoside)[7]。

　　其他：内消旋肌醇 (mesoinositol)、槲寄生毒素 B2(viscotoxin B2)、植物凝血素 (phytohaematoagglutinin)、Zn、Cu、Fe、Ca、Na、K[2]、苯甲醛 (benzaidehyde)[4,5]。

【药典检测成分】2015 版《中国药典》规定，本品照高效液相色谱法测定，按干燥品计算，含紫丁香苷不得少于 0.040%。

参考文献

［1］国家中医药管理局《中华本草》编委会. 中华本草：第 2 册 1259［M］. 上海：上海科学技术出版社，1999：613.
［2］赵晶，贺江萍. 槲寄生的化学成分及药理作用研究［J］. 天津中医学院学报，2005，24（3）：185-186.
［3］孔德云，罗思齐，李惠庭等. 槲寄生化学成分的研究［J］. 医药工业，1987，18（3）：123-127.
［4］侯冬岩，李铁纯，佟健，等. 槲寄生枝芽挥发油成分分析［J］. 辽宁大学学报，1996，23（1）：18-21.
［5］高玉琼，刘建华，赵德刚，等. 槲寄生挥发性成分研究［J］. 生物技术，2005，15（6）：61-62.
［6］孔德云，罗思齐，李惠庭，等. 槲寄生化学成分的研究［J］. 中国医药工业杂志，1989，20（3）：108-109.
［7］孔德云，罗思齐，李惠庭. 槲寄生化学成分的研究Ⅶ［J］. 药学学报 1992，27（10）：792-795.

420. 墨旱莲　Ecliptae Herba

【来源】本品为菊科植物鳢肠 *Eclipta prostrata* L. 的干燥地上部分。

【性能】甘、酸，寒。滋补肝肾，凉血止血。

【化学成分】本品主要含黄酮类、三萜及甾体类、挥发油等化学成分。

　　黄酮类成分：木犀草苷 (galuteolin) 、木犀草素 -7-O- 葡萄糖苷 (luteolin-7-O-glucoside)[1]、芹菜素 (apigenin)、木犀草素 (luteolin)[1,2]、蒙花苷 (linarin)[2]、槲皮素 (quercetin)[2,3]。

　　三萜及甾体类成分：刺囊酸 (echinocystic acid)、植物甾醇 A(phytosterol A)、植物甾醇 A 的葡萄糖苷 (phytosterol A-glucoside)、豆甾醇 (stigmasterol)、谷甾醇 (sitosterol)、β- 香树脂醇 (β-amyrin)[1]、旱莲苷 C(ecliptasaponin C)[2]、刺囊酸 -3-O-β-D- 吡喃葡萄糖醛酸甲酯苷 (echinocystic acid-3-O-β-D-methyl-glucuronopyranoside)、豆甾醇 -3-O-β-D- 吡喃葡萄糖苷 (stigmasterine-3-O-β-D-glucopyranoside)[3]、旱莲草皂苷 XI (eclalbasaponins XI)、旱莲草皂苷 XII (eclalbasaponins XII)[4]。

　　挥发油类成分：苯乙酮 (acetophenone)、1- 乙酸基 -2- 甲基环戊烯 (1-acetoxy-2-methylcyclopentene)、苯甲醛 (benzaidehyde)、马兜铃环氧化物 (birthwort epoxide)、β- 波旁烯 (β-bourbonene)、2- 丁基 -2- 辛烯醇 (2-butyl-2-octenol)、丁基甲醚 (butyl methyl ether)、1- 香芹酮 (1-carvol)、(E)- 石竹烯 [(E)-caryophyllene]、双氢假性紫罗兰酮 (dihydropseudoionone)、环氧石竹烯 (epoxycaryophyllene)、β- 桉叶醇 (β-eudesmol)、表蓝桉醇 (epi-globulol)、δ- 愈创木烯 (δ-guaiene)、8- 十七烯 (8-heptadecene)、棕榈酸 (palmitic acid)、异二氢香芹醇 (iso-dihydrocarveol)、2- 甲基十六烷基 -1- 醇 (2-methylhexadecoyl-1-ol)、2- 甲基 -5-(1- 甲基乙基) 环己酮 [2-methyl-5-(1-methylethyl)cyclohexanone]、2- 甲基 -5-(1- 甲基乙基) 酚 [2-methyl-5-(1-methylethyl)phenol]、12- 甲基 -E,E-2,13- 十八碳 -1- 醇 (12-methyl-E,E-2,13-octadecyl-1-ol)、新二氢香芹醇 (neodihydrocarveol)、2- 新二烯香芹醇 (2-neohopadiene carveol)、十七烷 (heptadecane)、(E,E)-3,5- 辛二烯 -2- 酮 [(E,E)-3,5-octadiene-2-one]、十五碳 -3,7- 双烯 (pentadecyl-3,7-diene)、苯乙醛

(phenylacetaldehyde)、1- 苯基 -1- 丙酮 (1-phenyl-1-acetone)、胡椒酮 (piperitone)、3,7,11,15- 四甲基 -2- 十六烯 -1- 醇 (3,7,11,15-tetramethyl-2-hexadecylene-1-ol)、6,10,14- 三甲基 -2- 十五酮 (6,10,14-trimethyl-2-pentadecaketone)[5]。

香豆素类成分：去甲基蟛蜞菊内酯 -7-β-D- 葡萄糖苷 (demethylwedelolactone-7-β-D-glucoside)[1]、蟛蜞菊内酯 (wedelolactone)、去甲基蟛蜞菊内酯 (demethylwedelolactone)[1,2]。

噻吩类成分 :α- 三联噻吩基甲醇 (α-terthienylmethanol)、乙酸 -(α- 三联噻吩基) 甲醇酯 (α-terthienylmethyl acetate)、α- 三联噻吩基甲醛 (α-terthienyl formaldehyde)[1]、2,2′,5″,2″- 三噻吩 -5-羧酸 (2,2′,5″,2″-trithiophene-5-carboxylic acid)[2]、2,2′;5′,2″- 三联噻酚 (2,2′;5′,2″-terthiophene)、5-醛基 -2,2′;5′,2″- 三联噻酚 (α-formylterthienyl)[6]。

酚酸类成分：4- 羟基苯甲酸 (4-hydroxybenzoic acid)、原儿茶酸 (protocatechuic acid)[1]、3-酮 -16α- 羟基 -12- 烯 -28- 齐墩果酸 (3-oxo-16 α -hydroxy-olean-12-en-28-oic acid)、3,16,21- 三羟基 -12- 烯 -28- 齐墩果酸 (3,16,21-trihydroxy-olean-12-en-oic acid)[7]。

其他：三十一醇 (hentriacnntanol)、14- 二十七醇 (l4-heptacosanol)、烟碱 (nicotine)[1]、β- 香树脂醇 (β -amyrin)[7]。

【药典检测成分】2015 版《中国药典》规定，本品照高效液相色谱法测定，按干燥品计算，含蟛蜞菊内酯不得少于 0.040%。

参考文献

[1] 国家中医药管理局《中华本草》编委会. 中华本草：第 7 册 6859 [M]. 上海：上海科学技术出版社，1999：818-821.
[2] 吴疆，侯文彬，张铁军，等. 墨旱莲的化学成分研究 [J]. 中草药，2008，39（6）：814-816.
[3] 赵越平，汤海峰，蒋永培，等. 墨旱莲化学成分的研究 [J]. 中国药学杂志，2002，37（1）：17-19.
[4] 汤海峰，赵越平，蒋永培，等. 中药墨旱莲中的三萜皂苷 [J]. 药学学报，2001，36（9）：660-663.
[5] 余建清，于怀东，邹国林. 墨旱莲挥发油化学成分的研究 [J]. 中国药学杂志，2005，40（12）：895-896.
[6] 马迪，韩立峰，刘二伟，等. 墨旱莲化学成分的分离鉴定 [J]. 天津中医药大学学报，2005，34（3）：169-172.
[7] 原红霞，赵云丽，闫艳，等. 墨旱莲的化学成分 [J]. 中国实验方剂学杂志，2011，17（16）：103-105.

421. 稻芽 Oryzae Fructus Germinatus

【来源】本品为禾本科植物稻 *Oryza sativa* L. 的成熟果实经发芽干燥的炮制加工品。

【性能】甘，温。和中消食，健脾开胃。

【化学成分】本品主要含 γ- 氨基丁酸 (γ-aminobutyric acid)、天冬氨酸 (aspartate)、胆碱 (choline)、脂肪油 (expressed oil)、麦芽糖 (maltose)、腺嘌呤 (adenine)、淀粉酶 (amylase)、蛋白质 (protein)、淀粉 (starch)[1]。

【药典检测成分】无。

参考文献

[1] 国家中医药管理局《中华本草》编委会. 中华本草：第 8 册 7482 [M]. 上海：上海科学技术出版社，1999：378-379.

422. 鹤虱 Carpesii Fructus

【来源】为菊科植物天名精 *Carpesium abrotanoides* L. 干燥成熟果实。

【性能】苦、辛，平；有小毒。杀虫消积。

【化学成分】本品主要含挥发油类等化学成分。

挥发油类成分：三十一烷 (hentriacontane)、三十烷 (triacontane)、硬脂酸 (stearic acid)、亚油酸 (linoleic acid)[1]、正己酸 (n-caproic acid)、油酸 (oleic acid)、棕榈酸 (palmitic acid)[1,2]、2-戊基呋喃 (2-amyl furan)、茴香脑 (anethole)、苯甲醛 (benzaidehyde)、龙脑 (borneol)、β-没药烯 (β-bisabolene)、2-丁基-2-辛醇 (2-butyl-2-octanol)、δ-杜松烯 (δ-cadinene)、菖蒲烯 (calamene)、樟脑 (camphor)、辛酸 (caprylic acid)、莳萝艾菊酮 (carvotanacetone)、枷罗木醇 (coriandrol)、反-枷罗木醇氧化物 (anti-coriandrol oxide)、顺-枷罗木醇氧化物 (syn-coriandrol oxide)、对聚伞素 (p-cymol)、邻苯二甲酸二丁酯 (dibutyl phthalate)、乙醇 (ethanol)、爱草脑 (estragole)、丁香油酚 (eugenic acid)、β-桉醇 (β-eudesmol)、菲 (fragrant)、2-呋喃醛 (2-furfural)、牻牛儿醇 (geraniol)、正己基己酸酯 (n-hexyl-caproate)、异丁酸 (iso-butyric acid)、月桂酸 (laurate)、2-甲基-2-丁酸 (2-methyl-2-butanoic acid)、2-甲基丁酸 (2-methylbutyric acid)、甲基丁香油酚 (methyleugenol)、甲基棕榈酸酯 (methyl palmitic acid)、2-甲基-2-丁酸 (2-methyl-2-butanoic acid)、香橙醇 (nerol)、苦橙油醇 (nerolidol)、2-壬醇 (2-nonanol)、十九烷 (nonadecane)、壬烯-3-酮-2(nonene-3-one-2)、辛醇-8(octanol-8)、辛烯-8-酮 (octylene-8-one)、β-芹子烯 (β-selinene)、顺冬青油醇 (syn-sabinol)、十四烷酸 (tetradecoic acid)、松油醇 (terpilenol)[2]。

其他：鹤虱酮 (carabrone)、鹤虱内酯 (carpesialactone)、豆甾醇 (stigmasterol)[1]、植物醇 (phytol)[2]。

【药典检测成分】无。

参考文献

[1] 国家中医药管理局《中华本草》编委会. 中华本草：第七册 6792 [M]. 上海：上海科学技术出版社，1999，758-759.
[2] 魏璐雪，李家实. 中药鹤虱挥发油化学成分分析 [J]. 北京中医学院学报，1993，16（2）：64-66.

423. 薤白　Allii Macrostemonis Bulbus

【来源】本品为百合科植物小根蒜 *Allium macrostemon* Bge. 或薤 *Allium chinensis* G. Don 的干燥鳞茎。

【性能】辛、苦，温。通阳散结，行气导滞。

【化学成分】本品含挥发油类、甾体皂苷类、脂肪酸类等化学成分。

挥发油类成分：二甲基二硫化物 (dimethyl disulfide)、2,2-双（甲硫基）丙烷 [2,2-bis(methylthio)propane]、二甲基四硫化物 (dimethyl tetrasulfide)、2,4-二甲基噻吩 (2,4-dimethyl thiophene)、异丙基烯丙基二硫化物 (iso-propylallyl disulfide)、3,5-二甲基-1,2,4-三噻烷 (3,5-dimethyl-1,2,4-trithiane)、二丙基三硫化物 (dipropyl trisulfide)、1,3-二噻烷 (1,3-dithiane)、烯丙基异丙基硫醚 {3-[(1-methyl ethyl)thio]-1-propene}、甲基丙基二硫化物 (methyl propyl disulfide)、正丙基烯丙基二硫化物 (n-propylallyl disulfide)、丙基异丙基二硫化物 (propyl-iso-propyl disulfide)、正丙基甲基三硫化物 (n-propylmethyl trisulfide)、5-甲基-1,2,3,4-四噻烷 (5-methyl-1,2,3,4-tetrathiane)、4-甲基-1,2,3-三噻烷 (4-methyl-1,2,3-trithiane)[1]、二甲基三硫化物 (dimethyl trisulfide)、甲基烯丙基三硫化物 (methyl allyltrisulfide)、甲基丙基三硫化物 (methyl propyl trisulfide)[1,2]、乙烯撑二甲硫 (etheneylene dimethyl sulfate)、甲基烯丙基二硫化物 (methyl allyl disulfide)、甲基-1-丙烯基二硫 (methyl-1-propenyl dithio)[2]。

甾体皂苷类成分：薤白苷 E、薤白苷 F[1]、胡萝卜苷 (daucosterol)[1,2]、薤白苷 A、薤白苷 D[1,3]、薤白苷 J、薤白苷 K、薤白苷 L、β-谷甾醇 (β-sitosterol)[4]、薤白皂苷 S(macrostemonoside S)[5]。

脂肪酸类成分：十七（烷）酸 (heptadecanoic acid)、十七碳烯酸 (heptadecenoic acid)、十六碳烯酸 (hexadecenoic acid)、对 - 羟基苯甲酸 (*p*-hydroxybenzoic acid)、亚油酸 (linoleic acid)、半月苔酸 (lunularic acid)、肉豆蔻酸 (myristic acid)、油酸 (oleic acid)、棕榈酸 (palmitic acid)、十五（烷）酸 (pentadecanoic acid)、硬脂酸 (stearic acid)、琥珀酸 (succinic acid)[1]、21- 甲基二十三（烷）酸 (21-methyl tricosanic acid)[2]。

酪胺类成分：*N*-(对 - 顺式 - 香豆酰基) 酪胺 [*N*-(*p-cis*-coumaroyl)tyramine]、*N*-(对 - 反式 - 香豆酰基) 酪胺 [*N*-(*p-trans*-coumaroyl)tyramine][1,2]、*N*- 反式 - 阿魏酰基酪胺 (*N-trans*-feruloyl tyramine)[1]。

其他：前列腺素 A₁(prostaglandin A₁)、前列腺素 B₁(prostaglandin B₁)、异菝葜皂苷元 -3-*O*-*β*-D- 吡喃葡萄糖基 (1 → 2)-*β*-D- 吡喃半乳糖苷 [smilagenin-3-*O*-*β*-D-glucopyranosyl(1 → 2)-*β*-D-galactopyranoside]、腺苷 (adenosine)、荞头苷 (chinenoside)[1,2]、二烯丙基二硫化物 (diallyl disulfide)[2]、胡萝卜苷十一烷酸酯 [glucoside(sitosteryl-6'-*O*-undecane-*β*-D')]、紫丁香苷 (syringin)[6] 以及 Zn、Cu、Fe[1] 等无机元素。

【药典检测成分】 无。

参考文献

[1] 国家中医药管理局《中华本草》编委会. 中华本草：第 8 册 7126 [M]. 上海：上海科学技术出版社, 1999：30-34.

[2] 许捷思, 卓玥, 唐晓东. 薤白药用化学成分及其价值的研究 [J]. 科教视野, 2007, 33：372-454.

[3] 彭军鹏, 吴雁, 姚新生, 等. 薤白中两种新甾体皂苷成分 [J]. 药学学报, 1992, 27（12）：918-922.

[4] 彭军鹏, 姚新生, 冈田嘉仁. 薤白苷 J、K 和 L 的结构 [J]. 药学学报, 1994, 29（7）：526-531.

[5] 程书彪, 汪悦, 张玉峰, 等. 薤白中皂苷类化学成分研究 [J]. 2013, 44（9）：1078-1081.

[6] 康小东, 吴学芹, 张鹏. 薤白的化学成分研究 [J]. 现代药物与临床, 2012, 27（2）：97-99.

424. 薏苡仁　Coicis Semen

【来源】 本品为禾本科植物薏苡 *Coix lacryma-jobi* L.var.*mayuen*(Roman.)Stapf 的干燥成熟种仁。

【性能】 甘、淡, 凉。利水渗湿, 健脾止泻, 除痹, 排脓, 解毒散结。

【化学成分】 本品主要含萜类、挥发油类、甾醇类等化学成分。

萜类成分：无羁萜 (friedelin)、异乔木萜醇 (*iso*-arborinol)[1]。

挥发油类成分：2- 丁基 -2- 辛烯醛 (2-butyl-2-octenal)、己酸 (caproic acid)、辛醛 (capryl aldehyde)、石竹烯 (caryophyllene)、香茅醇 (citronellol)、2,4- 癸二烯醛 (2,4-decadienal)、5- 癸酮 (5-decanone)、2- 癸烯醛 (2-decenal)、2,4- 二甲基 -2- 戊烯 (2,4-dimethyl-2-amylene)、1,4- 二甲基 - 环辛烷 (1,4-dimethyl-cyclooctane)、2,6- 二甲基 - 十七烷 (2,6-dimethyl-heptadecane)、十二烷 (dodecane)、二十烷 (eicosane)、1- 乙基 -1- 甲基环戊烷 (1-ethyl-1-methyl cyclopentane)、十六酸乙酯 (ethyl palmitate)、二十一烷 (heneicosane)、2- 庚烯醛 (2-hepteneal)、1- 庚烯 -3- 醇 (1-heptene-3-ol)、十六酸 (hexadecanoic acid)、薄荷醇 (hexahydrothymol)、2- 甲基 -2- 戊烯 -1- 醇 (2-methyl-2-amylene-1-ol)、3- 甲基己烷 (3-methyl hexane)、2- 甲基 -2- 己醇 (2-methyl-2-hexanol)、3- 甲基 -2- 戊酮 (3-methyl-2-pentanone)、壬醛 (nonanal)、3- 壬烯 -2- 酮 (3-nonene-2-ketone)、十八烷 (octadecane)、十八酸 (octadecanoic acid)、异辛醇 (*iso*-octyl alcohol)、辛基环氧乙烷 (octyl oxirane)、十五烷 (pentadecane)、邻苯二甲酸 (*o*-phthalic acid)、2- 丙基 -1,3- 二氧杂环戊烷 (2-propyl-1,3-dioxolane)、5- 丙基十三烷 (5-propyl tridecane)、十四烷 (tetradecane)、十三烷 (tridecane)、十三烯 (tridecylene)、十一烯醛 (2-undecenal)、1- 戊醇 (1-pentanol)[2]。

甾醇类成分：菜油甾醇 (campesterol)、谷甾醇 (sitosterol)、豆甾醇 (stigmasterol)[1,3]、顺 - 阿魏酰菜油甾醇 (*cis*-feruloycampesterd)、反 - 阿魏酰菜油甾醇 (*trans*-feruloylcampesterol)、顺 -

阿魏酰豆甾醇 (*cis*-feruloycampesterd)、反 - 阿魏酰豆甾醇 (*trans*-feruloylstigmasterol)[1,4]、胆甾醇 (cholesterol)、纯叶大戟甾醇 (obtuslfoliol)、麦角甾醇 (ergosterin)[3]。

脂肪酸及脂类成分：甘油三油酸酯 (glycerol trioleate)、甘油三亚油酸酯 (linolein)、肉豆蔻酸 (myristic acid)、十八碳二烯酸 (octadecadienoic acid)、棕榈酸酯 (palmitate)[1]、棕榈酸 (palmitic acid)、硬脂酸 (stearic acid)[1,4]、二酰甘油 (diacylglycerol)、亚油酸 (linoleic acid)、一酰甘油 (monoacylglycerol)、顺 -8- 十八碳烯酸 (*cis*-8-octadecenoic acid)、三酰甘油 (triacylglycerol)、*α*-单油酸甘油酯 (*α*-monoolein)、薏苡仁酯 (coixenolide)[4]。

氨基酸类成分：精氨酸 (arginine)、天冬氨酸 (aspartate)、半胱氨酸 (cysteine)、谷氨酸 (glutamic acid)、甘氨酸 (glycine)、组氨酸 (histidine)、异亮氨酸 (*iso*-leucine)、亮氨酸 (leucine)、赖氨酸 (lysine)、蛋氨酸 (methionine)、苯丙氨酸 (phenylalanine)、缬氨酸 (valine)、脯氨酸 (proline)、丝氨酸 (serine)、苏氨酸 (threonine)、酪氨酸 (tyrosine)[5]。

糖类成分：薏苡多糖 A(coixan A)、薏苡多糖 B(coixan B)、薏苡多糖 C(coixan C)[1,4]、酸性多糖 CA-1(acidic polysaccharose CA-1)、酸性多糖 CA-2(acidic polysaccharose CA-2)、粗蛋白 (crude protein)、葡聚糖 (glucosans)[4]。

其他：汉地醇 (handianol)、角鲨烯 (squalene)[3]、粗蛋白 (crude protein)[4] 以及 Ca、Cu、Fe、Mg、Mn、Zn 等无机元素 [5]。

【药典检测成分】2015 版《中国药典》规定，本品照高效液相色谱法测定，按干燥品计算，含甘油三油酸酯不得少于 0.50%。

参考文献

[1] 温晓蓉. 薏苡仁化学成分及抗肿瘤活性研究进展 [J]. 辽宁中医药大学学报，2008，10（3）：135-138.
[2] 邹耀洪. 薏苡仁挥发物质化学成分的研究 [J]. 常熟高专学报，1992，1（1）：11-13.
[3] 陈碧莲，祝明，陈勇，等. GC-MS 分析薏苡仁油中不皂化物的主要成分 [J]. 中成药，2009，31（6）：953-954.
[4] 国家中医药管理局《中华本草》编委会. 中华本草：第 8 册 7412 [M]. 上海：上海科学技术出版社，1999：329-333.
[5] 赵景辉，崔贞淑，王玉芳，等. 吉林产薏苡仁化学成分测定 [J]. 特产研究，1995，3：56.

425. 薄荷　Menthae Haplocalycis Herba

【来源】本品为唇形科植物薄荷 *Mentha haplocalyx*, Briq. 的干燥地上部分。

【性能】辛，凉。疏散风热，清利头目，利咽透疹，疏肝行气。

【化学成分】本品主要含黄酮类、挥发油类、蒽醌类等化学成分。

黄酮类成分：薄荷异黄酮苷 (methoside)、异瑞福灵 (*iso*-raifolin)、木犀草素 -7- 葡萄糖苷 (luteolin-7-glucoside)[1]、5,6,4′- 三羟基 -7,8- 二甲基黄酮 (5,6,4′-trihydroxy-7,8-dimethylflavone)、醉鱼草苷 (buddleoglucoside)、5,4′- 二羟基 -7- 甲氧基黄酮 (5,4′-dihydroxy-7-methoxyflavone)、5,3′- 二羟基 -6,7,8,4′- 四甲氧基黄酮 (5,3′-dihydroxy-6,7,8,4′-tetramethoxyflavone)、5,6- 二羟基 -7,8,3′,4′- 四甲氧基黄酮 (5,6-dihydroxy-7,8,3′,4′-tetramthoxyflavone)、5,4′- 二羟基 -6,7,8- 三甲氧基黄酮 (5,4′-dihydroxy-6,7,8,-trimethoxyflavone)、5,6- 二羟基 -7,8,4′- 三甲氧基酮 (5,6-dihydroxy-7,8,4′-trimethoxyflavone)、5- 羟基 -6,7,8,3′,4′- 五甲氧基黄酮 (5-hydroxyl-6,7,8,3′,4′-pentamethoxyflavone)、5- 羟基 -6,7,3′,4′- 四甲氧基黄酮 (5-hydroxy-6,7,3′,4′-tetramethoxyflavone)、5,6,4′- 三羟基 -7,8,3′- 三甲氧基黄酮 (5,6,4′-trihydroxy-7,8,3′-trimethoxyflavone)[2]、5- 羟基 -6,7,8,4′- 四甲氧基黄酮 (5-hydroxy-6,7,8,4′-tetramethoxyflavone)[7]。

挥发油类成分：右旋月桂烯 [（+）-myrcene]、桉叶素 (cineole)、2- 己醇 (2-hexanol)、异薄荷酮 (*iso*-menthone)、乙酸薄荷酯 (menthyl acetate)、苯甲酸甲酯 (methyl benzoate)、3- 戊醇

(3-pentol)、乙酸癸酯 (decyl acetate)、胡薄荷酮 (pulegone)、α- 松油醇 (α-terpineol)、β- 侧柏烯 (β-thujene)[1]、α- 及 β- 蒎烯 (pinene)[1,3,4]、3- 辛醇 (3-octanol)、柠檬烯 (limonene)、薄荷醇 (menthol)[1,4]、薄荷酮 (menthone)[1,5]、顺式 - 罗勒烯 (cis-ocimene)[2]、苯乙酮 (acetophenone)、2- 乙酰基 -5- 甲基呋喃 (2-acetyl-5-methyl furan)、(+)- 表双环倍半水芹烯 [(+)-epi-bicyclosesquiphellandrene]、α- 金合欢烯 (α-farnesene)、4- 异丙基苯甲醇 (4-iso-propylbenzylalcohol)、5- 甲基 -2-(1- 甲基亚乙基)-4- 己烯 -1- 醇 [5-methyl-2-(1-methylethidene)-4-hexylene-1-ol]、壬醛 (nonanal)、1- 辛烯 -3- 醇 (1-octylene-3-ol)、3,7,11- 三甲基 -1,3,6,10- 十二烷四烯 (3,7,11-trimethyl-1,3,6,10-dodecatetraene)[3]、大根香叶烯 (germacrene)[3,5]、苯甲醛 (benzaidehyde)、樟烯 (camphene)、己醛 (caproaldehyde)、丁香烯 (caryophyllene)、α- 丁香烯 (α-caryophyllene)、1S-(1α,3α.α,3b.β,6a.β,6b.α)- 十氢 -3α- 甲基 -6- 亚甲基 -1- 异丙基 - 环丁烷并二环 [1,2,3,4] 戊烯 {1S-(1α,3αα,3b.β,6a.β,6b.α)-decahydro-3α-methyl-6-methylene-1-iso-propyl-cyclobutano-bicyclic[1,2,3,4]pentene}、3,7- 二甲基 -1,3,6- 辛三烯 (3,7-dimethyl-1,3,6-octatriene)、2- 乙基呋喃 (2-ethyl furan)、(1S- 顺式)-1,2,3,5,8a- 六氢 -4,7- 二甲基 -1-(1- 甲基乙基)- 萘 [(1S-cis)-1,2,3,5,8a-hexahydrogen-4,7-dimethyl-1-(methylethyl)-naphtalin]、3- 异亚丙基 -5- 甲基 -3- 环己烯 -1- 酮 (3-iso-propylidene-5-methyl-3-cyclohexene-1-ketone)、β- 月桂烯 (β-laurene)、2- 甲基 -1- 丁醇 (2-methyl-1-butanol)、2- 甲基丁酮 (2-methyl butanone)、3- 甲基丁酮 (3-methyl butanone)、顺式 -5- 甲基 -2-(1- 甲乙基)- 环己酮 [cis-5-methyl-2-(1-methylethyl)-cyclohexanone]、5- 甲基 -2-(1- 甲乙基)-(1α,2α,5α)- 环己醇 [5-methyl-2-(1-methylethyl)-(1α,2α,5α)-cyclohexanol]、5- 甲基 -2-(1- 甲乙基)- 环己酮 [5-methyl-2-(1-methylethyl)-cyclohexanone]、1- 甲基 -4-(1- 甲乙基)-1,3- 环己烯 [1-methyl-4-(1-methylethyl)-1,3-cyclohexene]、1- 甲基 -4-(1- 甲乙基)-1,4- 环己烯 [1-methyl-4-(1-methylethyl)-1,4-cyclohexene]、八氢 -7- 甲基 -3- 亚甲基 -4- 异丙基 -1- 氢环戊烷 [1,3] 并环丙烷 [1,2] 并苯 (octahydro-7-methyl-3-methylene-4-iso-propyl-1-hydrocyclopenta[1,3]cyclopropa[1,2]benzene)、胡椒酮 (piperitone)、3,7,7- 三甲基 -(1α,3α,6α)-[4,1,0] 庚烷 {3,7,7-trimethyl-(1α,3α,6α)-[4,1,0]heptanes}、1,5,5- 三甲基 -6- 亚甲基 - 环己烯 (1,5,5-trimethyl-6-methylene-cyclohexene)、3,7,7- 三甲基 -[4,1,0] 庚烷 {3,7,7-trimethyl-[4,1,0] heptanes}[4]、胡椒烯 (copaene)[4,5]、冰片 (borneol)、α- 布藜烯 (α-bulnesene)、对叔丁基苯酚 (p-tert-butylphenol)、β- 杜松醇 (β-cadinol)、去氢白菖烯 (calamenene)、莰烯 (camphene)、β- 石竹烯 (β-caryophyllene)、石竹烯氧化物 (caryophyllene oxide)、瓜菊醇酮 (cinerolone)、α- 荜澄茄油烯 (α-cubebene)、β- 荜澄茄油烯 (β-cubebene)、γ- 荜澄茄油烯 (γ-cubebene)、十氢萘 (decahydronaphthalene)、去氢白菖烯 (dehydrocalamene)、二氢黄蒿萜酮 (dihydrocarvone)、2,6- 二甲基 -2,4,6- 辛三烯 (2,6-dimethyl-2,4,6-octatriene)、(1,3,6)- 3,7- 二甲基 - 辛烯 [(1,3,6)-3,7-dimethyl-octylene]、十二烷 (dodecane)、γ- 榄香烯 (γ-elemene)、桉树脑 (eucalyptole)、β- 愈创木烯 (β-guaiene)、十七碳烷 (heptadecane)、十六烷 (hexadecane)、顺 -3- 己烯异戊酸酯 (cis-3-hexenyl-iso-valerate)、1-(2- 羟基 -5- 甲氧基) 苯乙酮 [1-(2-hydroxy-5-methoxyl)acetophenone]、α- 蛇麻烯 (α-humulene)、γ- 蛇麻烯 (γ-humulene)、异佛尔酮 (iso-phorone)、茉莉酮 (jasmone)、澳白檀醇 (lanceol)、α- 柠檬烯二环氧化物 (α-limonene diepoxide)、甲氧基 -1H- 吲哚 (methoxyl-1H-indole)、甲基环己烯 -2- 酮 (methyl cyclohexene-2-ketone)、甲基环戊烯 -2- 酮 (methylcyclopentenes-2-ketone)、对甲异丙烯苯 (p-methyl-iso-propenyl benzene)、β- 甲基苯丙醛 (β-methyl phenylpropylaldehyde)、冬青油烯 (mircene)、α- 衣兰油烯 (α-muurolene)、橙花叔醇 (nerolidol)、3- 壬醇 (3-nonanol)、壬酮 (nonanone)、十八碳烷 (octadecane)、十八醇 (octadecanol)、棕榈酸 (palmitic acid)、十五烷 (pentadecane)、β- 菲兰烯 (β-phellandrene)、叶绿醇 (phytol)、斯巴醇 (spathulenol)、γ- 松油烯 (γ-terpinene)、1- 十四醇 (1-tetradecanol)、α,α,4- 三甲基苯甲醇 (α,α,4-trimethyl alcohol benzyl)、2,6,6- 三甲基 -[2,4]- 环庚二烯 -1- 酮 (2,6,6-trimethyl-[2,4]-heptadiene-1-one)、1,5,5- 三甲基 -6- 甲烯基 - 环己烯 (1,5,5-trimethyl-6-methene-cyclohexene)[5]。

蒽醌类成分 : 芦荟大黄素 (aloeemodin)、大黄酚 (chrysophanol)、大黄素甲醚 (physcione)[6]。

以二氢 -1,2- 二氢萘二羧酸为母核的成分 :1,3- 双 [2-(3,4- 二羟基苯基)-1- 羧基] 乙氧基羰

基 -2-(3,4- 二羟基苯基)-7,8- 二羟基 -1,2- 二氢萘 {1,3-bis-[2-(3,4-dihydroxyphenyl)-1-carboxy] ethoxycarbonyl-2-(3,4-dihydroxyphenyl)-7,8-dihydroxy-1,2-dihydronaphthalene}、1,3- 双 [2-(3,4- 二羟基苯基)-1- 甲氧基羰基] 乙氧基羰基 -2-(3,4- 二羟基苯基)-7,8- 二羟基 -1,2- 二氢萘 {1,3-bis[2-(3,4-dihydroxyphenyl)-1-methoxycarbonyl]ethoxycarbonyl-2-(3,4-dihydroxyphenyl)-7,8-dihydroxy-1,2-dihydronaphthalene}、7,8- 二羟基 -2-(3,4- 二羟基苯基)-1,2- 二氢萘 -1,3- 二羧酸 [7,8-dihydroxy-2-(3,4-dihydroxyphenyl)-1,2-dihydronaphthalene-1,3-dicarboxylic acid]、3-[2-(3,4- 二羟基苯基)-1- 羧基] 乙氧基羰基 -2-(3,4- 二羟基苯基)-7,8- 二羟基 -1,2- 二氢萘 -1- 羧酸 {3-[2-(3,4-dihydroxyphenyl)-1-carboxy]ethoxycarbonyl-2-(3,4-dihydroxyphenyl)-7,8-dihydroxy-1,2-dihydronaphthalene-1-carboxylic acid}、1-[2-(3,4- 二羟基苯基)-1- 羧基] 乙氧基羰基 -2-(3,4- 二羟基苯基)-7,8- 二羟基 -1,2- 二氢萘 -3- 羟酸 {1-[2-(3,4-dihydroxyphenyl)-1-carboxy]ethoxycarbonyl-2-(3,4-dihydroxyphenyl)-7,8-dihydroxy-1,2-dihydronaphthalene-3-carboxylic acid}、1-[2-(3,4- 二羟基苯基)-1- 羧基] 乙氧基羰基 -2-(3,4- 二羟基苯基)-3-[2-(3,4- 二羟基苯基)-1- 甲氧基羰基] 乙氧基羰基 -7,8- 二羟基 -1,2- 二氢萘 {1-[2-(3,4-dihydroxyphenyl)-1-carboxy]ethoxycarbonyl-2-(3,4-dihydroxyphenyl)-3-[2-(3,4-dihydroxyphenyl)-1-methoxycarbonyl]ethoxycarbonyl-7,8-dihydroxy-1,2-dihydronaphthalene}、1-(3,4- 二羟基苯基)-6,7- 二羟基 -1,2- 二氢萘 -2,3- 二羧酸 [1-(3,4-dihydroxyphenyl)-6,7-dihydroxy-1,2-dihydronaphthalene-2,3-dicarboxylic acid]、1-(3,4- 二羟基苯基)-3-[2-(3,4- 二羟基苯基)-1- 羧基] 乙氧基羰基 -6,7- 二羟基 -1,2- 二氢萘 -2- 羟酸 {1-(3,4-dihydroxyphenyl)-3-[2-(3,4-dihydroxyphenyl)-1-carboxy]ethoxycarbonyl-6,7-dihydroxy-1,2-dihydronaphthalene-2-carboxylic acid}、1-[2-(3,4- 二羟基苯基)-1- 甲氧基羰基] 乙氧基羰基 -2-(3,4- 二羟基苯基)-3-[2-(3,4- 二羟基苯基)-1- 羧基] 乙氧基羰基 -7,8- 二羟基 -1,2- 二氢萘 {1-[2-(3,4-dihydroxyphenyl)-1-methoxycarbonyl]ethoxycarbonyl-2-(3,4-dihydroxyphenyl)-3-[2-(3,4-dihydroxyphenyl)-1-carboxy]ethoxycarbonyl-7,8-dihydroxy-1,2-dihydronaphthalene}[1]。

　　氨基酸类成分：天冬酰胺 (agedoite)、天冬氨酸 (aspartate)、谷氨酸 (glutamic acid)、异亮氨酸 (*iso*-leucine)、亮氨酸 (leucine)、赖氨酸 (lysine)、蛋氨酸 (methionine)、苯丙氨酸 (phenylalanine)、丝氨酸 (serine)、缬氨酸 (valine)[1]。

　　有机酸类成分：咖啡酸 (caffeic acid)、迷迭香酸 (rosmarinci acid)[1]、苯甲酸 (benzoic acid)、反式桂皮酸 (*trans*-cinnamic acid)[6]、桦木酸 (betulinic acid)[7]。

　　三萜及甾体类成分：胡萝卜苷 (daucosterol)、β- 谷甾醇 (β-sitosterol)、熊果酸 (ursolic acid)[6]。

　　其他：右旋的 8- 乙酰氧基莳萝艾菊酮 (8-acetoxy carvotanacetone)[1]。

【药典检测成分】2015 版《中国药典》规定，本品照挥发油测定法测定，含挥发油不得少于 0.80%(ml/g)。

参考文献

[1]国家中医药管理局《中华本草》编委会. 中华本草：第 7 册 6097 [M]. 上海：上海科学技术出版社，1999：79-84.

[2]张援虎，刘颖，胡峻，等. 薄荷中黄酮类成分的研究 [J]. 中草药，2006，37（4）：512-514.

[3]李铁纯，张捷莉. 薄荷精油化学成分的分析 [J]. 鞍山师范学院学报，2000，2（1）：89-91.

[4]杨莉，于生，丁安伟，等. GC-MS 联用技术分析鉴定薄荷中挥发性成分 [J]. 现代中药研究与实践，2009，23（2）：22-24.

[5]魏兴国，董岩，高朝明. 春、秋季德州野生薄荷挥发油化学成分比较 [J]. 江苏中医药，2006，27（2）：48-49.

[6]刘颖，张援虎，石任兵. 薄荷化学成分的研究 [J]. 中国中药杂志，2005，30（14）：1086-1088.

[7]徐凌玉，李振麟，蔡芷辰，等. 薄荷化学成分的研究 [J]. 中草药，2013，44（20）：2798-2802.

426. 颠茄草　Belladonnae Herba

【来源】本品为茄科植物颠茄 *Atropa belladonna* L. 的干燥全草。

【性能】镇痉,镇痛,止分泌,扩瞳。

【化学成分】本品主要含黄酮类、生物碱类化学成分。

黄酮类成分:山柰酚 -7- 葡萄糖苷 (kaempferol-7-glucoside)、山柰酚 -7- 葡萄糖基 -3- 鼠李糖半乳糖苷 (kaempferol-7-glucosyl-3-rhamnogalactoside)、山柰酚 -7- 葡萄糖基 -3- 鼠李糖葡萄糖苷 (kaempferol-7-glucosyl-3-rhamnoglucoside)、山柰酚 -3- 鼠李糖半乳糖苷 (kaempferol-3-rhamnogalactoside)、3- 甲基槲皮素 (3-methyl quercetin)、7- 甲基槲皮素 (7-methyl quercetin)[1]、槲皮素 -7- 葡萄糖苷 (quercetin-7-glucoside)、槲皮素 -7- 葡萄糖基 -3- 鼠李糖半乳糖苷 (quercetin-7-glucosyl-3-rhamnogalactoside)、槲皮素 -7- 葡萄糖基 -3- 鼠李糖葡萄糖苷 (quercitin-7-glucosyl-3-rhamnoglucoside)、槲皮素 -3- 鼠李糖葡萄糖苷 (quercitin-3-rhamnoglucoside)。

生物碱类成分:阿托品 (atropine)、天仙子碱 N- 氧化物 (hyoscin N-oxide)、天仙子胺 (莨菪碱) (hyoscyamine)、天仙子胺 N- 氧化物 (hyoscyamine N-oxide)、东莨菪碱 (scopolamine)[1]。

【药典检测成分】2015 版《中国药典》规定,本品照滴定分析法测定,按干燥品计算,含生物碱以莨菪碱计,不得少于 0.30%。

参考文献

[1] 国家中医药管理局《中华本草》编委会. 中华本草:第 7 册 6248 [M]. 上海:上海科学技术出版社,1999:248-250.

427. 橘红 Citri Exocarpium Rubrum

【来源】本品为芸香科植物橘 *Citrus reticulata* Blanco 及其栽培变种的干燥外层果皮。

【性能】辛、苦,温。理气宽中,燥湿化痰。

【化学成分】本品主要含挥发油类等化学成分。

萜类挥发油类成分:α- 紫穗槐烯 (α-amorphene)、马兜铃烯 (aristolene)、δ- 杜松油烯 (δ-cadinene)、石竹烯氧化物 (caryophyllene oxide)、大牻牛儿烯 (germacrene)、δ- 愈创木烯 (δ-guaiene)、柠檬烯 (limonene)、喔斯脑 (osthol)、α- 广藿香烯 (α-patchoulene)、塞瑟尔烯 (seychellene)、反式 - 石竹烯 (*trans*-caryophyllene)、广藿香醇 (patchouli alcohol)[1]。

其他类挥发油类成分:邻苯二甲酸二丁酯 (dibutylphthalate)、邻苯二甲酸二异丁酯 (di-*iso*-butyl phthalate)、十六酸甲酯 (hexadecanoic acid methyl ester)、里那醇氧化物 (linalool oxide)、(*E,E*)-7,11,15- 三甲基 -3- 亚甲基 -1,6,10,14- 十六碳四酸 [(*E,E*)-7,11,15-trimethyl-3-methylene-1,6,10,14-hexadecotetracid][1]。

其他:癸酸 (capric acid)、7- 甲氧基 -(2- 氧 -3- 异戊基) 香豆素 [7-methoxy-(2-*O*-3-*iso*-pentyl) coumarin][1]。

【药典检测成分】2015 版《中国药典》规定,本品照高效液相色谱法测定,按干燥品计算,含橙皮苷不得少于 1.7%。

参考文献

[1] 何永佳. 橘红超临界 CO_2 萃取物化学成分分析 [J]. 中药材,2003,26(3):182-183.

428. 橘核　Citri Reticulatae Semen

【来源】本品为芸香科植物橘 *Citrus reticulata* Blanco 及其栽培变种的干燥成熟种子。

【性能】苦，平。理气，散结，止痛。

【化学成分】本品主要含脂肪酸类等化学成分。

脂肪酸类成分：花生酸 (arachic acid)、亚油酸 (linoleic acid)[1]、11- 二十碳烯酸 (11-eicosenoic acid)[2]、二十碳四烯酸 (5,11,14,17-eicosatetraenoate)、十七烷酸 (margaric acid)、十七烷酸异构体 (margaric acid-*iso*-meride)、油酸 (oleic acid)、棕榈酸 (palmitic acid)、棕榈油酸 (palmitoleic acid)、硬脂酸 (stearic acid)[1,2]。

其他：1(22),7(16)- 二 环 氧 基 -[20,8,0,0(7,16)]- 三 环 - 三 十 烷 {tricyclo[20,8,0,0(7,16)] triacontane,1(22),7(16)-diepoxy}[1]。

【药典检测成分】无。

参考文献

[1] 焦士蓉，李燕平，谢贞建，等. 橘核成分及油脂脂肪酸组成的 GC-MS 分析 [J]. 粮油食品科技，2007，15（5）：32-34.

[2] 焦士蓉，罗世平，李燕平. 橘核油的超临界 CO$_2$ 萃取及脂肪酸组成研究 [J]. 西华大学学报，自然科学版，2007，26（2）：49-50.

429. 藏菖蒲　Acori Calami Rhizoma

【来源】本品系藏族习用药材。为天南星科植物藏菖蒲 *Acorus calamus* L. 的干燥根茎。

【性能】苦、辛，温、燥、锐。温胃，消炎止痛。

【化学成分】本品主要含黄酮类、挥发油类、脂肪酸类等化学成分。

黄酮类成分：木犀草素 -6,8-*C*- 二葡萄糖苷 (luteolin-6,8-*C*-diglucoside)[1]、5- 羟基 -7,8,3′,4′- 四甲氧基黄酮 (5-hydroxy-7,8,3′,4′-tetramethoxyflavone)、5,4′- 二羟基 -7,8- 二甲氧基黄酮 (5,4′-dihydroxy-7,8-dimethoxyflavone)[2]。

挥发油类成分：菖蒲新酮 (acolamone)、菖蒲定 (acoradin)、菖蒲大牻牛儿酮 (acoragermacrone)、菖蒲螺烯酮 (acorenone)、菖蒲螺酮 (acorone)、α- 细辛脑 (α-asarone)、γ- 细辛脑 (γ-asarone)、细辛醛 (asarylaldehyde)、龙脑 (borneol)、δ- 荜澄茄醇 (δ-cadinol)、白菖酮 (calacone)、去二氢菖蒲烯 (calacorene)、卡拉达三烯 (calada-1,4,9-triene)、菖蒲烯二醇 (calamendiol)、胡椒烯 (copaene)、β- 荜澄茄油烯 (β-cubebene)、三甲氧基烯丙基苯 (calamol)、白菖烯 (calarene)、樟脑 (camphor)、姜黄素 (curcumin)、2,3- 二氢 -4,5,7- 三甲氧基 -1- 乙基 -2- 甲基 -3-(2,4,5- 三甲氧基苯基) 茚 [2,3-dihydro-4,5,7-trimethoxy-1-ethyl-2-methyl-3-(2,4,5-trimethoxybenzene)indene]、2,5- 二甲氧基苯醌 (2,5-dimethoxy-benzoquinone)、β- 榄香烯 (β-elemene)、榄香醇 (elemol)、环氧异菖蒲大牻牛酮 (epoxy-*iso*-acoragermacrone)、芳樟醇 (linalool)、高良姜黄素 (galangin)、β- 愈创木烯 (β-guaiene)、β- 古芸烯 (β-gurjunene)、异菖蒲新酮 (*iso*-acolamone)、甲基丁香油酚 (methyleugenol)、顺式甲基异丁香油酚 (*cis*-methyl-*iso*-eugenol)、反式甲基异丁香油酚 (*trans*-methyl-*iso*-eugenol)、水菖蒲酮 (shyobunone)、α- 松油醇 (α-terpineol)、顺 -3-(2,4,5- 三甲氧基苯基)-2- 丙烯醛 [*cis*-3-(2,4,5-trimethoxyphenyl)-2-propenal][1]、异水菖蒲酮 (*iso*-shyobunone)、表水菖蒲酮 (*epi*-shyobunone)、异菖蒲烯二醇 (*iso*-calamendiol)[1,2]、β- 细辛脑 (β-asarone)[1-3]、

前 - 异菖蒲烯二醇 (pre-*iso*-calamendiol)、白菖蒲烯 (calamene)[1,3]、荜澄茄烯 (cadinene)[1,4]、菖蒲二烯 (acoradiene)、反式 - 异榄香素 (*trans-iso*-elemicin)、马兜铃烯 (aristolene)[3]、1,2-二甲氧基 -4-(1- 丙烯基)- 苯 [benzene,1,2-dimethoxy-4-(1-propenyl)]、1,2,4- 三甲氨基 -5-(1-丙基) 苯 [benzene,1,2,4-trimethoxy-5-(1-propenyl)]、3,5,5- 三甲基 -9- 亚甲基 - 苯并环庚烯 (benzocycloheptene,3,5,5-trimethyl-9-methylene)、二环十六烯 (bicyclohexadecene)、9- 柏烷酮 (9-cedranone)、柏木烯 (cedrene)、花侧柏烯 (cuparene)、环庚烯醇 (cycloheptenol)、八氢 -1,1,4,7-四甲基环庚烯醇 (cycloheptenol,octahydro-1,1,4,7-tetramethyl)、环己烷 (cyclohexane)、2,4- 二异丙基 -1,1- 二甲基环己烷 (cyclohexane,1,1-dimethyl-2,4-bis(1-methylethenyl)-cis)、1- 乙基 -1- 甲基 -2,4- 二 (1- 甲乙烯基) 环己胺 [cyclohexane-1-ethenyl-1-methyl-2,4-bis(1-methylethenyl)]、八氢 -1,1,4,7- 四甲基环丙甘菊环 (cyclopropazulene,octahydro-1,1,4,7-tetramethyl)、脱羟基 - 异白菖醇 (dehydroxy-*iso*-calamendiol)、1,4- 二癸环己烷 (1,4-didecylcyclohexane)、2,2,4,4,7,7- 六甲基 - 八羟基 -1- 氢 - 茚 (2,2,4,4,7,7-hexamethyloctahydro-1H-indene)、9,10- 脱氢异长叶烯 (*iso*-longifolene,9,10-dehydro)、异甲基紫罗烯 (*iso*-methylionone)、1- 异丙基 -4,8- 二甲基癸酮 (1-*iso*-propyl-4,8-dimethyldecanone)、1- 异丙基 -4,8- 二甲基螺 [4.5] 十氢 -8- 烃 -7- 酮 (1-*iso*-propyl-4,8-dimethylspiro[4.5]dec-8-en-7-one)、8- 异丙基 -2,5- 二甲基 -1,2,8,8a- 四氢化萘 (8-*iso*-propyl-2,5-dimethyl-1,2,8,8a-tetrahydronaphythalene)、喇叭烯 (ledeneoxide)、十氢 -1,5,5,8- 四甲基 -1,4-五甲基甘菊环酮 (1,4-methanoazulen-9-one,decahydro-1,5,5,8-tetramethyl)、4- 甲基 -8- 亚甲基 -1,4甲氧基茚 (1,4-methano-indene,4-methyl-8-methylene)、3,8,8- 三甲基 -6- 亚甲基 -7- 甲羟基 - 八氢甘菊环 (7-methyanoazulene,octahydro-3,8,8-trimethyl-6-methylene)、8- 甲基 -5-(4- 戊烯基) 八氢茚 [8-methyl-5-(4-pentenyl)octahydroindolizine]、2,2,5,7,8- 五甲基 -3,4- 二氢苯并二氢呋喃 (2,2,5,7,8-pentamethyl-3,4-dihydro-2H-dihydrobenzofuran)、1,8- 二甲基 -4-(1- 甲乙基) 螺 [4.5]-7-十酮 {spiro[4.5]decan-7-one,1,8-dimethyl-4-(1-methylethyl)}、1,7- 二甲基 -4-(1- 甲乙基) 螺 [4.5]-6-烃 -8- 酮 {spiro[4.5]dec-6-en-8-one,1,7-dimethyl-4-(1-methylethyl)}、3- 羧酸 -1,4,5,6- 四氢环戊二烯吡唑 (1,4,5,6-tetrahydrocyclopentapyrazole-3-carboxylic acid)、1,2,3,4- 四氢 -3- 异丙基 -5- 甲基 -1-氢萘 (1,2,3,4-tetrahydro-3-*iso*-propyl-5-methyl-1-oxonaphthalene)、2,4,4- 三甲基 -8- 亚甲基 -1-氧杂螺 [2.5] 辛烷 (2,4,4-trimethyl-8-methylene-1-oxaspiro[2.5]octane)、十一烷 (undecane)[4]。

　　脂肪酸类成分：花生酸 (arachic acid)、棕榈油酸 (palmitoleic acid)、油酸 (oleic acid)、亚油酸 (linoleic acid)、硬脂酸 (stearic acid)、肉豆蔻酸 (myristic acid)[1]、棕榈酸 (palmitic acid)[1,2]。

　　糖类成分：果糖 (fructose)、葡萄糖 (glucose)、麦芽糖 (maltose)[1]。

　　其他：色氨酸 (tryptophane)[1]、*β*- 谷甾醇 (*β*-sitosterol)[1,2]、*β*- 胡萝卜苷 (*β*-daucosterol)[2]、bullatantriol、teuclatriol、(+)- 去 -4′- 氧 - 甲基桉素 [(+)-de-4′-*O*-methyleudesmin]。

【药典检测成分】2015 版《中国药典》规定，本品照挥发油测定法测定，含挥发油不得少于 2.0%(ml/g)。

参考文献

［1］国家中医药管理局《中华本草》编委会. 中华本草：第 8 册 7616 [M]. 上海：上海科学技术出版社，1999：468-472.

［2］肖昌钱，张相宜，赵霞，等. 水菖蒲的化学成分研究 [J]. 中草药，2008，39（10）：1463-1465.

［3］典灵辉，张立坚，蔡春，等. 水菖蒲根状茎挥发油化学成分研究 [J]. 中国药房，2007，18（3）：176-177.

［4］张廷妮，岳宣峰. 水菖蒲挥发油化学成分的 GC-MS 分析 [J]. 中成药，2007，29（1）：124-126.

［5］乔迪，甘礼社，莫建霞，等. 藏菖蒲化学成分的研究 [J]. 中国中药杂志，2012，37（22）：3430-3433.

430. 藁本 Ligustici Rhizoma et Radix

【来源】为伞形科植物藁本 *Ligusticum sinense* Oliv. 或辽藁本 *Ligusticum jeholense* Nakai et Kitag. 的干燥根茎和根。

【性能】辛，温。祛风，散寒，除湿，止痛。

【化学成分】本品主要含挥发油、甾体及萜类、香豆素类等化学成分。

挥发油类成分：香橙烯 (aromadendrene)、乙酸龙脑酯 (bornyl acetate)、3-亚丁基-4,5-二氢苯酞 (3-butylidene-4,5-dihydrophthalide)、亚丁基苯酞 (butylidenephthalide)、β-荜澄茄烯 (β-cadinene)、γ-荜澄茄烯 (γ-cadinene)、樟烯 (camphene)、樟脑 (camphor)、3-蒈烯 (Δ³-carene)、香荆芥酚 (carvacrol)、β-丁香烯 (β-caryophyllene)、α-柏木烯 (α-cedrene)、乙酸香茅醇酯 (citronellyl acetate)、蛇床内酯 (cnidilide)、α-胡椒烯 (α-copaene)、枯酸 (cumic acid)、α-姜黄烯 (α-curcumene)、对聚伞花素 (p-cymene)、2,3-二氢-4-甲基呋喃 (2,3-dihydro-4-methyl furan)、2,3-二氢-4,6,8-三甲基-(2H)-萘烯酮 [2,3-dihydro-4,6,8-trimethyl-(2H)-naphthalenone]、对苯二甲酸二甲酯 (dimethyl terephthalate)、α-榄香烯、β-榄香烯、δ-榄香烯 (elemene)、榄香脂素 (elemicine)、1-乙氧基-4-甲基苯 (1-ethoxyl-4-methyl-benzene)、α-金合欢烯及β-金合欢烯 (farnesene)、牻牛儿醛 (geranial)、牻牛儿醇 (geraniol)、β-愈创木烯 (β-guaiene)、庚醛 (heptanal)、雪松烯 (himachalene)、α-葎草烯 (α-humulene)、异肉豆蔻醚 (iso-myristicin)、薰衣草醇 (lavandulol)、柠檬烯 (limonene)、对甲氧基乙酰苯酚 (p-methoxy acetophenol)、对甲氧基乙酰苯酮 (p-methoxy acetophenone)、异戊酸-3-甲基丁基酯 (3-methyl-butyl-iso-valerate)、γ-衣兰油烯 (γ-muurolene)、月桂烯 (myrcene)、肉豆蔻醚 (myristicin)、桃金娘醇 (myrtenol)、新蛇床内酯 (neocindilide)、橙花醛 (neral)、橙花醇 (nerol)、丙酸橙花醇酯 (nerol propionate)、α-罗勒烯 (ocimene)、β-罗勒烯 (ocimene)、9,10-十八碳二烯酸 (9,10-octadecadienoic acid)、棕榈酸 (palmitic acid)、γ-广藿香烯 (γ-patchoulene)、戊苯 (pentylbenzene)、α-水芹烯、β-水芹烯 (phellandrene)、香桧烯 (sabinene)、β-芹子烯、δ-芹子烯 (selinene)、辣薄荷烯酮 (piperitenone)、α-松油烯、γ-松油烯 (terpinene)、4-松油醇 (4-terpineol)、α-松油醇 (α-terpineol)、异松油烯 (iso-terpinolene)、乙酸4-松油醇酯 (4-terpinyl acetate)、1,4-十一碳二烯 (1,4-undecadiene)、3-亚丁基苯酞 (3-butylidenephthalide)、马鞭草烯酮 (verbenone)[1]、δ-愈创木烯 (δ-guaiene)、藁本内酯 (ligustilide)[1,2]、α-蒎烯、β-蒎烯 (pinene)[1,3]、藁本酚 (ligusiphenol)、藁本酮 (ligustilone)、4-羟基-3-甲氧基-苯乙烯 (4-hydroxy-3-methoxy-styrene)[2]、2-(乙酰氧基)-1-苯基-乙烯酮 [2-(acetoxy)-1-phenyl-ethenone]、1,2-二甲氧基-4-[2-丙烯基]-苯 {1,2-dimethoxy-4-[2-propenyl]-benzene}、1-(1,5-二甲基-4-己烯基)-4-甲基-苯 [1-(1,5-dimethyl-4-hexenyl)-4-methyl-benzene]、1-(乙硫基)-2-甲基-苯 (1-ethylthio-2-methyl-benzene)、己醛 (hexanal)、1-(2-羟基-5-甲基苯基)-乙酮 [1-(2-hydroxy-5-methylphenyl)-ethane]、1-甲氧基-4-(1-丙烯基)-苯 [1-methoxy-4-(1-propenyl)-benzene]、4-甲氧基-6-(2-丙烯基)-1,3-苯并间二氧杂环戊烯 [4-methoxy-6-(2-propenyl)-1,3-benzodioxole]、4-(1-甲乙基)-1,5-环己二烯-1-甲醇 [4-(1-methylethyl)-1,5-cyclohexadiene-1-methanol]、4-(1-甲乙基)-甲醇 [4-(1-methylethyl)-methanol]、甲基(1-甲基乙烯基)-苯 [methyl(1-methylethenyl)-benzene]、4-甲基-1-(1-甲乙基)双环[3,1,0]正己烷双脱氢衍生物 {4-methyl-1-(methylethyl)bicyclo[3,1,0]hexane didehydro derive.}、4-甲基-1-(1-甲乙基)-3-环己烯-1-醇 (4-methyl-1-(1-methylethyl)-3-cyclohexene-1-ol)、1-甲基-4-(1,2,2-三甲基环戊基)-苯 [1-methyl-4-(1,2,2-trimethylcyclopentyl)-benzene]、2-莰烯 (2-camphene)、1-苯基-1-戊酮 (1-phenyl-1-pentanone)、5-(2-丙烯基)-1,3-苯并间二氧杂环戊烯 [5-(2-propenyl)-1,3-benzodioxole]、1,2,3-三甲氧基-5-(2-丙烯基)-苯 [1,2,3-trimethoxy-5-(2-propenyl)-benzene]、2,6,6-三甲基-[2,4]-环庚二烯-1-酮 {2,6,6-trimethyl-[2,4]-cycloheptadiene-

1-one)、$\alpha,\alpha,4$- 三甲基 -3- 环己烯 -1- 甲醇 (α,α,4-trimethyl-3-cycohexene-1-methanol)[3]、细辛醚 (asaricin)、异香草醛 (*iso*-vanillin)[4]。

甾体及萜类成分：β- 谷甾醇 (β-sitosterol)[1,2]、孕甾烯醇酮 (pregnenolone)[2]、胡萝卜苷 (daucosterol)、川芎三萜 (xiongterpene)[5]。

香豆素类成分：洋川芎内酯 A(senkyunolide A)、洋川芎内酯 G(senkyunolide G)、洋川芎内酯 H(senkyunolide H)、洋川芎内酯 I(senkyunolide I)[1]、佛手柑内酯 (bergapten)[2,4]。

其他：阿魏酸 (ferulic acid)[1]、蔗糖 (sucrose)[1,2]、蔗糖 (cane sugar)、新藁本内酯 (neoligustilide)[2]、*Z,Z*'-6,6',7,3'α 二聚藁本内酯 (levistolide A)[2,5]、咖啡酸甲酯 (methyl caffeate)[6]、亚油酸 (linoleic acid)[5]。

【药典检测成分】2015 版《中国药典》规定，本品照高效液相色谱法测定，按干燥品计算，含阿魏酸不得少于 0.050%。

参考文献
[1] 国家中医药管理局《中华本草》编委会. 中华本草：第 5 册 5169 [M]. 上海：上海科学技术出版社，1999：986-990.
[2] 陈若芸，于德泉. 藁本化学和药理研究 [J]. 中医药通报，2002，1（1）：44-48.
[3] 崔兆杰，邱琴. 藁本挥发油化学成分的研究 [J]. 药物分析杂志，1998，18（增刊）：111-113.
[4] 华燕青. 藁本的化学成分研究 [J]. 杨凌职业技术学院学报，2007，6（2）：15-16.
[5] 张博，孙佳明，常仁龙，等. 辽藁本的化学成分研究 [J]. 中药材，2009，32（5）：710-712.
[6] 王长岱，米采峰，陈驹. 西芎藁本德化学成分研究 [J]. 西北药学杂志，1993，8（1）：19-21.

431. 檀香　Santali Albi Lignum

【来源】本品为檀香科植物檀香 *Santalum album* L. 树干的干燥心材。

【性能】辛，温。行气温中，开胃止痛。

【化学成分】本品主要含挥发油、氨基酸类等化学成分。

挥发油类成分：β- 姜黄烯 (β-curcumene)、黑蚁素 (dendrolasin)、二氢 -α- 沉香呋喃 (dihydro-α-agarofuran)、二氢 -β- 沉香呋喃 (dihydro-β-agarofuran)、12,13- 二氢 -α- 檀香萜醇 (12,13-dihydro-α-santalol)、12,13- 二氢 -β- 檀香萜醇 (12,13-dihydro-β-santalol)、4,11- 环氧 - 顺式 - 桉叶烷 (4,11-epoxy-*cis*-eudesmane)、β- 金合欢烯 (β-farnesene)、酮基檀香萜酸 (ketosantalic acid)、去甲三环类檀香萜酸 (nortricycloekasantalic acid)、α- 檀香萜醛 (α-santalal)、β- 檀香萜醛 (β-santalal)、表 -β- 檀香萜烯 (*epi*-β-santalene)、α- 檀香萜烯 (α-santalene)、檀香萜酸 (santalic acid)、表 -β- 檀香萜醇 (*epi*-β-santalol)、α- 檀香萜醇 (α-santalol)[1]、檀烯 (santene)、檀萜二环酮 (santenone)、檀萜二环酮醇 (santenone alcohol)、檀油酸 (teresantalic acid)、檀油醛 (teresantalaldehyde)、檀油醇 (teresantalol)、α- 檀香醇 (α-santalol)、三环类檀香萜酸 (tricycloekas antalic acid)、朱栾萜烯 (valencene)[1]、α- 姜黄烯 (α-curcumene)、β- 檀香萜醇 (β-santalol)、β- 檀香萜烯 (β-santalene)[1,2]、*E*- 顺式，表 -β- 檀香醇 (*E*-*cis*,*epi*-β-santalol)、*epi*-β- 檀香烯 (*epi*-β-santalene)、澳白檀醇 (lanceol)、喇叭醇 (ledol)、橙花叔醇 (nerolidol)、α- 佛手烯 (α-bergamotene)、α- 没药醇 (α-bisabolol)[2]、9(10)- 顺，α- 反式香柠烯醇 [9(10)Z,α-*trans*-bergamotenol][3]。

氨基酸类成分：γ-L- 谷氨酰 -*S*-(1- 丙烯基) 半胱氨酸亚砜 [γ-L-glutamyl-*S*-(prop-1-enyl) systein sulfoxide][1]、对称高亚精胺 (*sym*-homospermidine)、反式 4- 羟基脯氨酸 (4-hydroxyproline)、顺式 4- 羟基脯氨酸 (4-hydroxyproline)、2s,4s-4- 羟脯氨酸 (2s,4s-4-hydroxy proline)[4]。

【药典检测成分】2015 版《中国药典》规定，本品照挥发油测定法测定，含挥发油不得少于 3.0%(ml/g)。

参考文献

［1］国家中医药管理局《中华本草》编委会. 中华本草：第2册1233［M］. 上海：上海科学技术出版社，1999：592-594.

［2］刘志刚，颜仁梁，罗佳波. 檀香挥发油成分的GC-MS分析［J］. 中药材，2003，26（8）：561-562.

［3］余竟光，丛浦珠，林级田，等. 国产檀香中α-反式香柠烯醇化学结构研究［J］. 药学学报，1993，28（11）：840-844.

［4］颜仁梁，刘志刚，林励. 檀香化学成分研究［J］. 中药材，2006，29（4）：337-338.

432. 藕节　Nelumbinis Rhizomatis Nodus

【来源】本品为睡莲科植物莲 *Nelumbo nucifera* Gaertn. 的干燥根茎节部。

【性能】甘、涩，平。收敛止血，化瘀。

【化学成分】本品含天冬酰胺 (asparagine)、鞣质 (tannin)[1]、3-表白桦脂酸 (3-*epi*-betulinic acid)[2,3]。

【药典检测成分】无。

参考文献

［1］国家中医药管理局《中华本草》编委会. 中华本草：第3册2007［M］. 上海：上海科学技术出版社，1999：410-411.

［2］关雄泰，周军平. 藕节化学成分研究 3-表白桦脂酸分离与鉴定［J］. 广东医学院学报. 1998，16（1-2）：169.

［3］关雄泰，周军平. 藕节化学成分研究［J］. 广东医学院学报，1993（Z1）：25.

433. 覆盆子　Rubi Fructus

【来源】本品为蔷薇科植物华东覆盆子 *Rubus chingii* Hu 的干燥果实。

【性能】甘、酸，温。益肾，固精，缩尿。

【化学成分】本品主要含有黄酮类、萜类及甾体类、挥发油类等化学成分。

黄酮类成分：山柰酚 (kaempferol)、山柰酚-3-*O*-β-D-吡喃葡萄糖苷 (kaempferol-3-*O*-β-D-glucopyranoside)、山柰酚-3-*O*-β-D-吡喃葡萄糖醛酸甲酯 (kaempferol-3-*O*-β-D-glucuronic acid methyl ester)、槲皮素 (quercetin)、槲皮素-3-*O*-β-D-吡喃葡萄糖苷 (quercetin-3-*O*-β-D-glucopyranoside)[1]、椴树苷 (tiliroside)[2-4]、山柰酚-3-β-D(鼠李糖)-葡萄糖 (kaempferol-3-β-D(rha)-glc)[3]。

萜类及甾体类成分：胡萝卜苷 (daucosterol)[3]、β-谷甾醇 (β-sitosterol)[3-5]、覆盆子酸 (fupenzic acid)[5]、覆盆子苷 F_1(goshonoside F_1)、覆盆子苷 F_2(goshonoside F_2)、覆盆子苷 F_3(goshonoside F_3)、覆盆子苷 F_4(goshonoside F_4)、覆盆子苷 F_5(goshonoside F_5)[6]、2α-羟基齐墩果酸 (2α-hydroxy oleanolic acid)、乌苏酸 (ursolic acid)、阿江榄仁酸 (arjunic acid)、2α-羟基乌苏酸 (2α-hydroxy ursolic acid)、齐墩果酸 (oleanolic acid)[7]。

挥发油类成分：乙酸乙酯 (acetidin)、己醛 (caproaldehyde)、2-己醛 (2-caproaldehyde)、己酸 (caproic acid)、二氯-氟苯乙酮 (dichloro-fluoroacetophenone)、2,5-二甲基呋喃 (2,5-dimethyl furan)、1,1-二乙氧基乙烷 (1,1-diethoxyethane)、2-庚醇 (2-enathol)、乙苯 (ethyl benzene)、甲酸乙酯 (ethyl formate)、1-己烯 (1-hexene)、3-甲基丁醛 (3-methyl butaldehyde)、甲基乙基酮 (methylethyl ketone)、3-甲基-2-戊酮 (3-methyl-2-pentanone)、2-甲基戊烷 (2-methyl pentane)、3-甲基-2-戊烷 (3-methyl-2-pentane)、甲氧基次乙基乙酸酯 (methoxy-ethenyl acetate)、二甲苯 (xylene)[6]。

有机酸及酯类成分：对羟基苯甲酸 (4-hydroxybenzonic acid)[1,2]、没食子酸 (gallic acid)、

对羟基间甲氧基苯甲酸 (4-hydroxy-3-methoxybenzoic acid)[2]、并没食子酸 (ellagic acid)[2,5]、二十六烷基 - 对 - 香豆酸酯 (hexacosyl-*p*-coumarate)、硬脂酸 (stearic acid)、三十二烷酸 (lacceric acid)[4]。

其他：三十一烷 (hentriacontane)[1]、维生素 C(vitamin C)[5]、鞣质 (tannin)[7]。

【药典检测成分】无。

参考文献

[1] 郭启雷，杨峻山，刘建勋. 掌叶覆盆子的化学成分研究 [J]. 中国药学杂志，2007，42（15）：1141-1143.

[2] 谢一辉，苗菊茹，刘文琴. 覆盆子化学成分的研究 [J]. 中药材，2005，28（2）：99-100.

[3] 刘劲松，王刚，王国凯. 覆盆子化学成分研究 [J]. 中国中医药科技，2008，15（3）：197-199.

[4] 郭启雷，杨峻山. 掌叶覆盆子的化学成分研究 [J]. 中国中药杂志，2005，30（3）：198-200.

[5] 国家中医药管理局《中华本草》编委会. 中华本草：第 4 册 2823 [M]. 上海：上海科学技术出版社，1999：247-249.

[6] 皮慧芳，吴继洲. 覆盆子的化学成分与药理作用研究述要 [J]. 中医药学刊，2003，21（12）：2169-2174.

[7] 佟丽华，郭彬，于丽萍. 覆盆子的化学成分研究 [J]. 佳木斯医学院学报，1994，17（2）：51.

434. 瞿麦 Dianthi Herba

【来源】本品为石竹科植物瞿麦 *Dianthus superbus* L. 或石竹 *Dianthus chinensis* L. 的干燥地上部分。

【性能】苦，寒。利尿通淋，破血通经。

【化学成分】本品含有蒽醌、黄酮类、挥发油等化学成分。

蒽醌类成分：大黄素 (emodin)、大黄素 -8-*O*- 葡萄糖苷 (emodin-8-*O*-glucoside)、大黄素甲醚 (physcione)[1]。

黄酮类成分：花色苷 (anthocyanin)、金圣草素 -6- 顺式 -α-D- 吡喃葡萄糖苷 (chrysoeriol-6-syn-α-D-glucopyranoside)、金圣草素 -6- 反式 -α-D- 吡喃葡萄糖苷 (chrysoeriol-6-anti-α-D-glucopyranoside)[2]、5- 羟基 -7,3′,4′- 三甲氧基二氢黄酮（5-hydroxy-7,3′,4′-trimethoxyflavanone）、5,3′- 二羟基 -7,4′- 二甲氧基二氢黄酮 (5,3′-dihydroxy-7,4′-dimethoxyflavanone)、5,4′- 二羟基 -7,3′- 二甲氧基二氢黄酮 (5,4′-dihydroxy-7,3′-dimethoxyflavanone)[3]。

挥发油类成分：苯乙醇 (benzene alcohol)、丁香油酚 (eugenol)[2]、1- 乙酰基 -2- 甲基环戊烯 (1-acetyl-2-methylcyclopentene)、茴香脑 [(E)-anethole]、苯甲醛 (benzaldehyde)、正癸醇 (*n*-decanol)、正庚醇 (*n*-heptanol)、正己醇 (*n*-hexanol)、顺 -3- 己烯 -1- 醇 (*cis*-3-hexylene-1-ol)、植醇 (*cis*-phytol)、α- 环柠檬醛 (α-cyclocitral)、α- 大马酮 (α-damascenone)、癸醛 (decanal)、醋酸金合欢酯 (farnesyl acetate)、醋酸牻牛儿酯 (geranyl acetate)、β- 紫罗酮 (β-ionone)、芳樟醇 (linalool)、2- 甲基 -2- 庚烯 -6- 醇 (2-methyl-2-hepten-6-ol)、6- 甲基 -5- 庚烯 -2- 酮 (6-methyl-5-hepten-2-one)、2- 甲基十六 -1- 醇 (2-methyl hexadecan-1-ol)、正壬醛 (*n*-nonanal)、正壬醇 (*n*-nonanol)、正辛醇 (*n*-octanol)、(E,E)-3,5- 辛二烯 -2- 酮 [(E,E)-3,5-octadien-2-one]、1- 辛烯 -3- 醇 (1-octene-3-ol)、棕榈酸 (palmitic acid)、苯乙醛 (phenylacetaldehyde)、苯乙烷 (phenylethane)、山梨酸 (sorbic acid)、α- 松油醇 (α-terpineol)、醋酸四氢牻牛儿酯 (tetrahydrogeranyl acetate)、乙酸菊烯酯 (*cis*-chrysanthenyl acetate)、2,6,10- 三甲基 - 十四烷 (2,6,10-trimethyl-tetradecane)、3,7,11- 三甲基 -1- 十二醇 (3,7,11-trimethyl-1-dodecanol)、6,10,14- 三甲基 -2- 十五酮 (6,10,14-trimethyl-2-pentadecanone)[4]。

萜类及甾体类成分：β- 谷甾醇苷 (β-anthemisol)[1]、赤豆皂苷Ⅳ (azukisaponinⅣ)、石竹皂苷 A (dianchinenoside A)、石竹皂苷 B(dianchinenoside B)、瞿麦皂苷 A(dianoside A)、瞿麦皂

苷 B(dianoside B)、瞿麦皂苷 C(dianoside C)、瞿麦皂苷 D(dianoside D)、瞿麦皂苷 E(dianoside E)、瞿麦皂苷 F(dianoside F)、瞿麦皂苷 G(dianoside G)、瞿麦皂苷 H(dianoside H)、瞿麦皂苷 I(dianoside I)、瞿麦吡喃酮苷 (dianthoside)[2]、β- 菠甾醇 (β-spinasterol)、胖大海素 A(sterculin A)[4]。

酯类成分 : 3-(3′,4′- 二羟基苯基) 丙酸甲酯 [methyl 3-(3′,4′-dihydroxyphenyl)propionate]、3,4-二羟基苯甲酸甲酯 (methyl 3,4-dihydroxybenzoate)[1]、苯甲酸苄酯 (benzyl benzoate)、水杨酸甲酯 (methyl salicylate)、水杨酸苄酯 (benzyl salicylate)[2]。

其他 :3,4- 二羟基 -5- 甲基 - 二氢吡喃 (3,4-dihydroxy-5-methyldihydropyran)、4- 羟基 -5- 甲基 - 二氢吡喃 -3-O-β-D- 葡萄糖苷 (4-hydroxy-5-methyldihydropyran-3-O-β-D-glucoside)[2]。

【药典检测成分】无。

参考文献

[1] 汪向海, 巢启荣, 黄浩, 等. 瞿麦化学成分研究 [J]. 中草药, 2000, 31（4）: 248-249.

[2] 国家中医药管理局《中华本草》编委会. 中华本草: 第 2 册 1415 [M]. 上海: 上海科学技术出版社, 1999: 770-772.

[3] 余建清, 廖志雄, 蔡小强. 瞿麦挥发油化学成分的气相色谱 - 质谱分析 [J]. 中国医院药学杂志, 2008, 28（2）: 157-158.

[4] 傅旭阳, 田均勉. 瞿麦的化学成分研究 [J]. 中草药, 2015, 46（5）: 645-648.

第二部分
化学成分结构图集

本部分将正文中所列物质中结构式已经确定的主要有机物按其英文名称的字母顺序排列，集中编排，并附上分子式及分子量，供读者参考。

A 部

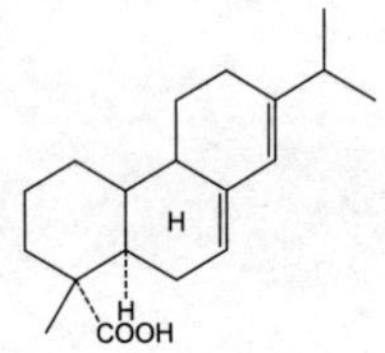

$C_{20}H_{30}O_2$ (302.45)
abietic acid
松香酸

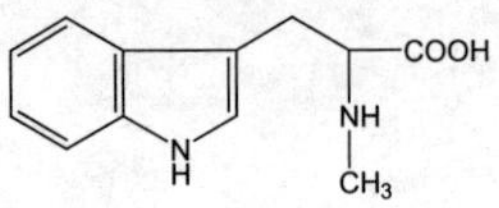

$C_{12}H_{14}N_2O_2$ (218.25)
abrine
相思子碱

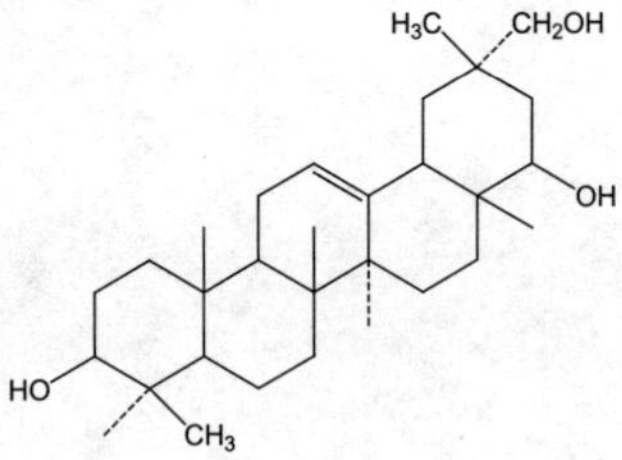

$C_{30}H_{50}O_3$ (458.72)
abrisapogenol A
相思子皂醇 A

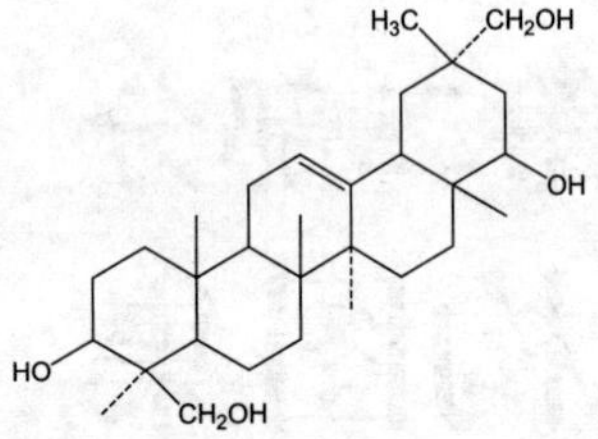

$C_{30}H_{50}O_4$ (474.72)
abrisapogenol B
相思子皂醇 B

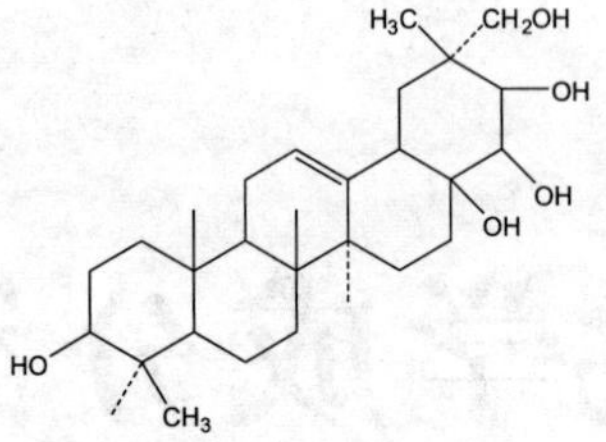

$C_{30}H_{50}O_4$ (474.72)
abrisapogenol C
相思子皂醇 C

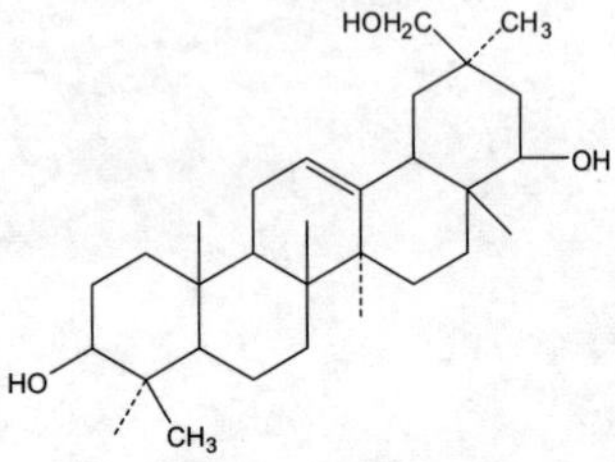

$C_{30}H_{50}O_3$ (458.72)
abrisapogenol D
相思子皂醇 D

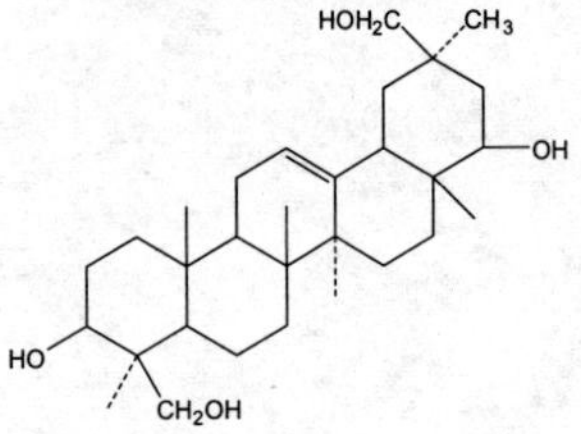

$C_{30}H_{50}O_4$ (474.72)
abrisapogenol E
相思子皂醇 E

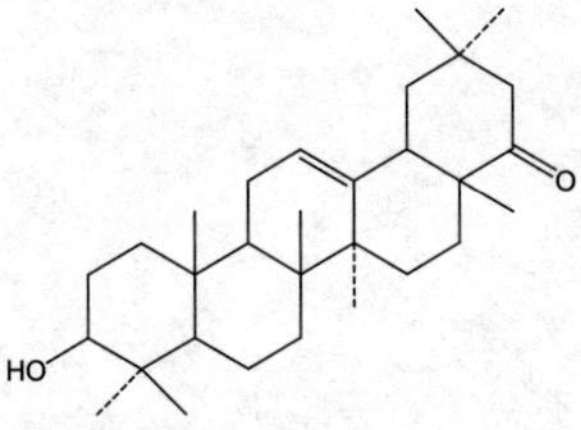

$C_{30}H_{48}O_2$ (440.70)
abrisapogenol F
相思子皂醇 F

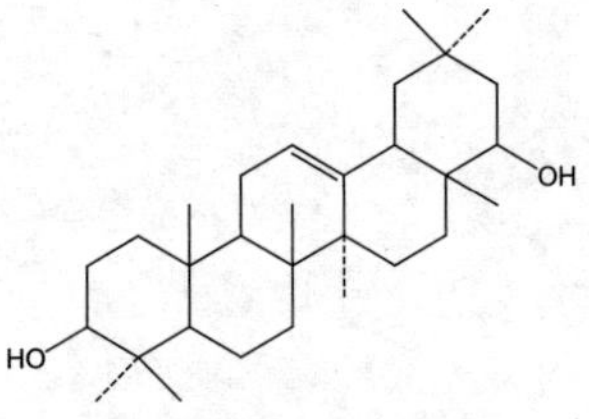

$C_{30}H_{50}O_2$ (442.72)
abrisapogenol G
相思子皂醇 G

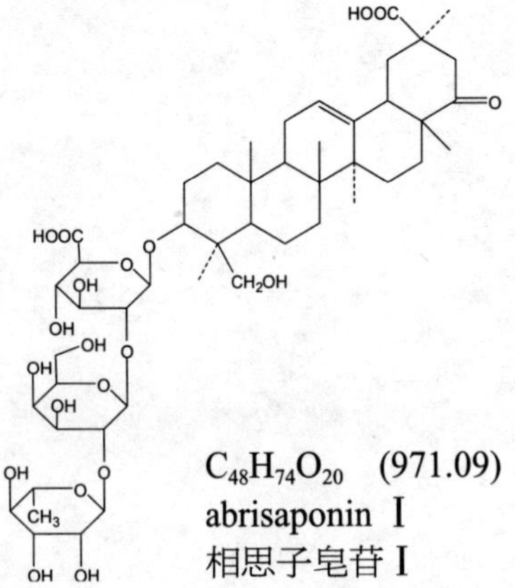

$C_{48}H_{74}O_{20}$ (971.09)
abrisaponin I
相思子皂苷 I

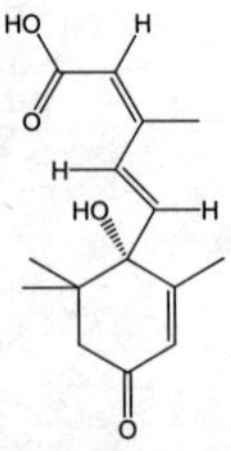

$C_{15}H_{20}O_4$ (264.32)
abscisin II
止权素 II

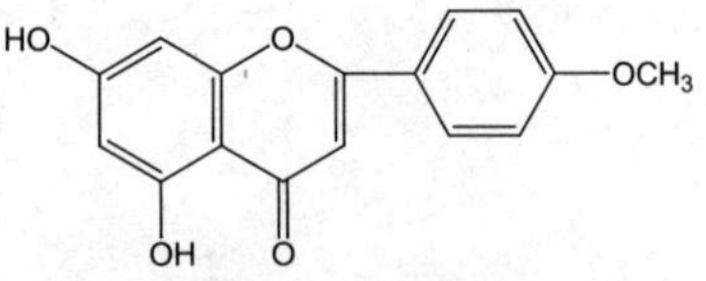

$C_{16}H_{12}O_5$ (284.26)
acacetin
刺槐素，金合欢素

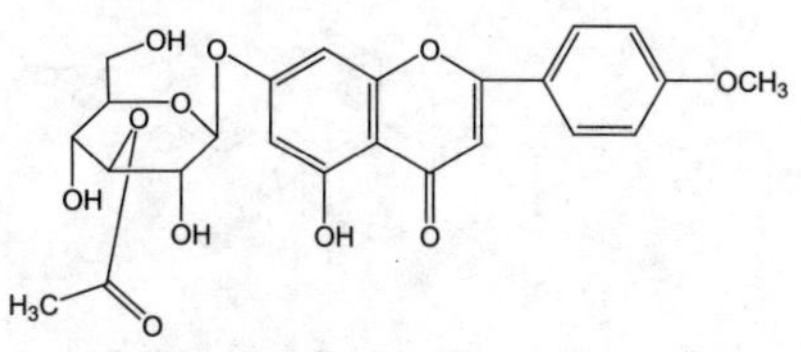

$C_{24}H_{23}O_{11}$ (487.3)
acacetin 7-*O*-*β*-D-(3″-acetyl)-glucopyranoside
刺槐素 7-*O*-*β*-D-(3″- 乙酰基)- 吡喃葡萄糖苷

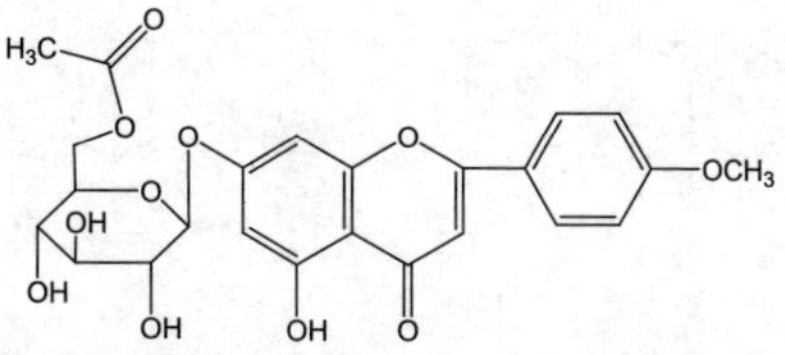

$C_{24}H_{23}O_{11}$ (487.3)
acacetin-7-*O*-(6″-*O*-acetyl)-*β*-D-glucopyranoside
刺槐素 -7-*O*-(6″-*O*- 乙酰)-*β*-D-葡萄糖苷

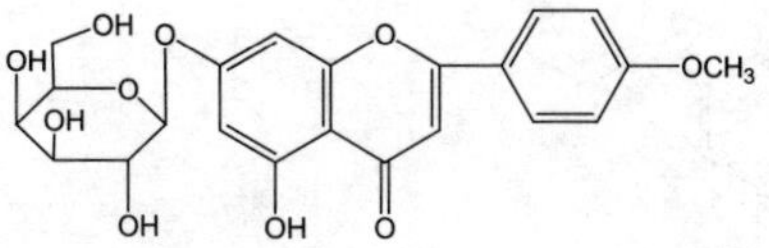

$C_{28}H_{32}O_{14}$ (592.6)
acacetin-7-*O*-*β*-D-galactopyranoside
刺槐素 -7-*O*-*β*-D- 半乳糖苷

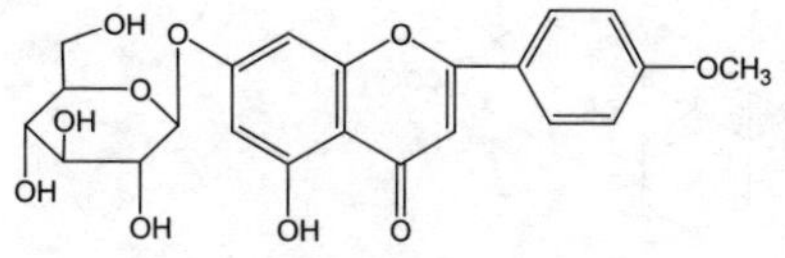

$C_{22}H_{21}O_{10}$ (445.4)
acacetin-7-*O*-*β*-D- glucoside
金合欢素 -7-*O*-*β*-D- 葡萄糖苷

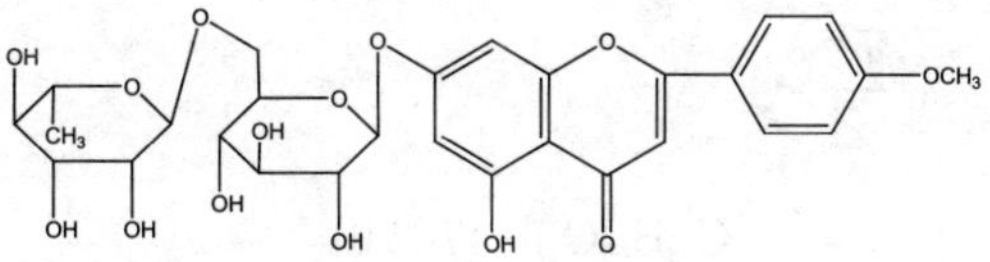

$C_{28}H_{32}O_{14}$ (592.6)
acacetin-7-*O*-rhamnoglucoside
刺槐苷

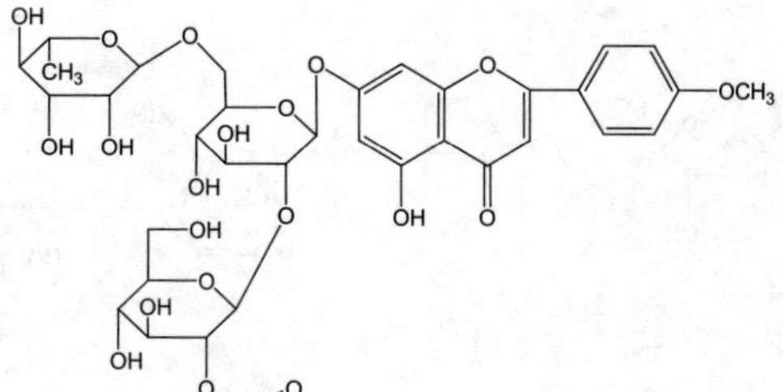

$C_{36}H_{44}O_{20}$ (796.7)
acacetin-7-*O*-*α*-L-rhamnopyranosyl(1 → 6)
[2-*O*-acetyl glucopyranosyl(1 → 2)]-*β*-D-glucopyranoside
金合欢素 -7-*O*-*α*-L- 吡喃鼠李糖基 (1 → 6)
[2-*O*- 乙酰基吡喃葡萄糖基 (1 → 2)] -*β*-D-吡喃葡萄糖苷

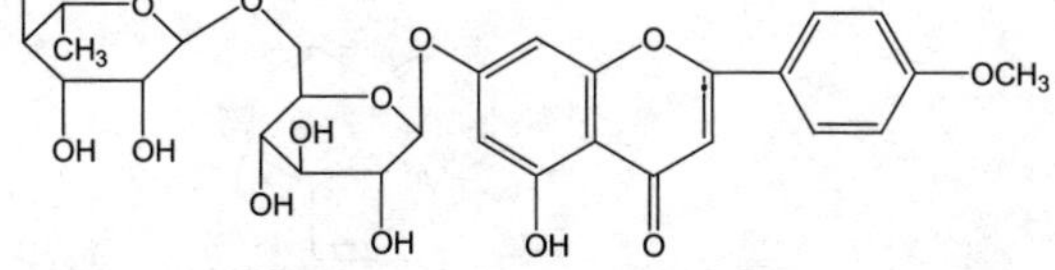

$C_{27}H_{31}O_{14}$ (579.5)
acacetin-7-*O*-*α*-L-rhamnopyranosyl(1 → 6)-*β*-D-glucopyranoside
金合欢素 -7-*O*-*α*-L- 吡喃鼠李糖基 (1 → 6)-*β*-D- 吡喃葡萄糖苷

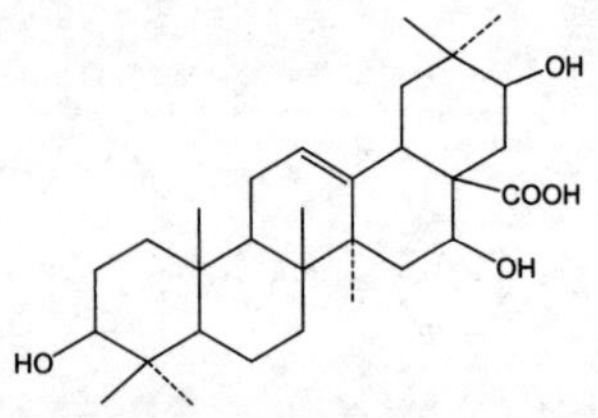

$C_{29}H_{46}O_5$ (474.7)
acacic acid
金合欢酸

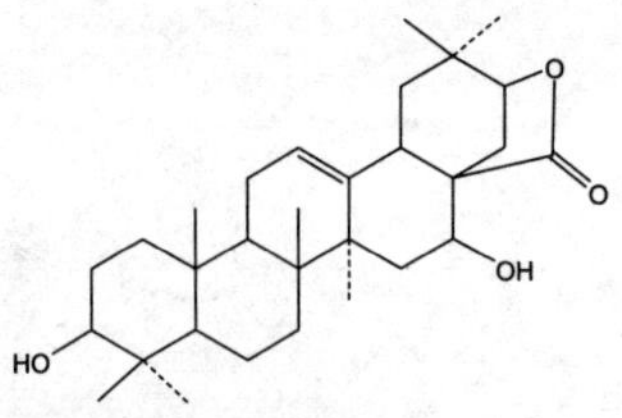

$C_{29}H_{44}O_4$ (456.7)
acacicacidlactone,
金合欢酸内酯
julibrotriterpen-oidallactone A
合欢三萜内酯甲

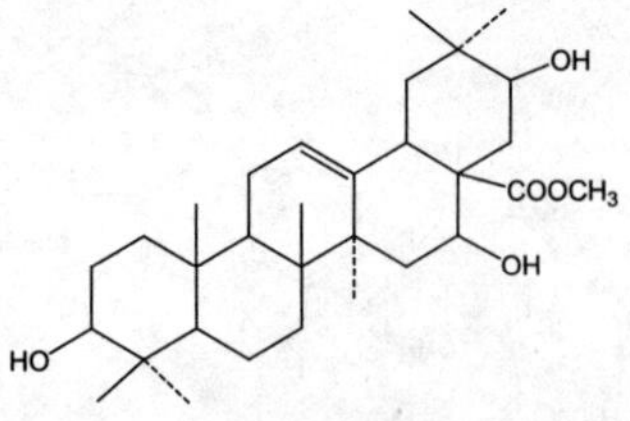

$C_{30}H_{48}O_5$ (488.7)
acacicacidmethylester
金合欢酸甲酯

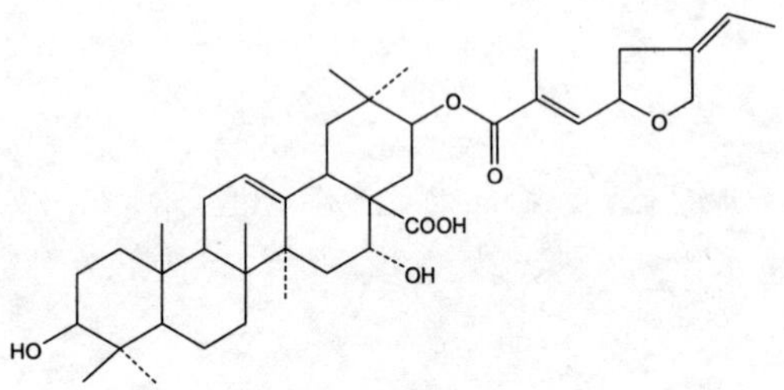

$C_{39}H_{57}O_8$ (653.9)
acacigenin B
金合欢皂苷元 B

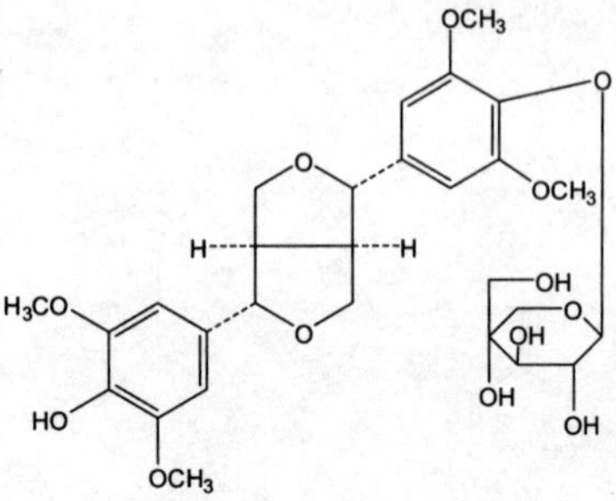

$C_{28}H_{36}O_{13}$ (580.6)
acanthoside B
无梗五加苷 B

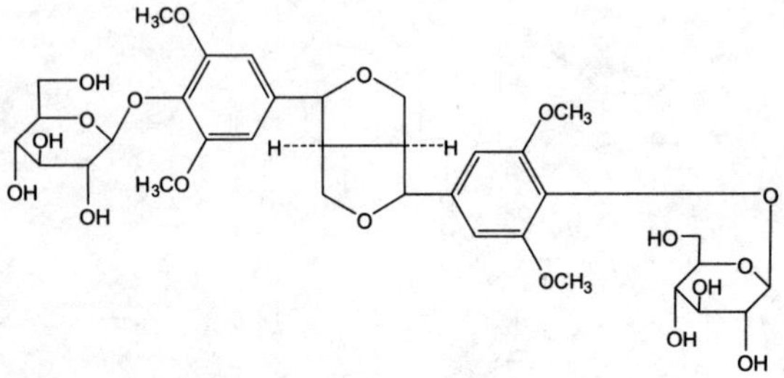

$C_{34}H_{46}O_{18}$ (742.7)
acanthoside D
无梗五加苷 D
syringaresinol-di-*O-β*-D-glucoside
右旋 - 丁香脂酚 - 二 -*O-β*-D 葡萄糖苷

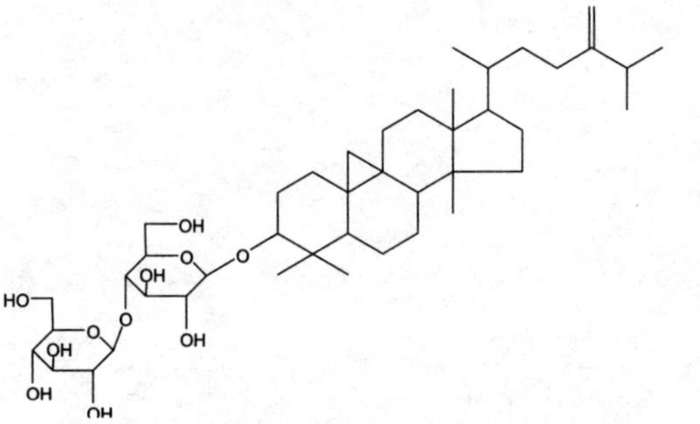

$C_{43}H_{69}O_{11}$ (764.0)
acanthoside K_2
无梗五加苷 K_2

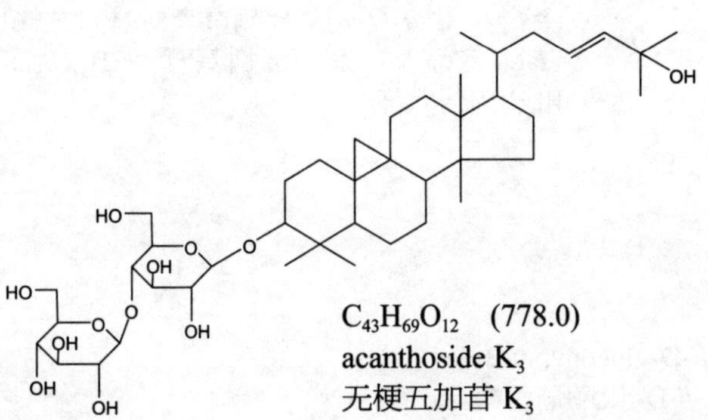

$C_{43}H_{69}O_{12}$ (778.0)
acanthoside K_3
无梗五加苷 K_3

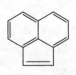

$C_{12}H_8$ (152.2)
acenaphthylene
苊烯

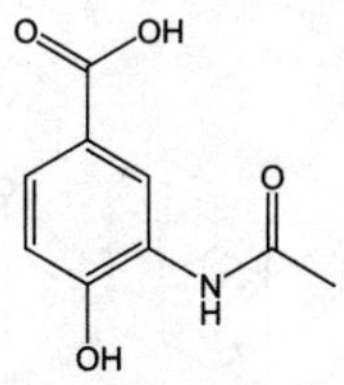

$C_9H_9NO_4$ (195.2)
3-acetamino-4-hydroxy-benzoic acid
3- 乙酰胺基 -4- 羟基苯甲酸

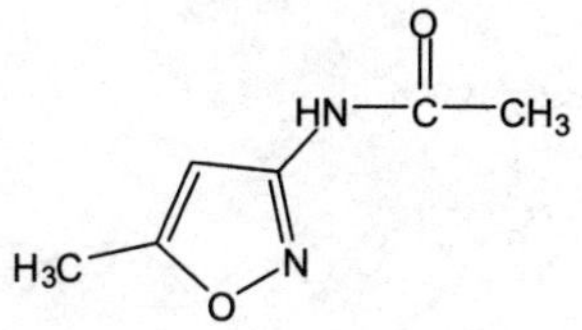

$C_6H_8N_2O_2$ (140.1)
3-acetamino-5-methyl-*iso*-xazole
3- 乙酰氨基 -5- 甲基异噁唑

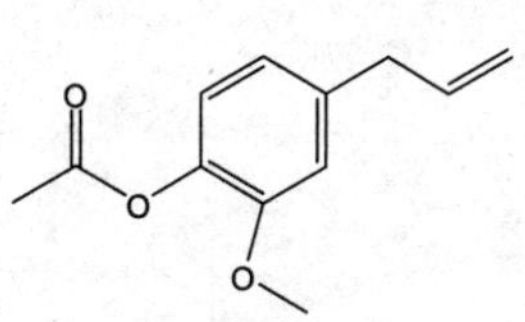

$C_{12}H_{16}O_3$ (208.3)
aceteugenol
乙酰丁香酚

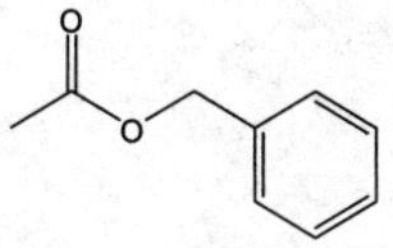

$C_9H_{10}O_2$ (150.2)
acetic acid phenyl methyl ester
乙酸苯甲酯

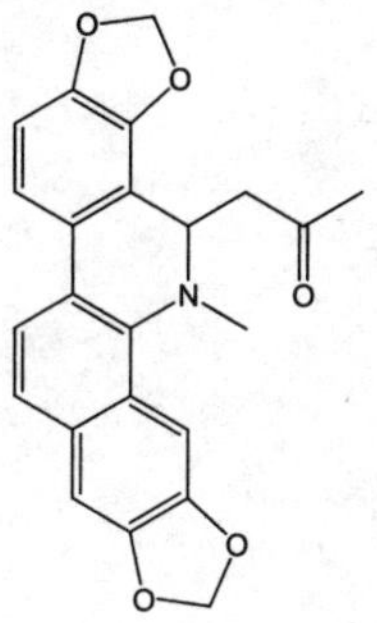

$C_{23}H_{18}NO_5$ (388.4)
6-acetonyldihydrosanguinarine
6- 丙酮基二氢血根碱

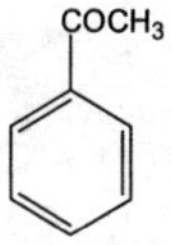

C_8H_8O (120.2)
acetophenone
苯乙酮

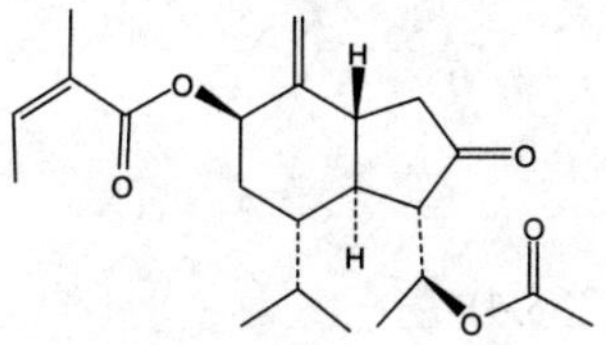

$C_{22}H_{31}O_5$ (375.5)
14-acetoxy-7β-angeloyloxy-
notonipetranone
7β- 去 (3- 乙基巴豆油酰氧
基)-7β- 当归酰氧基款冬花素

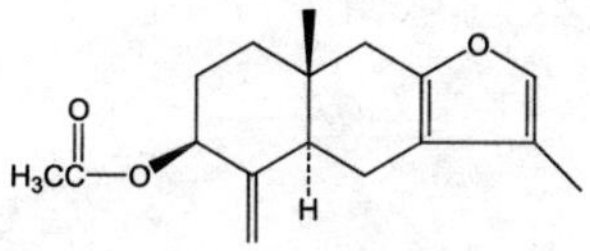

$C_{17}H_{20}O_3$ (272.3)
3β-acetoxyatractylone
3β- 乙酰氧基苍术酮

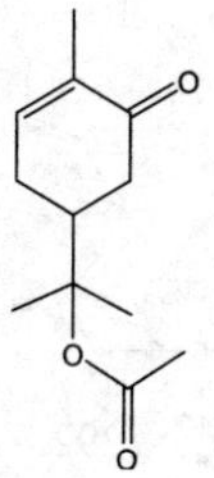

$C_{12}H_{18}O_3$ (210.3)
8-acetoxy-carvotanacetone
8- 乙酰氧基莳萝艾菊酮

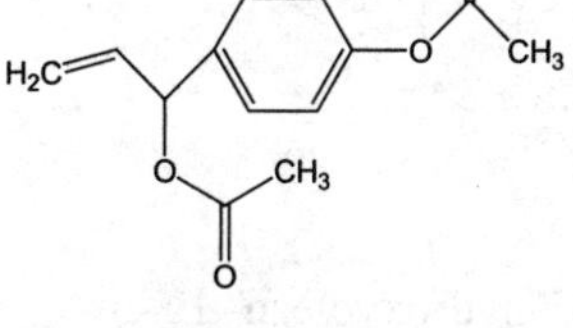

$C_{13}H_{13}O_4$ (233.3)
1′-acetoxy chavicol acetate
1′- 乙酰氧基胡椒酚乙酸酯

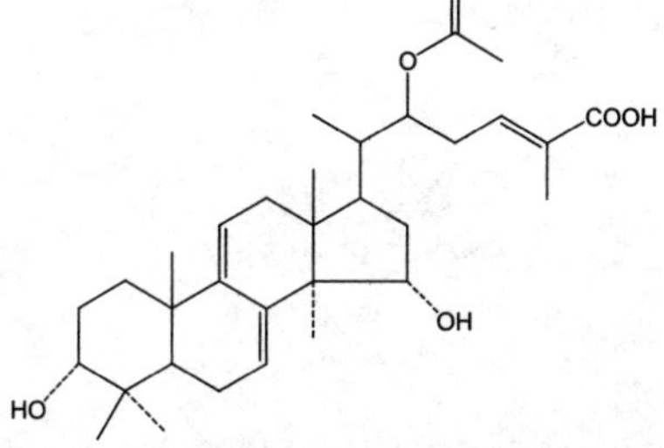

$C_{32}H_{48}O_6$ (528.7)
22β-acetoxy-3α,15α-dihydroxylanosta-7,9(11),24-trien-26-oic acid
22β- 乙酰氧基 -3α,15α- 二羟基羊毛甾 -7,9(11),24- 三烯 -26- 羧酸

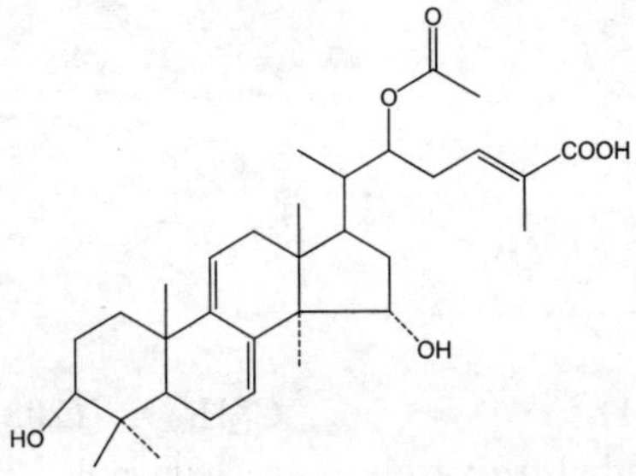

$C_{32}H_{48}O_6$ (528.7)
22β-acetoxy-3β,15α-dihydroxylanosta-
7,9(11),24-trien-26-oic acid
22β- 乙酰氧基 -3β,15α- 二羟基羊毛甾 -7,
9(11),24- 三烯 -26- 羧酸

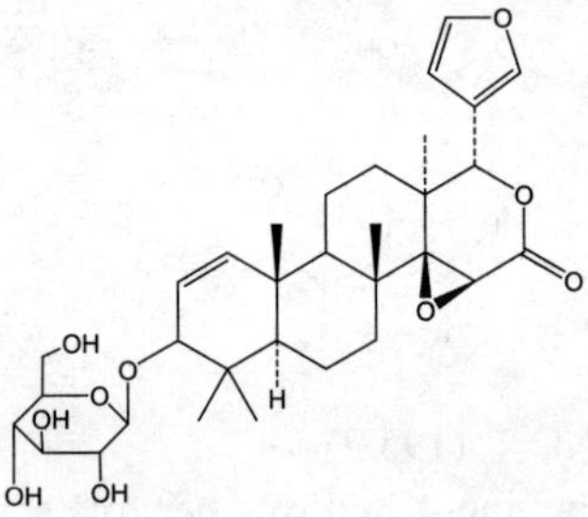

$C_{32}H_{44}O_{10}$ (588.7)
7α-acetoxy-14β,15β-epoxy-gedunan-
1-ene-3-O-β-D-glucopyranoside
葛杜宁 -3-O-β-D- 吡喃葡萄糖苷

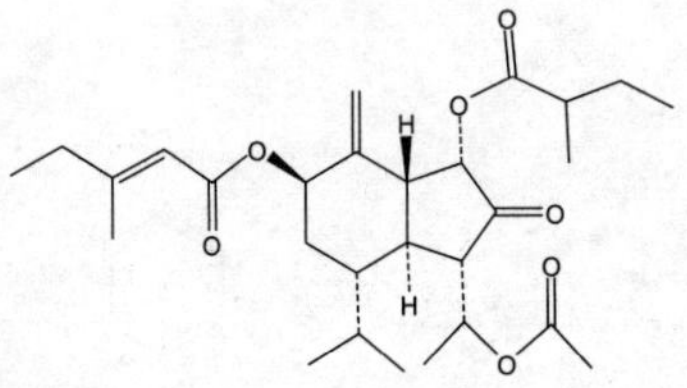

$C_{28}H_{42}O_7$ (490.5)
14-acetoxy-7β-(3-ethyl-cis-crotonoyloxy)-1α-(2-
methylbutyryloxy)-notonipetranone
1α-(2- 甲基丁酸) 款冬花素酯

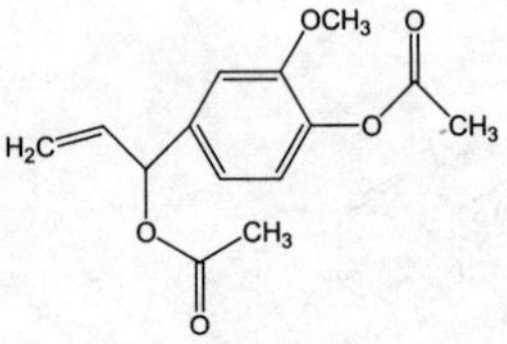

$C_{14}H_{16}O_5$ (264.3)
1′-acetoxy eugenol acetate
1′- 乙酰氧基丁香酚乙酸酯

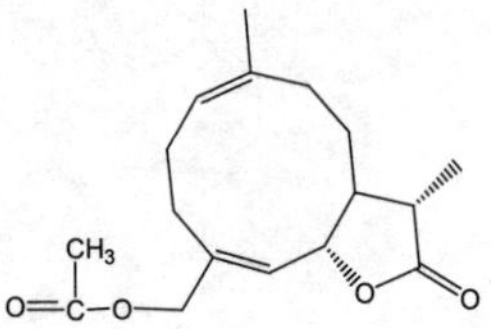

$C_{17}H_{24}O_4$ (292.3)
15-acetoxy-11βH-germacra-1(10)
E,4E-diene-12,6α-olide
15- 乙 酰 氧 基 -11βH- 大 牻 牛
儿 -1(10)E,4E- 二烯 -12,6α- 内酯

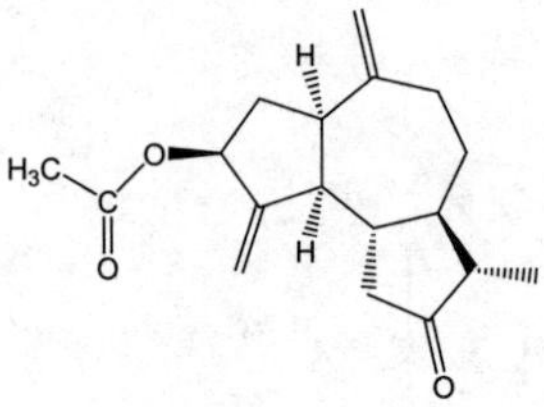

$C_{18}H_{24}O_3$ (288.4)
3β-acetoxy-11βH-guaia-4(15),10(14)-
diene-12,6α-olide
3β- 乙酰氧基 -11βH- 愈创木 -4(15),
10(14)- 二烯 -12,6α- 内酯

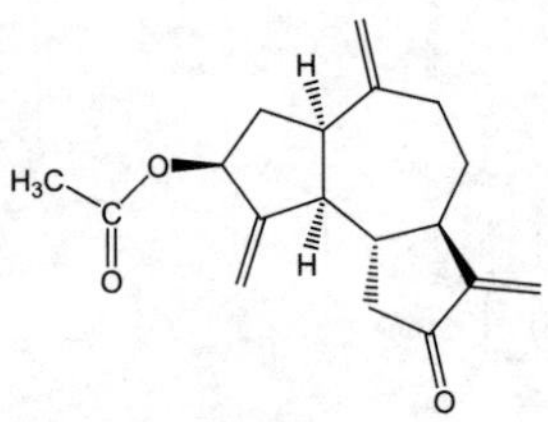

$C_{18}H_{22}O_3$ (286.4)
3β-acetoxyguaia-4(15),10(14),11(13)-trien-
12,6α-olide
3β- 乙酰氧基愈创木 -4(15),10(14),11(13)- 三
烯 -12,6α- 内酯

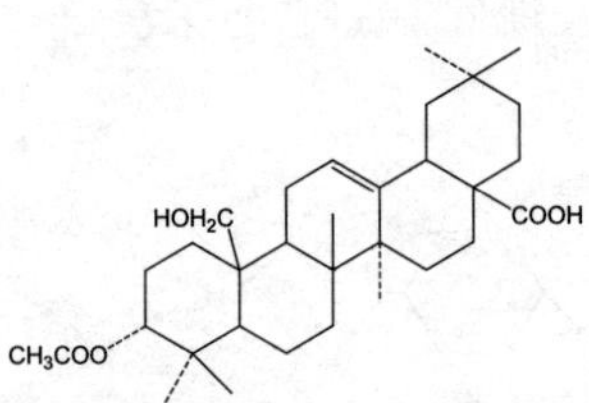

$C_{32}H_{50}O_5$ (514.7)
3α-acetoxy-25-hydroxyolean- 12-en-
28-oic acid
3α- 乙酰氧基 -25- 羟基齐墩果烷 -12-
烯 -28- 羧酸

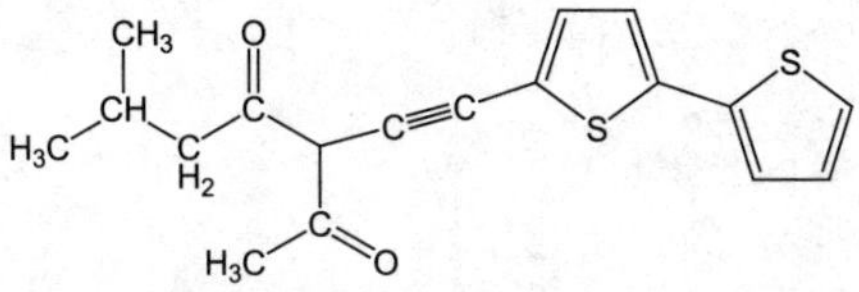

$C_{18}H_{18}S_2O_2$ (330.5)

5-(3-acetoxy-4-*iso*-valeroyloxybut-1-ynyl)-2,2′-bithiophene

5-(3- 乙酰氧基 -4- 异戊酰氧基丁炔 -1)-2,2′-联噻吩

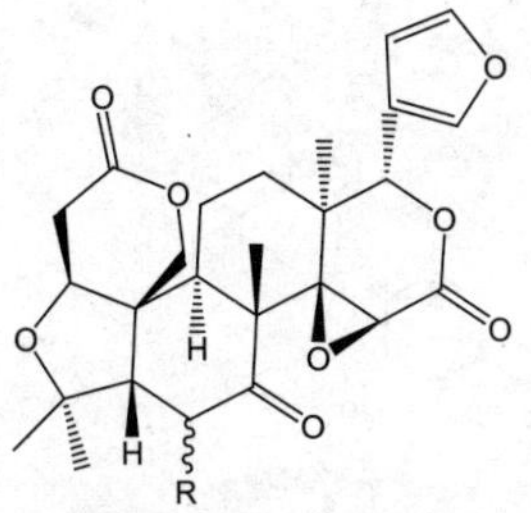

6α:R=α-OCOCH₃

6β:R=β-OCOCH₃

$C_{28}H_{31}O_{10}$ (527.5)

6α-acetoxy-5-*epi*-limonin

6α- 乙酸氧基 -5- 表柠檬苦素

6β-acetoxy-5-*epi*-limonin

6β- 乙酰氧基 -5- 表柠檬苦素

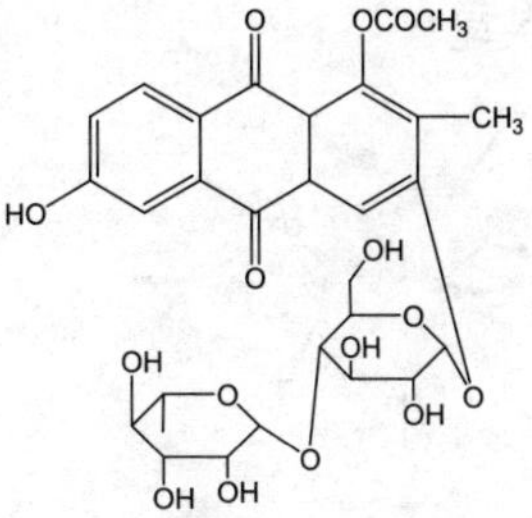

$C_{29}H_{34}O_{15}$ (622.6)

1-acetoxy-6-hydroxy-2-methylanthraquinone-3-*O*-α-rhamnosyl(1 → 4)-α-glucoside

1- 乙酰氧基 -6- 羟基 -2- 甲基蒽醌 -3-*O*-α-鼠李糖 (1 → 4)-α- 葡萄糖苷

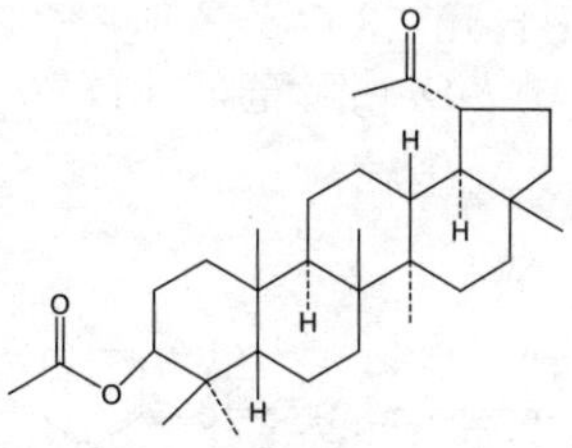

$C_{31}H_{49}O_3$ (469.7)

3β-acetoxy-30-norlupane-20-one

3β- 乙酰氧基 -30- 去甲羽扇豆烷 -20- 酮

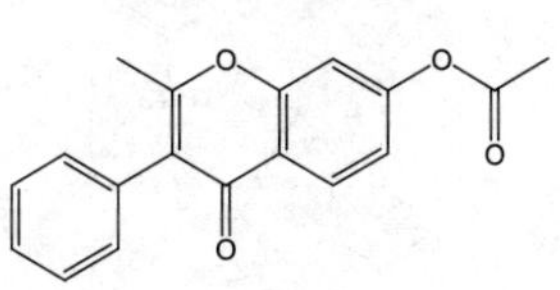

$C_{18}H_{14}O_4$ (294.3)

7-acetoxy-2-methyl-*iso*-flavone

7- 乙酰氧基 -2- 甲基异黄酮

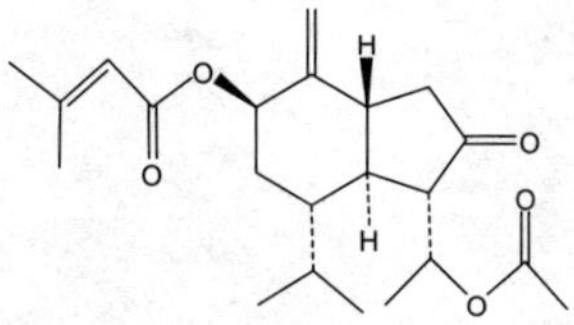

$C_{22}H_{32}O_5$ (376.5)

14-acetoxy-7β-senecioyl-oxy-notonipetranone

7β- 去 (3- 乙基巴豆油酰氧基)-7β- 千里光酰氧基款冬花素

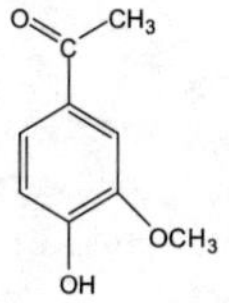

$C_9H_{10}O_3$ (166.2)

acetovanillone

乙酰香草酮 (3- 甲氧基 -4- 羟基苯乙酮)

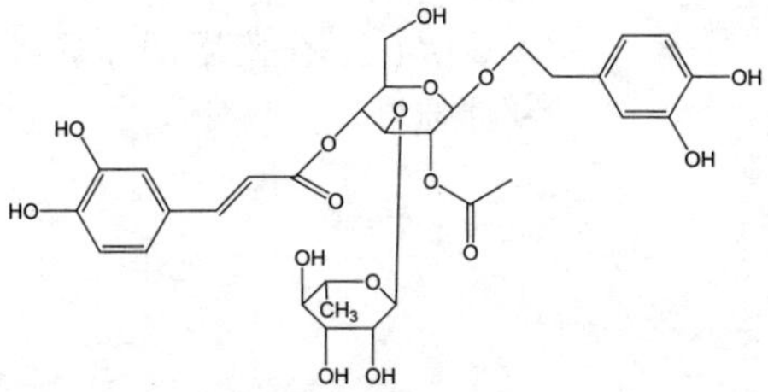

$C_{31}H_{38}O_{16}$ (666.6)

2′-acetyl acteoside

2′- 乙酰基洋丁香酚苷

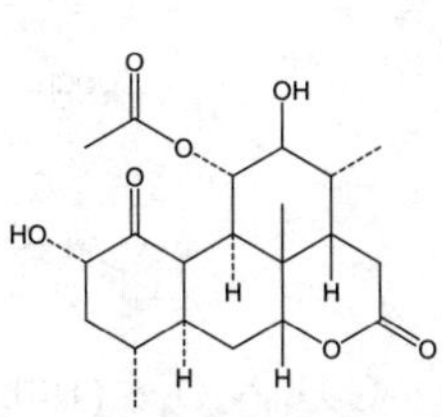

$C_{22}H_{30}O_7$ (406.5)

11-acetyl amarolide

11- 乙酰臭椿苦内酯

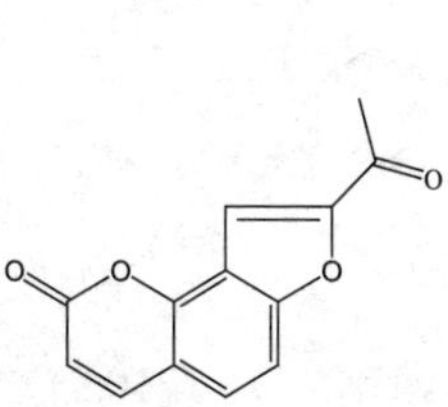

$C_{13}H_8O_4$ (228.2)

2′-acetylangelicin

2′- 乙酰白芷素

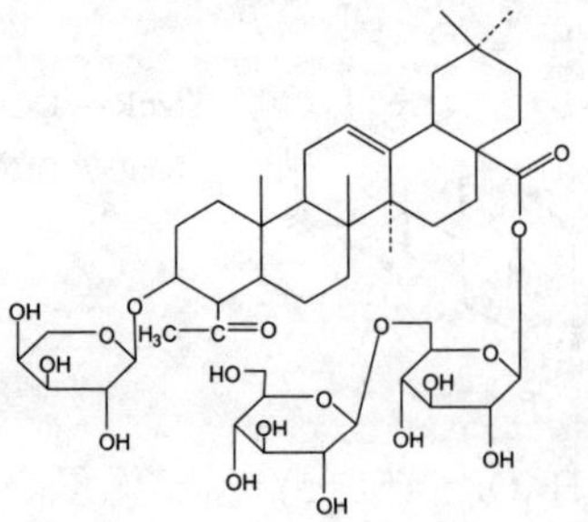

$C_{47}H_{73}O_{18}$　(926.1)

3-O-(4-O-acetyl)-α-L-arabinopyranosyl-
hederagenin-28-O-β-D-glucopyranosyl
(1 → 6)-β-D-glucopyranoside

3-O-(4-O- 乙酰基)-α-L- 吡喃阿拉伯糖
基常春藤皂苷元 -28-O-β-D- 吡喃葡萄
糖基 (1 → 6)-β-D- 吡喃葡萄糖苷

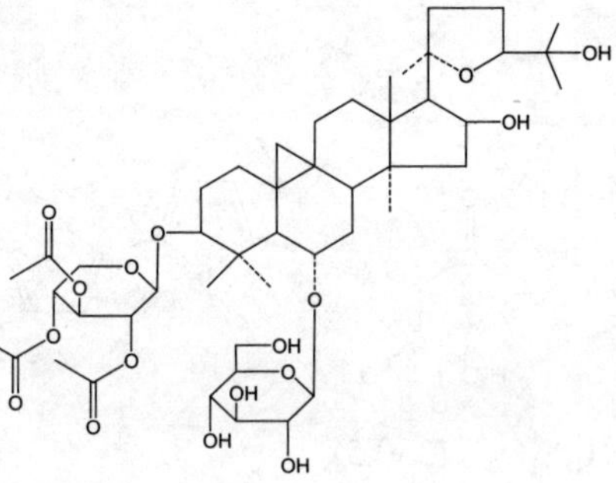

$C_{47}H_{74}O_{17}$　(911.1)

acetylastragalin
乙酰黄芪苷
acetylastragaloside
乙酰基黄芪皂苷

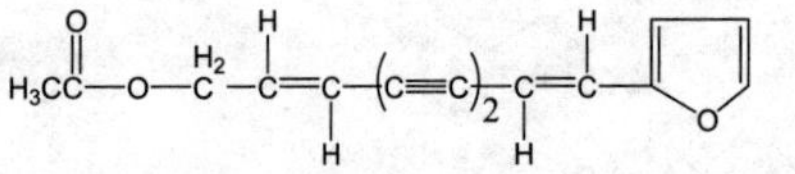

$C_{15}H_{11}O_3$　(239.2)

acetylatractylodinol
乙酰苍术素醇 (乙酰苍术呋喃烃醇)

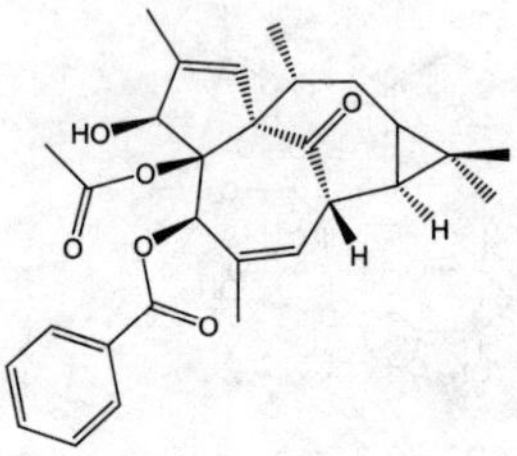

$C_{29}H_{31}O_6$　(475.6)

4-O-acetyl-5-O-benzoyl-3β-hydroxy-20-deoxyingenol
4-O- 乙酰基 -5-O- 苯甲酰基 -3β- 羟基 -20- 去氧巨
大戟萜醇

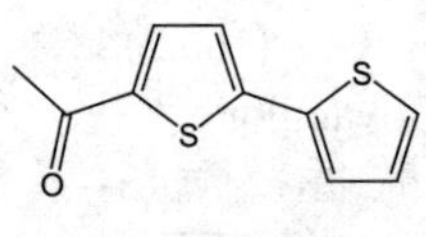

$C_{10}H_8S_2O$　(208.3)

5-acetyl-2,2′-bithiophene
5- 乙酰基 -2,2′- 联噻吩

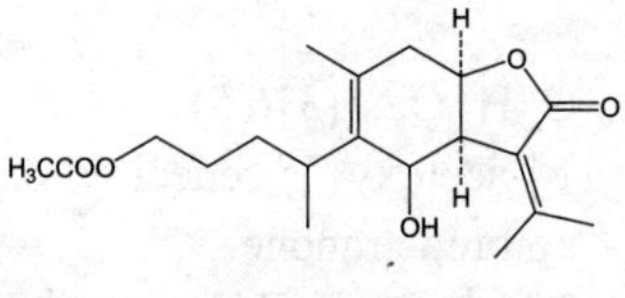

$C_{19}H_{28}O_5$　(336.4)

1-O-acetylbritannilactone
1- 氧 - 乙酰大花旋覆花内酯

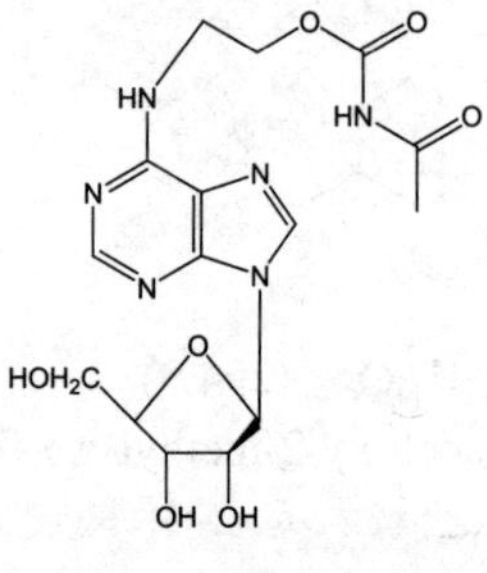

$C_{15}H_{19}N_6O_7$　(395.3)

N-6-[β-(acetylcarbamoyloxy)
ethyl]ad-enosine
N-6-[β-(乙酰胺甲酰) 氧乙
基] 腺苷

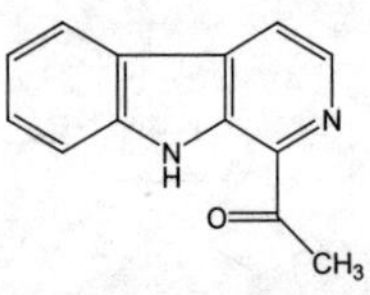

$C_{13}H_{10}N_2O$　(210.2)

1-acetyl-β-carboline
1- 乙酰基 -β- 咔啉

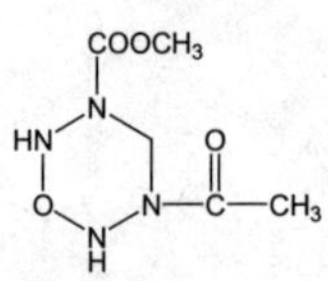

$C_5H_{10}N_4O_4$　(190.2)

3-acetyl-5-carbomethoxy-2H-3,4,5,6-tetrahydro-1-oxa-2,3,5,6-
tetrazine
3- 乙酰基 -5- 甲酯基 -2H-3,4,5,6- 四氢 -1- 氧杂 -2,3,5,6- 四嗪

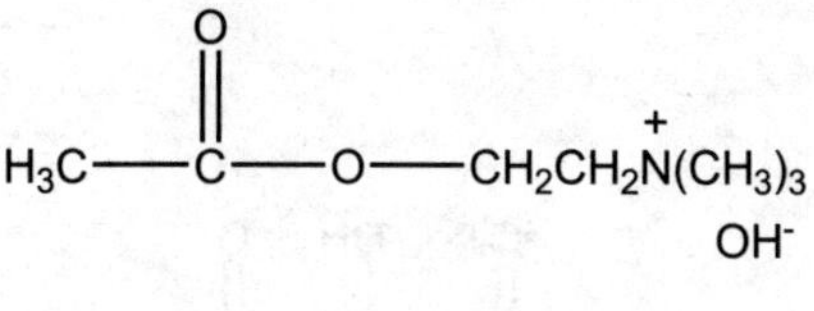

$C_7H_{17}NO_3$ (163.2)
acetyl choline
乙酰胆碱

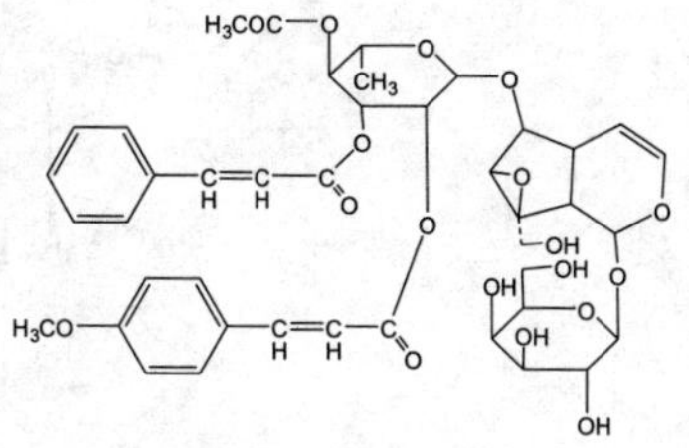

$C_{42}H_{47}O_{18}$ (839.8)
4′-acetyl-3′-cinnamyl-2′-p-methoxy cinnamyl-6-O-rhamnosylcatalpol
玄参三酯苷即 4′- 乙酰基 -3′- 桂皮酰基 -2′- 对 - 甲氧基桂皮酰基 -6-O- 鼠李糖基梓醇

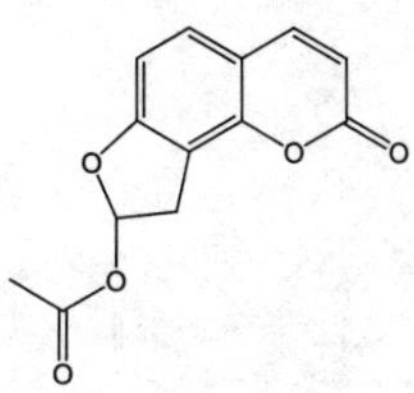

$C_{13}H_{10}O_5$ (246.2)
O-acetyl columbianetin
O- 乙酰基哥伦比亚苷元

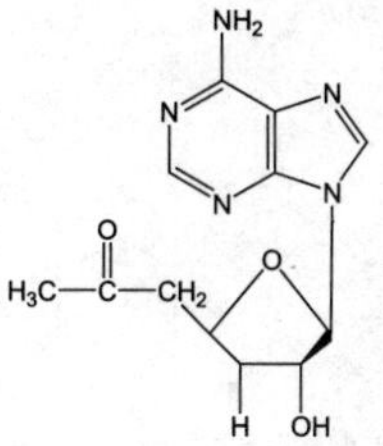

$C_{12}H_{15}N_5O_3$ (277.3)
O5′-acetylcordycepin
O5′- 乙酰基冬虫夏草素

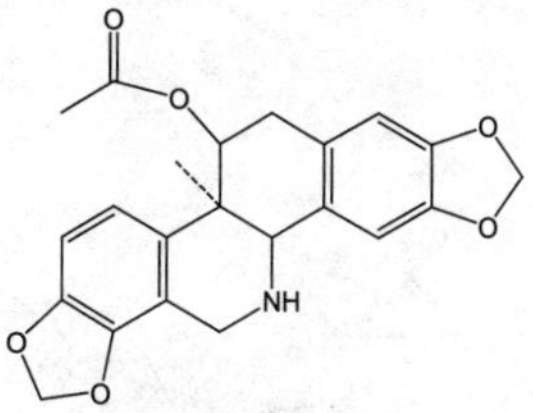

$C_{22}H_{20}NO_6$ (394.4)
acetylcorynoline
乙酰紫堇醇灵碱

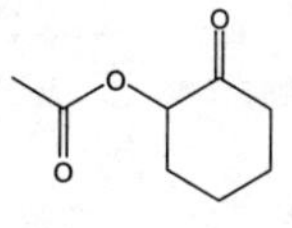

$C_8H_{12}O_3$ (156.2)
2-acetyl cyclohexanone
2- 乙酰基环己酮

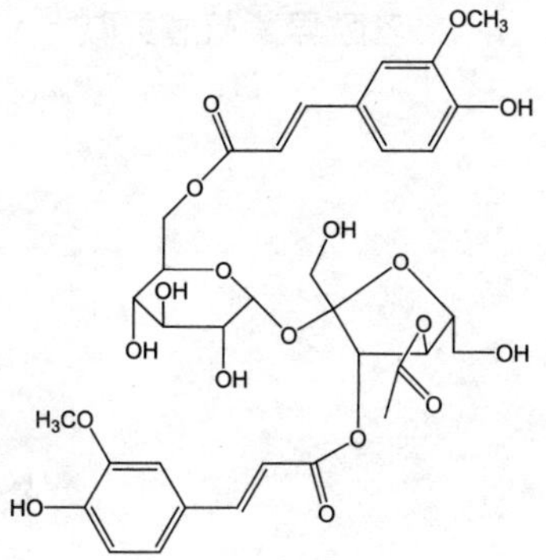

$C_{34}H_{39}O_{18}$ (735.7)
4-O-acetyl-3,6-diferuloylsucrose
4-O- 乙酰基 -3,6-O- 二阿魏酰蔗糖

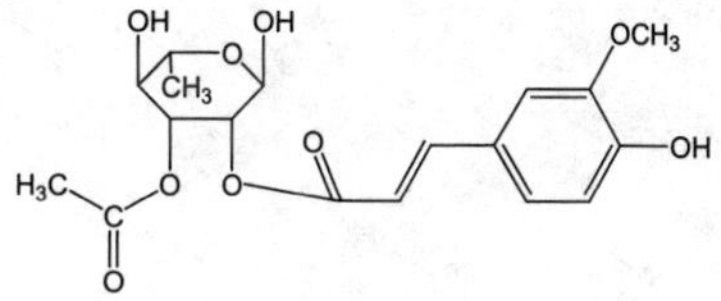

$C_{18}H_{22}O_9$ (382.4)
3-O-acetyl-2-O-feruloyl-α-L-rhamnose
3-O- 乙酰基 -2-O- 阿魏酰基 -α-L- 鼠李糖

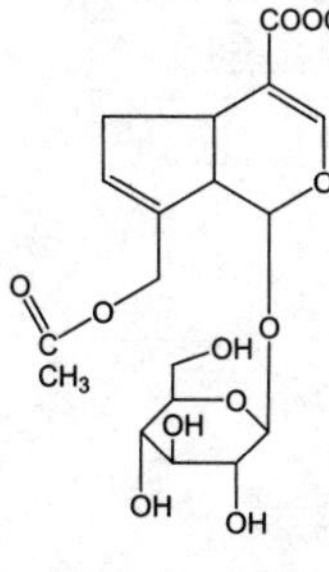

$C_{19}H_{26}O_{11}$ (430.4)
10-acetylgeniposide
10- 乙酰基都桷子苷

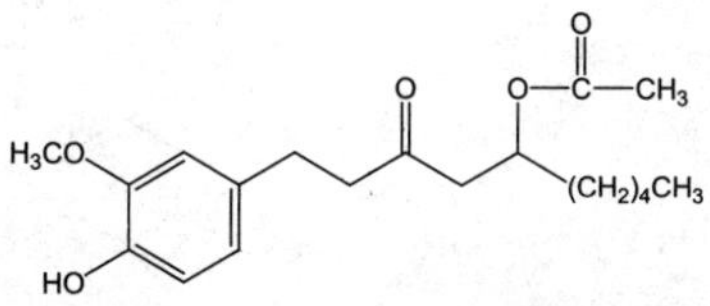

$C_{19}H_{28}O_5$ (336.4)
6-acetyl gingerol
6- 乙酰姜辣醇

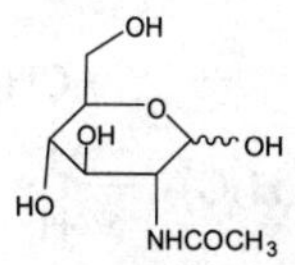

$C_8H_{15}NO_6$ (221.2)
N-acetylglucosamine
N- 乙酸基葡萄糖胺

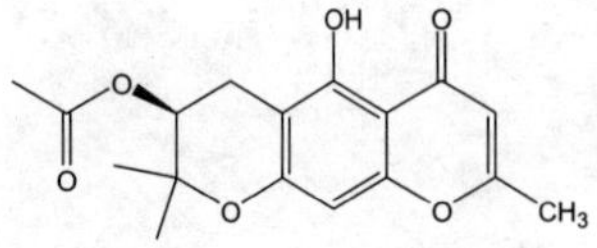

C$_{17}$H$_{18}$O$_6$ (318.3)
3'-O-acetylhamaudol
3'-O- 乙酰亥茅酚

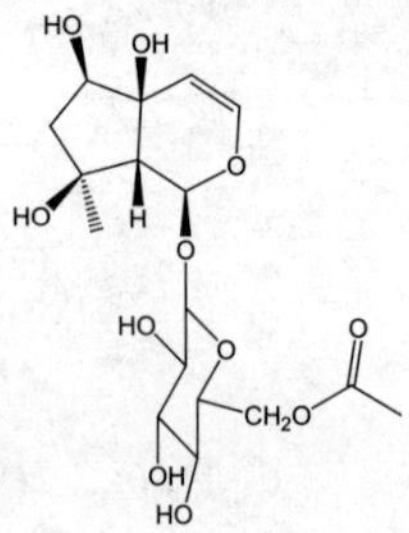

C$_{17}$H$_{26}$O$_{11}$ (406.4)
6'-O-acetylharpagide
6'-O- 乙酰哈帕苷

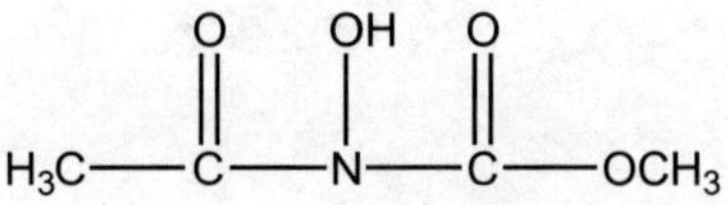

C$_4$H$_7$NO$_4$ (133.1)
N-acetyl-N-hydroxy-2-carbamic methylester
N- 乙酰基 -N- 羟基 -2- 氨基甲酸甲酯

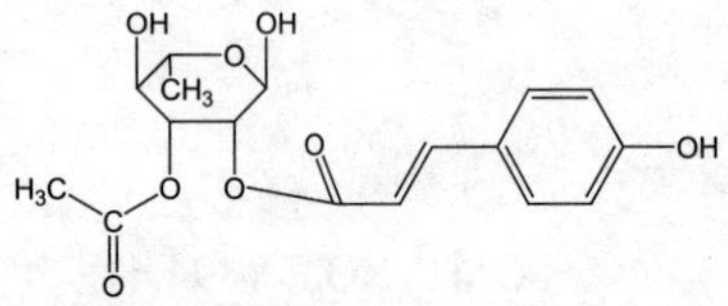

C$_{17}$H$_{19}$O$_8$ (351.3)
3-O-acetyl-2-O-p-hydroxycinnamoyl-α-L-rhamnose
3-O- 乙酰基 -2-O- 对羟基肉桂酰基 -α-L- 鼠李糖

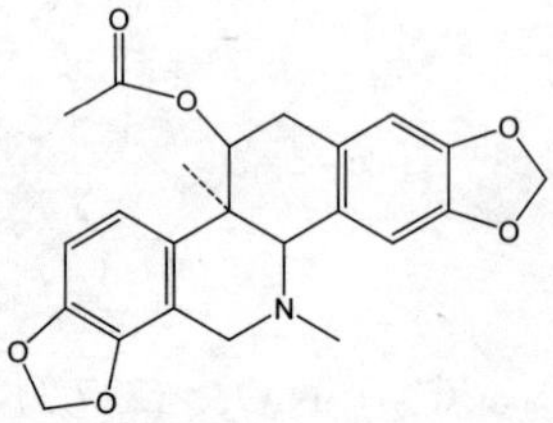

C$_{22}$H$_{20}$NO$_6$ (394.4)
acetyl-iso-corynoline
乙酰异紫堇醇灵碱

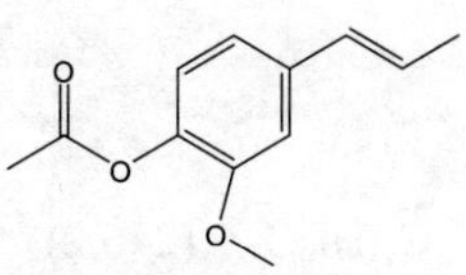

C$_{12}$H$_{14}$O$_3$ (206.2)
acetyl-iso-eugenol
乙酰基异丁香酚

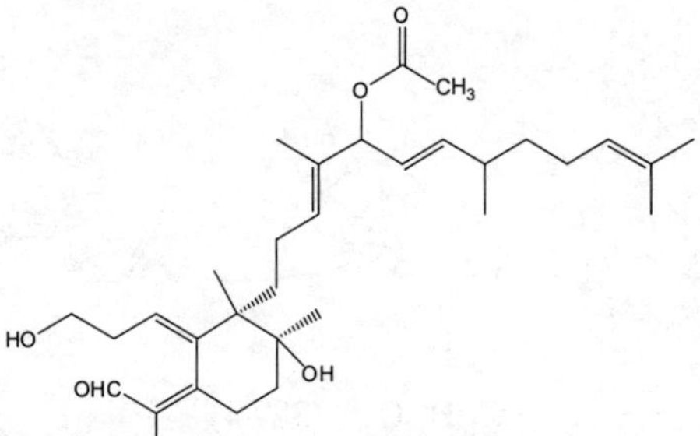

C$_{32}$H$_{48}$O$_5$ (512.7)
16-O-acetyl-iso-iridogermanal
16-O- 乙酰基异德国鸢尾醛

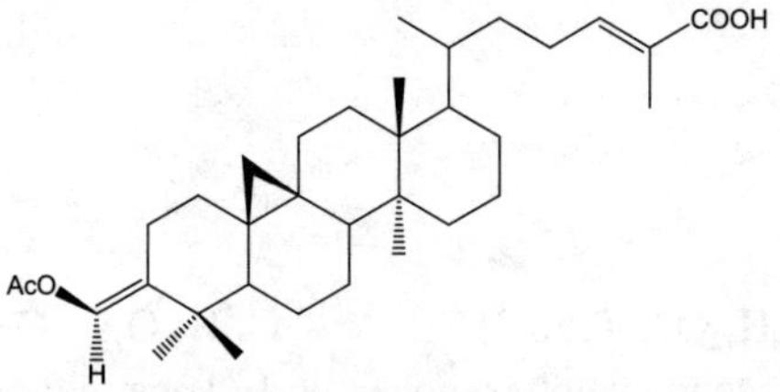

C$_{34}$H$_{52}$O$_4$ (524.8)
3β-O-acetyl-mangiferolic acid
3β-O- 乙酰基 - 芒果醇酸

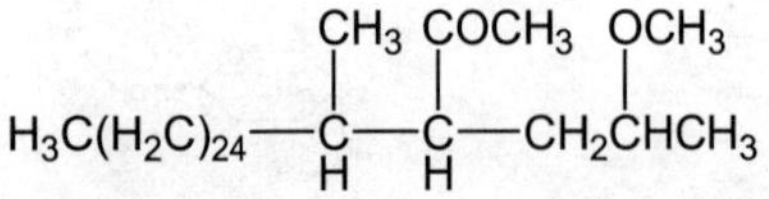

C$_{34}$H$_{68}$O$_2$ (508.9)
4-acetyl-2-methoxy-5-methyl triacontane
4- 乙酰基 -2- 甲氧基 -5- 甲基三十烷

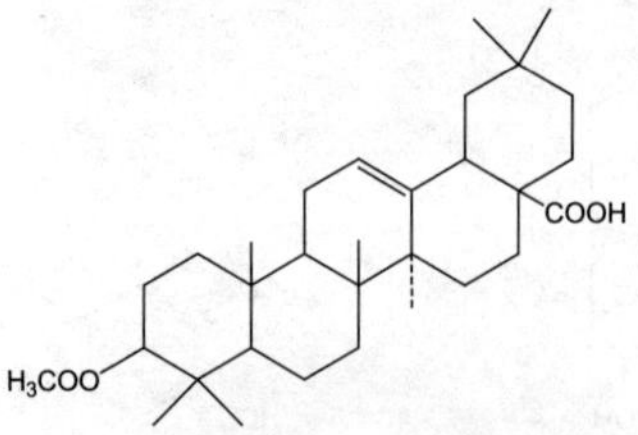

C$_{32}$H$_{50}$O$_4$ (498.8)
acetyloleanolic acid
乙酰齐墩果酸

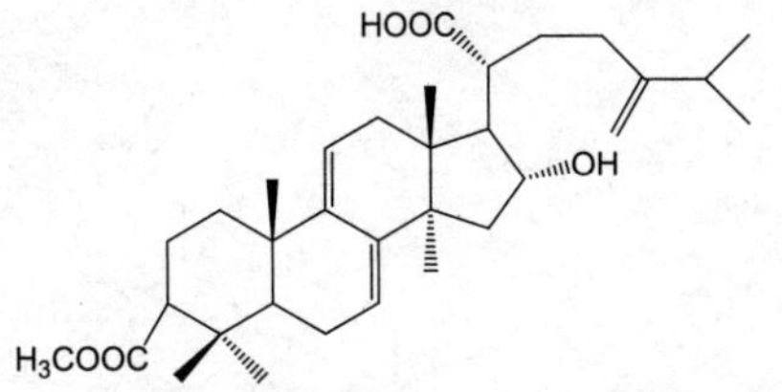

$C_{33}H_{47}O_5$ (523.7)

3β-acetyloxy-16α-hydroxylanosta-7,9
(11) , 24 (31) -trien-21-oicacid

3β- 乙酰基 -16α- 羟基 - 羊毛甾 -7,9(11),
24(31)- 三烯 -21- 酸

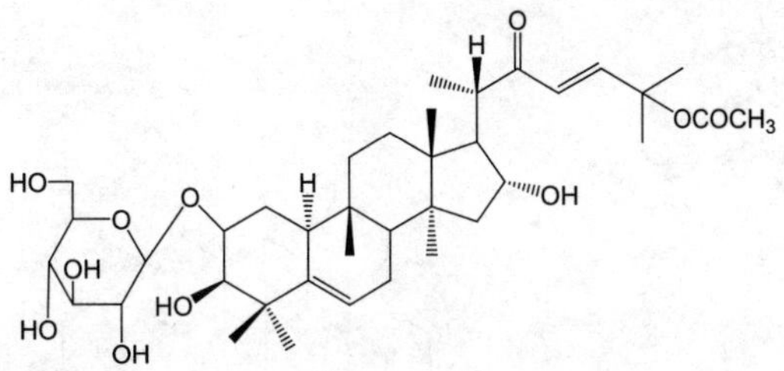

$C_{38}H_{58}O_{11}$ (690.9)

25-acetyloxy-2-β-glucopyranosyloxy-3,16-dihydroxy-9
-methyl-19- norlanosta - 5,23-diene-22-one

25- 乙酰氧基 -2-β- 吡喃葡萄糖氧基 -3,16- 二羟
基 -9- 甲基 -19- 去甲 -5,23- 羊毛甾二烯 -22- 酮

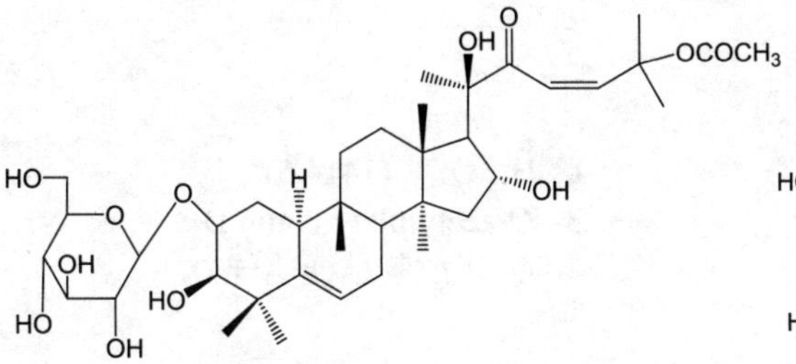

$C_{38}H_{58}O_{12}$ (706.9)

25-acetyloxy-2-β-D-glucopyranosyloxy-
3,16,20-trihydroxy -9-methyl- 19- norlanosta-
5,23(Z)-diene-22-one

25- 乙酰氧基 -2-β-D- 吡喃葡萄糖氧
基 -3,16,20- 三羟基 -9- 甲基 -19- 去
甲 -5,23(Z)- 羊毛甾二烯 -22- 酮

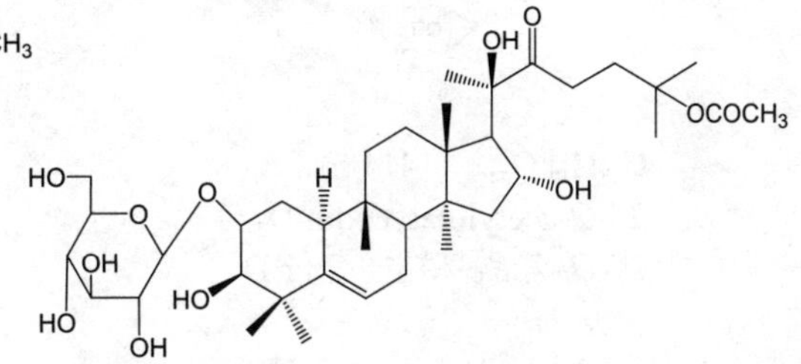

$C_{38}H_{60}O_{12}$ (708.9)

25-acetyloxy-2-β-D-glucopyranosyloxy-3,16,20-
trihydroxy-9-methyl-19- norlanosta-5-ene-22-
one

25- 乙酰氧基 -2-β-D- 吡喃葡萄糖氧基 -3,16,20-
三羟基 -9- 甲基 -19- 去甲 -5- 羊毛甾烯 -22- 酮

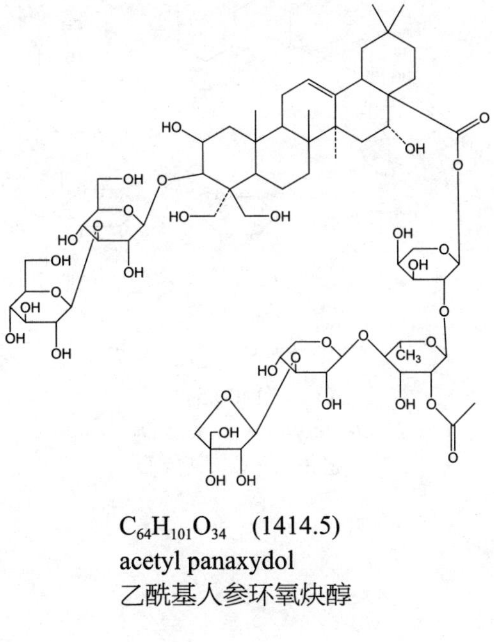

$C_{64}H_{101}O_{34}$ (1414.5)

acetyl panaxydol

乙酰基人参环氧炔醇

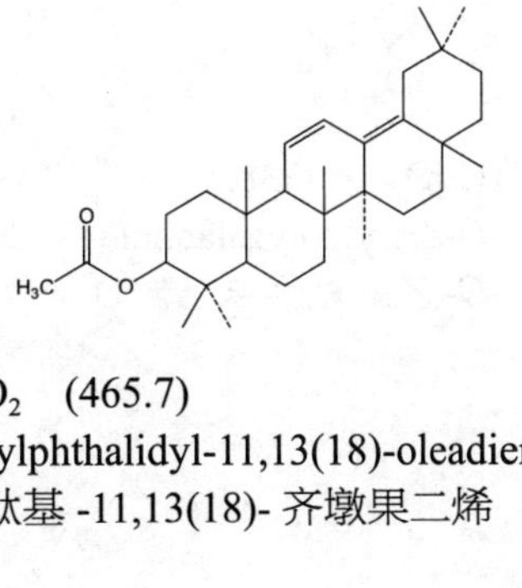

$C_{32}H_{49}O_2$ (465.7)

3β-acetylphthalidyl-11,13(18)-oleadiene

3β- 乙酰基 -11,13(18)- 齐墩果二烯

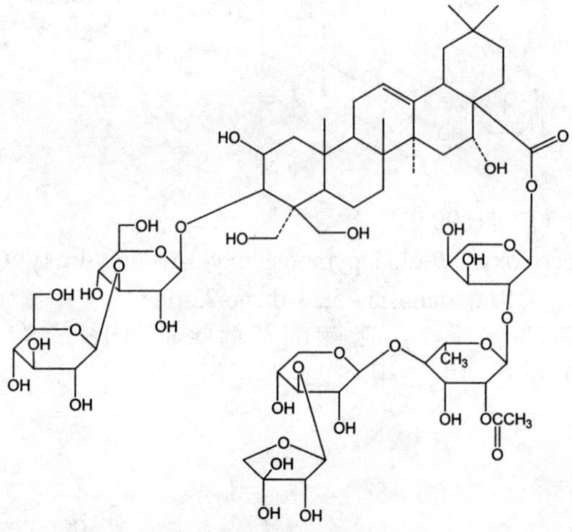

$C_{64}H_{101}O_{34}$ (1414.5)
2″-O-acetylplatycodin D$_2$
2″-O- 乙酰基桔梗皂苷 D$_2$

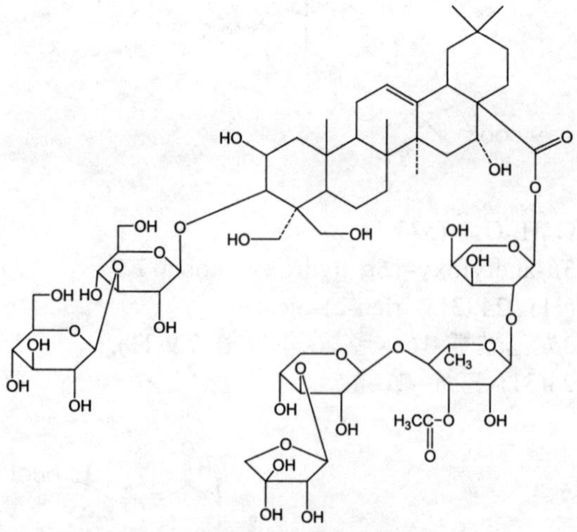

$C_{64}H_{101}O_{34}$ (1414.5)
3″-O-acetylplaty-codin D$_2$
3″-O- 乙酰基桔梗皂苷 D$_2$

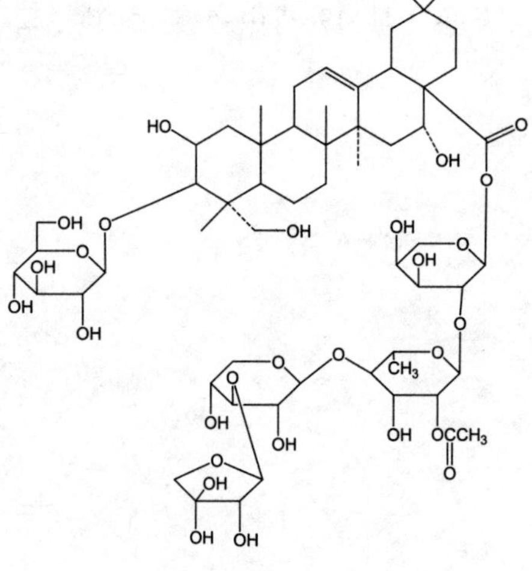

$C_{58}H_{93}O_{28}$ (1238.3)
2″-O-acetylpolygalacin D
2″-O- 乙酰基远志皂苷 D

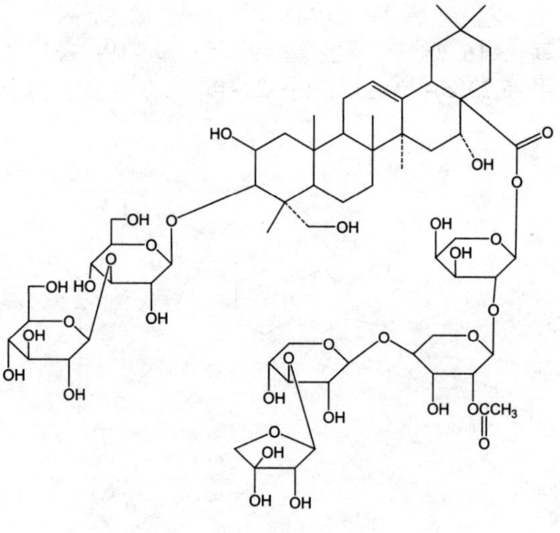

$C_{64}H_{103}O_{33}$ (1400.5)
2″-O-acetylpolygalacin D$_2$
2″-O- 乙酰基远志皂苷 D$_2$

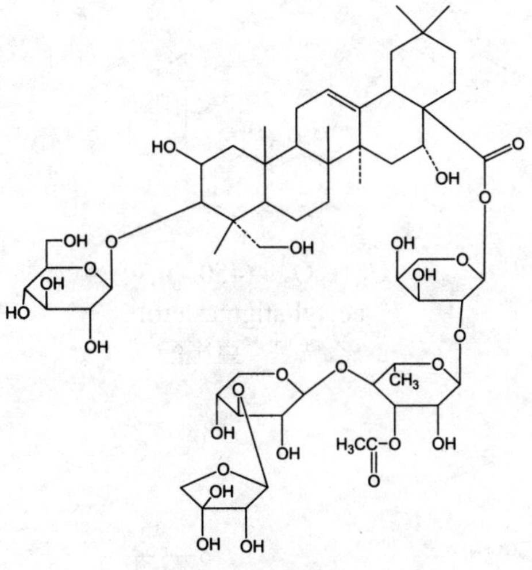

$C_{58}H_{93}O_{28}$ (1238.3)
3″-*O*-acetylpolygalacin D
3″-*O*- 乙酰基远志皂苷 D

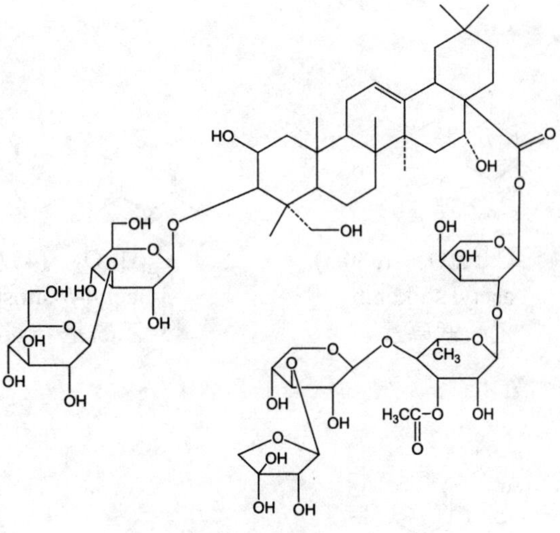

$C_{64}H_{103}O_{33}$ (1400.5)
3″-*O*-acetylpolygalacin D$_2$
3″-*O*- 乙酰基远志皂苷 D$_2$

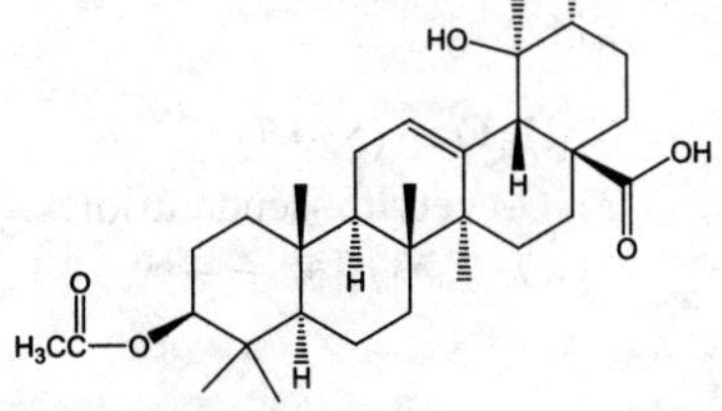

$C_{32}H_{50}O_5$ (514.7)
3-*O*-acetyl pomolic acid
3-*O*- 乙酰坡模醇酸

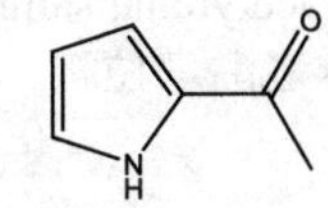

C_6H_7NO (109.1)
2-acetylpyrrole
2- 乙酰基吡咯

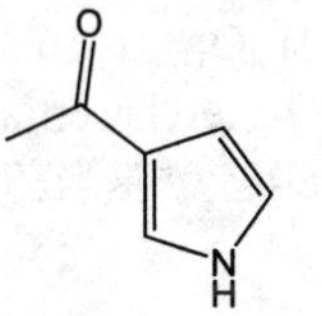

C_6H_7NO (109.1)
4-acetylpyrrole
4- 乙酰基吡咯

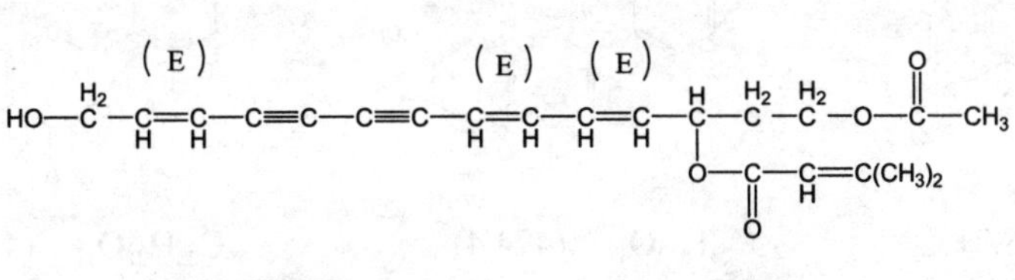

$C_{22}H_{24}O_5$ (368.4)
14-acetyl-12-senecioyl-2*E*,8*E*,10*E*-atractylentriol
14- 乙酰基千里光酰基 -8- 反式白术三醇

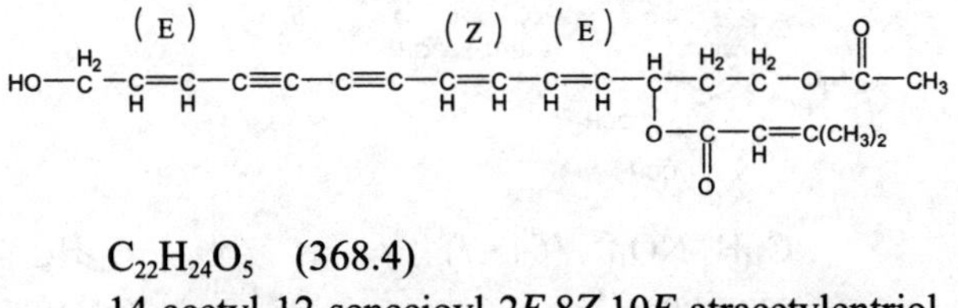

$C_{22}H_{24}O_5$ (368.4)
14-acetyl-12-senecioyl-2*E*,8*Z*,10*E*-atracetylentriol
14- 乙酰基 -12- 千里光酰基 -8- 顺式白术三醇

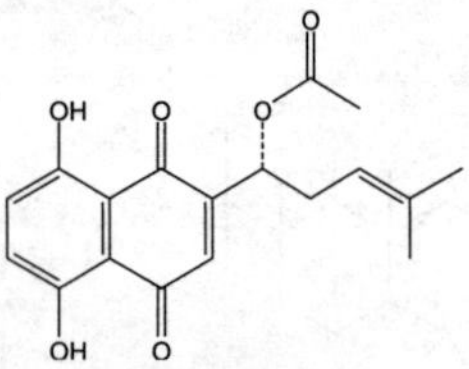

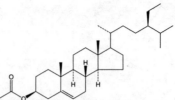

C$_{18}$H$_{18}$O$_6$ (330.3)
acetyl shikonin
乙酰紫草素

C$_{31}$H$_{48}$O$_2$ (452.7)
3-acetyl-β-sitosterol
3- 乙酰基 -β- 谷甾醇

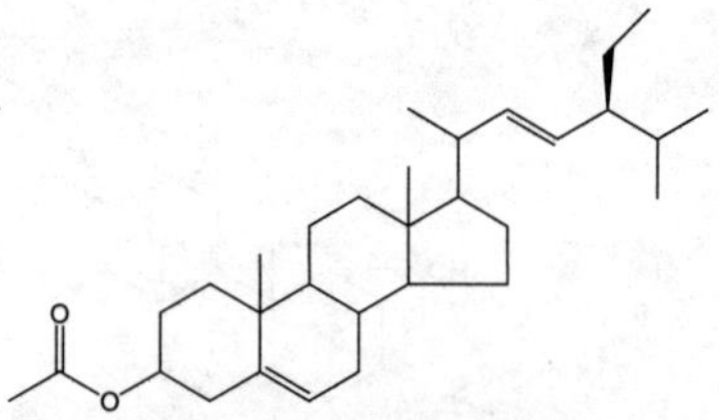

C$_{31}$H$_{46}$O$_2$ (450.7)
3-acetyl-stigmasterol
3- 乙酰基 - 豆甾醇

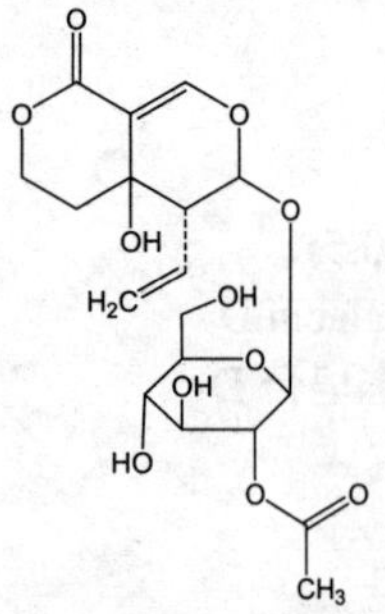

C$_{18}$H$_{24}$O$_{11}$ (416.4)
2'-O-acetylswertiamarin
2'-O- 乙酰基当药苦苷

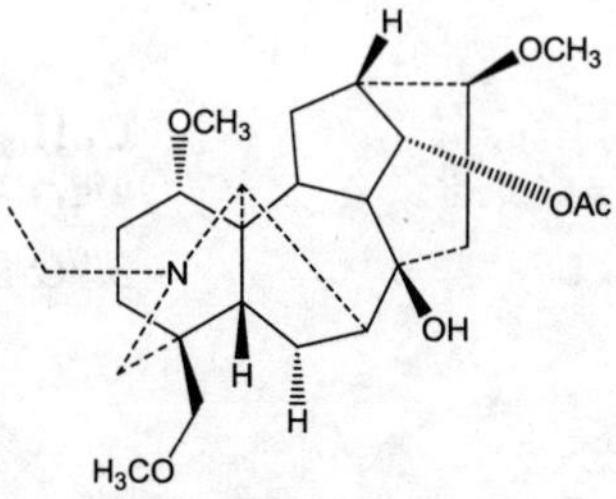

C$_{26}$H$_{41}$NO$_6$ (463.6)
14-acetyltalatisamine
14- 乙酰塔拉胺

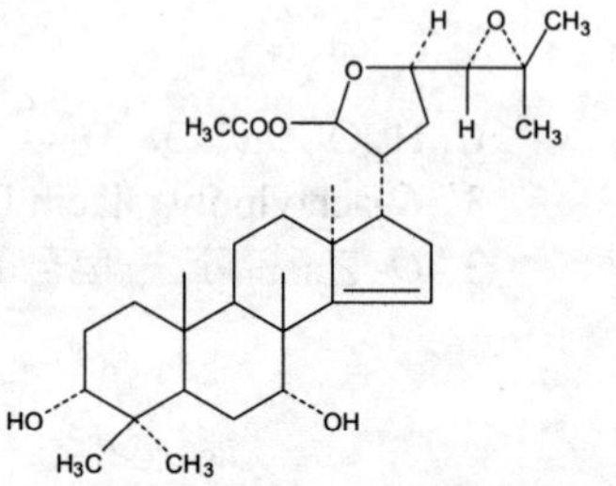

C$_{32}$H$_{50}$O$_6$ (530.7)
21-O-acetyltoosendantriol
21-O- 乙酰川楝子三醇

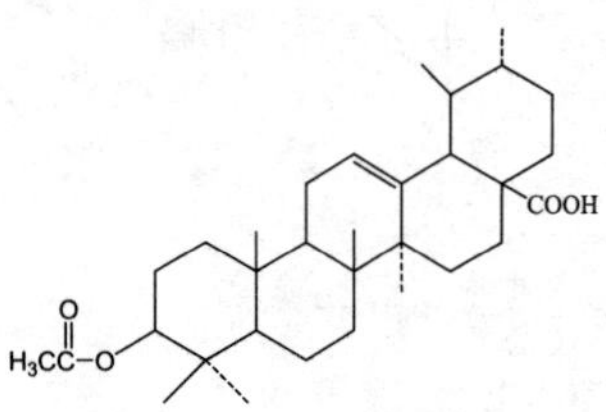

C$_{32}$H$_{50}$O$_4$ (498.7)
acetyl ursolic acid
乙酰熊果酸

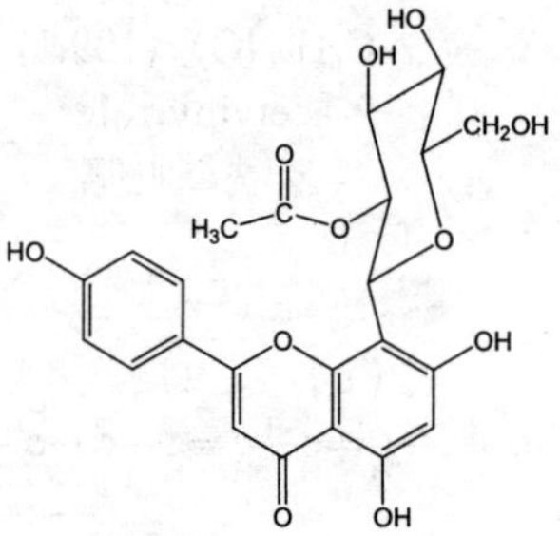

C$_{23}$H$_{22}$O$_{11}$ (474.4)
2''-O-acetylvitexin
2''-O- 乙酰基牡荆素

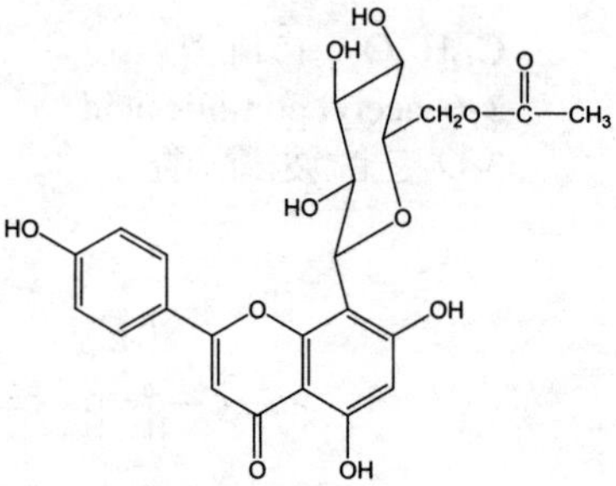

C$_{23}$H$_{22}$O$_{11}$ (474.4)
6''-O-acetylvitexin
6''-O- 乙酰基牡荆素

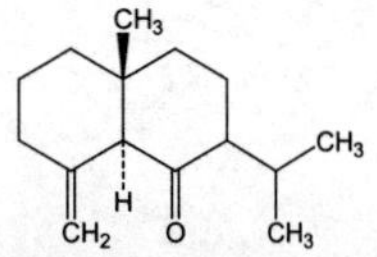

C$_{15}$H$_{24}$O (220.4)
acolamone
菖蒲新酮

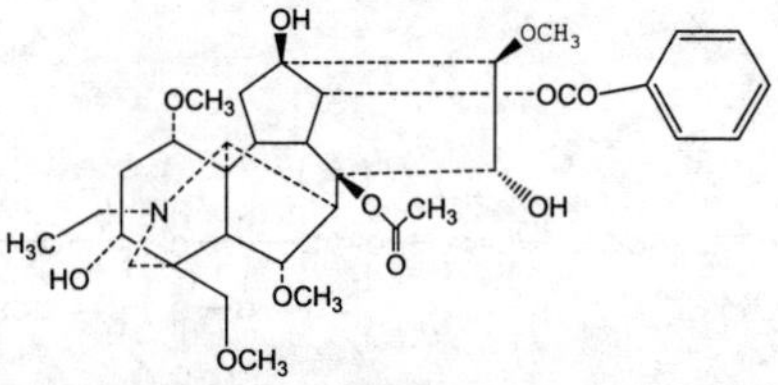

C$_{34}$H$_{47}$NO$_{11}$ (645.7)
aconitine
乌头碱

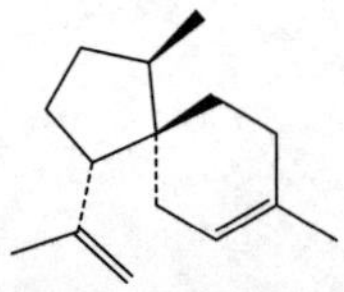

C$_{15}$H$_{24}$ (204.4)
α-acoradiene
α- 菖蒲二烯

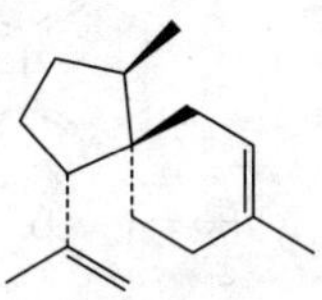

C₁₅H₂₄ (204.4)
$C_{15}H_{24}$ (204.4)
β-acoradiene
β- 菖蒲二烯

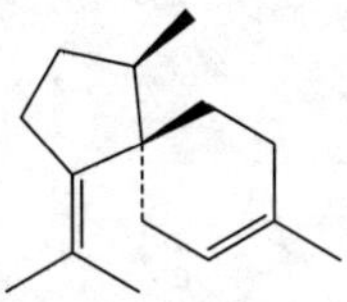

$C_{15}H_{24}$ (204.4)
γ-acoradiene
γ- 菖蒲二烯

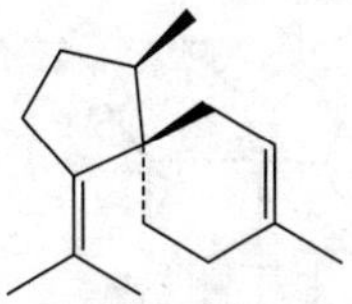

$C_{15}H_{24}$ (204.4)
δ-acoradiene
δ- 菖蒲二烯

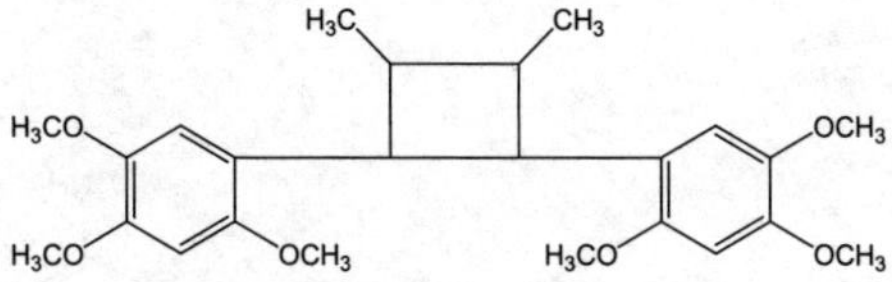

$C_{24}H_{32}O_6$ (416.5)
acoradin
菖蒲定

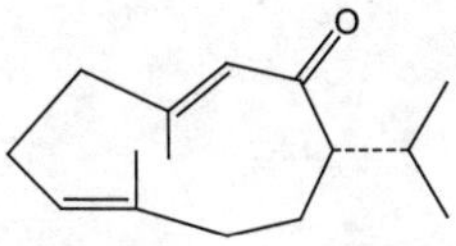

$C_{15}H_{24}O$ (220.4)
acoragermacrone
菖蒲大牻牛儿酮

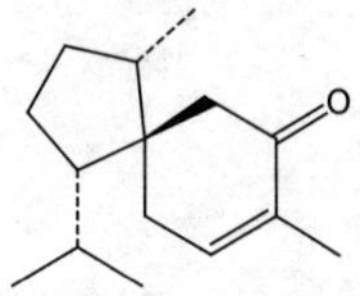

$C_{15}H_{26}O$ (222.4)
acorenone
菖蒲烯酮

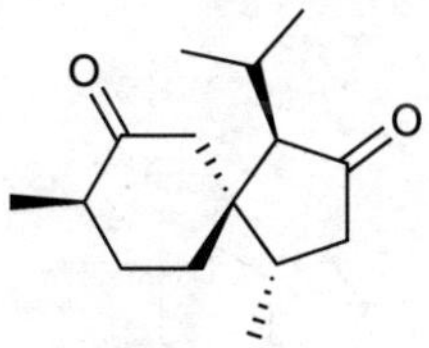

$C_{15}H_{24}O_2$ (236.4)
acorone
菖蒲螺酮

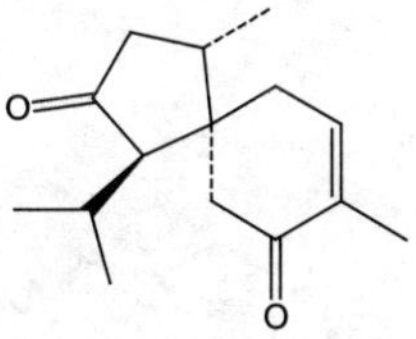

$C_{15}H_{26}O_2$ (238.4)
acoronene
菖蒲螺酮烯

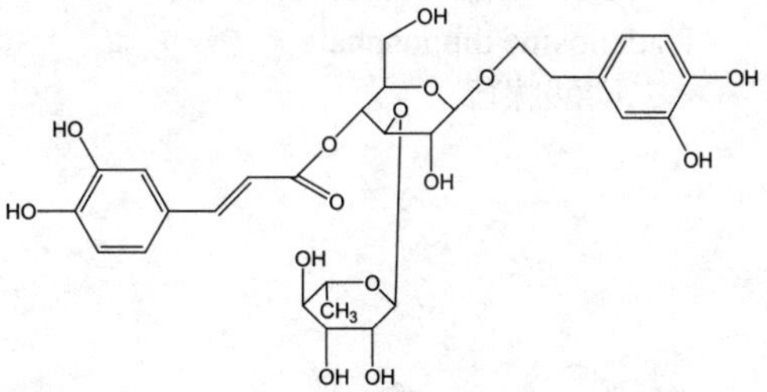

$C_{29}H_{36}O_{15}$ (624.6)
acteoside
阿克替苷，洋丁香酚苷，毛蕊花苷，马鞭草新苷

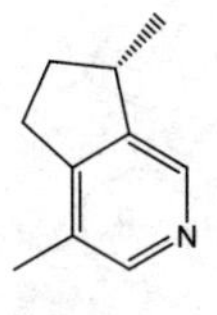

$C_{10}H_{13}N$ (147.2)
actinidine
猕猴桃碱

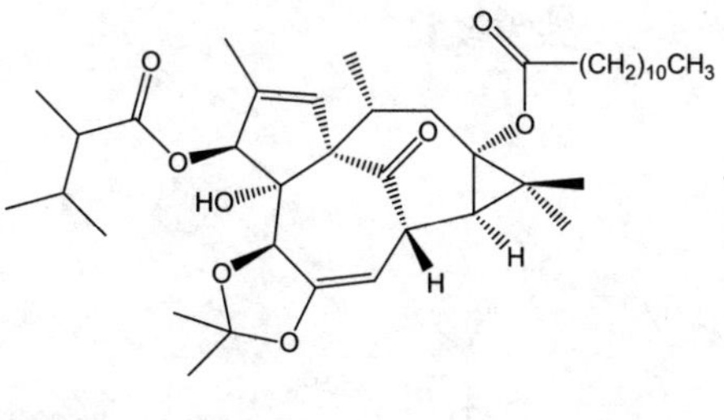

$C_{41}H_{60}O_8$ (680.9)
5,20-actonyl-3-O-(2′,3′-dimethylbutanoate)-13-O-dodecanoate-4α-hydroxy-ingenol
5,20- 丙缩酮 -3-O-(2′,3′- 二甲基丁酰基)-13-O- 正十二烷酰基 -4α- 羟基 - 巨大戟醇

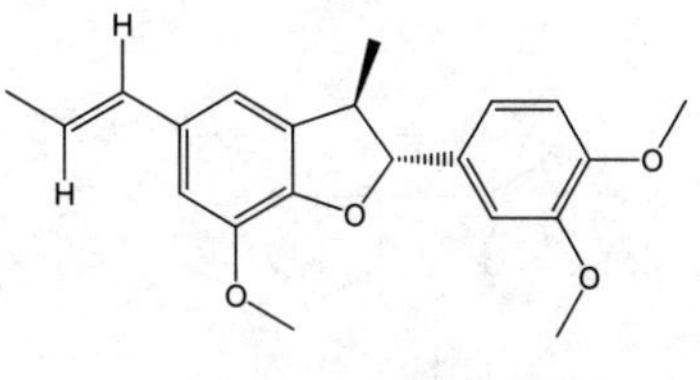

$C_{41}H_{60}O_4$ (680.9)
（−）-acuminatin
粗毛淫羊藿苷

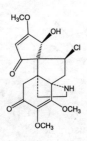

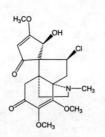

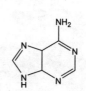

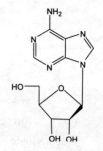

$C_{18}H_{22}NO_6Cl$ (383.9)
N-acutumidine
N-去甲尖防己碱

$C_{19}H_{24}NO_6Cl$ (397.9)
acutumine
尖防己碱

$C_5H_6N_5$ (136.1)
adenine
腺嘌呤

$C_{10}H_{14}N_5O_4$ (268.2)
adenineriboside
腺嘌呤核苷

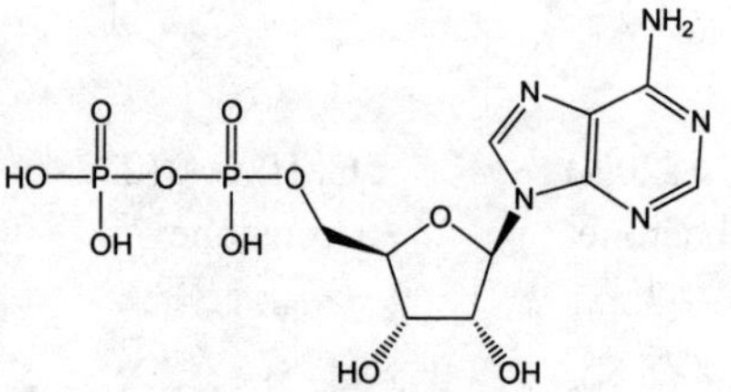

$C_{10}H_{13}N_5O_{10}P_2$ (425.2)
adenosine diphosphate
二磷酸腺苷

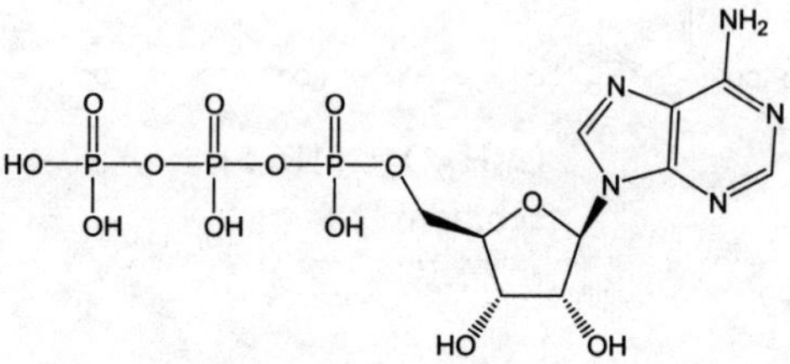

$C_{10}H_{14}N_5O_{13}P_3$ (505.2)
adenosine triphosphate
三磷酸腺苷

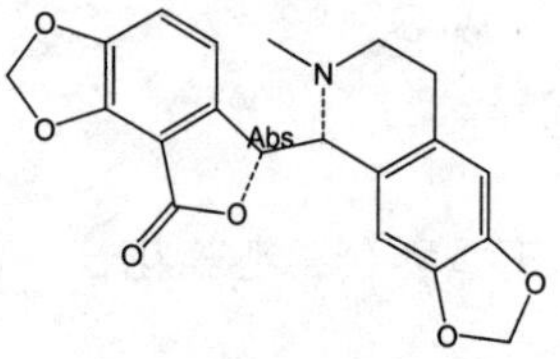

$C_{20}H_{17}NO_6$ (367.4)
adlumidine
山缘草定碱

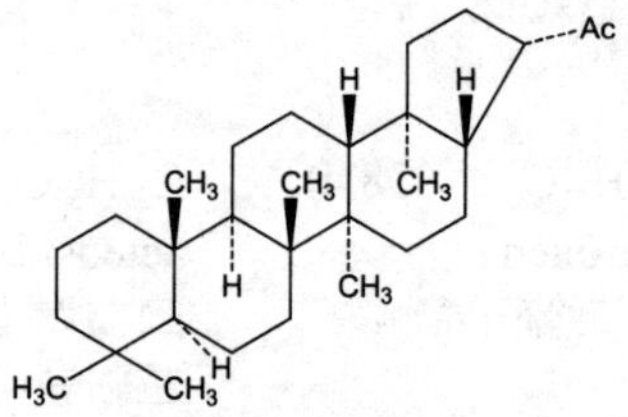

$C_{29}H_{48}O$ (412.7)
adiantone
铁线蕨酮

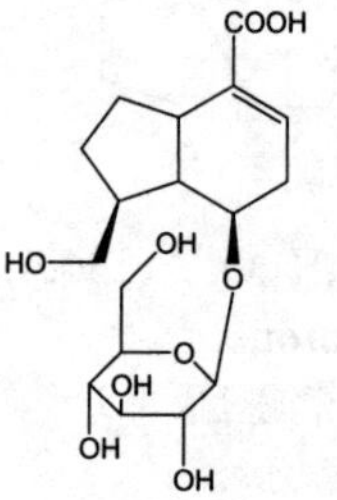

$C_{17}H_{26}O_9$ (374.4)
adoxosidic acid
五福花苷酸

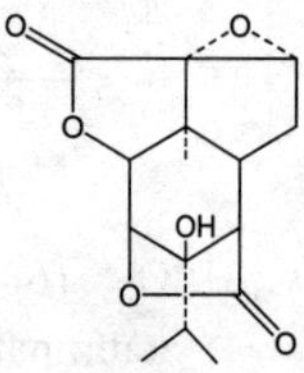

$C_{15}H_{18}O_6$ (294.3)
aduncin
钩状石斛素

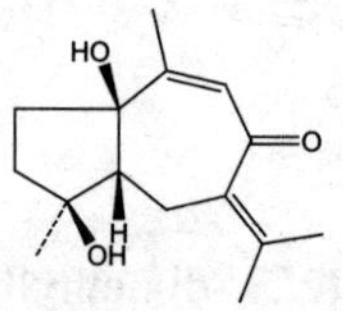

$C_{15}H_{22}O_3$ (250.3)
aerugi-diol
莪术二醇

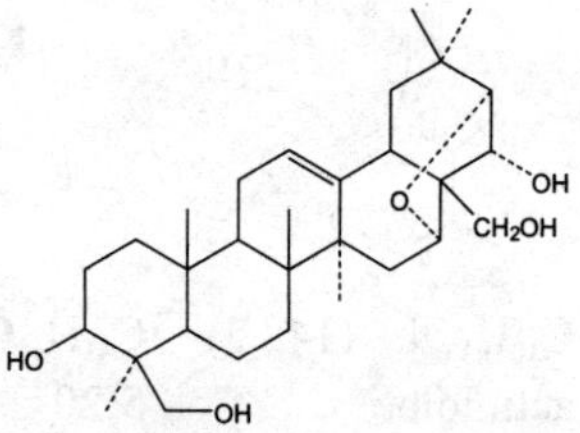

$C_{30}H_{46}O_5$ (486.7)
aescigenin
七叶树苷元

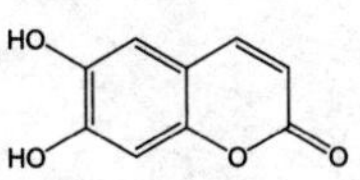

$C_9H_6O_4$　(178.1)
aesculetin
马栗树皮素

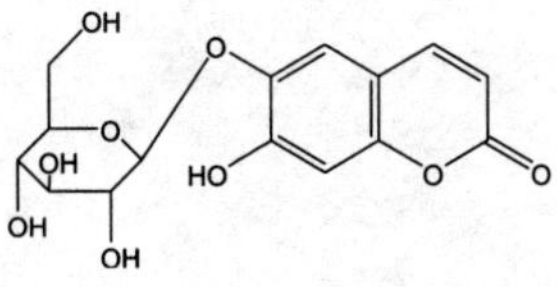

$C_{15}H_{16}O_9$　(340.3)
aesculin
七叶苷

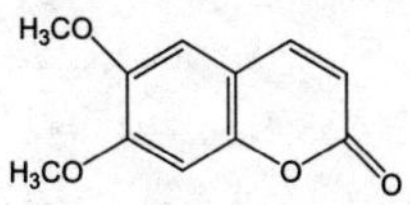

$C_{11}H_{10}O_4$　(206.2)
aesculetindimethylether
马栗树皮素二甲醚

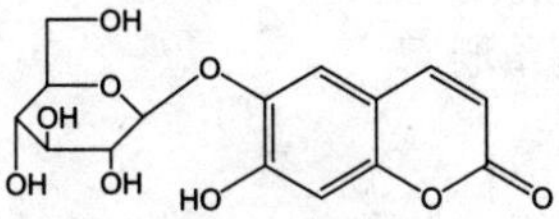

$C_{15}H_{16}O_9$　(340.3)
aesculin(esculin)
马栗树皮苷

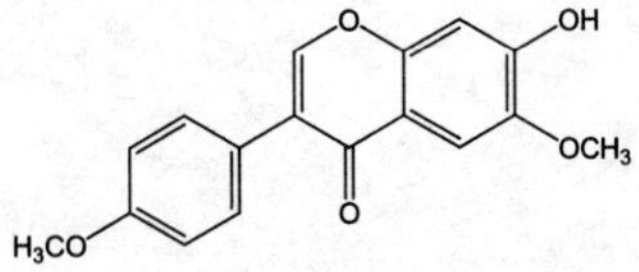

$C_{17}H_{14}O_5$　(298.3)
afromosin
阿夫罗摩辛

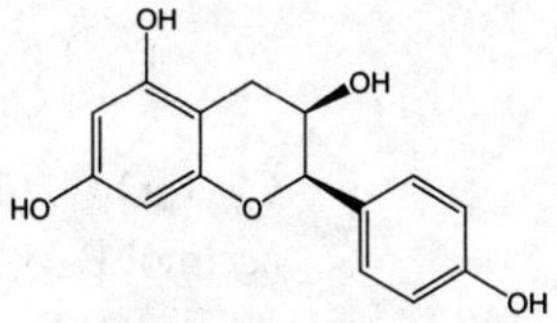

$C_{15}H_{14}O_5$　(274.3)
afzelechin
右旋阿夫儿茶精
（−）-*epi*-afzelechin
（−）- 表阿夫儿茶精

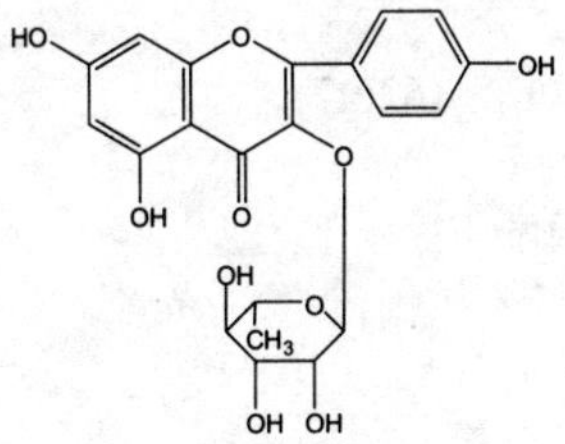

$C_{21}H_{20}O_{10}$　(432.3)
afzelin
阿福豆苷
afzerin
阿芙苷

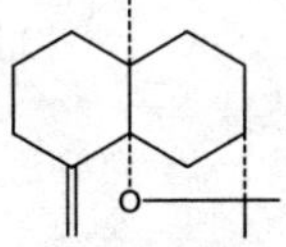

$C_{15}H_{24}O$　(220.4)
β-agarofuran
β- 沉香呋喃

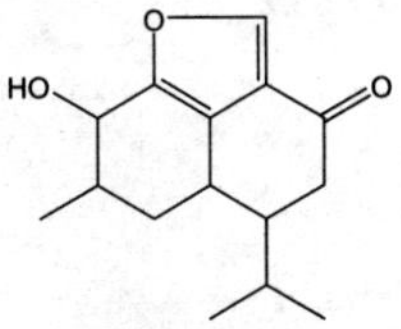

$C_{15}H_{20}O_3$　(248.3)
agarol
沉香醇

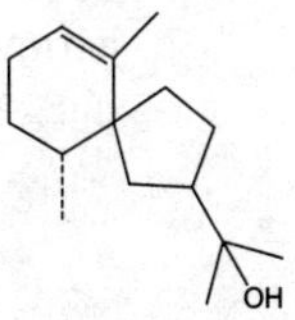

$C_{15}H_{26}O$　(222.4)
agarospirol
沉香螺醇

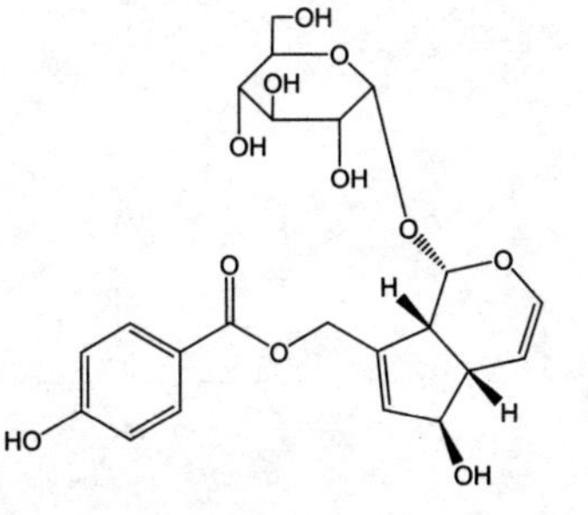

$C_{22}H_{26}O_{11}$　(466.4)
agnuside
穗花牡荆苷

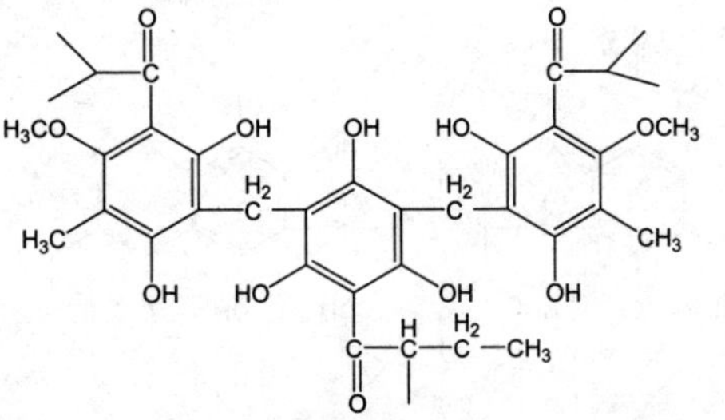

$C_{36}H_{44}O_{12}$　(668.7)
agrimol A
仙鹤草酚 A

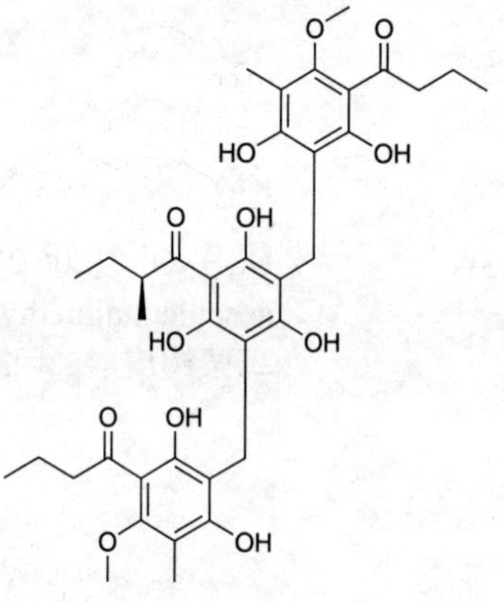

$C_{37}H_{46}O_{12}$ (682.8)
agrimol B
仙鹤草酚 B

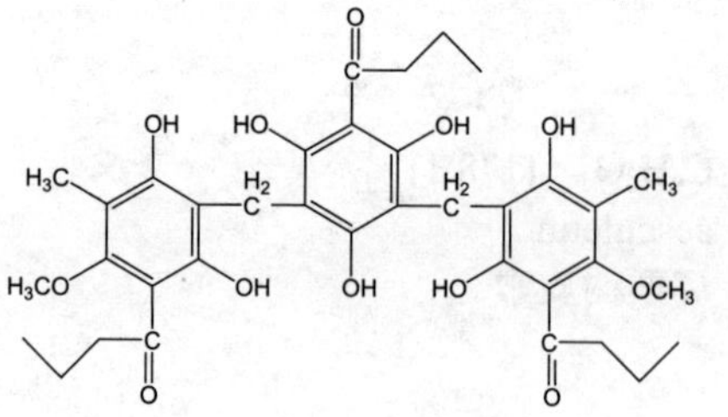

$C_{35}H_{42}O_{12}$ (654.7)
agrimol C
仙鹤草酚 C

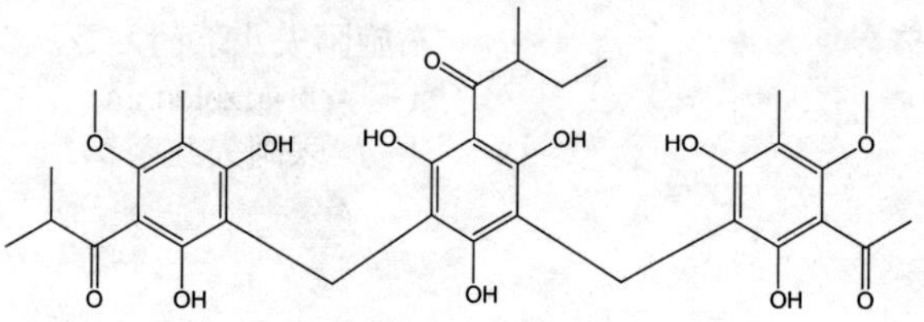

$C_{34}H_{40}O_{12}$ (640.7)
agrimol D
仙鹤草酚 D

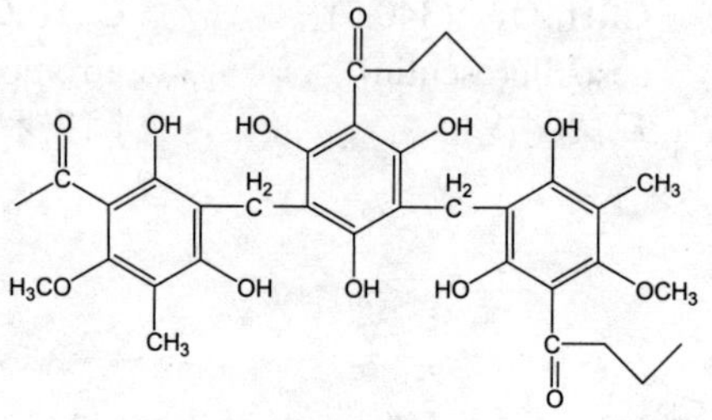

$C_{33}H_{38}O_{12}$ (626.7)
agrimol F
仙鹤草酚 F

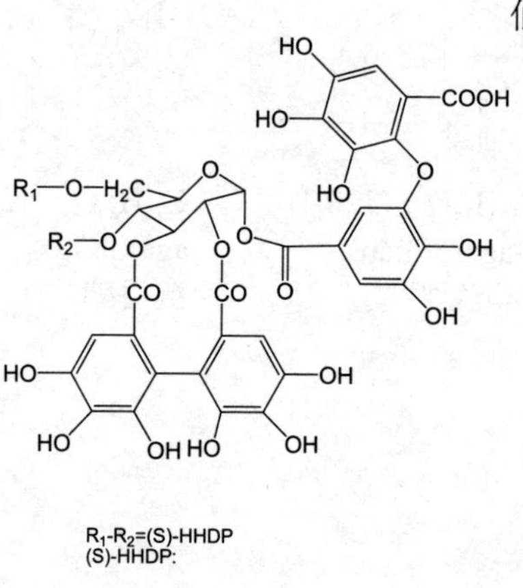

R_1-R_2=(S)-HHDP
(S)-HHDP:

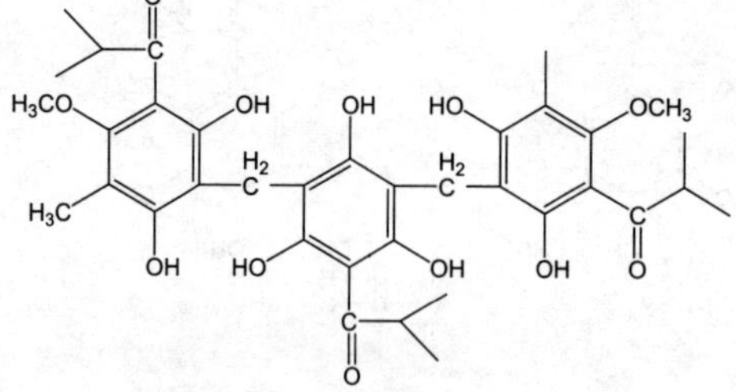

$C_{35}H_{42}O_{12}$ (654.7)
agrimol G
仙鹤草酚 G

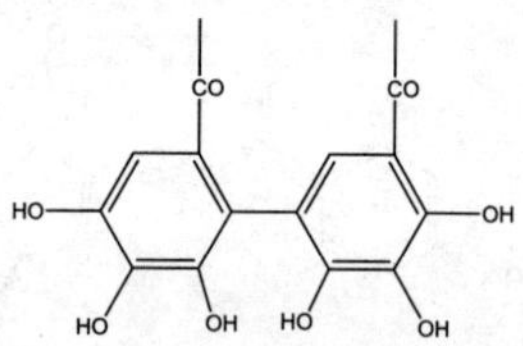

$C_{48}H_{32}O_{31}$ (1104.8)
agrimonic acid A
仙鹤草酸 A

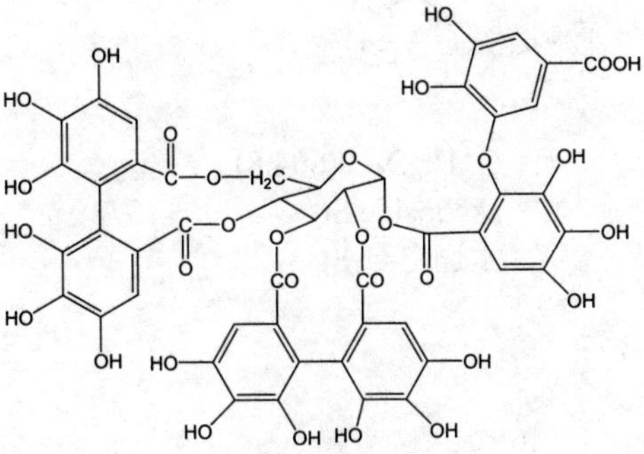

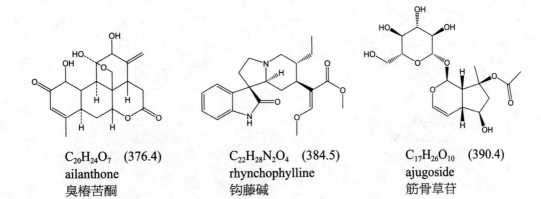

R_1-R_2=R_3-R_4=(S)-HHDP
(S)-HHDP:

$C_{48}H_{32}O_{32}$ (1120.8)
agrimonic acid B
仙鹤草酸 B

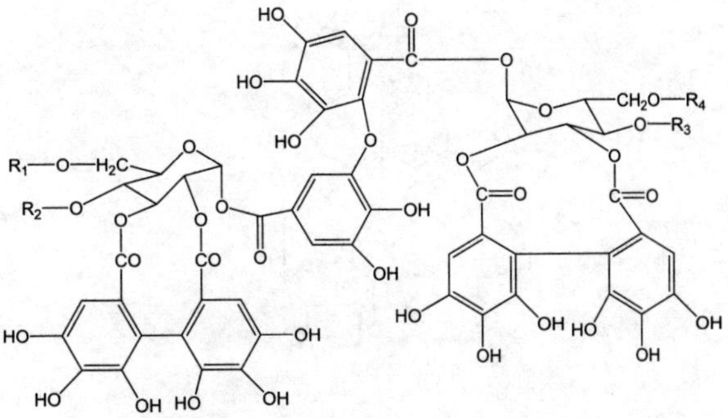

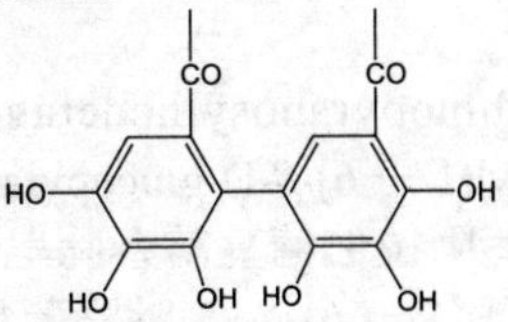

$C_{82}H_{54}O_{52}$ (1871.3)
agrimoniin
仙鹤草素

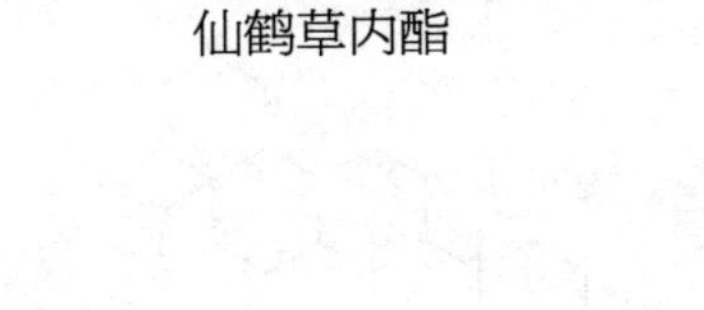

$C_{18}H_{18}O_5$ (314.3)
agrimonolide
仙鹤草内酯

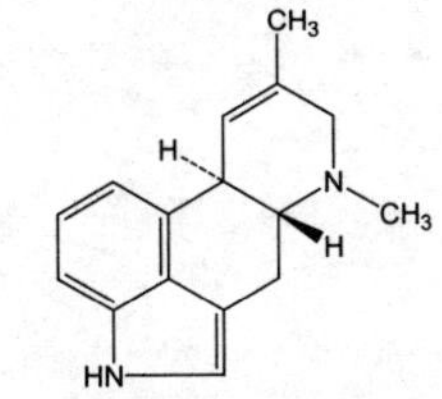

$C_{16}H_{18}N_2$ (238.3)
agroclavine
田麦角碱

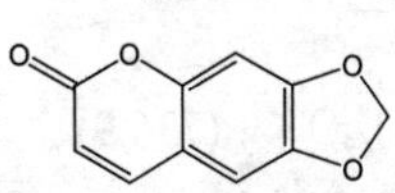

$C_{10}H_6O_4$ (190.2)
aiapin (ayapin)
泽兰内酯

$C_{20}H_{24}O_7$ (376.4)
ailanthone
臭椿苦酮

$C_{22}H_{28}N_2O_4$ (384.5)
rhynchophylline
钩藤碱

$C_{17}H_{26}O_{10}$ (390.4)
ajugoside
筋骨草苷

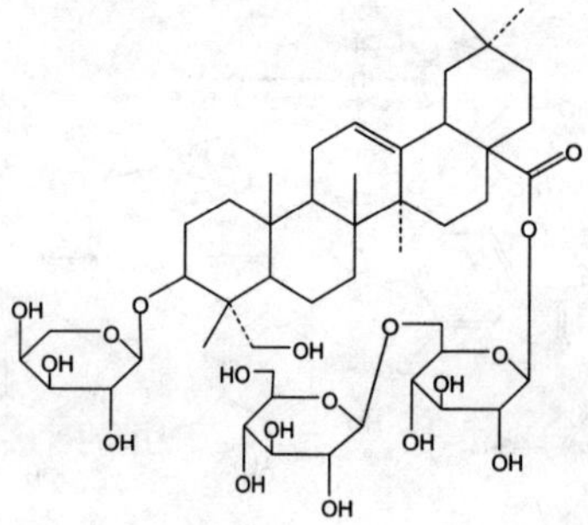

$C_{47}H_{76}O_{18}$　(929.1)

akebiasaponin D

木通皂苷 D

3-*O*-α-L-arabinopyranosylhederagenin-28-*O*-β-D-glucopyranosyl(1 → 6)-β-D-glucopyranoside

3-*O*-α-L- 吡喃阿拉伯糖基常春藤皂苷元 -28-*O*-β-D- 吡喃葡萄糖基 (1 → 6)-β-D- 吡喃葡萄糖苷

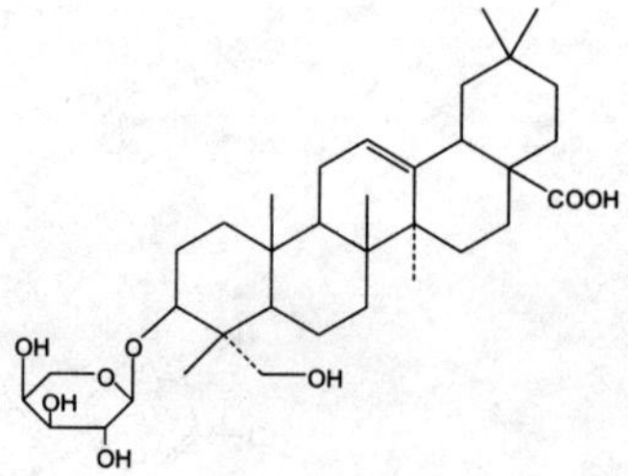

$C_{35}H_{56}O_8$　(604.8)

akeboside St$_a$

木通皂苷 St$_a$

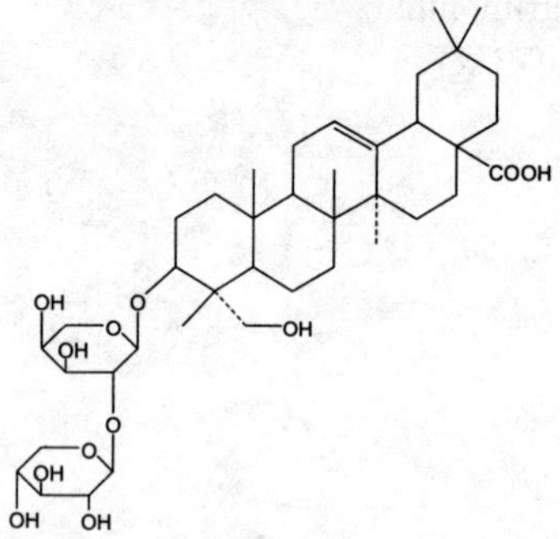

$C_{40}H_{64}O_{12}$　(736.9)

akeboside St$_b$

木通皂苷 St$_b$

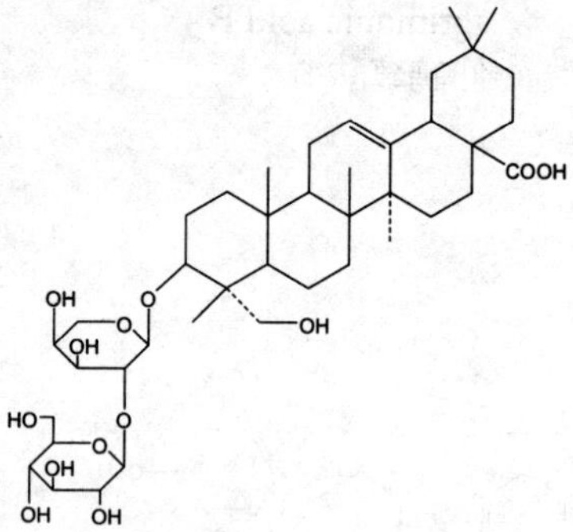

$C_{41}H_{66}O_{13}$　(767.0)

akeboside St$_c$

木通皂苷 St$_c$

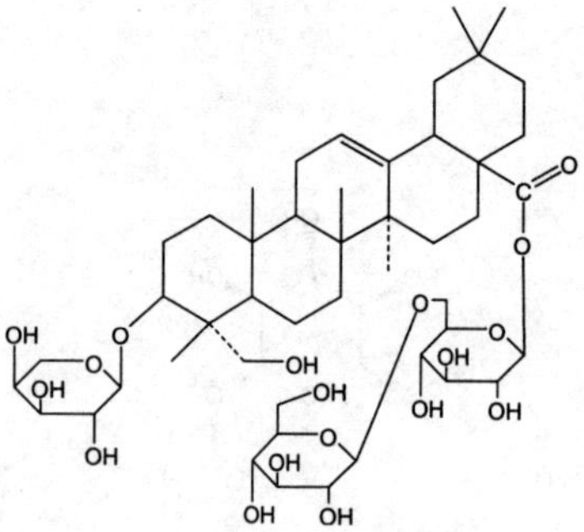

$C_{47}H_{76}O_{18}$　(929.1)

akeboside St$_d$

木通皂苷 St$_d$

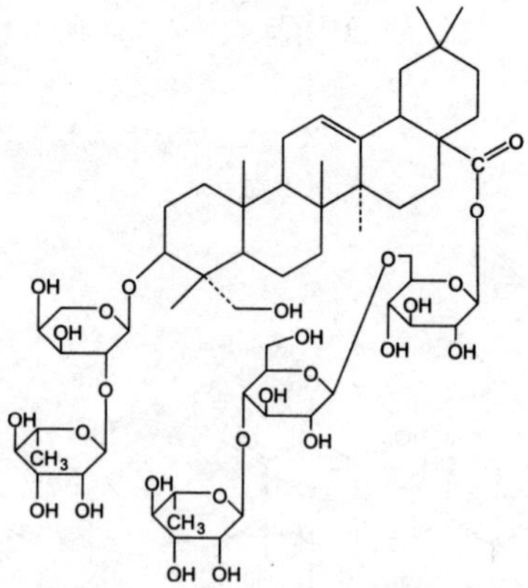

$C_{59}H_{96}O_{26}$　(1221.4)

akeboside St$_h$

木通皂苷 St$_h$

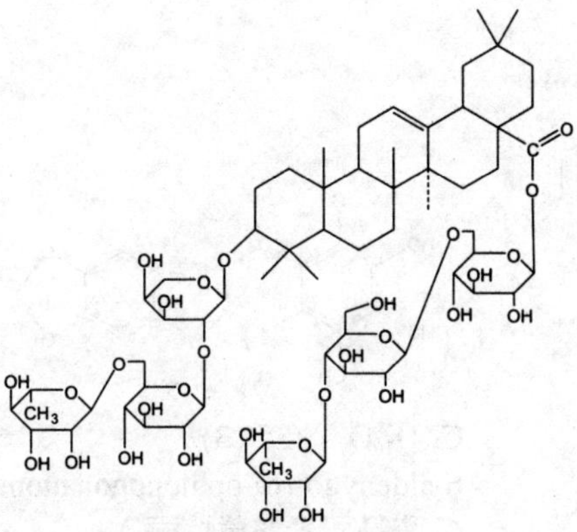

$C_{65}H_{106}O_{30}$ (1367.5)
akeboside St_j
木通皂苷 St_j

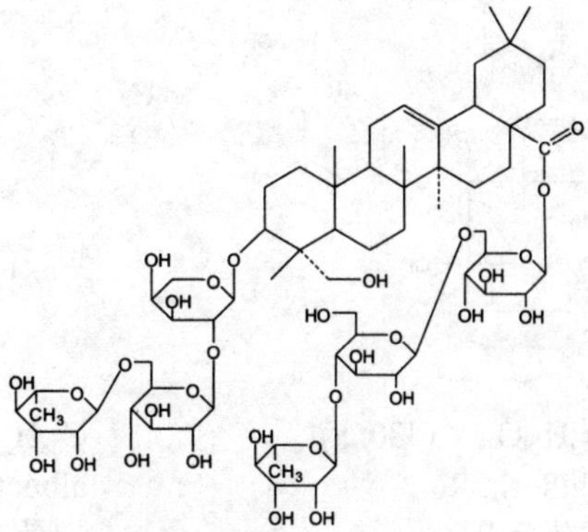

$C_{65}H_{106}O_{31}$ (1383.5)
akeboside St_k
木通皂苷 St_k

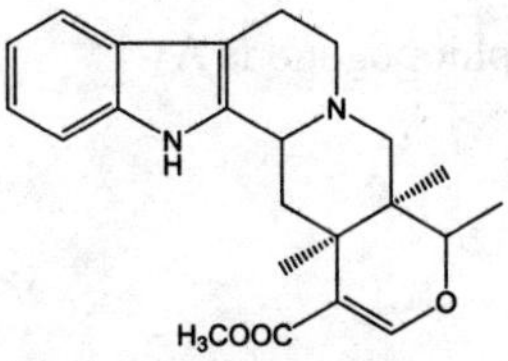

$C_{21}H_{24}N_2O_3$ (352.4)
akuammigine
阿枯米京碱

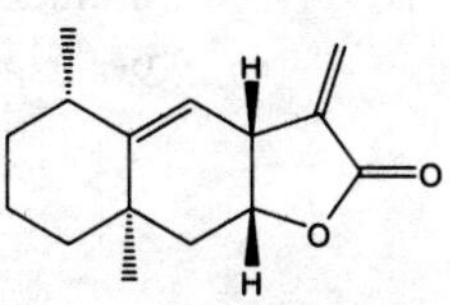

$C_{15}H_{20}O_2$ (232.3)
alantolactone
土木香内酯

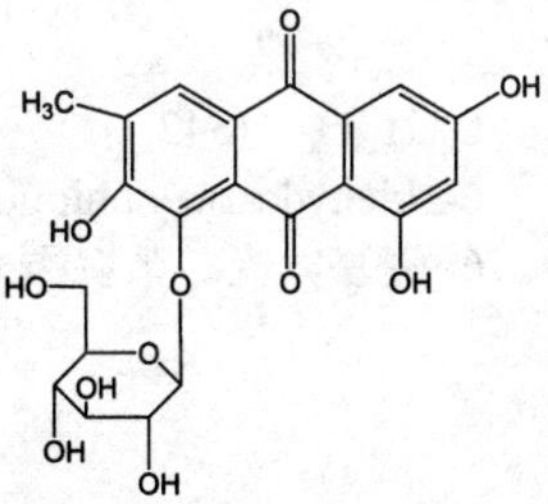

$C_{21}H_{20}O_{11}$ (448.4)
alaternin-1-*O*-*β*-D-glucopyranoside
意大利鼠李蒽醌 -1-*O*-*β*-D- 吡喃葡
萄糖苷

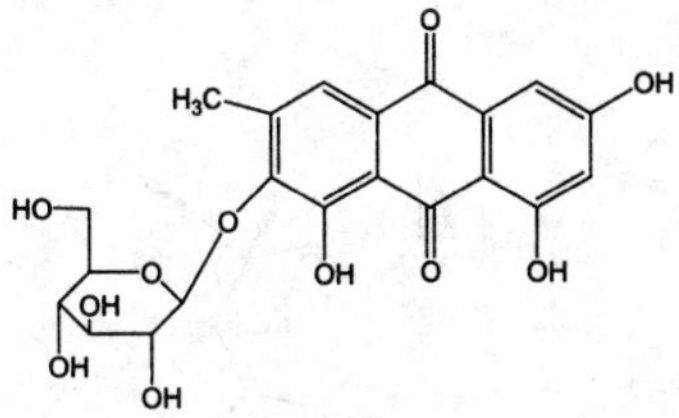

$C_{21}H_{20}O_{11}$ (448.4)
alaternin-2-*O*-*β*-D-glucopyranoside
意大利鼠李蒽醌 -2-*O*-*β*-D- 吡喃
葡萄糖苷

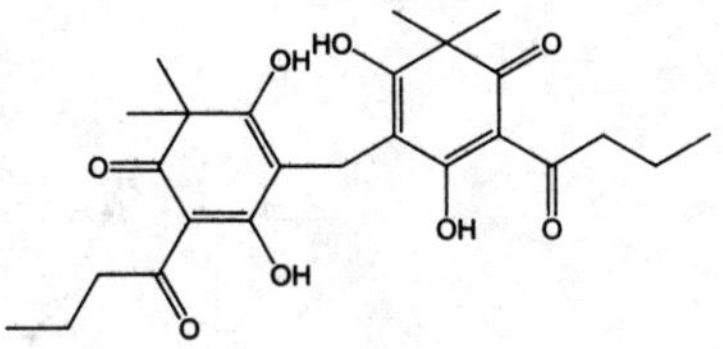

$C_{25}H_{32}O_8$ (460.5)
albaspidin
白绵马素

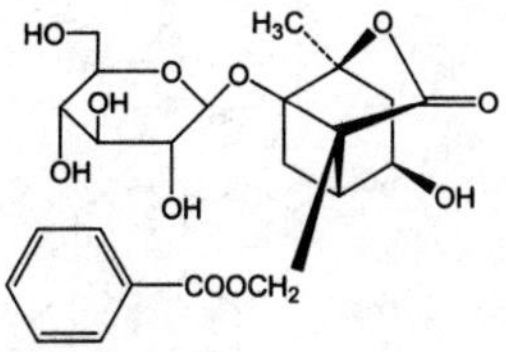

$C_{23}H_{28}O_{11}$ (480.5)
albiflorin
白芍苷

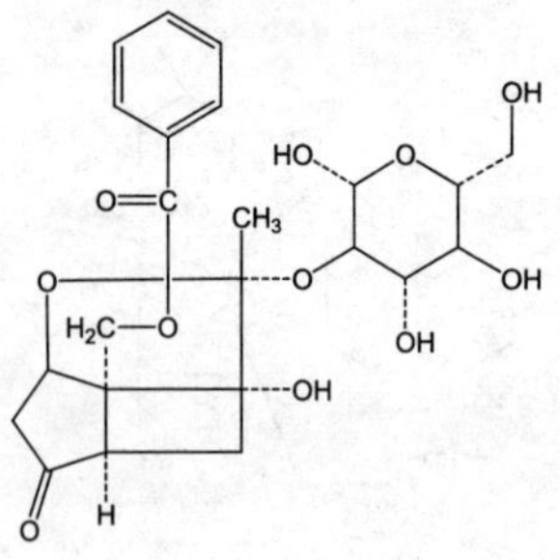

$C_{23}H_{28}O_{11}$ (480.5)
albiflorin R_1
白芍苷 R_1

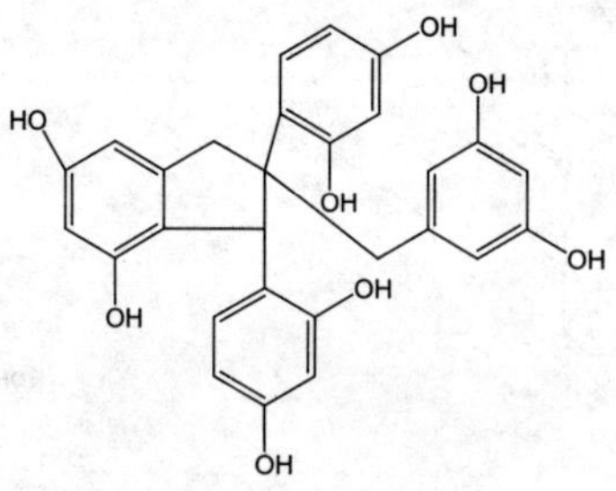

$C_{28}H_{24}O_8$ (488.5)
alboctalol
白桑八醇

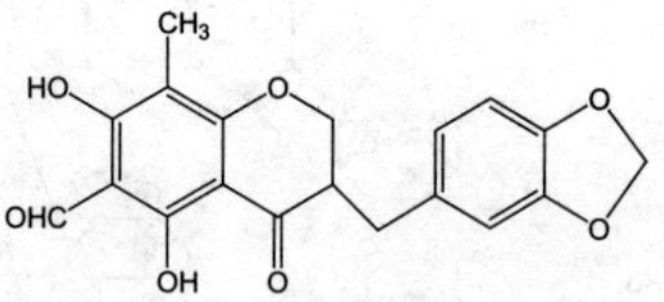

$C_{19}H_{16}O_7$ (356.3)
6-aldehydo-*iso*-ophiopogonanone A
6- 醛基异麦冬黄烷酮 A

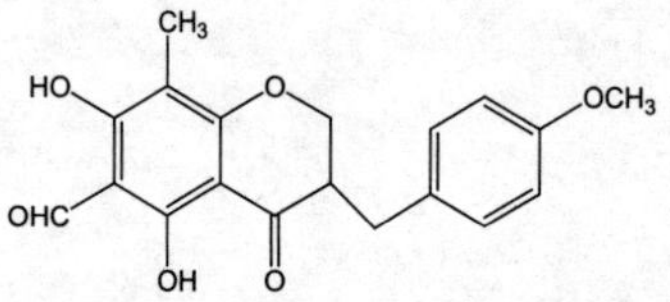

$C_{19}H_{18}O_6$ (342.3)
6-aldehydo-*iso*-ophiopogonanone B
6- 醛基异麦冬黄烷酮 B

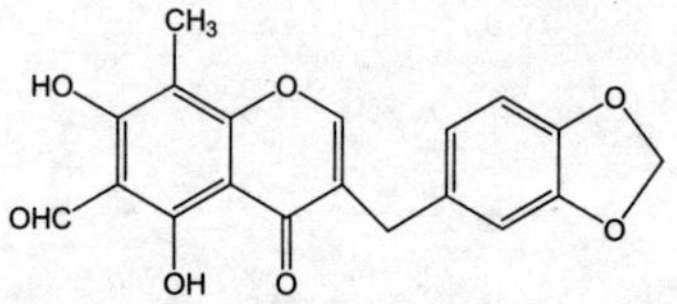

$C_{19}H_{14}O_7$ (354.3)
6-aldehydo-*iso*-ophiopogonone A
6- 醛基异麦冬黄酮 A

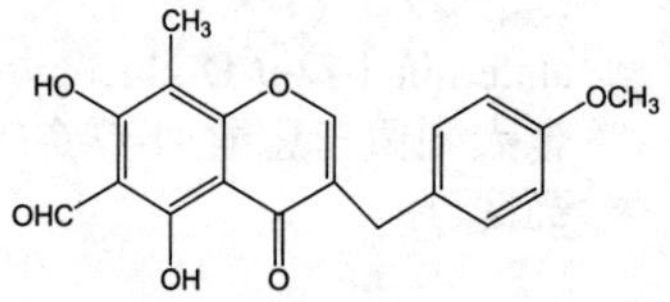

$C_{19}H_{16}O_6$ (340.3)
6-aldehydo-*iso*-ophiopogonone B
6- 醛基异麦冬黄酮 B

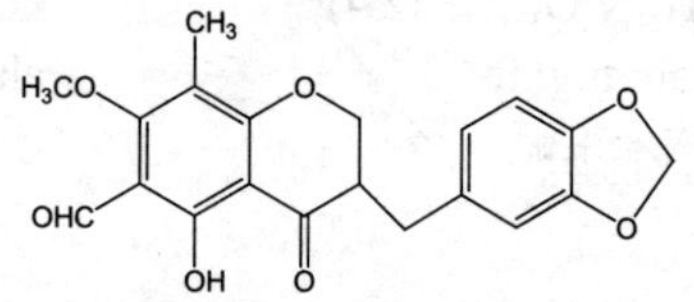

$C_{20}H_{18}O_7$ (370.4)
6-aldehydo-7-*O*-methyl-*iso*-ophiopogonanone A
6- 醛基 -7-*O*- 甲基异麦冬黄烷酮 A

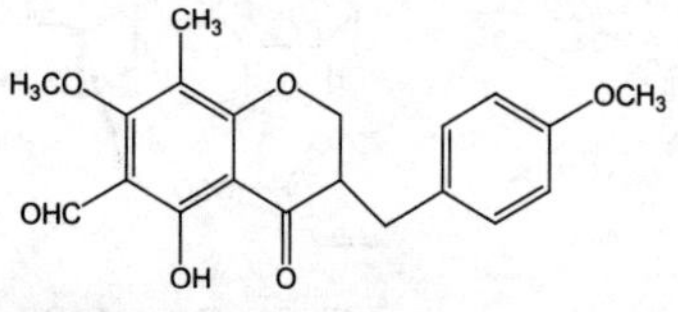

$C_{20}H_{20}O_6$ (356.4)
6-aldehydo-7-*O*-methyl-*iso*-ophiopogonanone B
6- 醛基 -7-*O*- 甲基异麦冬
黄烷酮 B

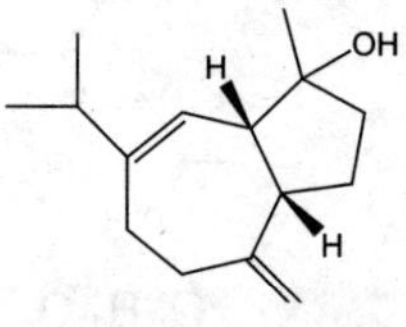

$C_{15}H_{24}O$ (220.4)
alismol
泽泻薁醇

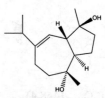

$C_{15}H_{26}O_2$ (238.4)
alismoxide
泽泻薁醇氧化物

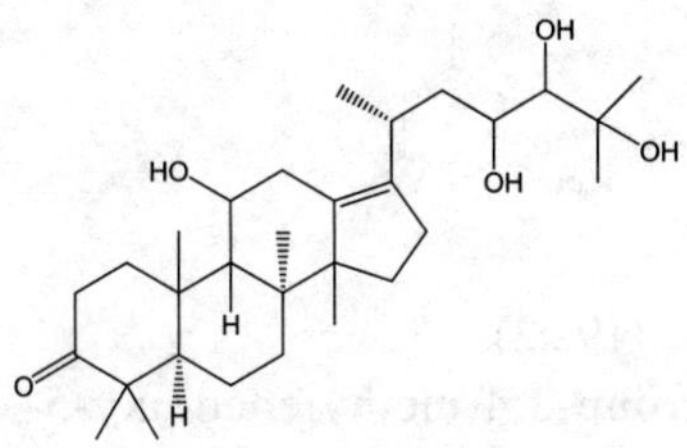

$C_{30}H_{50}O_5$ (490.7)
alisol A
泽泻醇 A

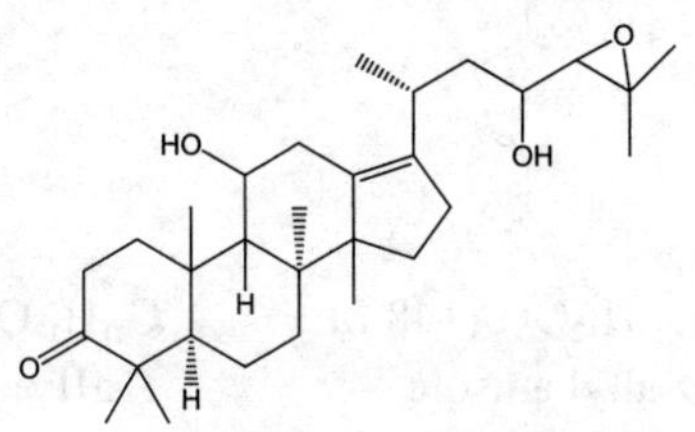

$C_{30}H_{48}O_4$ (472.7)
alisol B
泽泻醇 B

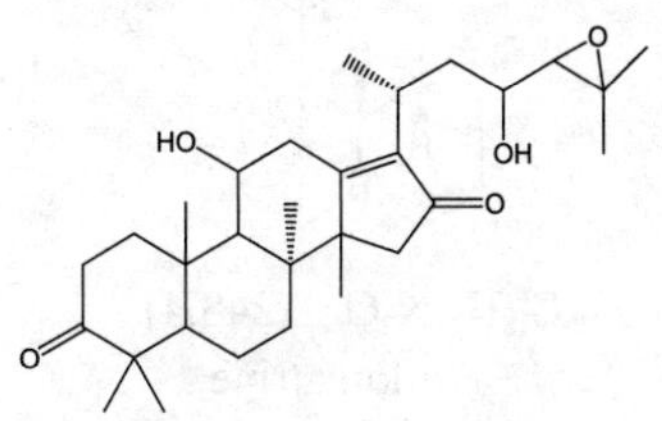

$C_{30}H_{46}O_5$ (486.7)
alisol C
泽泻醇 C

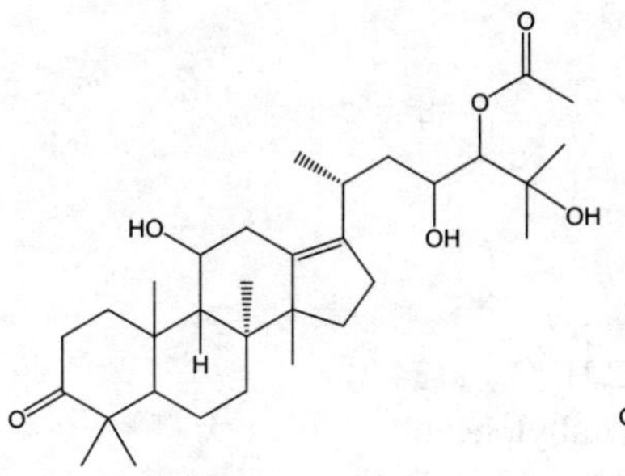

$C_{32}H_{52}O_6$ (532.8)
alisol A monoacetate
泽泻醇 A 单乙酸酯

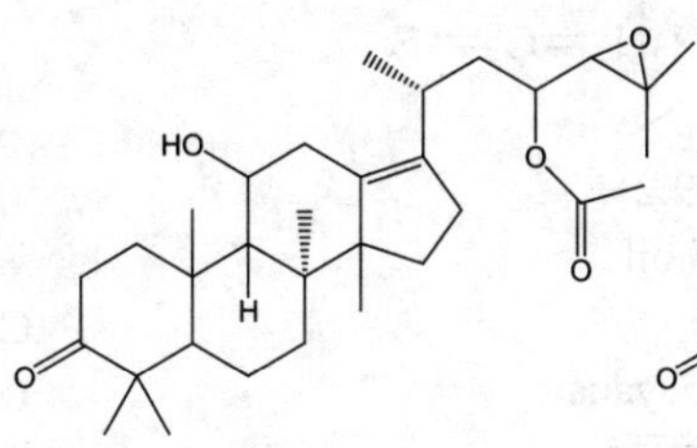

$C_{32}H_5O_5$ (514.7)
alisol B monoacetate
泽泻醇 B 单乙酸酯

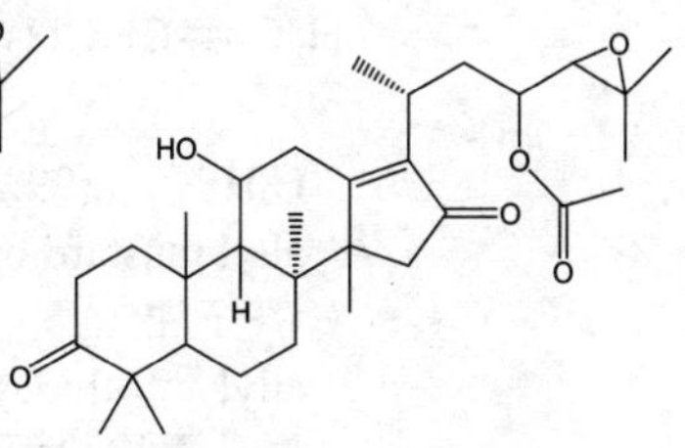

$C_{32}H_{48}O_6$ (528.72)
alisol C monoacetate
泽泻醇 C 单乙酸酯

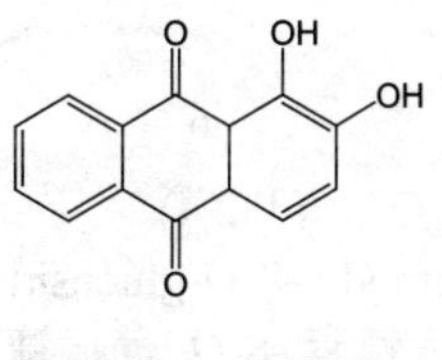

$C_{14}H_8O_4$ (240.2)
alizarin
茜草素

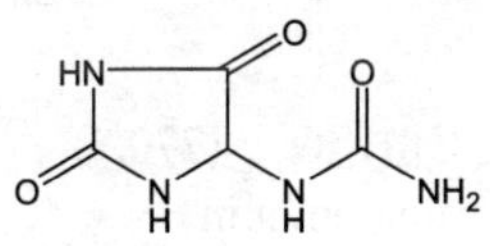

$C_4H_6N_4O_3$ (158.1)
allantoin
尿囊素

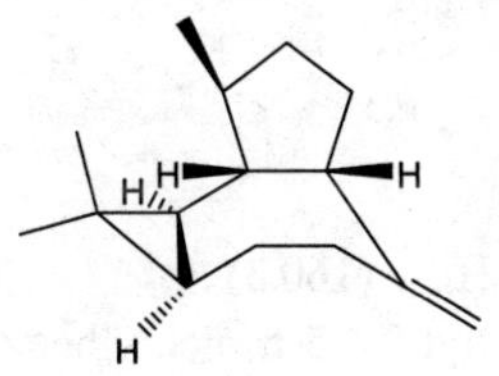

$C_{15}H_{24}$ (204.35)
alloaromadendrene
别香橙烯

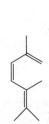

$C_{10}H_{16}$ (136.2)
alloocimene
别罗勒烯

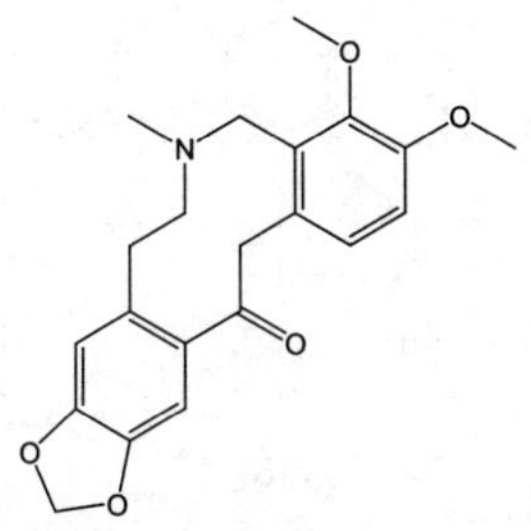

$C_{21}H_{23}NO_5$ (369.4)
α-allocryptopine
α- 别隐品碱

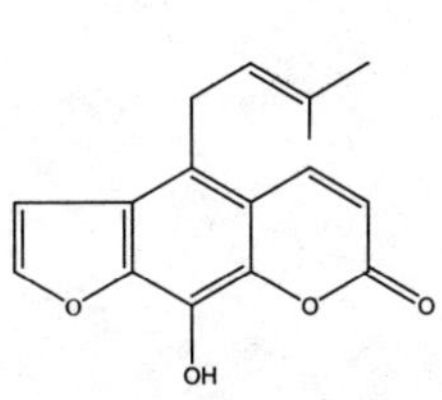

$C_{16}H_{14}O_4$ (270.3)
alloimperatorin
别欧前胡内酯

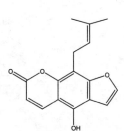

$C_{16}H_{14}O_4$ (270.3)
allo-iso-imperatorin
别异欧前胡内酯

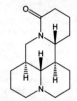

C$_{15}$H$_{24}$N$_2$O (248.4)
（+）-allomatrine
右旋别苦参碱

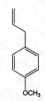

C$_{10}$H$_{12}$O (148.2)
p-allyl anisole
对 - 烯丙基茴香醚

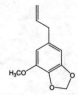

C$_{11}$H$_{12}$O$_3$ (192.2)
1-allyl group-3,4-methylenedioxy-5-metoxybenzene
1- 烯丙基 -3,4 - 亚甲二氧基 -5 - 甲氧基苯

$$H_2C = CHCH_2N = C = S$$

C$_4$H$_5$NS (99.2)
allyl mustard oil
芥子油
allyl -*iso*-thiocyanate
异硫氰酸烯丙酯

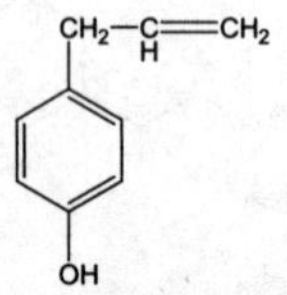

C$_9$H$_{10}$O (134.2)
O-allylphenol
对 - 烯丙基苯酚

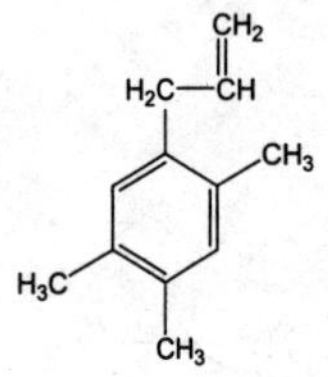

C$_{12}$H$_{16}$ (160.3)
1-allyl-2,4,5-trimehtylbenzene
1- 烯丙基 -2,4,5- 三甲基苯

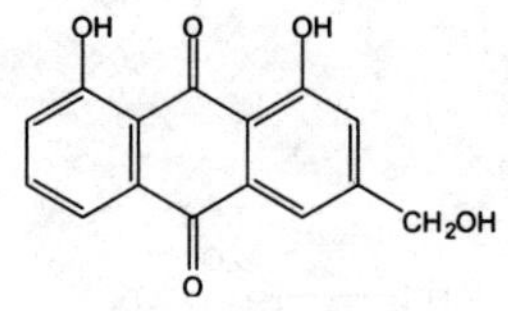

C$_{15}$H$_{10}$O$_5$ (270.2)
aloe-emodin
芦荟大黄素

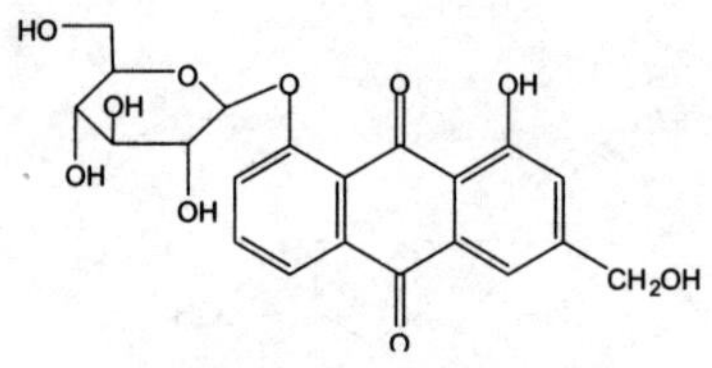

C$_{21}$H$_{20}$O$_{10}$ (432.4)
aloe-emodin-8-*O*-glucoside
芦荟大黄素 -8-*O*- 葡萄糖苷

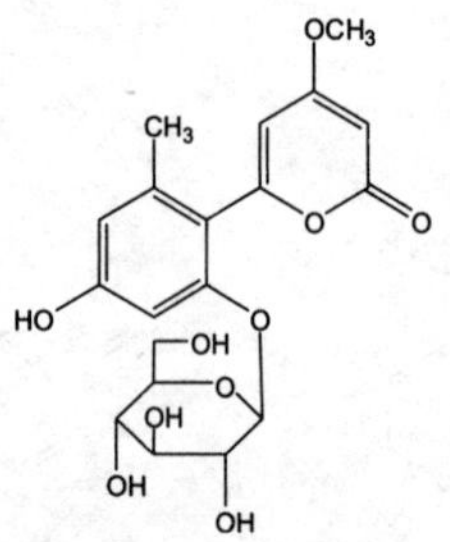

C$_{19}$H$_{22}$O$_{10}$ (410.4)
aloenin
芦荟宁

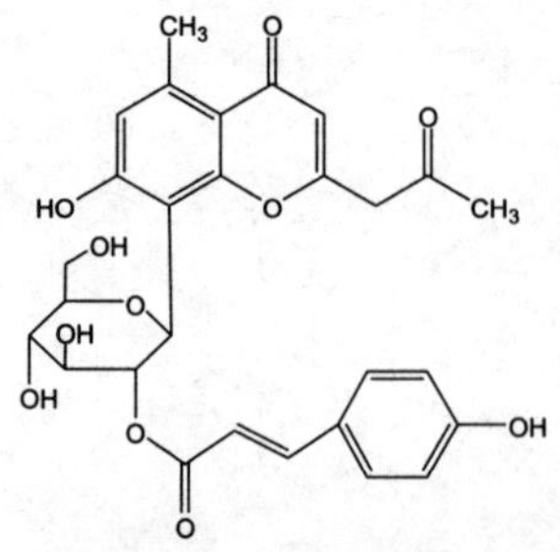

C$_{29}$H$_{30}$O$_{11}$ (554.5)
aloeresin A
芦荟树脂 A

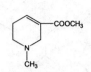

C$_8$H$_{13}$NO$_2$ (155.2)
arecoline
槟榔碱

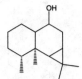

C$_{15}$H$_{26}$O (222.4)
aristolane-9β-ol
9β- 马兜铃烷醇

C$_{15}$H$_{24}$ (204.4)
1(10)-aristolene
1(10)- 马兜铃烯

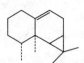

C$_{15}$H$_{24}$ (204.4)
aristolene
土木香烯

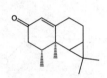

C$_{15}$H$_{22}$O (218.3)
1(10)-aristolene-2-one
1(10)- 马兜铃烯 -2- 酮

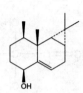

C$_{15}$H$_{24}$O (220.4)
9-aristolen-1-ol
9- 马兜铃烯醇
nardostachnol
甘松醇

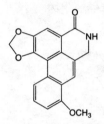

C$_{17}$H$_{11}$NO$_4$ (293.6)
aristolactam
马兜铃内酰胺

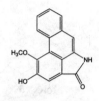

C$_{16}$H$_{11}$NO$_3$ (265.3)
aristololactam A II
马兜铃内酰胺 A II

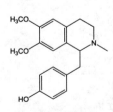

C$_{15}$H$_{22}$O (218.3)
aristolone
马兜铃酮

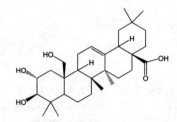

C$_{30}$H$_{48}$O$_5$ (488.7)
arjunic acid
阿江榄仁酸
3-oxo-19a-hydroxyurs-12-en-28-oic acid
3- 氧 -19α- 羟基乌索 -12- 烯 -28- 酸

C$_{30}$H$_{48}$O$_5$ (488.7)
arjunolic acid
阿江榄仁酸

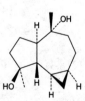

C$_{19}$H$_{23}$NO$_3$ (313.39)
armepavine
消旋亚美罂粟碱

C$_{30}$H$_{50}$O$_2$ (442.8)
arnidiol
山金车二醇

C$_{13}$H$_{22}$O$_2$ (210.3)
4β,10α-aromadendranediol
4β,10α- 香橙烷二醇

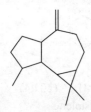

C₁₅H₂₄ (204.4)
$C_{15}H_{24}$ (204.4)
α-aromadendrene
α- 香橙烯

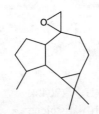

$C_{15}H_{24}O$ (220.4)
aromadendrene oxide
香橙烯氧化物

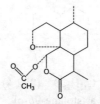

$C_{15}H_{22}O_5$ (282.1)
arteannuin G
青蒿素 G

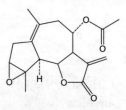

$C_{17}H_{20}O_5$ (304.3)
arteglasin A
苏格兰蒿素 A

$C_{20}H_{20}O_8$ (388.4)
artemetin
蒿黄素

$C_{10}H_{16}O$ (152.2)
artemisa ketone
蒿属酮

$C_{10}H_{18}O$ (154.3)
artemisia alcohol
艾醇，蒿属醇

$C_{15}H_{20}O_3$ (248.3)
artemisinin C
青蒿素 C

$C_{15}H_{28}O$ (224.4)
artemisinol
青蒿醇

$C_{15}H_{20}O_5$ (280.3)
artemisitene
青蒿烯

$C_{15}H_{22}O$ (218.3)
arturmerone
芳香 - 姜黄酮
α-turmerone
α- 姜黄酮

$C_{31}H_{52}O$ (440.7)
arundoin
芦竹素

$C_{38}H_{57}O_{13}$ (721.9)
arvenin Ⅱ
海绿甾苷Ⅱ

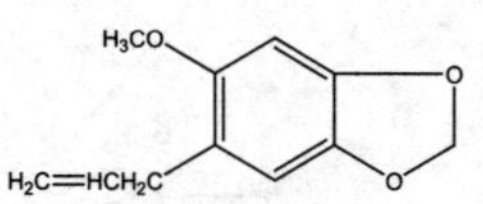

C₁₁H₁₂O₃ (192.2)
asaricin
细辛醚

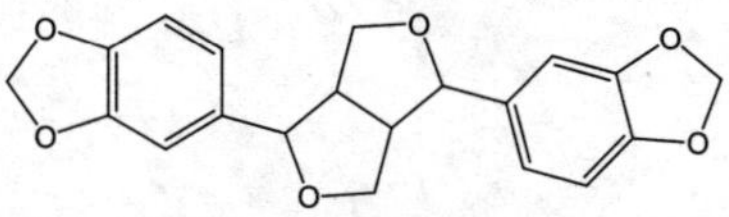

C₂₀H₁₈O₆ (354.4)
（-）-asarinin
（-）- 细辛脂素

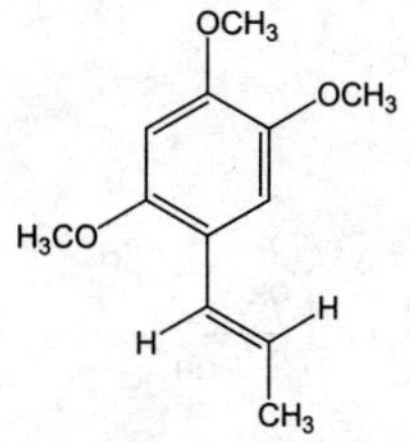

C₁₂H₁₆O₃ (208.3)
α-asarone
α- 细辛脑

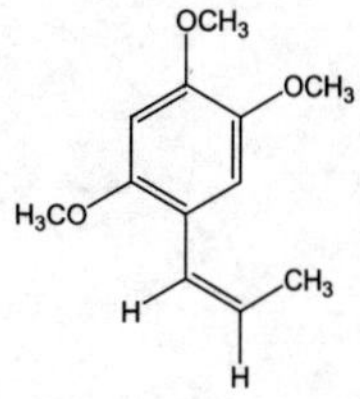

C₁₂H₁₆O₃ (208.3)
β-asarone
β- 细辛脑

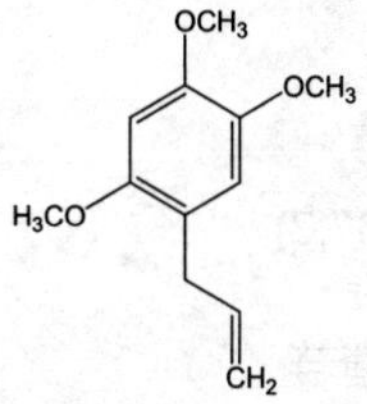

C₁₂H₁₆O₃ (208.2)
γ-asarone
γ- 细辛脑

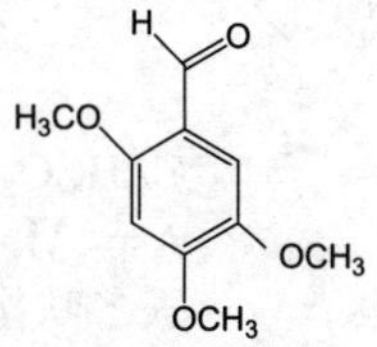

C₁₀H₁₂O₄ (196.2)
asarylaldehyde
细辛醛

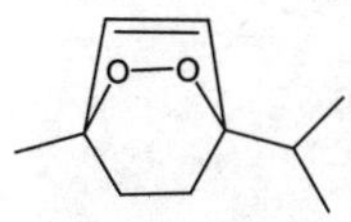

C₁₀H₁₆O₂ (168.2)
ascaridol
土荆芥油素

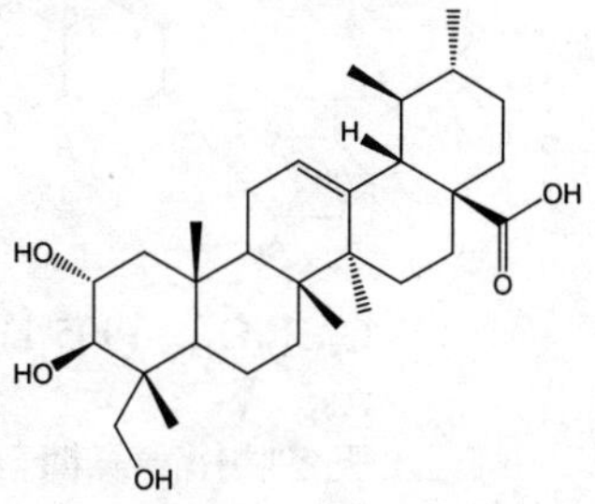

C₃₀H₄₈O₅ (488.7)
asiatic acid
积雪草酸

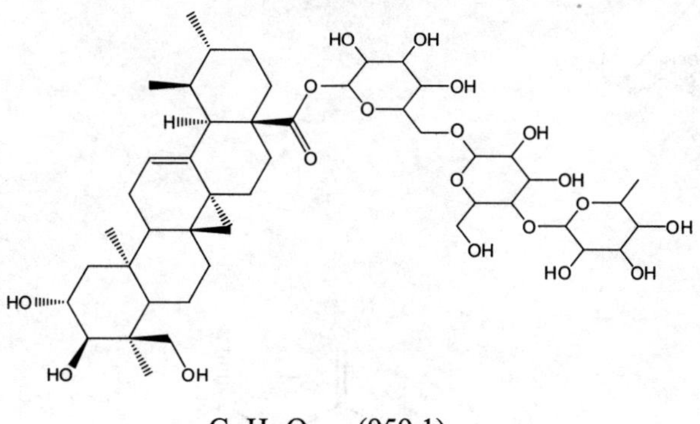

C₄₈H₇₈O₁₉ (959.1)
asiaticoside
积雪草苷

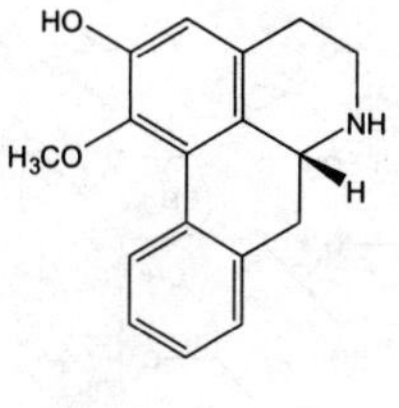

C₁₇H₁₇NO₂ (267.3)
asimilobine
巴婆碱

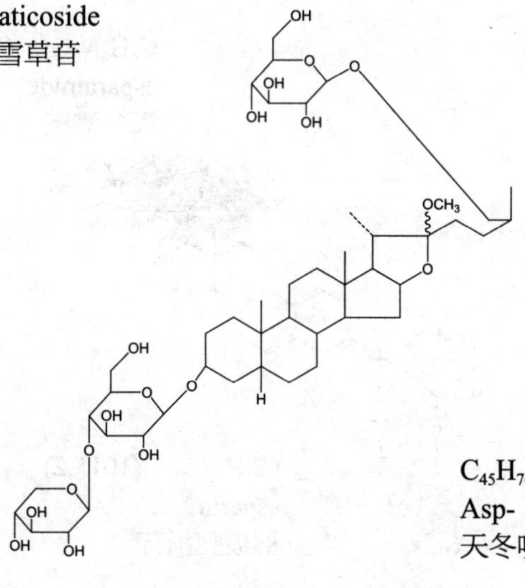

C₄₅H₇₆O₁₈ (905.1)
Asp- IV
天冬呋甾醇寡糖苷

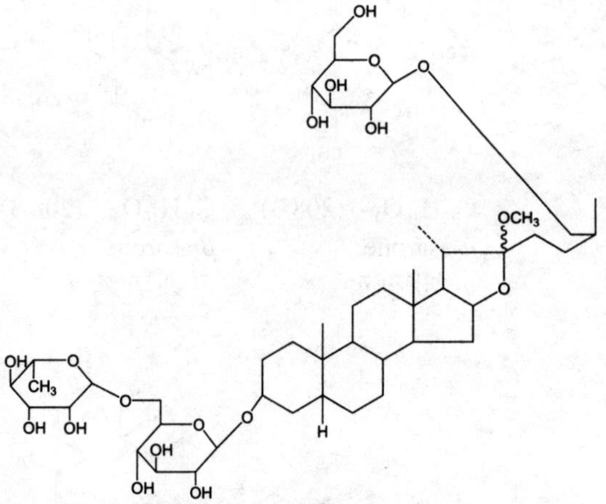

$C_{45}H_{76}O_{18}$ (905.1)
Asp- V
天冬呋甾醇寡糖苷

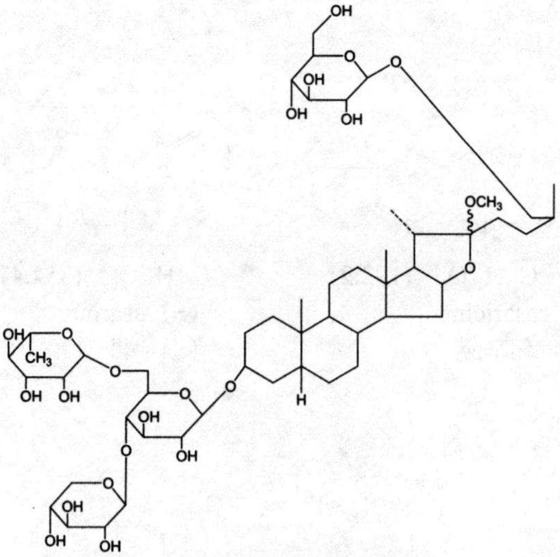

$C_{50}H_{84}O_{22}$ (1037.2)
Asp- Ⅵ
天冬呋甾醇寡糖苷

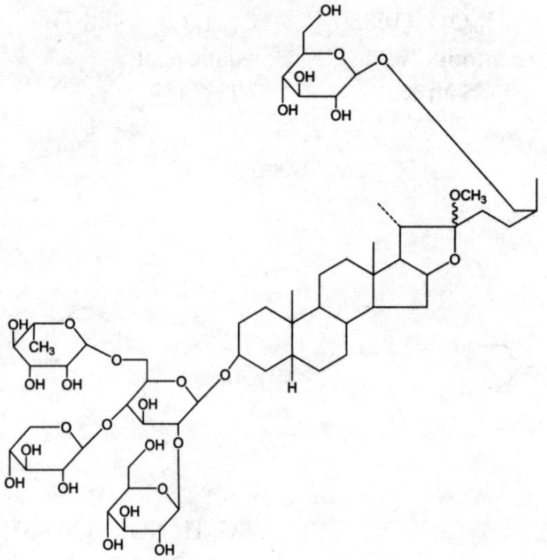

$C_{56}H_{94}O_{27}$ (1199.3)
Asp- Ⅶ
天冬呋甾醇寡糖苷

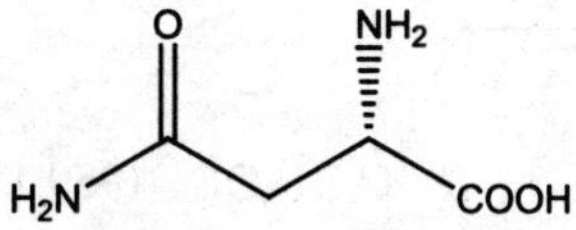

$C_4H_8N_2O_3$ (132.1)
asparamide
天冬酰胺

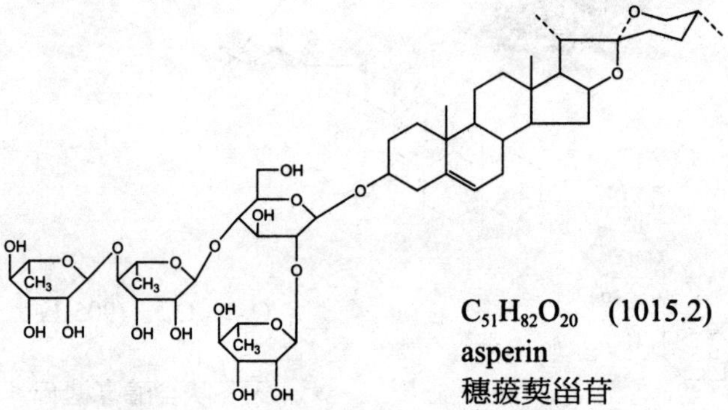

$C_{51}H_{82}O_{20}$ (1015.2)
asperin
穗菝葜甾苷

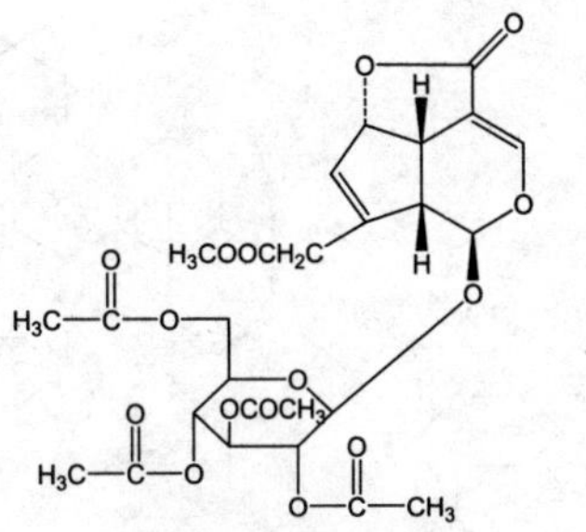

$C_{26}H_{30}O_{15}$ (582.5)
asperuloside tetraacetate
四乙酰车叶草苷

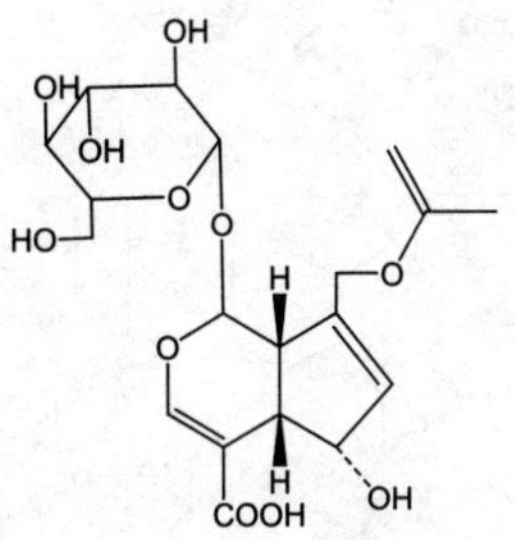

$C_{18}H_{24}O_{12}$ (432.4)
asperulosidic acid
车叶草酸

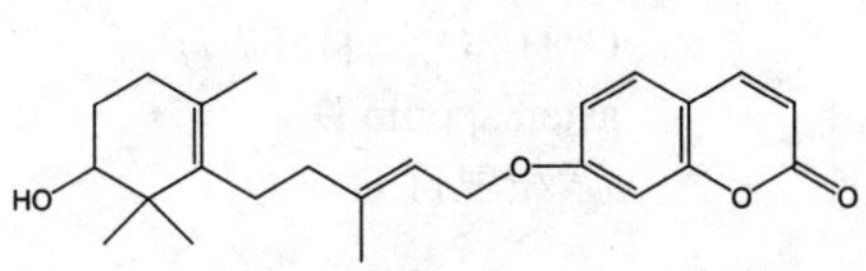

$C_{24}H_{30}O_4$ (382.5)
assafoetidin
阿魏种素

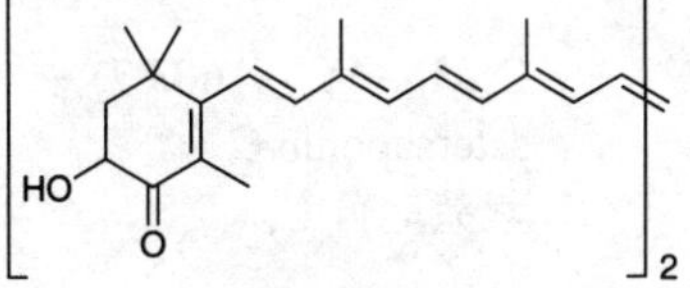

$C_{40}H_{52}O_4$ (596.8)
astaxanthin
虾青素

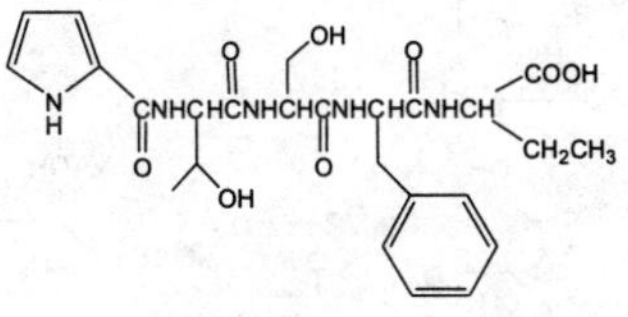

$C_{25}H_{33}N_5O_8$ (531.6)
asterin A
紫菀五肽 A

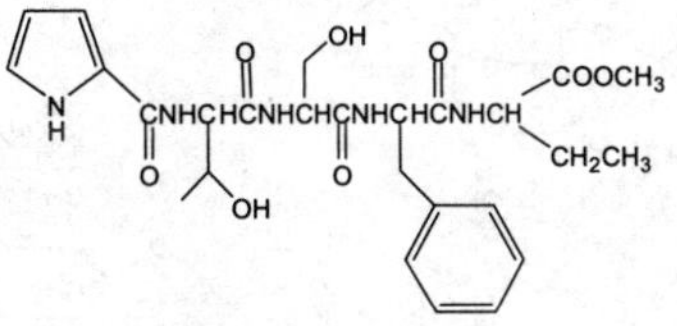

$C_{26}H_{35}N_5O_8$ (545.6)
asterin B
紫菀五肽 B

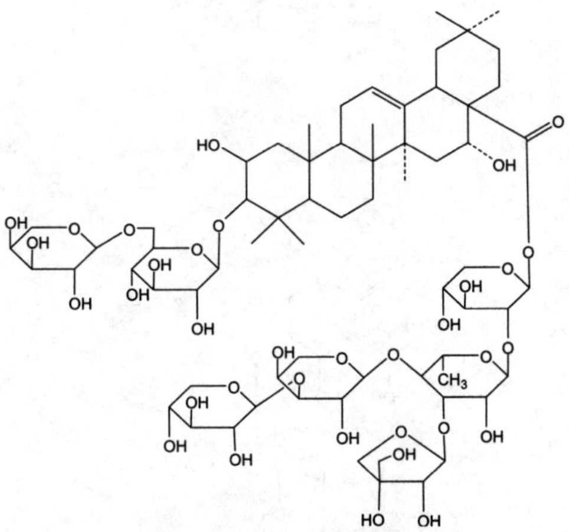

$C_{67}H_{108}O_{34}$ (1457.6)
astersaponin A
紫菀皂苷 A

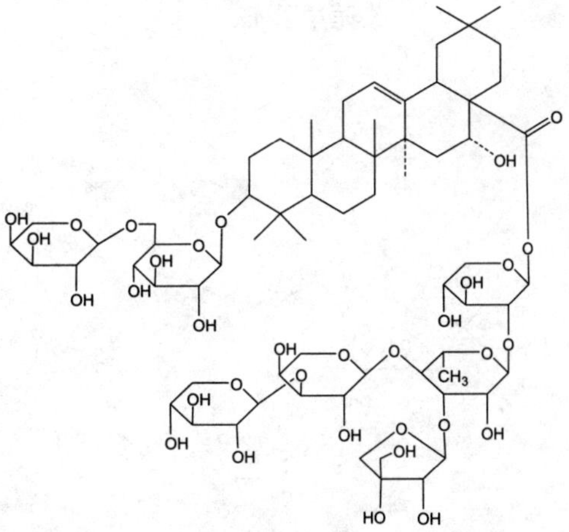

$C_{67}H_{108}O_{33}$ (1441.6)
astersaponin B
紫菀皂苷 B

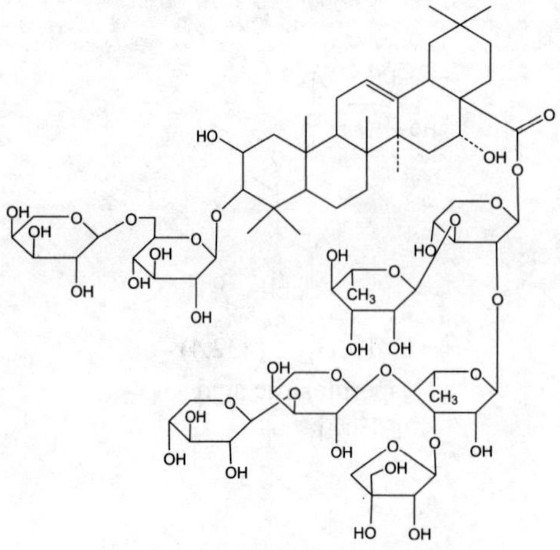

$C_{73}H_{118}O_{38}$ (1603.7)
astersaponin C
紫菀皂苷 C

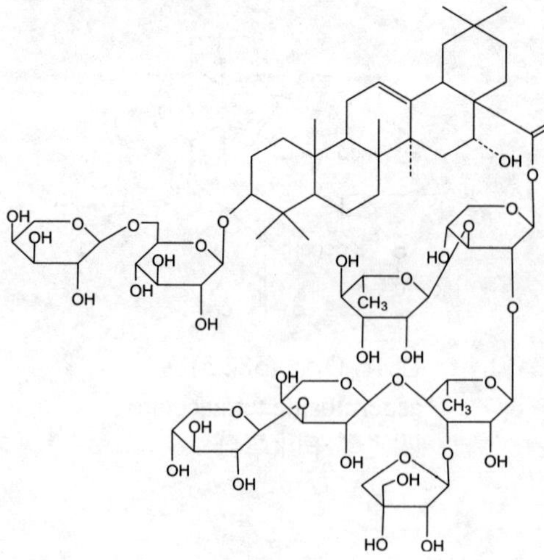

$C_{73}H_{118}O_{37}$ (1587.7)
astersaponin D
紫菀皂苷 D

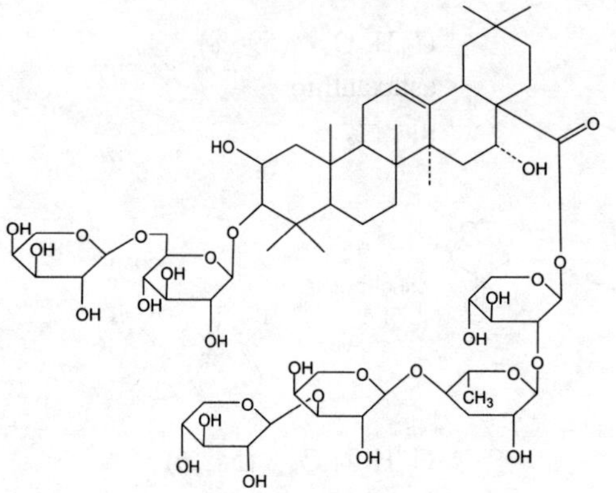

$C_{62}H_{100}O_{29}$ (1309.5)
astersaponin E
紫菀皂苷 E

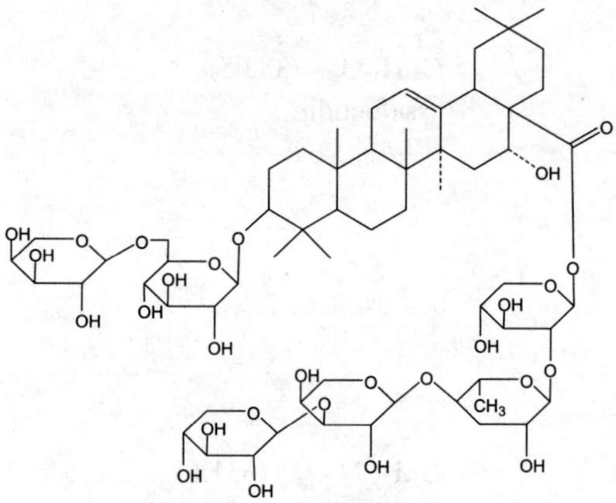

$C_{62}H_{100}O_{28}$ (1293.5)
astersaponin F
紫菀皂苷 F

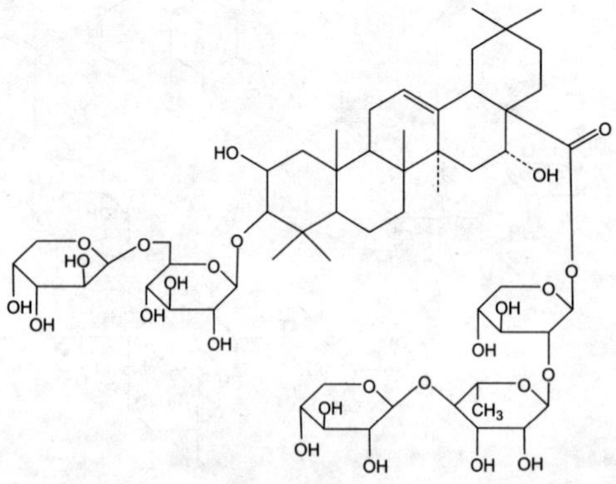

$C_{57}H_{92}O_{26}$ (1193.3)
astersaponin G
紫菀皂苷 G

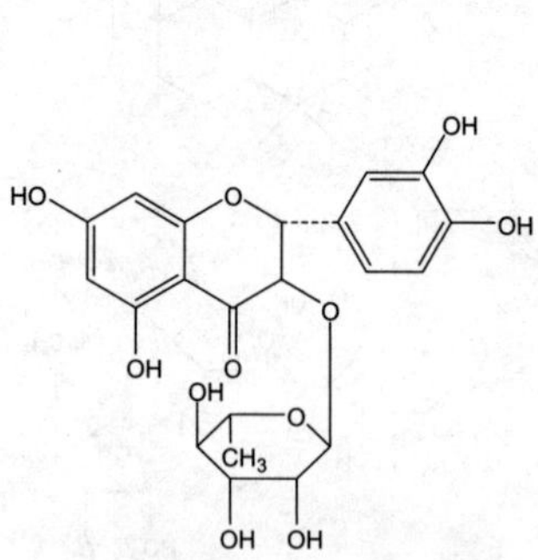

$C_{21}H_{22}O_{11}$ (450.4)
astilbin
落新妇苷

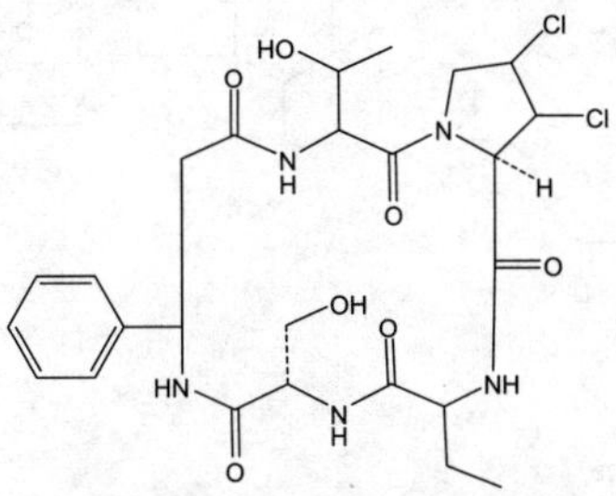

$C_{25}H_{33}Cl_2N_5O_7$ (586.5)
astin A
紫菀氯环五肽 A

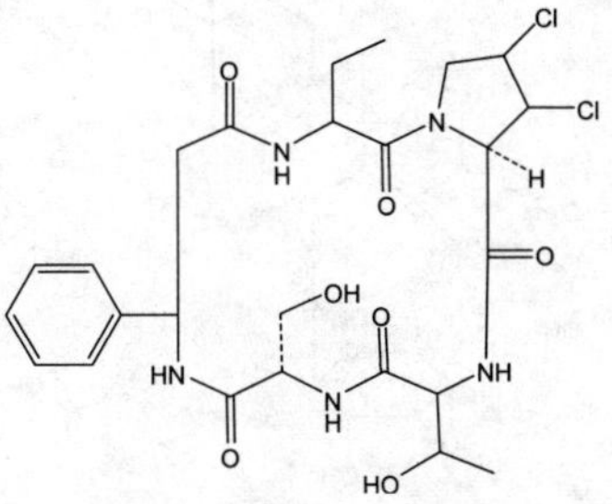

$C_{25}H_{33}Cl_2N_5O_7$ (586.5)
astin B
紫菀氯环五肽 B

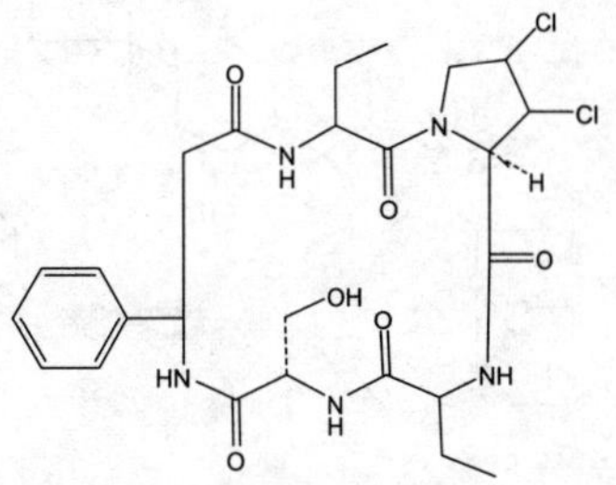

$C_{25}H_{33}Cl_2N_5O_6$ (570.5)
astin C
紫菀氯环五肽 C

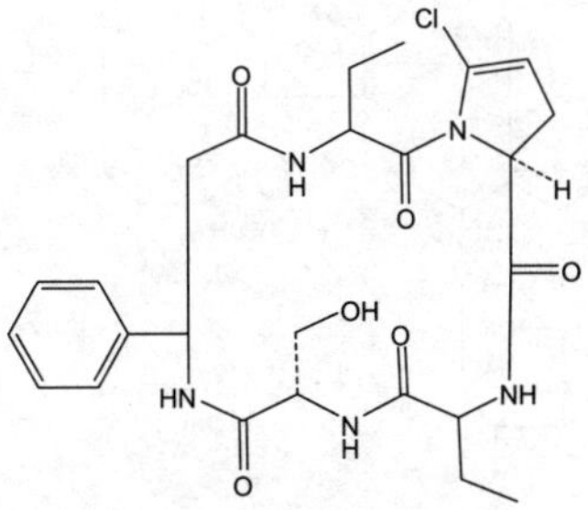

$C_{25}H_{32}ClN_5O_6$ (534.0)
astin D
紫菀氯环五肽 D

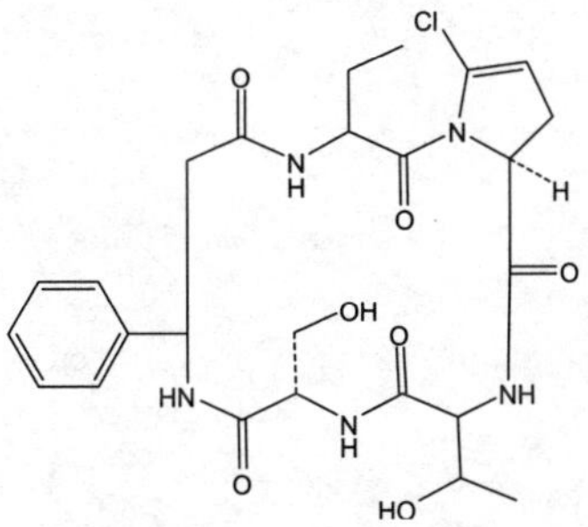

$C_{25}H_{32}Cl N_5O_7$ (550.0)
astin E
紫菀氯环五肽 E

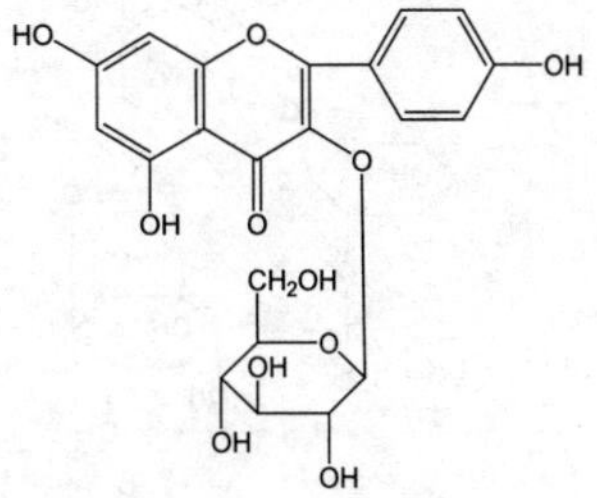

$C_{21}H_{20}O_{11}$ (448.4)
astragalin
紫云英苷，黄芪苷

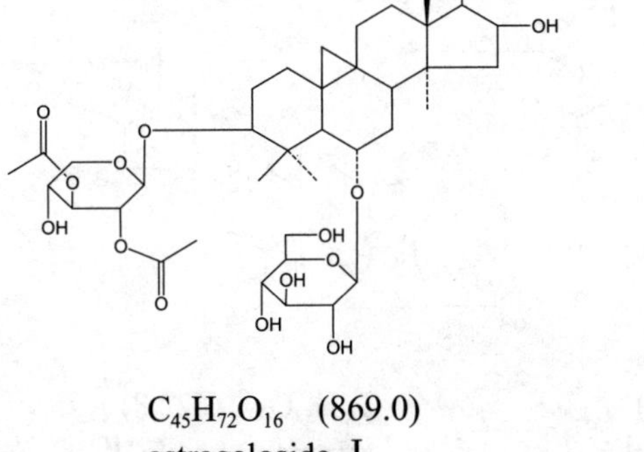

$C_{45}H_{72}O_{16}$ (869.0)
astragaloside Ⅰ
黄芪苷 Ⅰ

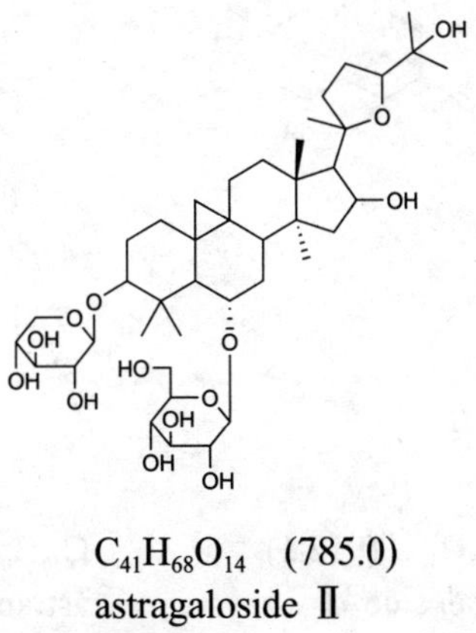

$C_{41}H_{68}O_{14}$ (785.0)
astragaloside Ⅱ
黄芪苷 Ⅱ

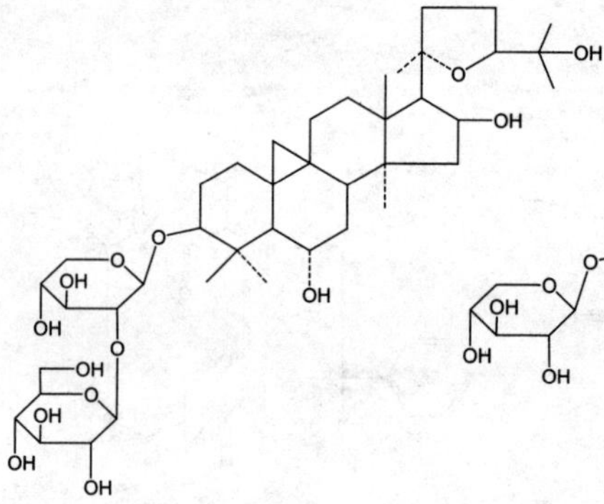

$C_{41}H_{68}O_{14}$ (785.0)
astragaloside Ⅲ
黄芪苷Ⅲ

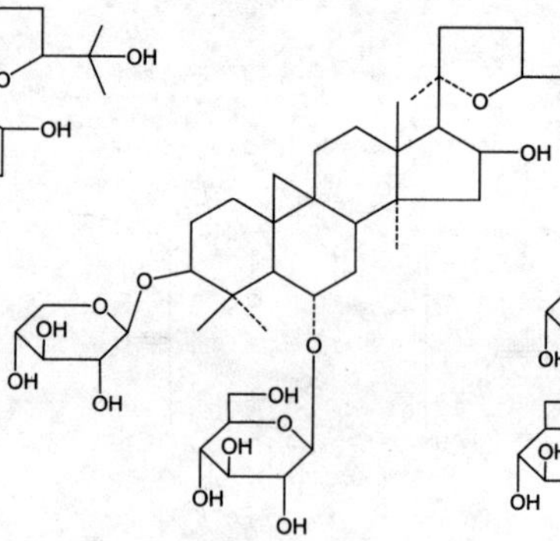

$C_{41}H_{68}O_{14}$ (785.0)
astragaloside Ⅳ
黄芪苷Ⅳ

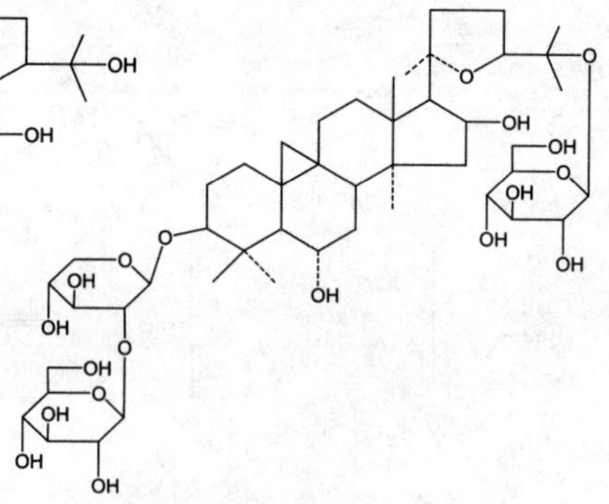

$C_{47}H_{78}O_{19}$ (947.1)
astragaloside Ⅴ
黄芪苷Ⅴ

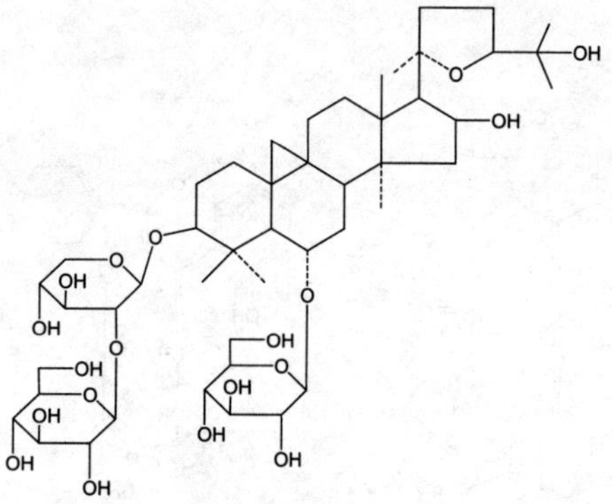

$C_{47}H_{78}O_{19}$ (947.1)
astragaloside Ⅵ
黄芪苷Ⅵ

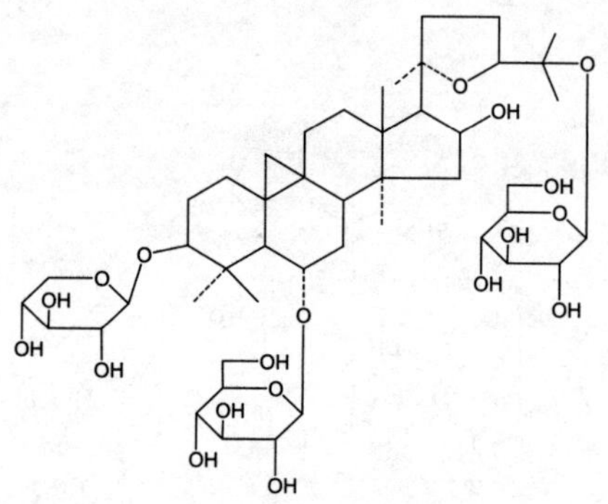

$C_{47}H_{78}O_{19}$ (947.1)
astragaloside Ⅶ
黄芪苷Ⅶ

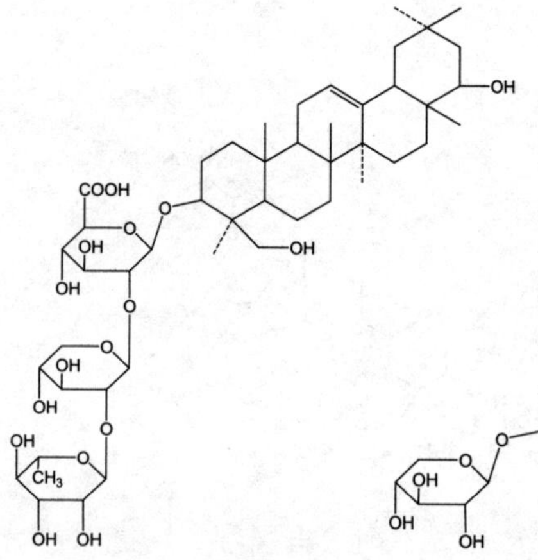

$C_{47}H_{75}O_{17}$ (912.1)
astragaloside Ⅷ
黄芪苷Ⅷ

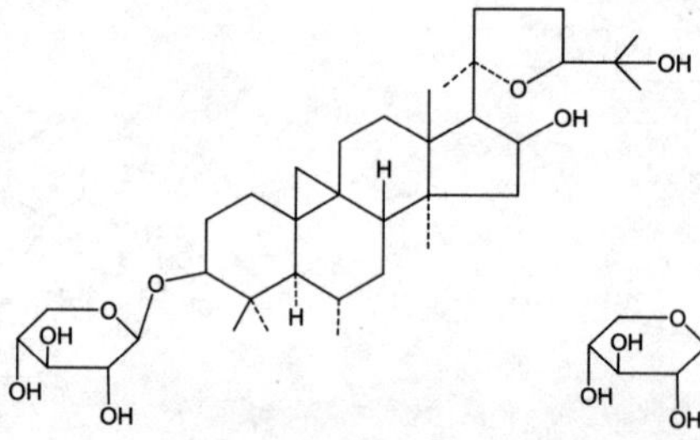

$C_{36}H_{60}O_8$ (620.9)
astramembrannin Ⅰ
膜荚黄芪苷Ⅰ

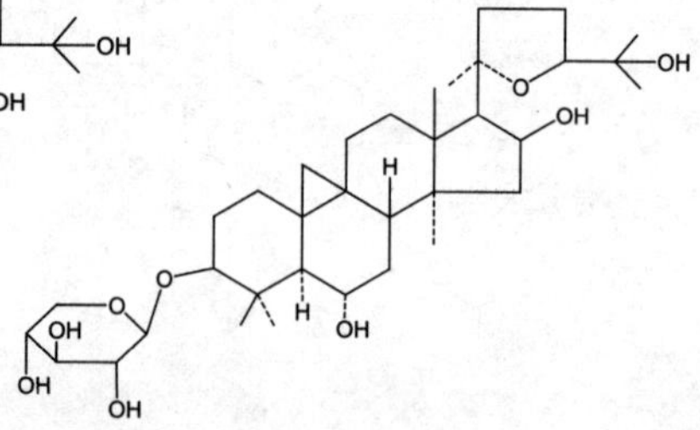

$C_{35}H_{58}O_9$ (622.8)
astramembrannin Ⅱ
膜荚黄芪苷Ⅱ

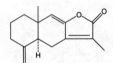

C$_{15}$H$_{18}$O$_2$ (230.3)
atractylenolide Ⅰ
苍术内酯Ⅰ

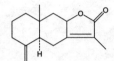

C$_{15}$H$_{20}$O$_2$ (232.3)
atractylenolide Ⅱ
苍术内酯Ⅱ

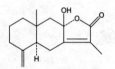

C$_{15}$H$_{20}$O$_3$ (248.3)
atractylenolide Ⅲ
苍术内酯Ⅲ

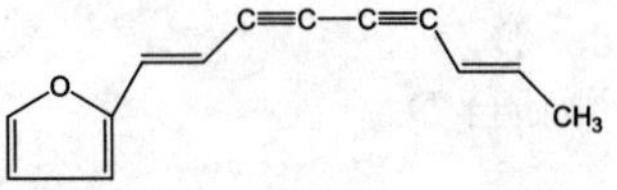

C$_{13}$H$_{10}$O 182.22
atractylodin
苍术素，苍术呋喃烃

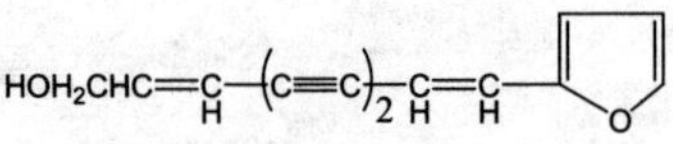

C$_{13}$H$_{10}$O$_2$ (198.2)
atractylodinol
苍术素醇，苍术呋喃烃醇

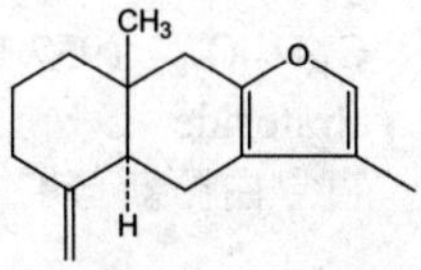

C$_{15}$H$_{20}$O (216.3)
atractylone, tractlone
苍术酮

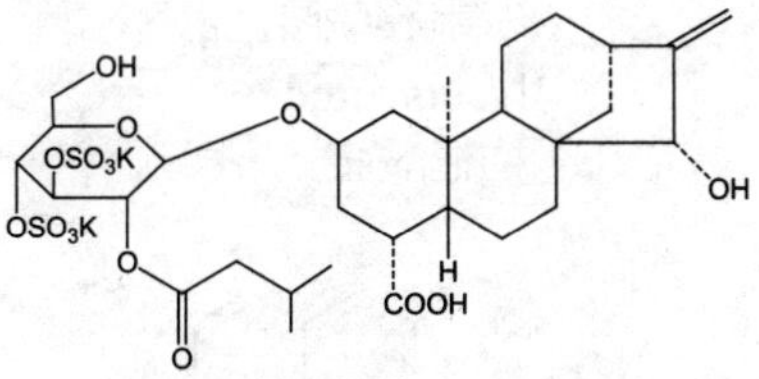

C$_{30}$H$_{44}$K$_2$O$_{16}$S$_2$ (803.0)
atractyloside
苍术苷

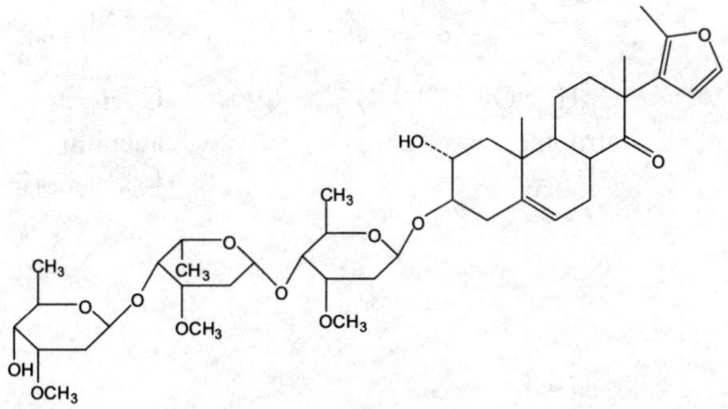

C$_{42}$H$_{64}$O$_{13}$ (777.0)
atratoside A
直立白薇新苷A

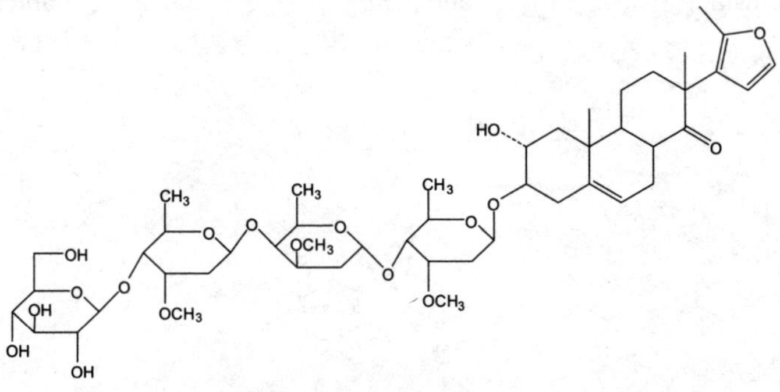

C$_{48}$H$_{74}$O$_{18}$ (939.1)
atratoside B
直立白薇新苷B

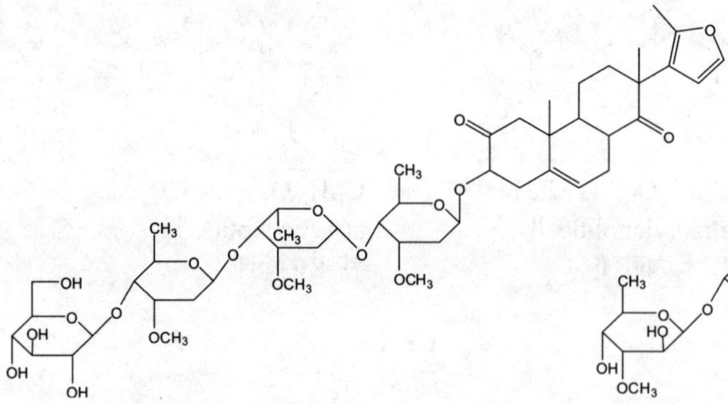

$C_{48}H_{72}O_{18}$ (937.1)
atratoside C
直立白薇新苷 C

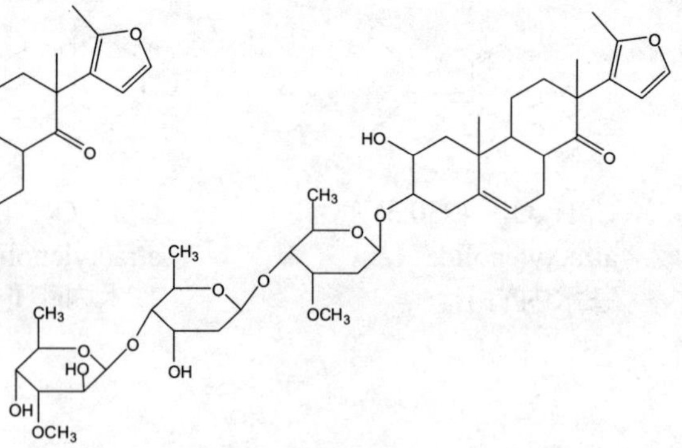

$C_{40}H_{60}O_{13}$ (748.9)
atratoside D
直立白薇新苷 D

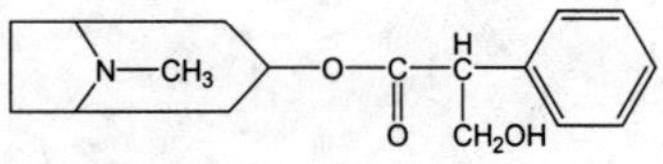

$C_{17}H_{23}NO_3$ (289.4)
atropine
阿托品

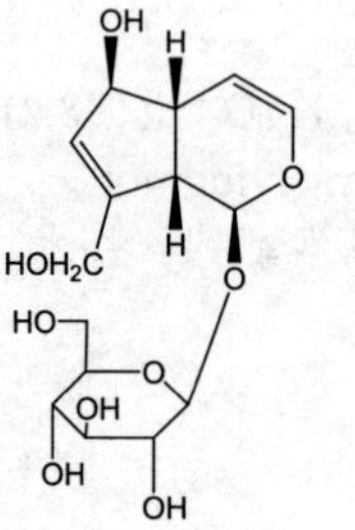

$C_{15}H_{22}O_9$ (346.3)
aucubin
桃叶珊瑚苷

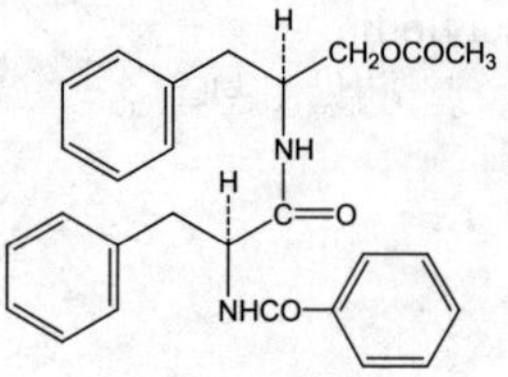

$C_{27}H_{28}N_2O_4$ (444.5)
aurantiamide acetate
石南藤酰胺乙酸酯
lyciumamide
枸杞酰胺

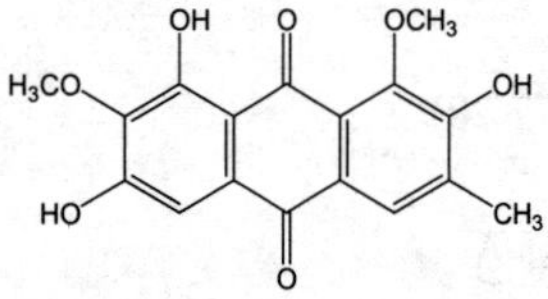

$C_{17}H_{14}O_7$ (330.3)
aurantioobtusin
橙黄决明素

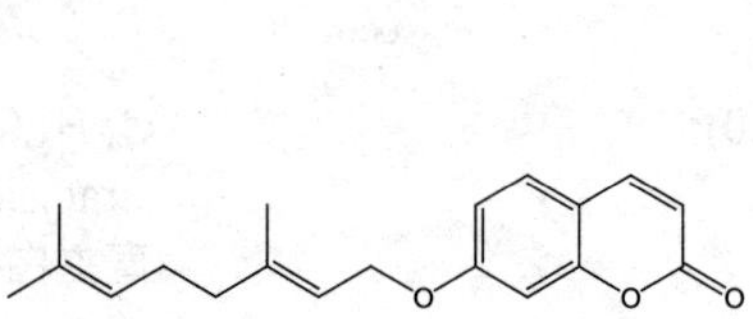

$C_{19}H_{22}O_3$ (298.4)
aurapten
橙皮油内酯

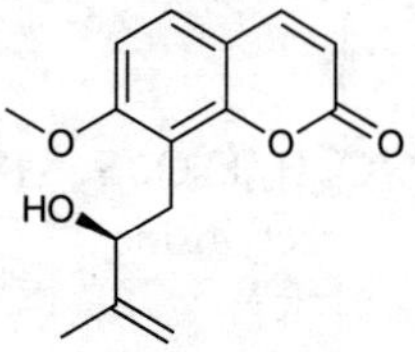

$C_{15}H_{16}O_4$ (260.3)
auraptenol
酸橙素烯醇

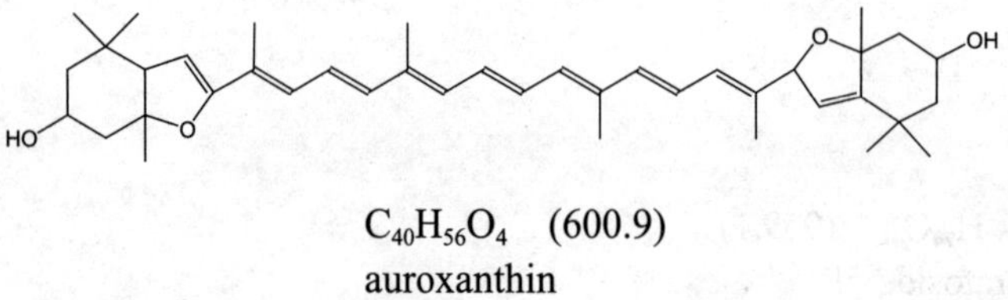

$C_{40}H_{56}O_4$ (600.9)
auroxanthin
异堇黄质

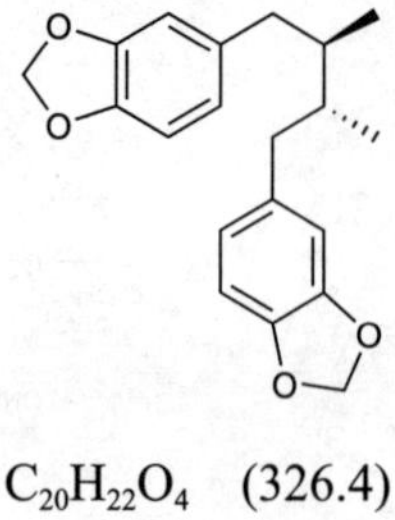

$C_{20}H_{22}O_4$ (326.4)
austrobailignan-5
奥斯楚拜脂素 -5

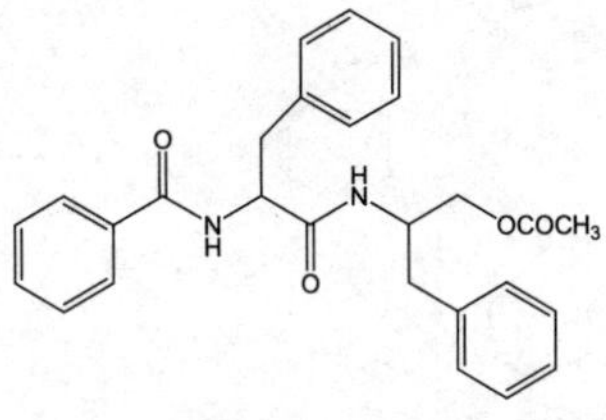

$C_{27}H_{28}N_2O_4$ (444.5)
autantiamide acetate
寡肽

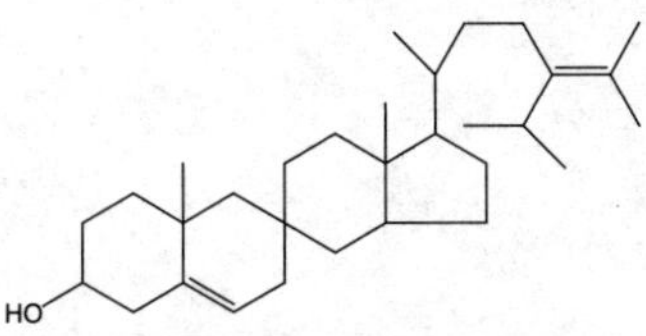

$C_{29}H_{48}O$ (412.7)
Δ^5-avenasterol
Δ^5- 燕麦甾醇

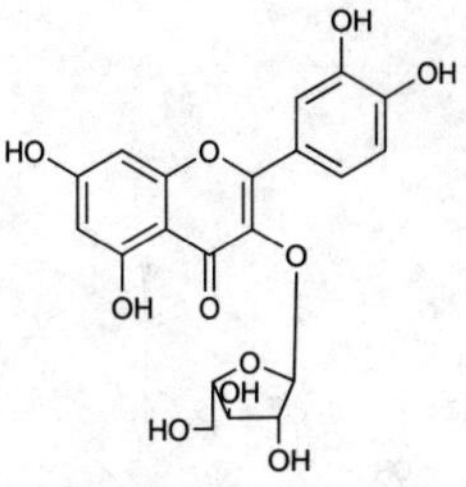

$C_{20}H_{18}O_{11}$ (434.4)
avicularin
萹蓄苷
quercetin-3-α-arabinoside
槲皮素 -3-α- 阿拉伯糖苷

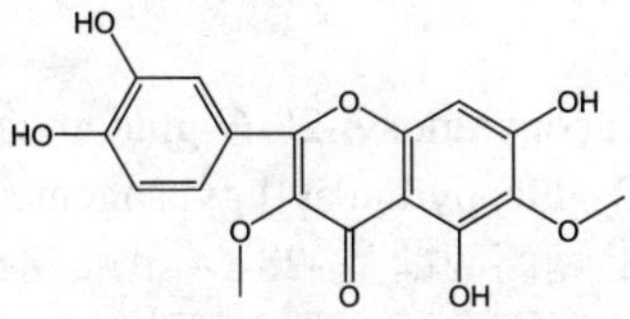

$C_{17}H_{14}O_8$ (346.3)
axillarin
5,7,3,4′- 四羟基 - 二甲氧基黄酮

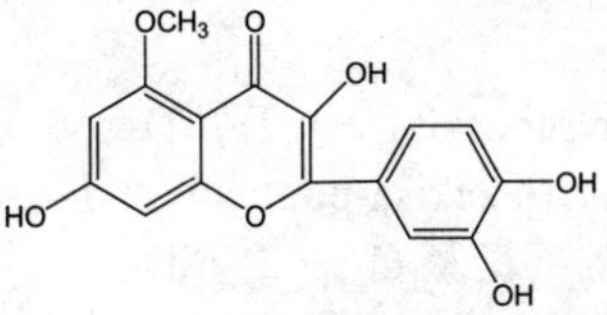

$C_{16}H_{12}O_7$ (316.3)
azaleatin
杜鹃黄素

HOOCCH₂(CH₂)₅CH₂COOH

$C_9H_{16}O_4$ (188.22)
azelaic acid
壬二酸

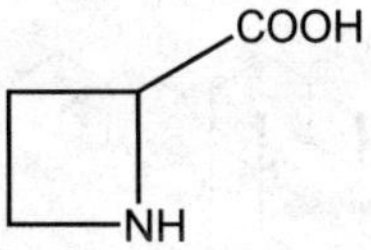

$C_4H_7NO_2$ (101.1)
azetidine-2-carboxylic acid
氮杂环丁烷 -2- 羧酸

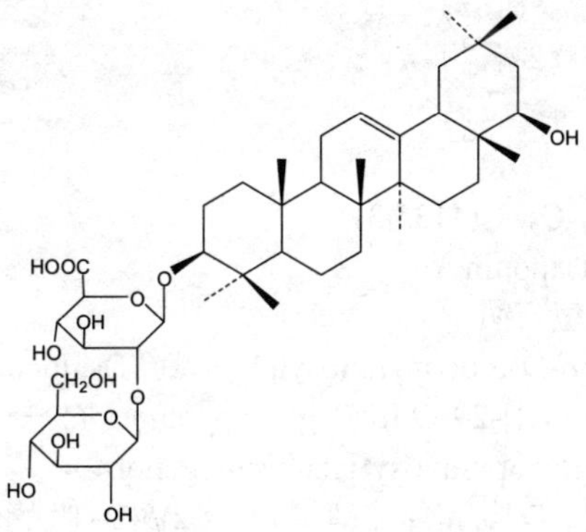

$C_{42}H_{68}O_{13}$ (781.0)
azukisaponin I
赤豆皂苷 I
3-*O*-[β-D-glucopyranosyl(1 → 2)-β-D-glucuronopyranosyl] sophoradiol
3-*O*-[β-D- 吡喃葡萄糖基 (1 → 2)-β-D-吡喃葡萄糖醛酸基] 槐花二醇

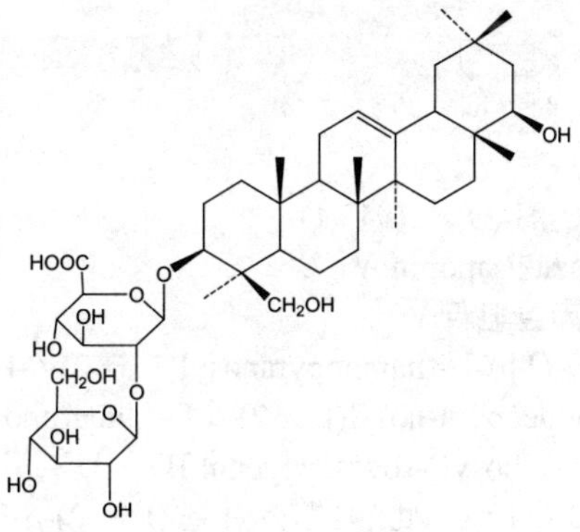

$C_{42}H_{68}O_{14}$ (797.0)
azukisaponin II
赤豆皂苷 II
3-O[β-D-glucopyranosyl(1 → 2)-β-D-glucuronopyranosyl]soyasapogenol B
3-*O*-[β-D- 吡 喃 葡 萄 糖 基 (1 → 2)-β-D-吡喃葡萄糖醛酸基] 大豆皂醇 B

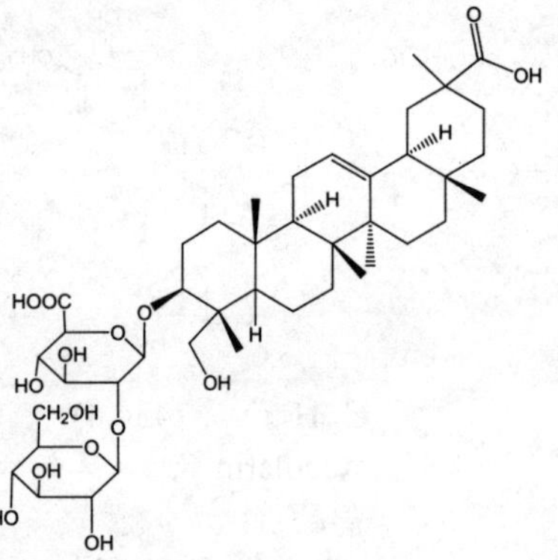

$C_{42}H_{66}O_{15}$ (811.0)
azukisaponin Ⅲ
赤豆皂苷Ⅲ
3-*O*-[β-D-glucopyranosyl(1 → 2)-β-D-
glucuronopyranosyl]azukisa-pogenol
3-*O*-[β-D- 吡喃葡萄糖基 (1 → 2)-β-D-
吡喃葡萄糖醛酸基] 赤豆皂醇

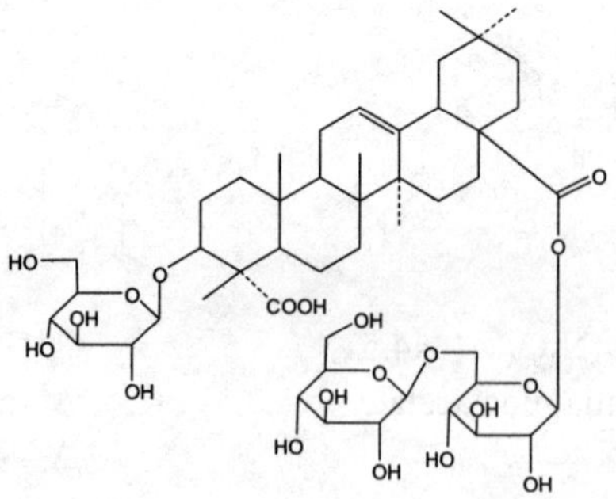

$C_{49}H_{78}O_{20}$ (987.1)
azukisaponin Ⅳ
赤豆皂苷Ⅳ
3-*O*-[β-D-glucopyranosyl-28-*O*-glucopyranosyl
(1 → 6)-β-D-glucopyranosyl] gypsogenic acid
3-*O*-[β-D- 吡喃葡萄糖基 -28-*O*- 吡喃葡萄糖基
(1→ 6)-β-D- 吡喃葡萄糖基] 刺叶丝石竹酸

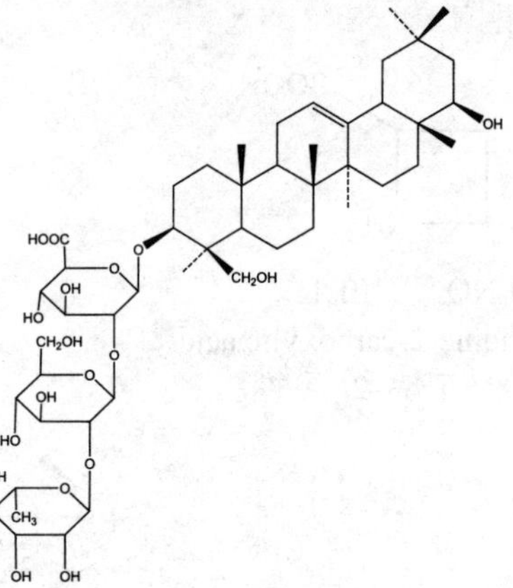

$C_{48}H_{78}O_{18}$ (943.1)
azukisaponin Ⅴ
赤豆皂苷Ⅴ
3-*O*-[α-L-rhamnopyranosyl(1 → 2)-β-D-
glucopyra-nosyl(l → 2)-β-D-glucurono-
pyranosyl]-soyasapogenol B
3-*O*-[α-L- 吡喃鼠李糖基 (1 → 2)-β-D-
吡喃葡萄糖基 (1 → 2)-β-D- 吡喃葡萄
糖醛酸基] 大豆皂醇 B

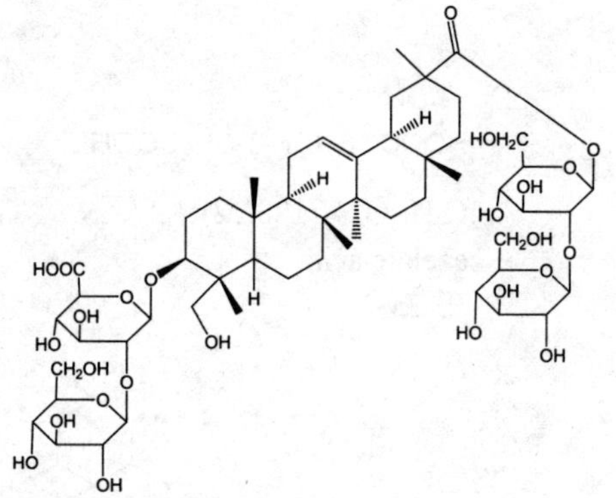

$C_{54}H_{86}O_{25}$ (1135.3)
azukisaponin Ⅵ
赤豆皂苷Ⅵ
3-*O*-[β-D-glucopyranosyl(1 → 2)β-D-glucuro-
pyranosyl]-29-*O*-[β-D-glucopyranosyl(1 → 6)-
β-D-glucopyranosyl]azukisapogenol
3-*O*-[β-D 吡喃葡萄糖基 (1 → 2)β-D- 吡喃葡萄
糖醋酸基]-29-*O*-[β-D- 吡喃葡萄糖基 (1 → 6)-
β-D- 吡喃葡萄糖基] 赤豆皂醇

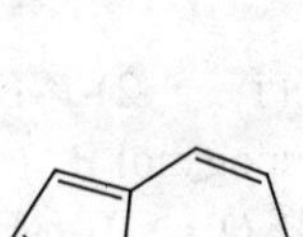

$C_{10}H_8$ (128.2)
azulene
甘葡环烃，薁

B 部

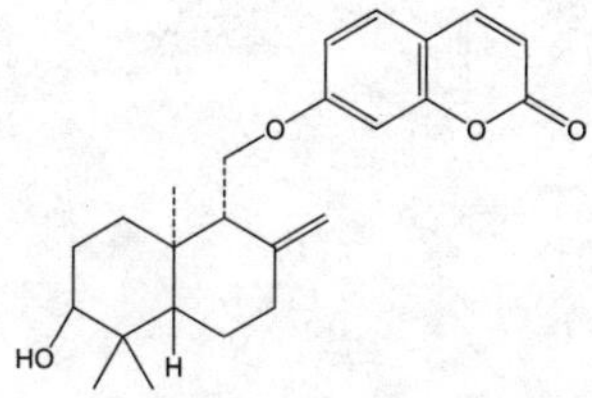

C₂₄H₃₀O₄ (382.5)
badrakemin
巴德拉克明

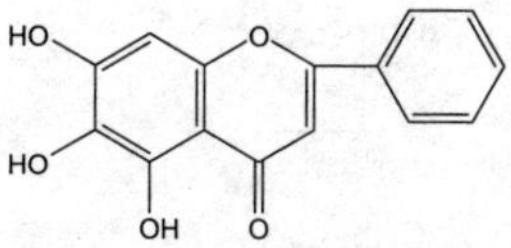

C₁₅H₁₀O₅ (270.2)
baicalein
黄芩苷元，黄芩素

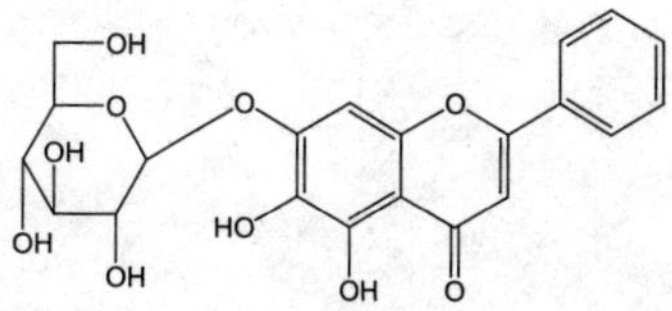

C₂₁H₂₀O₁₀ (432.4)
baicalein-7-*O*-*β*-D-glucopyranoside
黄芩素 -7-*O*-*β*-D- 吡喃葡萄糖苷

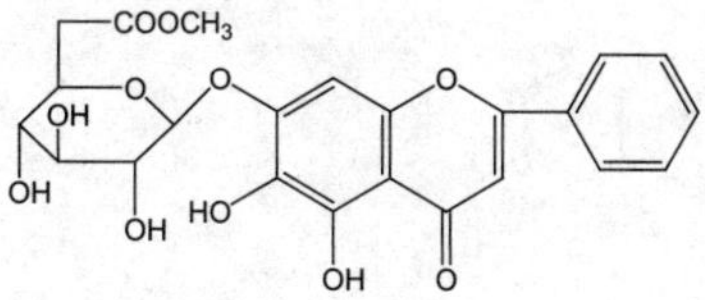

C₂₃H₂₁O₁₁ (473.4)
baicalein-7-*O*-*β*-D-methanol glucuropyranonate
黄芩素 -7-*O*-*β*-D- 吡喃葡萄糖醛酸甲酯

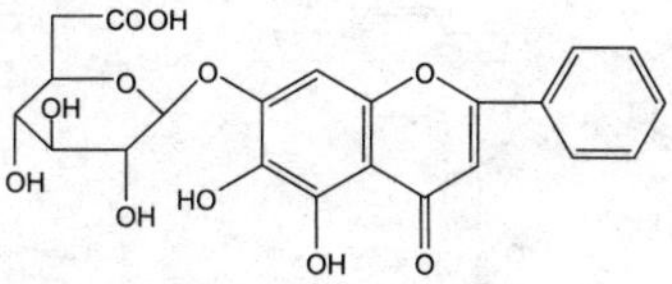

C₂₁H₁₈O₁₁ (446.4)
baicalin
黄芩苷

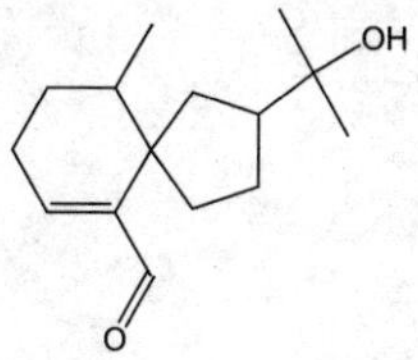

C₁₅H₂₄O₂ (236.4)
baimuxinal
白木香醛

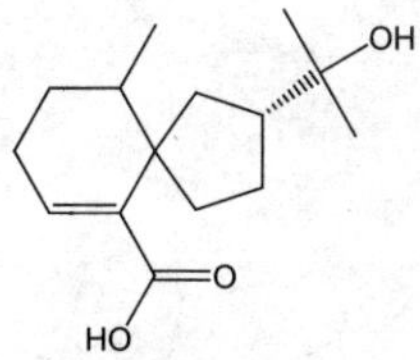

C₁₅H₂₄O₃ (252.4)
baimuxinic acid
白木香酸

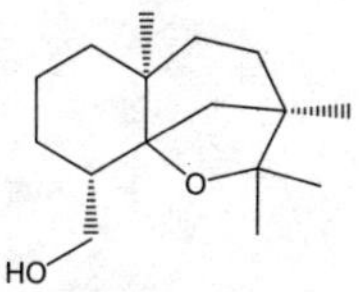

C₁₅H₂₆O₂ (238.4)
baimuxinol
白木香醇

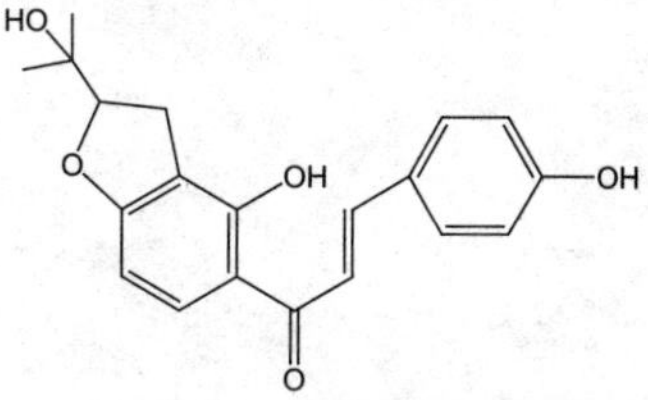

C₂₀H₂₀O₅ (340.4)
bakuchalcone
补骨脂呋喃查耳酮

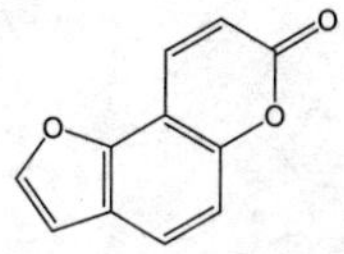

C₁₁H₆O₃ (186.2)
bakuchicin
补骨脂呋喃香豆精

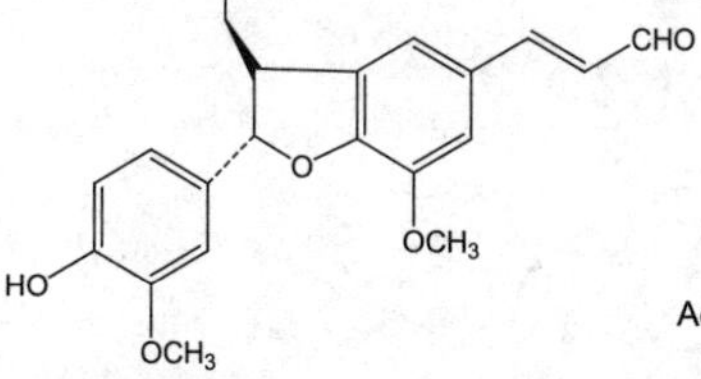

C₂₀H₂₀O₆ (356.4)
balanophonin
苯并二氢呋喃类木脂素

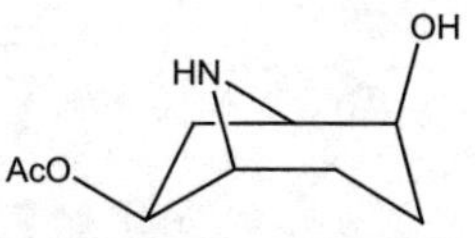

C₉H₁₅NO₃ (185.2)
baogongteng A
包公藤甲素
2*β*-hydroxy-6*β*-acetoxynortropane
2*β*- 羟基 -6*β*- 乙酰氧基去甲莨菪烷

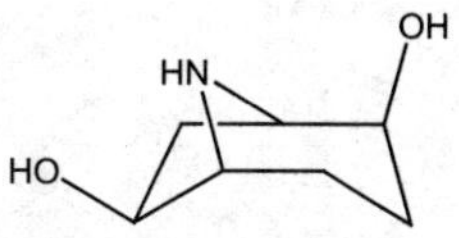

C₈H₁₅NO₂ (157.2)
baogongteng C
丁公藤丙素
2*β*, 6*β*-dihydroxynortropane
2*β*, 6*β*- 二羟基去甲莨菪烷

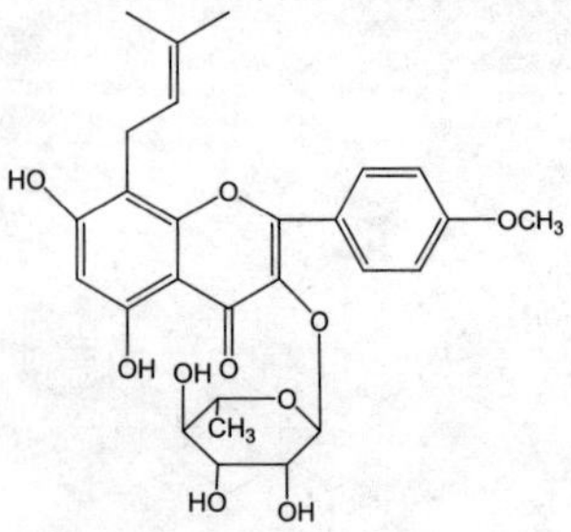

$C_{27}H_{30}O_{10}$ (514.5)
baohuoside I
宝藿苷 I

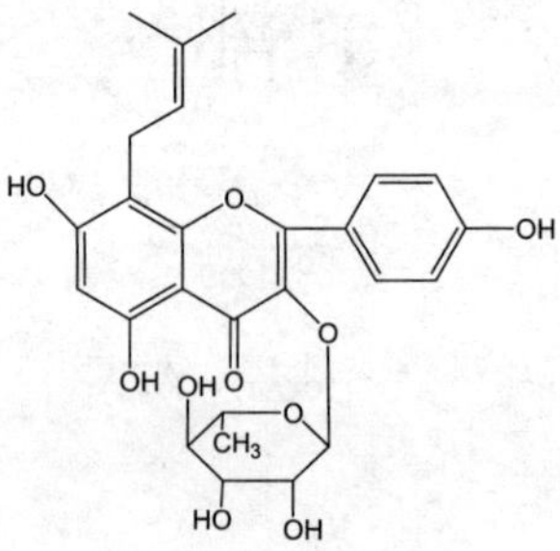

$C_{26}H_{28}O_{10}$ (500.5)
baohuoside II
宝藿苷 II

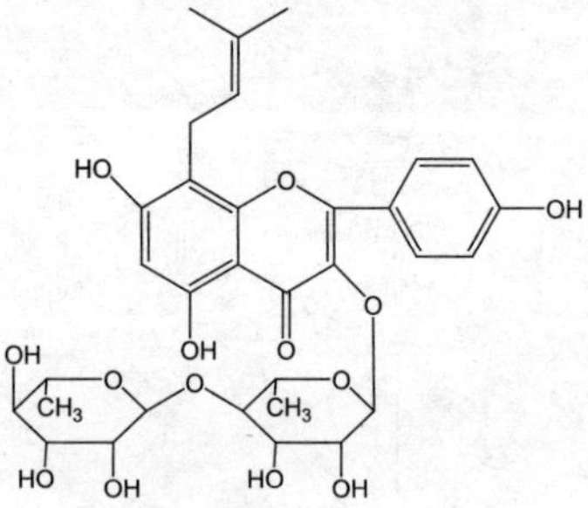

$C_{32}H_{38}O_{14}$ (646.6)
baohuoside III
宝藿苷 III

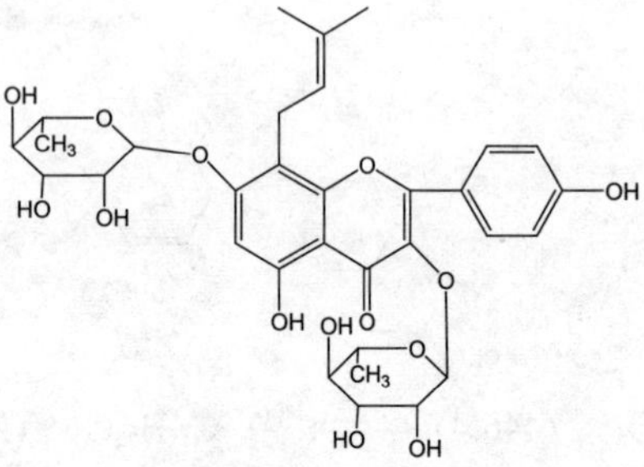

$C_{32}H_{38}O_{14}$ (646.6)
baohuoside IV
宝藿苷 IV

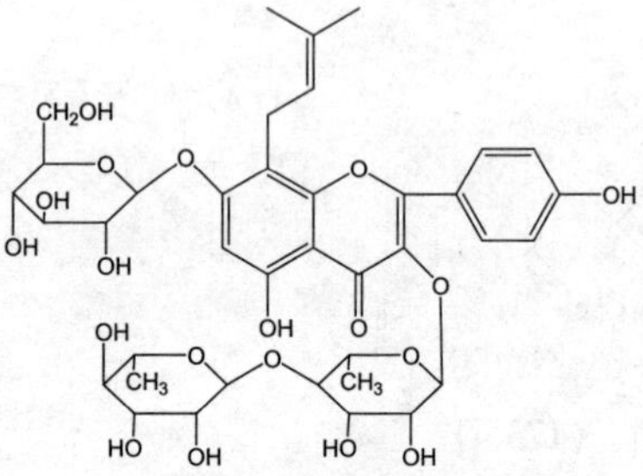

$C_{38}H_{48}O_{19}$ (808.8)
baohuoside V
宝藿苷 V

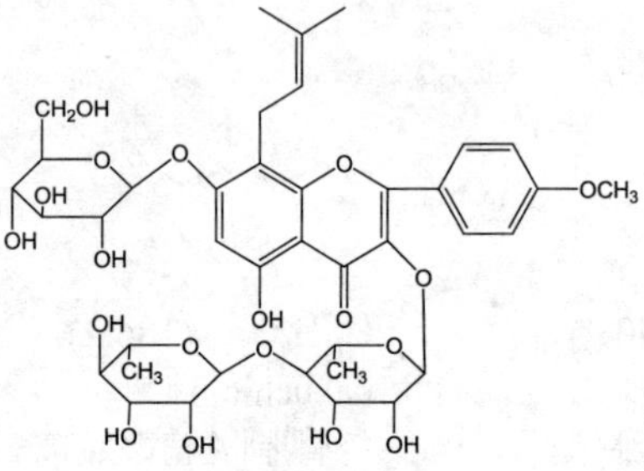

$C_{39}H_{50}O_{19}$ (822.8)
baohuoside VI
宝藿苷 VI

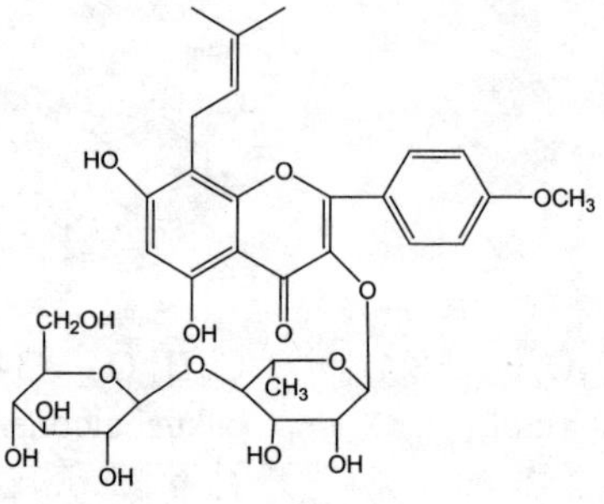

$C_{33}H_{40}O_{15}$ (676.7)
baohuoside VII
宝藿苷 VII

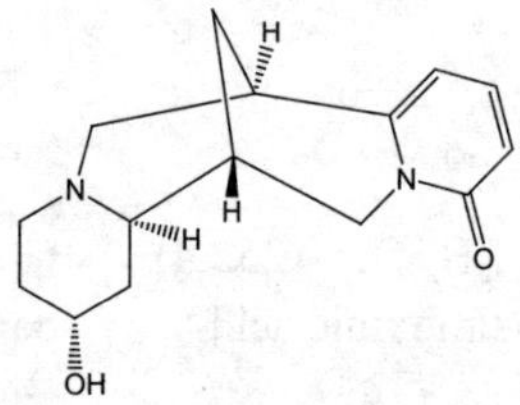

$C_{15}H_{20}N_2O_2$ (260.3)
baptifoline
贗靛叶碱

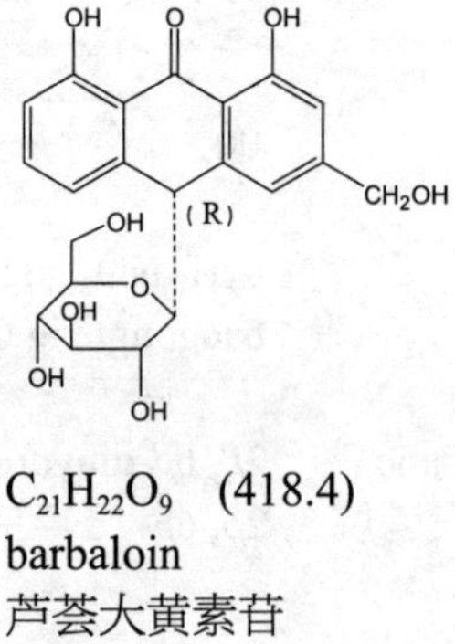

$C_{21}H_{22}O_9$ (418.4)
barbaloin
芦荟大黄素苷

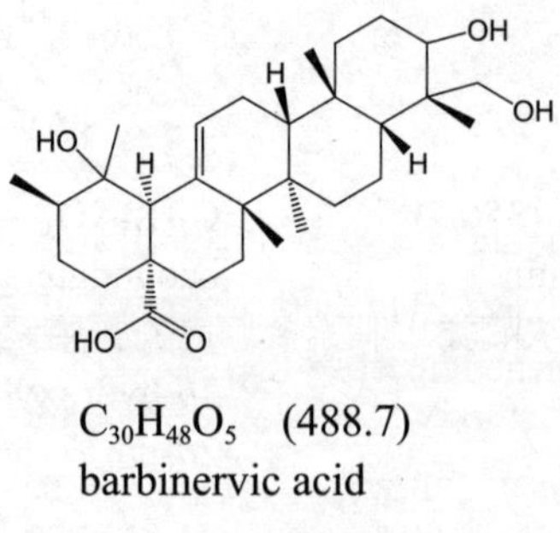

$C_{30}H_{48}O_5$ (488.7)
barbinervic acid

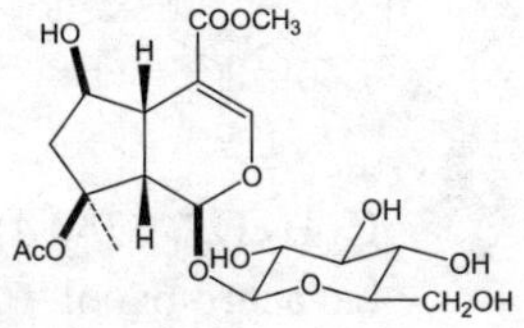

$C_{19}H_{28}O_{12}$ (448.4)
barlerin
假杜鹃环烯醚萜苷
8-O-acetylshanzhiside methyl ester
8-O-乙酰基山栀苷甲酯

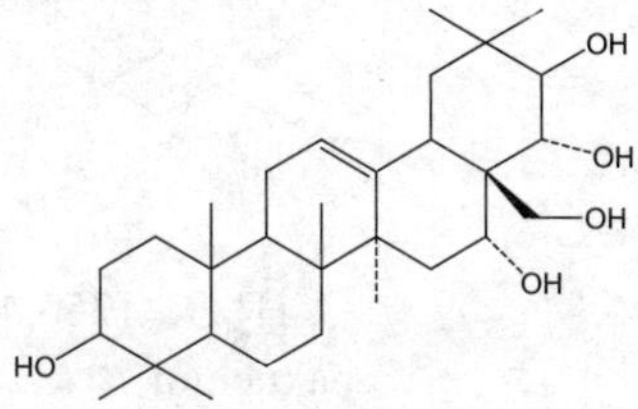

$C_{30}H_{50}O_5$ (490.7)
barringtogenol C
玉蕊醇 C

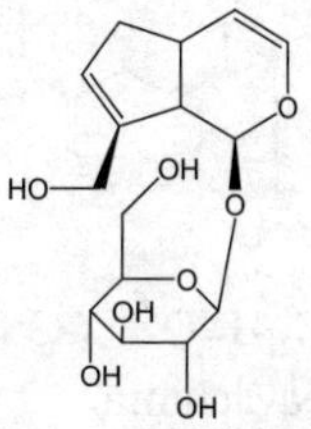

$C_{15}H_{22}O_8$ (330.3)
bartsioside
巴尔蒂苷

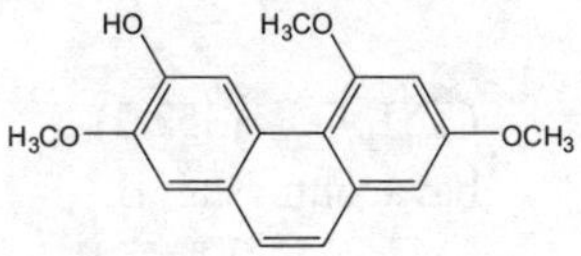

$C_{17}H_{16}O_4$ (284.3)
batatasin I
山药素 I

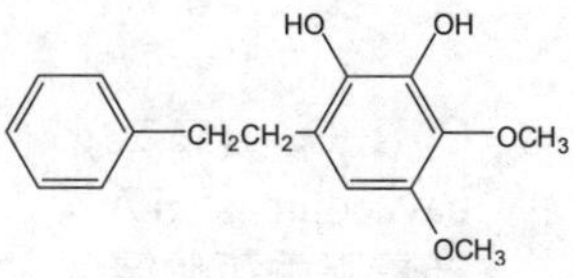

$C_{16}H_{18}O_4$ (274.3)
batatasin II
山药素 II

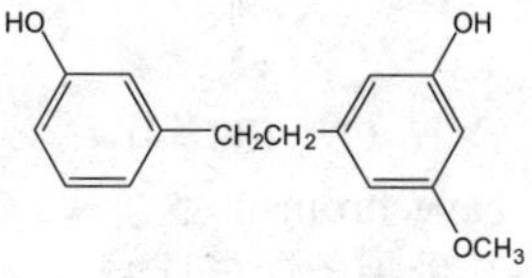

$C_{15}H_{16}O_3$ (244.3)
batatasin III
山药素 III

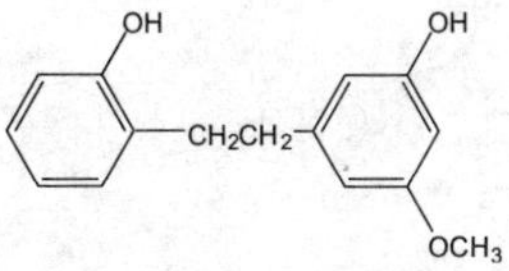

$C_{15}H_{16}O_3$ (244.3)
batatasin IV
山药素 IV

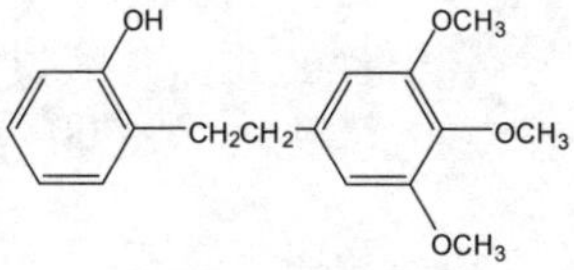

$C_{17}H_{20}O_4$ (288.3)
batatasin V
山药素 V

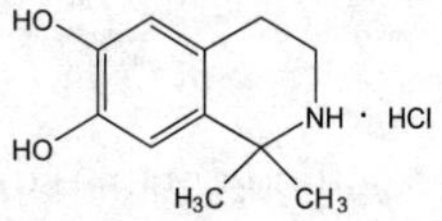

$C_{11}H_{16}ClNO_2$ (229.7)
batatasine hydrochloride
盐酸山药碱

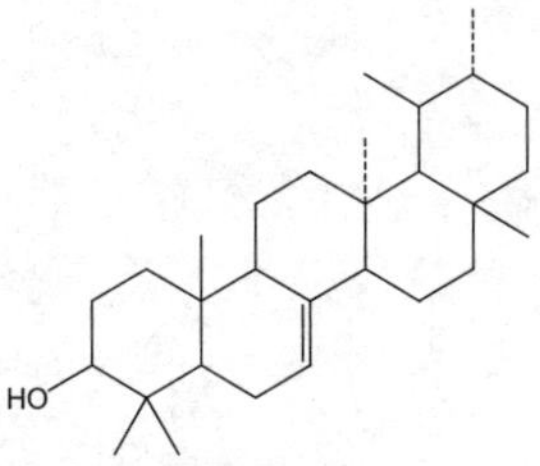

$C_{29}H_{48}O$ (412.7)
bauerenyl
降香萜烯醇酯
ilexol
冬青醇

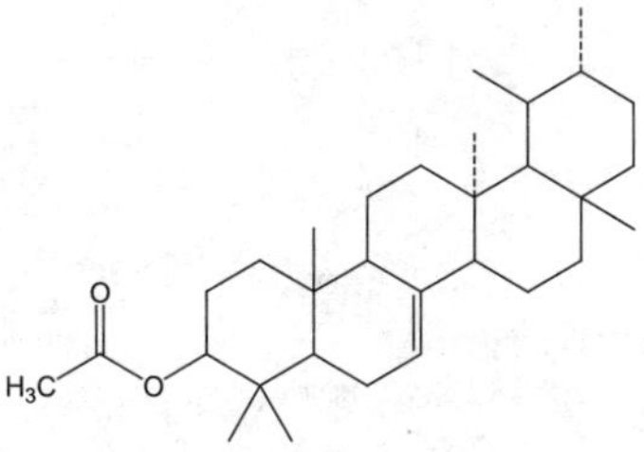

$C_{31}H_{50}O_2$ (454.7)
bauerenyl acetate
乙酸降香萜烯醇酯

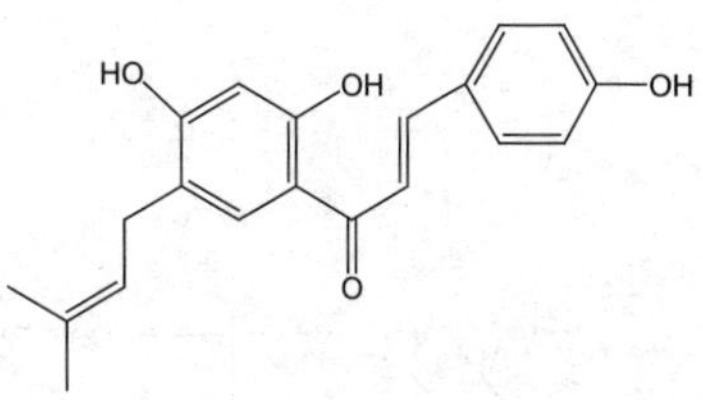

$C_{20}H_{20}O_4$ (324.4)
bavachalcone
补骨脂查耳酮

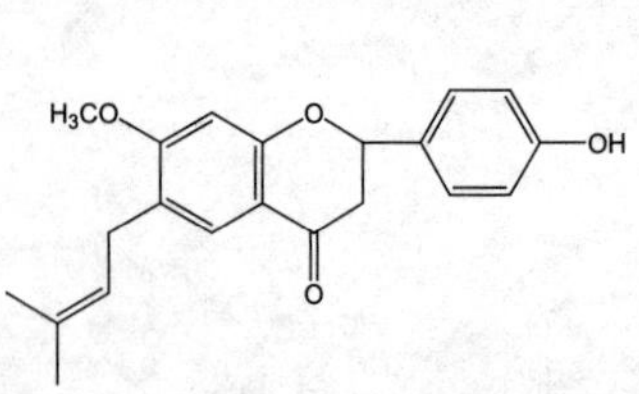

$C_{21}H_{22}O_4$ (338.4)
bavachinin
补骨脂双氢黄酮甲醚

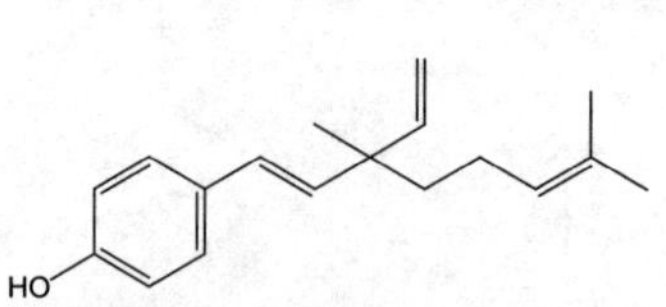

$C_{18}H_{24}O$ (256.4)
bakuchiol
补骨脂酚

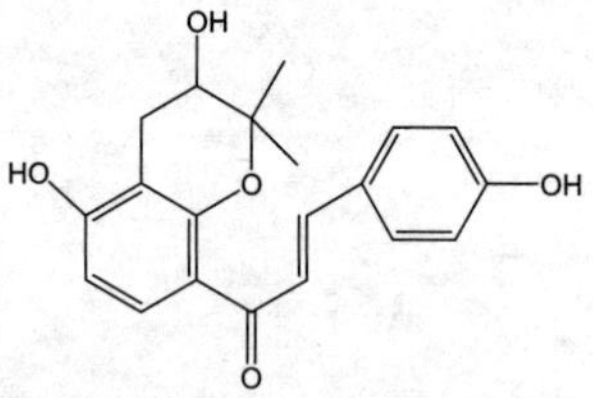

$C_{20}H_{20}O_5$ (340.4)
bavachromanol
补骨脂色酚酮

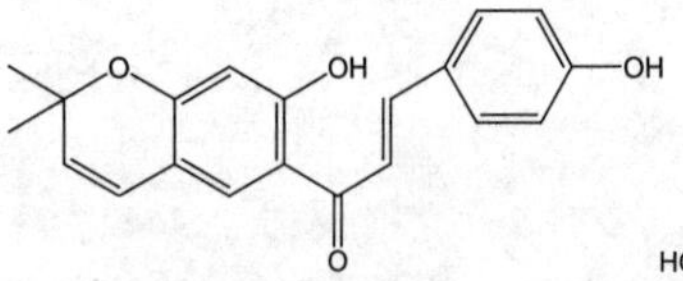

$C_{20}H_{18}O_4$ (322.4)
bavachromene
补骨脂色烯查耳酮

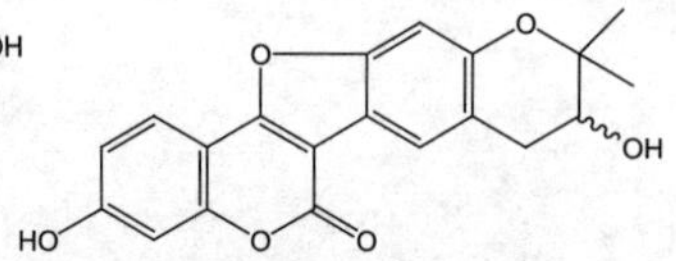

$C_{20}H_{16}O_6$ (352.3)
bavacoumestan A
补骨脂香豆雌烷 A

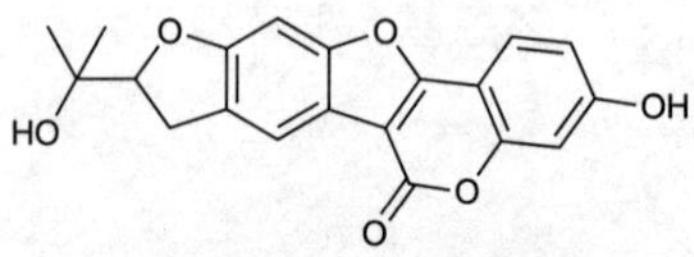

$C_{20}H_{16}O_6$ (352.3)
bavacoumestan B
补骨脂香豆雌烷 B

$H_3CH_2C(H_2C)_{18}H_2C$——COOH

$C_{22}H_{44}O_2$ (340.6)
behenic acid
山嵛酸

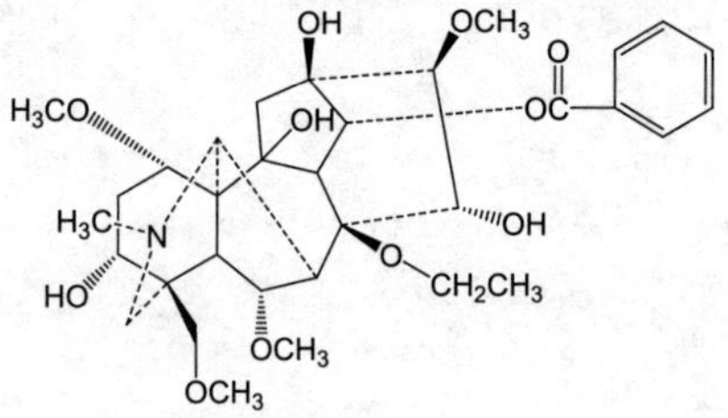

$C_{33}H_{47}NO_{11}$ (633.7)
beiwucine
3,10,13,15- 四羟基 -1,6,16,18- 四甲氧基 ,N-
甲基 -14- 苯甲酰基乌头烷

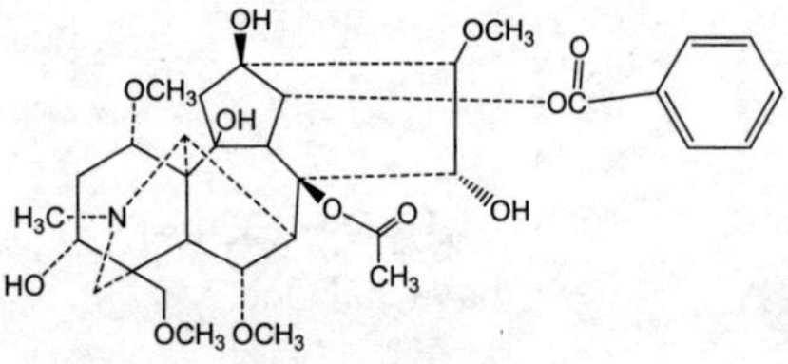

$C_{33}H_{45}NO_{12}$ (647.7)
beiwutine
北草乌碱

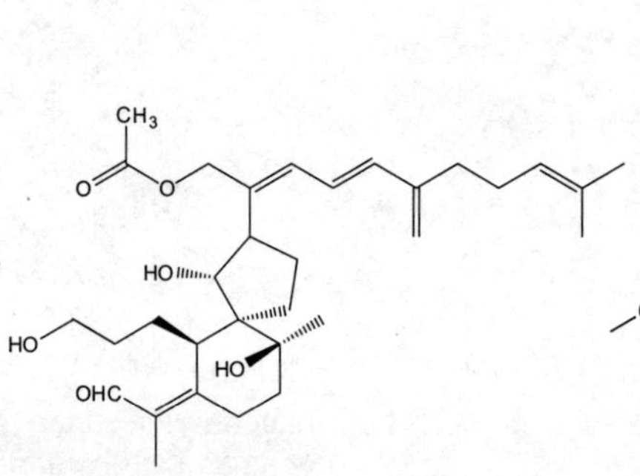

$C_{32}H_{48}O_6$ (528.7)
belamcandal
射干醛

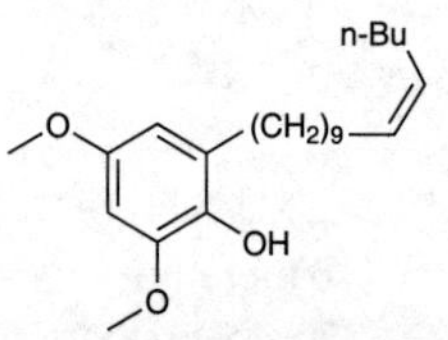

$C_{23}H_{38}O_3$ (362.6)
belamcandol A
射干醇 A

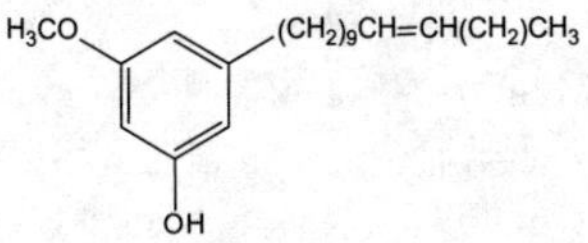

$C_{22}H_{36}O_2$ (332.5)
belamcandol B
射干醇 B

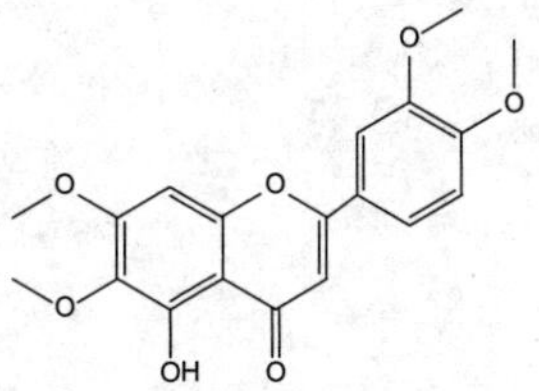

$C_{19}H_{18}O_7$ (358.3)
belamcanidin
射干异黄酮

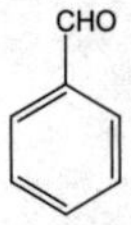

C_7H_6O (106.1)
benzaldehyde
苯甲醛

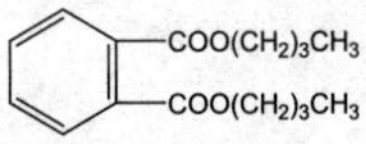

$C_{16}H_{22}O_4$ (278.3)
1,2-benzenedicarboxylic,
dibutyl ester
邻苯二甲酸正丁酯

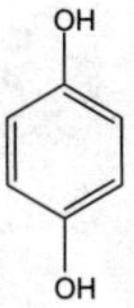

$C_6H_6O_2$ (110.1)
1,4-benzenediol
对苯二酚

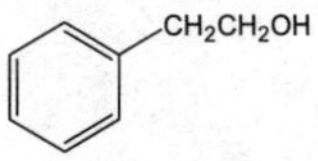

$C_8H_{10}O$ (122.2)
benzeneethanol
苯乙醇

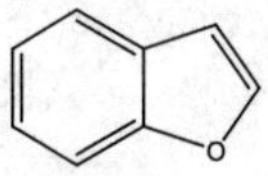

C_8H_6O (118.1)
benzofuran
香豆酮

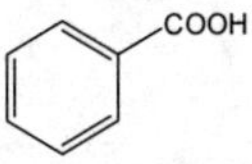

$C_7H_6O_2$ (122.1)
benzoic acid
苯甲酸

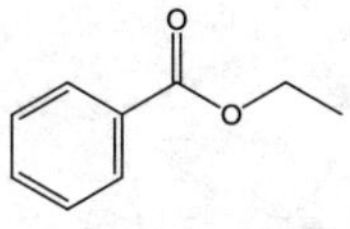

$C_9H_{10}O_2$ (150.2)
benzoic acid ethyl ester
苯甲酸乙酯

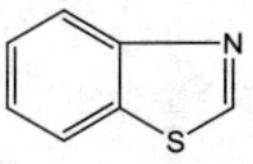

C_7H_5NS (135.2)
benzothiazole
苯并噻唑

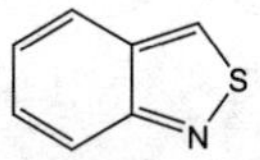

C_7H_5NS (135.2)
benzo-*iso*-thiazole
苯并异噻唑

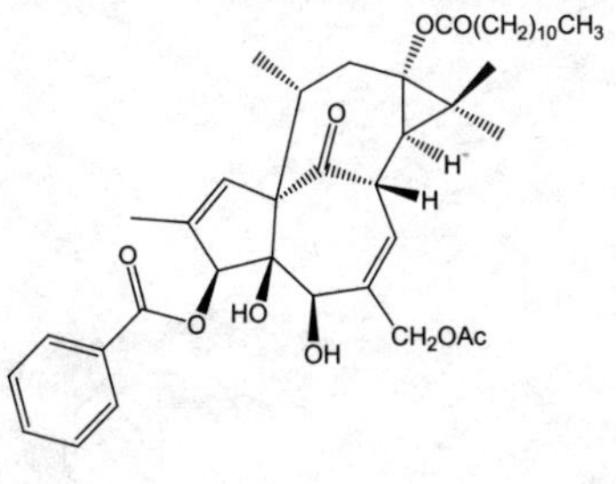

$C_{41}H_{57}O_9$ (693.9)
3-*O*-benzoyl-13-*O*-dodecanoyl-
20-*O*-acetyl-ingenol
3-*O*- 苯甲酰基 -13-*O*- 十二烷
酰基 -20-*O*- 乙酰基 - 巨大戟醇

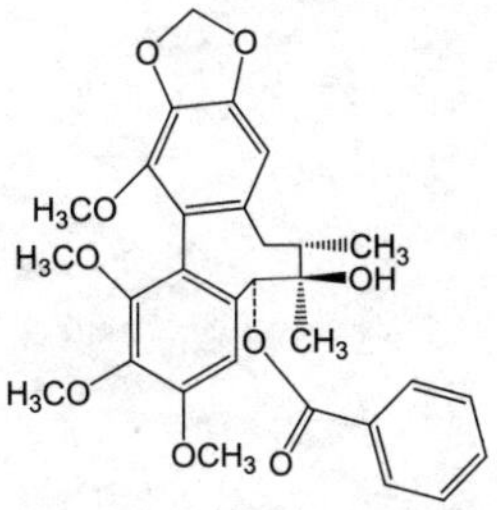

$C_{30}H_{32}O_9$ (536.6)
benzoylgomisin P
苯甲酰戈米辛 P

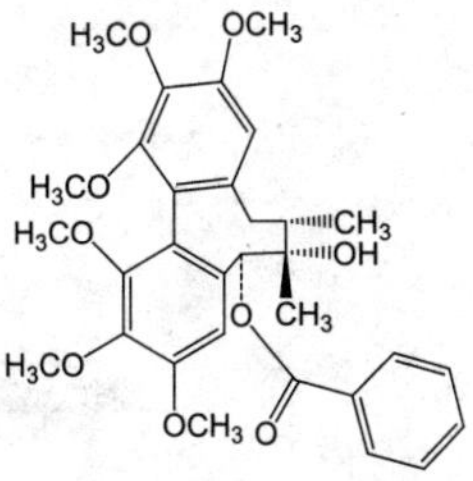

$C_{31}H_{36}O_9$ (552.6)
benzoylgomisin Q
苯甲酰戈米辛 Q

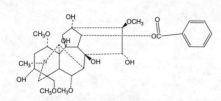

C$_{31}$H$_{44}$NO$_{11}$　(606.7)
benzoylmesaconitine
苯甲酰中乌头碱

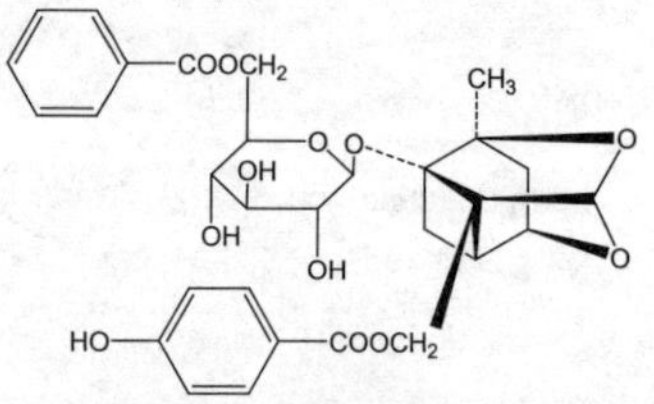

C$_{30}$H$_{32}$O$_{12}$　(584.6)
benzoyloxypaeoniflorin
苯甲酰基氧化芍药苷

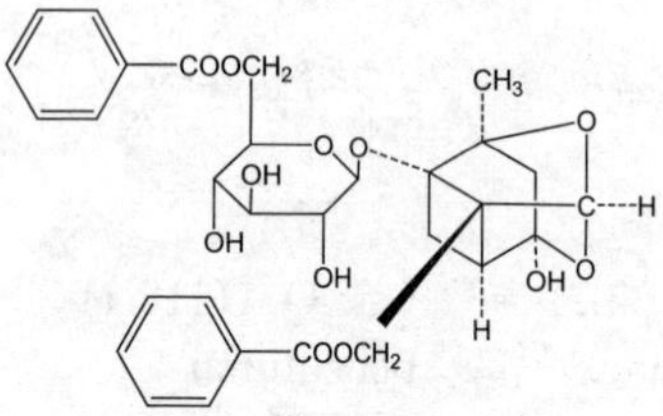

C$_{30}$H$_{32}$O$_{12}$　(584.6)
benzoyl paeoniflorin
苯甲酰芍药苷

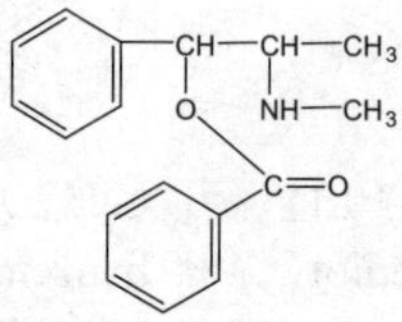

C$_{17}$H$_{19}$NO$_{2}$　(269.3)
o-benzoyl-L-(+)-pseudoephedrine
邻 - 苯甲酰 -L-(+)- 伪麻黄碱

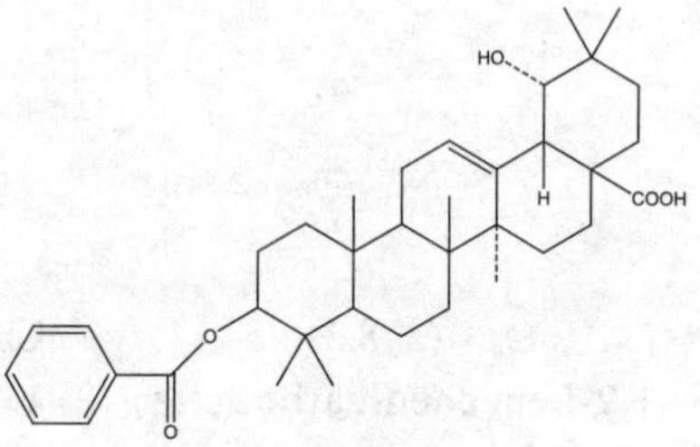

C$_{37}$H$_{52}$O$_{5}$　(576.8)
3-benzoylsiaresinolic acid
3- 苯甲酰泰国树脂酸酯

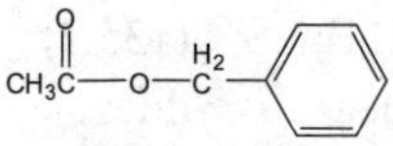

C$_{9}$H$_{10}$O$_{2}$　(150.2)
benzyl acetate
乙酸苄酯

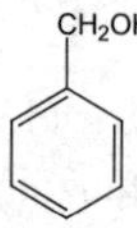

C$_{7}$H$_{8}$O　(108.1)
benzyl alcohol
苯甲醇

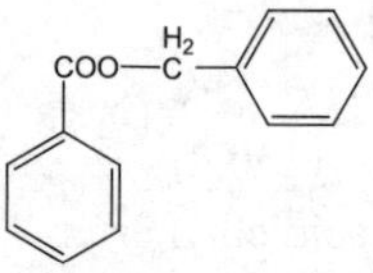

C$_{14}$H$_{12}$O$_{2}$　(212.2)
benzyl benzoate
苯甲酸苄酯

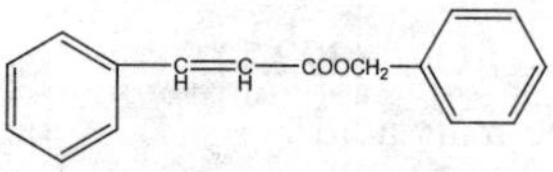

C$_{16}$H$_{14}$O$_{2}$　(238.3)
benzyl cinnamate
桂皮酸苄酯

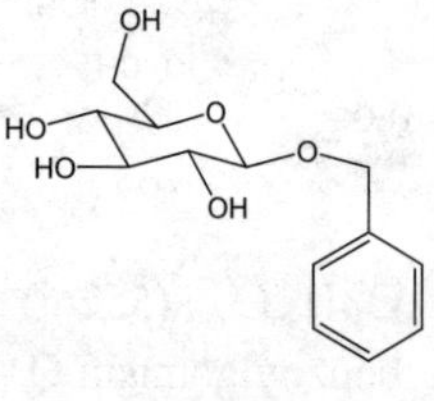

C$_{13}$H$_{18}$O$_{6}$　(270.3)
benzyl-*O*-*β*-D-glucopyranoside
苄基 -*O*-*β*-D- 吡喃葡萄糖苷

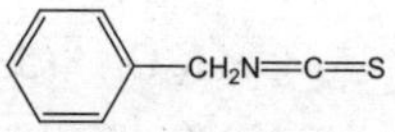

C$_{8}$H$_{7}$NS　(149.2)
benzyl-*iso*-thiocyanate
异硫氰酸苄酯

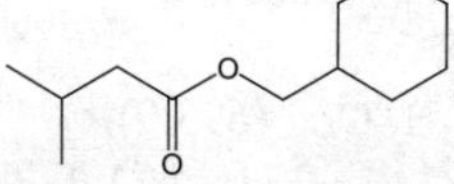

C$_{12}$H$_{22}$O$_{2}$　(198.3)
benzyl-*iso*-valerate
苄基异戊酸

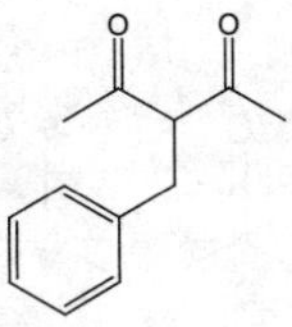

$C_{12}H_{14}O_2$ (190.2)
3-benzyl-2,4-pentanedione
3- 苯甲基 -2,4- 戊二酮

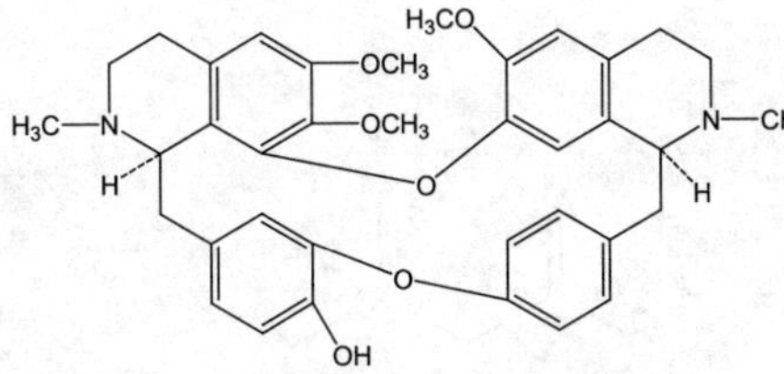

$C_{37}H_{40}N_2O_6$ (608.7)
berbamine
小檗胺

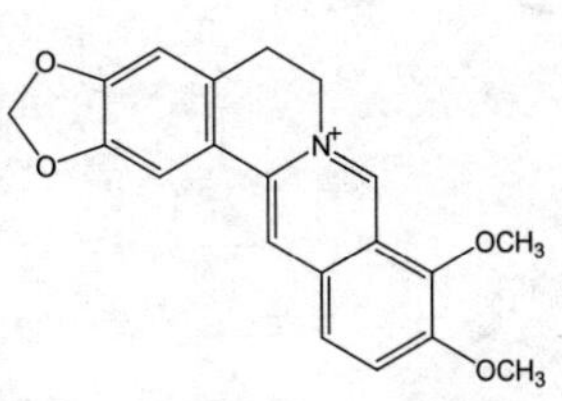

$C_{20}H_{18}NO_4$ (336.4)
berberine
小檗碱

$C_{19}H_{16}NO_4$ (322.3)
berberrubine
小檗红碱

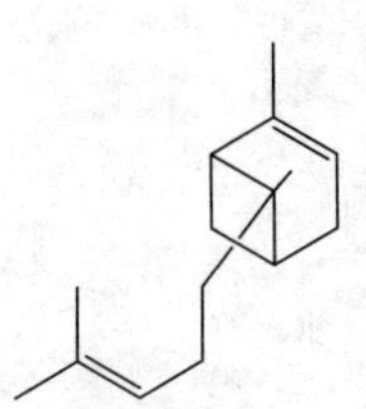

$C_{15}H_{24}$ (204.4)
α-bergamotene
α- 香柑油烯，α- 佛手甘油烯

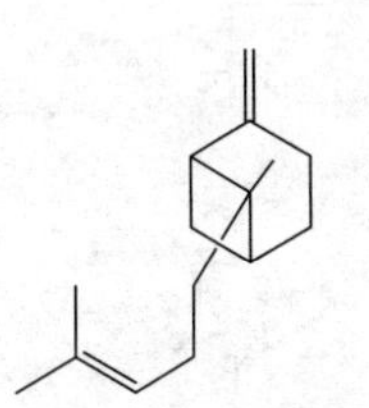

$C_{15}H_{24}$ (204.4)
β-bergamotene
β- 香柑油烯，β- 佛手柑油烯

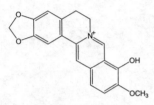

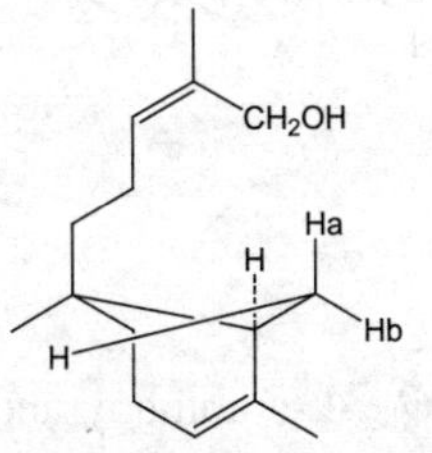

$C_{15}H_{24}O$ (220.4)
9(10)-Z,α-trans-bergamotenol
9(10)- 顺 ,α- 反式香柠烯醇

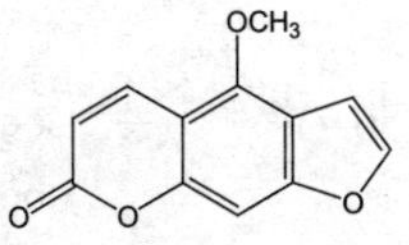

$C_{12}H_8O_4$ (216.2)
bergaptan
香柠檬烯

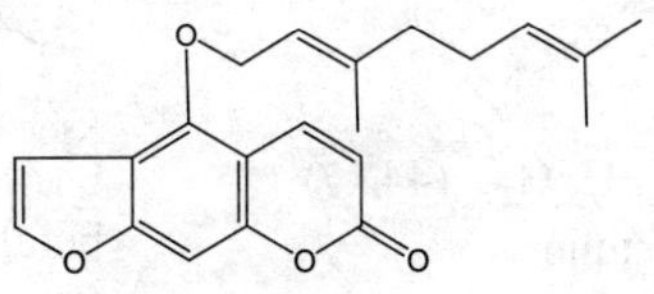

$C_{21}H_{22}O_4$ (338.4)
bergaptin
香柑素

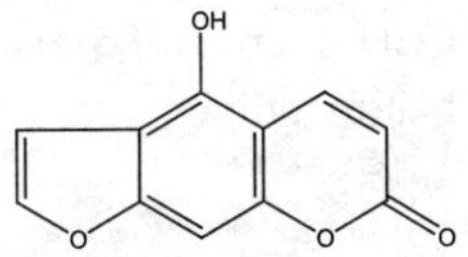

$C_{11}H_6O_4$ (202.2)
bergaptol
佛手酚

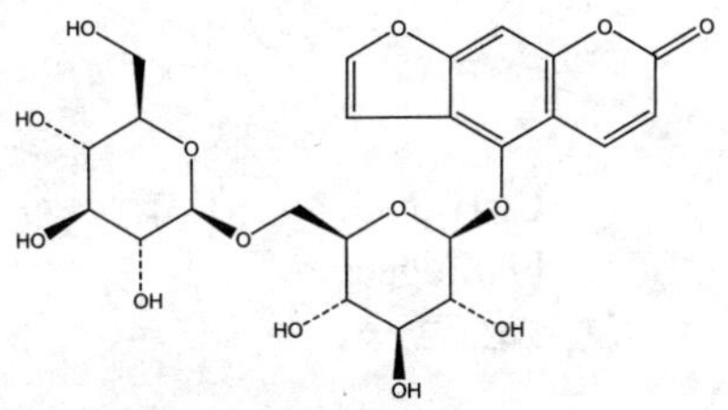

$C_{23}H_{26}O_{14}$ (526.4)
bergaptol-5-O-β-D-gentiobioside
佛手酚 -5-O-β-D- 龙胆二糖苷

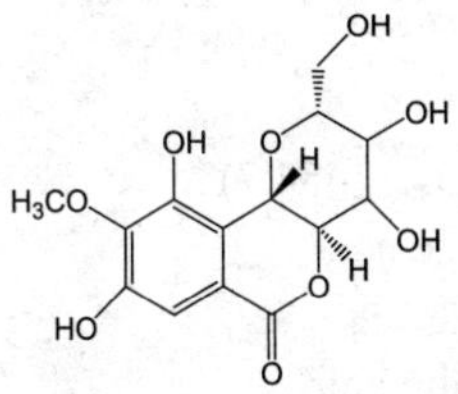

$C_{14}H_{16}O_9$ (328.3)
bergenin
岩白菜素

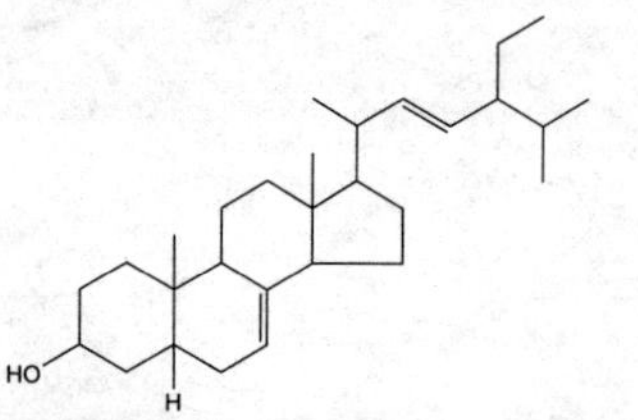

$C_{29}H_{48}O$　(412.7)
bessisterol
α- 菠菜甾醇

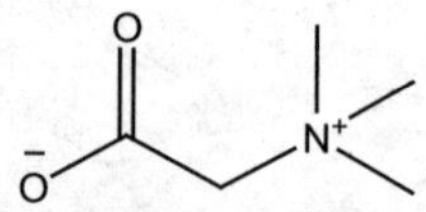

$C_5H_{11}NO_2$　(117.2)
betaine
甜菜碱

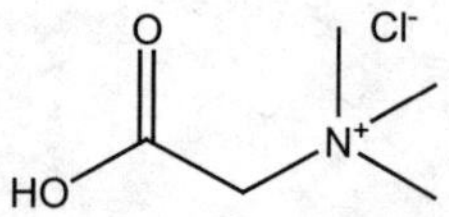

$C_5H_{11}NO_2$　(153.6)
betaine hydrochloride
盐酸甜菜碱

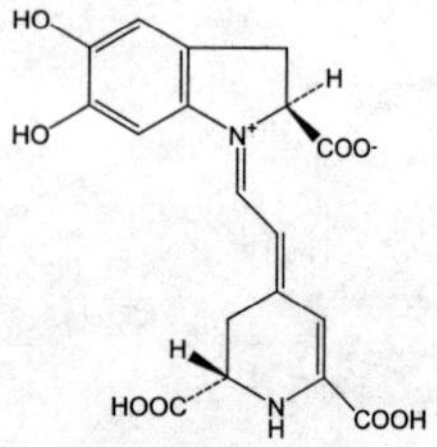

$C_{18}H_{16}N_2O_8$　(388.3)
betanidin
甜菜素

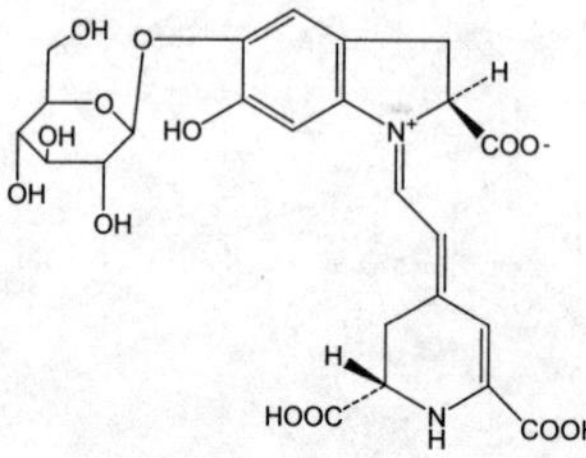

$C_{24}H_{26}N_2O_{13}$　(550.5)
betanin
甜菜苷

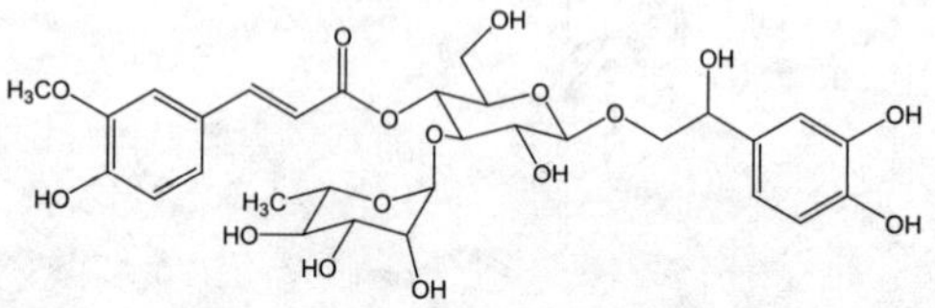

$C_{30}H_{37}O_{16}$　(653.6)
betonyoside A
水苏苷

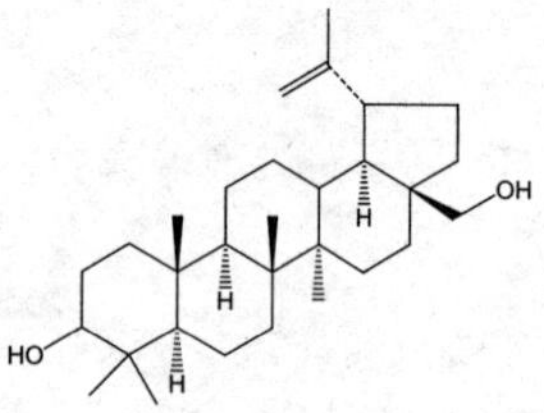

$C_{30}H_{50}O_2$　(442.7)
betulin
白桦脂醇

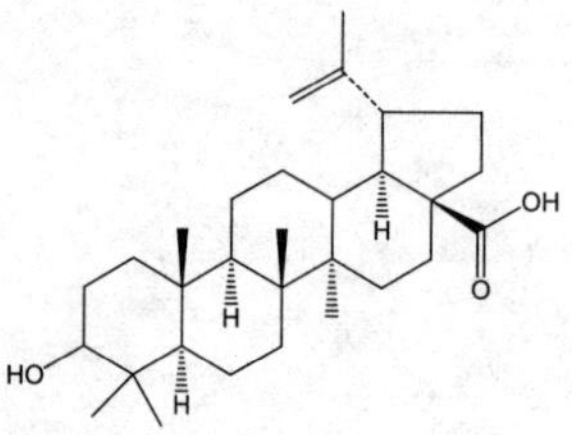

$C_{30}H_{48}O_3$　(456.7)
betulic acid
桦木酸
betulinic acid
白桦酸，白桦脂酸

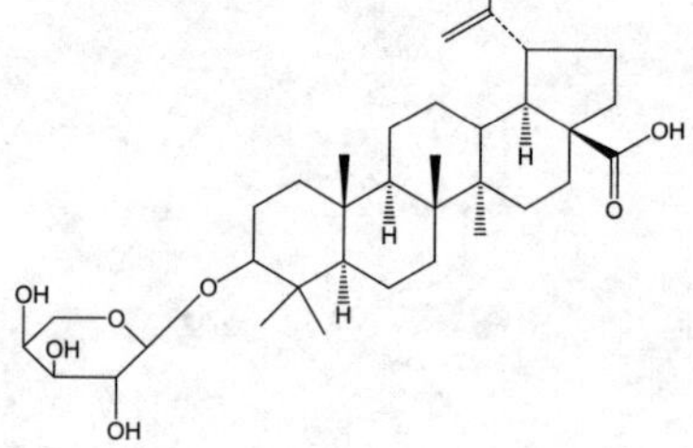

$C_{35}H_{56}O_7$　(588.8)
betulinic acid 3-O-α-L-arabinopyranoside
白桦脂酸 -3-O-α-L 阿拉伯吡喃糖苷

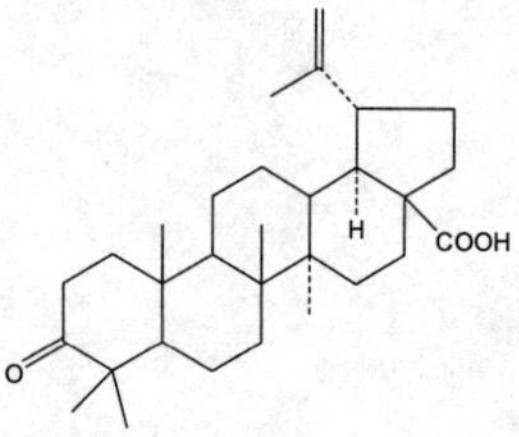

$C_{30}H_{46}O_3$　(454.7)
betulonic acid
白桦脂酮酸
cratagolic acid
山楂酸
liquidambronic acid
路路通酮酸

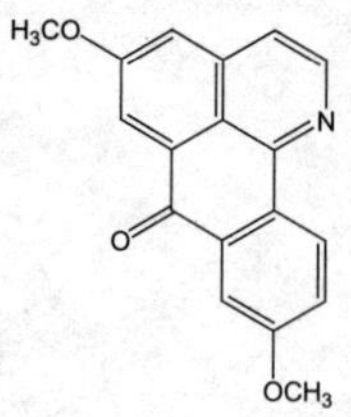

$C_{18}H_{13}NO_3$　(291.3)
bianfugecine
蝙蝠葛辛

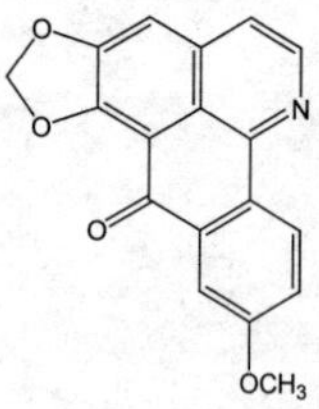

$C_{18}H_{11}NO_4$　(305.3)
bianfugedine
蝙蝠葛定

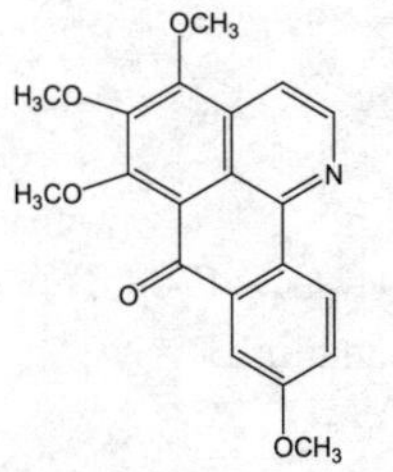

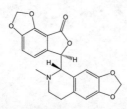

$C_{20}H_{17}NO_5$ (351.4)
bianfugenine
蝙蝠葛宁

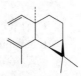

$C_{20}H_{17}NO_6$ (367.4)
bicuculline
比枯枯灵碱

$C_{15}H_{24}$ (204.4)
bicycloelemene
双环榄香烯

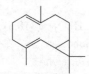

$C_{15}H_{24}$ (204.4)
bicyclogermacrene
双环大牻牛儿烯

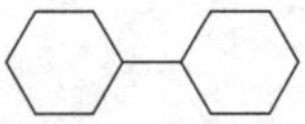

$C_{12}H_{22}$ (166.3)
1,1′-bicyclohexyl
1,1′- 联二环己烷

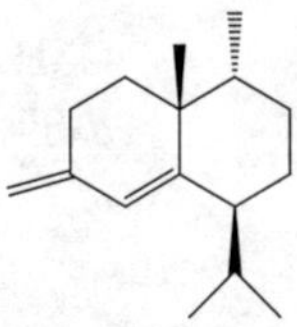

$C_{15}H_{24}$ (204.4)
bicyclosesquiphellandrene
双环倍半水芹烯

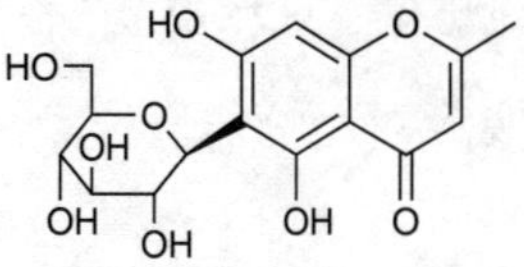

$C_{16}H_{18}O_9$ (354.31)
biflorin
丁香苷Ⅰ，双花母草素

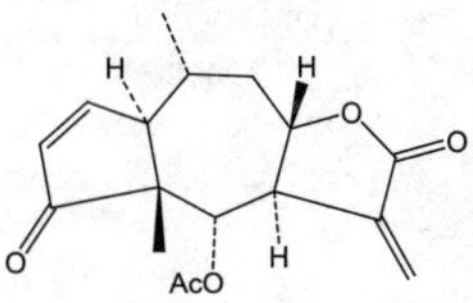

$C_{17}H_{20}O_5$ (304.3)
bigelovin
锦菊素

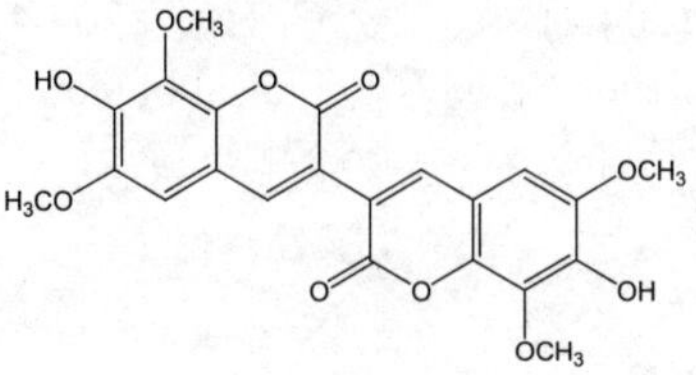

$C_{22}H_{18}O_{10}$ (442.4)
3,3′-bi-*iso*-fraxidin
3,3′- 双异嗪皮啶

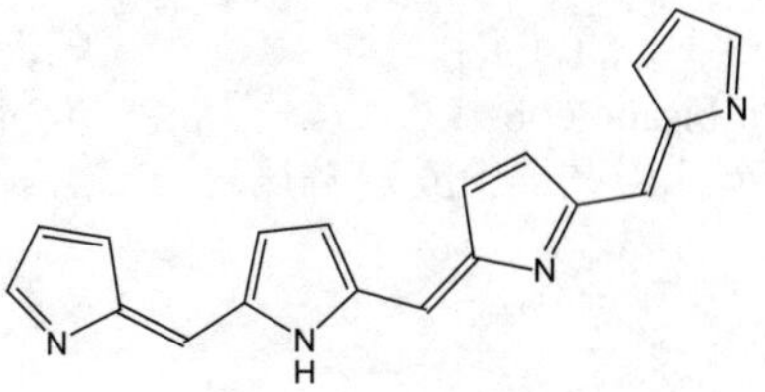

$C_{19}H_{14}N_4$ (298.3)
bilatriene
胆汁三烯

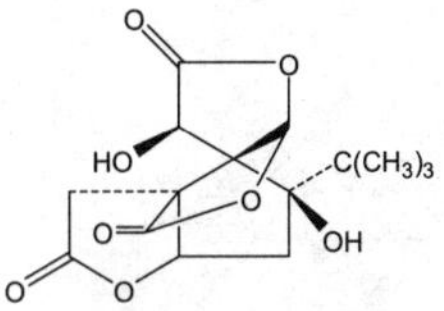

$C_{15}H_{18}O_8$ (326.3)
bilobalide A
白果内酯 A

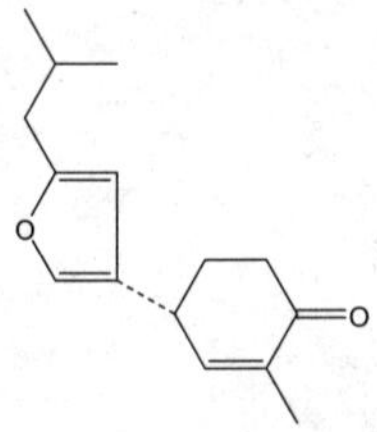

$C_{15}H_{20}O_2$ (232.3)
bilobanone
银杏酮

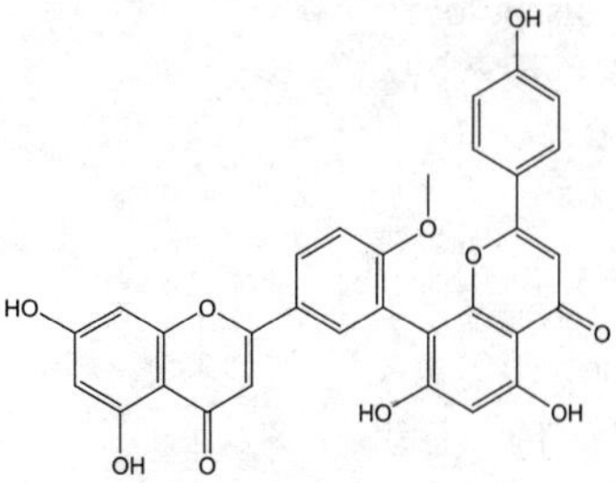

$C_{31}H_{20}O_{10}$ (552.5)
bilobetin
银杏双黄酮，白果黄素

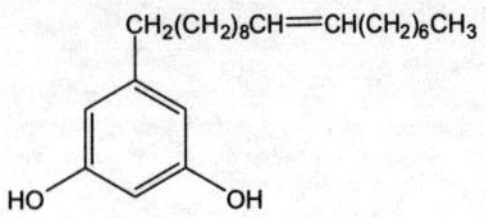

$C_{21}H_{34}O_2$ (318.5)
bilobol
银杏二酚

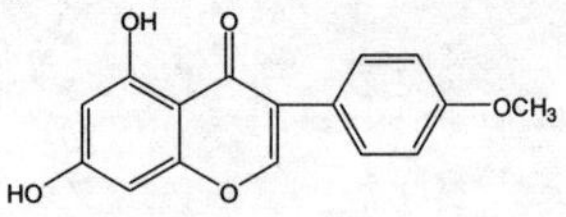

$C_{16}H_{12}O_5$ (284.3)
biochanin A
鸡豆黄素 A

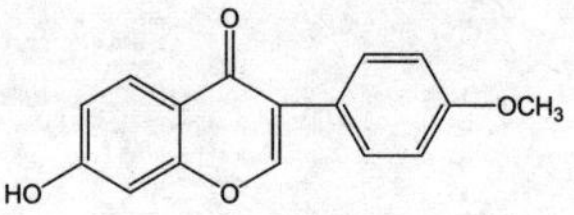

$C_{16}H_{12}O_4$ (268.3)
biochanin B
鹰嘴豆芽素 B

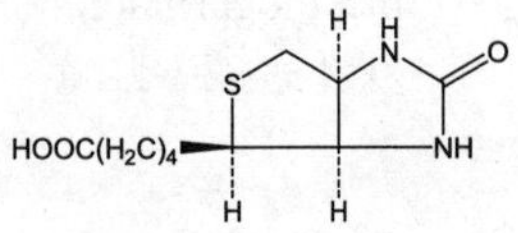

$C_{10}H_{16}N_2O_3S$ (244.3)
biotin
生物素

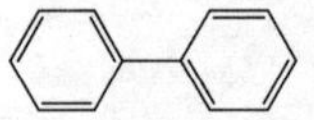

$C_{12}H_{10}$ (154.21)
biphenyl
联苯

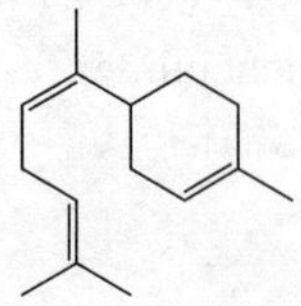

$C_{15}H_{24}$ (204.4)
α-bisabolene
α- 甜没药烯

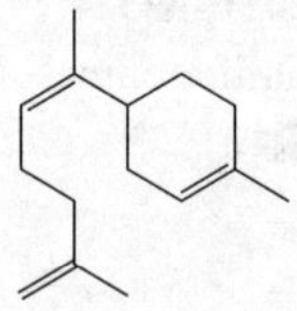

$C_{15}H_{24}$ (204.4)
α_2-bisabolene
α_2- 甜没药烯

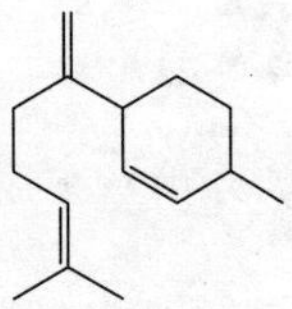

$C_{15}H_{24}$ (204.4)
β-bisabolene
β- 甜没药烯，β- 没药烯

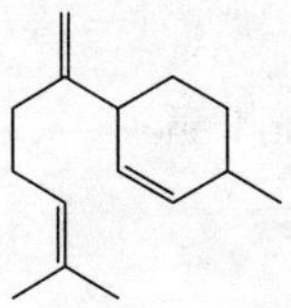

$C_{15}H_{24}$ (204.4)
β_2-bisabolene
β_2 - 甜没药烯

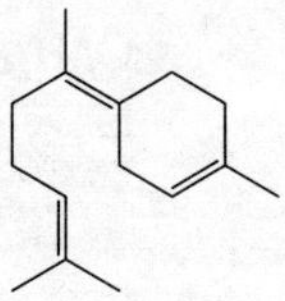

$C_{15}H_{24}$ (204.4)
γ-bisabolene
γ- 甜没药烯

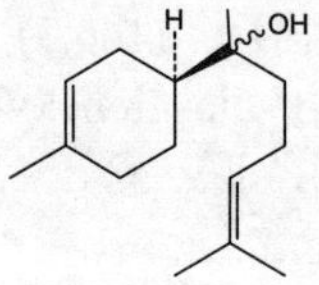

$C_{15}H_{26}O$ (222.3)
α- bisabolol
α- 红没药醇

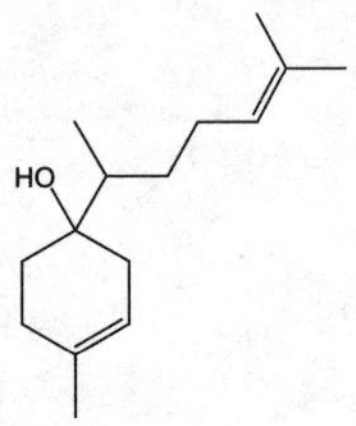

$C_{15}H_{26}O$ (222.4)
β-bisabolol
β- 红没药醇

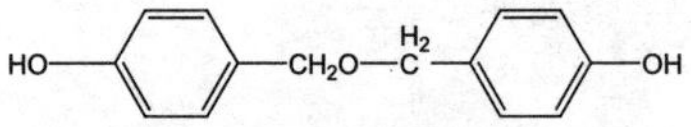

$C_{14}H_{14}O_3$ (230.3)
bis(4-acrinyl)ether
双 (4- 羟苄基) 醚

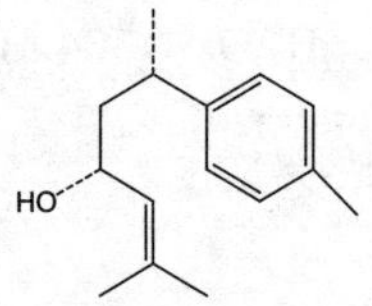

$C_{15}H_{22}O$ (218.3)
bisacumol
甜没药姜黄醇

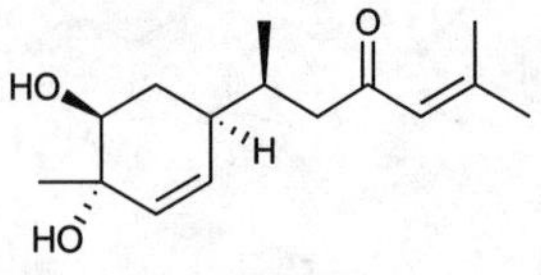

$C_{15}H_{24}O_3$ (252.4)
bisacurone
甜没药姜黄酮

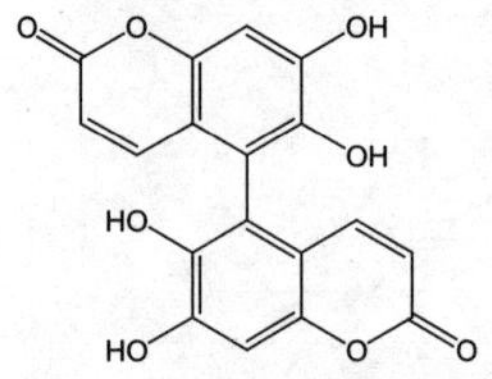

$C_{18}H_{10}O_8$ (354.3)
bisaesculetin
双七叶内酯
euphorbetin
千金子素

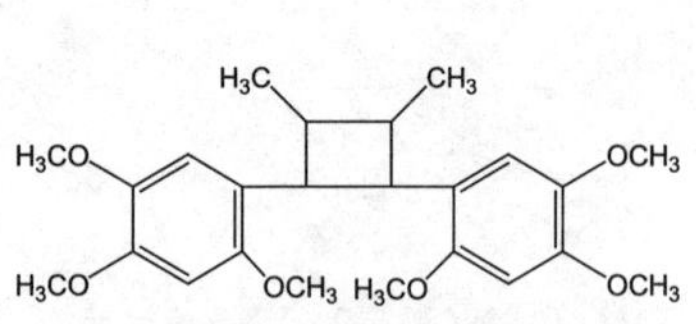

$C_{24}H_{32}O_6$ (416.5)
bisasaricin
二聚细辛醚

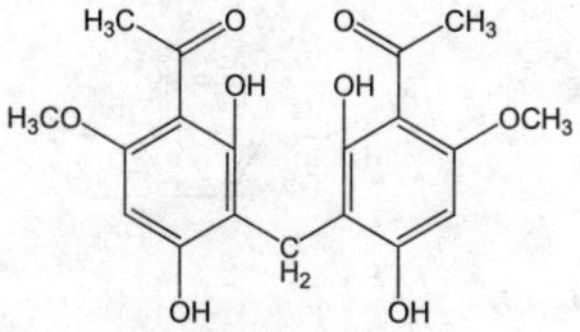

$C_{19}H_{20}O_8$ (376.4)

1,1-bis(2,6-dihydroxy-3-acetyl-4-methoxyphenyl)methane

1,1- 双 (2,6- 二羟基 -3- 乙酰基 -4- 甲氧基苯基) 甲烷

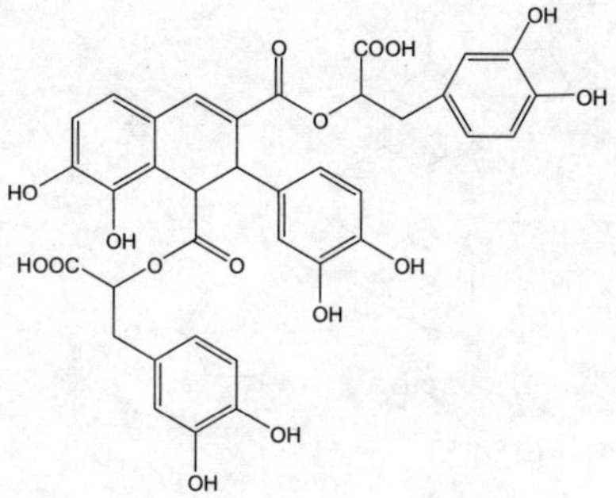

$C_{36}H_{30}O_{16}$ (718.6)

1,3-bis-[2-(3,4-dihydroxyphenyl)-1-carboxy]ethoxycarbonyl-2-(3,4-dihydroxyphenyl)-7,8-dihydroxy-1,2-dihydronaphthalene

1,3- 双 [2-(3,4- 二羟基苯基)-1- 羧基] 乙氧基羰基 -2-(3,4- 二羟基苯基)-7,8- 二羟基 -1,2- 二氢萘

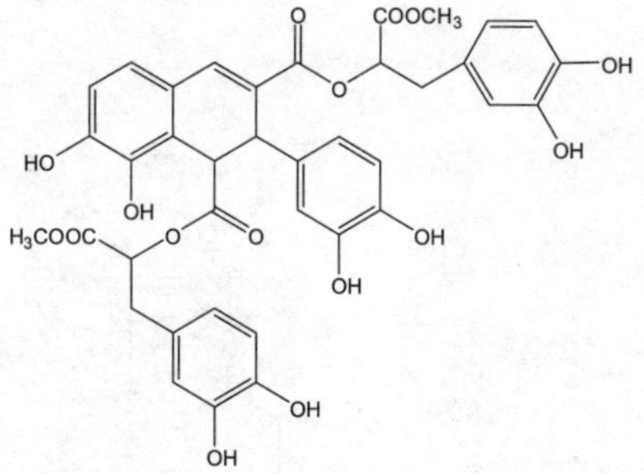

$C_{38}H_{34}O_{16}$ (746.7)

1,3-bis-[2-(3,4-dihydroxyphenyl)-1-methoxycarbonyl]ethoxy carbonyl-2-(3,4-dihydroxyphenyl)-7,8-dihydroxy-1,2-di-hydronaphthalene

1,3- 双 [2-(3,4- 二羟基苯基)-1- 甲氧基羰基] 乙氧基羰基 -2-(3,4- 二羟基苯基)-7,8- 二羟基 -1,2- 二氢萘

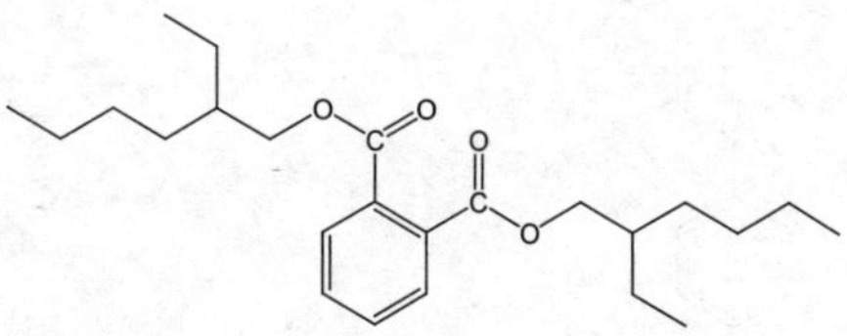

$C_{24}H_{38}O_4$ (390.6)

bis(2-ethylhexyl)phthalate

邻苯二甲酸二 (2- 乙基 - 己基) 酯

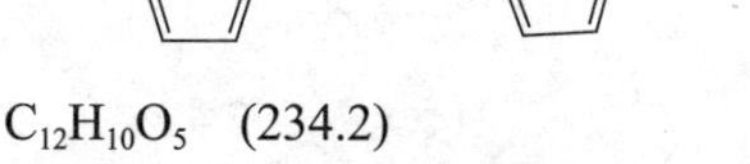

$C_{12}H_{10}O_5$ (234.2)

bis-(5-formylfurfuryl)-ether

双 -(5- 甲酰基 - 糠基) 醚

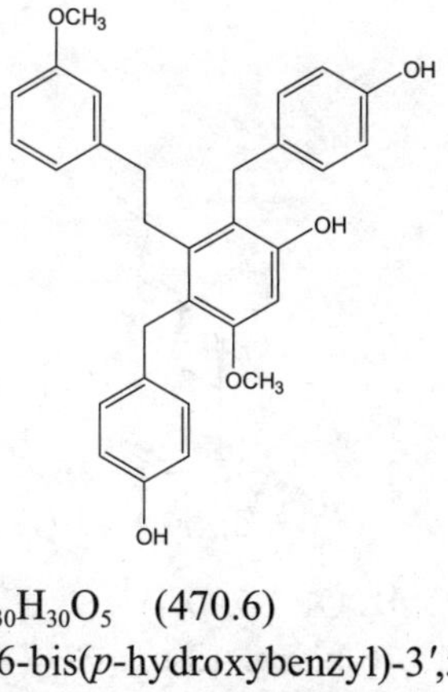

$C_{30}H_{30}O_5$ (470.6)

2,6-bis(p-hydroxybenzyl)-3′,5-dimethoxy-3-hydroxybibenzyl

2,6- 双 (对 - 羟苄基)-3′,5- 二甲氧基 -3- 羟基联苄

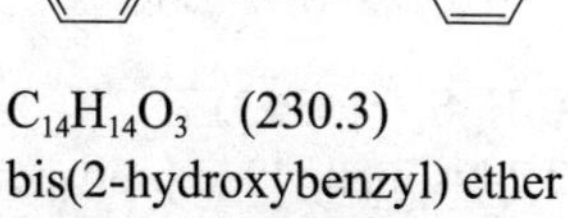

$C_{14}H_{14}O_3$ (230.3)

bis(2-hydroxybenzyl) ether

双 (2- 羟苄基) 醚

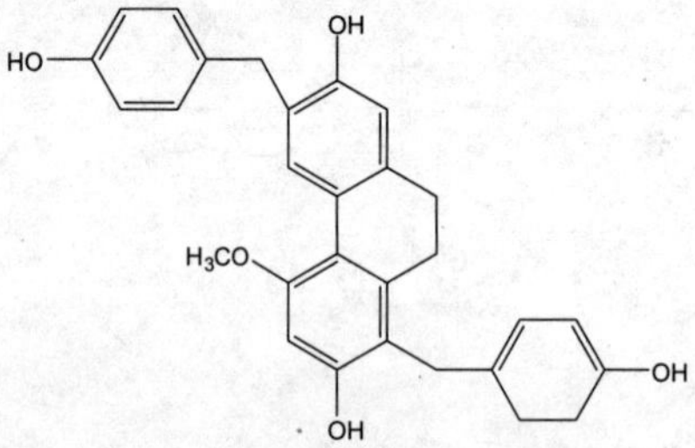

C$_{29}$H$_{26}$O$_5$　(454.5)
1,6-bis(p-hydroxybenzyl)-4-methoxy-9,10-dihydrophenanthrene-2,7-diol
1,6- 双 (对 - 羟苄基)-4- 甲氧基 -9,10- 二氢菲 -2,7- 二醇

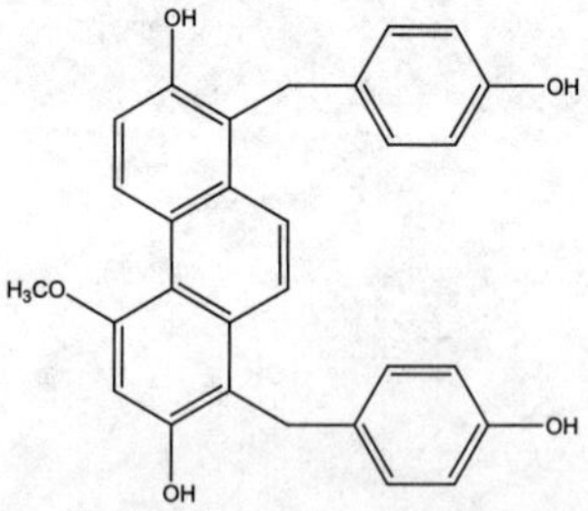

C$_{29}$H$_{24}$O$_5$　(452.5)
1,8-bis(p-hydroxybenzyl)-4-methoxyphenanthrene-2,7-diol
1,8- 双 (对 - 羟苄基)-4- 甲氧基菲 -2,7- 二醇

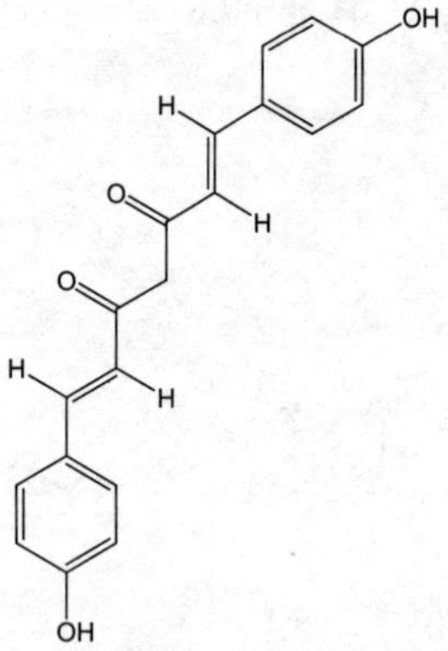

C$_{19}$H$_{16}$O$_4$　(308.3)
p,p'-dihydroxydicinnamoyl methane
对 , 对 '- 二羟基二桂皮酰甲烷
bisdemethoxycurcumin
双去甲氧基姜黄素

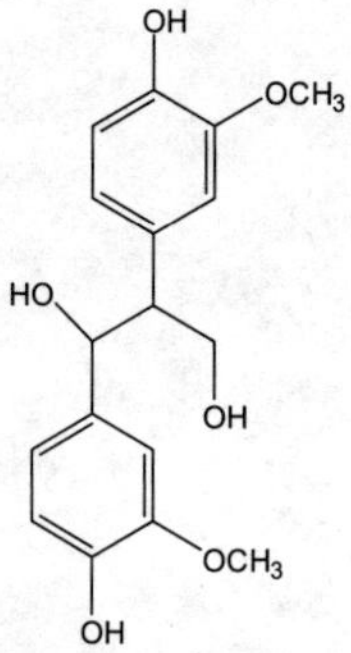

C$_{17}$H$_{19}$O$_6$　(319.3)
1,2-bis-(4-hydroxy-3-methoxy-phenyl)-propane-1,3-diol
赤式及苏式的 1,2- 双 -(4 羟基 -3- 甲氧基苯基)- 丙烷 -1,3- 二醇

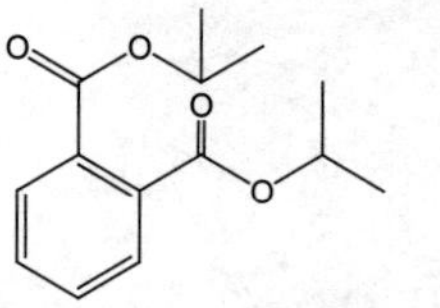

C$_{14}$H$_{18}$O$_4$　(250.3)
bis(2- methylethyl)phthalate
邻苯二甲酸双 -2- 甲基乙酯

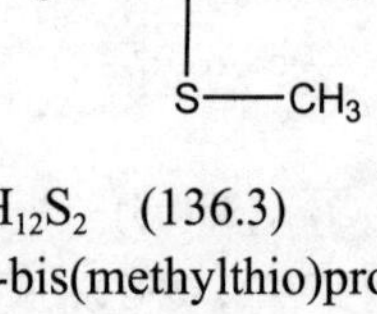

C$_5$H$_{12}$S$_2$　(136.3)
2,2-bis(methylthio)propane
2,2- 双 (甲硫基) 丙烷

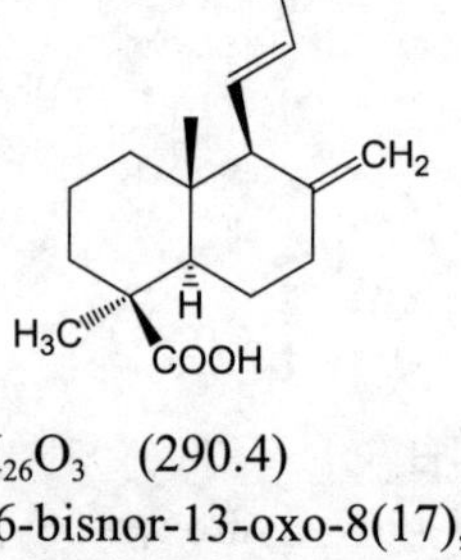

C$_{18}$H$_{26}$O$_3$　(290.4)
15,16-bisnor-13-oxo-8(17),11E-labdadien-19-oic acid
15,16- 双去甲 -13- 氧代 - 半日花 -8(17),11E- 二烯 -19- 酸

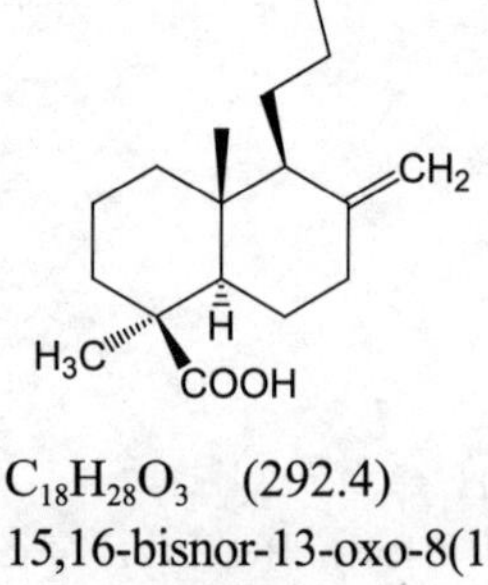

C$_{18}$H$_{28}$O$_3$　(292.4)
15,16-bisnor-13-oxo-8(17)-labden-19-oic acid
15,16- 双去甲 -13- 氧代 - 半日花 -8(17)- 烯 -19- 酸

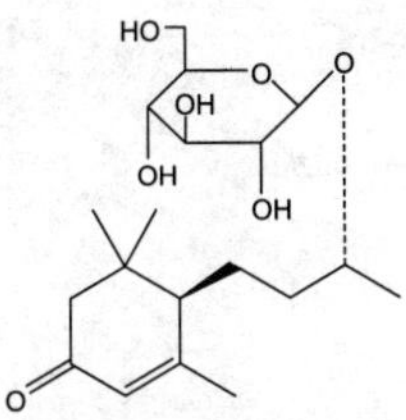

$C_{19}H_{32}O_7$ (372.5)
blumenol C glucoside
布卢门醇 C 葡萄糖苷

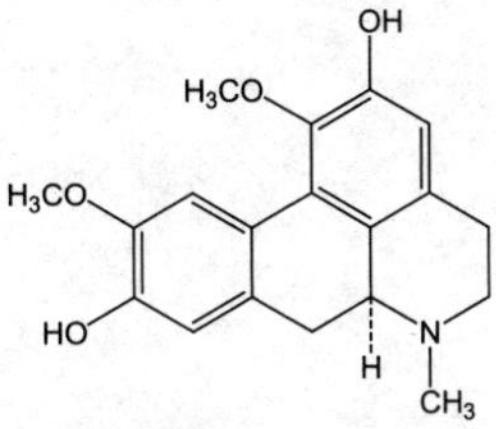

$C_{19}H_{21}NO_4$ (327.4)
boldine
波尔定碱

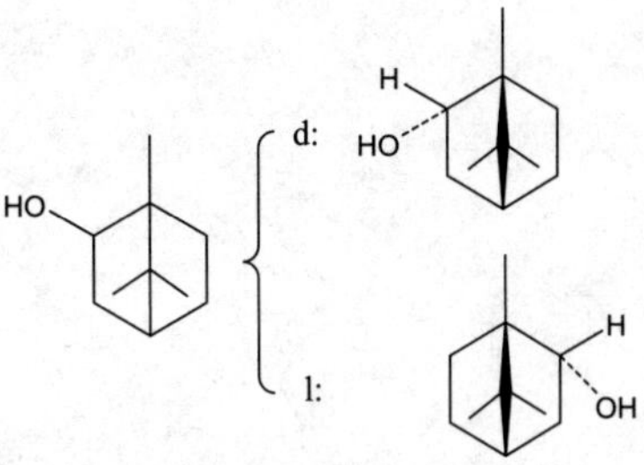

$C_{10}H_{18}O$ (154.3)
borneol
龙脑 linderol
乌药醇，钓樟醇

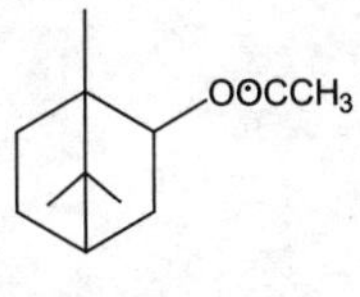

$C_{12}H_{19}O_2$ (195.3)
l-bornyl acetate
醋酸冰片酯

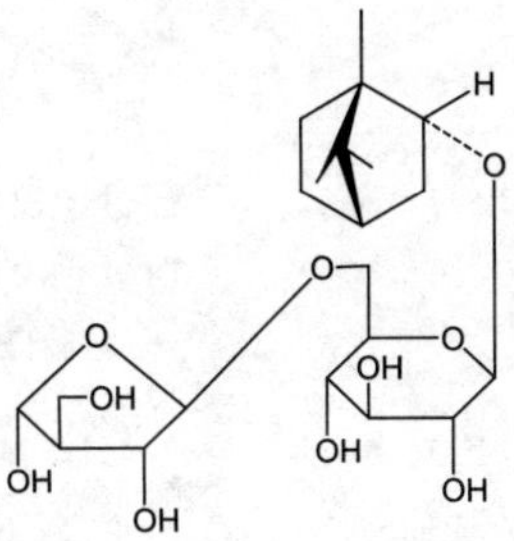

$C_{21}H_{37}O_{10}$ (449.5)
borneol-2-*O*-*β*-D-apiofuranosyl-
(1 → 6)-*β*-D-glucopyranoside
龙脑 -2-*O*-*β*-D- 呋喃芹菜糖基
(1 → 6)-*β*-D- 吡喃葡萄糖苷

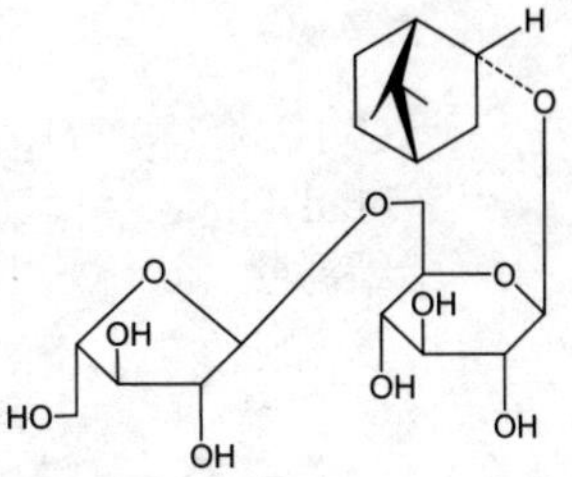

$C_{21}H_{37}O_{10}$ (449.5)
borneol-2-*O*-*α*-L-arabinofuranosyl-
(1 → 6)-*β*-D-glucopyranoside
龙脑 -2-*O*-*α*-L- 呋喃阿拉伯糖基
(1 → 6)-*β*-D- 吡喃葡萄糖苷

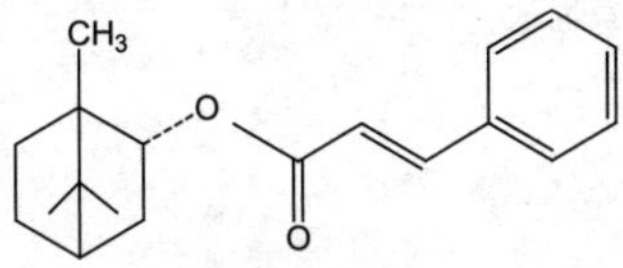

$C_{19}H_{24}O_2$ (284.4)
L-bornyl cinnamate
左旋肉桂酸龙脑酯

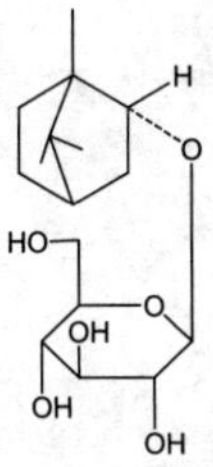

$C_{16}H_{28}O_6$ (316.4)
borneol-2-*O*-*β*-D-glucopyranoside
龙脑 -2-*O*-*β*-D- 吡喃葡萄糖苷

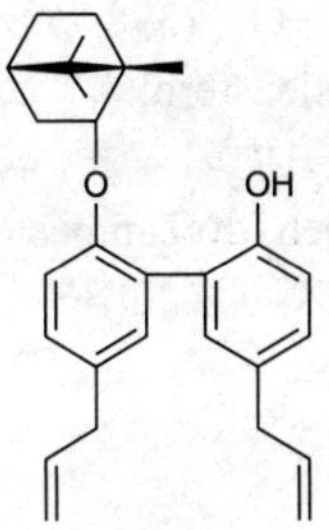

$C_{28}H_{34}O_2$ (402.6)
bornylmagnolol
龙胞基厚朴酚，龙脑基厚朴酚

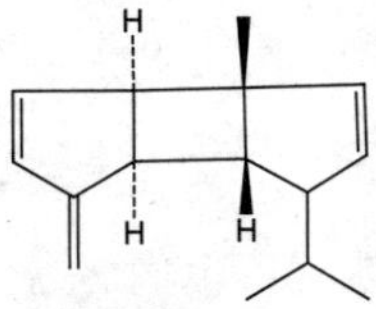

$C_{15}H_{24}$ (204.4)
β-bourbonene
β- 波旁烯

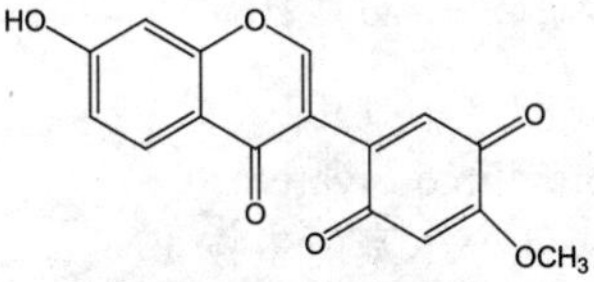

$C_{16}H_{10}O_6$ (298.3)
bowdichione
鲍迪木醌

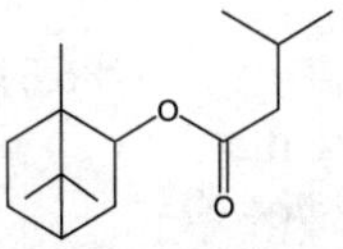

$C_{15}H_{26}O_2$ (238.4)
bornyval
异戊酸龙脑酯

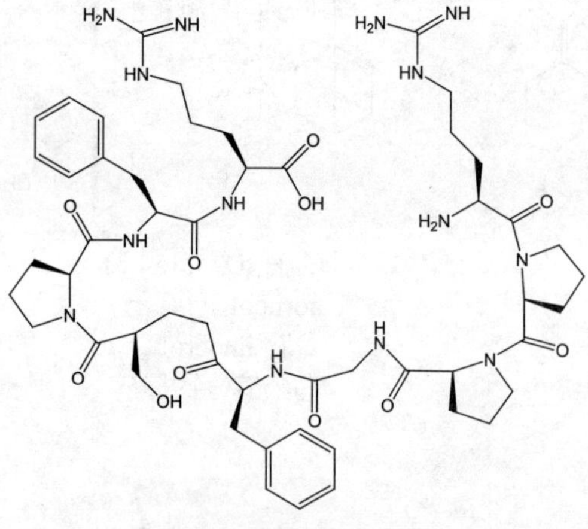

$C_{52}H_{76}N_{14}O_{11}$ (1073.3)
bradykinin
缓激肽

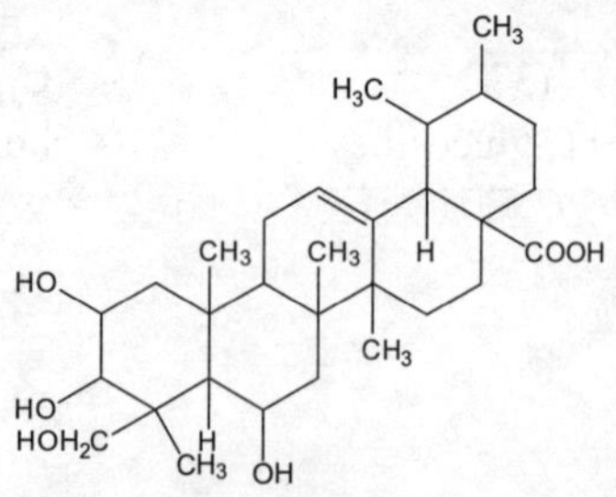

$C_{30}H_{48}O_6$ (504.7)
brahmic acid
羟基积雪草酸

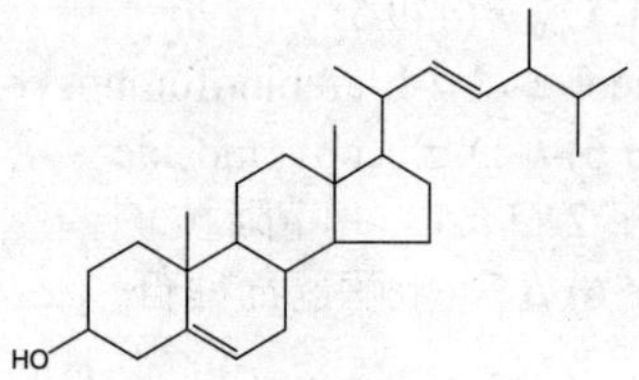

$C_{28}H_{46}O$ (398.7)
brassicasterol
菜子甾醇
22-dehydrocampesterol
22- 去氢菜油甾醇

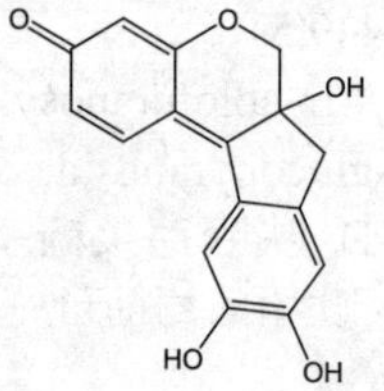

$C_{16}H_{12}O_5$ (284.3)
brazilein
氧化巴西木素

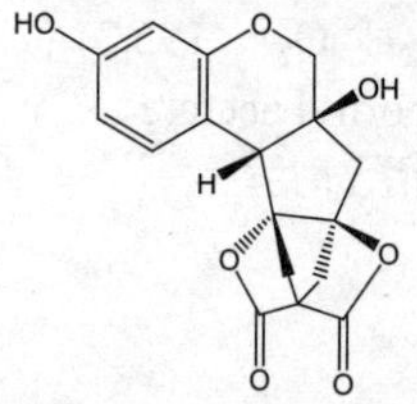

$C_{16}H_{14}O_7$ (318.3)
brazilide

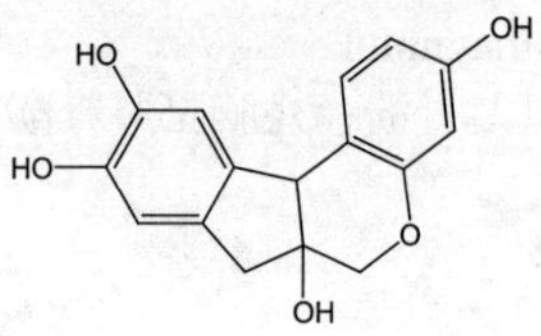

$C_{16}H_{14}O_5$ (286.3)
brazilin
巴西木素

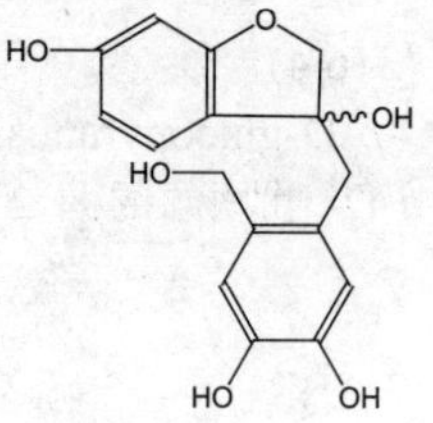

$C_{16}H_{14}O_6$ (302.3)
brazilin derivatives
巴西苏木素衍生物 1

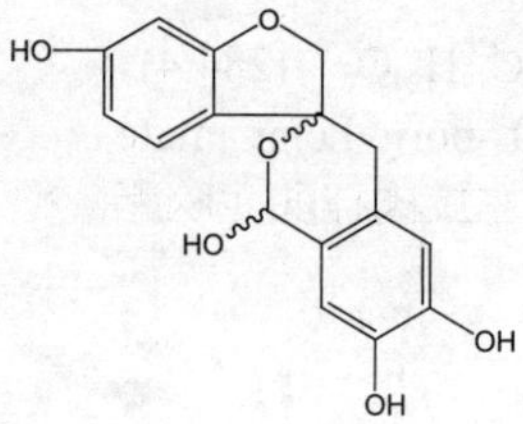

$C_{16}H_{14}O_6$ (302.3)
brazilin derivatives
巴西苏木素衍生物 2

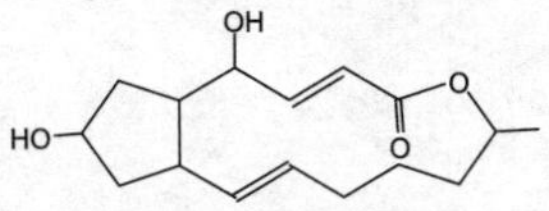

$C_{16}H_{24}O_4$ (280.4)
brefeldin A
布雷非德菌素

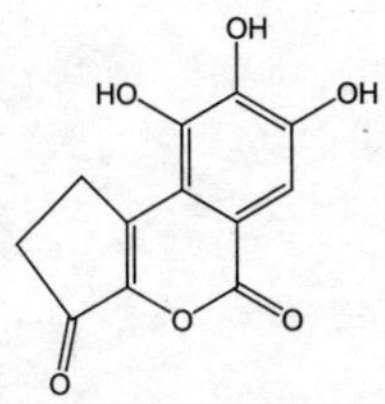

$C_{12}H_8O_6$ (248.2)
brevifolin
短叶老鹳草素

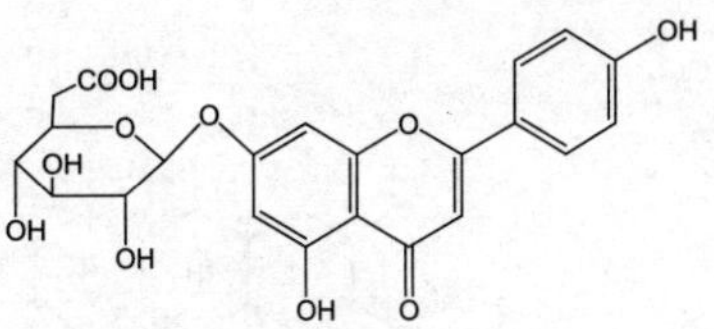

$C_{21}H_{18}O_{11}$ (446.4)
breviscapine
灯盏花甲素
apigenin-7-O-glucuronide
芹菜素 -7-O- 葡萄糖醛酸苷

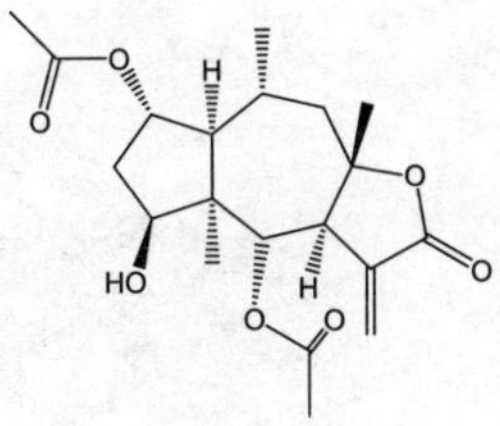

$C_{19}H_{26}O_7$ (366.4)
britanin
欧亚旋覆花内酯

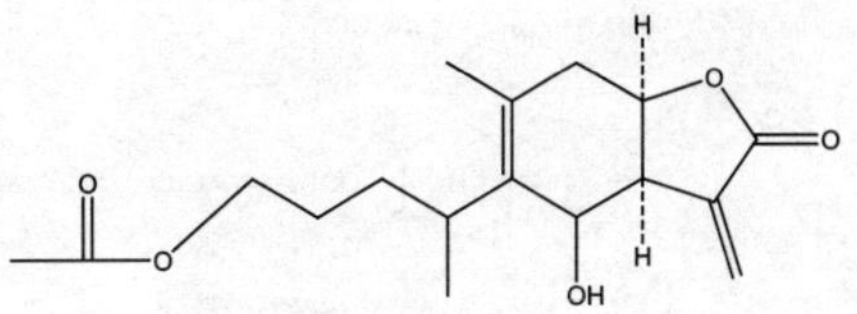

$C_{17}H_{24}O_5$ (308.4)
britannilactone
大花旋覆花内酯

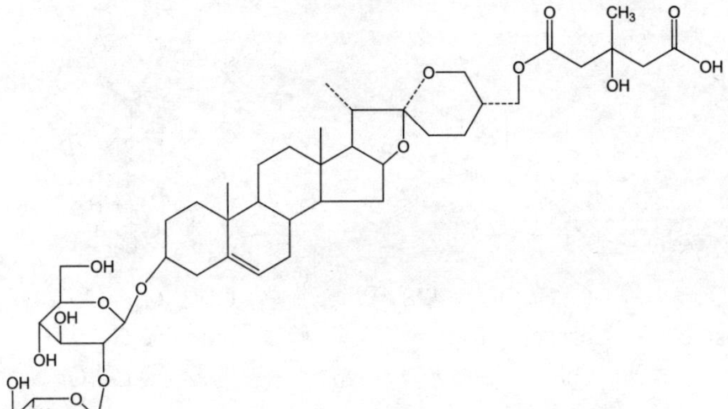

$C_{45}H_{70}O_{17}$ (883.0)
brownioside
百合皂苷

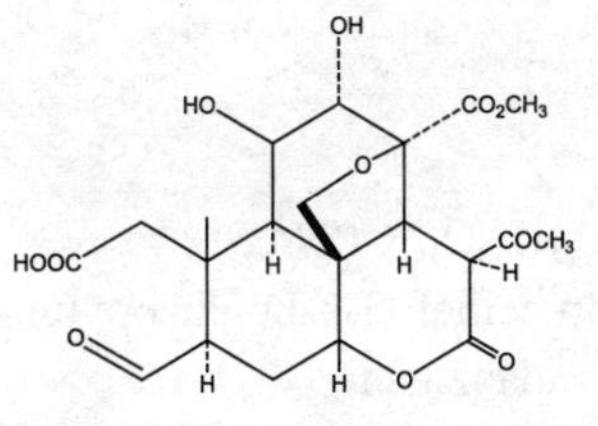

$C_{22}H_{28}O_{12}$ (484.5)
bruceaketolic acid
鸦胆子酮酸

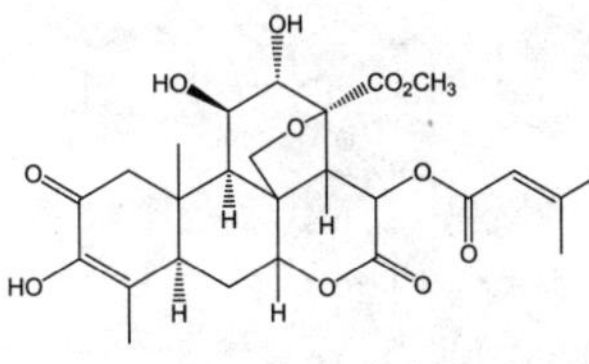

$C_{28}H_{36}O_{11}$ (548.6)
bruceantin
鸦胆亭

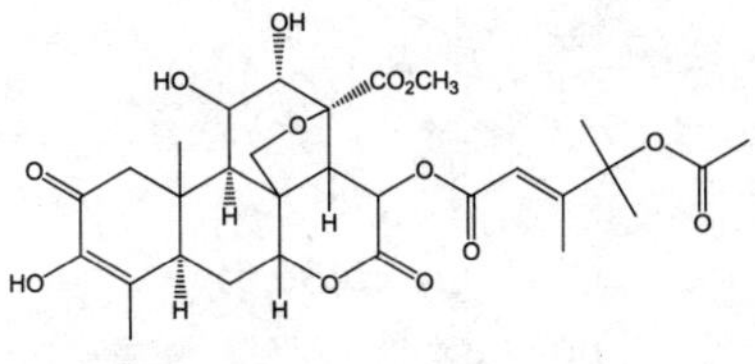

$C_{30}H_{38}O_{13}$ (606.6)
bruceantinol
鸦胆亭醇

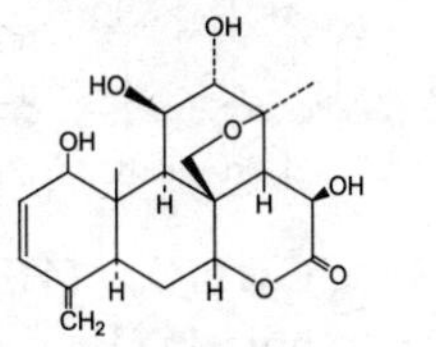

$C_{20}H_{26}O_7$ (378.4)
bruceene
鸦胆子苦烯

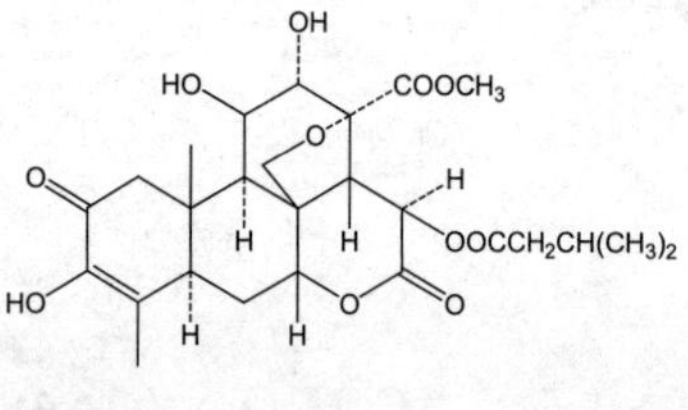

$C_{26}H_{34}O_{11}$ (522.5)
bruceine A
鸦胆子苦素 A

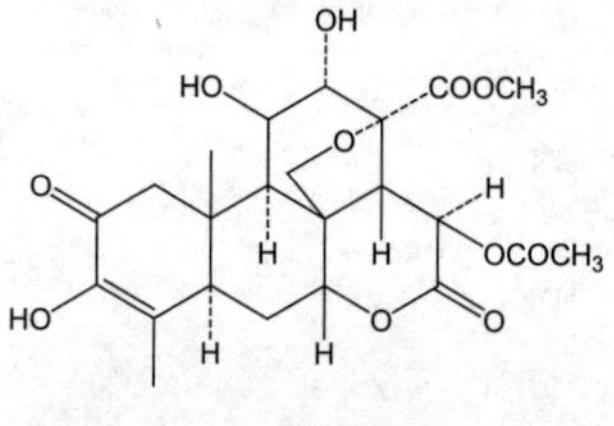

$C_{23}H_{28}O_{11}$ (480.7)
bruceine B
鸦胆子苦素 B

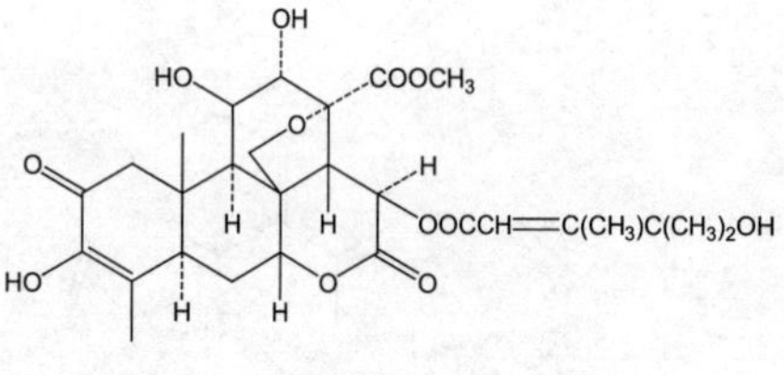

$C_{28}H_{36}O_{12}$ (564.6)
bruceine C
鸦胆子苦素 C

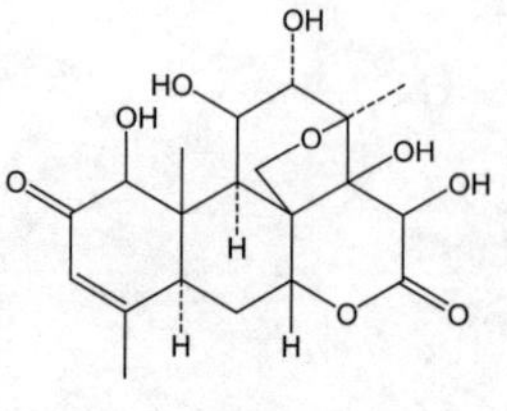

$C_{20}H_{26}O_9$ (410.4)
bruceine D
鸦胆子苦素 D

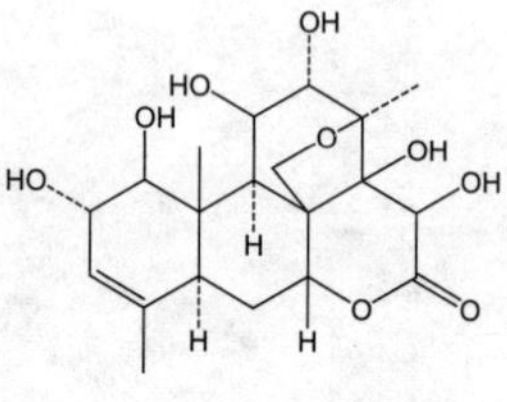

$C_{20}H_{28}O_9$ (412.4)
bruceine E
鸦胆子苦素 E

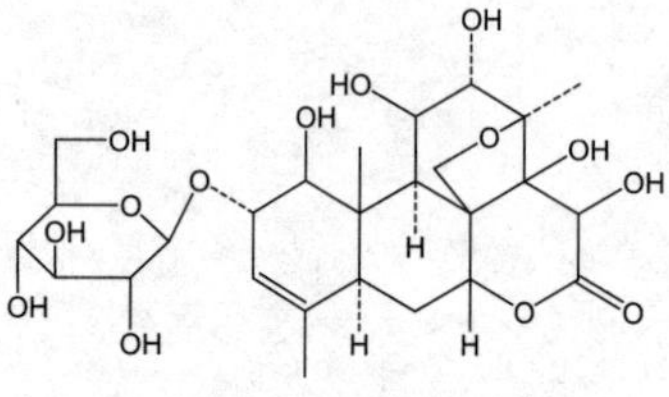

$C_{26}H_{38}O_{14}$ (574.6)
bruceineE-2-β-D-glucopyranoside
(yadanzigan)
鸦胆子苦素 E-2- 葡萄糖苷

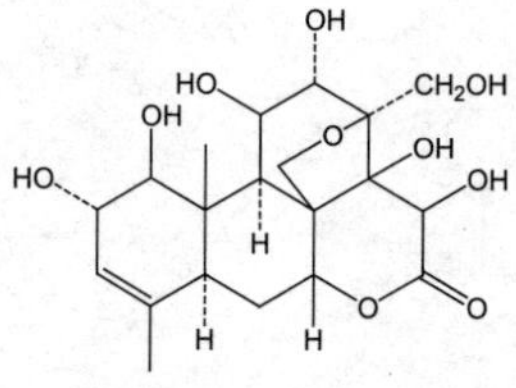

$C_{20}H_{28}O_{10}$ (428.4)
bruceine F
鸦胆子苦素 F

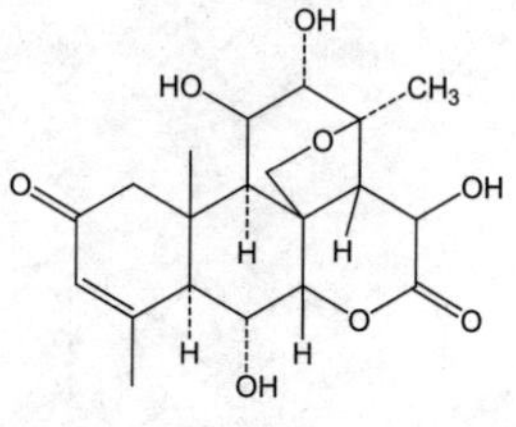

$C_{20}H_{26}O_8$ (394.4)
bruceine G
鸦胆子苦素 G

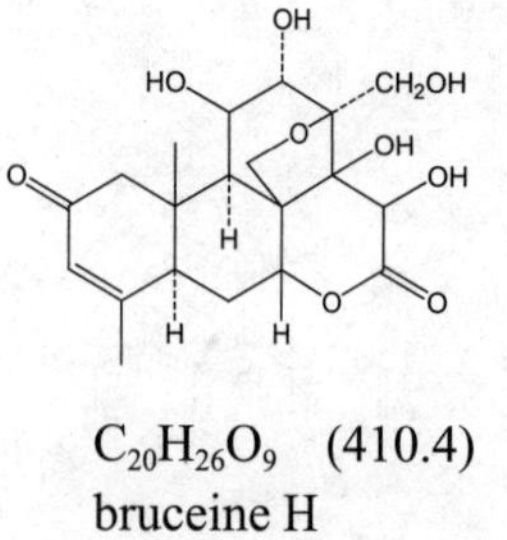

$C_{20}H_{26}O_9$ (410.4)
bruceine H
鸦胆子苦素 H

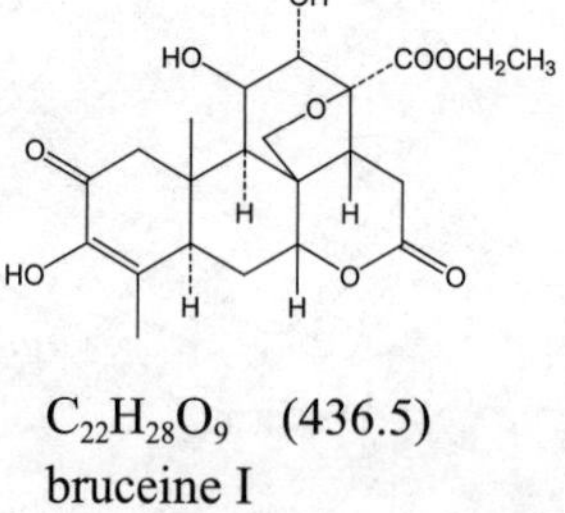

$C_{22}H_{28}O_9$ (436.5)
bruceine I
鸦胆子苦素 I

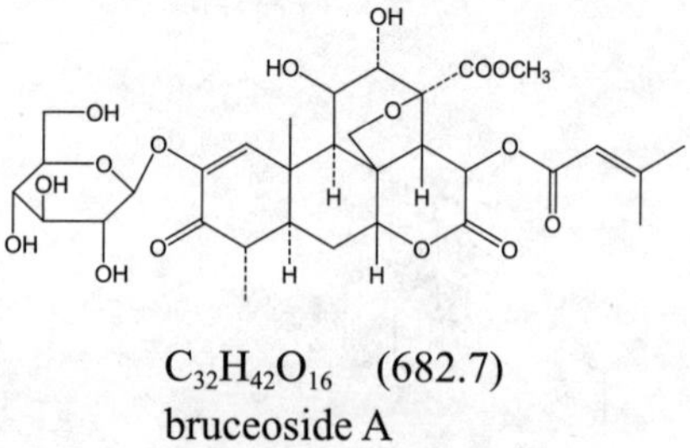

$C_{32}H_{42}O_{16}$ (682.7)
bruceoside A
鸦胆子苦苷 A

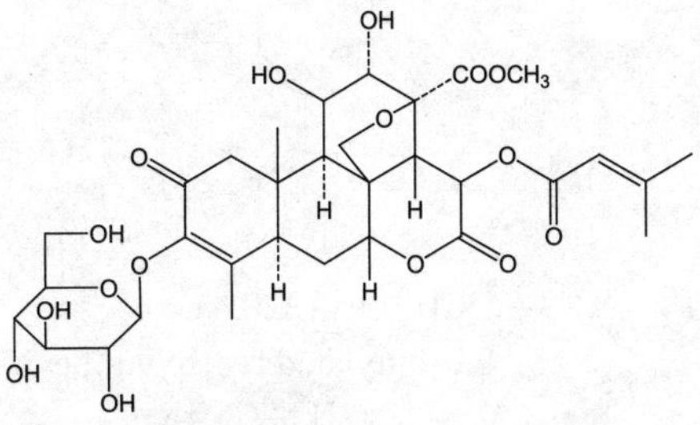

$C_{32}H_{42}O_{16}$ (682.7)
bruceoside B
鸦胆子苦苷 B

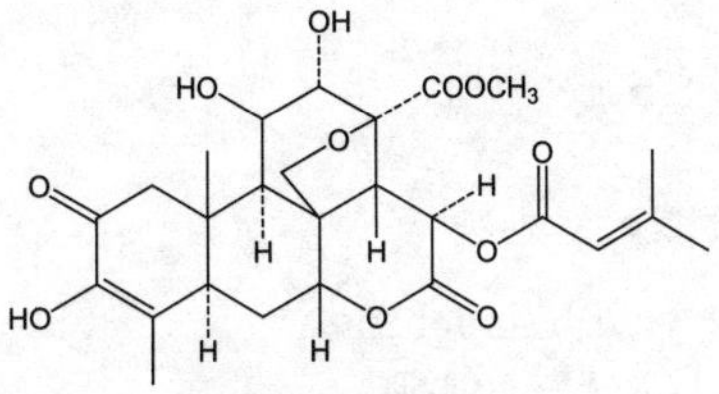

$C_{26}H_{32}O_{11}$ (520.5)
brusatol
鸦胆子苦醇

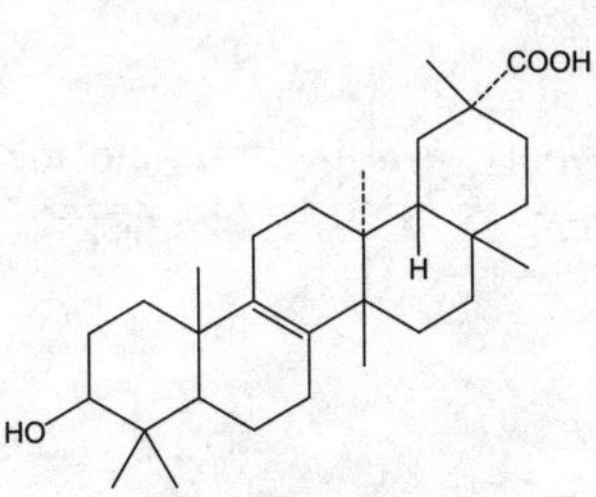

$C_{30}H_{48}O_{3}$ (456.7)
bryonolic acid
泻根醇酸

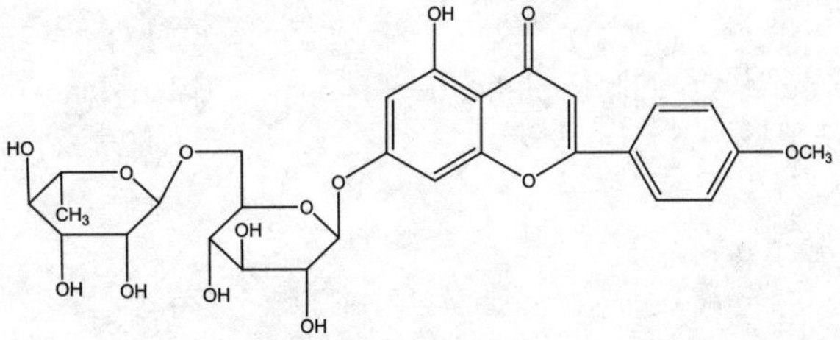

$C_{48}H_{78}O_{18}$ (943.1)
buddleo-glucoside
醉鱼草苷

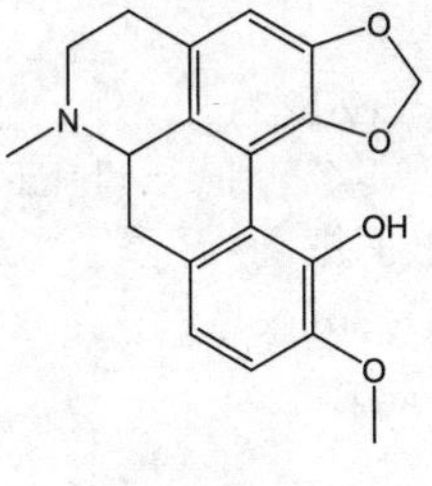

$C_{19}H_{19}NO_{4}$ (325.4)
bulbocapnine
空褐鳞碱

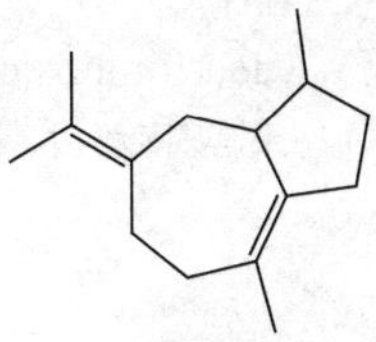

$C_{15}H_{24}$ (204.4)
α-bulnesene
α- 布藜烯

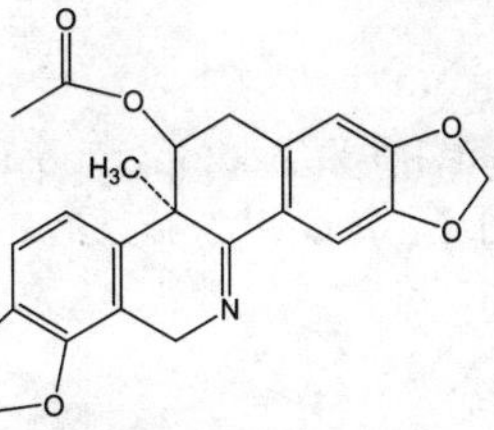

$C_{22}H_{19}NO_{6}$ (393.4)
bungeanine
右旋地丁紫堇碱

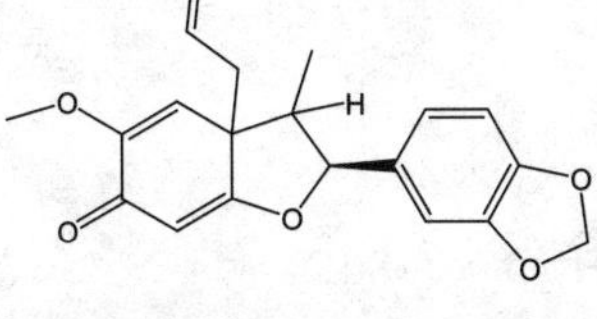

$C_{20}H_{20}O_{5}$ (340.4)
burchellin
布尔乞灵

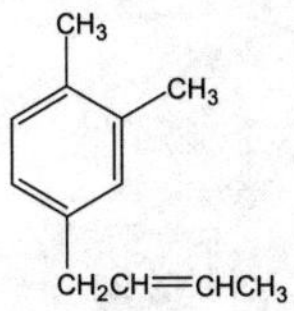

$C_{12}H_{16}$ (160.3)
4-(2-butenyl)-1,2-dimethyl-benzene
4-(2- 丁烯基)-1,2- 二甲基苯

$H_2C{=}HCH_2C{-}CH_2N{=}C{=}S$

$C_{5}H_{7}NS$ (113.2)
3-butenyl-*iso*-thiocyanate
异硫氰酸 -3- 丁烯酯

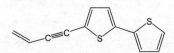

C₁₂H₈S₂ (216.3)
5-(3-buten-1-ynyl)bithiophene
5-(3- 丁烯 -1- 炔基) 联噻吩

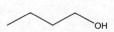

C₄H₁₀O (74.1)
butyl alcohol
正丁醇，酪醇

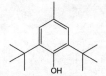

C₁₅H₂₄O (220.4)
2,6-butylatedhydroxytoluene
2,6- 二叔丁基对甲酚

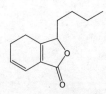

C₁₂H₁₆O₂ (192.3)
n-butyl-4,5-dihydrophthalide
正丁基 -4,5- 二氢基苯酞

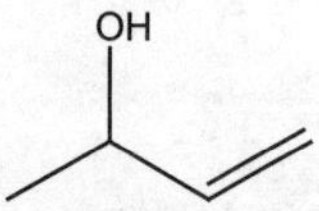

C₄H₈O (72.1)
3-butylene-2-ol
3- 丁烯 -2- 醇

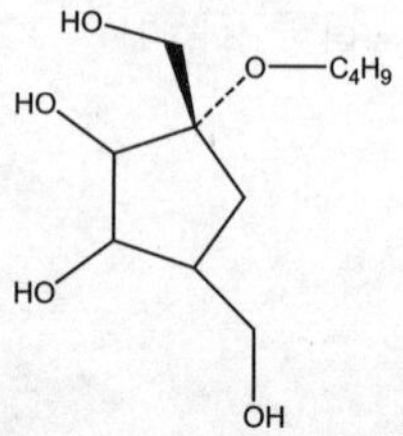

C₁₁H₂₂O₅ (234.3)
n-butyl-α-D-fructofuranoside
正丁基 -α-D- 呋喃果糖苷

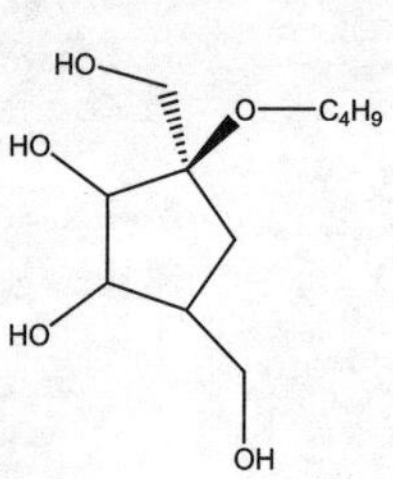

C₁₁H₂₂O₅ (234.3)
n-butyl-β-D-fructopyranoside
正丁基 -β-D- 吡喃果糖苷

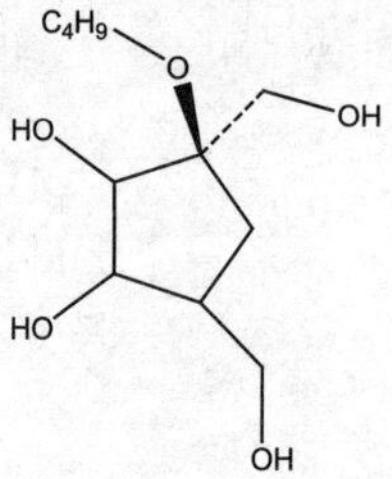

C₁₁H₂₂O₅ (234.3)
n-butyl-β-D – fructofuranoside
正丁基 -β-D - 呋喃果糖苷

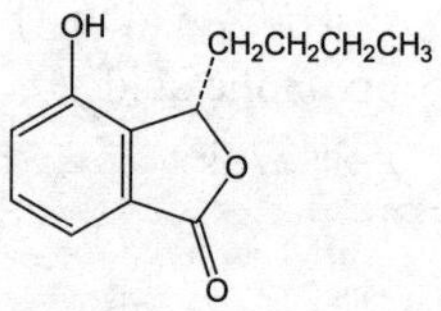

C₁₂H₁₄O₃ (206.2)
(3S)-3-butyl-4-hydroxyphthalide
(3S)-3- 正丁基 -4- 羟基苯酞
(3S)-chuanxiongol
(3S)- 川芎酚

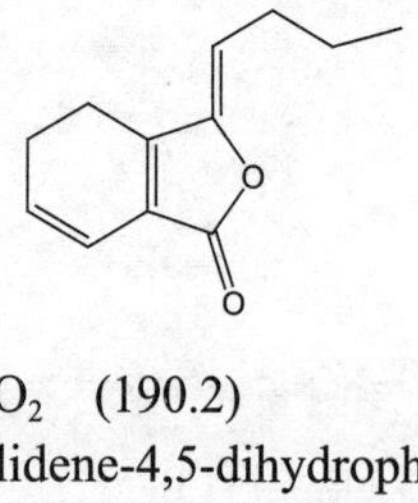

C₁₂H₁₄O₂ (190.2)
3-butylidene-4,5-dihydrophthalide
3- 亚丁基 -4,5- 二氢苯酞

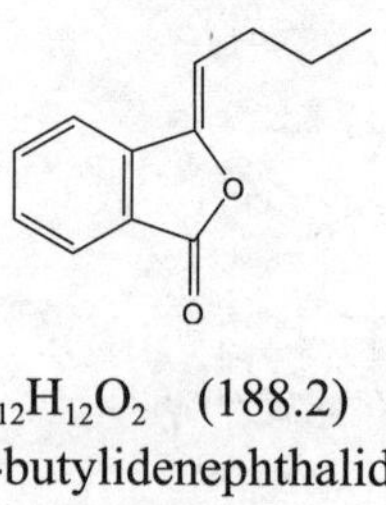

C₁₂H₁₂O₂ (188.2)
3-butylidenephthalide
3- 亚丁基苯酞

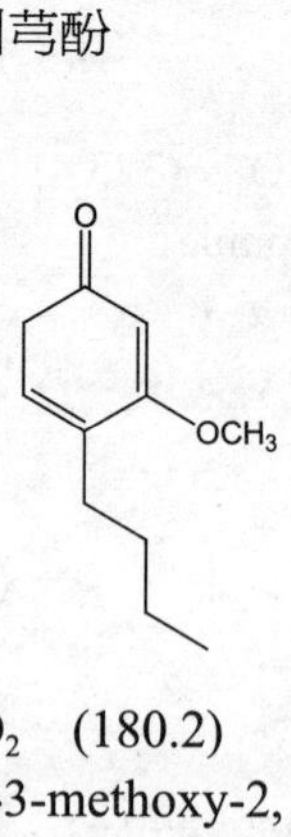

C₁₁H₁₆O₂ (180.2)
4-butyl-3-methoxy-2,
4-cyclohexadiene1-ketone
4- 丁基 -3- 甲氧基 -2,4- 环
己二烯 1- 酮

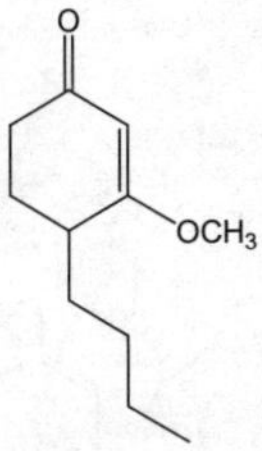

C₁₁H₁₈O₂ (182.2)

4-butyl-3-methoxyl-2-cyclohexene-1- ketone

4- 丁基 -3- 甲氧基 -2- 环己烯 -1- 酮

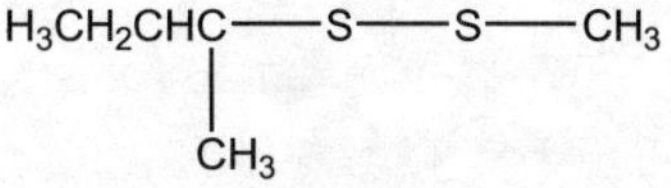

C₅H₁₂S₂ (136.3)

2-butylmethyl disulfide

仲丁基甲基二硫醚

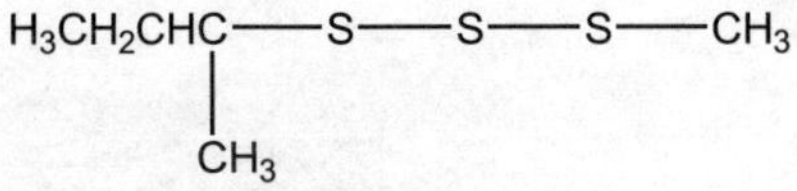

C₅H₁₂S₃ (168.3)

2-butylmethyl trisulfide

仲丁基甲基三硫醚

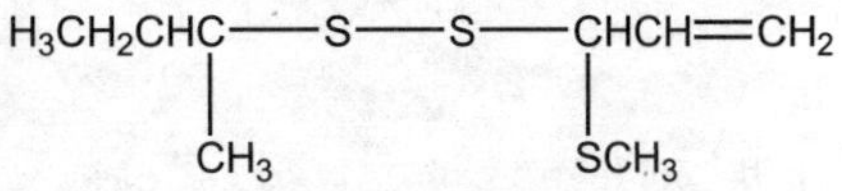

C₈H₁₆S₃ (208.4)

2-butyl 3-methylthioa llyldisulfide

仲丁基 3- 甲硫基烯丙基二硫醚

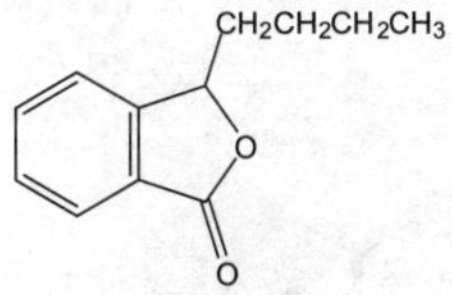

C₁₂H₁₄O₂ (190.2)

3-n-butyl phthalide

3- 正丁基苯酞

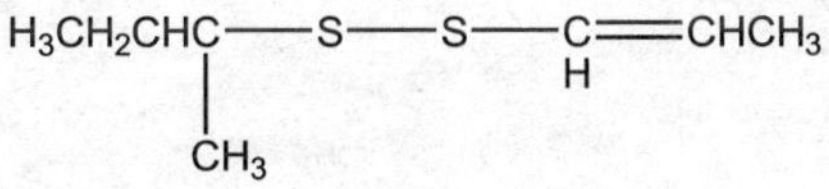

C₇H₁₄S₂ (162.3)

(R)-2-butyl-1-propenyl disulfide

(R)- 仲丁基 1- 丙烯基二硫醚

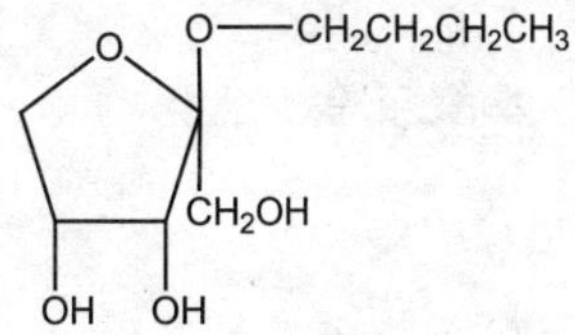

C₉H₁₈O₅ (206.2)

butyl-D-ribuloside

丁基 -D- 核酮糖苷

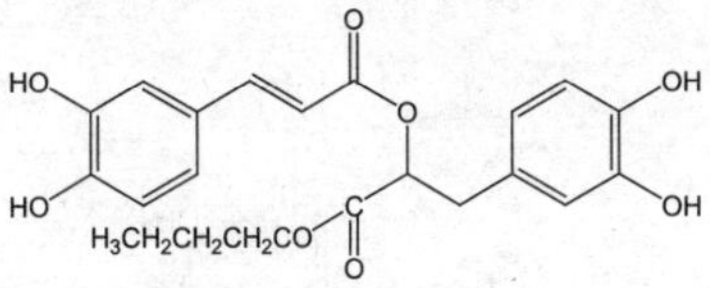

C₂₂H₂₄O₈ (416.4)

butyl rosmarinate

迷迭香酸丁酯

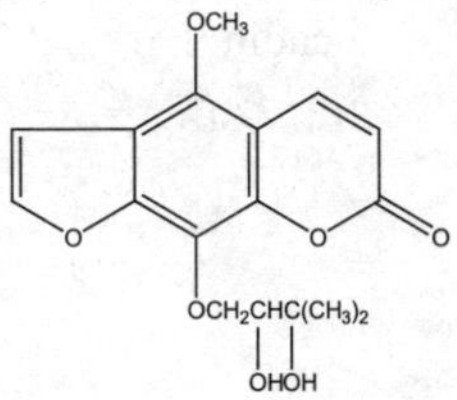

C₁₇H₁₈O₇ (334.3)

byakangelicin

白当归素

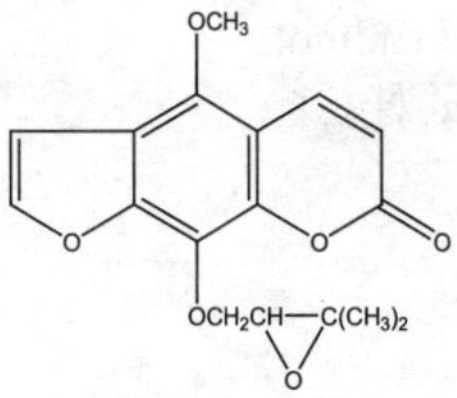

C₁₇H₁₆O₆ (316.3)

byakangelicol

白当归脑

C 部

C₁₅H₂₄O　(220.4)
5,10(15)-cadiene-4-ol
荜澄茄 -5,10(15)- 二烯 -4- 醇

C₁₅H₂₄　(204.4)
cadina-3,9-diene
杜松 -3,9- 二烯

C₁₅H₂₄　(204.4)
α-cadinene
α- 杜松烯 ,α- 荜澄茄烯

C₁₅H₂₄　(204.4)
β-cadinene
β- 杜松烯
cadinene
荜澄茄烯

C₁₅H₂₄　(204.4)
γ-cadinene
γ- 杜松烯

C₁₅H₂₄　(204.4)
δ-cadinene
δ- 杜松烯

C₁₅H₂₆O　(222.4)
α-cadinol
α- 杜松醇

C₁₅H₂₆O　(222.4)
δ-cadinol
δ- 杜松醇

C₁₅H₂₆O　(222.4)
τ-cadinol
τ- 杜松醇

C₉H₈O₄　(180.2)
caffeic acid
咖啡酸
monocaffeoyltartaric acid
单咖啡酰酒石酸

C₁₁H₁₂O₄　(208.2)
caffeic acid ethyl ester
咖啡酸乙酯

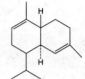

C₈H₁₀N₄O₂　(194.2)
caffeine
咖啡因

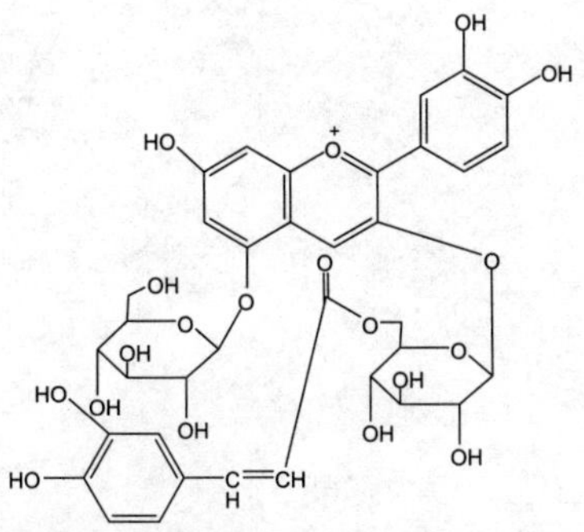

$C_{36}H_{37}O_{19}$　(773.7)
caffeoylcyanin
咖啡酰基矢车菊双苷

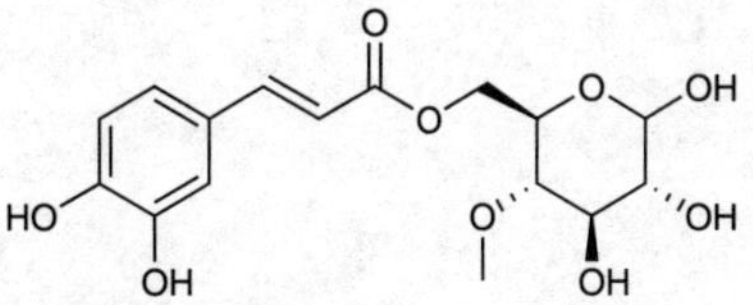

$C_{16}H_{20}O_9$　(356.3)
6-O-caffeoyl-D-glucopyranoside
6-O- 咖啡酰 -D- 葡萄糖苷

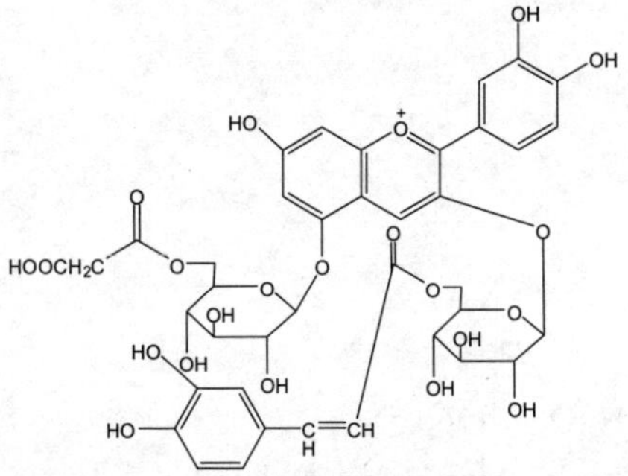

$C_{39}H_{39}O_{22}$　(859.7)
caffeoyl malonyl cyanin
咖啡酰基丙二酸单酰基矢车菊双苷

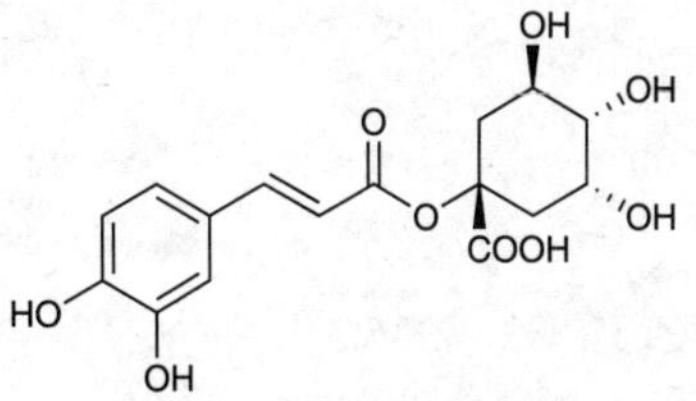

$C_{16}H_{18}O_9$　(354.3)
1-caffeoylquinic acid
1- 咖啡酰奎宁酸

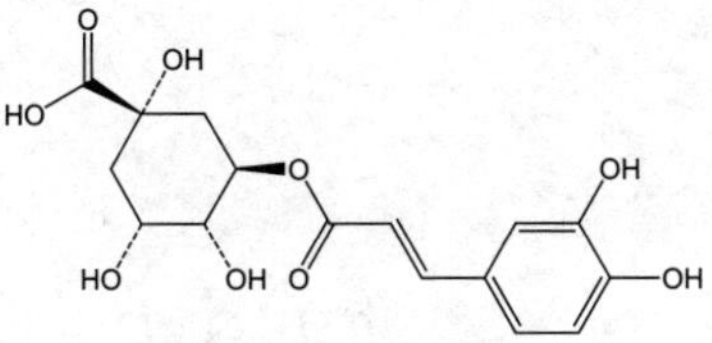

$C_{16}H_{18}O_9$　(354.3)
3-caffeoylquinic acid
3- 咖啡酰奎宁酸

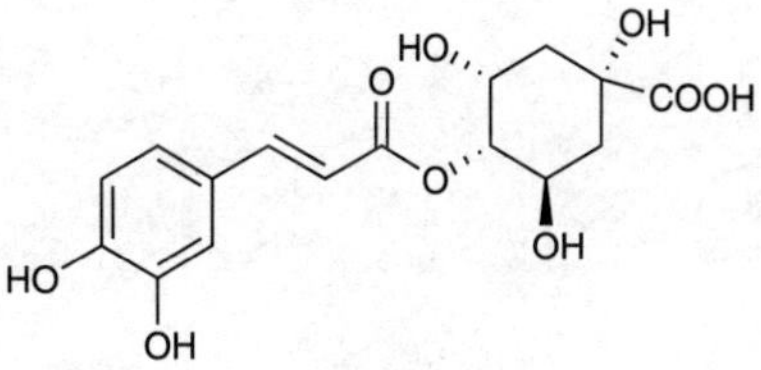

$C_{16}H_{18}O_9$　(354.3)
4-caffeoylquinic acid
4- 咖啡酰奎宁酸

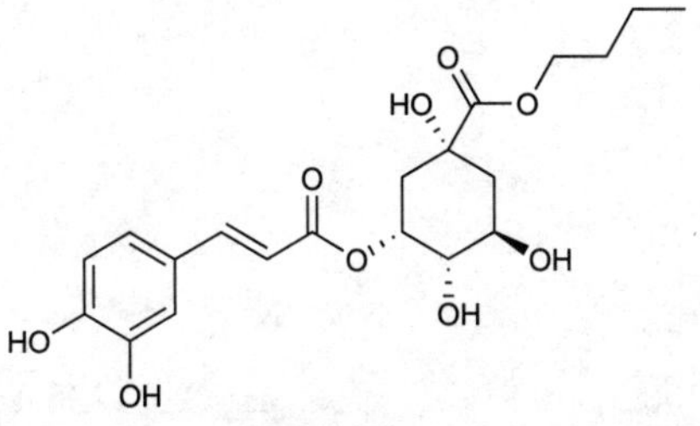

$C_{20}H_{26}O_9$　(410.4)
5-O-caffeoyl quinic acid butyl ester
5-O- 咖啡酰基 - 奎宁酸丁酯

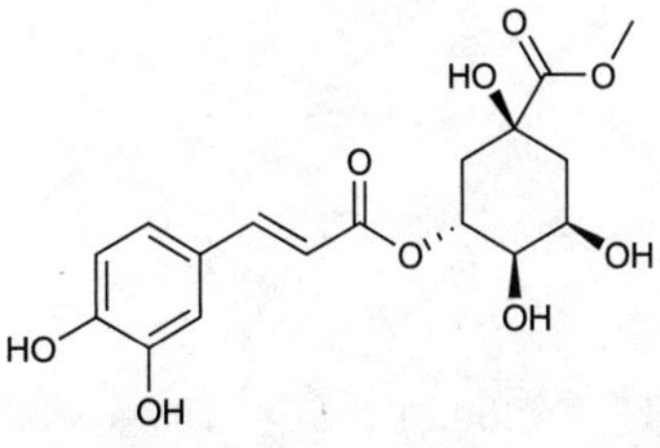

$C_{17}H_{20}O_9$　(368.3)
3-O-caffeoylquinic acid methyl ester
3-O- 咖啡酰基 - 奎宁酸甲酯

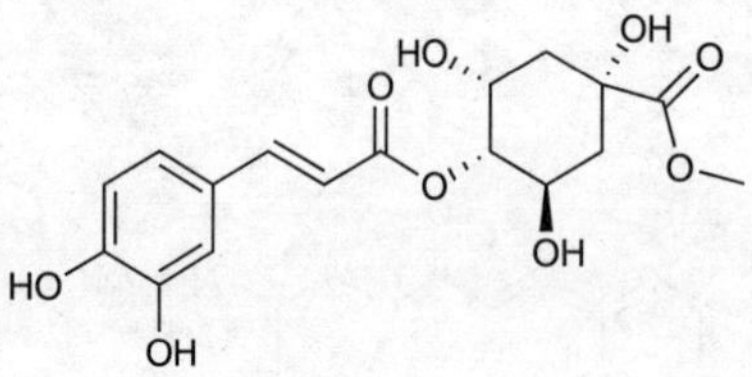

C$_{17}$H$_{20}$O$_9$　(368.3)
4-*O*-caffeoylquinic acid methyl ester
4-*O*- 咖啡酰基 - 奎宁酸甲酯

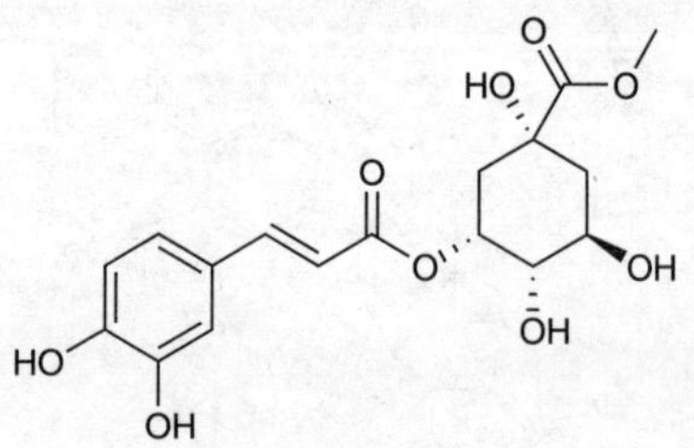

C$_{17}$H$_{20}$O$_9$　(368.3)
5-*O*-caffeoylquinic acid methyl ester
5-*O*- 咖啡酰基 - 奎宁酸甲酯

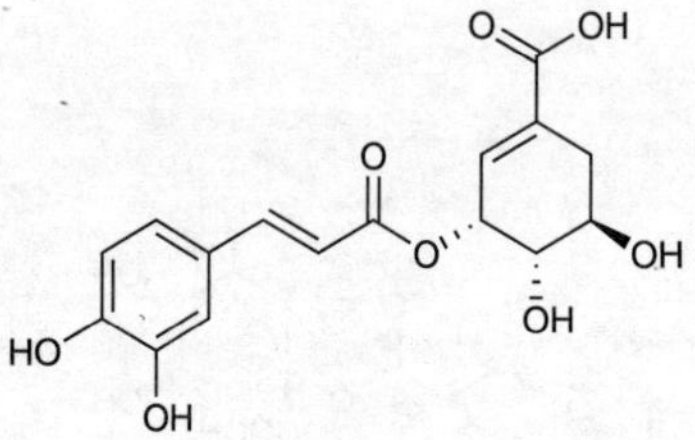

C$_{16}$H$_{16}$O$_8$　(336.3)
3-*O*-caffeoylshikimic acid
3-*O*- 咖啡酰莽草酸

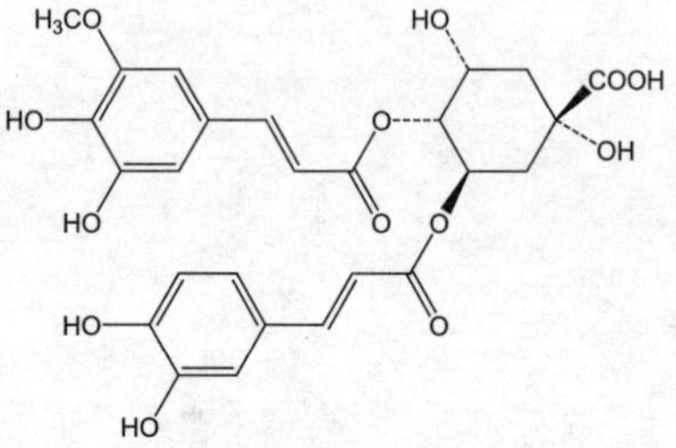

C$_{27}$H$_{28}$O$_{13}$　(560.5)
3-*O*-caffeoyl-4-*O*-sinapoyl quinic acid
3-*O*- 咖啡酰基 -4-*O*- 芥子酰基奎宁酸

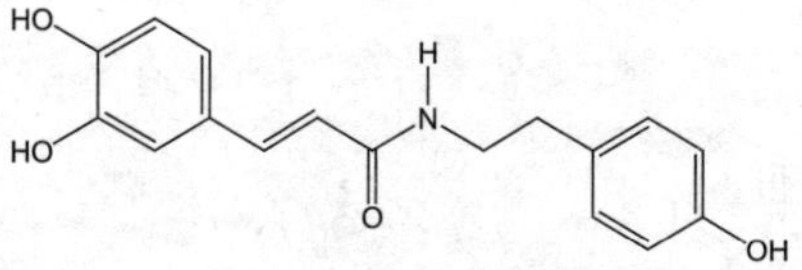

C$_{17}$H$_{17}$NO$_4$　(299.3)
N-trans-caffeoyltyramine
N- 反 - 咖啡酰酪胺

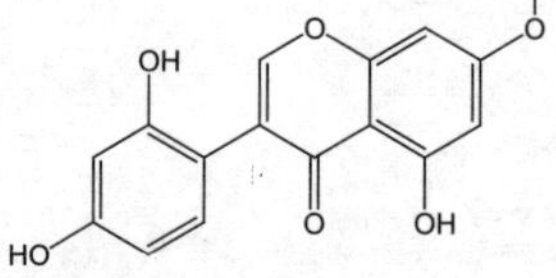

C$_{16}$H$_{12}$O$_6$　(300.3)
cajanin
木豆异黄酮

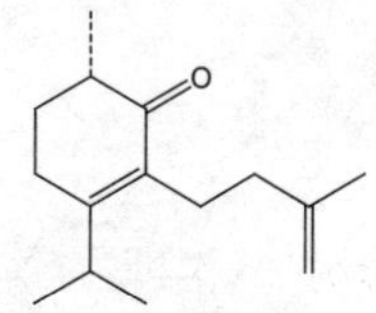

C$_{15}$H$_{24}$O　(220.4)
calacone
白菖酮

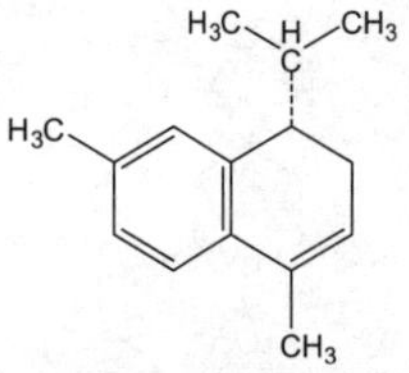

C$_{15}$H$_{20}$　(200.3)
α-calacorene
α- 白菖考烯

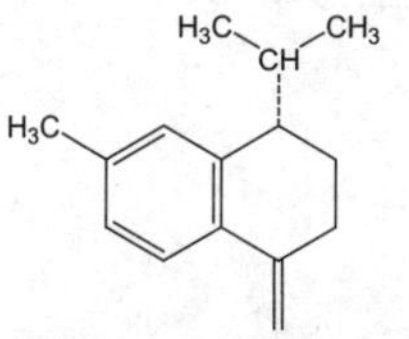

C$_{15}$H$_{20}$　(200.3)
β-calacorene
β- 白菖考烯

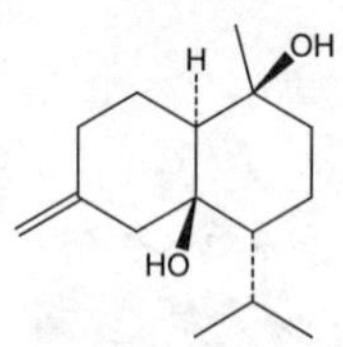

C$_{15}$H$_{26}$O$_2$　(238.4)
calamendiol
菖蒲烯二醇

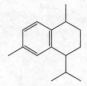

C$_{15}$H$_{22}$　(202.3)
calamenene
菖蒲烯
calamene
白菖蒲烯

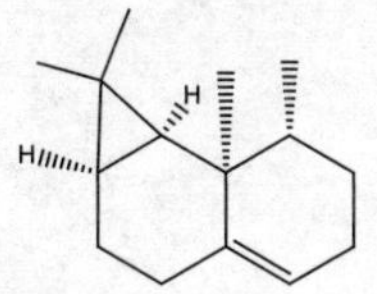

C$_{15}$H$_{26}$O　(222.4)
calaren
白菖蒲油烯

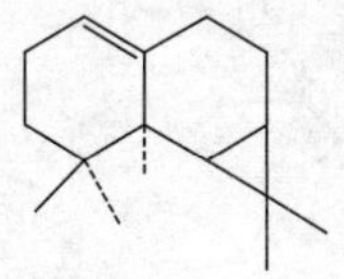

C$_{15}$H$_{24}$　(204.4)
calarene
白菖烯，白菖油烯

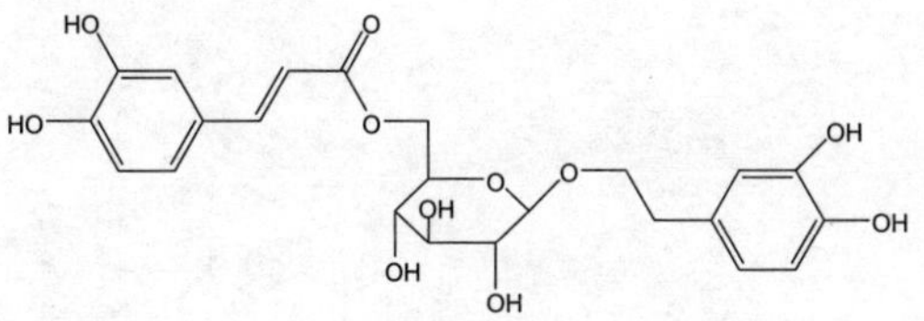

C$_{23}$H$_{26}$O$_{11}$　(478.4)
calceorioside B
去鼠李糖异洋丁香酚苷 B
3,4-dihydroxyphenyl alcohol-6-*O*-
caffeoyl-*β*-D-glucoside
3,4- 二羟基苯乙醇 -6-*O*- 咖啡酰
基 -*β*-D- 葡萄糖苷

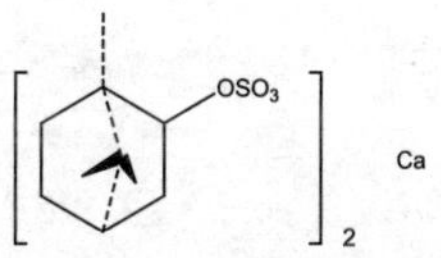

C$_{20}$H$_{32}$S$_2$O$_8$　Ca (504.6)
calcium bornyl sulfate
硫酸龙脑钙

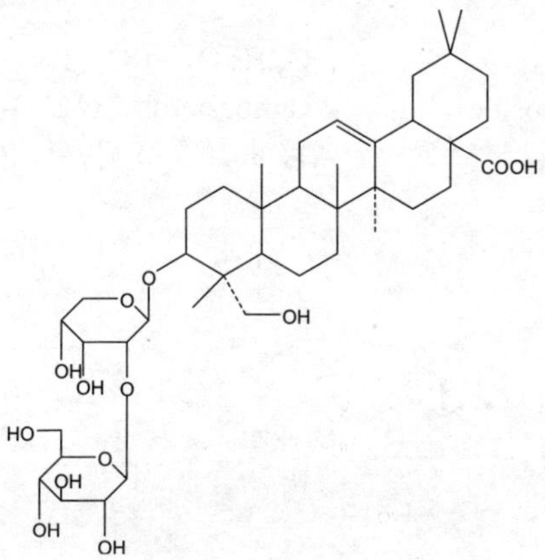

C$_{41}$H$_{67}$O$_{13}$　(768.0)
calcoside D
驴蹄草苷 D

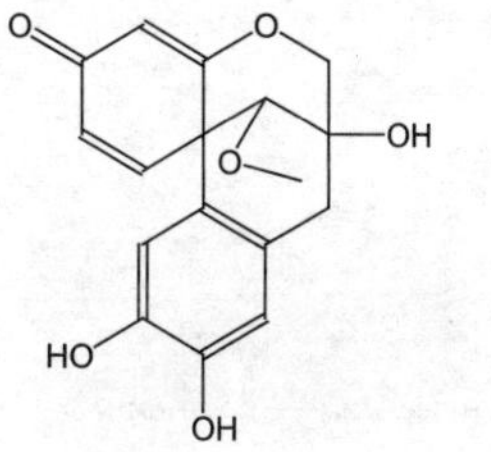

C$_{17}$H$_{15}$O$_6$　(315.3)
caesalpin J
苏木苦素 J

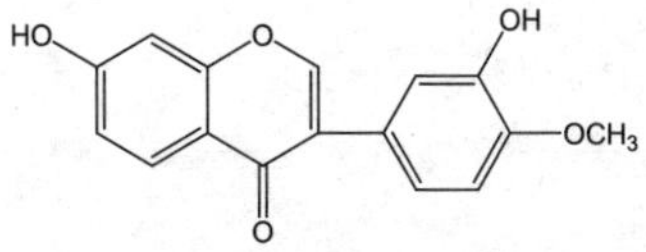

C$_{16}$H$_{12}$O$_5$　(284.3)
calycosin
毛蕊异黄酮

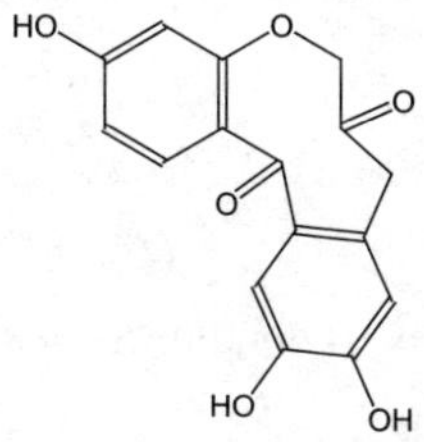

C$_{17}$H$_{15}$O$_6$　(315.3)
caesalpin P
苏木苦素 P

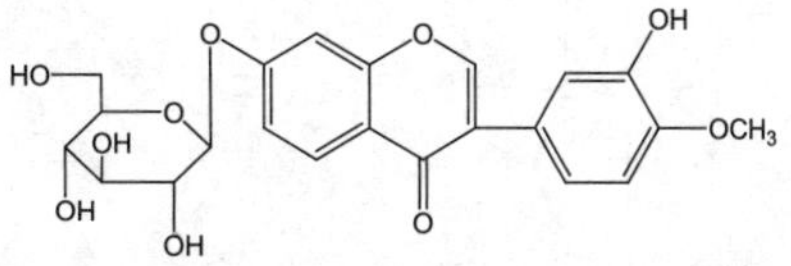

C$_{22}$H$_{22}$O$_{10}$　(446.4)
calycosin-7-*O*-*β*-D-glucoside
毛蕊异黄酮 -7-*O*-*β*-D- 葡萄糖苷

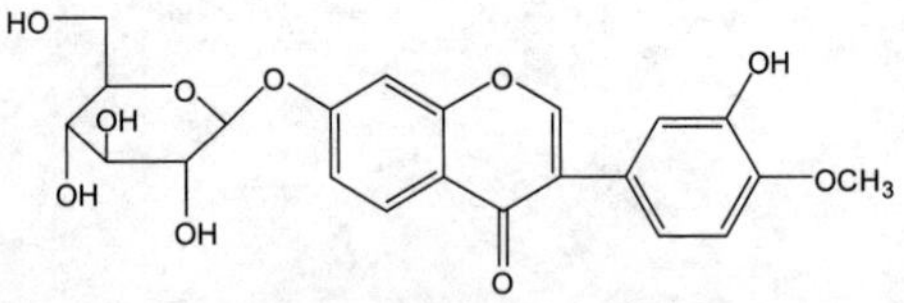

$C_{22}H_{22}O_{10}$ (446.4)
calycosin-7-O-β-D-glucoside
毛蕊异黄酮 -7-O-β-D- 葡萄糖苷

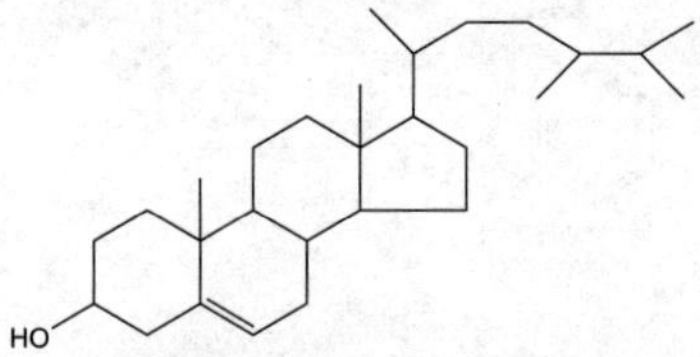

$C_{28}H_{48}O$ (400.7)
campesterol
菜油甾醇

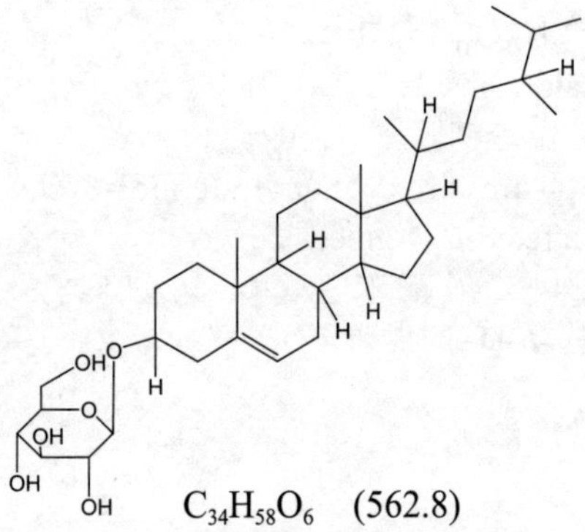

$C_{34}H_{58}O_6$ (562.8)
campesterol-glucoside
菜油甾醇葡萄糖苷

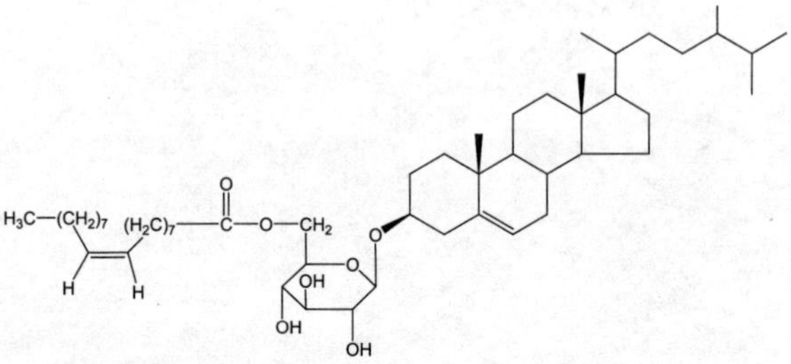

$C_{52}H_{90}O_7$ (827.3)
campesterol-3-O-β-D-(6-O-oleyl)glucopyranoside
菜油甾醇 -3-O-β-D-(6-O- 油酰) 吡喃葡萄糖苷

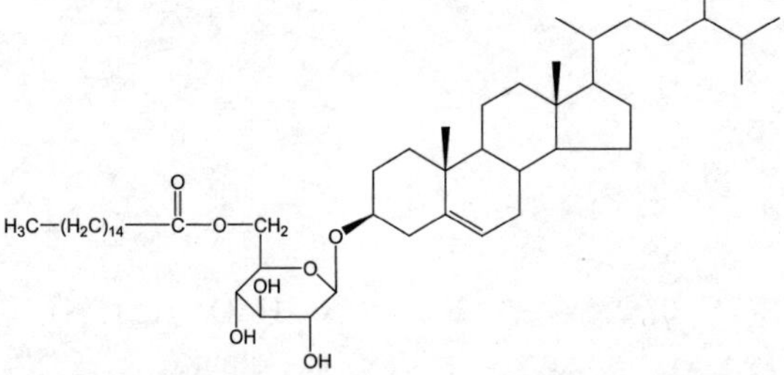

$C_{52}H_{92}O_7$ (829.3)
campesterol-3-O-β-D-(6-O-palmityl)glucopyranoside
菜油甾醇 -3-O-β-D-(6-O- 棕榈酰) 吡喃葡萄糖苷

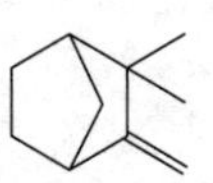

$C_{10}H_{16}$ (136.2)
camphene
莰烯，樟烯

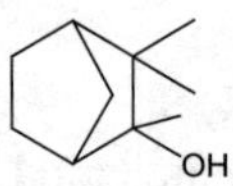

$C_{10}H_{18}O$ (154.3)
camphene hydrate
水合樟烯

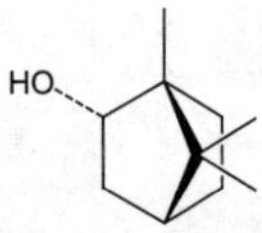

$C_{10}H_{18}O$ (154.3)
trans-camphol
反式莰醇，樟醇

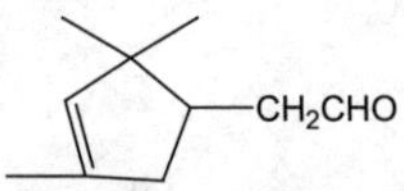

$C_{10}H_{16}O$ (152.2)
γ-campholenaldehyde
γ- 龙脑烯醛

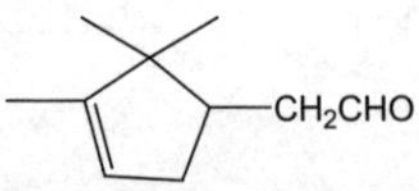

$C_{10}H_{16}O$ (152.2)
α-campholenaldehyde
α- 龙脑烯醛

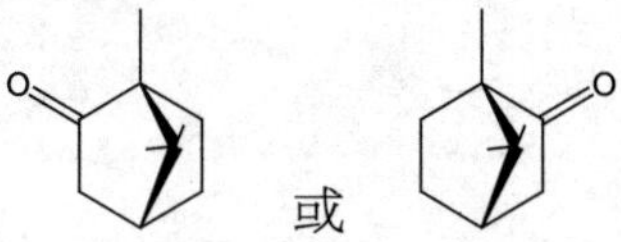

$C_{10}H_{16}O$　(152.2)
camphor
樟脑

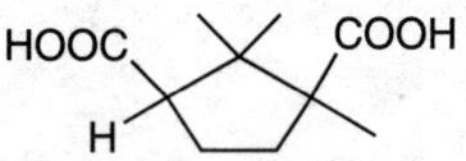

$C_{10}H_{16}O_4$　(200.2)
camphoric acid
樟脑酸

$H_2N(CH_2)_4NH(CH_2)_3NH(CH_2)_4NH_2$

$C_{11}H_{28}N_4$　(216.4)
canavalmine
刀豆四胺

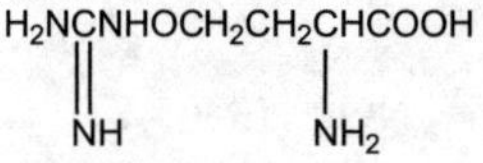

$C_5H_{12}N_4O_3$　(176.2)
canavanine
刀豆氨酸

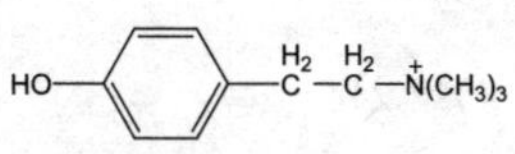

$C_{11}H_{18}NO$
candicine
白栝楼碱

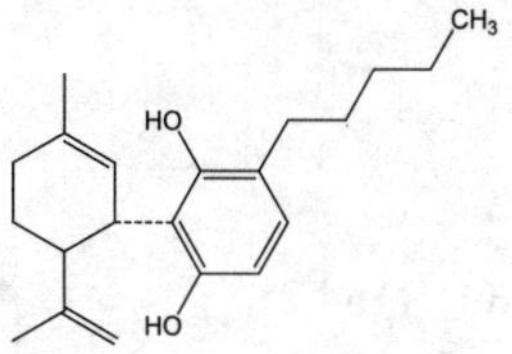

$C_{21}H_{30}O_2$　(314.5)
cannabidiol
大麻二酚

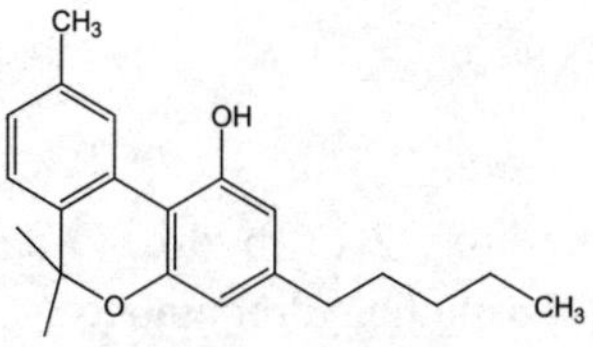

$C_{21}H_{26}O_2$　(310.5)
cannabinol
大麻酚

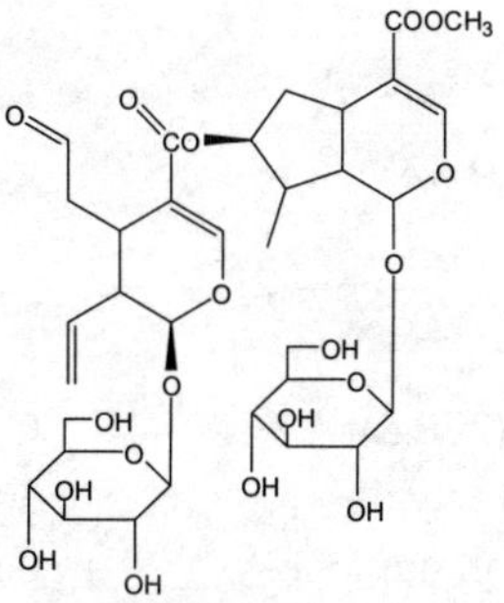

$C_{33}H_{46}O_{19}$　(746.7)
cantleyoside
荼茱萸苷

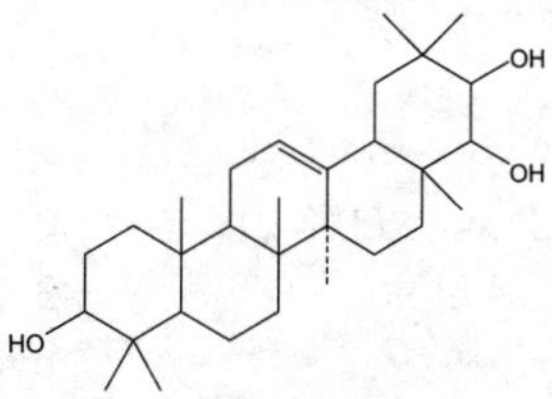

$C_{30}H_{50}O_3$　(458.7)
cantoniensistriol
广东相思子三醇，槐
二醇，广东相思子醇

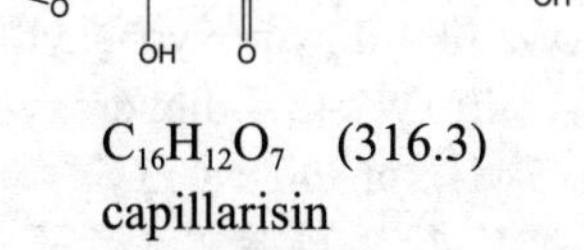

$C_{16}H_{12}O_7$　(316.3)
capillarisin
茵陈色原酮

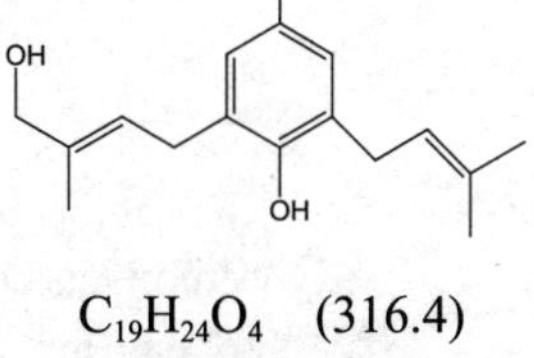

$C_{19}H_{24}O_4$　(316.4)
capillartemisin A
茵陈蒿酸 A

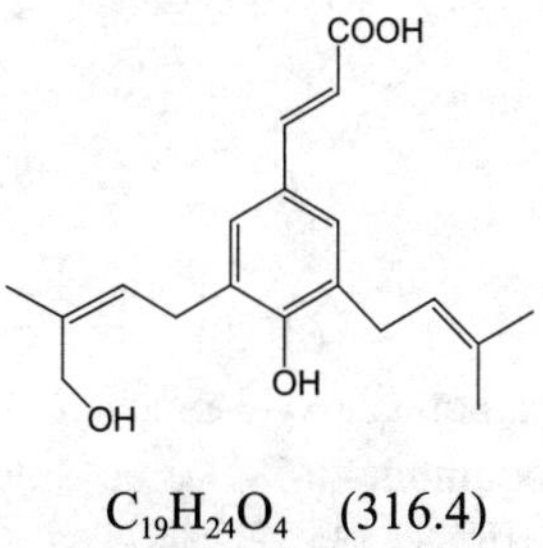

$C_{19}H_{24}O_4$　(316.4)
capillartemisin B
茵陈蒿酸 B

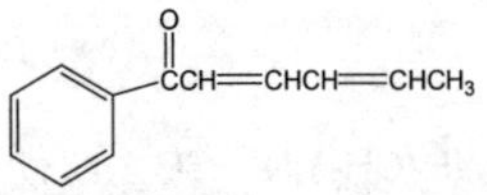

$C_{12}H_{12}O$ (172.2)
capillone
茵陈烯酮

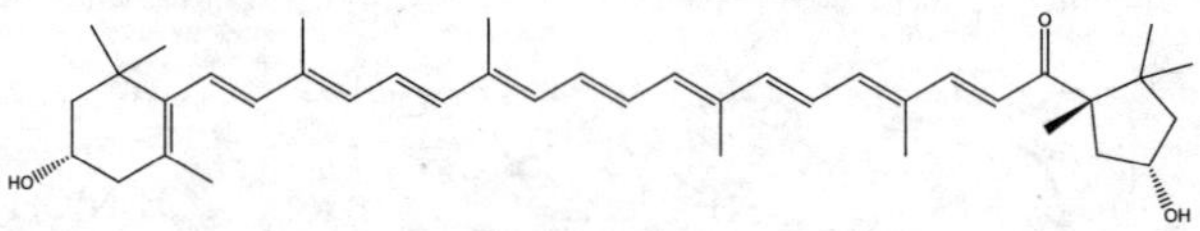

$C_{40}H_{56}O_3$ (584.9)
capsanthin
辣椒黄素

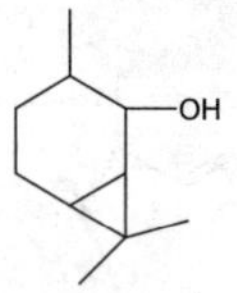

$C_{10}H_{18}O$ (154.2)
2-caranol
2- 蒈醇

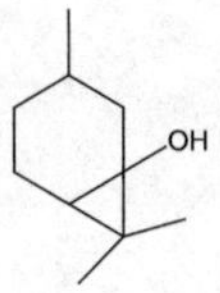

$C_{10}H_{18}O$ (154.2)
3-caranol
3- 蒈醇

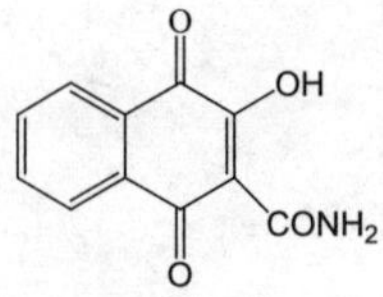

$C_{11}H_7NO_4$ (217.2)
2-carbamoyl-3-hydroxy-1,4-
naphthoquinone
2- 氨基甲酰基 -3- 羟基 -1,4-
萘醌

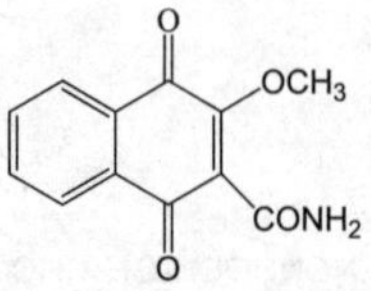

$C_{20}H_{26}NO_4$ (330.4)
2-carbamoyl-3-methoxy-1,4-
naphthoquinone
2- 氨基甲酰基 -3- 甲氧基 -1,4-
萘醌

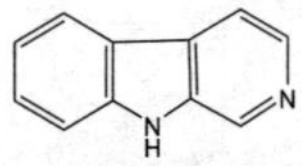

$C_{11}H_8N_2$ (168.2)
β-carboline
β- 咔啉

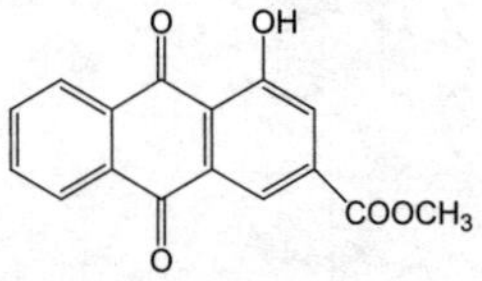

$C_{15}H_{10}O_5$ (270.3)
3-carbomethoxy-1-
hydroxyanthraquinone
3- 甲酯基 -1- 羟基蒽醌

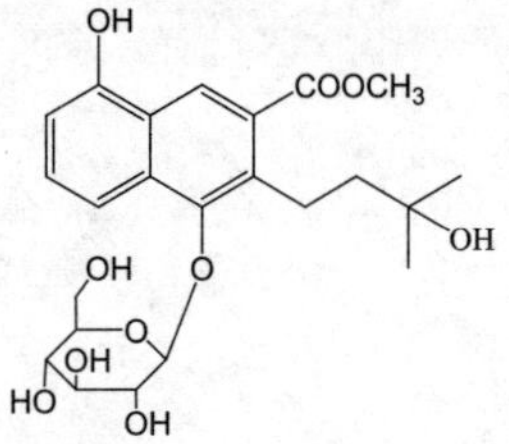

$C_{23}H_{30}O_{10}$ (466.5)
3-carbomethoxy-2-(3′-hydroxy)-iso-
pentyl-1,4- naphthohydroquinone-1-O-
β- D- glucoside
3- 甲酯基 -2-(3′- 羟基) - 异戊基 -1,4-
萘氢醌 -1-O-β-D- 葡萄糖苷

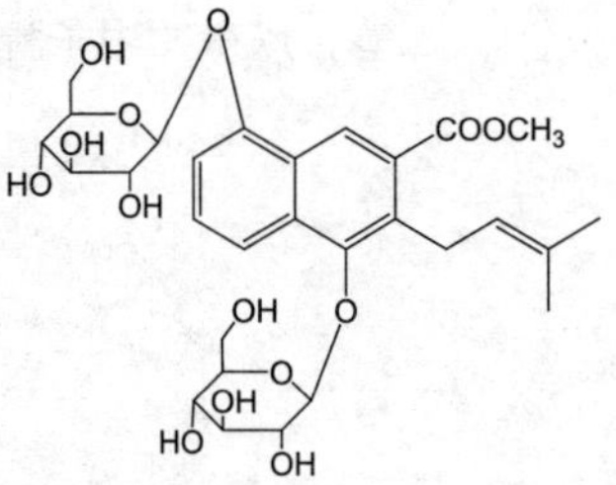

$C_{29}H_{38}O_{14}$ (610.6)
2-carbomethoxy-3-prenyl-1,4-naphthohy-
droquinone-di-β-D-glucoside
2- 甲酯基 -3- 异戊烯基 -1,4- 萘氢醌 -
双 -β-D- 葡萄糖苷

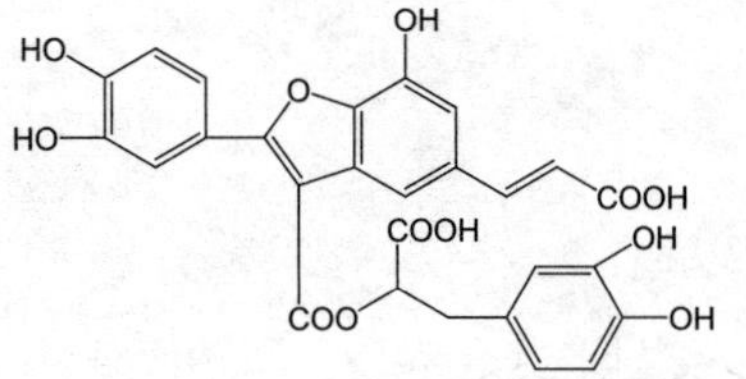

$C_{27}H_{19}O_{12}$ (535.4)
(E)-3-{3-[1-carboxy-2-(3,4-dihydroxyphenyl)
ethoxycarbonyl]-7-hydroxy-2-(3,4-dihydroxy-
phenyl)benzofuran-5-yl}propenoic acid
(E)-3-{3-[1- 羟苯 -2-(3,4- 二羟苯基) 乙氧基
羰基]-7- 羟基 -2-(3,4- 二羟苯基) 苯并呋喃 -5-
基 } 丙烯酸酯

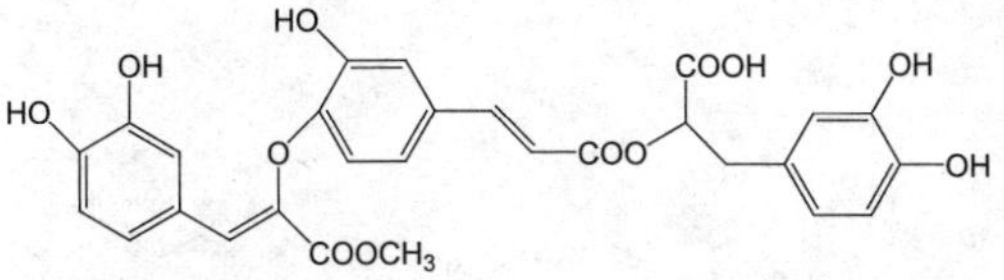

$C_{27}H_{19}O_{12}$ (535.4)
1-carboxy-2-(3,4-dihydroxyphenyl)ethyl-(*E*)-
3-{3- hydroxy -4-[1-metboxycarbonyl- 2-(3,4-
dihydroxyphenyl)ethenoxy]}hpropenoate
1- 羧基 -2-(3,4- 二羟苯基) 乙基 -(*E*)-3-{3-
羟基 -4-[1- 甲氧基羰基 -2-(3,4- 二羟苯基)-
乙烯氧基]} 丙烯酸酯

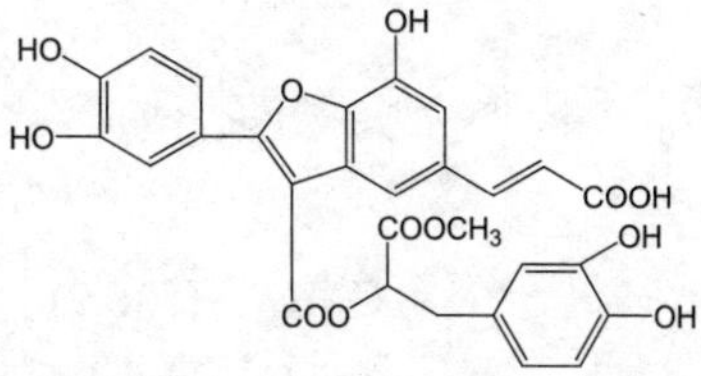

$C_{27}H_{19}O_{12}$ (535.4)
1-carboxy-2-(3,4-dihydroxyphenyl)ethyl-(*E*)-3-
{3-[1-methoxycarbonyl-2-(3,4-drihydroxyphenyl)
ethoxycarbonyl]-7-hydroxy-2-(3,4-dihydroxy-
phenyl)-benzofuran-5-yl}propenoate
1- 羧基 -2-(3,4- 二羟苯基) 乙基 -(*E*)-3-{3-
[1- 甲氧基羰基 -2-(3,4- 二羟苯基) 乙氧基羰
基]-7- 羟基 -2-(3,4- 二羟苯基) 苯并呋喃 -5-
基 } 丙烯酸酯

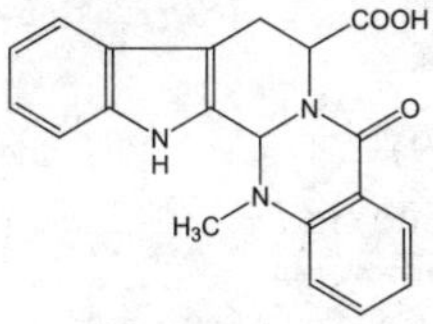

$C_{20}H_{17}N_3O_3$ (346.3)
7-carboxyevodiamine
7- 羧基吴茱萸碱

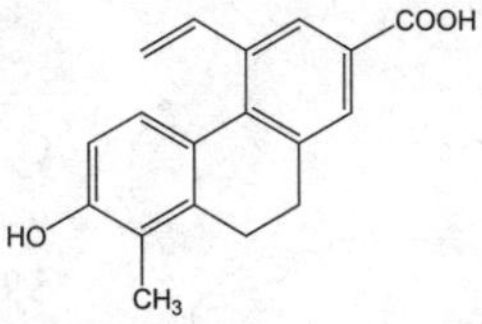

$C_{18}H_{16}O_3$ (280.3)
7-carboxy-2-hydroxy-1-
methyl-5-vinyl-9,10-
dihydro phenanthrene
7- 羧基 -2- 羟基 -1- 甲基 -
5- 乙烯基 -9,10- 二氢菲

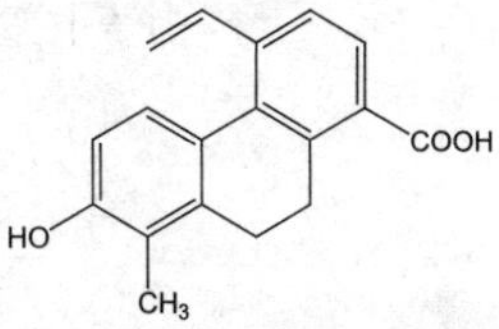

$C_{18}H_{16}O_3$ (280.3)
8-carboxy-2-hydroxy-l-methyl-5-
vinyl-9,10-dihydrophenanthrene
8- 羧基 -2- 羟基 -1- 甲基 -5- 乙
烯基 -9,10- 二氢菲

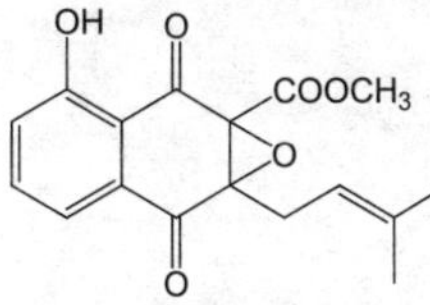

$C_{17}H_{16}O_6$ (316.3)
2-carboxymethyl-3-prenyl-
2,3-epoxy-1,4-naphthoquinone
2- 羧甲基 -3- 异戊烯基 -2,3-
环氧 -1,4- 萘醌

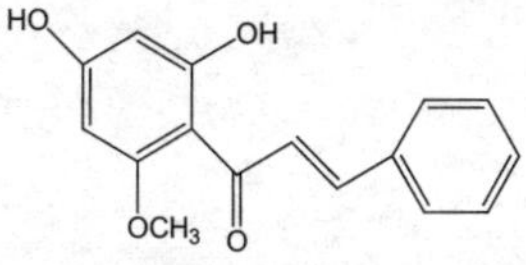

$C_{16}H_{14}O_4$ (270.3)
cardamonin
小豆蔻查耳酮

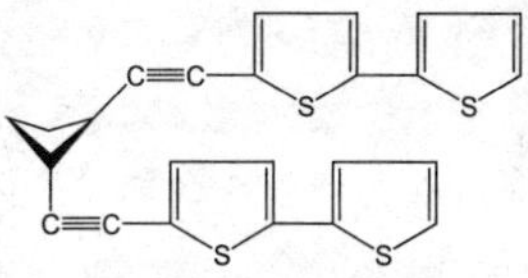

$C_{24}H_{16}S_4$ (432.6)
cardopatin
卡多帕亭

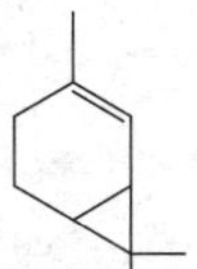

$C_{10}H_{16}$ (136.2)
2-carene
2- 蒈烯

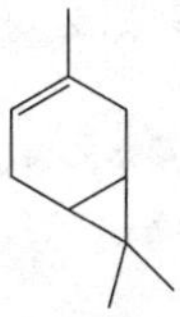

$C_{10}H_{16}$ (136.2)
3-carene
3- 蒈烯

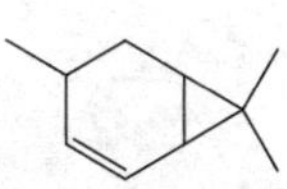

$C_{10}H_{16}$ (136.2)
4-carene
4- 蒈烯

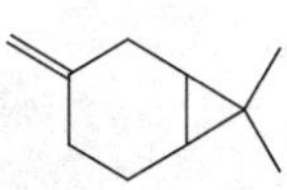

$C_{10}H_{16}$ (136.2)
β-3-carene
β-3- 蒈烯

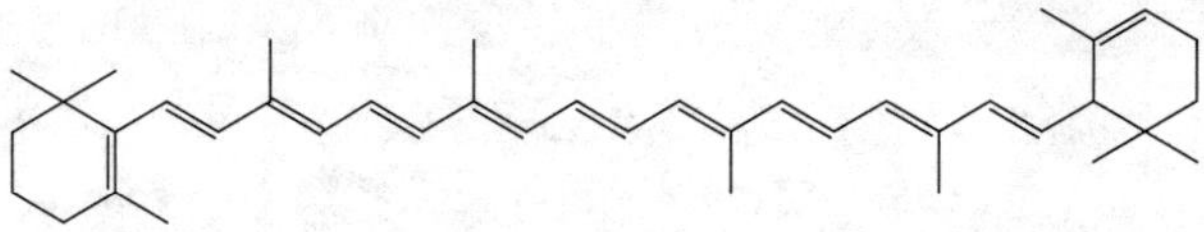

$C_{40}H_{56}$ (536.9)
α-carotene
α- 胡萝卜素

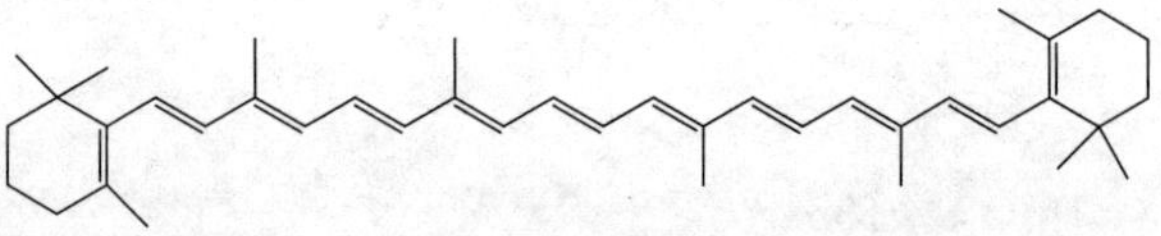

$C_{40}H_{56}$ (536.9)
β-carotene
β- 胡萝卜素

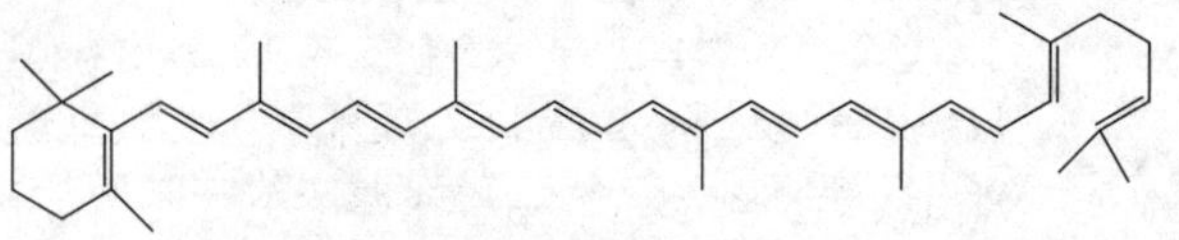

$C_{40}H_{56}$ (536.9)
γ-carotene
γ- 胡萝卜素

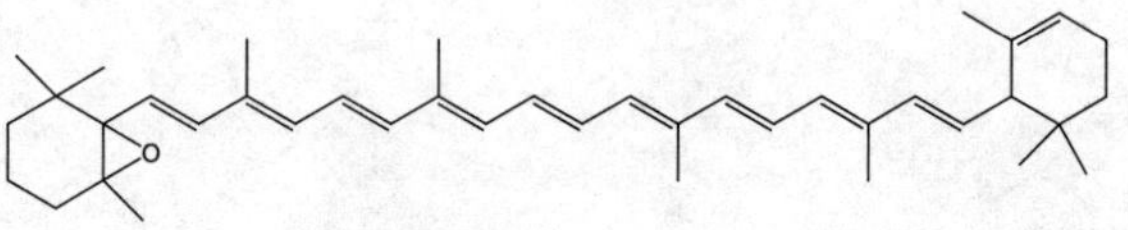

$C_{40}H_{56}O$ (552.9)
α-carotene-5,6-epoxide
5,6- 环氧 -α- 胡萝卜素

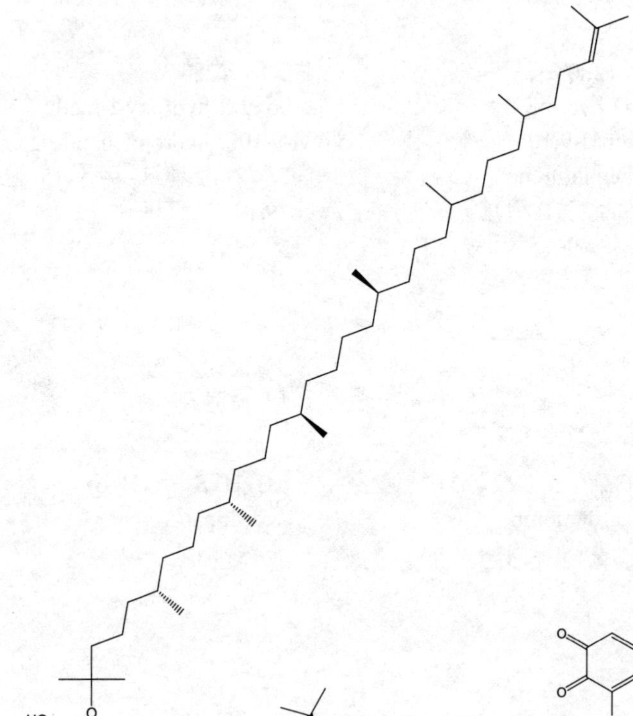

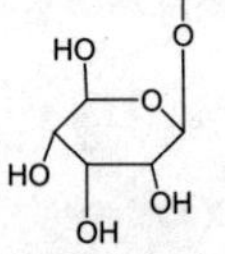

$C_{45}H_{88}O_6$ (725.2)
carotenoid
类胡萝卜素

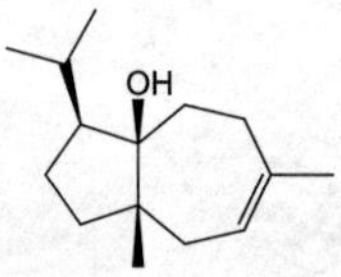

$C_{15}H_{26}O$ (222.4)
carotol
胡萝卜次醇

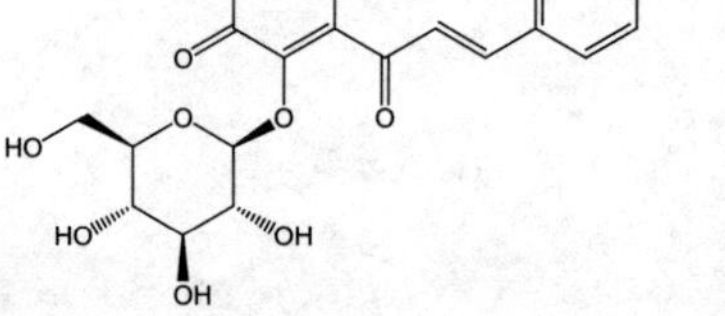

$C_{21}H_{20}O_{11}$ (448.4)
carthamone
红花醌苷

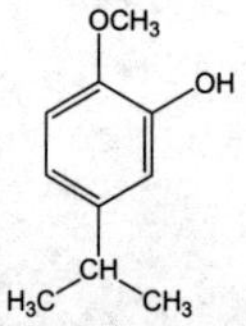

$C_{10}H_{14}O_2$ (166.2)
carvacrol
香荆芥酚，香芹酚

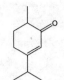

C$_{10}$H$_{16}$O (152.2)
carvenone
香苇烯酮

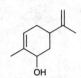

C$_{10}$H$_{16}$O (152.2)
(*cis,trans*)-carveol
（顺，反）香芹醇

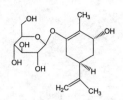

C$_{16}$H$_{26}$O$_7$ (330.4)
trans-carveol-6-*β*-glucopyranoside
反香苇醇 -6-*β*- 吡喃葡萄糖苷

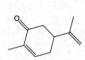

C$_{10}$H$_{14}$O (150.2)
carvone
葛缕酮

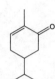

C$_{10}$H$_{16}$O (152.2)
carvotanacetone
莳萝艾菊酮

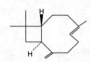

C$_{15}$H$_{24}$ (204.4)
caryophyllene
丁香烯
β-caryophyllene
β- 丁香烯 , 石竹烯

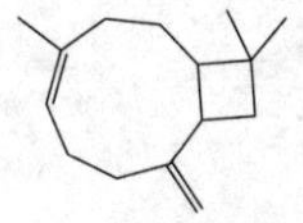

C$_{15}$H$_{24}$ (204.4)
cis- caryophyllene
顺 - 石竹烯
iso-caryophyllene
异石竹烯

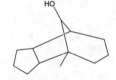

C$_{12}$H$_{20}$O (180.3)
caryophyllene alcohol
丁香醇

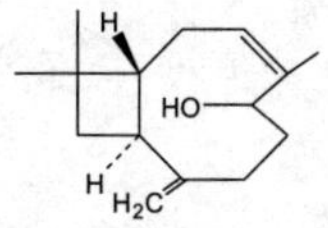

C$_{12}$H$_{18}$O (178.3)
caryophyllene alcohol
丁香烯醇
aryophyllenol
石竹烯醇

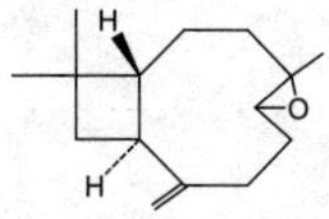

C$_{15}$H$_{24}$O (220.4)
caryophyllene oxide
丁香烯氧化物，石竹烯氧化物

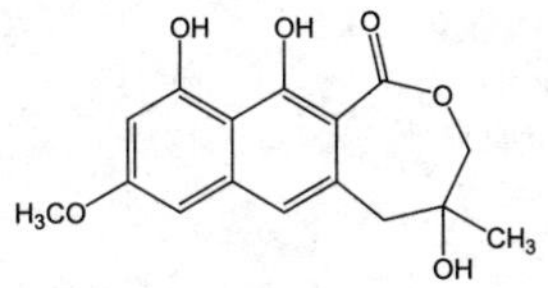

C$_{16}$H$_{16}$O$_6$ (304.3)
cassialactone
决明子内酯

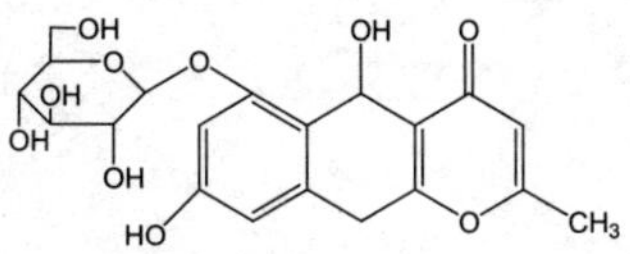

C$_{20}$H$_{20}$O$_{10}$ (420.4)
cassiaside
决明子苷

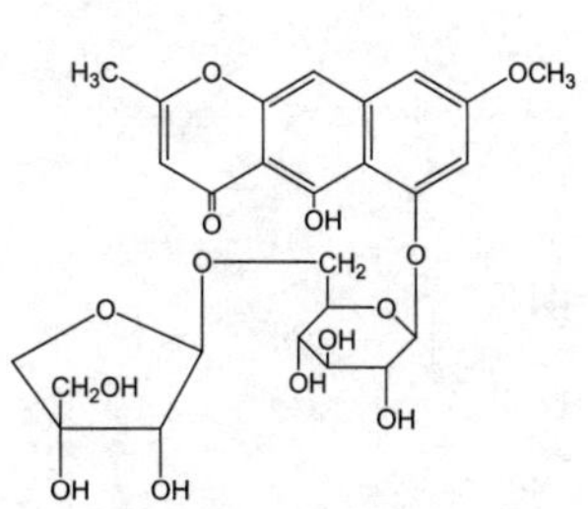

C$_{26}$H$_{30}$O$_{14}$ (566.5)
cassiaside B
决明子苷 B

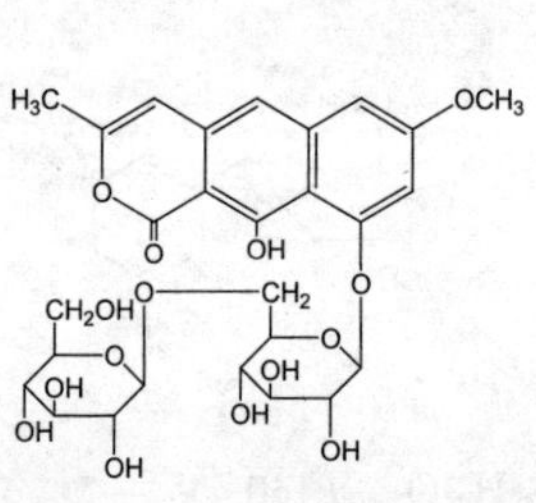

$C_{27}H_{32}O_{15}$ (596.5)
cassiaside C
决明子苷 C

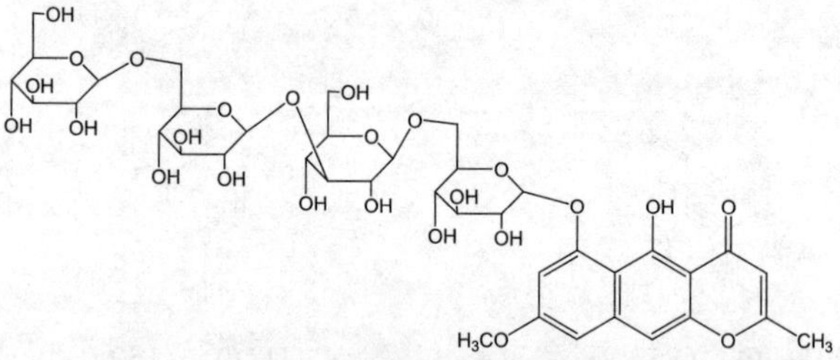

$C_{39}H_{52}O_{25}$ (920.8)
cassiaside B_2
决明子苷 B_2

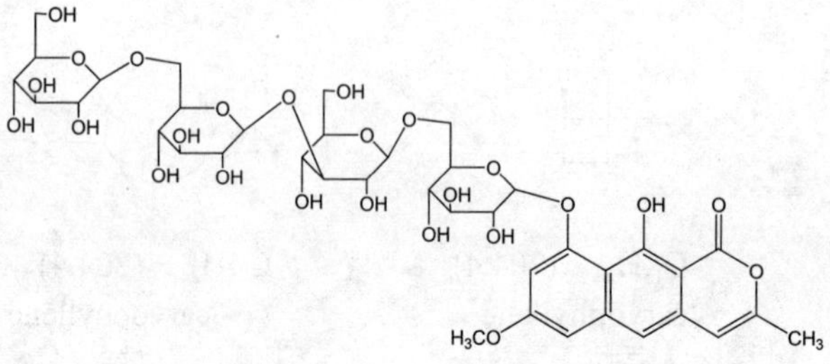

$C_{39}H_{52}O_{25}$ (920.8)
cassiaside C_2
决明子苷 C_2

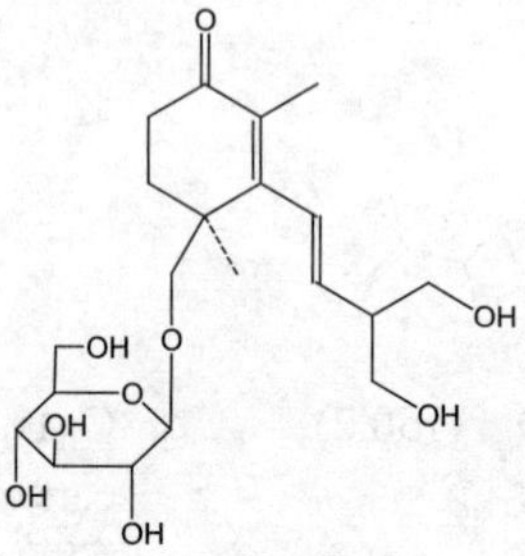

$C_{20}H_{32}O_9$ (416.5)
cassioside
肉桂苷

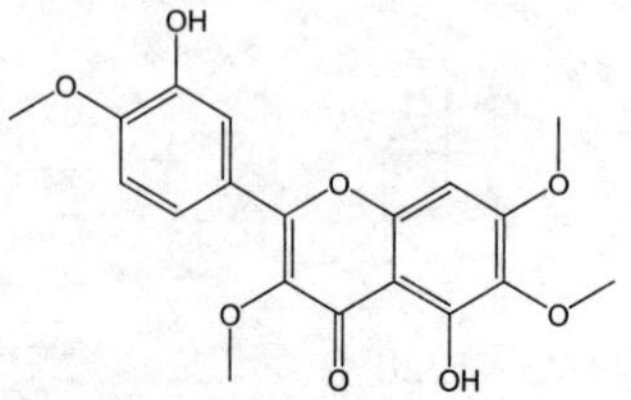

$C_{19}H_{18}O_8$ (374.3)
casticin
紫花牡荆素

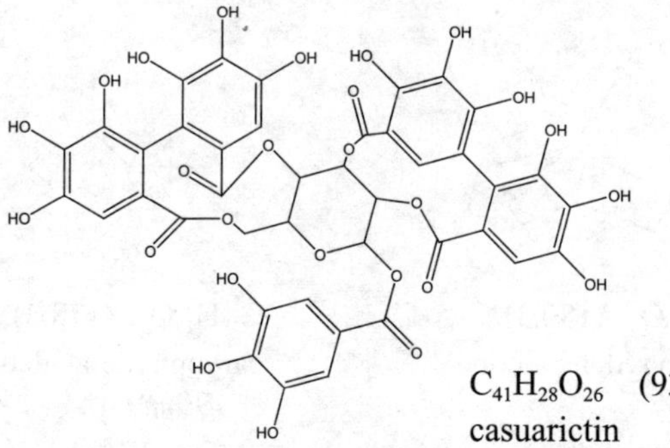

$C_{41}H_{28}O_{26}$ (936.7)
casuarictin
木麻黄亭

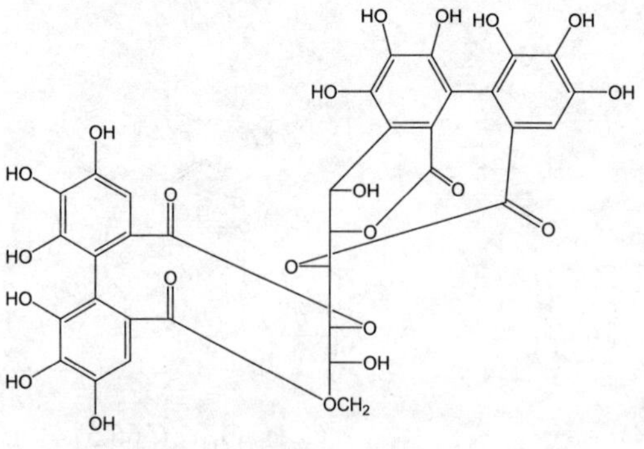

$C_{34}H_{24}O_{22}$ (784.5)
casuariin
木麻黄鞣质

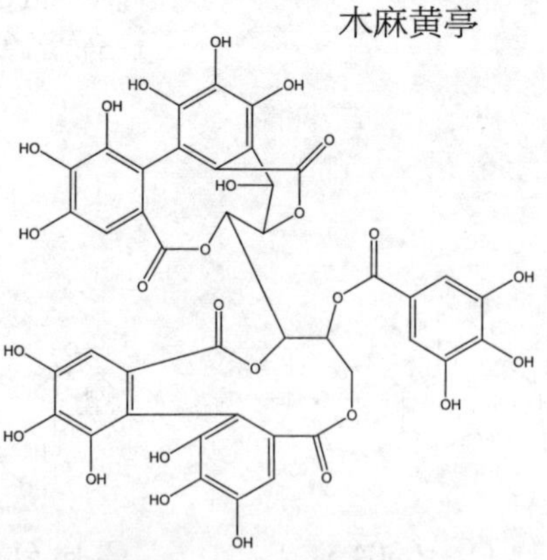

$C_{41}H_{28}O_{26}$ (936.6)
casurinin
木麻黄鞣宁

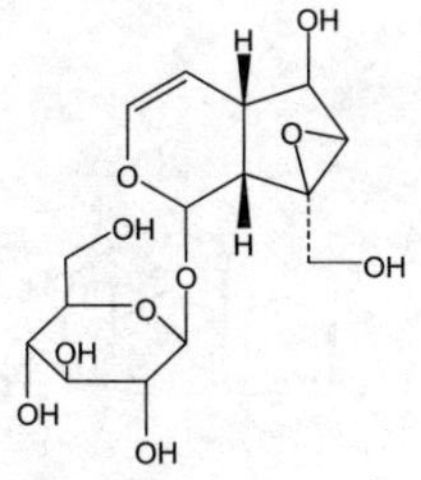

$C_{15}H_{22}O_{10}$　(362.3)
catalpol
梓醇

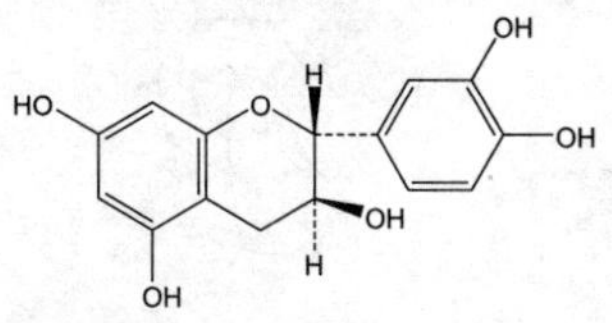

$C_{15}H_{14}O_6$　(290.3)
catechin
左旋及消旋儿茶精，儿茶素

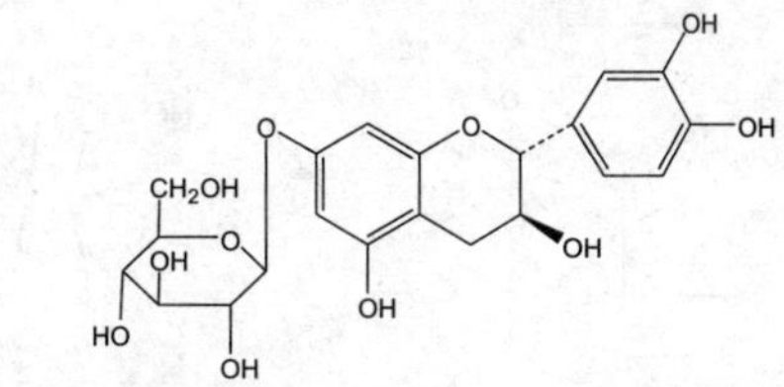

$C_{21}H_{24}O_{11}$　(452.4)
catechin-7-*O*-*β*-D-glucopyranoside
右旋儿茶精 -7-*O*-*β*-D 吡喃葡萄糖苷

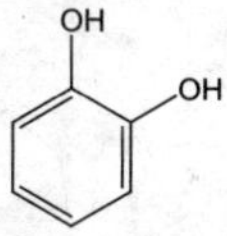

$C_6H_6O_2$　(110.1)
catechol
儿茶酚

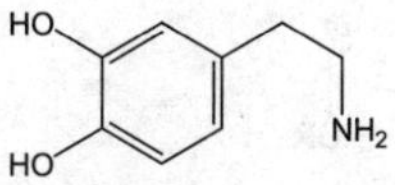

$C_8H_{11}NO_2$　(153.2)
catecholamine
儿茶酚胺

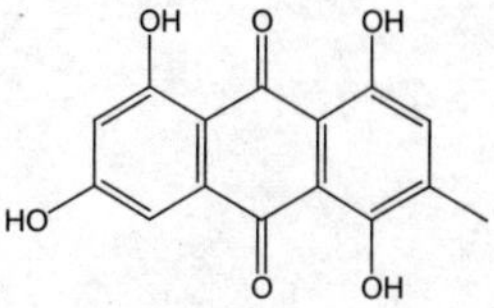

$C_{15}H_{10}O_6$　(286.2)
catenarin
链蠕孢素

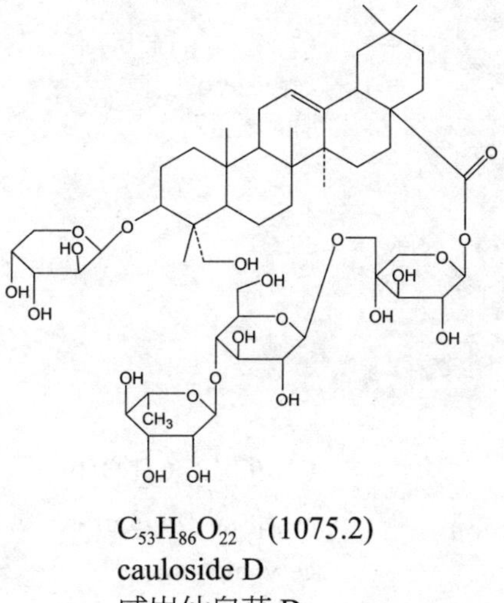

$C_{53}H_{86}O_{22}$　(1075.2)
cauloside D
威岩仙皂苷 D

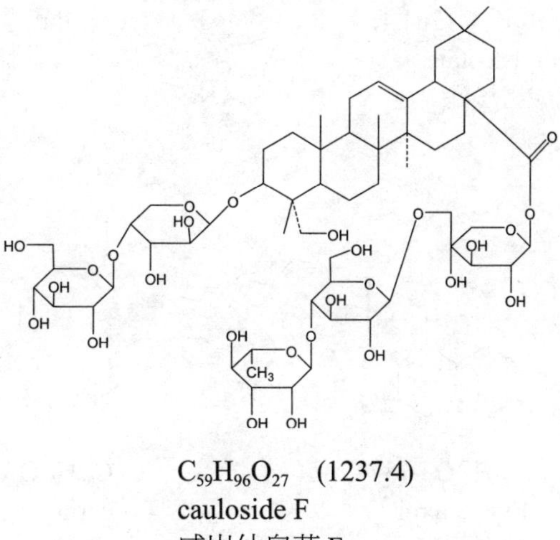

$C_{59}H_{96}O_{27}$　(1237.4)
cauloside F
威岩仙皂苷 F

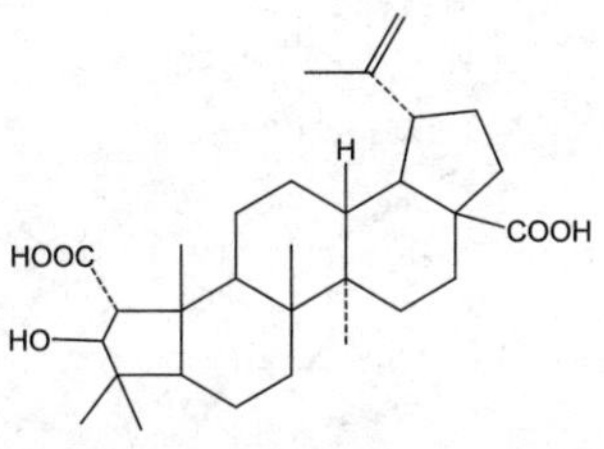

$C_{30}H_{46}O_5$　(486.7)
ceanothic acid
美洲茶酸

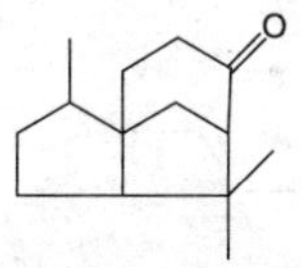

$C_{14}H_{22}O$　(206.3)
9-cedranone
9- 柏木酮

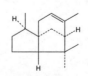

$C_{15}H_{24}$　(204.4)
α-cedrene
α- 柏木烯

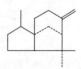

$C_{15}H_{24}$　(204.4)
β-cedrene
β- 柏木烯

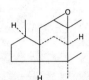

C$_{15}$H$_{24}$O (220.4)
α-cedrene oxide
α- 雪松烯氧化物

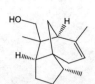

C$_{15}$H$_{24}$O (220.4)
8-cedren-13-ol
柏木烯醇

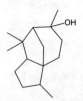

C$_{15}$H$_{26}$O (222.4)
cedrol
雪松醇

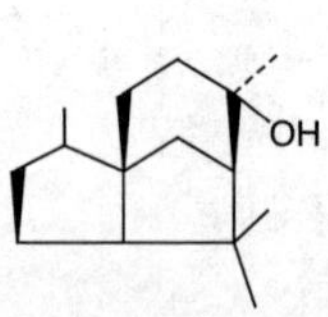

C$_{15}$H$_{26}$O (222.4)
α-cedrol
α- 雪松醇

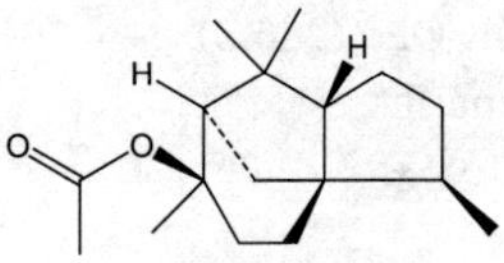

C$_{17}$H$_{28}$O$_2$ (264.4)
cedryl acetate
乙酸雪松酯

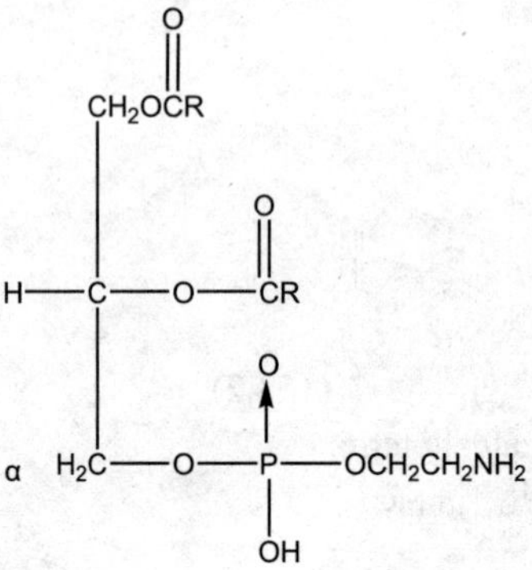

cephalin
脑磷脂

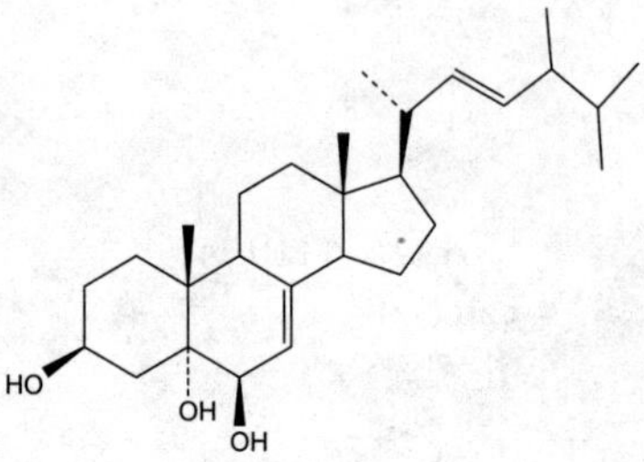

C$_{28}$H$_{46}$O$_3$ (430.7)
cereisterol
啤酒甾醇

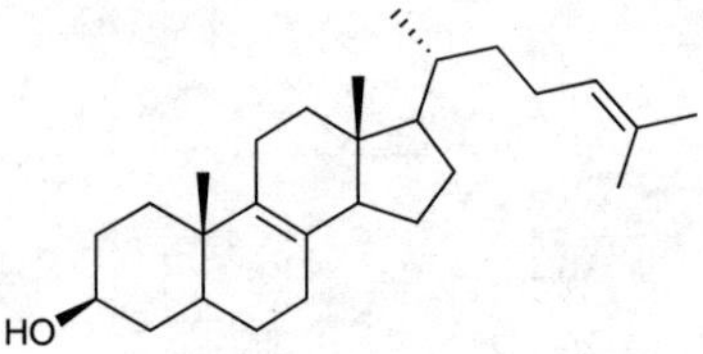

C$_{27}$H$_{44}$O (384.6)
Eymosterol
酵母甾醇

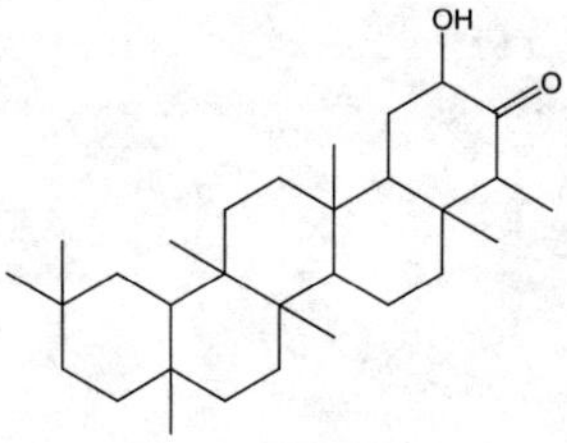

C$_{30}$H$_{50}$O$_2$ (442.7)
cerin
蜡素

CH$_3$(CH$_2$)$_{24}$CH$_2$OH

C$_{26}$H$_{54}$O (382.7)
ceryl alcohol
蜡醇

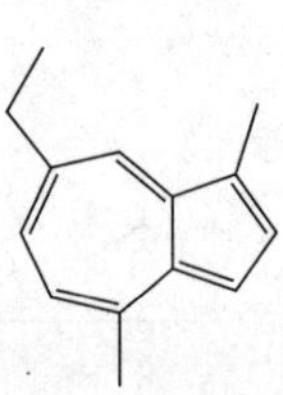

C$_{14}$H$_{16}$ (184.3)
chamazulene
兰香油薁

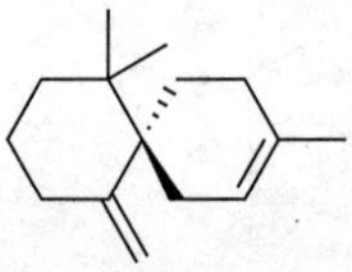

C$_{15}$H$_{24}$ (204.4)
chamigrene
花柏烯

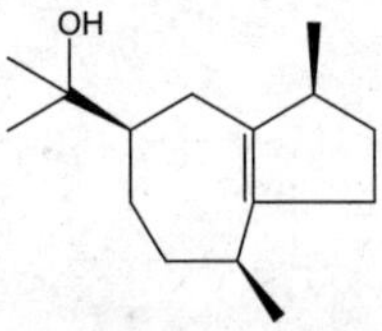

C$_{15}$H$_{26}$O (222.4)
champacol
愈创醇

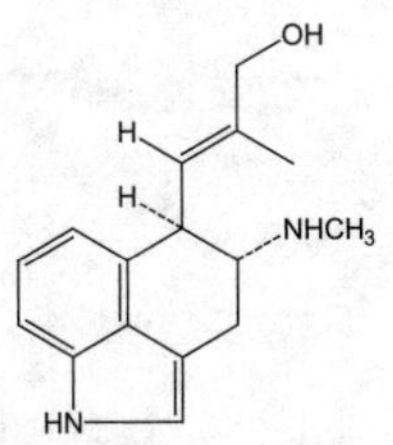

$C_{16}H_{20}N_2O$　(256.3)
chanoclavine
裸麦角碱

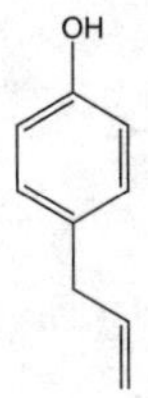

$C_9H_{10}O$　(134.2)
chavicol
对 - 烯丙基苯酚，胡椒酚

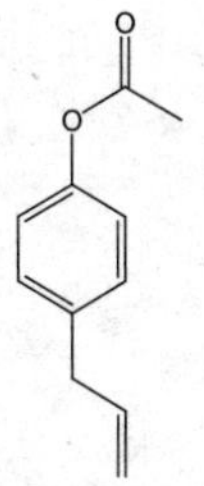

$C_{11}H_{12}O_2$　(176.2)
chavicol acetate
乙酸胡椒酚酯

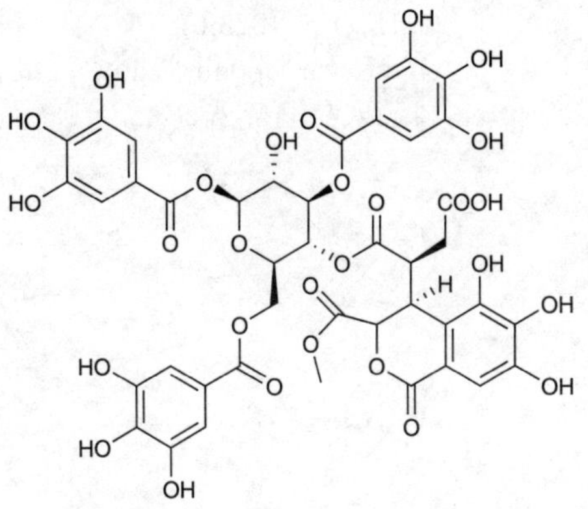

$C_{42}H_{36}O_{28}$　(988.7)
chebulin
诃子素

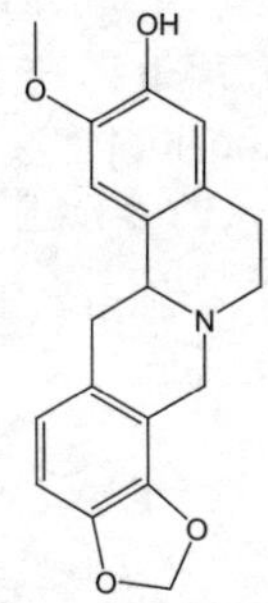

$C_{19}H_{19}NO_4$　(325.4)
cheilanthifoline
碎叶紫堇碱

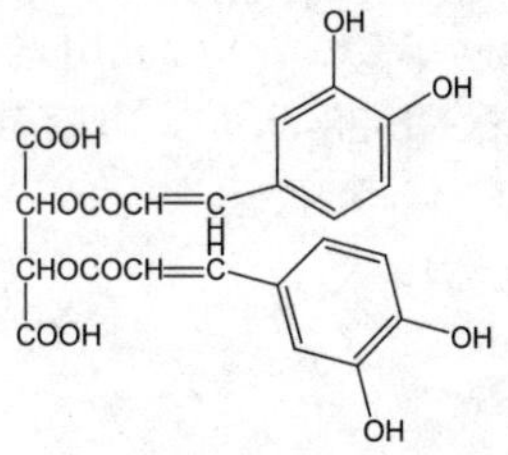

$C_{22}H_{18}O_{12}$　(474.4)
chicoric acid
菊苣酸
dicaffeoyltartaric acid
二咖啡酰酒石酸

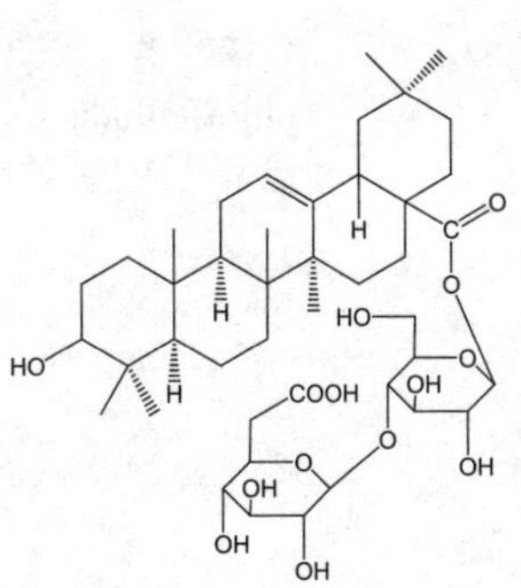

$C_{44}H_{70}O_{14}$　(823.0)
chikusetsusaponin Ⅰ
竹节参皂苷 Ⅰ
oleanolic acid-28-O-β-D-glucuronopy-
ranosyl(1 → 4)-β-D-glucopyranoside
齐墩果酸 -28-O-β-D- 吡喃葡萄糖
醛酸 (1 → 4)-β-D- 吡喃葡萄糖苷

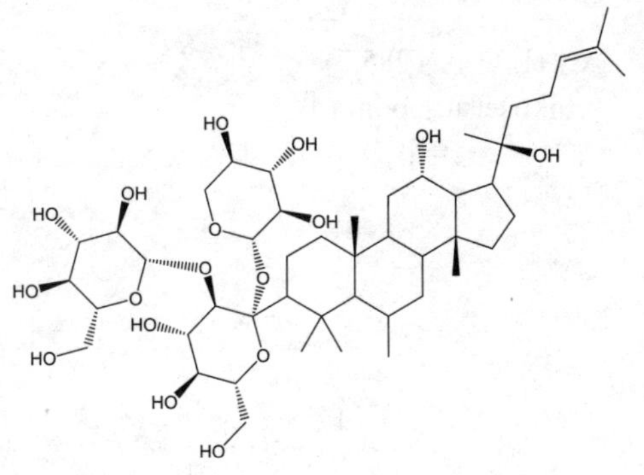

$C_{47}H_{80}O_{17}$　(917.2)
chikusetsusaponin Ⅲ
竹节参皂苷 Ⅲ
20(S)-protopanoxadiol-3[β-D-glucopyranoside(1 → 2)-
β-D-xylopyrose(1 → 6)]-β-D-glucopyranoside
20(S)- 原人参二醇 -3[β-D- 吡喃葡萄糖 (1 → 2)]-β-
D- 吡喃木糖 (1 → 6)]-β-D- 吡喃葡萄糖苷

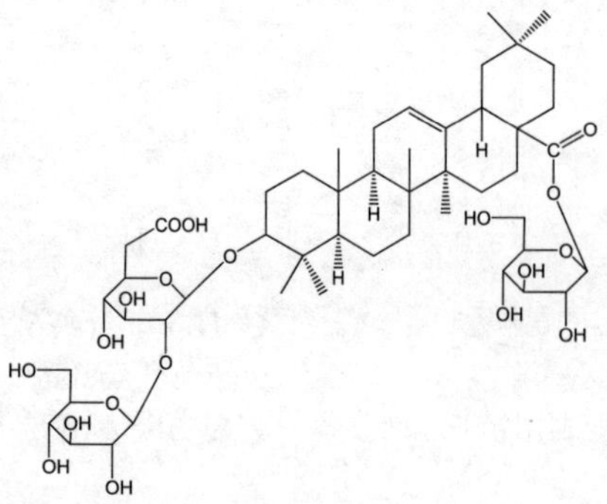

C$_{50}$H$_{80}$O$_{19}$ (985.2)
chikusetsu saponin V
竹节参皂苷 V
[oleanolic acid-3-O-β-D-glucopyranosyl(1 → 2)-β-D-glucuronopyranyl-28-O-β-D-glucopyranoside]
齐墩果酸 -3-O-β-D- 吡喃葡萄糖 (1 → 2)-β-D- 吡喃葡萄糖醛酸 -28-O-β-D- 吡喃葡萄糖苷

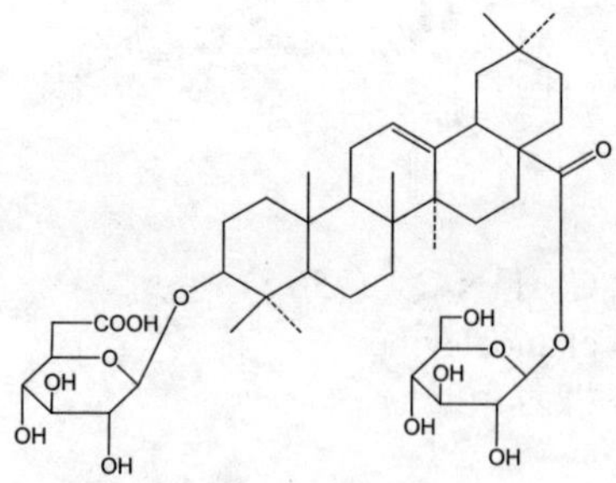

C$_{44}$H$_{70}$O$_{14}$ (823.0)
chikusetsu saponin IVa
竹节人参皂苷 IVa

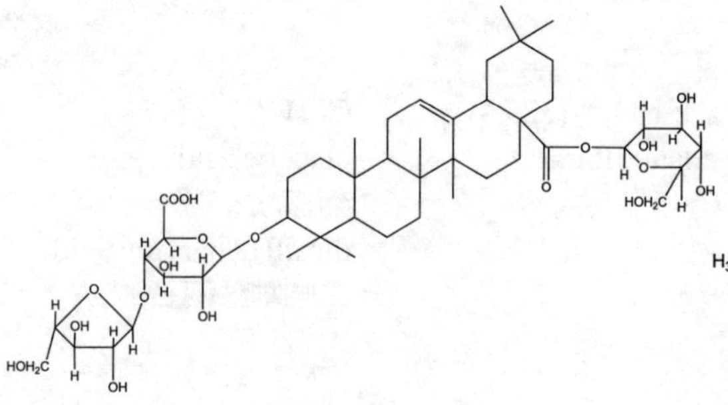

C$_{50}$H$_{80}$O$_{19}$ (985.2)
chikusetsu saponin IV
竹节参皂苷 IV

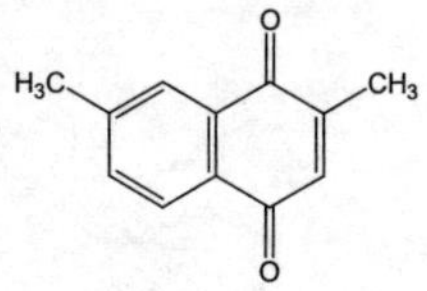

C$_{12}$H$_{10}$O$_2$ (186.2)
chimaphilin
伞形梅笠草素

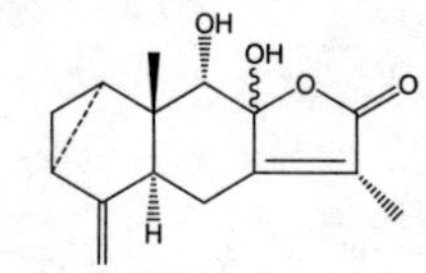

C$_{15}$H$_{18}$O$_4$ (262.3)
chloranthalactone E
金粟兰内酯 E

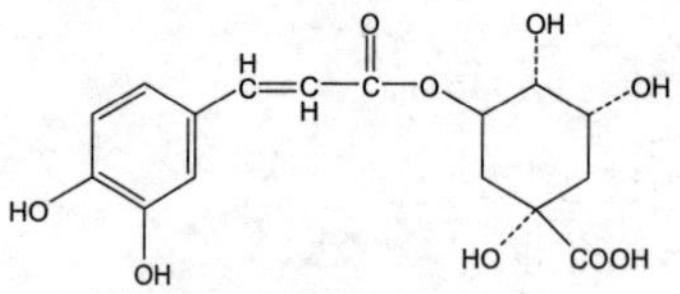

C$_{16}$H$_{18}$O$_9$ (354.3)
chlorogenic acid
绿原酸

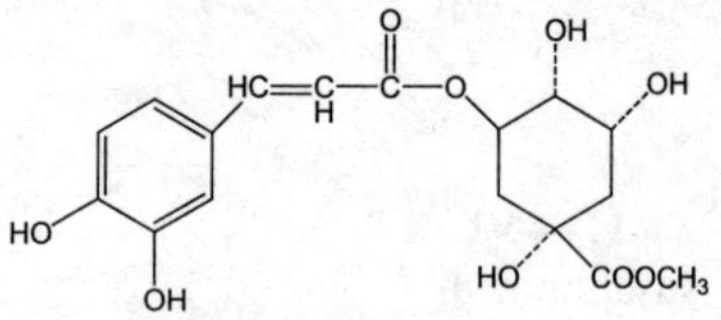

C$_{17}$H$_{20}$O$_9$ (368.3)
chlorogenic methyl ester
绿原酸甲酯

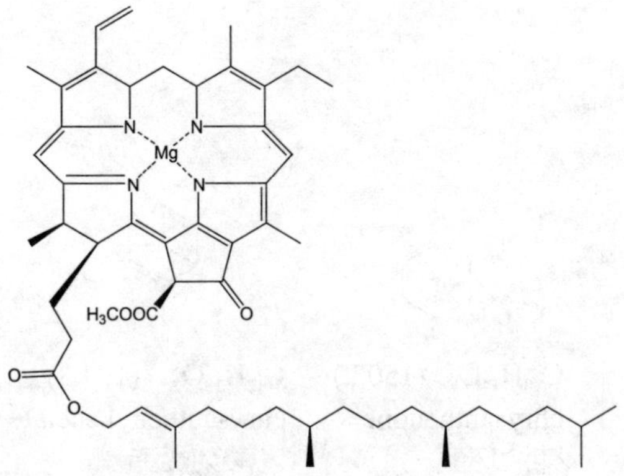

$C_{55}H_{72}MgN_4O_5$ (893.5)
chlorophyll a
叶绿素 a

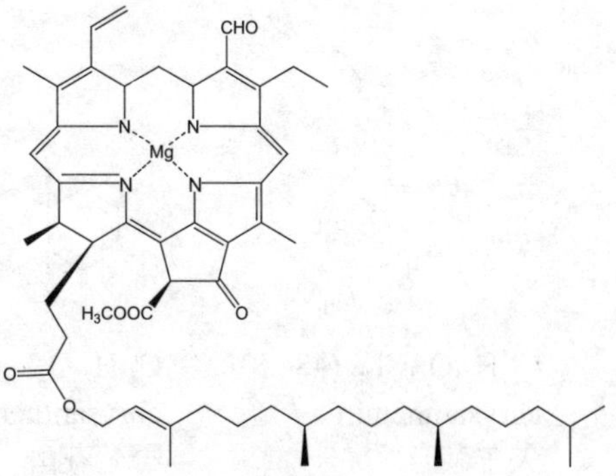

$C_{55}H_{70}MgN_4O_6$ (907.5)
chlorophyll b
叶绿素 b

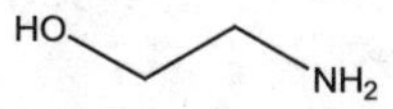

C_2H_7NO (61.1)
cholamine
胆胺

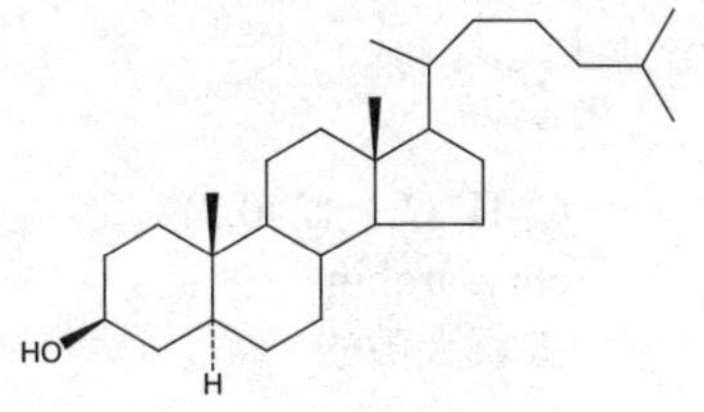

$C_{27}H_{48}O$ (388.7)
cholestanol
胆甾烷醇

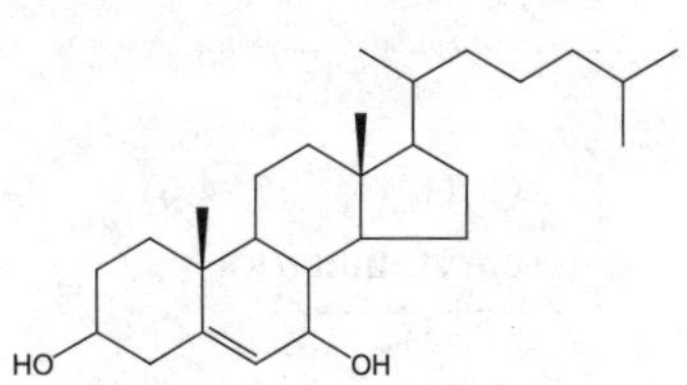

$C_{27}H_{44}O_2$ (400.6)
cholest-5-en-3β,7β-diol
5- 胆甾烯 -3β,7β- 二醇
cholesterdiol
胆甾二醇

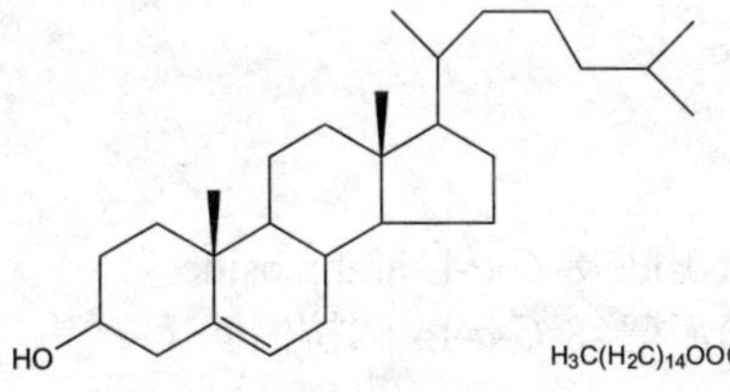

$C_{27}H_{46}O$ (386.7)
cholesterol
胆甾醇

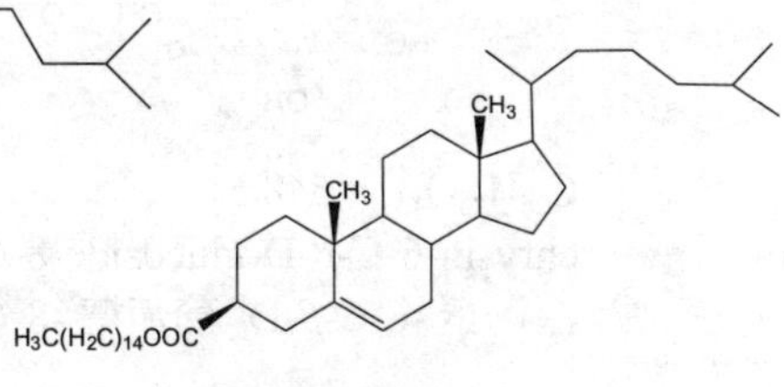

$C_{43}H_{76}O_2$ (625.1)
cholesteryl palmitate
胆甾醇软脂酸酯

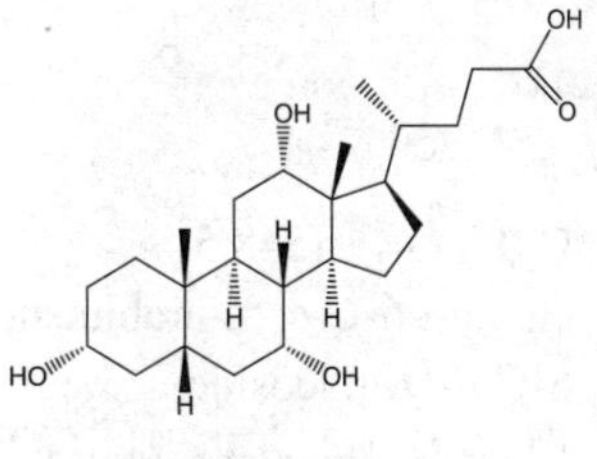

$C_{24}H_{40}O_5$ (408.6)
cholic acid
胆酸

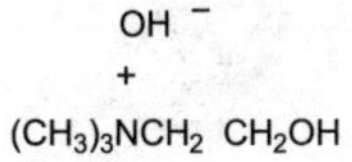

$C_5H_{16}NO_2$ (122.2)
choline
胆碱

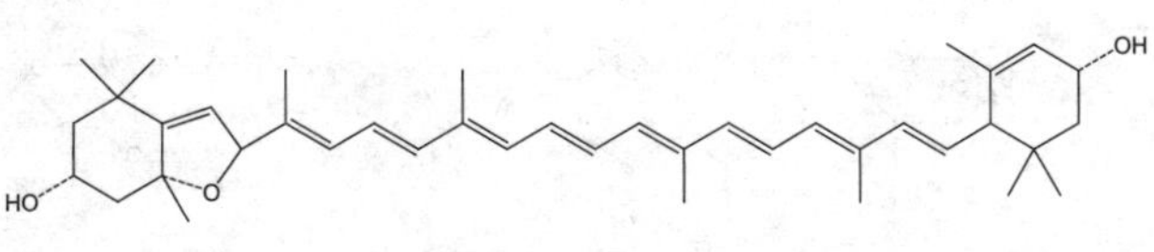

$C_{40}H_{56}O_3$ (584.9)
chrysanthemaxanthin
菊黄质

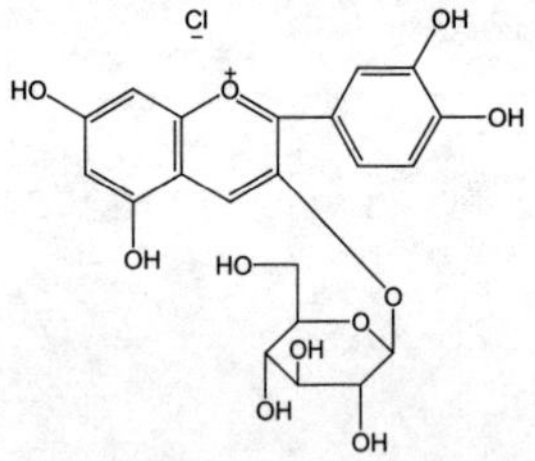

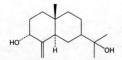

$C_{21}H_{21}O_{11}Cl$ (484.8)
chrysanthemin
矢车菊苷

$C_{15}H_{26}O_2$ (238.4)
chrysanthemol
野菊花醇

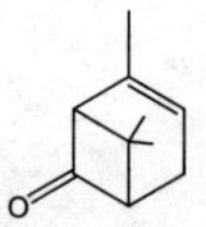

$C_{10}H_{14}O$ (150.2)
chrysanthenone
菊油环酮

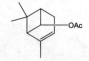

$C_{12}H_{18}O_2$ (194.3)
chrysanthenyl acetate
乙酸菊烯酯

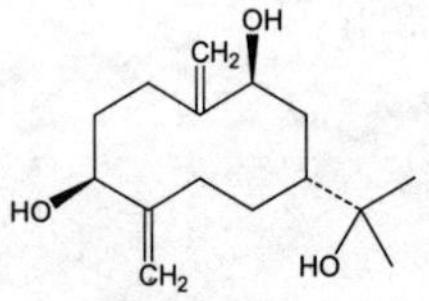

$C_{15}H_{26}O_3$ (254.4)
chrysanthetriol
野菊花三醇

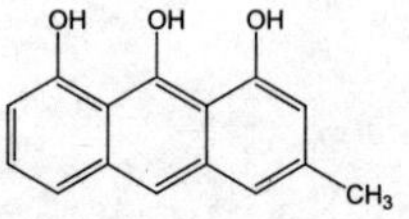

$C_{15}H_{12}O_3$ (240.3)
chrysarobin
去氧大黄酚

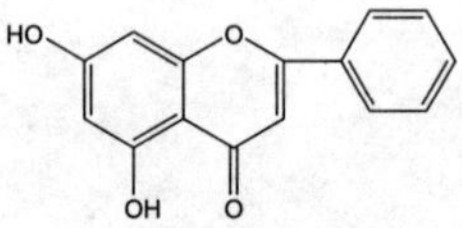

$C_{15}H_{10}O_4$ (254.2)
chrysin
白杨素

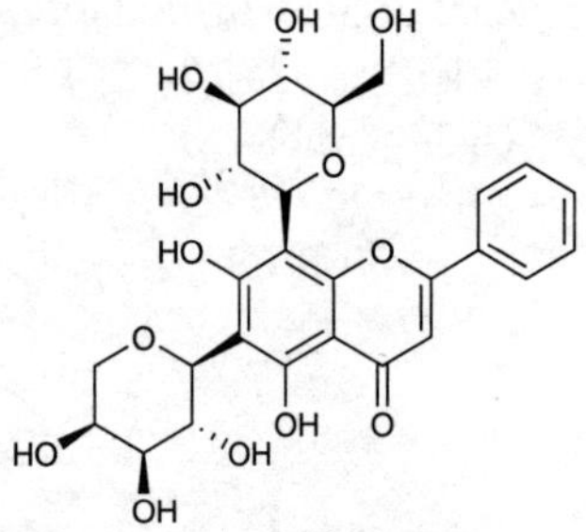

$C_{26}H_{28}O_{13}$ (548.5)
chrysin-6-C-α-L-arabinoside-
8-C-β-D-glucoside
白杨素 -6-C-α-L- 阿拉伯糖
苷 -8-C-β-D- 葡萄糖苷

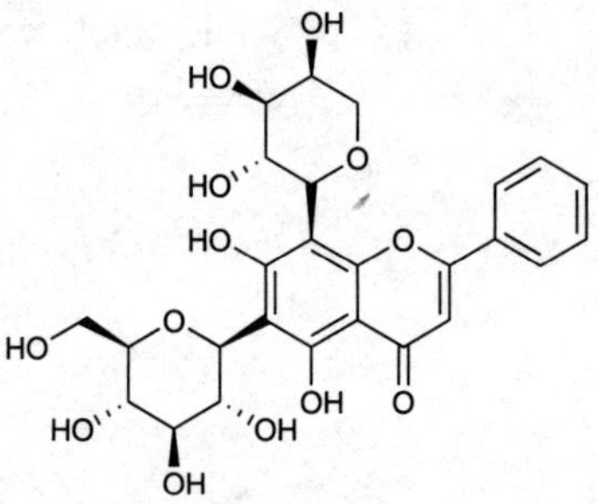

$C_{26}H_{28}O_{13}$ (548.5)
chrysin-6-C-β-D-glucoside-8-C-α-L-arabinoside
白杨素 -6-C-β-D- 葡萄糖 -8-C-α-L- 阿拉伯糖

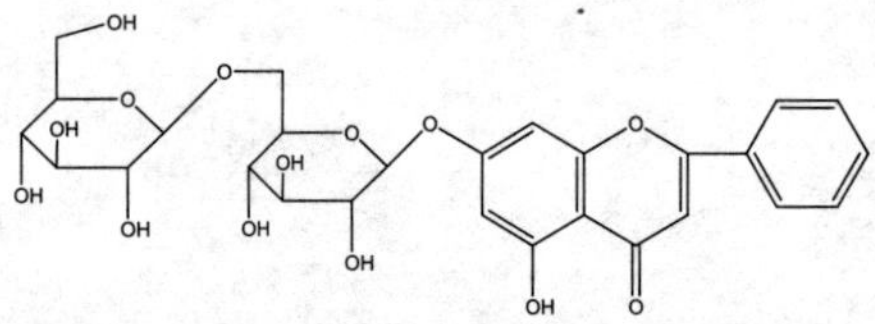

$C_{27}H_{30}O_{14}$ (578.5)
chrysin-7-O-β-gentiobioside
白杨素 -7-O-β- 龙胆二糖苷

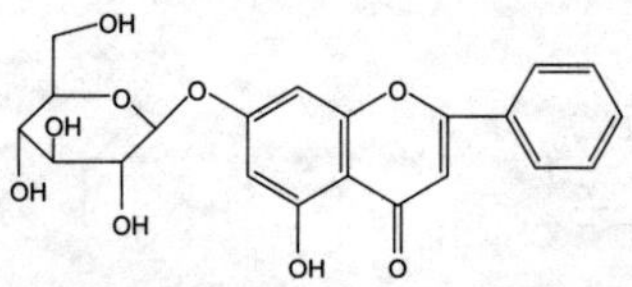

$C_{21}H_{20}O_9$ (416.4)
chrysin-7-O-β-D-glucopyranoside
白杨素 -7-O-β-D- 吡喃葡萄糖苷

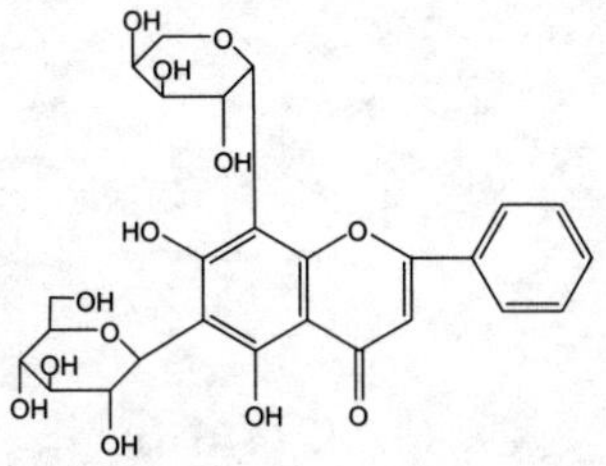

$C_{26}H_{28}O_{13}$ (548.5)
chrysin-6-*C*-*β*-D-glucoside-8-*C*-*α*-L-arabinoside
白杨素 -6-*C*-*β*-D- 葡萄糖苷 -8-*C*-*α*-L- 阿拉伯糖苷

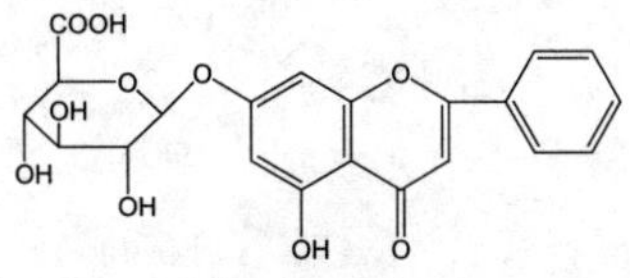

$C_{21}H_{18}O_{10}$ (430.4)
chrysin-7-*O*-*β*-D-glucuronide
白杨素 -7-*O*-*β*-D- 葡萄糖醛酸苷

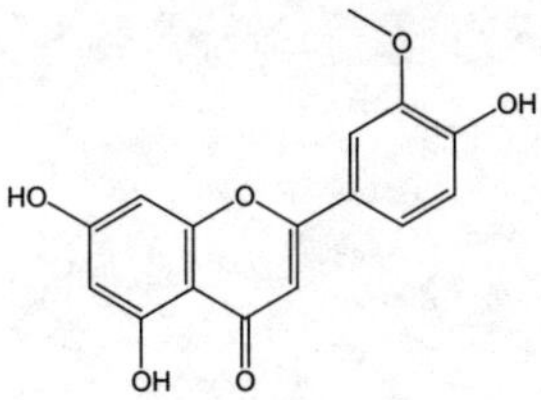

$C_{16}H_{12}O_6$ (300.3)
chrysoeriol
金圣草素

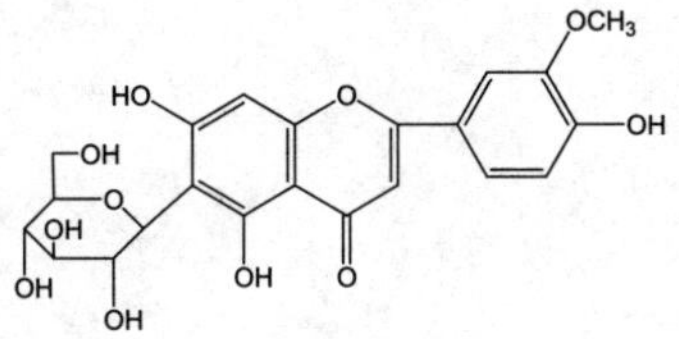

$C_{22}H_{22}O_{11}$ (462.4)
chrysoeriol-6-*α*-D- glucopyranoside
金圣草素 -6-*α*-D- 吡喃葡萄糖苷

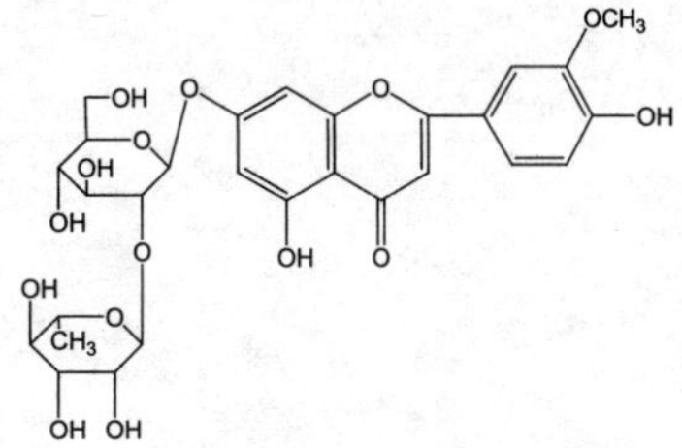

$C_{28}H_{32}O_{15}$ (608.5)
chrysoeirol-7-*O*- *β*-D-
neohesperidoside
金圣草素 -7-*O*-*β*-D- 新
橙皮糖苷

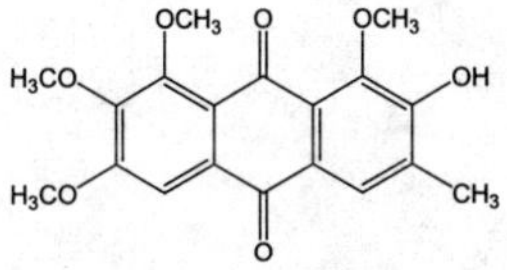

$C_{19}H_{18}O_7$ (358.3)
chrysoobtusin
黄决明素

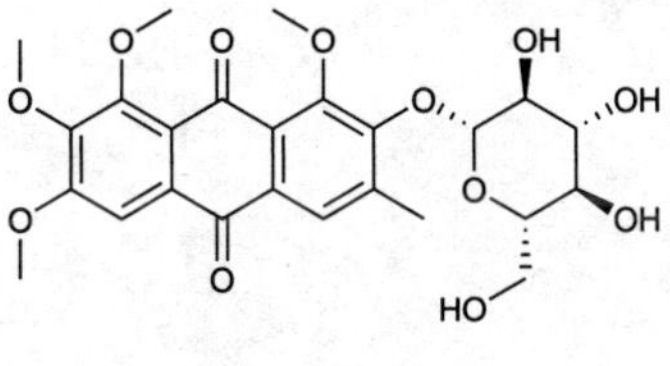

$C_{25}H_{28}O_{12}$ (520.5)
chrysoobtusin-2-*O*-*β*-D-glucopyranoside
甲基钝叶决明素 2-*O*-*β*-D- 吡喃葡萄糖苷

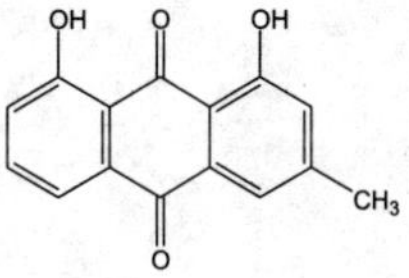

$C_{15}H_{10}O_4$ (254.2)
chrysophanol
大黄酚

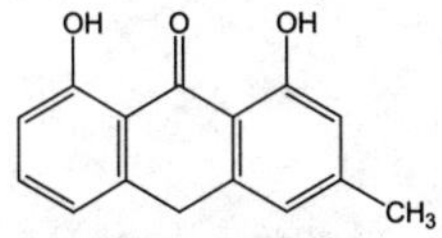

$C_{15}H_{12}O_3$ (240.3)
chrysophanol anthrone
大黄酚蒽酮

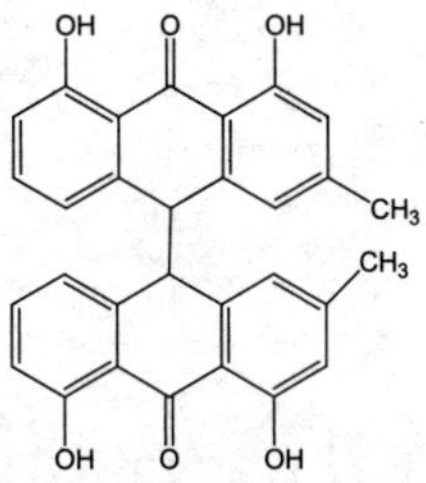

$C_{30}H_{22}O_6$ (478.5)
chrysophanol-10,10′-di-bianthrone
大黄酚 -10,10′- 联蒽酮

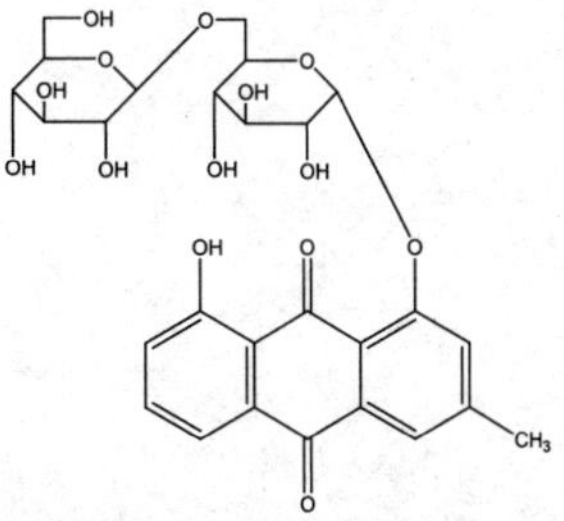

$C_{27}H_{30}O_{14}$ (578.5)
chrysophanol-1-*β*-gentiobioside
大黄酚 -1-*β*- 龙胆二糖苷

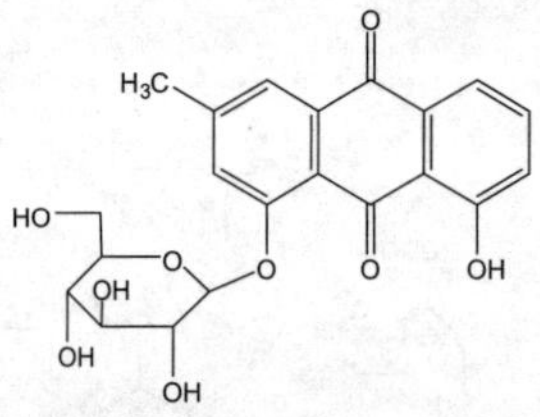

$C_{21}H_{20}O_9$　(416.4)
chrysophanol-1-O-glucoside
大黄酚 -1-O- 葡萄糖苷

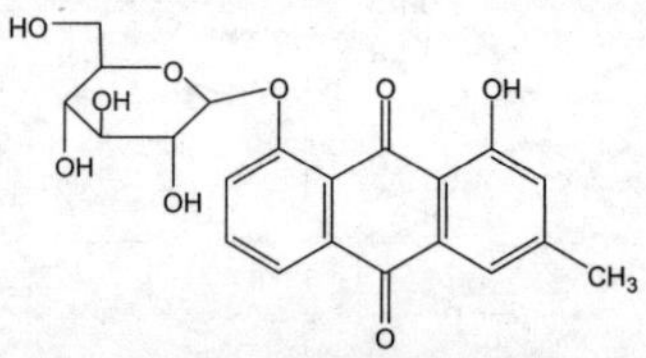

$C_{21}H_{20}O_9$　(416.4)
chrysophanol-8-O-glucoside
大黄酚 -8-O- 葡萄糖苷

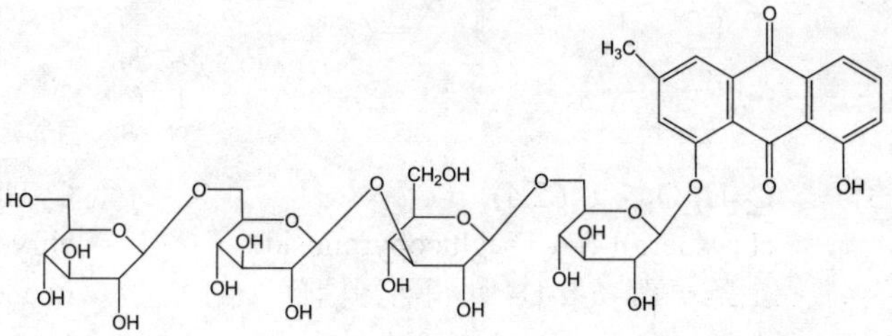

$C_{39}H_{50}O_{24}$　(902.8)
chrysophanol-1-O-β-D-glucopyranosyl-(1 → 6)-O-β-D-glucopyanosyl-
(1 → 3)-O-β-D-glucopyranosyl-(1 → 6)-O-β-D-glucopyranoside
大黄酚 -1-O- 四葡萄糖苷

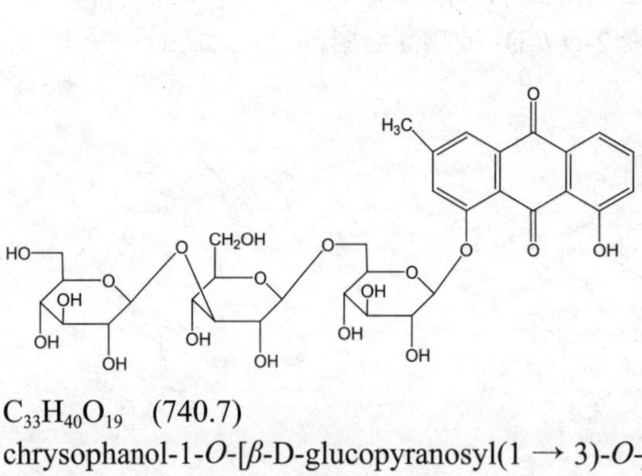

$C_{33}H_{40}O_{19}$　(740.7)
chrysophanol-1-O-[β-D-glucopyranosyl(1 → 3)-O-β-
D-glucopyranosyl-(1 → 6)-O-β-D-glucopyranoside
大黄酚 -1-O- 三葡萄糖苷

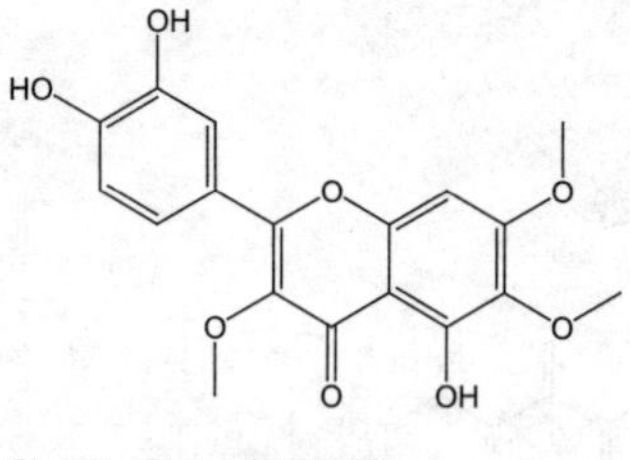

$C_{18}H_{16}O_8$　(360.3)
chrysosplenol，chrysosplenol D
猫眼草酚

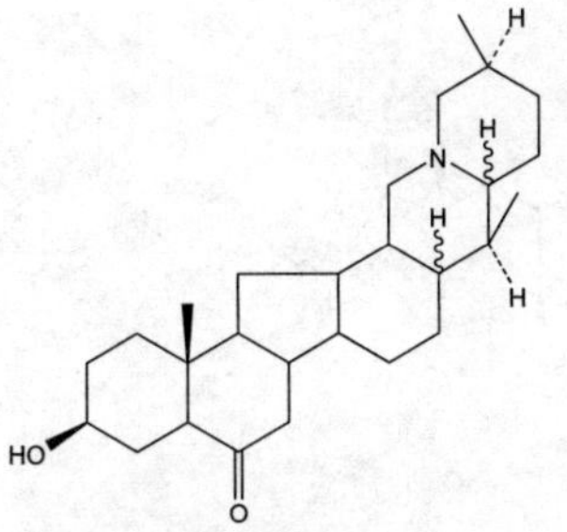

$C_{27}H_{43}NO_2$ (413.6)
chuanbeinone
川贝酮碱

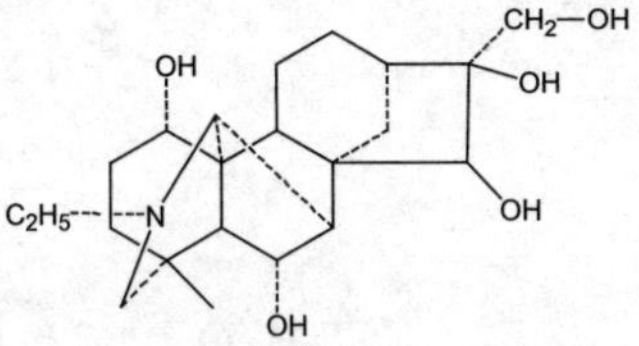

$C_{22}H_{35}NO_5$ (393.5)
chuanfunine
川附宁

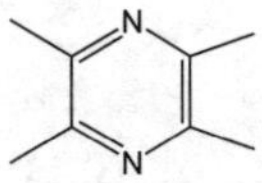

$C_8H_{12}N_2$
chuanxiongzine
川芎嗪

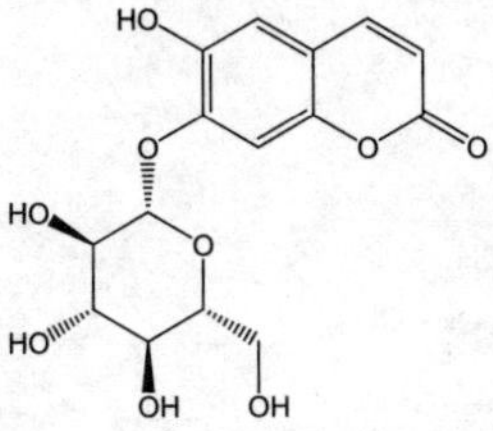

$C_{15}H_{16}O_9$ (340.3)
cichoriin
野莴苣苷

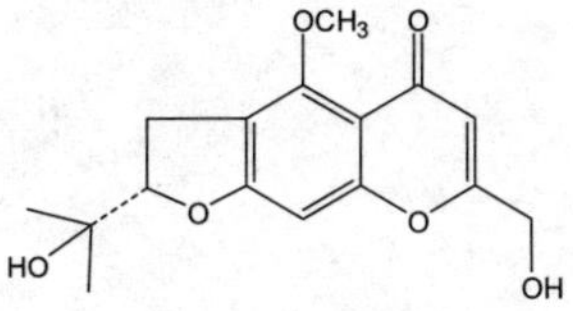

$C_{16}H_{18}O_6$ (306.3)
cimifugin
升麻素

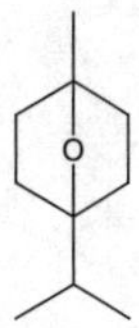

$C_{10}H_{18}O$ (154.2)
1,4-cineole
1,4- 桉叶素

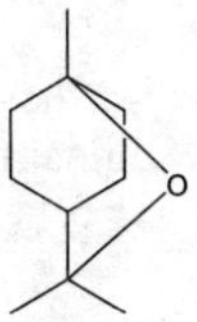

$C_{10}H_{18}O$ (154.2)
1,8-cineole
1,8- 桉叶素，1,8- 桉油素，桉树脑

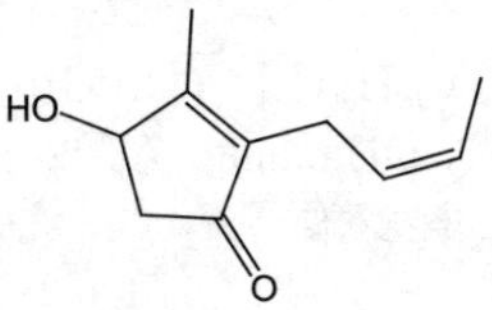

$C_{10}H_{14}O_2$ (166.2)
cinerolone
瓜菊醇酮

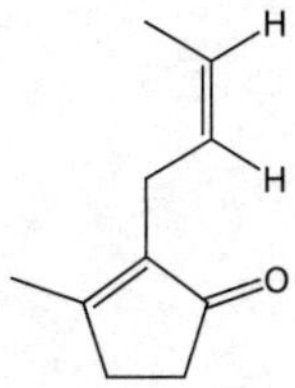

$C_{10}H_{14}O$ (150.2)
(Z)-cinerone
(Z)- 瓜菊酮

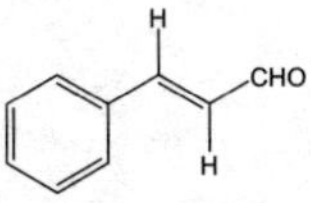

C_9H_8O (132.2)
cinnamal，cinnamic aldehyde，
cinnamaldehyde
桂皮醛，肉桂醛

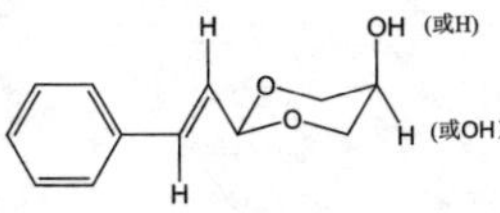

$C_{12}H_{14}O_3$ (206.2)
cinnamalcycloglycerol(1,3)acetal
桂皮醛环丙三醇 (1,3) 缩醛

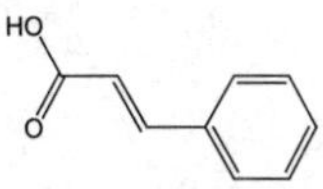

$C_9H_8O_2$ (148.2)
E-cinnamic acid
E- 肉桂酸，桂皮酸

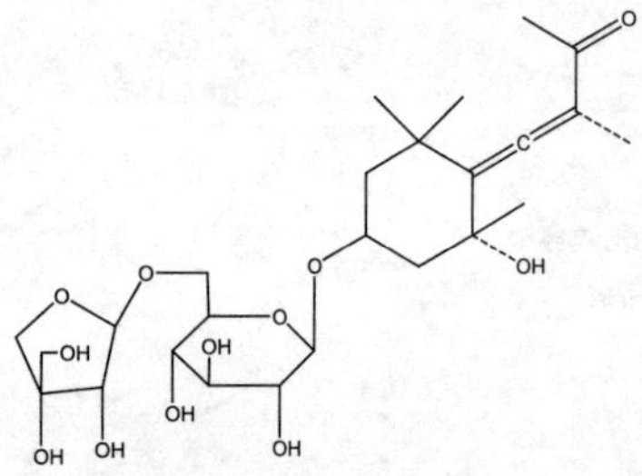

C$_{24}$H$_{38}$O$_{12}$ (518.6)
cinnamoside
桂皮苷

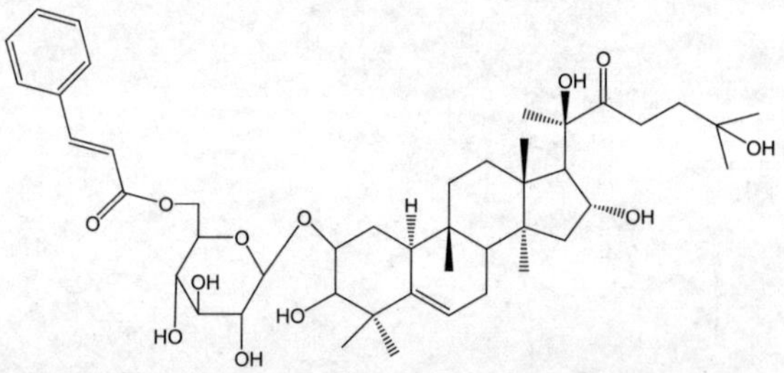

C$_{45}$H$_{66}$O$_{12}$ (799.0)
2-(6-*O*-cinnamoyl-*β*-D-glucopyranosyloxy)-3,16,20,25-
tetrahydroxy-9- methyl-19-norlanosta-5-ene-22-one
2-(6-*O*- 桂皮酰基 -*β*-D- 吡喃葡萄糖氧基)-3,16,20,25-
四羟基 -9- 甲基 -19- 去甲 -5- 羊毛甾烯 -22- 酮

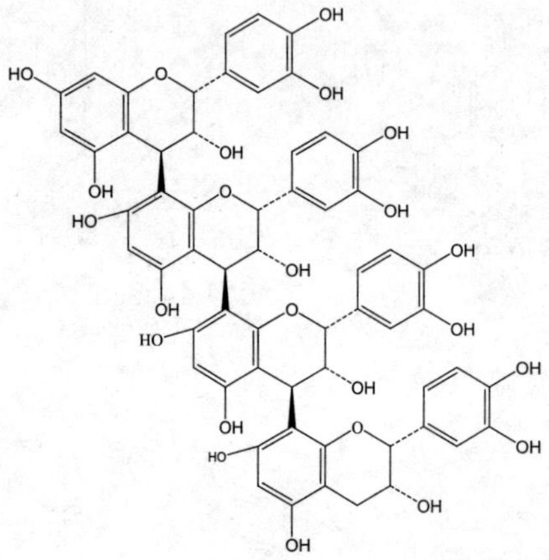

C$_{60}$H$_{50}$O$_{24}$ (1155.0)
cinnamtannin A$_2$
桂皮鞣质 A$_2$

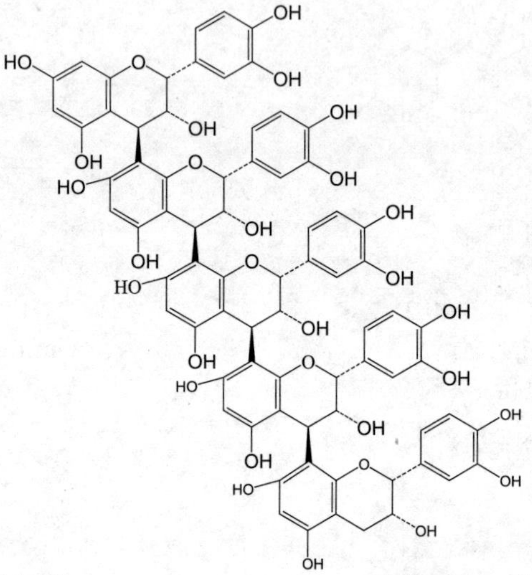

C$_{75}$H$_{62}$O$_{30}$ (1443.3)
cinnamtannin A$_3$
桂皮鞣质 A$_3$

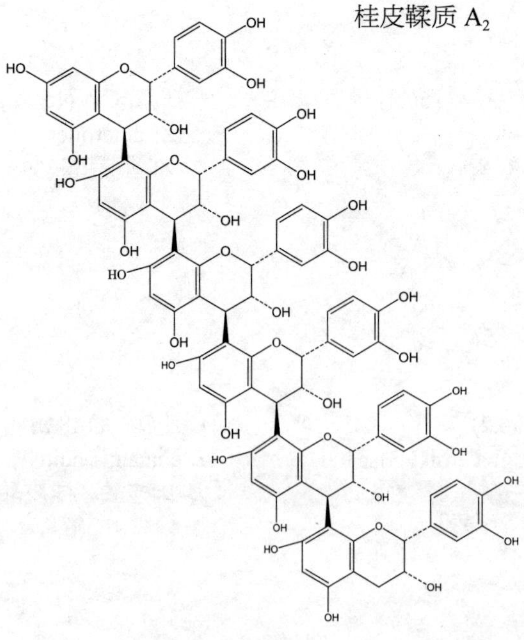

C$_{90}$H$_{74}$O$_{36}$ (1731.5)
cinnamtannin A$_4$
桂皮鞣质 A$_4$

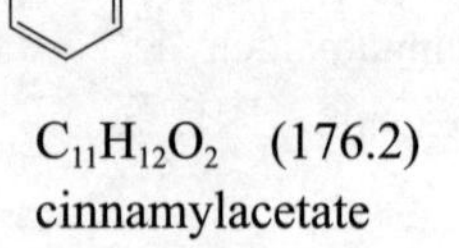

C$_{11}$H$_{12}$O$_2$ (176.2)
cinnamylacetate
乙酸肉桂酯

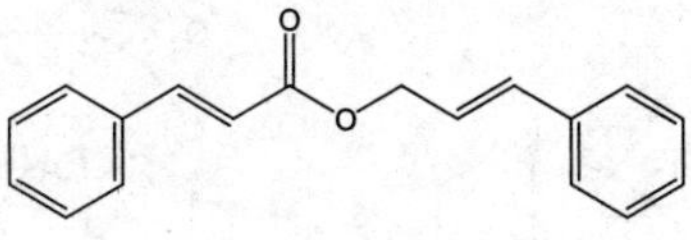

$C_{18}H_{16}O_2$ (264.3)
cis-cinnamyl cinnamate
顺式桂皮酸桂皮醇酯

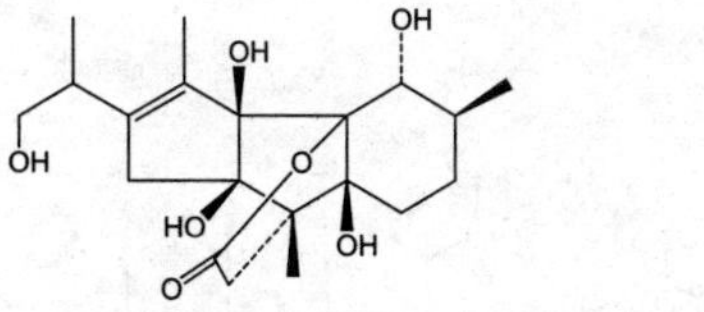

$C_{20}H_{30}O_7$ (382.5)
cinncassiol A
肉桂新醇 A

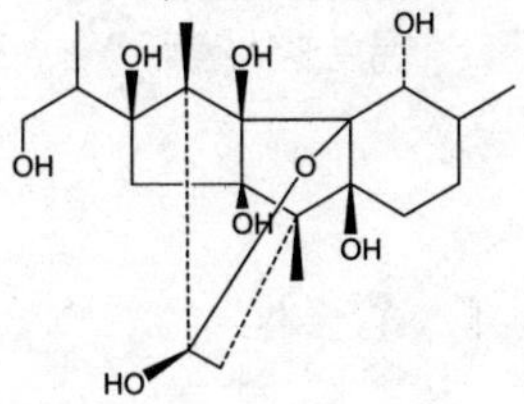

$C_{20}H_{32}O_8$ (400.5)
cinncassiol B
肉桂新醇 B

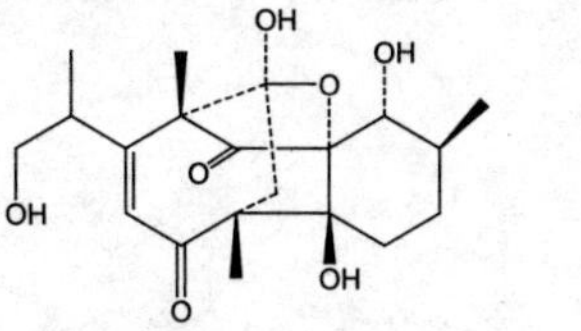

$C_{20}H_{28}O_7$ (380.4)
cinncassiol C_1
肉桂新醇 C_1

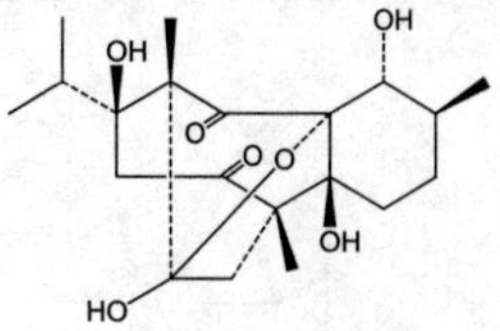

$C_{20}H_{30}O_7$ (382.5)
cinncassiol C_3
肉桂新醇 C_3

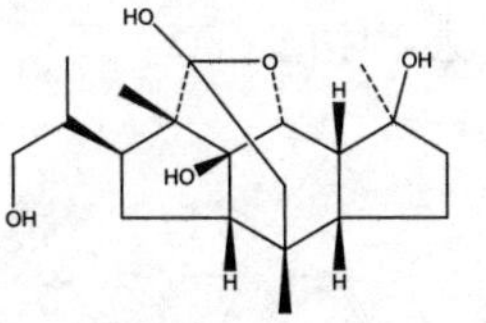

$C_{20}H_{32}O_5$ (352.5)
cinncassiol D_1
肉桂新醇 D_1

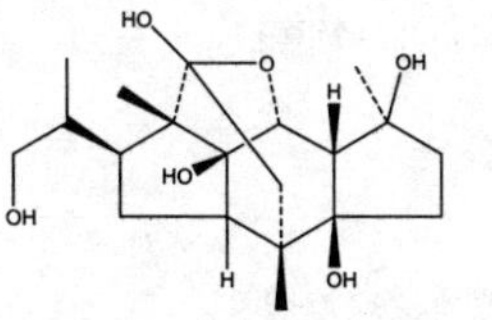

$C_{20}H_{32}O_6$ (368.5)
cinncassiol D_2
肉桂新醇 D_2

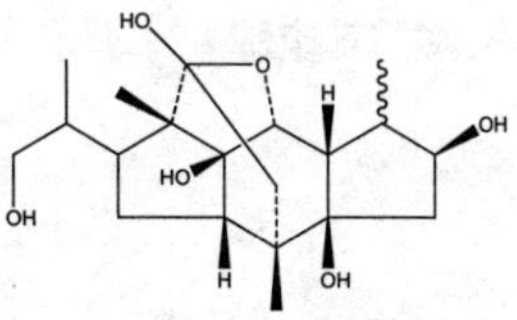

$C_{20}H_{32}O_6$ (368.5)
cinncassiol D_3
肉桂新醇 D_3

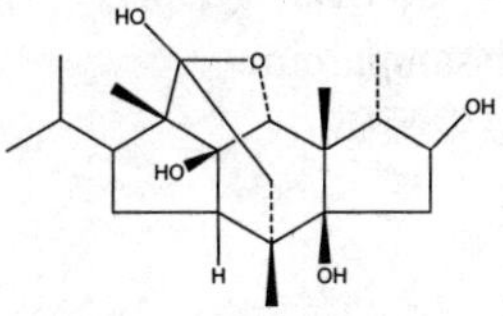

$C_{20}H_{32}O_5$ (352.5)
cinncassiol D_4
肉桂新醇 D_4

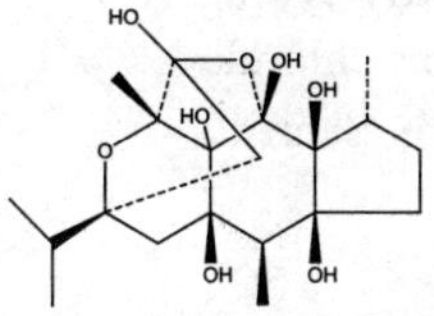

$C_{20}H_{30}O_8$ (398.5)
cinncassiol E
肉桂新醇 E

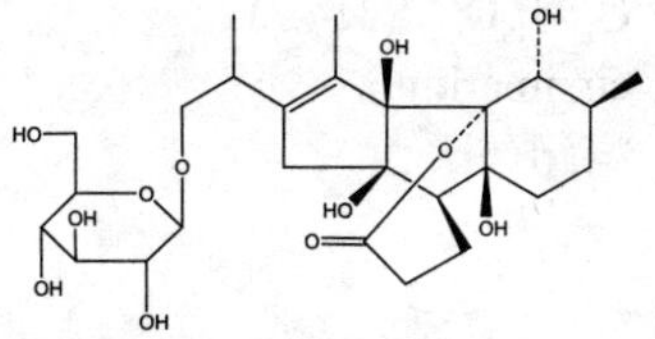

$C_{26}H_{40}O_{12}$ (544.6)
cinncassiol A-19-*O*-*β*-D-glucopyranoside
肉桂新醇 A-19-*O*-*β*-D- 吡喃葡萄糖苷

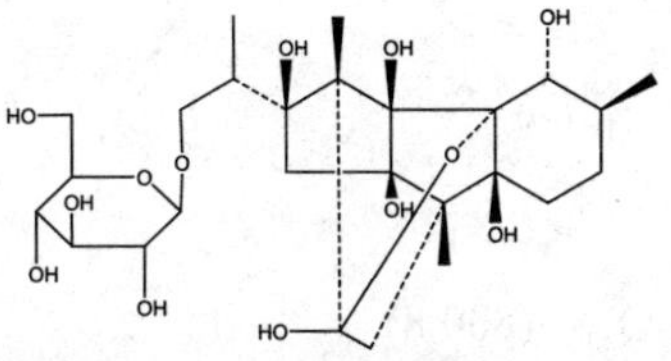

$C_{26}H_{42}O_{13}$ (562.6)
cinncassiol B-19-*O*-*β*-D-glucopyranoside
肉桂新醇 B-19-*O*-*β*-D- 吡喃葡萄糖苷

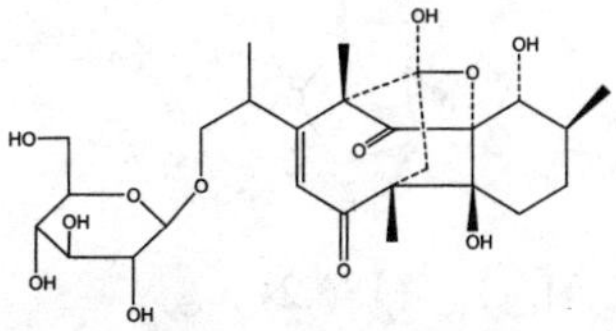

$C_{26}H_{38}O_{12}$ (542.6)
cnncassiol C_1-glucoside
肉桂新醇 C_1- 葡萄糖苷

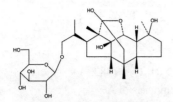

C$_{26}$H$_{42}$O$_{10}$ (514.6)
cinncassiol D$_1$-glucoside
肉桂新醇 D$_1$- 葡萄糖苷

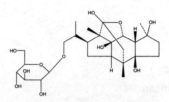

C$_{26}$H$_{42}$O$_{11}$ (532.6)
cinncassiol D$_2$-glu-coside
肉桂新醇 D$_2$- 葡萄糖苷

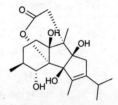

C$_{20}$H$_{30}$O$_6$ (366.5)
cinnzeylanine
锡兰肉桂素

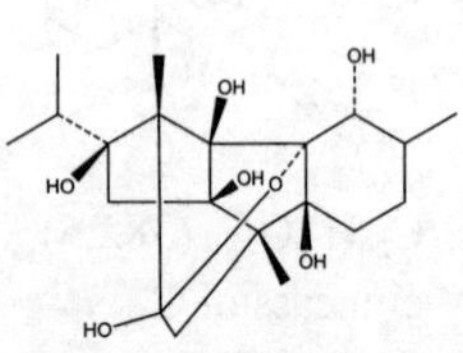

C$_{20}$H$_{32}$O$_7$ (384.5)
cinnzeylanol
锡兰肉桂醇

C$_{18}$H$_{16}$O$_7$ (344.3)
cirsilineol
中国蓟醇

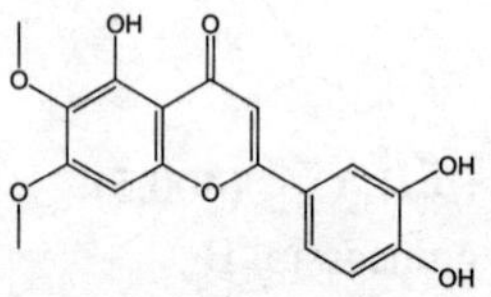

C$_{17}$H$_{14}$O$_7$ (330.3)
cirsiliol
去甲中国蓟醇

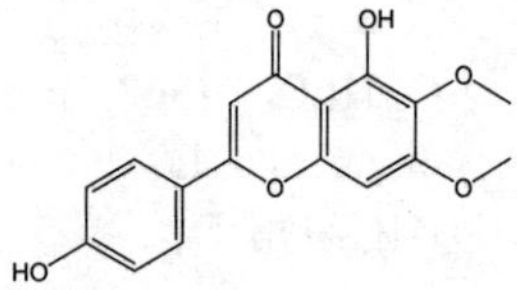

C$_{17}$H$_{14}$O$_6$ (314.3)
cirsimaritin
滨蓟黄素

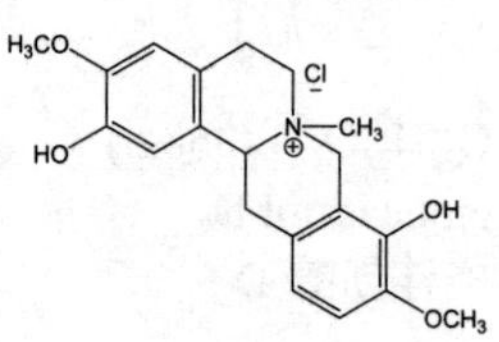

C$_{20}$H$_{24}$NO$_4$·Cl (377.9)
cissamine chloride
氯化锡生藤酚灵

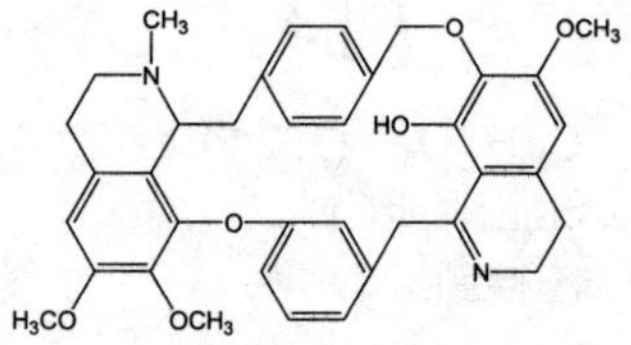

C$_{37}$H$_{38}$N$_2$O$_6$ (606.7)
cissampareine
锡生藤碱

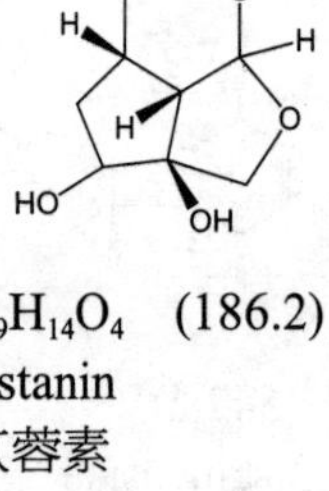

C$_9$H$_{14}$O$_4$ (186.2)
cistanin
苁蓉素

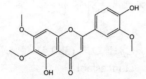

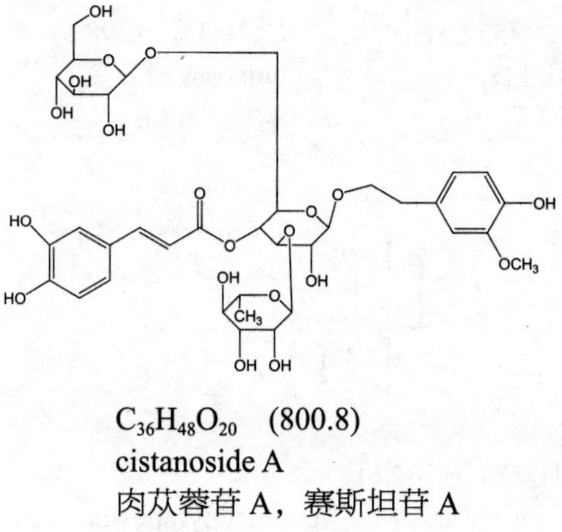

C$_{36}$H$_{48}$O$_{20}$ (800.8)
cistanoside A
肉苁蓉苷 A, 赛斯坦苷 A

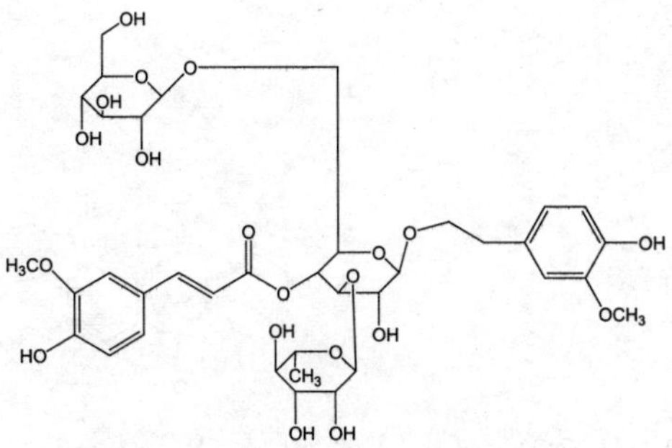

$C_{37}H_{50}O_{20}$ (814.8)
cistanoside B
肉苁蓉苷 B，赛斯坦苷 B

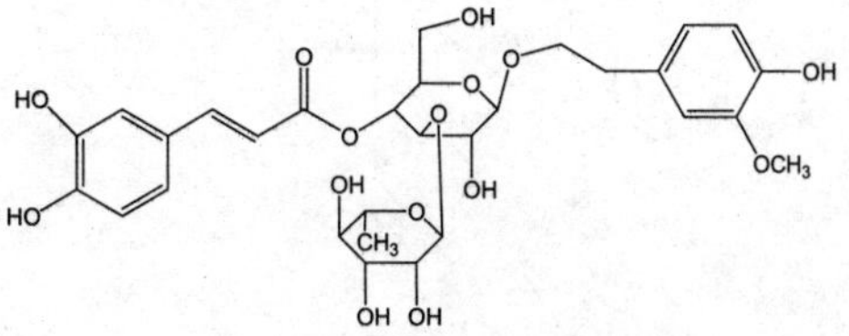

$C_{30}H_{38}O_{15}$ (638.6)
cistanoside C
肉苁蓉苷 C，赛斯坦苷 C

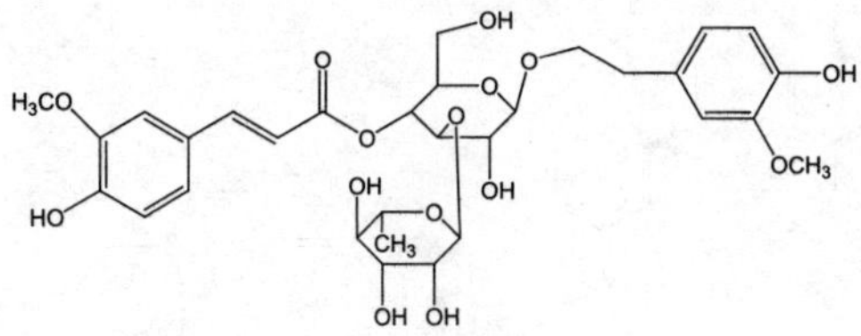

$C_{31}H_{40}O_{15}$ (652.6)
cistanoside D
肉苁蓉苷 D，赛斯坦苷 D

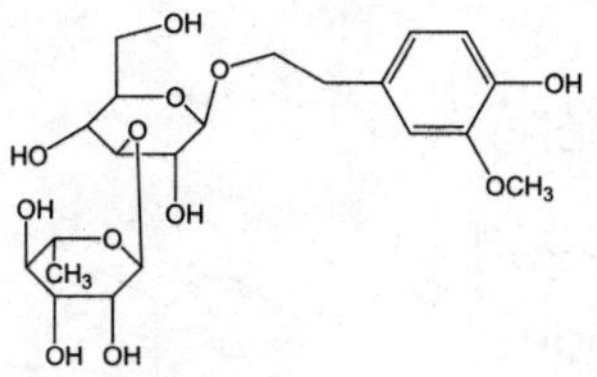

$C_{20}H_{30}O_{12}$ (462.5)
cistanoside E
肉苁蓉苷 E，赛斯坦苷 E

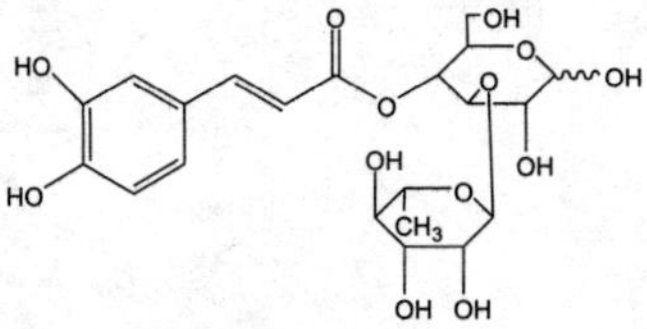

$C_{21}H_{28}O_{13}$ (488.4)
cistanoside F
赛斯坦苷 F，4-O- 咖啡酰基 -3-O-α-L- 鼠李
糖基 -D- 葡萄糖

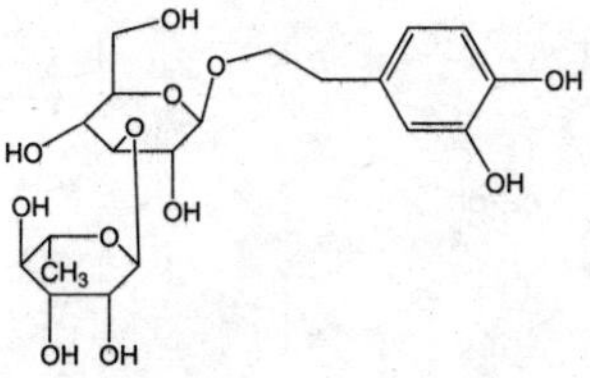

$C_{20}H_{30}O_{12}$ (462.5)
cistanoside G
肉苁蓉苷 G，赛斯坦苷 G

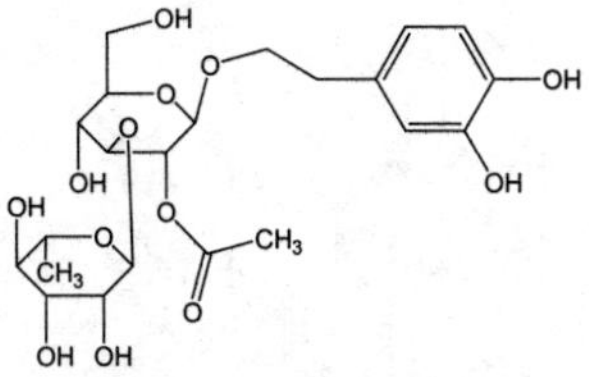

$C_{22}H_{32}O_{13}$ (504.5)
cistanoside H
肉苁蓉苷 H，赛斯坦苷 H

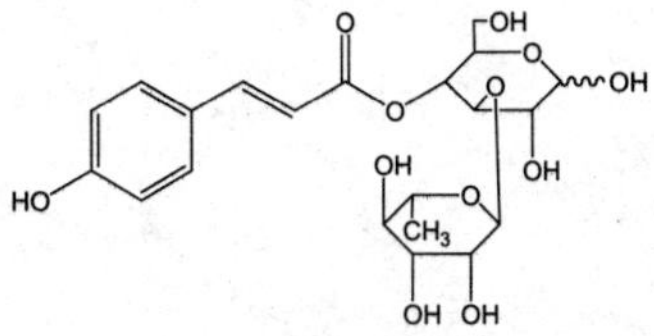

$C_{21}H_{28}O_{12}$ (472.4)
cistanoside I
肉苁蓉苷 I，赛斯坦苷 I

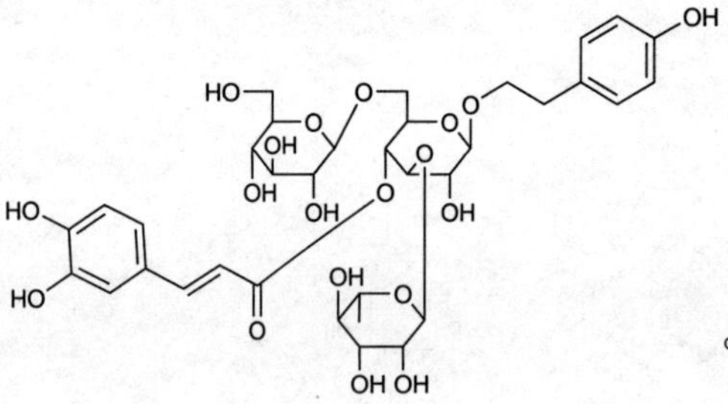

C$_{35}$H$_{46}$O$_{19}$ (770.7)
cistantubuloside A
管花肉苁蓉苷 A

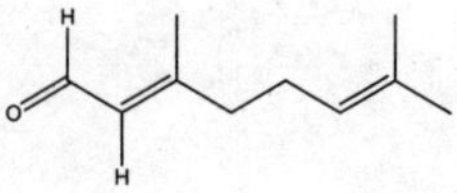

C$_{10}$H$_{16}$O (152.2)
α-citral
α- 柠檬醛

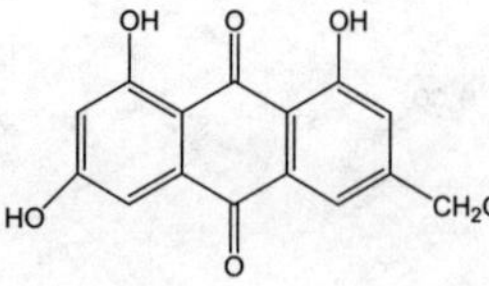

C$_{15}$H$_{10}$O$_6$ (286.2)
citreorosein
6- 羟基芦荟大黄素

CH$_2$COOH
C(OH)COOH
CH$_2$COOH

C$_6$H$_8$O$_7$ (192.1)
citric acid
枸橼酸

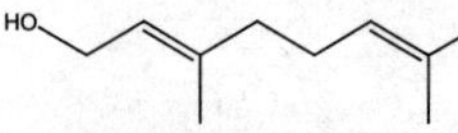

C$_{10}$H$_{18}$O (154.3)
citrol
柠檬醇

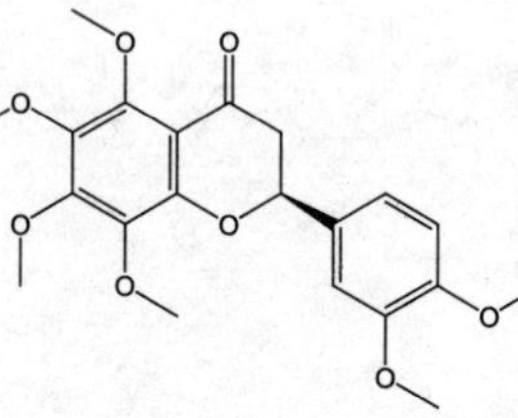

C$_{21}$H$_{24}$O$_8$ (404.4)
citromitin
米橘素

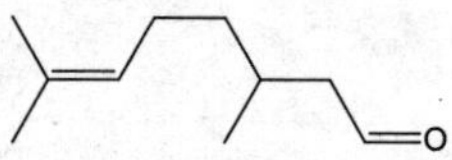

C$_{10}$H$_{18}$O (154.3)
citronellal
香茅醛

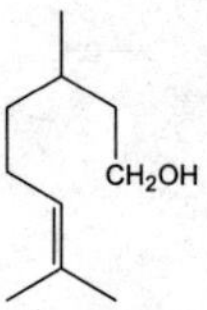

C$_{10}$H$_{20}$O (156.3)
β- citronellol
β- 香茅醇
citronellol
香茅醇

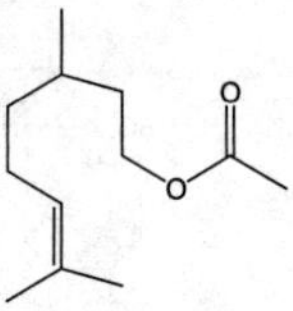

C$_{12}$H$_{22}$O$_2$ (198.3)
citronellol acetate
乙酸香茅醇

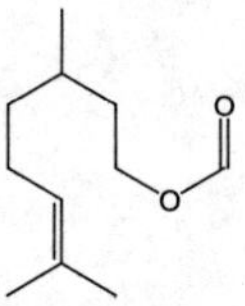

C$_{11}$H$_{20}$O$_2$ (184.3)
citronellol formate
甲酸香茅酯

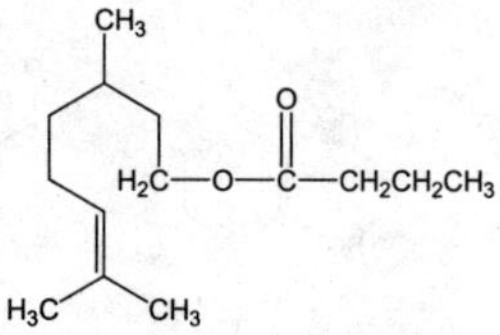

C$_{14}$H$_{26}$O$_2$ (226.4)
citronellyl butanoate
丁酸香茅酯

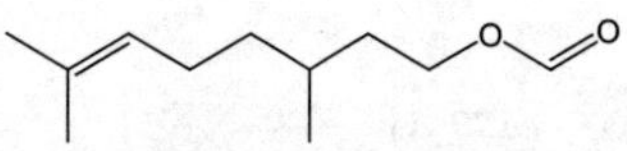

C$_{11}$H$_{20}$O$_2$ (184.3)
citronellyl formate
香茅醇甲酸酯

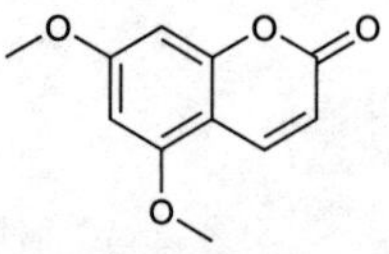

C$_{11}$H$_{10}$O$_4$ (206.2)
citropten
柠檬油素

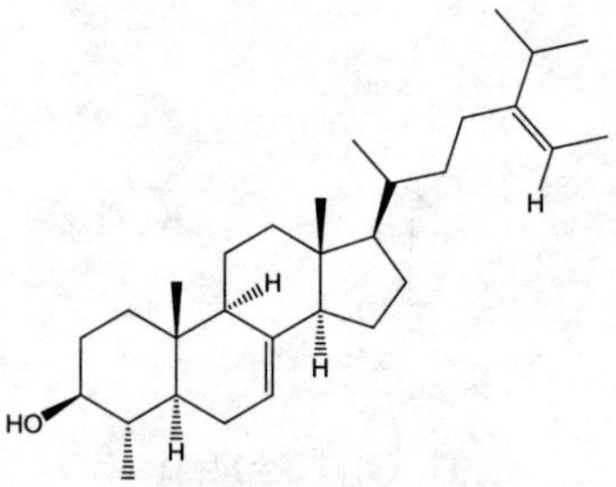

C$_{30}$H$_{50}$O (426.7)
citrostadienol
柠檬甾二烯醇

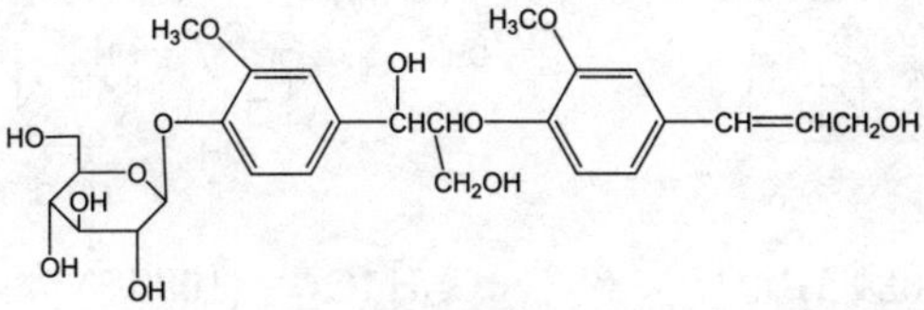

$C_{26}H_{34}O_{12}$ (538.5)
citrusin A
柑属苷 A

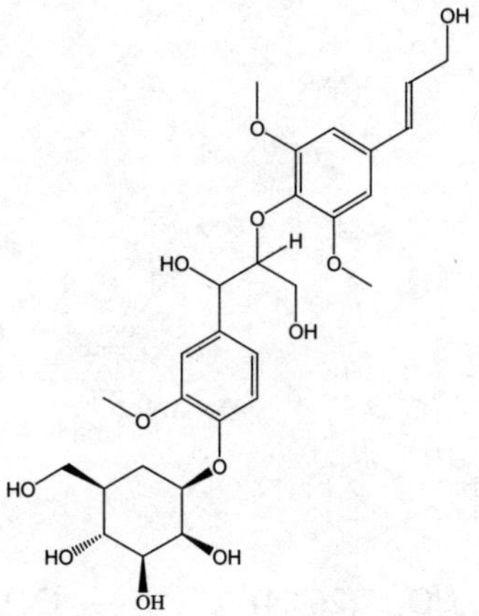

$C_{28}H_{38}O_{12}$ (566.6)
citrusin B
柑属苷 B

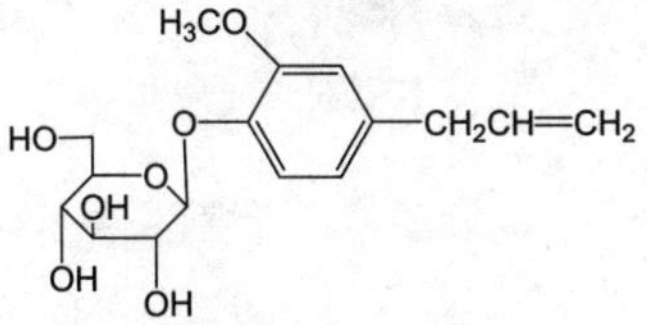

$C_{16}H_{22}O_7$ (326.3)
citrusin C
柑属苷 C

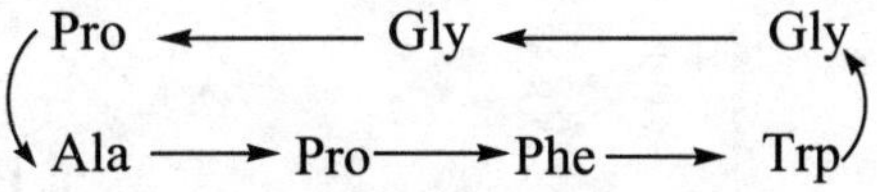

$C_{26}H_{34}O_{12}$ (538.54)
citrusin Ⅱ
柑属环肽 Ⅱ

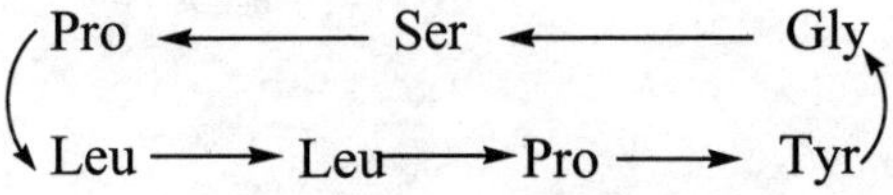

$C_{27}H_{36}O_{13}$ (568.6)
citrusin Ⅲ
柑属环肽 Ⅲ

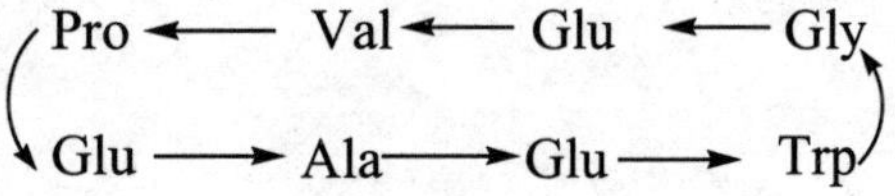

$C_{16}H_{22}O_7$ (326.3)
citrusin Ⅳ
柑属环肽 Ⅳ

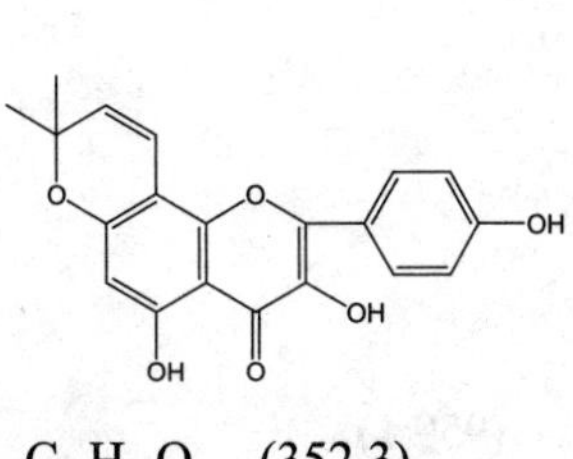

$C_{20}H_{16}O_6$ (352.3)
citrusinol
柠檬酚

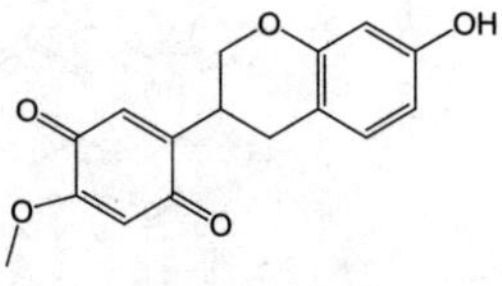

$C_{16}H_{14}O_5$ (286.3)
(3R)-claussequinone
(3R)- 环裂豆醌

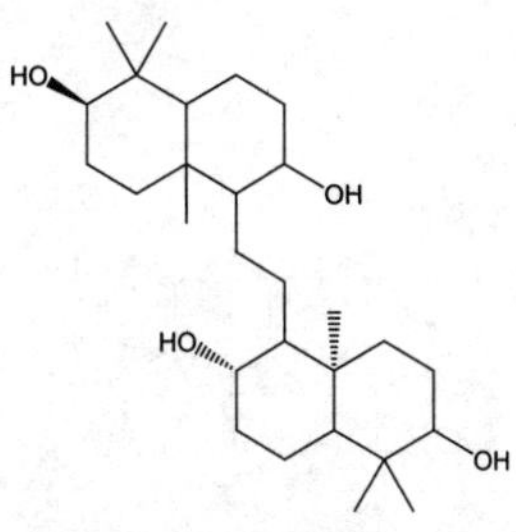

$C_{28}H_{50}O_4$ (450.7)
clavatol
棒石松醇

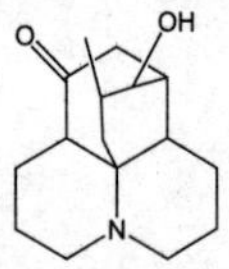

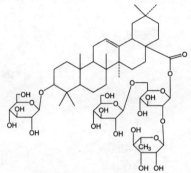

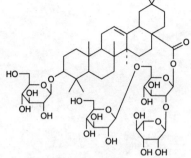

$C_{16}H_{25}NO_2$ (263.4)
clavolonine
棒石松宁碱

$C_{54}H_{88}O_{22}$ (1089.3)
clemontanoside A
绣球藤皂苷 A

$C_{54}H_{88}O_{22}$ (1089.3)
clemontanoside B
绣球藤皂苷 B

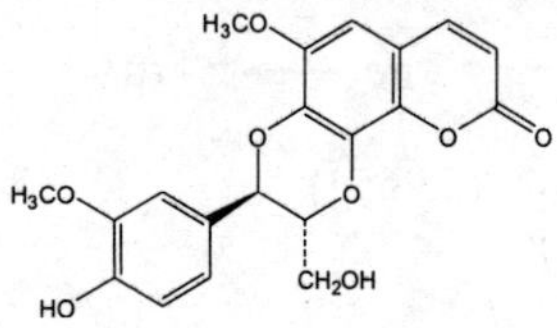

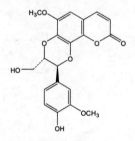

$C_{20}H_{18}O_8$ (386.4)
cleomiscosin A
臭矢菜素 A

$C_{20}H_{18}O_8$ (386.4)
cleomiscosin B
臭矢菜素 B

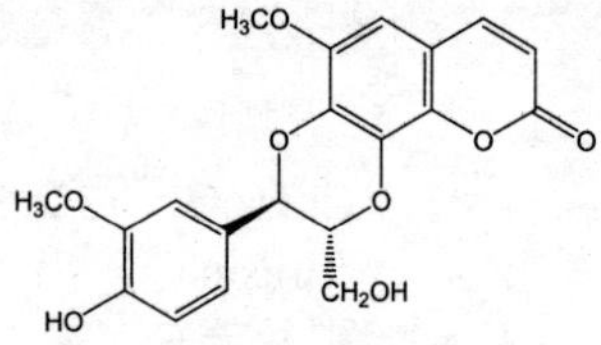

$C_{20}H_{16}O_8$ (384.4)
cleomiseosin A
黄花菜木脂素 A

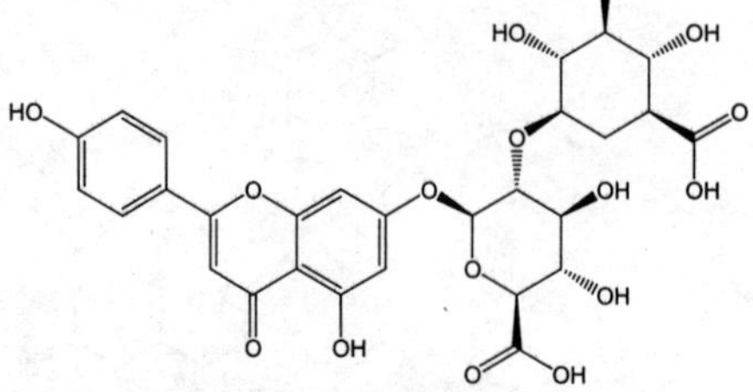

$C_{28}H_{28}O_{16}$ (620.5)
clerodendrin
海常素

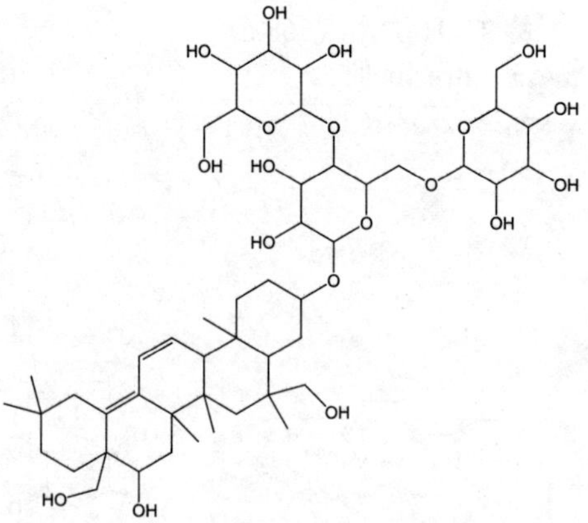

$C_{48}H_{78}O_{19}$ (959.1)
clinopodiside A
风轮菜皂苷 A

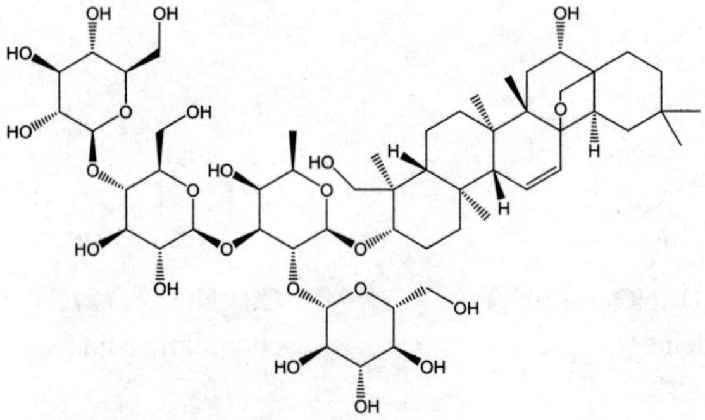

$C_{54}H_{88}O_{23}$　(1105.3)
clinopodiside B
风轮菜皂苷 B

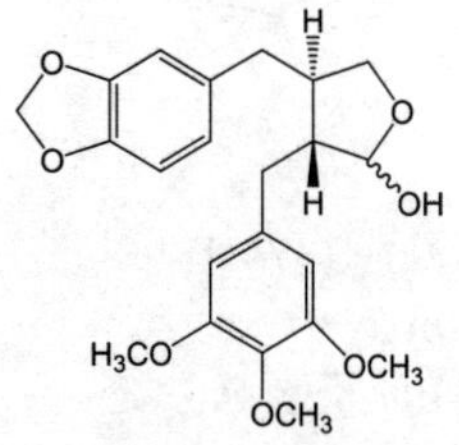

$C_{22}H_{26}O_7$　(402.4)
clusin
左旋的克氏胡椒脂素

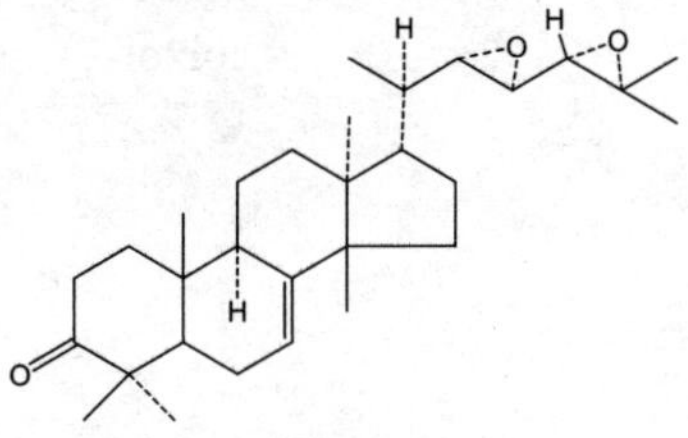

$C_{30}H_{46}O_3$　(454.7)
cneorin-NP$_{36}$
赛奥林 -NP$_{36}$

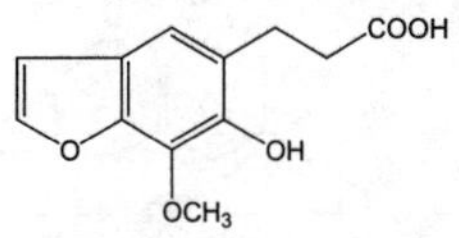

$C_{12}H_{12}O_5$　(236.2)
cnideol B

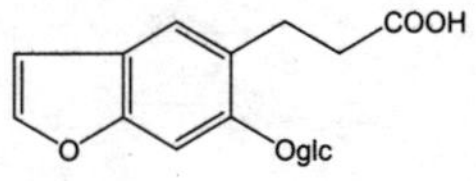

$C_{17}H_{20}O_9$　(368.3)
cnideoside A

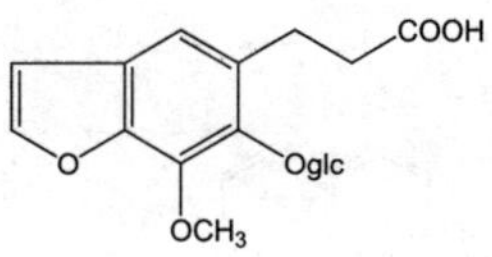

$C_{18}H_{22}O_{10}$　(398.4)
cnideoside B

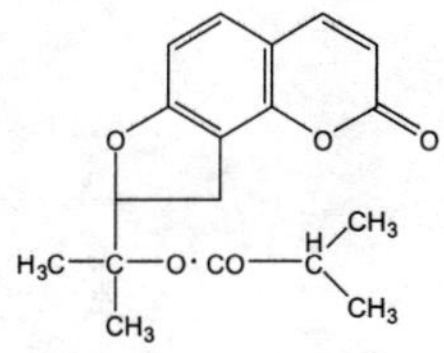

$C_{18}H_{20}O_5$　(316.4)
cnidiadin
蛇床定

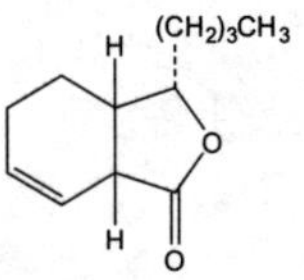

$C_{12}H_{18}O_2$　(194.3)
cnidilide
蛇床内酯

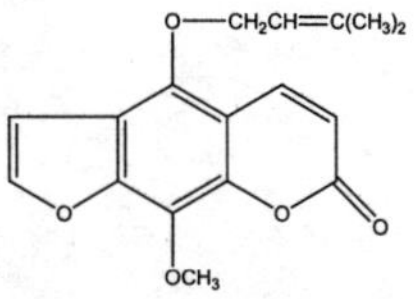

$C_{17}H_{16}O_5$　(300.3)
cnidilin
8 - 甲氧基 -4- 氧 -(3- 甲基 -2-
丁烯基) 补骨脂素

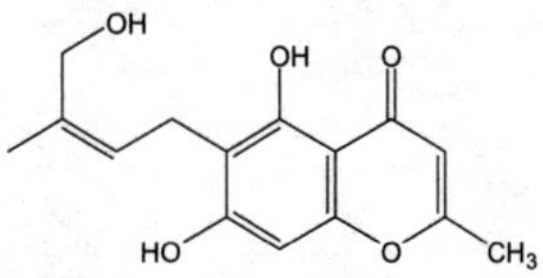

$C_{15}H_{16}O_5$　(276.3)
cnidimol A
蛇床酚 A

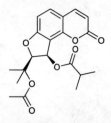

C$_{20}$H$_{22}$O$_7$ (374.4)
cniforin A
台湾蛇床子素 A

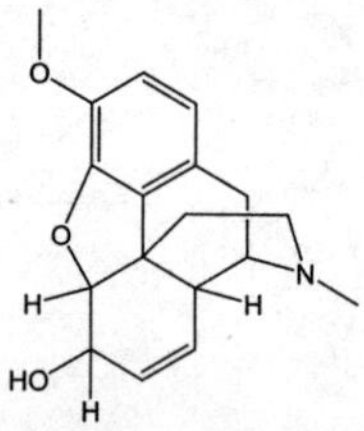

C$_{18}$H$_{21}$NO$_3$ (299.4)
codeine
可卡因

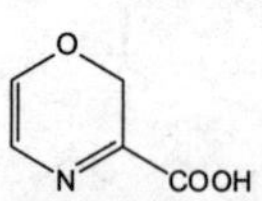

C$_5$H$_5$NO$_3$ (127.1)
codopiloic acid
党参酸

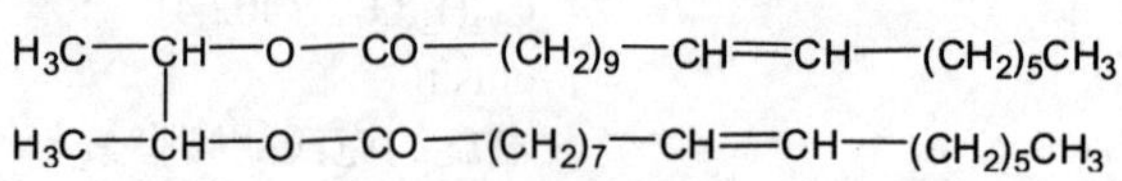

H$_3$C—CH—O—CO—(CH$_2$)$_9$—CH=CH—(CH$_2$)$_5$CH$_3$
H$_3$C—CH—O—CO—(CH$_2$)$_7$—CH=CH—(CH$_2$)$_5$CH$_3$

C$_{38}$H$_{70}$O$_4$ (591.0)
coixenolide
薏苡仁酯

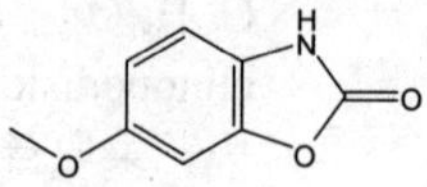

C$_8$H$_7$NO$_3$ (165.2)
coixol
薏苡素

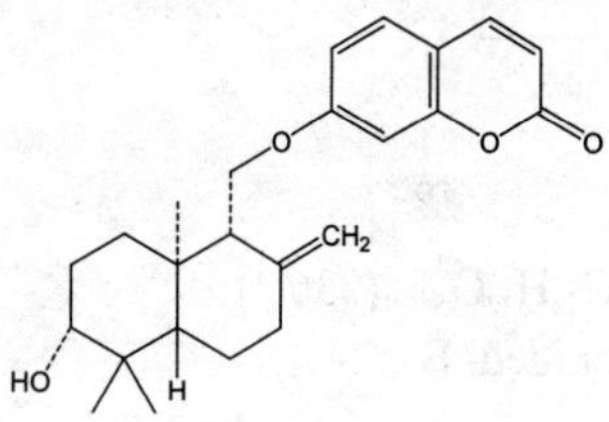

C$_{24}$H$_{30}$O$_4$ (382.5)
coladonin, koladonin
柯拉多宁

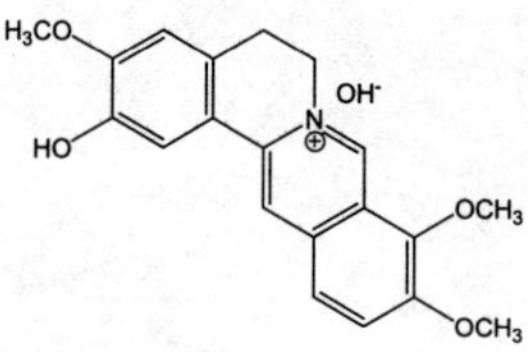

C$_{20}$H$_{21}$NO$_5$ (355.4)
columbamine
非洲防己碱

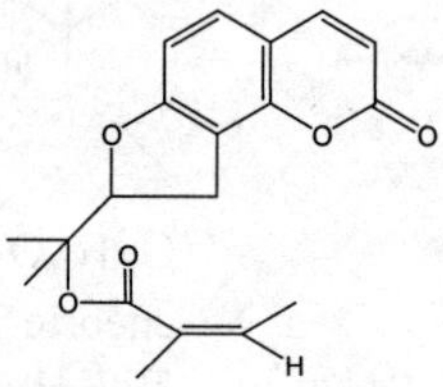

C$_{19}$H$_{20}$O$_5$ (328.4)
columbianadin
二氢山芹醇当归酸酯,
哥伦比亚内酯

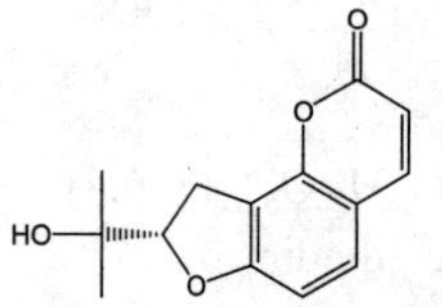

C$_{14}$H$_{14}$O$_4$ (246.3)
columbianetin
二氢山芹醇

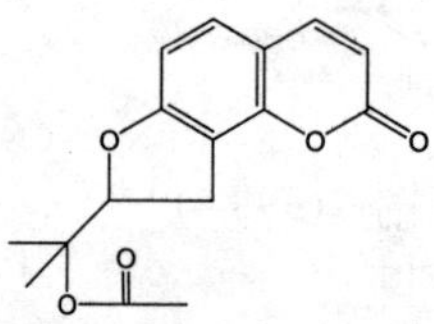

C$_{16}$H$_{16}$O$_5$ (288.3)
columbianetin acetate
二氢山芹醇乙酸酯

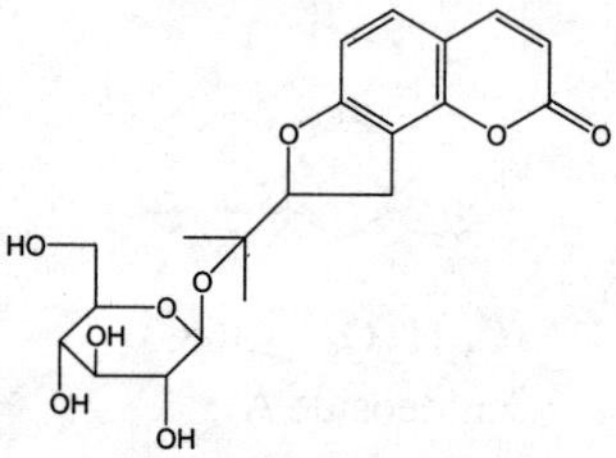

C$_{20}$H$_{24}$O$_9$ (408.4)
columbianetin-β-D-glcopyranoside
二氢山芹醇葡萄糖苷

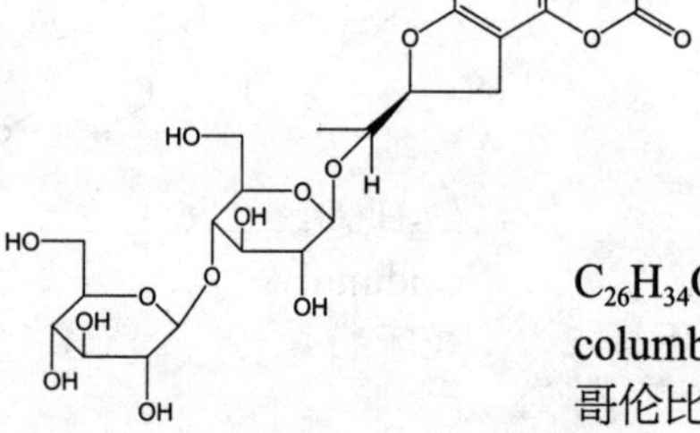

C$_{26}$H$_{34}$O$_{14}$ (570.5)
columbianin
哥伦比亚苷元

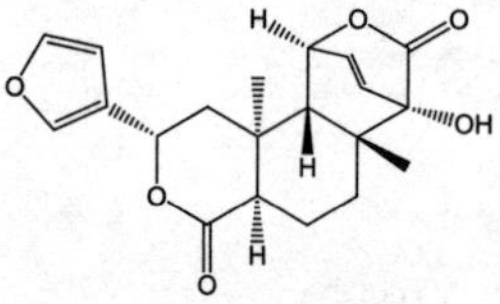

C$_{20}$H$_{22}$O$_6$ (358.4)
columbin
防己内酯

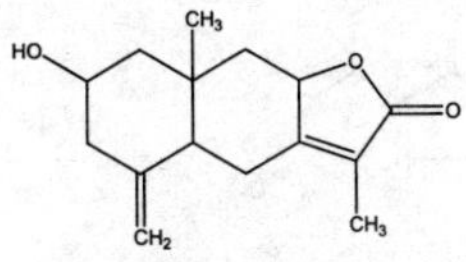

C₁₅H₂₀O₃ (248.3)
α-commiferin
α- 甜没药萜醇

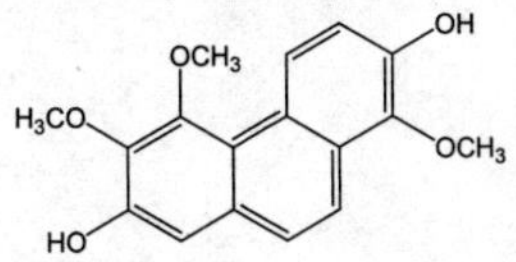

C₁₇H₁₆O₅ (300.3)
confusarin
毛兰菲

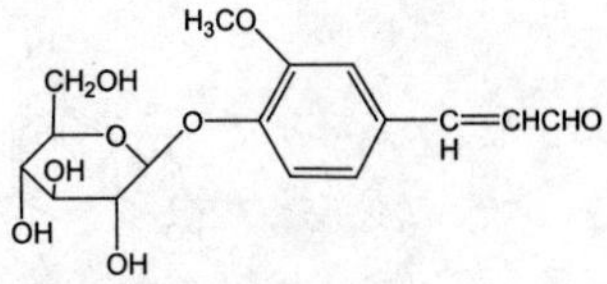

C₁₆H₂₀O₈ (340.3)
coniferyl aldehyde glucoside
松柏醛葡萄糖苷

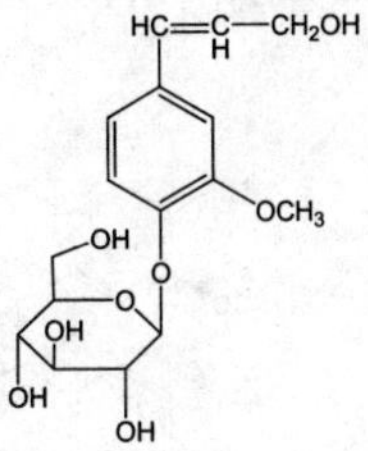

C₁₆H₂₂O₈ (342.3)
coniferin
松柏苷

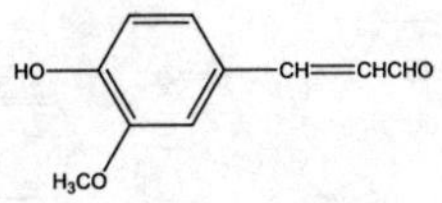

C₁₀H₁₀O₃ (178.2)
coniferyl aldehyde
松柏醛

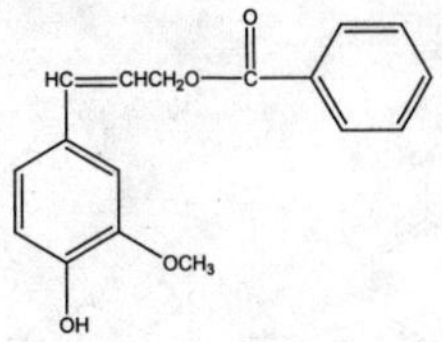

C₁₇H₁₆O₄ (284.3)
coniferyl benzoate
苯甲酸松柏酯

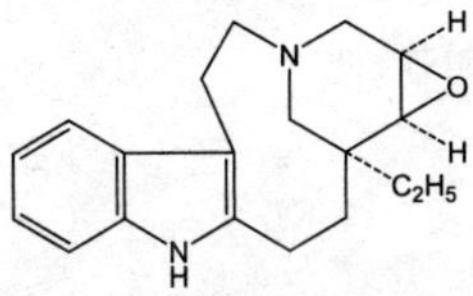

C₁₉H₂₄N₂O (296.4)
conoflorine
狗牙花任碱

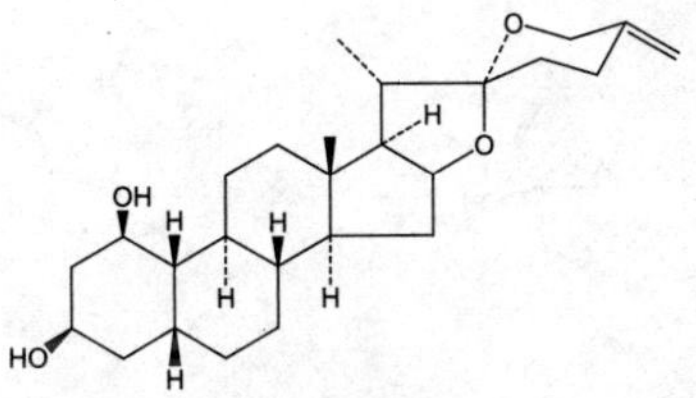

C₂₇H₄₂O₄ (430.6)
convallamarogenin
铃兰苦苷元

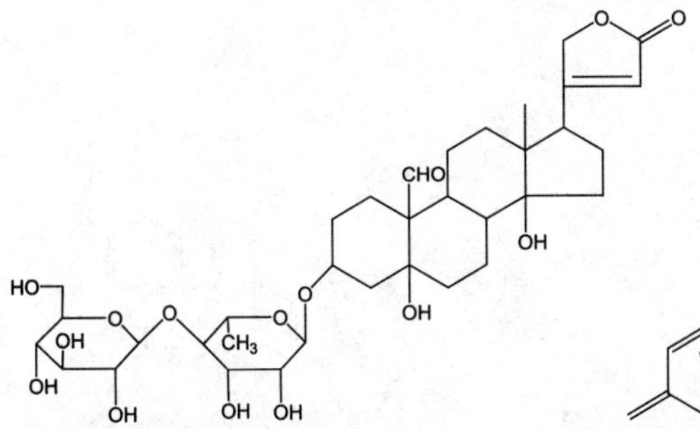

C₃₅H₅₂O₁₅ (712.8)
convalloside
铃兰苷

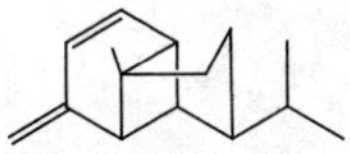

C₁₅H₂₂ (202.3)
copadiene
古巴二烯

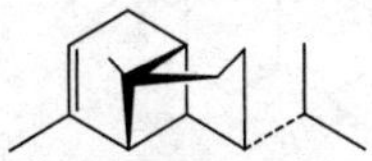

C₁₅H₂₄ (204.4)
α-copaene
α- 王古王巴烯，胡椒烯

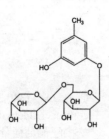

$C_{18}H_{26}O_{11}$ (418.4)
corchioside A
地衣二醇 -3- 木糖葡萄糖苷

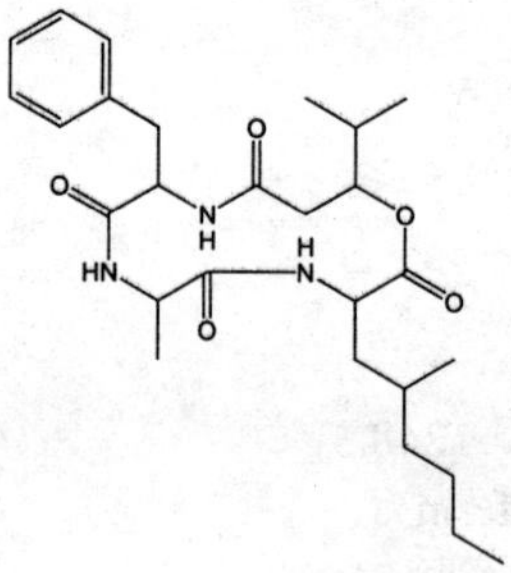

$C_{27}H_{41}N_3O_5$ (487.6)
cordycepeptide
冬虫夏草环肽 A

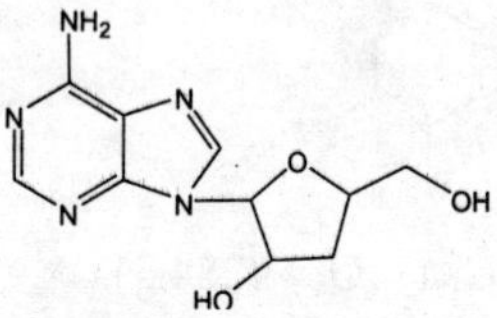

$C_{10}H_{13}N_5O_3$ (251.2)
cordycepin
虫草素

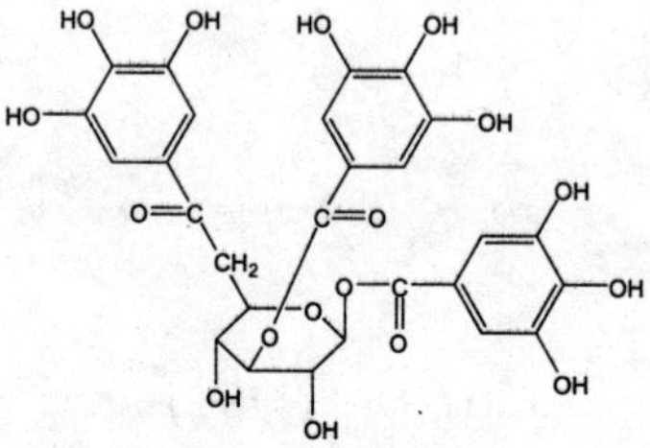

$C_{27}H_{24}O_{17}$ (620.5)
corilagin
鞣料云实精

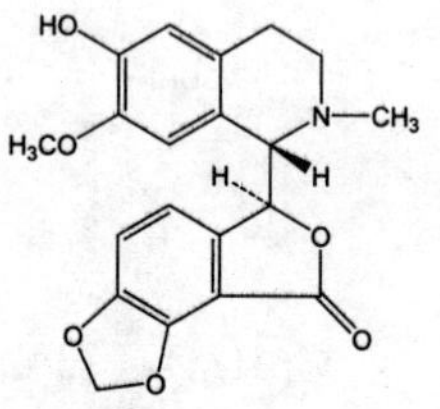

$C_{20}H_{19}NO_6$ (369.4)
corlumidine
紫堇米定碱

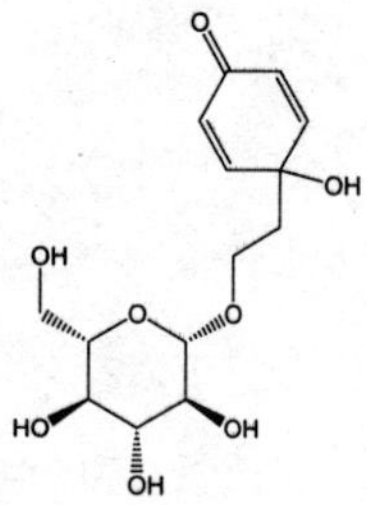

$C_{14}H_{20}O_8$ (316.3)
cornoside
棘木苷

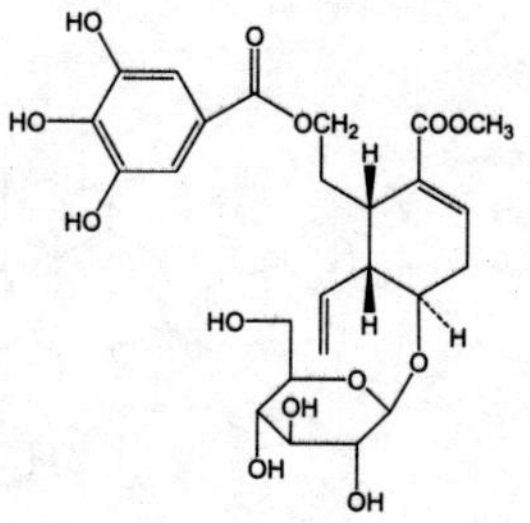

$C_{25}H_{32}O_{13}$ (540.5)
cornuside
山茱萸裂苷，山茱萸新苷

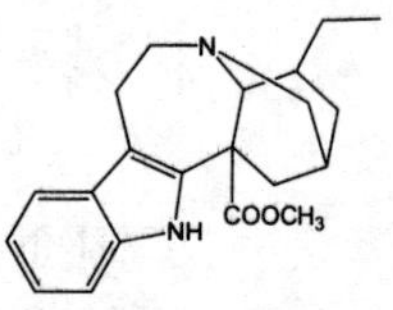

$C_{21}H_{26}N_2O_2$ (338.4)
coronaridine
冠狗牙花定碱

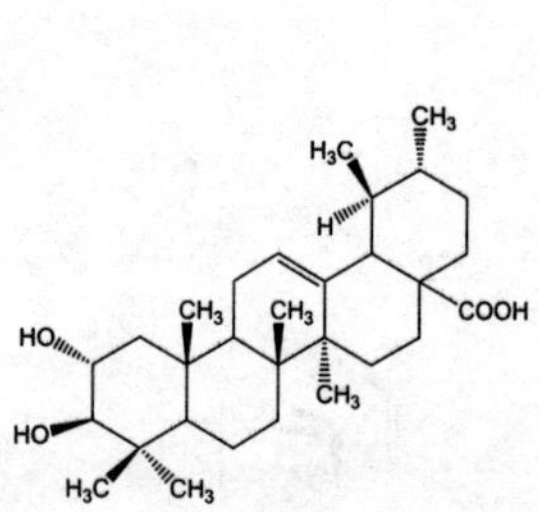

$C_{30}H_{48}O_4$ (472.7)
corosolic acid
可乐苏酸，科罗索酸

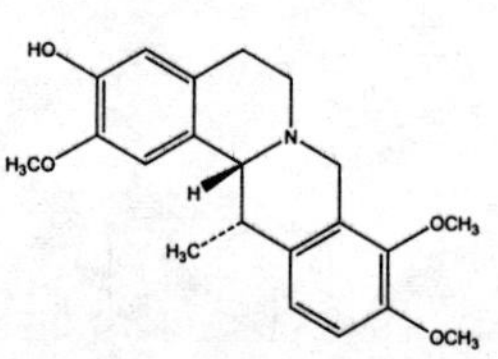

$C_{21}H_{25}NO_4$ (355.4)
corybulbine
紫堇麟茎碱

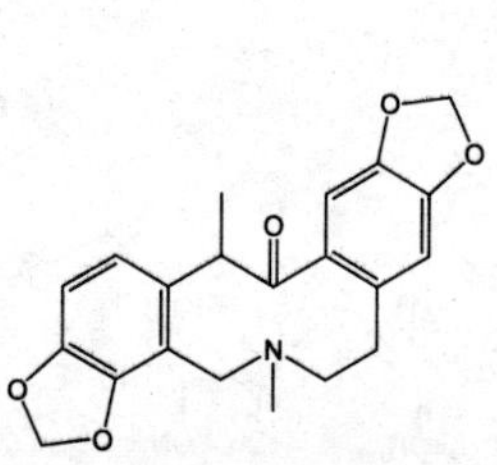

$C_{21}H_{21}NO_5$ (367.4)
corycavine
紫堇文碱

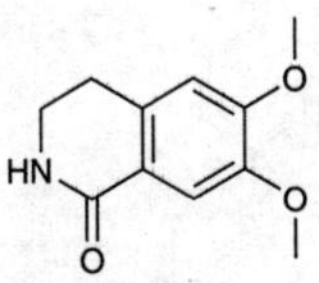

$C_{11}H_{13}NO_3$ (207.2)
corydaldine
紫堇定

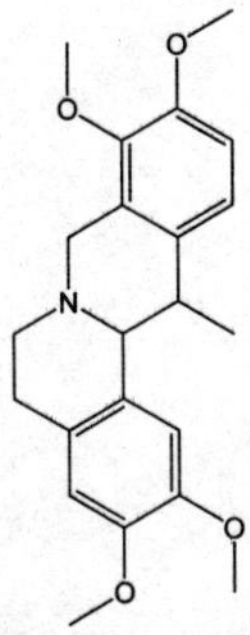

$C_{22}H_{27}NO_4$ (369.5)
corydaline
紫堇碱

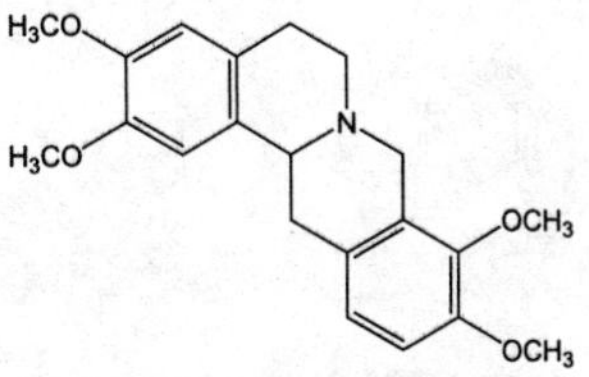

$C_{21}H_{25}NO_4$ (355.4)
corydalis B
延胡索乙素
tetrahydropalmatine
四氢巴马汀

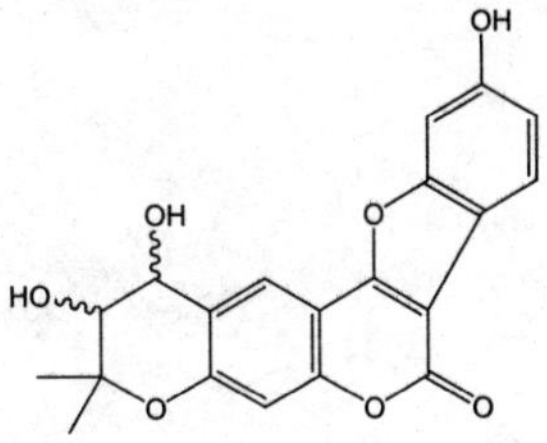

$C_{20}H_{16}O_7$ (368.3)
corylidin
双羟异补骨脂定

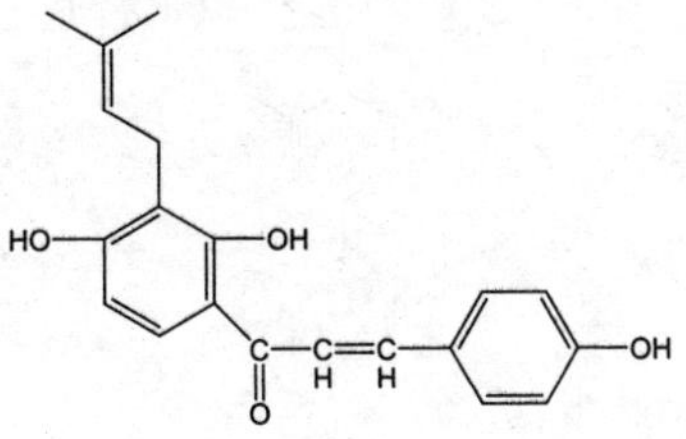

$C_{20}H_{20}O_4$ (324.4)
corylifolinin
补骨脂乙素
iso-bavachalcone
异补骨脂查耳酮

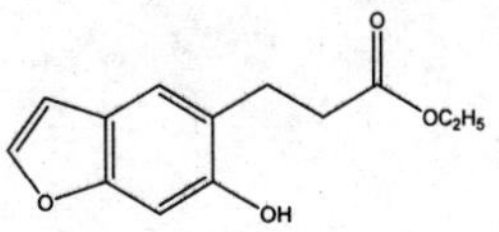

$C_{13}H_{14}O_4$ (234.3)
corylifonol
补骨脂苯并呋喃酚

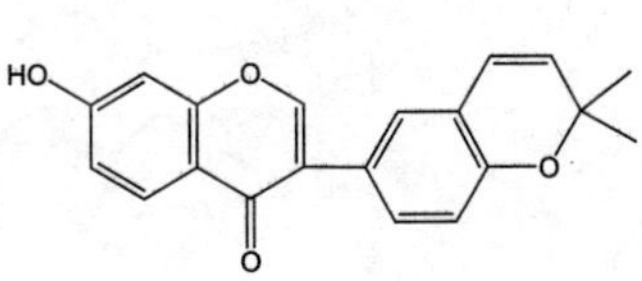

$C_{20}H_{16}O_4$ (320.3)
corylin
补骨脂异黄酮

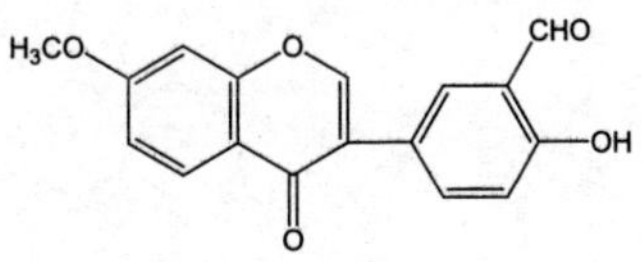

$C_{16}H_{10}O_5$ (282.3)
corylinal
补骨脂异黄酮醛

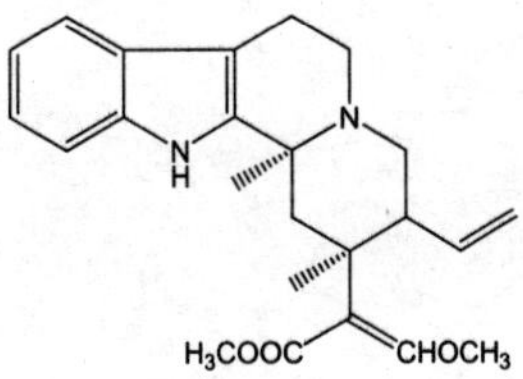

$C_{22}H_{26}N_2O_3$ (366.5)
corynantheine
柯楠因碱

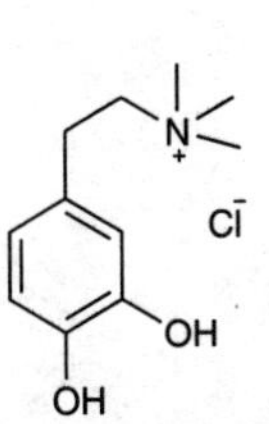

$C_{11}H_{18}NO_2Cl$ (231.7)
coryneine chloride
棍掌碱氯化物

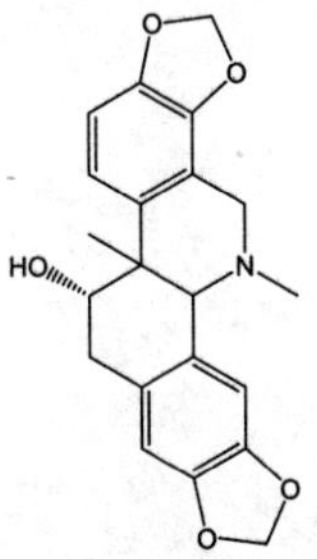

$C_{21}H_2NO_5$ (367.4)
corynoline
紫堇醇灵碱

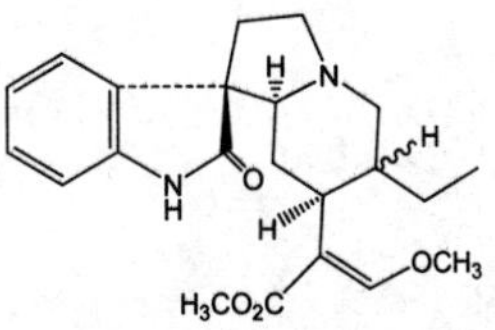

$C_{22}H_{28}N_2O_4$ (384.5)
corynoxine B
柯诺辛 B

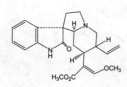

C$_{22}$H$_{26}$N$_2$O$_4$ (382.5)
corynoxeine
去氢钩藤碱

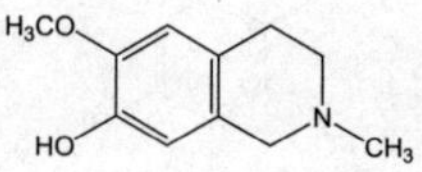

C$_{11}$H$_{15}$NO$_2$ (193.2)
corypalline
黄堇碱

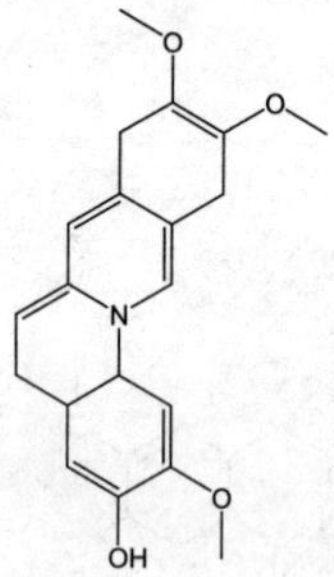

C$_{20}$H$_{23}$NO$_4$ (341.4)
corypalmine
延胡索单酚碱

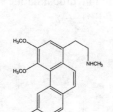

C$_{21}$H$_{25}$NO$_4$ (355.4)
coryphenanchrine
元胡菲碱

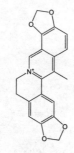

C$_{20}$H$_{16}$NO$_4$ (334.3)
corysamine
紫堇萨明

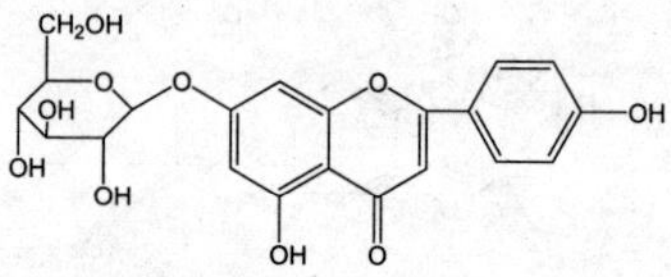

C$_{21}$H$_{20}$O$_{10}$ (432.4)
cosmosiin
大波斯菊苷
apigenin-7-*O*-*β*-D-glucoside
芹菜素 -7-*O*-*β*-D- 葡萄糖苷

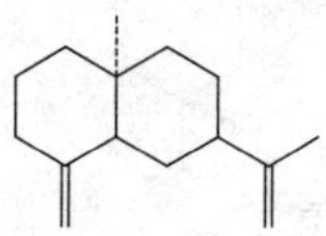

C$_{15}$H$_{24}$ (204.4)
costene
木香烯

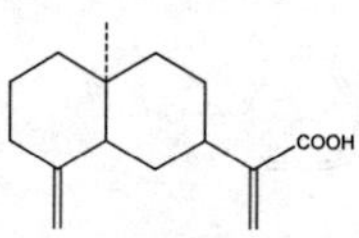

C$_{15}$H$_{22}$O$_2$ (234.3)
costic acid
木香酸

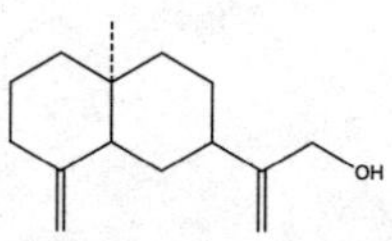

C$_{15}$H$_{24}$O (220.4)
costol
木香醇

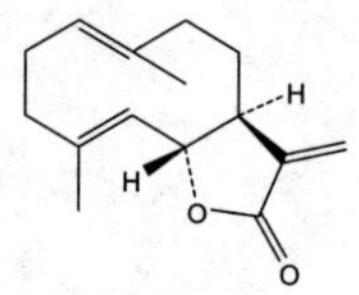

C$_{15}$H$_{20}$O$_2$ (232.3)
costunolide
木香烯内酯

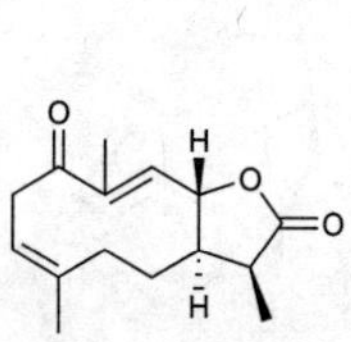

C$_{15}$H$_{20}$O$_3$ (248.3)
costuslactone
木香内酯

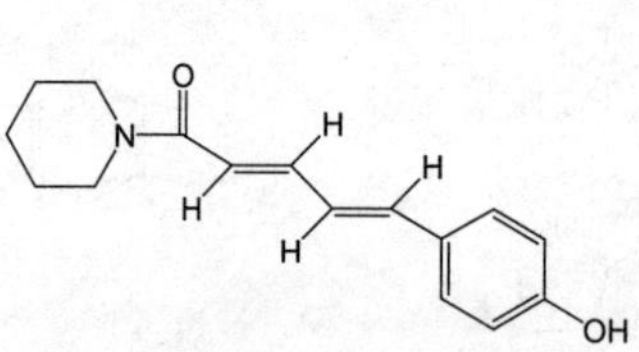

C$_{16}$H$_{19}$NO$_2$ (257.3)
coumaperine
类对香豆酰哌啶

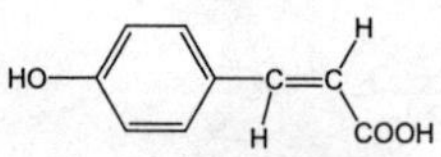

C$_9$H$_8$O$_3$ (164.2)
trans-p-coumaric acid
反式 - 对 - 香豆酸

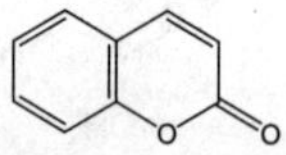

C$_9$H$_6$O$_2$ (146.4)
coumarin
香豆精

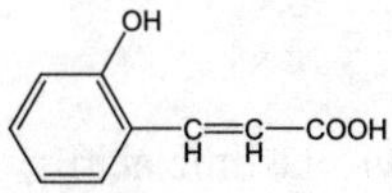

$C_9H_8O_3$ (164.2)
o-coumaric acid
邻香豆酸

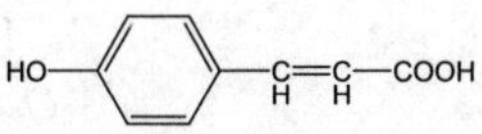

$C_9H_8O_3$ (164.2)
p-coumaric acid
对香豆酸

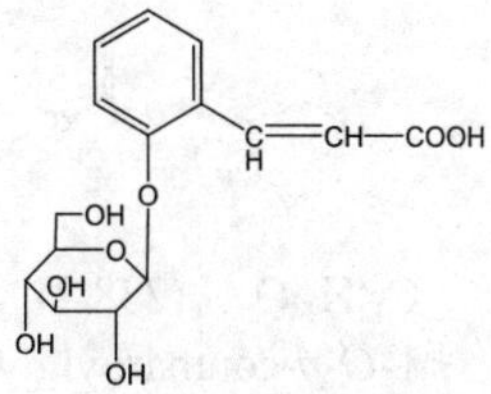

$C_{15}H_{18}O_8$ (326.3)
o-coumaric acid glucoside
邻香豆酸葡萄糖苷

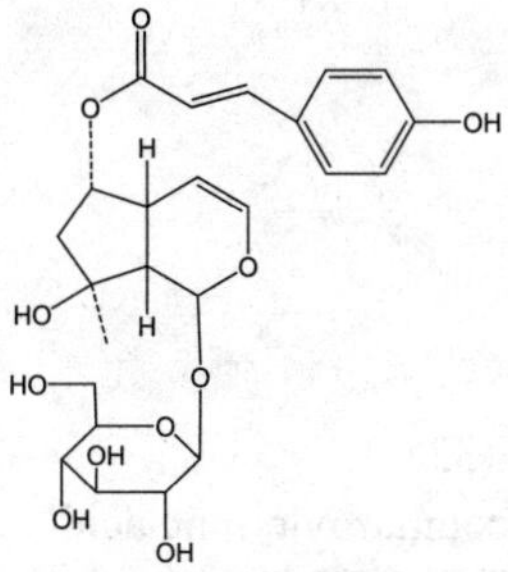

$C_{24}H_{30}O_{11}$ (494.5)
6-*O*-*p*-coumaroyl ajugol
6-*O*- 对香豆酰基筋骨草醇

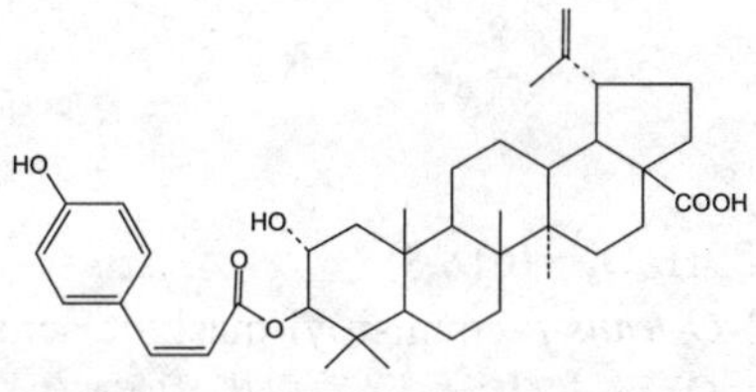

$C_{39}H_{54}O_6$ (618.8)
3-*O*-*cis*-*p*-coumaroyl alphitolic acid
3-*O*- 顺式对 - 香豆酰麦珠子酸

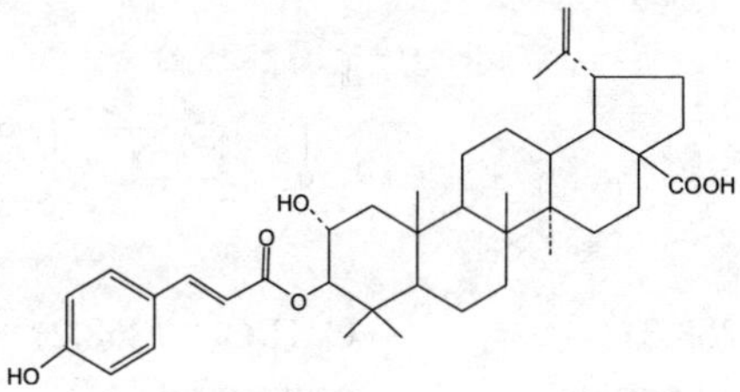

$C_{39}H_{54}O_6$ (618.8)
3-*O*-*trans*-*p*-coumaroyl alphitolic acid
3-*O*- 反式对 - 香豆酰麦珠子酸

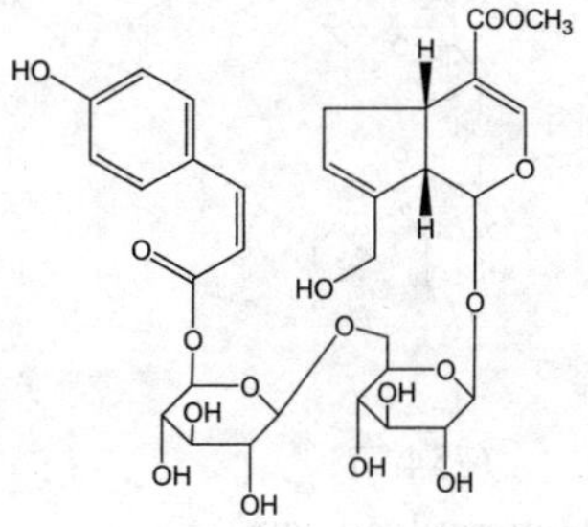

$C_{31}H_{38}O_{17}$ (682.6)
6″-*p*-coumaroyl genipin gentiobioside
6″- 对 - 香豆酰基都梽子素龙胆双糖苷

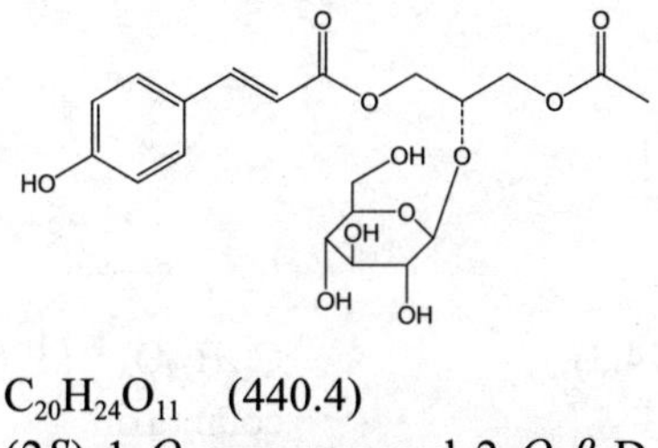

$C_{20}H_{24}O_{11}$ (440.4)
(2*S*)-1-*O*-*p*-coumaroyl-2-*O*-*β*-D-
glucopyranosyl-3-*O*-acetoglyceride
(2*S*)-1-*O*-*p*- 香 豆 酰 基 -2-*O*-*β*-D-
吡喃葡萄糖基 -3-*O*- 乙酰甘油

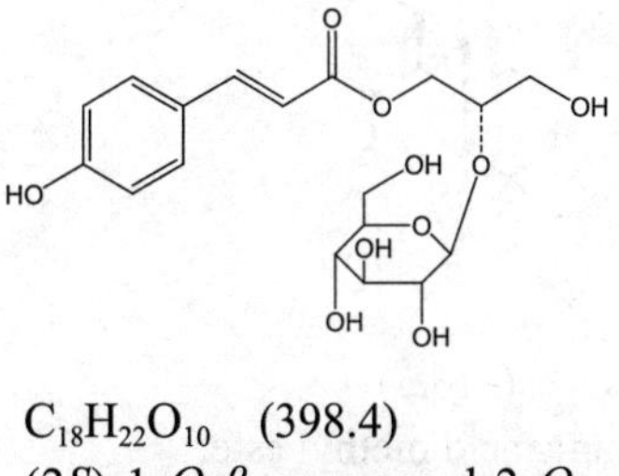

$C_{18}H_{22}O_{10}$ (398.4)
(2*S*)-1-*O*-*β*-coumaroyl-2-*O*-
β-D-glucopyranosylglycerine
(2*S*)-1-*O*-*β*- 香豆酰基 -2-*O*-
β-D- 吡喃葡萄糖基甘油

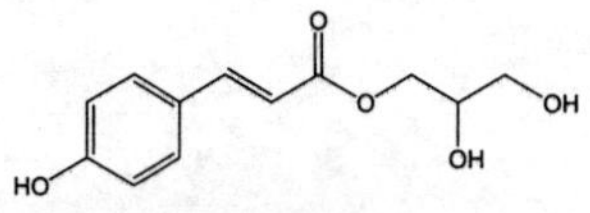

$C_{12}H_{14}O_5$ (238.2)
1-*O*-*p*-coumaroylglycerol
1-*O*- 对 - 香豆酰甘油

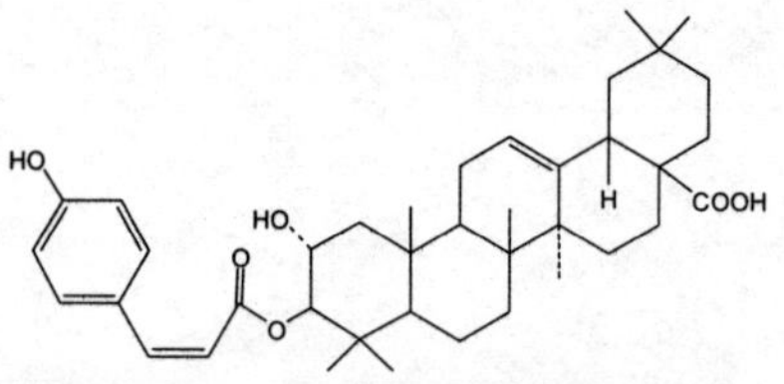

$C_{39}H_{54}O_6$ (618.8)
3-*O*-*cis*-*p*-coumaroyl-maslinic acid
3-*O*- 顺式对 - 香豆酰马斯里酸

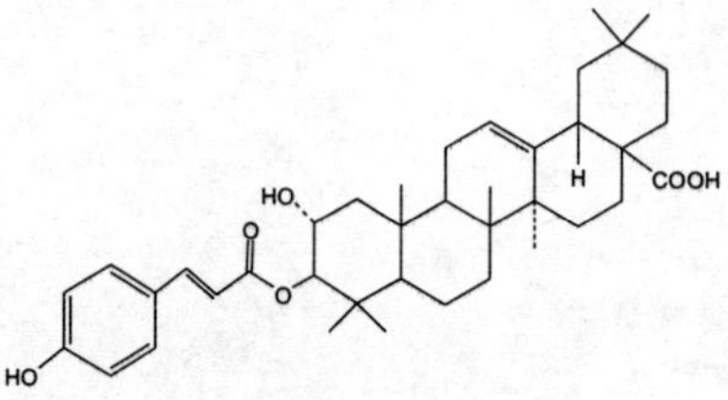

$C_{39}H_{54}O_6$ (618.8)
3-*O*-*trans*-*p*-coumaroyl-maslinic acid
3-*O*- 反式对 - 香豆酰马斯里酸

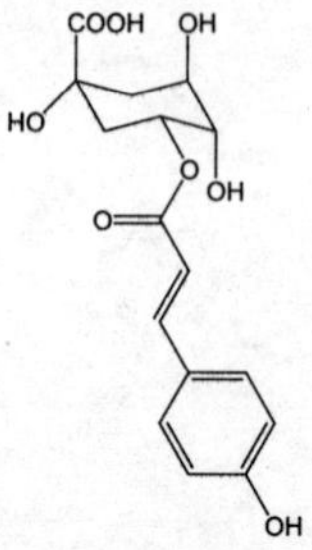

$C_{16}H_{18}O_8$ (338.3)
3-*O*-*trans*-coumaroylquinic acid
3-*O*- 反式香豆酰基奎宁酸

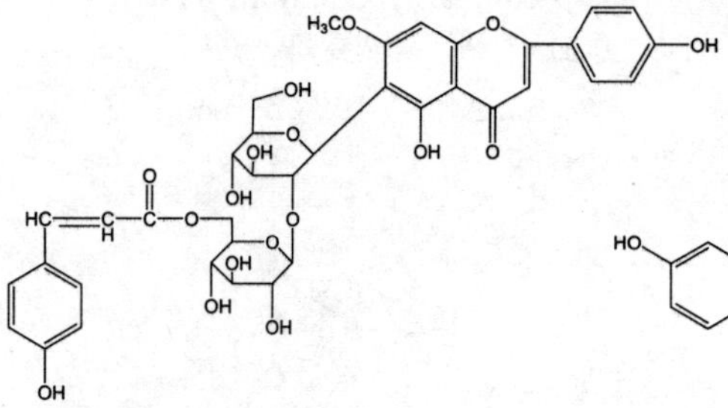

$C_{37}H_{38}O_{17}$ (754.7)
6'''-*p*-coumaroylspinosin
6'''- 对香豆酰斯皮诺素

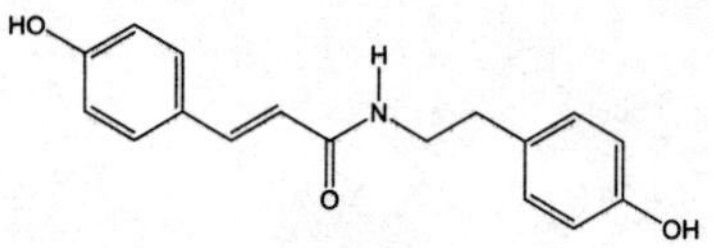

$C_{17}H_{17}NO_3$ (283.3)
N-*p*-coumaroyltyramine
N- 对 - 香豆酰酪

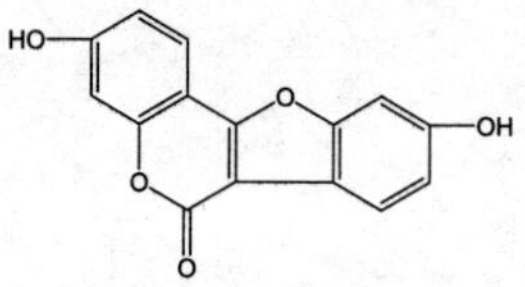

$C_{15}H_8O_5$ (268.2)
coumestrol
香豆雌醇

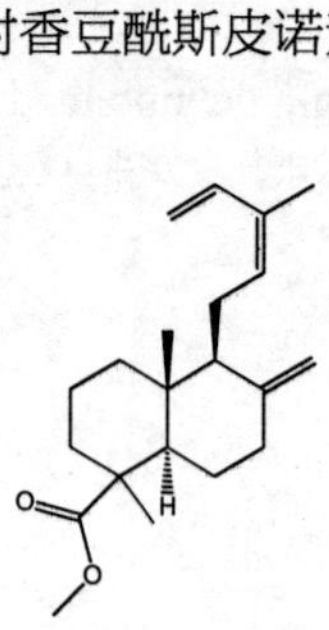

$C_{21}H_{32}O_2$ (316.5)
communic acid methyl ester
反式 - 半日花三烯酸甲酯

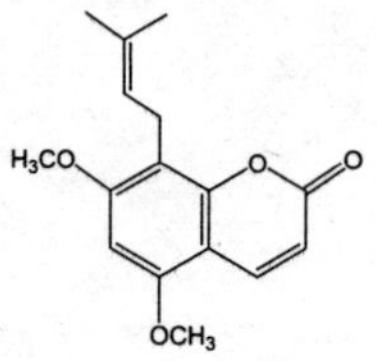

$C_{16}H_{18}O_4$ (274.3)
coumurrayin
九里香内酯
hainanmurpanin
海南九里香内酯

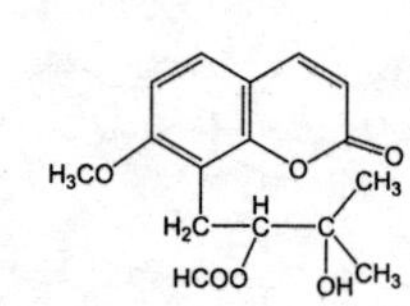

$C_{16}H_{18}O_6$ (306.3)
coumurrin
水合橙皮内酯甲酸酯

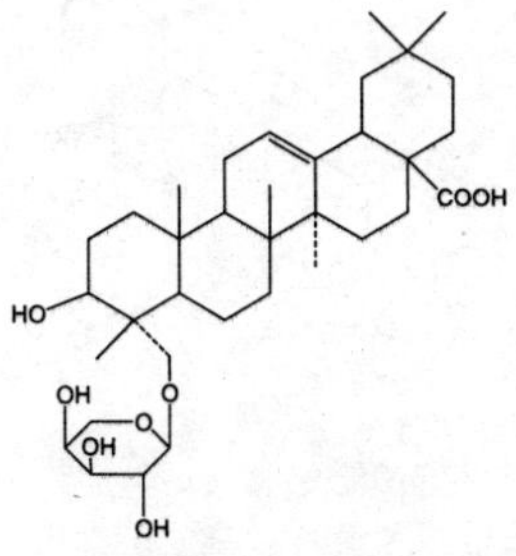

$C_{35}H_{56}O_8$ (604.8)
CP_0
威灵仙 -23-O- 阿拉伯糖皂苷

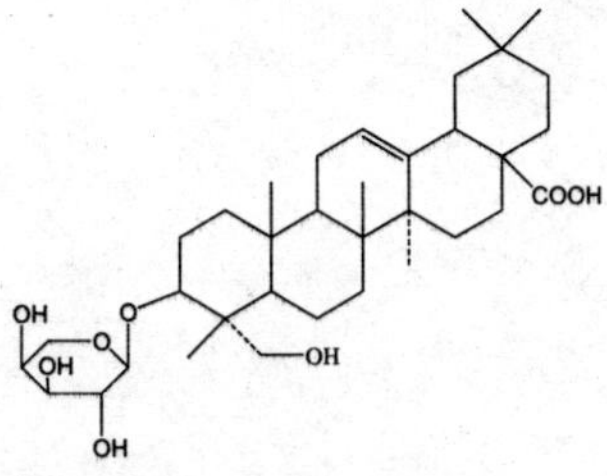

$C_{35}H_{56}O_8$ (604.8)
CP_1
威灵仙单糖皂苷

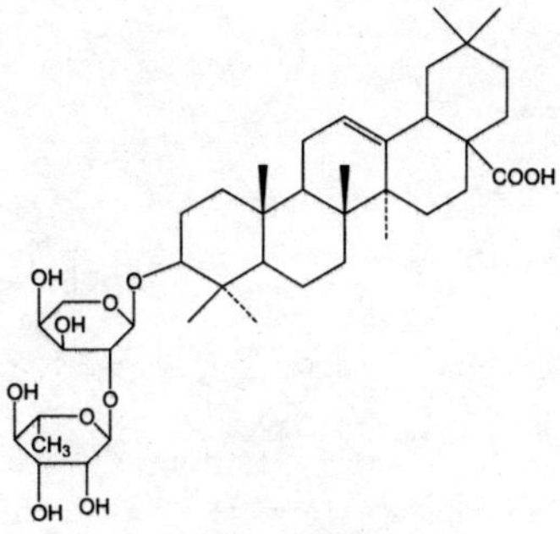

$C_{41}H_{66}O_{11}$ (735.0)
CP_2
威灵仙二糖皂苷

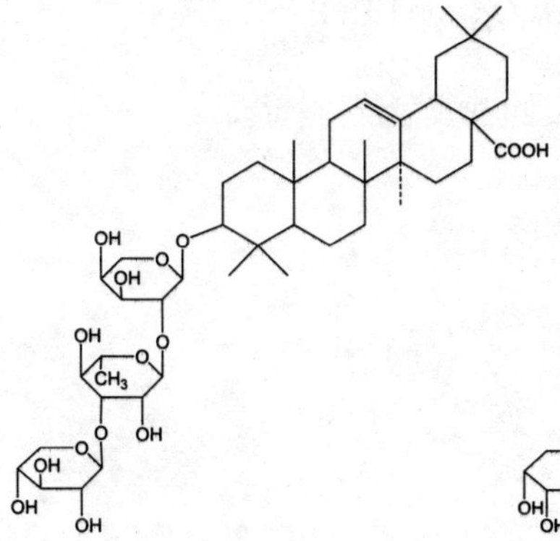

$C_{46}H_{74}O_{15}$ (867.1)
CP_3
威灵仙三糖皂苷

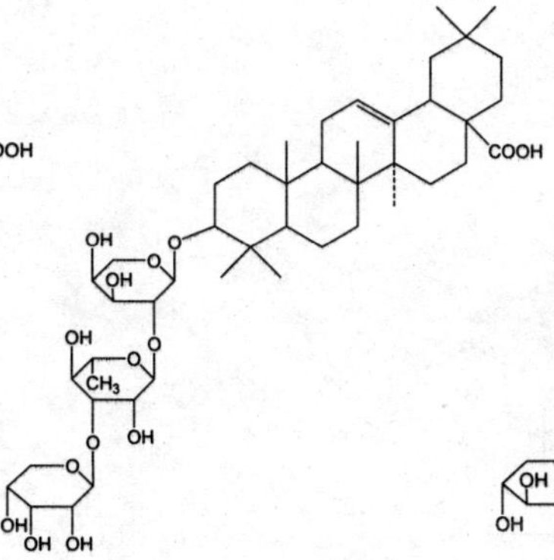

$C_{46}H_{74}O_{15}$ (867.1)
CP_4
威灵仙三糖皂苷

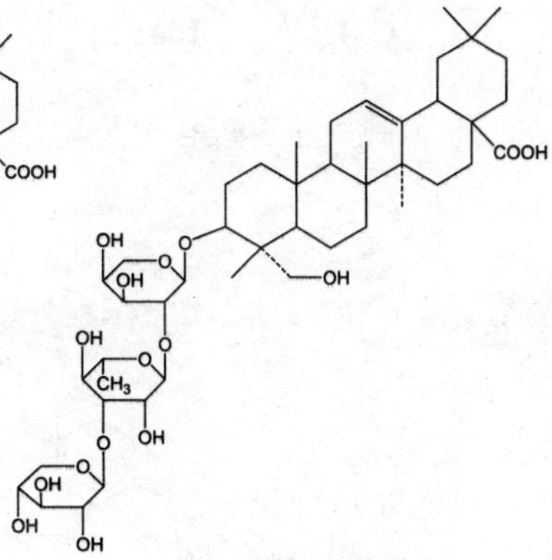

$C_{46}H_{74}O_{16}$ (883.1)
CP_5
威灵仙三糖皂苷

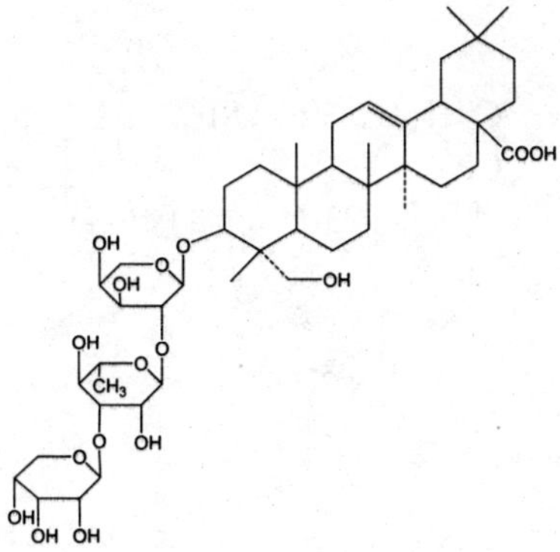

$C_{46}H_{74}O_{16}$ (883.1)
CP_6
威灵仙三糖皂苷

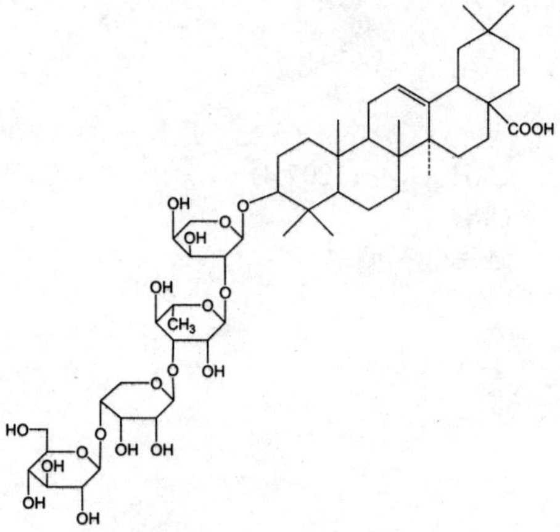

$C_{52}H_{84}O_{20}$ (1029.2)
CP_7
威灵仙四糖皂苷

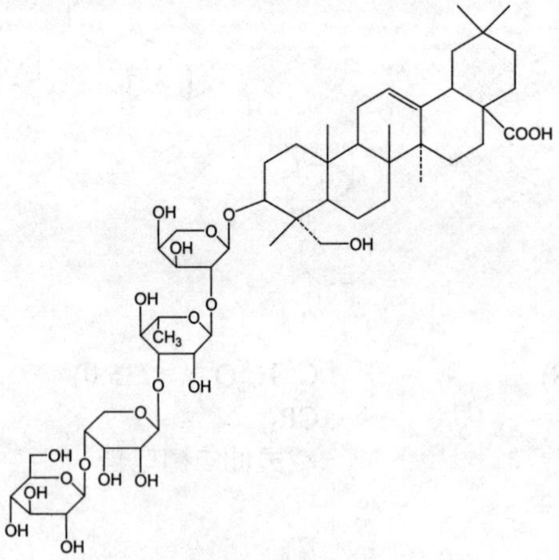

C$_{52}$H$_{84}$O$_{21}$　(1045.2)
CP$_8$
威灵仙四糖皂苷

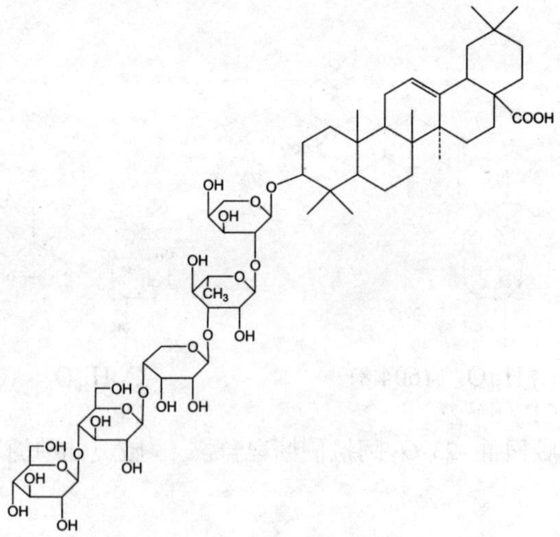

C$_{58}$H$_{94}$O$_{25}$　(1191.4)
CP$_9$
威灵仙五糖皂苷

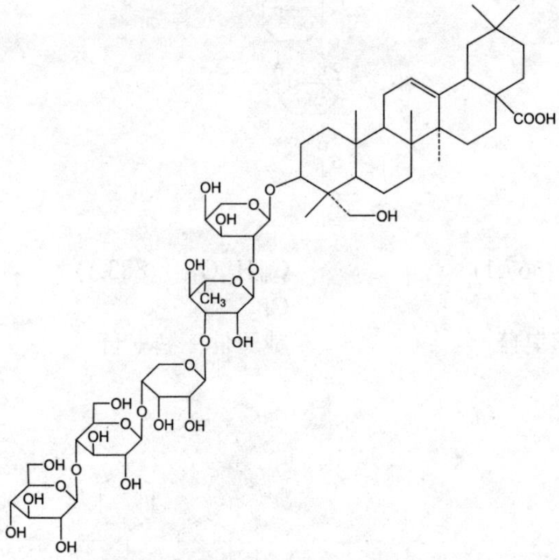

C$_{58}$H$_{94}$O$_{26}$　(1207.4)
CP$_{10}$
威灵仙五糖皂苷

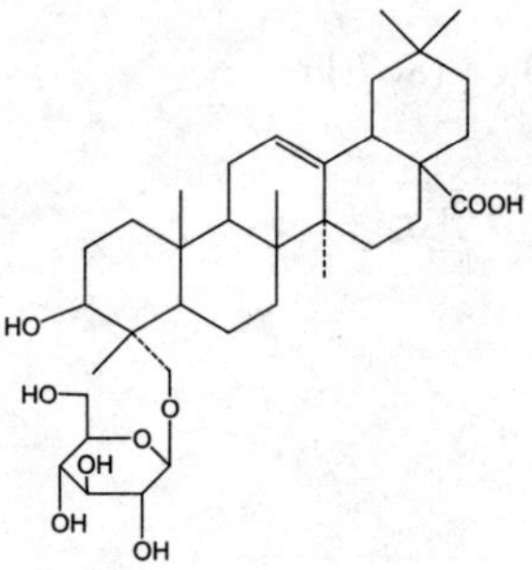

C$_{36}$H$_{58}$O$_9$　(634.8)
CP$_{2a}$
威灵仙 -23-O- 葡萄糖皂苷

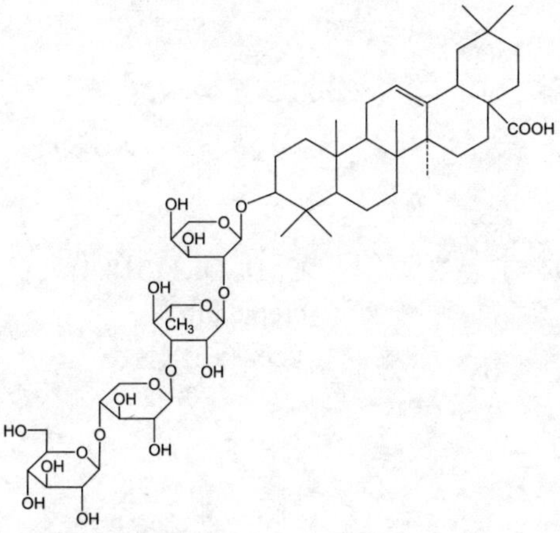

$C_{52}H_{84}O_{20}$ (1029.2)

CP_{7a}

威灵仙四糖皂苷

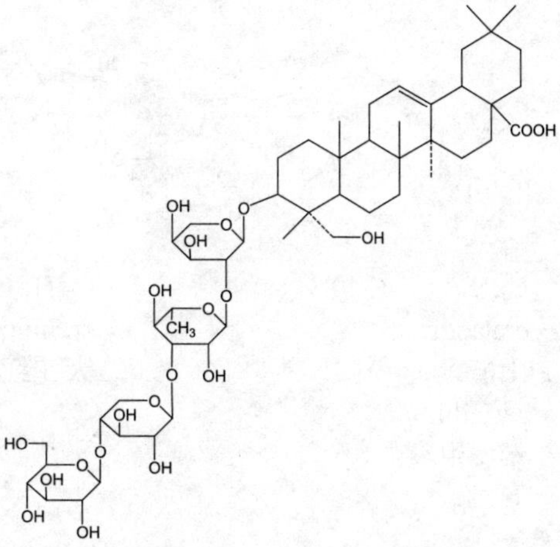

$C_{52}H_{84}O_{21}$ (1045.2)

CP_{8a}

威灵仙四糖皂苷

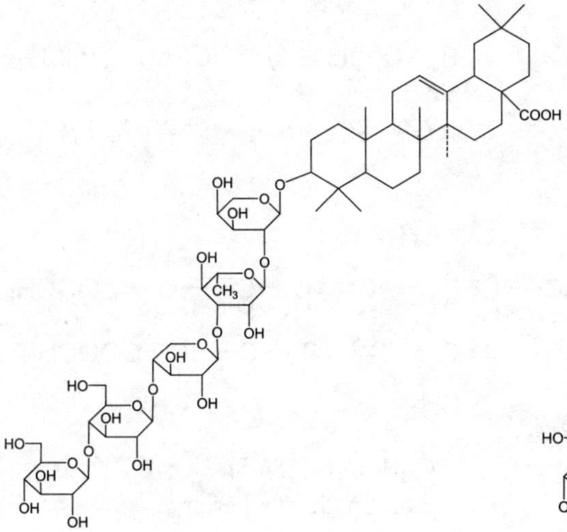

$C_{58}H_{94}O_{25}$ (1191.4)

CP_{9a}

威灵仙五糖皂苷

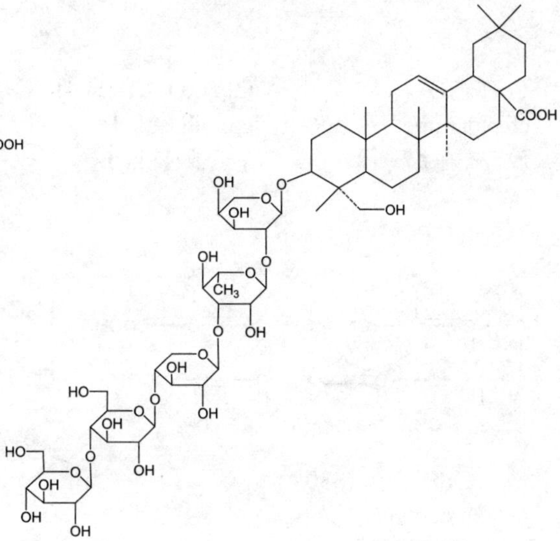

$C_{58}H_{94}O_{26}$ (1207.4)

CP_{10a}

威灵仙五糖皂苷

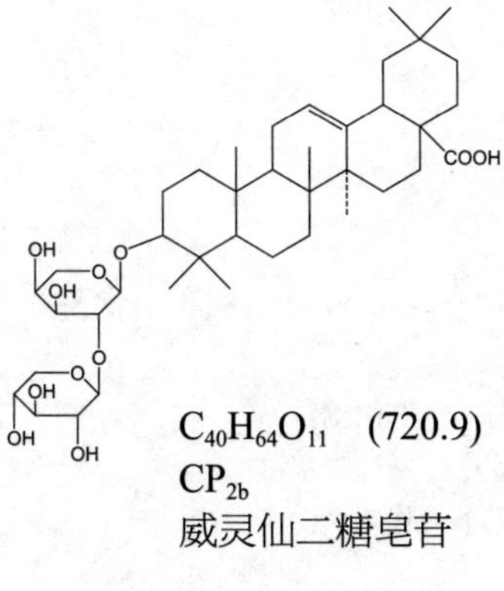

$C_{40}H_{64}O_{11}$ (720.9)

CP_{2b}

威灵仙二糖皂苷

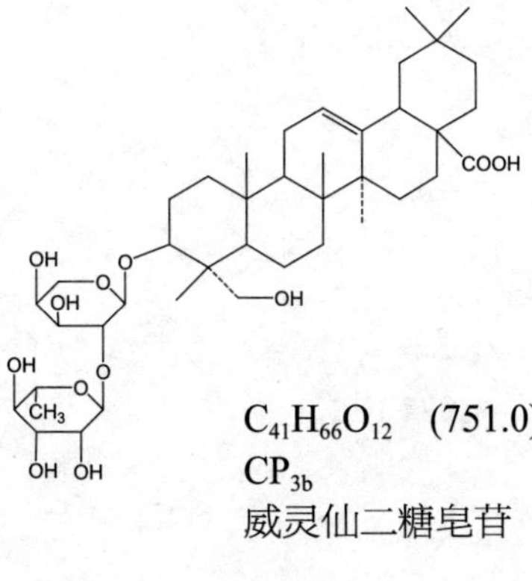

$C_{41}H_{66}O_{12}$ (751.0)

CP_{3b}

威灵仙二糖皂苷

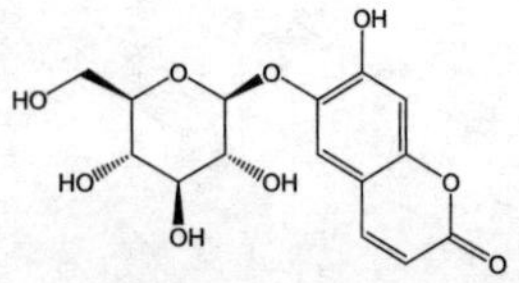

$C_{15}H_{16}O_9$　(340.3)
crataegin
山楂素
aesculin
秦皮甲素

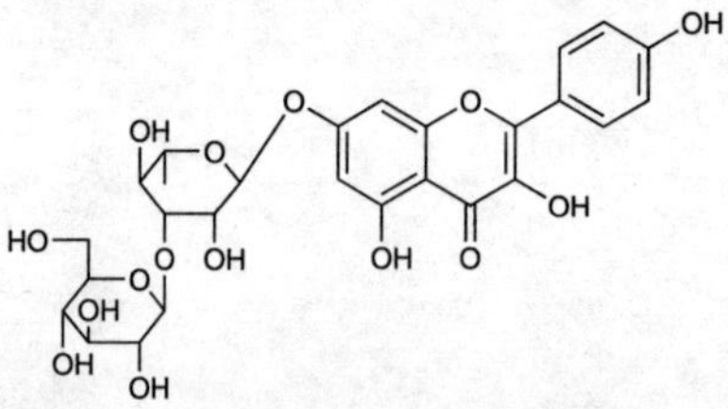

$C_{27}H_{30}O_{15}$　(594.5)
crenuloside
大花红景天苷

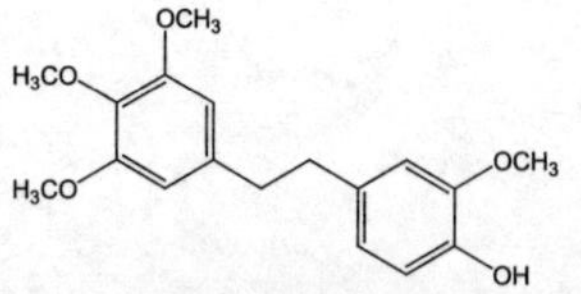

$C_{18}H_{22}O_5$　(318.4)
crepidatin
玫瑰石斛素

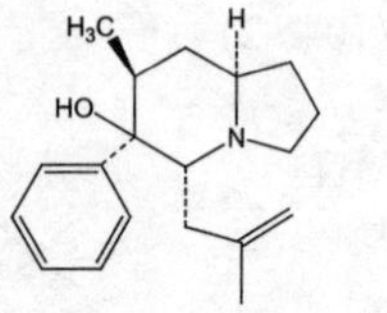

$C_{19}H_{27}NO$　(285.4)
crepidamine
玫瑰石斛胺

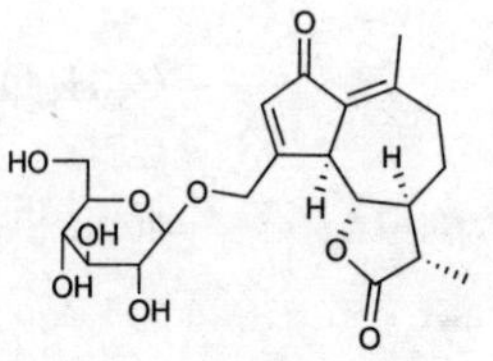

$C_{21}H_{28}O_9$　(424.4)
crepidiaside B
假还阳参苷 B

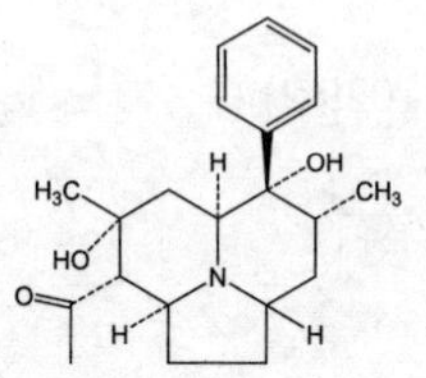

$C_{21}H_{29}NO_3$　(343.5)
crepidine
玫瑰石斛定碱

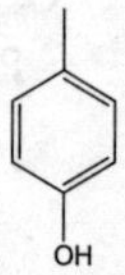

C_7H_8O　(108.1)
p-cresol
对 - 甲基苯酚

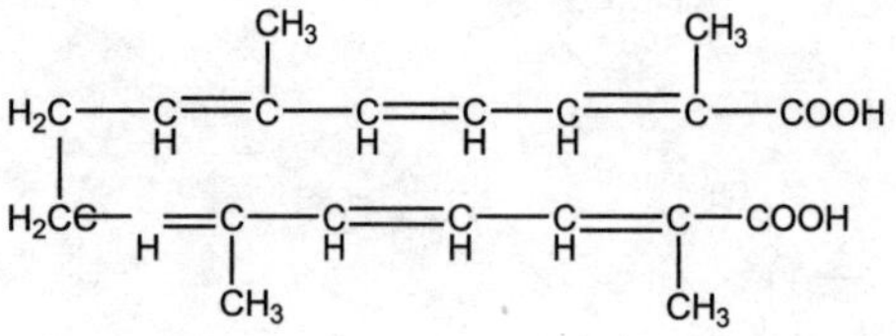

$C_{20}H_{26}O_4$　(330.4)
crocetin
藏红花酸
α-crocetin
α- 番红花酸

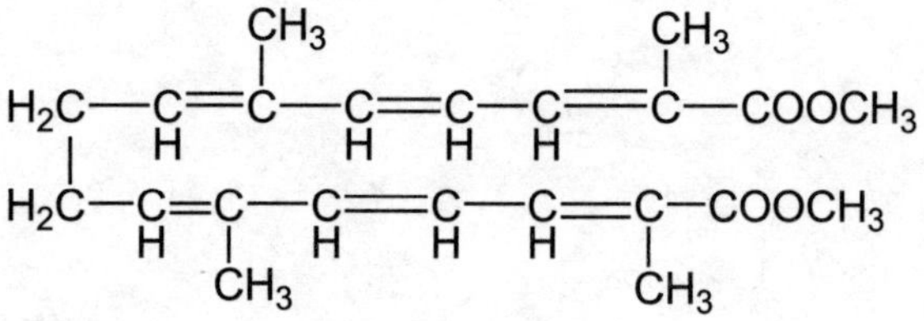

$C_{22}H_{28}O_4$　(356.5)
crocetin dimethyl ester
番红花二甲酯

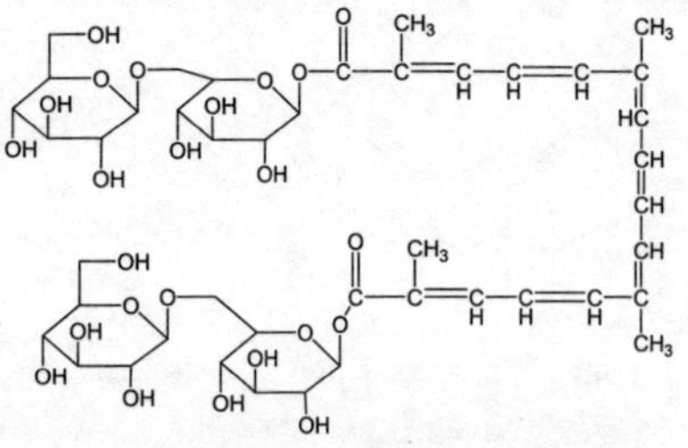

$C_{44}H_{64}O_{24}$　(977.1)
crocin
藏红花素

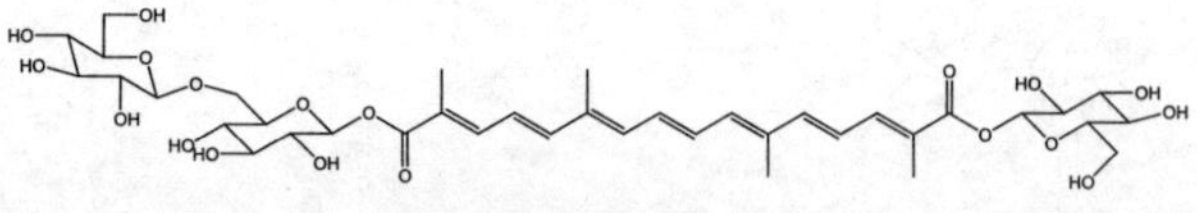

$C_{38}H_{54}O_{19}$　(814.8)
crocin- Ⅱ
西红花苷 - Ⅱ

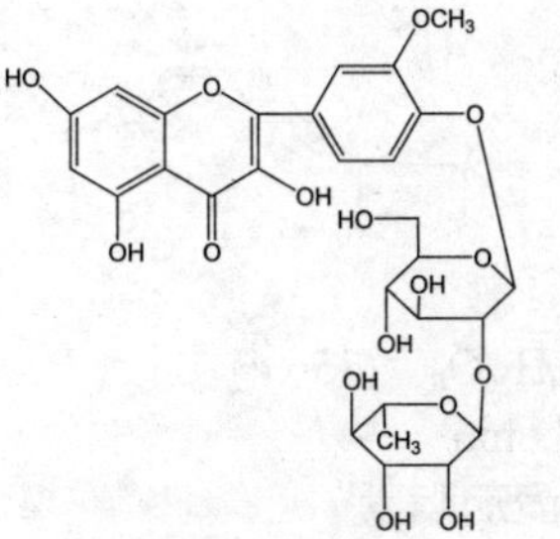

$C_{28}H_{32}O_{16}$　(624.5)
crosatoside A
番红花新苷甲

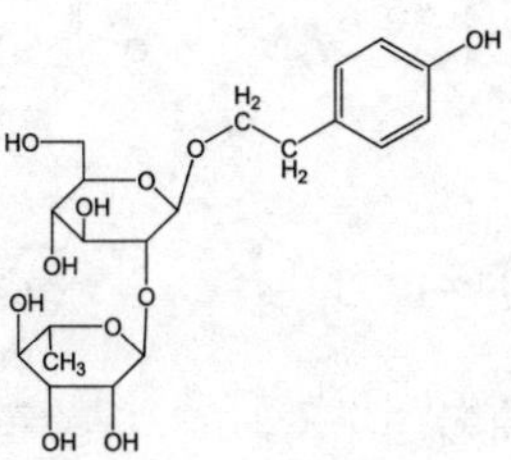

$C_{20}H_{30}O_{11}$　(446.5)
crosatoside B
番红花新苷乙

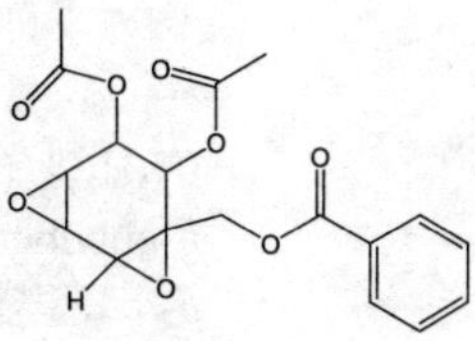

$C_{18}H_{18}O_8$　(362.3)
crotepoxide
长穗巴豆环氧素

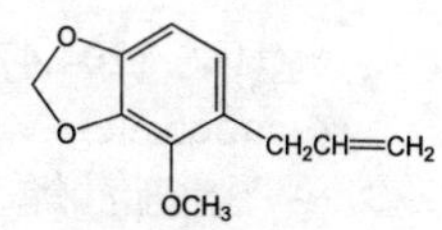

$C_{11}H_{12}O_3$　(192.2)
croweacin
2-甲氧基黄樟醚

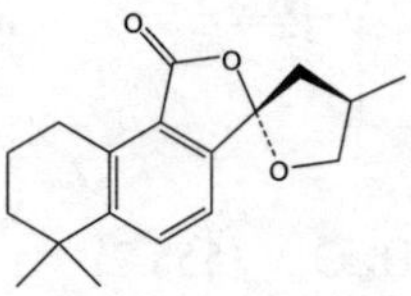

$C_{18}H_{22}O_3$　(286.4)
cryptoacetalide
丹参隐螺内酯
danshenspiroketallactone Ⅱ
丹参螺缩酮内酯 Ⅱ

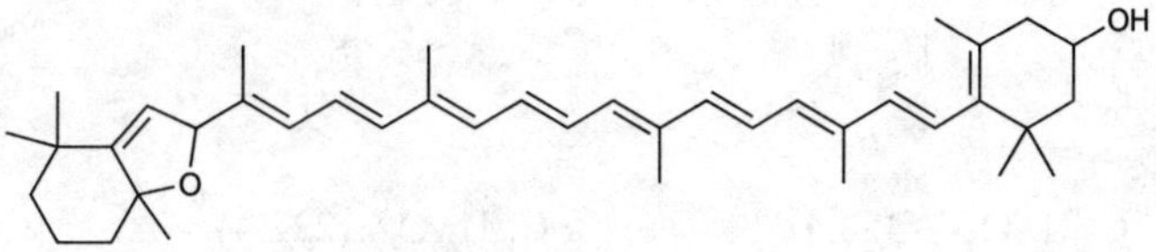

$C_{40}H_{56}O_2$　(568.9)
cryptoflavin
隐黄素

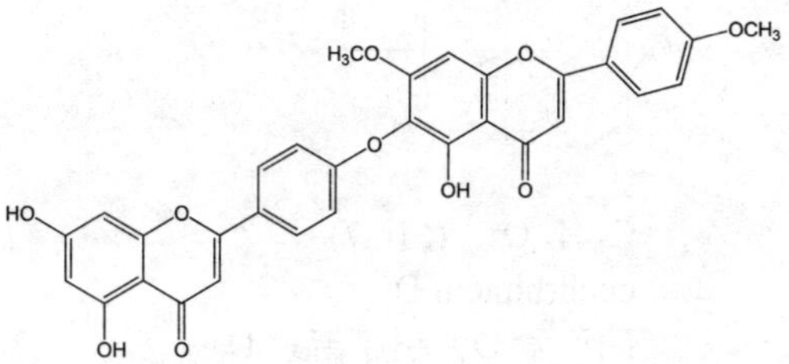

$C_{32}H_{22}O_{10}$　(566.51)
cryptomerin B
柳杉双黄酮 B

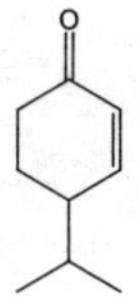

$C_9H_{14}O$　(138.2)
cryptone
隐酮

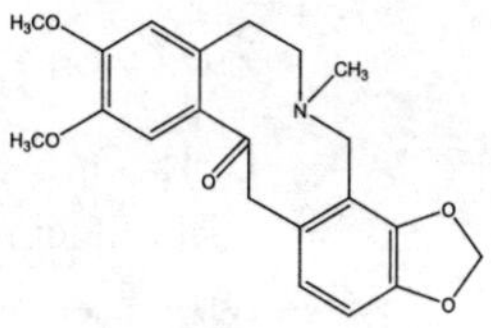

$C_{21}H_{23}NO_5$　(369.4)
cryptopine
隐品碱

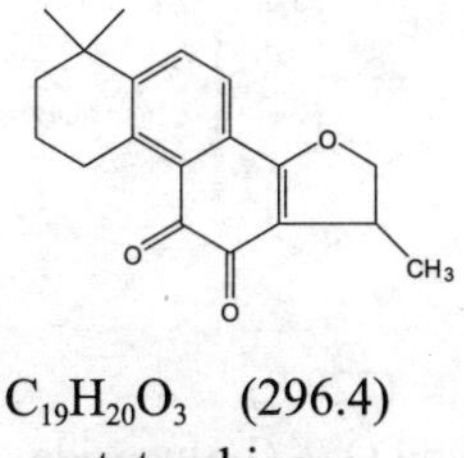

$C_{19}H_{20}O_3$　(296.4)
cryptotanshinone
隐丹参酮

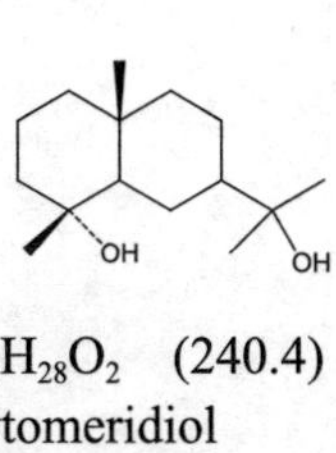

$C_{15}H_{28}O_2$　(240.4)
crytomeridiol
柳杉二醇

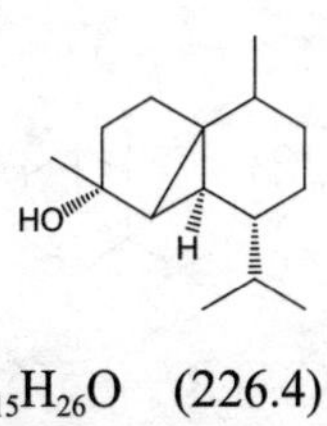

$C_{15}H_{26}O$　(226.4)
cubeben camphor
荜澄茄脑

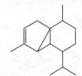

C

$C_{15}H_{24}$ (204.4)
α-cubebene
α- 荜澄茄油烯

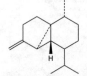

$C_{15}H_{24}$ (204.4)
β-cubebene
β- 荜澄茄油烯

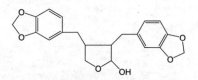

$C_{20}H_{20}O_6$ (356.4)
cubebin
荜澄茄脂素

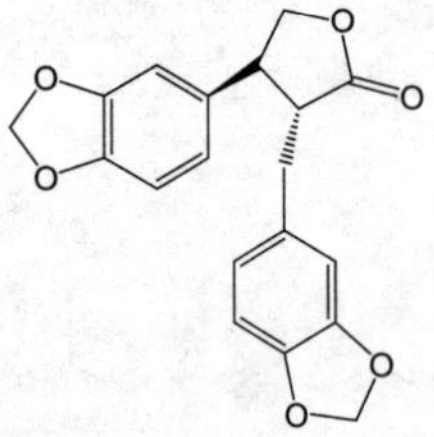

$C_{20}H_{18}O_6$ (354.4)
cubebinolide
荜澄茄内酯

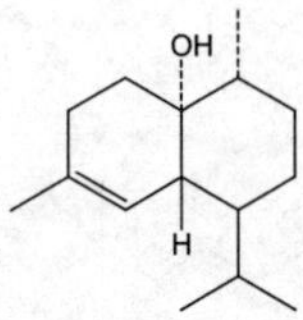

$C_{15}H_{26}O$ (222.4)
cubenol
库贝醇 , 荜澄茄油烯醇

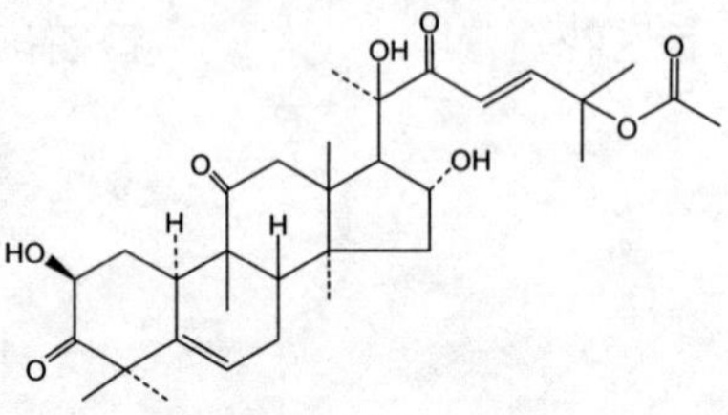

$C_{32}H_{46}O_8$ (558.7)
cucurbitacin B
葫芦素 B，葫芦苦素 B

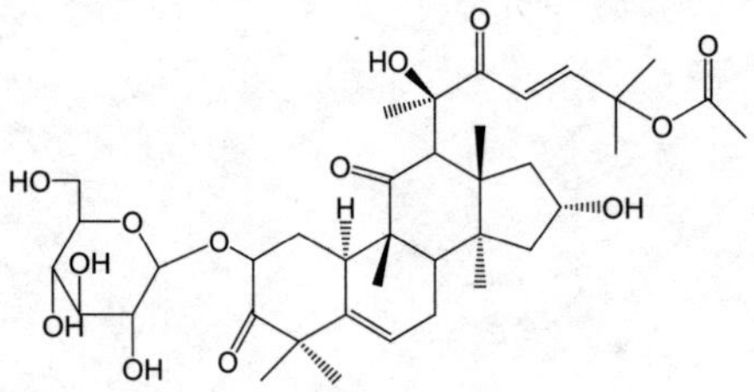

$C_{36}H_{54}O_{11}$ (662.8)
cucurbitacin B-2-*O*-glucoside
葫芦苦素 B-2-*O*- 葡萄糖苷
arvenin Ⅰ
海绿甾苷 Ⅰ

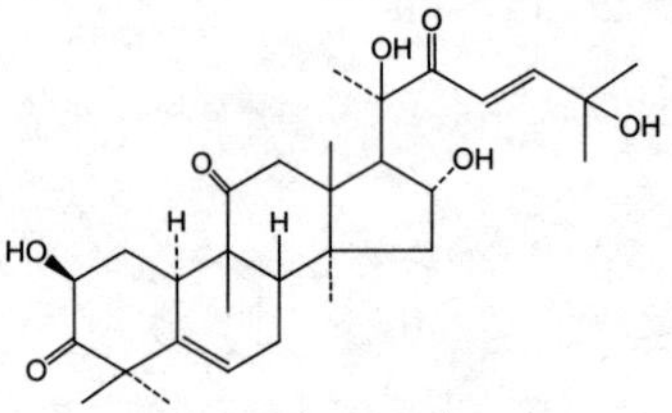

$C_{30}H_{44}O_7$ (516.7)
cucurbitacin D
葫芦素 D，葫芦苦素 D

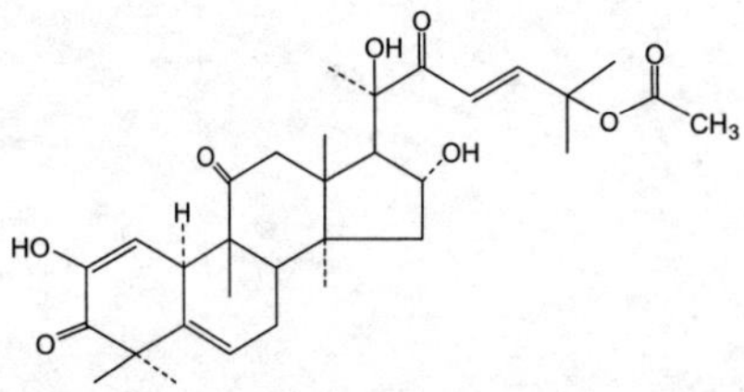

$C_{32}H_{44}O_8$ (556.7)
cucurbitacin E
葫芦素 E，葫芦苦素 E

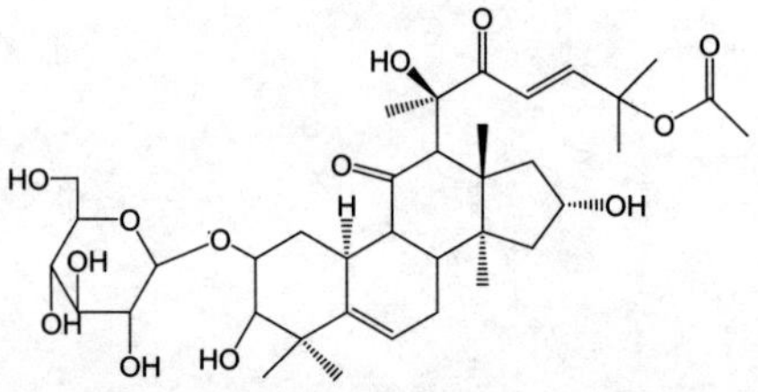

$C_{38}H_{56}O_{13}$ (720.8)
cucurbitacin Q-2-*O*-glucoside
葫芦苦素 Q-2-*O*- 葡萄糖苷

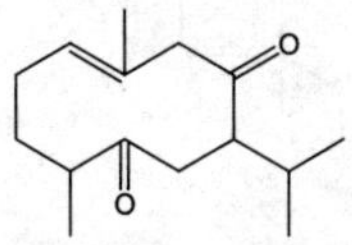

$C_{15}H_{24}O_2$　(236.3)
cudione
莪术二酮

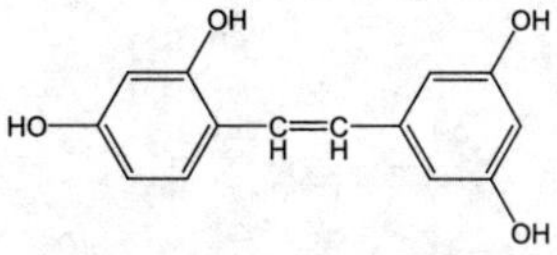

$C_{14}H_{12}O_4$　(244.2)
cudranin
柘树素

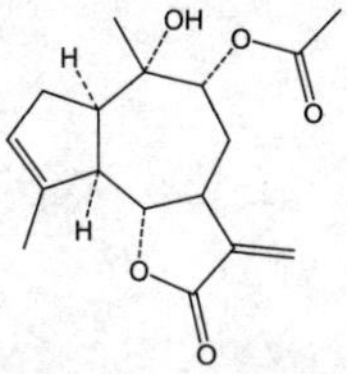

$C_{17}H_{22}O_5$　(306.4)
cumambrin A
豚草素 A

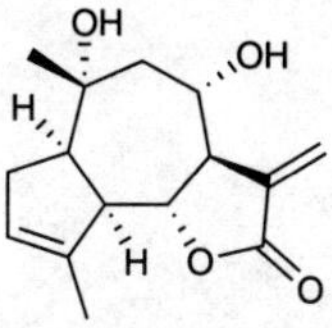

$C_{15}H_{20}O_4$　(264.3)
cumambrin B
豚草素 B

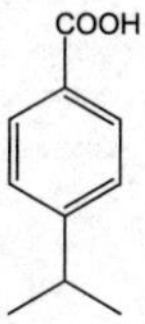

$C_{10}H_{12}O_2$　(164.2)
cumic acid
枯酸

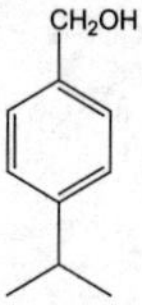

$C_{10}H_{14}O$　(150.2)
cumic alcohol
枯铭醇

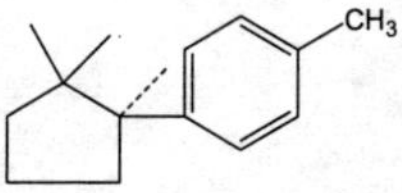

$C_{15}H_{22}$　(202.3)
cuparene
花侧柏烯

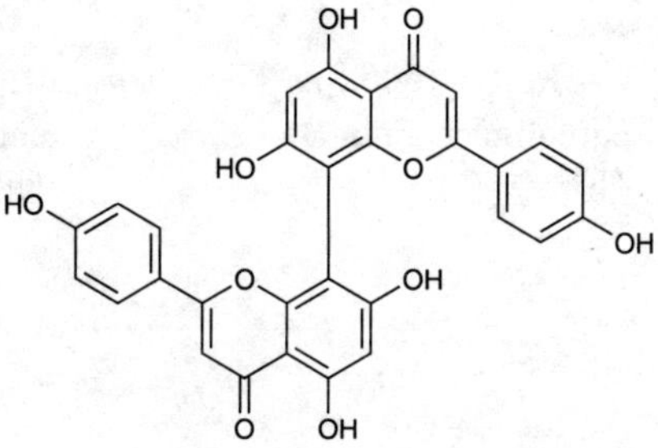

$C_{30}H_{18}O_{10}$　(538.5)
cupressuflavone
柏木双黄酮

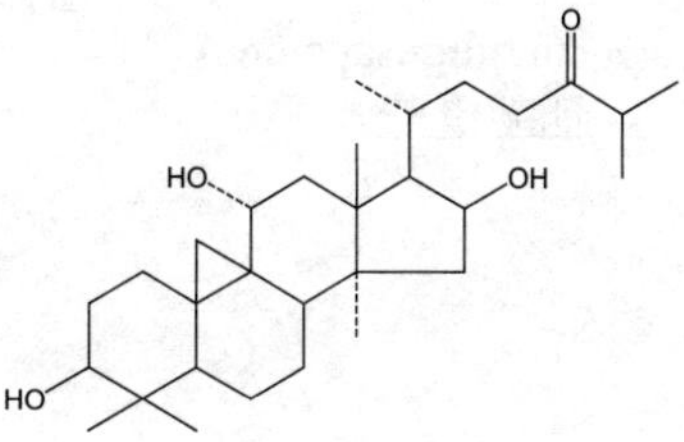

$C_{30}H_{50}O_4$　(474.7)
curculigenin A
仙茅皂苷元 A

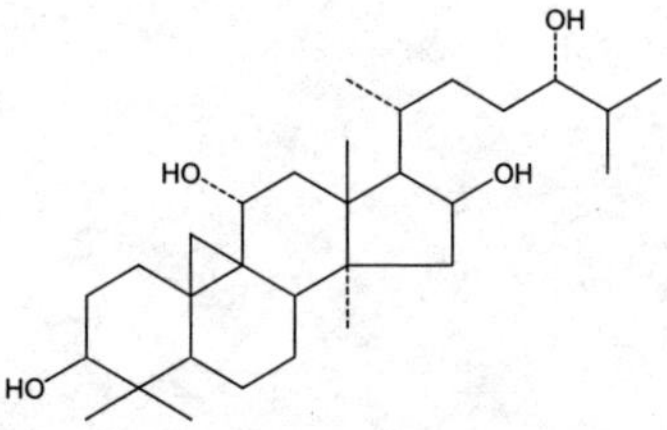

$C_{30}H_{52}O_4$　(476.7)
curculigenin B
仙茅皂苷元 B

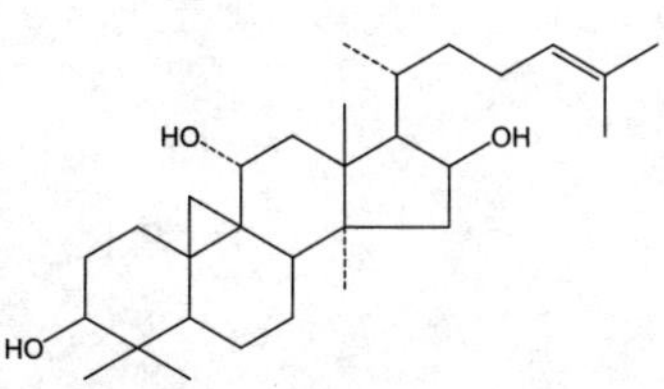

$C_{30}H_{50}O_3$　(458.7)
curculigenin C
仙茅皂苷元 C

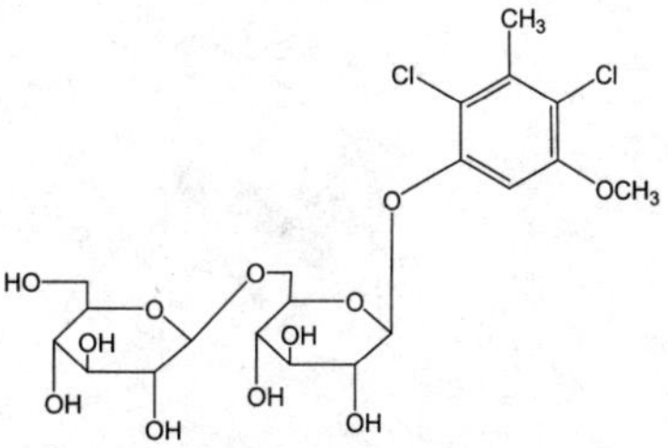

$C_{20}H_{28}Cl_2O_{11}$　(515.3)
curculigine A
仙茅素 A

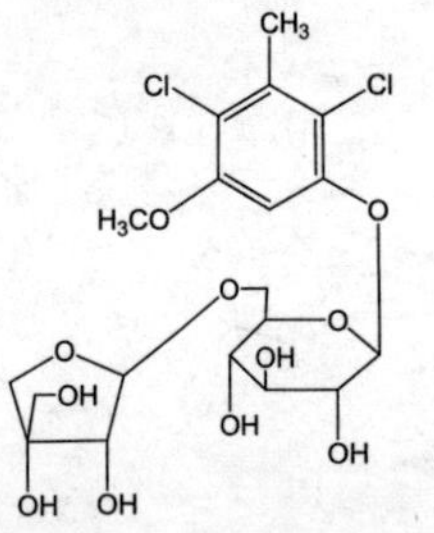

$C_{19}H_{26}Cl_2O_{11}$ (501.3)
curculigine B
仙茅素 B

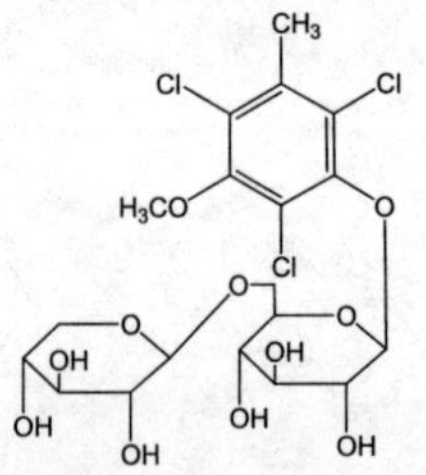

$C_{19}H_{25}Cl_3O_{11}$ (535.8)
curculigine C
仙茅素 C

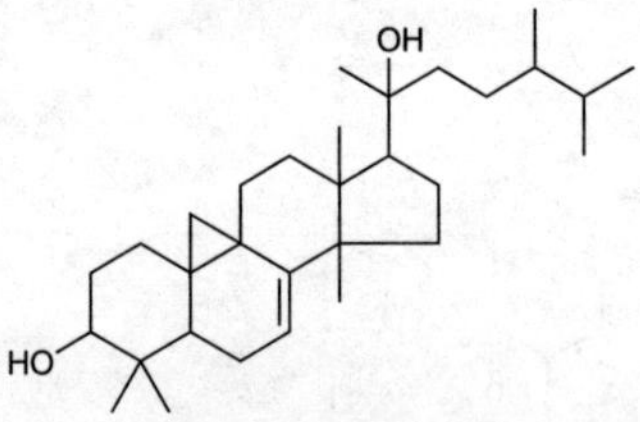

$C_{31}H_{52}O_2$ (456.7)
curculigol
仙茅萜醇

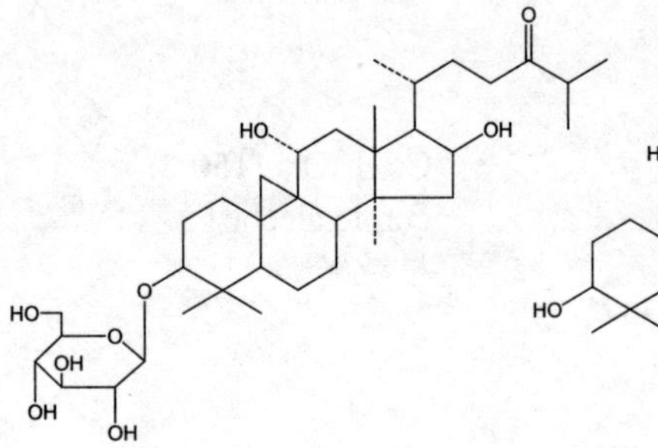

$C_{36}H_{60}O_9$ (636.9)
curculigosaponin A
仙茅皂苷 A

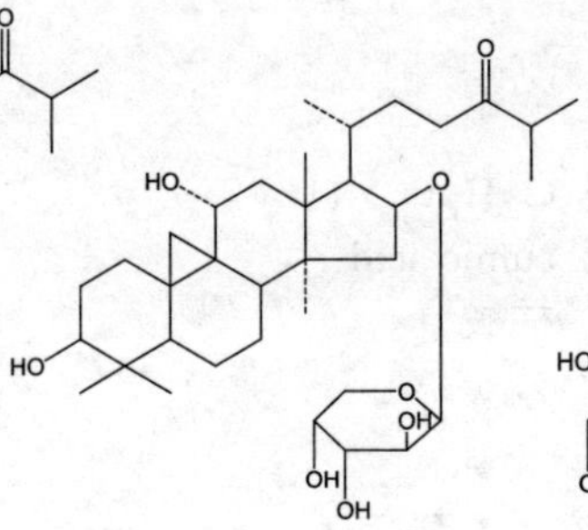

$C_{35}H_{58}O_8$ (606.8)
curculigosaponin B
仙茅皂苷 B

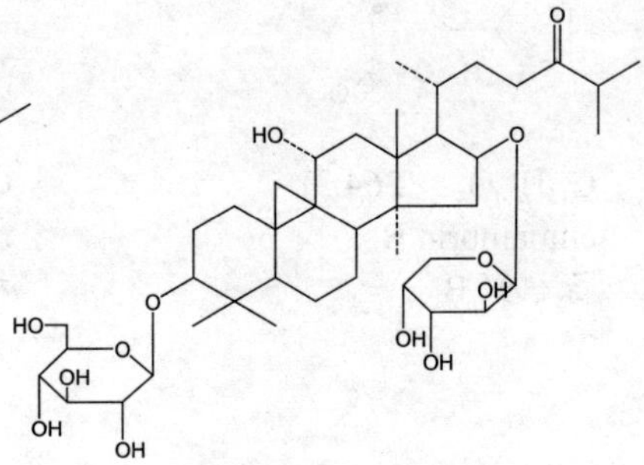

$C_{41}H_{68}O_{13}$ (769.1)
curculigosaponin C
仙茅皂苷 C

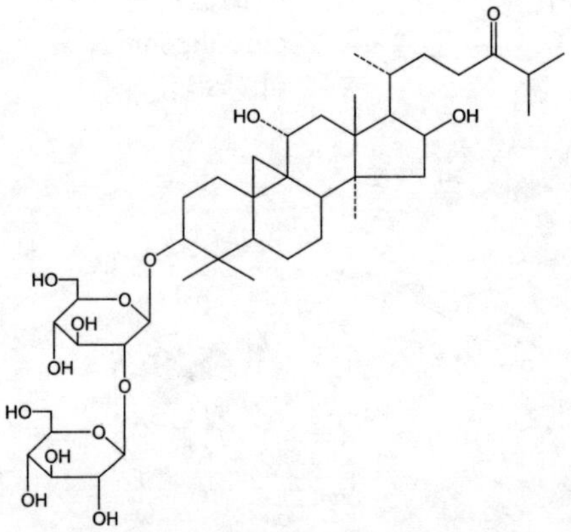

$C_{42}H_{70}O_{14}$ (799.0)
curculigosaponin D
仙茅皂苷 D

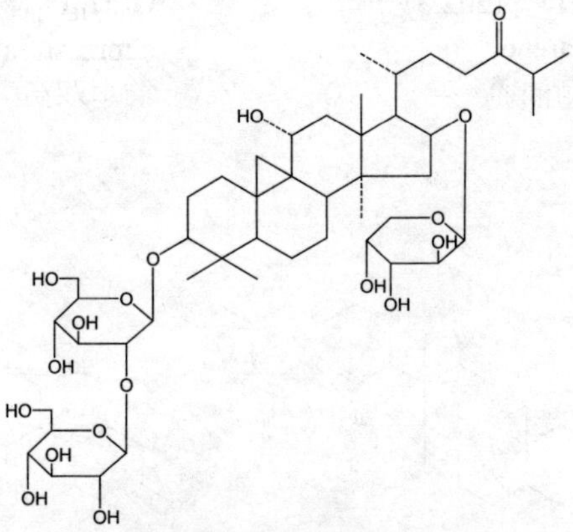

$C_{47}H_{78}O_{18}$ (931.1)
curculigosaponin E
仙茅皂苷 E

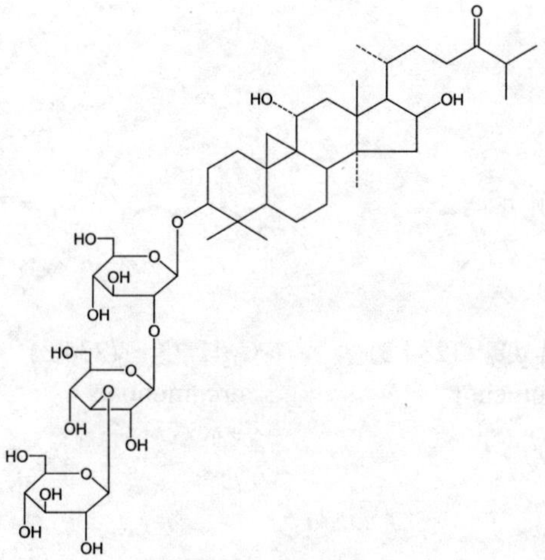

$C_{48}H_{80}O_{19}$ (961.1)
curculigosaponin F
仙茅皂苷 F

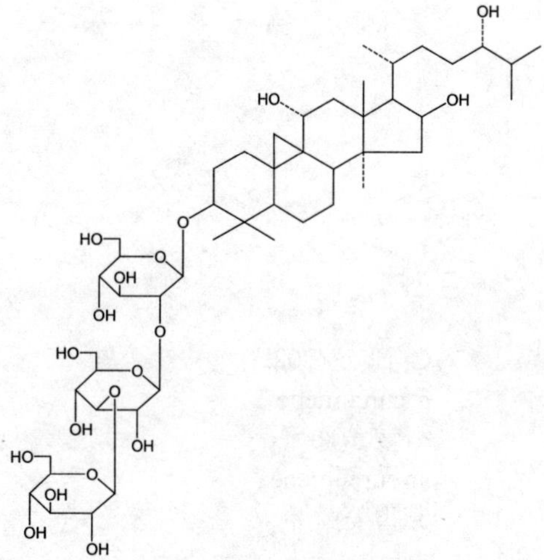

$C_{48}H_{82}O_{19}$ (963.2)
curculigosaponin K
仙茅皂苷 K

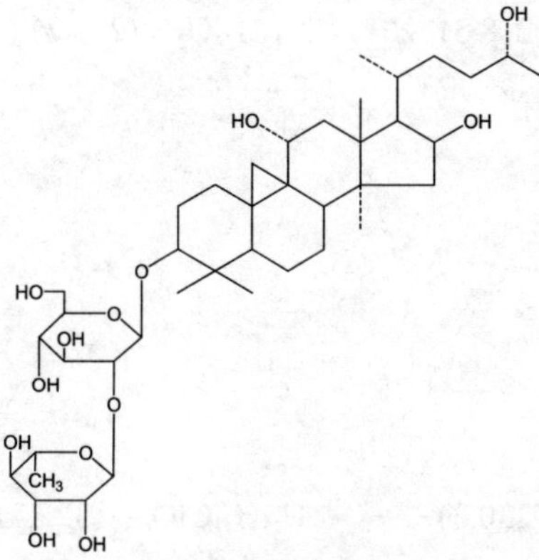

$C_{42}H_{72}O_{13}$ (785.0)
curculigosaponin L
仙茅皂苷 L

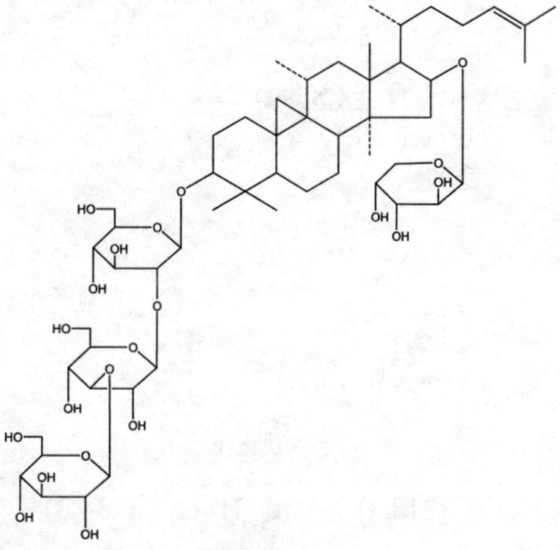

$C_{53}H_{88}O_{22}$ (1077.3)
curculigosaponin M
仙茅皂苷 M

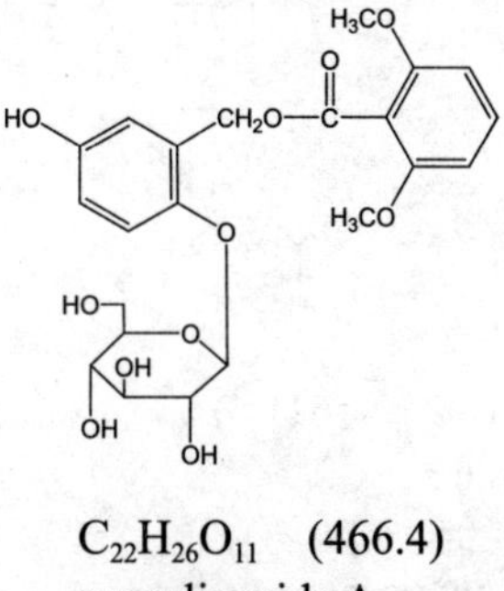

$C_{22}H_{26}O_{11}$ (466.4)
curculigoside A
仙茅苷 A

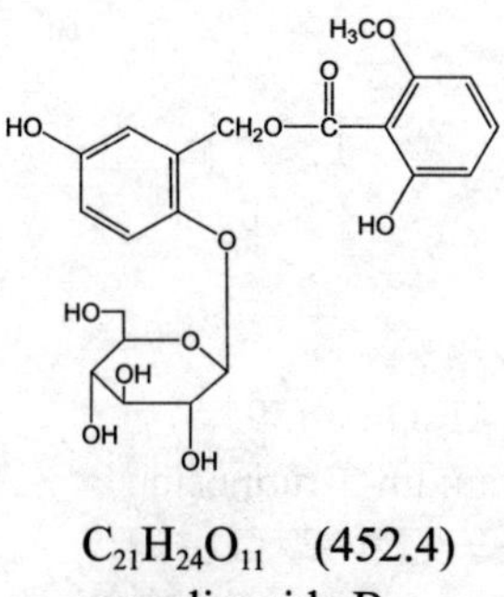

$C_{21}H_{24}O_{11}$ (452.4)
curculigoside B
仙茅苷 B

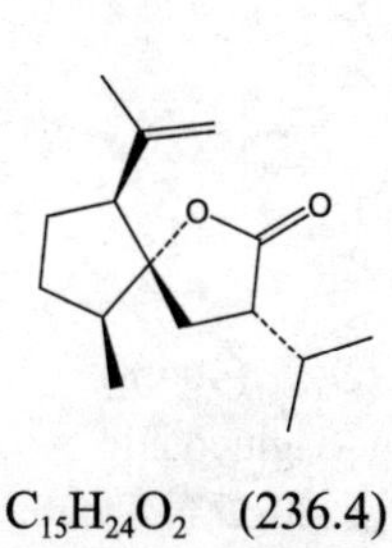

$C_{15}H_{24}O_2$ (236.4)
curcumalactone
温郁金螺内酯

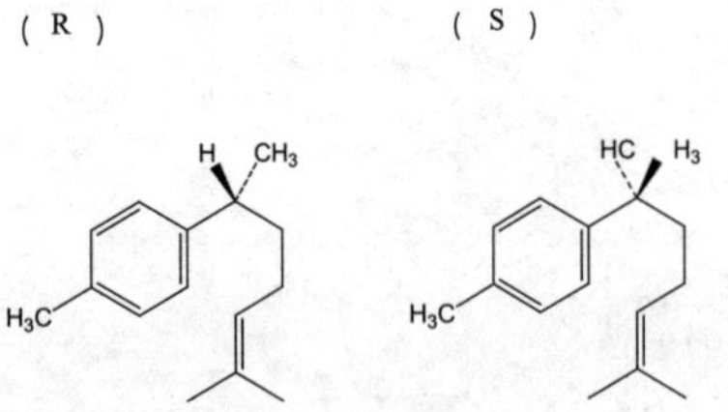

(R)　　　　　(S)

C₁₅H₂₂ (202.3)
α-curcumene
α- 姜黄烯
ar-curcumene
芳香姜黄烯

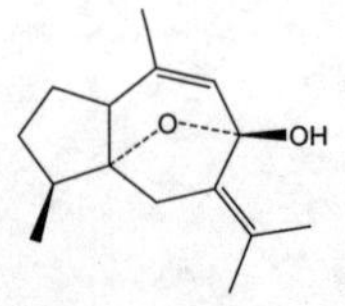

C₁₅H₂₂O₂ (234.3)
curcumenol
莪术烯醇

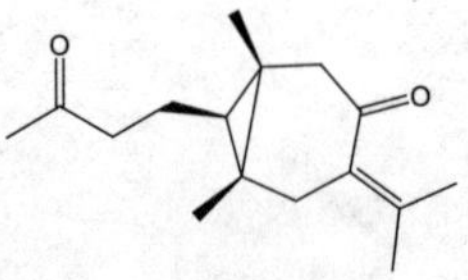

C₁₅H₂₂O₂ (234.3)
curcumenone
莪术双环烯酮

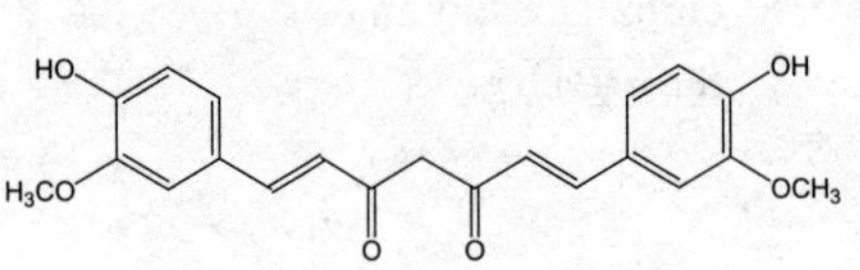

C₂₁H₂₀O₆ (368.4)
curcumin
姜黄素

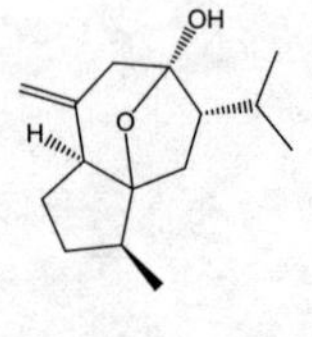

C₁₅H₂₄O₂ (218.3)
curcumol
莪术醇

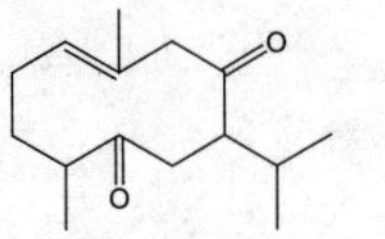

C₁₅H₂₄O₂ (218.3)
curdione
莪术二酮

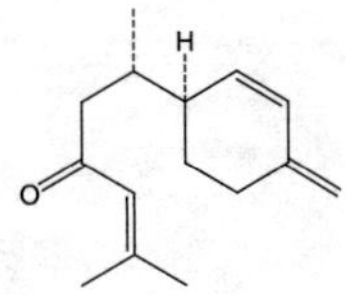

C₁₅H₂₂O (218.3)
curlone
姜黄新酮

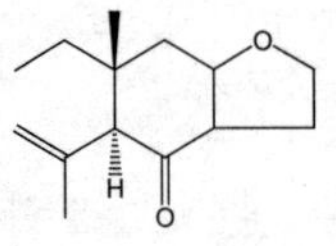

C₁₅H₂₂O₂ (234.3)
curzerenon
莪术酮

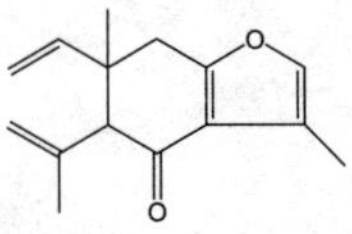

C₁₅H₁₈O₂ (230.3)
curzerenone
莪术呋喃烯酮

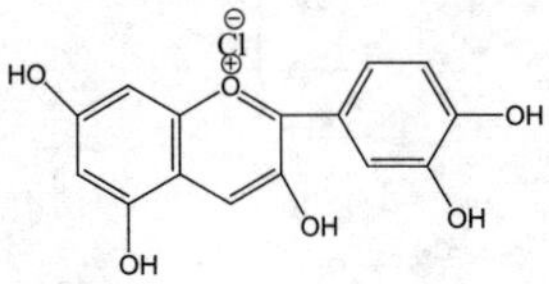

C₁₅H₁₁ClO₆ (322.7)
cyaniding
矢车菊素

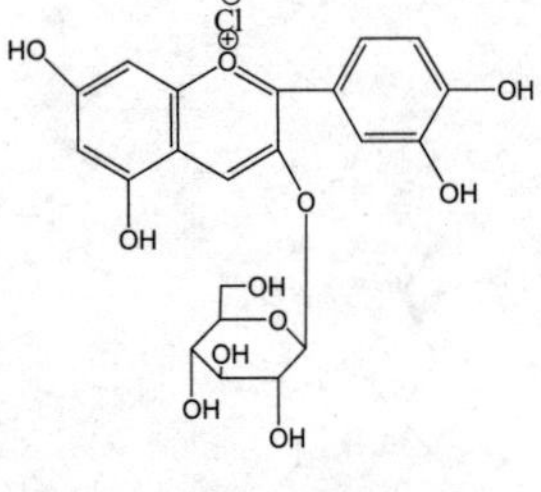

C₂₁H₂₁ClO₁₁ (484.8)
cyanidin -3-glucoside
矢车菊素 -3- 葡萄糖苷

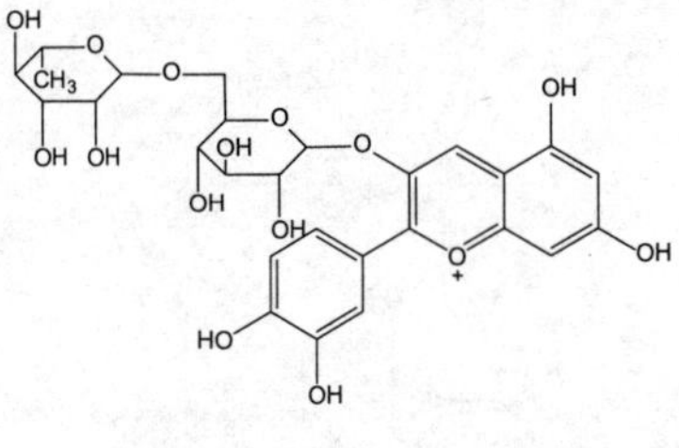

C₂₇H₃₁O₁₅ (595.5)
cyanidin-3-rutinoside
矢车菊素 -3- 芸香糖苷

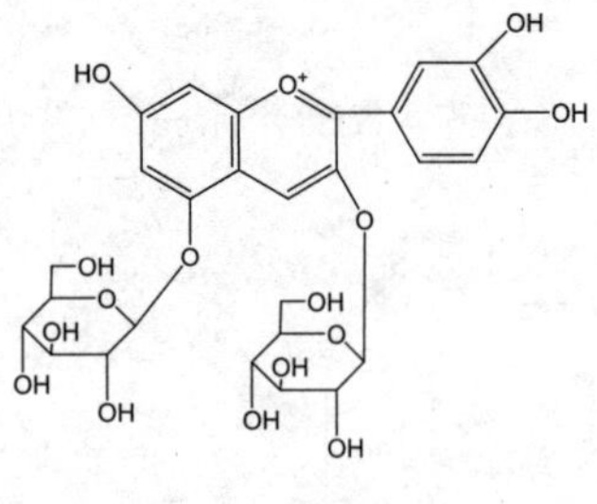

C₂₇H₃₁O₁₆ (611.5)
cyanin、
矢车菊双苷
cyanidin-3,5-diglucoside
矢车菊素 -3,5- 二葡萄糖苷

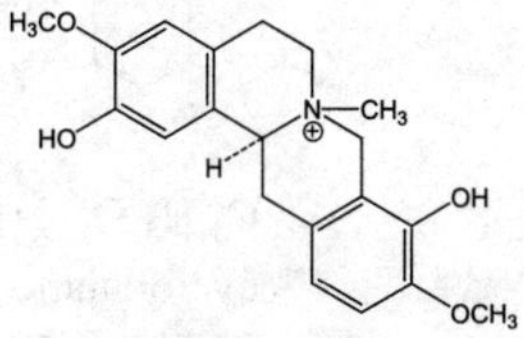

$C_{20}H_{24}NO_4$
cyclanoline
轮环藤酚碱
cissamine
锡生藤酚灵

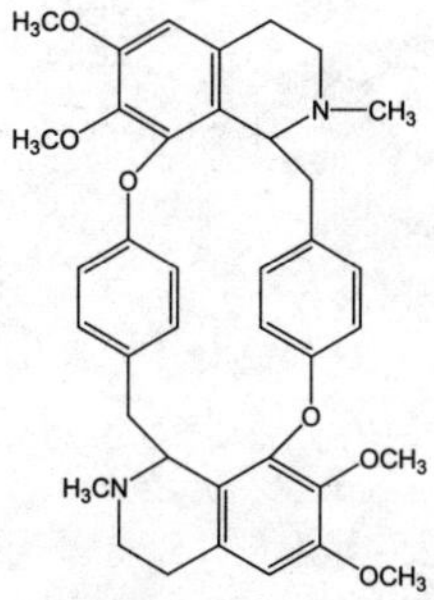

$C_{38}H_{42}N_2O_6$ (622.8)
cycleanine
轮环藤宁碱

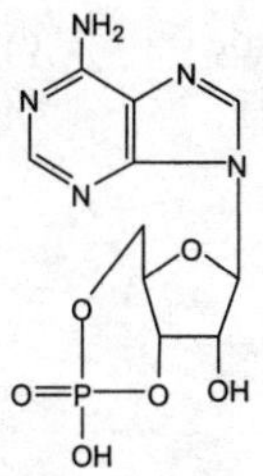

$C_{10}H_{12}N_5O_6P$ (329.2)
cyclic adenosine 3′,5′-monophosphate，cAMP
环磷酸腺苷

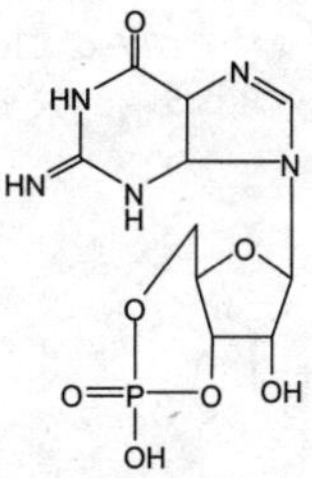

$C_{10}H_{14}N_5O_7P$ (347.2)
cyclic guanosine 3′,5′-monophosphate，cGMP
环磷酸鸟苷

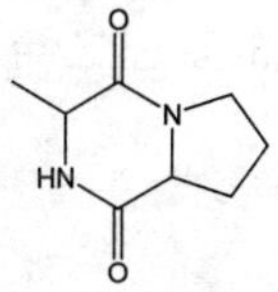

$C_8H_{12}N_2O_2$ (168.2)
cyclo-(Ala-Pro)
环 -(丙氨酸 - 脯氨酸)

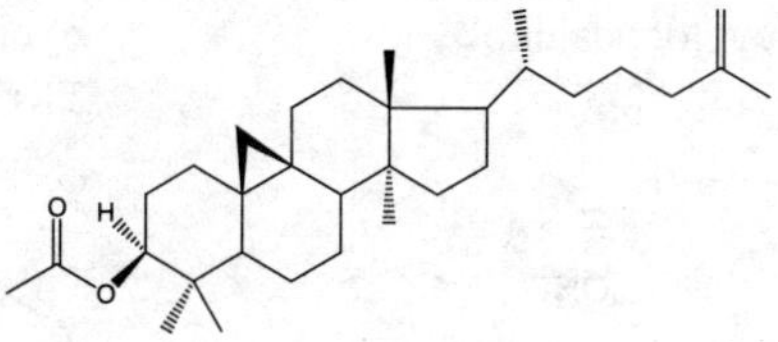

$C_{32}H_{52}O_2$ (468.8)
9,10-cycloanost-25-en-3β-yl acetate
9,10- 环羊毛甾 -25- 烯醇 -3β- 乙酸酯

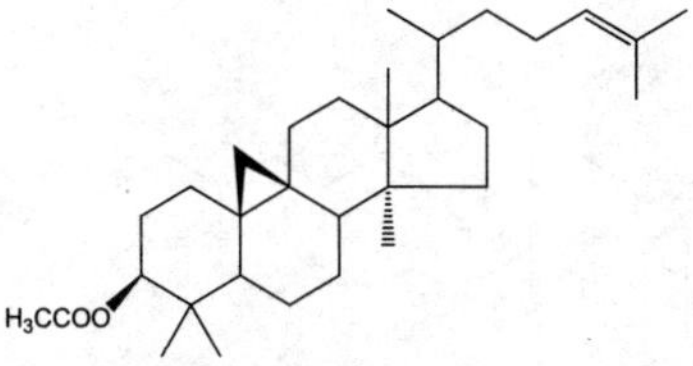

$C_{32}H_{52}O_2$ (468.8)
cycloartenyl acetate
环木菠萝甾醇 - 乙酸酯

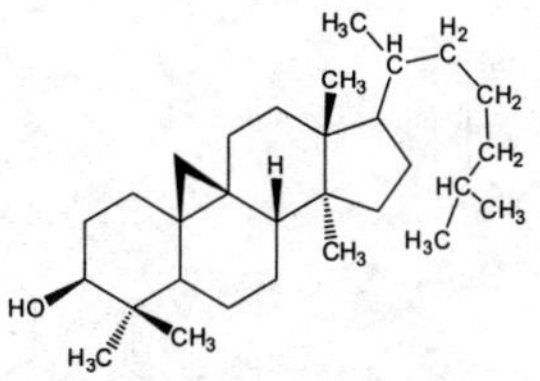

$C_{30}H_{52}O$ (428.7)
cycloartanol
环阿尔廷醇

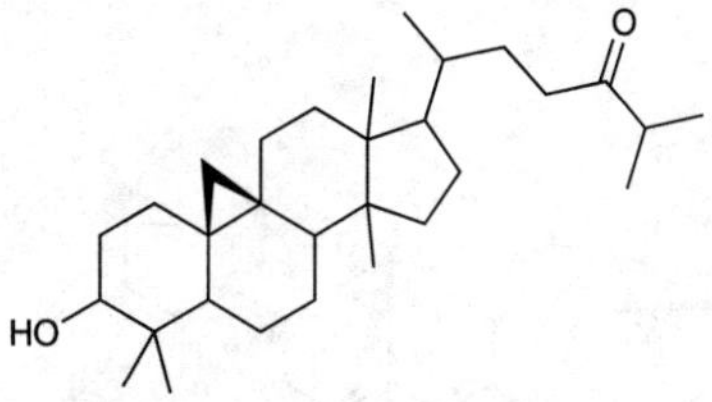

$C_{30}H_{50}O_2$ (442.7)
cycloart-23E-en-3β,24-diol
23E- 环木菠萝烯 -3β,24- 二醇

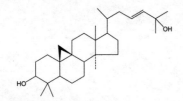

C$_{30}$H$_{50}$O$_2$ (442.7)
cycloart-23E-en-3β,25-diol
23E- 环木菠萝烯 -3β,25- 二醇

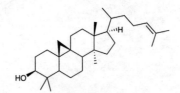

C$_{30}$H$_{50}$O (426.7)
cycloartenol
环木菠萝烯醇

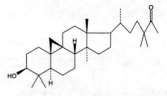

C$_{31}$H$_{52}$O$_2$ (456.7)
cyclobalano
环巴拉甾醇

C$_{10}$H$_{16}$O (152.2)
β-cyclocitral
β- 环柠檬醛

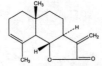

C$_{15}$H$_{20}$O$_2$ (232.3)
α-cyclocostunolide
α- 环木香烯内酯

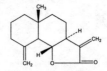

C$_{15}$H$_{20}$O$_2$ (232.3)
β-cyclocostunolide
β- 环木香烯内酯

C$_{10}$H$_{18}$O (154.3)
cyclodecanone
环癸酮

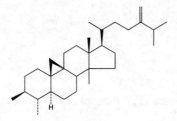

C$_{30}$H$_{50}$O (426.7)
cycloeucalenol
环桉烯醇

C$_{10}$H$_{16}$ (136.2)
cyclofenchene
环莳烯

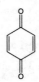

C$_6$H$_4$O$_2$ (108.1)
2,5-cyclohexadiene-1,4-dione
2,5- 环己二烯 -1,4- 二酮

C$_6$H$_{12}$O$_5$ (164.2)
1,2,4,3,5-cyclohexanepentol

C$_6$H$_{10}$O (98.1)
cyclohexanone
环己酮

C$_6$H$_{10}$ (82.1)
cyclohexene
环己烯

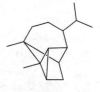

C$_{15}$H$_{24}$ (204.4)
(+)-cyclo-iso-sativene
(+)环异首蓿烯

C$_{31}$H$_{52}$O (440.7)
cyclolaudenol
环劳顿醇

C$_{32}$H$_{52}$O$_2$ (468.8)
cyclolaudenyl acetate
环鸦片甾烯醇乙酸酯

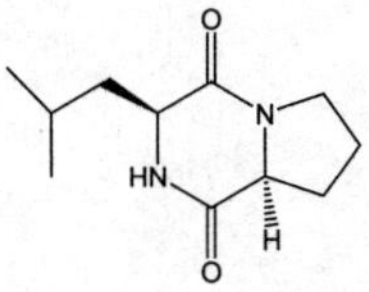

$C_{11}H_{18}N_2O_2$ (210.3)
cyclo-(Leu-Pro)
环 -(亮氨酸 - 脯氨酸)

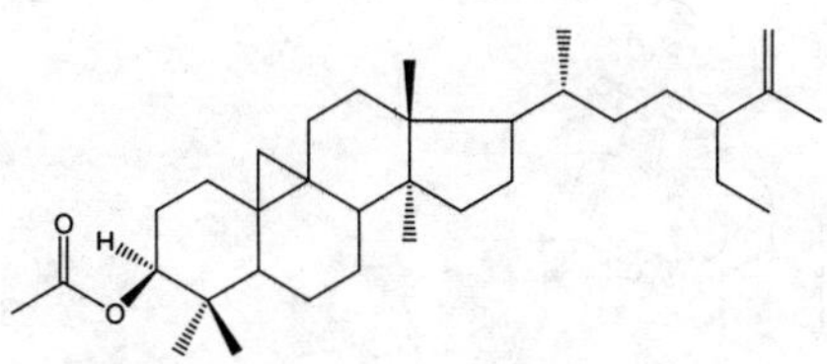

$C_{34}H_{56}O_2$ (496.8)
cyclomargenyl acetate
环水龙骨甾醇乙酸酯

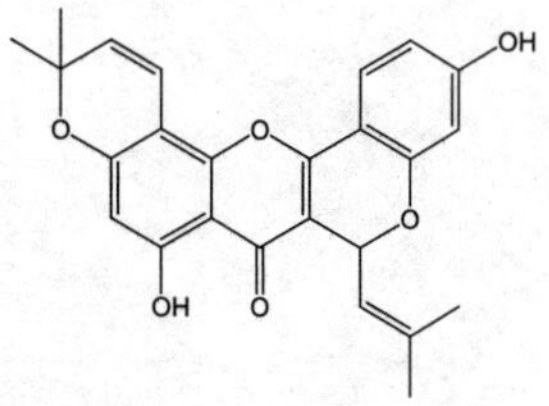

$C_{25}H_{22}O_6$ (418.4)
cyclomorusin
环桑根皮素

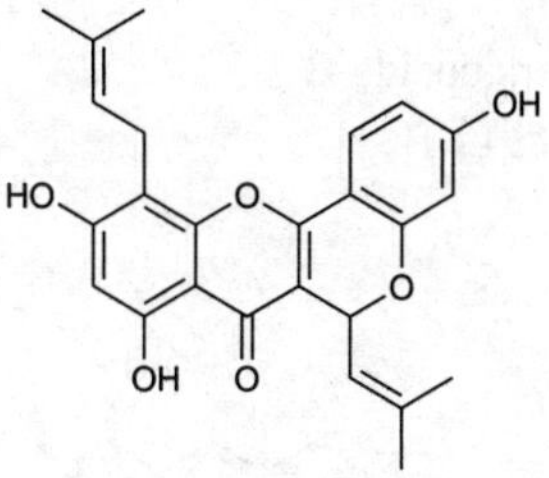

$C_{25}H_{24}O_6$ (420.5)
cyclomulberrin
环桑素

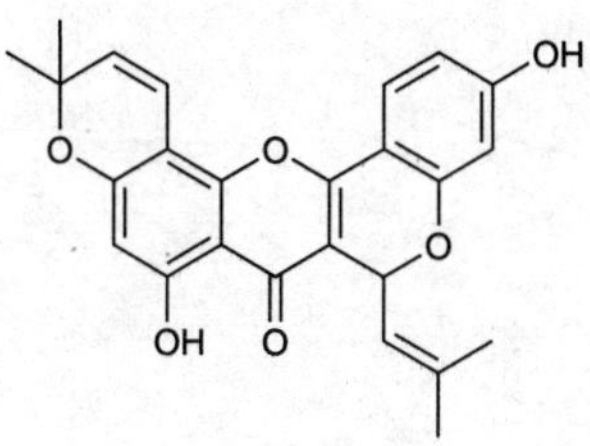

$C_{25}H_{22}O_6$ (418.4)
cyclomulberrochromene
环桑色烯素

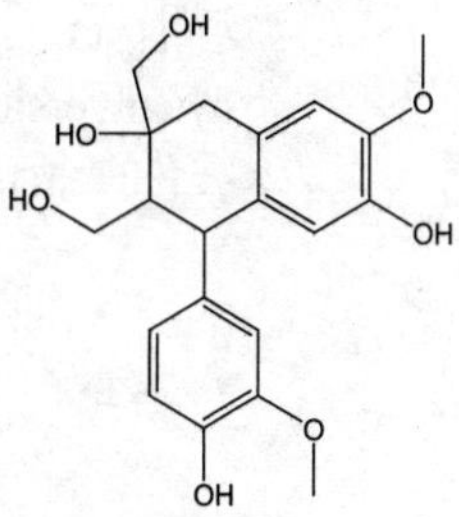

$C_{20}H_{24}O_7$ (376.4)
cycloolivil
右旋环橄榄树脂素

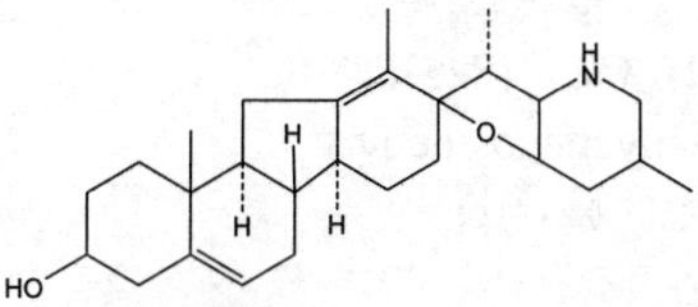

$C_{27}H_{41}NO_2$ (411.6)
cyclopamine
环贝母碱

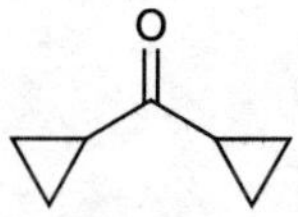

$C_7H_{10}O$ (110.2)
cyclopropyl ketone
环丙基甲酮

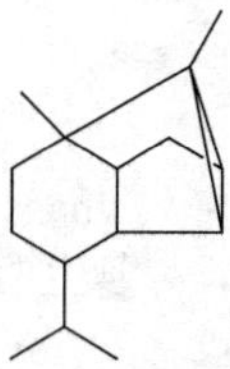

$C_{15}H_{24}$ (204.4)
cyclosativene
环蒜头素

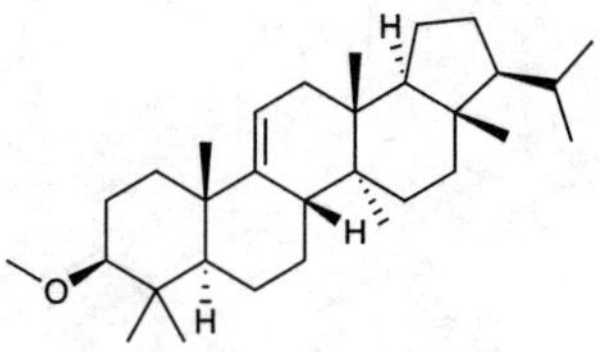

$C_{31}H_{52}O$ (440.7)
cylindrin
印白茅素

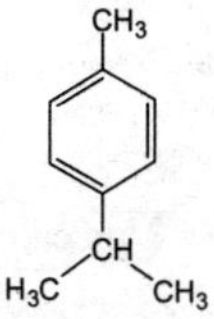

$C_{10}H_{14}$ (134.2)
p-cymene
对 - 聚伞花素
cymene
伞花烃

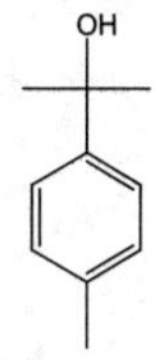

$C_{10}H_{14}O$ (150.2)
p-cymen-8-ol
对聚伞花 -8- 醇

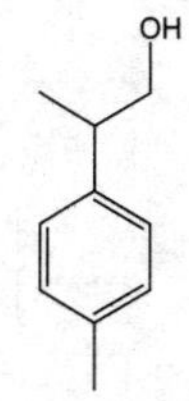

$C_{10}H_{14}O$ (150.2)
p-cymen-9-ol
对聚伞花 -9- 醇

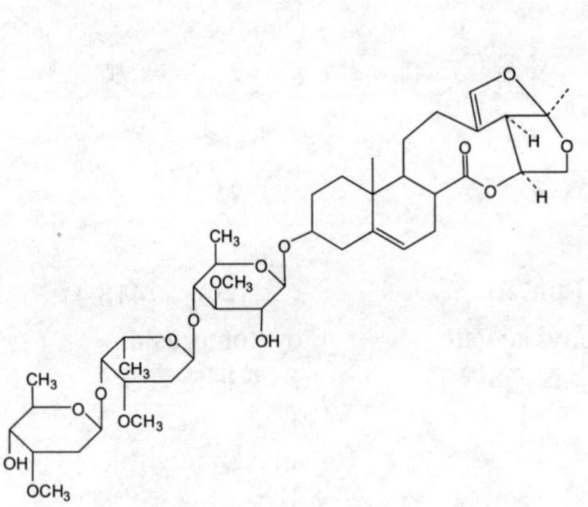

$C_{42}H_{64}O_{15}$ (809.1)
cynanversicoside A
蔓生白薇苷 A

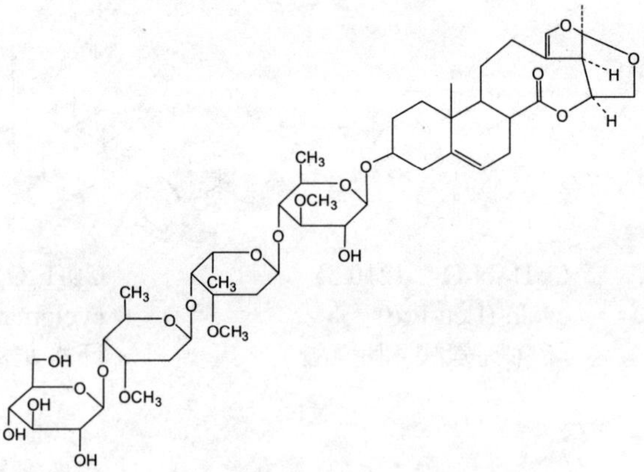

$C_{48}H_{74}O_{20}$ (971.1)
cynanversicoside B
蔓生白薇苷 B

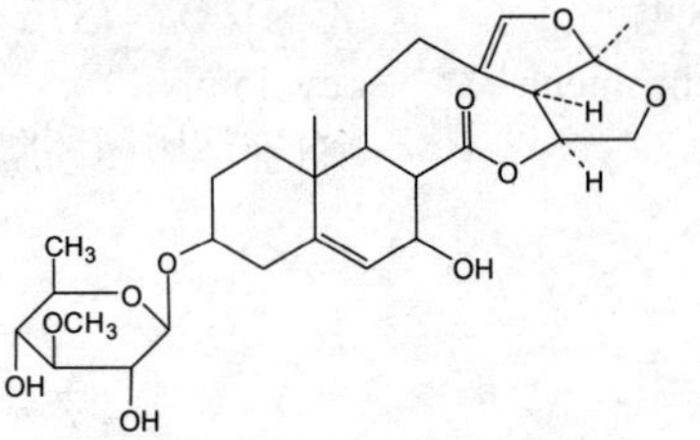

$C_{28}H_{40}O_{10}$ (536.6)
cynanversicoside C
蔓生白薇苷 C

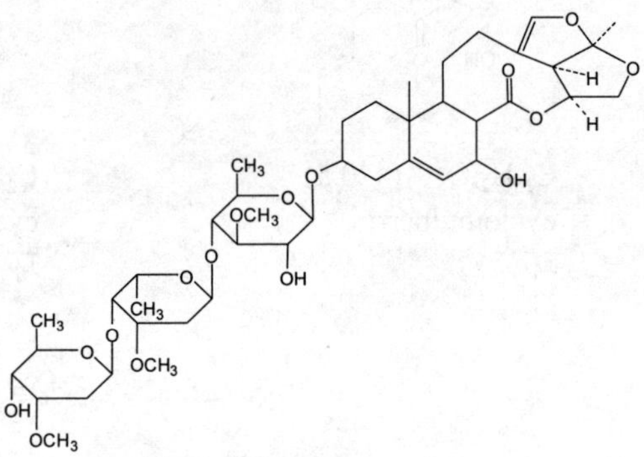

$C_{42}H_{64}O_{16}$ (825.1)
cynanversicoside D
蔓生白薇苷 D

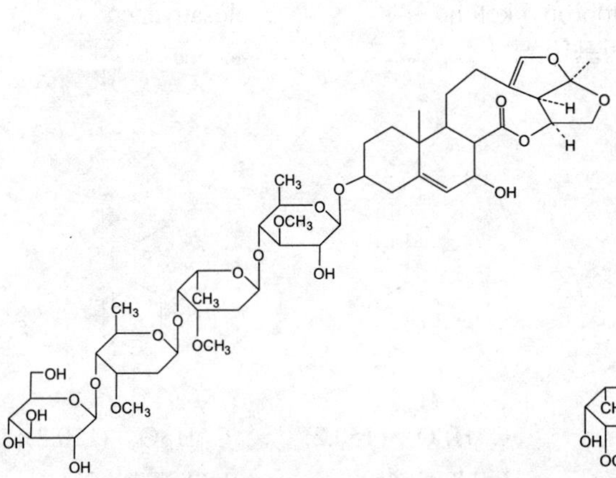

$C_{48}H_{74}O_{21}$ (987.1)
cynanversicoside E
蔓生白薇苷 E

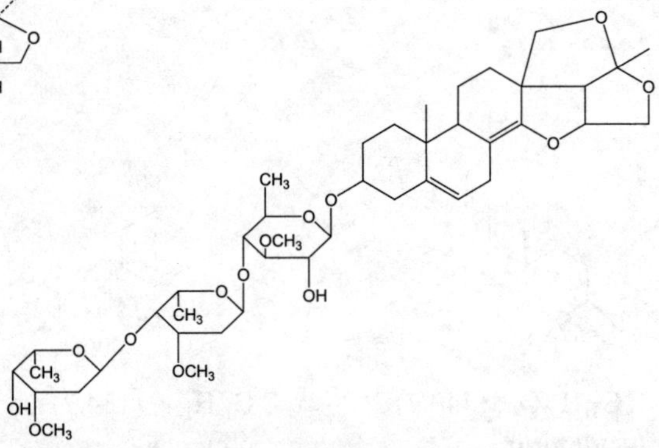

$C_{42}H_{64}O_{14}$ (793.0)
cynanversicoside G
蔓生白薇苷 G

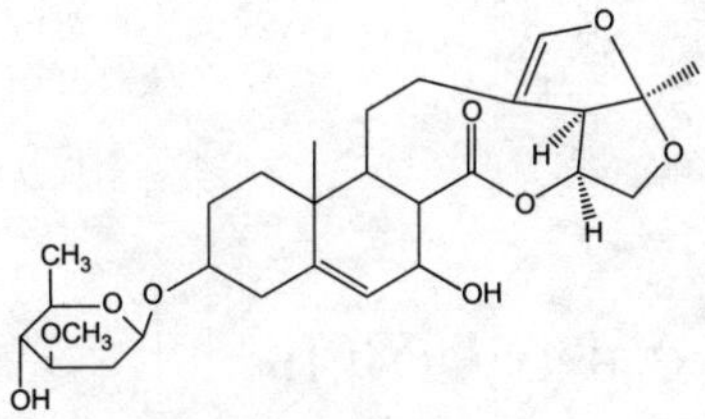

$C_{28}H_{40}O_9$ (520.6)
cynapanoside A
徐长卿苷 A

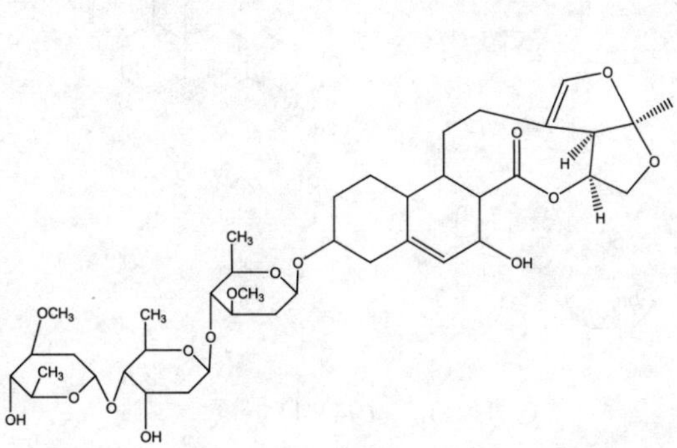

$C_{41}H_{62}O_{15}$ (795.1)
cynapanoside B
徐长卿苷 B

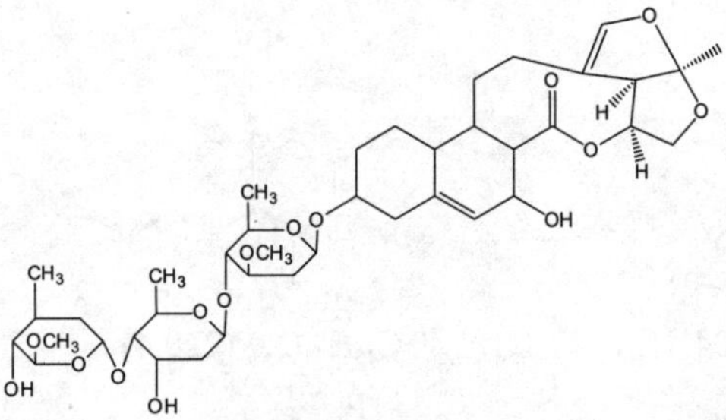

$C_{41}H_{60}O_{16}$ (808.9)
cynapanoside C
徐长卿苷 C

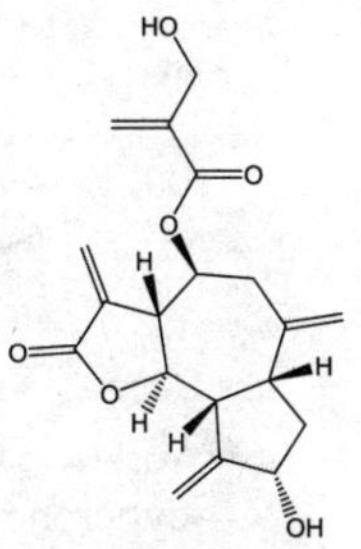

$C_{19}H_{22}O_6$ (346.4)
cynaropicrin
菜蓟苦素，洋蓟苦素

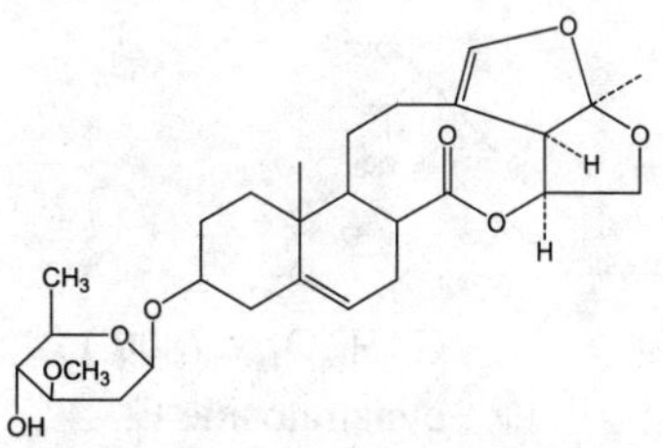

$C_{28}H_{40}O_8$ (504.6)
cynatratoside A
直立白薇苷 A

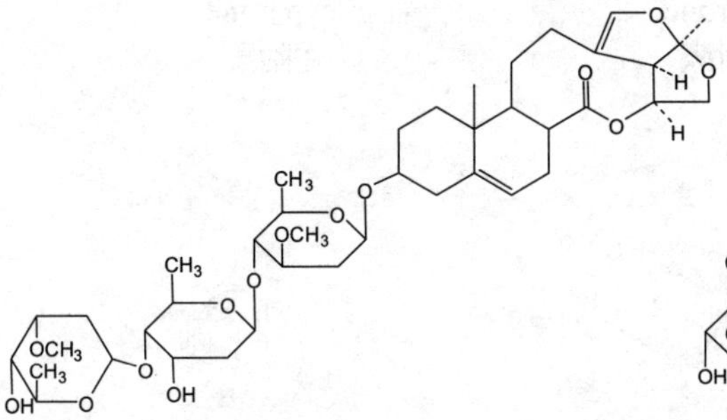

$C_{41}H_{62}O_{14}$ (778.9)
cynatratoside B
直立白薇苷 B

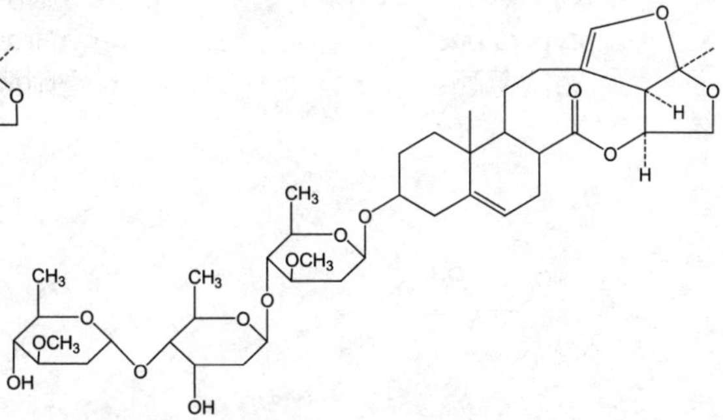

$C_{41}H_{62}O_{14}$ (778.9)
cynatratoside C
直立白薇苷 C

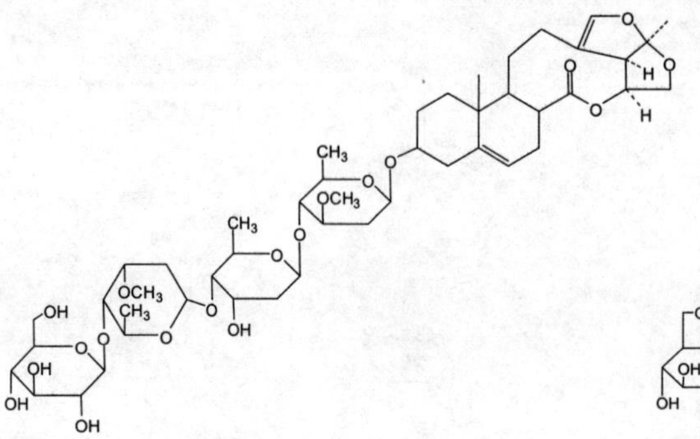

$C_{47}H_{72}O_{19}$ (941.1)
cynatratoside D
直立白薇苷 D

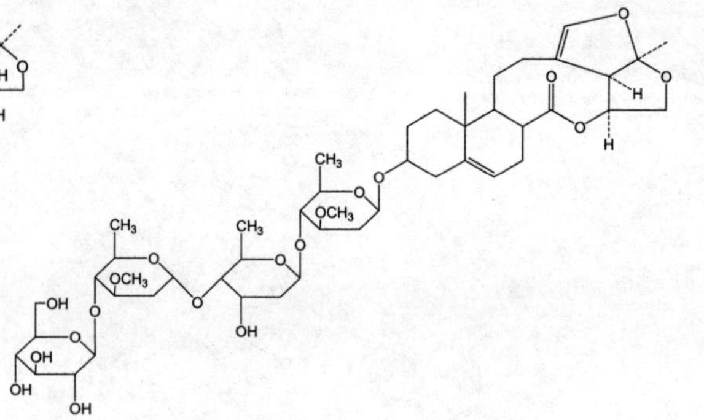

$C_{47}H_{72}O_{19}$ (941.1)
cynatratoside E
直立白薇苷 E

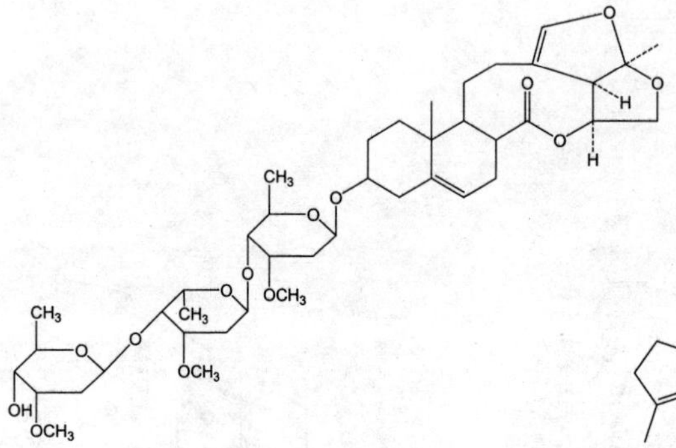

$C_{42}H_{64}O_{15}$ (809.1)
cynatratoside F
直立白薇苷 F

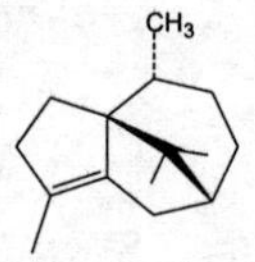

$C_{15}H_{24}$ (204.4)
cyperene
香附子烯

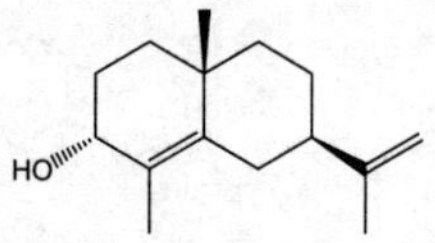

$C_{15}H_{24}O$ (220.4)
cyperol
香附醇

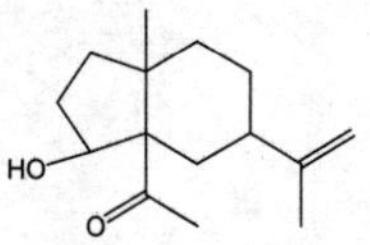

$C_{15}H_{24}O_2$ (236.4)
cyperolone
香附醇酮

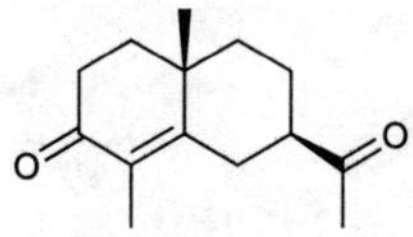

$C_{14}H_{20}O_2$ (220.3)
α-cyperone
α- 香附酮

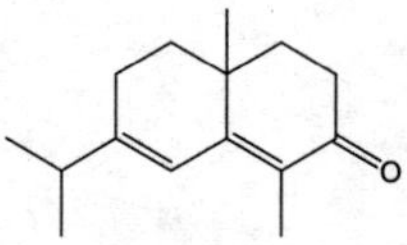

$C_{14}H_{20}O_2$ (220.3)
β-cyperone
β- 香附酮

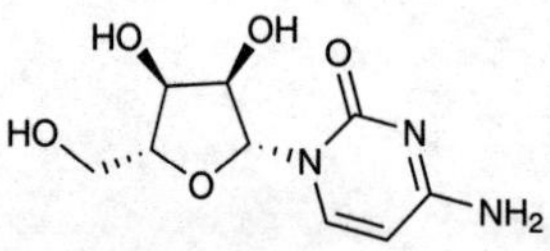

$C_9H_{13}N_3O_5$ (243.2)
cytidine
胞苷

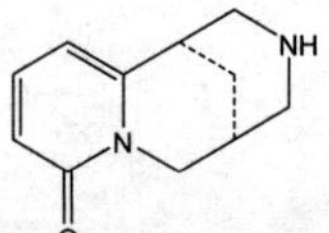

$C_{11}H_{14}N_2O$ (190.2)
cytisine
金雀花碱

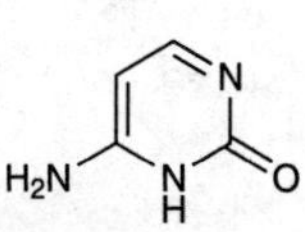

$C_4H_5N_3O$ (111.1)
cytosine
胞嘧啶

D 部

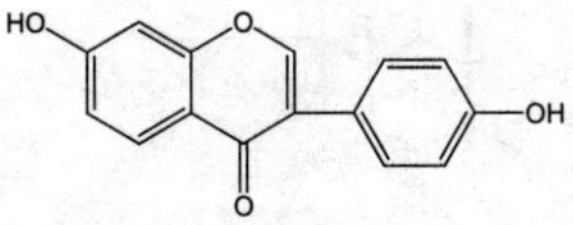

$C_{15}H_{10}O_4$　(254.2)
daidzein
大豆黄素，大豆素，大豆苷元

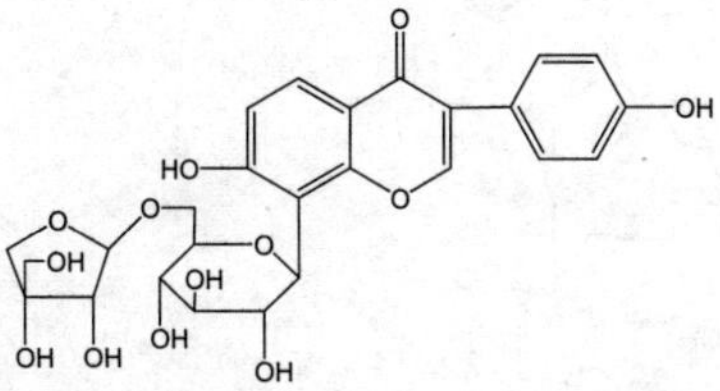

$C_{25}H_{26}O_{13}$　(534.5)
daidzein-8-*C*-apiosyl(1 → 6)-glucoside
大豆苷元 -8-*C*- 芹菜糖基 (1 → 6)- 葡萄糖苷

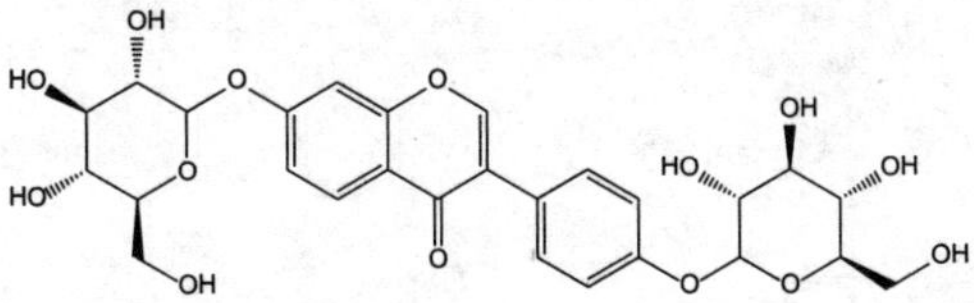

$C_{27}H_{30}O_{14}$　(578.5)
daidzein-4′,7-diglucoside
大豆苷元 -4′,7- 二葡萄糖苷

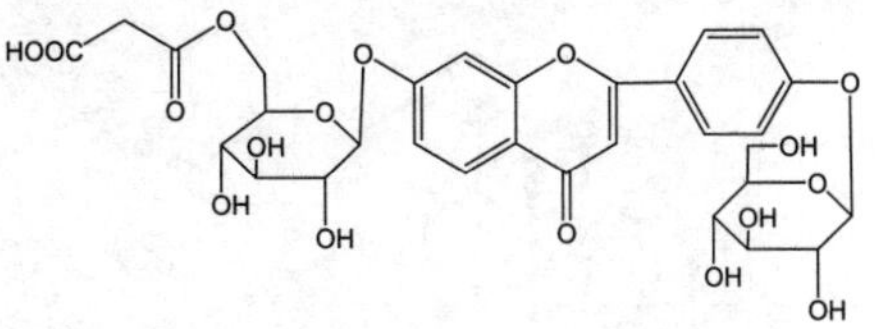

$C_{30}H_{32}O_{17}$　(664.6)
daidzein7-*O*-(6″-*O*-malonyl)glucoside
大豆苷元 7-*O*-(6″-*O*- 丙二酰) 葡萄糖苷

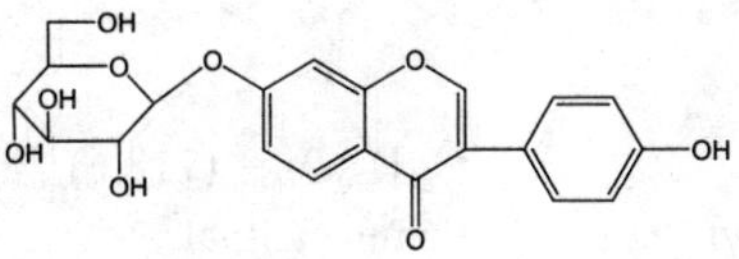

$C_{21}H_{20}O_9$　(416.4)
daidzin
大豆黄苷

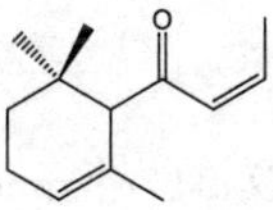

$C_{13}H_{20}O$　(192.3)
β-damascone
β- 突厥酮

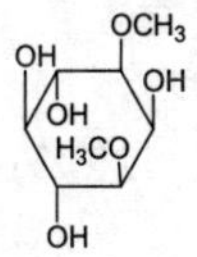

$C_8H_{16}O_6$　(208.2)
dambonitol
橡胶肌醇

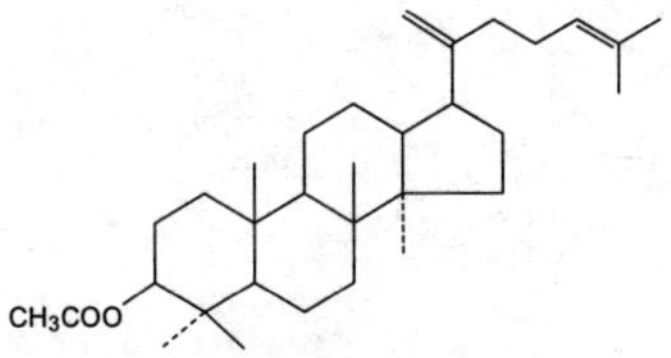

$C_{32}H_{52}O_2$　(468.8)
dammaradienyl acetate
达玛二烯醇乙酸酯

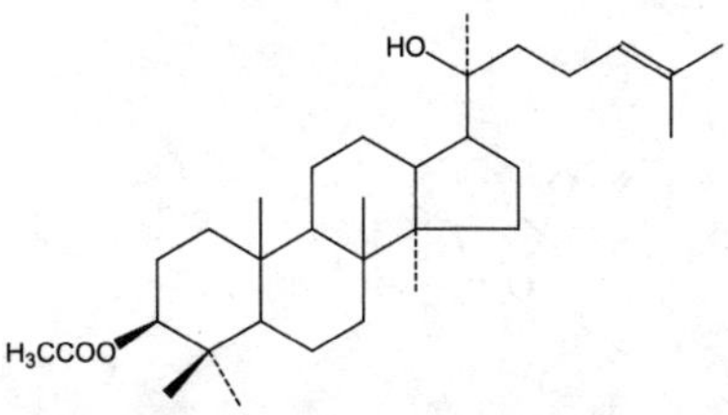

$C_{32}H_{54}O_3$　(486.8)
20(*S*)-dammar-24-ene-3β,20-diol-3-acetate
20(*S*)- 达玛 -24- 烯 -3β,20- 二醇 -3- 乙酸酯

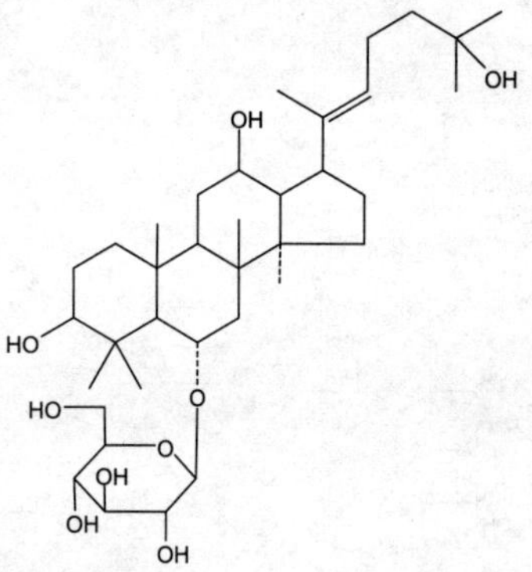

$C_{32}H_{62}O_9$　(638.9)

dammar-20(22)-ene-3β,12β,25-triol-6-O-β-D-glucopyranoside

达玛 -20(22)-3β,12β,25- 三醇 -6-O-β-D- 吡喃葡萄糖苷

三七皂苷 B1

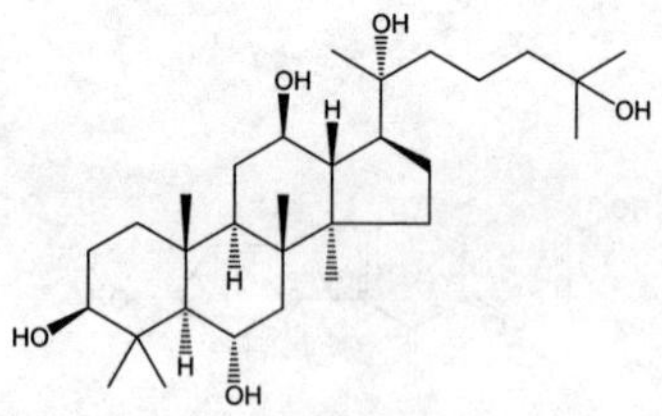

$C_{30}H_{54}O_5$　(494.7)

20(R)dammar-3β,6α,12β,20,25-pentol

20(R)- 达玛烷 -3β,6α,12β,20,25- 五醇

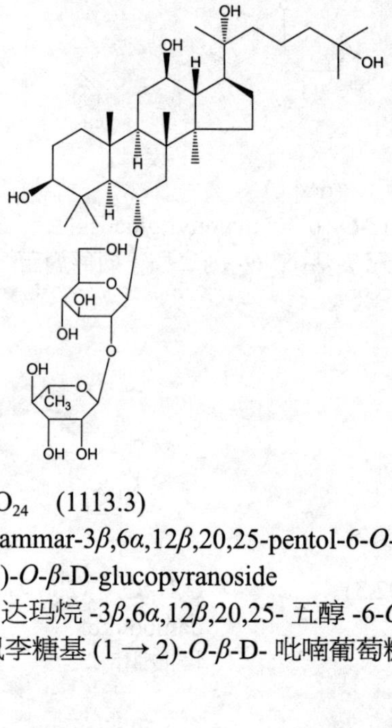

$C_{53}H_{92}O_{24}$　(1113.3)

20(R)dammar-3β,6α,12β,20,25-pentol-6-O-α-L-rhamnopyranosyl

(1 → 2)-O-β-D-glucopyranoside

20(R)- 达玛烷 -3β,6α,12β,20,25- 五醇 -6-O-α-L-

吡喃鼠李糖基 (1 → 2)-O-β-D- 吡喃葡萄糖苷

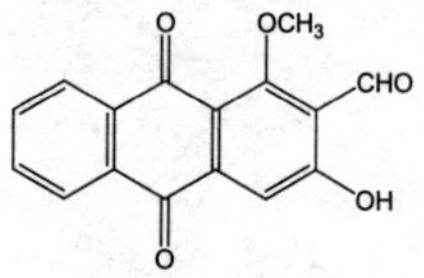

$C_{36}H_{30}O_{16}$　(718.6)

damnacanthal

虎刺醛

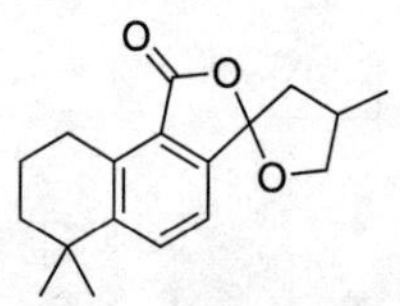

$C_{18}H_{22}O_3$　(286.4)

danshenspiroketallactone

丹参螺缩酮内酯

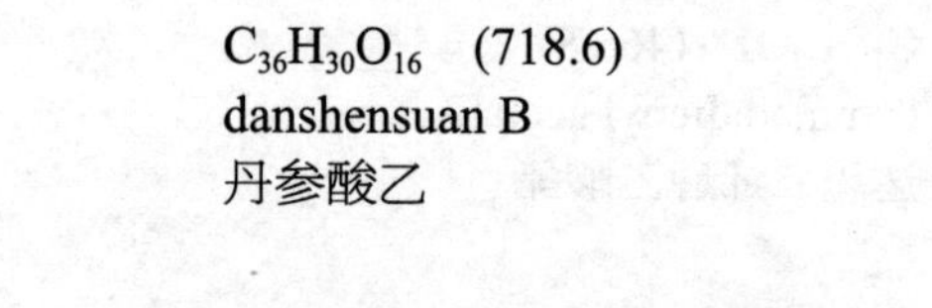

$C_{36}H_{30}O_{16}$　(718.6)

danshensuan B

丹参酸乙

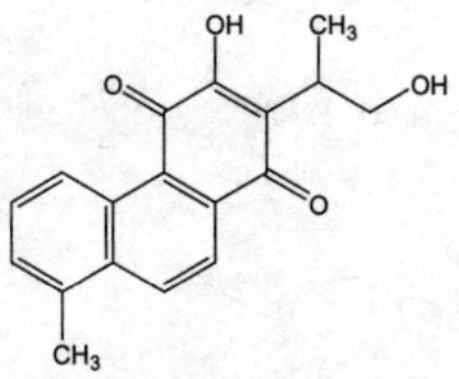

C$_{18}$H$_{16}$O$_4$　(296.3)
danshenxinkun A
丹参新醌 A

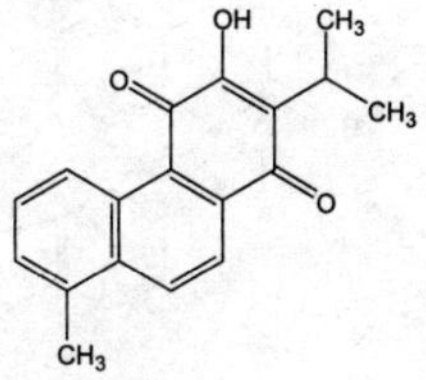

C$_{18}$H$_{16}$O$_3$　(280.3)
danshenxinkun B
丹参新醌 B

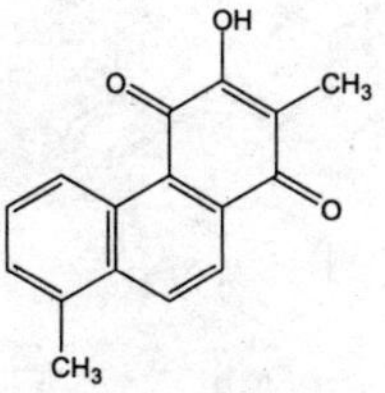

C$_{16}$H$_{12}$O$_3$　(252.3)
danshenxinkun C
丹参新醌 C

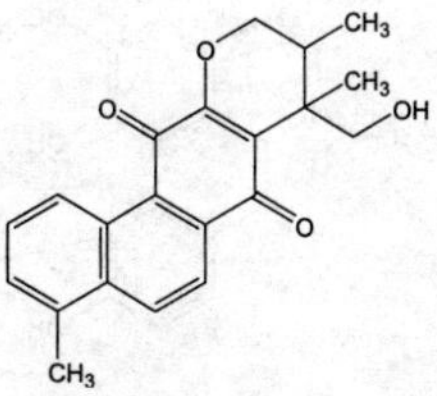

C$_{21}$H$_{20}$O$_4$　(336.4)
danshenxinkun D
丹参新醌 D

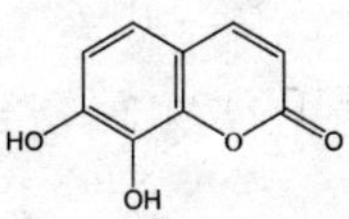

C$_9$H$_6$O$_4$　(178.1)
daphnetin
瑞香素

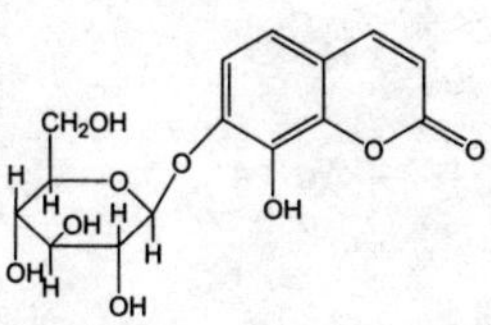

C$_{15}$H$_{16}$O$_9$　(340.3)
daphnin
白瑞香苷

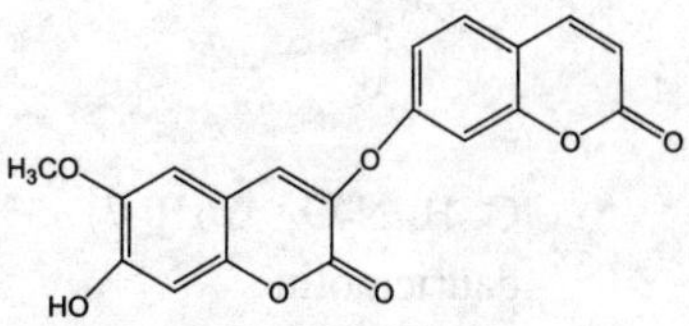

C$_{19}$H$_{12}$O$_7$　(352.3)
daphnoretin
西瑞香素

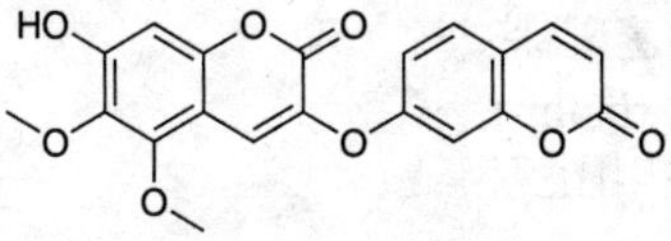

C$_{20}$H$_{14}$O$_8$　(382.3)
daphnoretin B
瑞香素 B

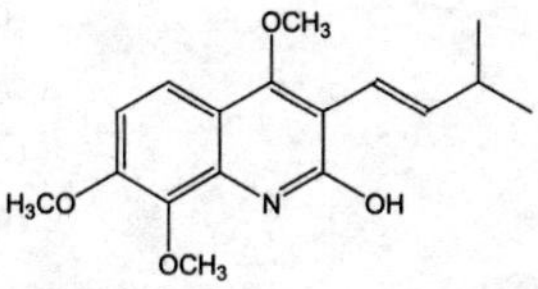

C$_{17}$H$_{21}$NO$_4$　(303.4)
dasycarpamin
白鲜明碱

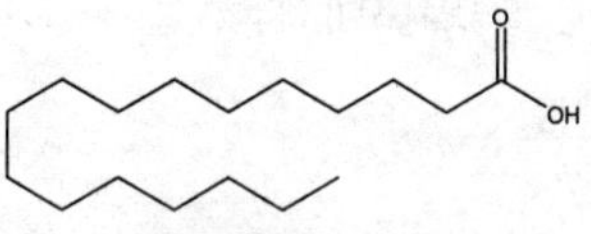

C$_{17}$H$_{34}$O$_2$　(270.5)
daturic acid
曼陀罗酸

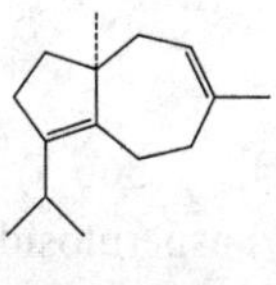

C$_{15}$H$_{24}$　(204.4)
daucene
胡萝卜烯

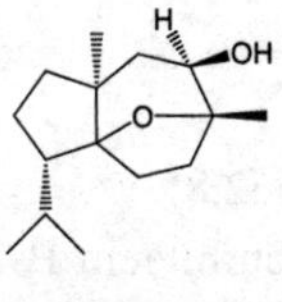

C$_{15}$H$_{26}$O$_2$　(238.4)
daucol
α- 胡萝卜醇

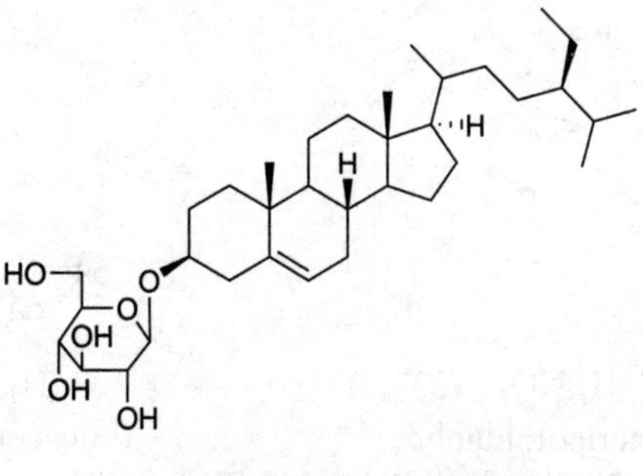

C$_{35}$H$_{60}$O$_6$　(576.9)
daucosterol
胡萝卜苷

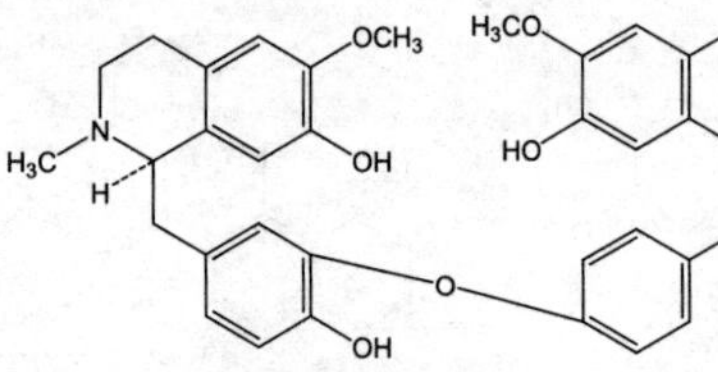

$C_{36}H_{40}N_2O_6$ (596.7)
dauriciline
7,7′- 二去甲山豆根碱，蝙蝠葛新林碱

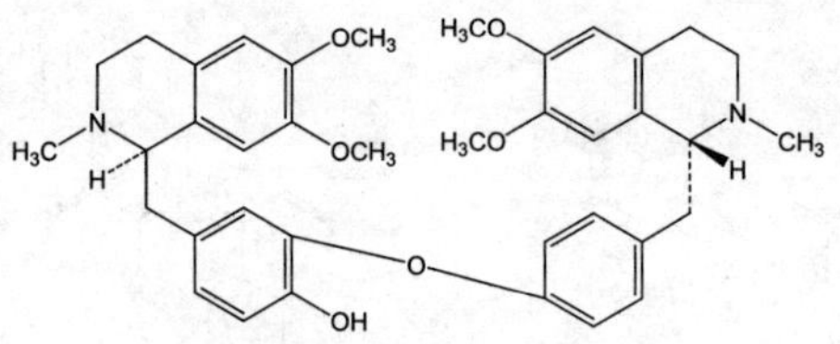

$C_{38}H_{44}N_2O_6$ (624.8)
dauricine
山豆根碱，蝙蝠葛碱

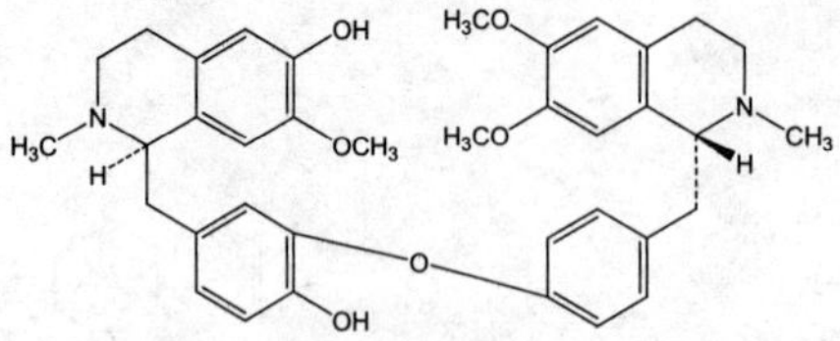

$C_{37}H_{42}N_2O_6$ (610.7)
dauricinoline
蝙蝠葛新诺林碱

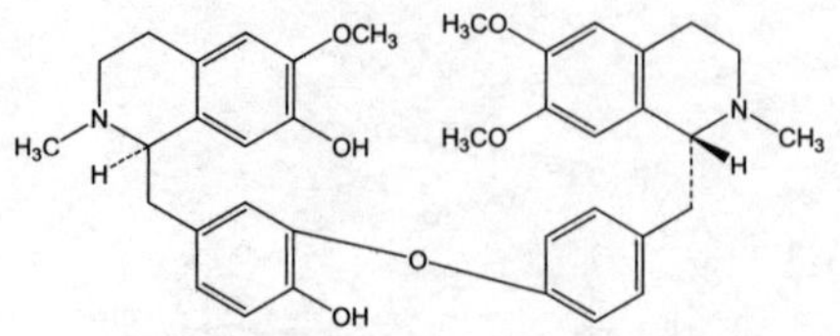

$C_{37}H_{42}N_2O_6$ (610.7)
daurisoline
蝙蝠葛苏林碱

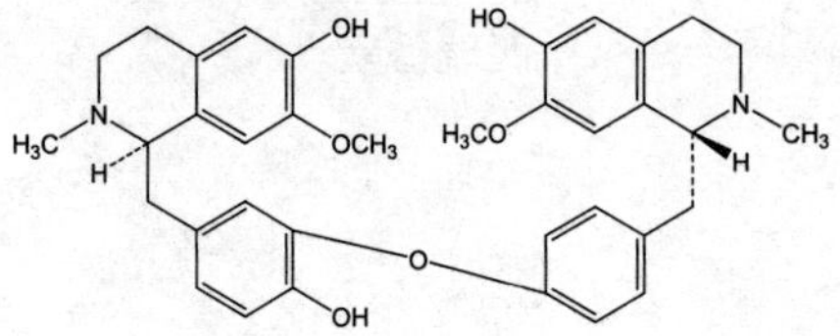

$C_{36}H_{40}N_2O_6$ (596.7)
dauricoline
蝙蝠葛可林碱

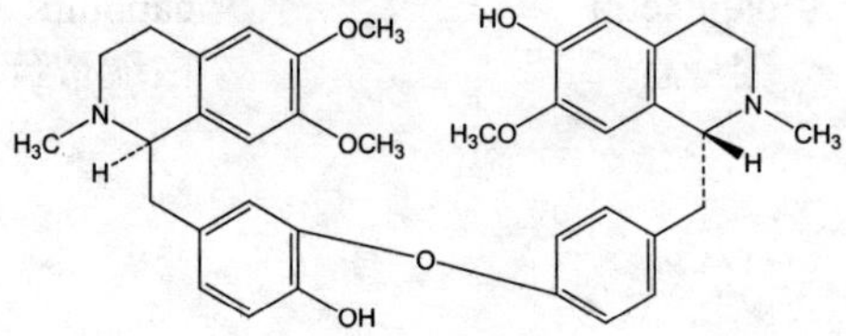

$C_{37}H_{42}N_2O_6$ (610.7)
daurinoline
蝙蝠葛诺林碱
6-daurinoline
6- 去甲山豆根碱

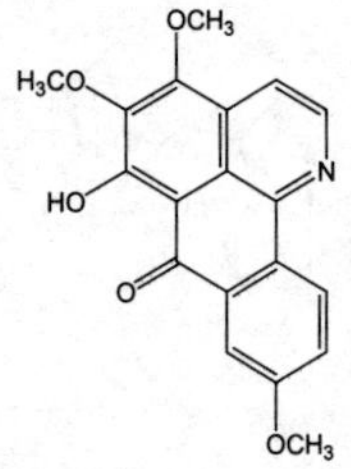

$C_{19}H_{15}NO_5$ (337.3)
dauriporphinoline
山豆根波芬诺灵碱，蝙蝠葛
宁酚碱

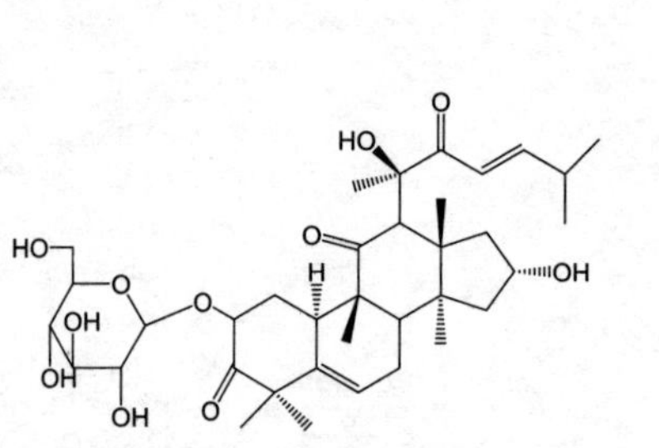

$C_{36}H_{54}O_{11}$ (662.8)
deacetoxy-cucurbitacin B-2-O-glucoside
去乙酰氧基葫芦苦素 B-2-O-葡萄糖苷

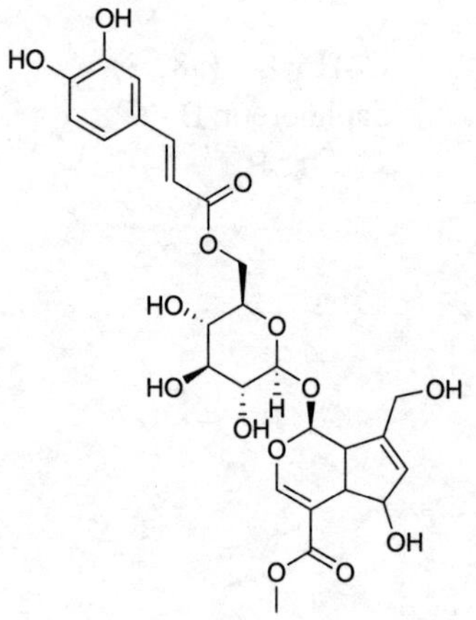

$C_{26}H_{30}O_{14}$ (566.5)
deacetyl asperulosidic acid
去乙酰车叶草酸

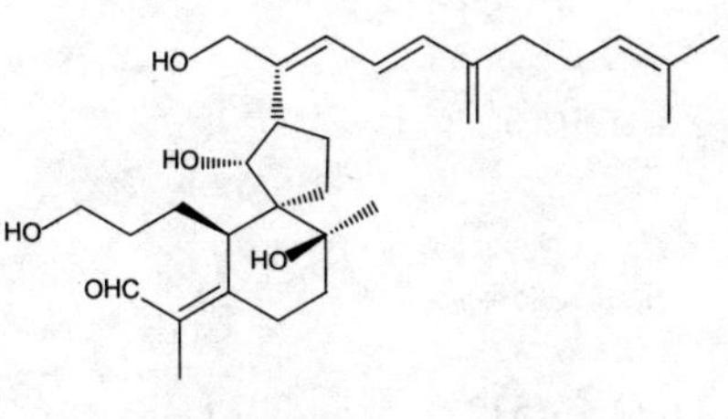

$C_{30}H_{46}O_5$ (486.7)
28-deacetylbelamcandal
28- 去乙酰基射干醛

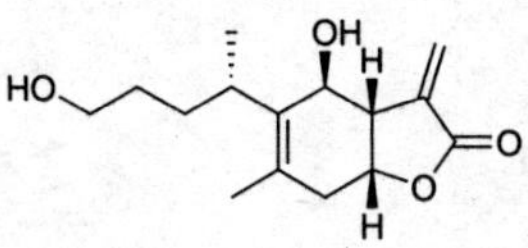

$C_{15}H_{22}O_4$ (266.3)
deacetyl inulicin
去乙酰旋覆花次内酯

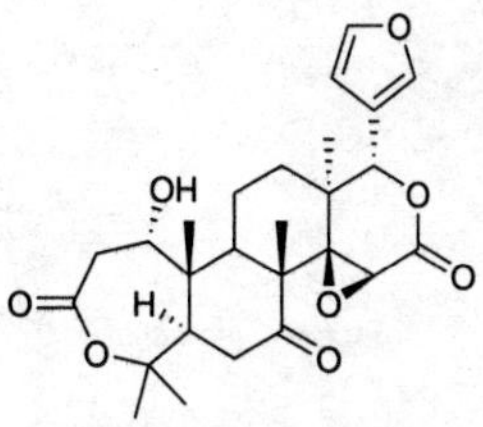

$C_{26}H_{32}O_8$ (472.5)
deacetylnomilin
去乙酸闹米林

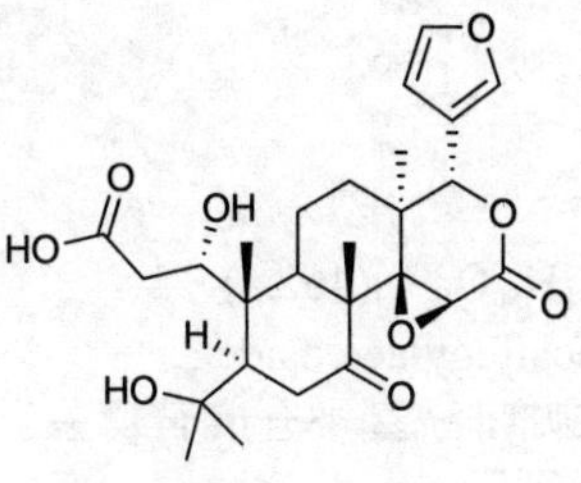

$C_{26}H_{34}O_9$ (490.5)
deacetylnomilinic acid
去乙酰闹米林酸

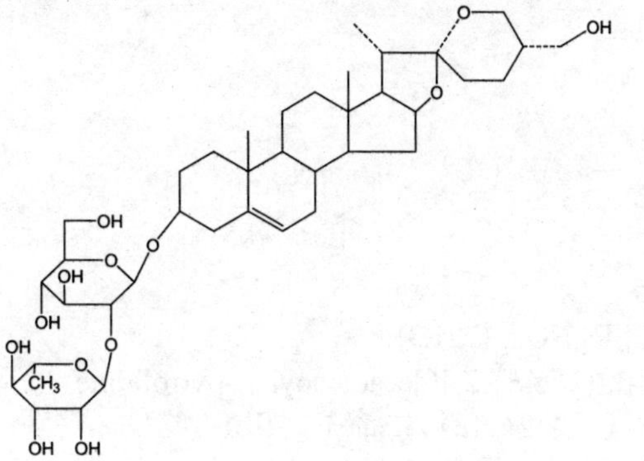

$C_{39}H_{62}O_{13}$ (738.9)
deacylbrownioside
去酰百合皂苷

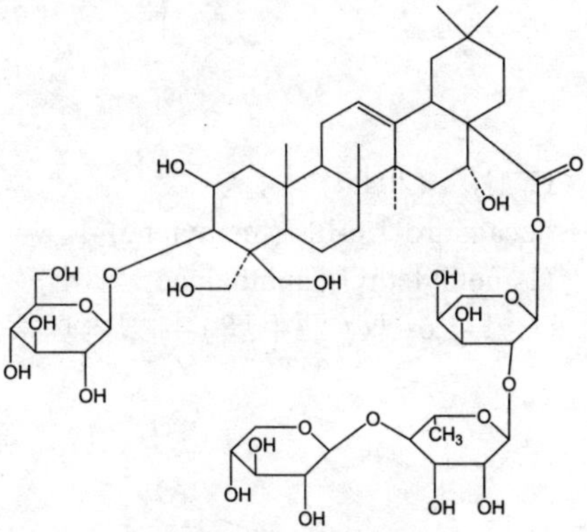

$C_{52}H_{84}O_{24}$ (1093.2)
deapioplatycodin D
去芹菜糖基桔梗皂苷 D

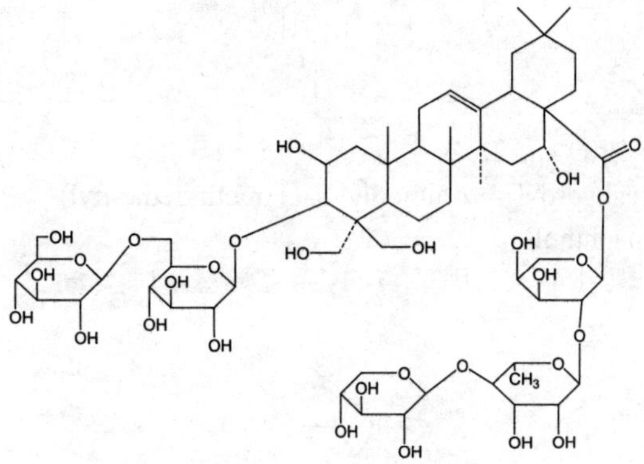

$C_{58}H_{94}O_{29}$ (1255.4)
deapioplatycodin D_3
去芹菜糖基桔梗皂苷 D_3

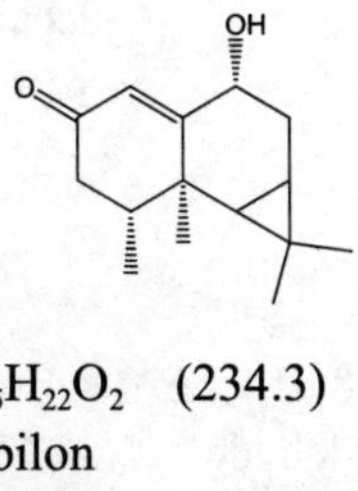

$C_{15}H_{22}O_2$ (234.3)
debilon
德比酮

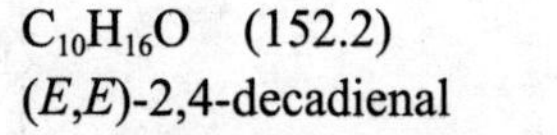

$C_{10}H_{16}O$ (152.2)
(E,E)-2,4-decadienal
(E,E)-2,4- 癸二烯醛

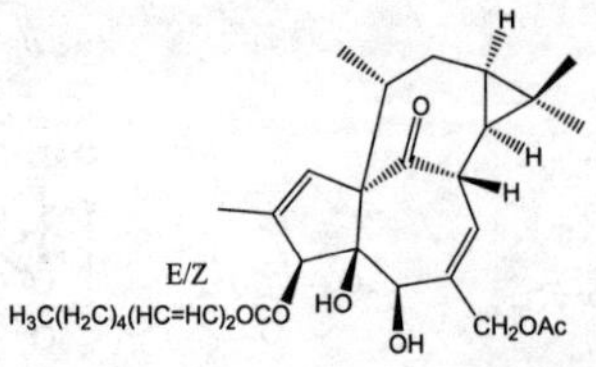

$C_{33}H_{46}O_7$ (554.7)
3-*O*-(2′*E*,4′*Z*-decadienoyl)-20-*O*-acetyl-ingenol
3-*O*-(2′*E*,4′*Z*- 癸二烯酰基)-20-*O*- 乙酰基 - 巨大戟醇

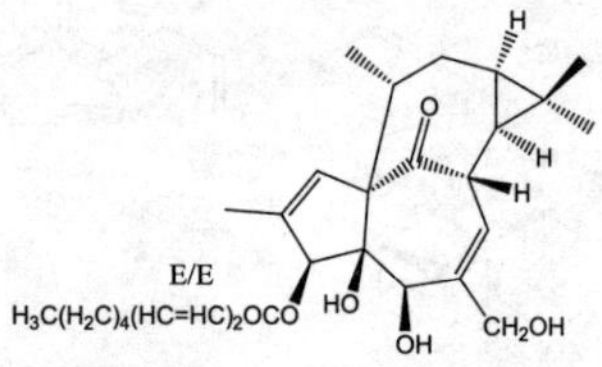

$C_{31}H_{44}O_6$ (512.7)
3-*O*-(2′*E*,4′*E*-decadienoyl)-ingenol
3-*O*-(2′*E*,4′*E*- 癸二烯酰基)- 巨大戟醇

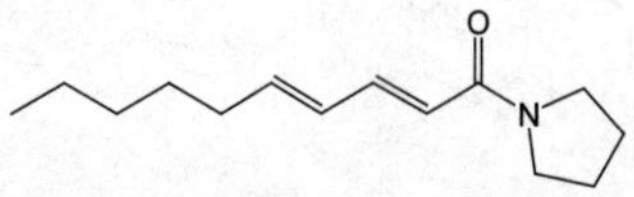

$C_{14}H_{23}NO$ (221.3)
1-［(2*E*,4*E*)-2,4-decadienoyl］-pyrrolidine
1-［癸 -(2*E*,4*E*)- 二烯酰］四氢吡咯

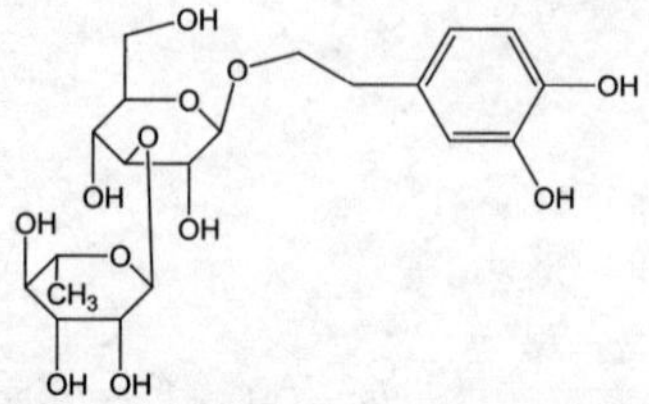

$C_{20}H_{30}O_{12}$ (462.5)
decaffeoylacteoside
去咖啡酰基类升麻苷，去咖啡酰毛蕊花糖苷

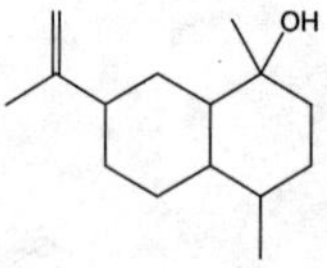

$C_{15}H_{26}O$ (222.4)
decahydro-1,4-*α*-dimethyl-7-(1-methylethe-nyl)-1-naphthol
十氢 -1,4-*α*- 二甲基 -7-(1- 甲乙烯基)-1- 萘酚

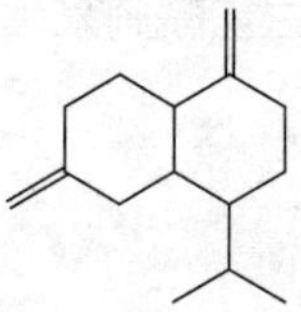

$C_{15}H_{24}$ (204.4)
decahydro-1,6-bis-(methylene)-4-(1-methylethyl)naphthalene
十氢 -1,6- 双 (亚甲基)-4- 异丙基萘

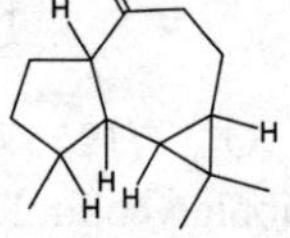

$C_{15}H_{26}$ (206.4)
decahydro-1,1,7-trimethyl-4-methylene cycloprop[e]azulene
香橙烯，香木兰烯，十氢 -1,1,7- 三甲基 -4- 甲烯基 - 环丙基 [e] 甘菊环烃

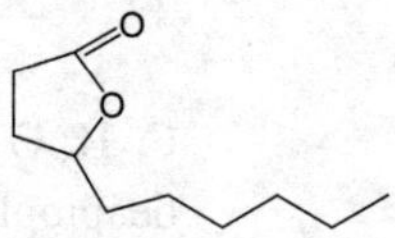

$C_{10}H_{18}O_2$ (170.2)
γ-decalactone
γ- 癸内酯

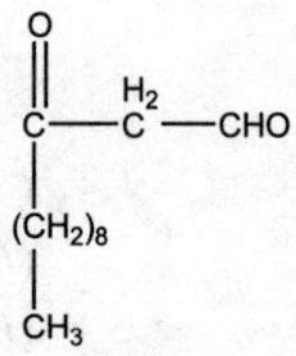

$C_{12}H_{22}O_2$ (198.3)
decanoylacetaldehyde
癸酰乙醛，鱼腥草素

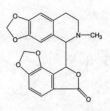

$C_{20}H_{17}NO_6$ (367.4)
decumbenine
夏无碱

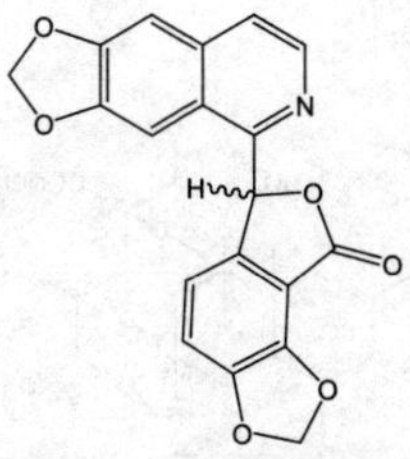

$C_{19}H_{11}NO_6$ (349.3)
decumbenine C
夏无碱丙素

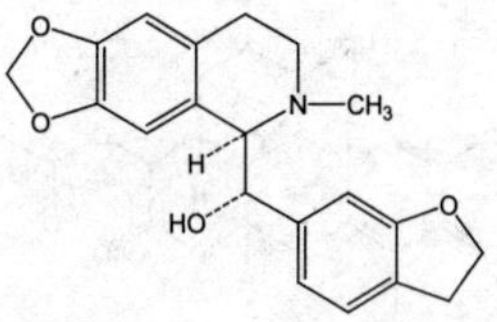

$C_{20}H_{19}NO_6$ (369.4)
decumbensine
夏无新碱

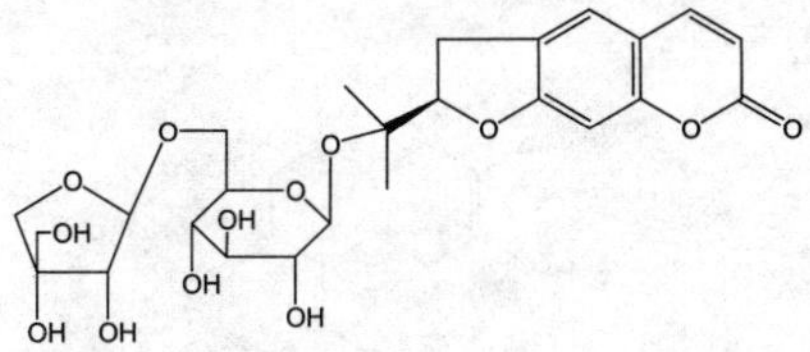

$C_{24}H_{30}O_{13}$ (526.5)
decuroside Ⅳ
紫花前胡种苷

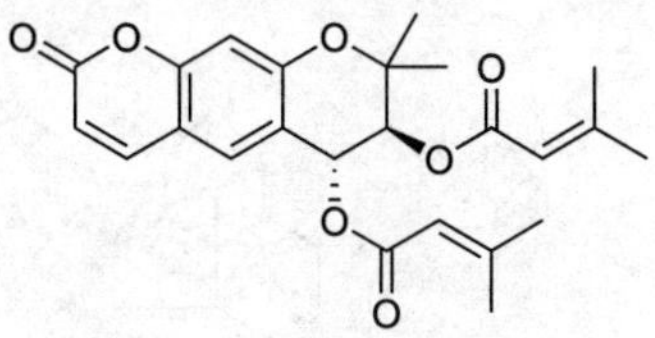

$C_{24}H_{26}O_7$ (426.5)
decursidin
紫花前胡素

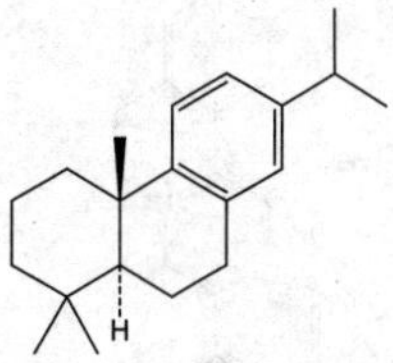

$C_{20}H_{30}$ (270.5)
dehydroabietane
去氢松香烷

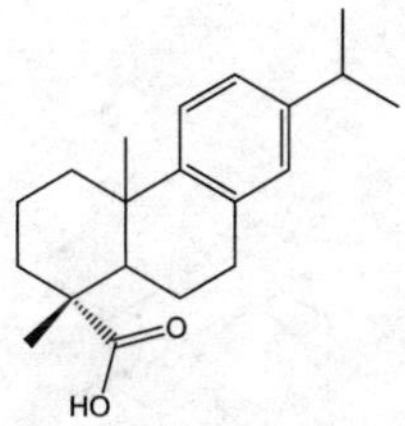

$C_{20}H_{28}O_2$ (300.4)
dehydroabietic acid
去氢松香酸

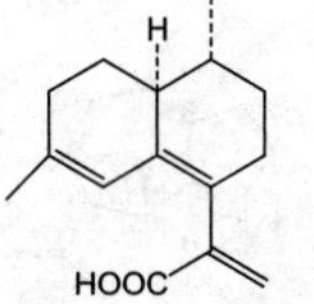

$C_{15}H_{20}O_2$ (232.3)
dehydroartemisinic acid
去氢青蒿酸

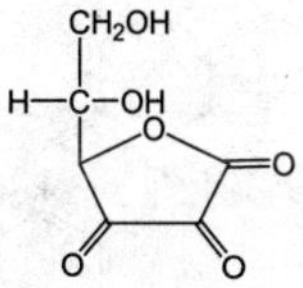

$C_6H_6O_6$ (174.1)
dehydroascorbic acid
去氢抗坏血酸

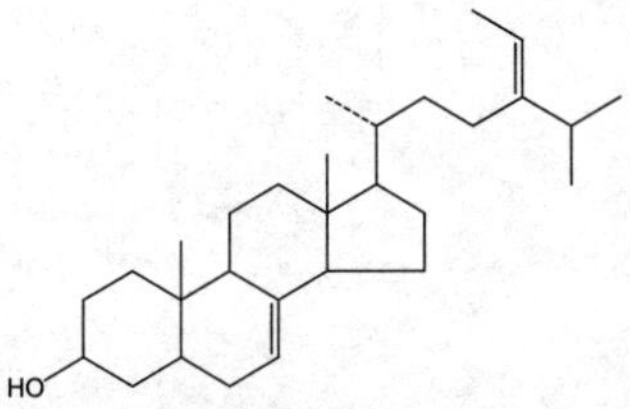

$C_{29}H_{48}O$ (412.7)
7-dehydroavenasterol
7- 去氢燕麦甾醇

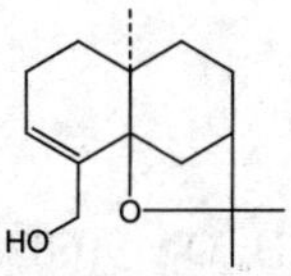

$C_{15}H_{24}O_2$ (236.4)
dehydrobaimuxinol
去氢白木香醇

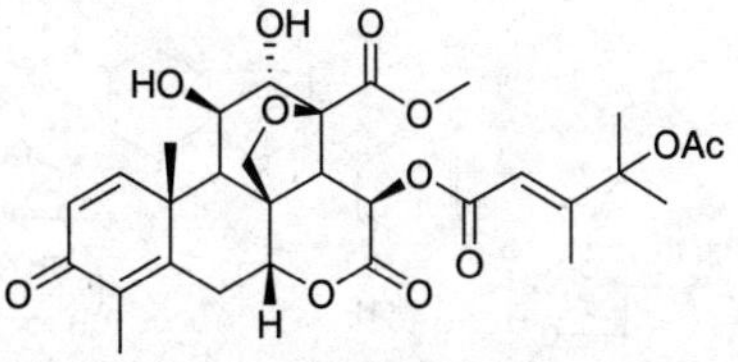

$C_{30}H_{36}O_{12}$ (588.6)
dehydrobruceantinol
去氢鸦胆亭醇

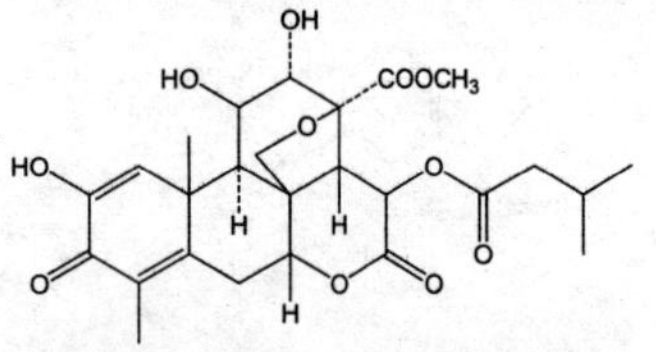

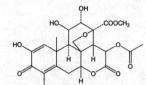

$C_{26}H_{32}O_{11}$　(520.5)
dehydrobruceine A
去氢鸦胆子苦素 A

$C_{23}H_{26}O_{11}$　(478.5)
dehydrobruceine B
去氢鸦胆子苦素 B

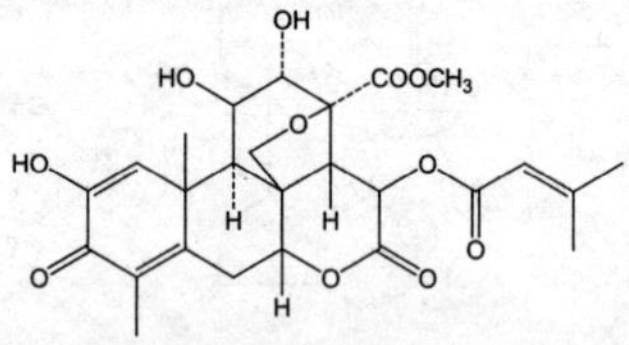

$C_{26}H_{30}O_{11}$　(518.5)
dehydrobrusatol
去氢鸦胆子苦醇

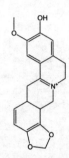

$C_{19}H_{16}NO_4$　(357.79)
dehydrocheilanthifoline
去氢碎叶紫堇碱

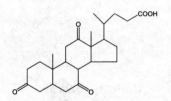

$C_{24}H_{34}O_5$　(402.5)
dehydrochoismic acid
去氢分支酸

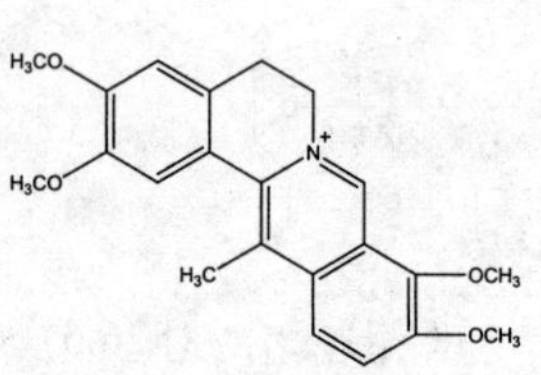

$C_{22}H_{24}NO_4$　(366.4)
dehydrocorydaline
去氢紫堇碱，去氢延
胡索甲素

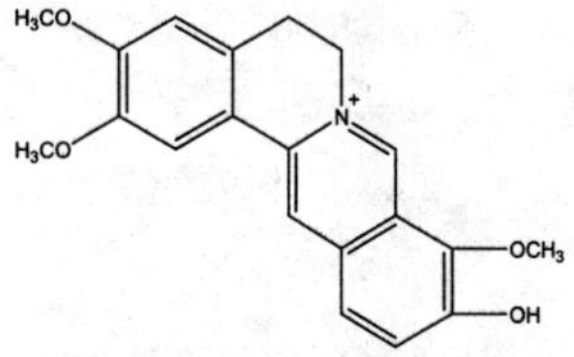

$C_{20}H_{20}NO_4$　(338.4)
dehydrocorydalmine
去氢延胡索胺

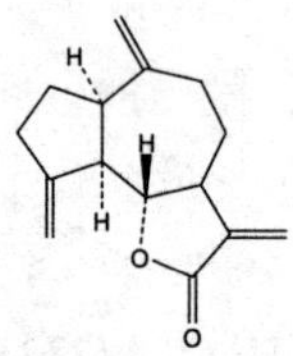

$C_{15}H_{20}O_2$　(232.3)
dehydrocostuslactone
去氢木香内酯

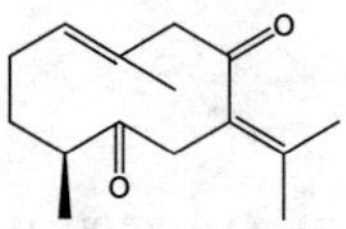

$C_{15}H_{22}O_2$　(234.3)
dehydrocurdione
去氢莪术二酮

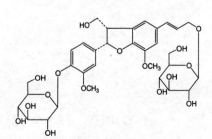

$C_{32}H_{42}O_{16}$　(682.7)
dehydrodiconiferyl alcohol-4, γ-di-O-β-D-glucopyranoside
去氢二松柏醇 -4,γ- 二 -β 葡萄糖苷

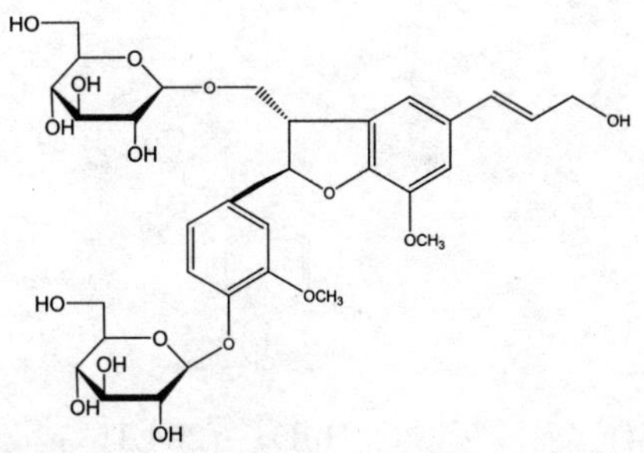

$C_{32}H_{42}O_{16}$ (682.7)
(7*R*,8*S*)-dehydrodiconiferylalcohol-4,9-di-
O-*β*-D-glucoside
(7*R*,8*S*)- 脱氢双松柏醇 -4,9- 二 -*O*-*β*-D-
葡萄苷

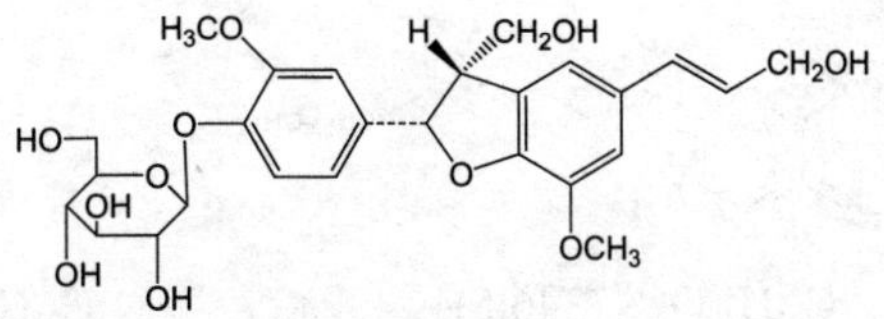

$C_{26}H_{30}O_{11}$ (518.5)
dehydrodiconiferyl alcohol-4-*β*-D-glucoside
去氢二松柏醇 -4-*β*-D- 葡萄糖苷

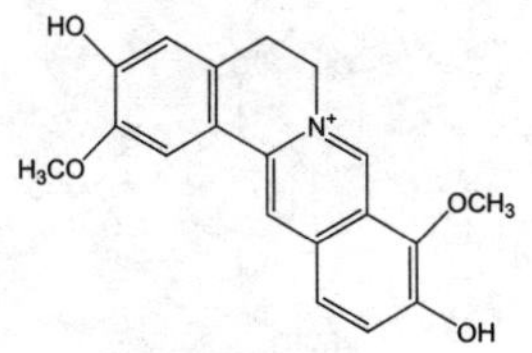

$C_{19}H_{18}NO_4$
dehydrodiscretamine
去氢分离木瓣树胺

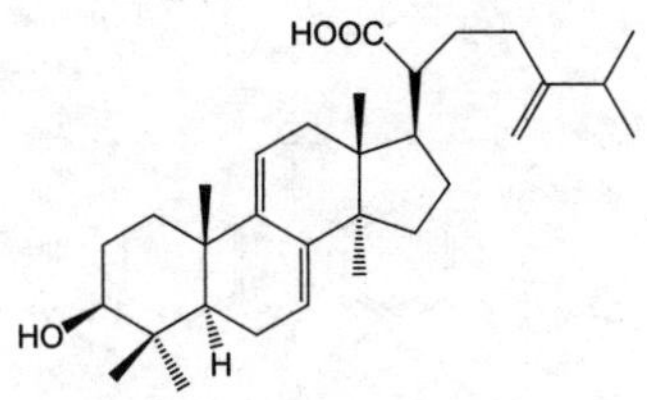

$C_{31}H_{48}O_3$ (468.7)
dehydroeburicoic acid
去氢齿孔酸

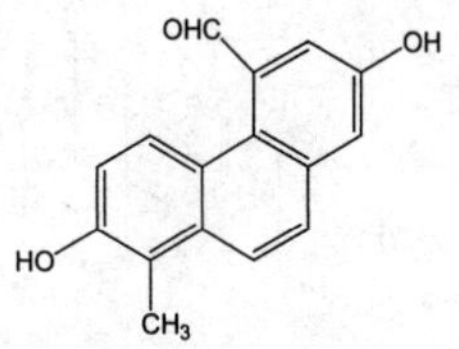

$C_{16}H_{12}O_3$ (252.3)
dehydroeffusal
去氢灯心草醛

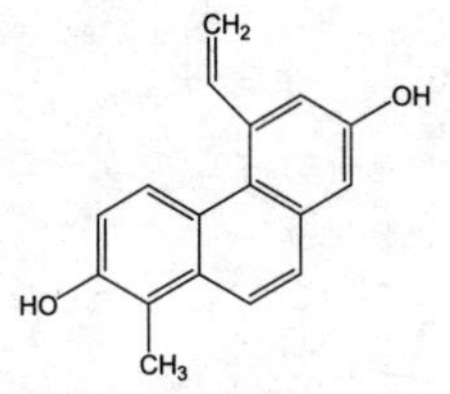

$C_{17}H_{14}O_2$ (250.3)
dehydroeffusol
去氢灯心草二酚

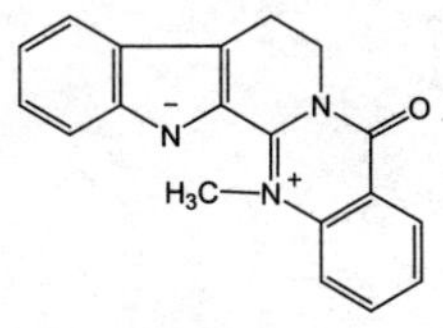

$C_{19}H_{15}N_3O$
dehydroevodiamine
去氢吴茱萸碱

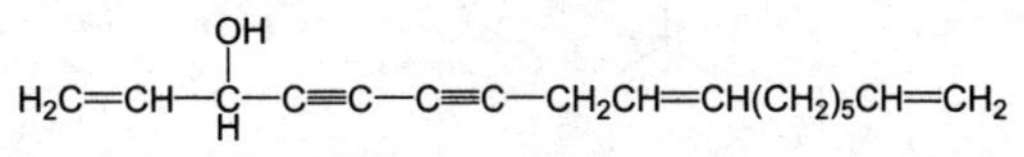

$C_{17}H_{22}O$ (242.4)
dehydrofalcarinol
去氢镰叶芹醇

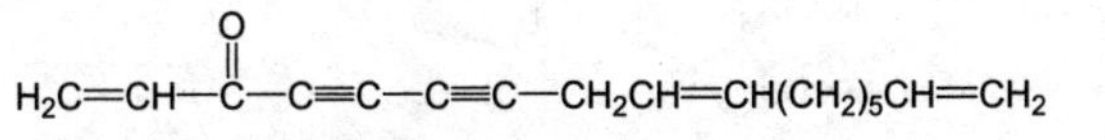

$C_{17}H_{20}O$ (240.34)
dehydrofalcarinone
去氢镰叶芹酮

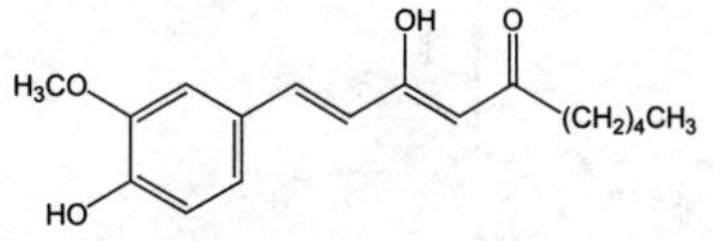

$C_{17}H_{22}O_4$ (290.4)
6-dehydrogingerdione
6- 去氢姜辣二酮

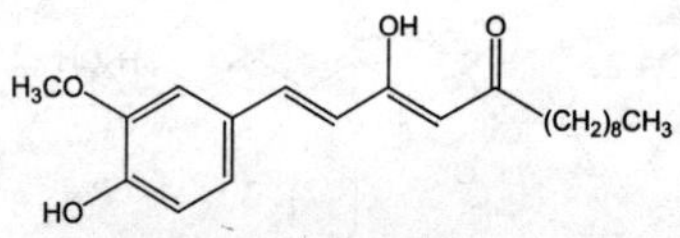

$C_{21}H_{30}O_4$　(346.5)
10-dehydrogingerdione
10- 去氢姜辣二酮

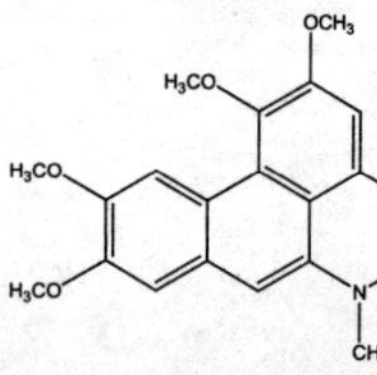

$C_{21}H_{21}NO_4$　(351.4)
dehydroglaucine
去氢海罂粟碱

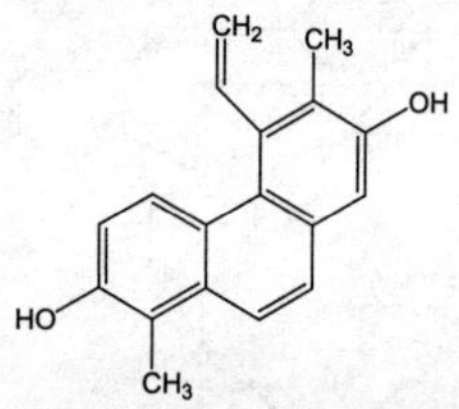

$C_{18}H_{16}O_2$　(264.3)
dehydrojuncusol
去氢 -6- 甲基灯心草二酚

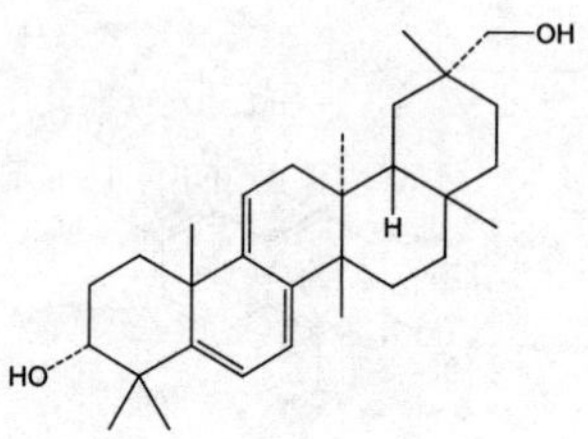

$C_{30}H_{46}O_2$　(438.7)
5-dehydrokarounidiol
5- 脱氢栝楼仁二醇

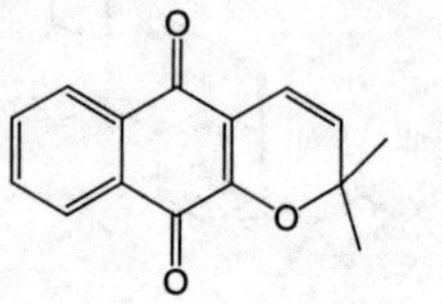

$C_{15}H_{12}O_3$　(240.3)
dehydro-α-lapachone
去氢 -α- 拉杷醌

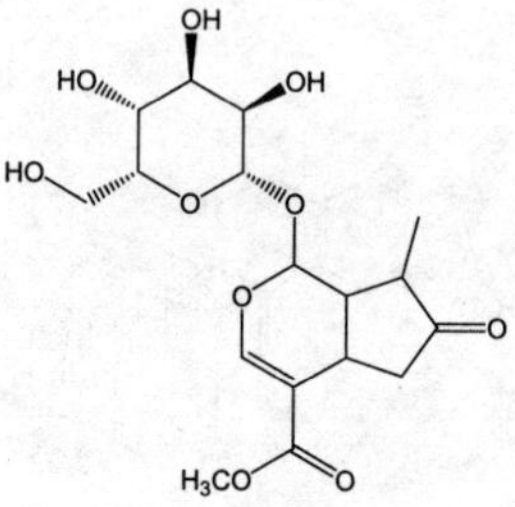

$C_{17}H_{24}O_{10}$　(388.4)
7-dehydrologanin
7- 脱氢马钱素

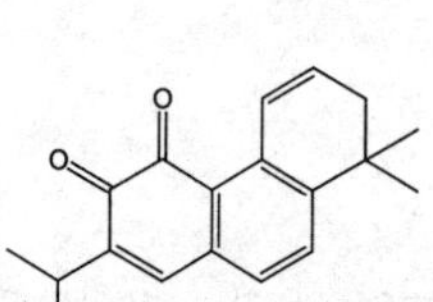

$C_{19}H_{20}O_2$　(280.4)
1-dehydromiltirone
1- 去氢丹参新酮

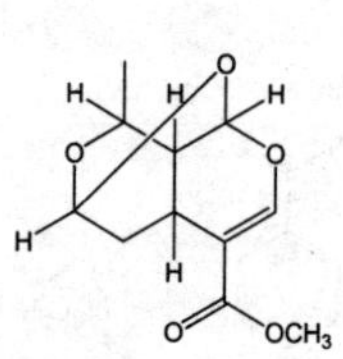

$C_{11}H_{14}O_5$　(226.2)
dehydromorroniaglycone
脱水莫诺苷元

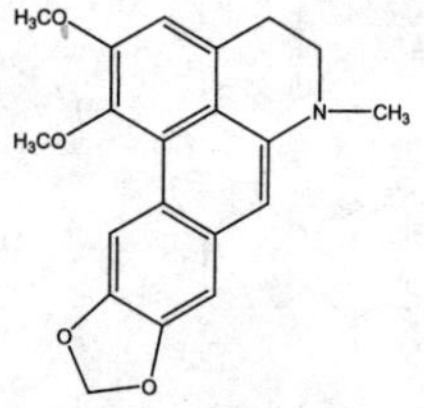

$C_{20}H_{19}NO_4$　(337.4)
dehydronantenine
去氢南天宁碱

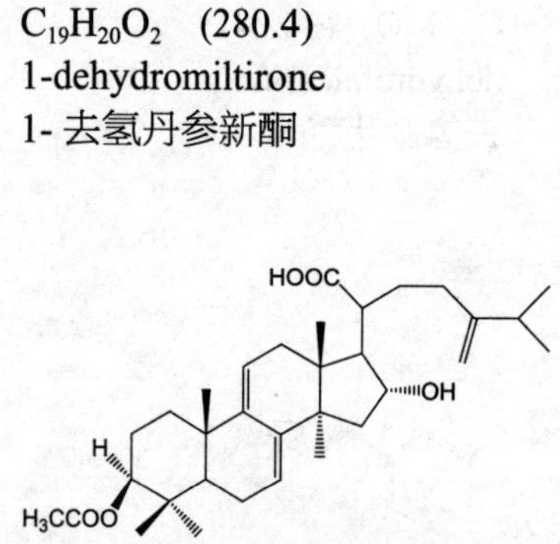

$C_{33}H_{50}O_5$　(526.7)
7,9(11)-dehydropachymic acid
7,9(11)- 去氢茯苓酸

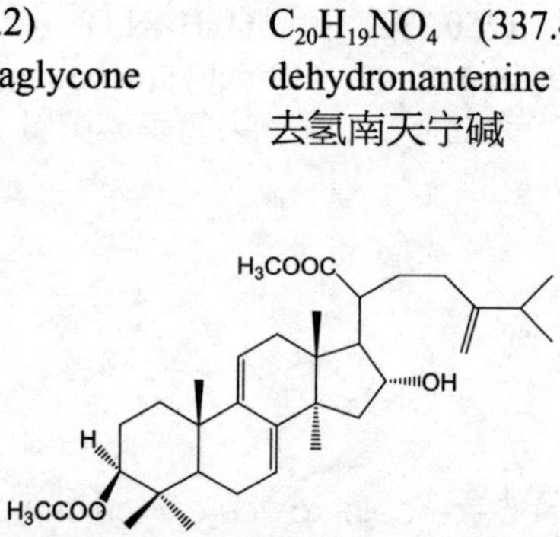

$C_{34}H_{52}O_5$　(540.8)
7,9(11)-dehydropachymic acid methyl ester
7,9(11)- 去氢茯苓酸甲酯

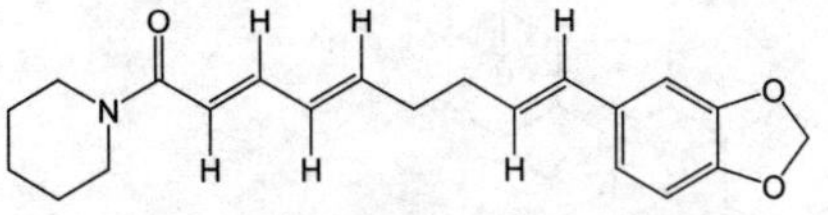

C₂₁H₂₅NO₃　(339.4)
dehydropipernonaline
荜茇壬三烯哌啶

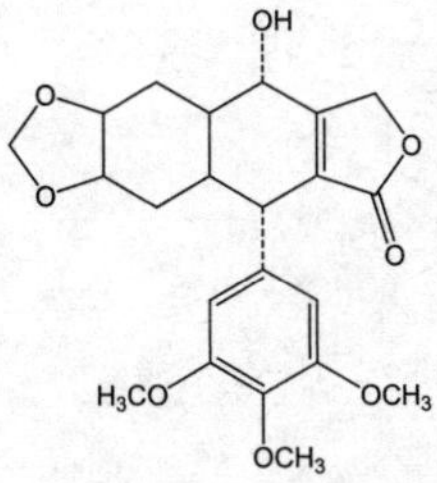

$C_{22}H_{18}O_8$　(410.4)
dehydropodophyllotoxin
去氢鬼臼苦素

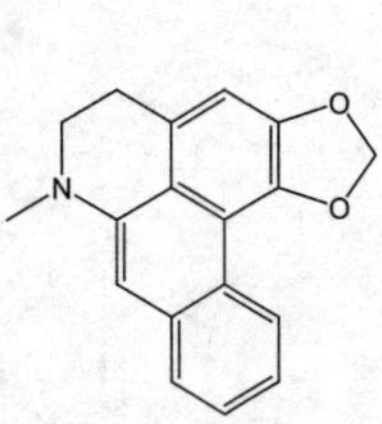

$C_{18}H_{15}NO_2$　(277.3)
dehydroroemerine
去氢斑点亚洲罂粟碱

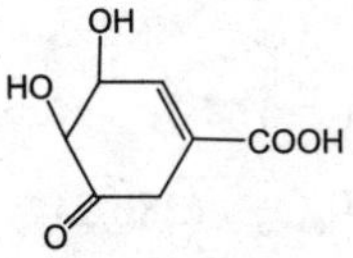

$C_7H_8O_5$　(172.1)
dehydroshikimic acid
去氢莽草酸

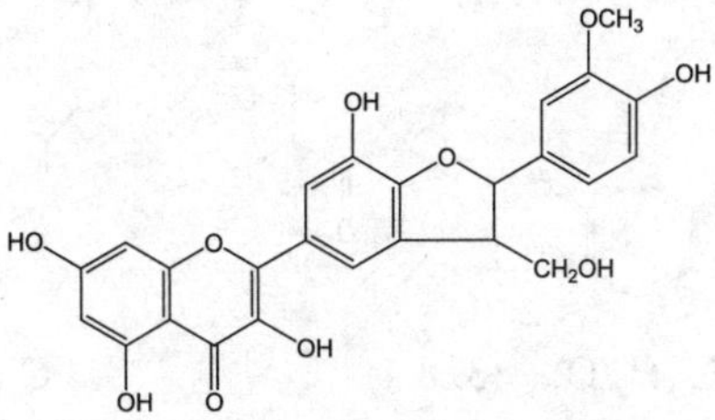

$C_{25}H_{20}O_{10}$　(540.8)
2,3-dehydrosilychristin
2,3- 去氢次水飞蓟素

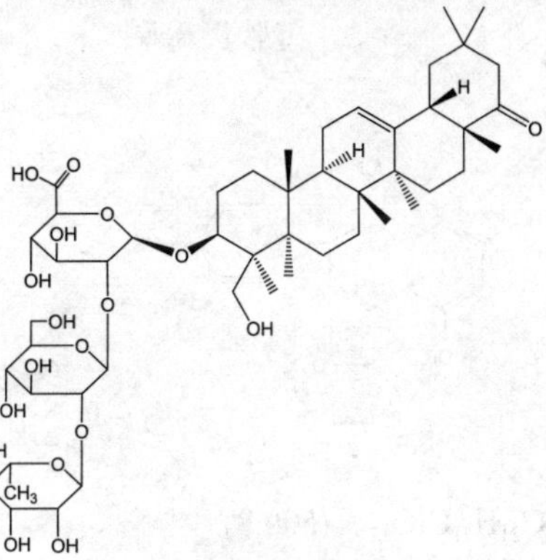

$C_{48}H_{76}O_{18}$　(941.1)
dehydrosoyasaponin Ⅰ
去氢大豆皂苷 Ⅰ

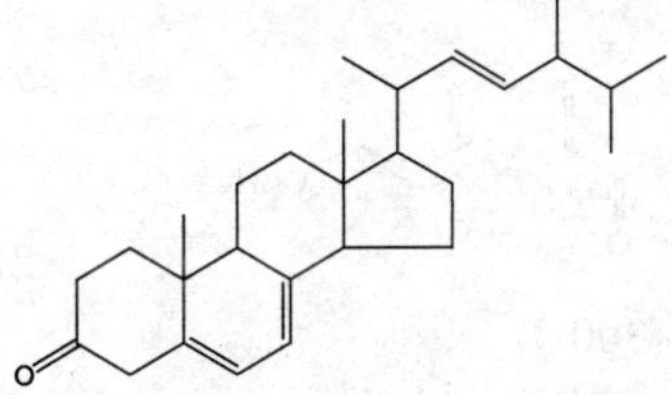

$C_{29}H_{46}O$　(410.7)
7-dehydrostigmasterol
7- 去氢豆甾醇

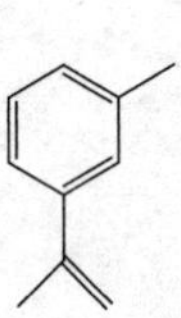

$C_{10}H_{12}$　(132.2)
dehydrosylvestrene
脱氢枞油烯

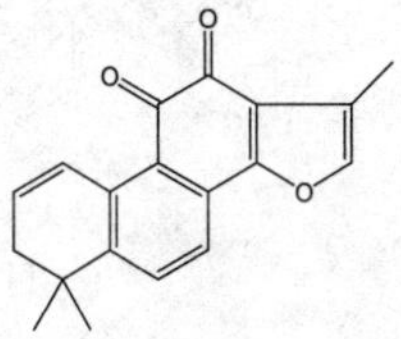

$C_{19}H_{16}O_3$　(294.4)
1-hydrotanshinone ⅡA
去氢丹参酮ⅡA

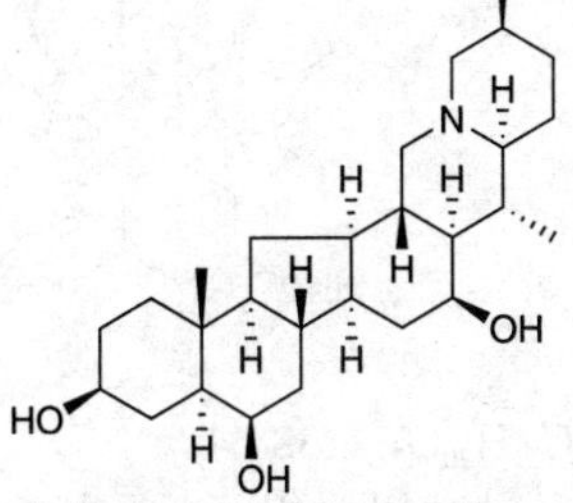

$C_{27}H_{45}NO_3$　(431.7)
delafrine
棱砂贝母芬碱，代拉夫林

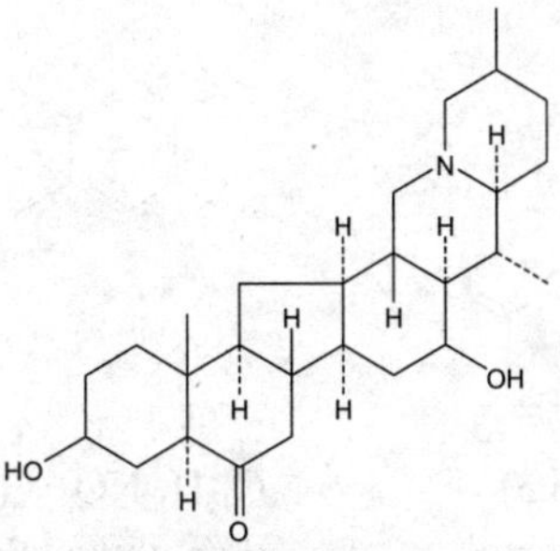

$C_{27}H_{43}NO_3$　(429.6)
delafrinone
棱砂贝母芬酮碱

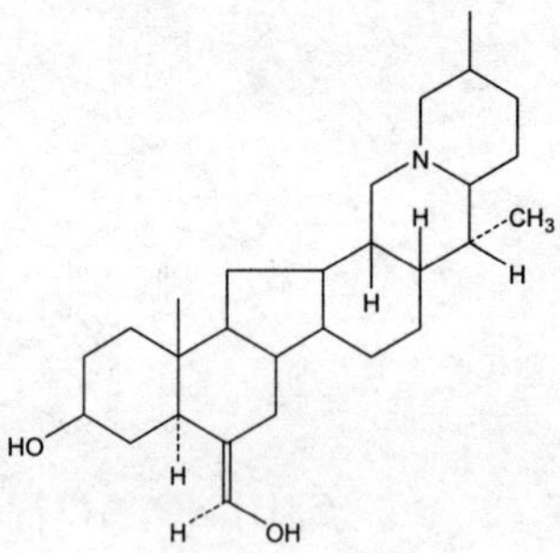

$C_{27}H_{45}NO_2$　(415.7)
delavine
棱砂贝母碱

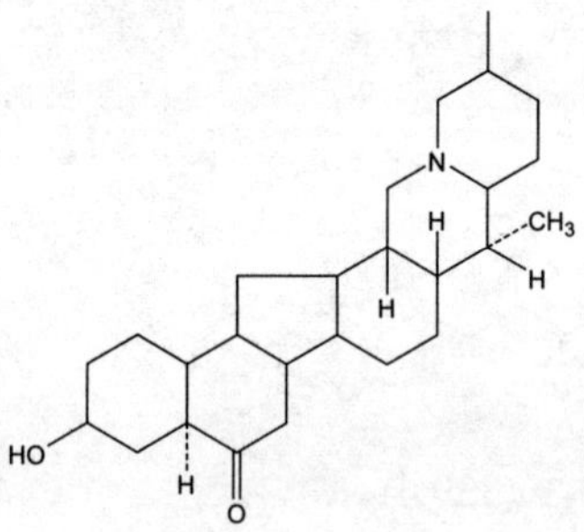

$C_{27}H_{43}NO_2$　(413.6)
delavinone
棱砂贝母酮碱

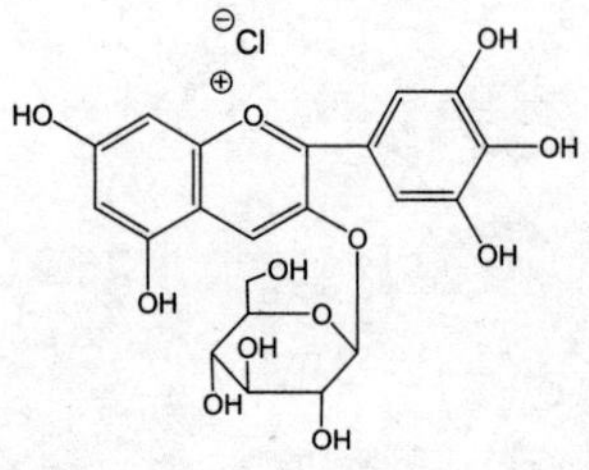

$C_{21}H_{21}ClO_{12}$　(500.8)
delphinidin-3-glucoside
翠雀素 -3- 葡萄糖苷

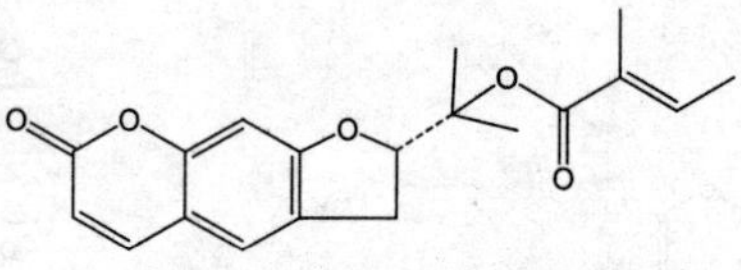

$C_{19}H_{20}O_5$　(328.4)
deltoin
德尔妥因或石防风素

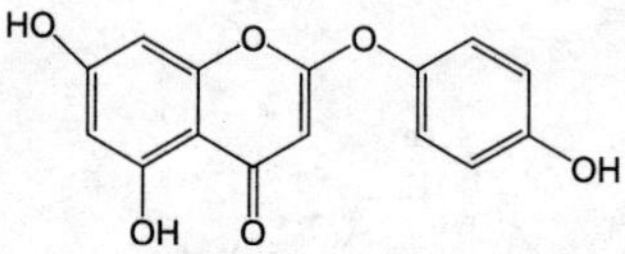

$C_{15}H_{10}O_6$　(286.2)
6-demethoxycapillarisin
6- 去甲氧基茵陈色原酮

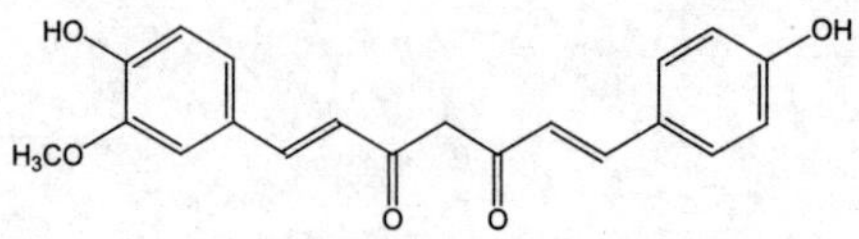

$C_{20}H_{18}O_5$　(338.4)
demethoxycurcumin
去甲氧基姜黄素

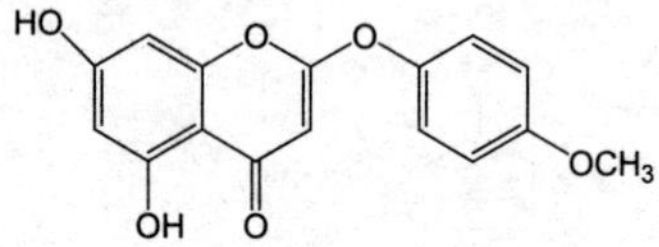

$C_{16}H_{12}O_6$　(300.3)
6-demethoxy-4′-*O*-methylcapillarisin
6- 去甲氧基 -4′-*O*- 甲基茵陈色原酮

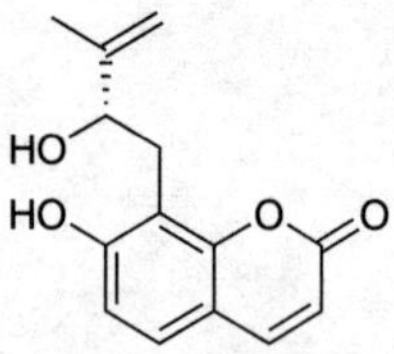

$C_{14}H_{14}O_4$　(246.3)
demethyl auraptenol
去甲基橙皮油内酯烯醇

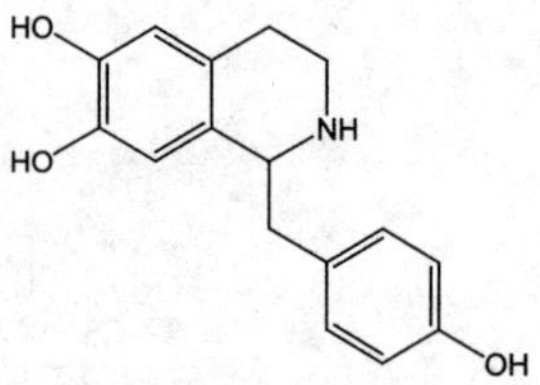

$C_{16}H_{17}NO_3$　(271.3)
demethylcoclaurine
消旋去甲基衡州乌药碱
higeramine
和乌胺

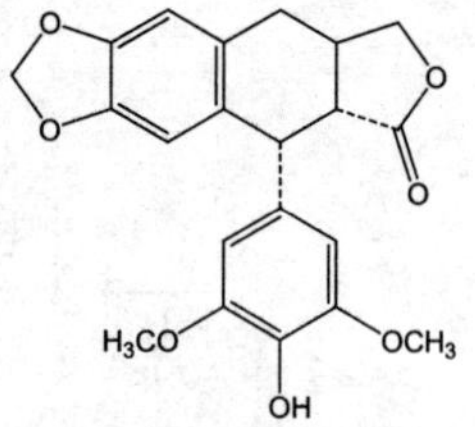

$C_{21}H_{20}O_7$　(384.4)
4′- demethyl desoxypodophyllotoxin
4′- 去甲去氧鬼臼毒素

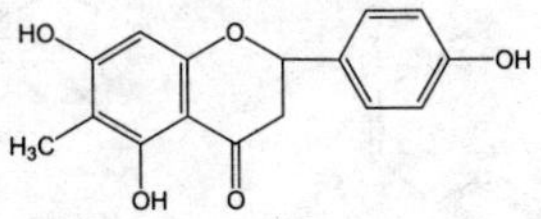

$C_{16}H_{14}O_5$ (286.3)
8-demethyl farrerol
8- 去甲杜鹃素

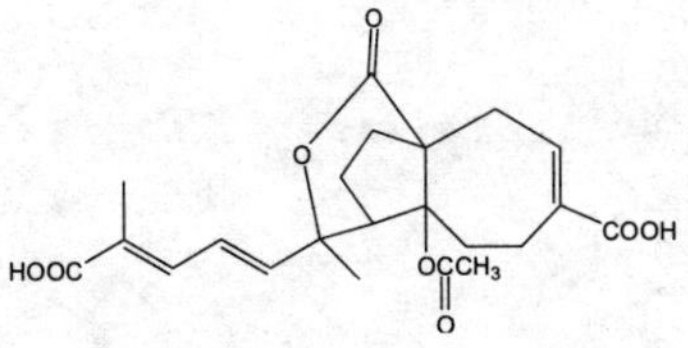

$C_{22}H_{26}O_8$ (418.4)
demethyl pseudolaric acid B
去甲基土荆皮酸 B
pseudolaric acid C_2
土荆皮酸 C_2

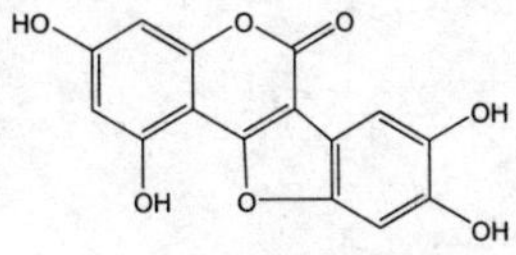

$C_{15}H_8O_7$ (300.2)
demethylwedelolactone
去甲基蟛蜞菊内酯

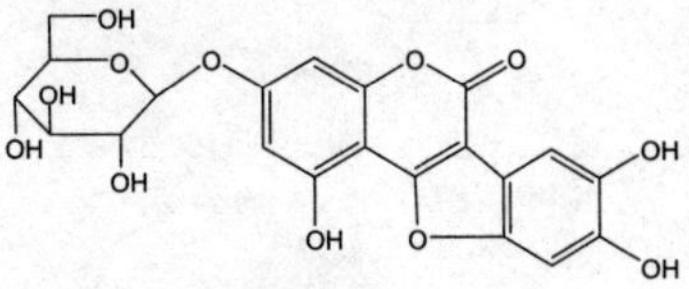

$C_{21}H_{18}O_{12}$ (462.4)
demethylwedelolactone-7 -β-D-glucoside
去甲基蟛蜞菊内酯 -7-β-D 葡萄糖苷

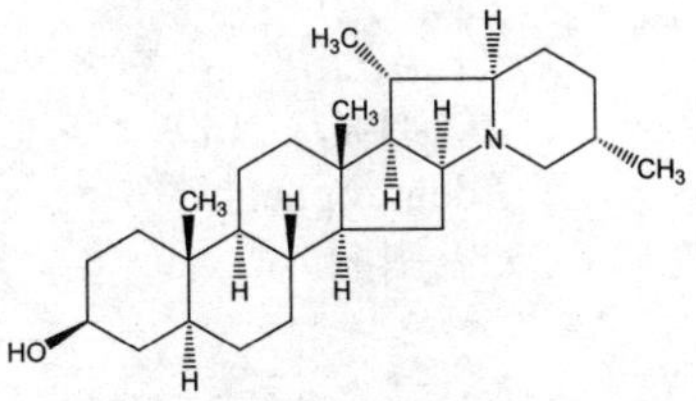

$C_{27}H_{44}NO$ (398.6)
(22R,25S)-solanidane-3-ol
(22R,25S)- 茄次碱烷 -3- 醇

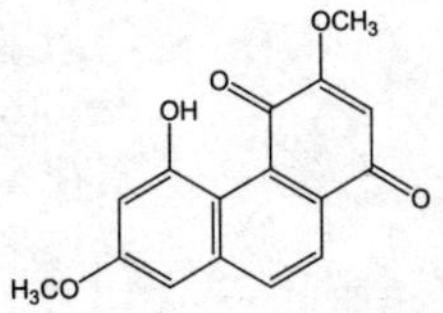

$C_{16}H_{12}O_5$ (284.3)
denbinobin
金钗石斛菲醌，石斛菲醌

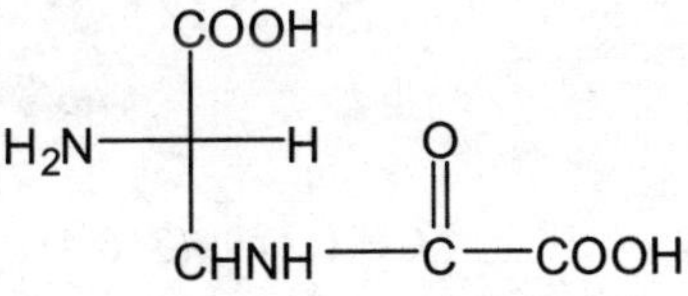

$C_5H_8N_2O_5$ (176.1)
dencichine
田七氨酸，三七素
β-N-oxalyl-L-α,β-diaminopropionic acid
β-N- 草酰基 -L-α,β- 二氨基丙酸

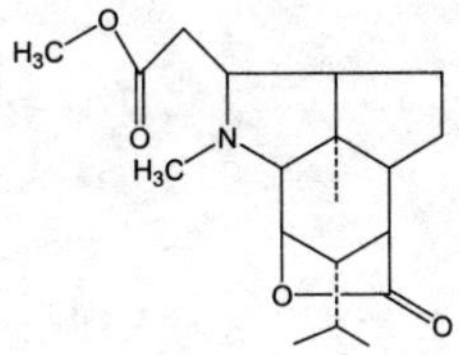

$C_{19}H_{29}NO_4$ (335.4)
dendrine
石斛酯碱

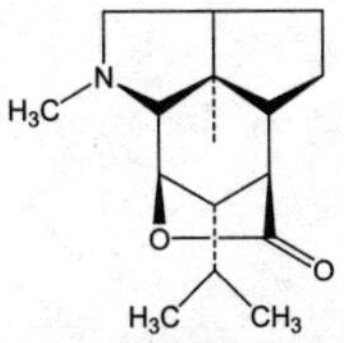

$C_{16}H_{25}NO_2$ (263.4)
dendrobine
石斛碱

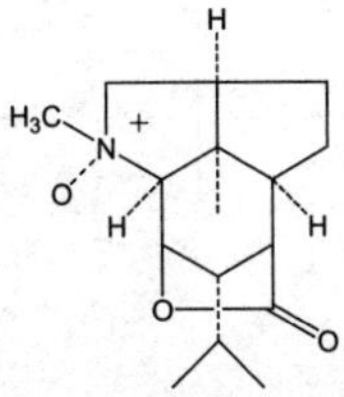

$C_{16}H_{25}NO_3$ (279.4)
dendrobine N-oxide
石斛碱 N- 氧化物

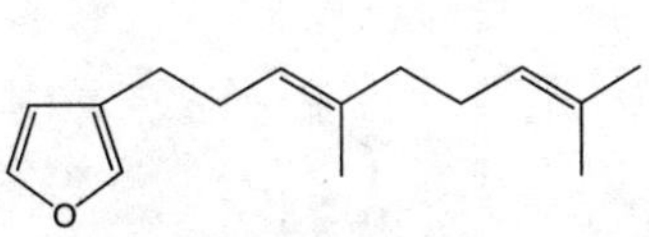

$C_{15}H_{22}O$ (218.3)
dendrolasin
黑蚁素

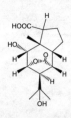

C$_{15}$H$_{22}$O$_6$ (298.3)
dendronobilin J
金钗石斛素 J

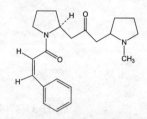

C$_{21}$H$_{28}$N$_2$O$_2$ (340.5)
cis-dendrochrvsine
顺 - 束花石斛碱

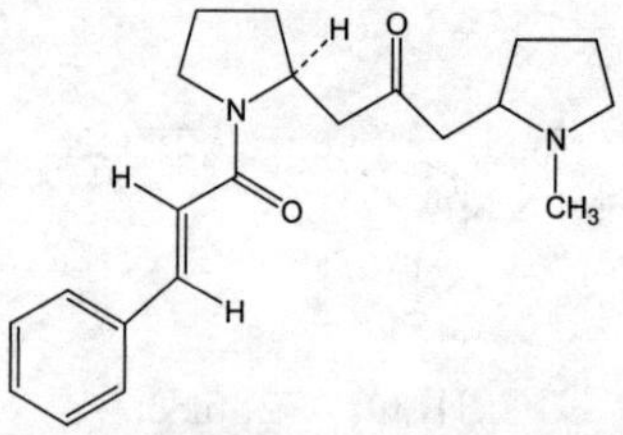

C$_{21}$H$_{28}$N$_2$O$_2$ (340.5)
trans-dendrochrvsine
反 - 束花石斛碱

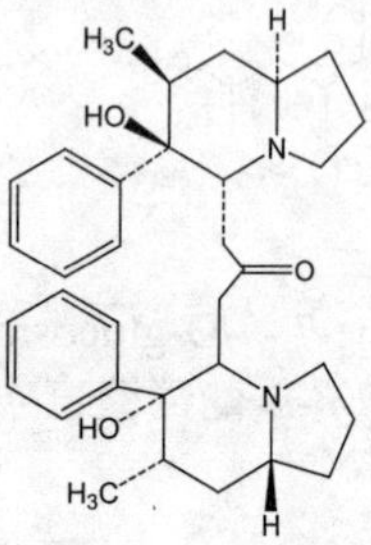

C$_{33}$H$_{44}$N$_2$O$_3$ (516.7)
dendrocrepine
玫瑰石斛碱

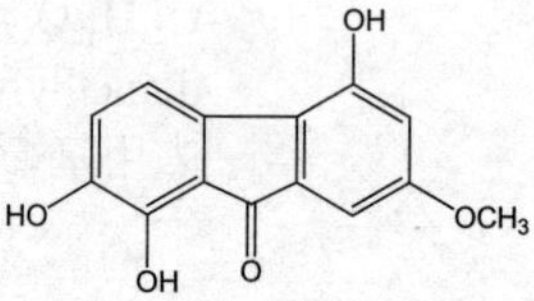

C$_{14}$H$_{10}$O$_5$ (258.2)
dendroflorin
密花石斛芴三酚

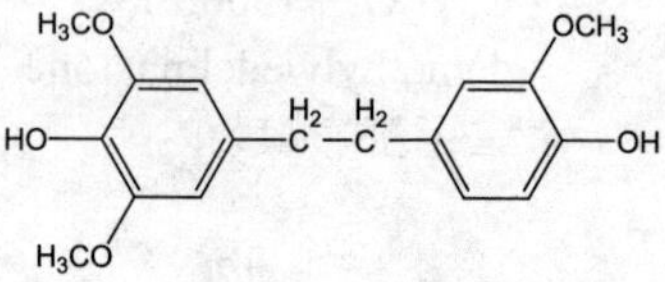

C$_{17}$H$_{20}$O$_5$ (304.3)
dendrophenol
石斛酚

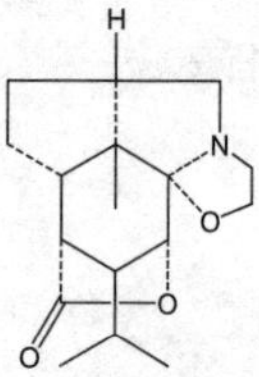

C$_{17}$H$_{25}$NO$_3$ (291.4)
dendroxine
石斛醚碱

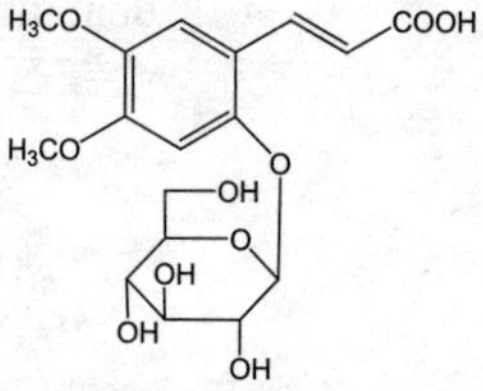

C$_{17}$H$_{22}$O$_{10}$ (386.4)
densifloroside
密花石斛苷

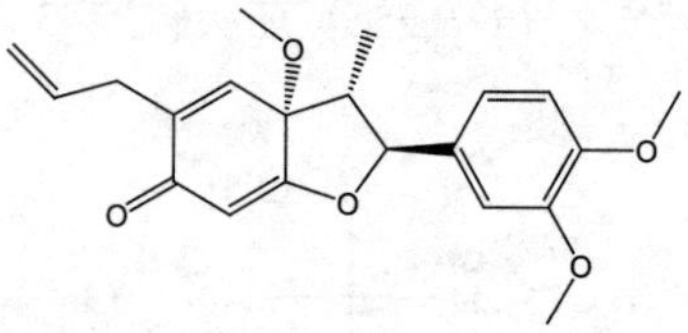

C$_{21}$H$_{24}$O$_5$ (356.4)
denudatin B
玉兰脂素 B

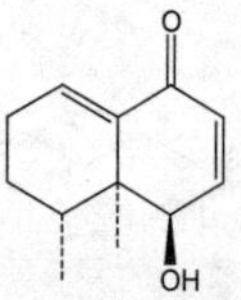

C$_{12}$H$_{16}$O$_2$ (192.3)
deoxonarchinol A
去氧甘松醇 A

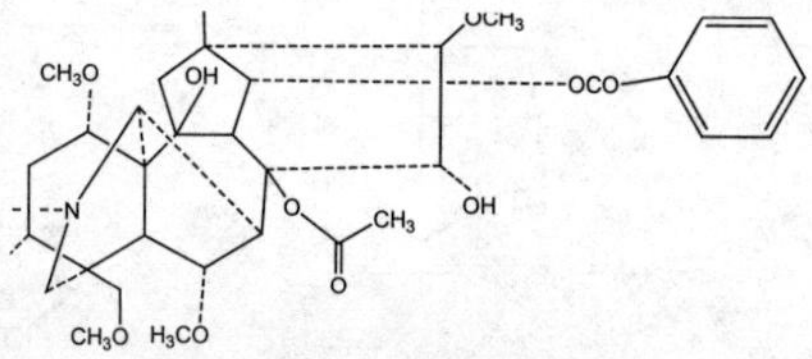

C$_{34}$H$_{47}$NO$_{10}$ (629.7)
3-deoxyaconitine
3- 去氧乌头碱

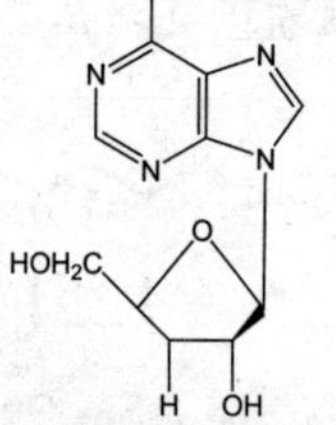

C$_{10}$H$_{13}$N$_5$O$_3$ (251.2)
3′-deoxyadenosine
3′- 脱氧腺苷

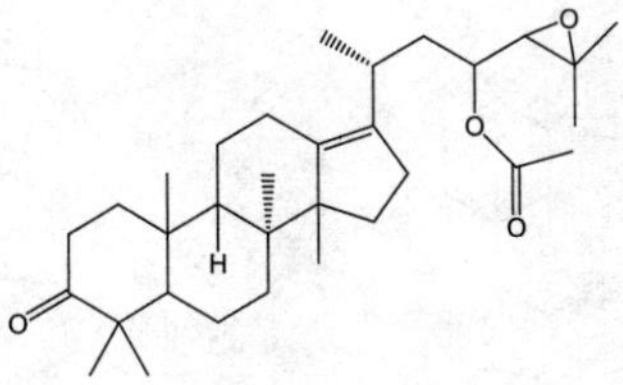

$C_{32}H_{50}O_4$ (498.7)
11-deoxy-alisol B 23-acetate
11- 去氧泽泻醇 B 23- 乙酸酯

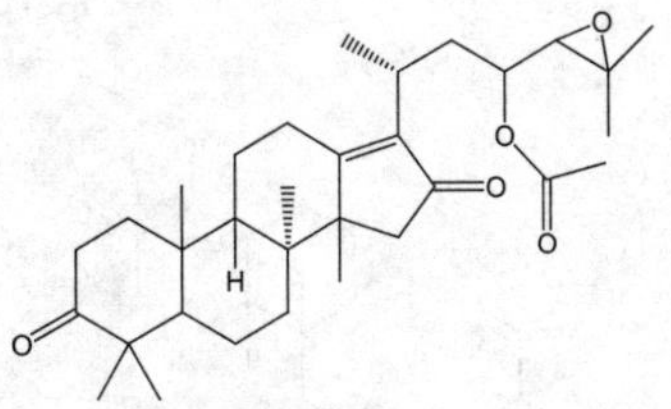

$C_{32}H_{48}O_5$ (512.7)
11-deoxy-alisol C 23-acetate
11- 去氧泽泻醇 C 23- 乙酸酯

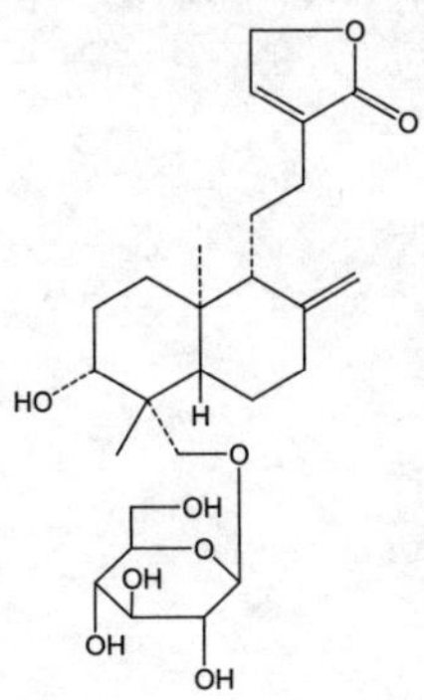

$C_{26}H_{40}O_9$ (496.6)
14-deoxyandrographolide-19-β-D-glucoside
14- 去氧穿心莲内酯 -19-β-D- 葡萄糖苷
14-deoxyandrographoside
14- 去氧穿心莲内酯苷
andropanoside
3α- 羟基穿心莲潘林内酯苷

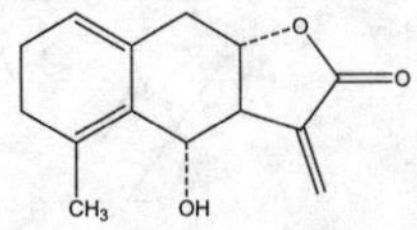

$C_{14}H_{16}O_3$ (232.3)
15-deoxy-*cis*,*cis*-artemisifolin
15- 去氧 - 顺 , 顺 - 蒿叶内酯

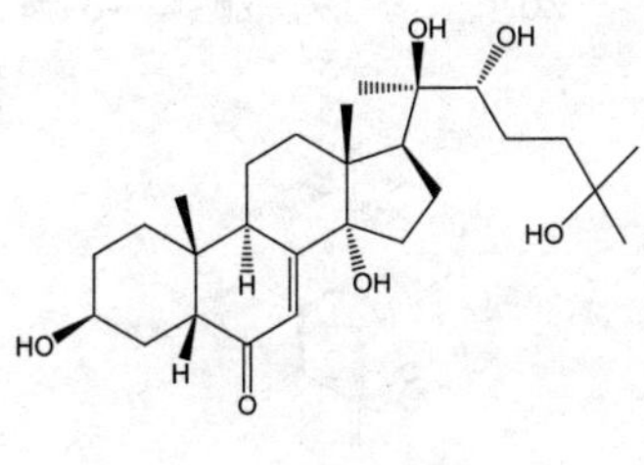

$C_{27}H_{44}O_6$ (464.6)
2-deoxycrustecdysone
2- 去氧 - 甲壳甾酮

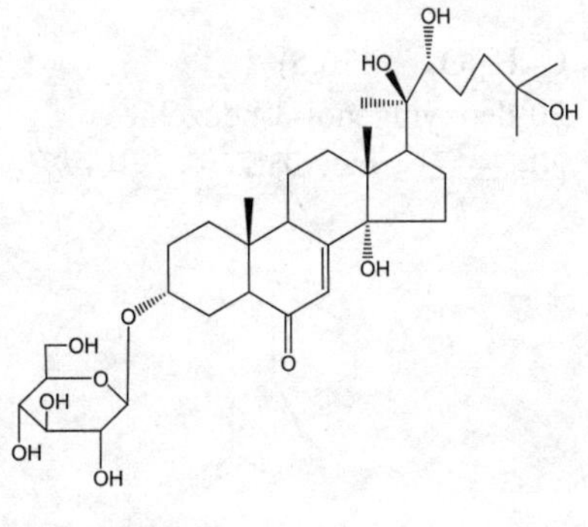

$C_{33}H_{54}O_{11}$ (626.8)
2-deoxycrustecdysone-3-*O*-β-glucopyranoside
2- 去氧甲壳甾酮 -3-*O*-β 吡喃葡萄糖苷

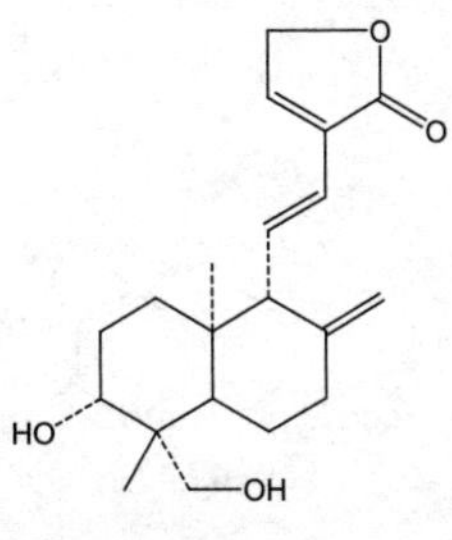

$C_{20}H_{28}O_4$ (332.4)
14-deoxy-11,12-didehydroandrographolide
14- 去氧 -11,12- 去氢穿心莲内酯

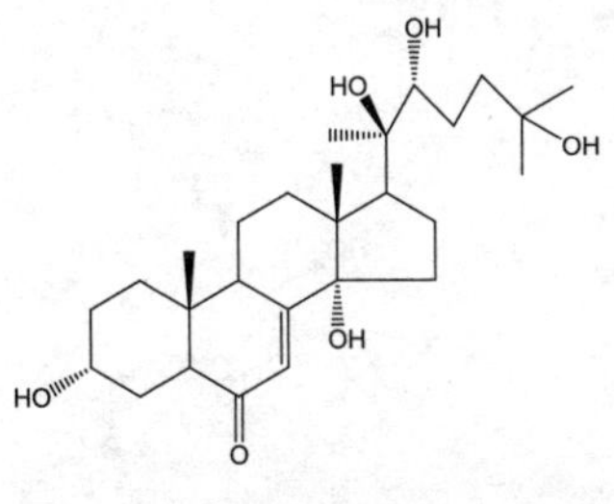

$C_{27}H_{44}O_6$ (464.6)
2-deoxy-3-*epi*-crustecdysone
2- 去氧 -3- 表甲壳甾酮

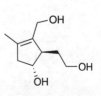

$C_9H_{16}O_3$ (172.2)
1-deoxyeucommiol
1- 去氧杜仲醇

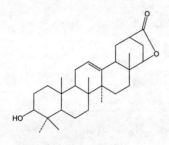

C$_{30}$H$_{46}$O$_3$　(454.7)
deoxyglabrolide
去氧光果甘草内酯

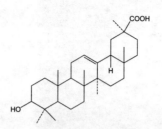

C$_{34}$H$_{50}$O$_6$　(554.8)
11-deoxy glycyrrhetic acid
11- 去氧甘草次酸

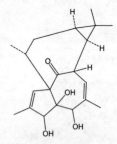

C$_{20}$H$_{28}$O$_4$　(332.4)
20-deoxyingenol
20- 去氧巨大戟萜醇

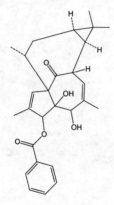

C$_{27}$H$_{32}$O$_5$　(436.5)
20-deoxyingenol-3-benzoate
20- 去氧巨大戟萜醇 -3- 苯甲酸酯

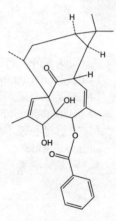

C$_{27}$H$_{32}$O$_5$　(436.5)
20-deoxyingenol-5-benzoate
20- 去氧巨大戟萜醇 -5- 苯甲酸酯

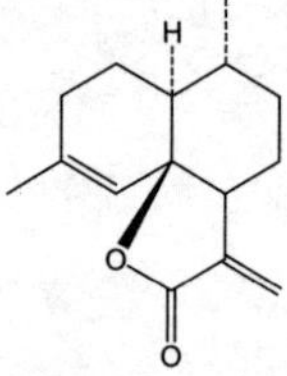

C$_{15}$H$_{20}$O$_2$　(232.3)
deoxyisoartemisinin B, *epi*-deoxyarteannuin B
去氧异青蒿素 B

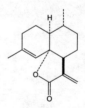

C$_{15}$H$_{20}$O$_2$　(232.3)
deoxyisoartemisinin C
去氧异青蒿素 C

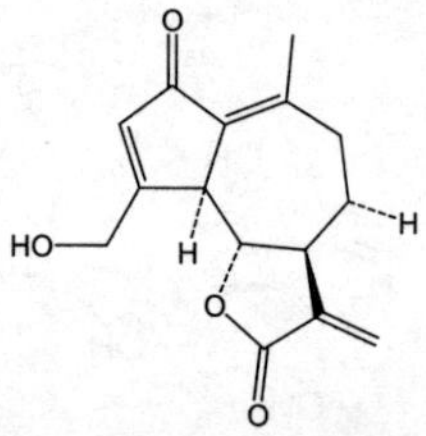

C$_{15}$H$_{16}$O$_4$　(260.3)
8-deoxylactucin
8- 去氧山莴苣素

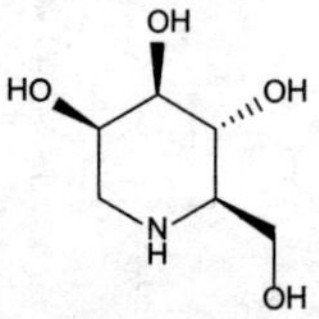

C$_6$H$_{13}$NO$_4$　(163.2)
1-deoxymannojirimycin(deoxynojirimycin)
1- 脱氧野尻霉素

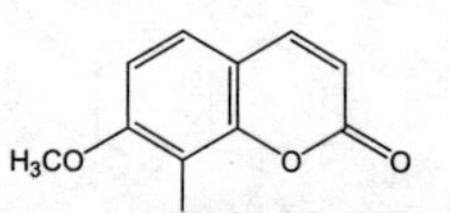

C$_{15}$H$_{18}$O$_4$　(262.3)
2′-deoxymeranzin hydrate
2′- 去氧橙皮内酯水合物

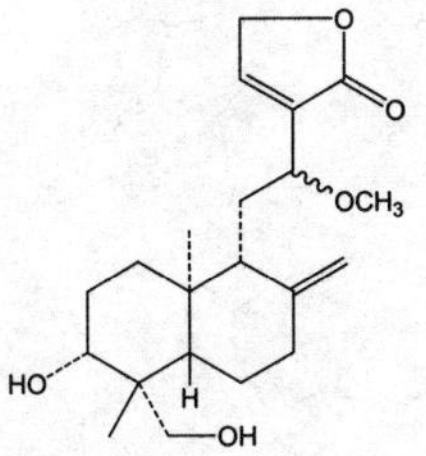

$C_{21}H_{32}O_5$ (364.5)
14-deoxy-12-methoxyandrographolide
14- 去氧 -12- 甲氧基穿心莲内酯

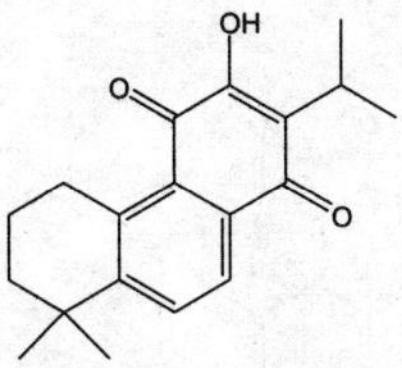

$C_{17}H_{22}O_3$ (274.4)
deoxyneocryptotanshinone
去羟新隐丹参酮

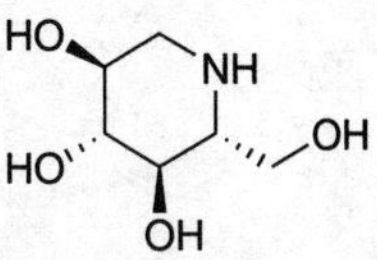

$C_6H_{13}NO_4$ (163.2)
1-deoxynojirimycin
1- 脱氧野尻霉素

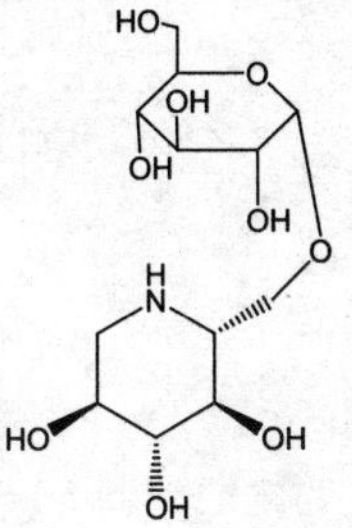

$C_{12}H_{23}NO_9$ (325.3)
1-deoxynojirimycin -2-oxe-α-D- galactopyranoside
2- 氧 -α-D- 半乳糖吡喃糖苷 -1- 脱氧野尻霉素

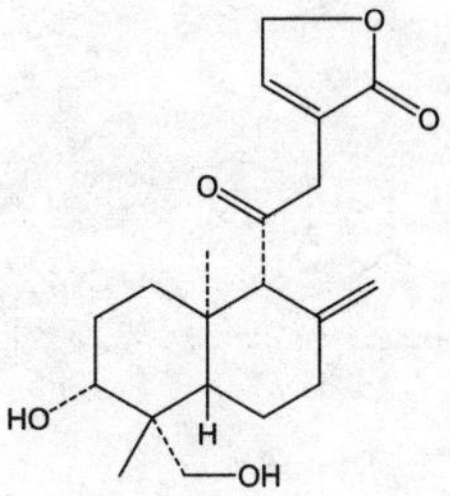

$C_{20}H_{28}O_5$ (348.4)
14-deoxy-11-oxo-andrographolide
14- 去氧 -11- 氧代 - 穿心莲内酯

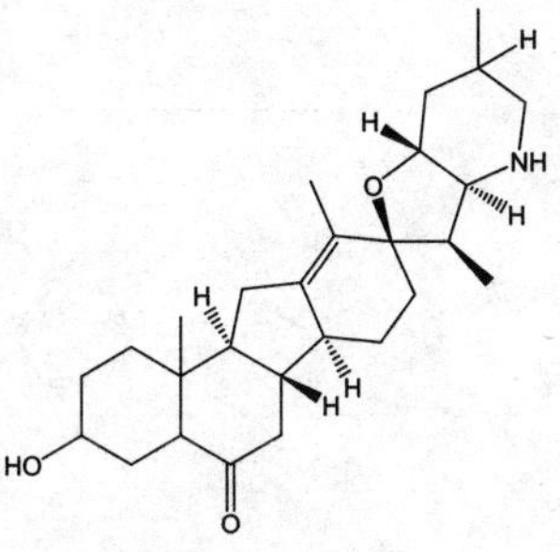

$C_{27}H_{41}NO_3$ (427.6)
11-deoxy-6-oxo-5α,6-dihydrojervine
11- 去氧 -6- 氧代 -5α,6- 二氢芥芬胺

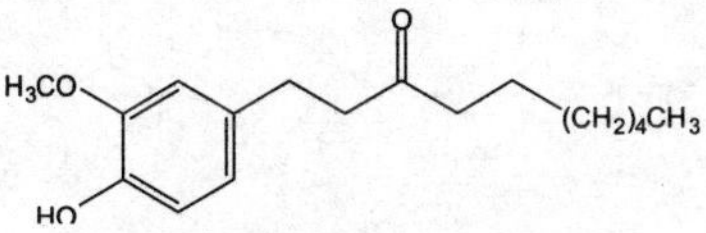

$C_{17}H_{26}O_3$ (278.4)
5-deoxy-6-paradol
5- 去氧 -6- 姜辣醇

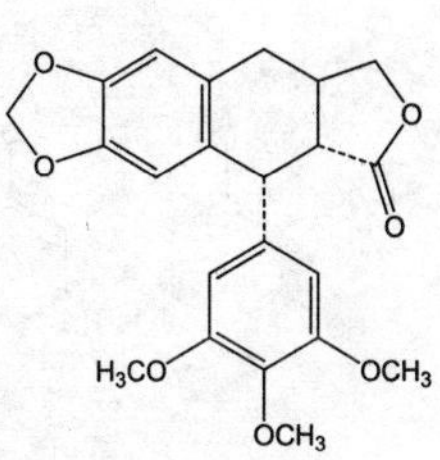

$C_{22}H_{22}O_7$ (398.4)
deoxypodophyllotoxin
去氧鬼臼毒素

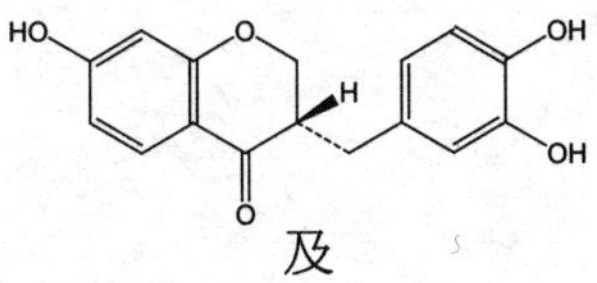

及

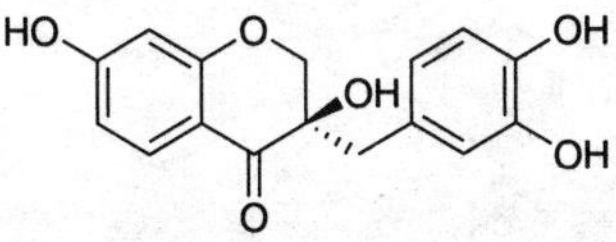

$C_{16}H_{14}O_5$ (286.3)
3-deoxysappane B
3- 脱氧苏木酮 B

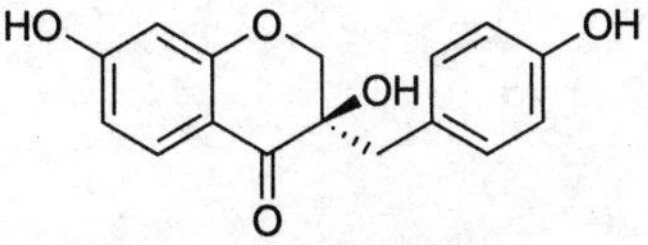

$C_{16}H_{14}O_5$ (286.3)
3'-deoxysappanoneB
3'- 去氧苏木酮 B

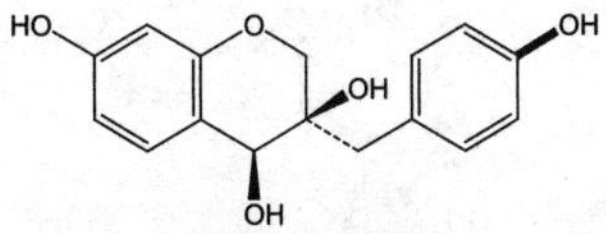

$C_{16}H_{16}O_5$ (288.3)
3'-deoxysappanol
3'- 去氧苏木酚

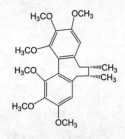

$C_{24}H_{32}O_6$ (416.5)
deoxyschisandrin
脱氧五味子素

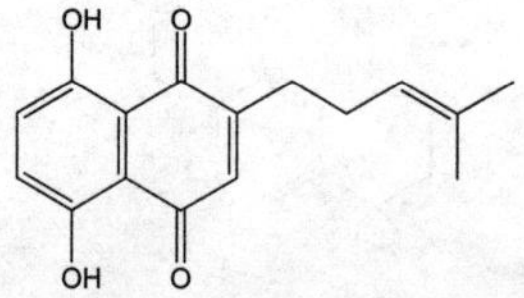

$C_{16}H_{16}O_4$ (272.3)
deoxyshikonin
去氧紫草素

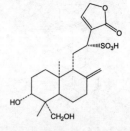

$C_{20}H_{30}SO_7$ (414.5)
14-deoxy-12(*R*)-sulfoandrographolide
14- 去氧 -12(*R*)- 磺酸基穿心莲内酯

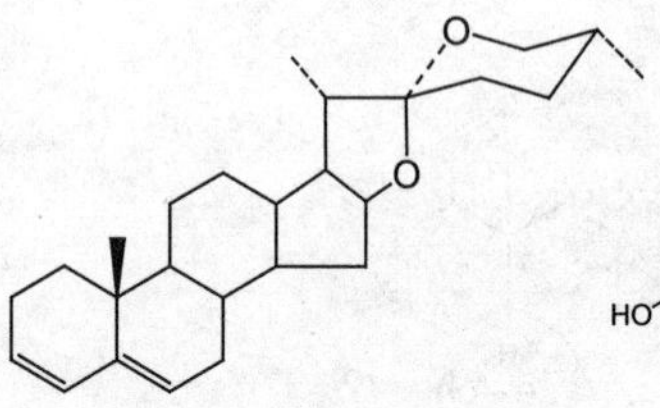

$C_{27}H_{40}O_3$ (412.6)
$\Delta^{3,5}$-deoxytigogenin
$\Delta^{3,5}$- 去氧替告皂苷元

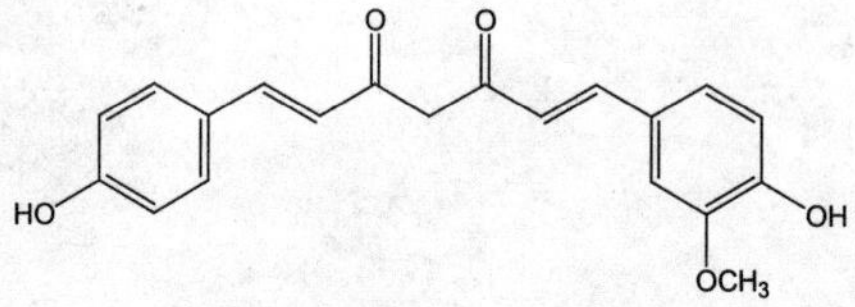

$C_{20}H_{18}O_5$ (338.4)
desmethoxycurcumin
去甲氧基姜黄素

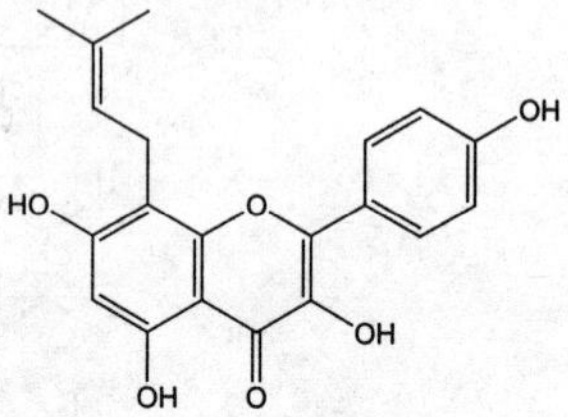

$C_{20}H_{18}O_6$ (354.4)
desmethylanhydroicaritin
去甲脱水淫羊藿素

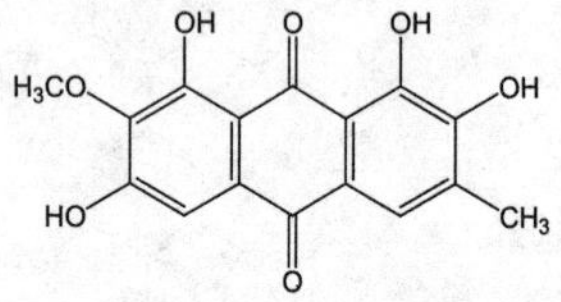

$C_{16}H_{12}O_7$ (316.3)
1-desmethylaurantio-obtusin
1- 去甲基橙黄决明素

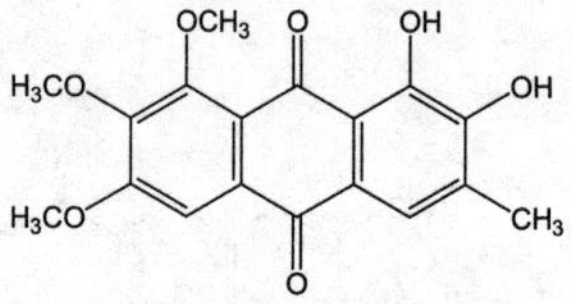

$C_{18}H_{16}O_7$ (344.3)
1-desmethylchrysoobtusin
1- 去甲基黄决明素

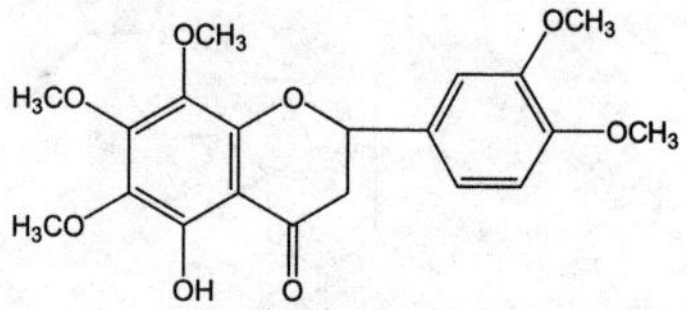

$C_{20}H_{22}O_8$ (390.4)
5-*O*-desmethyl citromitin
5-*O*- 去甲米橘素

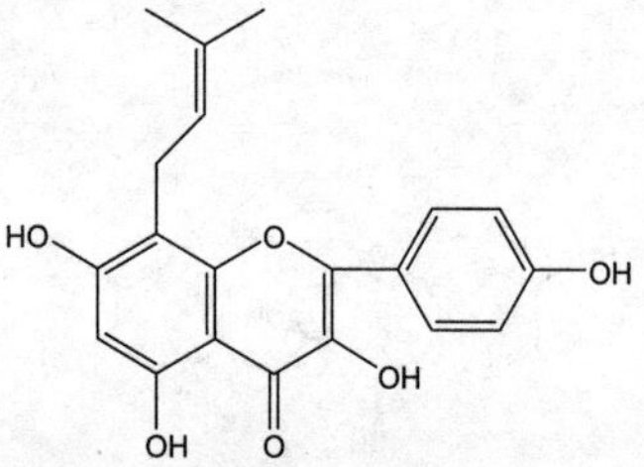

$C_{20}H_{18}O_6$ (354.4)
desmethylicaritin
去甲淫羊藿素

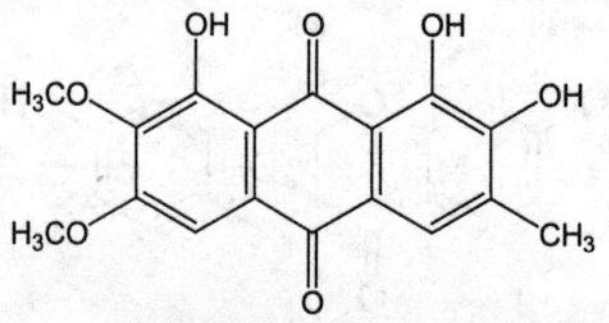

$C_{17}H_{14}O_7$ (330.3)
1-desmethyl obtusin
1- 去甲基决明素

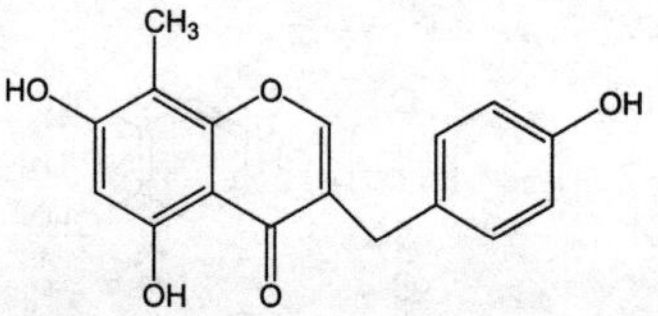

$C_{17}H_{14}O_5$ (298.3)
desmethylisoophiopogonone
去甲基异麦冬黄酮 B

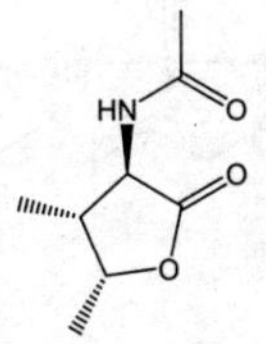

$C_8H_{13}NO_3$ (171.2)
desmodilactone
广金钱草内酯

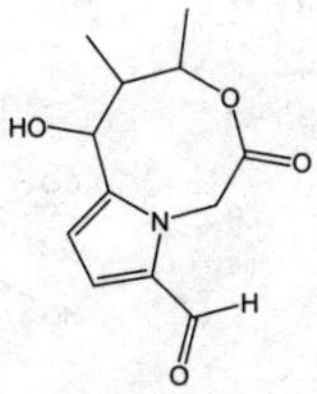

$C_{12}H_{15}NO_4$ (237.3)
desmodimine
广金钱草碱

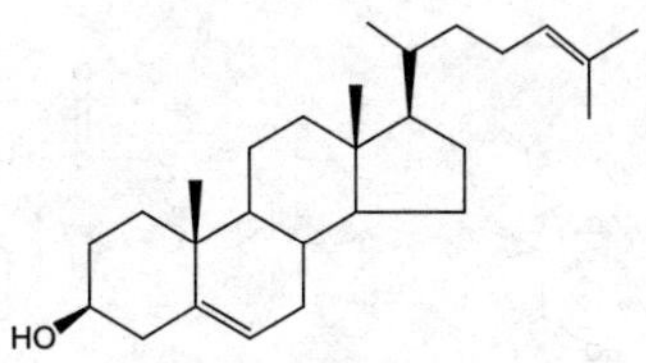

$C_{27}H_{44}O$ (384.6)
desmosterol
链甾醇

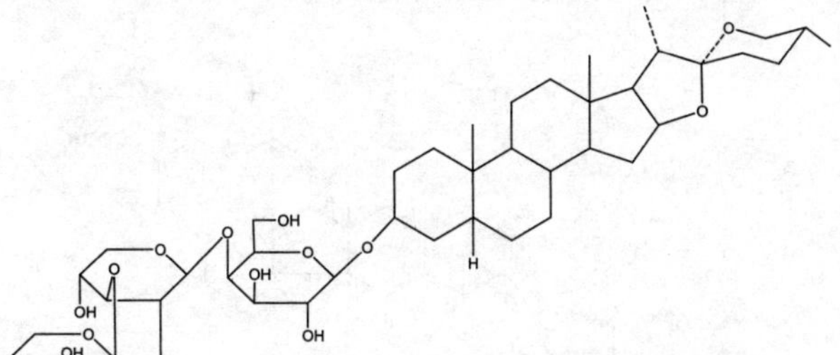

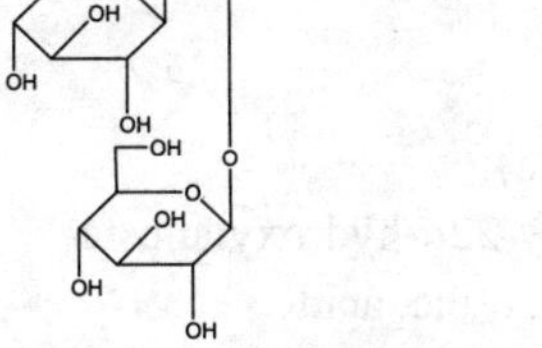

$C_{50}H_{82}O_{22}$ (1035.2)
desgalactotigonin
去半乳糖替告皂苷

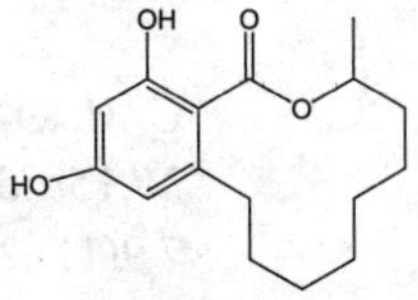

$C_{16}H_{22}O_4$ (278.3)
(3R)-des-O-methyl lasiodiplodin
(3R)- 去 -O- 甲基毛狄泼老素

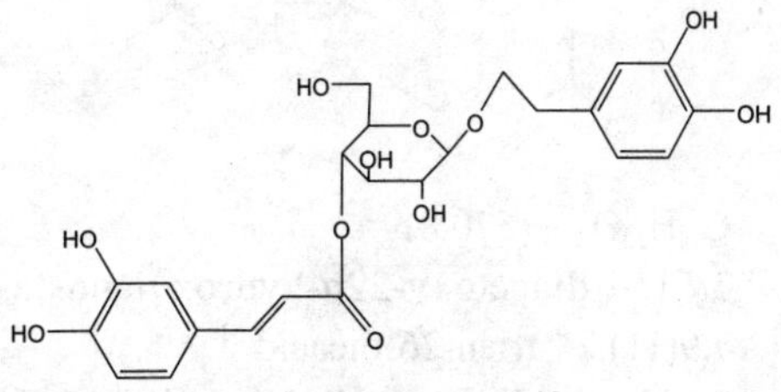

$C_{23}H_{26}O_{11}$ (478.4)
desrhamnosyl acteoside
去鼠李糖洋丁香酚苷

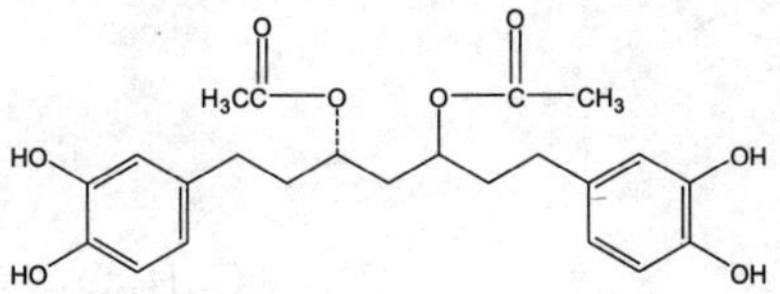

$C_{23}H_{28}O_8$ (432.5)
(3S,5S)-3,5-diacetoxy-1,7-bis-(3,4-dihydroxyphenyl)-heptane
(3S,5S)-3,5- 二乙酰氧基 -1,7- 双 -(3,4- 二羟基苯基)- 庚烷

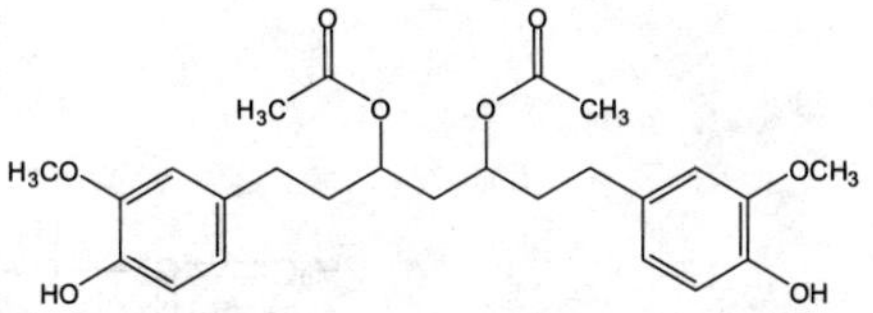

$C_{25}H_{32}O_8$ (460.5)
meso-3,5-diacetoxy-1,7-bis-(4-hydroxy-3-methoxyphenyl)-heptane
内消旋 -3,5- 二乙酰氧基 -1,7- 双 -(4- 羟基 -3- 甲氧基苯基)- 庚烷

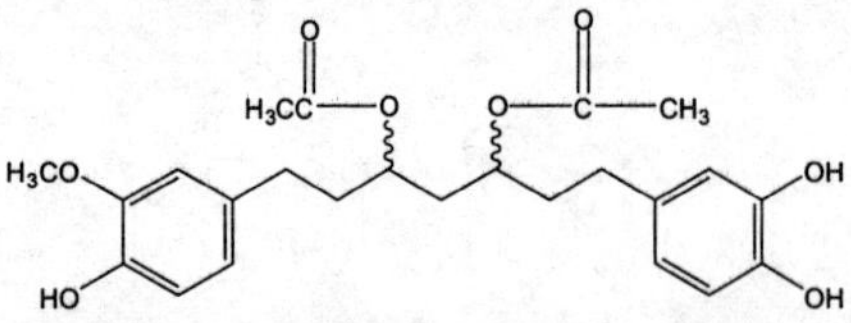

$C_{24}H_{30}O_8$ (446.5)

3,5-diacetoxy-7-(3,4-dihydroxyphenyl)-
1-(4-hydroxy-3-methoxyphenyl)-heptane

3,5- 二乙酰氧基 -7-(3,4- 二羟基苯基)-
1-(4- 羟基 -3- 甲氧基苯基)- 庚烷

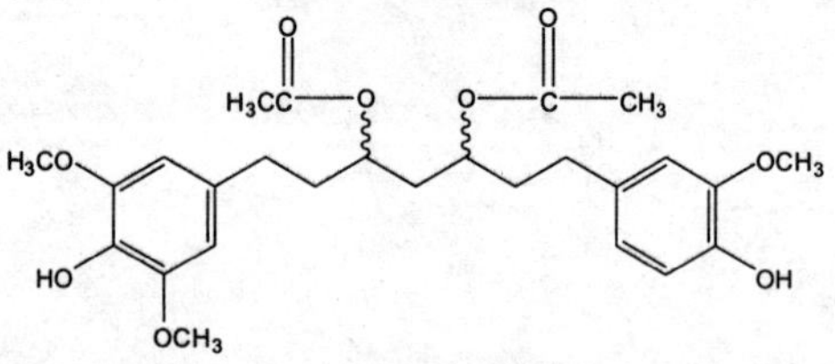

$C_{26}H_{34}O_9$ (490.5)

3,5-diacetoxy-1-(4-hydroxy-3,5-dimethoxyphenyl)-
7-(4-hydroxy-3-methoxyphenyl)-heptane

3,5- 二乙酰氧基 -1-(4- 羟 基 -3,5- 二 甲 氧基苯
基)-7-(4- 羟基 -3- 甲氧基苯基)- 庚烷

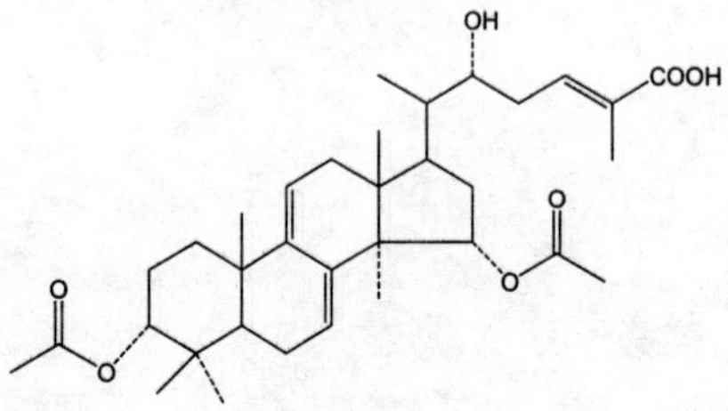

$C_{34}H_{50}O_7$ (570.8)

3α,15α-diacetoxy-22α-hydroxylanosta-
7,9(11),24-trien-26-oicacid

3α,15α- 二 乙 酰氧基 -22α- 羟 基羊毛
甾 -7,9(11),24- 三烯 -26- 羧酸

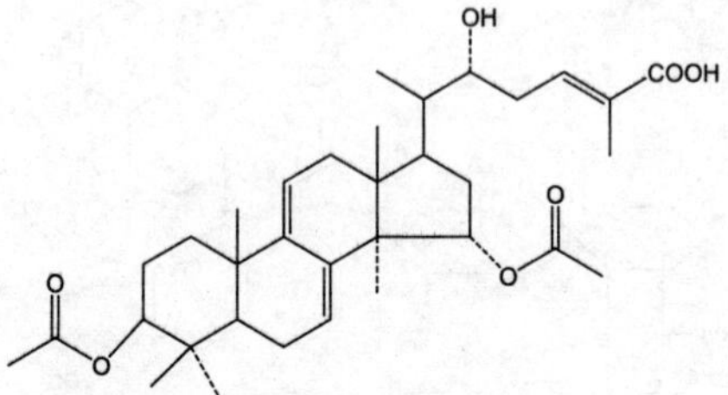

$C_{34}H_{50}O_7$ (570.8)

3β,15α-diacetoxy-22α-hydroxylanosta-
7,9(11),24-trien-26-oic acid

3β,15α- 二 乙 酰氧基 -22α- 羟 基羊毛
甾 -7,9(11), 24- 三烯 -26- 羧酸

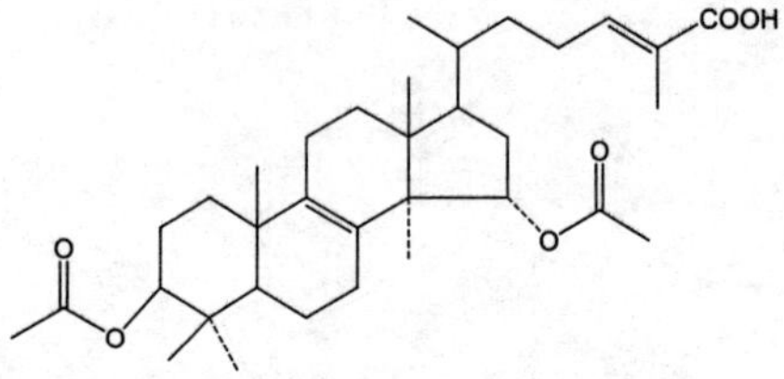

$C_{34}H_{52}O_8$ (588.8)

3β,15α-diacetoxylanosta-8,24-dien-26-oic acid

3β,15α- 二乙酰氧基羊毛甾 -8,24- 二烯 -26- 羧酸

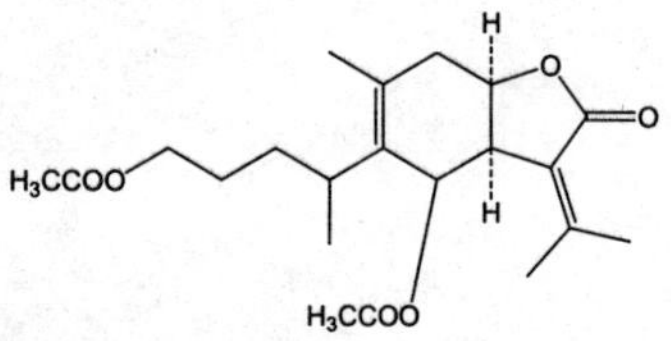

$C_{21}H_{29}O_6$ (377.5)

1,6-O, O-diacetylbritannilactone

1,6-O, O- 二乙酰基大花旋覆花内酯

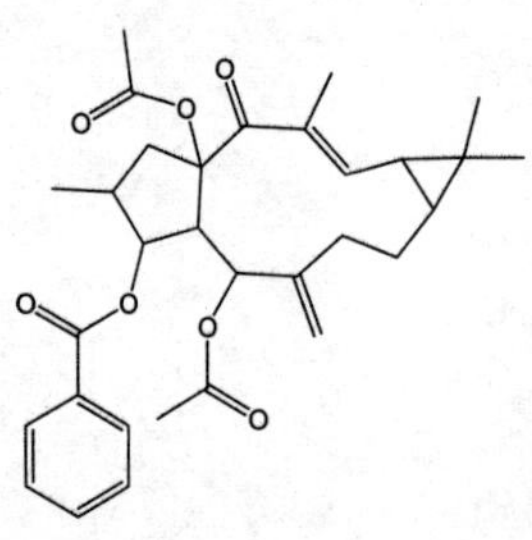

$C_{31}H_{38}O_7$ (522.6)

5,15-diacetyl-3-benzoyllathyrol

5,15- 二乙酰 -3- 苯甲酰基千金二萜醇

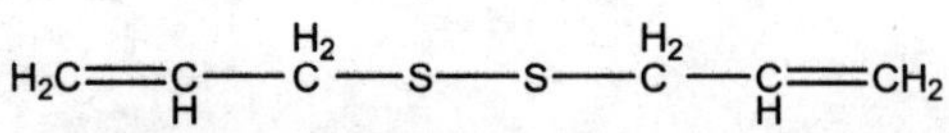

$C_6H_{10}S_2$ (146.3)

diallyl disulfide

二烯丙基二硫醚

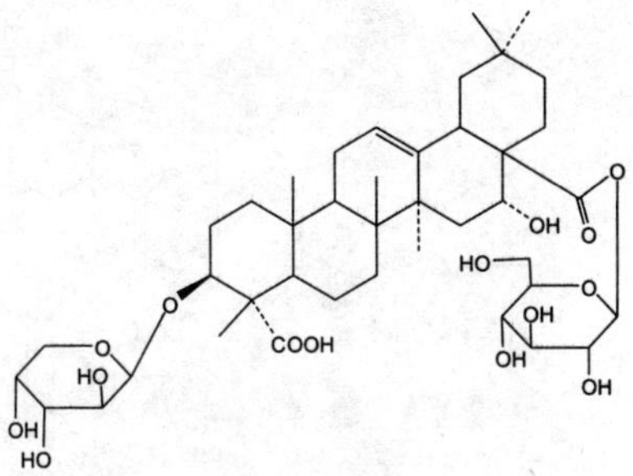

$C_{41}H_{64}O_{15}$ (796.9)
dianchinenoside A
石竹皂苷 A

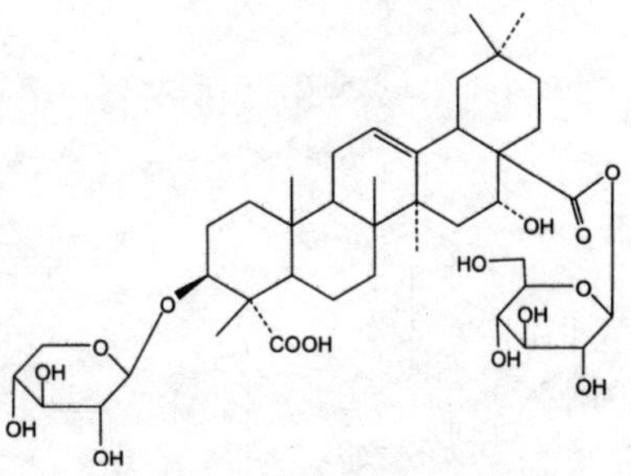

$C_{41}H_{64}O_{15}$ (796.9)
dianchinenoside B
石竹皂苷 B

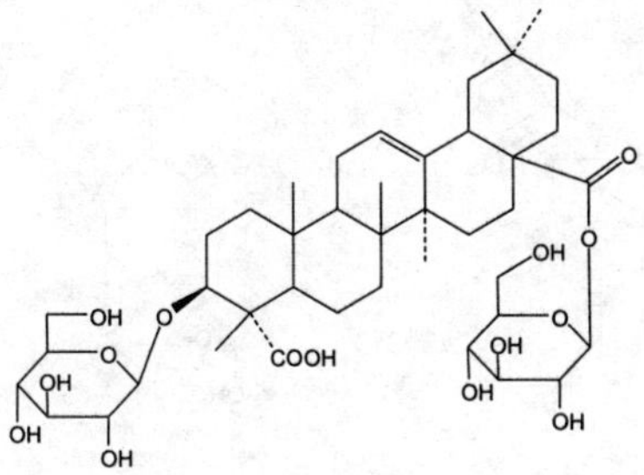

$C_{42}H_{66}O_{15}$ (811.1)
dianoside A
瞿麦皂苷 A

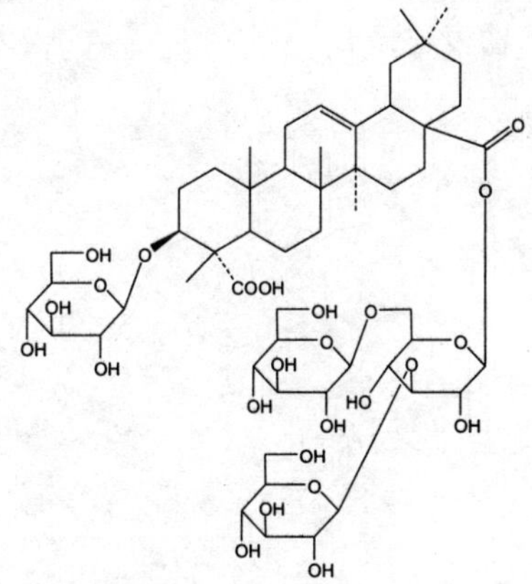

$C_{54}H_{86}O_{25}$ (1135.3)
dianoside B
瞿麦皂苷 B

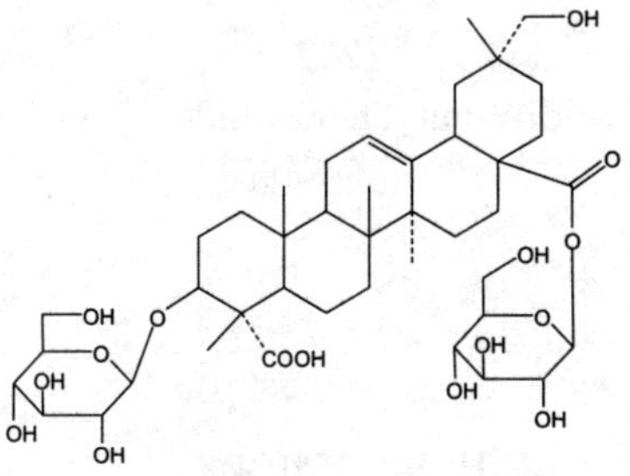

$C_{42}H_{66}O_{16}$ (827.1)
dianoside C
瞿麦皂苷 C

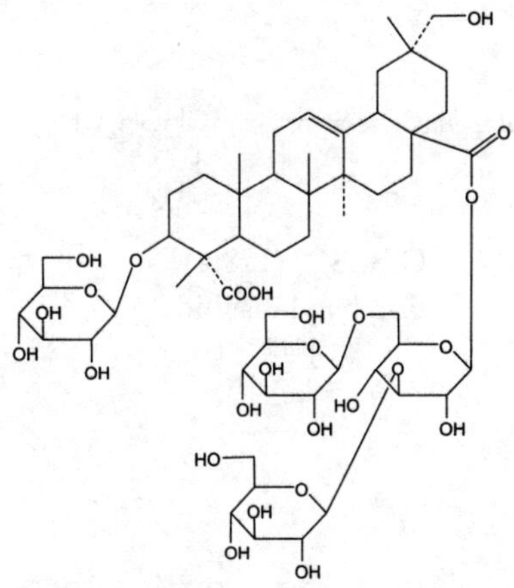

$C_{54}H_{86}O_{26}$ (1151.2)
dianoside D
瞿麦皂苷 D

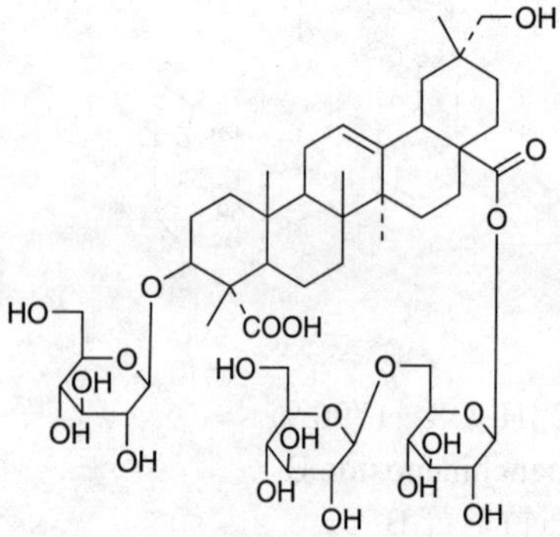

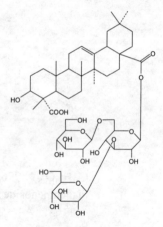

$C_{48}H_{76}O_{21}$ (989.1)
dianoside E
瞿麦皂苷 E

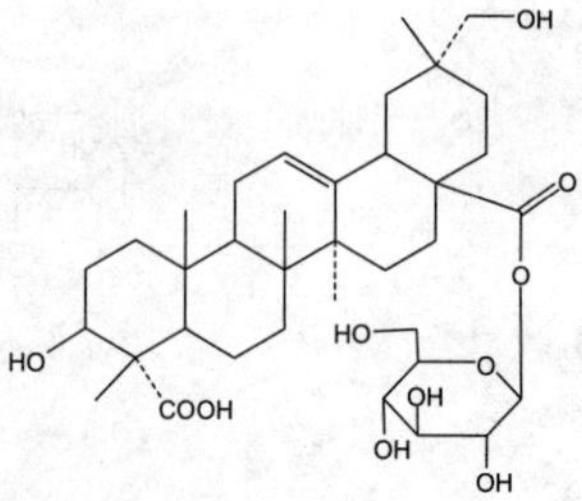

$C_{36}H_{56}O_{11}$ (664.8)
dianoside F
瞿麦皂苷 F

$C_{48}H_{76}O_{20}$ (973.1)
dianoside G
瞿麦皂苷 G

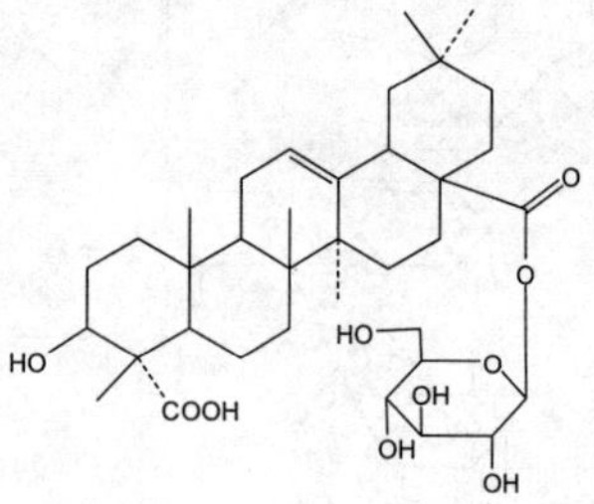

$C_{36}H_{56}O_{10}$ (648.8)
dianoside H
瞿麦皂苷 H

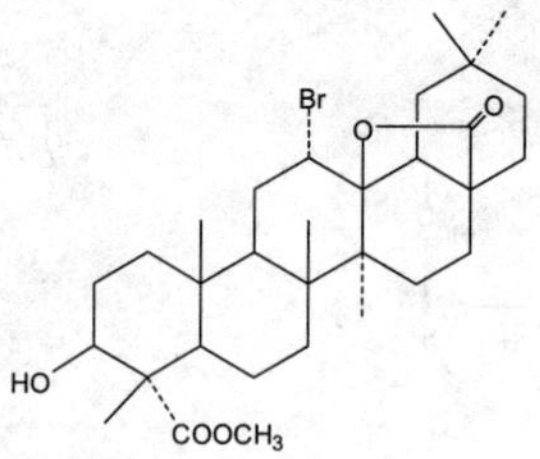

$C_{31}H_{47}O_5Br$ (579.6)
dianoside I
瞿麦皂苷 I

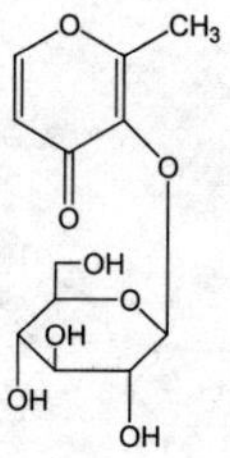

$C_{12}H_{16}O_8$ (288.3)
dianthoside
瞿麦吡喃酮苷

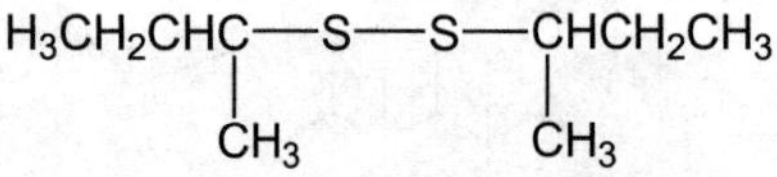

H₃CH₂CHC—S—S—CHCH₂CH₃
　　　｜　　　　　｜
　　CH₃　　　　CH₃

$C_8H_{18}S_2$ (178.4)
di-2-butyl disulfide
二 - 仲丁基二硫醚

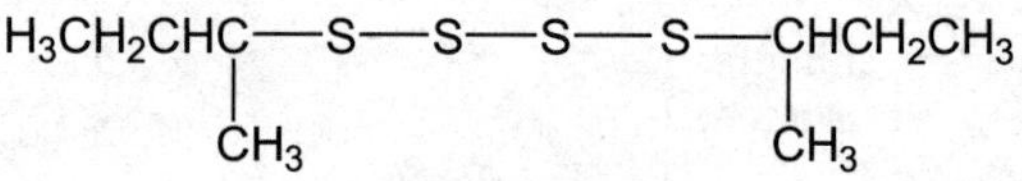

H₃CH₂CHC—S—S—S—S—CHCH₂CH₃
　　　｜　　　　　　　　　｜
　　CH₃　　　　　　　　CH₃

$C_8H_{18}S_4$ (242.5)
di-2-butyl tetrasulfide
二 - 仲丁基四硫醚

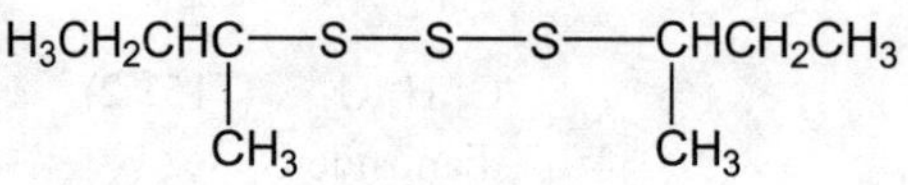

H₃CH₂CHC—S—S—S—CHCH₂CH₃
　　　｜　　　　　　　｜
　　CH₃　　　　　　CH₃

$C_8H_{18}S_3$ (210.4)
di-2butyl trisulfide
二 - 仲丁基三硫醚

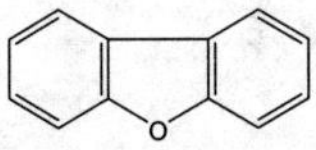

C₁₂H₈O (168.2)
dibenzofuran
氧芴

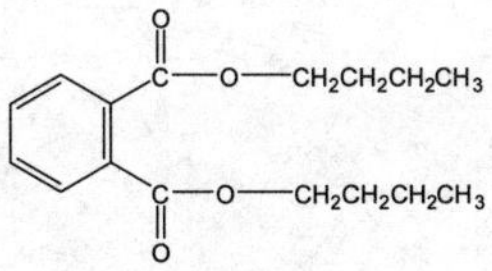

C₁₆H₂₂O₄ (278.3)
dibutylphthalate
酞酸丁酯，邻苯二甲酸二丁酯

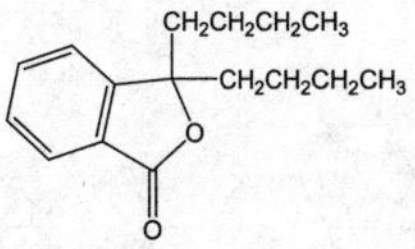

C₁₆H₂₂O₂ (246.3)
dibutyl phthalide
二丁基 -2- 苯并 [C] 呋喃酮

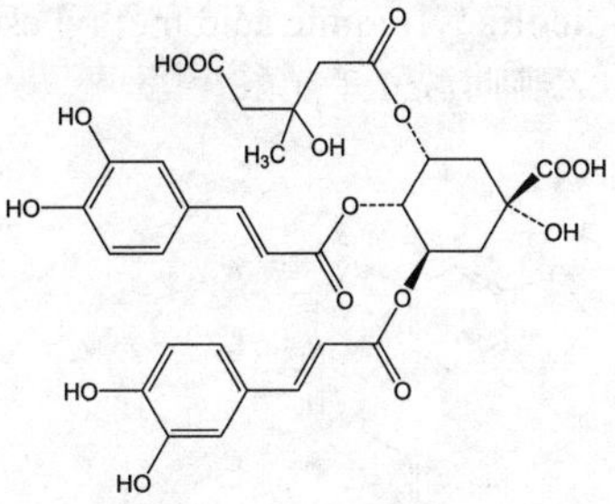

C₃₁H₃₂O₁₆ (660.6)
3,4-dicaffeoyl-5-(3-hydroxy-3-methyl
glutaroyl)quinic acid
3,4- 二咖啡酰基 -5-(3- 羟基 -3- 甲基戊二
酰基) 奎宁酸

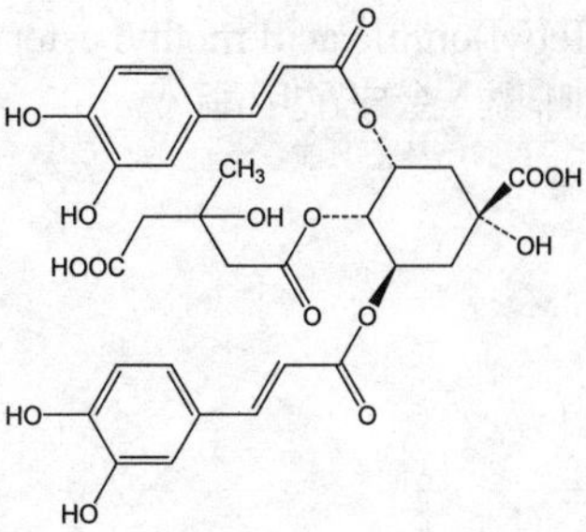

C₃₁H₃₂O₁₆ (660.6)
3,5-di-*O*-caffeoyl-4-*O*-(3-hydroxy-3-methyl)
glutaroyl quinic acid
3,5- 二 -*O*- 咖啡酰基 -4-*O*-(3- 羟基 -3 甲基)
戊二酰基奎宁酸

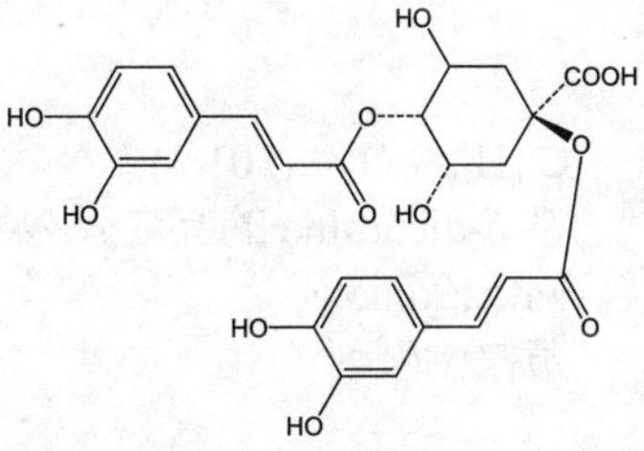

C₂₅H₂₄O₁₂ (516.5)
1,4-di-*O*-caffeoyl quinic acid
1,4- 二 -*O* 咖啡酰基奎宁酸

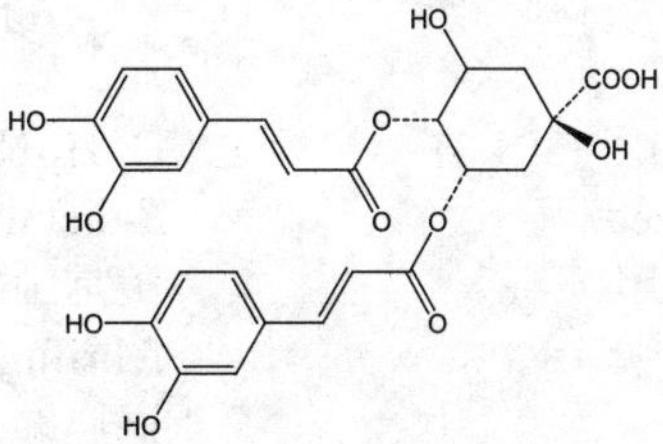

C₂₅H₂₄O₁₂ (516.5)
iso-chlorogenic acid
3,4-di-*O*-caffeoyl quinic acid
3,4- 二 -*O*- 咖啡酰基奎宁酸

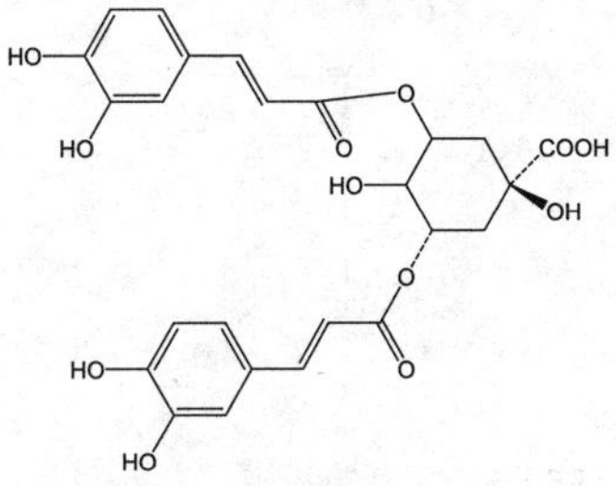

C₂₅H₂₄O₁₂ (516.5)
3,5-di-*O*-caffeoyl quinic acid
3,5- 二 -*O*- 咖啡酰基奎宁酸

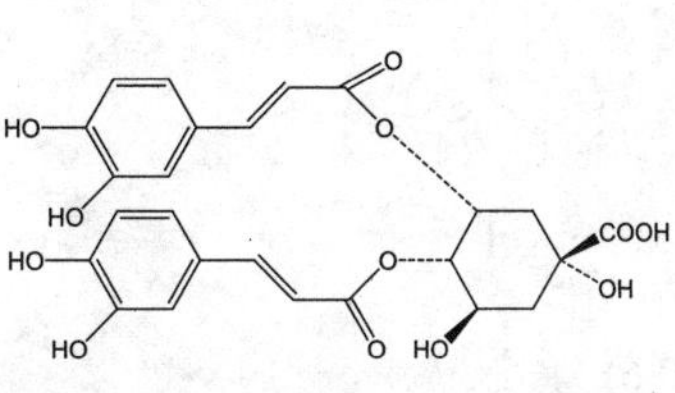

C₂₅H₂₄O₁₂ (516.5)
4,5- *O*-di-caffeoylquinic acid
4,5-*O*- 双咖啡酰基奎宁酸

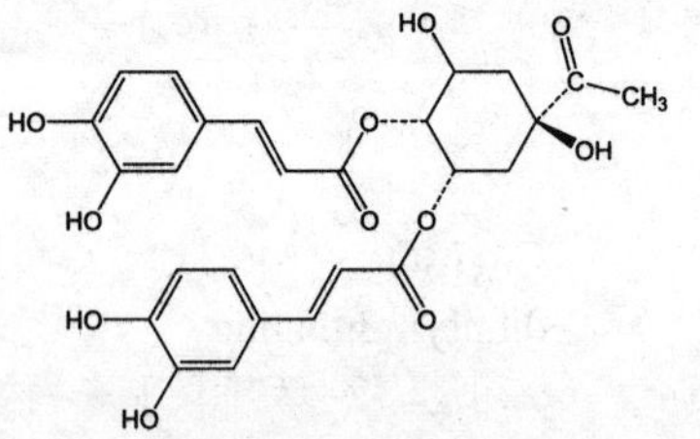

$C_{26}H_{26}O_{12}$ (530.5)

(3,4-*O*-dicoffeoyl)quinic acid methyl ester

(3,4-*O*- 二咖啡酰) 奎宁酸甲酯

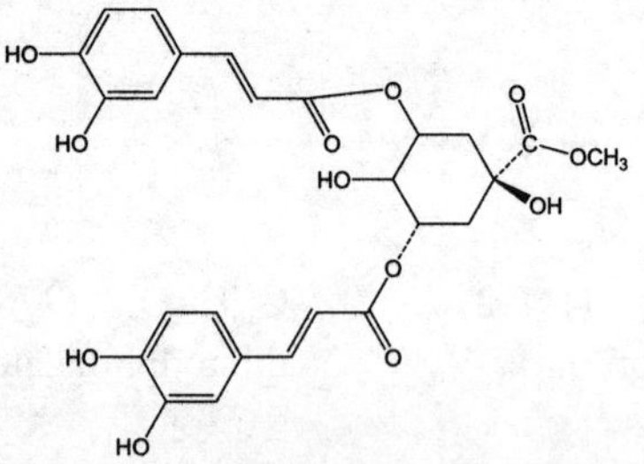

$C_{26}H_{26}O_{12}$ (530.5)

(3,5-*O*-dicoffeoyl)quinic acid methyl ester

(3,5-*O*- 二咖啡酰) 奎宁酸甲酯

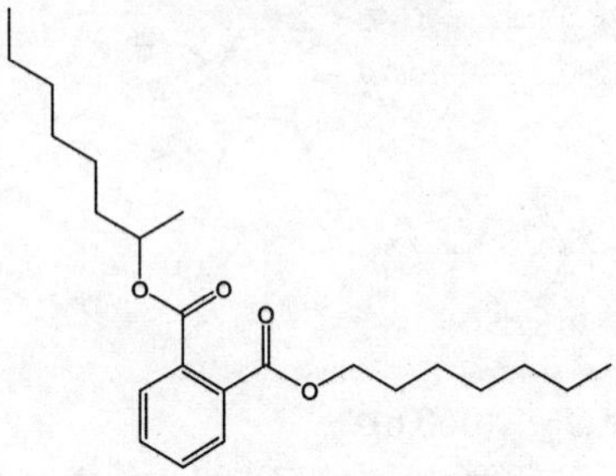

$C_{24}H_{38}O_4$ (390.6)

dicapryl phthalate

邻苯二甲酸二辛酯

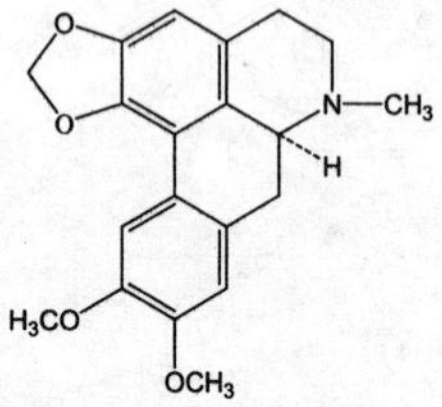

$C_{20}H_{21}NO_4$ (339.4)

dicentrine

荷包牡丹碱

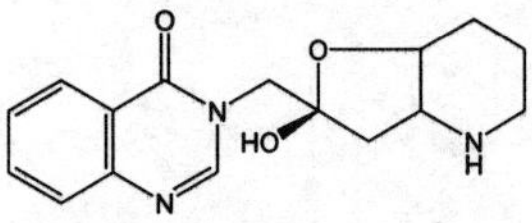

$C_{16}H_{19}N_3O_3$ (301.3)

α-dichroine

黄常山碱甲

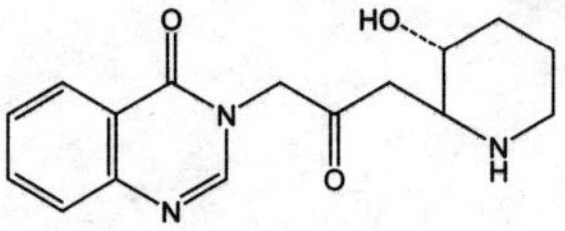

$C_{16}H_{19}N_3O_3$ (301.3)

β-dichroine

黄常山碱乙

febrifugine

退热碱

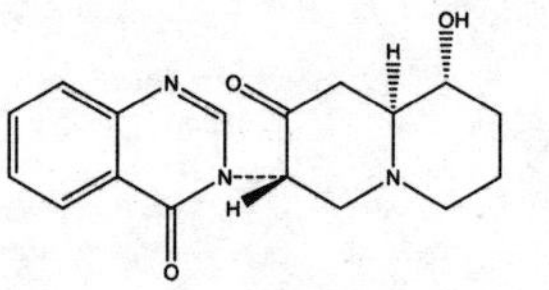

$C_{16}H_{19}N_3O_3$ (301.3)

系 β-dichroine 的互变异构体

γ-dichroine

黄常山碱丙

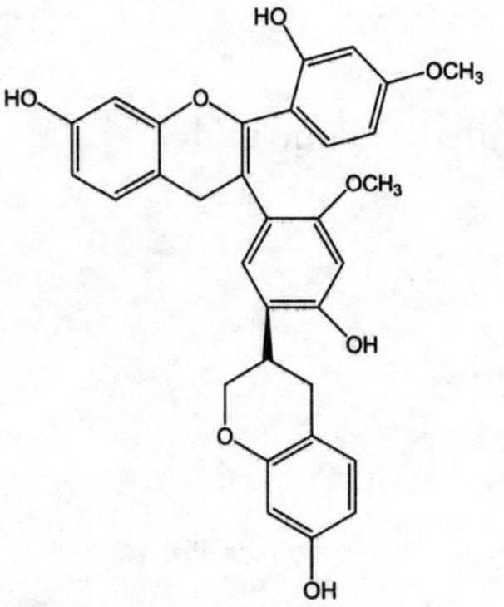

$C_{32}H_{28}O_8$ (540.6)

2,3-didehydro-2′,7-dihydroxy-4′-methoxy-3-
(2′,7-dihydroxy-4′-methoxyisoflavan-5′-yl)flavan

2,3- 二去氧 -2′,7- 二羟基 -4′- 甲氧基 -3-(2′,7-
二羟基 -4′- 甲氧基异黄烷 -5′- 基) 黄烷

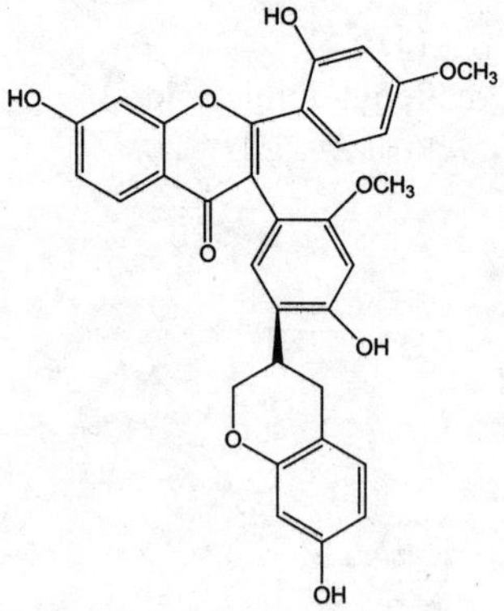

$C_{32}H_{26}O_9$ (554.5)

2,3-didehydro-2′,7-dihydroxy-4′-methoxy-3-(2′,7-
dihydroxy-4′-methoxyisoflavan-5′-yl)flavone

2,3- 二去氧 -2′,7- 二羟基 -4′- 甲氧基 -3-(2′,7-
二羟基 -4′- 甲氧基异黄烷 -5′- 基) 黄酮

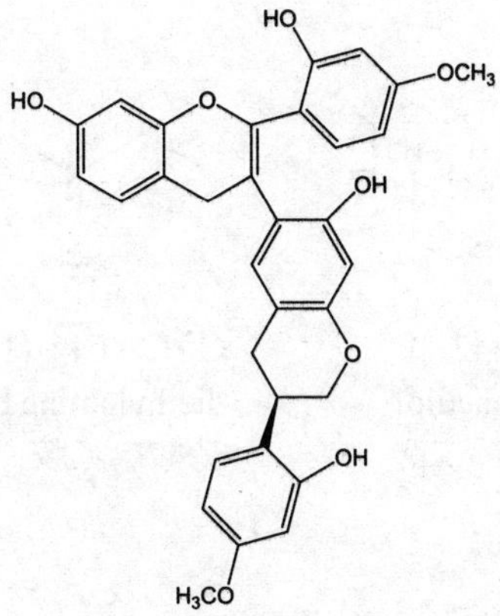

C$_{32}$H$_{27}$O$_8$ (529.6)
2,3-didehydro-2′,7-dihydroxy-4′-methoxy-3-(2′,7-dihydroxy- 4′- methoxyisoflavan-6-yl)flavan
2,3- 二去氧 -2′,7- 二羟基 -4′- 甲氧基 -3-(2′,7- 二羟基 -4′- 甲氧基异黄烷 -6- 基) 黄烷

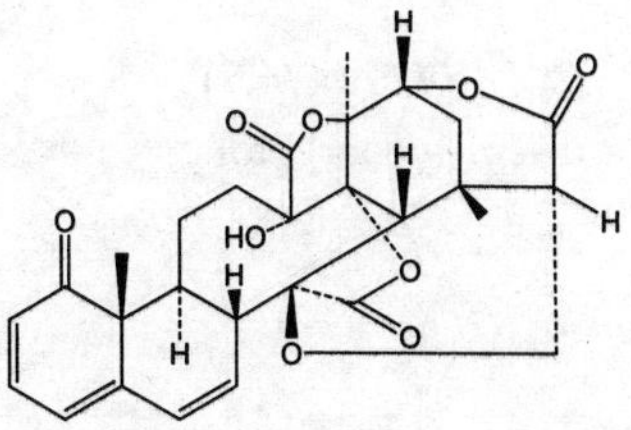

C$_{27}$H$_{27}$O$_9$ (495.5)
4,7-didehydroneophysalin B
4,7- 二脱氢新酸浆苦素 B

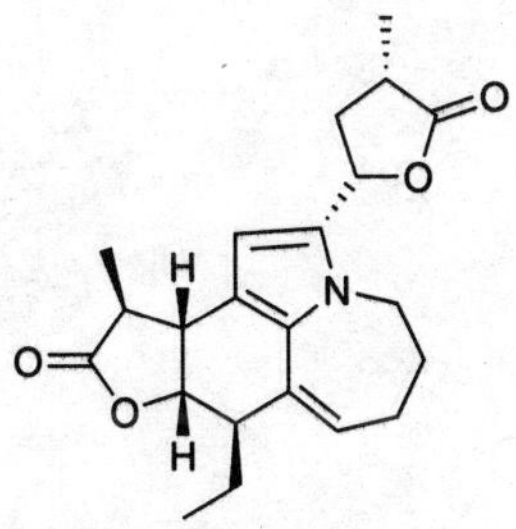

C$_{22}$H$_{27}$NO$_4$ (369.5)
didehydrotuberostemonine
二去氢对叶百部碱

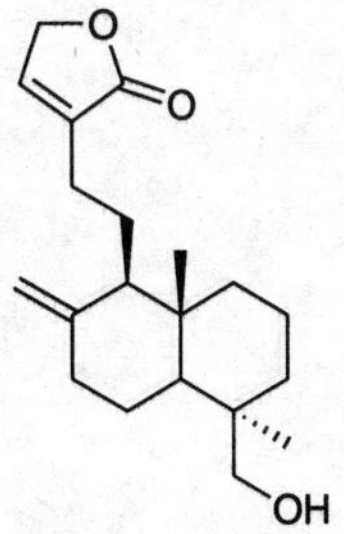

C$_{20}$H$_{30}$O$_3$ (318.5)
3,14-di-deoxyandro-grapholide
穿心莲新苷苷元

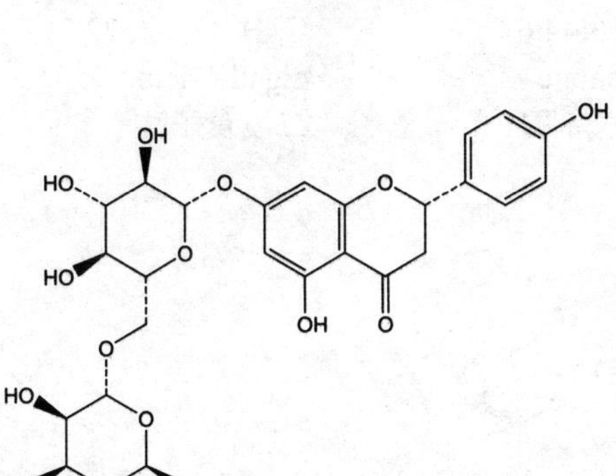

C$_{28}$H$_{34}$O$_{14}$ (594.6)
didymin
香蜂草苷

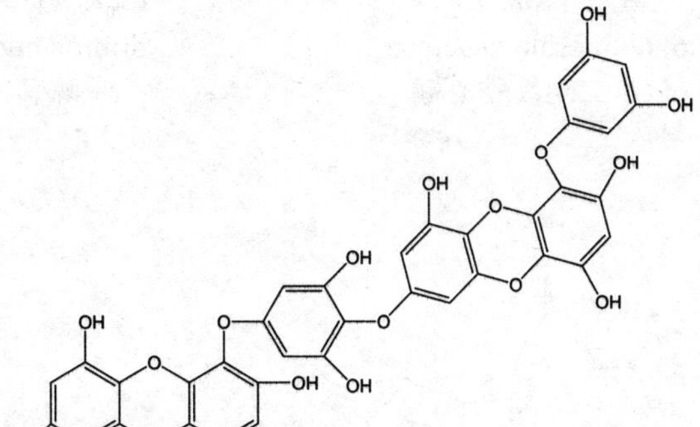

C$_{36}$H$_{22}$O$_{18}$ (742.6)
dieckol
二鹅掌菜酚

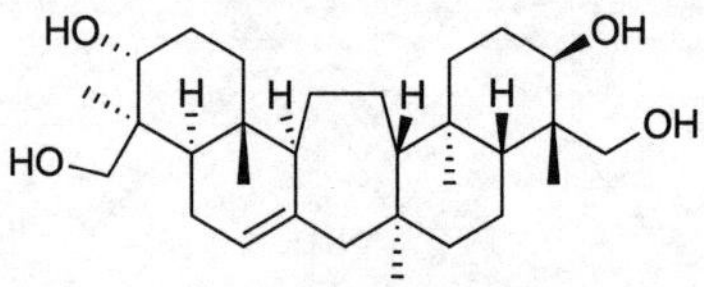

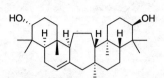

C₃₀H₅₀O₄ (474.7)
di-*epi*-lycocryptol
二表石松稳四醇

$C_{30}H_{50}O_4$ (474.7)
di-*epi*-lycocryptol
二表石松稳四醇

$C_{30}H_{50}O_2$ (442.7)
di-*epi*-serratenediol
二表千层塔烯二醇

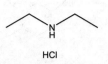

$C_4H_{12}NCl$ (109.6)
diethylamine hydrochloride
盐酸二乙胺

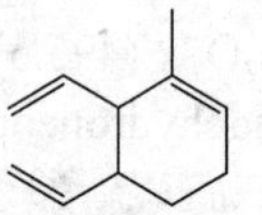

$C_{11}H_{16}$ (148.2)
5, 6-diethenyl-1-methyl-cyclohexene
5, 6- 乙烯基 -1- 甲基 - 环己烯

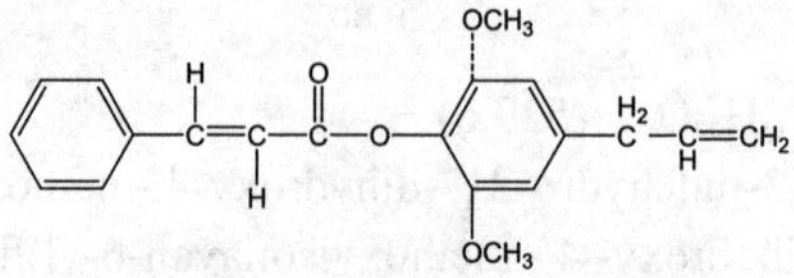

$C_{20}H_{20}O_4$ (324.4)
difengpin
地枫皮素

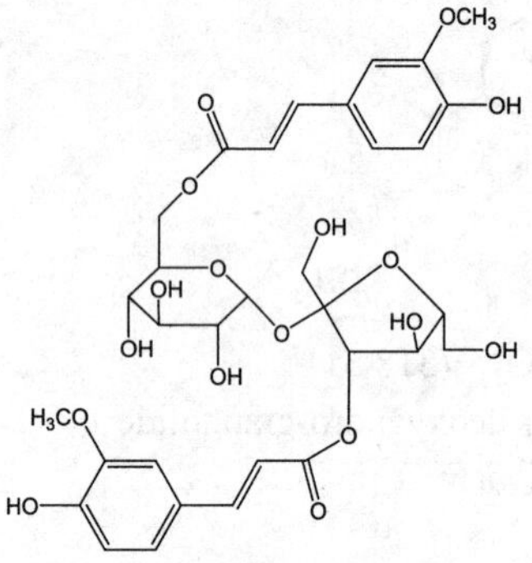

$C_{31}H_{38}O_{17}$ (382.6)
3,6′-*O*-diferuloylsucrose
3,6′-*O*- 二阿魏酰蔗糖

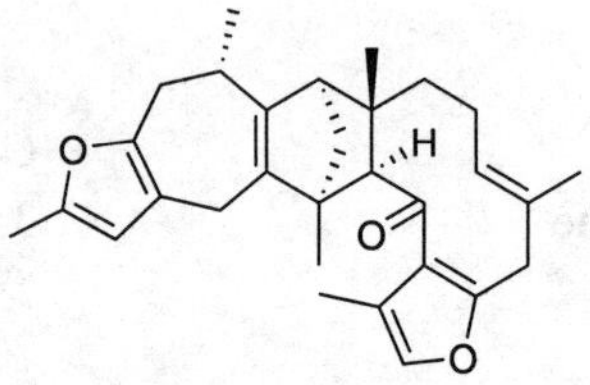

$C_{30}H_{36}O_3$ (444.6)
difurocumenone
二呋喃莪术烯酮

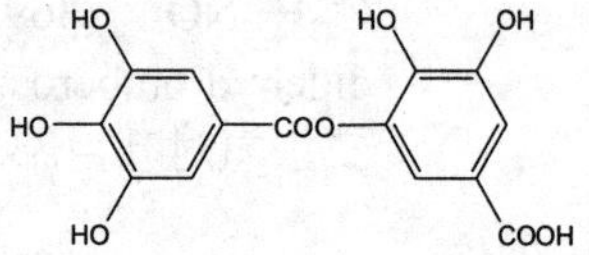

$C_{14}H_{10}O_9$ (322.2)
digallic acid
二没食子酸

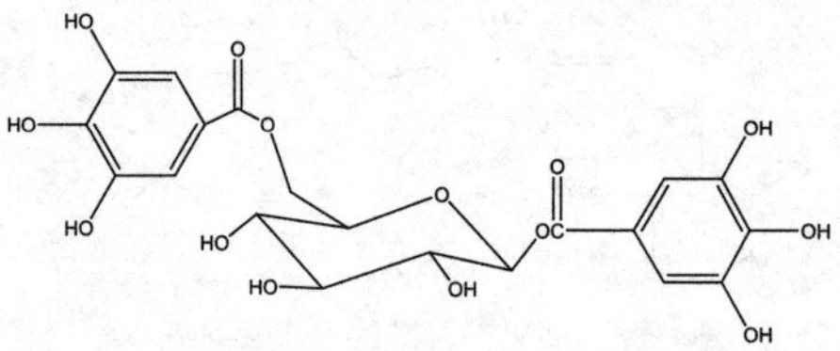

$C_{20}H_{20}O_{14}$ (484.4)
1,6-di-*O*-galloyl-*β*-D-glucopyranoside
1,6- 二没食子酰基 -*β*-D- 吡喃葡萄糖苷

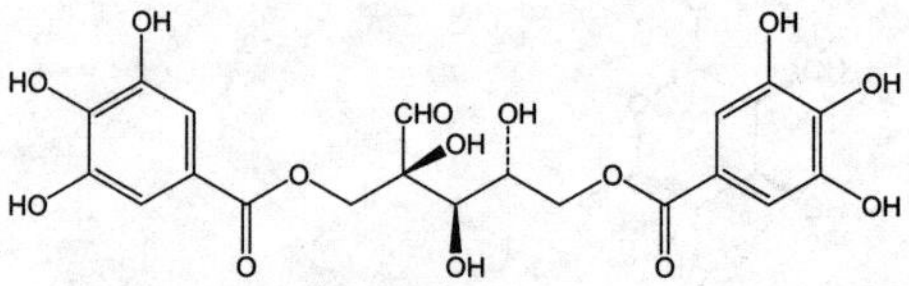

$C_{20}H_{19}O_{14}$ (483.4)
5,2′-di-*O*-galloyl -hamamelose
5,2′- 双 -*O*- 没食子酰金缕梅糖

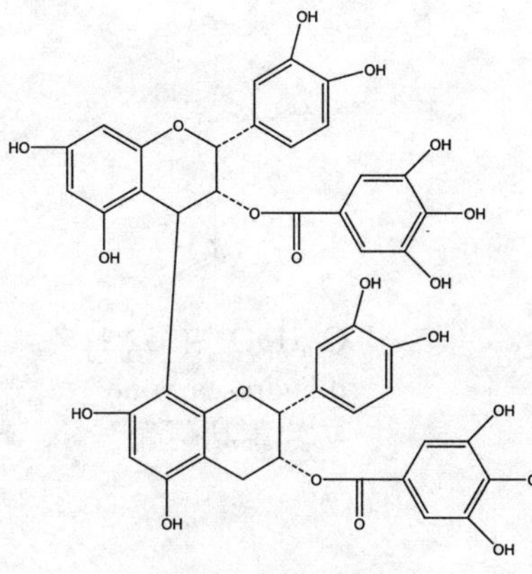

C$_{43}$H$_{32}$O$_{20}$　(868.7)
3,3′-digalloylprocyanidin
3,3′- 双没食子酸酯

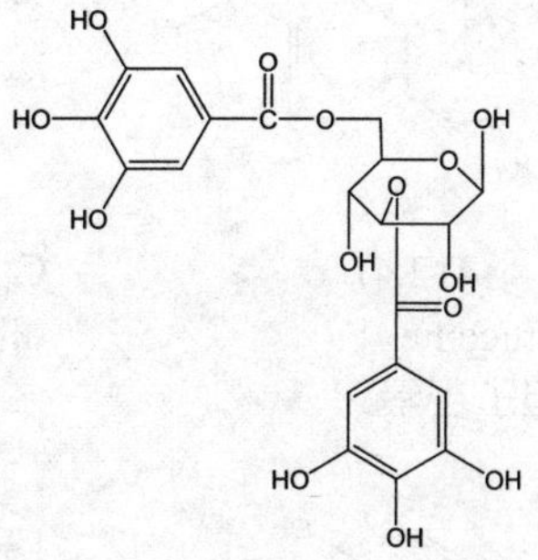

C$_{20}$H$_{20}$O$_{14}$　(484.4)
3,6-di-O-galloyl-D-glucose
3,6- 二 -O- 没食子酰基 -D- 葡萄糖

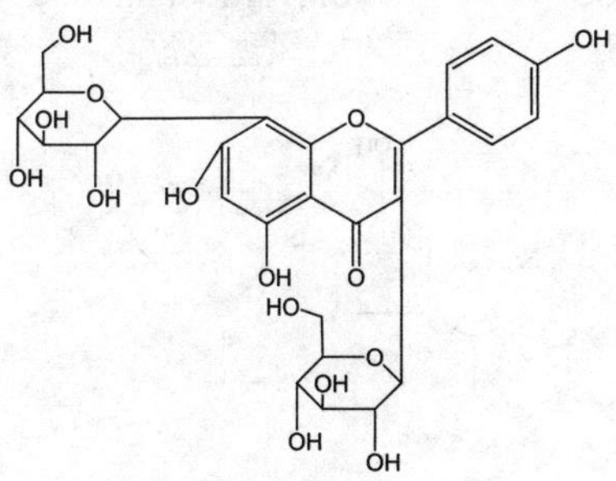

C$_{27}$H$_{30}$O$_{15}$　(594.5)
3,8-di-C-glucosylapigenin
3,8- 二葡萄糖基芹菜素

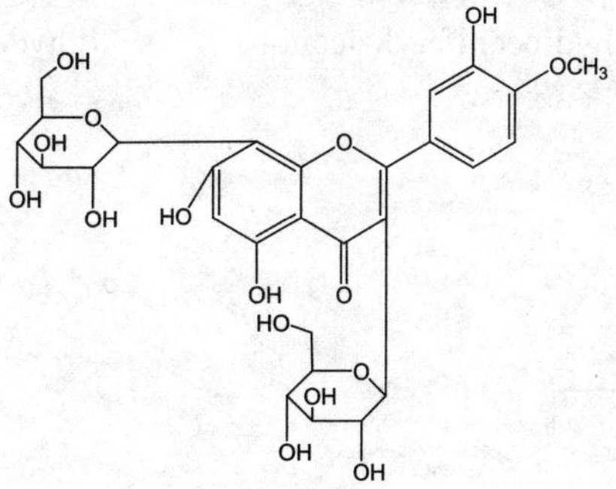

C$_{28}$H$_{32}$O$_{16}$　(624.5)
3,8-di-C-glucosyldiosmetin
3,8- 二葡萄糖基香叶木素

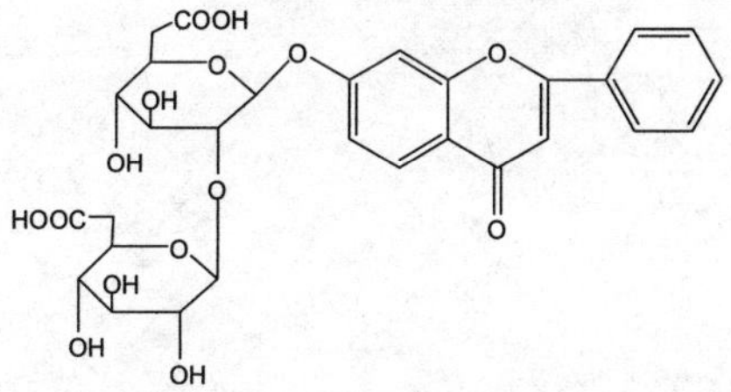

C$_{28}$H$_{30}$O$_{15}$　(606.5)
diglucuronyl flavonoid glycoside
二葡萄糖醛酸黄酮苷

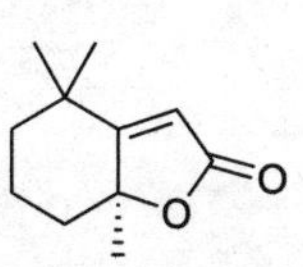

C$_{11}$H$_{16}$O$_2$　(180.2)
dihydroactinidiolide
二氢猕猴桃内酯

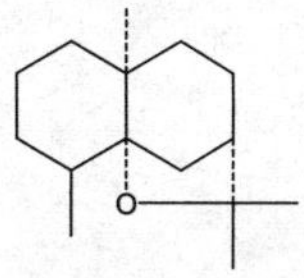

C$_{15}$H$_{26}$O　(222.4)
dihydro-α-agarofuran
二氢 -α- 沉香呋喃

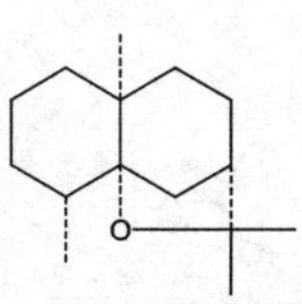

C$_{15}$H$_{26}$O　(222.4)
dihydro-β-agrofuran
二氢 -β- 沉香呋喃

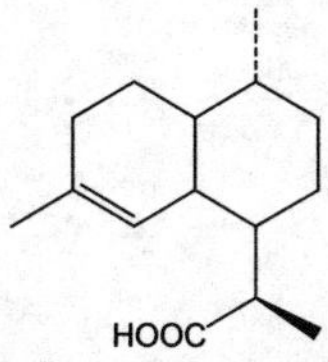

C$_{15}$H$_{23}$O$_2$　(235.3)
11R-dihydroartemisinic acid
11R- 左旋二氢青蒿酸

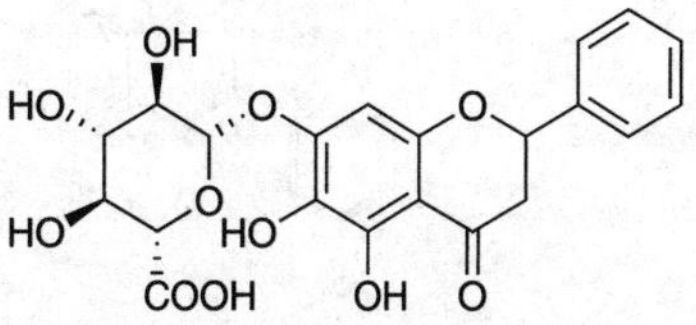

C$_{21}$H$_{20}$O$_{11}$　(448.4)
dihydrobaicalin
二氢黄芩苷

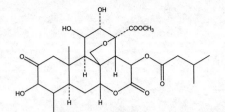

C$_{20}$H$_{28}$O$_9$ (412.4)
dihydrobruceine
二氢鸦胆子苦素

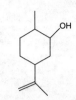

C$_{10}$H$_{18}$O (154.3)
dihydrocarveol
二氢香芹醇

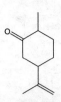

C$_{10}$H$_{16}$O (152.2)
dihydro-carvone
二氢黄蒿萜酮

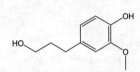

C$_{10}$H$_{14}$O$_3$ (182.2)
dihydroconiferyl alcohol
二氢松柏醇

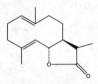

C$_{15}$H$_{22}$O$_2$ (234.3)
dihydrocostunolide
二氢木香烯内酯

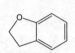

C$_8$H$_8$O (120.1)
dihydrocoumarone
二氢香豆酮

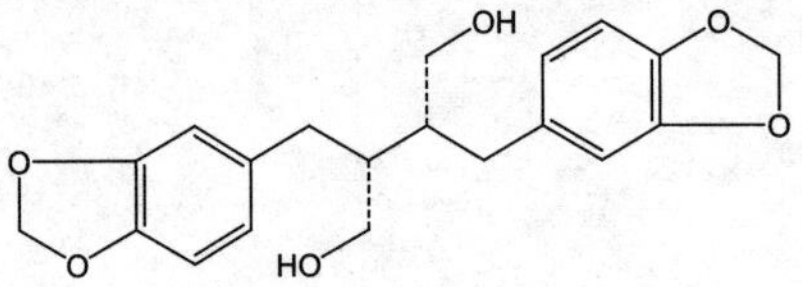

C$_{20}$H$_{22}$O$_6$ (358.4)
dihydrocubebin
二氢荜澄茄素

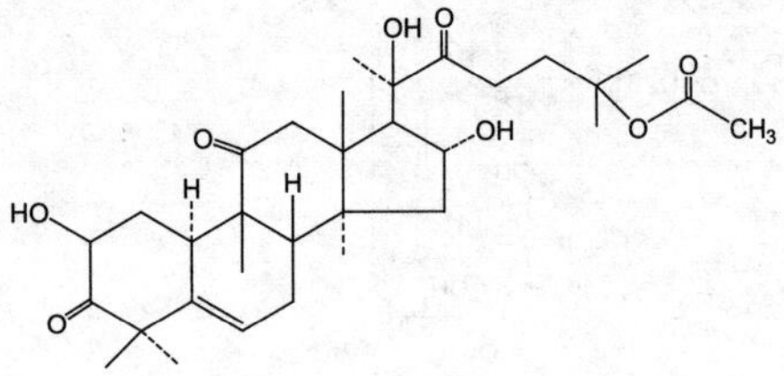

C$_{32}$H$_{48}$O$_8$ (560.7)
23,24-dihydrocueurbitacin
23,24- 二氢葫芦苦素

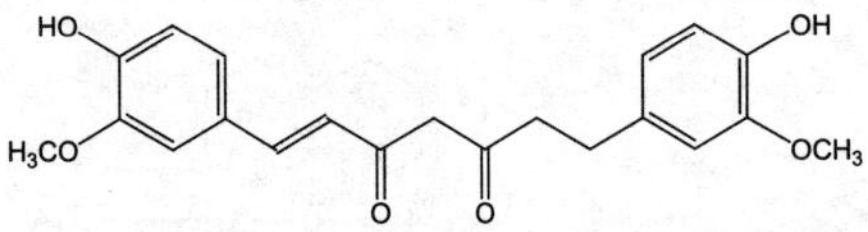

C$_{21}$H$_{22}$O$_6$ (370.4)
dihydrocurcumin
二氢姜黄素

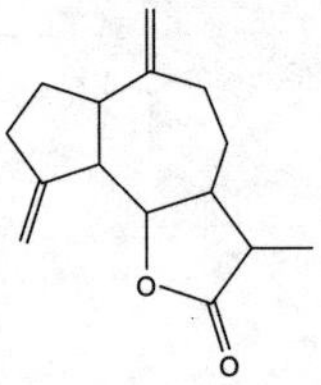

C$_{15}$H$_{20}$O$_2$ (232.3)
dihydrodehydrocostuslactone
二氢去氢木香内酯

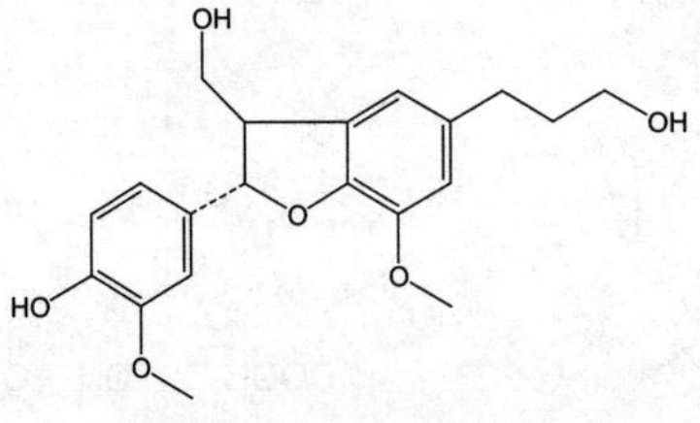

C$_{25}$H$_{32}$O$_{10}$ (492.5)
dihydrodehydrodiconiferylalcohol
二氢去氢二松柏醇

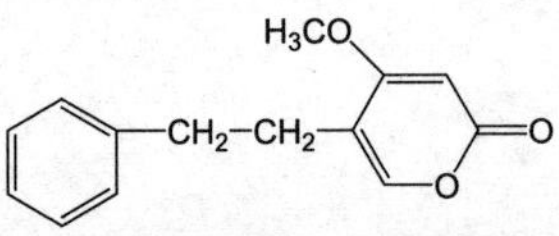

C$_{14}$H$_{14}$O$_3$ (230.3)
dihydro-5,6-dehydrokawain
二氢 -5,6- 去氢卡瓦胡椒素

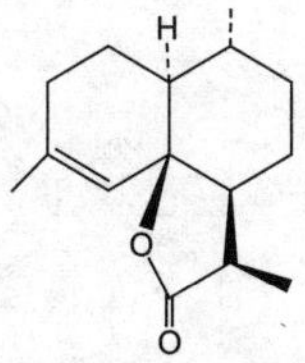

$C_{15}H_{22}O_2$　(234.3)
dihydro-*epi*-deoxyarteannuin B
二氢去氧异青蒿素 B

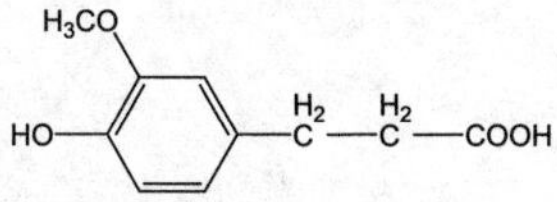

$C_{10}H_{12}O_4$　(196.2)
dihydroferulic acid
二氢阿魏酸

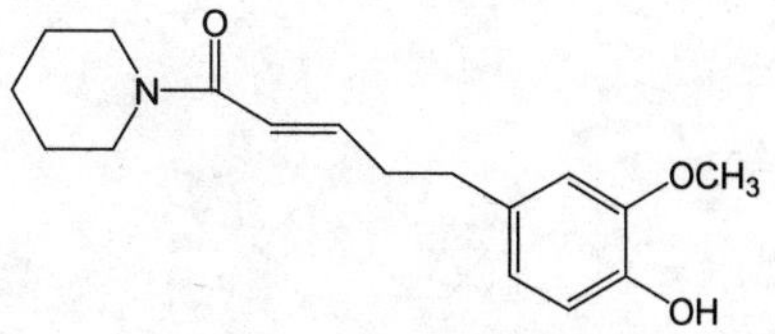

$C_{17}H_{23}NO_3$　(289.4)
dihydroferuperine
二氢类阿魏酰哌啶

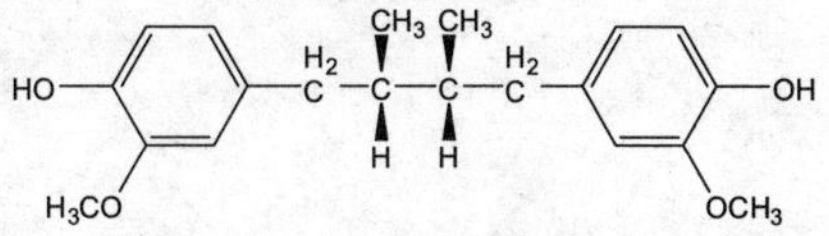

$C_{20}H_{26}O_4$　(330.4)
dihydroguaiaretic acid
右旋二氢愈创木脂酸

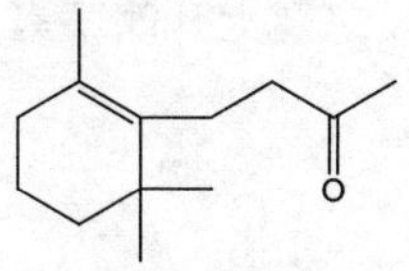

$C_{13}H_{24}O$　(196.3)
dihydro-β-ionol
二氢 -β- 紫罗兰醇

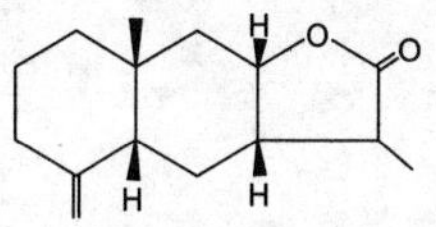

$C_{15}H_{22}O_2$　(234.3)
dihydroisoalantolactone
二氢异土木香内酯

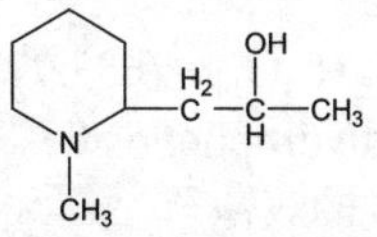

$C_9H_{19}NO$　(157.3)
dihydroisopelletierine
二氢异石榴皮碱

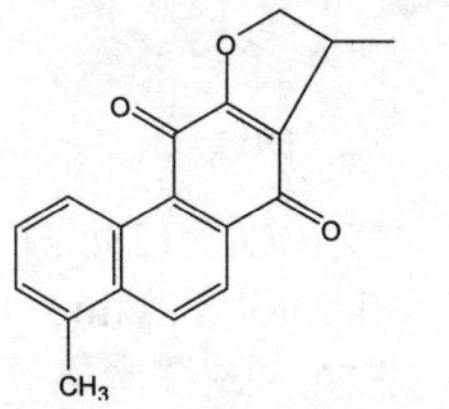

$C_{18}H_{14}O_3$　(278.3)
dihydroisotanshinone Ⅰ
二氢异丹参酮Ⅰ

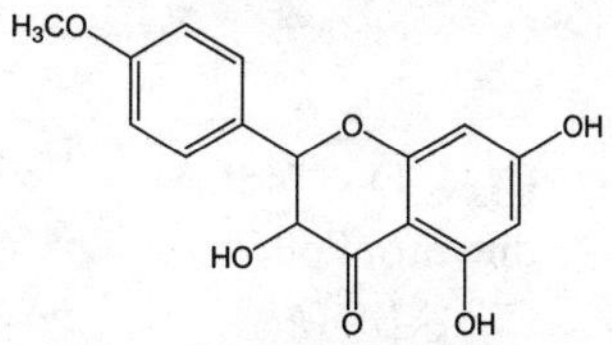

$C_{16}H_{14}O_6$　(302.3)
dihydrokaempferide
二氢山柰素

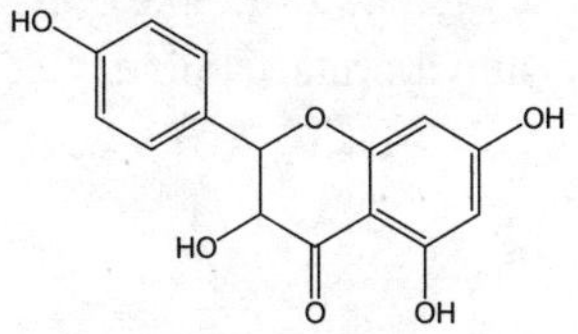

$C_{15}H_{12}O_6$　(288.3)
dihydrokaempferol
二氢山柰酚

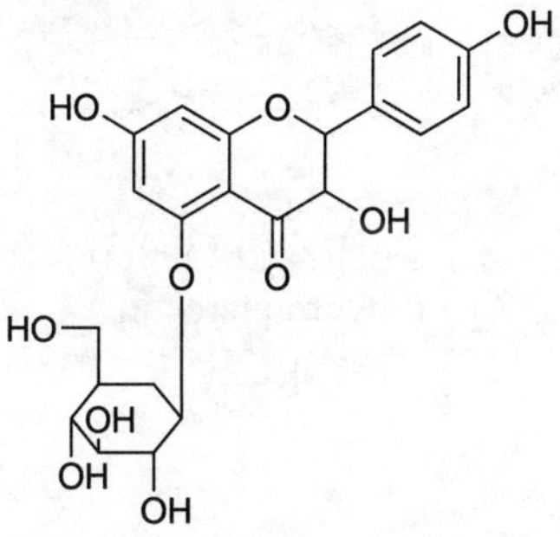

$C_{21}H_{22}O_{11}$　(450.4)
dihydrokaempferol-5-*O*-β-D-glucoside
5-*O*-β-D- 葡萄糖 - 二氢山柰酚

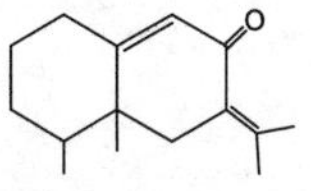

$C_{15}H_{22}O$　(218.3)
dihydrokaranone
二氢卡拉酮

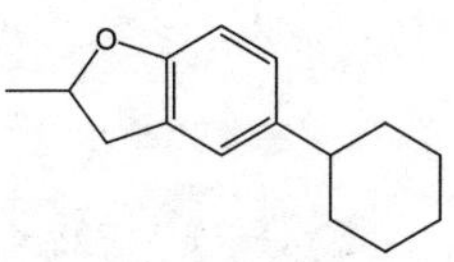

$C_{15}H_{20}O$　(216.3)
2,3-dihydro-2-methyl-5-cyclohexyl-benzofuran
2,3- 二氢 -2- 甲基 -5- 环己基 - 苯并呋喃

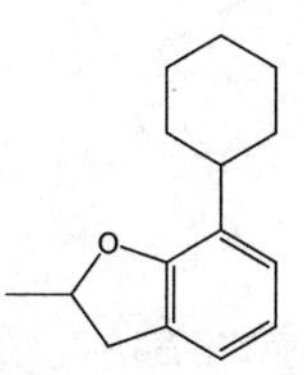

$C_{15}H_{20}O$　(216.3)
2,3-dihydro-2-methyl-7-cyclohexyl-benzofuran
2,3- 二氢 -2- 甲基 -7- 环己基 - 苯并呋喃

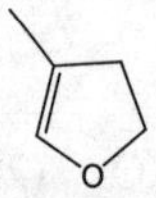

C₅H₈O (84.1)
C_5H_8O (84.1)
2,3-dihydro-4-methyl furan
2,3- 二氢 -4- 甲基呋喃

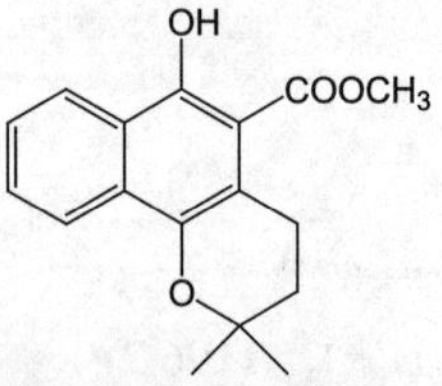

$C_{17}H_{18}O_4$ (286.3)
dihydromollugin
二氢大叶茜草素

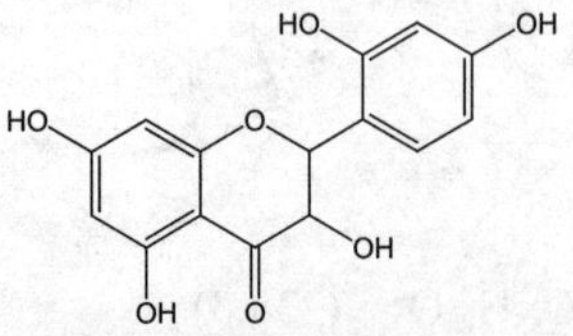

$C_{15}H_{12}O_7$ (304.3)
dihydromorin
二氢桑色素

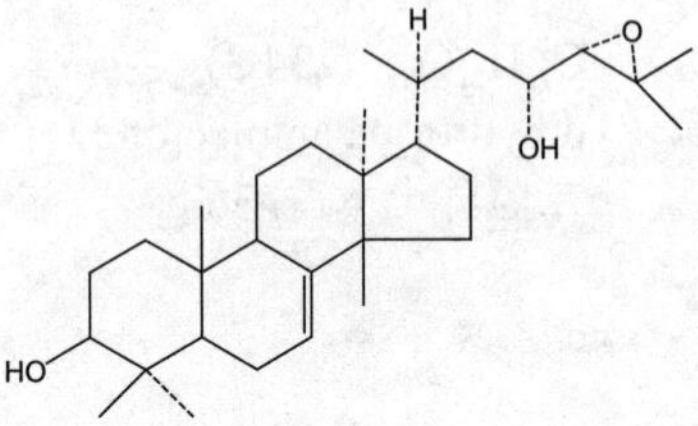

$C_{30}H_{50}O_3$ (458.7)
dihydroniloticin
二氢尼洛替星

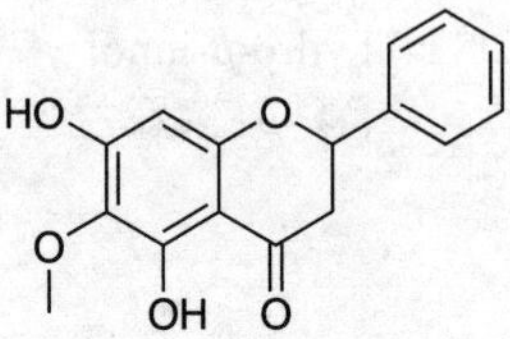

$C_{16}H_{14}O_5$ (286.3)
dihydrooroxylin A
二氢木蝴蝶素 A

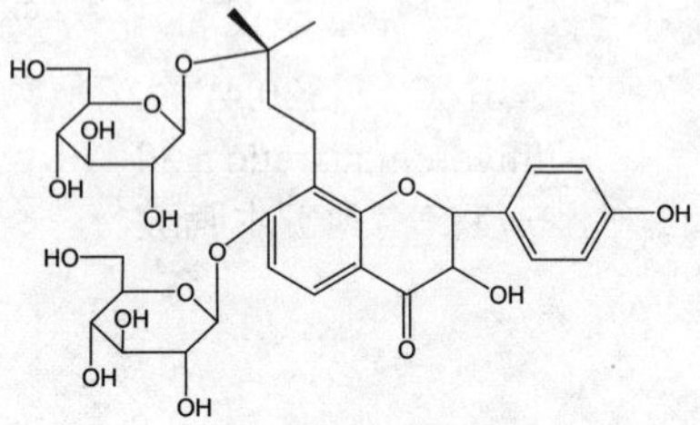

$C_{32}H_{42}O_{16}$ (682.7)
dihydrophelloside
黄柏双糖苷

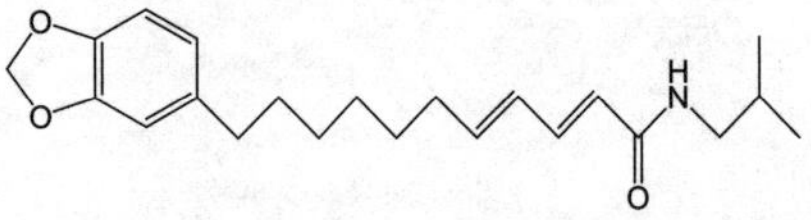

$C_{22}H_{31}NO_3$ (357.5)
dihydropipercide
二氢胡椒酰胺

$C_{15}H_{12}O_7$ (304.3)
dihydroquercetin
二氢槲皮素

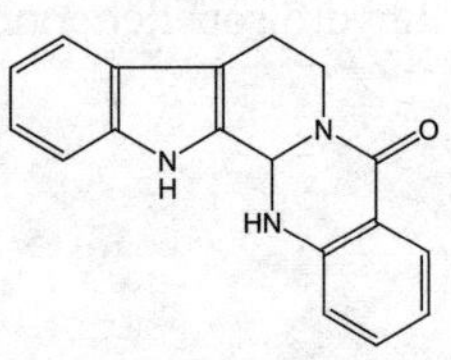

$C_{18}H_{15}N_3O$ (289.3)
dihydrorutaecarpine
二氢吴茱萸次碱

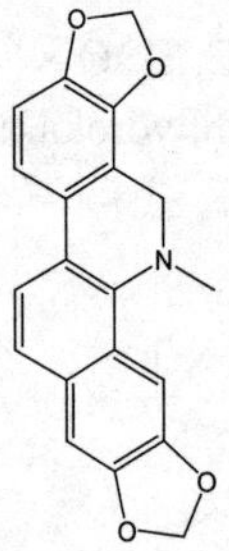

$C_{20}H_{15}NO_4$ (333.3)
dihydrosanguinarine
二氢血根碱

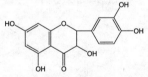

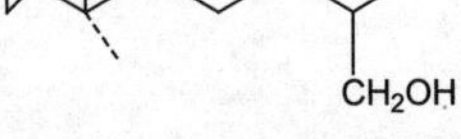

$C_{15}H_{26}O$ (222.4)
12,13-dihydro-α-santalol
12,13- 二氢 -α- 檀香萜醇

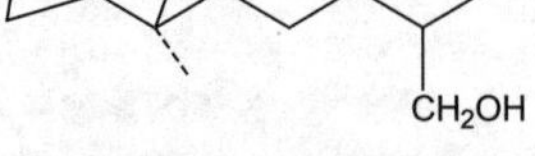

$C_{15}H_{26}O$ (222.4)
12,13-dihydro-β-santalol
12,13- 二氢 -β- 檀香萜醇

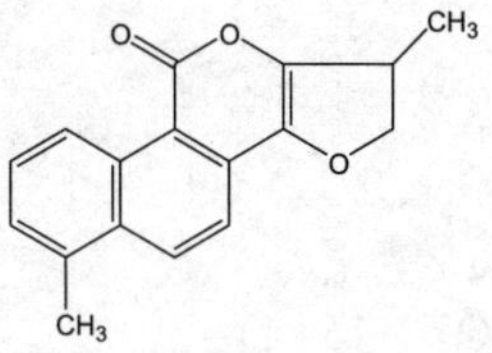

$C_{17}H_{14}O_3$　(266.3)
dihydrotanshinlactone
二氢丹参内酯

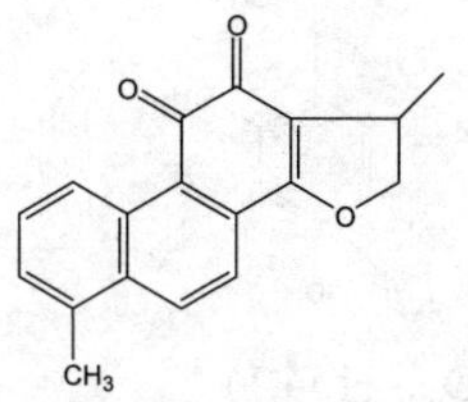

$C_{18}H_{14}O_3$　(278.3)
dihydrotanshinone I
二氢丹参酮 I

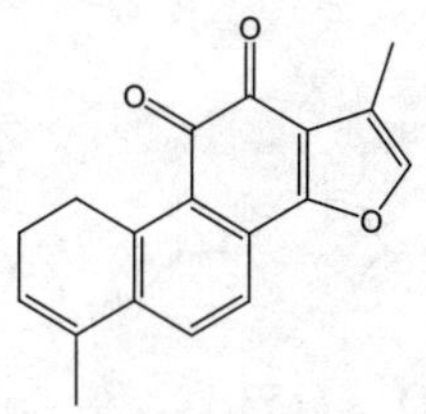

$C_{18}H_{14}O_3$　(278.3)
1,2-dihydrotanshinquinone
1,2- 二氢丹参醌

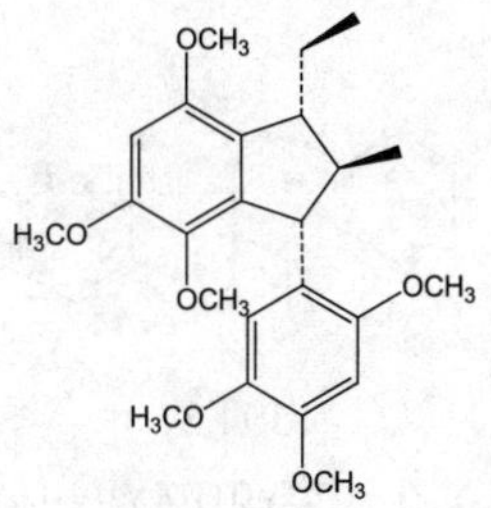

$C_{24}H_{32}O_6$　(416.5)
2,3-dihydro-4,5,7-trimethoxy-1-ethyl-2-
methyl-3-(2,4,5trimethoxyphenyl)inde-ne
2,3- 二氢 -4,5,7- 三甲氧基 -1- 乙基 -2-
甲基 -3-(2,4,5- 三甲氧基苯基) 茚

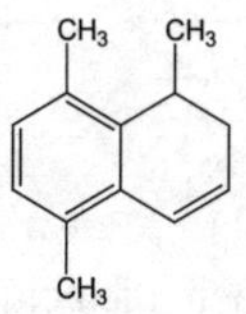

$C_{13}H_{16}$　(172.3)
1,2-dihydro-1,5,8-trimethyl naphthalene
1,2- 二氢 -1,5,8- 三甲基萘

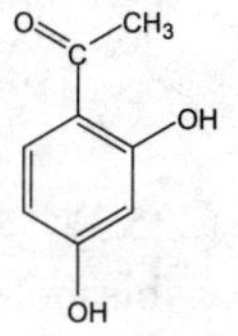

$C_8H_8O_3$　(152.1)
2,4-dihydroxy acetophenone
2,4- 二羟基苯乙酮

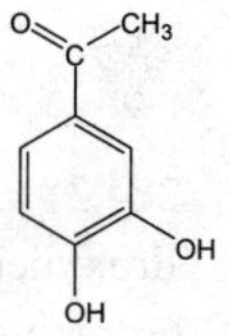

$C_8H_8O_3$　(152.1)
3,4-dihydroxy acetophenone
3,4- 二羟基苯乙酮

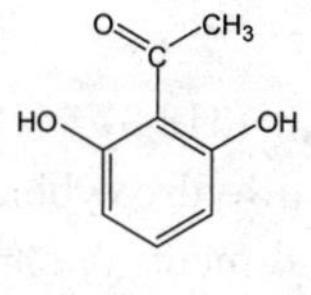

$C_8H_8O_3$　(152.1)
2,6-dihydroxy acetophenone
2,6- 二羟基苯乙酮

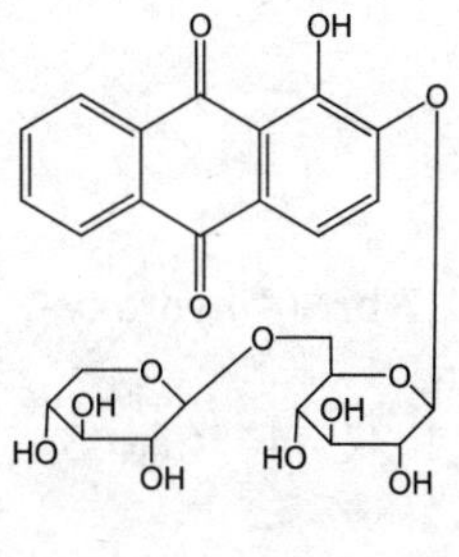

$C_{25}H_{26}O_{13}$　(534.5)
1,2-dihydroxyanthraquinone-2-*O*-
β-D-xylosyl(1→6)-*β*-D-glucoside
1,2- 二羟基蒽醌 -2-*O*-*β*-D- 木糖
(1 → 6)-*β*-D- 葡萄糖苷
ruberythric acid
茜根酸

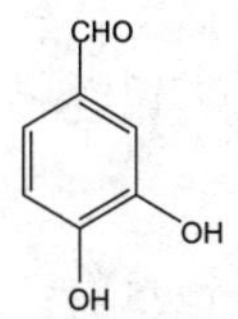

$C_7H_6O_3$　(138.1)
3,4-dihydroxy benzaidehyde
3,4- 二羟基苯甲醛

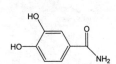

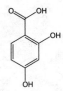

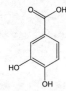

$C_7H_7NO_3$　(153.1)
3,4-dihydroxy benzamide
3,4- 二羟基苯甲酰胺

$C_7H_6O_4$　(154.1)
2,4-dihydroxybenzoic acid
2,4- 二羟基苯甲酸

$C_7H_6O_4$　(154.1)
3,4-dihydroxy benzoic acid
3,4 - 二羟基苯甲酸，原儿茶酸

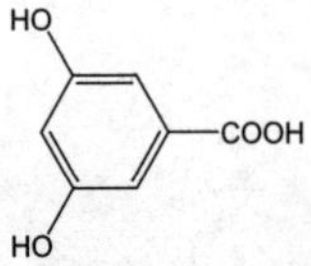

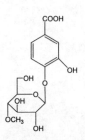

$C_7H_6O_3$　(154.1)
3,5-dihydroxy benzoic acid
3,5- 二羟基苯甲酸

$C_8H_{18}O_8$　(242.2)
3,4-dihydroxy benzoic acid-4-*O*-β-
D-(4′-*O*-methyl)glucopyranoside
3,4- 二羟基苯甲酸 -4-*O*-β-D-(4′-
甲氧基)- 吡喃葡萄糖苷

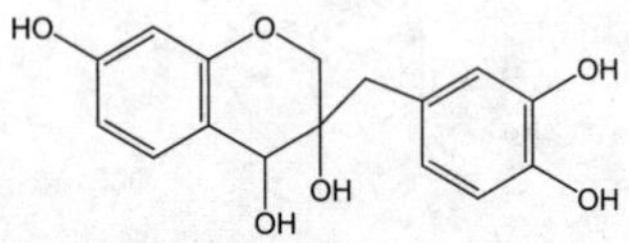

$C_{16}H_{16}O_6$　(304.3)
3-(3′,4′-dihydroxybenzyl)-
4,7-dihydroxy chromanol
3-(3′,4′- 二羟基苄基)-4,7-
二羟基色原烷醇

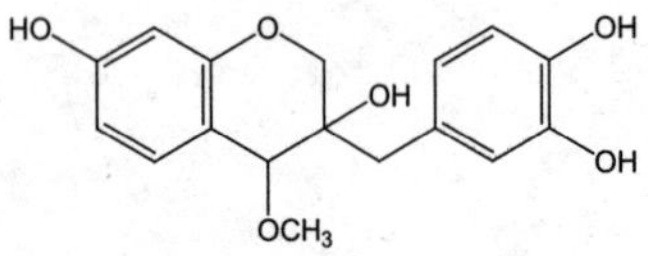

$C_{17}H_{18}O_6$　(318.3)
3-(3′,4′-dihydroxybenzyl)-7-
hydroxy-4-methoxy chromanol
3′-(3′,4′- 二羟基苄基)-7- 羟
基 -4- 甲氧基色原烷醇

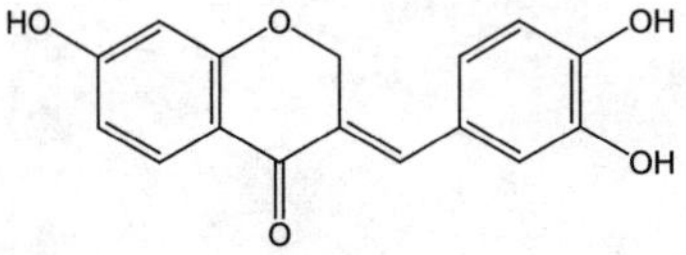

$C_{16}H_{12}O_5$　(284.3)
3-(3′,4′-dihydroxybenzylidene)-
7-hydroxy chroman-4-one
3-(3′,4′- 二羟基亚苄基)-7- 羟
基 -4- 色原烷酮

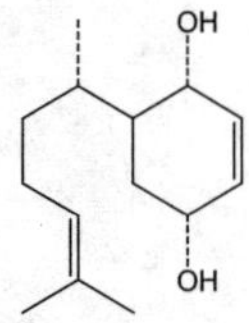

$C_{14}H_{25}O_2$　(225.3)
2,5-dihydroxybisabola-3,10-diene
2,5- 二羟基 - 甜没药 -3,10- 二烯

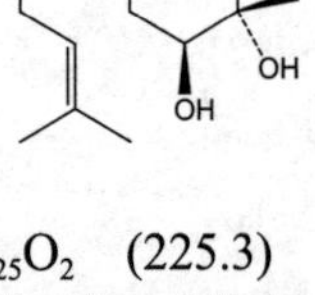

$C_{14}H_{25}O_2$　(225.3)
4,5-dihydroxybisabola-2,10-diene
4,5- 二羟基 - 甜没药 -2,10- 二烯

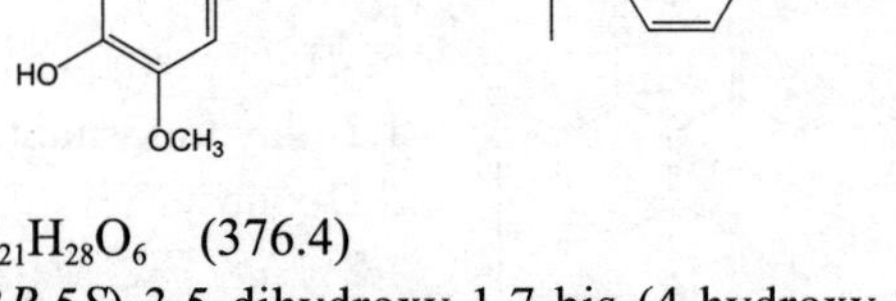

$C_{21}H_{28}O_6$　(376.4)
(3*R*,5*S*)-3,5-dihydroxy-1,7-bis-(4-hydroxy-
3-methoxyphenyl)-heptane
(3*R*,5*S*)-3,5- 二 羟 基 -1,7- 双 -(4- 羟 基 -3-
甲氧基苯基)- 庚烷

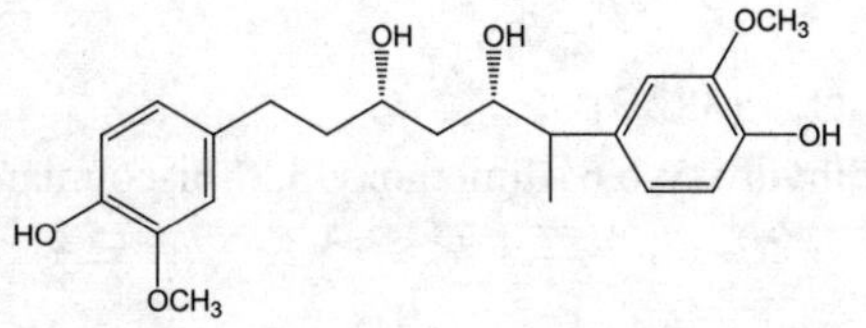

$C_{21}H_{28}O_6$ (376.4)
(3*S*,5*S*)-3,5-dihydroxy-1,7-bis-(4-hydroxy-3-methoxyphenyl)-heptane
(3*S*,5*S*)-3,5- 二羟基 -1,7- 双 -(4- 羟基 -3- 甲氧基苯基)- 庚烷

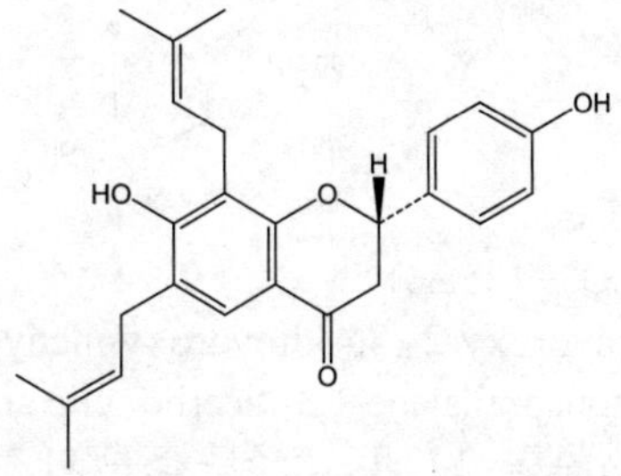

$C_{25}H_{28}O_4$ (392.5)
7,4′-dihydroxy-6,8-bis(3-methyl-2-butenyl) flavanone
7,4′- 二羟基 -6,8- 双 (3- 甲基 -2- 丁烯) 二氢黄酮

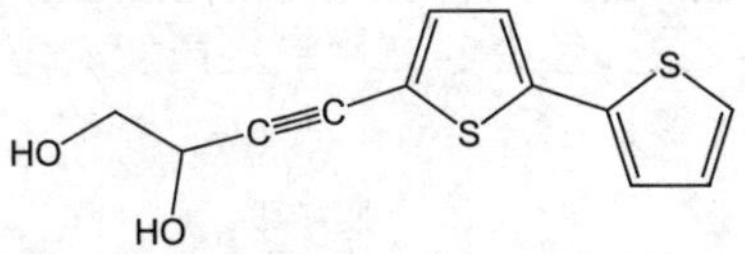

$C_{12}H_{10}O_2S_2$ (250.4)
5-(3,4-dihydroxybutyn-1-yl)-2,2′-bithiophene
5-(3,4- 二羟基 -1- 丁炔基)-2,2′- 联噻吩

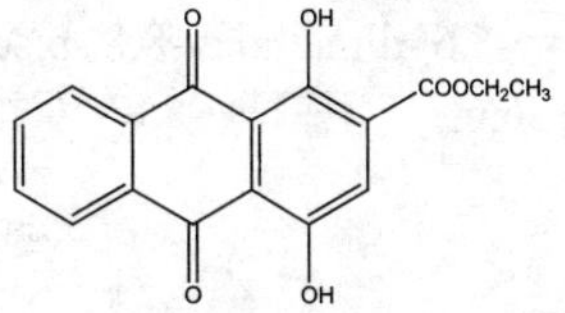

$C_{17}H_{12}O_6$ (312.3)
1,4-dihydroxy-2-carboethoxy-anthraquinone
1,4- 二羟基 -2- 乙氧基羰基蒽醌

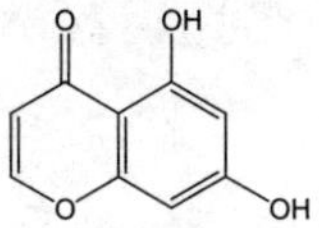

$C_9H_6O_4$ (178.1)
5,7-dihydroxychromone
5,7- 二羟基色酮

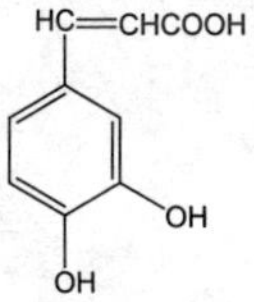

$C_9H_8O_4$ (180.2)
3,4-dihydroxy cinnamic acid
3,4 - 二羟基肉桂酸

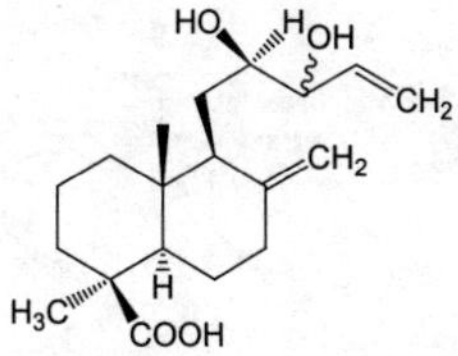

$C_{19}H_{30}O_4$ (322.4)
12*R*,13-dihydroxycommunic acid
二羟基半日花三烯酸

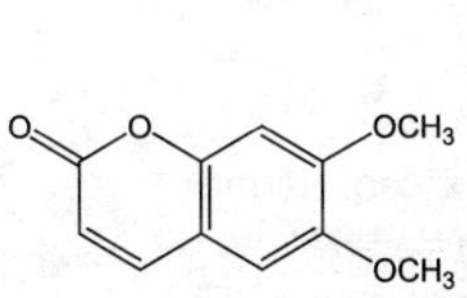

$C_{11}H_{10}O_4$ (206.2)
6,7-dimethoxy-coumarin
6,7- 二甲氧基香豆精

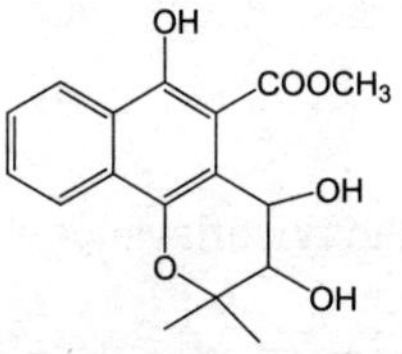

$C_{17}H_{18}O_6$ (318.3)
1′,2′-dihydroxydihydromollugin
1′,2′- 二羟基二氢大叶茜草素

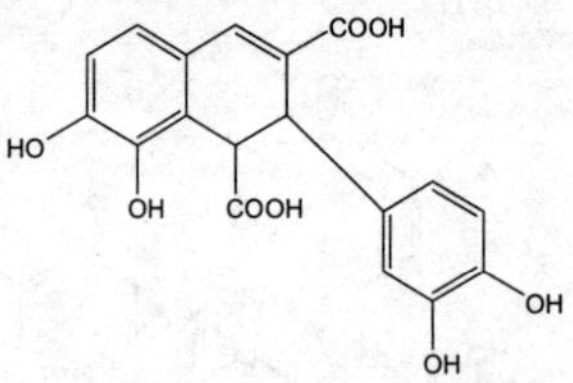

C$_{18}$H$_{14}$O$_8$ (358.3)
7,8-dihydroxy-2-(3,4-dihydroxyphenyl)-1,2-dihydronaphthalene-1,3-dicarboxylic acid
7,8- 二羟基 -2-(3,4- 二羟基苯基)-1,2- 二氢萘 -1,3- 二羧酸

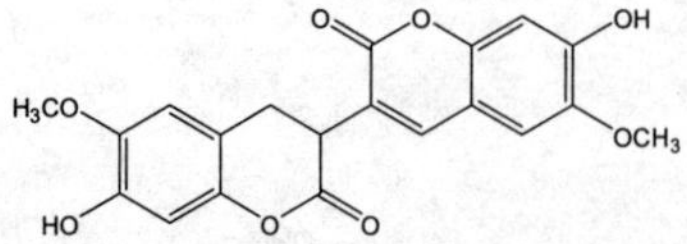

C$_{20}$H$_{14}$O$_8$ (382.3)
7,7′-dihydroxy-6,6′-dimethoxy-3,3′-biscoumarin
7,7′- 二羟基 -6,6′- 二甲氧基 -3,3′- 双香豆素

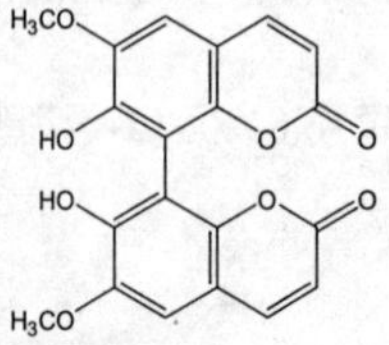

C$_{20}$H$_{14}$O$_8$ (382.3)
7,7′-dihydroxy-6,6′-dimethoxy-8,8′-biscoumarin
7,7′- 二羟基 -6,6′- 二甲氧基 -8,8′- 双香豆素

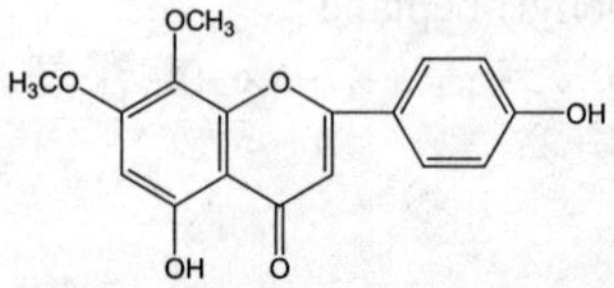

C$_{17}$H$_{14}$O$_6$ (314.3)
5,4′-dihydroxy-7,8-dimethoxy flavone
5,4′- 二羟基 -7, 8- 二甲氧基黄酮

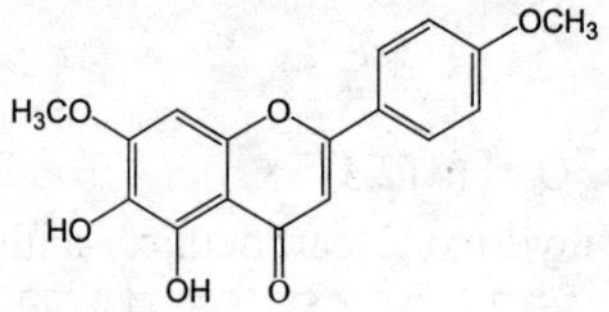

C$_{17}$H$_{14}$O$_6$ (314.3)
5,6-dihydroxy-7,4′-dimethoxy flavone
5,6- 二羟基 -7,4′- 二甲氧基黄酮

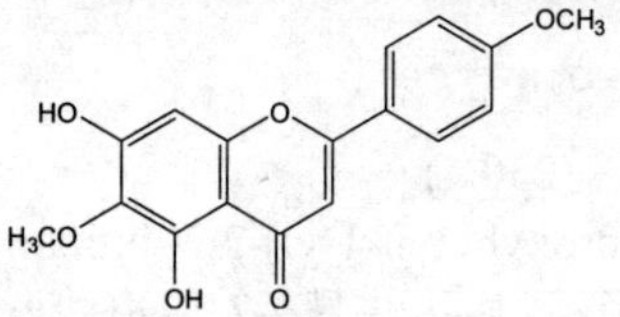

C$_{17}$H$_{14}$O$_6$ (314.3)
5,7-dihydroxy-6,4′-dimethoxyflavone
5,7- 二羟基 -6,4′- 二甲氧基黄酮

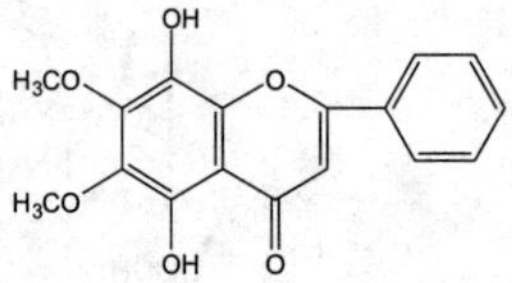

C$_{17}$H$_{14}$O$_6$ (314.3)
5,8-dihydroxy-6,7-dimethoxyflavone
5,8- 二羟基 -6,7- 二甲氧基黄酮

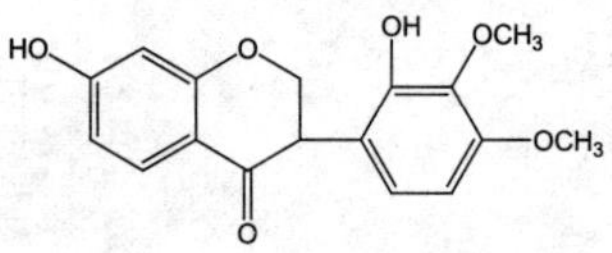

C$_{17}$H$_{16}$O$_6$ (316.3)
7,2′-dihydroxy-3′,4′-dimethoxyisoflavane
7,2′- 二羟基 -3′,4′- 二甲氧基异黄烷

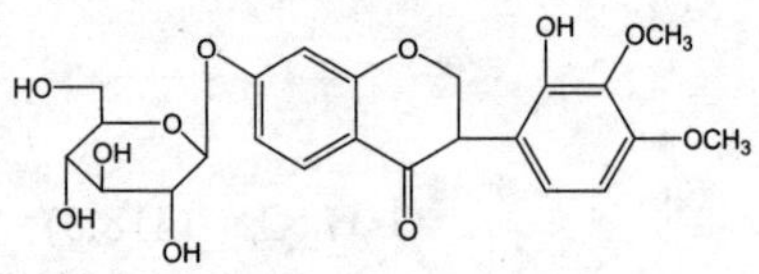

C$_{23}$H$_{26}$O$_{11}$ (478.4)
7,2′-dihydroxy-3′,4′-dimethoxyisoflavane-7-O-β-D-glucoside
7,2′- 二羟基 -3′,4′- 二甲氧基异黄烷 -7-O-β-D- 葡萄糖苷

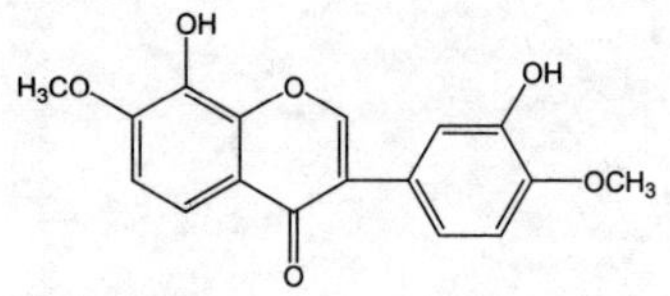

C$_{17}$H$_{14}$O$_6$ (314.3)
8,3′-dihydroxy-7,4′-dimethoxyisoflavone
8,3′- 二羟基 -7,4′- 二甲氧基异黄酮

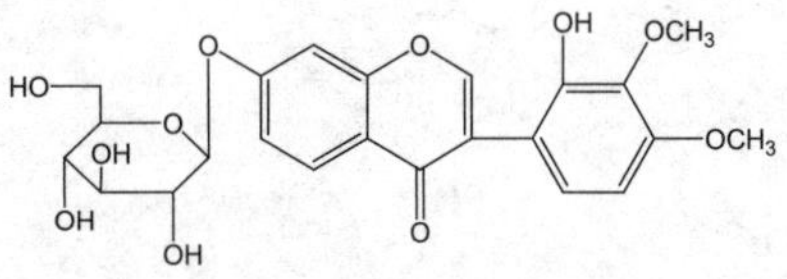

$C_{23}H_{24}O_{11}$　(476.4)

7,2′-dihydroxy-3′,4′-dimethoxyisoflavone-7-O-β-D-glucoside

7,2′- 二羟基 -3′,4′- 二甲氧基异黄酮 -7-O-β-D- 葡萄糖苷

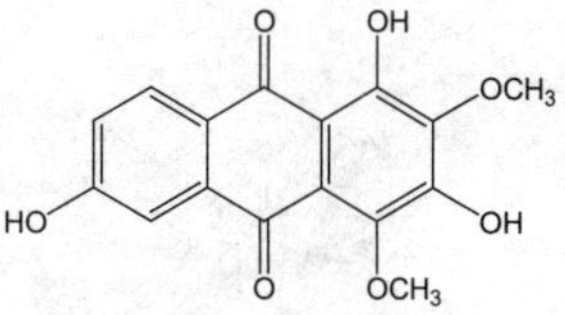

$C_{16}H_{12}O_7$　(316.3)

1,6-dihydroxy-2,4-dimethoxylanthraquinone

1,6- 二羟基 -2,4- 二甲氧基蒽醌

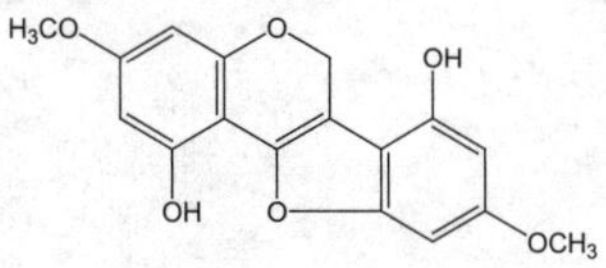

$C_{17}H_{14}O_6$　(314.3)

1,7-dihydroxy-3,9-dimethoxypterocarpene

1,7- 二羟基 -3,9- 二甲氧基紫檀烯

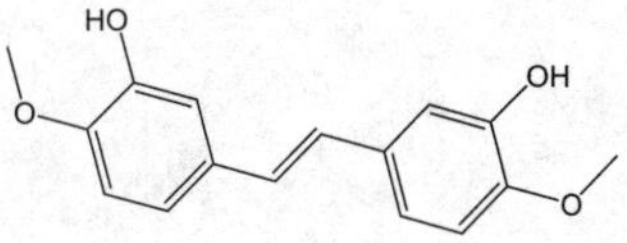

$C_{16}H_{16}O_4$　(278.3)

(E)-3,3′-dihydroxy-4,4′-dimethoxystilbene

(E)-3,3′- 二羟基 -4,4′- 二甲氧基芪

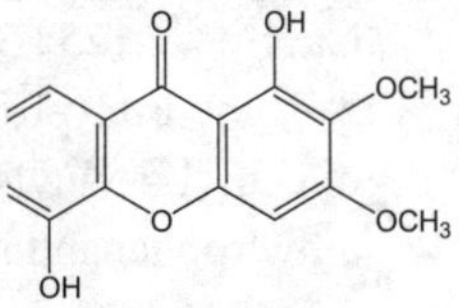

$C_{15}H_{12}O_6$　(288.3)

1,5-dihydroxy-2,3-dimethoxyxanthone

1,5- 二羟基 -2,3- 二甲氧基𠮿酮

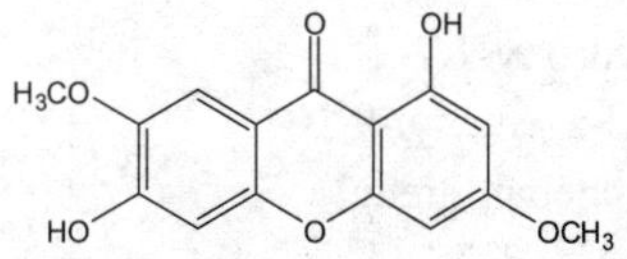

$C_{15}H_{12}O_6$　(288.3)

1,6-dihydroxy-3,7-dimethoxyxanthone

1,6- 二羟基 -3,7- 二甲氧基𠮿酮

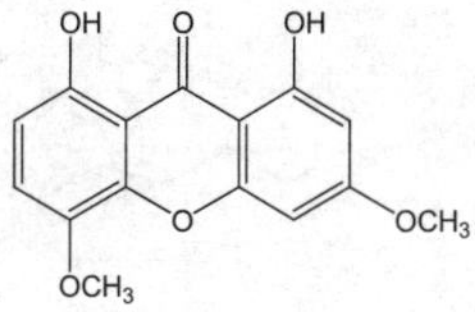

$C_{15}H_{12}O_6$　(288.3)

1,8-dihydroxy-3,5-dimethoxy-9H-xanthen-9-one

1,8- 二羟基 -3,5- 二甲氧基 -9H- 𠮿酮

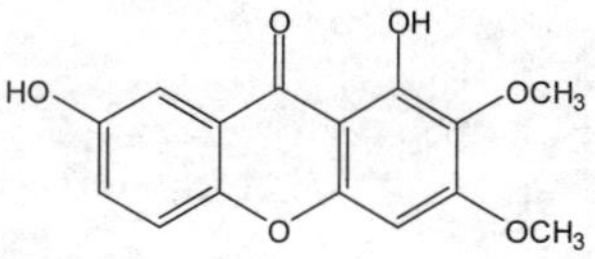

$C_{15}H_{12}O_6$　(288.3)

1,7-dihydroxy-2,3-dimethoxy xanthone

1,7- 二羟基 -2,3- 二甲氧基𠮿酮

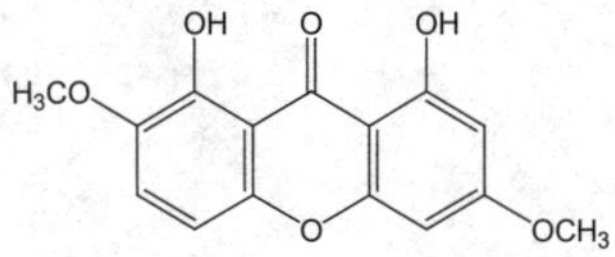

$C_{15}H_{12}O_6$　(288.3)

1,8-dihydroxy-3,7-dimethoxy xanthone

1,8- 二羟基 -3,7- 二甲氧基𠮿酮

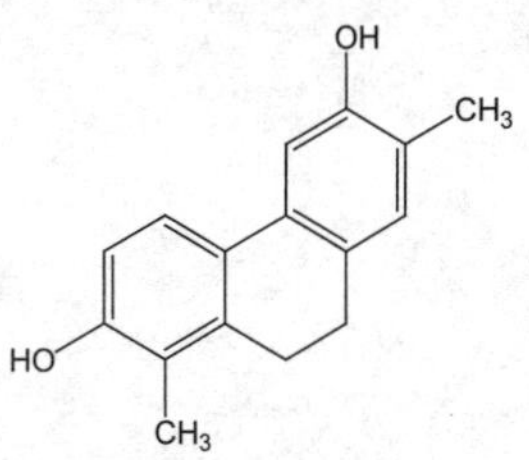

$C_{16}H_{16}O_2$　(240.3)

2,6-dihydroxy-1,7-dimethyl-9,10-dihydrophenanthrene

2,6- 二羟基 -1,7- 二甲基 -9,10- 二氢菲

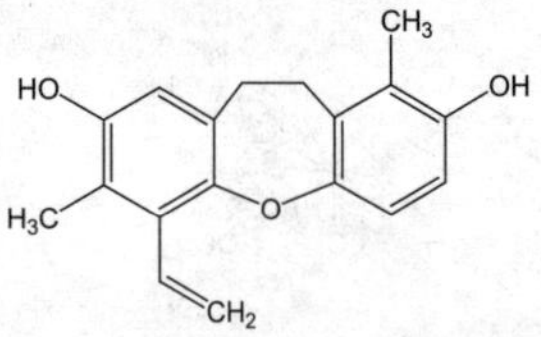

C$_{18}$H$_{18}$O$_3$ (282.3)
2,8-dihydroxy-1,7-dimethyl-6-ethenyl-10,11-
dihydrodibenz-[b,f]-oxepin
2,8- 二羟基 -1,7- 二甲基 -6- 乙烯基 -10,11-
二氢二苯并 [b,f] 氧杂庚烷

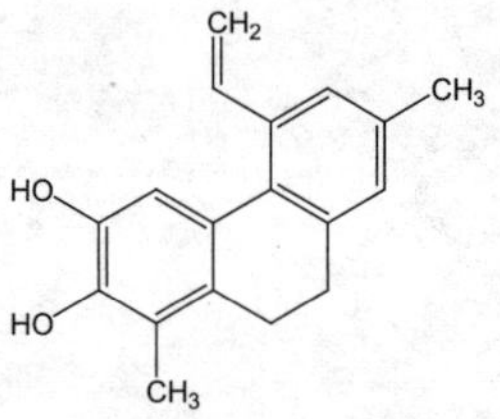

C$_{17}$H$_{18}$O$_2$ (254.3)
2,3-dihydroxy-1,7-dimethyl-5-ethenyl-9,10-
dihydrophenanthrene
2,3- 二羟基 -1,7- 二甲基 -5- 乙烯基 -9,10- 二
氢菲

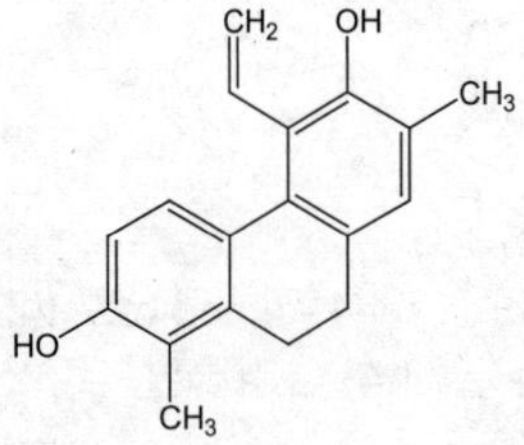

C$_{17}$H$_{18}$O$_2$ (254.3)
2,6-dihydroxy-1,7-
dimethyl-5-ethenyl-9,10-
dihydrophenanthrene
2,6- 二羟基 -1,7- 二甲基 -5-
乙烯基 -9,10- 二氢菲

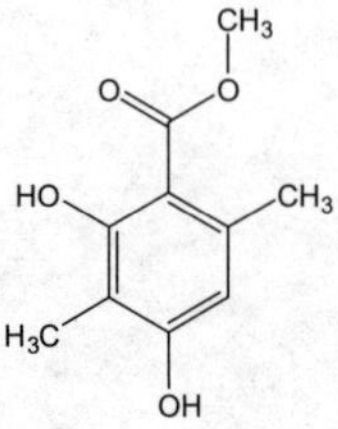

C$_{10}$H$_{12}$O$_4$ (196.2)
2,4-dihydroxy-3,6-
dimethyl-methylbenzoate
2,4- 二 羟 基 -3,6- 二 甲
基 - 苯甲酸甲酯

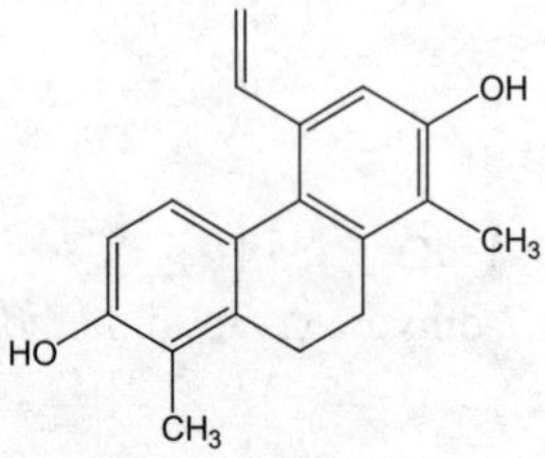

C$_{17}$H$_{18}$O$_2$ (254.3)
2,7-dihydroxy-1,8-
dimethyl-5-vinyl-9,10-
dihydrophenanthrene
2,7- 二羟基 -1,8- 二甲基 -5-
乙烯基 -9,10- 二氢菲

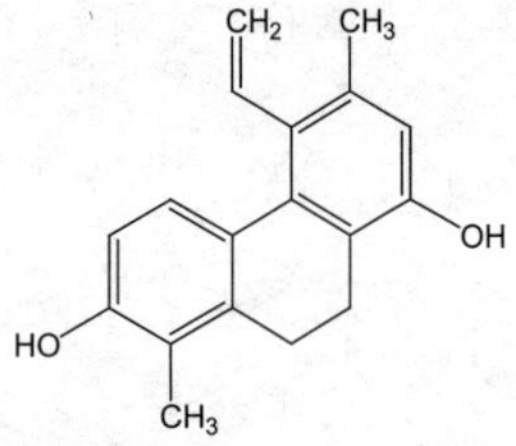

C$_{17}$H$_{18}$O$_2$ (254.3)
2,8-dihydroxy-1,6-dimethyl-5-vinyl-9,10-
dihydrophenanthrene
2,8- 二羟基 -1,6- 二甲基 -5- 乙烯基 -9,10- 二
氢菲

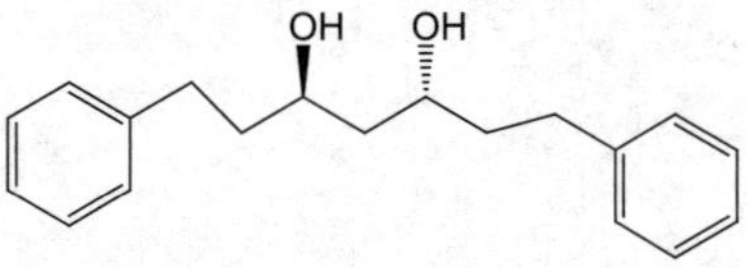

C$_{19}$H$_{24}$O$_2$ (284.4)
(3S,5R)-3,5-dihydroxy-1,7-diphenylheptane
(3S,5R)-3,5- 二羟基 -1,7- 二苯基庚烷

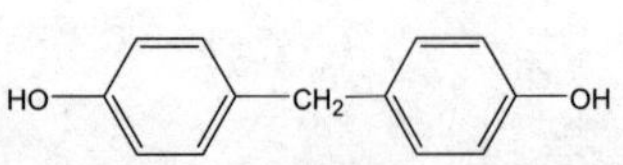

C$_{13}$H$_{12}$O$_2$ (200.2)
4,4′-dihydroxydiphenyl methane
4,4′- 二羟基二苯甲烷

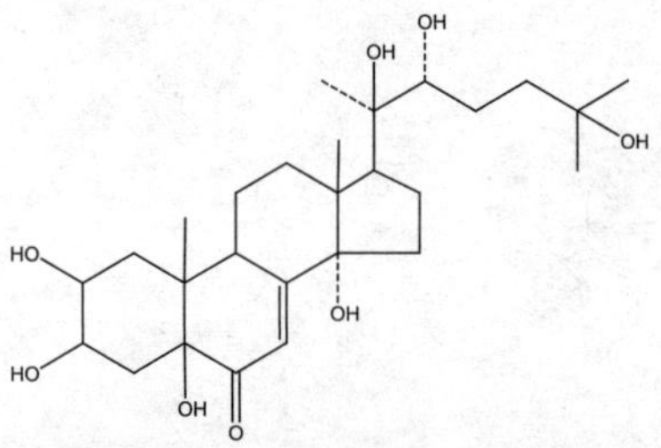

C$_{27}$H$_{44}$O$_8$ (496.6)
5,20-dihydroxy ecdysone
5,20- 二羟基蜕皮素

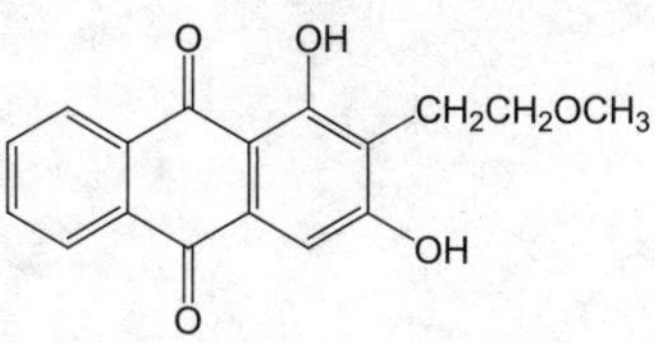

$C_{17}H_{14}O_5$ (298.3)
1,3-dihydroxy-2-ethoxymethylanthraquinone
1,3- 二羟基 -2- 乙氧基甲基蒽醌

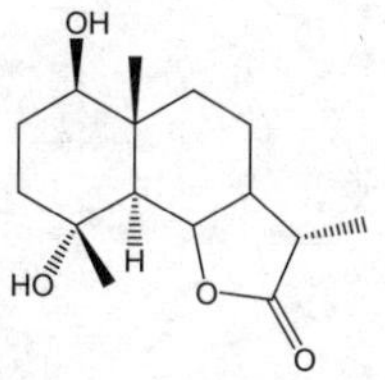

$C_{15}H_{24}O_4$ (268.3)
$1\beta,4\alpha$-dihydroxy-11βH-eudesman-12,6α-olide
$1\beta,4\alpha$- 二 羟 基 -11βH-桉叶烷 -12,6- 内酯

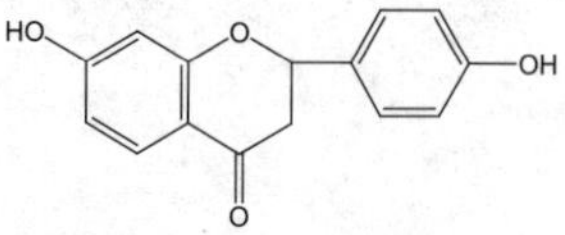

$C_{15}H_{12}O_4$ (256.2)
7,4′-dihydroxyflavanone
7,4′- 二羟基二氢黄酮

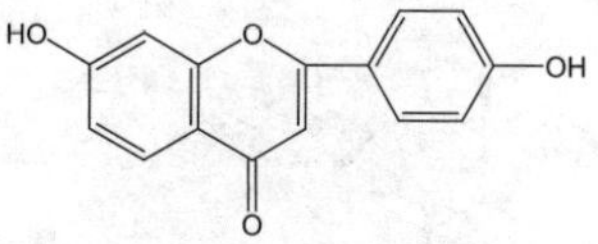

$C_{15}H_{10}O_4$ (253.2)
4′,7-dihydroxy-flavone
4′,7- 二羟基黄酮

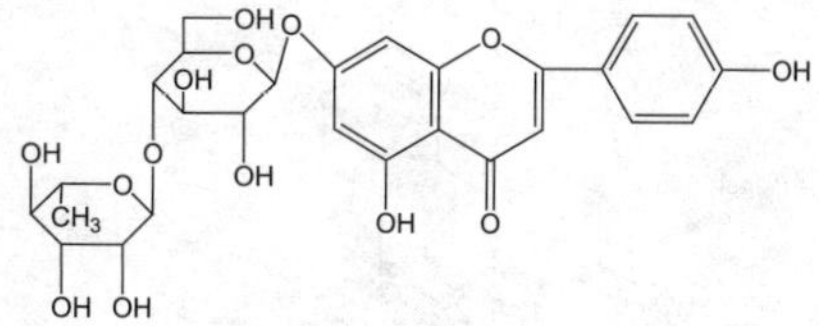

$C_{27}H_{30}O_{13}$ (562.5)
4′,5-dihydroxyflavone-7-O-α-L-rhamnopyranosyl-(1→4)-β-D-glucopyranoside
4′,5- 二羟基黄酮 -7-O-α-L- 吡喃鼠李糖基 -(1 → 4)-β-D- 吡喃葡萄糖苷

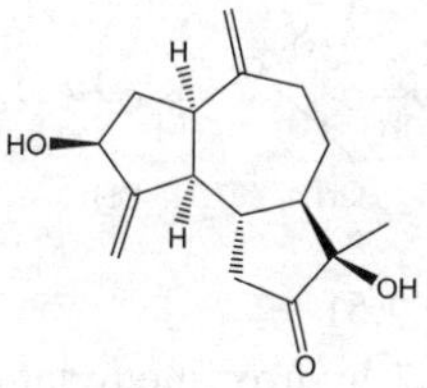

$C_{16}H_{22}O_3$ (262.3)
$3\beta,11\beta$-dihydroxyguaia-4(15),10(14)-diene-12,6α-olide
$3\beta,11\beta$- 二羟基愈创木 -4(15),10(14)- 二烯 -12,6α- 内酯

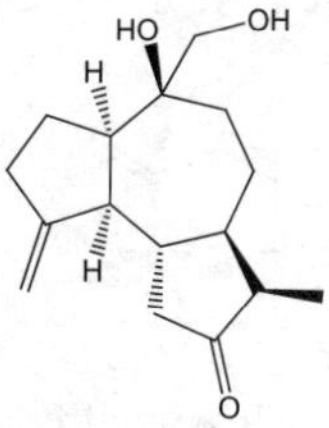

$C_{16}H_{24}O_3$ (264.3)
$10\beta,14$-dihydroxy-11αH-guaia-4(15)-ene-12,6α-olide
$10\beta,14$- 二 羟 基 -11αH- 愈 创 木 -4(15)-烯 -12,6α- 内酯

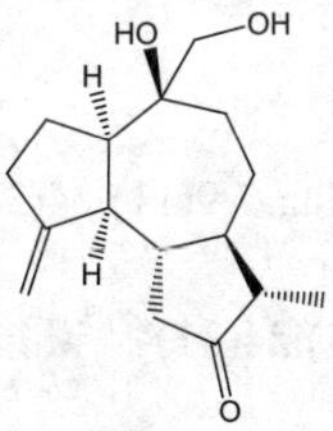

$C_{16}H_{24}O_3$ (264.3)
$10\beta,14$-dihydroxy-11βH-guaia-4(15)-ene-12,6α-olide
$10\beta,14$- 二羟基 -11βH- 愈创木 -4(15)- 烯 -12,6α- 内酯

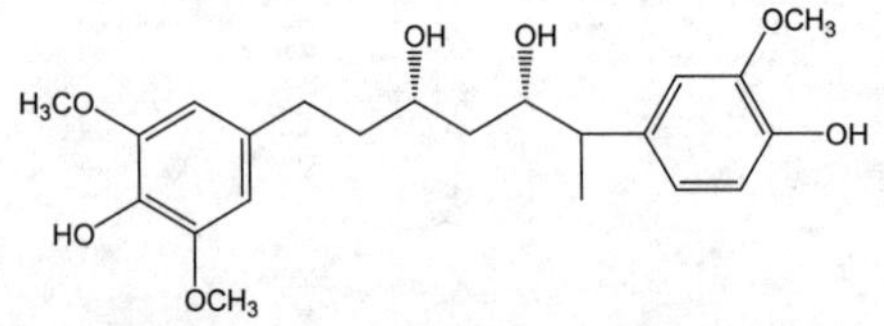

C$_{22}$H$_{30}$O$_7$　(406.5)
(3*S*,5*S*)-dihydroxy-1-(4-hydroxy-3,5-dimethoxyphenyl)-
7-(4-hydroxy-3-methoxyphenyl)-heptane
(3*S*,5*S*)- 二羟基 -1-(4- 羟基 -3,5- 二甲氧基苯基)-
7-(4- 羟基 -3- 甲氧基苯基)- 庚烷

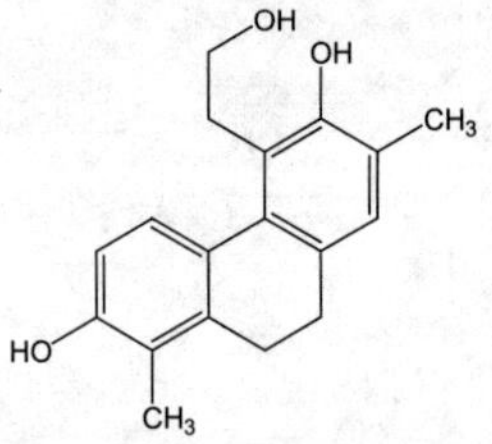

C$_{18}$H$_{20}$O$_4$　(300.3)
2,6-dihydroxy-5-(1-hydroxyethyl)-1,
7-dimethyl-9,10-dihydrophenanthrene
2,6- 二羟基 -5-(1- 羟乙基)-1,
7- 二甲基 -9,10- 二氢菲

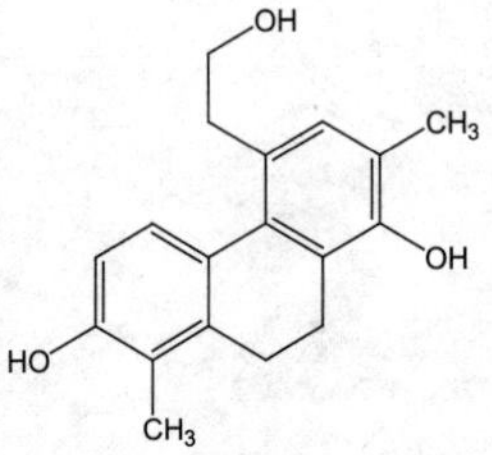

C$_{18}$H$_{20}$O$_4$　(300.3)
2,8-dihydroxy-5-(l-hydroxyethyl)-l,
7-dimethyl-9,10-dihydrophenanthrene
2,8- 二羟基 -5-(1- 羟乙基)-1,7- 二甲基 -9,10-
二氢菲

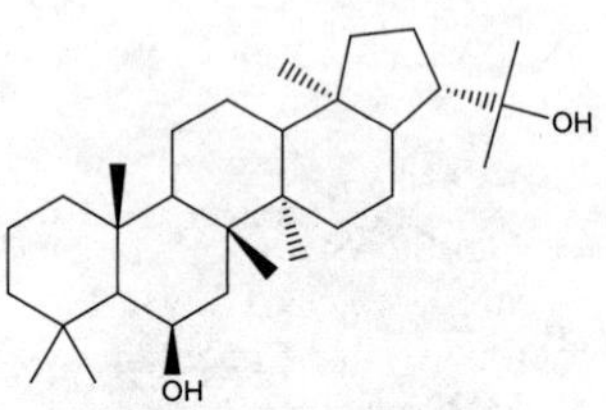

C$_{30}$H$_{52}$O$_2$　(444.7)
6,22-dihydroxyhopane
6,22- 二羟基何帕烷

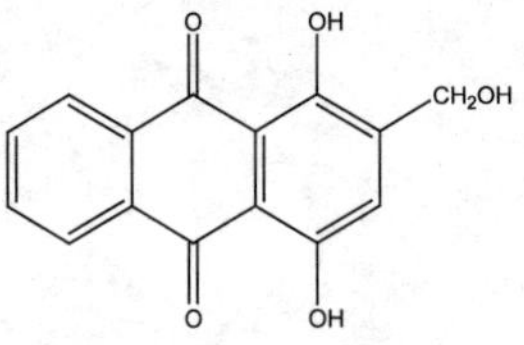

C$_{15}$H$_{10}$O$_5$　(270.2)
1,4-dihydroxy-2-hydroxymethylanthraquinone
1,4- 二羟基 -2- 羟甲基蒽醌

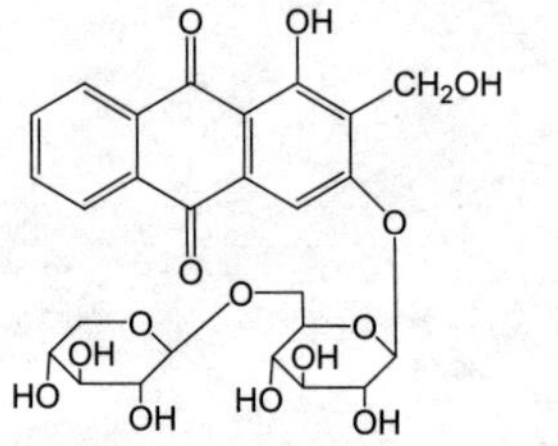

C$_{26}$H$_{28}$O$_{14}$　(564.5)
1,3-dihydroxy-2-hydroxymethylanthraquinone-
3-*O*-xylosyl(1 → 6) -glucoside
1,3- 二羟基 -2- 羟甲基蒽醌 -3-*O*- 木糖 (1 → 6)-
葡萄糖苷

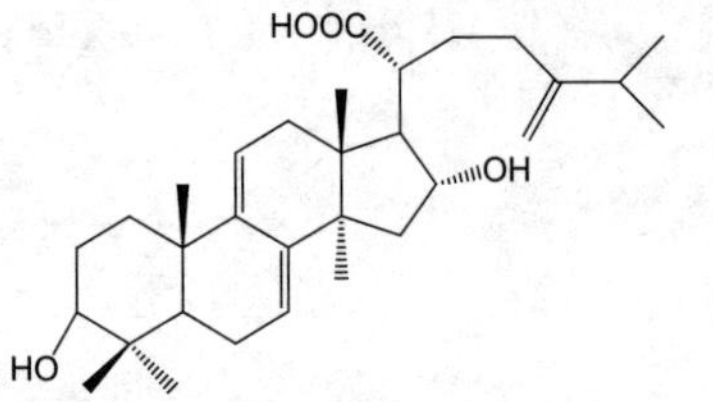

C$_{31}$H$_{48}$O$_4$　(484.7)
3*β*,16*α*-dihydroxy-lanosta-7,9(11),24-trien-
21-oicacid
3*β*,16*α*- 二羟基 - 羊毛甾 -7,9(11),24- 三烯 -
21- 酸

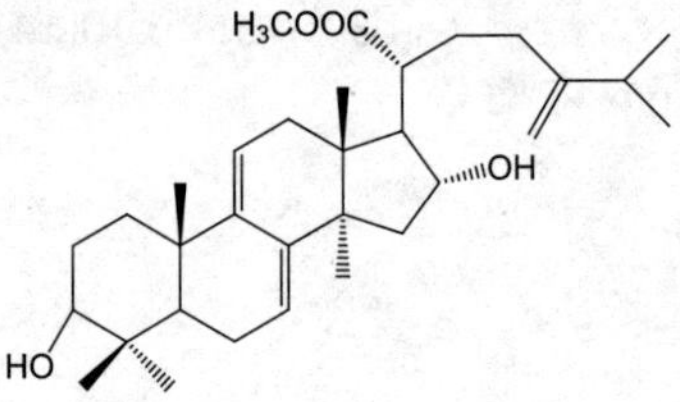

C$_{32}$H$_{50}$O$_4$　(498.7)
3*β*,16*α*-dihydroxy-lanosta-7,9(11),24(31)-trien-
21-oic acid methyl ester
3*β*,16*α*- 二羟基 -7,9(11),24(31)- 羊毛甾三烯 -
21- 酰甲酯

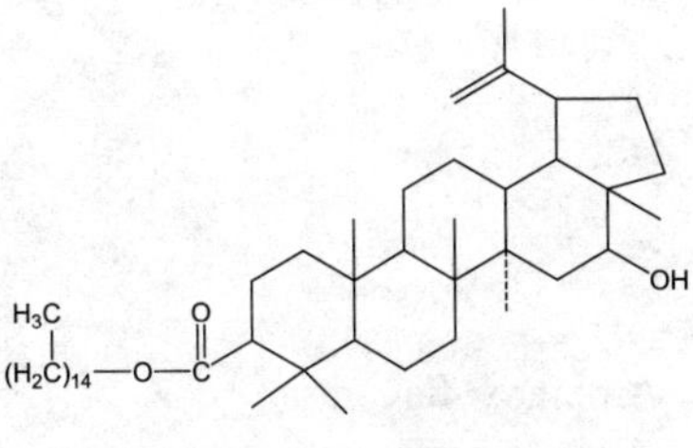

$C_{46}H_{80}O_3$ (681.1)
3β,16β-dihydroxylupeol-
3-palmitate
3β,16β- 二羟基羽扇豆
醇 -3- 棕榈酸酯

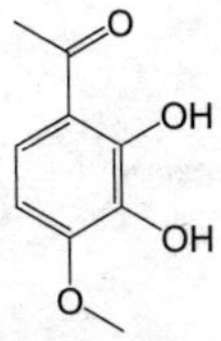

$C_9H_{10}O_4$ (182.2)
2,3-dihydroxy-4-
methoxyacetophenone
2,3- 二羟基 -4- 甲氧
基苯乙酮

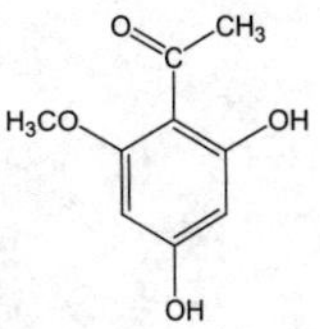

$C_9H_{10}O_4$ (182.2)
2,4-dihydroxy-6-
methoxyacetophenone
2,4- 二羟基 -6- 甲氧
基苯乙酮

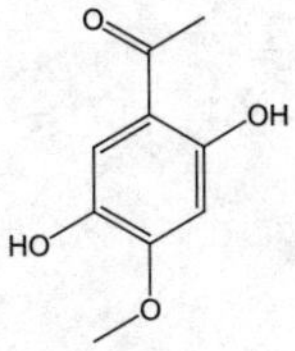

$C_9H_{10}O_4$ (182.2)
2,5-dihydroxy-4-
methoxyacetophenone
2,5- 二羟基 -4- 甲氧基
苯乙酮

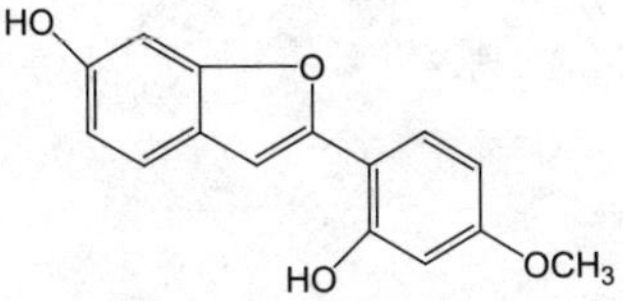

$C_{15}H_{12}O_4$ (256.3)
2′,6-dihydroxy-4′-methoxy-
2-arylbenzofuran
2′,6- 二羟基 -4′- 甲氧 -2-
芳基苯并呋喃

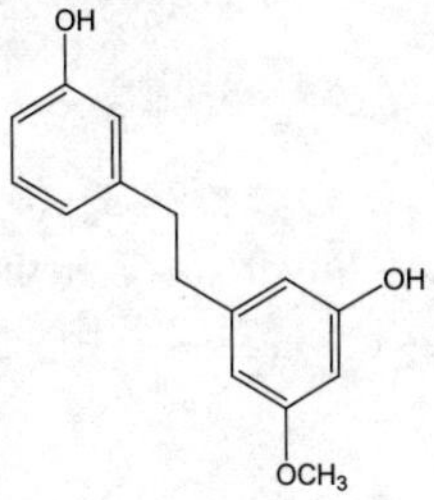

$C_{15}H_{16}O_3$ (244.3)
3′,3-dihydroxy-5-
methoxybibenzyl
3′,3- 二 羟 基 -5-
甲氧基联苄

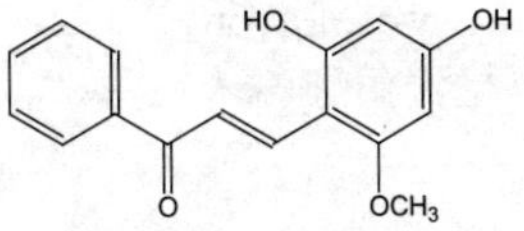

$C_{16}H_{14}O_4$ (270.3)
2,4-dihydroxy-6-
methoxylchalcone
2,4- 二 羟 基 -6- 甲
氧基查耳酮

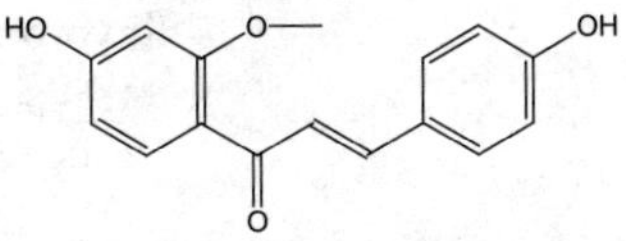

$C_{16}H_{14}O_4$ (270.3)
4,4′-dihydroxy-2′-
methoxychalcone
4,4′- 二 羟 基 -2′- 甲
氧基查耳酮

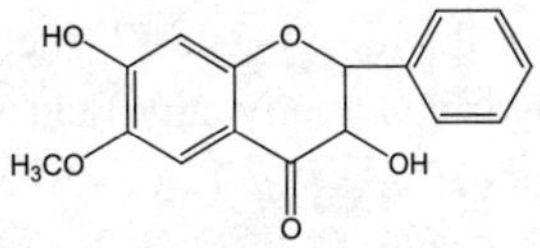

$C_{16}H_{14}O_5$ (288.3)
3,7-dihydroxy-6-methoxy-
dihydroflavonol
3,7- 二羟基 -6- 甲氧基二
氢黄酮醇

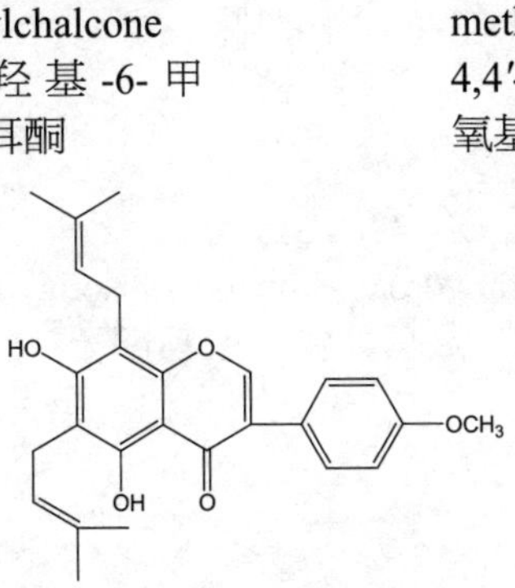

$C_{26}H_{28}O_5$ (420.5)
5,7-dihydroxy-4′-methoxy-6,
8-di-isopenteneisoflavone
5,7- 二羟基 -4′- 甲氧基 -6,8- 二异
戊烯基异黄酮

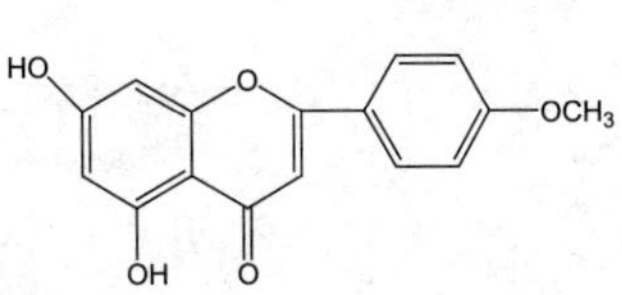

$C_{16}H_{12}O_5$ (284.3)
5,7-dihydroxy-4′-methoxyflavanone
5,7- 二羟基 -4′- 甲氧基黄酮

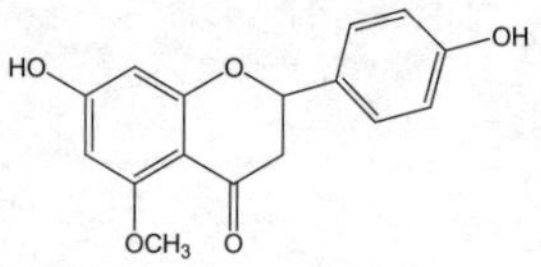

$C_{16}H_{14}O_5$ (286.3)
7,4′-dihydroxy-5-methoxy flavanones
7,4′- 二羟基 -5- 甲氧基二氢黄酮

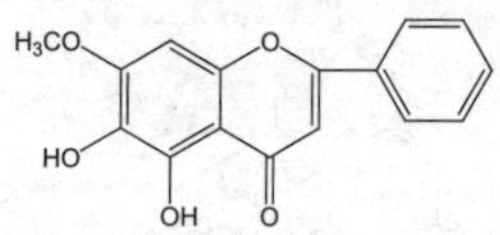

$C_{16}H_{12}O_5$ (284.3)
5,6-dihydroxy-7-methoxyflavone
5,6- 二羟基 -7- 甲氧基黄酮

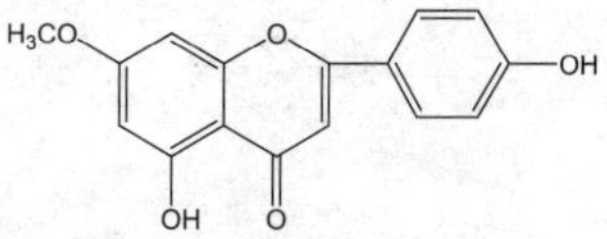

$C_{16}H_{12}O_5$ (284.3)
5,4′-dihydroxy-7-methoxyflavone
5,4′- 二羟基 -7- 甲氧基黄酮

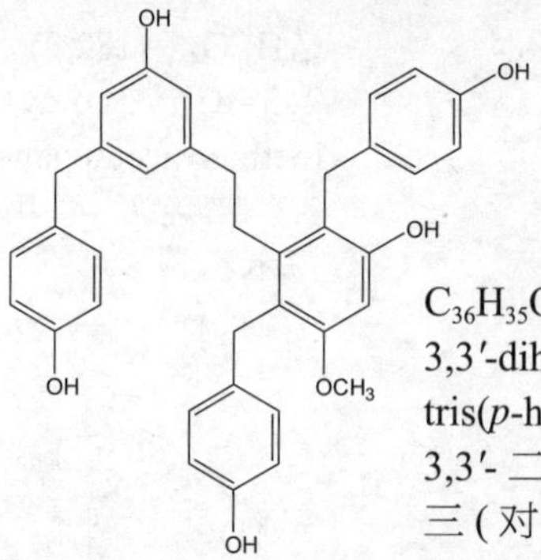

$C_{36}H_{35}O_6$ (562.7)
3,3′-dihydroxy-5-methoxy-2,5′,6-
tris(p-hydroxybenzyl)bibenzyl
3,3′- 二羟基 -5- 甲氧基 -2,5′,6-
三 (对 - 羟苄基) 联苄

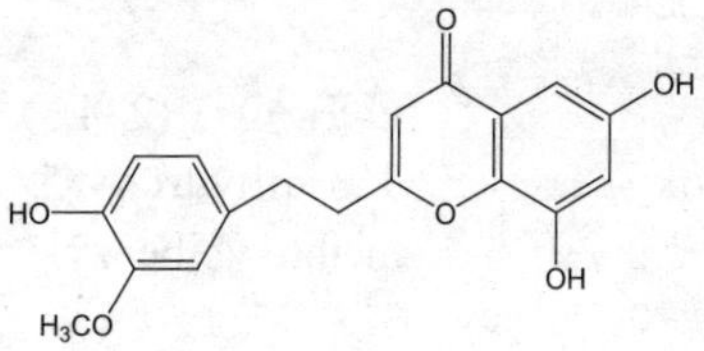

$C_{18}H_{16}O_6$ (328.3)
6,8-dihydroxy-2-[2-(3′-methoxy-4′-
hydroxyl phenylethyl)]chromone
6,8- 二羟基 -2-[2-(3′- 甲氧基 -4′- 羟基
苯乙基)] 色原酮

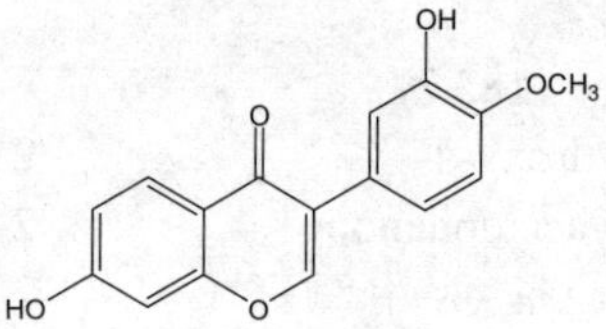

$C_{16}H_{12}O_5$ (284.3)
3′,7-dihydroxy-4′-methoxy-isoflavone
3′,7- 二羟基 -4′- 甲氧基异黄酮

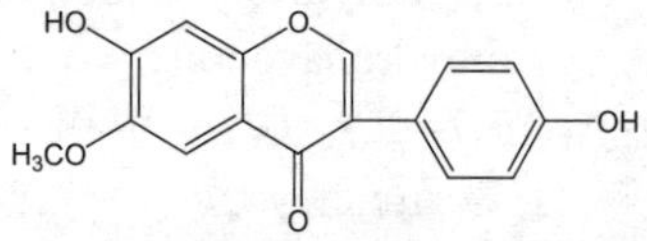

$C_{16}H_{12}O_5$ (284.3)
4′,7-dihydroxy-6-methoxy isoflavone
4′,7- 二羟基 -6- 甲氧基异黄酮

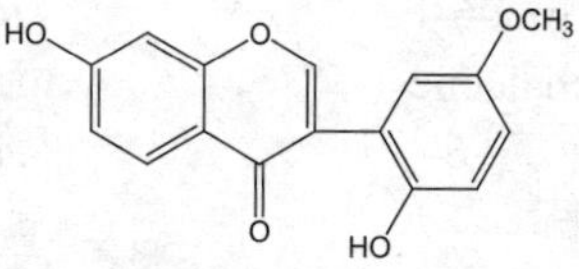

$C_{16}H_{12}O_5$ (284.3)
7,6′-dihydroxy-3′-methoxy isoflavone
7,6′- 二羟基 -3′- 甲氧基异黄酮

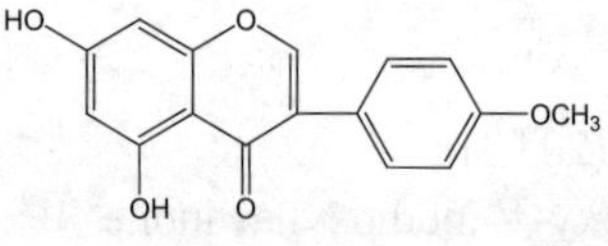

$C_{16}H_{12}O_5$ (284.3)
5,7-dihydroxy-4′-methoxy-isoflavone
5,7- 二羟基 -4′- 甲氧基异黄酮

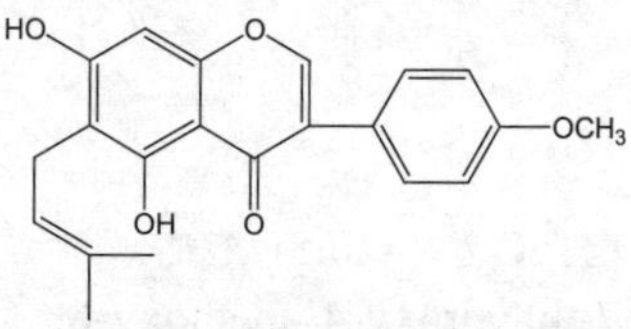

$C_{21}H_{20}O_5$ (352.4)
5,7-dihydroxy-4′-methoxy-6-isopenteneisoflavone
5,7- 二羟基 -4′- 甲氧基 -6- 异戊烯基异黄酮

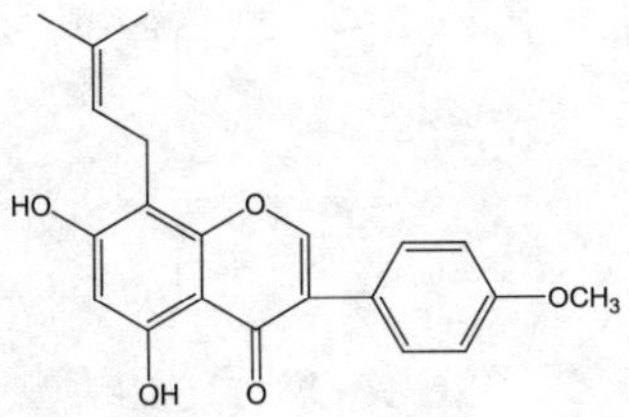

C$_{21}$H$_{20}$O$_5$ (352.4)
5,7-dihydroxy-4'-methoxy-8-isopenteneisoflavone
5,7- 二羟基 -4′- 甲氧基 -8- 异戊烯基异黄酮

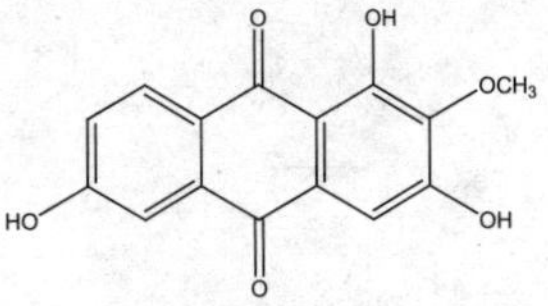

C$_{15}$H$_{10}$O$_5$ (270.2)
1,6-dihydroxy-2-methoxylanthraquinone
1,6- 二羟基 -2- 甲氧基蒽醌

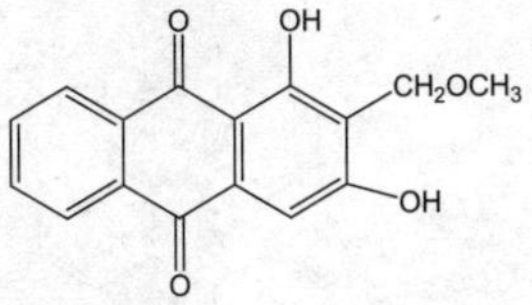

C$_{15}$H$_{10}$O$_5$ (270.2)
1,3-dihydroxy-2-methoxy-
methylanthraquinone
1,3- 二羟基 -2- 甲氧基甲基
蒽醌

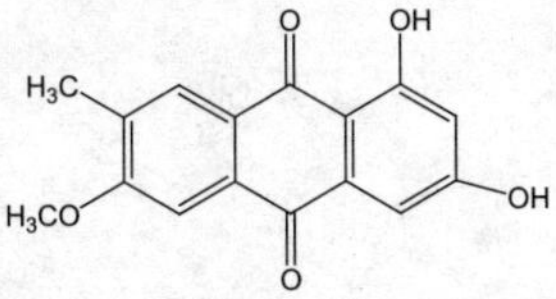

C$_{15}$H$_{10}$O$_5$ (270.2)
1,3-dihydroxy-6-methoxy-
7-methylanthraquinone
1,3- 二羟基 -6- 甲氧基 -7-
甲基蒽醌

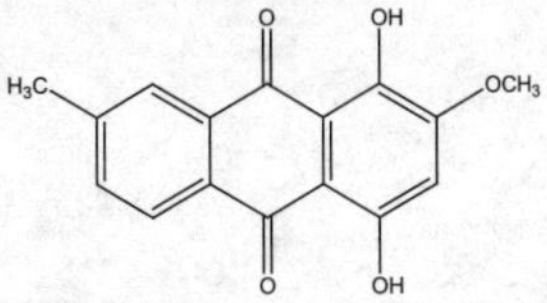

C$_{15}$H$_{10}$O$_5$ (270.2)
1,4-dihydroxy-2-methoxyl-7-
methylanthraquinone
1,4- 二羟基 -2- 甲氧基 -7- 甲
基蒽醌

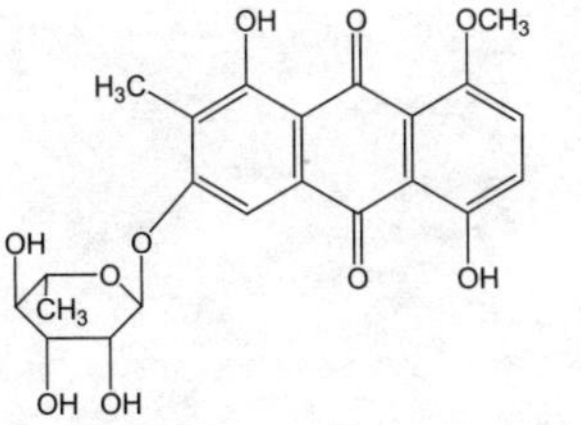

C$_{21}$H$_{20}$O$_9$ (416.4)
1,5-dihydroxy-8-methoxy-2-methylanthraquinone-3-
O-α-L-rhamnopyranoside
1,5- 二羟基 -8- 甲氧基 -2- 甲基蒽醌 -3-O-α-L- 吡喃
鼠李糖苷

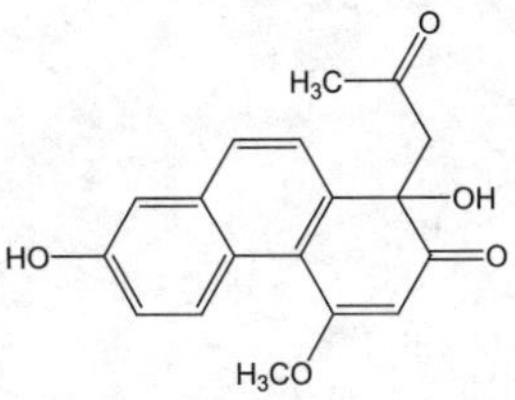

C$_{18}$H$_{16}$O$_4$ (296.3)
1,7-dihydroxy-4-methoxy-1-(2-oxopropyl)-
1H-phenanthren-2-one
1,7- 二羟基 -4- 甲氧基 -1-(2- 氧代丙基)-
1H- 菲 -2- 酮

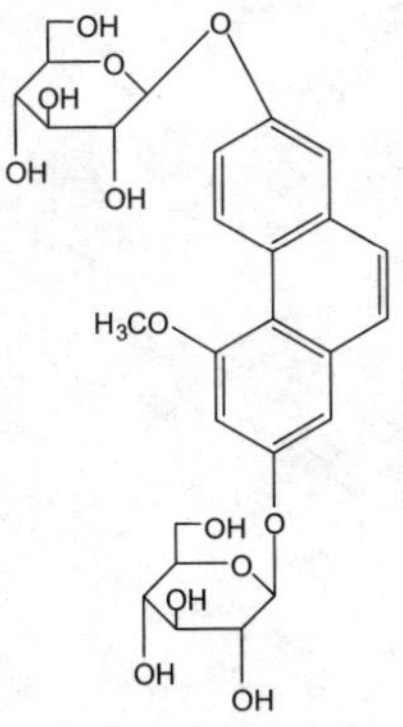

C$_{27}$H$_{32}$O$_{12}$ (548.5)
2,7-dihydroxy-4-methoxyphenanthrene-2,7-
O-diglucoside
2,7- 二羟基 -4- 甲氧基菲 -2,7-O- 二葡萄糖苷

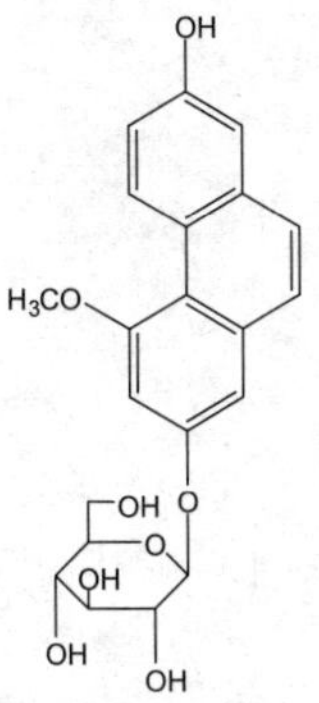

C$_{21}$H$_{22}$O$_7$ (386.4)
2,7-dihydroxy-4-methoxyphenanthrene-2-
O-glucoside
2,7- 二羟基 -4- 甲氧基菲 -2-O- 葡萄糖苷

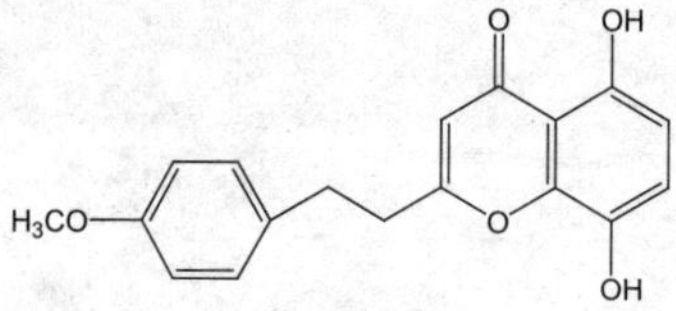

$C_{18}H_{16}O_5$ (312.3)
5,8-dihydroxy-2-[2-(*p*-methoxyphenyl) ethyl]chromone
5,8- 二羟基 -2-(2- 对甲氧基苯乙基) 色酮

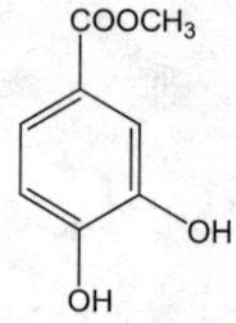

$C_8H_8O_4$ (168.1)
3,4-dihydroxymethy benzoate
3,4- 二羟基苯甲酸甲酯

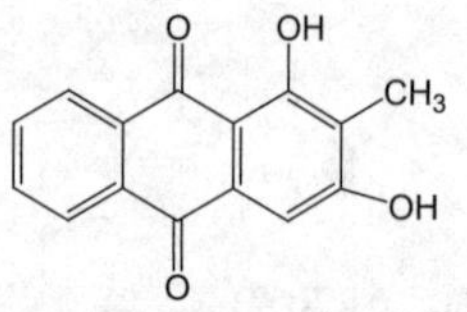

$C_{15}H_{10}O_4$ (254.2)
1,3-dihydroxy-2-
methylanthraquinone
1,3- 二羟基 -2- 甲基蒽醌

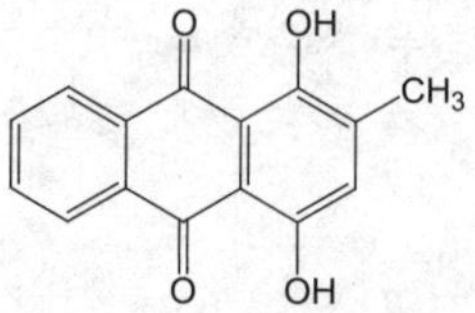

$C_{15}H_{10}O_4$ (254.2)
1,4-dihydrox-2-
methylanthraquinone
1,4- 二羟基 -2- 甲基蒽醌

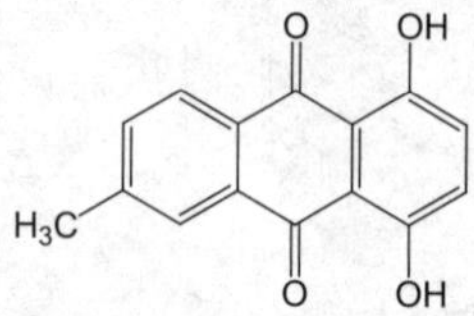

$C_{15}H_{10}O_4$ (254.2)
1,4-dihydroxy-6-
methylanthraquinone
1,4 二羟基 -6- 甲基蒽醌

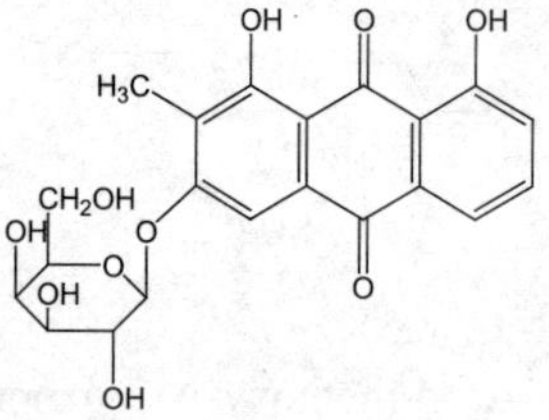

$C_{21}H_{20}O_9$ (416.4)
1,8-dihydroxy-2- methylanthraquinone-
3-*O*-β-D-galactopyranoside
1,8- 二羟基 -2- 甲基蒽醌 -3-*O*-β-D-
吡喃半乳糖苷

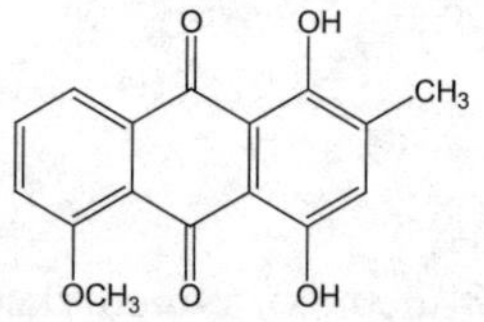

$C_{16}H_{12}O_5$ (284.3)
1,4-dihydroxy-2-methyl-5-(or 8)-methoxyanthraquinone
1,4 二羟基 -2- 甲基 -5-(或 8) - 甲氧基蒽醌

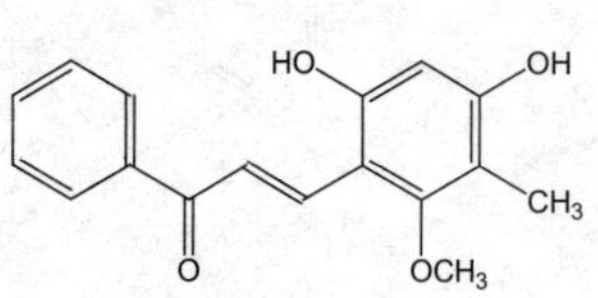

$C_{17}H_{16}O_4$ (284.3)
2,4-dihydroxy-5-methyl-6-
methoxylchalcone
2,4- 二羟基 -5- 甲基 -6- 甲氧基查耳酮

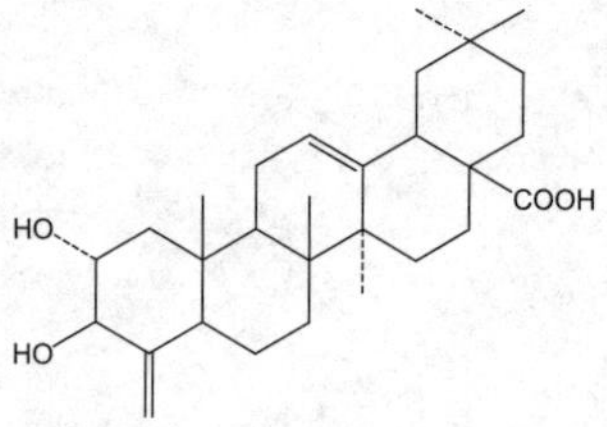

$C_{29}H_{44}O_4$ (456.7)
2α,3β- dihydroxy-23- norolean -4(24),12(13)-diene-
28- oic acid
2α,3β- 二羟基 -23- 去甲齐墩果 -4(24),12(13)- 二烯 -
28- 羧酸

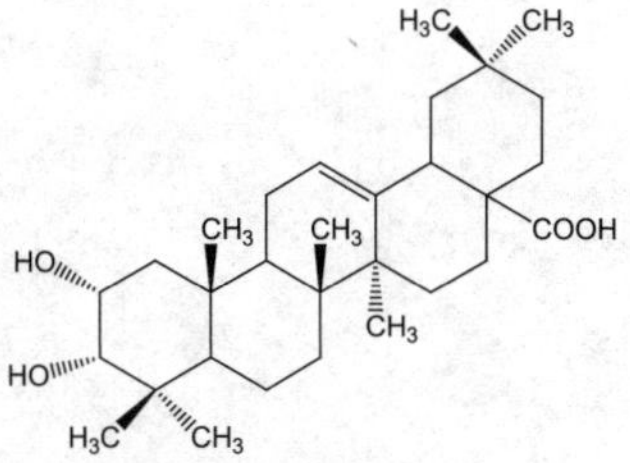

$C_{30}H_{48}O_4$ (472.7)
2α,3α-dihydroxyolean-12-en-28-oic acid
2α,3α- 二羟基 -12- 烯 -28- 齐墩果酸

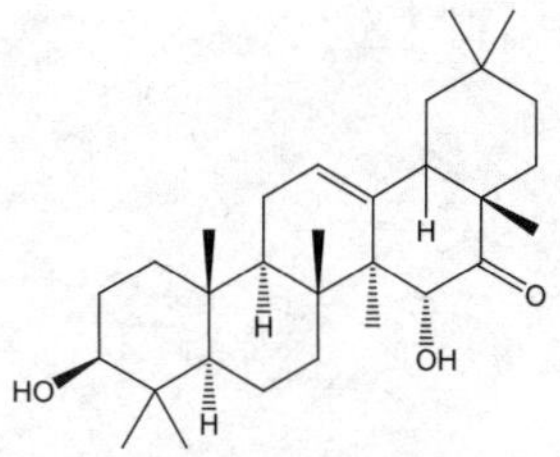

$C_{30}H_{47}O_3$ (455.7)
3β, 15α-dihydroxy-olean-12-en-16-one
3β,15α- 二羟基齐墩果 -12- 烯 -16- 酮

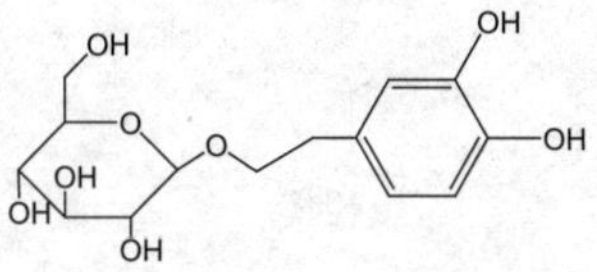

$C_{14}H_{20}O_8$ (316.3)
3,4-dihydroxy phenethyl-β-D-glucoside
3,4- 二羟基苯乙基 -β-D- 葡萄苷

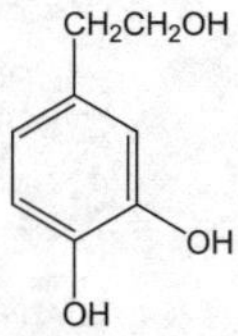

$C_8H_{10}O_3$ (154.2)
3,4-dihydroxyphenylethanol
3,4- 二羟基苯乙醇

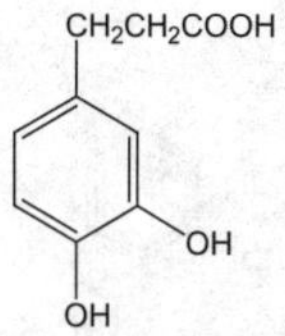

$C_9H_{10}O_4$ (182.2)
3,4-dihydroxy phenylacetic acid
3,4 - 二羟基苯乙酸

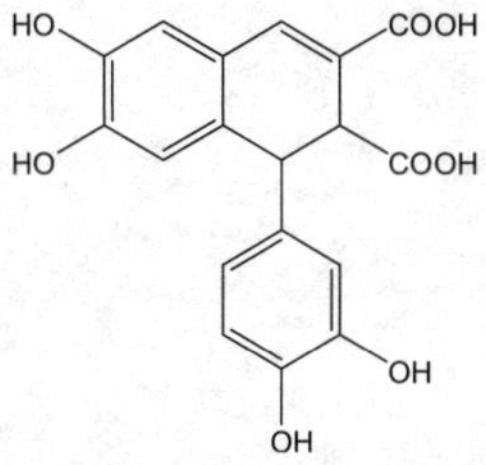

$C_{18}H_{13}O_8$ (357.3)
1-(3,4-dihydroxyphenyl)-6,7-dihydroxy-1,2-dihydronaphthalene-2,3-dicarboxylic acid
1-(3,4- 二羟基苯基)-6,7- 二羟基 -1,2- 二氢萘 -2,3 二羧酸

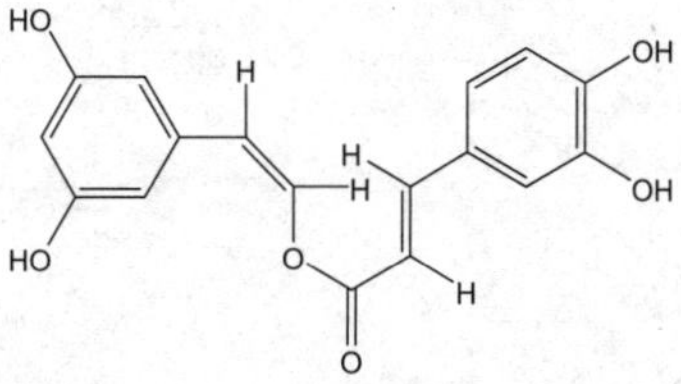

$C_{17}H_{14}O_6$ (314.3)
(Z,E)-2-(3,4-dihydroxyphenyl)-ethenyl caffeate
(Z,E)-2-(3,4- 二羟基苯基)- 乙烯咖啡酸酯

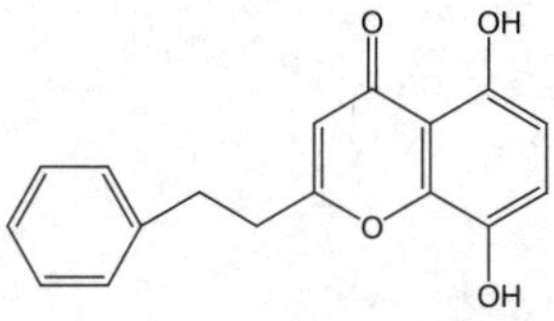

$C_{17}H_{14}O_4$ (282.3)
5,8-dihydroxy-2-(2-phenylethyl)chromone
5,8- 二羟基 -2-(2- 苯乙基) 色酮

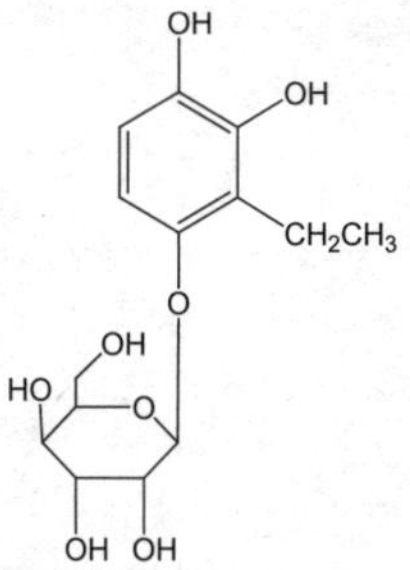

$C_{29}H_{36}O_{15}$ (624.6)
2-(3,4-dihydroxyphenyl ethyl-β-D-glucopyranoside
2-(3,4 二羟基)- 苯乙基 -β-D- 葡萄糖苷

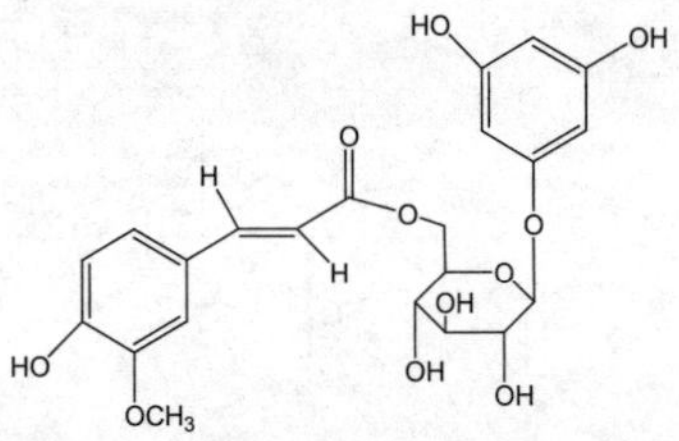

$C_{22}H_{24}O_{11}$ (464.4)

3,5-dihydroxyphenyl-1-*O*-(6′-*O*-*trans*-feruloyl)-*β*-D-glucopyranoside

3,5- 二羟基苯基 -1-*O*-(6′-*O*- 阿魏酰基)-
β-D- 吡喃葡萄糖苷

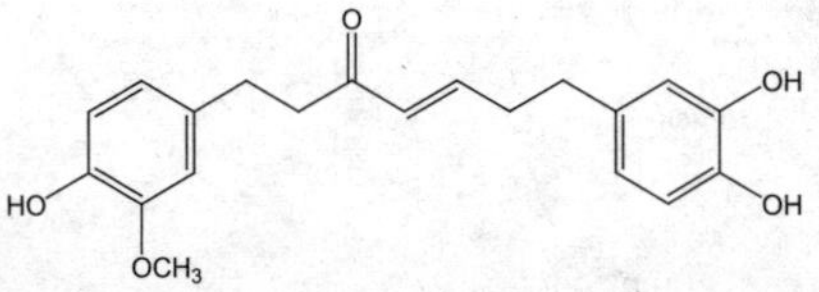

$C_{20}H_{22}O_5$ (342.4)

7-(3,4-dihydroxy phenyl)-1-(4-hydroxy-3-methoxyphenyl)-hept-4-en-3-one

7-(3,4- 二羟基苯基)-1-(4- 羟基 -3- 甲氧基
苯基)-4- 庚烯 -3- 酮

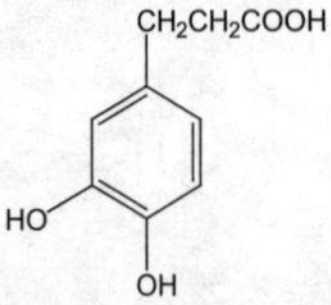

$C_9H_{10}O_4$ (182.2)

3,4- dihydroxyphenylpropionic acid

3,4- 二羟基苯丙酸

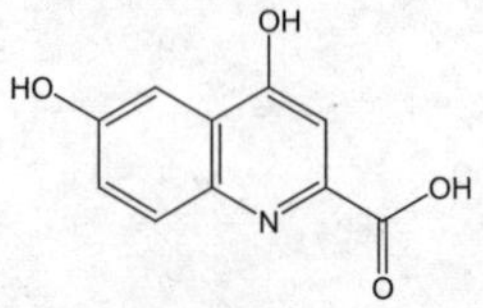

$C_{10}NH_7O_4$ (205.2)

4,6-dihydroxy-2-quinoline carboxylic acid

4, 6- 二羟基 -2- 喹啉羧酸

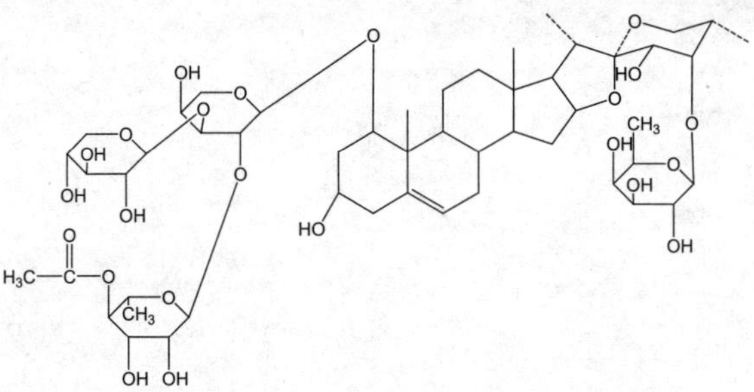

$C_{51}H_{30}O_{23}$ (1061.2)

(23*S*,24*S*,25*S*)-23,24-dihydroxyruscogenin-1-*O*-[*α*-L-4-*O*-acetylrhamnopyranosyl(1 → 2)][*β*-D-xylopy-ranosyl(1 → 3)]-*α*-L-arabinopyranoside-24-*O*-*β*-D-fucopyranoside(23*S*,24*S*,25*S*)-23,24- 二羟基罗斯考皂苷元 -1-*O*-[*α*-L-4-*O*- 乙酰基吡喃鼠李糖基 (1 → 2)][*β*-D- 吡喃木糖基 (1 → 3)]-*α*-L-吡喃阿拉伯糖苷 -24-*O*-*β*-D- 吡喃岩藻糖苷

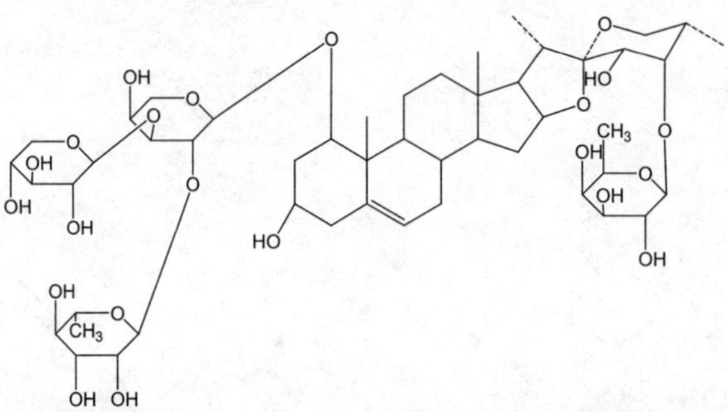

$C_{49}H_{78}O_{22}$ (1019.2)

(23*S*,24*S*,25*S*)-23,24-dihydroxyruscogenin-1-*O*-[*α*-L-rhamnopyranosyl(1 → 2)][*β*-D-xylopyraosyl(1 → 3)]-*α*-L-arabinopyranoside-24-*O*-*β*-D-fucopyranoside

(23*S*,24*S*,25*S*)-23,24- 二羟基罗斯考皂苷元 -1-*O*-[*α*-L- 吡喃鼠李糖基 (1 → 2)][*β*-D- 吡喃木糖基 (1 → 3)]-*α*-L- 吡喃阿拉伯糖苷 -24-*O*-*β*-D- 吡喃岩藻糖苷

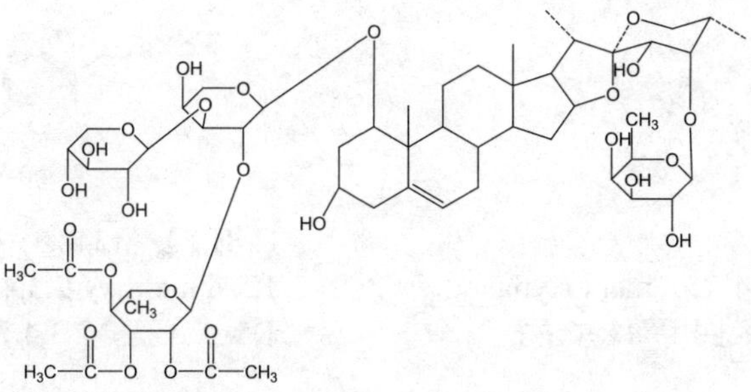

$C_{55}H_{84}O_{25}$ (1145.3)

(23*S*,24*S*,25*S*)-23,24-dihydroxyruscogenin-1-*O*-[*α*-L-2,3,4-tri-*O*-acetylrhamnopyranosyl(1 → 2)]

[*β*-D-xylopyranosyl(1 → 3)]-*α*-L-arabinopyranoside-24-*O*-*β*-D-fucopyranoside

(23*S*,24*S*,25*S*)-23,24- 二羟基罗斯考皂苷元 -1-*O*-[*α*-L-2,3,4- 三 -*O*- 乙酰基吡喃鼠李糖基 (1 → 2)]

[*β*-D- 吡喃木糖基 (1 → 3)]-*α*-L- 吡喃阿拉伯糖苷 -24-*O*-*β*-D- 吡喃岩藻糖苷

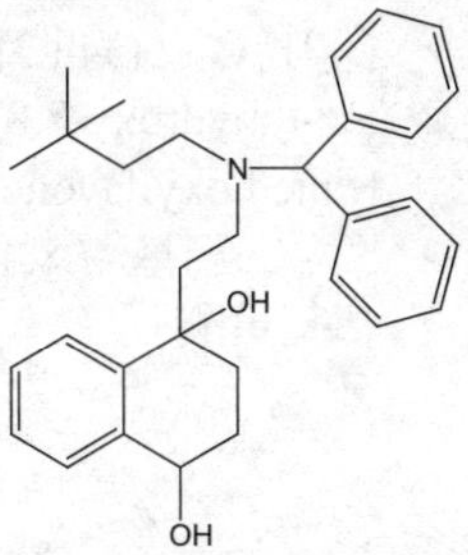

$C_{31}NH_{39}O$ (441.6)

N-(1′,4′-dihydroxy-1′,2′,3′,4′-tetralin)-propyl-

N- diphenylmethyl-*N*-3,3-dimethylaminobutane

N-(1′,4′- 二羟基 -1′,2′,3′,4′- 四氢化萘基)- 丙

基 -*N*- 二苯基甲基 -*N*-3,3- 二甲基丁胺

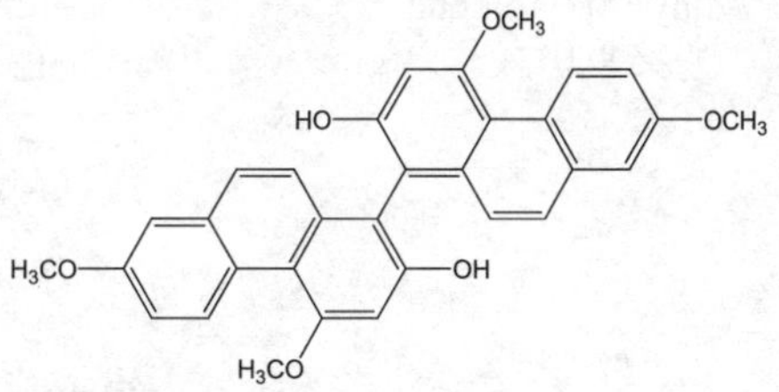

$C_{32}H_{26}O_6$ (506.5)

2, 2′-dihydroxy-4,7 ,4 ′,7 ′-tetramethoxy-1,

1′ -biphenanthrene

2, 2 ′- 二羟基 -4,7 ,4 ′,7 ′- 四甲氧基 -1,1 ′-

双菲

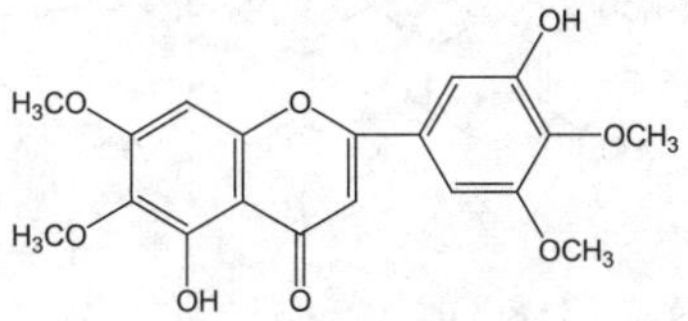

$C_{19}H_{18}O_8$ (374.3)

5,3′-dihydroxy-6,7,4′,5′-tetramethoxyflavone

5,3′- 二羟基 -6,7,4′,5′- 四甲氧基黄酮

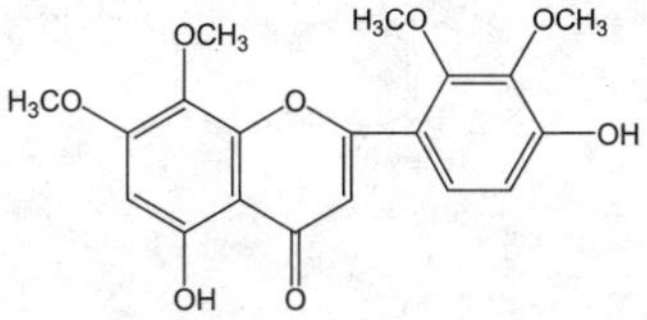

$C_{19}H_{18}O_8$ (374.3)

5,4′-dihydroxy-7,8,2′,3′-tetramethoxyflavone

5,4′- 二羟基 -7,8,2′,3′- 四甲氧基黄酮

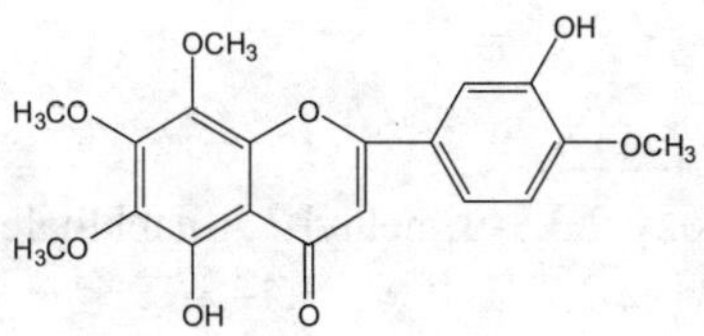

$C_{19}H_{18}O_8$ (374.3)

5,3′-dihydroxy-6,7,8,4′-tetramethoxyflavone

5,3′- 二羟基 -6,7,8,4′- 四甲氧基黄酮

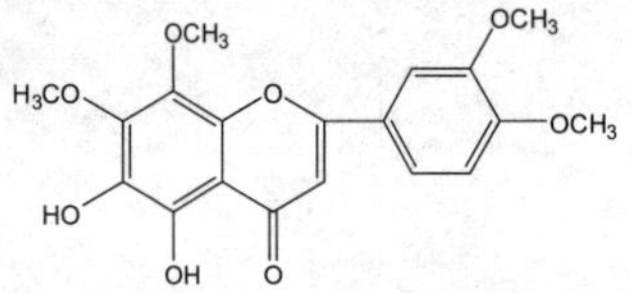

C$_{19}$H$_{18}$O$_8$ (374.3)
5,6-dihydroxy-7,8,3′,4′-tetramethoxyflavon
5,6- 二羟基 -7,8,3′,4′- 四甲氧基黄酮

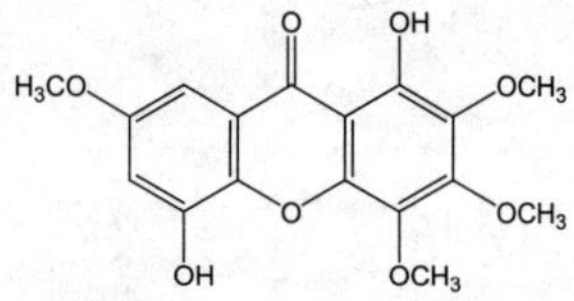

C$_{17}$H$_{16}$O$_8$ (348.3)
1,5-dihydroxy-2,3,4,7-tetramethoxyxanthone
1,5- 二羟基 -2,3,4,7- 四甲氧基呫吨酮

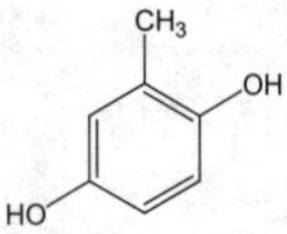

C$_7$H$_8$O$_2$ (124.1)
2,5-dihydroxytoluene
2,5- 二羟基甲苯

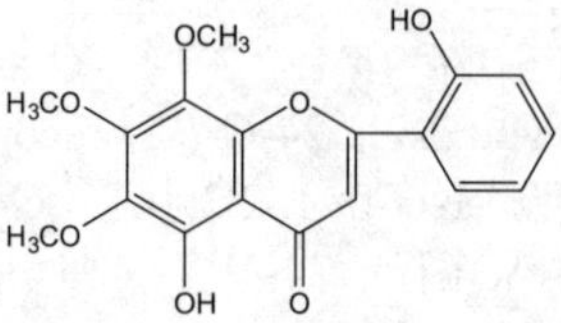

C$_{18}$H$_{16}$O$_7$ (344.3)
5,2′-dihydroxy-6,7,8-trimethoxyflavone
5,2′- 二羟基 -6,7,8- 三甲氧基黄酮

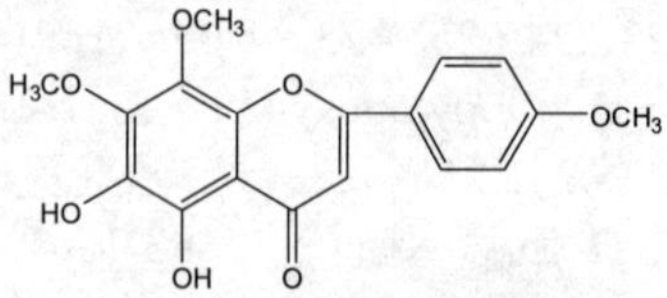

C$_{18}$H$_{16}$O$_7$ (344.3)
5,6-dihydroxy-7,8,4′-trimethoxyflavone
5,6- 二羟基 -7,8,4′- 三甲氧基黄酮

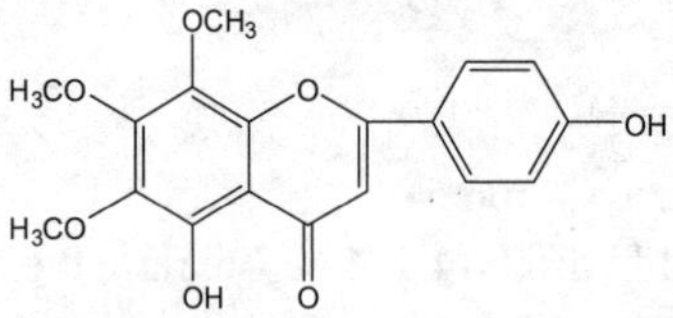

C$_{18}$H$_{16}$O$_7$ (344.3)
5,4′-dihydroxy-6,7,8,- trimethoxyflavone
5,4′- 二羟基 -6,7,8- 三甲氧基黄酮

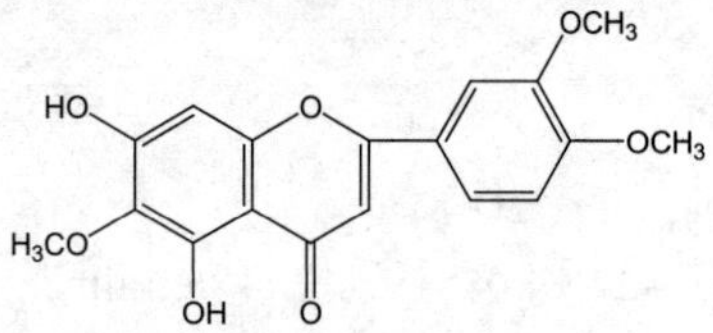

C$_{18}$H$_{16}$O$_7$ (344.3)
5,7-dihydroxy-6,3′,4′-trimethoxyflavone
5,7- 二羟基 -6,3′,4′- 三甲氧基黄酮

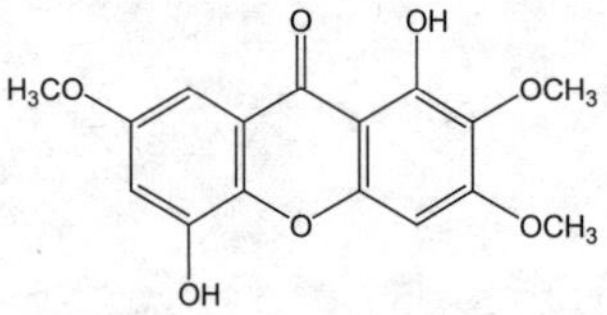

C$_{16}$H$_{14}$O$_7$ (318.3)
1,5-dihydroxy-2,3,7-trimethoxyxanthone
1,5- 二羟基 -2,3,7- 三甲氧基呫吨酮

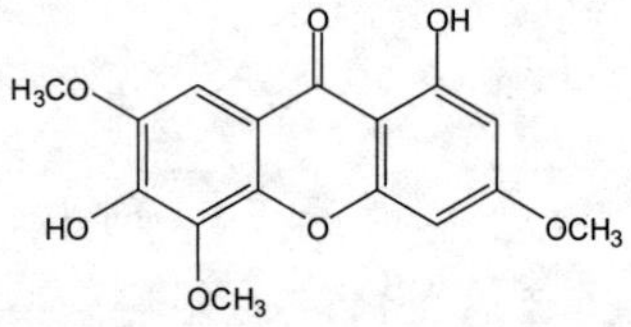

C$_{16}$H$_{14}$O$_7$ (318.3)
1,6-dihydroxy-3,5,7-trimethoxyx-anthone
1,6- 二羟基 -3,5,7- 三甲氧基呫吨酮

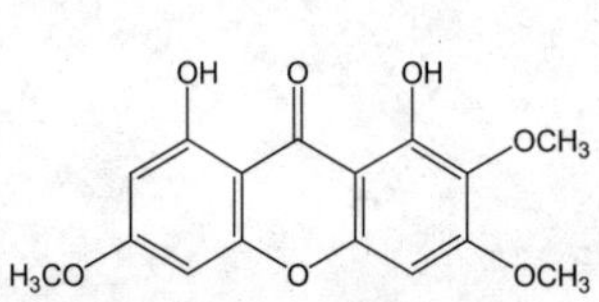

C$_{16}$H$_{14}$O$_7$ (318.3)
1,8-dihydroxy-2,3,6-triraethoxyxanthone
1,8- 二羟基 -2,3,6- 三甲氧基呫吨酮

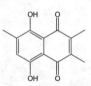

C$_{13}$H$_{12}$O$_4$ (232.2)
5,8-dihydroxy-2,3,7-trimethyl-1,4-naphthalenedione
5,8- 二羟基 -2,3,7- 三甲基 -1,4- 萘二酮

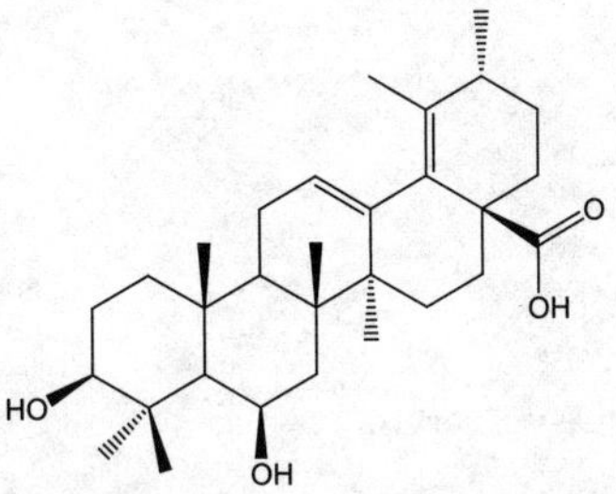

C$_{30}$H$_{46}$O$_4$　(470.7)
3β,6β-dihydroxyurs-12,18(19)-dien-28-oic acid
钩藤苷元 A

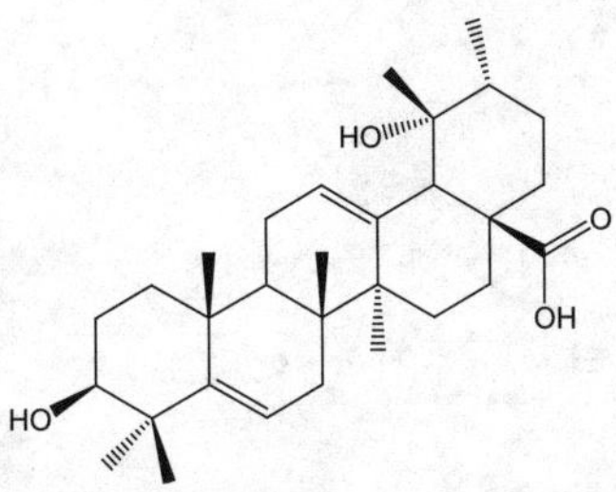

C$_{30}$H$_{46}$O$_4$　(470.7)
3β,19α-dihydroxyurs-5,12-dien-28-oic acid
钩藤苷元 D

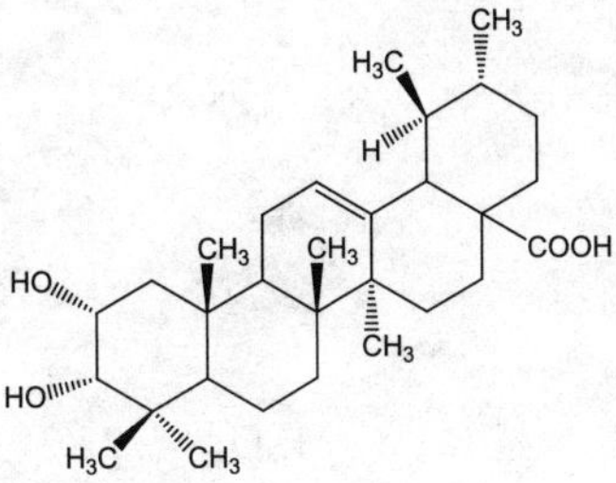

C$_{30}$H$_{48}$O$_4$　(472.7)
2α,3α-dihydroxyurs-12-en-28-oic acid
2α,3α- 二羟基 -12- 烯 -28- 乌苏酸

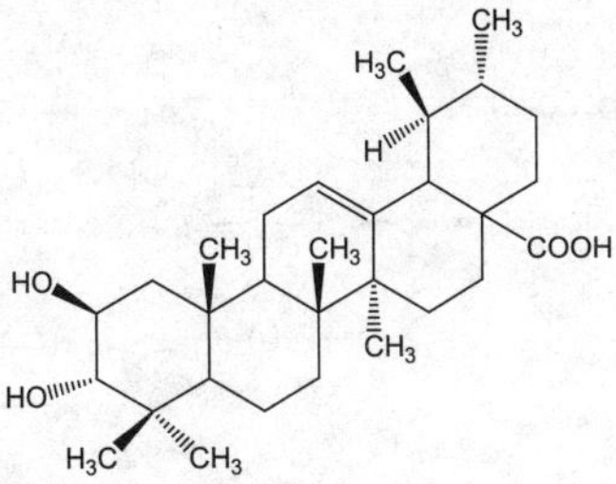

C$_{30}$H$_{48}$O$_4$　(472.7)
2α,3β-dihydroxyurs-12-en-28-oic acid
2α,3β- 二羟基 -12- 烯 -28- 乌苏酸

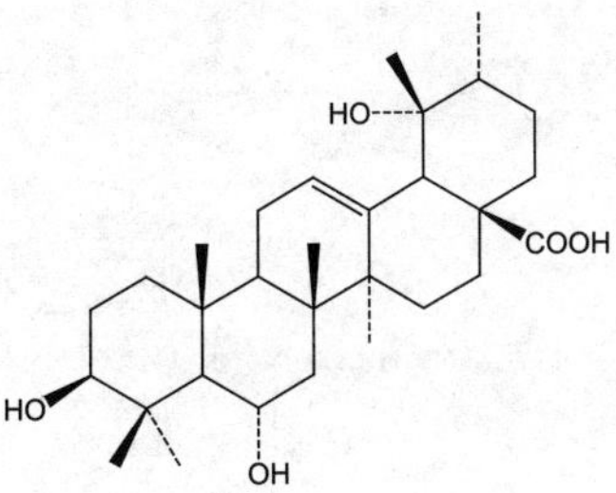

C$_{30}$H$_{48}$O$_5$　(488.7)
6α,19α-dihydroxyursolic acid
6α,19α- 二羟基熊果酸

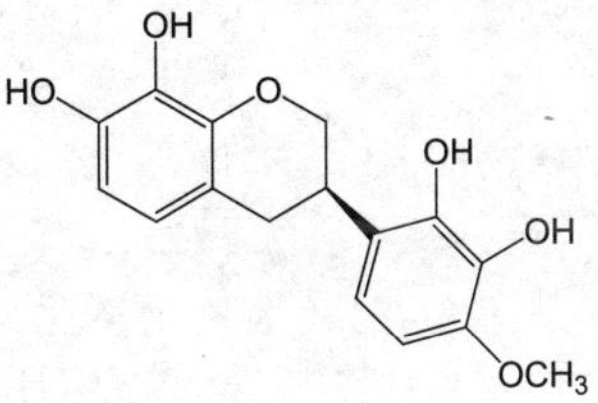

C$_{16}$H$_{16}$O$_6$　(304.3)
(3R)-3,8-dihydroxyvestitol
(3R)3,8- 二羟基驴食草酚

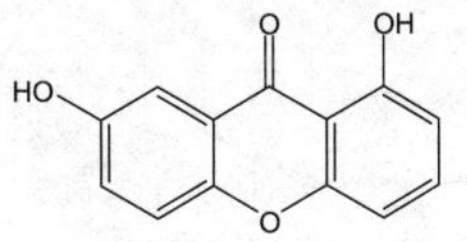

C$_{13}$H$_8$O$_4$　(228.2)
1,7-dihydroxyxanthone
1,7- 二羟基咕吨酮

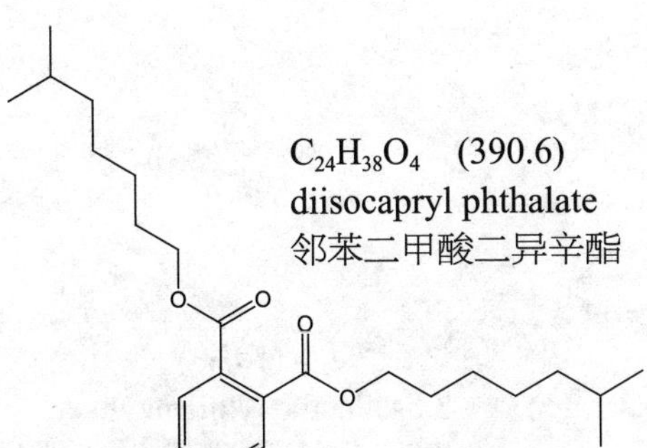

C$_{24}$H$_{38}$O$_4$　(390.6)
diisocapryl phthalate
邻苯二甲酸二异辛酯

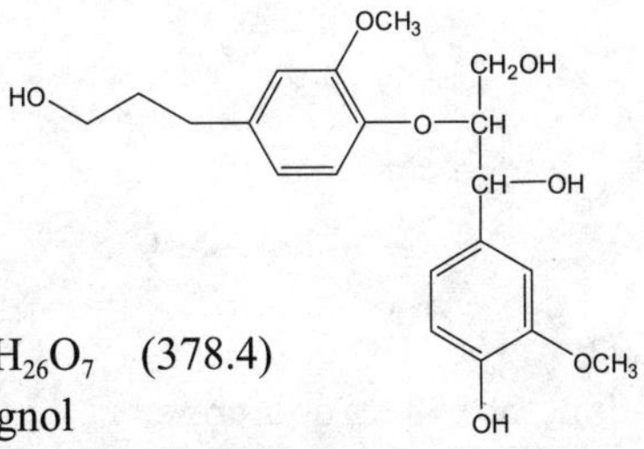

C$_{20}$H$_{26}$O$_7$　(378.4)
dilignol
赤式及苏式狄利格醇

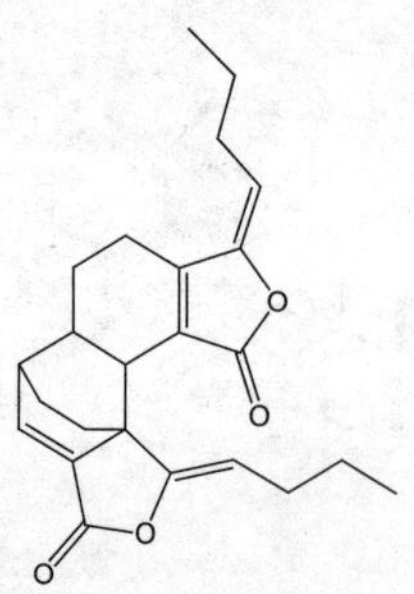

$C_{24}H_{28}O_4$ (380.5)
diligustilide,levistolide A
藁本内酯二聚体

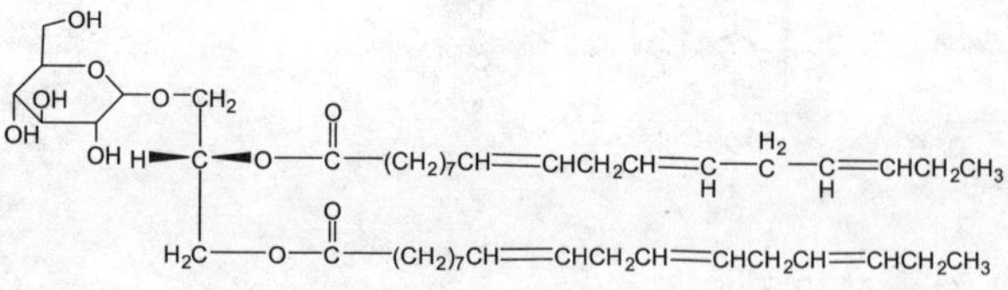

$C_{45}H_{74}O_{10}$ (775.1)
α,β-dilinolenoyl glycerogalactolipid
α,β- 二亚麻酰基甘油半乳糖脂

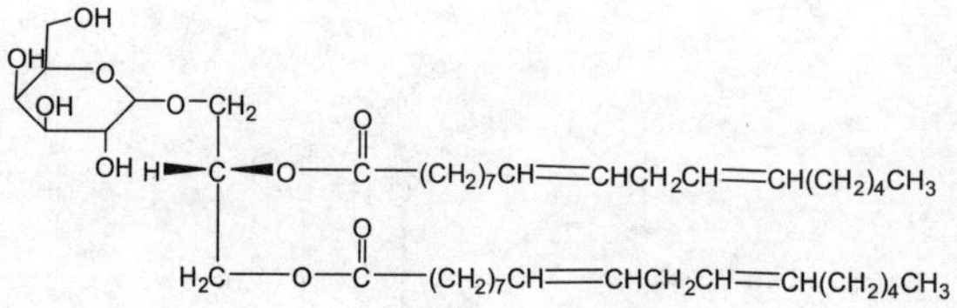

$C_{45}H_{78}O_{10}$ (779.1)
α,β-dilinoleoyl glycerogalactolipid
α,β- 二亚油酰基甘油半乳糖脂

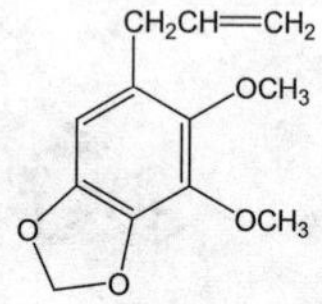

$C_{12}H_{14}O_4$ (222.2)
dillapiol
莳萝油脑

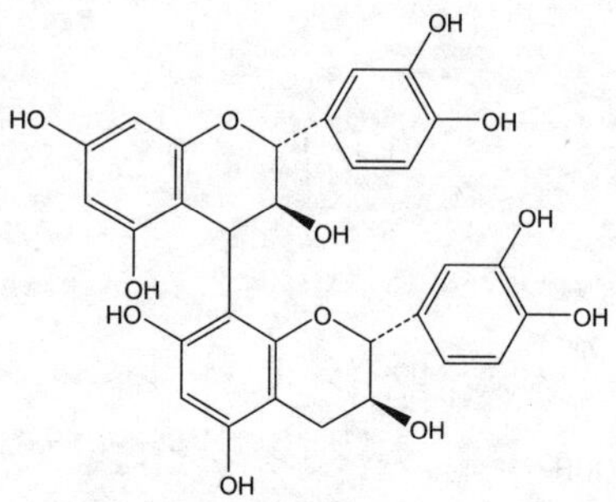

$C_{30}H_{26}O_{12}$ (578.5)
dimeric procyanidin
双聚原矢车菊素

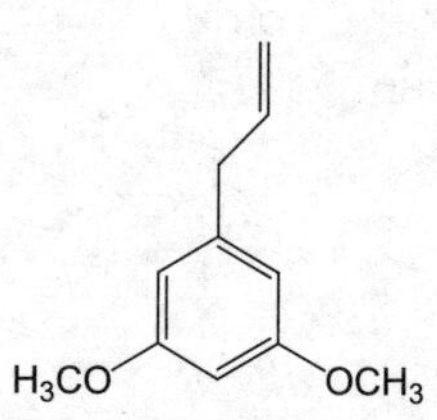

$C_{11}H_{14}O_2$ (178.2)
3,5-dimethoxyallylbenzene
3,5- 二甲氧基烯丙基苯

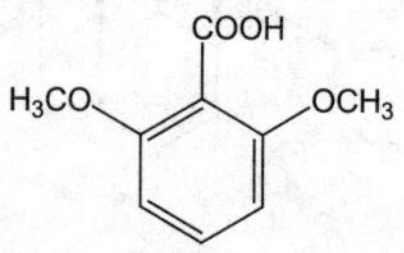

$C_9H_{10}O_4$ (182.2)
2,6-dimethoxybenzoic acid
2,6- 二甲氧基苯甲酸

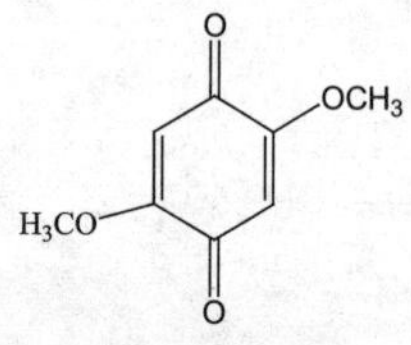

$C_8H_8O_4$ (168.1)
2,5-dimethoxybenzoquinone
2,5- 二甲氧基苯醌

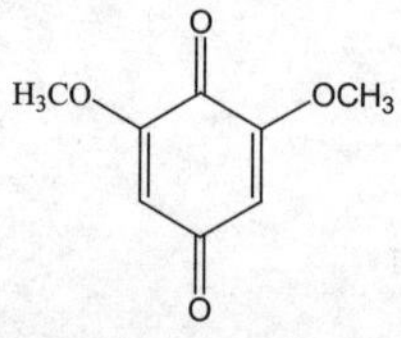

$C_8H_8O_4$ (168.1)
2,6-dimethoxybenzoquinone
2,6- 二甲氧基苯醌

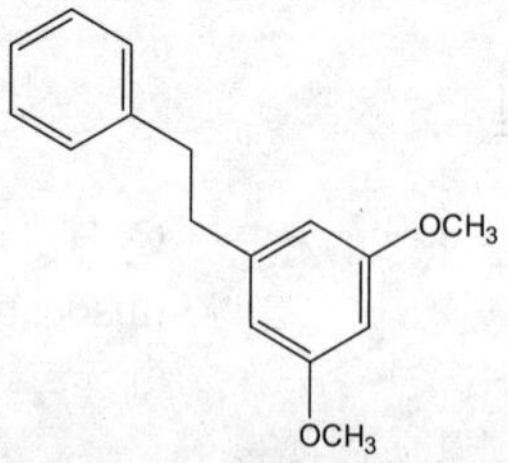

$C_{16}H_{18}O_2$ (242.3)
3,5-dimethoxybibenzyl
3,5- 二甲氧基联苄

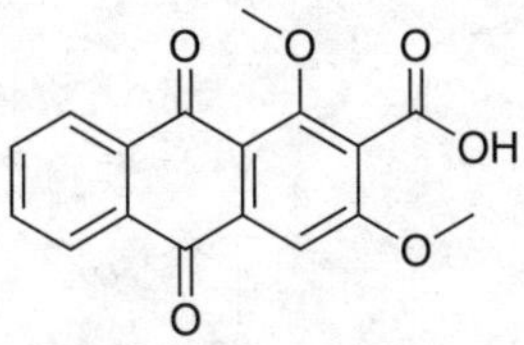

$C_{15}H_{10}O_4$　(254.2)
1,3-dimethoxy-2-
carboxyanthraquinone
1,3- 二甲氧基 -2- 羧基蒽醌

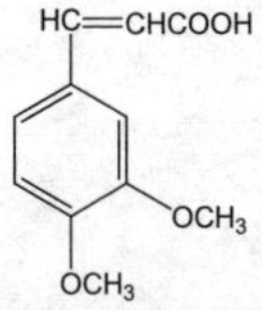

$C_{11}H_{12}O_4$　(208.2)
3,4- dimethoxycinnamic acid
3,4- 二甲氧基肉桂酸

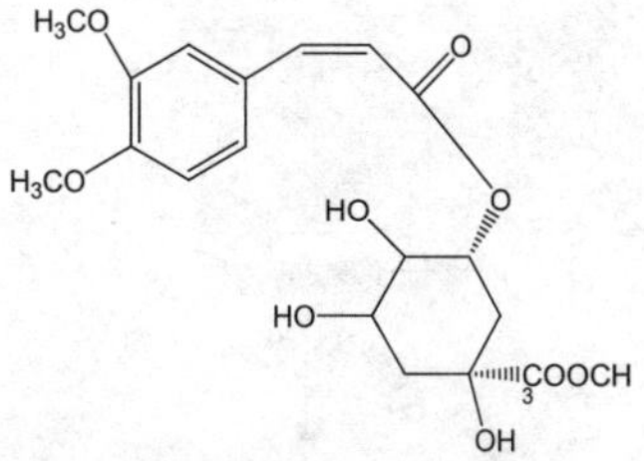

$C_{19}H_{24}O_9$　(396.4)
5-*O*-(3,4-dimethoxy)-
cinnamylquininic acid
methylester
5-*O*-(3,4- 二甲氧基)- 桂
皮酰基奎宁酸甲酯

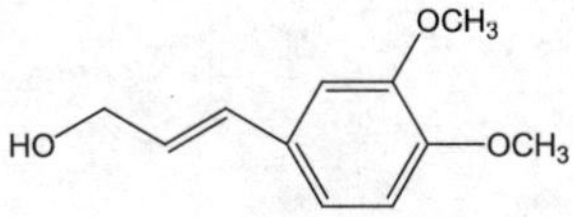

$C_{11}H_{14}O_3$　(194.2)
trans-3,4-dimethoxy cinnamylol
反式 3,4- 二甲氧基桂皮醇

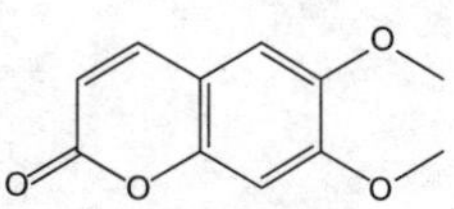

$C_{11}H_{10}O_4$　(206.2)
6,7-dimethoxycoumarin
6,7- 二甲氧基香豆精

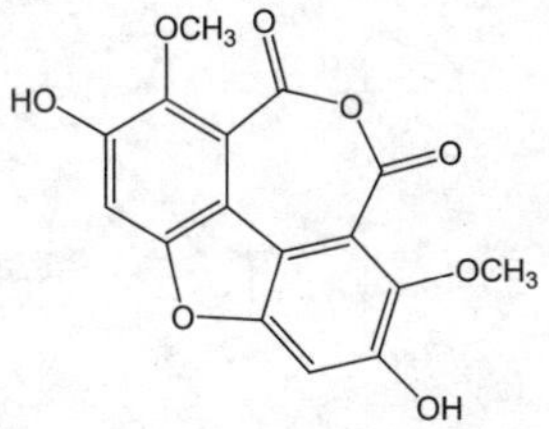

$C_{16}H_{10}O_8$　(330.2)
2,2′-dimethoxy-3,3′-dihydroxy-5,5′-oxo-6,
6′-biphenylformic anhydride
2,2′- 二甲氧基 -3,3′- 二羟基 -5,5′- 氧 -6,
6′- 联苯二甲酸酐

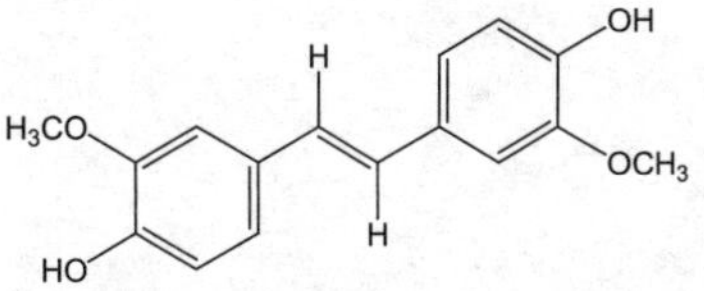

$C_{16}H_{16}O_4$　(272.3)
(*E*)-3,3′-dimethoxy-4,4′-
dihydroxystilbene

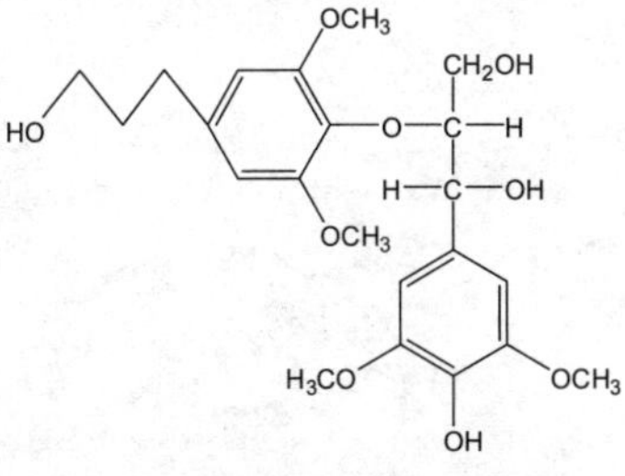

$C_{22}H_{30}O_9$　(438.5)
5,5′-dimethoxydilignol
5,5′- 二甲氧基狄利格醇

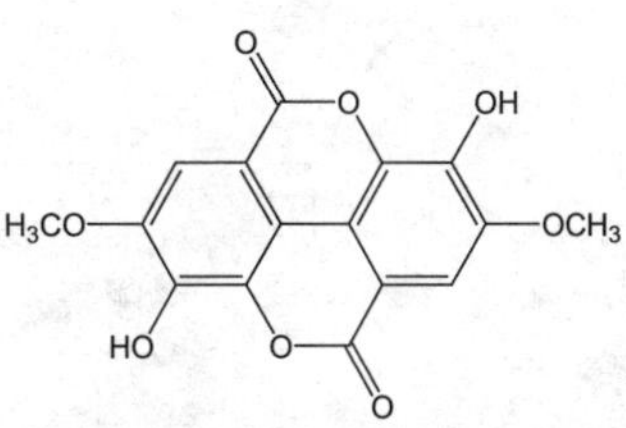

$C_{16}H_{10}O_8$　(330.3)
3,3′-dimethoxyellagic acid
3,3′- 二甲氧基并没食子酸

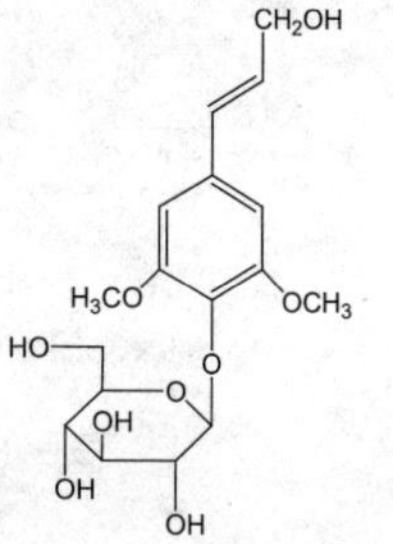

$C_{17}H_{24}O_9$ (372.4)
3,5-dimethoxy-4-glucosyloxy
phenylallylalcohol
3,5- 二甲氧基 -4- 葡萄糖氧基
苯基烯丙醇

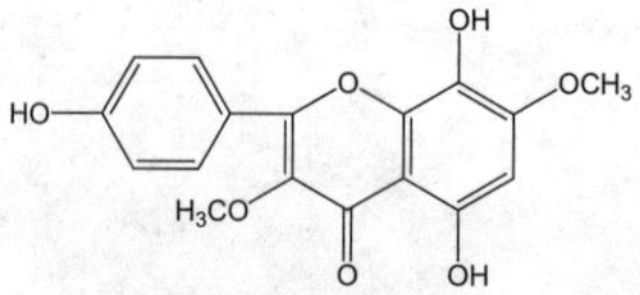

$C_{17}H_{14}O_7$ (330.3)
3,7-dimethoxy-herbacetin
3,7- 二甲氧基草棉黄素

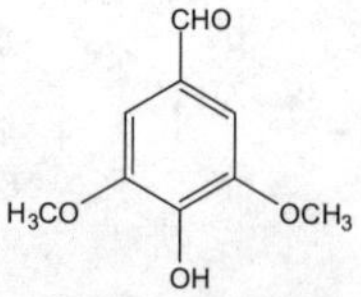

$C_9H_{10}O_4$ (182.2)
3,5-dimethoxy-4-
hydroxybenzaidehyde
3,5- 二甲氧基 -4- 羟基
苯甲醛

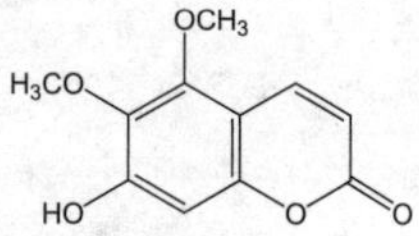

$C_{11}H_{10}O_5$ (222.2)
5,6-dimethoxy-7-
hydroxycoumarin
5,6- 二甲氧基 -7- 羟
基香豆精

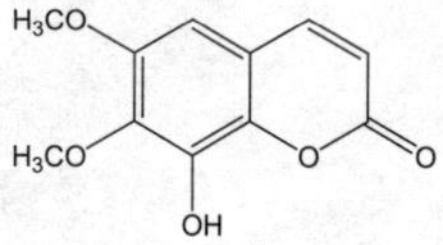

$C_{11}H_{10}O_5$ (222.2)
6,7-dimethoxy-8-
hydroxycoumarin
6,7- 二甲氧基 -8- 羟基
香豆素

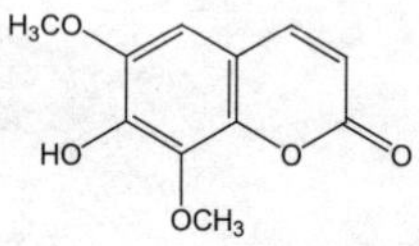

$C_{11}H_{10}O_5$ (222.2)
6,8-dimethoxy-7-
hydroxycoumarin
6,8- 二甲氧基 -7-
羟基香豆精

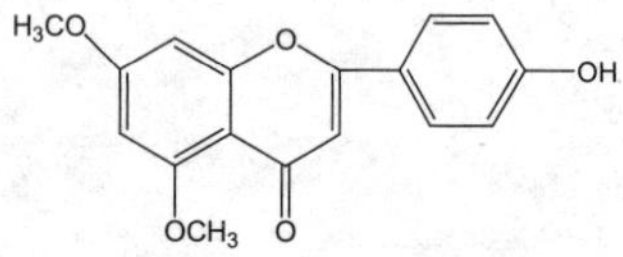

$C_{17}H_{14}O_5$ (298.3)
5,7-dimethoxy-4′-hydroxyflavanone
5,7- 二甲氧基 -4′- 羟基黄酮

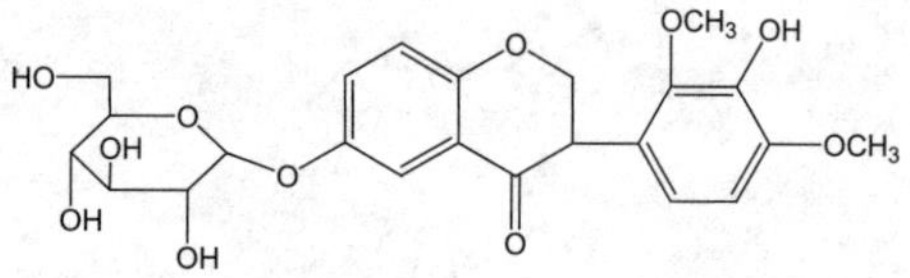

$C_{23}H_{26}O_{11}$ (478.4)
2′,4-dimethoxy-3′-hydroxy-isoflavane-6-O-
β-D-glucopyranoside
2′, 4′- 二甲氧基 -3′- 羟基异黄烷 -6-O-β-D-
葡萄糖苷

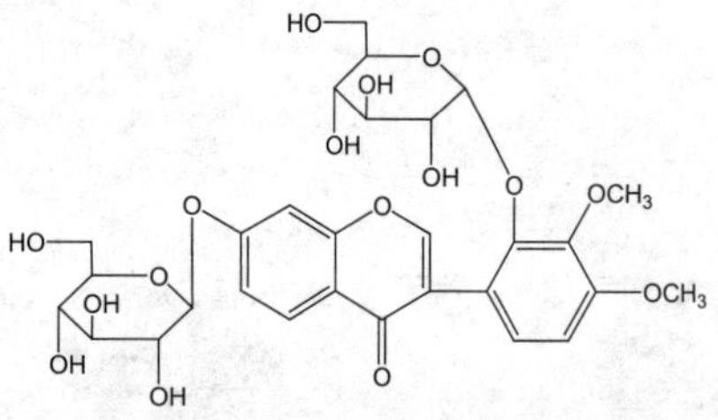

$C_{29}H_{34}O_{16}$ (638.6)
3′,4′-dimethoxy-isoflavane-7,2′-diglucoside
3′,4′- 二甲氧基 -7,2′- 二葡萄糖异黄烷苷

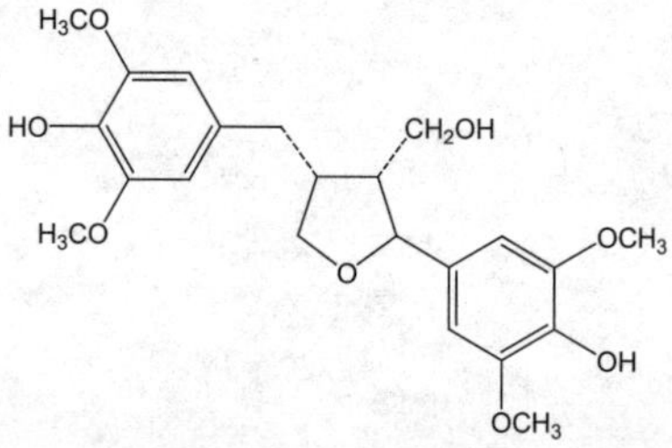

$C_{22}H_{28}O_8$ (420.5)
(±)-5, 5′-dimethoxy lariciresinol
消旋 -5, 5′- 二甲氧基落叶松脂素

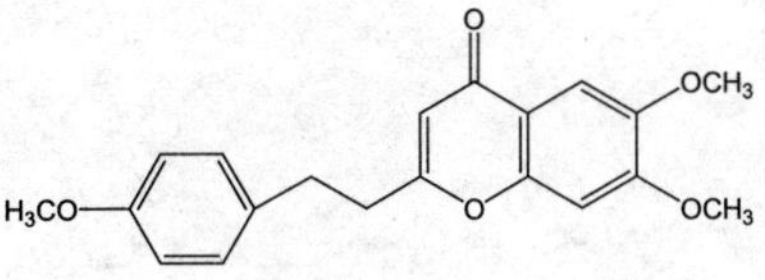

C$_{20}$H$_{20}$O$_5$ (340.4)

6,7-dimethoxy-2-[2-(*p*-methoxy phenylzethyl)]chromone

6,7- 二甲氧基 -2-[2-(对甲氧基苯乙基)] 色酮

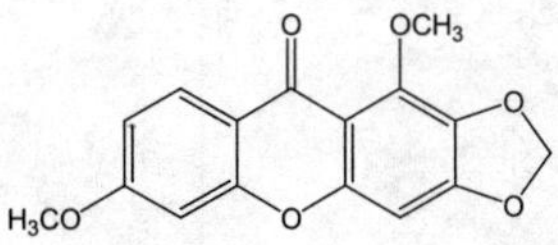

C$_{16}$H$_{12}$O$_6$ (300.3)

1,7-dimethoxy-2,3-methylenedioxy-xanthone

1,7- 二甲氧基 -2,3- 亚甲二氧基呫吨酮

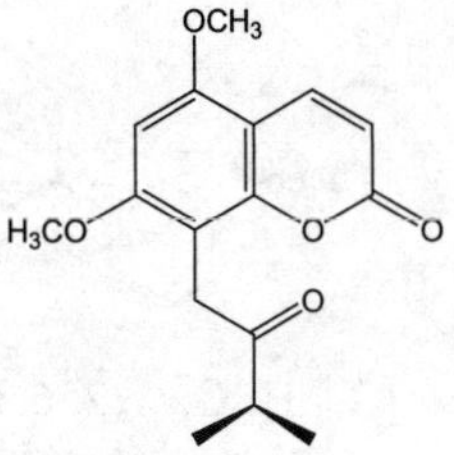

C$_{16}$H$_{18}$O$_5$ (290.3)

5,7-dimethoxy-8-(2′-oxobutyl-3′-methyl)-coumarin

5,7- 二甲氧基 -8-(2′- 酮基 -3′- 甲基丁基) 香豆精

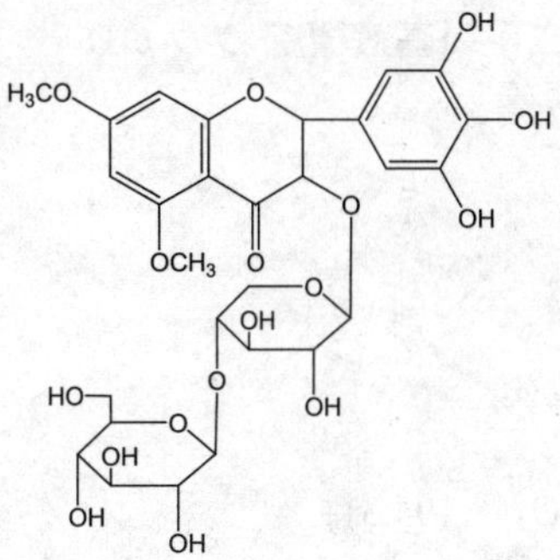

C$_{28}$H$_{34}$O$_{17}$ (642.6)

5,7-dimethoxymyricetin-3-*O*-β-D-xylopyranosyl(1 → 4)-*O*-β-D-glucopyranoside

5,7- 二甲氧基杨梅树皮素 -3-*O*-β-D- 吡喃木糖 (1 → 4)-*O*-α-L- 吡喃葡萄糖苷

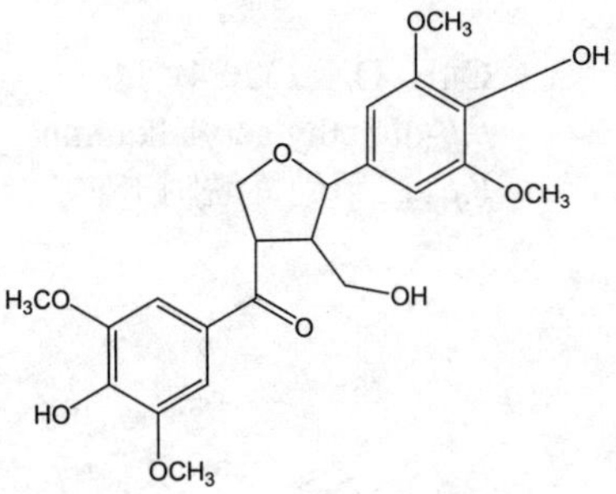

C$_{22}$H$_{26}$O$_9$ (434.4)

5,5′-dimethoxy-7-oxolariciresinol

5,5′- 二甲氧基 -7- 氧代落叶松脂醇

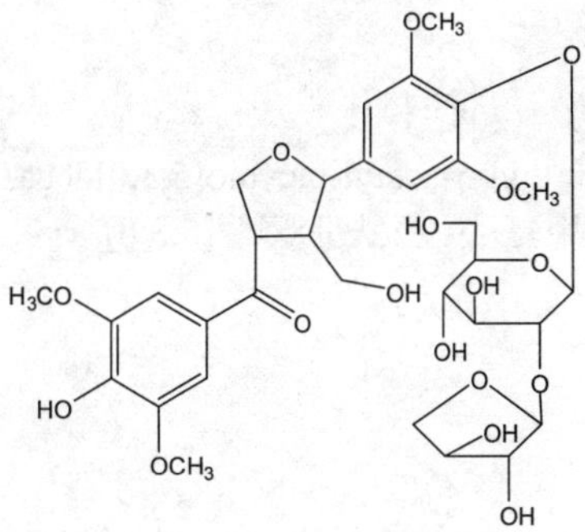

C$_{32}$H$_{42}$O$_{17}$ (698.7)

5,5′-dimethoxy-7-oxolariciresinol-4′-*O*-β-D-apiofuranosyl-(1 → 2)-β-D-glucopyranoside

5,5′- 二甲氧基 -7- 氧代落叶松脂醇 -4′-*O*-β-D- 呋喃芹菜糖基 -(1 → 2)-β-D- 吡喃葡萄糖苷

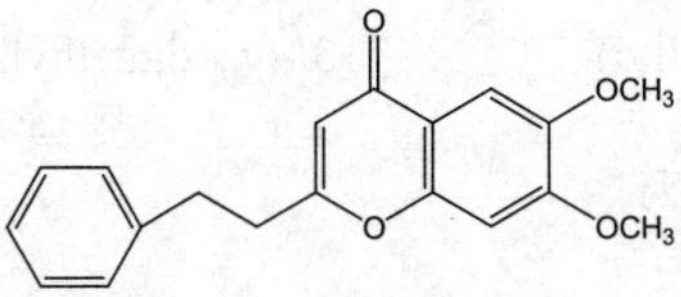

C$_{19}$H$_{18}$O$_4$ (310.3)

6,7-dimethoxy-2-(2-phenylethyl)chromone

6,7- 二甲氧基 -2-(2- 苯乙基) 色酮

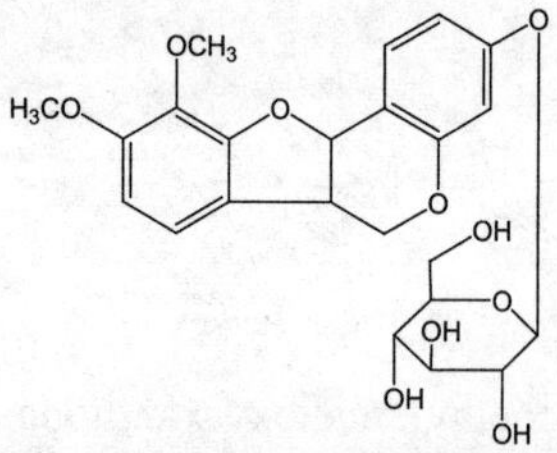

$C_{23}H_{26}O_{10}$　(462.4)
9,10-dimethoxy-pterocarpan-3-*O*-β-D-glucoside
9,10- 二甲氧基紫檀烷 -3-*O*-β-D-葡萄糖苷

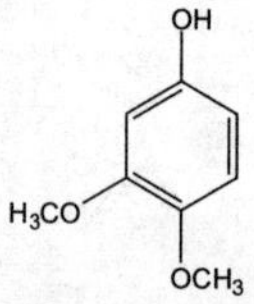

$C_8H_{10}O_3$　(154.2)
3,4-dimethoxyphenol
3,4- 二甲氧基苯酚

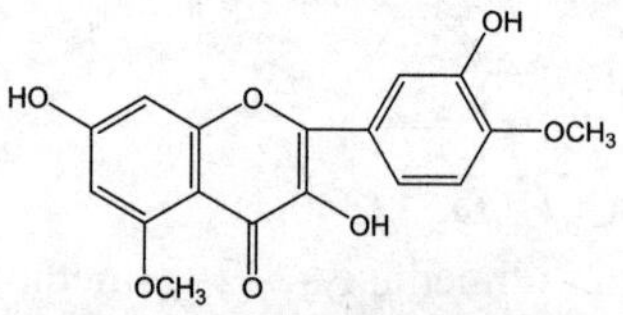

$C_{17}H_{14}O_7$　(330.3)
5,4′-dimethoxyquercetin
5,4′- 二甲氧基槲皮素

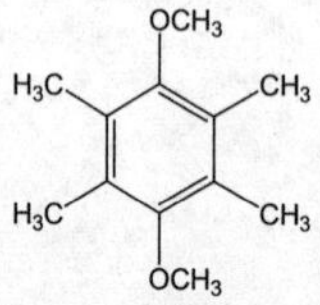

$C_{12}H_{18}O_2$　(194.3)
1,4-dimethoxy-2,3,5,6-tetramethyl-benzen
1,4- 二甲氧基 -2,3,5,6- 四甲基苯

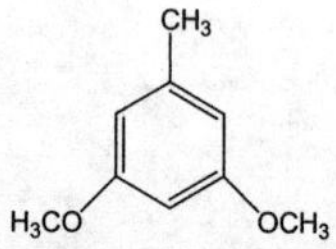

$C_9H_{12}O_2$　(152.2)
3,5-dimethoxytoluene
3,5- 二甲氧基甲苯

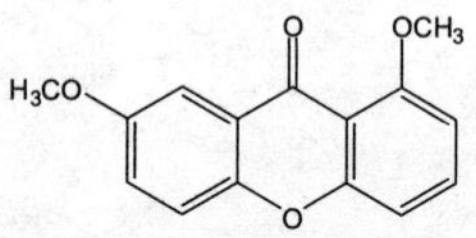

$C_{15}H_{12}O_4$　(256.3)
1,7-dimethoxyxanthone
1,7- 二甲氧基呫吨酮

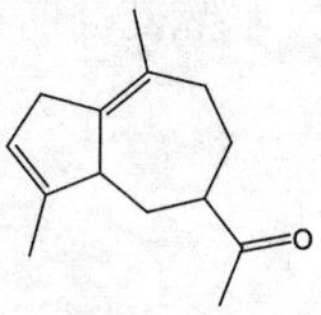

$C_{14}H_{20}O$　(204.3)
2,8-dimethyl-5-acetyl-bicyclo[5,3,0]deca-1,8-diene
2,8- 二甲基 -5- 乙酰基双环 [5,3,0] 癸 -1,8- 二烯

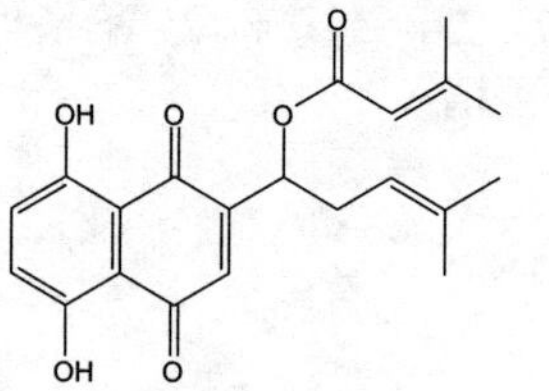

$C_{21}H_{22}O_6$　(370.4)
β,β-dimethylacrylalkannin
β,β- 二甲丙烯酰阿卡宁

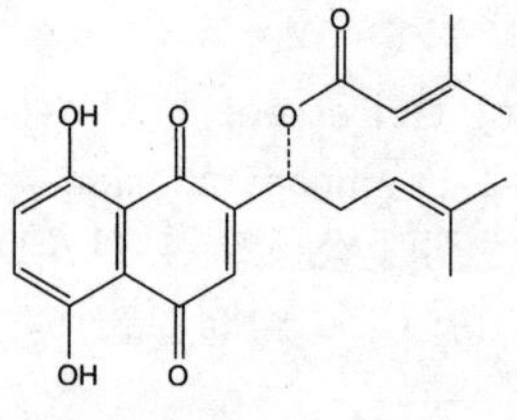

$C_{21}H_{22}O_6$　(370.4)
2,3-dimethylacrylshikonin
2,3- 二甲基丙烯酰紫草素

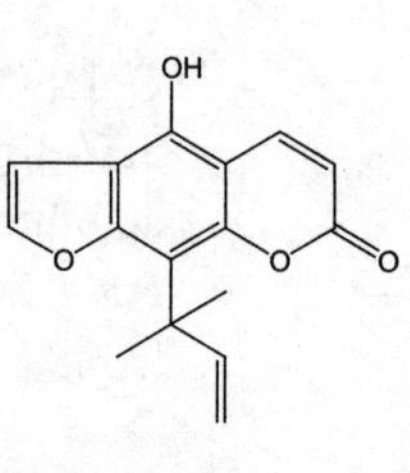

$C_{16}H_{14}O_4$　(270.3)
9-(1,1-dimethyl allyl)-4-hydroxy psoralen
9-(1,1- 二甲基烯丙基)-4-羟基补骨脂素

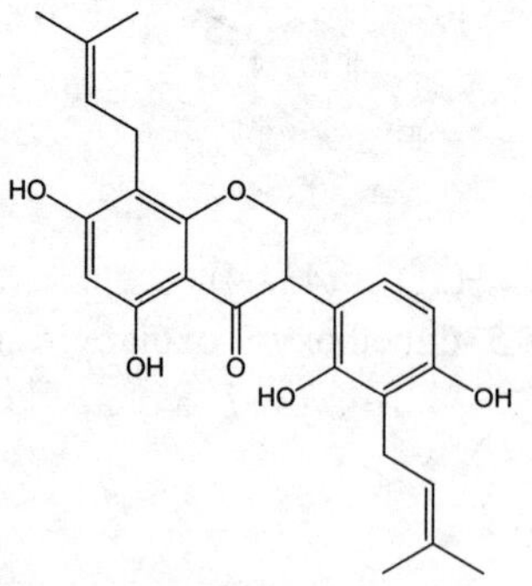

$C_{25}H_{28}O_6$　(424.5)
3′-(γ,γ-dimethylallyl)-kievitone
3′-(γ,γ- 二甲基烯丙基)- 奇维酮

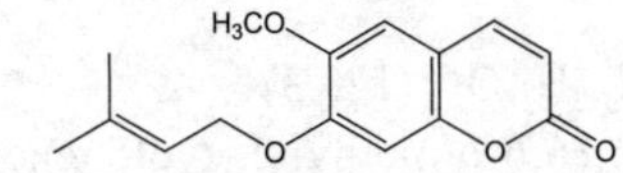

$C_{15}H_{16}O_4$ (260.3)
7-*O*-(3,3-dimethylallyl)-scopoletin
7-*O*-(3,3- 二甲基烯丙基)- 东莨菪素

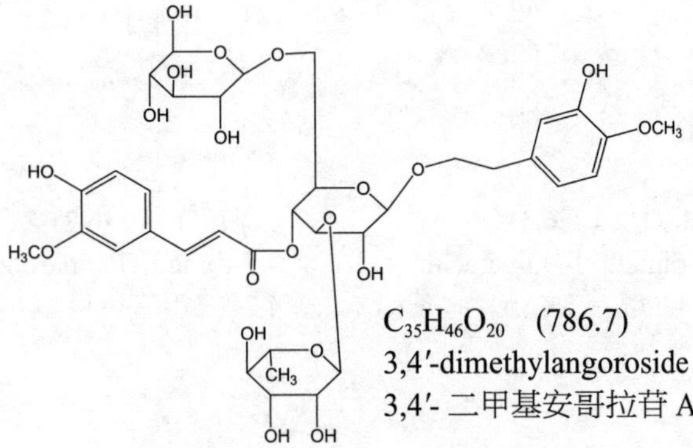

$C_{35}H_{46}O_{20}$ (786.7)
3,4′-dimethylangoroside A
3,4′- 二甲基安哥拉苷 A

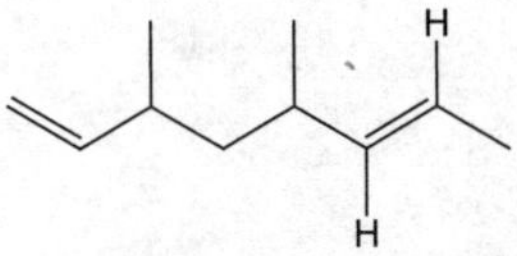

$C_{10}H_{18}$ (138.2)
3,5-dimethyl-1,6-anti-octadiene
3,5- 二甲基 -1,6- 反辛二烯

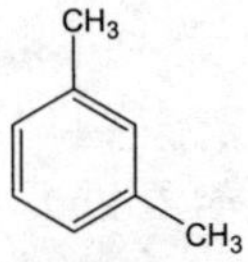

C_8H_{10} (106.2)
1,3-dimethyl benzene
1,3- 二甲基苯

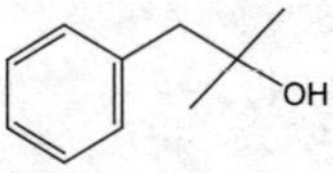

$C_{10}H_{14}O$ (150.2)
α,α-dimethyl benzenemethanol
α,α- 二甲基苯甲醇

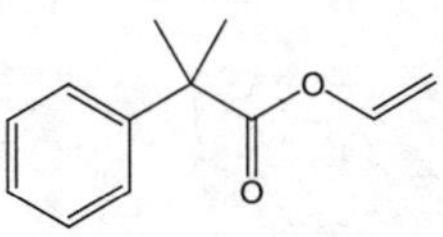

$C_{12}H_{14}O_2$ (190.2)
α,α-dimethyl-benzene
propanoic acid vinyl ester
α,α- 二甲基 - 苯丙酸乙
烯酯

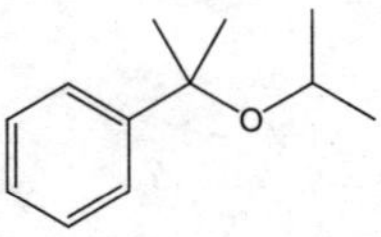

$C_{12}H_{18}O$ (178.3)
α,α-dimethyl benzyl
isopropyl ether
α,α- 二甲基苄基异丙醚

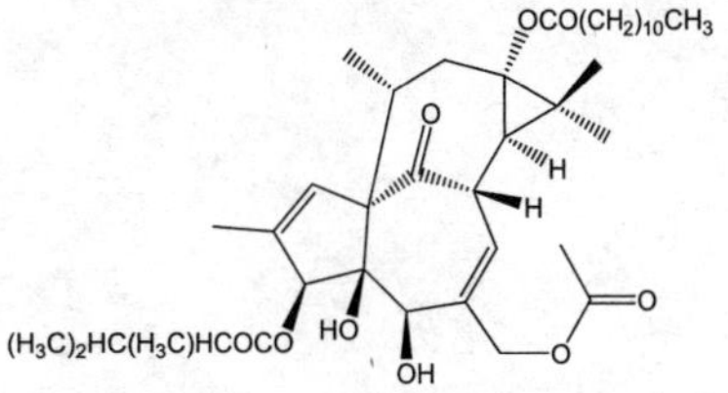

$C_{40}H_{62}O_9$ (686.9)
3-*O*-(2,3-dimethylbutanoyl)-13-*O*-
dodecanoyl-20-*O*-acetylingenol
3-*O*-(2,3- 二甲基丁酰基)-13-*O*-
癸烷乙酰基 -20-*O*- 乙酰基巨大戟
萜醇

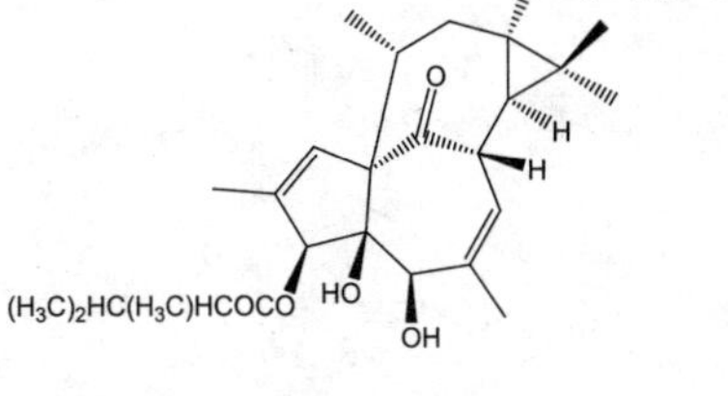

$C_{38}H_{60}O_7$ (628.9)
3-*O*-(2,3-dimethylbutanoyl)-13-*O*-
dodecanoyl-20-deoxyingenol
3-*O*-(2,3- 二甲基丁酰基)-13-*O*-
癸烷乙酰基 -20- 去氧巨大戟萜醇

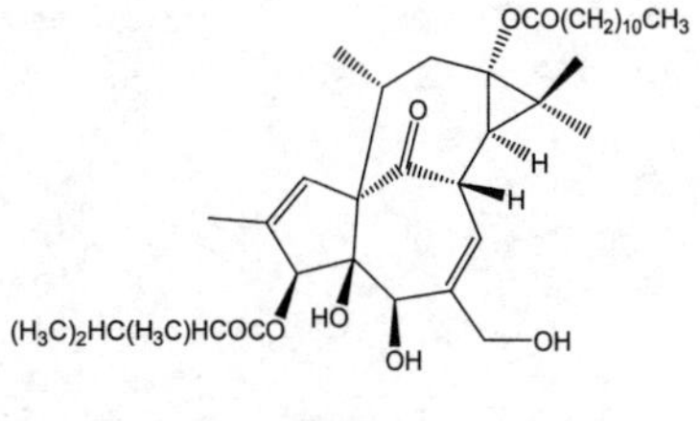

$C_{38}H_{60}O_8$ (644.9)
3-*O*-(2,3-dimethylbutanoyl)-13-*O*-
dodecanoylingenol
3-*O*-(2,3- 二甲基丁酰基)-13-*O*-
癸烷乙酰基巨大戟萜醇

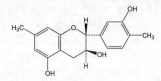

C$_{17}$H$_{18}$O$_4$ (286.3)

7,4′-dimethyl-(+)-catechin

7,4′- 二甲基 - 右旋 - 儿茶精

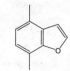

C$_{10}$H$_{10}$O (146.2)

4,7-dimethylcumarone

4,7- 二甲基香豆酮

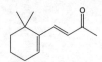

C$_{12}$H$_{18}$O (178.3)

4-(6,6-dimethyl-1-cyclohexen)-3-buten-2-one

4-(6 ,6- 二甲基 -1- 环己烯基)-3- 丁烯基 -2- 酮

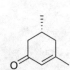

C$_8$H$_{12}$O (124.2)

3,5-dimethyl-2-cyclohexen-1-one

3,5- 二甲基 -2- 环已烯 -1- 酮

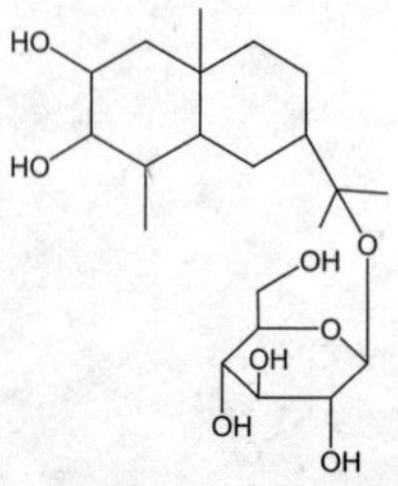

C$_{21}$H$_{38}$O$_8$ (418.5)

2-(1,4α-dimethyl-2,3-dihydroxydec-ahydroxynaphthalen-7-yl) *iso*-propanol glucoside

2-(1,4α- 二甲基 -2,3- 二羟基十氢萘 -7- 基) 异丙醇葡萄糖苷

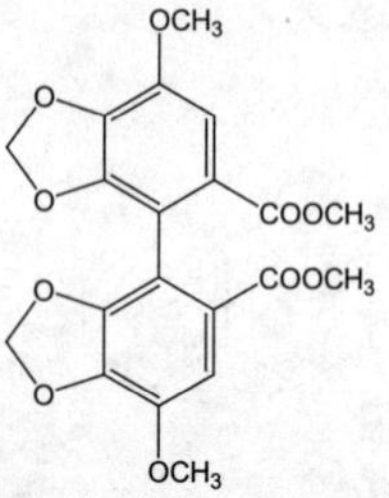

C$_{20}$H$_{18}$O$_{10}$ (418.4)

dimethyl-4,4′-dimethoxy-5,6,5′,6′-dimethylene-dioxybiphenyl-2,2′-dicarboxylatc

α- 联苯双酯

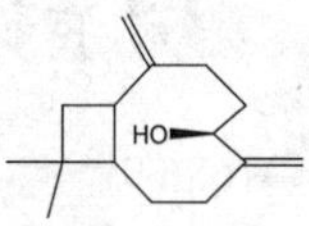

C$_{15}$H$_{24}$O (220.4)

10,10-dimethyl-2,6-dimethylene-bicyclo[7.2.0]undecan-5β-ol

10,10- 二甲基 -2,6- 二亚甲基 - 双环 [7.2.0] 5β- 十一醇

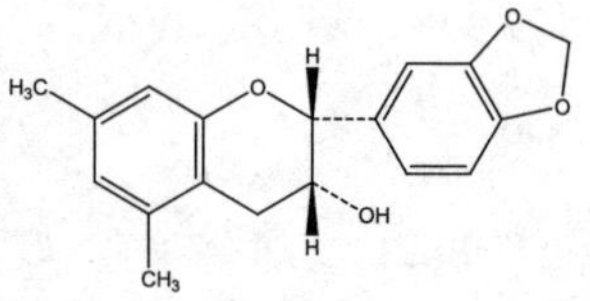

C$_{18}$H$_{18}$O$_4$ (298.3)

5,7-dimethyl-3′,4′-di-*O*-methylene-（±）-*epi*-catechin

5,7- 二甲基 -3′,4′- 二氧亚甲基 - 消旋 - 表儿茶精

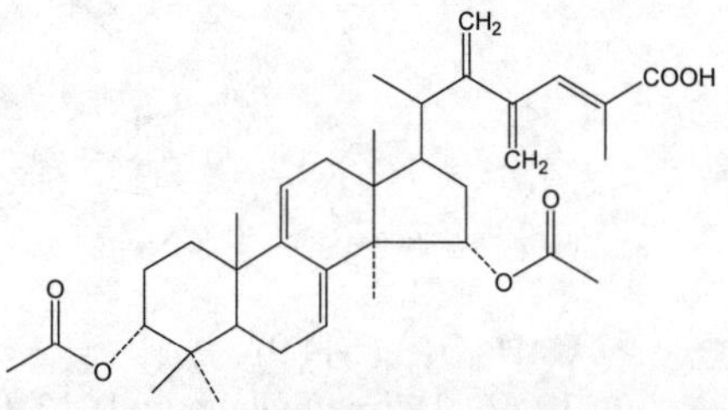

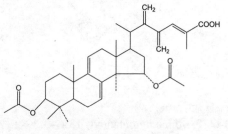

C$_{36}$H$_{48}$O$_6$ (576.8)

22,23-dimethylene ganodermic acid R

22,23- 二亚甲基灵芝草酸 R

C$_{36}$H$_{48}$O$_6$ (576.8)

22,23-dimethylene ganodermic acid S

22,23- 二亚甲基灵芝草酸 S

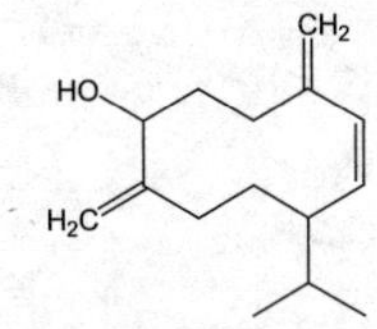

C$_{15}$H$_{24}$O (220.4)
4,10-dimethylene-7-isopropyl-5(*E*)cyclodecenol
4,10- 二亚甲基 -7- 异丙基 -5(*E*) 环癸烯醇

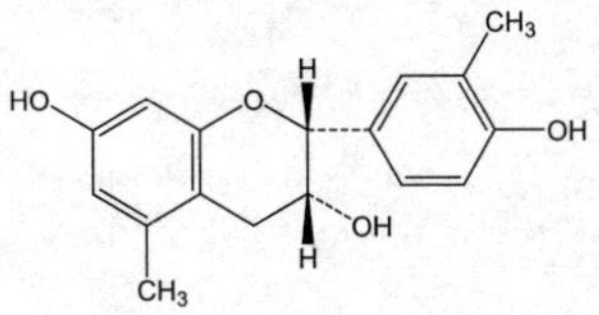

C$_{17}$H$_{18}$O$_4$ (286.3)
5,3′-dimethyl-（−）-*epi*-catechin
5,3′- 二甲基 - 左旋 - 表儿茶精

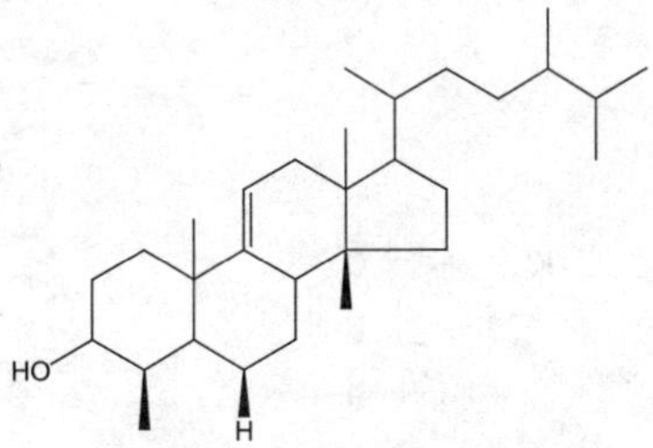

C$_{30}$H$_{52}$O (428.7)
3*β*,4*α*,14*α*,20*R*,24*R*-4,14-dimethyler gost-9(11)-en-3-ol(sarentosterol)
3*β*,4*α*,14*α*,20*R*,24*R*-4,14- 二甲基麦角甾 -9(11)- 烯 -3- 醇 (垂盘草甾醇)

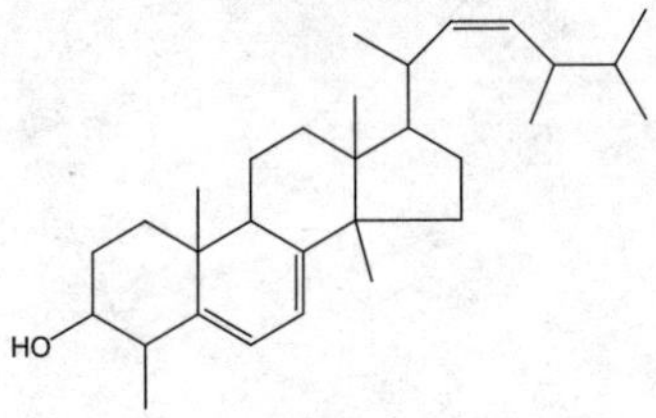

C$_{30}$H$_{48}$O (424.7)
4*α*,14*α*-dimethylergosterol
4*α*,14*α*- 二甲基麦角甾醇

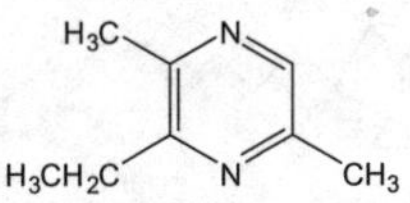

C$_8$H$_{12}$N$_2$ (136.2)
2,5-dimethyl-3-ethylpyrazine
2,5- 二甲基 -3- 乙基吡嗪

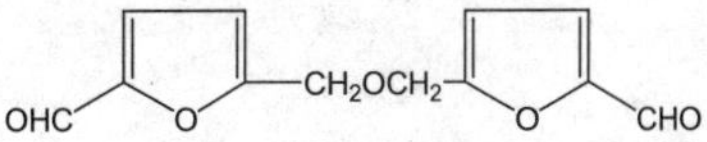

C$_{12}$H$_{10}$O$_5$ (234.2)
5,5′- dimethylfurfural ether
5,5′- 二甲基糠醛醚

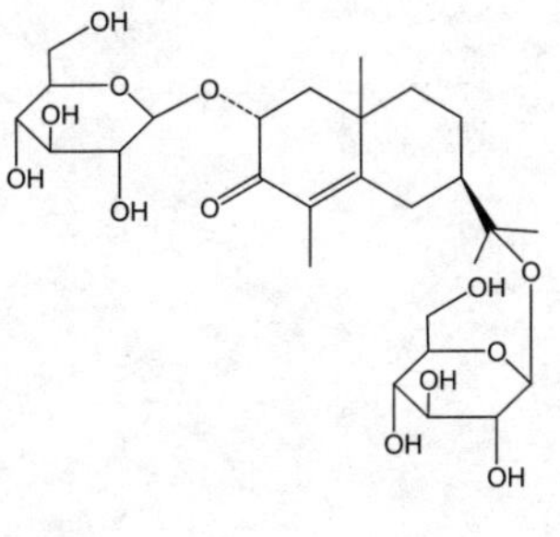

C$_{27}$H$_{44}$O$_{13}$ (576.6)
2-(1,4*α*-dimethyl-3-glucosyloy-2-oxo-2,3,4,4*α*,5,6,7,8-octahydronaphthalen-7-yl)-isopropanolglucoside
2-(1,4*α*- 二甲基 -3- 葡萄糖氧基 -2- 酮基 -2,3,4,4*α*,5,6,7,8- 八氢萘 -7- 基) 异丙醇葡萄糖苷

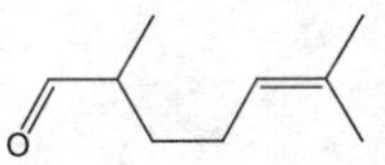

C$_9$H$_{16}$O (140.2)
2,6-dimethyl-5-heptenal
2,6- 二甲基 -5- 庚烯醛

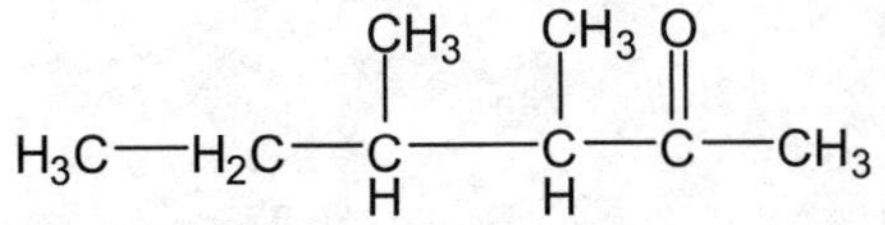

C$_8$H$_{16}$O (128.2)
3,4-dimethyl-2-hexanne
3,4- 二甲基 -2- 己酮

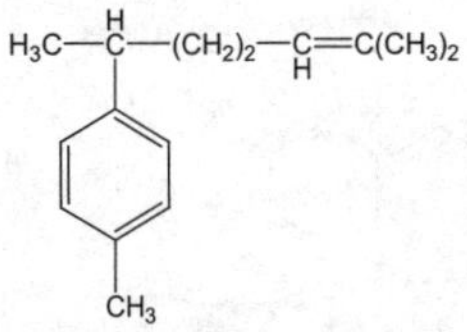

C$_{15}$H$_{22}$ (202.3)
1-(1,5-dimethyl-4-hexenyl)-4-methyl-benzene
1-(1,5- 二甲基 -4- 己烯基)-4- 甲基 - 苯

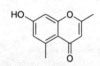

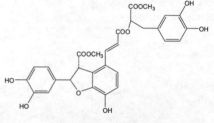

C$_{12}$H$_{12}$O$_2$ (188.2)
2,5-dimethyl-7-hydroxy chromone
2,5- 二甲基 -7- 羟基色原酮

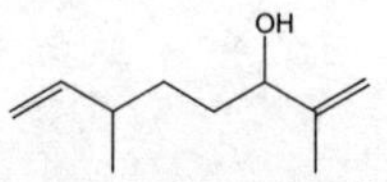

C$_{10}$H$_{18}$O (154.2)
2,6 -dimethyl-3-hydroxy-1,7-octadiene
2,6 - 二甲基 - 3 - 羟基 -1,7 - 辛二烯

C$_{29}$H$_{26}$O$_{12}$ (566.5)
dimethyl lithospermate
紫草酸二甲酯

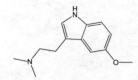

C$_{13}$H$_{18}$N$_2$O (218.3)
N,N-dimethyl-5-methoxytryptamine
N,N- 二甲基 -5- 甲氧基色胺

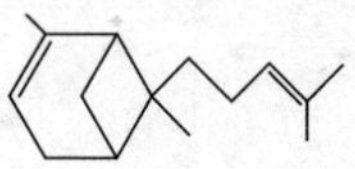

C$_{15}$H$_{24}$ (204.4)
2,6-dimethyl-6-(4-methyl-3-pentenyl)-bicyclo[3.1.1]hept-2-ene
2,6- 二甲基 -6-(4- 甲基 -3- 戊烯基) 双环 [3.1.1] 庚 -2- 烯

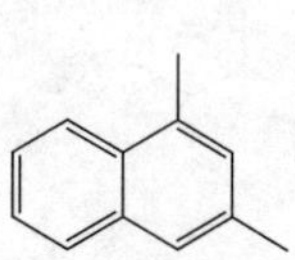

C$_{21}$H$_{36}$ (288.5)
1,3-dimethyl-naphthalene
1,3- 二甲基 - 萘

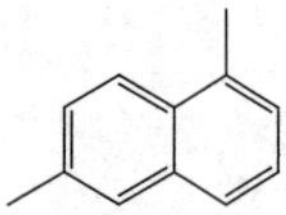

C$_{21}$H$_{36}$ (288.5)
1,6-dimethyl-naphthalene
1,6- 二甲基 - 萘

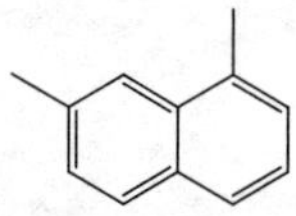

C$_{21}$H$_{36}$ (288.5)
1,7-dimethyl-naphthalene
1,7- 二甲基 - 萘

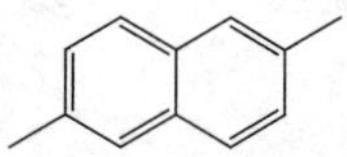

C$_{21}$H$_{36}$ (288.5)
2,6-dimethyl-naphthalene
2,6- 二甲基 - 萘

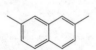

C$_{21}$H$_{36}$ (288.5)
2,7-dimethyl-naphthalene
2,7- 二甲基 - 萘

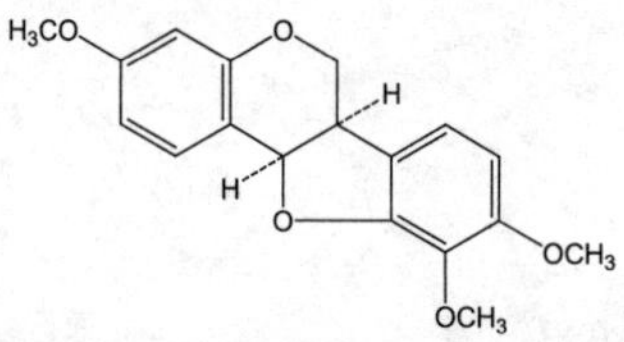

C$_{18}$H$_{18}$O$_5$ (314.3)
3,9-di-*O*-methylnissolin
3,9- 二 -*O*- 甲基尼森香豌豆紫檀酚

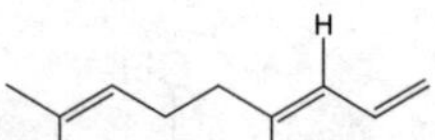

C$_{11}$H$_{18}$ (150.3)
(*E*) 4,8-dimethyl-3,7-nonatriene
紫苏烯

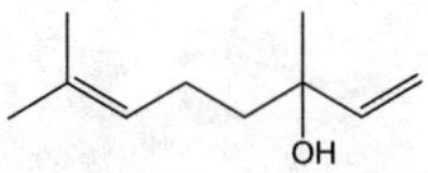

$C_{10}H_{18}O$　(154.2)
3,7-dimethyl-1,6-octadiene -3-ol
3,7- 二甲基 -1,6- 辛二烯 -3- 醇

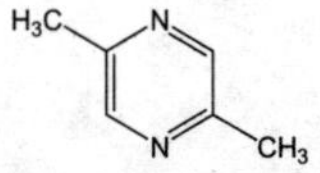

$C_6H_8N_2$　(108.1)
2,5-dimethylpyrazine
2,5- 二甲基吡嗪

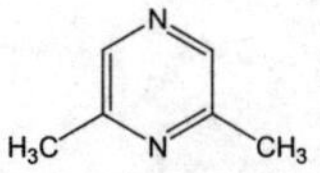

$C_6H_8N_2$　(108.1)
2,6-dimethylpyrazine
2,6- 二甲基吡嗪

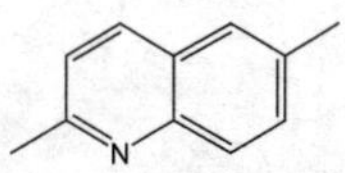

$C_{10}H_9N$　(143.2)
2,6-dimethyl quinoline
2,6- 二甲基喹啉

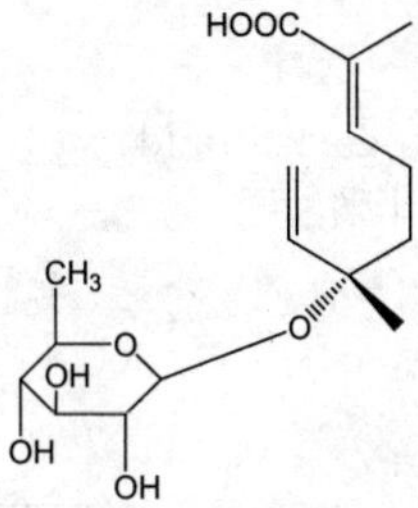

$C_{16}H_{26}O_7$　(330.4)
(6*R*)-2-*trans*-2,6-dimethyl-6-*O*-*β*-D-quinovosyl-2,7-octodienoic acid
(6*R*)-2- 反式 -2,6- 二甲基 -6-*O*-*β*-D- 吡喃鸡纳糖基 -2,7- 辛二烯酸

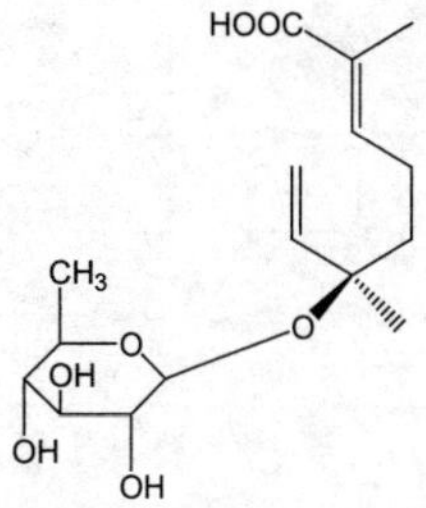

$C_{16}H_{26}O_7$　(330.4)
(6*S*)-2-*trans*-2,6-dimethyl-6-*O*-*β*-D-quinovosyl-2,7-octodienoic acid
(6*S*)-2- 反式 -2,6- 二甲基 -6-*O*-*β*-D- 吡喃鸡纳糖基 -2,7- 辛二烯酸

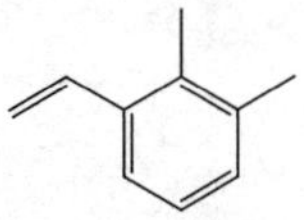

$C_{10}H_{12}$　(132.2)
dimethylstyrene
二甲基苏合香烯

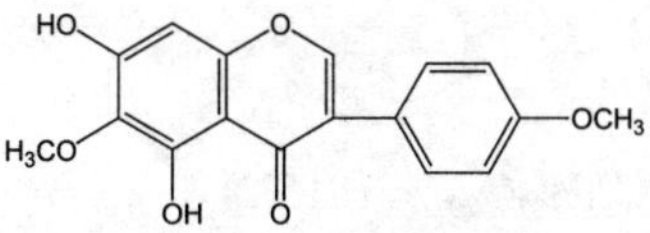

$C_{17}H_{14}O_6$　(314.3)
dimethyl-tectorigenin
二甲基鸢尾苷元

$H_3CH_2CH_2C—S—S—S—S—CH_2CH_2CH_3$

$C_6H_{14}S_4$　(214.4)
dimethyl tetrasulfide
二甲基四硫化物

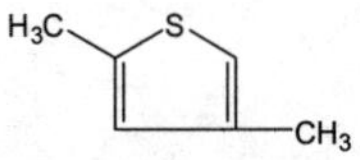

C_6H_8S　(112.2)
2,4-dimethyl thiophene
2,4- 二甲基噻吩

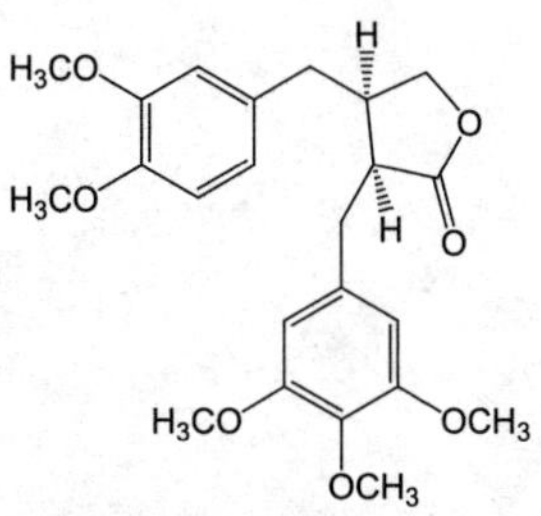

$C_{23}H_{28}O_7$　(416.5)
di-*O*-methyl thujaplicatin methyl ether
左旋的欧侧柏内酯三甲醚

$H_3C—S—S—S—CH_3$

$C_2H_6S_3$　(126.3)
dimethyl trisulfide
二甲基三硫醚

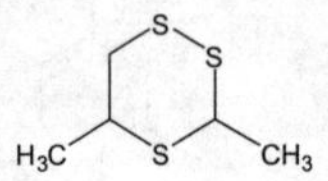

$C_5H_{10}S_3$ (166.3)
3,5-dimethyl-1,2,4-trithiane
3,5- 二甲基 -1,2,4- 三噻烷

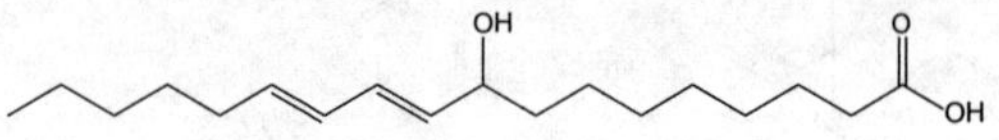

$C_{18}H_{32}O_3$ (296.4)
β-dimorphecolic acid
消旋 -9- 羟基 -10E,12E- 十八碳二烯酸

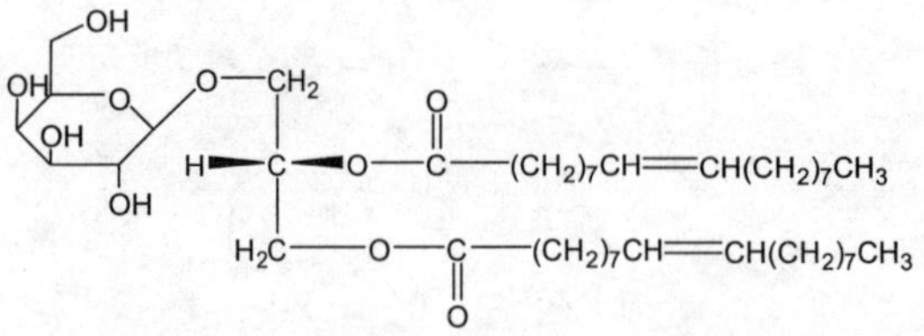

$C_{45}H_{82}O_{10}$ (783.1)
α,β-diolenoyl glycerogalactolipid
α,β- 二油酰基甘油半乳糖酯

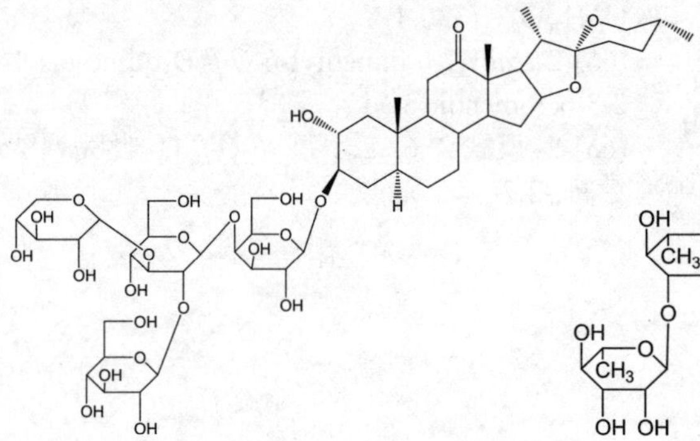

$C_{50}H_{82}O_{24}$ (1067.2)
(25R)-2α,3β-diol- 5α-spirostan-12-one
(manogenin)-3-O-{β-D-glucopyranosyl-
(1 → 2)-[β-D-xylopyranosyl-(1 → 3)]-β-
D-glucopyranosyl-(1 → 4)-β-D-galacto-
pyranoside}
(25R)-2α,3β- 二醇 -5α- 螺甾烷 -12- 酮
(门诺皂苷元)-3-O-{β-D- 吡喃葡萄糖
基 -(1 → 2)-[β-D- 吡喃木糖基 -(1 → 3)]-
β-D- 吡喃葡萄糖基 -(1 → 4)-β-D- 吡喃
半乳糖苷 }

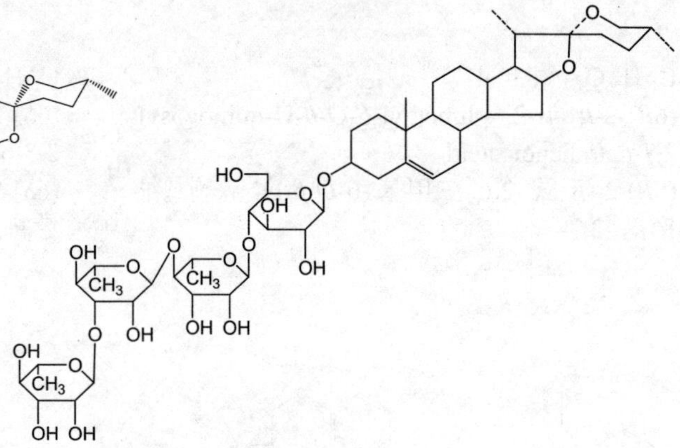

$C_{51}H_{82}O_{20}$ (1015.2)
dioscin Dc
穿龙薯蓣皂苷 Dc
diosgenin-3-O-[α-L-rhamnopyrmrosyl(1 → 3)-α-L-
rhamnopyrmtosyl(1 → 4)-α-L-rhamnopyrmtosyl
(1 → 4)]-β-D-glucopyrmmside
薯蓣皂苷元 -3-O-[α-L- 鼠李糖 (1 → 3)-α-L- 鼠
李糖 (1 → 4)-α-L- 鼠李糖 (1 → 4)]-β-D- 葡萄糖
皂苷

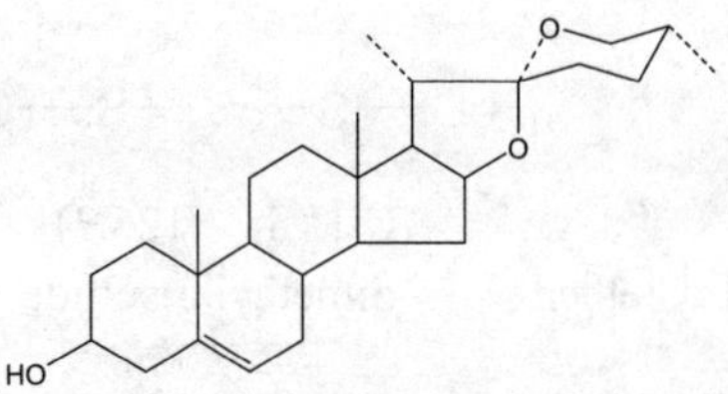

$C_{27}H_{42}O_3$ (414.6)
diosgenin
薯蓣皂苷元

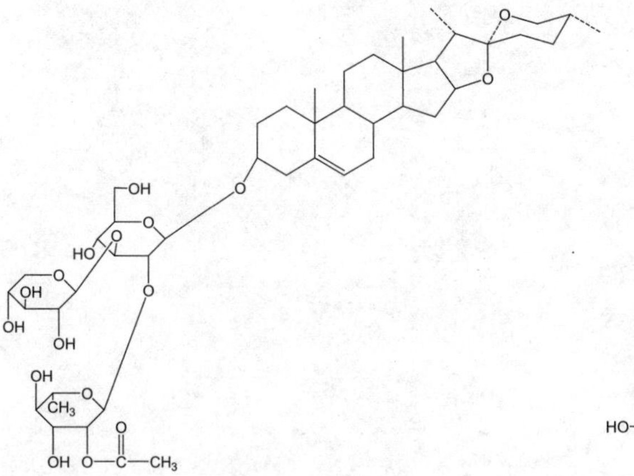

$C_{46}H_{72}O_{17}$ （897.1）

diosgenin-3-O-[(2-O-acetyl)-α-L-rhamno-
pyranosyl(1→2)]-β-D-xylopyranosyl(1→3)-
β-D-glucopyranoside

薯蓣皂苷元 -3-O-[(2-O- 乙酰基)-α-L- 吡
喃鼠李糖基 (1 → 2)][β-D- 吡喃木糖基
(1 → 3)]-β-D- 吡喃葡萄糖苷

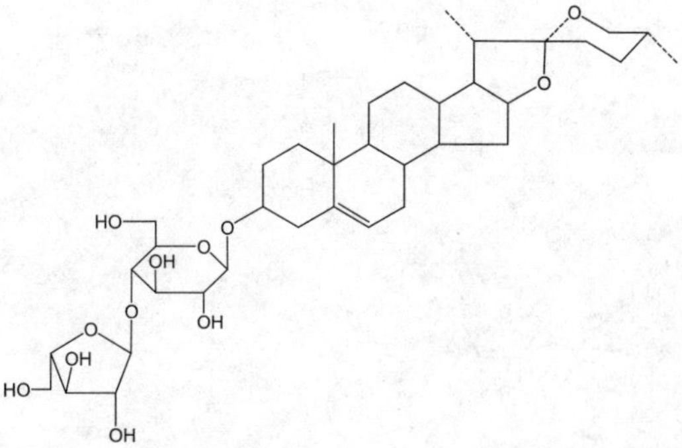

$C_{38}H_{60}O_{12}$ （708.9）

diosgenin-3-O-α-L-arabinofuranosyl-(1→4)-
β-D-glucopyranoside

薯蓣皂苷元 -3-O-α-L- 呋喃阿拉伯糖基 -
(1 → 4)-β-D- 吡喃葡萄糖苷

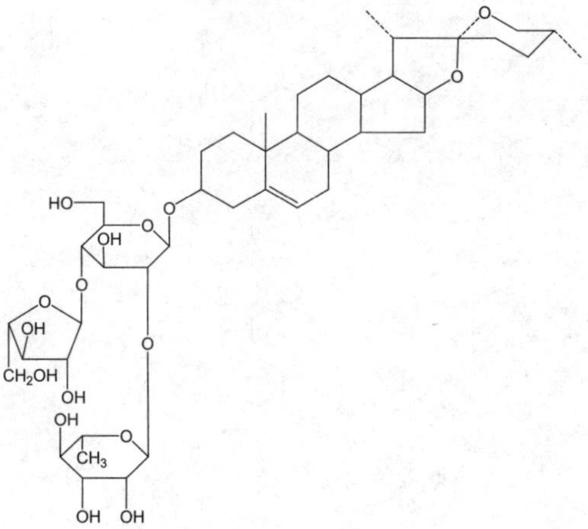

$C_{44}H_{70}O_{16}$ （855.0）

diosgenin-3-O-α-L-arabinofuranosyl(1 → 4)-
[α-L-rhamnopyranosyl(1 → 2)]-β-D-
glucopyranoside

薯蓣皂苷元 -3-O-α-L- 呋喃阿拉伯糖基
(1 → 4)-[α-L- 吡喃鼠李糖基 (1 → 2)]-β-D-
吡喃葡萄糖苷

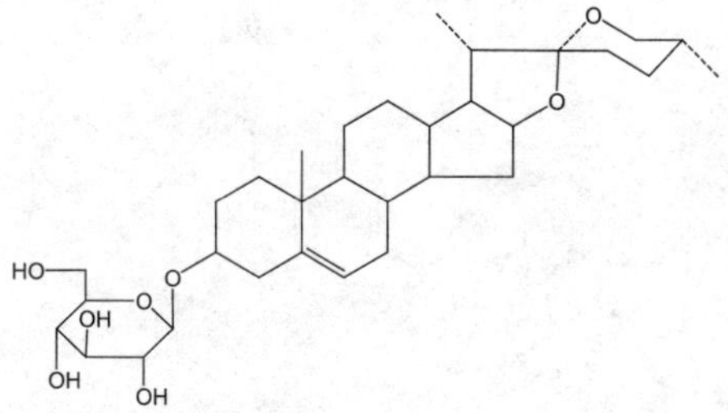

$C_{33}H_{52}O_8$ （576.8）

diosgenin-3-O-β-D-glucopyranoside

薯蓣皂苷元 -3-O-β-D- 吡喃葡萄糖苷

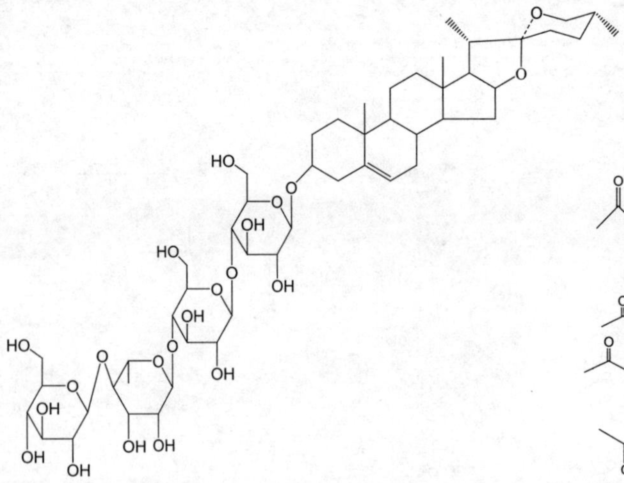

$C_{51}H_{82}O_{22}$ (1047.2)
diosgenin-3-*O*-*β*-D-glucopyranosyl (1 → 4)-*α*-L-rhamnopyranosyl (1→4)-*β*-D-glucopyranosyl (1 → 4)-*β*-D-glucopyranoside
薯蓣皂苷元-3-*O*-*β*- D- 葡萄吡喃糖(1→4)-*α*-L- 鼠李吡喃糖(1→4)- *β*- D- 葡萄吡喃糖(1→4)-*β*-D- 葡萄吡喃糖苷

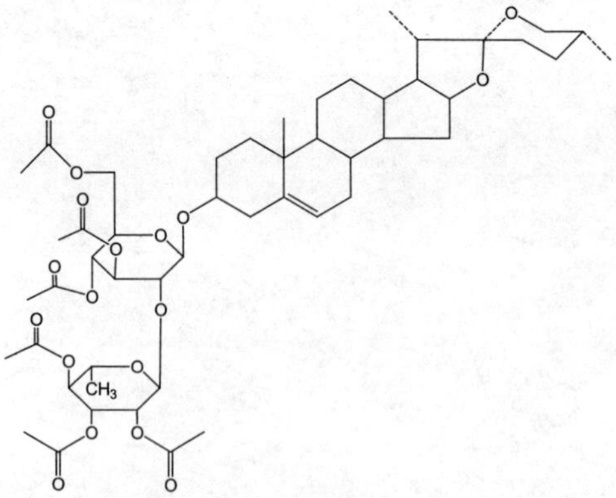

$C_{51}H_{74}O_{18}$ (975.1)
diosgeninhexaacetyl-3-*O*-*α*-L-rhamnopyranosyl-(1 → 2)-*β*-D-glucopyranoside
薯蓣皂苷元 - 六乙酰基 -3-*O*-*α*-L- 吡喃鼠李糖基 -(1 → 2)-*β*-D- 吡喃葡萄糖苷

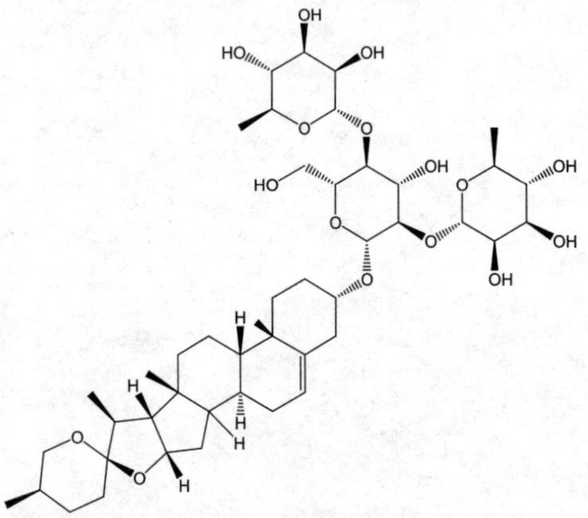

$C_{44}H_{70}O_{16}$ (855.0)
diosgenin-3-*O*-*α*-L-rha-(1 → 2)-[*α*-L-arab-(1 → 4)]-D-glu
重楼皂苷 I

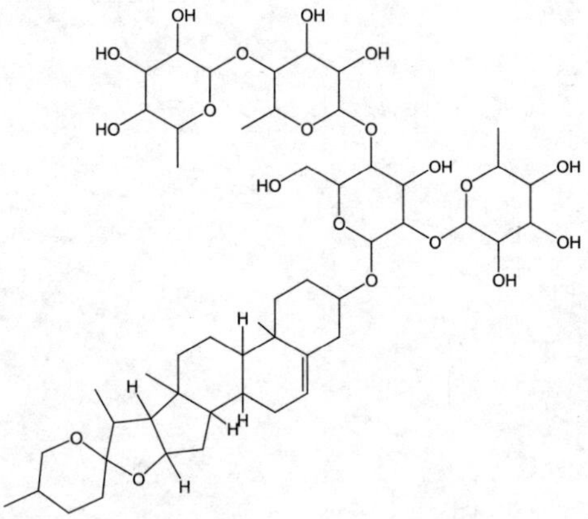

$C_{44}H_{70}O_{16}$ (855.0)
diosgenin-3-*O*-*α*-rha(1 → 4)-*α*-L-rha-(1 → 4)-[*α*-L-rha-(1 → 2)]-D-glu
重楼皂苷 II

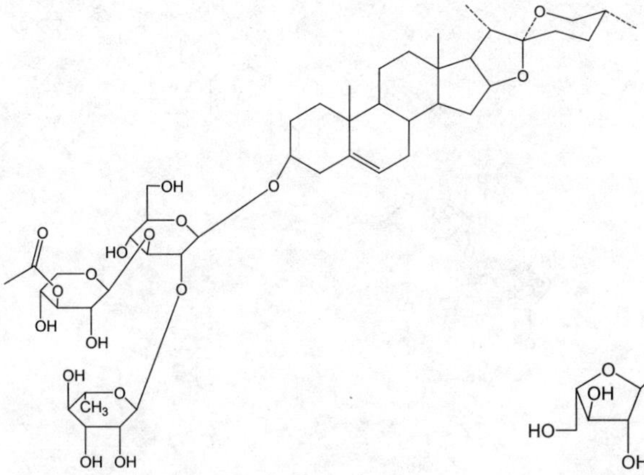

C$_{46}$H$_{72}$O$_{17}$ (897.1)

diosgenin-3-*O*-[*α*-L-rhamnopyranosyl (1→2)]-(3-*O*-acetyl)-*β*-D-xylopyranosyl (1→3)-*β*-D-glucopyranoside

薯蓣皂苷元 -3-*O*-[*α*-L- 吡喃鼠李糖基 (1→2)]-(3-*O*- 乙酰基)-*β*-D- 吡喃木糖基 (1→3)-*β*-D- 吡喃葡萄糖基苷

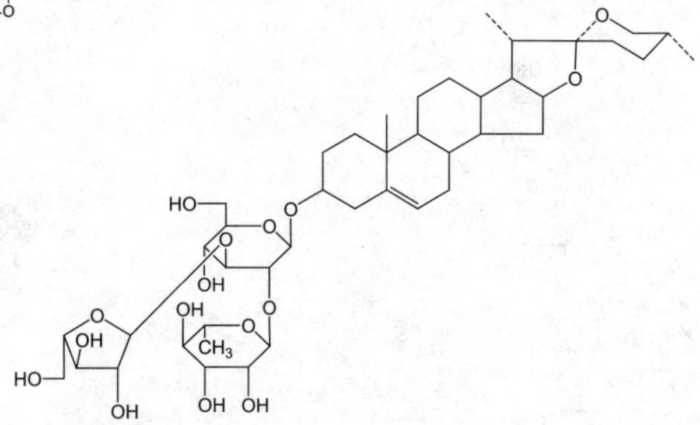

C$_{44}$H$_{70}$O$_{16}$ (855.0)

diosgenin-3-*O*-*α*-L-rhamnopyranosyl(1→2)-[*α*-L-arabinofuranosyl(1→3)]-*β*-D-glucopyranoside (pariphyllin)

薯蓣皂苷元 -3-*O*-*α*-L- 吡喃鼠李糖基 (1→2)-[*α*-L- 呋喃阿拉伯糖基(1→3)]-*β*-D- 吡喃葡萄糖苷，蚤休皂苷

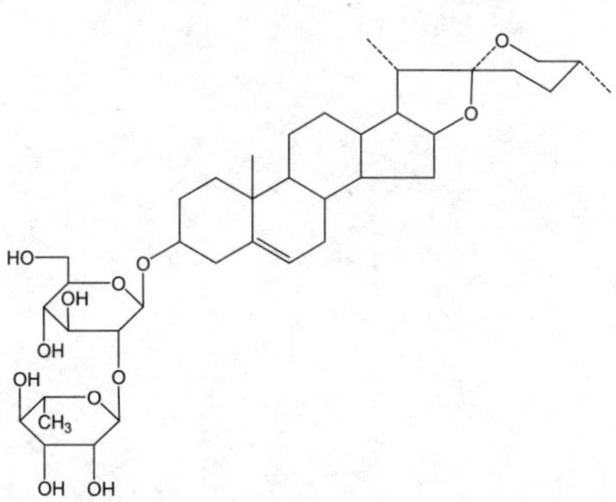

C$_{39}$H$_{62}$O$_{13}$ (738.9)

diosgenin-3-*O*-*α*-L-rhamnopyranosyl (1→2)-*β*-D-glucopyranoside

薯蓣皂苷元 -3-*O*-*α*-L- 吡喃鼠李糖基 (1→2)-*β*-D- 吡喃葡萄糖苷

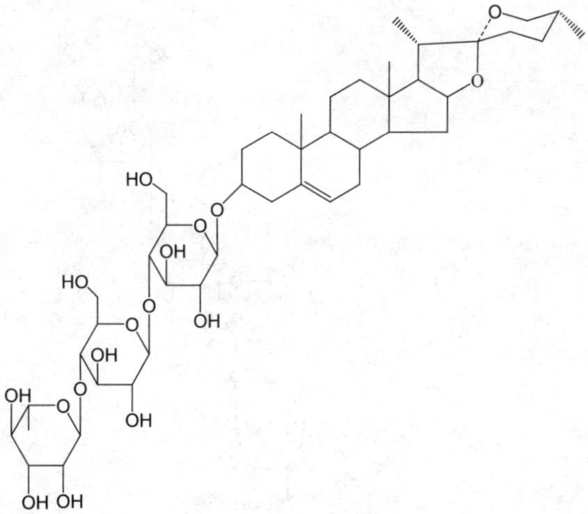

C$_{45}$H$_{72}$O$_{17}$ (885.0)

diosgenin-3-*O*-*α*-L-rhamnopyranosyl (1→4)-*β*-D-glucopyranosyl (1→4)-*β*-D-glucopyranoside

薯蓣皂苷元 -3-*O*-*α*-L - 鼠李吡喃糖 (1→4)-*β*-D- 葡萄吡喃糖 (1→4)-*β*-D- 葡萄吡喃糖苷

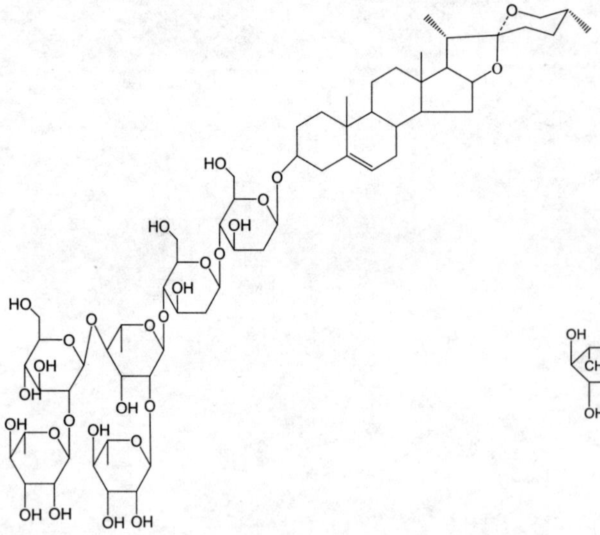

$C_{63}H_{102}O_{28}$ (1307.5)
diosgenin-3-O-α-L-rhamnopyranosyl(1 → 3)β-D-glucopyranosyl(1 → 4)-α-L -rhamnopyranosyl
[(1 → 3)-α-L -rham nopyranosyl](1 → 4)-β-D-glucopyranosyl(1 → 4)-β-D -glucopyranoside
薯蓣皂苷元 -3-O-α-L- 鼠李吡喃糖 (1 → 3)-β-D-葡萄吡喃糖 (1 → 4)-α-L- 鼠李吡喃糖 [(1 → 3)-α-L- 鼠李吡喃糖](1 → 4)-β-D- 葡萄吡喃糖 (1 → 4)-β-D- 葡萄吡喃糖苷

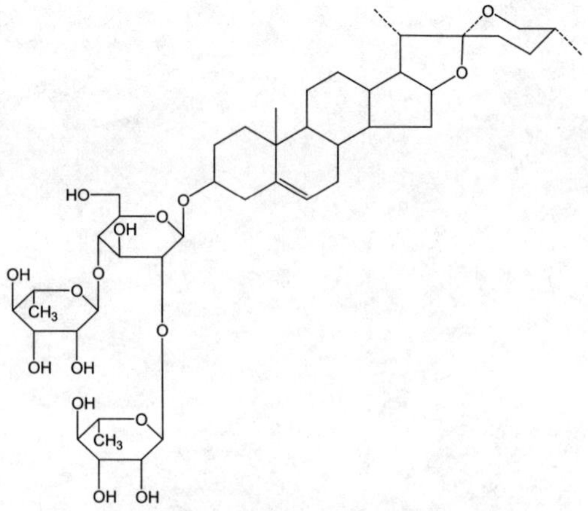

$C_{45}H_{72}O_{16}$ (869.0)
diosgenin-3-O-α-L-rhamnopyranosyl-(1→2)-
[α-L-rhamnopyranosyl-(1 → 4)]β-D-glucopyranoside(dioscin)
薯蓣皂苷元 -3-O-α-L- 吡喃鼠李糖基 -(1→2)-[α-L- 吡喃鼠李糖基 (1 → 4)]β-D- 吡喃葡萄糖苷，薯蓣皂苷

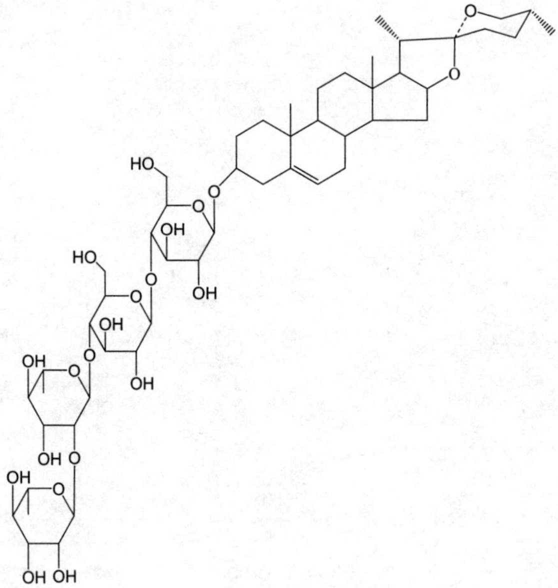

$C_{51}H_{82}O_{21}$ (1031.2)
diosgenin-3-O-α-L-rhamnopyranosyl(1→3)-α-L-rhamnopyranosyl (1→4)-β-D-glucopyranosyl
(1→4)-β-D-glucopyranoside
薯蓣皂苷元 - 3- O-α- L - 鼠李吡喃糖 (1 → 3)-α- L - 鼠李吡喃糖 (1 → 4)-β- D - 葡萄吡喃糖 (1 → 4)-β- D- 葡萄吡喃糖苷

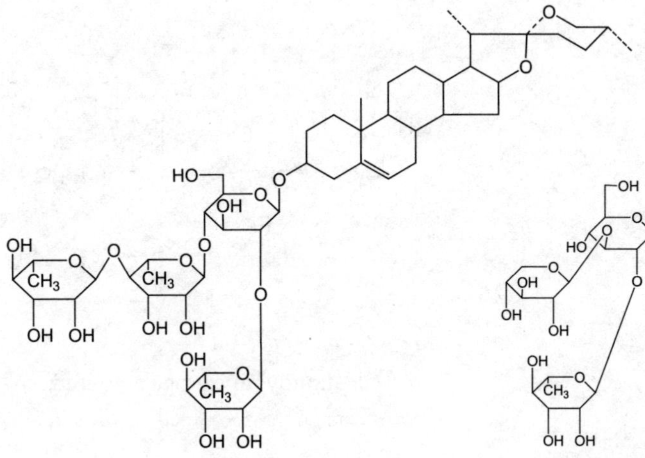

C$_{51}$H$_{82}$O$_{20}$　(1015.2)

diosgenin-3-*O*-α-L-rhamnopyranosyl(1 → 4)-α-L-rhamnopyranosyl(1 → 4)-[α-L-rhamnopyranosyl(1 → 2)]-β-D-glucopyranoside

薯蓣皂苷元 -3-*O*-α-L- 吡喃鼠李糖苷 (1 → 4)-α-L- 吡喃鼠李糖基 (1 → 4)[α-L- 吡喃鼠李糖基 (1 → 2)]-β-D- 吡喃葡萄糖苷

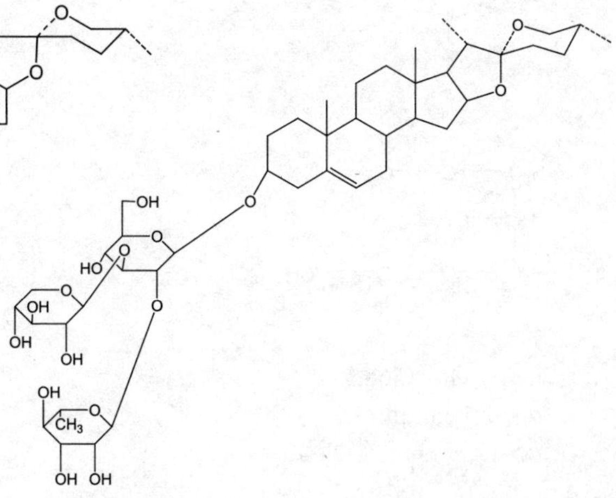

C$_{44}$H$_{70}$O$_{16}$　(855.0)

diosgenin-3-*O*-[α-L-rhamnopyranosyl(1 → 2)][β-D-xylopyraose(1 → 3)]-β-D-glucopyranoside

薯蓣皂苷元 -3-*O*-[α-L- 吡喃鼠李糖基 (1 → 2)]-[β-D- 吡喃木糖基 (1 → 3)]-β-D- 吡喃葡萄糖苷

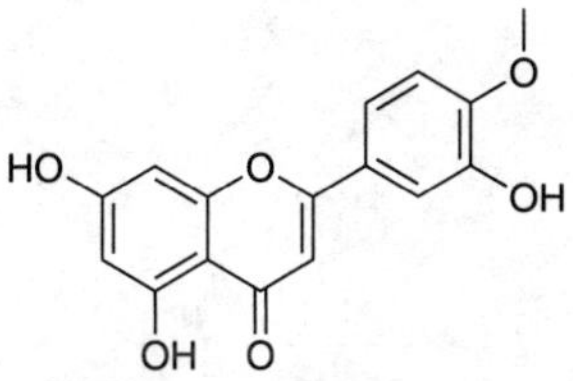

C$_{16}$H$_{12}$O$_6$　(300.3)

diosmetin

香叶木素

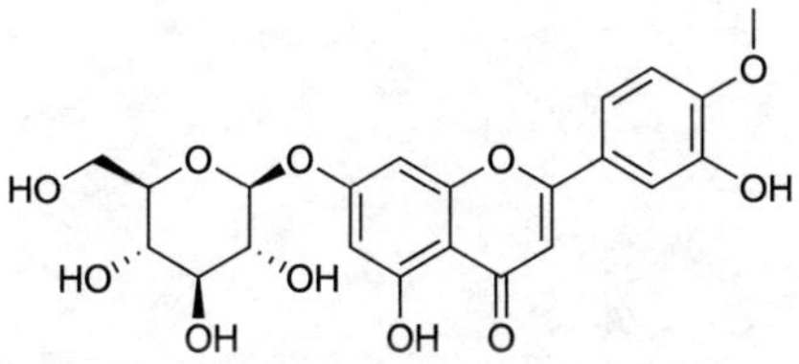

C$_{22}$H$_{22}$O$_{11}$　(462.4)

diosmetin-7-*O*-β-D-glucoside

香叶木素 -7-*O*-β-D- 葡萄糖苷

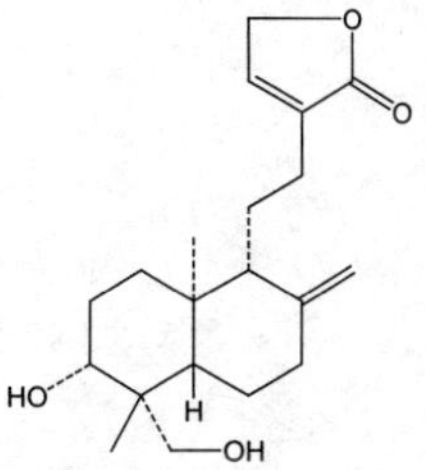

C$_{20}$H$_{30}$O$_4$　(334.4)

14-dioxyandrographolide

14- 去氧穿心莲内酯

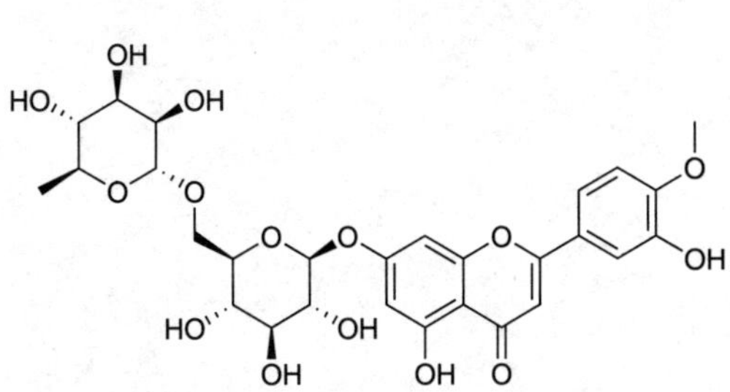

C$_{28}$H$_{32}$O$_{15}$　(608.5)

diosmin

香叶木苷

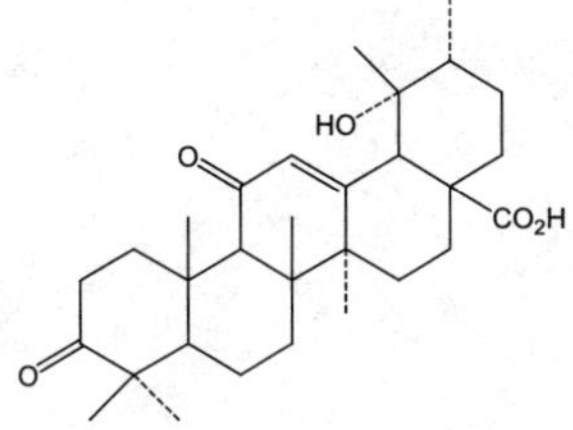

C$_{30}$H$_{44}$O$_5$　(684.7)

3,11-dioxo-19α-hydroxy-urs-12-en-28-oic acid

3,11- 二氧代 -19α- 羟基 -12- 乌苏烯 -28- 酸

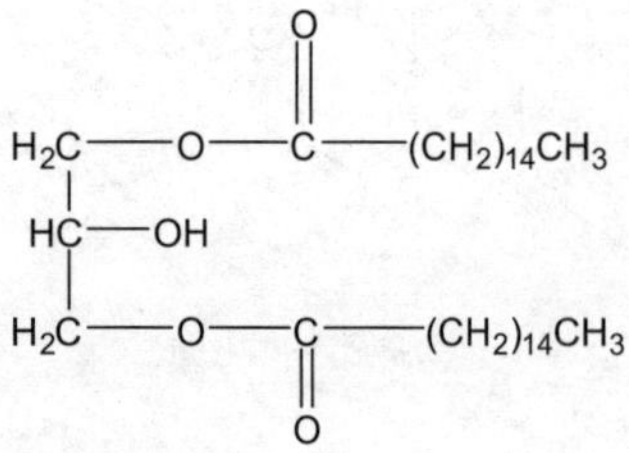

$C_{35}H_{68}O_5$ (568.9)
α,γ-dipalmitin
α,γ- 二棕榈酸甘油酯

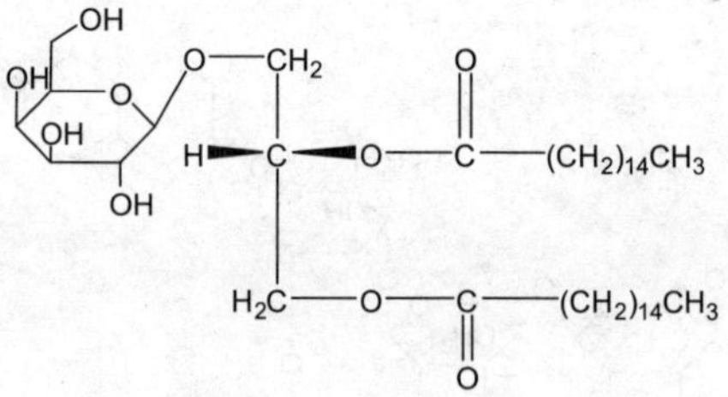

$C_{41}H_{78}O_{10}$ (731.1)
α,β-dipalmitoyl glycerogalactolipid
α,β- 二棕榈酰基 -*γ*- 甘油半乳糖脂

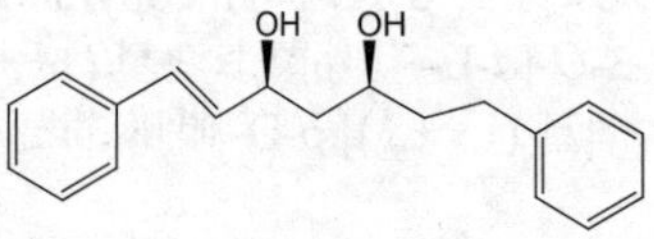

$C_{19}H_{22}O_2$ (282.4)
(3*S*,5*S*)-*trans*-1,7-diphenyl-3,5-dihydroxy-Δ^1-heptene
(3*S*,5*S*)- 反 -1,7- 二苯基 -3,5- 二羟基 -Δ^1- 庚烯

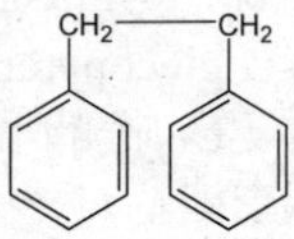

$C_{14}H_{14}$ (182.3)
1,2-diphenylethane
1,2- 二苯基乙烷

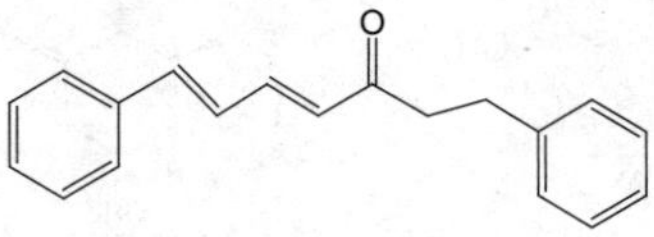

$C_{19}H_{18}O$ (262.3)
trans,trans-1,7-diphenyl-$\Delta^{4,6}$-heptadien-3-one
反 , 反 -1,7- 二苯基 -$\Delta^{4,6}$- 庚二烯 -3- 酮

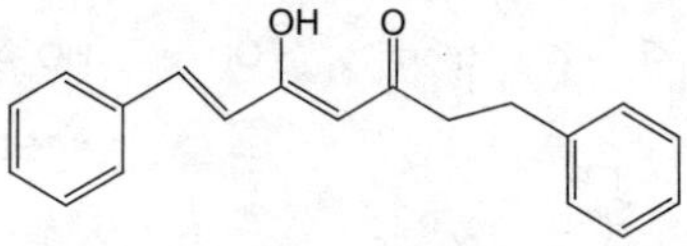

$C_{19}H_{18}O_2$ (278.3)
trans,trans-1,7-diphenyl-5-hydroxy-$\Delta^{4,6}$-heptadien-3-one
反 , 反 -1,7- 二苯基 -5- 羟基 -$\Delta^{4,6}$-庚二烯 -3- 酮

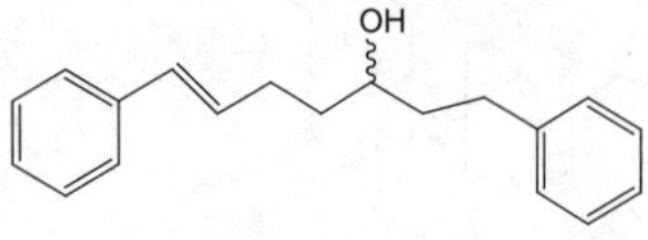

$C_{19}H_{22}O$ (266.4)
trans-1,7-diphenyl-5-hydroxy-Δ^1-heptene
反 -1,7- 二苯基 -5- 羟基 -Δ^1- 庚烯

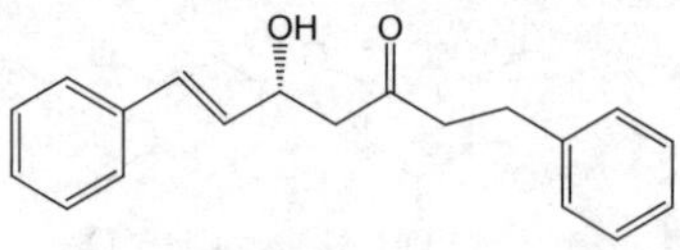

$C_{19}H_{20}O_2$ (280.4)
(5*R*)-*trans*-1,7-diphenyl-5-hydroxy-Δ^6-hepten-3-one
(5*R*)- 反 -1,7- 二苯基 -5- 羟基 -Δ^6- 庚烯 -3- 酮

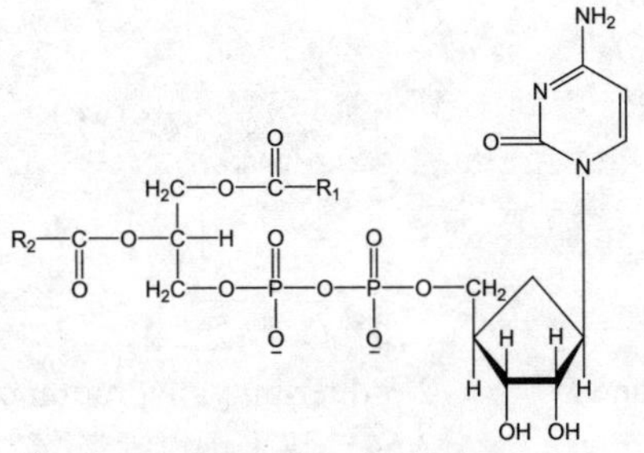

diphosphatidyl glycerol
二磷脂酰甘油

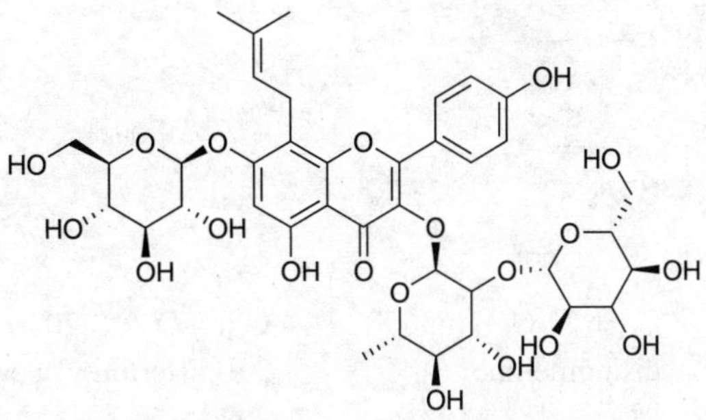

$C_{38}H_{48}O_{20}$ (824.8)
diphylloside A
双藿苷 A

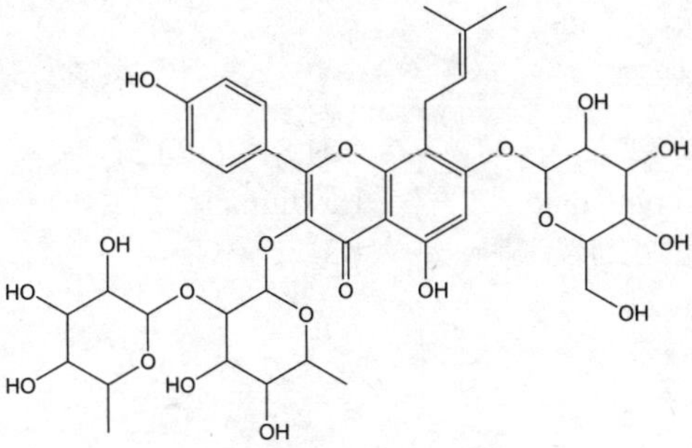

$C_{38}H_{48}O_{19}$ (808.8)
diphylloside B
双藿苷 B

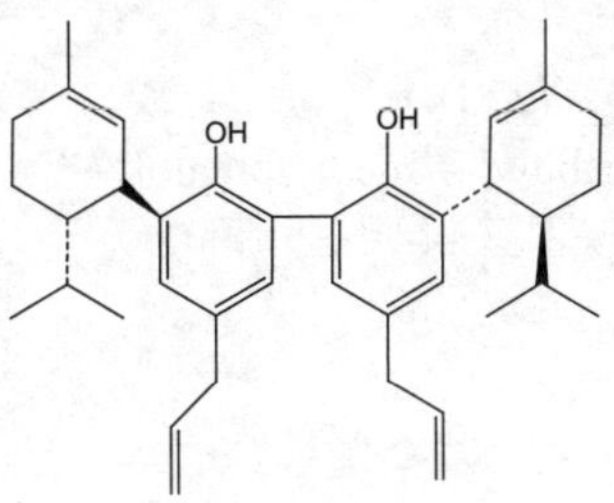

$C_{38}H_{50}O_2$ (538.8)
dipiperitylmagnolol
双辣薄荷基厚朴酚

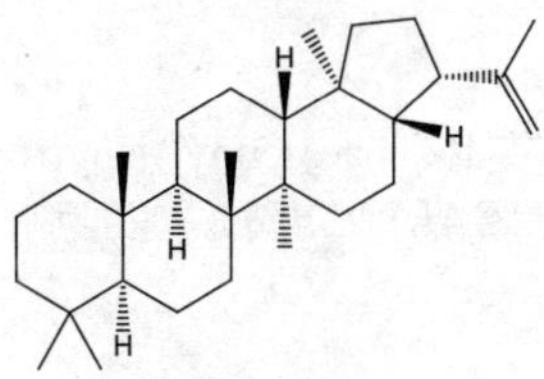

$C_{30}H_{50}$ (410.7)
diploptene
里白烯

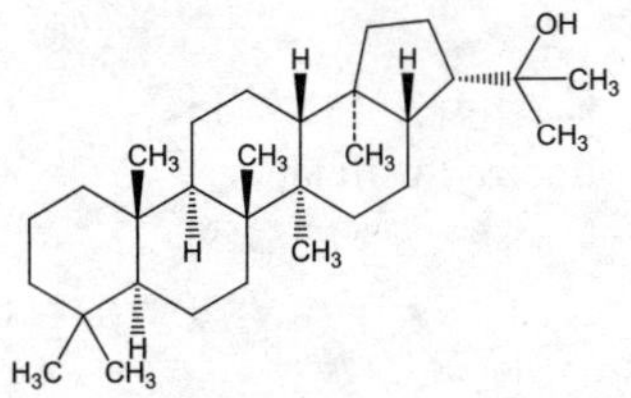

$C_{30}H_{52}O$ (428.7)
diplopterol
里白醇

$H_3CH_2CH_2C$—S—S—S—$CH_2CH_2CH_3$

$C_6H_{14}S_3$ (182.4)
dipropyl trisulfide
二丙基三硫化物

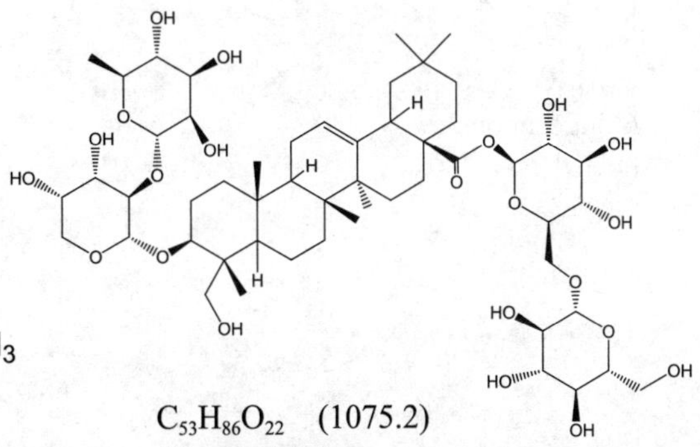

$C_{53}H_{86}O_{22}$ (1075.2)
dipsacoside B
川续断皂苷乙

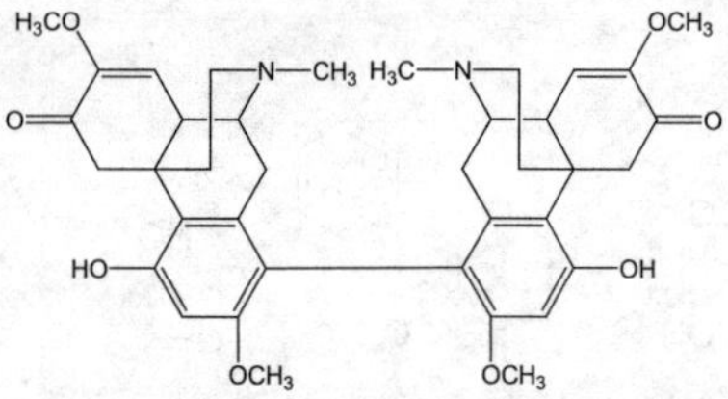

$C_{38}H_{44}N_2O_8$ (656.8)
disinomenine
双青藤碱

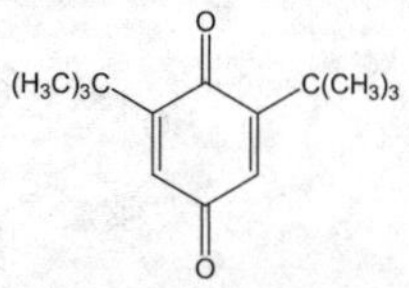

$C_{14}H_{20}O_2$ (220.3)
2,6-di(tertbutyl)benzoquinone
2,6- 二 (叔丁基) 苯醌

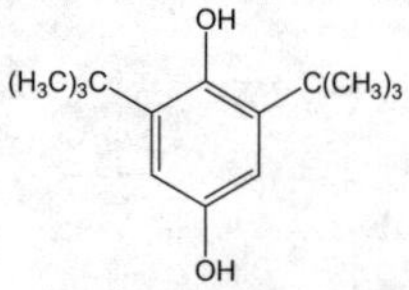

$C_{14}H_{22}O_2$ (222.3)
2,6-ditertbutyl hydroquinone
2,6- 二叔丁基对苯二酚

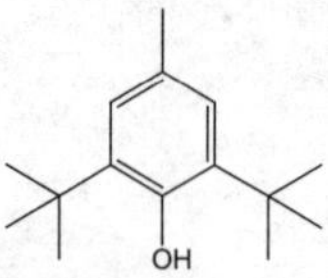

$C_{15}H_{24}O$ (220.4)
2,6-ditertbutyl-4-methylphenol
2,6- 二叔丁基 -4- 甲基苯酚

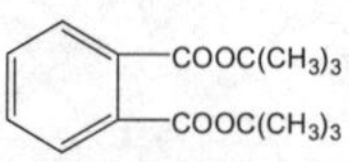

$C_{16}H_{22}O_4$ (278.3)
ditertbutyl phthalate
邻苯二甲酸二叔丁酯

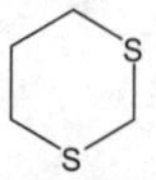

$C_4H_8S_2$ (120.2)
1,3-dithiane
1,3- 二噻烷

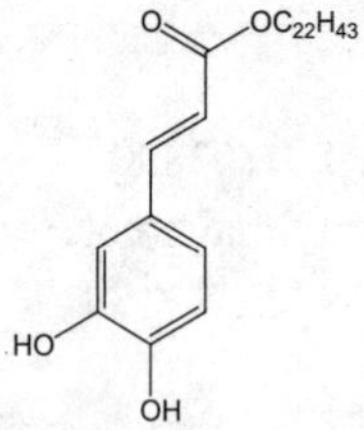

$C_{31}H_{52}O_4$ (488.7)
docosyl caffeate
咖啡酸二十二醇酯

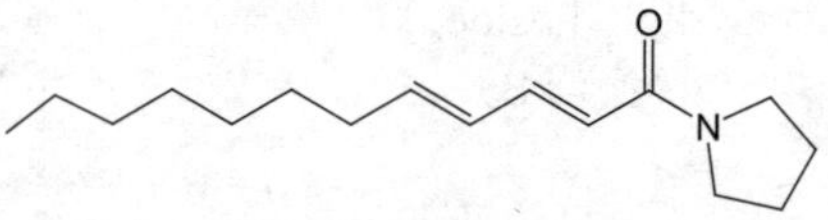

$C_{16}H_{27}NO$ (249.4)
1- [(2*E*,4*E*)-2,4-dodeca-dienoyl] pyrrolidine
1- [十 二碳 -(2*E*,4*E*)- 二烯酰] 四氢吡咯

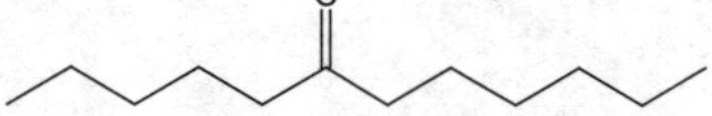

$C_{12}H_{24}O$ (184.3)
6-dodecanone
6- 十二酮

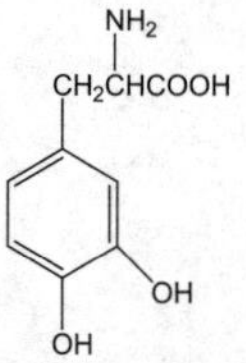

$C_9H_{11}NO_4$ (197.2)
dopa
多巴

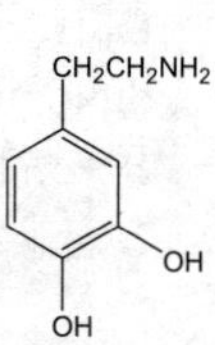

$C_8H_{11}NO_2$ (153.2)
dopamine
多巴胺，3,4- 二羟基苯乙胺

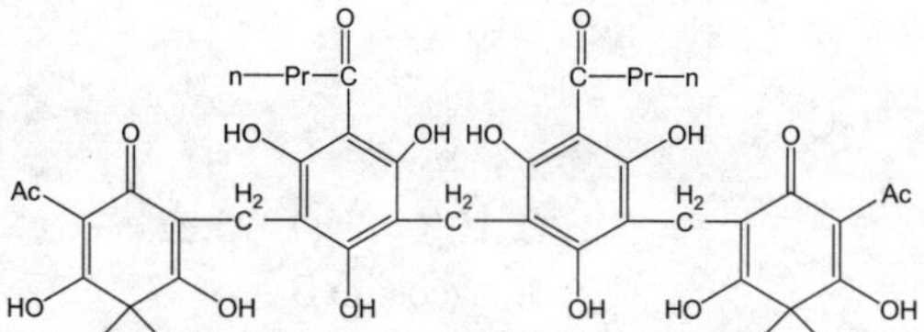

$C_{43}H_{48}O_{16}$ (820.8)
dryocrassin
东北贯众素

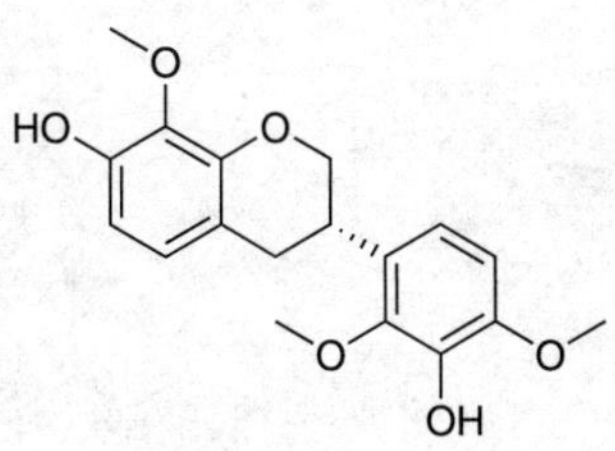

$C_{18}H_{20}O_6$　(332.4)
duartin
剑叶莎属异黄烷

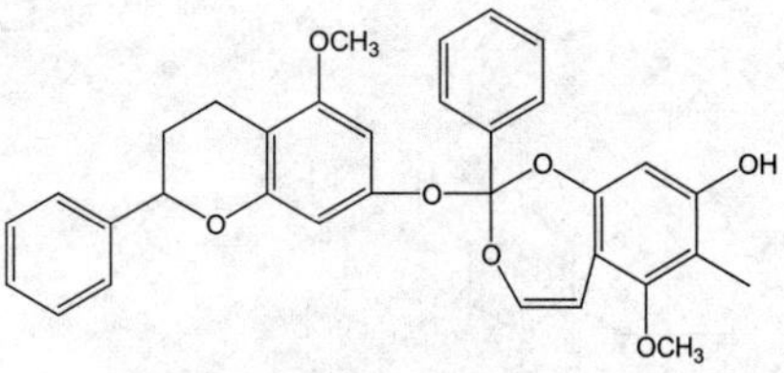

$C_{33}H_{30}O_7$　(538.6)
dracooxepine
血竭二氧杂庚醚

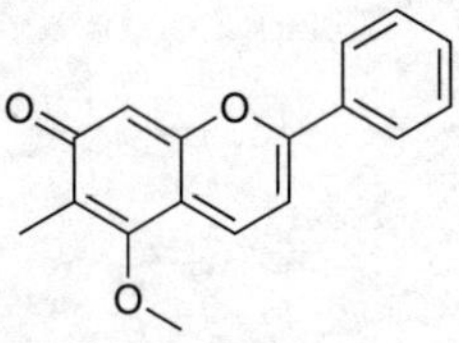

$C_{17}H_{14}O_3$　(266.3)
dracorhodin
血竭素

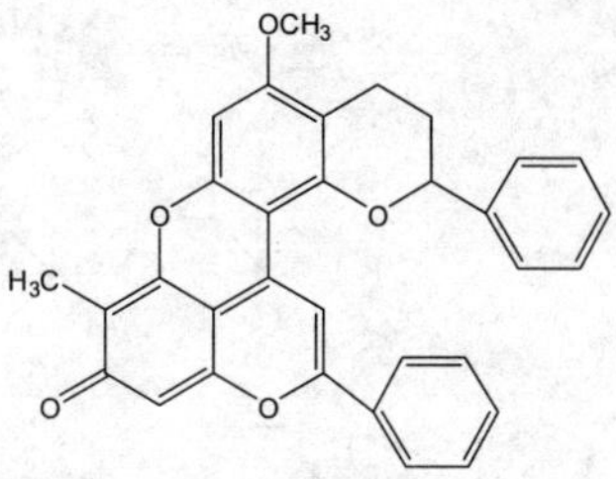

$C_{32}H_{24}O_5$　(488.5)
dracorubin
血竭红素

E 部

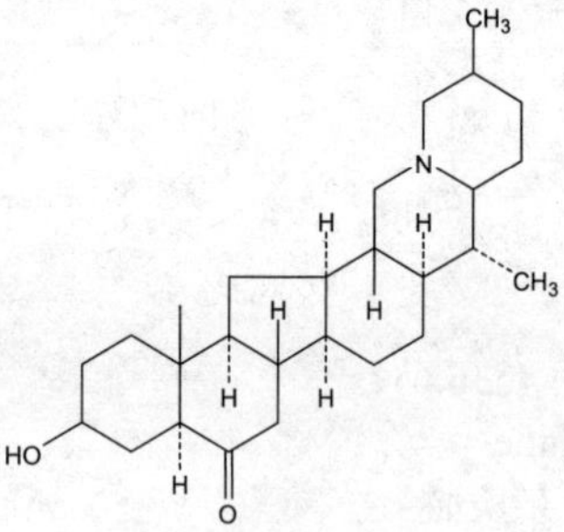

C$_{27}$H$_{41}$NO$_2$ (411.6)
ebeinone
鄂贝乙素

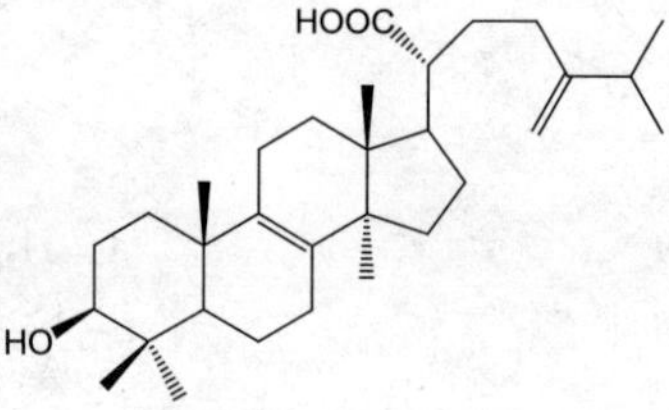

C$_{31}$H$_{50}$O$_3$ (470.7)
eburicoic acid
齿孔酸

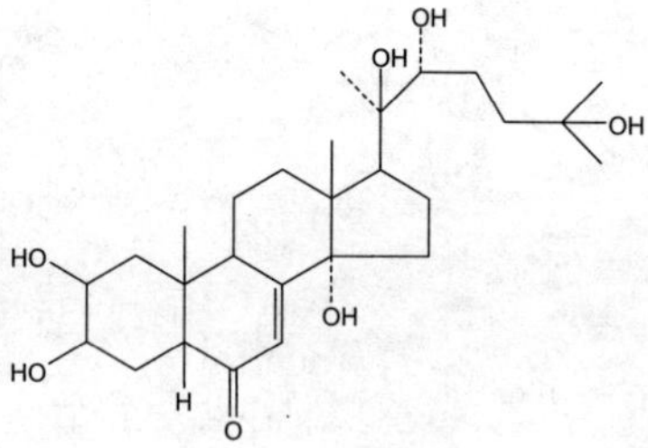

C$_{27}$H$_{44}$O$_7$ (480.6)
β- ecdysterone
β- 蜕皮甾酮

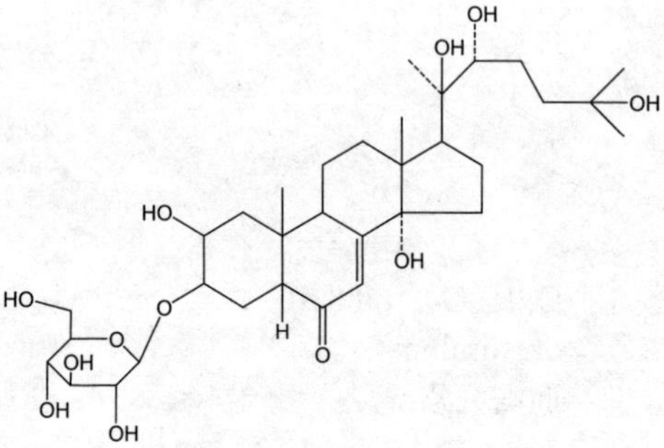

C$_{33}$H$_{54}$O$_{12}$ (642.8)
ecdysterone-3-O-β-D-glucopyranoside
蜕皮甾酮 -3-O-β-D- 吡喃葡萄糖苷

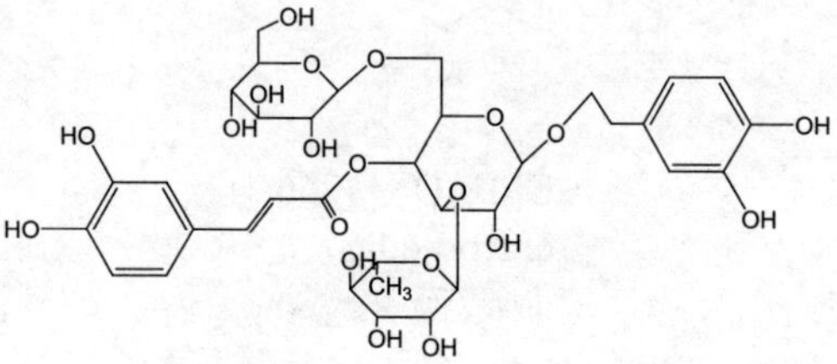

C$_{35}$H$_{46}$O$_{20}$ (786.7)
echinacoside
海胆苷

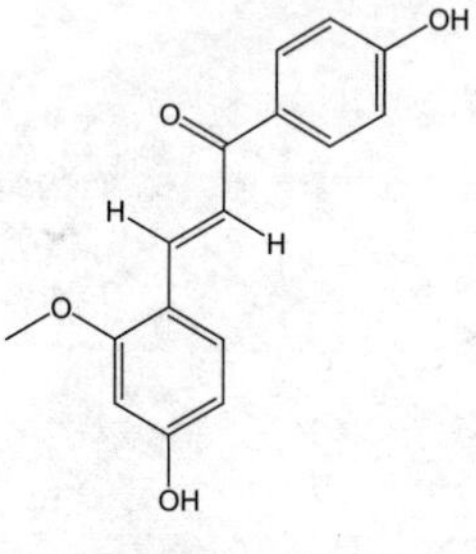

C$_{16}$H$_{14}$O$_4$ (270.3)
echinatin
刺毛甘草查耳酮

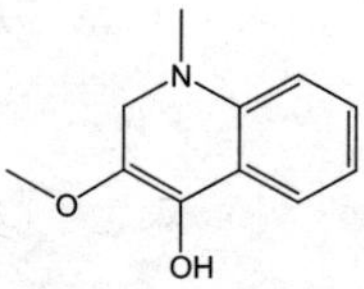

C$_{11}$H$_{13}$NO$_2$ (191.2)
echinine
蓝刺头宁碱

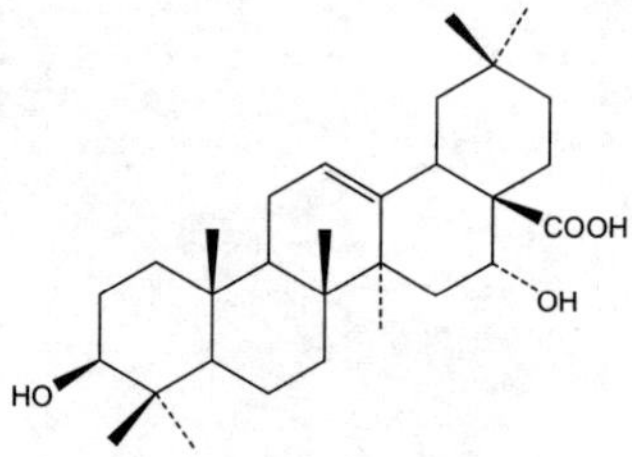

C$_{30}$H$_{48}$O$_4$ (472.7)
echinocystic acid
刺囊酸

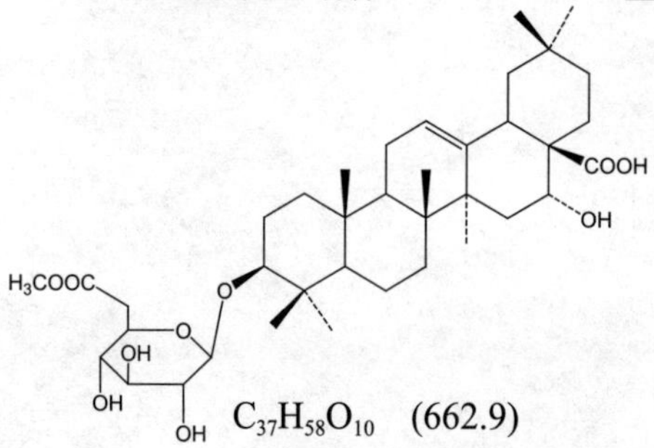

C$_{37}$H$_{58}$O$_{10}$ (662.9)
echinocystic acid-3-O-β-D-methyl- glucuronopyranosyl
刺囊酸 -3-O-β-D- 吡喃葡萄糖醛酸甲酯苷

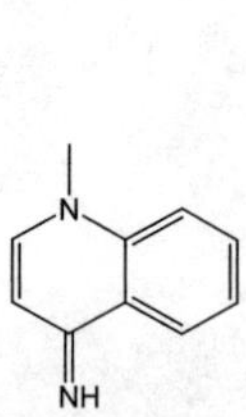

C$_{10}$H$_{10}$N$_2$ (158.2)
echinopsidine
蓝枣砂定碱

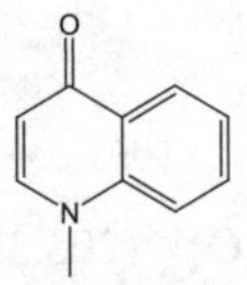

$C_{10}H_9NO$ (159.2)
echinopsine
蓝刺头碱

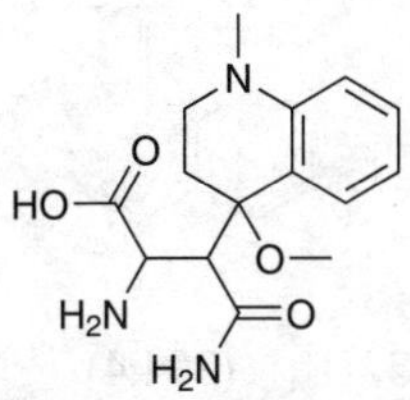

$C_{15}H_{19}N_3O_4$ (305.30)
echinoramine
蓝刺头胺

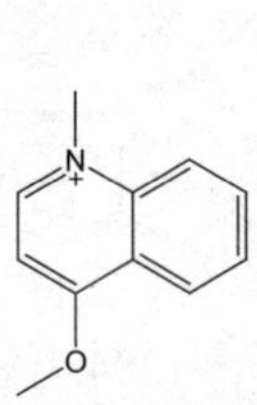

$C_{11}H_{12}NO$ (174.2)
echinorine
蓝刺头醚碱

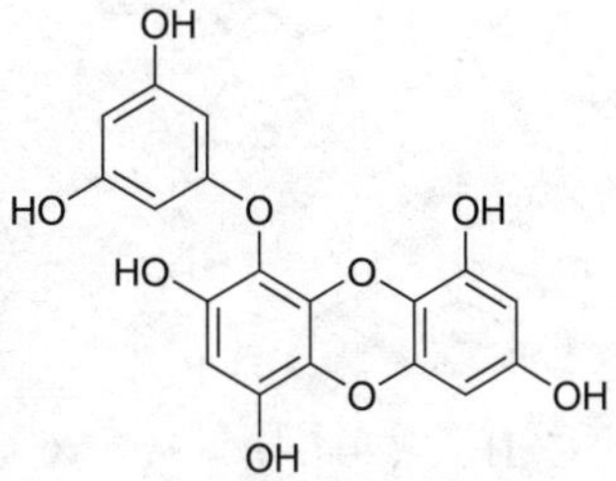

$C_{18}H_{12}O_9$ (372.3)
eckol
鹅掌菜酚

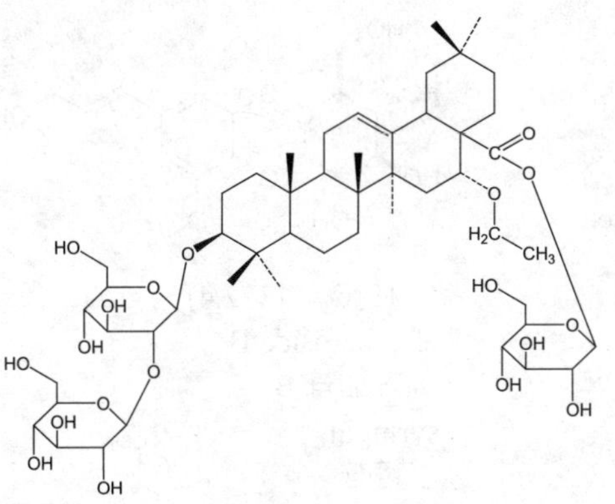

$C_{50}H_{82}O_{19}$ (987.2)
eclalbasaponins XI
旱莲草皂苷XI

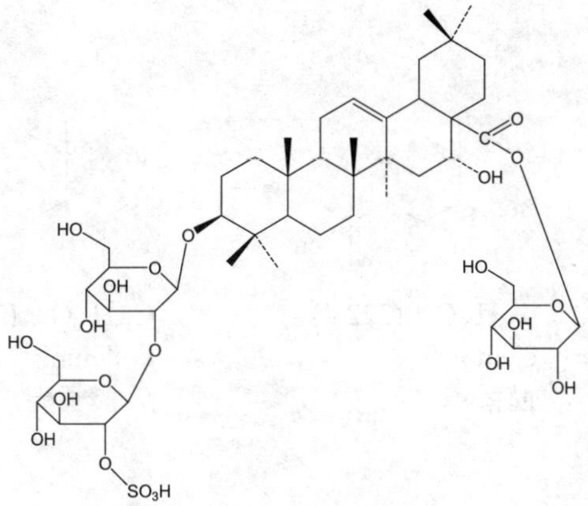

$C_{48}H_{78}SO_{22}$ (1039.2)
eclalbasaponins XII
旱莲草皂苷XII

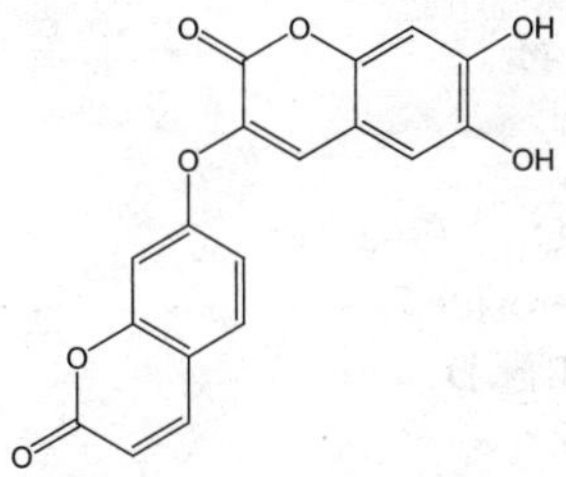

$C_{18}H_{10}O_7$ (338.3)
edgeworthin

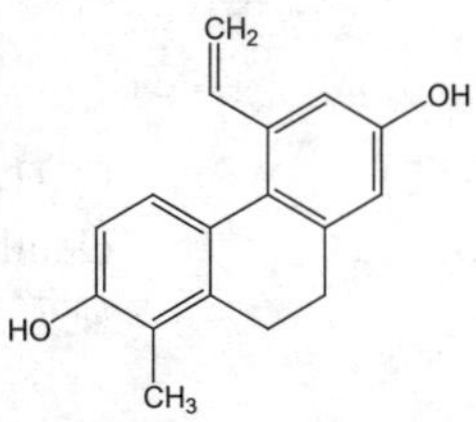

$C_{17}H_{16}O_2$ (252.3)
effusos
灯心草二酚

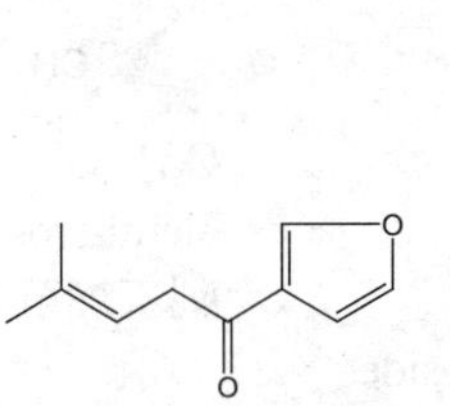

$C_{10}H_{12}O_2$ (164.2)
egomaketone
白苏烯酮

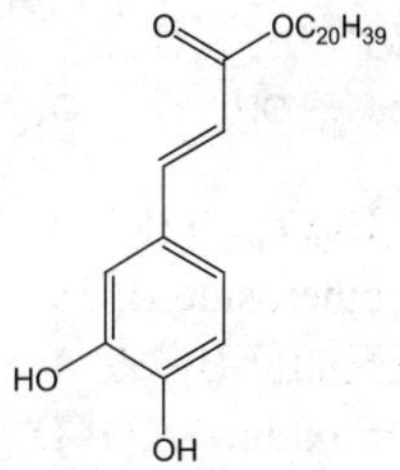

$C_{29}H_{48}O_4$ (460.7)
eicosanyl caffeate
咖啡酸二十醇酯

$HOOC(H_2C)_{10}HC = CH(CH_2)_6 CH_3$

$C_{20}H_{38}O_2$ (310.5)
11-eicosenoic acid
11- 二十烯酸

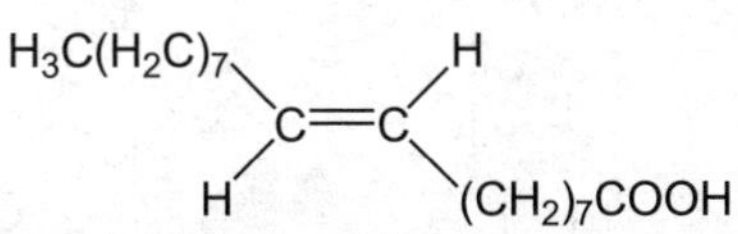

$C_{18}H_{34}O_2$ (282.5)
elaidic aicd
反油酸

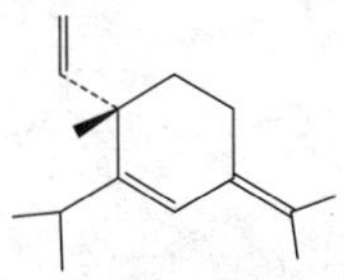

$C_{15}H_{24}$ (204.4)
α-elemene
α- 榄香烯

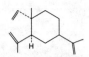

C₁₅H₂₄　(204.4)
β-elemene
β- 榄香烯

$C_{15}H_{24}$　(204.4)
β-elemene
β- 榄香烯

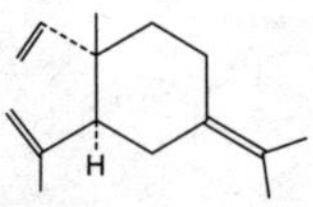

$C_{15}H_{24}$　(204.4)
γ-elemene
γ- 榄香烯

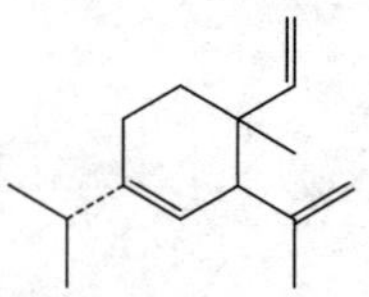

$C_{15}H_{24}$　(204.4)
δ-elemene
δ- 榄香烯

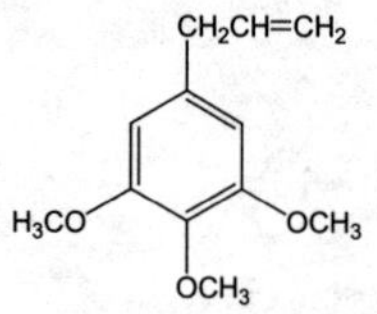

$C_{12}H_{16}O_3$　(208.3)
elemicin
榄香脂素

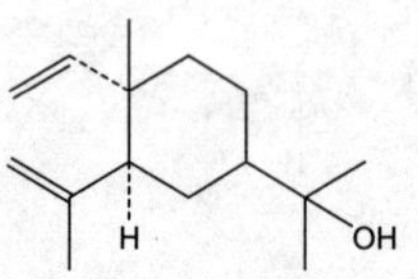

$C_{15}H_{26}O$　(222.4)
elemol
榄香醇

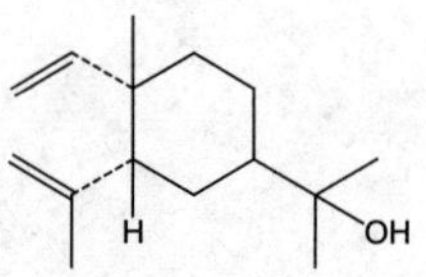

$C_{15}H_{26}O$　(222.4)
β-elemol
β- 榄香醇

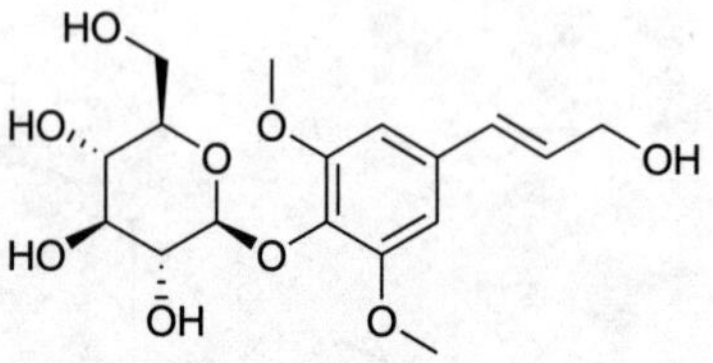

$C_{17}H_{24}O_9$　(372.4)
eleutheroside B
刺五加苷 B
syringin
丁香苷

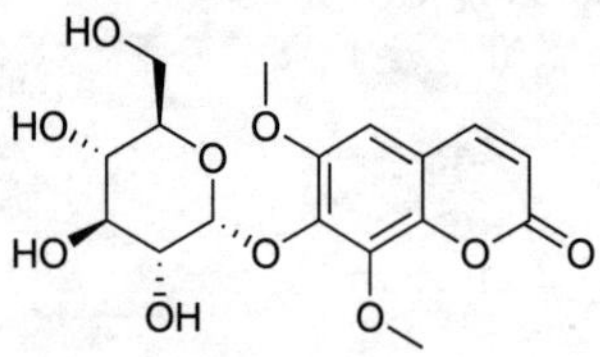

$C_{17}H_{20}O_{10}$　(384.3)
eleutheroside B$_1$
刺五加苷 B$_1$
isofraxidin-7-O-α-D-glucoside
异嗪皮啶 -7-O-α-D- 葡萄糖苷

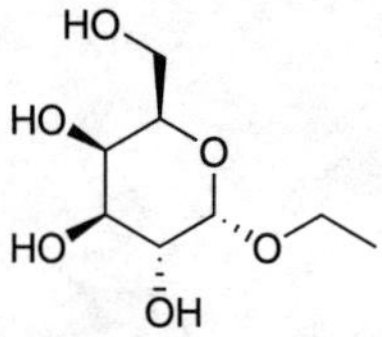

$C_8H_{16}O_6$　(208.2)
eleutheroside C
刺五加苷 C

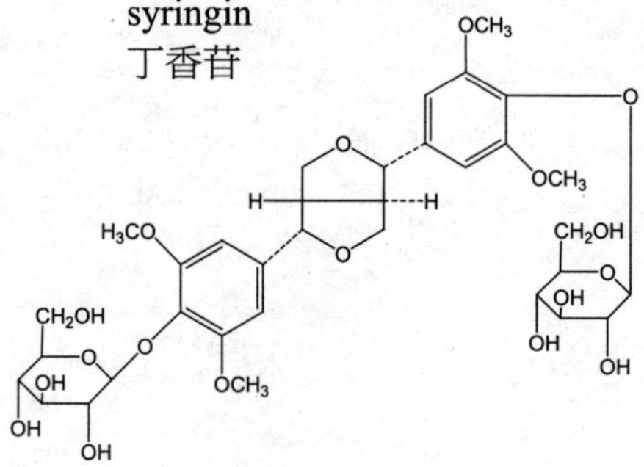

$C_{34}H_{46}O_{18}$　(742.7)
eleutheroside D
刺五加苷 D

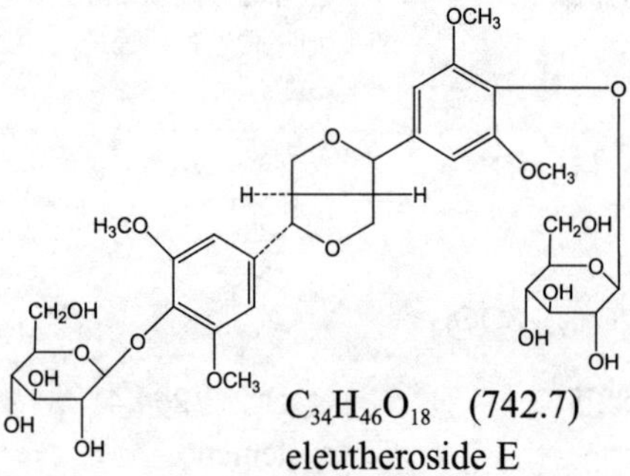

$C_{34}H_{46}O_{18}$　(742.7)
eleutheroside E
刺五加苷 E

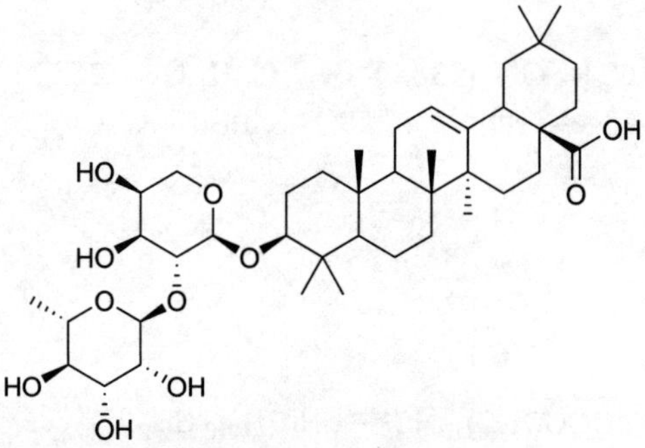

$C_{41}H_{66}O_{11}$　(735.1)
eleutheroside K
五加苷 K

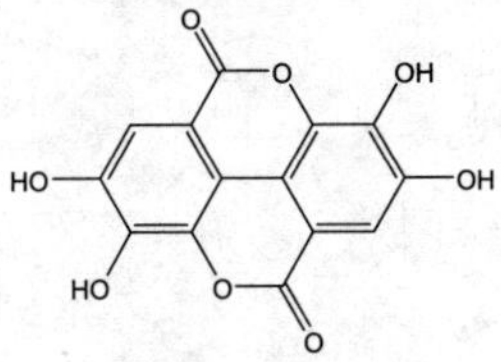

$C_{14}H_6O_8$　(302.2)
ellagic acid
鞣花酸, 并没食子酸

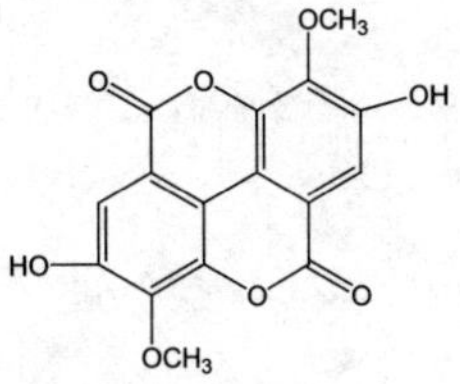

$C_{16}H_{10}O_8$　(330.2)
ellagic acid-3,3′-dimethyl ether
鞣花酸 -3,3′- 二甲醚

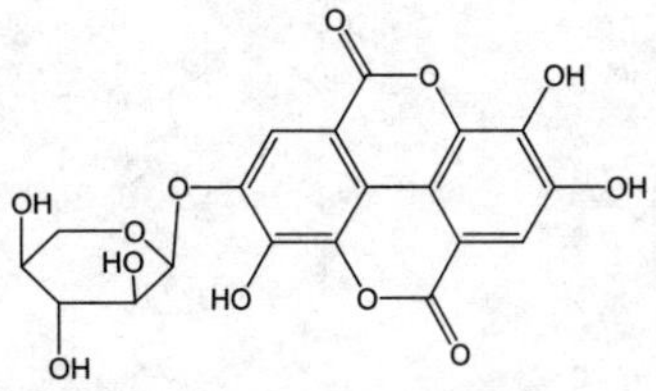

$C_{19}H_{14}O_{12}$　(434.3)
ellagic acid -4-*O*-β-D-xylopyranoside
鞣花酸 -4-*O*-β-D- 吡喃木糖苷

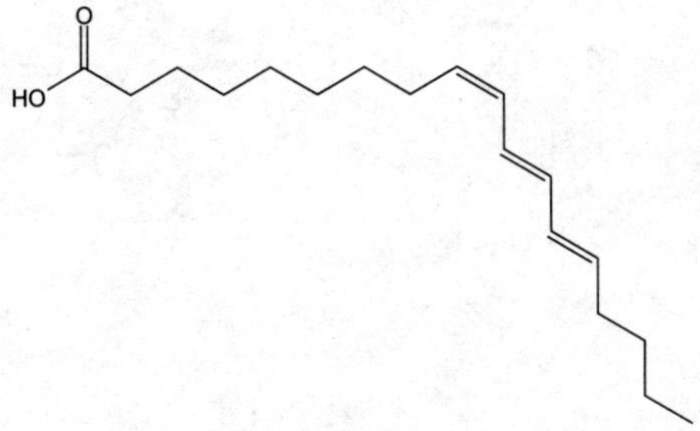

$C_{18}H_{30}O_2$　(278.4)
α-eleostearic acid
α- 桐酸

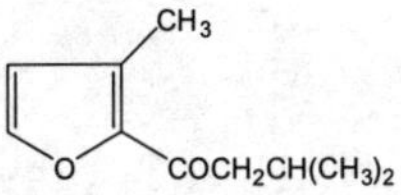

$C_{10}H_{14}O_2$　(166.2)
elsholtziaketone
香薷酮

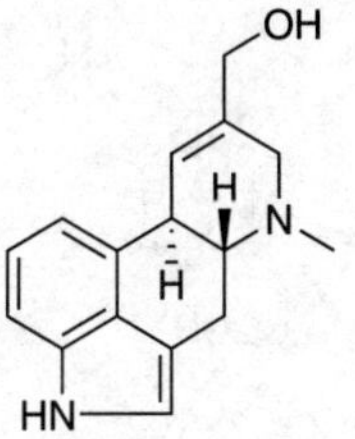

$C_{16}H_{18}N_2O$　(254.3)
elymoclavine
野麦碱

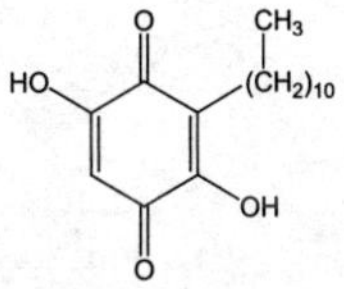

$C_{17}H_{26}O_4$　(294.4)
emberine
摁贝素

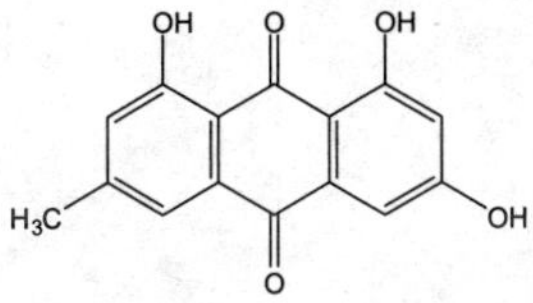

$C_{15}H_{10}O_5$　(270.2)
emodin
大黄素

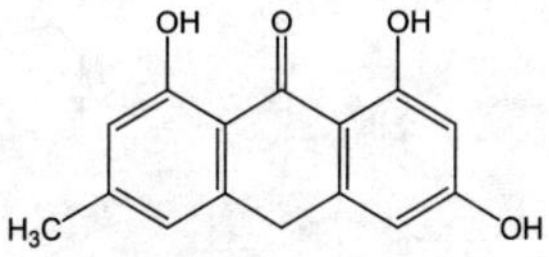

$C_{15}H_{12}O_4$　(256.3)
emodin anthrone
大黄素蒽酮

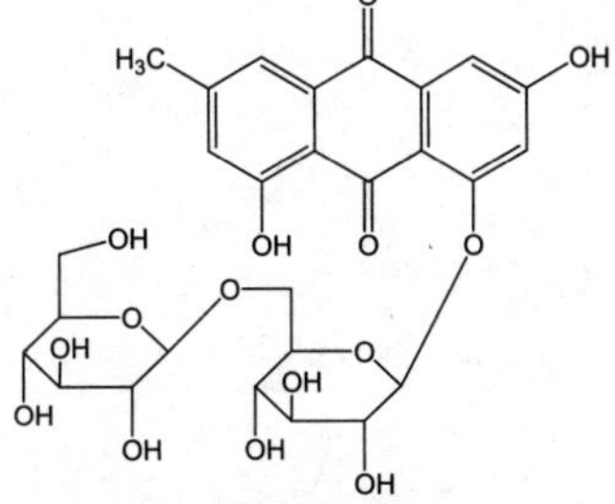

$C_{27}H_{30}O_{15}$　(594.5)
emodin-1-*O*-β-gentiobioside
大黄素 -1-*O*-β- 龙胆二糖苷

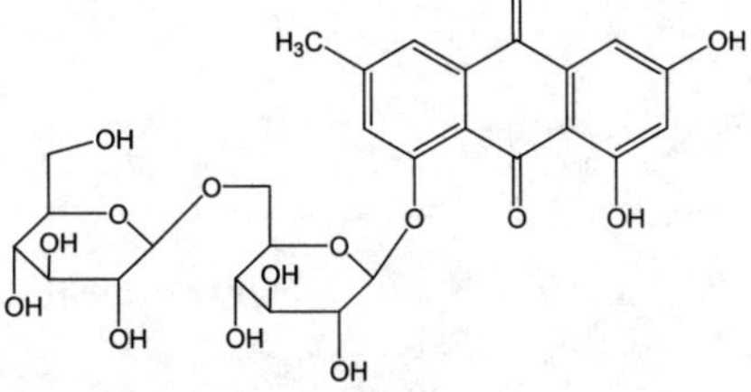

$C_{27}H_{30}O_{15}$　(594.5)
emodin-8-*O*-β-gentiobioside
大黄素 -8-*O*-β- 龙胆二糖苷

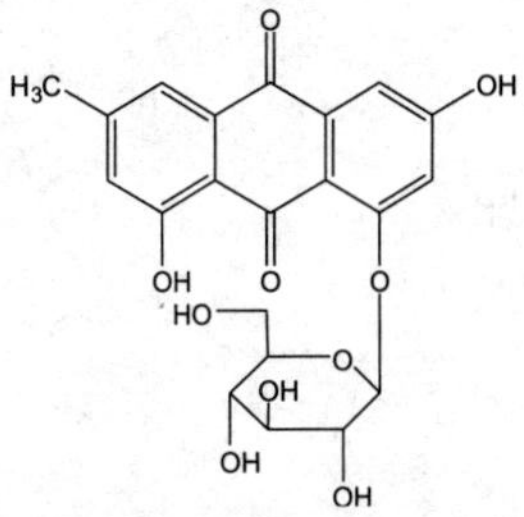

$C_{21}H_{20}O_{10}$　(432.4)
emodin-1-β-*O*-glucoside
大黄素 -1-β-*O*- 葡萄糖苷

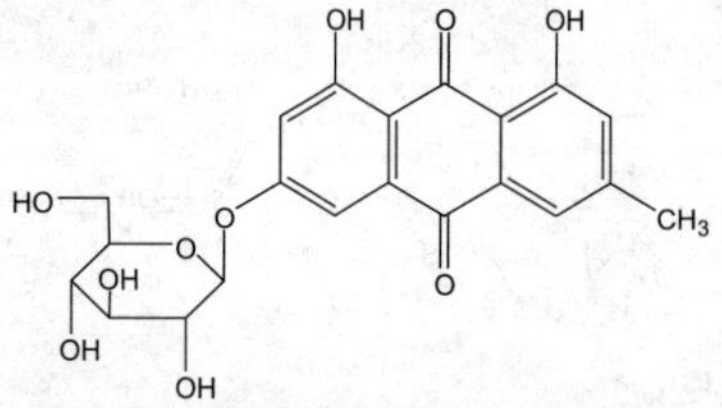

$C_{21}H_{20}O_{10}$ (432.4)
emodin-3-*β-O*-glucoside
大黄素 -3-*β-O*- 葡萄糖苷

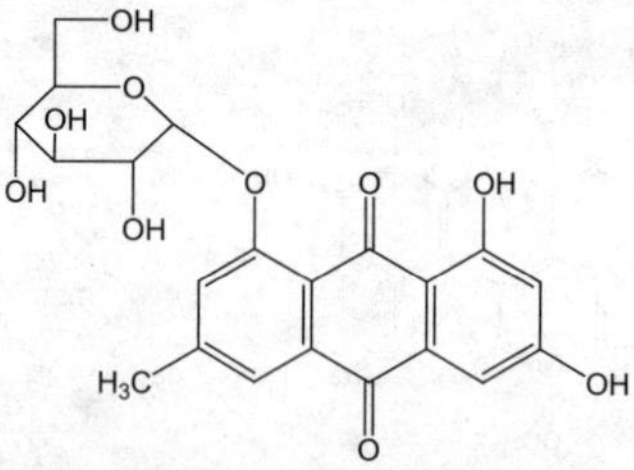

$C_{21}H_{20}O_{10}$ (432.4)
emodin-8-*β-O*-glucoside
大黄素 -8-*β-O*- 葡萄糖苷

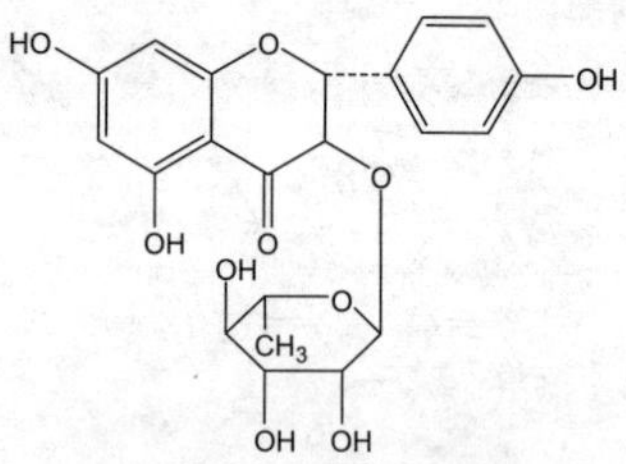

$C_{21}H_{22}O_{10}$ (434.4)
engeletin
黄杞苷

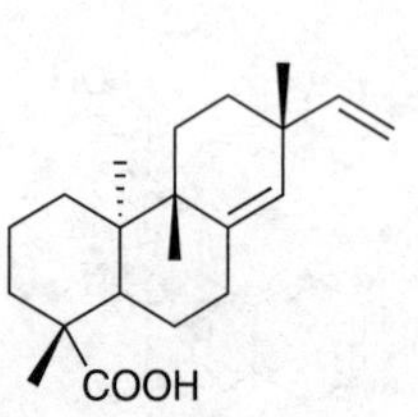

$C_{20}H_{30}O_2$ (302.5)
ent-pimara-8(14), 15-diene
对映 - 海松 -8(14), 15- 二烯

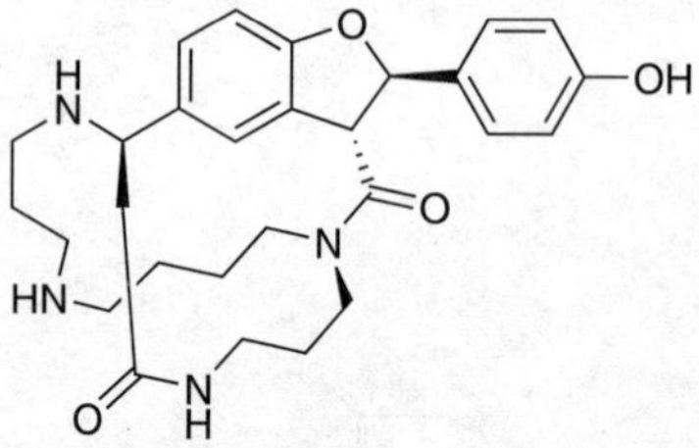

$C_{28}H_{36}N_4O_4$ (492.6)
ephedradine A
麻黄根碱 A

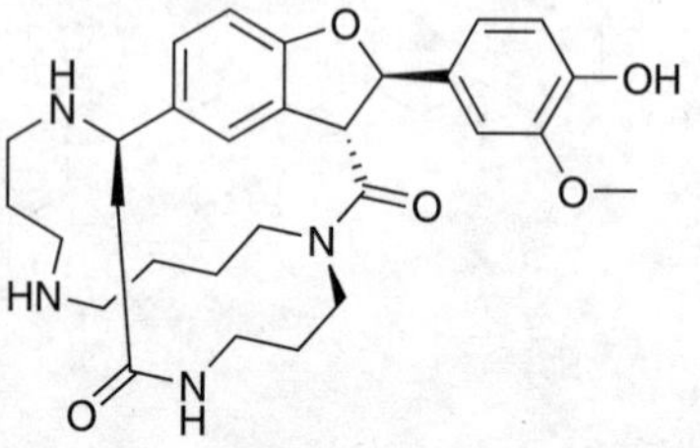

$C_{29}H_{38}N_4O_5$ (522.6)
ephedradine B
麻黄根碱 B

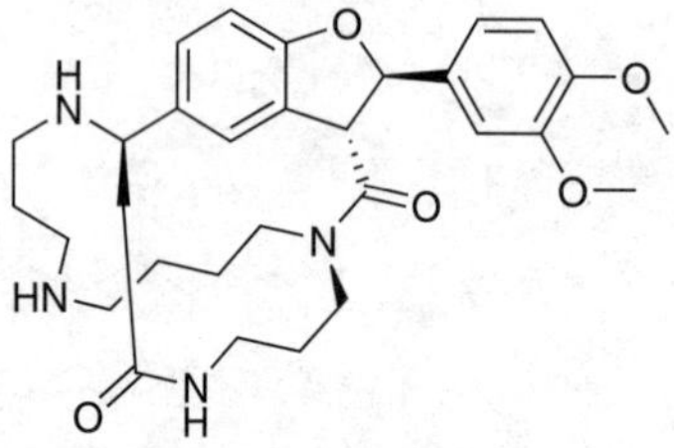

$C_{30}H_{40}N_4O_5$ (536.7)
ephedradine C
麻黄根碱 C

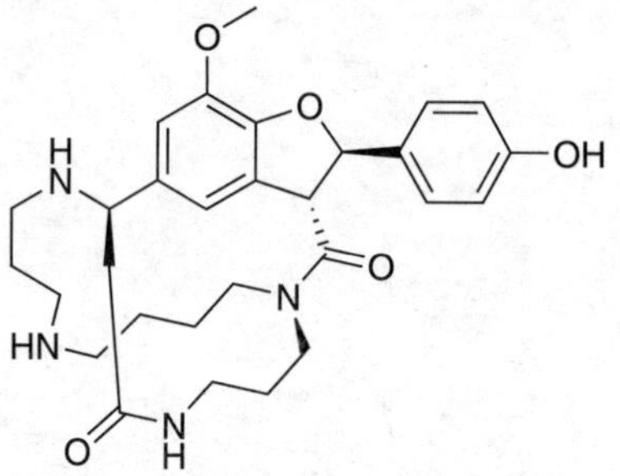

$C_{29}H_{38}N_4O_5$ (522.6)
ephedradine D
麻黄根碱 D

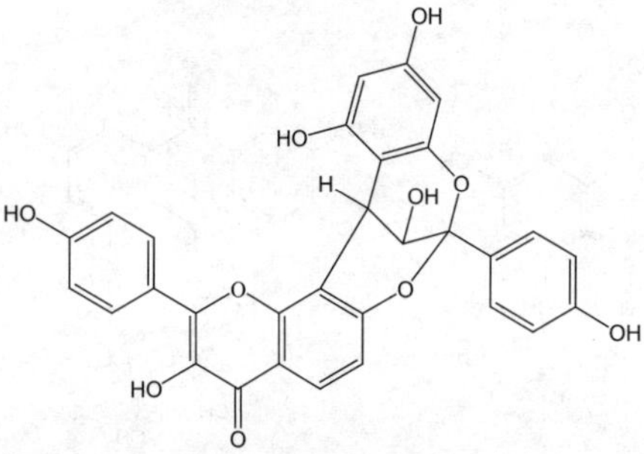

$C_{30}H_{20}O_{11}$ (556.5)
ephedrannin A
麻黄根素 A

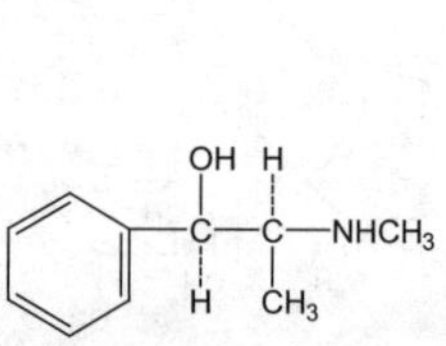

$C_{10}H_{15}NO$ (165.2)
ephedrine
左旋麻黄碱

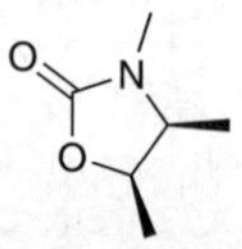

$C_{11}H_{13}NO_2$ (191.2)
ephedroxane
麻黄噁唑酮

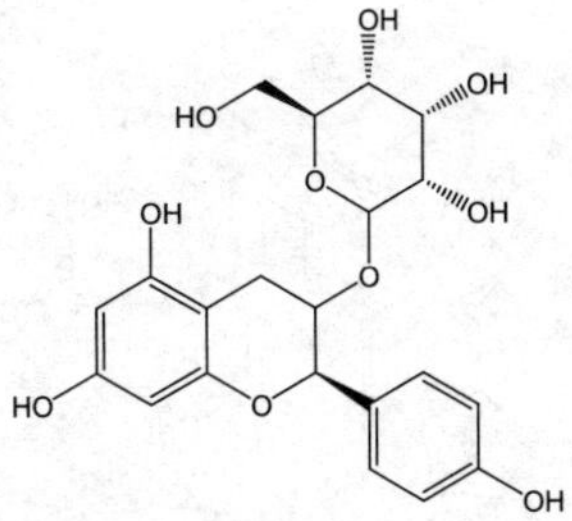

C$_{21}$H$_{24}$O$_{10}$ (436.4)
(-)*epi*-afzelechin-3-*O*-*β*-D-allopyranoside
石莲姜素

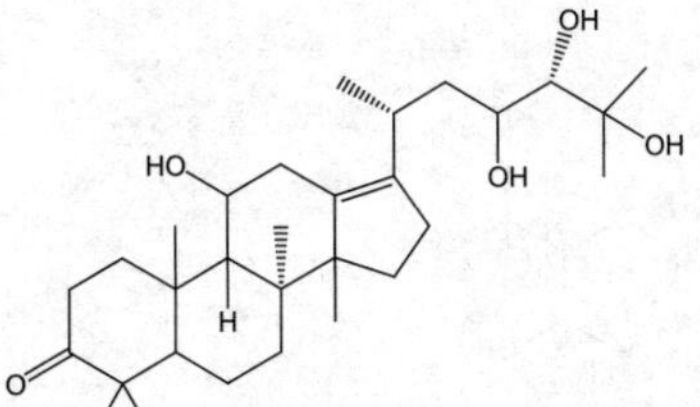

C$_{30}$H$_{50}$O$_5$ (490.7)
epi-alisol A
表泽泻醇 A

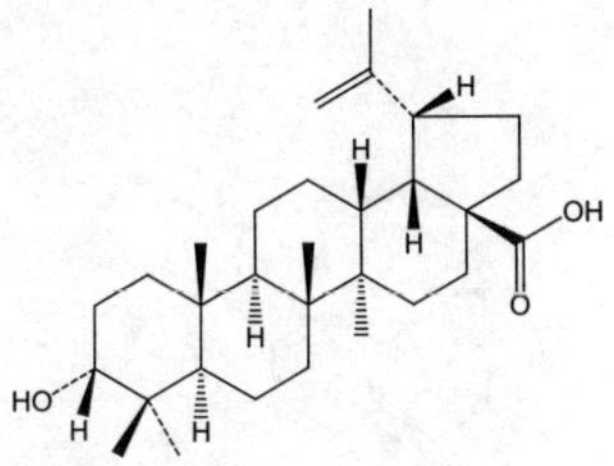

C$_{30}$H$_{48}$O$_3$ (456.7)
3-*epi*-betulinic acid
3- 表白桦脂酸

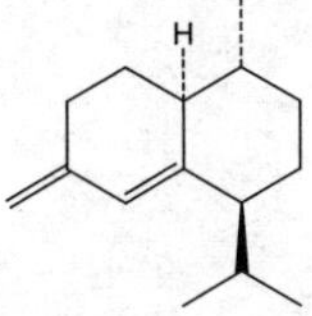

C$_{15}$H$_{24}$ (204.4)
（+）-*epi*-bicyclosesquiphellandrene
（+）表 - 双环倍半水芹烯

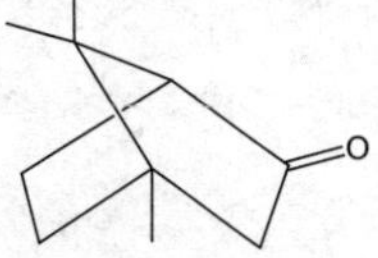

C$_{10}$H$_{16}$O (152.2)
epi-camphor
表樟脑

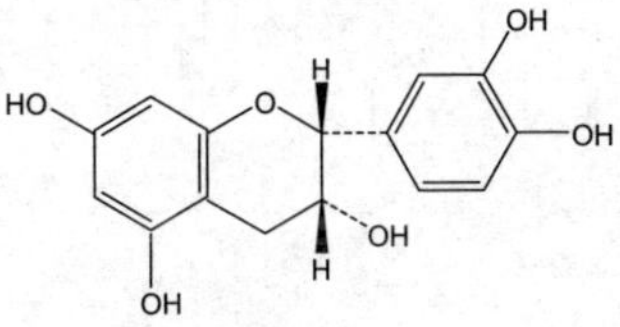

C$_{15}$H$_{14}$O$_6$ (290.3)
epi-catechin
左旋及消旋表儿茶精
epi-catechol
表儿茶素，表儿茶精

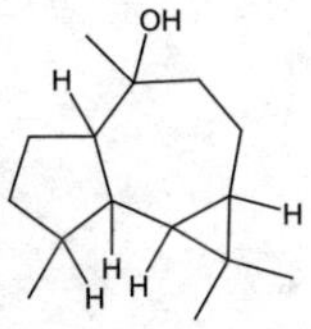

C$_{15}$H$_{14}$O$_6$ (290.3)
epi-catechin
右旋表儿茶精

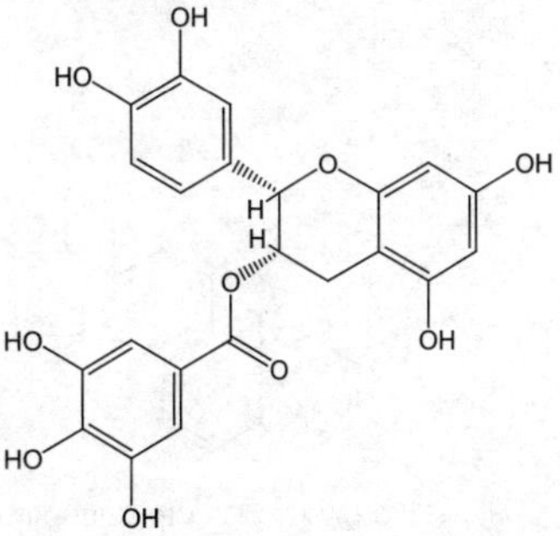

C$_{22}$H$_{18}$O$_{10}$ (442.4)
epi-catechin gallate
左旋表儿茶精没食子酸酯

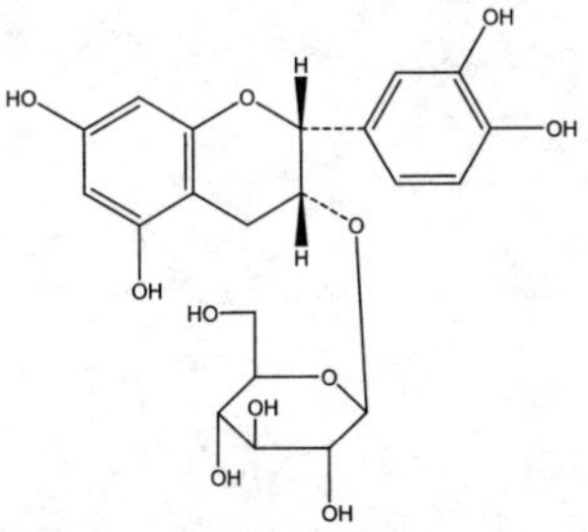

C$_{21}$H$_{24}$O$_{11}$ (452.4)
（ - ）-*epi*-catechin-3-*O*-*β*-glucoside
左旋 - 表儿茶精 -3-*O*-*β*- 葡萄糖苷

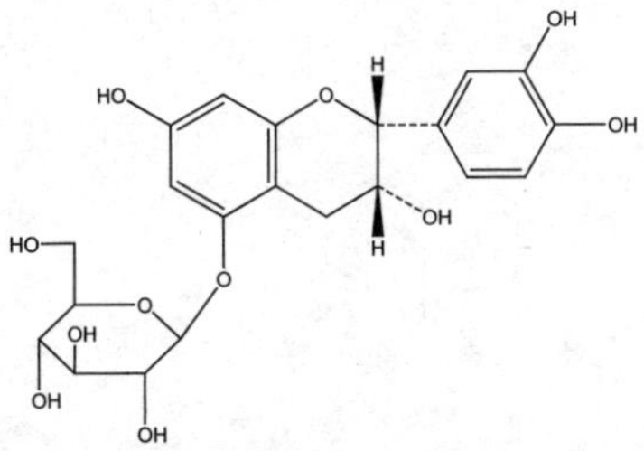

C$_{21}$H$_{24}$O$_{11}$ (452.4)
（ - ）-*epi*-catechin-5-*O*-*β*-glucoside
左旋 - 表儿茶精 -5-*O*-*β*- 葡萄糖苷

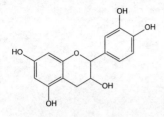

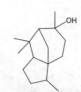

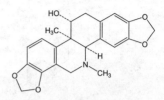

$C_{15}H_{14}O_6$ (290.3)
epi-catechol
左旋表茶酚

$C_{15}H_{26}O$ (222.4)
epi-cedrol
表雪松醇

$C_{21}H_{21}NO_5$ (367.4)
11-*epi*-corynoline
11- 表紫堇醇灵碱

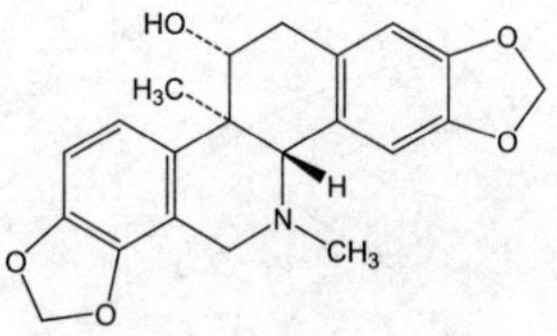

$C_{21}H_{21}NO_5$ (367.4)
13-*epi*-corynoline
右旋 13- 表紫堇醇灵碱

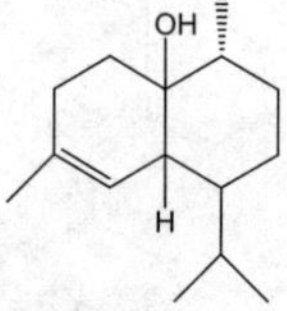

$C_{15}H_{26}O$ (222.4)
epi-cubenol
表荜澄茄油烯醇

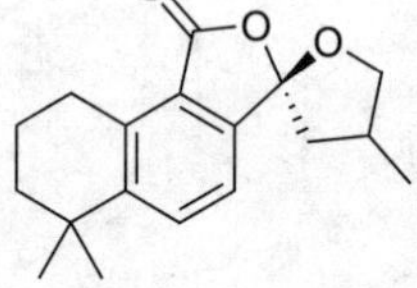

$C_{18}H_{22}O_3$ (286.4)
epi-danshenspiroketallactone
表丹参螺缩酮内酯

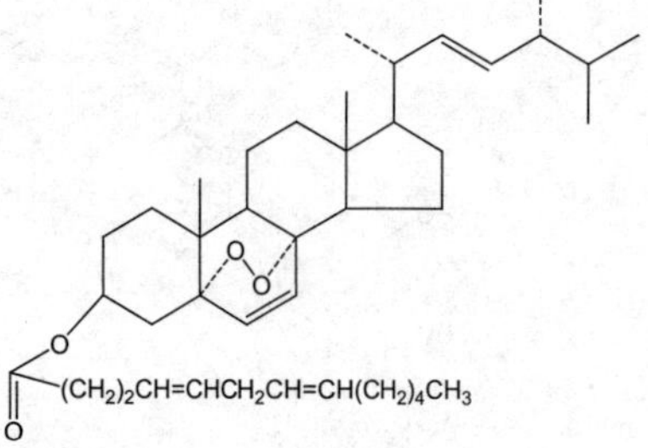

$C_{46}H_{74}O_4$ (691.1)
5α,8α-*epi*-dioxyergosta-6,22-dien-
3β-yl-linoleate
5α,8α- 表 二 氧 麦 角 甾 -6,22- 二
烯 -3β- 醇亚油酸酯

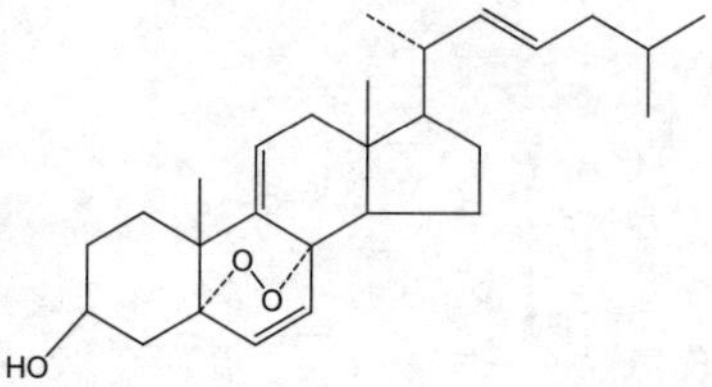

$C_{27}H_{40}O_3$ (412.6)
5α,8α-*epi*-dioxyergosta-6,9(11),22-
trien-3β-ol
5α,8α- 表二氧麦角甾 -6,9(11),22- 三
烯 -3β- 醇

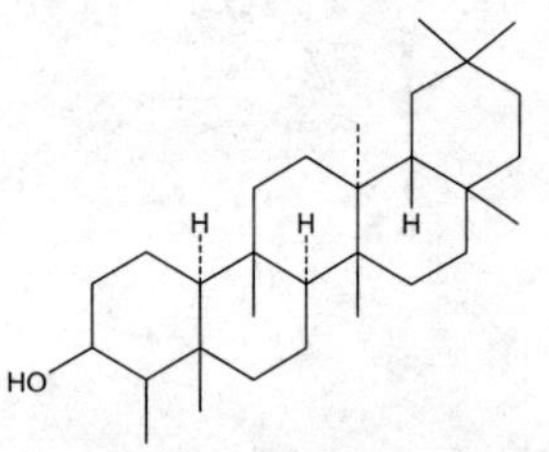

$C_{30}H_{52}O$ (428.7)
epi-friedelinol
表木栓醇

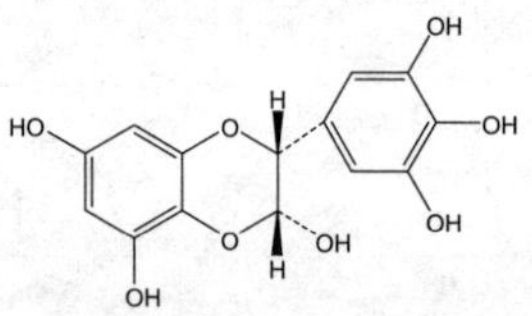

$C_{15}H_{14}O_7$ (306.3)
epi-gallocatechin
表没食子儿茶精

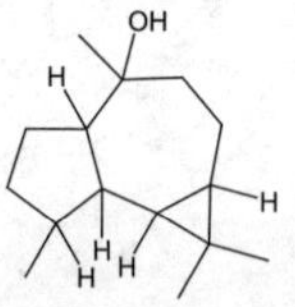

$C_{15}H_{26}O$ (222.4)
epi-globulol
表蓝桉醇

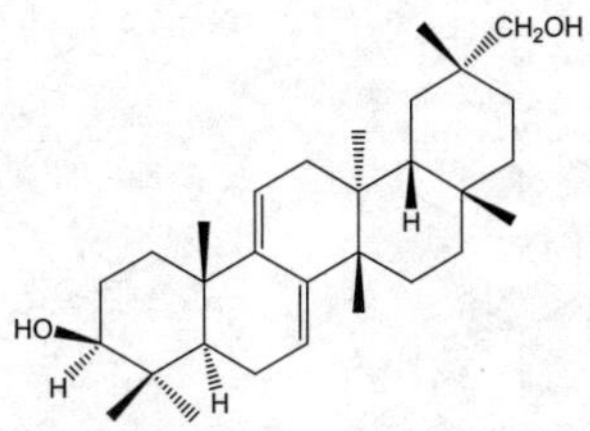

$C_{30}H_{48}O_2$ (440.7)
3-*epi*-karounidiol
3- 表栝楼仁二醇

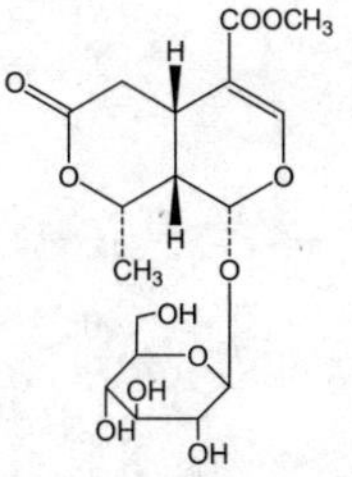

$C_{17}H_{24}O_{11}$ (404.4)
8-*epi*-kingiside
表金吉苷，8- 表金银花苷

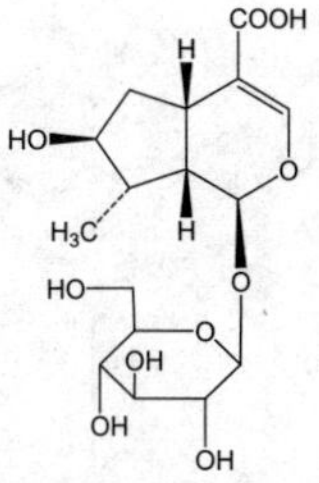

$C_{16}H_{24}O_{10}$ (376.4)
8-*epi*-loganic acid
8- 表马钱子苷酸，8- 表番木鳖酸

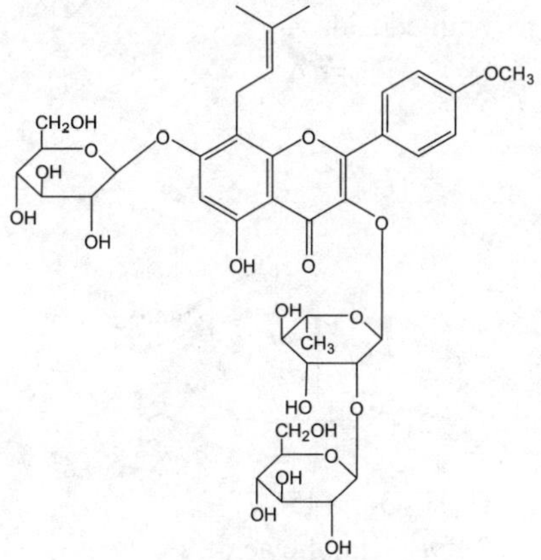

$C_{39}H_{50}O_{20}$ (838.8)
epimedin A
淫羊藿定 A

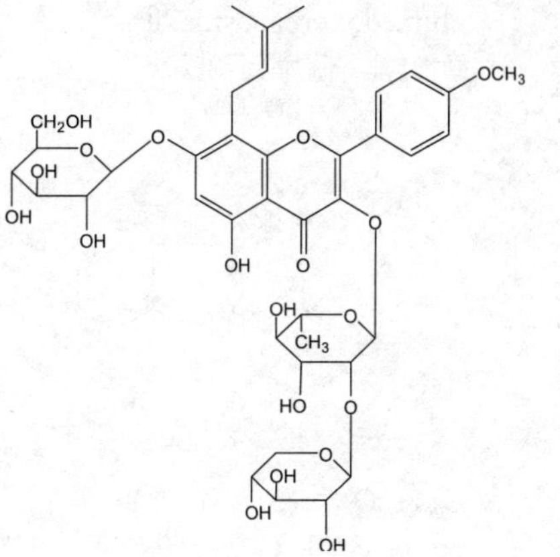

$C_{38}H_{48}O_{19}$ (808.8)
epimedin B
淫羊藿定 B

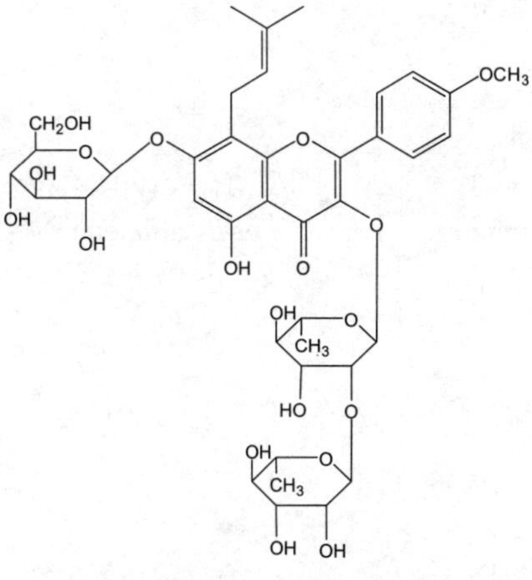

$C_{39}H_{50}O_{19}$ (822.8)
epimedin C
淫羊藿定 C

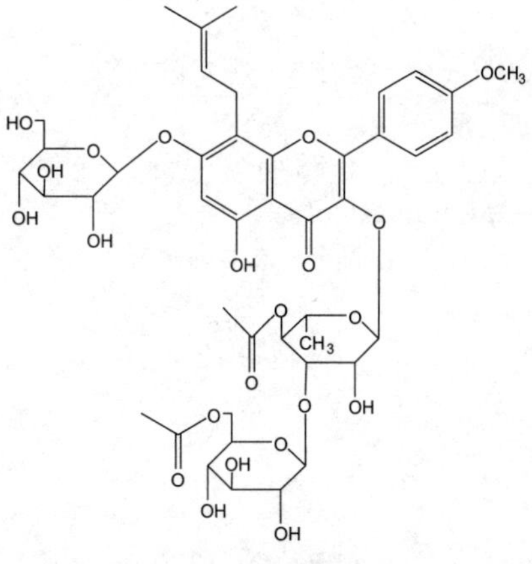

$C_{43}H_{54}O_{22}$ (922.9)
epimedokoreanoside I
朝鲜淫羊藿属苷 I

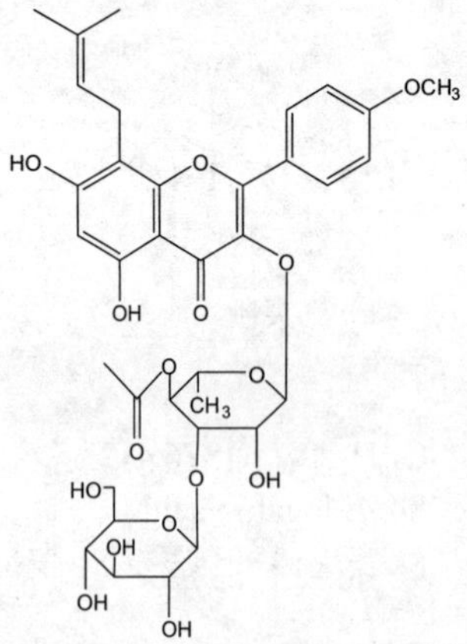

$C_{35}H_{42}O_{16}$ (718.7)

epimedokoreanoside Ⅱ

朝鲜淫羊藿属苷Ⅱ

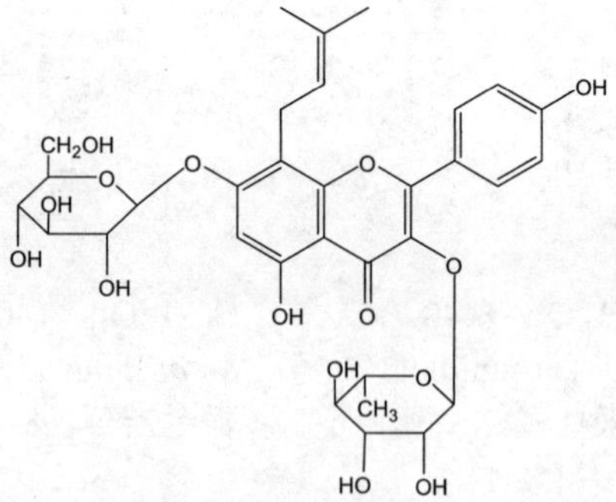

$C_{32}H_{38}O_{15}$ (662.6)

epimedoside A

淫羊藿糖苷 A

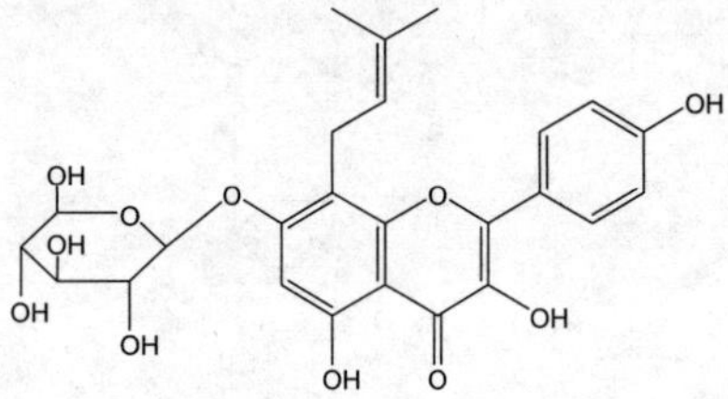

$C_{26}H_{28}O_{11}$ (516.5)

epimedoside C

淫羊藿糖苷 C

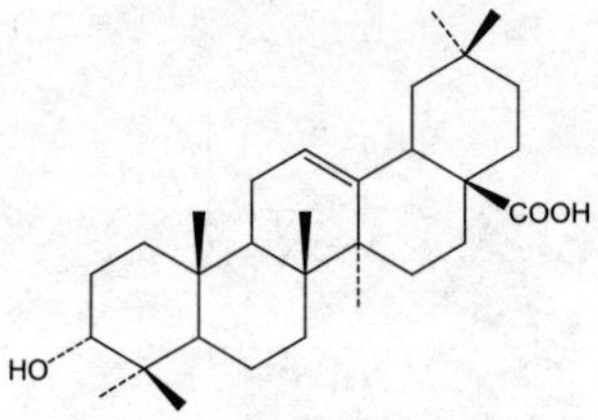

$C_{30}H_{48}O_3$ (456.7)

3-*epi*-oleanolic acid

3- 表齐墩果酸

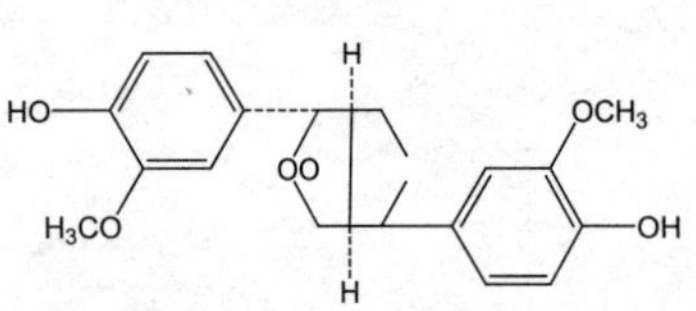

$C_{20}H_{22}O_6$ (358.4)

epi-pinoresinol

右旋表松脂酚，表松脂醇

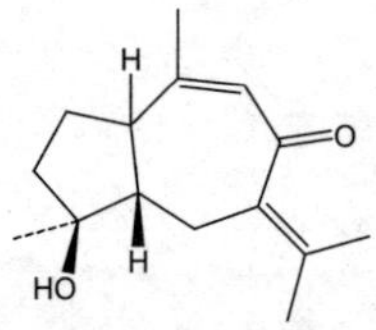

$C_{15}H_{22}O_2$ (234.3)

epi-procurcumenol

表原莪术烯醇

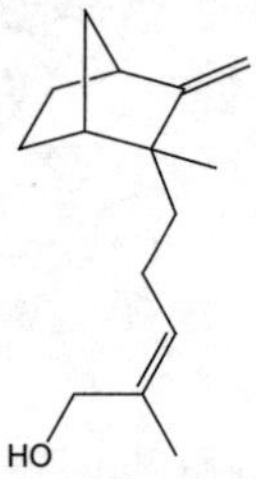

$C_{15}H_{24}$ (204.4)

epi-β-santalene

表 -β- 檀香萜烯

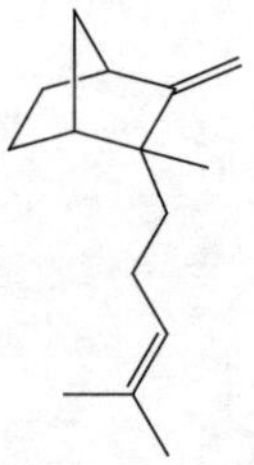

$C_{15}H_{24}O$ (220.4)

epi-β-santalol

表 -β- 檀香萜醇

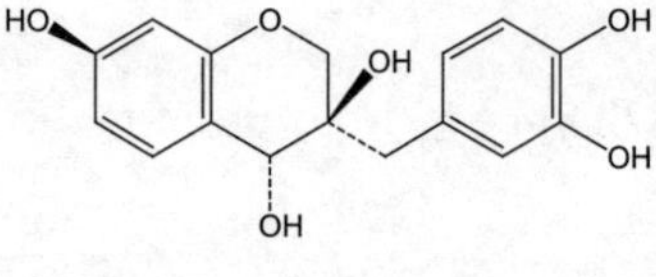

$C_{16}H_{16}O_6$ (304.3)

epi-sappanol

表苏木酚

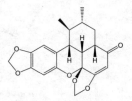

C₁₉H₁₈O₆ (342.3)
1′-*epi*-sauchinone
1′- 表三白草酮

C₃₀H₅₀O₂ (442.7)
21-*epi*-serratenediol
21- 表千层塔烯二醇

epi-shyobunone
表水菖蒲酮
C₁₅H₂₄O (220.4)

C₂₂H₂₈N₂O₄ (384.5)
19-*epi*-voacangarine
19- 表伏康任碱

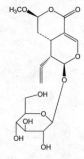

C₁₇H₂₄O₁₀ (388.4)
7-*epi*-vogeloside
表断马钱子苷半缩
醛内酯

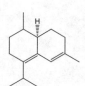

C₁₅H₂₄ (204.4)
epi-zonarene
表圆线藻烯

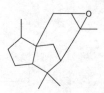

C₁₅H₂₄O (220.4)
epoxide cedrene
环氧化柏木烯

C₁₅H₂₂O₃ (250.3)
epoxyartemisinic
acid
环氧青蒿酸

C₁₅H₂₄O₃ (252.3)
(1*R*,10*R*)-epoxy-(-)-1,
10-dihydrocurdione
(1*R*,10*R*)- 环氧 - 左旋 -1,
10- 二氢莪术二酮

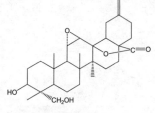

C₂₉H₄₄O₅ (472.7)
11α,12α-epoxy-3β,23-dihydroxy-
30-norolean-20(29)-en-28,13β-olide
11α,12α- 环氧 -3β,23- 二羟基 -30-
去甲齐墩果 -20(29)- 烯 -28,13β- 交酯

C₃₀H₄₈O₆ (504.7)
11α,12α-epoxy-3β,23-dihydroxyolean-28,13β-olide
11α,12α- 环氧 -3β,23- 二羟基齐墩果 -28,13β- 交酯

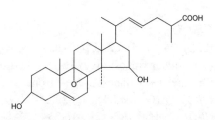

C₂₆H₃₈O₅ (430.6)
8,9-epoxyergosta-5,22-dien-3β,15-diol
8,9- 环氧麦角甾 -5,22- 二烯 -3β,15- 二醇

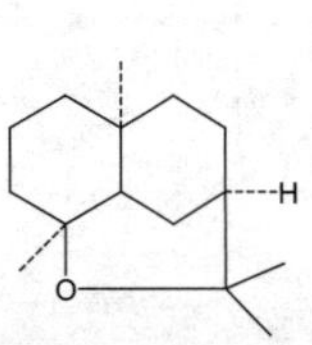

$C_{15}H_{26}O$ (222.4)
4,11-epoxy-*cis*-eudesmane
4,11- 环氧 - 顺式 - 桉叶烷

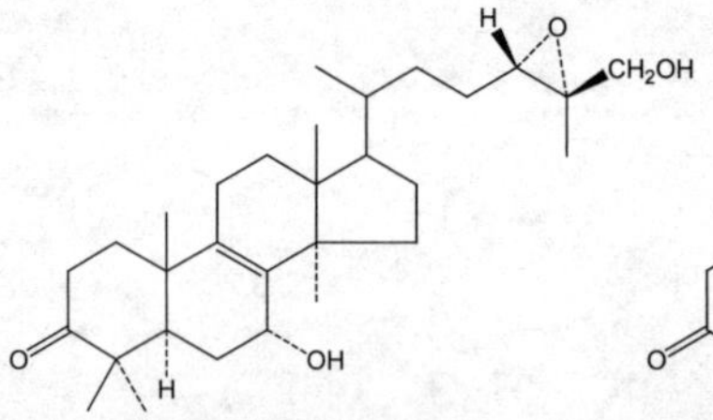

$C_{30}H_{48}O_4$ (472.7)
epoxyganoderiol A
环氧灵芝醇 A

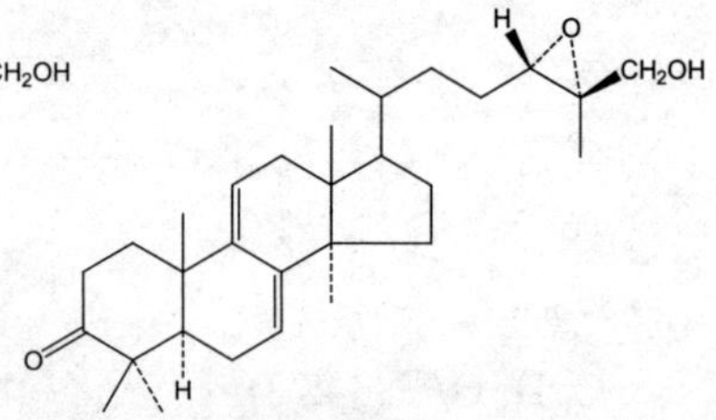

$C_{30}H_{46}O_3$ (454.7)
epoxyganoderiol B
环氧灵芝醇 B

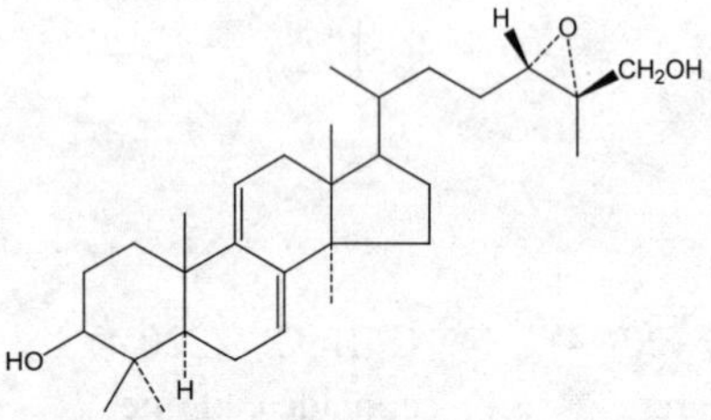

$C_{30}H_{48}O_3$ (456.7)
epoxyganoderiol C
环氧灵芝醇 C

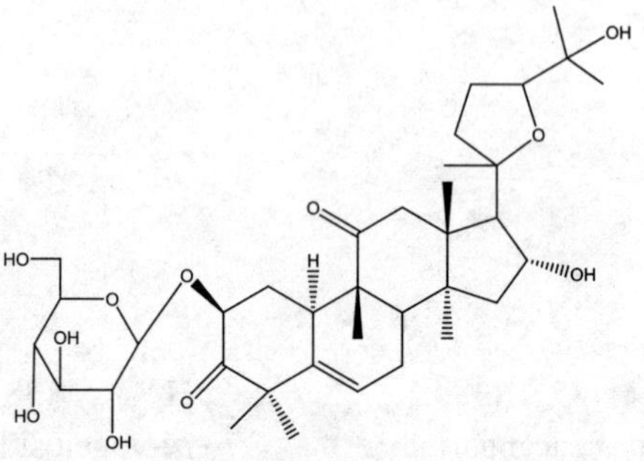

$C_{36}H_{58}O_{11}$ (666.8)
($2\beta,3\beta,9\beta,10\alpha,16\alpha,20\xi,24\xi$)-20,24-epoxy-2-
(β-D-glucopyranosyloxy)- 16,25-dihydroxy-9-
methyl-19-norlanost-5-ene-3,11-dione
($2\beta,3\beta,9\beta,10\alpha,16\alpha,20\xi,24\xi$)-20,24- 环 氧 -2-
(β-D- 吡喃葡萄糖氧基)-16,25- 二羟基 -9- 甲
基 -19- 去甲 -5 羊毛甾烯 -3,11- 二酮

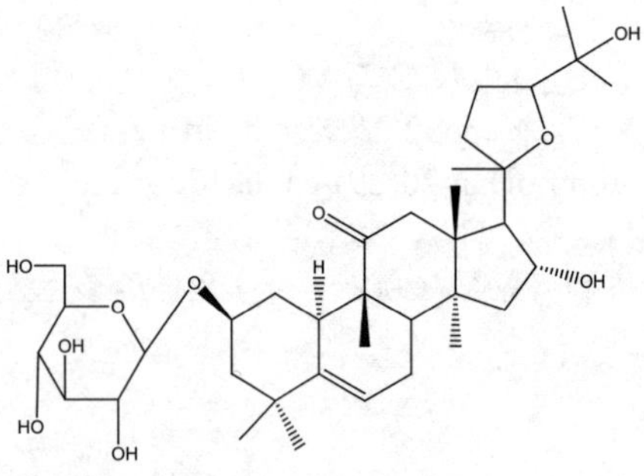

$C_{36}H_{60}O_{10}$ (652.9)
($2\beta,3\beta,9\beta,10\alpha,16\alpha,20\xi,24\xi$)-20,24-epoxy-2-
(β-D-glucopyranosyloxy)-16,25-dihydroxy-
9-methyl-19-norlanost-5-ene-11-one
($2\beta,3\beta,9\beta,10\alpha,16\alpha,20\xi,24\xi$)-20,24- 环氧 -2-
(β-D- 吡喃葡萄糖氧基)-16,25- 二羟基 -9-
甲基 -19- 去甲 -5- 羊毛甾烯 -11- 酮

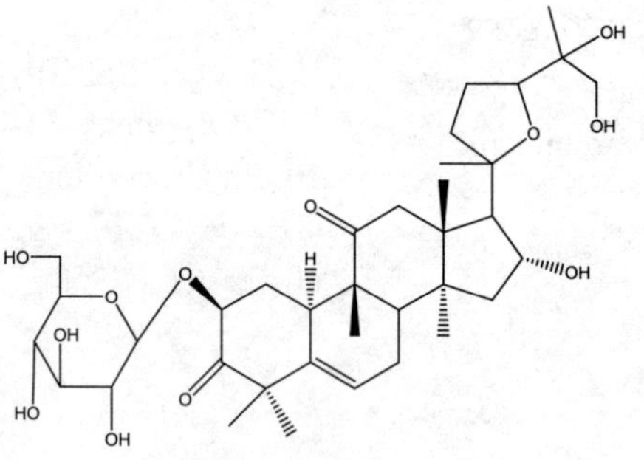

$C_{36}H_{58}O_{12}$ (682.8)
($2\beta,9\beta,10\alpha,16\alpha,20\xi,24\xi$)-20,24-epoxy-2-($\beta$-D-
glucopyranosyloxy)-16,25,26-trihydroxy-9-
methyl-19-norlanost-5-ene-3,11-dione
($2\beta,9\beta,10\alpha,16\alpha,20\xi,24\xi$)-20,24- 环 氧 -2($\beta$-D-
吡喃葡萄糖氧基)-16,25,26- 三羟基 -9- 甲
基 -19- 去甲 -5- 羊毛甾烯 -3,11- 二酮

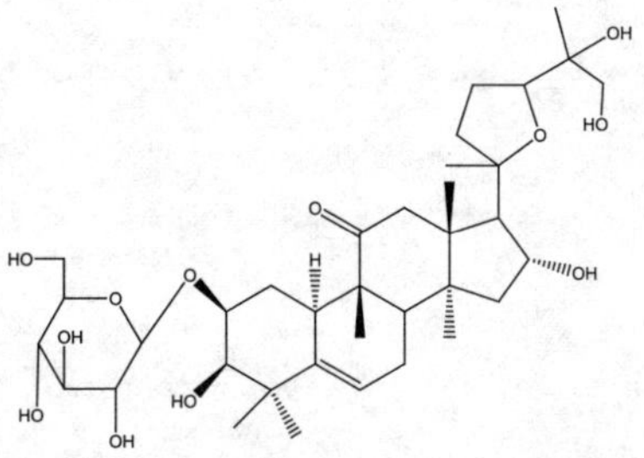

C$_{36}$H$_{60}$O$_{12}$ (684.9)

(2β,3β,9β,10α,16α,20ξ,24ξ)-20,24-epoxy-2-(β-D-glucopyranosyloxy-3,16,25,26-tetrahydroxy-9-methyl-19-norlanost-5-ene-11-one)

(2β,3β,9β,10α,16α,20ξ,24ξ)-20,24- 环氧 -2-(β-D- 吡喃葡萄糖氧基)-3,16,25,26- 四羟基 -9- 甲基 -19- 去甲 -5- 羊毛甾烯 -11- 酮

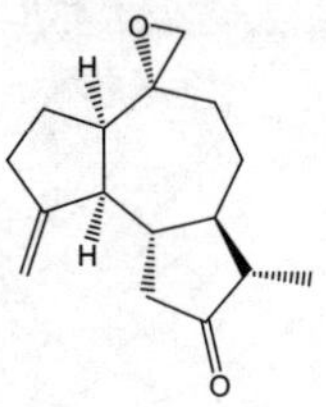

C$_{16}$H$_{22}$O$_{2}$ (246.3)

10α,14-epoxy-11βH-guaia-4(15)-ene-12,6α,olide

10α,14- 环氧 -11βH- 愈创木 -4(15) 烯 -12,6α- 内酯

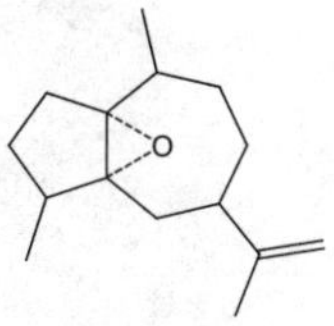

C$_{15}$H$_{24}$O (220.4)

epoxyguaine

环氧莎草奥

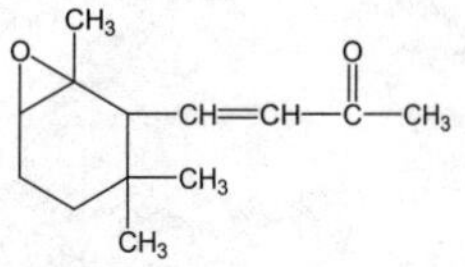

C$_{13}$H$_{20}$O$_{2}$ (208.3)

epoxy-β-ionone

环氧 -β- 紫罗兰酮

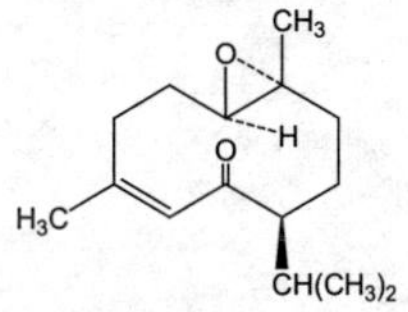

C$_{15}$H$_{24}$O$_{2}$ (236.3)

epoxyisoacoragermacrone

环氧异菖蒲大牻牛酮

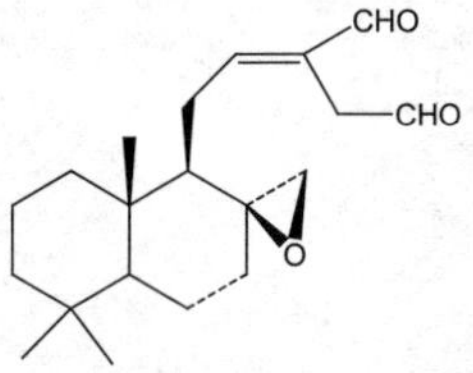

C$_{20}$H$_{30}$O$_{3}$ (318.5)

E-8β(17)-epoxylabd-12-ene-15,16-dial

E-8β(17)- 环 氧 -12- 半 日 花 二 烯 -15,16- 二醛

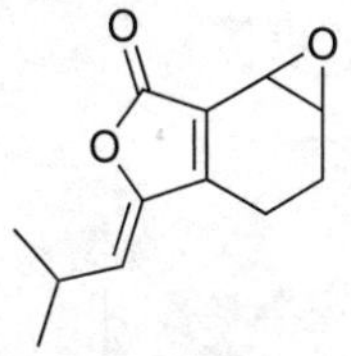

C$_{12}$H$_{14}$O$_{3}$ (206.2)

6,7-epoxyligustilide

6,7- 环氧川芎内酯

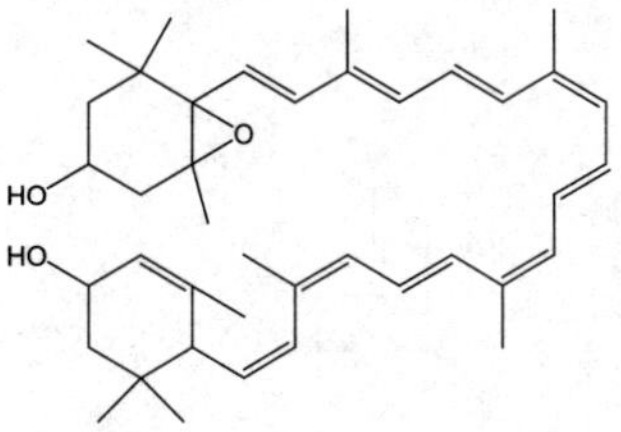

C$_{40}$H$_{56}$O$_{3}$ (584.9)

epoxyluteine

环氧叶黄素

lutein epoxide

叶黄素环氧化物

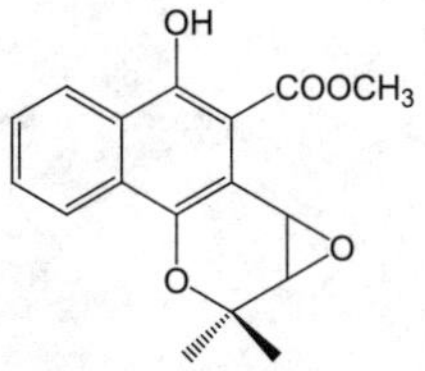

C$_{17}$H$_{16}$O$_{5}$ (300.3)

epoxymollugin

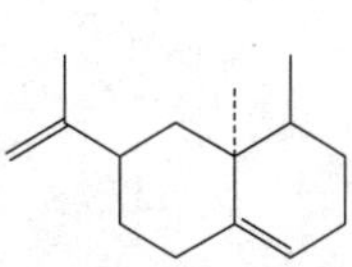

C$_{15}$H$_{24}$ (204.4)

eremophilene

佛术烯，雅槛蓝 (树) 油烯，旱麦草烯

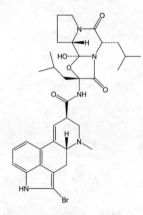

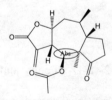

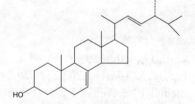

C$_{32}$H$_{40}$BrN$_5$O$_5$　(654.6)
α-ergolactin
α- 溴隐亭

C$_{17}$H$_{22}$O$_5$　(306.4)
ergolide
麦角内酯

C$_{28}$H$_{46}$O　(398.7)
ergosta-7,22-dien-3β-ol
麦角甾 -7,22- 二烯 -3β- 醇

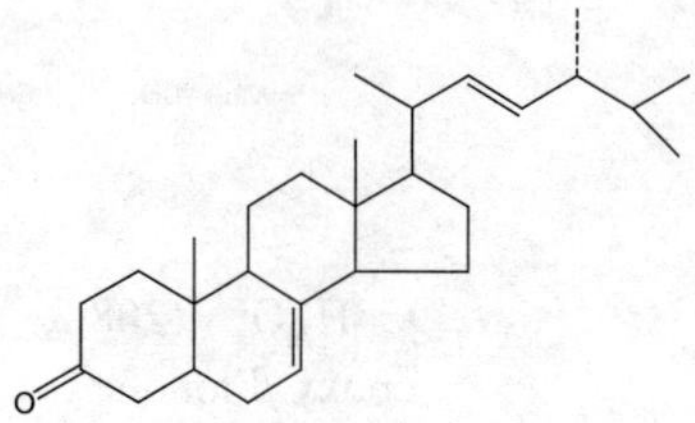

C$_{28}$H$_{44}$O　(396.6)
ergosta-7,22-dien-3-one
麦角甾 -7,22- 二烯 -3- 酮

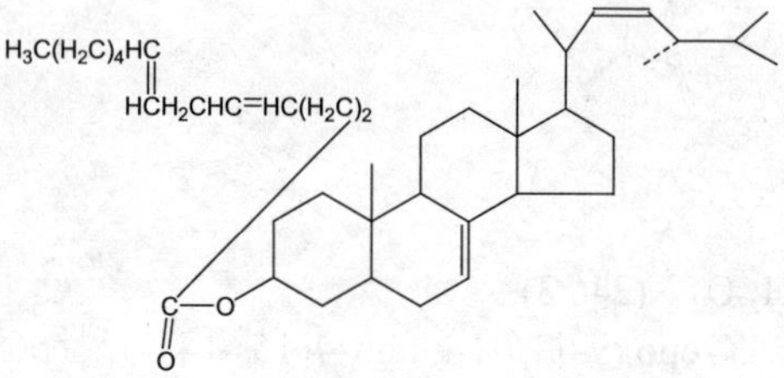

C$_{41}$H$_{66}$O$_2$　(592.0)
ergosta-7,22-dien-3β-yl-linoleate
麦角甾 -7,22- 二烯 -3β- 醇亚油酸酯

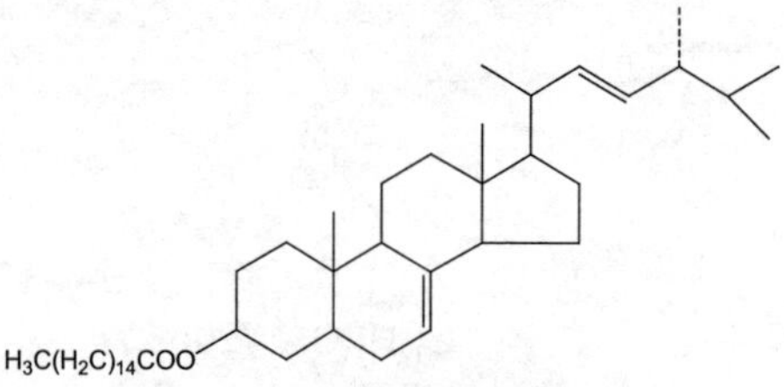

C$_{44}$H$_{76}$O$_2$　(637.1)
ergosta-7,22-dien-3β-yl-palmitate
麦角甾 -7, 22- 二烯 -3β- 醇棕榈酸酯

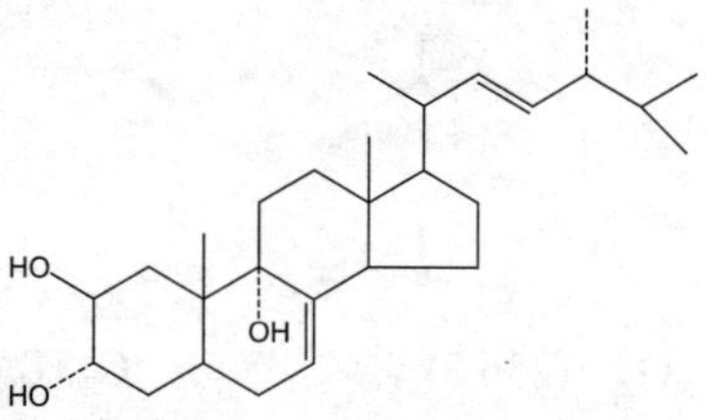

C$_{28}$H$_{46}$O$_3$　(430.7)
ergcota-7,22-dien-2β,3α,9α-triol
麦角甾 -7,22- 二烯 -2β,3α,9α- 三醇

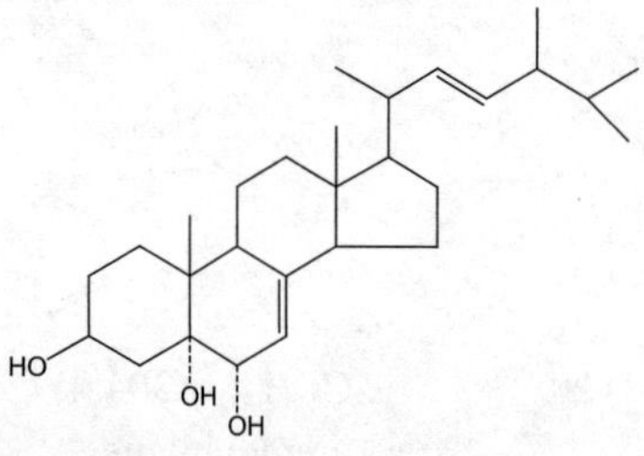

C$_{28}$H$_{46}$O$_3$　(430.7)
ergosta-7,22-dien-3β,5α,6α-triol
麦角甾 -7,22- 二烯 -3β,5α,6α- 三醇

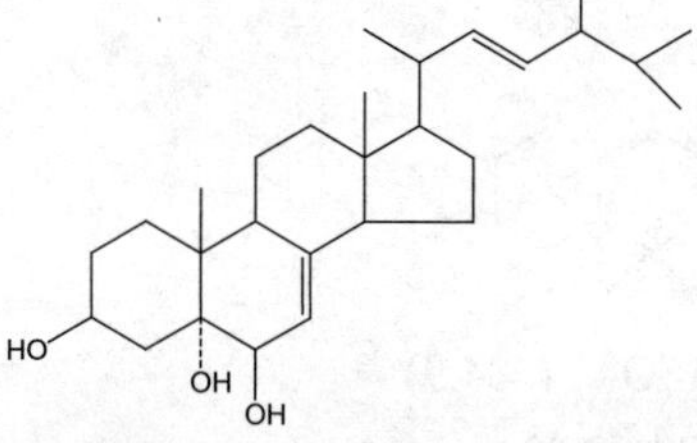

C$_{28}$H$_{46}$O$_3$　(430.7)
ergosta-7,22-dien-3β,5α,6β-triol
麦角甾 -7,22- 二烯 -3β,5α,6β- 三醇

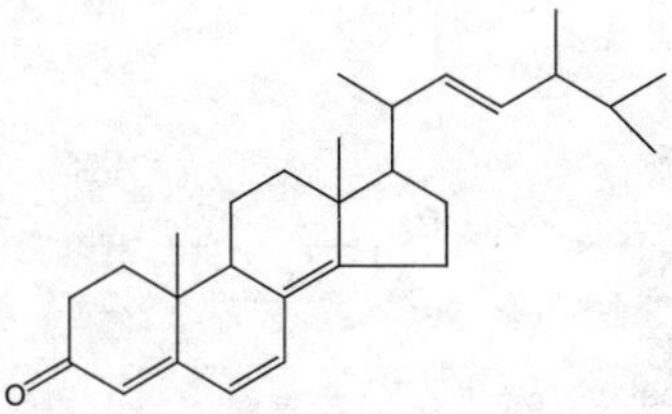

$C_{28}H_{40}O$ (392.6)
ergosta-4,6,8(14),22-tetraen-3-one
麦角甾 -4,6,8(14),22- 四烯 -3- 酮

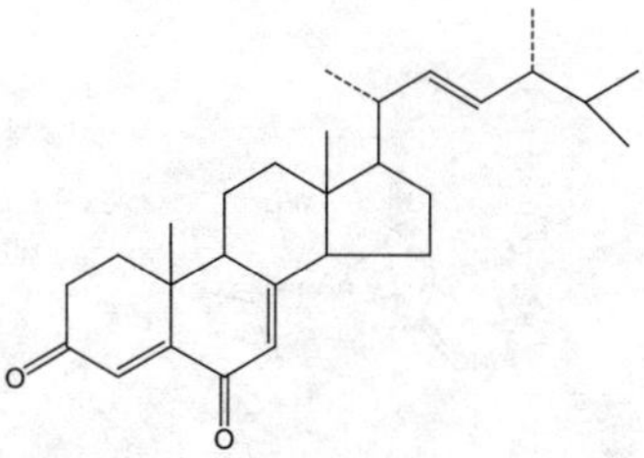

$C_{28}H_{40}O_2$ (408.6)
ergosta-4,7,22-trien-3,6-dione
麦角甾 -4,7,22- 三烯 -3,6- 二酮

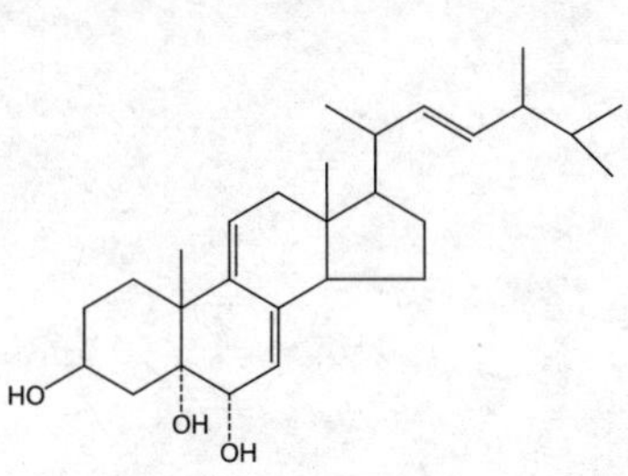

$C_{28}H_{44}O_3$ (428.6)
ergosta-7,9(11),22-trien-3β,5α,6α-triol
麦角甾 -7,9(11),22- 三烯 -3β,5α,6α- 三醇

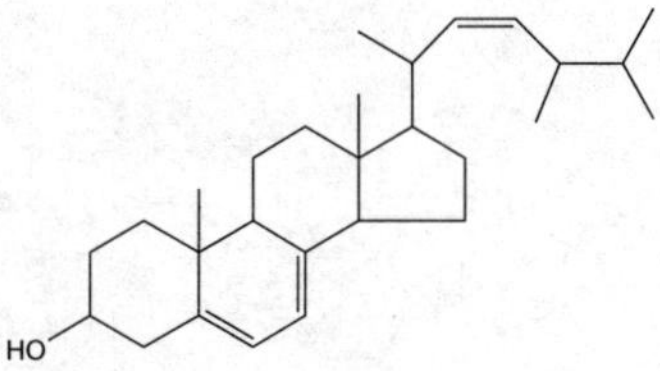

$C_{28}H_{44}O$ (396.7)
ergosterol
麦角甾醇

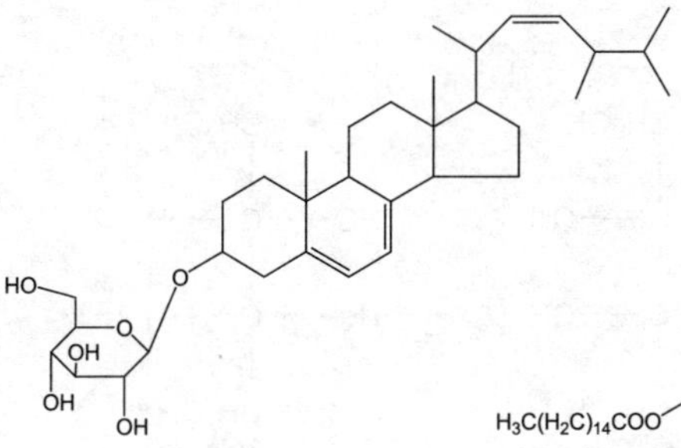

$C_{34}H_{54}O_6$ (558.8)
Δ^7-ergosterol glucoside
麦角 -7- 烯醇葡萄糖苷

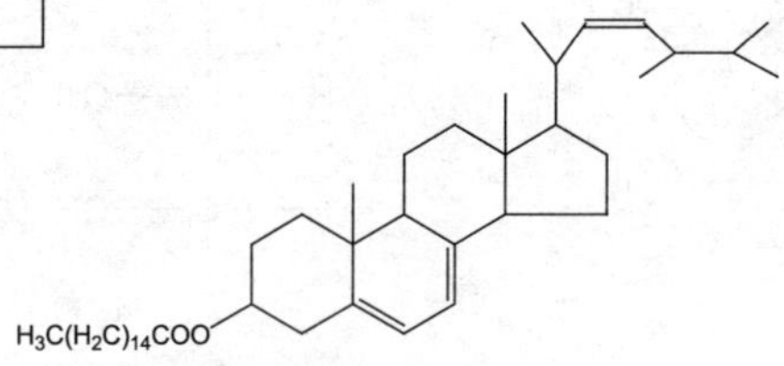

$C_{44}H_{74}O_2$ (635.1)
ergosterol-palmitate
麦角甾醇棕榈酸酯

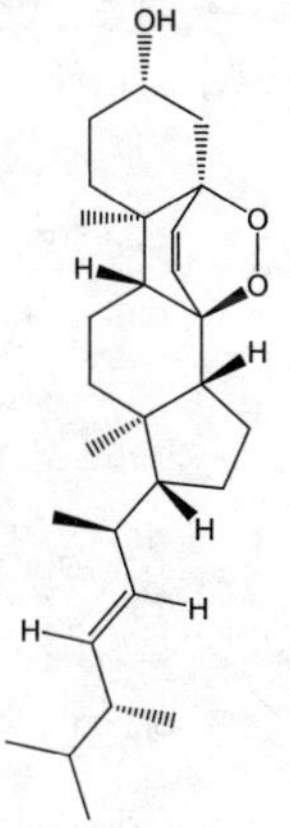

$C_{28}H_{46}O_3$ (430.7)
ergosterol 5α,8α-peroxide
5α,8α- 过氧化麦角甾醇

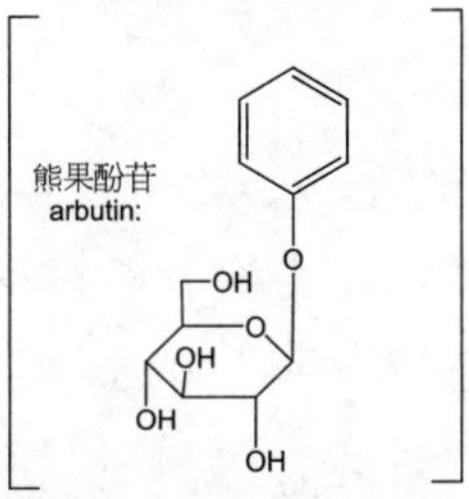

熊果酚苷
arbutin:

$C_{12}H_{16}O_6$ (256.3)
ericolin
石楠素

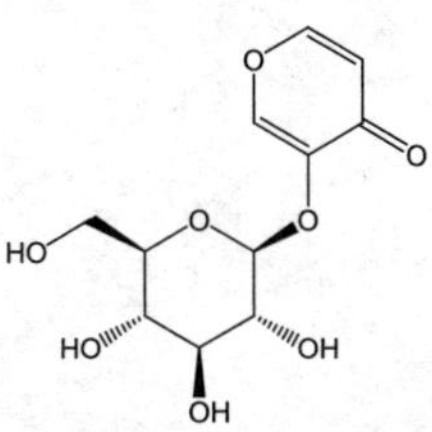

$C_{11}H_{14}O_8$ (274.2)
erigeroside
灯盏细辛苷

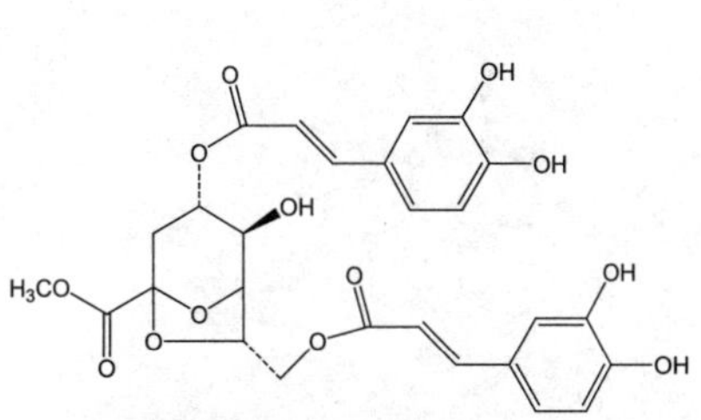

$C_{27}H_{26}O_{13}$ (558.5)
erigoster A
飞蓬酯 A

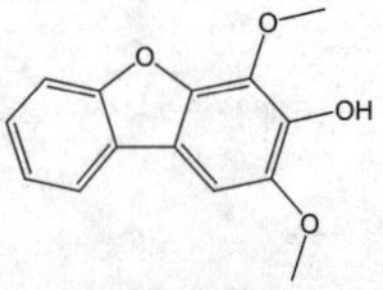

$C_{14}H_{12}O_4$ (244.2)
eriobofuran
枇杷呋喃

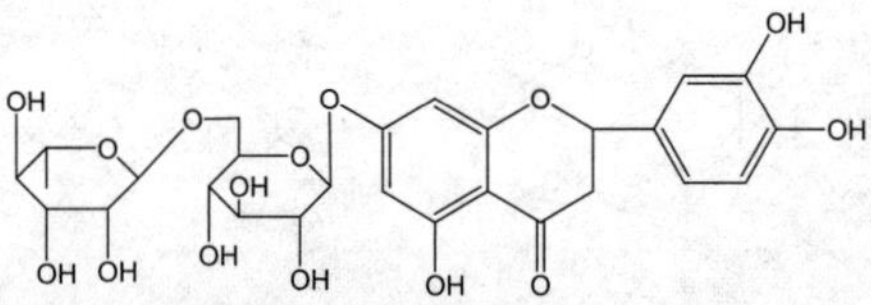

$C_{27}H_{32}O_{15}$ (596.5)
eriocitrin
圣草枸橼苷

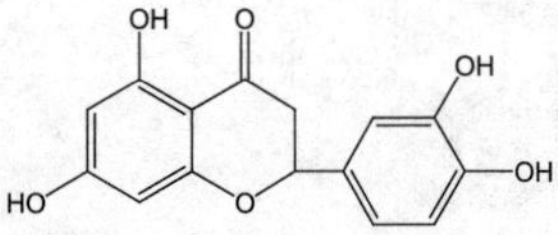

$C_{15}H_{12}O_6$ (288.3)
eriodictyol
外消旋 - 圣草素，北美圣草素，
左旋圣草素

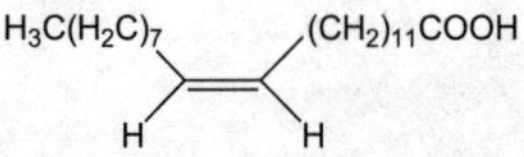

$C_{22}H_{42}O_2$ (338.6)
erucic acid
芥酸

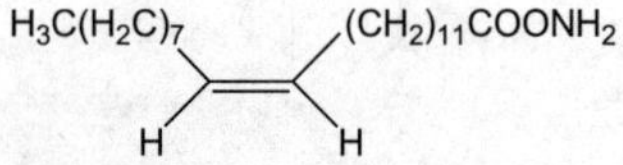

$C_{22}H_{43}NO_2$ (353.6)
erucicacidamide
芥酸酰胺

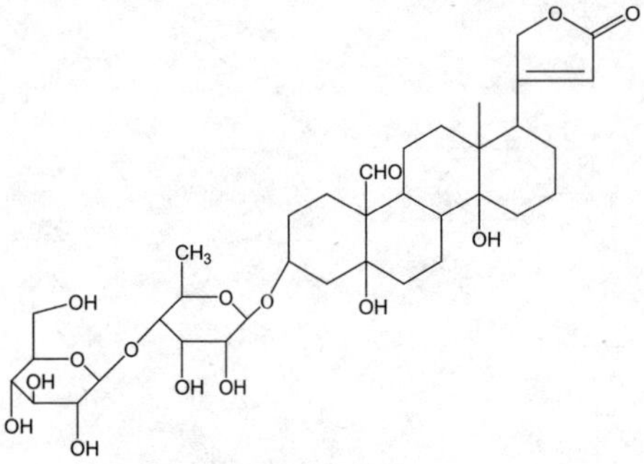

$C_{35}H_{52}O_{14}$ (696.8)
erysimoside
葡萄糖糖芥苷

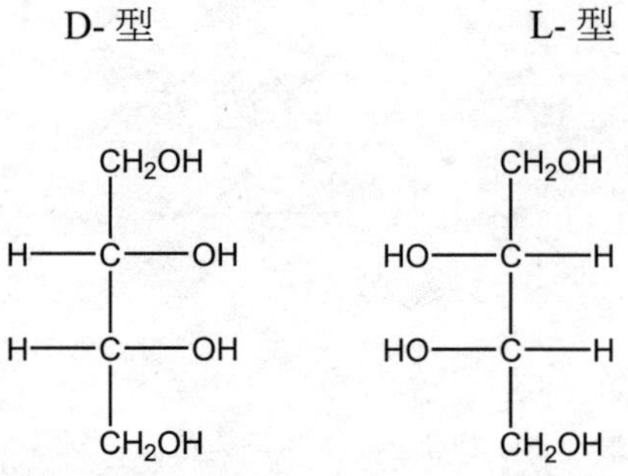

D- 型 L- 型

$C_4H_{10}O_4$ (122.1)
erythritol
赤鲜醇

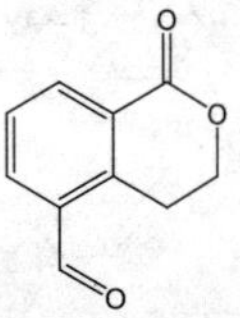

$C_{10}H_8O_3$ (176.2)
erythrocentaurin
红白金花内酯

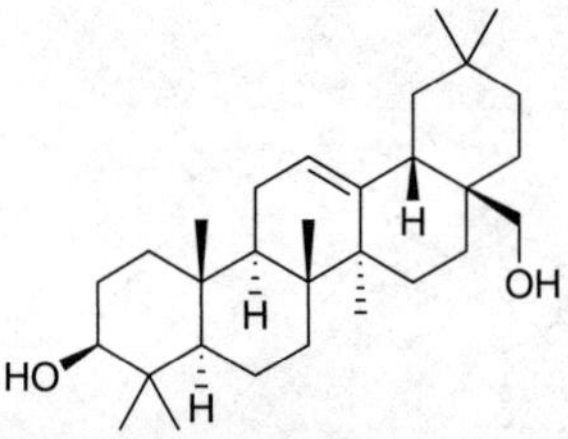

$C_{30}H_{50}O_2$ (442.7)
erythrodiol
高根二醇

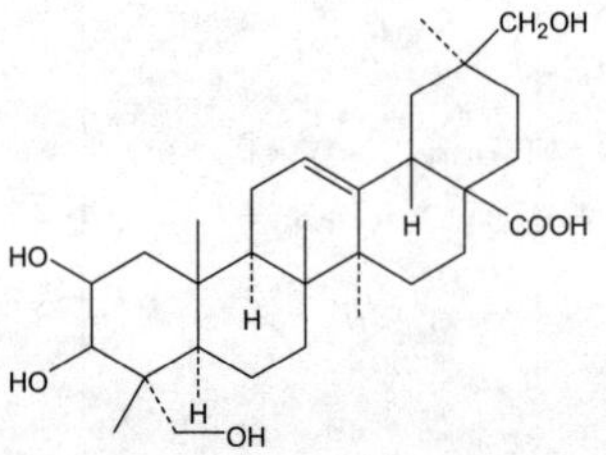

$C_{30}H_{48}O_6$ (504.7)
esculentagenic acid
2,23,29- 三羟基齐墩果酸

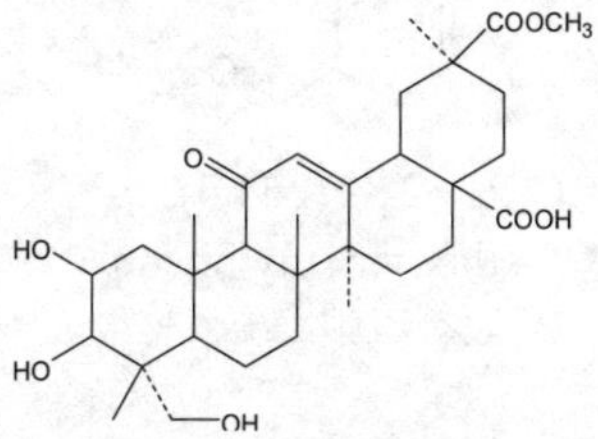

C$_{31}$H$_{46}$O$_8$ (546.7)
esculentagenin
商陆种苷元

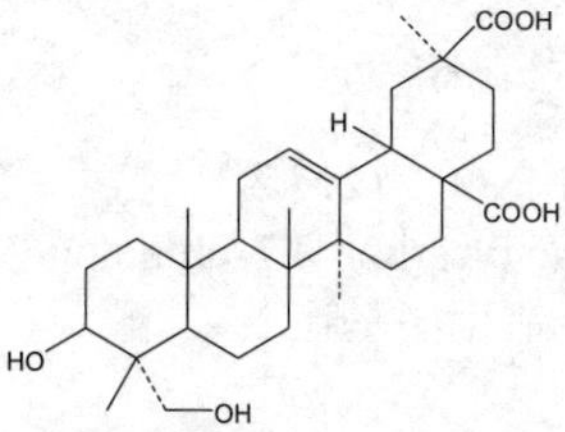

C$_{30}$H$_{46}$O$_6$ (502.7)
esculentic acid
商陆酸

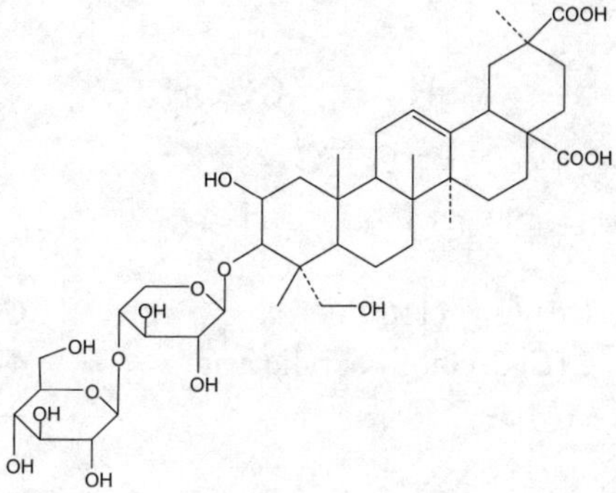

C$_{42}$H$_{66}$O$_{16}$ (827.1)
esculentoside A
商陆皂苷 A

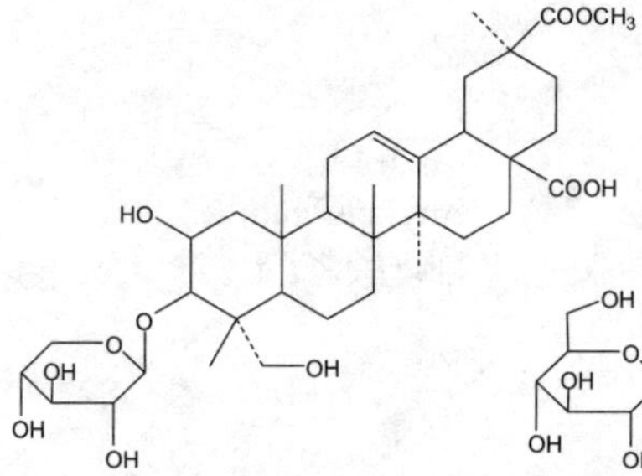

C$_{36}$H$_{56}$O$_{11}$ (664.8)
esculentoside B
商陆皂苷 B

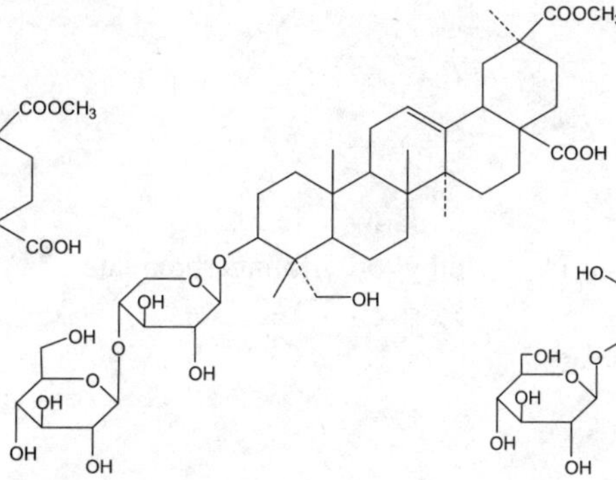

C$_{42}$H$_{66}$O$_{15}$ (811.0)
esculentoside C
商陆皂苷 C

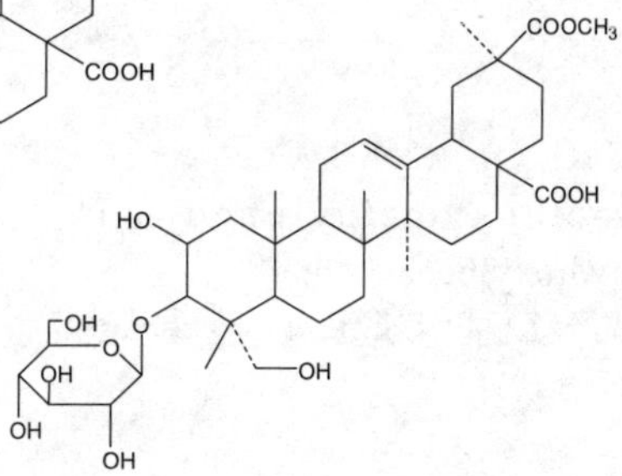

C$_{37}$H$_{58}$O$_{12}$ (694.9)
esculentoside D
商陆皂苷 D

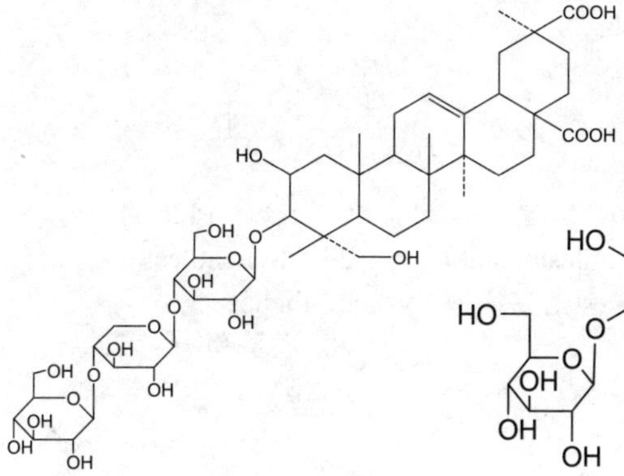

C$_{47}$H$_{74}$O$_{21}$ (975.1)
esculentoside Q
商陆种苷 Q

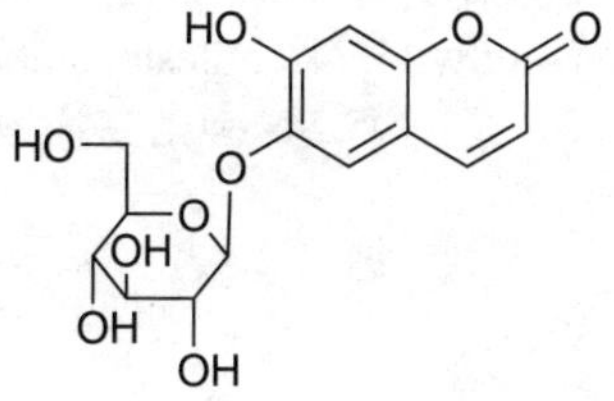

C$_{15}$H$_{16}$O$_9$ (340.28)
esculin
马栗树皮苷，七叶树苷，七叶苷

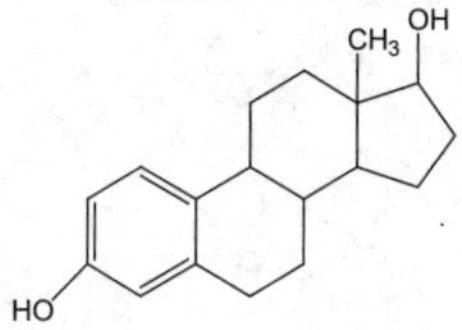

C$_{18}$H$_{24}$O$_2$ (272.4)
estradiol
雌二醇

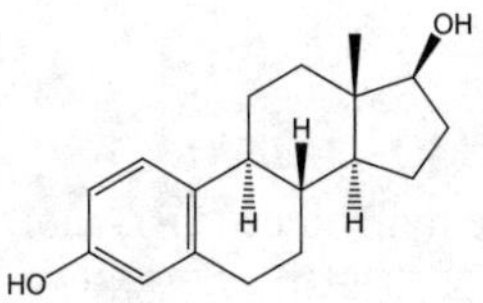

C$_{18}$H$_{24}$O$_2$ (272.4)
17β-estradiol
17β- 雌二醇

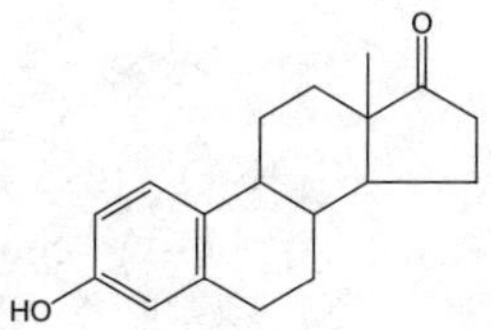

C$_{18}$H$_{22}$O$_2$ (270.4)
estrone
雌酮

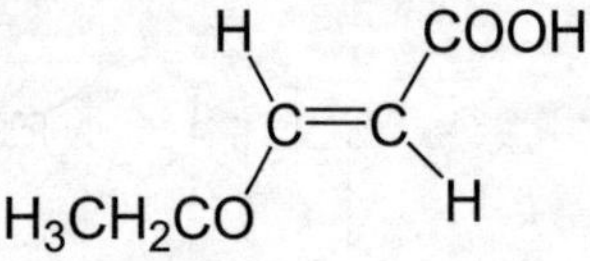

C$_5$H$_8$O$_3$ (116.1)

2 (*E*)-3-ethoxy acrylic acid

2(*E*)-3- 乙氧基丙烯酸

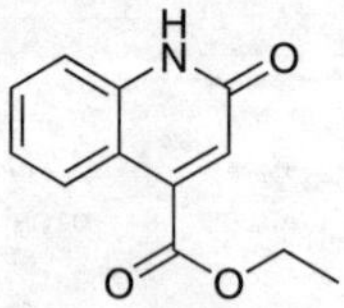

C$_{12}$H$_{11}$NO$_3$ (217.2)

4-ethoxycarbonyl-2-quinolone

4- 乙氧甲酸基喹诺 -2- 酮

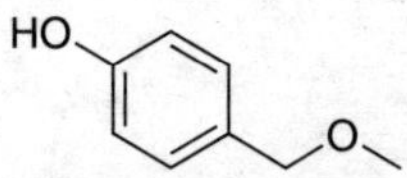

C$_{17}$H$_{28}$O$_2$ (264.4)

4-ethoxymethylphenol

对 - 乙氧甲基苯酚

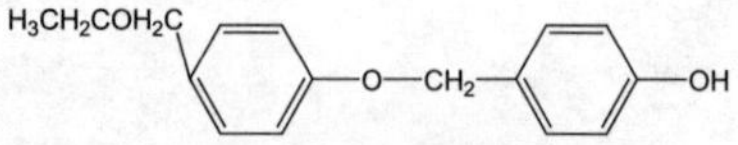

C$_{16}$H$_{18}$O$_3$ (258.3)

4-ethoxymethylphenyl-4′-hydroxylbenzyl ether

4- 乙氧基甲苯基 -4′- 羟基苄醚

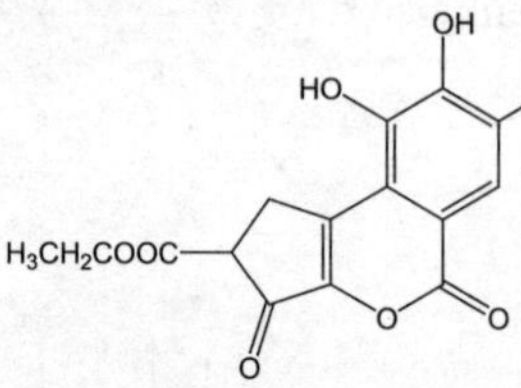

C$_{15}$H$_{12}$O$_8$ (320.3)

ethyl brevifolincarboxylate

短叶老鹳草酸乙酯

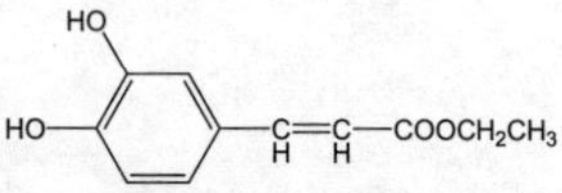

C$_{11}$H$_{12}$O$_4$ (208.2)

ethyl caffeate

咖啡酸乙酯

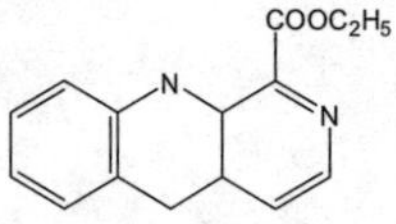

C$_{15}$H$_{18}$N$_2$O$_2$ (258.3)

ethyl *β*-carboline-1-carboxylate

β- 咔啉 -1- 羧酸乙酯

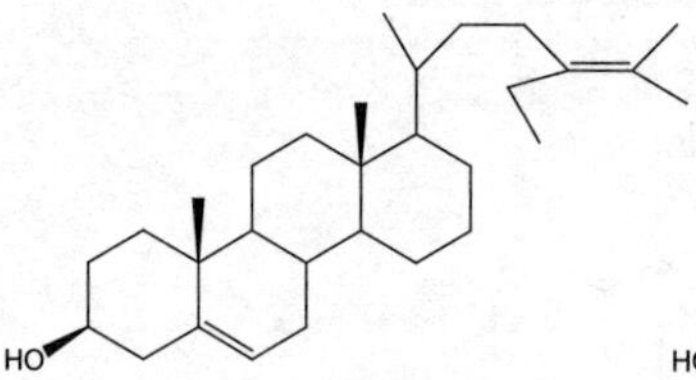

C$_{30}$H$_{50}$O (426.7)

24-ethyl-5,24-cholestadienol

24- 乙基 -5,24- 胆甾二烯醇

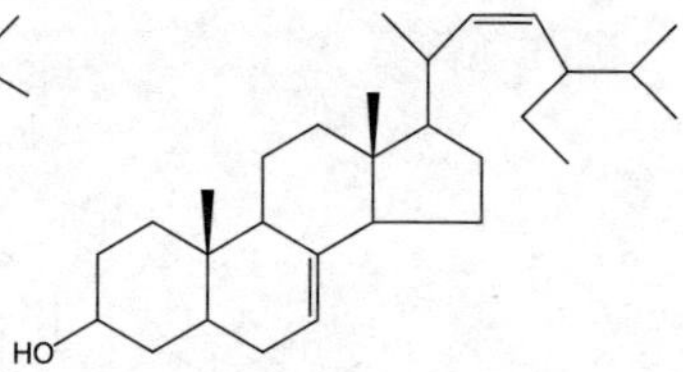

C$_{30}$H$_{50}$O (426.7)

24-ethyl cholest(a)-7,22-dienol

24- 乙基胆甾 -7,22- 二烯醇

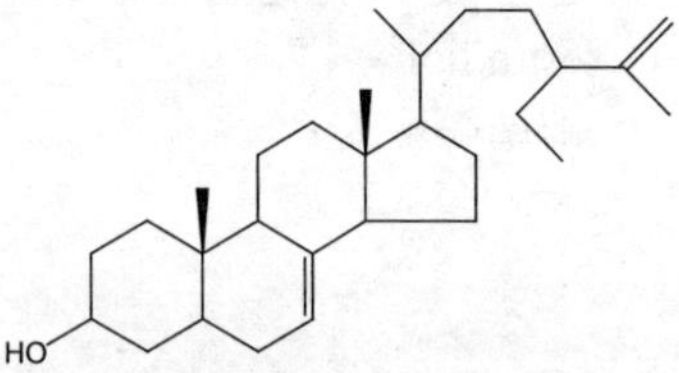

C$_{30}$H$_{50}$O (426.7)

24-ethyl cholest(a)-7,25-dienol

24- 乙基胆甾 -7,25- 二烯醇

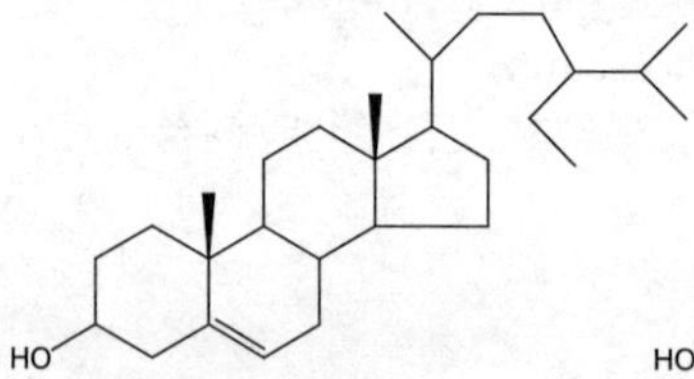

C$_{30}$H$_{52}$O (428.7)

24-ethyl-Δ^5-cholestene-3*β*-ol

24- 乙基胆甾 -Δ^5- 烯醇

C$_{30}$H$_{52}$O (428.7)

24-ethyl cholest(a)-7-enol

24- 乙基胆甾 -7- 烯醇

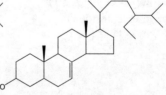

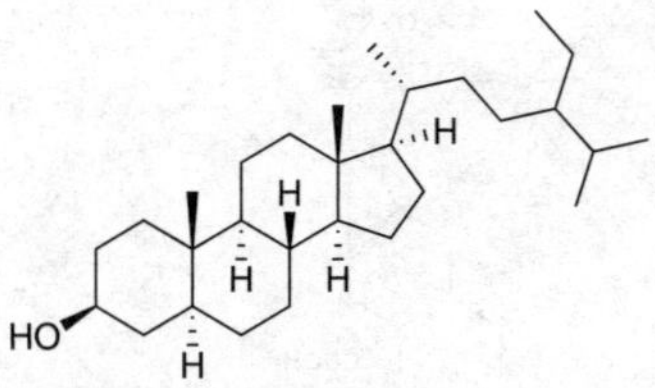

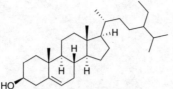

$C_{29}H_{52}O$ (416.7)
24-ethylcholestanol
24- 乙基胆甾烷醇

$C_{29}H_{50}O$ (414.7)
24-ethylcholesterol
24- 乙基胆甾醇

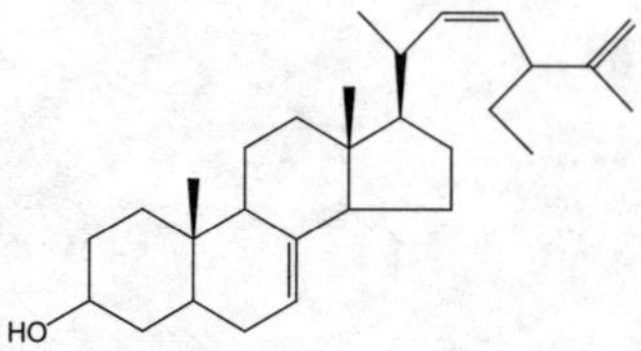

$C_{30}H_{48}O$ (424.7)
24-ethyl cholest(a)-7,22,25-trienol
24- 乙基胆甾 -7,22,25- 三烯醇

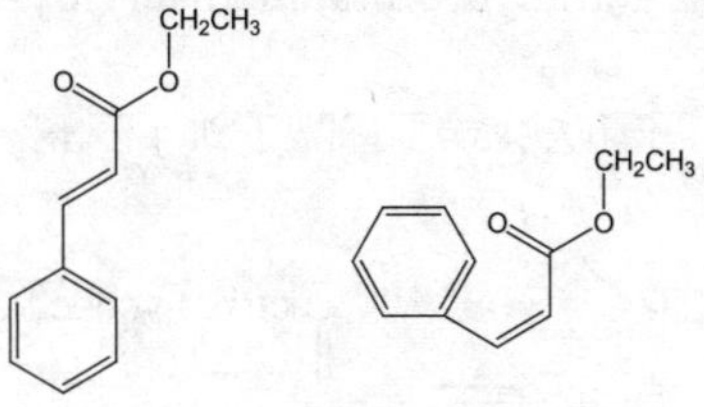

$C_{11}H_{12}O_2$ (176.2)
ethyl cinnamate
顺式及反式桂皮酸乙酯

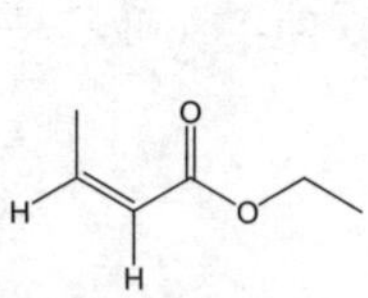

$C_6H_{10}O_2$ (114.1)
ethyl crotonate
巴豆酸乙酯

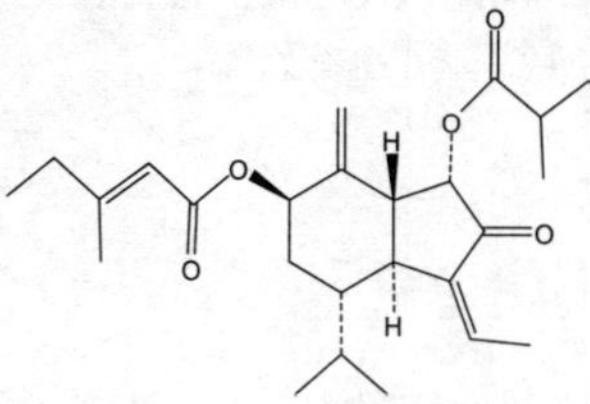

$C_{26}H_{38}O_5$ (430.6)
7β-(3-ethyl-*cis*-crotonoyloxy)-1α-(2-methylbutyryloxy)-3,14-dehydro-*Z*-notonipetralactone
14- 去乙酰基 -3,14- 去氢 -1α-(2- 甲基丁酸) 款冬花素内酯

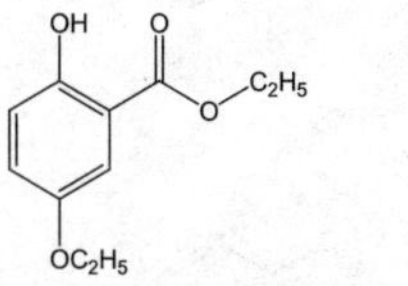

$C_{11}H_{14}O_4$ (210.2)
ethyl-5-ethoxy-2-hydroxy-benzoate
5- 乙氧基 -2- 羟基苯甲酸乙酯

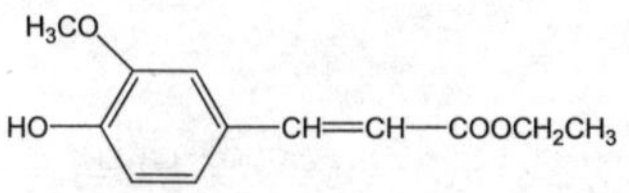

$C_{12}H_{14}O_4$ (222.2)
ethyl ferulate
阿魏酸乙酯

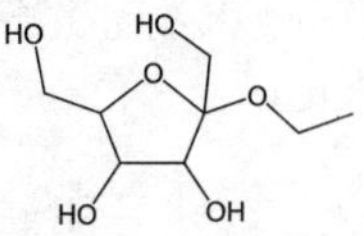

$C_8H_{16}O_6$ (208.2)
ethyl α-D-fructofura-noside
乙基 -α-D- 呋喃果糖苷

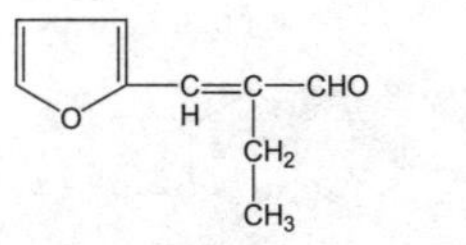

$C_9H_{10}O_2$ (150.2)
2-ethylfurylacrolein
2- 乙基呋喃基丙烯醛

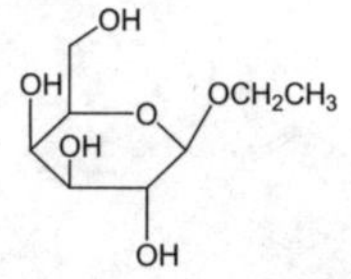

$C_8H_{16}O_6$ (208.2)
1-ethyl-β-D-galactoside
1- 乙基 -β-D- 半乳糖苷

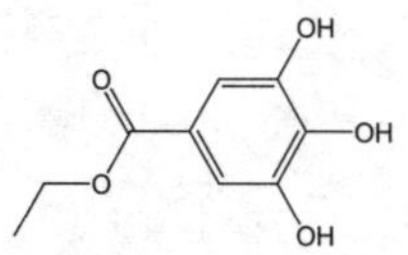

$C_9H_{10}O_5$ (198.2)
ethylgallate
没食子酸乙酯

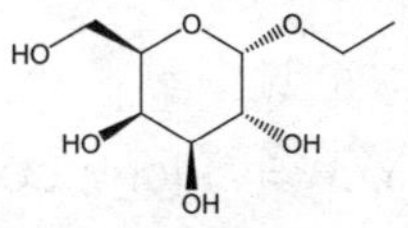

$C_8H_{16}O_6$ (208.2)
α-ethyl-D-galactopyranose
α- 乙基 -D- 吡喃半乳糖苷

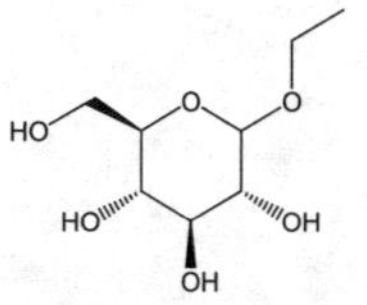

$C_8H_{16}O_6$ (208.2)
ethyl-β-D-glucopyranoside
β-D- 葡萄糖乙苷 , 乙基 -β-D- 吡喃葡萄糖苷

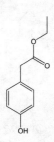

$C_{10}H_{12}O_3$ (180.2)
ethyl 4-hydroxyphenylacetate
对 - 羟基苯醋酸乙酯

$C_{40}H_{60}O_6$ (636.9)
21-[4-(ethylidene)-2-tetrahydrofuranmethacryloyl]
machaerinicacid
21-[4-(亚乙基)-2- 四氢呋喃异丁烯酰] 剑叶莎酸

$C_{14}H_{28}O_2$ (228.4)
ethyl laurate
月桂酸乙酯

$C_{20}H_{36}O_2$ (308.5)
ethyl linoleate
亚油酸乙酯 ,9,12- 十八碳二烯酸乙酯

$C_{20}H_{34}O_2$ (306.5)
ethyl linolenate
亚麻酸乙酯

$C_{29}H_{26}O_{12}$ (566.5)
ethyl lithospermate
紫草酸乙酯

$C_{12}H_{14}O_3$ (206.2)
ethyl-*p*-methoxycinnamate
对 - 甲氧基桂皮酸乙酯

$C_7H_{10}N_2$ (122.2)
2-ethyl-5-methyl pyrazine
2- 乙基 -5- 甲基吡嗪

$C_{16}H_{32}O_2$ (256.4)
ethyl myristate
肉豆蔻酸乙酯

$C_{12}H_{12}$ (156.2)
1-ethyl-naphthalene
1- 乙基 - 萘

$C_{13}H_{11}NO_2$ (213.2)
O-ethylnor-dictamnine
O- 乙基 - 降 - 白鲜碱

$C_{14}H_{13}NO_3$ (243.3)
O-ethylnor-γ-fagarine
O- 乙基 - 降 -γ- 崖椒碱

$C_{15}H_{15}NO_4$ (273.3)
O-ethylnor-skimmianine
O- 乙基 - 降 - 茵芋碱

$C_{20}H_{38}O_2$ (310.5)
ethyl oleate
油酸乙酯

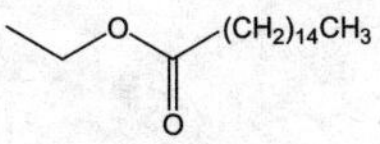

$C_{18}H_{36}O_2$ (284.5)
ethyl palmitate
棕榈酸乙酯

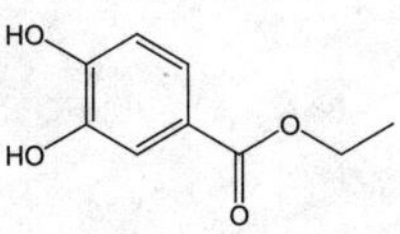

$C_9H_{10}O_4$ (182.2)
ethyl protocatechuate
原儿茶酸乙酯

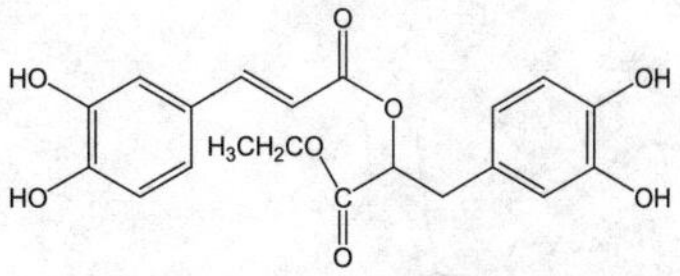

$C_{20}H_{20}O_8$ (388.4)
ethyl rosmarinate
迷迭香酸乙酯

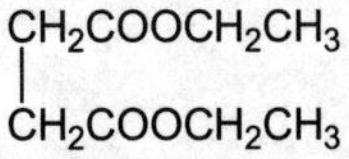

$CH_2COOCH_2CH_3$
$CH_2COOCH_2CH_3$

$C_8H_{14}O_4$ (174.2)
ethyl succinate
琥珀酸乙酯

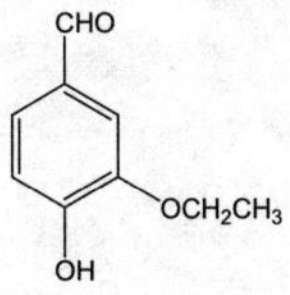

$C_9H_{10}O_3$ (166.2)
ethyl vanillin
乙基香草醛

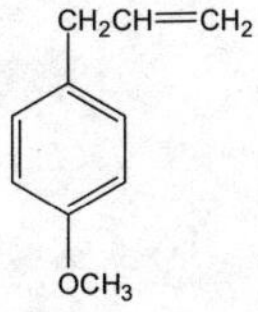

$C_{10}H_{12}O$ (148.2)
estragole
爱草脑，蒿脑

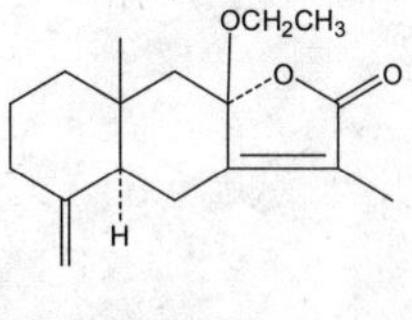

$C_{17}H_{24}O_3$ (276.4)
8β-ethoxyatractylenolide-Ⅱ
8β- 乙氧基苍术内酯 -Ⅱ

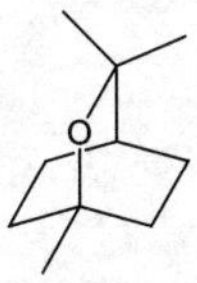

$C_{10}H_{18}O$ (154.3)
eucalyptole
桉树脑

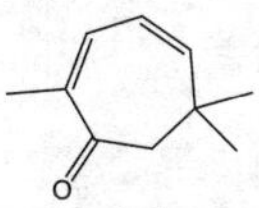

$C_{10}H_{14}O$ (150.2)
eucarvone
优香芹酮，优葛缕酮

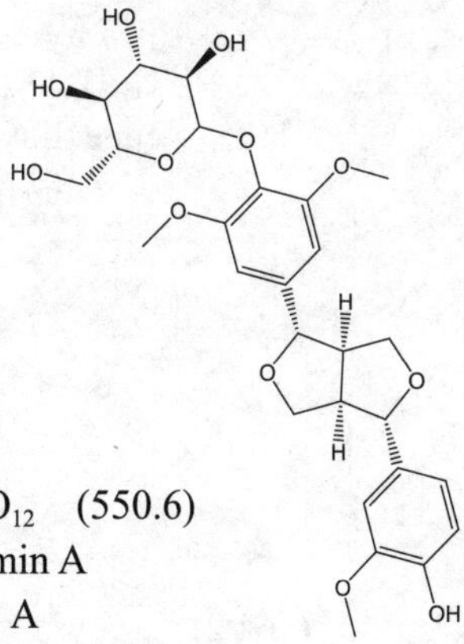

$C_{27}H_{34}O_{12}$ (550.6)
eucommin A
杜仲素 A

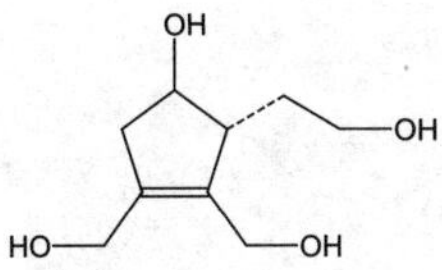

$C_9H_{16}O_4$ (188.2)
eucommiol
杜仲醇

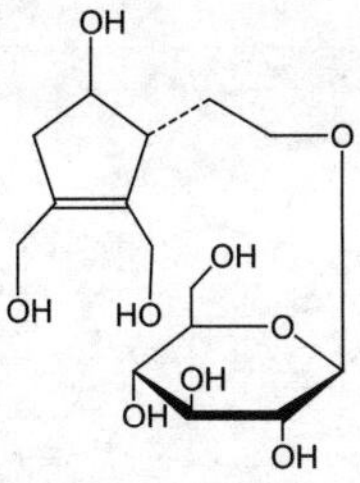

$C_{15}H_{26}O_9$ (350.4)
eucommioside I
杜仲醇苷 I

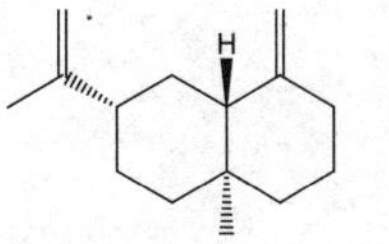

$C_{15}H_{24}$ (204.4)
eudesma-4(14),11-diene
4(14),11- 桉叶二烯

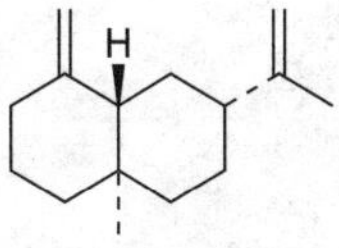

$C_{15}H_{24}$ (204.4)
β-eudesmene
β- 桉叶烯

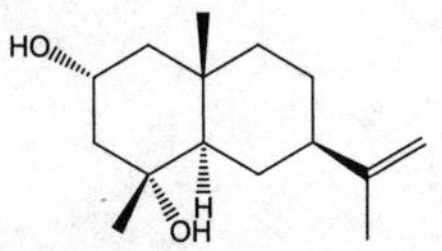

$C_{15}H_{26}O_2$ (238.4)
11-eudesmene-2,4α-diol
11- 桉叶烯 -2,4α- 二醇

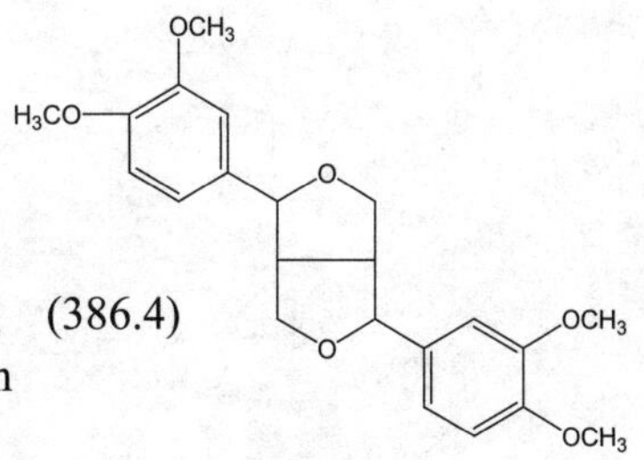

$C_{22}H_{26}O_6$ (386.4)
eudesmin
桉脂素

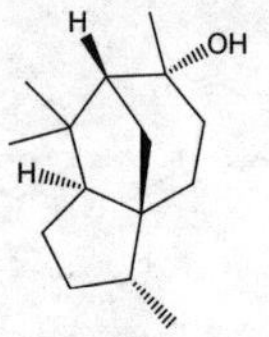

C$_{15}$H$_{26}$O (222.4)
α-eudesmol
α- 桉叶醇

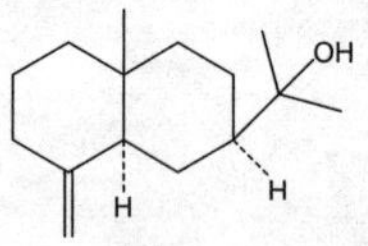

C$_{15}$H$_{26}$O (222.4)
β-eudesmol
β- 桉叶醇

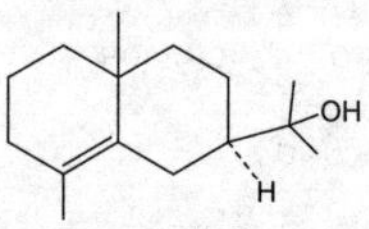

C$_{15}$H$_{26}$O (222.4)
γ-eudesmol
γ- 桉叶醇

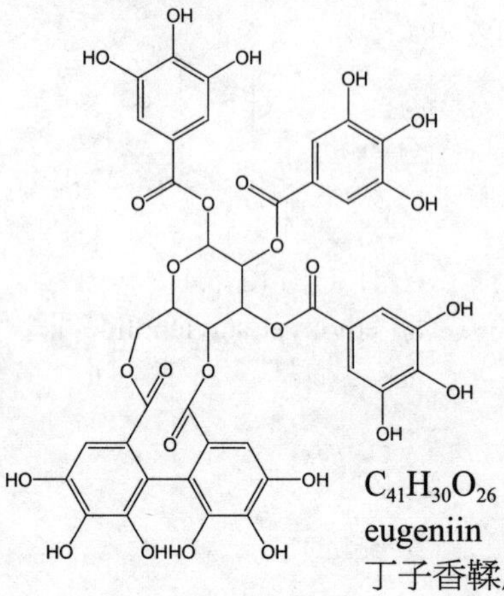

C$_{41}$H$_{30}$O$_{26}$ (938.7)
eugeniin
丁子香鞣质

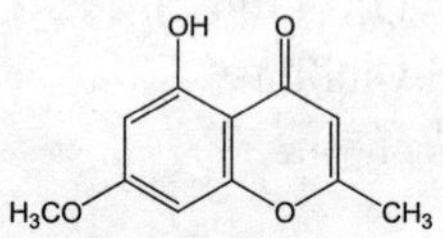

C$_{11}$H$_{10}$O$_{4}$ (206.2)
eugenin
丁香色原酮，番樱桃素

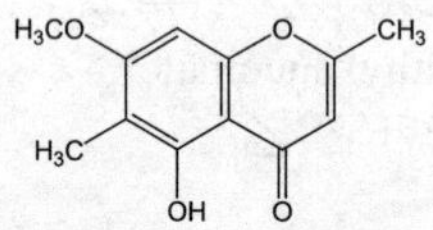

C$_{12}$H$_{12}$O$_{4}$ (220.2)
eugenitin
甲基丁香色原酮

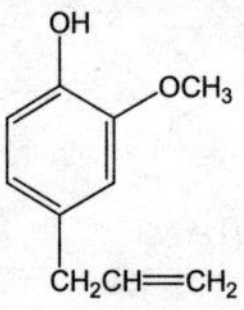

C$_{10}$H$_{12}$O$_{2}$ (164.2)
eugeno
丁香油酚

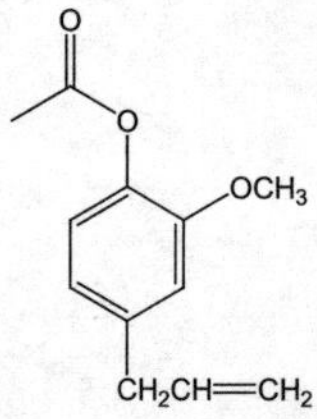

C$_{12}$H$_{14}$O$_{3}$ (206.2)
eugenol acetate
乙酸丁香酚酯

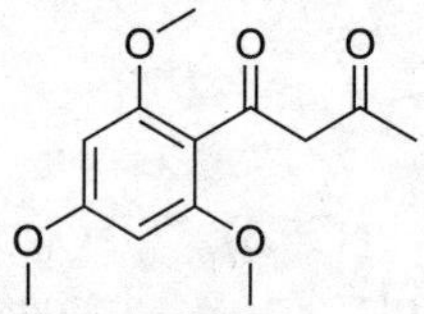

C$_{13}$H$_{16}$O$_{5}$ (252.3)
eugenone
丁香酮

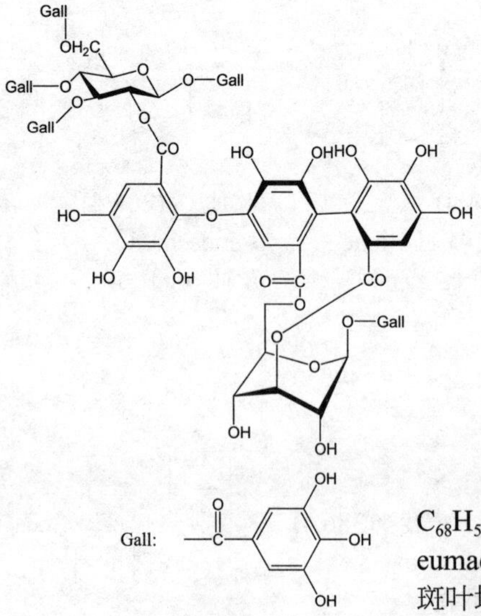

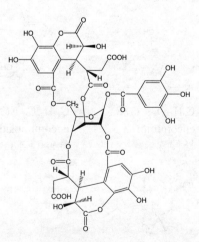

C$_{68}$H$_{52}$O$_{44}$ (1573.1)
eumaculin A
斑叶地锦素 A

C$_{41}$H$_{32}$O$_{28}$ (972.7)
eumaculin E
斑叶地锦素 E

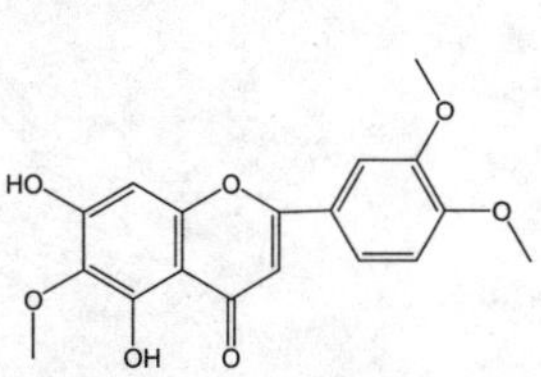

$C_{18}H_{16}O_7$ (344.3)
eupadlin
泽兰林素

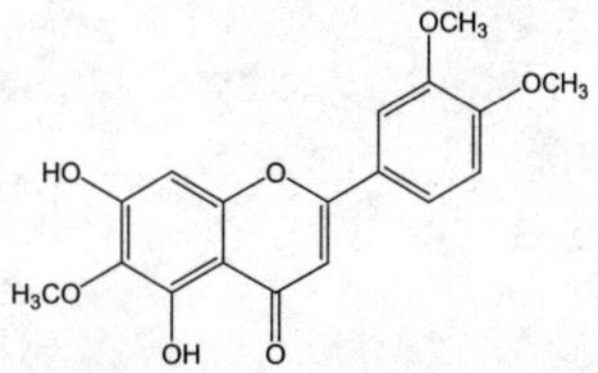

$C_{18}H_{16}O_7$ (344.3)
eupatilin
异泽兰黄素

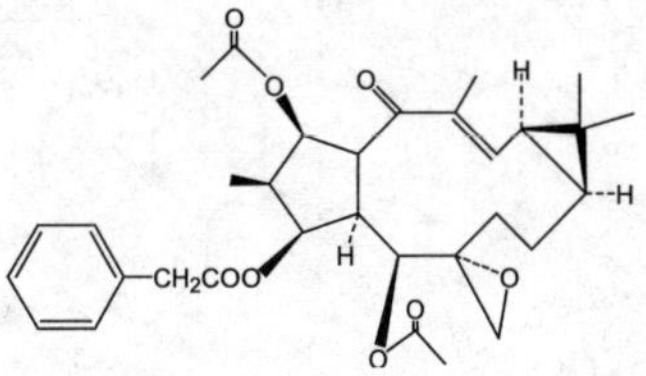

$C_{32}H_{40}O_8$ (552.7)
euphobiasteroid
千金子甾醇, 续随子甾醇
6α,20-epoxylathyrol-5,15-di-O-acetyl-3-phenylacetate
6α,20- 环氧千金藤醇 -5,15- 二 -O- 乙酰基 -3- 苯乙酸酯

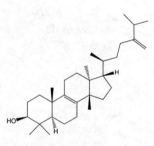

$C_{31}H_{52}O$ (440.7)
α-euphorbol
α- 大戟醇

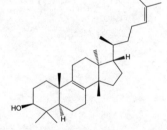

$C_{30}H_{50}O$ (426.7)
γ-euphorbol
γ- 大戟醇
euphadienol
大戟二烯醇

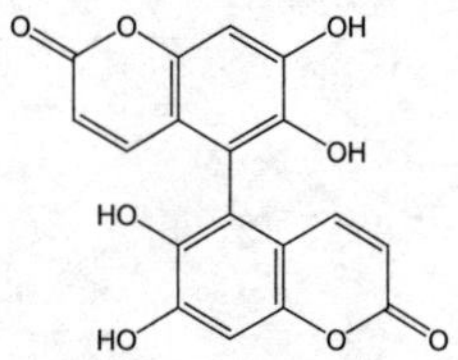

$C_{18}H_{10}O_8$ (354.3)
euphorbetin
千金子素, 双七叶内酯

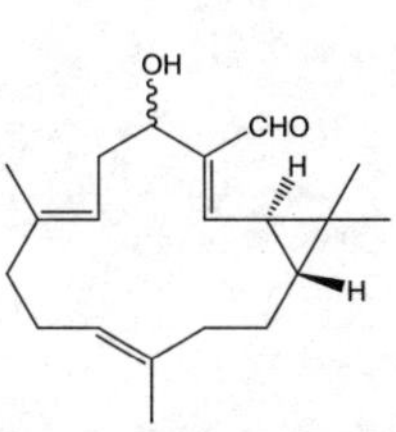

$C_{20}H_{30}O_2$ (302.5)
euphpekinensin
京大戟素

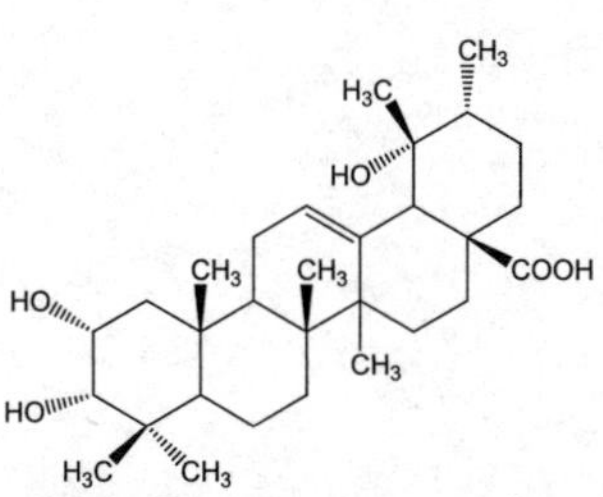

$C_{30}H_{48}O_5$ (488.7)
euscaphic acid
蔷薇酸

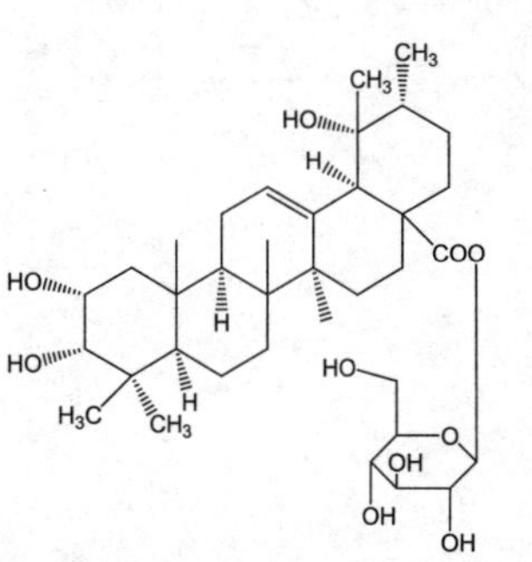

$C_{36}H_{58}O_{10}$ (650.8)
euscaphic acid-β-D-glucopyranosyl ester
野鸦椿酸 -β-D- 葡萄糖酯苷

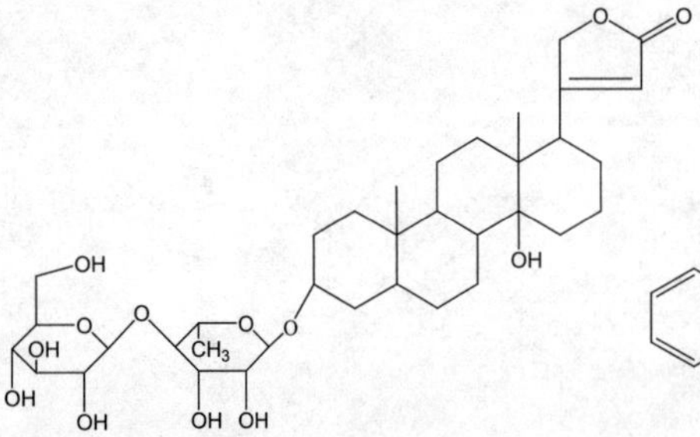

C$_{35}$H$_{54}$O$_{13}$ (682.8)
evobioside
卫矛双糖苷

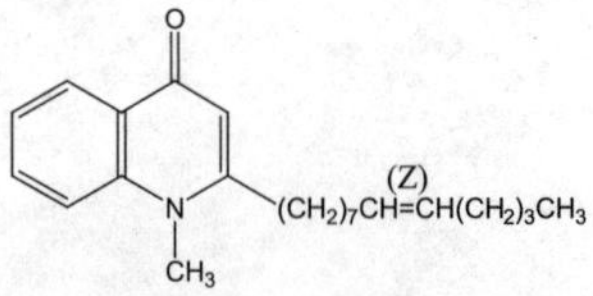

C$_{23}$H$_{33}$NO (339.5)
evocarpine
吴茱萸卡品碱

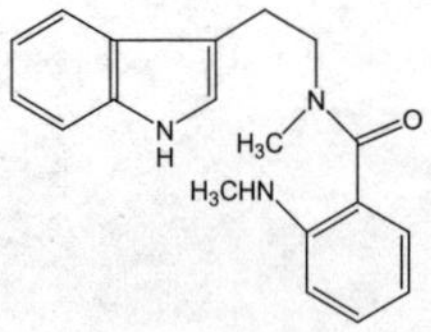

C$_{19}$H$_{17}$N$_3$O (303.4)
evodiamide
吴茱萸酰胺

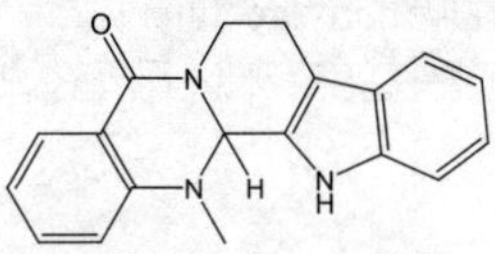

C$_{19}$H$_{17}$N$_3$O (303.4)
evodiamine
吴茱萸碱

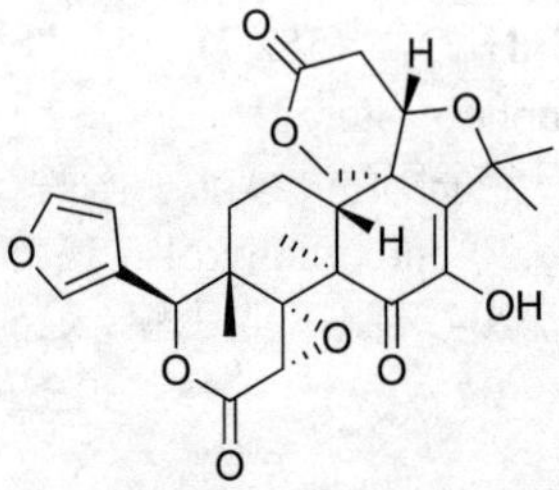

C$_{26}$H$_{28}$O$_9$ (484.5)
evodol
吴茱萸内酯醇

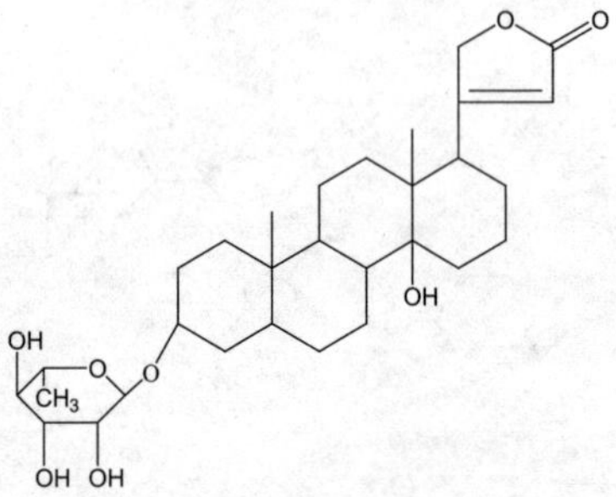

C$_{29}$H$_{44}$O$_8$ (520.7)
evomonoside
卫矛单糖苷

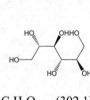

C$_6$H$_6$O$_{14}$ (302.1)
evonymitol
卫矛醇

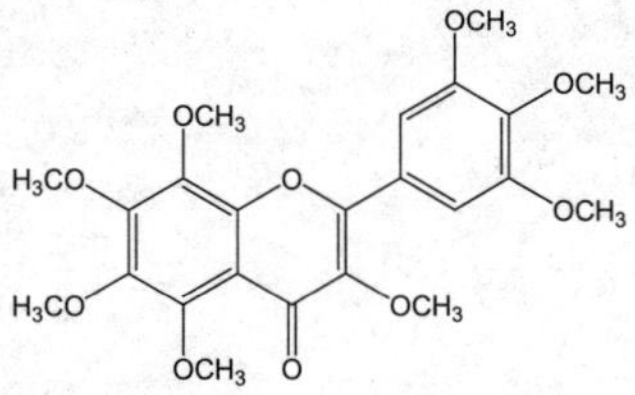

C$_{23}$H$_{26}$O$_{10}$ (462.5)
exoticin
月橘素，八甲氧基黄酮

F 部

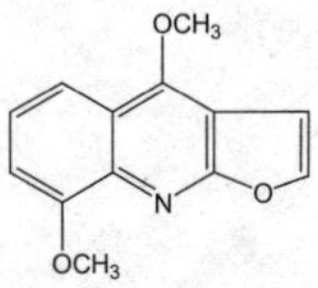

$C_{13}H_{11}NO_3$ (229.2)
γ-fagarine
γ- 崖椒碱

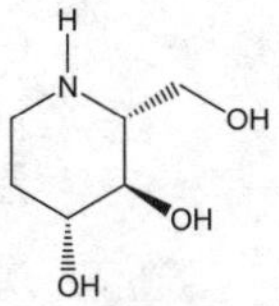

$C_6H_{13}NO_3$ (147.2)
fagomine

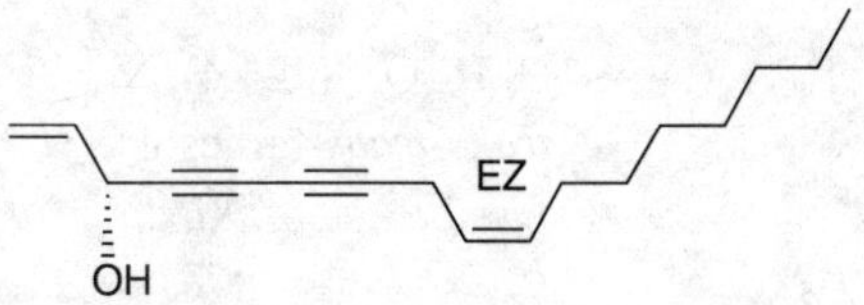

$C_{17}H_{24}O$ (244.4)
falcarinol
镰叶芹醇

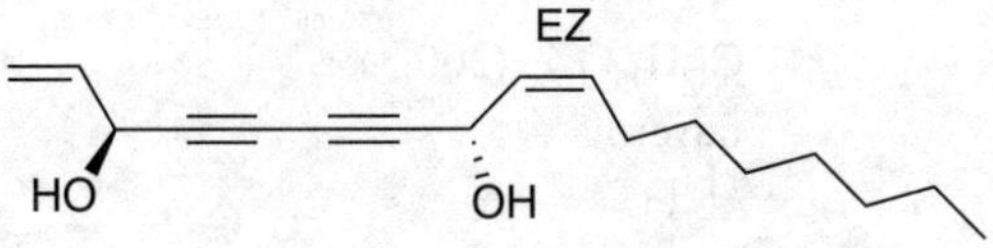

$C_{17}H_{24}O_2$ (260.4)
falcarindiol
镰叶芹二醇

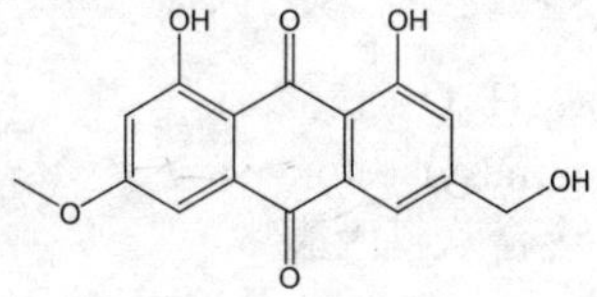

$C_{16}H_{12}O_6$ (300.3)
fallacinol
拟石黄衣醇，迷人醇

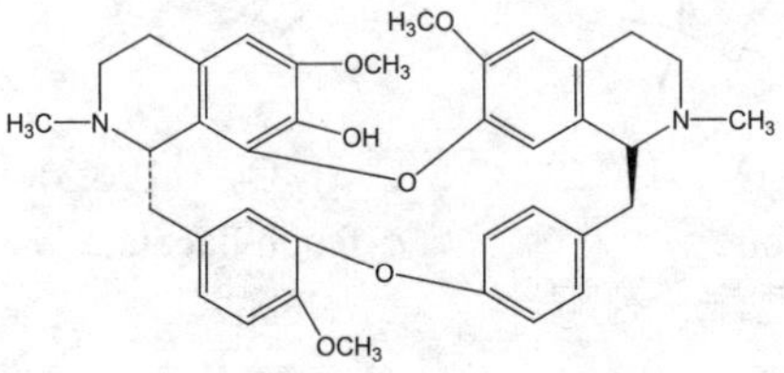

$C_{37}H_{40}N_2O_6$ (608.7)
fangchinoline
去甲基粉防己碱

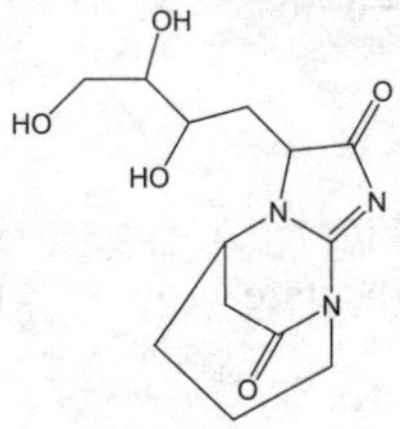

$C_{13}H_{19}N_3O_5$ (297.3)
fangfengalpyrimidine
防风嘧啶

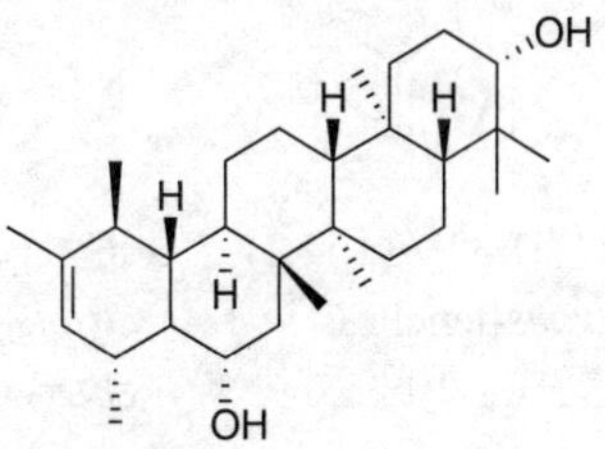

$C_{30}H_{50}O_2$ (442.7)
faradiol
款冬二醇

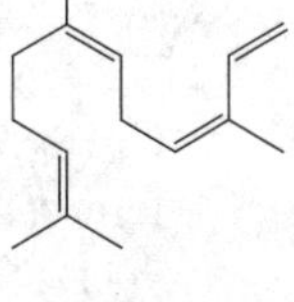

$C_{15}H_{24}$ (204.4)
α-farnesene
α- 金合欢烯

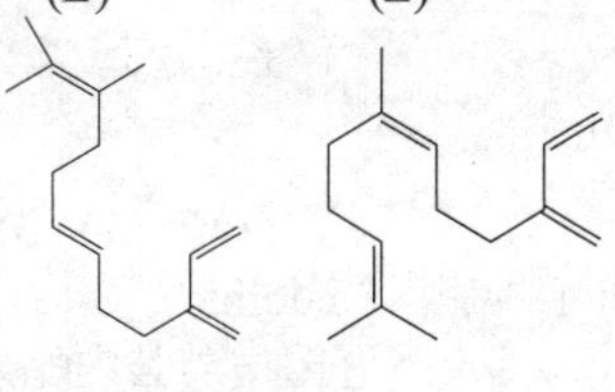

(*E*)   (*Z*)

$C_{15}H_{24}$ (204.4)
β-farnesene
β- 金合欢烯

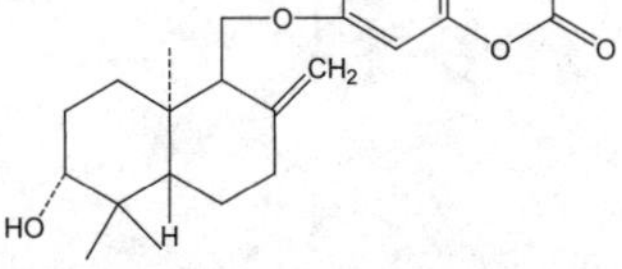

$C_{24}H_{30}O_4$ (382.5)
farnesiferol A
法尼斯泚醇 A

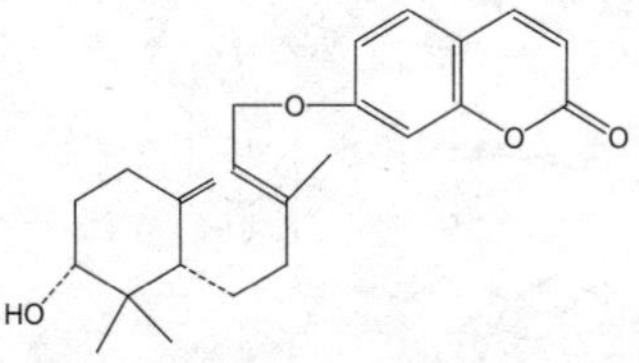

$C_{24}H_{30}O_4$ (382.5)
farnesiferol B
法尼斯泚醇 B

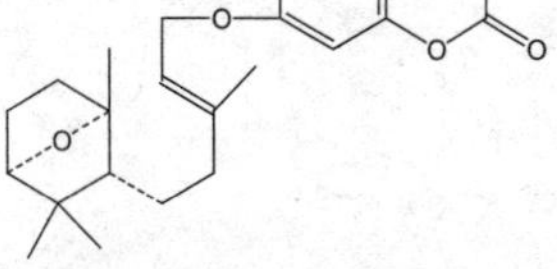

$C_{24}H_{30}O_4$ (382.5)
farnesiferol C
法尼斯泚醇 C

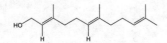

C₁₅H₂₈O (224.4)
trans-trans-farnesol
反 - 反 - 金合欢醇

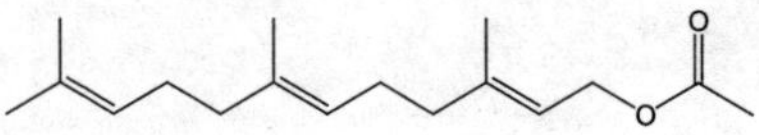

C₁₇H₂₈O₂ (264.4)
farnesyl acetate
醋酸法呢基酯

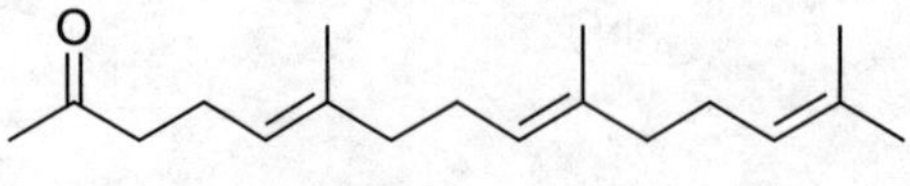

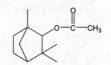

C₁₈H₃₀O (262.4)
farnesylacetone
金合欢基丙酮

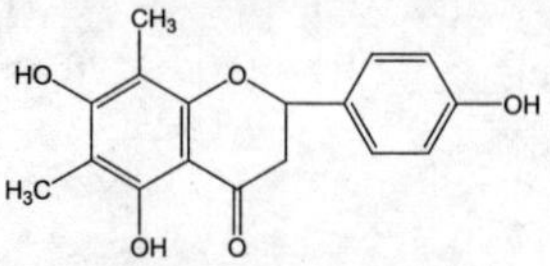

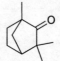

C₁₇H₁₆O₅ (300.3)
farrerol
杜鹃素

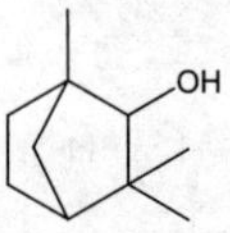

C₁₀H₁₈O (154.2)
trans-fenchol
反式 - 小茴香醇

C₁₂H₂₀O₂ (196.3)
trans-fenchol-acetate
反式 - 小茴香醇乙酸酯

C₁₀H₁₆O (152.2)
fenchone
小茴香酮，莽酮

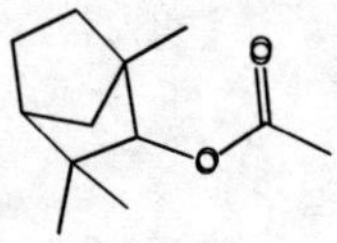

C₁₂H₂₀O₂ (196.3)
α-fenchylacetate
莽酮乙酸盐

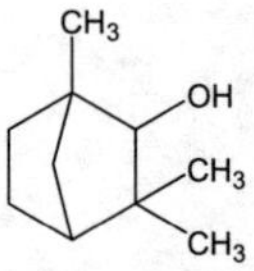

C₁₀H₁₈O (154.3)
fenchyl alcohol
小茴香醇

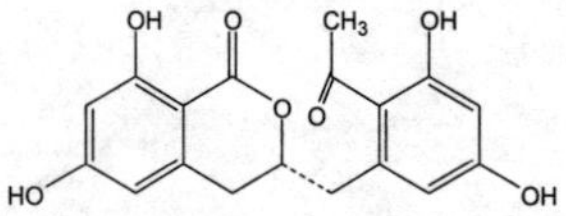

C₁₈H₁₆O₇ (344.3)
feralolide
好望角芦荟内酯

C₃₀H₅₀ (410.7)
fern-7-ene
7- 羊齿烯

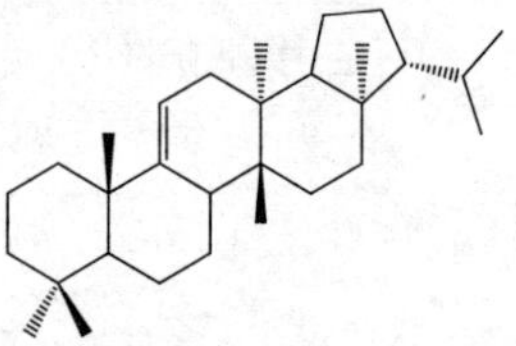

C₃₀H₅₀ (410.7)
fern-9(11)ene
9(11) 羊齿烯

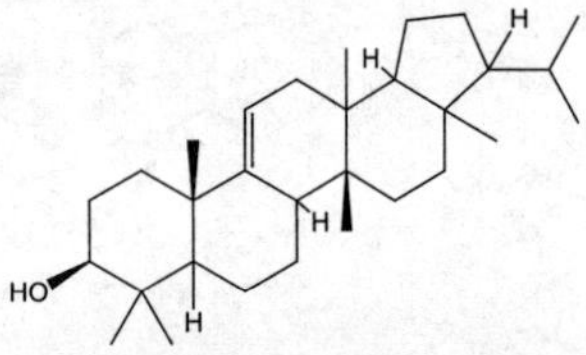

C₃₀H₅₀O (426.7)
fernenol
羊齿烯醇

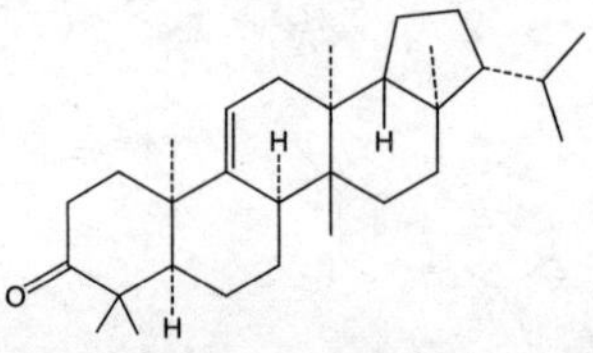

C₃₀H₄₈O (424.7)
fernenone
羊齿烯酮

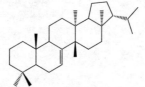

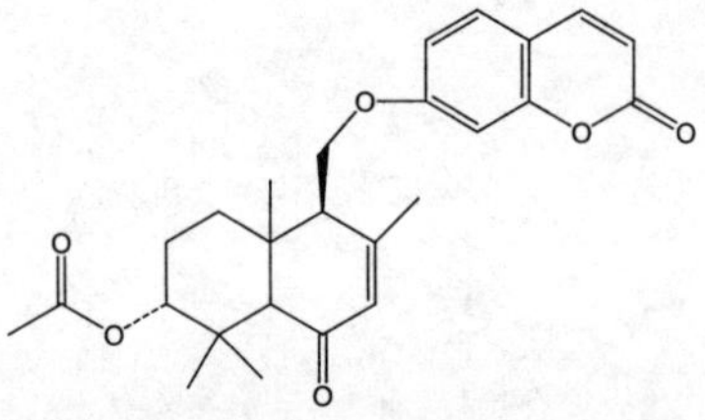

C₂₆H₃₀O₆ (438.5)
ferocolicin
圆锥茎阿魏星

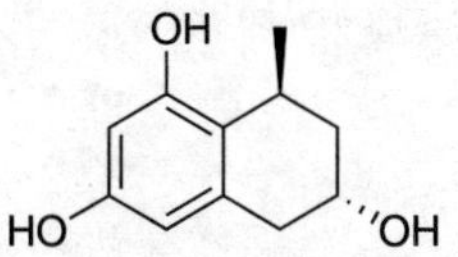

$C_{11}H_{14}O_3$　(194.2)
feroxidin
好望角芦荟苷元

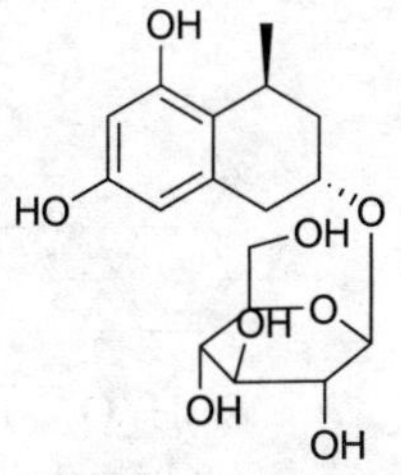

$C_{17}H_{24}O_8$　(356.4)
feroxinA
好望角芦荟苷 A

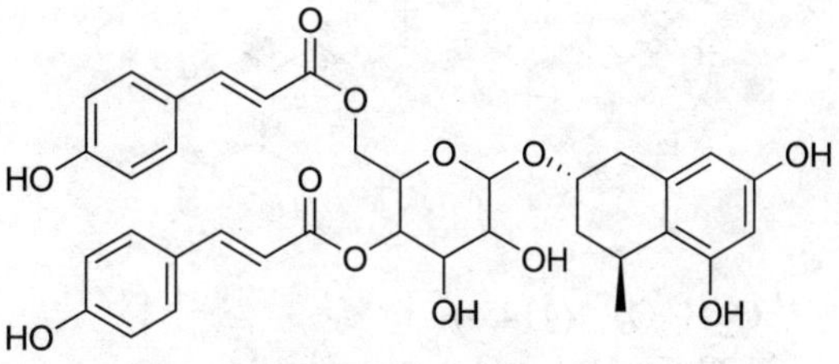

$C_{37}H_{40}O_{12}$　(676.7)
feroxin B
好望角芦荟苷 B

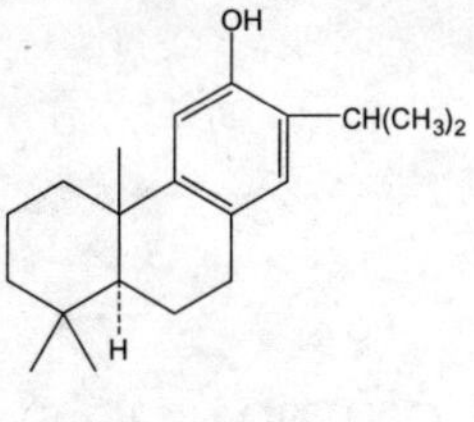

$C_{20}H_{30}O$　(286.5)
ferruginol
弥罗松酚

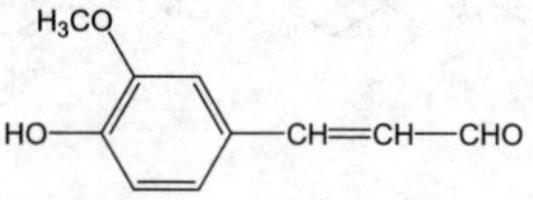

$C_{10}H_{10}O_3$　(178.2)
ferulaldehyde
阿魏醛

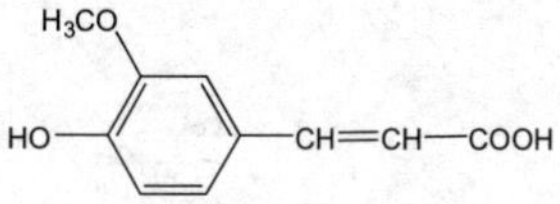

$C_{10}H_{10}O_4$　(194.2)
ferulic acid
阿魏酸

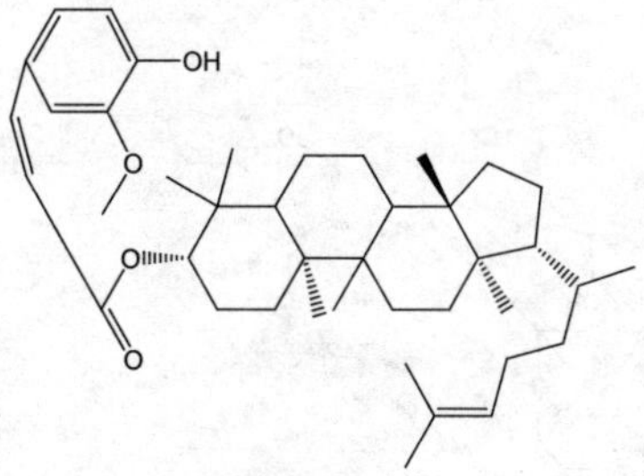

$C_{38}H_{56}O_4$　(576.9)
ferulic acid ester
阿魏酸酯

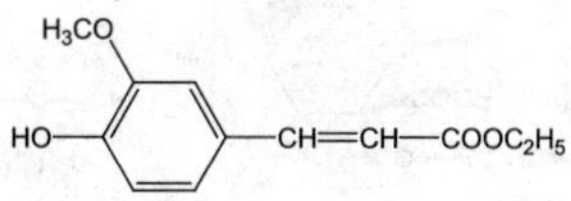

$C_{12}H_{14}O_4$　(222.2)
ferulic acid ethyl ester
阿魏酸乙酯

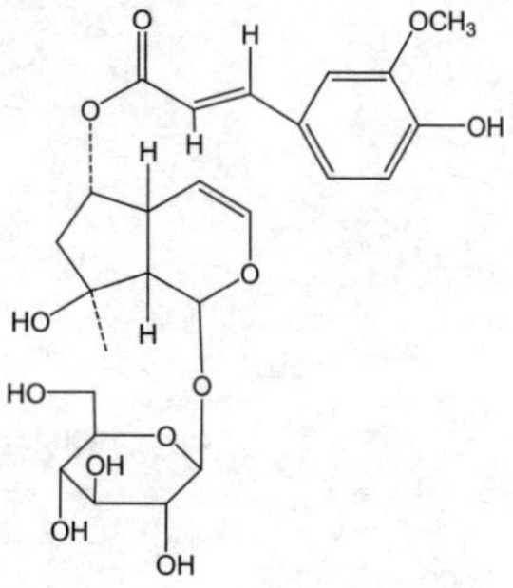

$C_{25}H_{32}O_{12}$　(524.5)
6-*O-E*-feruloyl ajugol
6-*O-E*- 阿魏酰基筋骨草醇

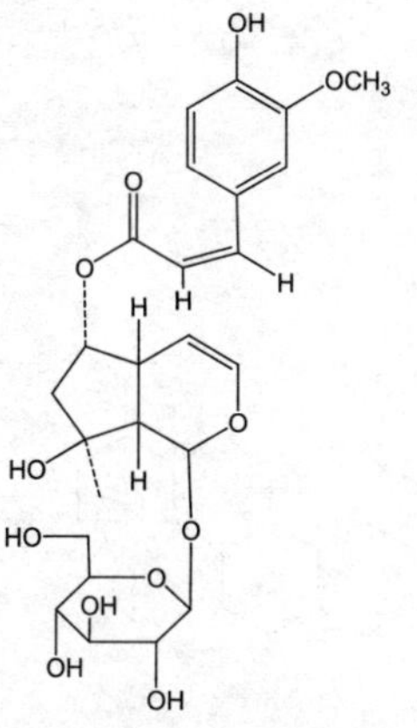

$C_{25}H_{32}O_{12}$　(524.5)
6-*O-Z*-feruloyl ajugol
6-*O-Z*- 阿魏酰基筋骨草醇

cis-:

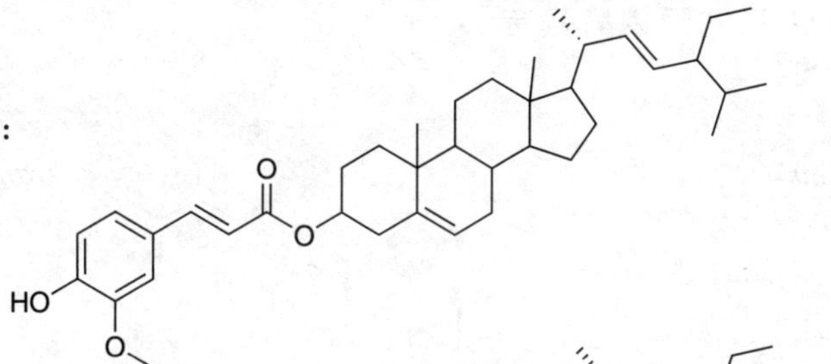

trans-:

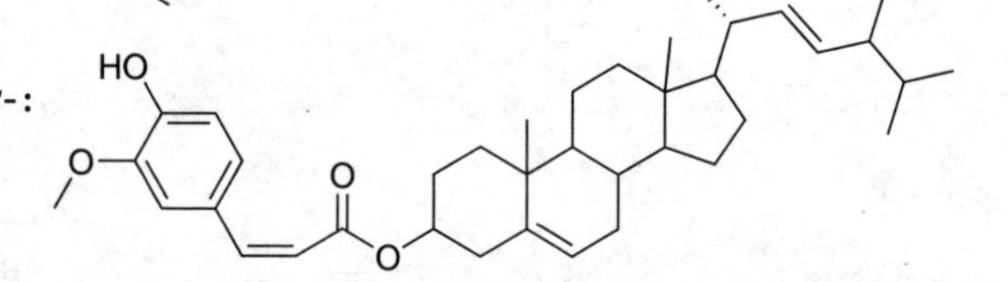

$C_{38}H_{58}O_4$　(578.9)
cis-、*trans*-feruloylcampesterol
顺 -、反 - 阿魏酰菜油甾醇

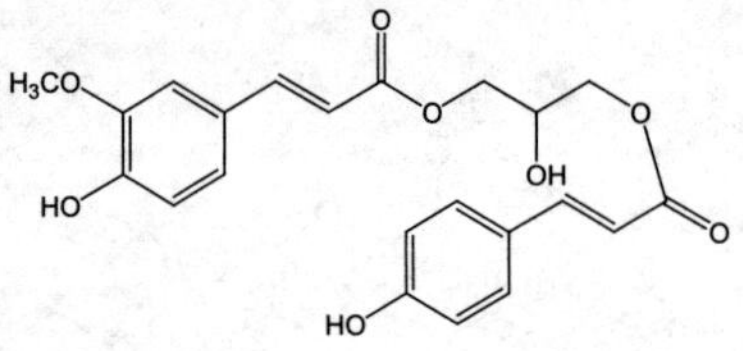

$C_{22}H_{22}O_8$　(414.4)
1-*O*-feruloyl-3-*O*-*p*-coumaroylglycerol
1-*O*- 阿魏酰 -3-*O*-*p*- 香豆酰基甘油

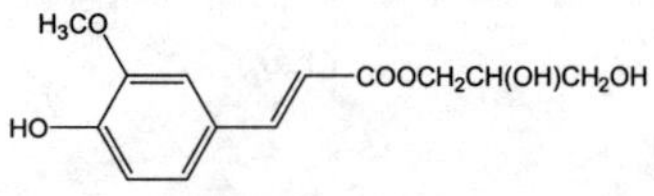

$C_{22}H_{22}O_8$　(414.4)
1-*O*-feruloylglycerol
1-*O*- 阿魏酰甘油

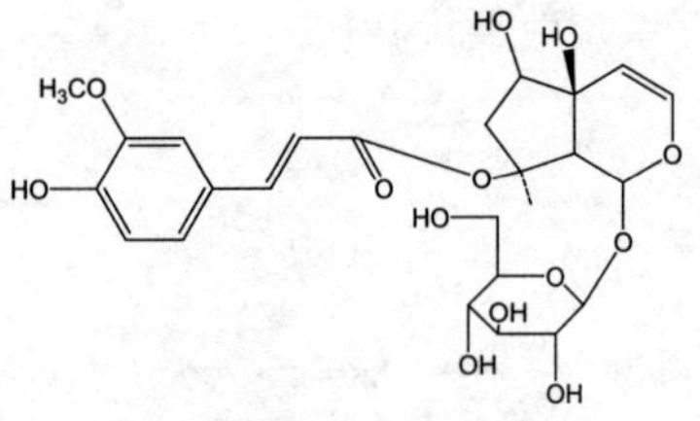

$C_{25}H_{32}O_{13}$　(540.5)
8-*O*-feruloyharpagide
8-*O*- 阿魏酰基哈帕苷

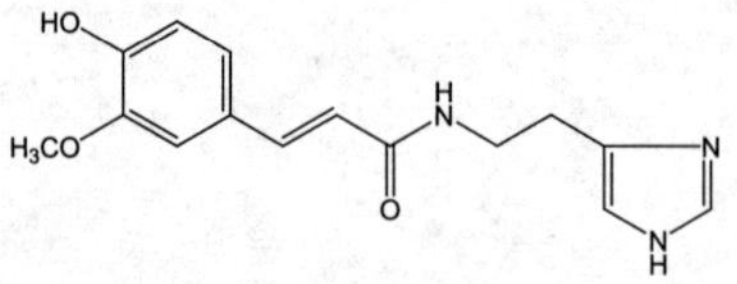

$C_{15}H_{11}N_3O_3$　(281.3)
feruloylhistamine
阿魏酰组胺

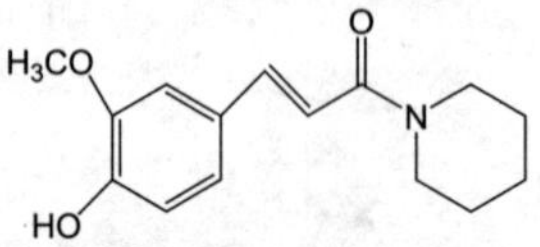

$C_{15}H_{19}NO_3$　(261.3)
N-trans-feruloylpiperidine
N- 反式阿魏酰哌啶

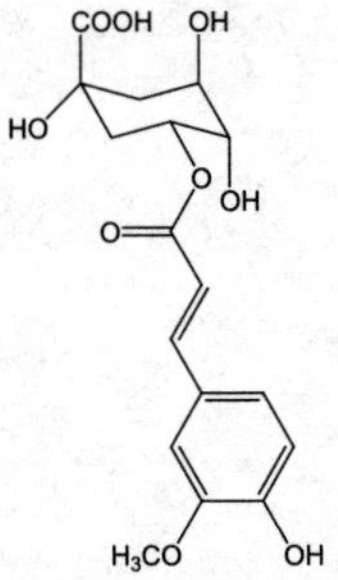

$C_{17}H_{20}O_9$　(368.3)
3-*O*-*trans*-feruloylquinic
acid
3-*O*- 反式阿魏酰基奎
宁酸

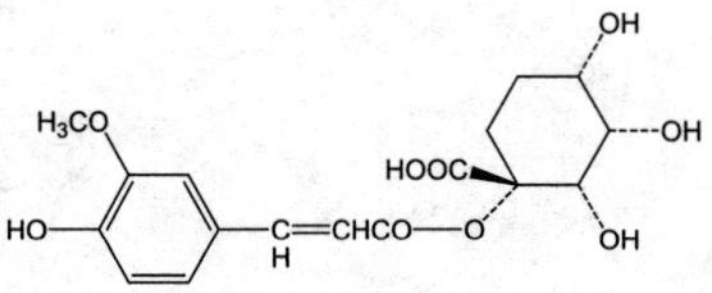

$C_{17}H_{20}O_9$　(368.3)
5′-feruloylquinic acid
5′- 阿魏酰奎宁酸

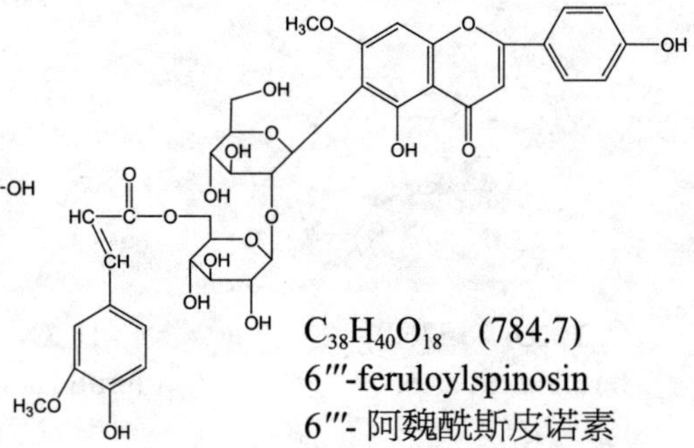

$C_{38}H_{40}O_{18}$　(784.7)
6‴-feruloylspinosin
6‴- 阿魏酰斯皮诺素

cis-:

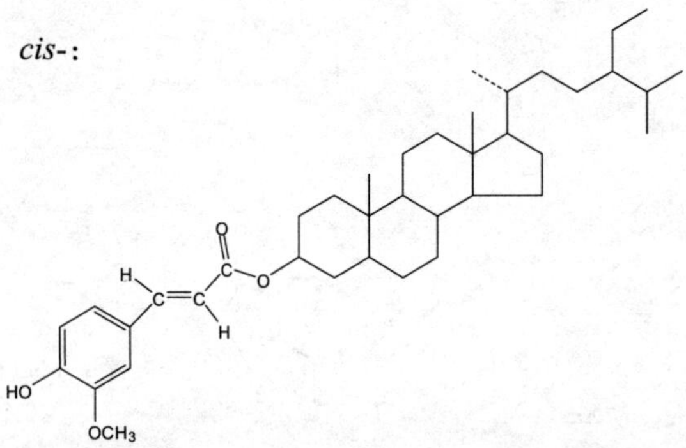

trans-:

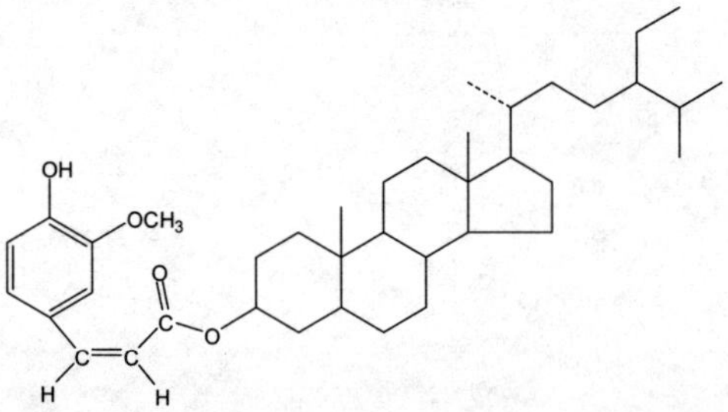

$C_{39}H_{60}O_4$　(592.9)
cis-、*trans*-feruloylstigmasterol
顺 -、反 - 阿魏酰豆甾醇

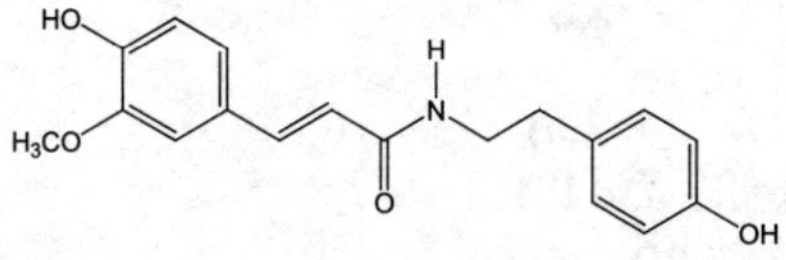

C$_{18}$H$_{19}$NO$_4$ (313.4)
N-trans-feruloyltyramine
N- 反 - 阿魏酰酪胺 , 穆坪马兜铃酰胺

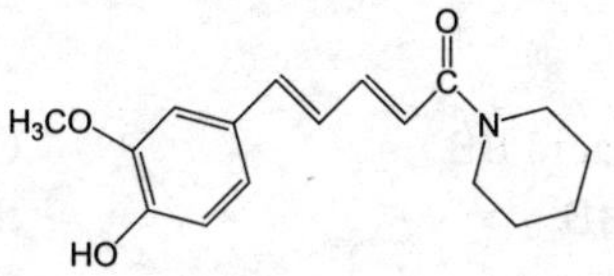

C$_{17}$H$_{21}$NO$_3$ (287.4)
feruperine
类阿魏酰哌啶

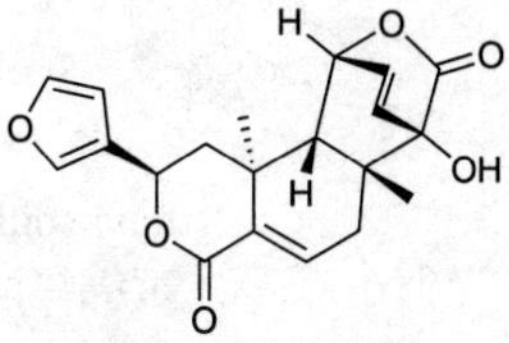

C$_{20}$H$_{20}$O$_6$ (356.4)
fibleucin
去氧黄藤苦素

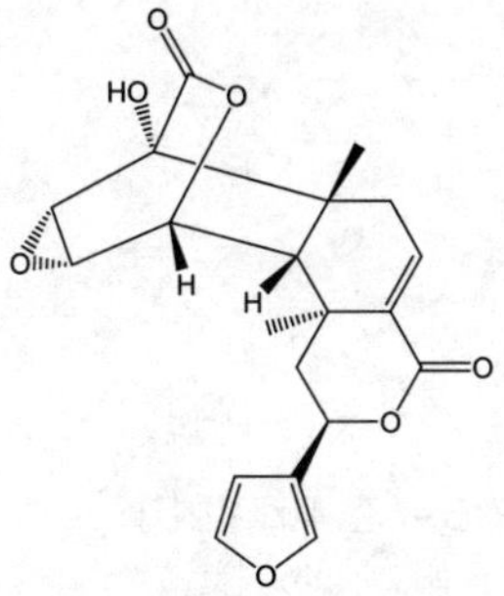

C$_{20}$H$_{20}$O$_7$ (372.4)
fibralactone
黄藤内酯

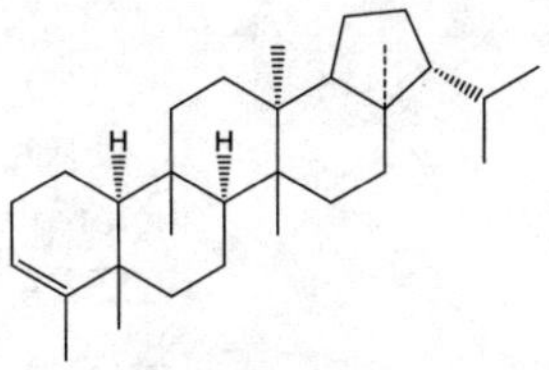

C$_{30}$H$_{50}$ (410.7)
filic-3-ene
3- 雁齿烯

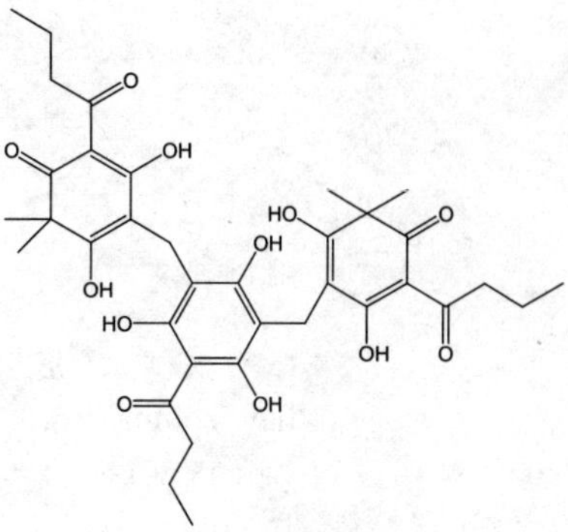

C$_{36}$H$_{44}$O$_{12}$ (668.7)
filixic acid BBB
绵马酸 BBB

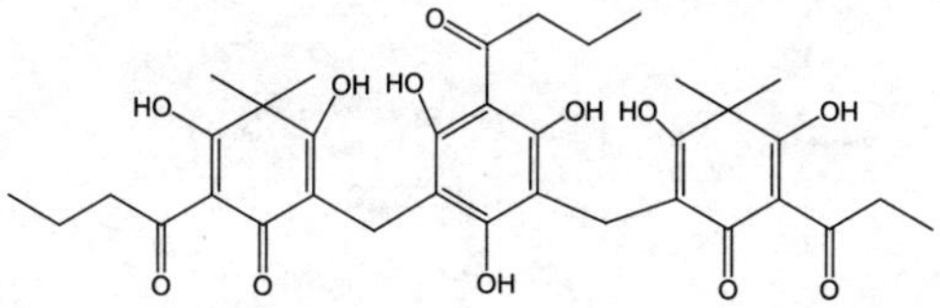

C$_{35}$H$_{42}$O$_{12}$ (654.7)
filixic acid PBB
绵马酸 PBB

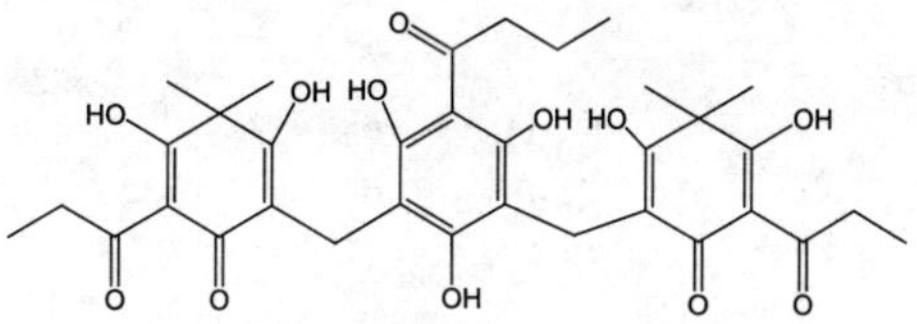

C$_{34}$H$_{40}$O$_{12}$ (640.7)
filixic acid PBP
绵马酸 PBP

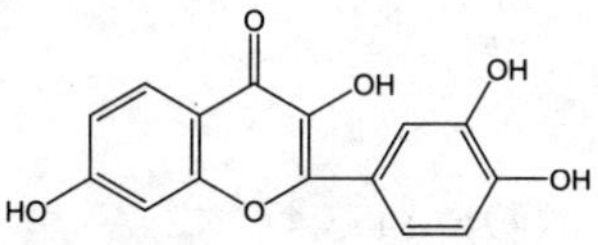

C$_{15}$H$_{10}$O$_6$ (286.2)
fisetin
非瑟素

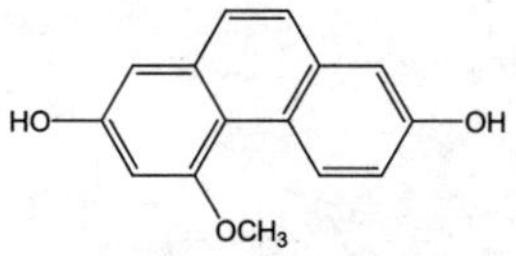

C$_{15}$H$_{12}$O$_3$ (240.3)
flavanthrinin
4- 甲氧基菲 -2,7- 二醇

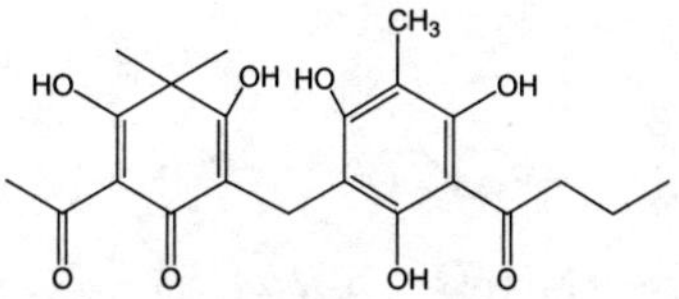

C$_{22}$H$_{26}$O$_8$ (418.4)
flavaspidic acid AB
黄绵马酸 AB

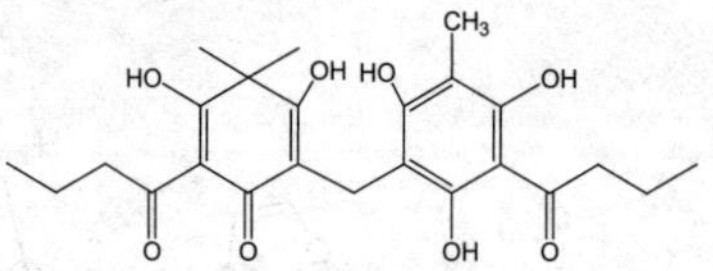

flavaspidic acid BB
黄绵马酸 BB

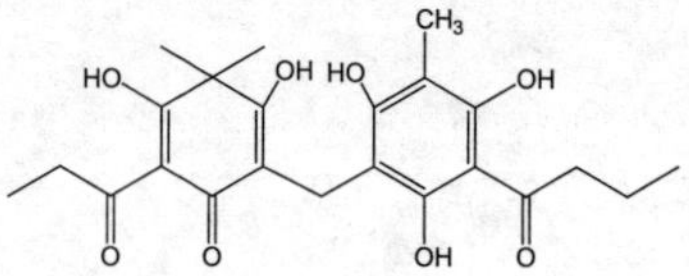

$C_{23}H_{28}O_8$ (432.5)
flavaspidic acid PB
黄绵马酸 PB

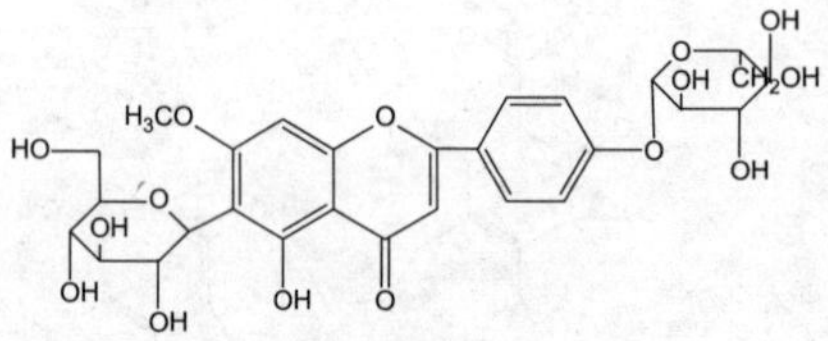

$C_{28}H_{32}O_{15}$ (608.5)
flavocommelin
鸭跖黄酮苷

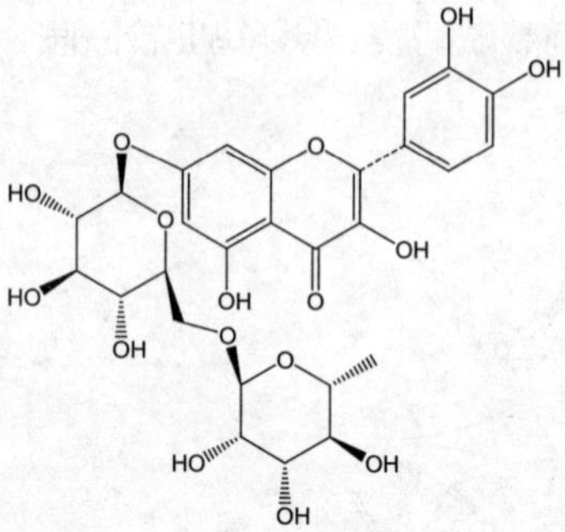

$C_{27}H_{30}O_{16}$ (610.5)
flavor-platycoside
(2R,3R)- 黄杉素 7-O-α-L- 吡喃鼠李
糖基 -(1 → 6)-β-D- 吡喃葡萄糖苷

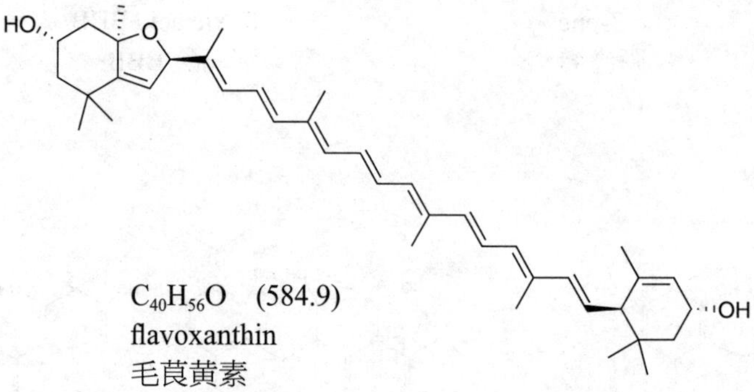

$C_{40}H_{56}O$ (584.9)
flavoxanthin
毛茛黄素

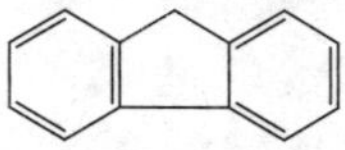

$C_{13}H_{10}$ (166.2)
fluorene
芴

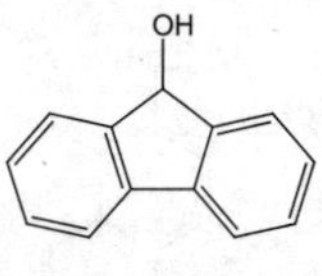

$C_{13}H_{10}O$ (182.2)
9-fluorenol
9- 芴醇

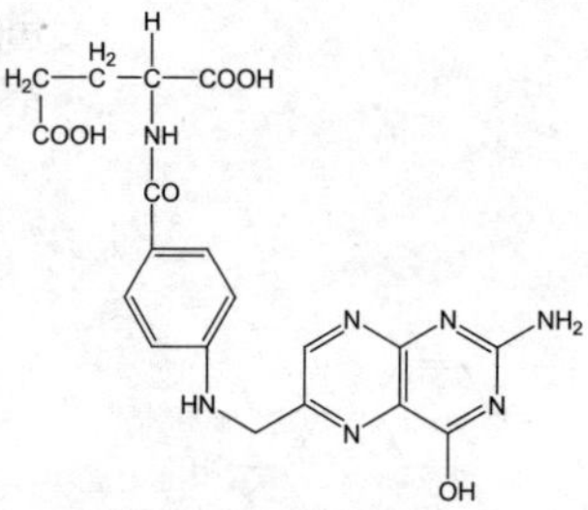

$C_{19}H_{19}N_7O_6$ (441.4)
folic acid
叶酸

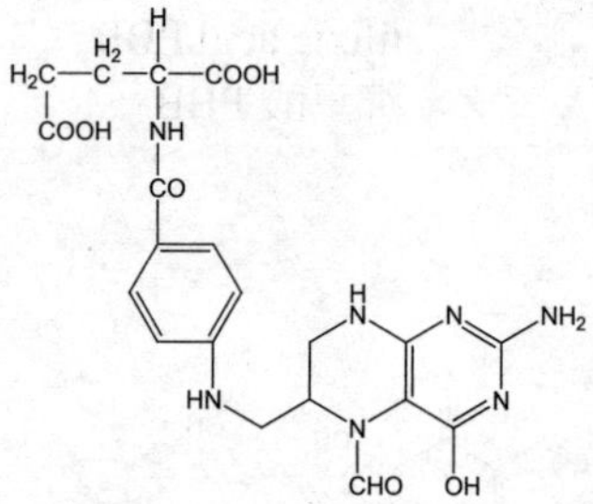

$C_{20}H_{23}N_7O_7$ (473.4)
folinic acid
亚叶酸

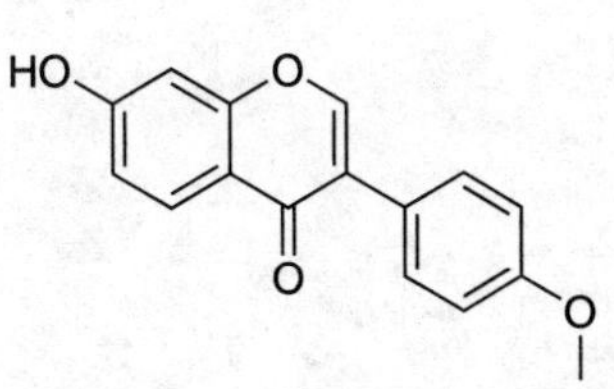

$C_{16}H_{12}O_4$ (268.3)
formonone
刺芒柄花素
formonetin, formononetin
芒柄花素

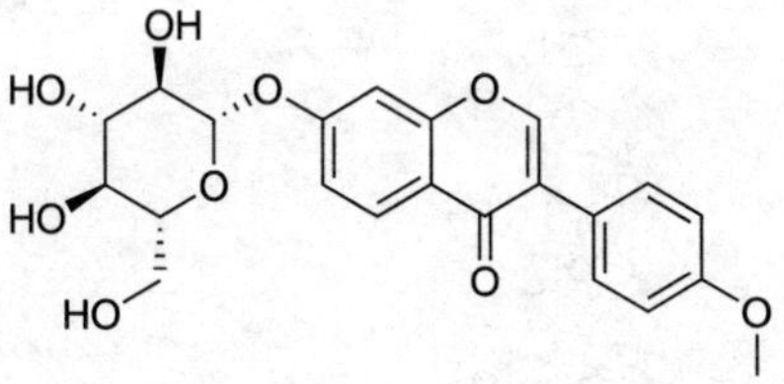

$C_{22}H_{22}O_9$ (430.4)
formononetin-7-glucoside
刺芒柄花素 -7- 葡萄糖苷

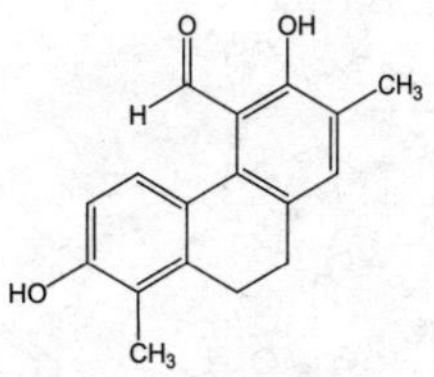

$C_{17}H_{16}O_3$ (268.3)
5-formyl-2,6-dihydroxy-
1,7-dimethyl-9,10-
dihydrophenanthrene
5- 甲酰基 -2,6- 二羟基 -
1,7- 二甲基 9,10- 二氢菲

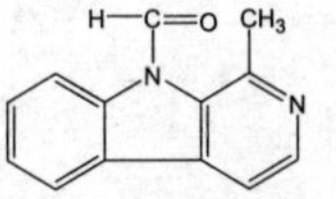

$C_{13}H_{10}N_2O$ (210.2)
N-9-formyl harman
N-9- 甲酰哈尔满

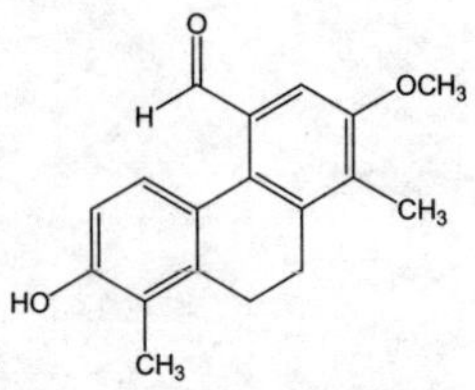

$C_{18}H_{18}O_3$ (282.3)
5-formyl-2-hydroxy-1,8-dimethyl-7-methoxy-9,
10-dihydrophenanthrene
5- 甲酰基 -2- 羟基 -1,8- 二甲基 -7- 甲氧基 -9,10- 二氢菲

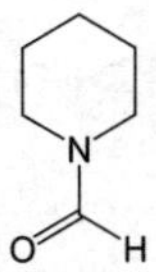

$C_6H_{11}NO$ (113.2)
N-formylpiperidine
N- 甲酰哌啶

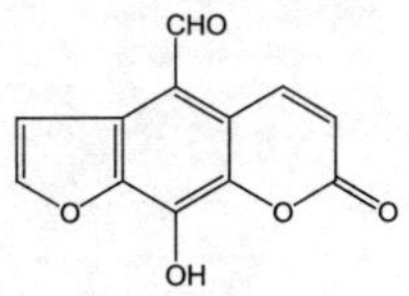

$C_{12}H_6O_5$ (230.2)
5-formylxanthotoxol
5- 醛基花椒毒酚

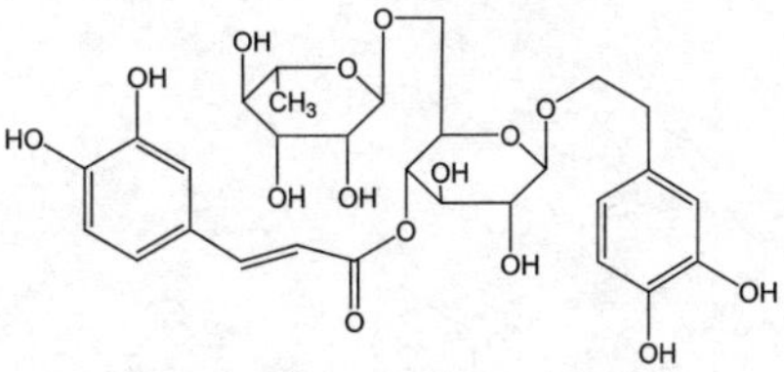

$C_{29}H_{36}O_{15}$ (624.6)
forsythiaside
连翘酯苷

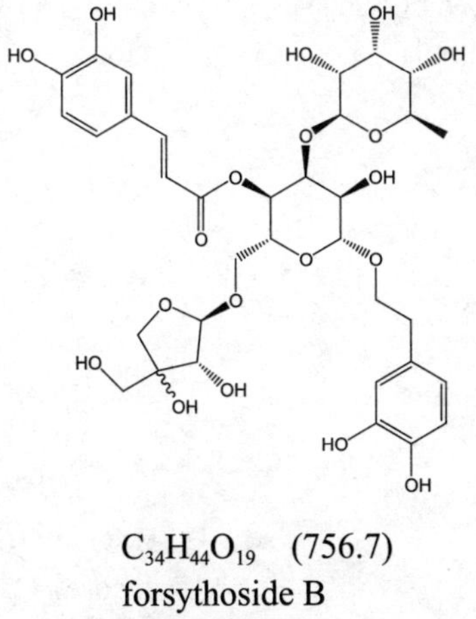

$C_{34}H_{44}O_{19}$ (756.7)
forsythoside B
连翘酯苷 B

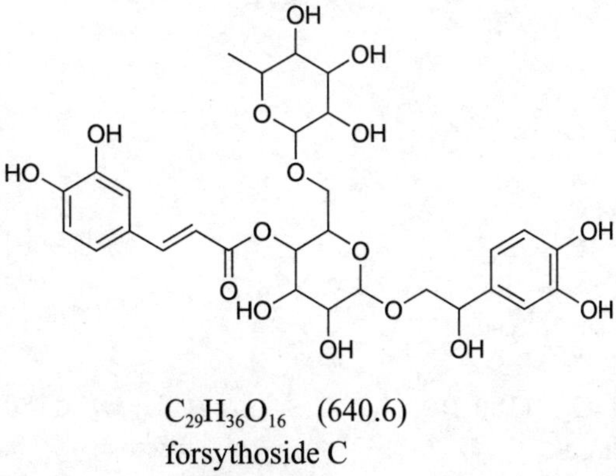

$C_{29}H_{36}O_{16}$ (640.6)
forsythoside C
连翘脂苷 C

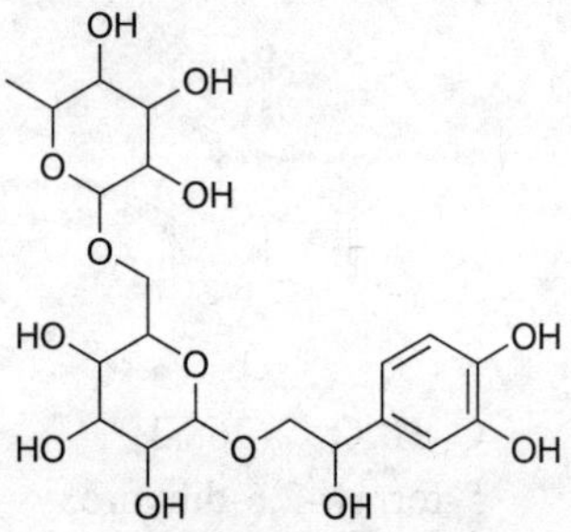

$C_{20}H_{30}O_{13}$ (478.4)
forsythoside D
连翘脂苷 D

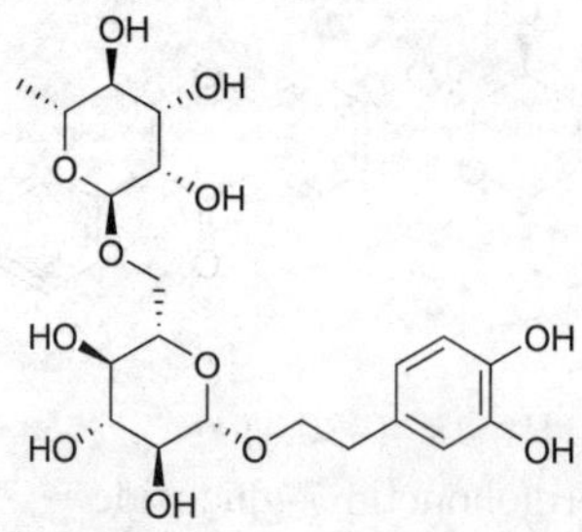

$C_{20}H_{30}O_{11}$ (446.4)
forsythoside E
连翘脂苷 E

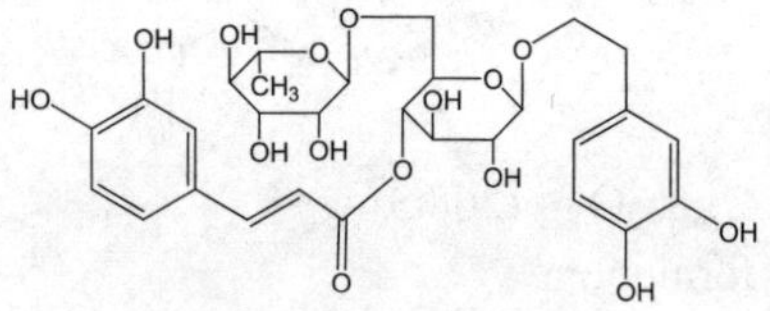

$C_{29}H_{36}O_{14}$ (608.6)
forsytiadide
连翘苷

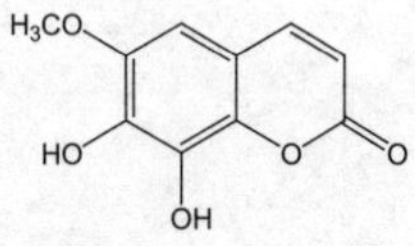

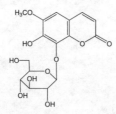

$C_{10}H_8O_5$ (208.2)
fraxetin
白蜡素，秦皮素

$C_{16}H_{18}O_{10}$ (370.3)
fraxin
秦皮苷

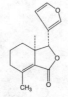

$C_{14}H_{16}O_3$ (232.3)
fraxinellone
秦皮酮

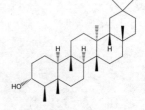

$C_{30}H_{52}O$ (428.7)
friedelan-3β-ol
表无羁萜醇

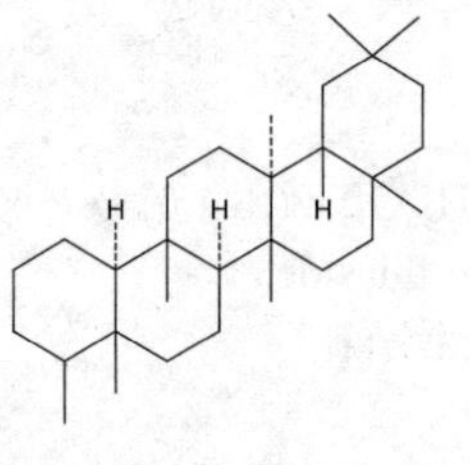

$C_{30}H_{52}$ (412.7)
friedelane
木栓烷

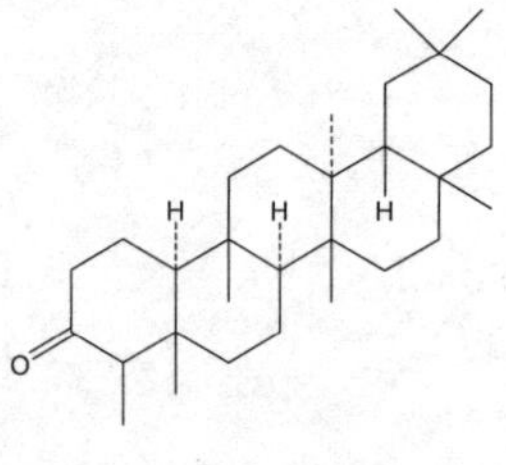

$C_{30}H_{50}O$ (426.7)
friedelin
木栓酮

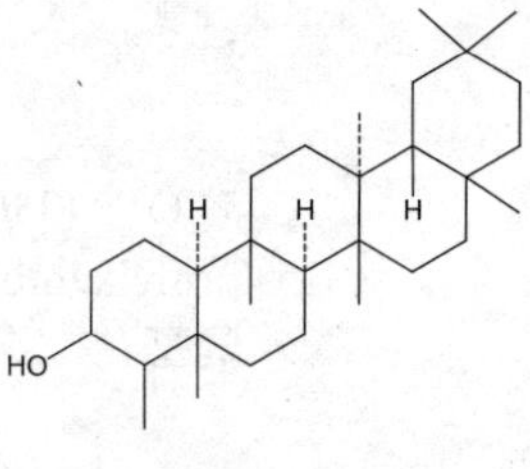

$C_{30}H_{52}O$ (428.7)
friedelinol
木栓醇

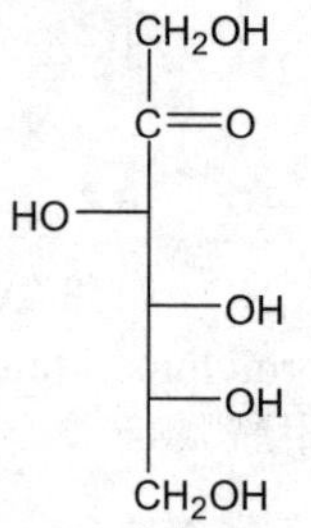

$C_6H_{12}O_6$ (180.2)
fructose
果糖 (开链式)

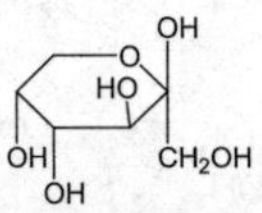

$C_6H_{12}O_6$ (180.2)
fructose
果糖 [D- 型 (吡喃式)]

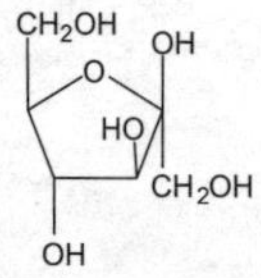

$C_6H_{12}O_6$ (180.2)
fructose
果糖 [D- 型 (呋喃式)]

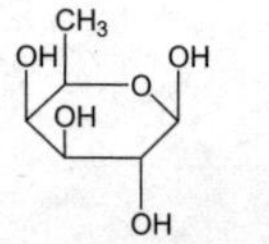

$C_6H_{12}O_5$ (164.2)
D-fucose
D- 岩藻糖

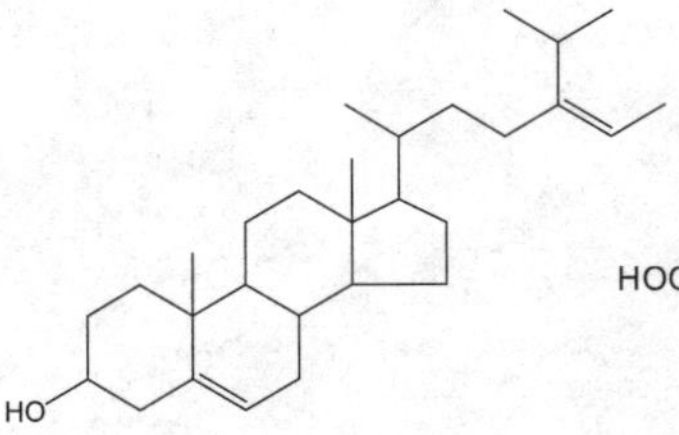

$C_{29}H_{48}O$　(412.7)
fucosterol
岩藻甾醇

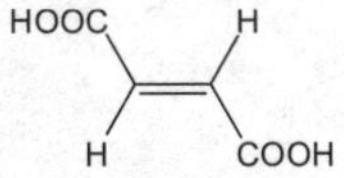

$C_4H_4O_4$　(116.1)
fumaric acid
延胡索酸

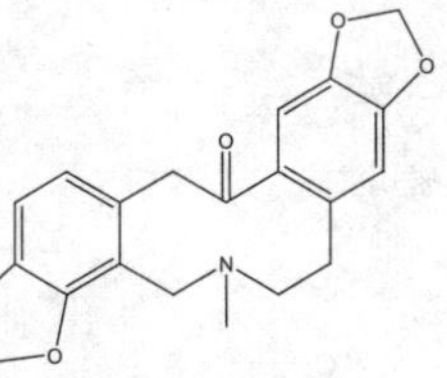

$C_{20}H_{19}NO_5$　(353.4)
d-fumarine
d- 紫堇碱

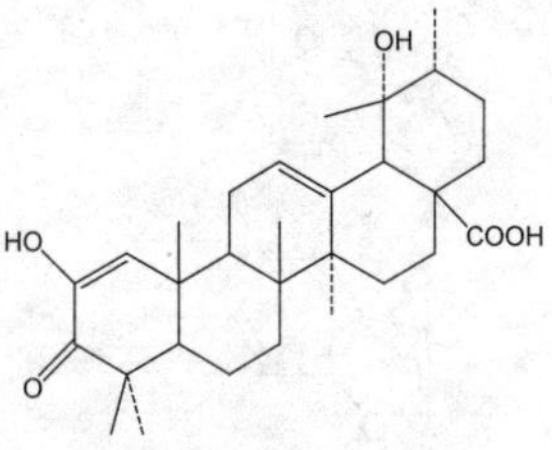

$C_{30}H_{44}O_5$　(484.7)
fupenzic acid
覆盆子酸

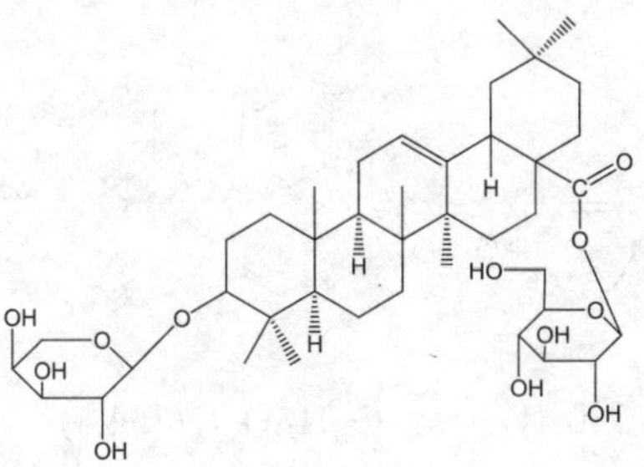

$C_{41}H_{66}O_{12}$　(751.0)
3-*O*-(α-furanarabinose)-oleanolic
acid-28-*O*-β-D-glucopyranoside
3-*O*-(α- 呋喃阿拉伯糖)- 齐墩
果酸 -28-*O*-β-D- 吡喃葡萄糖苷

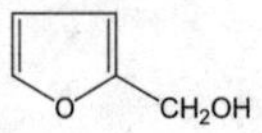

$C_5H_6O_2$　(98.1)
2-furancarbinol
2- 呋喃甲醇

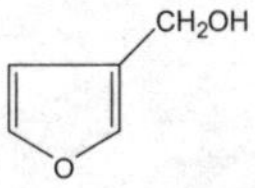

$C_5H_6O_2$　(98.1)
3-furancarbinol
3- 呋喃甲醇

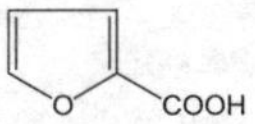

$C_5H_4O_3$　(112.1)
2-furancarboxylic acid
2- 呋喃甲酸

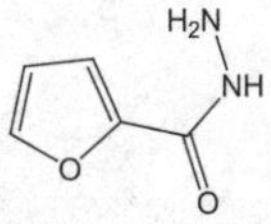

$C_5H_6N_2O_2$　(126.1)
2-furancarboxylic acid hydrazide
2- 糠酸酰肼

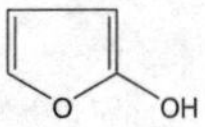

$C_5H_6O_2$　(98.1)
2-furanmethanol
2- 呋喃醇

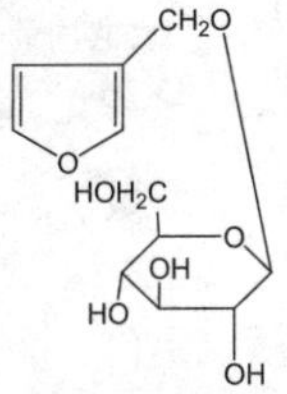

$C_{11}H_{16}O_7$　(260.2)
3-furanmethanol-β-D-hlucopyranoside
3- 呋喃甲醇 -β-D- 吡喃葡萄糖苷

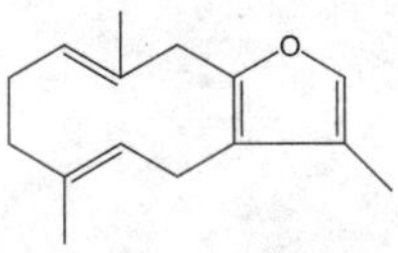

$C_{15}H_{20}O$　(216.3)
furanodiene
莪术呋喃二烯 , 蓬莪术环二烯

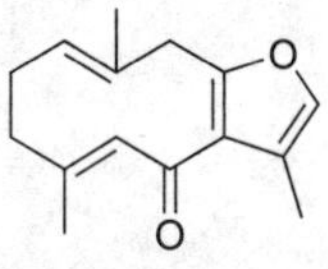

$C_{15}H_{18}O_2$　(230.3)
furanodienone
蓬莪术环二烯酮

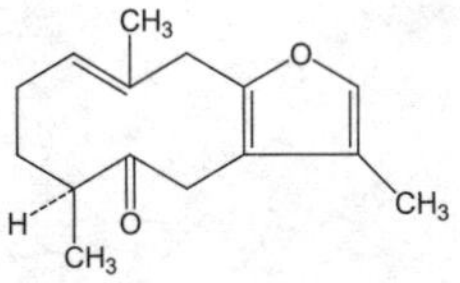

$C_{15}H_{20}O_2$　(232.3)
furanogermenone
呋喃大牻牛儿酮

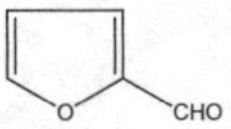

$C_5H_4O_2$　(96.1)
furfural，furaldehyde
糠醛

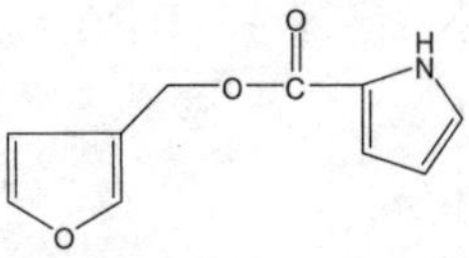

$C_{10}H_9NO_3$　(191.2)
3′-furfuryl pyrrole-2-car-boxylate
吡咯 -2- 羧酸 -3′- 呋喃甲醇酯

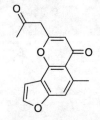

C$_{15}$H$_{12}$O$_4$　(256.3)
furoaloesone
呋喃芦荟松

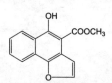

C$_{14}$H$_{10}$O$_4$　(242.2)
furomollugin
呋喃大叶茜草素

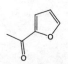

C$_6$H$_6$O$_2$　(110.1)
2-furylmethylketone
2- 呋喃甲基酮

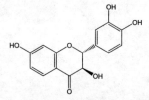

C$_{15}$H$_{12}$O$_6$　(288.3)
fustin
黄颜木素即 3,7,3,4,- 四
羟基双氢黄酮

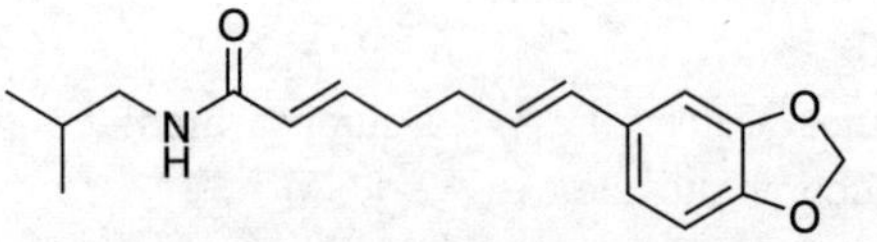

C$_{18}$H$_{23}$NO$_3$　(301.4)
futoamide
细叶青蒌藤酰胺

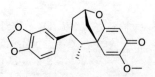

C$_{20}$H$_{20}$O$_5$　(340.4)
futoenone
细叶青蒌藤烯酮

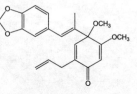

C$_{21}$H$_{22}$O$_5$　(354.4)
futoquinol
细叶青蒌藤醌醇

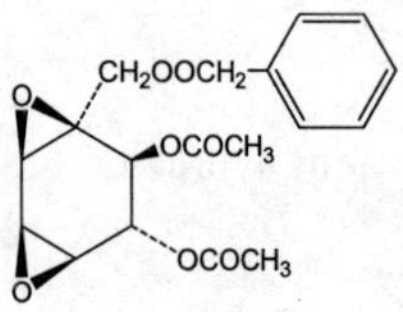

C$_{18}$H$_{18}$O$_8$　(362.3)
futoxide
细叶青蒌藤素

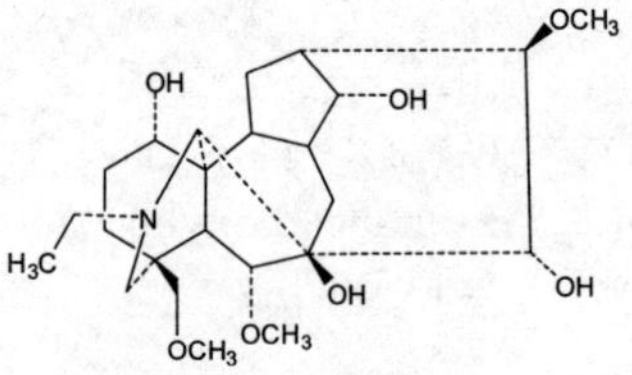

C$_{24}$H$_{39}$NO$_7$　(453.6)
fuziline
附子宁碱

G 部

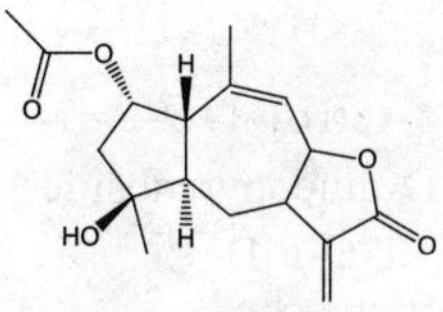

$C_{17}H_{22}O_5$ (306.4)
gaillardin
天人菊内酯

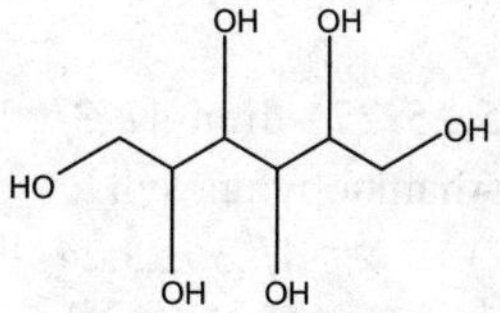

$C_6H_{14}O_6$ (182.2)
galactitol
半乳糖醇，卫矛醇

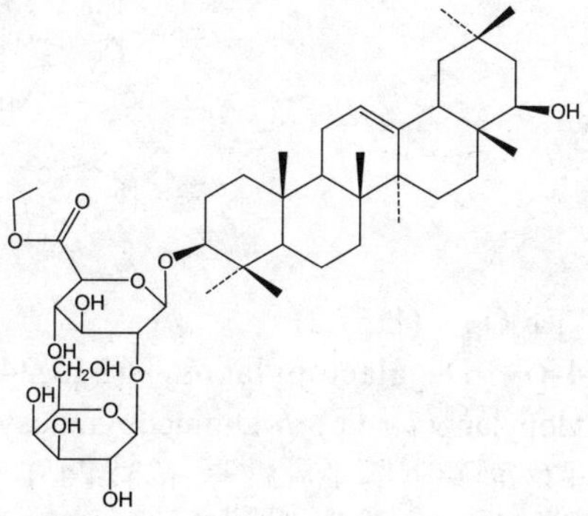

$C_{44}H_{72}O_{13}$ (809.0)
3-*O*-[*β*-D- galactopyranoside -(1 → 2)-*β*-D-glucopyranuronoyl]sophoradiol ethyl ester
3-*O*-[*β*-D- 半乳吡喃糖基 -(1 → 2)-*β*-D- 葡萄吡喃醛酸糖基] 槐二醇乙酯

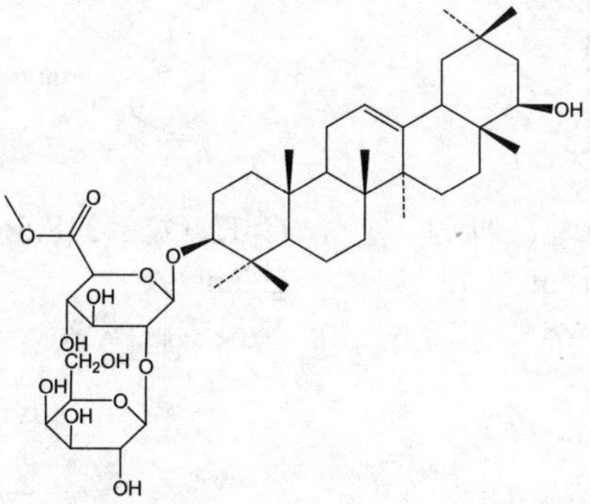

$C_{43}H_{70}O_{13}$ (795.0)
3-*O*-[*β*-D- galactopyranoside -(1 → 2)-*β*-D-glucopyranuronoyl]sophoradiol methyl ester
3-*O*-[*β*-D- 半乳吡喃糖基 -(1 → 2)-*β*-D- 葡萄吡喃醛酸糖基] 槐二醇甲酯

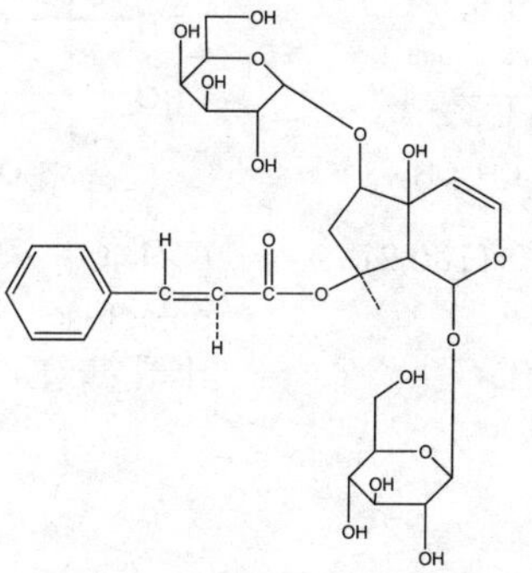

$C_3H_{40}O_{16}$ (656.6)
6-*O*-α-D-galactopyranosylharpagoside
6-*O*-α-D- 半乳糖基哈帕酯苷

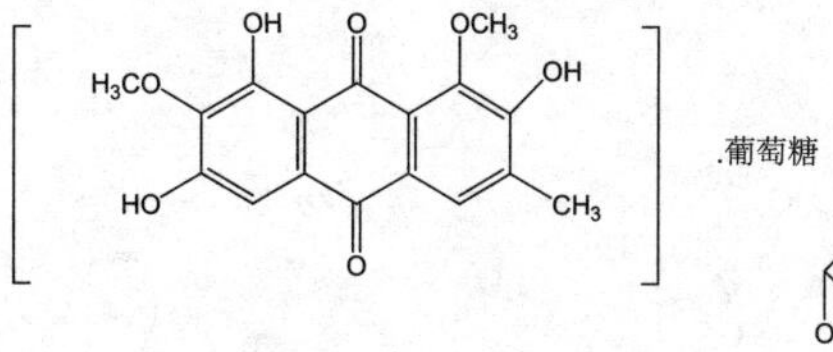

（糖的位置未定）

$C_{23}H_{24}O_{12}$ (492.4)
glucoaurantio-obtusin
葡萄糖基橙黄决明素

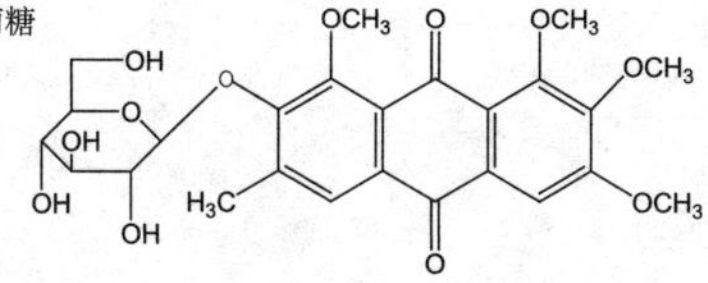

$C_{25}H_{28}O_{12}$ (520.5)
glucochrysoobtusin
葡萄糖基黄决明素

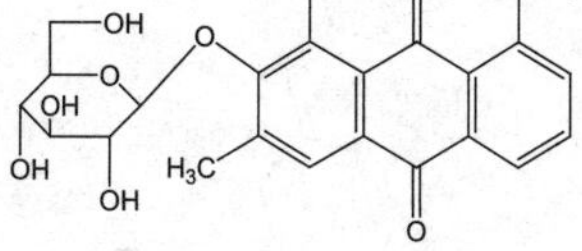

$C_{22}H_{22}O_{10}$ (446.4)
glucoobtusifolin
葡萄糖基美决明子素

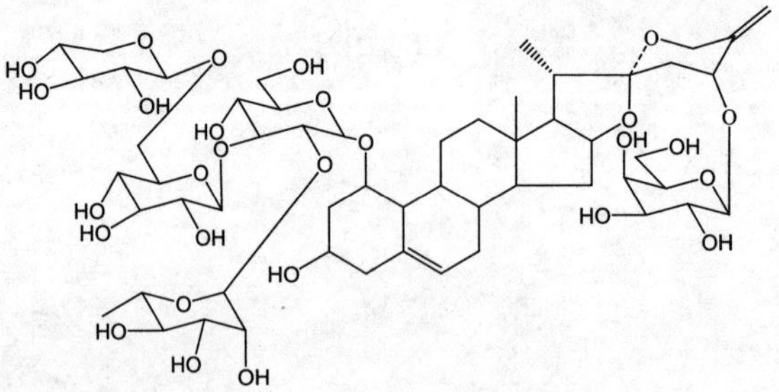

$C_{53}H_{82}O_{28}$ (1167.2)

24-O-β-D-galactopylanosyl-(23S,24S)-spirosta-5,25(27)-dien-1β,3β,23,24-tetrol-1-O-β-D-xylopylano(1 → 6)-β-D-glucopyranosyl(1 → 3)[α-L-rhamnopyranosyl(1 → 2)]-D-glucopyranoside

24-O-β-D- 吡喃半乳糖基 -(23S,24S)- 螺甾 -5,25(27)- 二烯 -1β,3β,23,24- 四醇 -1-O-β-D- 吡喃木糖基 (1 → 6)- β-D- 吡喃葡萄糖基 (1 → 3)[α-L- 吡喃鼠李糖基 (1 → 2)]-D- 吡喃葡萄糖苷

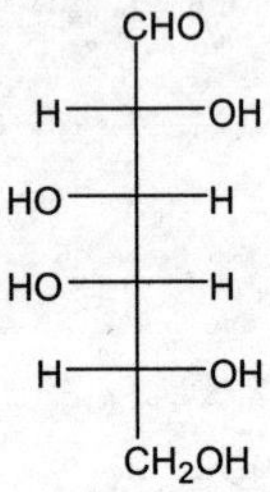

$C_6H_{12}O_6$ (180.2)
galactose
半乳糖 (D- 型)

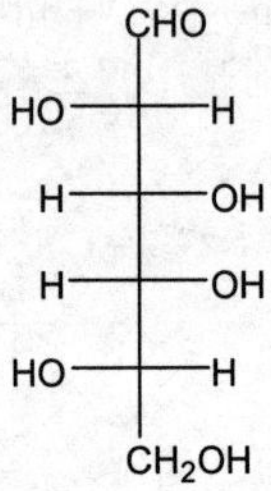

$C_6H_{12}O_6$ (180.2)
galactose
半乳糖 (L- 型)

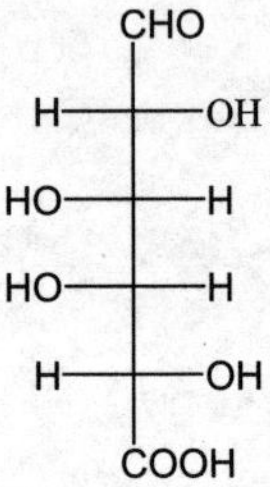

$C_6H_{10}O_7$ (194.1)
galacturonic acid
半乳糖醛酸

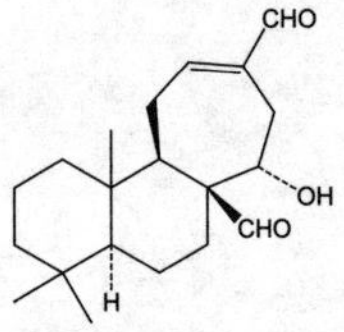

$C_{20}H_{30}O_3$ (318.5)
galanal A
高良姜萜醛 A

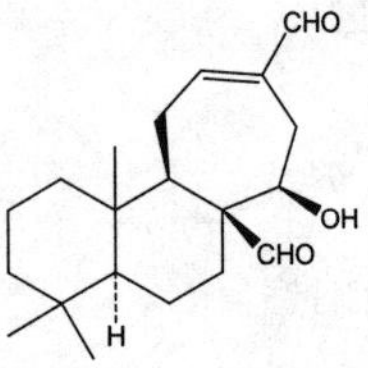

$C_{20}H_{30}O_3$ (318.5)
galanal B
高良姜萜醛 B

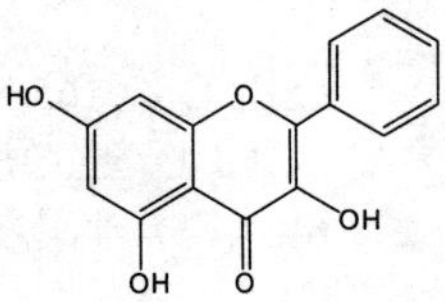

$C_{15}H_{10}O_5$ (270.2)
galangin
高良姜素

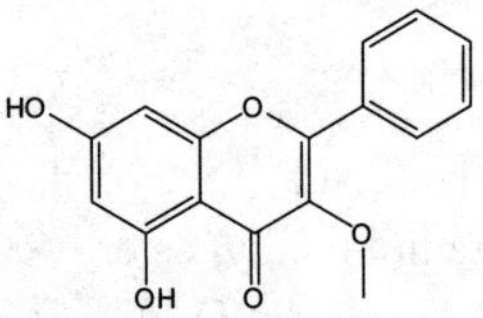

$C_{16}H_{12}O_5$ (284.3)
galangin-3-methyl ether
高良姜素 -3- 甲醚

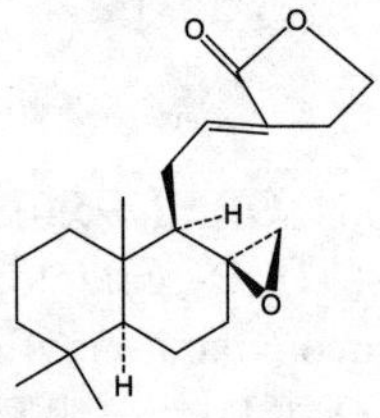

$C_{20}H_{30}O_3$ (318.5)
galanolactone
高良姜萜内酯

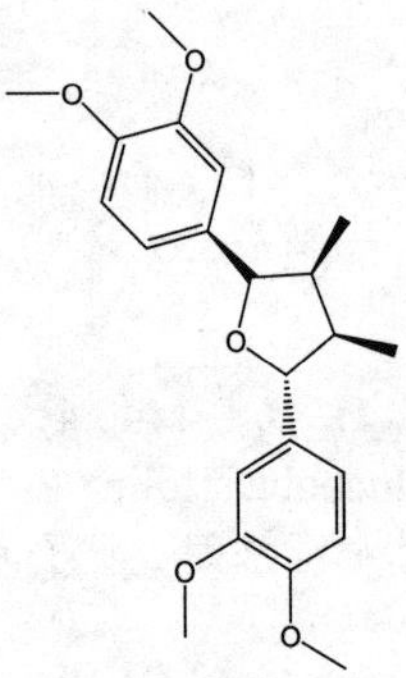

$C_{22}H_{28}O_5$ (372.5)
(−)-galbelgin

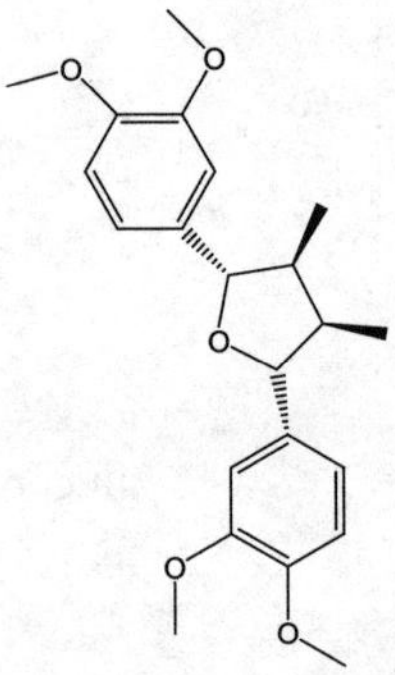

$C_{22}H_{28}O_5$ (372.5)
galgravin
二苯基四氢呋喃衍生物

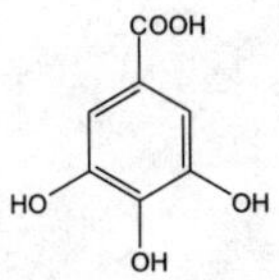

$C_7H_6O_5$ (170.1)
gallic acid
没食子酸

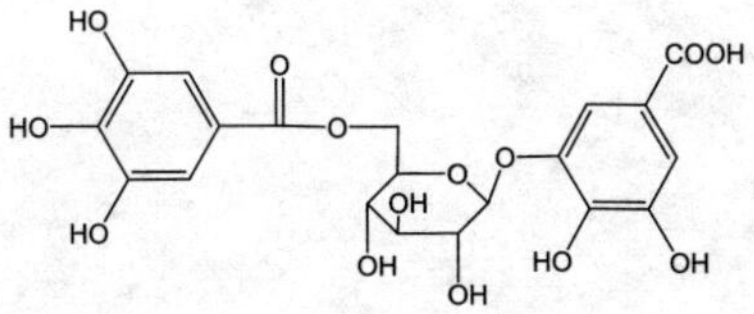

$C_{20}H_{20}O_{14}$ (484.4)
gallic acid-3-*O*-*β*-D-(6'-*O*-galloyl)-
glucopyranoside
没食子酸 -3-*O*-*β*-D-(6'-*O*- 没食子
酰)- 吡喃葡萄糖苷

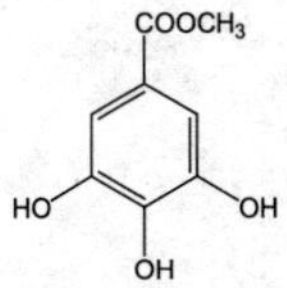

$C_8H_8O_5$ (184.1)
methylgalliate
没食子酸甲酯

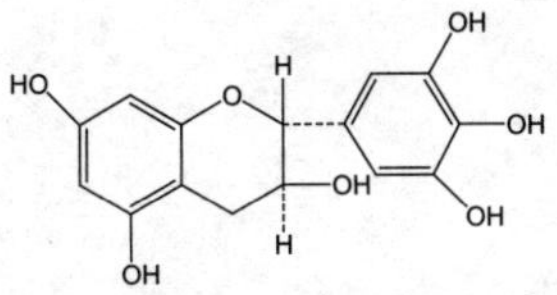

$C_{15}H_{14}O_7$ (306.3)
gallocatechin
没食子儿茶素

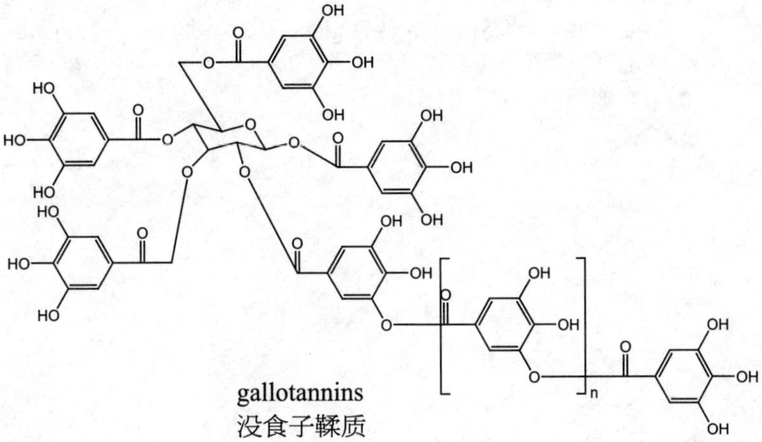

gallotannins
没食子鞣质

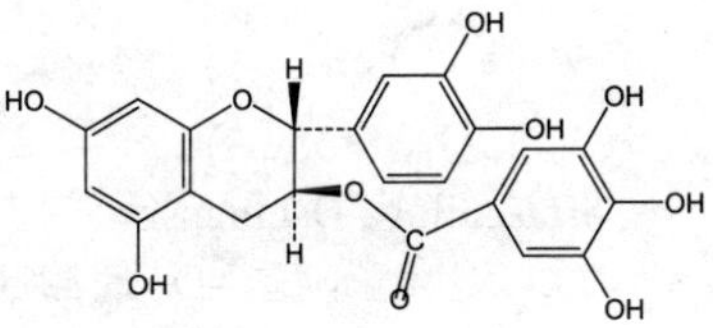

$C_{44}H_{34}O_{20}$ (882.7)
3-*O*-galloyl-(-)-catechin
3-*O*- 没食子酰左旋儿茶精

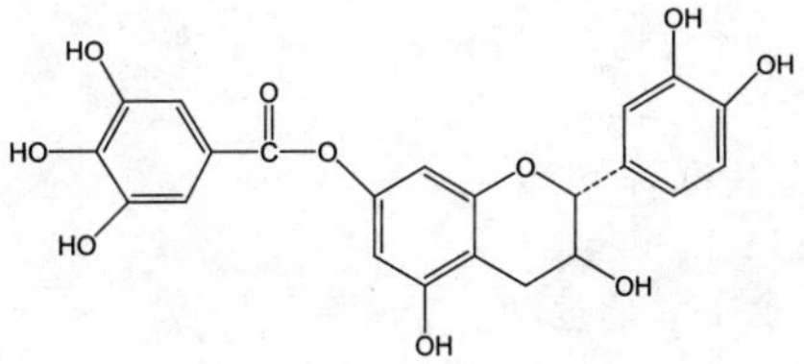

$C_{22}H_{18}O_{10}$ (442.4)
7-*O*-galloyl- (+)-catechin
7-*O*- 没食子酰右旋儿茶精

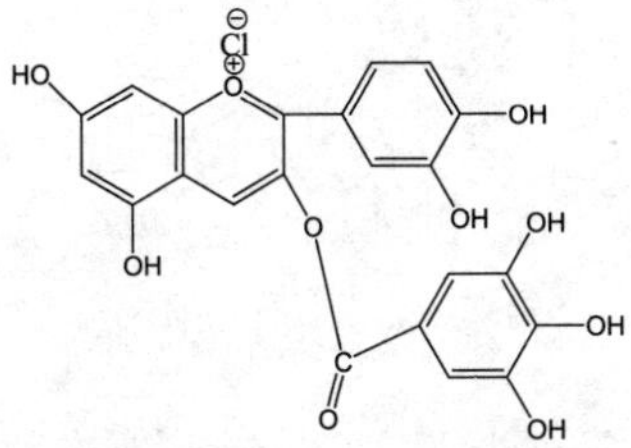

$C_{22}H_{15}ClO_{10}$ (474.8)
3-*O*-galloylcyanidin
3-*O*- 没食子酰儿茶素

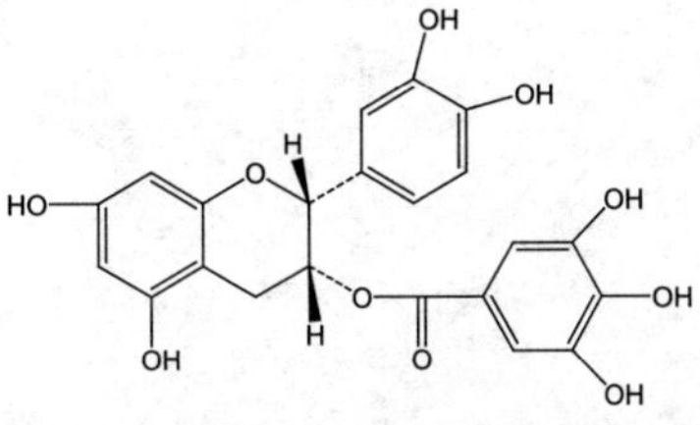

$C_{22}H_{18}O_{10}$ (442.4)
3-galloyl epicatechin
3- 没食子酰表儿茶精

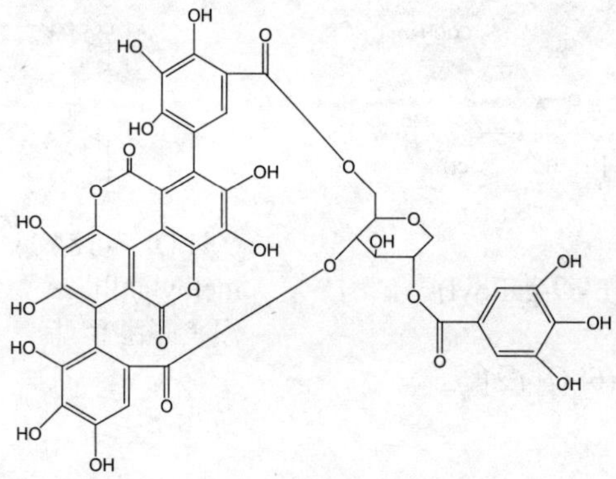

C₄₁H₂₆O₂₅ (918.6)

$C_{41}H_{26}O_{25}$ (918.6)
2-*O*-galloyl-4,6-(*S*,*S*)-gallagyl-D-glucose
2-*O*- 没食子酰 -4,6-(*S*,*S*)- 没食子四苯
酰 -D- 葡萄糖

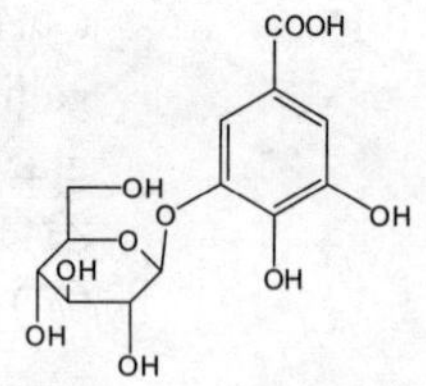

$C_{13}H_{16}O_{10}$ (332.3)
6-galloylglucose
6- 没食子酰葡萄糖

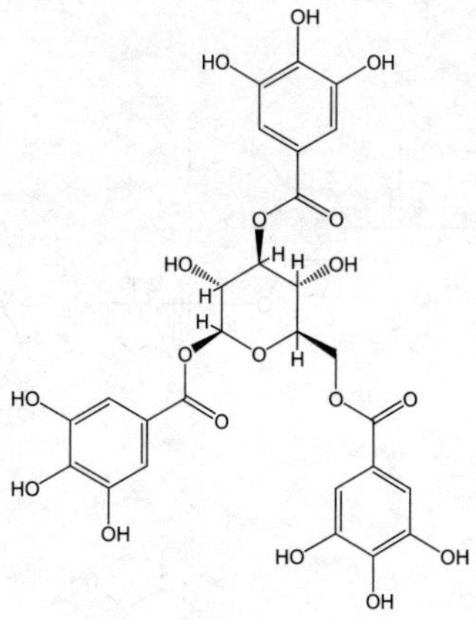

$C_{13}H_{16}O_{10}$ (332.3)
galloyl glucose
没食子酰葡萄糖

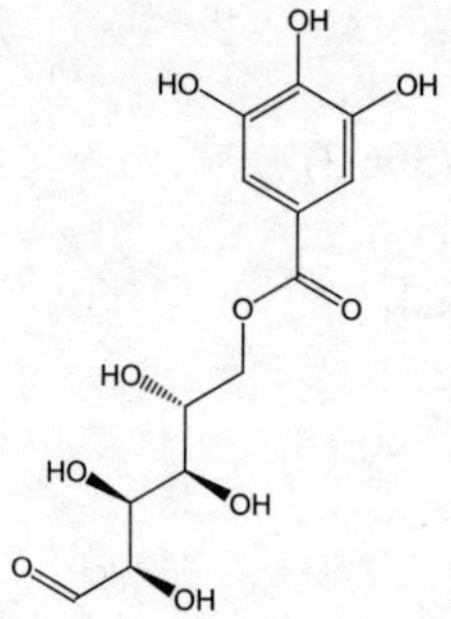

$C_{13}H_{16}O_{10}$ (332.3)
6-*O*-galloyl-D-glucose
6-*O*- 没食子酰基 -D- 葡萄糖

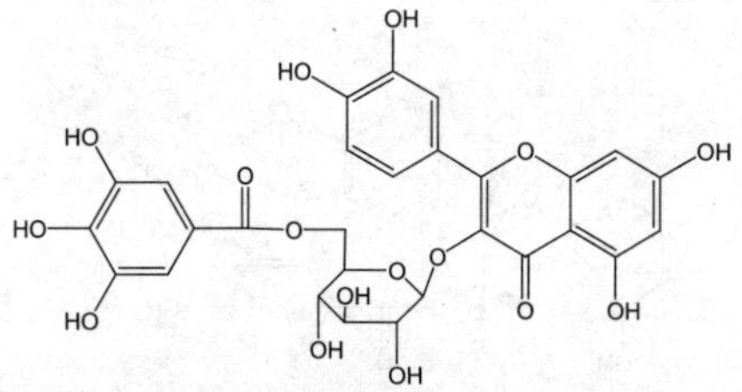

$C_{28}H_{24}O_{16}$ (616.5)
6-*O*-galloylhyperin
6-*O*- 没食子酰金丝桃苷

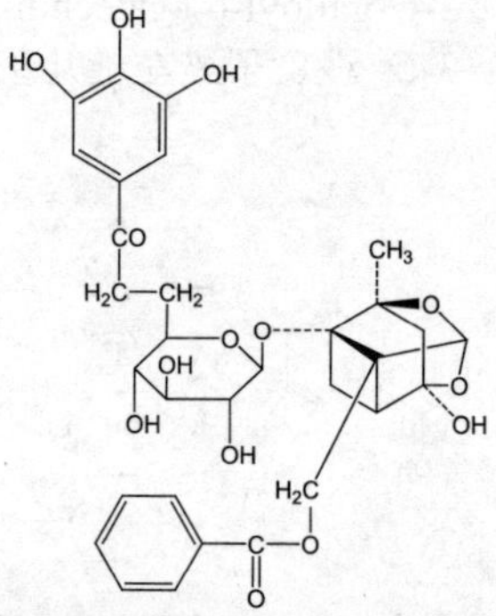

$C_{30}H_{32}O_{15}$ (632.6)
galloylpaeoniflorin
没食子酰芍药苷

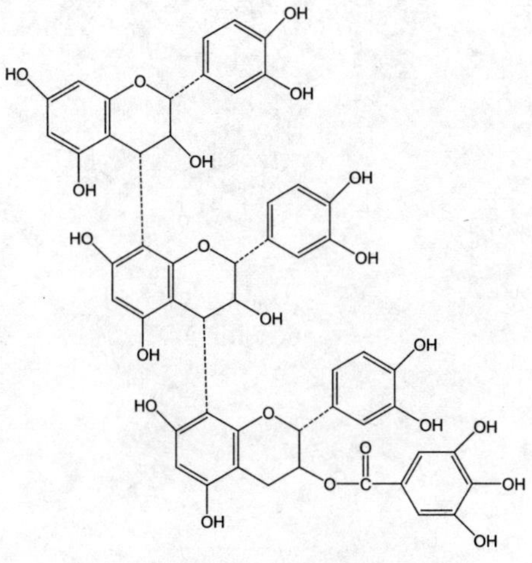

$C_{52}H_{42}O_{22}$ (1018.9)
3-*O*-galloyl procyanidin C-2
3-*O*- 没食子酰前矢车菊素 C-2

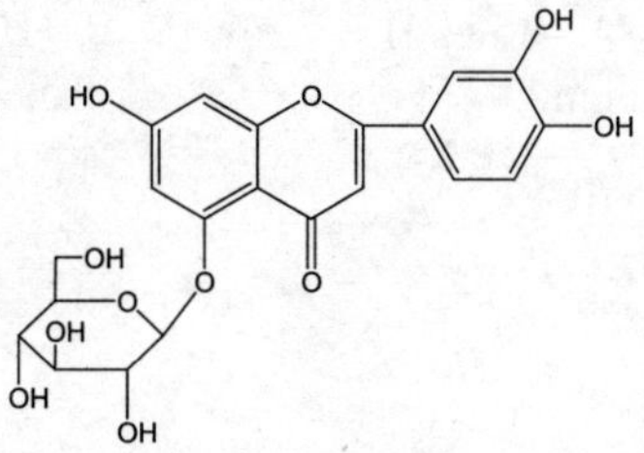

$C_{21}H_{20}O_{11}$ (448.4)
galuteolin
木犀草苷

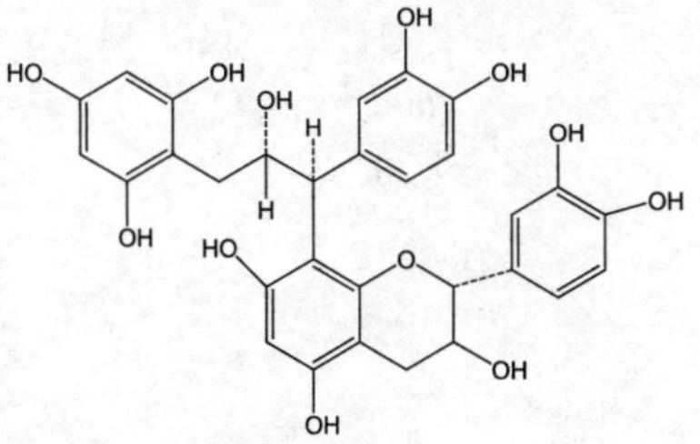

$C_{30}H_{28}O_{12}$ (580.5)
gambiriin A-1
棕儿茶素 A-1

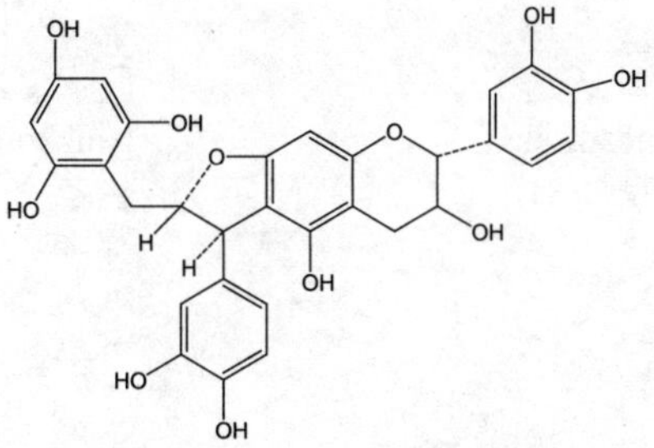

$C_{30}H_{26}O_{11}$ (562.5)
gambiriin B-3
棕儿茶素 B-3

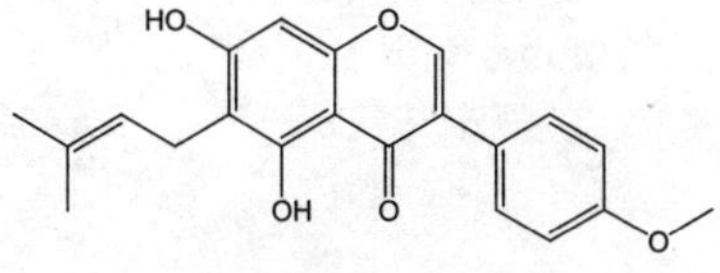

$C_{21}H_{20}O_5$ (352.4)
gancaonin A
甘草宁 A

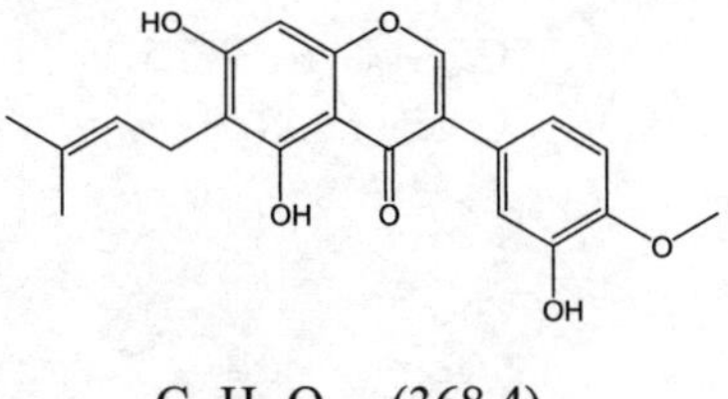

$C_{21}H_{20}O_6$ (368.4)
gancaonin B
甘草宁 B

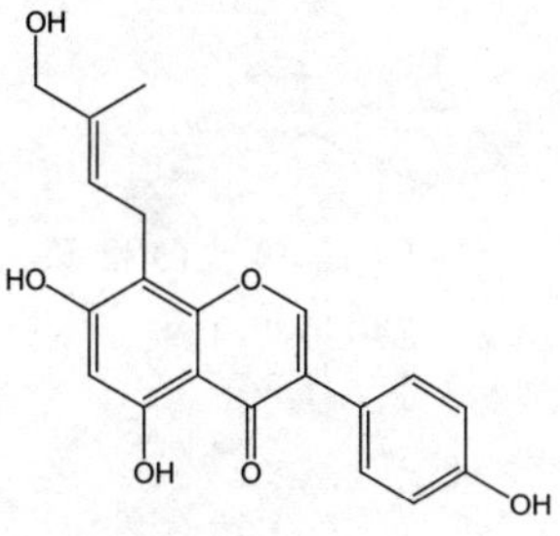

$C_{20}H_{18}O_6$ (354.4)
gancaonin C
甘草宁 C

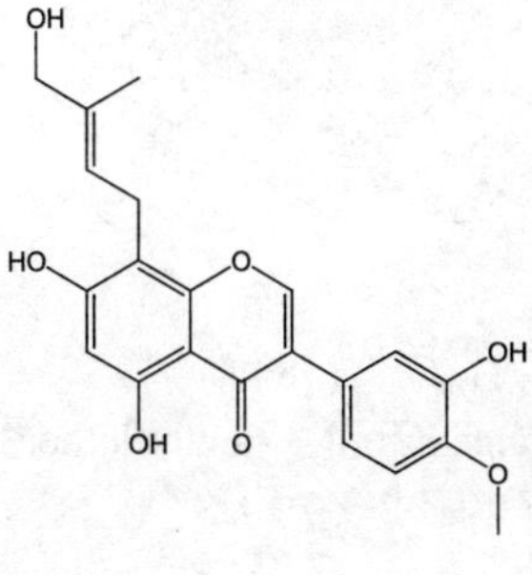

$C_{21}H_{20}O_7$ (384.4)
gancaonin D
甘草宁 D

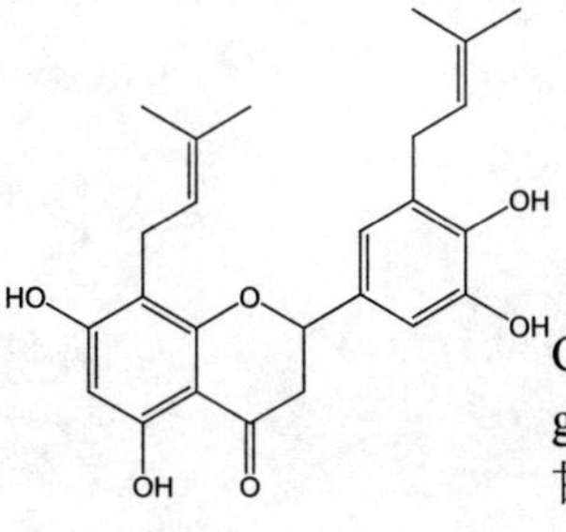

$C_{25}H_{28}O_6$ (424.5)
gancaonin E
甘草宁 E

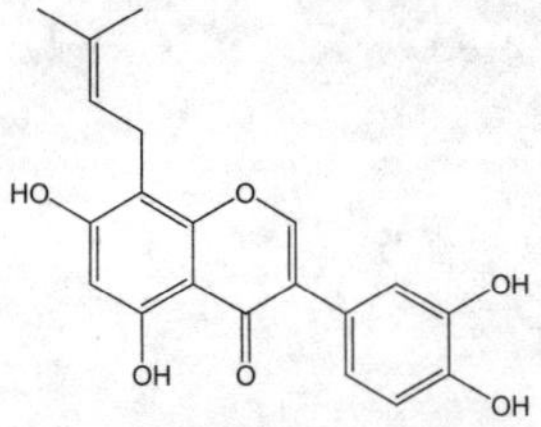

C₂₀H₁₈O₆ (354.4)
gancaonin L
甘草宁 L

$C_{20}H_{18}O_6$ (354.4)
gancaonin L
甘草宁 L

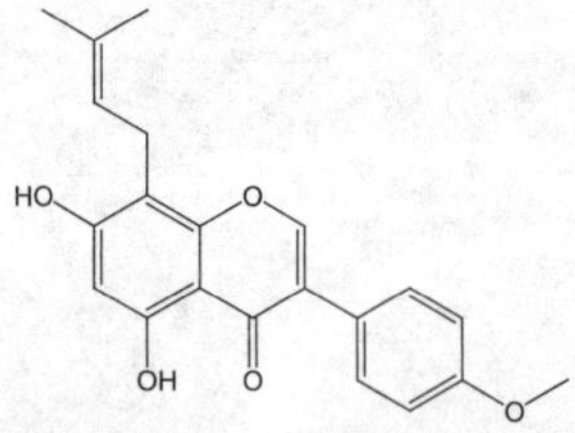

$C_{21}H_{20}O_5$ (352.4)
gancaonin M
甘草宁 M

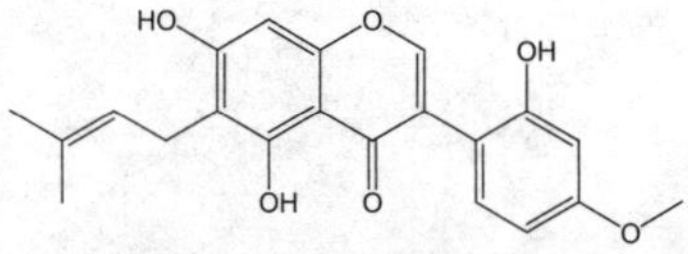

$C_{21}H_{20}O_6$ (368.4)
gancaonin N
甘草宁 N

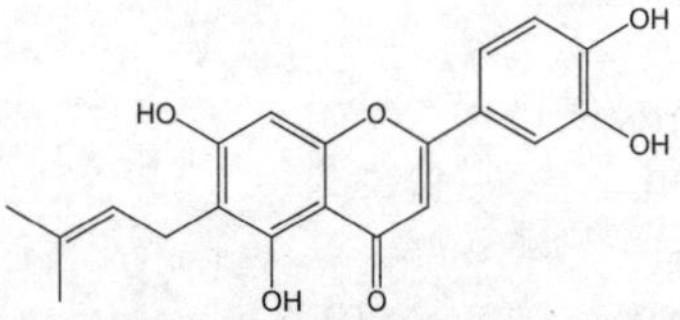

$C_{20}H_{18}O_6$ (354.4)
gancaonin O
甘草宁 O

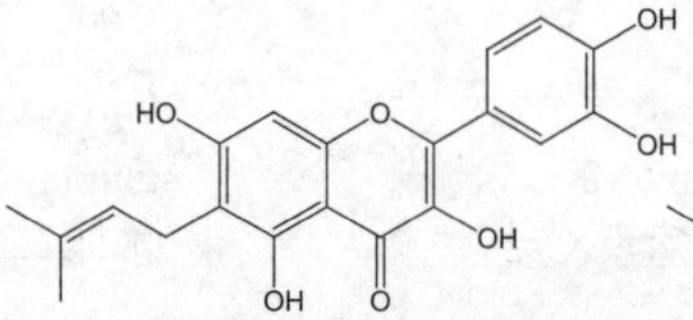

$C_{20}H_{18}O_7$ (370.4)
gancaonin P
甘草宁 P

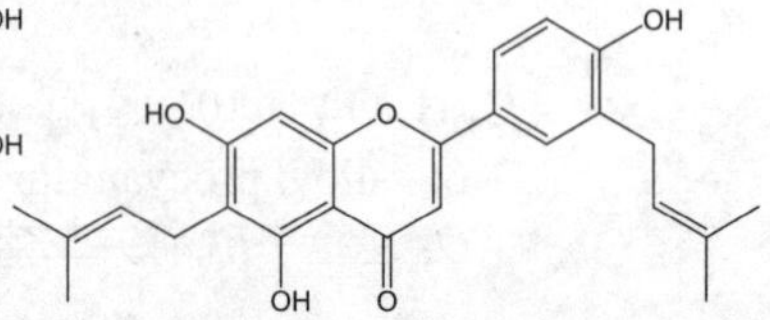

$C_{25}H_{26}O_5$ (406.5)
gancaonin Q
甘草宁 Q

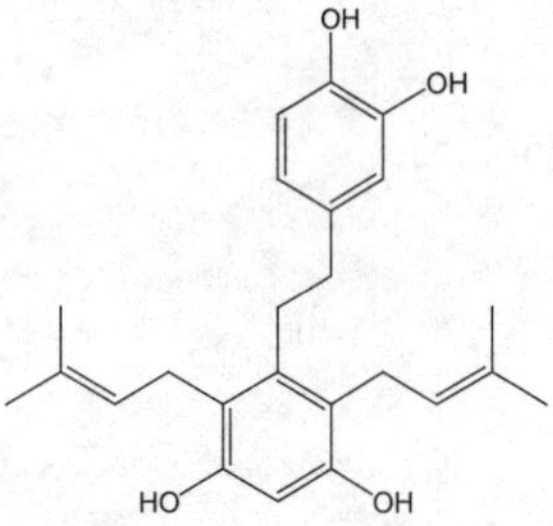

$C_{24}H_{30}O_4$ (382.5)
gancaonin R
甘草宁 R

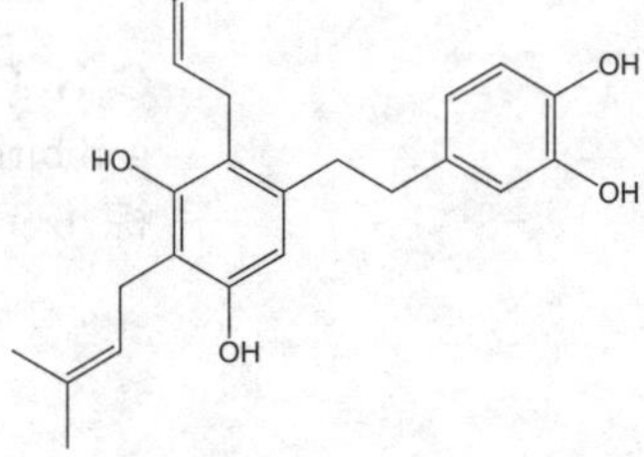

$C_{24}H_{30}O_4$ (382.5)
gancaonin S
甘草宁 S

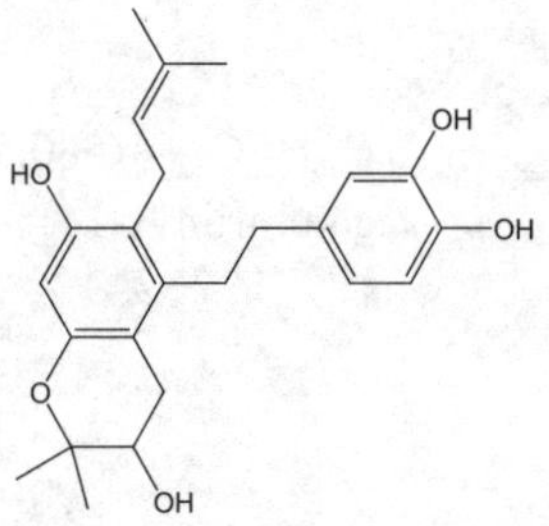

$C_{24}H_{30}O_5$ (398.5)
gancaonin T
甘草宁 T

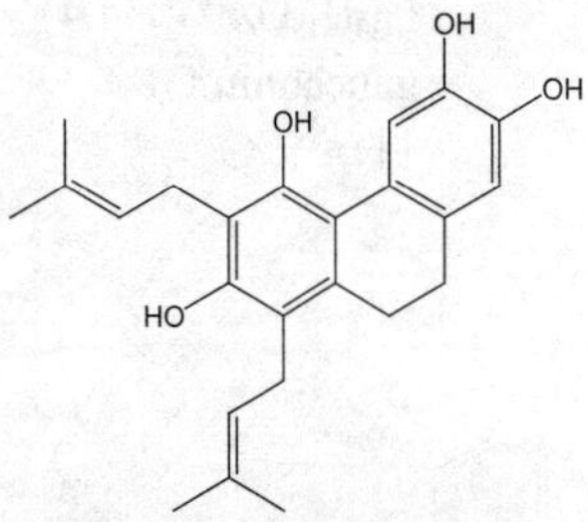

$C_{24}H_{28}O_4$ (380.5)
gancaonin U
甘草宁 U

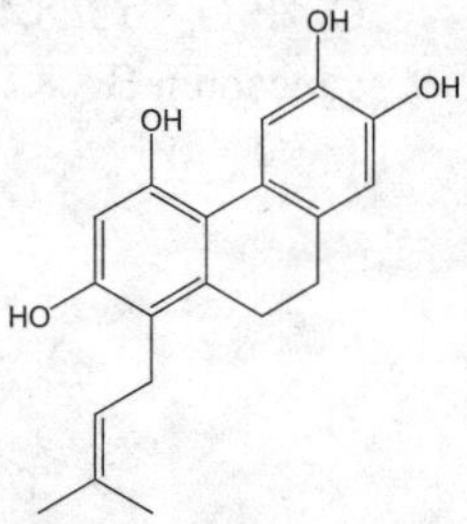

$C_{19}H_{20}O_4$ (312.4)
gancaonin V
甘草宁 V

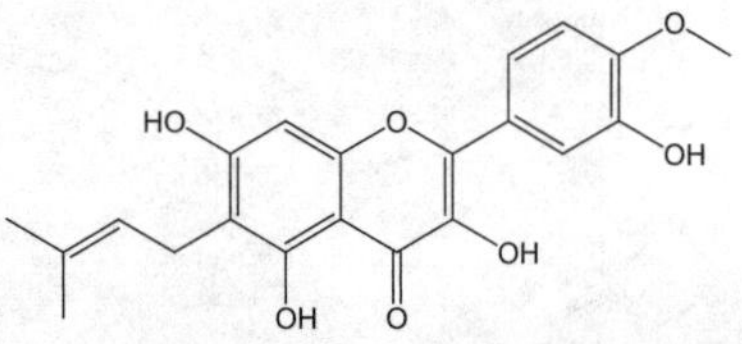

$C_{21}H_{20}O_7$ (384.4)
gancaonin P-3′-methylether
甘草宁 P-3′- 甲醚

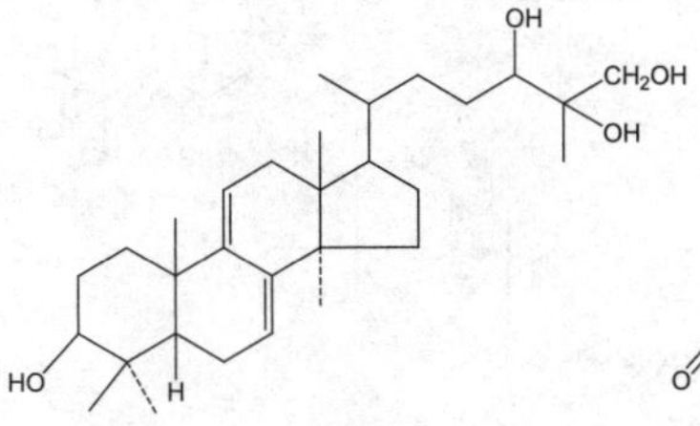

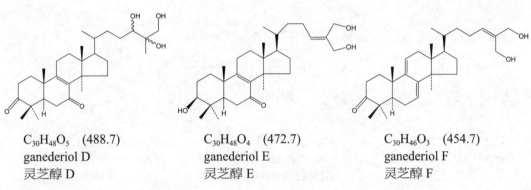

C$_{30}$H$_{50}$O$_4$　(474.7)
ganederiol A
灵芝醇 A

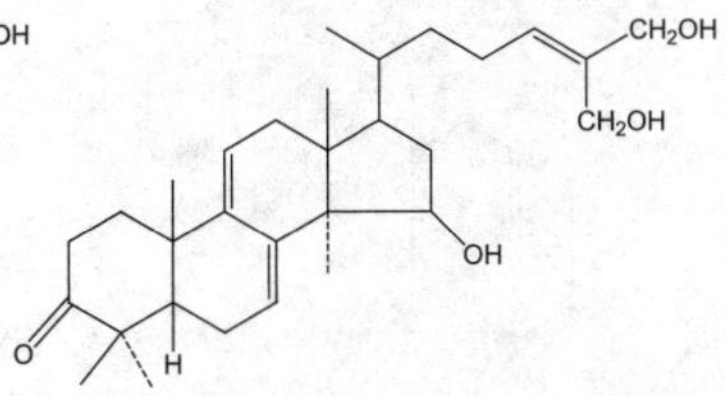

C$_{30}$H$_{46}$O$_4$　(470.7)
ganederiol B
灵芝醇 B

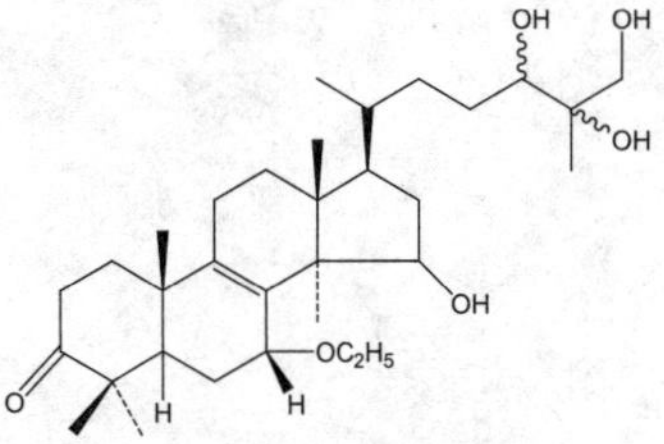

C$_{32}$H$_{54}$O$_6$　(534.8)
ganederiol C
灵芝醇 C

C$_{30}$H$_{48}$O$_5$　(488.7)
ganederiol D
灵芝醇 D

C$_{30}$H$_{48}$O$_4$　(472.7)
ganederiol E
灵芝醇 E

C$_{30}$H$_{46}$O$_3$　(454.7)
ganederiol F
灵芝醇 F

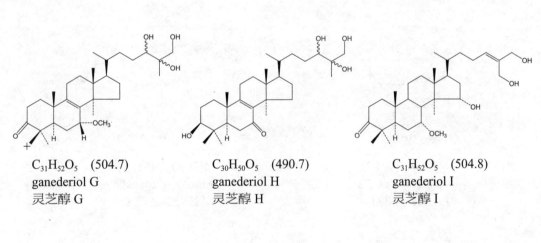

C$_{31}$H$_{52}$O$_5$　(504.7)
ganederiol G
灵芝醇 G

C$_{30}$H$_{50}$O$_5$　(490.7)
ganederiol H
灵芝醇 H

C$_{31}$H$_{52}$O$_5$　(504.8)
ganederiol I
灵芝醇 I

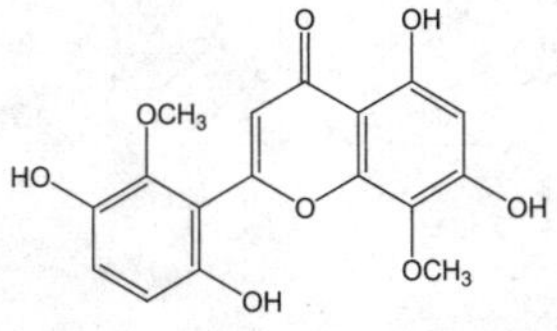

C$_{17}$H$_{14}$O$_8$　(346.3)
ganhuangenin
甘肃芩苷元，甘黄苷元

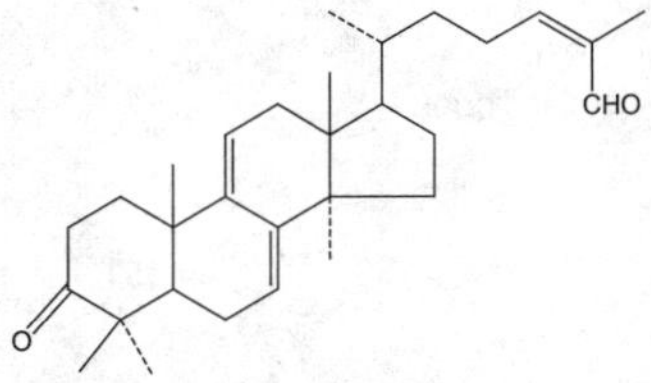

C$_{30}$H$_{44}$O$_2$　(436.7)
ganoderal A
灵芝醛 A

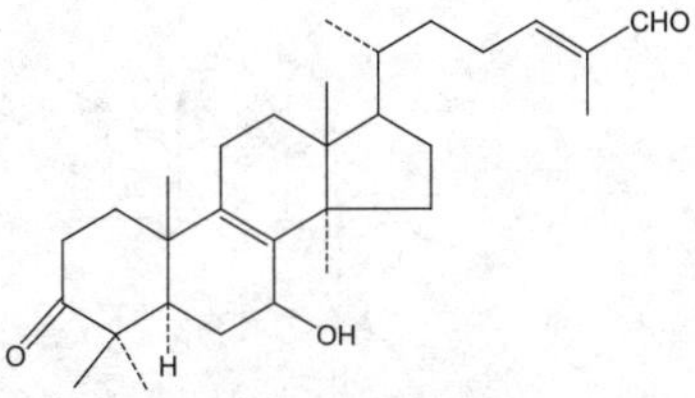

C$_{30}$H$_{46}$O$_3$　(454.7)
ganoderal B
灵芝醛 B

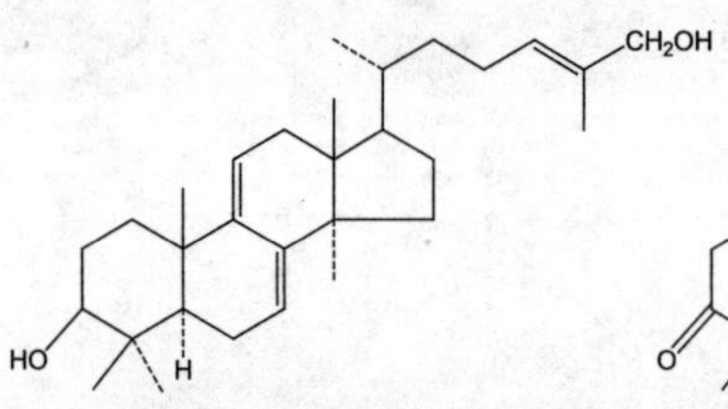

$C_{30}H_{48}O_2$ (440.7)
ganodermadiol
灵芝萜烯二醇

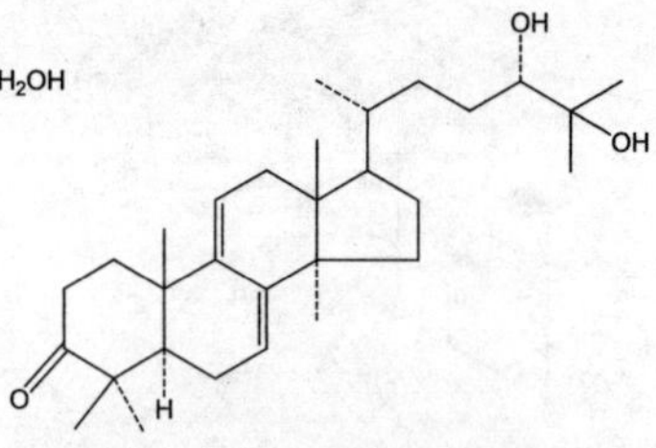

$C_{30}H_{48}O_3$ (456.7)
ganodermanondiol
灵芝萜酮二醇

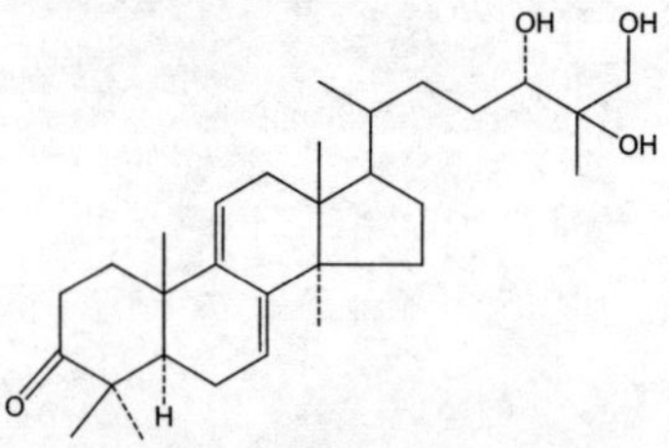

$C_{30}H_{48}O_4$ (472.7)
ganodermanontriol
灵芝萜酮三醇

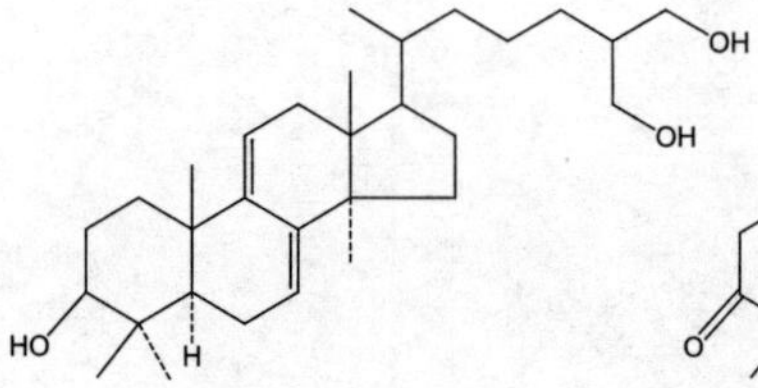

$C_{30}H_{48}O_3$ (456.7)
ganodermatriol
灵芝萜烯三醇

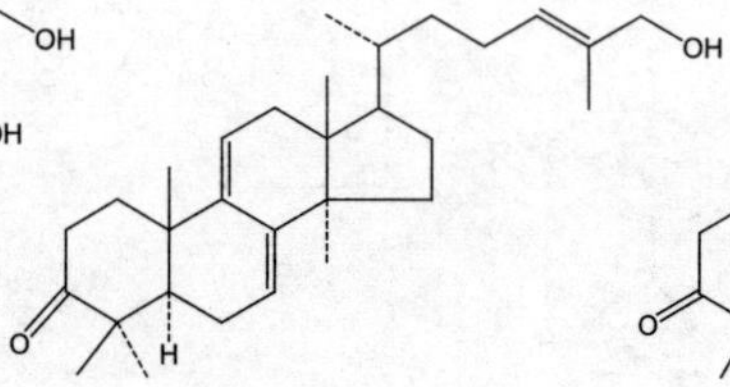

$C_{30}H_{46}O_2$ (438.7)
ganodermenonol
灵芝萜烯酮醇

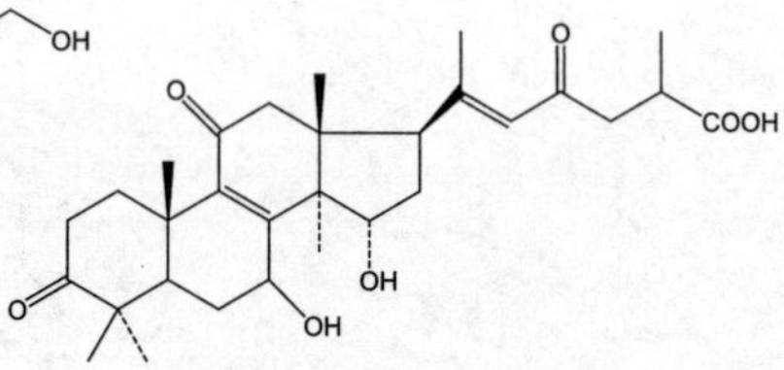

$C_{30}H_{42}O_7$ (514.7)
ganoderenic acid a
灵芝 -22- 烯酸 a

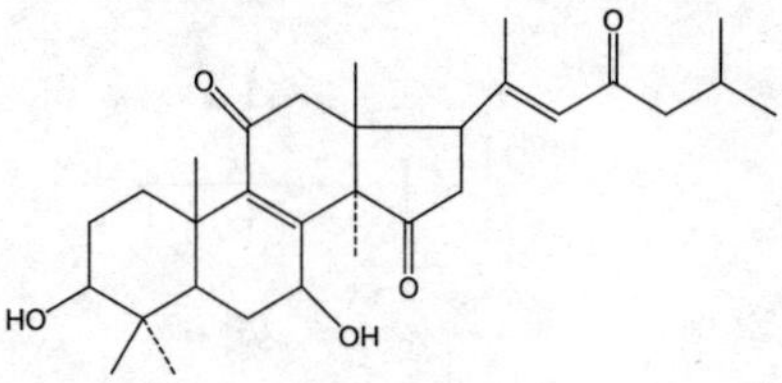

$C_{30}H_{44}O_5$ (484.7)
ganoderenic acid b
灵芝 -22- 烯酸 b

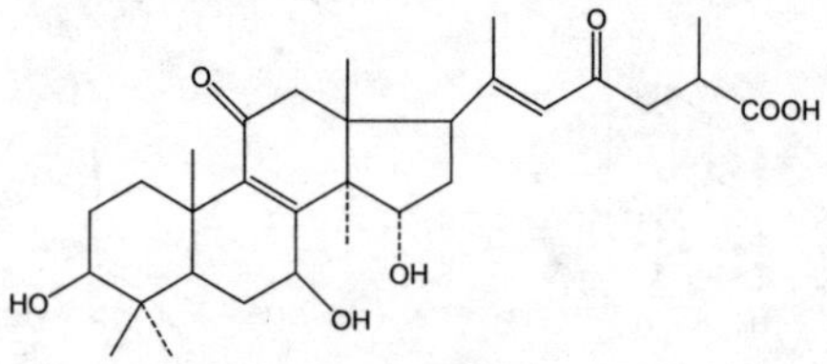

$C_{30}H_{44}O_7$ (516.7)
ganoderenic acid c
灵芝 -22- 烯酸 c

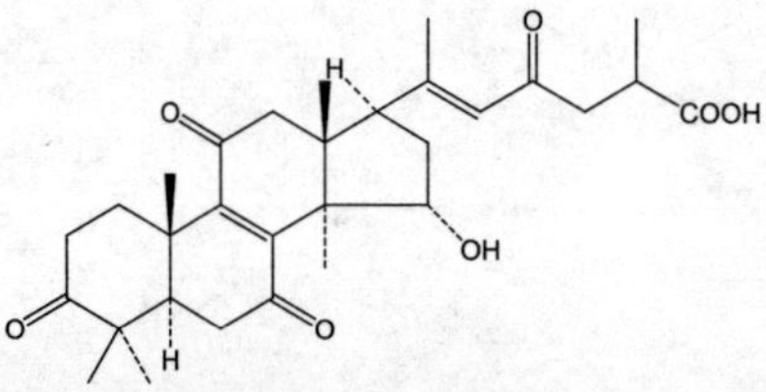

$C_{30}H_{40}O_7$ (512.6)
ganoderenic acid G
赤灵芝烯酸 G

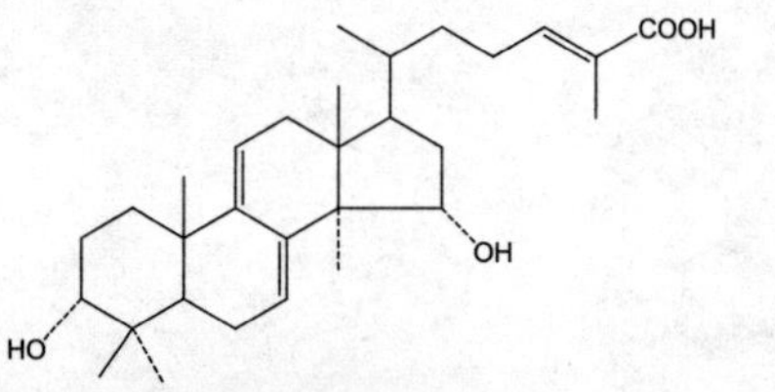

$C_{30}H_{46}O_4$ (470.7)
ganodermic acid Ja
灵芝草酸 Ja

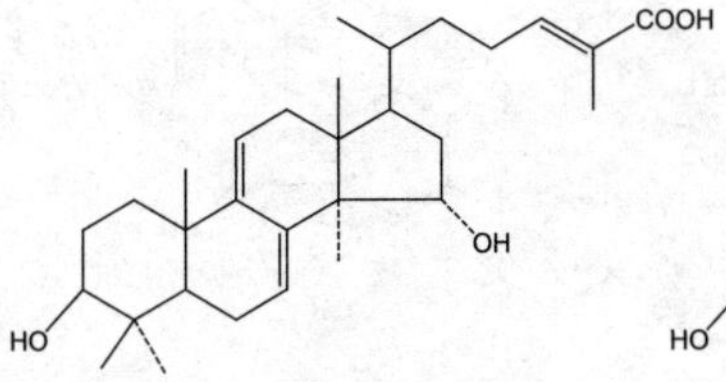

$C_{30}H_{46}O_4$　(470.7)
ganodermic acid Jb
灵芝草酸 Jb

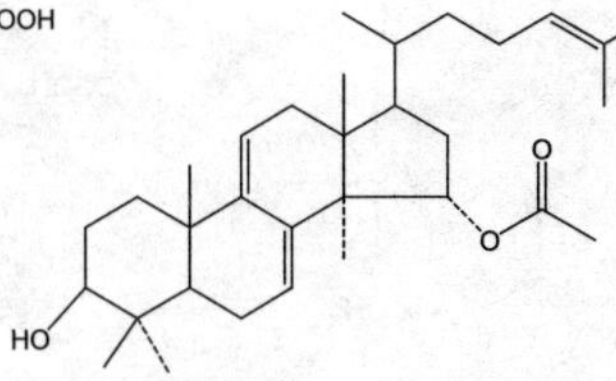

$C_{32}H_{48}O_5$　(512.7)
ganodermic acid N
灵芝草酸 N

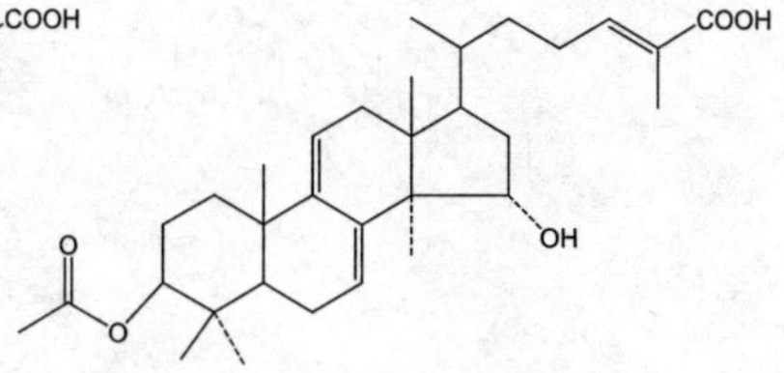

$C_{32}H_{48}O_5$　(512.7)
ganodermic acid O
灵芝草酸 O

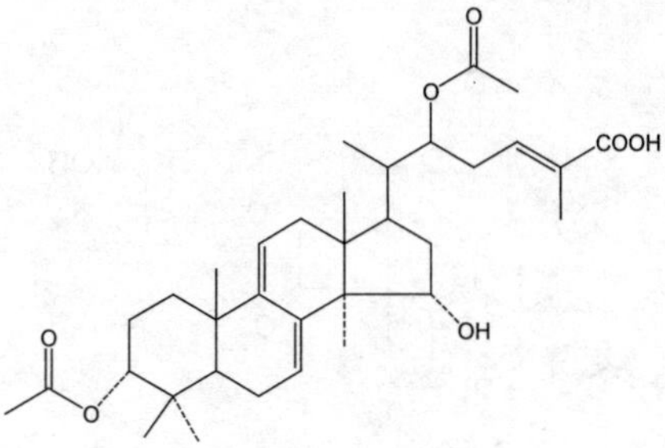

$C_{34}H_{50}O_7$　(570.8)
ganodermic acid P_1
灵芝草酸 P_1

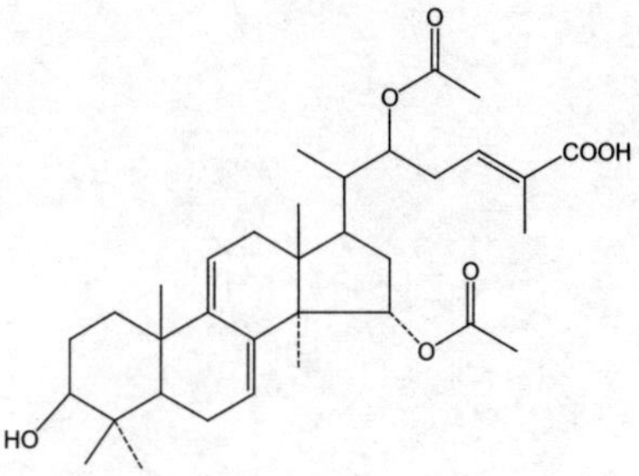

$C_{34}H_{50}O_7$　(570.8)
ganodermic acid P_2
灵芝草酸 P_2

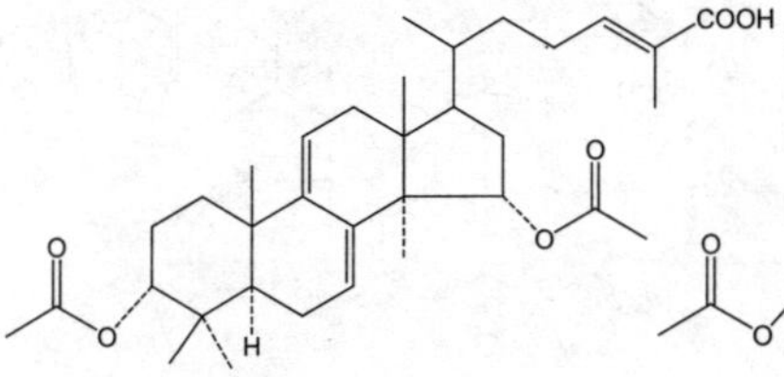

$C_{34}H_{50}O_6$　(554.8)
ganodermic acid R
灵芝草酸 R

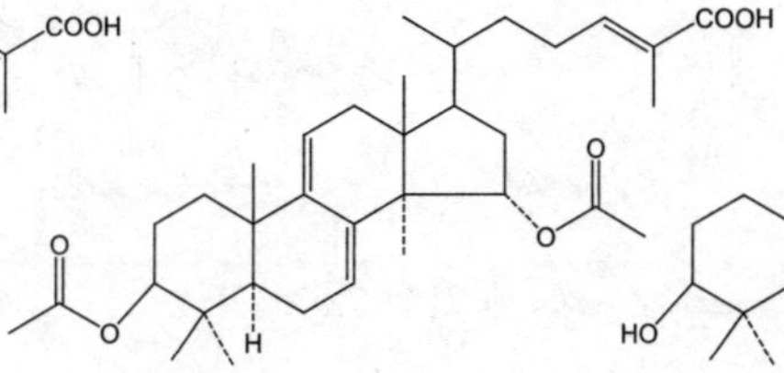

$C_{34}H_{50}O_6$　(554.8)
ganodermic acid S
灵芝草酸 S

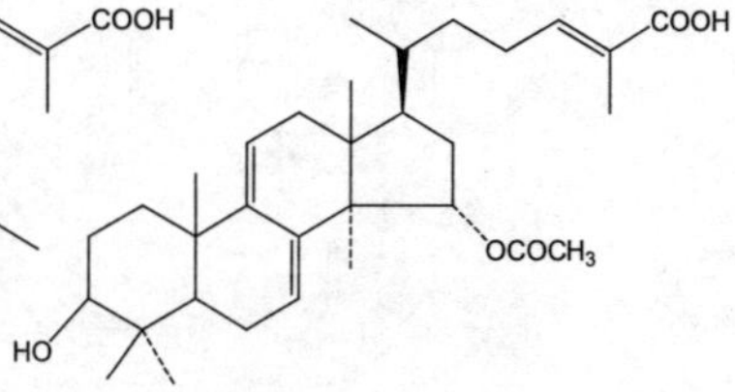

$C_{32}H_{48}O_5$　(512.7)
ganodermic acid T-N
灵芝草酸 T-N

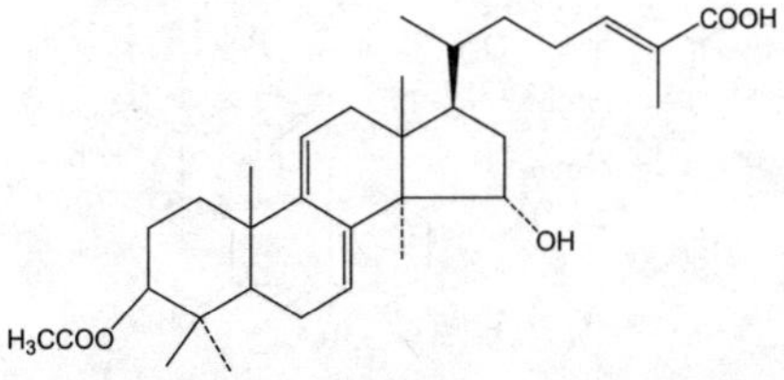

$C_{32}H_{48}O_5$　(512.7)
ganodermic acid T-O
灵芝草酸 T-O

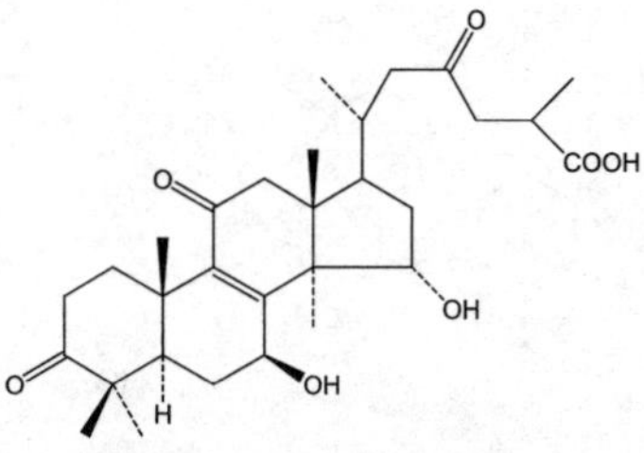

$C_{30}H_{44}O_7$　(516.7)
ganoderic acid A
灵芝酸 A

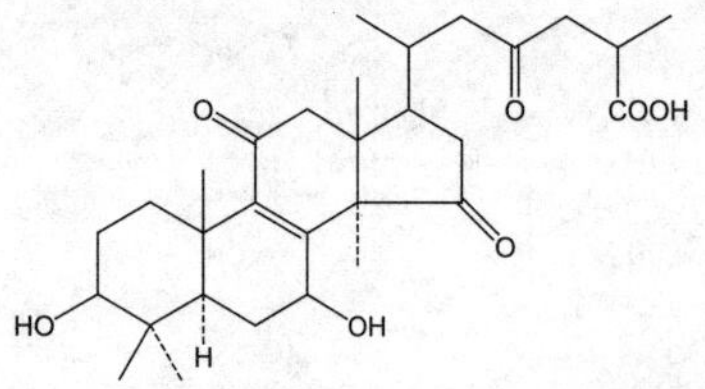

$C_{30}H_{44}O_7$ (516.7)
ganoderic acid B
灵芝酸 B

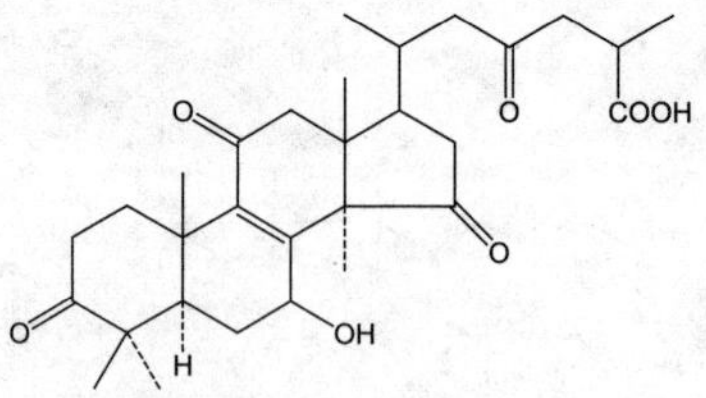

$C_{30}H_{42}O_7$ (514.7)
ganoderic acid C1
灵芝酸 C1

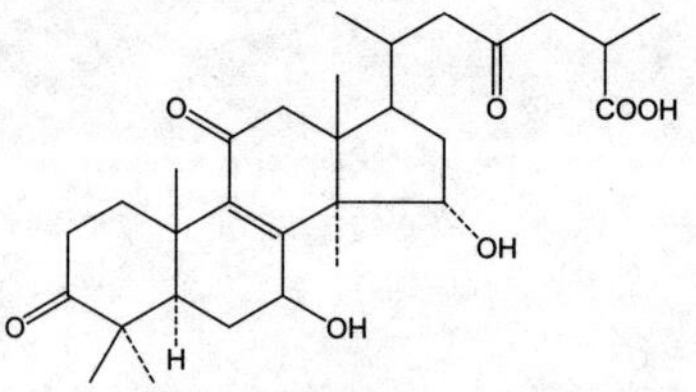

$C_{30}H_{44}O_7$ (516.7)
ganoderic acid C2
灵芝酸 C2

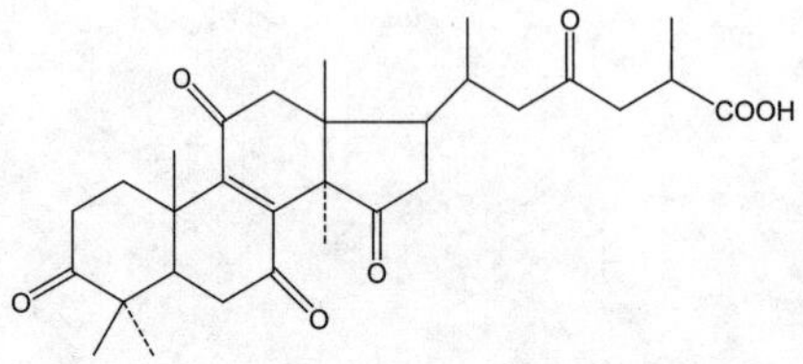

$C_{30}H_{40}O_7$ (512.6)
ganoderic acid E
灵芝酸 E

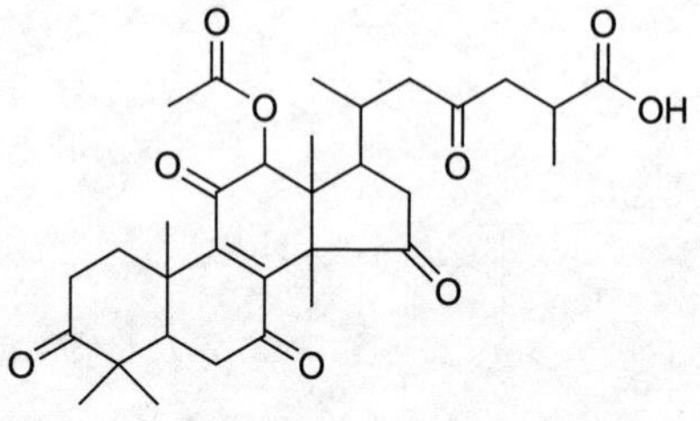

$C_{32}H_{42}O_9$ (570.7)
ganoderic acid F
灵芝酸 F

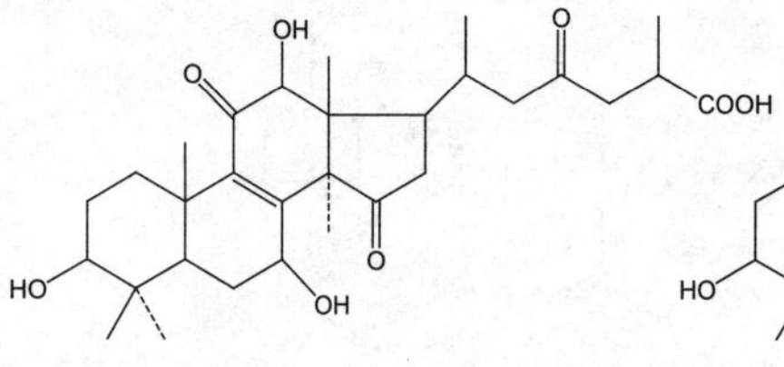

$C_{30}H_{44}O_8$ (532.7)
ganoderic acid G
灵芝酸 G

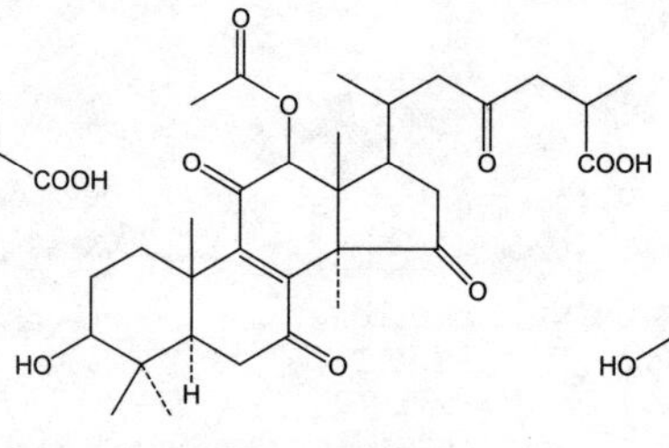

$C_{32}H_{44}O_9$ (572.7)
ganoderic acid H
灵芝酸 H

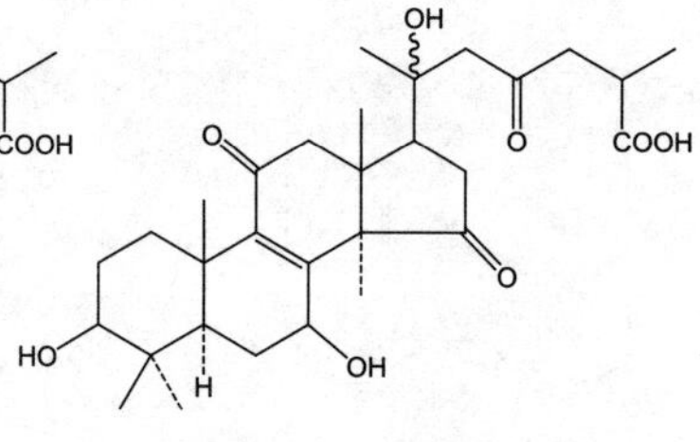

$C_{30}H_{44}O_8$ (532.7)
ganoderic acid I
灵芝酸 I

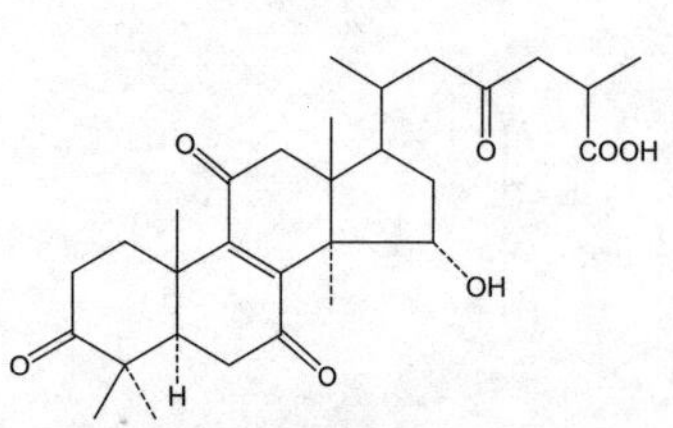

$C_{30}H_{42}O_7$ (514.7)
ganoderic acid J
灵芝酸 J

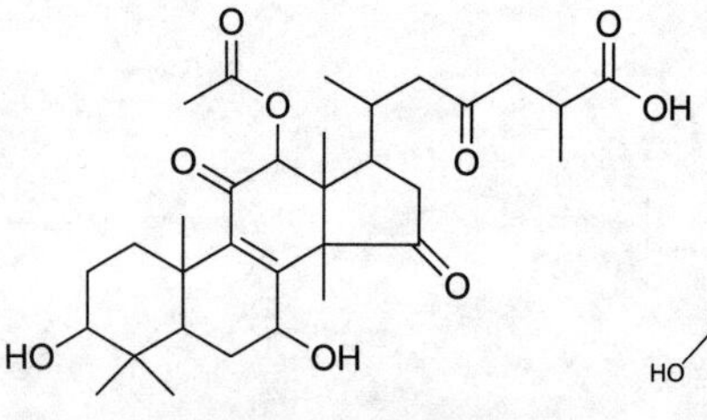

$C_{32}H_{46}O_9$ (574.7)
ganoderic acid K
灵芝酸 K

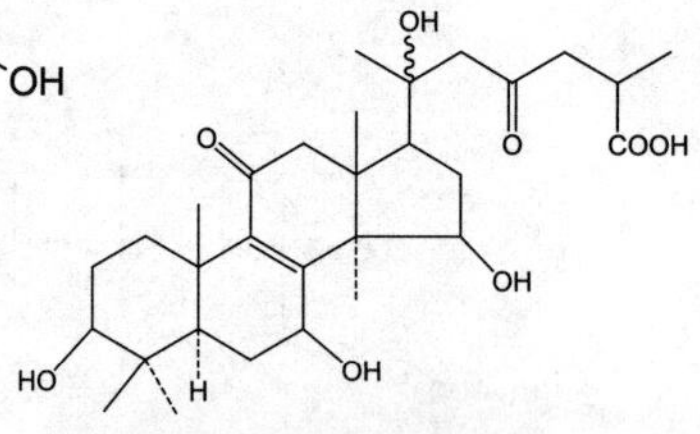

$C_{30}H_{46}O_8$ (534.7)
ganoderic acid L
灵芝酸 L

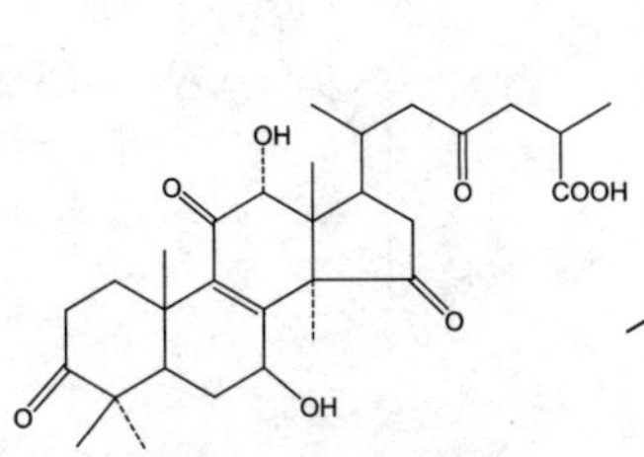

$C_{30}H_{42}O_8$ (530.7)
ganoderic acid M
灵芝酸 M

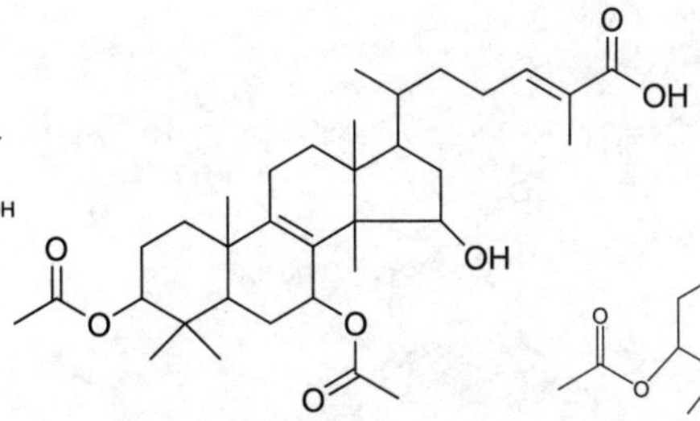

$C_{34}H_{52}O_7$ (572.8)
ganoderic acid Ma
灵芝酸 Ma

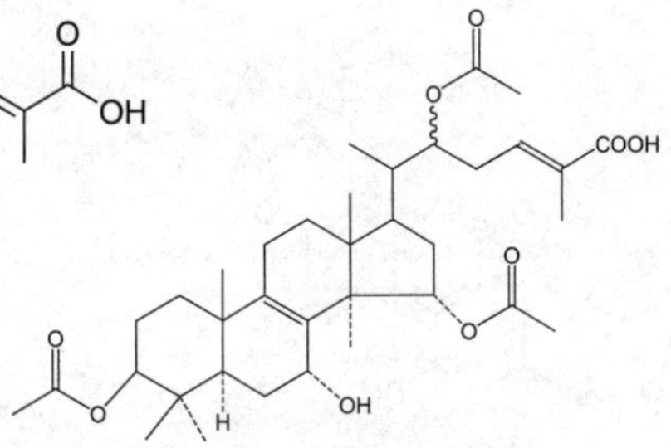

$C_{36}H_{54}O_9$ (630.8)
ganoderic acid Mb
灵芝酸 Mb

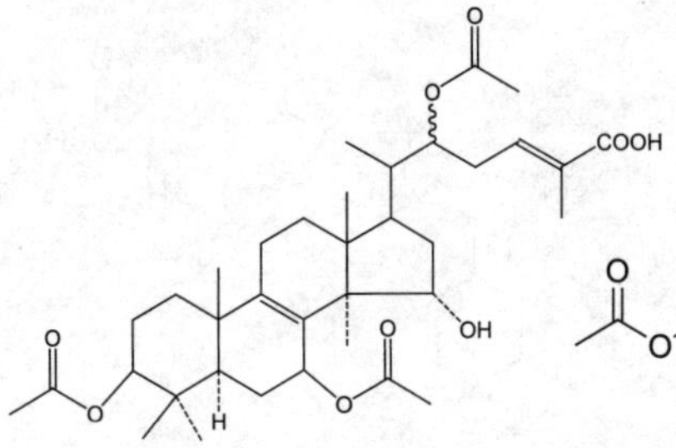

$C_{36}H_{54}O_9$ (630.8)
ganoderic acid Mc
灵芝酸 Mc

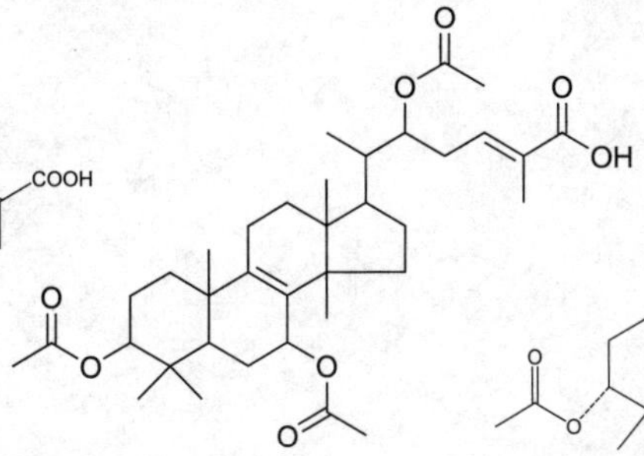

$C_{36}H_{54}O_8$ (614.8)
ganoderic acid Md
灵芝酸 Md

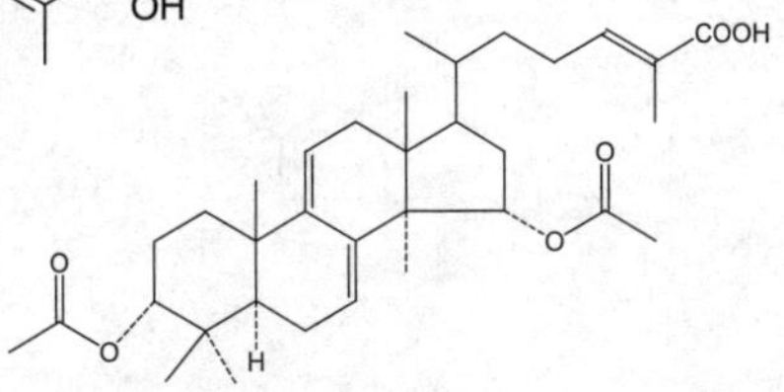

$C_{34}H_{50}O_6$ (554.8)
ganoderic acid Me
灵芝酸 Me

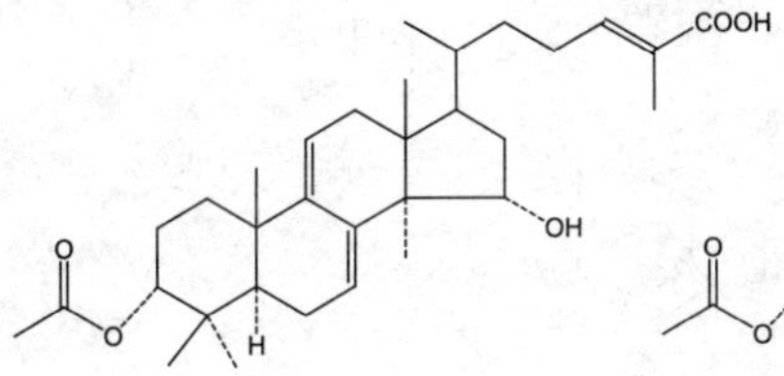

$C_{32}H_{48}O_5$ (512.7)
ganoderic acid Mf
灵芝酸 Mf

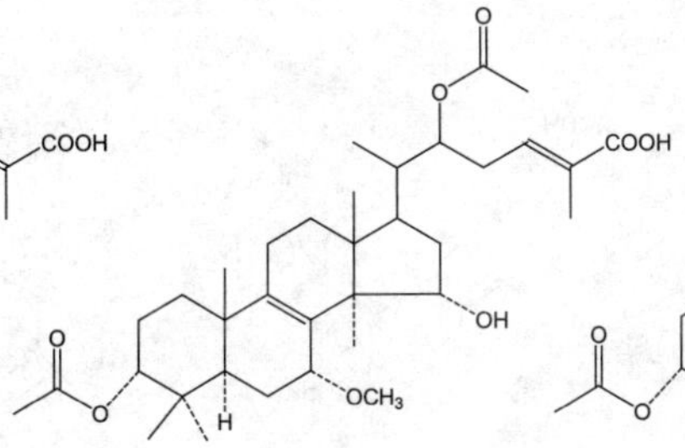

$C_{35}H_{54}O_8$ (602.8)
ganoderic acid Mg
灵芝酸 Mg

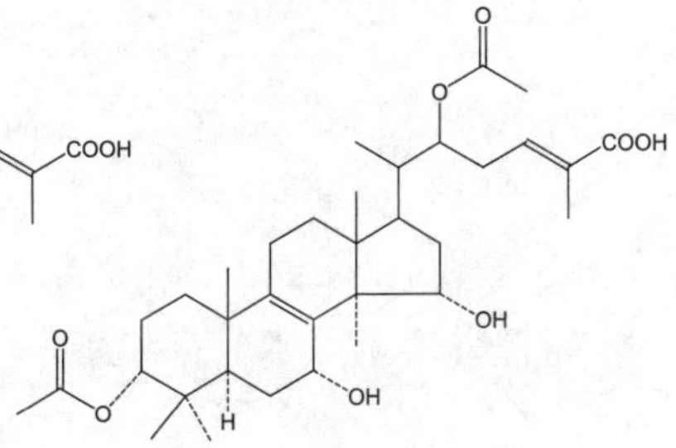

$C_{34}H_{52}O_8$ (588.8)
ganoderic acid Mh
灵芝酸 Mh

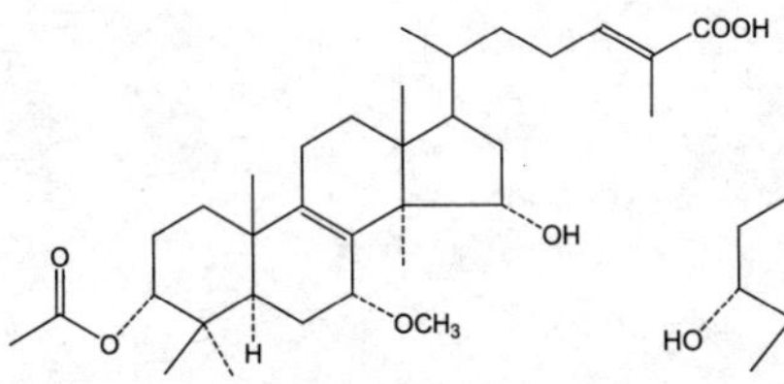

$C_{33}H_{52}O_6$ (544.8)
ganoderic acid Mi
灵芝酸 Mi

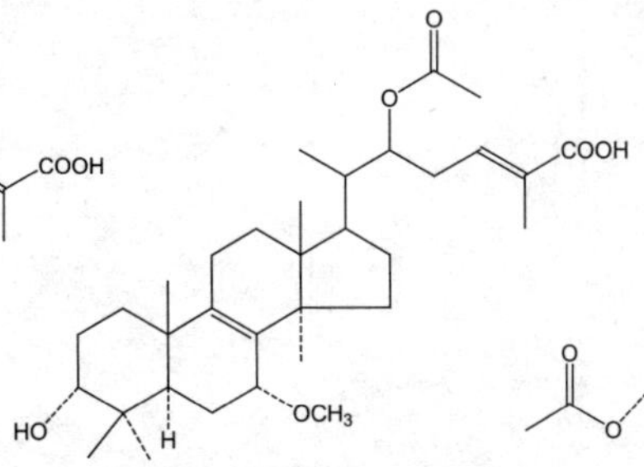

$C_{33}H_{52}O_6$ (544.8)
ganoderic acid Mj
灵芝酸 Mj

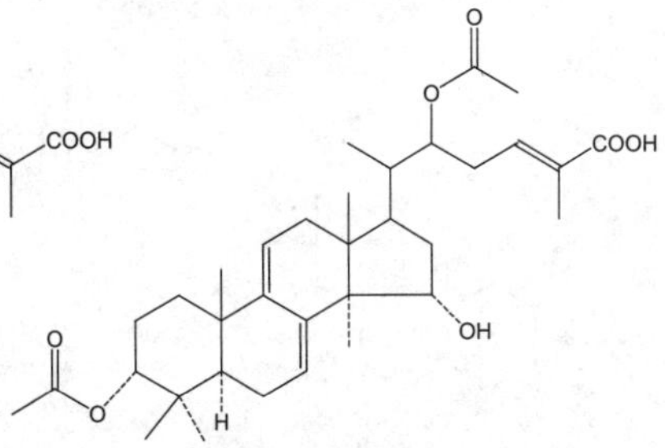

$C_{34}H_{50}O_7$ (570.8)
ganoderic acid Mk
灵芝酸 Mk

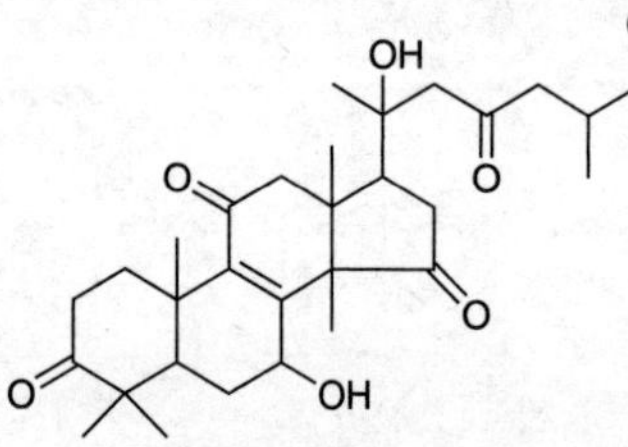

$C_{30}H_{42}O_8$ (530.7)
ganoderic acid N
灵芝酸 N

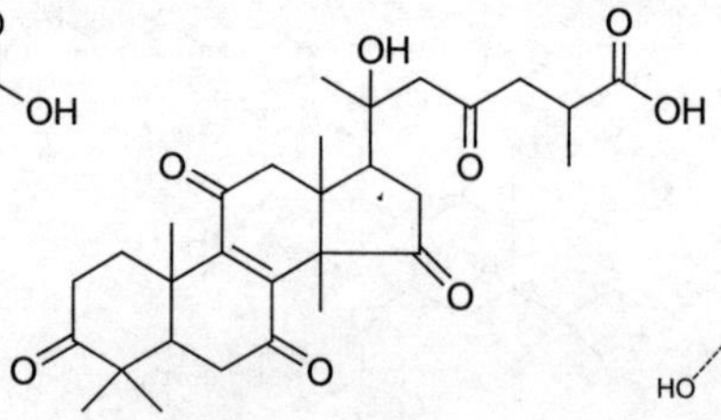

$C_{30}H_{40}O_8$ (528.6)
ganoderic acid O
灵芝酸 O

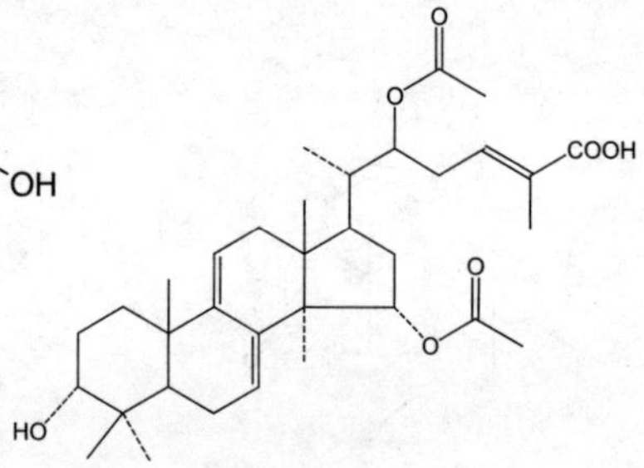

$C_{34}H_{50}O_7$ (570.8)
ganoderic acid P
灵芝酸 P

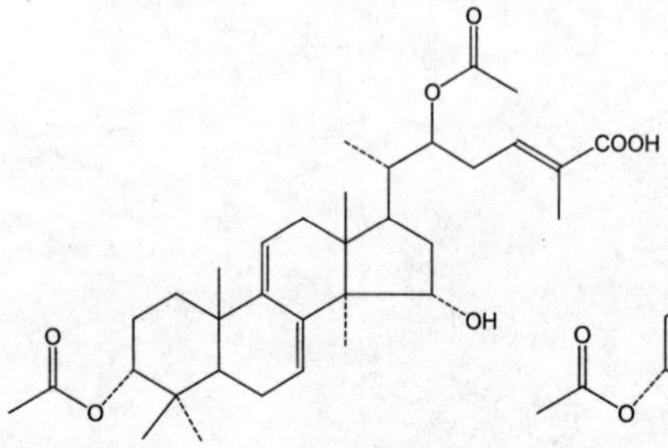

$C_{34}H_{50}O_7$ (570.8)
ganoderic acid Q
灵芝酸 Q

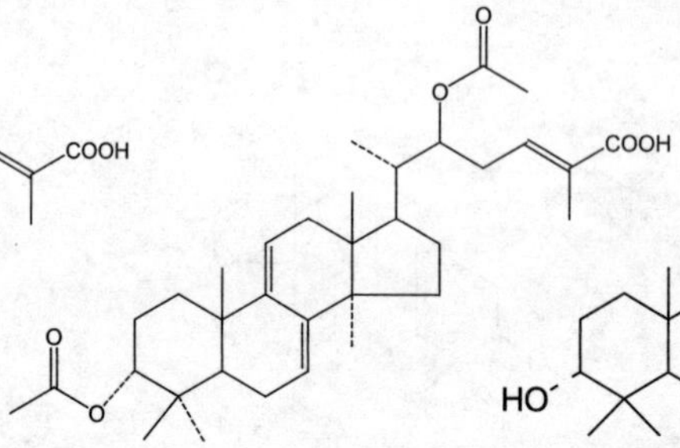

$C_{34}H_{50}O_6$ (554.8)
ganoderic acid R
灵芝酸 R

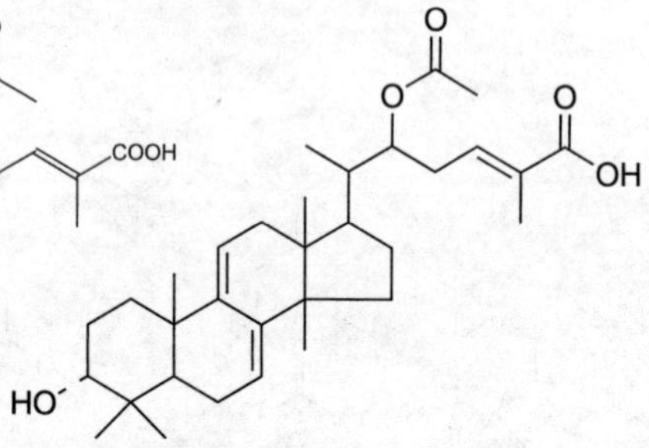

$C_{30}H_{44}O_3$ (452.7)
ganoderic acid S
灵芝酸 S

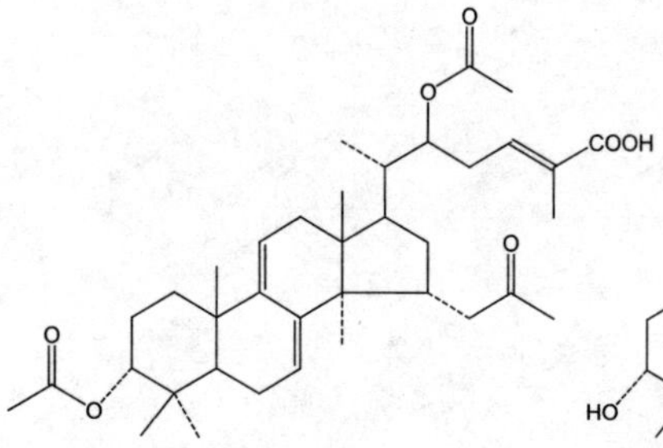

$C_{36}H_{52}O_8$ (612.8)
ganoderic acid T
灵芝酸 T

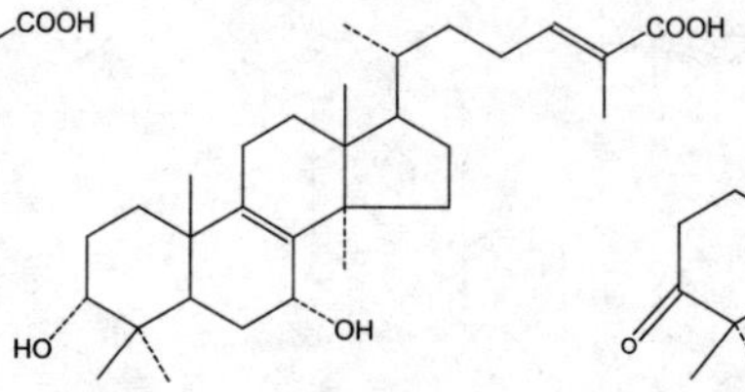

$C_{30}H_{48}O_4$ (472.7)
ganoderic acid U
灵芝酸 U

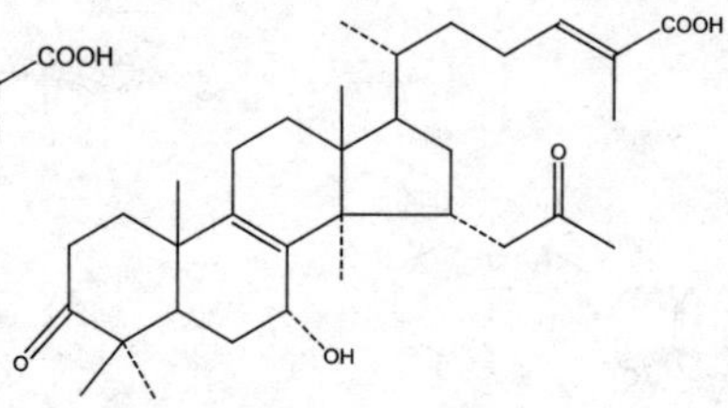

$C_{32}H_{48}O_6$ (528.7)
ganoderic acid V
灵芝酸 V

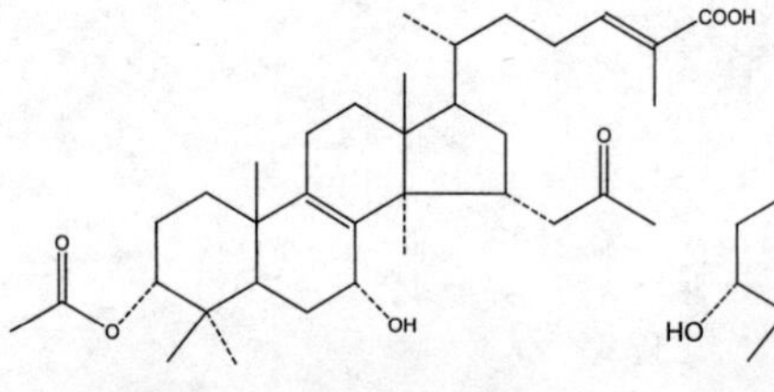

$C_{34}H_{52}O_7$ (572.8)
ganoderic acid W
灵芝酸 W

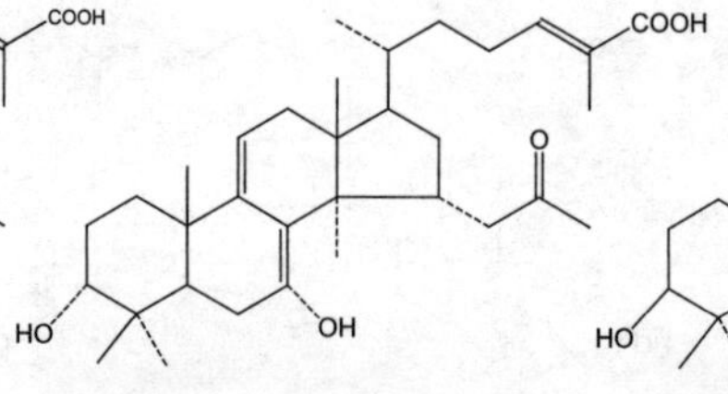

$C_{32}H_{48}O_5$ (512.7)
ganoderic acid X
灵芝酸 X

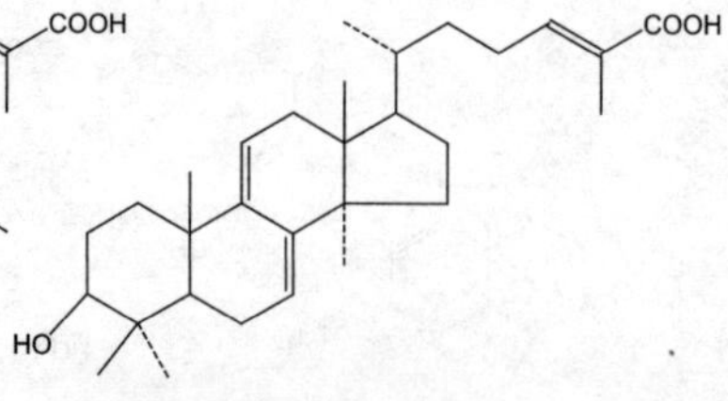

$C_{30}H_{46}O_3$ (454.7)
ganoderic acid Y
灵芝酸 Y

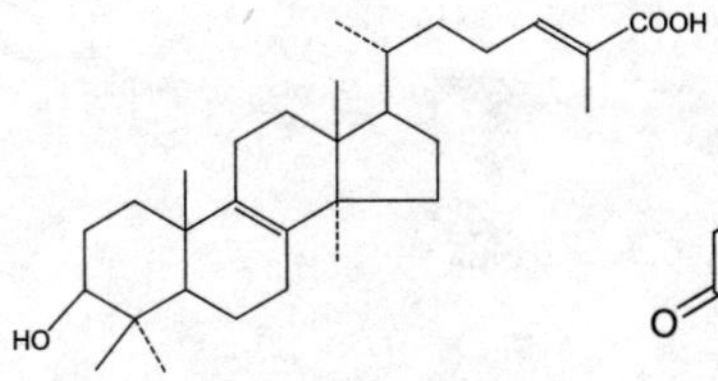

$C_{30}H_{48}O_3$ (456.7)
ganoderic acid Z
灵芝酸 Z

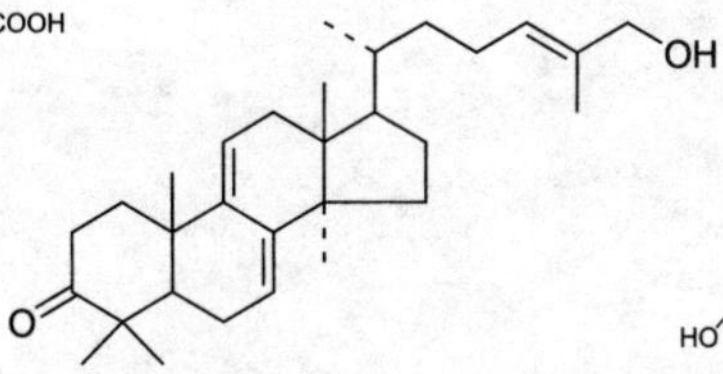

$C_{30}H_{46}O_2$ (438.7)
ganoderol A
丹芝醇 A

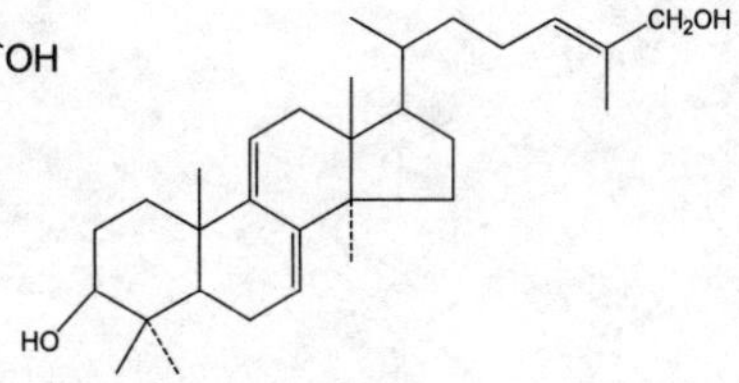

$C_{30}H_{48}O_2$ (440.7)
ganoderol B
丹芝醇 B

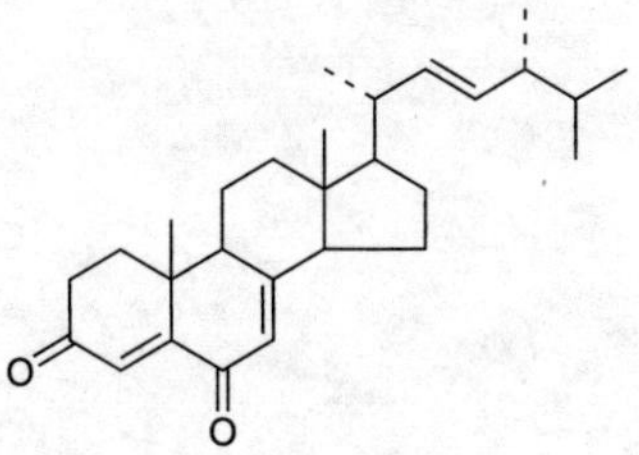

$C_{28}H_{40}O_2$ (408.6)
ganodosterone
灵芝甾酮

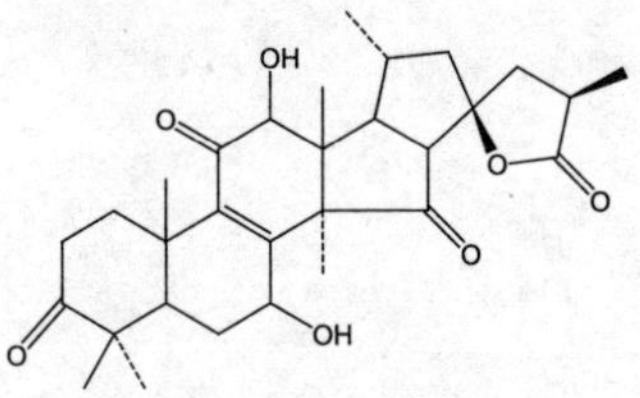

$C_{30}H_{40}O_7$ (512.6)
ganospore lactone A
灵芝孢子内酯 A

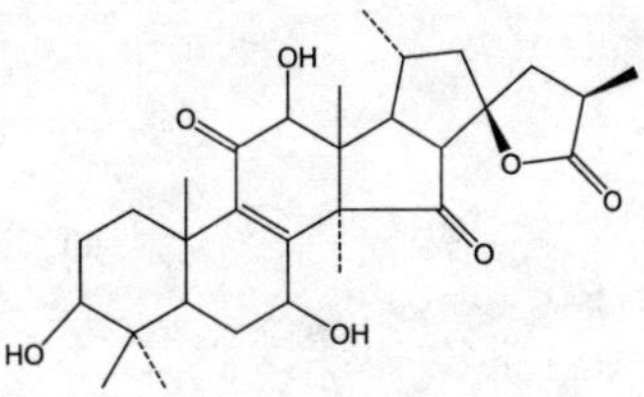

$C_{30}H_{42}O_7$ (514.7)
ganospore lactone B
灵芝孢子内酯 B

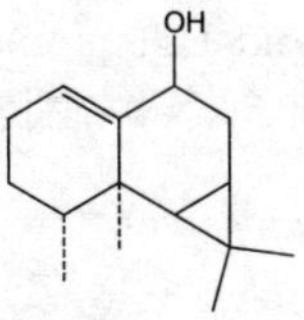

$C_{15}H_{24}O$ (220.4)
gansongol
甘松根醇
1(10)-aristolene-9β-ol
1(10) 马兜铃烯 -9β- 醇

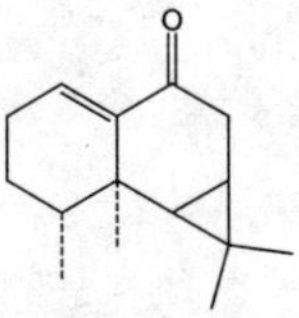

$C_{15}H_{22}O$ (218.3)
gansongone
甘松根酮

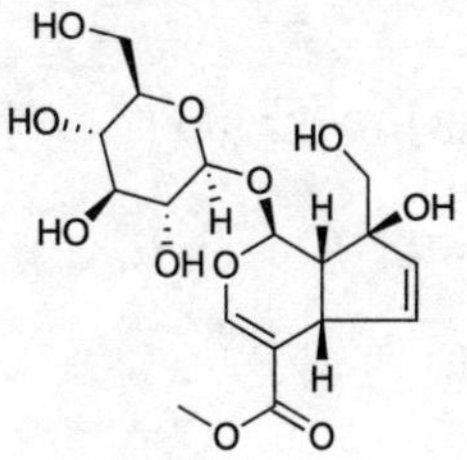

$C_{17}H_{24}O_{11}$ (404.4)
gardenoside
栀子苷

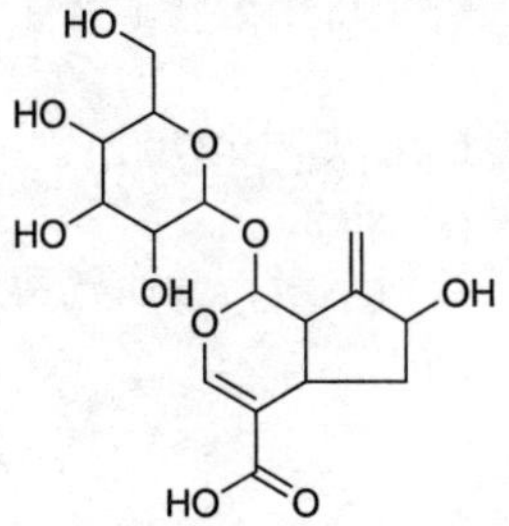

$C_{16}H_{22}O_{10}$ (374.3)
gardoside
栀子酮苷

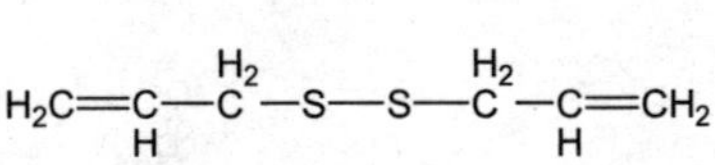

$C_6H_{10}S_2$ (146.3)
garlicin
大蒜素

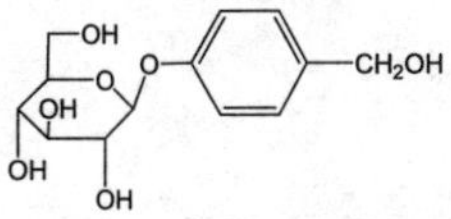

$C_{13}H_{18}O_7$ (286.3)
gastrodin
天麻苷

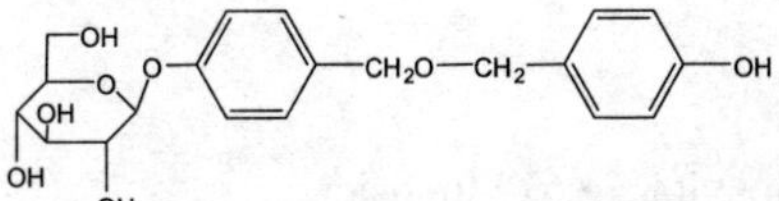

$C_{20}H_{24}O_8$ (392.4)
gastrodioside
天麻醚苷
p-hydroxymethylphenyl-β-D-glucopyranoside
对 - 羟甲基苯 -β-D- 吡喃葡萄糖苷

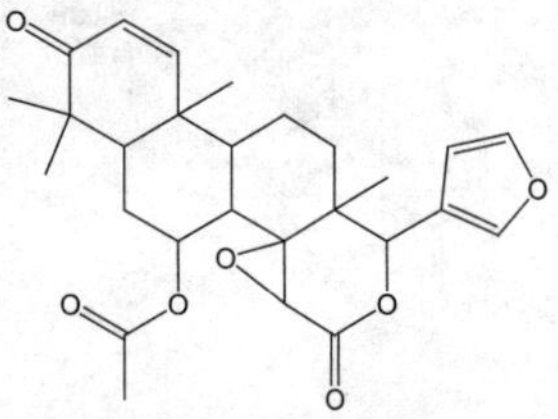

$C_{28}H_{34}O_7$　(9482.6)
gedunin
葛杜宁

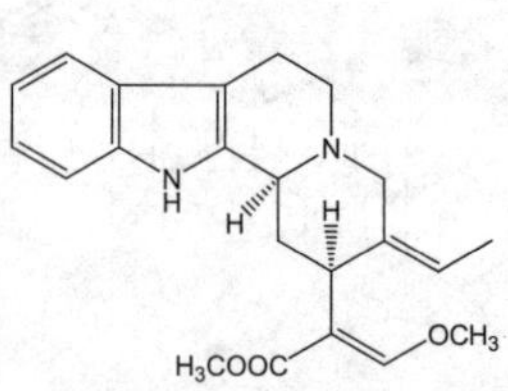

$C_{22}H_{26}N_2O_3$　(366.5)
geissoschizine methyl ether
缝籽木萱甲醚

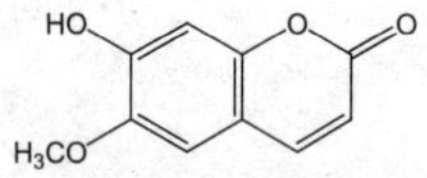

$C_{10}H_8O_4$　(192.2)
gelseminic acid
莨苕亭

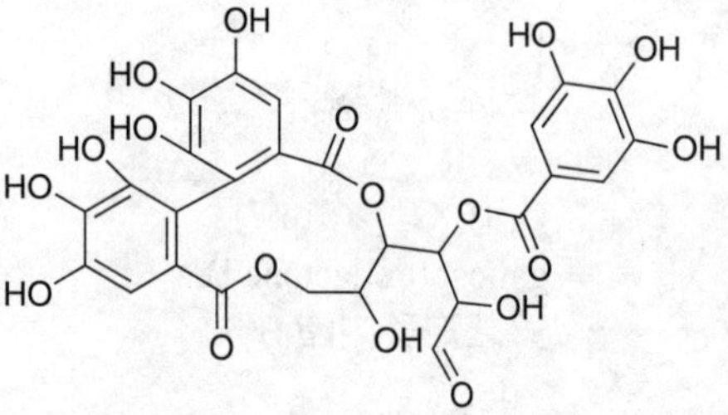

$C_{27}H_{22}O_{18}$　(634.5)
gemin D
路边青鞣质 D，水杨梅素 D

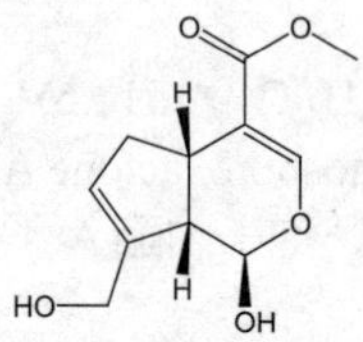

$C_{11}H_{14}O_5$　(226.2)
genipin
都桷子素

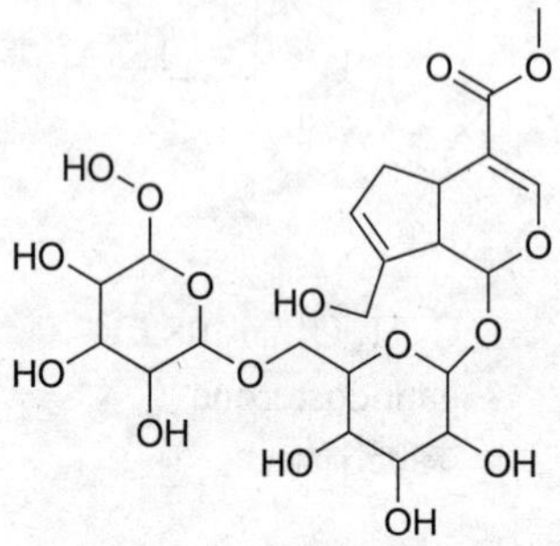

$C_{23}H_{34}O_{15}$　(550.5)
genipin-1-gentiobioside
都桷子素 -1- 龙胆双糖苷

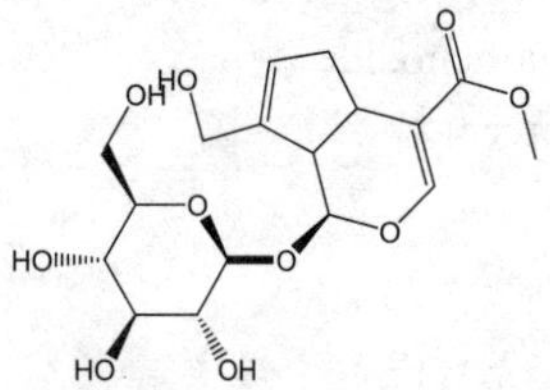

$C_{17}H_{24}O_{10}$　(388.4)
geniposide
都桷子苷

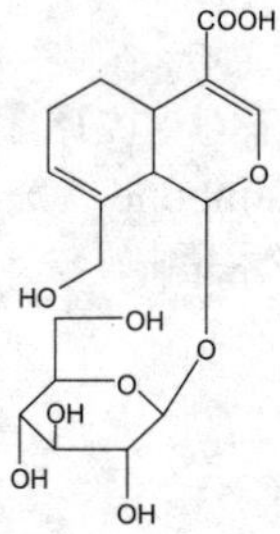

$C_{16}H_{22}O_{10}$　(374.3)
geniposidic acid
京尼平苷酸，都桷子苷酸

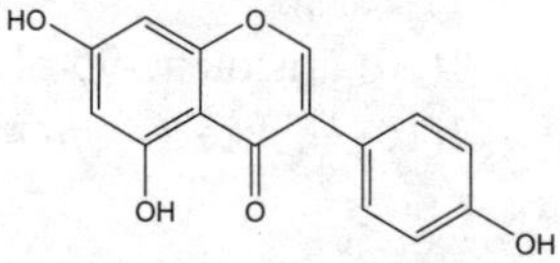

$C_{15}H_{10}O_5$　(270.2)
genistein
染料木素，金雀异黄素

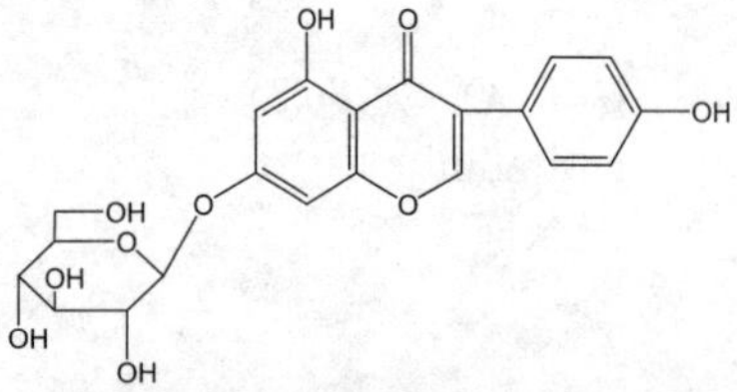

$C_{21}H_{20}O_{10}$　(432.4)
genistin
染料木苷

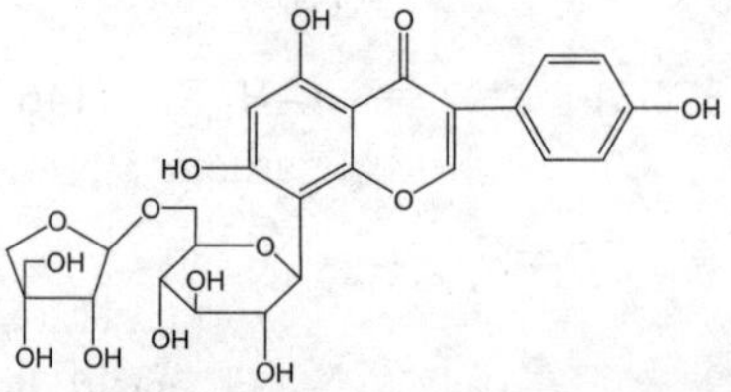

$C_{26}H_{28}O_{14}$　(564.5)
genistein-8-*C*-apiosyl(1 → 6)-glucoside
染料木素 -8-*C*- 芹菜糖基 (1 → 6)- 葡萄糖苷

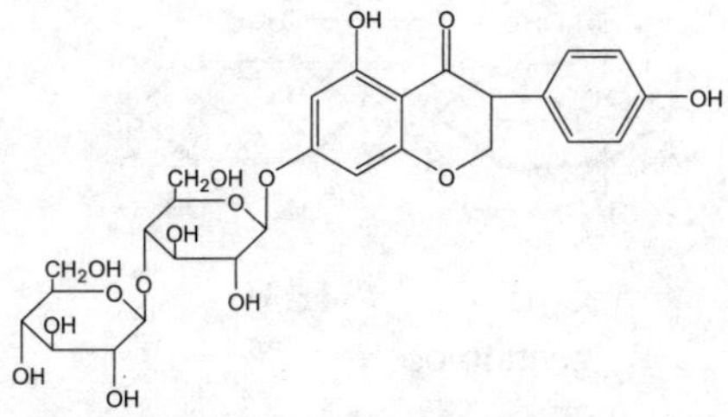

C$_{27}$H$_{32}$O$_{15}$ (596.5)
genistein -7-β-D-cellobiosid
染料木素 -7-β-D- 纤维素二糖苷
genistein-7-diglucoside
染料木素 -7- 二葡萄糖苷

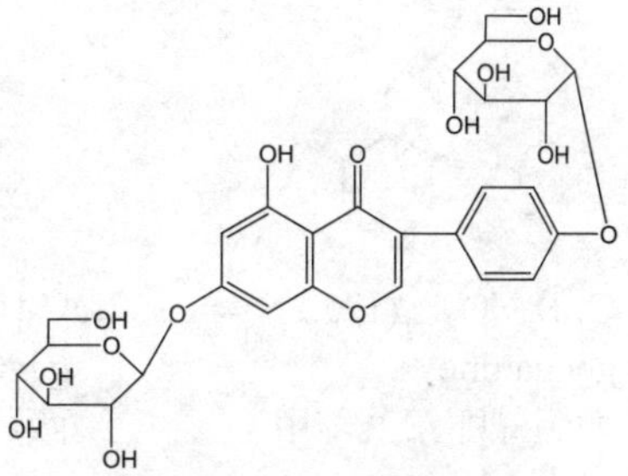

C$_{27}$H$_{30}$O$_{15}$ (594.5)
genistein-7,4′-diglucoside
染料木素 -7,4′- 二葡萄糖苷

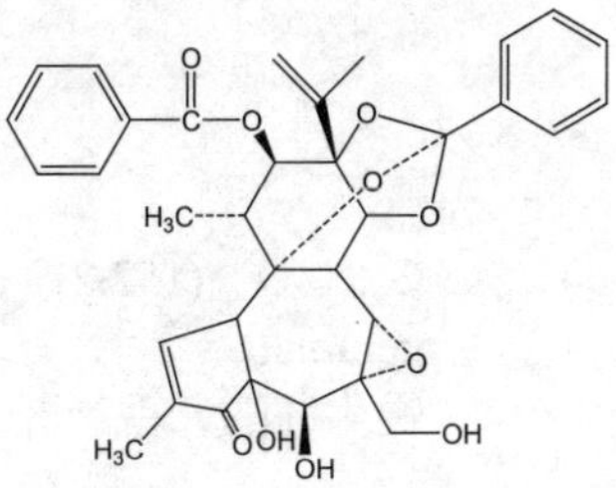

C$_{34}$H$_{34}$O$_{10}$ (602.6)
genkwadaphnin
芫花瑞香宁
12-benzoxydaphnetoxin
12- 苯甲酰氧基瑞香毒素

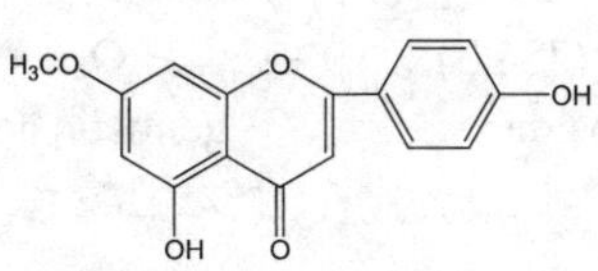

C$_{16}$H$_{12}$O$_5$ (284.3)
genkwanin
芫花素

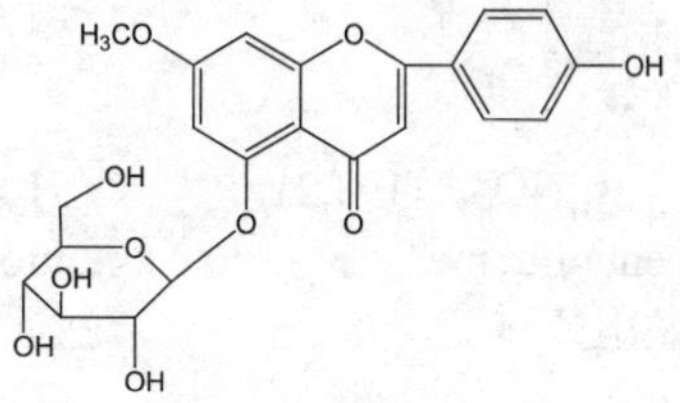

C$_{22}$H$_{22}$O$_{10}$ (446.4)
genkwanin-5-O-β-D-glucoside
芫花素 -5-O-β-D- 葡萄糖苷

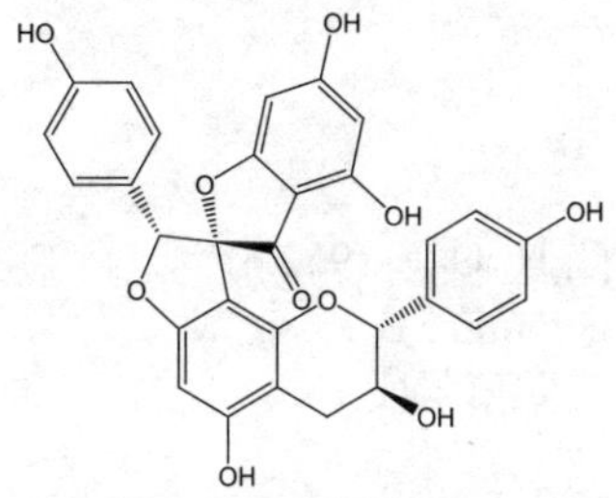

C$_{30}$H$_{22}$O$_{10}$ (542.5)
genkwanol A
螺双黄酮芫花醇 A

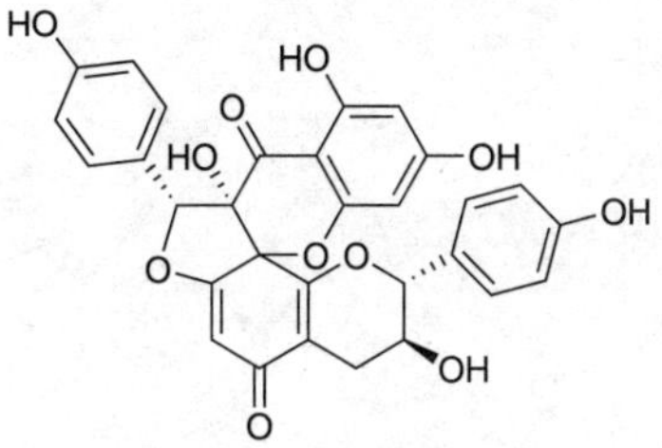

C$_{30}$H$_{22}$O$_{11}$ (558.5)
genkwanol B
芫花醇 B

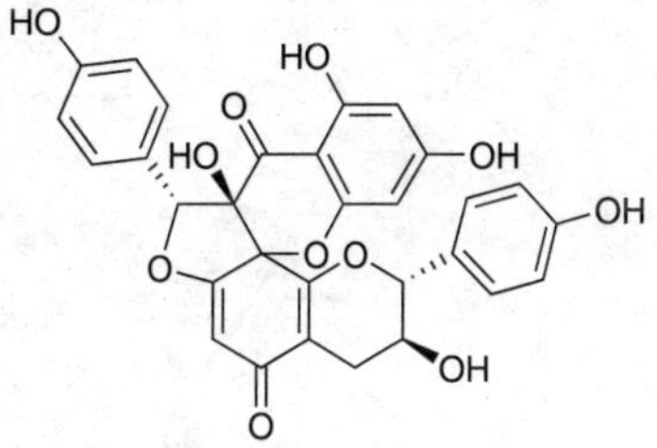

C$_{30}$H$_{22}$O$_{11}$ (558.5)
genkwanol C
芫花醇 C

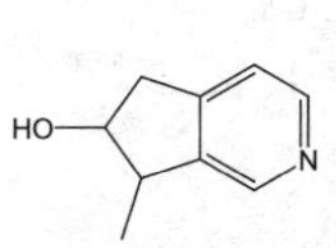

C$_9$H$_{11}$NO (149.2)
gentialutine
欧龙胆碱

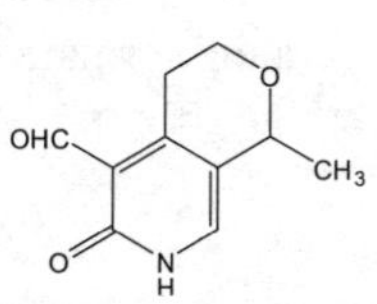

C$_{10}$H$_{11}$NO$_3$ (193.2)
gentianal
秦艽碱丙

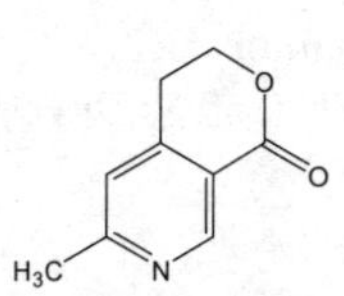

C$_9$H$_9$NO$_2$ (163.2)
gentianidine
秦艽碱乙

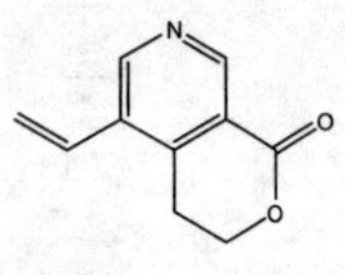

$C_{10}H_9NO_2$ (175.2)
gentianine
龙胆碱即秦艽碱甲

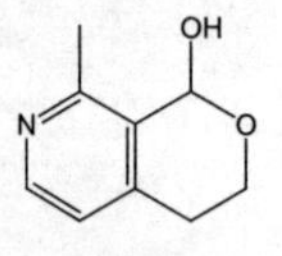

$C_9H_{11}NO_2$ (165.2)
gentiatibetine
西藏龙胆碱

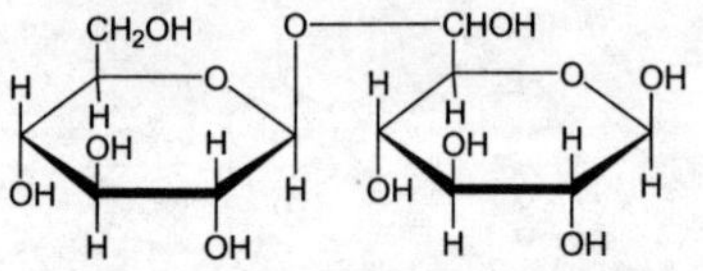

$C_{12}H_{22}O_{11}$ (342.3)
gentiobiose
龙胆二糖

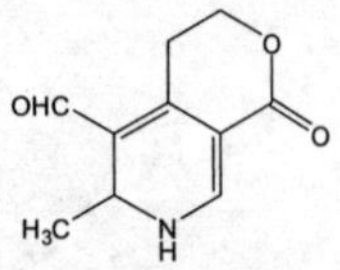

$C_{10}H_{11}NO_3$ (193.2)
gentioflavine
龙胆黄碱

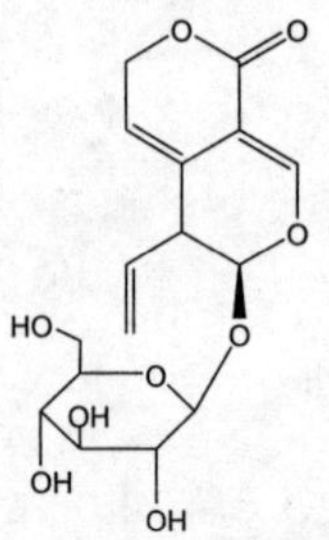

$C_{16}H_{20}O_9$ (356.3)
gentiopicroside
龙胆苦苷

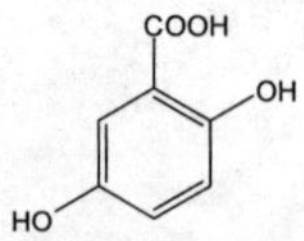

$C_7H_6O_4$ (154.1)
gentistic acid
龙胆酸

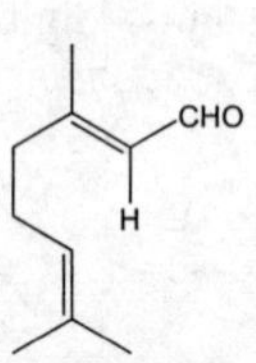

$C_{10}H_{16}O$ (152.2)
geranial
牻牛儿醛，香叶醛

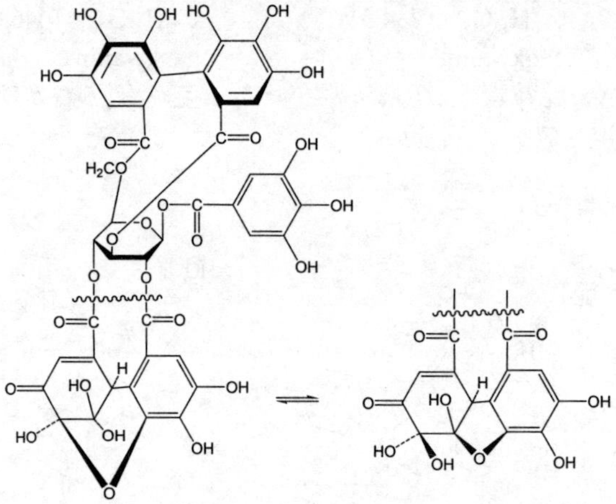

$C_{41}H_{28}O_{27}$ (952.6)
geraniin
老鹳草鞣质

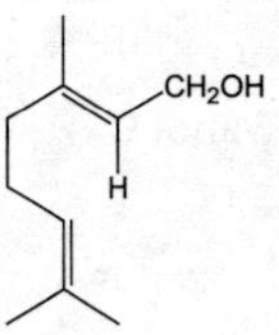

$C_{10}H_{18}O$ (154.3)
geraniol
牻牛儿醇，香叶醇

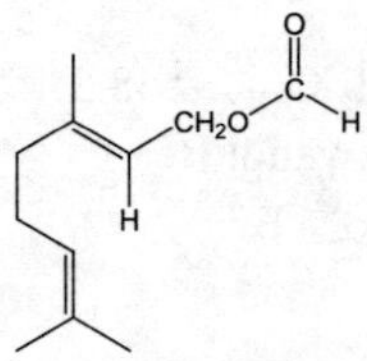

$C_{11}H_{18}O_2$ (182.3)
geranoil formate
牛儿醇甲酸酯

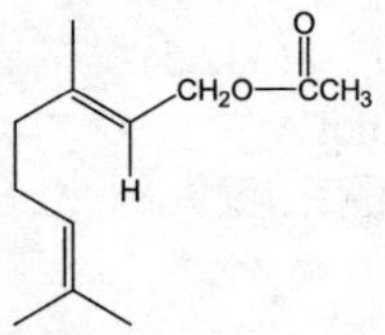

$C_{12}H_{20}O_2$ (196.3)
geranyl acetate
乙酸牻牛儿酯，乙酸香叶酯

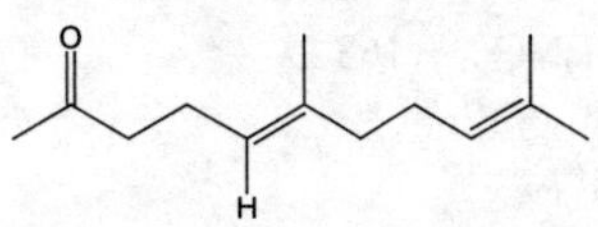

$C_{13}H_{22}O$ (194.3)
geranyl acetone
香叶基丙酮

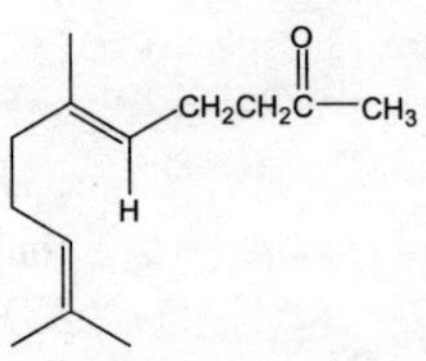

$C_{13}H_{22}O$ (194.3)
geranyl cetone
牻牛儿基丙酮

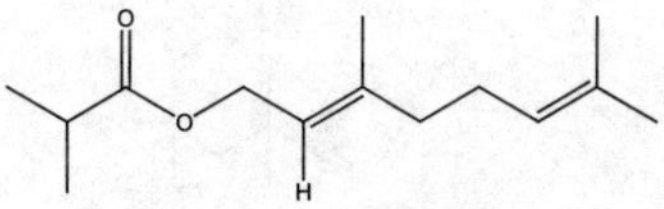

$C_{14}H_{24}O_2$ (224.3)
geranyl-*iso*-butyrate
牻牛儿醇异丁酯

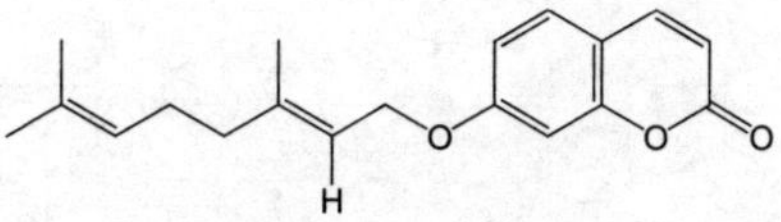

$C_{19}H_{22}O_3$ (298.4)
7-geranyloxycoumarin
7- 牻牛儿醇基香豆精
aurapten
葡萄内酯

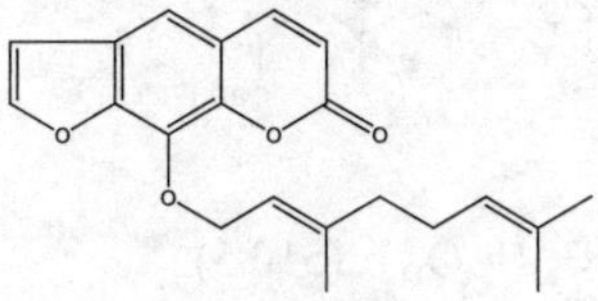

$C_{21}H_{22}O_4$ (338.4)
9-geranyl oxypsoralen
9- 牻牛儿醇基补骨脂素

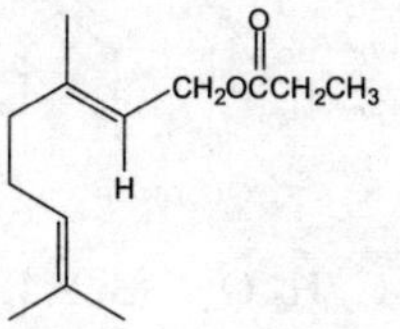

$C_{13}H_{22}O_2$ (210.3)
geranyl propionate
牻牛儿醇丙酸酯

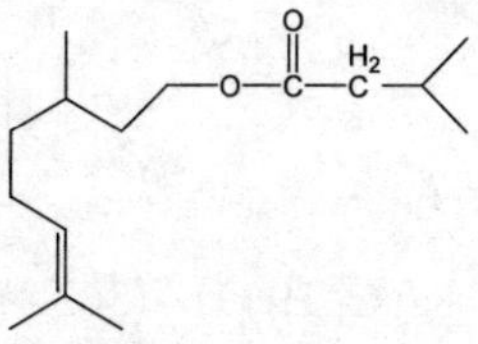

$C_{15}H_{28}O_2$ (240.4)
geranyl vaterate
香叶基戊酸酯

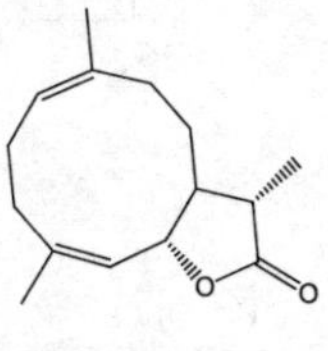

$C_{15}H_{22}O_2$ (234.3)
11βH-germacra-1(10)*E*,4*E*-diene-12,6α-olide
11βH- 大牻牛儿 -1(10)*E*,4*E* 二烯 -12,6α 内酯

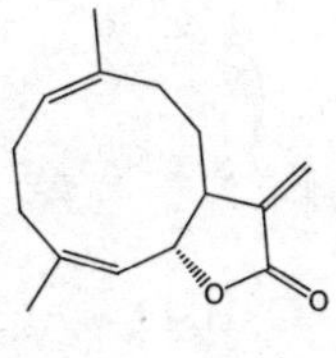

$C_{15}H_{20}O_2$ (232.3)
germacra-1(10)*E*,4*E*,11(13)-triene-12,6α-olide
大牻牛儿 -1(10)*E*,4*E*,11(13)- 三烯 -12,6α- 内酯

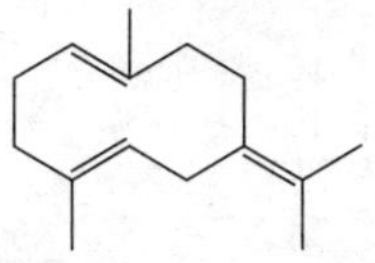

$C_{15}H_{24}$ (204.4)
germacrene B
大牻牛儿烯 B

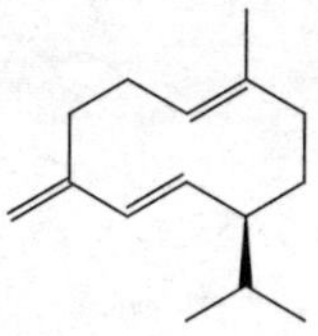

$C_{15}H_{24}$ (204.4)
germacrene D
大牻牛儿烯 D

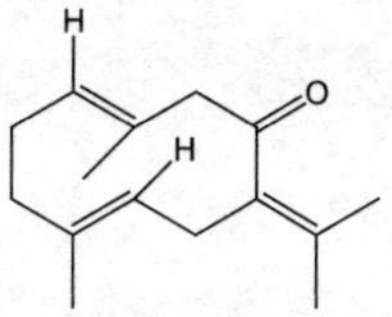

$C_{15}H_{22}O$ (218.3)
germacrone
大牻牛儿酮

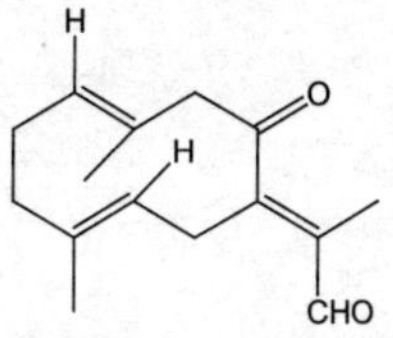

$C_{15}H_{20}O_2$ (232.3)
germacrone-13-al
大牻牛儿酮 -13- 醛

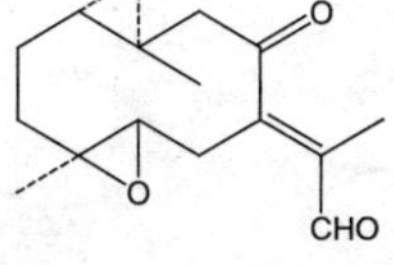

$C_{15}H_{20}O_4$ (264.3)
(1*S*,10*S*),(4*S*,5*S*) 大牻牛儿酮 -1(10),4- 双环氧化物
(1*S*,10*S*),(4*S*, 5*S*)-germacrone-1(10),4-diepoxide

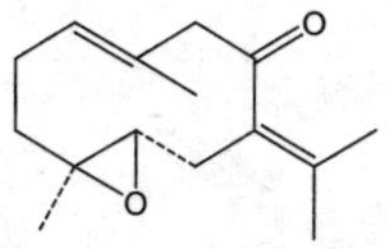

$C_{15}H_{22}O_2$ (234.3)
(4*S*,5*S*)-germacron-4,5-epoxide
(4*S*,5*S*)- 大牻牛儿酮 -4,5- 环氧化物

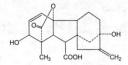

C$_{19}$H$_{22}$O$_6$ (346.4)
gibberellin A$_3$
赤霉素 A$_3$

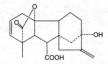

C$_{19}$H$_{22}$O$_5$ (330.4)
gibberellin A$_5$
赤霉素 A$_5$

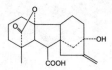

C$_{19}$H$_{24}$O$_5$ (332.4)
gibberellin A$_{20}$
赤霉素 A$_{20}$

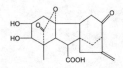

C$_{19}$H$_{22}$O$_7$ (362.4)
gibberellin A$_{26}$
赤霉素 A$_{26}$

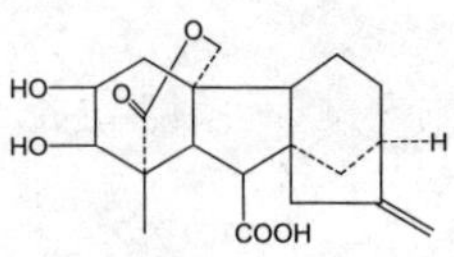

C$_{20}$H$_{26}$O$_6$ (362.4)
gibberellin A$_{27}$
赤霉素 A$_{27}$

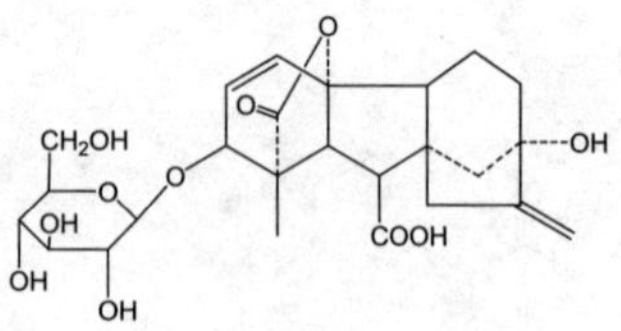

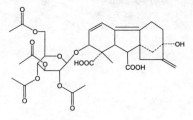

C$_{25}$H$_{34}$O$_{11}$ (510.5)
gibberellin A$_3$ glucoside I
赤霉素葡萄糖苷 I

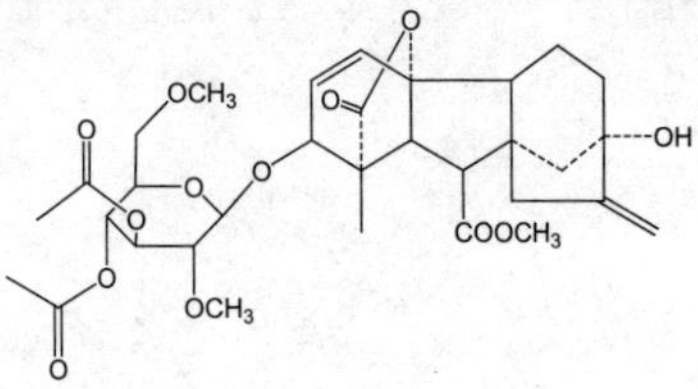

C$_{32}$H$_{42}$O$_{13}$ (634.7)
gibberellin glucoside II
赤霉素葡萄糖苷 II

C$_{33}$H$_{40}$O$_{15}$ (676.7)
gibberellin glucoside IV
赤霉素葡萄糖苷 IV

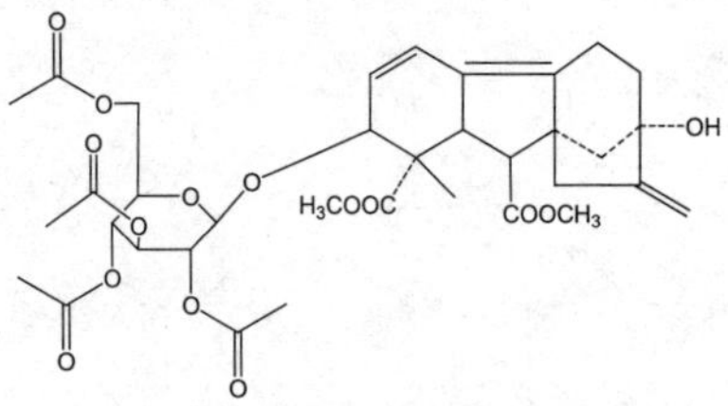

C$_{35}$H$_{44}$O$_{15}$ (704.7)
gibberellin glucoside V
赤霉素葡萄糖苷 V

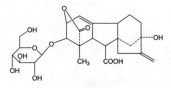

C$_{25}$H$_{34}$O$_{11}$ (510.5)
gibberellin glucoside VI
赤霉素葡萄糖苷 VI

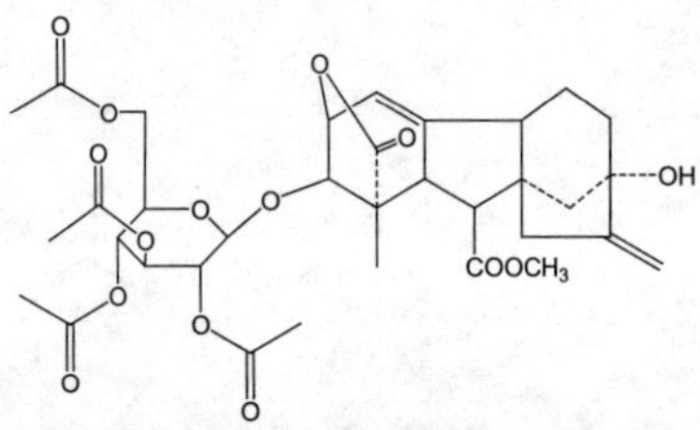

C$_{34}$H$_{44}$O$_{15}$ (692.7)
gibberellin glucoside VII
赤霉素葡萄糖苷VII

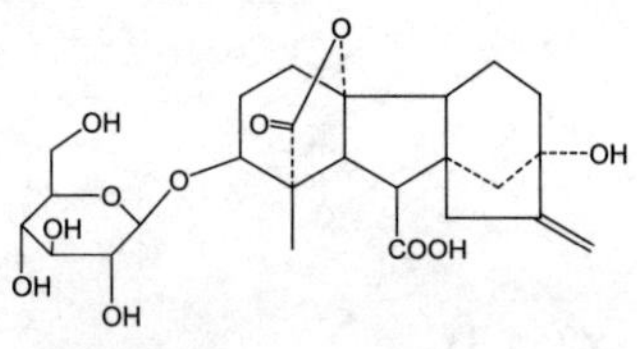

C$_{25}$H$_{36}$O$_{11}$ (512.5)
gibberellin glucoside F- VII
赤霉素葡萄糖苷 F- VII

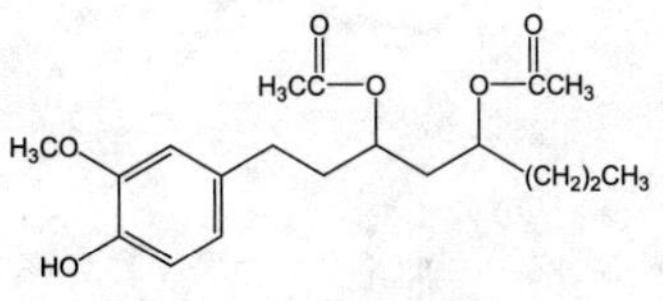

$C_{19}H_{28}O_6$ (352.4)
4-gingediacetate
4- 姜辣二醇双乙酸酯

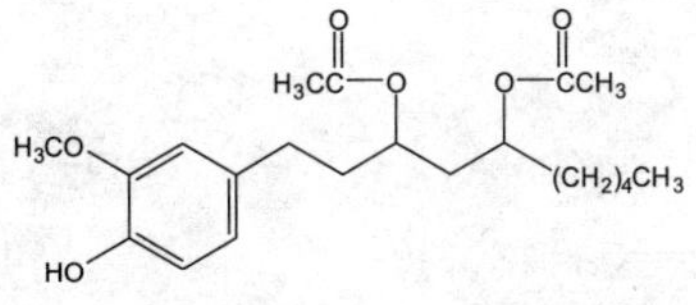

$C_{21}H_{32}O_6$ (380.5)
6-gingediacetate
6- 姜辣二醇双乙酸酯

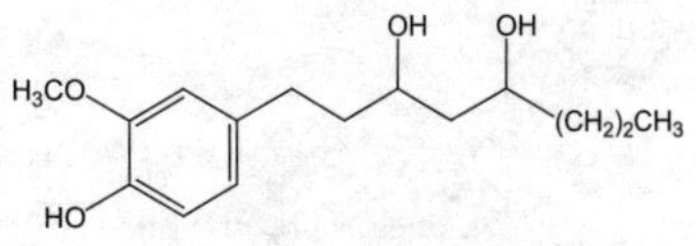

$C_{15}H_{24}O_4$ (268.4)
4-gingediol
4- 姜辣二醇

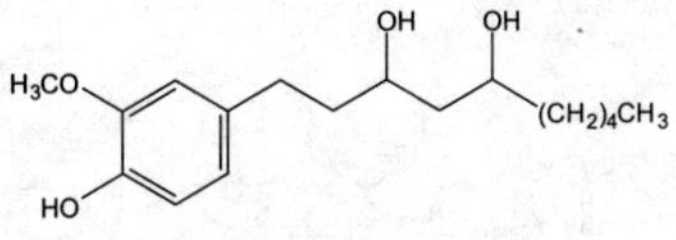

$C_{17}H_{28}O_4$ (296.4)
6-gingediol
6- 姜辣二醇

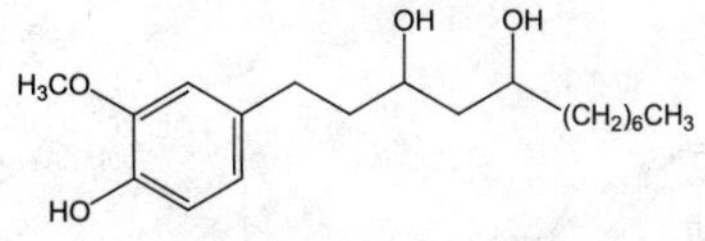

$C_{19}H_{32}O_4$ (324.5)
8-gingediol
8- 姜辣二醇

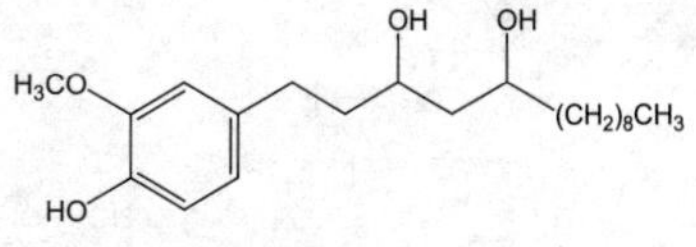

$C_{21}H_{36}O_4$ (352.5)
10-gingediol
10- 姜辣二醇

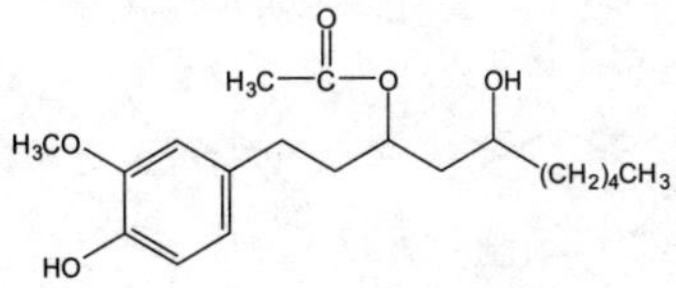

$C_{19}H_{30}O_5$ (338.4)
6-gingediol-3-acetate
6- 姜辣二醇 -3- 乙酸酯

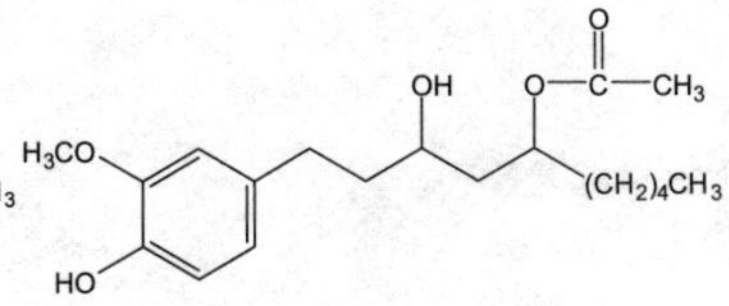

$C_{19}H_{30}O_5$ (338.4)
6-gingediol-5-acetate
6- 姜辣二醇 -5- 乙酸酯

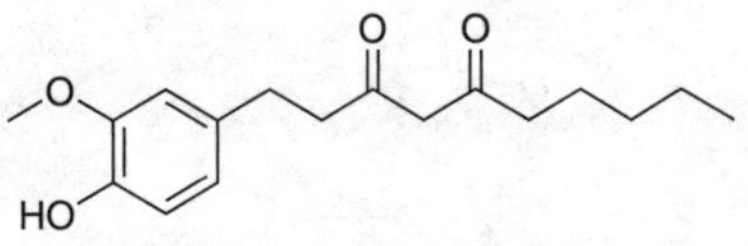

$C_{17}H_{24}O_4$ (292.4)
6-gingerdione
6- 姜辣二酮

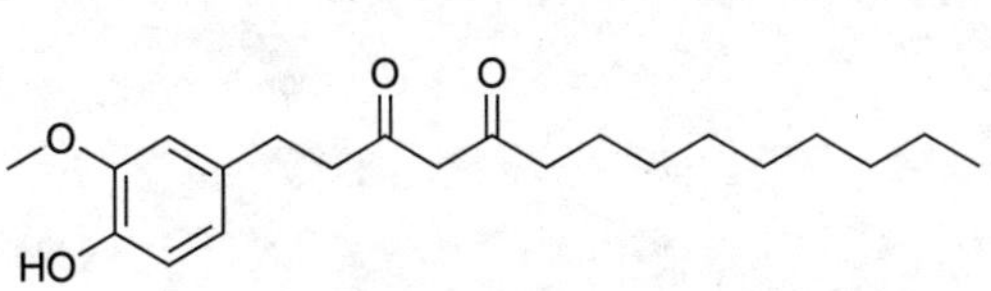

$C_{21}H_{32}O_4$ (348.5)
10-gingerdione
10- 姜辣二酮

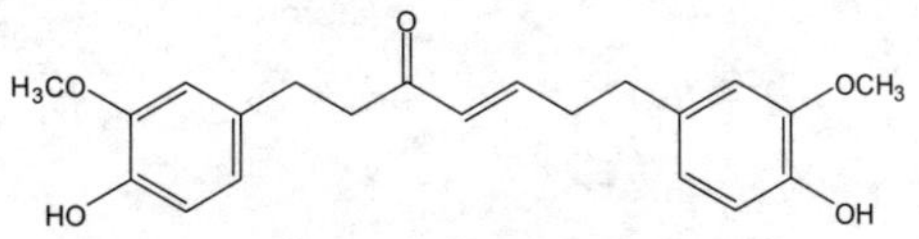

$C_{21}H_{24}O_5$ (356.4)
gingerenone A
姜烯酮 A

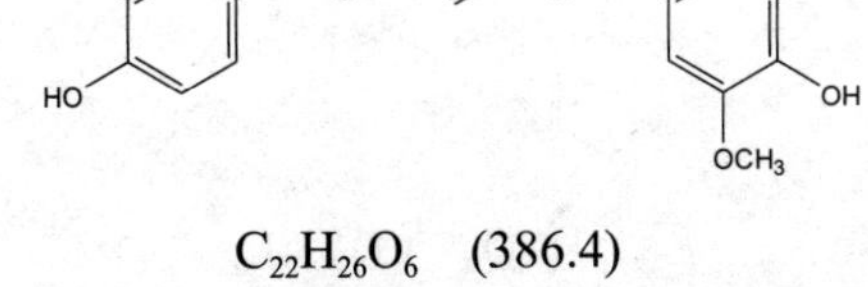

$C_{22}H_{26}O_6$ (386.4)
gingerenone B
姜烯酮 B

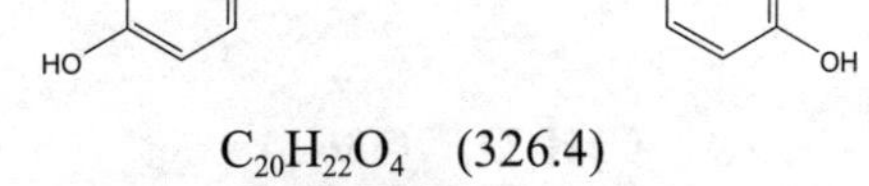

$C_{20}H_{22}O_4$ (326.4)
gingerenone C
姜烯酮 C

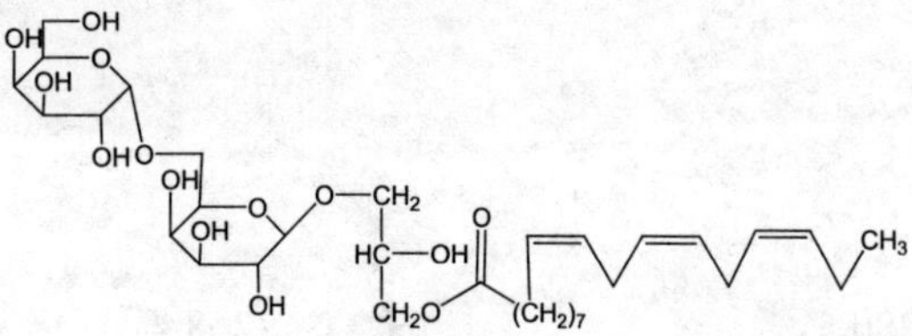

$C_{33}H_{56}O_{14}$ (676.8)
gingerglycolipid A
姜糖脂 A

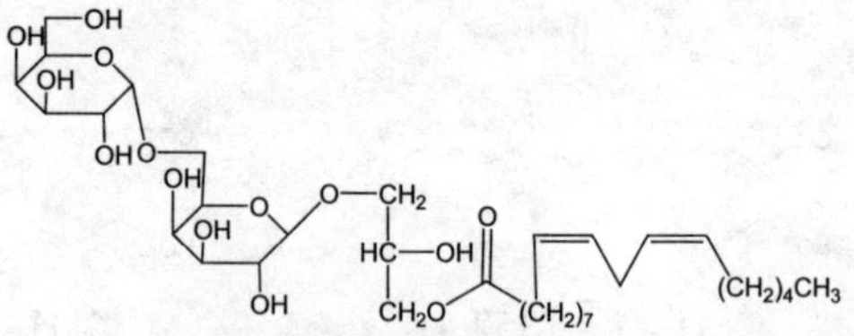

$C_{33}H_{58}O_{14}$ (678.8)
gingerglycolipid B
姜糖脂 B

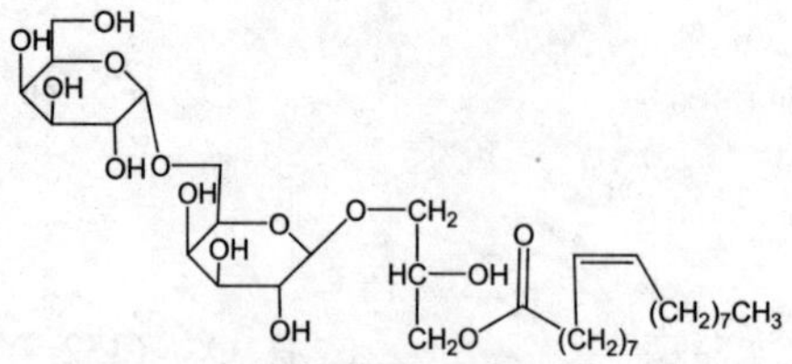

$C_{33}H_{60}O_{14}$ (680.8)
gingerglycolipid C
姜糖脂 C

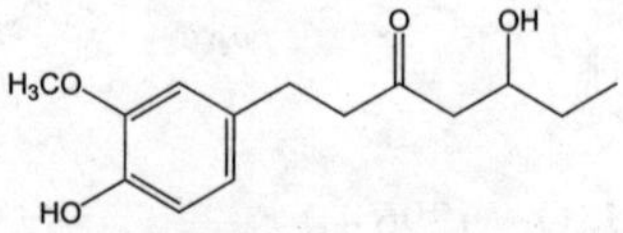

$C_{14}H_{20}O_4$ (252.3)
3-gingerol
3- 姜辣醇

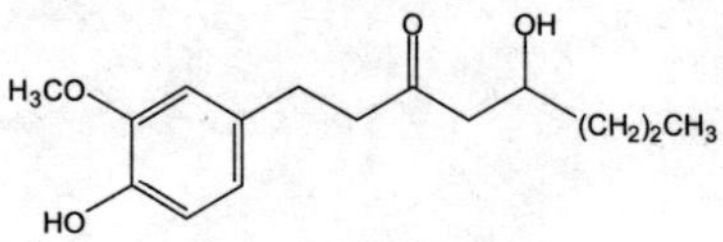

$C_{15}H_{22}O_4$ (266.3)
4-gingerol
4- 姜辣醇

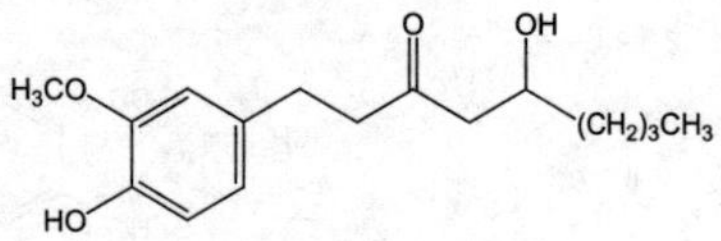

$C_{16}H_{24}O_4$ (280.4)
5-gingerol
5- 姜辣醇

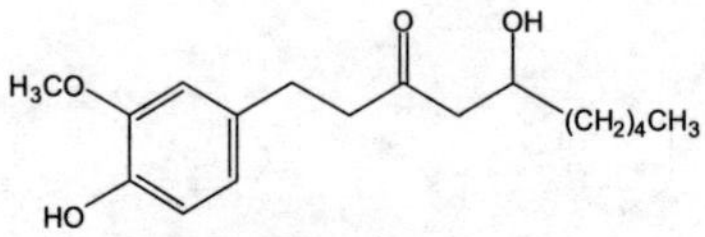

$C_{17}H_{26}O_4$ (294.4)
6-gingerol
6- 姜辣醇
gingerol
姜辣素

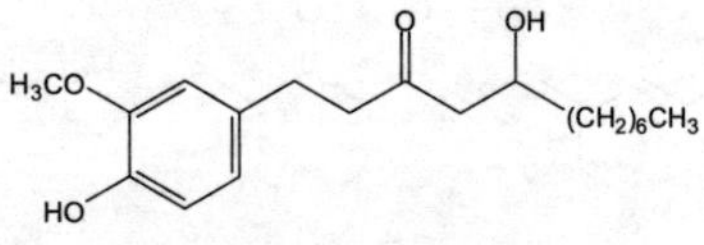

$C_{19}H_{30}O_4$ (322.4)
8-gingerol
8- 姜辣醇

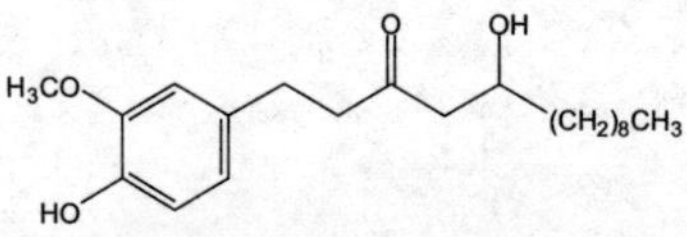

$C_{20}H_{32}O_4$ (336.5)
10-gingerol
10- 姜辣醇

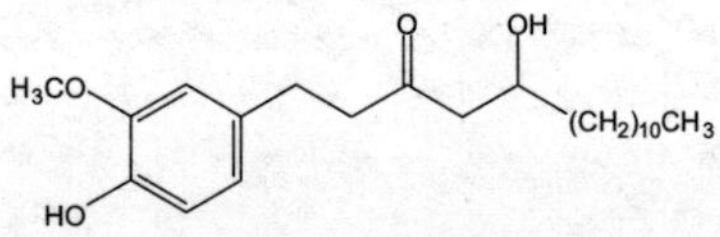

$C_{23}H_{38}O_4$ (378.6)
12-gingerol
12- 姜辣醇

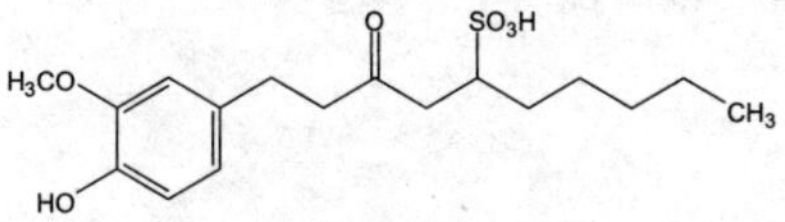

$C_{17}H_{26}O_6S$ (358.5)
6-gingesulfonic acid
6- 姜辣磺酸

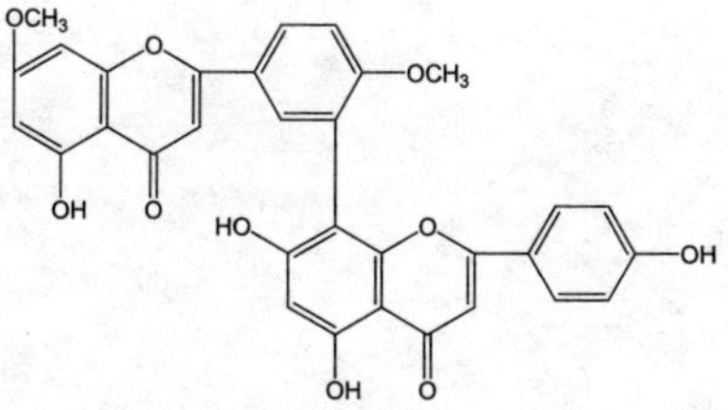

$C_{32}H_{22}O_{10}$ (566.5)
ginkgetin
银杏双黄酮

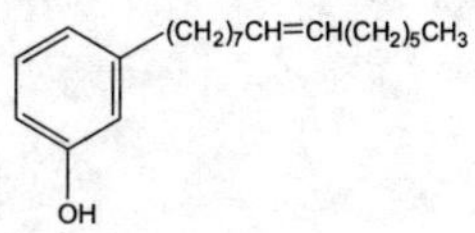

$C_{21}H_{34}O$ (302.5)
ginkgol
白果酚

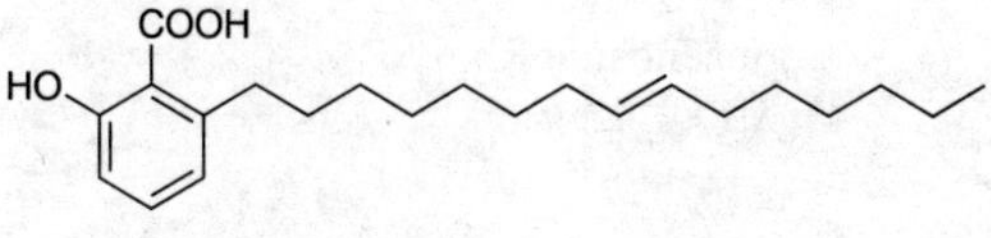

$C_{22}H_{34}O_3$ (346.5)
ginkgolic acid
白果酸

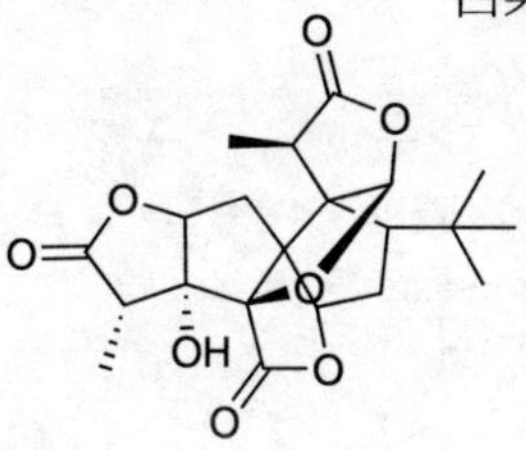

$C_{20}H_{24}O_9$ (408.4)
ginkgolide A
银杏苦内酯 A

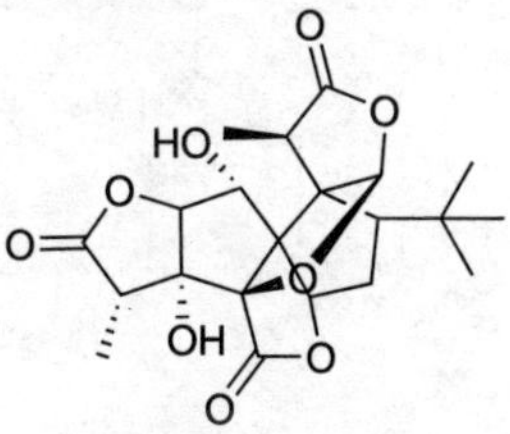

$C_{20}H_{24}O_{10}$ (424.4)
ginkgolide B
银杏苦内酯 B

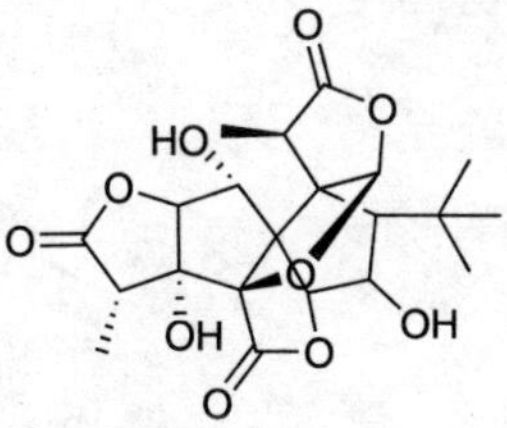

$C_{20}H_{24}O_{11}$ (440.4)
ginkgolide C
银杏苦内酯 C

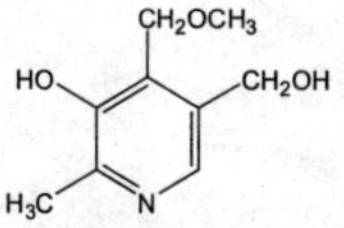

$C_9H_{13}NO_3$ (183.2)
ginkgotoxin
银杏毒素
4-*O*-methylpyridoxine
4-*O*- 甲基吡哆醇

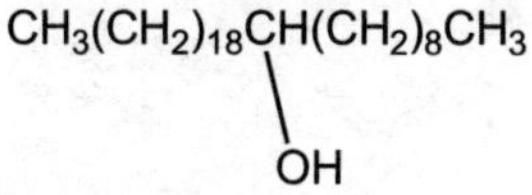

$CH_3(CH_2)_{18}CH(CH_2)_8CH_3$
|
OH
$C_{29}H_{60}O$ (424.8)
ginnol
白果醇

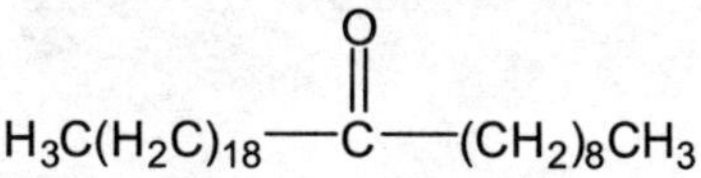

$H_3C(H_2C)_{18}$—C—$(CH_2)_8CH_3$
$C_{29}H_{58}O$ (422.8)
ginnone
白果酮

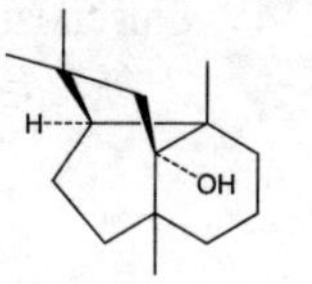

$C_{15}H_{26}O$ (222.4)
ginsenol
人参新萜醇

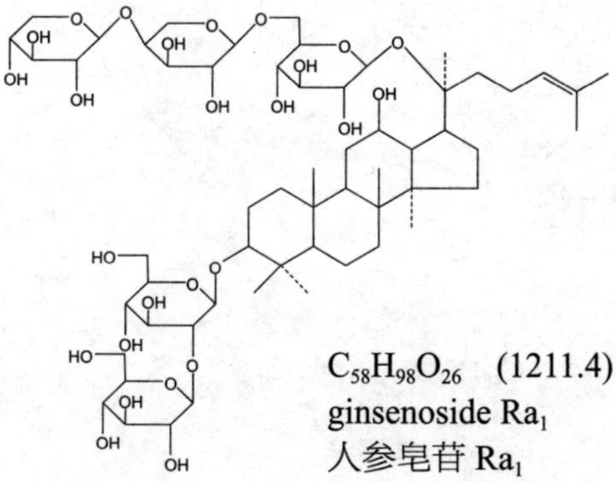

$C_{58}H_{98}O_{26}$ (1211.4)
ginsenoside Ra$_1$
人参皂苷 Ra$_1$

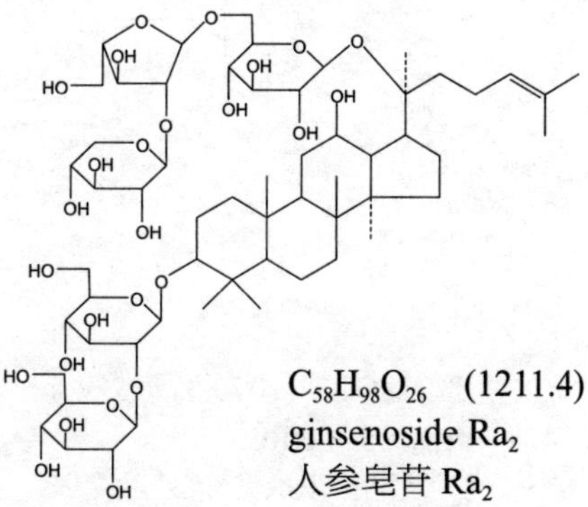

$C_{58}H_{98}O_{26}$ (1211.4)
ginsenoside Ra$_2$
人参皂苷 Ra$_2$

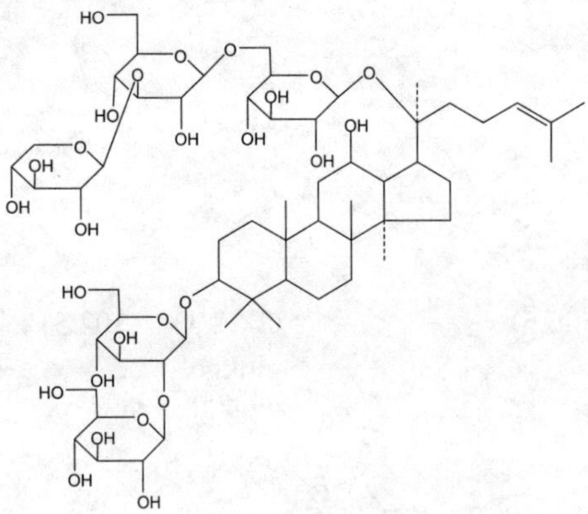

$C_{59}H_{100}O_{27}$ (1241.4)
ginsenoside Ra$_3$
人参皂苷 Ra$_3$

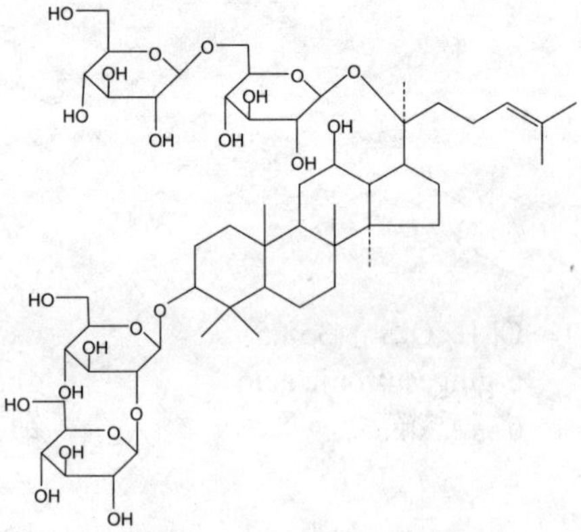

$C_{54}H_{92}O_{23}$ (1109.3)
ginsenoside Rb$_1$
人参皂苷 Rb$_1$

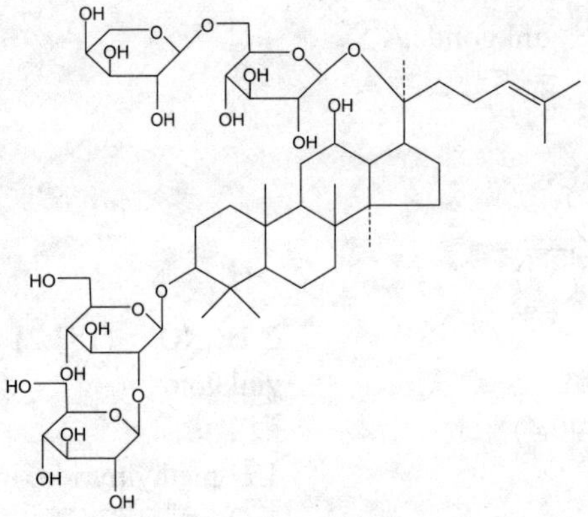

$C_{53}H_{90}O_{22}$ (1079.3)
ginsenoside Rb$_2$
人参皂苷 Rb$_2$

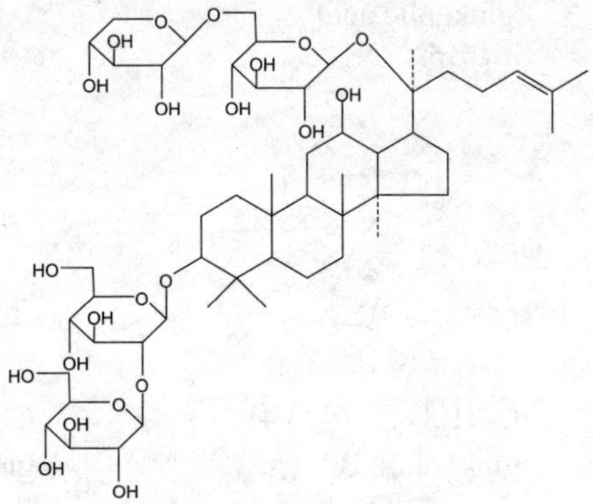

$C_{53}H_{90}O_{22}$ (1079.3)
ginsenoside Rb$_3$
人参皂苷 Rb$_3$

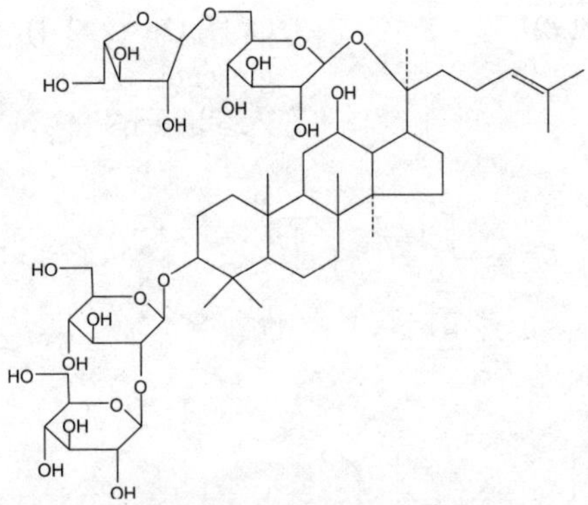

$C_{53}H_{90}O_{22}$ (1079.3)
ginsenoside Rc
人参皂苷 Rc，人参三醇

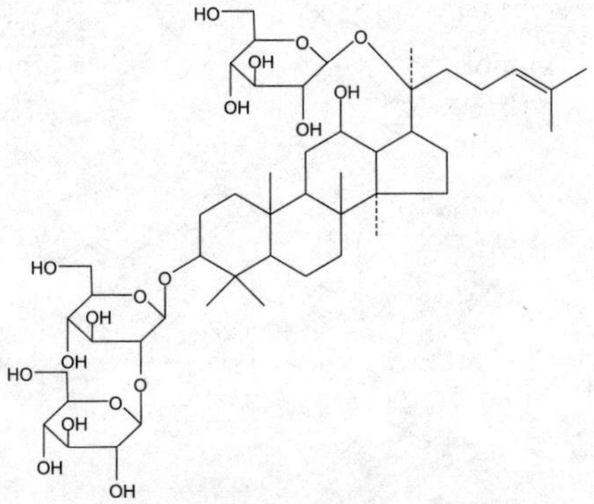

$C_{48}H_{82}O_{18}$ (947.2)
ginsenoside Rd
人参皂苷 Rd

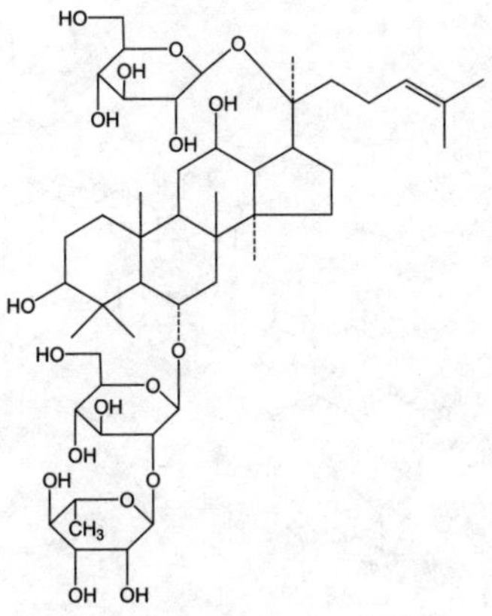

$C_{48}H_{82}O_{18}$ (947.2)
ginsenoside Re
人参皂苷 Re

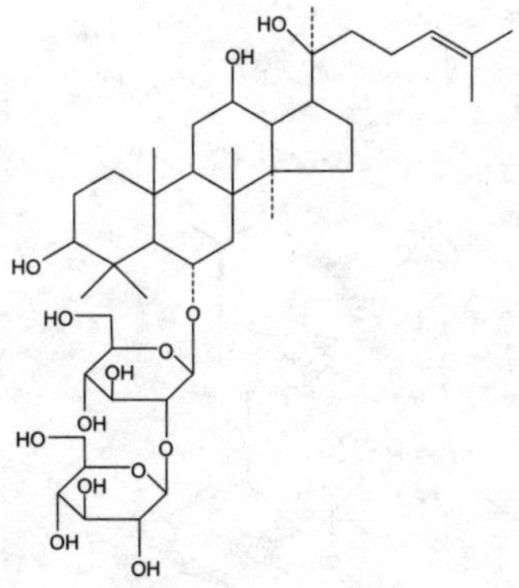

$C_{42}H_{72}O_{14}$ (801.0)
ginsenoside Rf
人参皂苷 Rf

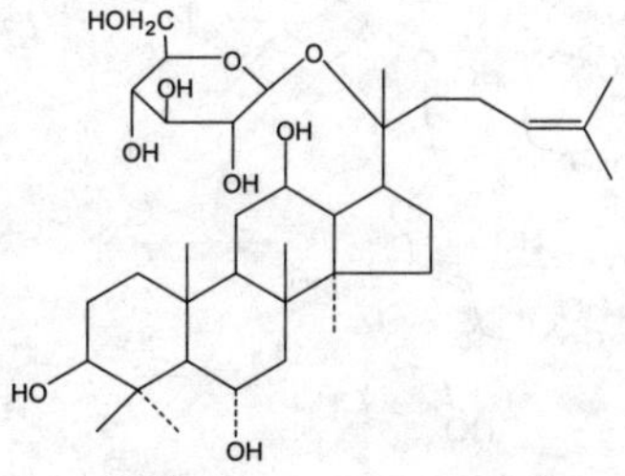

$C_{36}H_{62}O_9$ (638.9)
ginsenoside F_1
人参皂苷 F_1

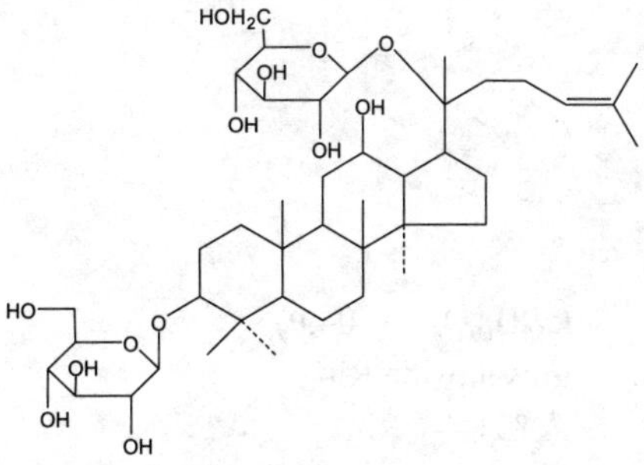

$C_{42}H_{72}O_{13}$ (785.0)
ginsenoside F_2
人参皂苷 F_2

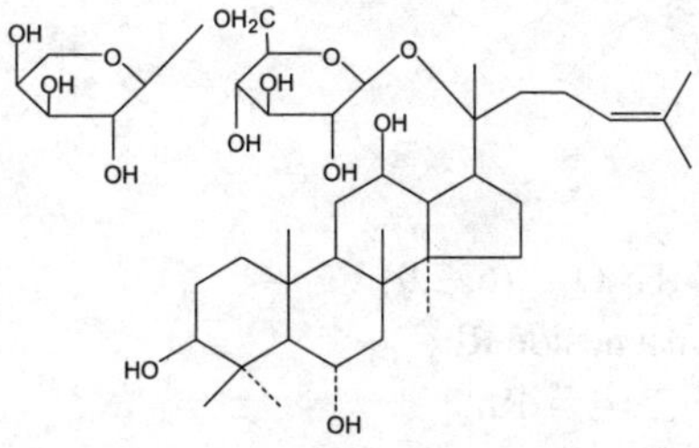

$C_{41}H_{70}O_{13}$ (771.0)
ginsenoside F_3
人参皂苷 F_3

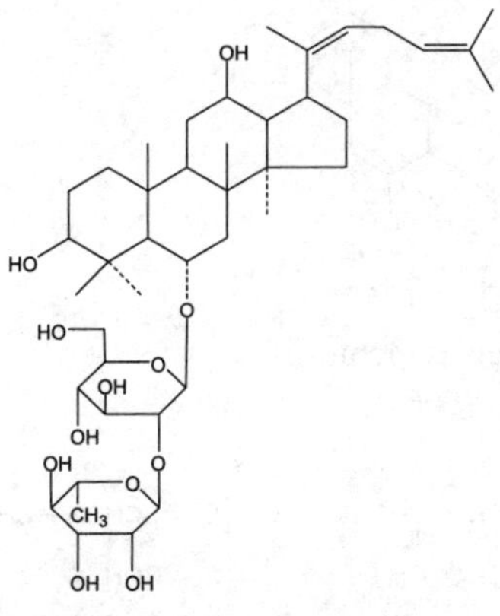

$C_{42}H_{70}O_{12}$ (767.0)
ginsenoside F_4
人参皂苷 F_4

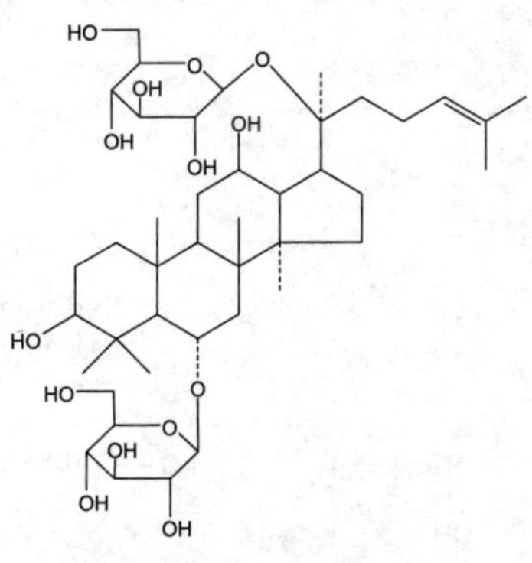

$C_{42}H_{72}O_{14}$ (801.0)
ginsenoside Rg_1
人参皂苷 Rg_1

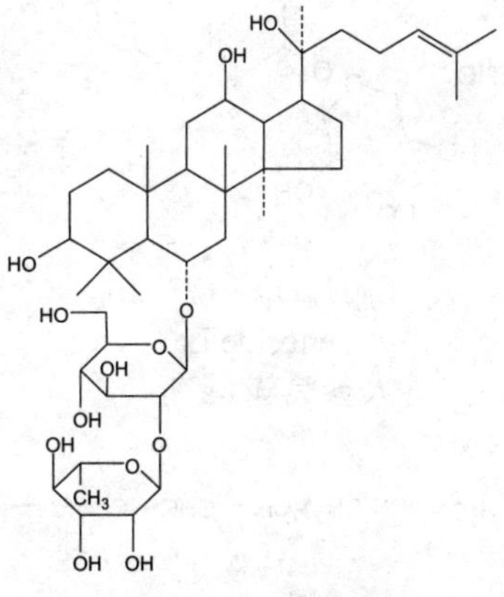

$C_{42}H_{72}O_{13}$ (785.0)
ginsenoside Rg_2
人参皂苷 Rg_2

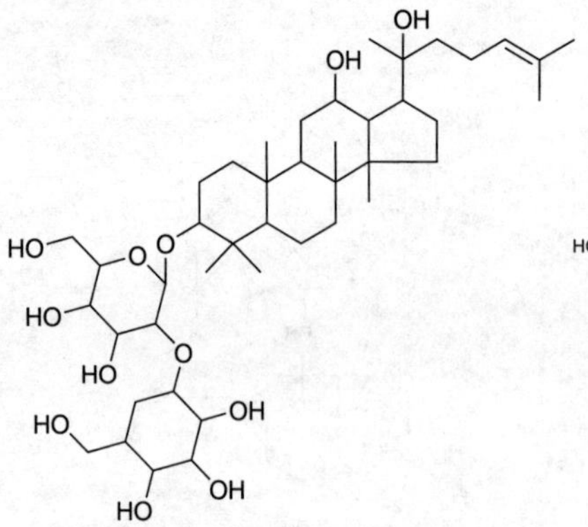

$C_{42}H_{72}O_{13}$ (785.0)
ginsenoside Rg_3
人参皂苷 Rg_3

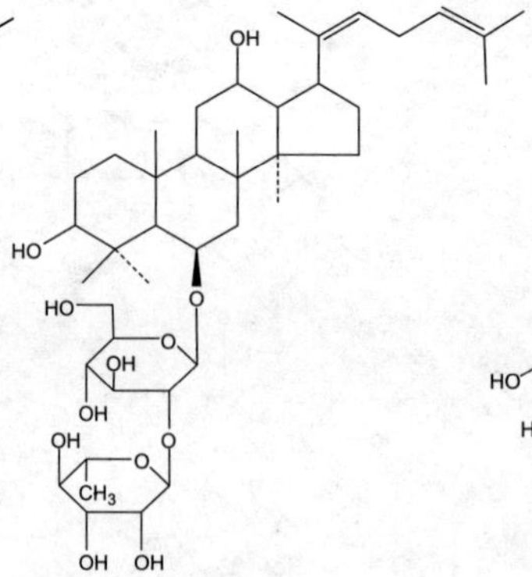

$C_{42}H_{70}O_{12}$ (767.0)
ginsenoside Rg_4
人参皂苷 Rg_4

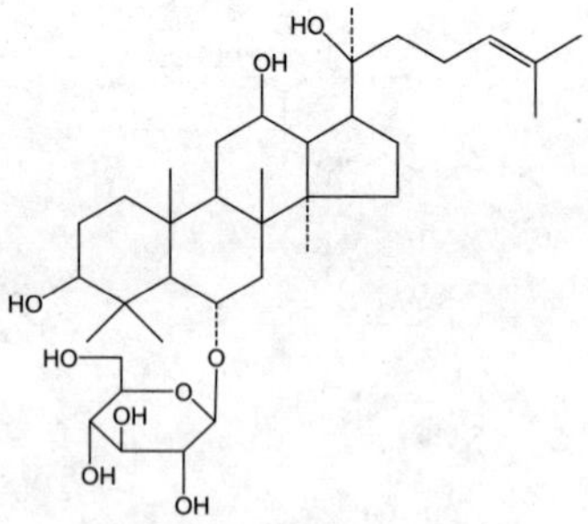

$C_{36}H_{62}O_9$ (638.9)
ginsenoside Rh_1
人参皂苷 Rh_1

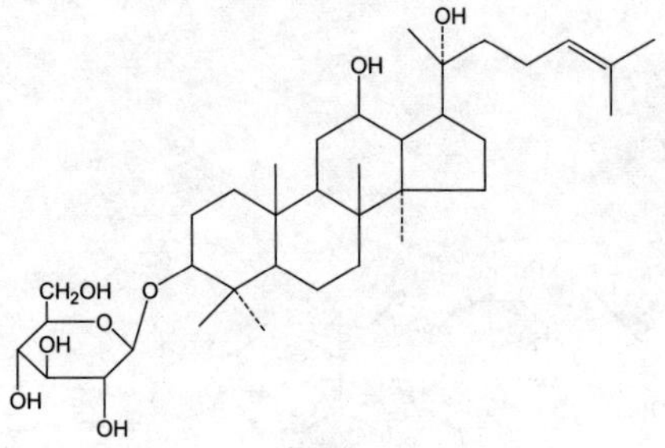

$C_{36}H_{62}O_8$ (622.9)
ginsenoside Rh_2
人参皂苷 Rh_2

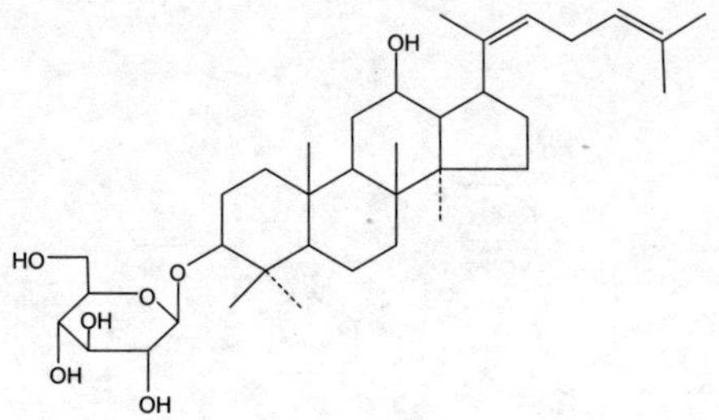

$C_{36}H_{60}O_7$ (604.9)
ginsenoside Rh_3
人参皂苷 Rh_3

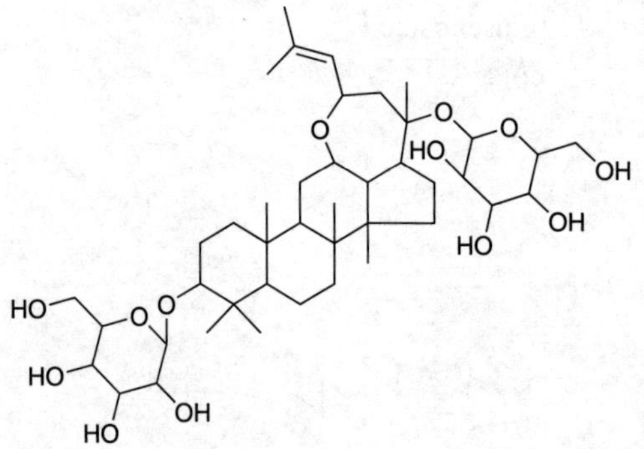

$C_{42}H_{70}O_{13}$ (783.0)
ginsenoside La
人参皂苷 La

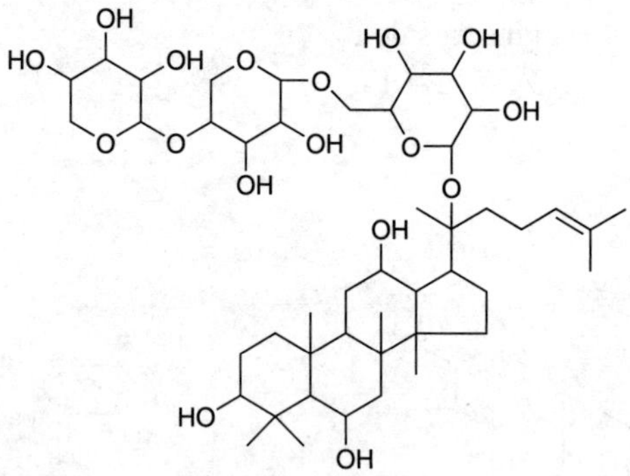

$C_{48}H_{76}O_{19}$ (957.1)
chikusetsusaponin-L_5
竹节参皂苷 -L_5

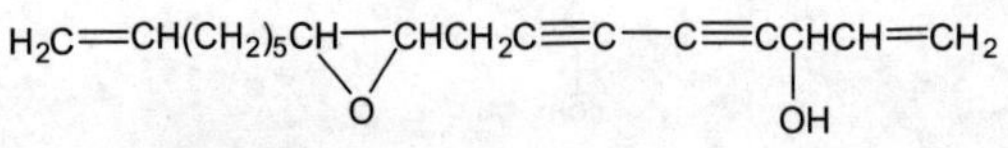

H_2C=CH$(CH_2)_5$CH—CHCH$_2$C≡C—C≡CCHCH=CH$_2$
OH

$C_{17}H_{22}O_2$ (258.4)
ginsenoyne A
人参炔 A

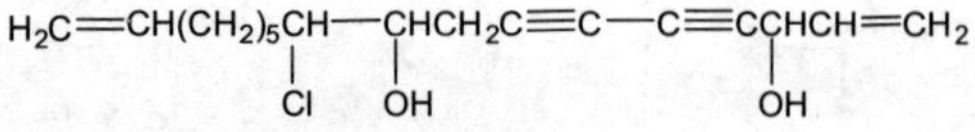

H_2C=CH$(CH_2)_5$CH—CHCH$_2$C≡C—C≡CCHCH=CH$_2$
Cl OH   OH

$C_{17}H_{23}ClO_2$ (294.8)
ginsenoyne B
人参炔 B

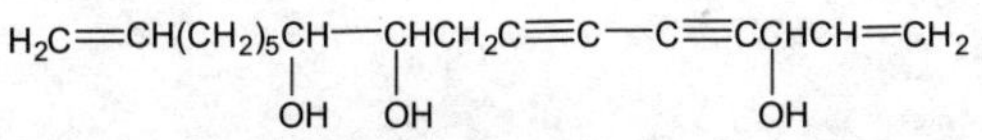

$H_2C=CH(CH_2)_5CH$—CHCH$_2$C≡C—C≡CCH=CH$_2$
  OH   OH   OH

C$_{17}$H$_{24}$O$_3$ (276.4)
ginsenoyne C
人参炔 C

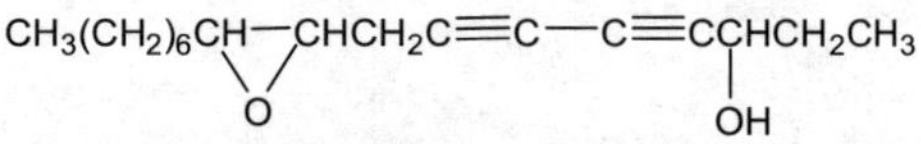

CH$_3$(CH$_2$)$_6$CH—CHCH$_2$C≡C—C≡CCHCH$_2$CH$_3$
        O   OH

C$_{17}$H$_{26}$O$_2$ (262.4)
ginsenoyne D
人参炔 D

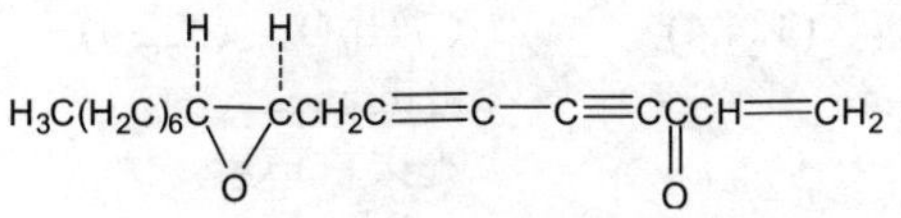

H$_3$C(CH$_2$)$_6$C—CCH$_2$C≡C—C≡CCCH=CH$_2$
        O   O

C$_{17}$H$_{22}$O$_2$ (258.4)
ginsenoyne E
人参炔 E

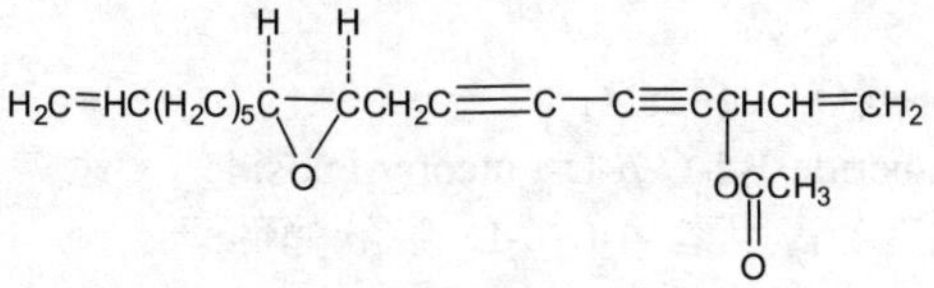

H$_2$C=CH(CH$_2$)$_5$C—CCH$_2$C≡C—C≡CCHCH=CH$_2$
        O   OCCH$_3$
                              O

C$_{19}$H$_{24}$O$_3$ (300.4)
ginsenoyne F
人参炔 F

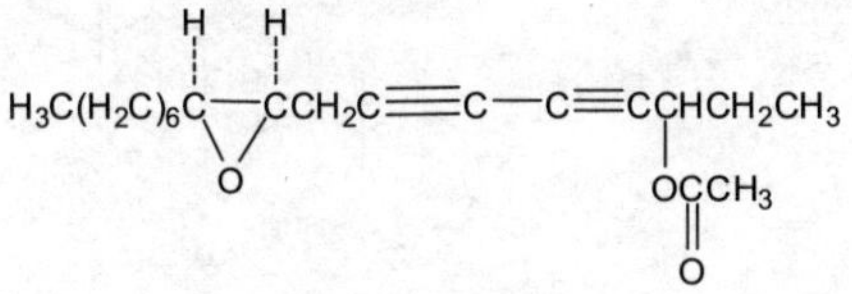

H$_3$C(CH$_2$)$_6$C—CCH$_2$C≡C—C≡CCHCH$_2$CH$_3$
        O   OCCH$_3$
                              O

C$_{19}$H$_{28}$O$_3$ (304.4)
ginsenoyne G
人参炔 G

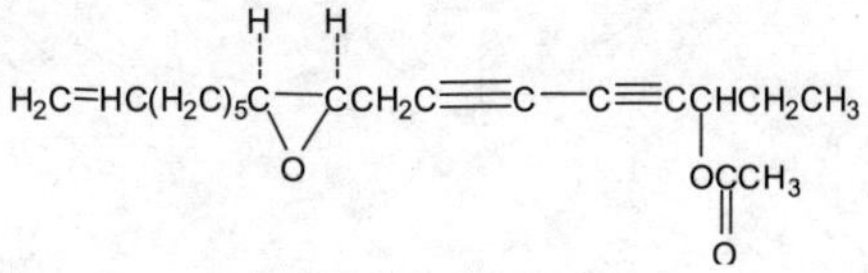

H$_2$C=CH(CH$_2$)$_5$C—CCH$_2$C≡C—C≡CCHCH$_2$CH$_3$
        O   OCCH$_3$
                              O

C$_{19}$H$_{26}$O$_3$ (302.4)
ginsenoyne H
人参炔 H

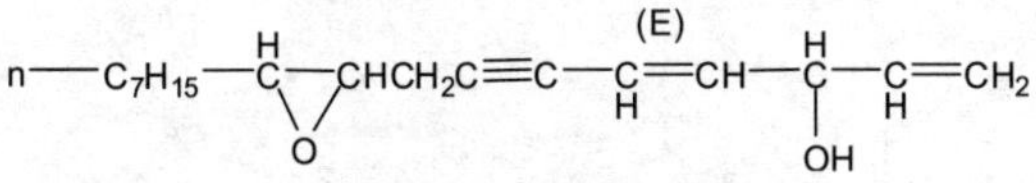

n—C$_7$H$_{15}$C—CHCH$_2$C≡C—CH=CH—CH—CH=CH$_2$ (E)
        O   OH

C$_{17}$H$_{26}$O$_2$ (262.4)
ginsenoyne I
人参炔 I

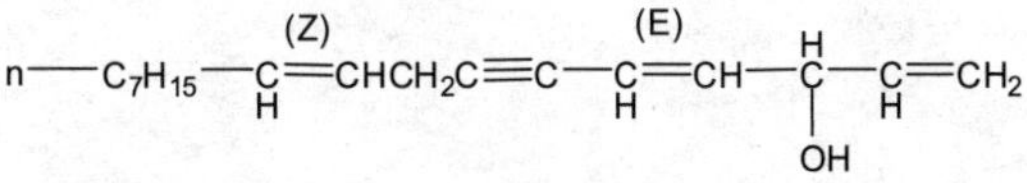

n—C$_7$H$_{15}$CH=CHCH$_2$C≡C—CH=CH—CH—CH=CH$_2$ (Z) (E)
                              OH

C$_{17}$H$_{26}$O (246.4)
ginsenoyne J
人参炔 J

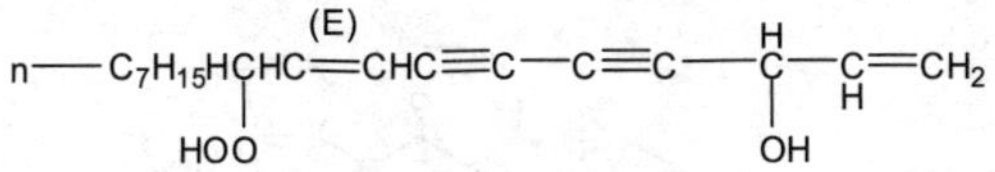

n—C$_7$H$_{15}$HCH=CH—CHC≡C—C≡C—CH=CH—CH—CH=CH$_2$ (E)
        HOO   OH

C$_{17}$H$_{24}$O$_3$ (276.4)
ginsenoyne K
人参炔 K

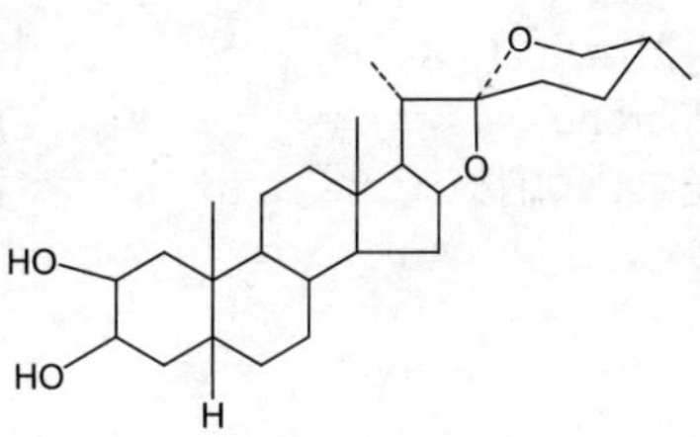

C$_{27}$H$_{44}$O$_4$ (432.6)
gitogenin
芰脱皂苷元

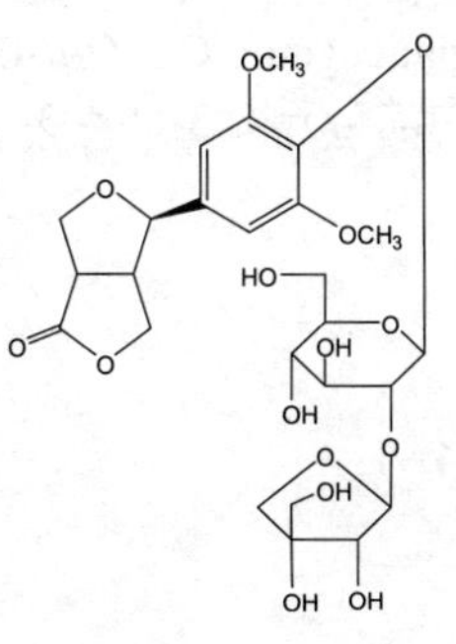

C$_{25}$H$_{34}$O$_{15}$ (574.5)
glaberide-I-4-*O*-*β*-D-apiofuranosyl-(1→2)-
β-D-glucopyranoside
秃毛冬青甲素 -4-*O*-*β*-D- 呋喃芹菜糖基 -
(1→2)-*β*-D- 吡喃葡萄糖苷

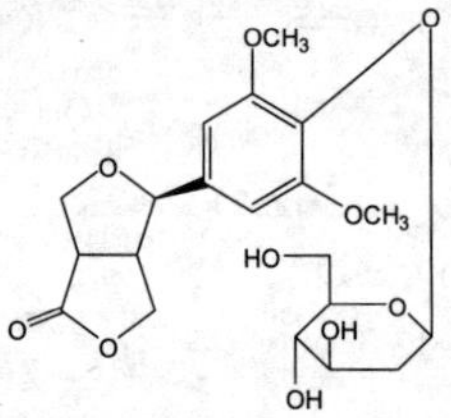

$C_{20}H_{26}O_{10}$ (426.4)
glaberide-I-4-O-β-D-glucopyranoside
秃毛冬青甲素 -4-O-β-D- 吡喃葡萄糖苷

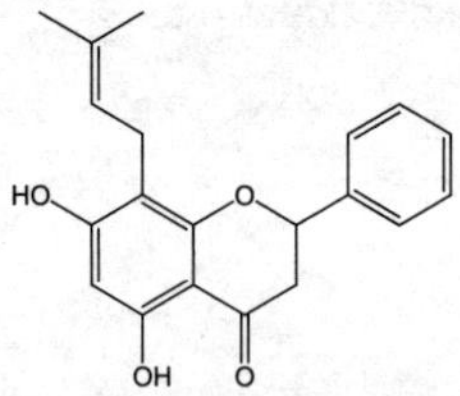

$C_{20}H_{20}O_4$ (324.4)
glabranin
光果甘草宁

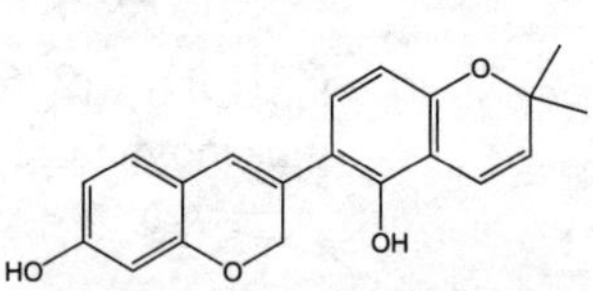

$C_{20}H_{18}O_4$ (322.4)
glabrene
光果甘草素

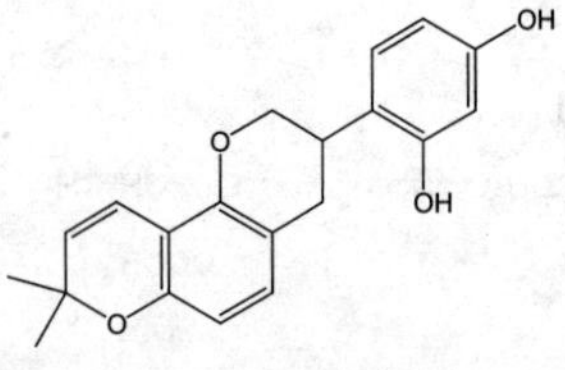

$C_{20}H_{20}O_4$ (324.4)
glabridin
光果甘草定

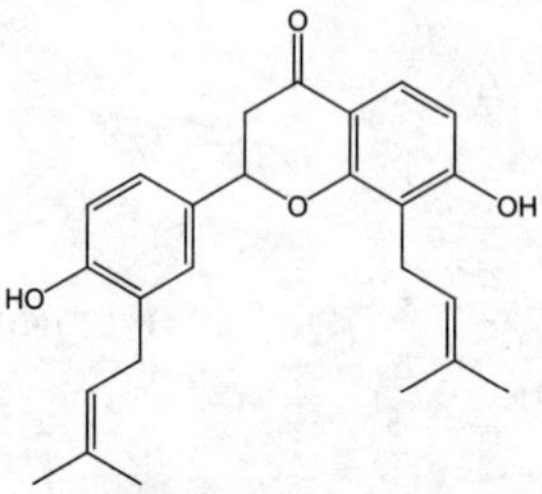

$C_{25}H_{28}O_4$ (392.5)
glabrol
光果甘草醇

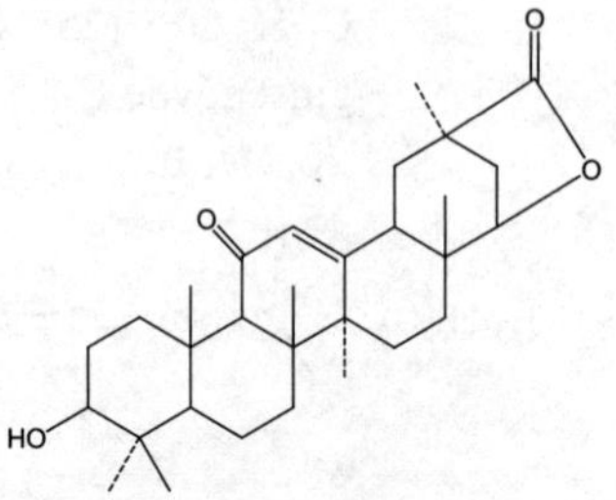

$C_{30}H_{44}O_4$ (468.7)
glabrolide
光果甘草内酯

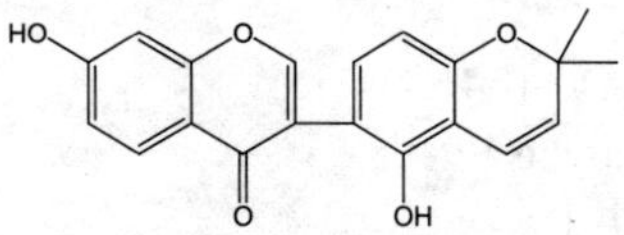

$C_{20}H_{16}O_5$ (336.3)
glabrone
光果甘草酮

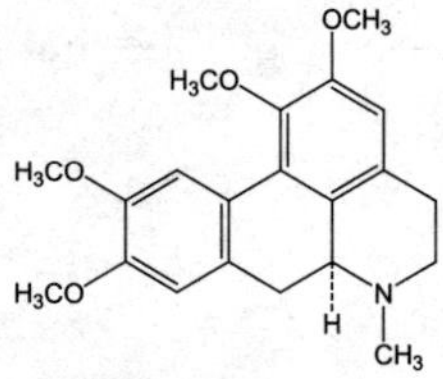

$C_{21}H_{25}NO_4$ (355.4)
glaucine
海罂粟碱

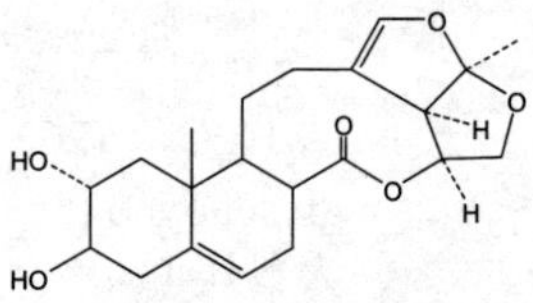

$C_{21}H_{28}O_6$ (376.4)
glaucogeninA
白前苷元 A

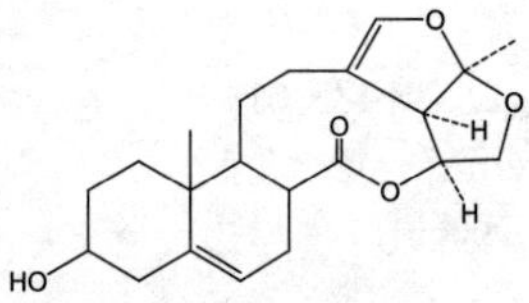

$C_{21}H_{28}O_5$ (360.4)
glaucogenin C
白前苷元 C

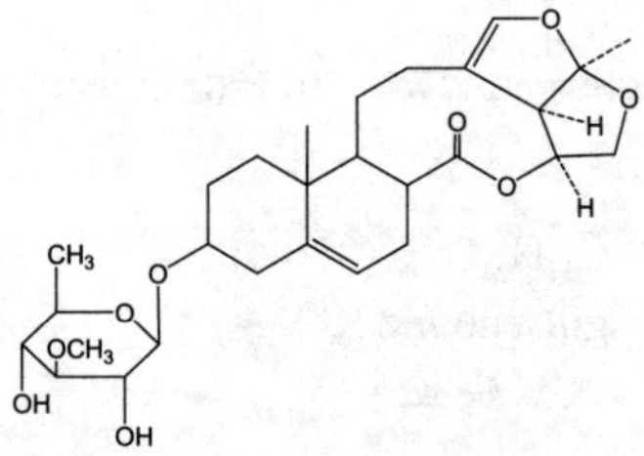

$C_{28}H_{40}O_9$ (520.6)
glaucogenin C 3-O-β-D-thevetopyranoside
白前苷元 C 3-O-β-D- 黄花夹竹桃吡喃糖苷

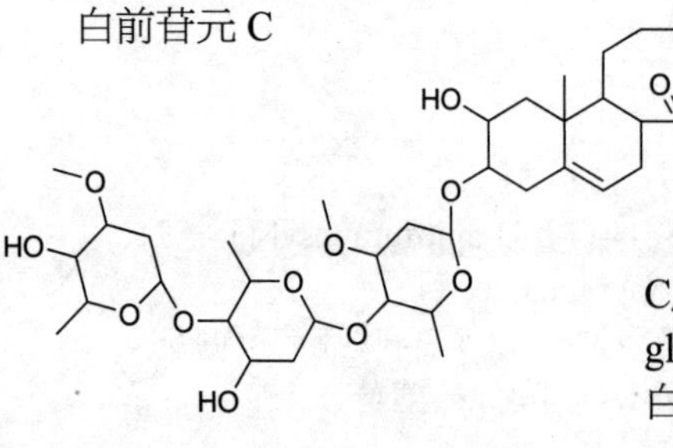

$C_{41}H_{62}O_{15}$ (794.9)
glaucoside C
白前苷 C

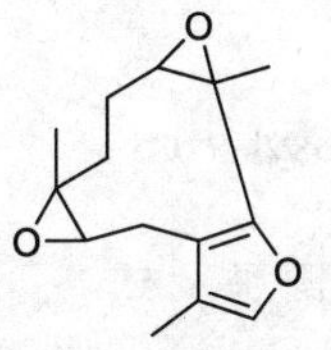

$C_{15}H_{20}O_3$ (248.3)
glechomafuran
欧亚活血丹呋喃

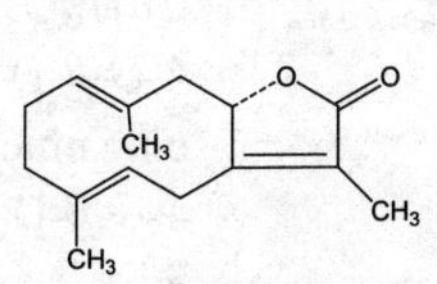

$C_{15}H_{20}O_2$ (232.3)
glechomanolide
欧亚活血丹内酯

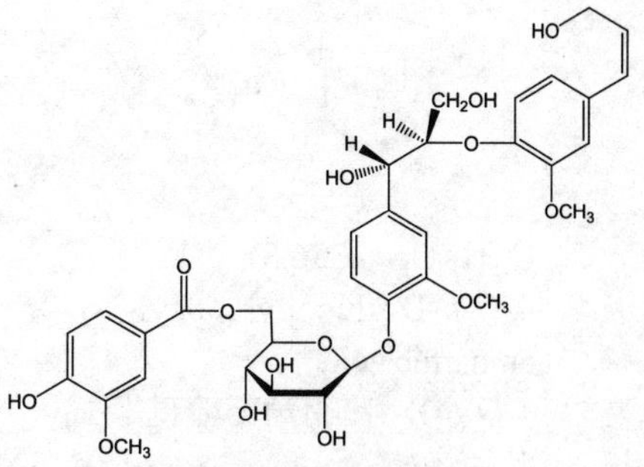

$C_{34}H_{40}O_{15}$ (688.7)
glehlinoside D
可来灵素 D

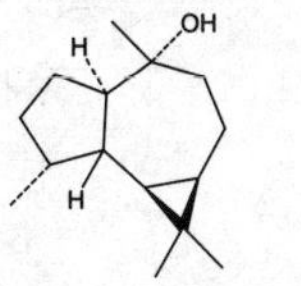

$C_{15}H_{26}O$ (222.4)
globulo
蓝桉醇

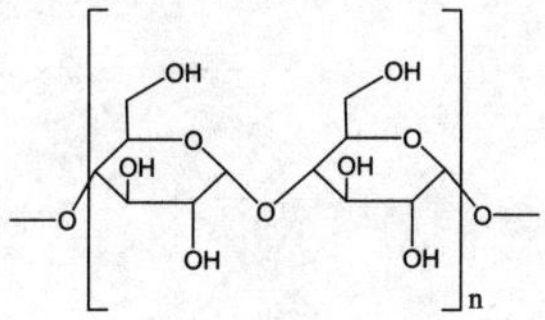

glucan GBW
甘草葡聚糖 GBW

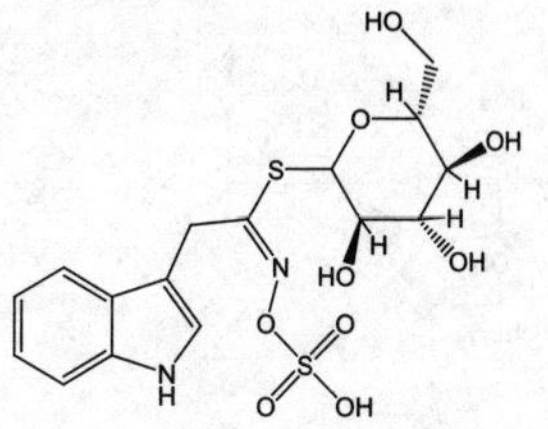

$C_{16}H_{20}N_2O_9S_2$ (448.5)
glucobrassicin
芸苔葡萄糖硫苷

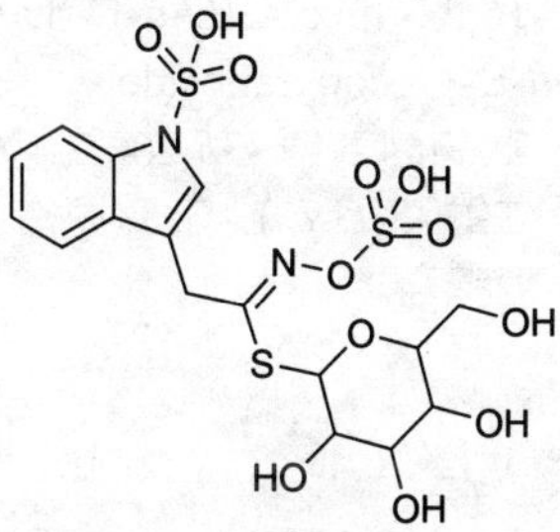

$C_{16}H_{20}N_2O_{12}S_3$ (528.5)
glucobrassicin-1-sulfonate
1- 磺基芸苔葡萄糖硫苷，1- 磺基芥苷

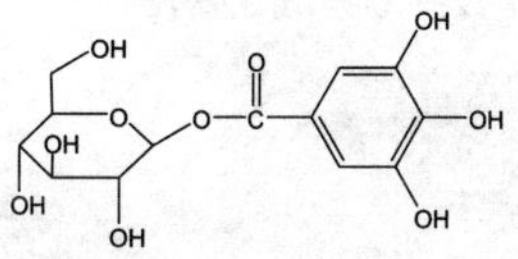

$C_{13}H_{16}O_{10}$ (332.3)
glucogallin
葡萄糖没食子鞣苷

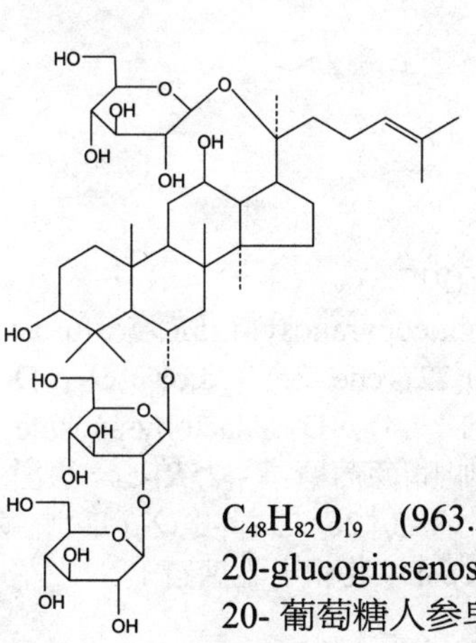

$C_{48}H_{82}O_{19}$ (963.2)
20-glucoginsenoside -Rf
20- 葡萄糖人参皂苷 -Rf

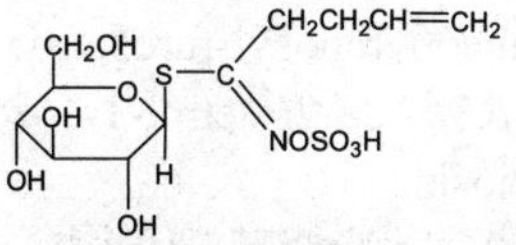

$C_{11}H_{19}NO_9S_2$ (373.4)
gluconapin
葡萄糖芜菁芥素

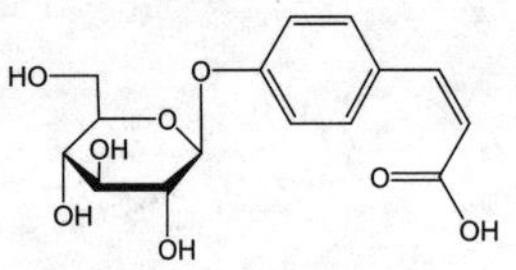

$C_{15}H_{18}O_8$ (326.3)

4-*O*-*β*-D-glucopyranosyl-*cis*-cinnamic acid

4-*O*-*β*-D- 吡喃葡萄糖基顺式苯丙烯酸

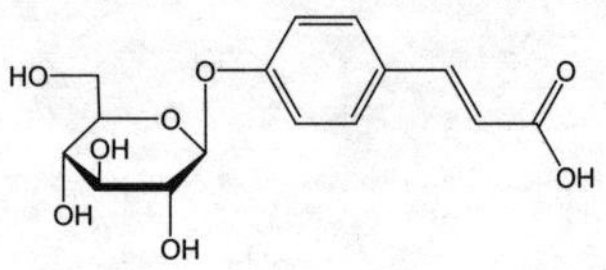

$C_{15}H_{18}O_8$ (326.3)

4-*O*-*β*-D-glucopyranosyl-*trans*-cinnamic acid

4-*O*-*β*-D- 吡喃葡萄糖基反式苯丙烯酸

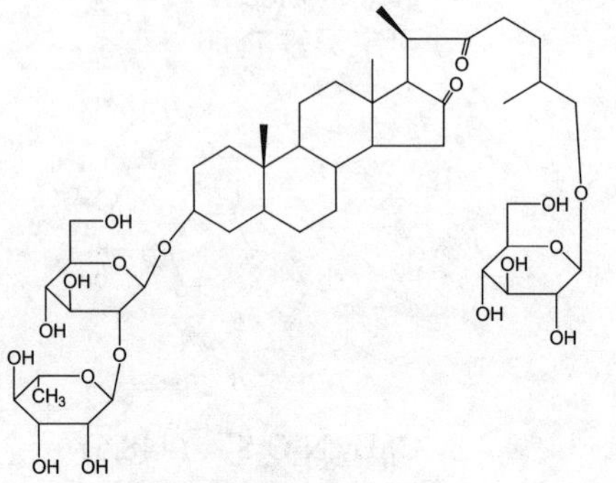

$C_{45}H_{74}O_{18}$ (903.1)

26-*O*-*β*-D-glucopyranosyl-3*β*,26-dihydoxy-cholestane-16,22-dioxy-3-*O*-*α*-L-rhamno-pyranosyl-(1 → 2)-*β*-D-glucopyranoside

26-*O*-*β*-D- 吡喃葡萄糖 -3*β*,26- 二羟基胆甾烷 -16,22- 二氧 -3-*O*-*α*-L- 吡喃鼠李糖 -(1 → 2)-*β*-D- 吡喃葡萄糖苷

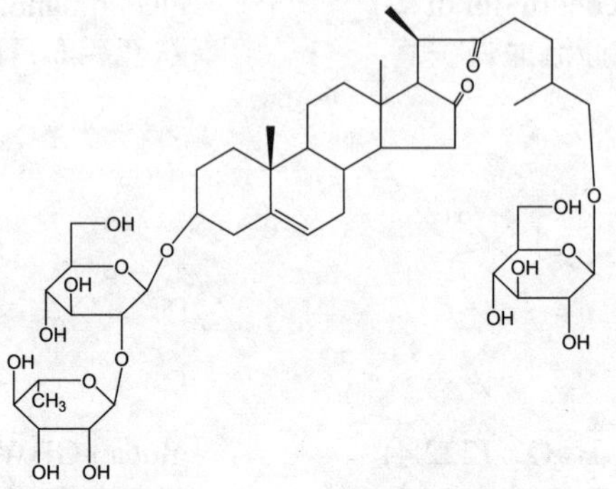

$C_{45}H_{72}O_{18}$ (901.0)

26-*O*-*β*-D-glucopyranosyl-3*β*,26-dihydroxy-5-cholestene-16,22-dioxy-3-*O*-*α*-L-rhamnopyranosy-l-(1 → 2)-*β*-D-glucopyranoside

26-*O*-*β*-D- 吡喃葡萄糖 -3*β*,26- 二羟基 -5- 胆甾烯 -16,22- 二氧 -3-*O*-*α*-L- 吡喃鼠李糖 -(1 → 2)-*β*-D- 吡喃葡萄糖苷

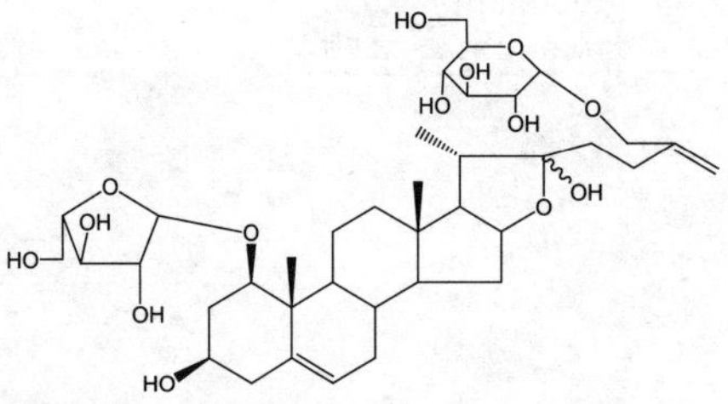

$C_{38}H_{60}O_{14}$ (740.9)

26-*O*-*β*-D-glucopyranosyl-furostan-5,25(27)-diene-1*β*,3*β*,22*β*,26-tetrol-1-*O*-*α*-L-arabinopyranoside

26-*O*-*β*-D- 葡萄吡喃糖基 - 呋甾烷 -5,25(27)- 二烯 -1*β*,3*β*,22*β*,26- 四醇 -1-*O*-*α*-L- 阿拉伯吡喃糖苷

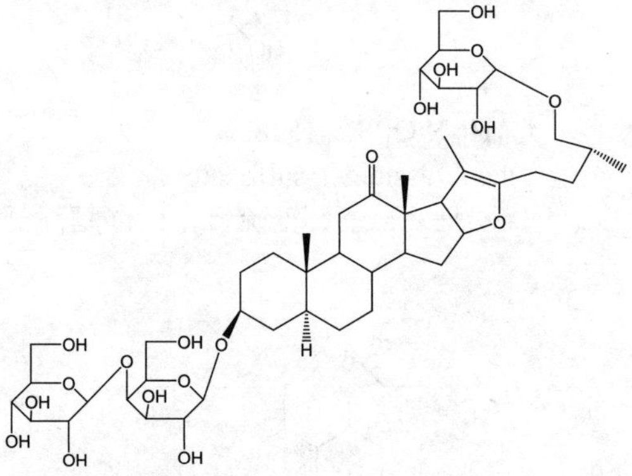

$C_{45}H_{72}O_{19}$ (917.0)

26-*O*-*β*-D- glucopyranosyl-(25*R*)-5*α*-furostanol-12-carbonyl-20(22)- ene -3*β*,26-diol-3-*O*- *β*-D-gluco-pyranosyl-(1 → 4)-*β*-D- galactopyranoside

26-*O*-*β*-D- 吡喃葡萄糖基 -(25*R*)-5*α*- 呋甾 -12- 羰基 -20(22)- 烯 -3*β*,26- 二醇 -3-*O*-*β*-D- 吡喃葡萄糖基 -(1 → 4)-*β*-D- 吡喃半乳糖苷

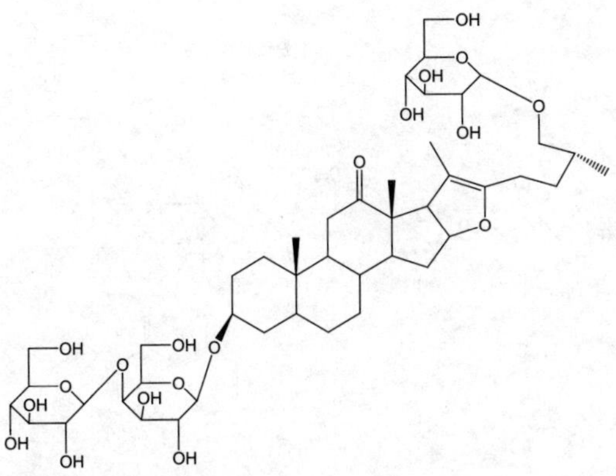

$C_{45}H_{72}O_{19}$ (917.0)

26-*O*-*β*-D- glucopyranosyl-(25*R,S*)-5*α*-furostanol-
12- carbonyl- 20(22)-ene-3*β*,26-diol-3-*O*-*β*-D-
glucopyranosyl (1 → 4)-*β*-D- galactopyranoside

26-*O*-*β*-D- 吡喃葡萄糖基 -(25*R,S*)-5*α*- 呋甾 -
12- 羰基 -20(22)- 烯 -3*β*,26- 二 醇 -3-*O*-*β*-D-
吡喃葡萄糖基 (1 → 4)-*β*-D- 吡喃半乳糖苷

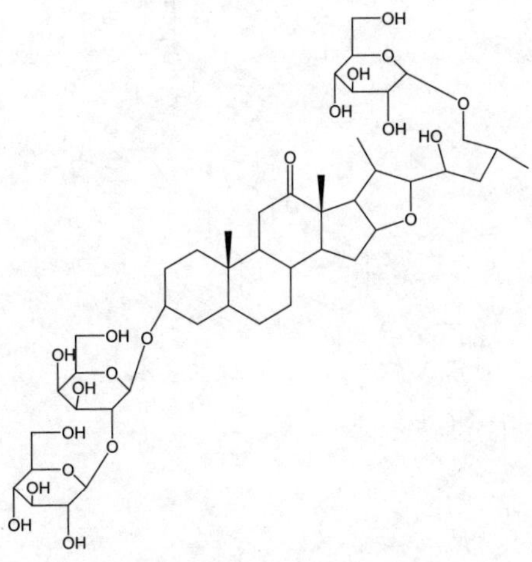

$C_{45}H_{74}O_{20}$ (935.1)

26-*O*-*β*-D-glucopyranosyl -(25*R*)-5*α*-furostanol-
12- carbonyl-3*β*,22,26-triol- 3-*O*-*β*-D-gluco-
pyranosyl(1 → 2)-*β*-D-galactopyranoside

26-*O*-*β*-D- 吡喃葡萄糖基 -(25*R*)-5*α*- 呋甾 -
12- 羰基 -3*β*,22,26- 三醇 -3-*O*-*β*-D- 吡喃葡
萄糖基 (1 → 2)-*β*-D- 吡喃半乳糖苷

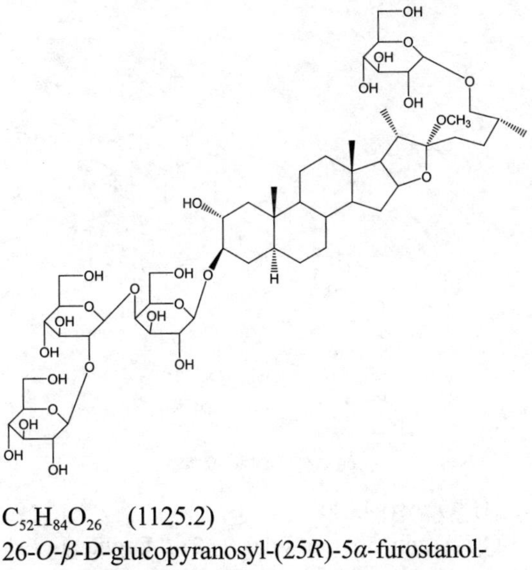

$C_{52}H_{84}O_{26}$ (1125.2)

26-*O*-*β*-D-glucopyranosyl-(25*R*)-5*α*-furostanol-
22-methoxy-2*α*,3*β*,26-triol-3-*O*-*β*-D-gluco-
pyranosyl-(1 → 2)-*β*-D- glucopyranosyl-(1 → 4)-
β-D- galactopyranoside

26-*O*-*β*-D- 吡喃葡萄糖基 -(25*R*)-5*α*- 呋甾 -22-
甲氧基 -2*α*,3*β*,26- 三醇 -3-*O*-*β*-D- 吡喃葡萄
糖基 -(1 → 2)-*β*-D- 吡喃葡萄糖基 -(1 → 4)-
β-D- 吡喃半乳糖苷

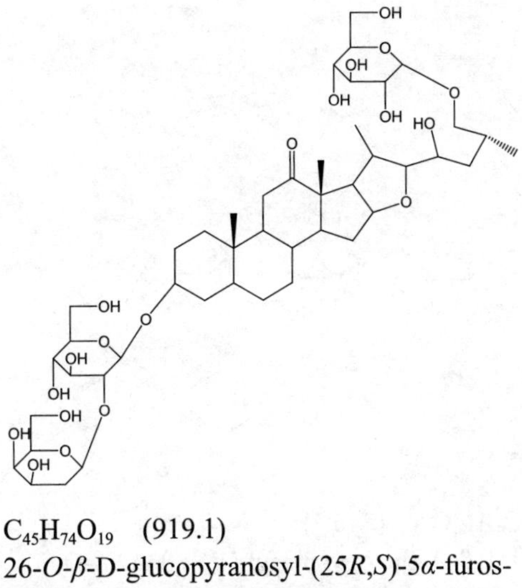

$C_{45}H_{74}O_{19}$ (919.1)

26-*O*-*β*-D-glucopyranosyl-(25*R,S*)-5*α*-furos-
tanol-12-one-3,22*α*,26-triol-3-*O*-*β*-D-galacto-
pyranoside(1 → 2)-*β*-D-glucopyranosyl

26-*O*-*β*-D- 吡喃葡萄糖基 -(25*R,S*)-5*α*- 呋
甾 -12- 酮 -3,22*α*,26- 三醇 -3-*O*-*β*-D- 吡喃
半乳糖基 (1 → 2)-*β*-D- 吡喃葡萄糖基

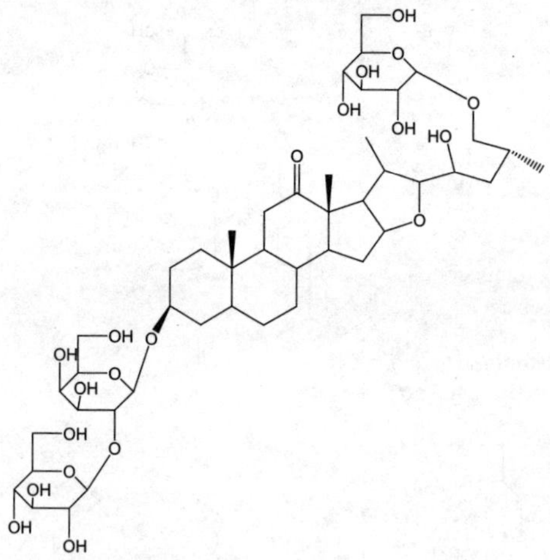

$C_{45}H_{74}O_{20}$ (935.1)

26-*O*-β-D-glucopyranosyl-(25*S*)-5α- furos-
tanol-12- one-3β,22α,26-triol-3-*O*-β-D-gluco-
pyranosyl(1 → 2)-β-D- galactopyranoside

26-*O*-β-D- 吡喃葡萄糖基 -(25*S*)-5α- 呋甾
-12- 酮 -3β,22α,26- 三 醇 -3-*O*-β-D- 吡喃
葡萄糖基 (1 → 2)-β-D- 吡喃半乳糖苷

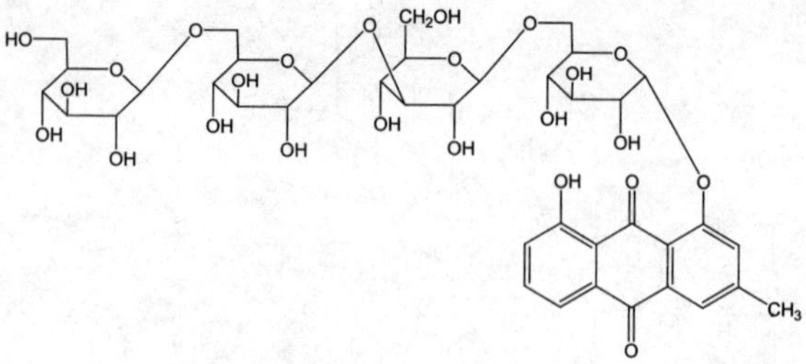

$C_{39}H_{50}O_{24}$ (902.8)

1-{[(β-D-glucopyranosyl-(1 → 6)-*O*-β-glucopy-
ranosyl-(1 → 3)-*O*-β-D-glucopyranosyl)-(1 → 6)-
O-β-D-glucopyranosyl]oxy}-8-hydroxy-3-methyl-
9,10-anthraquinone

1-{[(β-D- 吡喃葡萄糖基 -(1 → 6)-*O*-β- 吡喃葡
萄糖基 -(1 → 3)-*O*-β-D- 吡喃葡萄糖基)-(1 → 6)-
O-β-D- 吡喃葡萄糖基] 氧代 }-8- 羟基 -3- 甲
基 -9,10- 蒽醌

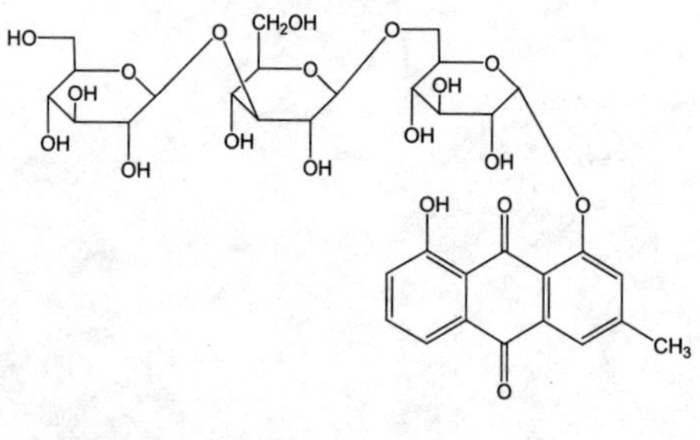

$C_{33}H_{40}O_{19}$ (740.7)

1-{[β-D-glucopyranosyl-(1 → 3)-*O*-β-D-
glucopyranosyl-(1 → 6)-*O*-β-D-glucopy-
ranosyl]oxy}-8-hydroxy-3-methyl-9,10-
anthraquinone

1-{[β-D- 吡喃葡萄糖基 -(1 → 3)-*O*-β-D-
吡喃葡萄糖基 -(1 → 6)-*O*-β-D- 吡喃葡萄
糖基] 氧代 }-8- 羟基 -3- 甲基 -9,10- 蒽醌

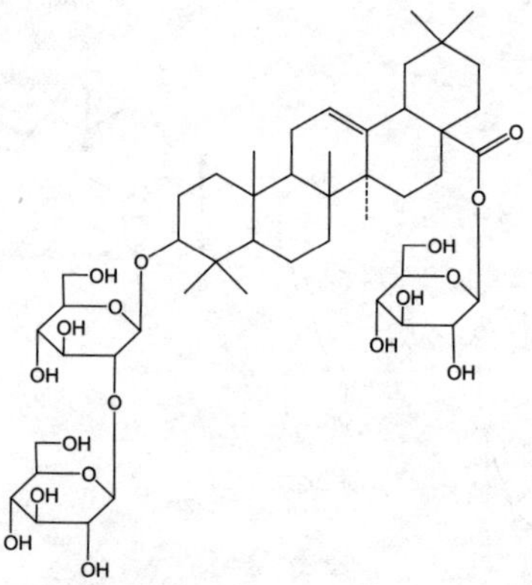

$C_{48}H_{78}O_{18}$ (943.1)

3-O[β-D-glucopyranosyl(1 → 2)-β-D-glucopy-
ranosyl]-oleanolic acid-28-*O*-β-D-glucopyranoside

3-*O*-[β-D- 吡喃葡萄糖基 (1 → 2)-β-D- 吡喃葡
萄糖基]- 齐墩果酸 -28- *O*-β-D- 吡喃葡萄糖苷

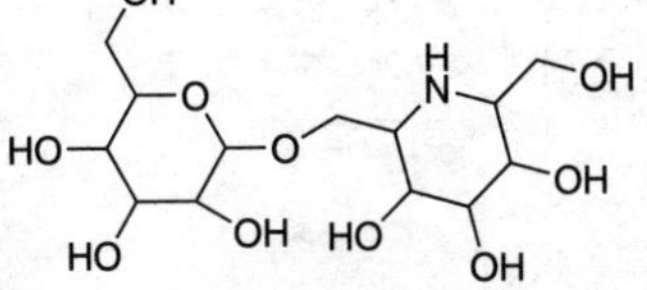

$C_{13}H_{25}NO_{10}$ (355.3)
7-*O*-*β*-D-glucopyranosyl-*α*-homonojirimycin

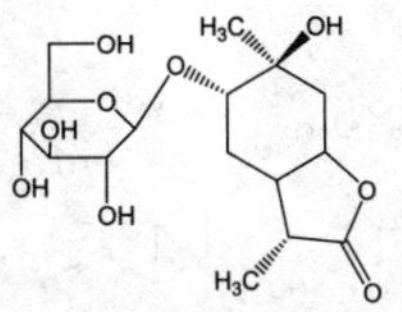

$C_{16}H_{26}O_9$ (362.4)
6-*O*-*β*-D-glucopyranosyl-lactinolide
6-*O*-*β*-D- 吡喃葡萄糖基 - 乳糖交酯

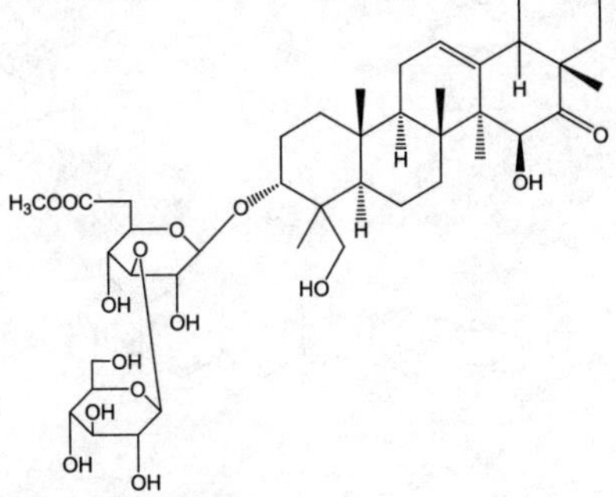

$C_{44}H_{70}O_{15}$ (839.0)
3-*O*-[*β*-D-glucopyranosyl-(1 → 3)-*β*-D-6-*O*-methyl-glucuronopyranosyl]-3*β*, 15*α*, 23-trihydroxyolean-12-en-16-one
3-*O*-[*β*-D- 吡喃葡萄糖 -(1 → 3)-*β*-D- 吡喃葡萄糖醛酸甲酯苷]-3*β*,15*α*,23- 三羟基齐墩果 -12- 烯 -16- 酮

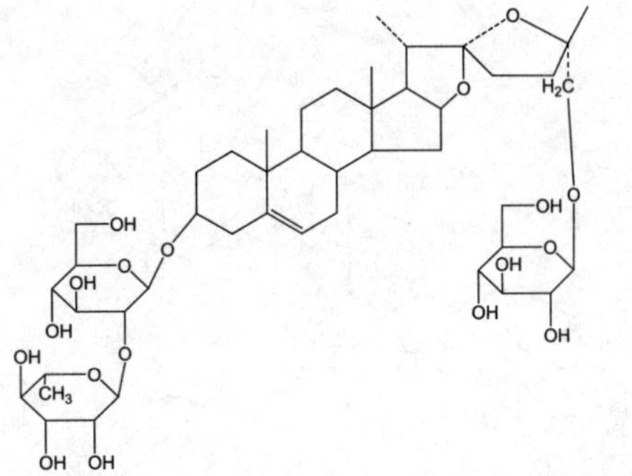

$C_{45}H_{72}O_{18}$ (901.0)
26-*O*-*β*-D-glucopyranosyl-nuatigenin-3-*O*-*α*-L-rhamnopyranosyl(1 → 2)-*β*-D-glucopyranoside
26-*O*-*β*-D- 吡喃葡萄糖基 - 奴阿皂苷元 -3-*O*-*α*-L- 吡喃鼠李糖基 -(1 → 2)-*β*-D- 吡喃葡萄糖苷

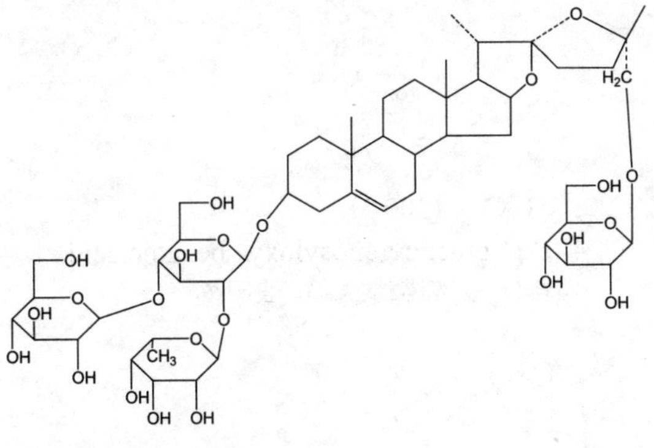

$C_{51}H_{82}O_{23}$ (1063.2)
26-*O*-*β*-D-glucopyranosyl-nuatigenin-3-*O*-*α*-L-rhamnopyranosyl(1 → 2)-*O*-[*β*-D-glucopyranosyl-(1 → 4)]*β*-D-glucopyranoside
26-*O*-*β*-D- 吡喃葡萄糖基 - 奴阿皂苷元 -3-*O*-*α*-L- 吡喃鼠李糖基 -(1 → 2)-*O*-[*β*-D- 吡喃葡萄糖基 (1 → 4)]-*β*-D- 吡喃葡萄糖苷

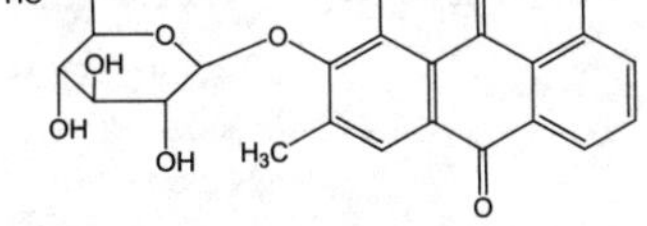

$C_{22}H_{22}O_{10}$ (446.4)
2-(*β*-D-glucopyranosyloxy-8-hydroxy-1-methoxy-3-methyl-9,10-anthraquinone)
2-(*β*-D- 吡喃葡萄糖基氧代 -8- 羟基 -1- 羟基 -3- 甲基 -9,10- 蒽醌)

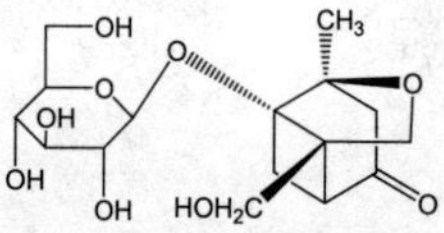

$C_{16}H_{24}O_9$ (360.4)
1-*O*-*β*-D-glucopyranosyl-peonyone
1-*O*-*β*-D- 吡喃葡萄糖基 - 牡丹酮

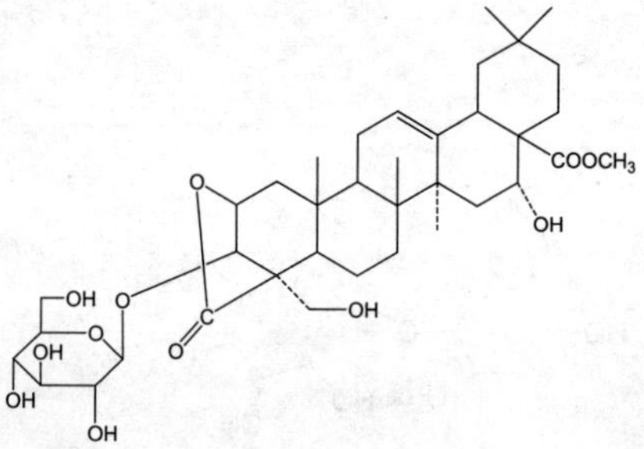

$C_{37}H_{56}O_{12}$ (692.8)
3-*O*-*β*-D-glucopyranosyl platycogenin A lactone methyl ester
3-*O*-*β*-D- 吡喃葡萄糖基桔梗酸 A 内酯甲酯

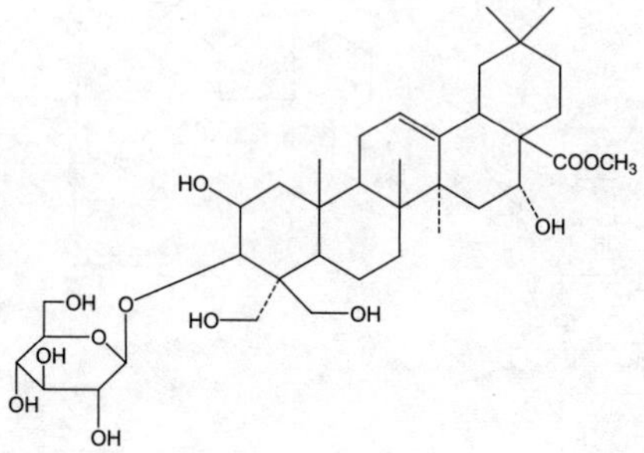

$C_{37}H_{60}O_{12}$ (696.9)
3-*O*-*β*-D-glucopyranosyl platycodigenin methyl ester
3-*O*-*β*-D- 吡喃葡萄糖基桔梗皂苷元甲酯

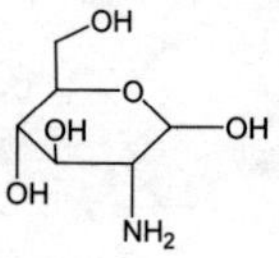

$C_6H_{13}NO_5$ (179.2)
glucosamine
葡萄糖胺

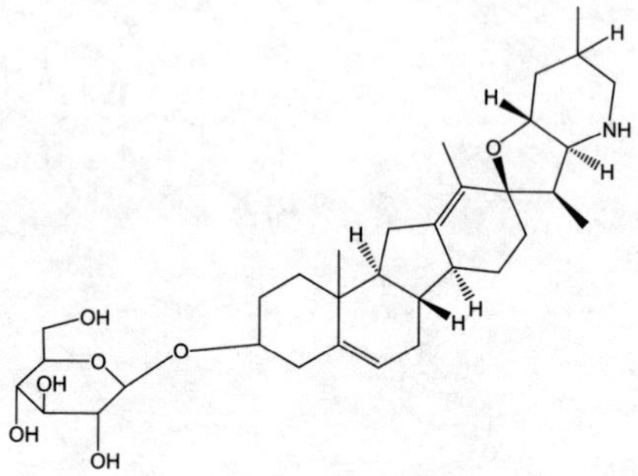

$C_{33}H_{49}NO_7$ (571.7)
3-glucosyl-11-deoxyjervine
3- 葡萄糖基 -11- 去氧芥芬胺

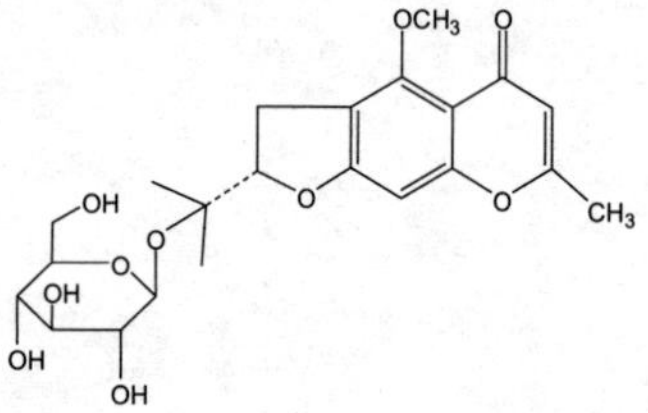

$C_{22}H_{28}O_{10}$ (452.5)
4′-*O*-glucosyl-5-*O*-methylvisamminol
4′-*O*- 葡萄糖基 -5-*O*- 甲基齿阿密醇

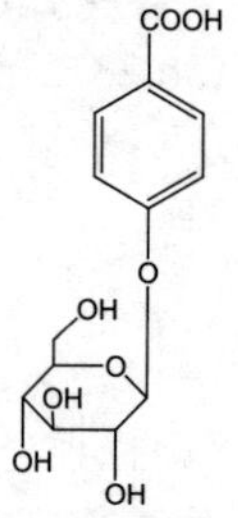

$C_{13}H_{16}O_8$ (300.3)
4-(*β*-D-glucopyranosyloxy)-benzoic acid
4-(*β*-D- 葡萄糖氧基)- 苯甲酸

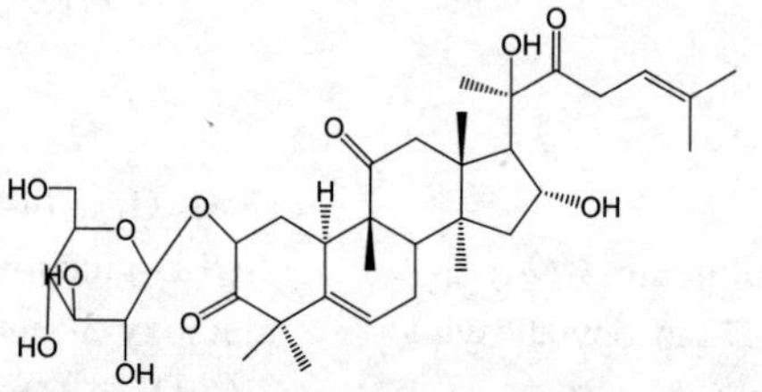

$C_{36}H_{54}O_{11}$ (662.8)
2-*β*-glucosyloxy-16,20-dihydroxy-9-methyl-19-norlanosta-5,24-diene-3,11,22-trione
2-*β*- 葡萄糖氧基 -16,20- 二羟基 -9- 甲基 -19- 去甲 -5,24- 羊毛甾二烯 -3,11,22- 三酮

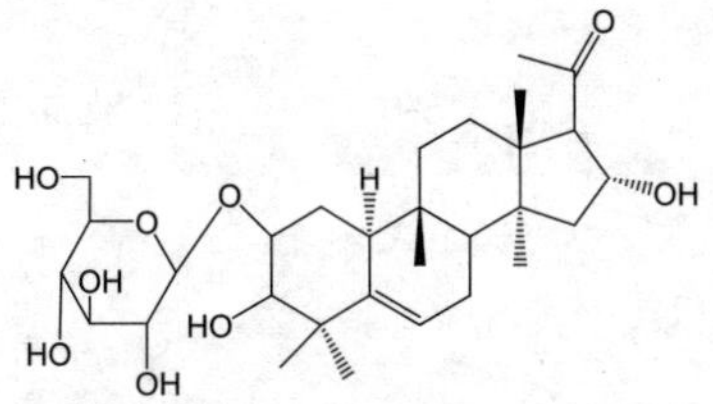

C$_{30}$H$_{48}$O$_9$　(552.7)

2-*β*-D- glucopyranosyloxy -3,16-dihydroxy-4,4,9,14-
tetramethyl-19-norpregn-5-ene-20-one

2-*β*-D- 吡喃葡萄糖氧基 -3,16- 二羟基 -4,4,9,14-
四甲基 -19- 去甲 -5- 孕甾烯 -20- 酮

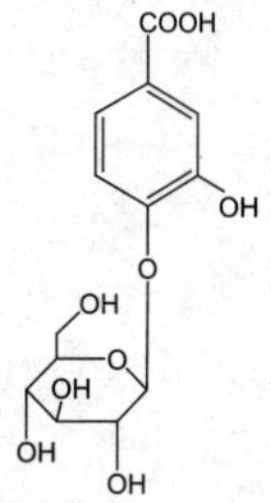

C$_{13}$H$_{16}$O$_9$　(316.3)

4-(*β*-D-glucopyranosyloxy)-3-hydroxy-
benzoic acid

4-(*β*-D- 葡萄糖氧基)-3- 羟基苯甲酸

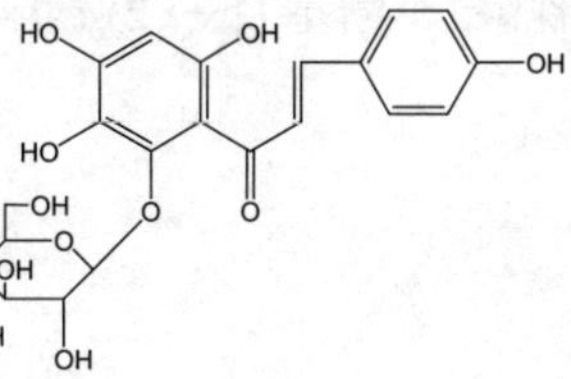

C$_{21}$H$_{22}$O$_{11}$　(450.4)

2′-glucosyloxy-3′,4,4′,6′-tetrahydroxy chalcone

2′- 葡萄糖氧基 -3′,4,4′,6′- 四羟基查耳酮

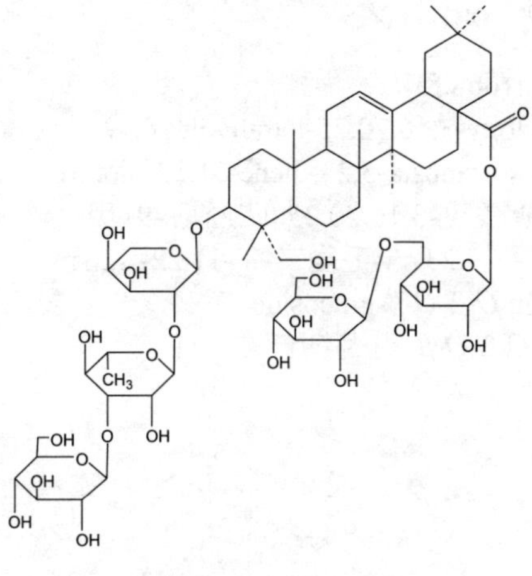

C$_{59}$H$_{96}$O$_{27}$　(1237.4)

3-*O*-*β*-D-glucopyranosyl(1 → 3)-*α*-L-
rhamnopyranosyl(1 → 2)-*α*-L-arabino
p-yranosylhederagenin-28-*O*-*β*-D-glucopy-
ranosyl(1 → 6)-*β*-D-glucopyranoside

3-*O*-*β*-D- 吡喃葡萄糖基 (1 → 3)-*α*-L- 吡
喃鼠李糖基 (1 → 2)-*α*-L- 吡喃阿拉伯糖
基常春藤皂苷元 -28-*O*-*β*-D- 吡喃葡萄糖
基 (1 → 6)-*β*-D- 吡喃葡萄糖苷

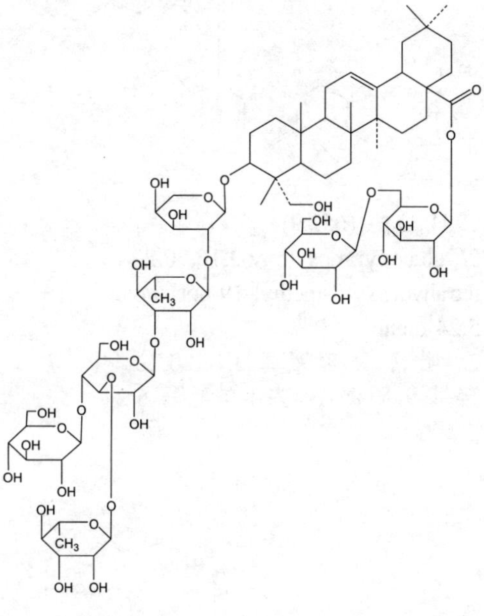

C$_{71}$H$_{116}$O$_{37}$　(1561.7)

3-*O*-[*β*-D-glucopyranosyl(1 → 4)][- *α*-L-rhamno-
pyranosyl(1 → 3)]-*β*-D- glucopyranosyl(1 → 3)-
α-L-rhamnopyranosyl(1→2)-*α*-L-arabinopyranosyl-
hederagenin-28-*O*-*β*-D-glucopyranosyl(1 → 6)-*β*-D-
glucopyranoside

3-*O*-[*β*-D- 吡喃葡萄糖基 (1 → 4)][*α*-L- 吡喃鼠李
糖基 (1 → 3)]-*β*-D- 吡喃葡萄糖基 (1 → 3)-*α*-L- 吡
喃鼠李糖基 (1 → 2)-*α*-L- 吡喃阿拉伯糖基常春藤
皂苷元 -28-*O*-*β*-D- 吡喃葡萄糖基 (1 → 6)-*β*-D- 吡
喃葡萄糖

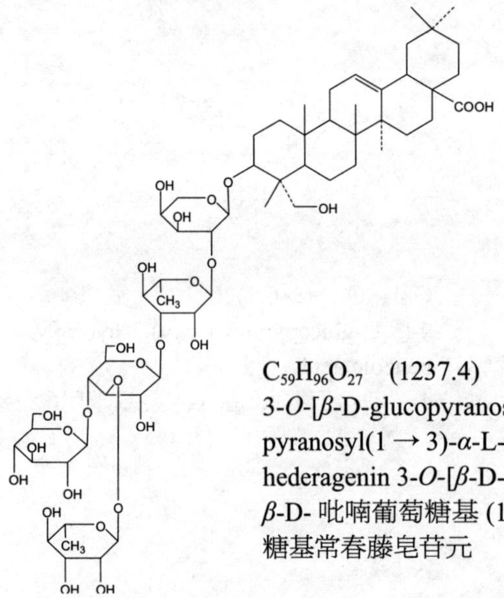

$C_{59}H_{96}O_{27}$　(1237.4)

3-O-[β-D-glucopyranosyl(1 → 4)][α-L-rhamnopyranosyl(1 → 3)]-β-D-gluco-
pyranosyl(1 → 3)-α-L-rhamnopyranosyl(1 → 2)-α-L-arabinopyranosyl-
hederagenin 3-O-[β-D- 吡喃葡萄糖基 (1 → 4)][α-L- 吡喃鼠李糖基 (1 → 3)]
β-D- 吡喃葡萄糖基 (1 → 3)-α-L- 吡喃鼠李糖基 (1 → 2)-α-L- 吡喃阿拉伯
糖基常春藤皂苷元

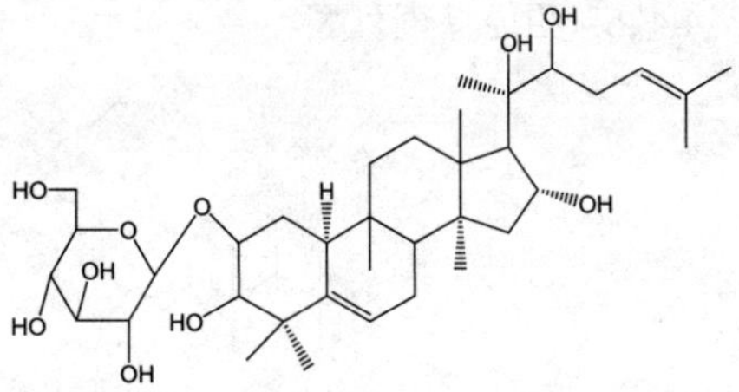

$C_{36}H_{60}O_{10}$　(652.9)

2β-glucopyranosyloxy-3,16,20,22-
tetrahydroxy-9-methyl-19-norlanosta-
5,24-diene

2β- 吡喃葡萄糖氧基 -3,16,20,22- 四
羟基 -9- 甲基 -19- 去甲羊毛甾 -5,24-
二烯

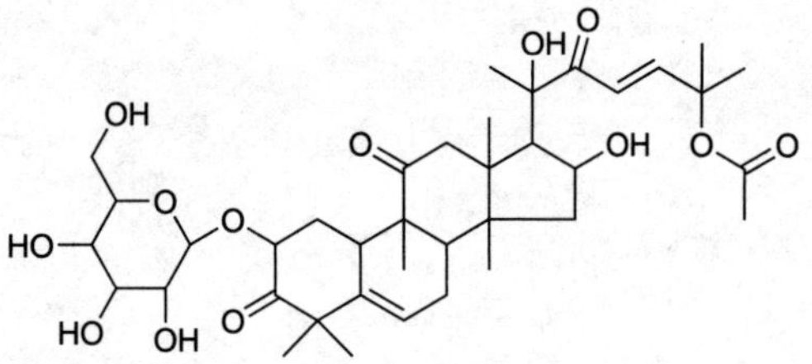

$C_{35}H_{56}O_{12}$　(668.8)

2β-glucosyloxy-3,16,20,25-tetrahyolroxy-9-
methyl-19-norlanosta-5,23-diene-11,22-dione

2β- 葡萄糖氧基 -3,16,20,25- 四羟基 -9- 甲
基 -19- 去甲 -5,23- 羊毛甾二烯 -11,22- 二酮

cucurbitacin O-2-O-β-glucoside

葫芦苦素 O-2-O-β- 葡萄糖苷

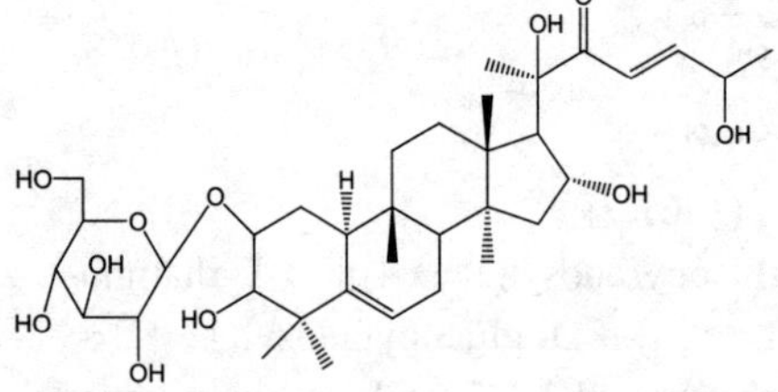

$C_{36}H_{58}O_{11}$　(666.8)

2β-glucosyloxy-3,16,20,25-tetrahy-
droxy-9-methyl-19-norlanosta-5,23-
diene-22-one

2β- 葡萄糖氧基 -3,16,20,25- 四羟
基 -9- 甲基 -19- 去甲 - 羊毛甾 -5,23-
二烯 -22- 酮

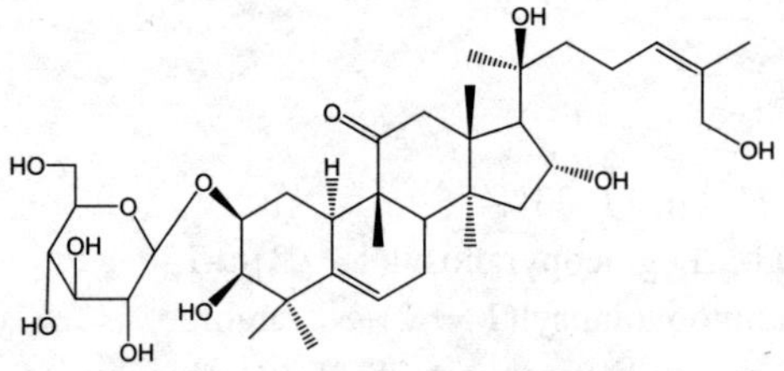

$C_{36}H_{58}O_{11}$　(666.8)

(2β,9β,10α,16α,20β,24Z)-2-(β-D-glucopyranosyloxy)-
3,16,20,26-tetrahydroxy-9-methyl-19-norlanost-5,24-
diene-11-one

(2β,9β,10α,16α,20β,24Z)-2-(β-D- 吡喃葡萄糖氧基)-
3,16,20,26- 四羟基 -9- 甲基 -19- 去甲 -5,24- 羊毛
甾二烯 -11- 酮

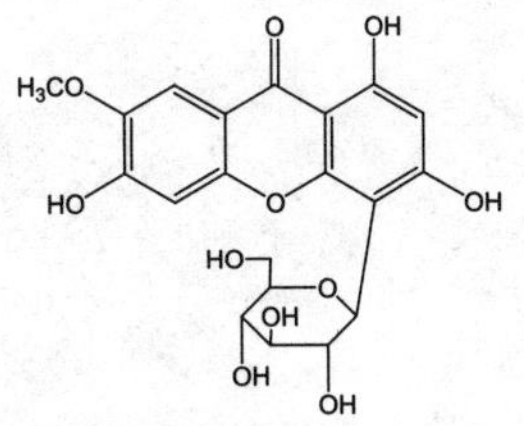

$C_{20}H_{20}O_{11}$ (436.4)
4-*C*-β-D-glucopyranosyl-1,3,6-
trihydroxy-7-methoxyxanthone
4-*C*-β-D- 吡喃葡萄糖 -1,3,6- 三
羟基 -7- 甲氧基氧杂蒽酮苷

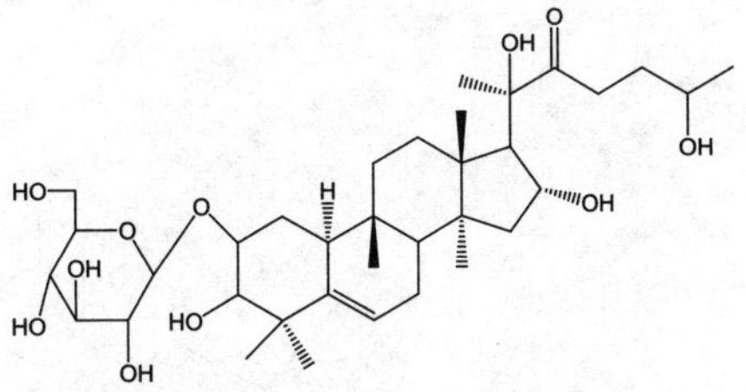

$C_{35}H_{58}O_{11}$ (654.8)
2-β-glucosyloxy-3,16,20,25-tetrahydroxy- 9-methyl-
19- norlanosta -5-ene -22- one
2-β- 葡萄糖氧基 -3,16,20,25- 四羟基 -9- 甲基 -19- 去
甲 -5- 羊毛甾烯 -22- 酮

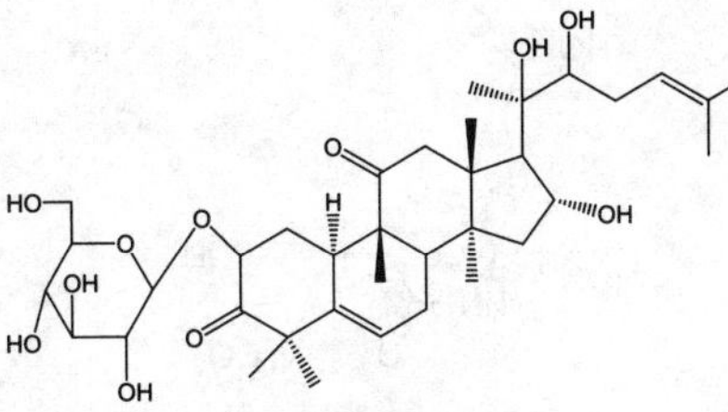

$C_{36}H_{56}O_{11}$ (664.8)
2β-glucosyloxy-16,20,22-trihy-
droxy-9-methyl-19-norlanosta-
5,24-diene-3,11-dione
2β- 葡萄糖氧基 -16,20,22- 三
羟基 -9- 甲基 -19- 去甲 -5,24-
羊毛甾二烯 -3,11- 二酮

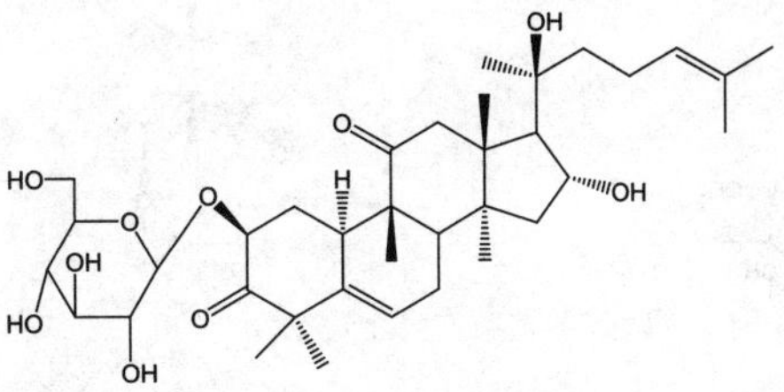

$C_{36}H_{56}O_{10}$ (648.8)
(2β,9β,10α,16α,20β,24Z)-2-(β-D-glucopyranosyloxy-
16,20,26-trihydroxy-9-methyl-19-norlanosta-5,24-
diene-3,11-dione)
(2β,9β,10α,16α,20β,24Z)-2-(β-D- 吡喃葡萄糖氧基)-
16,20,26- 三羟基 -9- 甲基 -19- 去甲 -5,24- 羊毛甾二
烯 -3,11- 二酮

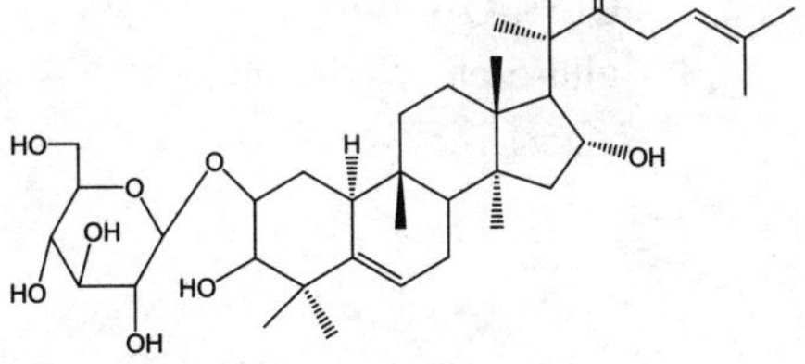

$C_{36}H_{58}O_{10}$ (650.8)
2β-D-glucopyranosyloxy-3,16,20-
trihydroxy-9-methyl-19-norlanosta-
5,24-diene-22-one
2β-D- 吡喃葡萄糖氧基 -3,16,20-
三羟基 -9- 甲基 -19- 去甲 -5,24-
羊毛甾二烯 -22- 酮

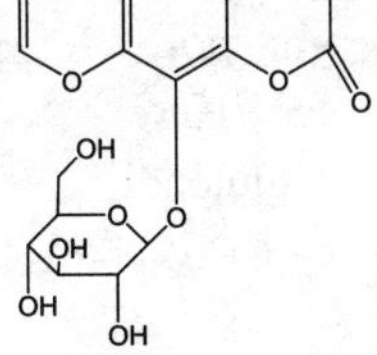

$C_{17}H_{16}O_9$ (364.3)
8-*O*-β-D-glucopyranosyl xanthotoxol
花椒毒酚 -8-*O*-β-D- 吡喃葡萄糖苷

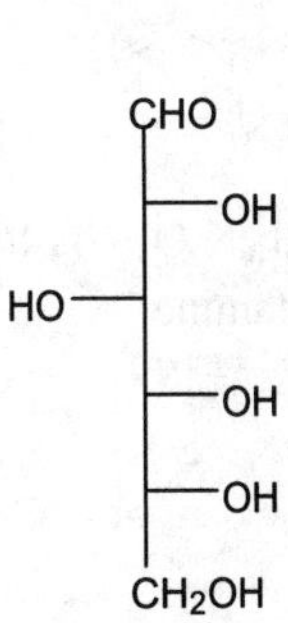

$C_6H_{12}O_6$ (180.2)
glucose
葡萄糖 (开链式)

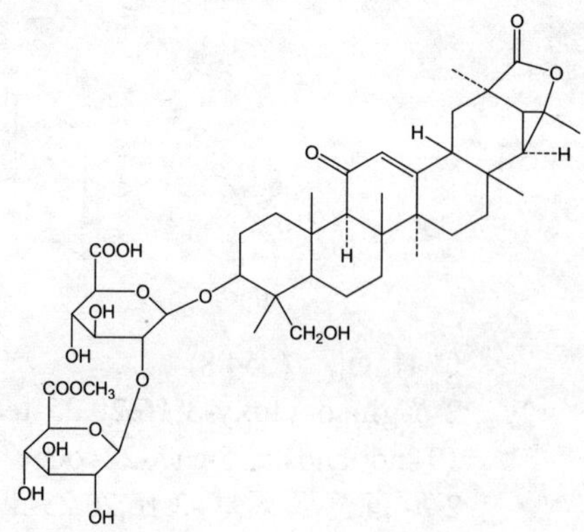

$C_{45}H_{64}O_{17}$ (877.0)

3-O-[β-D-glucuronatemethylester-(1 → 2)-β-D-glucuronate]-24-hydroxy-glycyrrhizaelactone

3-O-[β-D- 葡萄糖醛酸甲酯 -(1 → 2)-β-D- 葡萄糖醛酸]-24- 羟基 - 甘草内酯

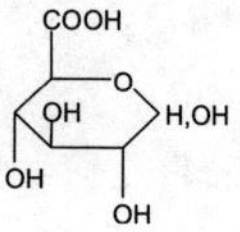

$C_6H_{10}O_7$ (194.1)
glucuronic acid
葡萄糖醛酸

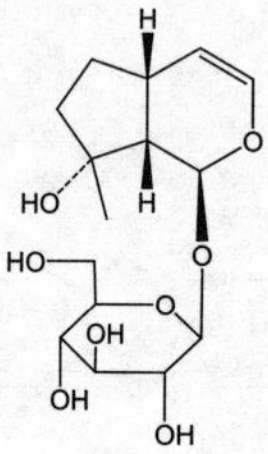

$C_{15}H_{24}O_8$ (332.4)
gluroside
鼬瓣花次苷

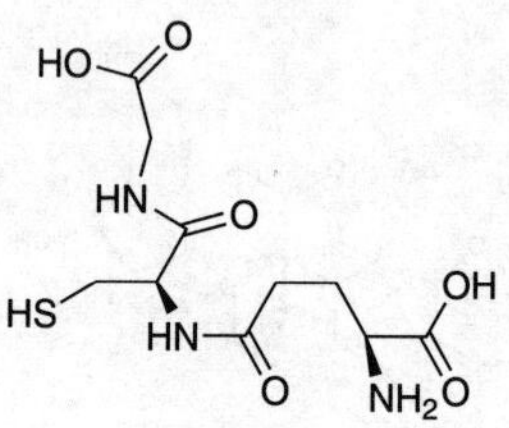

$C_{10}H_{17}N_3O_6S$ (307.3)
glutathione
谷胱甘肽

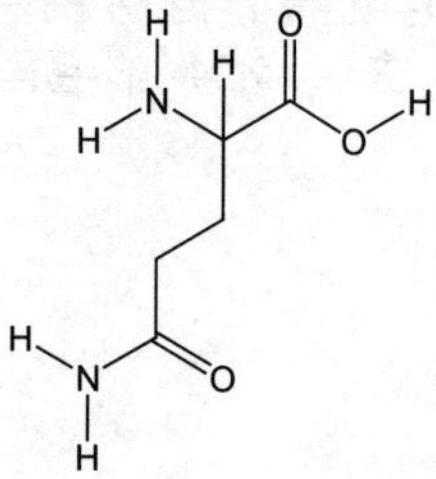

$C_5H_{10}N_2O_3$ (146.1)
glutamine
谷氨酰胺

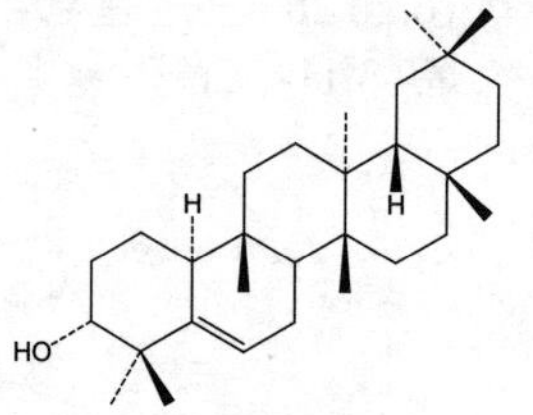

$C_{30}H_{50}O$ (426.7)
glutenol
粘霉烯醇
α-glutenol
α- 粘霉烯醇

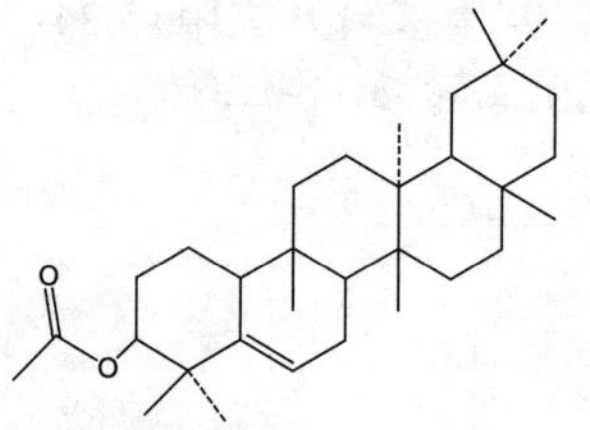

$C_{32}H_{52}O_2$ (468.8)
glut-5-en-3β-ylacetate
乙酸粘霉烯醇酯

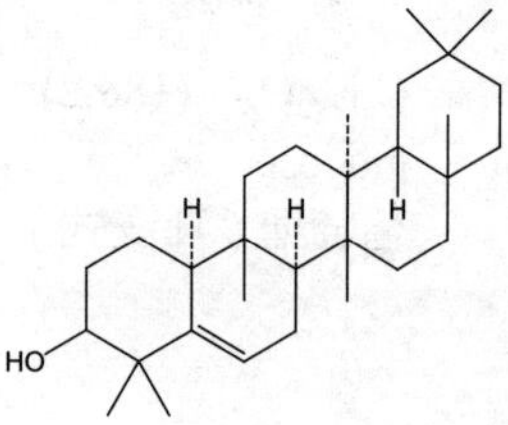

$C_{30}H_{50}O$ (426.7)
glutinol
β- 粘霉烯醇，赤杨醇

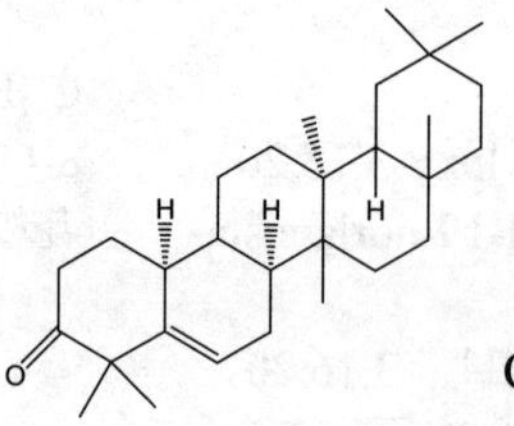

$C_{30}H_{48}O$ (424.7)
glutinone
赤杨酮

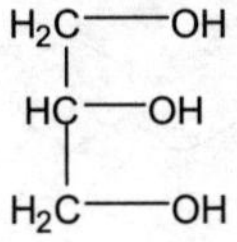

C₃H₈O₃ (92.1)
glycerol
甘油，丙三醇

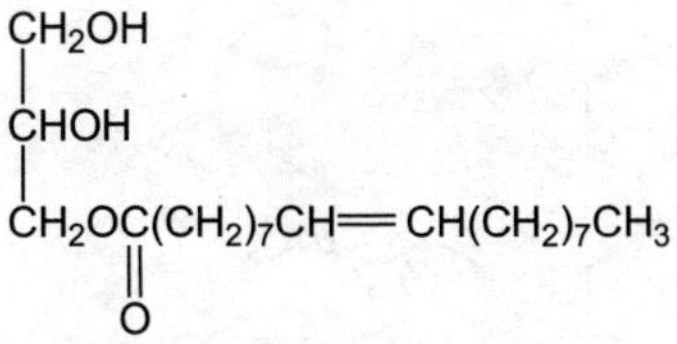

C₂₁H₄₀O₄ (356.5)
glycerol-1-(9-octadecenoate)
9- 十八碳烯酸 -1- 甘油酯

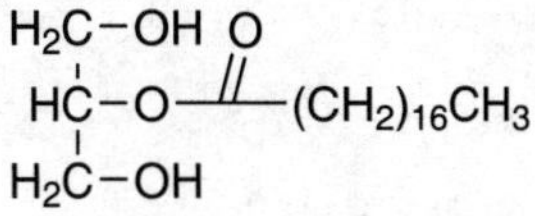

C₂₁H₄₂O₄ (358.6)
glycerol-β-stearate
β- 硬脂酸甘油酯

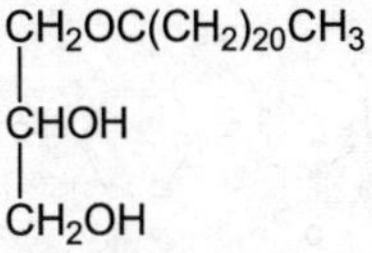

C₂₅H₅₂O₃ (400.7)
glyceryl-α-monobehenate
1- 山嵛酸单甘油酯

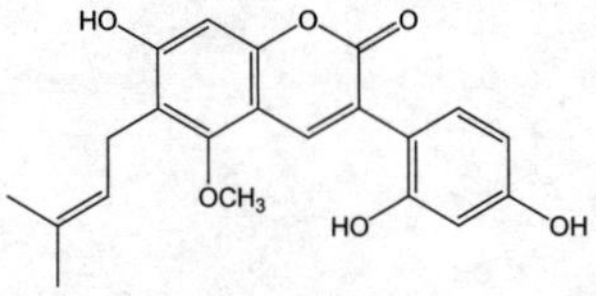

C₂₁H₂₀O₆ (368.4)
glycycoumarin
甘草香豆精

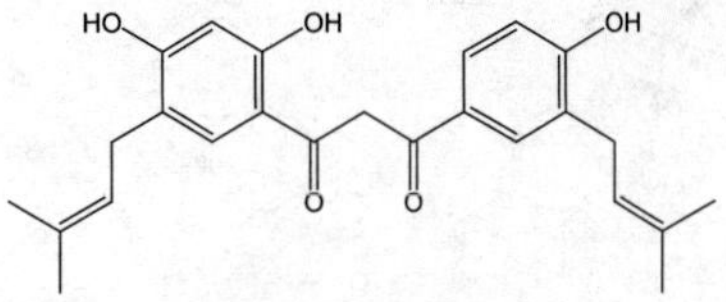

C₂₅H₂₈O₅ (408.5)
glycyrdioneA
胀果甘草二酮 A

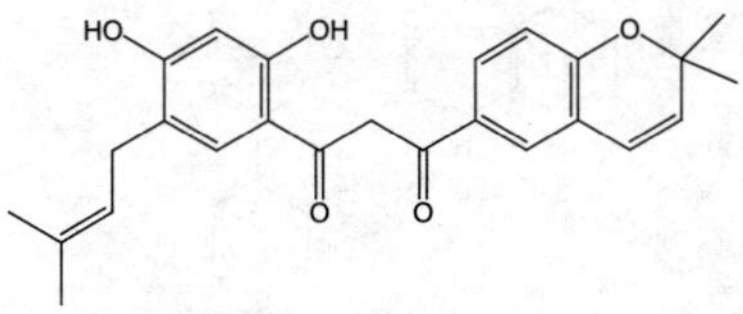

C₂₅H₂₆O₅ (406.5)
glycyrdione B
胀果甘草二酮 B

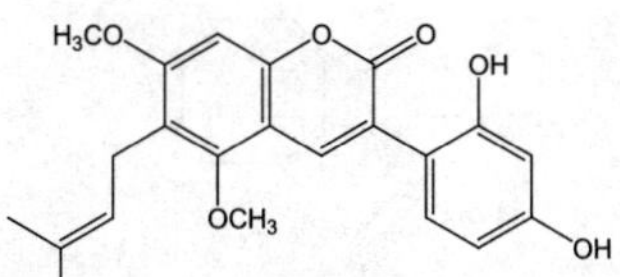

C₂₂H₂₂O₆ (382.4)
glycyrin
甘草香豆精 -7- 甲醚

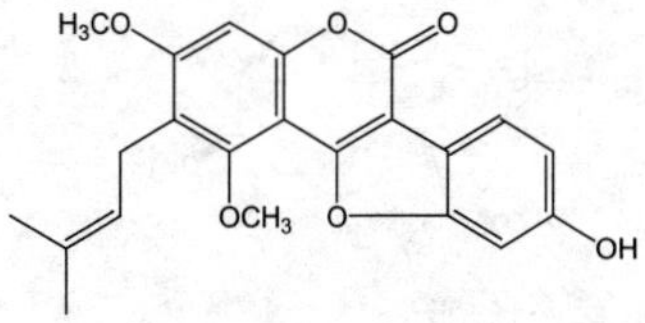

C₂₂H₂₀O₆ (380.4)
glycyrol
甘草醇

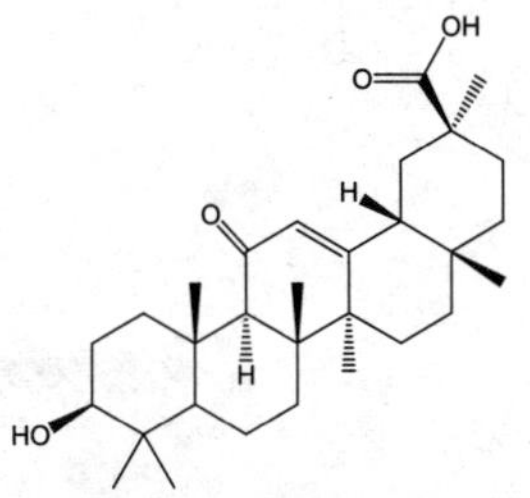

C₃₀H₄₆O₄ (470.7)
glycyrrhetinic acid
甘草次酸

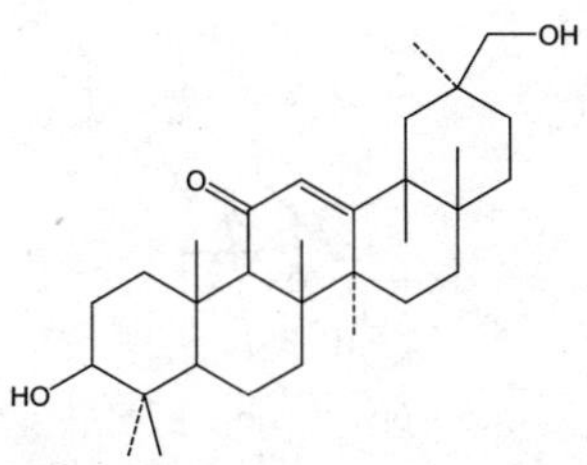

C₃₀H₄₈O₃ (456.7)
glycyrrhetol
甘草萜醇

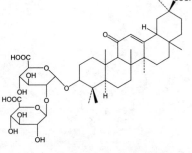

C₄₂H₆₂O₁₆ (822.9)
glycyrrhizin
甘草甜素或甘草酸

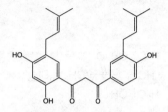

C$_{25}$H$_{28}$O$_5$ (408.5)
glyinflanin A
胀果甘草宁 A

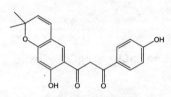

C$_{20}$H$_{18}$O$_5$ (338.4)
glyinflanin B
胀果甘草宁 B

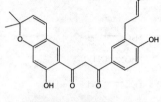

C$_{25}$H$_{26}$O$_5$ (406.5)
glyinflanin C
胀果甘草宁 C

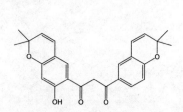

C$_{25}$H$_{24}$O$_5$ (404.5)
glyinflanin D
胀果甘草宁 D

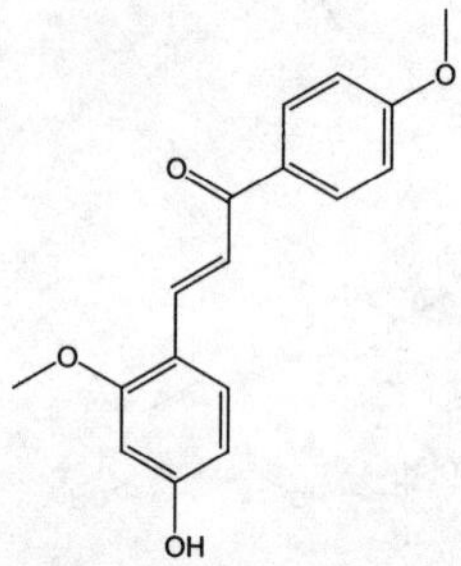

C$_{17}$H$_{16}$O$_4$ (284.3)
glypallichalcone
刺果甘草查耳酮

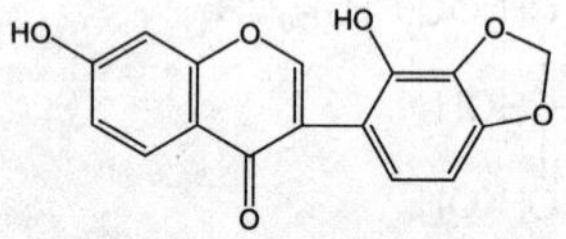

C$_{16}$H$_{10}$O$_6$ (298.3)
glyzaglabrin
7,2′- 二羟基 -3′,4′- 亚甲二氧
基异黄酮

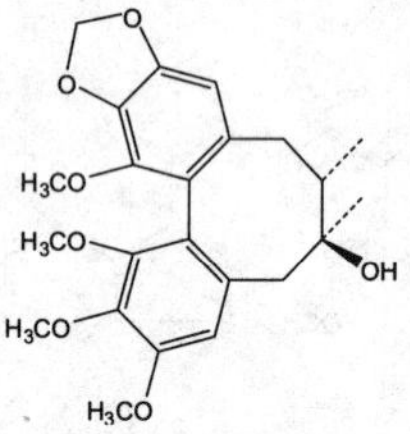

C$_{23}$H$_{28}$O$_7$ (416.5)
gomisin A
戈米辛 A

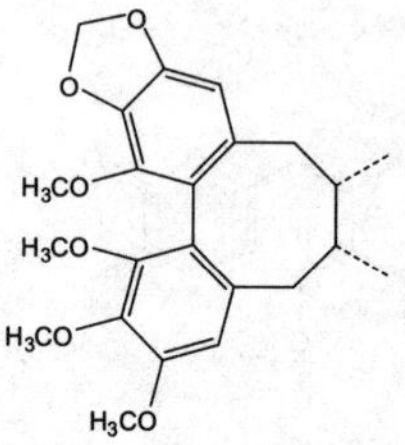

C$_{23}$H$_{28}$O$_6$ (400.5)
gomisin N
戈米辛 N

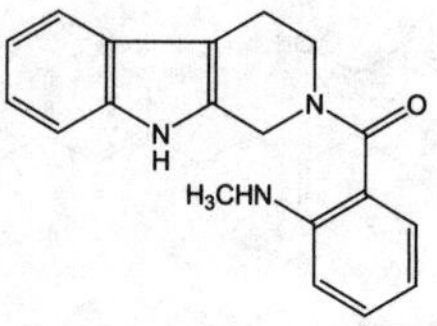

C$_{19}$H$_{19}$N$_3$O (305.4)
goshuyuamide Ⅰ
吴茱萸果酰胺 Ⅰ

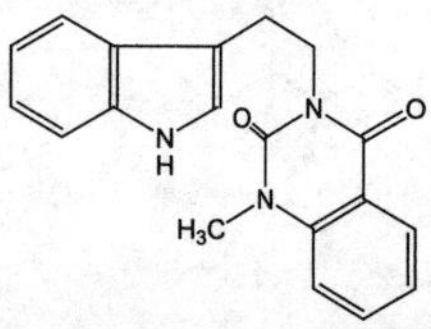

C$_{18}$H$_{15}$N$_3$O$_2$ (305.3)
goshuyuamide Ⅱ
吴茱萸果酰胺 Ⅱ

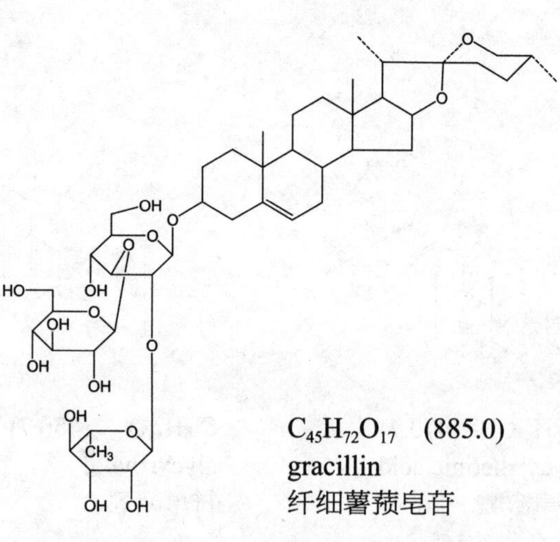

C$_{45}$H$_{72}$O$_{17}$ (885.0)
gracillin
纤细薯蓣皂苷

C$_{15}$H$_{24}$O　(220.4)
gramenone
金钱蒲烯酮

C$_{41}$H$_{28}$O$_{27}$　(952.6)
granatin B
石榴皮亭 B，石榴皮苦素 B

C$_{17}$H$_{32}$O$_{11}$　(412.4)
grandoside

C$_{26}$H$_{30}$O$_{10}$　(502.5)
graucin A
臭辣树交酯 A

C$_{22}$H$_{36}$O$_7$　(412.5)
grayanotoxin Ⅰ
木藜芦毒素 Ⅰ
rhodotoxin
杜鹃花毒素
andromedotoxin
梫木毒素

C$_{20}$H$_{34}$O$_6$　(370.5)
grayanotoxin Ⅲ
木藜芦毒素 Ⅲ

C$_{36}$H$_{36}$N$_2$O$_8$　(624.7)
grossamide
大海米酰胺

C$_7$H$_8$O$_2$　(124.1)
guaiacol
愈创木酚

C$_{10}$H$_{14}$O$_5$　(214.2)
guaia-cylglycerol
愈创木酚基甘油

C$_{15}$H$_{24}$　(204.4)
3,7-guaiadiene
3,7- 愈创木二烯

C$_{15}$H$_{24}$　(204.4)
3,9-guaiadiene
3,9- 愈创木二烯

C$_{16}$H$_{22}$O　(230.3)
11αH-guaia-4(15),10(14)-diene-12,6α-olide
11αH- 愈创木 -4(15),10(14)- 二烯 -12,6α- 内酯

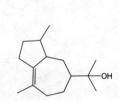

C$_{15}$H$_{26}$O (222.4)
guaia-1 (10)-ene-11-ol
愈创木 -1(10) - 烯 -11- 醇

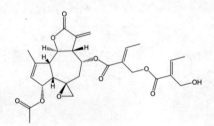

C$_{27}$H$_{32}$O$_{10}$ (516.5)
guaianolide
愈创木内酯

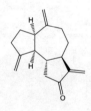

C$_{16}$H$_{20}$O (228.3)
guaia-4(15),10(14),11(13)-
triene-12,6α-olide
愈创木 -4(15),10(14),11(13)-
三烯 -12,6α- 内酯

C$_{15}$H$_{18}$ (198.3)
guaiazulene
愈创木薁

C$_{15}$H$_{18}$ (198.3)
S-guaiazulene
硫 - 愈创薁

C$_{15}$H$_{24}$ (204.4)
α-guaiene
α- 愈创木烯

C$_{15}$H$_{24}$ (204.4)
β-guaiene
β- 愈创木烯

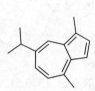

C$_{15}$H$_{24}$ (204.4)
δ-guaiene
δ- 愈创木烯
α-bulnesene
α- 布藜烯

C$_{15}$H$_{26}$O (222.4)
guaiol
愈创醇，愈创薁醇

CH$_5$N$_3$ (59.1)
guanidine
胍

C$_5$H$_{13}$N$_3$O (131.2)
4-guanidino-1-butanol
4- 胍基 -1- 丁醇

C$_4$H$_{12}$N$_4$O (132.2)
γ-guanidinooxypropylamine
γ- 胍氧基丙胺

C$_{11}$H$_{14}$N$_4$O$_5$ (282.3)
guanosine
鸟苷

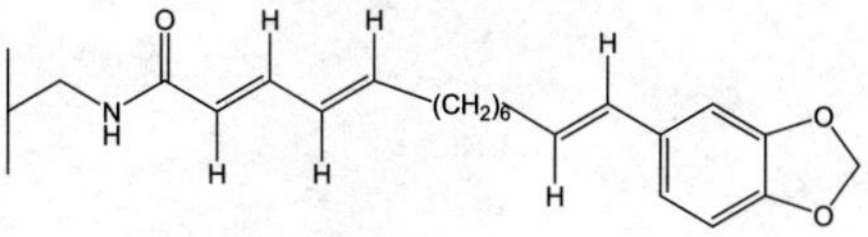

C$_{24}$H$_{33}$NO$_3$　(383.5)
guineensine
几内亚胡椒酰胺

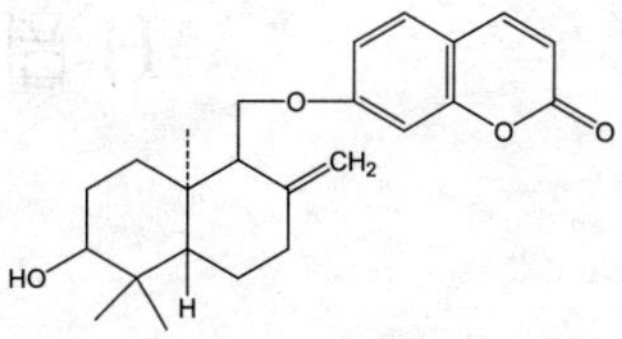

C$_{24}$H$_{30}$O$_4$　(382.5)
gummosin
多胶阿魏素

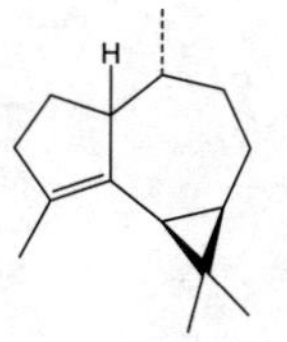

C$_{15}$H$_{24}$　(204.4)
α-gurjunene
α- 古芸烯

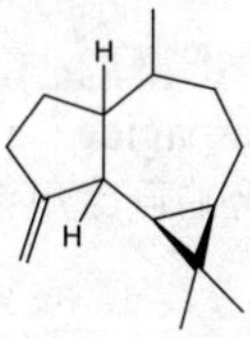

C$_{15}$H$_{24}$　(204.4)
β-gurjunene
β- 古芸烯

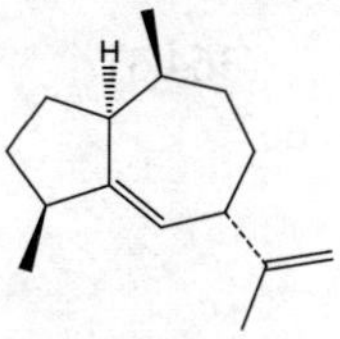

C$_{15}$H$_{24}$　(204.4)
γ-gurjunene
γ- 古芸烯

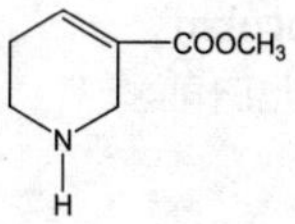

C$_7$H$_{11}$NO$_2$　(141.2)
guvacoline
去甲基槟榔碱

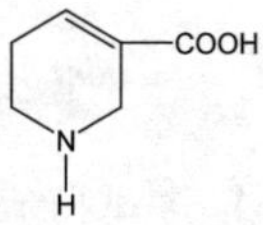

C$_6$H$_9$NO$_2$　(127.2)
guvacine
去甲基槟榔次碱

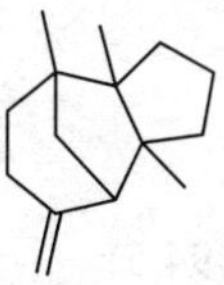

C$_{15}$H$_{16}$O$_2$　(228.3)
gweicurculactone
桂莪术内酯

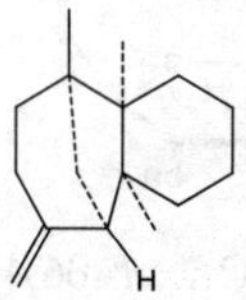

C$_{15}$H$_{24}$　(204.4)
（±）-gymnomitrene
（±）- 吉诺米烯

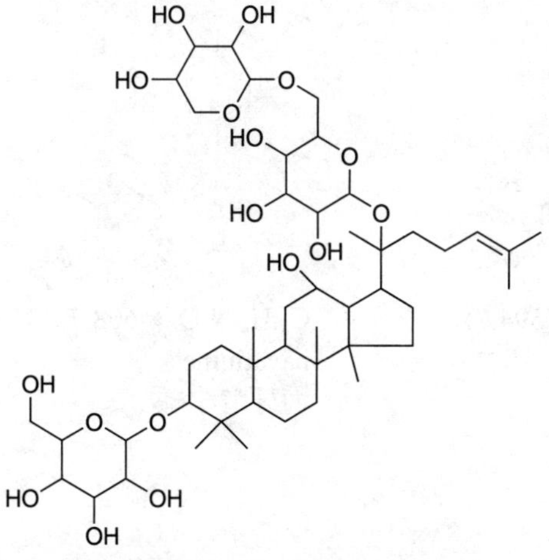

C$_{47}$H$_{80}$O$_{17}$　(917.1)
gypenoside IX
七叶胆苷IX

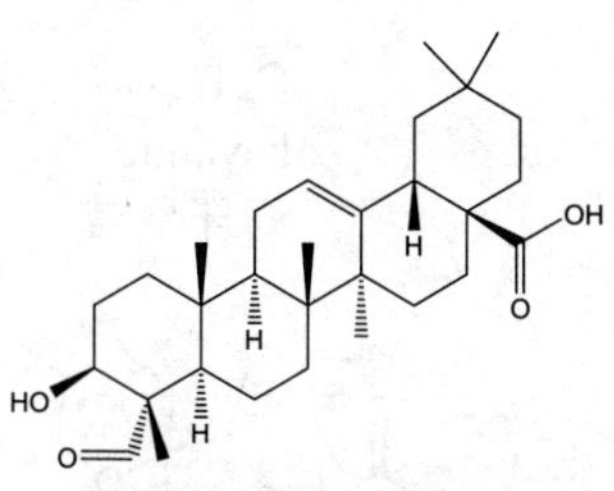

C$_{30}$H$_{46}$O$_4$　(470.7)
gypsogenin
棉根皂苷元

H 部

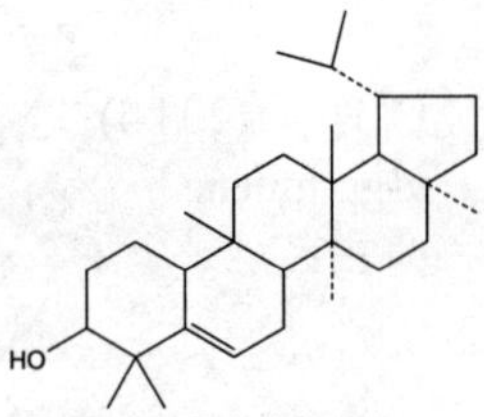

C$_{30}$H$_{50}$O (426.7)
hancokin
华北白前醇

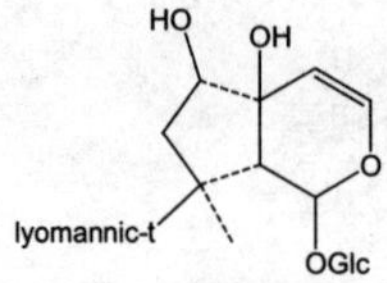

C$_{15}$H$_{24}$O$_{10}$ (364.3)
harpaposide
哈巴苷

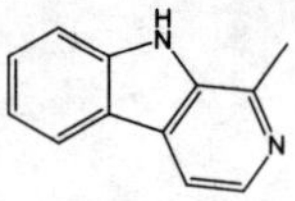

C$_{12}$H$_{10}$N$_2$ (182.2)
harmane
哈尔满

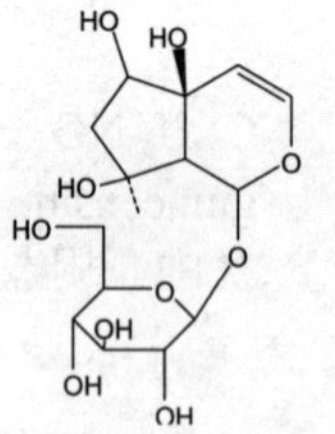

C$_{15}$H$_{24}$O$_{10}$ (364.4)
harpagide
哈帕苷或爪钩草苷

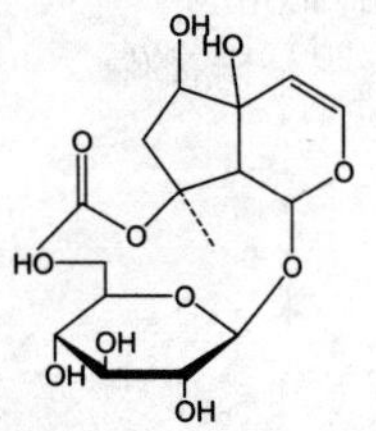

C$_{17}$H$_{26}$O$_{11}$ (406.4)
harpagide acetate
哈帕苷乙酸酯

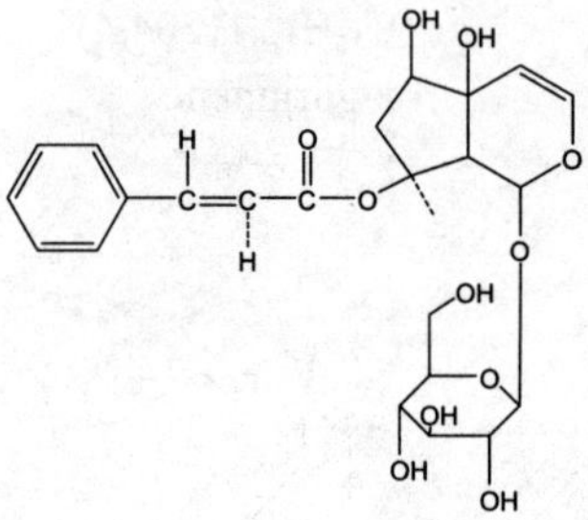

C$_{24}$H$_{30}$O$_{11}$ (494.5)
harpagoside
哈帕酯苷，哈巴俄苷，玄参苷，爪钩草酯苷

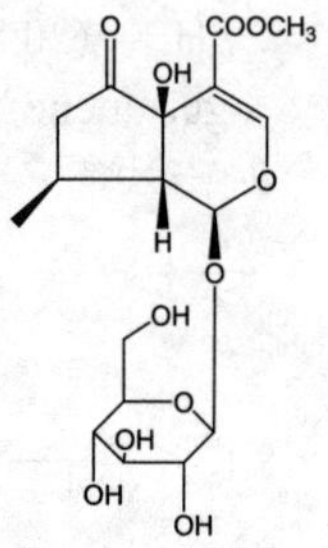

C$_{17}$H$_{24}$O$_{11}$ (404.4)
hastatoside
戟叶马鞭草苷

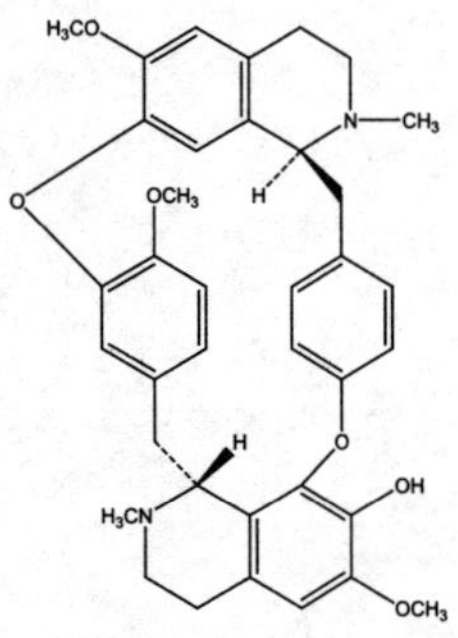

C$_{37}$H$_{40}$N$_2$O$_6$ (608.7)
hayatidine
海牙替定碱
4''-O-methylcurine
4''-O- 箭毒碱

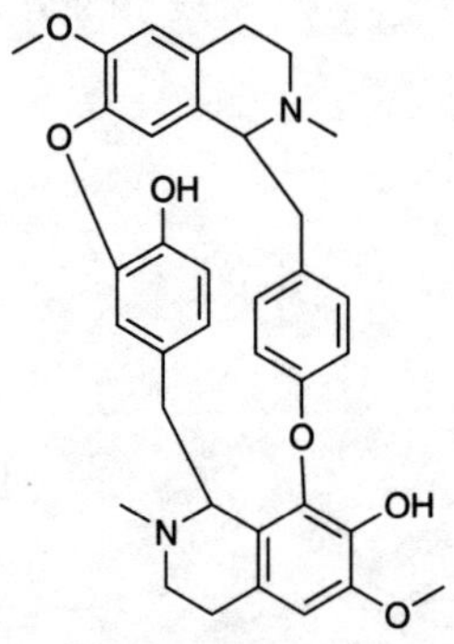

C$_{36}$H$_{38}$N$_2$O$_6$ (594.7)
hayatine
海牙亭碱

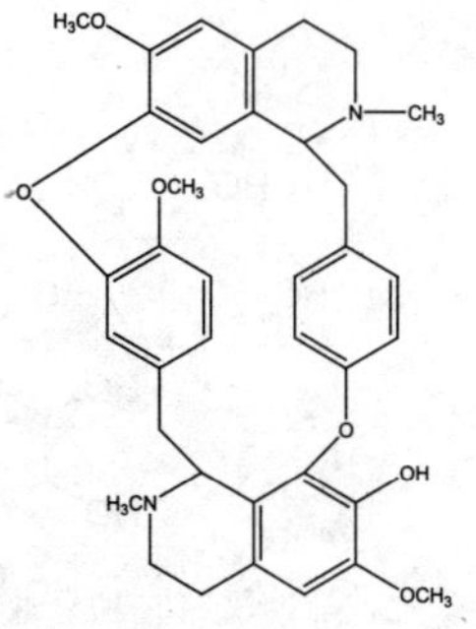

C$_{37}$H$_{40}$N$_2$O$_6$ 608.72
hayatinine
海牙替宁碱

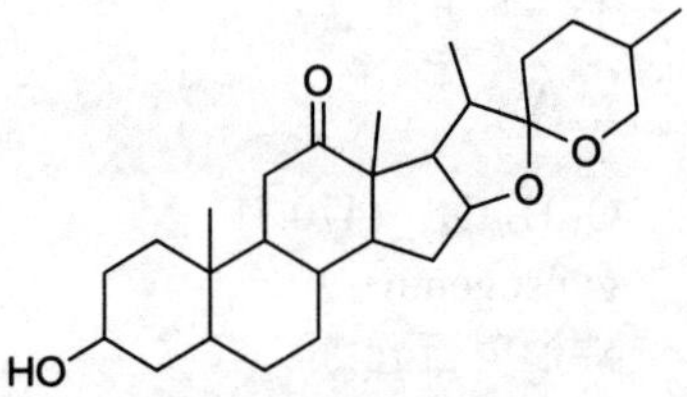

C$_{27}$H$_{42}$O$_4$ (430.6)
hecogenin
海柯皂苷元

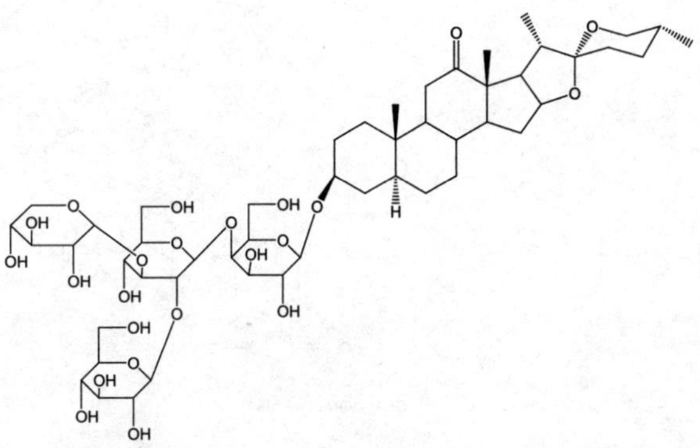

$C_{50}H_{80}O_{23}$ (1049.2)

hecogenin-3-*O*-{*β*-D-glucopyranosyl-(1 → 2)-[*β*-D-xylo-pyranosyl-(1 → 3)]-*β*-D-glucopyranosyl -(1 → 4)-*β*-D-galactopyranoside}

海柯皂苷元 -3-*O*-{*β*-D- 吡喃葡萄糖基 -(1 → 2)-[*β*-D- 吡喃木糖基 -(1 → 3)]-*β*-D 吡喃葡萄糖基 -(1 → 4)-*β*-D 吡喃半乳糖苷 }

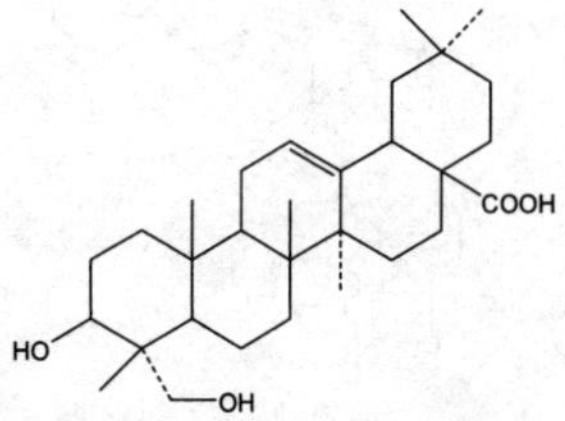

$C_{30}H_{48}O_4$ (472.7)

hederagenin,mukurosigenin

常春藤皂苷元，无患子皂苷元

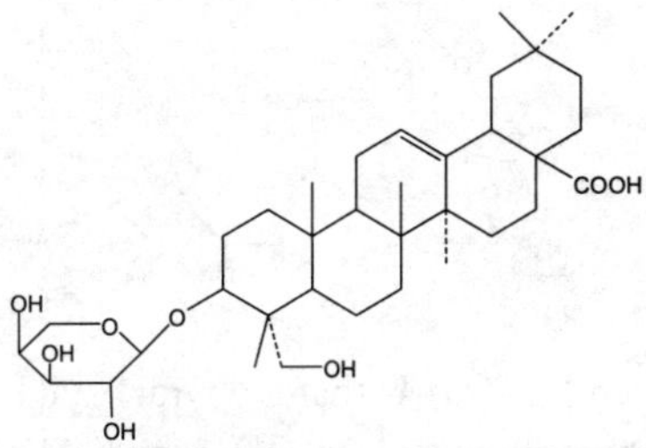

$C_{35}H_{56}O_8$ (604.8)

hedera-genin 3-*O*-*α*-L-arabinopyranoside

长春藤皂苷元 3-*O*-*α*-L- 吡喃阿拉伯糖苷

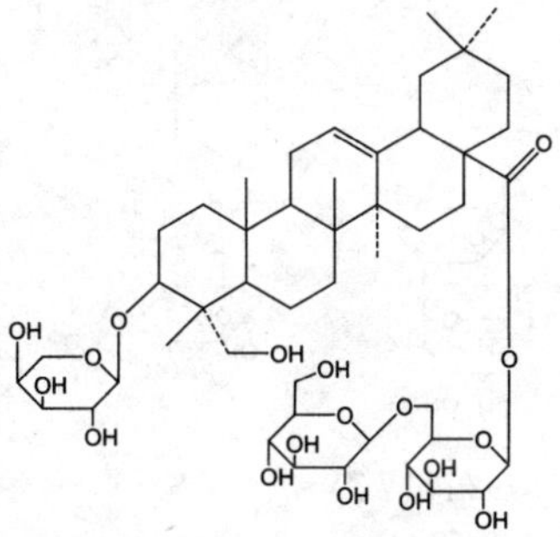

$C_{47}H_{76}O_{18}$ (929.1)

hederagenin-3-*O*-*α*-L-arabinopyranosyl-28-*O*-*β*-D-glucopyranosyl-(1 → 6)-*β*-D-glucopyranoside

常春藤皂苷元-3-*O*-*α*-L- 吡喃阿拉伯糖基 -28-*O*-*β*-D- 吡喃葡萄糖基 -(1 → 6)-*β*-D- 吡喃葡萄糖苷

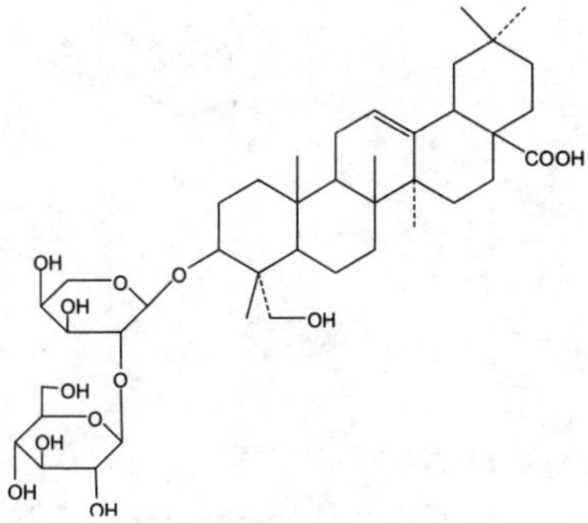

$C_{41}H_{66}O_{13}$ (767.1)

hederagenin 3-*O*-*β*-D-glucopyranosyl-(1 → 2)-*α*-L-arabino-pyranoside

常春藤皂苷元 3-*O*-*β*-D- 吡喃葡萄糖 -(1 → 2)-*α*-L- 吡喃阿拉伯糖苷

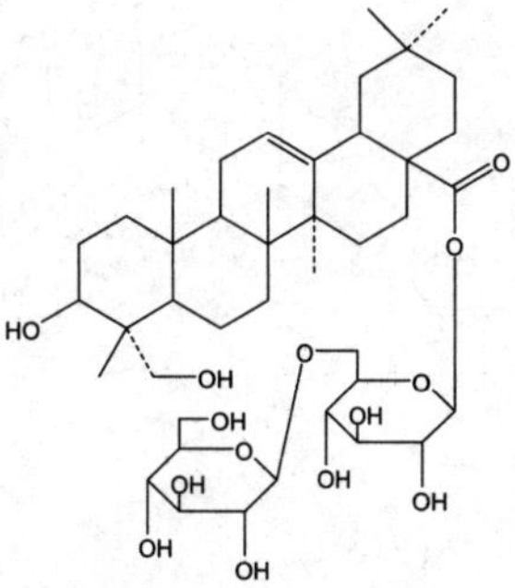

$C_{42}H_{68}O_{14}$ (797.0)

hederagenin-28-*O*-*β*-D-glucopyranosyl(1 → 6)-*β*-D-glucopyranoside

常春藤皂苷元 -28-*O*-*β*-D- 吡喃葡萄糖基 (1 → 6)-*β*-D- 吡喃葡萄糖苷

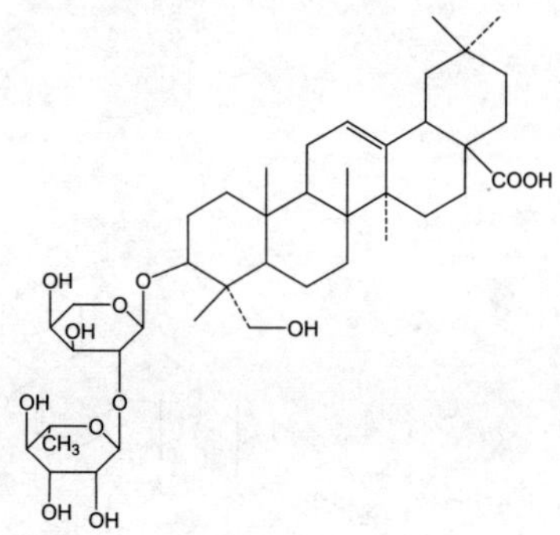

$C_{41}H_{66}O_{12}$ (751.0)

hederagenin-3-O-α-L-rhamnopyranosyl(1→2)-α-L-arabinopyranoside

常春藤皂苷元-3-O-α-L-吡喃鼠李糖基(1→2)-α-L-吡喃阿拉伯糖苷

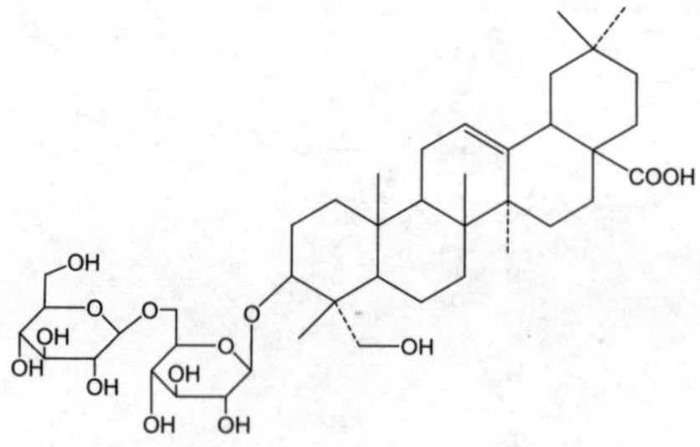

$C_{42}H_{68}O_{14}$ (797.0)

hederagenin-3-O-β-D-glucpyranosyl(1→6)-β-D-glucopy-ranoside

常春藤皂苷元-3-O-β-D-吡喃葡萄糖基(1→6)-β-D-吡喃葡萄糖苷

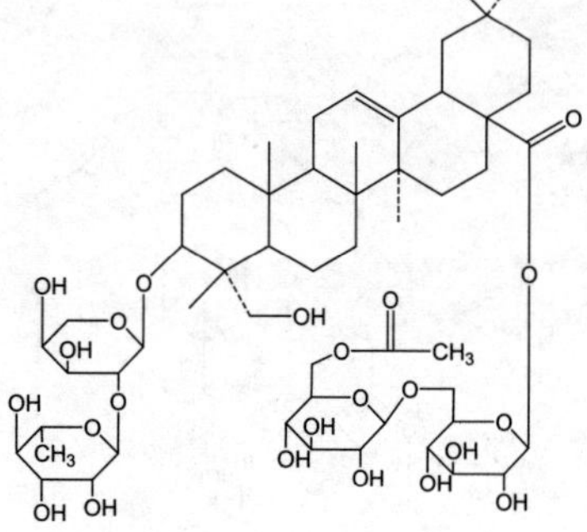

$C_{55}H_{88}O_{23}$ (1117.2)

hederagenin-3-O-α-L-rhamnopyranosyl(1→2)-α-L-arabinopyranosyl-28-O-6-acetyl-β-D-gluco-pranosyl(1→6)-β-O-glucpyranoside

常春藤皂苷元-3-O-α-L-吡喃鼠李糖基(1→2)-α-L-吡喃阿拉伯糖基-28-O-6-乙酰基-β-D-吡喃葡萄糖基(1→6)-β-D-吡喃葡萄糖苷

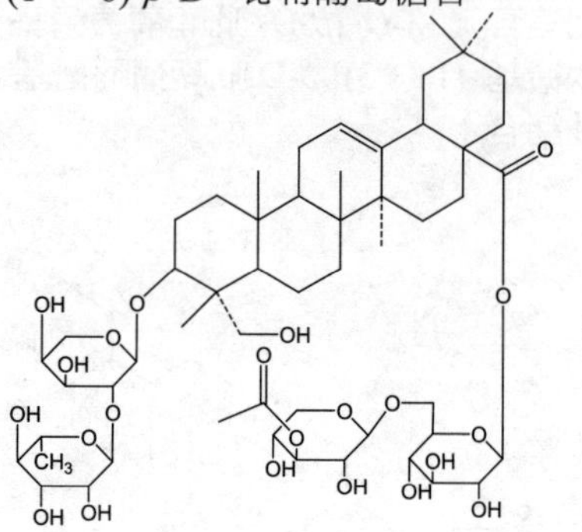

hederagenin-3-O-α-L-rhamnopyranosyl(1→2)-α-L-arabinopyranosyl-28-O-3-acetyl-β-D-xylo-pyranosyl(1→6)-β-D-glucopyranoside

常春藤皂苷元-3-O-α-L-吡喃鼠李糖基(1→2)-α-L-吡喃阿拉伯糖基-28-O-3-乙酰基-β-D-吡喃木糖基(1→6)-β-D-吡喃葡萄糖苷

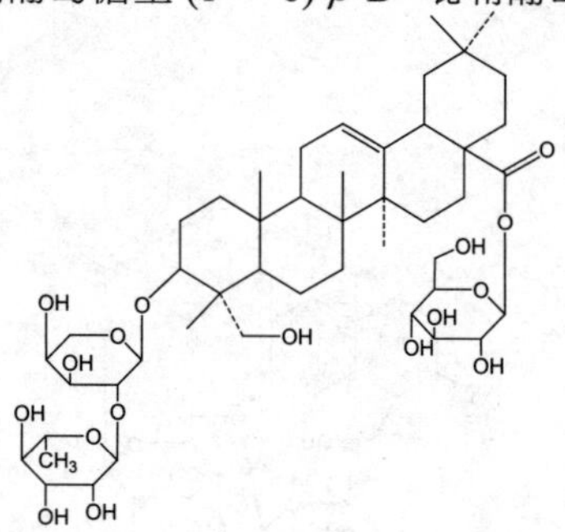

$C_{47}H_{76}O_{17}$ (913.1)

hederagenin-3-O-α-L-rhamnopyranosyl(1→2)-α-L-arabinopyranosyl-28-O-β-D-glucopyranoside

常春藤皂苷元-3-O-α-L-吡喃鼠李糖基(1→2)-α-L-吡喃阿拉伯糖基-28-O-β-D-吡喃葡萄糖苷

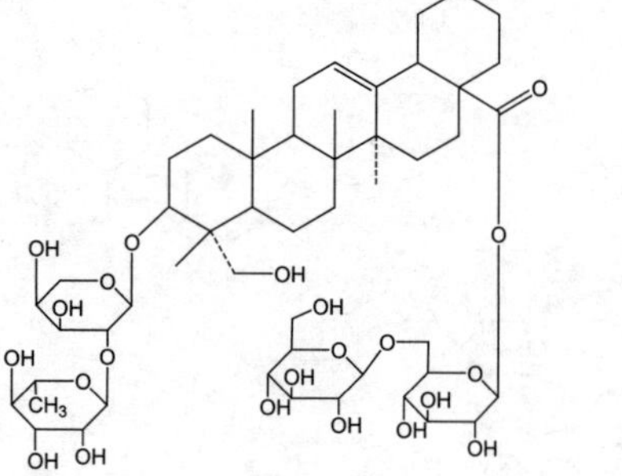

$C_{53}H_{86}O_{22}$ (1075.2)

hederagenin-3-O-α-L-rhamnopyranosyl(1→2)-α-L-arabinopyrannosyl-28-O-β-D-glucopyranosyl(1→6)-β-D-glucopyranoside

常春藤皂苷元-3-O-α-L-吡喃鼠李糖基(1→2)-α-L-吡喃阿拉伯糖基-28-O-β-D-吡喃葡萄糖基(1→6)-β-D-吡喃葡萄糖苷

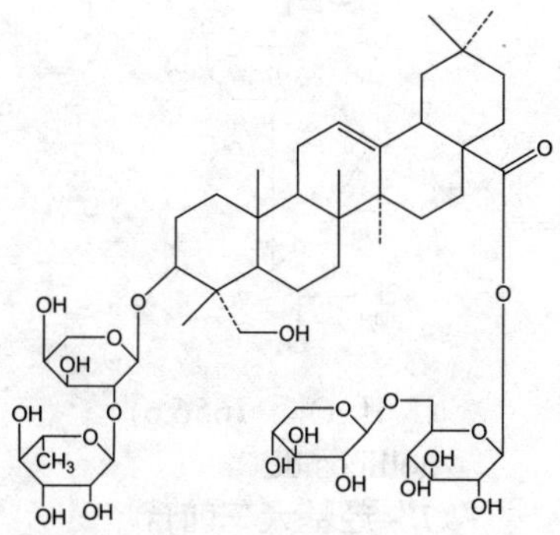

C$_{52}$H$_{84}$O$_{21}$ (1045.2)
hederagenin-3-O-α-L-rhamnopyrranosyl(1 → 2)-α-L-arabinopyranosyl-28-O-β-D-xylopyranosyl(1→6)-β-D-glucopyranoside
常春藤皂苷元 -3-O-α-L- 吡喃鼠李糖基 (1 → 2)-α-L- 吡喃阿拉伯糖基 -28-O-β-D- 吡喃木糖基 (1 → 6)-β-D- 吡喃葡萄糖糖苷

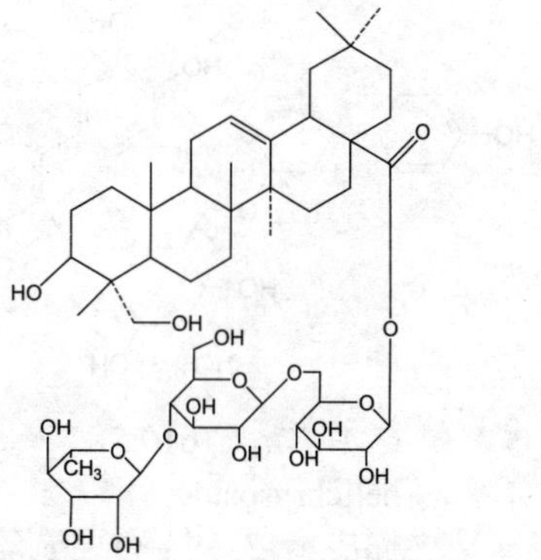

C$_{30}$H$_{48}$O$_{4}$ (472.7)
hederagenin-28-O-α-L-rhamnopyranosyl (1 → 4)-β-D-glucopyranosyl(1 → 6)-β-D-glucopyranosyl ester
常春藤皂苷元 -28-O-α-L- 吡喃鼠李糖 (1 → 4)-β-D- 吡喃葡萄糖 (1 → 6)-β-D- 吡喃葡萄糖酯苷

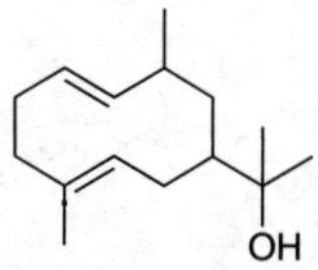

C$_{15}$H$_{26}$O (222.4)
hedycaryol
四甲基环癸二烯甲醇

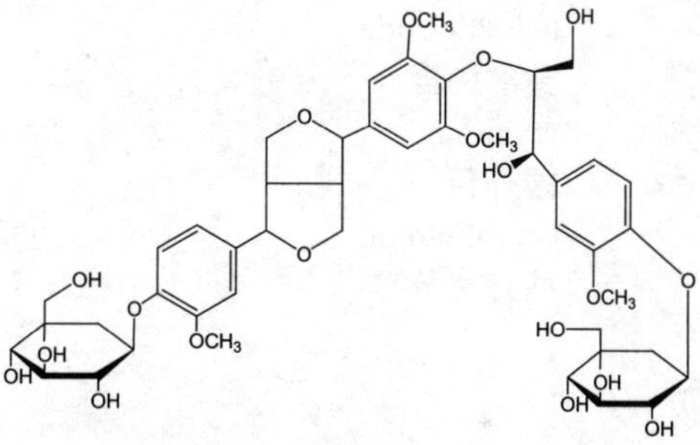

C$_{43}$H$_{56}$O$_{19}$ (876.9)
hedyotol C-4″,4″-di-O-β-D-glucopyranoside
耳草脂醇 C-4″,4″- 双葡萄糖苷

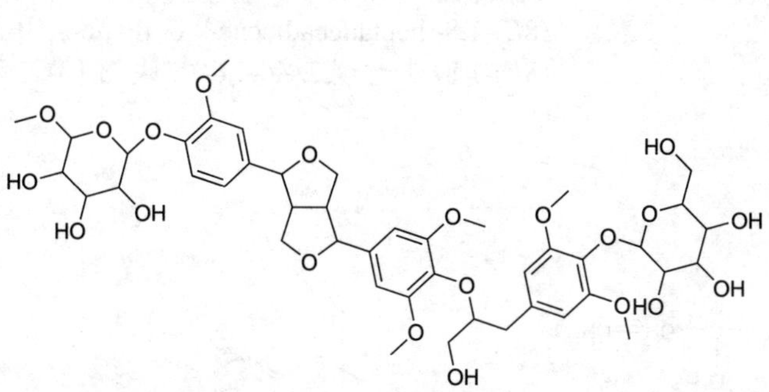

C$_{44}$H$_{58}$O$_{21}$ (922.9)
hedysalignan A
红芪木脂素 A

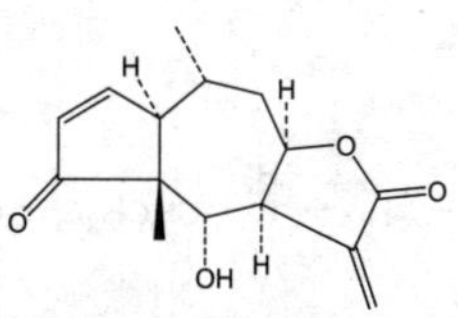

C$_{15}$H$_{18}$O$_{4}$ (262.3)
helenalin
堆心菊灵

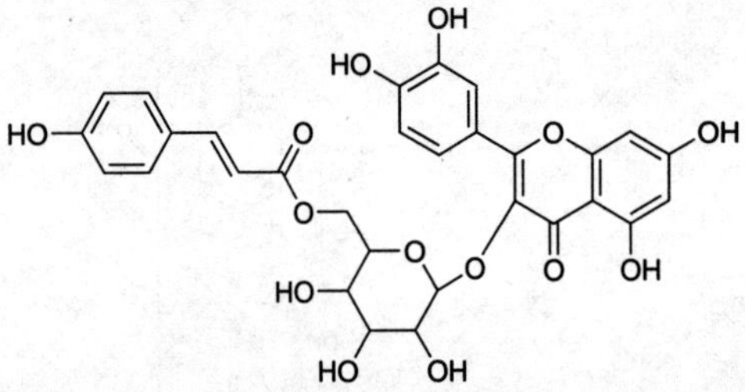

$C_{30}H_{26}O_{14}$　(610.5)
helichrysoside
槲皮素 -3- 对 - 香豆酰葡萄糖苷

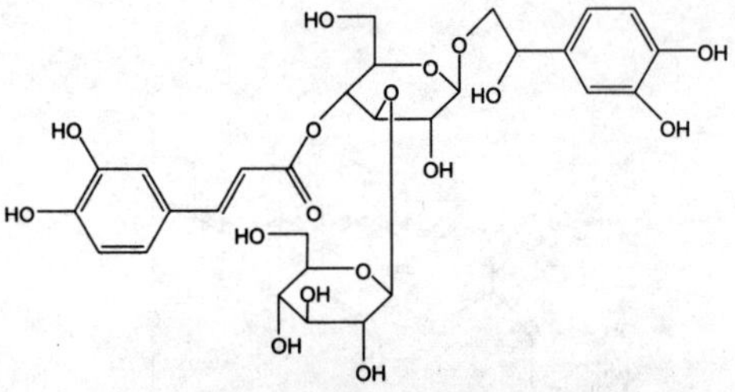

$C_{29}H_{36}O_{17}$　(656.6)
hellicoside
7″- 羟基大车前苷

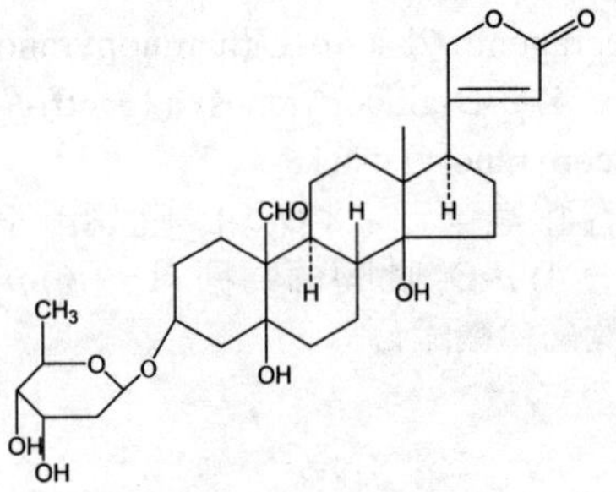

$C_{29}H_{42}O_9$　(534.6)
helveticoside
黄葶苈苷
erysimin
糖芥苷
erysimotoxin
糖芥毒苷

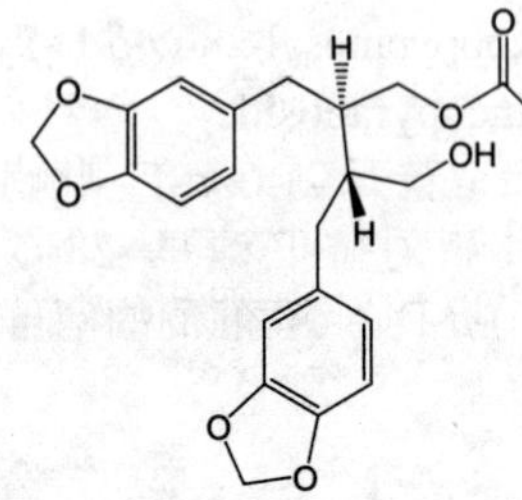

$C_{22}H_{24}O_7$　(400.4)
hemiariensin
二氢荜澄茄脂素 -4- 乙酸酯

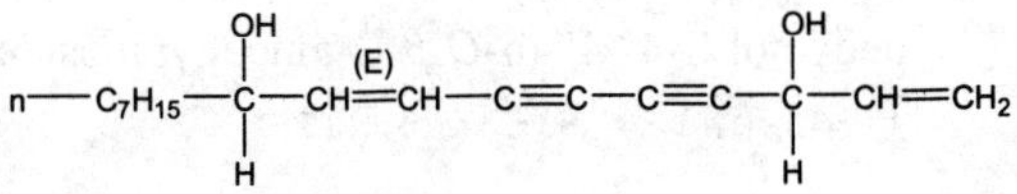

$C_{17}H_{24}O_2$　(260.4)
heneicosyl caffeate
咖啡酸二十一醇酯

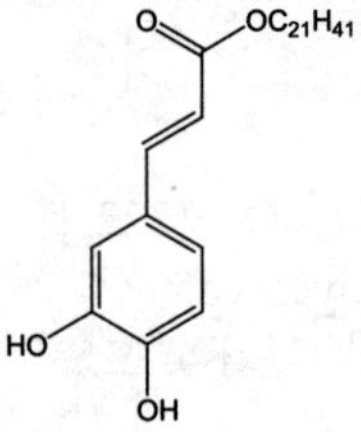

$C_{30}H_{50}O_4$　(474.7)
(8*E*)-1,8- heptadecadicene-4,6- diyne-3,10-diol
(8*E*)-1,8- 十七碳二烯 -4,6- 二炔 -3,10- 二醇

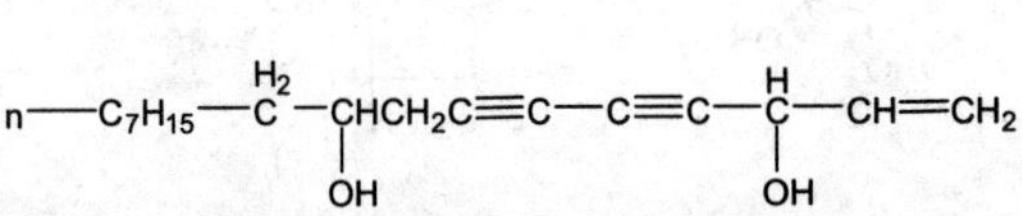

$C_{30}H_{52}O_4$　(476.7)
heptadec-1-ene-4,6-diyne-3,9-diol
1- 十七碳烯 -4,6- 二炔 -3,9 二醇

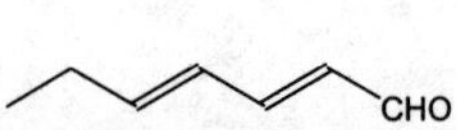

$C_7H_{10}O$　(110.2)
(*E*,*E*)-2,4-heptadienal
(*E*,*E*)-2,4- 庚二烯醛

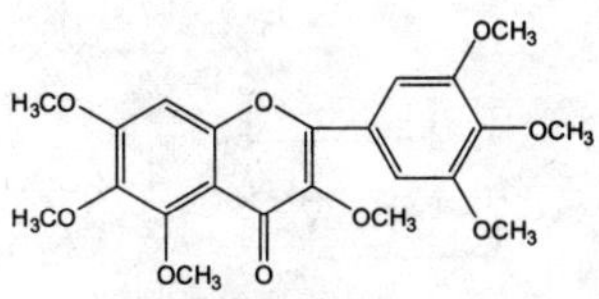

C$_{22}$H$_{24}$O$_9$ (432.4)
3,5,6,7,3′,4′,5′-heptamethoxy
flavone
3,5,6,7,3′,4′,5′- 七甲氧基黄酮

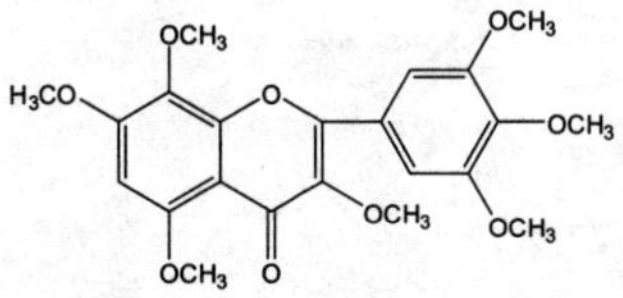

C$_{22}$H$_{24}$O$_9$ (432.4)
3,5,7,8,3′,4′,5′-heptamethoxy
flavone
3,5,7,8,3′,4′,5′- 七甲氧基黄酮

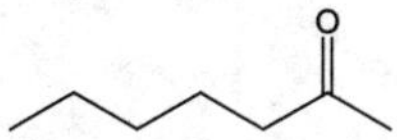

C$_7$H$_{14}$O (114.2)
2-heptanone
2- 庚酮，甲基戊基甲酮

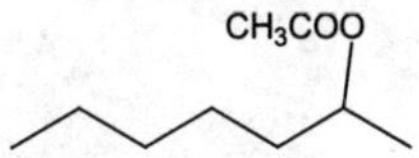

C$_9$H$_{18}$O$_2$ (158.2)
2-heptyl-acetate
2- 庚醇乙酸酯

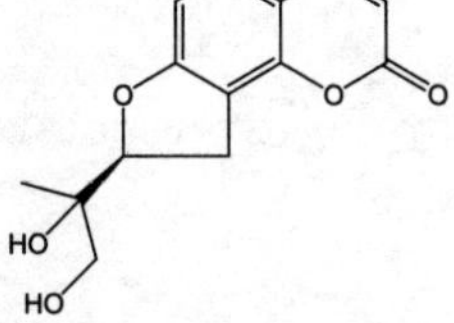

C$_{14}$H$_{14}$O$_5$ (262.3)
heramandiol
防风酶双醇

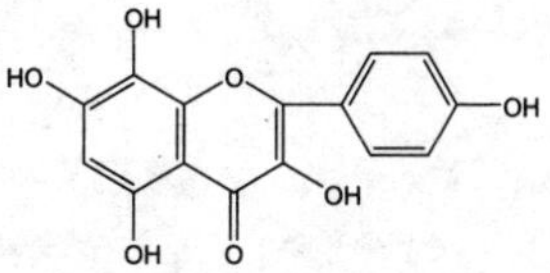

C$_{15}$H$_{10}$O$_7$ (302.2)
herbacetin
蜀葵苷元，草棉黄素

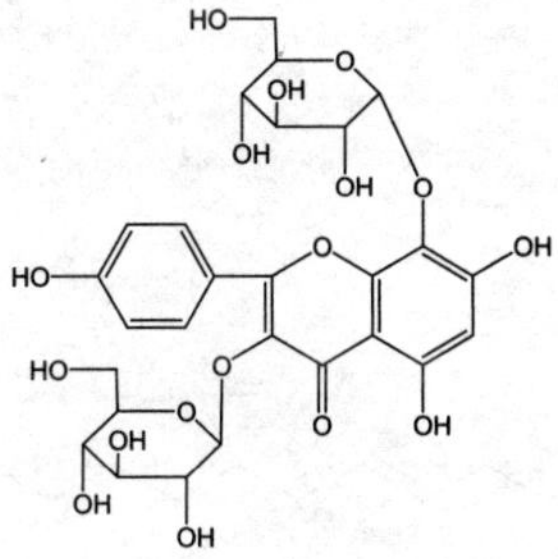

C$_{27}$H$_{30}$O$_{17}$ (626.5)
herbacetin-3,8-O-diglucoside
草棉黄素 -3,8-O- 双葡萄糖苷

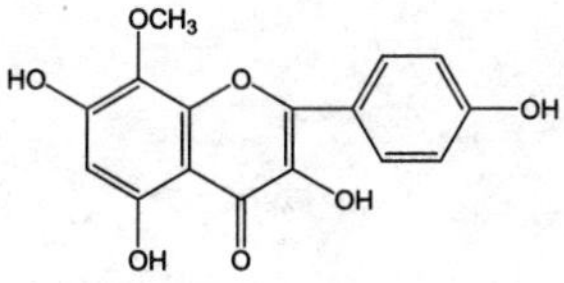

C$_{16}$H$_{12}$O$_7$ (316.3)
herbacetin-8-methylether
草质素 -8- 甲醚

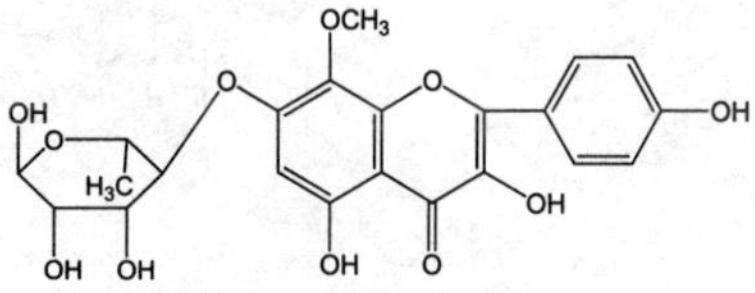

C$_{22}$H$_{22}$O$_{11}$ (462.4)
herbacetin-7-O-α-L-rhamnoside
草质素 7-O-α-L- 鼠李糖苷

H$_3$C(H$_2$C)$_2$HC=CH(CH$_2$)$_4$CH=CHCONHCH$_2$CH(CH$_3$)$_2$

C$_{16}$H$_{29}$N (235.4)
herculin
南美花椒酸胺

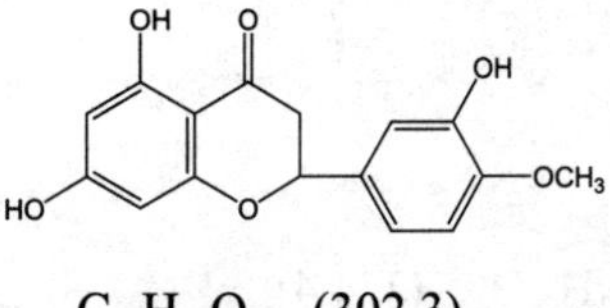

C$_{16}$H$_{14}$O$_6$ (302.3)
hesperetin
橙皮素

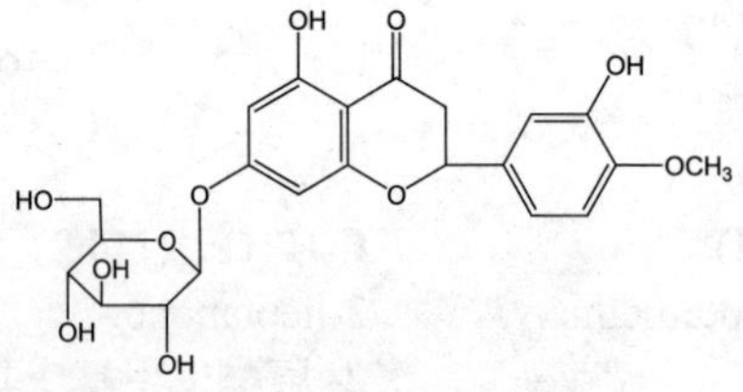

$C_{22}H_{24}O_{11}$ (464.4)
hesperetin -7-*O*-*β*-D-glucopyranoside
橙皮素 -7-*O*-*β*-D- 吡喃葡萄糖苷

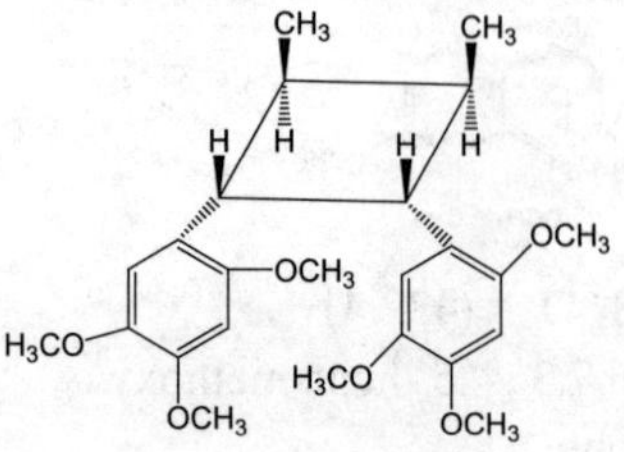

$C_{24}H_{32}O_6$ (416.5)
heterotropan
高雄细辛脂素

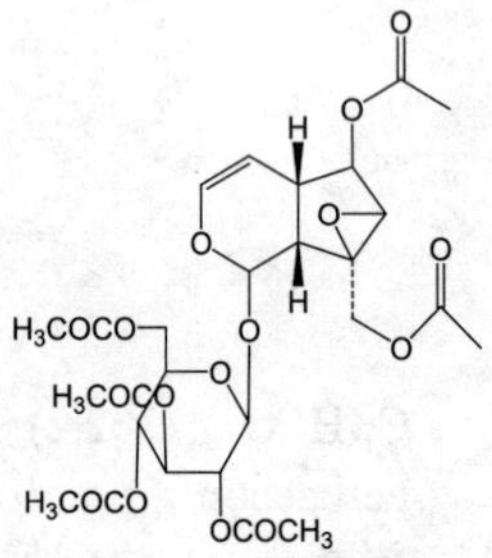

$C_{26}H_{32}O_{16}$ (600.5)
hexaacetylcatalpol
六乙酰基梓醇

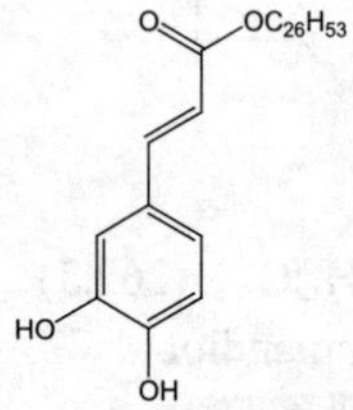

$C_{35}H_{60}O_4$ (544.9)
hexacosyl caffeate
咖啡酸二十六醇酯

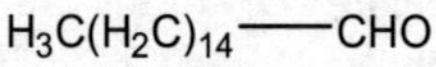

$C_{16}H_{32}O$ (240.4)
hexadecanal
棕榈醛

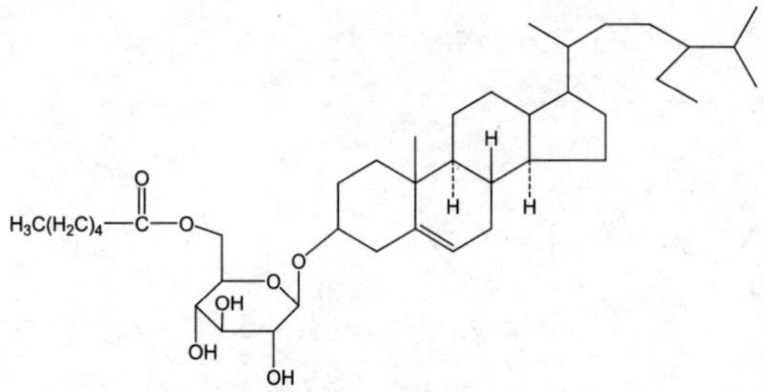

$C_{40}H_{67}O_7$ (660.0)
3-*O*-(6′-*O*-hexadecanoyl-*β*-D-glucopyranoside)stigmast-5-en
3-*O*-(6′-*O*- 棕榈酰基 -*β*-D- 吡喃葡萄糖基) 豆甾 -5- 烯

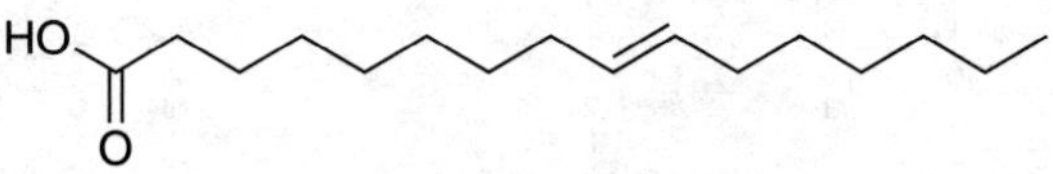

$C_{16}H_{30}O_2$ (254.4)
9-hexadecenoic acid
9- 十六烯酸

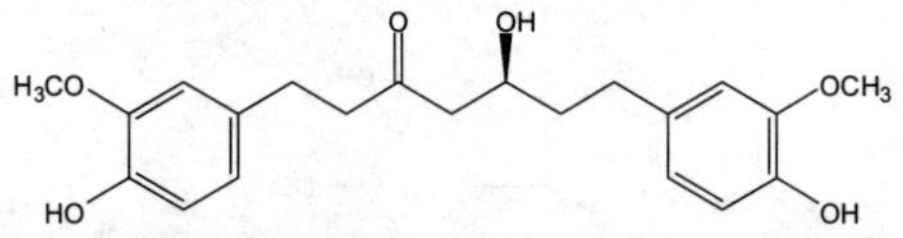

$C_{21}H_{26}O_6$ (374.4)
hexahydrocurcumin
六氢姜黄素

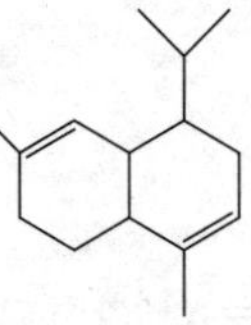

$C_{15}H_{24}$ (204.4)
1,2,4*a*,5,6,8*a*-hexahydro-4,7-dimethyl-1-(1-
methylethyl)naphthalene
1,2,4*a*,5,6,8*a*- 六氢 -4,7- 二甲基 -1- 异丙基萘

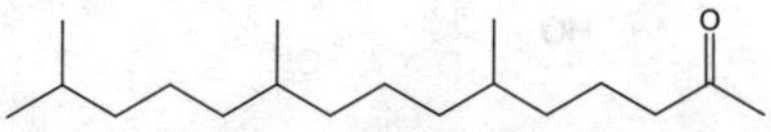

$C_{18}H_{36}O$ (268.5)
hexahydrofarnesyl acetone
六氢金合欢烯丙酮

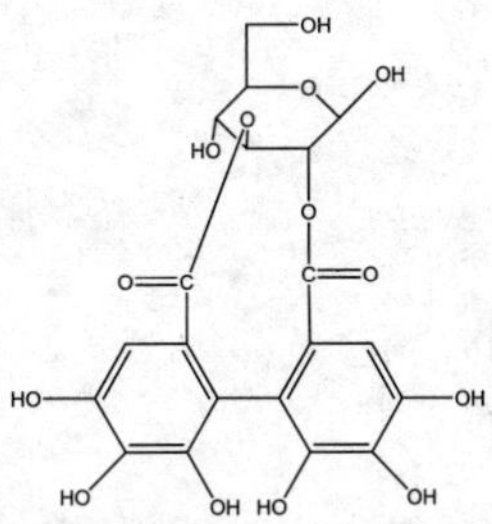

$C_{20}H_{18}O_{14}$ (482.3)
2,3-(*S*)-hexahydroxydiphenoyl-D-glucose
2,3-(*S*)- 六羟基联苯二甲酰基 -D- 葡萄糖

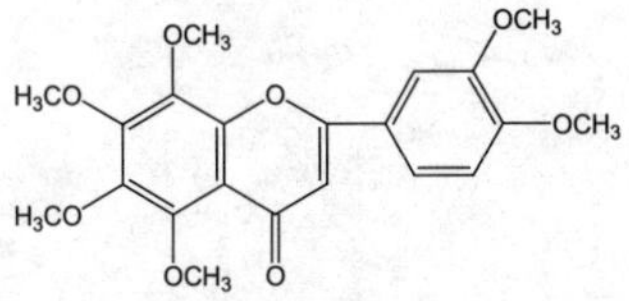

$C_{21}H_{22}O_8$ (402.4)
5,6,7,8,3′,4′-hexamethoxyflavone
5,6,7,8,3′,4′- 六甲氧基黄酮

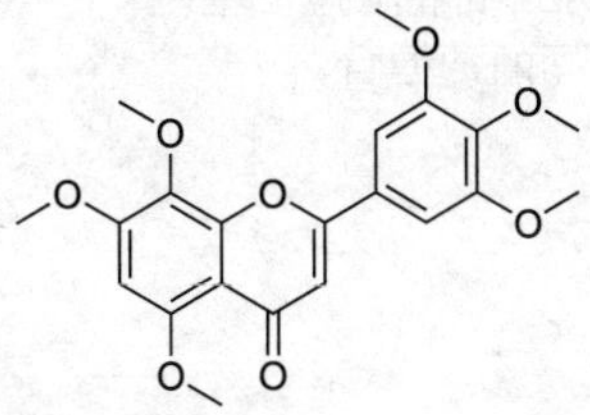

$C_{21}H_{22}O_8$ (402.4)
5,7,8,3′,4′,5′-hexamethoxy flavone
5,7,8,3′,4′,5′- 六甲氧基黄酮

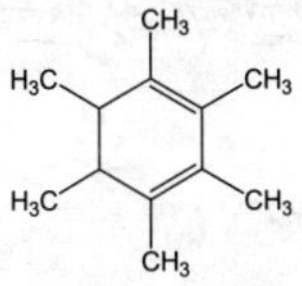

$C_{12}H_{20}$ (164.3)
1, 2, 3, 4, 5, 6-hexamethyl-1, 3-cyclohexadiene
1, 2, 3, 4, 5, 6- 六甲基 -1, 3- 环己二烯

$CH_3CH_2CH_2CH_2CH_2CHO$

$C_6H_{12}O$ (100.2)
hexanal
己醛

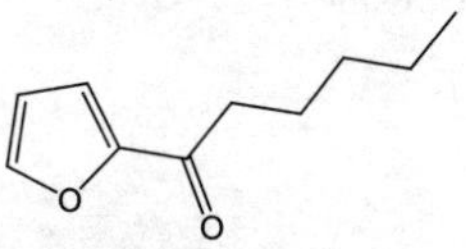

$C_{10}H_{14}O_2$ (166.2)
2-Hexanoylfuran
2- 己酰呋喃

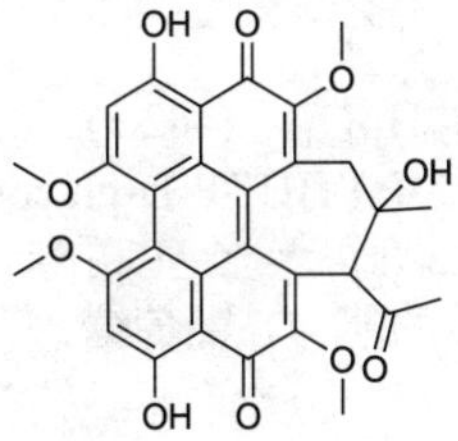

$C_{30}H_{26}O_{10}$ (546.5)
hexascosporin
六孢素

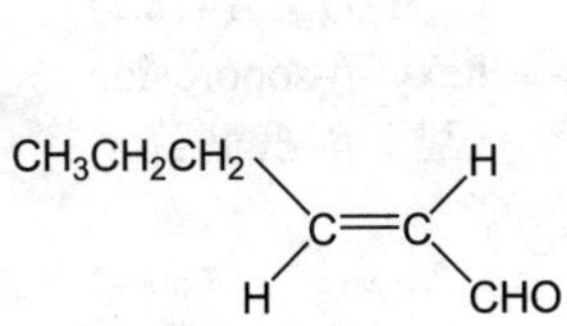

$CH_3CH_2CH_2$

$C_6H_{10}O$ (98.1)
E-2-hexenal
E-2- 己烯醛
E-α-hexenal
E-α- 己烯醛

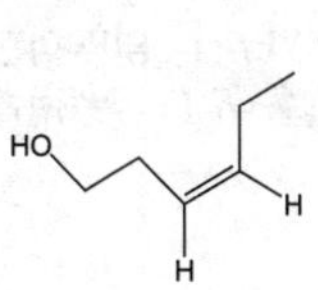

$C_6H_{12}O$ (100.2)
cis-3-hexen-1-ol
顺 -3- 己烯 -1- 醇

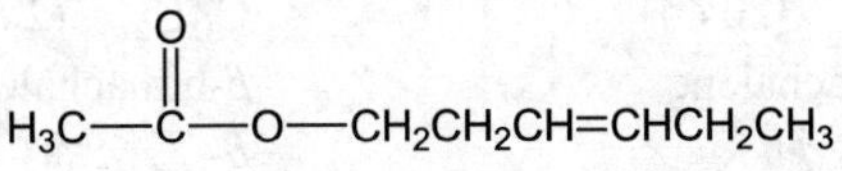

H_3C

$C_8H_{14}O_2$ (142.2)
3-hexenyl acetate
乙酸 -3- 己烯酯

$H_3C-C-O-CH_2CH_2CH=CHCH_2CH_3$

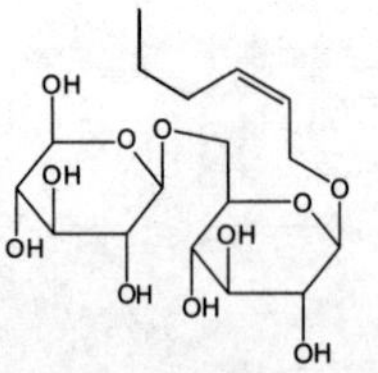

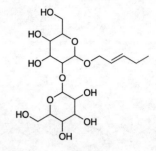

$C_{17}H_{30}O_{11}$ (410.4)
(E)-2-hexenyl-α-L-arabinopyranosyl
(1 → 6)-β-D-glucopyranoside
(E)-2- 己烯基 -α-L- 吡喃阿拉伯糖基
(1 → 6)-β-D- 吡喃葡萄糖苷

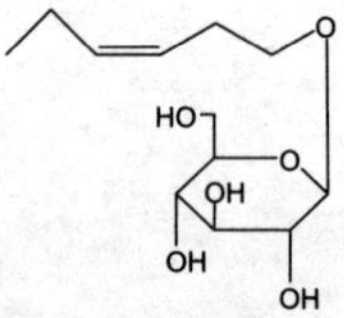

$C_{12}H_{22}O_6$ (262.3)
(Z)-3-hexenyl glucoside
(Z)-3- 己烯基葡萄糖苷

$C_{18}H_{32}O_{11}$ (424.4)
(E)-2-hexenyl-β-D-sophoroside
(E)-2- 己烯基 -β- 槐糖苷

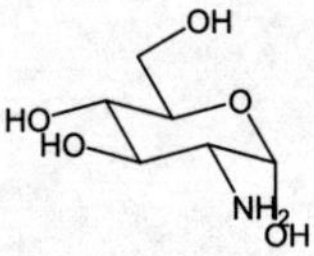

$C_6H_{13}NO_5$ (179.2)
hexosamine
己糖胺

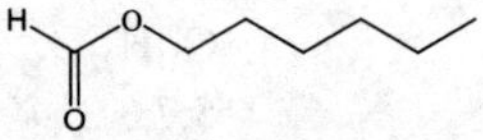

$C_7H_{14}O_2$ (130.2)
n-hexyl formate
甲酸正己醇酯

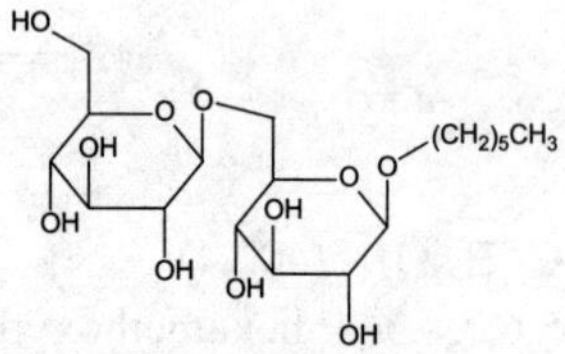

$C_{18}H_{34}O_{11}$ (426.5)
hexyl-β-gentiobioside
己基 -β- 龙胆二糖苷

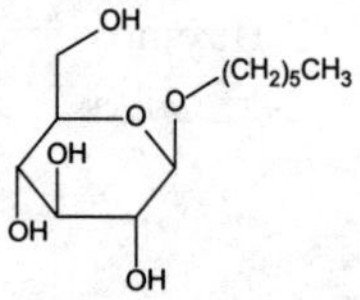

$C_{12}H_{24}O_6$ (264.3)
n-hexyl-β-D-glucopyranoside
正己基 -β-D- 吡喃葡萄糖苷

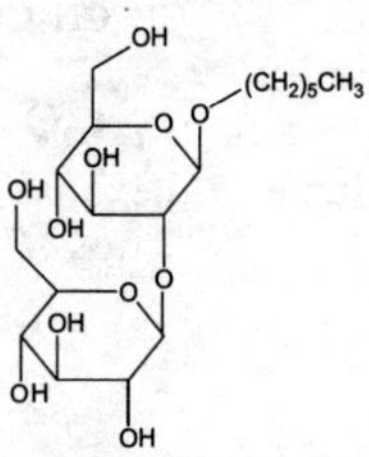

$C_{18}H_{34}O_{11}$ (426.5)
hexyl-β-soporoside
己基 -β- 槐糖苷

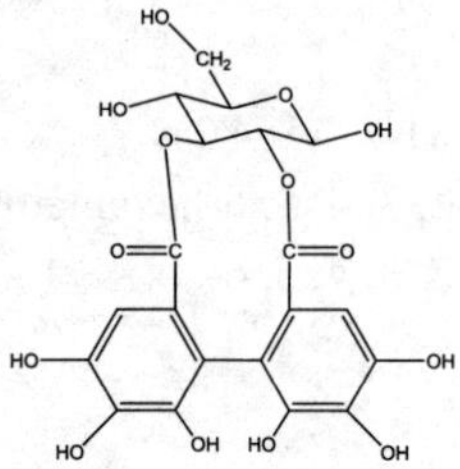

$C_{20}H_{18}O_{14}$ (482.3)
2,3-(s)-HHDP-D-glucose
2,3-(s)- 六羟基联苯二
甲酰基 -D- 葡萄糖

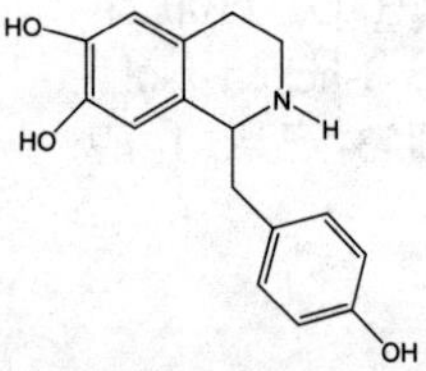

$C_{16}H_{17}NO_3$ (271.3)
higenamine
乌胺

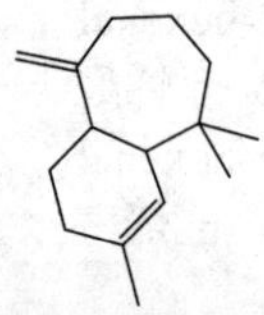

$C_{15}H_{24}$ (204.4)
α-himachalene
α- 雪松烯

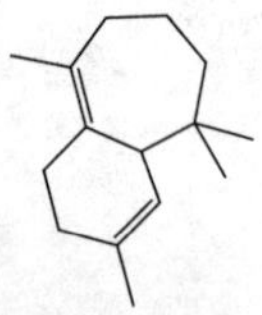

$C_{15}H_{24}$ (204.4)
β-himachalene
β- 雪松烯

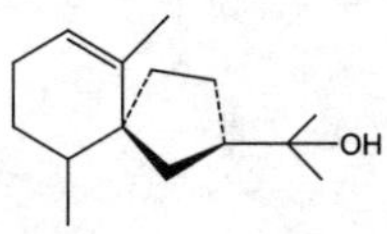

$C_{15}H_{26}O$ (222.4)
hinesol
苍术醇，茅术醇

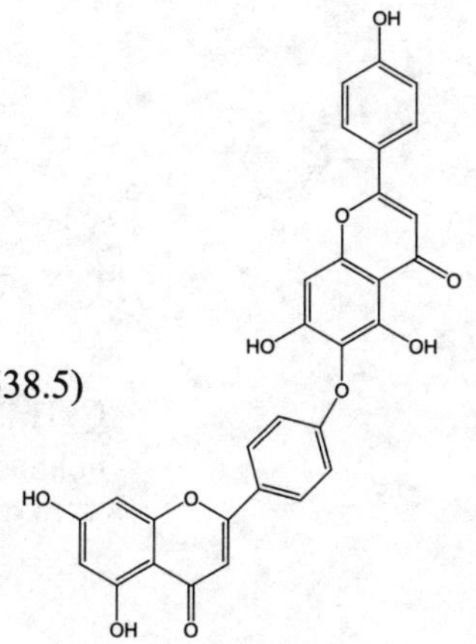

$C_{30}H_{18}O_{10}$ (538.5)
hinokiflavone
扁柏双黄酮

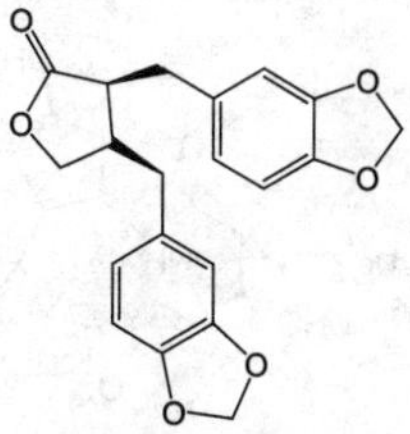

$C_{20}H_{18}O_6$ (354.6)
hinokinin
左旋的扁柏内酯

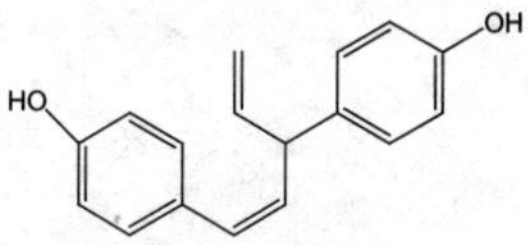

$C_{17}H_{16}O_2$ (252.3)
cis-hinokiresinol
顺 - 扁柏树脂酚

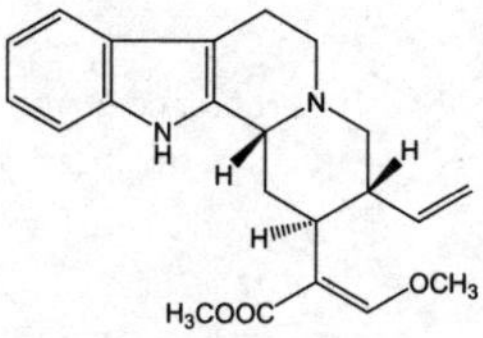

$C_{22}H_{26}N_2O_3$ (366.5)
hirsuteine
去氢硬毛钩藤碱

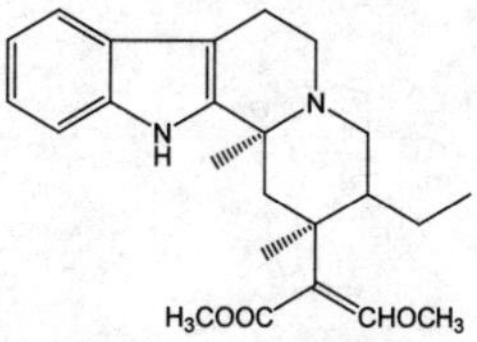

$C_{22}H_{28}N_2O_3$ (368.5)
hirsutine
毛钩藤碱
dihydrocorynantheine
二氢柯楠因碱，毛帽柱木碱

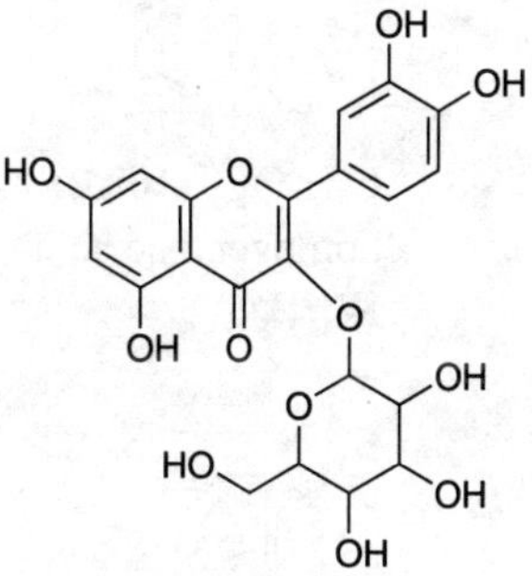

$C_{21}H_{20}O_{12}$ (464.4)
hirsutrin
陆地棉苷

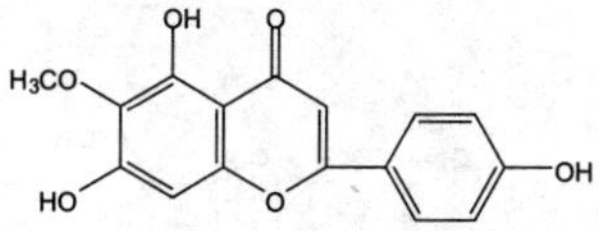

$C_{16}H_{12}O_6$ (300.3)
hispidulin
粗毛豚草素

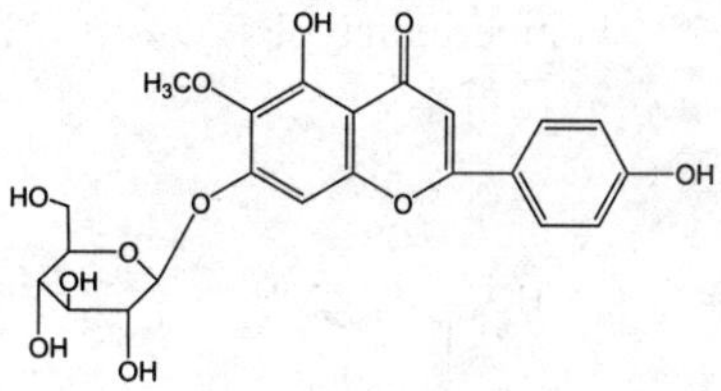

$C_{22}H_{22}O_{11}$ (462.4)
hispidulin -7-glucoside
高车前素 -7- 葡萄糖苷

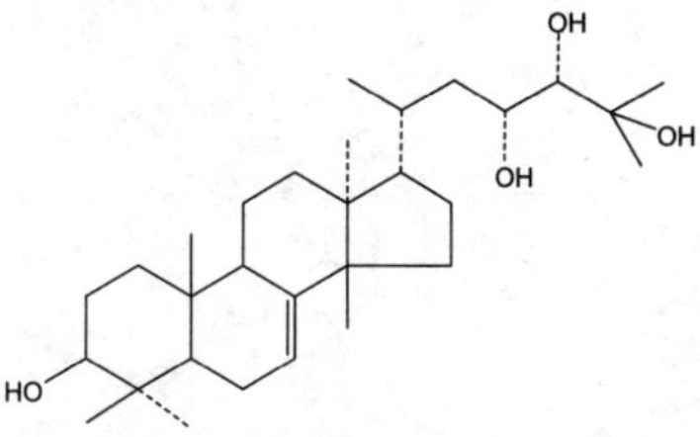

$C_{30}H_{52}O_4$ (476.7)
hispiolB
牛奶树醇 -B

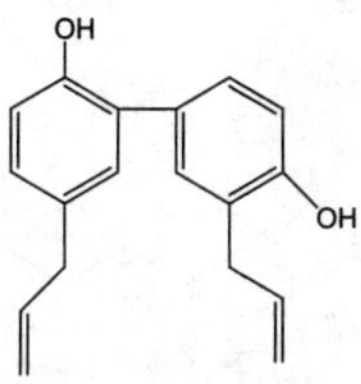

$C_{18}H_{18}O_2$ (266.3)
honokiol(honoklol)
和厚朴酚

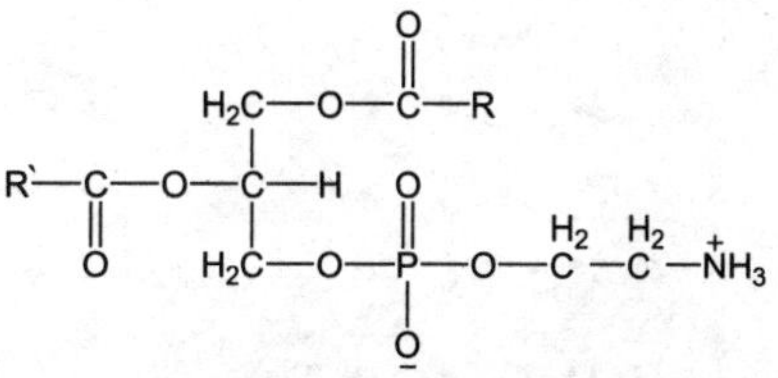

hosphatidyl-ethanolamine
磷脂酰乙醇胺

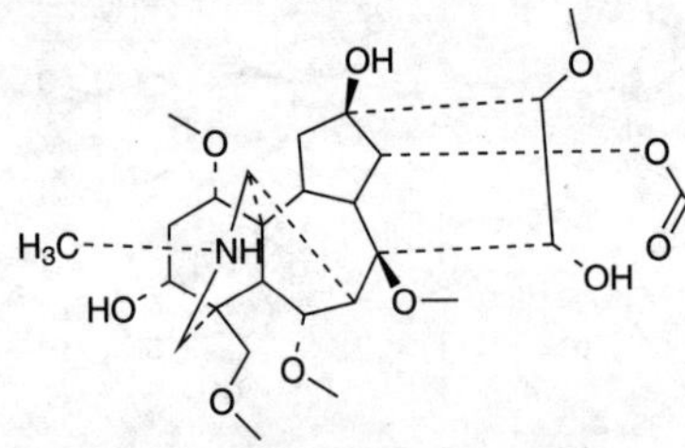

C$_{32}$H$_{45}$NO$_{10}$ (603.7)
hokbusine A
荷克布星 A

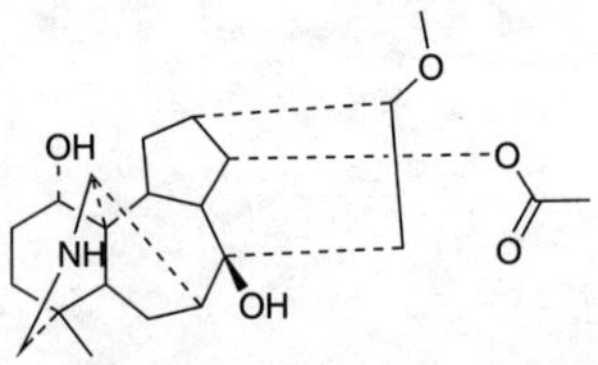

C$_{22}$H$_{33}$NO$_{5}$ (391.5)
hokbusine B
荷克布星 B

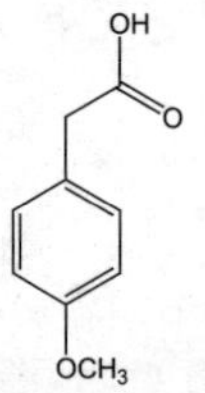

C$_{9}$H$_{10}$O$_{3}$ (166.2)
homoanisic acid
高茴香酸

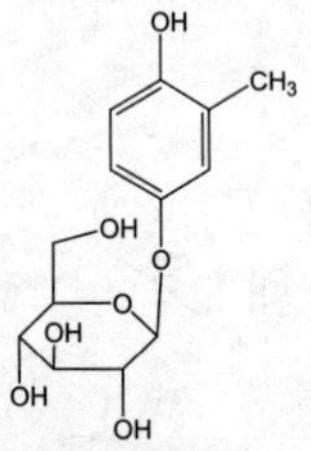

C$_{13}$H$_{18}$O$_{7}$ (286.3)
homoarbutin
高熊果酚苷

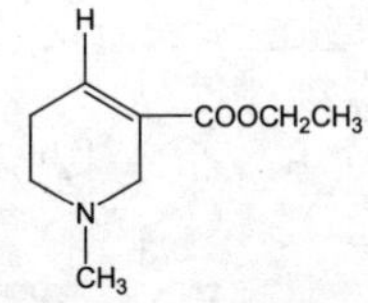

C$_{9}$H$_{15}$NO$_{2}$ (169.2)
homoarecoline
高槟榔碱

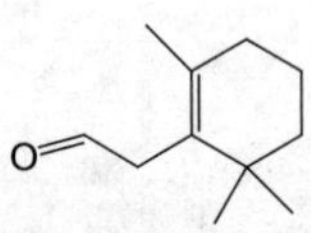

C$_{11}$H$_{18}$O (166.3)
β-homocyclocitral
β- 高环柠檬醛

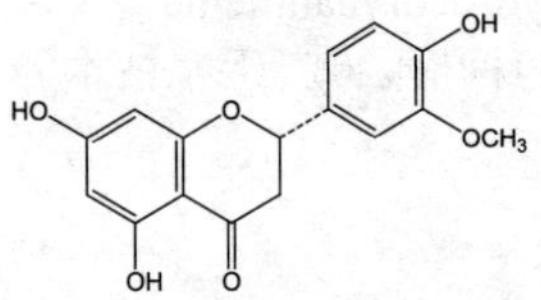

C$_{16}$H$_{14}$O$_{6}$ (302.3)
homoeriodictyol
高圣草素

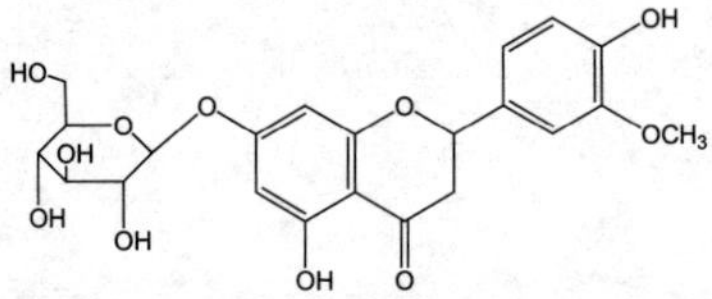

C$_{22}$H$_{24}$O$_{11}$ (464.4)
homoeriodictyol-7-O-β- D-glucoside
高圣草素 -7-O-β-D- 葡萄糖苷

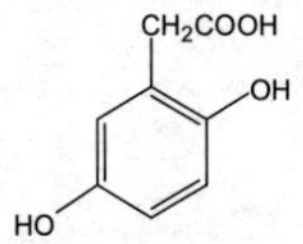

C$_{8}$H$_{8}$O$_{4}$ (168.2)
homogentisic acid
尿黑酸

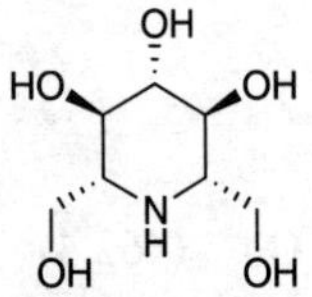

C$_{7}$H$_{15}$NO$_{5}$ (193.2)
α-homonojirimycin

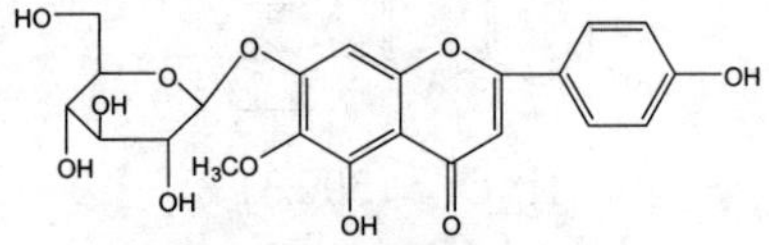

C$_{22}$H$_{22}$O$_{11}$ (462.4)
homoplantaginin
高车前苷

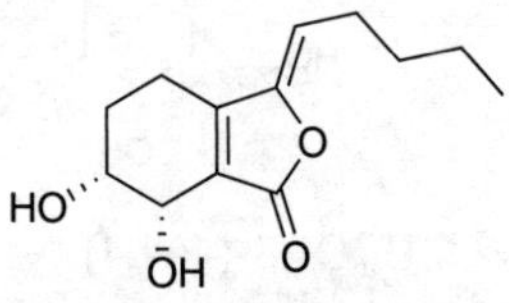

C$_{13}$H$_{18}$O$_{4}$ (238.3)
homosenkyunolide H

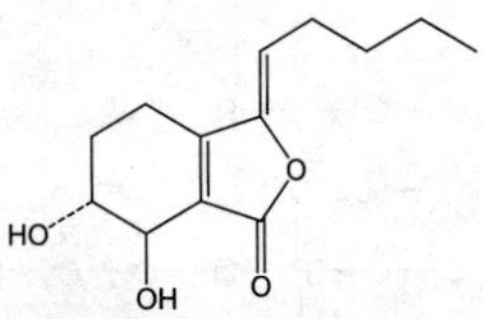

C$_{13}$H$_{18}$O$_{4}$ (238.3)
homosenkyunolide I

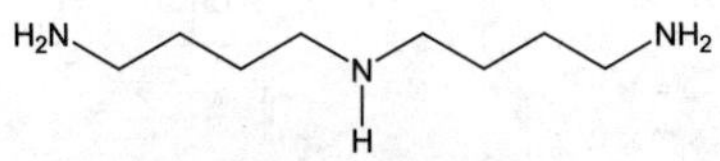

C$_{8}$H$_{21}$N$_{3}$ (159.3)
sym-homospermidine
对称高亚精胺

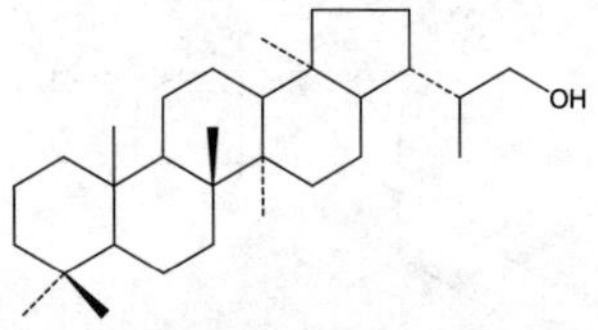

C$_{30}$H$_{52}$O (428.7)
29-hopanol
29- 何帕醇

C₃₀H₅₀ (410.7)
hop-21-ene
21- 何帕烯

C₂₈H₃₈N₈O₄ (550.7)
hordatine A
大麦芽胍碱 A

C₂₉H₄₀N₈O₅ (580.7)
hordatine B
大麦芽胍碱 B

C₁₀H₁₅NO (165.2)
hordenine
大麦芽碱

C₃₀H₅₂O₅ (492.7)
hosenkol A
凤仙萜四醇 A

C₁₅H₃₀ (210.4)
humulane
葎草烷

C₁₅H₂₄ (204.35)
humulene
葎草烯
α- humulene
α- 葎草烯，α- 丁香烯
α-caryophyllene
α - 石竹烯

C₁₅H₂₄ (204.4)
β-humulene
β- 葎草烯
β-caryophyllene
β- 石竹烯

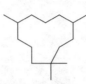 或 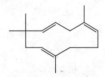 或

C₁₅H₂₄O (220.4)
humulene epoxide
葎草烯氧化物，蛇麻烯环氧化物

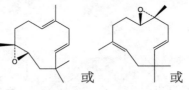 hyaluronic acid
透明质酸

C₁₅H₁₂O₄ (256.3)
hydrangeic acid
八仙花酸

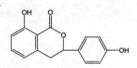

C$_{15}$H$_{12}$O$_4$ (256.3)
hydrangenol
八仙花酚

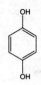

C$_6$H$_6$O$_2$ (110.1)
hydroquinone
氢醌

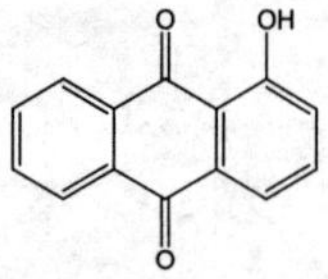

C$_{14}$H$_8$O$_3$ (224.2)
1-hydroxy-anthraquinone
1- 羟基蒽醌

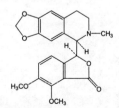

C$_{21}$H$_{21}$NO$_6$ (383.4)
hydrastine
白毛茛碱

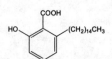

C$_{22}$H$_{36}$O$_3$ (348.5)
hydroginkgolic acid
氢化白果酸

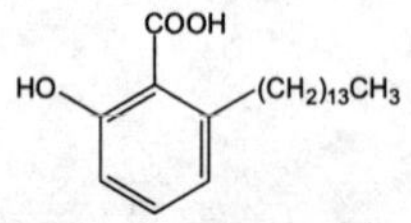

C$_{21}$H$_{34}$O$_3$ (334.5)
hydroginkgolinic acid
氢化白果亚酸

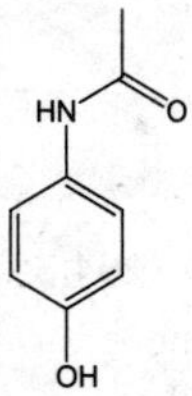

C$_8$H$_9$NO$_2$ (151.2)
4-hydroxyacetanilide
对羟基乙酰苯胺

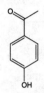

C$_8$H$_8$O$_2$ (136.2)
p-hydroxyacetophenone
对羟基苯乙酮

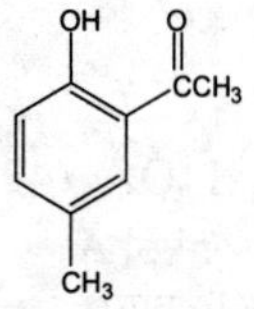

C$_9$H$_{10}$O$_2$ (150.2)
1-hydroxy-2-acetyl-4-
methylbenzene
1- 羟基 -2- 乙酰基 -4-
甲基苯

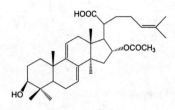

C$_{32}$H$_{48}$O$_5$ (512.7)
3β-hydroxy-16α-acetyloxy-
lanosta-7,9(11),24-trien-21-
oic acid
3β- 羟基 -16α- 乙酰氧
基 -7,9(11),24- 羊毛甾三
烯 -21- 酸

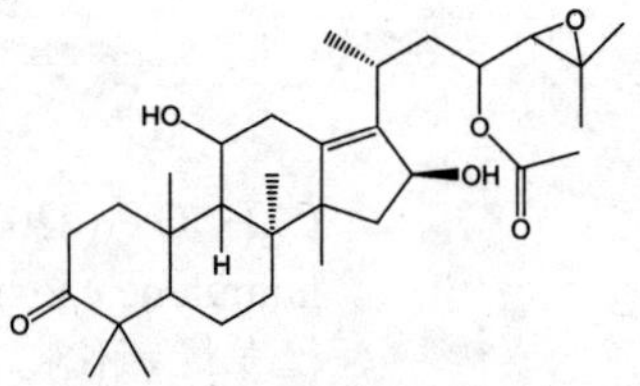

C$_{32}$H$_{50}$O$_6$ (530.7)
16β-hydroxy alisol B monoacetate
16β- 羟基泽泻醇 B 单乙酸酯

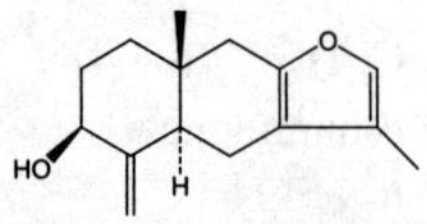

C$_{15}$H$_{20}$O$_2$ (232.3)
3β-hydroxy atractylone
3β- 羟基苍术酮

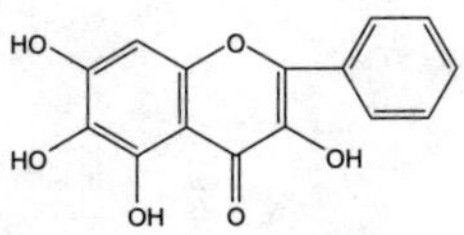

$C_{15}H_{10}O_6$ (286.2)
3-hydroxy baicalein
3- 羟基黄芩素

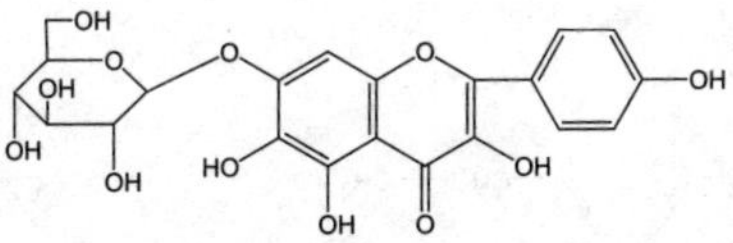

$C_{21}H_{20}O_{12}$ (464.4)
4′-hydroxybaicalein-7-*O*-*β*-D-glucopyranoside
4′- 羟基黄芩素 -7-*O*-*β*-D- 吡喃葡萄糖苷

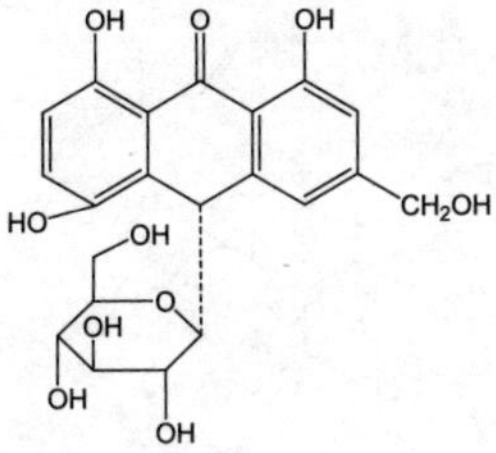

$C_{21}H_{22}O_{10}$ (434.4)
5-hydroxybarbaloin A
5- 羟基芦荟大黄素苷 A

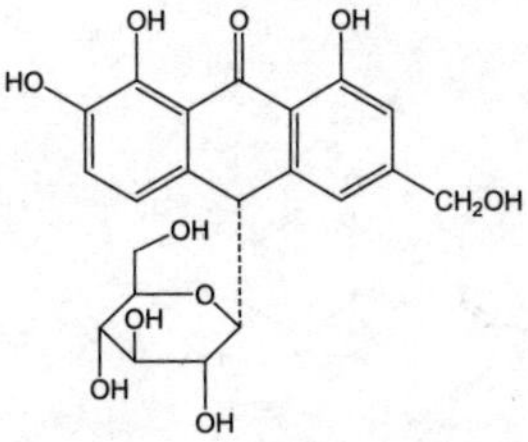

$C_{21}H_{22}O_{10}$ (434.4)
7-hydroxybarbaloin
7- 羟基芦荟大黄素苷

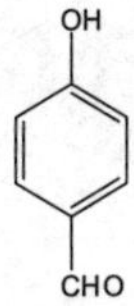

$C_7H_6O_2$ (122.1)
p-hydroxybenzaldehyde
对羟基苯甲醛

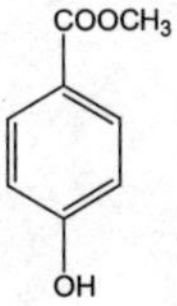

$C_8H_8O_3$ (152.1)
p-hydroxy benzoate
对羟基苯甲酸甲酯

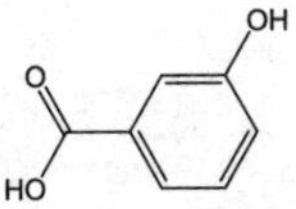

$C_7H_6O_3$ (138.1)
m-hydroxybenzoic acid
间羟基苯甲酸

$C_7H_6O_3$ (138.1)
4-hydroxybenzoic acid, *p*-hydroxybenzoic acid
4- 羟基苯甲酸

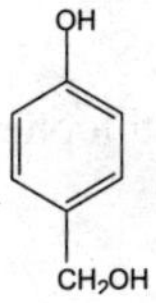

$C_7H_8O_2$ (124.1)
p-hydroxybenzyl alcohol
对 - 羟基苯甲醇

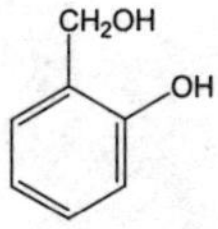

$C_7H_8O_2$ (124.1)
2-hydroxybenzyl alcohol
邻羟基苄醇

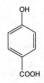

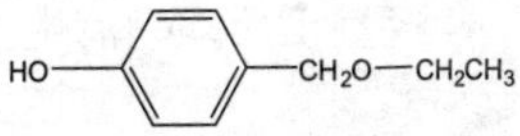

$C_9H_{12}O_2$ (152.2)
p-hydroxybenzyl ethyl ether
对 - 羟苄基乙醚

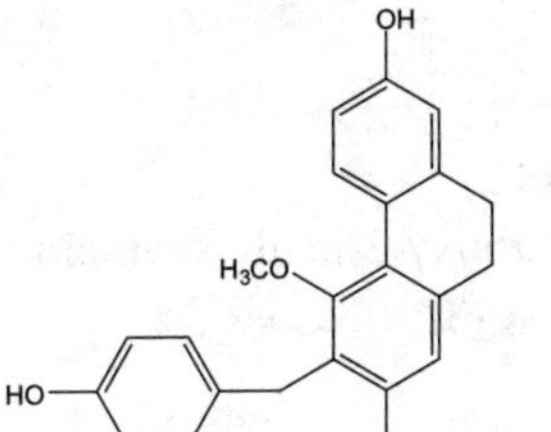

$C_{21}H_{20}O_4$ (336.4)
3-(*p*-hydroxybenzyl)-4-methoxy-9,
10-dihydrophenanthrene-2,7-diol
3-(对 - 羟苄基)-4- 甲氧基 -9,10- 二氢菲 -2,
7- 二醇

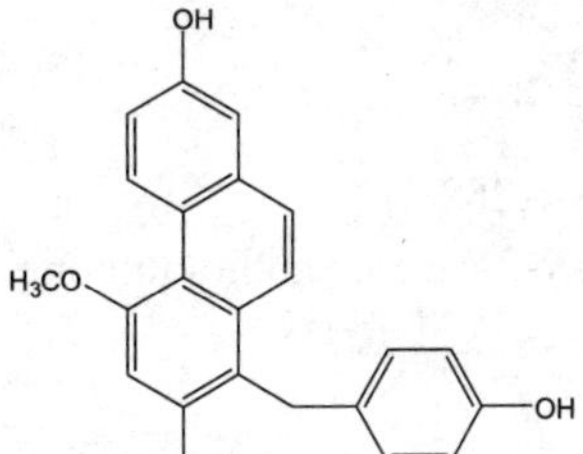

$C_{22}H_{18}O_4$ (346.4)
1-*p*-hydroxybenzyl-4-methoxyphenanthrene-
2,7-diol
1- 对 - 羟苄基 -4- 甲氧基菲 -2,7- 二醇

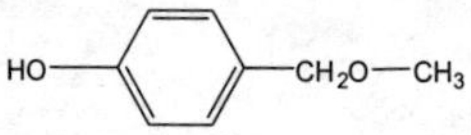

$C_8H_{10}O_2$　(138.2)
4-hydroxybenzyl methylether
4- 羟苄基甲醚

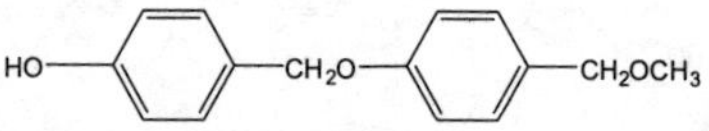

$C_{22}H_{22}O_4$　(350.4)
4-(4′-hydroxybenzyloxy)-benzyl methyl ether
4-(4′- 羟苄氧基) 苄基甲醚

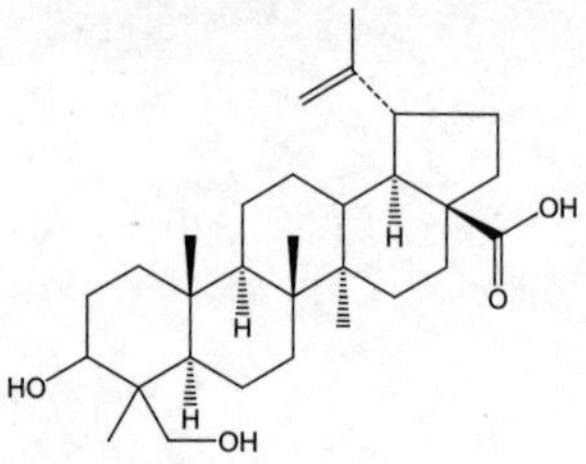

$C_{30}H_{48}O_4$　(472.7)
23-hydroxybetulinic acid
23- 羟基桦木酸

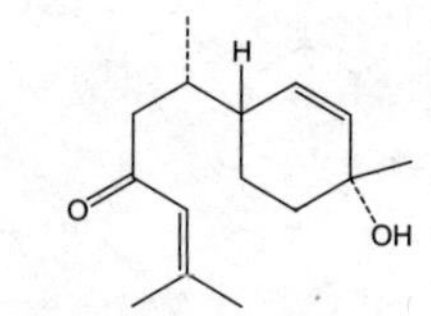

$C_{15}H_{24}O_2$　(236.3)
4-hydroxybisabola-2,10-
diene-9-one
4- 羟基甜没药 -2,10- 二
烯 -9- 酮

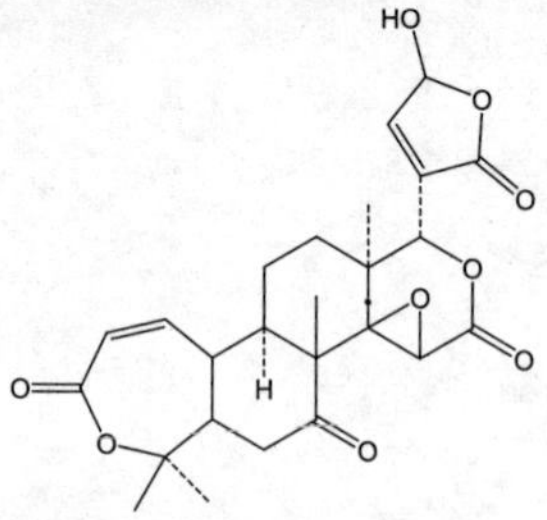

$C_{25}H_{28}O_9$　(472.5)
γ-hydroxybutenolidederivatives Ⅰ
γ- 羟基丁烯内酯衍生物 Ⅰ

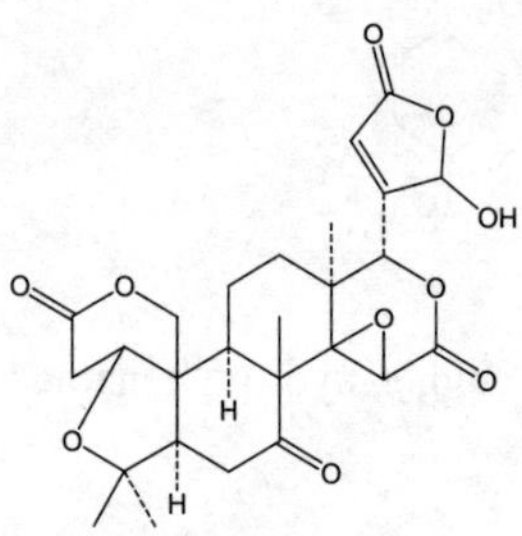

$C_{27}H_{32}O_{10}$　(516.5)
γ-hydroxybutenolidederivatives Ⅱ
γ- 羟基丁烯内酯衍生物 Ⅱ

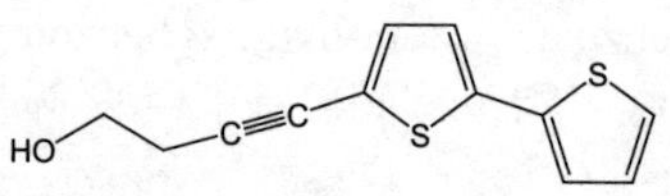

$C_{12}H_{10}S_2O$　(234.3)
5-(4-hydroxybut-1-yny1)-2,2′-bithiophene
5-(4- 羟基丁炔 -1)-2,2′- 联噻吩

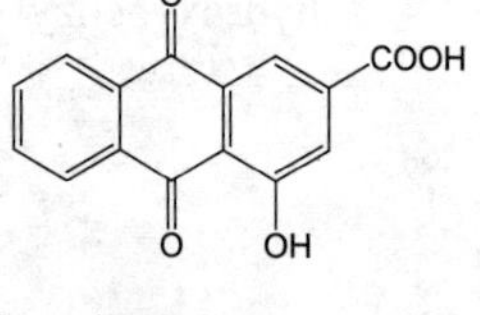

$C_{15}H_8O_5$　(268.2)
4-hydroxy-2-carboxyanthraquinone
4- 羟基 -2- 羧基蒽醌

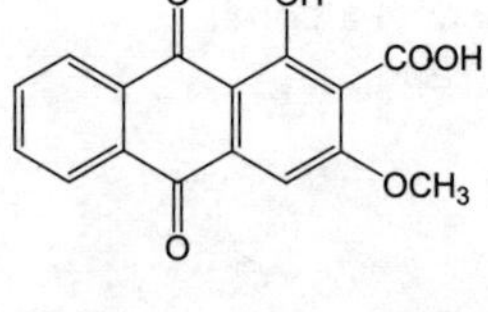

$C_{16}H_{10}O_6$　(298.2)
1-hydroxy-2-carboxy-3-methoxyanthraquinone
1- 羟基 -2- 羧基 -3- 甲氧基蒽醌

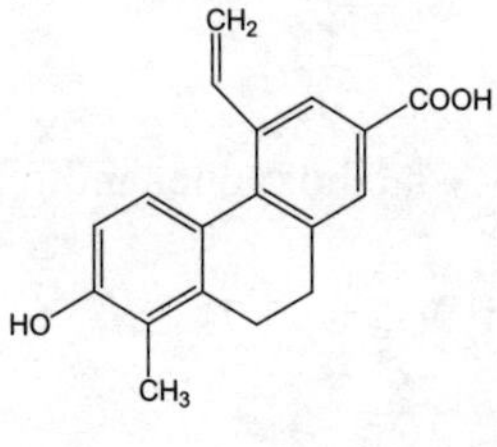

$C_{18}H_{16}O_3$　(280.3)
2-hydroxy-7-carboxy-1-vinyl-5-ethenyl-9,10-dihydrophenanthrene
2- 羟基 -7- 羧基 -1- 甲基 -5- 乙烯基 -9,10- 二氢菲

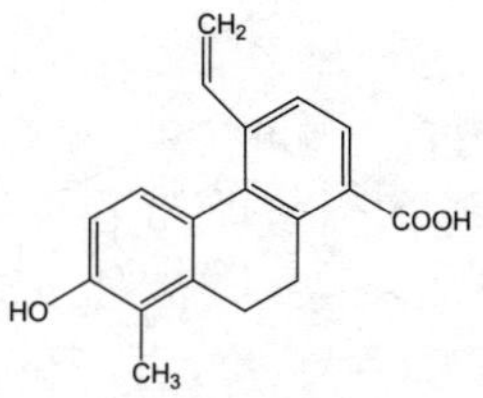

$C_{18}H_{16}O_3$ (280.3)
2-hydroxy-8-carboxy-1-methyl-5-
ethenyl-9,10-dihydrophenanthrene
2- 羟基 -8- 羧基 -1- 甲基 -5- 乙烯
基 -9,10- 二氢菲

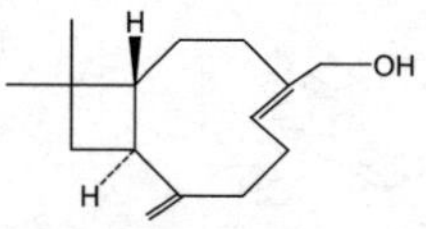

$C_{15}H_{24}O$ (220.4)
14-hydroxy-β-caryophyllene
14- 羟基 -β- 石竹烯

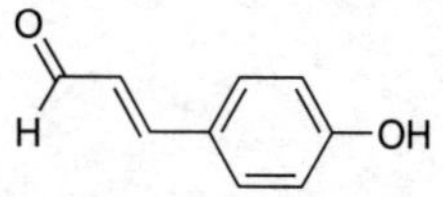

$C_9H_8O_2$ (148.2)
p-hydroxycinnamaldehyde
对 - 羟基桂皮醛

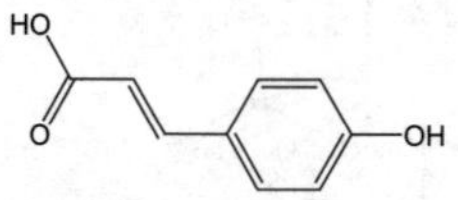

$C_9H_8O_3$ (164.2)
E-p-hydroxycinnamic acid
E- 对 - 羟基肉桂酸

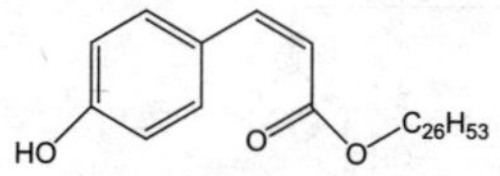

$C_{35}H_{60}O_3$ (528.8)
p-hydroxy-trans-cinnamic acid-
n-hexacosyl ester
对羟基反式肉桂酸二十六烷酯

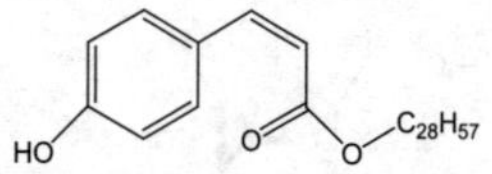

$C_{37}H_{64}O_3$ (556.9)
p-hydroxy-trans-cinnamic acid-
n-octacosyl ester
对羟基反式肉桂酸二十八烷酯

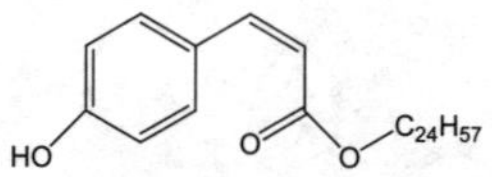

$C_{33}H_{64}O_3$ (508.9)
p-hydroxy-trans-cinnamic
acid-n-octacosyl ester
对 - 羟基反式肉桂酸二十
四烷酯

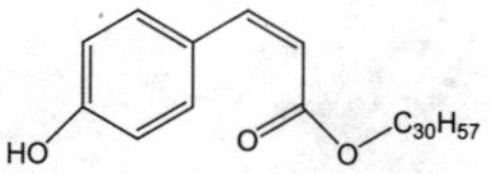

$C_{39}H_{64}O_3$ (580.9)
p-hydroxy-trans-cinnamic acid-
n-octacosyl ester
对羟基反式肉桂酸三十烷酯

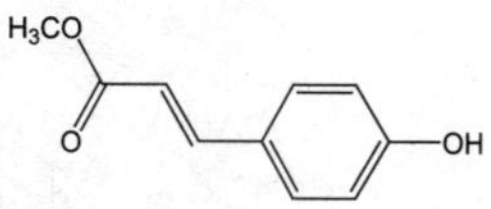

$C_{10}H_{10}O_3$ (178.2)
E-p-hydroxycinnamic
acid methyl ester
E- 对 - 羟基肉桂酸甲酯

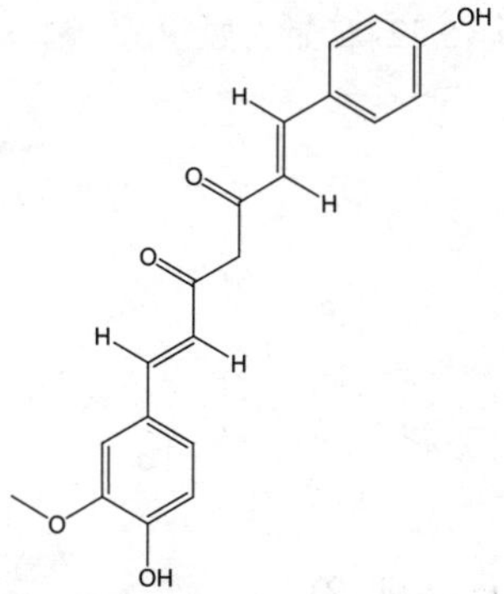

$C_{20}H_{18}O_5$ (338.4)
(p-hydroxycinnamoyl)feruloylmethane
对 - 羟基桂皮酰阿魏酰基甲烷

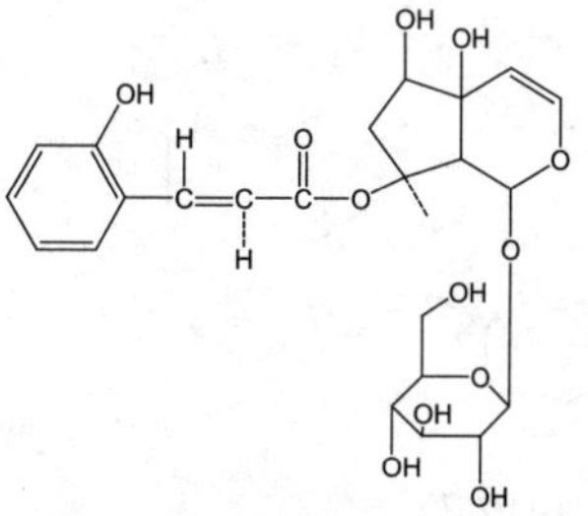

$C_{24}H_{30}O_{12}$ (510.5)
8-O-(2-hydroxy cinnamoyl)harpagide
8-O-(2- 羟基肉桂酰基) 哈帕苷

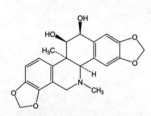

C$_{21}$H$_{21}$NO$_6$ (383.4)
12-hydroxycorynoline
12- 羟基紫堇醇灵碱

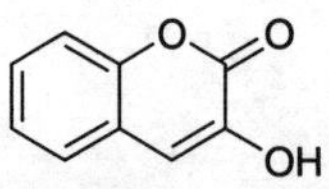

C$_9$H$_6$O$_3$ (162.1)
hydroxycoumarin
羟基香豆精

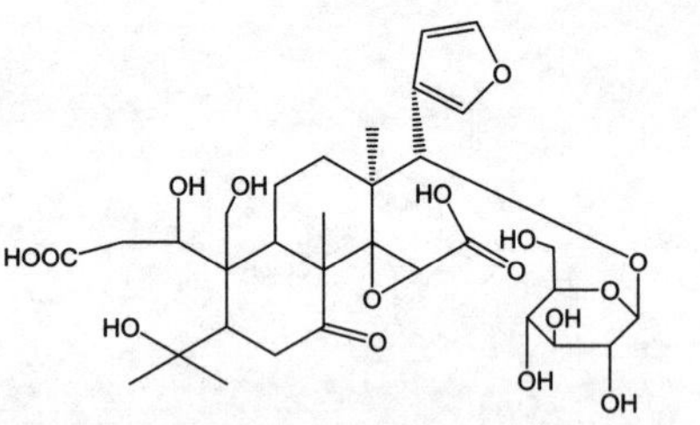

C$_{32}$H$_{46}$O$_{16}$ (686.7)
19-hydroxydeacetylnomilinic acid-17-β-D-glucoside
19- 羟基去乙酰闹米林酸 -17-β-D- 葡萄糖苷

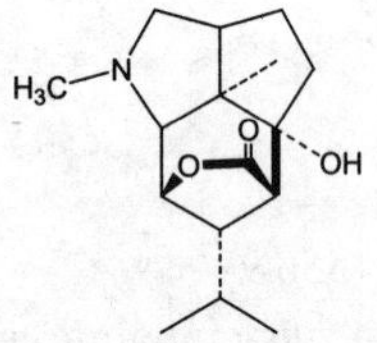

C$_{16}$H$_{25}$NO$_3$ (279.4)
6-hydroxydendrobine
6- 羟基石斛碱

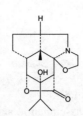

C$_{17}$H$_{25}$NO$_4$ (307.4)
4-hydroxydendroxine
4- 羟基石斛醚碱

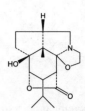

C$_{17}$H$_{25}$NO$_4$ (307.4)
6-hydroxydendroxine
6- 羟基石斛醚碱

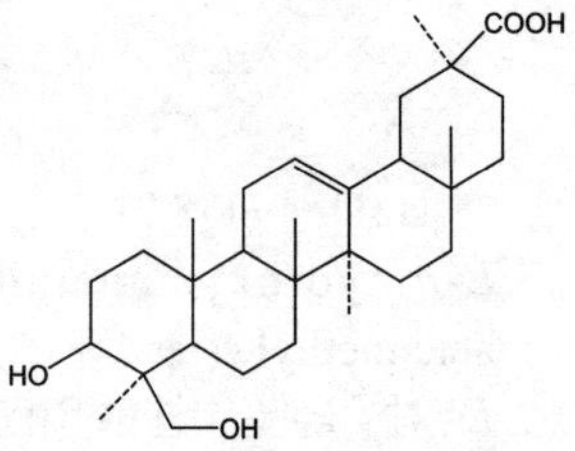

C$_{30}$H$_{48}$O$_4$ (472.7)
24-hydroxy-11-deoxy glycyrrhetic acid
24- 羟基 -11- 去氧甘草次酸

C$_{29}$H$_{48}$O (412.7)
3-hydroxy-5,22-dien-stigmasta-3-ol
3- 羟基 -5,22- 二烯 - 豆甾醇

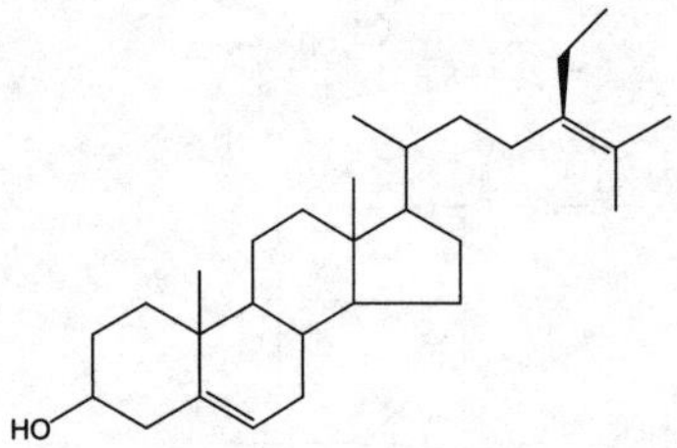

C$_{29}$H$_{48}$O (412.7)
3-hydroxy-5,24-dien-stigmasta-3-ol
3- 羟基 -5,24- 二烯 - 豆甾醇

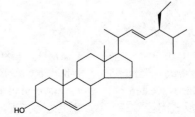

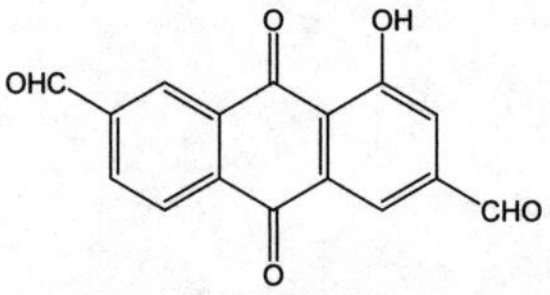

C$_{16}$H$_8$O$_5$ (280.2)
1-hydroxy-3,7-diformyl anthraquinone
1- 羟基 -3,7- 二甲醛基蒽醌

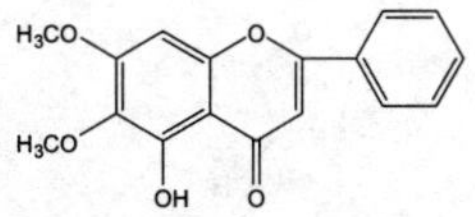

$C_{17}H_{14}O_5$ (298.3)
5-hydroxy-6,7-dimethoxyflavone
5- 羟基 -6,7- 二甲氧基黄酮

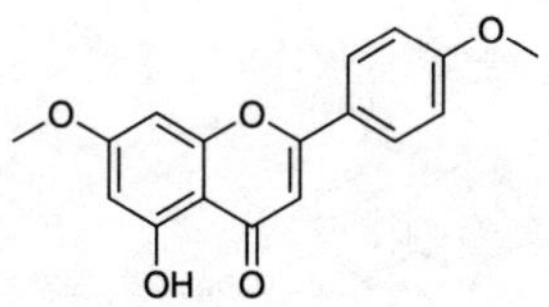

$C_{17}H_{16}O_5$ (300.3)
5-hydroxy-7,4′-dimethoxyflavone
5- 羟基 -7,4′- 二甲氧基黄酮

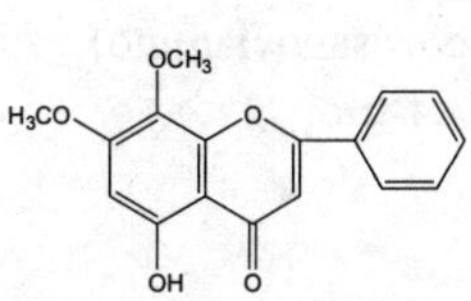

$C_{17}H_{14}O_5$ (298.3)
5-hydroxy-7,8-dimethoxyflavone
5- 羟基 -7,8- 二甲氧基黄酮

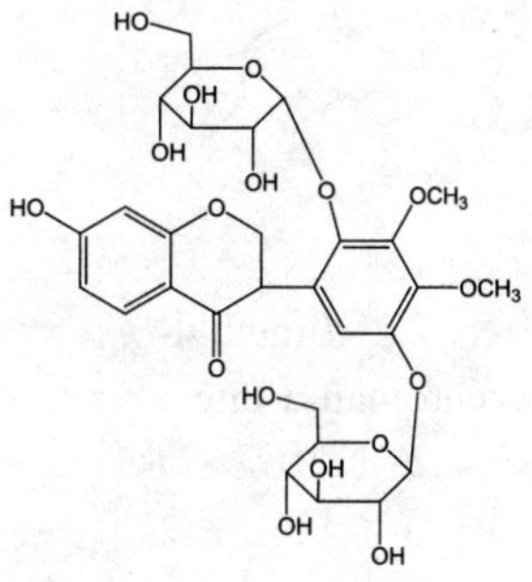

$C_{29}H_{36}O_{17}$ (656.6)
7- hydroxy-3′,4′-dimethoxy-*iso*-flavane-2′,
5′-diglucoside
7- 羟基 -3′,4′- 二甲氧基 -2′,5′- 二葡萄糖
异黄烷苷

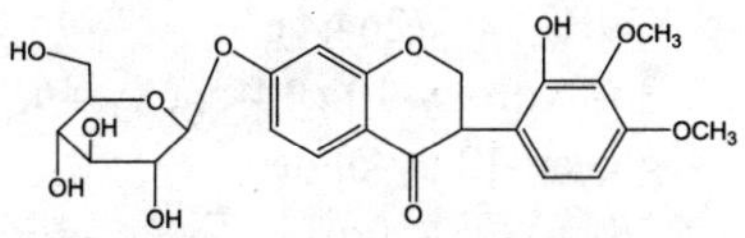

$C_{23}H_{26}O_{11}$ (478.4)
2′-hydroxy-3′,4′-dimethoxy-*iso*-
flavane-7-*O*-β-D-glucoside
2′- 羟基 -3′,4′- 二甲氧基异黄烷 -
7-*O*-β-D- 葡萄糖苷

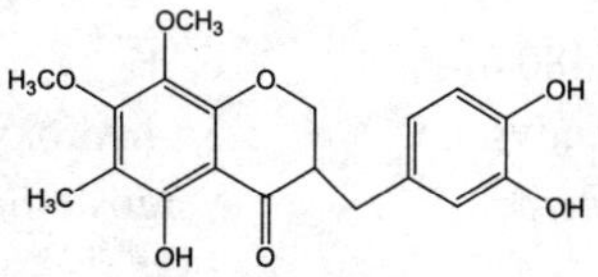

$C_{19}H_{20}O_7$ (360.4)
5-hydroxy-7,8-dimethoxy-6-methyl-3-
(3′,4′-dihydroxybenzyl)chroman-4-one
5- 羟基 -7,8- 二甲氧基 -6- 甲基 -3-(3′,
4′- 二羟基苄基) 色满酮

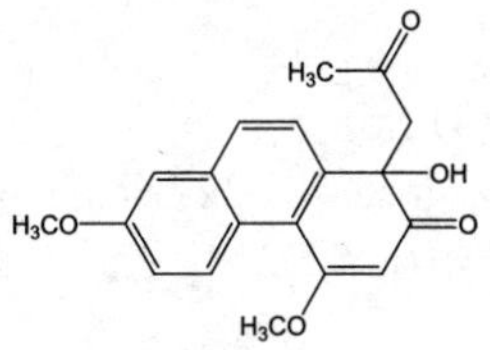

$C_{19}H_{18}O_5$ (326.3)
1-hydroxy-4,7-dimethoxy-1-(2-oxo-
propyl)-1H-phenanthren-2-one
1- 羟基 -4,7- 二甲氧基 -1-(2- 氧
代丙基)-1H- 菲 -2- 酮

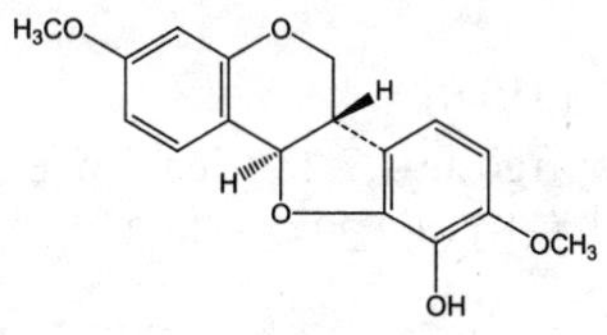

$C_{17}H_{16}O_5$ (300.3)
(6α*R*,11α*R*)-10-hydroxy-3,9-
dimethoxypterocarpan
(6α*R*,11α*R*)-10- 羟基 -3,9- 二
甲氧基紫檀烷

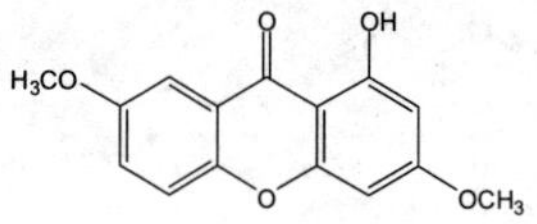

$C_{15}H_{12}O_5$　(272.3)
1-hydroxy-3,7-dimethoxyxanthone
1- 羟基 -3,7- 二甲氧基呫吨酮

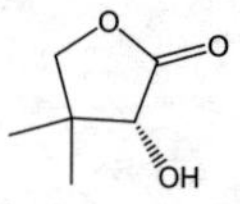

$C_6H_{10}O_3$　(130.1)
α-hydroxy-β,β-dimethyl-γ-butyrolactone
α- 羟基 -β,β- 二甲基 -γ- 丁内酯

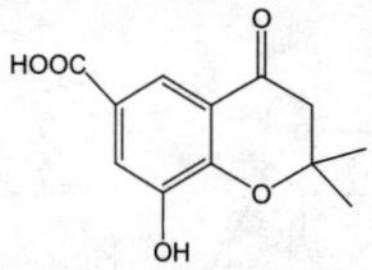

$C_{12}H_{12}O_5$　(236.2)
8-hydroxy 2,2′-dimethyl-6-
carboxychroman-4-one
8- 羟基 -2,2'- 二甲基 - 苯并
二氢吡喃 -4- 酮 -6- 甲酸

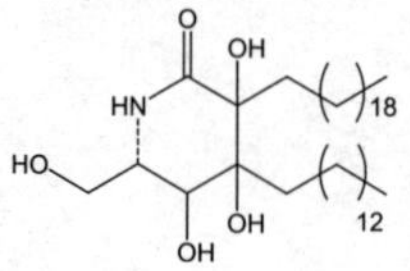

$C_{40}H_{77}NO_5$　(652.0)
2-(2′-hydroxydocosanoylamino)
octadecane-1,3,4-triol

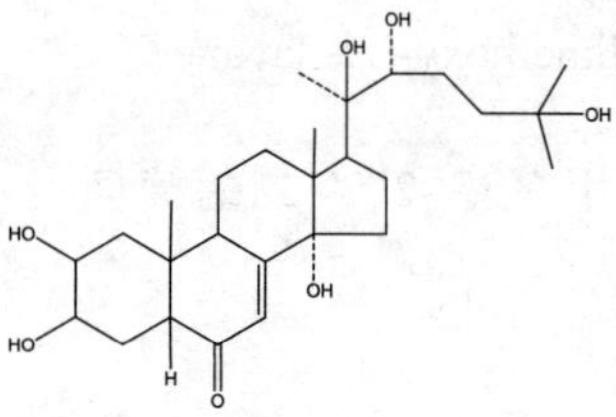

$C_{27}H_{44}O_7$　(480.6)
20-hydroxyecdysone
20- 羟基蜕皮素

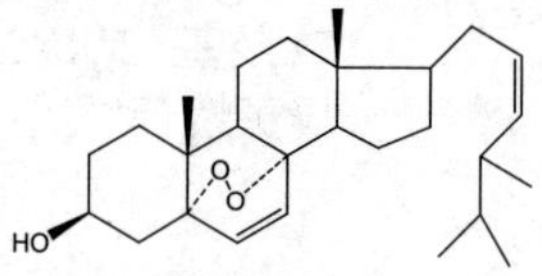

$C_{27}H_{42}O_3$　(414.6)
3β-hydroxy-5α,8α-epidioc-
yergosta-6E,22E-diene
过氧化麦角甾醇

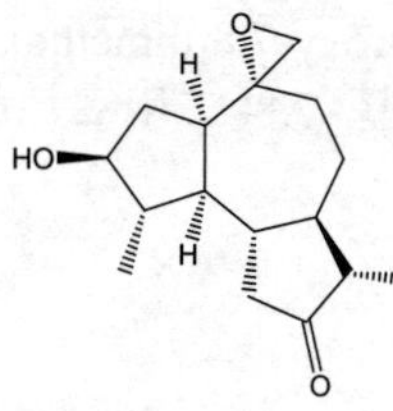

$C_{16}H_{24}O_3$　(264.4)
3β-hydroxy-10α,14-epoxy-4β,11βH-
guaian-12,6α-olide
3β- 羟 基 -10α,14- 环 氧 -4β,11βH-
愈创木 -12,6α- 内酯

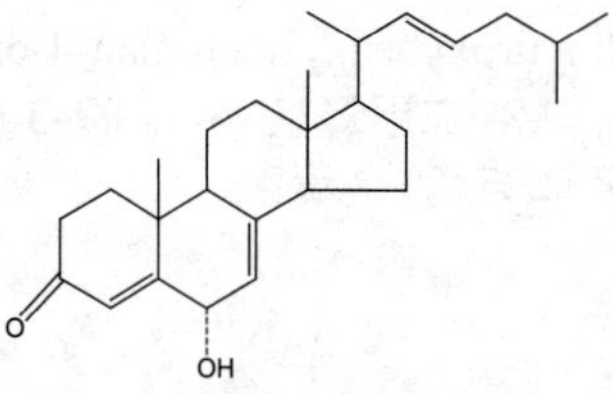

$C_{28}H_{42}O_2$　(410.6)
6α-hydroxyergosta-4,7,22-trien-3-one
6α- 羟基麦角甾 -4,7,22- 三烯 -3- 酮

$C_{28}H_{42}O_2$　(410.6)
6β-hydroxyergosta-4,7,22-trien-3-one
6β- 羟基麦角甾 -4,7,22- 三烯 -3- 酮

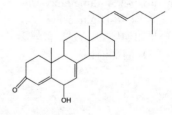

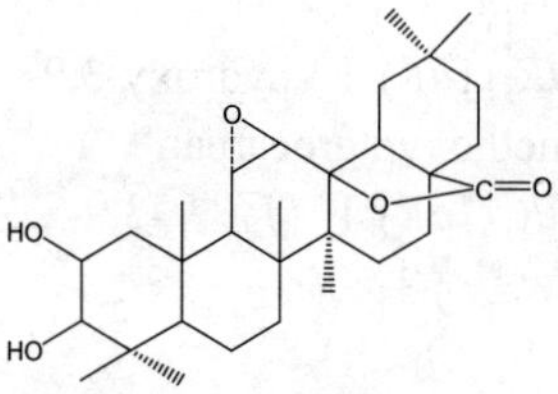

$C_{30}H_{46}O_5$　(486.7)
3β-hydroxy-11α,12α-epoxyolean-28-13β-olide
3β- 羟基 -11α,12α- 环氧齐墩果 -28-13β- 交酯

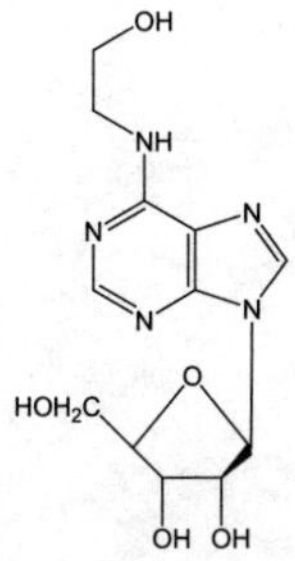

$C_{12}H_{17}N_5O_5$ (311.3)
N6-(2-hydroxyethyl)adenosine
N6-(2- 羟乙基) 腺苷

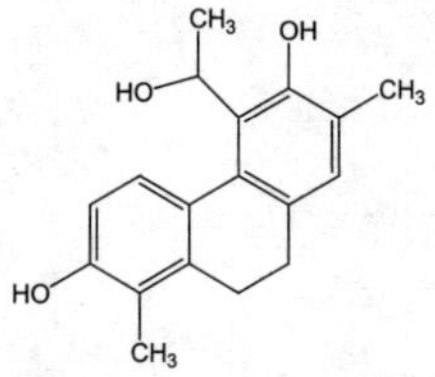

$C_{18}H_{20}O_3$ (284.3)
5-(1-hydroxyethyl)-2,6-dihydroxy-1,7-dimethyl-9,10-dihydrophenanthrene
5-(1- 羟乙基)-2,6- 二羟基 -1,7- 二甲基 -9,10- 二氢菲

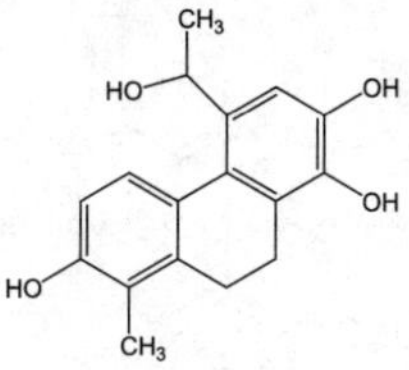

$C_{17}H_{18}O_4$ (286.3)
5-(1-hydroxyethyl)-2,8-dihydroxy-1,7-dimethyl-9,10-dihydrophenanthrene
5-(1- 羟乙基)-2,8- 二羟基 -1,7- 二甲基 -9,10- 二氢菲

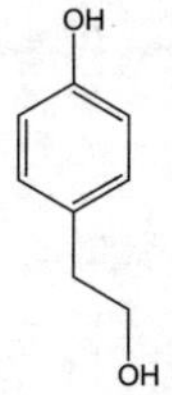

$C_8H_{10}O_2$ (138.2)
4-hydroxyethyl phenol
4- 羟乙基苯酚

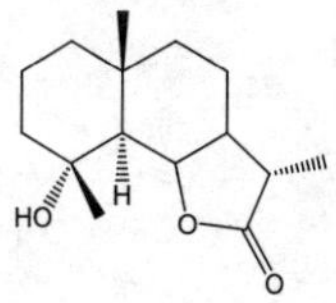

$C_{15}H_{24}O_3$ (252.3)
4α-hydroxy-11βH-eudesman-12,6α-olide
4α- 羟基 -11βH- 桉叶烷 -12,6α- 内酯

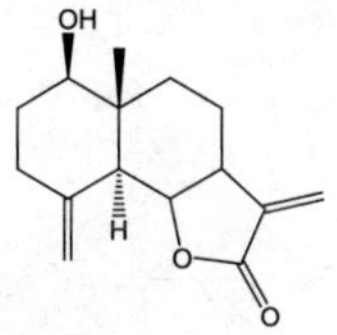

$C_{15}H_{20}O_3$ (248.3)
1β-hydroxyeudesm-4(15),11(13)-diene-12,6α-olide
1β- 羟基桉叶 -4(15),11(13) 二烯 -12,6α- 内酯

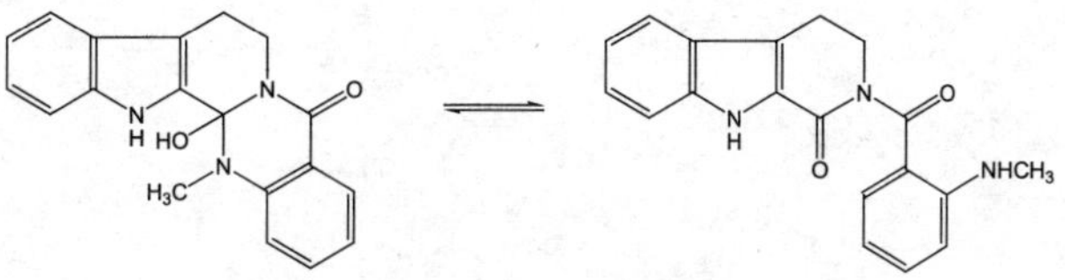

$C_{19}H_{17}N_3O_2$ (319.4)
hydroxyevodiamine
羟基吴茱萸碱

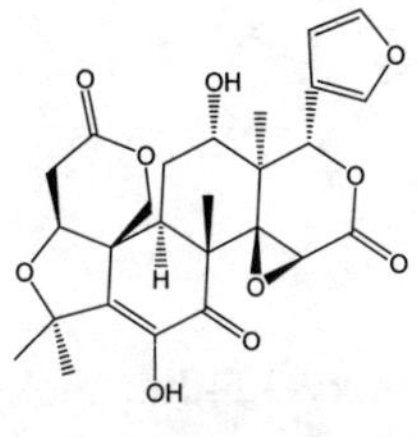

$C_{26}H_{28}O_{10}$ (500.5)
12α-hydroxyevodol
12α- 羟基吴茱萸内酯醇

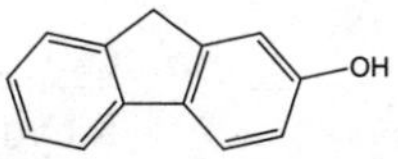

$C_{13}H_{10}O$ (182.2)
2 -hydroxyfluorene
2 - 羟基芴

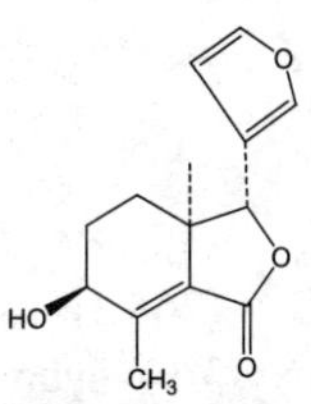

$C_{14}H_{16}O_4$ (248.3)
6β-hydroxy fraxinellone
6β- 羟基白蜡树酮

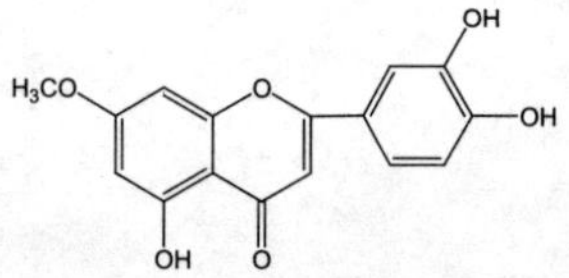

$C_{16}H_{12}O_6$　(300.3)

3'-hydroxygenkwanin

3'- 羟基芫花素

luteolin-7-methylether

木犀草素 -7- 甲醚

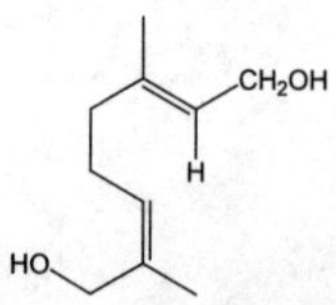

$C_{10}H_{18}O_2$　(170.3)

8-hydroxygeraniol

8- 羟基香叶醇

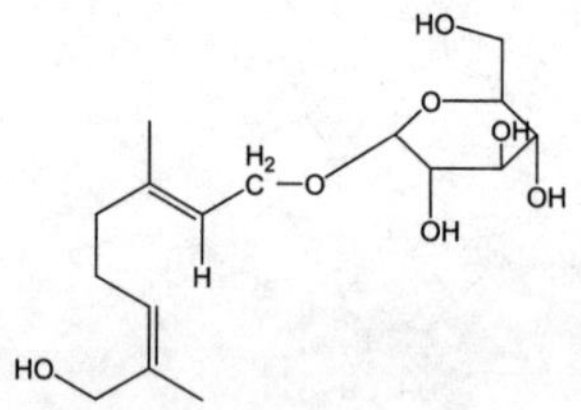

$C_{16}H_{28}O_7$　(332.4)

8-hydroxygeranial-1-β-D-glycopyranoside

8- 羟基牻牛儿醛 -1-β-D 葡萄吡喃糖苷

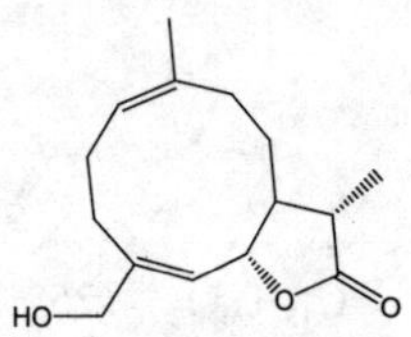

$C_{15}H_{22}O_3$　(250.3)

15-hydroxy-11βH-germacra-1(10)

E,4E-diene-12,6α-olide

15- 羟基 -11βH- 大牻牛儿 -l(10)

E,4E- 二烯 -12,6α- 内酯

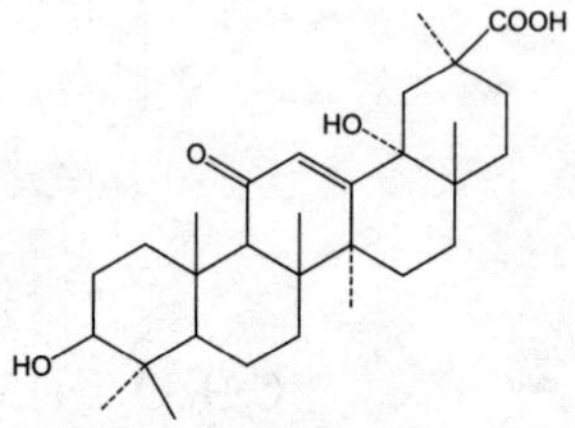

$C_{30}H_{46}O_5$　(486.7)

18α-hydroxy glycyrrhetic acid

18α- 羟基甘草次酸

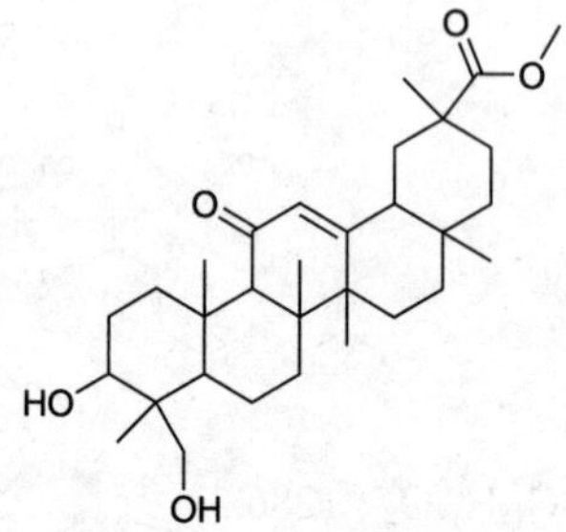

$C_{31}H_{48}O_5$　(500.7)

24-hydroxyglycyrrhetic acid

24- 羟基甘草次酸

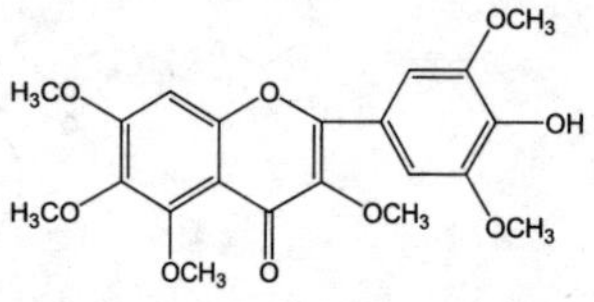

$C_{21}H_{22}O_9$　(418.4)

4'-hydroxy-3,5,6,7,3',5'-hexamethoxy flavone

4'- 羟基 -3,5,6,7,3',5'- 六甲氧基黄酮

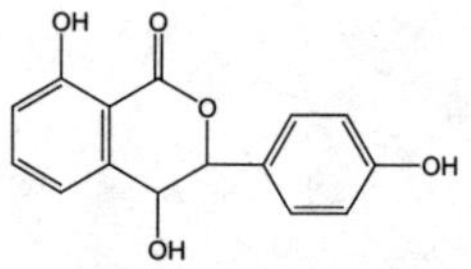

$C_{15}H_{12}O_5$　(272.3)

4-hydroxyhydrangenol

4- 羟基八仙花酚

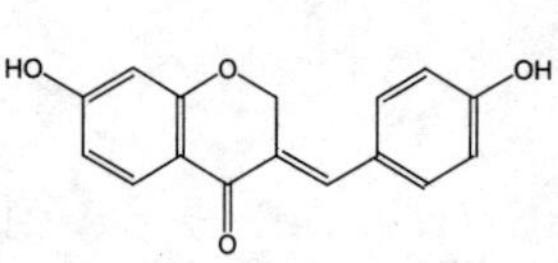

$C_{16}H_{12}O_4$　(268.3)

7-hydroxy-3-(4'-hydroxybenzylidene)-

chroman-4-one

7- 羟基 -(4'- 羟基亚苄基)-4- 色原烷酮

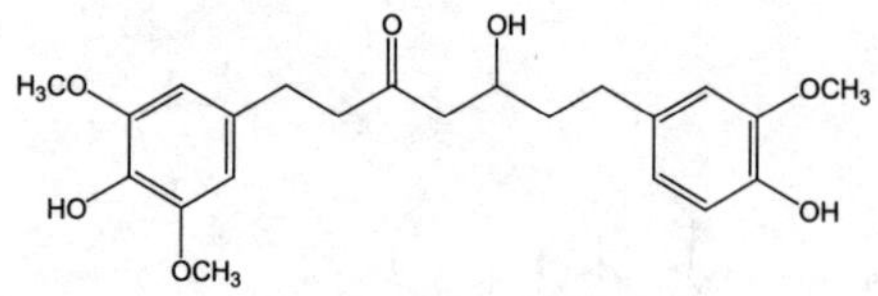

$C_{22}H_{28}O_7$　(404.5)

5-hydroxy-1-(4-hydroxy-3,5-dimethoxyphenyl)-

7-(4-hydroxy-3-methoxyphenyl)-3-heptanone

5- 羟基 -1-(4- 羟基 -3,5- 二甲氧基苯基)-7-(4-

羟基 -3- 甲氧基苯基)-3- 庚酮

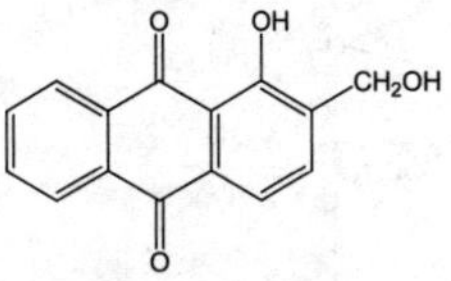

$C_{21}H_{20}O_{10}$ (432.4)
1-hydroxy-2-hydroxymethylanthraquinone
1- 羟基 -2- 羟甲基蒽醌

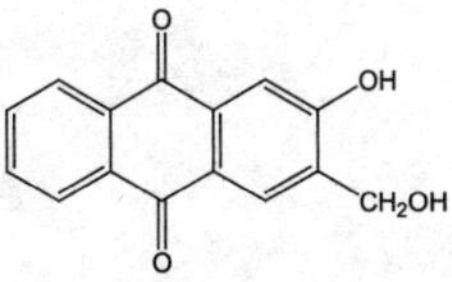

$C_{21}H_{20}O_{10}$ (432.4)
2-hydroxy-3-hydroxymethylanthraquinone
2- 羟基 -3- 羟甲基蒽醌

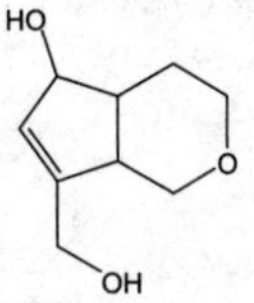

$C_9H_{14}O_3$ (170.2)
7-hydroxy-9-hydroxymethyl-3-oxo-
bicyclo[4.3.0]-8-nonene
玄参环醚 ,7- 羟基 -9- 羟甲基 -3- 氧
代 - 双环 [4.3.0]-8- 壬烯

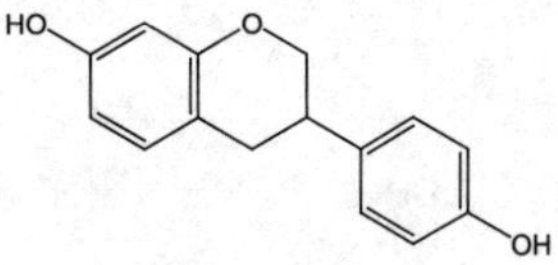

$C_{15}H_{14}O_3$ (242.3)
7-hydroxy-3-(*p*-hydroxyphenyl)-chroman
7- 羟基 -3-(对 - 羟基苯基)- 色原烷

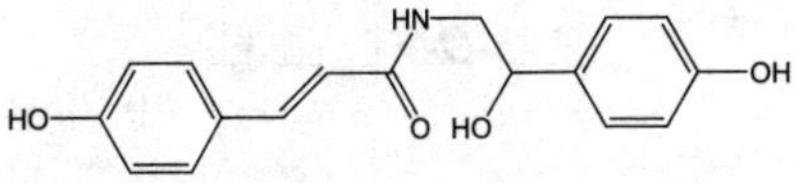

$C_{17}H_{16}NO_4$ (298.3)
N-[*β*-hydroxy-*β*-(4-hydroxyphenyl)]
ethyl-4-hydroxy cinnamide
N-[*β*- 羟基 -*β*-(4- 羟基) 苯] 乙基 -4-
羟基桂皮酰胺

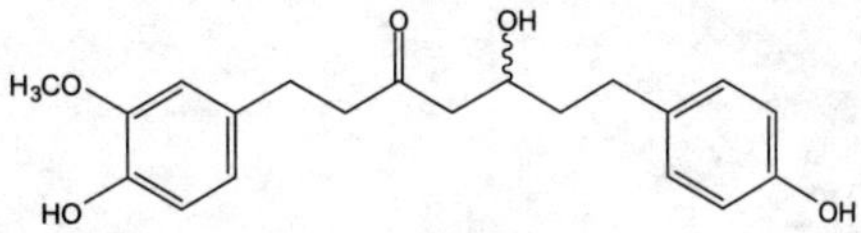

$C_{20}H_{24}O_5$ (344.4)
5-hydroxy-7-(4-hydroxyphenyl)-1-(4-hydroxy-
3-methoxyphenyl)-3-heptanone
5- 羟基 -7-(4- 羟基苯基)-1-(4- 羟基 -3- 甲氧
基苯基)-3- 庚酮

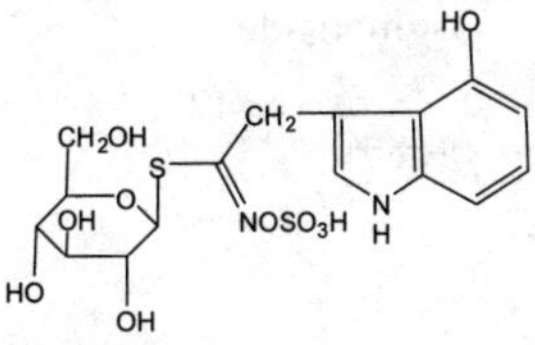

$C_{16}H_{19}S_2N_2O_{10}$ (463.5)
4-hydroxy-3-indolylmethylglucosinolate
4- 羟基 -3- 吲哚甲基芥子油苷

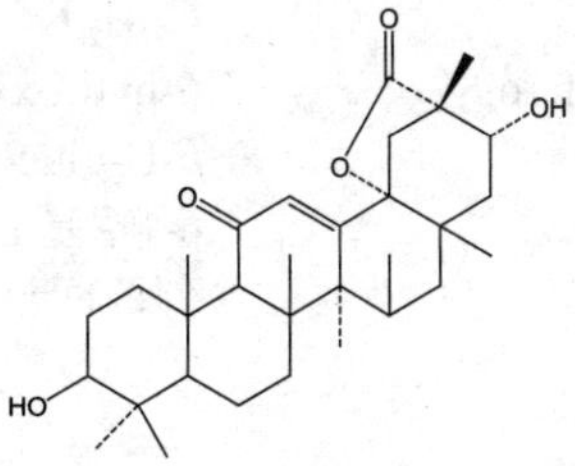

$C_{31}H_{46}O_5$ (498.7)
21*α*-hydroxy-*iso*-labrolide
21*α*- 羟基异光果甘草内酯

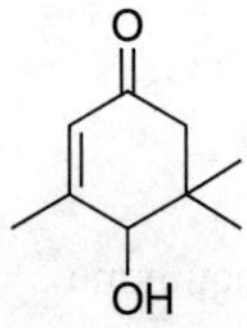

$C_9H_{14}O_2$ (154.2)
4-hydroxy-*iso*-phorone
4 - 羟基异佛尔酮

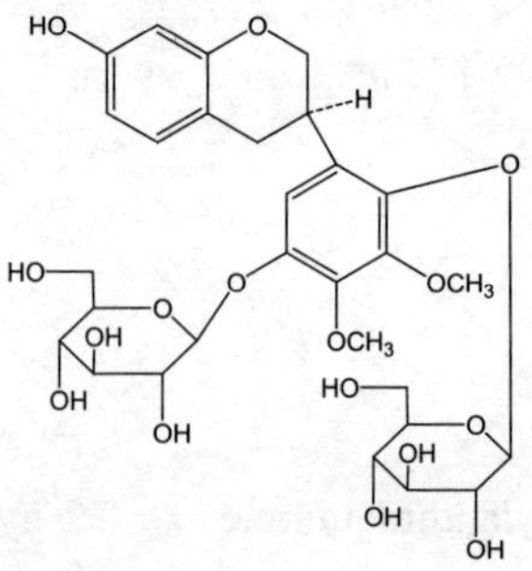

$C_{29}H_{38}O_{16}$ (642.6)
5'-hydroxy-*iso*-mucronulatol-2',5'- di-*O*-glucoside
5'- 羟基异微凸剑叶莎醇 -2',5'- 二 -*O*- 葡萄糖苷

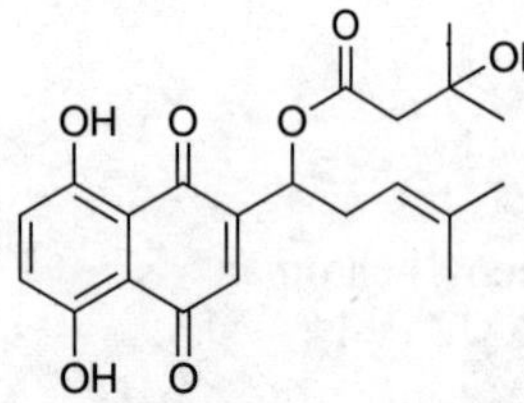

$C_{23}H_{26}O_8$ (430.4)
β-hydroxy- *iso*-valerylalkannin
β- 乙酰氧基异戊酰阿卡宁

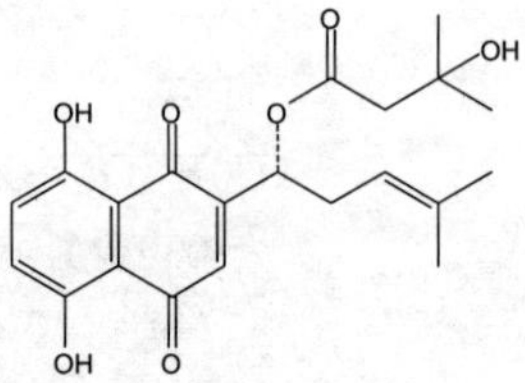

$C_{21}H_{24}O_7$ (388.4)
β-hydroxy-*iso*-valerylshikonin
β- 羟基异戊酰紫草素

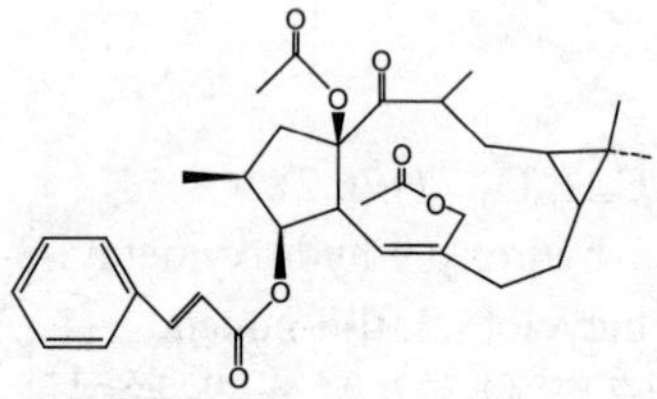

$C_{33}H_{42}O_7$ (550.7)
17-hydroxyjolkinol-15,17-dia-cetate-3-*O*-cinnamate
17- 羟基岩大戟 -15,17- 二乙酸 -3-*O*- 桂皮酸酯

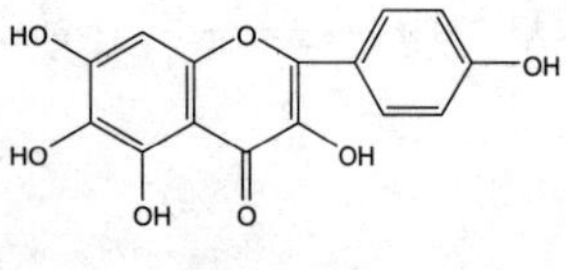

$C_{15}H_{10}O_7$ (302.2)
6-hydroxykaempferol
6- 羟基山奈酚

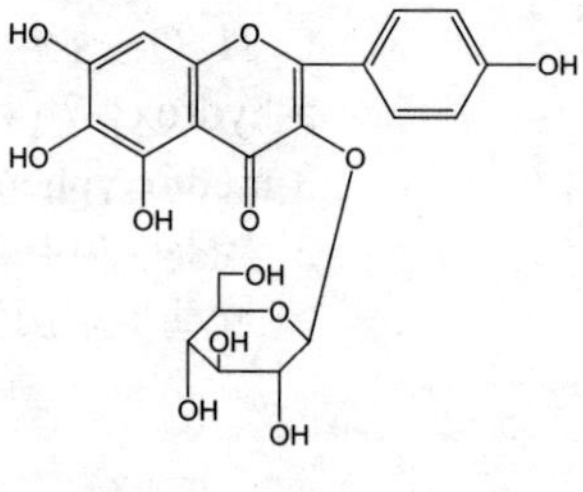

$C_{21}H_{20}O_{12}$ (464.4)
6-hydroxykaempferol-3-*O*-β-D-glucoside
6- 羟基山奈酚 -3-*O*-β-D- 葡萄糖苷

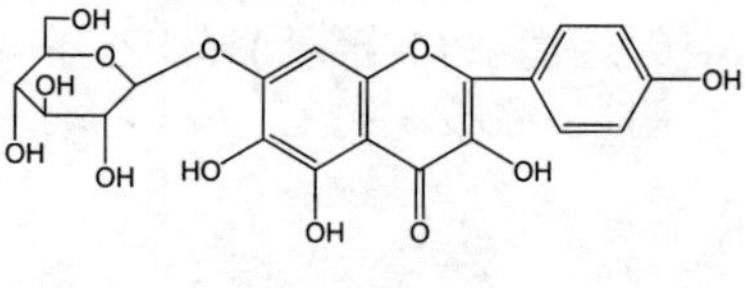

$C_{21}H_{20}O_{12}$ (464.4)
6-hydroxykaempferol-7-*O*-β-D-glucoside
6- 羟基山奈酚 -7-*O*-β-D- 葡萄糖苷

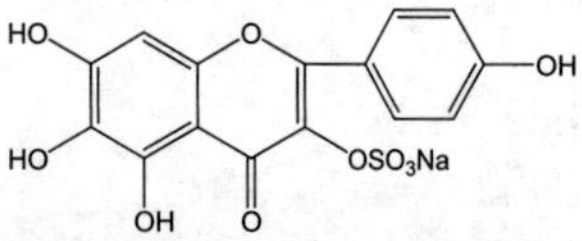

$C_{15}H_9SO_{10}Na$ (404.3)
6-hydroxykaempferol-3-sulphate
6- 羟基 -3- 硫酸基山奈酚

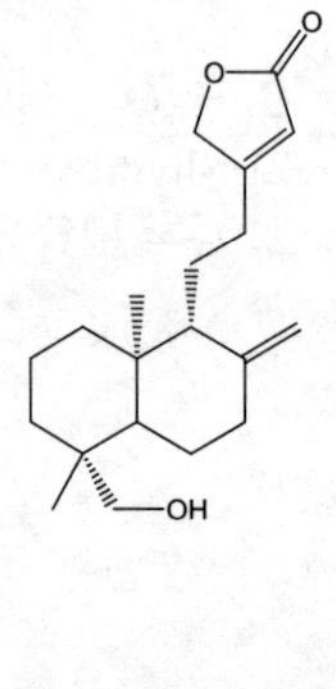

$C_{20}H_{30}O_3$ (318.5)
19-hydroxy-8(17),13-labdadien-15,16-olide

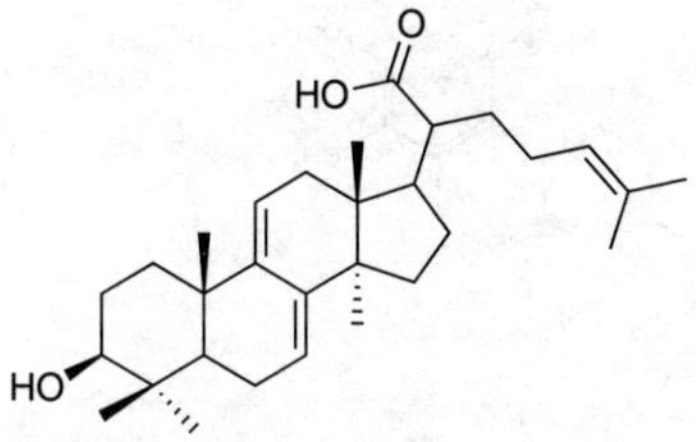

C$_{31}$H$_{48}$O$_3$ (468.7)
3β-hydroxy-lanosta-7,9(11),24-trien-21-oic acid
3β- 羟基 -7,9(11),24- 羊毛甾三烯 -21- 酸

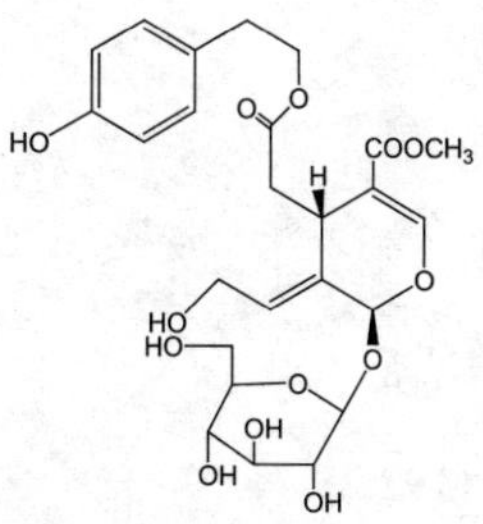

C$_{25}$H$_{32}$O$_{13}$ (540.5)
10-hydroxy ligustroside
10- 羟基女贞苷

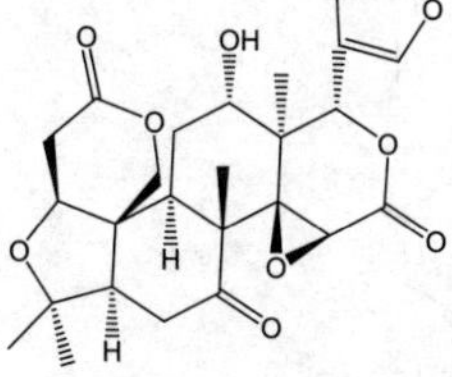

C$_{26}$H$_{30}$O$_9$ (486.5)
12α-hydroxylimonin
12α- 羟基柠檬苦素

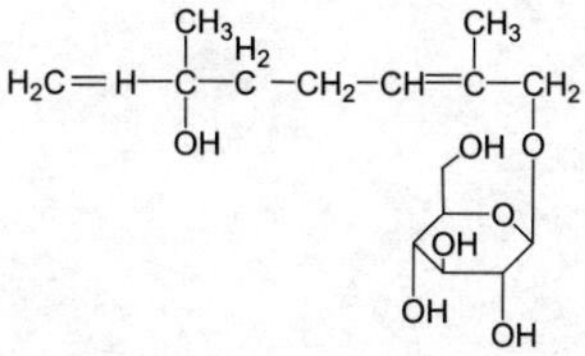

C$_{21}$H$_{36}$O$_{11}$ (464.5)
9-hydroxylinalool-9-β-glucopyranoside
9- 羟基芳樟醇 -9-β- 吡喃葡萄糖苷

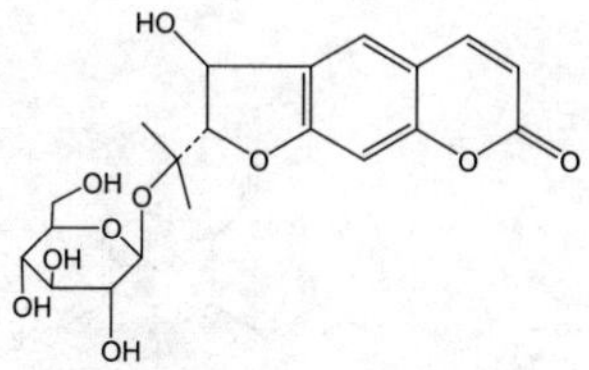

C$_{20}$H$_{24}$O$_{10}$ (424.4)
3′-hydroxy-marmesinin
3′- 羟基印度楜檬苷

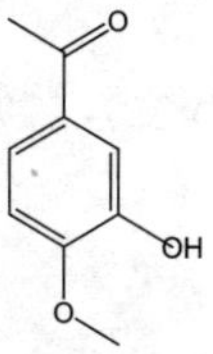

C$_9$H$_{10}$O$_3$ (166.2)
3-hydroxy-4-methoxyacetophenone
3- 羟基 -4- 甲氧基苯乙酮

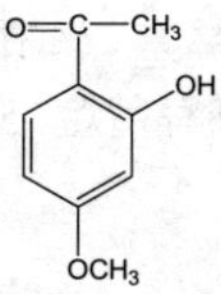

C$_9$H$_{10}$O$_3$ (166.2)
2-hydroxy-4-methoxy-acetophenone
2- 羟基 -4- 甲氧基 - 苯乙酮

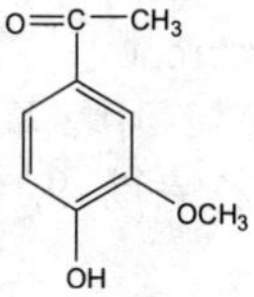

C$_9$H$_{10}$O$_3$ (166.2)
4-hydroxy-3-methoxy-aceto-phenone
4- 羟基 -3- 甲氧基苯乙酮

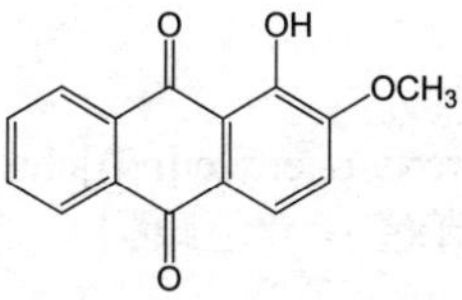

C$_{15}$H$_{10}$O$_4$ (254.2)
1-hydroxy-2-methoxyanthraquinone
1- 羟基 -2- 甲氧基蒽醌

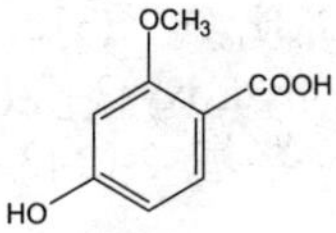

C$_8$H$_8$O$_4$ (168.2)
4-hydroxy-2-methoxybenzoic acid
4- 羟基 -2- 甲氧基苯甲酸

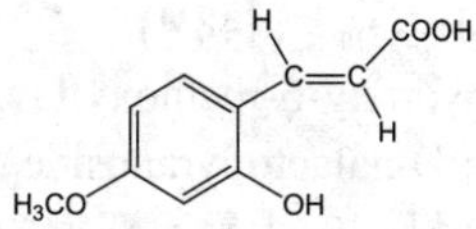

C$_{10}$H$_{10}$O$_4$ (194.2)
trans-2-hydroxy-4-methoxycinnamicacid
反式 -2- 羟基 -4- 甲氧基桂皮酸

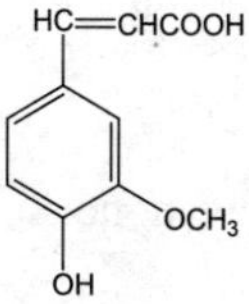

C$_{10}$H$_{10}$O$_4$ (194.2)
4-hydroxy-3-methoxy cinnamic acid
4- 羟基 - 3 - 甲氧基肉桂酸

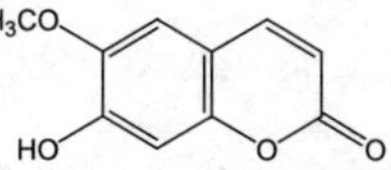

C$_{10}$H$_8$O$_4$ (192.2)
7-hydroxy-6-methoxycoumarin
7- 羟基 -6- 甲氧基香豆素

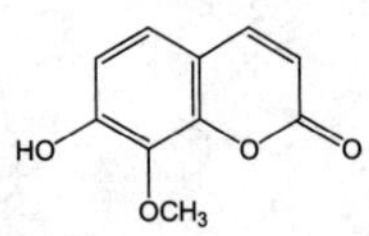

$C_{10}H_8O_4$ (192.2)

7-hydroxy-8-methoxycoumarin

7- 羟基 -8- 甲氧基香豆素

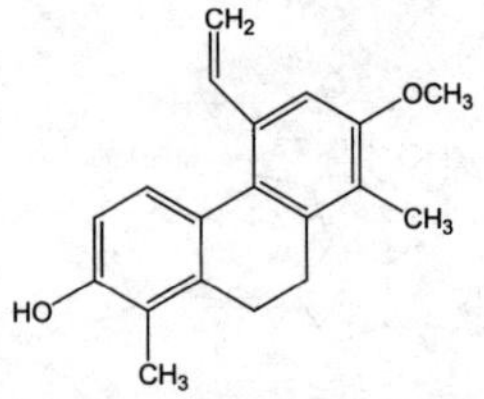

$C_{19}H_{20}O_2$ (280.4)

2-hydroxy-7-methoxy-1,8-dimethyl-5-ethenyl-9,10-dihy-drophenanthrene

2- 羟基 -7- 甲氧基 -1,8- 二甲基 -5- 乙烯基 -9,10- 二氢菲

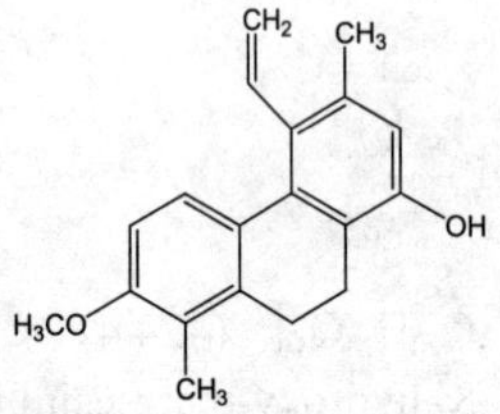

$C_{19}H_{20}O_2$ (280.4)

8-hydroxy-2-methoxy-1,6-dim-ethyl-5-ethenyl-9,10-dihydro-phenanthrene

8- 羟基 -2- 甲氧基 -1,6- 二甲基 -5- 乙烯基 -9,10- 二氢菲

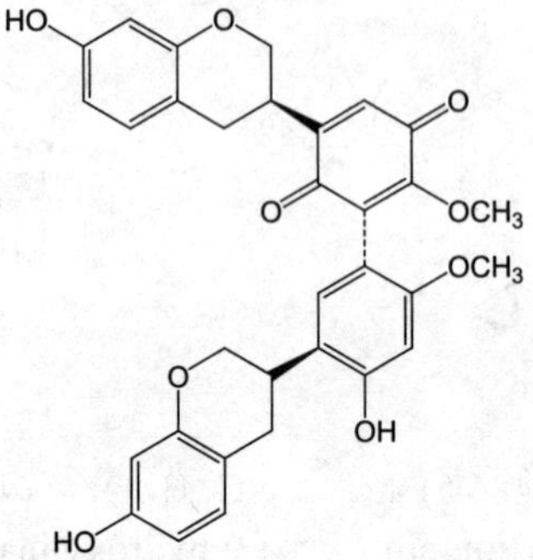

$C_{32}H_{28}O_9$ (556.6)

7-hydroxy-4′-methoxy-2′,5′-dioxo-4-[(3R(-2′,7-dihydroxy-4′-methoxy-*iso*-flavan-5′-yl]-*iso*-flavan

7- 羟基 -4′- 甲氧基 -2′,5′- 二氧 -4-[(3R)-2′,7- 二羟基 -4′- 甲氧基异黄烷 -5′- 基] 异黄烷

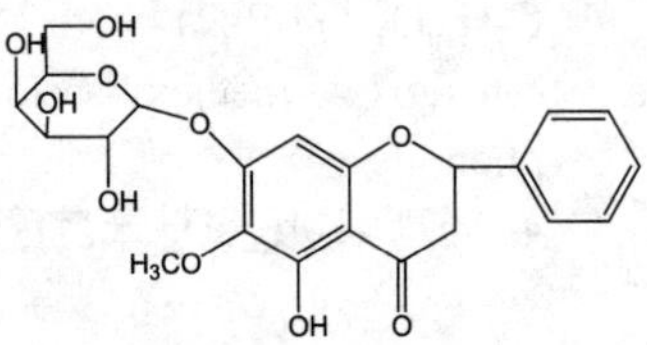

$C_{22}H_{24}O_{10}$ (448.4)

5-hydroxy-6-methoxyflavanone-7-α-D-galactopyranoside

5- 羟基 -6- 甲氧基双氢黄酮 -7-*O*-α-D- 吡喃半乳糖苷

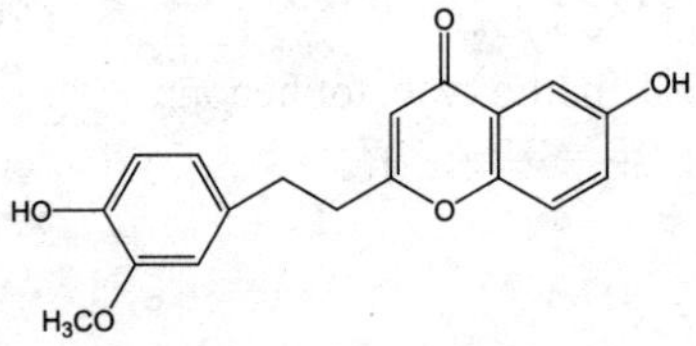

$C_{18}H_{16}O_5$ (312.3)

6-hydroxy-2-[2-(3′-methoxy-4′-hydroxy phenylethyl)]chromone

6- 羟基 -2-[2-(3′- 甲氧基 -4′- 羟基苯乙基)] 色原酮

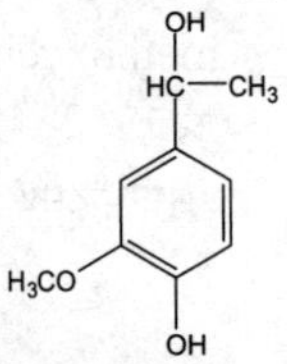

$C_9H_{12}O_3$ (168.2)

1-hydroxy-1-(3-methoxy-4-hydroxyphenyl)ethane

1- 羟基 -1-(3- 甲氧基 -4- 羟苯基) 乙烷

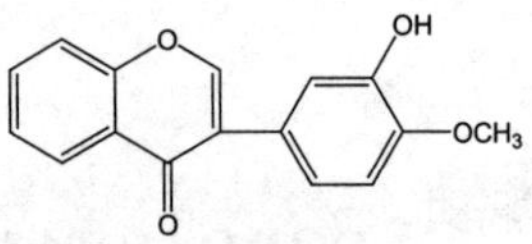

$C_{16}H_{12}O_4$ (268.3)

3′-hydroxy-4′-methoxy-*iso*-flavanone

3′- 羟基 -4′- 甲氧基异黄酮

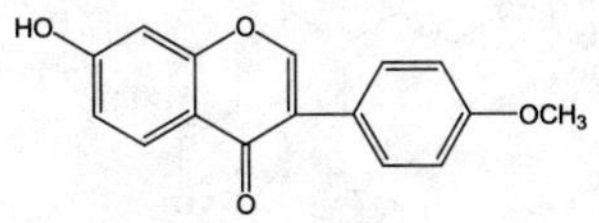

C₁₆H₁₂O₄ (268.3)
7-hydroxy-4′-methoxy-*iso*-flavone
7- 羟基 -4′- 甲氧基异黄酮

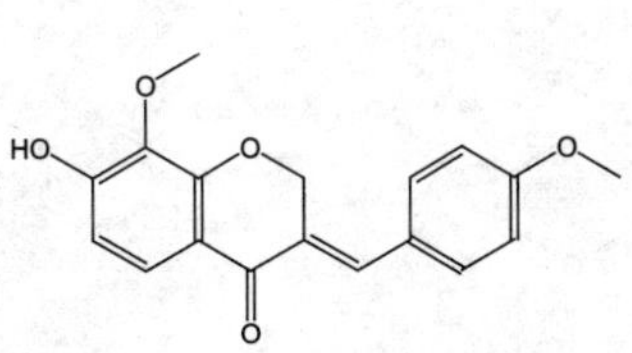

C₁₈H₁₆O₅ (312.3)
7-hydroxy-8-methoxy-3-(4′-methoxybenzylidene)chroman-4-one
7- 羟基 -8- 甲氧基 -3-(4′- 甲氧基亚苄基)-4- 色原烷酮

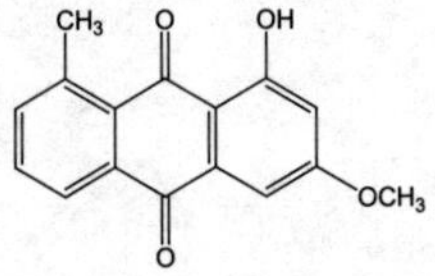

C₁₆H₁₂O₄ (268.3)
1-hydroxy-3-methoxy-8-methylanthraquinone
1- 羟基 -3- 甲氧基 -8- 甲基蒽醌

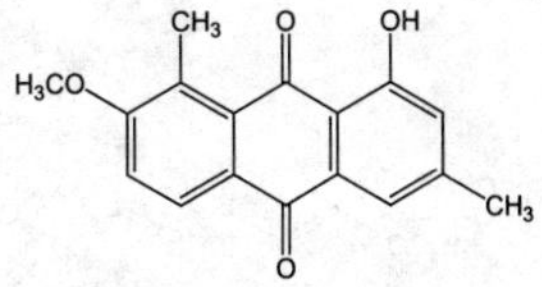

C₁₇H₁₄O₄ (282.3)
1-hydroxy-7-methoxy-3-methylanthraquinone
1- 羟基 -7- 甲氧基 -3- 甲基蒽醌

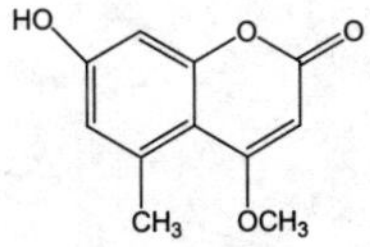

C₁₁H₁₀O₄ (206.2)
7-hydroxy-4-methoxy-5-methylcoumarin
7- 羟基 -4- 甲氧基 -5- 甲基香豆精

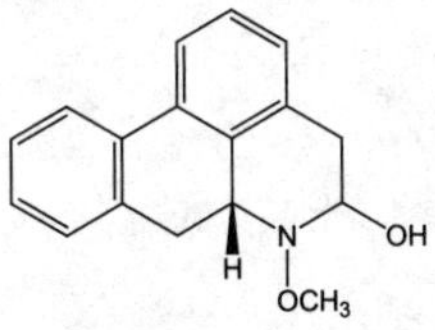

C₁₇H₁₇NO₂ (267.3)
5-hydroxy-6- methoxy-noraporphine
5- 羟基 -6- 甲氧基去甲阿朴啡

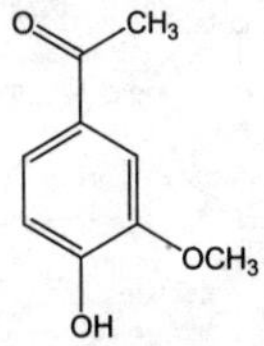

C₉H₁₀O₃ (166.2)
1-(4-hydroxy-3-methoxyphenyl)ethanone
1-(4- 羟基 -3- 甲氧基苯基) 乙酮

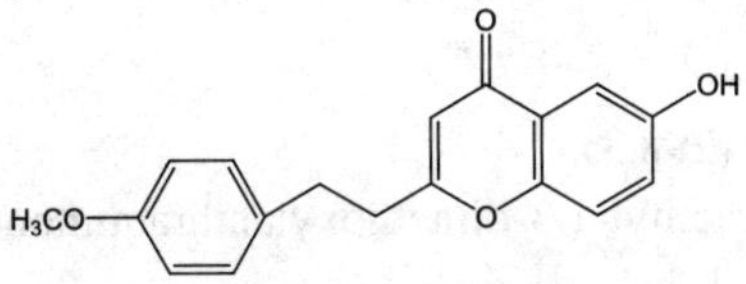

C₁₈H₁₆O₄ (296.3)
6-hydroxy-2-[2-(4′-methoxyphenyl)ethyl]chromone
6- 羟基 -2-[2-(4′- 甲氧基苯) 乙基] 色酮

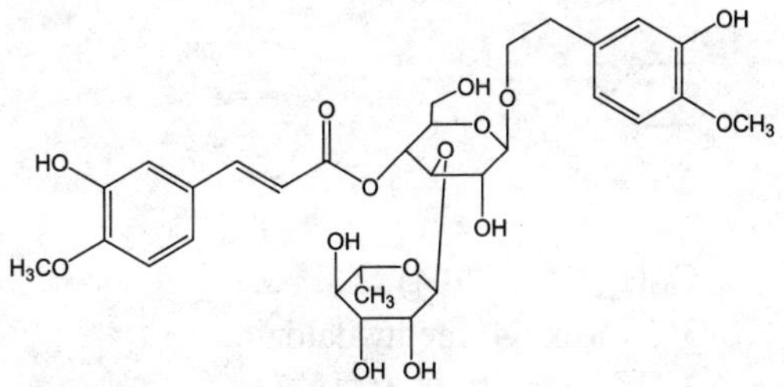

C₃₁H₄₀O₁₅ (652.6)
2-(3-hydroxy-4-methoxyphenyl)-ethyl-1-*O*-α-L-rhamnosyl(1 → 3)-*β*-D-(4-feruloyl)glucoside
2-(3- 羟基 -4- 甲氧基苯基)- 乙基 -1-*O*-α-L- 鼠李糖基 (1 → 3)-*β*-D-(4- 阿魏酰基)- 葡萄糖苷

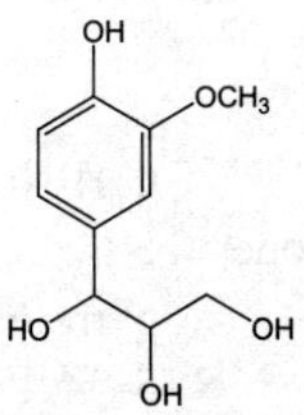

C₁₀H₁₄O₅ (214.2)
1-(4-hydroxy-3-methoxy)-phenyl-1,2,3-propanetriol
1-(4- 羟基 -3- 甲氧基)- 苯基 -1,2,3- 丙三醇

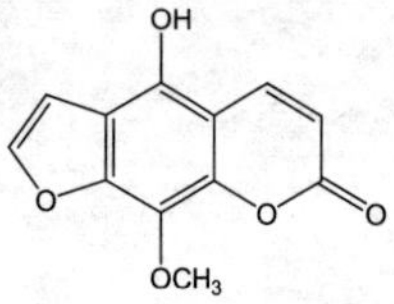

C₁₂H₈O₅ (232.2)
5-hydroxy-8-metho-
xypsoralen
5- 羟基 -8- 甲氧基
补骨酯素

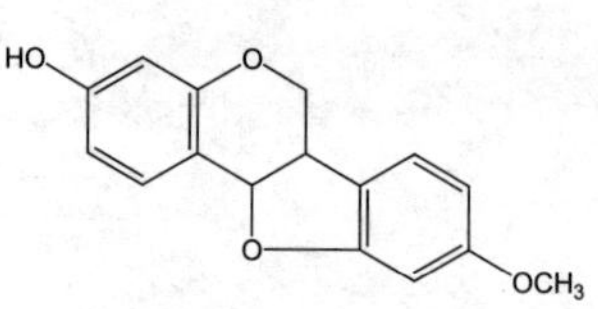

C₁₆H₁₄O₄ (270.3)
3-hydroxy-9-metho-
xypterocarpan
3- 羟基 -9- 甲氧基
紫檀烷

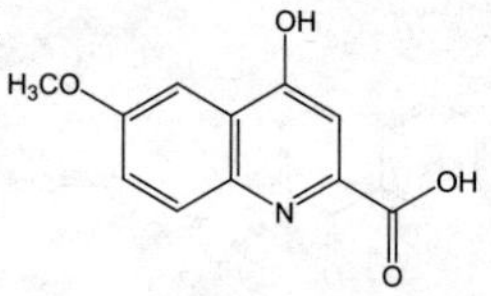

C₁₁H₉NO₄ (219.2)
4-hydroxy-6-methoxy-2-
quinoline carboxylic acid
4 - 羟基 -6- 甲氧基 -2- 喹
啉羧酸

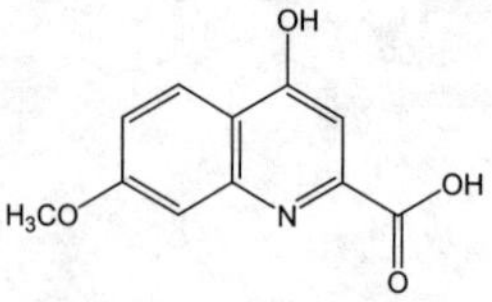

C₁₁H₉NO₄ (219.2)
4-hydroxy-7-methoxy-2-quinoline carboxylic acid
4 - 羟基 -7- 甲氧基 -2- 喹啉羧酸

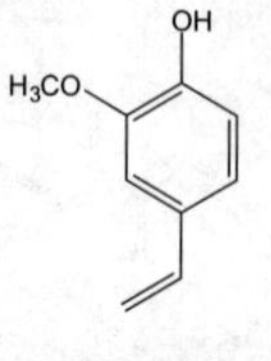

C₉H₁₀O₂ (150.2)
4-hydroxy-3-methoxy styrene
4- 羟基 -3- 甲氧基 - 苯乙烯

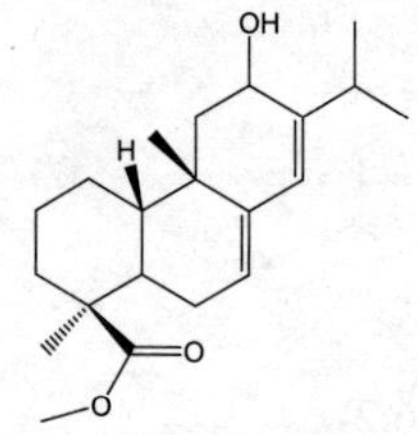

C₂₁H₃₂O₃ (332.5)
12-hydroxy-methyl
abieformate
12- 羟基松香酸甲酯

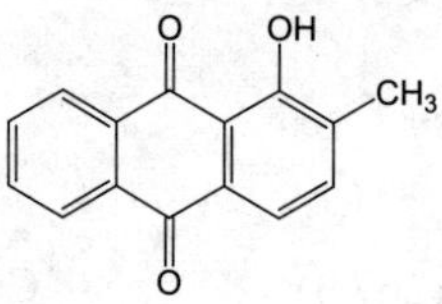

C₁₅H₁₀O₃ (238.2)
1-hydroxy-2-methylanthraquinone
1- 羟基 -2- 甲基蒽醌

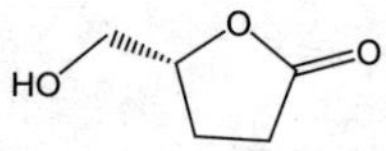

C₅H₈O₃ (116.1)
4-hydroxymethyl-γ-butyrolactone
4- 羟甲基 -γ- 丁内酯

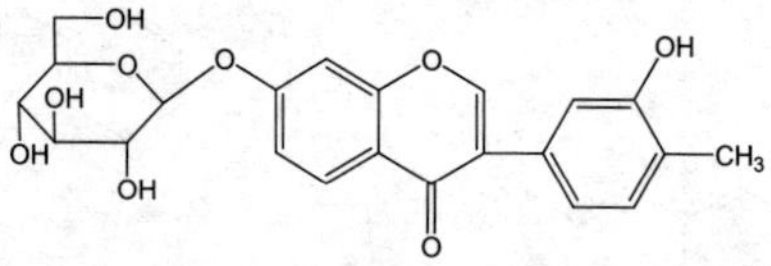

C₂₂H₂₂O₉ (430.4)
3′-hydroxy-4′-methyldaidzin
3′- 羟基 -4′- 甲基大豆黄苷

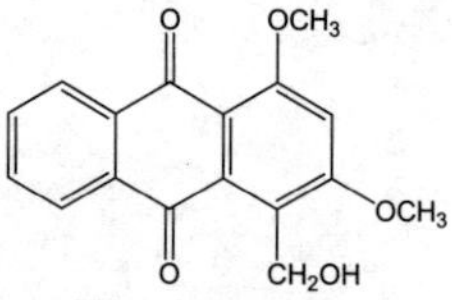

C₁₇H₁₄O₅ (298.3)
4-hydroxymethyl-1,3-dimethoxylanthraquinone
4- 羟甲基 -1,3- 二甲氧基蒽醌

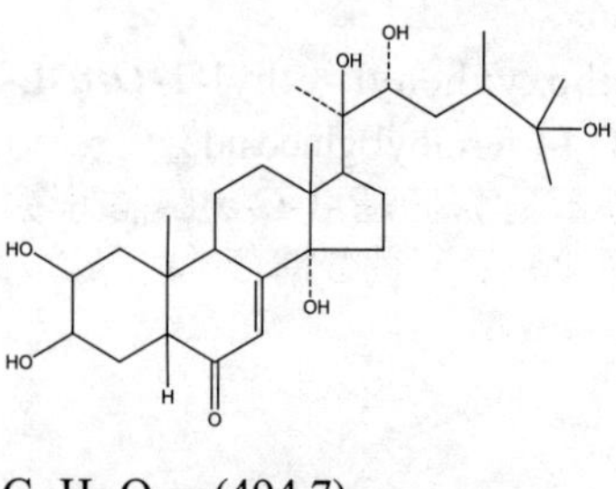

C₂₈H₄₆O₇ (494.7)
20-hydroxy-24-methyl ecdysone
20- 羟基 -24- 甲基蜕皮素

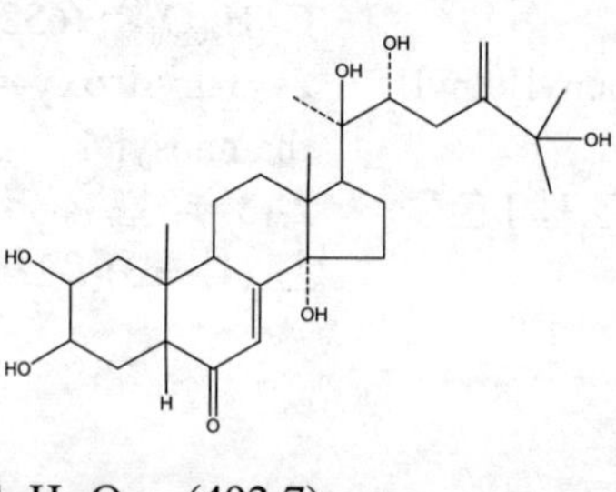

C₂₈H₄₄O₇ (492.7)
20-hydroxy-24-methylene ecdysone
20- 羟基 -24- 亚甲基蜕皮素

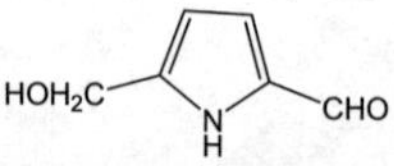

C₆H₇NO₂ (125.1)
5-hydroxymethyl-formyl-
pyrrole
5- 羟甲基 - 甲酰基吡咯

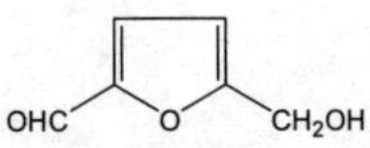

$C_6H_6O_3$ (126.1)
5-hydroxy methyl-2-furaldehyde
5- 羟甲基糠醛

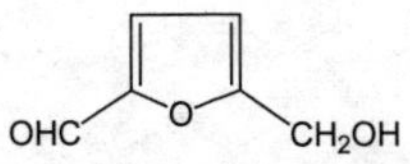

$C_6H_6O_3$ (126.1)
5-hydroxymethyl-2-furfural
5- 羟甲基 -2- 呋喃醛

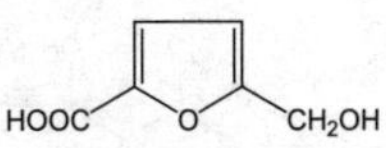

$C_6H_6O_4$ (142.1)
5-hydroxymethyl-furoic acid
5- 羟甲基糠酸

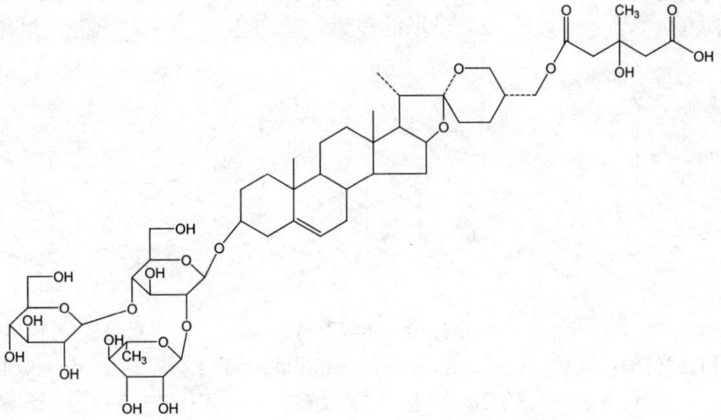

$C_{51}H_{80}O_{22}$ (1045.2)
27-*O*-(3-hydroxy-3-methylglutaroyl)-*iso*-narthogenin-3-*O*-α-L-rhamnopyranosyl-(1 → 2)-*O*-[β-D-glucopyranosyl-(1 → 4)]-β-D-glucopyranoside
27-*O*-(3- 羟基 -3- 甲基戊二酸单酰基)- 异呐索皂苷元 -3-*O*-α-L- 吡喃鼠李糖基 -(1 → 2)-*O*-[β-D-吡喃葡萄糖基 -(1 → 4)]-β-D- 吡喃葡萄糖苷

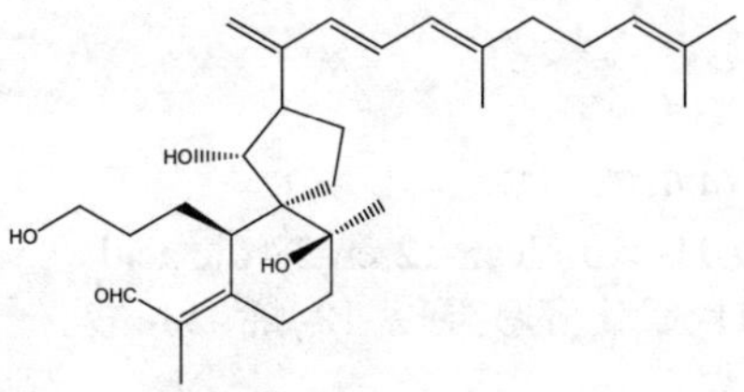

$C_{30}H_{46}O_4$ (470.7)
(6*R*,10*S*,11*S*,14*S*,26*R*)-26-hydroxy-15-methylidene spiroirid-16-enal
(6*R*,10*S*,11*S*,14*S*,26*R*)-26- 羟基 -15- 亚甲基鸢尾 -16-烯醛

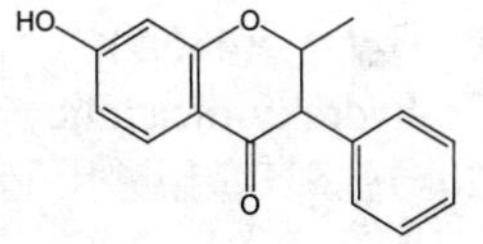

$C_{16}H_{12}O_3$ (252.3)
7-hydroxy-2-methyl-*iso*-flavone
7- 羟基 -2- 甲基异黄酮

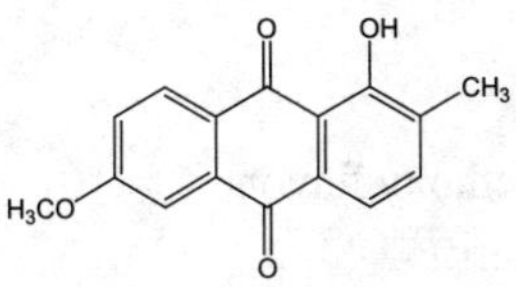

$C_{16}H_{12}O_4$ (268.3)
1-hydroxy-2-methyl-6(or 7)-methoxyanthraquinone
1- 羟基 -2- 甲基 -6(或 7)- 甲氧基蒽醌

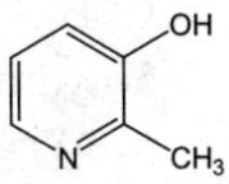

C_6H_7NO (109.1)
3-hydroxy-2-methyl-pyridine
3- 羟基 -2- 甲基吡啶

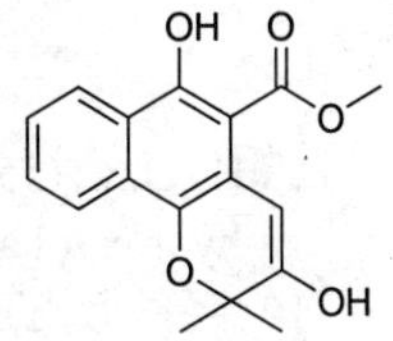

$C_{17}H_{16}O_5$ (300.3)
2′-hydroxymollugin
2′- 羟基大叶茜草素

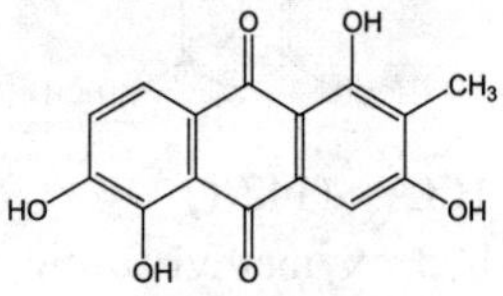

$C_{15}H_{10}O_6$ (286.2)
3-hydroxymorindone
3- 羟基巴戟醌

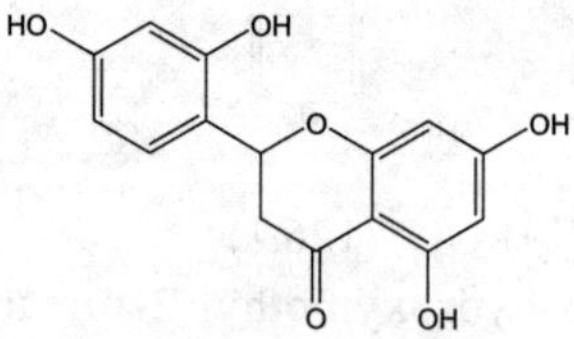

$C_{30}H_{22}O_9$ (526.5)
2′-hydroxy naringenin
2′- 羟基柚皮素

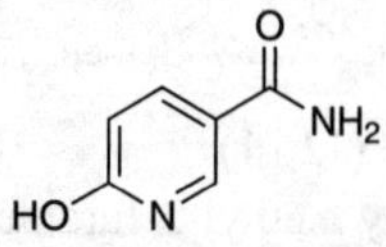

$C_6H_6N_2O_2$ (138.1)
4-hydroxy-nicotinamide
4- 羟基 - 烟酸

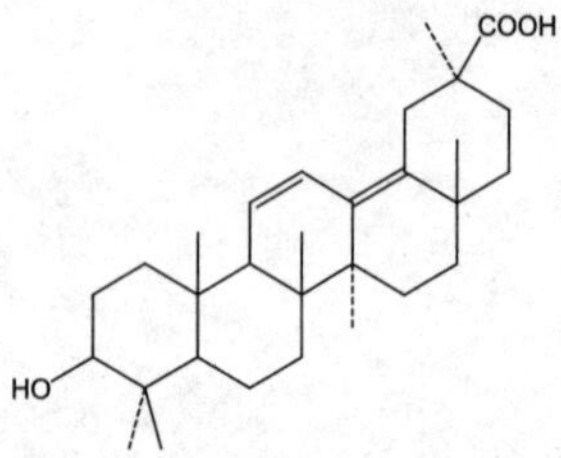

$C_{30}H_{46}O_3$ (454.7)
3β-hydroxyolea-11,13(18)-
diene-30-oicacid
3β- 羟基齐墩果 -11,13(18)-
二烯 -30- 酸

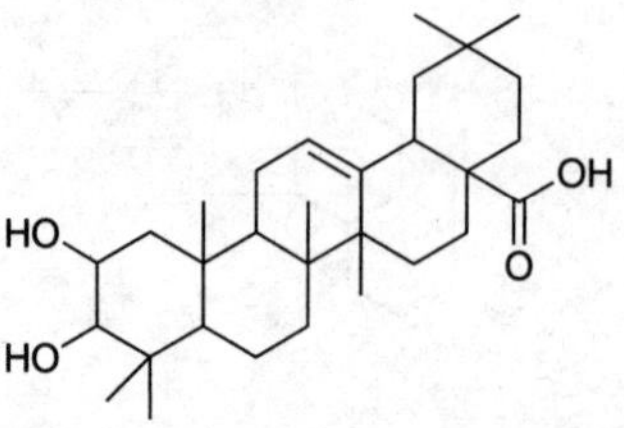

$C_{30}H_{48}O_4$ (472.7)
2α-hydroxyoleanolic acid
2α- 羟基齐墩果酸

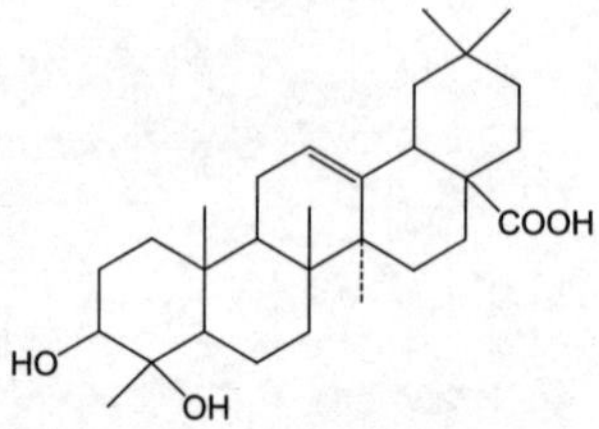

$C_{29}H_{46}O_4$ (458.7)
24-hydroxyoleanolic acid
24- 羟基齐墩果酸

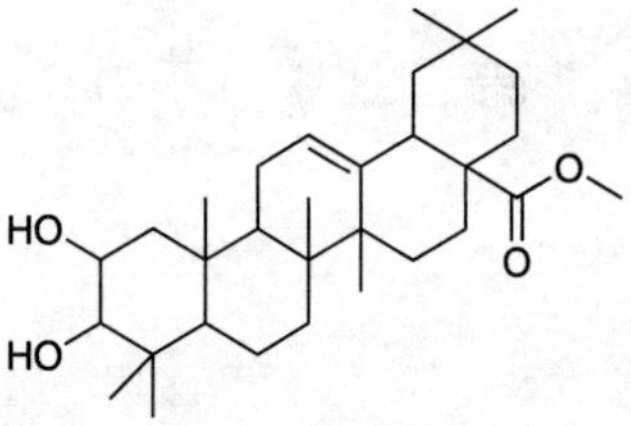

$C_{31}H_{50}O_4$ (486.7)
2α-hydroxy-oleanolic acid methyl ester
2α- 羟基齐墩果酸甲酯

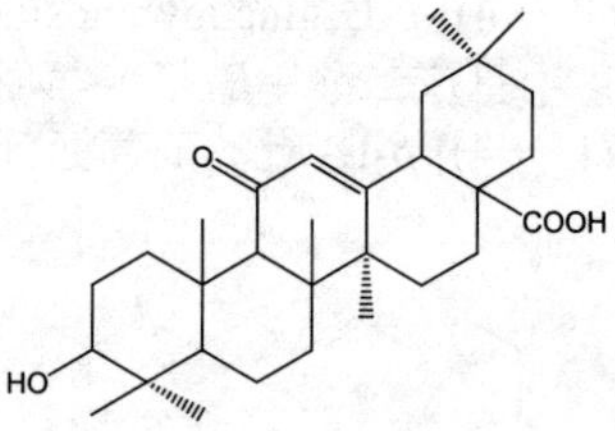

$C_{30}H_{46}O_4$ (470.7)
3β-hydroxy-11-oxo-olean-12-en-28-oic acid
3β- 羟基 -11- 氧化齐墩果酸 -12- 烯 -28- 酸

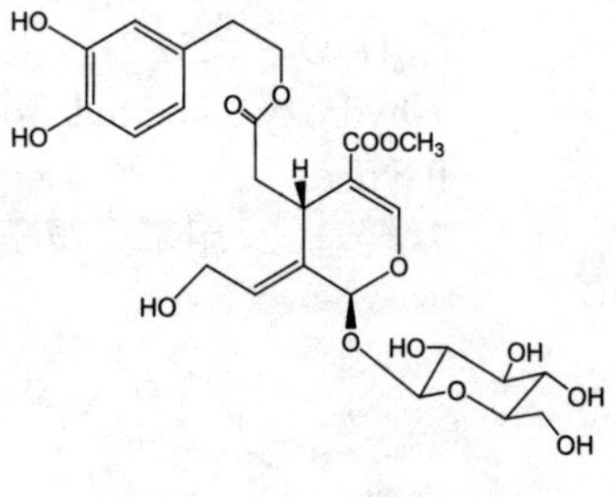

$C_{25}H_{32}O_{14}$ (556.5)
10-hydroxyoleuropein
10- 羟基橄榄苦苷

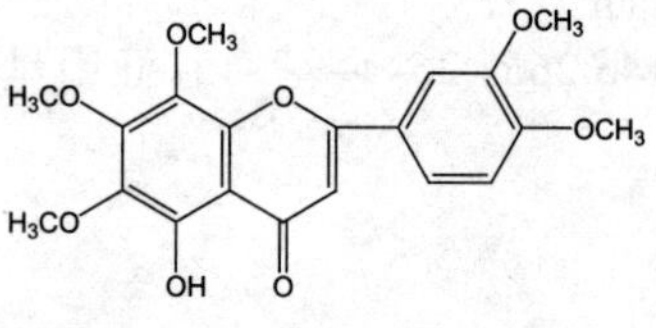

$C_{20}H_{20}O_8$ (388.4)
5-hydroxy-6,7,8,3′,4′-pentamethoxy flavone
5- 羟基 -6,7,8,3′,4′- 五甲氧基黄酮

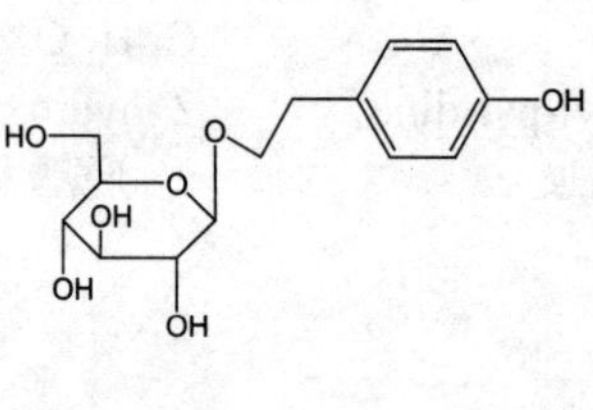

$C_{14}H_{20}O_7$ (300.3)
p-hydroxyphenethyl-β-D-glucoside
对 - 羟基苯乙基 -β-D- 葡萄糖苷

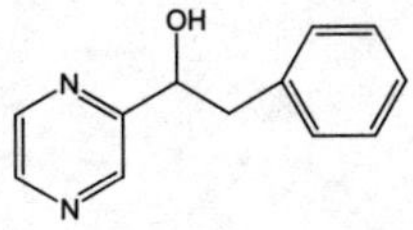

$C_{12}H_{12}N_2O$ (200.2)
2-(2-hydroxy-2-phenethyl)-3,5,6-pyrazine
2-(2- 羟基 -2- 苯乙基)-3,5,6- 吡嗪

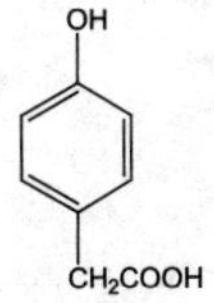

$C_8H_8O_3$ (152.2)
p-hydroxyphenyl acetic acid
对羟基苯乙酸

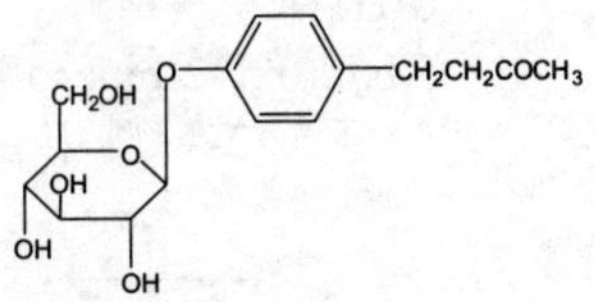

$C_{16}H_{22}O_7$ (326.3)
4-(4'-hydroxyphenyl)-2-butanone-4'-O-β-D-glucopyranoside
4-(4'- 羟苯基)-2- 丁酮 -4'-O-β-D- 葡萄糖苷

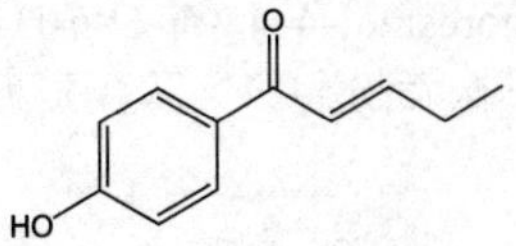

$C_{11}H_{12}O_2$ (176.2)
1-(4-hydroxy phenyl)-2-buten-1-one
1-(4- 羟基苯基)-2- 丁烯 -1- 酮

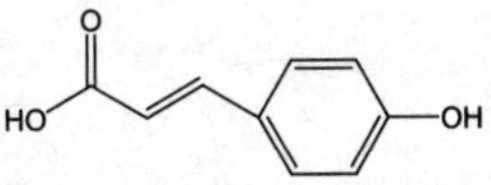

$C_9H_8O_3$ (164.2)
p-hydroxyphenyl crotonic acid
对 - 羟苯基巴豆油酸

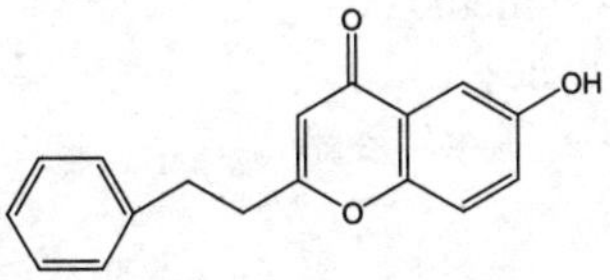

$C_{17}H_{14}O_3$ (266.3)
6-hydroxy-2-(2-phenylethyl)chromone
6- 羟基 -2-(2- 苯乙基) 色酮

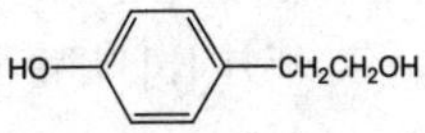

$C_8H_{10}O_2$ (138.2)
p-hydroxyphenylethanol
对羟基苯乙醇

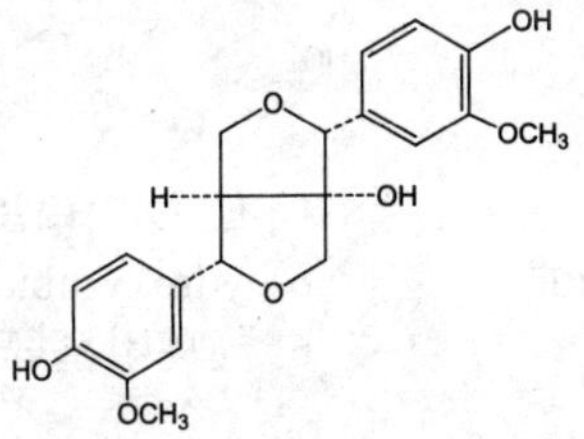

$C_{20}H_{22}O_7$ (374.4)
1-hydroxypinoresinol
右旋 1- 羟基松脂酚

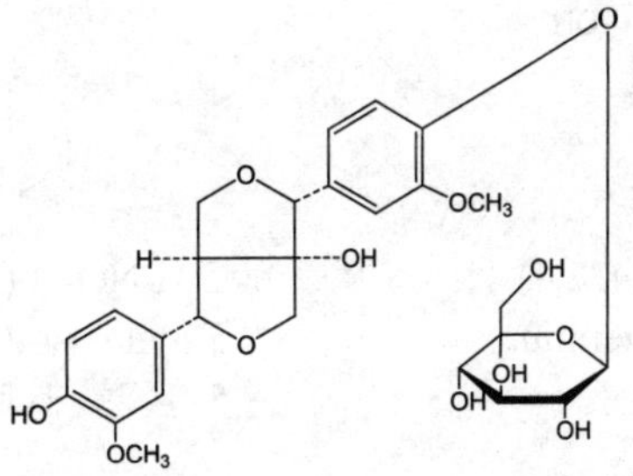

$C_{26}H_{32}O_{12}$ (536.5)
1-hydroxypinol-4'-O-β-D-glucopyranoside
右旋 1- 羟基松脂酚 -4'-O-β-D 葡萄糖苷

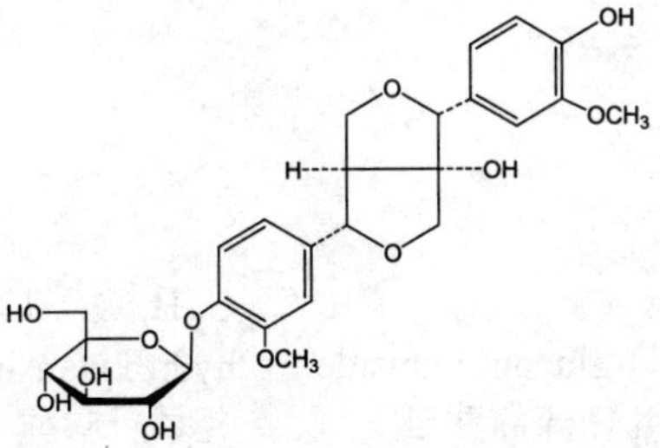

$C_{26}H_{32}O_{12}$ (536.5)
1-hydroxypinoresinol-4''-O-β-D-glucopyranside
右旋 1- 羟基松脂酚 -4''-O-β-D 葡萄糖苷

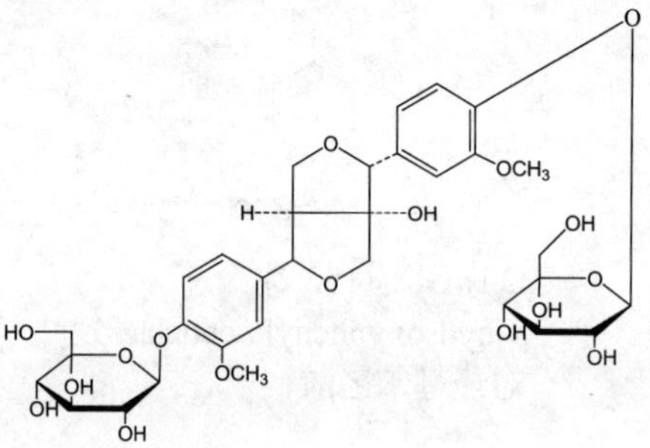

$C_{32}H_{42}O_{17}$ (698.7)
l-hydroxypinoresinol-4′,4″-di-*O*-*β*-D-glucopyranoside
右旋 1- 羟基松脂酚 -4′,4″- 双葡萄糖苷

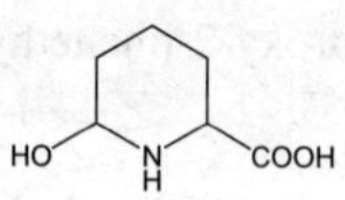

$C_6H_{11}NO_3$ (145.2)
5-hydroxy-2-pipecolic acid
5- 羟基 -2- 哌啶甲酸

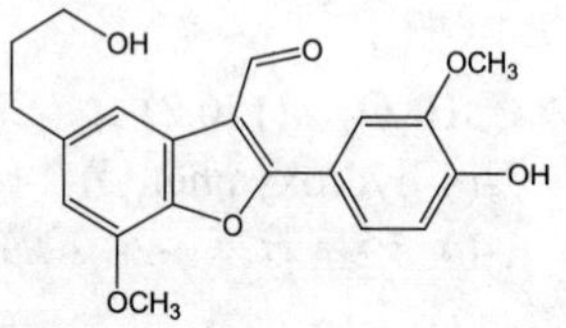

$C_{20}H_{19}O_6$ (355.4)
5-(3-hydroxypropyl)-7-methoxy-2-(3′-methoxy-4′-hydroxyphenyl)-3-benzo[b] furaldehyde
5-(3- 羟丙基)-7- 甲氧基 -2-(3′- 甲氧基 -4′- 羟苯基)-3- 苯并 [b] 呋喃甲醛

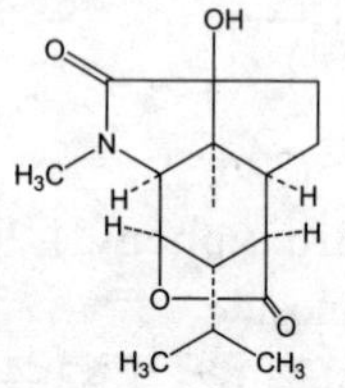

$C_{16}H_{23}NO_4$ (293.4)
3-hydroxy-2-oxy-dendrobine
3- 羟基 -2- 氧 - 石斛碱

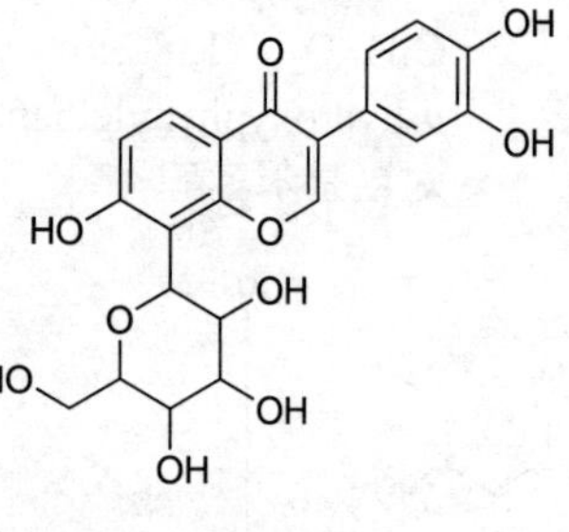

$C_{21}H_{20}O_{10}$ (432.4)
3′-hydroxypuerarin
3′- 羟基葛根素

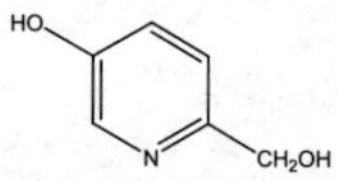

$C_6H_7NO_2$ (125.1)
5-hydroxy-2-pyridine methanol
5- 羟基 -2- 吡啶甲醇

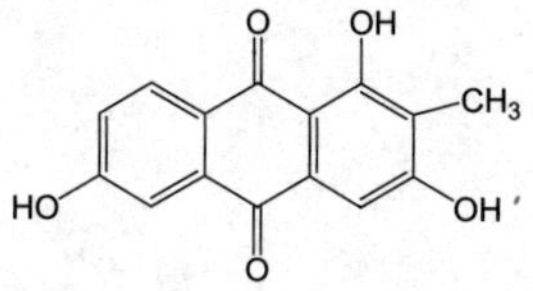

$C_{15}H_{10}O_5$ (270.2)
6-hydroxyrubiadin
6- 羟基甲基异茜草素

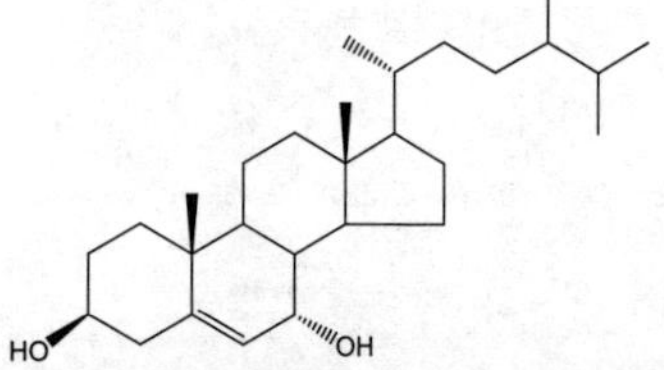

$C_{29}H_{53}O_2$ (433.7)
7*α*-hydroxysitosteryl
7*α*- 羟基谷甾醇

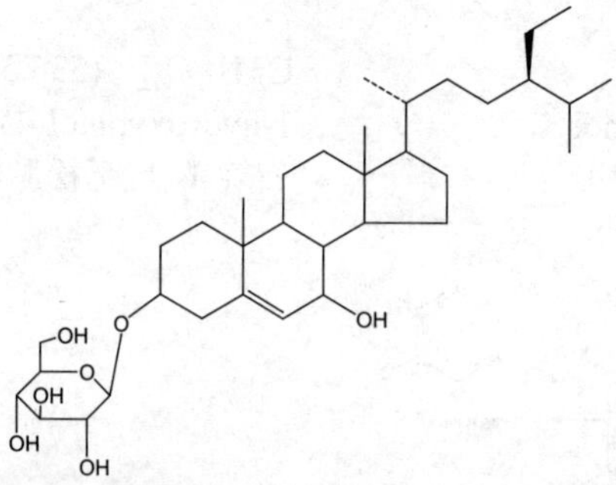

$C_{35}H_{63}O_7$ (595.9)
7-hydroxysitosteryl-3-*O*-*β*-D-glucopyranoside
7- 羟基谷甾醇 -3-*O*-*β*-D- 吡喃葡萄糖苷

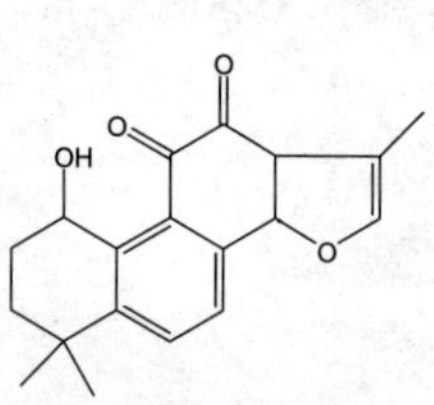

$C_{19}H_{18}O_4$ (310.3)
hydroxytanshinone Ⅱ A
羟基丹参酮 Ⅱ A

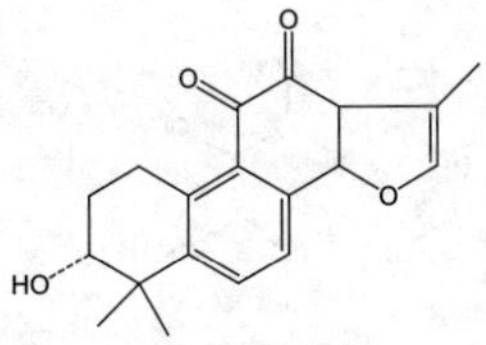

$C_{19}H_{18}O_5$ (326.3)
3α-hydroxytanshinone ⅡA
3α- 羟基丹参酮 ⅡA

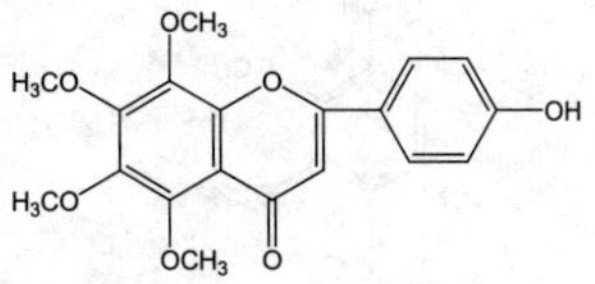

$C_{19}H_{18}O_7$ (358.3)
4$'$-hydroxy-5,6,7,8-tetramethoxyflavone
4$'$- 羟基 -5,6,7,8- 四甲氧基黄酮

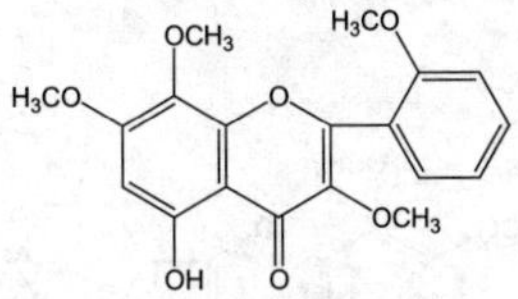

$C_{19}H_{18}O_7$ (358.3)
5-hydroxy-3,7,8,2$'$-tetramethoxy flavone
5- 羟基 -3,7,8,2$'$- 四甲氧基黄酮

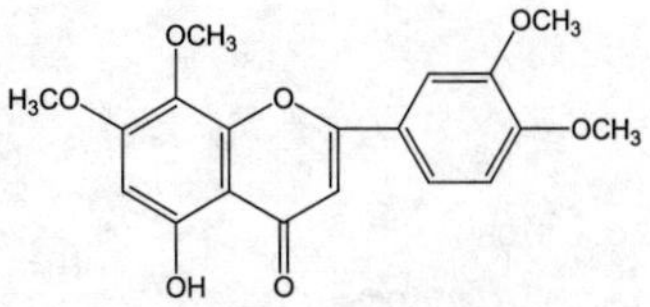

$C_{19}H_{18}O_7$ (358.3)
5-hydroxy-7,8,3$'$,4$'$-tetramethoxyflavone
5- 羟基 -7,8,3$'$,4$'$- 四甲氧基黄酮

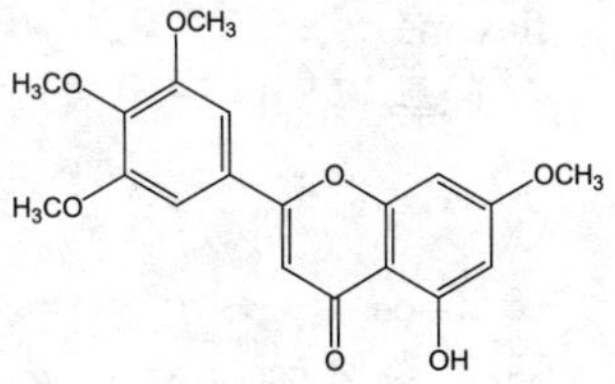

$C_{19}H_{18}O_7$ (358.3)
5-hydroxy-7,3$'$,4$'$,5$'$-tetramethoxyflavone
5- 羟基 -7,3$'$,4$'$,5$'$- 四甲氧基黄酮

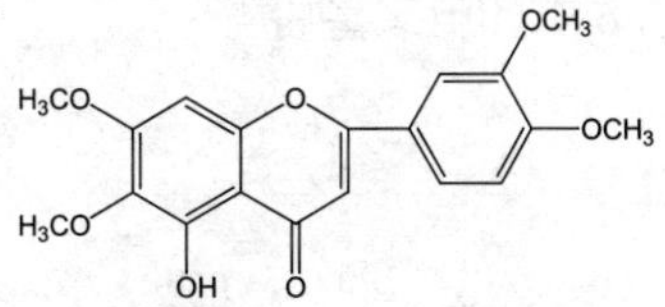

$C_{19}H_{18}O_7$ (358.3)
5-hydroxy-3$'$,4$'$,6,7-tetramethoxyflavone
5- 羟基 -3$'$,4$'$,6,7- 四甲氧基黄酮

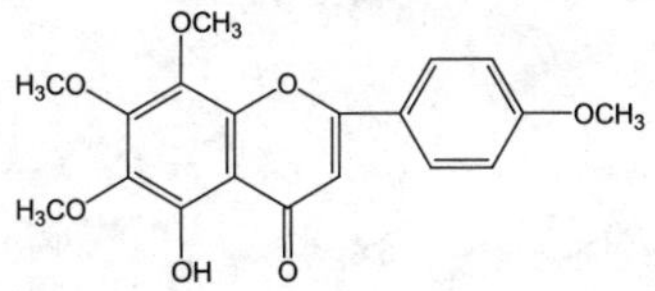

$C_{19}H_{18}O_7$ (358.3)
5-hydroxy-6,7,8,4$'$-tetramethoxy flavone
5- 羟基 -6,7,8,4$'$- 四甲氧基黄酮

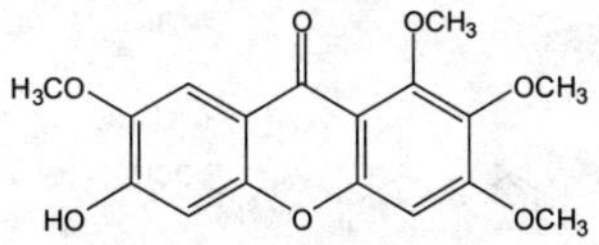

$C_{19}H_{18}O_7$ (358.3)
6-hydroxy-1,2,3,7-tetramethoxyxanthone
6- 羟基 -1,2,3,7- 四甲氧基呫吨酮

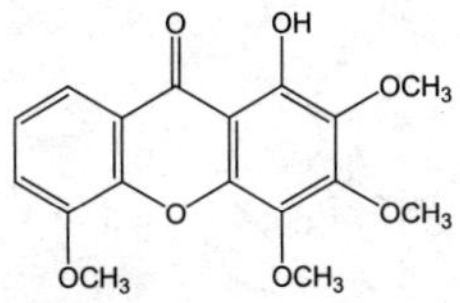

$C_{19}H_{18}O_7$ (358.3)
1-hydroxy-2,3,4,5-tetramethoxyxanthone
1- 羟基 -2,3,4,5- 四甲氧基呫吨酮

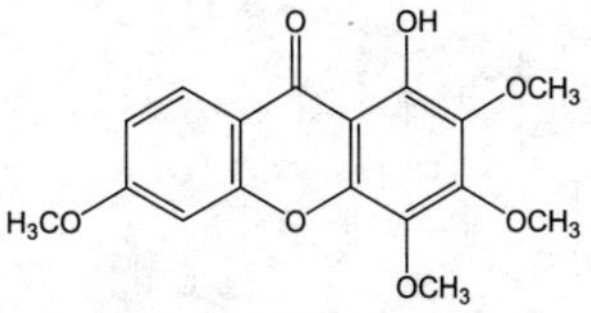

$C_{19}H_{18}O_7$ (358.3)
1-hydroxyl-2,3,4,6-tetramethoxyxanthone
1- 羟基 -2,3,4,6- 四甲氧基呫吨酮

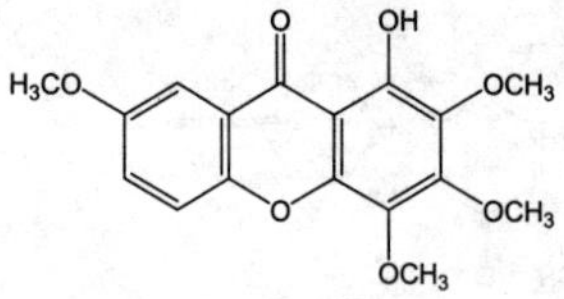

C$_{19}$H$_{18}$O$_7$　(358.3)
1-hydroxy-2,3,4,7-tetramelhoxyxanthone
1- 羟基 -2,3,4,7- 四甲氧基呫吨酮

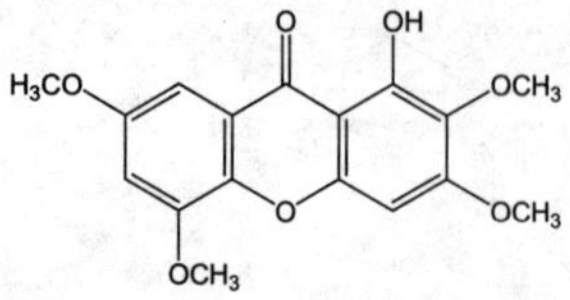

C$_{19}$H$_{18}$O$_7$　(358.3)
1-hydroxy-2,3,5,7-tetramethoxyxanthone
1- 羟基 -2,3,5,7- 四甲氧基呫吨酮

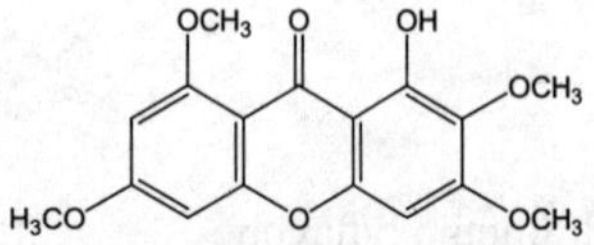

C$_{19}$H$_{18}$O$_7$　(358.3)
1-hydroxyl-2,3,6,8-tettamel-
hoxyxanthone
1- 羟基 -2,3,6,8- 四甲氧基呫
吨酮

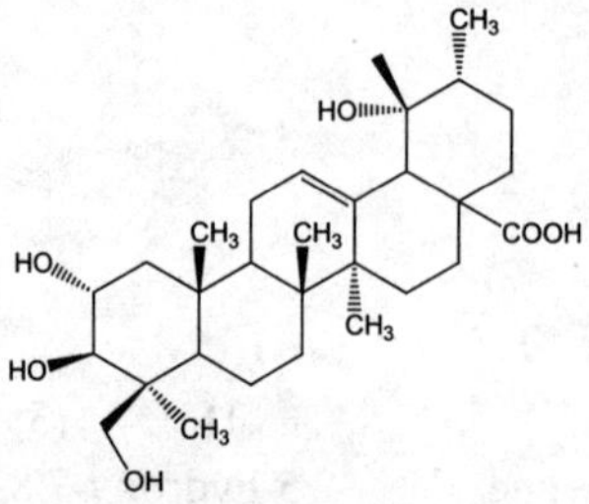

C$_{30}$H$_{48}$O$_6$　(504.7)
24-hydroxy tormentic acid
24- 羟基委陵菜酸

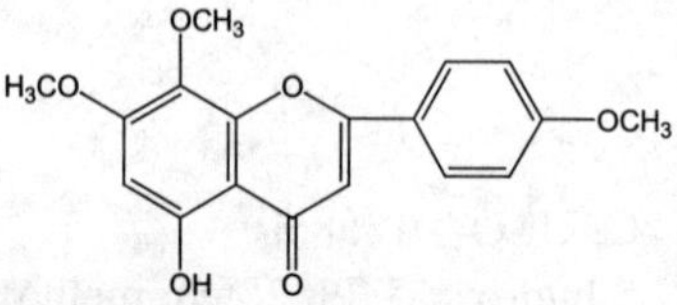

C$_{18}$H$_{16}$O$_6$　(328.3)
5-hydroxy-7,8,4′-trimethoxy
flavone
5- 羟基 -7,8,4′- 三甲氧基黄酮

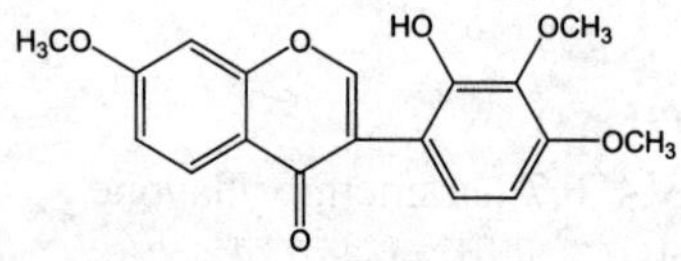

C$_{16}$H$_{14}$O$_6$　(302.3)
2′-hydroxy-7,3′,4′-trimethoxy-*iso*-flavane
2′- 羟基 -7,3′,4′- 三甲氧基异黄烷

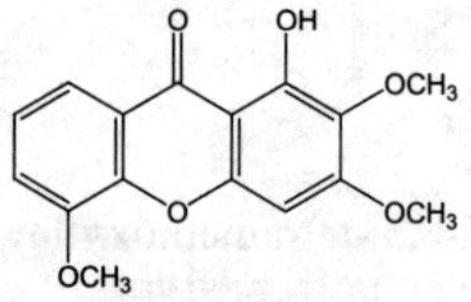

C$_{16}$H$_{14}$O$_6$　(302.3)
1-hydroxy-2,3,5-trimethoxyxanthone
1- 羟基 -2,3,5- 三甲氧基呫吨酮

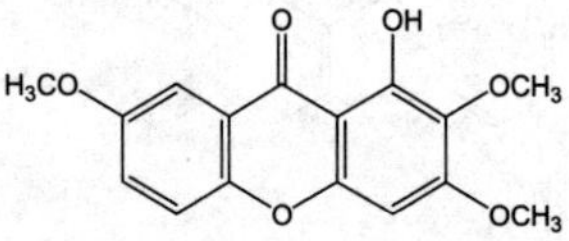

C$_{16}$H$_{14}$O$_6$　(302.3)
1-hydroxy-2,3,7-trimethoxyxanthone
1- 羟基 -2,3,7- 三甲氧基呫吨酮

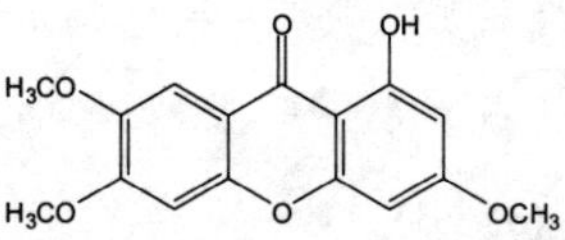

C$_{16}$H$_{14}$O$_6$　(302.3)
1-hydroxy-3,6,7-trimethoxyxanthone
1- 羟基 -3,6,7- 三甲氧基呫吨酮

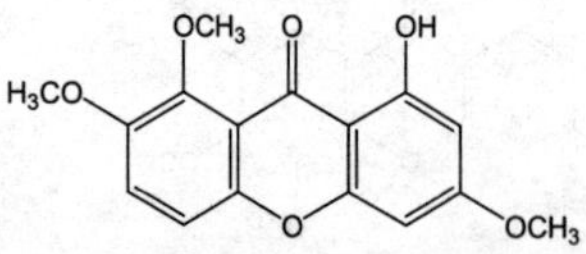

C$_{16}$H$_{14}$O$_6$　(302.3)
1-hydroxy-3,7,8-trimethoxyxanthone
1- 羟基 -3,7,8- 三甲氧基呫吨酮

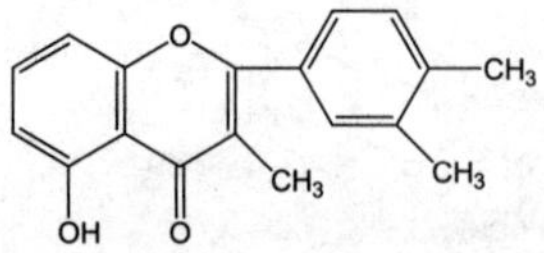

C$_{18}$H$_{16}$O$_3$　(280.3)
5-hydroxy-3′,4′,7-trimethyl flavone
5- 羟基 -3′,4′,7- 三甲基黄酮

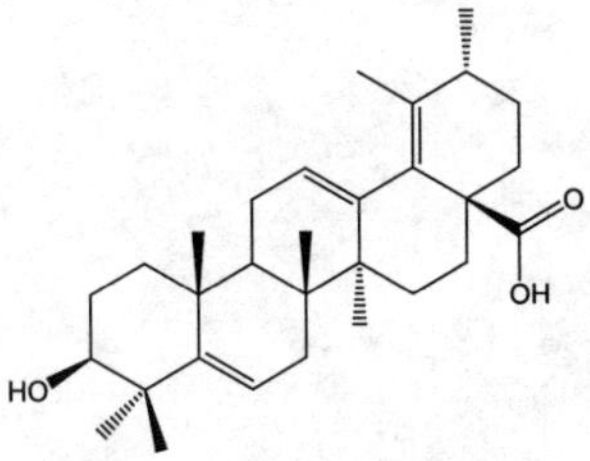

$C_{30}H_{46}O_3$ (454.7)
3β-hydroxyurs-5(6),12,18
(19)-trien-28-oic acid
钩藤苷元 B

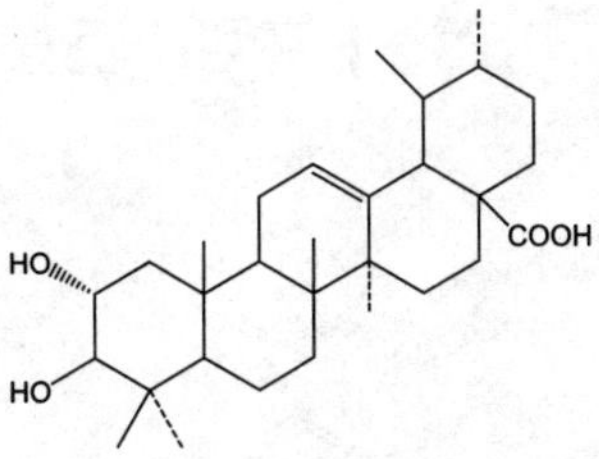

$C_{30}H_{48}O_4$ (472.7)
2α-hydroxy ursolic acid
2α - 羟基熊果酸

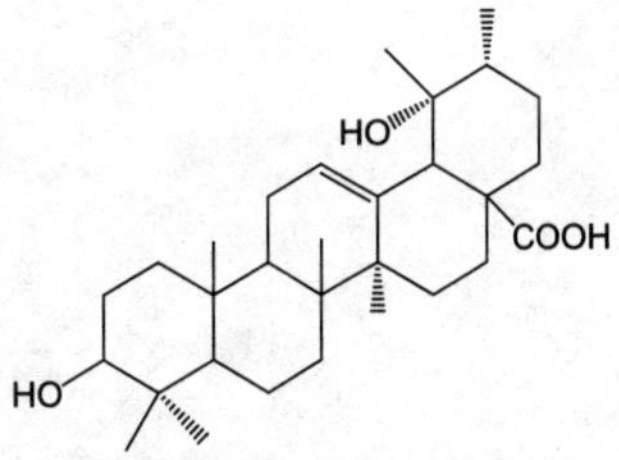

$C_{30}H_{48}O_4$ (472.7)
19α-hydroxy ursolic acid
19α- 羟基熊果酸

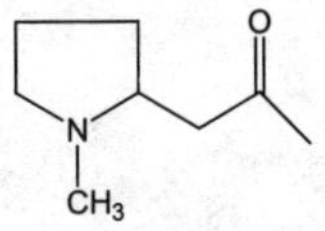

$C_8H_{15}NO$ (141.2)
hygrine
古豆碱

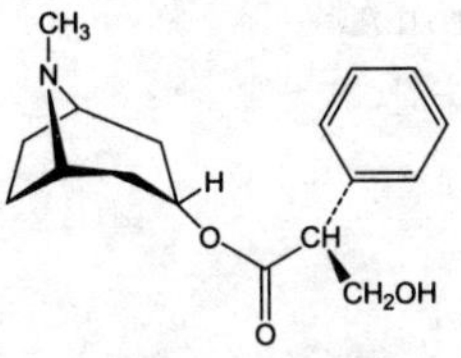

$C_{17}H_{23}NO_3$ (289.4)
hyoscyamine
天仙子胺，莨菪碱

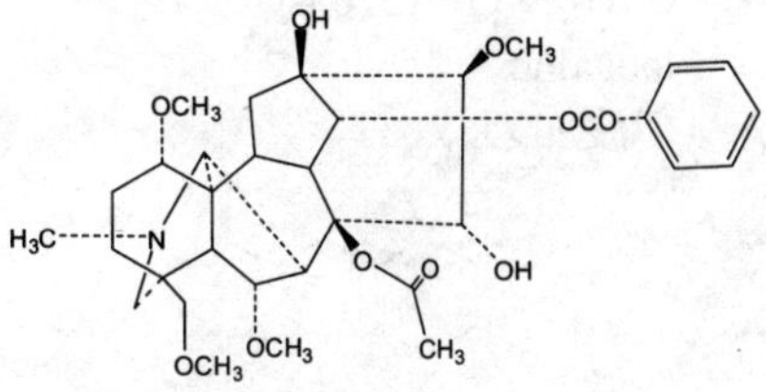

$C_{33}H_{45}NO_{10}$ (615.7)
hypaconitine
次乌头碱

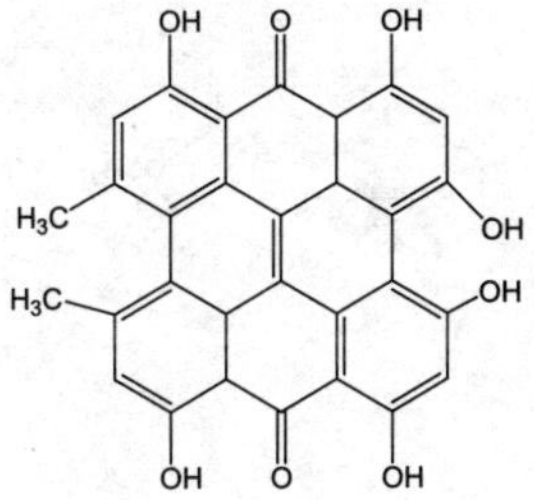

$C_{30}H_{16}O_8$ (504.4)
hypericin
金丝桃素

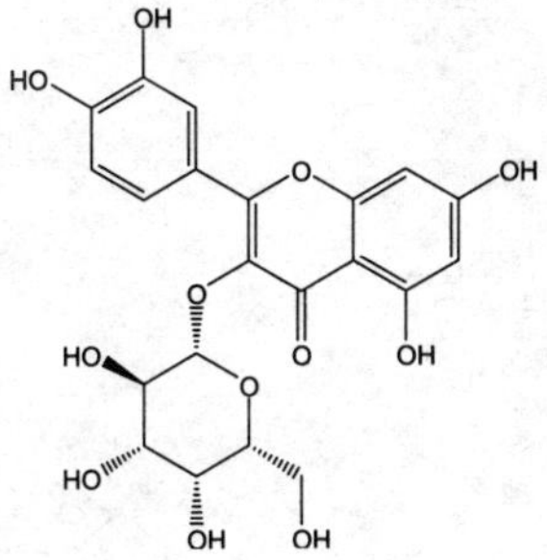

$C_{21}H_{20}O_{12}$ (464.4)
hyperin
金丝桃苷

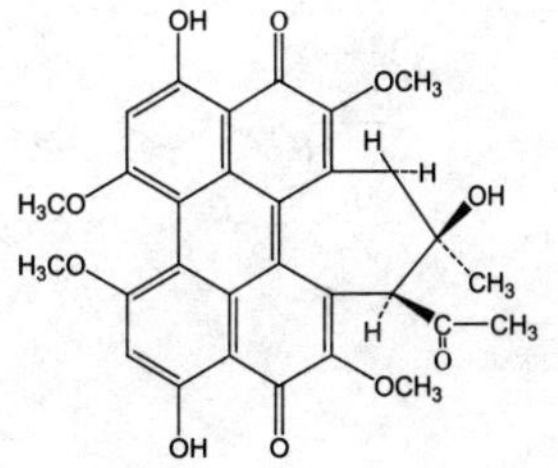

$C_{30}H_{26}O_{10}$ (546.5)
hypocrellin A
竹红菌甲素

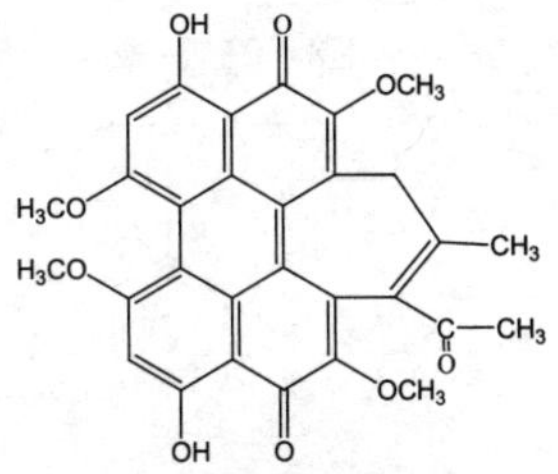

$C_{30}H_{24}O_9$ (528.5)
hypocrellin B
竹红菌乙素

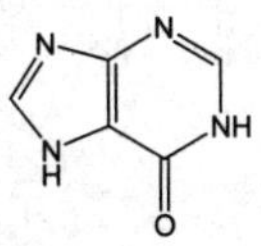

$C_5H_4N_4O$ (136.1)
hypoxanthine
次黄嘌呤

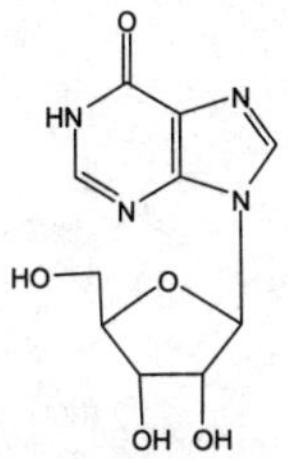

$C_{10}H_{12}N_4O_5$ (268.2)
hypoxanthosine
次黄嘌呤核苷

I 部

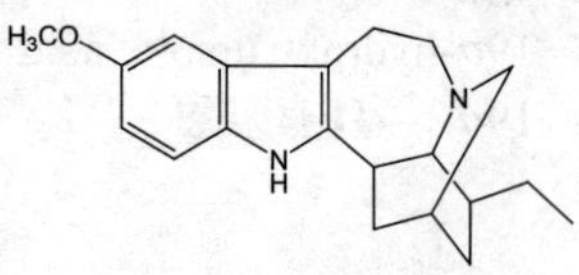

$C_{20}H_{26}N_2O$ (310.4)
ibogaine
伊波加因碱

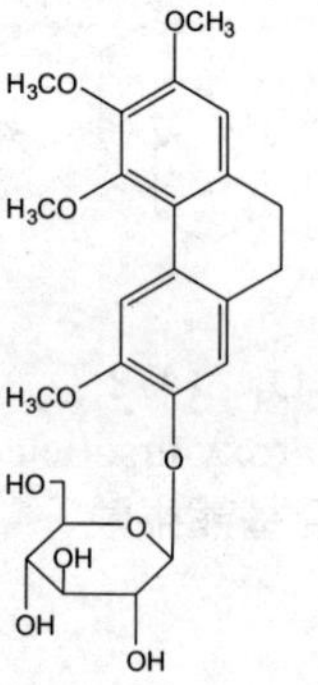

$C_{24}H_{30}O_{10}$ (478.5)
icariin A_1
淫羊藿苷 A_1

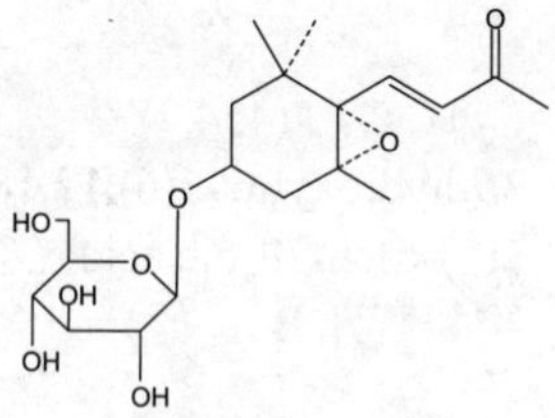

$C_{19}H_{30}O_8$ (386.4)
icariin B_2
淫羊藿苷 B_2

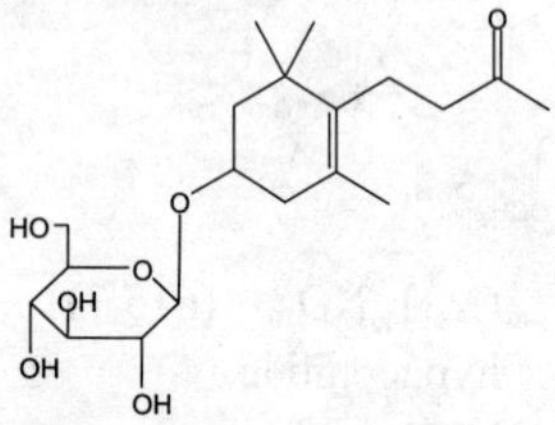

$C_{19}H_{32}O_7$ (372.5)
icariin B_6
淫羊藿苷 B_6

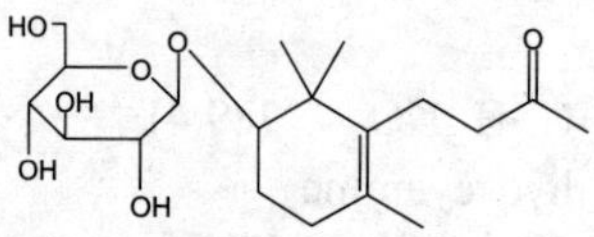

$C_{19}H_{32}O_7$ (372.5)
icariin B_9
淫羊藿苷 B_9

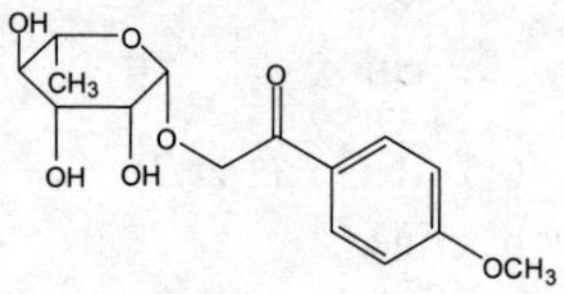

$C_{15}H_{20}O_7$ (312.3)
icariin D_3
淫羊藿苷 D_3

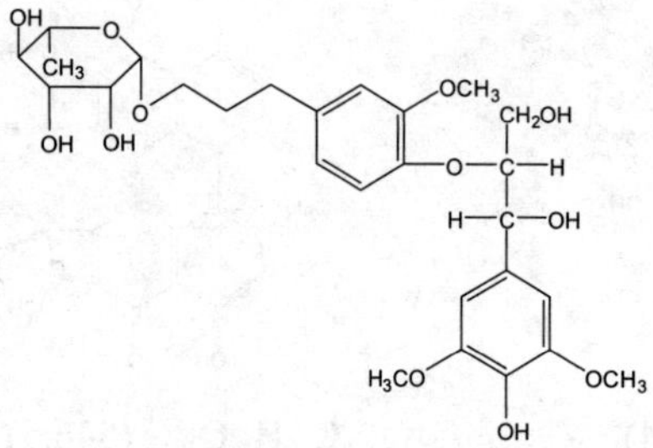

$C_{26}H_{36}O_{11}$ (524.6)
icariin E_6
淫羊藿苷 E_6

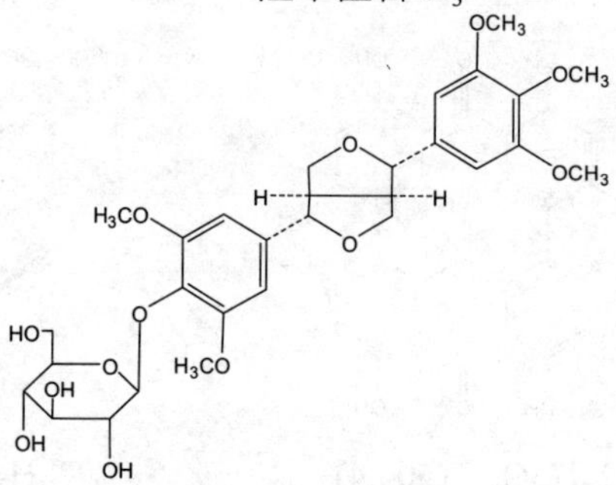

$C_{29}H_{38}O_{13}$ (594.6)
icariin E_7
淫羊藿苷 E_7

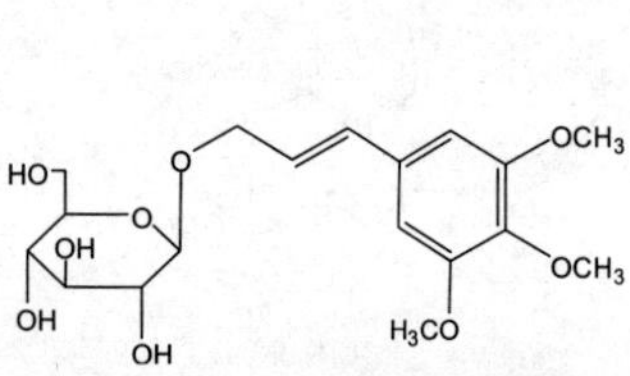

$C_{18}H_{26}O_9$ (386.4)
icariin H_1
淫羊藿苷 H_1

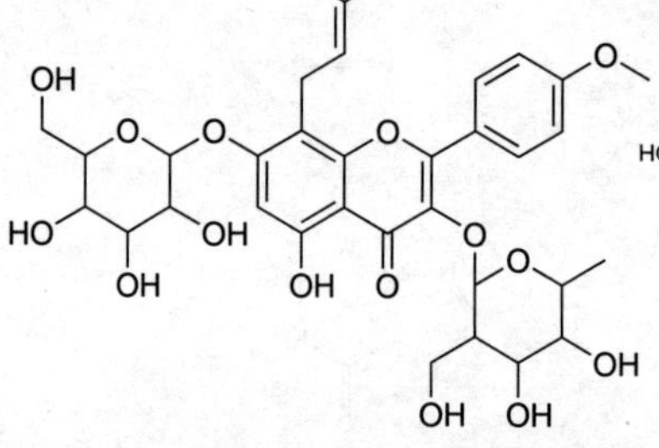

$C_{33}H_{40}O_{15}$ (676.7)
icariine
淫羊藿素

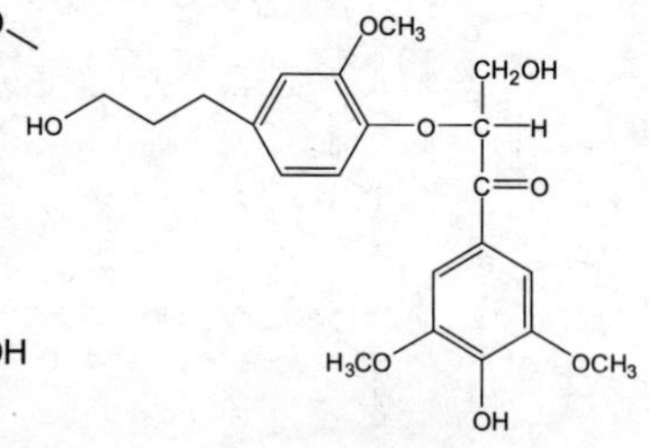

$C_{21}H_{26}O_8$ (406.4)
icariol A_1
淫羊藿醇 A_1

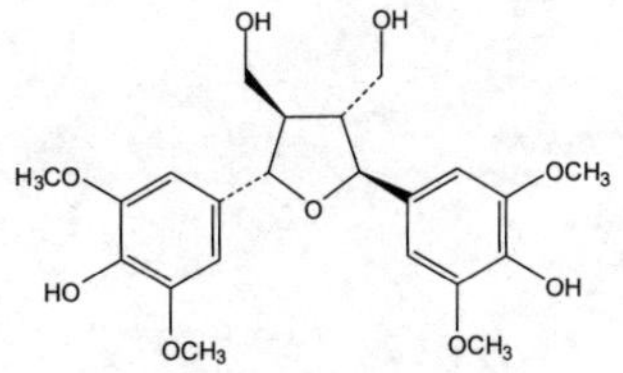

C₂₂H₂₈O₉ (436.5)
icariol A₂
淫羊藿醇 A₂

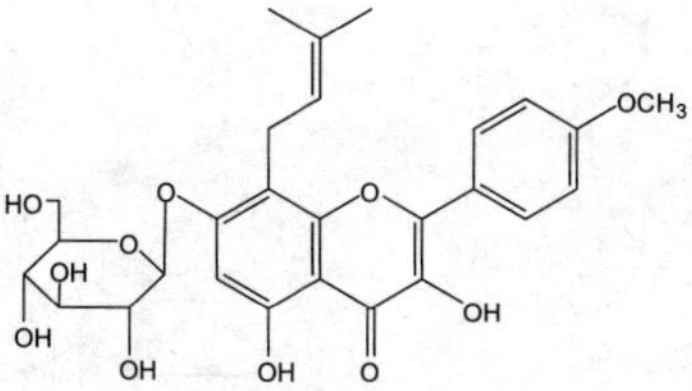

C₂₇H₃₀O₁₁ (530.5)
icariside Ⅰ
淫羊藿黄酮次苷 Ⅰ

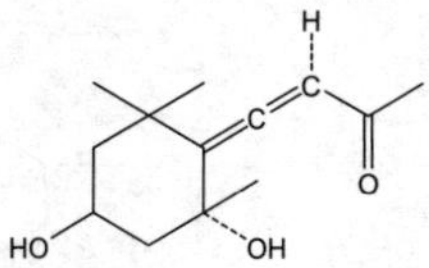

C₁₃H₂₀O₃ (224.3)
icarisidin B₁
淫羊藿苷元 B₁

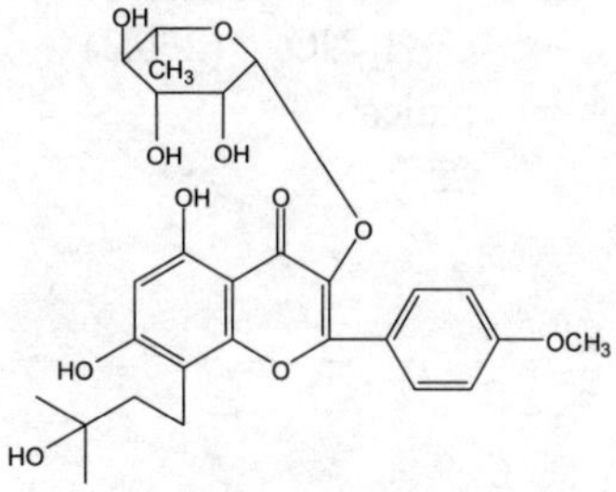

C₃₉H₅₀O₁₉ (822.8)
icaritin-3-*O*-α-rhamnoside
淫羊藿素 -3-*O*-α- 鼠李糖苷

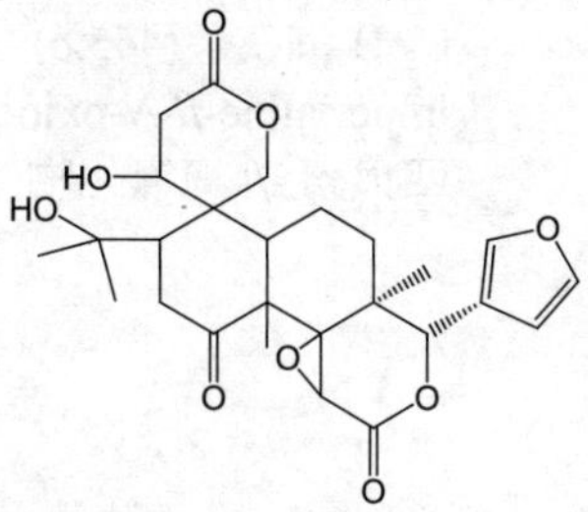

C₂₆H₃₂O₉ (488.5)
ichangin
宜昌橙苦素

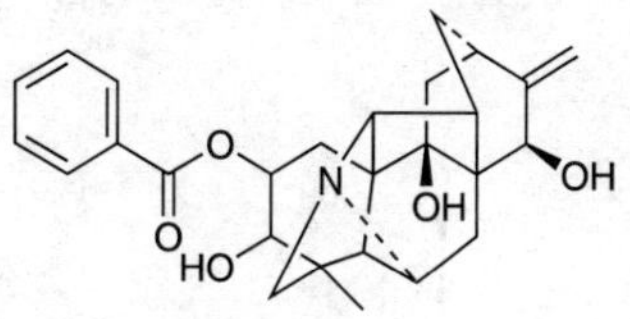

C₂₇H₃₁NO₅ (449.5)
ignavine
惰碱

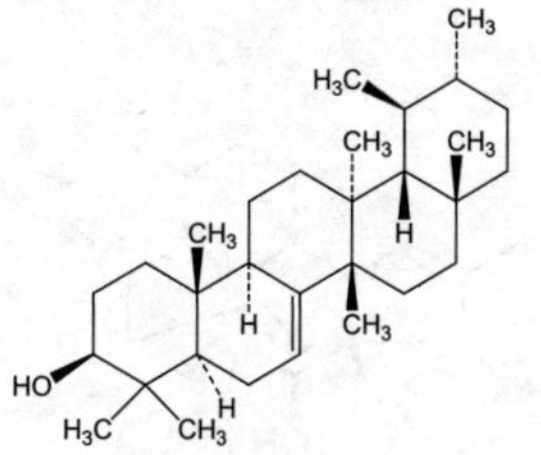

C₃₀H₅₀O (426.7)
ilexol
冬青醇

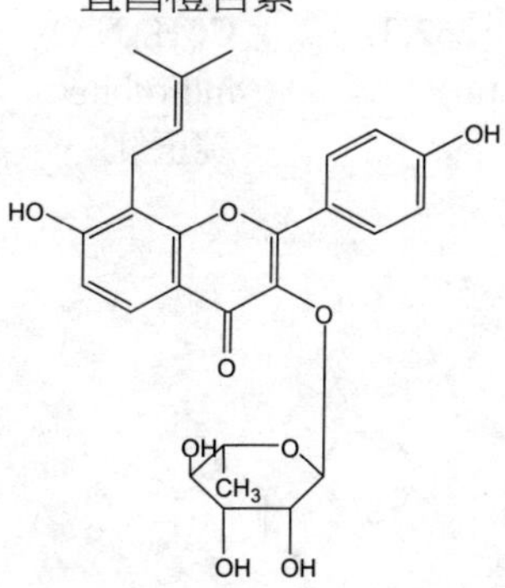

C₂₆H₂₈O₁₀ (500.5)
ikarisoside A
意卡瑞苷 A
baohuoside Ⅱ
宝藿苷 Ⅱ

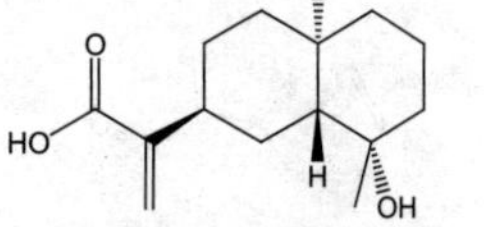

C₁₅H₂₄O₃ (252.4)
ilicic acid
冬青叶豚草酸

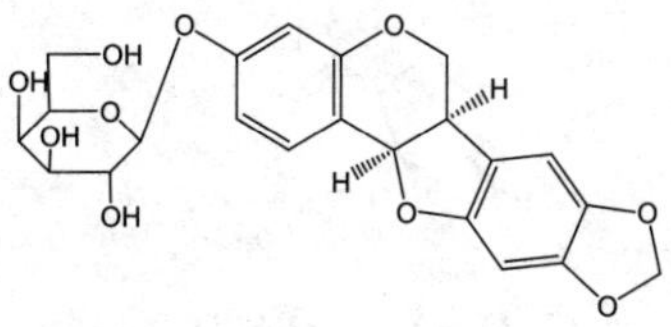

C₂₂H₂₂O₁₀ (446.4)
imaackiain
1- 山槐素

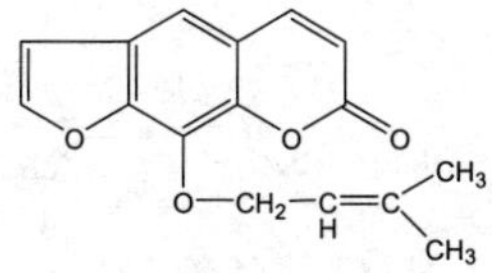

C₁₆H₁₄O₄ (270.3)
imperatorin
欧前胡内酯
marmelosin
欧芹属素乙

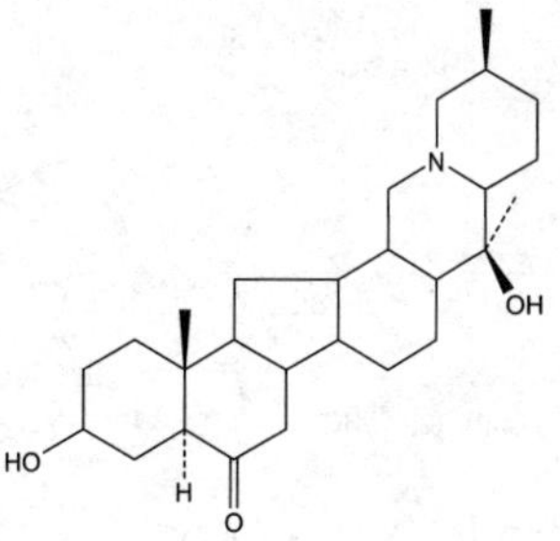

C₂₇H₄₃NO₃ (429.6)
imperialine
西贝母碱，西贝素

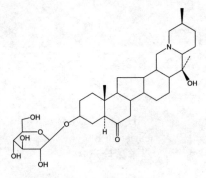

C$_{33}$H$_{53}$NO$_8$ (591.8)
imperialine-3β-D-glucoside
西贝素 -3β-D- 葡萄糖苷

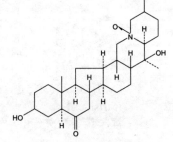

C$_{27}$H$_{43}$NO$_4$ (445.6)
imperialine-β-N-oxide
西贝素 -β 氮氧化物

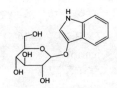

C$_{14}$H$_{17}$NO$_6$ (295.3)
indican
靛苷

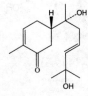

C$_{15}$H$_{24}$O$_3$ (252.4)
indicumenone
野菊花酮

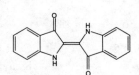

C$_{16}$H$_{10}$N$_2$O$_2$ (262.3)
indigo(indigotin)
靛蓝

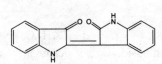

C$_{16}$H$_{10}$N$_2$O$_2$ (262.3)
indirubin
靛玉红

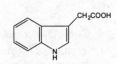

C$_{10}$H$_9$NO$_2$ (175.2)
indole acetic acid
吲哚乙酸

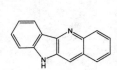

C$_9$H$_7$NO$_2$ (161.2)
1H-indole-3-carboxylic acid
1H- 吲哚 -3- 羧酸

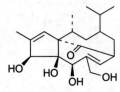

C$_{15}$H$_{10}$N$_2$ (218.3)
10H-indolo[3,2-b]quinoline
10H- 吲哚 [3,2-b] 喹啉

C$_{20}$H$_{28}$O$_5$ (348.4)
ingenol
巨大戟二萜醇

C$_{32}$H$_{44}$O$_7$ (540.7)
ingenol-3-(2,4-decadienoate)-20-
acetate
巨大戟萜醇 -3-(2,4- 癸二烯酸
酯)-20- 乙酸酯

C$_{33}$H$_{50}$O$_6$ (542.7)
ingenol-1-H-3,4,5,8,9,13,14-hepta-
dehydro-3-tetradecanoate
巨大戟萜醇 -1-H-3,4,5,8,9,13,14-
七去氢 -3- 十四酸酯

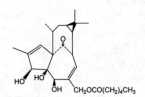

C$_{36}$H$_{58}$O$_6$ (586.8)
ingenol-20-hexadecanoate
巨大戟萜醇 -20- 棕榈酸酯

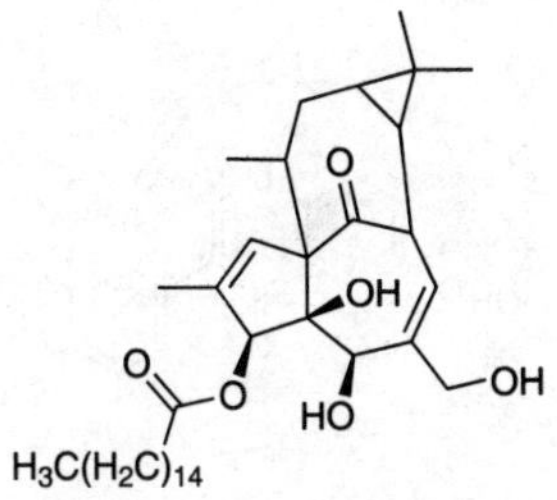

$C_{36}H_{58}O_6$　(586.8)
ingenol-3-hexadecanoate
巨大戟萜醇 -3- 棕榈酸酯

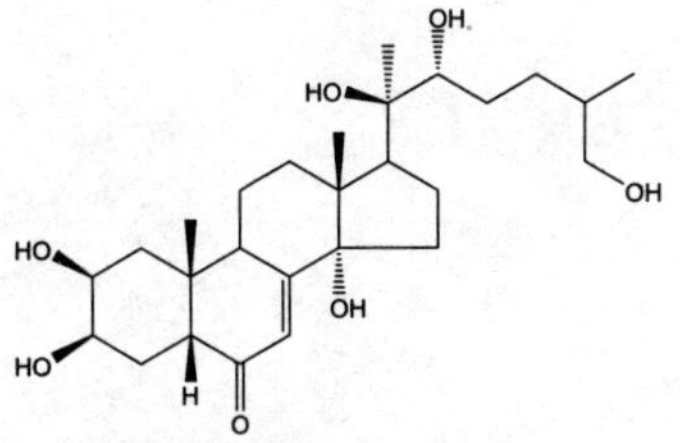

$C_{27}H_{44}O_7$　(480.6)
inokosterone
牛膝甾酮

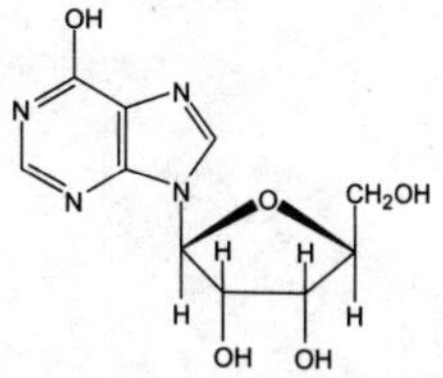

$C_{10}H_{12}N_4O_5$　(268.2)
inosine
肌苷

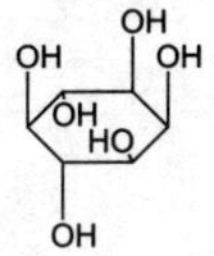

$C_6H_{12}O_6$　(180.2)
meso-inositol
内消旋肌醇，肌醇

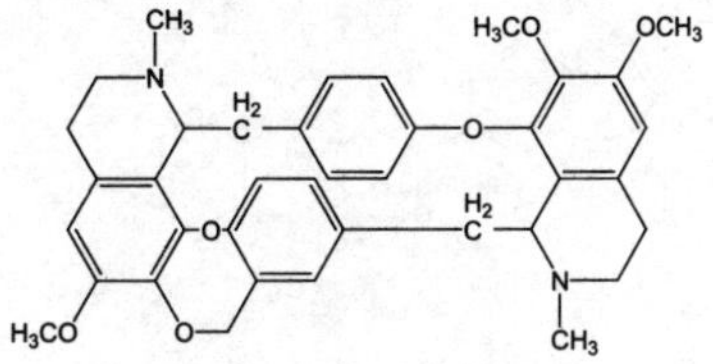

$C_{38}H_{40}N_2O_6$　(620.7)
insularine
岛藤碱

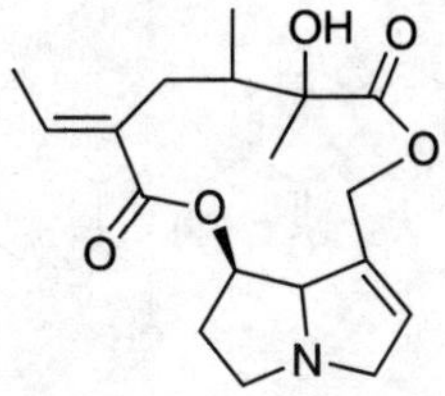

$C_{18}H_{25}NO_5$　(335.4)
integerrimine
全缘千里光碱

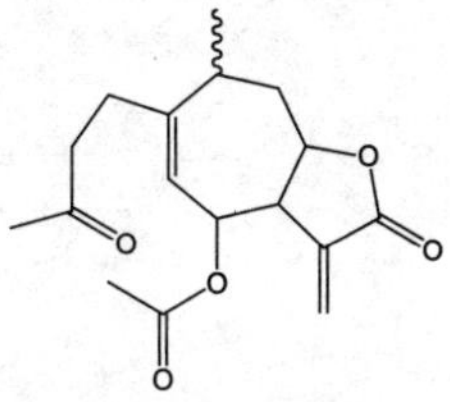

$C_{17}H_{22}O_5$　(306.4)
inuchinenolide
旋覆花内酯 A

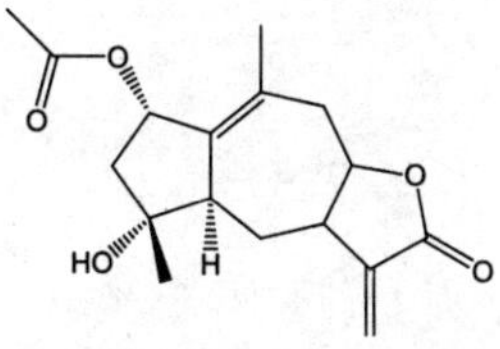

$C_{17}H_{22}O_5$　(306.4)
inuchinenolide
旋覆花内酯 B

$C_{19}H_{26}O_7$　(366.4)
inuchinenolide
旋覆花内酯 C

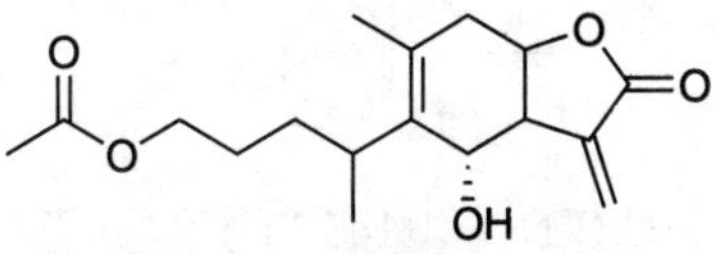

$C_{17}H_{24}O_5$　(308.4)
inulicin
旋覆花次内酯

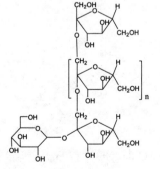

inulin
菊糖

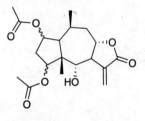

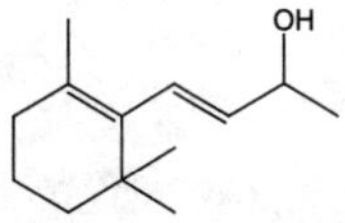

$C_{13}H_{22}O$　(194.3)
trans-β-ionol
反式 -β- 紫罗兰醇

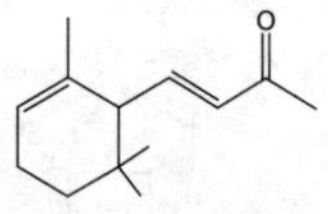

$C_{13}H_{20}O$　(192.3)
α-ionone
α- 紫罗兰酮

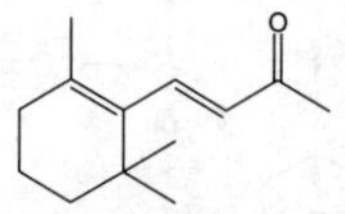

$C_{13}H_{20}O$　(192.3)
β-ionone
β- 紫罗兰酮

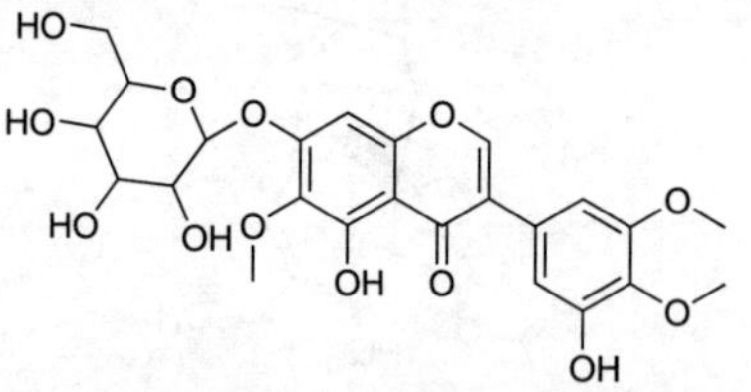

$C_{24}H_{26}O_{13}$　(522.5)
iridin
野鸢尾苷

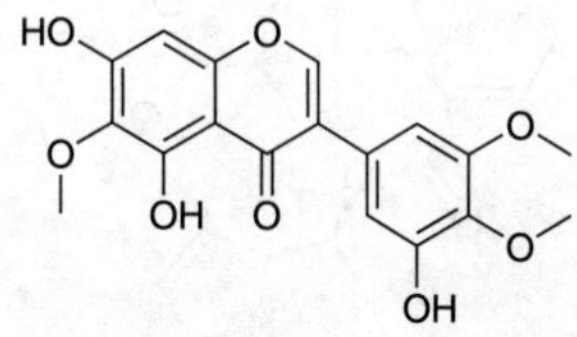

$C_{18}H_{16}O_8$　(360.3)
irigenin
野鸢尾黄素 (野鸢尾苷元)

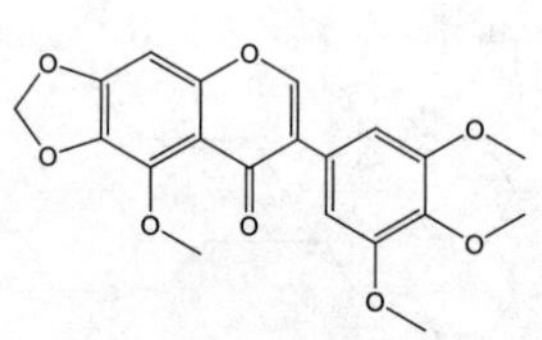

$C_{20}H_{18}O_8$　(386.4)
irisflorentin
洋鸢尾素

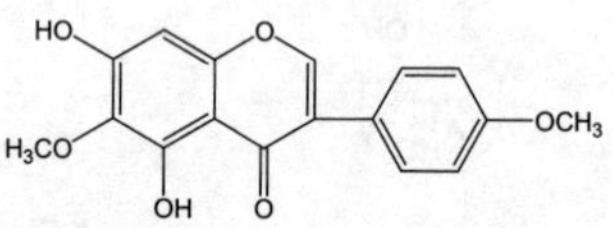

$C_{17}H_{14}O_6$　(314.3)
irisolidone
尼泊尔鸢尾素

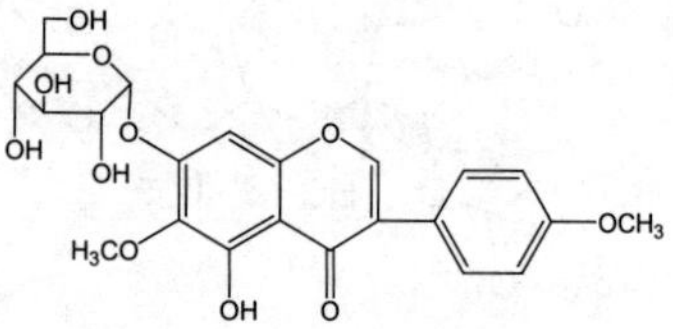

$C_{23}H_{24}O_{11}$　(476.4)
irisolidone-7-*O*-glucoside
尼泊尔鸢尾素 -7-*O*- 葡萄糖苷

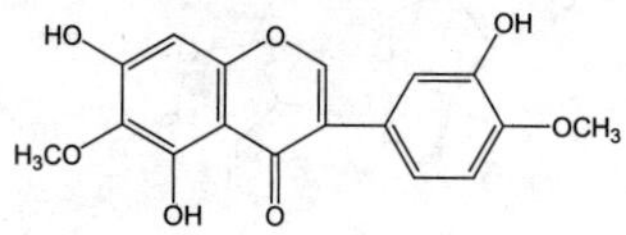

$C_{17}H_{14}O_7$　(330.3)
iristectorigenin A
鸢尾甲黄素 A

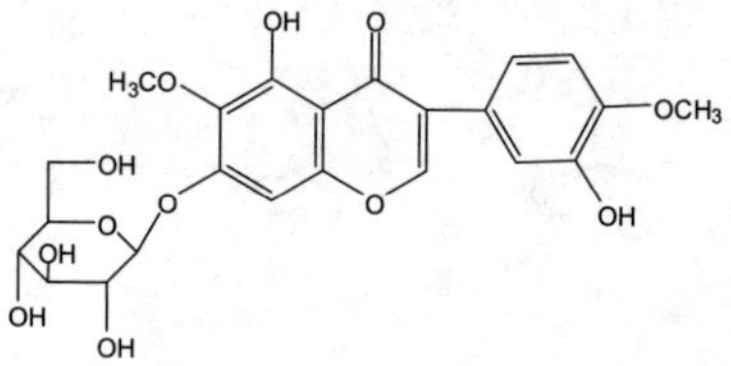

$C_{23}H_{24}O_{12}$　(492.4)
iristectorin A
鸢尾新苷 A

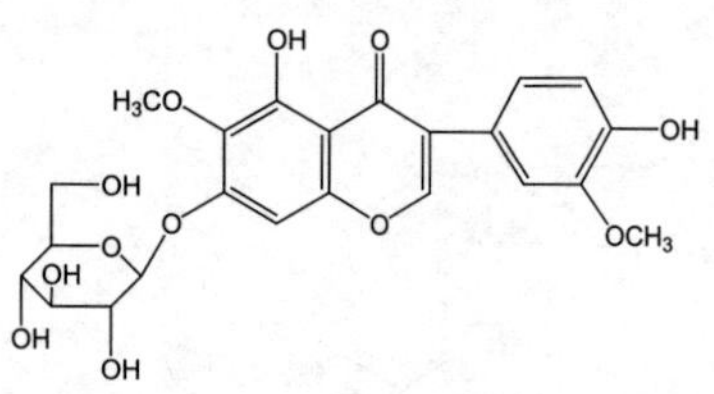

$C_{23}H_{24}O_{12}$　(492.4)
iristectorin B
鸢尾新苷 B

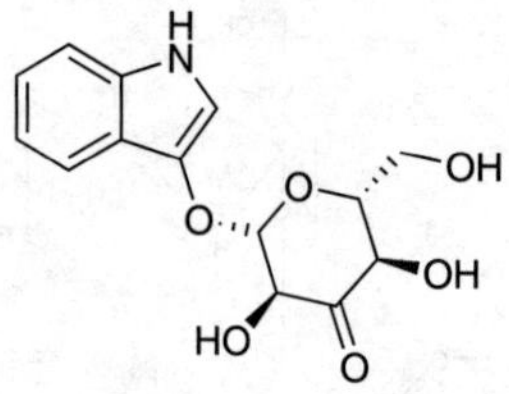

$C_{14}H_{15}NO_6$　(293.3)
isatan B
菘蓝苷 B

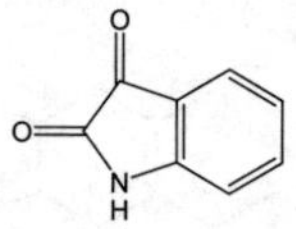

$C_8H_5NO_2$　(147.1)
isatin
靛红

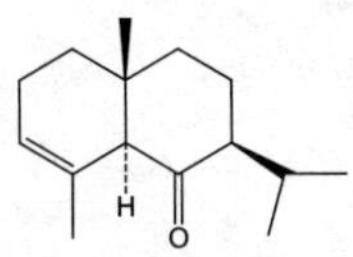

$C_{15}H_{24}O$ (220.4)
iso-acolamone
异菖蒲新酮

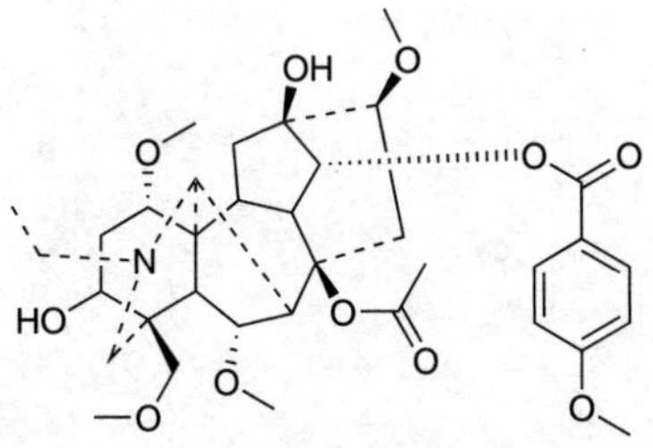

$C_{35}H_{49}NO_{11}$ (659.8)
iso-aconitine
异乌头碱
vilmorrianine B
紫草乌碱乙
yunaconitine
滇乌碱

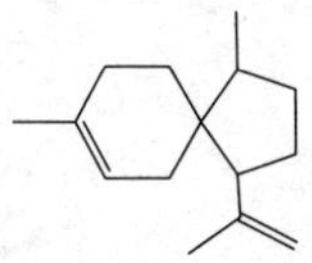

$C_{15}H_{24}$ (204.4)
iso-acoradinene
异菖蒲二烯

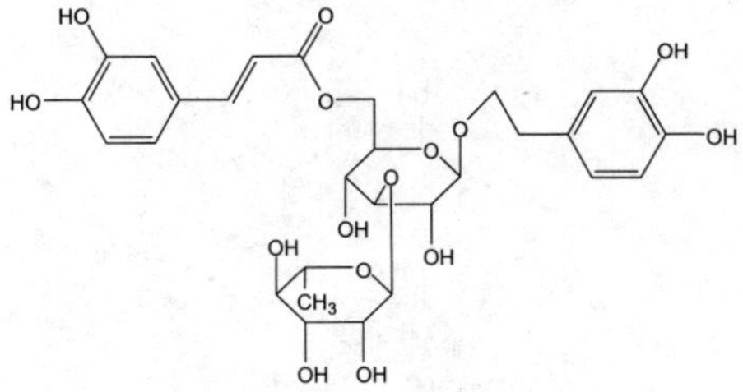

$C_{29}H_{36}O_{15}$ (624.6)
iso-acteoside
异洋丁香酚苷，异阿克替苷

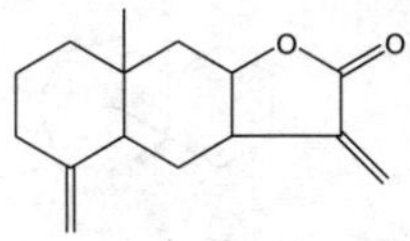

$C_{15}H_{20}O2$ (232.3)
iso-alantolactone
异土木香内酯

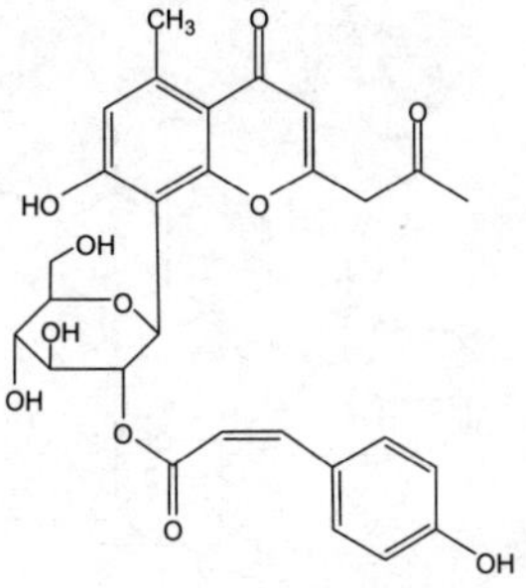

$C_{29}H_{32}O_{11}$ (556.6)
iso-aloeresin
异芦荟树脂

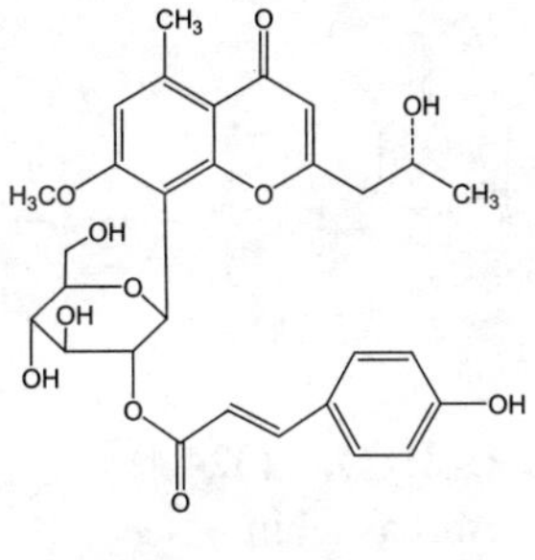

$C_{29}H_{32}O_{11}$ (556.6)
iso-aloeresin D
异芦荟色苷 D

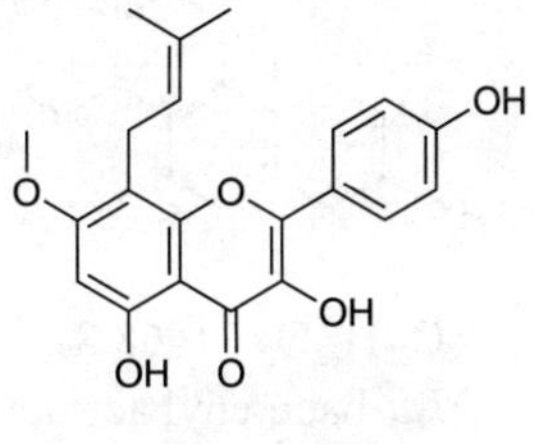

$C_{21}H_{20}O_6$ (368.4)
iso-anhydroicaritin
异脱水淫羊藿素

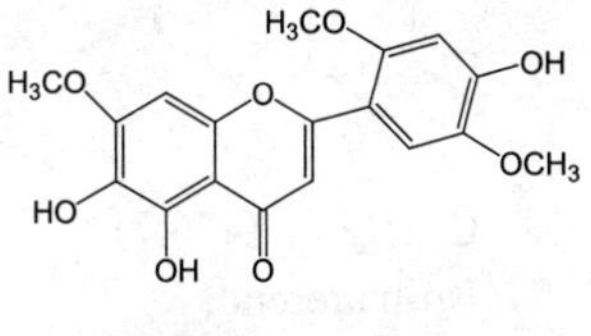

$C_{18}H_{16}O_8$ (360.3)
iso-arcapillin
异茵陈蒿黄酮

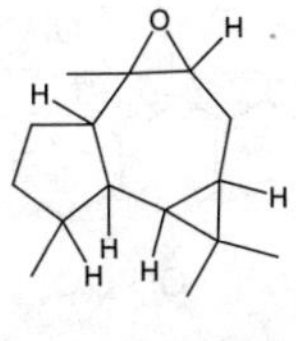

$C_{15}H_{24}O$ (220.4)
iso-aromadendrene epoxide
异香橙烯环氧化物

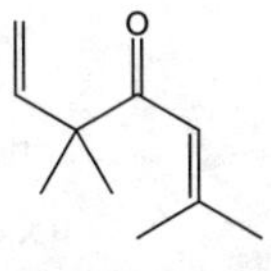

$C_{10}H_{16}O$ (152.2)
iso-artemisia ketone
异蒿属酮

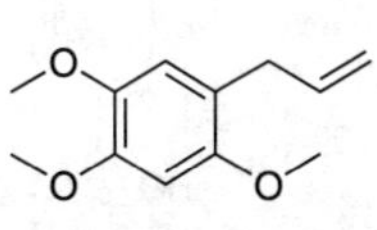

$C_{12}H_{16}O_3$ (208.3)
iso-asarone
异细辛脑

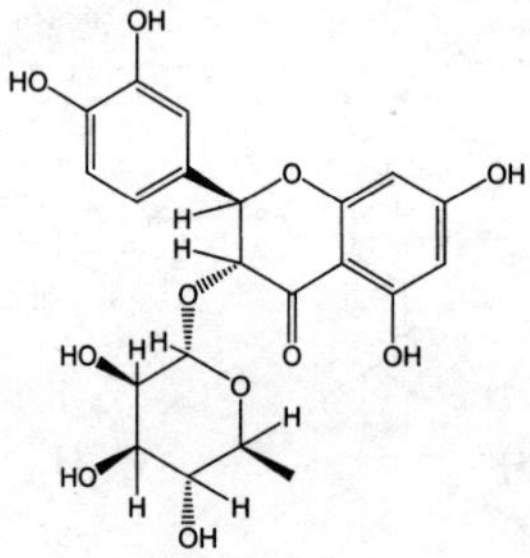

$C_{21}H_{22}O_{11}$ (450.4)
iso-astilbin
异落新妇苷

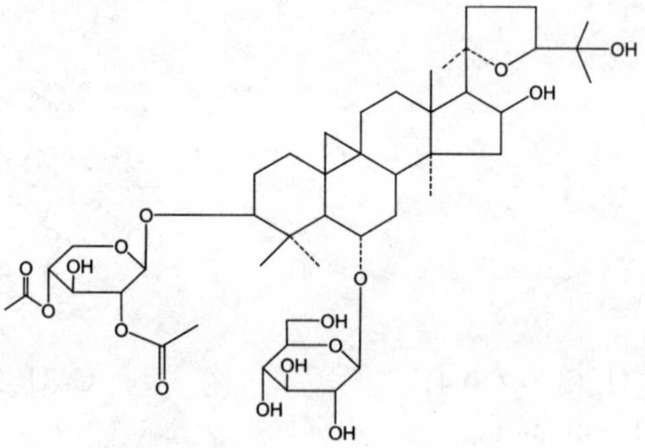

$C_{45}H_{72}O_{16}$ (869.0)
iso-astragaloside Ⅰ
异黄芪苷Ⅰ

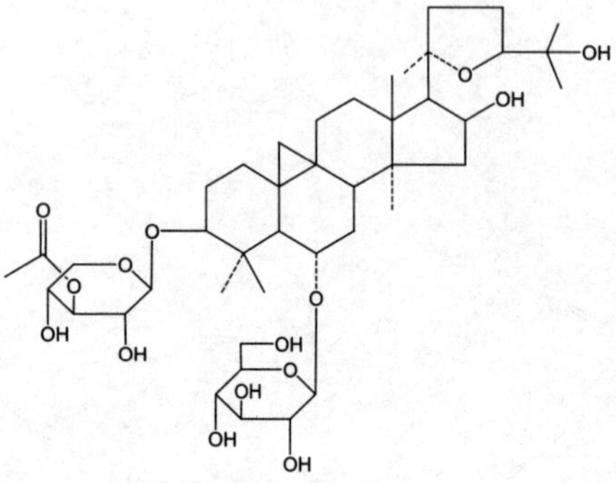

$C_{43}H_{70}O_{15}$ (827.0)
iso-astragaloside Ⅱ
异黄芪苷Ⅱ

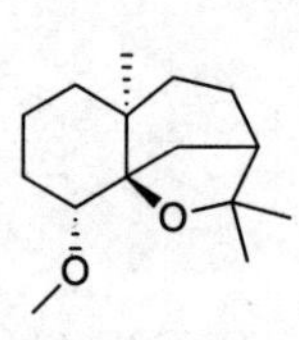

$C_{15}H_{26}O_2$ (238.4)
iso-baimuxinol
异白木香醇

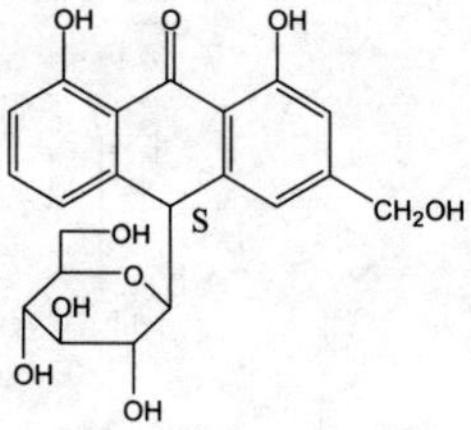

$C_{21}H_{22}O_9$ (418.4)
iso-barbaloin,aloinB
异芦荟大黄素苷

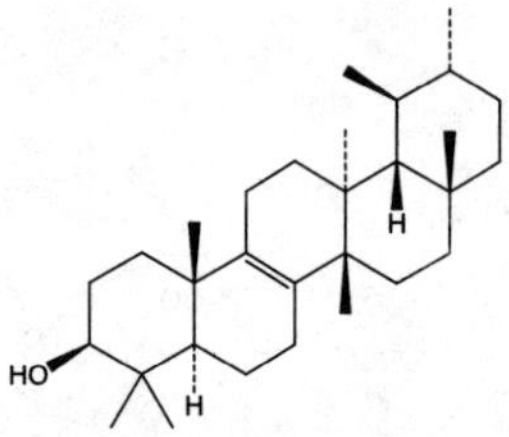

$C_{30}H_{50}O$ (426.7)
iso-bauerenol
异巴尔三萜醇

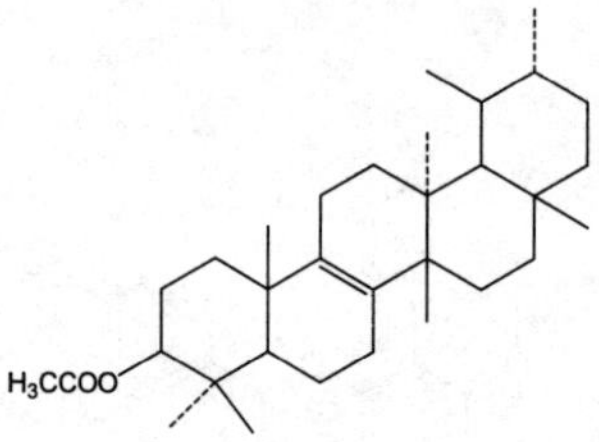

$C_{32}H_{52}O_2$ (468.8)
iso-bauerenyl acetate
异降香萜烯醇乙酸酯

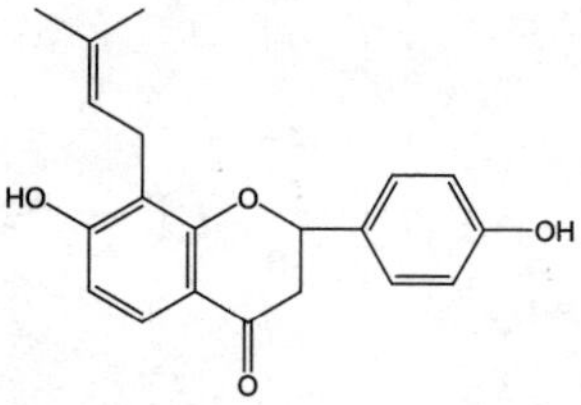

$C_{20}H_{20}O_4$ (324.4)
iso-bavachin
异补骨脂双氢黄酮

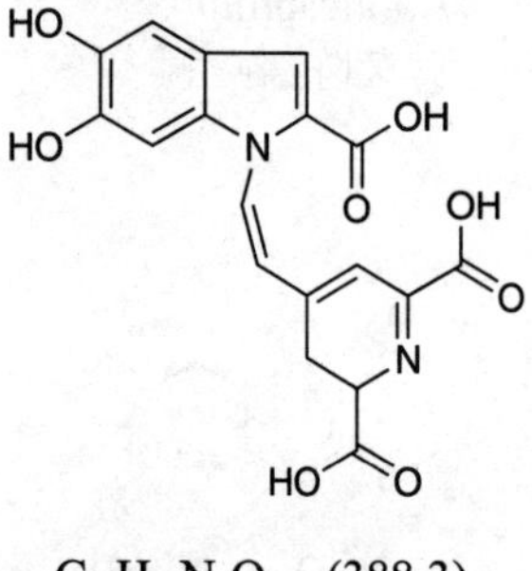

$C_{18}H_{16}N_2O_8$ (388.3)
iso-betanidin
异甜菜素

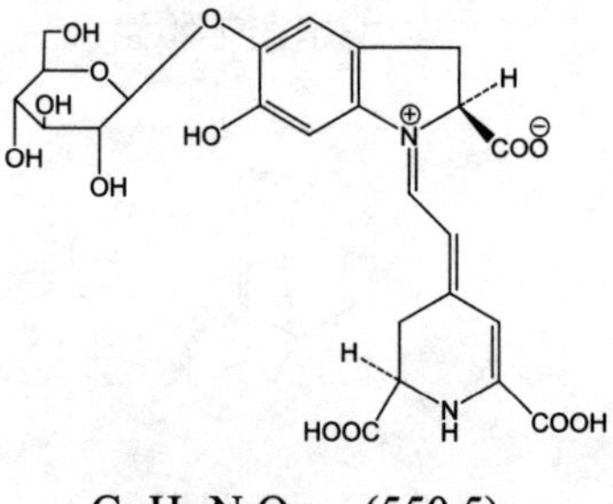

$C_{24}H_{26}N_2O_{13}$ (550.5)
iso-betanine
异甜菜素苷

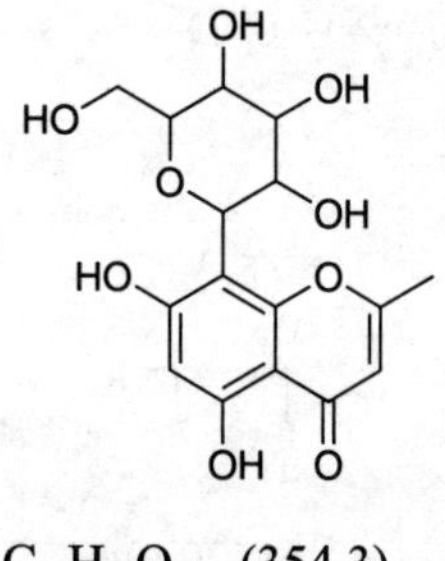

$C_{16}H_{18}O_9$ (354.3)
iso-biflorin
丁香苷Ⅱ

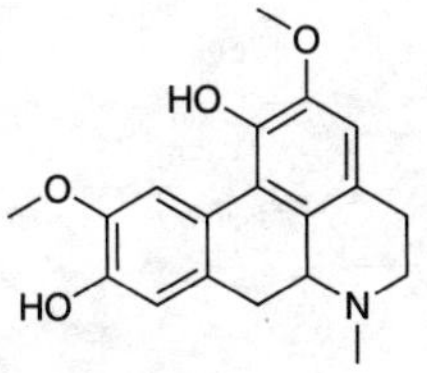

$C_{19}H_{21}NO_4$ (327.4)
iso-boldine
异波尔定碱

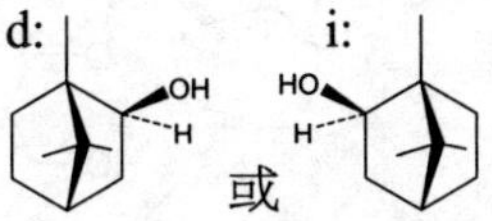

$C_{10}H_{18}O$ (154.3)
iso-borneol
异龙脑

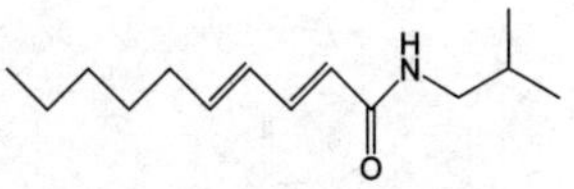

$C_{14}H_{25}NO$ (223.4)
N-iso-butyldeca-*trans*-2-*trans*-4-
dienamide
N- 异丁基癸二烯 - 反 -2- 反 4- 酰胺

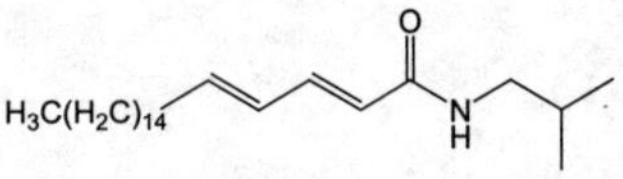

$C_{24}H_{45}NO$ (363.6)
N-iso-butyleicosa-2(*E*),4(*E*)-dienamide *N*- 异
丁基二十碳 -2,4- 二烯酰胺

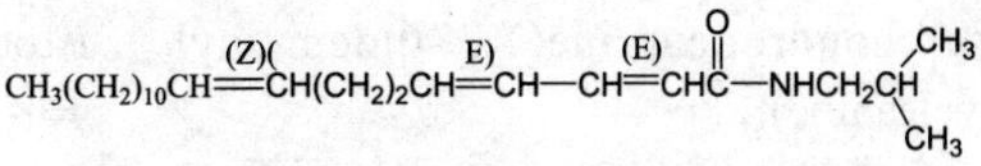

$C_{24}H_{43}NO$ (361.6)
N-iso-butyl-2*E*,4*E*,8*Z*-eicosatrienamide
N- 异丁基二十碳 -2*E*,4*E*,8*Z*- 三烯酰胺

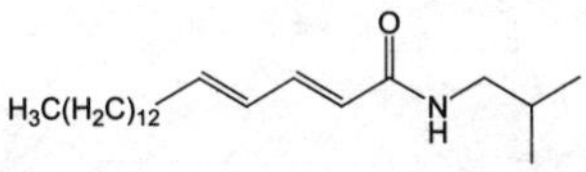

$C_{22}H_{41}NO$ (335.6)
N-iso-butyloctadeca-2(*E*),4(*E*)-
dienamide
N- 异丁基十八碳 -2,4- 二烯酰胺

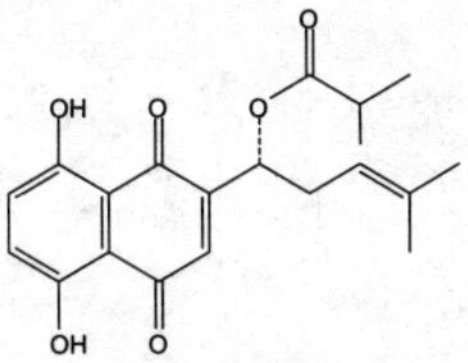

$C_{20}H_{22}O_6$ (358.4)
iso-butyryl shikonin
异丁酰紫草素

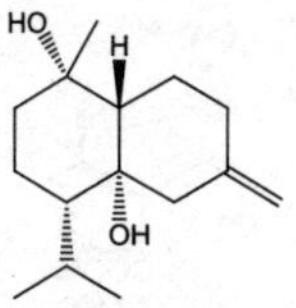

$C_{15}H_{26}O_2$ (238.4)
iso-calamendiol
异水菖蒲二醇，异菖
蒲烯二醇

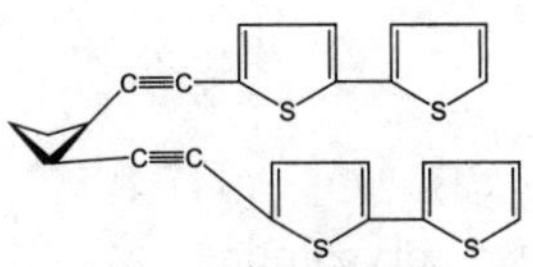

$C_{24}H_{16}S_4$ (432.6)
iso-cardopatine
异卡多帕亭

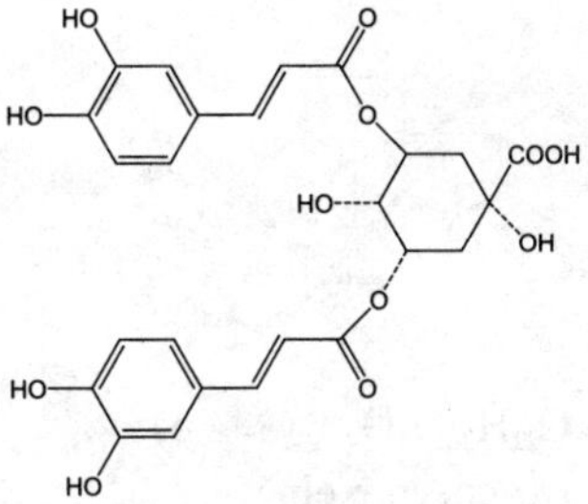

$C_{25}H_{24}O_{12}$ (516.5)
iso-chlorogenic acid a
异绿原酸 a

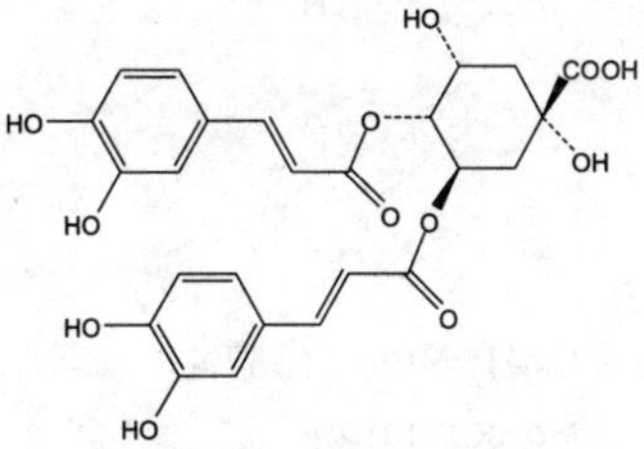

$C_{25}H_{24}O_{12}$ (516.5)
iso-chlorogenic acid b
异绿原酸 b

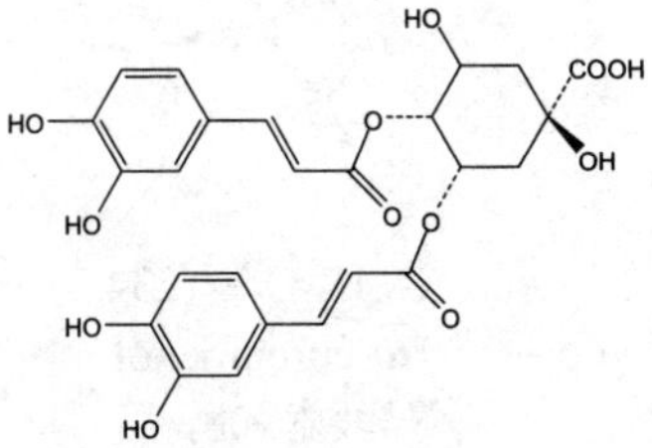

$C_{25}H_{24}O_{12}$ (516.5)
iso-chlorogenic acid c
异绿原酸 c
iso-chlorogenic acid
异绿原酸，异绿原酸 a、b、c 的混合物

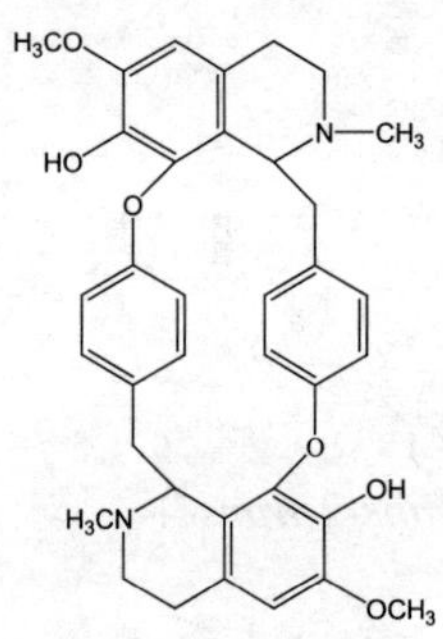

$C_{36}H_{38}N_2O_6$ (594.7)

iso-chondrodendrine(7,7′-didemethyl cycleanine)

右旋异谷树碱 (7,7′- 二去甲轮环藤宁碱)

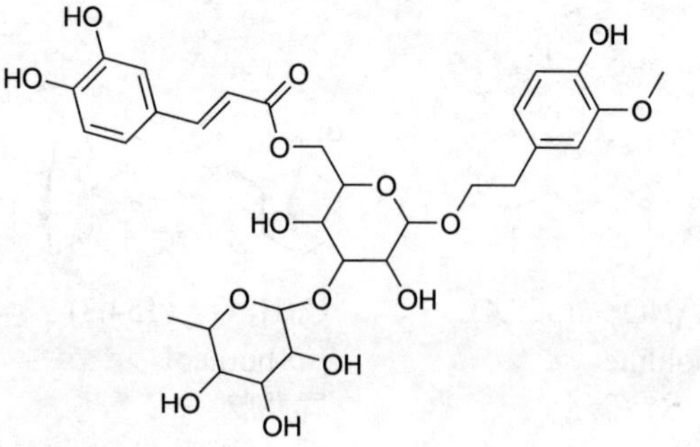

$C_{30}H_{38}O_{15}$ (638.6)

iso-cistanoside C

异肉苁蓉苷 C

2-(4-hydroxy-3-anisyl)-ethyl-1-*O*-L-rhanmnopyranosyl (1 → 3)-(6-*O*-coffeeoyl)-*β*-D-glucopyranoside

2-(4- 羟基 -3- 甲氧苯基)- 乙基 -1-*O*-L- 吡喃鼠李糖基 (1 → 3)-(6-*O*- 咖啡酰)-*β*-D- 吡喃葡萄糖苷

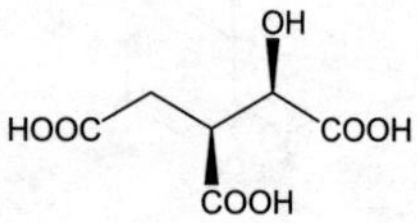

$C_6H_8O_7$ (192.1)

iso-citric acid

异柠檬酸

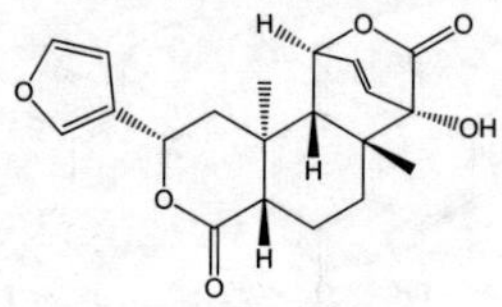

$C_{20}H_{22}O_6$ (358.4)

iso-columbin

异防己内酯

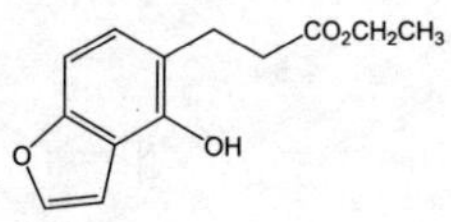

$C_{13}H_{14}O_4$ (234.3)

iso-corylifonol

异补骨脂苯并呋喃酚

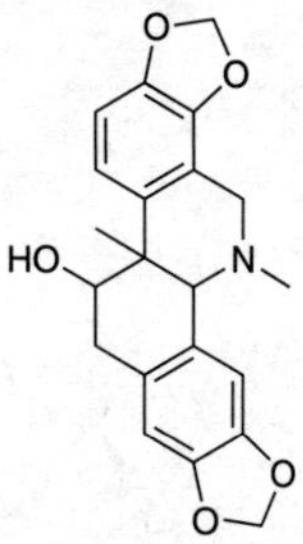

$C_{21}H_{21}NO_5$ (367.4)

iso-corynoline

右旋异紫堇醇灵碱

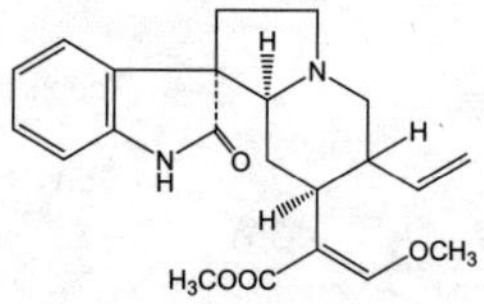

$C_{22}H_{26}N_2O_4$ (382.5)

iso-corynoxeine

异去氢钩藤碱

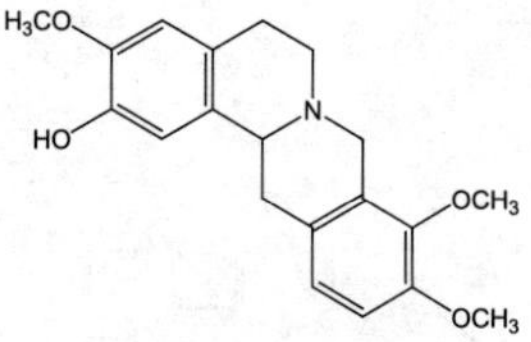

$C_{20}H_{23}NO_4$ (341.4)

iso-corypalmine

异紫堇杷明碱

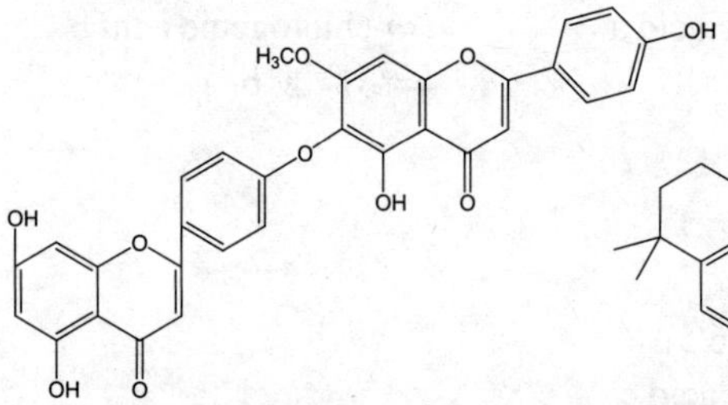

$C_{31}H_{20}O_{10}$ (552.5)

iso-cryptomerin

异柳杉双黄酮

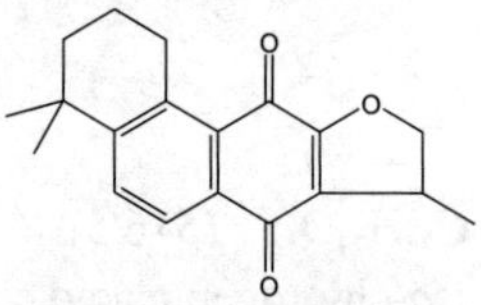

$C_{19}H_{20}O_3$ (296.4)

iso-cryptotanshinone

异隐丹参酮

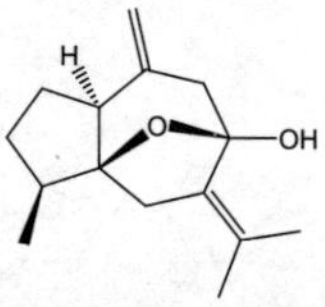

$C_{15}H_{22}O_2$ (234.3)

iso-curcumenol

异莪术烯醇

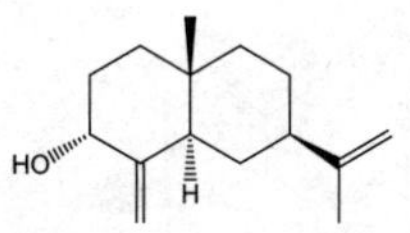

$C_{15}H_{24}O$　(220.4)
iso-cyperol
异香附醇

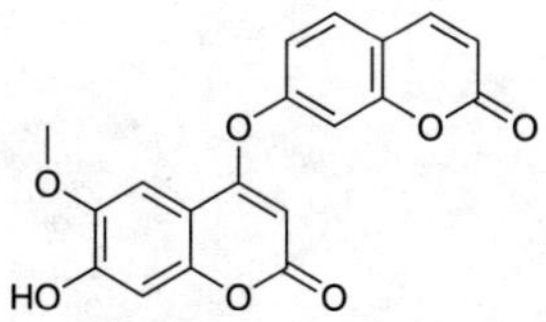

$C_{19}H_{12}O_7$　(352.3)
iso-daphnoretin
异西瑞香素

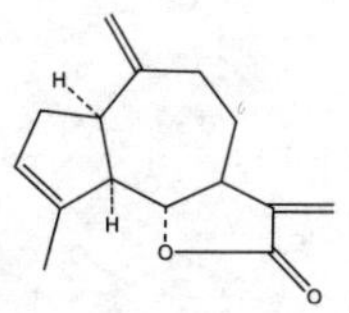

$C_{15}H_{18}O_2$　(230.3)
iso-dehydrocostuslactone
异去氢木香内酯

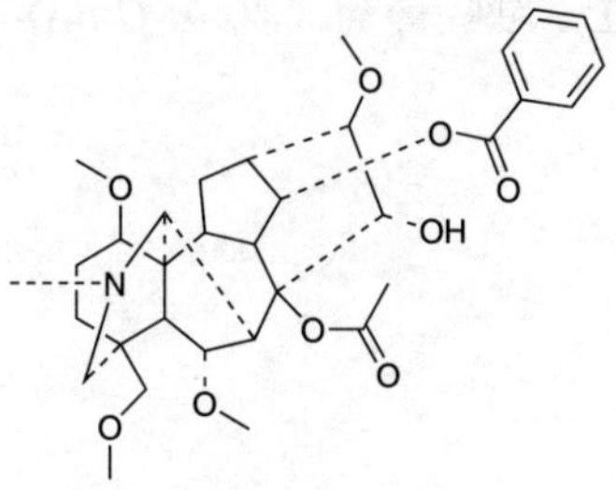

$C_{33}H_{45}NO_9$　(599.7)
iso-delphinine
异飞燕草碱

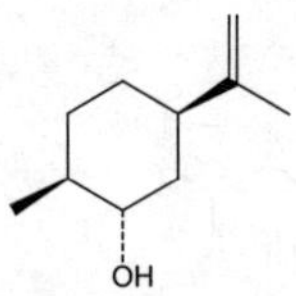

$C_{10}H_{18}O$　(154.3)
iso-dihydrocarveol
异二氢香芹醇

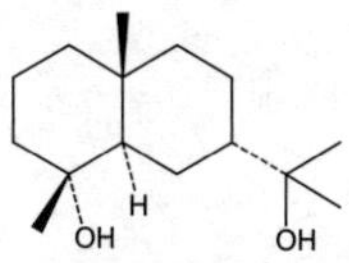

$C_{15}H_{28}O_2$　(240.4)
iso-donsesquitin A

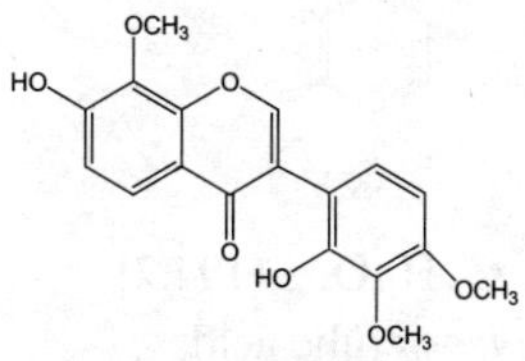

$C_{18}H_{20}O_6$　(332.4)
iso-duartin
异剑叶莎属异黄烷

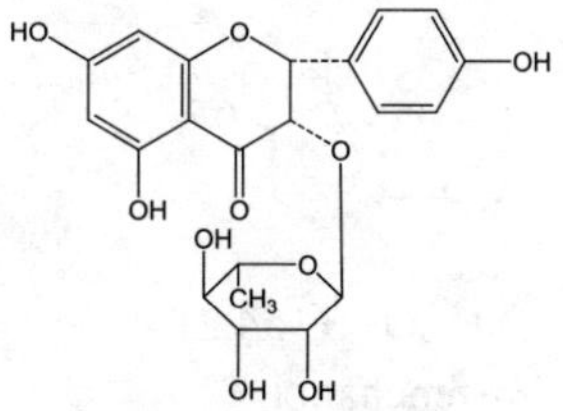

$C_{21}H_{22}O_{10}$　(434.4)
iso-engelitin
异黄杞苷

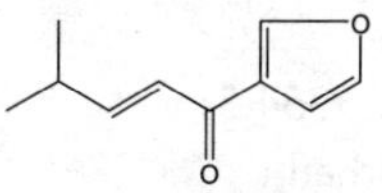

$C_{10}H_{12}O_2$　(164.2)
iso-egomaketone
异白苏烯酮

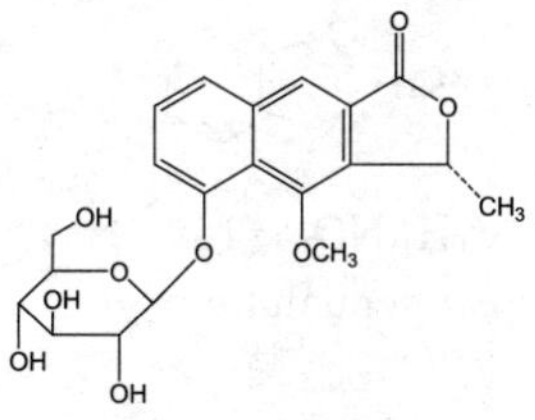

$C_{20}H_{22}O_9$　(406.4)
iso-eleutherol glucoside
异艾榴脑葡萄糖苷

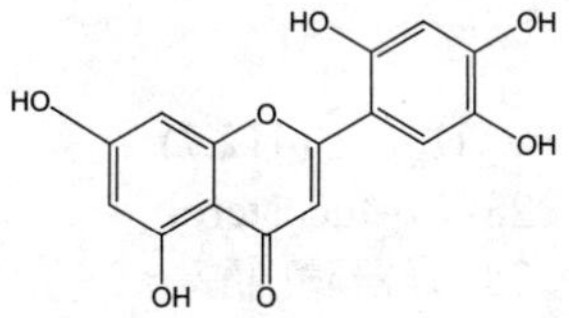

$C_{15}H_{10}O_7$　(302.2)
isoetin

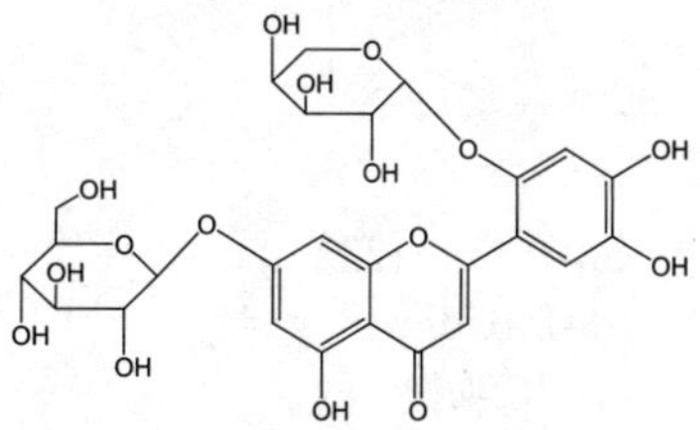

$C_{26}H_{28}O_{16}$　(596.5)
isoetin-7-*O*-β-D-glucopyranosyl-
2′-*O*-α-L- arabinopyranoside
isoetin-7-*O*-β-D- 吡喃葡萄糖基 -
2′-*O*-α-L- 阿拉伯糖苷

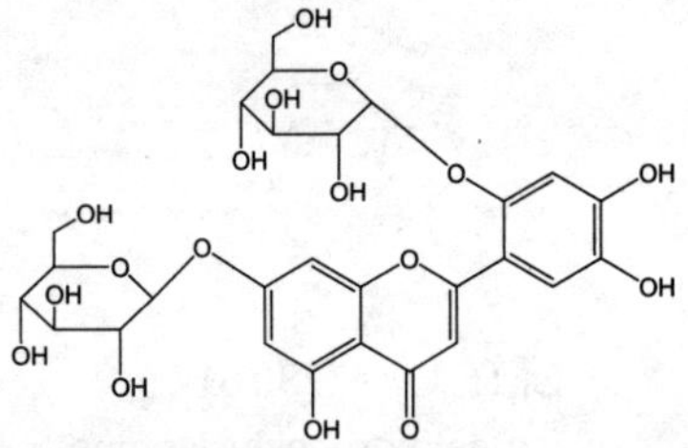

$C_{27}H_{30}O_{17}$ (626.5)

isoetin-7-*O*-*β*-D-glucopyranosyl-2'-*O*-*α*-D-glucopyranoside

isoetin-7-*O*-*β*-D- 吡喃葡萄糖基 -2'-*O*-*α*-D-吡喃葡萄糖苷

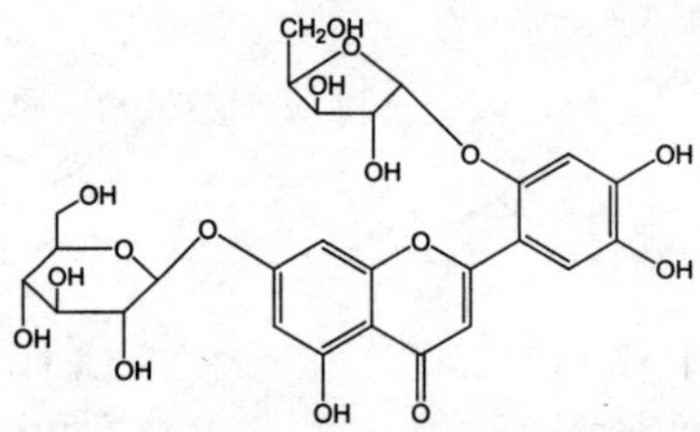

$C_{26}H_{28}O_{16}$ (596.5)

isoetin-7-*O*-*β*-D -glucopyranosyl-2'-*O*-*β*-D-xyloypyranoside

isoetin-7-*O*-*β*-D - 吡喃葡萄糖基 -2'-*O*-*β*-D-木糖苷

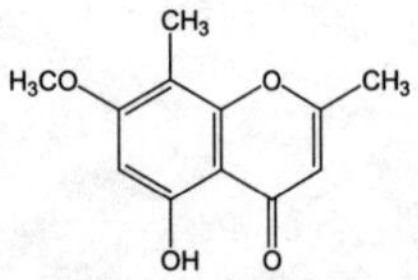

$C_{12}H_{12}O_4$ (220.2)

iso-eugenitin

异甲基丁香色原酮

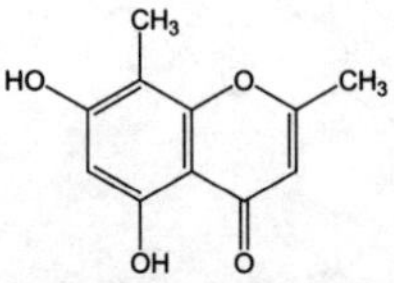

$C_{11}H_{10}O_4$ (206.2)

iso-eugenitol

去甲基异甲基丁香色原酮

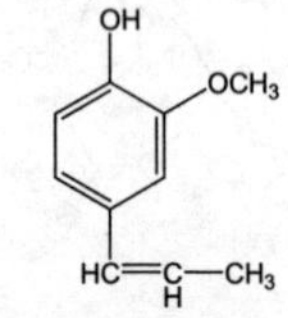

$C_{10}H_{12}O_2$ (164.2)

iso-eugenol

异丁香油酚

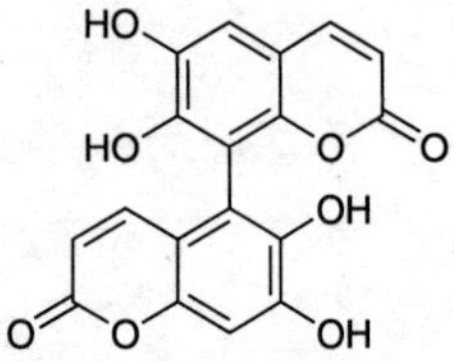

$C_{18}H_{10}O_8$ (354.3)

iso-euphorbetin

异千金子素，异双七叶内酯

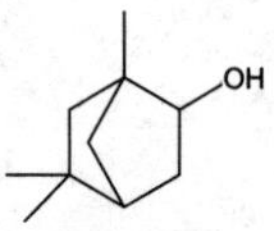

$C_{10}H_{18}O$ (154.2)

iso-fenchanol

异小茴香醇

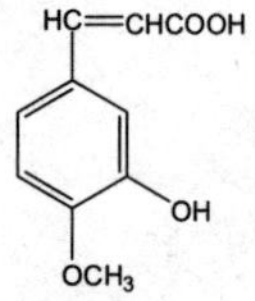

$C_{10}H_{10}O_4$ (194.2)

iso-ferulic acid

异阿魏酸

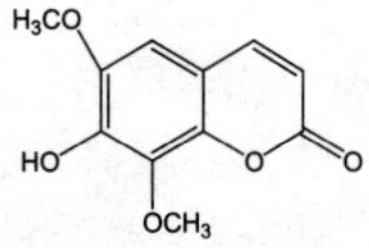

$C_{11}H_{10}O_5$ (222.2)

iso-fraxidin

异嗪皮啶

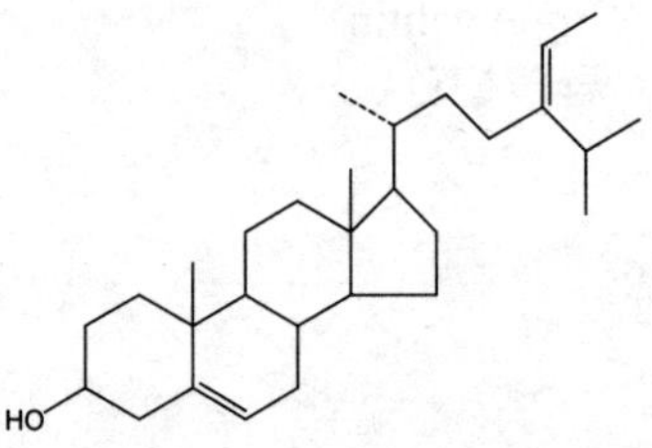

$C_{29}H_{48}O$ (412.7)

28- *iso*-fucosterol

28- 异岩藻甾醇

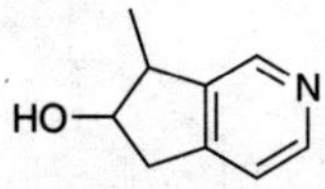

$C_9H_{11}NO$ (149.2)

iso-gentialutine

异欧龙胆碱

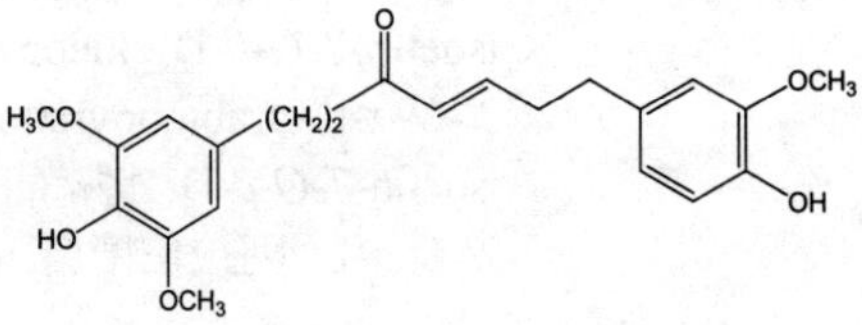

$C_{22}H_{26}O_6$ (386.4)

iso-gingerenone B

异姜烯酮 B

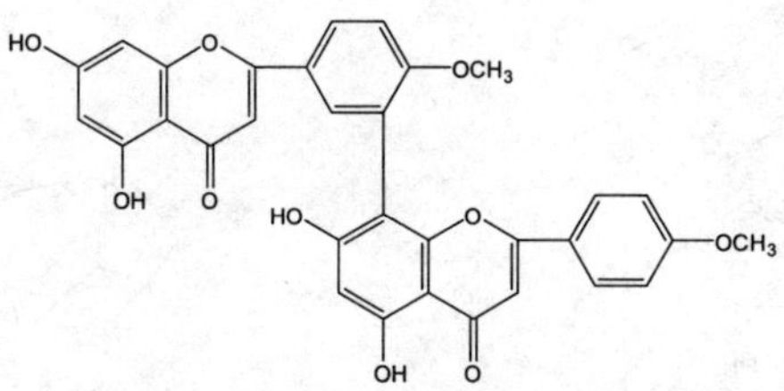

$C_{32}H_{22}O_{10}$ (566.5)
iso-ginkegetin
异白果双黄酮

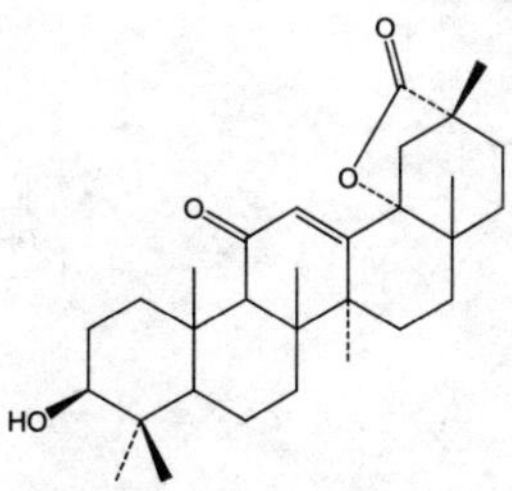

$C_{30}H_{44}O_4$ (468.7)
iso-glabrolide
异光果甘草内酯

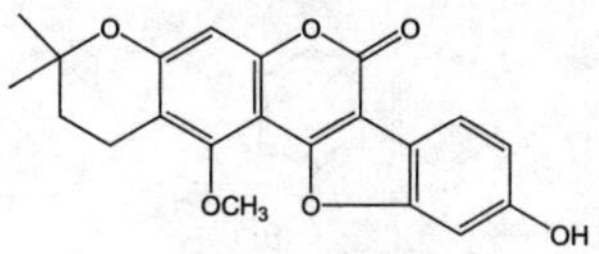

$C_{21}H_{18}O_6$ (366.4)
iso-glycyrol
异甘草酚

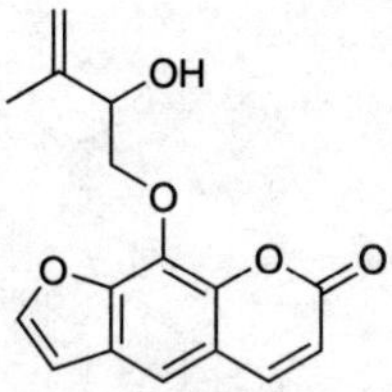

$C_{16}H_{14}O_5$ (286.3)
iso-gosferol
异栓翅芹醇

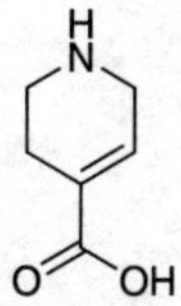

$C_6H_9NO_2$ (127.1)
iso-guvacine
异去甲基槟榔次碱

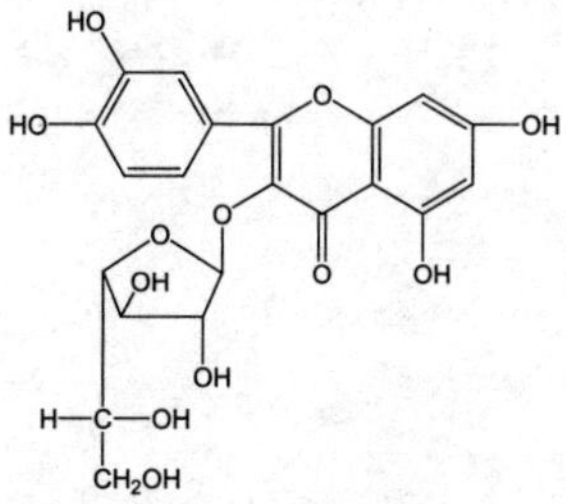

$C_{21}H_{20}O_{12}$ (464.4)
iso-hyperoside
异金丝桃苷

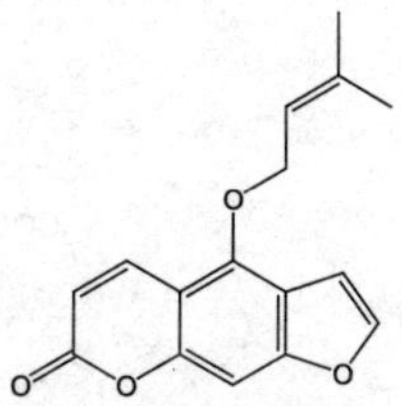

$C_{16}H_{14}O_4$ (270.3)
iso-imperatorin
异欧前胡内酯, 异欧前胡素

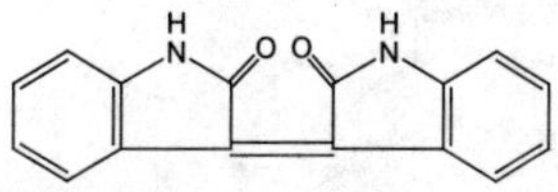

$C_{16}H_{10}N_2O_2$ (262.3)
iso-indigo
异靛蓝

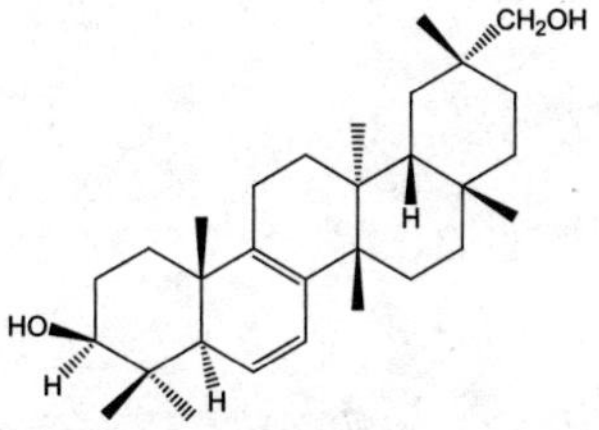

$C_{30}H_{48}O_2$ (440.7)
iso-karounidiol
异栝楼仁二醇

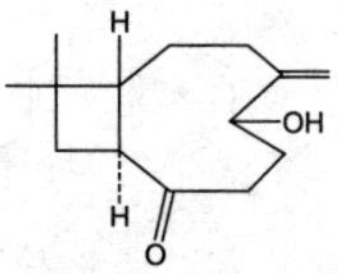

$C_{14}H_{22}O_2$ (222.3)
iso-kobusone
异考布松

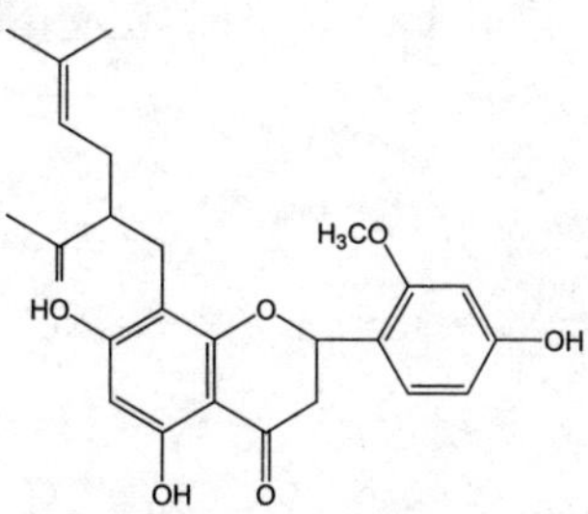

$C_{26}H_{30}O_6$ (438.5)
iso-kurarinone
异苦参酮

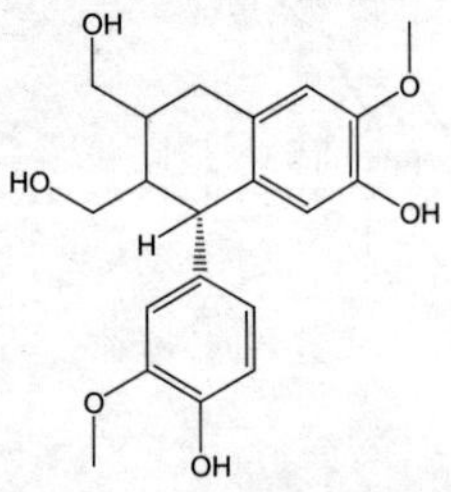

$C_{20}H_{24}O_6$ (360.4)
(+)-*iso*-lariciresinol
(+)-异落叶松树脂醇

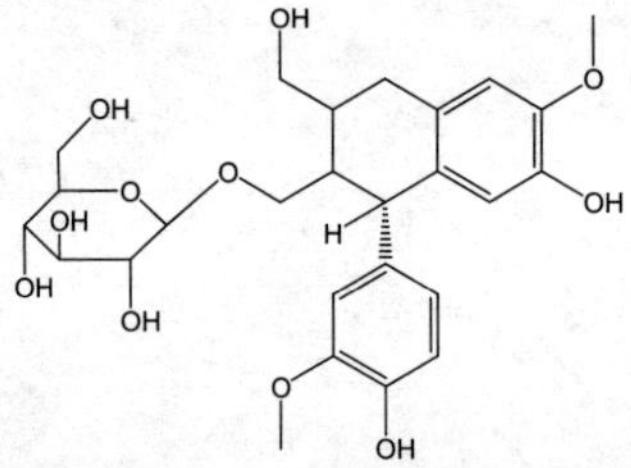

$C_{26}H_{34}O_{11}$ (522.5)
iso-lariciresinol-9-*O*-β-D-glucopyranoside
异落叶松树脂醇-9-*O*-β-D-吡喃葡萄糖苷

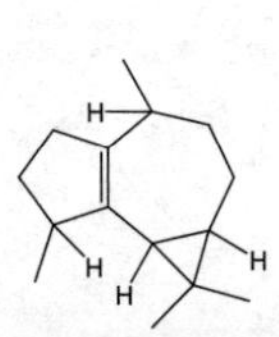

$C_{15}H_{24}$ (204.4)
iso-ledene
异喇叭烯

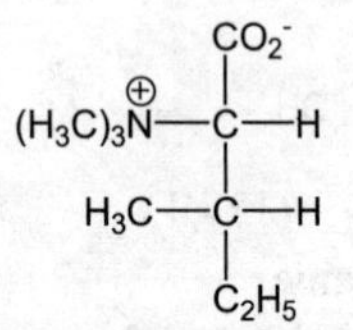

$C_9H_{19}NO_2$ (173.3)
L(d)-*iso*-leucine betaine
L-右旋异亮氨酸三甲铵乙内酯

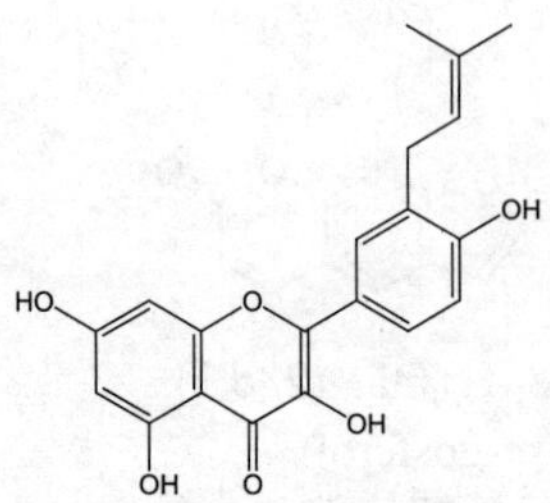

$C_{20}H_{18}O_6$ (354.4)
iso-licoflavonol
异甘草黄酮醇

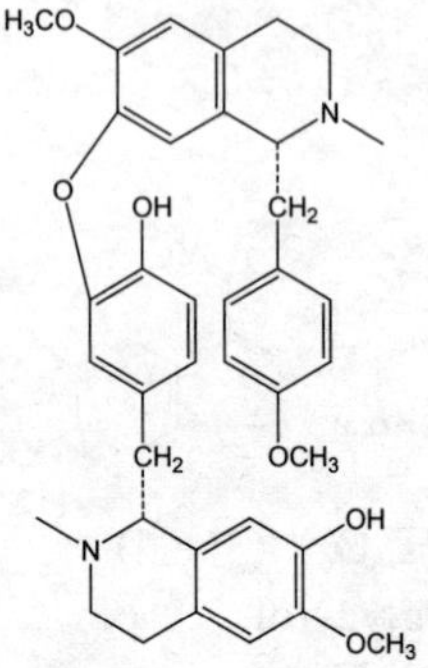

$C_{37}H_{42}N_2O_6$ (610.7)
iso-liensinine
异莲心碱

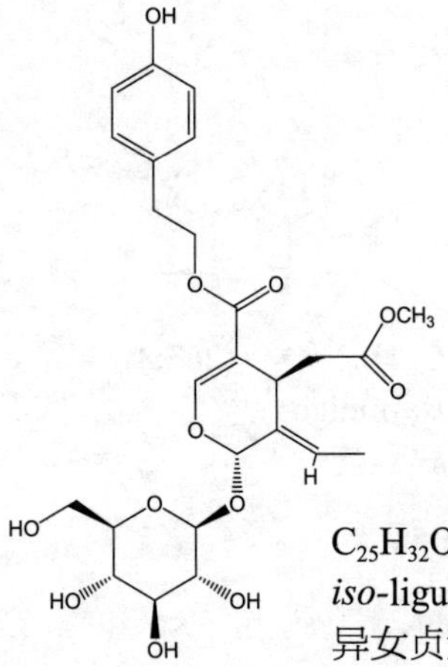

$C_{25}H_{32}O_{12}$ (524.5)
iso-ligustroside
异女贞素苷

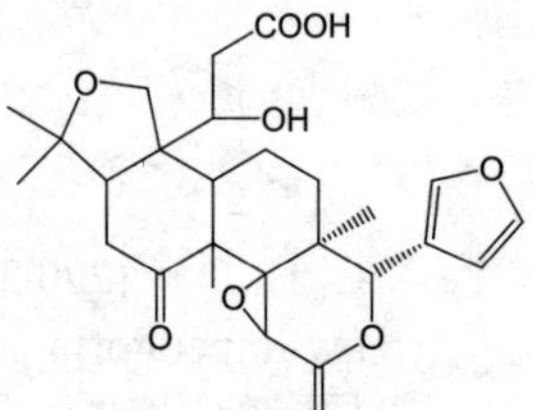

$C_{26}H_{32}O_9$ (488.5)
iso-limonic acid
异柠檬尼酸

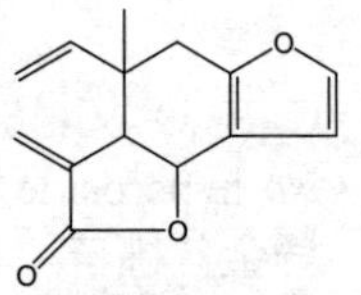

$C_{15}H_{16}O_3$ (244.3)
iso-linderalactone
异乌药内酯

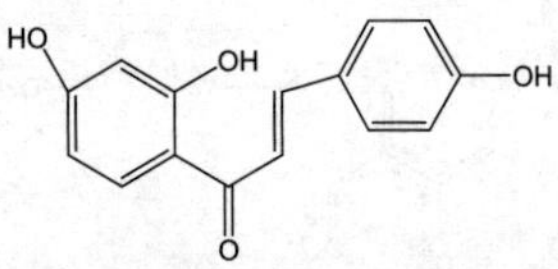

$C_{15}H_{12}O_4$ (256.3)
iso-liquiritigenin
异甘草素

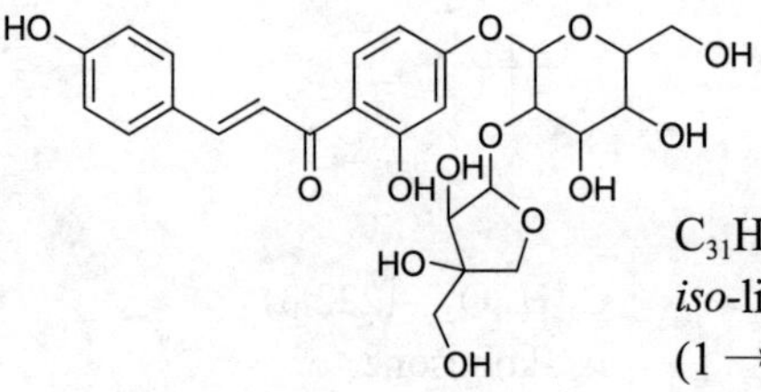

$C_{31}H_{16}O_{18}$ (676.4)
iso-liquiritigenin-4′-apio-furanosyl
(1 → 2)glucopyranoside
异甘草苷元-4′-芹糖葡萄糖苷

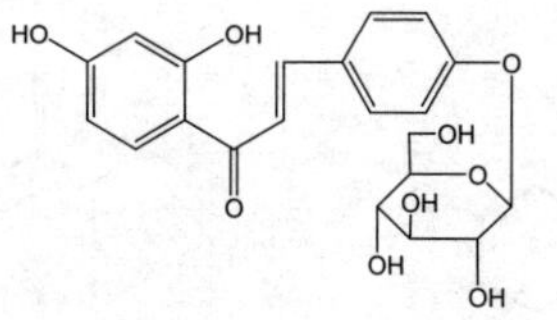

C_{21}H_{22}O_9 (418.4)
iso-liquiritin
异甘草苷

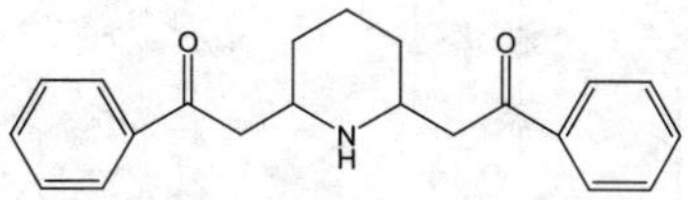

C_{21}H_{23}NO_2 (321.4)
iso-lobelanine
异氢化半边莲碱，异山梗菜酮碱，去甲山梗菜酮碱

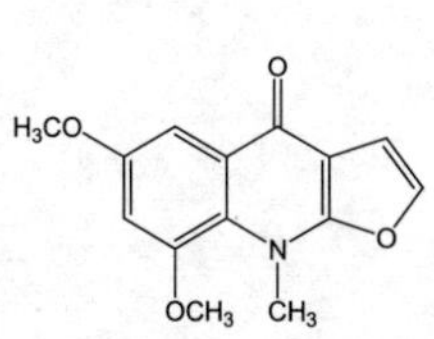

C_{14}H_{13}NO_4 (259.3)
iso-maculosidine
异斑点沸林草碱

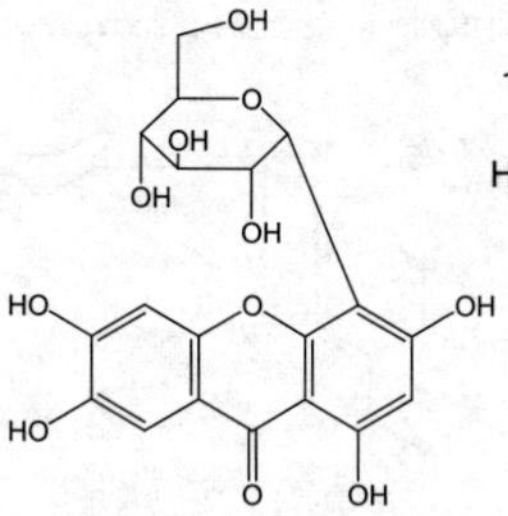

C_{19}H_{18}O_{11} (422.3)
iso-mangiferin
异芒果苷

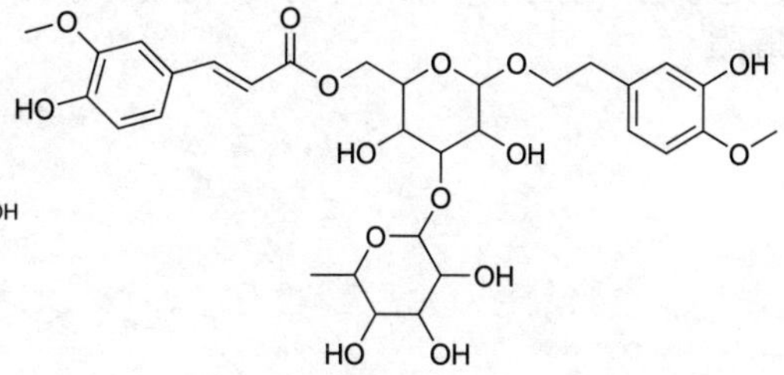

C_{31}H_{40}O_{15} (652.6)
iso-martynoside
异角胡麻苷

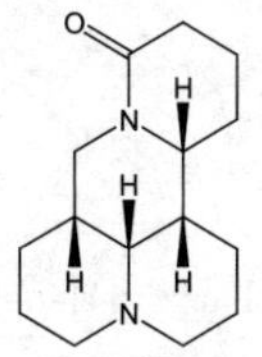

C_{15}H_{24}N_2O (248.4)
（+）-*iso*-matrine
右旋异苦参碱

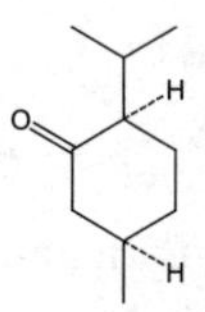

C_{10}H_{18}O (154.3)
iso-menthone
异薄荷酮

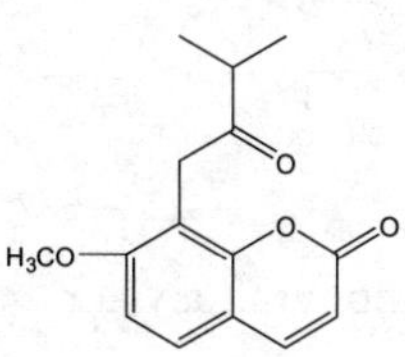

C_{15}H_{16}O_4 (260.3)
iso-meranzin
异橙皮内酯

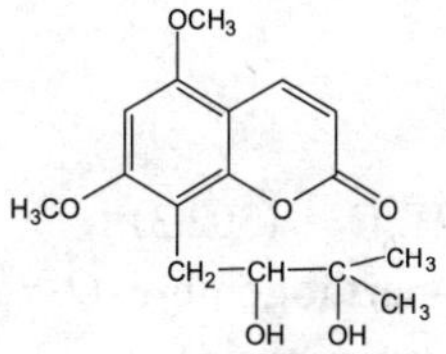

C_{16}H_{20}O_6 (308.3)
iso-mexoticin
九里香甲素

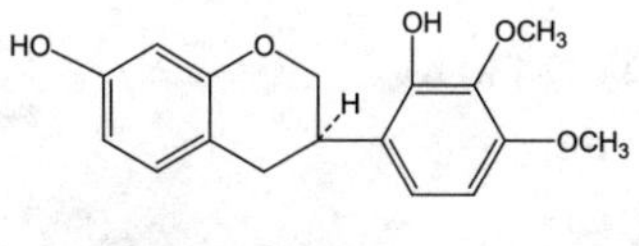

C_{17}H_{18}O_5 (302.3)
iso-mucronulatol
异微凸剑叶莎醇

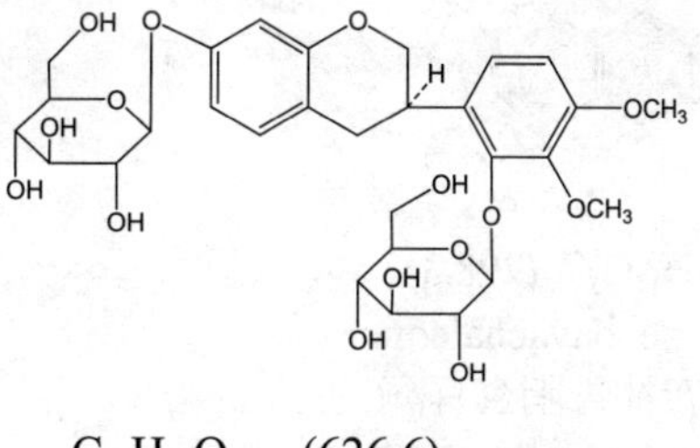

C_{29}H_{38}O_{15} (626.6)
iso-mucronulatol-7,2′-di-*O*-glucoside
异微凸剑叶莎醇 -7,2′- 二 -*O*- 葡萄糖苷

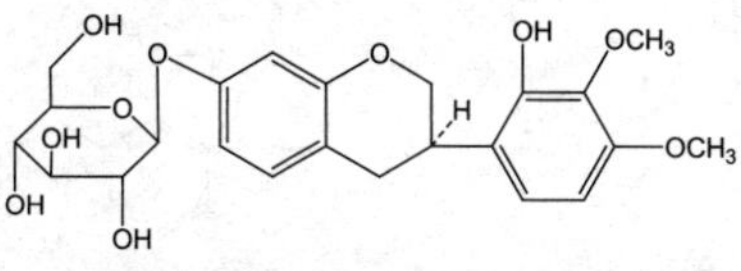

C_{23}H_{28}O_{10} (464.5)
iso-mucronulatol-7-*O*-glucopyranoside
异微凸剑叶莎醇 -7-*O*- 葡萄糖苷

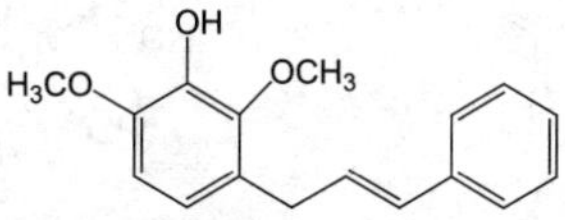

C_{17}H_{18}O_3 (270.3)
iso-mucronustyrene
异微凸剑叶莎苏合香烯

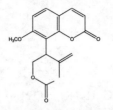

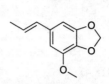

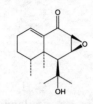

C$_{32}$H$_{52}$O$_2$ (468.8)
iso-multiflorenyl acetate
乙酸异多花独尾草烯
醇酯

C$_{17}$H$_{18}$O$_5$ (302.3)
iso-murralonginol nicotinate
异长叶九里香醇烟酸酯

C$_{11}$H$_{12}$O$_3$ (192.2)
iso-myristicin
异肉豆蔻醚

C$_{15}$H$_{22}$O$_3$ (250.3)
iso-nardosinone
异甘松新酮

C$_{17}$H$_{18}$O$_5$ (302.3)
iso-narthogenin-3-*O*-α-L-rhamnopyranosyl-(1 → 2)-*O*-[α-L-rhamnopyranosyl-(1 → 4)]-*β*-D-
glucopyranoside
异娜草皂苷元 -3-*O*-α-L- 吡喃鼠李糖 -(1 → 2)-*O*-[α-L- 吡喃鼠李糖 -(1 → 4)]-*β*-D- 吡喃葡萄糖苷

C$_{17}$H$_{14}$O$_5$ (298.3)
iso-neobavachalcone
异新补骨脂查耳酮

C$_{22}$H$_{22}$O$_9$ (430.4)
iso-ononin
异芒柄花苷

C$_{21}$H$_{20}$O$_{11}$ (448.4)
iso-orientin
异荭草素

C$_{27}$H$_{30}$O$_{16}$ (610.5)
iso-orientin-7-glucoside
异荭草素 -7- 葡萄糖苷

C$_{16}$H$_{14}$O$_5$ (286.3)
iso-oxypeucedanin
异氧化前胡素

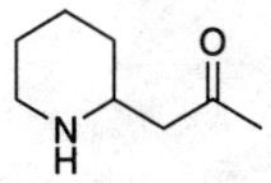

C$_8$H$_{15}$NO (141.2)
iso-pelletierine
异石榴皮碱

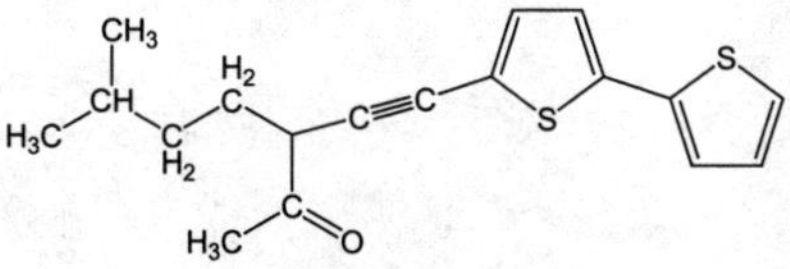

C$_{18}$H$_{18}$S$_2$O (314.5)
5-(4-*O*-*iso*-pentanoylbutyn-
1-yl)-2,2′-bithiophene
5-(4-*O*-异戊酰-1-丁炔基)-
2,2′-联噻吩

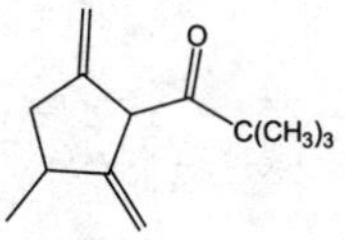

C$_{13}$H$_{20}$O (192.3)
2-*iso*-pentanoyl-4-methylcyclopenta-
1,3-dione
2-异戊酰基-4-甲基-1,3-环戊二酮

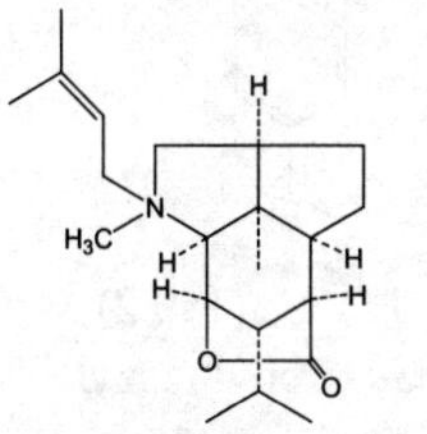

C$_{21}$H$_{34}$NO$_2$ (332.5)
N-iso-pentenyl dendrobinium
N-异戊烯基石斛季铵碱

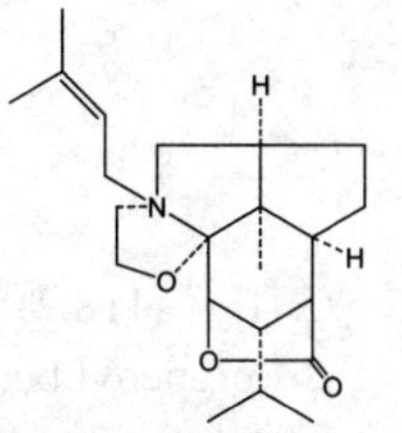

C$_{22}$H$_{34}$NO$_3$ (360.5)
N-iso-pentenyl dendroxinium
N-异戊烯基石斛醚季铵碱

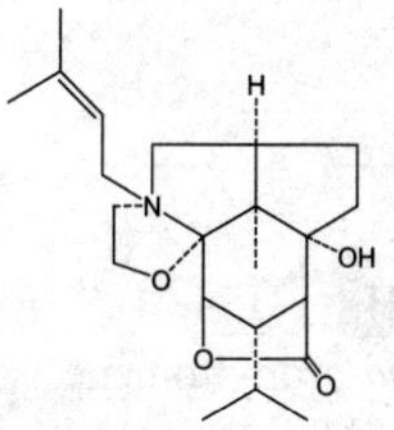

C$_{22}$H$_{34}$NO$_4$ (376.5)
N-iso-pentenyl-6-hydroxydendroxinium
N-异戊烯基-6-羟基石斛醚季铵

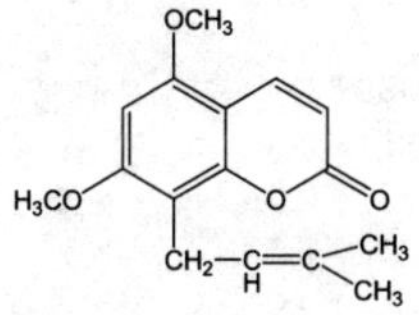

C$_{16}$H$_{18}$O$_4$ (274.3)
8-*iso*-pentenyllimettin
8-异戊烯基柠檬油素

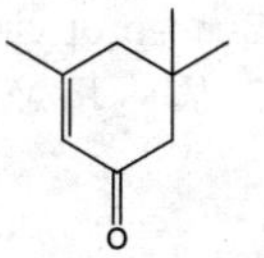

C$_9$H$_{14}$O (138.2)
α-iso-phorone
α-异佛尔酮

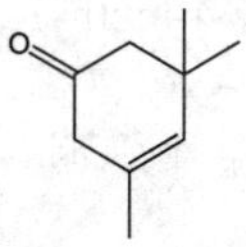

C$_9$H$_{14}$O (138.2)
β-iso-phorone
β-异佛尔酮

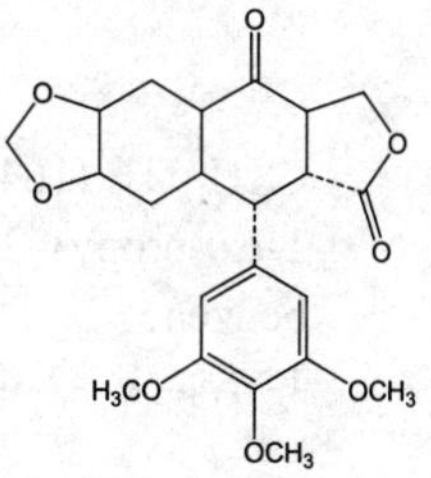

C$_{22}$H$_{20}$O$_8$ (412.4)
iso-picropodophyllone
异鬼臼苦素酮

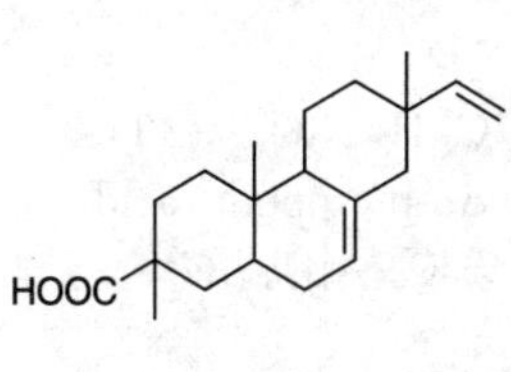

C$_{20}$H$_{30}$O$_2$ (302.5)
iso-pimaric acid
异海松酸

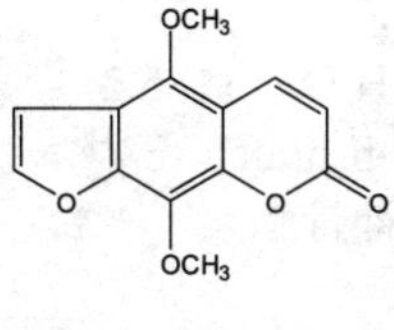

C$_{13}$H$_{10}$O$_5$ (246.2)
iso-pimpinellin
异茴芹内酯，异茴芹香豆精

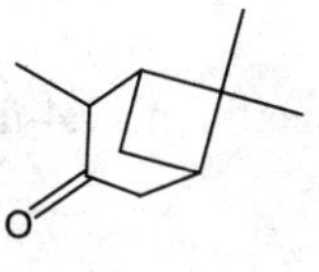

C$_{10}$H$_{16}$O (152.2)
iso-pinocamphone
异松樟酮

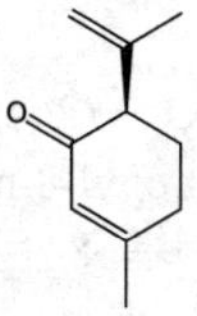

C$_{10}$H$_{14}$O (150.2)
iso-piperitenone
异辣薄荷酮

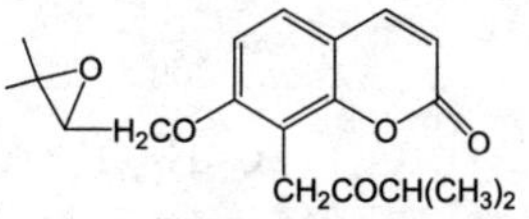

C$_{19}$H$_{22}$O$_5$ (330.4)
iso-poncimarin
异枸橘香豆精

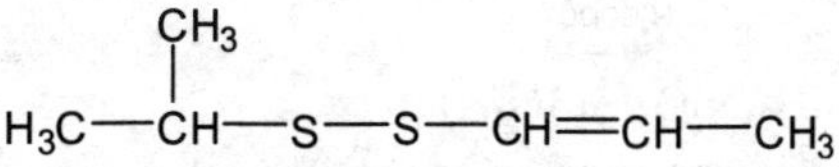

C$_6$H$_{12}$S$_2$ (148.3)
iso-propylallyl disulfide
异丙基烯丙基二硫化物

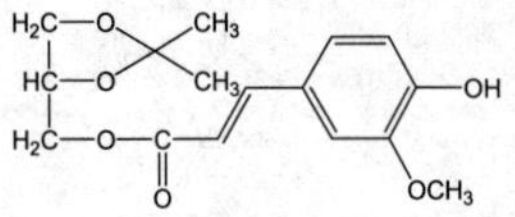

$C_{16}H_{20}O_6$ (308.3)
2,3-*iso*-propylidene-1-*O*-asafoetida-oyl glyceride
2,3- 异丙叉 -1-*O*- 阿魏酰甘油酯

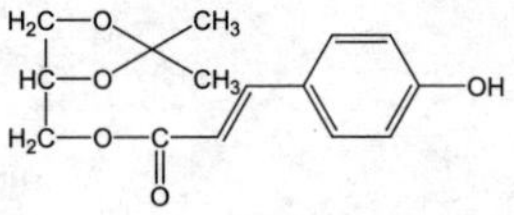

$C_{15}H_{18}O_5$ (278.3)
(2*S*)-2,3-*iso*-propylidene-1-*O*-*p*-hydroxy cassia-oyl glyceride
(2*S*)-2,3- 异丙叉 -1-*O*- 对羟基桂皮酰甘油酯

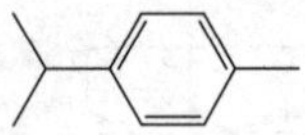

$C_{10}H_{14}$ (134.2)
4-*iso*-propyltoluene
伞花烃

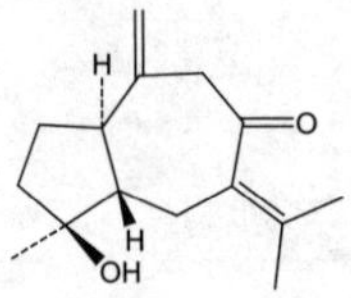

$C_{15}H_{22}O_2$ (234.3)
iso-procurcumenol
异原莪术烯醇

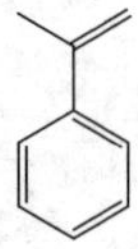

C_9H_{10} (118.2)
iso-propenyl benzene
异丙烯基苯

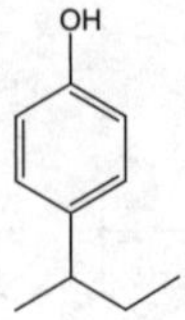

$C_{10}H_{14}O$ (150.2)
p-*iso*-propylbenzyl alcohol
对异丙基苯甲醇

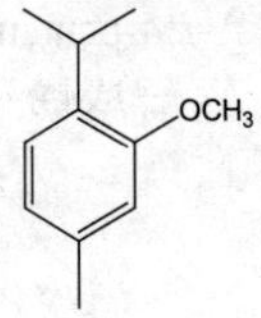

$C_{11}H_{16}O$ (164.2)
1-*iso*-propy1-2-methoxy-4-methyl-benzene
1- 异丙基 -2- 甲氧基 -4- 甲基苯

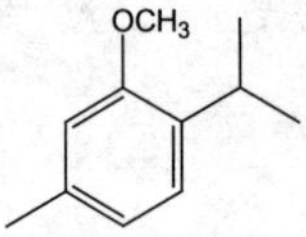

$C_{11}H_{16}O$ (164.2)
2-*iso*-propyl-5-methyl anisole
2- 异丙基 -5- 甲基茴香醚

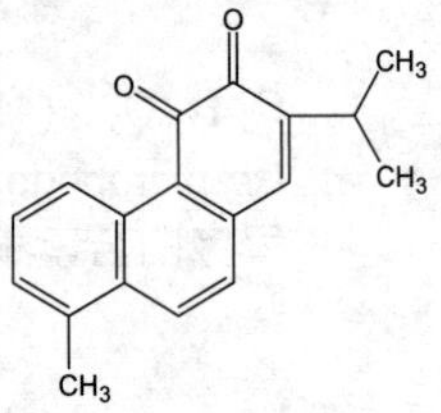

$C_{18}H_{16}O_2$ (264.3)
2-*iso*-propyl-8-methylphenanthrene-3,4-dione
2- 异丙基 -8- 甲基菲 -3,4- 二酮

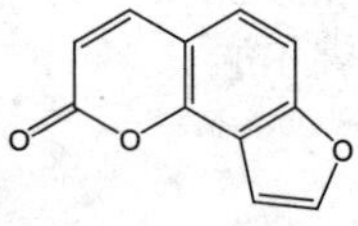

$C_{11}H_6O_3$ (186.2)
iso-psoralen
异补骨脂素

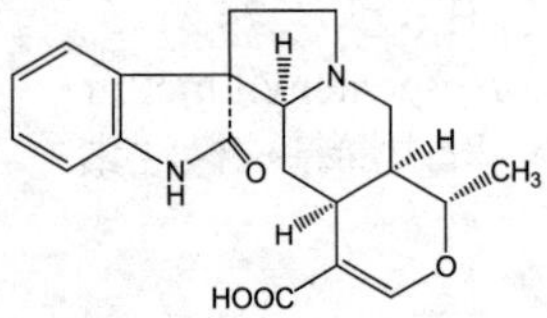

$C_{20}H_{22}N_2O_4$ (354.4)
iso-pteropodic acid
异翅柄钩藤酸

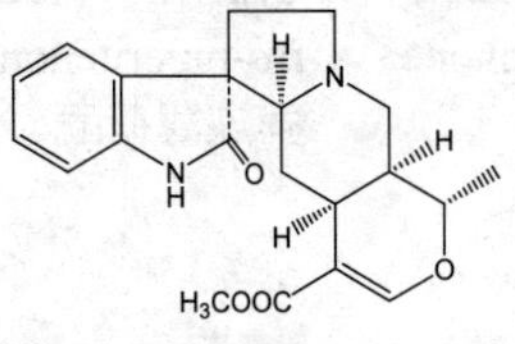

$C_{21}H_{24}N_2O_4$ (368.4)
iso-pteropodine
异翅柄钩藤碱
iso-pteropodic acid methyl ester
异翅柄钩藤酸甲酯

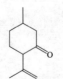

$C_{10}H_{16}O$ (152.2)
iso-pulegone
异胡薄荷酮

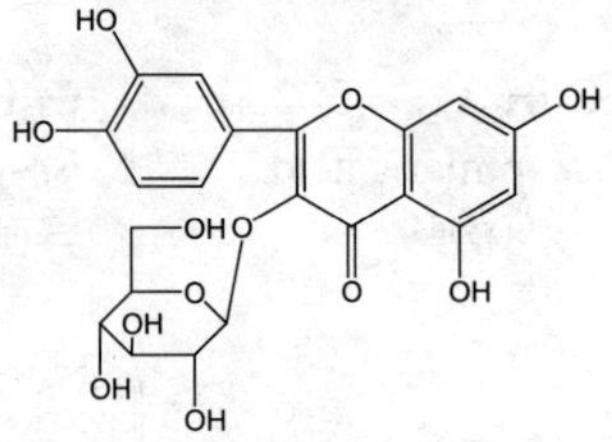

$C_{21}H_{20}O_{12}$ (464.4)
iso-quercetin
异槲皮素

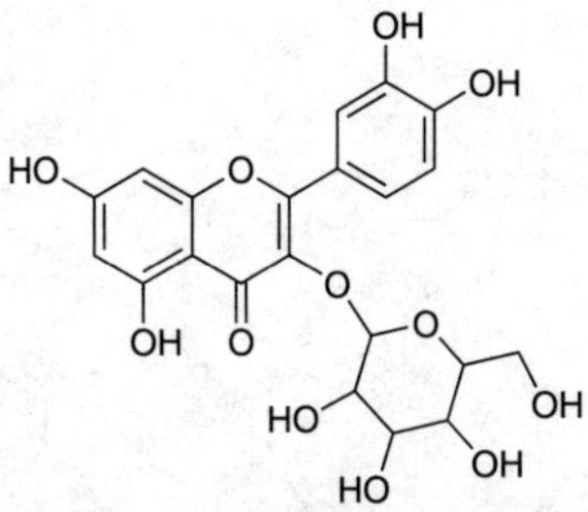

$C_{21}H_{20}O_{12}$　(464.4)
iso-quercitrin(*iso*-quercitroside)
异槲皮苷
(quercetin-3-*O*-glucoside)

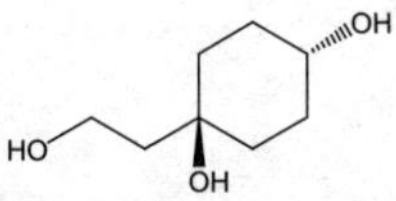

$C_8H_{16}O_3$　(160.2)
iso-rengyol
异连翘环己醇

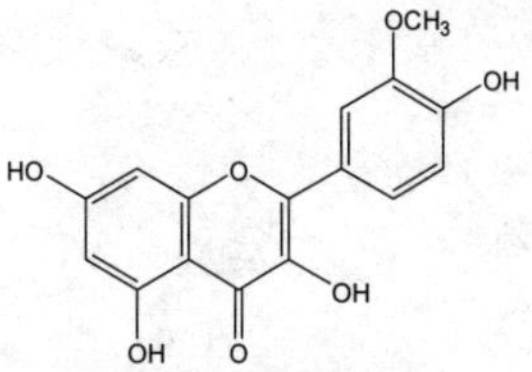

$C_{16}H_{12}O_7$　(316.3)
iso-rhamnetin
异鼠李素

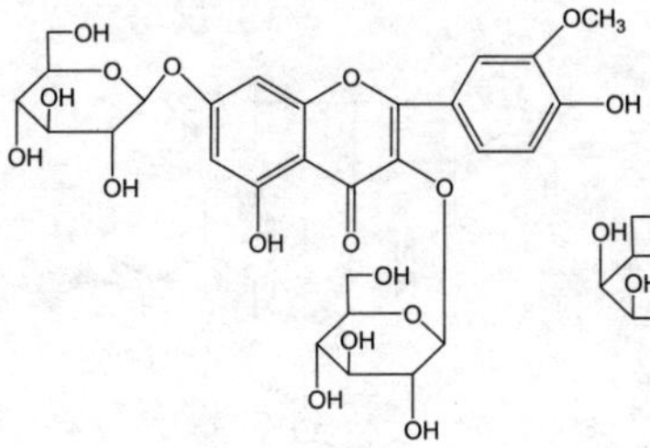

$C_{28}H_{32}O_{17}$　(640.5)
iso-rhamnetin-3,7-diglueoside
异鼠李素 -3,7- 二葡萄糖苷

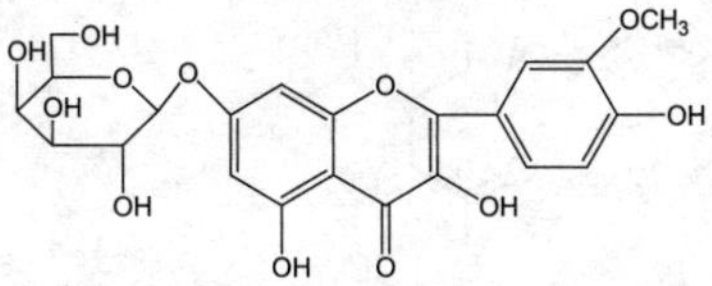

$C_{22}H_{22}O_{12}$　(478.4)
iso-rhamnerin-3-*O*-galactoside
异鼠李素 -3-*O*- 半乳糖苷

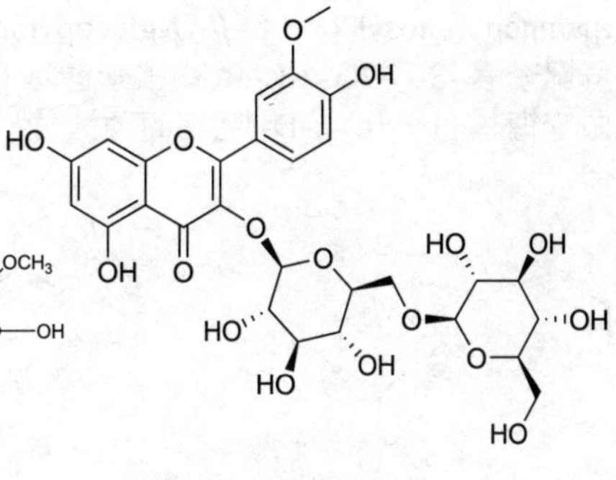

$C_{28}H_{32}O_{17}$　(640.5)
iso-rhamnetin-3-*O*-*β*-gentiobioside
异鼠李素 -3-*O*-*β*- 龙胆双糖苷

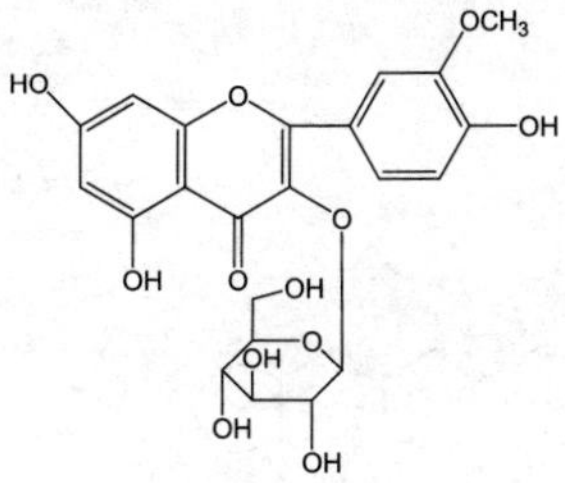

$C_{22}H_{22}O_{12}$　(478.4)
iso-rhamnetin-3-*O*-glucoside
异鼠李素 -3-*O*- 葡萄糖苷

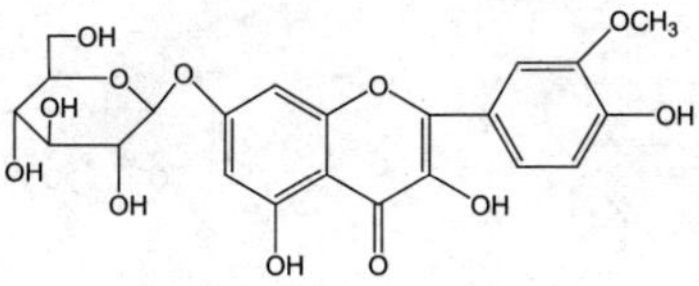

$C_{22}H_{22}O_{12}$　(478.4)
iso-rhamnetin-7-glucoside
异鼠李素 -7- 葡萄糖苷

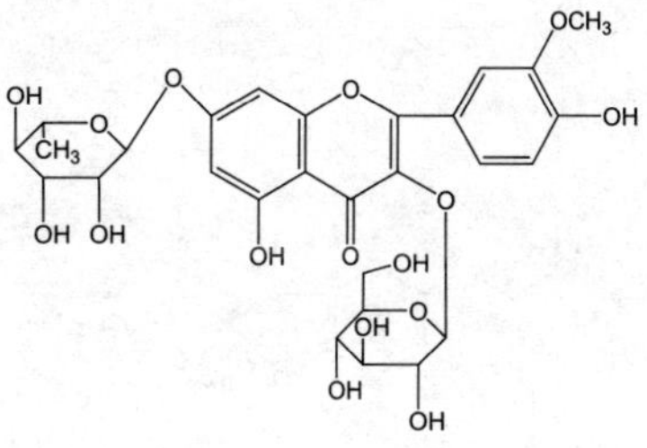

$C_{28}H_{32}O_{16}$　(624.5)
iso-rhamnetin-3-*O*-glucoside-7-
O-rhamnoside
异鼠李素 -3-*O*- 葡萄糖 -7-*O*-
鼠李糖苷

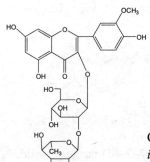

$C_{28}H_{32}O_{16}$　(624.5)
iso-rhamnetin-3-*O*-*α*-L-rhamnosyl(1 → 2)-*β*-D-glucoside
异鼠李素 -3-*O*-*α*-L- 鼠李糖基 (1 → 2)-*β*-D- 葡萄糖苷

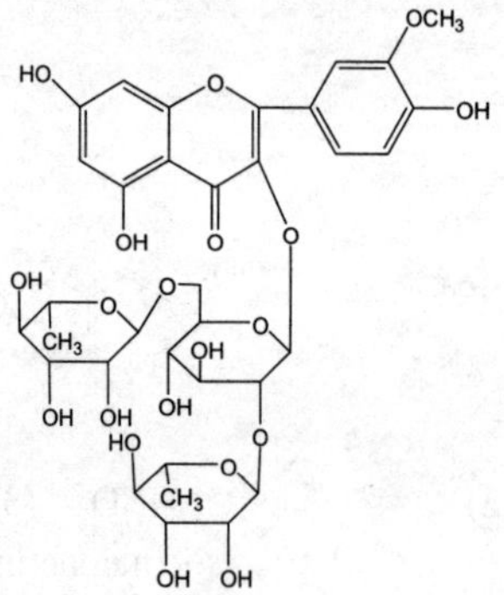

$C_{34}H_{42}O_{20}$ (770.7)

iso-rhamnetin-3-*O*-2G-α-L-rhamnopyranosyl(1 → 2)-α-L-rhamnopyranosyl(1 → 6)-β-D-glucopyranoside

异鼠李素 -3-*O*-2G-α-L- 吡喃鼠李糖基 (1 → 2)-α-L- 吡喃鼠李糖基 (1 → 6)-β-D- 吡喃葡萄糖苷

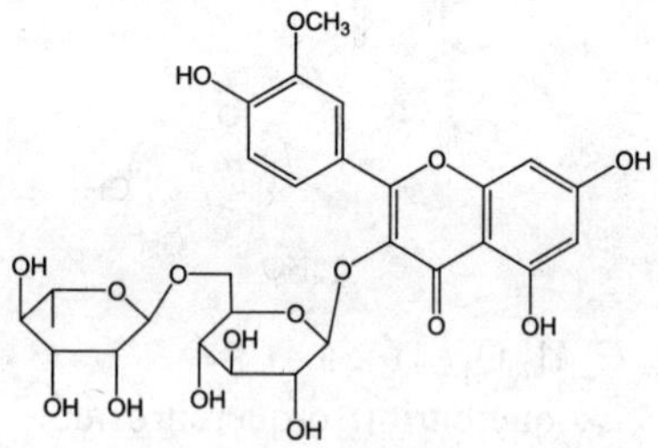

$C_{28}H_{32}O_{16}$ (624.5)

iso-rhamnetin-3-*O*-rutinoside

异鼠李素 -3-*O*- 芸香糖苷

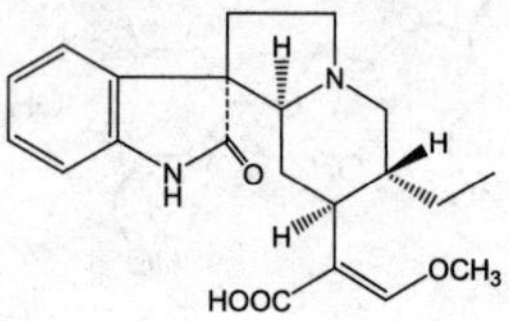

$C_{21}H_{26}N_2O_4$ (370.4)

iso-rhynchophyllic acid

异钩藤酸

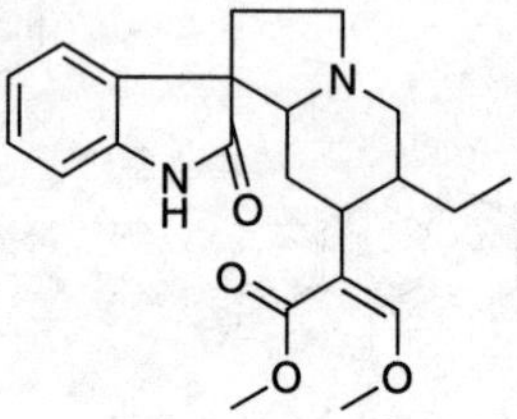

$C_{22}H_{28}N_2O_4$ (384.5)

iso-rhynchophylline

异钩藤碱

iso-rhynchophyllic acid methylester

异钩藤酸甲酯

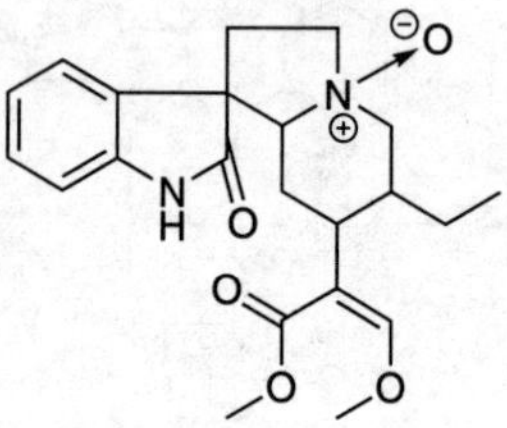

$C_{22}H_{28}N_2O_5$ (400.5)

iso-rhynchophylline *N*-oxide

异钩藤碱 *N*- 氧化物

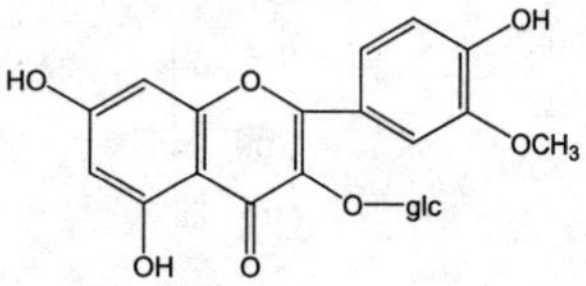

$C_{22}H_{22}O_{12}$ (478.4)

iso-rhamnetin-3- *O*-β-D-glucoside

异鼠李素 -3-*O*-β-D- 葡萄糖苷

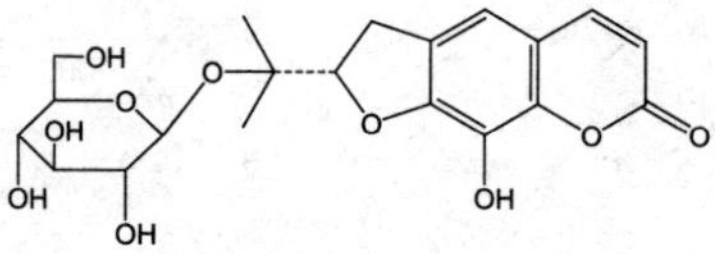

$C_{20}H_{24}O_{10}$ (424.4)

iso-rutarin

异芸香呋喃香豆醇葡萄糖苷

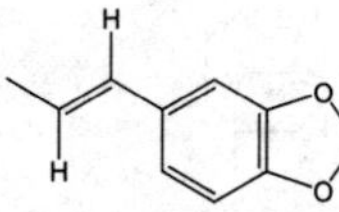

$C_{10}H_{10}O_2$ (162.2)

iso-safrole

异 - 黄樟脑

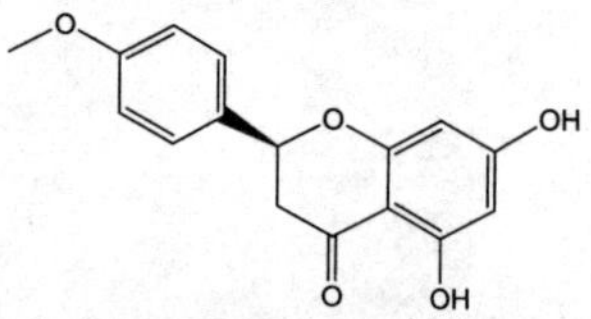

$C_{16}H_{14}O_5$ (286.3)

iso-sakuranetin

异樱花素

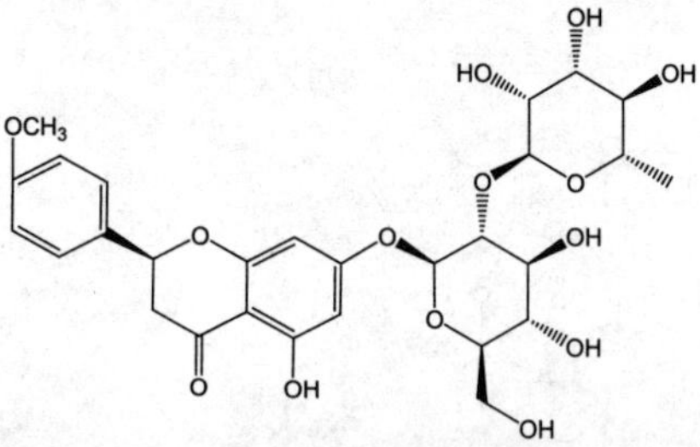

$C_{28}H_{34}O_{14}$ (594.6)

iso-sakuranetin -7-*O*-β-D-neohesperioside

异樱花素 -7-*O*- 新橙皮糖苷

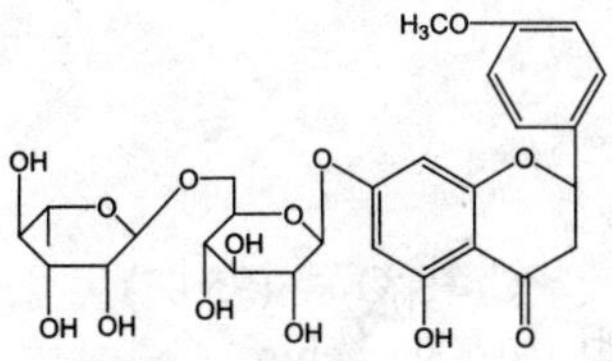

$C_{28}H_{34}O_{14}$ (594.6)
iso-sakuranetin-7-rutinoside
异樱花素 -7- 芸香糖苷

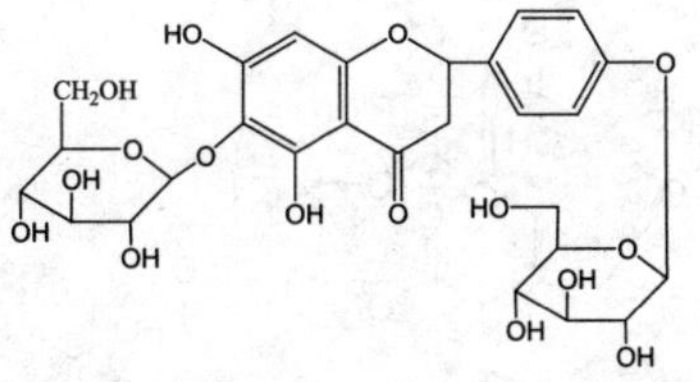

$C_{27}H_{30}O_{15}$ (594.5)
iso-saponarin
异肥皂草苷

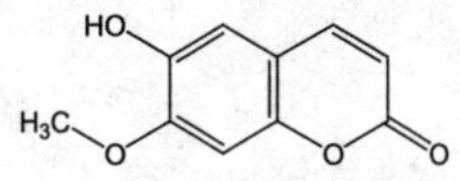

$C_{10}H_8O_4$ (192.2)
iso-scopoletin
异莨菪亭

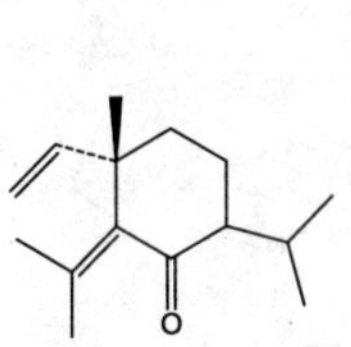

$C_{15}H_{24}O$ (220.4)
iso-shyobunone
异水菖蒲酮

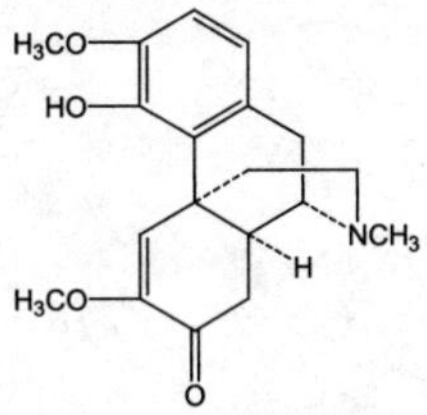

$C_{19}H_{23}NO_4$ (329.4)
iso-sinomenine
异青藤碱

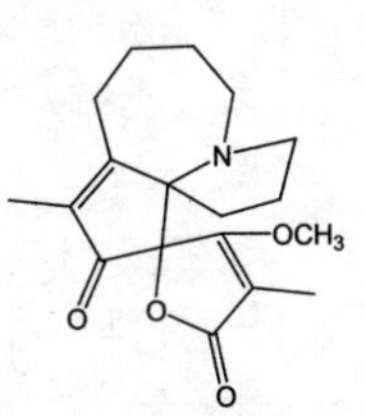

$C_{18}H_{23}NO_4$ (317.4)
iso-stemonamine
异蔓生百部碱

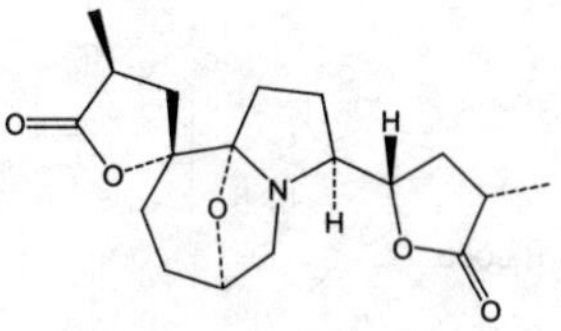

$C_{18}H_{25}NO_5$ (335.4)
iso-stemotinine
异滇百部碱

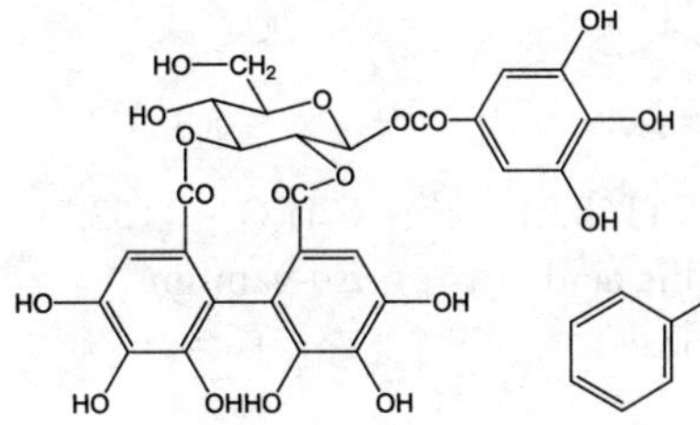

$C_{27}H_{22}O_{18}$ (634.5)
iso-strictinin
异小木麻黄素

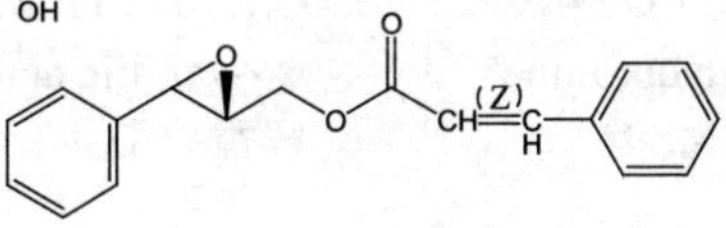

$C_{18}H_{16}O_3$ (280.3)
iso-styracin epoxide
异环氧苏合香素

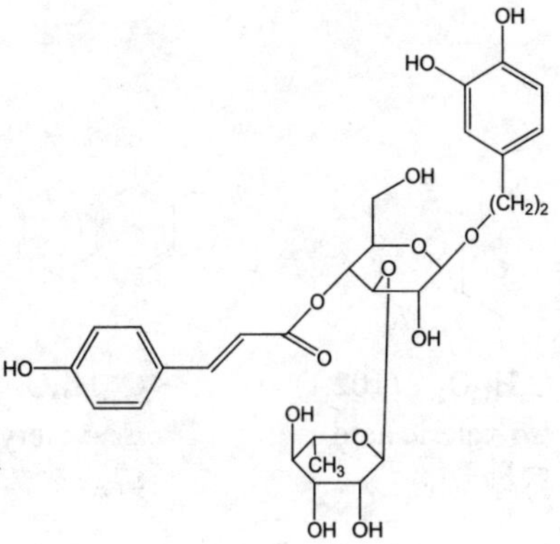

$C_{29}H_{36}O_{14}$ (608.6)
iso-syringalide-3′-α-L-rhamnopyranoside
异紫丁香苷 -3′-α-L- 吡喃鼠李糖苷

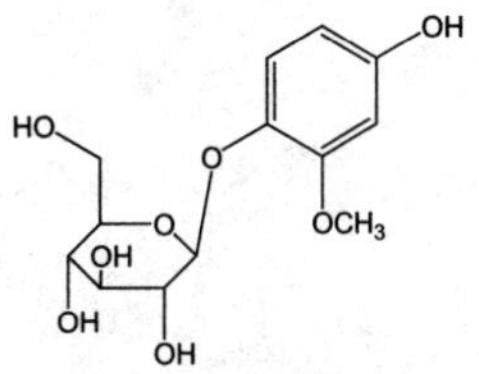

$C_{13}H_{18}O_8$ (302.3)
iso-tachioside
异它乔糖苷

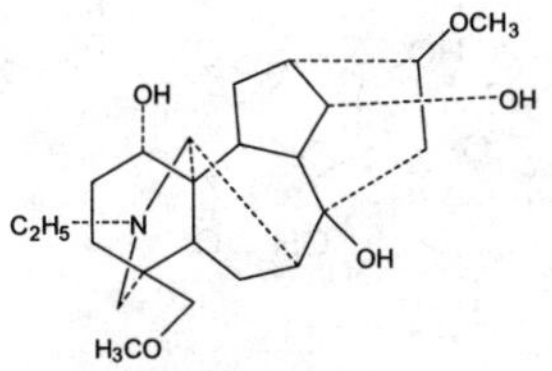

$C_{23}H_{37}NO_5$ (407.5)
iso-talatizidine
异塔拉定

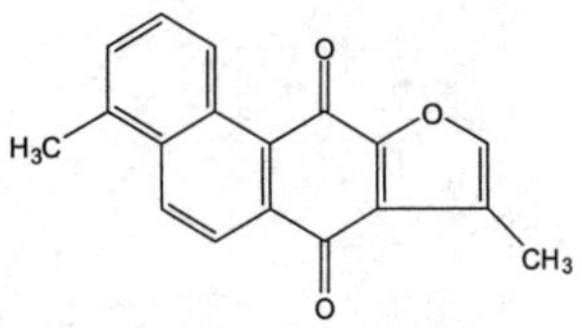

$C_{18}H_{12}O_3$ (276.3)
iso-tanshinone I
异丹参酮 I

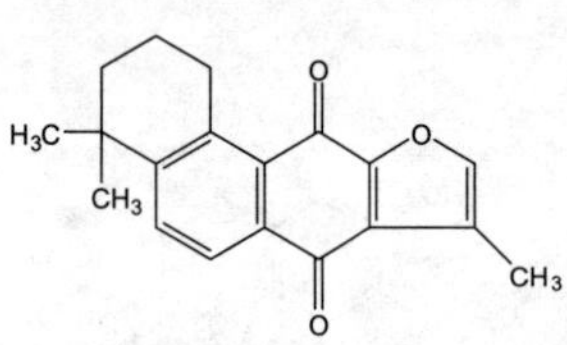

$C_{19}H_{18}O_3$ (294.3)
iso-tanshinone Ⅱ
异丹参酮 Ⅱ

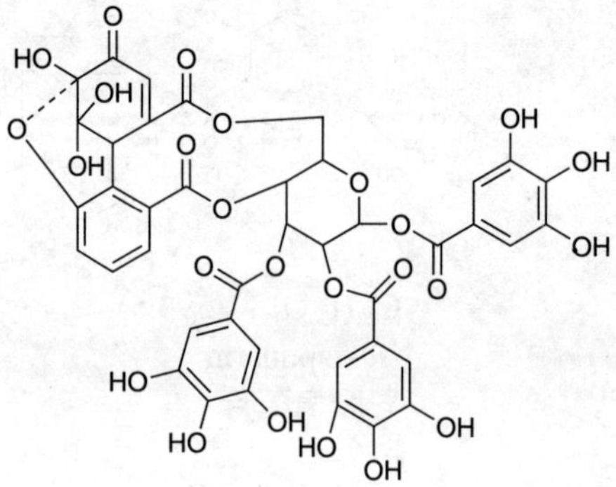

$C_{41}H_{30}O_{27}$ (954.7)
iso-terchebin
山茱萸鞣质，异诃子素
trapain
菱属鞣质

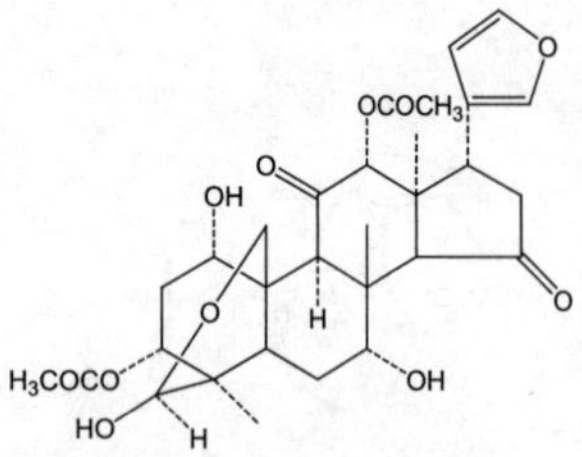

$C_{30}H_{38}O_{11}$ (574.6)
iso-toosendanin
异川楝素

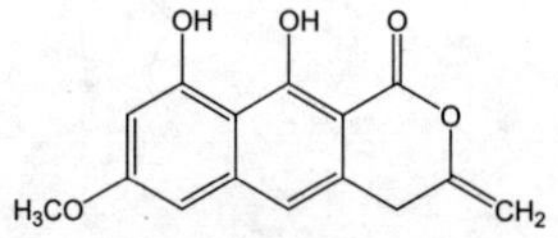

$C_{15}H_{12}O_5$ (272.3)
iso-toralactone
异决明种内酯

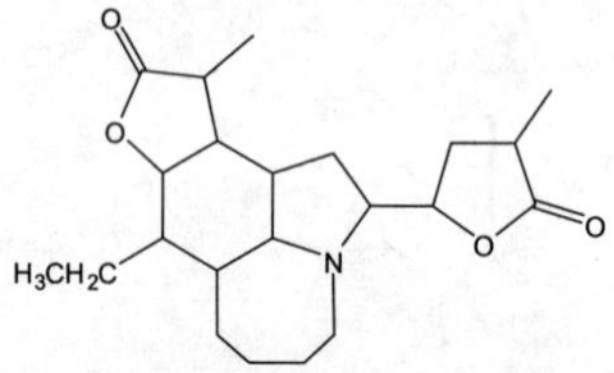

$C_{22}H_{33}NO_4$ (375.5)
iso-tuberostemonine
异对叶百部碱

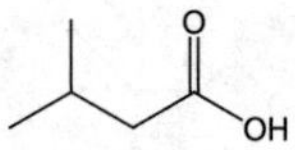

$C_5H_{10}O_2$ (102.1)
iso-valeric acid
异缬草酸

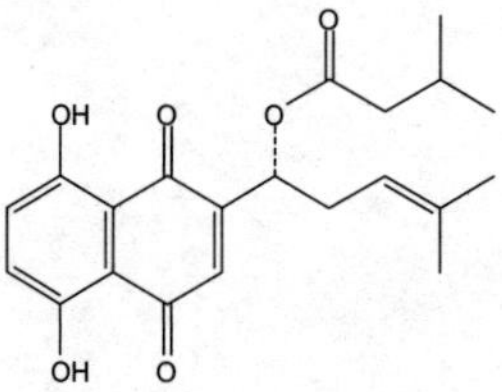

$C_{21}H_{24}O_6$ (372.4)
iso-valerylshikonin
异戊酰紫草素

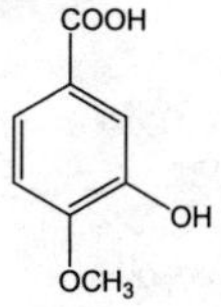

$C_8H_8O_4$ (168.2)
iso-vanillic acid
异香草酸

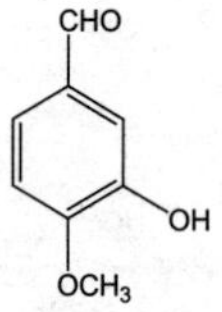

$C_8H_8O_3$ (152.2)
iso-vanillin
异香草醛

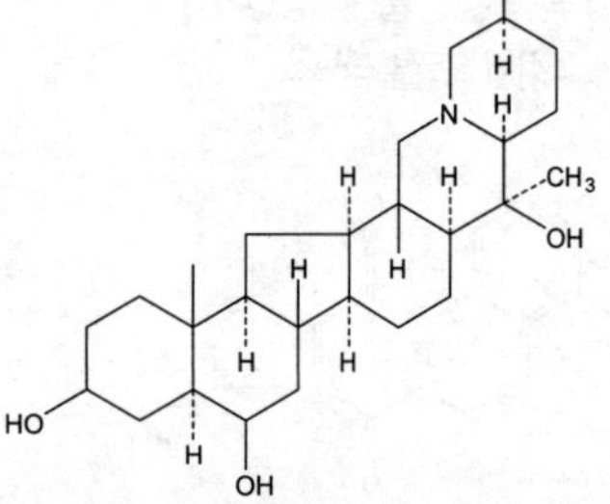

$C_{27}H_{45}NO_3$ (431.7)
iso-verticine
异浙贝甲素

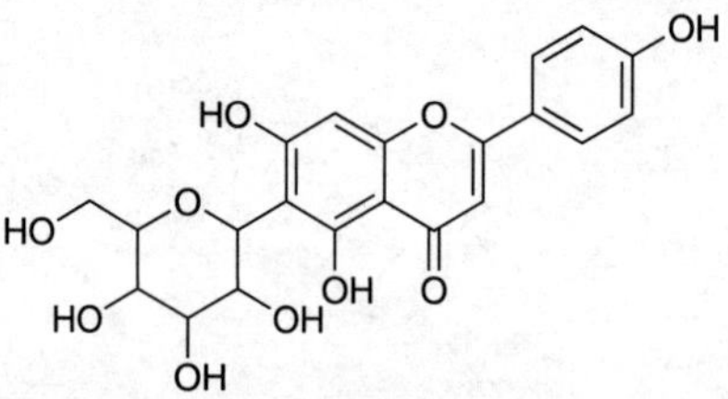

$C_{21}H_{20}O_{10}$ (432.4)
iso-vitexin
异牡荆素

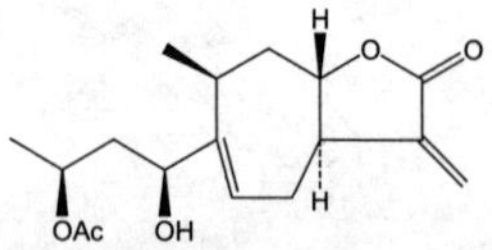

$C_{17}H_{24}O_5$ (308.4)
iso-xanthanol
异苍耳醇

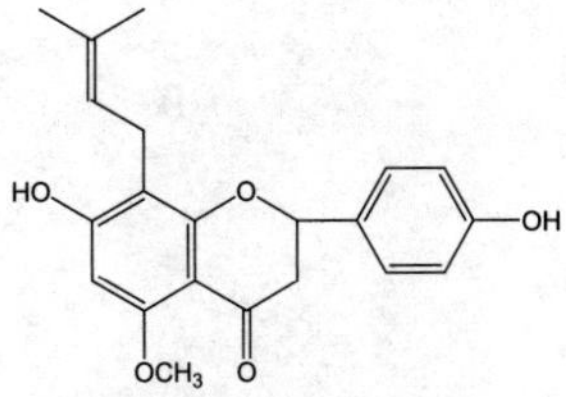

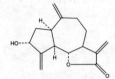

$C_{21}H_{22}O_5$ (354.4)
iso-xanthohumol
异黄腐醇

$C_{15}H_{18}O_3$ (246.3)
iso-zaluzanin C
异中美菊素 C

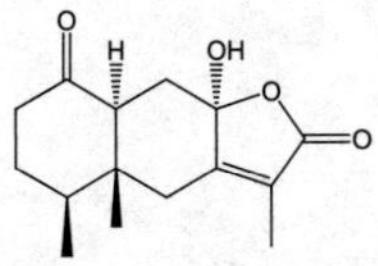

$C_{15}H_{20}O_4$ (264.3)
istanbulin A
伊斯坦布林 A，左旋类没药素甲

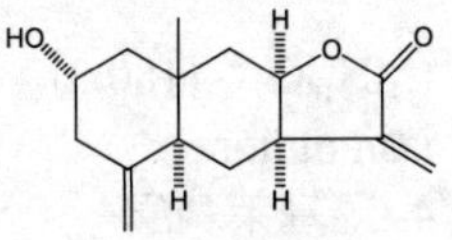

$C_{15}H_{20}O_3$ (248.3)
ivalin
豚草素

J 部

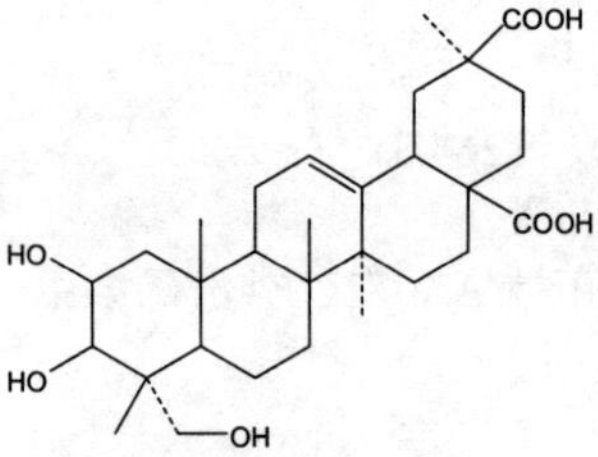

$C_{30}H_{46}O_7$　(518.7)
jaligonic acid
2- 羟基商陆酸

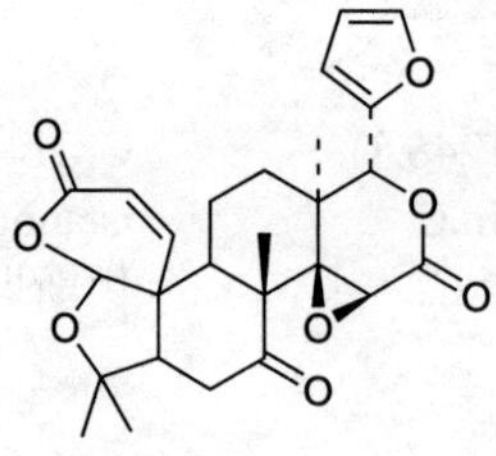

$C_{26}H_{28}O_8$　(468.5)
jangomolide
罗旦梅交酯

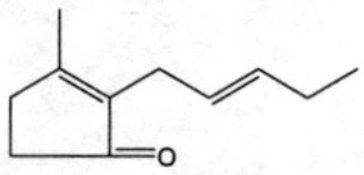

$C_{11}H_{16}O$　(164.2)
jasmone
茉莉酮

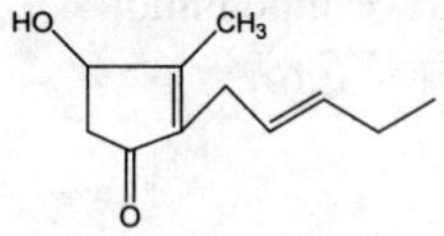

$C_{11}H_{16}O_2$　(180.2)
jasmololone
4- 羟基茉莉酮

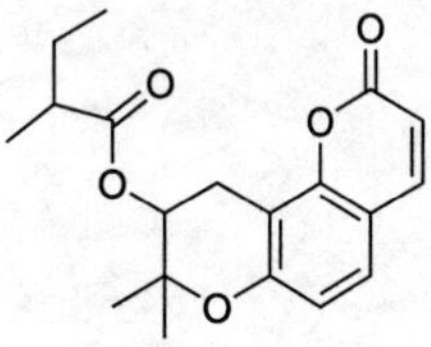

$C_{19}H_{20}O_5$　(328.4)
jatamansin
宽叶甘松素

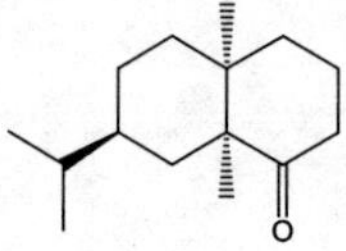

$C_{15}H_{26}O$　(222.4)
jatamansone
宽叶甘松酮
valeranone
缬草萜酮

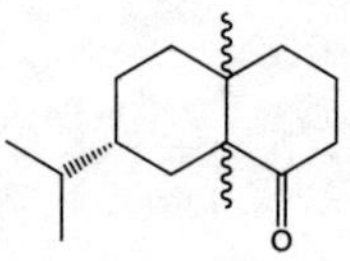

$C_{15}H_{26}O$　(222.4)
jatamansone acid
宽叶甘松酸

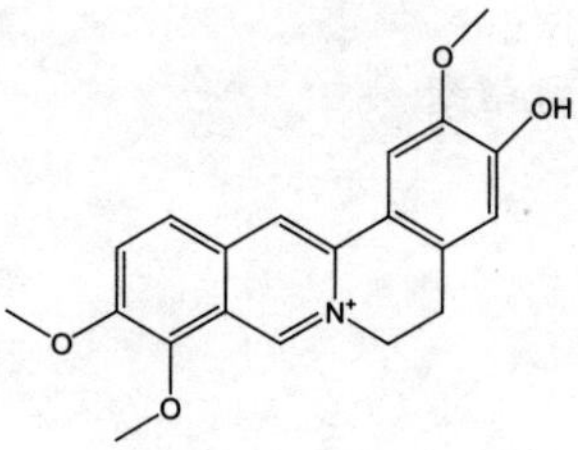

$C_{20}H_{20}NO_4$　(338.4)
jatrrhizine
药根碱

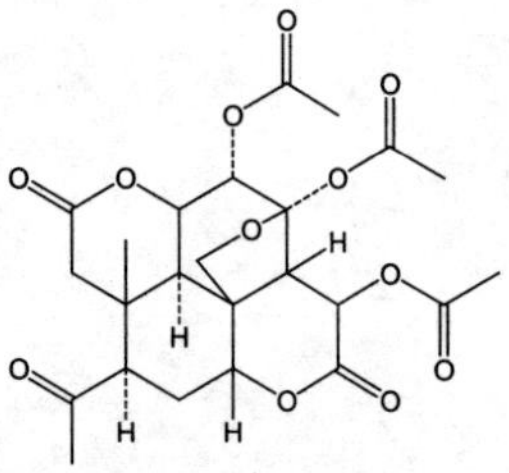

$C_{24}H_{28}O_{12}$　(508.5)
javanicin
鸦胆子双内酯

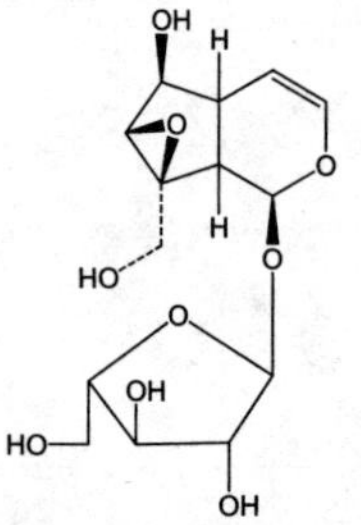

$C_{14}H_{20}O_9$　(332.3)
jioglutoside A
焦地黄苷 A

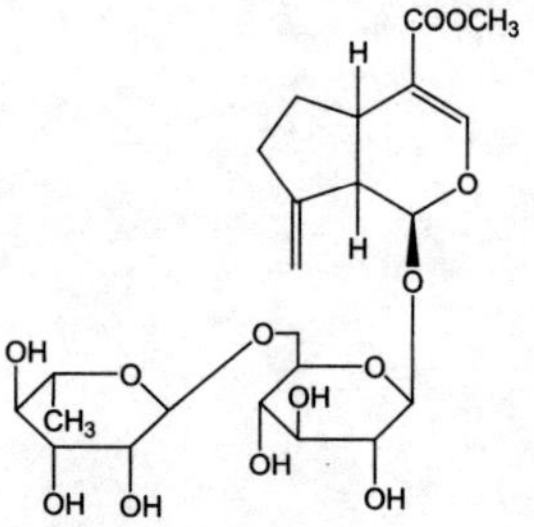

$C_{23}H_{34}O_{13}$　(518.5)
jioglutoside B
焦地黄苷 B

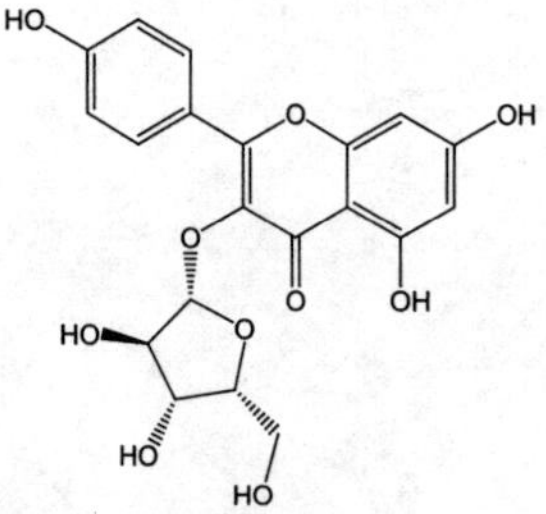

$C_{20}H_{18}O_{10}$　(418.4)
juglanin
胡桃宁

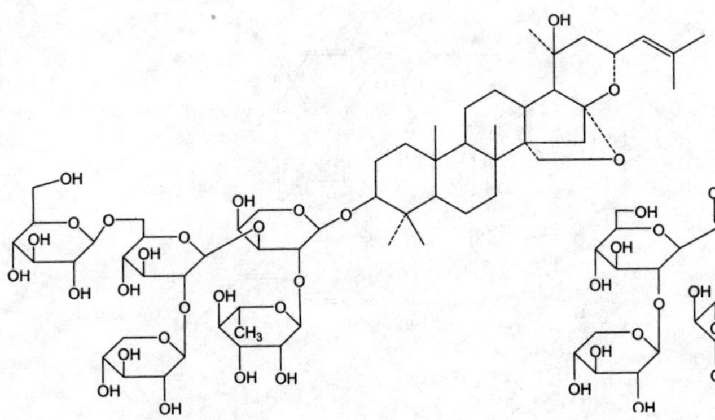

$C_{58}H_{94}O_{26}$　(1207.4)
jujuboside A
酸枣皂苷 A

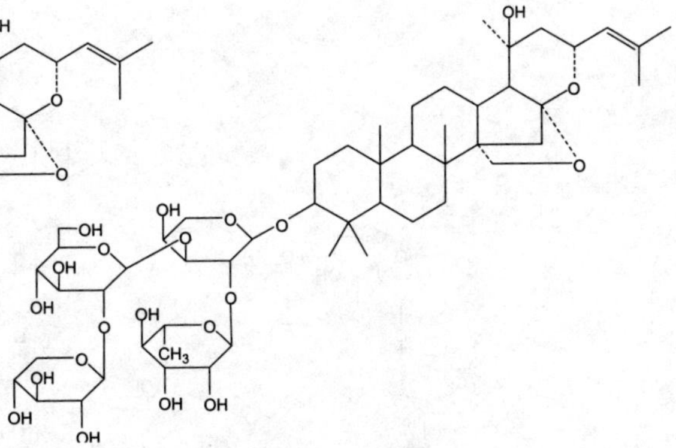

$C_{52}H_{84}O_{21}$　(1045.2)
jujuboside B
酸枣皂苷 B

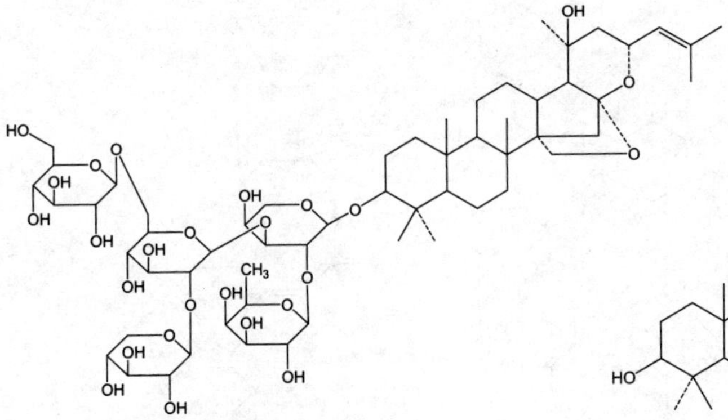

$C_{58}H_{94}O_{26}$　(1207.4)
jujuboside D
酸枣皂苷 D

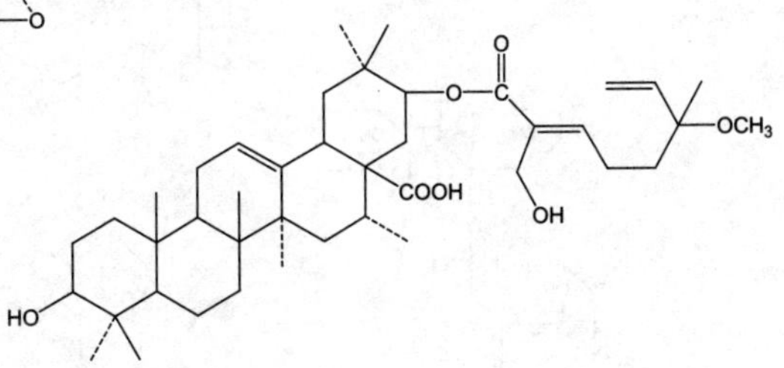

$C_{41}H_{64}O_8$　(684.9)
julibrogenin A
合欢皂苷元 A

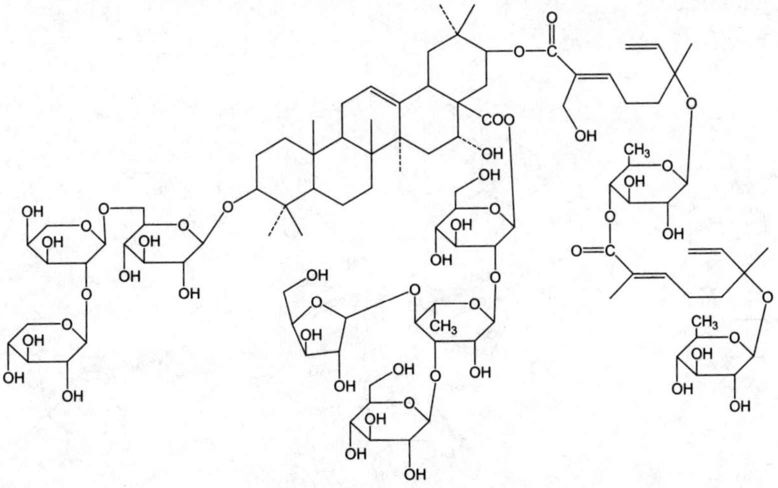

$C_{101}H_{160}O_{49}$　(2158.3)
julibroside J$_1$
合欢皂苷 J$_1$

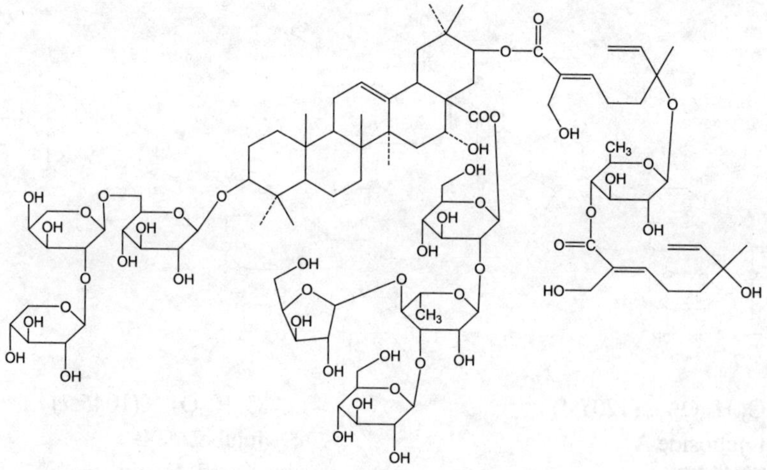

$C_{95}H_{150}O_{46}$　(2028.2)
julibroside J$_2$
合欢皂苷 J$_2$

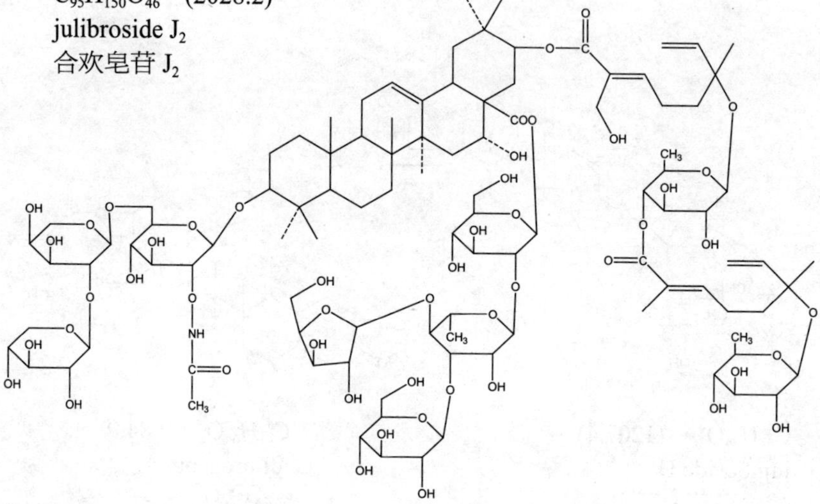

$C_{103}H_{163}NO_{49}$　(2199.4)
julibroside J$_3$
合欢皂苷 J$_3$

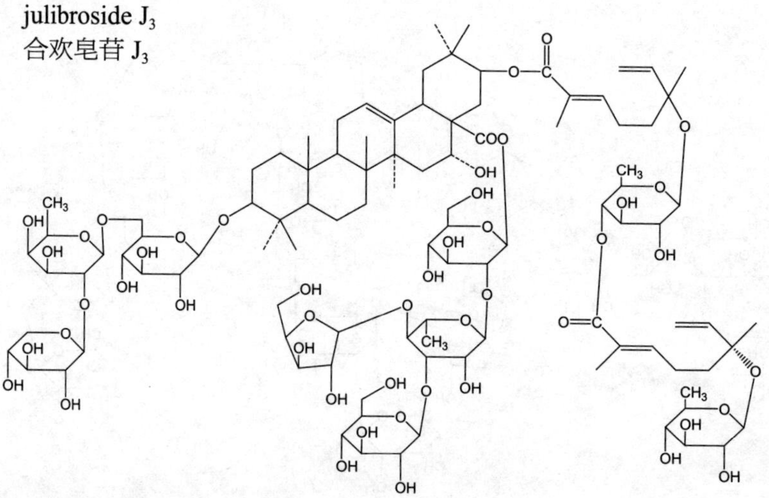

$C_{102}H_{162}O_{48}$　(2156.4)
julibroside J$_4$
合欢皂苷 J$_4$

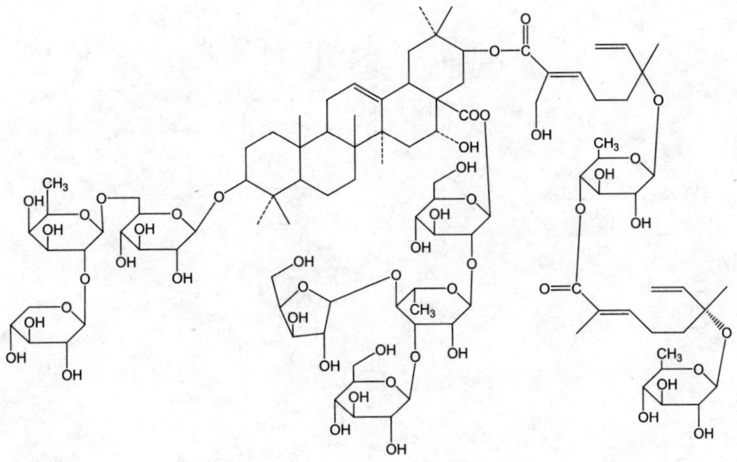

$C_{102}H_{162}O_{49}$　(2172.35)
julibroside J_5
合欢皂苷 J_5

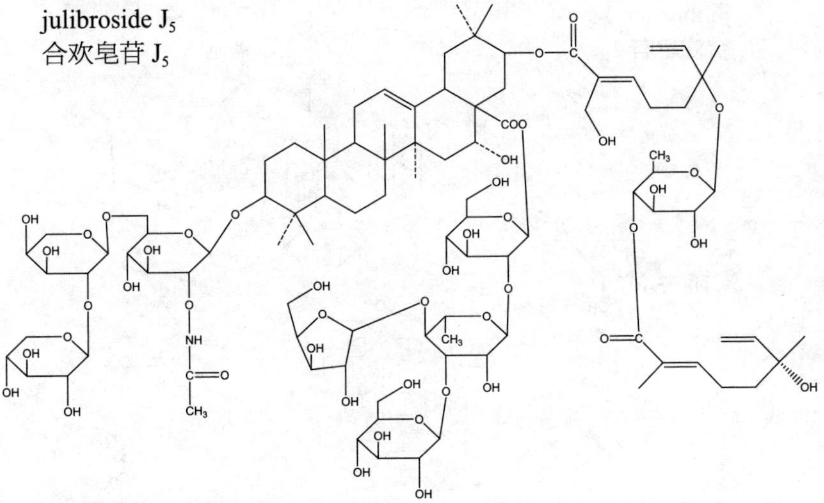

$C_{97}H_{153}NO_{46}$　(2069.2)
julibroside J_6
合欢皂苷 J_6

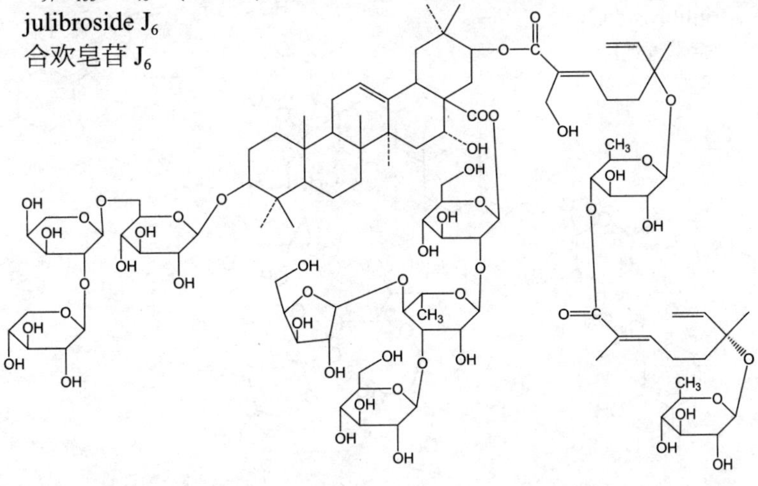

$C_{101}H_{160}O_{49}$　(2158.3)
julibroside J_9
合欢皂苷 J_9

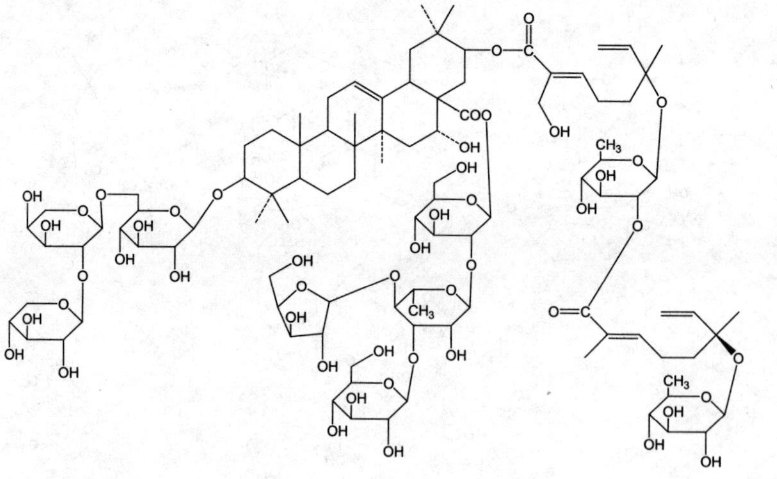

$C_{101}H_{160}O_{49}$ (2158.3)
julibroside J_{10}
合欢皂苷 J_{10}

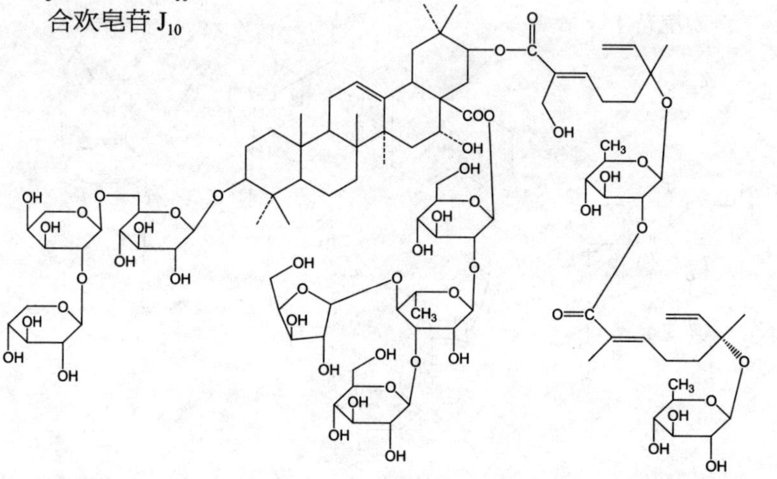

$C_{101}H_{160}O_{49}$ (2158.3)
julibroside J_{11}
合欢皂苷 J_{11}

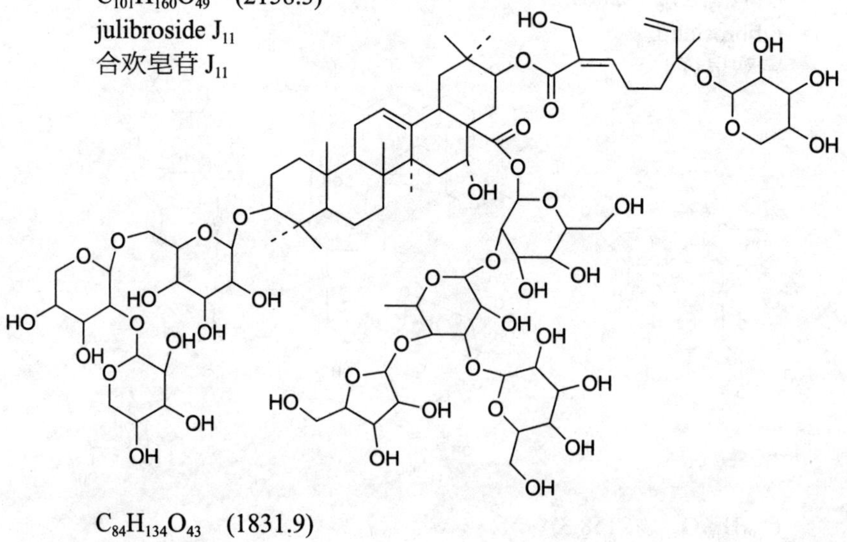

$C_{84}H_{134}O_{43}$ (1831.9)
julibroside J_{20}
合欢皂苷 J_{20}

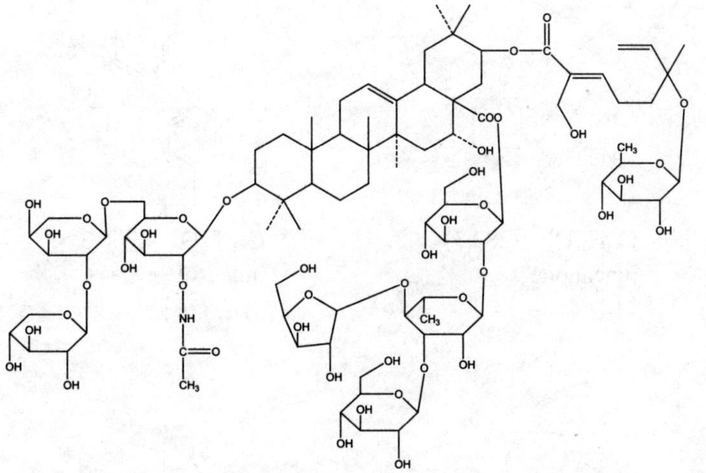

$C_{87}H_{139}NO_{43}$　(1887.0)
julibroside J_{22}
合欢皂苷 J_{22}

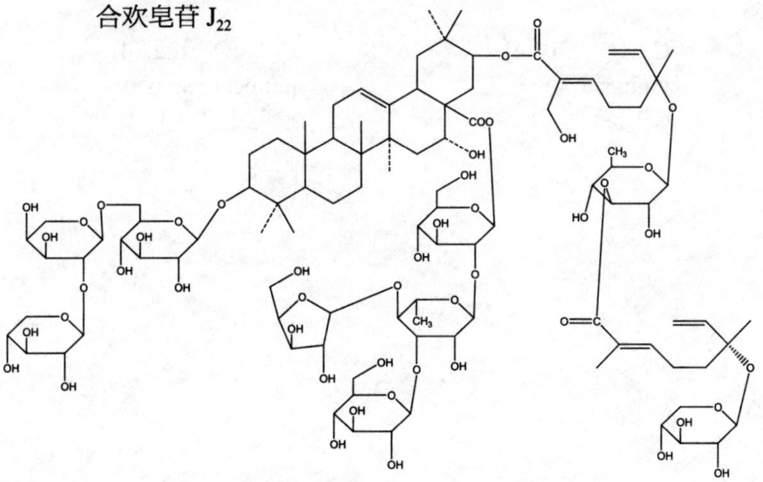

$C_{94}H_{148}O_{46}$　(2014.2)
julibroside J_{24}
合欢皂苷 J_{24}

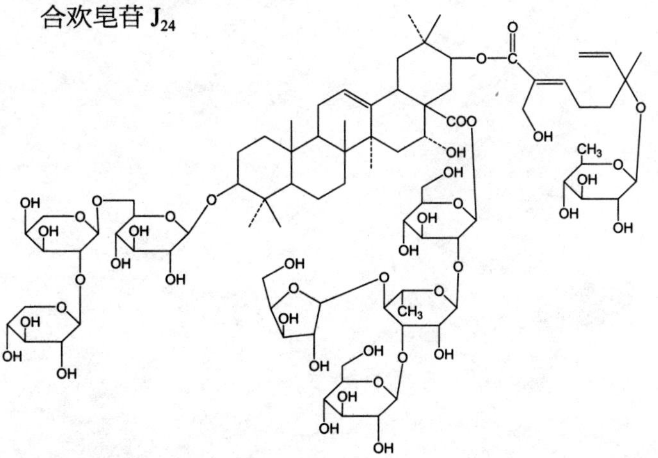

$C_{85}H_{136}O_{43}$　(1846.1)
julibroside J_{25}
合欢皂苷 J_{25}

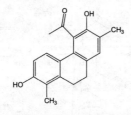

C₁₈H₁₈O₃ (282.3)

$C_{18}H_{18}O_3$ (282.3)
juncunone
灯心草酮

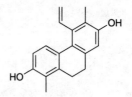

$C_{18}H_{18}O_2$ (266.3)
juncusol
灯心草酚

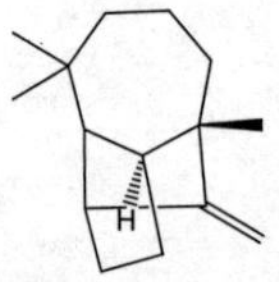

$C_{15}H_{24}$ (204.4)
junipene
刺柏烯

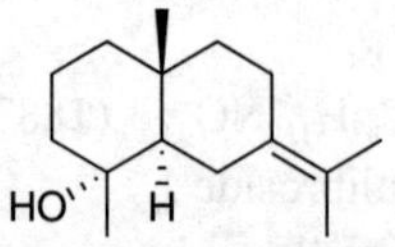

$C_{15}H_{26}O$ (222.4)
junipenr camphor
桧脑

K 部

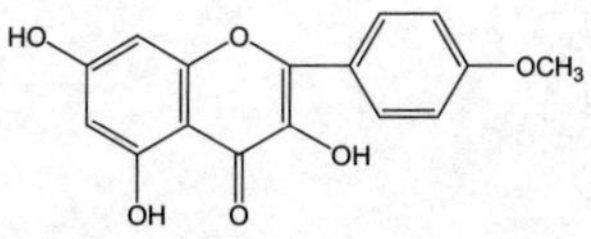

$C_{16}H_{12}O_6$ (300.3)
kaempferide
山柰素，山萘甲黄素

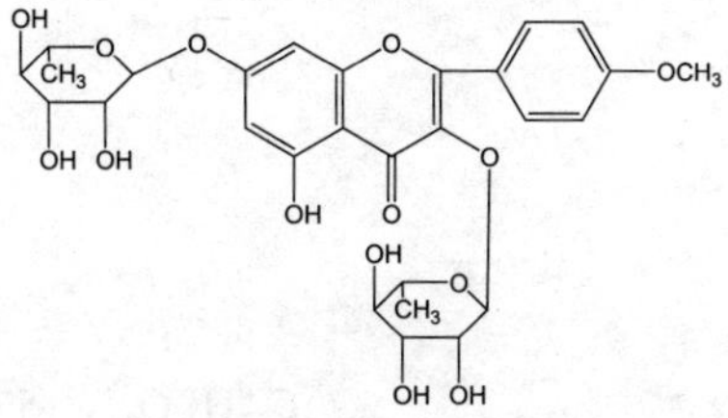

$C_{28}H_{32}O_{14}$ (620.6)
kaempferide glycoside
山萘素苷

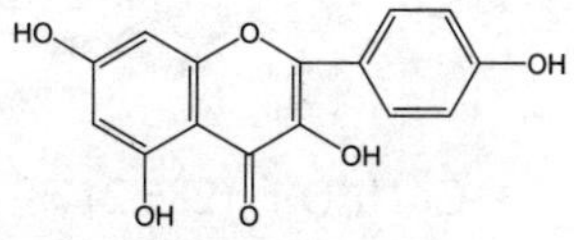

$C_{15}H_{10}O_6$ (286.2)
kaempferol
山柰酚

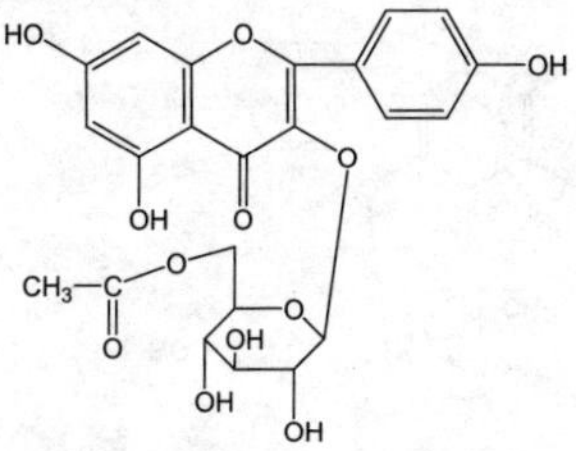

$C_{23}H_{22}O_{12}$ (490.4)
kaempferol-3-*O*-(6″-*O*-acetyl)-*β*-D-glucopyranosid
山柰酚-3-*O*-(6″-*O*-乙酰基)-*β*-D-吡喃葡萄糖苷

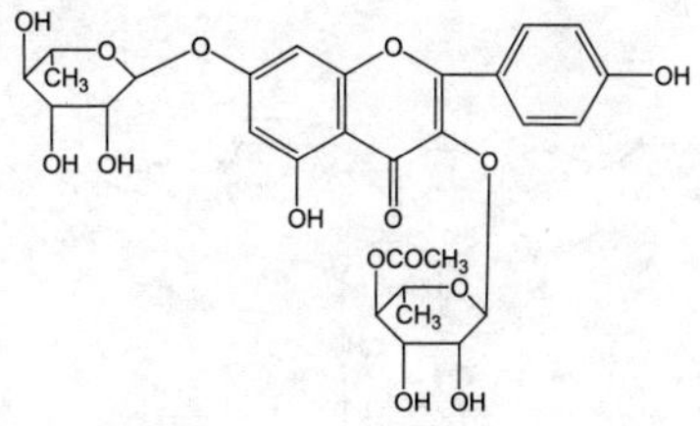

$C_{29}H_{32}O_{15}$ (620.6)
kaempferol-3-*O*-α-L-(4-*O*-acetyl) rhamno-pyranoside-7-*O*-*β*-L-rhamnopyranoside
山柰素-3-*O*-α-L-(4-*O*-乙酰基)鼠李糖基-7-*O*-α-L-鼠李糖苷

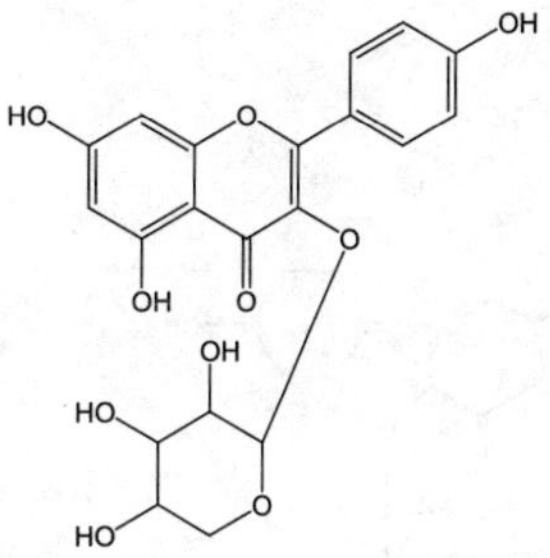

$C_{20}H_{18}O_{10}$ (418.4)
kaempferol-3-*O*-α-L-arabinofuranoside
山柰酚 3-*O*-α-L-呋喃阿拉伯糖

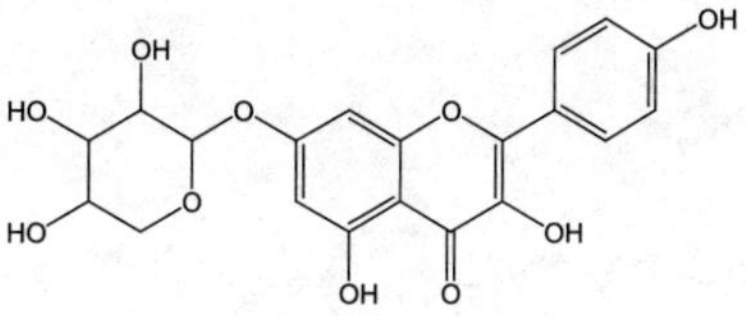

$C_{20}H_{18}O_{10}$ (418.4)
kaempferol-7-*O*-α-L-arabinofuranoside
山柰酚-7-*O*-α-L-呋喃阿拉伯糖

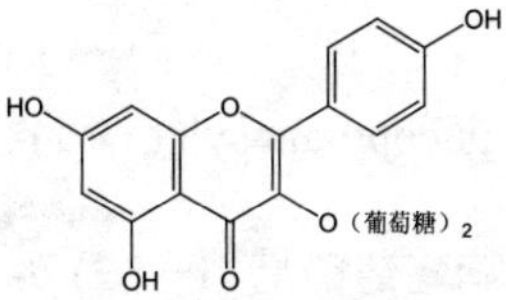

$C_{21}H_{20}O_{11}$ (448.4)
kaempferol-3-diglucoside
山柰酚-3-双葡萄糖苷

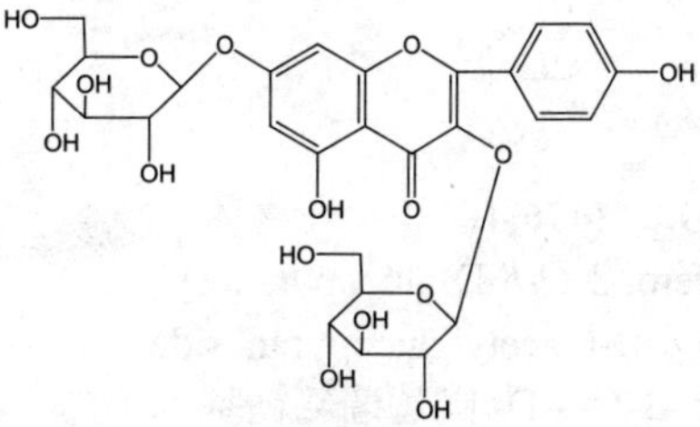

$C_{27}H_{30}O_{16}$ (610.5)
kaempferol-3-7-*O*-diglucoside
山柰酚-3,7-*O*-双葡萄糖苷

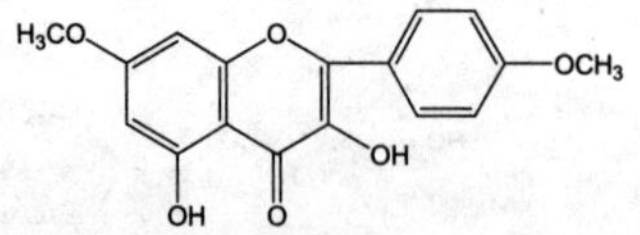

$C_{15}H_{10}O_6$ (286.2)
kaempferol-7,4′-dimethyl ether
山柰酚 -7,4′- 二甲醚

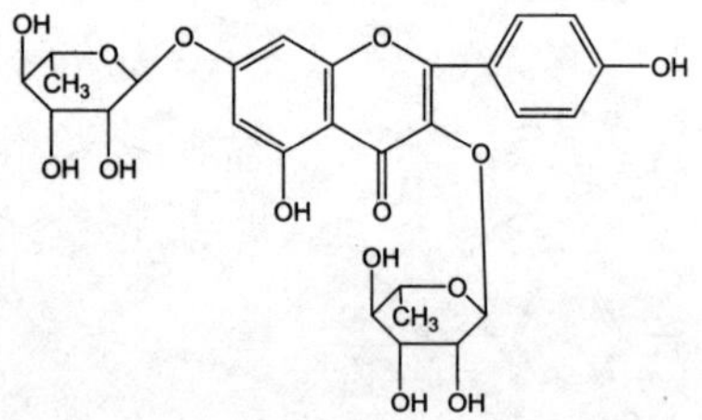

$C_{27}H_{30}O_{14}$ (578.5)
kaempferol-3,7-O-α-L-dirhamnoside
山柰酚 -3,7-O-α-L- 二鼠李糖苷

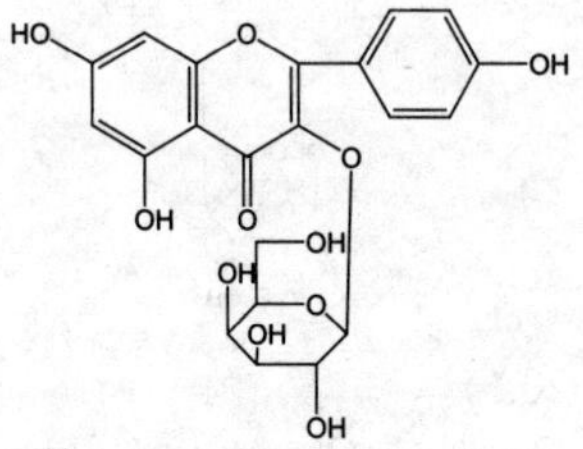

$C_{21}H_{20}O_{11}$ (448.4)
kaempferol-3-O-galactosids
山柰酚 -3-O- 半乳糖苷

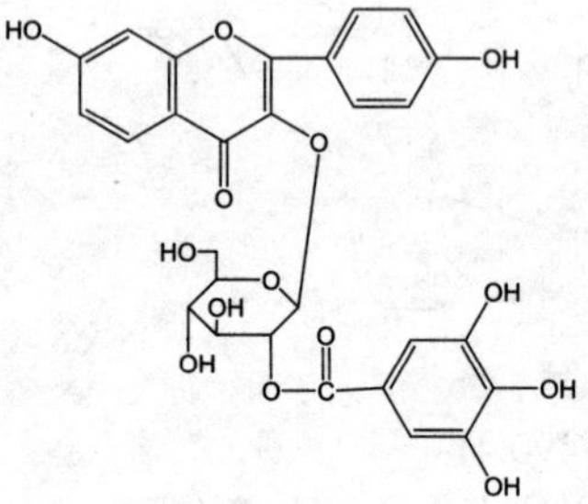

$C_{28}H_{24}O_{14}$ (584.5)
kaempferol-3-O-(2″-O-galloyl)-$β$-D-glucoside
山柰酚 -3-O-(2″-O- 没食子酰)-$β$-D- 葡萄
糖苷

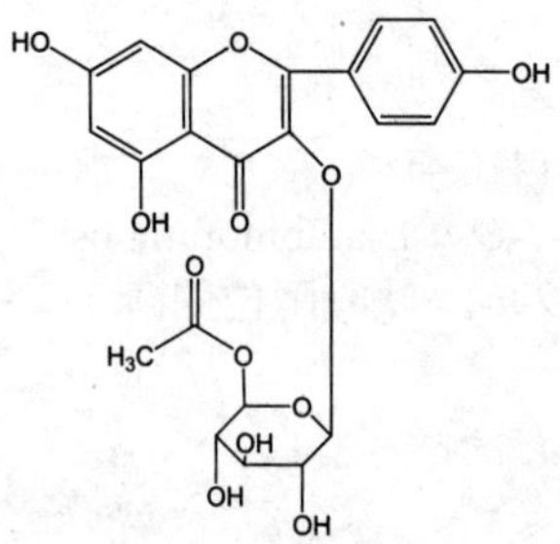

$C_{22}H_{20}O_{12}$ (476.4)
kaempferol-3-O-$β$-D-glucopyranosyl
(1→2)-$β$-D-6-acetylglucopyranoside
山柰酚 -3-O-$β$-D- 吡喃葡萄糖基
(1→2)-$β$-D-6- 乙酰吡喃葡萄糖苷

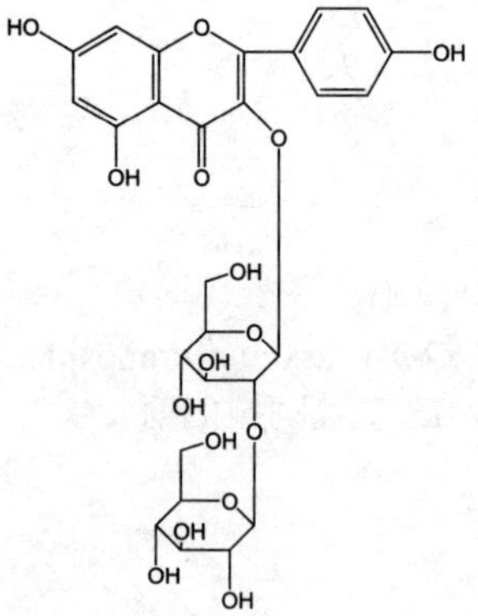

$C_{27}H_{30}O_{16}$ (610.5)
kaempferol-3-O-$β$-D-glucopyranosyl(1→2)-
$β$-D-glucopyranoside
山柰酚 -3-O-$β$-D- 吡喃葡萄糖基 (1→2)-$β$-
D- 吡喃葡萄糖苷

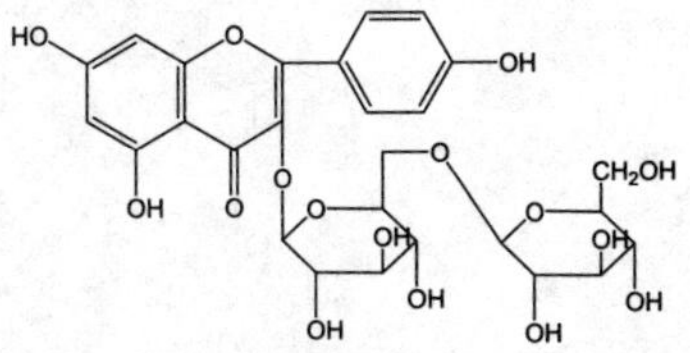

$C_{33}H_{40}O_{20}$ (756.7)

kaempferol-3-O-β-D-glucopyranosyl(1 → 6)-β-D-glucopyranoside

山柰酚 -3-O-β-D- 吡喃葡萄糖基 (1 → 6)-β-D- 吡喃葡萄苷

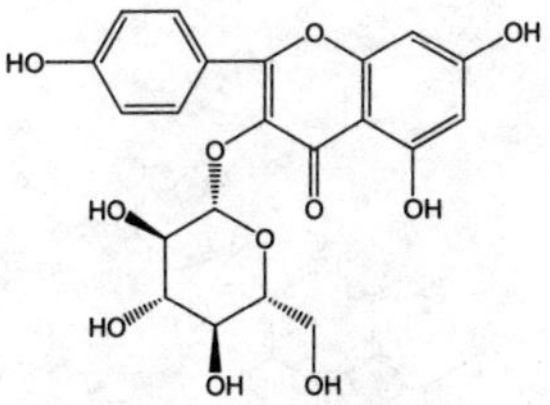

$C_{21}H_{20}O_{11}$ (448.4)

kaempferol-3-glucoside

山柰酚 -3- 葡萄糖苷

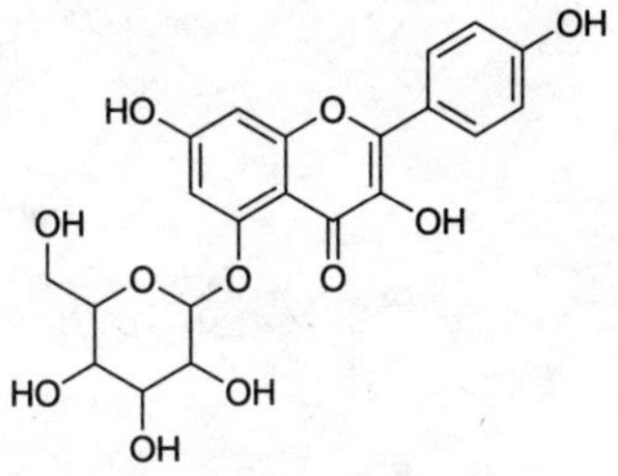

$C_{21}H_{20}O_{11}$ (448.4)

kaempferol-5-O-β-D-glucoside

山柰酚 -5-O-β-D- 葡萄糖苷

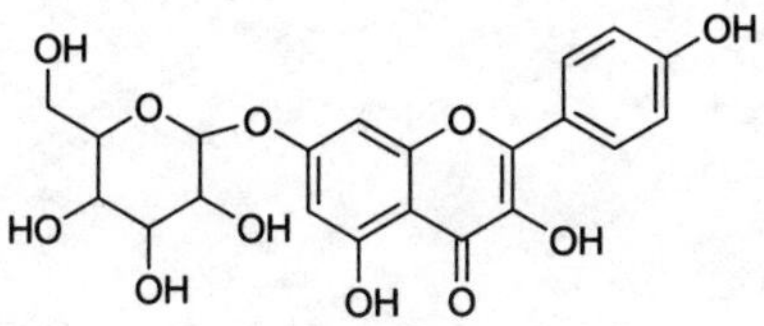

$C_{21}H_{20}O_{11}$ (448.4)

kaempferol-7-O-glucoside

山柰酚 -7-O- 葡萄糖苷

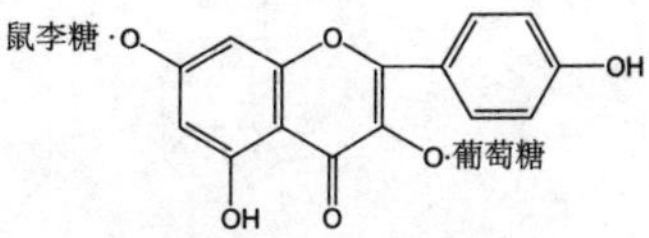

$C_{27}H_{32}O_{17}$ (628.5)

kaempferol-3-O-β-D-glucoside-7-O-a-L-rhamnoside

山柰酚 -3-O-β-D- 葡萄糖苷 -7-O-a-L- 鼠李糖苷

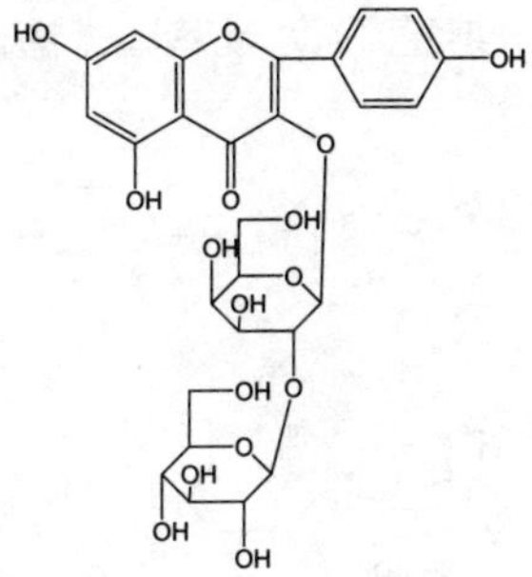

$C_{27}H_{30}O_{16}$ (610.5)

kaempferol-3-O-glucosyl(1 → 2)galactoside

山柰酚 -3-O- 葡萄糖基 (1 → 2) 半乳糖苷

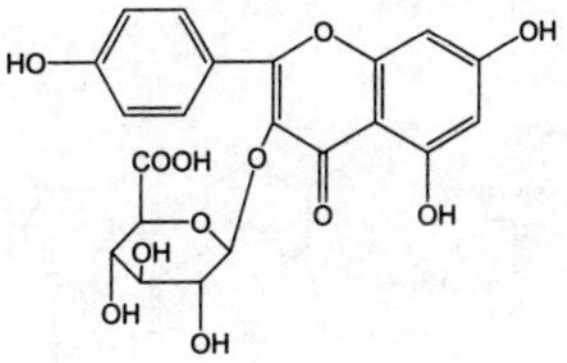

$C_{21}H_{18}O_{12}$ (462.4)

kaempferol-3-O-β-D-glucuronide

山柰酚 - 3-O-β-D- 葡萄糖醛酸苷

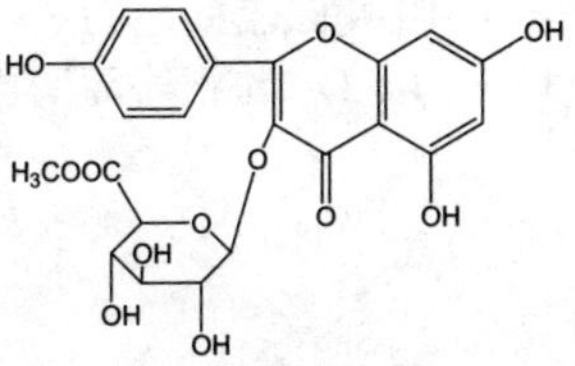

$C_{22}H_{20}O_{12}$ (476.4)

kaempferol-3-O-β-D- glucuronic acid methyl ester

山柰酚 -3-O-β-D- 吡喃葡萄糖醛酸甲酯

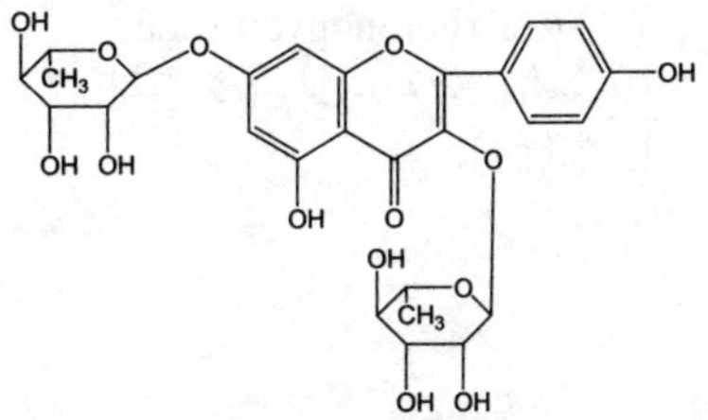

$C_{30}H_{26}O_{13}$ (594.5)

kaempferol glycoside

山柰酚苷

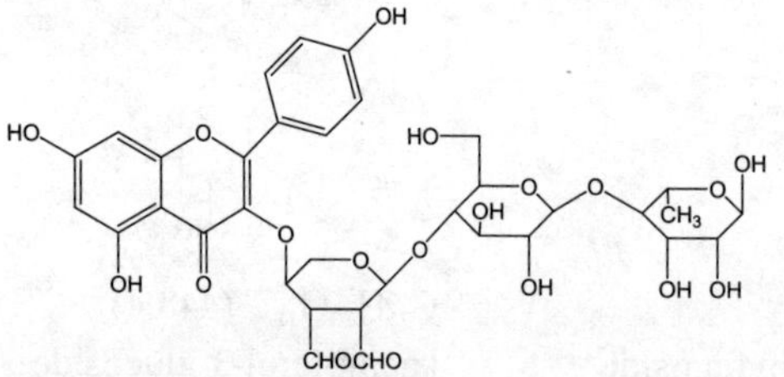

$C_{34}H_{42}O_{19}$ (754.7)

kaempferol-3-*O*-lysimachia trioside

山柰酚 -3-*O*- 珍珠菜三糖苷

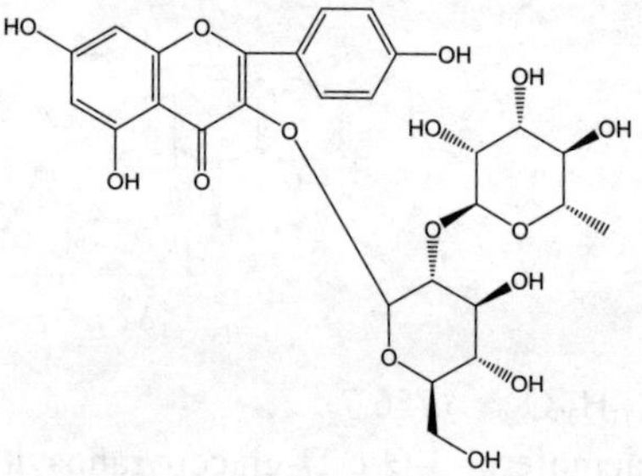

$C_{27}H_{30}O_{15}$ (594.5)

kaempferol-3-*O*-neohesperidoside

山柰酚 -3-*O*- 新橙皮糖苷

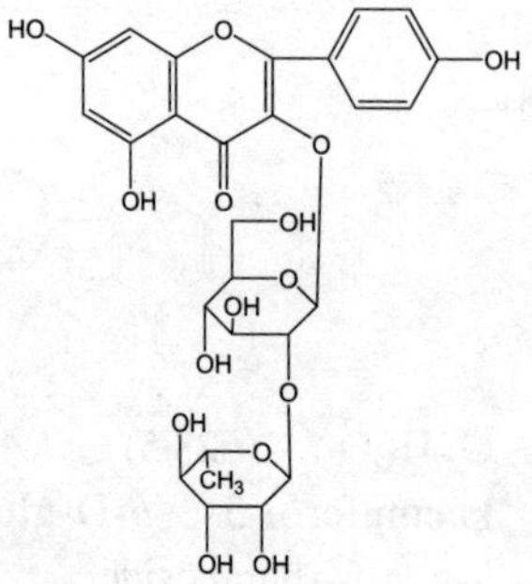

$C_{27}H_{30}O_{15}$ (594.5)

kaempferol 3-*O*-α-L-rhamnopyranosyl-
(1 → 2)-*β*-D-glucopyranoside

山柰酚 3-*O*-α-L- 鼠李糖 (1 → 2) -*β*-D-
吡喃葡萄糖苷

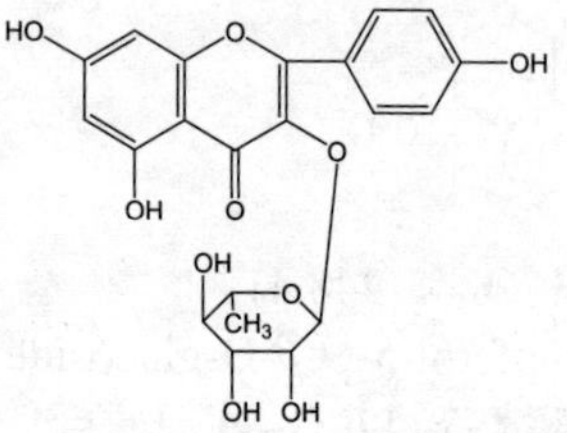

$C_{21}H_{20}O_{10}$ (432.4)

kaempferol-3-*O*-rhamnopyranoside

山柰酚 -3-*O*- 吡喃鼠李糖苷

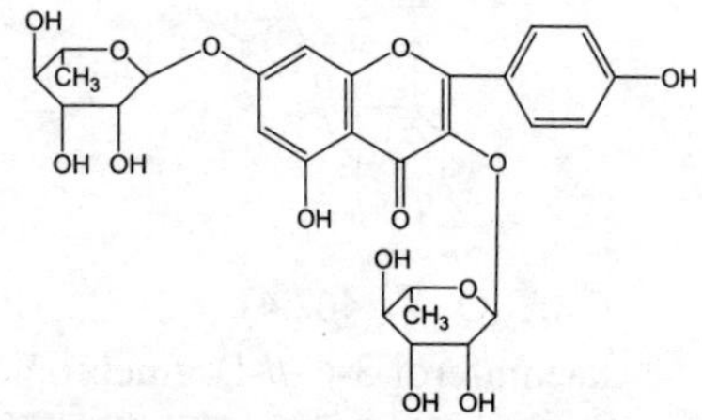

$C_{27}H_{30}O_{14}$ (578.5)

kaempferol-3-*O*-α-L-rhamnopyranoside-
7-*O*-α-L-rhamnopyanoside

山柰素 -3-*O*-α-L- 鼠李糖基 -7-*O*-α-L-
鼠李糖苷

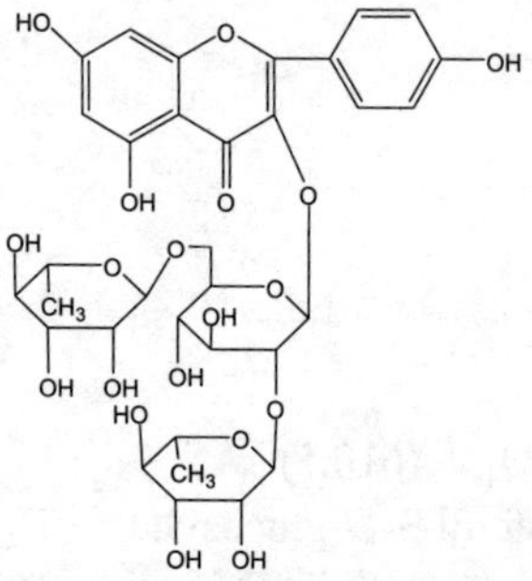

$C_{33}H_{40}O_{19}$ (740.7)

kaempferol-3-*O*-2 G-α-L-rhamnopyranosyl(1→2)-
α-L-rhamnopyranosyl(1 → 6)-*β*-D-glucopyranoside

山柰酚 -3-*O*-2G-α-L- 吡喃鼠李糖基 (1 → 2)-α-L-
吡喃鼠李糖基 (1 → 6)-*β*-D- 吡喃葡萄糖苷

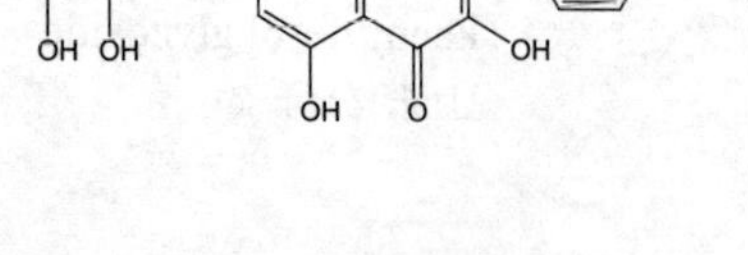

$C_{21}H_{20}O_{10}$ (432.4)

kaempferol-7-rhamnoside

山柰酚 -7- 鼠李糖苷

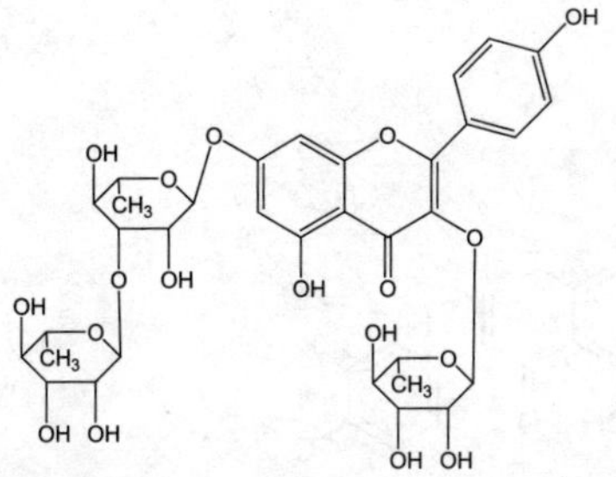

$C_{33}H_{40}O_{18}$ (724.7)

kaempferol-3-*O*-rhamnoside-7-*O*-rhamnosyl(1 → 3)-rhamnosi-de

山奈酚 -3-*O*- 鼠李糖苷 -7-*O*- 鼠李糖基 (1 → 3)- 鼠李糖苷

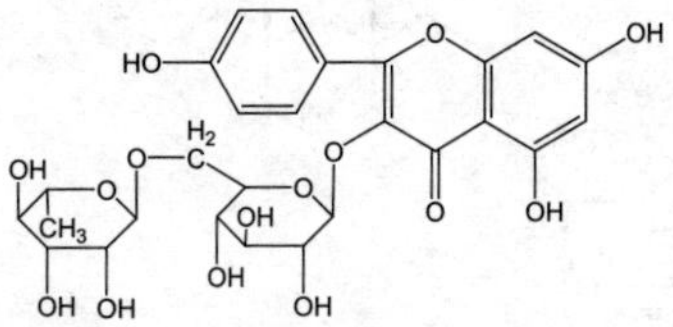

$C_{27}H_{30}O_{15}$ (594.5)

kaempferol-3-*O*-rutinoside

山奈酚 -3- 芸香糖苷，山奈酚芦丁苷

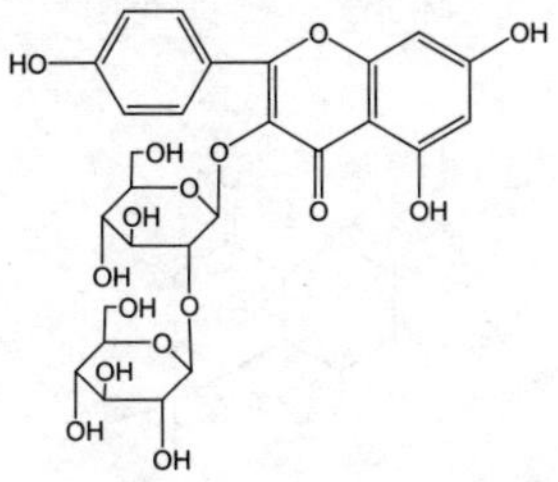

$C_{27}H_{30}O_{16}$ (610.5)

kaempferol-3-sophoroside

山奈酚 -3- 槐糖苷

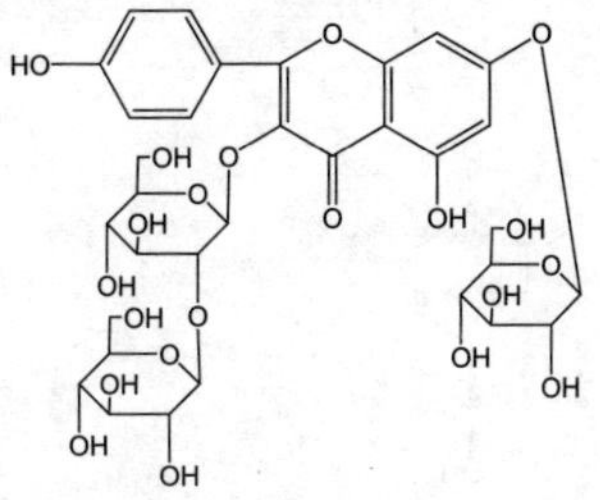

$C_{33}H_{40}O_{20}$ (756.7)

kaempferol-3-sophoroside-7-glucoside

山奈酚 -3- 槐糖 -7- 葡萄糖苷

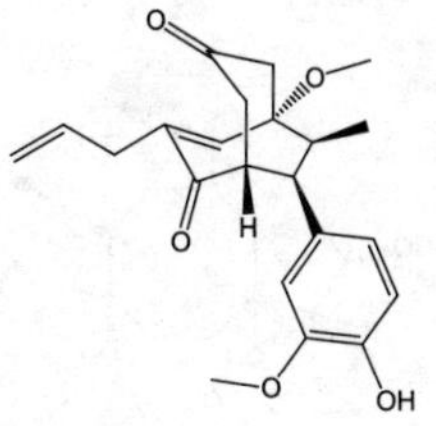

$C_{20}H_{22}O_5$ (342.4)

kadsurenin K

风藤素 K

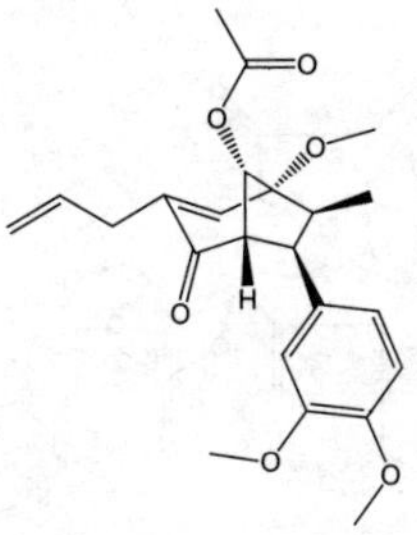

$C_{23}H_{28}O_6$ (400.5)

kadsurenin L

风藤素 L

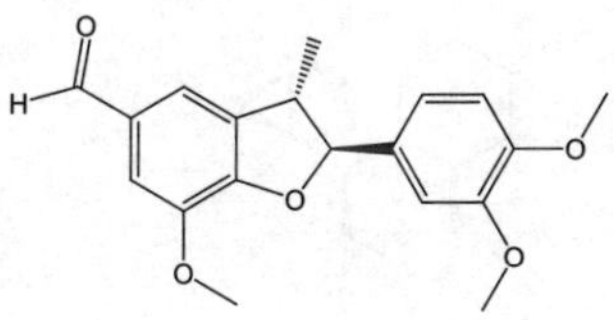

$C_{19}H_{20}O_5$ (328.4)

kadsurenin M

风藤素 M

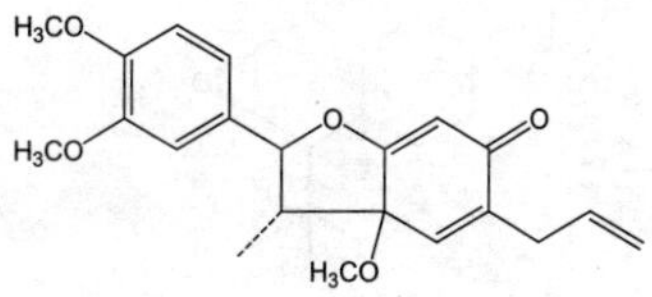

$C_{21}H_{24}O_5$ (356.4)

kadsurenone

海风藤酮

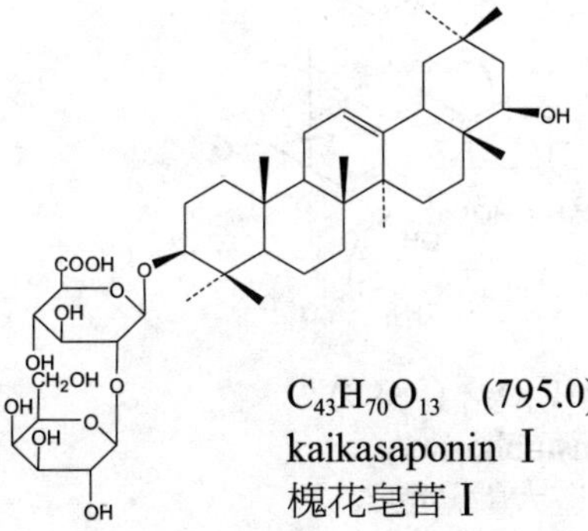

$C_{43}H_{70}O_{13}$ (795.0)

kaikasaponin I

槐花皂苷 I

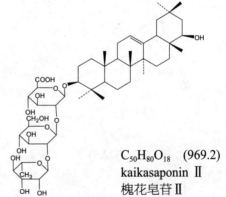

$C_{50}H_{80}O_{18}$ (969.2)

kaikasaponin II

槐花皂苷 II

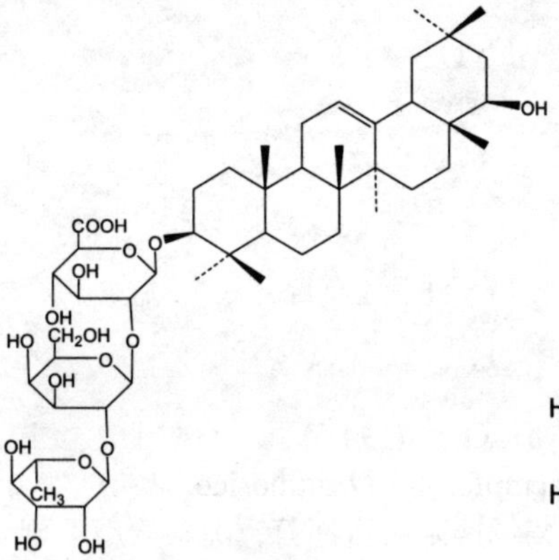

$C_{50}H_{80}O_{18}$ (969.2)
kaikasaponin Ⅲ
槐花皂苷Ⅲ

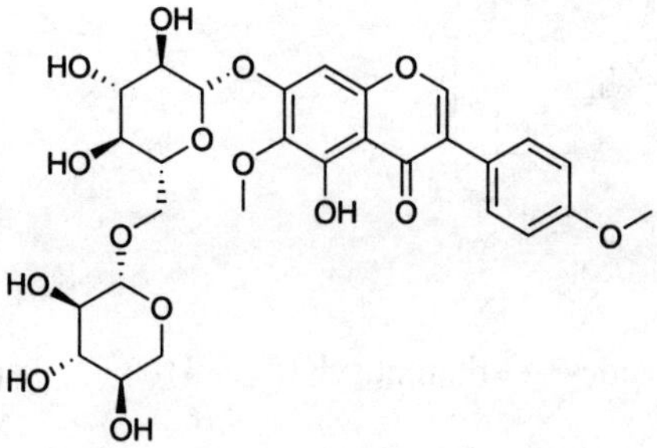

$C_{28}H_{32}O_{15}$ (608.5)
kakkalide
葛花苷

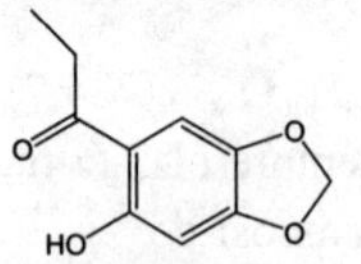

$C_{10}H_{10}O_4$ (194.2)
kakuol
卡枯醇

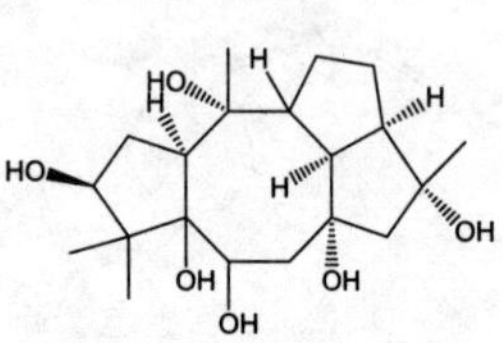

$C_{20}H_{34}O_6$ (370.5)
kalmanol
山月桂萜醇

$C_{15}H_{22}O_2$ (234.3)
kanshone A
甘松香酮 A

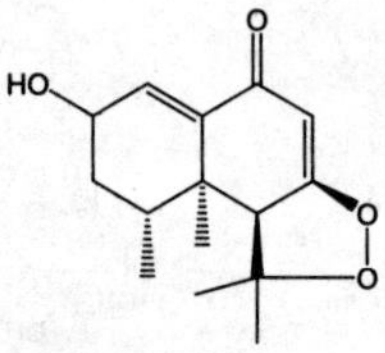

$C_{15}H_{22}O_4$ (266.3)
kanshone B
甘松香酮 B

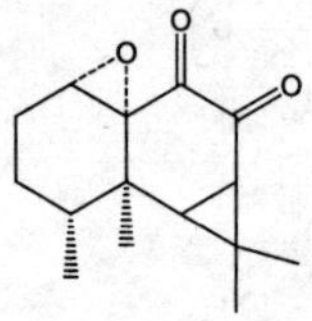

$C_{15}H_{20}O_3$ (248.3)
kanshone C
甘松香酮 C

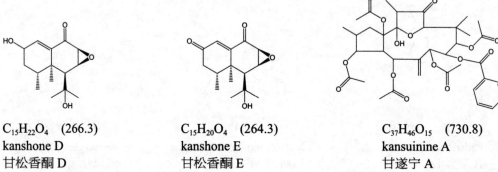

$C_{15}H_{22}O_4$ (266.3)
kanshone D
甘松香酮 D

$C_{15}H_{20}O_4$ (264.3)
kanshone E
甘松香酮 E

$C_{37}H_{46}O_{15}$ (730.8)
kansuinine A
甘遂宁 A

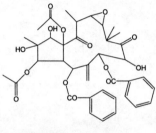

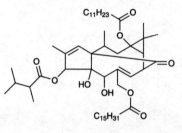

$C_{38}H_{42}O_{14}$ (722.7)
kansuinine B
甘遂宁 B

$C_{54}H_{90}O_9$ (883.3)
kansuiphorin A
甘遂大戟萜酯 A

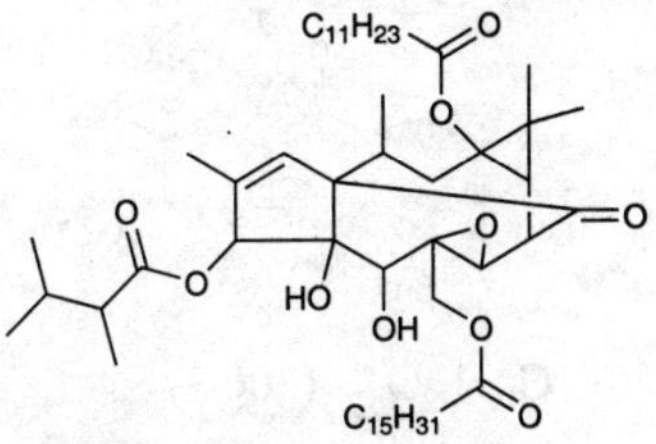

$C_{54}H_{90}O_{10}$ (899.3)
kansuiphorin B
甘遂大戟萜酯 B

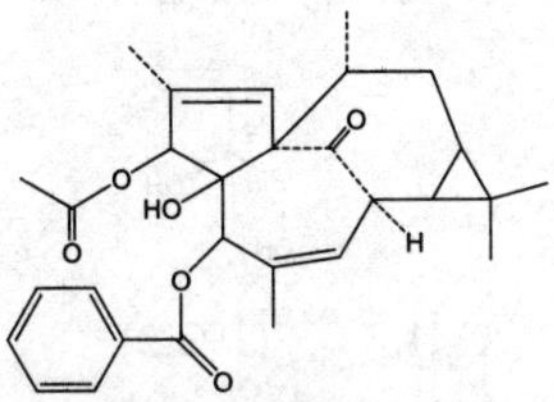

$C_{29}H_{34}O_6$ (478.6)
kansuiphorin C
甘遂大戟萜酯 C

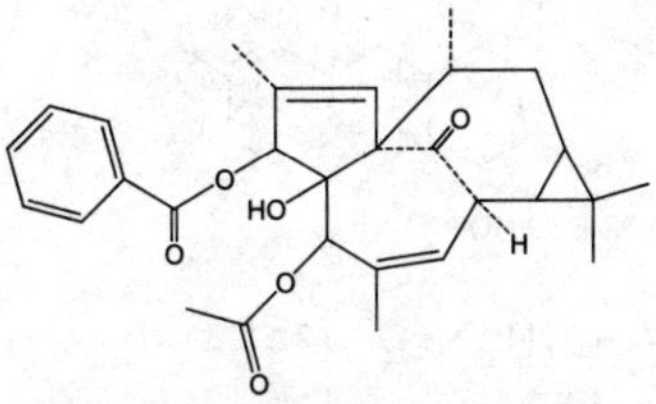

$C_{29}H_{34}O_6$ (478.6)
kansuiphorin D
甘遂大戟萜酯 D

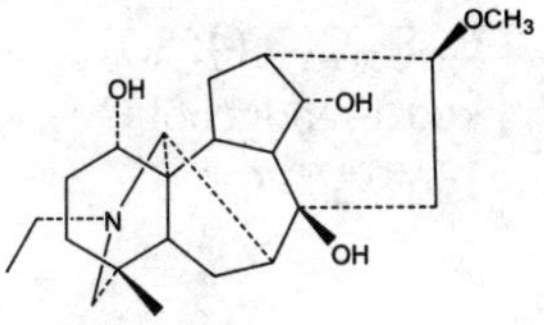

$C_{22}H_{35}NO_4$ (377.5)
karacoline
多根乌头碱

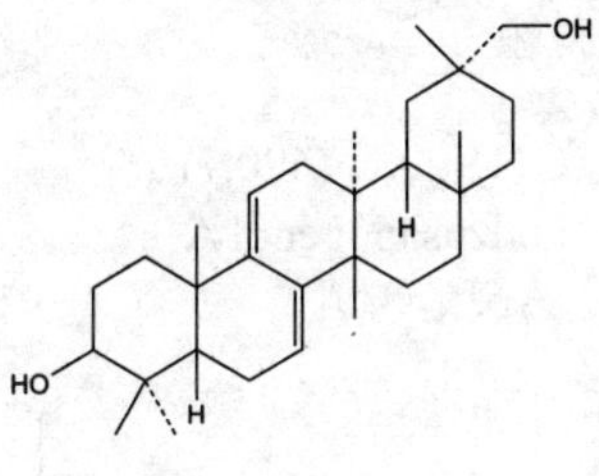

$C_{30}H_{48}O_2$ (440.7)
karounidiol
栝楼仁二醇

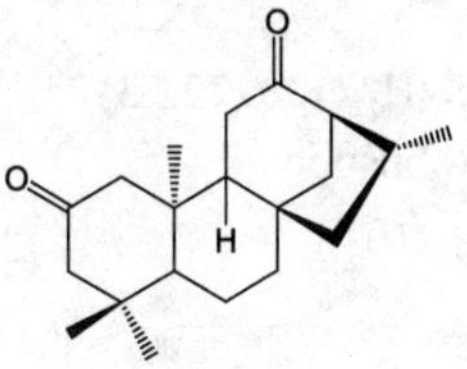

$C_{20}H_{30}O_2$ (302.5)
16 (*R*)-ent-kaurane-2,12-dione

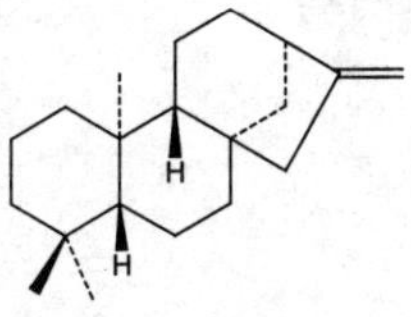

$C_{25}H_{36}O_6$ (432.6)
kauren-16-ene
贝壳杉 -16- 烯

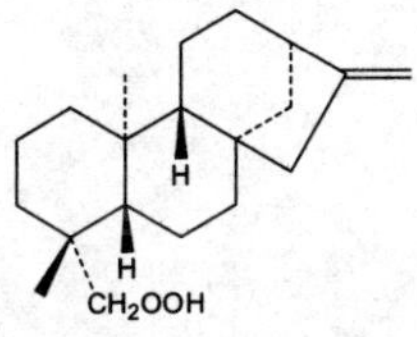

$C_{20}H_{30}O_2$ (302.5)
kaur-16-en-19-oic acid
贝壳杉烯酸

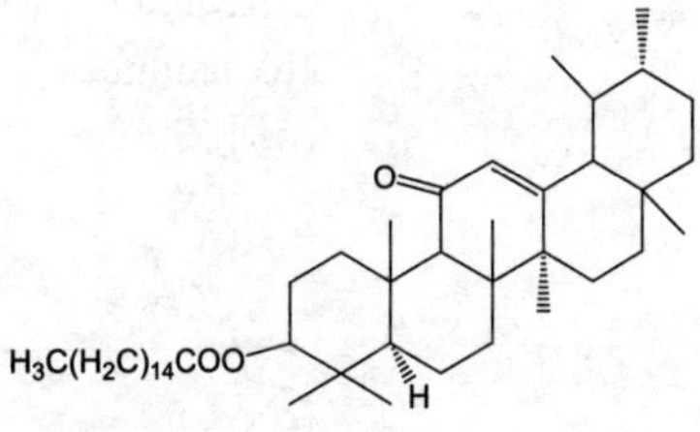

$C_{46}H_{78}O_3$ (679.1)
11-keto-α-amyrin pahlmitate
11- 酮基 -α- 香树脂醇棕榈酸酯

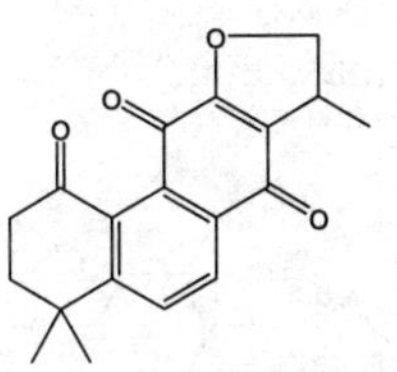

$C_{19}H_{18}O_4$ (310.3)
1-keto-*iso*-cryptotanshinone
1- 氧代异隐丹参酮

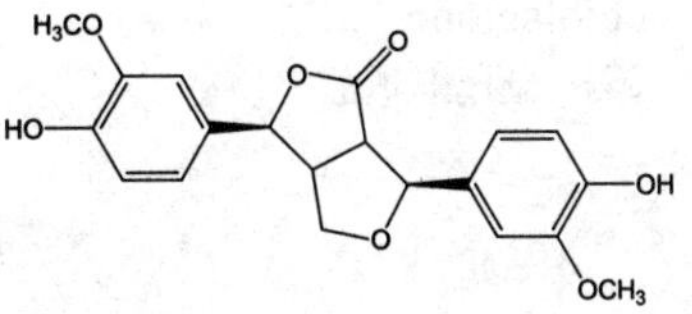

$C_{20}H_{20}O_7$ (372.4)
4-ketopinoresinol
4- 酮松脂酚

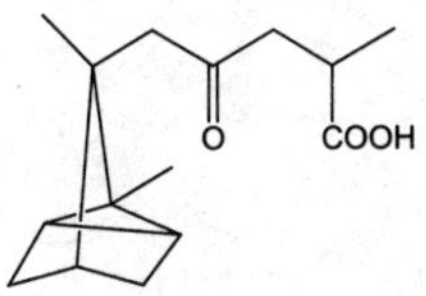

$C_{15}H_{22}O_3$ (250.3)
ketosantalic acid
酮基檀香萜酸

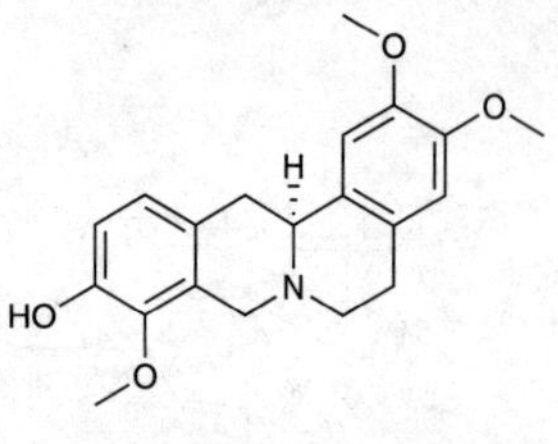

$C_{20}H_{23}NO_4$　(341.4)
kikemanine
奇科马宁碱

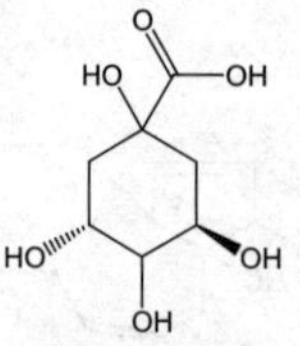

$C_7H_{12}O_6$　(192.2)
kinic acid
奎宁酸

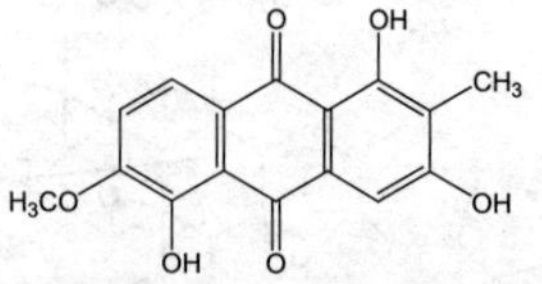

$C_{16}H_{12}O_6$　(300.3)
knoxiadin
红大戟素

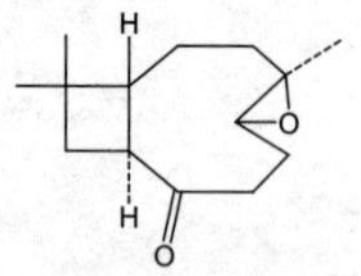

$C_{14}H_{22}O_2$　(222.3)
kobusone
考布松

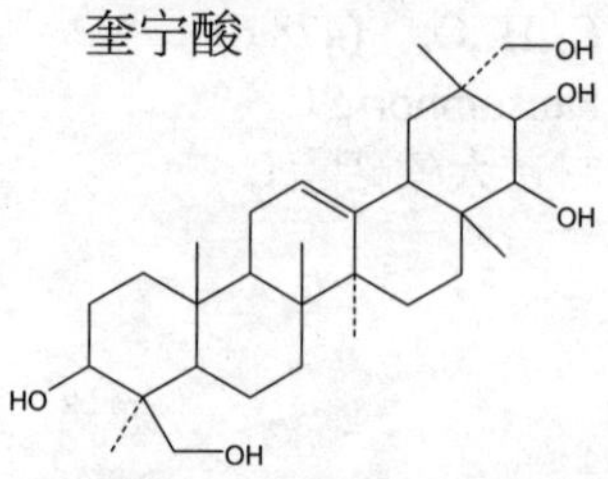

$C_{30}H_{50}O_5$　(490.7)
kudzusapogenol A
葛根皂醇 A

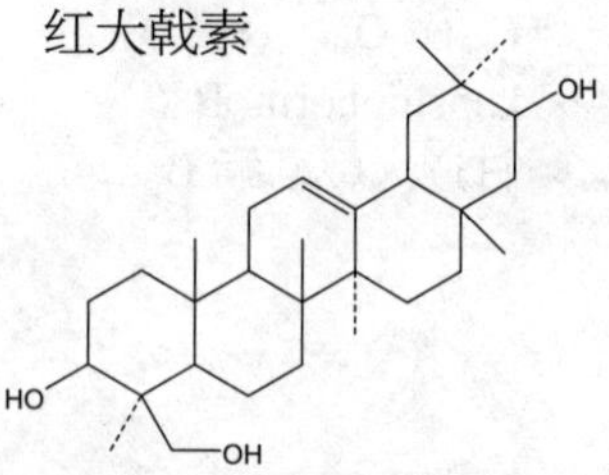

$C_{30}H_{50}O_3$　(458.7)
kudzusapogenol C
葛根皂醇 C

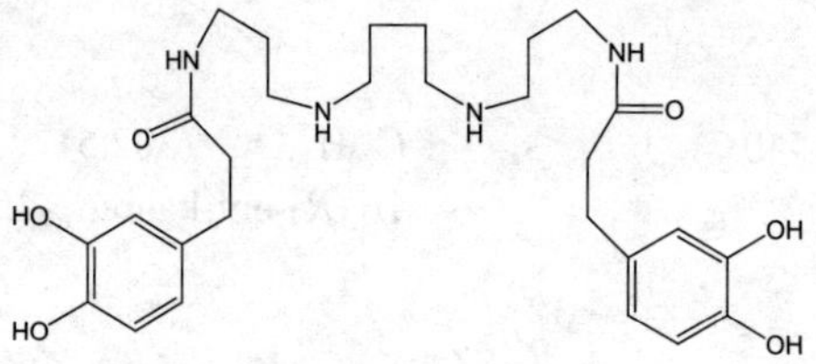

$C_{28}H_{42}N_4O_6$　(530.7)
kukoamine A
苦可胺 A

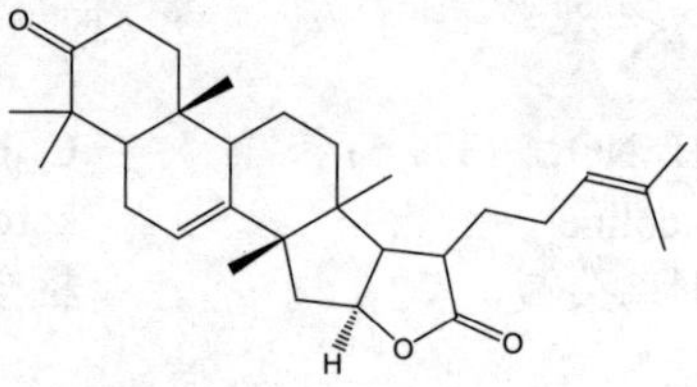

$C_{30}H_{44}O_3$　(452.7)
kulactone
苦楝萜酮内酯

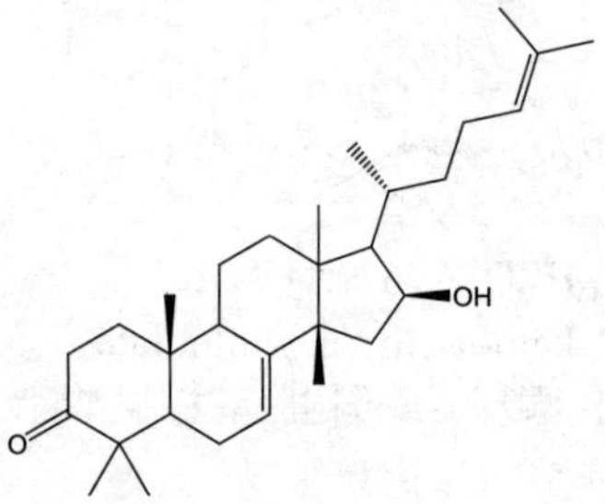

$C_{30}H_{48}O_2$　(440.7)
kulinone
苦楝酮

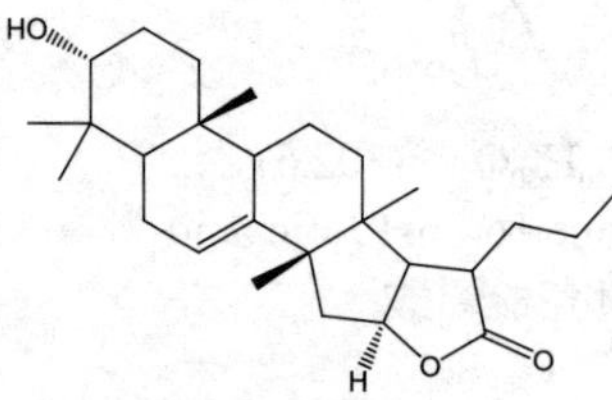

$C_{30}H_{46}O_3$　(454.7)
kulolactone
苦楝萜醇内酯

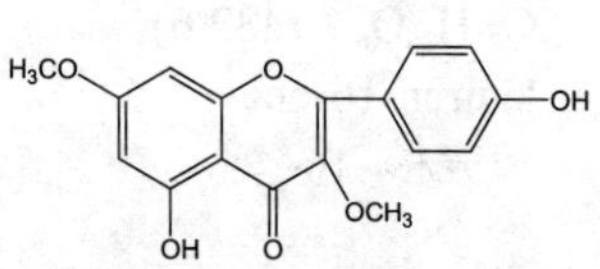

$C_{17}H_{14}O_6$　(314.3)
kumatakenin
熊竹素

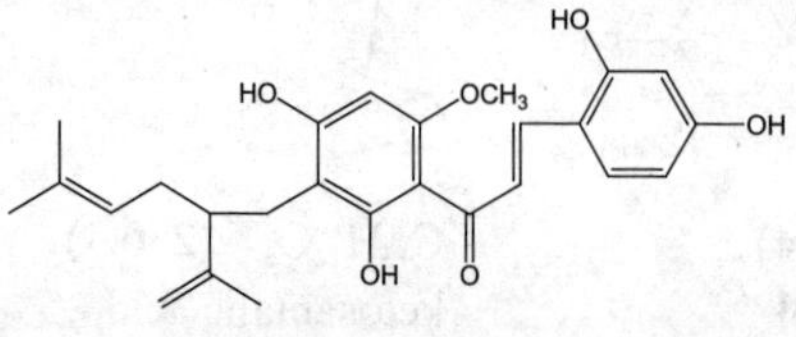

$C_{26}H_{30}O_6$　(438.5)
kuraridin
苦参查耳酮

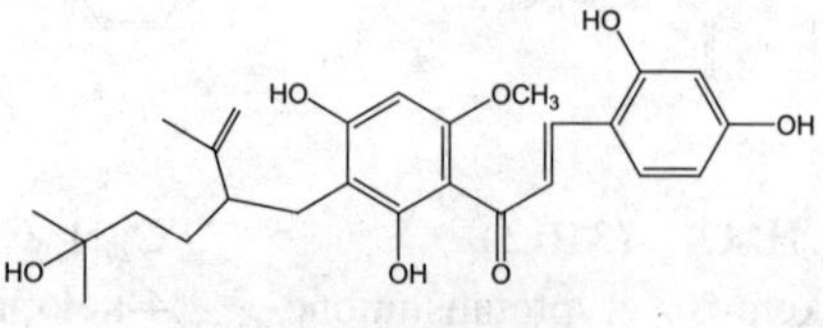

$C_{26}H_{32}O_7$　(456.5)
kuraridinol
苦参查耳酮醇

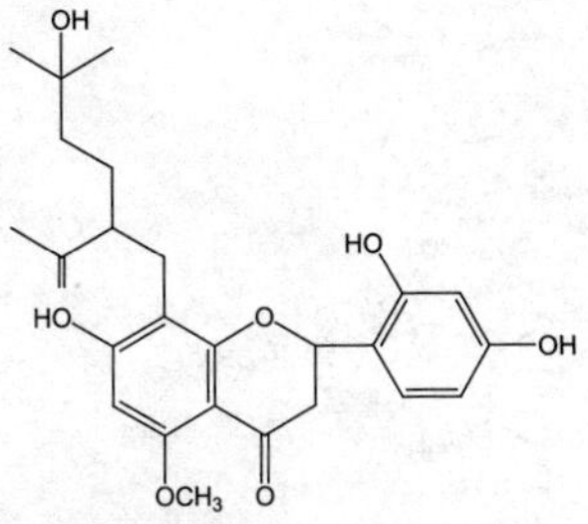

$C_{26}H_{32}O_7$ (456.5)
kurarinol
苦参醇

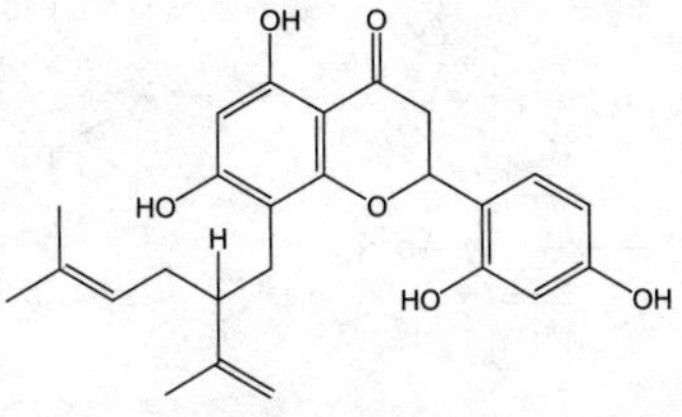

$C_{26}H_{30}O_6$ (438.5)
kurarinone
苦参酮

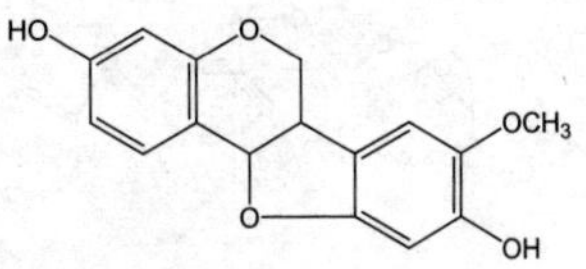

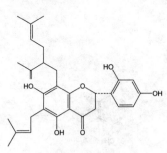

$C_{16}H_{14}O_5$ (286.3)
kushenin
苦参素

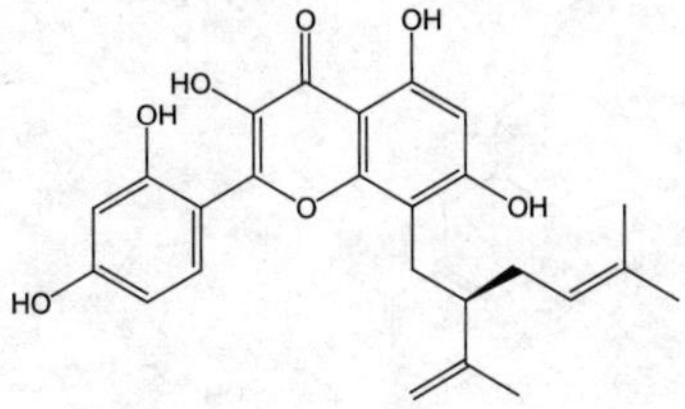

$C_{26}H_{30}O_7$ (454.5)
kushenol I
苦参酚 I

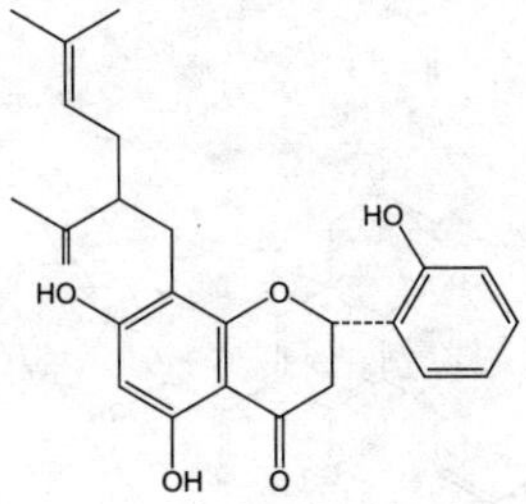

$C_{25}H_{28}O_5$ (408.5)
kushenol A
苦参新醇 A

$C_{30}H_{36}O_6$ (492.6)
kushenol B
苦参新醇 B

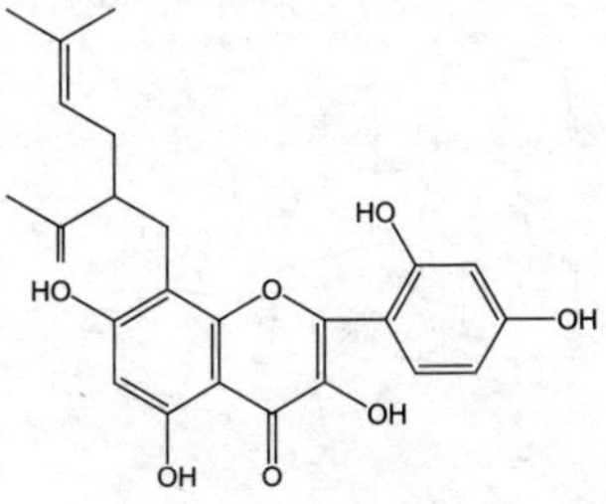

$C_{25}H_{26}O_7$ (438.5)
kushenol C
苦参新醇 C

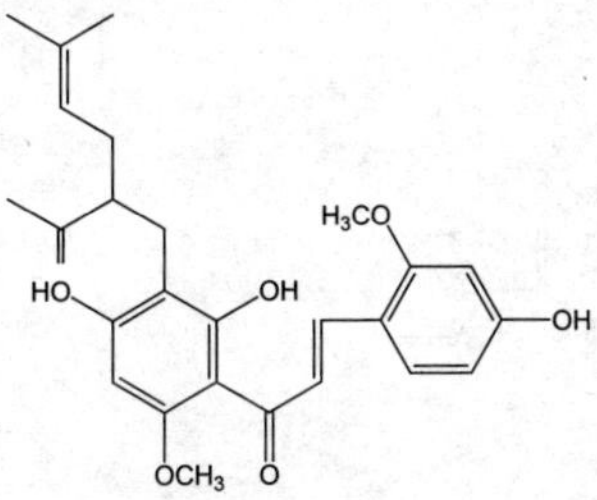

$C_{27}H_{32}O_6$ (452.5)
kushenol D
苦参新醇 D

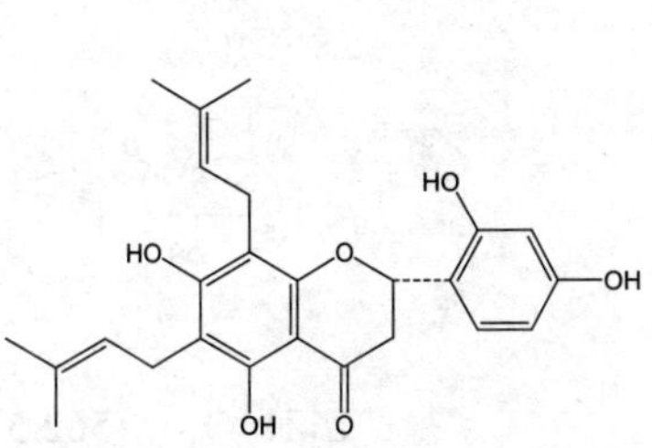

$C_{25}H_{28}O_6$ (424.5)
kushenol E
苦参新醇 E

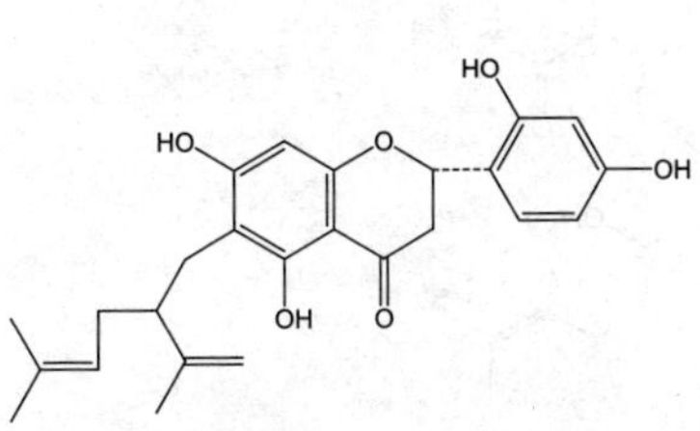

$C_{25}H_{28}O_6$ (424.5)
kushenol F
苦参新醇 F

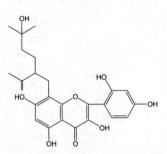

$C_{25}H_{28}O_8$ (456.5)
kushenol G
苦参新醇 G

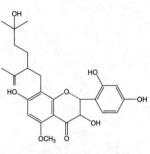

$C_{26}H_{32}O_8$ (472.5)
kushenol H
苦参新醇 H

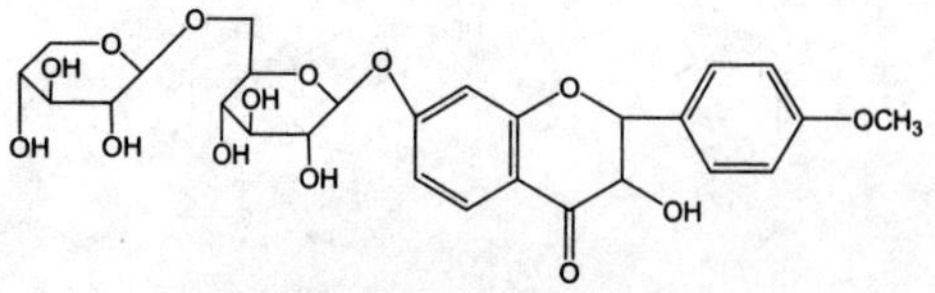

$C_{27}H_{32}O_{14}$ (580.5)
kushenol J
苦参新醇 J

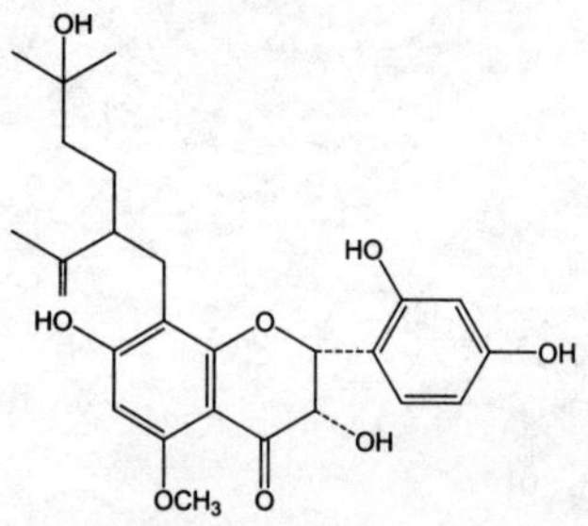

$C_{26}H_{32}O_8$ (472.5)
kushenol K
苦参新醇 K

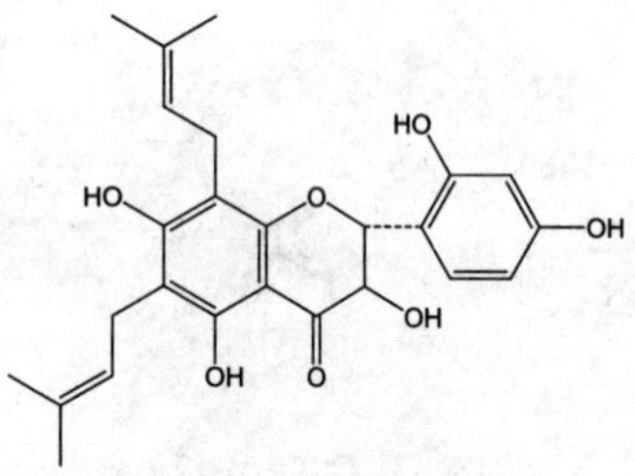

$C_{25}H_{28}O_7$ (440.5)
kushenol L
苦参新醇 L

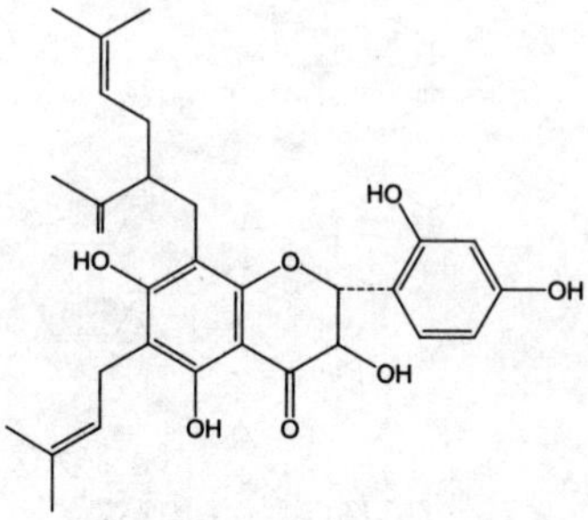

$C_{30}H_{36}O_7$ (508.6)
kushenol M
苦参新醇 M

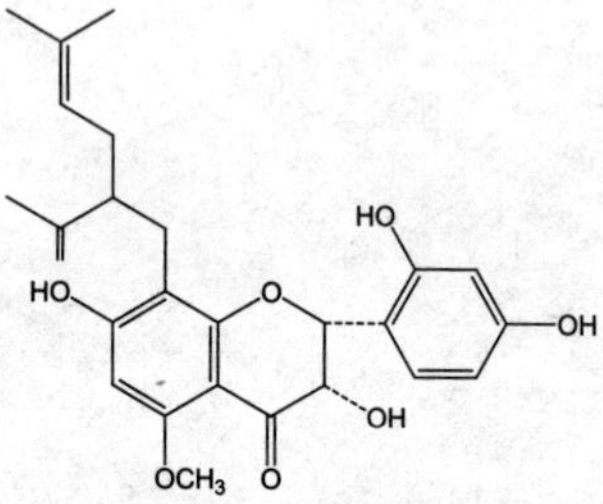

$C_{26}H_{30}O_7$ (454.5)
kushenol N
苦参新醇 N

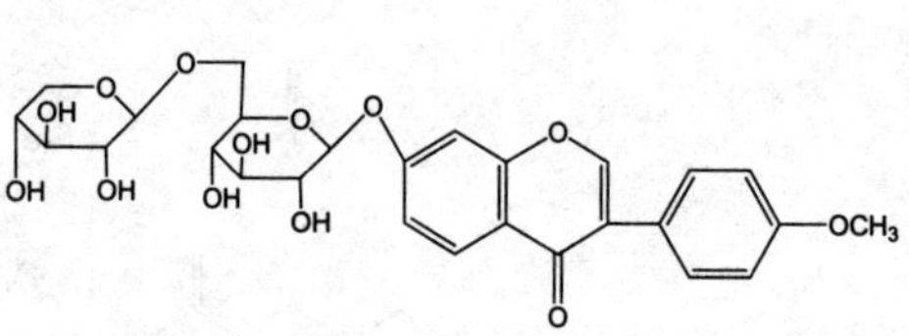

$C_{27}H_{30}O_{13}$ (562.5)
kushenol O
苦参新醇 O

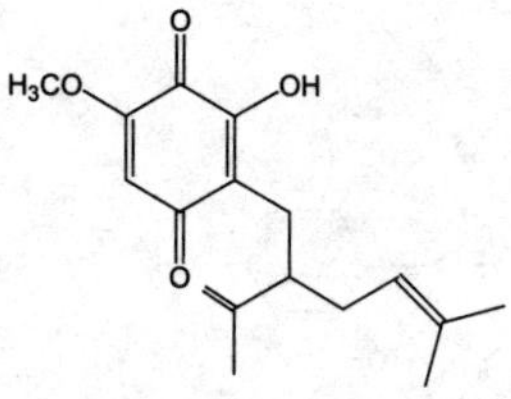

$C_{17}H_{22}O_4$ (290.4)
kushequinone A
苦参醌 A

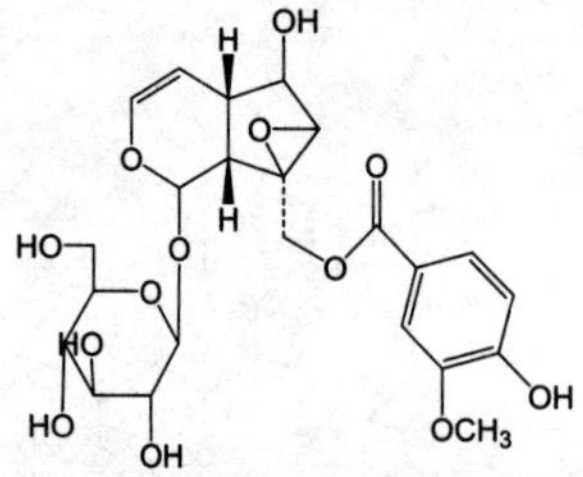

$C_{23}H_{28}O_{13}$ (512.5)
kutkoside
胡黄连苷

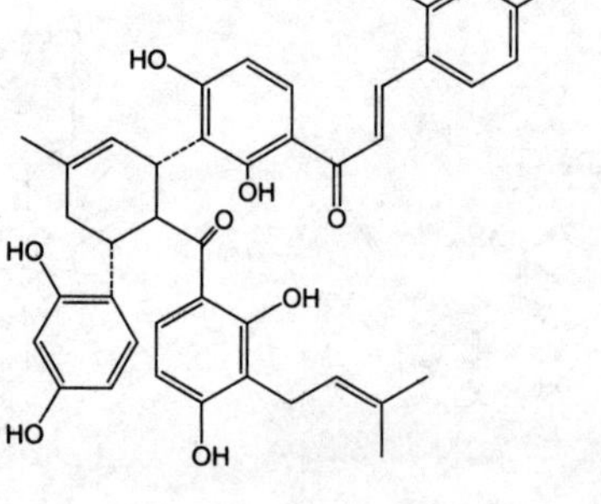

$C_{40}H_{38}O_{10}$ (678.7)
kuwanone I
桑黄酮 I

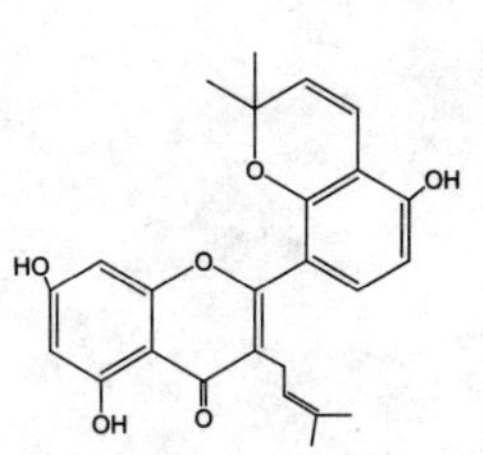

$C_{25}H_{24}O_6$　(420.5)
kuwanon A
桑黄酮 A

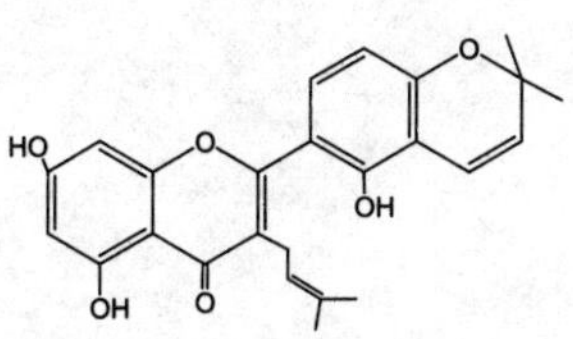

$C_{25}H_{24}O_6$　(420.5)
kuwanon B
桑黄酮 B

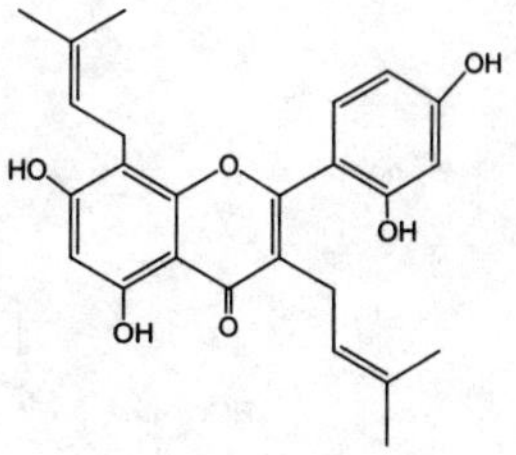

$C_{25}H_{26}O_6$　(422.5)
kuwanon C
桑黄酮 C

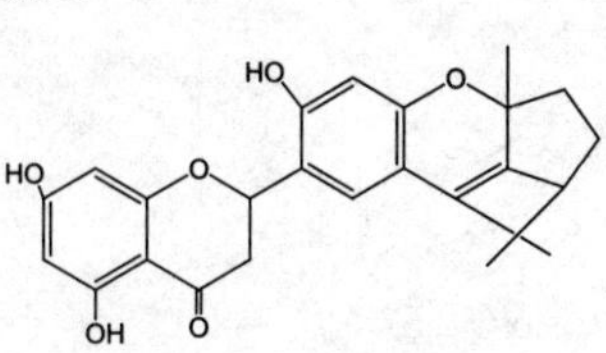

$C_{25}H_{26}O_6$　(422.5)
kuwanon D
桑黄酮 D

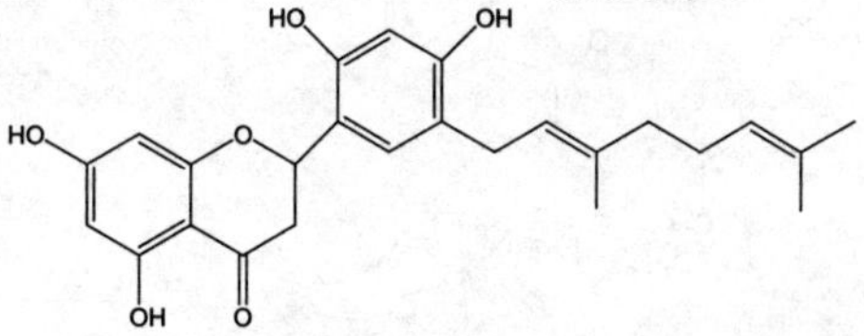

$C_{25}H_{28}O_6$　(424.5)
kuwanon E
桑黄酮 E

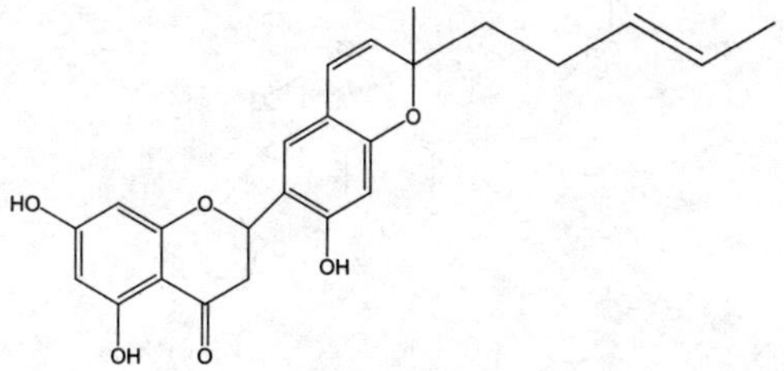

$C_{25}H_{26}O_6$　(422.5)
kuwanon F
桑黄酮 F

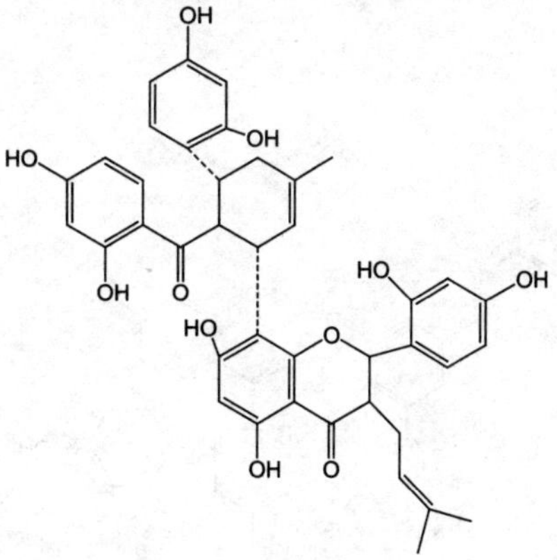

$C_{40}H_{36}O_{11}$　(692.7)
kuwanon G
桑黄酮 G
albanin F，moracenin B

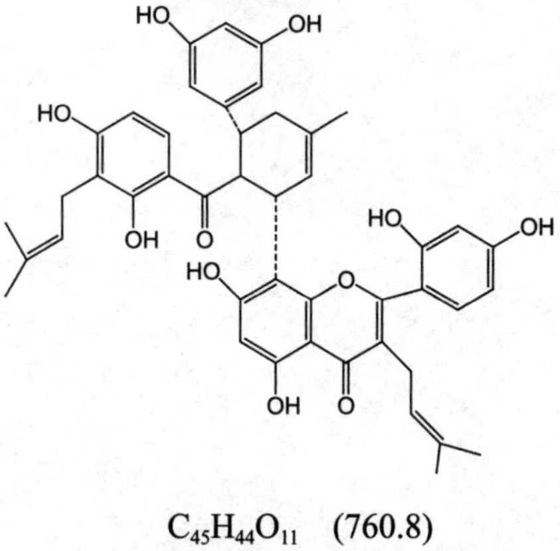

$C_{45}H_{44}O_{11}$　(760.8)
kuwanon H
桑黄酮 H
albanin G，moracenin A

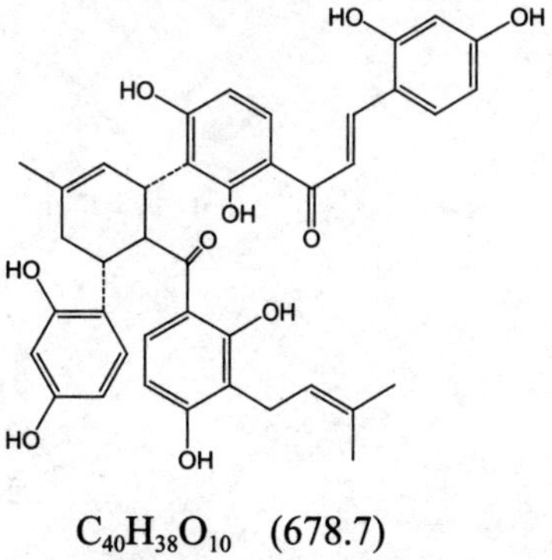

$C_{40}H_{38}O_{10}$　(678.7)
kuwanon I
桑黄酮 I

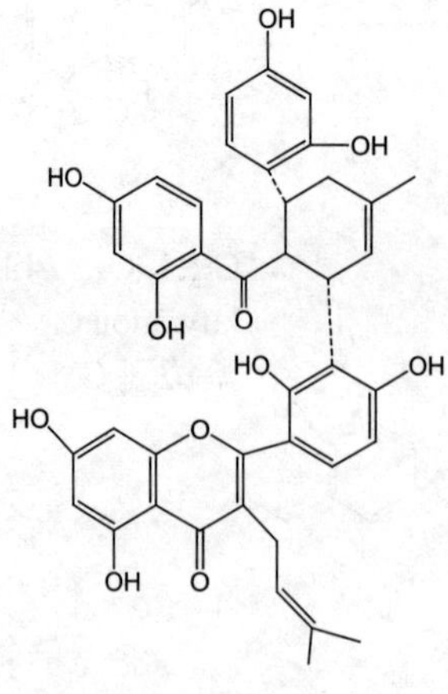

C$_{40}$H$_{36}$O$_{11}$ (692.7)
kuwanon K
桑黄酮 K

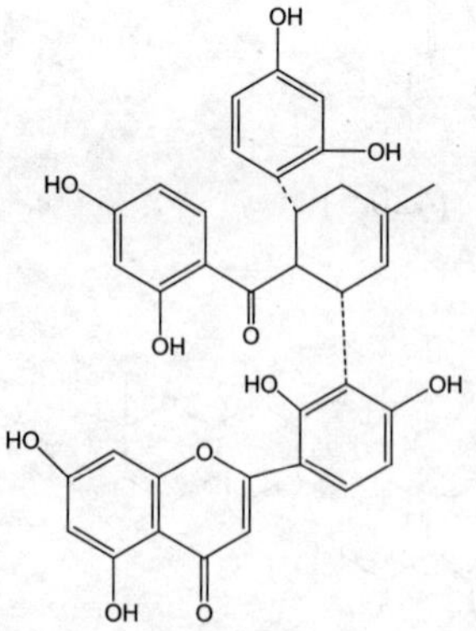

C$_{35}$H$_{30}$O$_{11}$ (626.6)
kuwanon L
桑黄酮 L

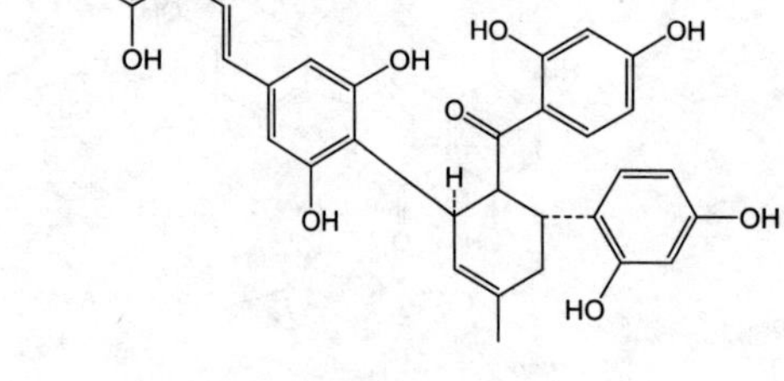

C$_{34}$H$_{30}$O$_9$ (582.6)
kuwanon Y
桑黄酮 Y

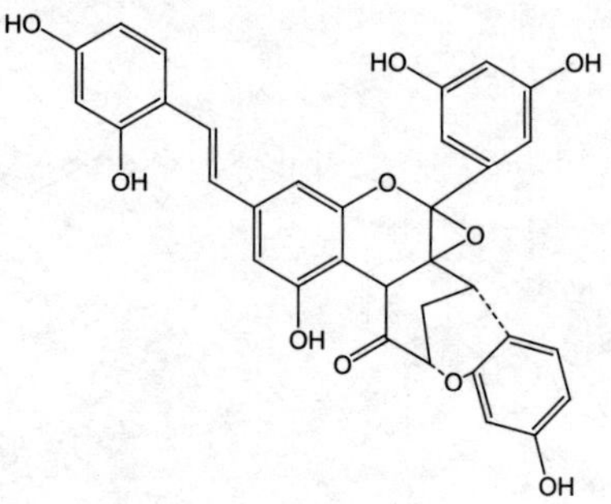

C$_{34}$H$_{26}$O$_{10}$ (594.6)
kuwanon Z
桑黄酮 Z

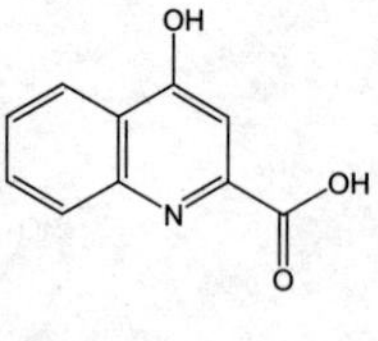

C$_{10}$H$_7$NO$_3$ (189.2)
kynurenic acid
犬尿烯酸

L 部

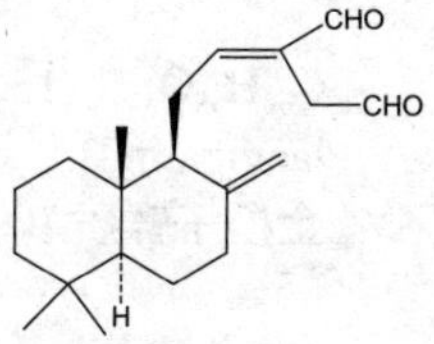

$C_{20}H_{30}O_2$ (302.5)
E-8(17),12-labdiene-15,16-dial
8(17),12- 半日花二烯 -15,16- 二醛

$$CH_3(CH_2)_{30}COOH$$

$C_{32}H_{64}O_2$ (480.9)
lacceroic acid
虫漆蜡酸

$$CH_3(CH_2)_{30}CH_2OH$$

$C_{32}H_{66}O$
laccerol
虫漆蜡醇

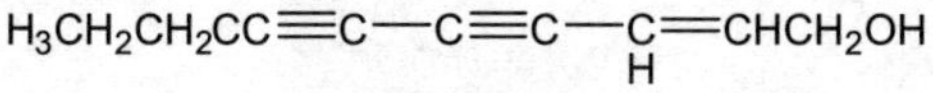

$$H_3CH_2CH_2CC\equiv C-C\equiv C-C\underset{H}{=}CHCH_2OH$$

$C_{10}H_{12}O$ (148.2)
lachnophyllol
毛叶醇

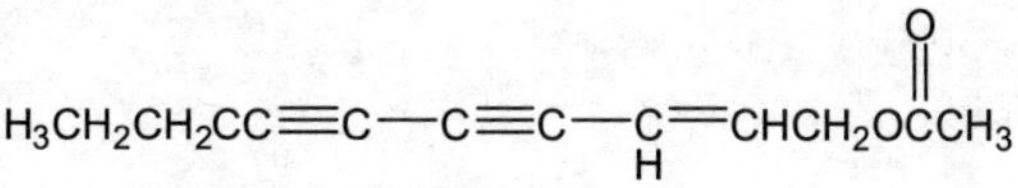

$$H_3CH_2CH_2CC\equiv C-C\equiv C-C\underset{H}{=}CHCH_2OCCH_3$$

$C_{12}H_{14}O_2$ (190.2)
lachnophyllol acetate
乙酸毛叶酯

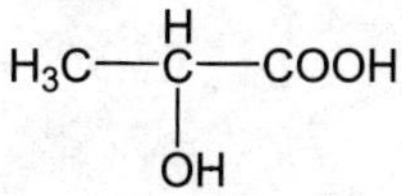

$H_3C-\underset{\underset{OH}{|}}{\overset{\overset{H}{|}}{C}}-COOH$

$C_3H_6O_3$ (90.1)
lactic acid
乳酸

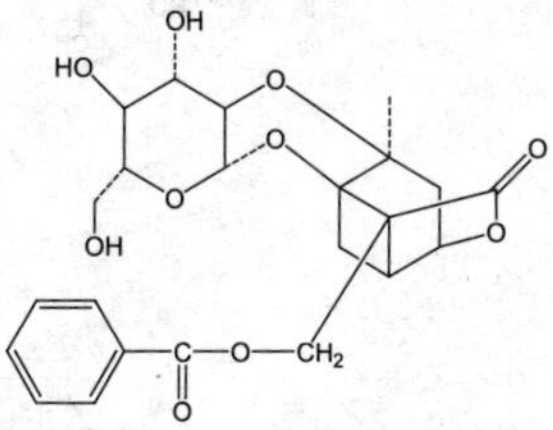

$C_{23}H_{26}O_{10}$ (462.5)
lactiflorin
芍药新苷

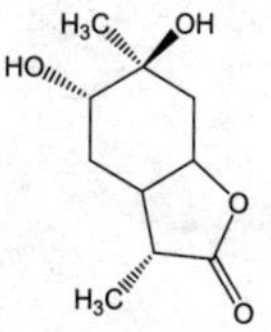

$C_{10}H_{16}O_4$ (200.2)
lactinolide
乳糖交酯

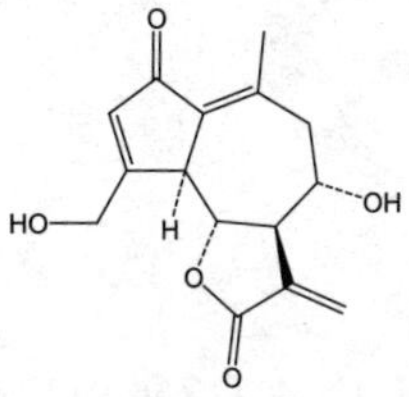

$C_{15}H_{16}O_5$ (276.3)
lactucin
山莴苣素

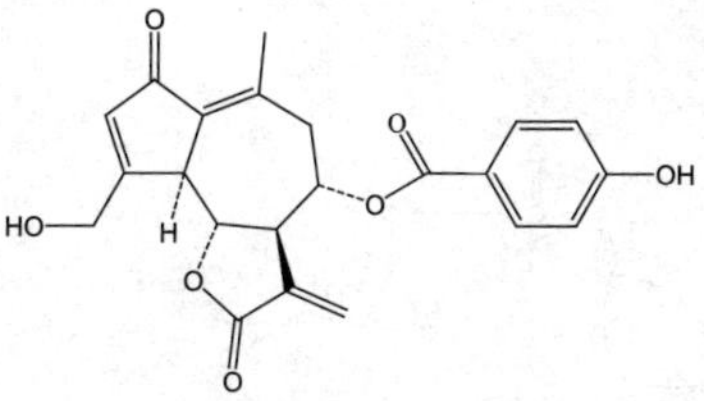

$C_{22}H_{20}O_7$ (396.4)
lactucopicin
山莴苣苦素

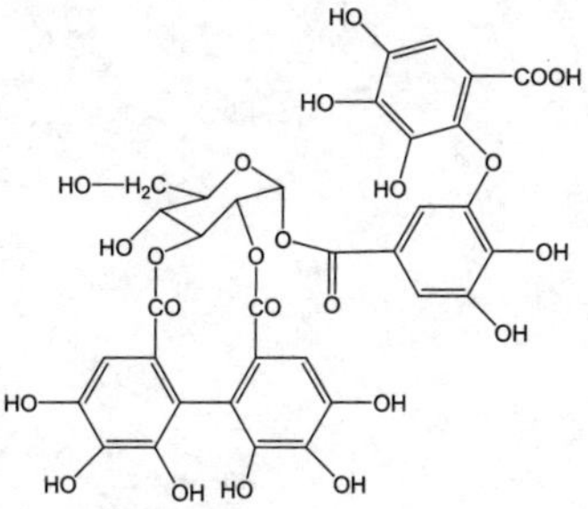

$C_{34}H_{26}O_{23}$ (802.6)
laevigatin A
金樱子鞣质 A

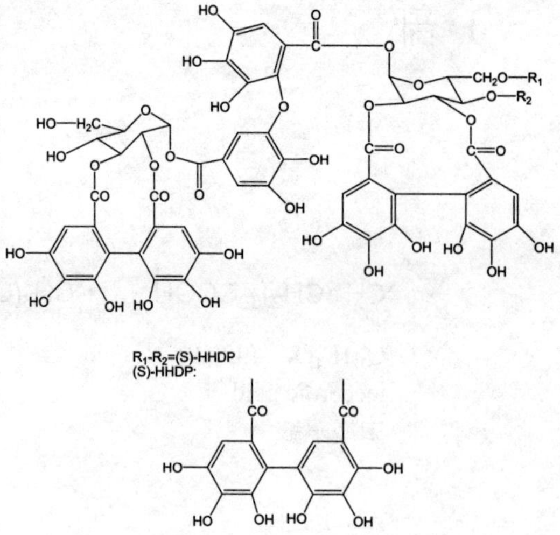

$C_{68}H_{48}O_{44}$ (1569.1)
laevigatin B
金樱子鞣质 B

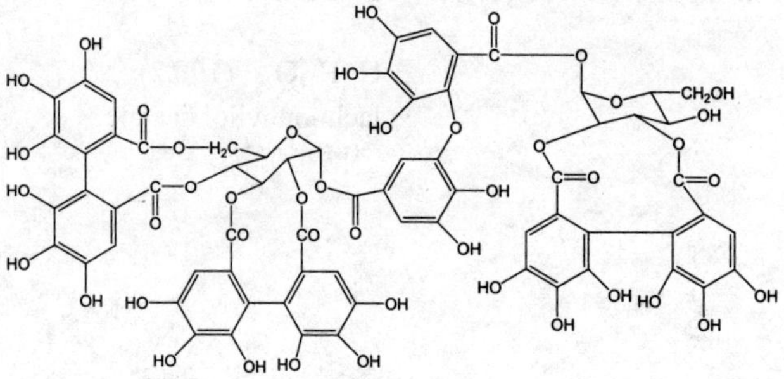

R_1-R_2=(S)-HHDP
(S)-HHDP:

$C_{68}H_{48}O_{44}$ (1569.1)
laevigatin C
金樱子鞣质 C

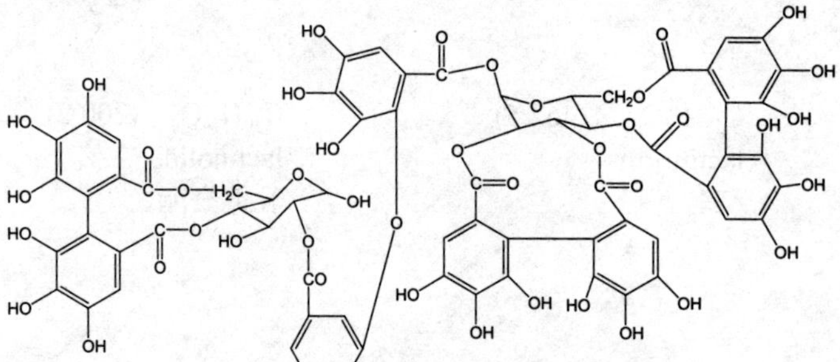

$C_{68}H_{48}O_{44}$ (1569.1)
laevigatin D
金樱子鞣质 D

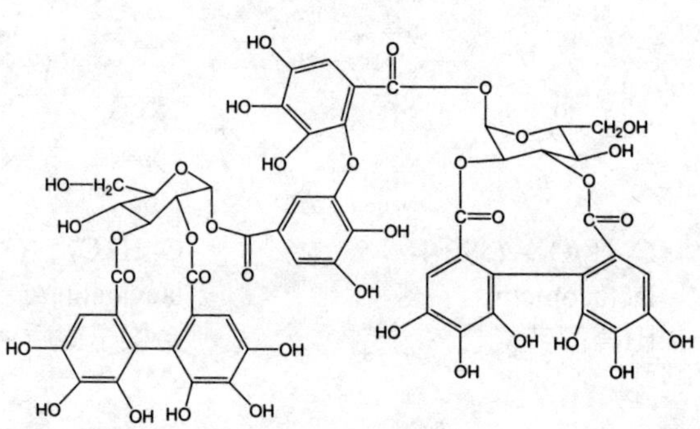

$C_{54}H_{42}O_{36}$ (1266.9)
laevigatin E
金樱子鞣质 E

R₁-R₂=(S)-HHDP
(S)-HHDP:

R₁-R₂=(S)-HHDP
(S)-HHDP:

$C_{68}H_{48}O_{44}$　(1569.1)
laevigatin F
金樱子鞣质 F

$C_{54}H_{42}O_{36}$　(1266.9)
laevigatin G
金樱子鞣质 G

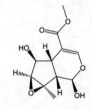

$C_{11}H_{14}O_6$　(242.2)
lamiophlomiol A
独一味素 A

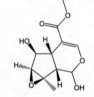

$C_{11}H_{14}O_6$　(242.2)
lamiophlomiol B
独一味素 B

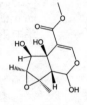

$C_{11}H_{14}O_7$　(258.2)
lamiophlomiol C
独一味素 C

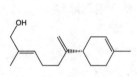

$C_{15}H_{24}O$　(220.4)
lanceol
澳白檀醇

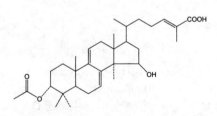

$C_{32}H_{48}O_5$　(512.7)
lanosta-7,9(11),24-trien-3α-acetoxy-
15α,22β-dihydroxy-26-oic acid
羊毛甾 -7,9(11),24- 三烯 -3α- 乙酰氧
基 -15α,22β- 二羟基 -26- 羧酸

$C_{32}H_{46}O_5$　(510.7)
lanosta-7,9(11),24-trien-3α-acetoxy-15α-
hydroxy-23-oxo-26-oic acid
羊毛甾 -7,9(11),24- 三烯 -3α- 乙酰氧基 -
15α- 羟基 -23- 氧 -26- 羧酸

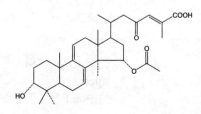

$C_{32}H_{46}O_6$　(526.7)
lanosta-7,9(11),24-trien-15α-acetoxy-3α-hydroxy-
23-oxo-26-oic acid
羊毛甾 -7,9 (11),24- 三烯 -15α- 乙酰氧基 -3α- 羟
基 -23- 氧 -26- 羧酸

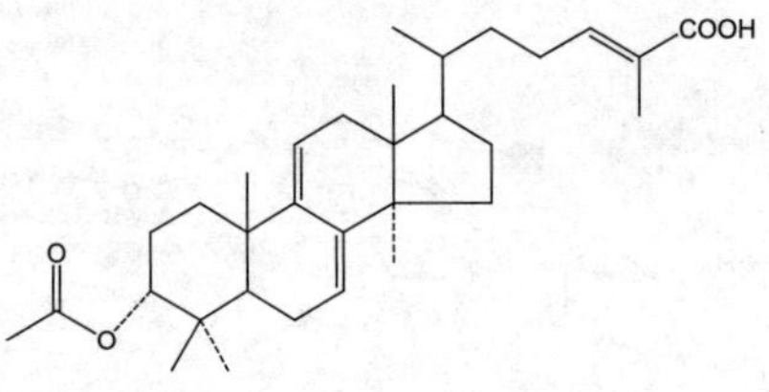

$C_{32}H_{48}O_4$　(496.7)
lanosta-7,9(11),24-trien-3α-acetoxy-26-
oic acid
羊毛甾-7,9(11),24-三烯-3α-乙酰氧基-
26-羧酸

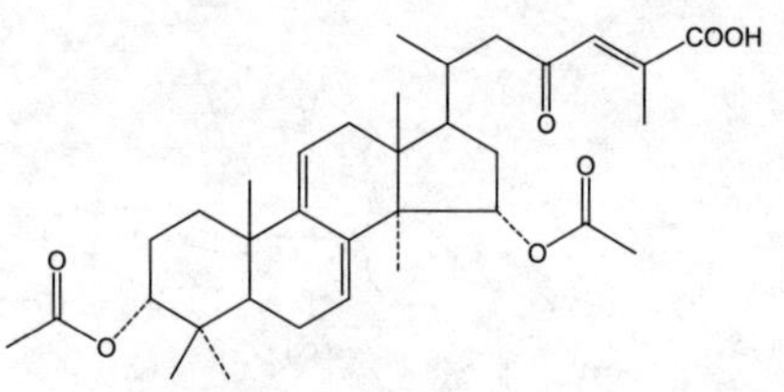

$C_{34}H_{50}O_7$　(570.8)
lanosta-7,9(11),24-trien-3α,15α-diacetoxy-
23-oxo-26-oic acid
羊毛甾-7,9(11),24-三烯-3α,15α-二乙酰
氧基-23-氧-26-羧酸

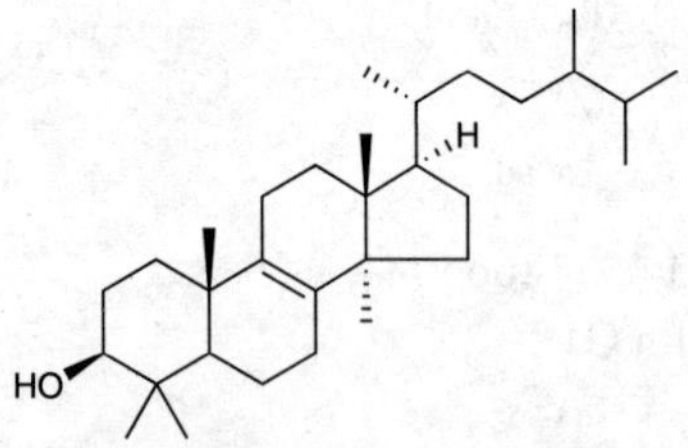

$C_{31}H_{54}O$　(442.8)
lanost-8-enol(lanost-8-3β-ol)
8-羊毛甾烯醇

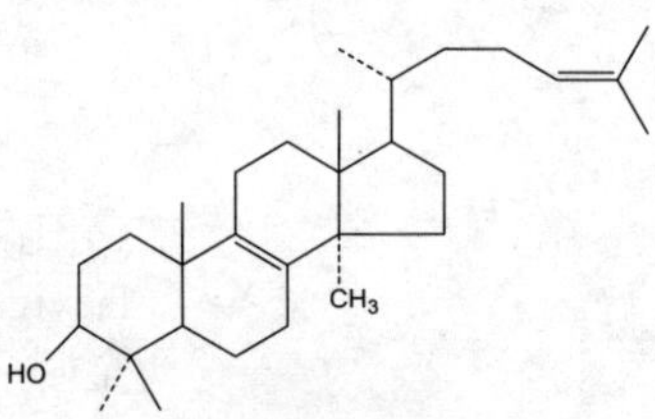

$C_{30}H_{50}O$　(426.7)
lanosterol
羊毛甾醇

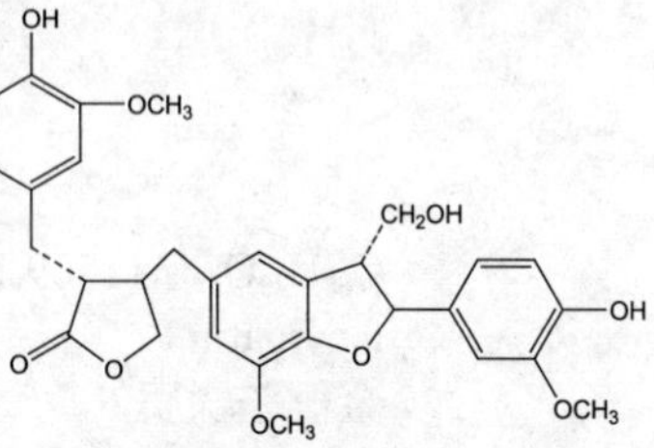

$C_{30}H_{32}O_9$　(536.6)
lappaol A
拉帕酚A，牛蒡酚A

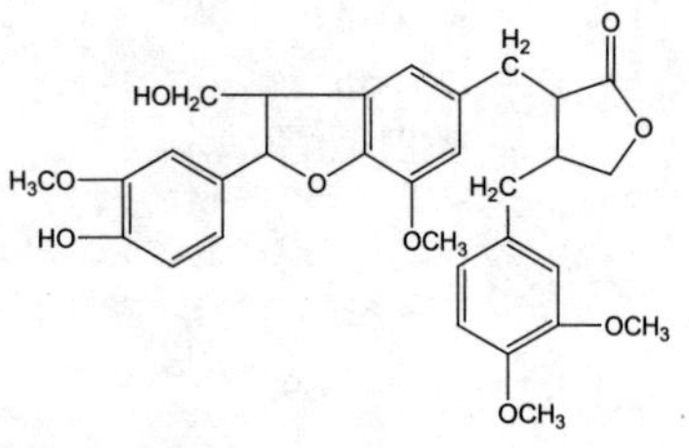

$C_{31}H_{34}O_9$　(550.6)
lappaol B
拉帕酚B，牛蒡酚B

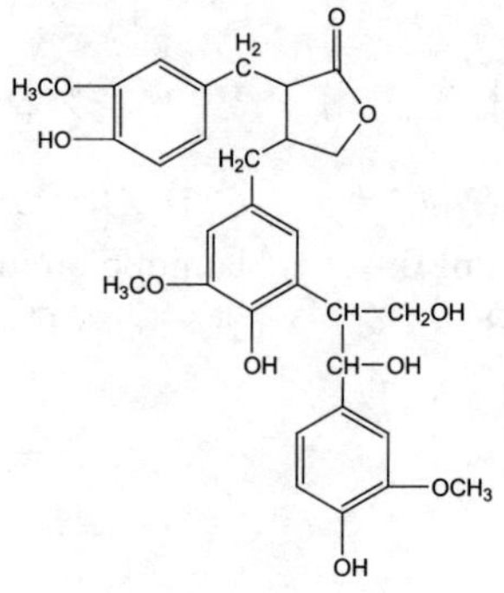

$C_{30}H_{34}O_{10}$
lappaol C
拉帕酚C，牛蒡酚C

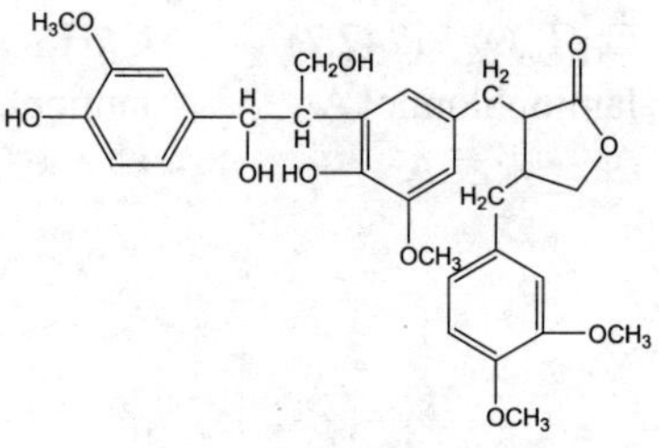

$C_{31}H_{36}O_{10}$　(568.6)
lappaol D
拉帕酚D，牛蒡酚D

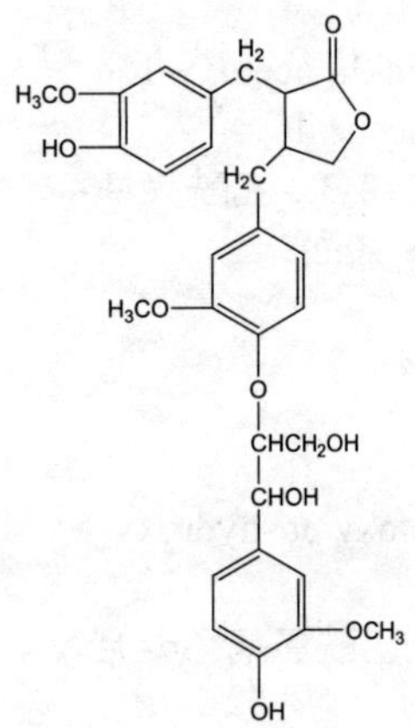

$C_{30}H_{34}O_{10}$　(554.6)
lappaol E
拉帕酚E，牛蒡酚E

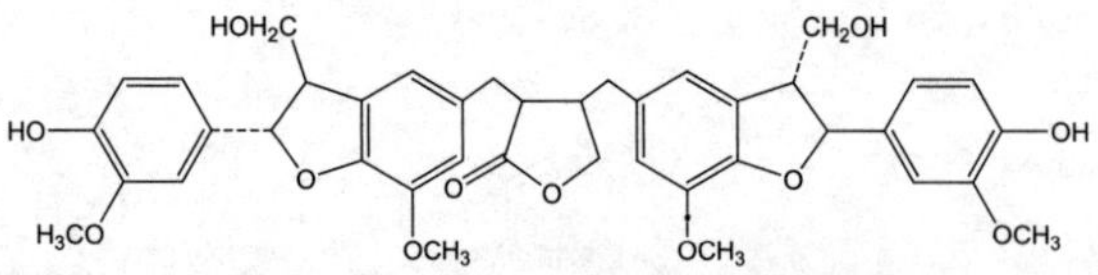

$C_{40}H_{42}O_{12}$　(714.8)
lappaol F
拉帕酚F，牛蒡酚F

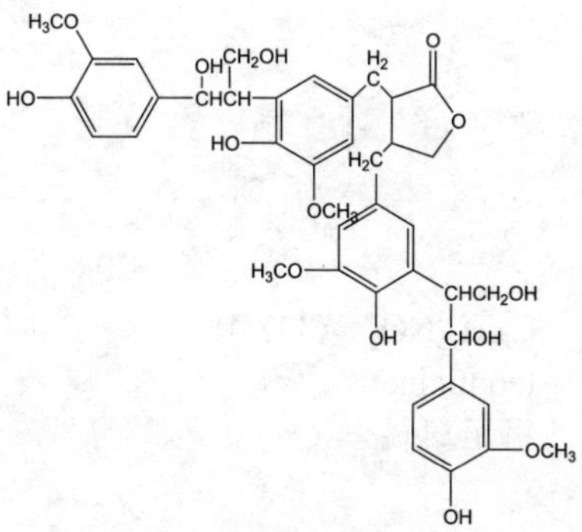

$C_{40}H_{46}O_{14}$　(750.8)

lappaol H

拉帕酚 H，牛蒡酚 H

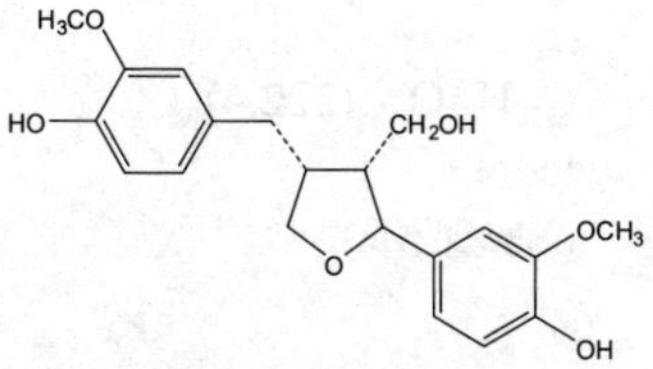

$C_{20}H_{24}O_6$　(360.4)

(－)-lariciresinol

(－)-落叶松脂素

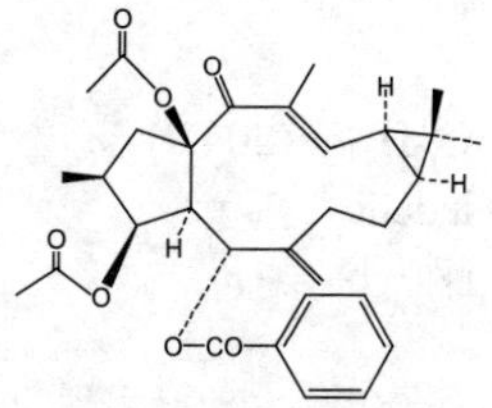

$C_{31}H_{40}O_7$　(524.6)

lathyrol-3,15-diacetate-5-benzoate

千金藤醇 -3,15- 二乙酸 -5-苯甲酸酯

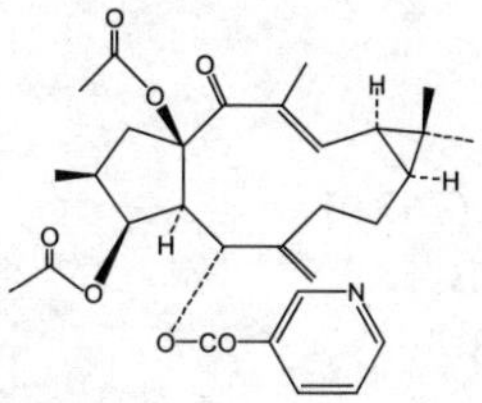

$C_{30}H_{39}NO_7$　(525.6)

lathyrol-3,15-diacetate-5-nicotinate

千金藤醇 -3,15- 二乙酸 -5- 烟酸酯

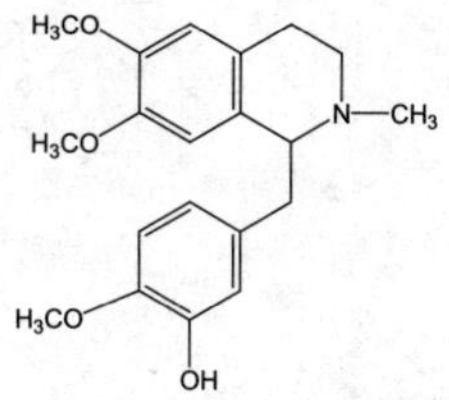

$C_{20}H_{25}NO_4$　(343.4)

laudanine

半日花酚碱

$H_3C(H_2C)_{10}$—COOH

$C_{12}H_{24}O_2$　(200.3)

lauric acid

月桂酸

$CH_3(CH_2)_{10}CHO$

$C_{12}H_{24}O$　(184.3)

lauric aldehyde

月桂醛

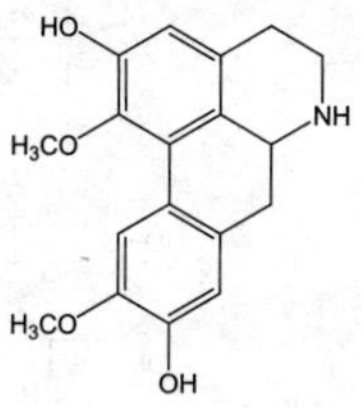

$C_{18}H_{19}NO_4$　(313.4)

laurolitsine

新木姜子碱

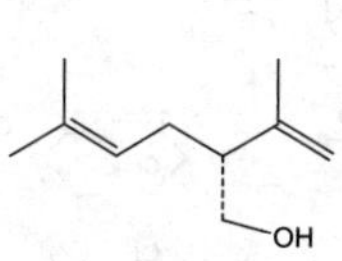

$C_{10}H_{18}O$　(154.3)

lavandulol

薰衣草醇

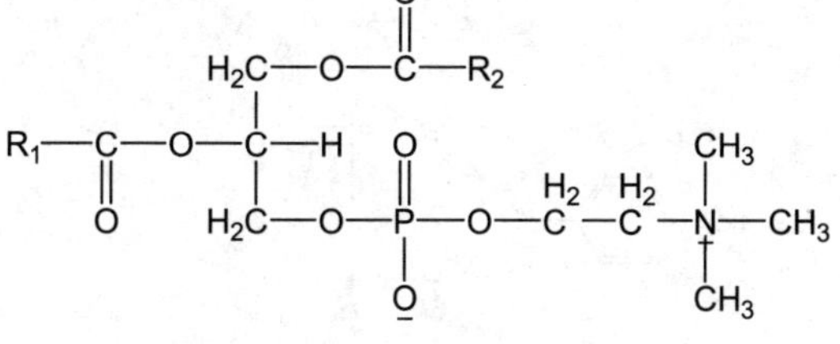

lecithin

卵磷脂

phosphatidyl choline

磷脂酰胆碱

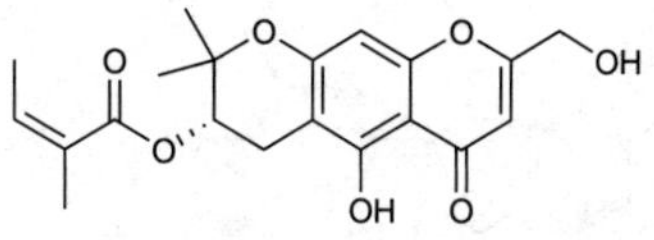

$C_{20}H_{22}O_7$　(374.4)

ledebouriellol

防风色酮醇

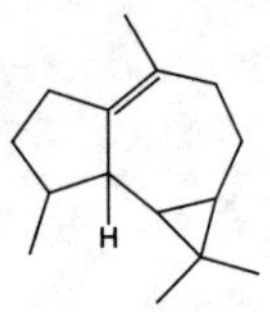

$C_{15}H_{24}$　(204.4)
ledene
喇叭烯

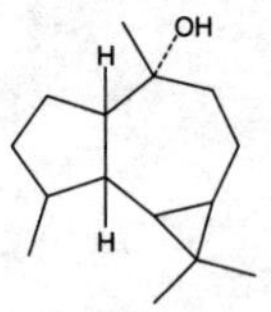

$C_{15}H_{26}O$　(222.4)
ledol
喇叭茶醇

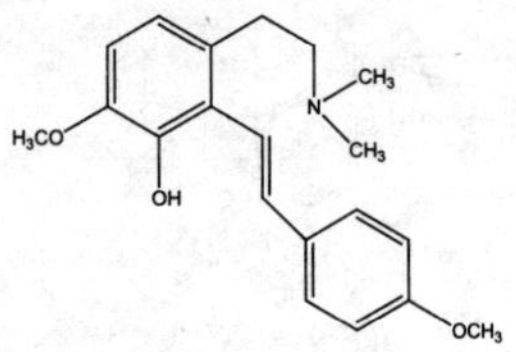

$C_{20}H_{25}NO_3$　(327.4)
leonticine
狮足草碱

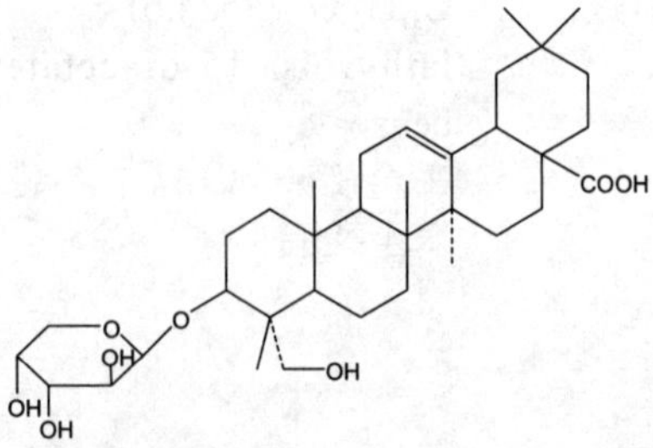

$C_{35}H_{56}O_8$　(604.8)
leontosidel A
牡丹草苷 A

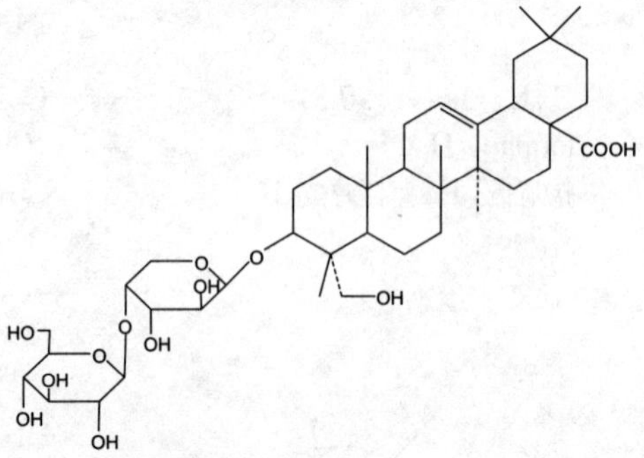

$C_{41}H_{66}O_{13}$　(767.0)
leontosidel B
牡丹草苷 B

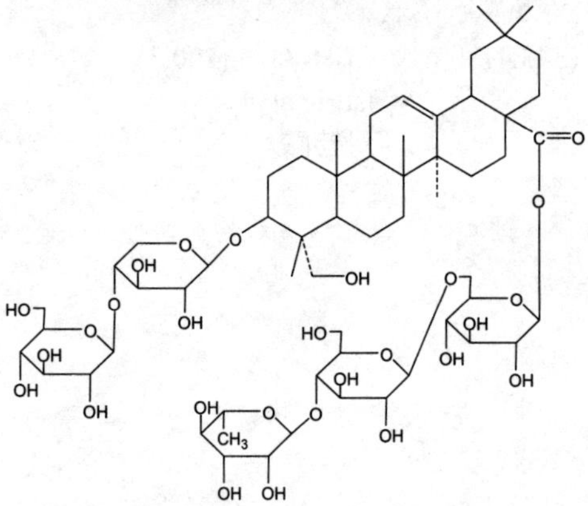

$C_{59}H_{96}O_{27}$　(1237.4)
leontosidel D
牡丹草苷 D

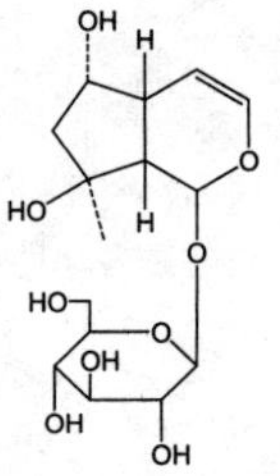

$C_{15}H_{24}O_9$　(348.4)
leonuride
益母草苷

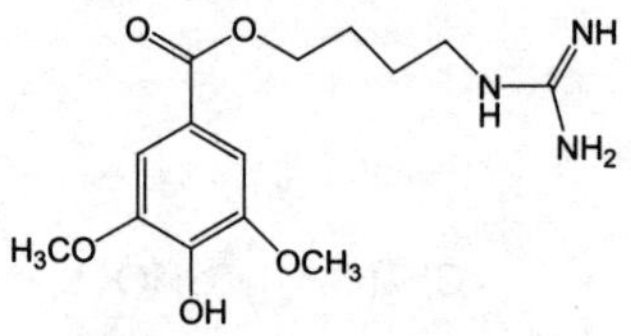

$C_{14}H_{21}N_3O_5$　(311.3)
leonurine
益母草宁碱

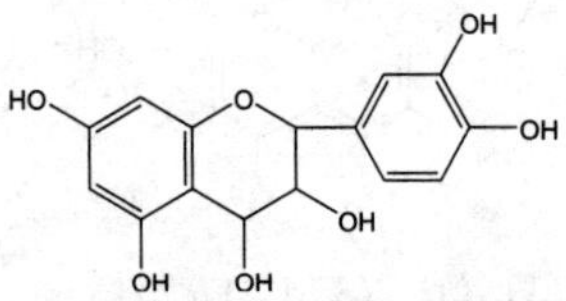

$C_{15}H_{14}O_7$　(306.8)
leucocyanidin
白矢车菊素

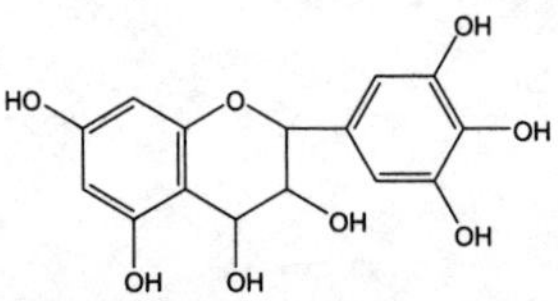

$C_{15}H_{14}O_8$　(322.8)
leucodelphinidin
白飞燕草苷元

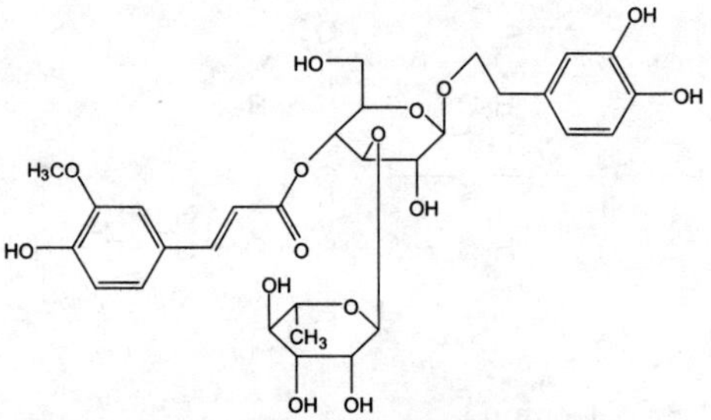

$C_{30}H_{38}O_{15}$　(638.6)
leucosceptoside A
天人草苷 A

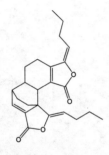

C$_{24}$H$_{28}$O$_4$ (380.5)
levistolide A (diligustilide)
Z,Z'-6,6',7,3'α- 二聚藁本内酯

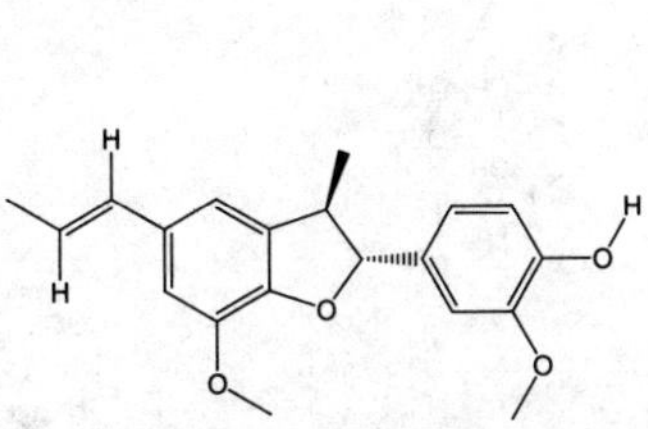

C$_{20}$H$_{22}$O$_4$ (326.4)
（+）-licarin A

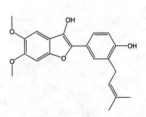

C$_{21}$H$_{22}$O$_5$ (354.4)
licobenzofuran
甘草苯并呋喃
liconeolignan
甘草新木脂素

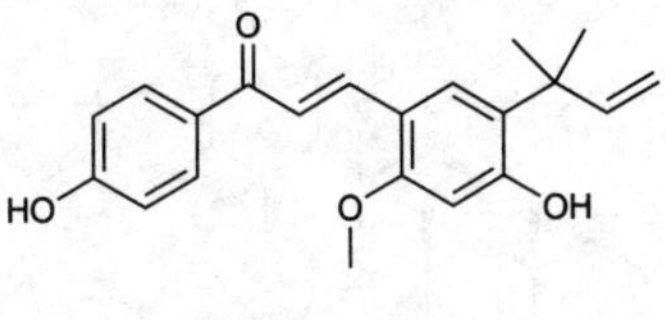

C$_{21}$H$_{22}$O$_4$ (338.4)
licochalcone A
甘草查耳酮 A

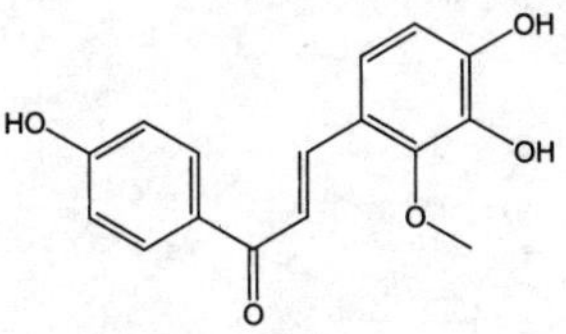

C$_{16}$H$_{14}$O$_5$ (286.3)
licochalcone B
甘草查耳酮 B

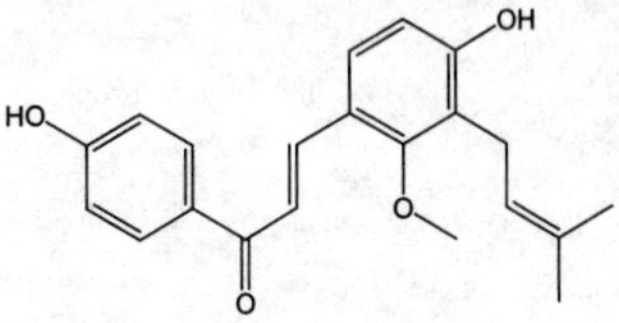

C$_{21}$H$_{22}$O$_4$ (338.4)
licochalcone C
甘草查耳酮 C

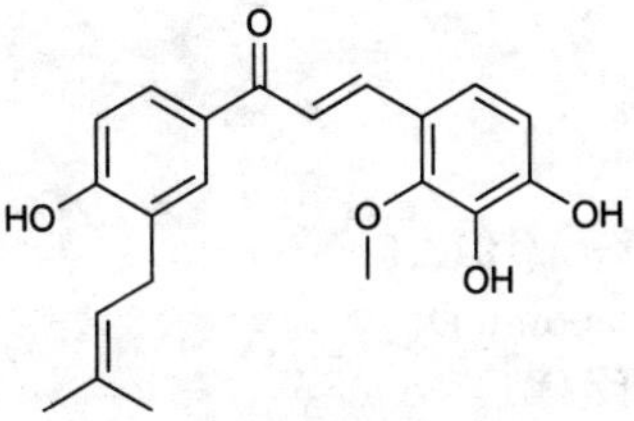

C$_{21}$H$_{22}$O$_5$ (354.4)
licochalcone D
甘草查耳酮 D

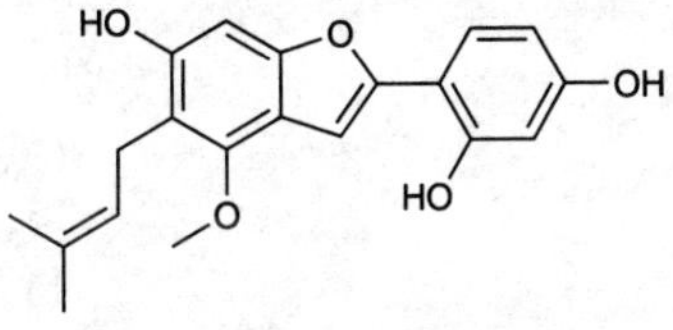

C$_{20}$H$_{20}$O$_5$ (340.4)
licocoumarone
甘草香豆酮

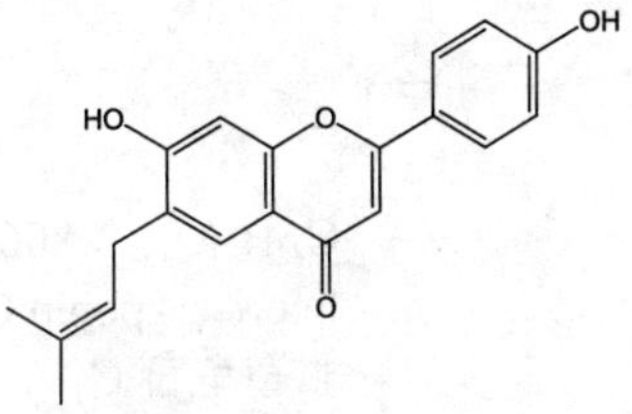

C$_{20}$H$_{18}$O$_4$ (322.4)
licoflavone A
甘草黄酮 A

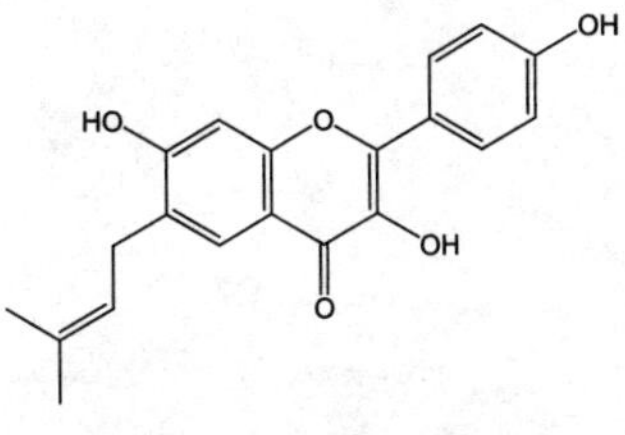

C$_{20}$H$_{18}$O$_6$ (354.4)
licoflavonol
甘草黄酮醇

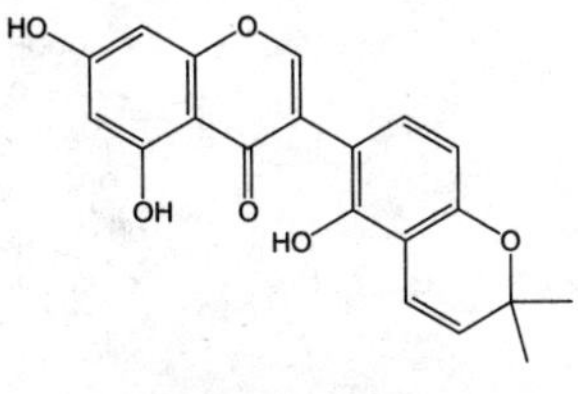

C$_{20}$H$_{16}$O$_6$ (352.3)
lico-iso-flavanone B
甘草异黄酮 B

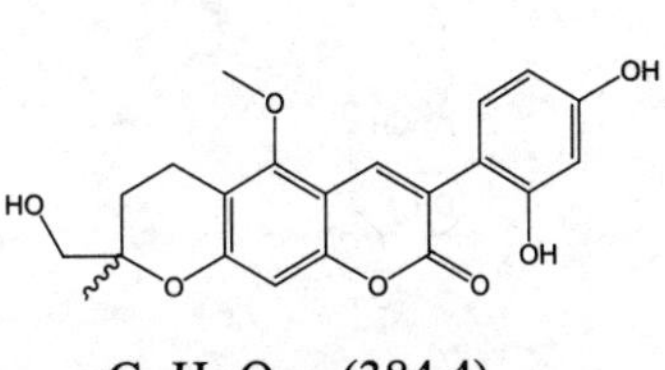

C$_{21}$H$_{20}$O$_7$ (384.4)
licopyranocoumarin
甘草吡喃香豆精

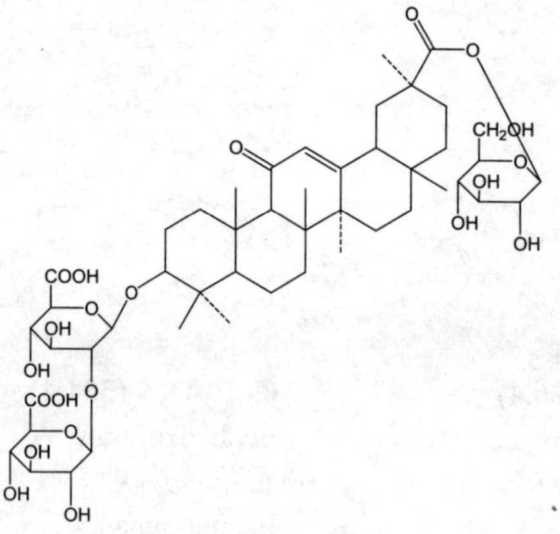

C_{48}H_{72}O_{21}　(985.1)
licoricesaponin A_3
甘草皂苷 A_3

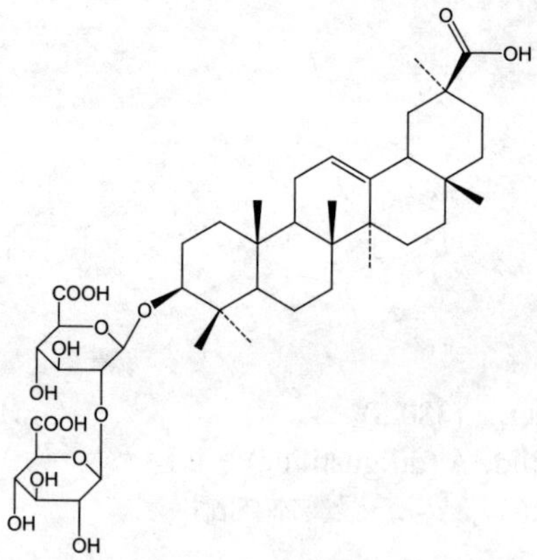

C_{42}H_{64}O_{15}　(809.0)
licoricesaponin B_2
甘草皂苷 B_2

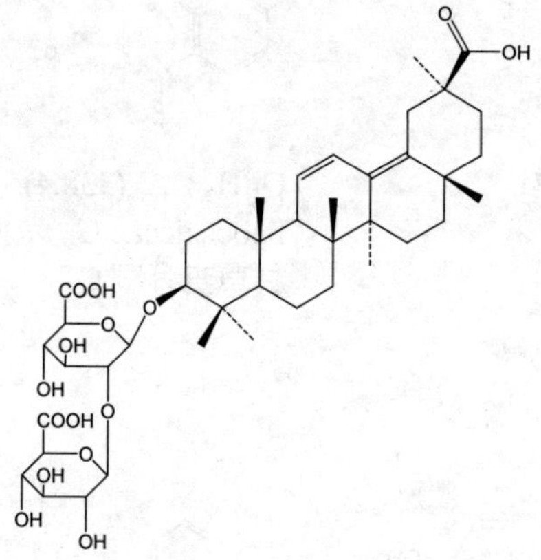

C_{42}H_{62}O_{15}　(806.9)
licoricesaponin C_2
甘草皂苷 C_2

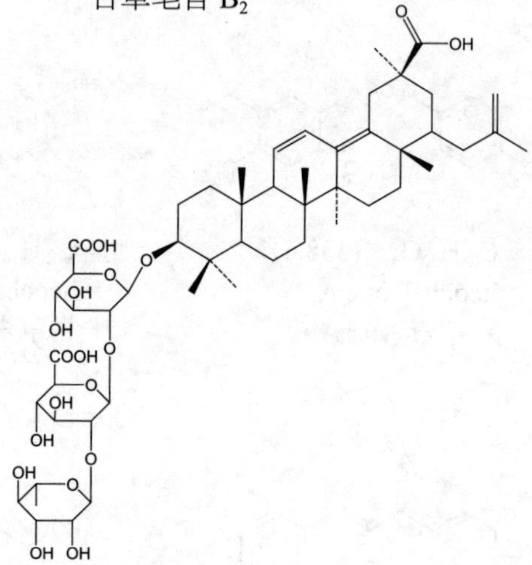

C_{50}H_{76}O_{21}　(1013.1)
licoricesaponin D_3
甘草皂苷 D_3

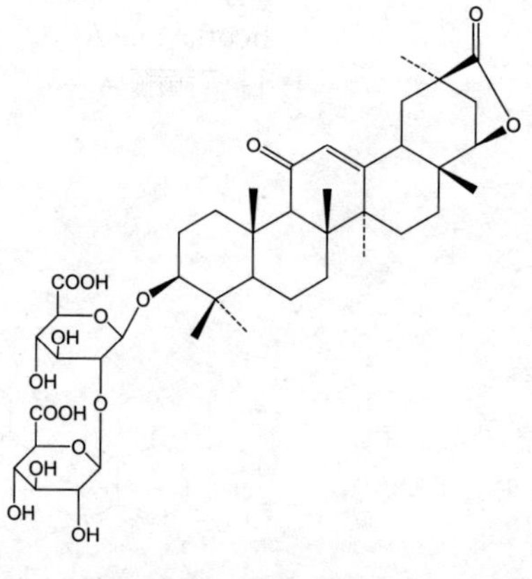

C_{42}H_{60}O_{16}　(820.9)
licoricesaponin E_2
甘草皂苷 E_2

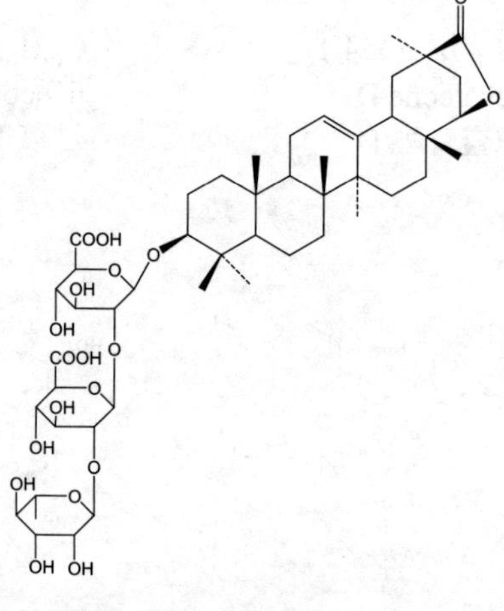

C_{48}H_{72}O_{19}　(953.1)
licoricesaponin F_3
甘草皂苷 F_3

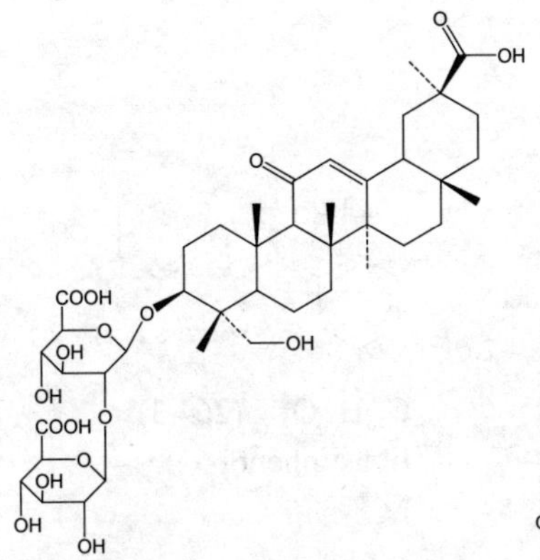

$C_{42}H_{62}O_{17}$ (838.9)
licoricesaponin G_2
甘草皂苷 G_2

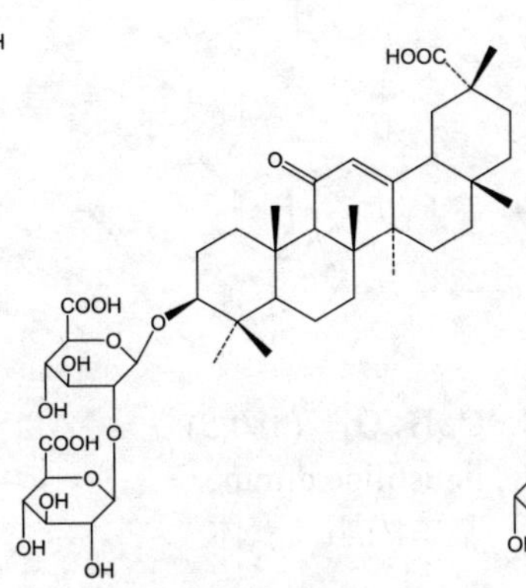

$C_{42}H_{62}O_{16}$ (822.9)
licoricesaponin H_2
甘草皂苷 H_2

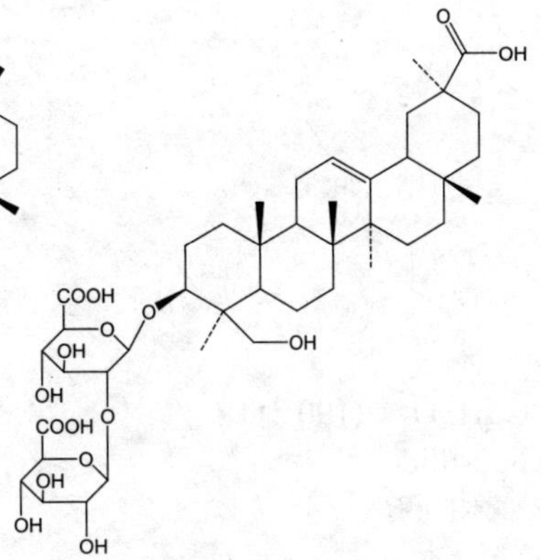

$C_{42}H_{64}O_{16}$ (825.1)
licoricesaponin J_2
甘草皂苷 J_2

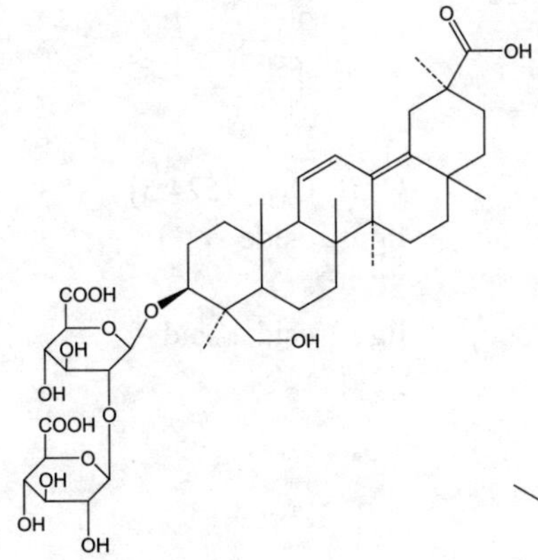

$C_{42}H_{62}O_{16}$ (822.9)
licoricesaponin K_2
甘草皂苷 K_2

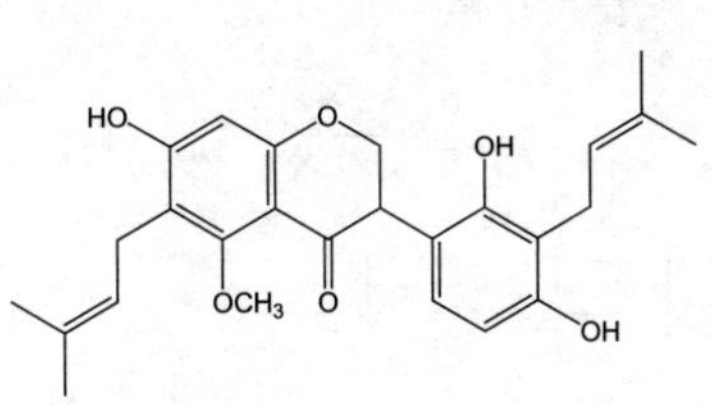

$C_{26}H_{32}O_5$ (424.5)
licoricidin
甘草西定

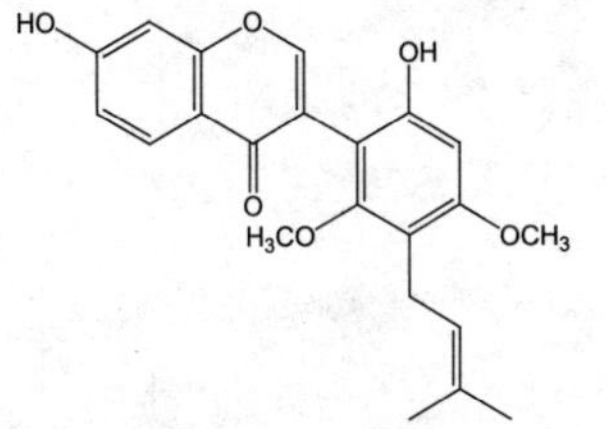

$C_{22}H_{22}O_6$ (382.4)
licoricone
甘草利酮

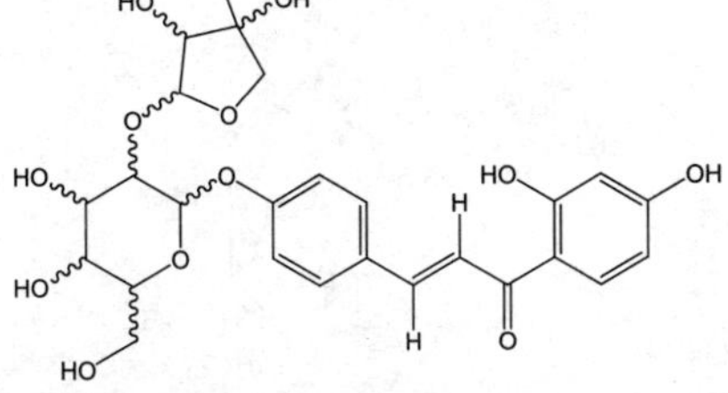

$C_{26}H_{30}O_{13}$ (550.5)
licuraside
异甘草素 - 葡萄糖芹菜糖苷

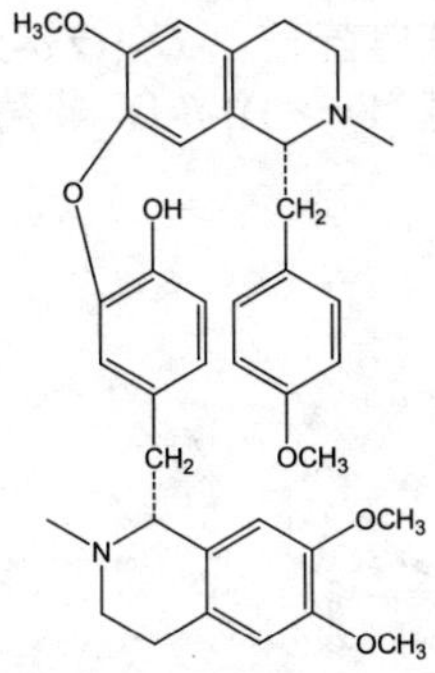

$C_{37}H_{42}N_2O_6$ (610.7)
liensinine
莲心碱

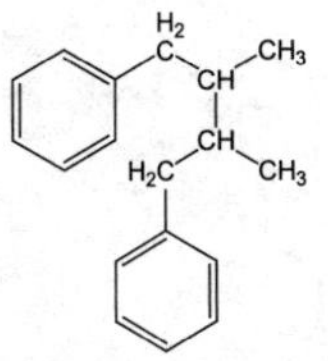

$C_{18}H_{22}$ (238.4)
lignan
木脂体

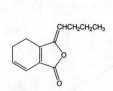

$C_{12}H_{14}O_2$ (190.2)
ligustilide
藁本内酯

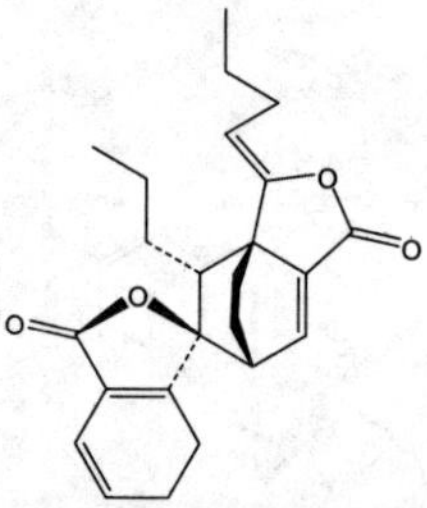

$C_{24}H_{28}O_4$ (380.5)
ligustilide dimmer
藁本内酯二聚体

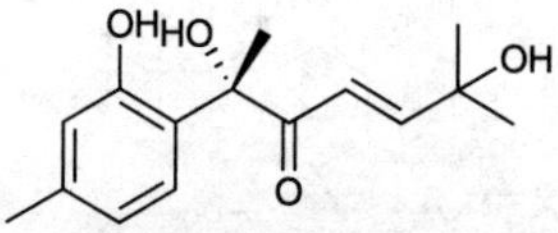

$C_{15}H_{20}O_4$ (264.3)
ligustiphenol
藁苯酚

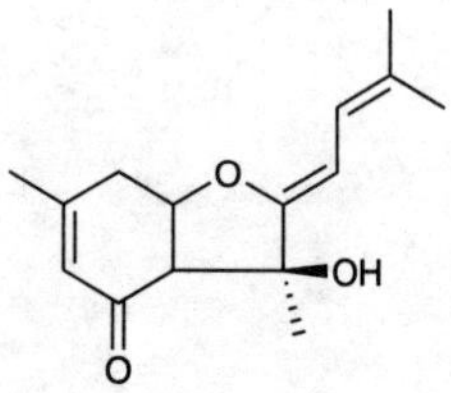

$C_{15}H_{20}O_3$ (248.3)
ligustilone
藁苯酮

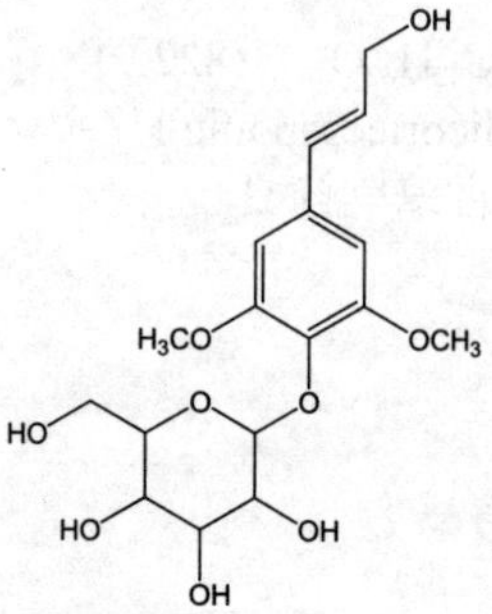

$C_{17}H_{24}O_9$ (372.4)
ligustrin
女贞子酸

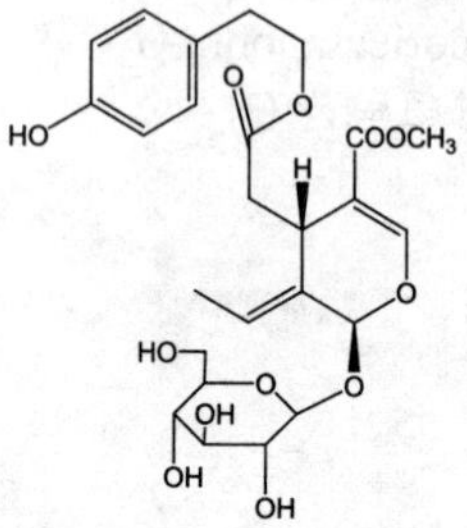

$C_{25}H_{32}O_{12}$ (524.5)
ligustroside
女贞素苷
ligustrosidic acid
女贞苷酸

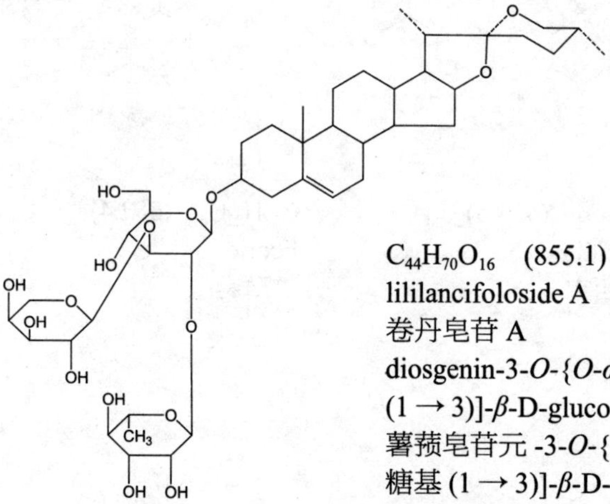

$C_{44}H_{70}O_{16}$ (855.1)
lililancifoloside A
卷丹皂苷 A
diosgenin-3-*O*-{*O*-α-L-rhamnosyl(1 → 2)-*O*-[β-D-arabinosyl (1 → 3)]-β-D-glucoside
薯蓣皂苷元 -3-*O*-{*O*-α-L- 鼠李糖基 (1 → 2)-*O*-[β-D- 阿拉伯糖基 (1 → 3)]-β-D- 葡萄糖苷 }

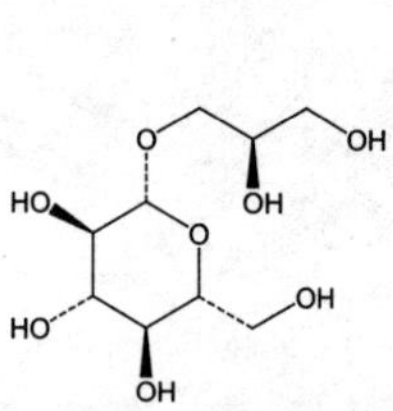

$C_9H_{18}O_8$ (254.2)
lilioside C
百合苷 C

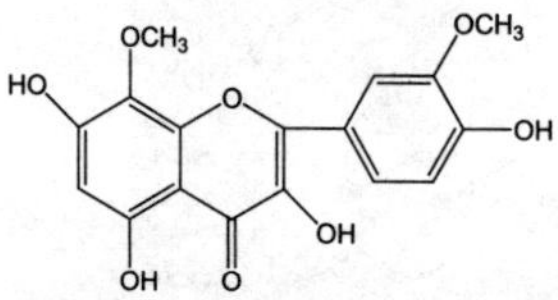

$C_{17}H_{14}O_8$ (346.3)
limoeitrin
柠檬素

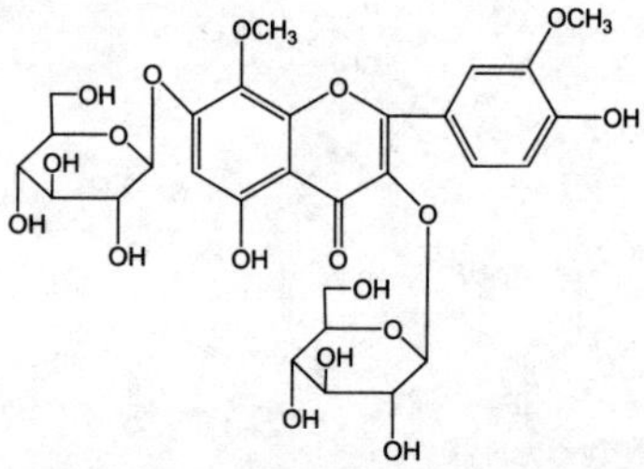

$C_{29}H_{34}O_{18}$ (670.6)
limocitrin-3,7-diglucoside
柠檬素 -3,7- 二葡萄糖苷

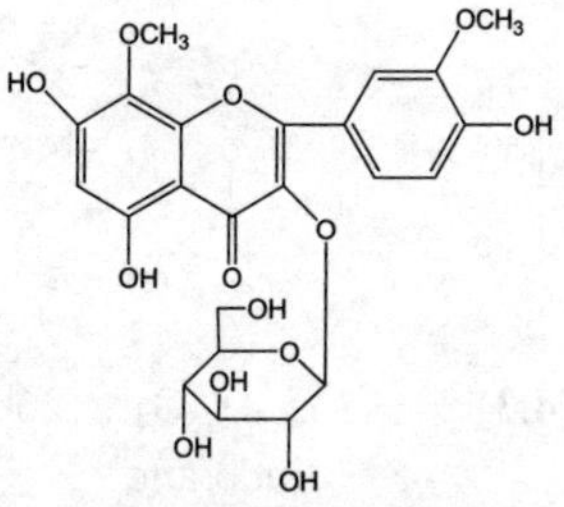

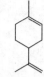

C₂₃H₂₄O₁₃　(508.4)
limoeitrin-3-glucoside
柠檬素 -3- 葡萄糖苷

$C_{10}H_{16}$　(136.2)
limonene
柠檬油精，柠檬烯

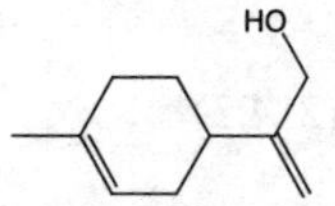

$C_{10}H_{16}O$　(152.2)
β-limonenol
β- 柠檬烯醇

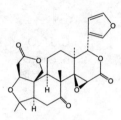

$C_{26}H_{30}O_{8}$　(470.5)
limonin
柠檬苦素，黄柏内
酯，吴茱萸内酯

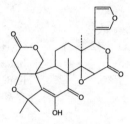

$C_{26}H_{28}O_{9}$　(484.5)
limonin disophenol
柠檬苦素地噢酚

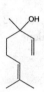

$C_{10}H_{18}O$　(154.3)
L-linalool
芳樟醇，沉香醇，伽罗
木醇，芫荽醇

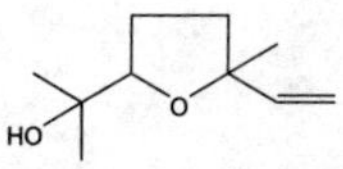

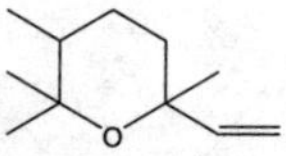

$C_{10}H_{18}O_{2}$　(170.3)
cis-linalool oxide
顺 - 芳樟醇氧化物
trans-linalool oxide
反 - 芳樟醇氧化物

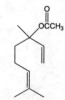

$C_{12}H_{20}O_{2}$　(196.3)
linalyl acetate
乙酸芳樟醇酯

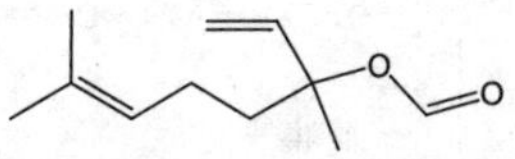

$C_{11}H_{18}O_{2}$　(182.3)
linalyl formate
芳樟醇甲酸酯

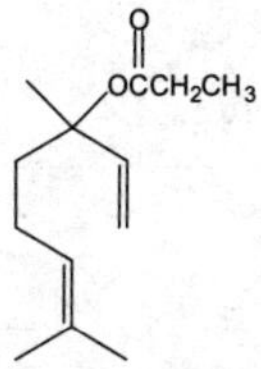

$C_{13}H_{22}O_{2}$　(210.3)
linalyl propionate
丙酸芳樟酯

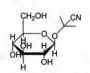

$C_{10}H_{17}NO_{6}$　(247.3)
linamarin
亚麻苦苷

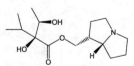

$C_{15}H_{27}NO_{4}$　(285.4)
lindelofine
宁德洛菲碱

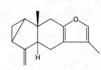

C₁₅H₁₈O (214.3)
lindenene
乌药烯

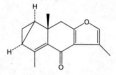

C₁₅H₁₆O₂ (228.3)
lindenenone
乌药烯酮

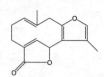

C₁₅H₁₆O₃ (244.3)
linderalactone
乌药内酯

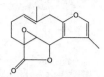

C₁₅H₁₆O₄ (260.3)
linderane
乌药环氧内酯

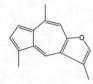

C₁₅H₁₄O (210.3)
linderazulene
乌药薁

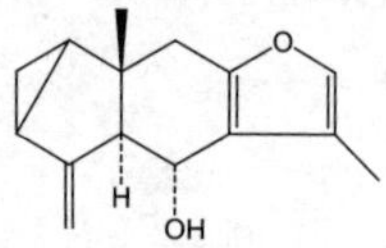

C₁₅H₁₈O₂ (230.3)
linderene
乌药烯醇

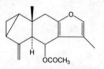

C₁₇H₂₀O₃ (272.3)
linderene acetate,
lindenenyl acetate
乙酸乌药烯醇酯

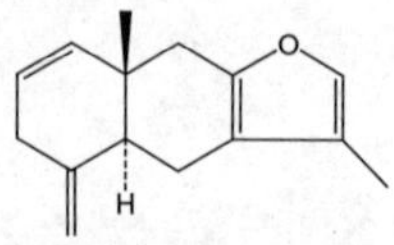

C₁₅H₁₈O (214.3)
lindestrene
乌药根烯

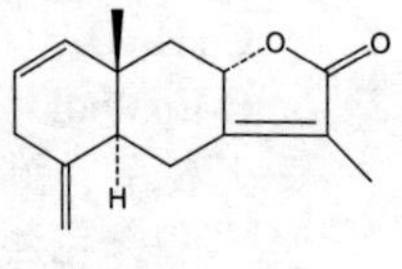

C₁₅H₁₈O₂ (230.3)
lindestrenolide
乌药根内酯

H₃C(—CH₂)₄—C=C—CH₂—C=C—(CH₂)₇—COOH

C₁₈H₃₂O₂ (280.45)
linoleic acid
亚油酸

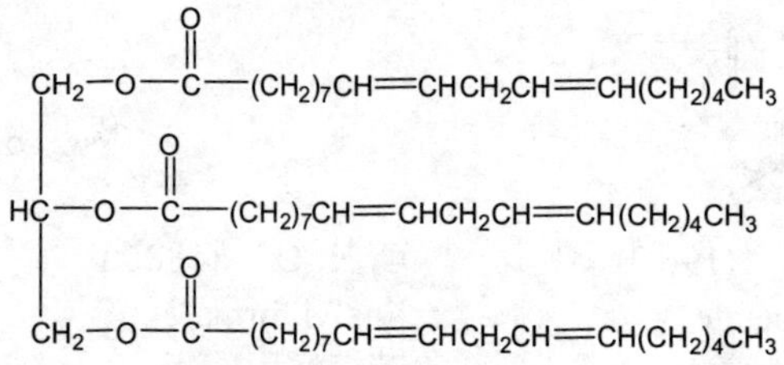

C₅₇H₉₈O₆ (879.4)
linolein
三亚油酸甘油酯

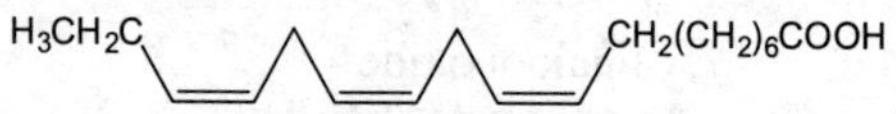

C₁₈H₃₀O₂ (278.4)
linolenic acid
亚麻酸 (9,12,15- 十八碳三烯酸)

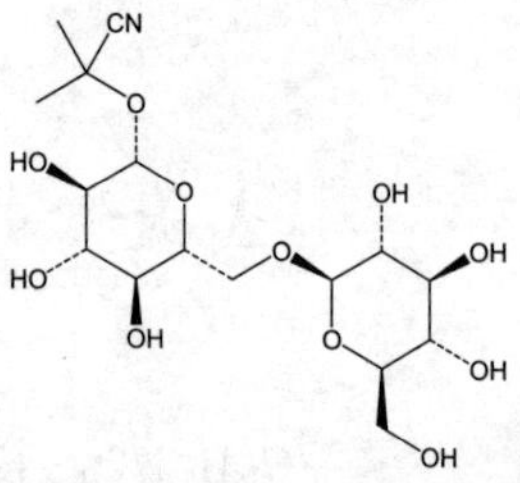

C₁₆H₂₇NO₁₁ (409.4)
linustatin
亚麻氰苷

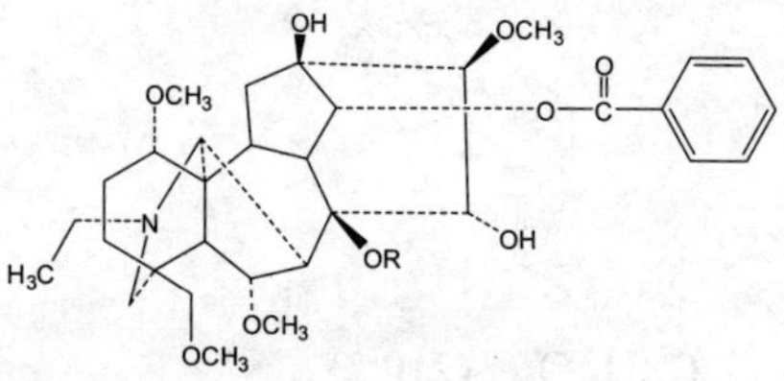

lipodeoxyaconitine
脂去氧乌头碱

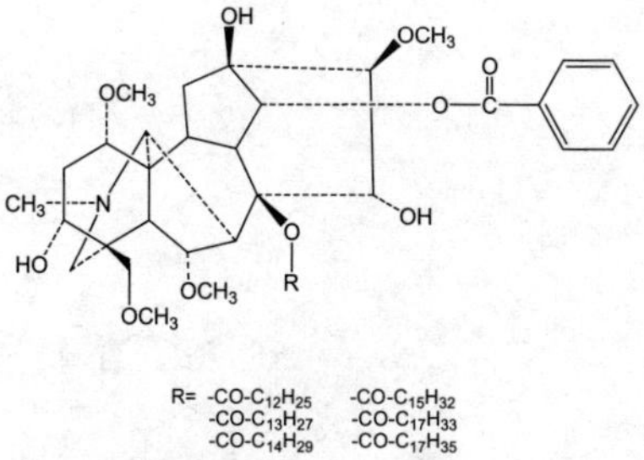

lipohypaconitine，lipoaconitine
脂次乌头碱，脂乌头碱，次乌头碱

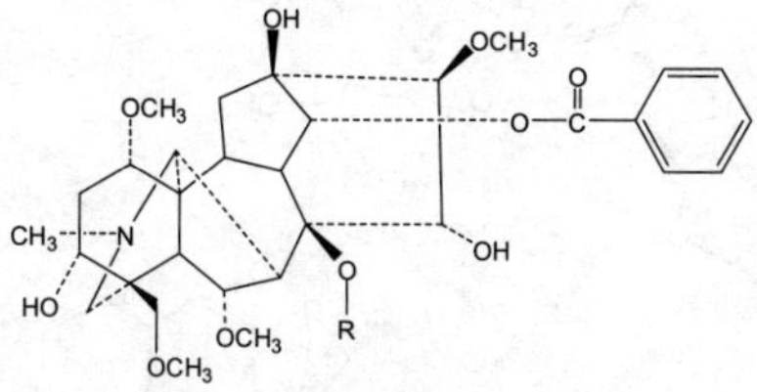

lipomesaconitine
脂中乌头碱

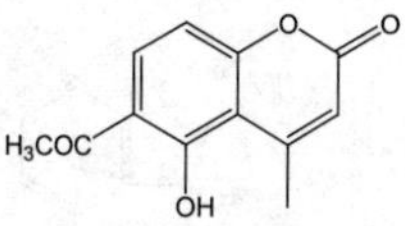

$C_{12}H_{10}O_4$ (218.2)
liqcoumarin
光果甘草香豆精

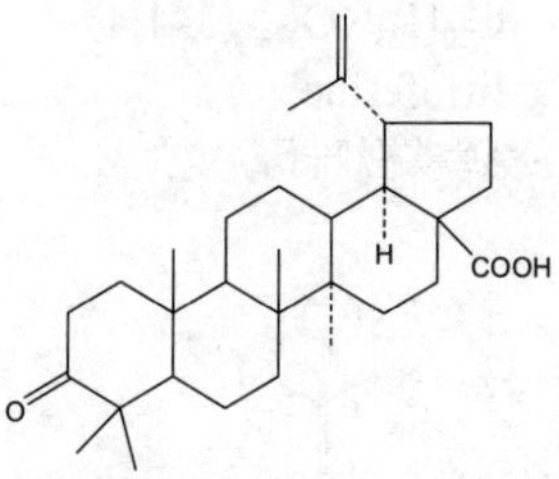

R= -CO-C$_{12}$H$_{25}$ -CO-C$_{15}$H$_{32}$
-CO-C$_{13}$H$_{27}$ -CO-C$_{17}$H$_{33}$
-CO-C$_{14}$H$_{29}$ -CO-C$_{17}$H$_{35}$

$C_{30}H_{46}O_3$ (454.7)
liquidambaric acid
路路通酸

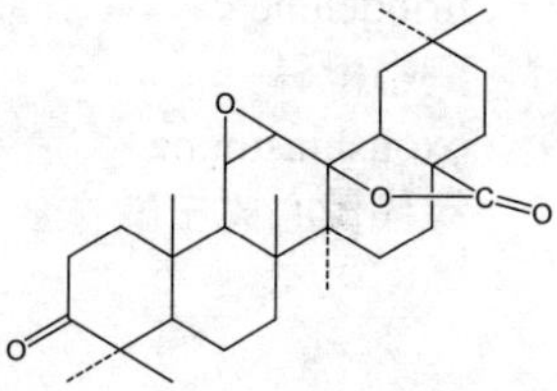

$C_{30}H_{44}O_4$ (468.7)
liquidambaric lactone
路路通内酯
3-oxo-11α,12α-epoxyoleanan-28,13β-olide
3- 氧代 -11α,12α- 环氧齐墩果烷 -28,13β- 交酯

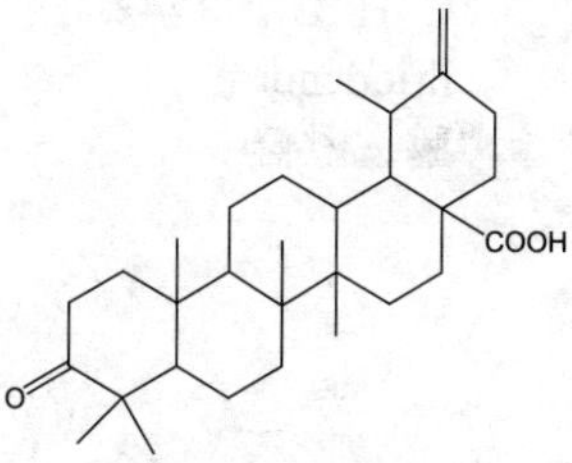

$C_{30}H_{46}O_3$ (454.7)
liquidambronovic acid
枫香脂诺维酸

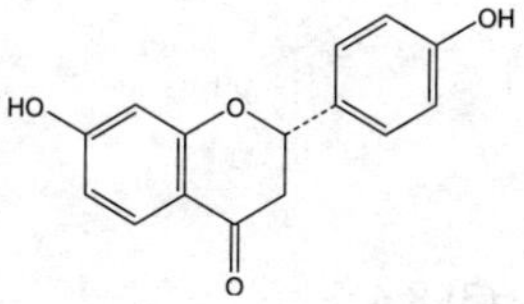

$C_{15}H_{12}O_4$ (256.3)
liquiritigenin
甘草素

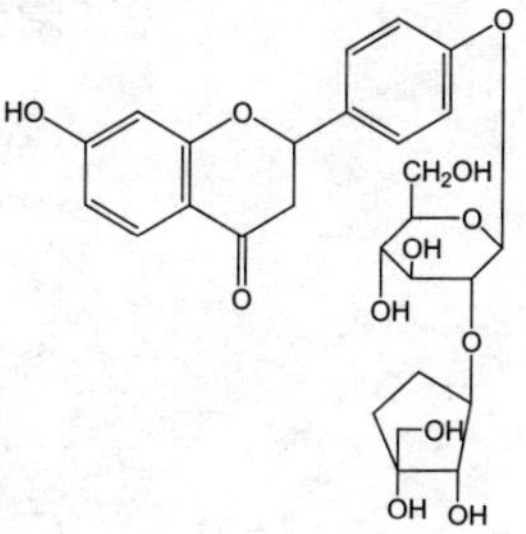

$C_{27}H_{32}O_{12}$ (548.5)
liquiritigenin-apiosyl
(1 → 2)-glucoside
甘草素 -4′- 芹菜糖苷

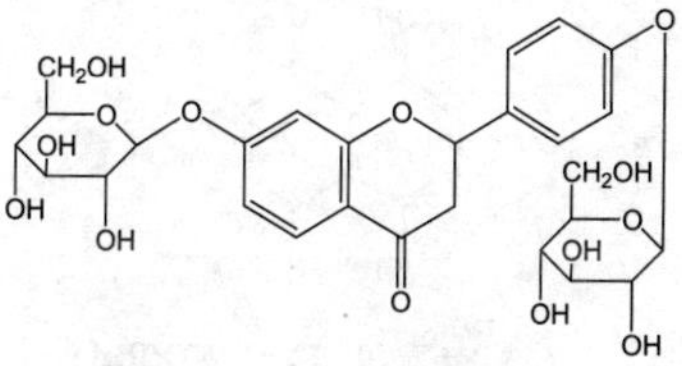

$C_{27}H_{32}O_{14}$ (580.5)
liquiritigenin-7,4′-diglucoside
甘草素 -7,4′- 二葡萄糖苷

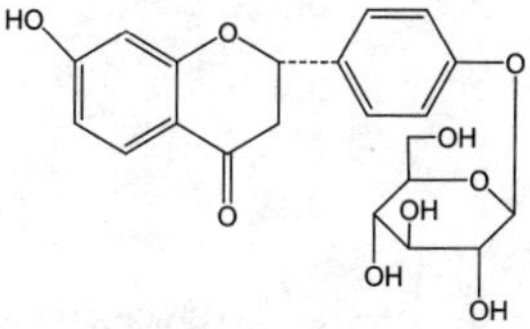

$C_{21}H_{22}O_9$ (418.4)
liquiritin
甘草苷

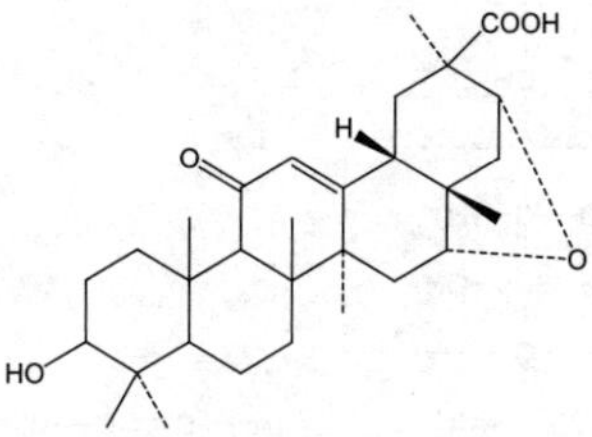

$C_{30}H_{44}O_5$ (484.7)
liquoric acid
甘草环氧酸

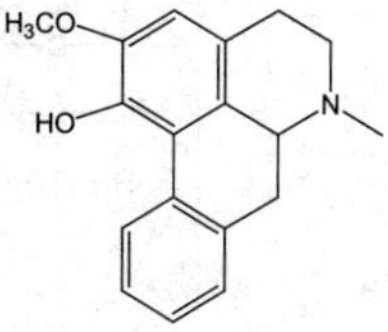

$C_{18}H_{19}NO_2$ (281.4)
lirinidine
北美鹅掌楸尼定碱

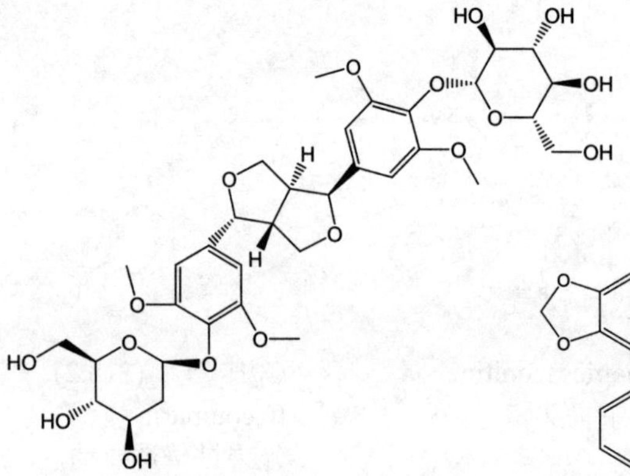

$C_{34}H_{46}O_{18}$ (742.7)
liriodendrin
鹅掌楸苷

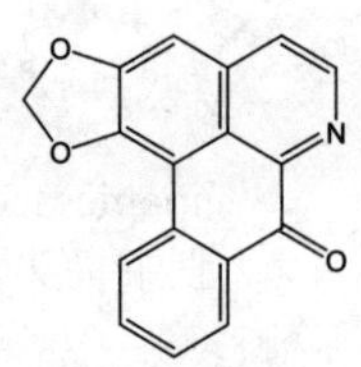

$C_{17}H_9NO_3$ (275.3)
liriodenine
鹅掌楸碱
oxoushinsunine
氧代黄心树宁碱

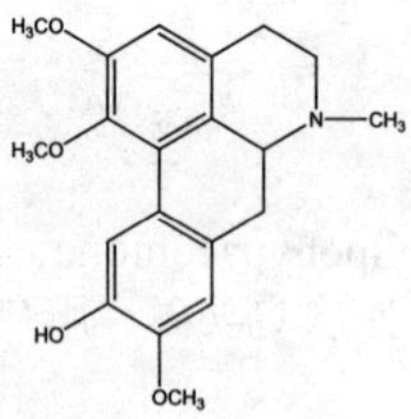

$C_{20}H_{23}NO_4$ (341.4)
lirioferine
鹅掌楸啡碱

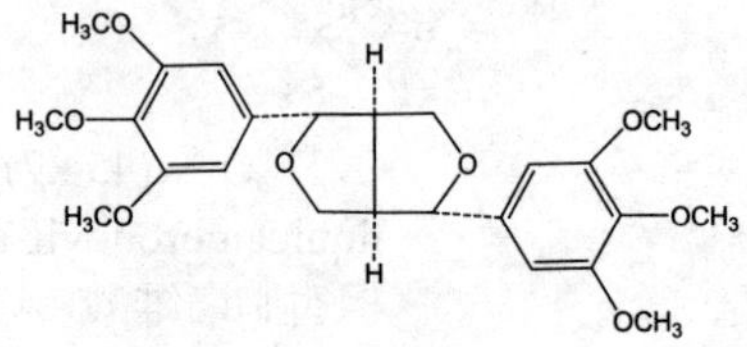

$C_{24}H_{30}O_8$ (446.5)
lirioresinol B dimethylether
鹅掌楸树脂酚 B 二甲醚

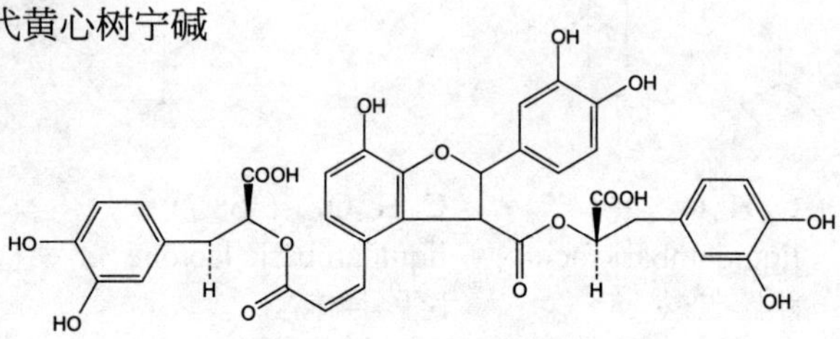

$C_{36}H_{30}O_{16}$ (718.6)
lithospermic acid B
紫草酸 B

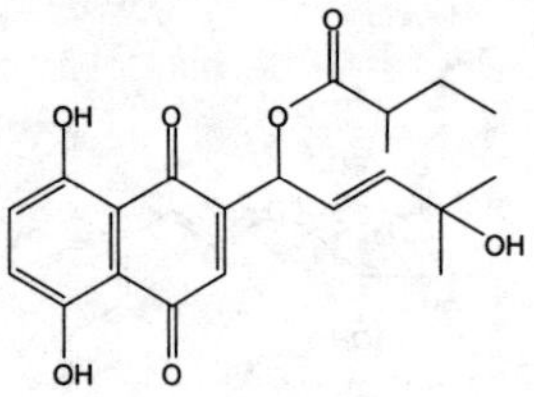

$C_{21}H_{24}O_7$ (388.4)
lithospermidin A
紫草定 A

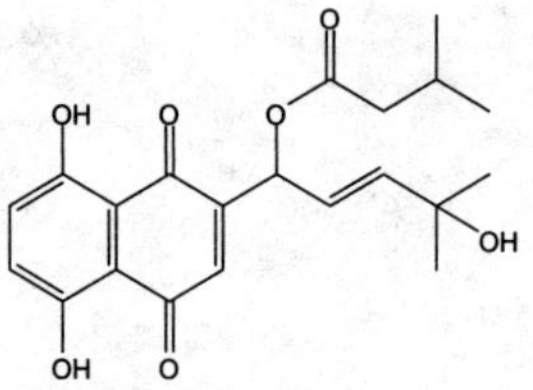

$C_{21}H_{24}O_7$ (388.4)
lithospermidin B
紫草定 B

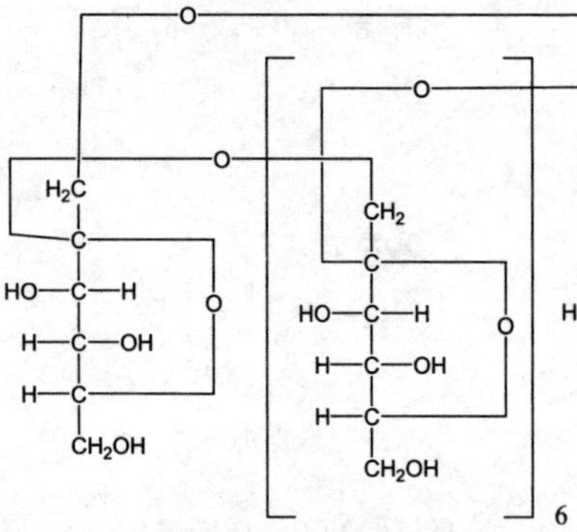

$C_{76}H_{83}O_{42}$
lobelinin
半边莲果聚糖

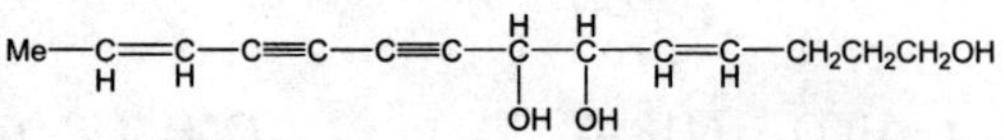

$C_{14}H_{18}O_3$ (234.3)
lobetyol

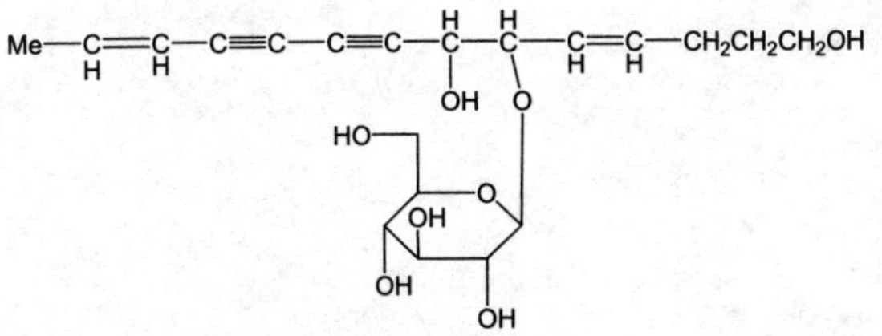

Me—C=C—H ... CH₂CH₂CH₂OH

$C_{20}H_{28}O_8$ (396.4)
lobetyolin
党参炔苷

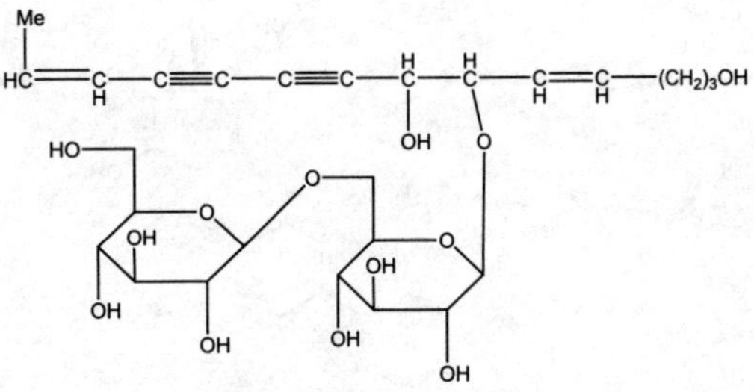

$C_{26}H_{38}O_{13}$ (558.6)
lobetyolinin

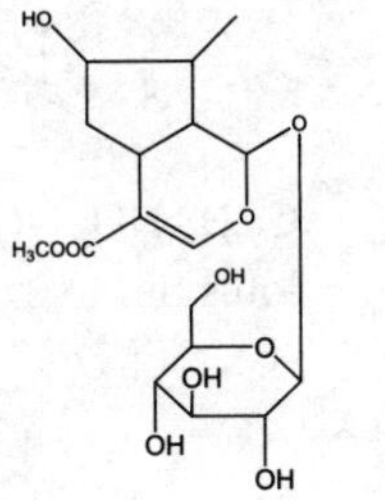

$C_{17}H_{26}O_{10}$ (390.4)
loganin
马钱子苷，番木鳖苷

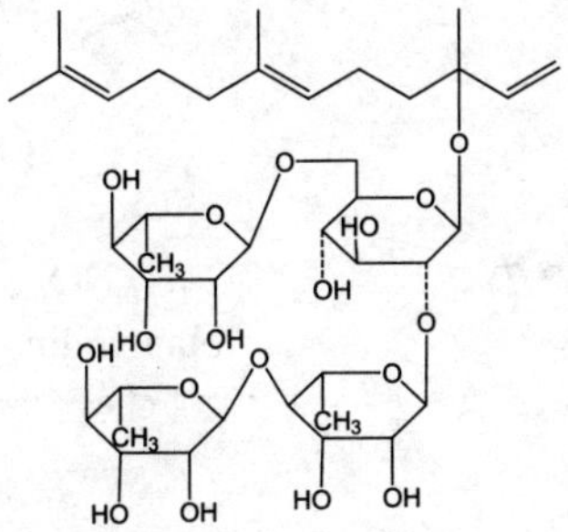

$C_{39}H_{66}O_{18}$ (822.9)
loguatifolin A
枇杷佛林

$C_8H_{14}N_2O$ (154.2)
loline
黑麦草碱

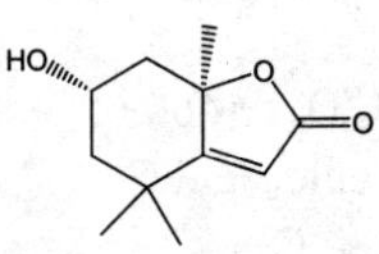

$C_{11}H_{16}O_3$ (196.2)
loliolide
地普黄内酯，黑麦交酯

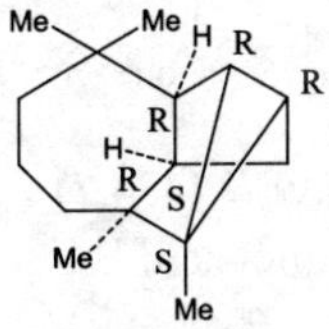

$C_{15}H_{24}$ (204.4)
longicyclene
长叶松烯

$C_{15}H_{24}$ (204.4)
longifolene
长叶烯

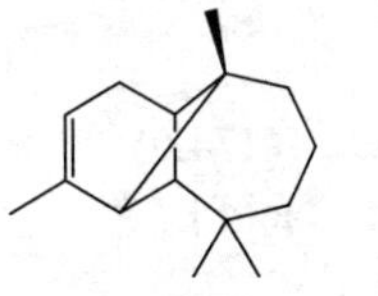

$C_{15}H_{24}$ (204.4)
α-longipinene
α- 长蒎烯
α-longicyclene
α- 长叶蒎烯

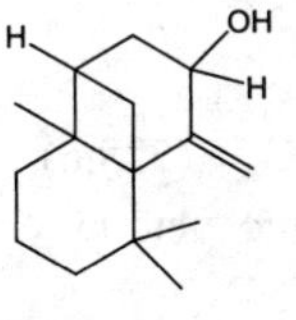

$C_{15}H_{24}O$ (220.4)
longipinocarveol
长松香芹醇

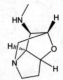
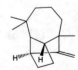

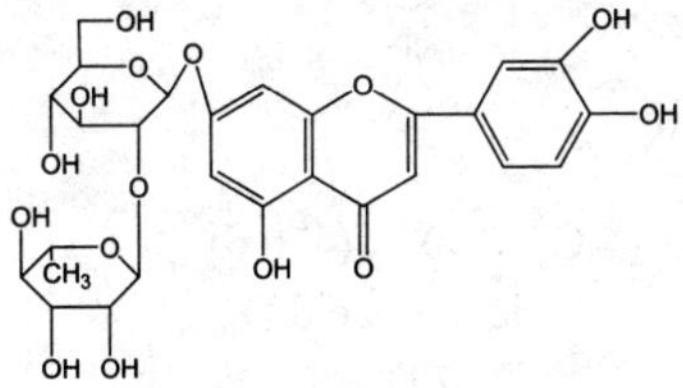

$C_{27}H_{30}O_{15}$ (594.5)
lonicerin
忍冬苷

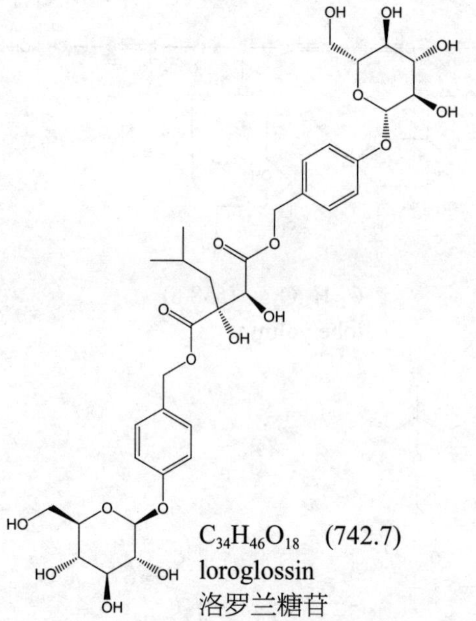

$C_{34}H_{46}O_{18}$ (742.7)
loroglossin
洛罗兰糖苷

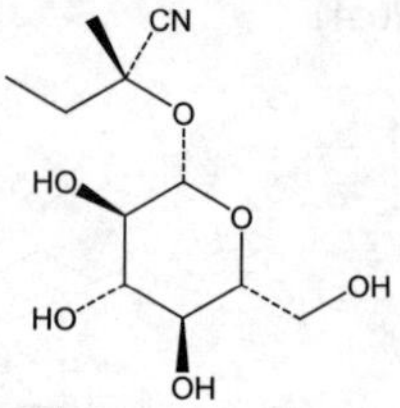

$C_{11}H_{19}NO_6$ (261.3)
lotaustralin
百脉根苷

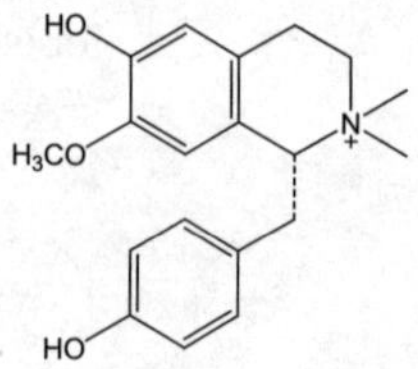

$C_{19}H_{24}NO_3$ (314.4)
lotusine
牛角花碱

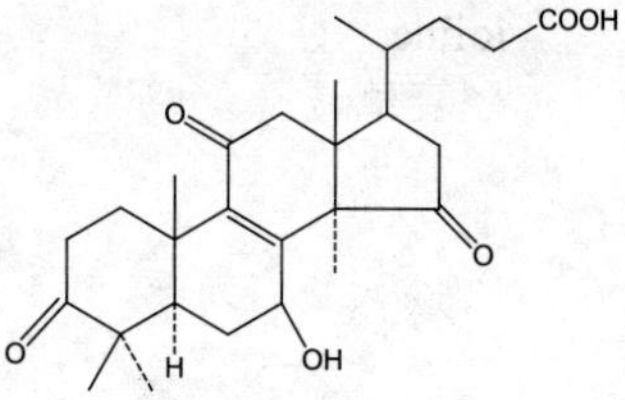

$C_{27}H_3O_6$ (458.6)
lucidenic acid
赤芝酸 A

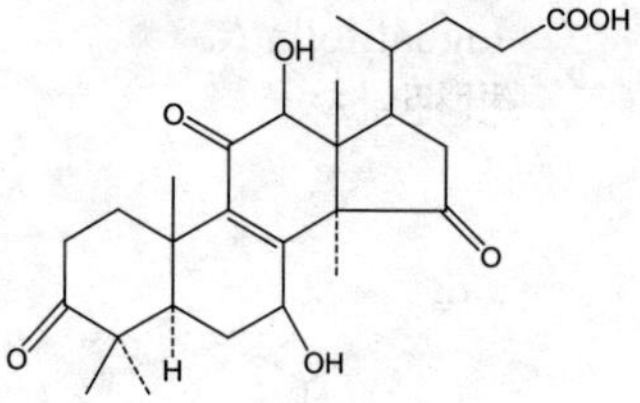

$C_{27}H_{38}O_7$ (474.7)
lucidenic acid B
赤芝酸 B

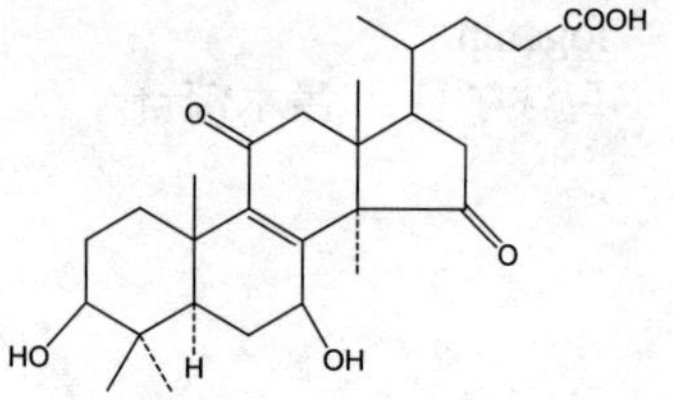

$C_{27}H_{40}O_6$ (460.6)
lucidenic acid C
赤芝酸 C

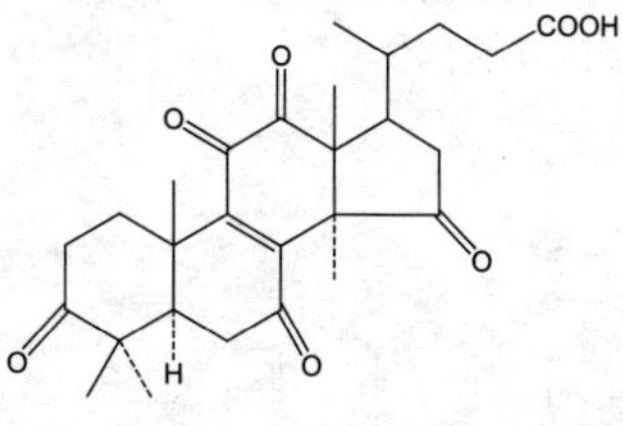

$C_{27}H_{34}O_7$ (470.6)
lucidenic acid D_1
赤芝酸 D_1

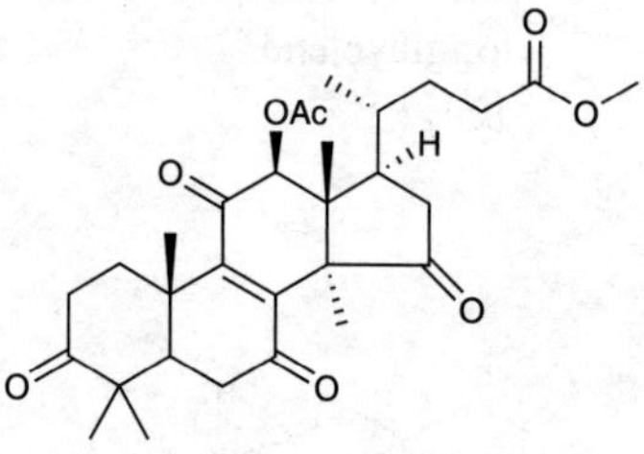

$C_{30}H_{40}O_8$ (528.6)
lucidenic acid D_2
赤芝酸 D_2

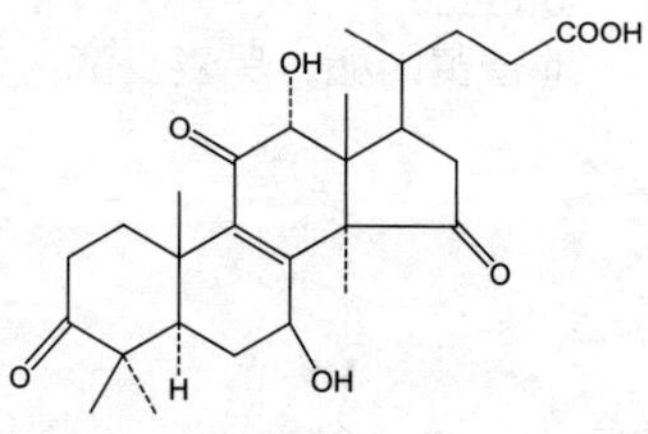

$C_{27}H_{38}O_7$ (474.6)
lucidenic acid E_1
赤芝酸 E_1

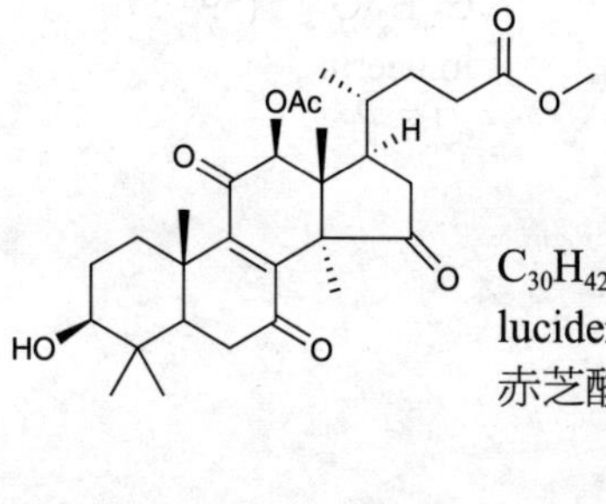

$C_{30}H_{42}O_8$ (530.7)
lucidenic acid E_2
赤芝酸 E_2

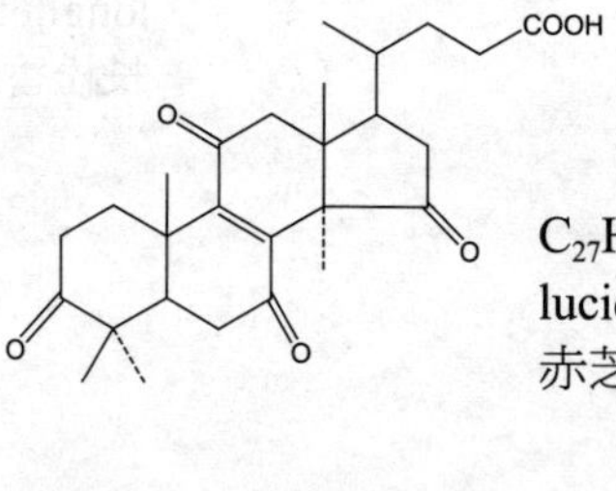

$C_{27}H_{36}O_6$ (456.6)
lucidenic acid F
赤芝酸 F

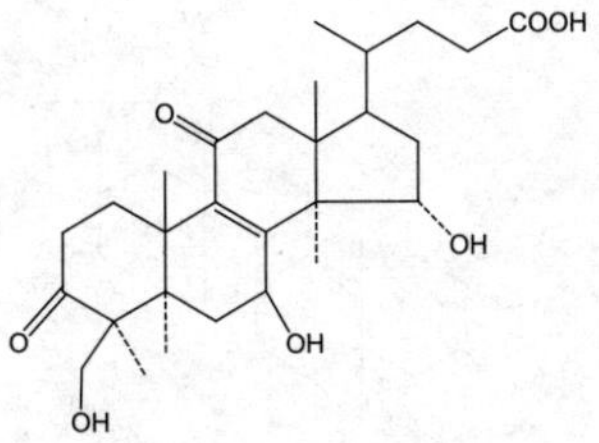

$C_{27}H_{40}O_7$ (476.6)
lucidenic acid G
赤芝酸 G

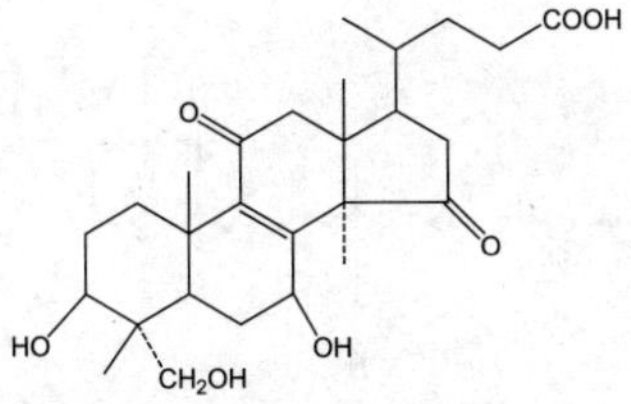

$C_{27}H_{40}O_7$ (476.6)
lucidenic acid H
赤芝酸 H

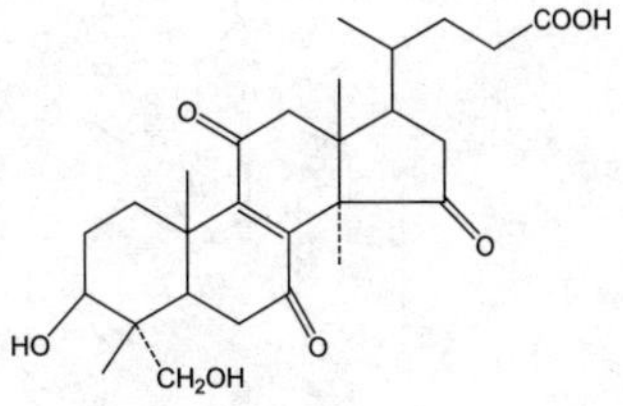

$C_{27}H_{38}O_7$ (474.6)
lucidenic acid I
赤芝酸 I

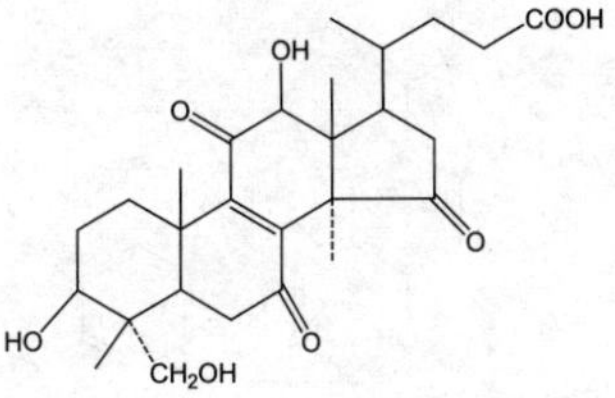

$C_{27}H_{38}O_8$ (490.6)
lucidenic acid J
赤芝酸 J

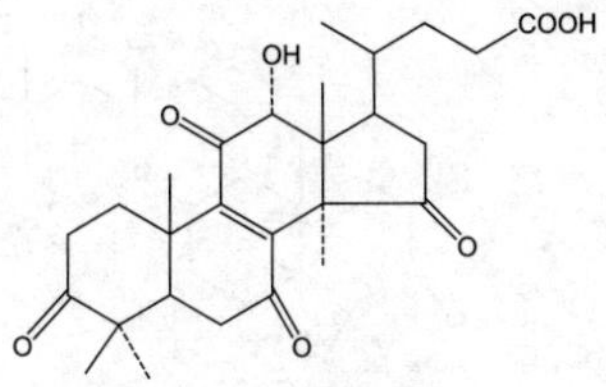

$C_{27}H_{36}O_7$ (472.6)
lucidenic acid K
赤芝酸 K

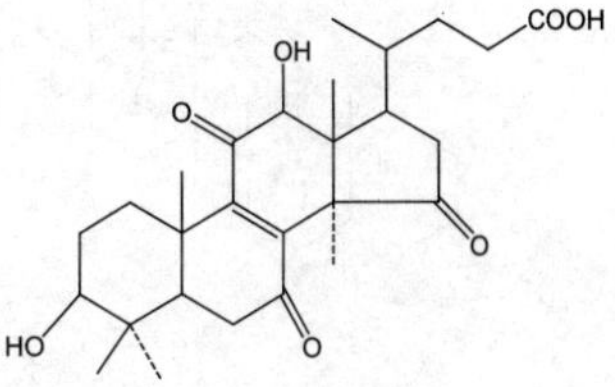

$C_{27}H_{38}O_7$ (474.6)
lucidenic acid L
赤芝酸 L

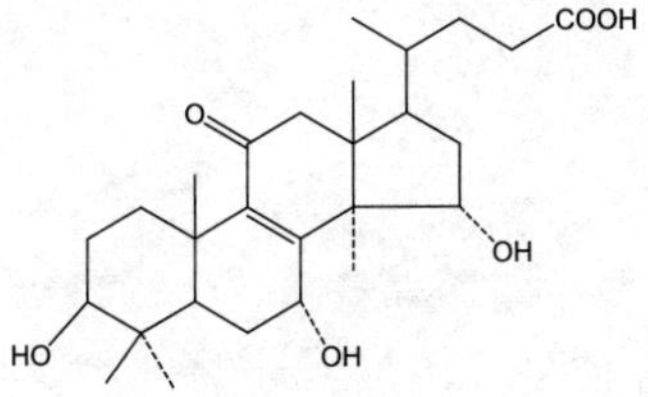

$C_{27}H_{42}O_6$ (462.6)
lucidenic acid M
赤芝酸 M

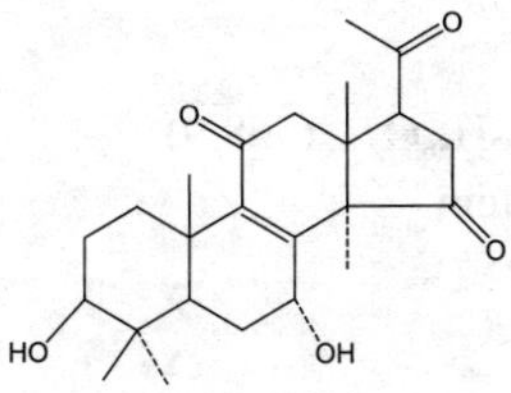

$C_{24}H_{34}O_5$ (402.5)
lucidone A
赤芝萜酮 A

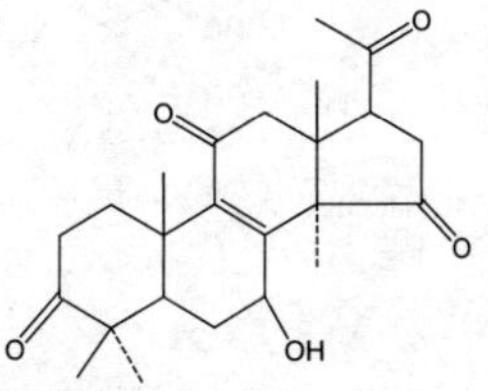

$C_{24}H_{32}O_5$ (400.5)
lucidone B
赤芝萜酮 B

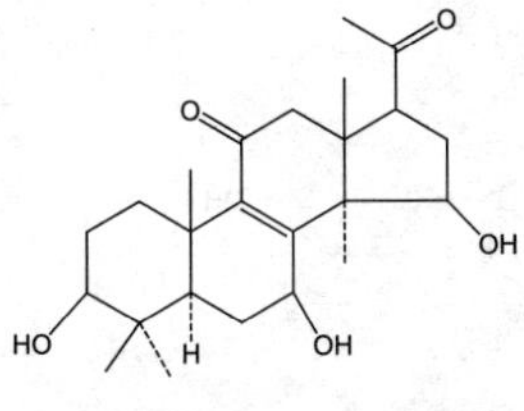

$C_{24}H_{36}O_5$ (404.5)
lucidone C
赤芝萜酮 C

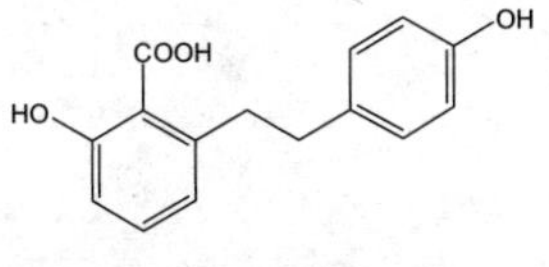

$C_{15}H_{14}O_4$ (258.3)
lunularic acid
半月苔酸

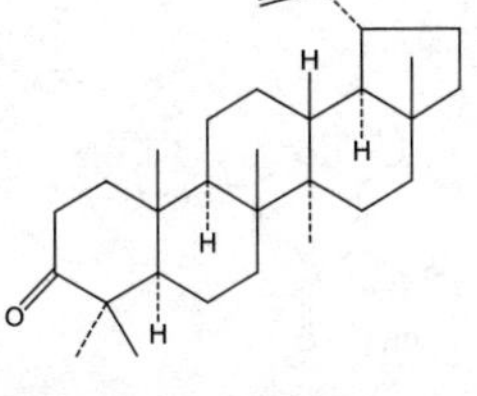

$C_{30}H_{48}O$ (424.7)
lupenone
羽扇烯酮

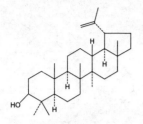

C$_{30}$H$_{50}$O　(426.7)
lupeol
羽扇豆醇

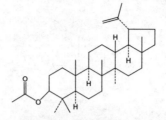

C$_{32}$H$_{52}$O$_2$　(468.8)
lupeol acetate
羽扇豆醇乙酸酯

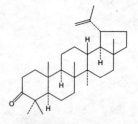

C$_{30}$H$_{48}$O　(424.7)
lupeone
羽扇豆酮

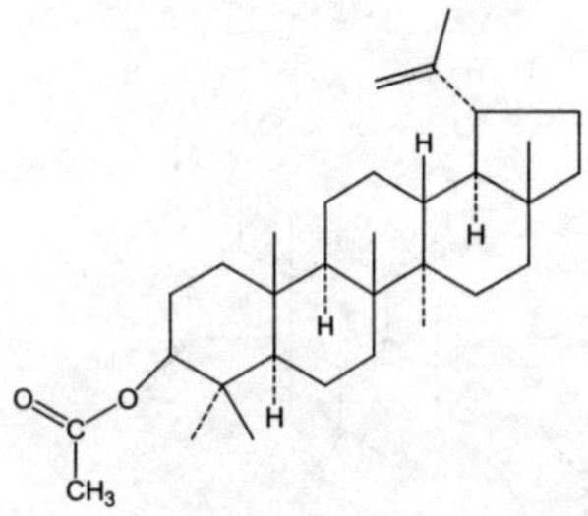

C$_{32}$H$_{52}$O$_2$　(468.8)
lupenyl acetate
乙酸羽扇烯醇酯

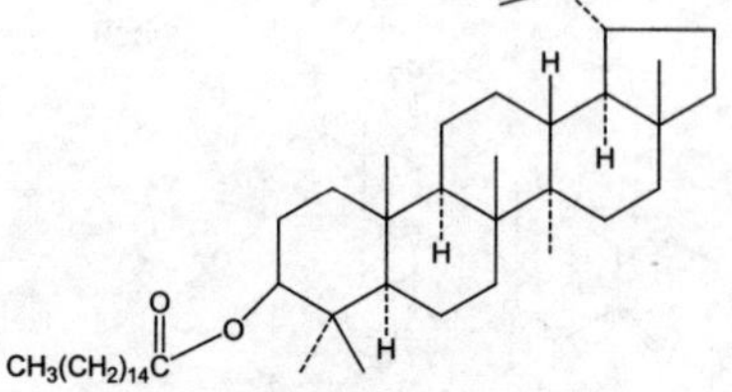

C$_{46}$H$_{80}$O$_2$　(665.1)
lupenyl palmitate
羽扇豆醇棕榈酸酯

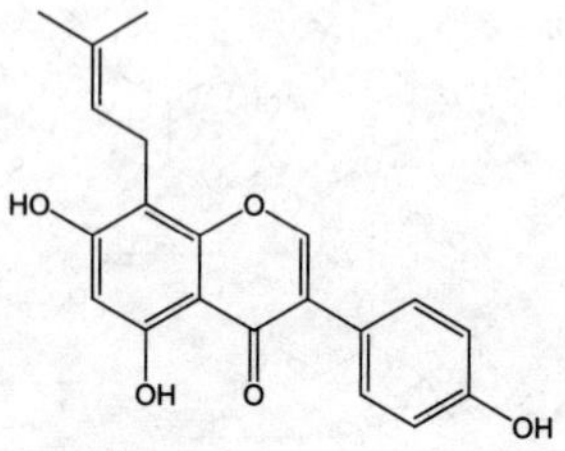

C$_{20}$H$_{18}$O$_5$　(338.6)
lupiwighteone
黄羽扇豆魏特酮

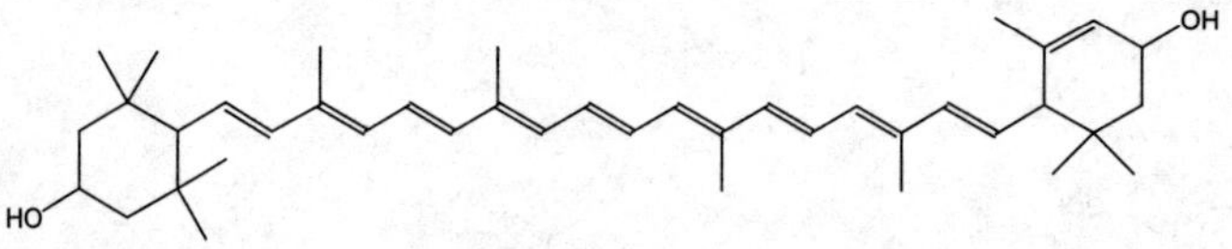

C$_{40}$H$_{56}$O$_2$　(568.9)
lutein
叶黄素

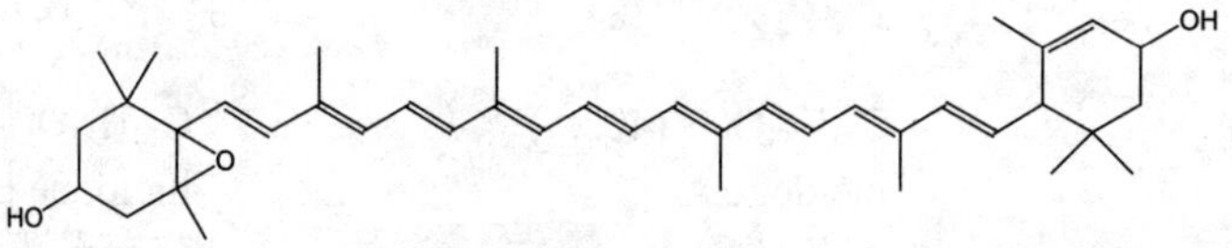

C$_{40}$H$_{56}$O$_3$　(584.9)
lutein epoxide
叶黄素环氧化物

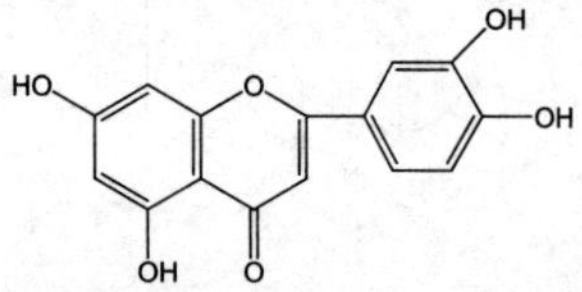

C$_{15}$H$_{10}$O$_6$　(286.2)
luteolin,cyanidenon
木犀草素

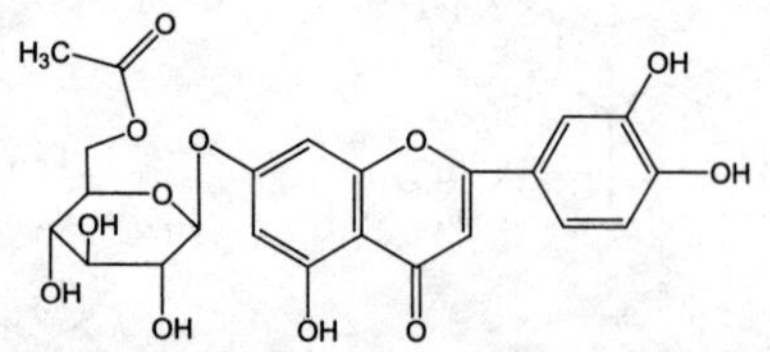

C$_{23}$H$_{22}$O$_{12}$　(490.4)
luteolin 7-*O*-*β*-D-(6″-acetyl)-glucopyranoside
木犀草素 7-*O*-*β*-D-(6″- 乙酰基) 吡喃葡萄糖苷

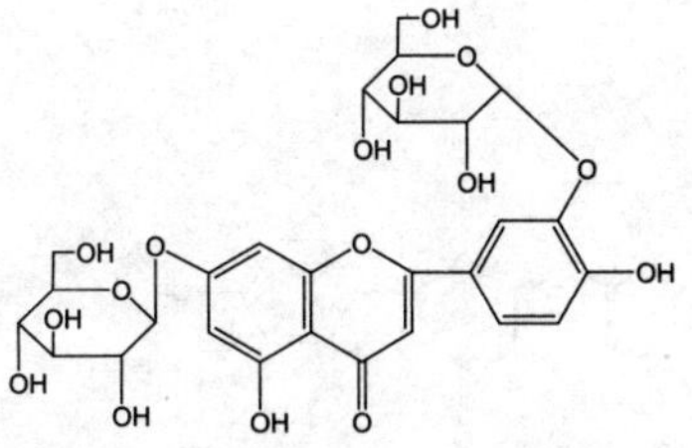

C₂₇H₃₀O₁₆ (610.5)
luteolin-7,3′-di-*O*-β-D-glucoside
木犀草素 -7,3′- 二 -*O*-β-D- 葡萄糖苷

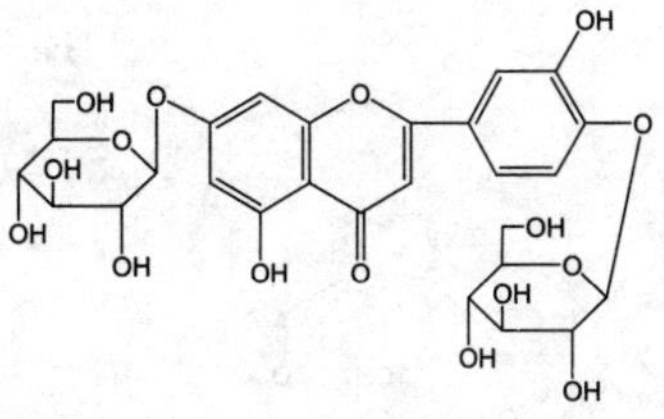

C₂₇H₃₀O₁₆ (610.5)
luteolin-7,4′-di-*O*-β-D-glucoside
木犀草素 -7,4′- 二 -*O*-β-D- 葡萄糖苷

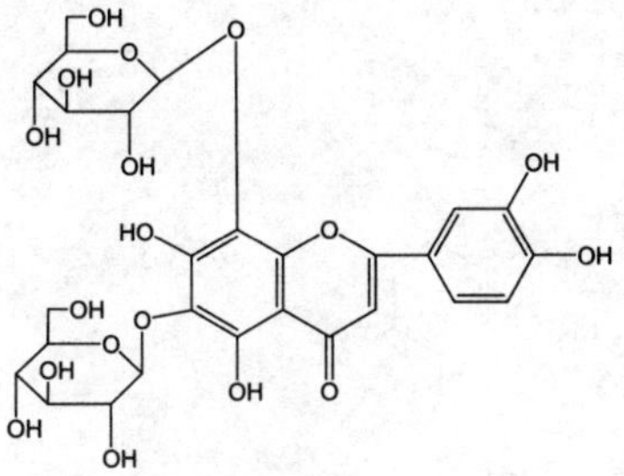

C₂₇H₃₀O₁₈ (642.5)
luteolin-6,8-*C*-diglucoside
木犀草素 -6,8-*C*- 二葡萄糖苷

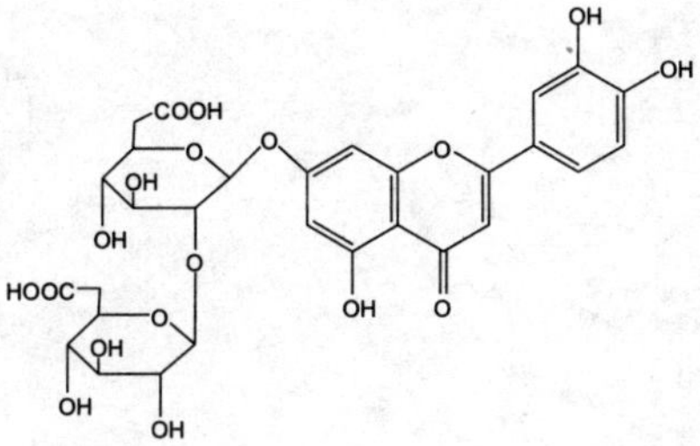

C₂₉H₃₀O₁₈ (666.5)
luteolin-7-*O*-diglucuronide
木犀草素 -7-*O*- 二葡萄糖醛酸苷

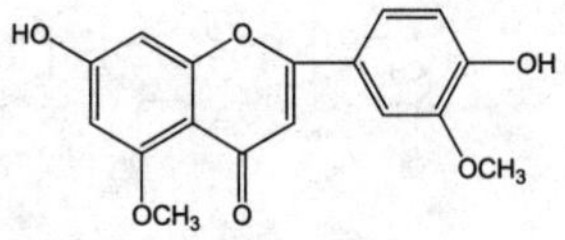

C₁₇H₁₄O₆ (314.3)
luteolin-5,3′-dimethylster
毛地黄黄酮 -5,3′- 二甲酯

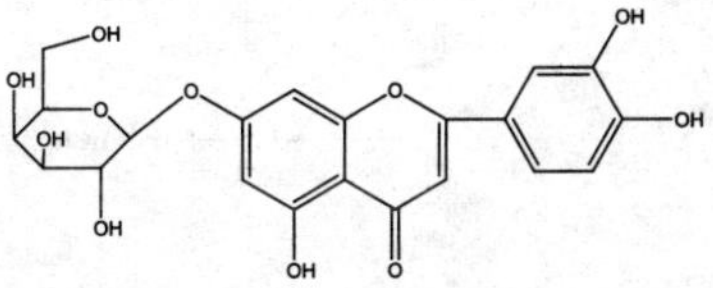

C₂₁H₂₀O₁₁ (448.4)
luteolin-7-*O*-β-D-galactoside
木犀草素 -7-*O*-β-D- 半乳糖苷

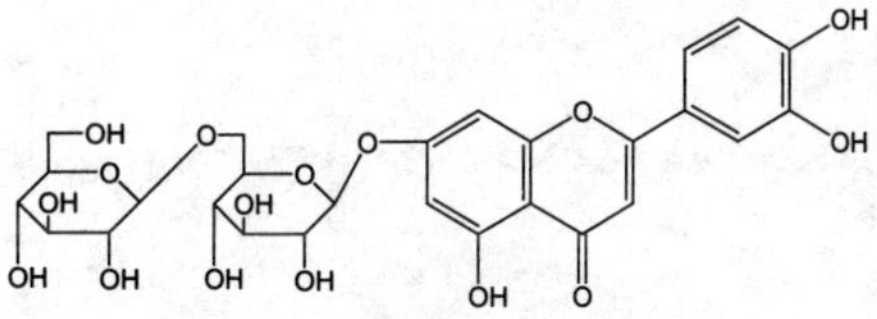

C₂₇H₃₀O₁₆ (610.5)
luteolin-7-*O*-gentiobioside
木犀草素 -7-*O*- 龙胆二糖苷

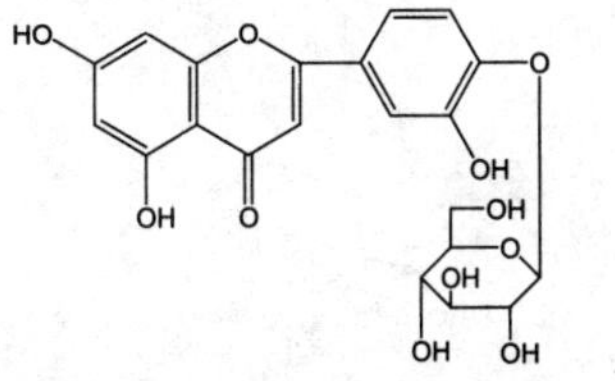

C₂₁H₂₀O₁₁ (448.4)
luteolin-4′-*O*-glucoside
木犀草素 -4′-*O*- 葡萄糖苷

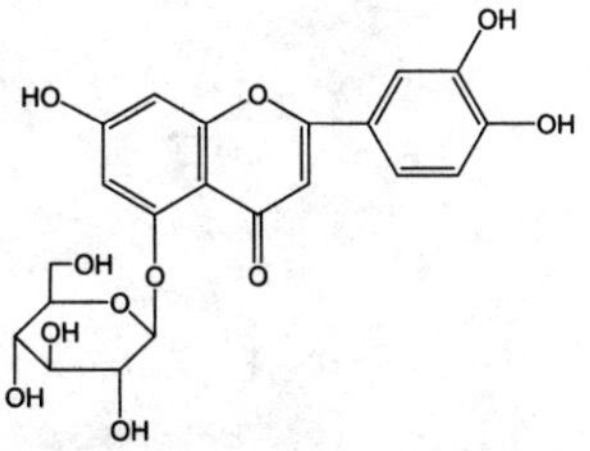

C₂₁H₂₀O₁₁ (448.4)
luteolin-5-*O*-β-D-glucoside
木犀草素 -5-*O*-β-D- 葡萄糖苷

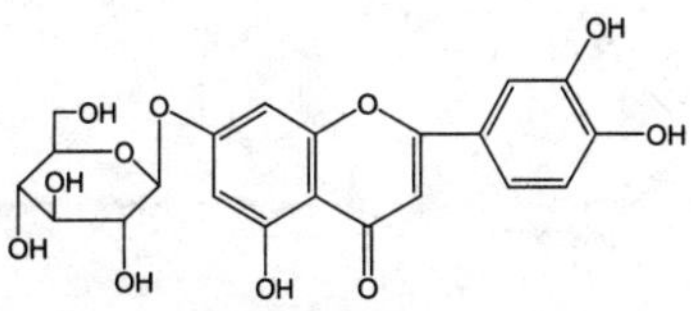

C₂₁H₂₀O₁₁ (448.4)
luteolin-7-*O*-glucoside
木犀草素 -7-*O*- 葡萄糖苷

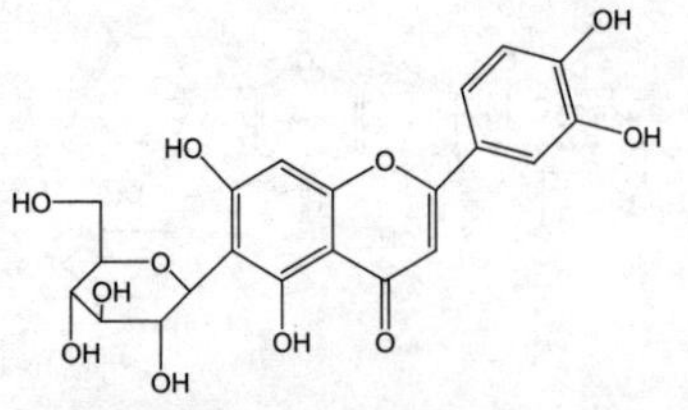

$C_{21}H_{20}O_{11}$ (448.4)
luteolin-6-C- glucoside
木犀草素 -6-C- 葡萄糖苷

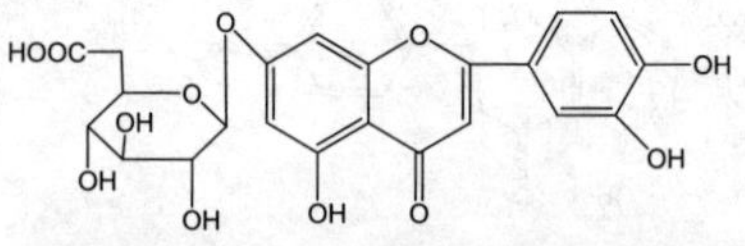

$C_{22}H_{20}O_{12}$ (476.4)
luteolin-7-O-glucuronic glycosides
木犀草素 -7-O- 葡萄糖醛酸苷

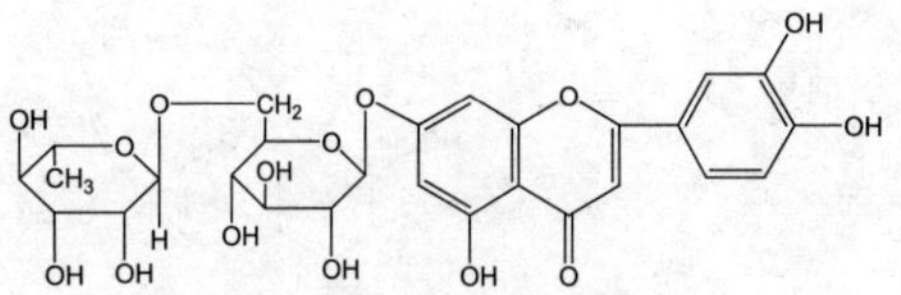

$C_{27}H_{30}O_2$ (594.5)
luteolin-7-O-rutinoside
木犀草素 -7-O- 芸香糖苷

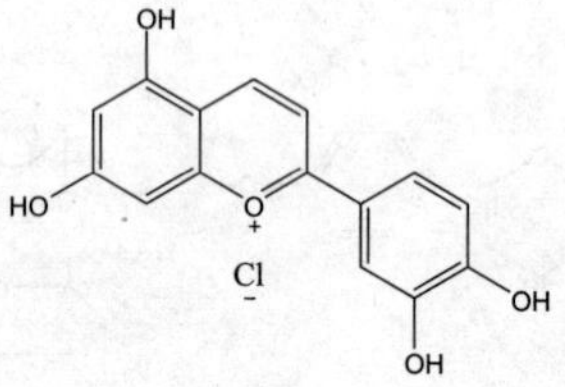

$C_{15}H_{11}O_5 \cdot Cl$
luteolinidin
木犀草啶

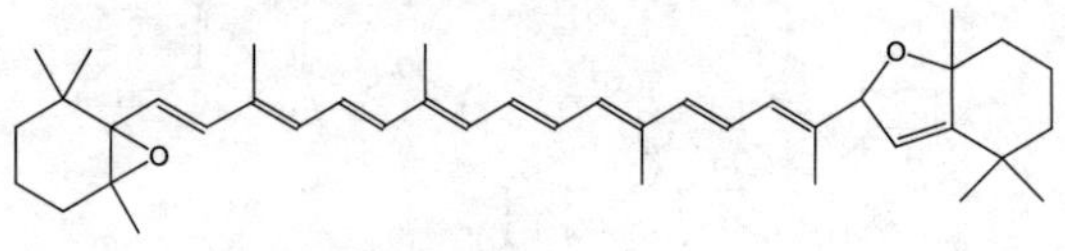

$C_{40}H_{56}O_2$ (568.9)
luteoxanthin
黄体呋喃素

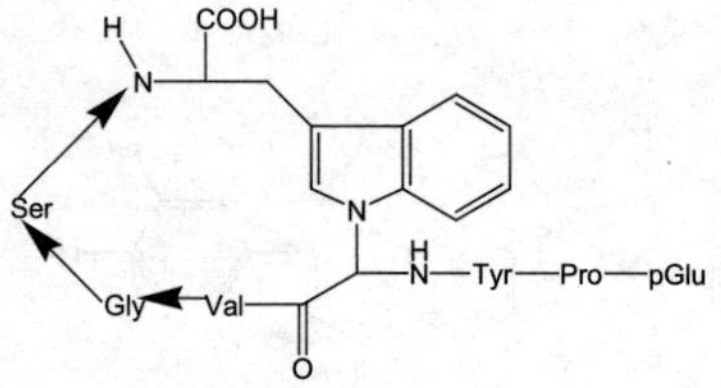

$C_{42}H_{51}N_9O_{12}$ (873.9)
lyciumin A
枸杞环八肽 A

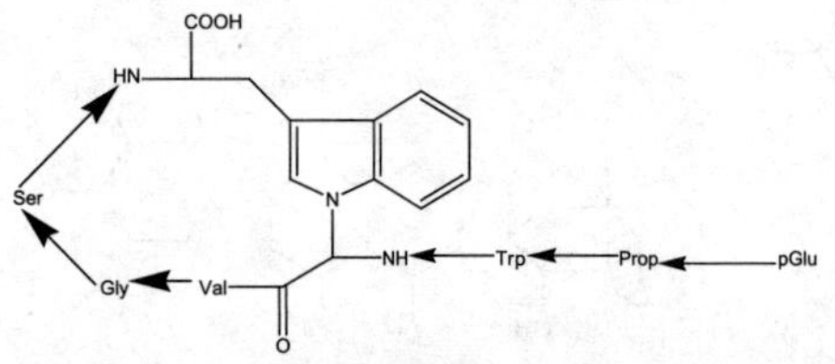

$C_{44}H_{52}N_{10}O_{11}$ (896.9)
lyciumin B
枸杞环八肽 B

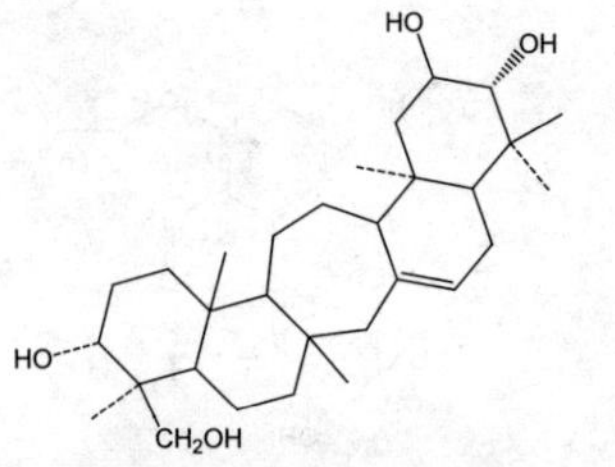

$C_{30}H_{50}O_4$ (474.7)
lyclaninol
石松四醇

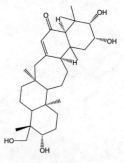

$C_{30}H_{48}O_5$ (488.7)
lycoclavanin
石松四醇酮

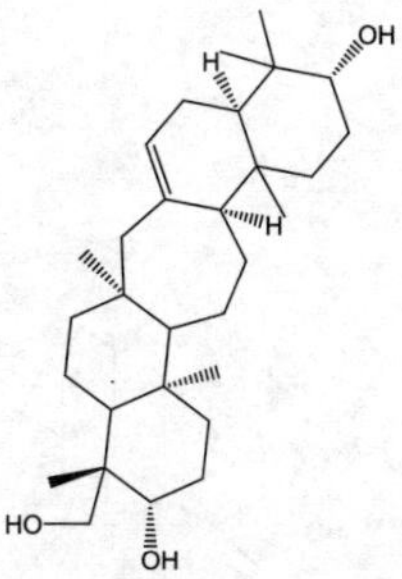

C₃₀H₅₀O₃ (458.7)
lycoclavanol
石松三醇

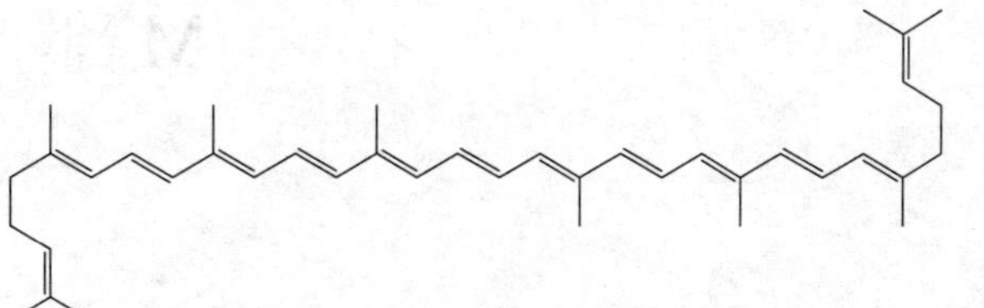

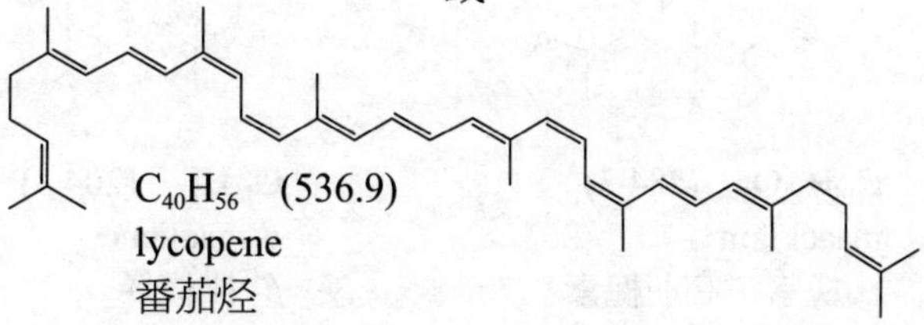

C₄₀H₅₆ (536.9)
lycopene
番茄烃

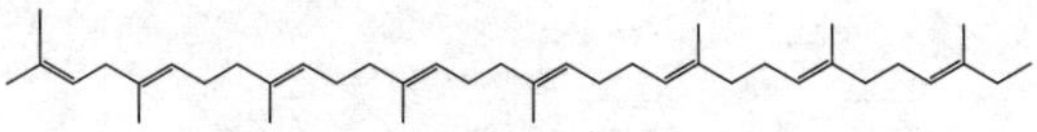

或

C₄₀H₆₆ (547.1)
lycopersene
十氢番茄红素

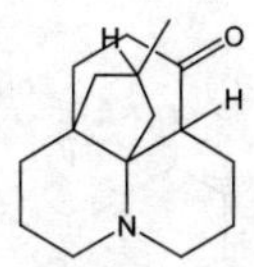

C₁₆H₂₅NO (247.4)
lycopodine
石松碱

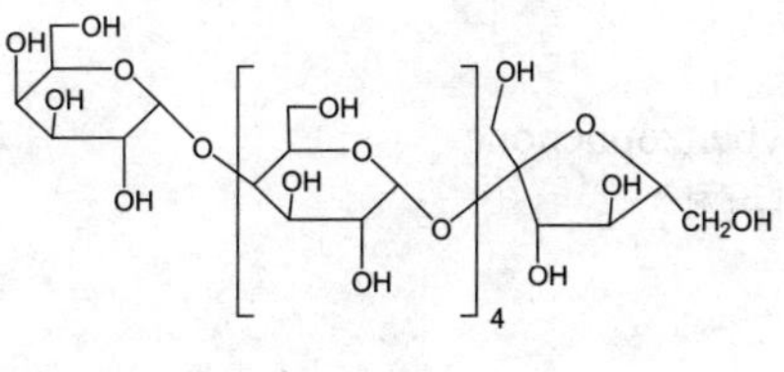

C₃₆H₆₂O₃₁ (990.9)
lycopose
泽兰糖

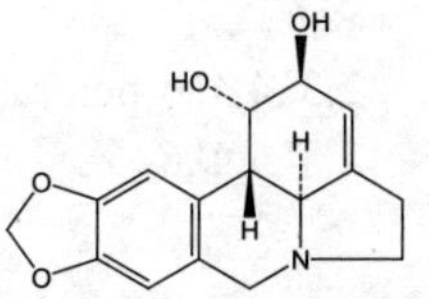

C₁₆H₁₇NO₄ (287.3)
lycorine
石蒜碱

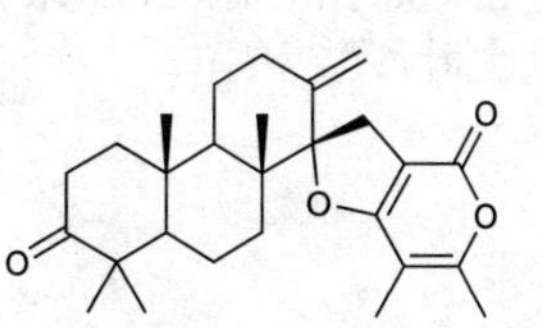

C₂₇H₃₆O₄ (424.6)
lygodin
海金沙素

C₂₂H₂₈O₈ (420.5)
（±）-lyoniresinol

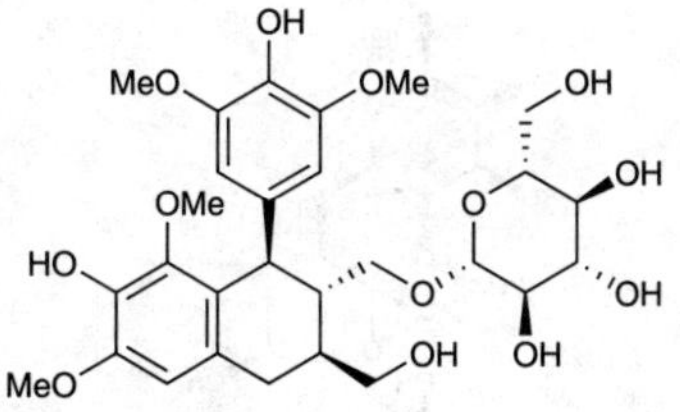

C₂₈H₃₈O₁₃ (582.6)
lyoniresinol-3α-O-β-D-glucopyranoside
南烛树脂醇 -3α-O-β-D- 吡喃葡萄糖苷

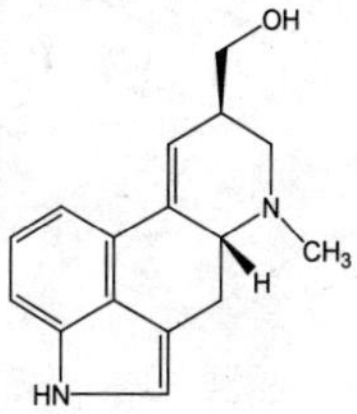

C₁₆H₁₈N₂O (254.3)
lysergol
麦角醇

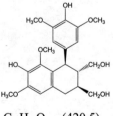

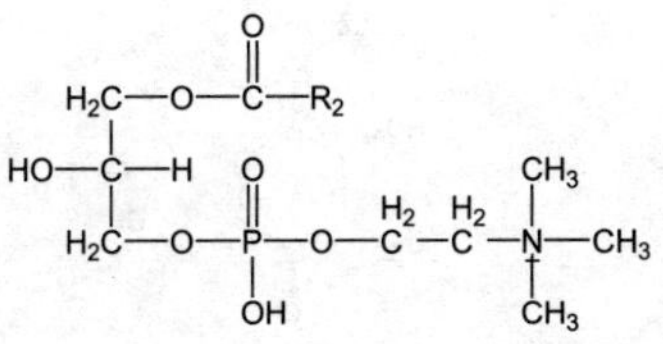

lysophosphatidyl choline
溶血磷脂酰胆碱

M 部

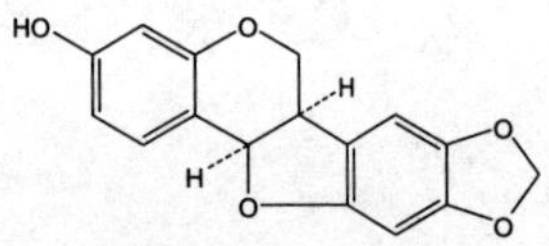

$C_{16}H_{12}O_5$ (284.3)
maackiain
山槐素，高丽槐素

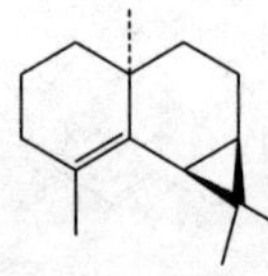

$C_{15}H_{24}$ (204.4)
β-maaliene
β- 橄榄烯

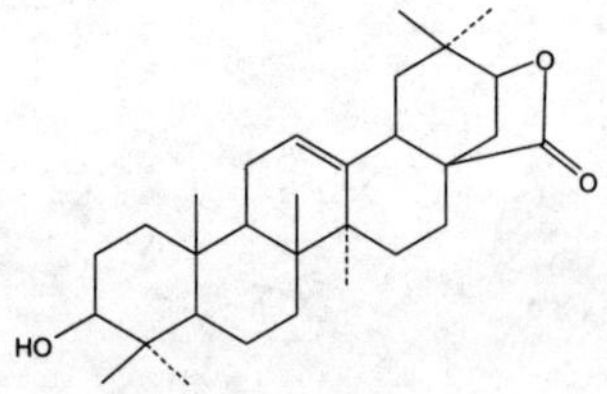

$C_{30}H_{46}O_3$ (454.7)
machaerinicacidlactone
剑叶沙酸内酯

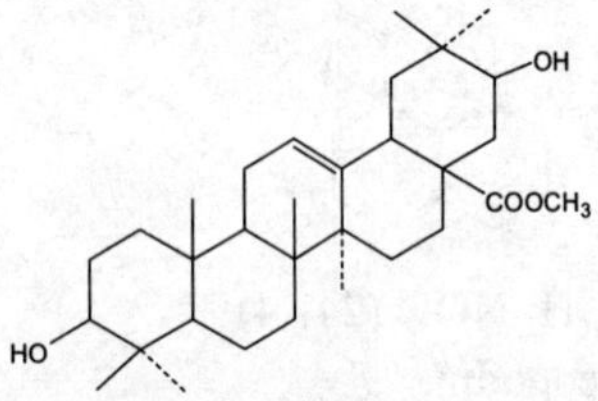

$C_{31}H_{50}O_4$ (486.7)
machaerinicacidmethylester
剑叶沙酸甲酯

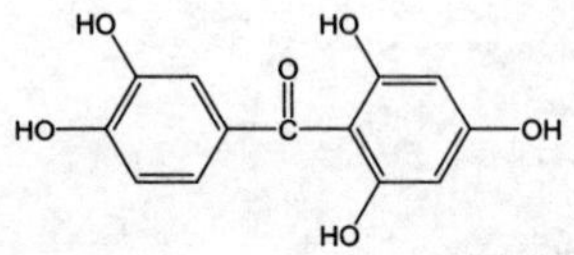

$C_{13}H_{10}O_6$ (262.2)
maclurin
桑酮
2,3′,4,4′,6-pentrahydroxybenzophenone
2,3′,4,4′,6- 五羟基二苯甲酮

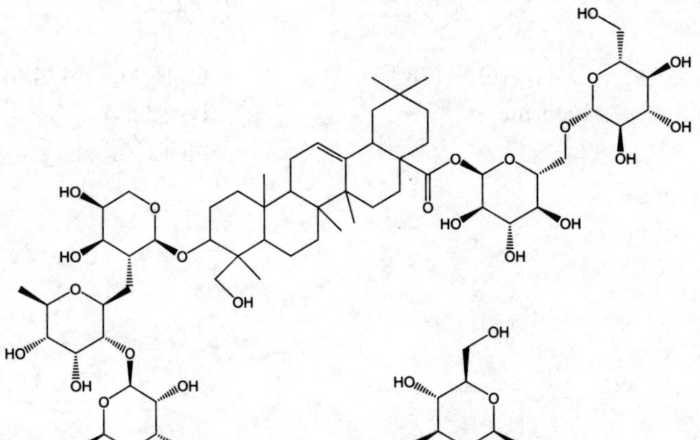

$C_{59}H_{96}O_{27}$ (1237.4)
macranthoidin A
灰毡毛忍冬皂苷甲

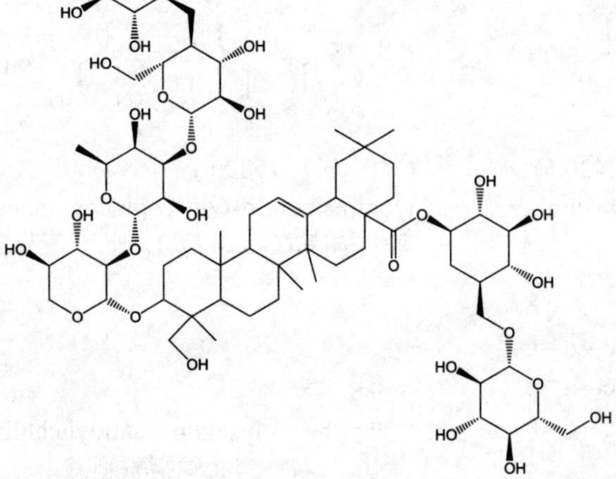

$C_{65}H_{106}O_{32}$ (1399.5)
macranthoidin B
灰毡毛忍冬皂苷乙

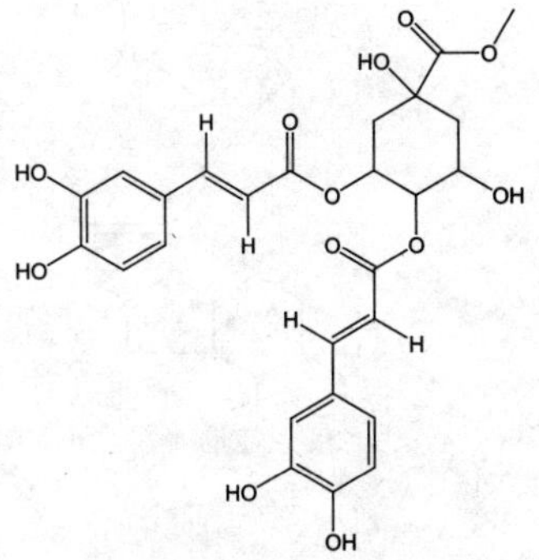

C$_{26}$H$_{26}$O$_{12}$ (530.5)
macranthoin F
灰毡毛忍冬素 F

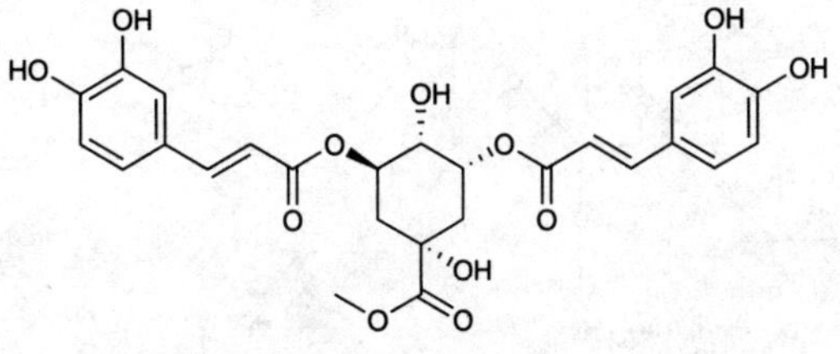

C$_{26}$H$_{26}$O$_{12}$ (530.5)
macranthoin G
灰毡毛忍冬素 G

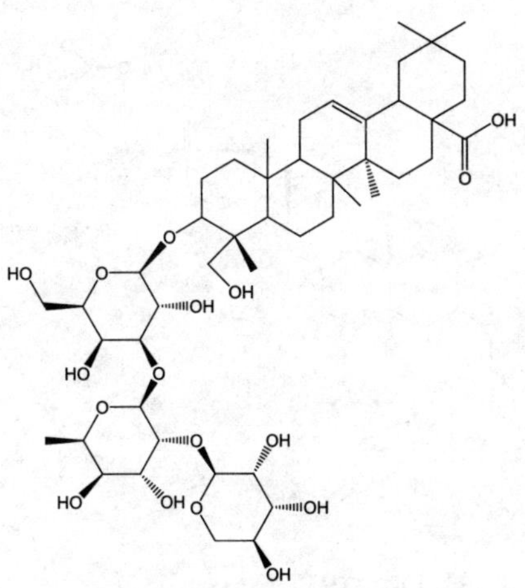

C$_{47}$H$_{76}$O$_{17}$ (913.1)
macranthoside A
灰毡毛忍冬次皂苷甲

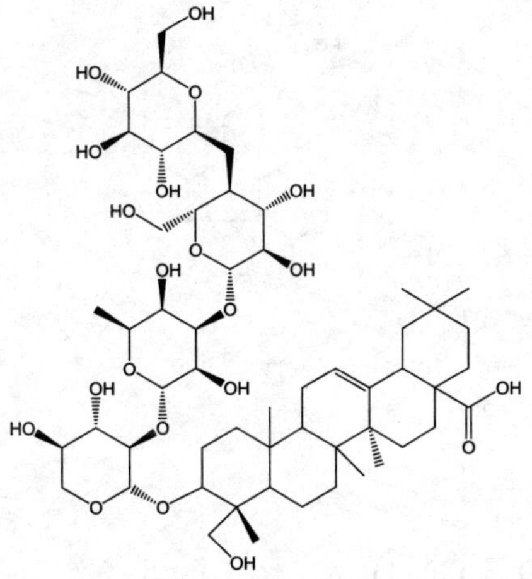

C$_{53}$H$_{86}$O$_{22}$ (1075.2)
macranthoside B
灰毡毛忍冬次皂苷乙

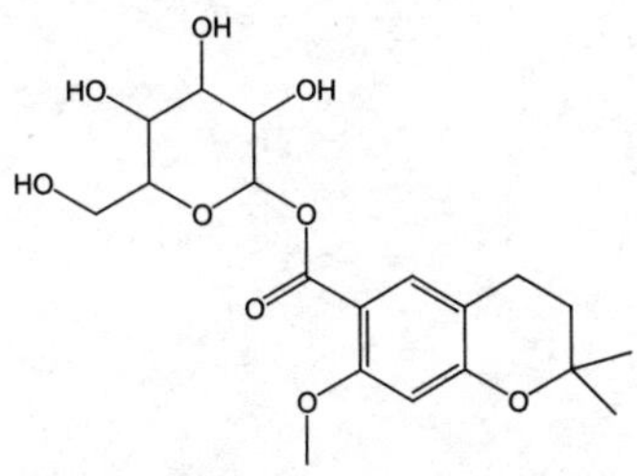

C$_{19}$H$_{24}$O$_9$ (396.4)
macrophylloside C
大叶苷 C

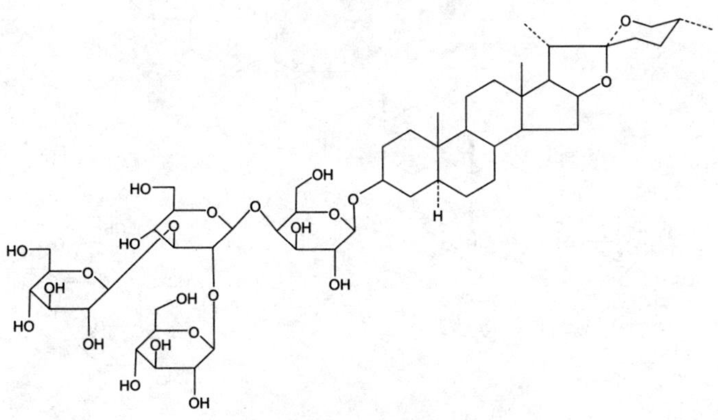

C$_{51}$H$_{84}$O$_{23}$ (1065.2)
macrostemonoside A
薤白苷 A

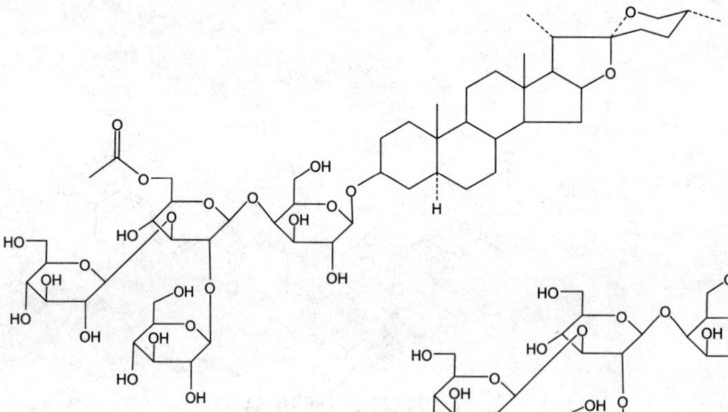

$C_{53}H_{86}O_{24}$ (1107.2)
macrostemonoside D
薤白苷 D

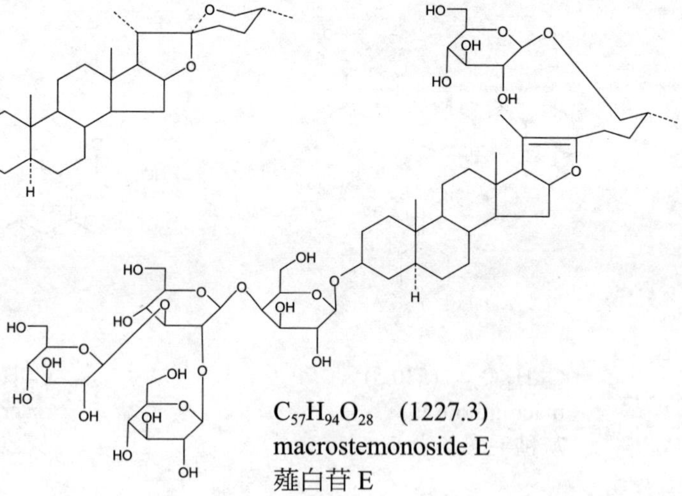

$C_{57}H_{94}O_{28}$ (1227.3)
macrostemonoside E
薤白苷 E

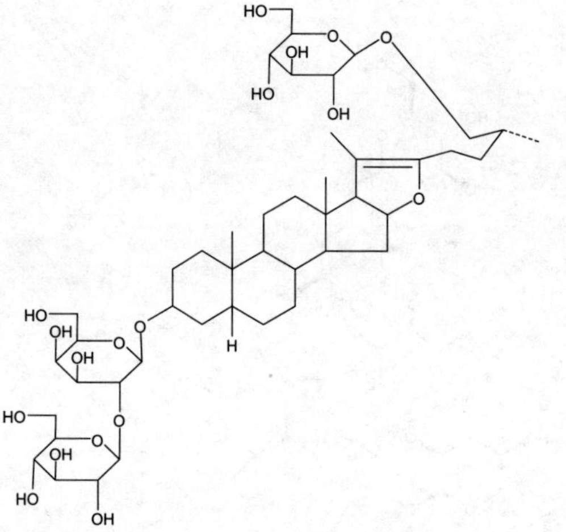

$C_{45}H_{74}O_{18}$ (903.1)
macrostemonoside F
薤白苷 F

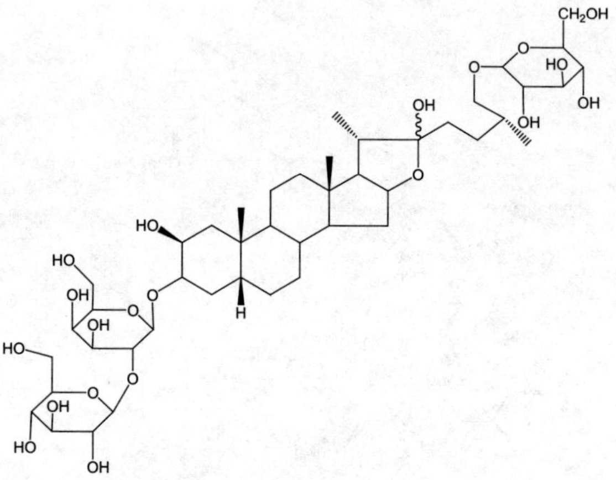

$C_{45}H_{76}O_{20}$ (937.1)
macrostemonoside J
薤白苷 J

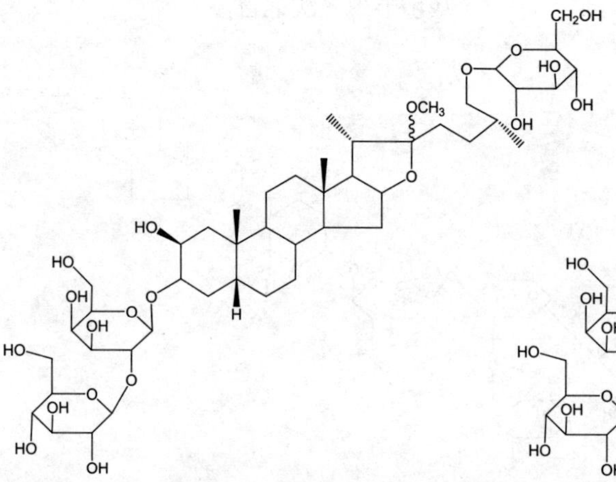

$C_{46}H_{78}O_{20}$ (951.1)
macrostemonoside K
薤白苷 K

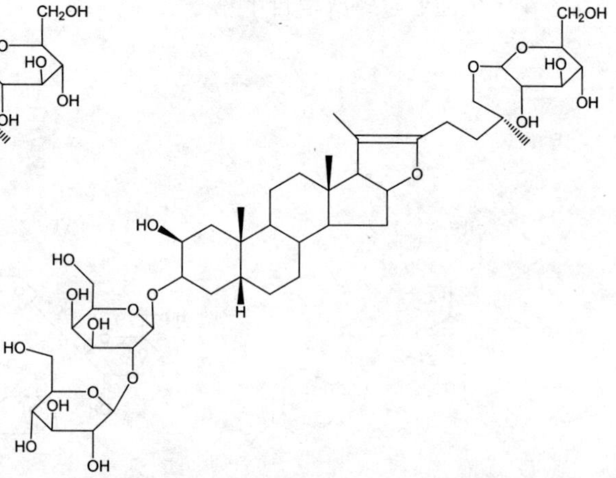

$C_{45}H_{74}O_{19}$ (919.1)
macrostemonoside L
薤白苷 L

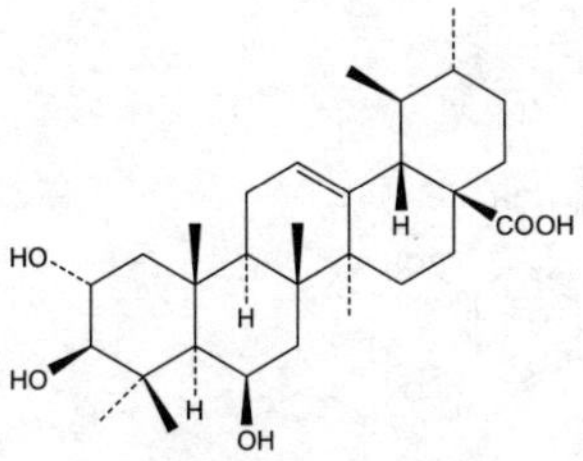

$C_{30}H_{48}O_5$ (488.7)
madasiatic acid
崩大碗酸

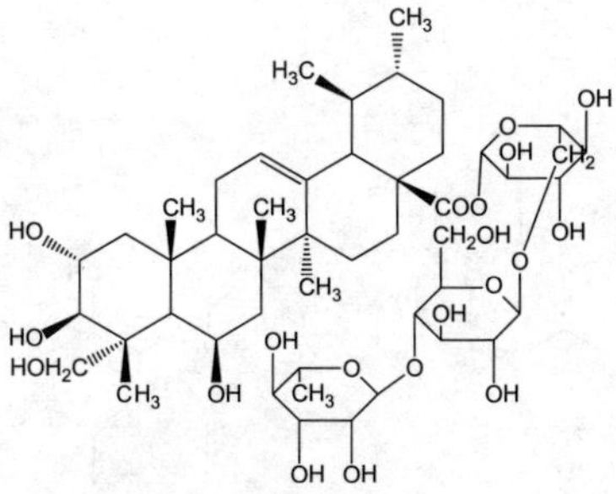

$C_{48}H_{78}O_{20}$ (975.1)
madecassoside
羟基积雪草苷

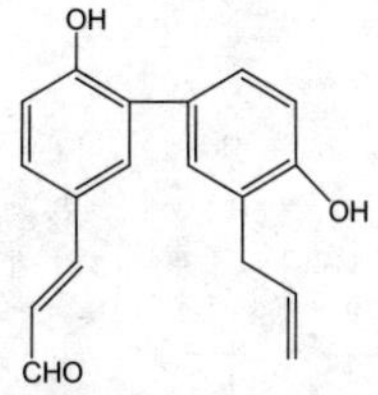

$C_{18}H_{16}O_3$ (280.3)
magnaldehyde B
厚朴醛 B

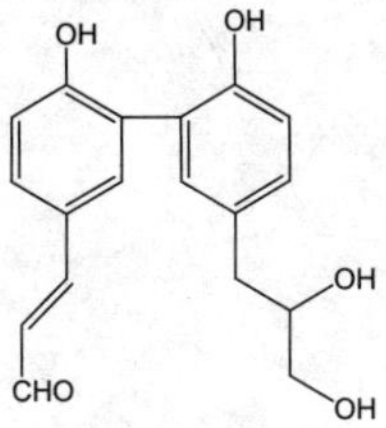

$C_{18}H_{18}O_5$ (314.3)
magnaldehyde C
厚朴醛 C

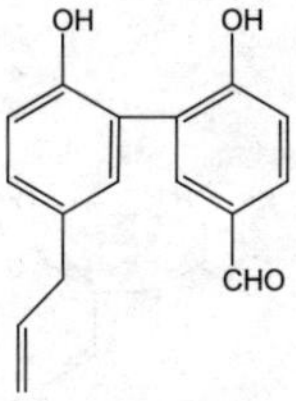

$C_{16}H_{14}O_3$ (254.3)
magnaldehyde D
厚朴醛 D

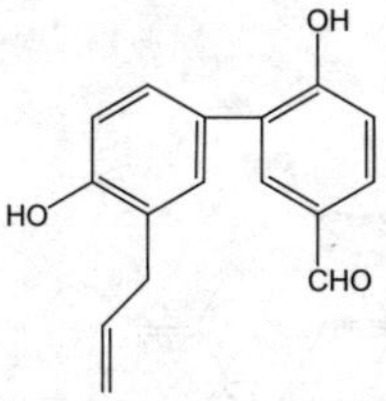

$C_{16}H_{14}O_3$ (254.2)
magnaldehyde E
厚朴醛 E

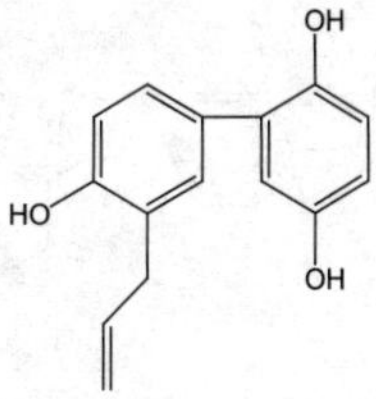

$C_{18}H_{20}O_3$ (284.4)
magnatriol B
厚朴三酚 B

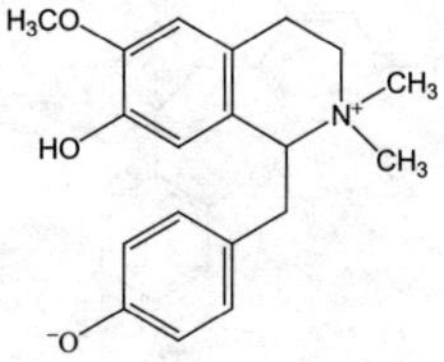

$C_{19}H_{24}NO_3$ (313.4)
magnocurarine
木兰箭毒碱

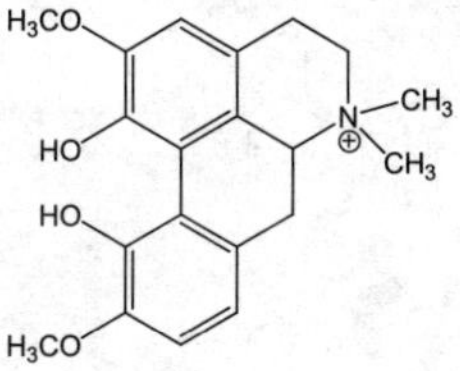

$C_{20}H_{24}NO_4$ (342.4)
magnoflorine
木兰花碱

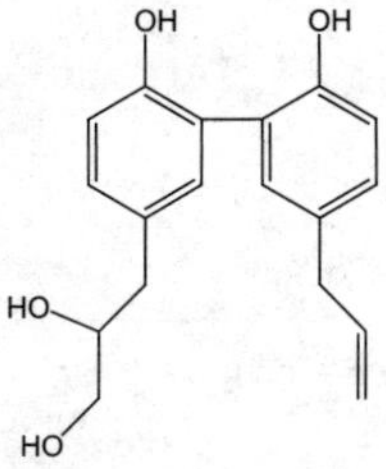

$C_{18}H_{20}O_4$ (300.4)
magnolignan A
厚朴木脂体 A

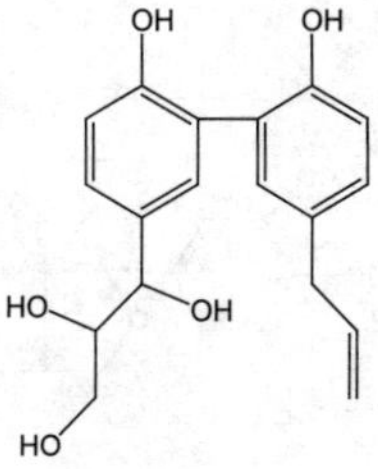

$C_{18}H_{20}O_5$ (316.4)
magnolignan B
厚朴木脂体 B

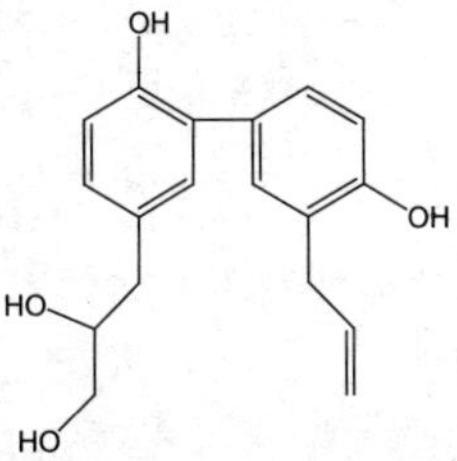

$C_{18}H_{20}O_4$ (300.4)
magnolignan C
厚朴木脂体 C

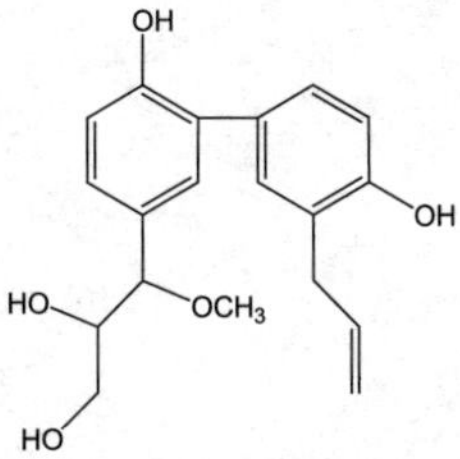

$C_{19}H_{22}O_5$ (330.4)
magnolignan D
厚朴木脂体 D

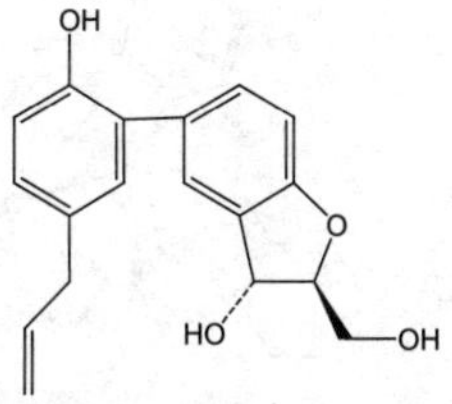

$C_{18}H_{18}O_4$ (298.3)
magnolignan E
厚朴木脂体 E

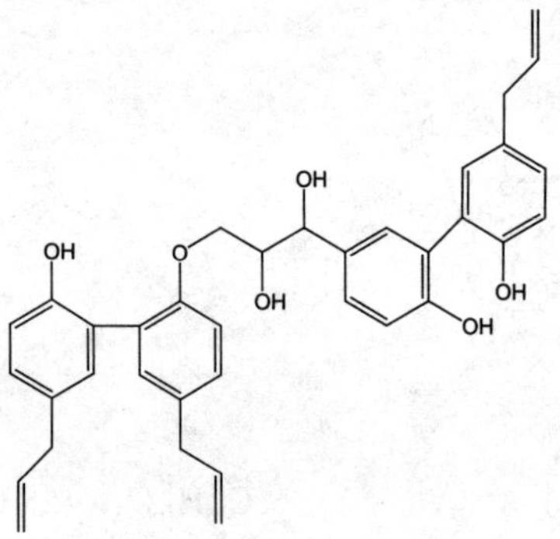

$C_{36}H_{36}O_6$ (564.7)
magnolignan F
厚朴木脂体 F

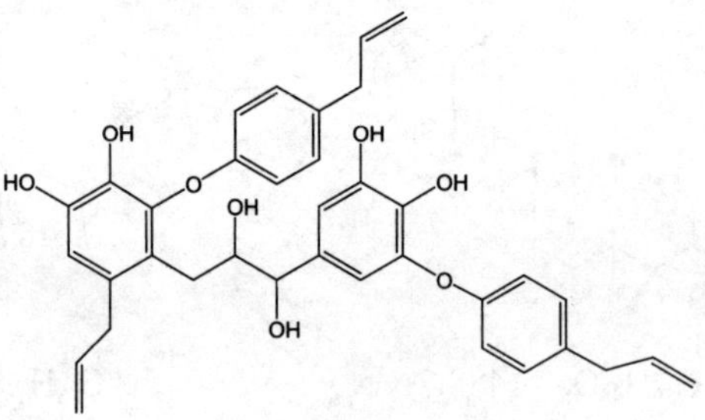

$C_{36}H_{36}O_8$ (596.7)
magnolignan G
厚朴木脂体 G

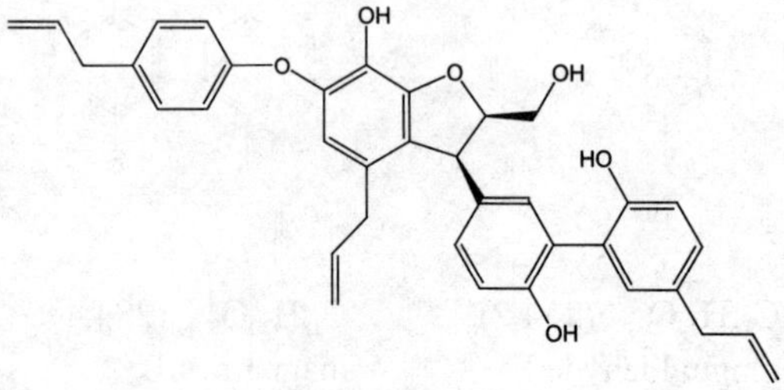

$C_{36}H_{34}O_6$ (562.7)
magnolignan H
厚朴木脂体 H

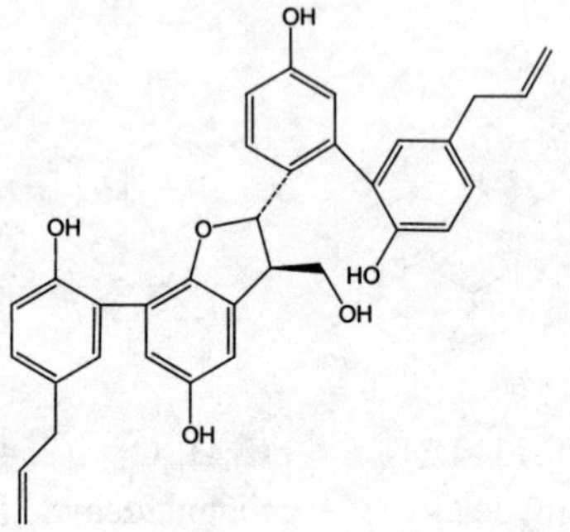

$C_{33}H_{30}O_6$ (522.6)
magnolignan I
厚朴木脂体 I

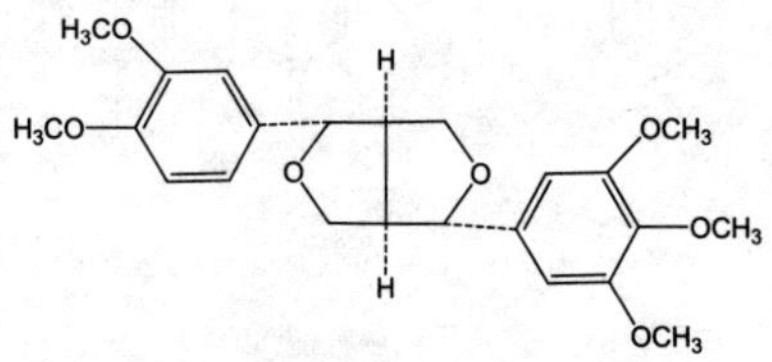

$C_{23}H_{28}O_7$ (416.5)
magnolin
望春花素

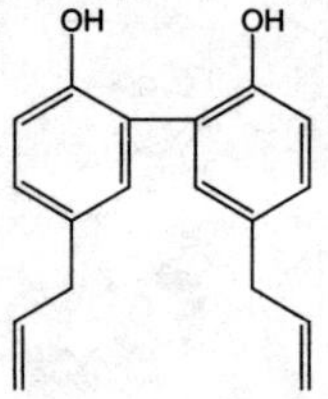

$C_{18}H_{18}O_2$ (266.3)
magnolol
厚朴酚

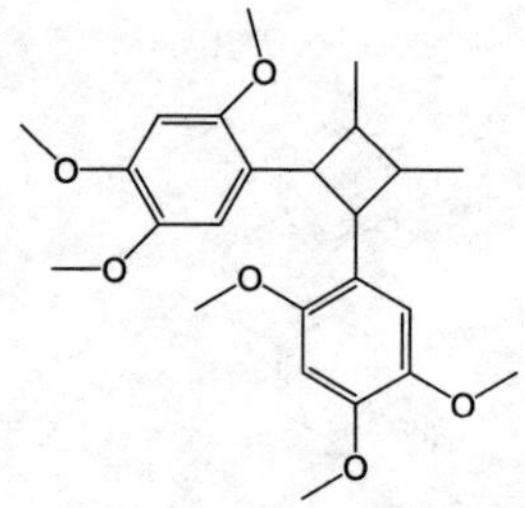

$C_{24}H_{32}O_6$ (416.5)
magnosalin
柳叶玉兰脂素

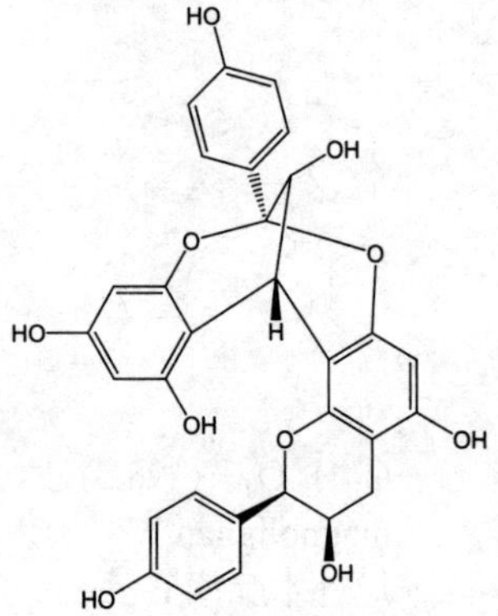

$C_{30}H_{24}O_{10}$ (544.5)
mahuannin A
麻黄双酮 A

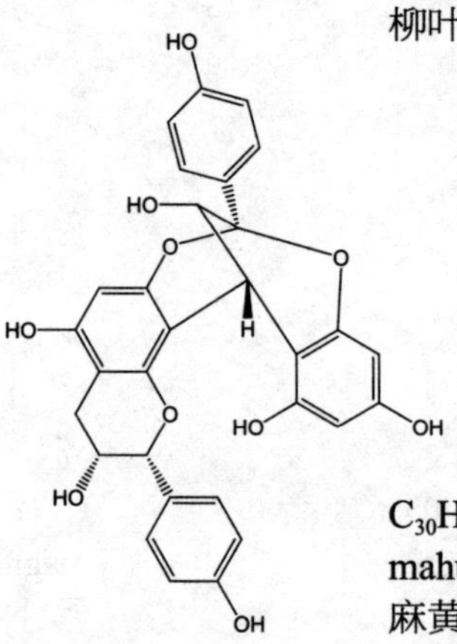

$C_{30}H_{24}O_{10}$ (544.5)
mahuannin B
麻黄双酮 B

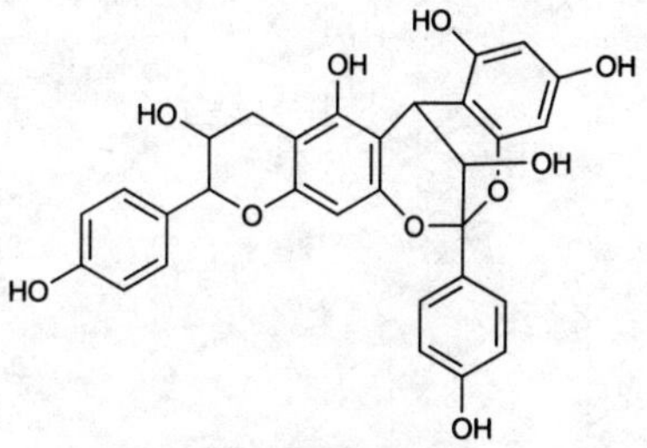

$C_{30}H_{24}O_{10}$　(544.5)
mahuannin C
麻黄双酮 C

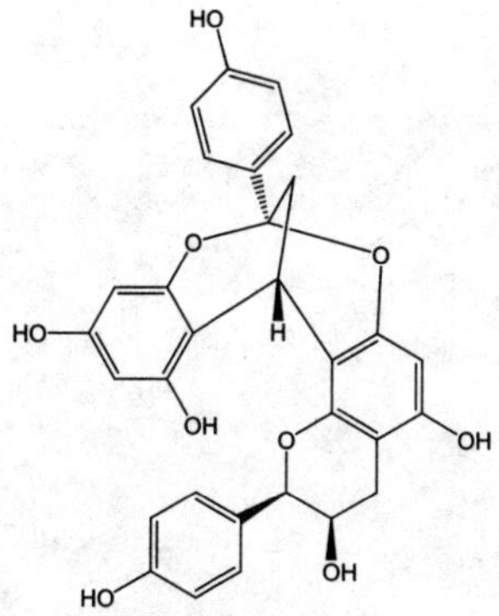

$C_{30}H_{24}O_9$　(528.5)
mahuannin D
麻黄双酮 D

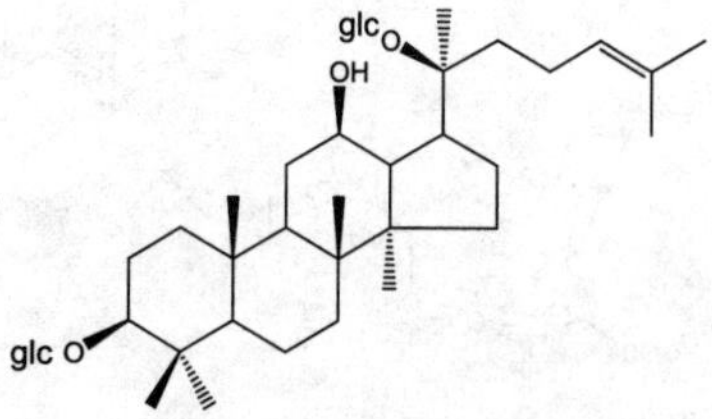

$C_{42}H_{72}O_{14}$　(801.0)
majoroside-F4
珠子参苷 -F4

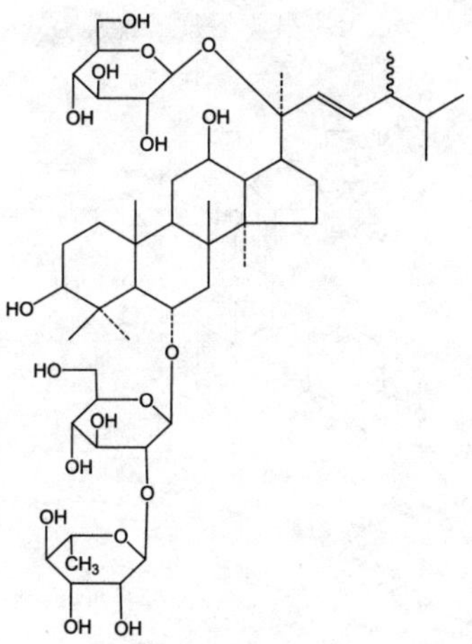

$C_{48}H_{82}O_{19}$　(963.2)
majoroside-F5
珠子参苷 -F5

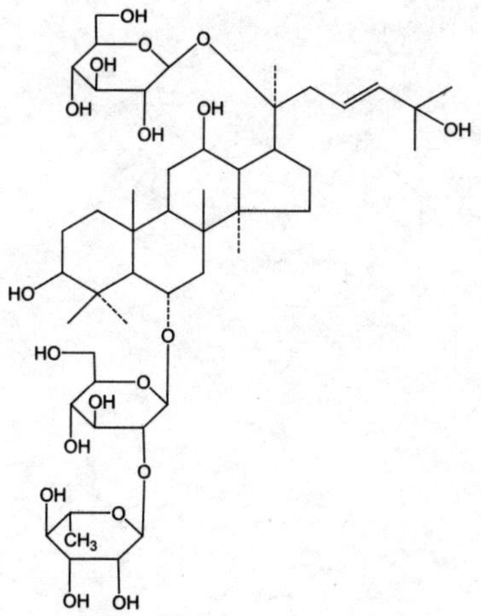

$C_{48}H_{82}O_{19}$　(963.2)
majoroside-F6
珠子参苷 -F6

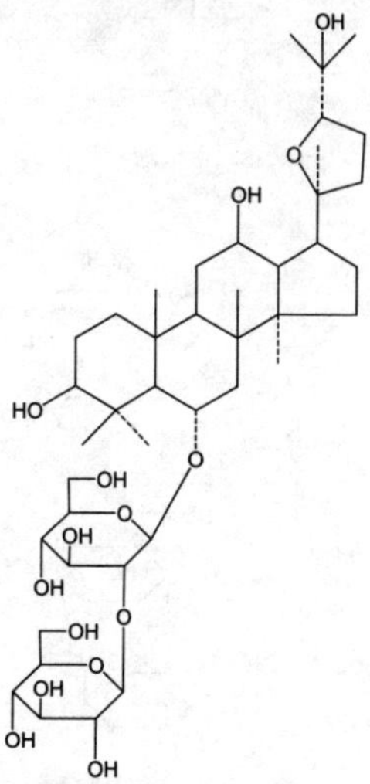

$C_{42}H_{72}O_{15}$　(817.0)
majoroside-R_1
珠子参苷 -R_1

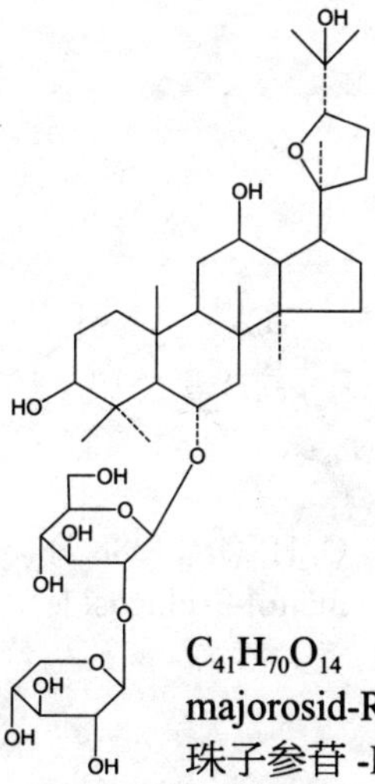

$C_{41}H_{70}O_{14}$　(787.0)
majorosid-R_2
珠子参苷 -R_2

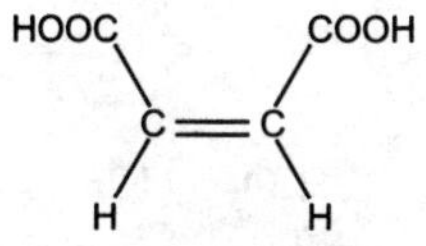

$C_4H_4O_4$　(116.1)
maleic acid
马来酸

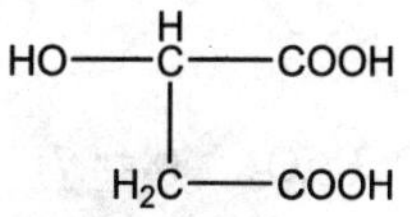

$C_4H_6O_5$　(134.1)
malic acid
羟基丁二酸，苹果酸

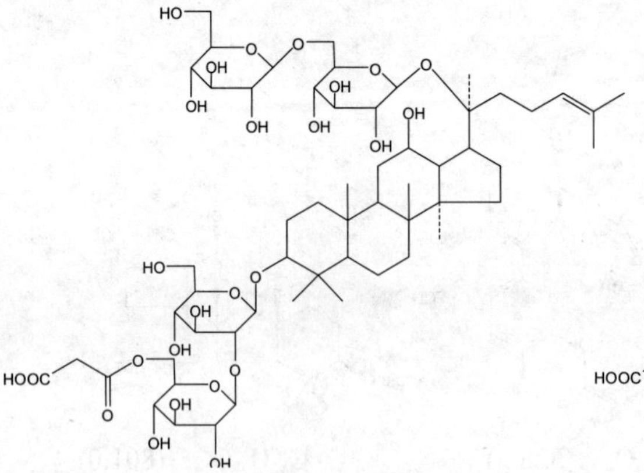

$C_{57}H_{94}O_{26}$ (1195.3)
malonyl-ginsenoside Rb$_1$
丙二酰基人参皂苷 Rb$_1$

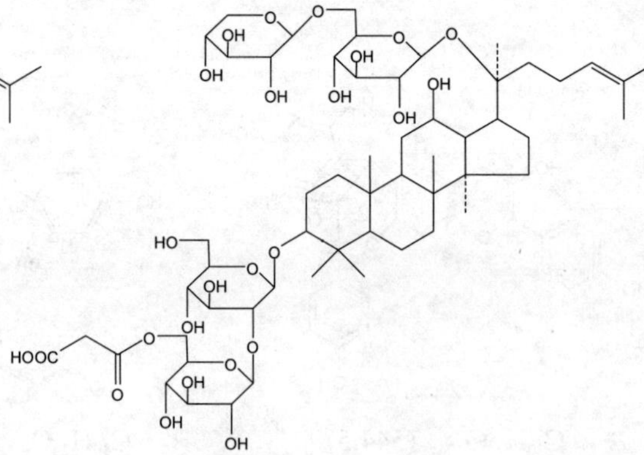

$C_{56}H_{92}O_{25}$ (1165.3)
malonyl-ginsenoside Rb$_2$
丙二酰基人参皂苷 Rb$_2$

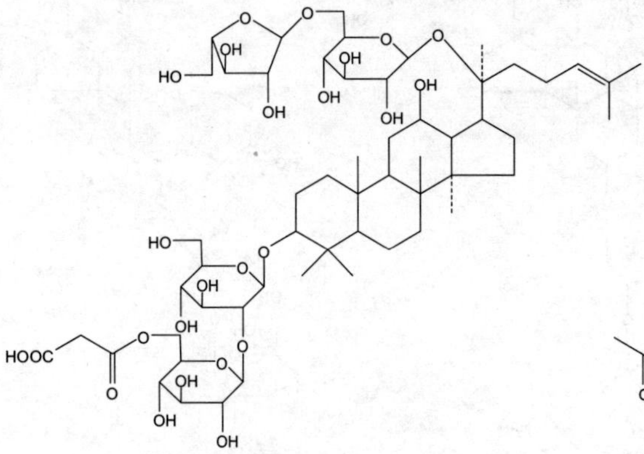

$C_{56}H_{92}O_{25}$ (1165.3)
malonyl-ginsenoside Rc
丙二酰基人参皂苷 Rc

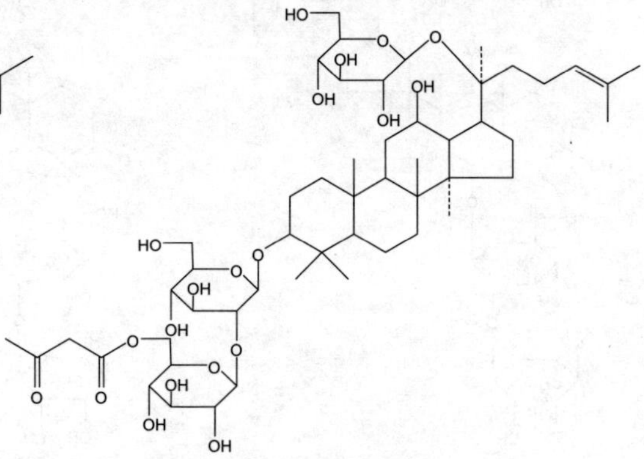

$C_{51}H_{84}O_{21}$ (1033.2)
malonyl-ginsenoside Rd
丙二酰基人参皂苷 Rd

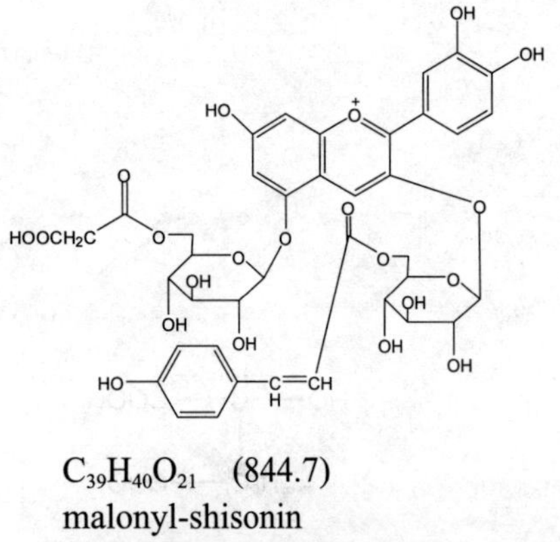

$C_{39}H_{40}O_{21}$ (844.7)
malonyl-shisonin
丙二酸单酰基 - 紫苏宁
malonyl-*trans*-shisonin
丙二酸单酰基 - 反 - 紫苏宁

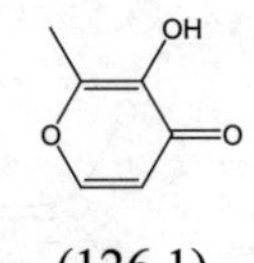

$C_6H_6O_3$ (126.1)
maltol
麦芽醇，麦芽酚，落叶松酸

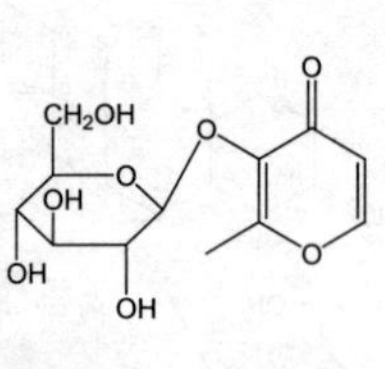

$C_{12}H_{16}O_8$ (288.3)
maltol-3-glucoside
麦芽醇 -3- 葡萄糖苷

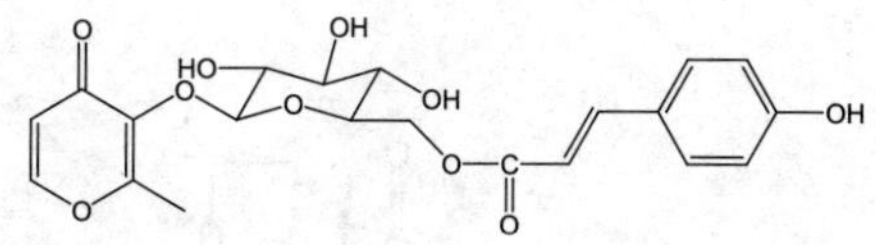

$C_{21}H_{22}O_{10}$ (434.4)
maltol-3-*O*-[6'-*O*-4"-hydroxy-*trans*-cinnamyl]-*β*-D-glucopyranoside
麦芽酚 -3- 氧 - [6'- 氧 -4"- 羟基 - 反式 - 桂皮酰基]-*β*-D- 吡喃葡萄糖苷

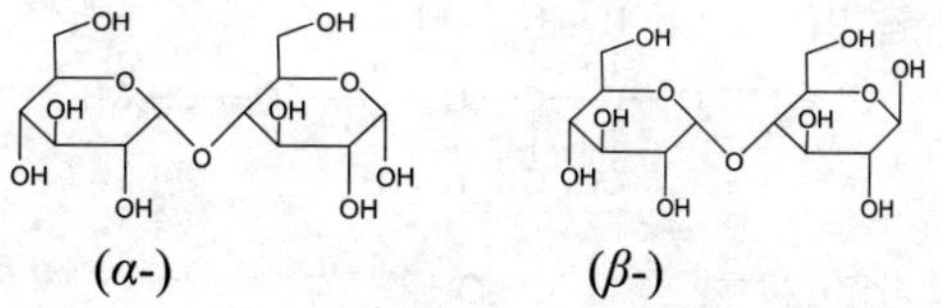

(α-)　　　　(β-)

$C_{12}H_{22}O_{11}$ (342.3)
maltose
麦芽糖

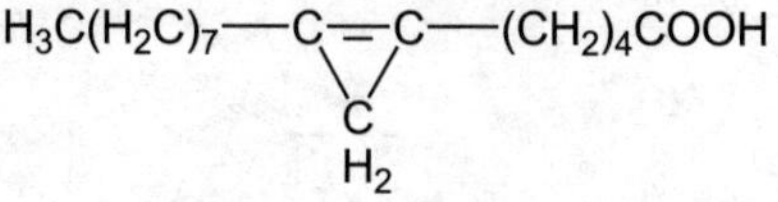

$H_3C(H_2C)_7$—C=C—$(CH_2)_4COOH$

$C_{18}H_{32}O_2$ (280.6)
malvic acid
锦葵酸

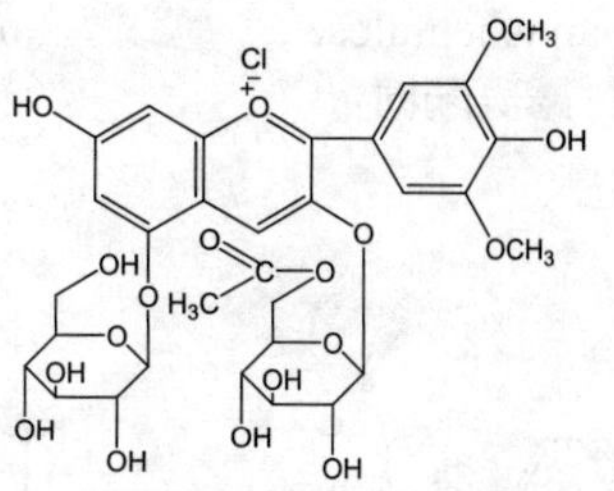

$C_{31}H_{38}O_{18}Cl$ (734.1)
malvidin-3-*O*-(6-*O*-acetyl-*β*-D-glucopyranoside)-5-*O*-*β*-D-glucopyranoside
锦葵色素 -3-*O*-(6-*O*- 乙酰基 -*β*-D- 吡喃葡萄糖苷)-5-*O*-*β*-D- 吡喃葡萄糖苷

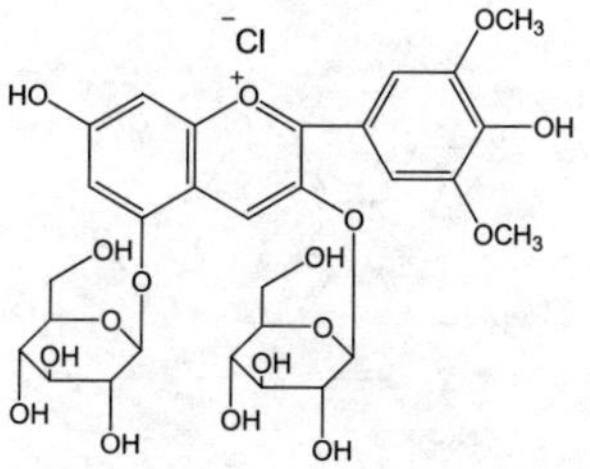

$C_{33}H_{40}O_{19}Cl$ (776.1)
malvidin-3,5-diglucoside
锦葵色素 -3,5- 二葡萄糖苷

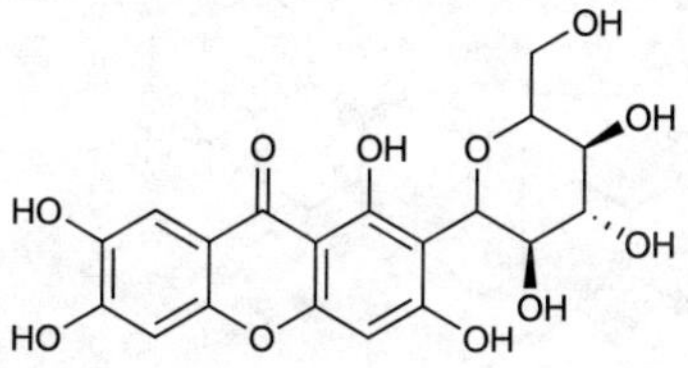

$C_{19}H_{18}O_{11}$ (422.3)
mangiferin
芒果苷

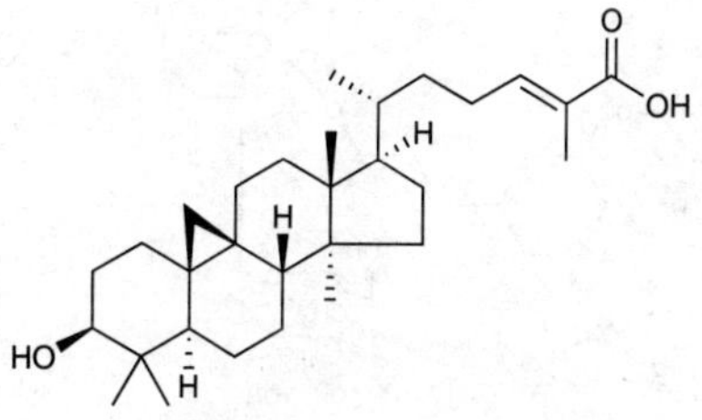

$C_{30}H_{48}O_3$ (456.7)
mangiferolic acid
芒果醇酸

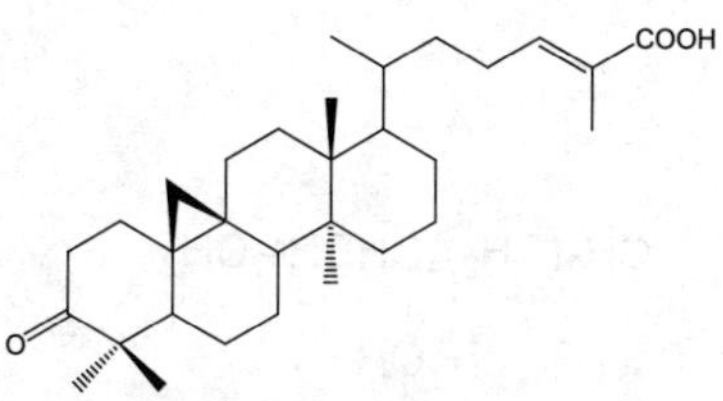

$C_{30}H_{46}O_3$ (454.7)
mangiferonic acid
芒果酮酸

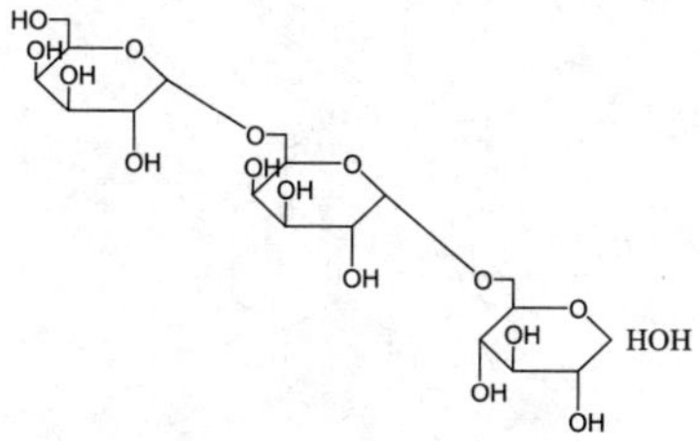

$C_{18}H_{32}O_{16}$ (504.4)
manninotriose
甘露三糖

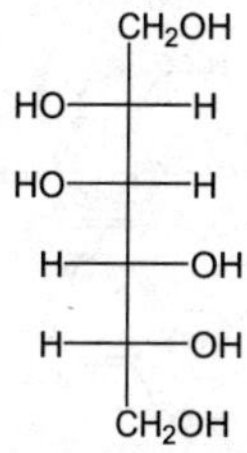

$C_6H_{14}O_6$ (182.2)
D-mannitol
D- 甘露醇

开链式：

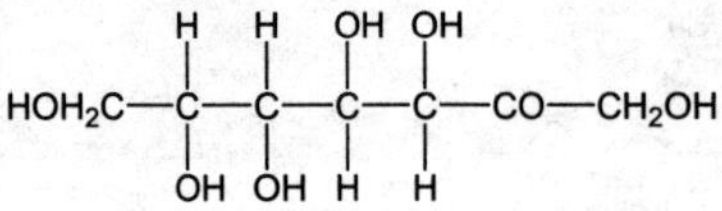

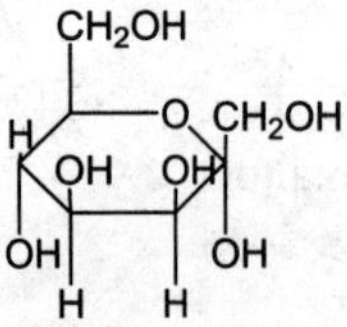

$C_7H_{14}O_7$ (210.2)
D-mannoheptulose
D- 甘露庚酮糖

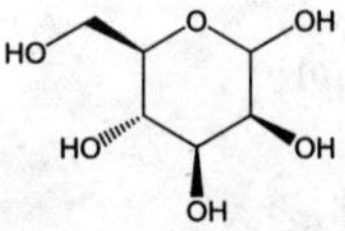

$C_6H_{12}O_6$ (180.2)
mannose
甘露糖

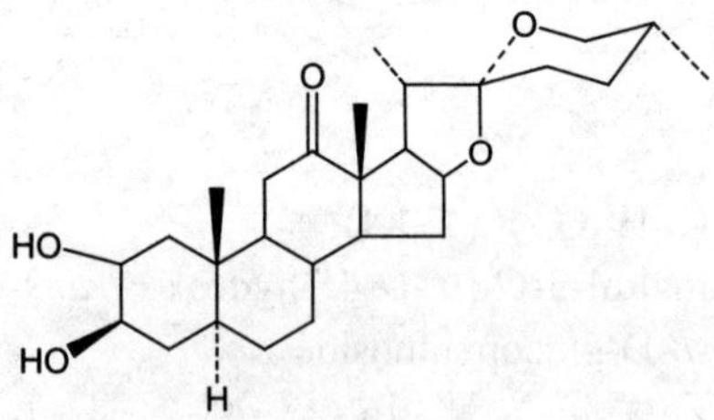

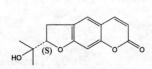

$C_{27}H_{42}O_5$ (446.6)
manogenin(25R,25S)
门诺皂苷元 (25R,25S)

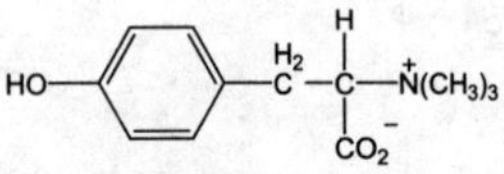

α- 吡喃环式：

$C_{12}H_{17}NO_3$ (223.3)
maokonine
L- 酪氨酸甜菜碱

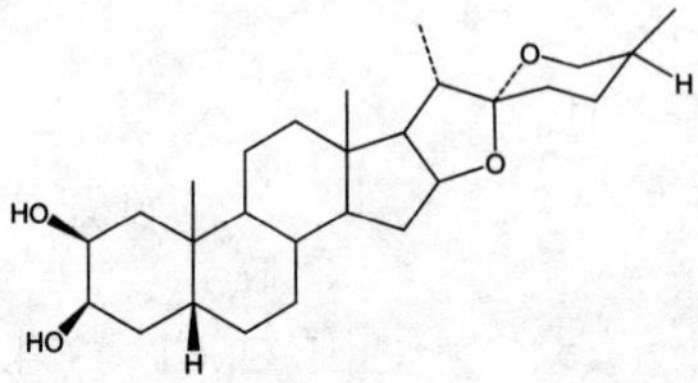

$C_{27}H_{44}O_4$ (432.6)
markogenin
马尔可皂苷元

$C_{14}H_{14}O_4$ (246.3)
marmesin
印度榅桲素
marmesinin
异紫花前胡内酯

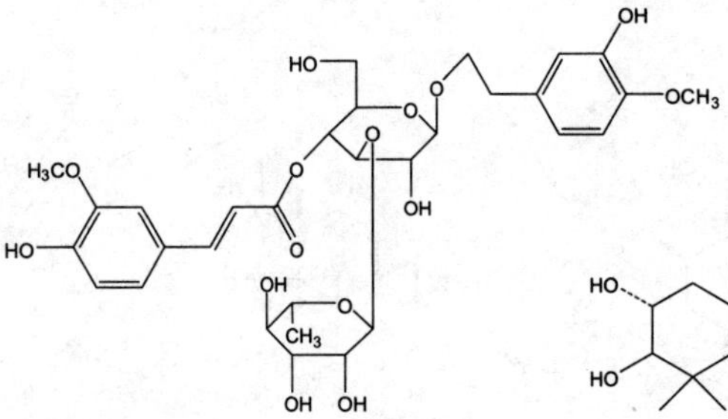

$C_{31}H_{40}O_{15}$ (652.6)
martynoside
角胡麻苷

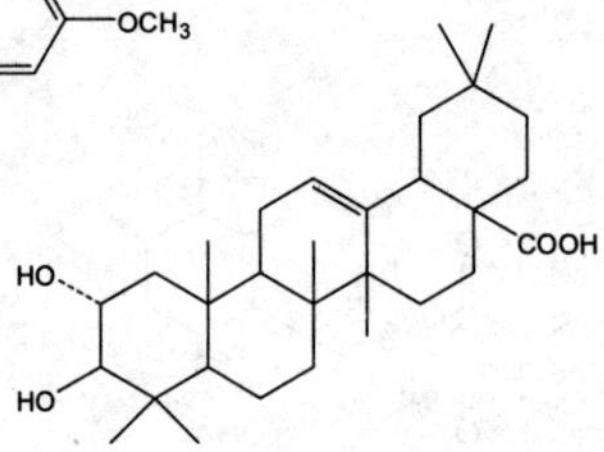

$C_{30}H_{48}O_4$ (472.7)
maslinic acid
马斯里酸，山楂酸

$C_{20}H_{22}O_6$ (358.4)
matairesinol
罗汉松酯素，穗罗汉松树脂酚

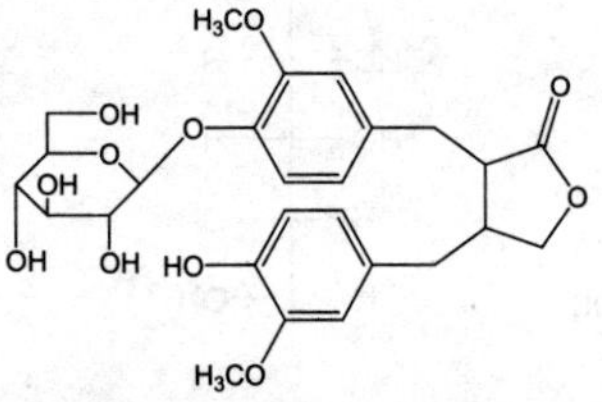

$C_{26}H_{32}O_{11}$ (520.5)
matairesinoside
罗汉松脂苷，穗罗汉松树脂酚苷

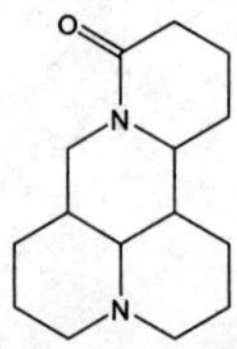

$C_{15}H_{24}N_2O$ (248.4)
matrine
苦参碱

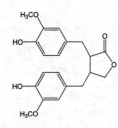

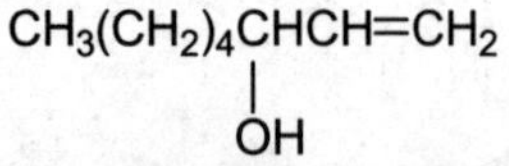

$CH_3(CH_2)_4CHCH=CH_2$
OH

$C_8H_{16}O$ (128.2)
matsutakeol
松茸醇

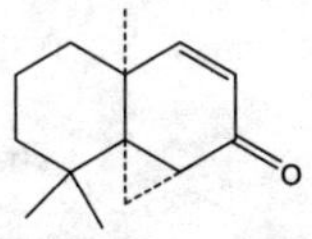

$C_{14}H_{20}O$ (204.3)
mayurone
麦由酮

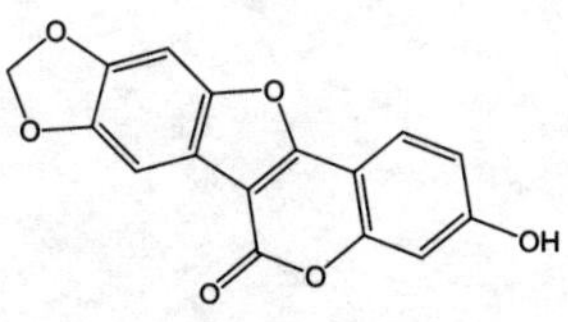

$C_{16}H_8O_6$ (296.2)
medicagol
苜蓿酚

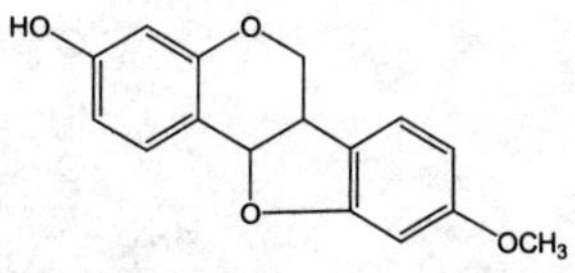

$C_{16}H_{14}O_4$ (270.3)
medicarpin
美迪紫檀素，苜宿紫檀酚

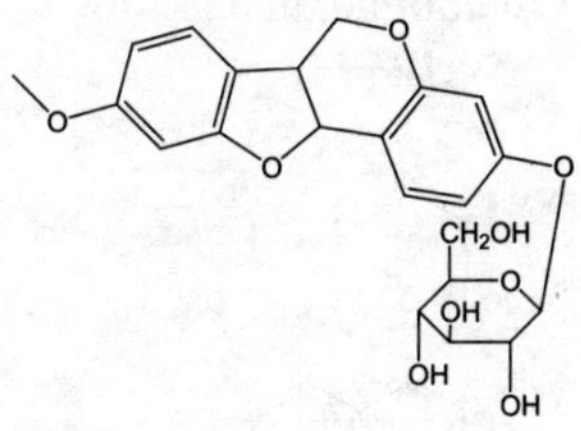

$C_{22}H_{24}O_9$ (432.4)
medicarpin-3-O-glucoside
美迪紫檀素 -3-O- 葡萄糖苷

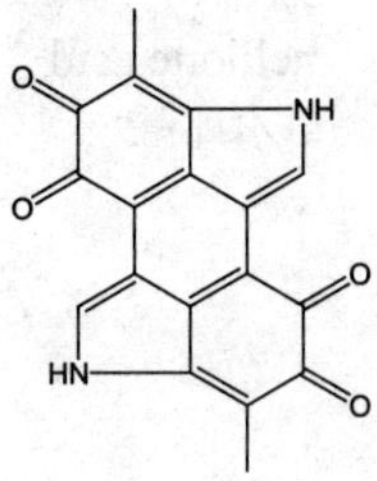

$C_{18}H_9N_2O_4$ (317.3)
melanin
黑色素

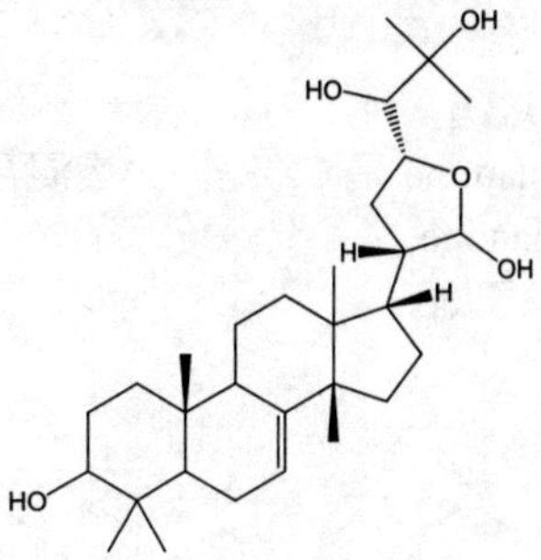

$C_{30}H_{50}O_5$ (490.7)
melianotriol
苦楝子三醇

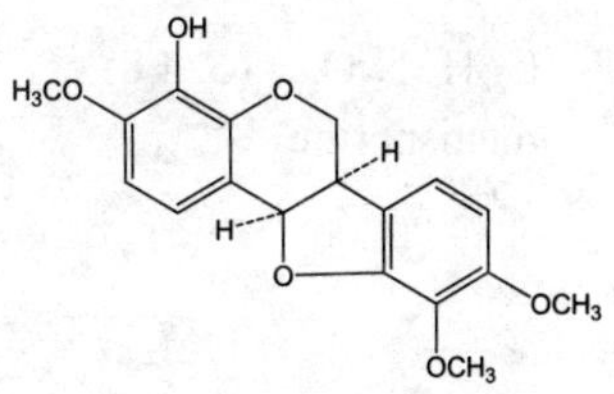

$C_{18}H_{18}O_6$ (330.3)
melilotocarpan C
白香草木犀紫檀酚

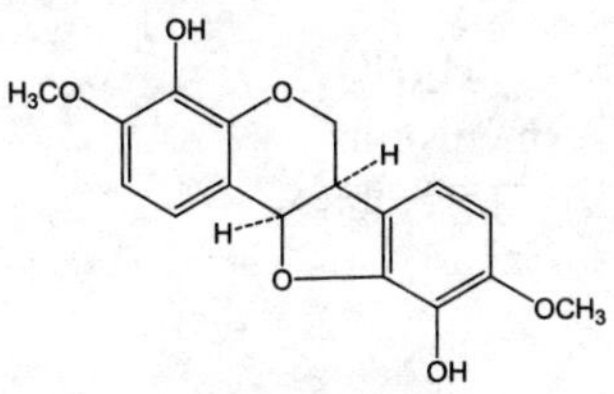

$C_{17}H_{16}O_6$ (316.3)
melilotocarpan D
白香草木犀紫檀酚 D

$CH_3(CH_2)_{28}CO_2H$

$C_{30}H_{60}O_2$ (452.8)
melissic acid
蜂花酸

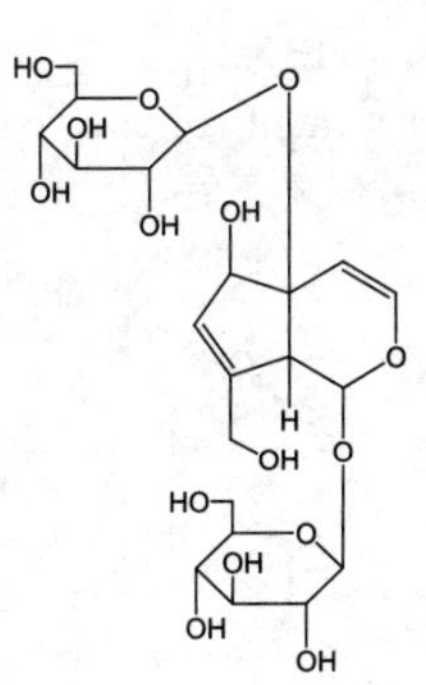

$C_{21}H_{32}O_{15}$ (524.5)
melittoside
美利妥双苷，蜜力特苷

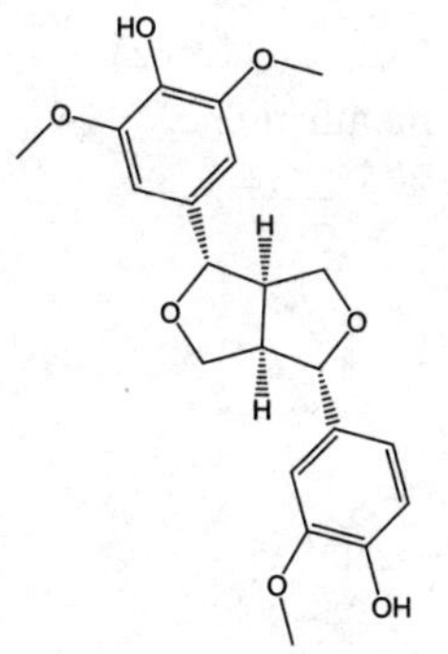

$C_{21}H_{24}O_7$ (388.4)
medioresinol
右旋杜仲树脂酚，桉皮
树脂醇

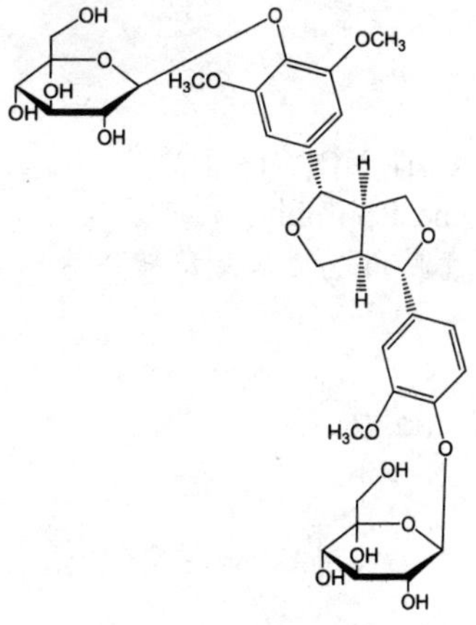

$C_{33}H_{44}O_{17}$ (712.7)
medioresinol-di-O-β-D-gluco-
pyranoside
右旋杜仲树脂酚双葡萄糖苷，
杜仲素 A

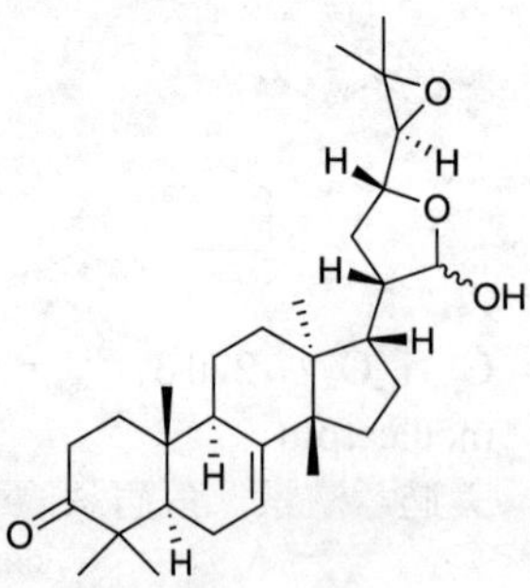

$C_{30}H_{46}O_4$ (470.7)
[melianone 是 C_{21} 差向异构混合物]
melianone
苦楝子酮

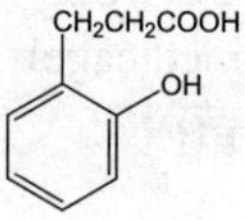

$C_9H_{10}O_3$ (166.2)
melilotic acid
草木犀酸

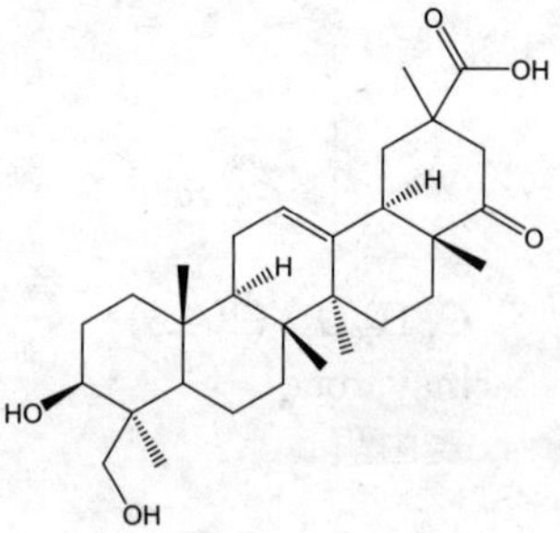

$C_{30}H_{46}O_5$ (486.7)
melilotigenin
草木犀苷元

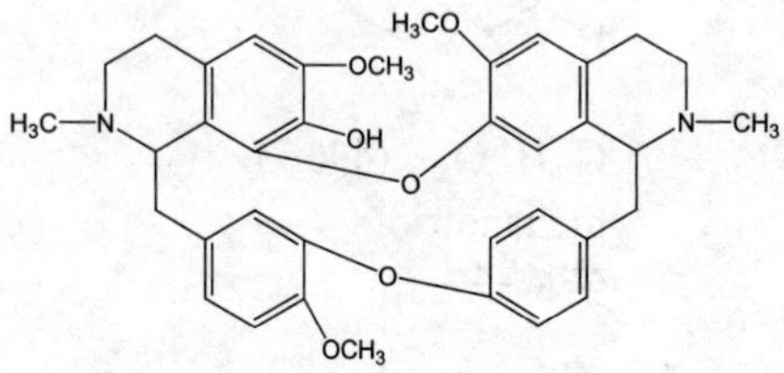

$C_{37}H_{38}N_2O_6$ (606.7)
menisine
木防己素甲

$[C_{21}H_{28}O_4N]^+$

$C_{21}H_{28}NO_4$
menismine
门尼斯明碱

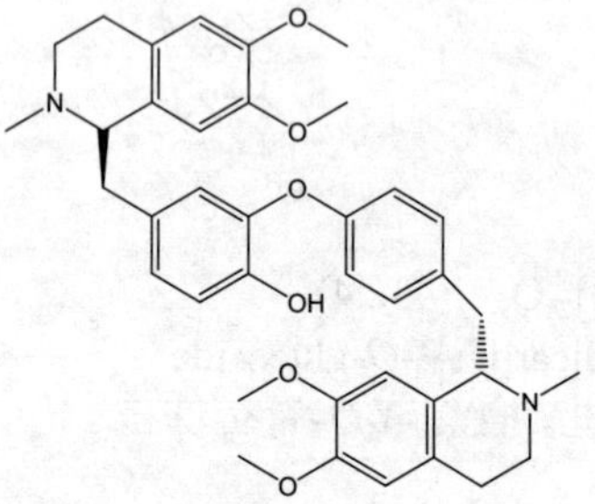

$C_{38}H_{44}N_2O_6$ (624.8)
menisperine
蝙蝠葛碱

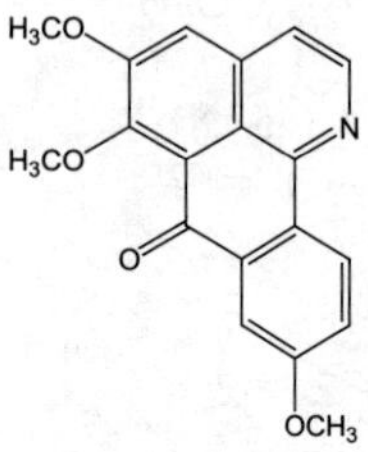

$C_{19}H_{15}NO_4$ (321.3)
menisporphine
蝙蝠卟吩即蝙蝠葛波芬碱

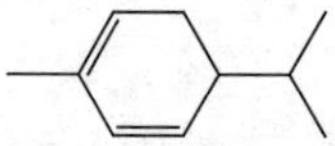

$C_{10}H_{16}$ (136.2)
menthadiene
薄荷二烯

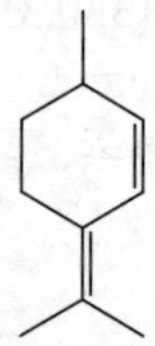

$C_{10}H_{16}$ (136.2)
2,4(8)-*p*-menthadiene
2,4(8)- 对孟二烯

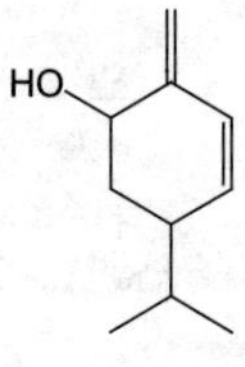

$C_{10}H_{16}O$ (152.2)
1(7),2-*p*-menthadien-6-ol
对孟 -1(7),2- 二烯 -6- 醇

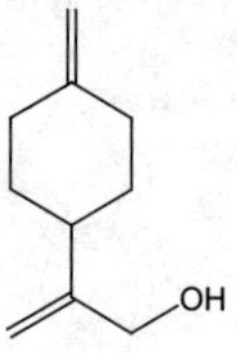

$C_{10}H_{16}O$ (152.2)
1(7),8(10)-*p*-menthadien-9-ol
1(7),8(10)- 对薄荷二烯 -9- 醇

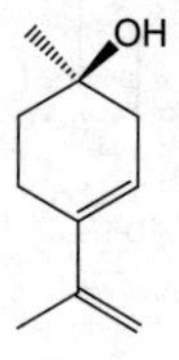

$C_{10}H_{16}O$ (152.2)
3,8(9)-*p*-menthadien-1-ol
对孟 -3,8(9)- 二烯 -1- 醇

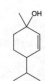

C₁₀H₁₈O (154.2)
p-mentha-2-ene-1-ol
对 - 薄荷 -2- 烯 -1- 醇

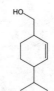

C₁₀H₁₈O (154.2)
p-mentha-2-ene-7-ol
对 - 薄荷 -2- 烯 -7- 醇

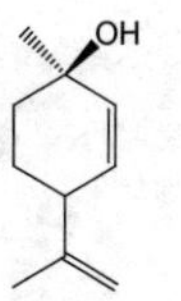

C₁₀H₁₈O (154.2)
cis-p-2,8-menthadien-1-ol
顺式 - 对孟 -2,8- 二烯 -1- 醇

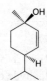

C₁₀H₁₈O (154.3)
cis-p-2-menthen-1-ol
顺式 - 对孟 -2- 烯 -1- 醇

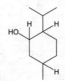

C₁₀H₂₀O (156.3)
menthol
薄荷醇

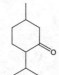

C₁₀H₁₈O (154.3)
menthone
薄荷酮

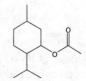

C₁₂H₂₂O₂ (198.3)
menthylacetate
醋酸薄荷酯

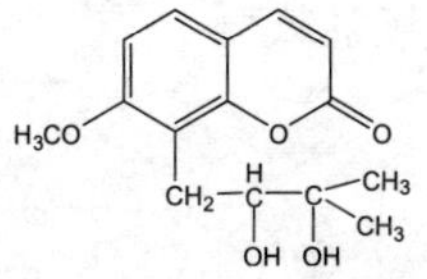

C₁₅H₁₈O₅ (278.3)
meranzin hydrate
水合橙皮内酯

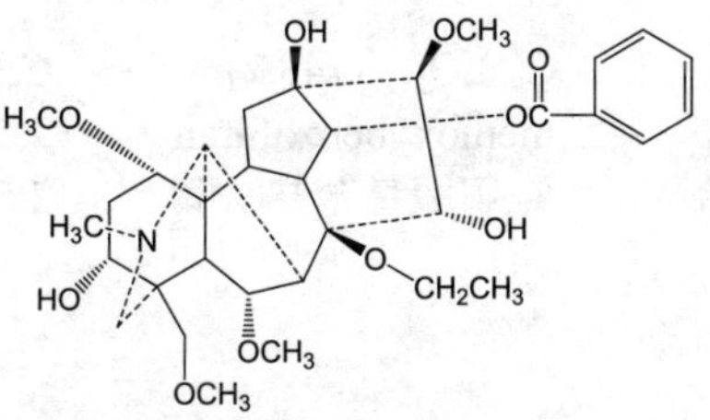

C₂₄H₃₉NO₉ (485.6)
mesaconine
8- 乙氧基 14- 苯甲酰基

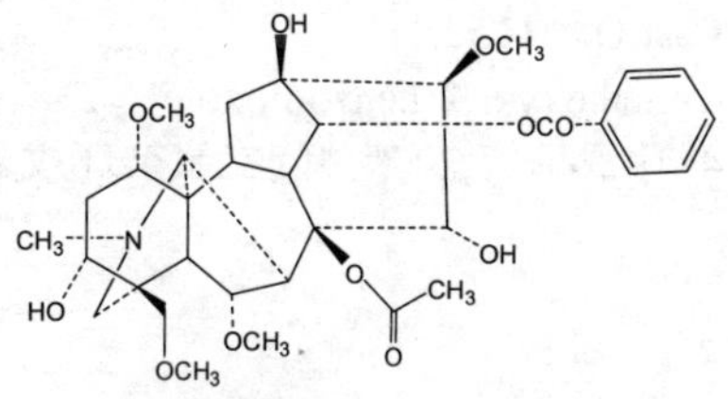

C₃₃H₄₅NO₁₁ (631.7)
mesaconitine
中乌头碱，新乌头碱

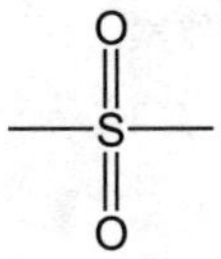

C₂H₆SO₂ (94.1)
methane-sulfonylbis
甲烷双磺酰脲

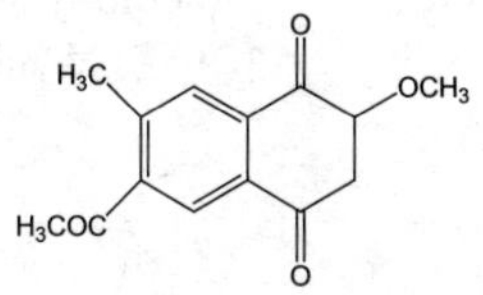

C₁₄H₁₂O₅ (260.2)
2-methoxy-6-acetyl-7-
methyljuglone
2- 甲氧基 -6- 乙酰基 -7-
甲基胡桃醌

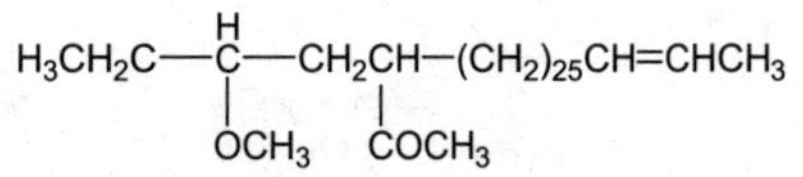

C₃₆H₇₀O₂ (534.9)
3-methoxy-5-acetyl-31-tritriacontene
3- 甲氧基 -5- 乙酰基 -31- 三十三碳烯

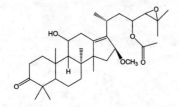

C$_{33}$H$_{52}$O$_6$ (544.8)

16β-methoxy alisol B monoacetate

16β- 甲氧基泽泻醇 B 单乙酸酯

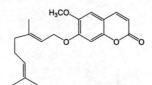

C$_{20}$H$_{24}$O$_4$ (328.4)

6-methoxyaurapten

6- 甲氧基葡萄内酯

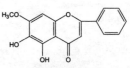

C$_{16}$H$_{12}$O$_5$ (284.3)

7-methoxybaicalein

7- 甲氧基黄芩素

C$_8$H$_8$O$_2$ (136.2)

2-methoxy-benzaldehyde

2- 甲氧基苯甲醛

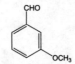

C$_8$H$_8$O$_2$ (136.2)

m-methoxybenzaldehyde

间 - 甲氧基苯甲醛

C$_8$H$_9$NO$_2$ (151.2)

4-methoxy-benzaldehyde oxime

4- 甲氧基 - 苯醛肟

C$_8$H$_8$O$_3$ (152.1)

4-methoxy-1,2-benzodioxole

4- 甲氧基 -1,2- 苯并间二氧杂环戊烯

C$_9$H$_8$O$_2$ (148.2)

methoxybenzofuran

5- 甲氧基苯并呋喃

C$_8$H$_8$O$_4$ (168.1)

2,5-methoxy benzoquinone

2,5- 二甲氧基苯醌

C$_{22}$H$_{22}$O$_{10}$ (446.4)

2-methoxy-chrysophanol-8-O-β-D-glucopyranoside

2- 甲氧基大黄酚 -8-O-β-D- 吡喃葡萄糖苷

C$_{19}$H$_{18}$O$_8$ (374.3)

3-methoxychrysosplenol,chrysosplenetin

3- 甲氧基猫眼草酚即猫草黄素

C$_{12}$H$_{14}$O$_2$ (190.2)

o-methoxy-Cinnamaldehyde

邻 - 甲氧基肉桂醛

C$_{10}$H$_{10}$O$_3$ (178.2)

E-p-methoxycinnamic acid

E- 对 - 甲氧基肉桂酸

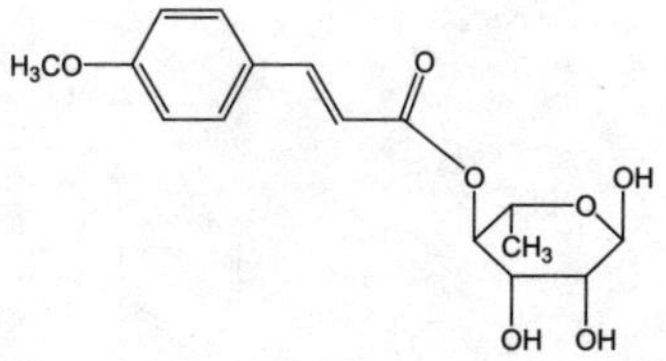

$C_{16}H_{20}O_7$ (324.3)

4-*O*-(*p*-methoxy cinnamoyl)-*α*-L-rhamnopyranose

4-*O*-(对甲氧基肉桂酰基)-*α*-L- 鼠李吡喃糖

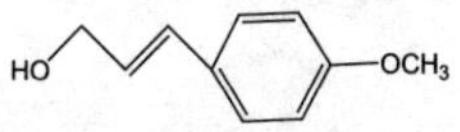

$C_{10}H_{12}O_2$ (164.2)

trans-4-methoxycinnamylalcohol

反式 -4- 甲氧基桂皮醇

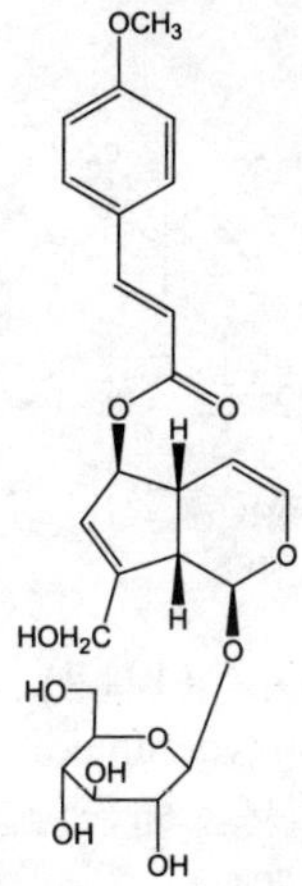

$C_{25}H_{30}O_{11}$ (506.5)

p-methoxy-cinnamoyl aucubin

对甲氧基桂皮酰桃叶珊瑚苷

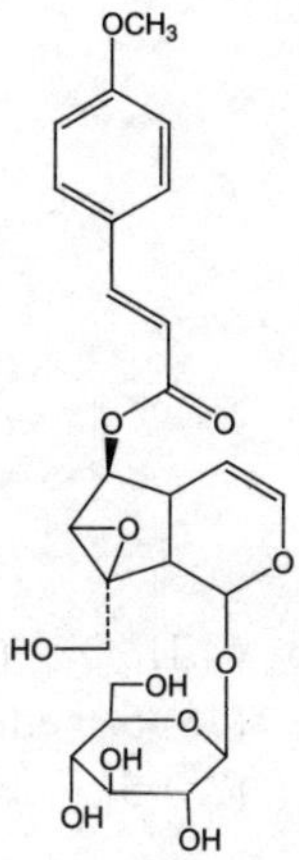

$C_{25}H_{30}O_{12}$ (522.5)

p-methoxycinnamoyl catalpol

对甲氧基桂皮酰梓醇

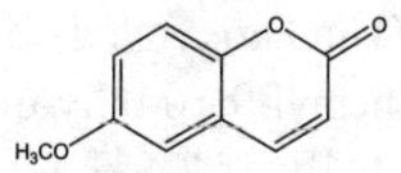

$C_{10}H_8O_3$ (176.2)

6-methoxy coumarin

6- 甲氧基香豆素

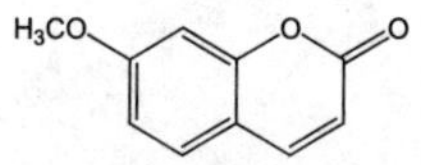

$C_{10}H_8O_3$ (176.2)

7-methoxy coumarin

7- 甲氧基香豆素

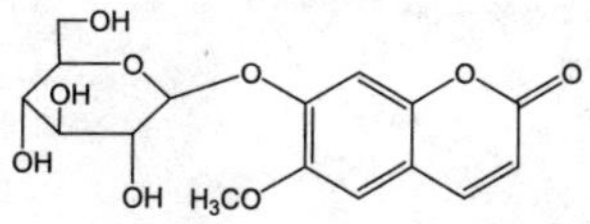

$C_{16}H_{18}O_9$ (354.3)

6-methoxycoumarin-7-*O*-*β*-D-glucopyranoside

6- 甲氧基香豆素 -7-*O*-*β*-D- 吡喃葡萄糖苷

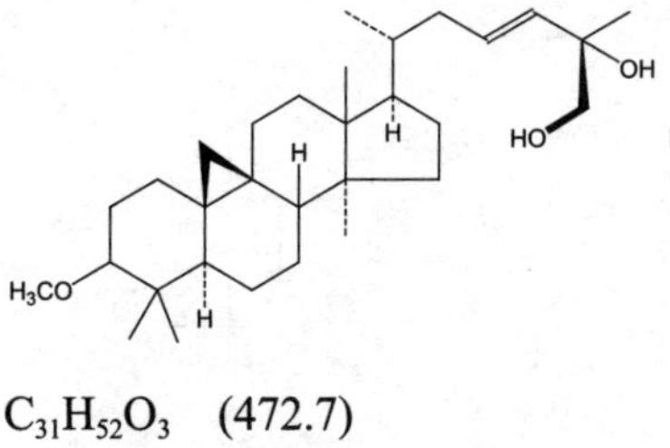

$C_{31}H_{52}O_3$ (472.7)

3*β*-methoxy-9*β*,19-cyclolanost-23(*E*)-en-25,26-diol

3*β*- 甲氧基 -9*β*,19- 环羊毛甾 -23(*E*) 烯 -25,26- 二醇

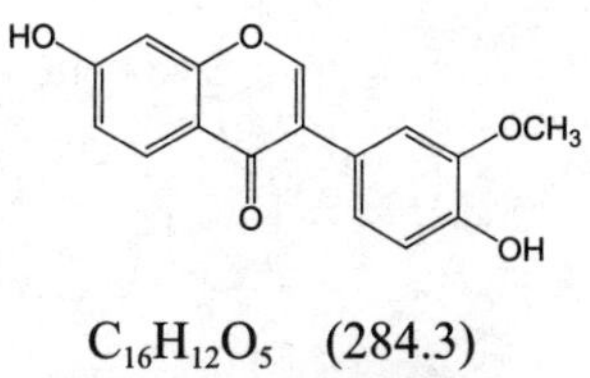

$C_{16}H_{12}O_5$ (284.3)

3′-methoxydaidzein

3′- 甲氧基大豆素

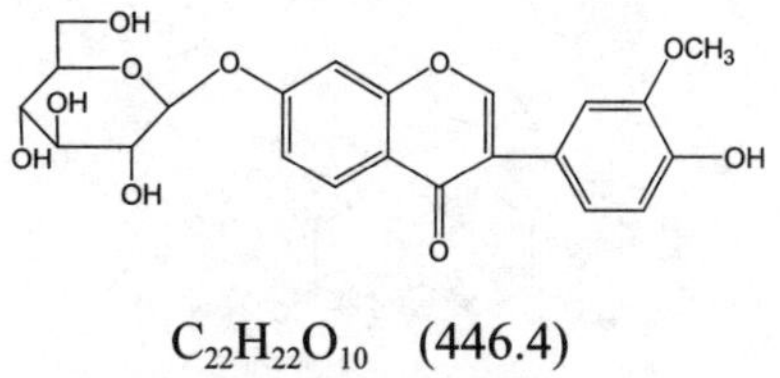

$C_{22}H_{22}O_{10}$ (446.4)

3′-methoxy daidzin

3′- 甲氧基大豆苷

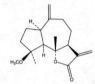

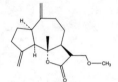

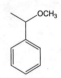

C₁₇H₂₄O₃ (276.4)

4β-methoxydehydrocostuslactone

4β- 甲氧基去氢木香内酯

C₁₇H₂₄O₃ (276.4)

12-methoxydihydrodehy-drocostuslactone

12- 甲氧基二氢去氢木香内酯

C₉H₁₂O (136.2)

1-methoxyethylbenzene

1- 甲氧基乙基苯

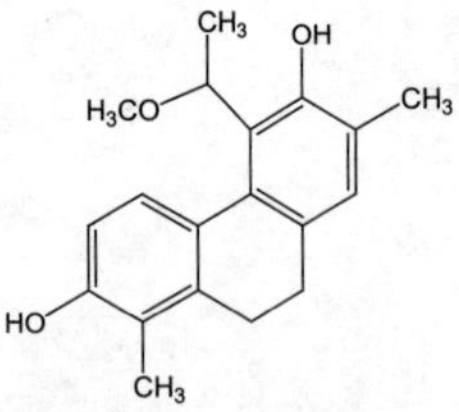

C₁₉H₂₂O₃ (298.4)

5-(1-methoxyethyl)-2,6-dihydroxy-1,7-dimethyl-9,10-dihy-drophenanthrene

5-(1- 甲氧基乙基)-2,6- 二羟基 -1,7-二甲基 -9,10- 二氢菲

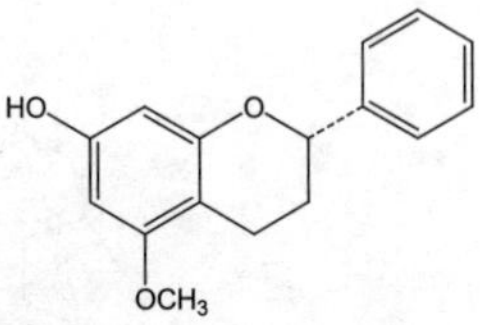

C₁₆H₁₆O₃ (256.3)

(2S)-5-methoxyflavane-7-ol

(2S)-5- 甲氧基黄烷 -7- 醇

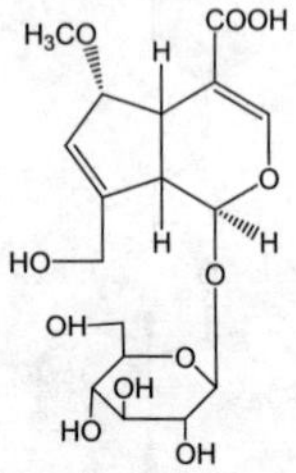

C₁₇H₂₄O₁₁ (404.4)

6-methoxygenipeidic acid

6- 甲氧基都桷子苷

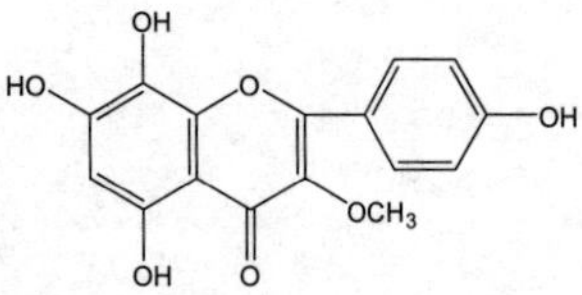

C₁₆H₁₂O₇ (316.3)

3-methoxyherbacin

3- 甲氧基蜀葵苷元

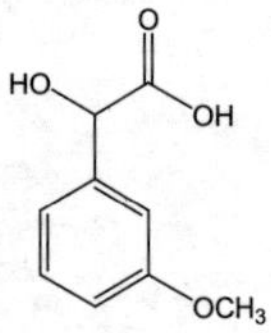

C₉H₁₀O₄ (182.2)

3-methoxy-αhydroxy-benzeneacetic acid

3- 甲氧基 -α- 羟基苯乙酸

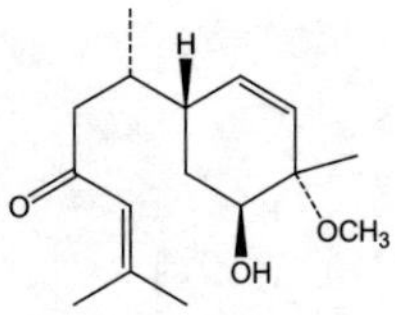

C₁₆H₂₆O₃ (266.4)

4-methoxy-5-hydroxybis-abola-2,10-diene-9-one

4- 甲氧基 -5- 羟基甜没药 -2,10- 二烯 -9- 酮

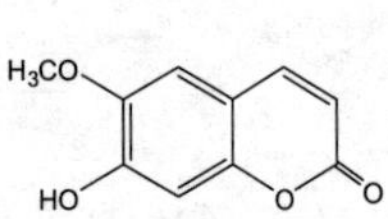

C₁₀H₈O₄ (192.2)

6-methoxy-7-hydroxycoumarin

6- 甲氧基 -7- 羟基香豆精

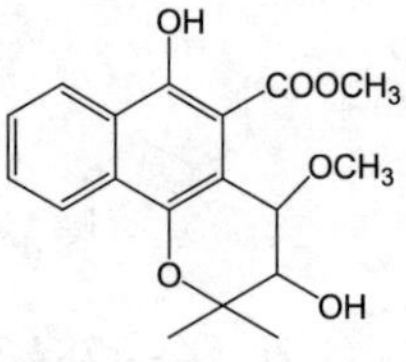

C₁₈H₂₀O₆ (332.4)

1'-methoxy-2'-hydroxydihy-dromollugin

1'- 甲氧基 -2'- 羟基二氢大叶茜草素

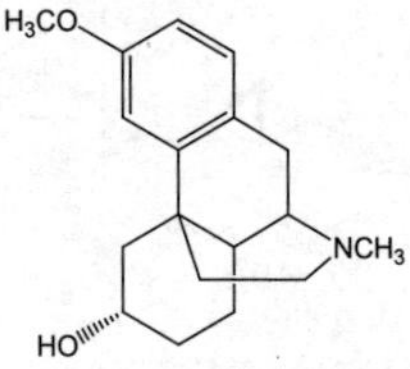

C₁₈H₂₅NO₂ (287.4)

3-methoxy-6-hydroxy-17-methylmorphinane

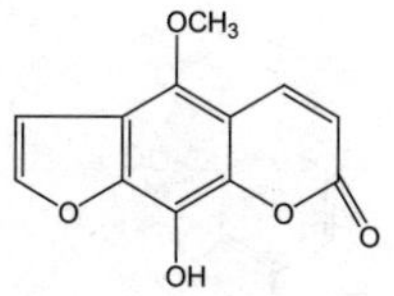

C$_{11}$H$_6$O$_5$ (218.2)
5-methoxy-8-hydroxy psoralen
5- 甲氧基 -8- 羟基补骨脂素

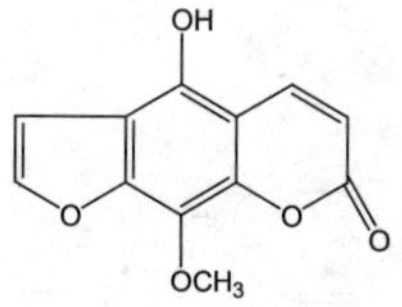

C$_{12}$H$_8$O$_5$ (232.2)
8-methoxy-5-hydroxy psoralen
8- 甲氧基 -5- 羟基补骨脂素

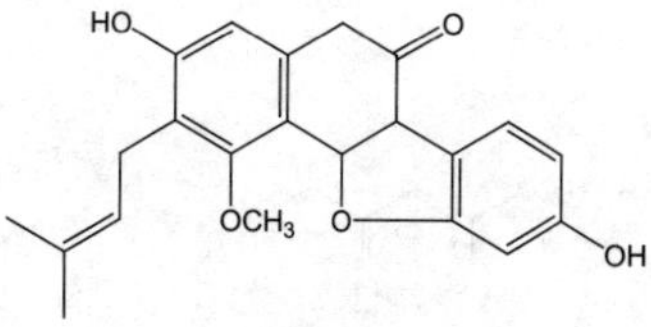

C$_{22}$H$_{22}$O$_5$ (366.4)
5-methoxy-6-*iso*-pentenyl-
7,12-dioxyphenylate
5- 甲氧基 -6- 异戊烯基 -
7,12- 二羟基香豆苯醚

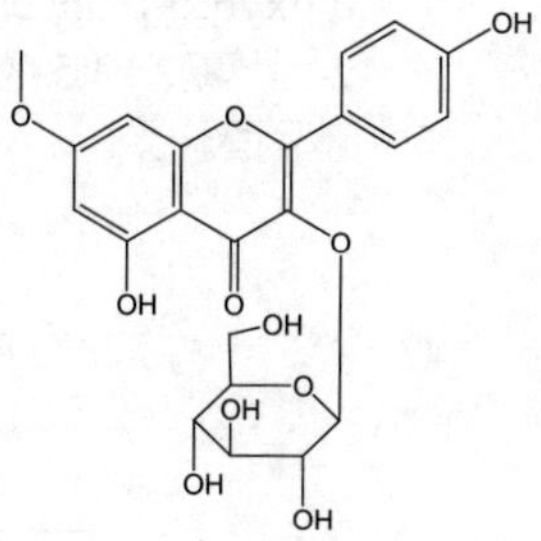

C$_{22}$H$_{22}$O$_{11}$ (462.4)
6-methoxykaempferol-3-*O*-glucoside
6- 甲氧基山柰酚 -3-*O*- 糖苷

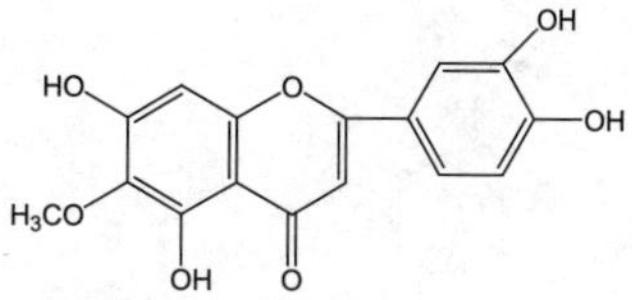

C$_{16}$H$_{12}$O$_7$ (316.3)
6-methoxy-luteolin
6- 甲氧基 - 木犀草素

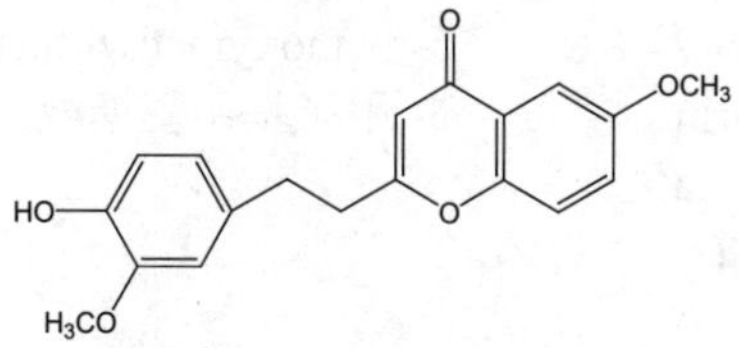

C$_{19}$H$_{18}$O$_5$ (326.4)
6-methoxy-2-[2-(3′-methoxy-4′-
hydroxyl phenylethyl)] chromone
6- 甲氧基 -2-[2-(3′- 甲氧基 -4′-
羟基苯乙基)] 色原酮

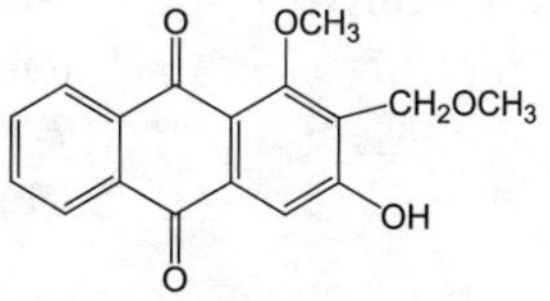

C$_{17}$H$_{14}$O$_5$ (298.3)
methoxy-2-methoxymethyl-3-
hydroxyanthraquinone
1- 甲氧基 -2- 甲氧基甲基 -3-
羟基蒽醌

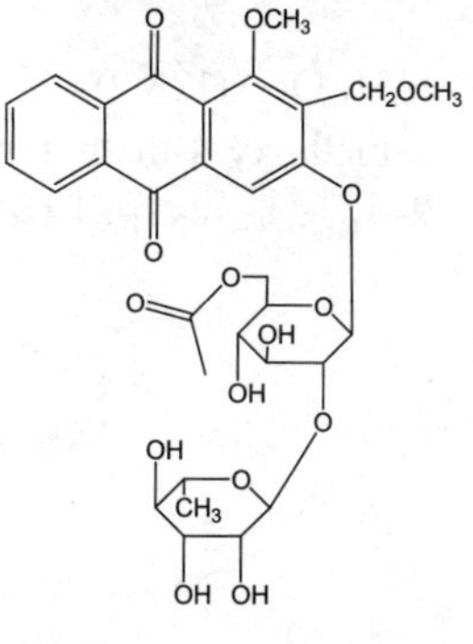

C$_{31}$H$_{36}$O$_{15}$ (648.6)
2-methyl-1,3,6-trimethyl-9,10-anthraquinone-
3-*O*-(6′-*O*-acetyl)-*α*-rhamnose(1 → 2)-*β*-
glucoside
2- 甲基 -1,3,6- 三羟基 -9,10- 蒽醌 -3-*O*-
(6′-*O*- 乙酰基)-*α*- 鼠李糖基 (1 → 2)-*β*-
葡萄糖苷

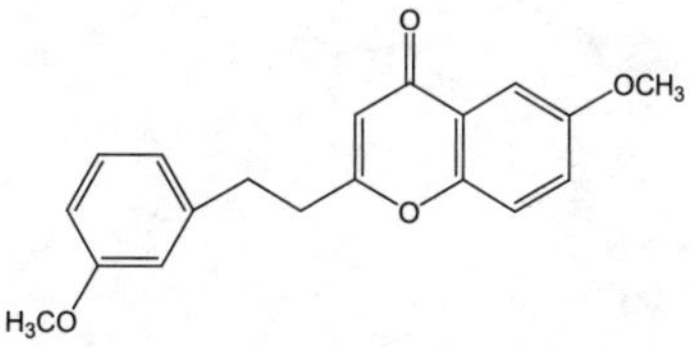

C$_{19}$H$_{18}$O$_4$ (310.3)
6-methoxy-2-[2-(3′-methoxyphenyl)
ethyl]chromone
6- 甲氧基 -2-[2-(3′- 甲氧基苯) 乙基]
色酮

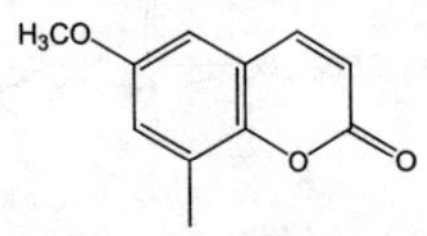

$C_{12}H_{12}O_4$　(220.2)
6-methoxy-8-methylcoumarin
6- 甲氧基 -8- 甲基香豆素

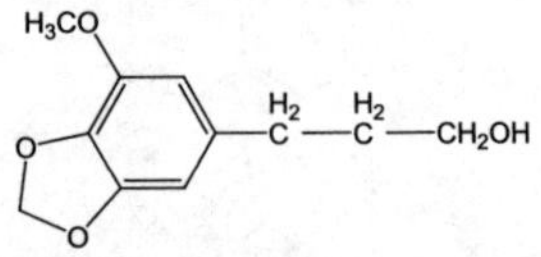

$C_{11}H_{14}O_4$　(210.2)
1-(3′-methoxy-4′,5′-methyl-
enedioxy)phenylpropanol
1-(3′- 甲氧基 -4′,5′- 甲叉基
二氧) 苯基丙醇

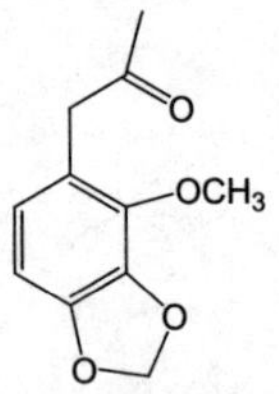

$C_{11}H_{12}O_4$　(208.2)
2-methoxy-4,5-methylene-
dioxypro-piophenone
2- 甲氧基 -4,5- 亚甲二氧基
苯丙酮

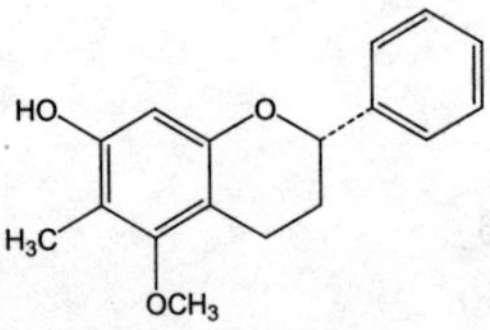

$C_{17}H_{18}O_3$　(270.3)
(2*S*)-5-methoxy-6-methyl-
flavane-7-ol
(2*S*)-5- 甲氧基 -6- 甲基黄
烷 -7- 醇

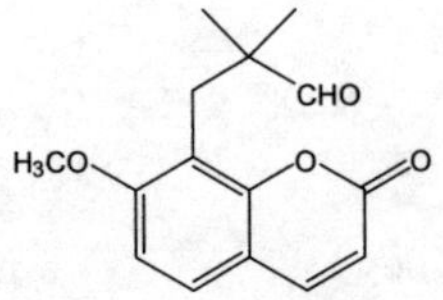

$C_{15}H_{16}O_4$　(260.3)
7-methoxy-8-(2′-methyl-2′-
formyl-propyl)-coumarin
7- 甲氧基 -8-(2′- 甲基 -2′-
甲酰基丙基)- 香豆精

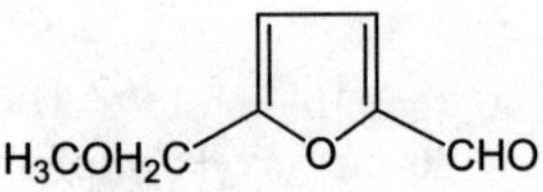

$C_7H_8O_3$　(140.1)
5-methoxymethyl furfural
5- 甲氧基甲基糖醛

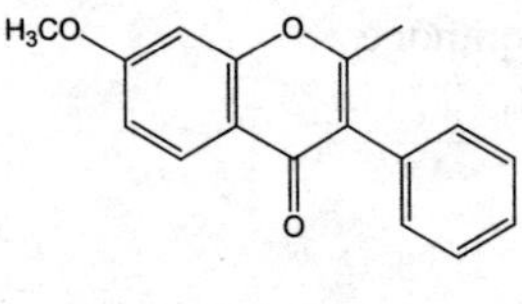

$C_{17}H_{14}O_3$　(266.3)
7-methoxy-2-methyl-*iso*-flavone
7- 甲氧基 -2- 甲基异黄酮

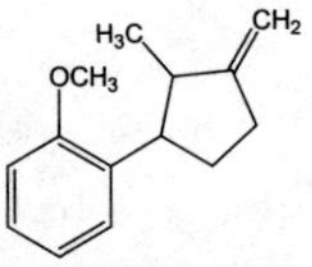

$C_{14}H_{18}O$　(202.3)
1-methoxy-2-(1-methyl-2-methyl-
enecy-clopentyl)-benzene
1- 甲氧基 -2-(1- 甲基 -2- 亚甲
基环戊基)- 苯

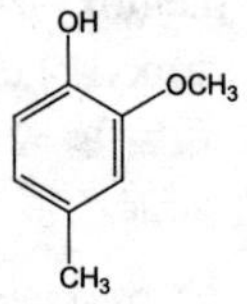

$C_8H_{10}O_2$　(138.2)
2-methoxy-4-methyl phenol
2- 甲氧基 -4- 甲基苯酚

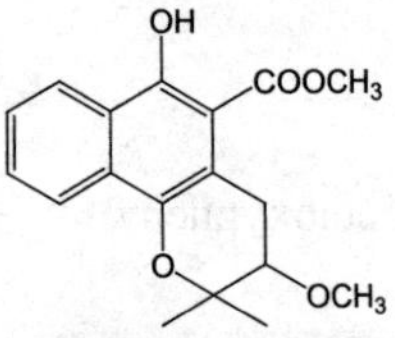

$C_{18}H_{18}O_5$　(314.3)
2′-methoxymollugin
2′- 甲氧基大叶茜草素

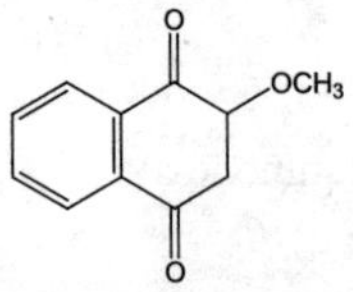

$C_{11}H_{10}O_3$　(190.2)
2-methoxy-1,4-napthoquinone
2- 甲氧基 -1,4- 萘醌

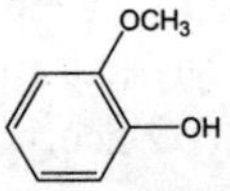

$C_7H_8O_2$　(124.1)
2-methoxylphenol
2- 甲氧基苯酚

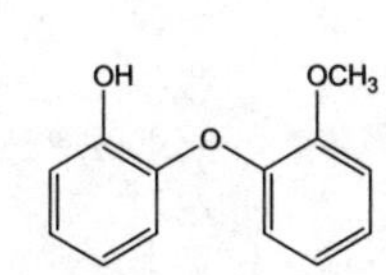

$C_{13}H_{12}O_3$ (216.2)
O-(*O*-methoxyphenoxy)phenol
邻 -(邻甲氧基苯氧基) 苯酚

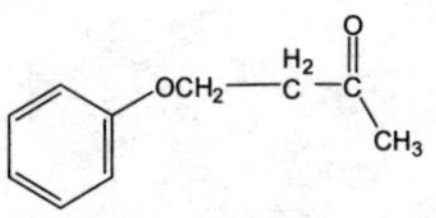

$C_{10}H_{12}O_2$
methoxyphenyl acetone
甲氧苯基丙酮

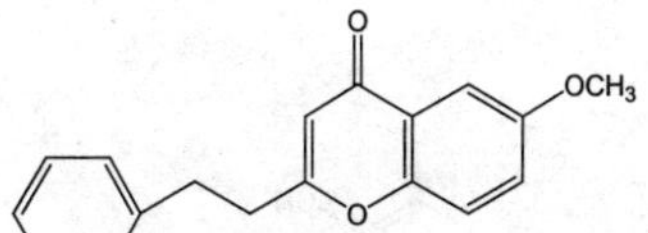

$C_{18}H_{16}O_3$ (280.3)
6-methoxy-2-(2-phenylethyl)
chromone
6- 甲氧基 -2-(2- 苯乙基) 色酮

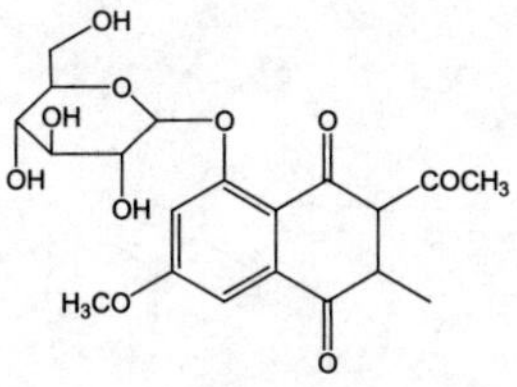

$C_{20}H_{24}O_{10}$ (424.4)
6-methoxyl-2-acetyl-3-methyl-
1,4-naphthoquinone-8-*O*-*β*-D-
glucopyranoside
6- 甲氧基 -2- 乙酰基 -3- 甲基 -
1,4- 萘醌 -8-*O*-*β*-D- 葡萄苷

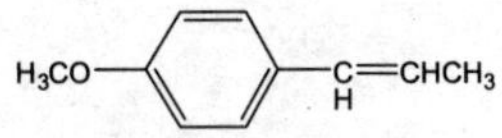

$C_{10}H_{12}O$ (148.2)
1-methoxy-4-(1-
propenyl)-benzene
1- 甲氧基 -4-(1-
丙烯基)- 苯

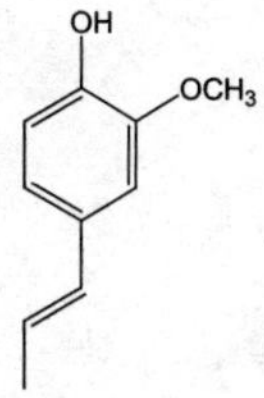

$C_{10}H_{12}O_2$ (164.2)
2-methoxyl-4-(1-
propenyl)-phenol
2- 甲氧基 -4-(1-
丙烯基)- 酚

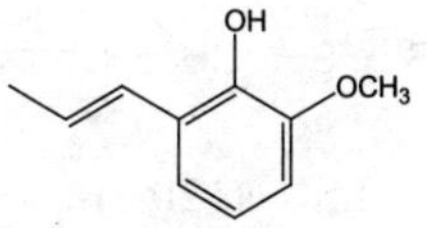

$C_{10}H_{12}O_2$ (164.2)
2-methoxyl-6-(1-propenyl)-phenol
2- 甲氧基 -6-(1- 丙烯基)- 酚

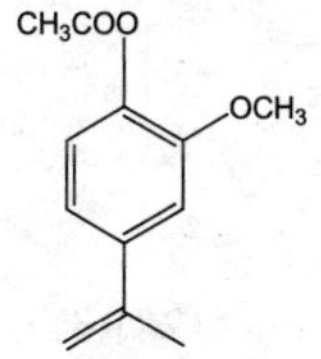

$C_{12}H_{14}O_3$ (206.2)
2-methoxy-4-(2-propenyl)-
phenol acetate
2- 甲氧基 -4-(2- 丙烯基)-
苯酚乙酸酯

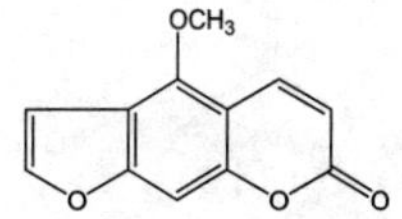

$C_{12}H_8O_4$ (216.2)
5-methoxy psoralen
5- 甲氧基补骨脂素

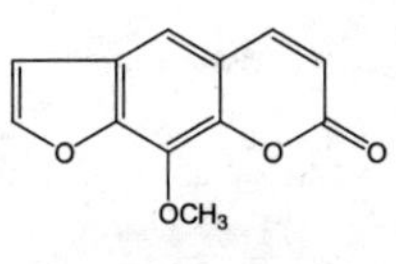

$C_{12}H_8O_4$ (216.2)
8-methoxy psoralen
8- 甲氧基补骨脂素

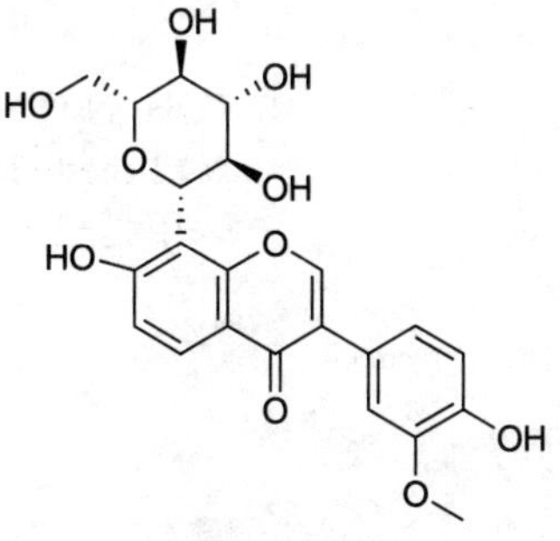

$C_{22}H_{22}O_{10}$ (446.4)
3′-methoxypuerarin
3′- 甲氧基葛根素

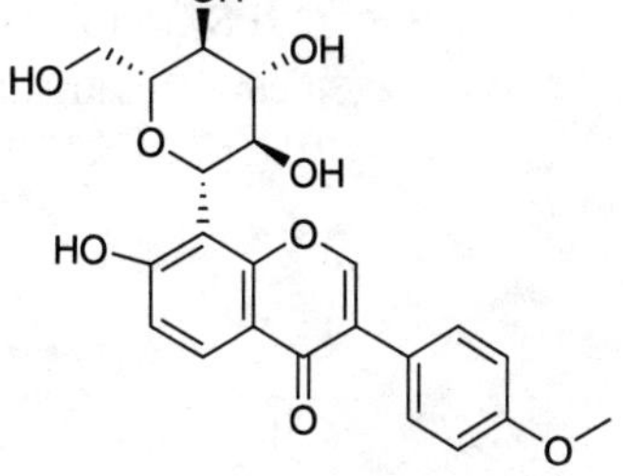

$C_{22}H_{22}O_9$ (430.4)
4′-methoxypuerarin
4′- 甲氧基葛根素

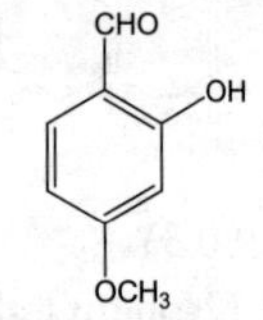

C$_8$H$_8$O$_3$ (152.2)
4-methoxy-salicylaldehyde
4- 甲氧基 - 水杨醛

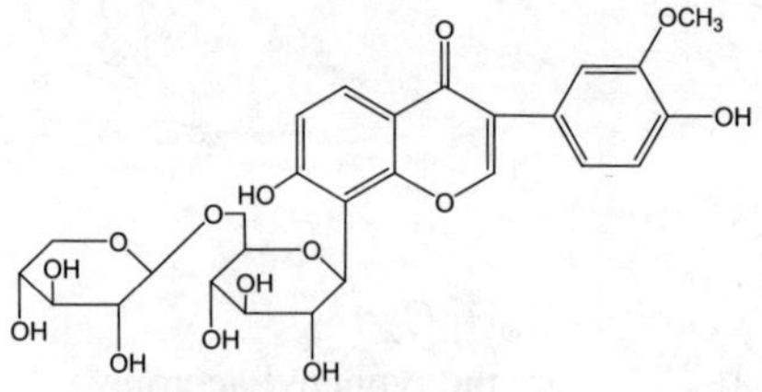

C$_{27}$H$_{30}$O$_{14}$ (578.5)
3′-methoxy-6″-O-xylosylpuerarin
3′- 甲氧基 -6″-O- 木糖基葛根素

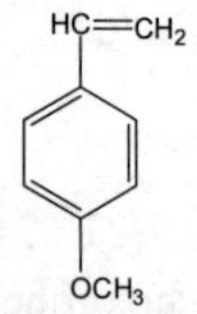

C$_9$H$_{10}$O (134.2)
p-methoxystyrene
对 - 甲氧基苏合香烯

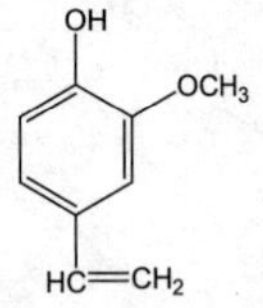

C$_9$H$_{10}$O$_2$ (150.2)
2-methoxy-4-vinylphenol
2 - 甲氧基 -4- 乙烯基苯酚

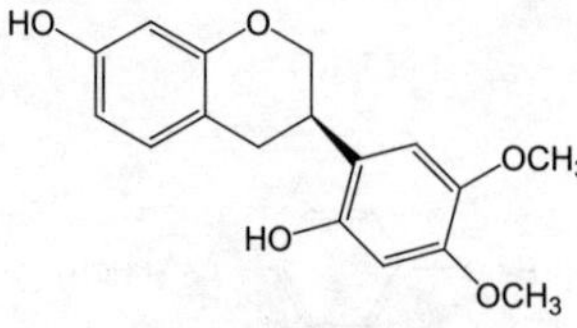

C$_{17}$H$_{18}$O$_5$ (302.3)
(3R)-5′-methoxyvestitol
5′- 甲氧基驴食草酚

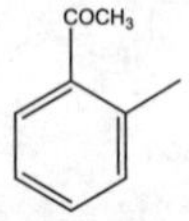

C$_9$H$_{10}$O (134.2)
2-methylacetophenone
2- 甲基苯乙酮

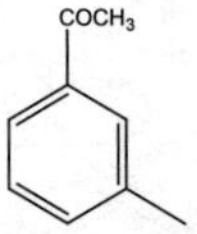

C$_9$H$_{10}$O (134.2)
3-methyl acetophenone
3- 甲基苯乙酮

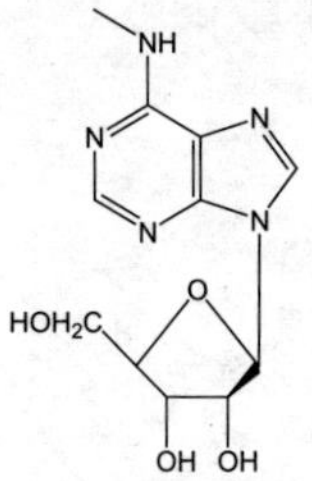

C$_{11}$H$_{15}$N$_5$O$_4$ (281.3)
N6-methyladenosine
N6- 甲基腺苷

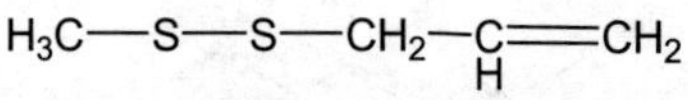

C$_4$H$_8$S$_2$ (120.2)
methyl allyl disulfide
甲基烯丙基二硫化物

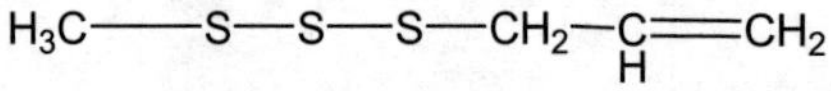

C$_4$H$_8$S$_3$ (152.3)
methyl allyltrisulfide
甲基烯丙基三硫化物

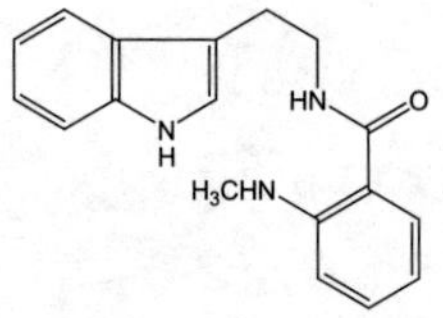

C$_{18}$H$_{19}$N$_3$O (293.4)
N-(2-methylaminobenzoyl)tryptamine
去甲基吴茱萸酰胺

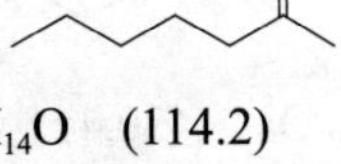

C$_7$H$_{14}$O (114.2)
methyl-amylketone
甲基正戊酮，甲基戊基甲酮

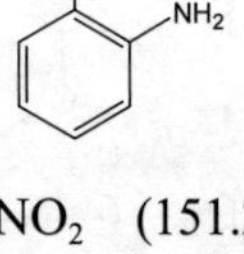

C$_8$H$_9$NO$_2$ (151.2)
methyl anthranilate
邻氨基苯甲酸甲酯

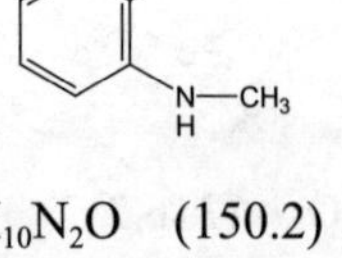

C$_8$H$_{10}$N$_2$O (150.2)
N-methylanthranoylamide
N- 甲基邻氨基苯甲酸胺

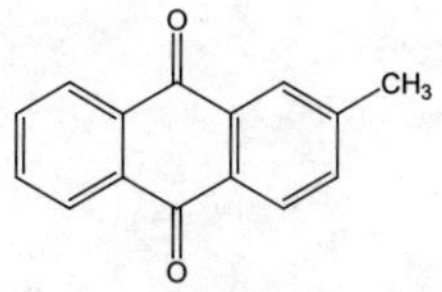

$C_{15}H_{10}O_2$　(222.2)
2-methylanthraquinone
2- 甲基蒽醌

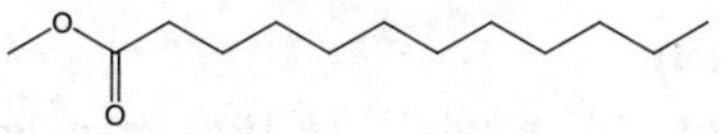

$C_{13}H_{26}O_2$　(214.3)
11-methyl arachidate
二十碳酸甲酯

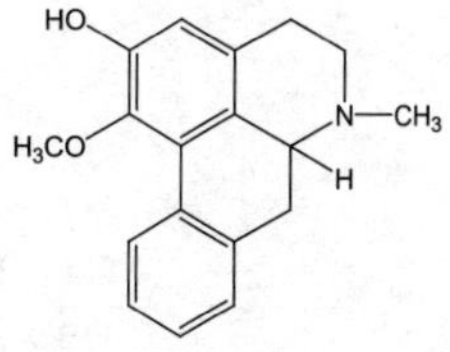

$C_{18}H_{19}NO_2$　(281.4)
N-methylasimilobine
N- 甲基巴婆碱

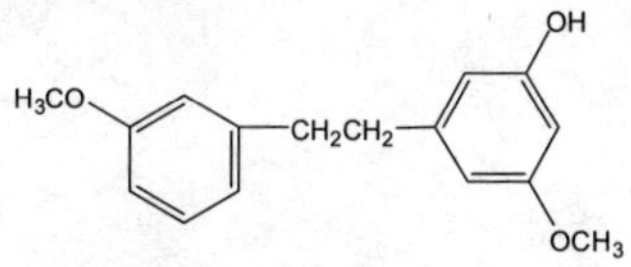

$C_{16}H_{26}O_3$　(266.4)
3'-*O*-methylbatatasin
3'-*O*- 甲基山药素

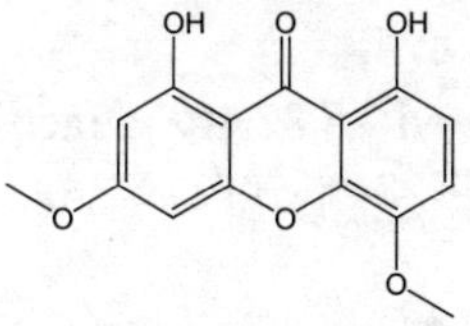

$C_{15}H_{12}O_6$　(288.3)
methylbellidifolin
1,8- 二羟基 -3,5- 二甲
氧基呫吨酮

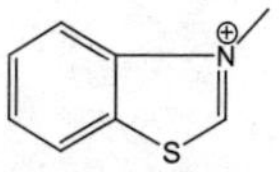

C_8H_7NS　(149.2)
3-methyl benzothiazole
3- 甲基苯并噻唑

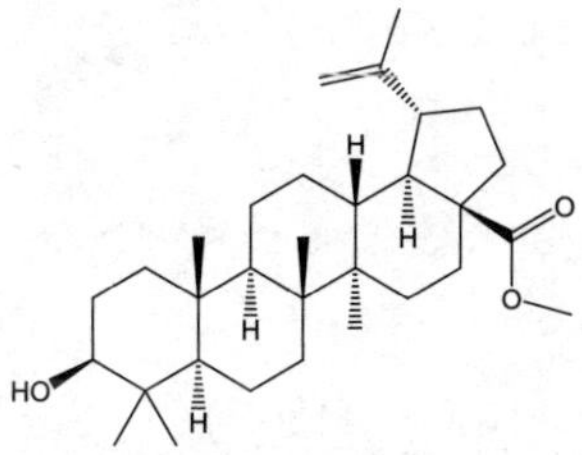

$C_{31}H_{50}O_3$　(470.7)
methyl betulinate
白桦脂酸甲酯

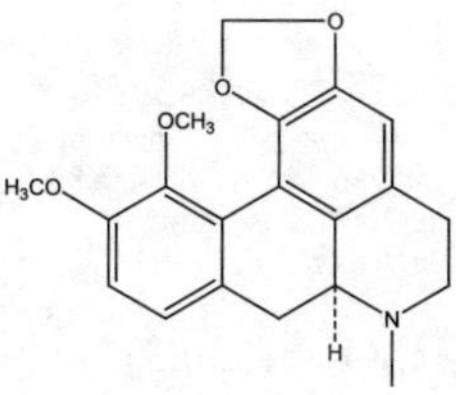

$C_{19}H_{21}NO_4$　(327.4)
（+）-*O*-methylbulbocapnine
（+）-*O*- 甲基球紫堇碱

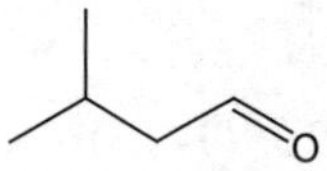

C_5H_8O　(84.1)
3-methyl butanal
异戊醛

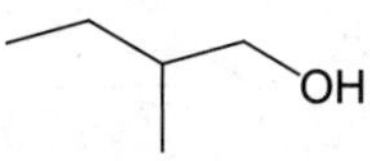

$C_5H_{12}O$　(88.2)
2-methyl-1-butanol
2- 甲基 - 丁醇

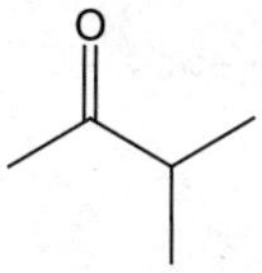

$C_5H_{10}O$　(86.1)
3-methyl butanone
3- 甲基丁酮

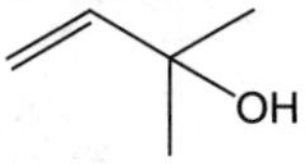

$C_5H_{10}O$　(86.1)
2-methyl-3-buten-2-ol
2- 甲基 -3- 丁烯 -2- 醇

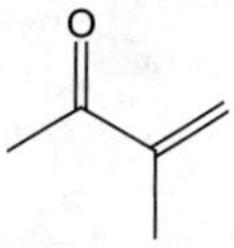

$C_6H_{13}NO_2$　(131.2)
3-methyl-3-butenone
3- 甲基 -3- 丁烯酮

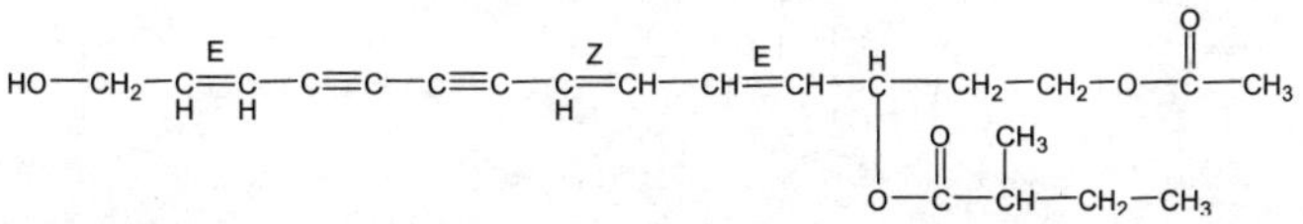

$C_{21}H_{26}O_5$　(358.4)
12*α*-methyl butyryl-14-acetyl-2*E*,8*Z*,10*E*-atractylentriol
12*α*- 甲基丁酰基 -14- 乙酰基 -8- 顺式白术三醇

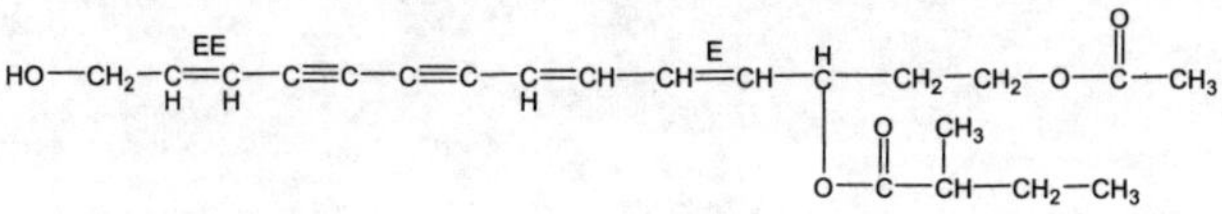

$C_{21}H_{26}O_5$　(358.4)
12α-methylbutyryl-14-acetyl-2E,8E,10E-atractylentriol
12α- 甲基丁酰基 -14- 乙酰基 -8- 反式白术三醇

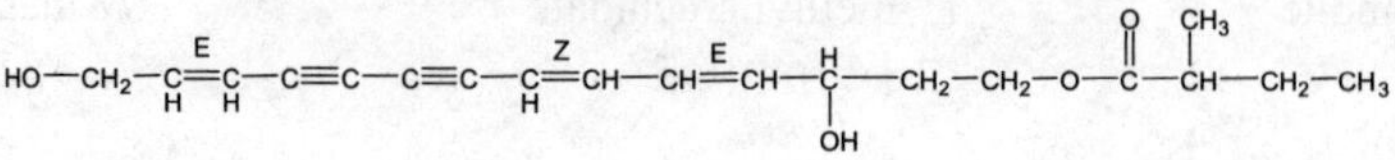

$C_{19}H_{24}O_4$　(316.4)
14α-methyl butyryl-2E,8Z,10E-atractylentriol
14α- 甲基丁酰基 -8- 顺式白术三醇

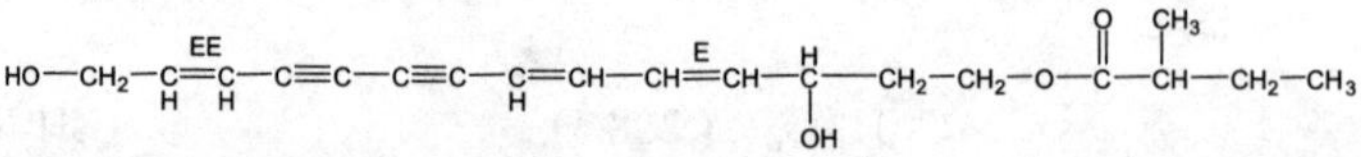

$C_{19}H_{24}O_4$　(316.4)
14α-methyl butyryl-2E,8E,10E-atractylentriol
14α- 甲基丁酰基 -8- 反式白术三醇

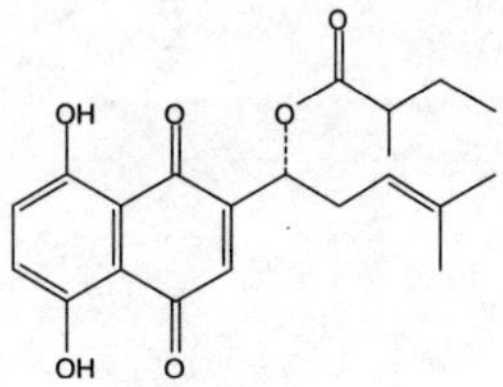

$C_{19}H_{18}O_6$　(342.3)
α-methyl-n-butyrylshikonin
α- 甲基丁酰紫草素

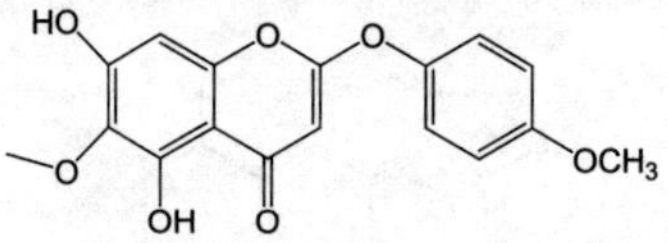

$C_{17}H_{14}O_7$　(330.3)
4'-O-methylcapillarisin
4'-O- 甲基茵陈色原酮

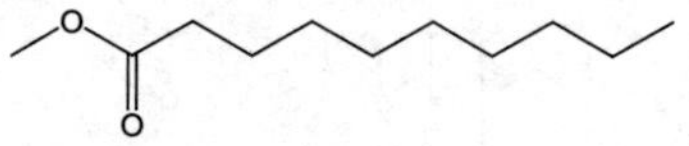

$C_{11}H_{22}O_2$　(186.3)
methyl n-caprate
癸酸甲酯

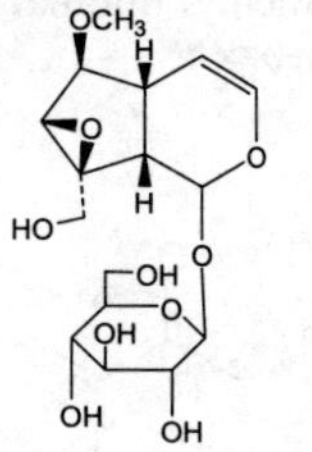

$C_{16}H_{24}O_{10}$　(376.4)
6-O-methylcatalpol
6-O- 甲基梓醇

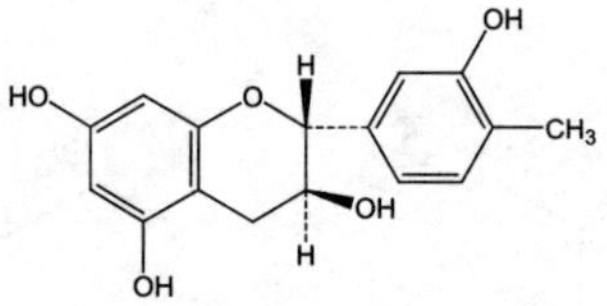

$C_{16}H_{16}O_5$　(288.3)
4'-O-methyl-(+)-catechin
4'- 甲基 - 右旋 - 儿茶精

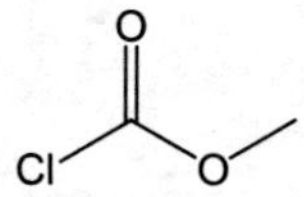

$C_2H_3ClO_2$　(94.5)
methyl chloroformate
氯原酸甲酯，氯甲酸甲酯

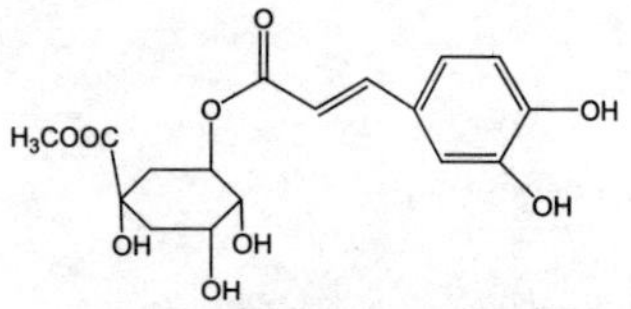

$C_{17}H_{20}O_9$　(368.3)
methyl chlorogenate
绿原酸甲酯

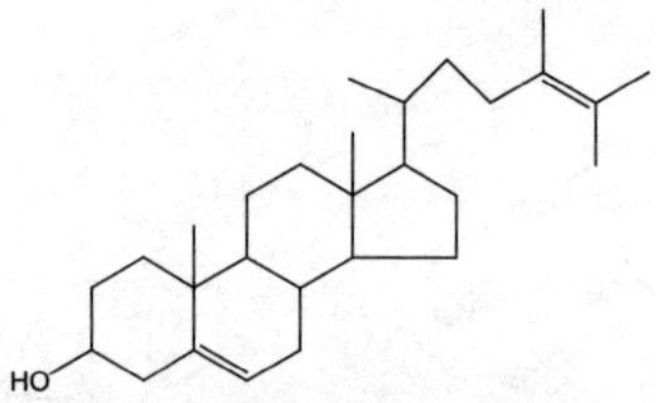

$C_{28}H_{46}O$　(398.7)
24-methyl-5,24-cholestadienol
24- 甲基 -5,24- 胆甾二烯醇

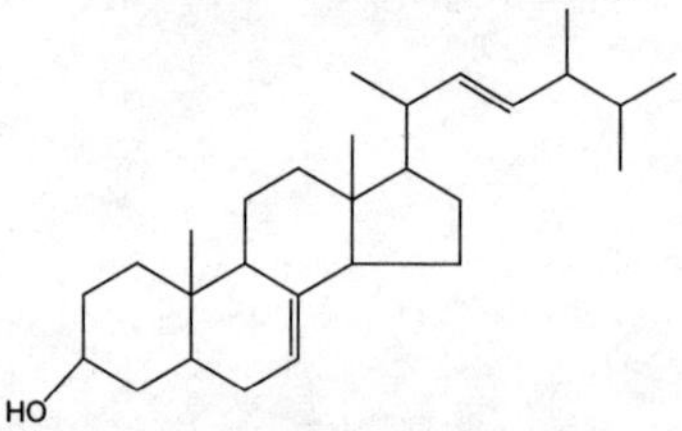

$C_{28}H_{46}O$　(398.7)
24-methylcholesta-7,22-dien-3β-ol
24- 甲基胆甾 -7,22- 二烯 -3β- 醇

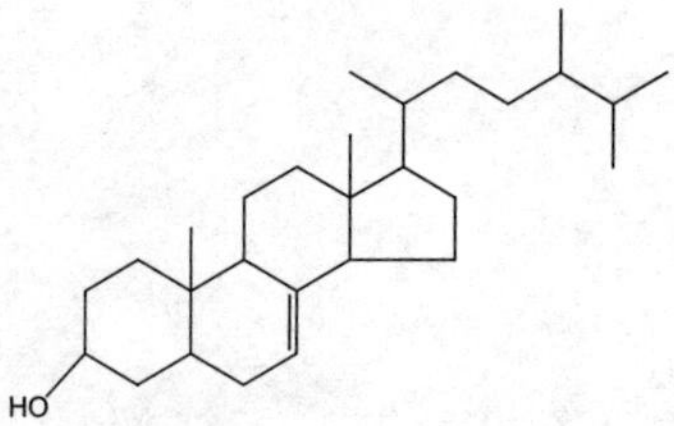

$C_{29}H_{48}O$　(412.7)
24-methylcholesta-7-en-3β-ol
24- 甲基胆甾 -7- 烯 -3β- 醇

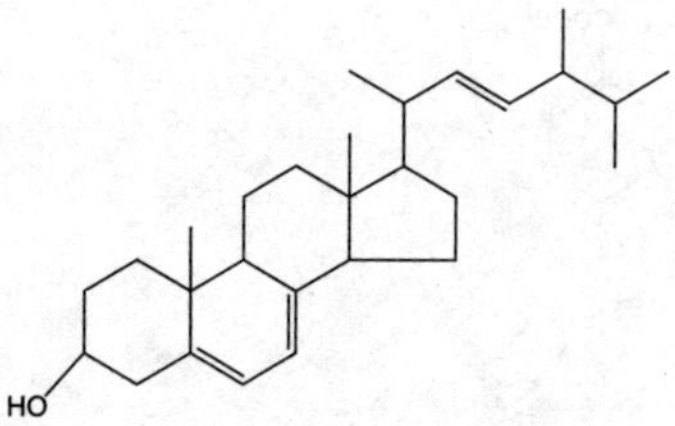

$C_{28}H_{44}O$　(396.7)
24-methylcholesta-5,7,22-trien-3β-ol
24- 甲基胆甾 -5,7,22- 三烯 -3β- 醇

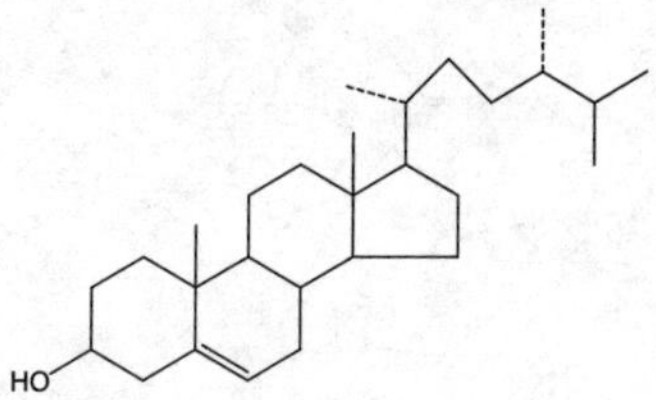

$C_{28}H_{48}O$　(400.7)
(24S)-β- methyl cholesterol
(24S)-β- 甲基胆甾醇

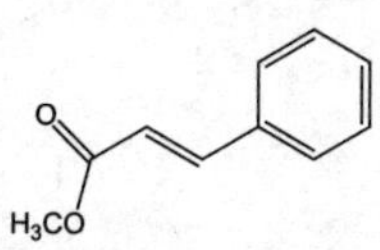

$C_{12}H_{15}NO_2$　(205.3)
trans-methyl cinnamate
反式桂皮酸甲酯

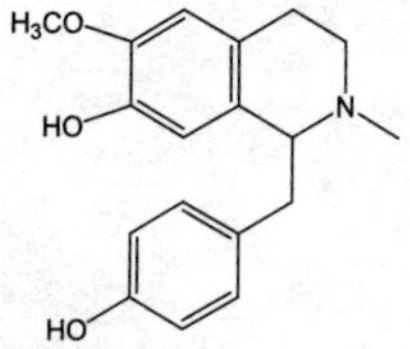

$C_{18}H_{21}NO_3$　(299.4)
N-methyl coclaurine
N- 甲基异乌药碱 即 N-
甲基衡州乌药碱

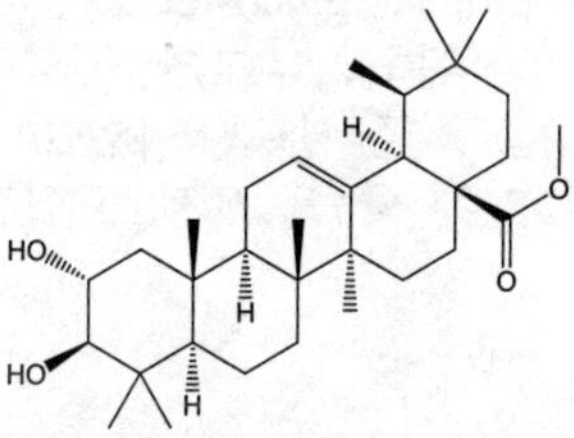

$C_{31}H_{50}O_4$　(486.7)
methyl corosolate
科罗索酸甲酯

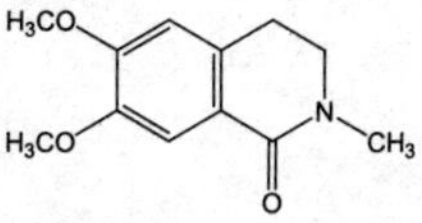

$C_{12}H_{15}NO_3$　(221.3)
N-methylcorydaldine
N- 甲基紫堇定

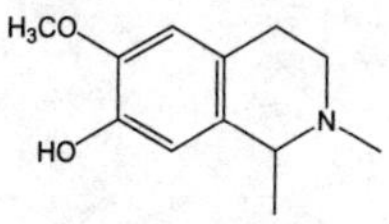

$C_{12}H_{17}NO_2$　(207.3)
methylcorypalline
甲基紫堇杷灵

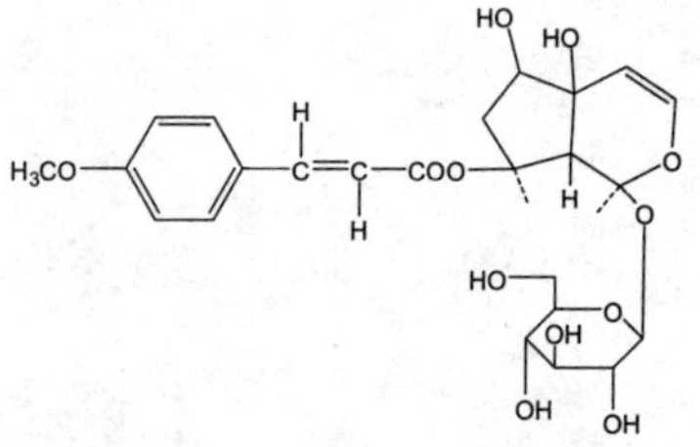

$C_{26}H_{34}O_{12}$　(538.5)
8-(O-methyl-p-coumaroyl)
harpagide
8- 甲氧基玄参苷

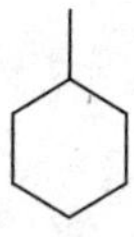

C_7H_{14}　(98.2)
methylcyclohexane
甲基环己烷

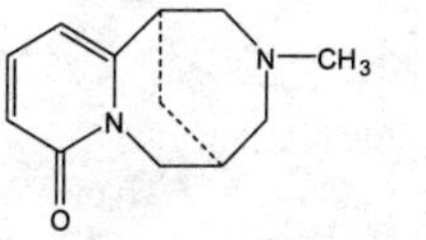

$C_{12}H_{16}N_2O$　(204.3)
methylcytisine
甲基金雀花碱

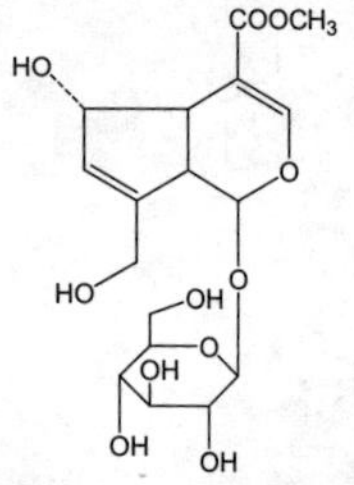

$C_{17}H_{24}O_{11}$ (404.4)
methyl deacetyl asperulosidate
去乙酰车叶草苷酸甲酯

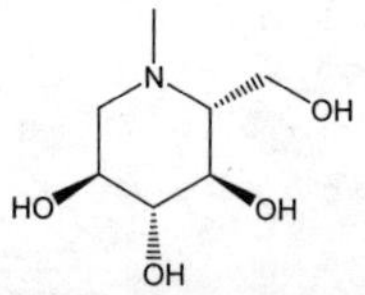

$C_7H_{15}NO_4$ (177.2)
N-methyl-1-deoxynojirimycin
N- 甲基 -1- 脱氧野尻霉素

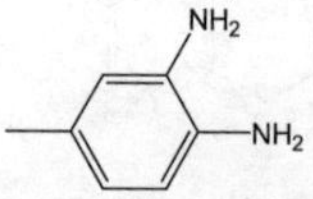

$C_7H_{10}N_2$ (122.2.)
4-methyl-1,2-diaminobenzene
4- 甲基 -1,2- 苯二胺

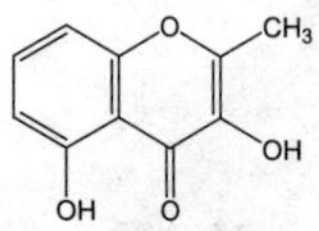

$C_{10}H_8O_4$ (192.2)
2-methyl-3,5-dihydroxy-
chromone
2- 甲基 -3,5- 二羟基色
原酮

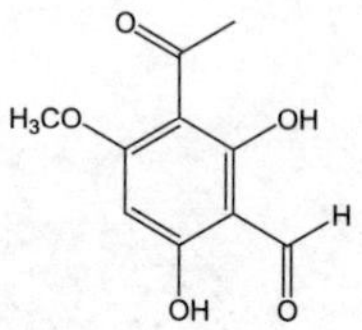

$C_{10}H_{10}O_5$ (210.2)
methyl(2,4-dihydroxy-3-formyl-
6-methoxy)phenylketone
甲基 (2,4- 二羟基 -3- 醛基 -6-
甲氧基) 苯基甲酮

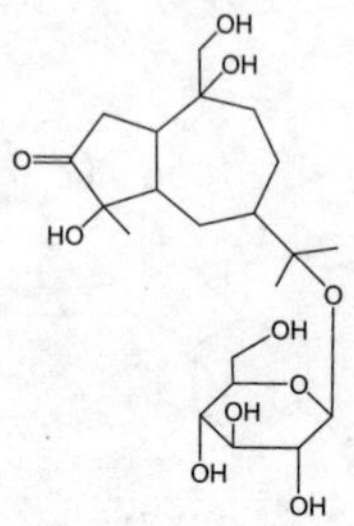

$C_{21}H_{36}O_{10}$ (448.5)
2-{8-methyl-2,8-dihydroxy-
9-oxo-2-hydroxymethyl-
bicyclo[5,3,0]decan-7-yl}-
iso-propanolglucoside
2-{8- 甲基 -2,8- 二羟基 -9-
酮基 -2- 羟甲基双环 [5,3,0]
癸 -7- 基 }- 异丙醇葡萄糖苷

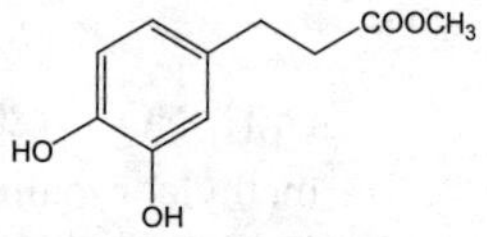

$C_{10}H_{12}O_4$ (196.2)
methyl 3-(3',4'-dihydroxyphenyl)
propionate
3-(3',4'- 二羟基苯基) 丙酸甲酯

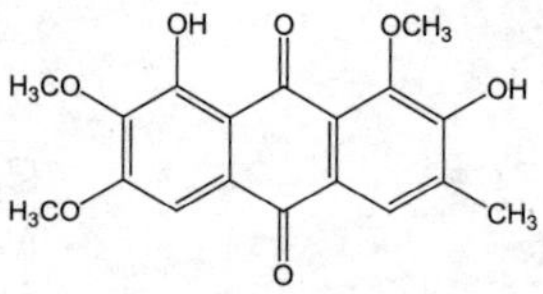

$C_{18}H_{16}O_7$ (344.3)
3-methyl-2,8-dihydroxy-1,6,7-trimethoxyl anthraquinone
3- 甲基 -2,8- 二羟基 -1,6,7- 三甲氧基蒽醌

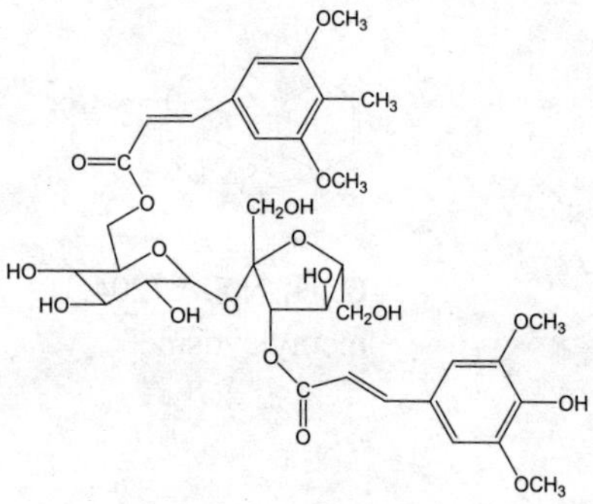

$C_{34}H_{42}O_{18}$ (738.7)
α-[D-(6-*O*-4-methyl-3,5-dimethoxycinnamoyl)-glucopyranosyl
(1 → 2)-*β*-D-(3-*O*-sinapoyl)-fructofuranose]
α-[D-(6-*O*-4- 甲基 -3,5- 二甲氧基肉桂酰基)- 吡喃葡萄糖
基 (1 → 2)-*β*-D-(3-*O*- 白芥子酰基)- 呋喃果糖]

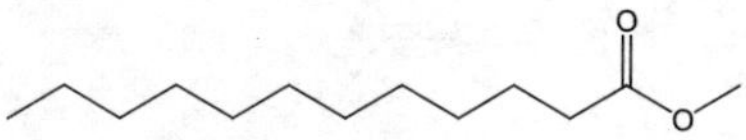

$H_3C(H_2C)_7 \!\!-\!\!=\!\!-\! (CH_2)_9COOCH_3$

$C_{13}H_{26}O_2$ (214.3)
methyl dodecanoate
十二酸甲酯，月桂酸甲酯

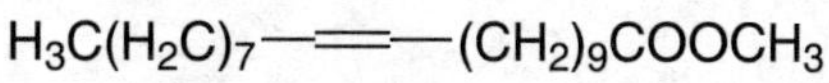

$C_{21}H_{40}O_2$ (326.6)
methyl *trans*-11-eicosenoate
11- 二十碳烯酸甲酯

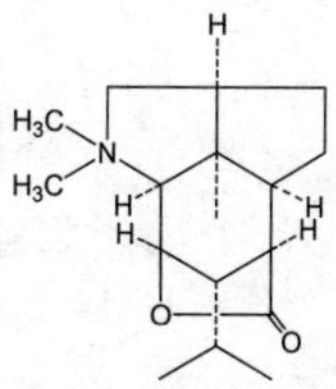

$C_{17}H_{28}NO_2$ (278.4)
N-methyldendrobinium
N- 甲基石斛季铵碱

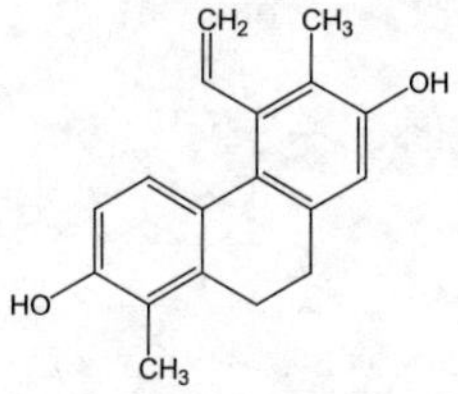

$C_{18}H_{18}O_2$ (266.3)
6-methyl effusos
6- 甲基灯心草二酚

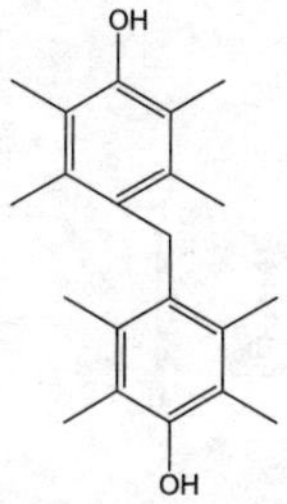

$C_{21}H_{28}O_2$ (312.4)
4,4-methylenebis(2,3,5,6-tetramethyl)phenol
4,4- 甲撑双 (2,3,5,6- 四甲基)- 苯酚

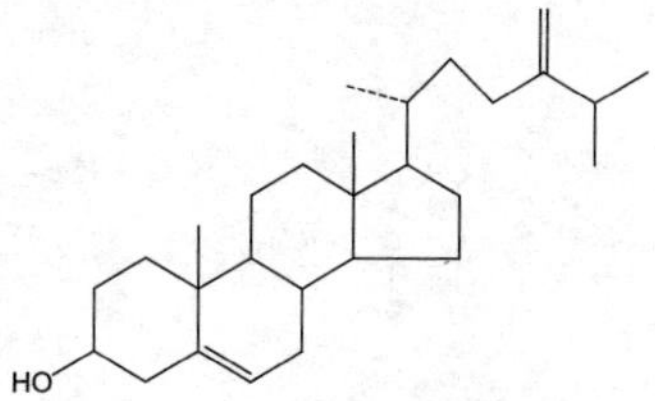

$C_{28}H_{46}O$ (398.7)
24-methylenecholesterol
24- 亚甲基胆甾醇

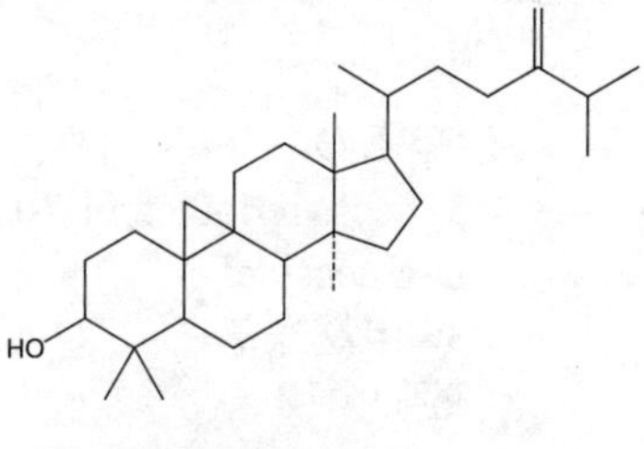

$C_{31}H_{52}O$ (440.7)
24-methylene cycloartanol
24- 亚甲基环木菠萝烷醇

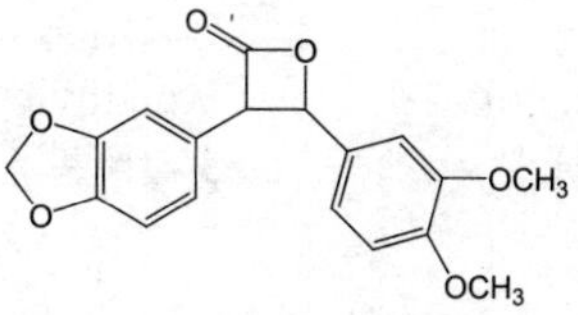

$C_{18}H_{16}O_6$ (328.3)
(2*R*,3*R*)-2-(3″,4″-methylene-dioxybenzyl)-3-(3′,4′-dimethoxybenzylhuty- rolactone
2-(3″,4″- 亚甲二氧基苄基)-3-(3′,4′- 二甲氧基苄基)- 丁内酯

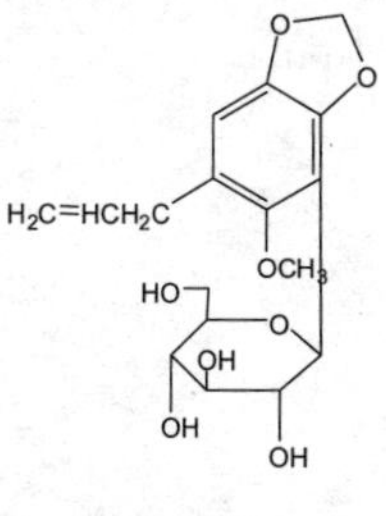

$C_{17}H_{22}O_8$ (354.4)
1,2-methylenedioxy-4-methoxy-5-allyl-3-phenyl-*β*-D-glucopyranoside
1,2- 亚甲二氧基 -4- 甲氧基 -5- 烯丙基 -3-苯基 -*β*-D- 吡喃葡萄糖苷

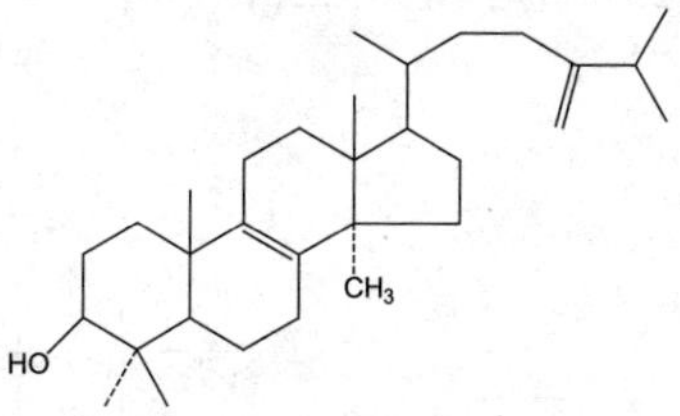

$C_{31}H_{52}O$ (440.7)
24-methylenelanost-8-enol
24- 亚甲基 -8- 羊毛甾烯醇

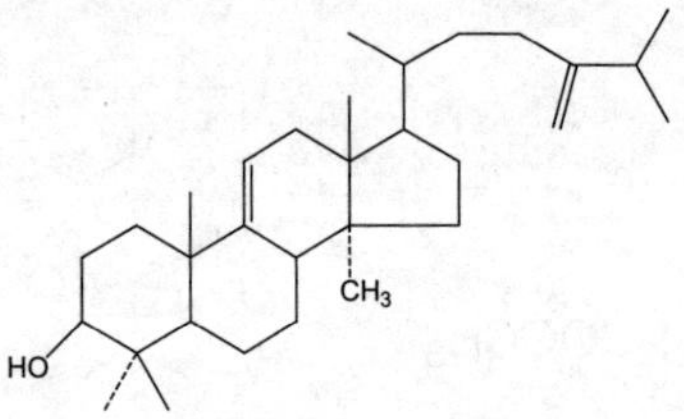

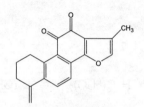

C$_{31}$H$_{52}$O (440.7)

24-methylenelanost-9(11)-en-3β-ol

24- 亚甲基 -9(11)-3β- 羊毛甾烯醇

C$_{18}$H$_{14}$O$_3$ (278.3)

methylenetanshiquinone

亚甲基丹参醌

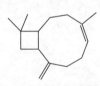

C$_{15}$H$_{24}$ (204.4)

8-methylene-4,11,11-trimethyl-bicyclo[7,2,0]undec

8- 亚甲基 -4,11,11- 三甲基双环 [7,2,0]-4- 十一碳烯

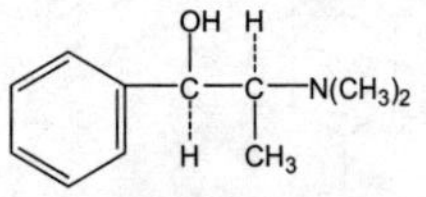

C$_{11}$H$_{17}$NO (179.3)

methylephedrine

左旋甲基麻黄碱

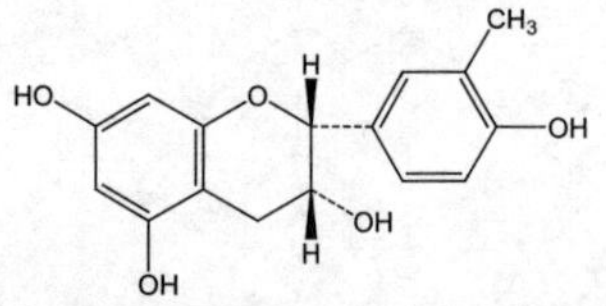

C$_{16}$H$_{16}$O$_5$ (288.3)

3′-O-methyl- (−) -epicatechin

3′- 甲基 - 左旋 - 表儿茶精

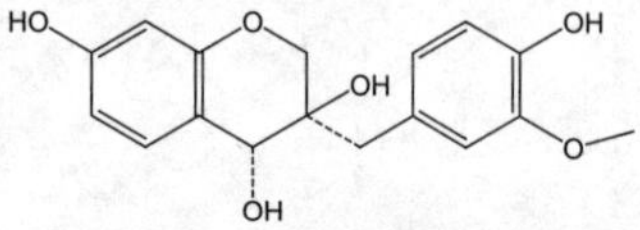

C$_{17}$H$_{18}$O$_6$ (318.3)

3′-O-methylepisappanol

3'-O- 甲基表苏木酚

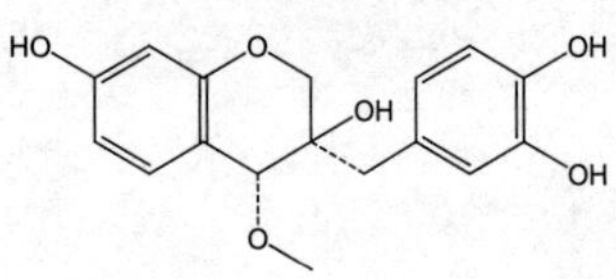

C$_{17}$H$_{18}$O$_6$ (318.3)

4-O-methylepisappanol

4-O- 甲基表苏木酚

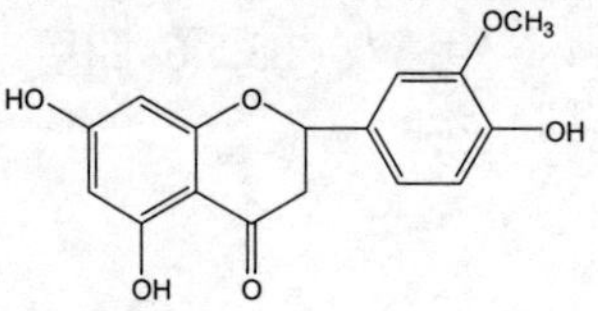

C$_{16}$H$_{14}$O$_6$ (318.3)

3-methyleriodictyol

3′- 甲基圣草素

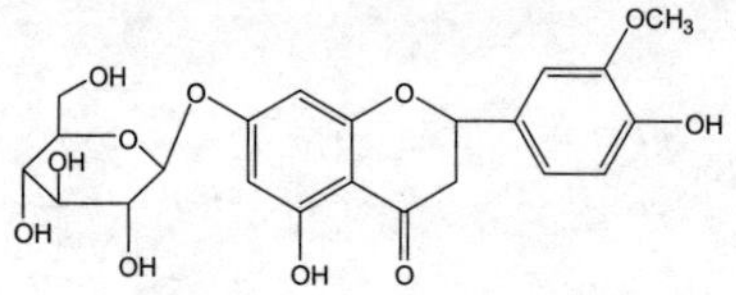

C$_{22}$H$_{24}$O$_{11}$ (464.4)

3'-methyleriodictyol-7-O-β-D-glucoside

3'- 甲基圣草素 -7- O-β-D - 葡萄糖苷

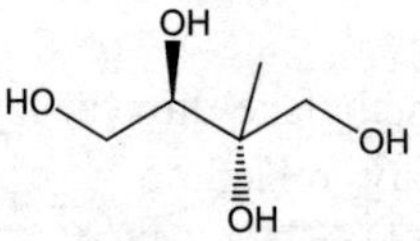

C$_5$H$_{12}$O$_4$ (136.1)

(2S,3R)-2-methyl-erythritol

(2S,3R)-2- 甲基丁烷 -1,2,3,4- 四醇

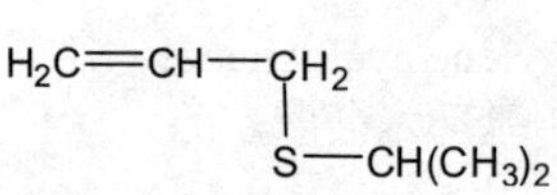

C$_6$H$_{12}$S (116.2)

3-[(1-methyl ethyl)thio]-1-propene

烯丙基异丙基硫醚

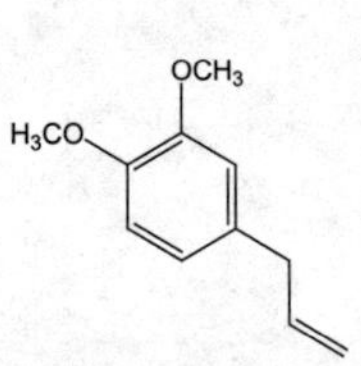

C$_{11}$H$_{14}$O$_2$ (178.2)

methyl eugenol

甲基丁香酚

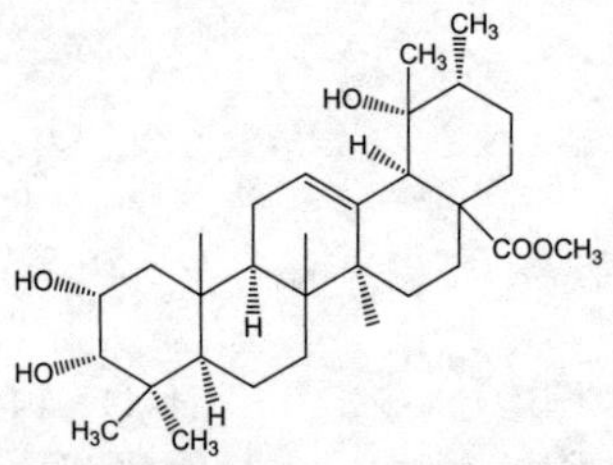

C$_{31}$H$_{50}$O$_5$ (502.7)

methyl euscaphate

野鸦椿酸甲酯

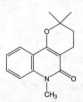

C$_{15}$H$_{15}$NO$_2$ (241.3)

N-methylflindersine

N- 甲基弗林德碱

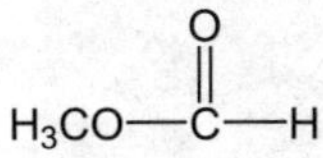

C₂H₄O₂ (60.1)
methyl formate
甲酸甲酯

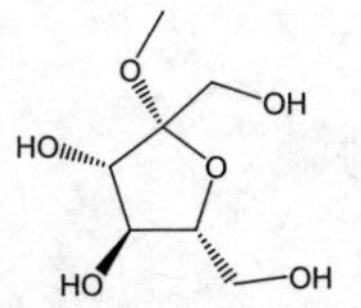

C₇H₁₄O₆ (194.2)
methyl-α-D-fructofuranoside
甲基 -α-D- 呋喃果糖苷

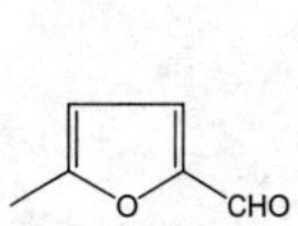

C₆H₆O₂ (110.1)
5-methyl-2-furfural
5- 甲基 -2- 糠醛

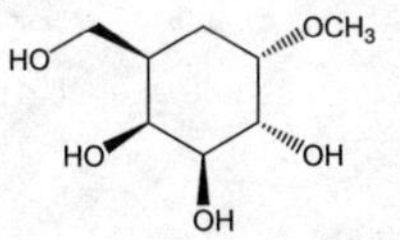

C₈H₁₆O₅ (192.2)
methyl-α-D-galactopyranose
甲基 -α-D- 吡喃半乳糖苷

C₈H₈O₅ (184.2)
methyl gallate
没食子酸甲酯

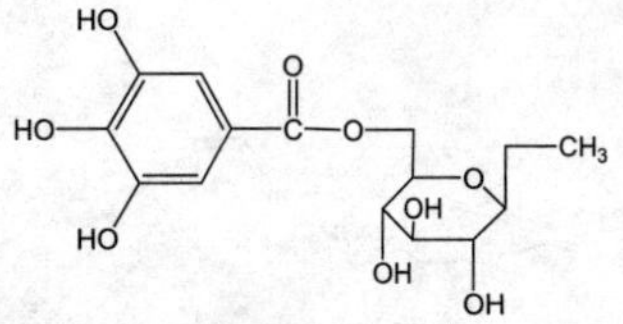

C₁₅H₂₀O₉ (344.3)
methyl 6-O-galloyl-β-D-glucopyranoside
6-O- 没食子酰 -β-D- 吡喃葡萄糖甲苷

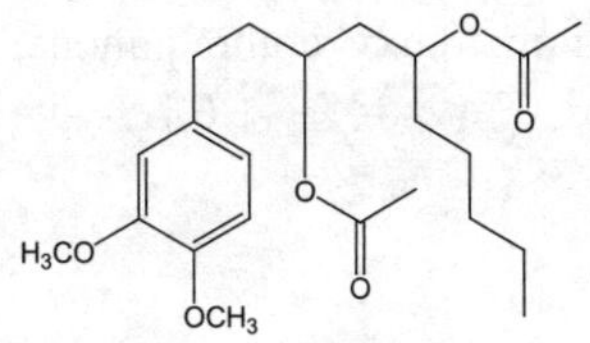

C₂₂H₃₄O₆ (394.5)
6-methyl gingediacetate
6- 甲基姜辣二醇双乙酸酯

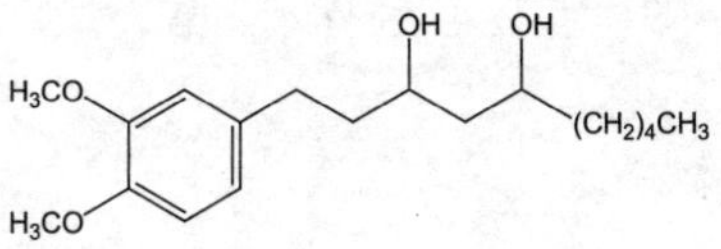

C₁₈H₃₀O₄ (310.4)
6-methylgingediol
6- 甲基姜辣二醇

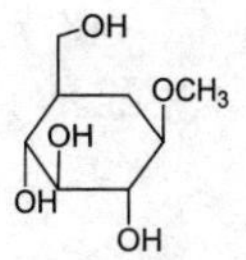

C₇H₁₆O₅ (180.2)
methyl-β-D-glucopy ranoside
甲基 -β-D- 吡喃葡萄糖苷

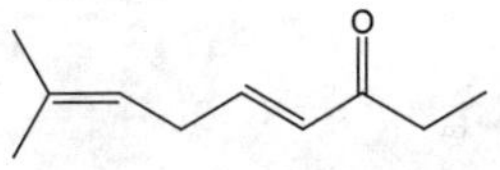

C₁₀H₁₆O (152.2)
(E)-6-methyl-3,5-heptadien-2-one
(E)-6- 甲基 -3,5- 庚二烯 -2- 酮

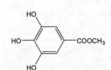

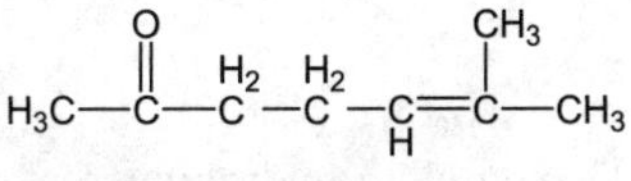

C₈H₁₄O (126.2)
(E)-6-methyl-5-hepten-2-one
(E)-6- 甲基 -5- 庚烯 -2- 酮

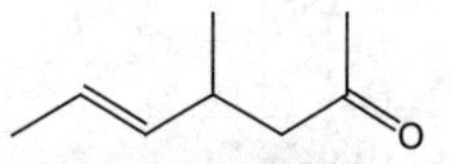

C₈H₁₄O (126.2)
4-methyl-5-hepten-2-one
4- 甲基 -5- 庚烯 -2- 酮

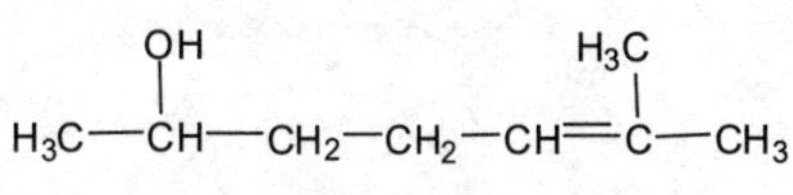

C₈H₁₆O (128.2)
6-methyl-5-heptene-2-ol
6- 甲基 -5- 庚烯 -2- 醇

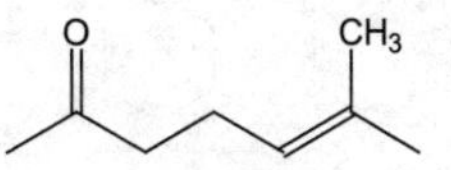

C₈H₁₄O (126.2)
6-methyl-5-hepten-2-one
6- 甲基 -5- 庚烯 -2- 酮

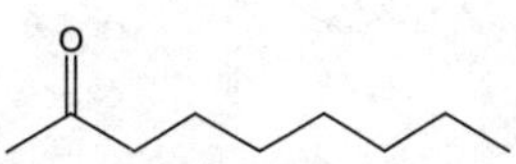

C₉H₁₈O (142.2)
methyl-heptylketone
甲基正庚酮，甲基庚基甲酮

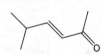

C₇H₁₂O (112.2)
5-methyl-3-hexen-2-one
5- 甲基 -3- 己烯 -2- 酮

$C_7H_{12}O$ (112.2)
5-methyl-3-hexen-2-one
5- 甲基 -3- 己烯 -2- 酮

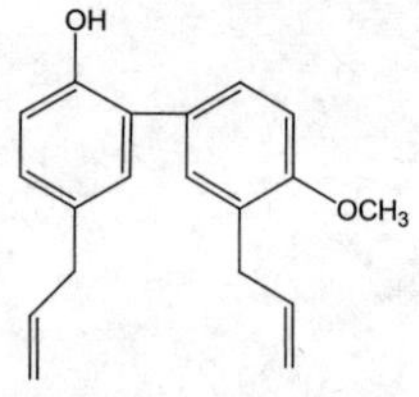

$C_{19}H_{20}O_2$ (280.4)
6′-O-methylhonokiol
6′-O- 甲基厚朴酚

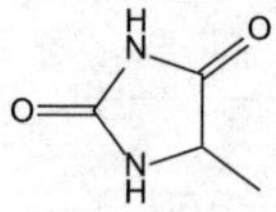

$C_4H_6N_2O_2$ (114.1)
5-methylhydantoin
5- 甲基海因

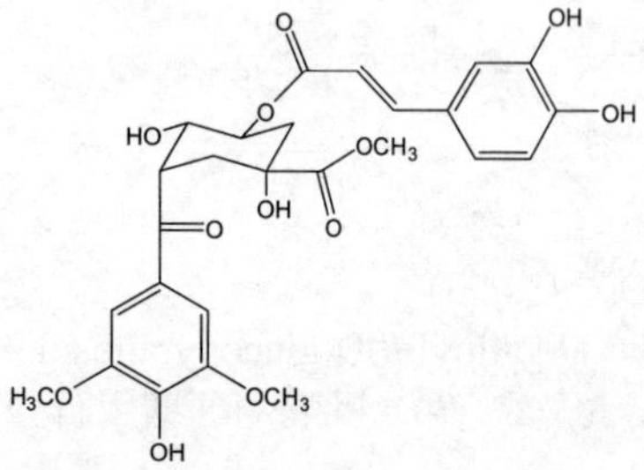

$C_{26}H_{28}O_{12}$ (532.5)
methyl-3-O-(4″-hydroxy-3″,5″-
dimethoxybenzoyl)-chlorogenate
甲基 -3- 氧 -(4″- 羟基 -3″,5″- 二
甲氧基苯甲酰基)- 绿原酸酯

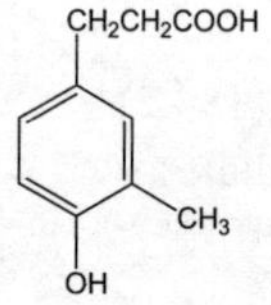

$C_{10}H_{12}O_3$ (180.2)
3-methyl-4-hydroxyphenyl-
propanoid
3- 甲基 -4- 羟基苯丙酸

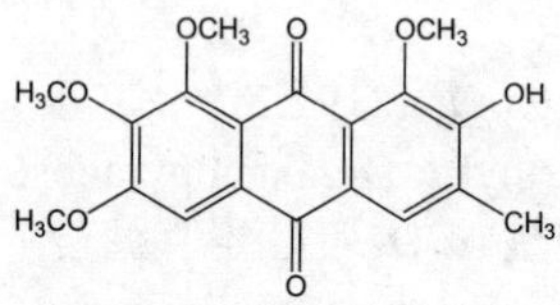

$C_{19}H_{18}O_7$ (358.3)
3-methyl-2-hydroxy-1,6,7,8-
tetramet-hoxyl anthraquinone
3- 甲基 -2- 羟基 -1,6,7,8- 四
甲氧基蒽醌

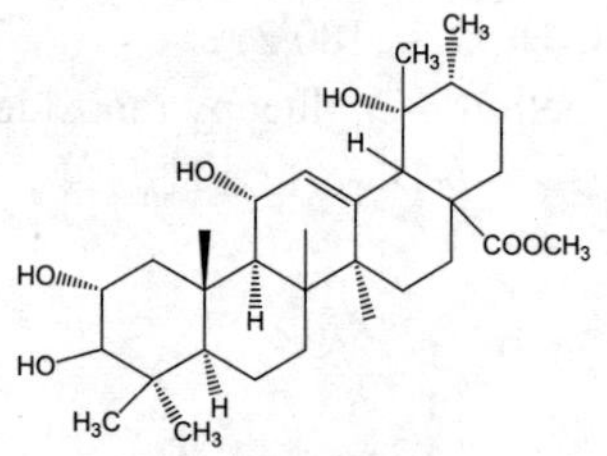

$C_{31}H_{50}O_6$ (518.7)
methyl 11α-hydroxytormentate
11α- 羟基委陵菜酸甲酯

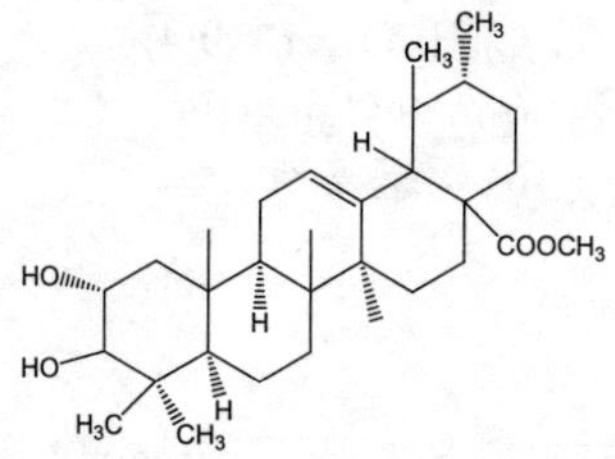

$C_{31}H_{50}O_4$ (486.7)
methyl 2α-hydroxyursolate
2α- 羟基熊果酸甲酯

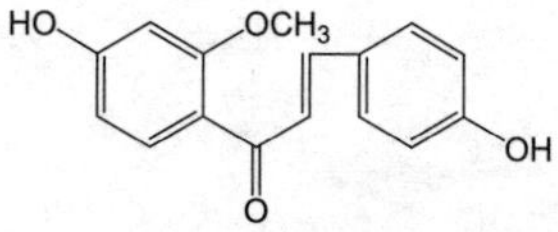

$C_{16}H_{14}O_4$ (270.3)
2′-O-methyl-iso-liquiritigenin
2′-O- 甲基异甘草苷元

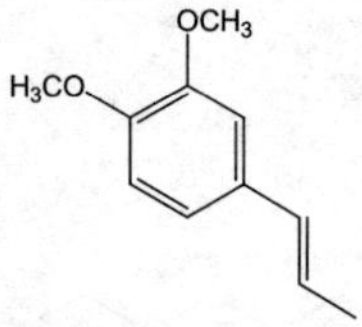

$C_{11}H_{14}O_2$ (178.2)
methyl-iso-eugenol
甲基异丁香酚 (顺反)

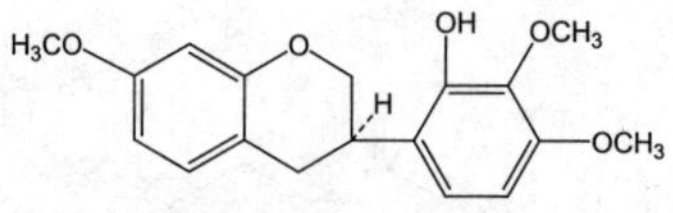

$C_{18}H_{20}O_5$ (316.3)
7-O-methyl-iso-mucronulatol
7-O- 甲基 - 异微凸剑叶莎醇

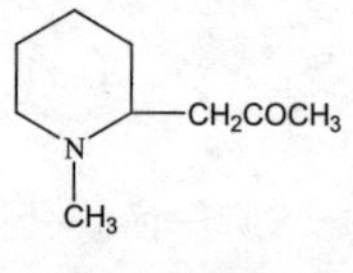

$C_9H_{17}NO$ (155.2)
N-methyl-iso-pelletierine
N- 甲基异石榴皮碱

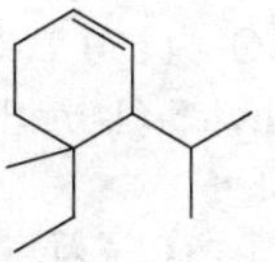

C$_{12}$H$_{22}$ (166.3)
4-methyl-3-*iso*-propenyl-4-vinyl-1-cyclohexene
4- 甲基 -3- 异丙基 -4- 乙基 -1- 环己烯

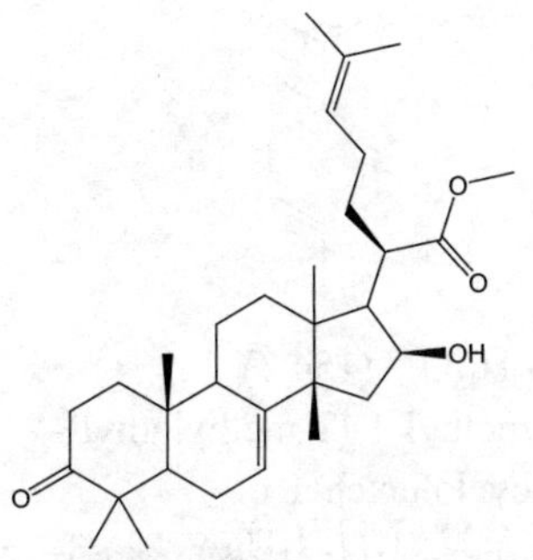

C$_{31}$H$_{48}$O$_4$ (484.7)
methyl kulonate
苦楝萜酸甲酯

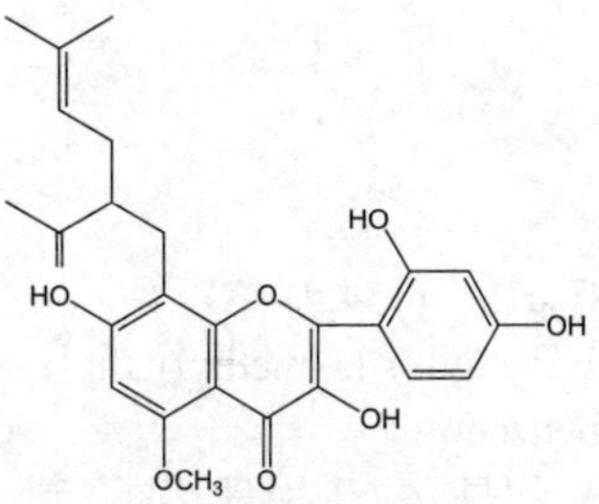

C$_{26}$H$_{28}$O$_7$ (452.5)
methylkushenol C
甲基苦参新醇 C

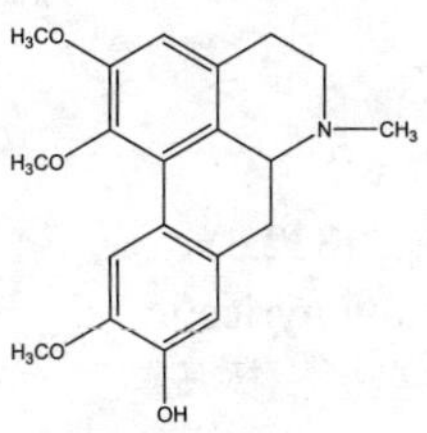

C$_{20}$H$_{23}$NO$_4$ (341.4)
N-methyllaurotetaine
N- 甲基六驳碱

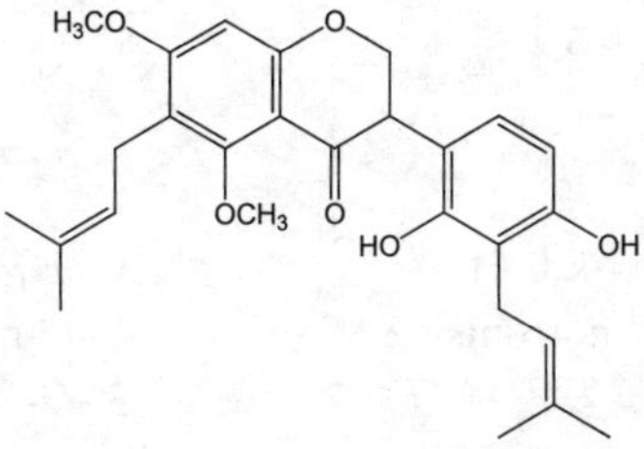

C$_{27}$H$_{32}$O$_6$ (452.5)
5-*O*-methyl licoricidin
5-*O*- 甲基甘草西定

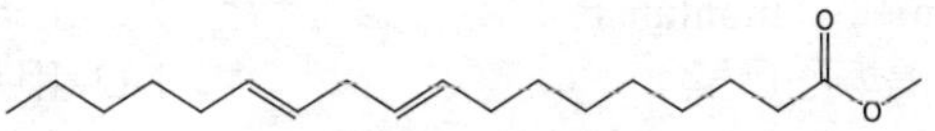

C$_{19}$H$_{34}$O$_2$ (294.5)
methyl linoleate
亚油酸甲酯

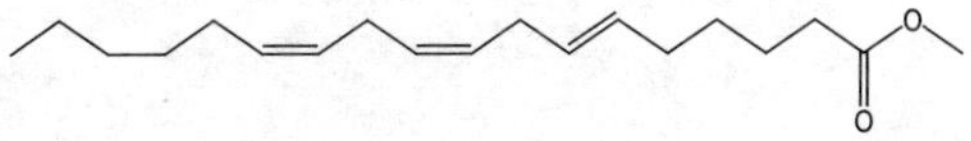

C$_{19}$H$_{32}$O$_2$ (292.5)
methyl linolenate
亚麻酸甲酯，6, 9, 12- 十八碳三烯酸甲酯

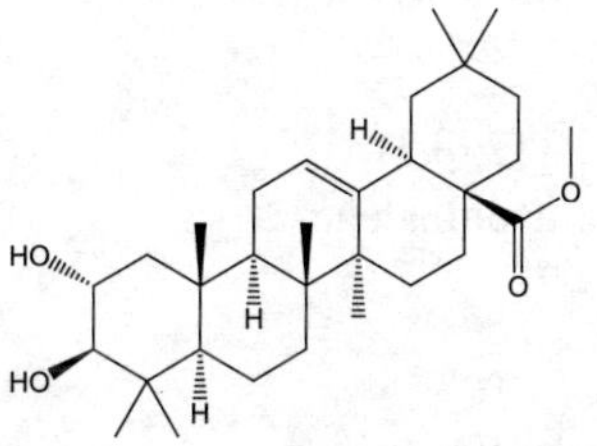

C$_{31}$H$_{50}$O$_4$ (486.7)
methyl maslinate
2α- 羟基齐墩果酸甲酯

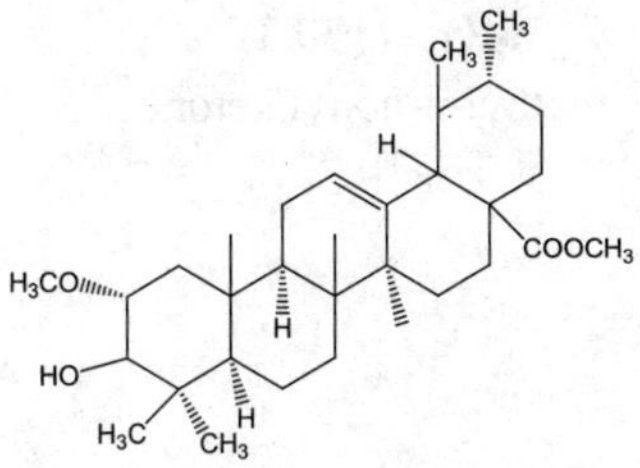

C$_{32}$H$_{52}$O$_4$ (500.8)
methyl 2α-methoxyursolate
2α- 甲氧基熊果酸甲酯

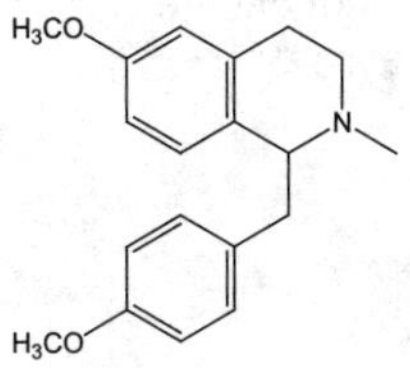

C$_{19}$H$_{23}$NO$_2$ (297.4)
4'-methyl-*N*-methylcoclaurine
4'- 甲基 -*N*- 甲基衡州乌药碱

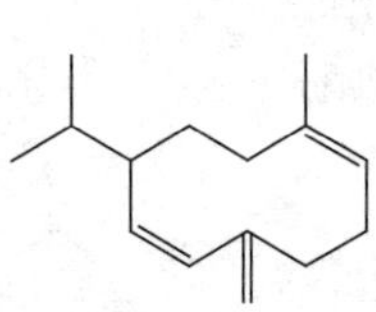

C$_{15}$H$_{24}$ (204.4)
1-methyl-5-methylene-8-[1-methyl-ethyl]-1,6-cyclodecadiene
1- 甲基 -5- 亚甲基 -8-[1- 甲基乙基]-1,6- 环葵二烯

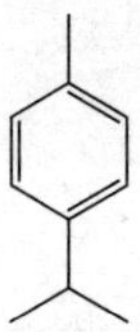

$C_{10}H_{14}$ (134.2)
1-methyl-4-(1-methyl-ethyl)
benzene
1- 甲基 -4-(1- 甲基乙基) 苯

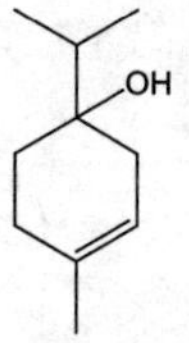

$C_{10}H_{18}O$ (154.3)
4-methyl-1-(1-methylethyl)-
3-cyclohexen-1-ol
4- 甲基 -1-(1- 甲基乙基)-3-
环己烯 -1- 醇

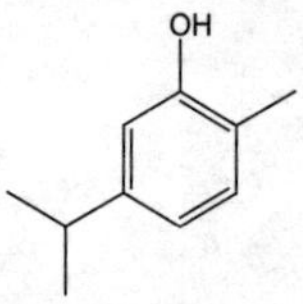

$C_{10}H_{14}O$ (150.2)
2-methyl-5-(1-methylethyl)-
phenol
2- 甲基 -5- 异丙基 - 苯酚

$CH_3(CH_2)_{26}COOCH_3$

$C_{29}H_{58}O_2$ (438.8)
methyl montanate
褐煤酸甲酯

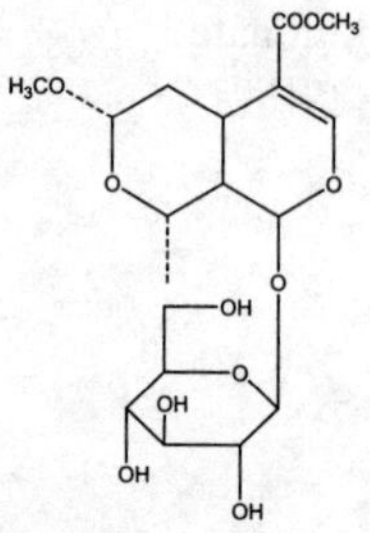

$C_{18}H_{28}O_{11}$ (420.4)
7-O-methylmorroniside
7-O- 甲基莫罗忍冬苷

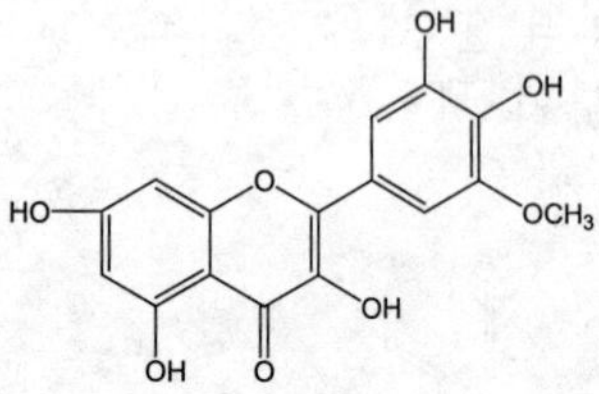

$C_{16}H_{12}O_8$ (332.3)
3′-O-methylmyricetin
3′-O- 甲基杨梅树皮素

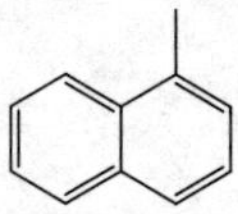

$C_{18}H_{18}O_4$ (298.3)
1-methyl-naphthalene
1- 甲基 - 萘

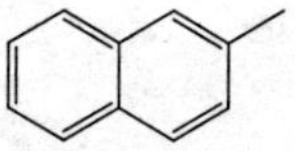

$C_{11}H_{10}$ (142.2)
2-methyl-naphthalene
2- 甲基 - 萘

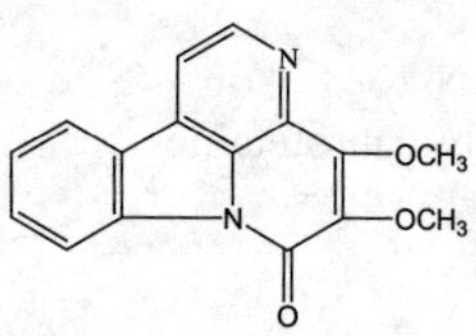

$C_{16}H_{12}N_2O_3$ (280.3)
methyl nigakinone
甲基苦木酮碱

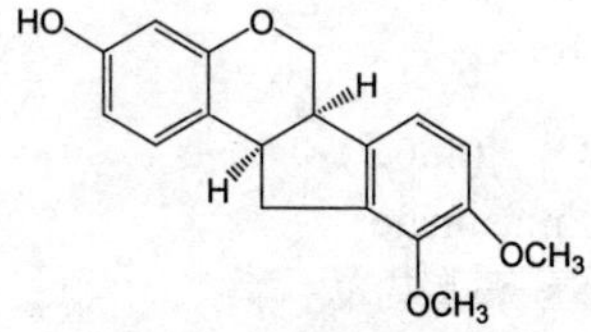

$C_{23}H_{26}O_{10}$ (462.5)
9-O-methyl-nissolin
左旋的 9-O- 甲基尼
森香豌豆紫檀酚

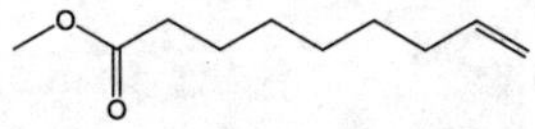

$C_{10}H_{18}O_2$ (170.3)
methyl 2-nonenoate
8- 壬烯酸甲酯

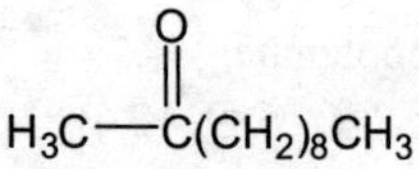

H₃C—C(CH₂)₈CH₃

$C_{11}H_{22}O$ (170.3)
methyl-n-nonyl ketone
甲基壬基甲酮

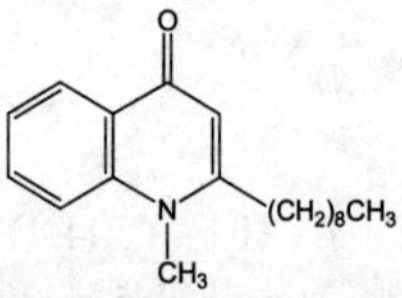

$C_{19}H_{27}NO$ (285.4)
1-methyl-2-nonyl-4(1H)-quinolone
1- 甲基 -2- 壬基 -4(1H)- 喹诺酮

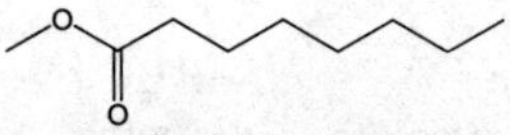

$C_9H_{18}O_2$ (158.2)
methyl octanoate
辛酸甲酯

$H_3C(H_2C)_5HC\!=\!CHCH_2CH\!=\!CH(CH_2)_6COOCH_3$

$C_{19}H_{34}O_2$ (294.5)
methyl octadecadienoate
十八碳二烯酸甲酯

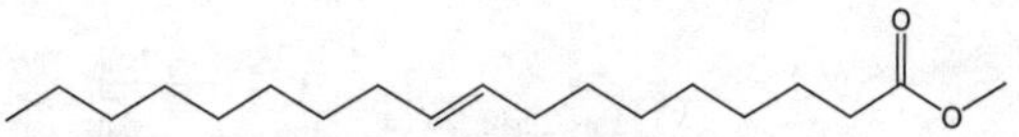

$C_{19}H_{36}O_2$ (296.5)
methyl oleate
油酸甲酯

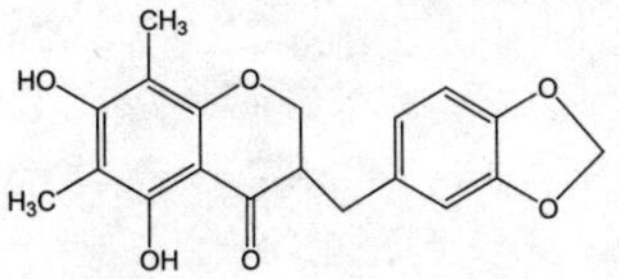

$C_{19}H_{18}O_6$ (342.3)
methylophiopogonanone A
甲基麦冬黄烷酮 A

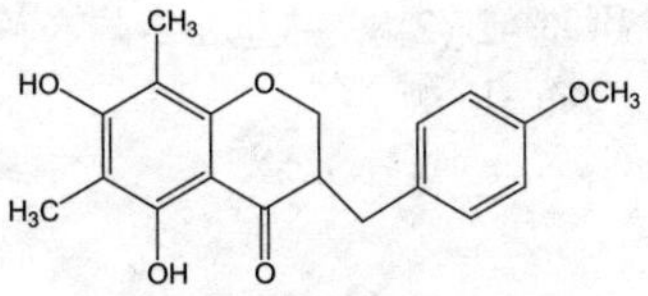

$C_{19}H_{20}O_5$ (328.4)
methylophiopogonanone B
甲基麦冬黄烷酮 B

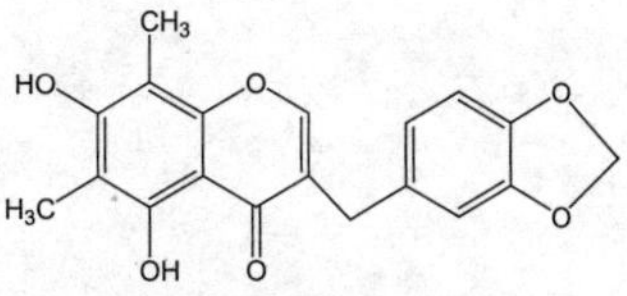

$C_{19}H_{16}O_6$ (340.3)
methylophiopogonone A
甲基麦冬黄酮 A

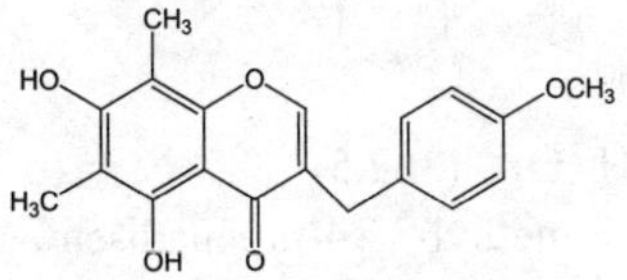

$C_{19}H_{18}O_5$ (326.3)
methylophiopogonone B
甲基麦冬黄酮 B

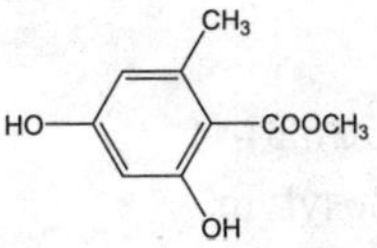

$C_{10}H_{12}O_4$ (196.2)
methyl-β-orsellinate
甲基 -β- 苔色酸酯

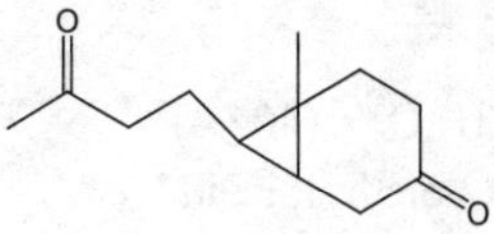

$C_{12}H_{18}O_2$ (194.3)
6-methyl-7-(3-oxobutyl)-
bicyclo[4.1.0]heptan-3-one

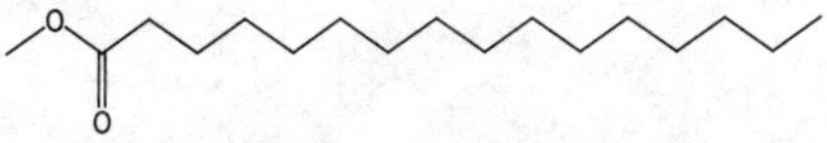

$C_{17}H_{34}O_2$ (270.5)
methyl palmitate
棕榈酸甲酯

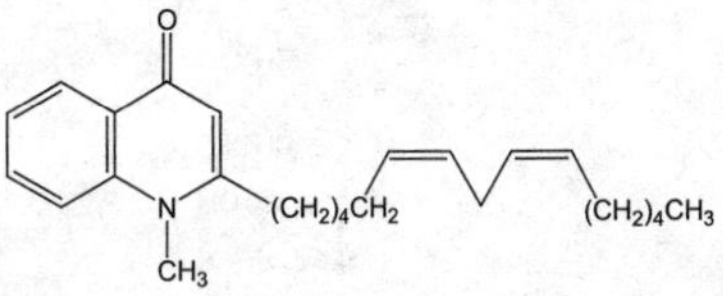

$C_{25}H_{35}NO$ (365.6)
1-methyl-2-[(6Z,9Z)-6,9-pentadecadienyl]-
4(1H)-quinolone
1- 甲基 -2-[(6Z,9Z)-6,9- 十五碳二烯]-4(1H)
- 喹诺酮

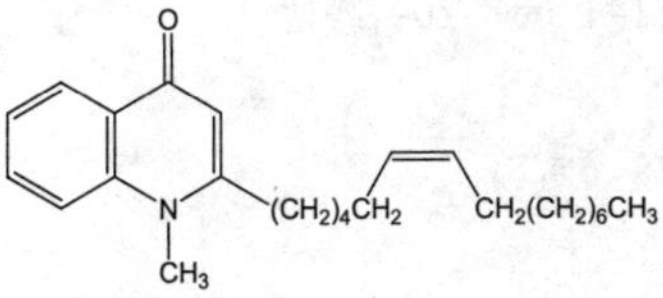

$C_{25}H_{37}NO$ (367.6)
1-methyl-2-[(Z)-6-pentadecenyl]-4(1H)-
quinolone
1- 甲基 -2-[(Z)-6- 十五碳烯]-4(1H)-
喹诺酮

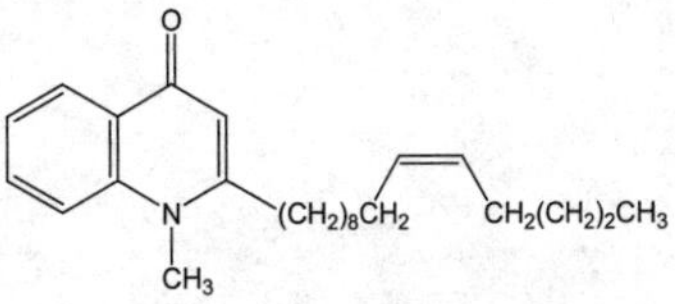

$C_{25}H_{37}NO$ (367.6)
1-methyl-2-[(Z)-10-pentadecenyl]-4(1H)-
quinolone
1- 甲基 -2-[(Z)-10- 十五碳烯]-4(1H)-
喹诺酮

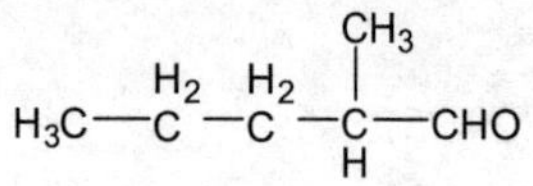

$C_6H_{12}O$ (100.2)
2-methyl-pentanal
2- 甲基 - 戊醛

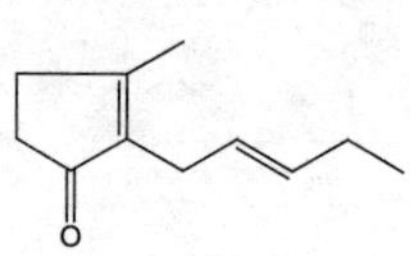

$C_{11}H_{14}O_2$ (178.2)
3-methyl-2-(2-pentenyl)-2-cyclopentene-1-one
3- 甲基 -2-(2- 戊烯基)-2-环戊烯 -1- 酮

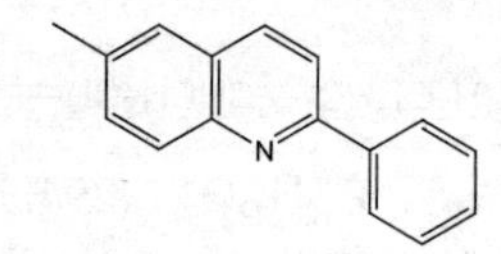

$C_{17}H_{17}N$ (235.3)
6-methyl-2-phenyl-chinoline
6- 甲基 -2- 苯基 - 喹啉

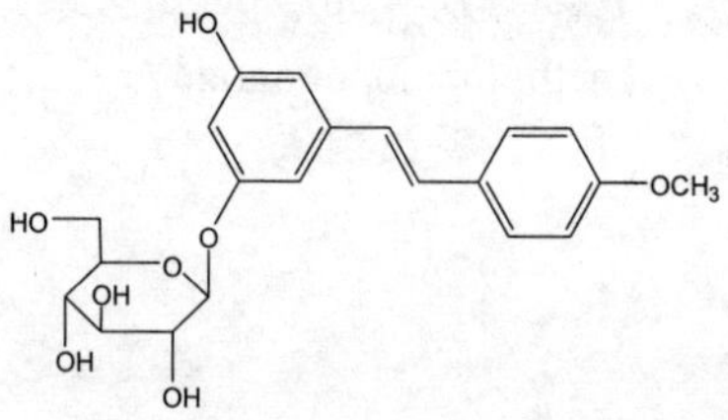

$C_{21}H_{24}O_8$ (404.4)
4′-O-methylpiceid
4′-O- 甲基云杉新苷

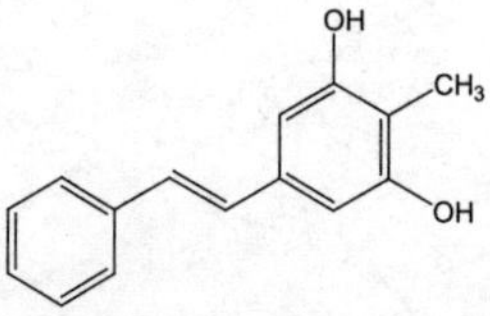

$C_{15}H_{14}O_2$ (226.3)
4′-methylpinosylvin
4′- 甲基赤松素

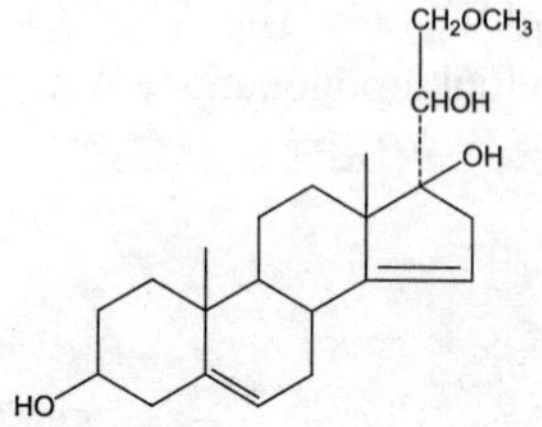

$C_{22}H_{34}O_4$ (362.5)
21-O-methyl-5,14-pregnadi-ene-3β,17β,20,21-tetrol
21-O- 甲基 -5,14- 孕甾二烯 -3β,17β,20,21- 四醇

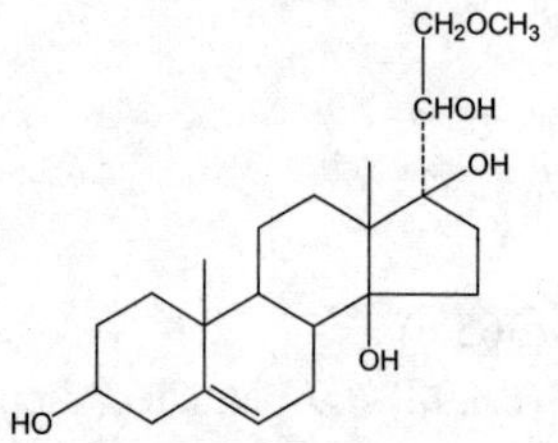

$C_{22}H_{36}O_5$ (380.5)
21-O-methyl-5-pregnene-3β,14β,17β,20,21-pentol
21-O- 甲基 -5- 孕甾烯 -3β,14β,17β,20,21- 五醇

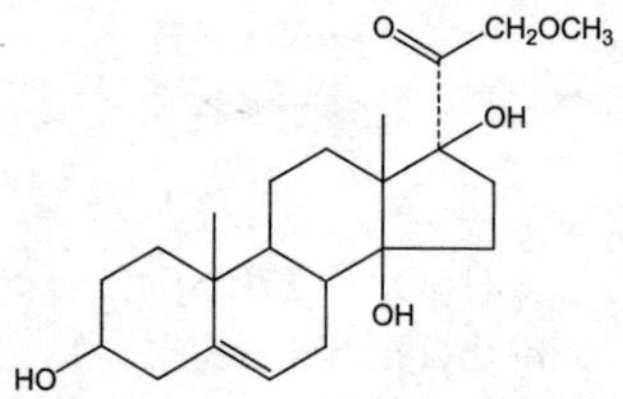

$C_{22}H_{34}O_5$ (378.5)
21-O-methyl-5-pregnene-3β,14β,17β,21-tetrol-20-one
21-O- 甲基 -5- 孕甾烯 -3β,14β,17β,21- 四醇 -20- 酮

$H_3C-S-S-CH_2-CH_2-CH_3$

$C_8H_{18}S_2$ (178.4)
methylpropyl disulfide
甲基丙基二硫化物

$H_3C-S-S-S-CH_2-CH_2-CH_3$

$C_8H_{18}S_3$ (210.4)
methylpropyl trisulfide
甲基丙基三硫化物

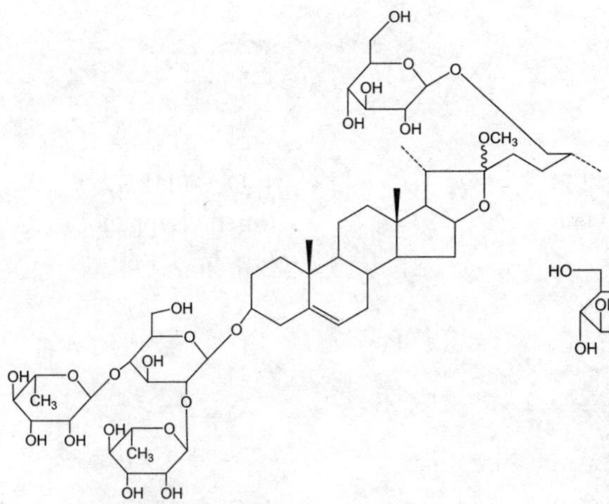

$C_{52}H_{86}O_{22}$ (1063.2)
methylprotodioscin
甲基原薯蓣皂苷

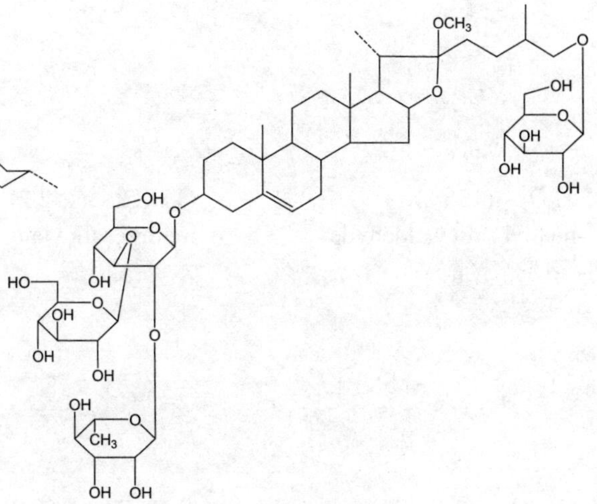

$C_{52}H_{86}O_{23}$ (1079.2)
methyl protogracillin
甲基原纤细薯蓣皂苷

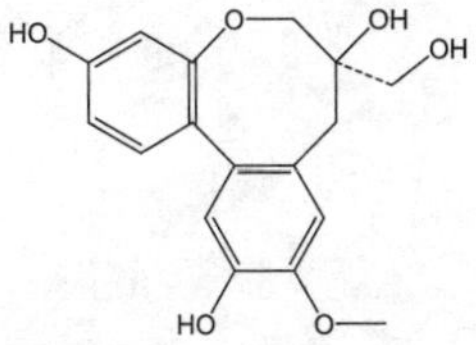

$C_{17}H_{18}O_6$ (318.3)
10-O-methylprotosappanin B
10-O- 甲基原苏木素 B

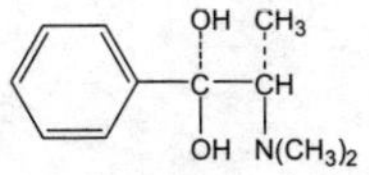

$C_{11}H_{17}NO_2$ (195.3)
methylpseudoephedrine
右旋甲基伪麻黄碱

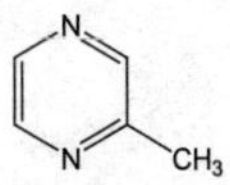

$C_5H_6N_2$ (94.1)
2-methyl pyrazine
2- 甲基吡嗪

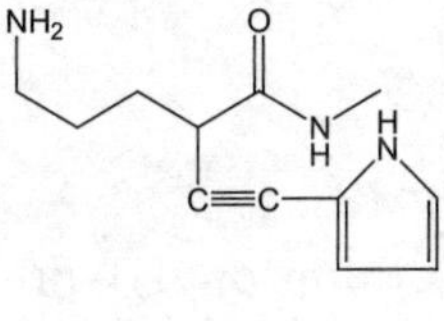

$C_{12}H_{17}N_3O$ (219.3)
N-methyl-(2-pyrrolylacetenyl)-5-
amino valeramide
N- 甲基 -(2 - 吡咯基乙炔基)-5-
氨基戊酰胺

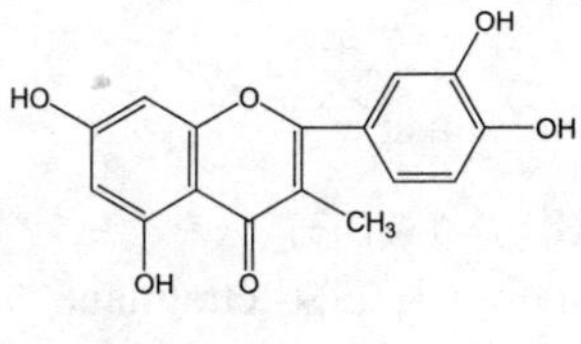

$C_{16}H_{12}O_6$ (300.3)
3-methyl quercetin
3- 甲基槲皮素

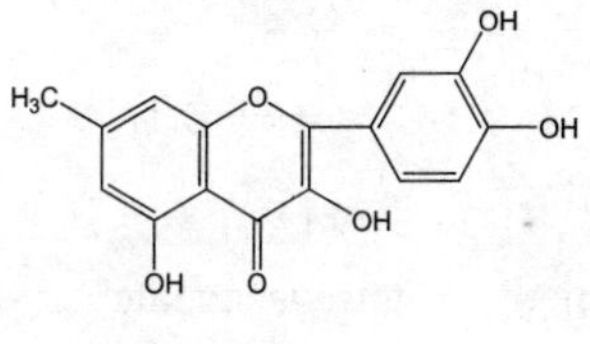

$C_{16}H_{12}O_6$ (300.3)
7-methyl quercetin
7- 甲基槲皮素

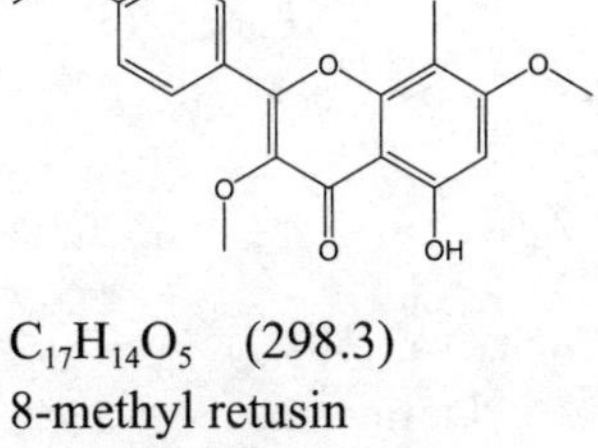

$C_{17}H_{14}O_5$ (298.3)
8-methyl retusin
8- 甲基雷杜辛

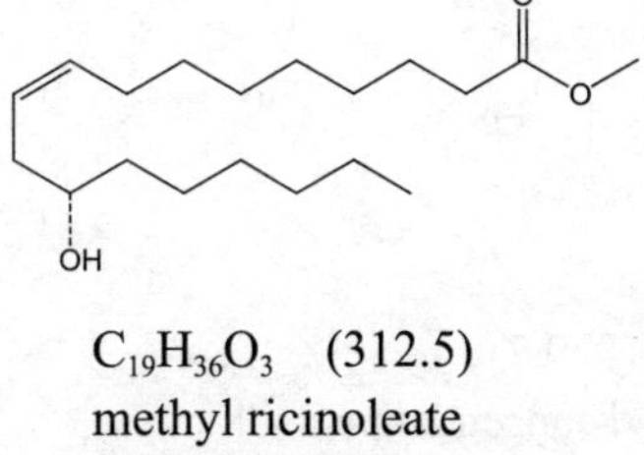

$C_{19}H_{36}O_3$ (312.5)
methyl ricinoleate
蓖麻醇酸甲酯

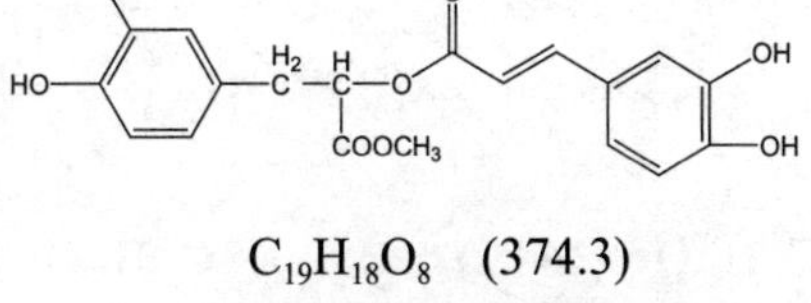

$C_{19}H_{18}O_8$ (374.3)
methyl rosmarinate
迷迭香酸甲酯

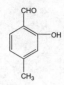

C$_8$H$_8$O$_2$ (136.2)
4-methyl salicylaldehyde
4- 甲基水杨醛

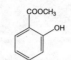

C$_8$H$_8$O$_3$ (152.2)
methyl salicylate
水杨酸甲酯

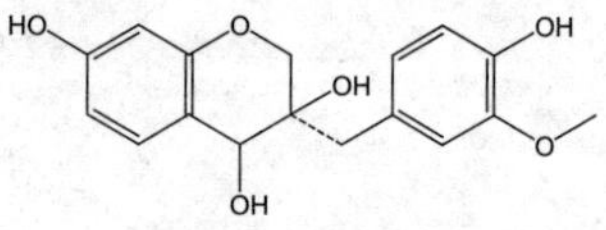

C$_{17}$H$_{18}$O$_6$ (318.3)
3′-O-methylsappanol
3′-O- 甲基苏木酚

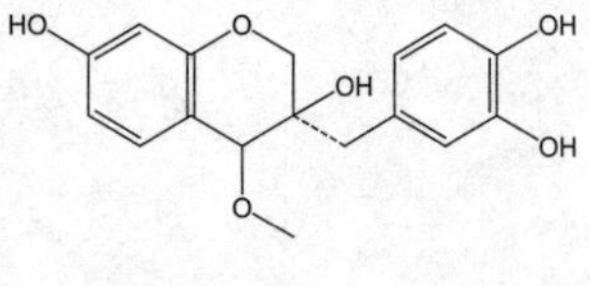

C$_{17}$H$_{18}$O$_6$ (318.3)
4-O-methyl sappanol
4-O- 甲基苏木酚

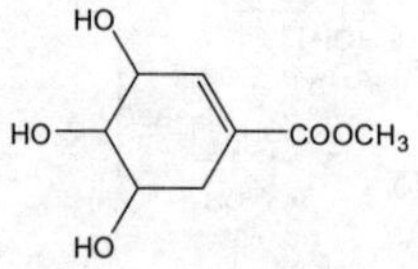

C$_8$H$_{12}$O$_5$ (188.2)
methyl shikimate
莽草酸甲酯

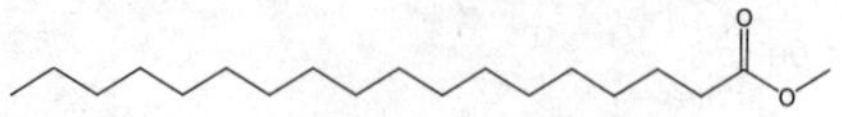

C$_{19}$H$_{38}$O$_2$ (298.5)
methyl stearate
硬脂酸甲酯

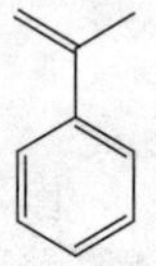

C$_9$H$_{10}$ (118.2)
α-methylstyrene
α- 甲基苯乙烯

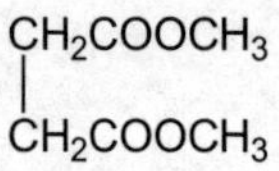

CH$_2$COOCH$_3$
CH$_2$COOCH$_3$

C$_6$H$_{10}$O$_4$ (146.1)
methyl succinate
琥珀酸甲酯

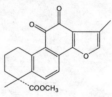

C$_{20}$H$_{18}$O$_5$ (338.4)
methyl tanshinonate
丹参酸甲酯

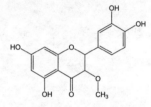

C$_{16}$H$_{14}$O$_7$ (318.3)
3′-O-methyl-taxifolin
3′-O- 甲基花旗松素

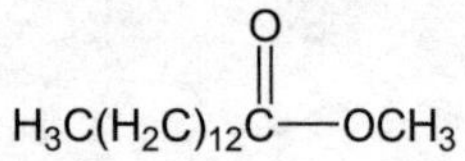

H$_3$C(H$_2$C)$_{12}$C—OCH$_3$

C$_{15}$H$_{30}$O$_2$ (242.4)
methyl n-tetradecanoate
十四酸甲酯
methyl myristate
肉豆蔻酸甲酯

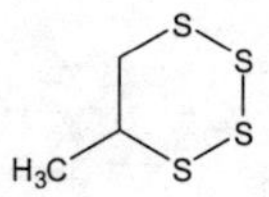

H$_3$C

C$_3$H$_6$S$_4$ (170.3)
5-methyl-1,2,3,4-tetrathiane
5- 甲基 -1,2,3,4- 四噻烷

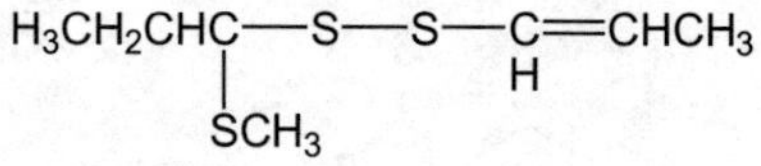

H$_3$CH$_2$CHC—S—S—C=CHCH$_3$
                     | H
                     SCH$_3$

C$_7$H$_{14}$S$_3$ (194.4)
1(1-methylthiopropyl)1-propenyl
disulfide
1(1- 甲硫基丙基)1- 丙烯基二硫醚

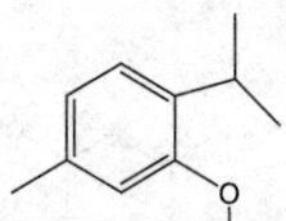

C$_{11}$H$_{16}$O (164.2)
methyl thymyl ether
百里香酚甲醚

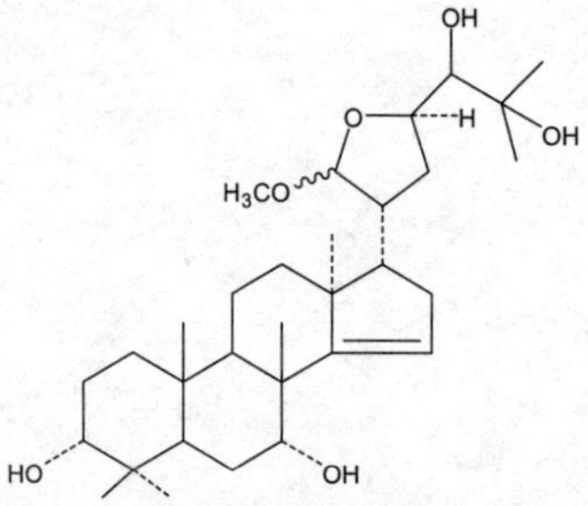

C$_{31}$H$_{52}$O$_6$ (520.7)
21-O-methyl-toosendanpentaol
21-O- 甲基川楝子五醇

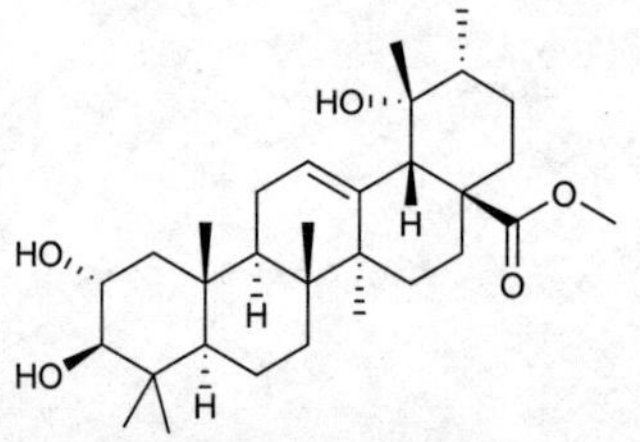

C$_{31}$H$_{50}$O$_5$ (502.7)
methyl tormentate
委陵菜酸甲酯

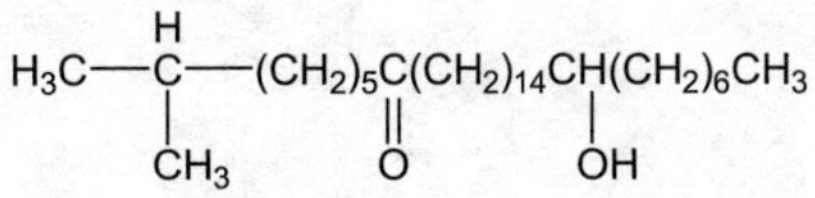

C$_{31}$H$_{62}$O$_2$　(466.8)
2-methyltriacosan-8-one-23-ol
2- 甲基三十烷 -8- 酮 -23- 醇

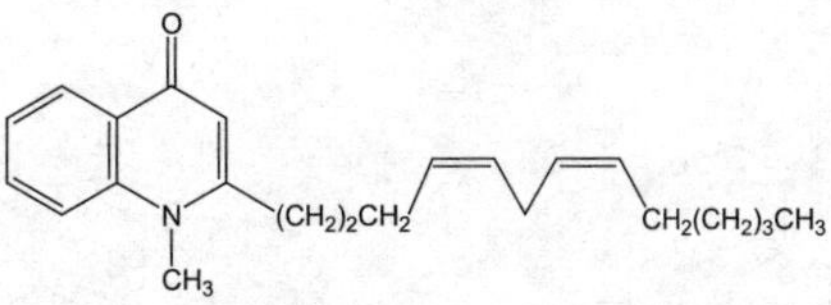

C$_{23}$H$_{31}$NO　(337.5)
1-methyl-2-[(4Z,7Z)-4,7-tridecadienyl]-4(1H)-quinolone
1- 甲基 -2-[(4Z,7Z)-4,7- 十三碳二烯]-4(1H)- 喹诺酮

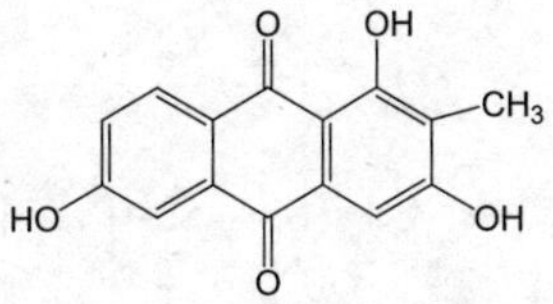

C$_{15}$H$_{10}$O$_5$　(270.2)
2-methyl-1,3,6-trihydroxyanthraquinone
2- 甲基 -1,3,6- 三羟基蒽醌

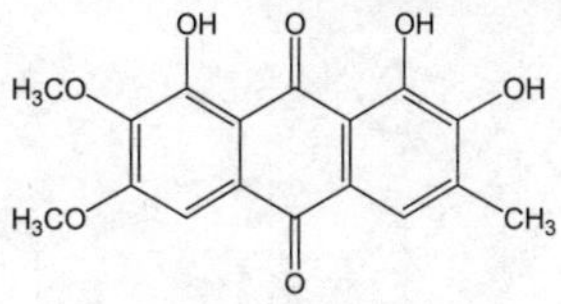

C$_{17}$H$_{14}$O$_7$　(330.3)
3-methyl-1,2,8-trihydroxy-6,7-dimethoxyl
anthraquinone
3- 甲基 -1,2,8- 三羟基 -6,7- 二甲氧基蒽醌

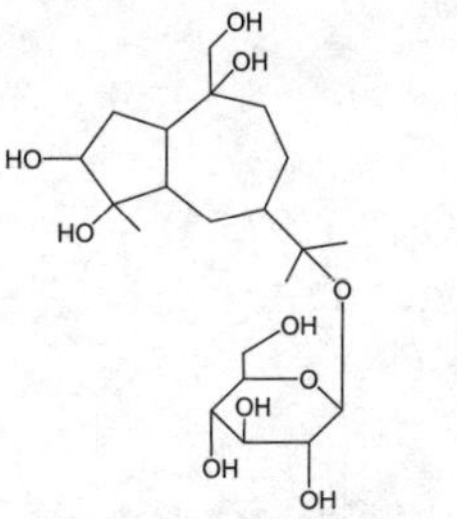

C$_{21}$H$_{37}$O$_{10}$　(449.5)
2-{8-methyl-2,8,9-trihydroxy -2-hydroxy-
methylbicyclo[5,3,0]decan-7-yl}-iso-
propanolglucoside
2-{8- 甲基 -2,8,9- 三羟基 -2- 羟甲基双
环 [5,3,0] 癸 -7- 基 } 异丙醇葡萄糖苷

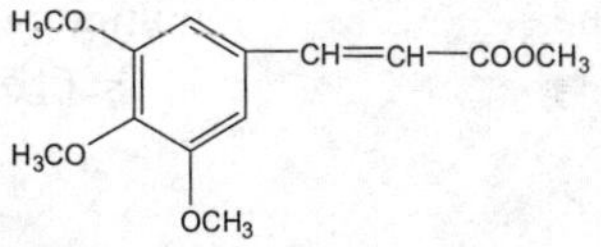

C$_{13}$H$_{16}$O$_5$　(252.3)
methyl-3,4,5-trimethoxycinnamate
3,4,5- 三甲氧基肉桂酸甲酯

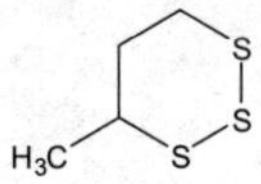

C$_4$H$_8$S$_3$　(152.3)
4-methyl-1,2,3-trithiane
4- 甲基 -1,2,3- 三噻烷

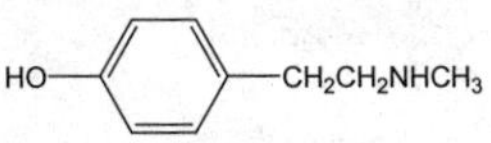

C$_9$H$_{13}$NO　(151.2)
N-methyltyramine
N- 甲基酪胺

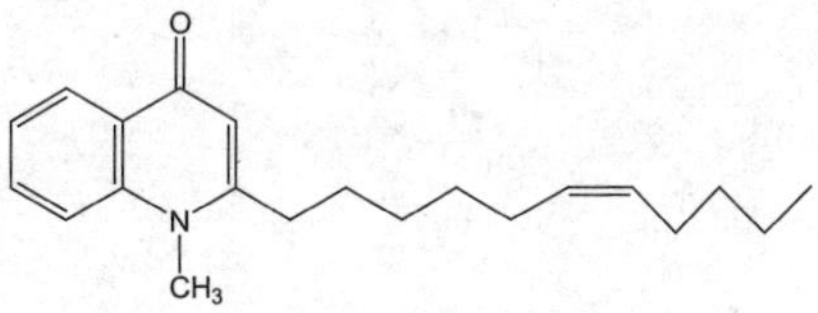

C$_{21}$H$_{32}$NO　(314.5)
1-methyl-2[(Z)-6-undecenyl]-
4(1H)-quinolone
1- 甲基 -2[(Z)-6- 十一碳烯]-
4(1H)- 喹诺酮

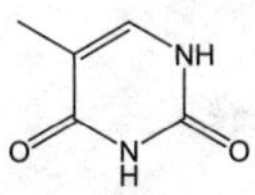

C$_5$H$_6$N$_2$O$_2$　(126.1)
5- methyluracil
5- 甲基尿嘧啶

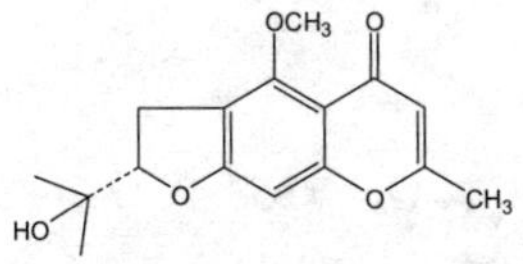

C$_{16}$H$_{18}$O$_5$　(290.3)
5-O-methylvisamminol
5-O- 甲基齿阿米醇

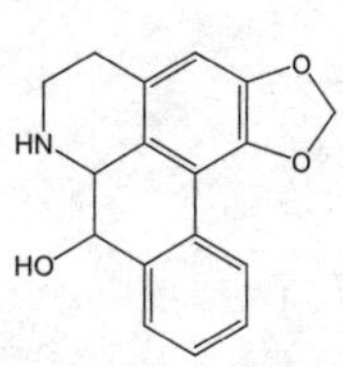

C$_{17}$H$_{15}$NO$_3$　(281.3)
michelalbine
白兰花碱

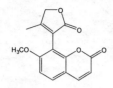

C$_{15}$H$_{12}$O$_5$ (272.3)
microminutin
小芸木呋喃内酯

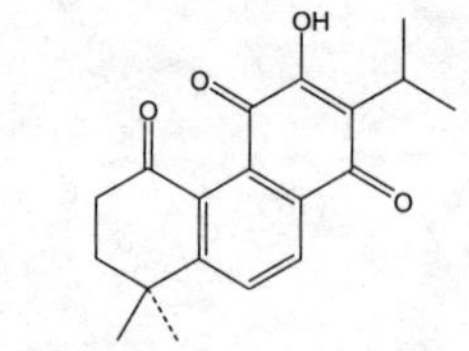

C$_{19}$H$_{20}$O$_4$ (312.4)
miltionone I
丹参酚醌 I

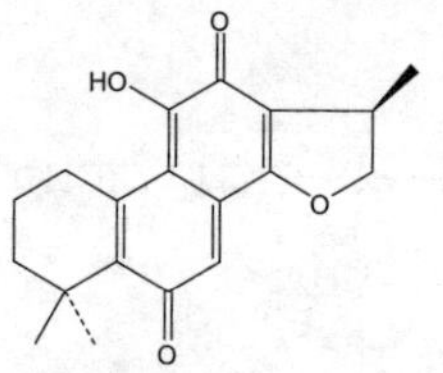

C$_{19}$H$_{20}$O$_4$ (312.4)
miltionone II
丹参酚醌 II

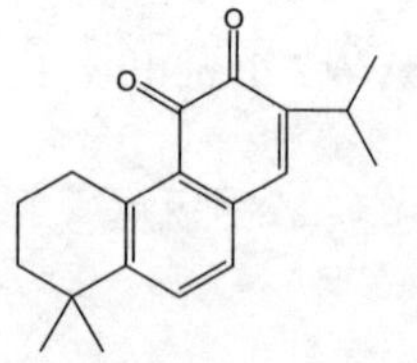

C$_{19}$H$_{22}$O$_2$ (282.4)
miltirone
丹参新酮

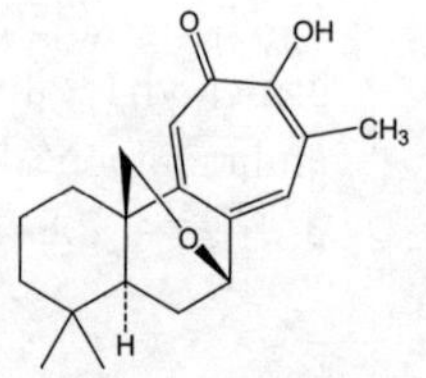

C$_{19}$H$_{24}$O$_3$ (300.4)
miltipolone
丹参环庚三烯酚酮

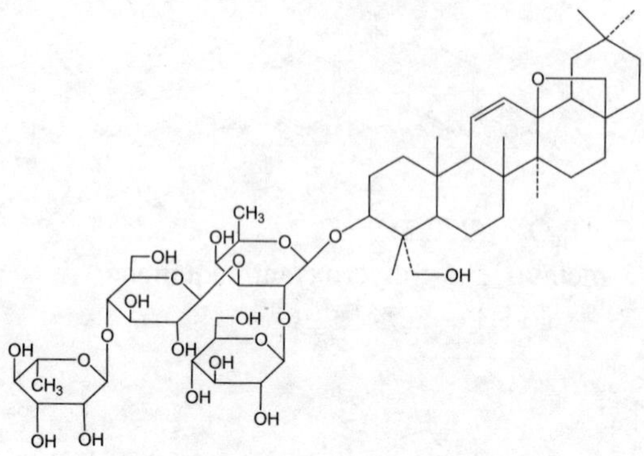

C$_{54}$H$_{88}$O$_{21}$ (1073.3)
mimengoside A
密蒙花苷 A

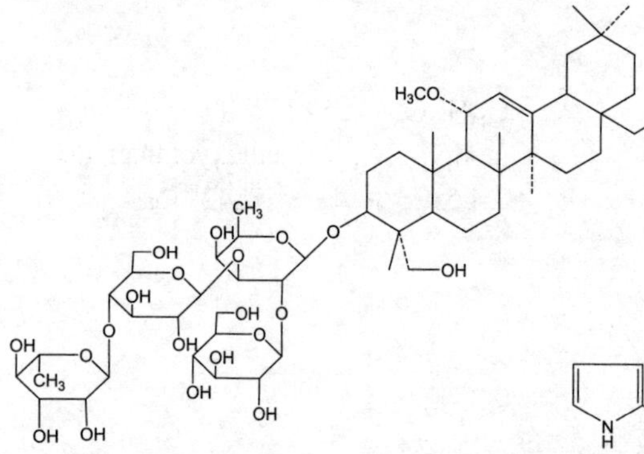

C$_{55}$H$_{92}$O$_{22}$ (1105.3)
mimengoside B
密蒙花苷 B

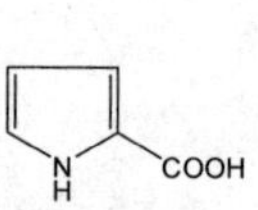

C$_5$H$_5$NO$_2$ (111.1)
2-minaline
2- 吡咯甲酸

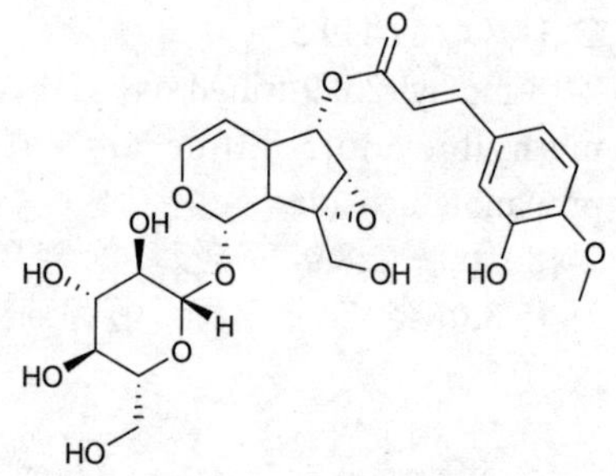

C$_{25}$H$_{30}$O$_{13}$ (538.5)
minecoside
米内苷

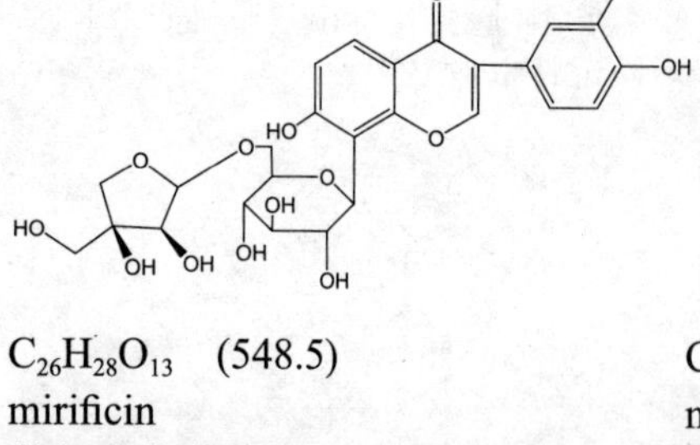

C$_{26}$H$_{28}$O$_{13}$ (548.5)
mirificin
葛根素芹菜糖苷

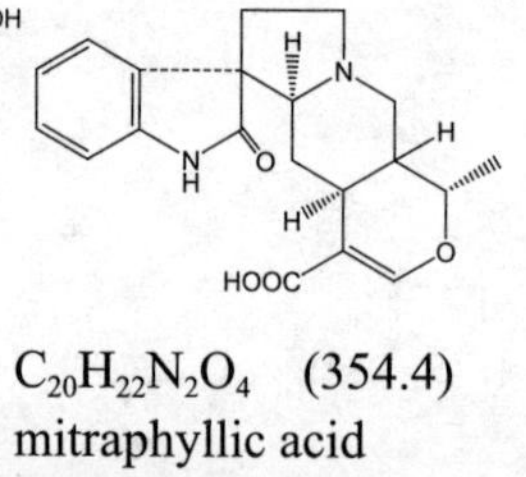

C$_{20}$H$_{22}$N$_2$O$_4$ (354.4)
mitraphyllic acid
帽柱木酸

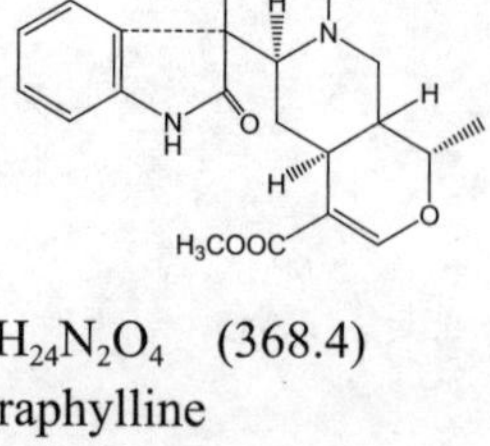

C$_{21}$H$_{24}$N$_2$O$_4$ (368.4)
mitraphylline
帽柱木碱
mitraphyllic acid methyl ester
帽柱木酸甲酯

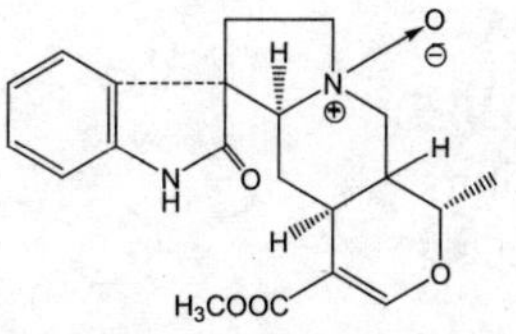

$C_{21}H_{24}N_2O_5$ (384.4)
mitraphylline *N*-oxide
帽柱木碱 *N*- 氧化物

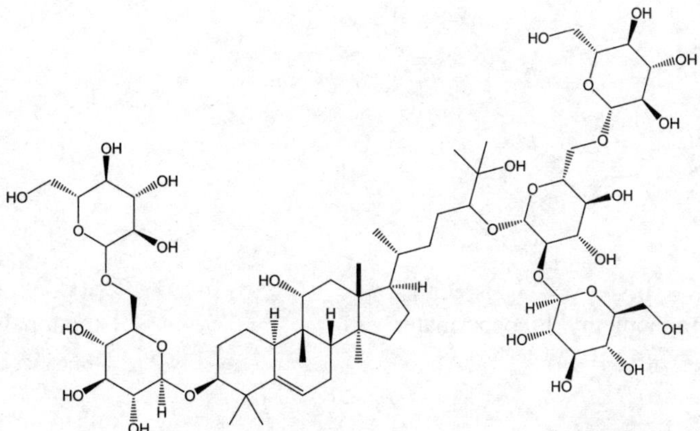

$C_{60}H_{102}O_{29}$ (1287.4)
mogroside V
罗汉果苷 V

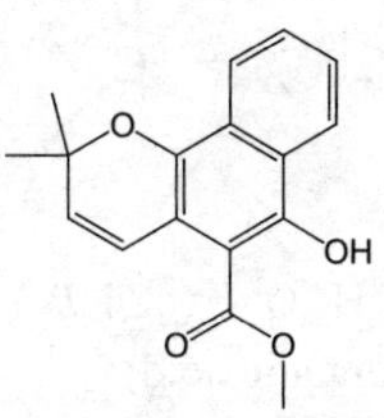

$C_{17}H_{16}O_4$ (284.3)
mollugin

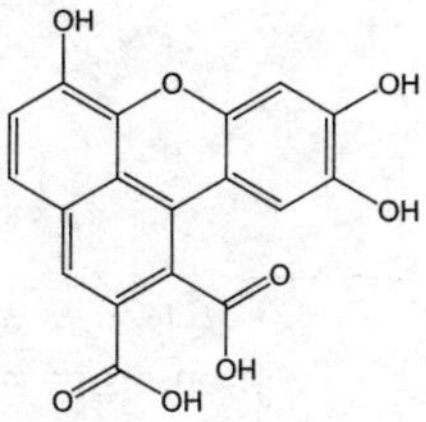

$C_{18}H_{10}O_8$ (354.3)
mongolicumin A
蒙古蒲公英素 A

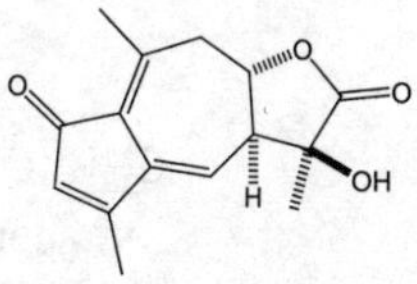

$C_{15}H_{16}O_4$ (260.3)
mongolicumin B
蒙古蒲公英素 B

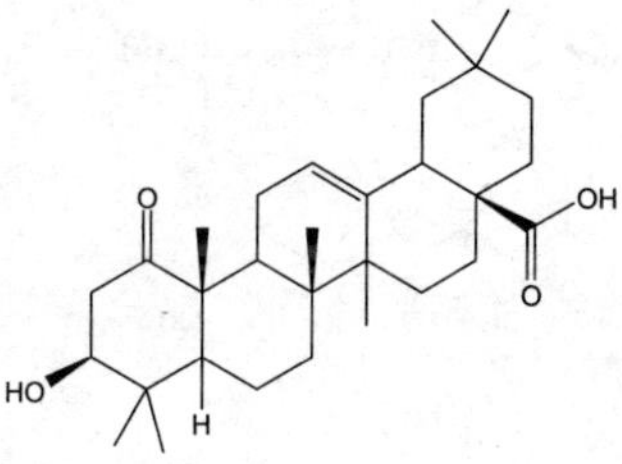

$C_{30}H_{46}O_4$ (470.7)
momordic acid
木鳖子酸

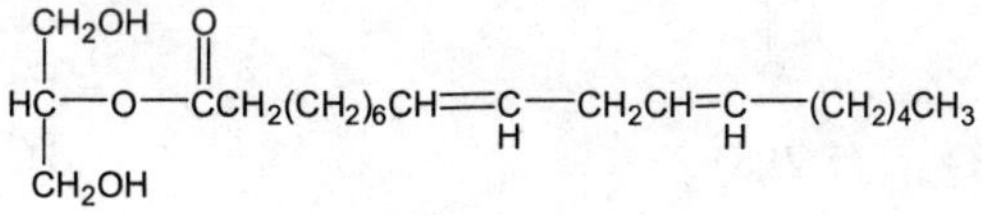

$C_{21}H_{38}O_4$ (354.5)
2-monolinolein
2- 单亚油酸甘油酯

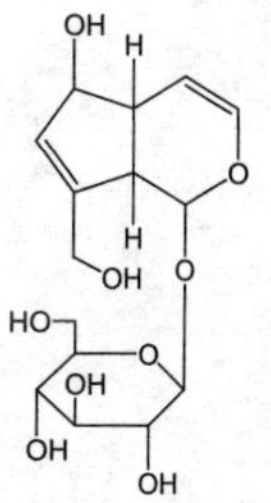

$C_{15}H_{22}O_9$ (346.3)
monomelittoside
单蜜力特苷

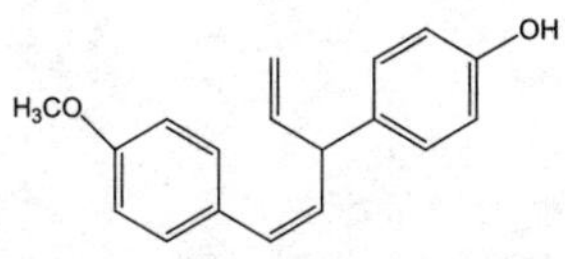

$C_{18}H_{18}O_2$ (266.3)
monomethyl-*cis*-hinokiresinol
单甲基 - 顺 - 扁柏树脂酚

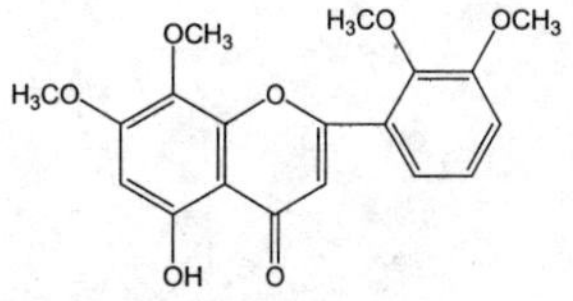

$C_{19}H_{18}O_7$ (358.3)
mono-*O*-methylwightin
3'-*O*- 甲基魏穿心莲黄素
5-hydroxy-7,8,2',3'-teramethoxyflavone
5- 羟基 -7,8,2',3'- 四甲基黄酮

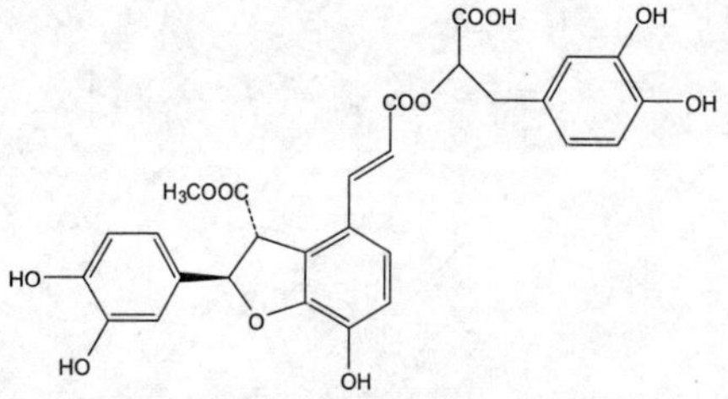

$C_{28}H_{24}O_{12}$ (552.5)
monomethyl lithospermater
紫草酸单甲酯

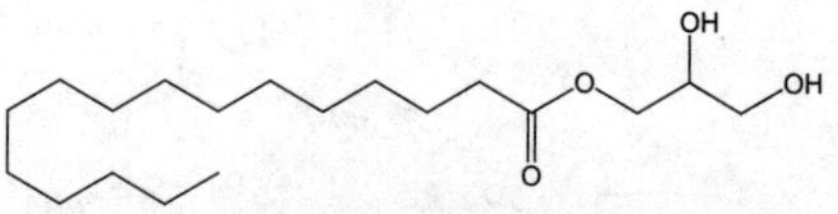

$C_{19}H_{38}O_4$ (330.5)
1-monopalmitin
单棕榈酸甘油酯

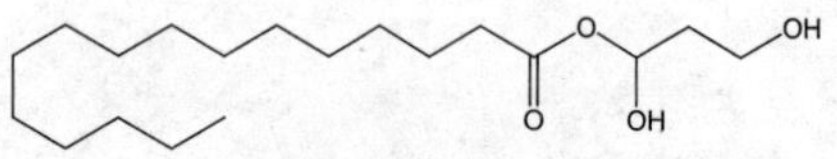

$C_{19}H_{38}O_4$ (330.5)
2-monopalmitin
单棕榈酸甘油酯

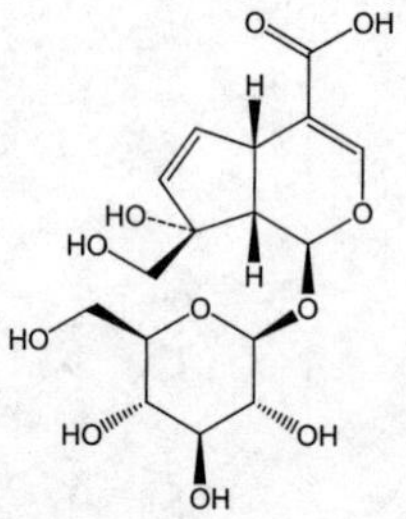

$C_{16}H_{22}O_{11}$ (390.3)
monotropein
水晶兰苷

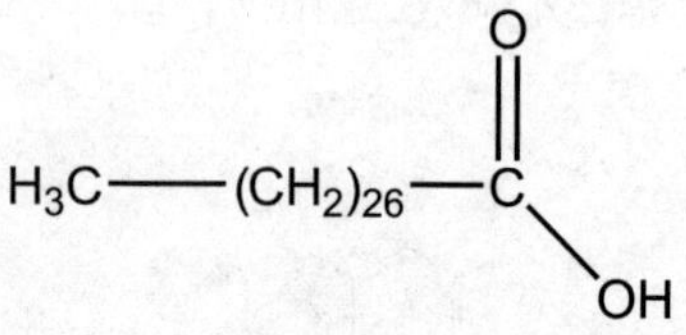

$C_{28}H_{56}O_2$ (424.7)
montanic acid
褐煤酸

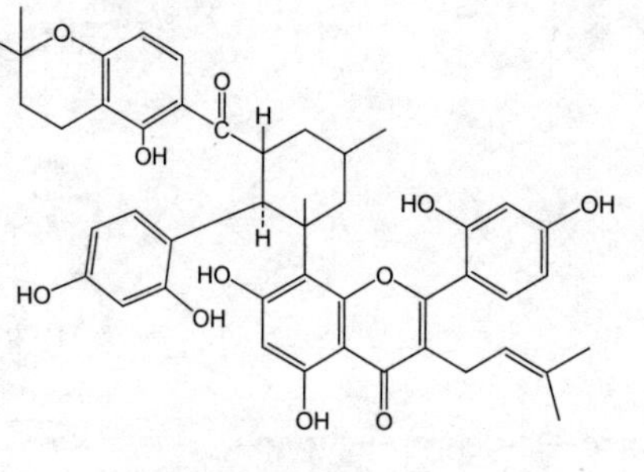

$C_{45}H_{44}O_{11}$ (760.8)
moracenin C
桑白皮素 C

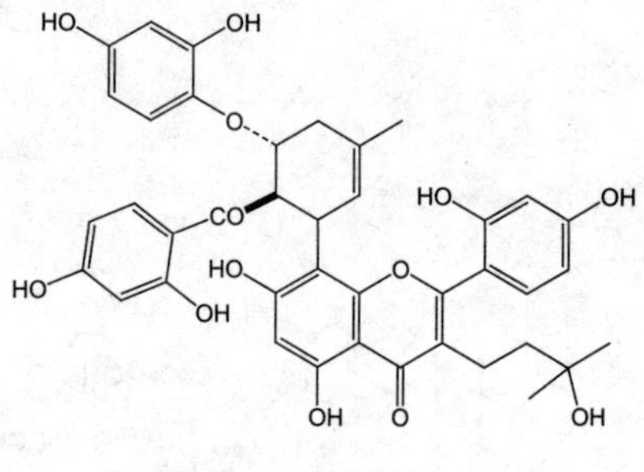

$C_{40}H_{38}O_{12}$ (710.7)
moracenin D
桑白皮素 D

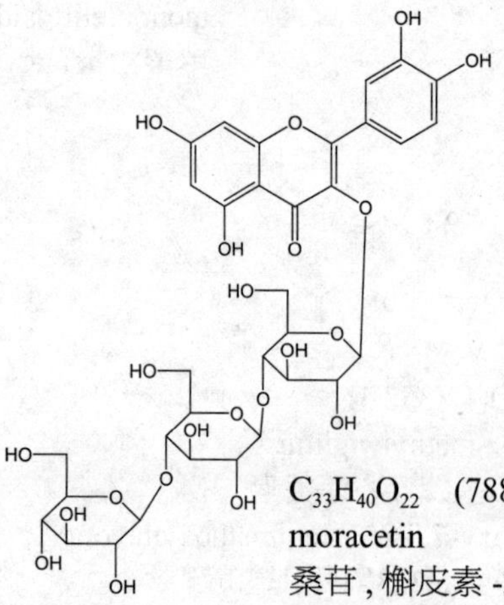

$C_{33}H_{40}O_{22}$ (788.7)
moracetin
桑苷 , 槲皮素 -3- 三葡萄糖苷

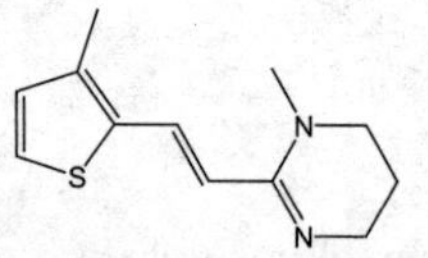

$C_{12}H_{16}N_2S$ (220.3)
moran A
桑糖朊 A

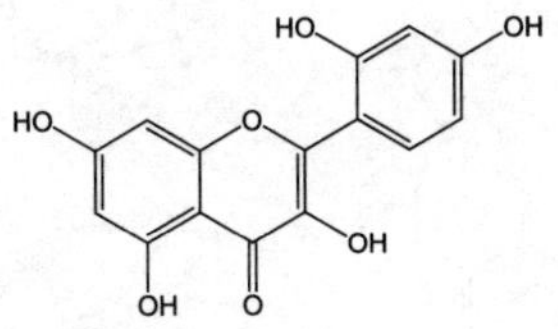

$C_{15}H_{10}O_7$　(302.2)
morin
桑色素

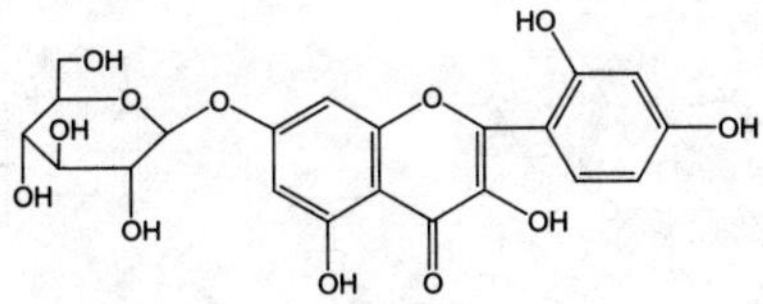

$C_{21}H_{20}O_{12}$　(464.4)
morin-7-*O*-*β*-D-glucoside
桑色素 -7-*O*-*β*-D- 葡萄糖苷

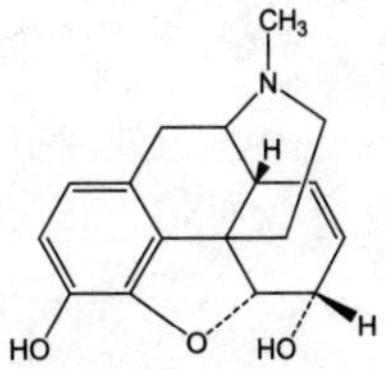

$C_{17}H_{19}NO_3$　(285.3)
morphine
吗啡

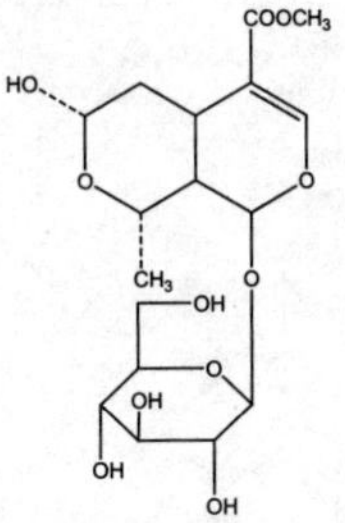

$C_{17}H_{26}O_{11}$　(406.4)
morroniside
莫罗忍冬苷

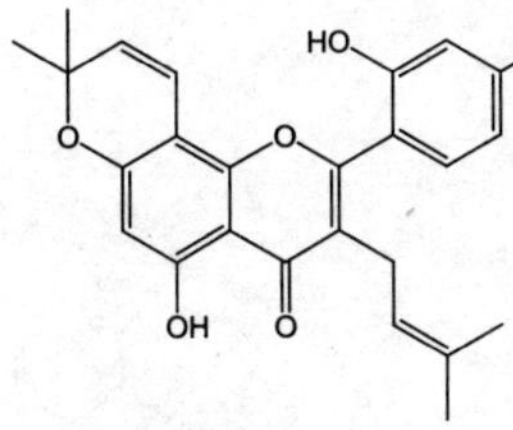

$C_{25}H_{24}O_6$　(420.5)
morusin
桑根皮素

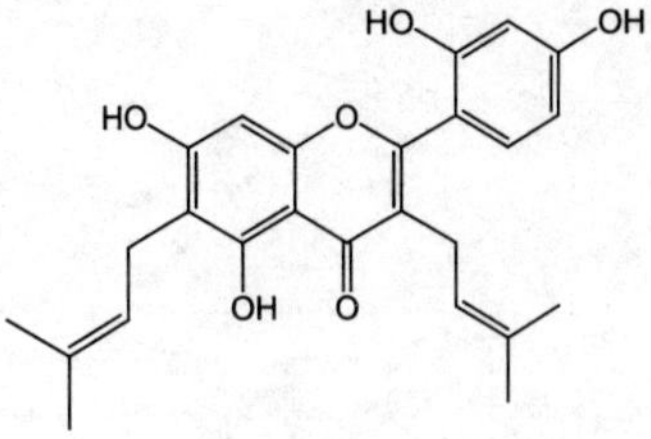

$C_{25}H_{26}O_6$　(422.5)
mulberrin
桑素

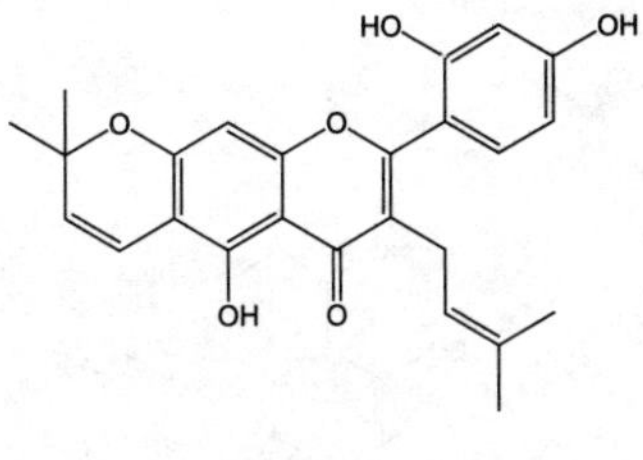

$C_{25}H_{24}O_6$　(420.5)
mulberrochromene
桑色烯

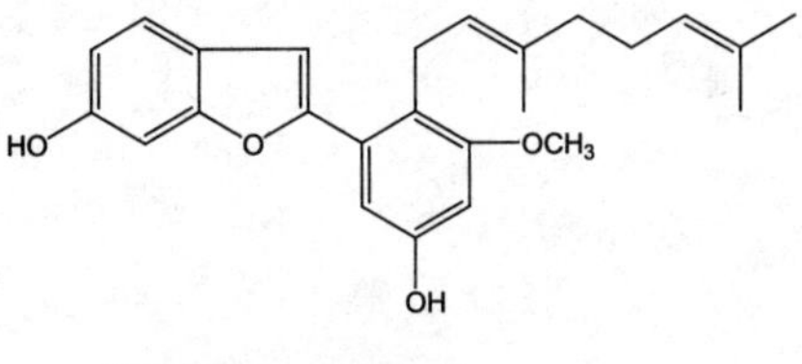

$C_{25}H_{28}O_4$　(392.5)
mulberrofuran A
桑色呋喃 A

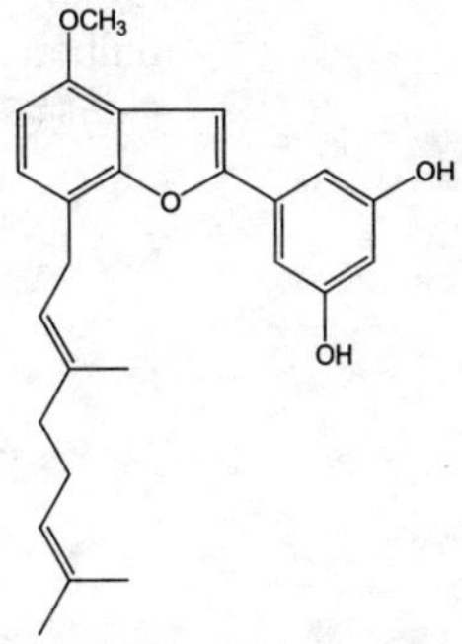

$C_{25}H_{28}O_4$　(392.5)
mulberrofuran B
桑色呋喃 B

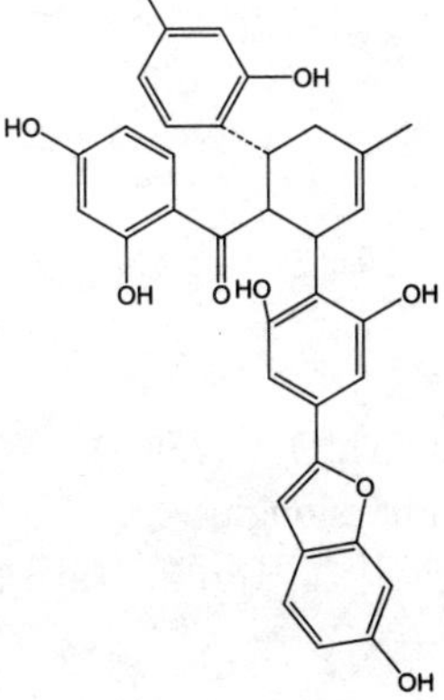

$C_{34}H_{28}O_9$　(580.6)
mulberrofuran C
桑色呋喃 C

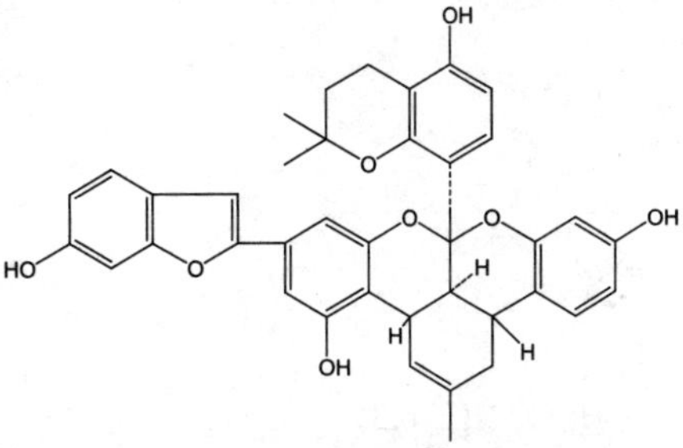

$C_{39}H_{32}O_8$　(628.7)
mulberrofuran K
桑色呋喃 K

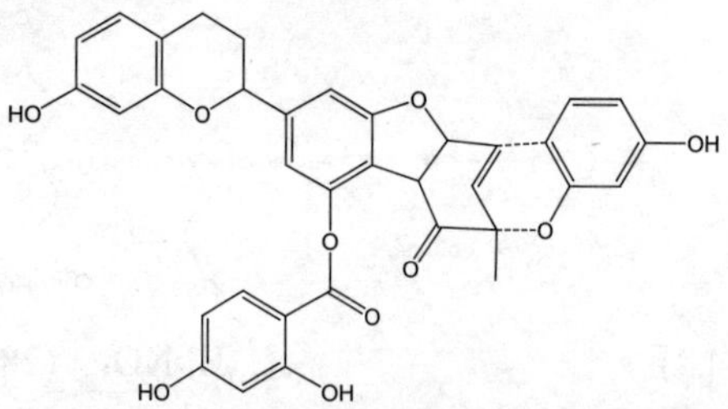

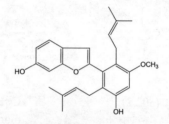

$C_{34}H_{22}O_{10}$ (590.5)
mulberrofuran M
桑色呋喃 M

$C_{25}H_{28}O_4$ (392.5)
mulberrofuran N
桑色呋喃 N

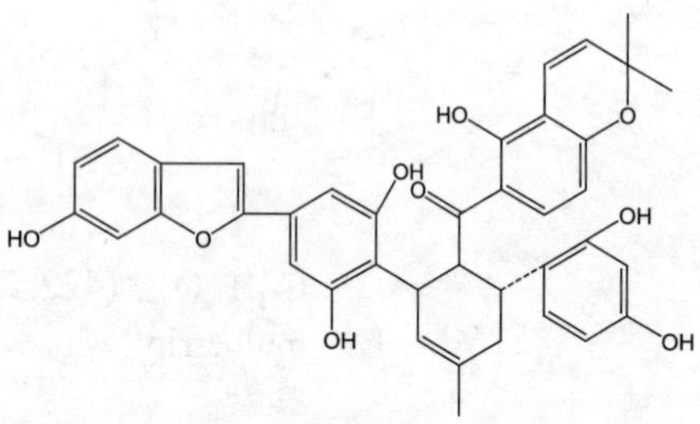

$C_{39}H_{34}O_9$ (646.7)
mulberrofuran O
桑色呋喃 O

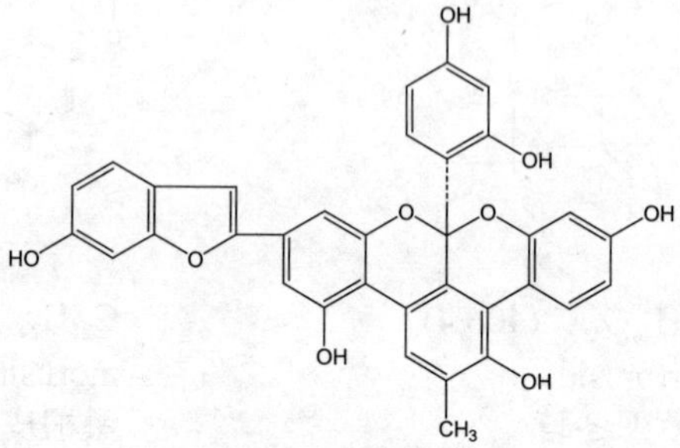

$C_{34}H_{22}O_9$ (574.5)
mulberrofuran P
桑色呋喃 P

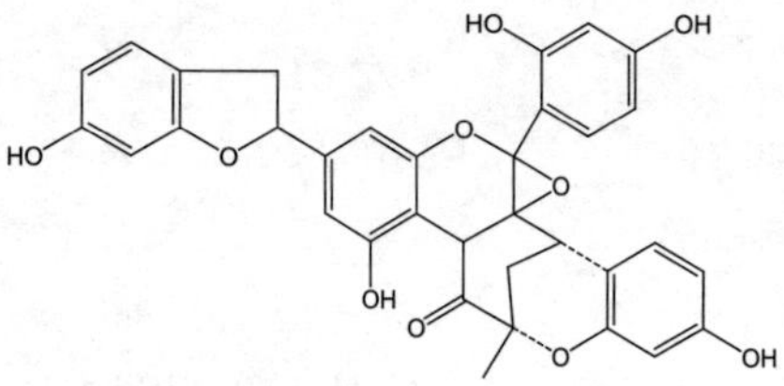

$C_{34}H_{24}O_{10}$ (592.6)
mulberrofuran Q
桑色呋喃 Q

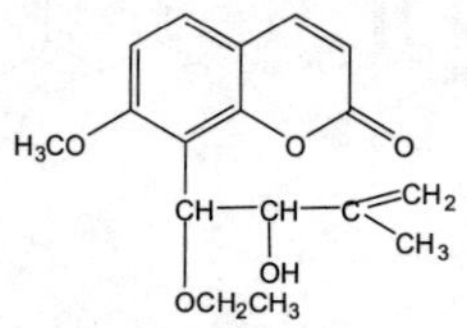

$C_{17}H_{20}O_5$ (304.3)
murpanicin
九里香丙素

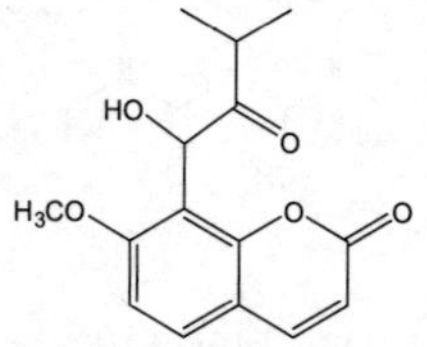

$C_{15}H_{16}O_5$ (276.3)
murpaniculol
九里香内酯酮醇

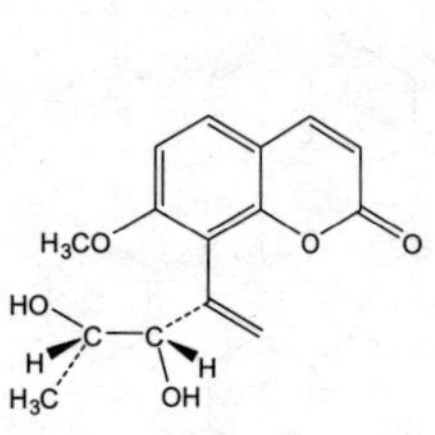

$C_{15}H_{16}O_5$ (276.3)
murpanidin
九里香乙素

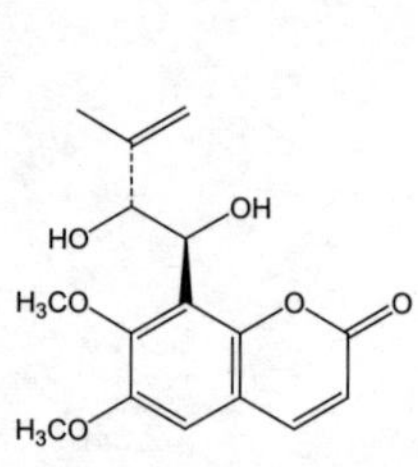

$C_{16}H_{18}O_6$ (306.3)
murragatin
九里香素

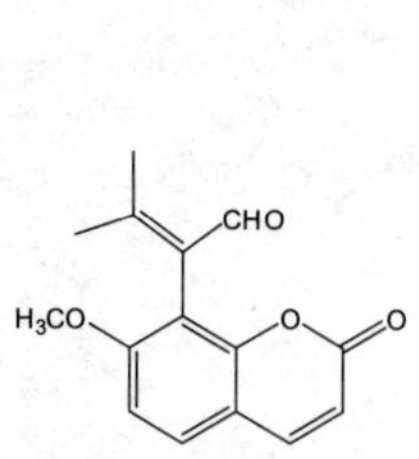

$C_{15}H_{14}O_4$ (258.3)
murralongin
长叶九里香醛，九里香精

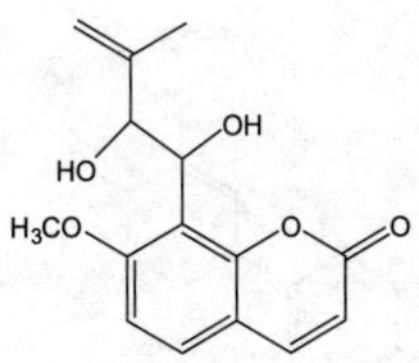

erythro(赤式 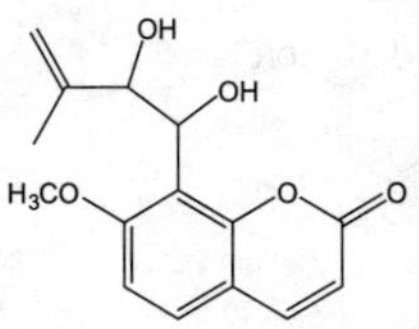)　　　　threo(苏式)

C₁₅H₁₆O₅ (276.3)
murrangatin
九里香素，长叶九里香内酯二醇，九里香亭

$C_{15}H_{16}O_5$ (276.3)
murrangatin
九里香素，长叶九里香内酯二醇，九里香亭

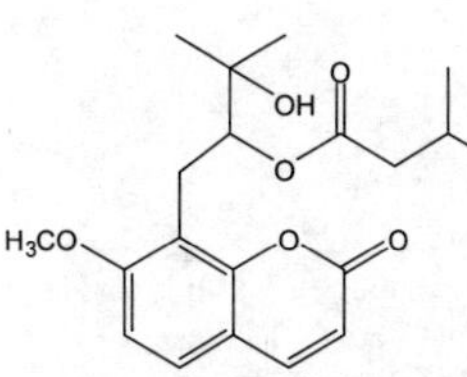

$C_{20}H_{26}O_6$ (362.4)
murrayatin
水合橙皮内酯异戊酸酯

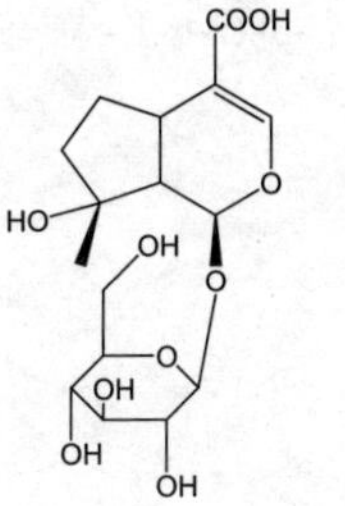

$C_{16}H_{24}O_{10}$ (376.4)
mussaenosidicacid
玉叶金花苷酸

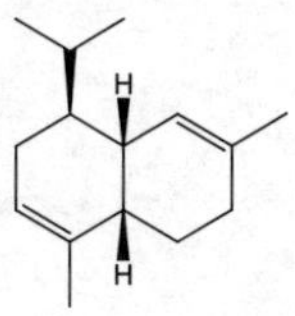

$C_{15}H_{24}$ (204.4)
α-muurolene
α- 衣兰油烯

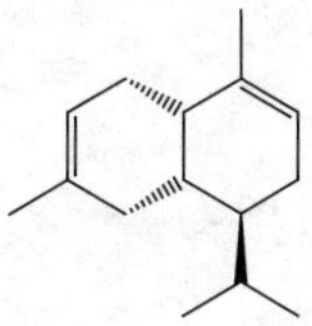

$C_{15}H_{24}$ (204.4)
β-muurolene
β- 衣兰油烯

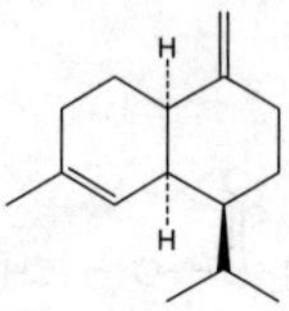

$C_{15}H_{24}$ (204.4)
γ-muurolene
γ- 衣兰油烯

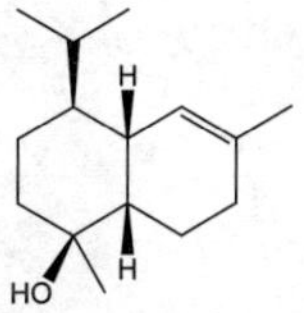

$C_{15}H_{26}O$ (222.4)
τ-muurolol
τ- 紫穗槐醇，依兰油醇

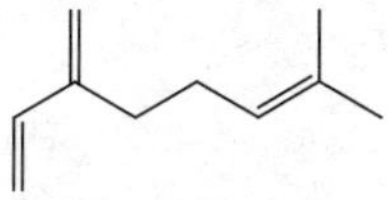

$C_{10}H_{16}$ (136.2)
myrcene
月桂烯

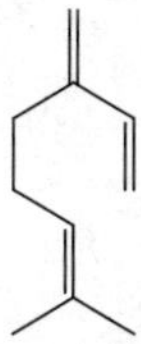

$C_{10}H_{16}$ (136.2)
β-myrcene
β- 月桂烯

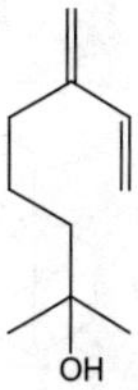

$C_{10}H_{18}O$ (154.2)
mycenol
月桂烯醇

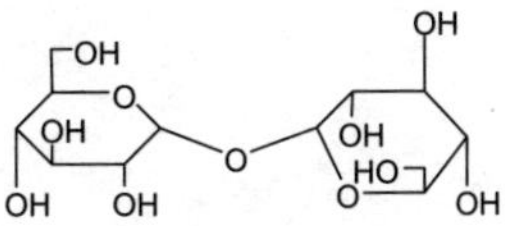

$C_{12}H_{22}O_{11}$ (342.3)
α, β- mycose
α, β- 海藻糖

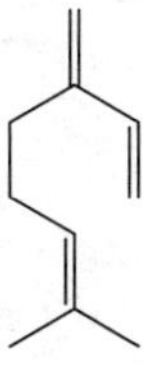

$C_{10}H_{16}$ (136.2)
myrcene
香叶烯
β-myrcene
月桂烯，β- 月桂烯

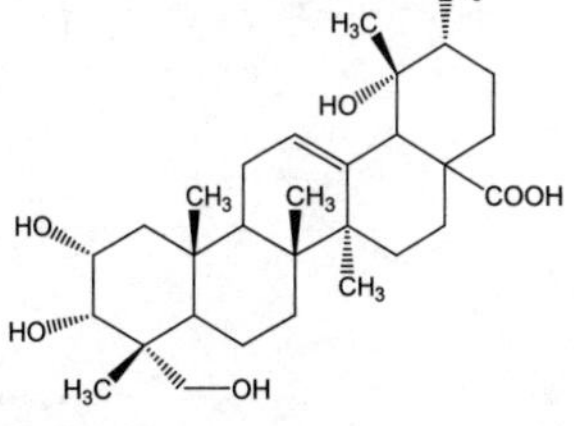

$C_{30}H_{48}O_6$ (504.7)
myrianthic acid
2α,3α,19α,23- 四羟基 -12-
烯 -28- 乌苏酸

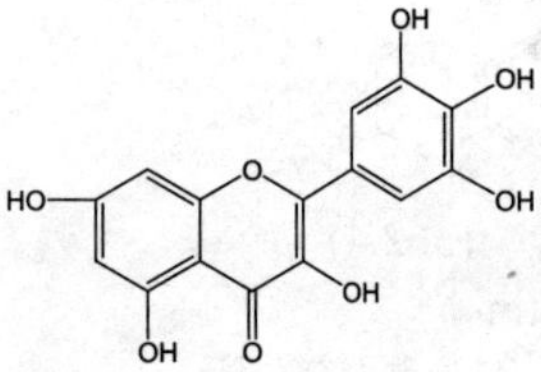

$C_{15}H_{10}O_8$ (318.2)
myricetin
杨梅树皮素

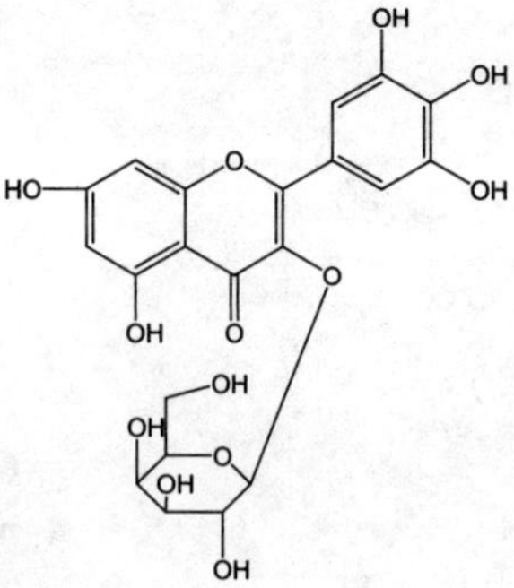

$C_{21}H_{20}O_{13}$ (480.4)
myricetin-3-O-β-D-galactopyranose
杨梅素 -3-O-β-D- 吡喃半乳糖苷

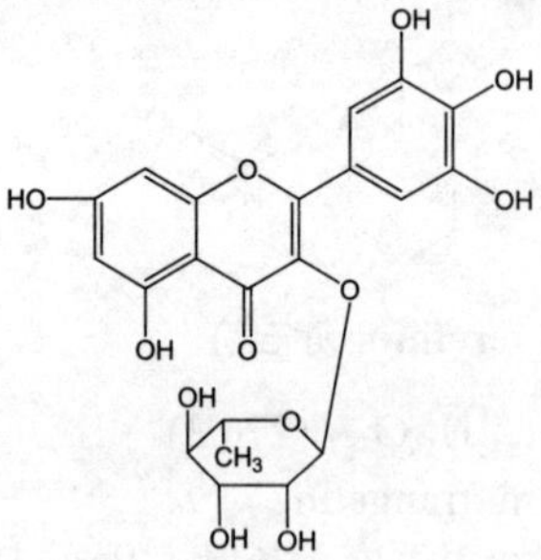

$C_{21}H_{20}O_{12}$ (464.4)
myricetin-3-O-α-L-rhamnoside
杨梅树皮素 -3-O-α-L- 鼠李糖苷
myricitrin
杨梅苷

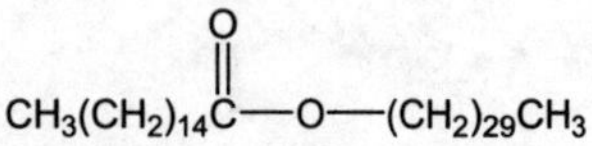

$CH_3(CH_2)_{14}C-O-(CH_2)_{29}CH_3$

$C_{46}H_{92}O_2$ (677.2)
myricylpamitate
棕榈酸蜂花醇酯

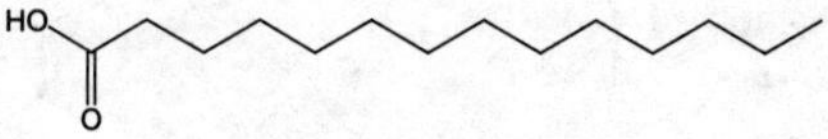

$C_{14}H_{28}O_2$ (228.4)
myristic acid
肉豆蔻酸

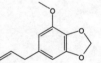

$C_{11}H_{12}O_3$ (192.2)
myristicin
肉豆蔻醚

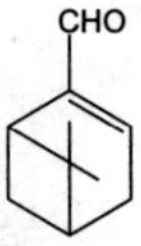

$C_{10}H_{14}O$ (150.2)
myrtenal
桃金娘烯醛，桃金娘醛

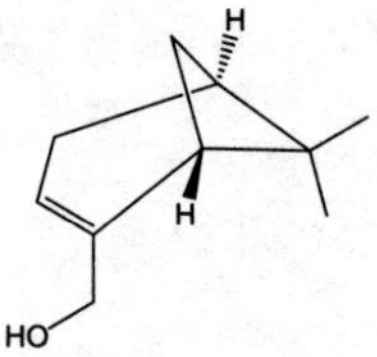

$C_{10}H_{16}O$ (152.2)
（－）-myrtenol
桃金娘醇

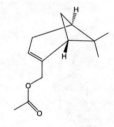

$C_{12}H_{18}O_2$ (194.3)
（－）-myrtenyl acetate
（－）- 乙酸桉树酯

N 部

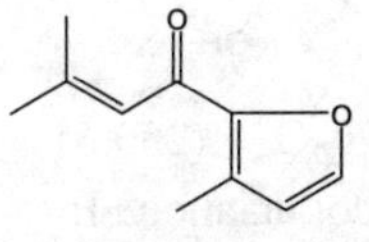

$C_{10}H_{12}O_2$ (164.2)
naginataketone
白苏酮

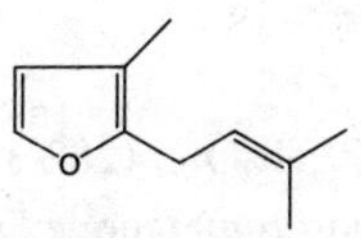

$C_{10}H_{14}O$ (150.2)
α-naginatene
α- 白苏烯

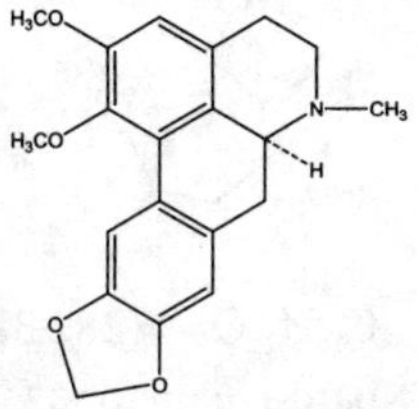

$C_{20}H_{21}NO_4$ (339.4)
nantenine
O- 甲基南天竹碱

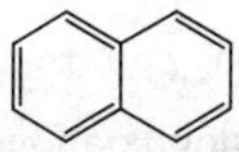

$C_{10}H_8$ (128.2)
naphthalene
萘

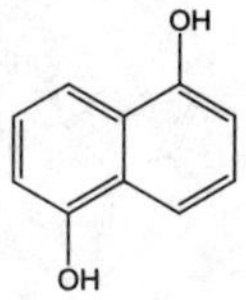

$C_{10}H_8O_2$ (162.2)
1,5-naphthalenediol
1,5- 萘二醇

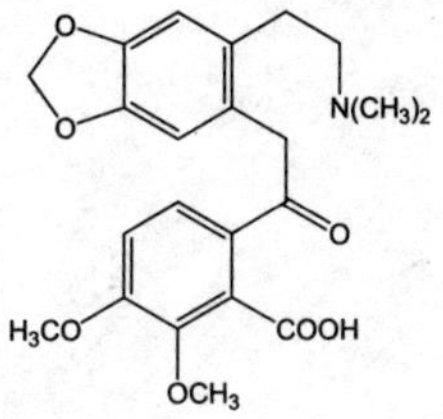

$C_{22}H_{25}NO_7$ (415.4)
narceine
那碎因

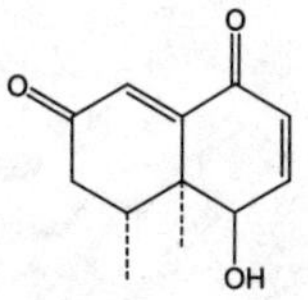

$C_{12}H_{14}O_3$ (206.2)
narchinol A
甘松香醇 A

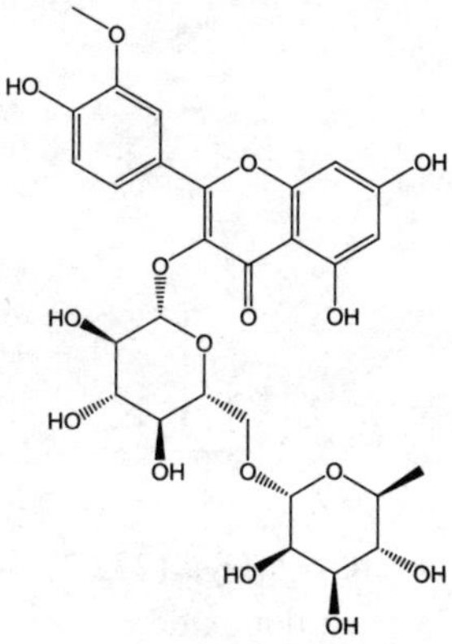

$C_{28}H_{32}O_{16}$ (624.5)
narcissin
水仙苷

α   β

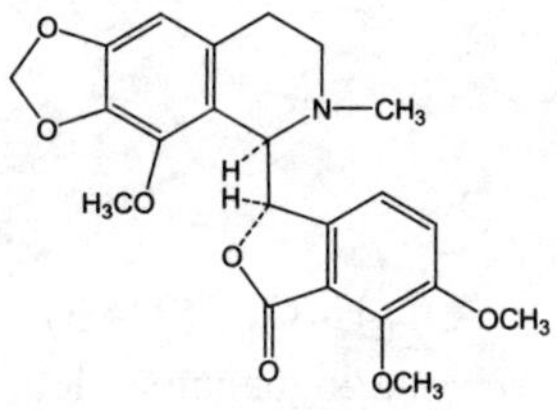

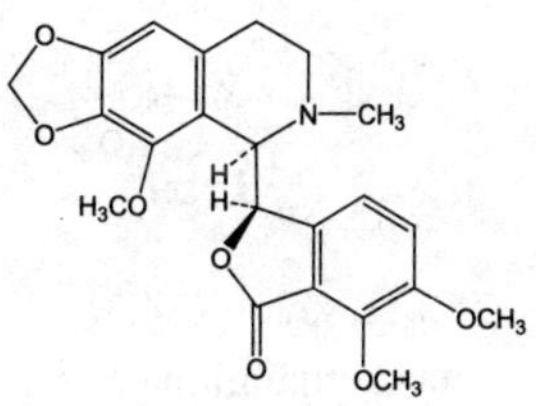

$C_{21}H_{23}NO_7$ (401.4)
narcotinum
那可汀

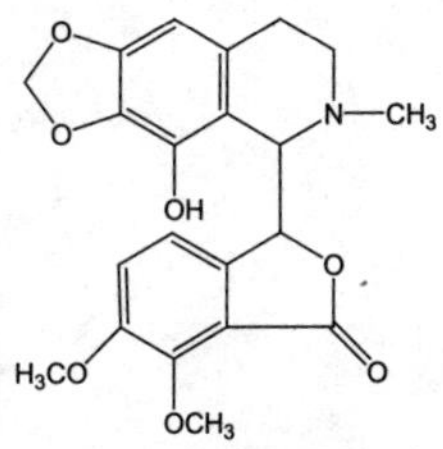

$C_{21}H_{21}NO_7$ (399.39)
narcotoline
罂粟壳碱

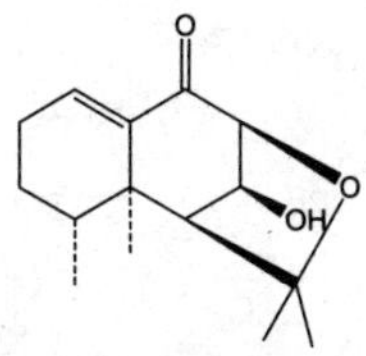

$C_{15}H_{22}O_3$ (250.3)
nardofuran
甘松呋喃

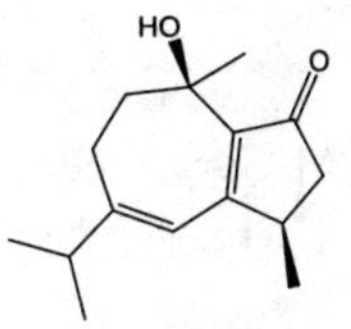

$C_{15}H_{22}O_2$ (234.3)
nardoguaianone A
甘松愈创木酮 A

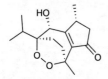

C$_{15}$H$_{22}$O$_4$ (266.3)
nardoguaianone B
甘松愈创木酮 B

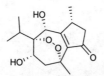

C$_{15}$H$_{22}$O$_5$ (282.33)
nardoguaianone C
甘松愈创木酮 C

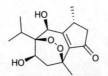

C$_{15}$H$_{22}$O$_5$ (282.3)
nardoguaianone D
甘松愈创木酮 D

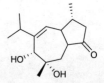

C$_{15}$H$_{22}$O$_3$ (250.3)
nardoguaianone E
甘松愈创木酮 E

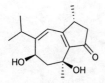

C$_{15}$H$_{22}$O$_3$ (250.3)
nardoguaianone F
甘松愈创木酮 F

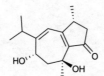

C$_{15}$H$_{22}$O$_3$ (250.3)
nardoguaianone G
甘松愈创木酮 G

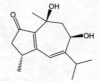

C$_{15}$H$_{22}$O$_3$ (250.3)
nardoguaianone H
甘松愈创木酮 H

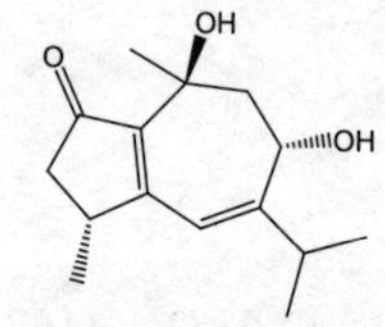

C$_{15}$H$_{22}$O$_3$ (250.3)
nardoguaianone I
甘松愈创木酮 I

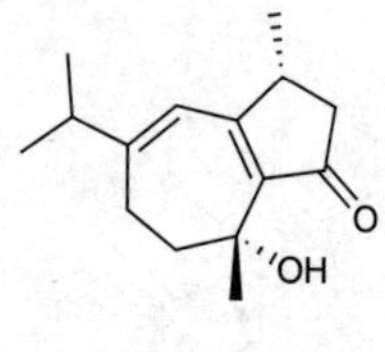

C$_{15}$H$_{22}$O$_2$ (234.3)
nardoguaianone J
甘松愈创木酮 J

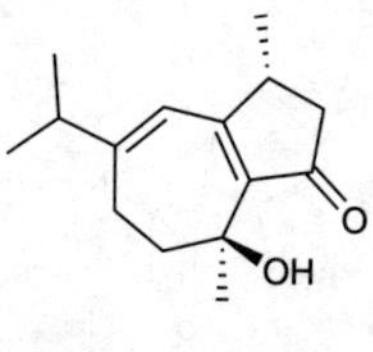

C$_{15}$H$_{22}$O$_2$ (234.3)
nardoguaianone K
甘松愈创木酮 K

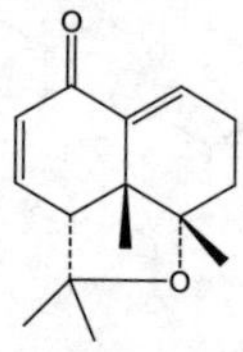

C$_{15}$H$_{20}$O$_2$ (232.3)
nardonoxide
甘松环氧化物

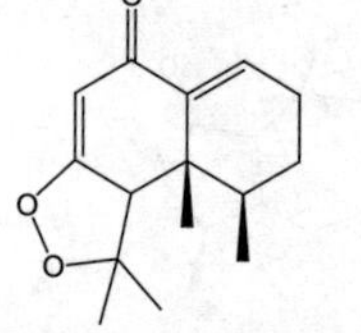

C$_{15}$H$_{22}$O$_3$ (250.3)
nardosinone
甘松新酮

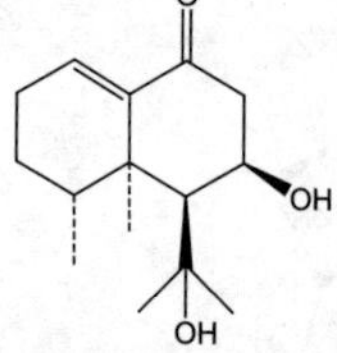

C$_{15}$H$_{24}$O$_3$ (252.4)
nardosinonediol
甘松新酮二醇

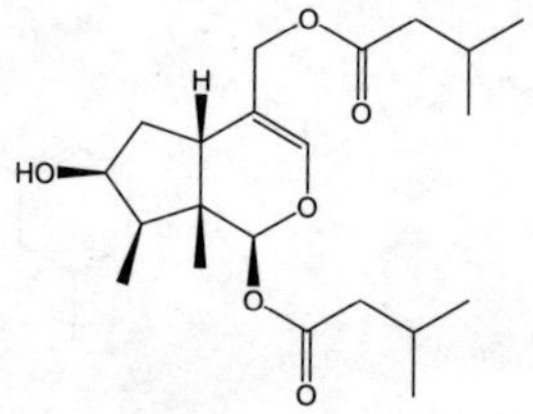

C$_{20}$H$_{32}$O$_6$ (368.5)
nardostachin
甘松二酯

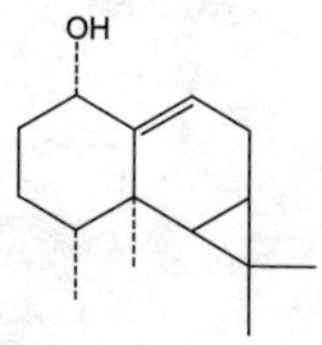

C$_{15}$H$_{24}$O (220.4)
nardostachnol
甘松醇

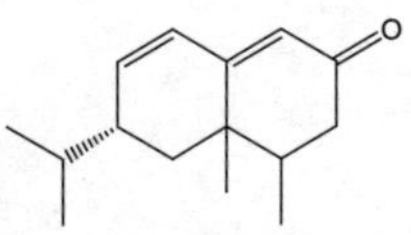

$C_{15}H_{24}O$　(220.4)
nardostachone (1,8,9,10-tetradehydroaristolane-2-one)
甘松酮 (1,8,9,10- 四去氢马兜铃烷 -2- 酮)

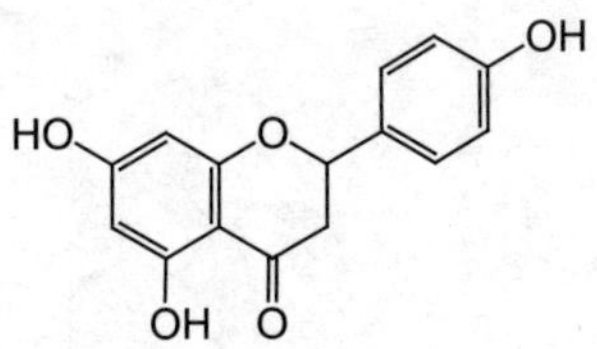

$C_{15}H_{12}O_5$　(272.3)
naringenin
柚皮素

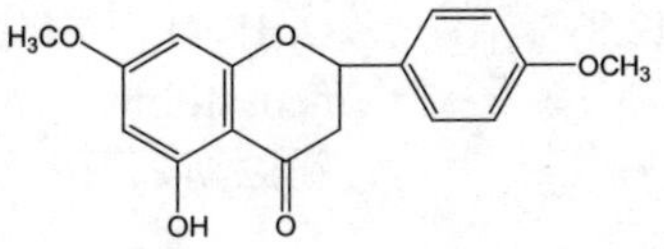

$C_{17}H_{16}O_5$　(300.3)
naringenin-4′,7-dimethylether
柚皮素 -4′,7- 二甲醚

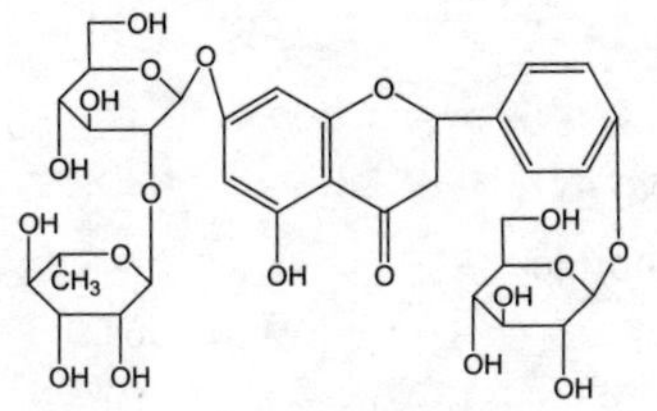

$C_{33}H_{42}O_{19}$　(742.7)
naringenin-4′-glucoside-7-rutinoside
柚皮素 -4′- 葡萄糖苷 -7- 芸香糖苷

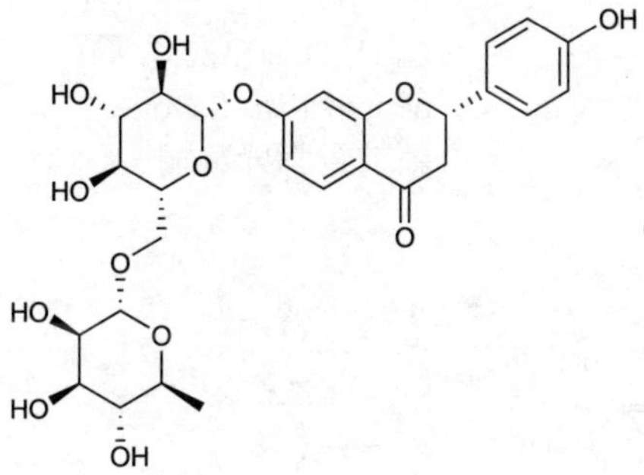

$C_{27}H_{32}O_{14}$　(580.5)
naringin
柚皮苷

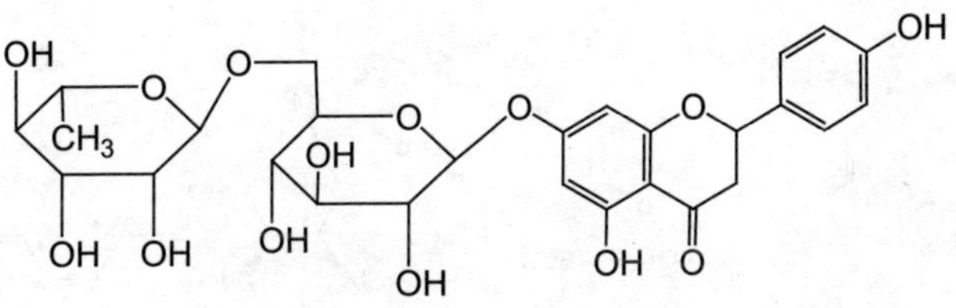

$C_{27}H_{32}O_{14}$　(580.5)
narirutin
柚皮芸香苷
naringenin-7-rutinoside
柚皮素 -7- 芸香糖苷

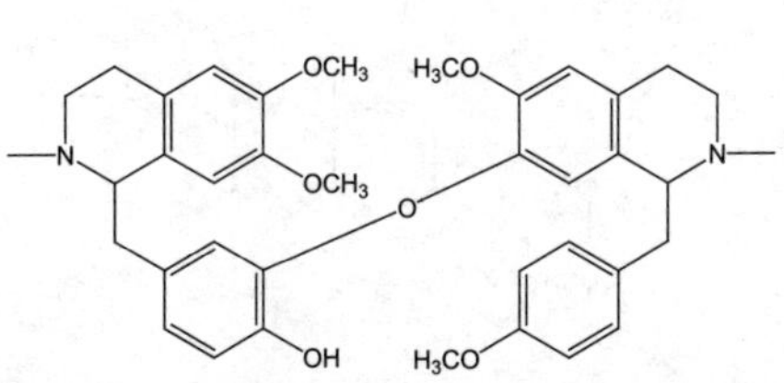

$C_{38}H_{44}N_2O_6$　(624.8)
neferine
甲基莲心碱

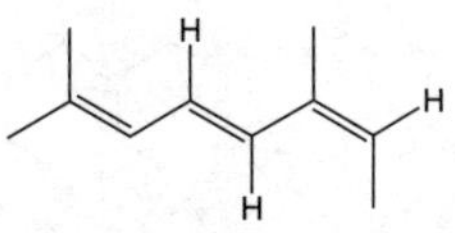

$C_{10}H_{16}$　(136.2)
neoalloocimene
新别罗勒烯

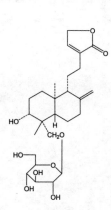

$C_{26}H_{40}O_8$ (480.6)
neoandrographolide
新穿心莲内酯

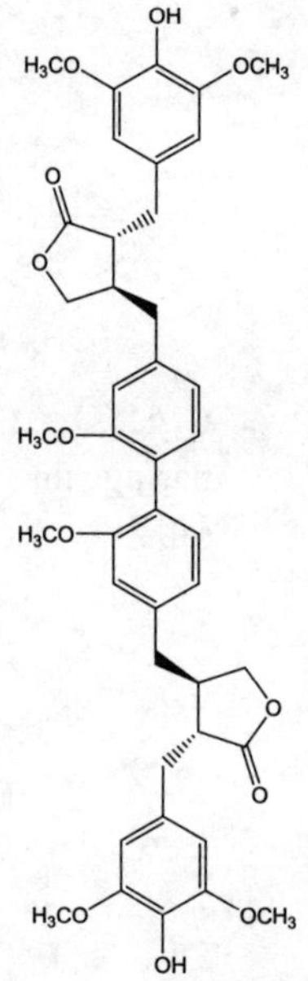

$C_{42}H_{46}O_{12}$ (742.8)
neoarctin B
新牛蒡乙素

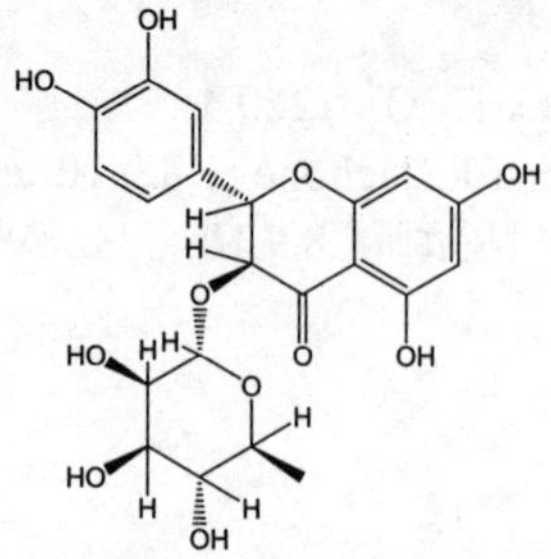

$C_{21}H_{22}O_{11}$ (450.4)
neoastilbin
新落新妇苷

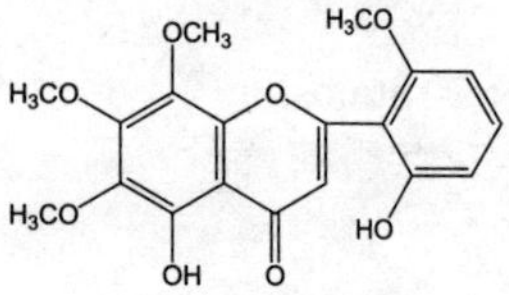

$C_{19}H_{18}O_8$ (374.3)
neobaicalein
黄芩新素

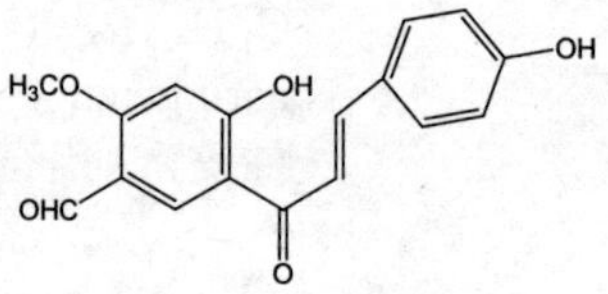

$C_{17}H_{14}O_5$ (298.3)
neobavachalcone
新补骨脂查耳酮

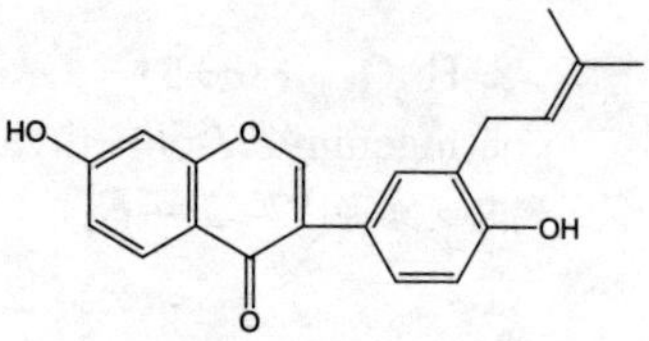

$C_{20}H_{18}O_4$ (322.4)
neobava-*iso*-flavone
新补骨脂异黄酮

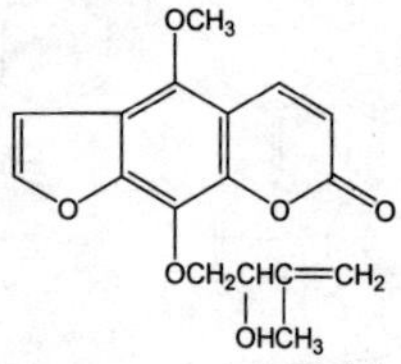

$C_{17}H_{16}O_6$ (316.3)
neobyakangelicol
新白当归脑

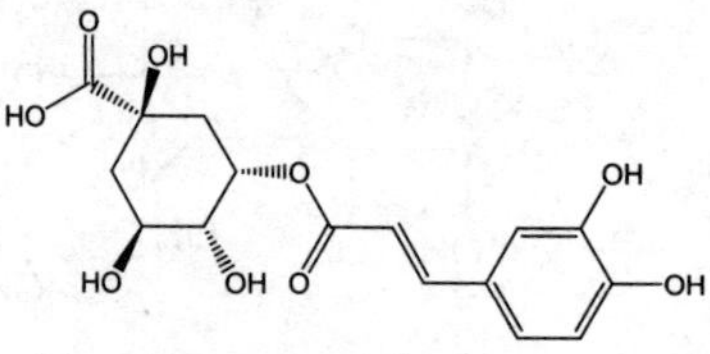

$C_{16}H_{18}O_9$ (354.3)
neochlorogenic acid
新绿原酸
3′-caffeoylquinic acid
3′- 咖啡酰奎宁酸

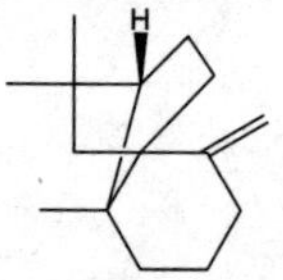

$C_{15}H_{24}$ (204.4)
β-neoclovene
β- 新丁香三环烯

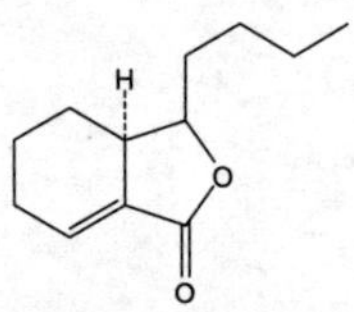

$C_{12}H_{18}O_2$ (194.3)
neocnidilide
新蛇床内酯

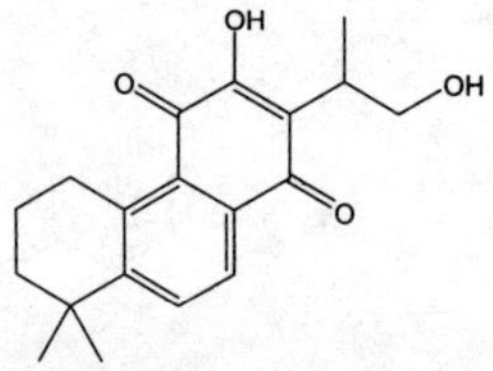

$C_{19}H_{22}O_4$ (314.4)
neocryptotanshinone
新隐丹参酮

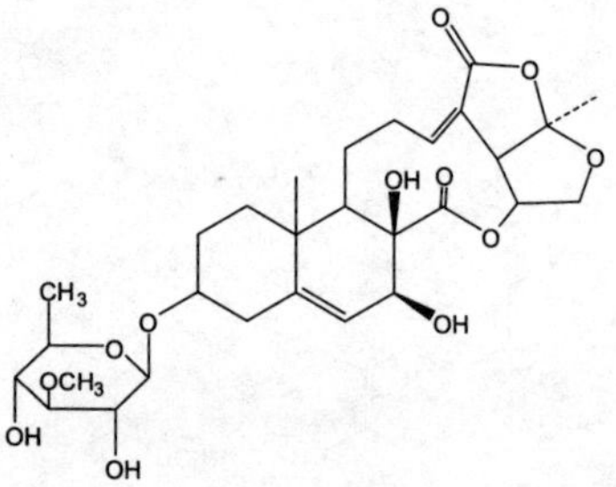

$C_{29}H_{40}O_{12}$ (580.6)
neocynanversicoside
蔓生白薇新苷

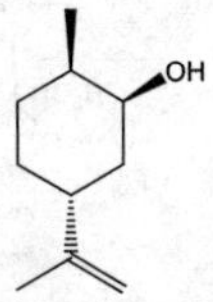

$C_{10}H_{18}O$　(154.3)
neodihydrocarveol
新二氢香芹醇

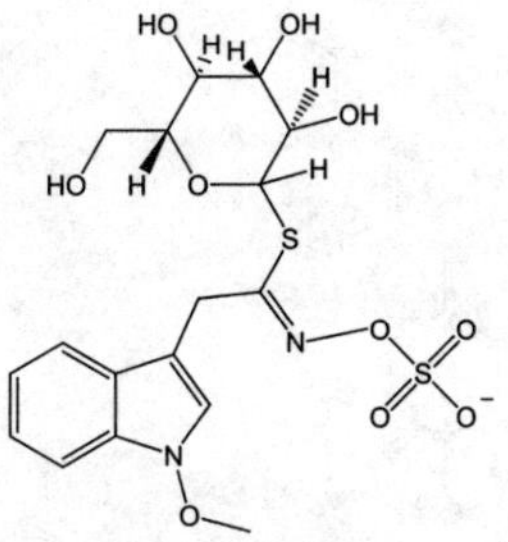

$C_{17}H_{22}N_2O_{10}S_2$　(478.5)
neoglucobrassicin
新芸苔葡萄糖硫苷，新芥苷

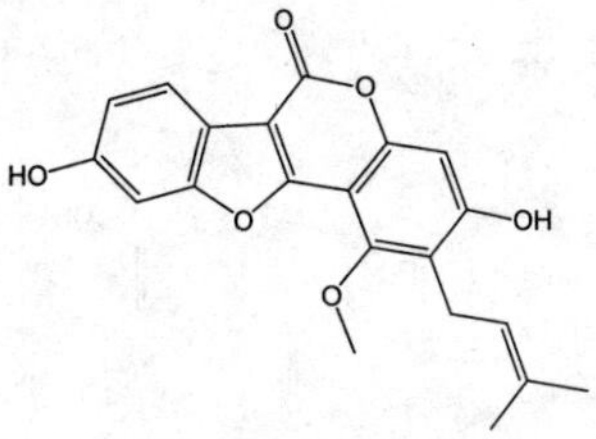

$C_{21}H_{18}O_6$　(366.7)
neoglycyrol
新甘草酚

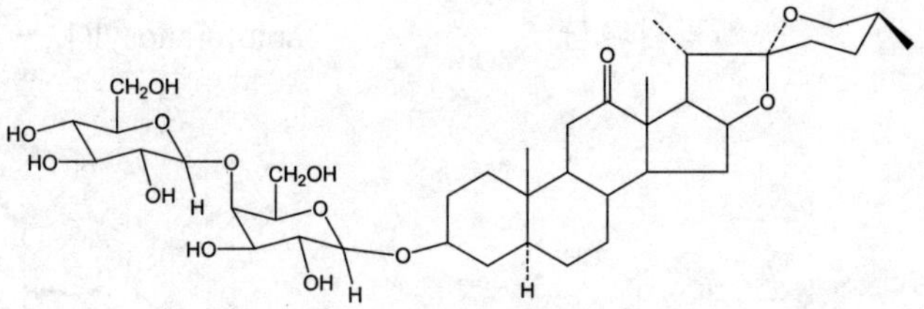

$C_{39}H_{62}O_{14}$　(754.9)
neohecogenin-3-*O*-*β*-D- glucopyranosyl(1→4)-*β*-D- galactopyranoside
新海柯皂苷元 -3-*O*-*β*-D- 吡喃葡萄糖基 (1→4)–*β*-D- 吡喃半乳糖苷

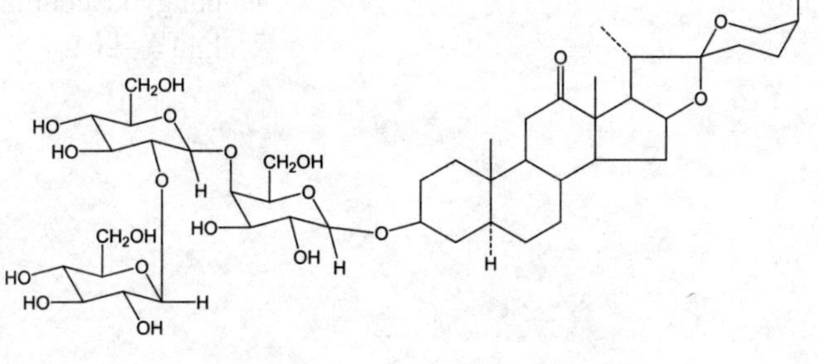

$C_{45}H_{72}O_{19}$　(917.0)
neohecogenin-3-*O*-*β*-D-glucopyranosyl(1→2)-*β*-D-glucopyranosyl(1→4)-*β*-D-galactopyranoside
新海柯皂苷元 -3-*O*-*β*-D- 吡喃葡萄糖基 (1→2)-*β*-D- 吡喃葡萄糖基 (1→4)-*β*-D- 吡喃半乳糖苷

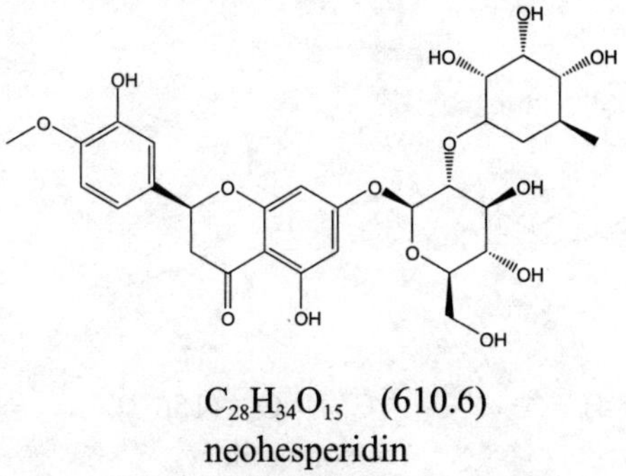

$C_{28}H_{34}O_{15}$　(610.6)
neohesperidin
新橙皮苷

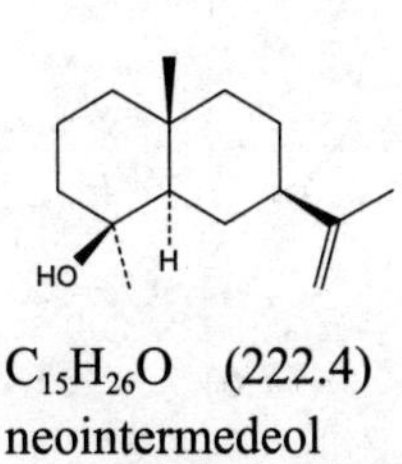

$C_{15}H_{26}O$　(222.4)
neointermedeol
左旋新臭根子草醇

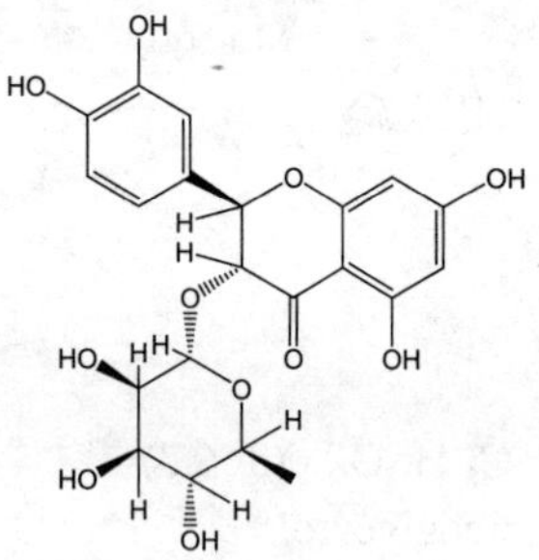

$C_{21}H_{22}O_{11}$ (450.4)
neo-*iso*-astilbin
新异落新妇苷

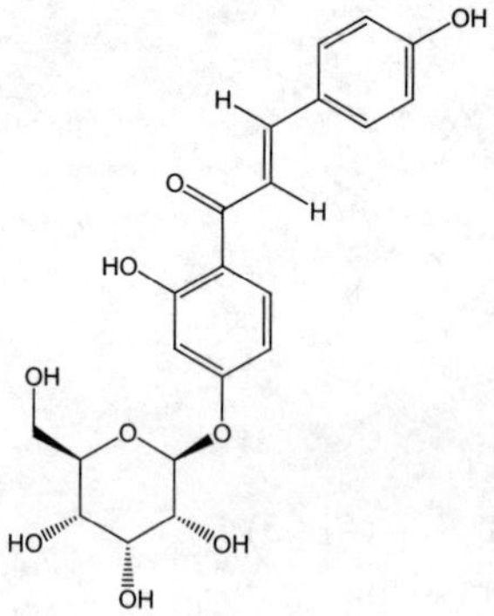

$C_{21}H_{22}O_9$ (418.4)
neo-*iso*-liquiritin
新异甘草苷

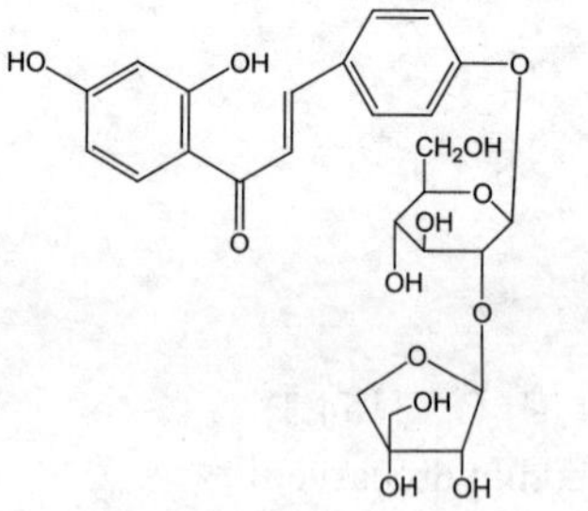

$C_{26}H_{30}O_{13}$ (550.5)
neolicuraside[*iso*-liquiritigenin-4-
apiofuranosyl(1 → 2)glucopyranoside]
异甘草苷元 -4- 芹糖葡萄糖苷

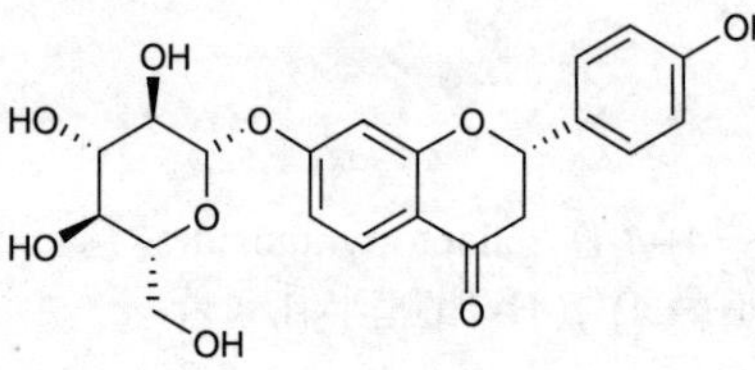

$C_{21}H_{22}O_9$ (418.4)
neoliquiritin
新甘草苷

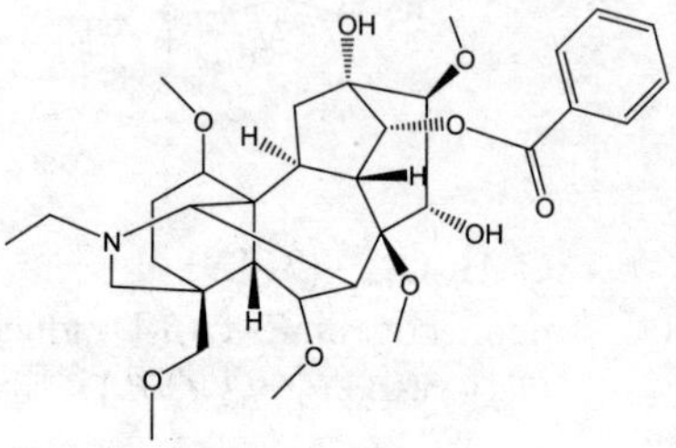

$C_{33}H_{47}NO_9$ (601.7)
neojiangyouaconitine
新江油乌头碱

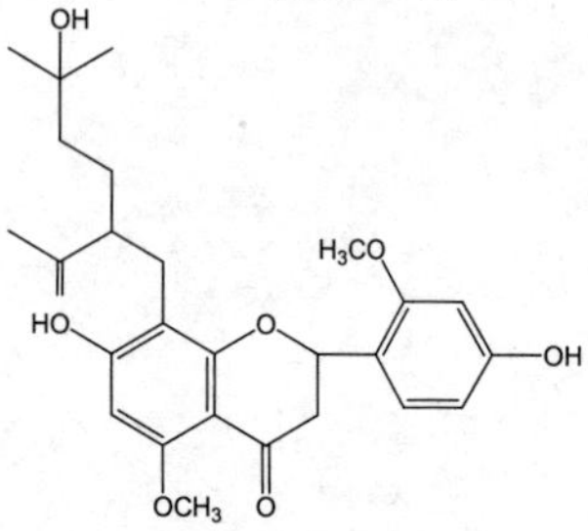

$C_{27}H_{34}O_7$ (470.6)
neokurarinol
新苦参醇

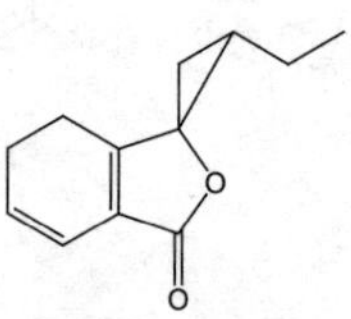

$C_{12}H_{14}O_2$ (190.2)
neoligustilide
新藁苯内酯

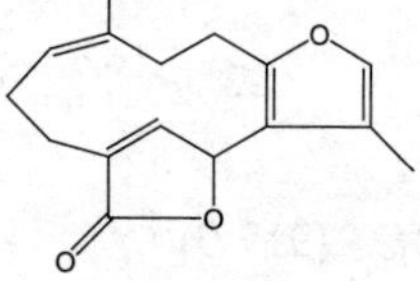

$C_{15}H_{16}O_3$ (244.3)
neolinderalactone
新乌药内酯

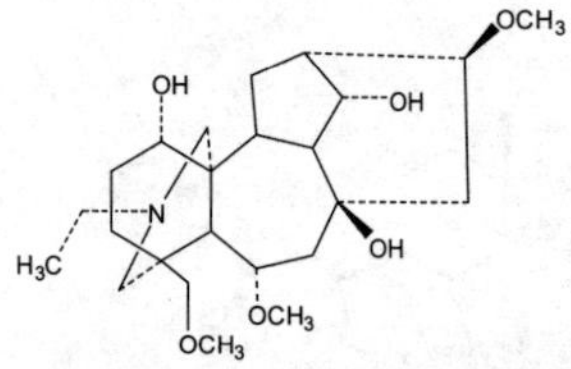

$C_{24}H_{39}NO_6$ (437.6)
neoline
新乌宁碱

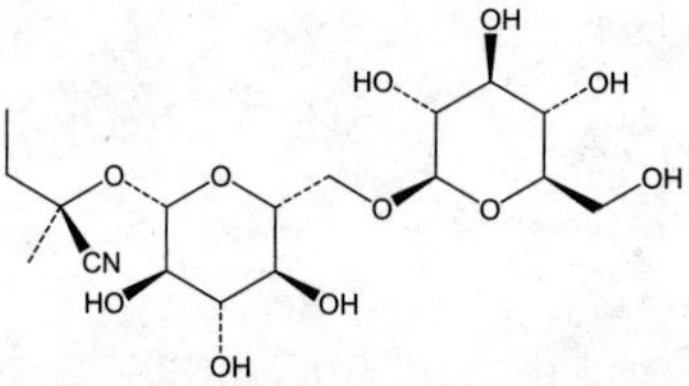

$C_{17}H_{29}NO_{11}$ (423.4)
neolinustatin
新亚麻氰苷

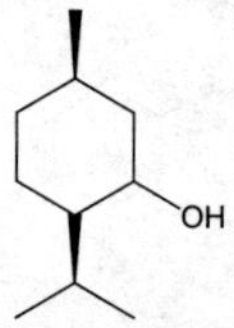

$C_{10}H_{20}O$ (156.3)
neomenthol
新薄荷醇

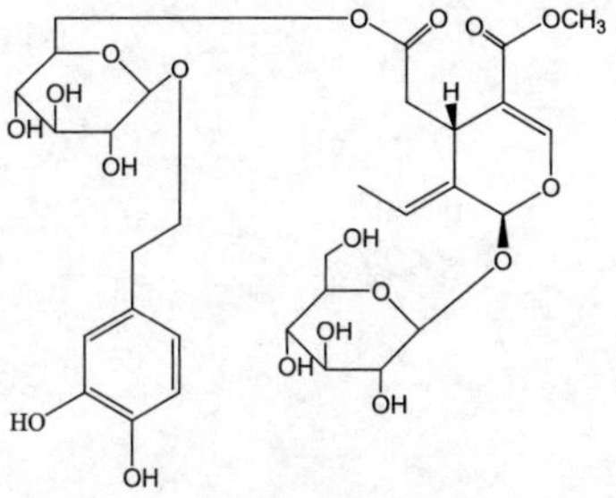

$C_{31}H_{42}O_{18}$ (702.7)
neonuezhenide
新女贞子苷

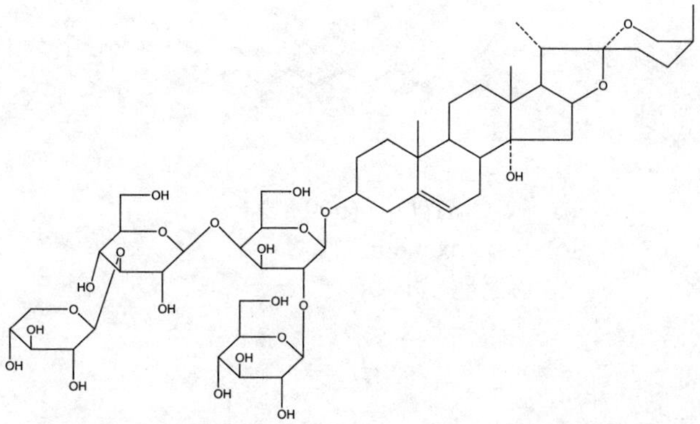

$C_{50}H_{80}O_{23}$ (1049.2)
neoprazerigenin A-3-O-β-D-lycotetraoside
新巴拉次薯蓣皂苷元 -A-3-O-β-D- 石蒜四糖苷

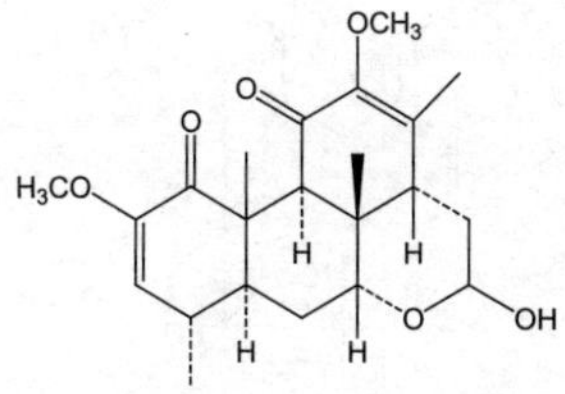

$C_{22}H_{30}O_6$ (390.5)
neoquassine
新苦木素

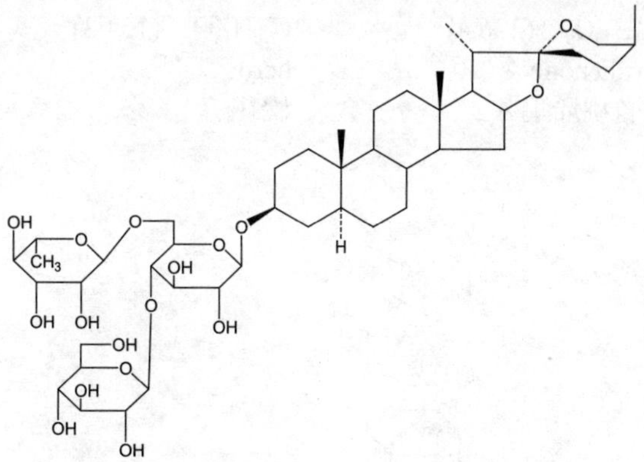

$C_{45}H_{74}O_{17}$ (887.1)
neotigogenin-3-O-β-D-glucopyranosyl(1 → 4)-O-[α-L-
rhamnopyranosyl)-(1 → 6)-]-β-D-glucopyranoside
新替告皂苷元 -3-O-β-D- 吡喃葡萄糖 -(1 → 4)-O-[α-L-
吡喃鼠李糖 -(1 → 6)]-β-D- 吡喃葡萄糖苷

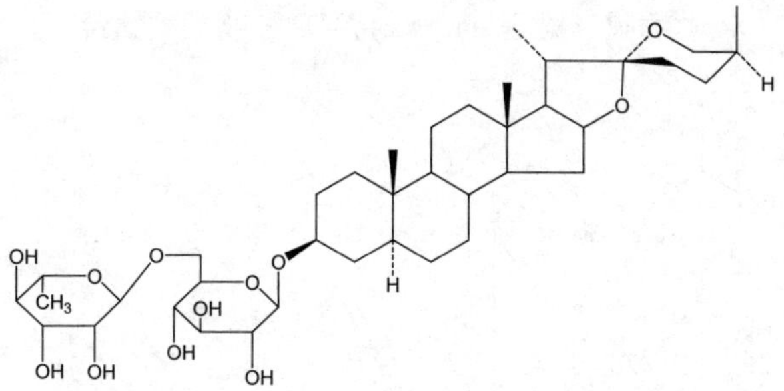

$C_{39}H_{64}O_{12}$ (724.9)
neotigogenin-3-O-α-L-rhamnopyranosyl-(1 → 6)-β-D-
glucopyranoside
新替告皂苷元 -3-O-α-L- 吡喃鼠李糖 -(1 → 6)-β-D- 吡喃
葡萄糖苷

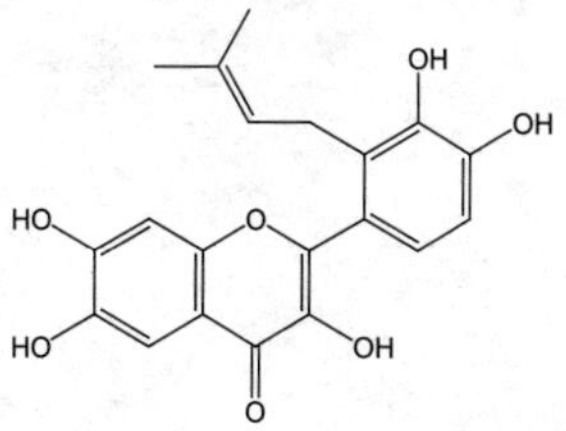

$C_{20}H_{18}O_7$ (370.4)
neouralenol
新乌拉尔醇

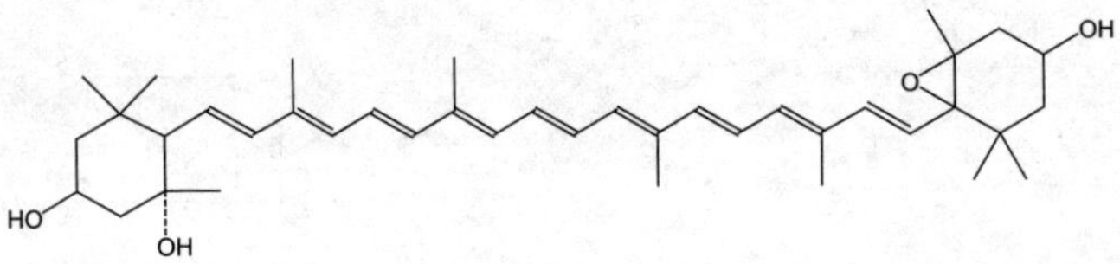

$C_{40}H_{56}O_4$　(600.87)
neoxanthin
新黄质

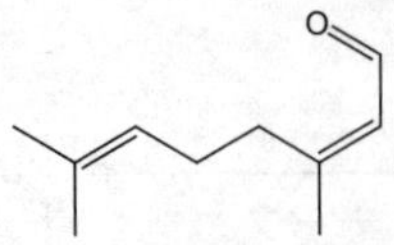

$C_{10}H_{16}O$　(152.2)
neral
橙花醛

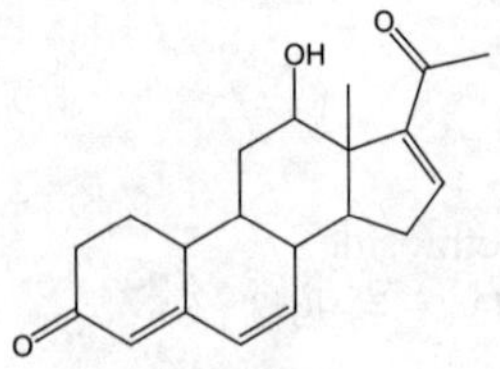

$C_{21}H_{26}O_3$　(326.4)
neridienone A
夹竹桃烯酮 A

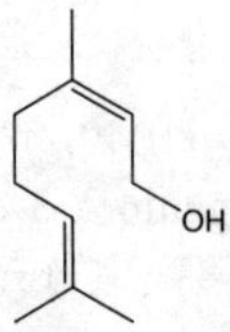

$C_{10}H_{18}O$　(154.3)
nerol
橙花醇

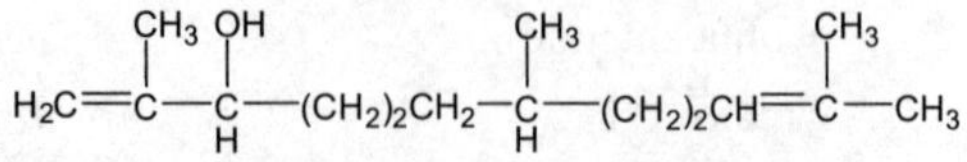

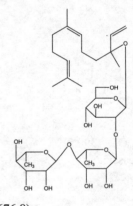

$C_{15}H_{26}O$　(222.4)
nerolidol
橙花叔醇

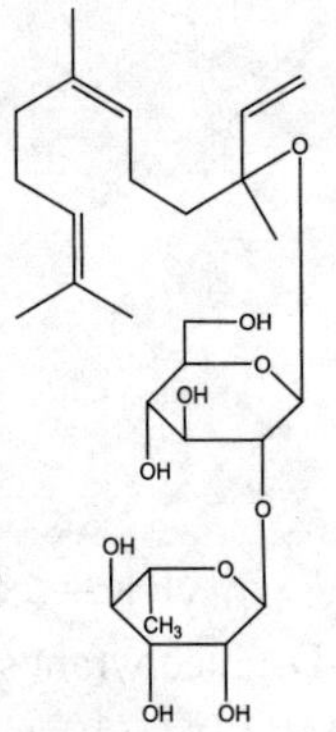

$C_{27}H_{46}O_{10}$　(530.6)
nerolidol-3-O-α-L-rhamnopyranosyl-
(1 → 2)-β-D-glucopyranoside
橙花叔醇 -3-O-α-L- 吡喃鼠李糖基 -
(1 → 2)-β-D- 吡喃葡萄糖苷

$C_{33}H_{56}O_{14}$　(676.8)
nerolidol-3-O-α-L-rhamnopyranosyl-(1 → 4)- α-L-
rhamnopyranosyl-(1 → 2)-β-D-glucopyranoside
橙花叔醇 -3-O-α-L- 吡喃鼠李糖基 -(1 → 4)-α-L-
吡喃鼠李糖基 -(1 → 2)-β-D- 吡喃葡萄糖苷

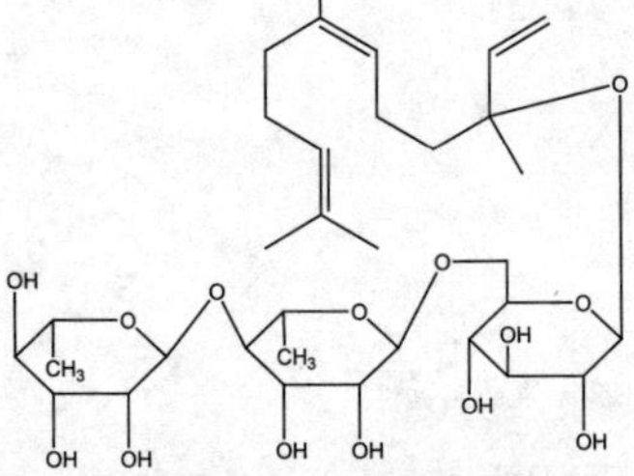

$C_{33}H_{56}O_{14}$　(676.8)
nerolidol-3-O-α-L-rhamnopyranosyl-(1 → 4)- α-L-rhamnopyranosyl-(1 → 6)-β-D-glucopyranoside
橙花叔醇 -3-O-α-L- 吡喃鼠李糖基 -(1 → 4)-α-L- 吡喃鼠李糖基 -(1 → 6)-β-D- 吡喃葡萄糖苷

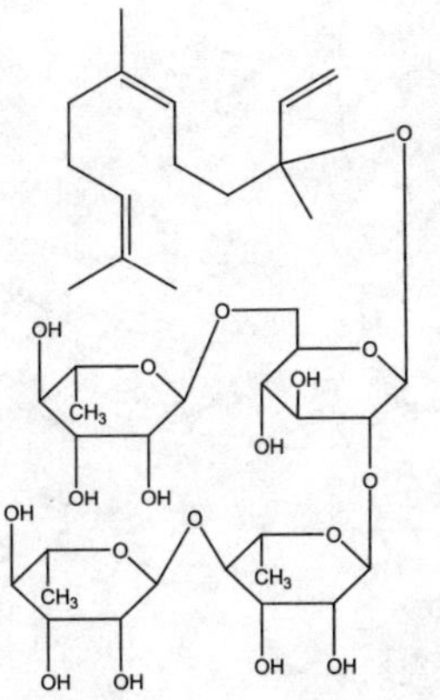

$C_{39}H_{66}O_{18}$ (822.9)
nerolidol-3-O-{α-L-rhamnopyranosyl-(1 → 4)- α-L-rhamnopyranosyl(1 → 2)-[α-L-rhamnopyranosyl(1 → 6)]-β-D-glucopyranoside}
橙花叔醇 -3-O-{α-L- 吡喃鼠李糖基 (1 → 4)-α-L- 吡喃鼠李糖基 (1 → 2)-[α-L- 吡喃鼠李糖基 (1-6)]-β-D- 吡喃葡萄糖苷 }

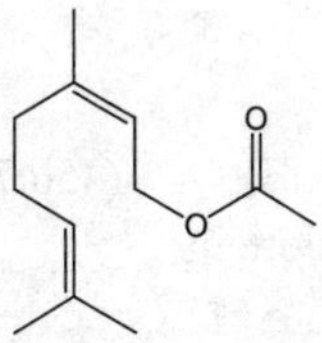

$C_{30}H_{44}O_3$ (452.7)
nerylacetate
橙花醇乙酸酯

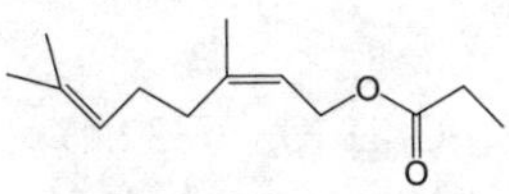

$C_{13}H_{22}O_2$ (210.3)
nerylpropionate
丙酸橙花醇酯

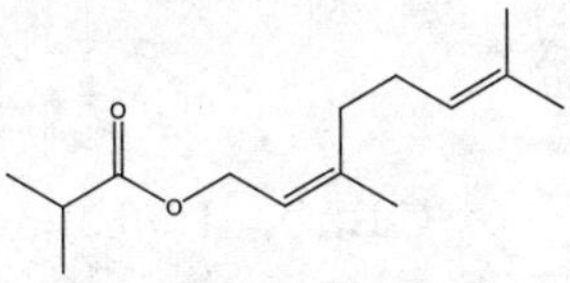

$C_{14}H_{24}O_2$ (224.3)
neryl sobutyrate
香橙醇异丁酯

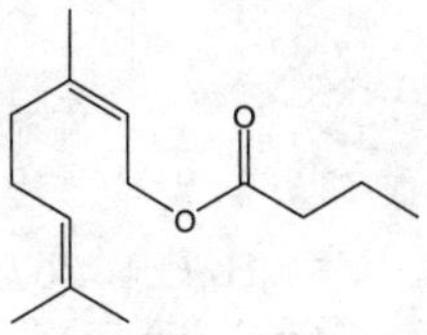

$C_{13}H_{22}O_2$ (210.3)
neryl propionate
橙花醇丙酸酯

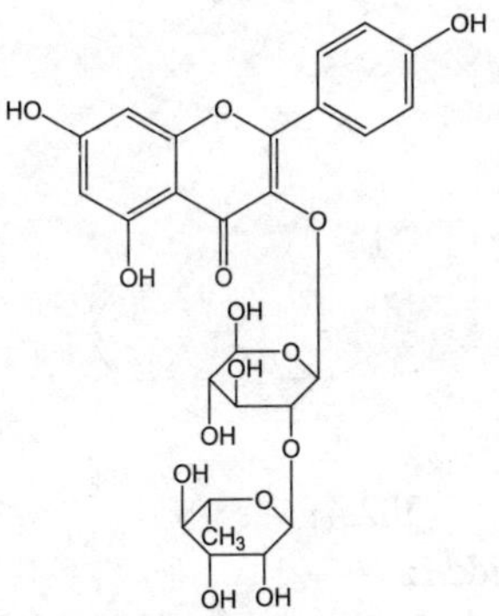

$C_{27}H_{30}O_{15}$ (594.5)
nicotiflorin
烟花苷

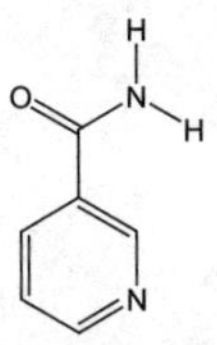

$C_6H_6N_2O$ (122.1)
nicotinamide
尼克酰胺，烟酰胺

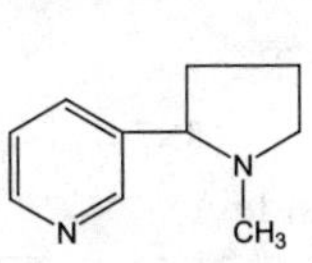

$C_{10}H_{14}N_2$ (162.2)
nicotine
烟碱

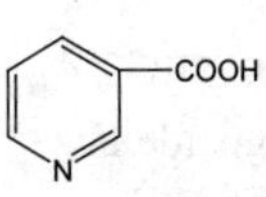

$C_6H_5NO_2$ (123.1)
nicotinic acid(niacin)
烟酸

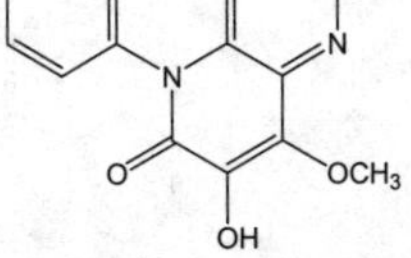

$C_{15}H_{10}N_2O_3$ (266.6)
nigakinone
苦木酮碱

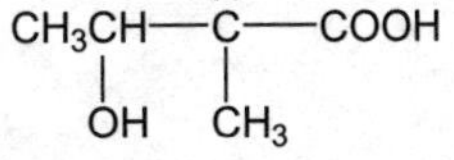

$C_5H_{10}O_3$ (118.1)
nilic acid
裂叶牵牛子酸

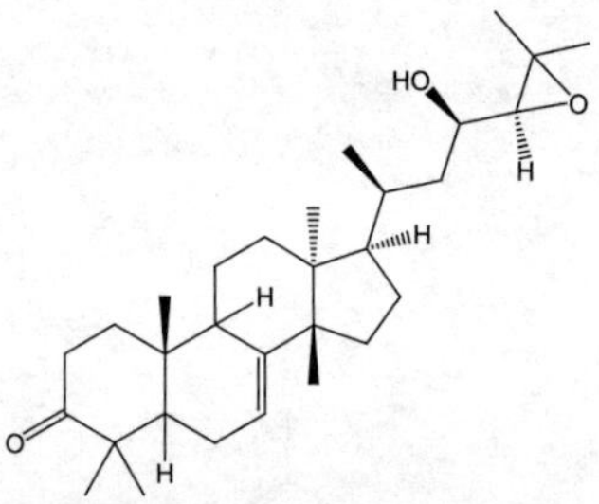

$C_{30}H_{48}O_3$ (456.7)
niloticin
尼洛替星

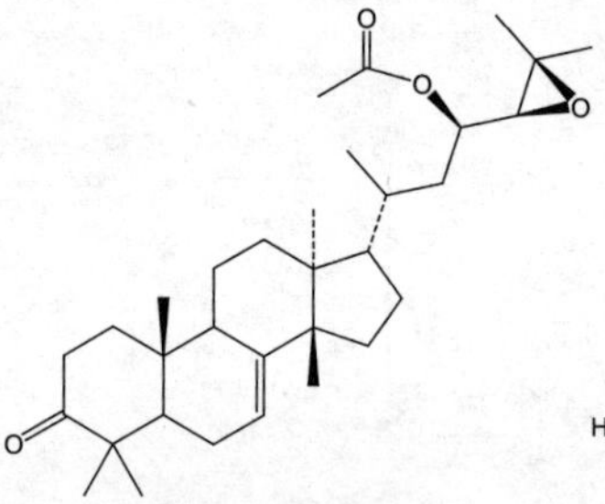

$C_{32}H_{50}O_4$ (498.7)
niloticin acetate
尼洛替星乙酸酯

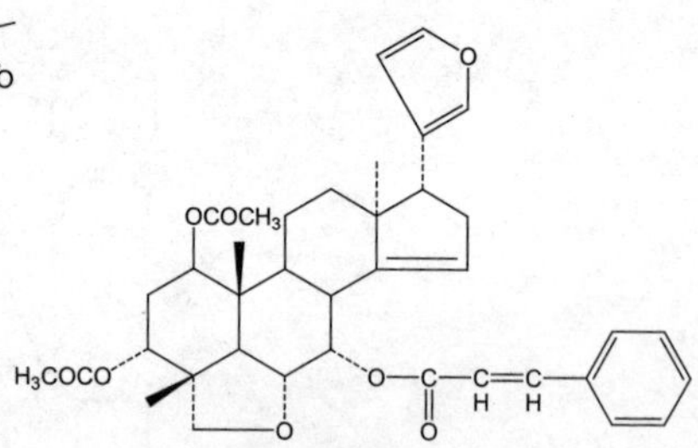

$C_{39}H_{46}O_8$ (642.8)
nimbolin A
印楝波灵 A

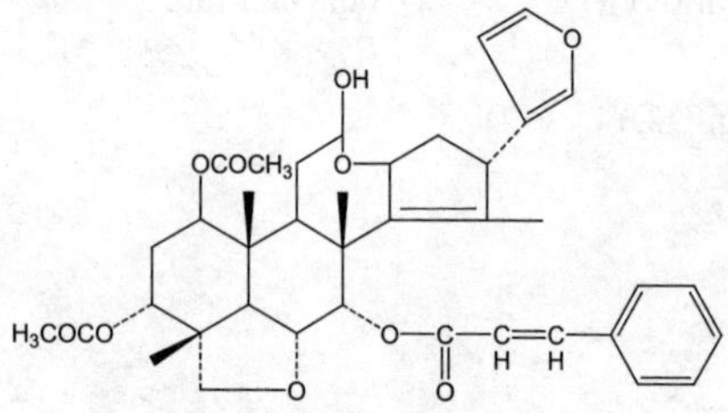

$C_{39}H_{46}O_{10}$ (674.8)
nimbolin B
印楝波灵 B

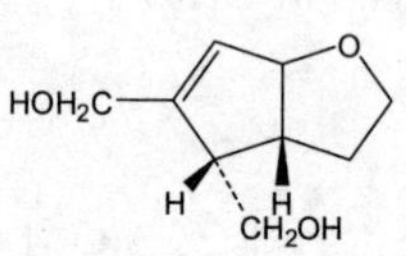

$C_9H_{14}O_3$ (170.2)
ningpogenin
玄参种苷元，异玄参苷元

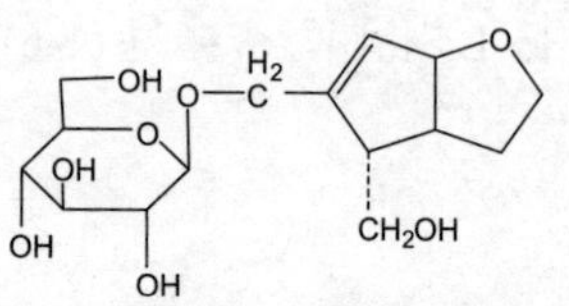

$C_{15}H_{24}O_8$ (332.4)
Ningpogoside A
玄参种苷 A

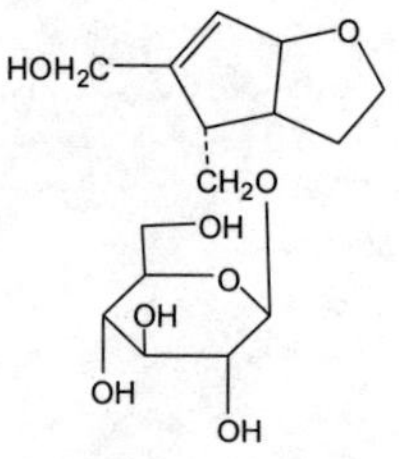

$C_{15}H_{24}O_8$ (332.4)
Ningpogoside B
玄参种苷 B

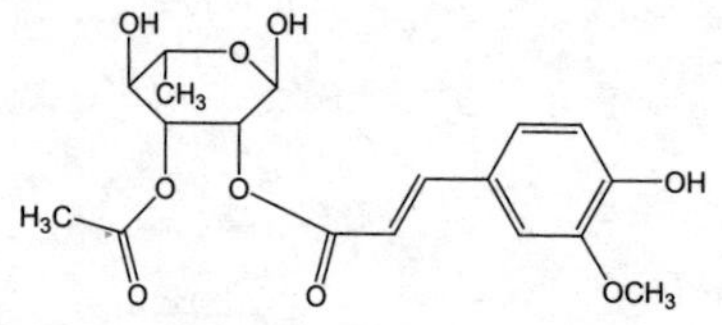

$C_{18}H_{22}O_9$ (382.4)
ningposide A
3-O- 乙酰基 -2-O- 阿魏酰基 -α-L-
鼠李糖

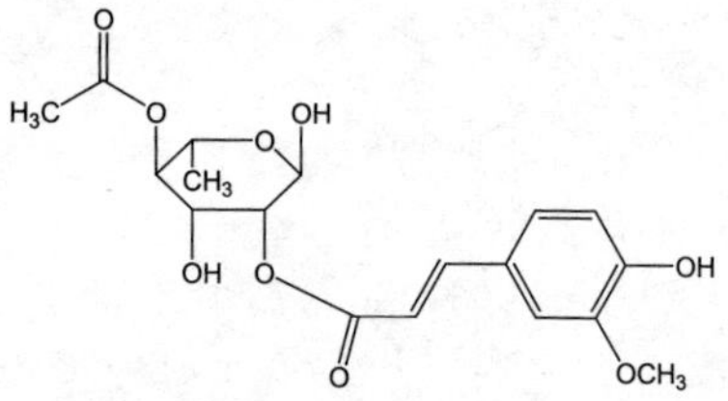

$C_{18}H_{22}O_9$ (382.4)
ningposide B
4-O- 乙酰基 -2-O- 阿魏酰基 -α-L-
鼠李糖

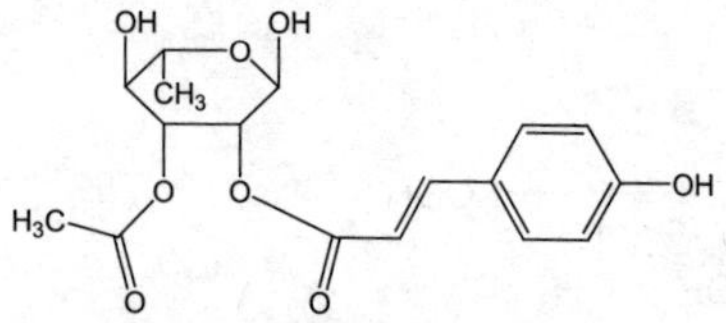

$C_{17}H_{20}O_8$ (352.3)
ningposide C

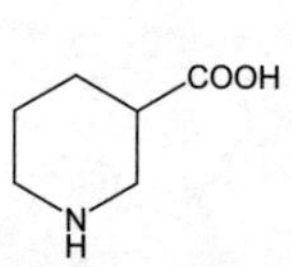

$C_6H_{11}NO_2$ (129.2)
nipecotic acid
2- 哌啶酸

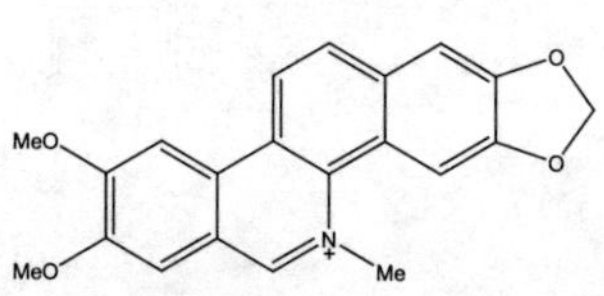

$C_{21}H_{18}NO_4$ (348.4)
nitidine
光花椒碱

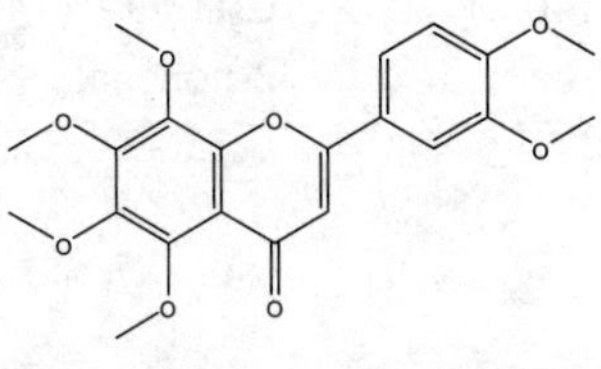

C₂₁H₂₂O₈ (402.4)
nobiletin
川陈皮素
5,6,7,8,3′,4′-hexamethoxy flavone
5,6,7,8,3′,4′- 六甲氧基黄酮

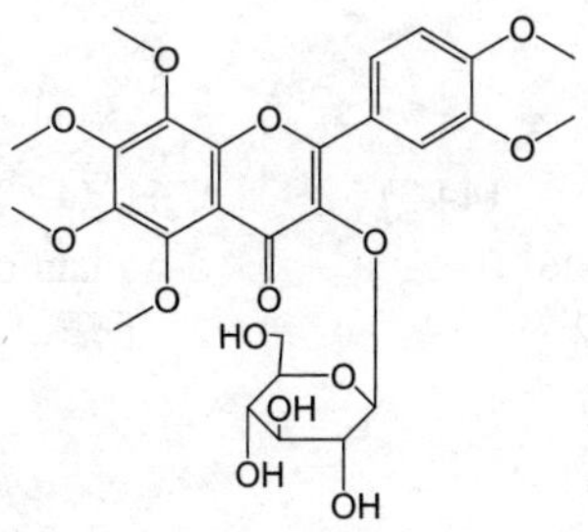

C₂₇H₃₂O₁₄ (580.5)
nobiletin-3-O-β-glucoside
川陈皮素 -3-O-β- 葡萄糖苷
3-hydroxy-5,6,7,8,3′,4′-hexamethoxyflavone-
3-β-glucoside
3- 羟基 -5,6,7,8,3′,4′- 六甲氧基黄酮 -3-β- 葡
萄糖苷

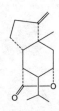

C₁₅H₂₀O₃ (248.3)
nobilomethylene
亚甲基金钗石斛素

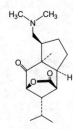

C₁₇H₂₇NO₃ (293.4)
nobilonine
石斛酮碱

C₁₄H₁₄O₄ (246.3)
nodakenetin
紫花前胡苷元

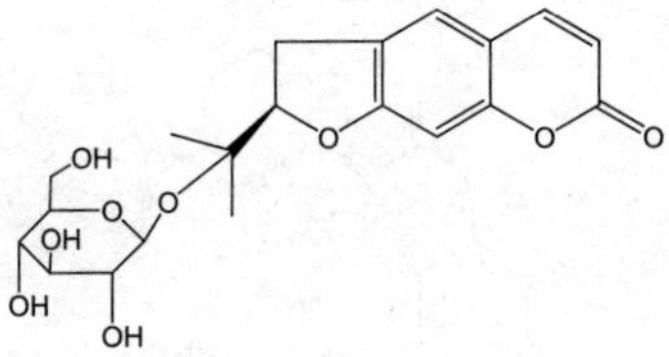

C₂₀H₂₄O₉ (408.4)
nodakenin
紫花前胡苷

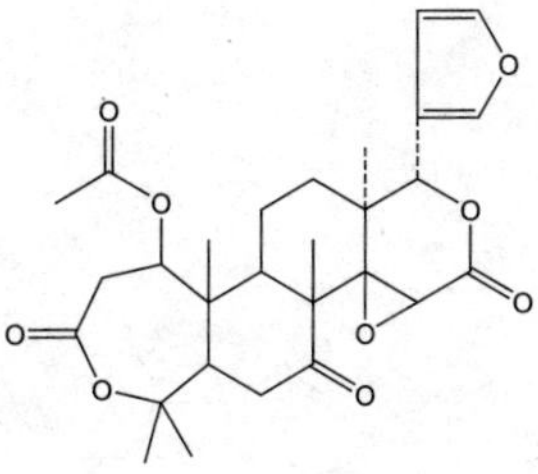

C₂₈H₃₄O₉ (514.6)
nomilin
诺米林

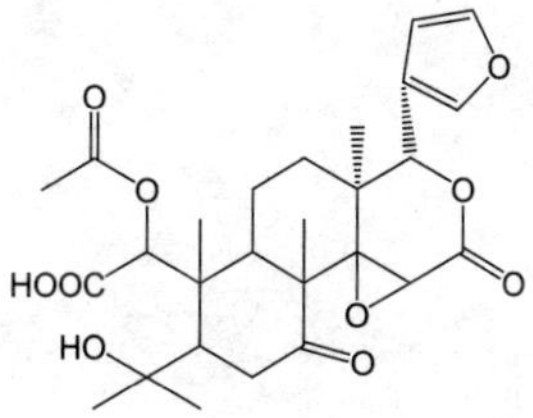

C₂₈H₃₆O₁₀ (532.6)
nomilinic acid
诺米林酸

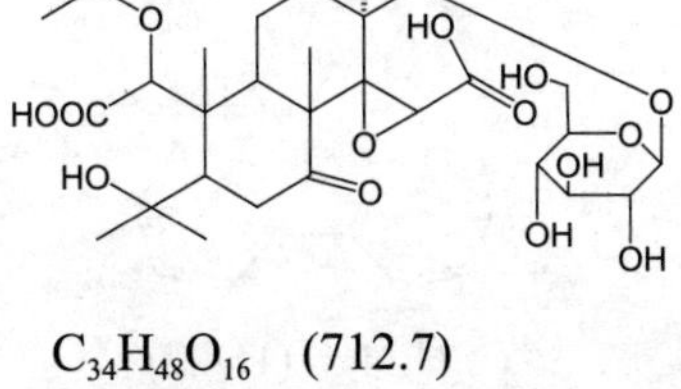

C₃₄H₄₈O₁₆ (712.7)
nomilinic acid glucoside
诺米林酸 -17-β-D- 葡萄糖苷

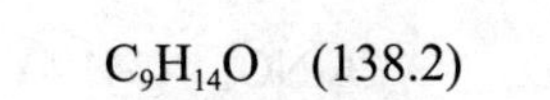

C₉H₁₄O (138.2)
nona-2,4-dienal
2,4- 壬二烯醛

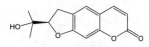

C₉H₁₈O₂ (158.2)
nonanoic acid
壬酸

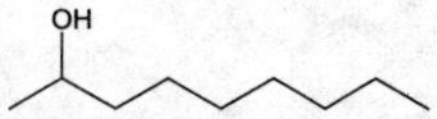

$C_9H_{20}O$ (144.3)
2-nonanol
2-壬醇

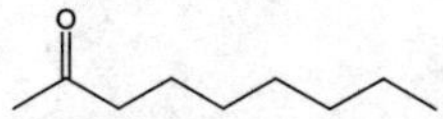

$C_9H_{18}O$ (142.2)
2-nonanone
2-壬酮

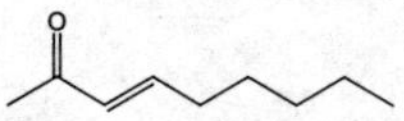

$C_9H_{16}O$ (140.2)
non-3-en-2-one
壬-3-烯-2酮

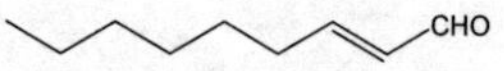

$C_9H_{16}O$ (140.2)
2-nonenal
反式-2-壬烯醛

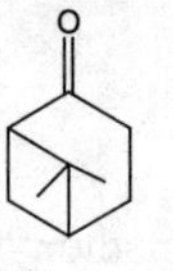

$C_9H_{14}O$ (138.2)
nopinone
诺蒎酮

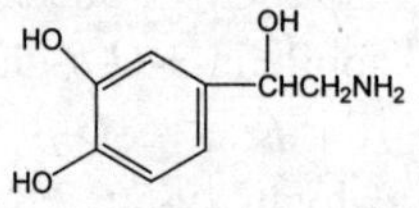

$C_8H_{11}NO_3$ (169.2)
noradrenaline
去甲肾上腺素

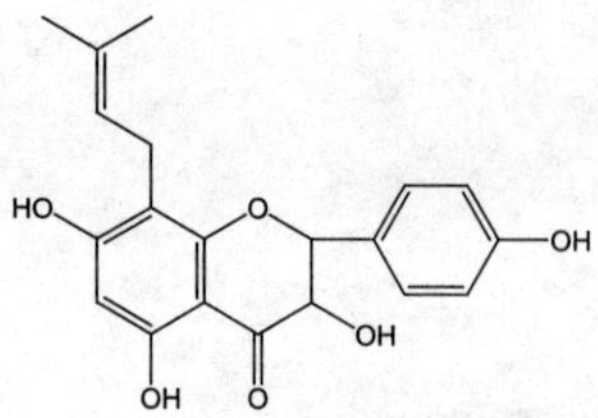

$C_{20}H_{18}O_6$ (354.4)
noranhydroicaritin
降脱水淫羊藿素

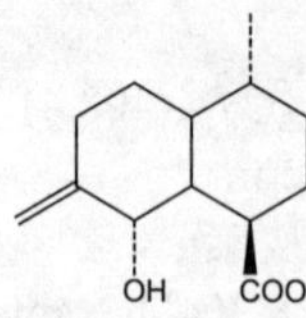

$C_{13}H_{20}O_3$ (224.3)
norannuic acid
去甲黄花蒿酸

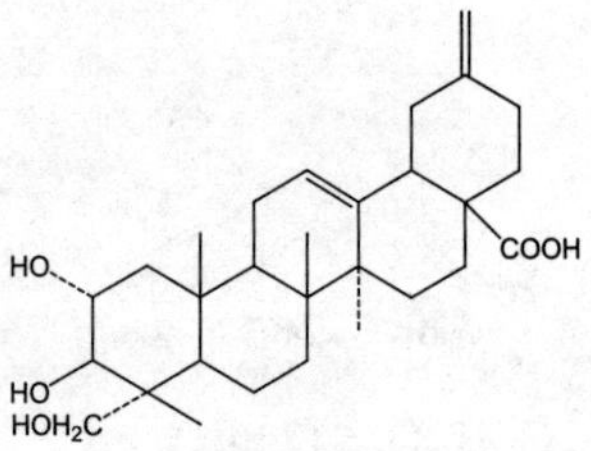

$C_{29}H_{44}O_5$ (472.7)
norarjunolic acid
降阿江榄仁酸

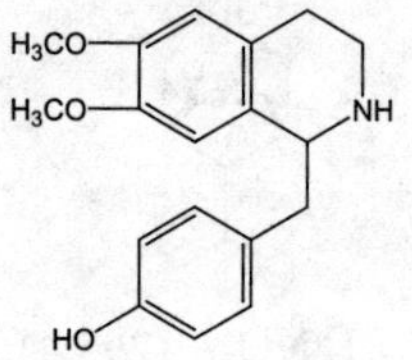

$C_{18}H_{21}NO_3$ (299.4)
N-norarmepavine
N-去甲亚美罂粟碱

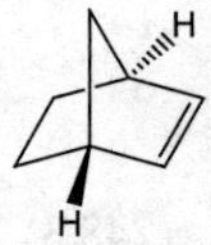

C_7H_8 (92.1)
norborneen
冰片烯

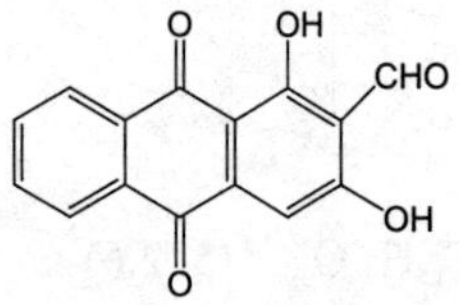

$C_{15}H_8O_5$ (268.2)
nordamnacanta1
去甲虎刺醛

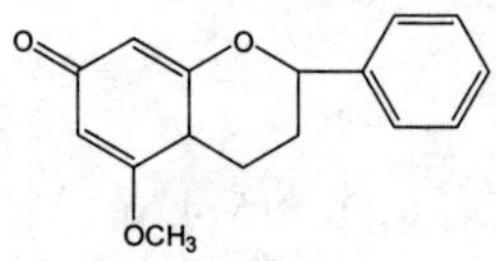

$C_{16}H_{12}O_3$ (252.3)
nordracorhodin
去甲基血竭素

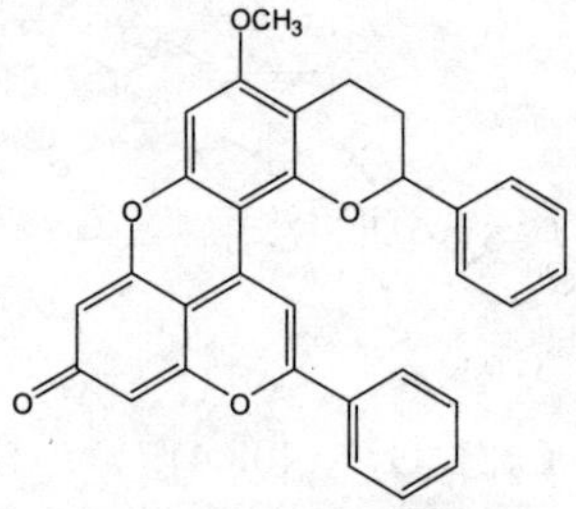

$C_{31}H_{22}O_5$ (474.5)
nordracorubin
去甲基血竭红素

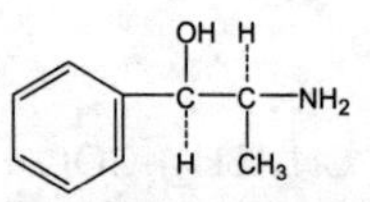

$C_9H_{13}NO$ (151.2)
norephedrine
左旋去甲基麻黄碱

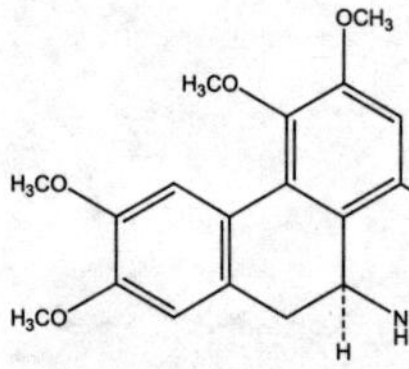

$C_{20}H_{23}NO_4$ (341.4)
norglaucine
去甲海罂粟碱

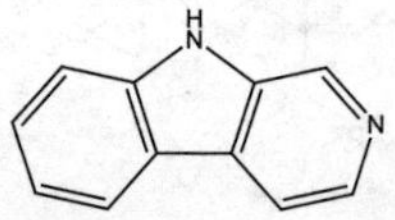

$C_{11}H_8N_2$ (168.2)
norharman
去甲哈尔满

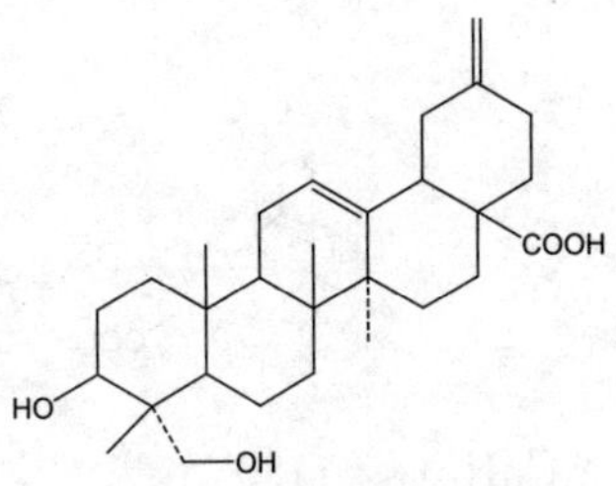

$C_{29}H_{44}O_4$　(456.7)
30-norhederagenin
30- 去甲常春藤皂苷元

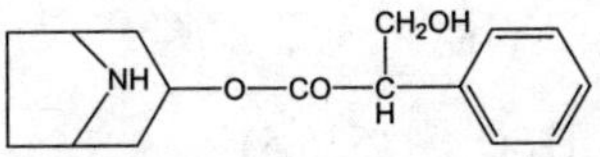

$C_{16}H_{21}NO_3$　(275.3)
norhyoscyamine
去甲莨菪碱

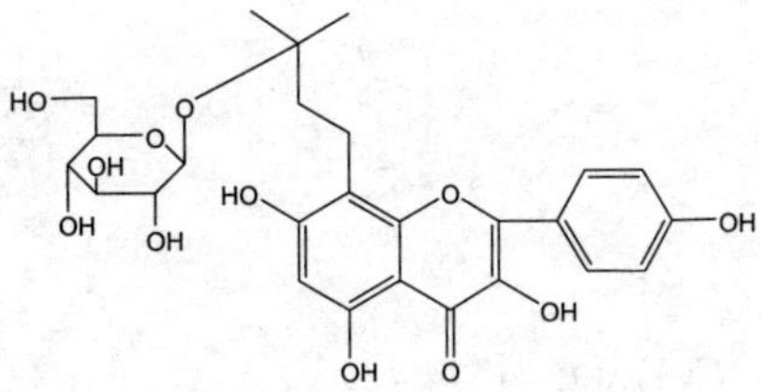

$C_{26}H_{30}O_{12}$　(534.5)
noricariside
去甲淫羊藿异黄酮次苷

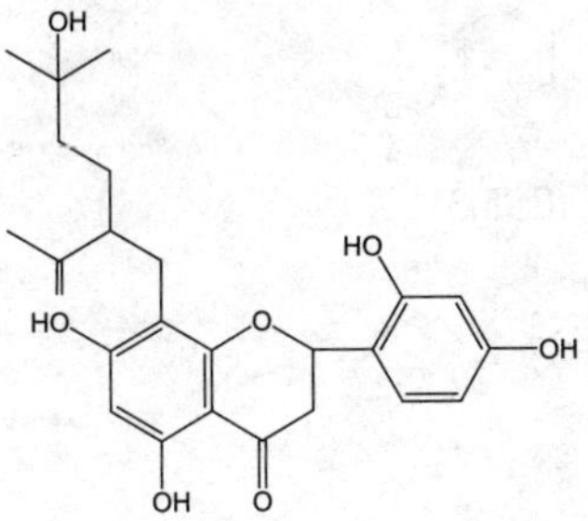

$C_{25}H_{30}O_7$　(442.5)
norkurarinol
降苦参醇

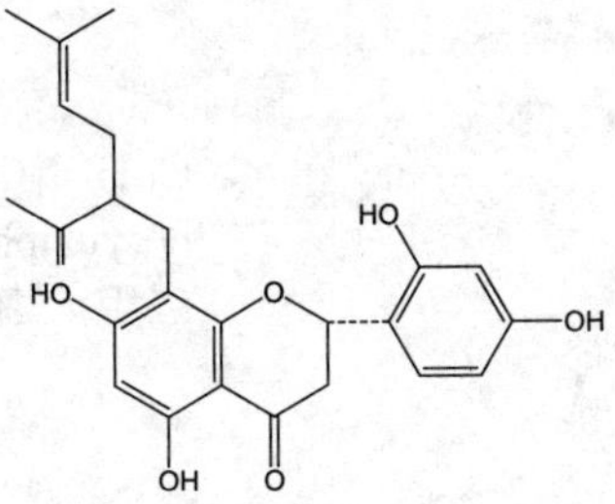

$C_{25}H_{28}O_6$　(424.5)
norkurarinone
降苦参酮

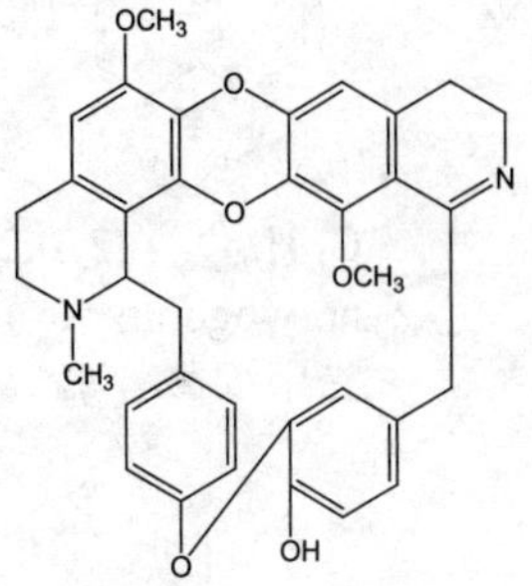

$C_{35}H_{32}N_2O_6$　(576.6)
normenisarine
降防己沙宁

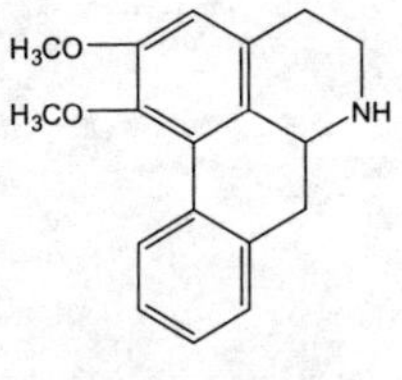

$C_{18}H_{19}NO_2$　(281.4)
N-nornuciferine
N- 去甲基荷叶碱

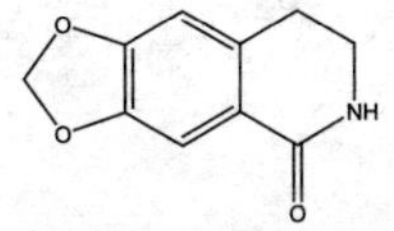

$C_{10}H_9NO_3$　(191.2)
noroxyhydrastinine
降氧化北美黄连次碱

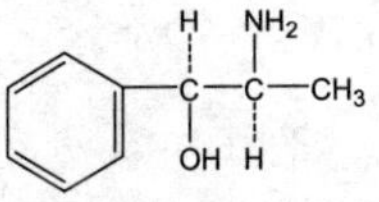

$C_9H_{13}NO$　(151.2)
norpseudoephedrine
右旋去甲基伪麻黄碱

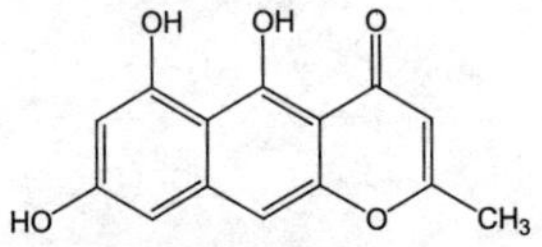

$C_{14}H_{10}O_5$　(258.2)
nor-rubrofusarin
去甲基红镰玫素

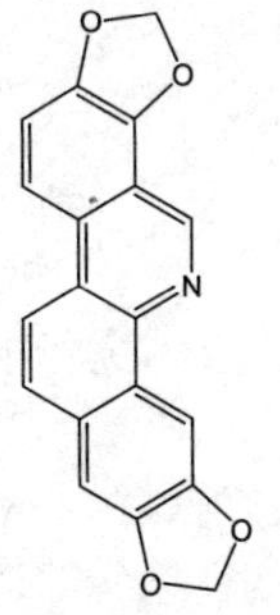

$C_{19}H_{11}NO_4$　(317.3)
norsanguinarine
去甲血根碱

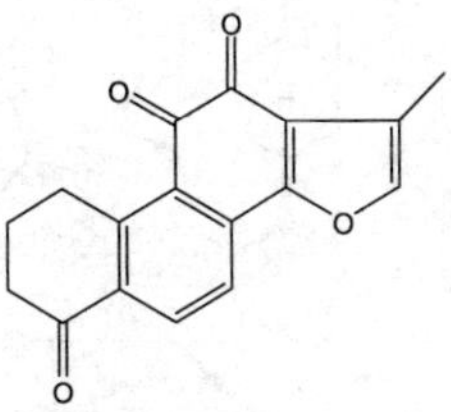

$C_{17}H_{12}O_4$　(280.3)
nortanshinone
去甲丹参酮

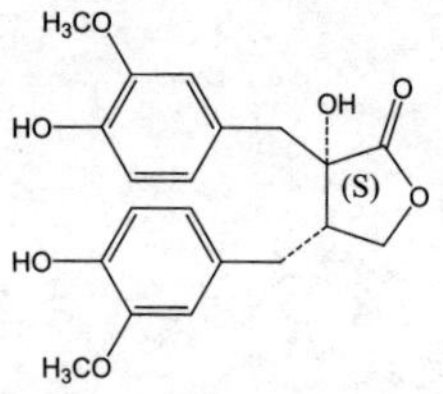

$C_{20}H_{22}O_7$　(374.4)
nortrachelogenin
去甲络石苷元

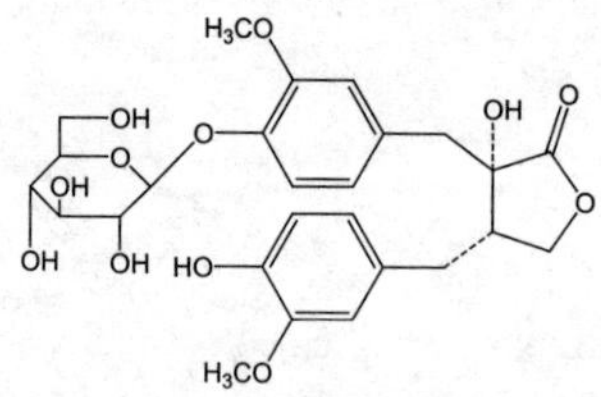

$C_{26}H_{32}O_{12}$　(536.5)
nortracheloside
去甲络石苷

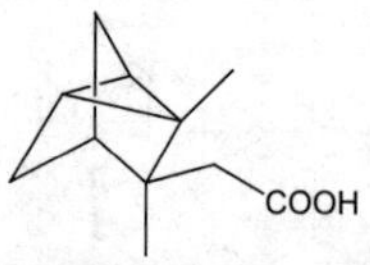

$C_{11}H_{16}O_2$　(180.2)
nortricycloekasantalic acid
去甲三环类檀香萜酸

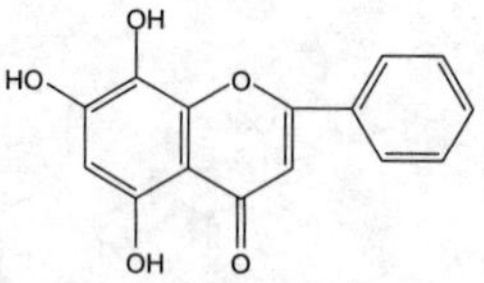

$C_{15}H_{10}O_5$　(270.2)
norwogonin
去甲汉黄芩素

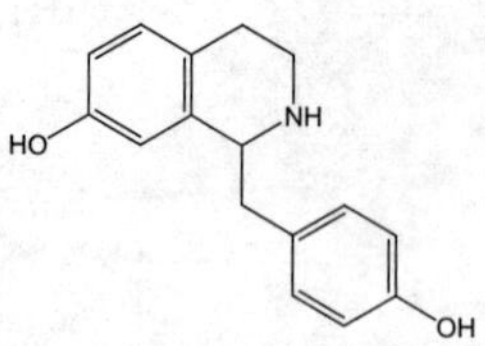

$C_{16}H_{17}NO_2$　(255.3)
noryuziphine
去甲大枣碱

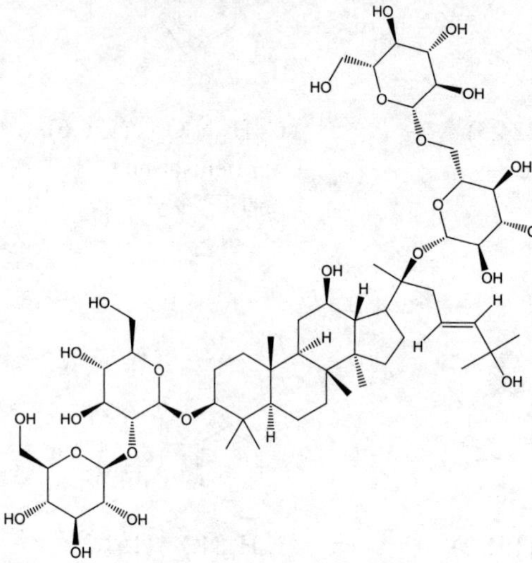

$C_{54}H_{92}O_{24}$　(1125.3)
notoginsenoside-A
三七皂苷 -A

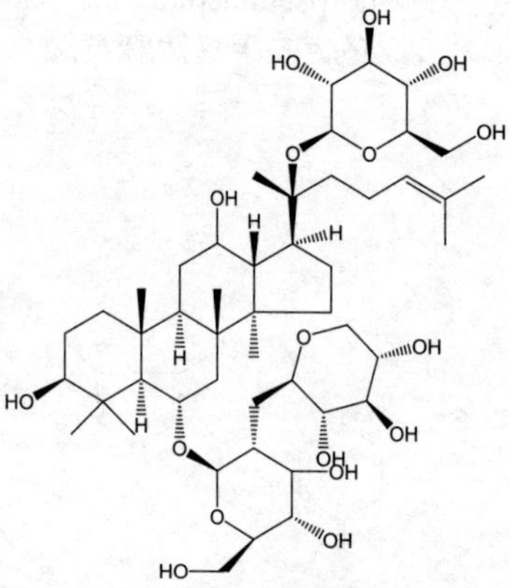

$C_{47}H_{80}O_{18}$　(933.1)
notoginsenoside R_1
三七皂苷 R_1

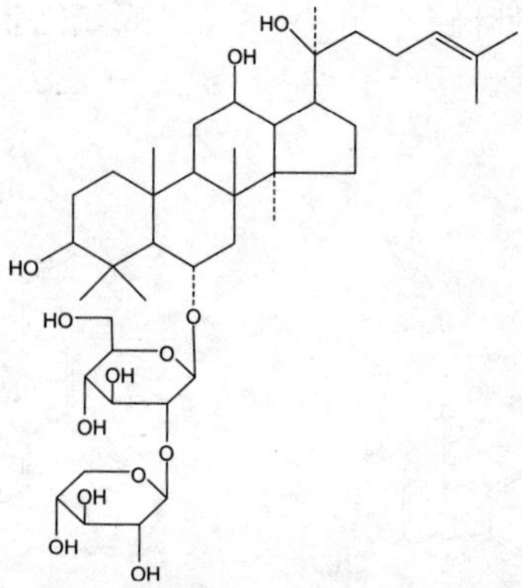

$C_{41}H_{70}O_{13}$　(771.0)
notoginsenoside R_2
三七皂苷 R_2

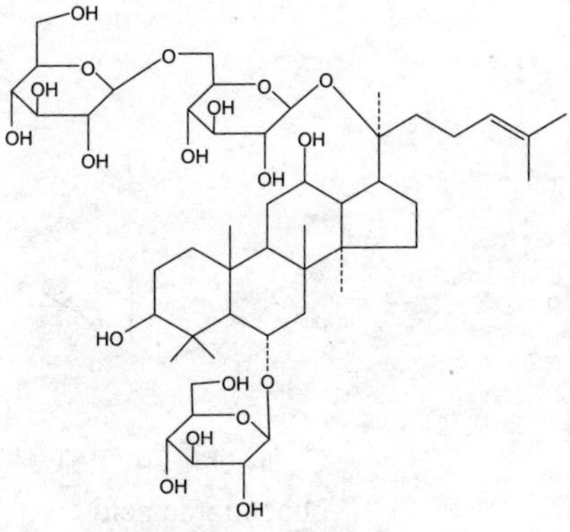

$C_{48}H_{82}O_{19}$ (963.2)
notoginsenoside R_3
三七皂苷 R_3

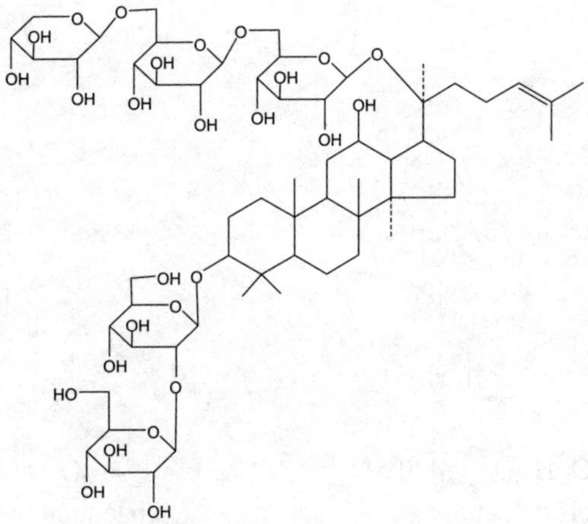

$C_{59}H_{100}O_{27}$ (1241.4)
notoginsenoside R_4
三七皂苷 R_4

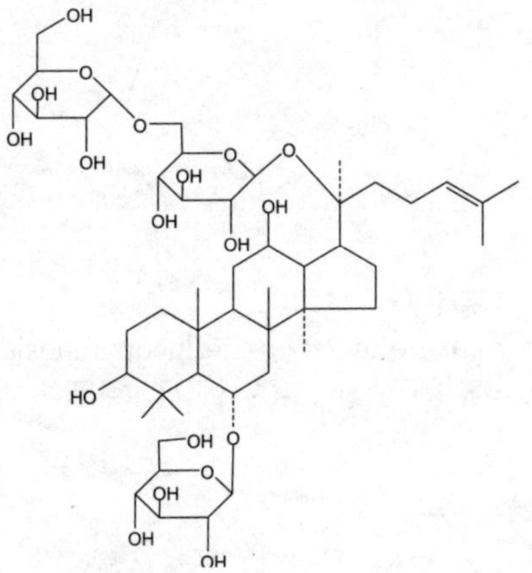

$C_{48}H_{82}O_{19}$ (963.2)
notoginsenoside R_6
三七皂苷 R_6

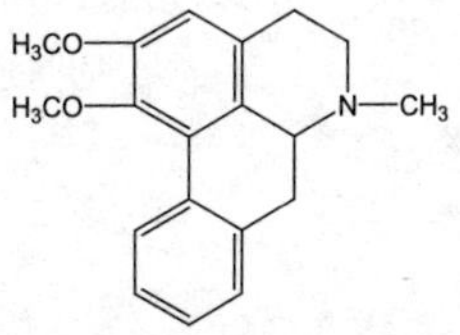

$C_{19}H_{21}NO_2$ (295.4)
nuciferine
荷叶碱

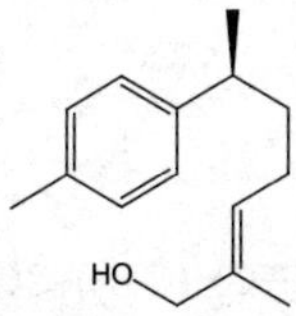

$C_{15}H_{22}O$ (218.3)
(+)-*E*-nuciferol
(+)-*E*-坚果醇

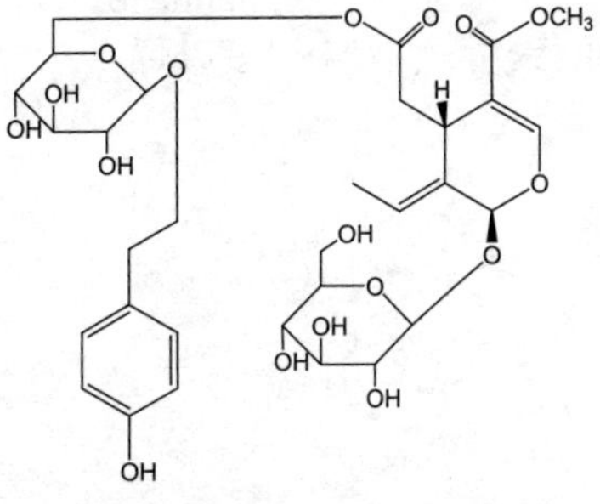

$C_{31}H_{42}O_{17}$ (686.7)
nuezhenide
女贞子苷

O 部

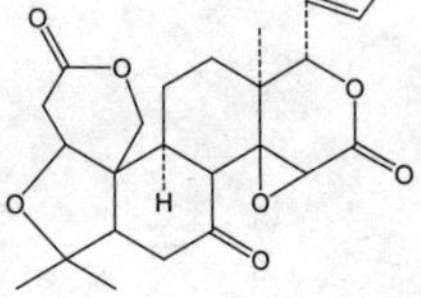

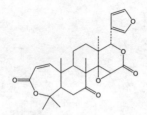

C$_{26}$H$_{30}$O$_8$　(470.5)
obaculactone
黄柏内酯

C$_{26}$H$_{30}$O$_7$　(454.5)
obacunone
黄柏酮

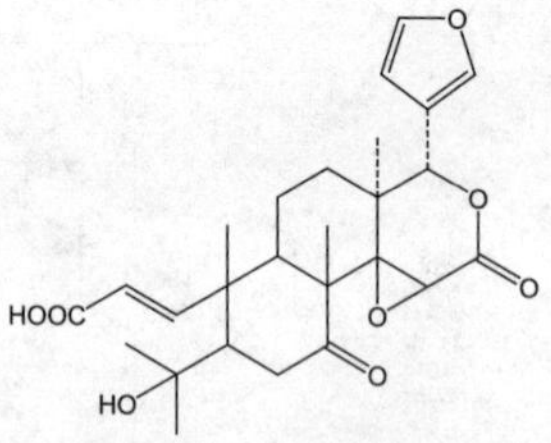

C$_{26}$H$_{32}$O$_8$　(472.5)
obacunonic acid
黄柏酮酸

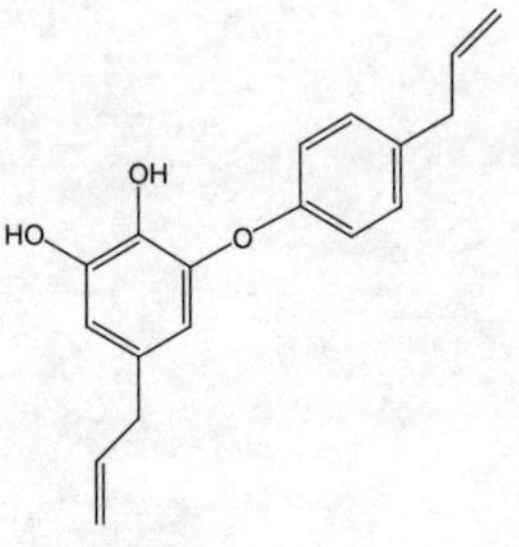

C$_{18}$H$_{18}$O$_3$　(282.3)
obovatol
和厚朴新酚

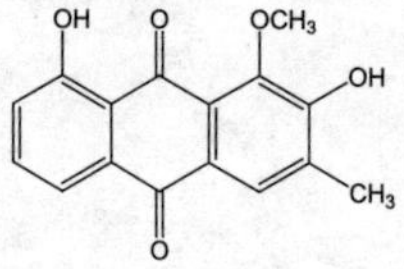

C$_{16}$H$_{12}$O$_5$　(284.3)
obtusifolin
美决明子素，钝叶素

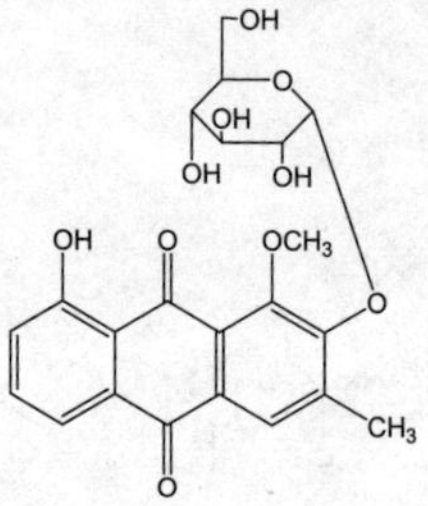

C$_{26}$H$_{26}$O$_{12}$　(530.5)
obtusifolin-2-*O*-β-D-glucopyranoside
美决明子素 -2-*O*- 吡喃葡萄糖

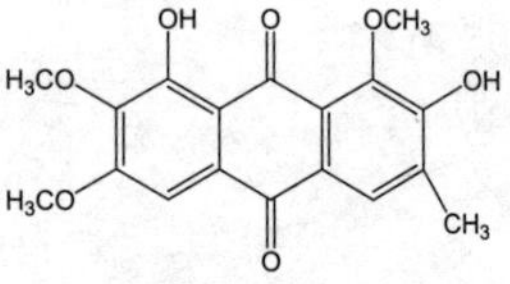

C$_{18}$H$_{16}$O$_7$　(344.3)
obtusin
（钝叶）决明素

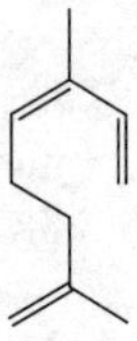

C$_{10}$H$_{16}$　(136.2)
ocimene
罗勒烯

C$_{10}$H$_{16}$　(136.2)
cis-β-ocimene
顺式 -β- 罗勒烯

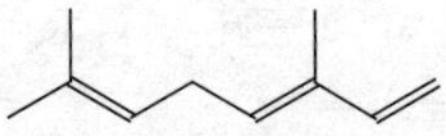

C$_{10}$H$_{16}$　(136.2)
trans-β-ocimene
反式 -β- 罗勒烯

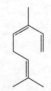

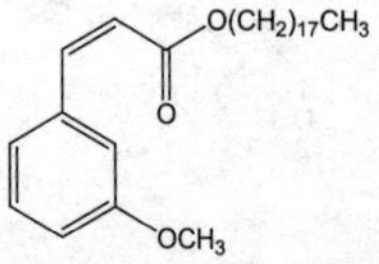

C$_{28}$H$_{46}$O$_3$　(430.7)
octadecanyl-3-methoxy-4-hydroxybenzeneacrylate
3- 甲氧基 -4- 羟基反式苯丙烯酸正十八醇酯

CH$_3$(CH$_2$)$_7$CH═CH(CH$_2$)$_7$COOH

C$_{18}$H$_{34}$O$_2$　(282.5)
9-octadecenoic acid
9- 十八烯酸

H₃C(H₂C)₅HC═HC—HC═CH(CH₂)₇COOH

$C_{18}H_{32}O_2$　(280.4)
9,11-octadedicenoic acid
9,11- 十八碳二烯酸

H₃C(H₂C)₄HC═HCH₂CHC═CH(CH₂)₇COOH

$C_{18}H_{32}O_2$　(280.4)
9,12-octadedicenoic acid
9,12- 十八碳二烯酸

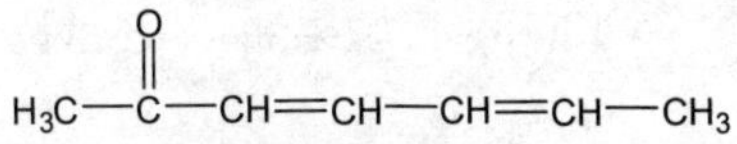

H₃C—C—CH═CH—CH═CH—CH₃

$C_7H_{10}O$　(110.2)
3,5-octadiene-2-one
3,5- 辛二烯 -2- 酮

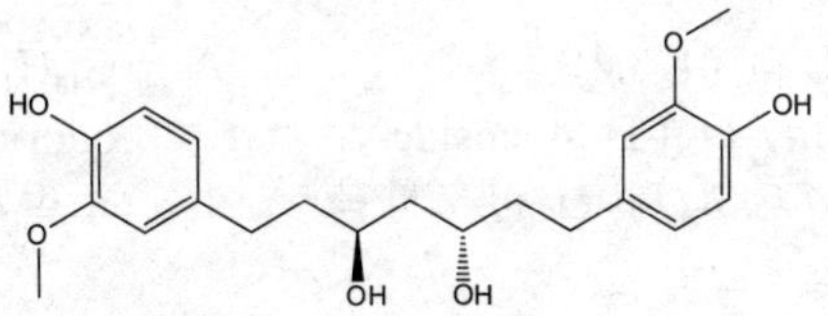

$C_{21}H_{28}O_6$　(376.4)
octahydrocurcumin
八氢姜黄素

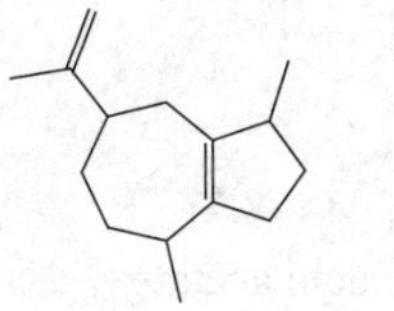

$C_{15}H_{24}$　(204.4)
l,2,3,4,5,6,7,8-octahydro-1,4- dimethyl-
7-(1-methylethenyl)-azulene
1,2,3,4,5,6,7,8- 八氢 -1,4- 二甲基 -7-(1-
甲乙烯基)- 薁

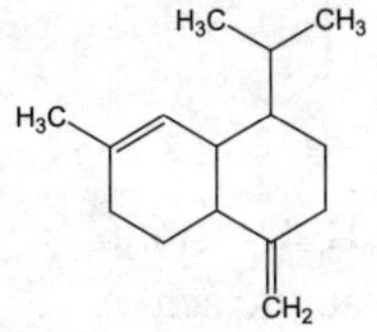

$C_{14}H_{23}$　(191.3)
1,2,3,4,4a,5,6,8a-octahydro-7-methyl-4-methylene-
1-[1-methylethyl] naphthalene
1,2,3,4,4a,5,6,8a- 八氢 -7- 甲基 -4- 亚甲基 -1-[1-
甲基乙基] 萘

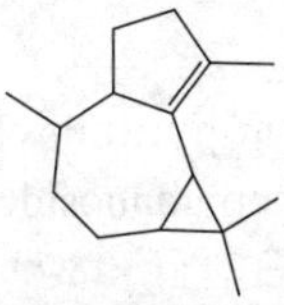

$C_{15}H_{24}$　(204.4)
1a,2,3,4,4a,5,6,7b-octahydro-1,1,4,7-tetramethyl-
1H-cycloprop[e]azulene
1a,2,3,4,4a,5,6,7b- 八氢化 -1,1,4,7- 四甲基 -1H-
环丙 [e] 薁

CH₃(CH₂)₆COOH

$C_8H_{16}O_2$　(144.2)
octanoic acid
辛酸

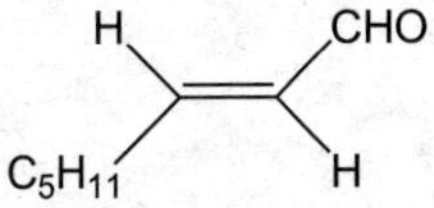

$C_8H_{14}O$　(126.2)
(E)-2-octenal
(E)-2- 辛烯醛

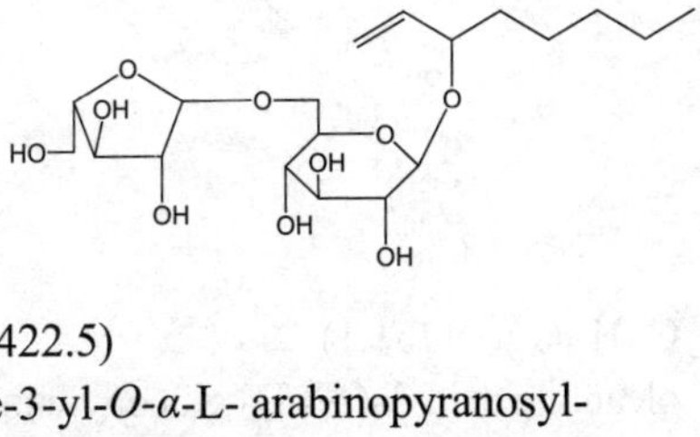

$C_{19}H_{34}O_{10}$　(422.5)
(R)-oct-1-ene-3-yl-O-α-L- arabinopyranosyl-
(1 → 6)-β-D-glucopyranoside
(R)-1- 辛烯 -3- 醇 -O-α-L- 吡喃阿拉伯糖基 -
(1 → 6)-β-D- 吡喃葡萄糖苷

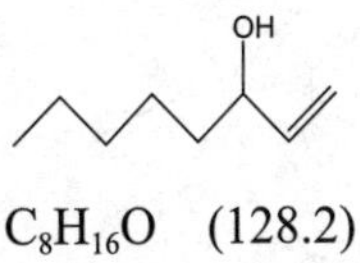

$C_8H_{16}O$　(128.2)
1-octen-3-ol
辛烯醇

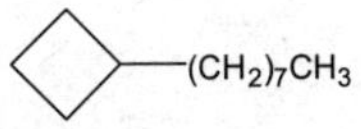

$C_{12}H_{24}$　(168.3)
octyl cyclopropane
辛基环丙烷

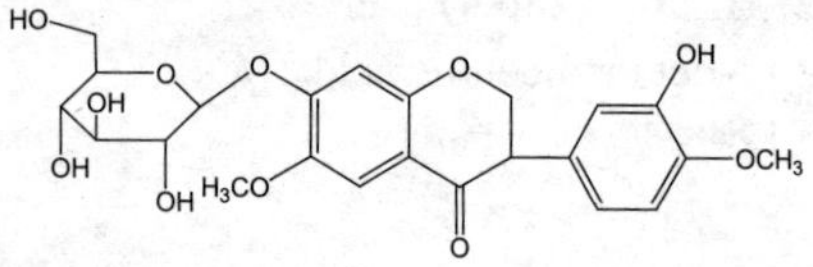

$C_{23}H_{26}O_{11}$ (478.4)
odoratin-7-*O*-*β*-D-glucoside
奥刀拉亭 -7-*O*-*β*-D- 葡萄糖苷

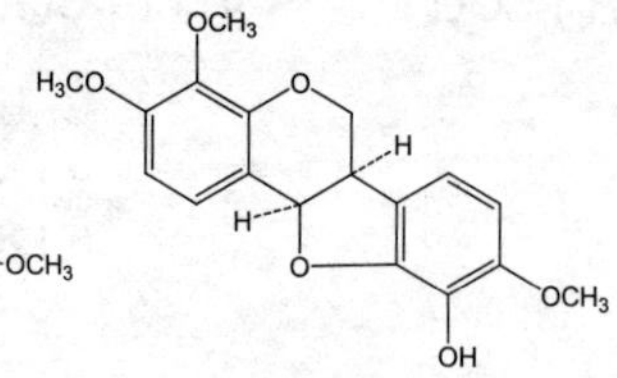

$C_{18}H_{18}O_6$ (330.3)
odoricarpin
季香紫檀素

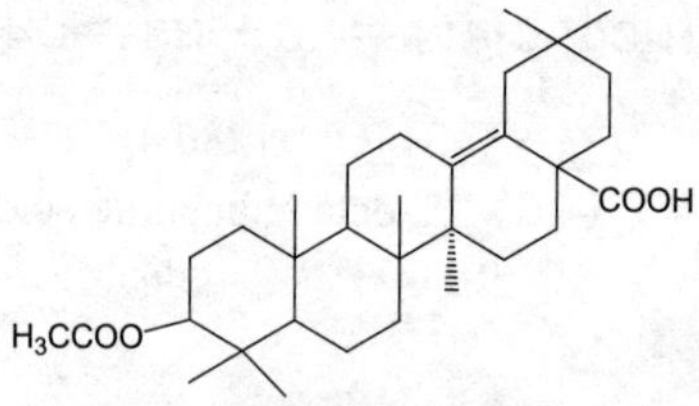

$C_{32}H_{52}O_2$ (468.8)
olean-13(18)-en-3-acetate
13(18)- 齐墩果烯 -3- 乙酸酯

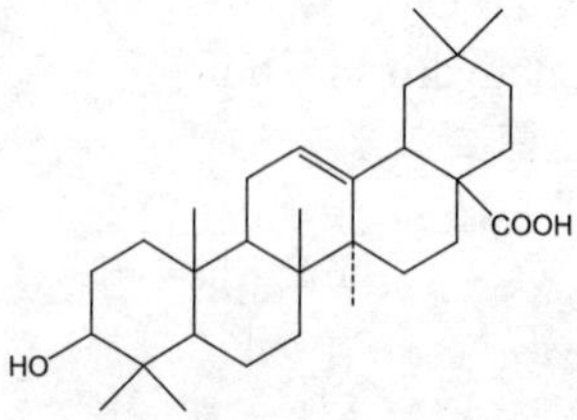

$C_{30}H_{48}O_3$ (456.7)
oleanolic acid
齐墩果酸

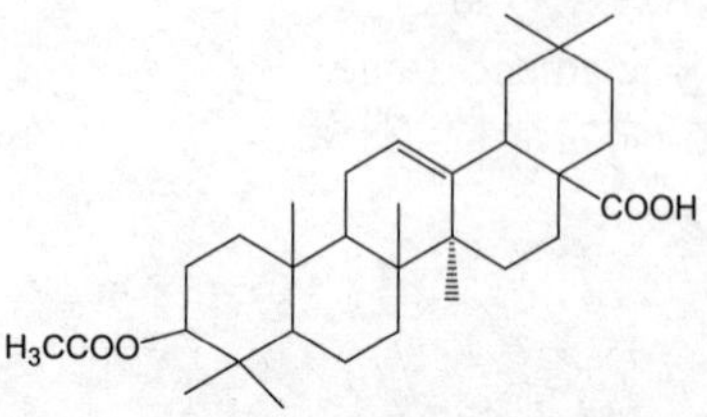

$C_{32}H_{50}O_4$ (498.7)
oleanolic acid acetate
齐墩果酸乙酸酯

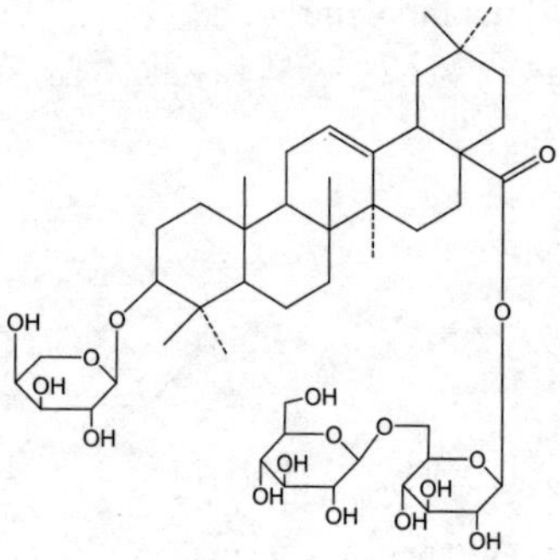

$C_{47}H_{76}O_{17}$ (913.1)
oleanolic acid-3-*O*-*α*-L-arabinopyranosyl-28-*O*-*β*-D-
glucopyranosyl (1 → 6)-*β*-D-glucopyrannoside
齐墩果酸 -3-*O*-*α*-L- 吡喃阿拉伯糖苷 -28-*O*-*β*-D- 吡喃葡
萄糖基 (1 → 6)-*β*-D- 吡喃葡萄糖苷

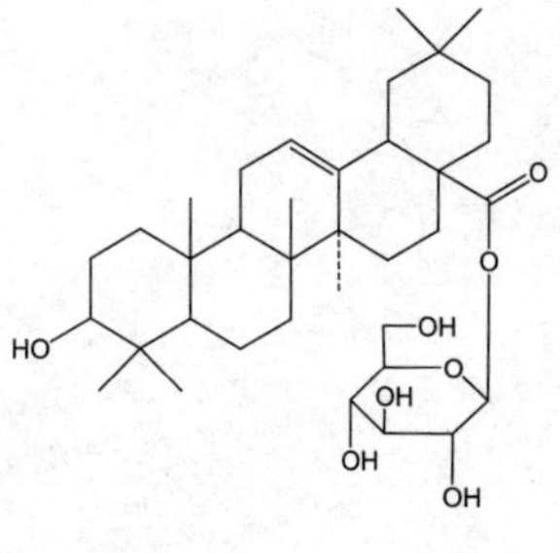

$C_{36}H_{58}O_8$ (618.8)
oleanolic acid-28-*O*-*β*-D-glucopyranoside
齐墩果酸 -28-*O*-*β*-D- 吡喃葡萄糖苷

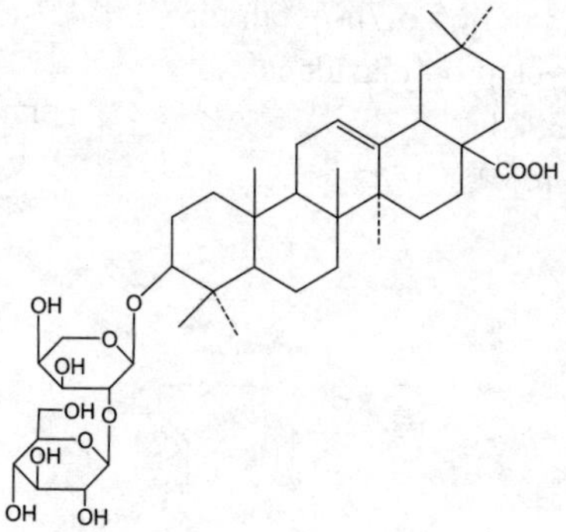

$C_{41}H_{66}O_{12}$ (751.1)
oleanolic acid-3-*O*-*β*-D- glucopyrannoside(1→2)-
β-D-glucopyranosyl
齐墩果酸 -3-*O*-*β*-D- 吡喃葡萄糖基 (1 → 2)-*β*-D-
吡喃阿拉伯糖苷

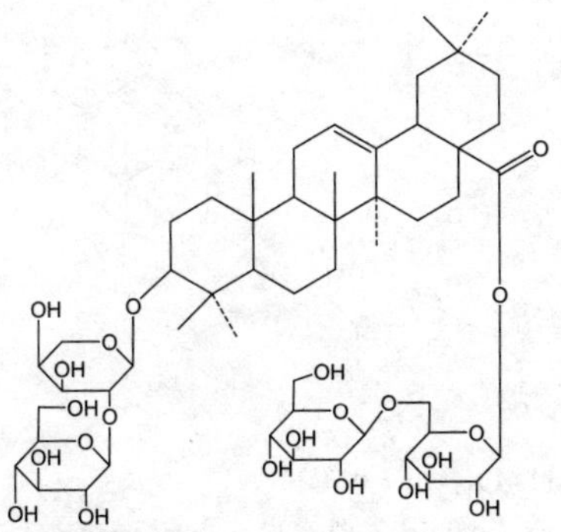

$C_{53}H_{86}O_{22}$ (1075.2)
oleanolic acid-3-*O*-β-D-glucopyansoyl(1→2)-
α-L-arabinopyrannosyl-28-*O*-β-D-gluco-
pyranosyl(1→6)-β-D-glucopyranoside
齐墩果酸 -3-*O*-β-D- 吡喃葡萄糖基 (1→2)-
α-L- 吡喃阿拉伯糖基 -28-*O*-β-D- 吡喃葡萄
糖基 (1→6)-β-D- 吡喃葡萄糖苷

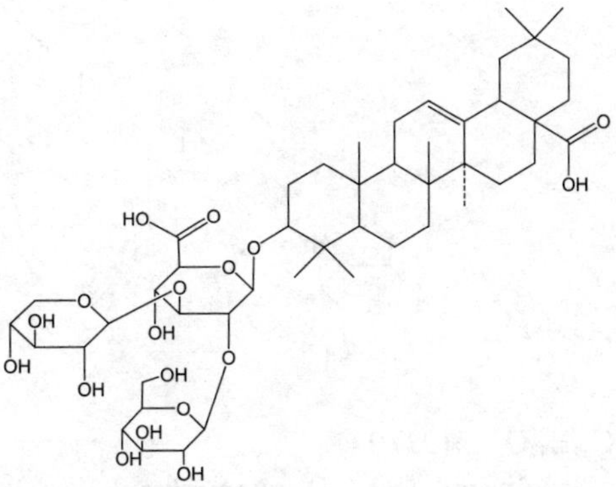

$C_{47}H_{74}O_{18}$ (927.1)
oleanolic acid-3-*O*-[β-D-glucopyranosyl(1→2)-β-D-
xylopyranosyl(1→3)]-β-D-glucuronopyranosyl
齐墩果酸 -3-O-[β-D- 吡喃葡萄糖 (1→2)-β-D-
吡喃木糖 (1→3)]-β-D- 吡喃葡萄糖醛酸苷

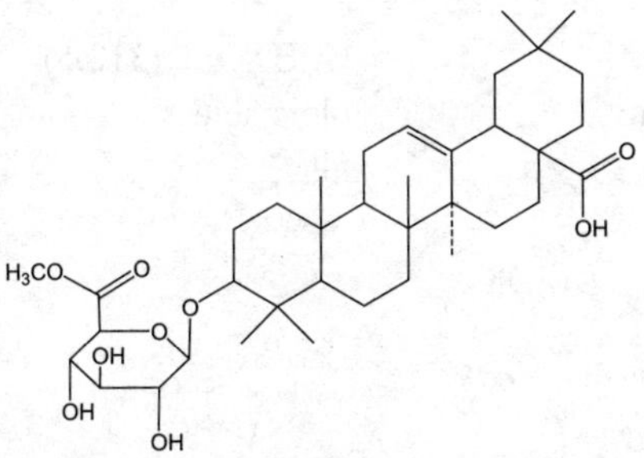

$C_{37}H_{58}O_9$ (646.9)
oleanolic acid-3-*O*-β-D-(6′-*O*-methyl)-
glucuronoside
齐墩果酸 -3-*O*-β-D-(6′-*O*- 甲基)- 吡喃
葡萄糖醛酸苷

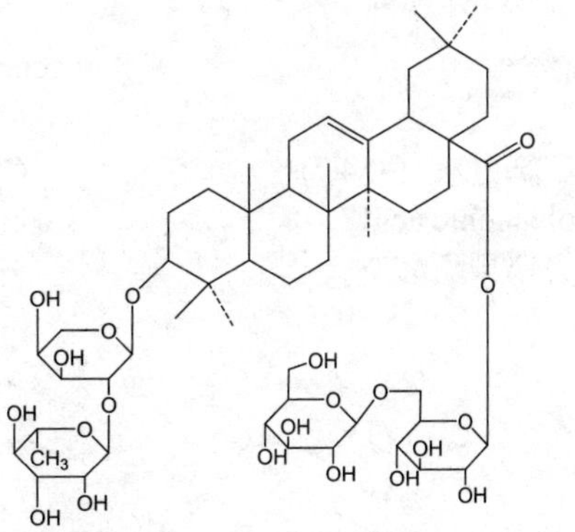

$C_{53}H_{86}O_{21}$ (1059.2)
oleanolic acid-3-*O*-α-L-rhamnopyranosyl(1→2)-
α-L-arabinopyranosyl-28-*O*-β-D-glucopyranosyl
(1→6)-β-D-glucopyranoside
齐墩果酸 -3-*O*-α-L- 吡喃鼠李糖基 (1→2)-α-
L- 吡喃阿拉伯糖基 -28-*O*-β-D- 吡喃葡萄糖基
(1→6)-β-D- 吡喃葡萄糖苷

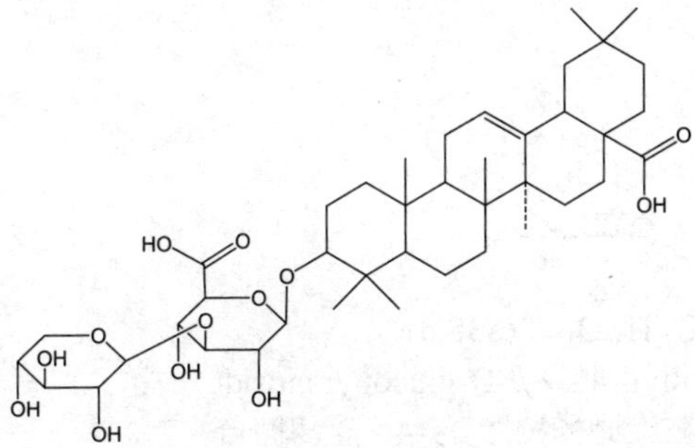

$C_{41}H_{64}O_{13}$ (764.9)
oleanolic acid-3-*O*-β-D-xylopyranoyl(1→3)-β-D-
glucuronopyranoside
齐墩果酸 3-*O*-β-D- 吡喃木糖 (1→3)-β-D- 吡
喃葡萄糖醛酸苷

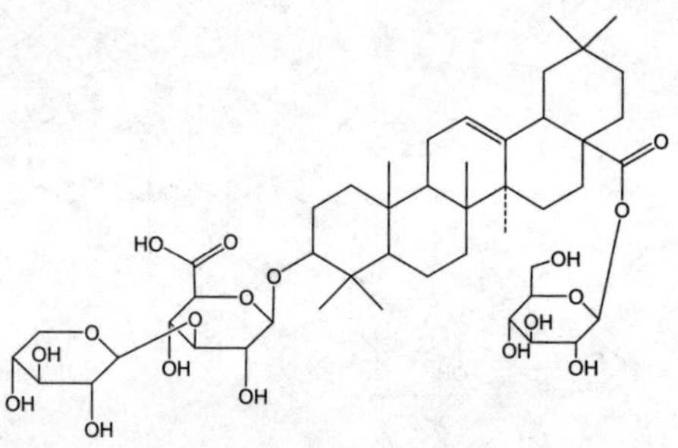

$C_{47}H_{74}O_{18}$ (927.1)
oleanolicacid-3-O-β-D-xylopyranoyl(1 → 3)-β-D-
glucuronopyranosyl-28-O-β-D-glucopyranoside ester
3-O-β-D- 吡喃木糖 (1 → 3)-β-D- 吡喃葡萄糖醛酸 -
齐墩果酸 -28-O-β-D- 吡喃葡萄糖酯苷

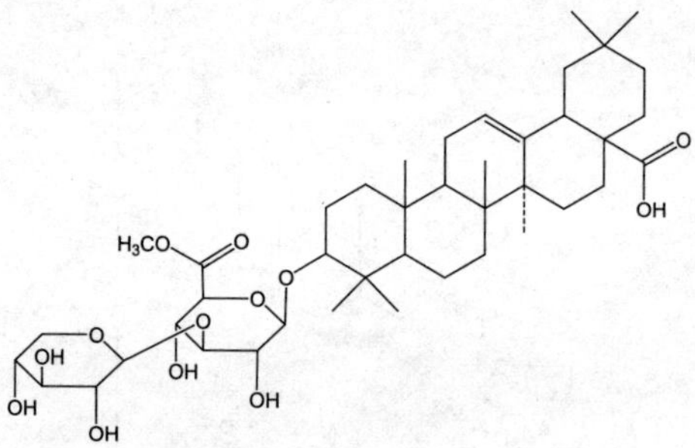

$C_{42}H_{66}O_{13}$ (779.0)
oleanolic acid-3-O-β-D-xylopyranoyl(1 → 3)-
[6-O-methyl-glucuronopyranosyl
齐墩果酸 3-O-β-D- 吡喃木糖 (1→3)-β-D-
吡喃葡萄糖醛酸甲酯苷

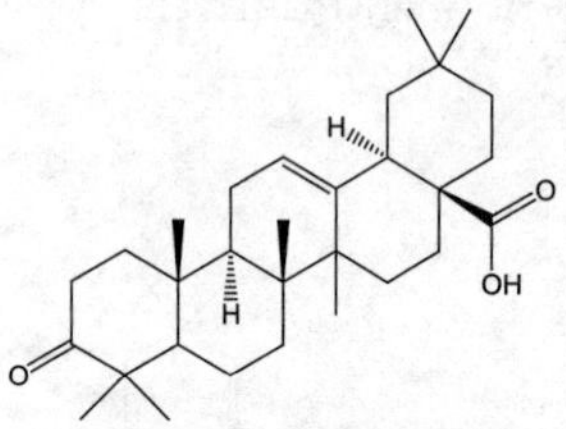

$C_{30}H_{46}O_3$ (454.7)
oleanonic acid
齐墩果酮酸

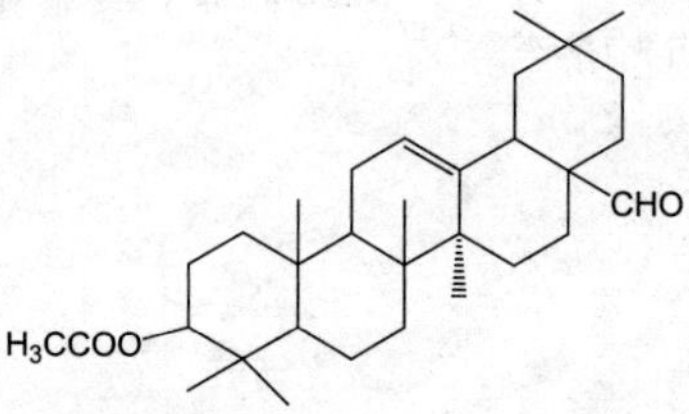

$C_{32}H_{50}O_3$ (482.7)
oleanolic aldehyde acetate
齐墩果醛乙酸酯

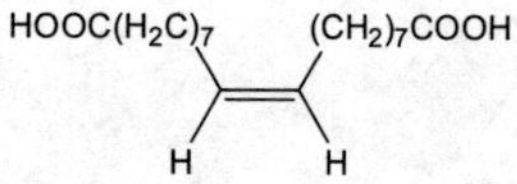

$C_{18}H_{32}O_4$ (312.5)
oleic acid
油酸

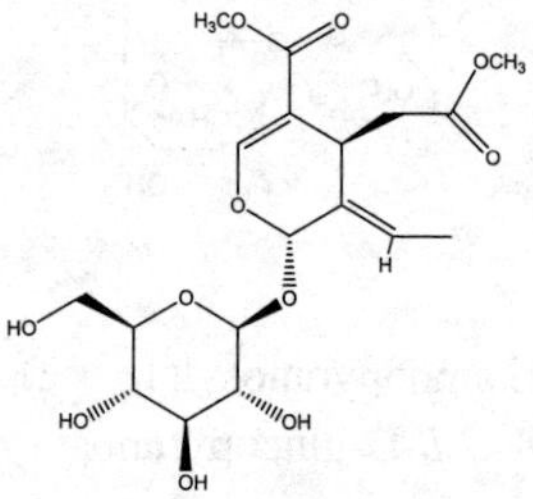

$C_{16}H_{22}O_{11}$ (390.3)
oleoside
油苷

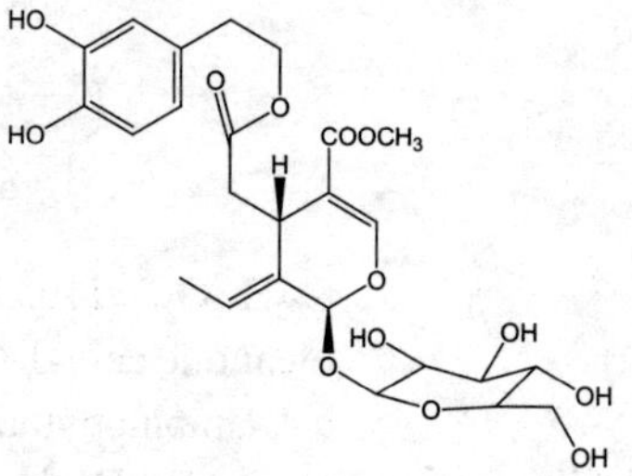

$C_{25}H_{32}O_{13}$ (540.5)
oleuropein
橄榄苦苷

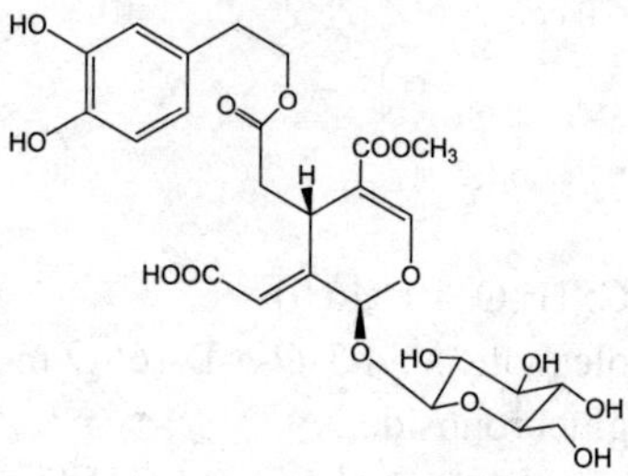

$C_{24}H_{28}O_{15}$ (556.5)
oleuropein acid
橄榄苦苷酸

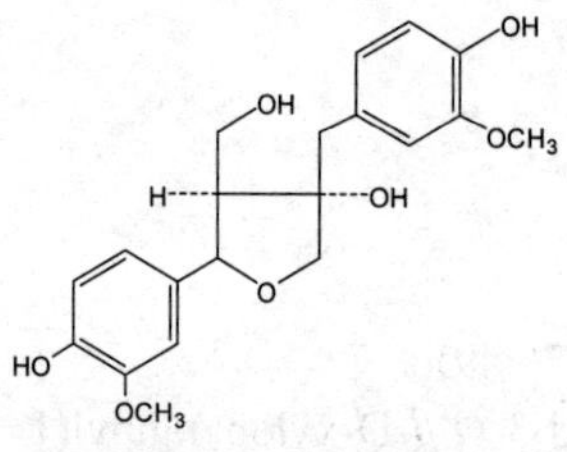

$C_{20}H_{24}O_7$ (376.4)
L-olivil
左旋 - 橄榄脂素

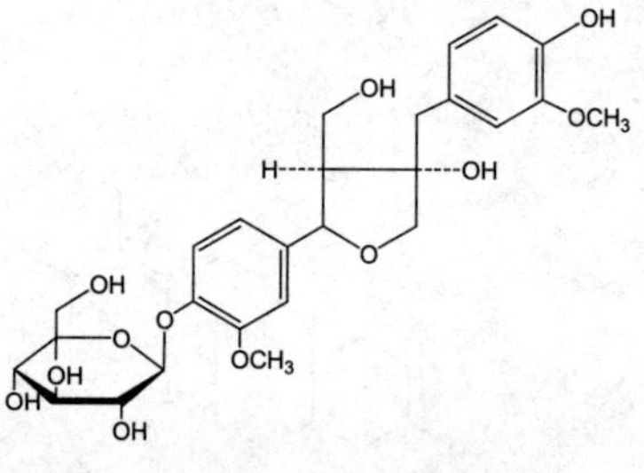

$C_{26}H_{34}O_{12}$ (538.5)
olivil-4'-O-β-D-glucopyranoside
左旋橄榄树脂素 -4'- 葡萄糖苷

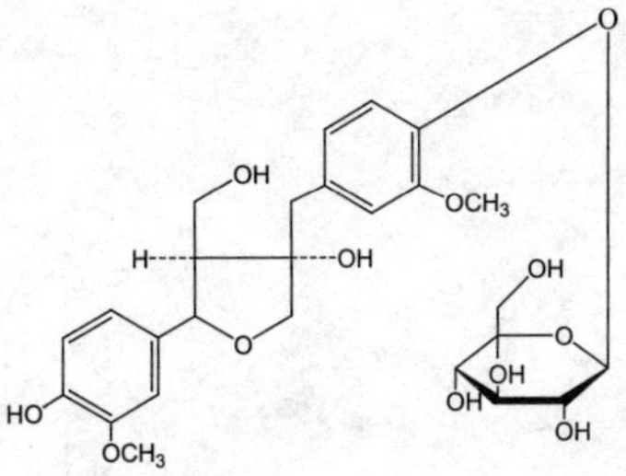

$C_{26}H_{34}O_{12}$ (538.5)
olivil-4″-*O*-β-D-glucopyranoside
左旋橄榄树脂素 -4″- 葡萄糖苷

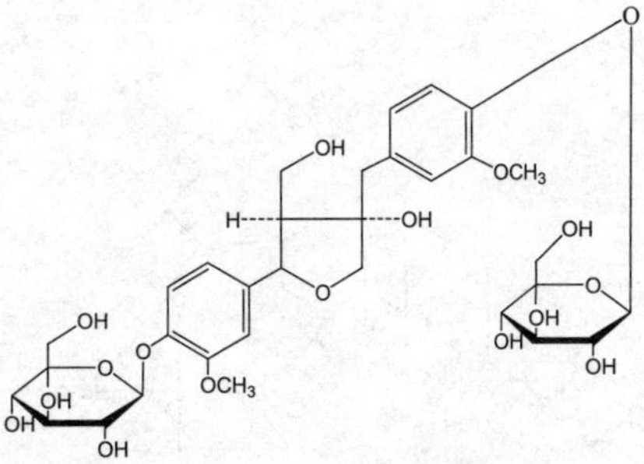

$C_{32}H_{44}O_{17}$ (700.7)
olivil-4′,4″-di-*O*-β-D-glucopyranoside
左旋橄榄树脂素 -4′,4″- 双葡萄糖苷

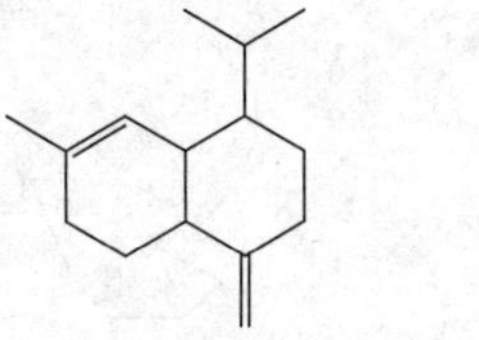

$C_{15}H_{24}$ (204.4)
1,2,3,4,4a,5,6,8a-octahydro-7-methyl-4-
methylene-1-[1-methylethyl] naphthalene
1,2,3,4,4a,5,6,8a- 八氢 -7- 甲基 -4- 亚甲
基 -1-[1- 甲基乙基] 萘

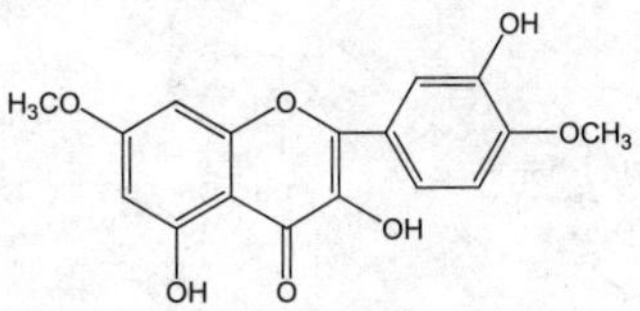

$C_{17}H_{14}O_7$ (330.3)
ombuin (ombuine)
商陆素 , 商陆黄素

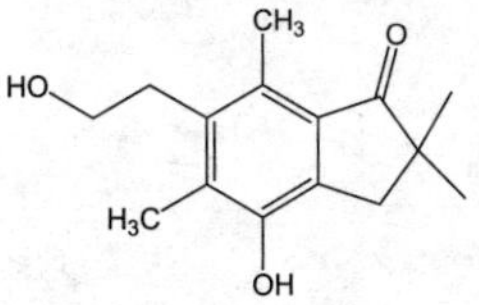

$C_{15}H_{20}O_3$ (248.3)
onitin
金粉蕨素

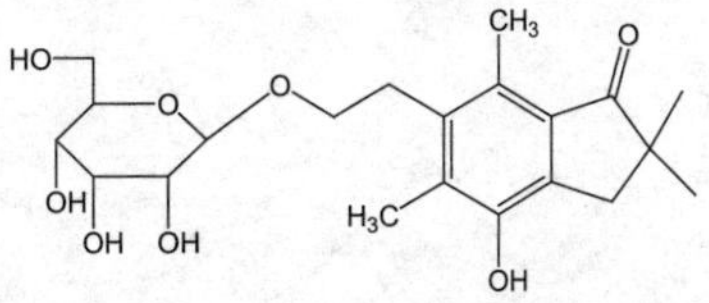

$C_{21}H_{30}O_8$ (410.5)
onitin-2′-*O*-β-D-alloside
金粉蕨素 -2′-*O*- 阿洛糖苷

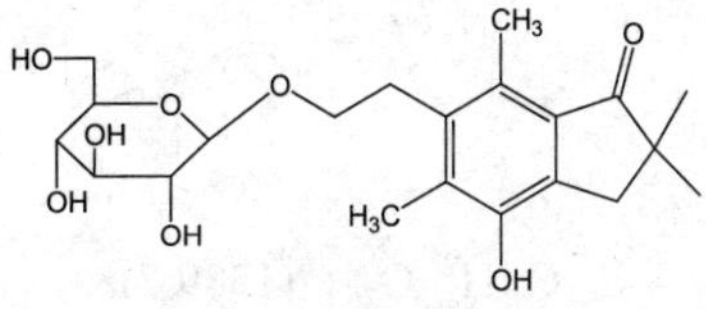

$C_{21}H_{30}O_8$ (410.5)
onitin-2′-*O*-β-D-glucoside
金粉蕨素 -2′-*O*- 葡萄糖苷

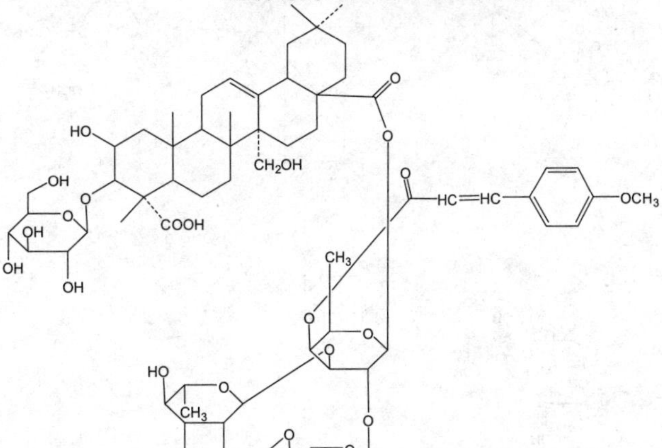

$C_{80}H_{120}O_{39}$ (1705.8)
onjisaponin A
远志皂苷 A

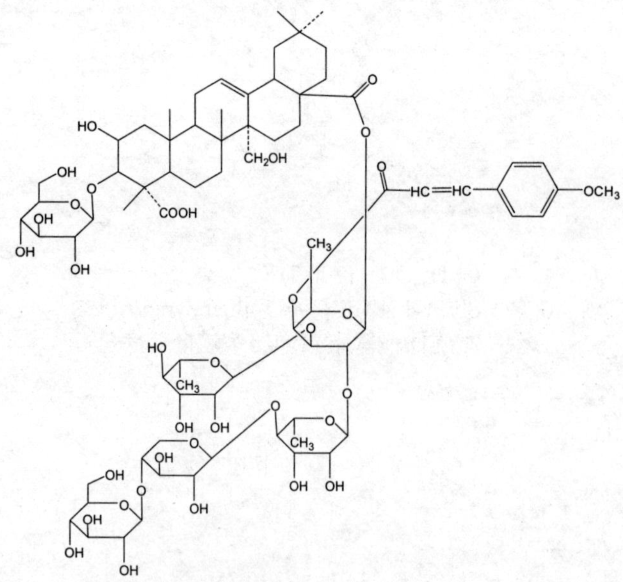

$C_{75}H_{112}O_{35}$ (1573.7)
onjisaponin B
远志皂苷 B

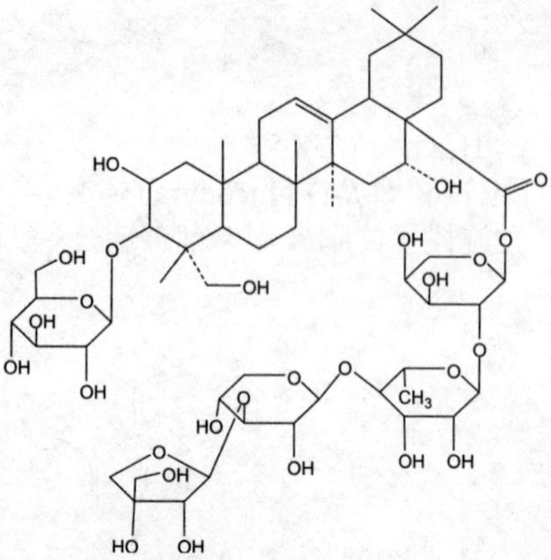

$C_{57}H_{92}O_{27}$ (1209.3)
Onjisaponin D
远志皂苷 D

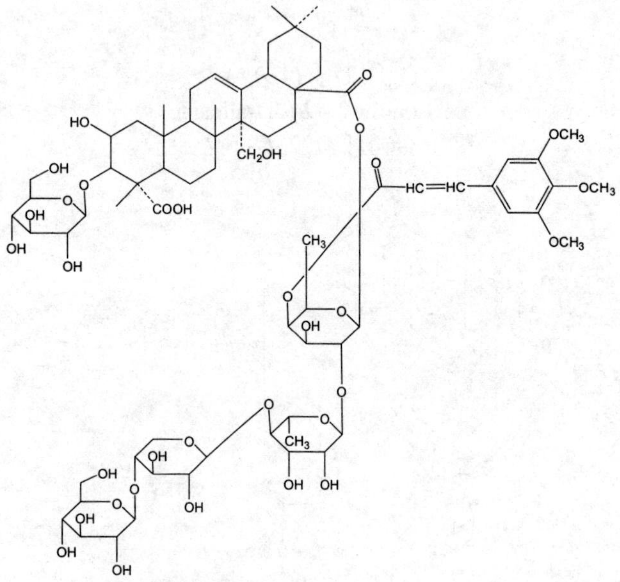

$C_{71}H_{106}O_{33}$ (1487.6)
Onjisaponin E
远志皂苷 E

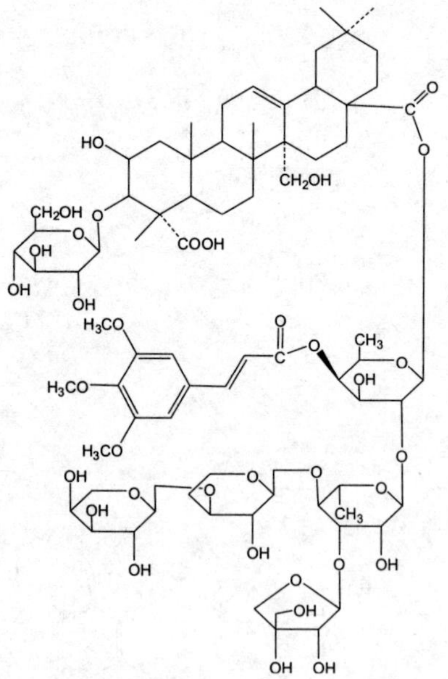

$C_{75}H_{112}O_{36}$ (1589.7)
onjisaponin F
远志皂苷 F

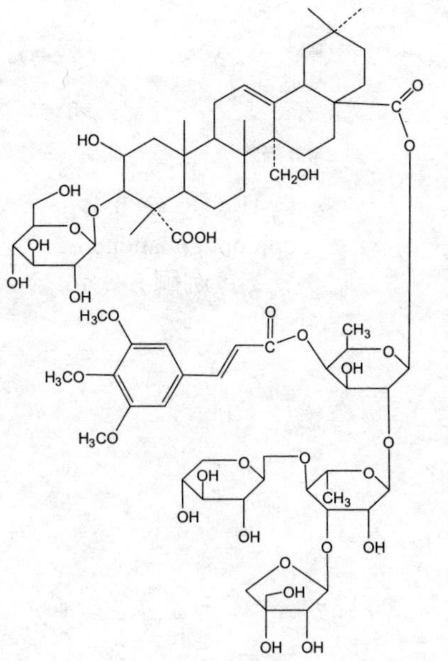

$C_{70}H_{104}O_{32}$　(1457.6)
onjisaponin G
远志皂苷 G

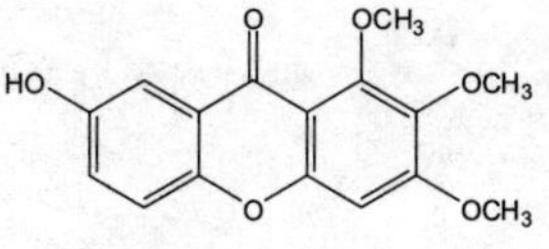

$C_{16}H_{14}O_6$　(302.3)
onjixanthone Ⅰ
远志呫吨酮Ⅰ

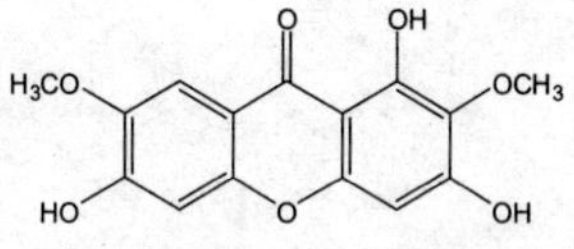

$C_{15}H_{12}O_7$　(304.3)
onjixanthone Ⅱ
远志呫吨酮Ⅱ

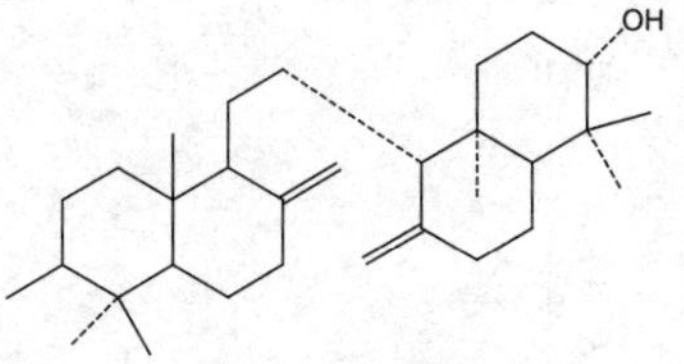

$C_{30}H_{50}O_2$　(442.7)
α-onocerin
α- 芒柄花醇

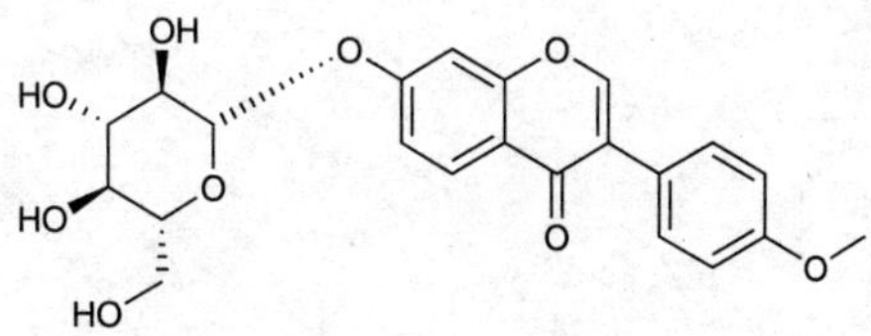

$C_{22}H_{22}O_9$　(430.4)
ononin
芒柄花苷

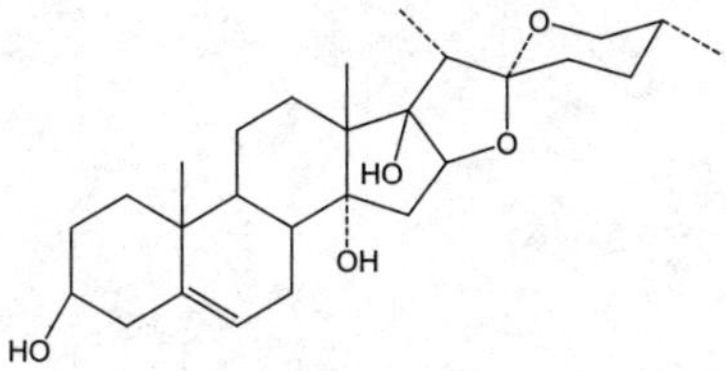

$C_{27}H_{42}O_5$　(446.6)
ophiogenin
麦冬苷元

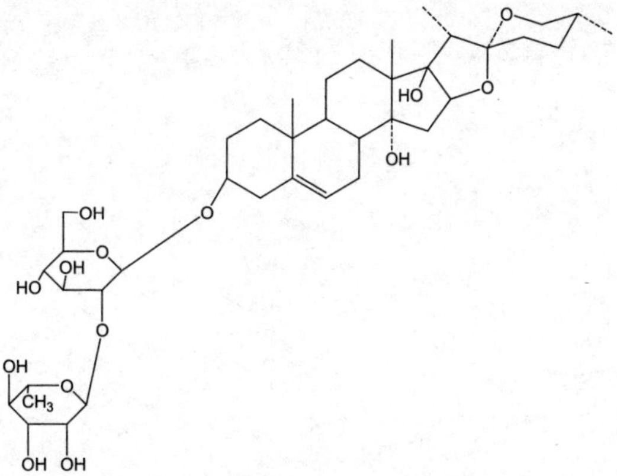

$C_{39}H_{60}O_{14}$　(752.9)
ophiogenin-3-*O*-α-L-rhamnopyranosyl(1 → 2)-
β-D-glucopyranoside
麦冬苷元 -3-*O*-α-L- 吡喃鼠李糖基 (1 → 2)-β-
D- 吡喃葡萄糖苷

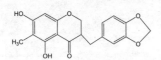

C$_{18}$H$_{16}$O$_6$ (328.3)
ophiopogonanone A
麦冬黄烷酮 A

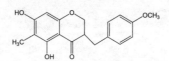

C$_{20}$H$_{22}$O$_5$ (342.4)
ophiopogonanone B
麦冬黄烷酮 B

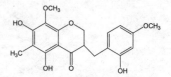

C$_{19}$H$_{20}$O$_7$ (360.4)
ophiopogonanone E
麦冬黄烷酮 E

C$_{20}$H$_{22}$O$_7$ (374.4)
ophiopogonanone F
麦冬黄烷酮 F

C$_{18}$H$_{14}$O$_6$ (326.3)
ophiopogone A
麦冬黄酮 A

C$_{39}$H$_{62}$O$_{12}$ (722.9)
ophiopogonin B
麦冬皂苷 B

C$_{44}$H$_{70}$O$_{16}$ (855.0)
ophiopogonin D
麦冬皂苷 D
diosgenin-3-O-{O-α-L-rhamnosyl(1 → 2)-O-[β-D-xylosyl(1 → 3)]-β-D- glucoside}
薯蓣皂苷元 -3-O-{O-α-L- 鼠李基 (1→2)-O-[β-D-木糖基 (1 → 3)]-β-D- 葡萄苷 }

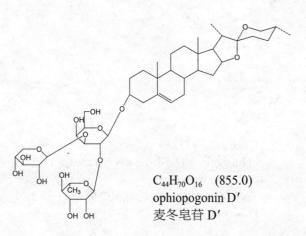

C$_{44}$H$_{70}$O$_{16}$ (855.0)
ophiopogonin D′
麦冬皂苷 D′

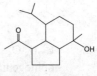

C$_{15}$H$_{26}$O$_2$ (238.4)
oplopanone
右旋日本刺参萜酮

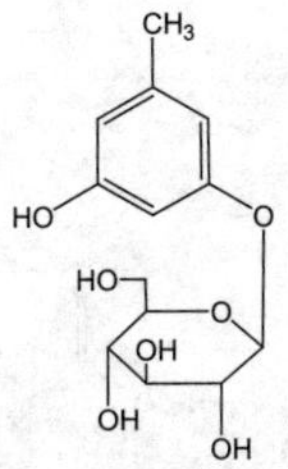

$C_{13}H_{18}O_7$ (286.3)
orcinol glucoside
地衣二醇葡萄糖苷，苔黑酚葡萄糖苷

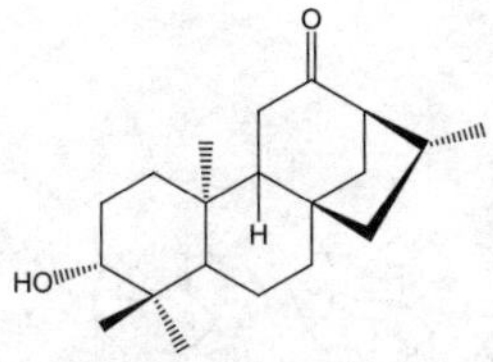

$C_{20}H_{32}O_2$ (304.5)
oriediterpenol
泽泻二萜醇

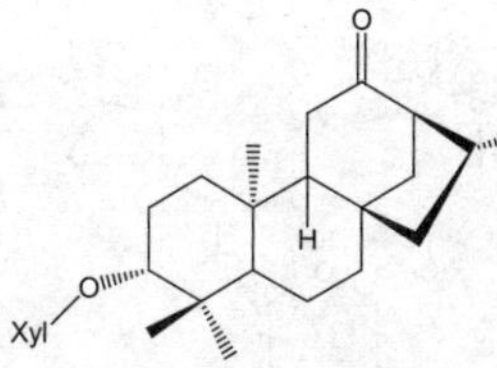

$C_{25}H_{40}O_6$ (436.6)
oriediterpenoside
泽泻二萜苷

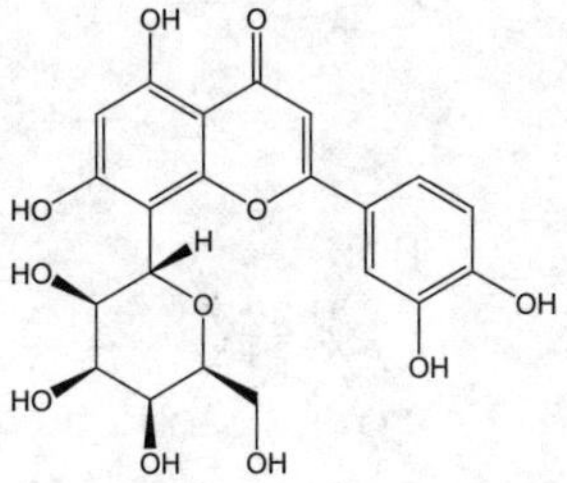

$C_{21}H_{20}O_{11}$ (448.4)
orientin
荭草素

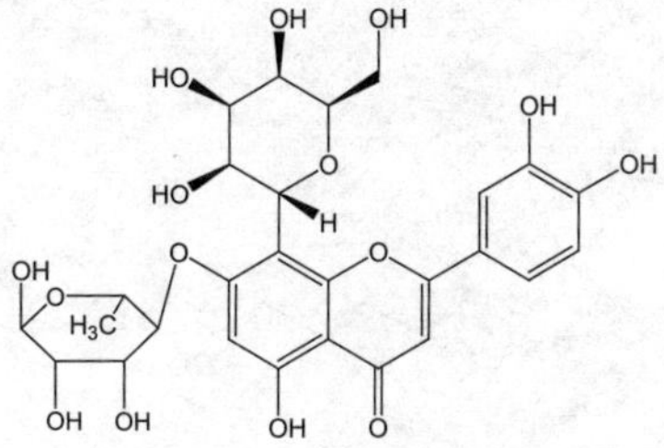

$C_{27}H_{30}O_{15}$ (594.5)
orientin-7-rhamnoside
荭草素 -7- 鼠李糖苷

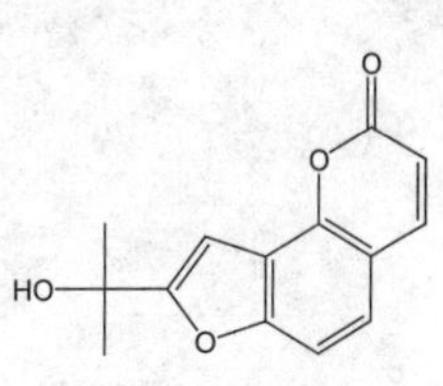

$C_{14}H_{12}O_4$ (244.2)
oroselol
山芹醇

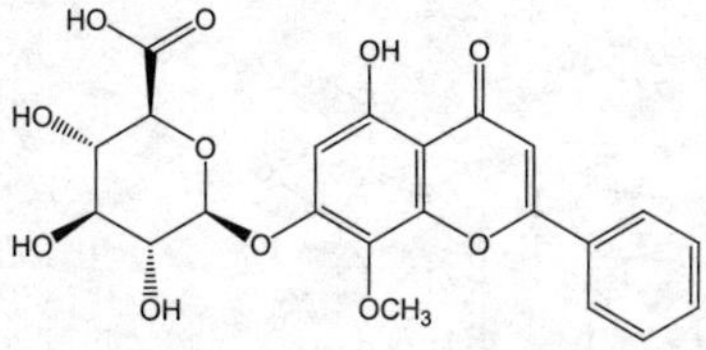

$C_{22}H_{20}O_{11}$ (460.4)
orosindin
木蝴蝶啶
wogonin-7-O-β-D-glucuronide
汉黄芩素 -7- O-β-D- 葡萄糖醛酸苷
wogonoside
汉黄芩苷

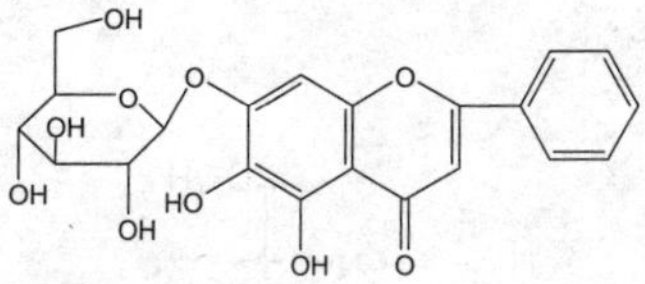

$C_{21}H_{20}O_{10}$ (432.4)
oroxin A
木蝴蝶苷 A
baicalein-7-O-β-D-glucopyranoside
黄芩素 -7-O-β-D- 吡喃葡萄糖苷

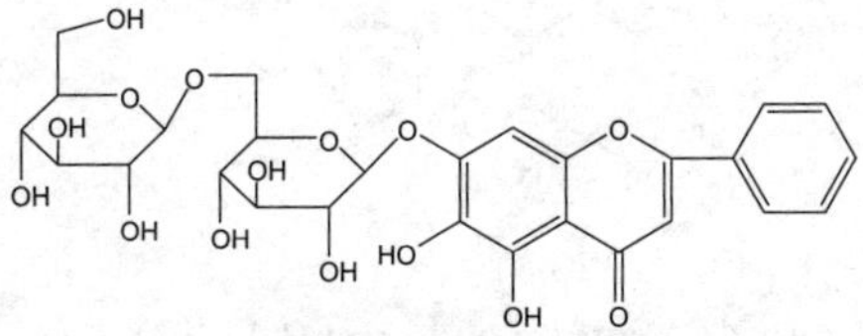

$C_{27}H_{30}O_{15}$ (594.5)
oroxin B
木蝴蝶苷 B

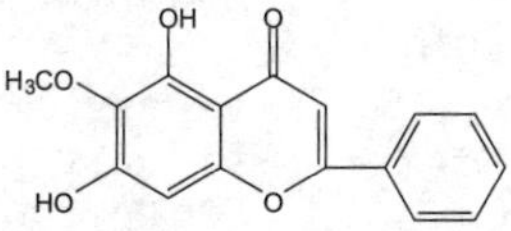

$C_{16}H_{12}O_5$ (284.3)
oroxylin A
木蝴蝶素 A

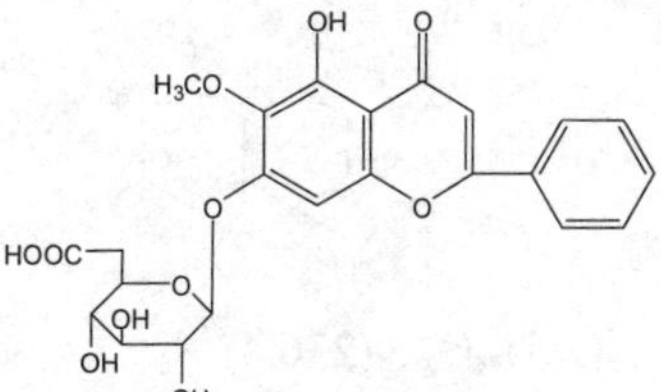

$C_{22}H_{20}O_{11}$ (460.4)
oroxylin A-7-O-glucuronide
木蝴蝶素 A-7-O- 葡萄糖醛酸苷

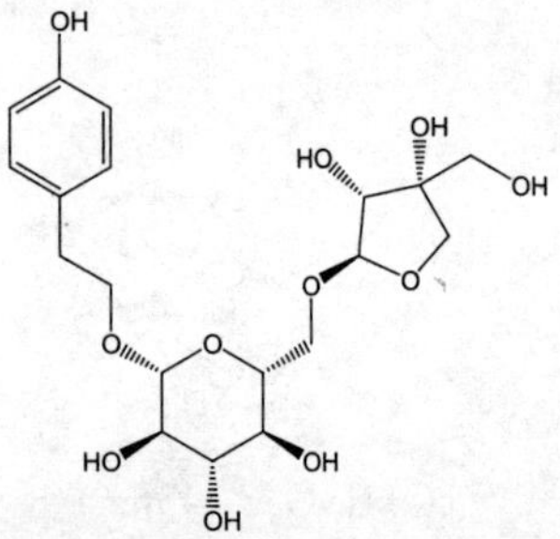

$C_{19}H_{28}O_{11}$　(432.4)
osmanthuside H

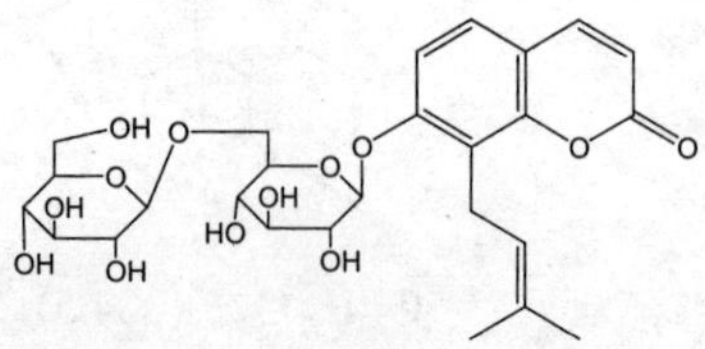

$C_{26}H_{34}O_{13}$　(554.5)
osthenol-7-*O*-*β*-gentiobioside
欧芹酚 -7-*O*-*β*- 龙胆二糖苷

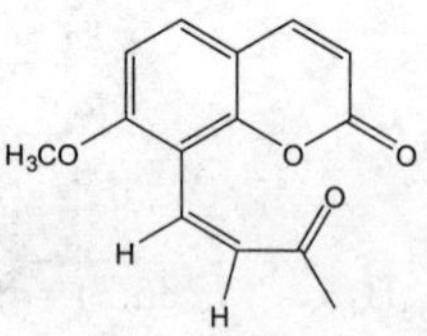

$C_{14}H_{12}O_4$　(244.2)
cis-osthenon
顺式欧芹烯酮酚甲醚

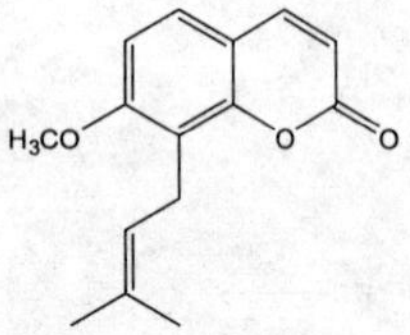

$C_{15}H_{16}O_3$　(244.3)
osthole
欧芹酚甲醚，蛇床子素

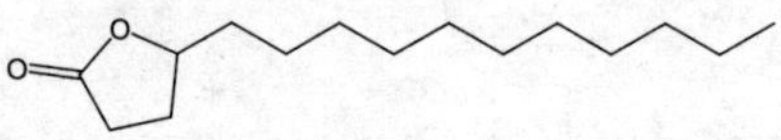

$C_{15}H_{28}O_2$　(240.4)
oxacyclohexadecan-2-one
氧杂环十六烷 -2- 酮

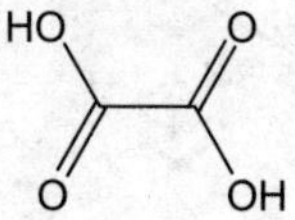

$C_2H_2O_4$　(90.0)
oxalic acid
草酸

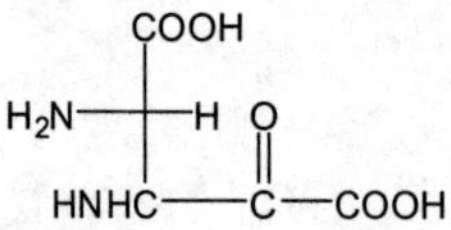

$C_5H_8N_2O_5$　(176.1)
β-N-oxalyl-L-*α,β*-diaminopropionic acid
β-N- 草酰基 -L-*α*,*β*- 二氨基丙酸

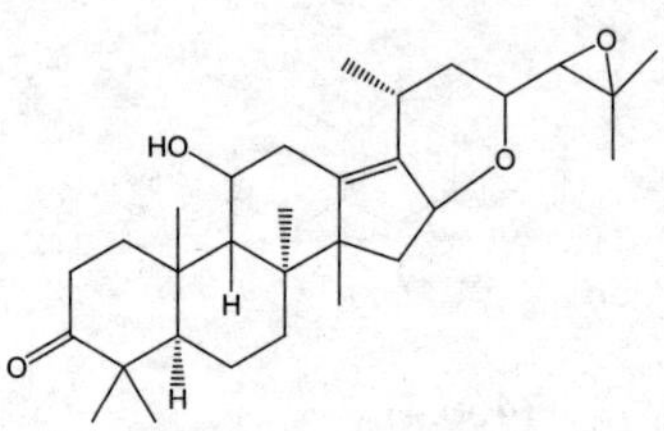

$C_{30}H_{46}O_4$　(470.7)
16,23-oxidoalisol B
16,23- 氧化泽泻醇 B

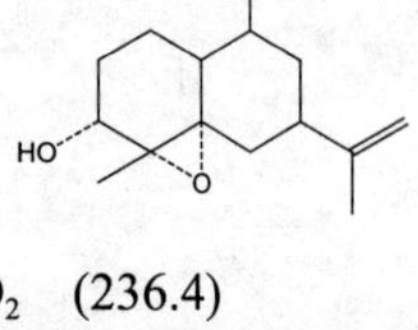

$C_{15}H_{24}O_2$　(236.4)
4*α*,5*α*-oxidoeudesm-11-en-3*α*-ol
4*α*,5*α*- 环氧 -11- 烯 -3*α*- 桉叶醇

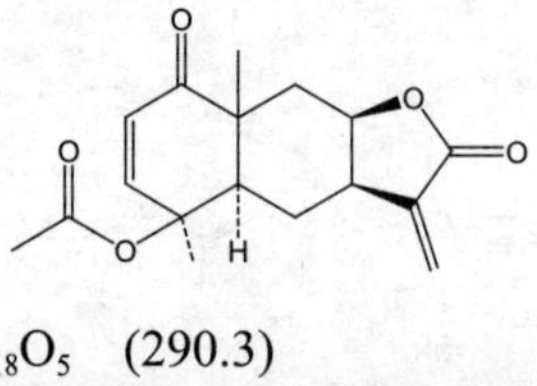

$C_{16}H_{18}O_5$　(290.3)
1-oxo-4*β*-acetoxy eudesma-2,11(13)-
dien-12,8*β*-lactone
1- 氧代 -4*β*- 乙酰氧基桉叶 -2,11(13)-
二烯 -12,8*β*- 内酯

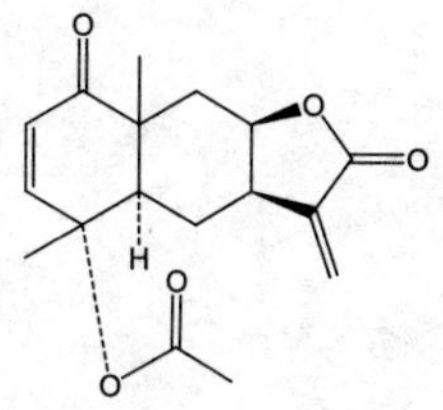

$C_{16}H_{18}O_5$ (290.3)
1-oxo-4α-acetoxy eudesma-2,11(13)-dien-
12-8β-olide
1- 氧代 -4α- 乙酰氧基桉叶 -2,11(13)- 二
烯 -12,8β- 内酯

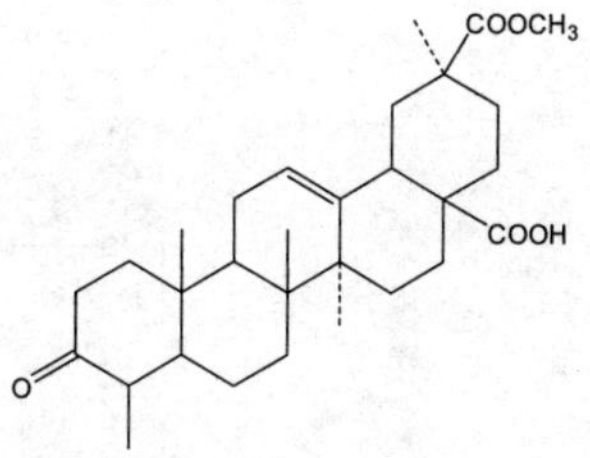

$C_{31}H_{46}O_5$ (498.7)
3-oxo-30-carbomethoxy-23-norolean-12-
en-28-oic acid
3- 氧代 -30- 甲氧基羰基 -23- 去甲齐墩
果 -12- 烯 -28- 酸

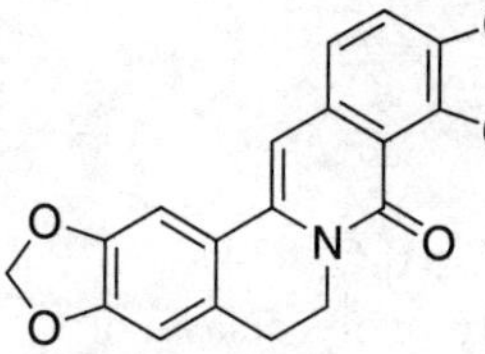

$C_{19}H_{13}NO_5$ (335.3)
8-oxocoptisine
8- 氧黄连碱

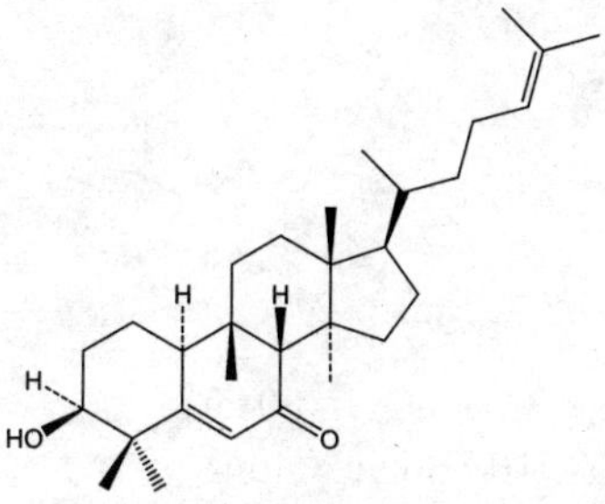

$C_{30}H_{48}O_2$ (440.7)
7-oxo-10α-cucurbitadienol
7- 氧代 -10α- 葫芦二烯醇

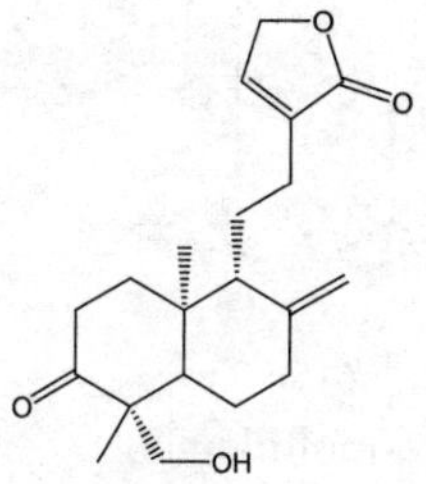

$C_{20}H_{28}O_4$ (332.4)
3-oxo-14-deoxyandrographolide

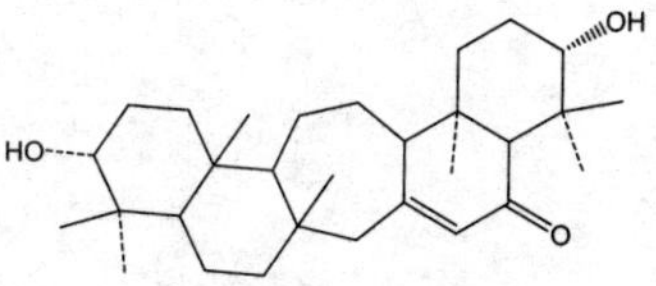

$C_{30}H_{48}O_3$ (456.7)
16-oxodiepiserratenediol
16- 氧代二表千层塔烯二醇

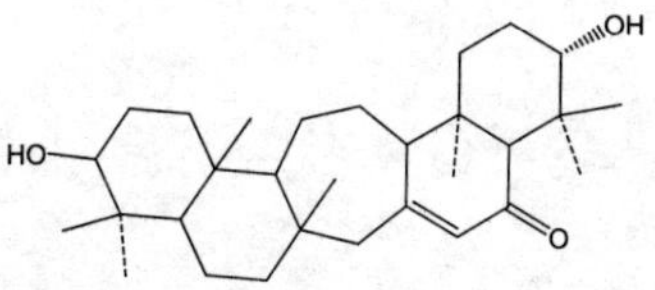

$C_{30}H_{48}O_3$ (456.7)
16-oxo-21-episerratenediol
16- 氧代 -21- 表千层塔烯二醇

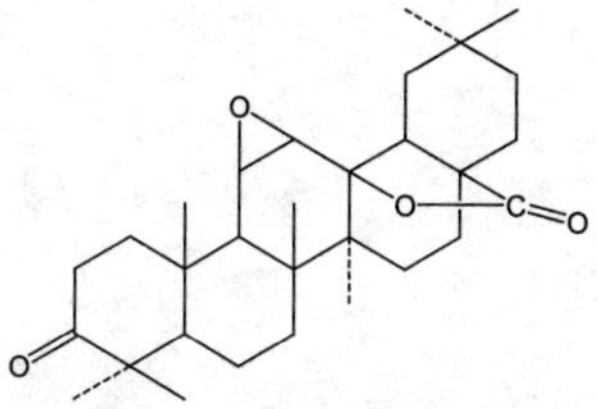

$C_{30}H_{44}O_4$ (468.7)
3-oxo-11α,12α-epoxyoleanan-28,13β-olide
3- 氧代 -11α,12α- 环氧齐墩果烷 -28,13β- 交酯

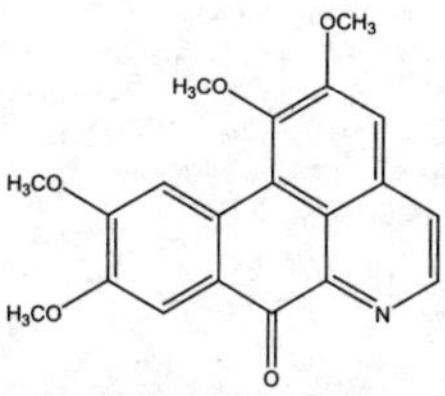

$C_{20}H_{17}NO_5$ (351.4)
oxoglaucine
氧海罂粟碱

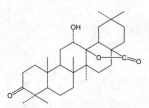

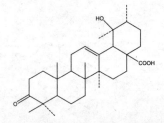

$C_{30}H_{46}O_4$ (470.7)
3-oxo-12α-hydroxy-oleanan-28,13β-olide
3- 氧代 -12α- 羟基 - 齐墩果烷 -28,13β- 交酯

$C_{30}H_{46}O_4$ (470.7)
3-oxo-19α-hydroxy-urs-12-en-28-oic acid
3- 氧代 -19α- 羟基 -12- 乌苏烯 -28- 酸

$C_{31}H_{50}O_2$ (454.7)
7-oxo-*iso*-multiflorenol
7- 氧代 -D:C- 异齐墩果 -
8- 烯 -3β- 醇

$C_{30}H_{48}O_6$ (504.7)
16-oxolyclanitin
16- 氧代石松五醇

$C_{30}H_{48}O_4$ (472.7)
16-oxolycoclavanol
16- 氧代石松三醇

$C_{30}H_{48}O_3$ (456.7)
16-oxoserratenediol
16- 氧代千层塔烯二醇

$C_{29}H_{48}O_2$ (428.7)
7-oxo-β-sitosterol
7- 氧代 -β- 谷甾醇

$C_{22}H_3NO_5$ (389.5)
oxotuberostemonine
氧代对叶百部碱

$C_{30}H_{46}O_4$ (470.7)
3-oxo-12-ursen-28-oic acid
4- 氧代 -12- 烯 -28- 乌苏酸

$C_5H_8O_3$ (116.1)
4-oxo-valeric acid
4- 氧化戊酸

$C_{25}H_{26}O_7$ (438.5)
oxydihydromorusin
氧化二氢桑根皮素

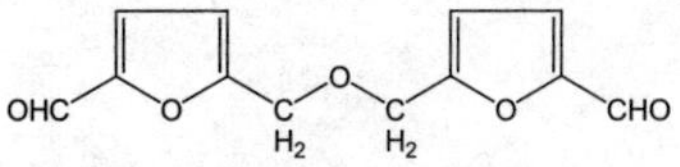

$C_{12}H_{10}O_5$ (234.2)
5,5′- oxydimethylene-bis-
(2-furaldehyde
5,5′- 氧联二亚甲基 - 双 -
(2- 呋喃甲醛)

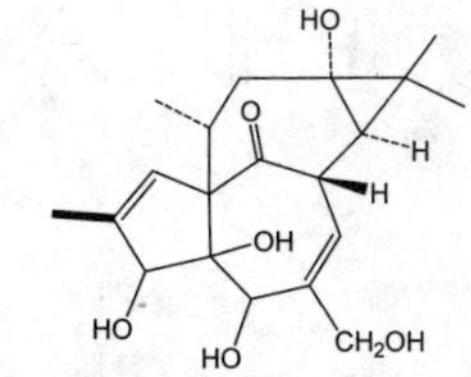

$C_{20}H_{28}O_6$ (364.4)
13-oxyingenol
13- 氧化巨大戟萜醇

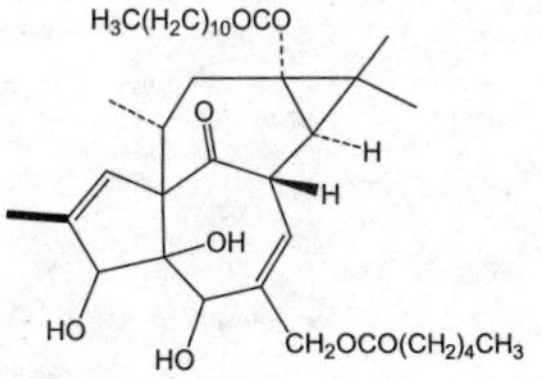

$C_{38}H_{60}O_8$ (644.9)
13-oxyingenol-13-dodecanoate-
20-hexanoate
13- 氧化巨大戟萜醇 -13- 十二
酸酯 -20- 乙酸酯

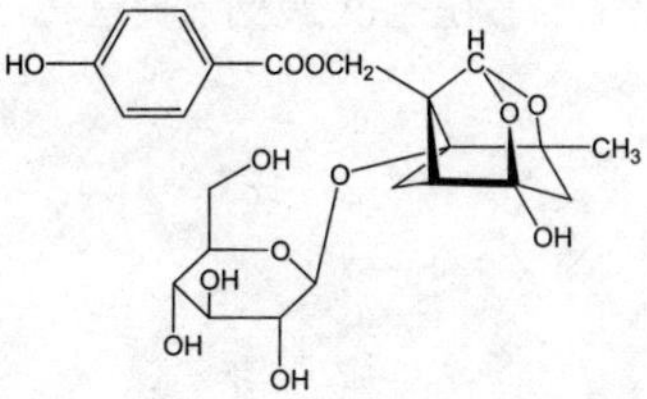

$C_{23}H_{28}O_{12}$ (496.5)
oxypaeoniflorin
氧化芍药苷

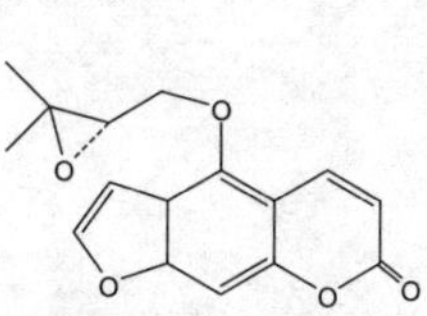

$C_{16}H_{16}O_5$ (288.3)
oxypeucedaninhyrate
水合氧化前胡素

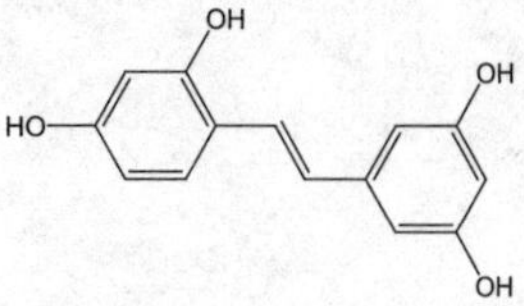

$C_{14}H_{12}O_4$ (244.2)
oxyresveratrol
氧化白藜芦醇
2,4,3′,5′-tetrahydroxystilbene
2,4,3′,5′- 四羟基芪

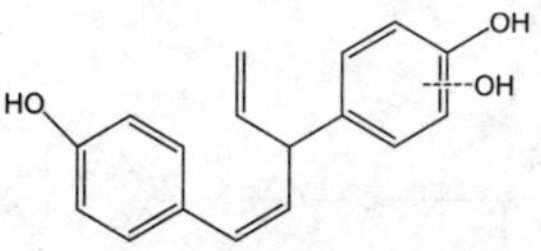

$C_{17}H_{16}O_3$ (268.3)
oxy-*cis*-himokiresinol
氧化 - 顺 - 扁柏树脂酚

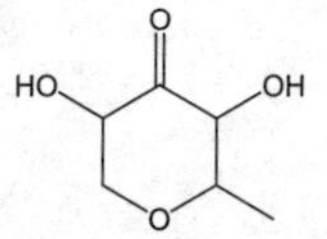

$C_6H_{10}O_4$ (146.1)
5-oxymaltol
5- 羟基麦芽酚

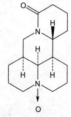

$C_{15}H_{24}N_2O_2$ (264.4)
oxymatrine
氧化苦参碱

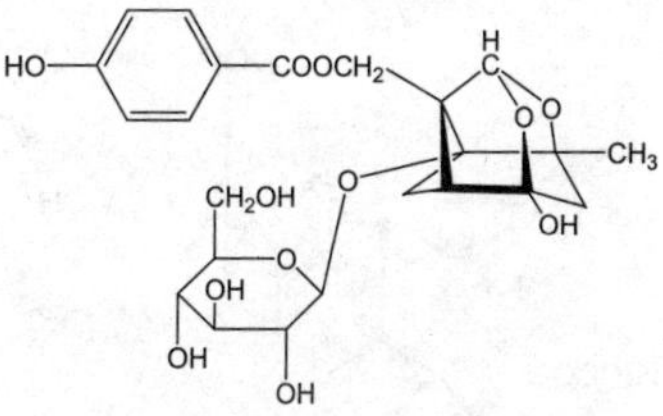

$C_{23}H_{28}O_{12}$ (496.5)
oxypaeoniflorin
氧化芍药苷，羟基芍药苷

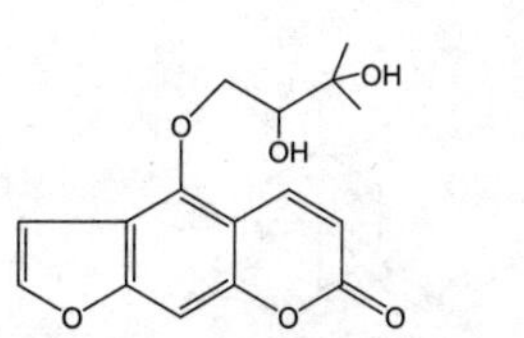

$C_{16}H_{16}O_6$ (304.3)
oxypeucedanin hydrate
水合氧化前胡素

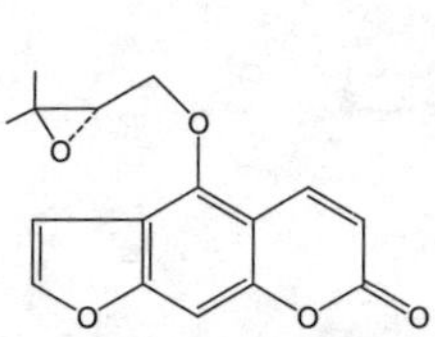

$C_{16}H_{14}O_5$ (387.1)
oxypeudanin
氧化前胡素

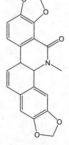

$C_{20}H_{13}NO_5$ (347.3)
oxysanguinarine
氧化血根碱

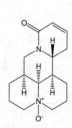

$C_{15}H_{22}N_2O_2$ (262.4)
N-oxysophocarpine
N- 氧化槐根碱

P 部

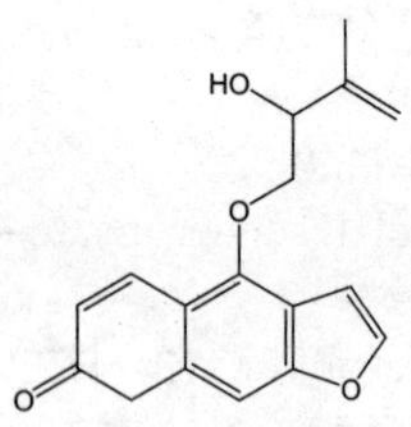

$C_{17}H_{16}O_4$　(284.3)
pabulenol
栓翅芹烯醇，帕布列诺

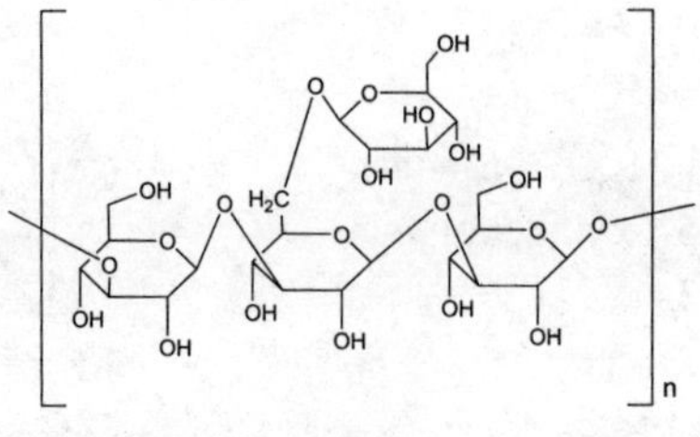

pachyman
茯苓聚糖

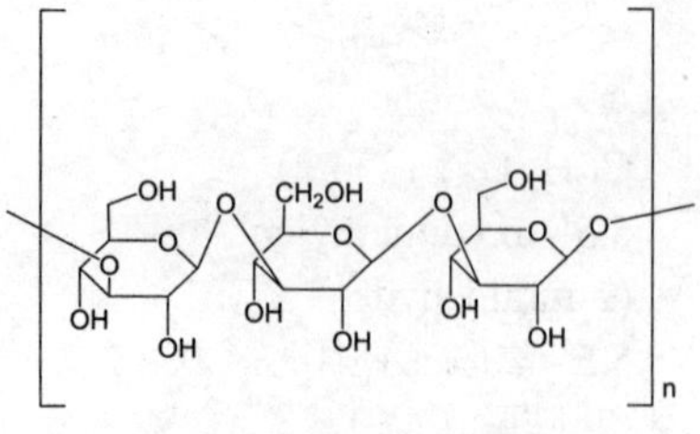

pachymaran
茯苓次聚糖

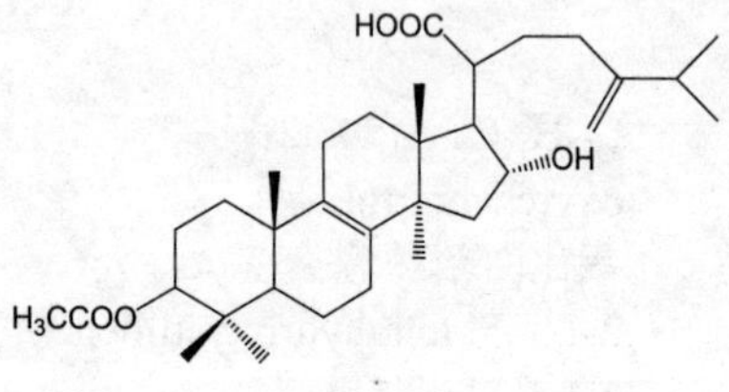

$C_{33}H_{52}O_5$　(528.8)
pachymic acid
茯苓酸
3β-acetyloxy-16α-hydroxylanosta-7,9(11),24(31)-trien- 21-oicacid
3β- 乙酰基 -16α- 羟基 - 羊毛甾 -7,9(11),24(31)- 三烯 -21- 酸

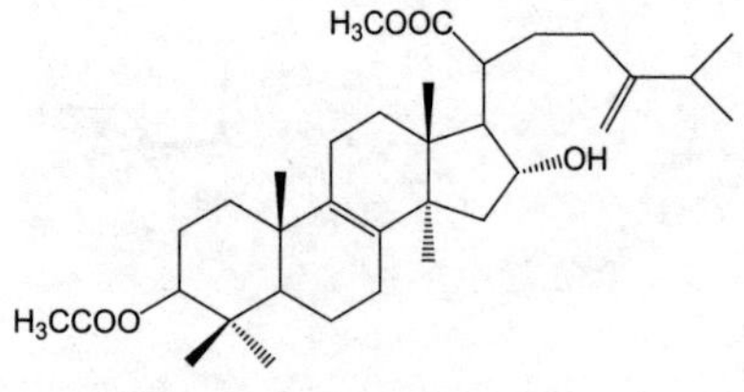

$C_{34}H_{54}NO_5$　(542.8)
pachymic acid methyl ester
茯苓酸甲酯

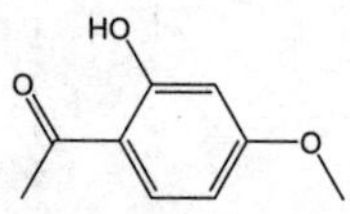

$C_9H_{10}O_3$　(166.2)
paeonal
丹皮酚

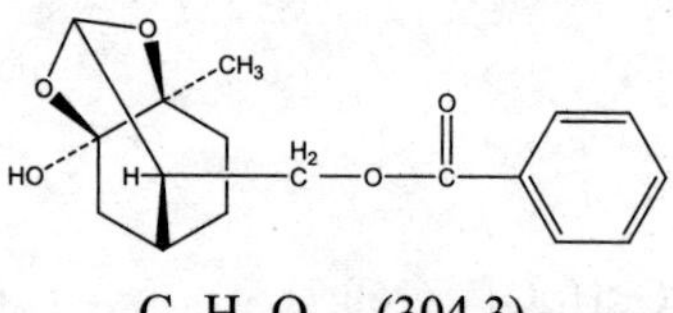

$C_{17}H_{20}O_5$　(304.3)
paeoniflorigenone
芍药苷元酮

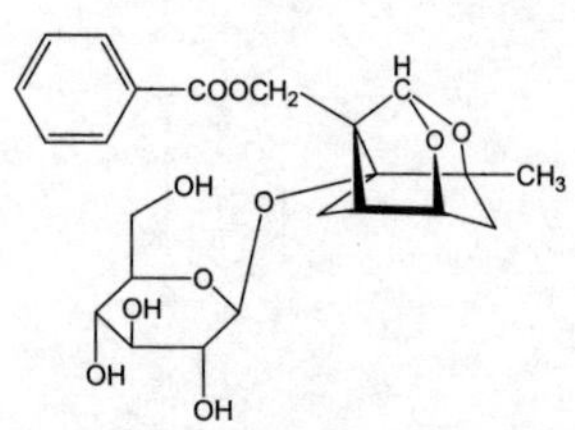

$C_{23}H_{28}O_{11}$　(480.5)
paeoniflorin
芍药苷

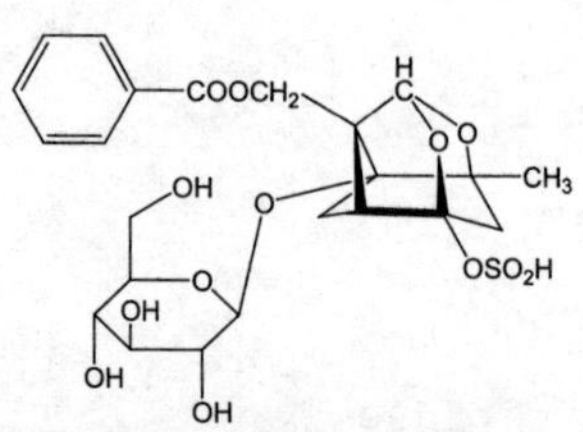

$C_{24}H_{31}O_{13}S$　(559.6)
paeoniflorinsulfonate
芍药苷亚硫酸酯

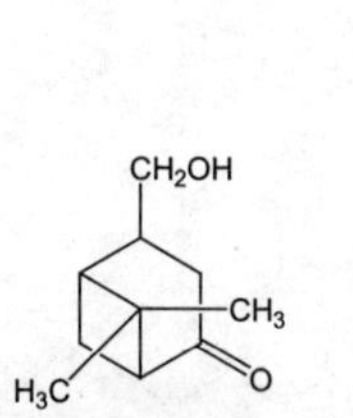

$C_{10}H_{16}O_2$　(168.2)
paeonilactinone
芍药乳糖酮

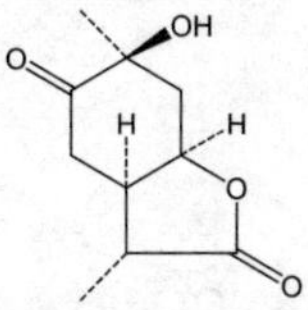

C$_{10}$H$_{14}$O$_4$ (198.2)
paeonilactone A
芍药内酯 A

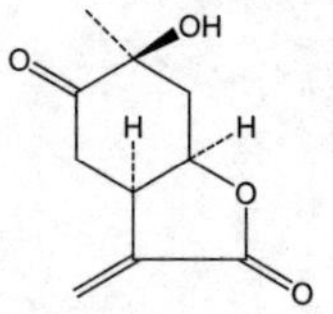

C$_{10}$H$_{12}$O$_4$ (196.2)
paeonilactone B
芍药内酯 B

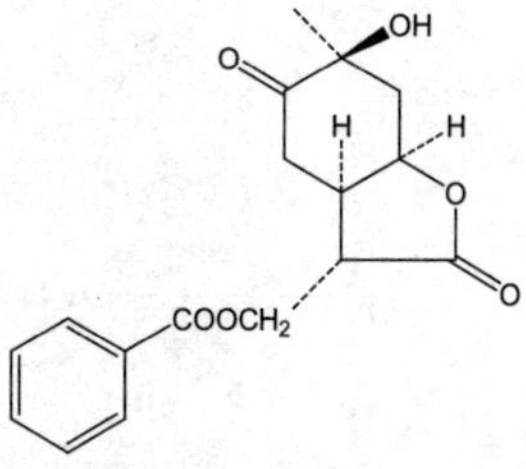

C$_{17}$H$_{18}$O$_6$ (318.3)
paeonilactone C
芍药内酯 C

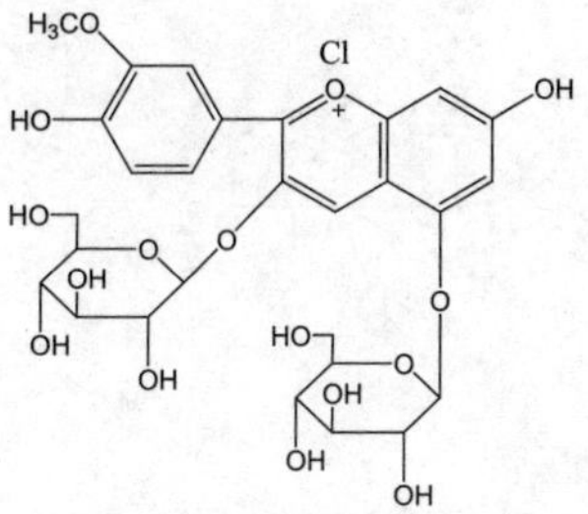

C$_{28}$H$_{33}$O$_{16}$Cl (661.0)
paeonin
芍药花苷

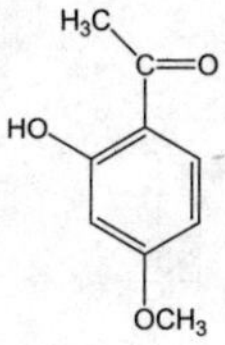

C$_9$H$_{10}$O$_3$ (166.2)
paeonol
芍药醇

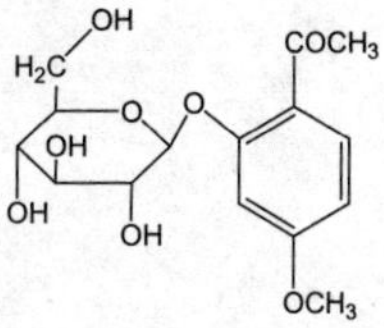

C$_{15}$H$_{20}$O$_8$ (328.3)
paeonoside
牡丹酚苷

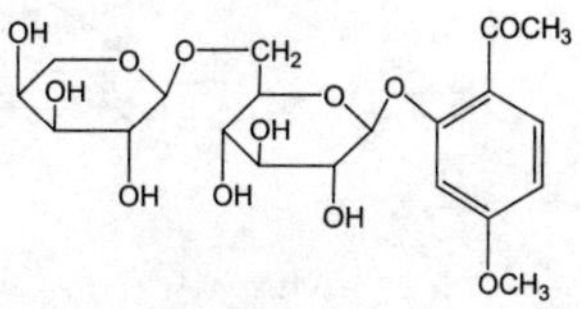

C$_{20}$H$_{28}$O$_{12}$ (460.4)
paeonolide
丹皮酚原苷

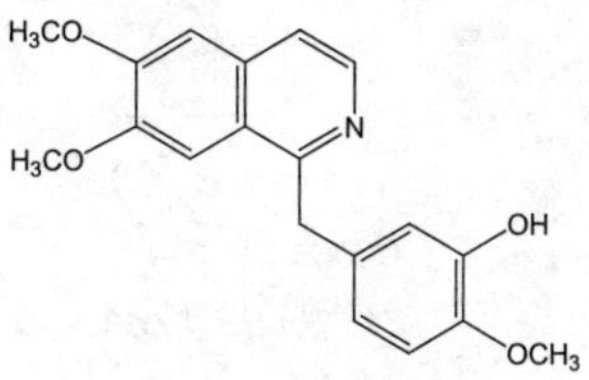

C$_{19}$H$_{19}$NO$_4$ (325.4)
palaudine
杷拉乌定碱

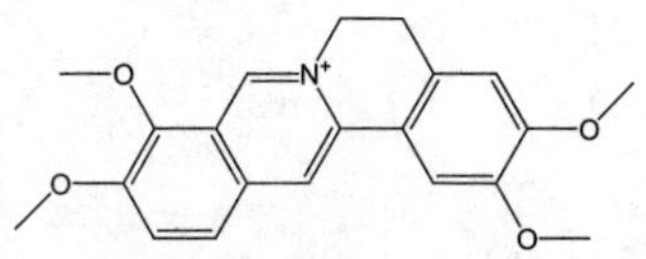

C$_{21}$H$_{22}$NO$_4$ (352.4)
palmatine
掌叶防己碱

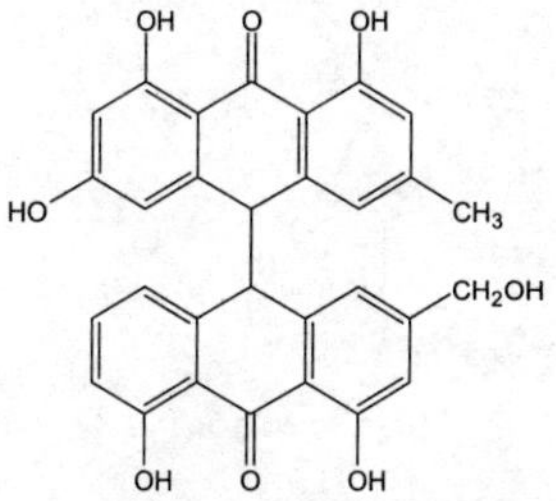

C$_{30}$H$_{22}$O$_8$ (510.5)
palmidin A
掌叶大黄二蒽酮 A

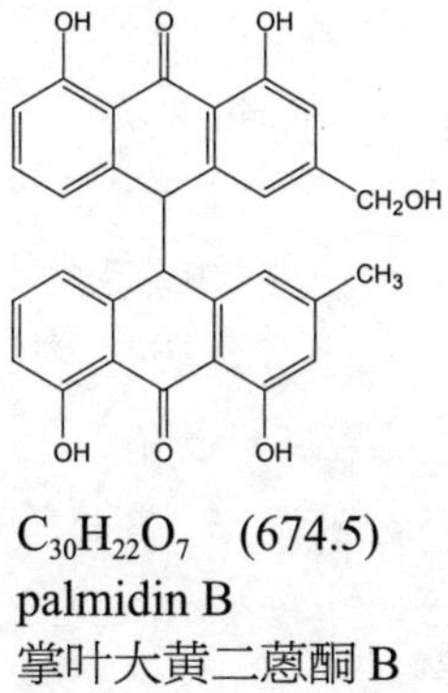

C$_{30}$H$_{22}$O$_7$ (674.5)
palmidin B
掌叶大黄二蒽酮 B

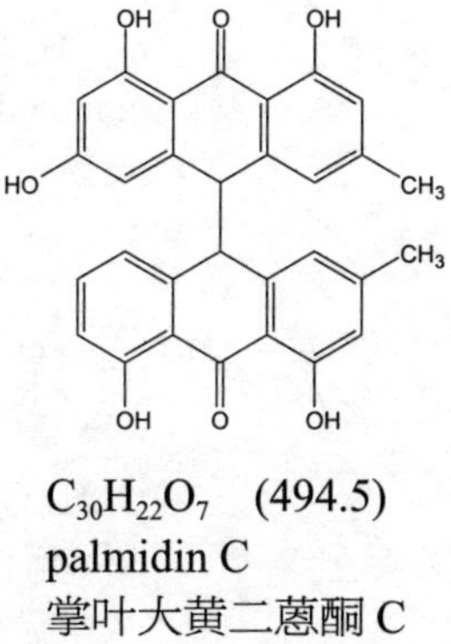

C$_{30}$H$_{22}$O$_7$ (494.5)
palmidin C
掌叶大黄二蒽酮 C

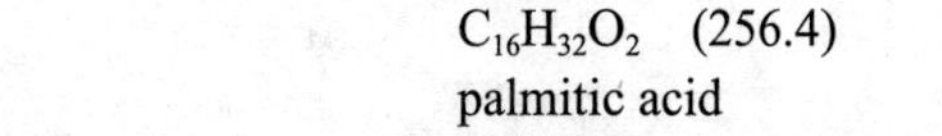

C$_{16}$H$_{32}$O$_2$ (256.4)
palmitic acid
棕榈酸

$C_{51}H_{98}O_6$ (807.3)
palmitin
甘油三棕榈酸酯

$CH_3(CH_2)_5CH = CH(CH_2)_7COOH$

$C_{16}H_{30}O_2$ (254.4)
palmitoleic acid
棕榈油酸

$C_{41}H_{68}O_7$ (672.9)
6'-palmityl-α-spinasteryl-β-D-glucoside
6'- 棕榈酰基 -α- 菠菜甾醇 -β-D- 葡萄糖苷

$C_{41}H_{70}O_7$ (674.9)
6'-palmityl-Δ^7-stigmastenyl-β-D-glucoside
6'- 棕榈酰基 -Δ^7- 豆甾烯酸 -β-D- 葡萄糖苷

$C_{15}H_{26}O$ (222.4)
panasinsanol A
人参萜醇 A

$C_{15}H_{26}O$ (222.4)
panasinsanol B
人参萜醇 B

$C_{15}H_{24}$ (204.4)
α-panasinsene
α- 人参烯

$C_{15}H_{24}$ (204.4)
β-panasinsene
β- 人参烯

$C_{17}H_{24}O_2$ (260.4)
panaxydol
人参环氧炔醇

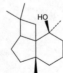

$nC_{19}H_{31}O_2Cl$ (n430.4)
panaxydol chlorohydrine
人参炔氯二醇

$C_{17}H_{24}O$ (244.4)
panaxynol
人参炔醇

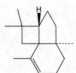

$C_{17}H_{26}O_3$ (278.4)
panaxytriol
人参炔三醇

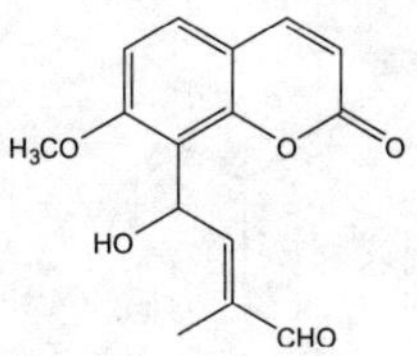

$C_{15}H_{14}O_5$ (274.3)
panial
九里香内酯烯醇醛

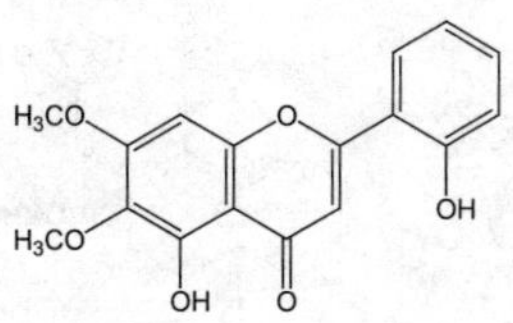

$C_{17}H_{14}O_6$ (314.3)
panicolin
5,2′- 二羟基 -7,8- 二甲氧基黄酮

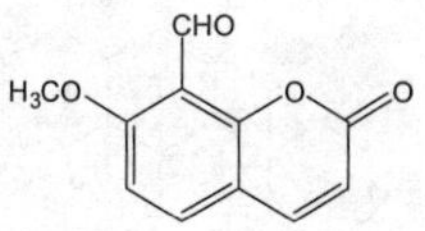

$C_{11}H_8O_4$ (204.2)
paniculal
九里香内酯醛

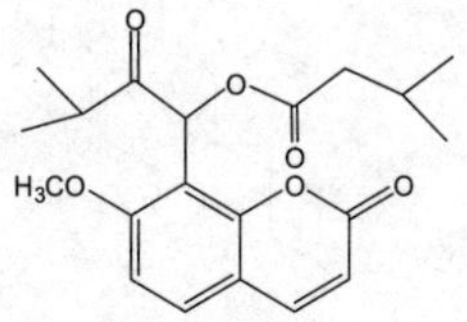

$C_{20}H_{24}O_6$ (360.4)
paniculatin
九里香香豆精，九里香素

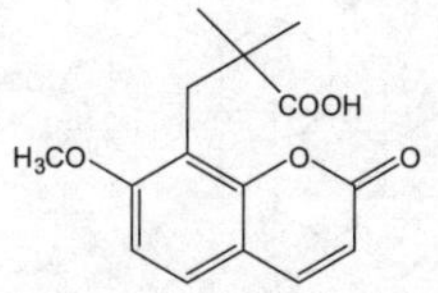

$C_{15}H_{16}O_5$ (276.28)
paniculin
九里香酸

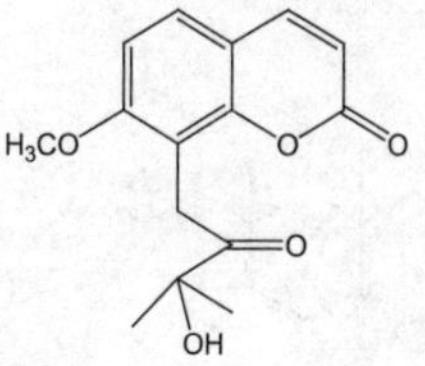

$C_{15}H_{16}O_5$ (276.3)
paniculonol-*iso*-valerate
异九里香内酯酮醇异戊酸酯

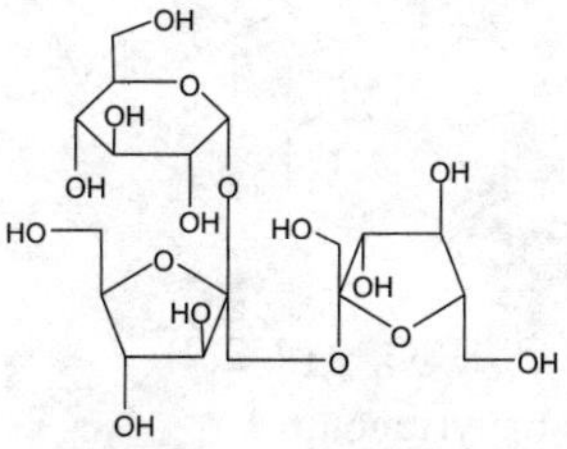

$C_{18}H_{32}O_{16}$ (504.4)
panose A
人参三糖 A

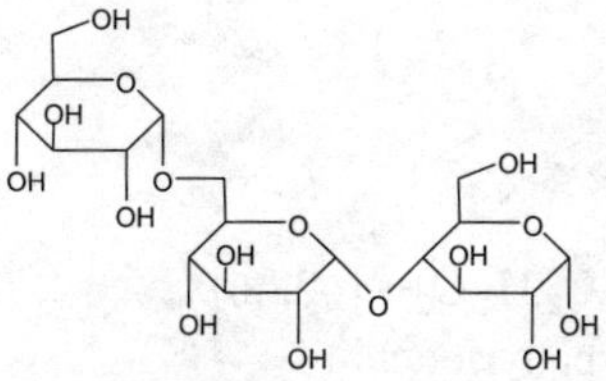

$C_{18}H_{32}O_{16}$ (504.4)
panose B
人参三糖 B

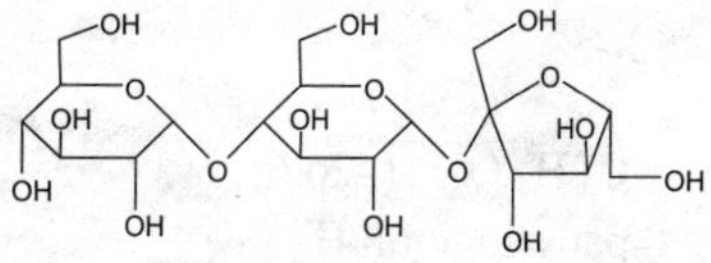

$C_{18}H_{32}O_{16}$ (504.4)
panose C
人参三糖 C

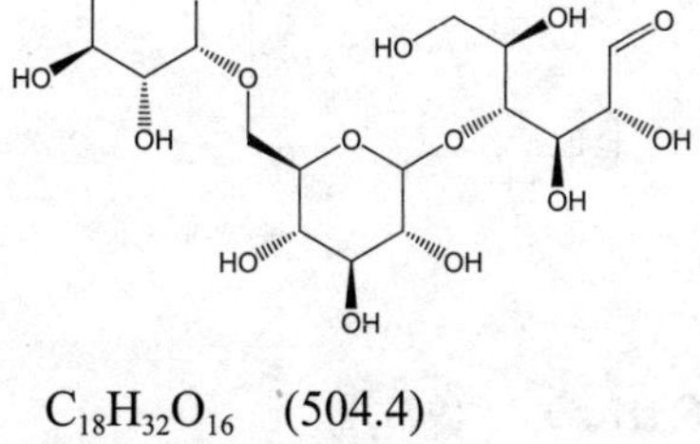

$C_{18}H_{32}O_{16}$ (504.4)
panose D
人参三糖 D

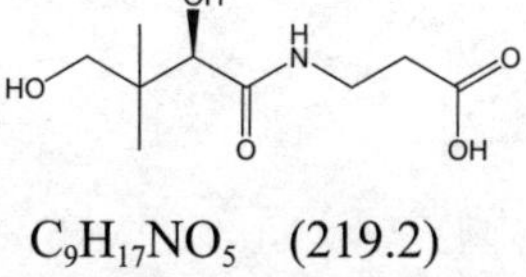

$C_9H_{17}NO_5$ (219.2)
pantothenic acid
泛酸

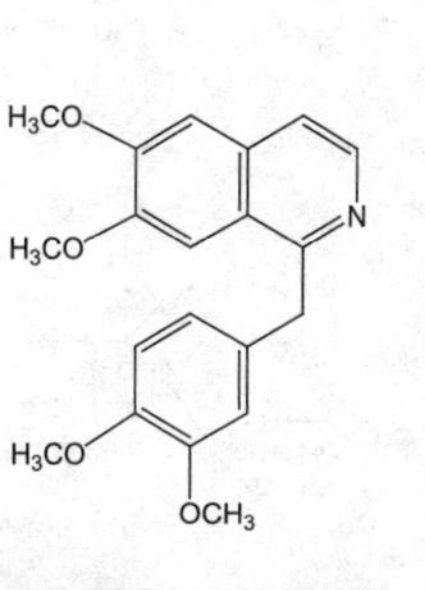

$C_{20}H_{21}NO_4$ (339.4)
papaverin
罂粟碱

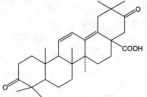

C₃₀H₄₂O₄　(466.7)
papyriogenin A
通脱木皂苷元 A

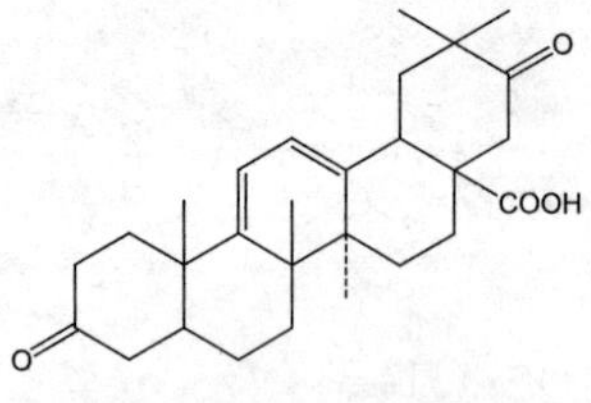

$C_{30}H_{42}O_4$　(466.7)
papyriogenin B
通脱木皂苷元 B

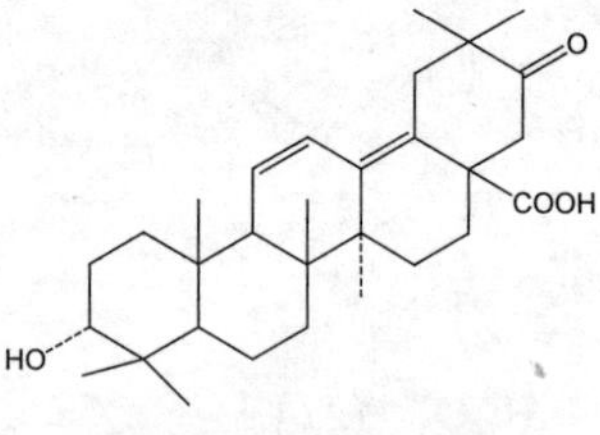

$C_{30}H_{44}O_4$　(468.7)
papyriogenin C
通脱木皂苷元 C

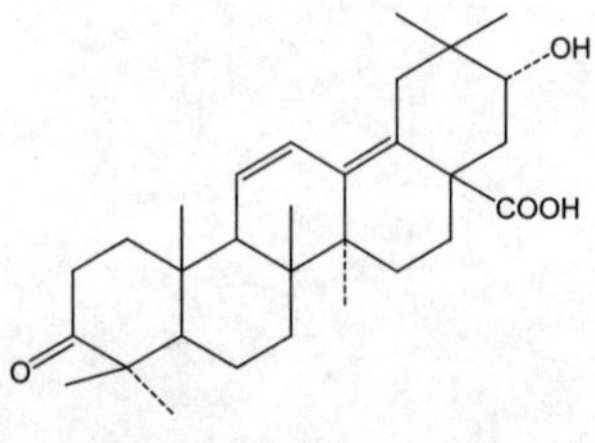

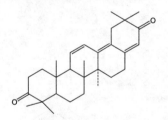

$C_{30}H_{44}O_4$　(468.7)
papyriogenin D
通脱木皂苷元 D

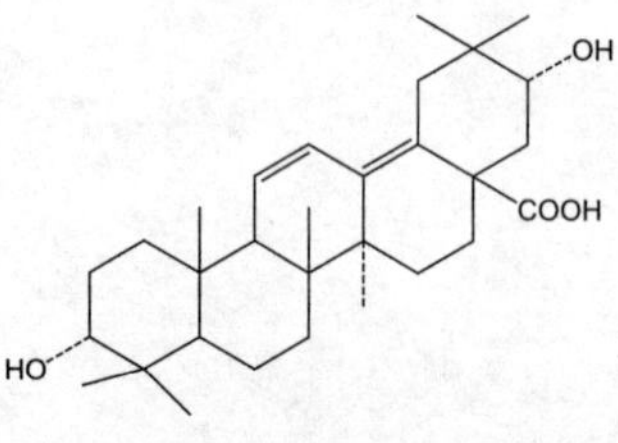

$C_{30}H_{46}O_4$　(470.7)
papyriogenin E
通脱木皂苷元 E

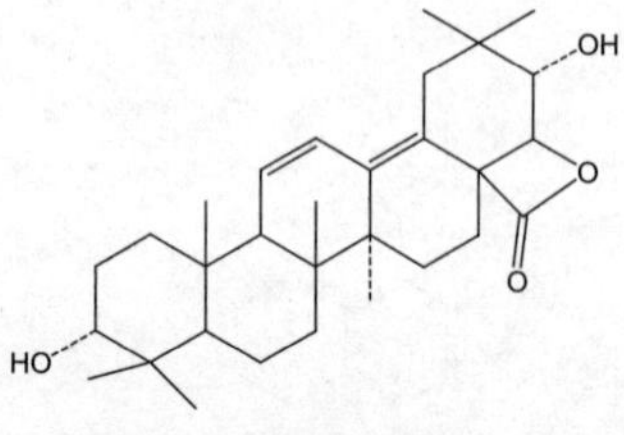

$C_{30}H_{44}O_4$　(468.7)
papyriogenin G
通脱木皂苷元 G

$C_{29}H_{40}O_2$　(420.6)
papyriogenin H
通脱木皂苷元 H

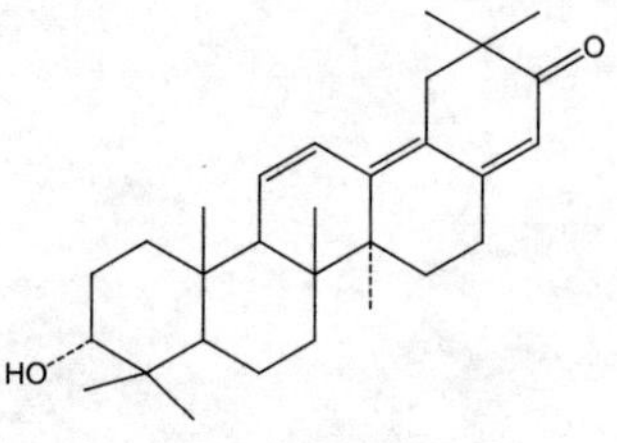

$C_{29}H_{42}O_2$　(422.6)
papyriogenin I
通脱木皂苷元 I

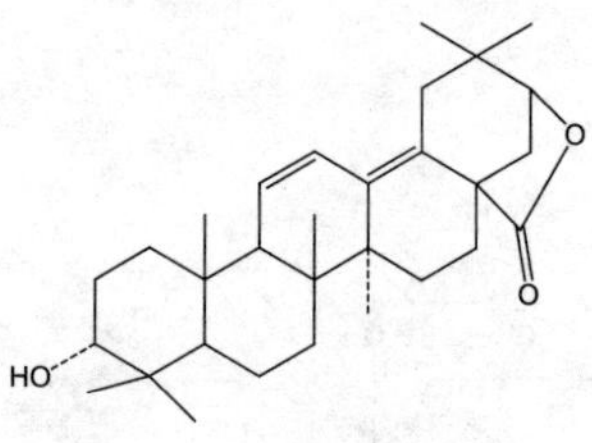

$C_{30}H_{44}O_3$　(452.7)
papyriogenin J
通脱木皂苷元 J

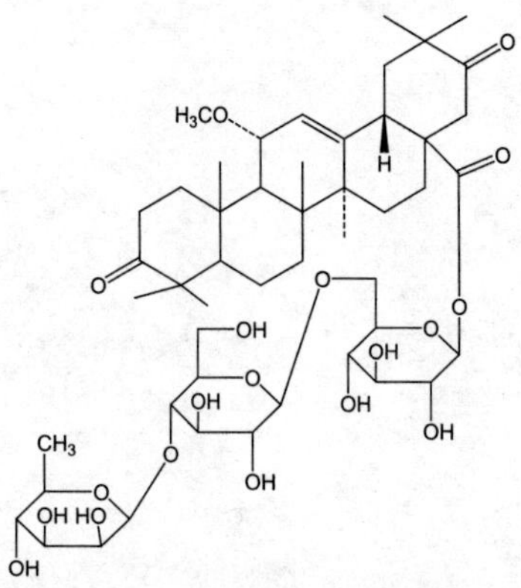

$C_{49}H_{76}O_{19}$　(969.1)
papyrioside L-Ⅱa
通脱木皂苷 L-Ⅱa

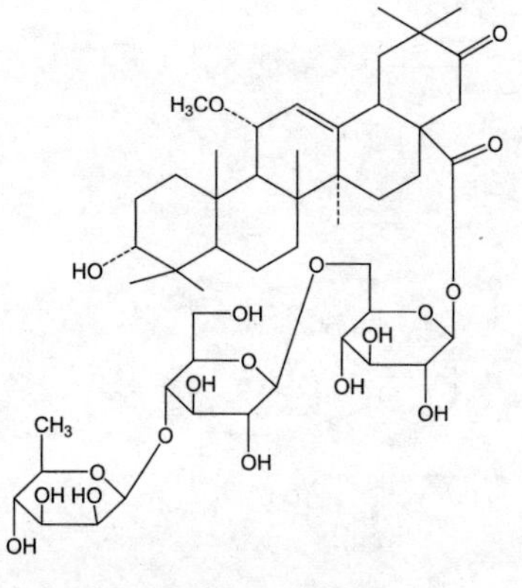

$C_{49}H_{78}O_{19}$　(971.1)
papyrioside L-Ⅱb
通脱木皂苷 L-Ⅱb

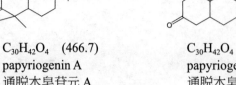

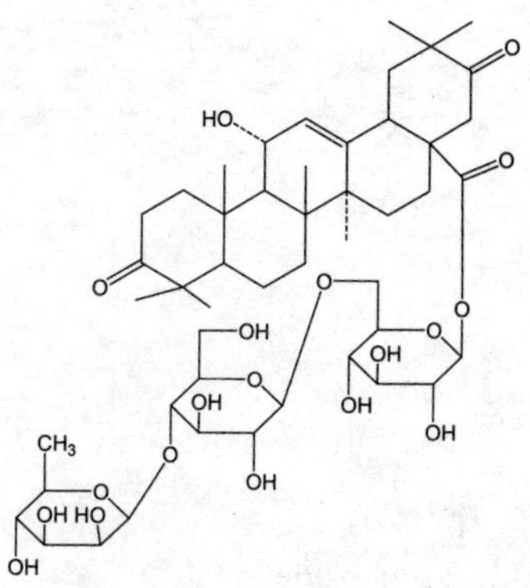

$C_{48}H_{74}O_{19}$ (955.0)
papyrioside L-Ⅱc
通脱木皂苷 L-Ⅱc

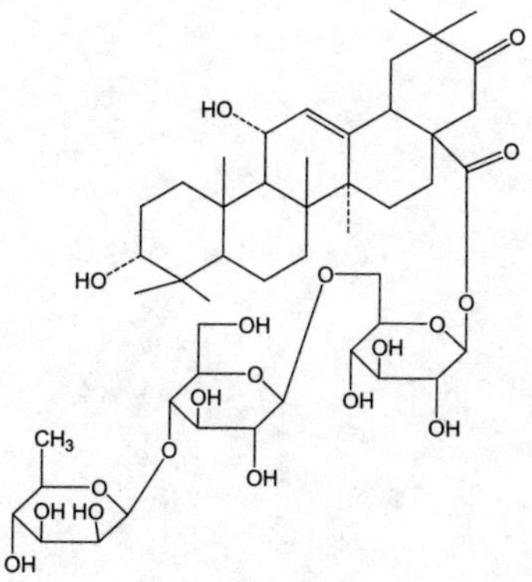

$C_{48}H_{76}O_{19}$ (957.1)
papyrioside L-Ⅱd
通脱木皂苷 L-Ⅱd

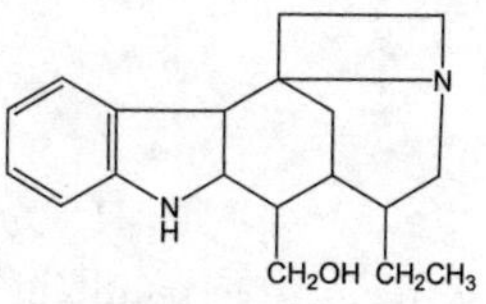

$C_{19}H_{26}N_2O$ (298.4)
pareirine
软齿花根碱

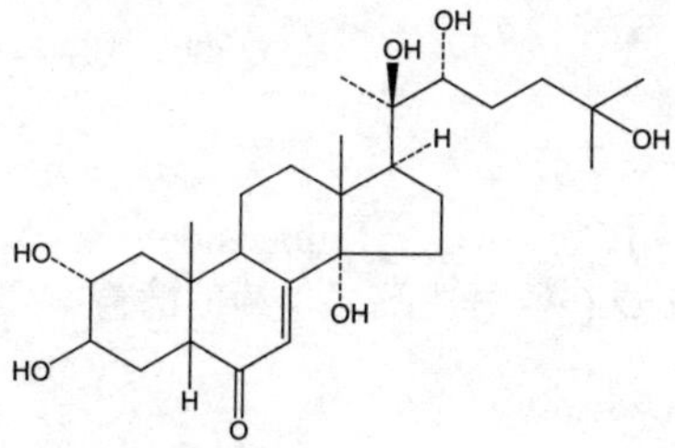

$C_{27}H_{44}O_7$ (480.6)
paristerone
蚤休甾酮

$C_{12}H_{22}O_2$ (198.3)
patchoulan-1,12-diol
广藿香二醇

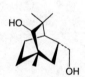

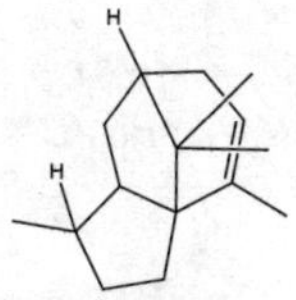

$C_{15}H_{24}$ (204.4)
α-patchoulene
α- 广藿香烯，β- 绿叶烯

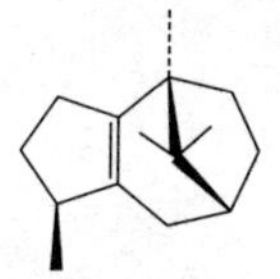

$C_{15}H_{24}$ (204.4)
β-patchoulene
β- 广藿香烯，β- 绿叶烯

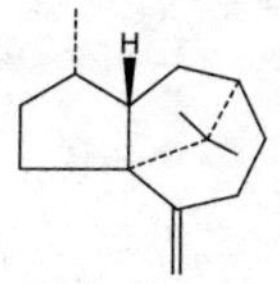

$C_{15}H_{24}$ (204.4)
γ-patchoulene
γ- 广藿香烯，γ- 绿叶烯

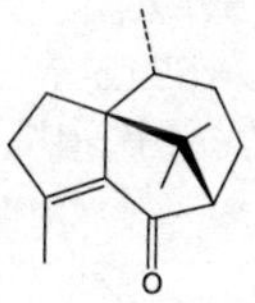

$C_{15}H_{22}O$ (218.3)
patchoulenone
广藿香烯酮

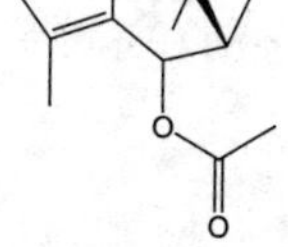

$C_{17}H_{26}O_2$ (262.4)
patchoulenyl acetate
广藿香烯醇乙酸酯

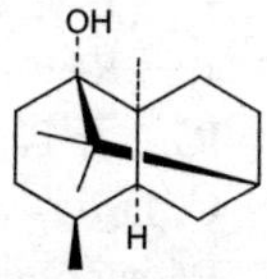

$C_{15}H_{26}O$ (222.4)
patchouli alcohol
广藿香醇

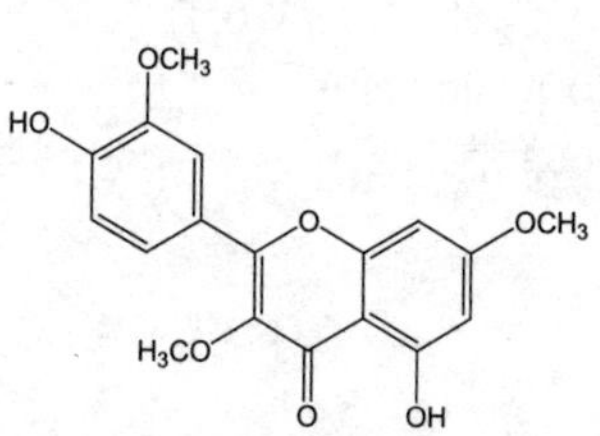

$C_{18}H_{16}O_7$ (344.3)
patchypodol
藿香黄酮醇

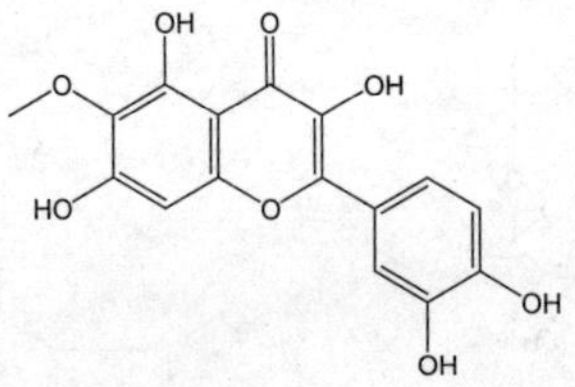

$C_{16}H_{12}O_8$　(332.3)
patuletin
万寿菊素

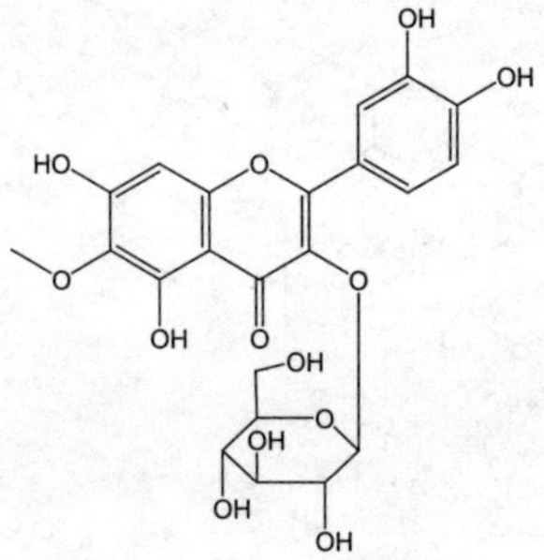

$C_{22}H_{22}O_{13}$　(494.4)
patuletin-3-*O*-glucoside
万寿菊素 -3-*O*- 葡萄糖苷

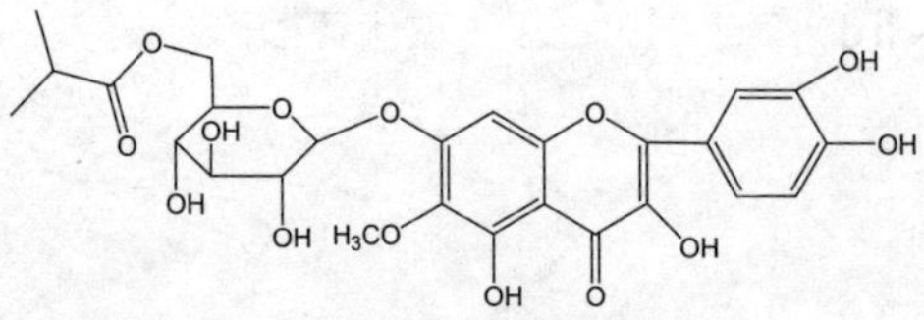

$C_{26}H_{28}O_{14}$　(564.5)
patuletin-7-*O*-(6″-*iso*-butyryl)glucoside
万寿菊素 -7-*O*-(6″- 异丁酰基) 葡萄糖苷

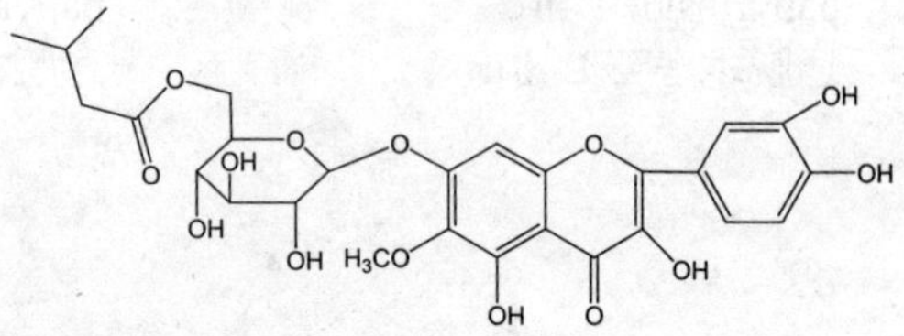

$C_{27}H_{30}O_{14}$　(578.5)
patuletin 7-*O*-(6″-*iso*-valeryl)glucoside
万寿菊素 -7-*O*-(6″- 异戊酰基) 葡萄糖苷

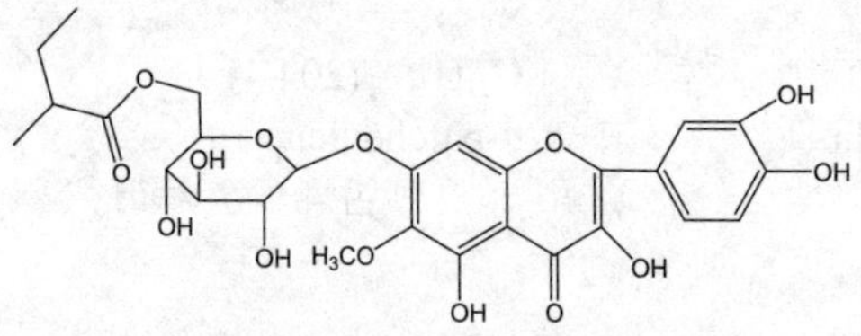

$C_{27}H_{30}O_{14}$　(578.5)
patuletin-7-*O*-[6″-(2-methylbutyryl)]glucoside
万寿菊素 -7-*O*-(6″- 甲基丁酰基) 葡萄糖苷

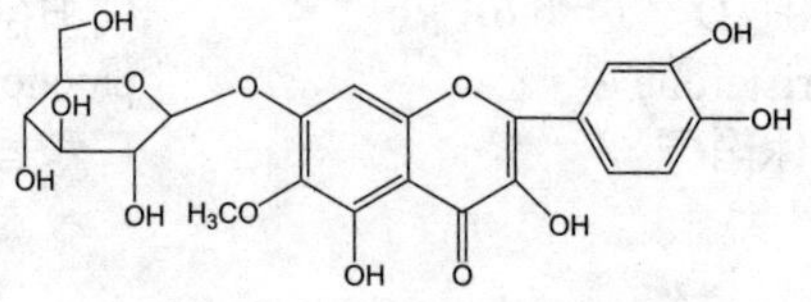

$C_{22}H_{22}O_{13}$　(494.40)
patulitrin
万寿菊苷

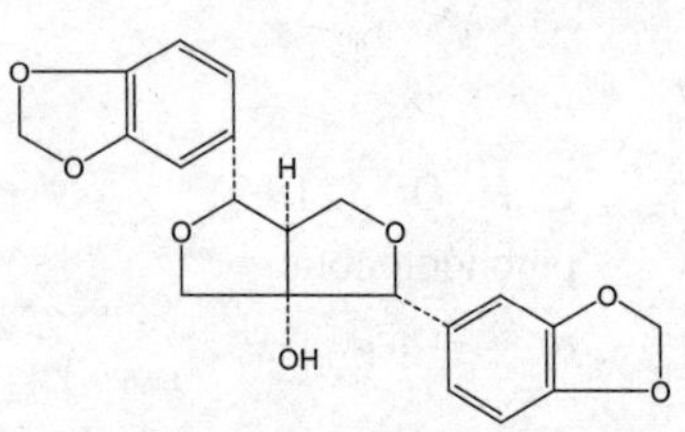

$C_{20}H_{18}O_7$　(370.4)
paulownin
泡桐素

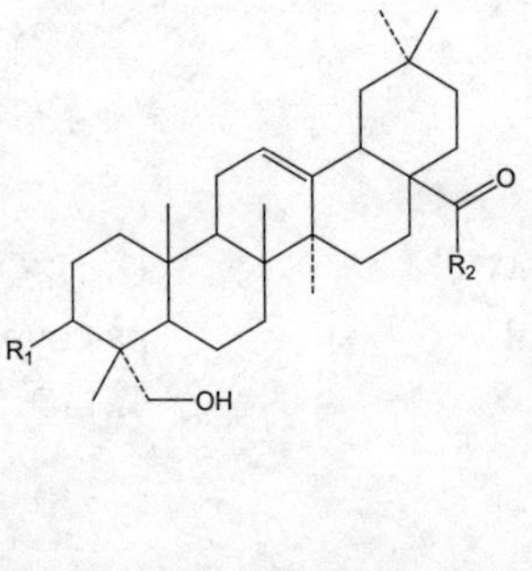

Ⅱ：R1：阿拉伯糖、鼠李糖、葡萄糖 (2)
R2：葡萄糖 - 葡萄糖
Ⅲ：R1、R2 尚不详
Ⅳ：R1：阿拉伯糖 - 木糖 , 鼠李糖 (2), 葡萄糖 (2)
R2：不详
$C_{41}H_{66}O_{12}$　(751.0)
Pd-saponin Ⅰ 、
$C_{41}H_{66}O_{12}$　(751.0)
Pd-saponin Ⅱ 、
紫花前胡皂苷Ⅰ 、Ⅱ 、Ⅲ 、Ⅳ

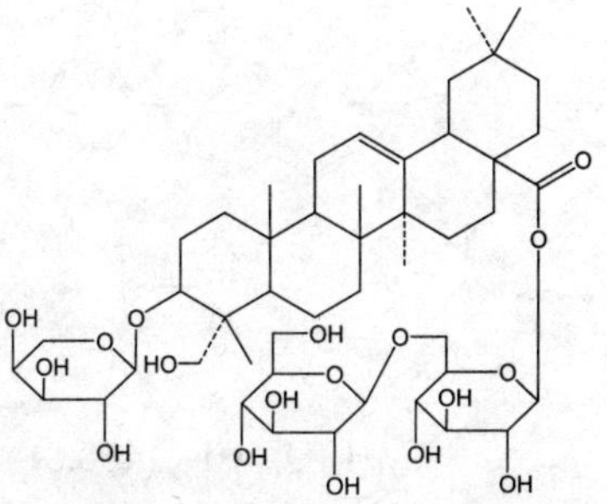

$C_{47}H_{76}O_{18}$ (929.1)
Pd-saponin V
紫花前胡皂苷 V，3-O-α-L- 吡喃阿拉伯糖基 -
常春藤皂苷元 -28-O-β- 龙胆二糖苷

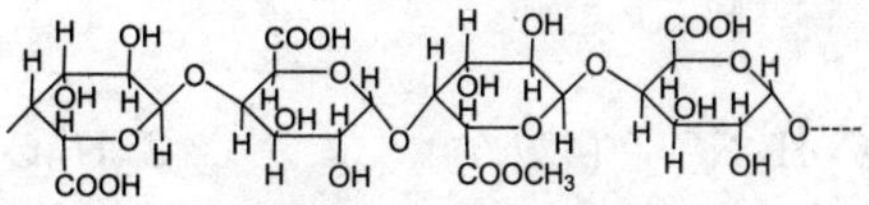

$C_{27}H_{40}O_{24}$ (748.6)
pectin
果胶

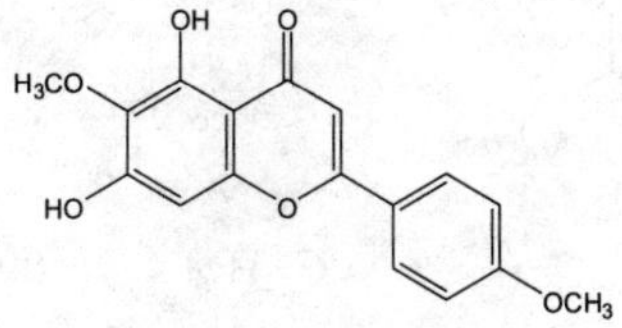

$C_{17}H_{14}O_6$ (314.3)
pectolinarigenin
柳穿鱼素

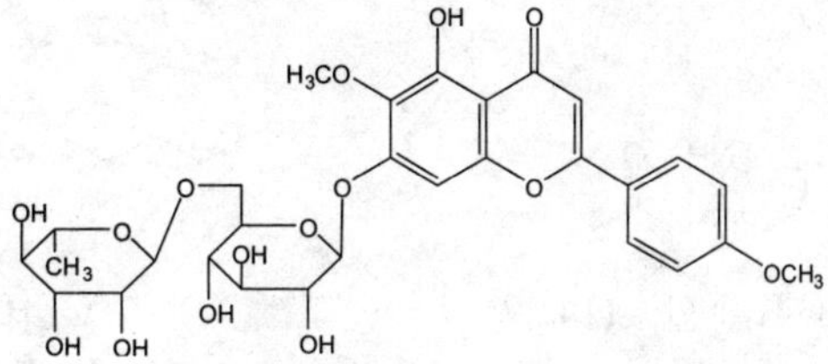

$C_{29}H_{34}O_{15}$ (622.6)
pectolinarin
柳穿鱼苷

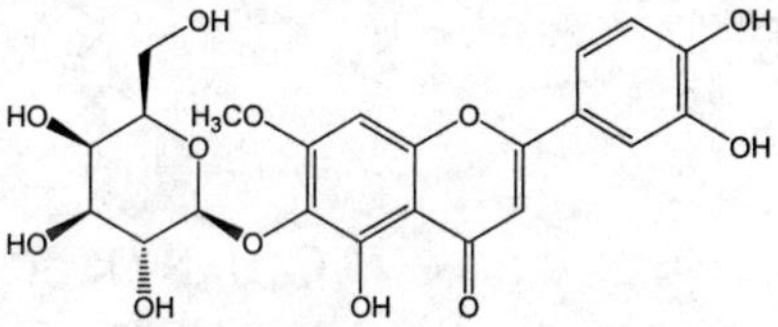

$C_{22}H_{22}O_{12}$ (478.4)
pedaliin
芝麻苷

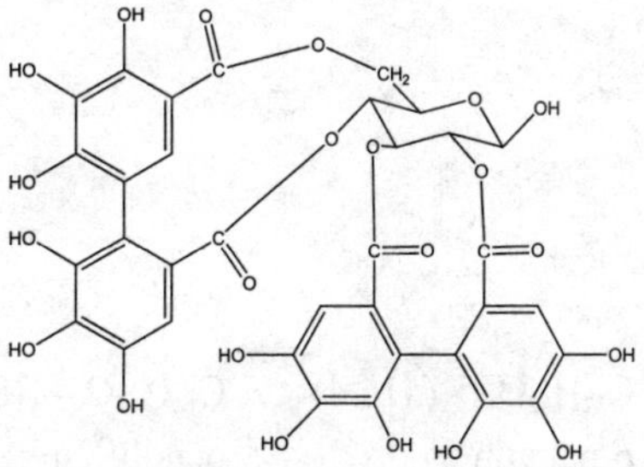

$C_{34}H_{24}O_{22}$ (784.5)
pedunculagin
长梗马兜铃素，英国栎鞣花酸

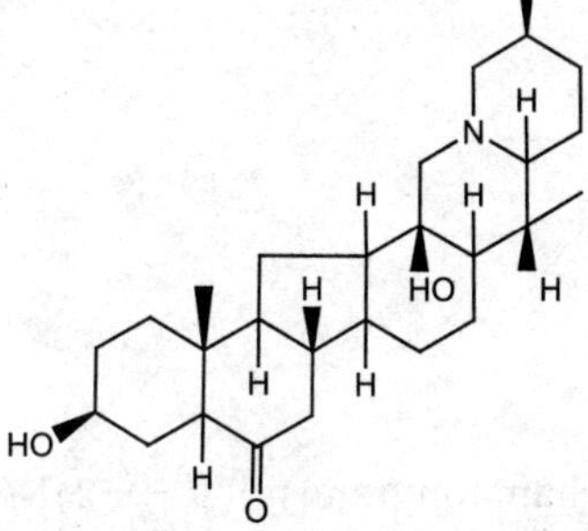

$C_{27}H_{43}NO_3$ (429.6)
peiminine
去氢浙贝母碱

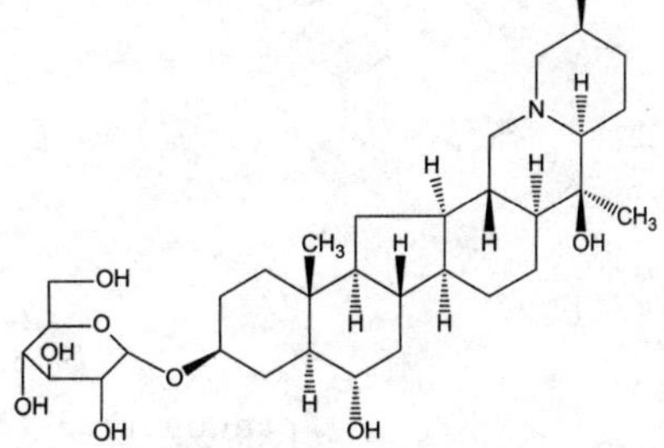

$C_{33}H_{55}NO_8$ (593.8)
peiminoside
浙贝母碱苷

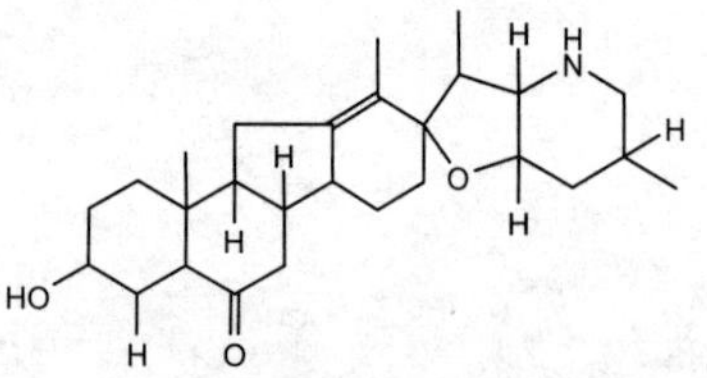

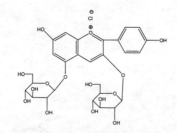

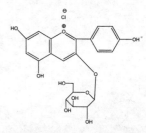

$C_{27}H_{41}NO_3$ (427.6)
peimisine
贝母辛碱

$C_{27}H_{31}O_{15} \cdot Cl$ (632.0)
pelargonidin-3,5-diglucoside
蹄纹天竺素 -3,5- 二葡萄糖苷

$C_{21}H_{21}O_{10} \cdot Cl$ (468.8)
pelargonidin-3-glucoside
蹄纹天竺素 -3- 葡萄糖苷

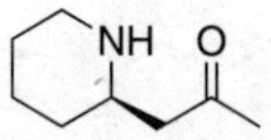

$C_8H_{15}NO$ (141.2)
pelletierinepunicine
石榴皮碱

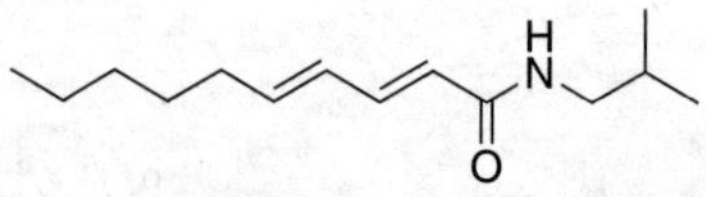

$C_{14}H_{25}NO$ (223.4)
pellitorine
强草碱

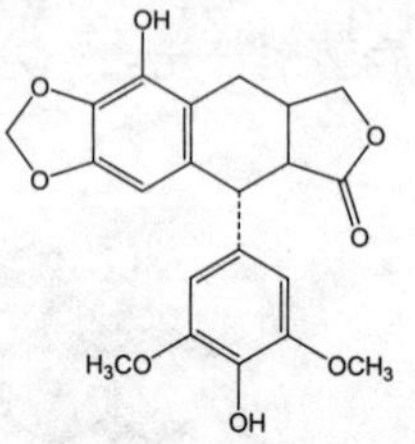

$C_{21}H_{20}O_8$ (400.4)
α-peltatin
α- 盾叶鬼臼毒素

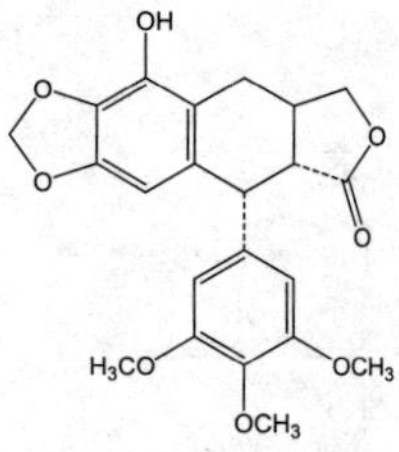

$C_{22}H_{22}O_8$ (414.4)
β-peltatin
β- 盾叶鬼臼毒素

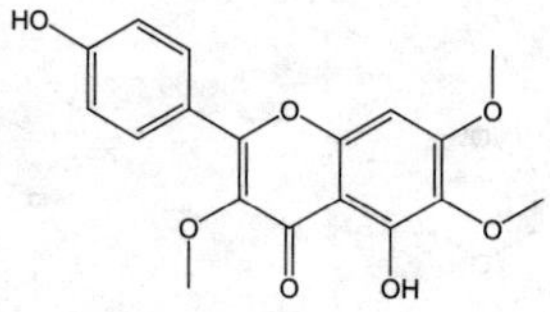

$C_{18}H_{16}O_7$ (344.3)
penduletin
5,4′- 二羟基 -3,6,7- 三甲氧基黄酮

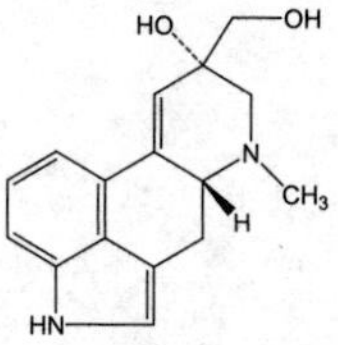

$C_{16}H_{18}N_2O_2$ (270.3)
penniclavine
狼尾草麦角碱

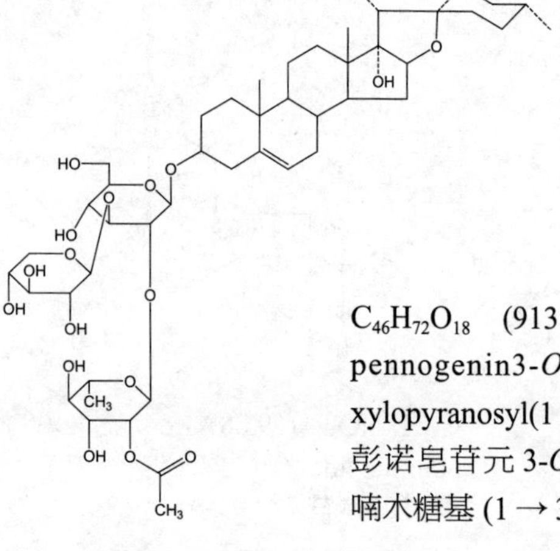

$C_{46}H_{72}O_{18}$ (913.1)
pennogenin3-O-[2′-O-acetyl-α-L-rhamnopyranosyl(1 → 2)]-β-D-xylopyranosyl(1 → 3)-β-D-glucoyranoside
彭诺皂苷元 3-O-[2′-O- 乙酰基 -α-L- 吡喃鼠李糖基 (1 → 2)]-β-D- 吡喃木糖基 (1 → 3)-β-D- 吡喃葡萄糖苷

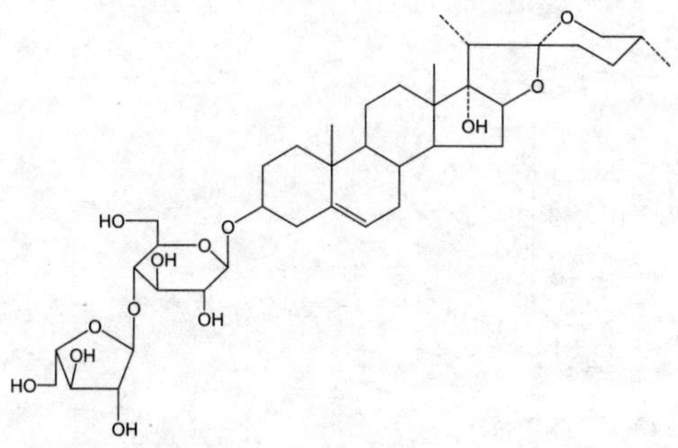

$C_{38}H_{60}O_{13}$ (724.9)

pennogenin-3-O-α-L-arabinofuranosyl(1 → 4)-β-D-glucopyranoside

喷诺皂苷元 -3-O-α-L- 呋喃阿拉伯糖基 -(1 → 4)-β-D- 吡喃葡萄糖苷

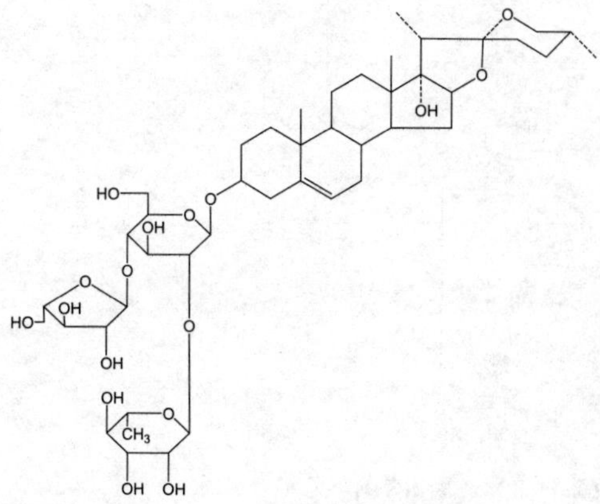

$C_{44}H_{70}O_{17}$ (871.0)

pennogenin-3-O-α-L-arabinofuranosyl-(1 → 4)-[α-L-rhamnopyranosyl-(1 → 2)]-β-D-glucopyranoside

喷诺皂苷元 -3-O-α-L- 呋喃阿拉伯糖基 -(1 → 4)-[α-L- 吡喃鼠李糖基 -(1 → 2)]-β-D- 吡喃葡萄糖苷

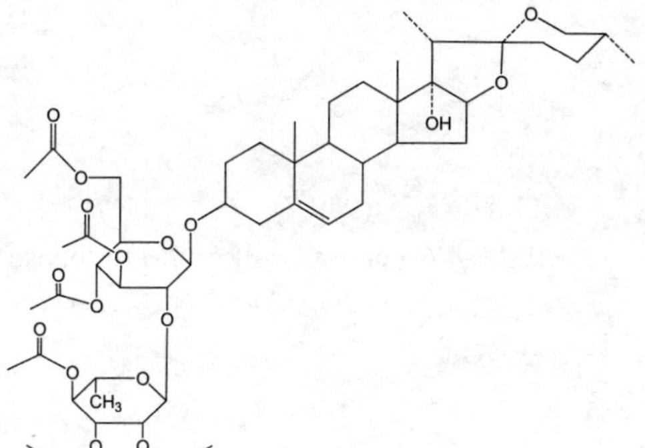

$C_{89}H_{134}O_{32}$ (1716.0)

pennogenin-hexaacetyl-3-O-α-L-rhamno-pyranosyl-(1 → 2)-β-D-glucopyranoside

喷诺皂苷元 - 六乙酰基 -3-O-α-L- 吡喃鼠李糖基 (1 → 2)-β-D- 吡喃葡萄糖苷

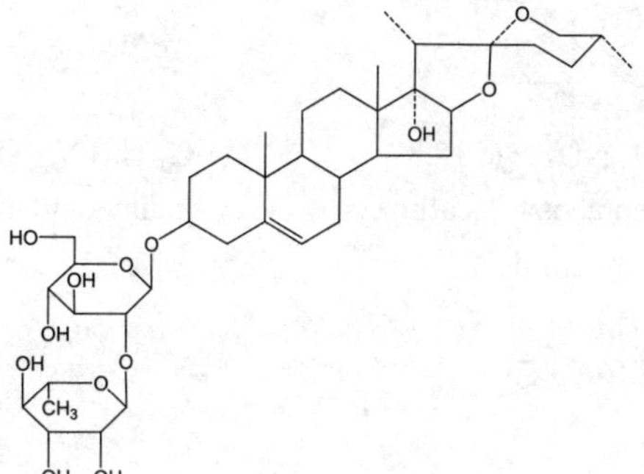

$C_{39}H_{62}O_{13}$ (738.9)

pennogenin-3-O-α-L-rhamnopyranosyl(1→2)-β-D-glucopyranoside

喷诺皂苷元 -3-O-α-L- 吡喃鼠李糖基 -(1→2)-β-D- 吡喃葡萄糖苷

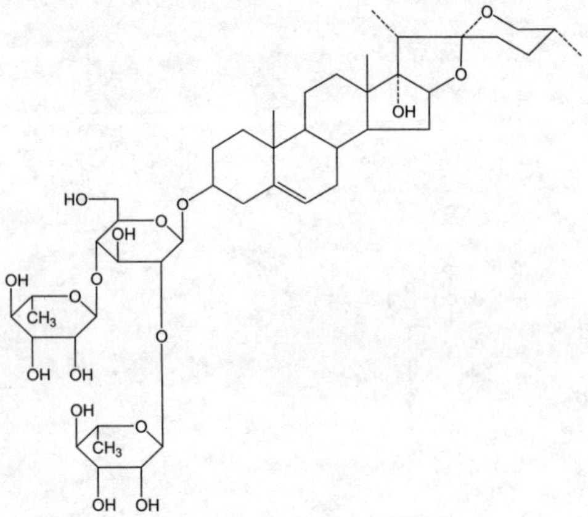

$C_{45}H_{72}O_{17}$ (885.0)

pennogenin-3-*O*-α-L-rhamnopyranosyl-
(1→2)-[α-L-rhamnopyranosyl-(1→4)]-
β-D-glucopyranoside

喷诺皂苷元 -3-*O*-α-L- 吡喃鼠李糖基 -
(1→2)-[α-L- 吡喃鼠李糖基 (1→4)]-
β-D- 吡喃葡萄糖苷

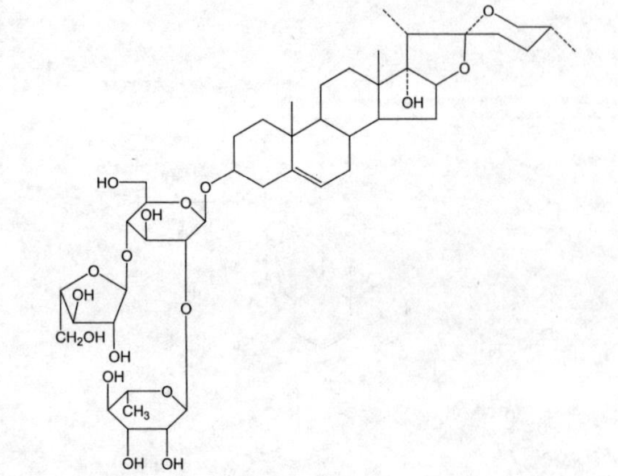

$C_{45}H_{72}O_{17}$ (885.0)

pennogenin-3-*O*-α-L-rhamnopyranosyl(1→4)-α-
L-rhamnopyranosyl(1→4)[α-L-rhamnopyranosyl-
(1→2)-]β-D-glucopyranoside

喷诺苷元 -3-*O*-α-L- 吡喃鼠李糖基 (1→4)-α-L-
吡喃鼠李糖基 (1→4)[α-L- 吡喃鼠李糖基 (1→2)]
β-D- 吡喃葡萄糖苷

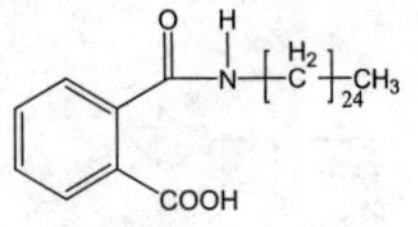

$C_{33}H_{57}NO_3$ (515.8)

N-pentacosy-2-carboxy-
benzoylamide

N- 正二十五烷 -2- 羧
基苯甲酰胺

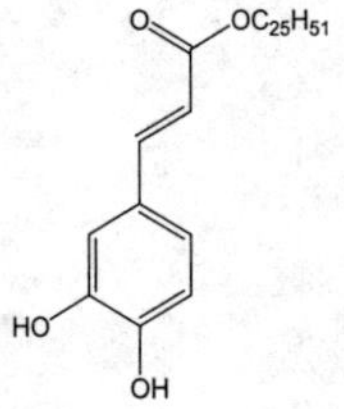

$C_{34}H_{58}O_4$ (530.8)

pentacosyl caffeate

咖啡酸二十五醇酯

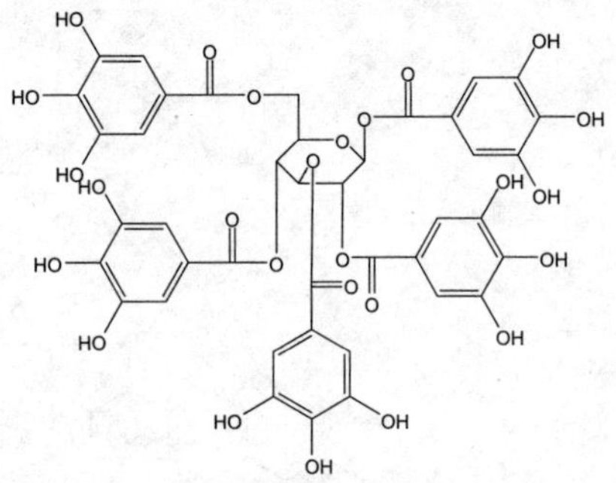

$C_{41}H_{32}O_{26}$ (940.7)

1,2,3,4,6-penta-*O*-galloyl-β-D-glucose

1,2,3,4,6- 五 -*O*- 没食子酰基 -β-D-
葡萄糖

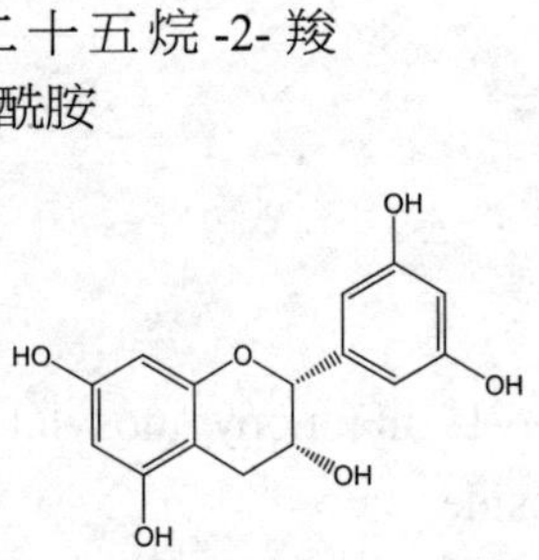

$C_{15}H_{14}O_6$ (290.3)

(2*R*,3*R*)-3,5,7,3′,5′- pentahydroxyflavane

(2*R*,3*R*)-3,5,7,3′,5′- 五羟基黄烷

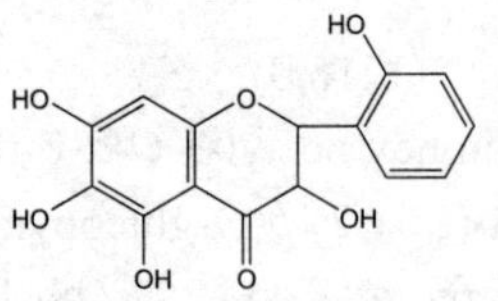

$C_{15}H_{12}O_7$ (304.3)

2′,3,5,6,7-pentahydroxyflavanone

2′,3,5,6,7- 五羟基黄烷酮

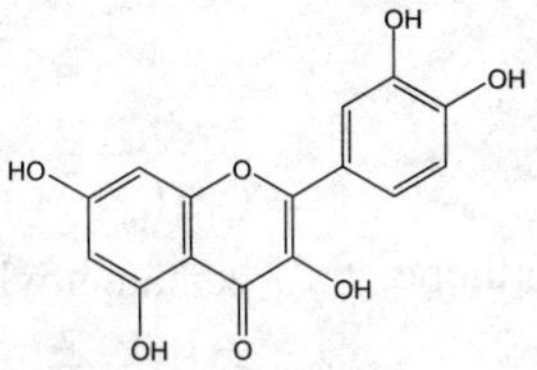

C$_{15}$H$_{10}$O$_7$　(302.2)

3',4',3,5,7-pentahydroxyflavone

3',4',3,5,7- 五羟基黄酮

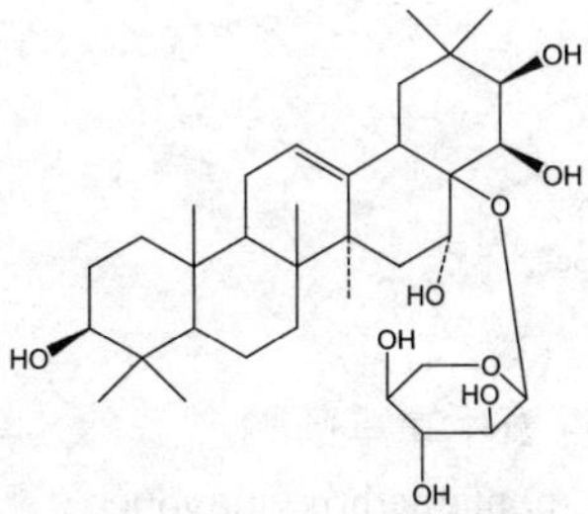

C$_{34}$H$_{56}$O$_9$　(608.8)

3α,16α,21α,22α,28-pentahydroxy olean-12-ene-28-O-β-D-xylopyranoside

3α,16α,21α,22α,28- 五羟基 -12- 齐墩果烯 -28-O-β-D- 吡喃木糖苷

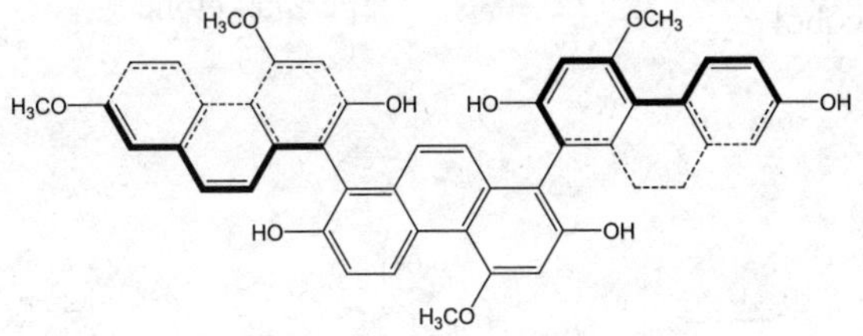

C$_{46}$H$_{36}$O$_9$　(732.8)

2,7,2',7',2''-pentahydroxy-4,4', 4'',7''-tetramethoxy-1,8,1',1''-triphenanthrene

2,7,2',7',2''- 苯五酚 -4, 4', 4'',7''- 四甲氧基 - 1,8,1',1''- 三菲

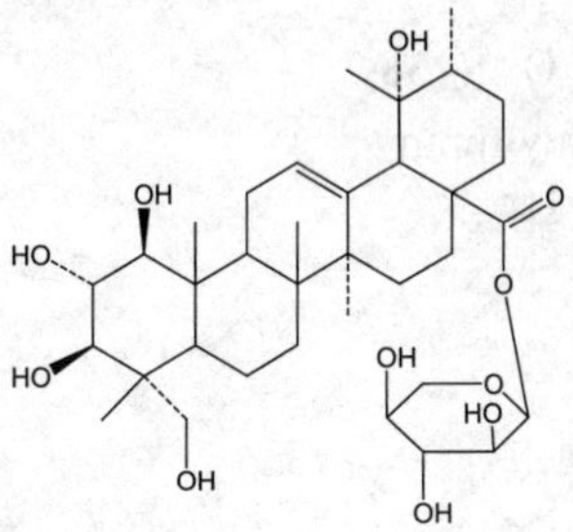

C$_{35}$H$_{56}$O$_{11}$　(652.8)

1β,2α,3β,19α,23-pentahydroxy urs-12-ene-28-lic acid-28-O-β-D-xylopyranoside

1β,2α,3β,19α,23- 五 羟 基 -12- 乌 苏 烯 -28-酸 -28-O-β-D- 吡喃木糖苷

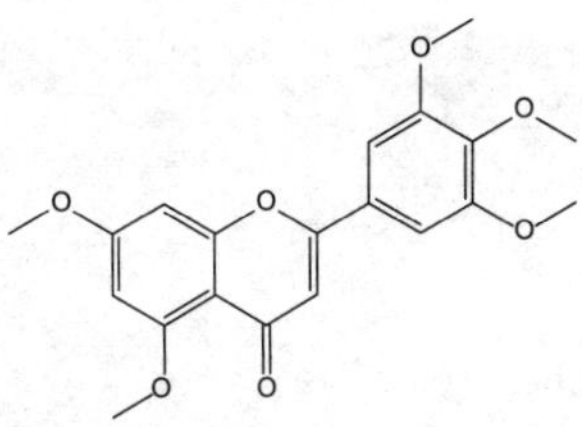

C$_{20}$H$_{20}$O$_7$　(372.4)

5,7,3',4',5'-pentamethoxy flavone

5,7,3',4',5'- 五甲氧基黄酮

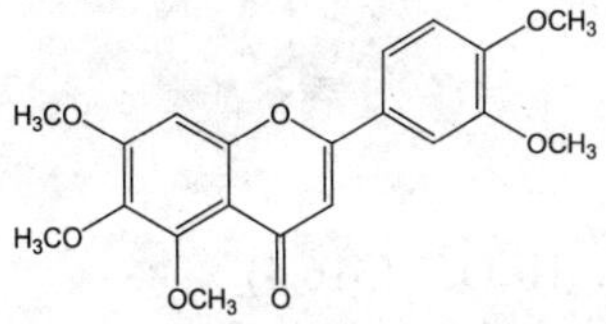

C$_{20}$H$_{20}$O$_7$　(372.4)

3',4',5,6,7-pentamethoxy flavone

3',4',5,6,7- 五甲氧基黄酮

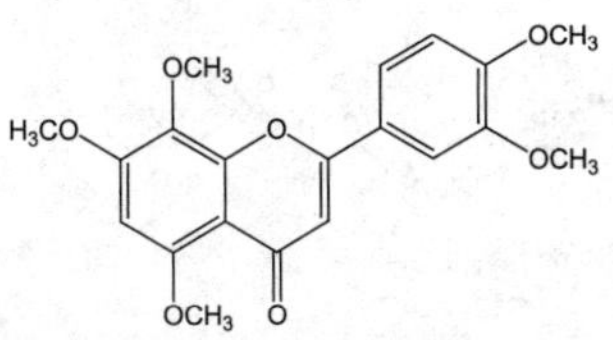

C$_{20}$H$_{20}$O$_7$　(372.4)

3',4',5,7,8-pentamethoxy flavone

3',4',5,7,8- 五甲氧基黄酮

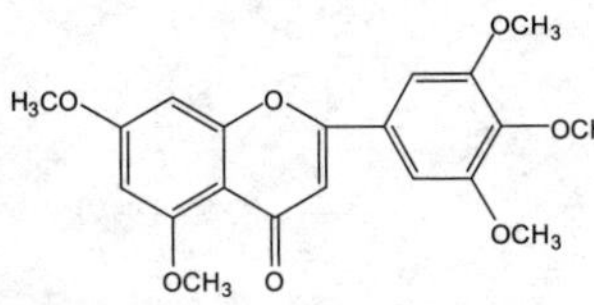

C$_{20}$H$_{20}$O$_7$　(372.4)

3',4',5,7,8-pentamethoxy flavone

3',4',5,7,8- 五甲氧基黄酮

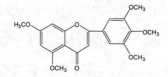

C$_{20}$H$_{20}$O$_7$　(372.4)

5,7,3′,4′,5′- 五甲氧基黄酮

5,7,3′,4′,5′-pentamethoxy flavone

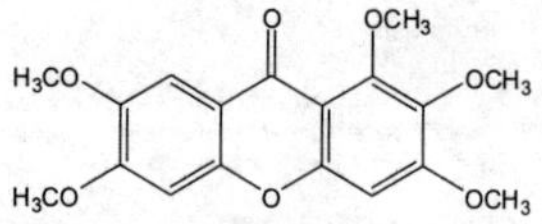

C$_{18}$H$_{18}$O$_7$　(346.3)

1,2,3,6,7-pentamethoxyxanthone

1,2,3,6,7- 五甲氧基呫吨酮

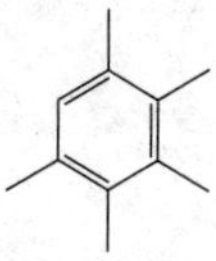

C$_{11}$H$_{16}$　(148.2)

pentamethyl-benzene

五甲基苯

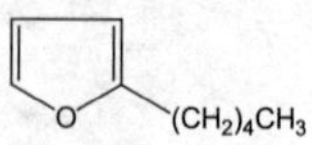

C$_9$H$_{14}$O　(138.2)

2-pentylfuran

2- 戊基呋喃

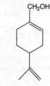

C$_{10}$H$_{16}$O　(152.2)

perilla alcohol

紫苏醇

C$_{10}$H$_{14}$O$_2$　(166.2)

perilla ketone

紫苏酮

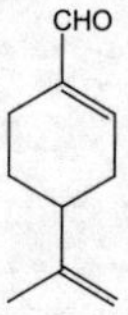

C$_{10}$H$_{14}$O　(150.2)

perillaldehyde

左旋紫苏醛

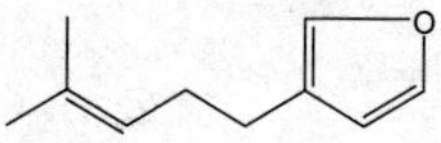

C$_{10}$H$_{14}$O　(150.2)

perillene

紫苏烯

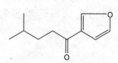

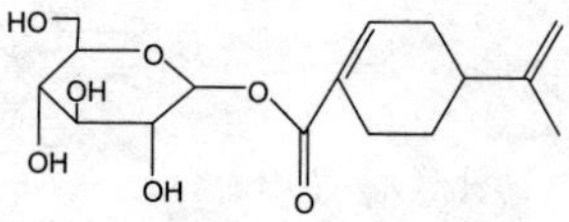

C$_{16}$H$_{24}$O$_7$　(328.36)

perilloside B

紫苏苷 B

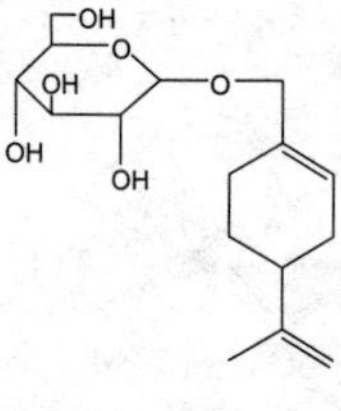

C$_{16}$H$_{28}$O$_6$　(316.4)

perillyl-β-D-glucopyranoside

紫苏醇 -β-D- 吡喃葡萄糖苷

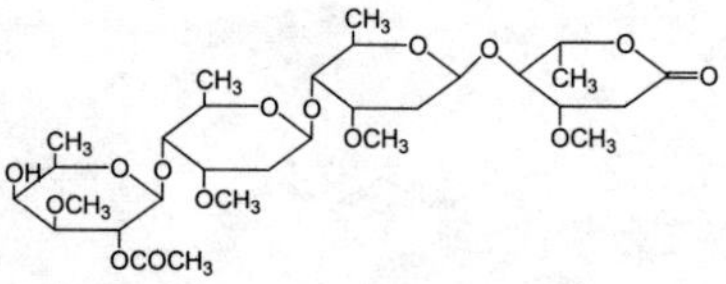

C$_{30}$H$_{50}$O$_{15}$　(650.7)

periplocae oligosaccharide C$_1$

北五加皮寡糖 C$_1$

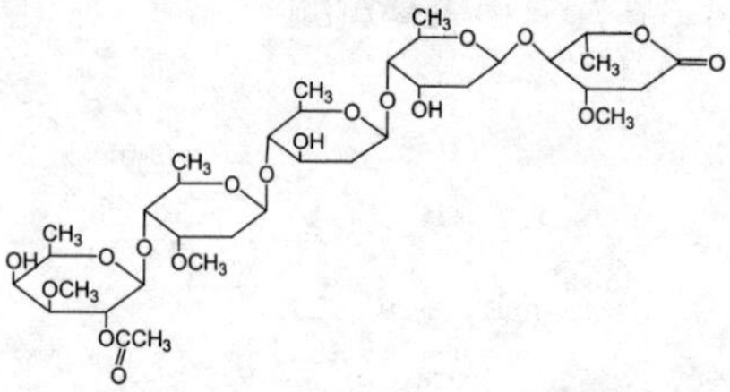

C$_{35}$H$_{58}$O$_{18}$　(766.8)

periplocae oligosaccharide D$_2$

北五加皮寡糖 D$_2$

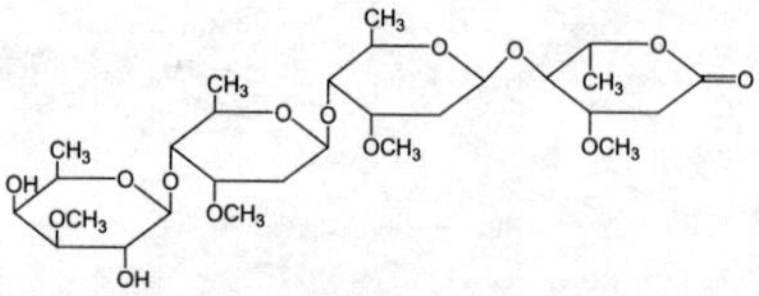

C$_{28}$H$_{49}$O$_{14}$　(609.7)

periplocae oligosaccharide F$_1$

北五加皮寡糖 F$_1$

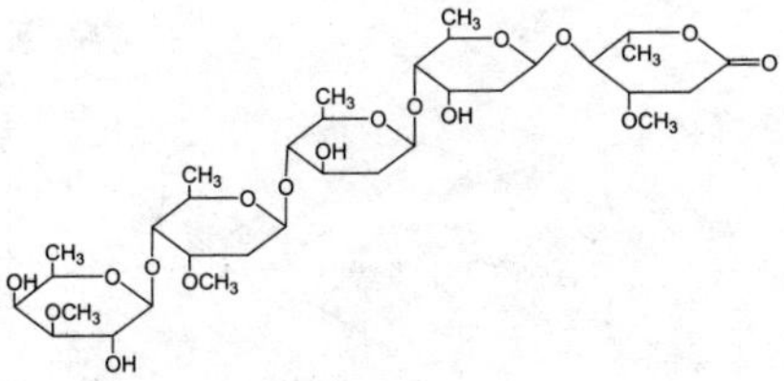

$C_{33}H_{56}O_{17}$　(724.8)

periplocae oligosaccharide F_2

北五加皮寡糖 F_2

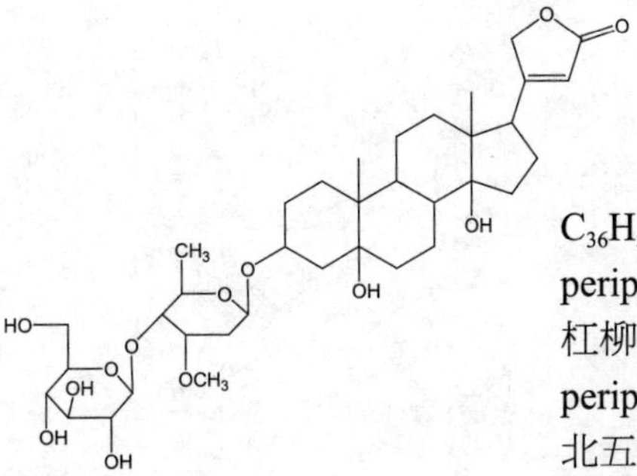

$C_{36}H_{56}O_{13}$　(696.8)

periplocin

杠柳毒苷

periplocoside G

北五加皮苷 G

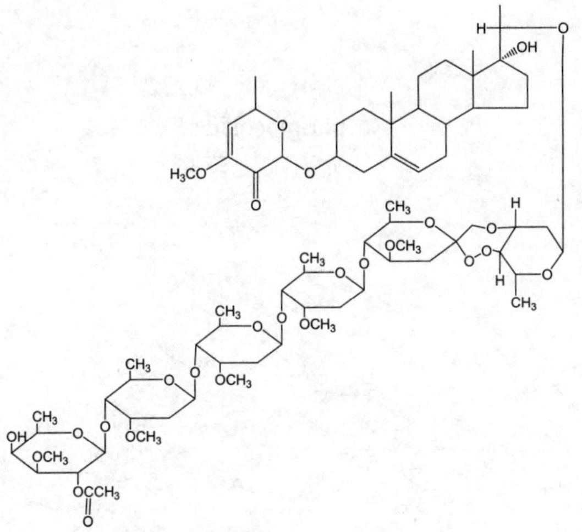

$C_{72}H_{114}O_{27}$　(1411.7)

periplocoside A

北五加皮苷 A

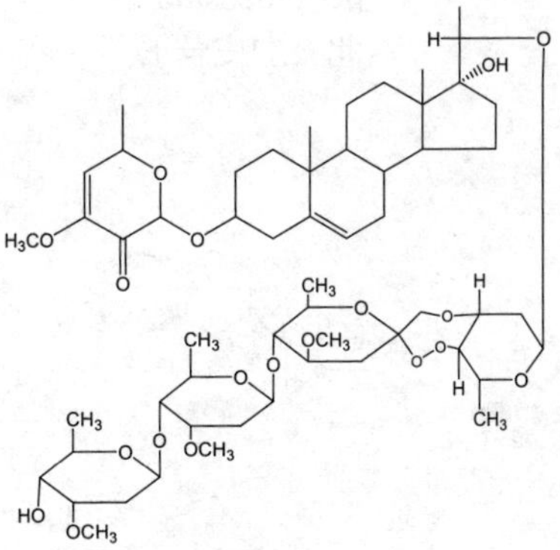

$C_{56}H_{88}O_{19}$　(1065.3)

periplocoside B

北五加皮苷 B

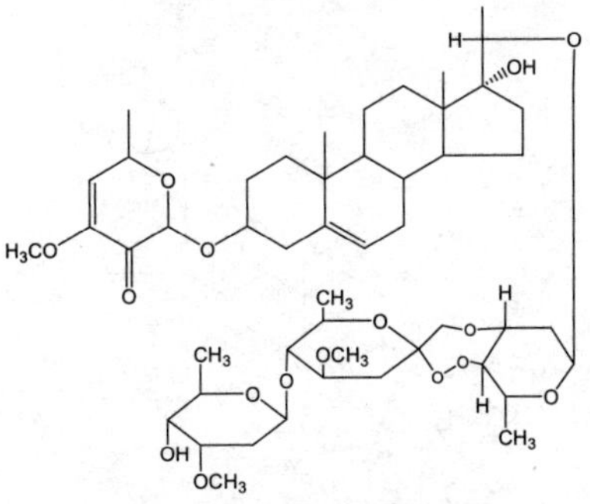

$C_{49}H_{76}O_{16}$　(921.1)

periplocoside C

北五加皮苷 C

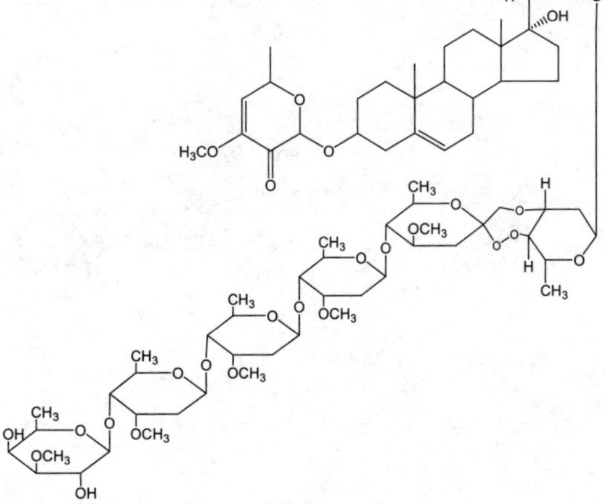

$C_{70}H_{112}O_{26}$　(1369.6)

periplocoside D

北五加皮苷 D

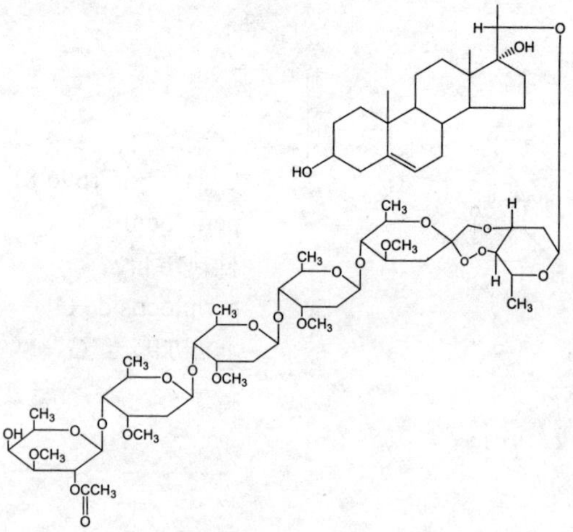

$C_{65}H_{106}O_{24}$ (1271.5)
periplocoside E
北五加皮苷 E

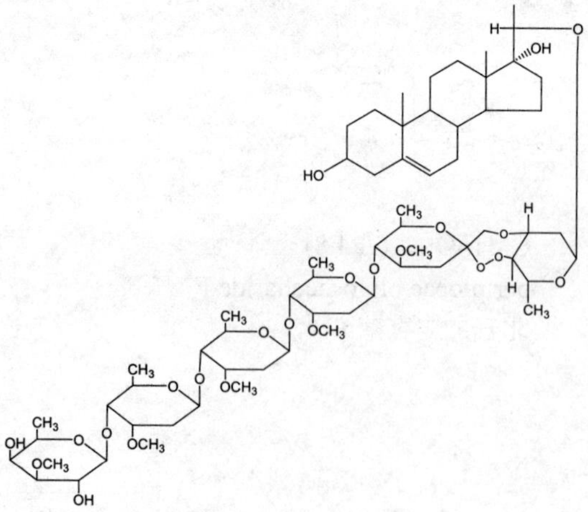

$C_{63}H_{104}O_{23}$ (1229.5)
periplocoside F
北五加皮苷 F

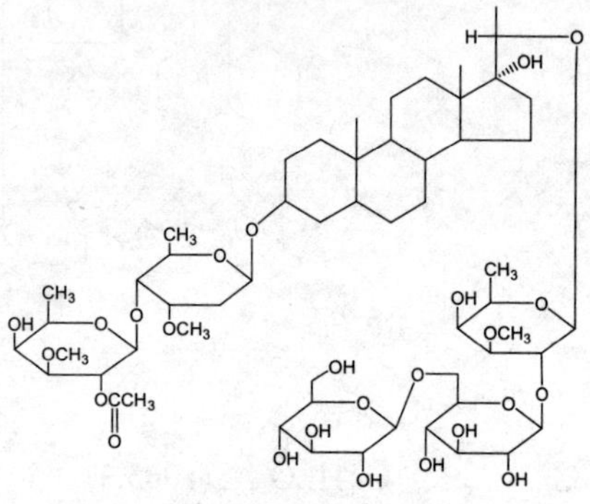

$C_{63}H_{108}O_{25}$ (1265.5)
periplocoside H$_1$
北五加皮苷 H$_1$

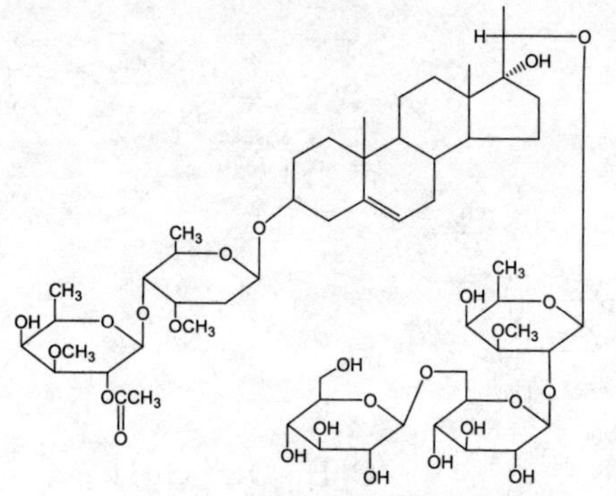

$C_{63}H_{106}O_{25}$ (1263.5)
periplocoside H$_2$
北五加皮苷 H$_2$

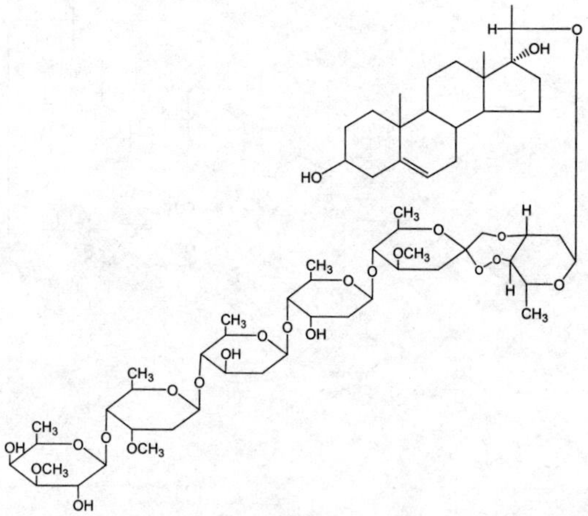

$C_{61}H_{100}O_{23}$ (1201.4)
periplocoside J
北五加皮苷 J

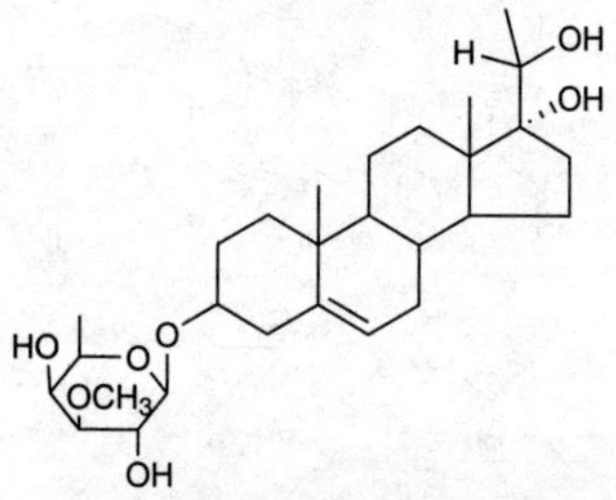

$C_{28}H_{46}O_7$ (494.7)
periplocoside L
北五加皮苷 L

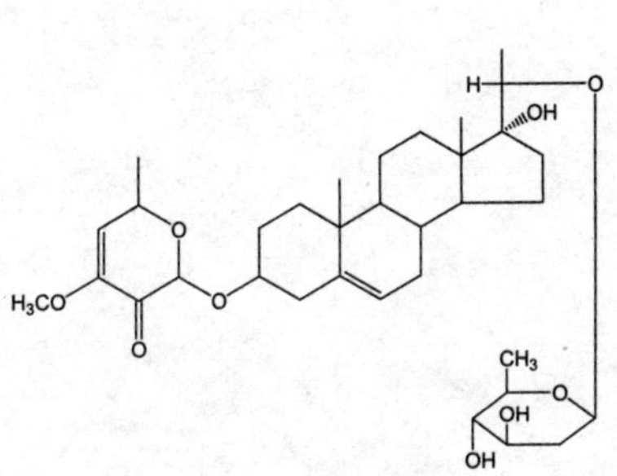

C_{34}H_{52}O_9 (604.8)
periplocoside M
北五加皮苷 M

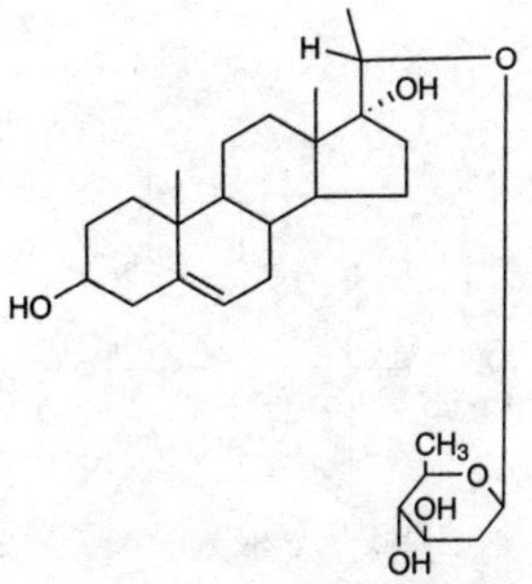

C_{27}H_{44}O_6 (464.6)
periplocoside N
北五加皮苷 N

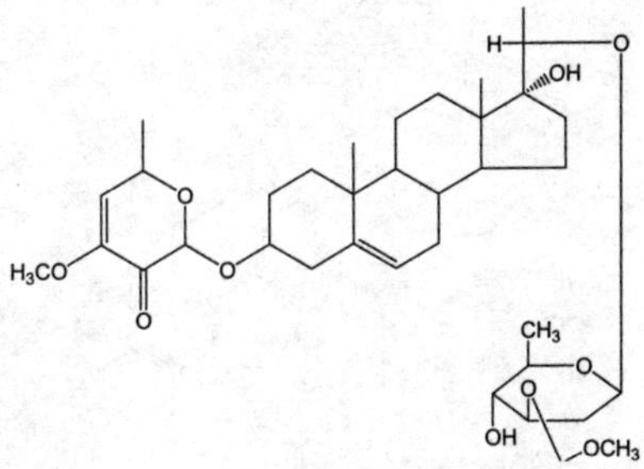

C_{36}H_{56}O_{10} (648.8)
periplocoside O
北五加皮苷 O

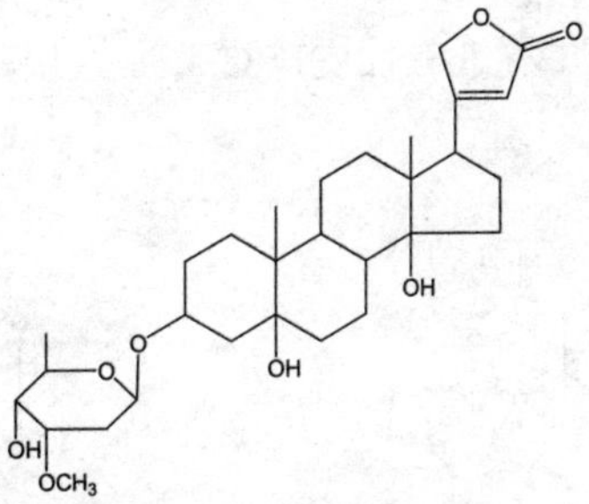

C_{30}H_{46}O_8 (534.7)
periplocymarin
杠柳加拿大麻糖苷

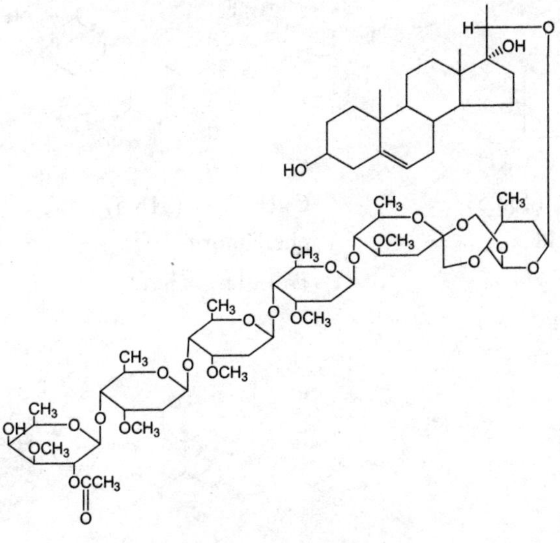

C_{65}H_{106}O_{24} (1271.5)
periploside A
杠柳苷 A

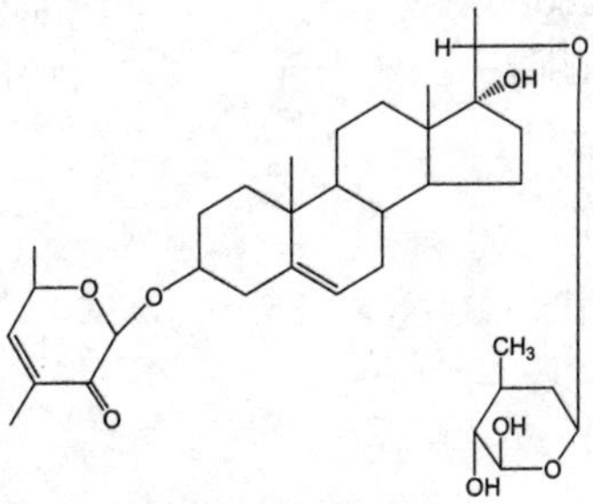

C_{34}H_{52}O_9 (604.8)
periploside B
杠柳苷 B

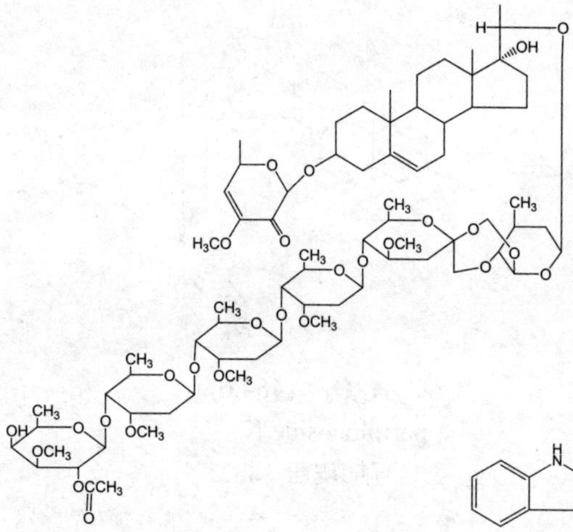

C_{49}H_{76}O_{16} (921.1)
periploside C
杠柳苷 C，北五加皮苷 C

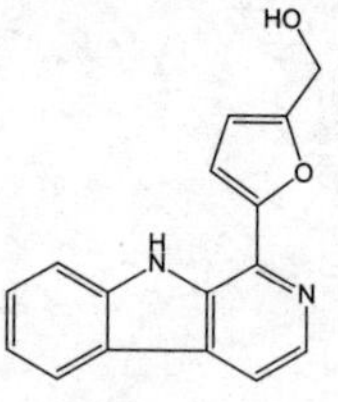

C_{16}H_{12}N_2O_2 (264.3)
perlolyrine
川芎哚

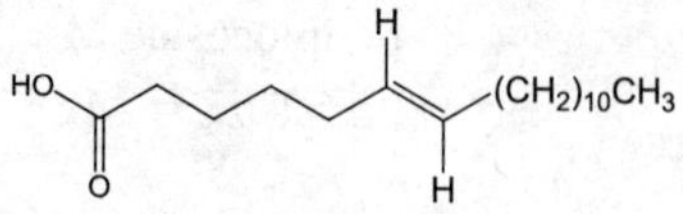

C_{18}H_{34}O_2 (282.5)
petroselinic acid
岩芹酸

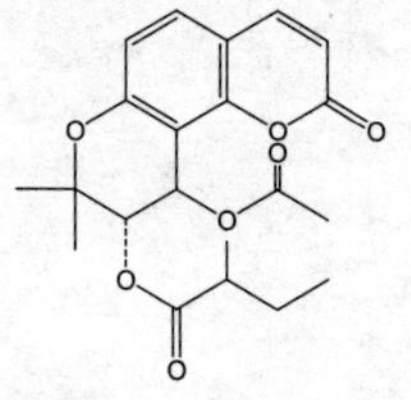

C_{21}H_{24}O_7 (388.4)
peucedanocoumarin I
白花前胡香豆精 I

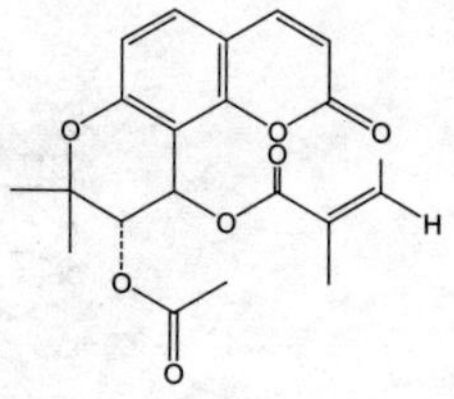

C_{21}H_{22}O_7 (386.4)
peucedanocoumarin II
白花前胡香豆精 II

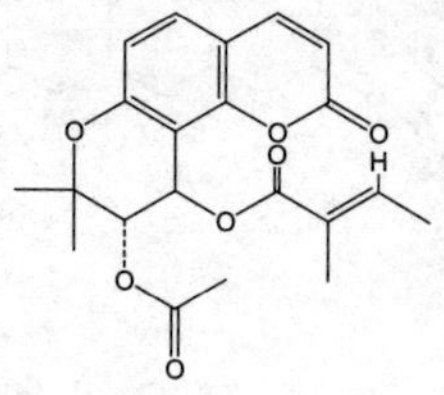

C_{21}H_{22}O_7 (386.4)
peucedanocoumarin III
白花前胡香豆精 III

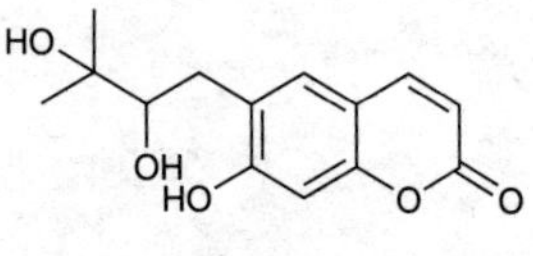

C_{14}H_{16}O_5 (264.3)
peucedanol
白花前胡醇

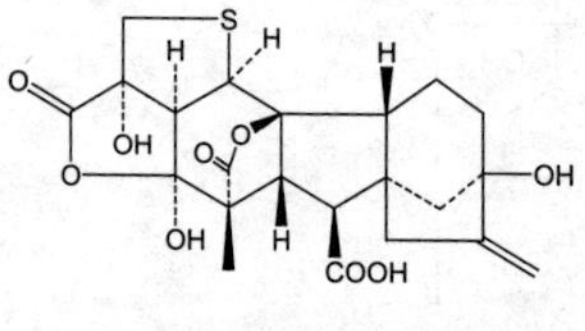

C_{22}H_{24}O_9S (464.5)
pharbitic acid
牵牛子酸

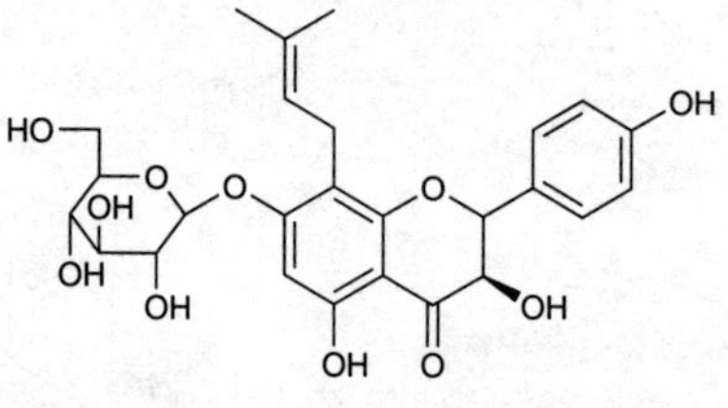

C_{26}H_{30}O_{11} (518.5)
phellamurin
牻牛儿醇黄柏苷

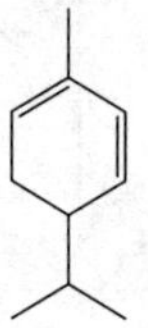

C_{10}H_{16} (136.2)
α-phellandrene
α- 水芹烯

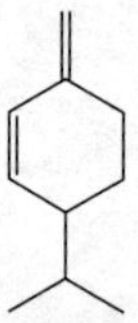

C_{10}H_{16} (136.2)
β-phellandrene
β- 水芹烯

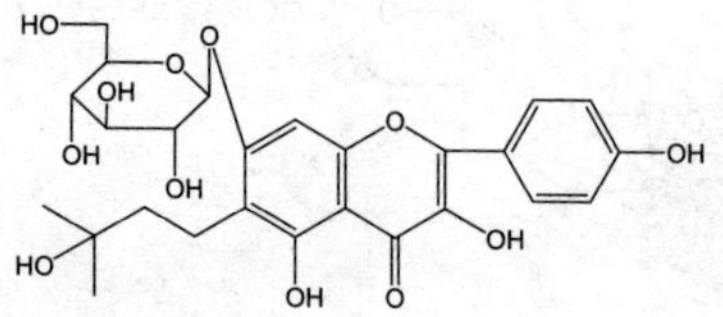

C_{26}H_{30}O_{12} (534.5)
phellatin
去氢异黄柏苷

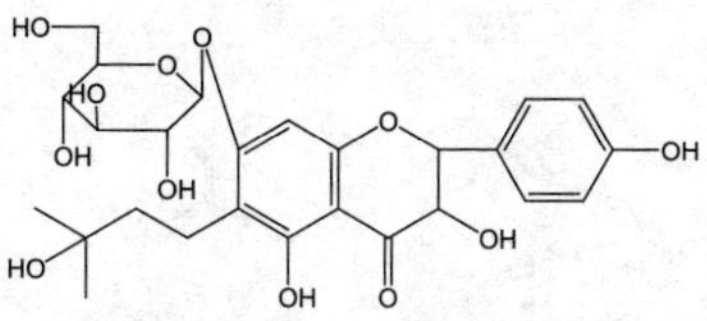

$C_{26}H_{32}O_{12}$ (536.5)
phellavin
异黄柏苷

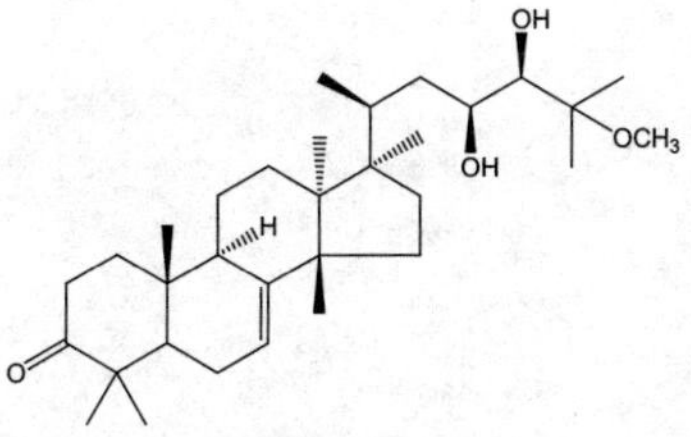

$C_{31}H_{52}O_4$ (488.7)
phellochin
黄柏呈

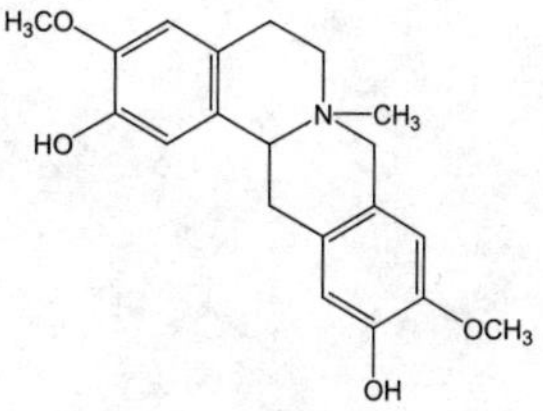

$C_{20}H_{24}NO_4$ (342.4)
phellodendrine
黄柏碱

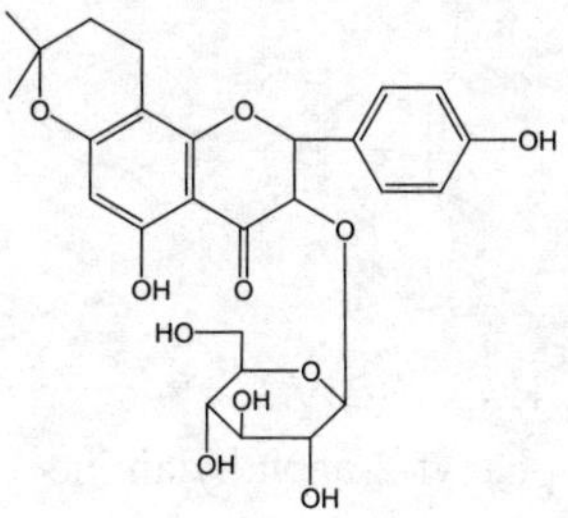

$C_{26}H_{30}O_{11}$ (518.5)
phellodendroside
黄柏环合苷

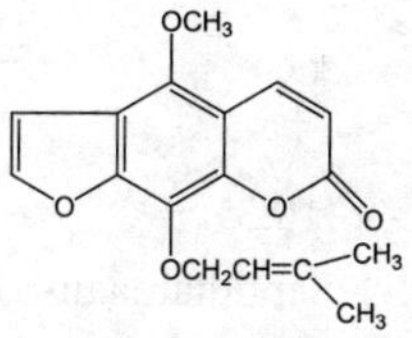

$C_{17}H_{16}O_5$ (300.3)
phellopterin
珊瑚菜素

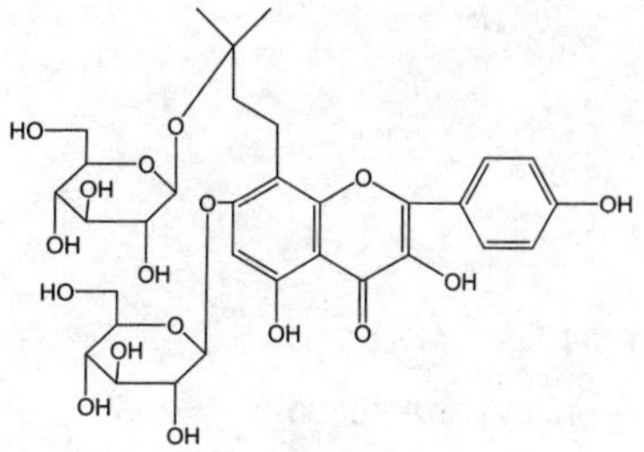

$C_{32}H_{40}O_{17}$ (696.6)
phelloside
去氢黄柏双糖苷

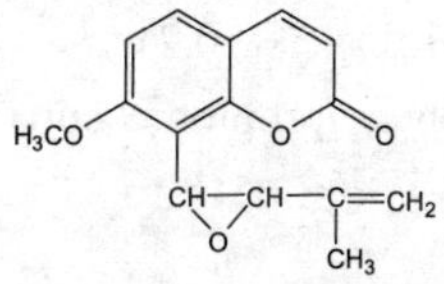

$C_{15}H_{14}O_4$ (258.3)
phebalosin
脱水长叶九里香内酯

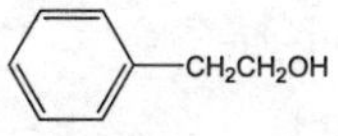

$C_8H_{10}O$ (122.2)
phenethylalcohol
苯乙醇

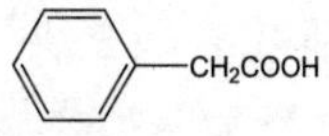

$C_8H_8O_2$ (136.2)
phenylacetic acid
苯乙酸

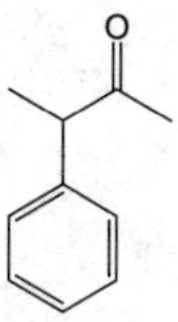

$C_{10}H_{12}O$ (148.2)
3-phenyl-2-butanone
3- 苯基 -2 丁酮

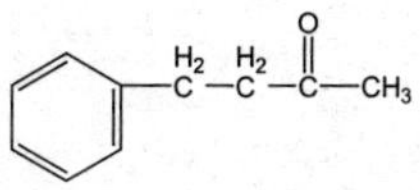

$C_{10}H_{12}O$ (148.2)
4-phenyl-2-butanone
4- 苯基 -2- 丁酮

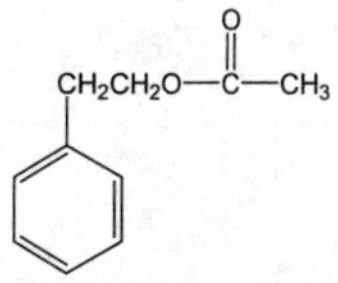

$C_{10}H_{12}O_2$ (164.2)
β-phenyl ethyl acetate
乙酸 -*β*- 苯乙醇酯

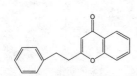

C$_{17}$H$_{14}$O$_2$　(250.3)

2-(2-phenylethyl) chromone

2-(2- 苯乙基) 色酮

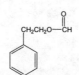

C$_9$H$_{10}$O$_2$　(150.2)

phenylethylformate

甲酸苯乙酯

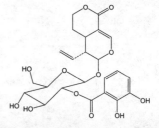

C$_{23}$H$_{26}$O$_{12}$　(494.4)

2'-(o,m-phenylglycin)sweroside

2'-(邻 , 间 - 二羟苯甲酰) 獐牙菜苷

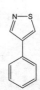

C$_9$H$_7$NS　(161.2)

4-phenyl-iso-thiazole

4- 苯基 - 异噻唑

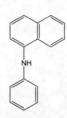

C$_{16}$H$_{13}$N　(219.3)

N-phenyl-1-naphthalenamine

N- 苯基 -1- 萘胺

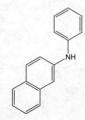

C$_{16}$H$_{13}$N　(219.3)

N-phenyl-2-naphthylamine

N- 苯基 -2- 萘胺

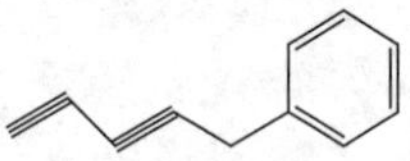

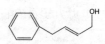

C$_{11}$H$_8$　(140.2)

5-phenyl-1,3-pentadiyen

5- 苯基 -1,3- 戊二炔

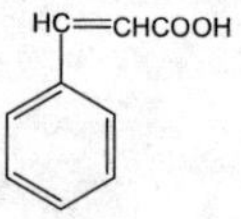

C$_9$H$_8$O$_2$　(148.2)

3-phenyl-2-propenoic acid

3- 苯 -2- 丙烯酸

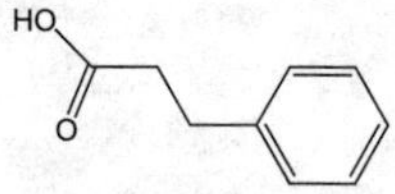

C$_9$H$_{10}$O$_2$　(150.2)

β-phenylpropionic acid

β- 苯丙酸

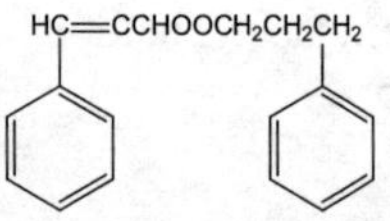

C$_{18}$H$_{18}$O$_2$　(266.3)

phenylpropyl cinnamate

桂皮酸苯丙醇酯

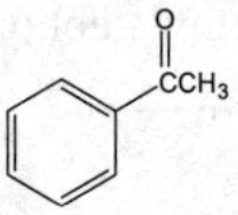

C$_8$H$_8$O　(120.2)

phenylethanone

苯乙酮

C$_{10}$H$_{12}$O　(148.2)

3-phenyl-1-hydroxy-2-propene

3- 苯基 -1- 羟基 -2- 丙烯

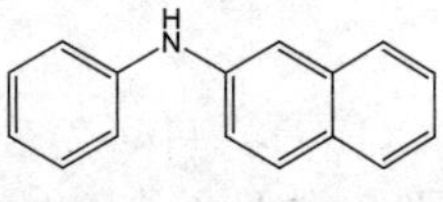

C$_{16}$H$_{13}$N　(219.3)

N- phenyl-2- naphthylamine

N- 苯基 -2 - 萘胺

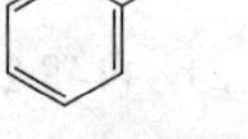

C$_{14}$H$_{22}$　(190.3)

phenyloctane

苯基辛烷

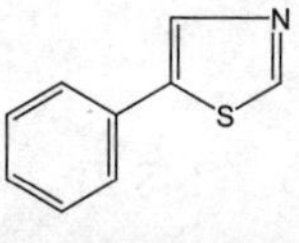

C$_9$H$_7$NS　(161.2)

5-phenylthiazole

5- 苯基噻唑

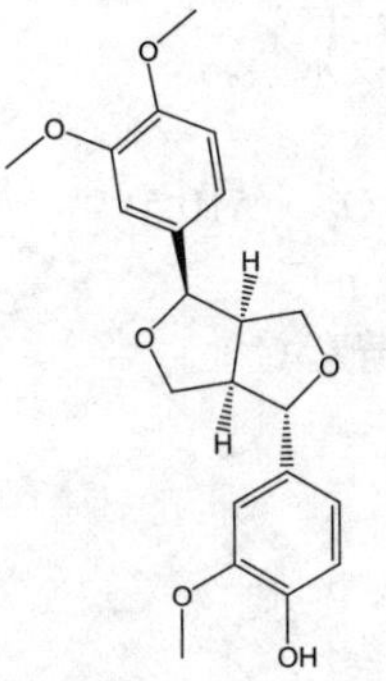

$C_{21}H_{24}O_6$ (372.4)
phillygenin
连翘苷元

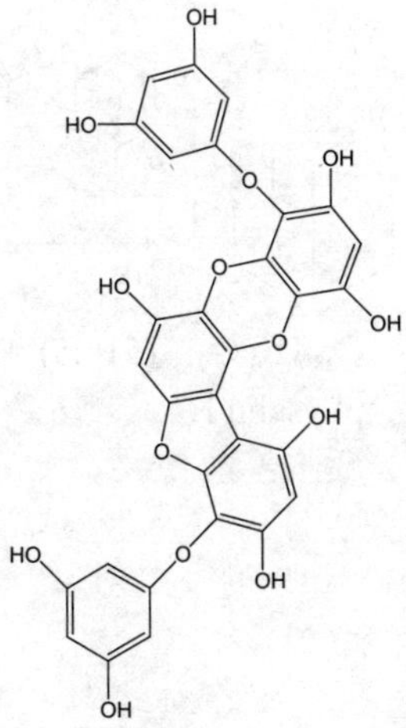

$C_{30}H_{18}O_{14}$ (602.5)
phlorofucoeckol A
二间苯三酚岩藻鹅掌菜酚 A，呋喃昆布醇 A

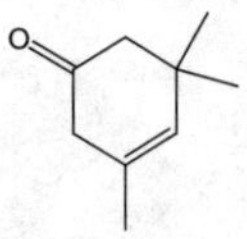

$C_9H_{14}O$ (138.2)
β-phorone
β- 佛尔酮

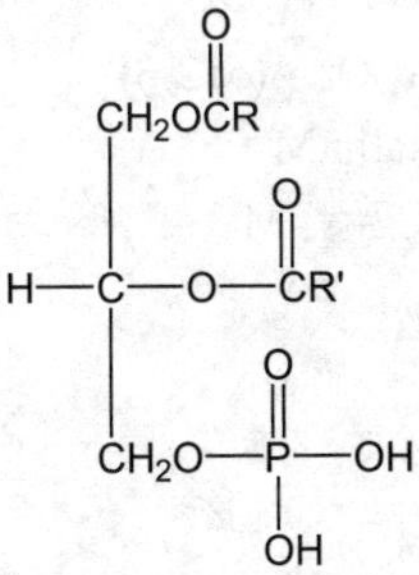

phosphatidic acid
磷脂酸

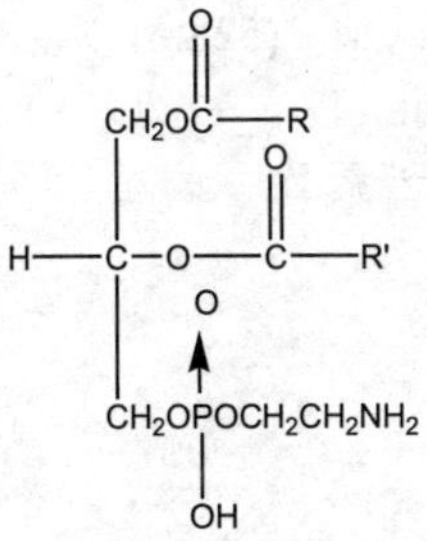

R,R′= 脂烃基
phosphatidyl ethanolamine
磷脂酰乙醇胺

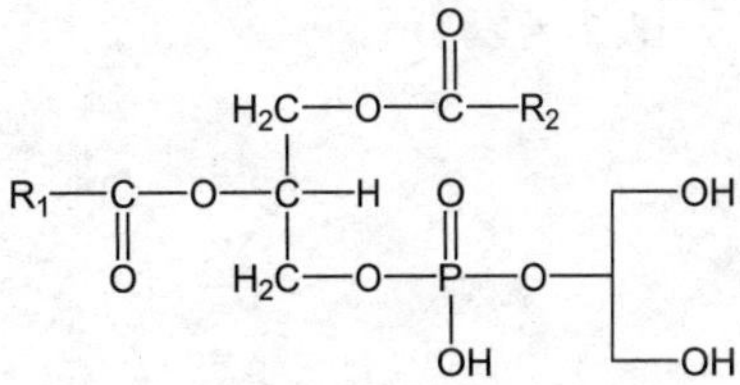

phosphatidyl glycerol
磷脂酰甘油

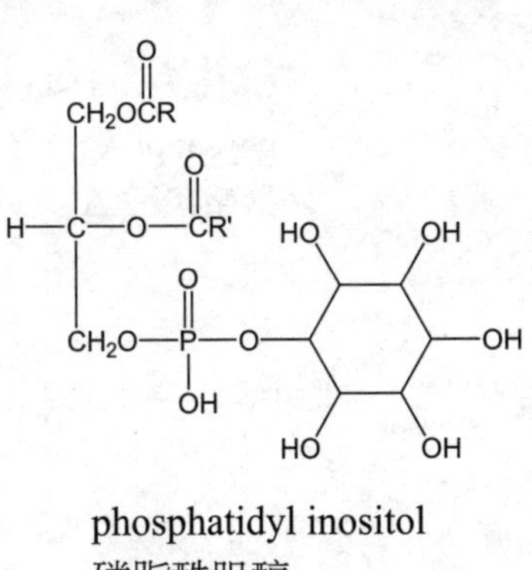

phosphatidyl inositol
磷脂酰肌醇

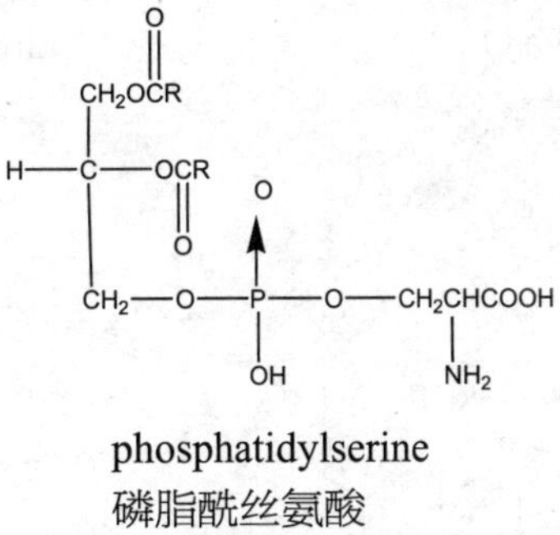

phosphatidylserine
磷脂酰丝氨酸

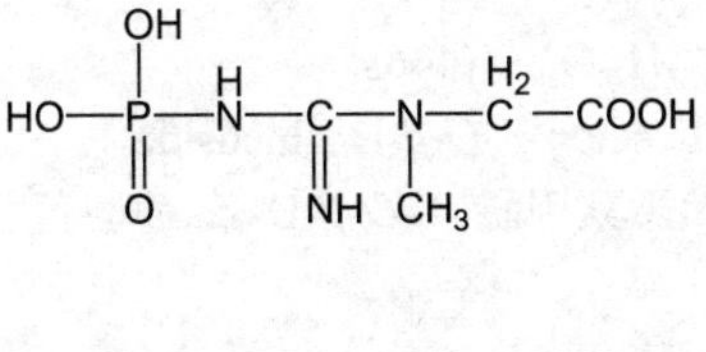

$C_4H_{10}N_3O_5P$ (211.1)
phospholipid
磷脂

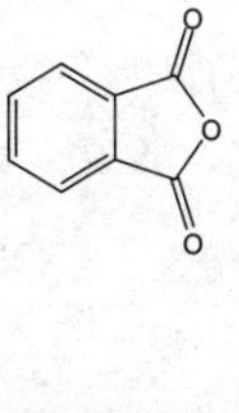

$C_8H_4O_3$ (148.1)
phthalicanhydride
邻苯二甲酸酐

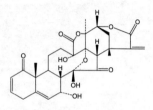

C$_{28}$H$_{30}$O$_{10}$ (526.53)
physalin A
酸浆苦素 A

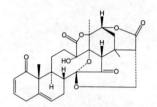

C$_{28}$H$_{30}$O$_{9}$ (510.5)
physalin B
酸浆苦素 B

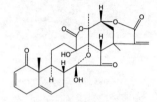

C$_{28}$H$_{30}$O$_{9}$ (510.5)
physalin C
酸浆苦素 C

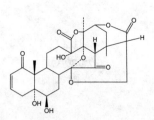

C$_{28}$H$_{32}$O$_{11}$ (544.6)
physalin D
酸浆苦素 D

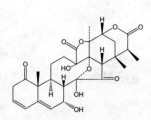

C$_{28}$H$_{32}$O$_{10}$ (528.6)
physalin L
酸浆苦素 L

physalin M
酸浆苦素 M

C$_{28}$H$_{32}$O$_{9}$ (512.6)

C$_{28}$H$_{32}$O$_{10}$ (528.6)
physalin O
酸浆苦素 O

C$_{28}$H$_{30}$O$_{9}$ (510.5)
physalin R
酸浆苦素 R

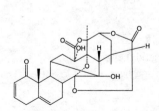

C$_{36}$H$_{50}$O$_{4}$ (546.8)
physanol A
酸浆甾醇 A

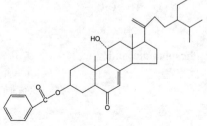

C$_{36}$H$_{52}$O$_{4}$ (548.8)
physanol B
酸浆甾醇 B

C$_{16}$H$_{12}$O$_{5}$ (284.3)
physcion
大黄素甲醚

C$_{22}$H$_{22}$O$_{10}$ (446.4)
physcion-8-*O*-*β*-D-glucoside
大黄素甲醚 -8-*O*-*β*-D- 葡萄糖苷

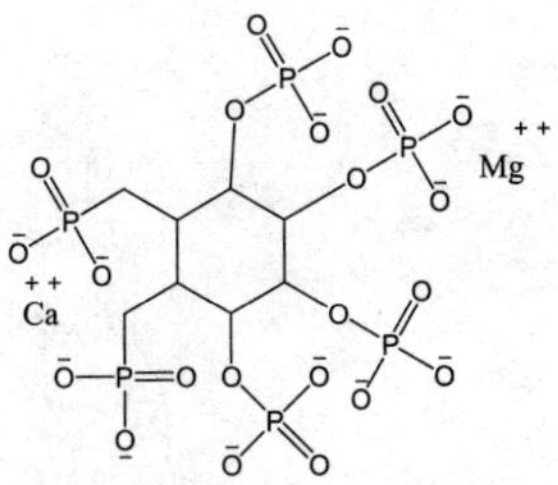

$C_8H_{10}O_{22}P_6 \cdot Mg \cdot Ca$　(708.4)
phytin
植酸钙镁

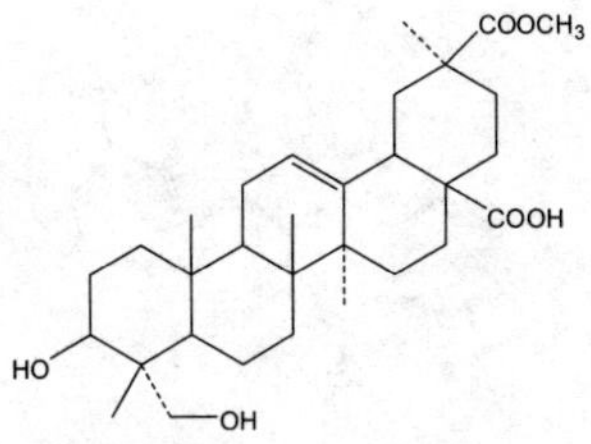

$C_{31}H_{48}O_6$　(516.7)
phytolaccagenic acid
美商陆酸

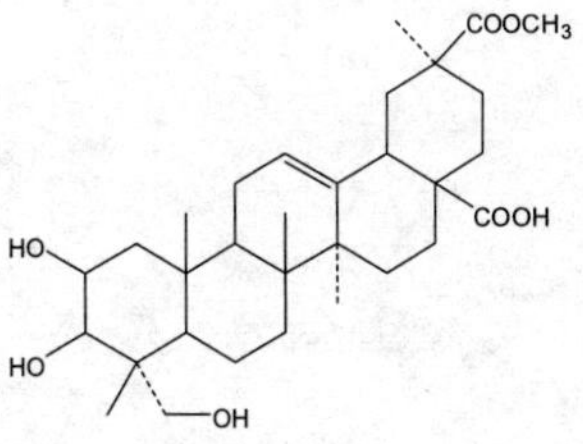

$C_{31}H_{48}O_7$　(532.7)
phytolaccagenin
美商陆皂苷元

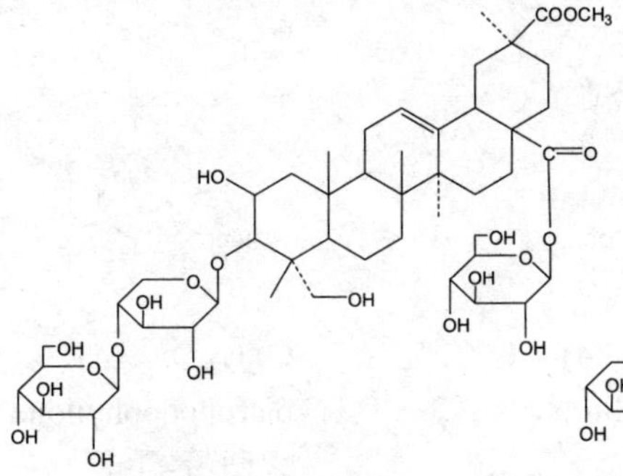

$C_{48}H_{76}O_{21}$　(989.1)
phytolaccasaponin
美商陆皂苷 B

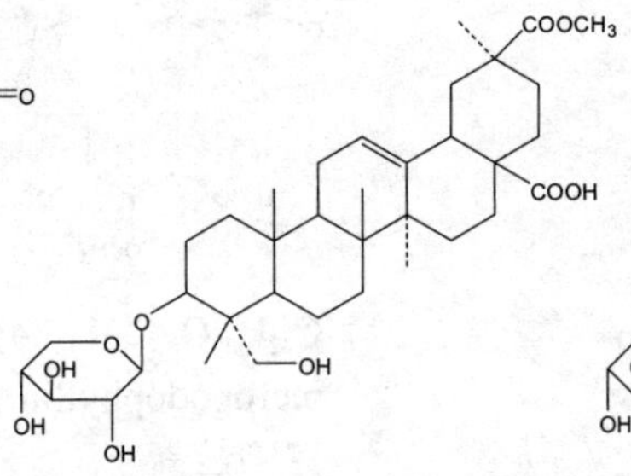

$C_{36}H_{56}O_{10}$　(648.8)
phytolaccoside A
美商陆苷 A

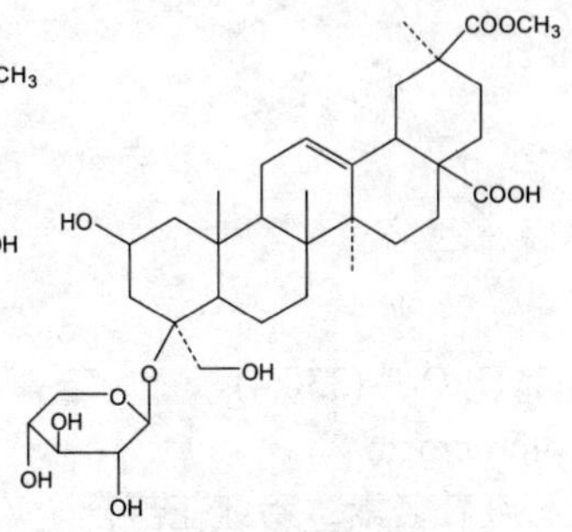

$C_{36}H_{56}O_{11}$　(664.8)
phytolaccoside B
美商陆苷 B

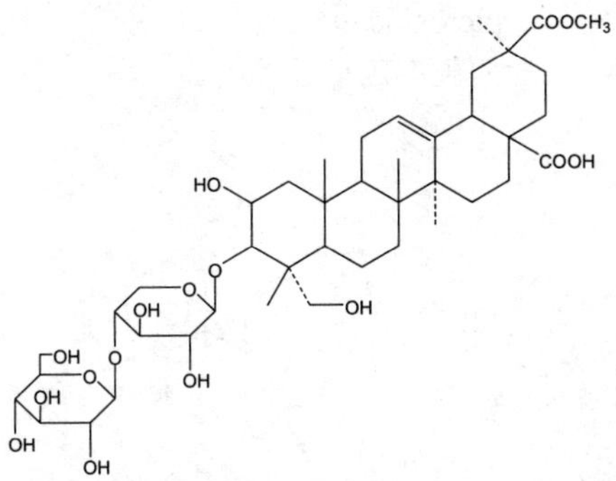

$C_{42}H_{66}O_{16}$　(827.0)
phytolaccoside E
美商陆苷 E

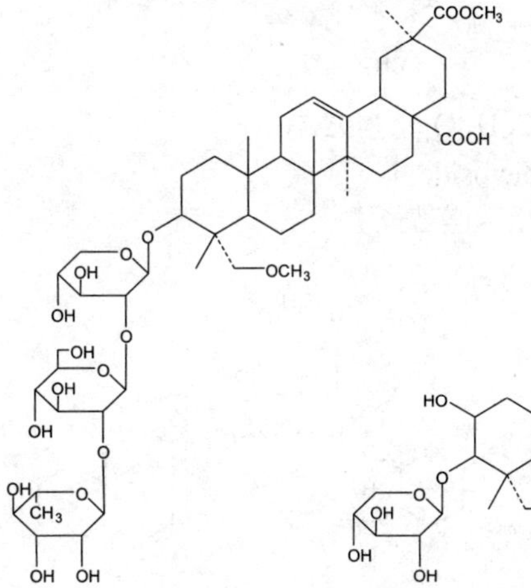

$C_{48}H_{76}O_{19}$　(957.1)
phytolaccoside F
美商陆苷 F

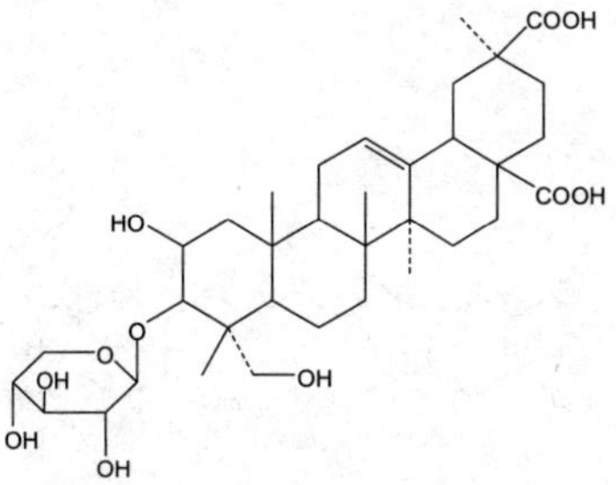

$C_{35}H_{54}O_{11}$　(650.8)
phytolaccoside G
美商陆苷 G

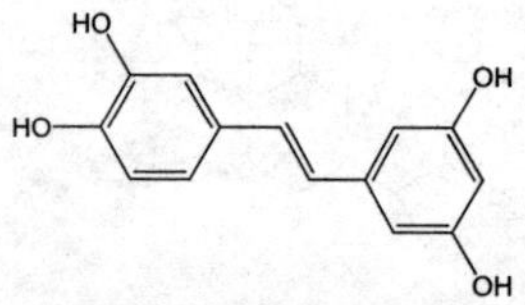

$C_{14}H_{12}O_4$ (244.2)
piceatannol
云杉鞣酚
3,5,3',4'-tetrahydroxystilbene
3,5,3',4'- 四羟基芪

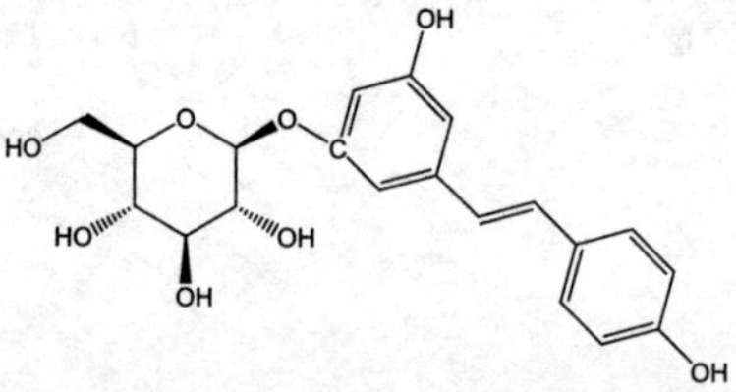

$C_{20}H_{22}O_8$ (390.4)
piceid
云杉新苷

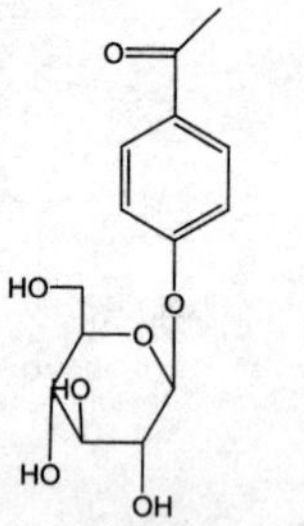

$C_{14}H_{18}O_7$ (298.3)
picein
云杉苷

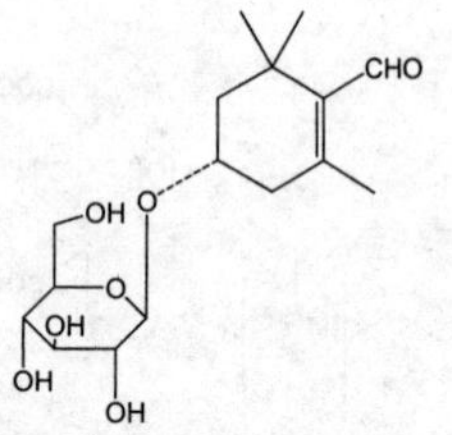

$C_{16}H_{26}O_7$ (330.4)
picrocrocin
藏红花苦素，番红花苦苷

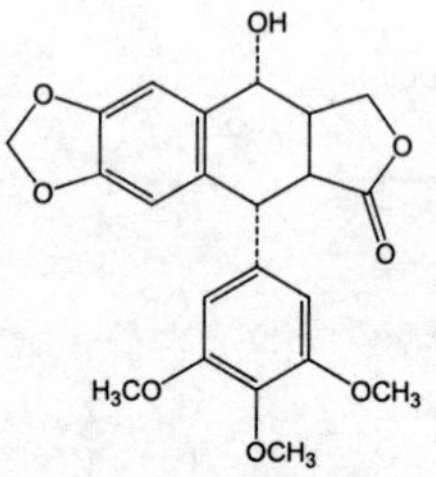

$C_{22}H_{22}O_8$ (414.4)
picropodophyllin
鬼臼苦素

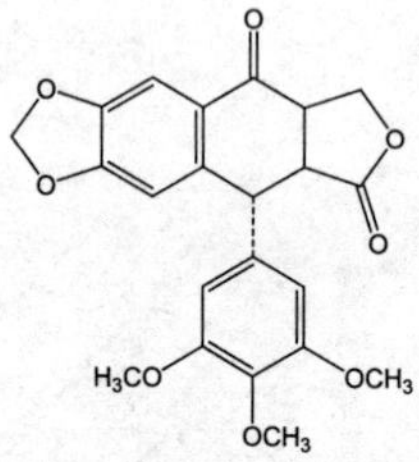

$C_{22}H_{20}O_8$ (412.4)
picropodophyllone
鬼臼苦素酮

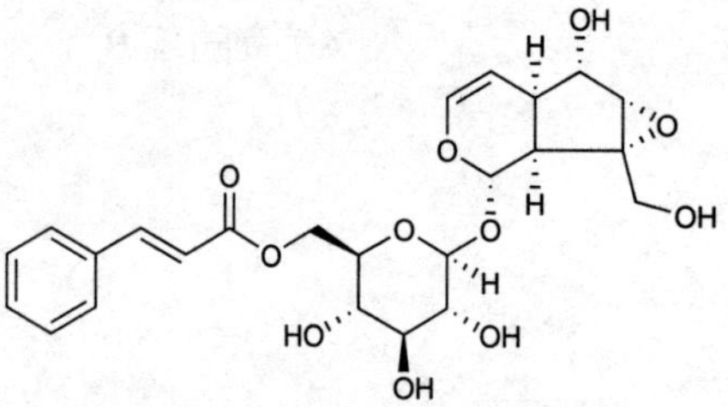

$C_{24}H_{28}O_{11}$ (492.5)
picroside Ⅰ
胡黄连苦苷 Ⅰ

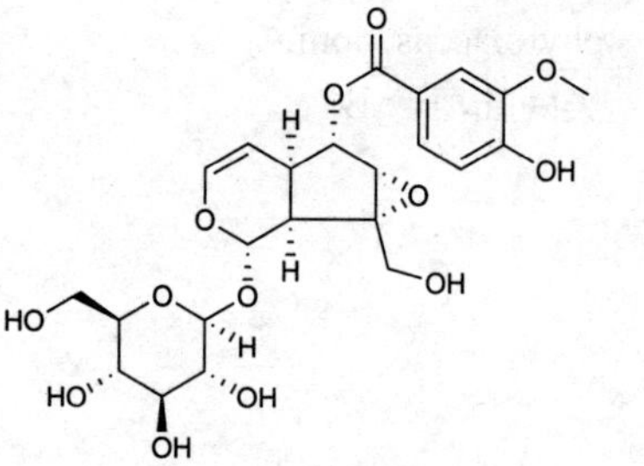

$C_{23}H_{28}O_{13}$ (512.5)
picroside Ⅱ
胡黄连苦苷 Ⅱ

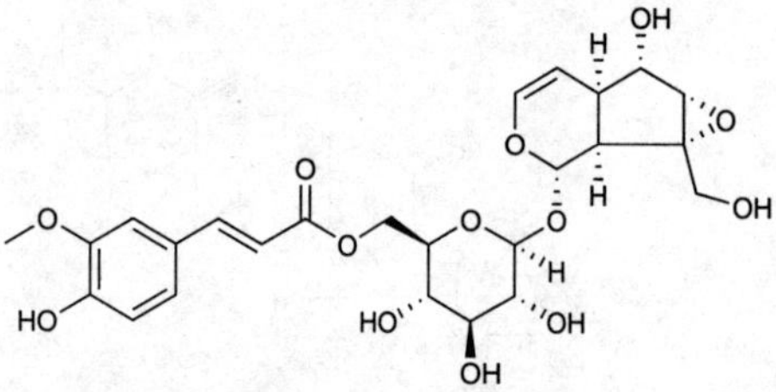

$C_{25}H_{30}O_{13}$ (538.5)
picroside Ⅲ
胡黄连苦苷 Ⅲ

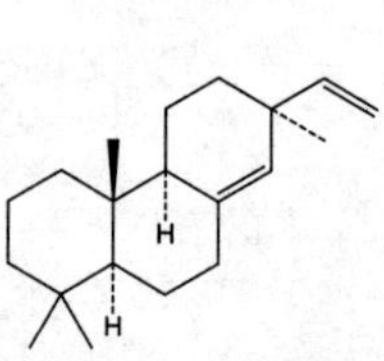

$C_{20}H_{32}$ (272.47)
pimaradiene
海松二烯

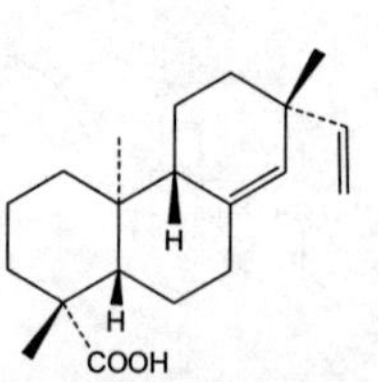

$C_{20}H_{30}O_2$ (302.5)
pimaric acid
海松酸

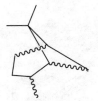

$C_{10}H_{18}$ (138.3)

E-pinane

（－）-*E*- 蒎烷

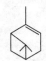

$C_{10}H_{16}$ (136.2)

α-pinene

α- 蒎烯

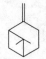

$C_{10}H_{16}$ (136.2)

β-pinene

β- 蒎烯

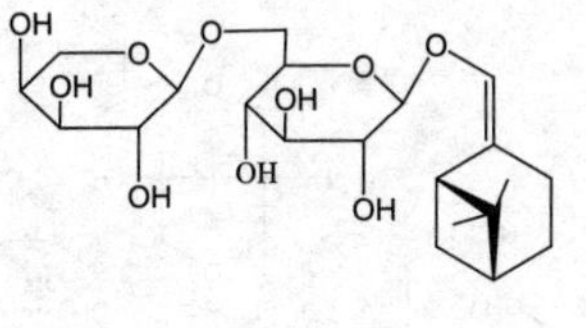

$C_{21}H_{34}O_{10}$ (446.5)

(*Z*)-(1*S*,5*R*)-β-pinen-10-yl-β-vicianoside

(*Z*)-(1*S*,5*R*)- 蒎烯 -10- 基 -β- 巢菜糖苷

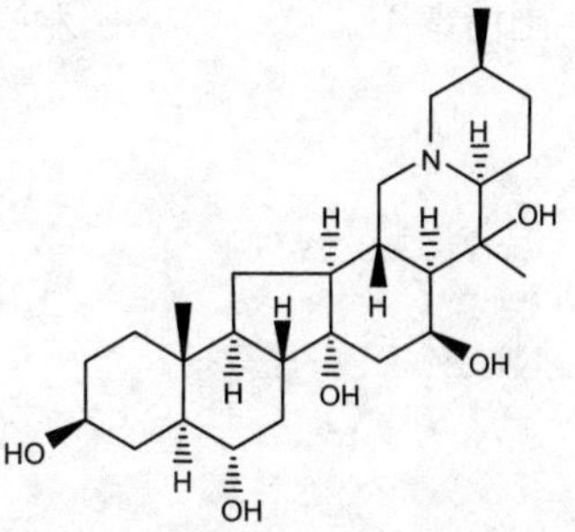

$C_{27}H_{45}NO_5$ (463.7)

pingpeimine A

平贝碱甲

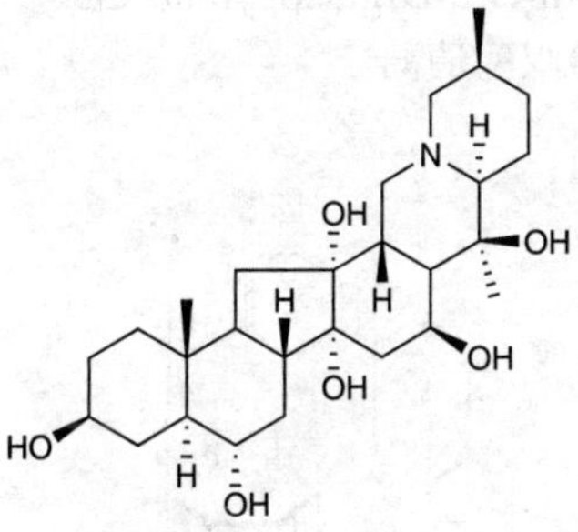

$C_{27}H_{45}NO_6$ (479.7)

pingpeimine B

平贝碱乙

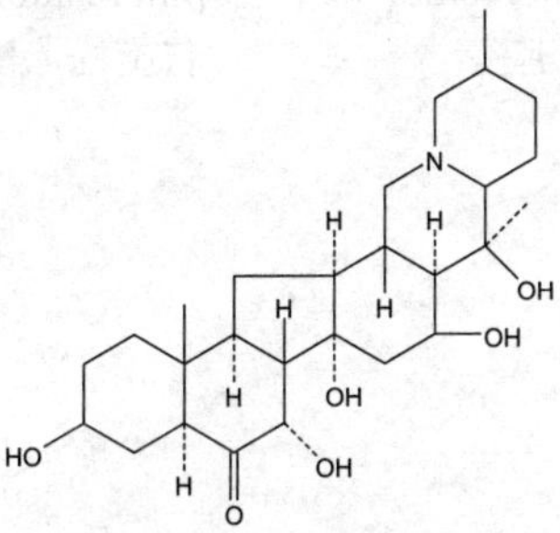

$C_{27}H_{43}NO_6$ (477.6)

pingpeimine C

平贝碱丙

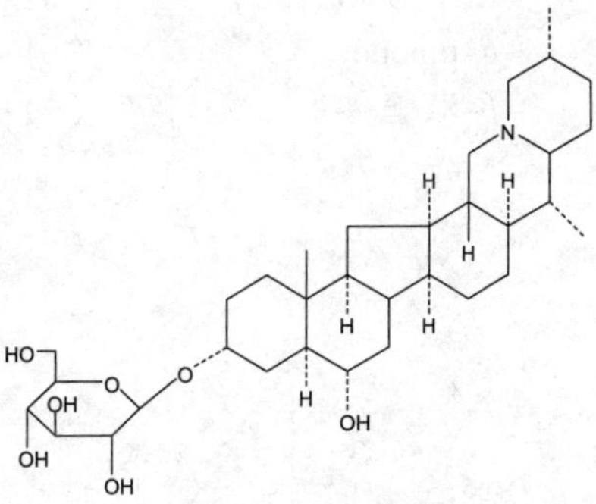

$C_{33}H_{55}NO_7$ (577.8)

pingpeimine glucoside

平贝碱苷

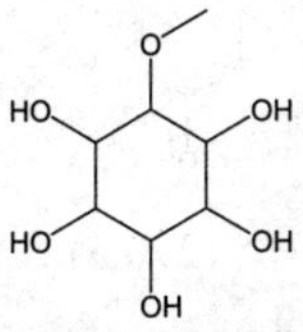

$C_7H_{14}O_6$ (194.18)

pinite

松醇

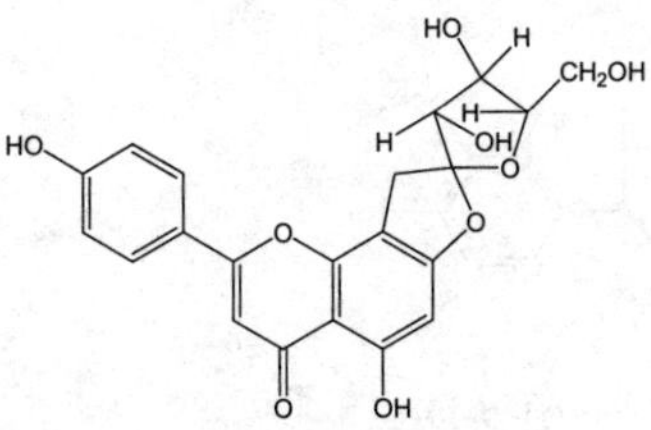

$C_{21}H_{18}O_9$ (414.4)

pinnatifida C

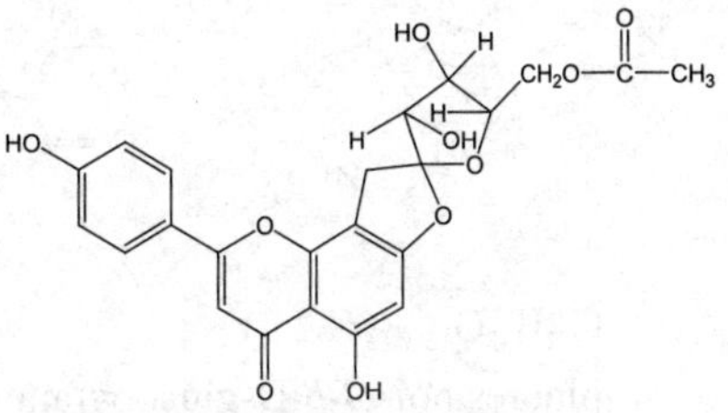

$C_{23}H_{20}O_{10}$ (456.4)

pinnatifida D

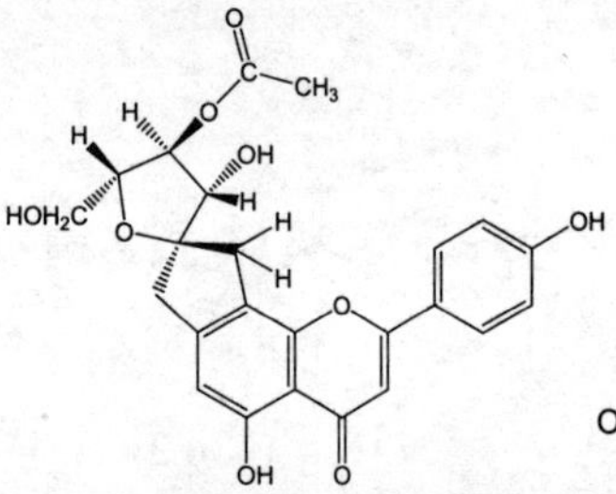

$C_{24}H_{22}O_9$ (454.4)
pinnatlifin Ⅰ
山楂素 Ⅰ

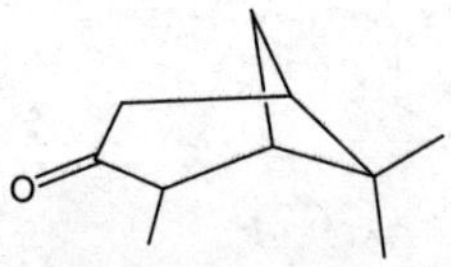

$C_{10}H_{16}O$ (152.2)
pinocamphone
左施松樟酮

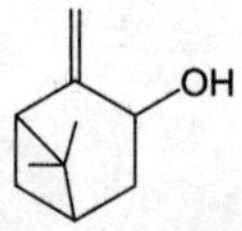

$C_{10}H_{16}O$ (152.2)
trans-pinocarveol
反式 - 松香苇醇

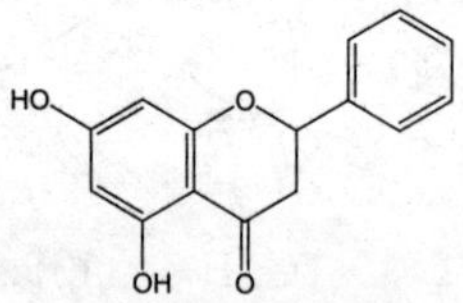

$C_{15}H_{12}O_4$ (256.3)
pinocembrin
松属素，生松黄烷酮

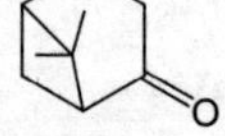

$C_9H_{14}O$ (138.2)
β- pinone
β- 蒎酮

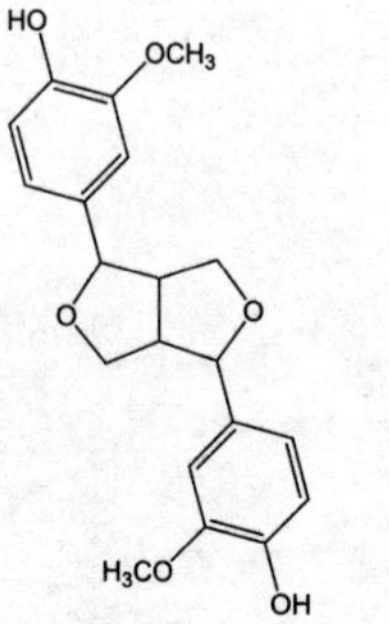

$C_{20}H_{22}O_6$ (358.4)
（+）-pinoresinol
（+）- 松脂素

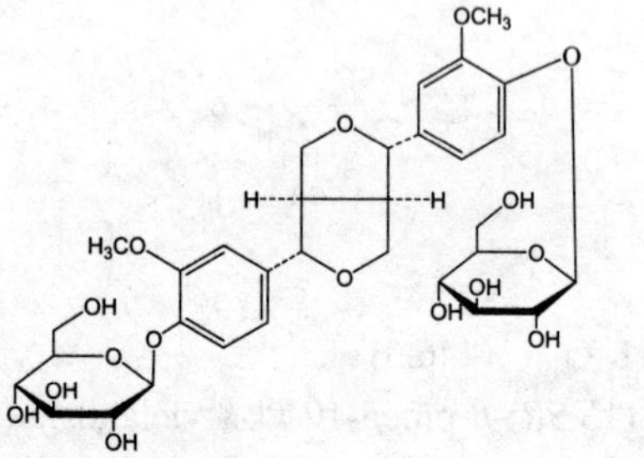

$C_{32}H_{42}O_{16}$ (682.7)
pinoresinol-di-*O*-β-D-glucopyranoside
右旋松脂酚双葡萄糖苷

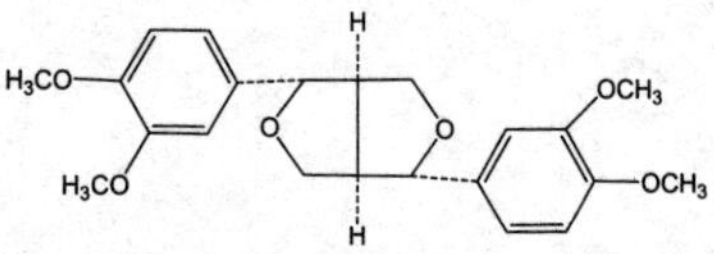

$C_{22}H_{26}O_6$ (386.4)
pinoresinol dimethylether
松脂酚二甲醚

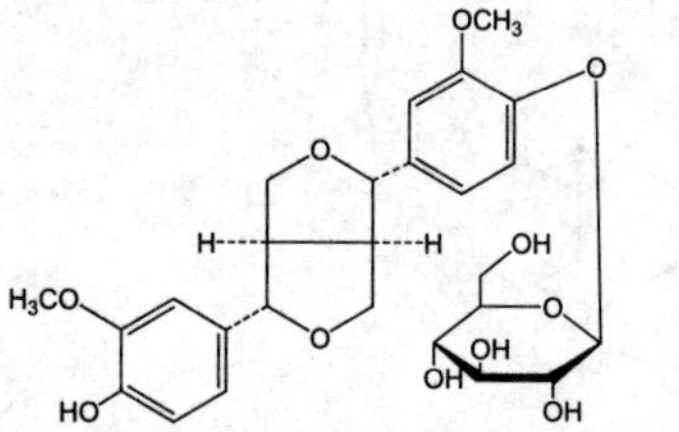

$C_{26}H_{32}O_{11}$ (520.5)
pinoresinol-*O*-β-D-glucopyranoside
右旋松脂酚葡萄糖苷

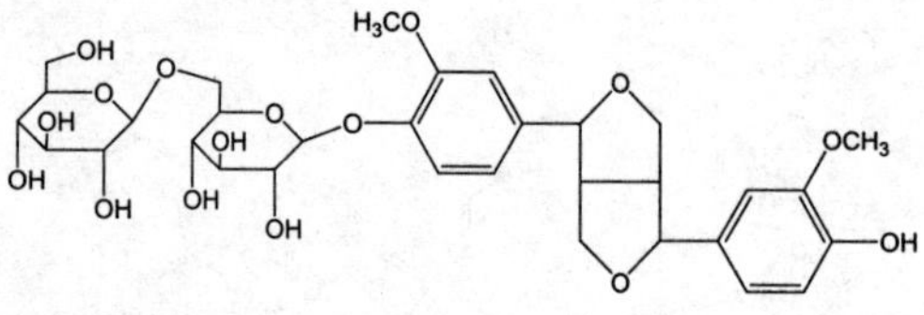

$C_{32}H_{42}O_{16}$ (682.7)
pinoresinol-*O*-β-D-glucopyranosyl(1 → 6)-β-D-glucopyranoside
松脂素 -*O*-β-D- 吡喃葡萄糖基 (1 → 6)-β-D- 吡喃葡萄糖苷

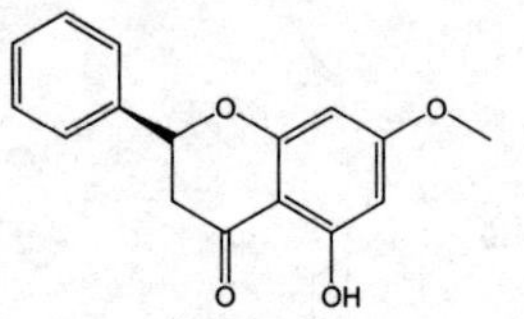

$C_{16}H_{14}O_4$ (270.3)
pinostrobin
球松素

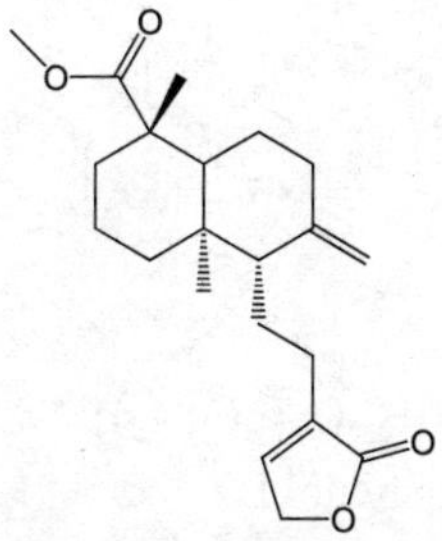

$C_{21}H_{30}O_4$ (346.5)
pinusolide
红松内酯

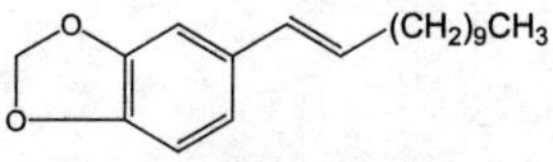

$C_{19}H_{28}O_2$ (288.4)
pipataline
长柄胡椒素

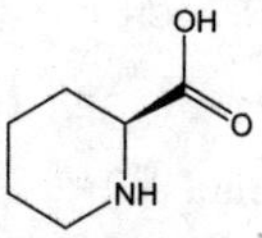

$C_6H_{11}NO_2$ (129.2)
L-pipecolic acid
L-2- 哌啶酸

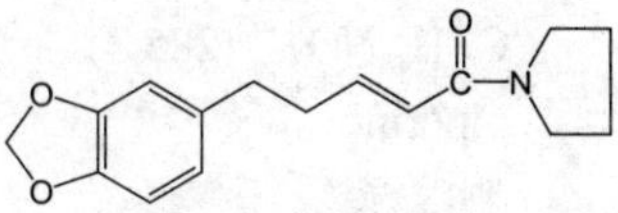

$C_{16}H_{19}NO_3$ (346.5)
piperamide C 5 ∶ 1(2*E*)
胡椒酰胺 -C 5 ∶ 1(2*E*)

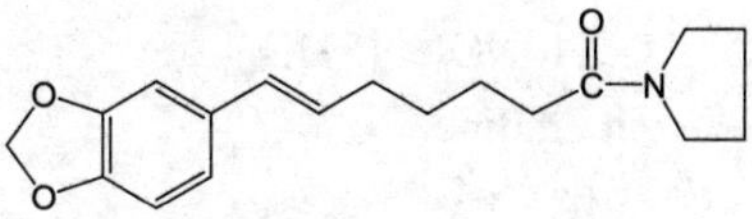

$C_{18}H_{23}NO_3$ (301.4)
piperamide C 7 ∶ 1(6*E*)
胡椒酰胺 -C 7 ∶ 1(6*E*)

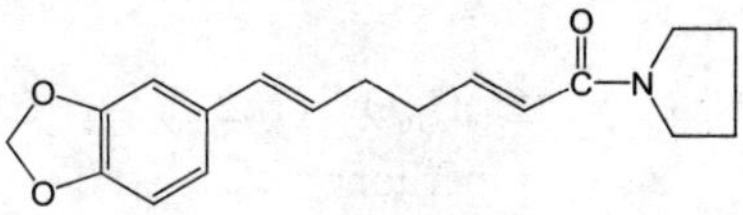

$C_{18}H_{21}NO_3$ (299.4)
piperamide-C 7 ∶ 2(2*E*,6*E*)
胡椒酰胺 -C 7 ∶ 2(2*E*,6*E*)

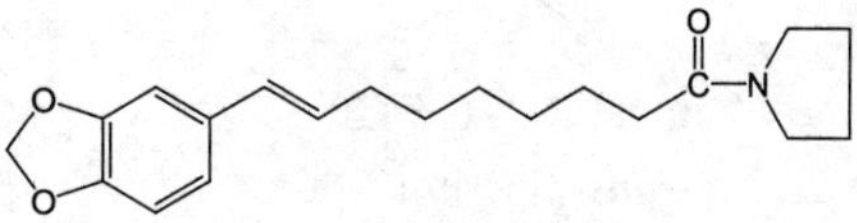

$C_{20}H_{27}NO_3$ (329.4)
piperamide-C 9 ∶ 1(8*E*)
胡椒酰胺 -C 9 ∶ 1(8*E*)

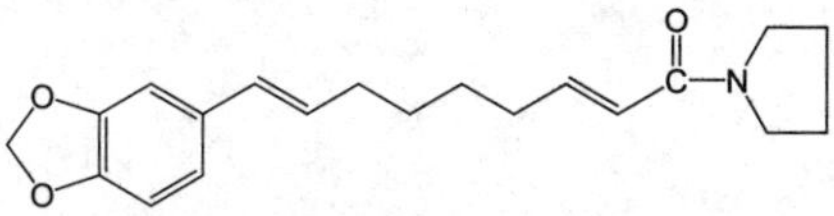

$C_{20}H_{25}NO_3$ (327.4)
piperamide-C 9 ∶ 2(2*E*,8*E*)
胡椒酰胺 -C 9 ∶ 2(2*E*,8*E*)

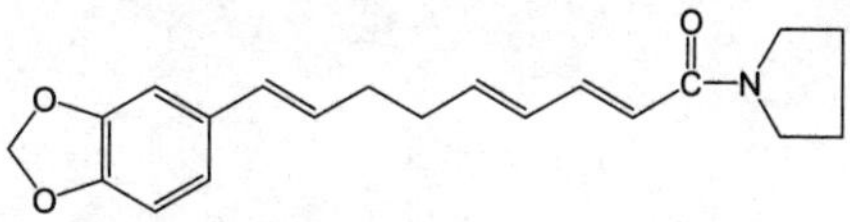

$C_{20}H_{23}NO_3$ (325.4)
piperamide-C 9 ∶ 3(2*E*,4*E*,8*E*)
胡椒酰胺 -C 9 ∶ 3(2*E*,4*E*,8*E*)

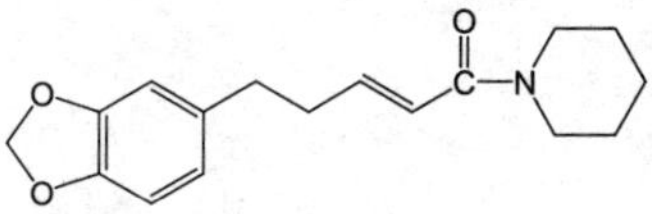

$C_{17}H_{21}NO_3$ (287.4)
piperanine
二氢胡椒碱

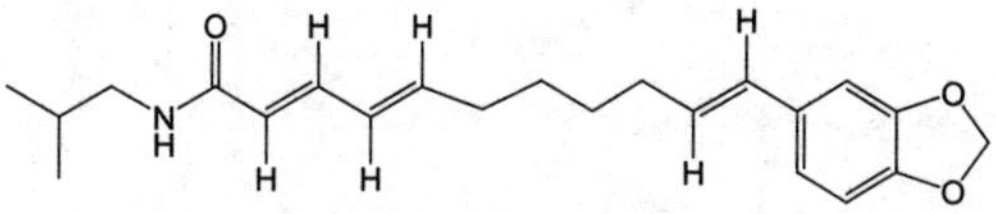

$C_{22}H_{29}NO_3$ (355.5)
pipercide
胡椒酰胺

$C_{21}H_{20}O_7$ (384.4)
piperenol A
胡椒环己烯醇 A

$C_{21}H_{20}O_7$ (384.4)
piperenol B
胡椒环己烯醇 B

$C_{19}H_{21}NO_3$ (311.4)
piperettine
胡椒亭碱

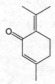

$C_5H_{11}N$ (85.2)
Piperidine
哌啶

$C_{17}H_{19}NO_3$ (285.3)
piperine
胡椒碱

$C_{10}H_{18}O$ (154.3)
trans-piperitol
反 - 胡椒醇

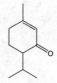

$C_{10}H_{14}O$ (150.2)
piperitenone
辣薄荷烯酮

$C_{10}H_{16}O$ (152.2)
piperitone
胡椒酮，薄荷酮

$C_{28}H_{34}O_2$ (402.6)
piperitylhonokiol，piperityl honokiol
辣薄荷基和厚朴酚

$C_{16}H_{19}NO_3$ (273.3)
piperlonguminine
荜茇明宁碱

$C_{21}H_{29}NO_3$ (343.5)
piperolein B
胡椒油碱 B

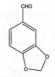

$C_8H_6O_3$ (150.1)
piperonal
向日葵素

$C_{21}H_{27}NO_3$ (341.4)
pipernonaline
荜茇壬二烯哌啶

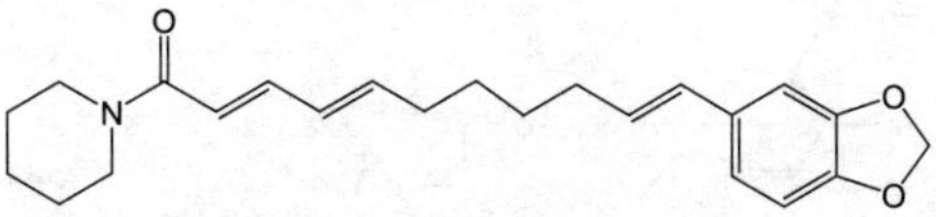

$C_{23}H_{29}NO_3$　(367.5)
piperun-decalidine
荜茇十一碳三烯哌啶

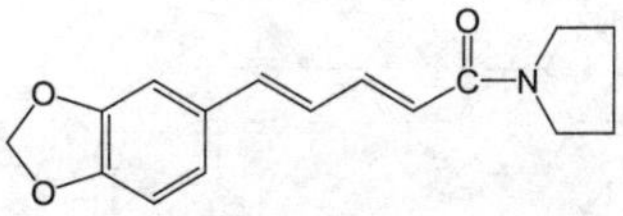

$C_{16}H_{17}NO_3$　(271.3)
piperylin
次胡椒酰胺

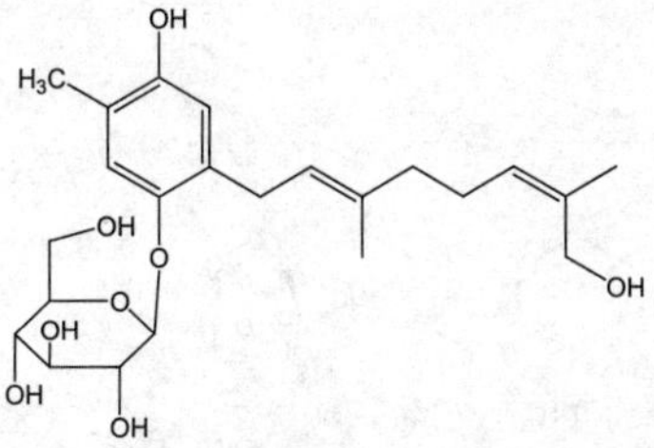

$C_{23}H_{34}O_8$　(438.5)
pyroline
鹿蹄草素

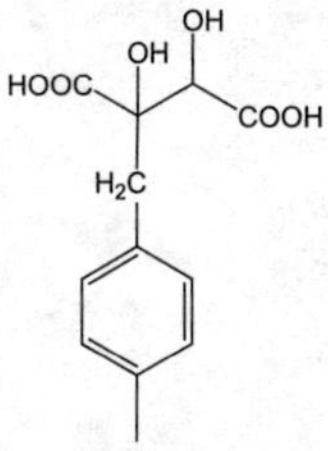

$C_{12}H_{14}O_6$　(254.2)
piscidic acid
对羟基苄基酒石酸

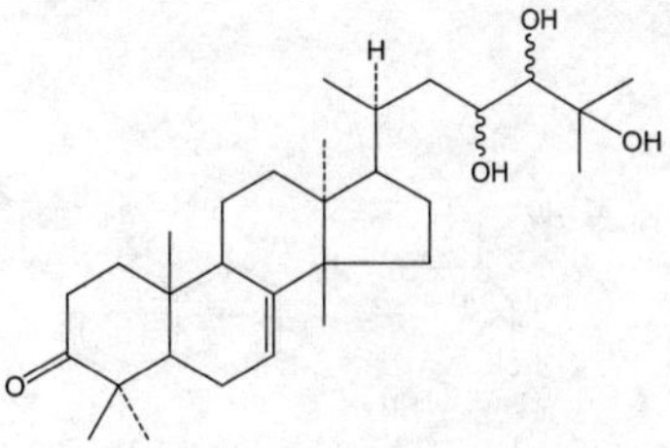

$C_{30}H_{50}O_4$　(474.7)
piscidinol-A
匹西狄醇 -A

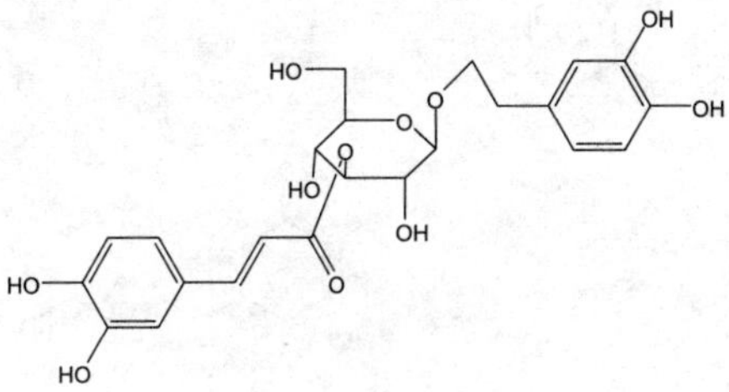

$C_{23}H_{26}O_{11}$　(478.4)
plantagin A
车前草苷 A

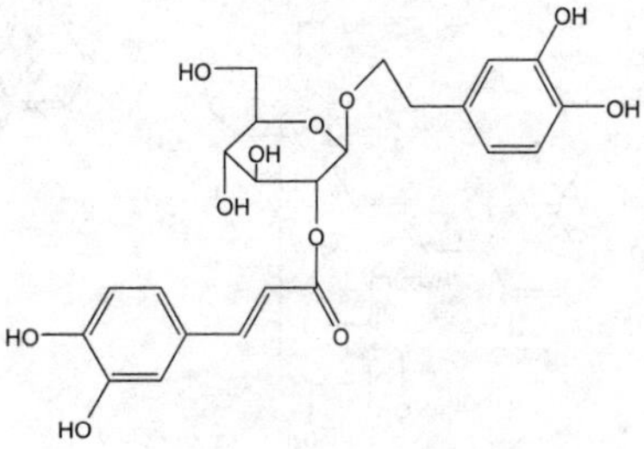

$C_{23}H_{26}O_{11}$　(478.4)
plantagin B
车前草苷 B

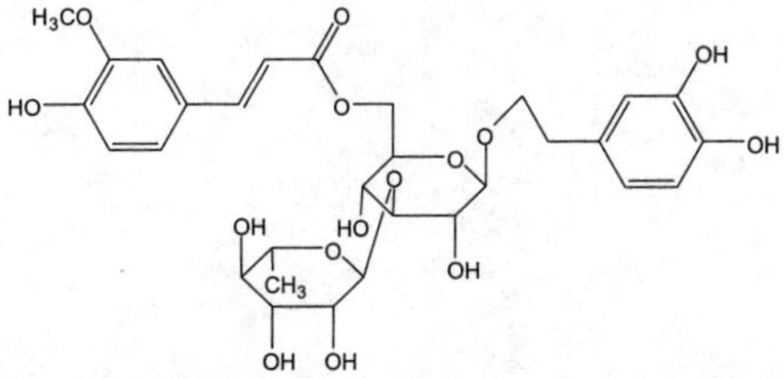

$C_{30}H_{38}O_{15}$　(638.6)
plantagin C
车前草苷 C

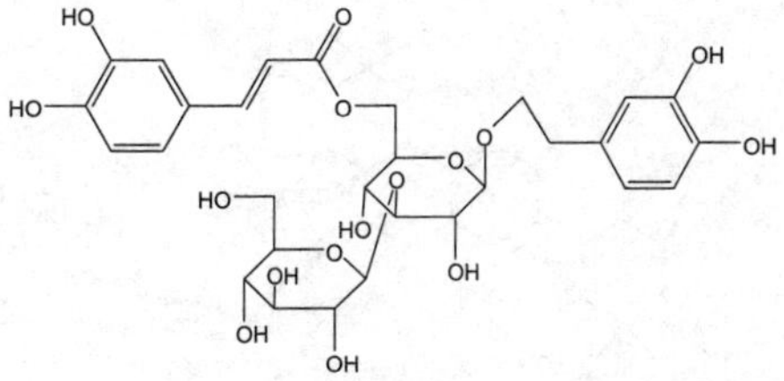

$C_{29}H_{36}O_{16}$　(640.6)
plantagin D
车前草苷 D

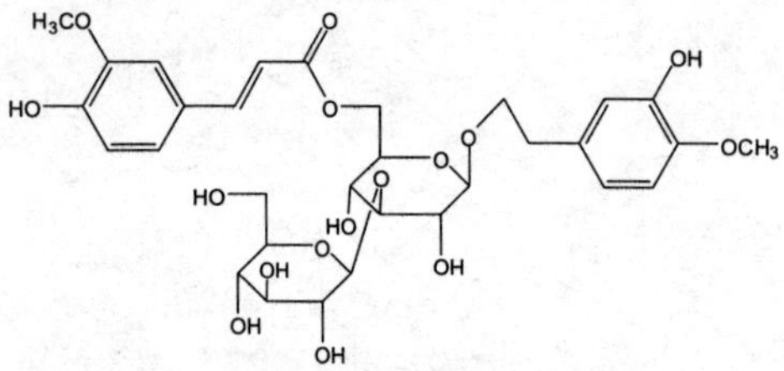

$C_{31}H_{40}O_{16}$ (668.6)

plantagin E

车前草苷 E

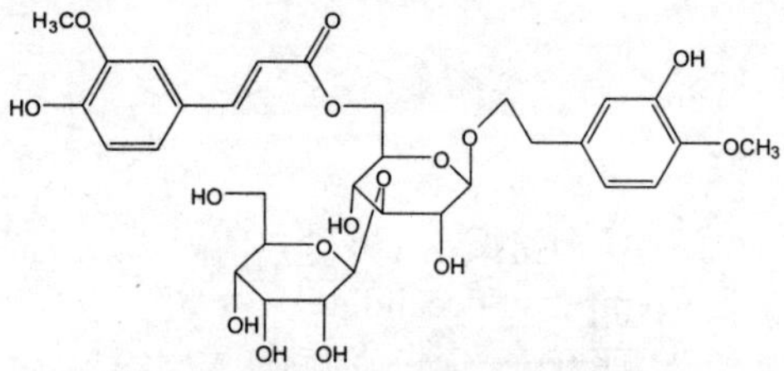

$C_{31}H_{40}O_{16}$ (668.6)

plantagin F

车前草苷 F

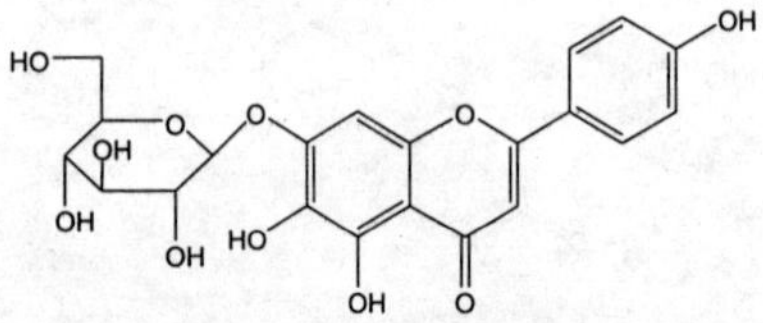

$C_{21}H_{20}O_{11}$ (448.4)

plantaginin

车前黄酮苷

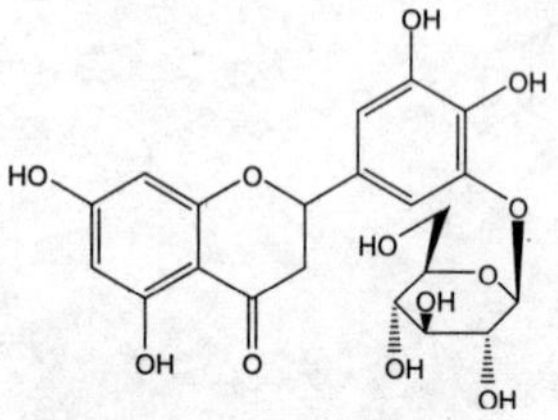

$C_{21}H_{22}O_{12}$ (466.4)

plantagoside

消旋 - 车前子苷

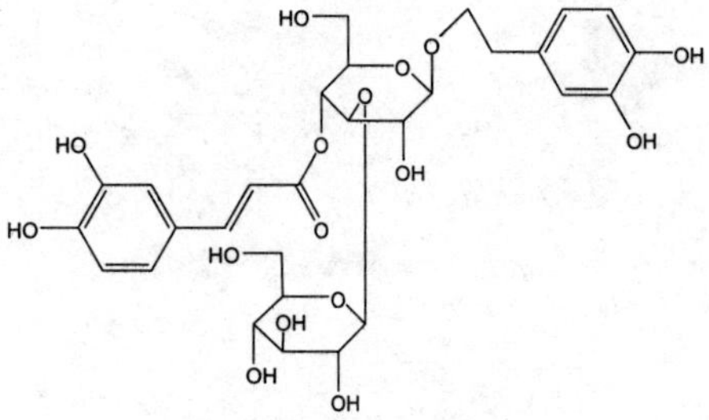

$C_{29}H_{36}O_{16}$ (640.6)

plantamajoside

大车前苷

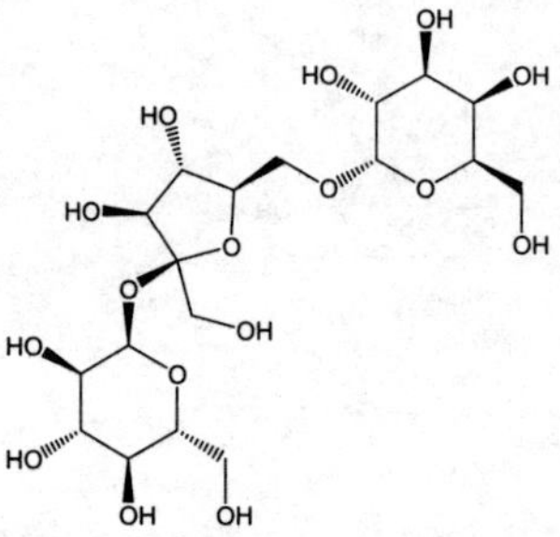

$C_{18}H_{32}O_{16}$ (504.4)

planteose

车前糖

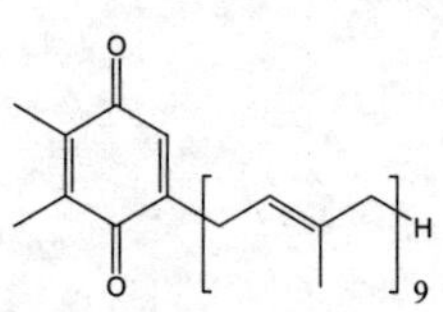

$C_{53}H_{80}O_2$ (749.2)

plastoquinone

叶绿醌

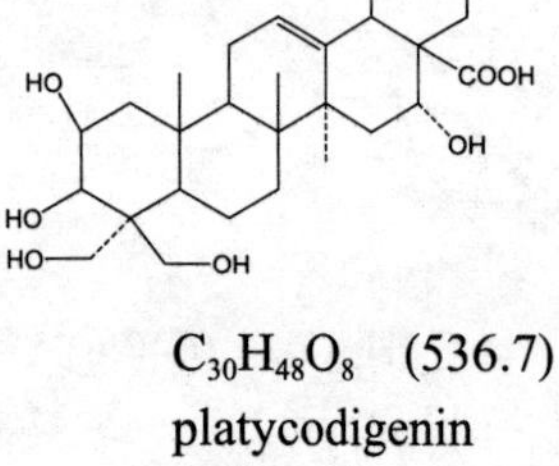

$C_{30}H_{48}O_8$ (536.7)

platycodigenin

桔梗皂苷元

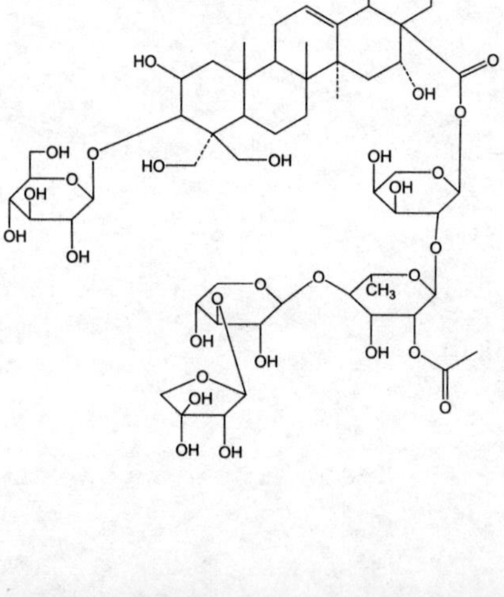

$C_{59}H_{94}O_{29}$ (1267.4)

platycodin A

桔梗皂苷 A

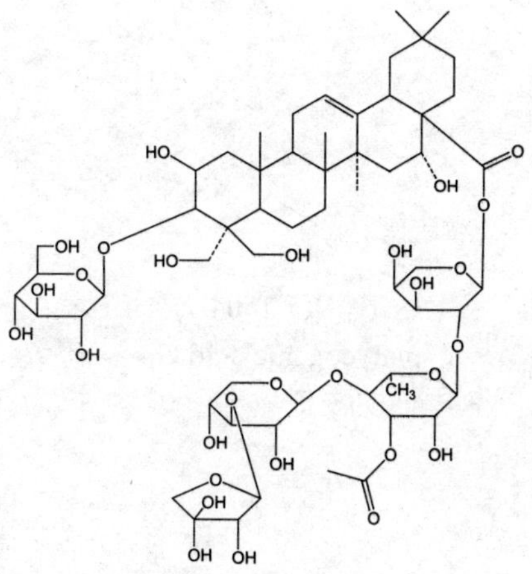

$C_{59}H_{94}O_{29}$ (1267.4)
platycodin C
桔梗皂苷 C

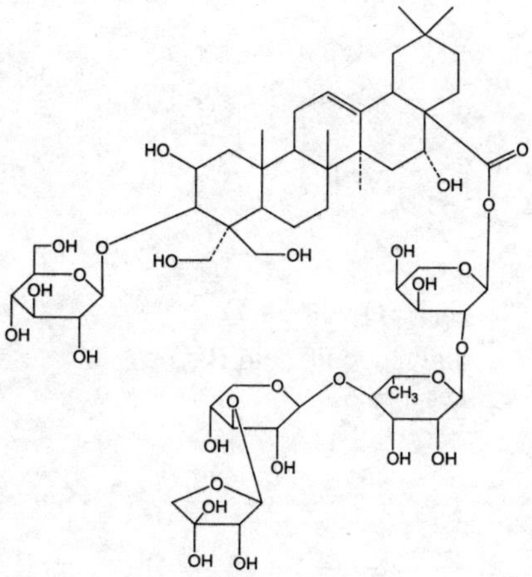

$C_{56}H_{90}O_{28}$ (1211.3)
platycodin D_1
桔梗皂苷 D_1

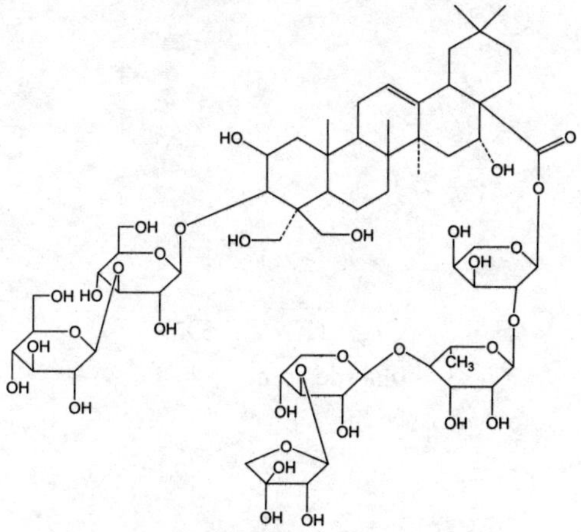

$C_{62}H_{100}O_{33}$ (1373.4)
platycodin D_2
桔梗皂苷 D_2

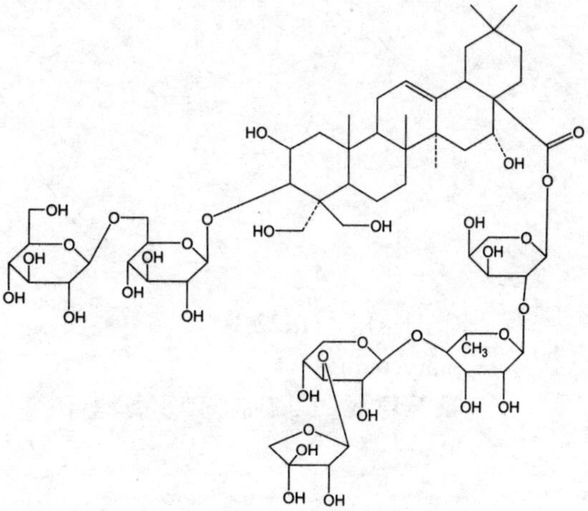

$C_{62}H_{100}O_{33}$ (1373.4)
platycodin D_3
桔梗皂苷 D_3

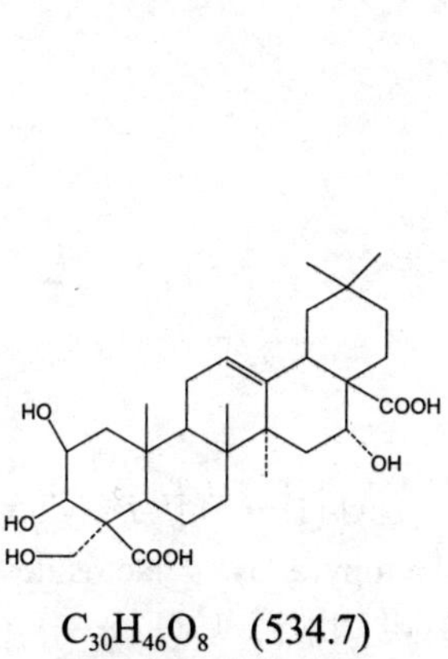

$C_{30}H_{46}O_8$ (534.7)
platycogenic acid A
桔梗酸 A

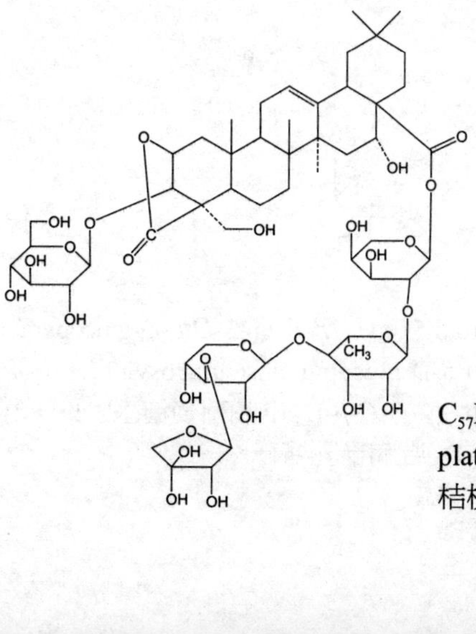

$C_{57}H_{88}O_{28}$ (1221.3)
platyconic acid A lactone
桔梗苷酸 -A 内酯

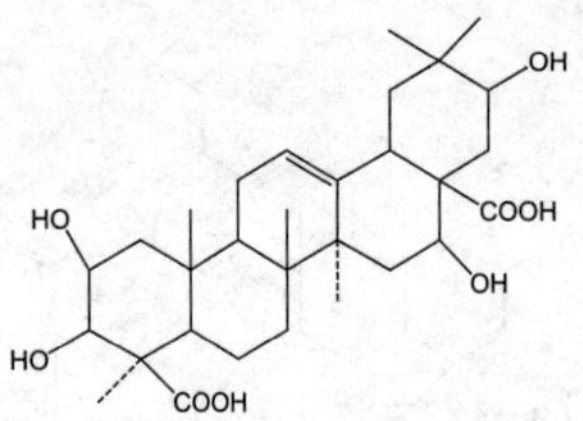

C$_{30}$H$_{46}$O$_8$　(534.7)
platycogenic acid B
桔梗酸 B

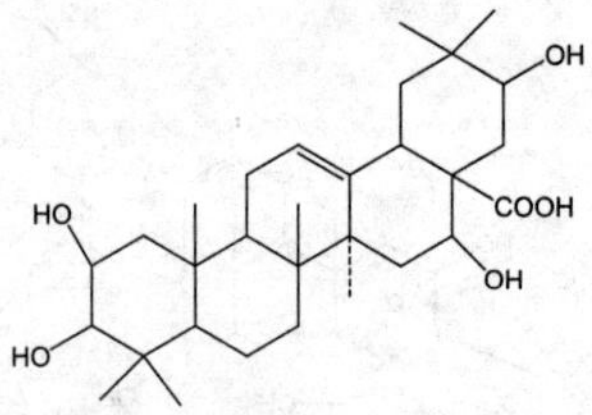

C$_{30}$H$_{48}$O$_6$　(504.7)
platycogenic acid C
桔梗酸 C

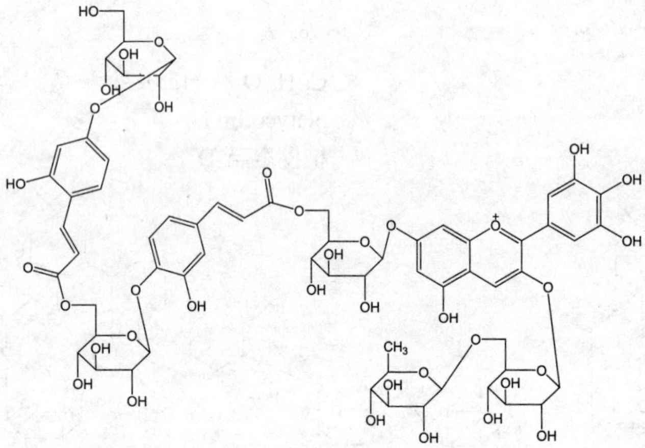

C$_{63}$H$_{73}$O$_{37}$　(1422.3)
platyconin
飞燕草素 - 二咖啡酰芦丁醇糖苷

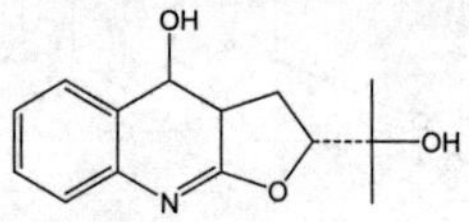

C$_{15}$H$_{17}$NO$_3$　(259.3)
platydesmine
阔带明

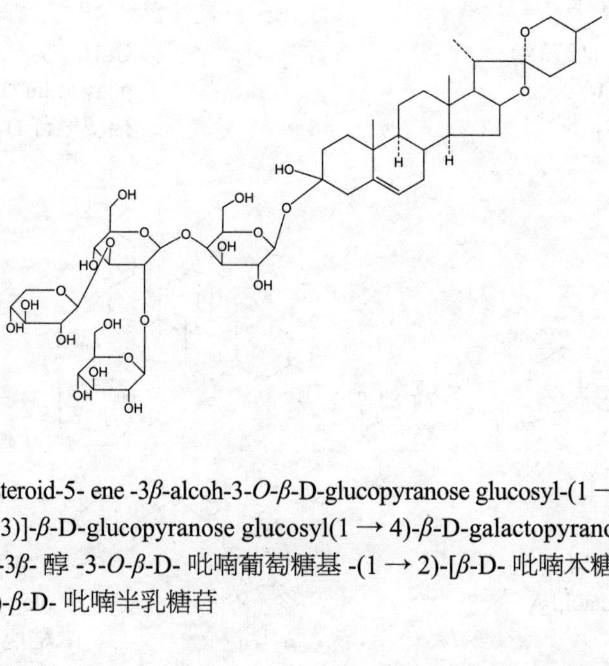

C$_{50}$H$_{80}$O$_{23}$　(1049.2)
25(R,S)spiral vagina steroid-5- ene -3β-alcoh-3-O-β-D-glucopyranose glucosyl-(1 → 2)-[β-D-xylopyraose furfurly group-(1 → 3)]-β-D-glucopyranose glucosyl(1 → 4)-β-D-galactopyranose galactoside
25(R,S) 螺甾 -5- 烯 -3β- 醇 -3-O-β-D- 吡喃葡萄糖基 -(1 → 2)-[β-D- 吡喃木糖基 -(1 → 3)]-β-D- 吡喃葡萄糖基 (1 → 4)-β-D- 吡喃半乳糖苷

$C_{50}H_{80}O_{24}$ (1065.2)

25(R,S)spiral vagina steroid-5- ene -3β,14α-diol-3-O-β-D- glucopyranose glucosyl-(1 → 2)-[β-D-gluco-pyranose glucosy-(1 → 3)]-β-D-glucopyranose glucosyl(1 → 4)-β-D-galactopyranose galactoside

25(R,S) 螺甾 -5- 烯 -3β,14α- 二醇 -3-O-β-D- 吡喃葡萄糖基 -(1→2)-[β-D- 吡喃葡萄糖基 -(1→3)]-β-D - 吡喃葡萄糖基 (1 → 4)-β-D- 吡喃半乳糖苷

$C_{22}H_{22}O_8$ (414.4)
podophyllotoxin
鬼臼毒素

$C_{22}H_{20}O_8$ (412.4)
podophyllotoxone
鬼臼毒酮

$C_{12}H_{16}O_4$ (224.3)
pogostone
广藿香酮

$C_{26}H_{32}O_5$ (424.5)
polyanthinin
左旋 - 波利安替宁

$C_{20}H_{22}O_8$ (390.4)
polydatin
白藜芦醇苷

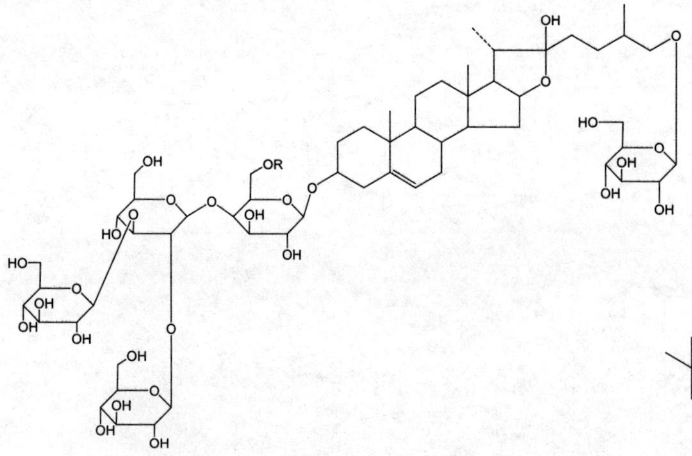

$C_{57}H_{94}O_{29}$ (1243.3)
polyfuroside
黄精呋甾醇苷

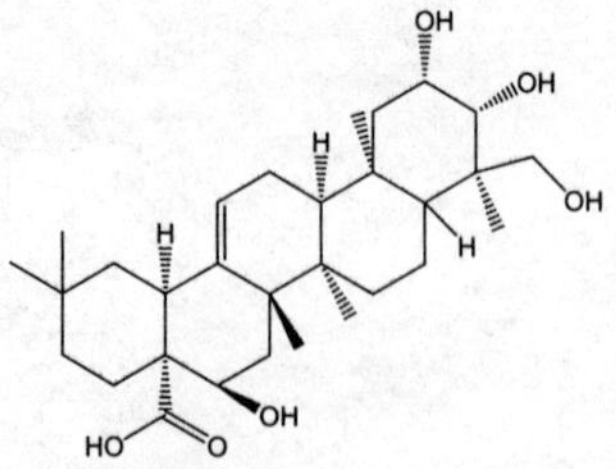

$C_{30}H_{48}O_6$ (504.7)
polygalacic acid
远志酸

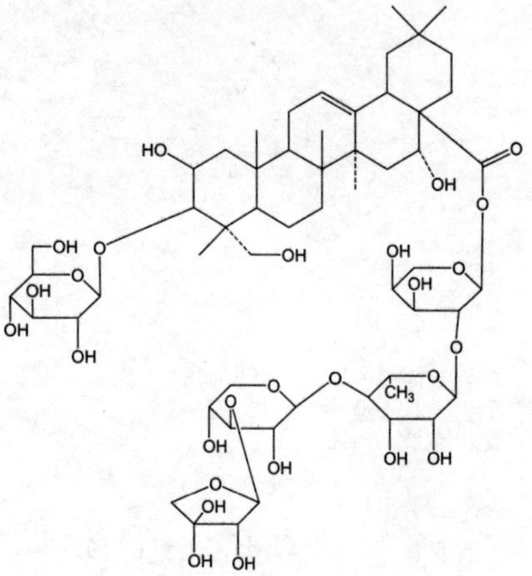

$C_{57}H_{92}O_{27}$ (1209.3)
polygalacin D
远志皂苷 D

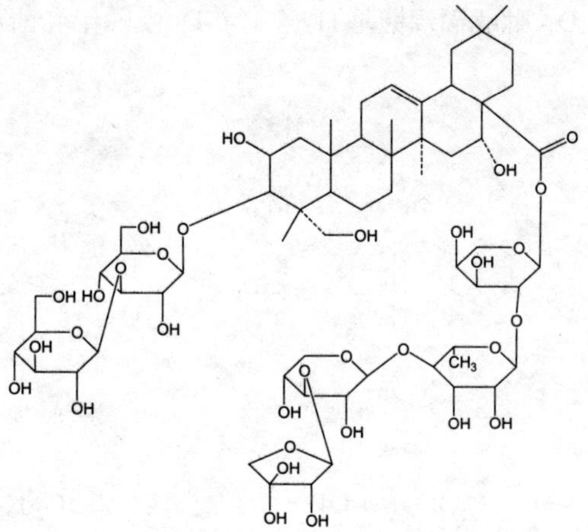

$C_{63}H_{102}O_{32}$ (1371.5)
polygalacin D_2
远志皂苷 D_2

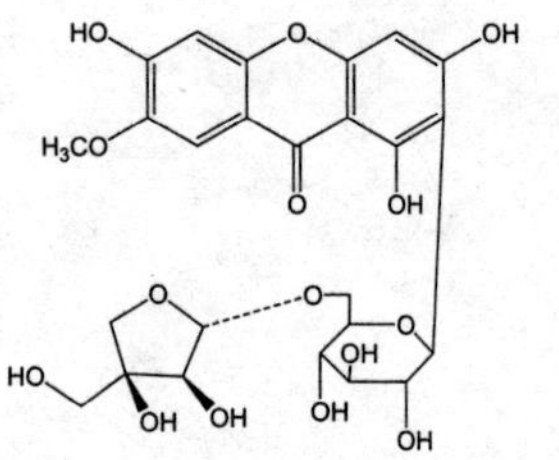

$C_{25}H_{28}O_{15}$ (568.5)
polygalaxanthone Ⅲ
远志氧杂蒽酮Ⅲ

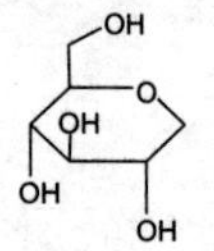

$C_6H_{12}O_5$ (164.2)
Polygalitol
远志醇

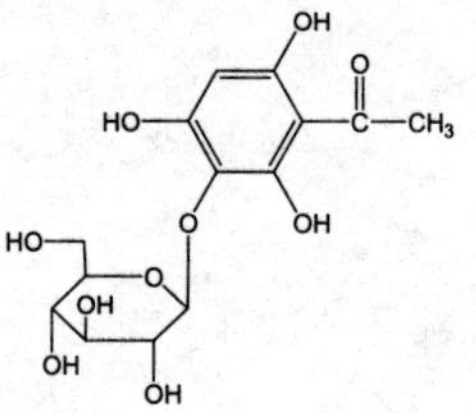

$C_{14}H_{18}O_{10}$ (346.3)
polygoacetophenoside
夜交藤乙酰本苷
2,3,4,6-tetrahydroxy acetopheone-3-*O*-*β*-D-
glucopyranoside
2,3,4,6- 四羟基乙酸苯 -3-*O*-*β*-D- 葡萄糖苷

C$_{39}$H$_{62}$O$_{12}$ (722.9)
polyphyllin C
七叶一枝花皂苷 C

C$_{44}$H$_{70}$O$_{16}$ (855.0)
polyphyllin D
七叶一枝花皂苷 D

C$_{51}$H$_{82}$O$_{20}$ (1015.2)
polyphyllin E
七叶一枝花皂苷 E

C$_{51}$H$_{82}$O$_{20}$ (1015.2)
polyphyllin F
七叶一枝花皂苷 F

C$_{51}$H$_{84}$O$_{22}$ (1049.2)
polyphyllin G
七叶一枝花皂苷 G

C$_{50}$H$_{82}$O$_{22}$ (1035.2)
polyphyllin H
七叶一枝花皂苷 H

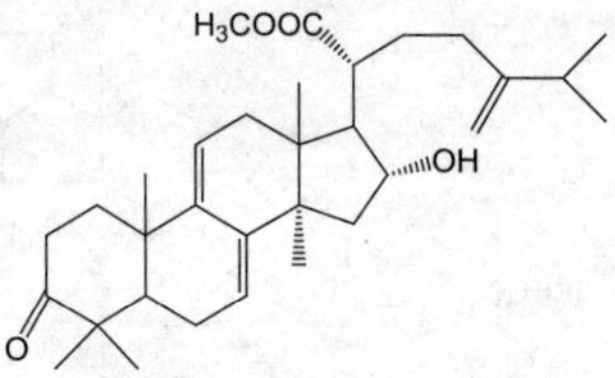

$C_{32}H_{48}O_4$ (496.7)
polyporenic acid C methyl ester
多孔菌酸 C 甲酯

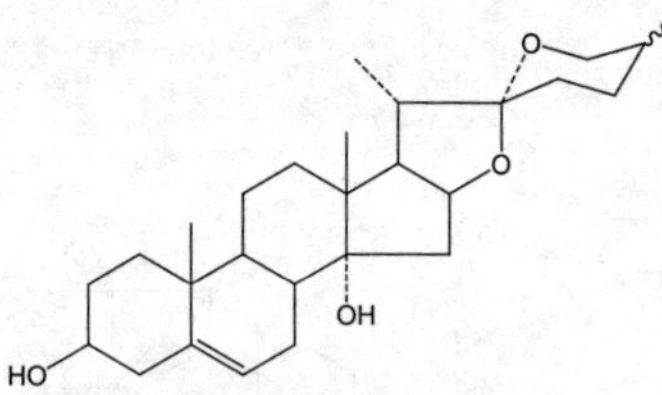

$C_{27}H_{42}O_4$ (430.6)
polyspirostanol
黄精螺甾醇

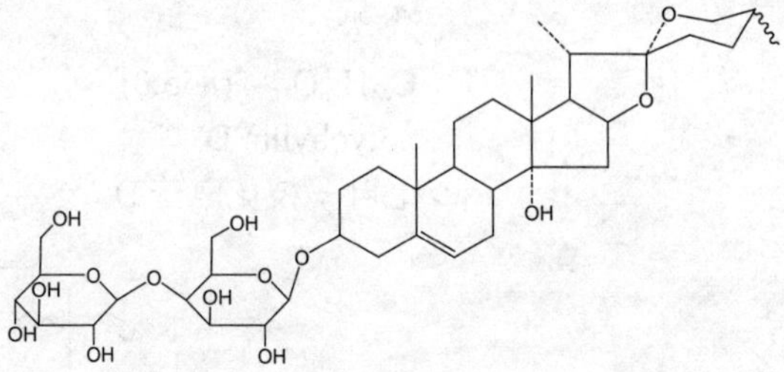

$C_{39}H_{62}O_{14}$ (754.9)
polyspirostanoside PO_1
黄精螺甾醇苷 PO_1

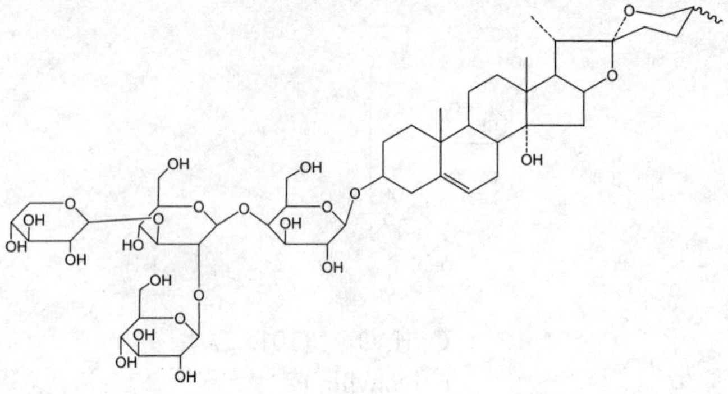

$C_{50}H_{80}O_{23}$ (1049.2)
polyspirostanoside PO_2
黄精螺甾醇苷 PO_2

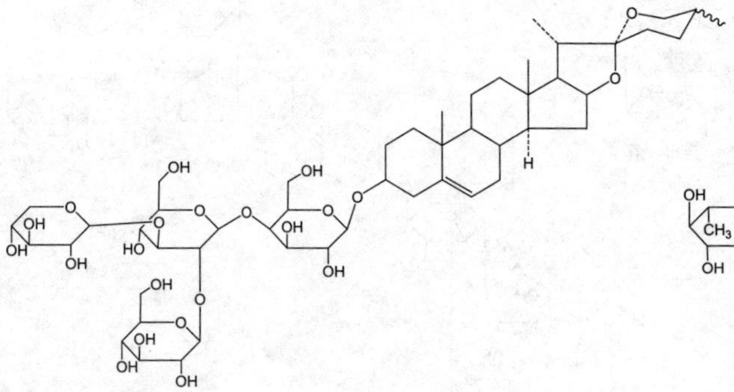

$C_{50}H_{80}O_{22}$ (1033.2)
polyspirostanoside PO_3
黄精螺甾醇苷 PO_3

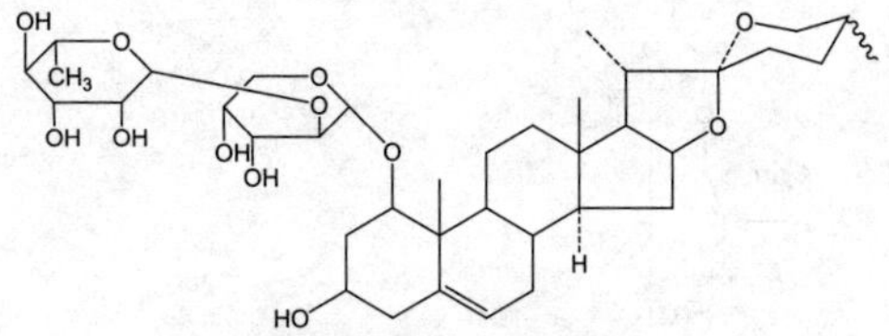

$C_{38}H_{60}O_{12}$ (708.9)
polyspirostanoside PO_4
黄精螺甾醇苷 PO_4

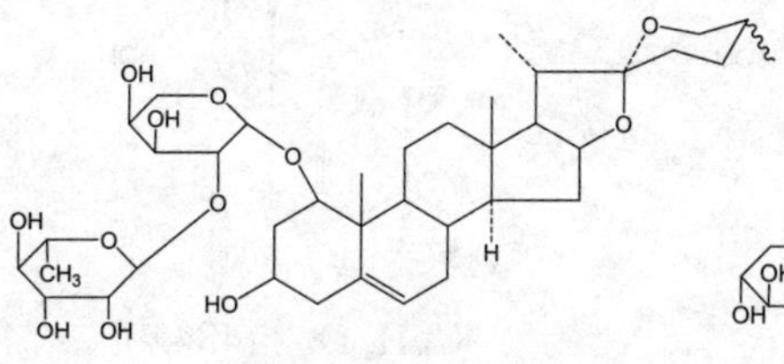

$C_{38}H_{60}O_{12}$　(708.9)
polyspirostanoside PO_5
黄精螺甾醇苷 PO_5

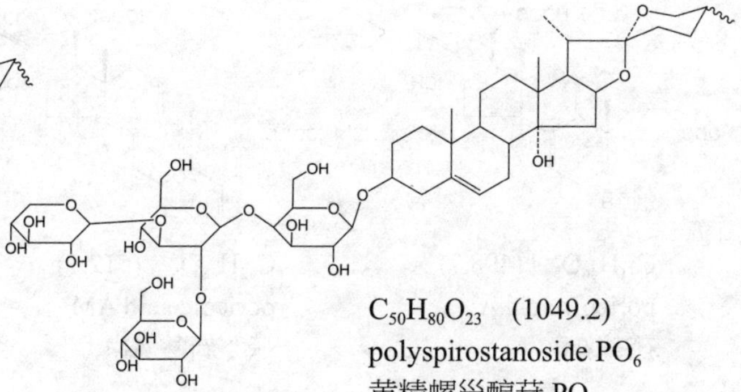

$C_{50}H_{80}O_{23}$　(1049.2)
polyspirostanoside PO_6
黄精螺甾醇苷 PO_6

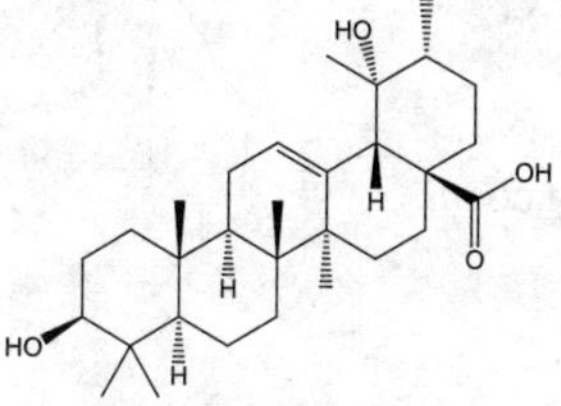

$C_{30}H_{48}O_4$　(472.7)
pomolic acid
坡模醇酸

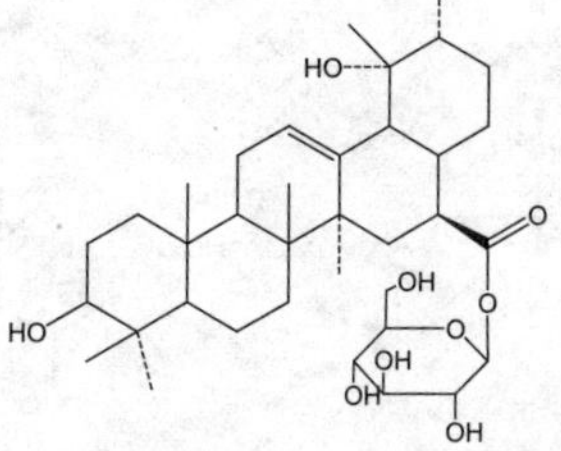

$C_{36}H_{58}O_9$　(634.8)
pomolic acid-28-*O*-*β*-D-glucopyranoside
坡模醇酸 -28-*O*-*β*-D- 吡喃葡萄糖酯苷

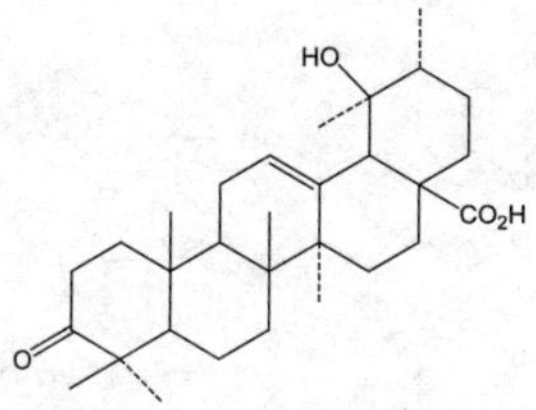

$C_{30}H_{46}O_4$　(470.7)
3-oxo-19*α*-hydroxy-urs-12-en-28-oic acid
3- 氧代 -19*α*- 羟基 -12- 乌苏烯 -28- 酸
pomonic acid
坡模酮酸

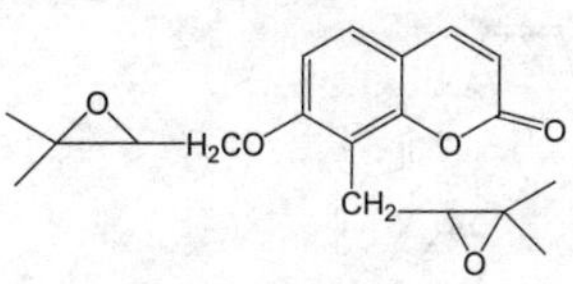

$C_{19}H_{22}O_5$　(330.4)
poncimarin
枸橘香豆精

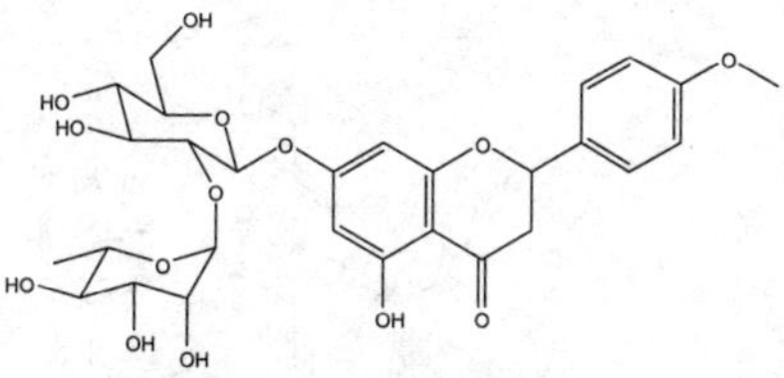

$C_{28}H_{34}O_{14}$　(594.6)
poncirin
枳属苷

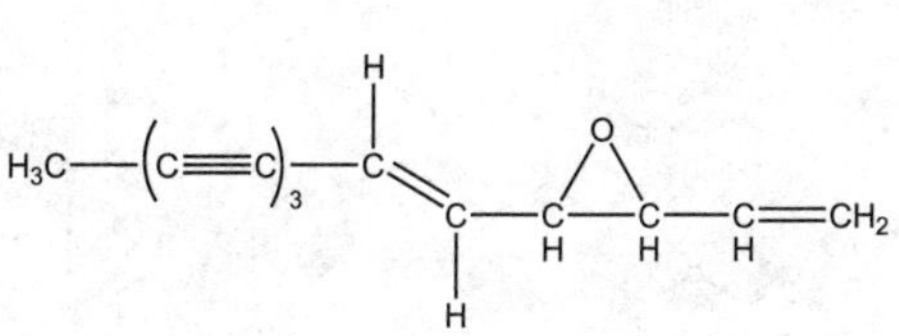

$C_{13}H_{10}O$　(182.2)
ponticaepoxide
本都山蒿环氧化物

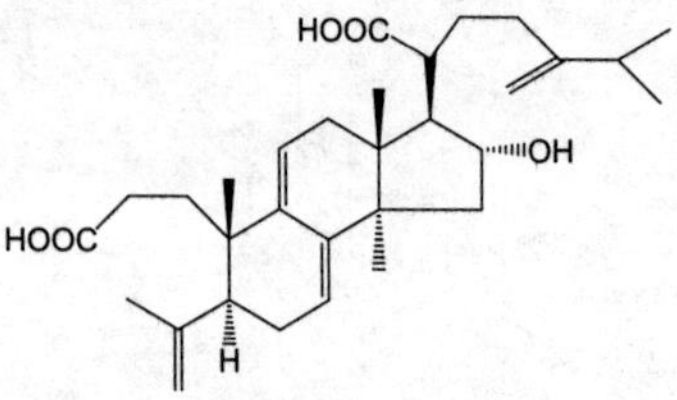

$C_{31}H_{46}O_5$ (498.7)
poricoic acid A
茯苓新酸 A

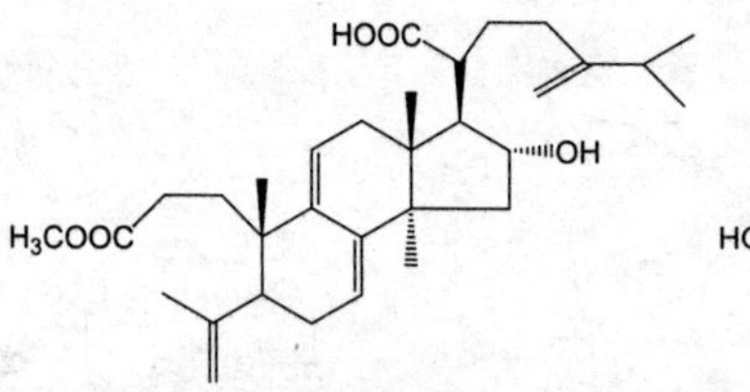

$C_{32}H_{48}O_5$ (512.7)
poricoic acid AM
茯苓新酸 AM

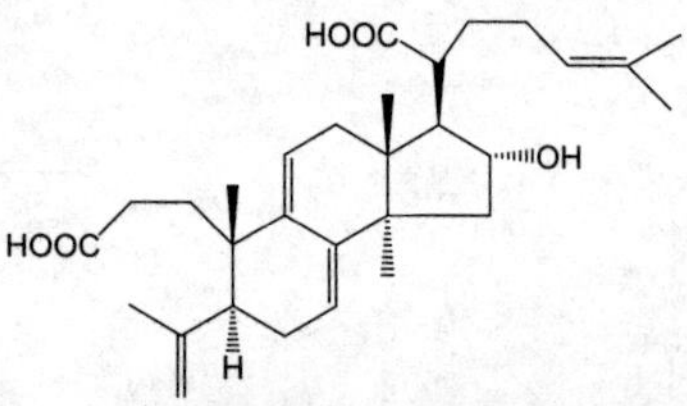

$C_{30}H_{44}O_5$ (484.7)
poricoic acid B
茯苓新酸 B

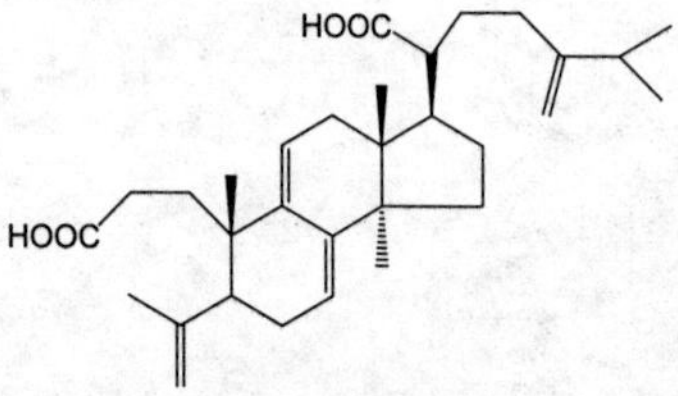

$C_{31}H_{46}O_4$ (482.7)
poricoic acid C
茯苓新酸 C

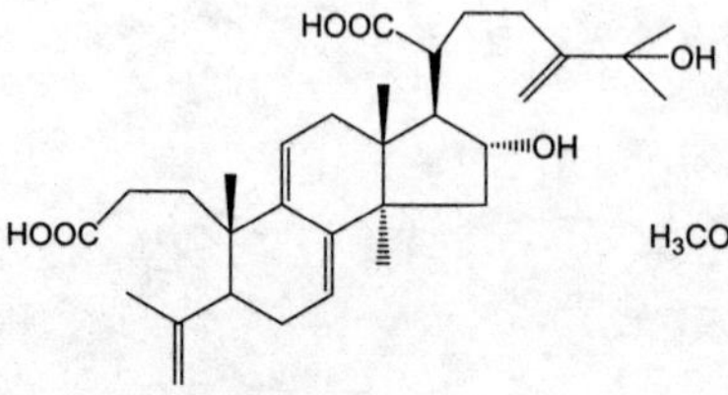

$C_{31}H_{46}O_6$ (514.7)
poricoic acid D
茯苓新酸 D

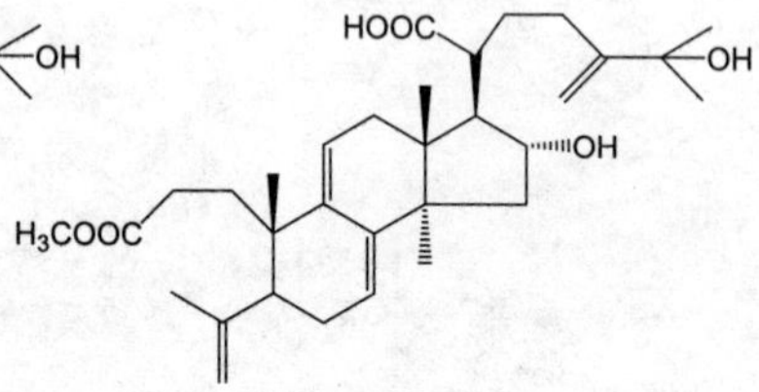

$C_{32}H_{48}O_6$ (528.7)
poricoic acid DM
茯苓新酸 DM

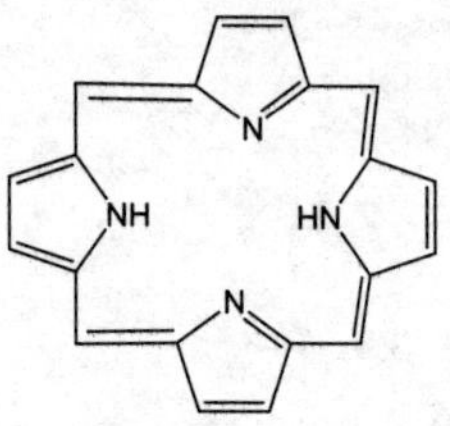

$C_{20}H_{14}N_4$ (310.4)
porphyrin
卟啉

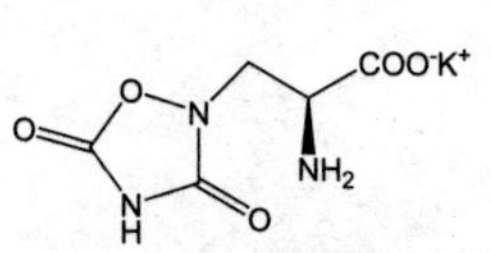

$C_5H_7N_3O_5 \cdot K$ (228.2)
potassium quisqualate
使君子氨酸钾

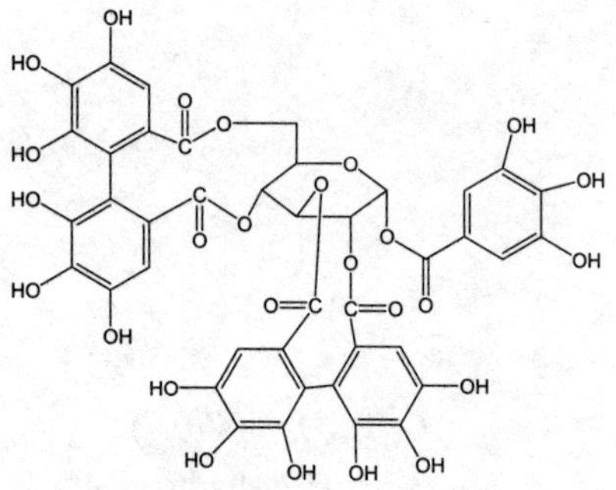

$C_{41}H_{28}O_{26}$ (936.7)
potentillin
蛇含鞣质

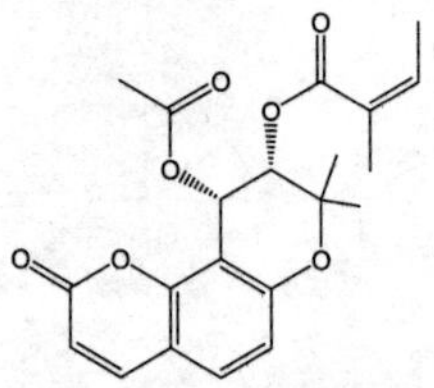

$C_{21}H_{22}O_7$ (386.4)
praeruptorin A
外消旋白花前胡素 A

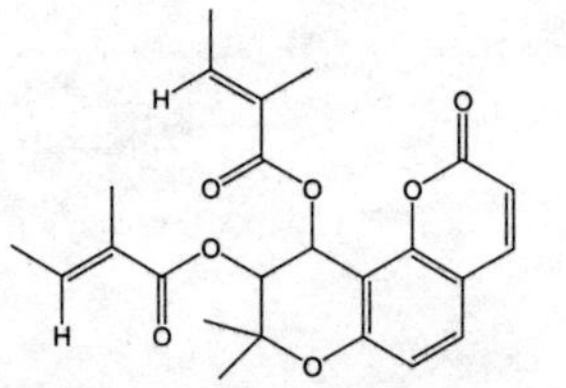

$C_{24}H_{26}O_7$ (426.5)
praeruptorin B
白花前胡素 B

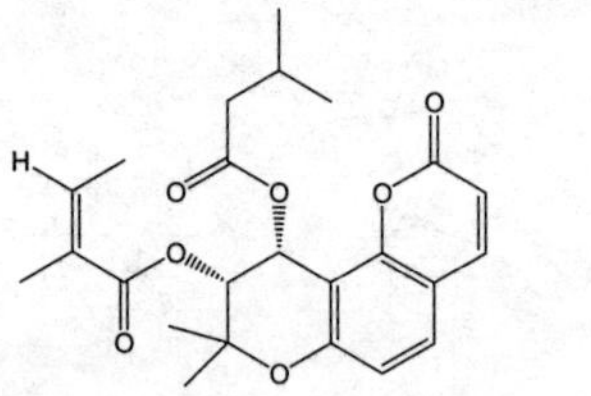

$C_{24}H_{28}O_7$ (428.5)
praeruptorin C
白花前胡素 C

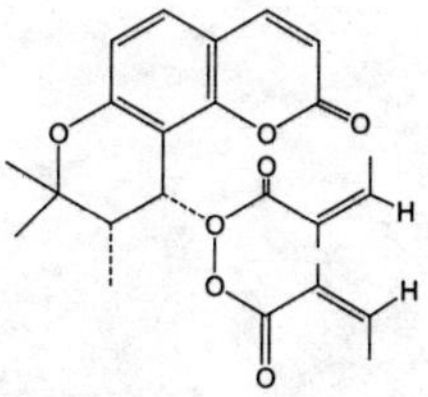

C$_{24}$H$_{26}$O$_7$ (426.5)
praeruptorin D
白花前胡素 D

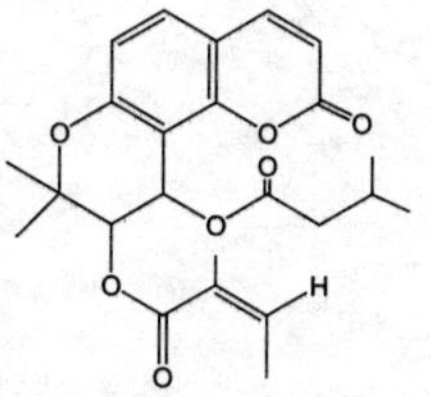

C$_{24}$H$_{28}$O$_7$ (428.5)
praeruptorin E
白花前胡素 E

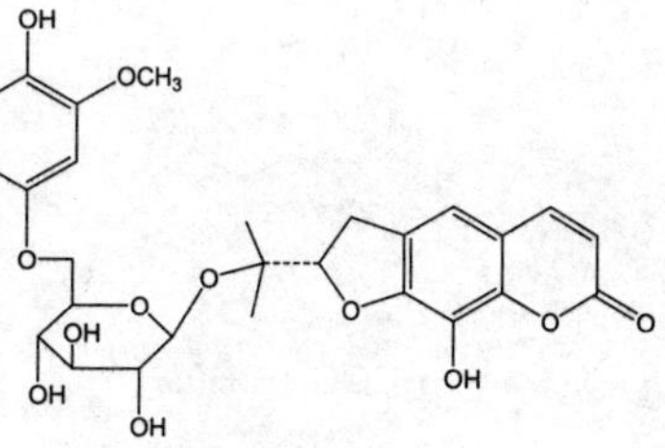

C$_{28}$H$_{30}$O$_{13}$ (574.5)
praeroside Ⅰ
白花前胡苷 Ⅰ

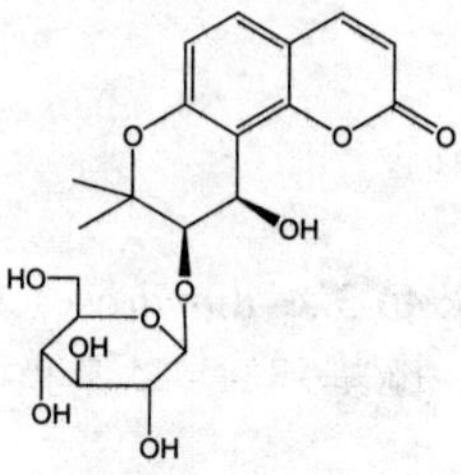

C$_{20}$H$_{24}$O$_{10}$ (424.4)
praeroside Ⅱ
白花前胡苷 Ⅱ

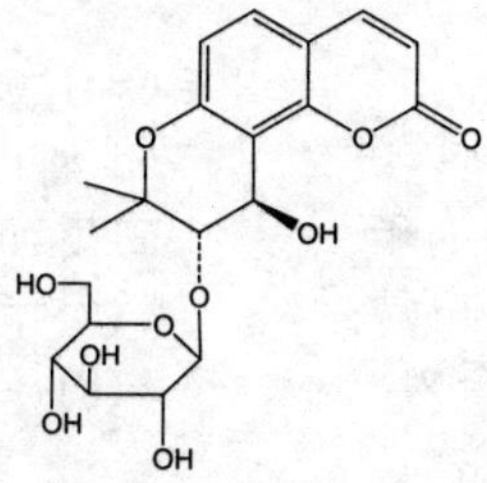

C$_{20}$H$_{24}$O$_{10}$ (424.4)
praeroside Ⅲ
白花前胡苷 Ⅲ

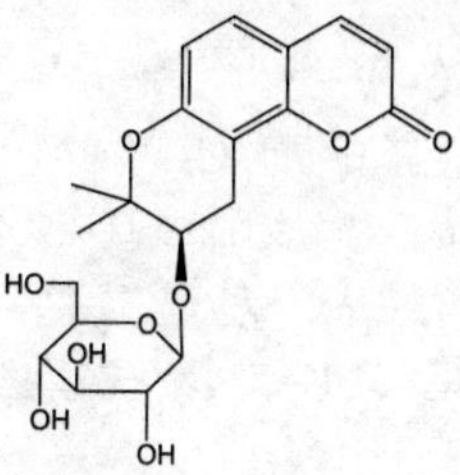

C$_{20}$H$_{24}$O$_9$ (408.4)
praeroside Ⅳ
白花前胡苷 Ⅳ

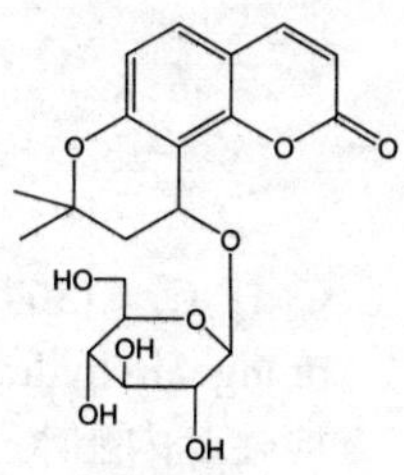

C$_{20}$H$_{24}$O$_9$ (408.4)
praeroside V
白花前胡苷 Ⅴ

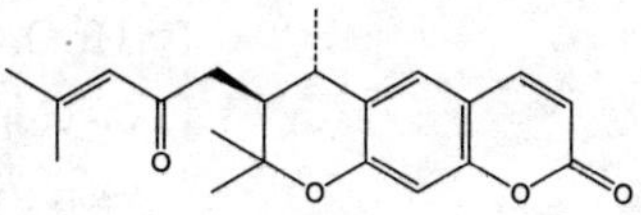

C$_{19}$H$_{20}$O$_6$ (344.4)
Pd-C-I
紫花前胡素 -C-I
3′(S)-senecioyloxy-4′(R)-hydroxy-3′,4′-dihydroxanthyletin
3′(S)-(3- 甲基 -2- 丁烯酰氧基)-4′(R)- 羟基 -3′,4′- 二氢花椒内酯

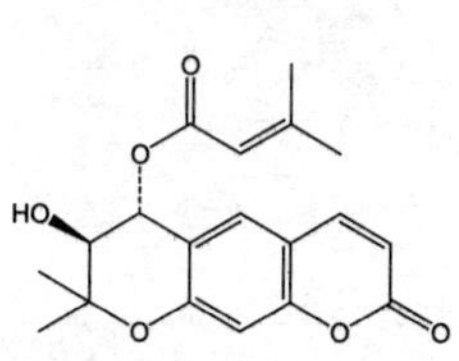

C$_{19}$H$_{20}$O$_6$ (344.4)
Pd-C- Ⅱ
紫花前胡素 -C Ⅱ
3′(S)-angeloyloxy-4′(R)-acetoxy-
3′,4′-dihydroxanthyletin
3′(S)- 羟基 -4′(R)-(3- 甲基 -2-
丁烯酰氧基)-3′,4′- 二氢花椒内酯

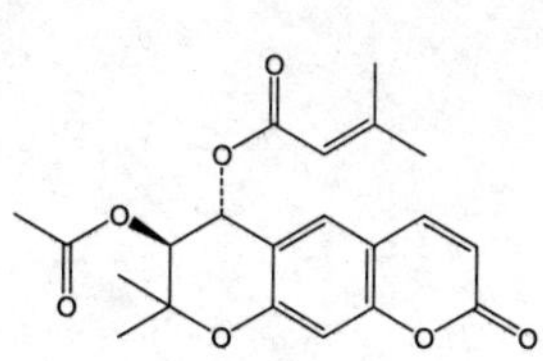

C$_{21}$H$_{22}$O$_7$ (386.4)
Pd-C- Ⅳ
紫花前胡素 -C- Ⅳ
3′(S)-acetoxy-4′(R)-senecioyloxy-
3′,4′-dihydroxanthyletin
3′(S)- 乙酰氧基 -4′(R)-(3- 甲基 -2-
烯酰氧基)-3′,4′- 二氢花椒内酯

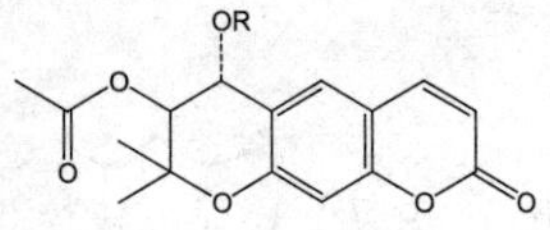

R: ① —COCH₂CH(CH₃)₂

②

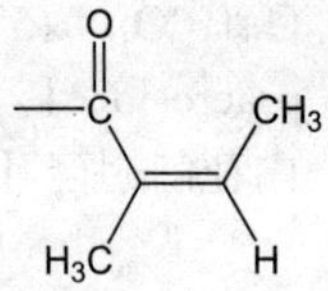

Pd-C- V
紫花前胡素 -C- V 3′（S）- 乙酰氧基 -4′
（R）- 异戊酰氧基 -3′,4′- 二氢花椒内酯
与 3′（S）- 乙酰氧基 -4′（R）- 当归酰
氧基 -3′,4′- 二氢花椒内酯的等量混合物

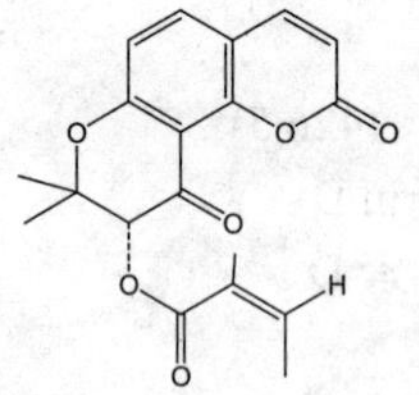

$C_{19}H_{18}O_6$ (342.3)
pd- I b
白花前胡素 I b
3′(R)-angeloyloxy-4′-keto-3′,4′-dihydroseselin
3′(R)- 当归酰氧基 -4′- 酮基 -3′,4′- 二氢邪蒿素

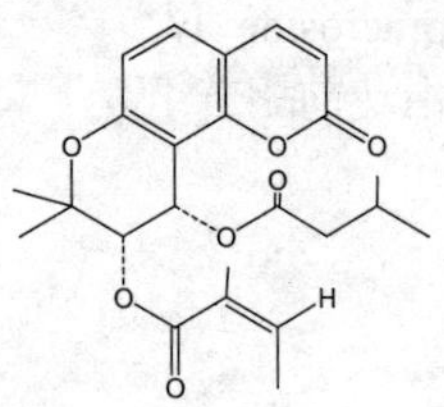

$C_{24}H_{28}O_7$ (428.5)
pd- III
白花前胡素 III
3′(R)-angeloyloxy-4′-(S)-iso-
valeryloxy-3′,4′-dihydroseselin
3′(R)- 当归酰氧基 -4′-(S)- 异
戊酰氧基 -3′,4′- 二氢邪蒿素

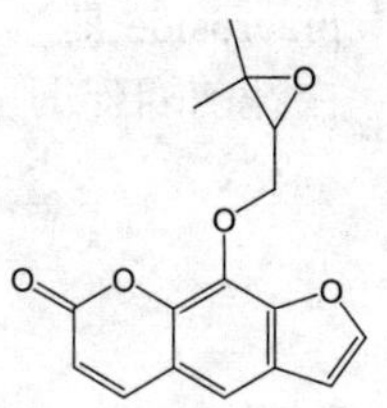

$C_{16}H_{14}O_5$ (286.3)
prangenin
栓翅芹内酯
heraclenin
独活内酯

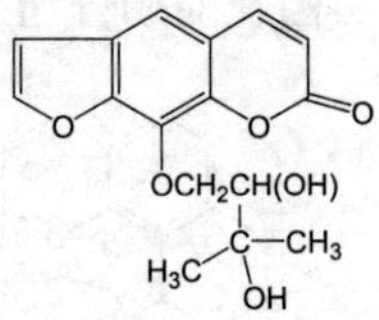

$C_{16}H_{16}O_6$ (304.3)
prangenin hydrate
栓翅芹内酯水合物

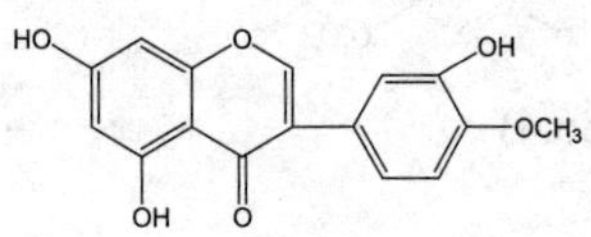

$C_{16}H_{12}O_6$ (300.3)
pratensein
红车轴草素

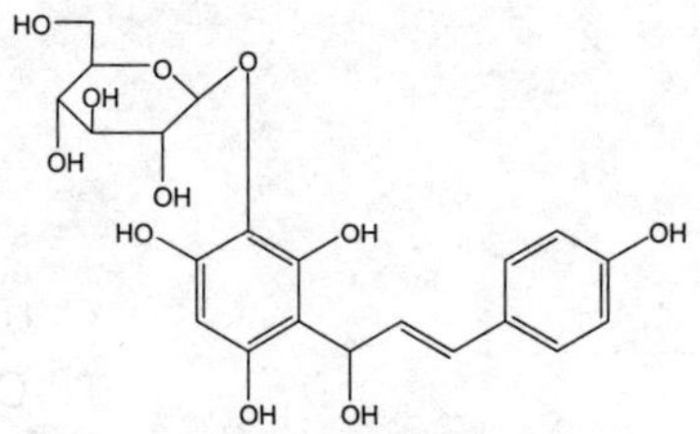

$C_{21}H_{24}O_{11}$ (452.4)
precarthamin
前红花苷

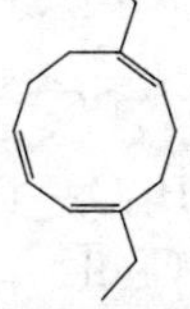

$C_{12}H_{18}$ (162.3)
pregeijerene
1,5- 二 乙 基 环
癸 -1,5,7- 三烯

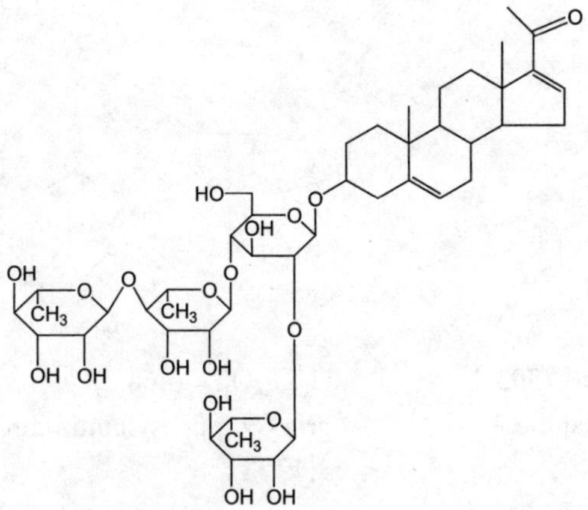

$C_{45}H_{70}O_{19}$ (915.0)

pregna-5,16-dien-3β-ol-20-one-3β-O-α-L-rhamnopyranosyl-(1 → 2)-[α-L-rhamno-pyranosyl-(1 → 4)-α-L-rhamnopyranosyl-(1 → 4)]-β-D-glucopyranoside

孕 -5,16- 二 烯 -3β- 醇 -20- 酮 -3β-O-α-L-吡喃鼠李糖基 -(1 → 2)-[α-L- 吡喃鼠李糖基 -(1 → 4)-α-L- 吡喃鼠李糖基 -(1 → 4)]-β-D- 吡喃葡萄糖苷

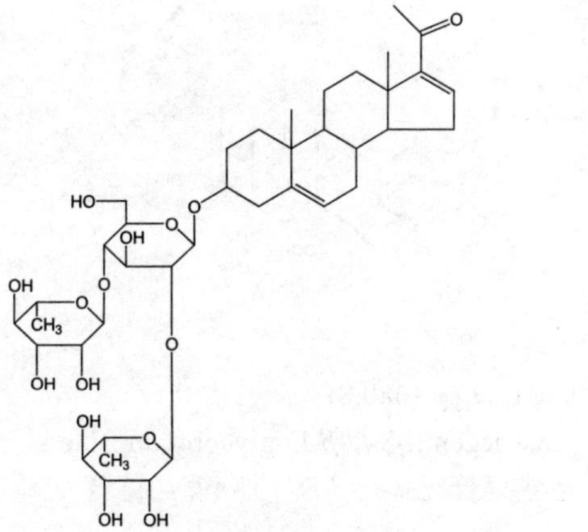

$C_{39}H_{60}O_{15}$ (768.9)

pregna-5,16-dien-3β-ol-20-one-3β-O-α-L-rhamnopyranosyl(1 → 2)-[α-L-rhamnopyranosyl(1→4)]-β-D-glucopyranoside

孕 -5,16- 二 烯 -3β- 醇 -20- 酮 -3β-O-α-L-吡喃鼠李糖基 -(1 → 2)-[α-L- 吡南鼠李糖基 -(1 → 4)]-β-D- 吡喃葡萄糖苷

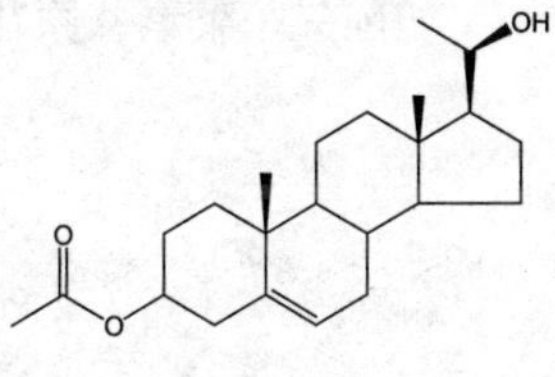

$C_{23}H_{36}O_3$ (360.5)

5-pregnene-3β,20,(R)-diol-3-monoacetate

5- 孕甾烯 -3β,20,(R)- 二醇 -3- 单乙酸酯

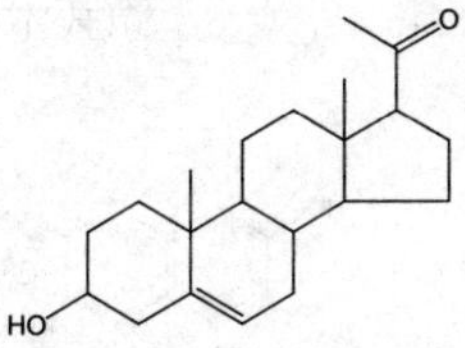

$C_{21}H_{32}O_2$ (316.5)

pregnenolone

孕烯醇酮

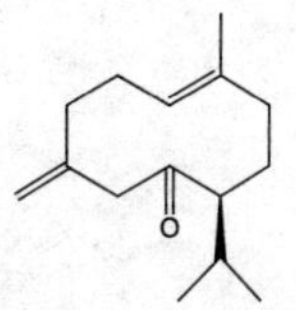

$C_{15}H_{24}O$ (220.4)

pre-*iso*-calamendiol

前异菖蒲烯二醇

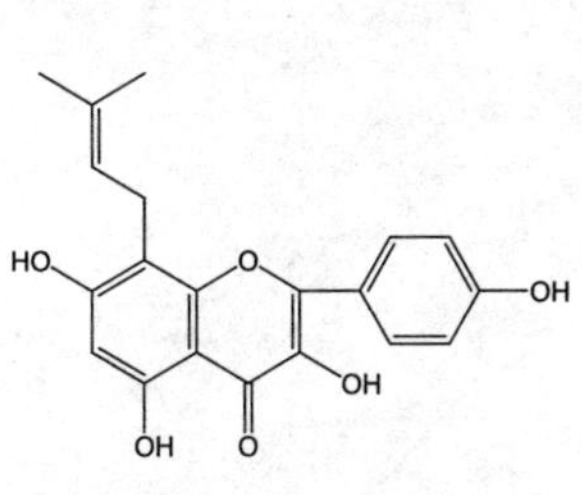

$C_{20}H_{18}O_6$ (354.3)

8-prenylkeampferol

8- 异戊烯基山柰酚

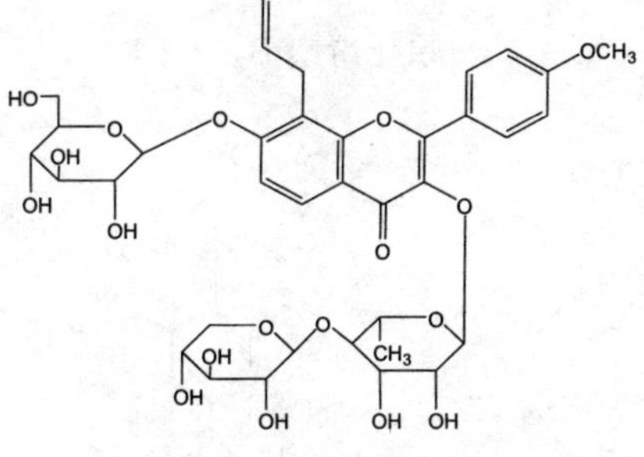

$C_{38}H_{48}O_{18}$ (792.8)

8-prenylkaempferol-4'-methoxy-3-[xylosyl(1 → 4)rhamnoside]-7-glucoside

8- 异戊烯基山柰酚 -4'- 甲氧基 -3-[木糖基 (1 → 4) 鼠李糖苷]-7- 葡萄糖苷

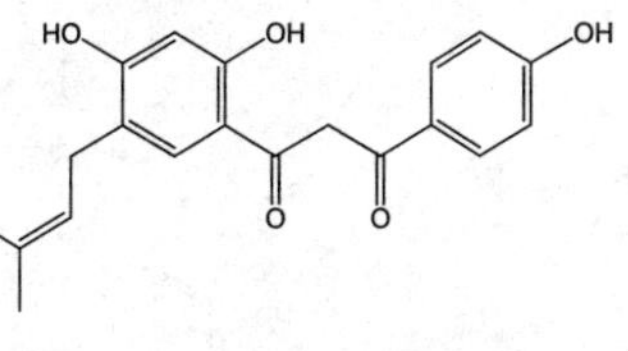

$C_{20}H_{20}O_5$ (340.4)

5'-prenyllicodione

5'- 异戊烯基甘草二酮

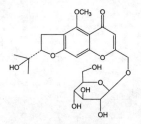

$C_{36}H_{56}O_{12}$　(680.8)
presenegenin-3-*O*-β-D-glycopyranoside
远志皂苷元 3-*O*-β-D- 吡喃葡萄糖苷

$C_{17}H_{21}NO_4$　(303.4)
preskimmianine
前茵芋碱

$C_{22}H_{28}O_{11}$　(468.5)
prim-*O*-glucosylcimifugin
升麻素苷

$C_{15}H_{22}O_3$　(250.3)
procurcumadiol
原莪术二醇

$C_{15}H_{22}O_2$　(250.3)
procurcumenol
原莪术烯醇

$C_{30}H_{26}O_{13}$　(594.5)
procyanidin
前矢车菊素，原花青素

$C_{30}H_{26}O_{12}$　(578.5)
procyanidin B_1
原矢车菊素 B_1

$C_{30}H_{26}O_{12}$　(578.5)
procyanidin B_2
原花青素 B_2

$C_{30}H_{26}O_{12}$　(578.5)
procyanidin B_3
前矢车菊素 B_3

$C_{30}H_{26}O_{12}$　(578.5)
procyuidin B_4
前矢车菊素 B_4

$C_{30}H_{26}O_{12}$　(578.5)
procyanidin B_5
原矢车菊素 B_5

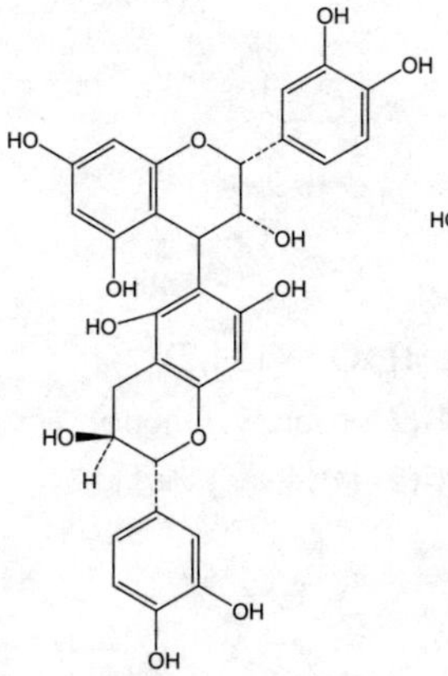

$C_{30}H_{26}O_{12}$ (578.5)
procyanidin B_7
原矢车菊素 B_7

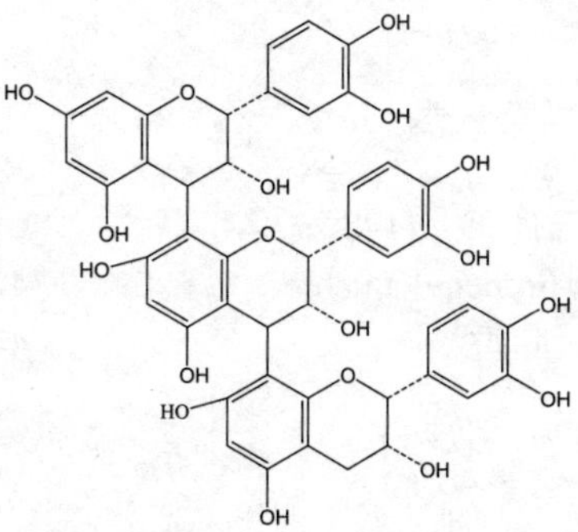

$C_{45}H_{38}O_{18}$ (866.8)
procyanidin C_1
原矢车菊素 C_1

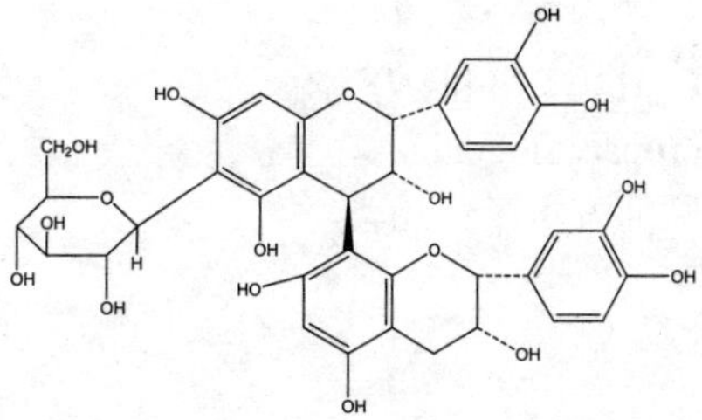

$C_{36}H_{36}O_{17}$ (740.7)
procyanidin-B2-6-*C*-*β*-D-glucoside
原矢车菊素 B2-6-*C*-*β*-D- 葡萄糖苷

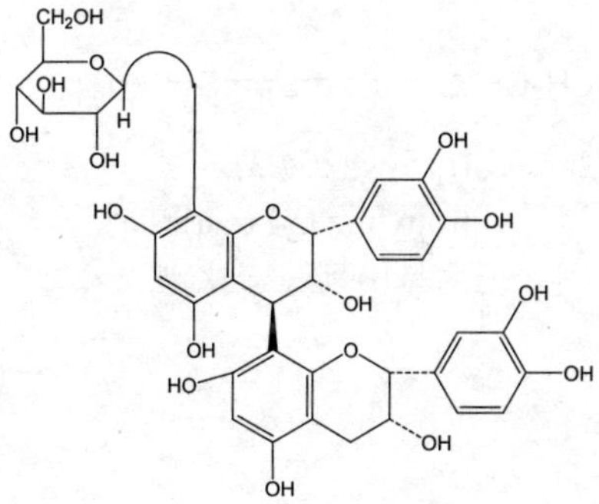

$C_{37}H_{40}O_{17}$ (756.7)
procyanidin-B2-8-*C*-*β*-D-glucoside
原矢车菊素 B2-8-*C*-*β*-D- 葡萄糖苷

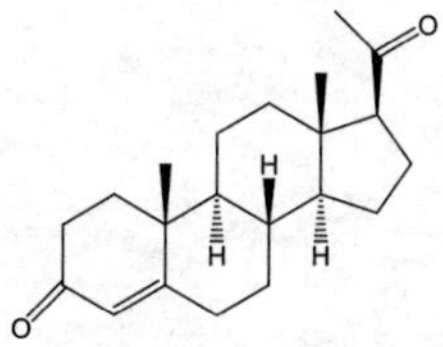

$C_{21}H_{30}O_2$ (314.5)
progesterone
孕酮，妊娠素

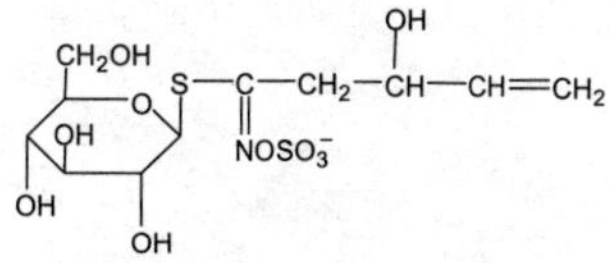

$C_{11}H_{19}NO_{10}S_2$ (389.4)
progoitrin
前告伊春

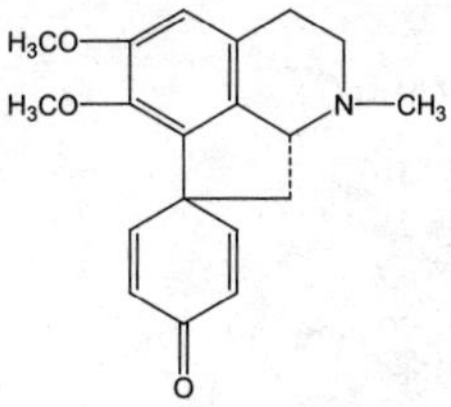

$C_{19}H_{21}NO_3$ (311.4)
pronuciferine
前荷叶碱

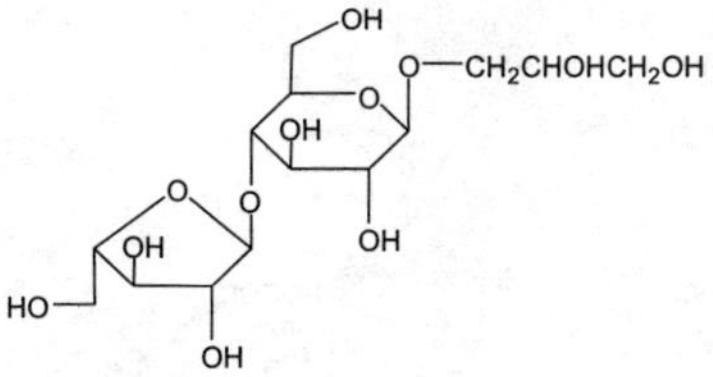

$C_{14}H_{26}O_{12}$ (386.3)
propanetriol-*α*-L-arabinofuranosyl
$(1 \rightarrow 4)$-*β*-D-glucopyranoside
丙三醇 - 呋喃阿糖 - 吡喃葡萄糖苷

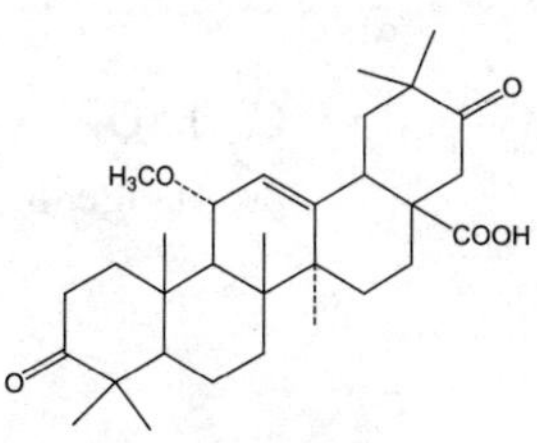

$C_{31}H_{46}O_5$ (498.7)
propapyriogenin A_1
原通脱木皂苷元 A_1

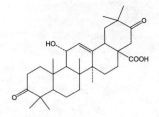

C$_{30}$H$_{44}$O$_5$　(484.7)
propapyriogenin A$_2$
原通脱木皂苷元 A$_2$

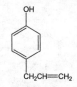

C$_{10}$H$_{12}$O　(148.2)
p-propenyl anisole
大茴香脑

C$_9$H$_{10}$O　(134.2)
4-(2-propenyl)phenol
4-(2- 丙烯基) 苯酚

H$_3$CH$_2$CH$_2$C—S—S—CH$_2$—CH=CH$_2$

C$_6$H$_{12}$S$_2$　(148.3)
n-propylallyl disulfide
正丙基烯丙基二硫化物

C$_4$H$_7$ClO$_2$　(122.6)
propyl chloroformate
氯原酸丙酯 , 氯甲酸丙酯

C$_{12}$H$_{14}$O$_2$　(190.2)
n-propylcinnamate
桂皮酸正丙酯

H$_3$CH$_2$CH$_2$C—S—S—CH(CH$_3$)$_2$

C$_6$H$_{14}$S$_2$　(150.3)
propyl-*iso*-propyl disulfide
丙基异丙基二硫化物

H$_3$CH$_2$CH$_2$C—S—S—S—CH$_3$

C$_4$H$_{10}$S$_3$　(154.3)
n-propylmethyl trisrlfide
正丙基甲基三硫化物

C$_{92}$H$_{148}$O$_{46}$　(1990.1)
prosapogenin-10

C$_{30}$H$_{50}$O$_6$　(506.7)
protoaescigenin
原七叶树苷元

C$_5$H$_4$O$_2$　(96.0)
protoanemonin
原白头翁素

C$_7$H$_6$O$_3$　(138.1)
protocatechualdehyde
原儿茶醛

C$_7$H$_6$O$_4$　(154.1)
protocatechuic acid
原儿茶酸

C$_8$H$_8$O$_4$　(168.2)
protocatechuic acid methyl ester
原儿茶酸甲酯

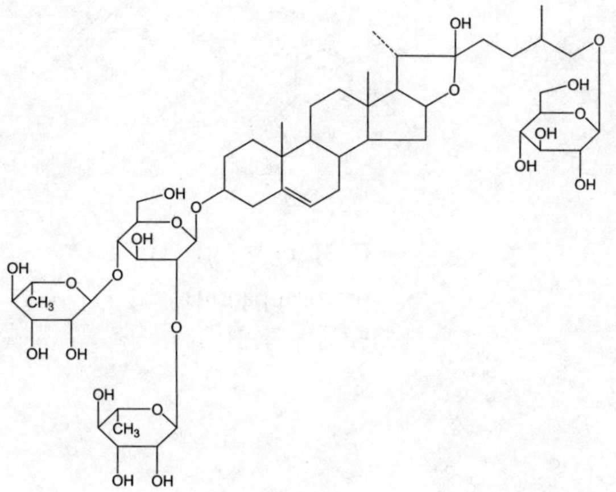

C_{51}H_{84}O_{22} (1049.2)

(protodioscin)26-*O*-β-D-glucopyranosyl-25(*R*)-22-hydroxy-furostane-Δ$^{5(6)}$-en-3β,26-dihydroxy-3-*O*-α-L-rhamnopyranosyl-(1 → 2)-[α-L-rhamnopyranosyl-(1 → 4)]-β-D-glucopyranoside

(原薯蓣皂苷)26-*O*-β-D- 吡喃葡萄糖基 -25(*R*)22- 羟基 - 呋甾 - Δ$^{5(6)}$- 烯 -3β, 26- 二羟基 -3-*O*-α-L- 吡喃鼠李糖基 -(1 → 2)-[α-L- 吡喃鼠李糖基 -(1 → 4)]-β-D- 吡喃葡萄糖苷

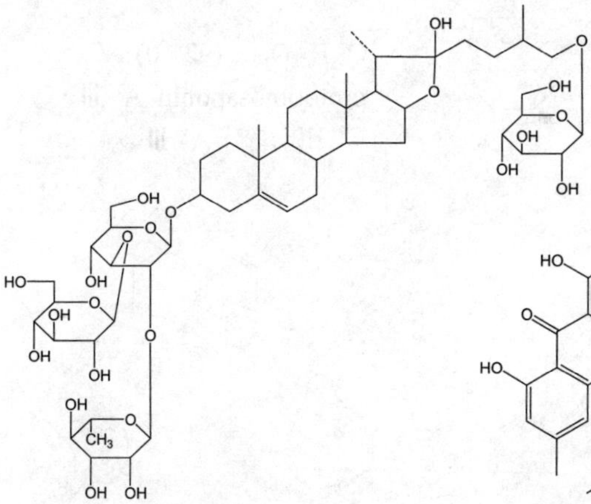

C_{51}H_{84}O_{23} (1065.2)
protogracillin
原纤细薯蓣皂苷

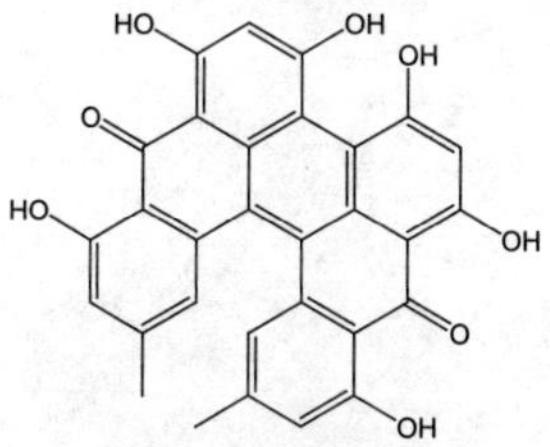

C_{30}H_{18}O_8 (506.5)
protohypericin
原金丝桃素

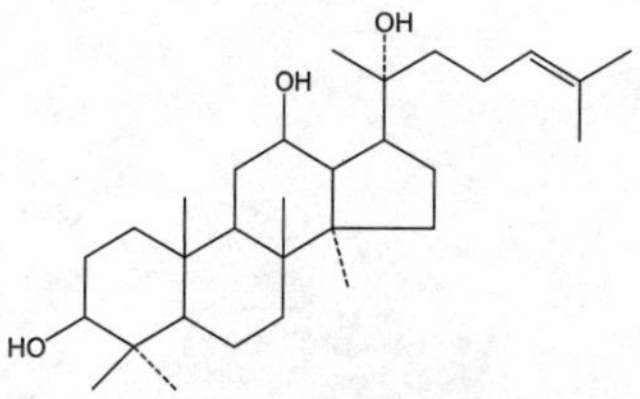

C_{30}H_{52}O_3 (460.7)
20(*R*)protopanaxadiol
20(*R*) 原人参二醇

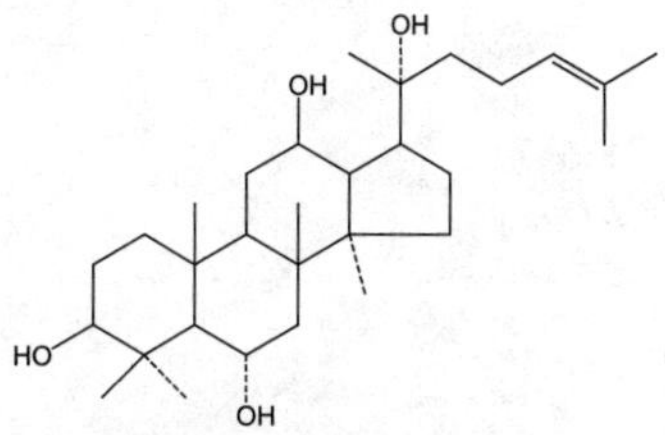

C_{30}H_{52}O_4 (476.7)
20(*R*)protopanaxatriol
20(*R*) 原人参三醇

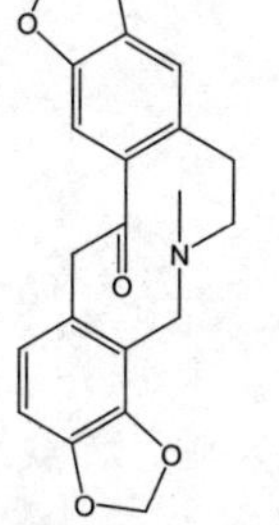

C_{20}H_{19}NO_5 (353.4)
protopine
原阿片碱

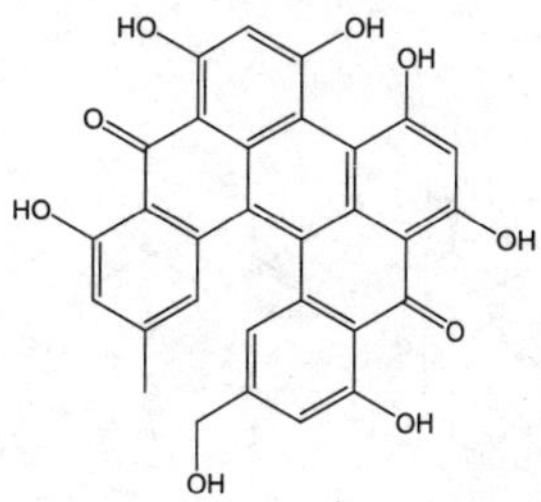

C_{30}H_{18}O_9 (522.5)
protopseudohypericin
原伪金丝桃素

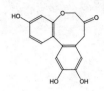

C₁₅H₁₂O₅ (272.3)
protosappanin A
原苏木素 A

C₁₆H₁₆O₆ (304.3)
protosappaninB
原苏木素 B

C₁₆H₁₄O₆ (302.3)
protosappanin C
原苏木素 C

C₃₂H₂₆O₁₁ (586.5) C₃₂H₂₆O₁₁ (586.54)
protosappanin E-1、E-2
原苏木酚 E-1、E-2
protosappanin E-1：★处为 S 构型
protosappanin E-2：★处为 R 构型

C₄₅H₇₆O₁₉ (921.0)
prototimosaponin A-Ⅲ
原知母皂苷 A-Ⅲ

C₁₄H₁₇NO₆ (295.3)
prunasin
野樱苷
(*R*)-2-*O*-β-D-glucopyranosyloxyphenylacetonitrile
(*R*)- 苯乙腈 -2-*O*-β-D- 吡喃葡萄糖苷

C₁₆H₁₂O₅ (284.3)
prunetin
樱黄素

C₂₂H₂₂O₁₀ (446.4)
prunetin-4′-glucoside
樱黄素 -4′- 葡萄糖苷

C₂₁H₂₂O₁₀ (434.4)
prunin
江户樱花苷

C₂₉H₃₂O₁₆ (636.6)
prunuside A
郁李仁苷 A

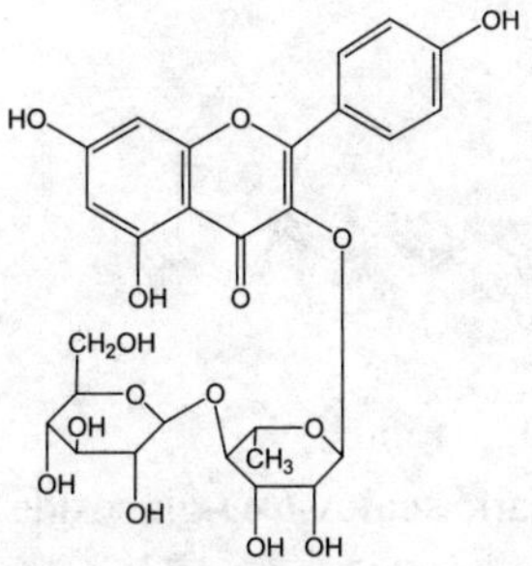

$C_{27}H_{30}O_{15}$ (594.5)
prunuside B
郁李仁苷 B

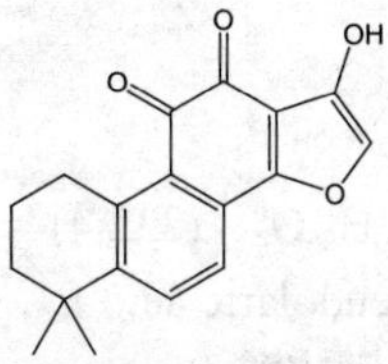

$C_{19}H_{18}O_4$ (310.3)
przewaquinone A
紫丹参甲素 A

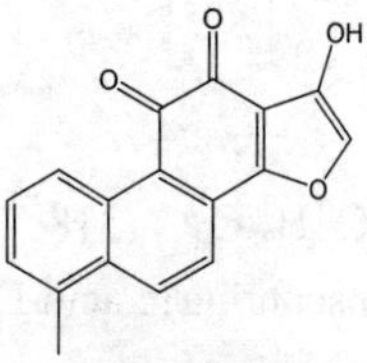

$C_{18}H_{12}O_4$ (292.3)
przewaquinone B
紫丹参甲素 B

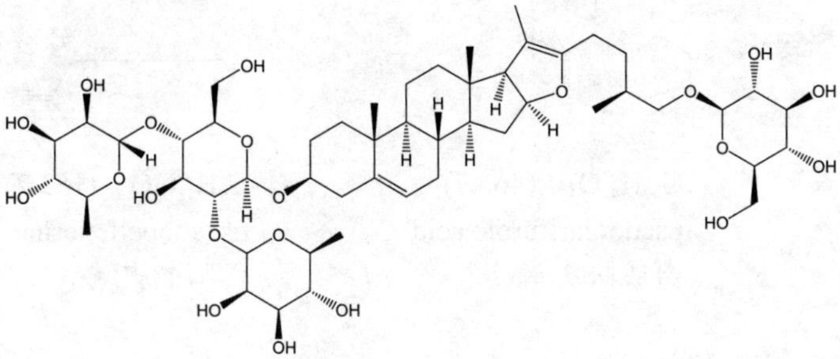

$C_{51}H_{82}O_{21}$ (1031.2)
pseudprotodioscin
伪原薯蓣皂苷

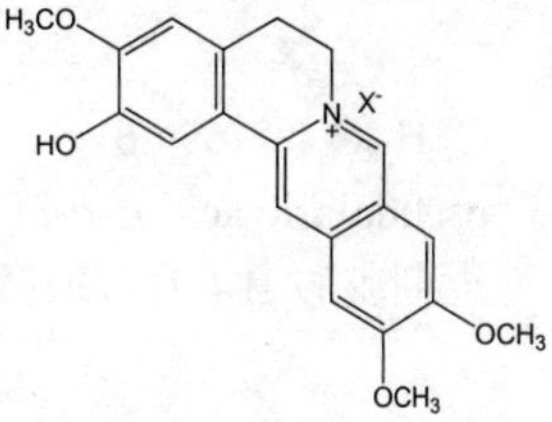

$C_{20}H_{20}NO_4$ (338.4)
pseudocolumbamine
伪非洲防己胺碱

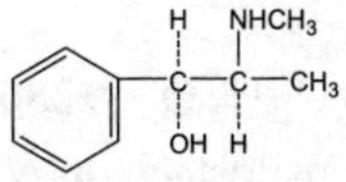

$C_{10}H_{15}NO$ (165.2)
pseudoephedrine
右旋伪麻黄碱

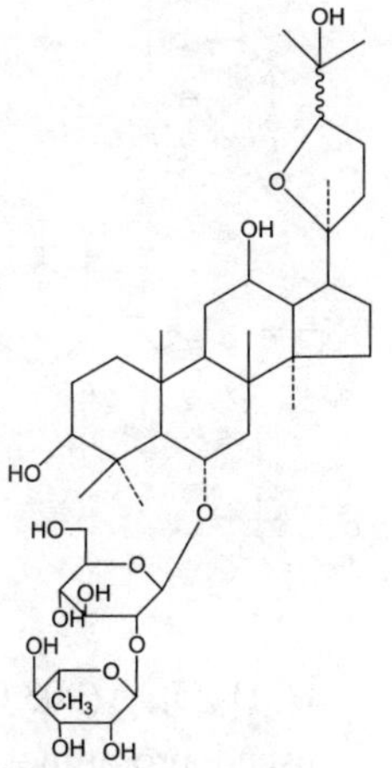

$C_{42}H_{72}O_{14}$ (801.0)
pseudo-ginsenoside F_{11}
伪人参皂苷 F_{11}

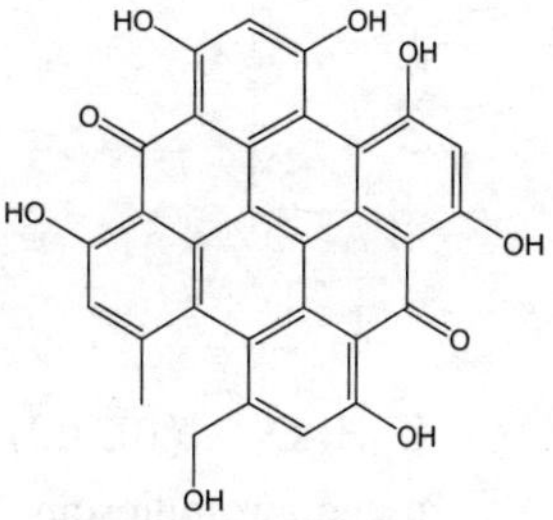

$C_{30}H_{16}O_9$ (520.4)
pseudo-hypericin
伪金丝桃素

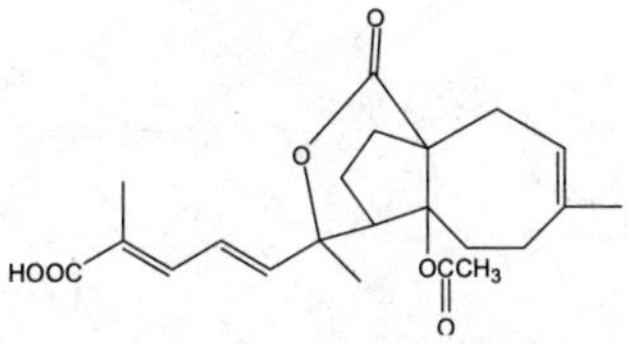

$C_{22}H_{28}O_6$ (388.5)
pseudolaric acid A
土荆皮酸 A

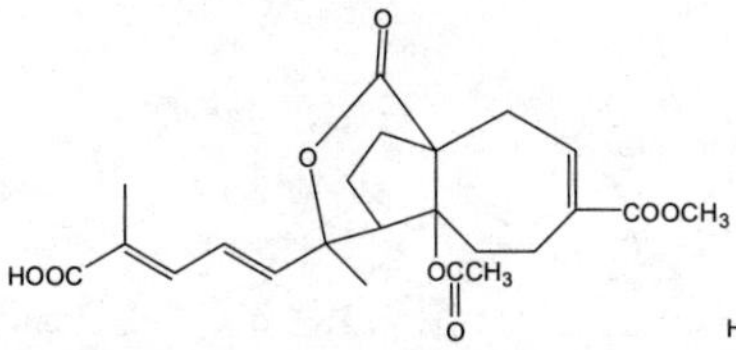

$C_{23}H_{28}O_8$ (432.5)
pseudolaric acid B
土荆皮酸 B

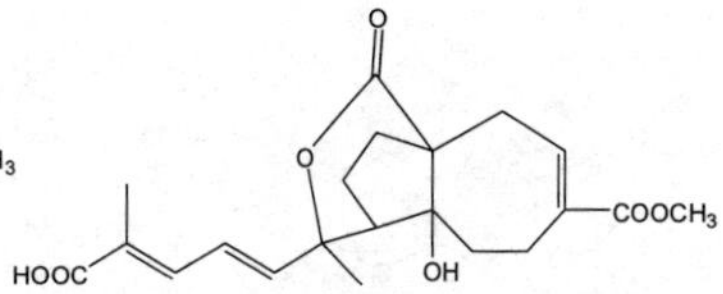

$C_{21}H_{26}O_7$ (390.4)
pseudolaric acid C
土荆皮酸 C

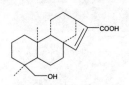

C$_{20}$H$_{30}$O$_3$ (318.5)
pseudolaric acid D
土荆皮酸 D

C$_{20}$H$_{28}$O$_4$ (332.4)
pseudolaric acid E
土荆皮酸 E

C$_{28}$H$_{38}$O$_{11}$ (550.6)
pseudolaric acid A-β-D-glucoside
土荆皮酸 A-β-D- 葡萄糖苷

C$_{29}$H$_{38}$O$_{13}$ (594.6)
pseudolaric acid B-β-D-glucoside
土荆皮酸 B-β-D- 葡萄糖苷

C$_{30}$H$_{42}$O$_4$ (466.7)
pseudolarifuroic acid
金钱松呋喃酸

C$_9$H$_{15}$NO (153.2)
pseudopelletierine
伪石榴皮碱

C$_{51}$H$_{82}$O$_{21}$ (1031.2)
pseudoprotodioscin
伪原薯蓣皂苷

C$_{45}$H$_{74}$O$_{18}$ (903.0)
pseudoprototimosaponin A-Ⅲ
伪原知母皂苷 A-Ⅲ

C$_{15}$H$_{20}$O$_5$ (280.3)
psilostachyin A
倍半萜内酯

C$_{11}$H$_6$O$_3$ (186.2)
psoralen
补骨脂素

C$_{20}$H$_{18}$O$_5$ (338.4)
psoralenol
补骨脂异黄酮醇

C$_{20}$H$_{16}$O$_5$ (336.3)
psoralidin
补骨脂定

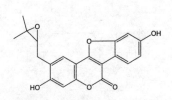

$C_{20}H_{16}O_6$ (352.3)
psoralidin-2′,3′-oxide
补骨脂定 -2′,3′- 环氧化物

$C_{20}H_{30}O_8$ (398.5)
ptaquiloside
欧蕨伊鲁苷

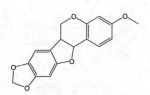

$C_{17}H_{14}O_5$ (298.3)
pterocarpin
左旋紫檀素

$C_{17}H_{14}O_5$ (298.3)
pterocarpine
紫檀素

$C_{20}H_{22}N_2O_4$ (354.4)
pteropodic acid
翅柄钩藤酸

$C_{21}H_{24}N_2O_4$ (368.4)
pteropodine
翅柄钩藤碱
pteropodic acid methylester
翅柄钩藤酸甲酯

$C_{21}H_{24}N_2O_5$ (384.4)
pteropodine *N*-oxide
翅柄钩藤碱 *N*- 氧化物

$C_{15}H_{19}ClO_2$ (266.8)
pterosin R
蕨素 R

$C_{15}H_{20}O_2$ (232.3)
pterosin Z
蕨素 Z

$C_{21}H_{22}O_7$ (386.4)
pteryxin
北美芹素

$C_{21}H_{20}O_9$ (416.4)
puerarin
葛根素

$C_{25}H_{24}O_5$ (04.5)
puerarol
葛根酚

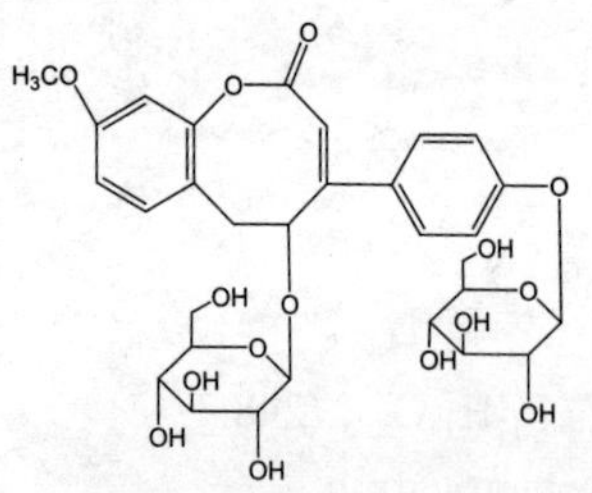

$C_{30}H_{36}O_{15}$ (636.6)
pueroside B
葛根苷 B

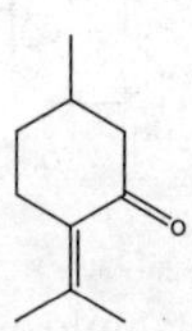

$C_{10}H_{16}O$ (152.2)
pulegone
胡薄荷酮

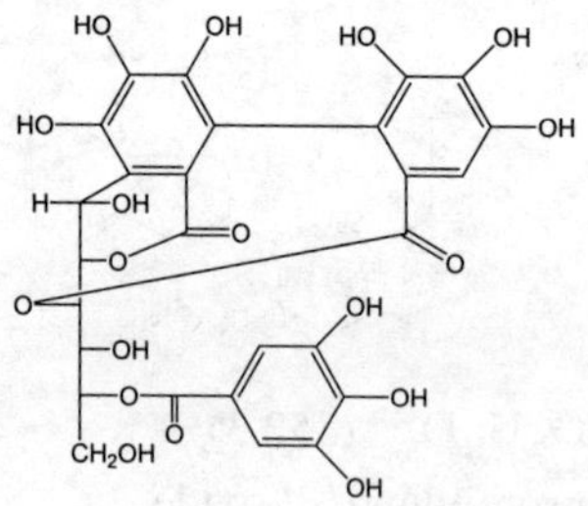

$C_{27}H_{22}O_{18}$ (634.5)
punicacortein A
石榴皮新鞣质 A

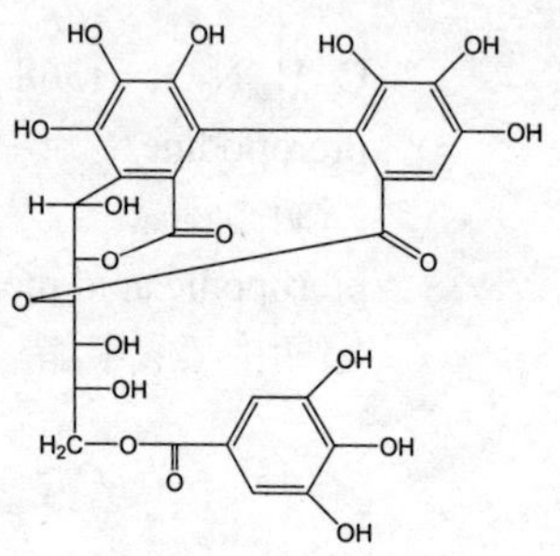

$C_{27}H_{22}O_{18}$ (634.5)
punicacortein B
石榴皮新鞣质 B

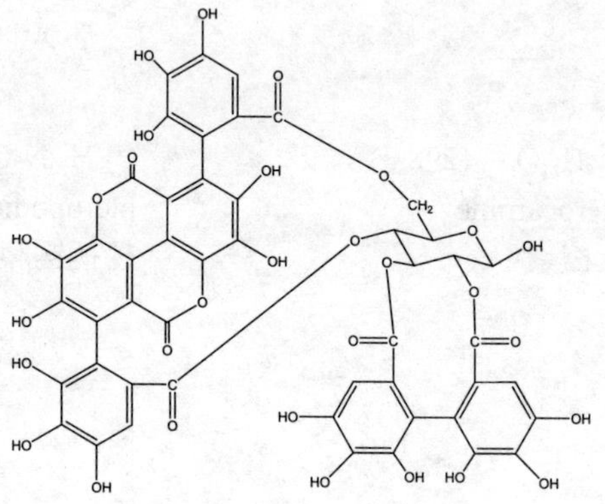

$C_{48}H_{28}O_{30}$ (1084.7)
punicalagin
安石榴苷

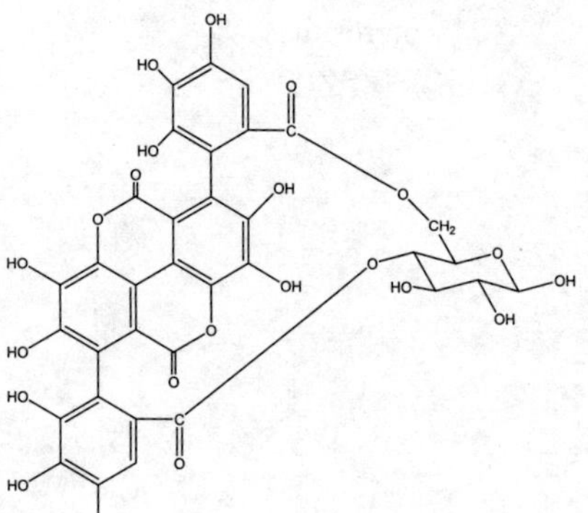

$C_{34}H_{22}O_{22}$ (782.5)
punicalin
石榴皮鞣质

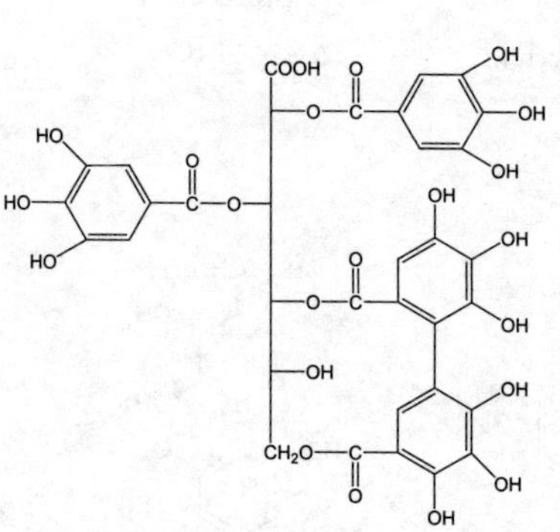

$C_{34}H_{26}O_{23}$ (802.6)
punigluconin
石榴皮葡萄糖酸

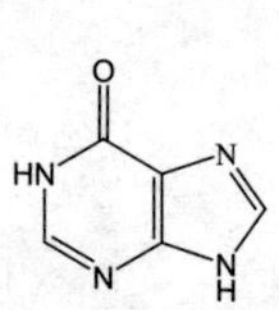

$C_5H_4N_4O$ (136.1)
6-puron
6- 氧嘌呤

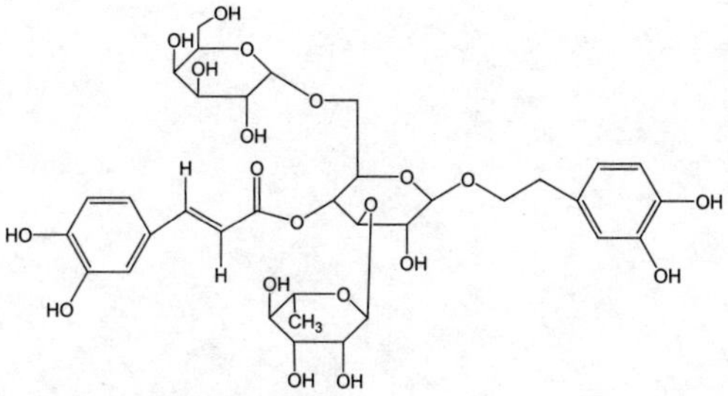

$C_{35}H_{46}O_{20}$ (786.7)
purpureaside C
洋地黄叶苷 C

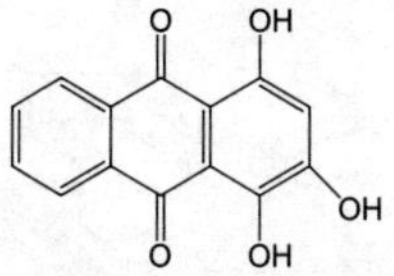

$C_{14}H_8O_5$ (256.2)
purpurin
羟基茜草素

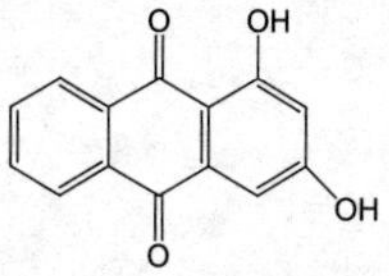

$C_{14}H_8O_4$ (240.2)
purpuroxanthine,xanthopurpurin
异茜草素

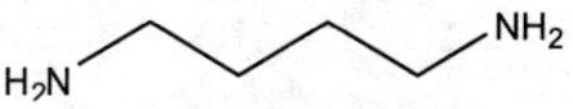

$C_4H_{12}N_2$ (88.15)
putrescine
腐胺

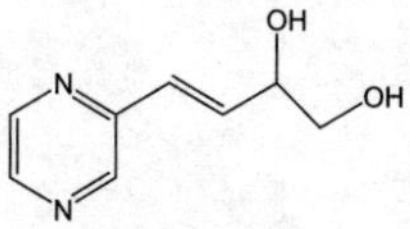

$C_8H_{10}N_2O_2$ (166.2)
4-pyrazin-2-yl-but-3-ene-1,2-diol

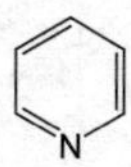

C_5H_5N (79.1)
pyridine
哌啶

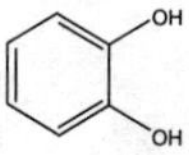

$C_6H_6O_2$ (110.1)
pyrocatechol
焦性儿茶酚

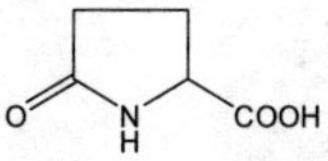

$C_5H_7NO_3$ (129.1)
pyroglutamic acid
焦谷氨酸

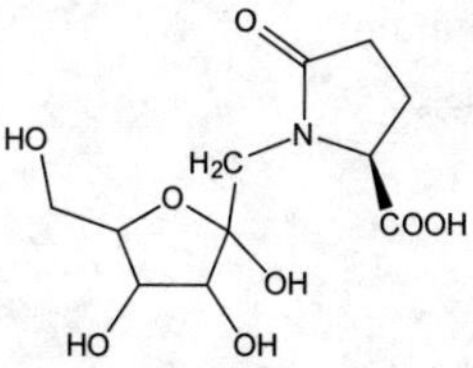

$C_{11}H_{17}NO_8$ (291.3)
pyroglutamic acid *N*-furctoside
焦谷氨酸 *N*- 果糖苷

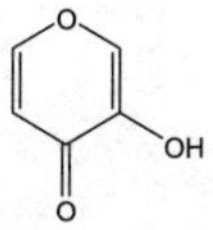

$C_5H_4O_3$ (112.0)
pyromeconic acid
焦迈康酸

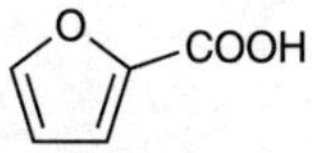

$C_5H_4O_3$ (112.1)
pyromucic acid
焦性黏液酸

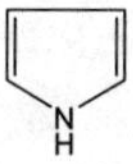

C_4H_5N (67.1)
pyrrole
吡咯

Q 部

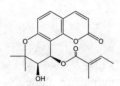

C$_{19}$H$_{20}$O$_6$　(344.4)
qianhucoumarin A
前胡香豆精 A

C$_{23}$H$_{13}$N$_3$O$_2$　(363.4)
qingdainone
青黛酮

C$_{15}$H$_{22}$O$_2$　(234.3)
qinghao acid, artemisic acid,
青蒿酸

C$_{15}$H$_{22}$O$_5$　(282.3)
qinghaosu, artemisinin,
arteannuin
青蒿素

C$_{13}$H$_{18}$O$_2$　(206.3)
qinghaosu Ⅰ, artemisinin A,
arteannuin A
青蒿素 Ⅰ

C$_{15}$H$_{20}$O$_3$　(248.3)
qinghaosu Ⅱ, artemisinin B,
arteannuin B
青蒿素 Ⅱ

C$_{15}$H$_{22}$O$_4$　(266.3)
qinghaosu Ⅲ
青蒿素Ⅲ
hydroartemisinin
氢化青蒿素
deoxyartemisinin
去氧青蒿素

C$_{15}$H$_{22}$O$_5$　(282.3)
qinghaosu Ⅳ
青蒿素Ⅳ

C$_{15}$H$_{22}$O$_3$　(250.3)
qinghaosu Ⅴ
青蒿素Ⅴ

C$_{15}$H$_{22}$O$_3$　(250.3)
qinghaosu Ⅵ
青蒿素Ⅵ

C$_{17}$H$_{25}$O$_{12}$　(421.4)
qinjioside A
秦艽苷 A

C$_{22}$H$_{28}$O$_6$　(388.5)
quassin
苦木素

C$_7$H$_{14}$O$_6$　(194.2)
quebrachitol
肌醇甲醚

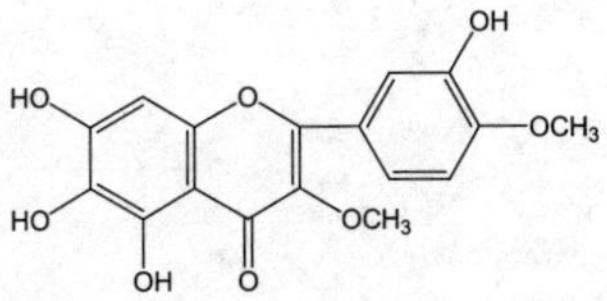

$C_{17}H_{14}O_8$　(346.3)

quercetagetin-3,4'-dimethylether

槲皮万寿菊素 -3,4'- 二甲醚

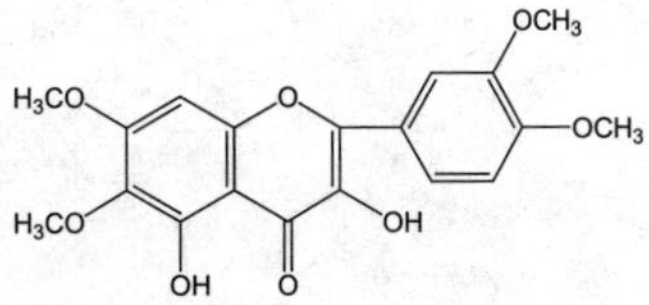

$C_{19}H_{18}O_8$　(374.3)

quercetagetin-6,7,3',4'-tetramethylether

槲皮万寿菊素 -6,7,3',4'- 四甲醚

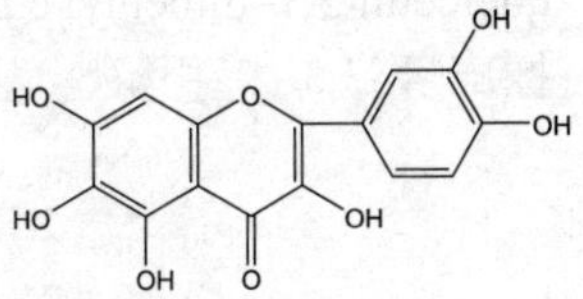

$C_{15}H_{10}O_8$　(318.2)

quercetagetin

槲皮万寿菊素

3,5,6,7,3',4'-hexahydroxy flavone

3,5,6,7,3',4'- 六羟基黄酮

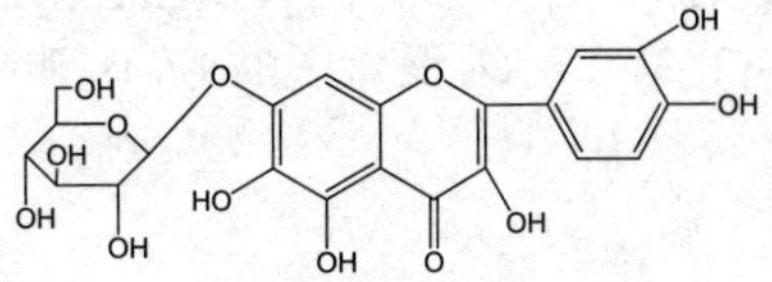

$C_{21}H_{20}O_{13}$　(480.4)

quercetagitrin

槲皮万寿菊苷

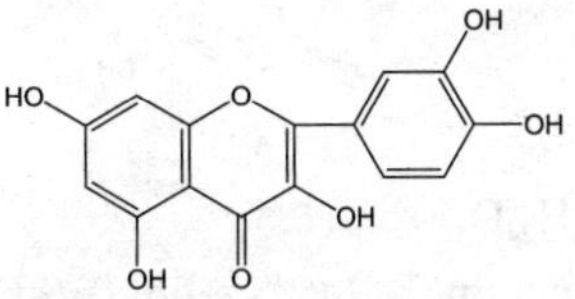

$C_{15}H_{10}O_7$　(302.2)

quercetin

槲皮素

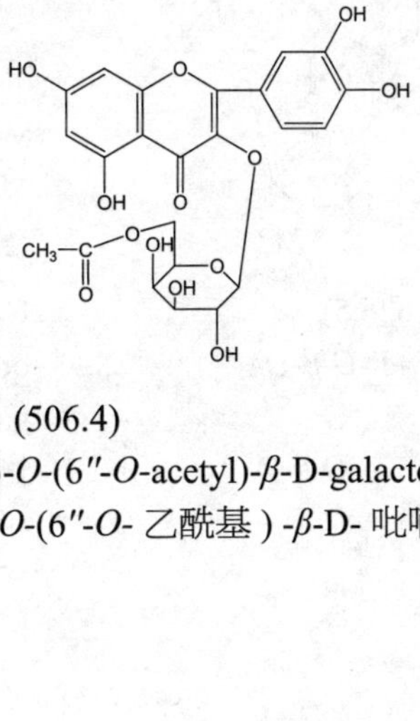

$C_{23}H_{22}O_{13}$　(506.4)

quercetin-3-*O*-(6''-*O*-acetyl)-*β*-D-galactopyranosid

槲皮素 -3-*O*-(6''-*O*- 乙酰基) -*β*-D- 吡喃半乳糖苷

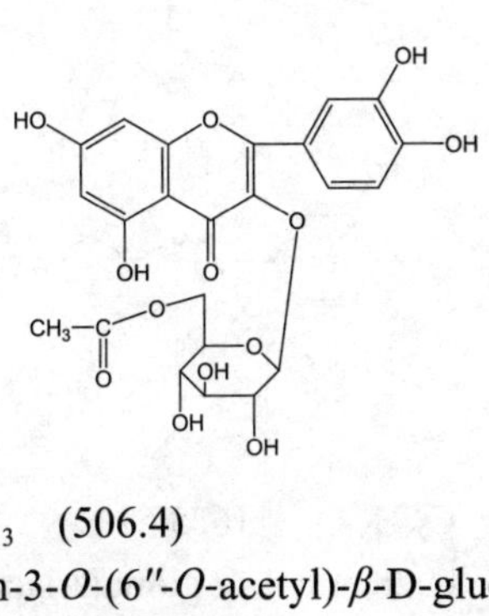

$C_{23}H_{22}O_{13}$　(506.4)

quercetin-3-*O*-(6''-*O*-acetyl)-*β*-D-glucopyranosid

槲皮素 -3-*O*-(6''-*O*- 乙酰基) -*β*-D- 吡喃葡萄糖苷

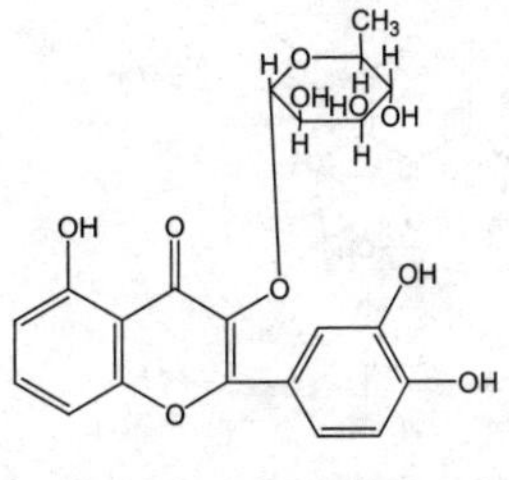

$C_{21}H_{19}O_{10}$　(431.4)

quercetin-3-L-arabinoside

槲皮素 -3-L- 阿拉伯糖苷

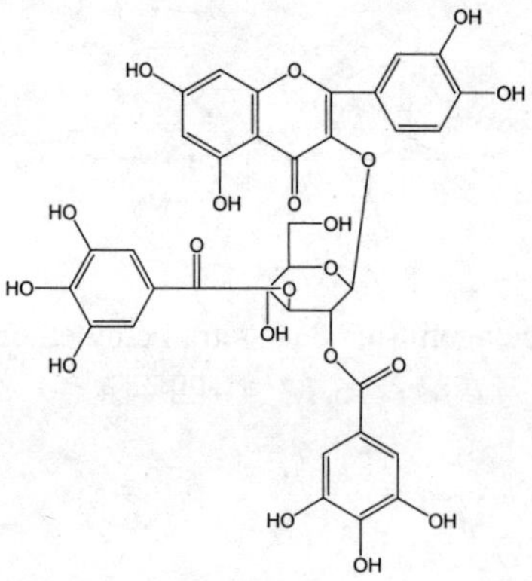

$C_{35}H_{28}O_{20}$ (768.6)
quercetin-3-*O*-(2″,3″-di-*O*-galloyl)-*β*-D-glucopyranoside
槲皮素 3-*O*-(2″,3″- 二 -*O*- 没食子酰)-*β*-D- 吡喃葡萄
糖苷

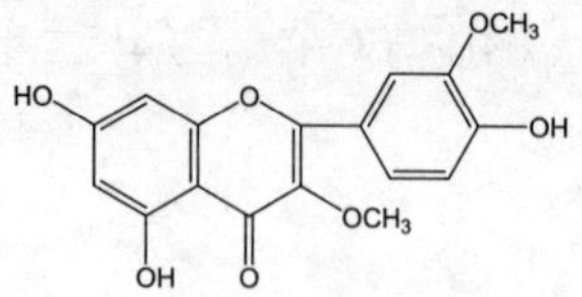

$C_{17}H_{14}O_7$ (330.3)
quercetin-3,3′-dimethyl ether
槲皮素 -3,3′- 二甲醚

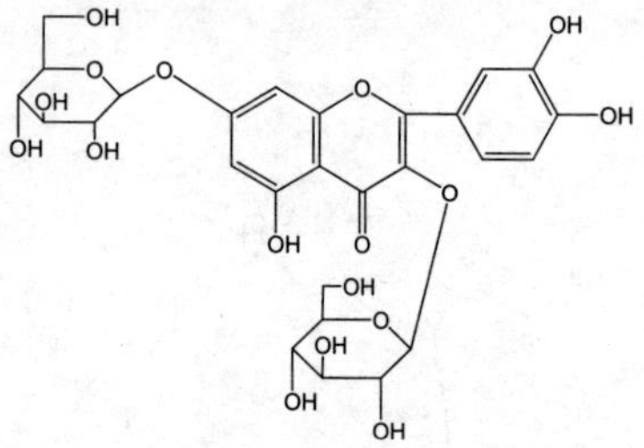

$C_{27}H_{30}O_{17}$ (626.5)
quercetin-7,3-di-*O*-*β*-D-
glucoside
槲皮素 -7,3- 二 -*O*-*β*-D-
葡萄糖苷

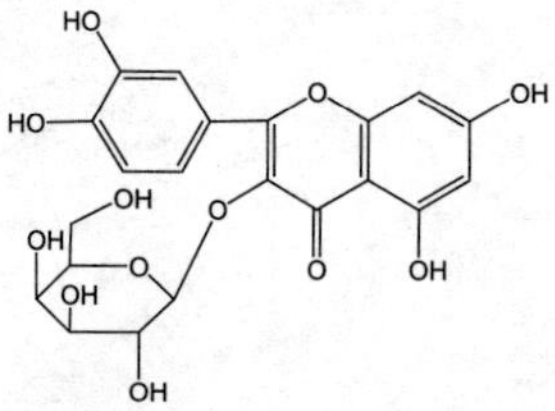

$C_{21}H_{20}O_{12}$ (464.4)
quercetin-3-*O*-*β*-D-
galactoside
槲皮素 -3-*O*-*β*-D-
半乳糖苷

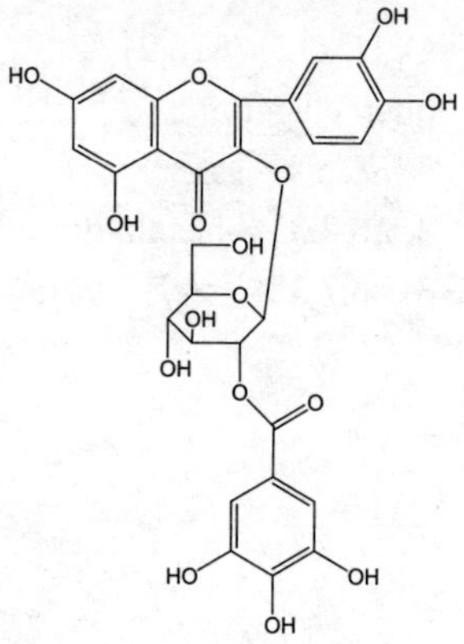

$C_{28}H_{24}O_{16}$ (616.5)
quercetin-3-*O*-(2″-galloyl)-*β*-D-
glucoside
槲皮素 -3-*O*-(2″- 没食子酰)-*β*-
D- 葡萄糖苷

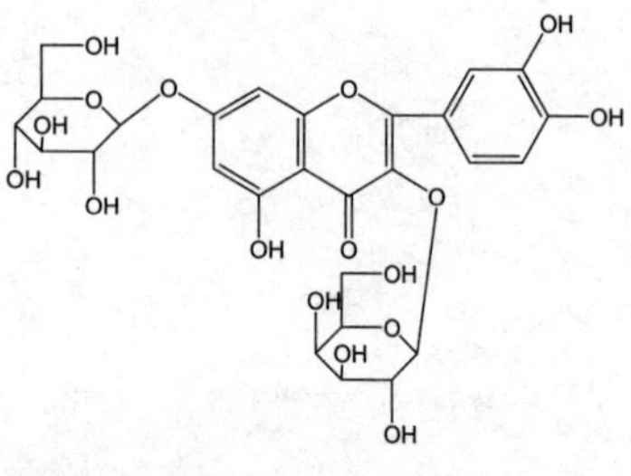

$C_{27}H_{30}O_{17}$ (626.5)
quercetin-3-*O*-*β*-galactosyl-7-*O*-*β*-glucoside
槲皮素 -3-*O*-*β*- 半乳糖 -7-*O*-*β*- 葡萄糖苷

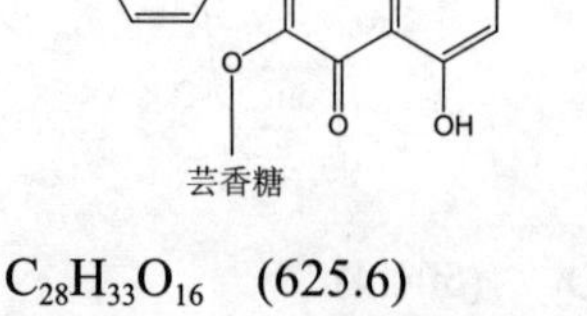

芸香糖

$C_{28}H_{33}O_{16}$ (625.6)
quercetin-3-*O*-globulariacitrin
槲皮素 -3-*O*- 芸香苷

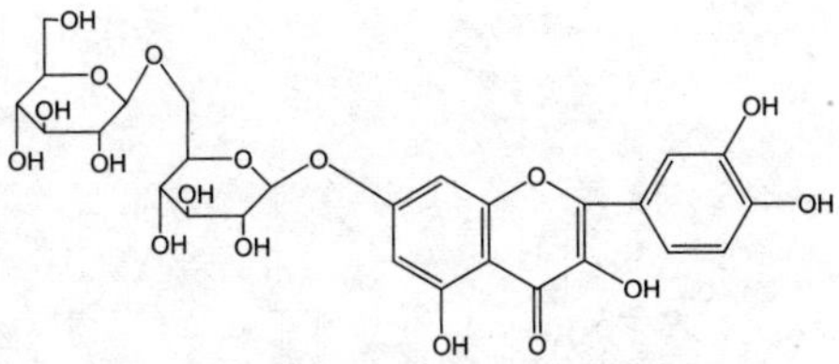

$C_{27}H_{30}O_{16}$ (610.5)

quercetin-7-*O*-*β*-D-glucopyranosyl(1 → 6)-*β*-D-glucopyranoside

槲皮素 -7-*O*-*β*-D- 吡喃葡萄糖基 (1 → 6)-*β*-D- 吡喃葡萄糖苷

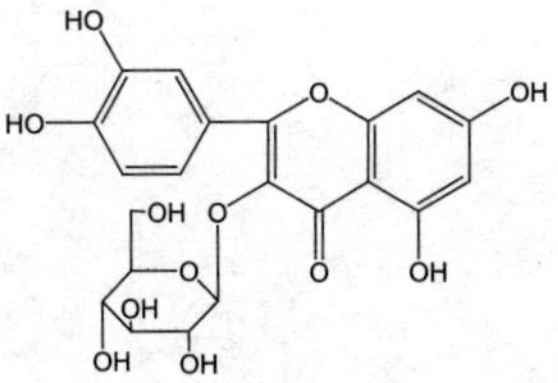

$C_{21}H_{20}O_{12}$ (464.4)

quercetin-3-*O*-*β*-D- glucoside

槲皮素 -3-*O*-*β*-D- 葡萄糖苷

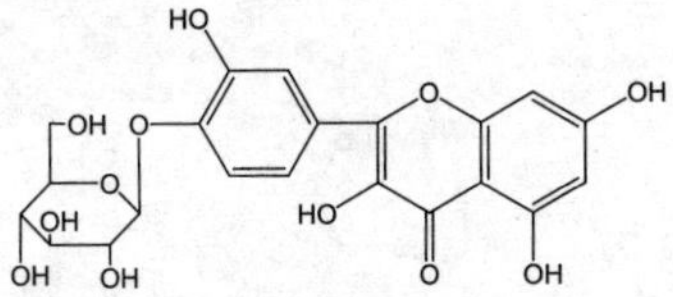

$C_{21}H_{20}O_{12}$ (464.4)

quercetin-4'-*O*-*β*-D-glucoside

槲皮素 4'-*O*-*β*-D- 葡萄糖苷

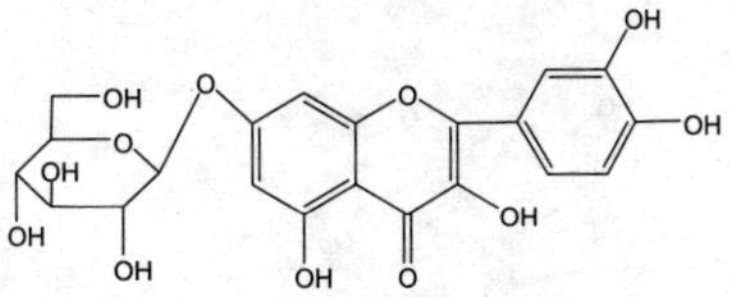

$C_{21}H_{20}O_{12}$ (464.5)

quercetin-7-*O*-glucoside

槲皮素 -7-*O*- 葡萄糖苷

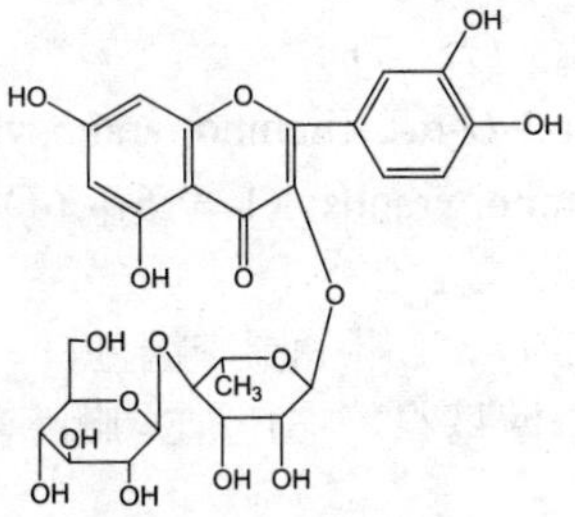

$C_{27}H_{30}O_{16}$ (610.5)

quercetin-3-*O*-*β*-D -glucopyranose-(1 → 4)-*α*-L-pyranrhamnoside

槲皮素 -3-*O*-*β*-D- 吡喃葡萄糖 -(1 → 4)-*α*-L- 吡喃鼠李糖苷

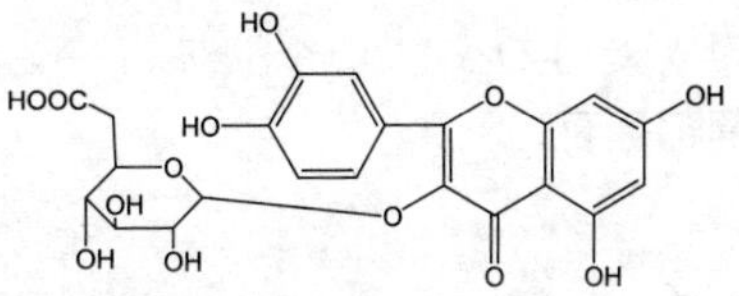

$C_{23}H_{20}O_{13}$ (504.4)

quercetin-3-*O*-*α*-D-glucuronide

槲皮素 -3-*O*-*α*-D- 葡萄糖醛酸苷

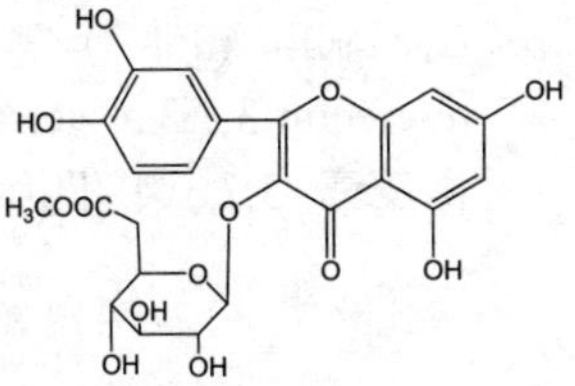

$C_{23}H_{22}O_{13}$ (506.4)

quercetin-3-*O*-*β*-D-glucuronopyranoside methyl ester

槲皮素 -3-*O*-*β*-D- 葡萄糖醛酸甲酯

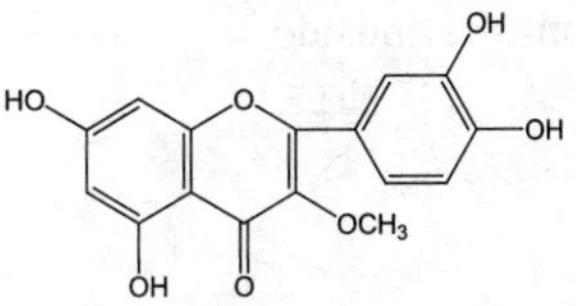

$C_{16}H_{12}O_7$ (316.3)

quercetin-3-methylether

槲皮素 -3- 甲醚

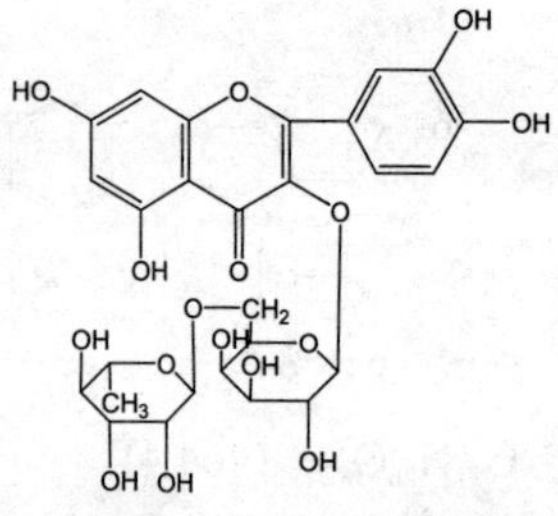

$C_{27}H_{30}O_{16}$ (610.5)

quercetin-3-O-α-L-rhamnose(1 → 6)-β-D-galactopyranoside

槲皮素 -3-O-α-L- 鼠李糖 (1 → 6)-β-D- 吡喃半乳糖苷

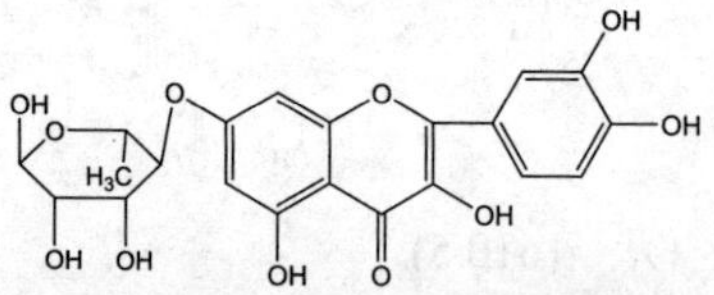

$C_{21}H_{22}O_{11}$ (450.4)

quercetin-7-O-α-L-rhamnoside

槲皮素 -7-O-α-L- 鼠李糖苷

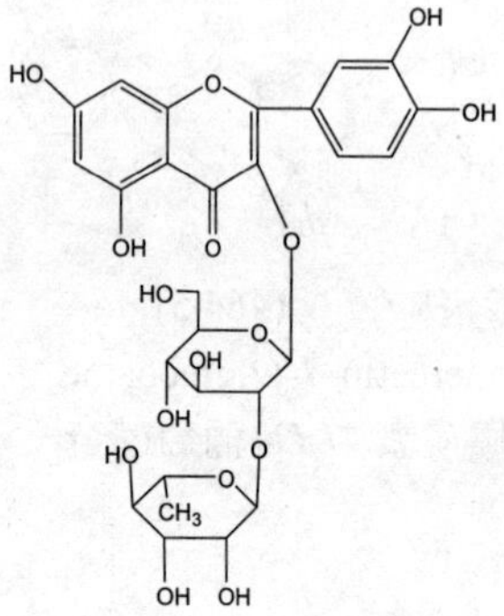

$C_{27}H_{30}O_{16}$ (610.5)

quercetin-3-O-α-L-rhamnosyl(1 → 2)-β-D-glucoside

槲皮素 -3-O-α-L- 鼠李糖基 (1 → 2)-β-D-葡萄糖苷

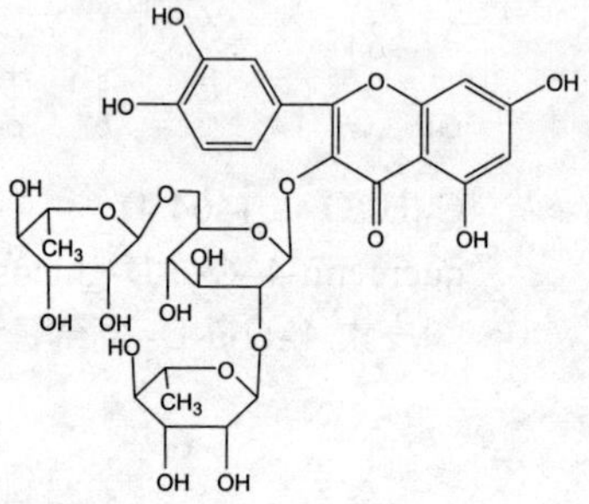

$C_{33}H_{40}O_{20}$ (756.7)

quercetin-3-O-α-L-rhamnopyranosyl(1 → 2)-[α-L-rhamnopyranosyl(1 → 6)]-β-D- gluco-pyranoside

槲皮素 -3-O-α-L 吡喃鼠李糖基 (1 → 2)-[α-L-吡喃鼠李糖基 (1 → 6)]-β-D- 吡喃葡萄糖苷

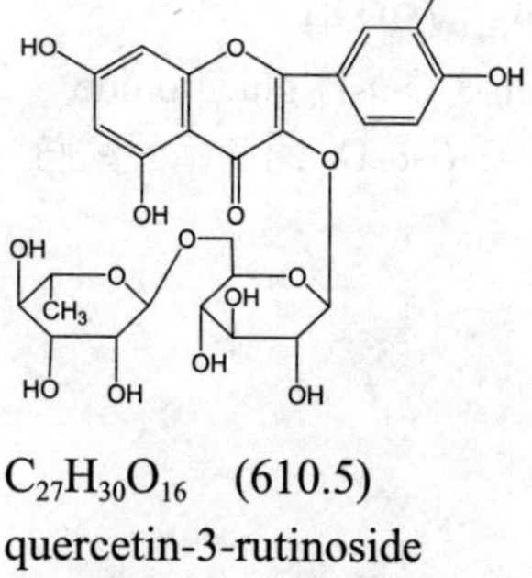

$C_{27}H_{30}O_{16}$ (610.5)

quercetin-3-rutinoside

槲皮素 -3- 芸香糖苷

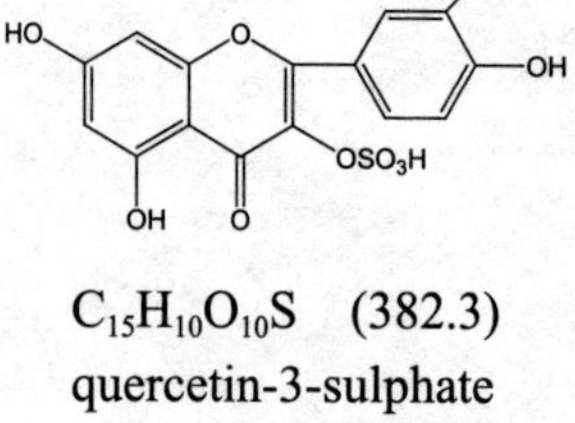

$C_{15}H_{10}O_{10}S$ (382.3)

quercetin-3-sulphate

3- 硫酸基槲皮素

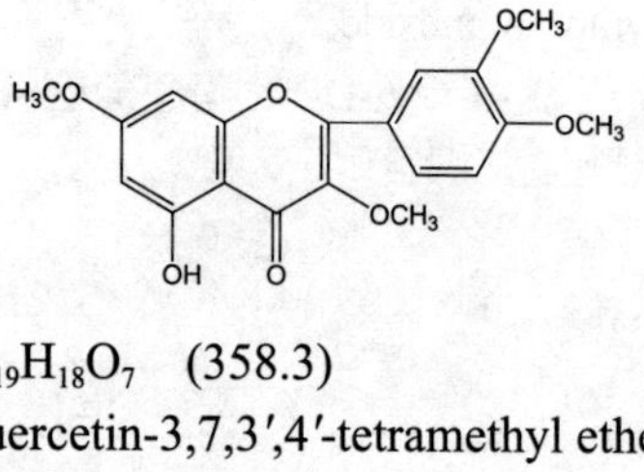

$C_{19}H_{18}O_7$ (358.3)

quercetin-3,7,3′,4′-tetramethyl ether

槲皮素 -3,7,3′,4′- 四甲醚

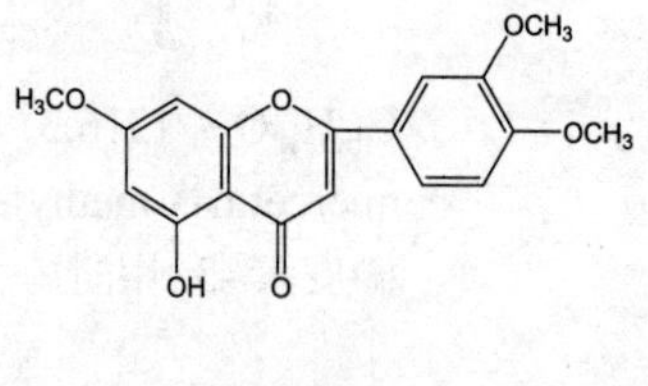

$C_{18}H_{16}O_6$ (328.3)

quercetin-3′,7,4′-trimethyl ether

槲皮素 -3′,7,4′- 三甲醚

D　　　　　L

$C_{18}H_{16}O_7$　(344.3)

quercetin-3,7,3′-trimethyl ether

槲皮素 -3,7,3′- 三甲醚

$C_{21}H_{20}O_{12}$　(464.4)

quercimeritrin

槲皮黄苷

$C_6H_{12}O_5$　(164.2)

quercitol

槲皮醇

$C_{21}H_{20}O_{11}$　(448.4)

quercitrin

槲皮苷

quercetin-3-O-$α$-L-rhamnoside

槲皮素 -3-O-$α$-L- 鼠李糖苷

$C_{16}H_{12}O_5$　(284.3)

questin

大黄素 -8- 甲醚

$C_{16}H_{12}O_6$　(300.3)

questinol

6- 羟基芦荟大黄素 -8- 单甲醚

$C_{30}H_{46}O_5$　(486.7)

quillaic acid

皂皮酸

$C_8H_6N_2O_2$　(162.2)

2,4(1H,3H)-quinazolinedione

2,4(1H,3H)- 喹唑二酮

$C_8H_6N_2O$　(146.1)

4(3H)quinazolinone

4(3H) 喹唑酮

$C_{11}H_9NO_3$　(203.2)

quininic acid

奎宁酸

$C_{56}H_{94}O_{24}$　(1151.3)

quinquenoside R$_1$

西洋参皂苷 R$_1$

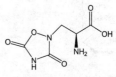

$C_5H_7N_3O_5$　(189.1)

quisqualic acid

使君子酸

R 部

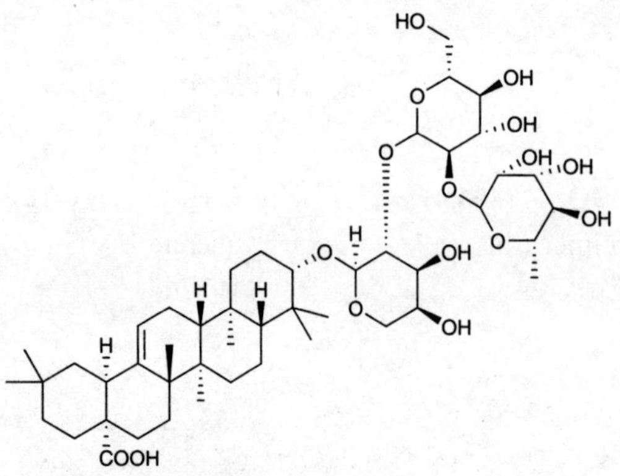

$C_{47}H_{76}O_{16}$ (897.1)
raddeanin A
竹节香附皂苷 A

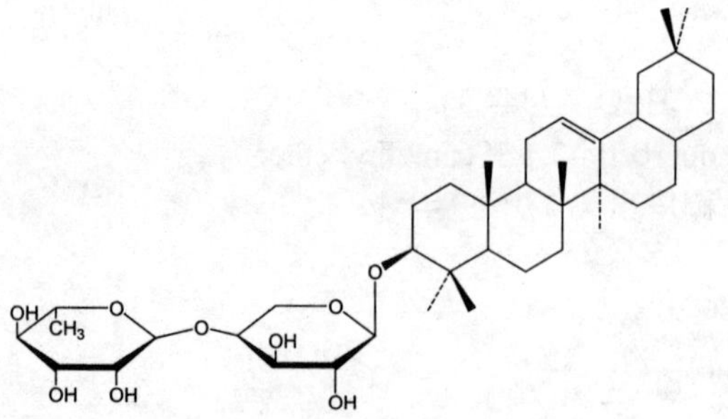

$C_{41}H_{66}O_{11}$ (735.0)
raddeanin B
竹节香附皂苷 B

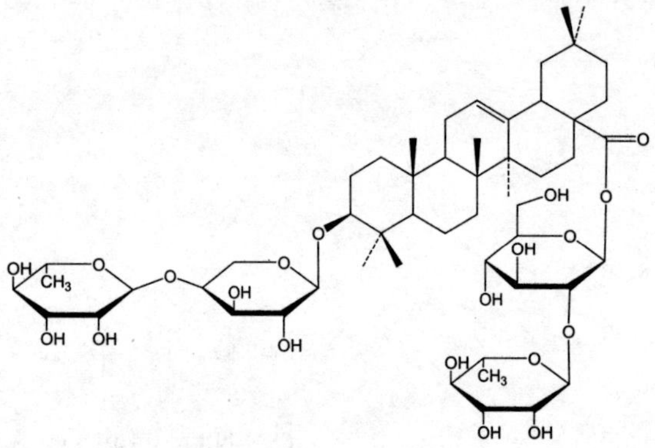

$C_{53}H_{86}O_{20}$ (1043.2)
raddeanin C
竹节香附皂苷 C

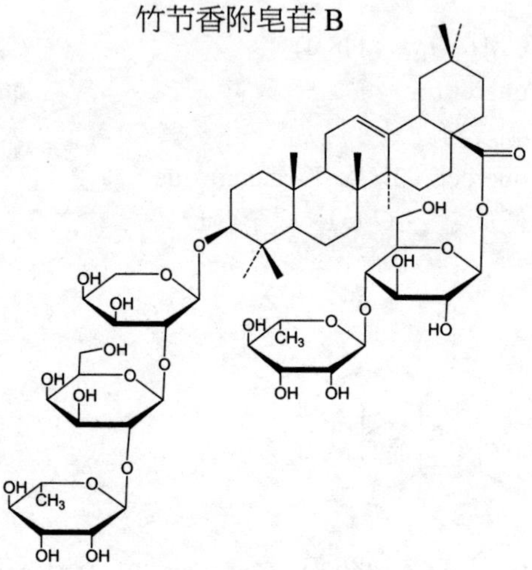

$C_{59}H_{96}O_{25}$ (1205.4)
raddeanin D
竹节香附皂苷 D

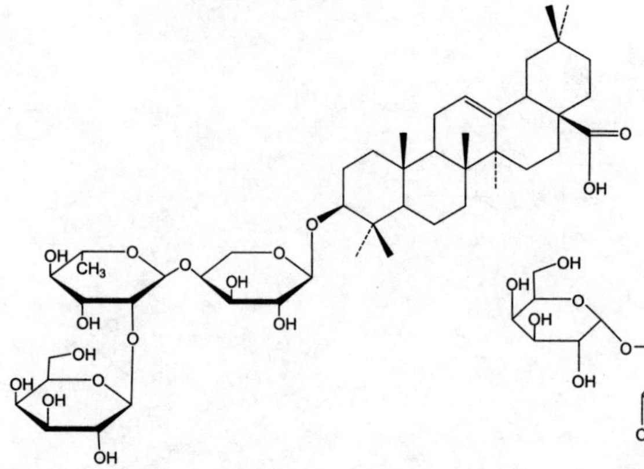

$C_{47}H_{76}O_{16}$ (897.1)
raddeanin E
竹节香附皂苷 E

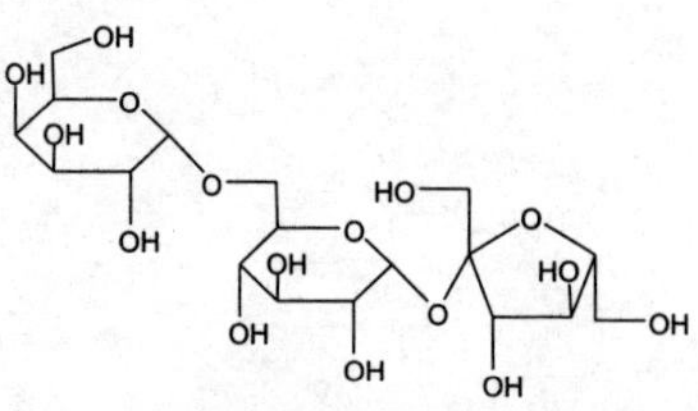

$C_{18}H_{32}O_{16}$ (504.4)
raffinose
棉籽糖

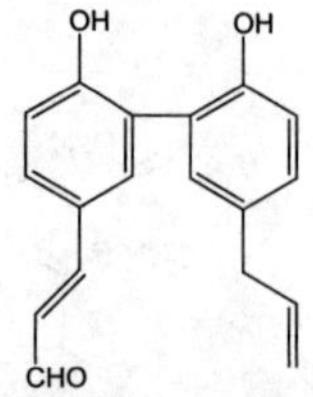

$C_{18}H_{16}O_{3}$ (280.3)
randainal
台湾檫木醛

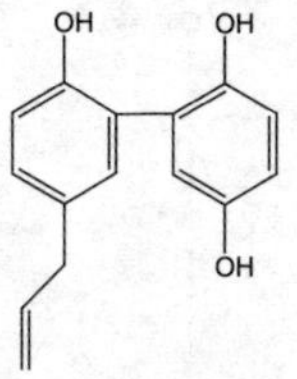

$C_{15}H_{14}O_3$ (242.3)
randiol (randaiol)
台湾檫木酚

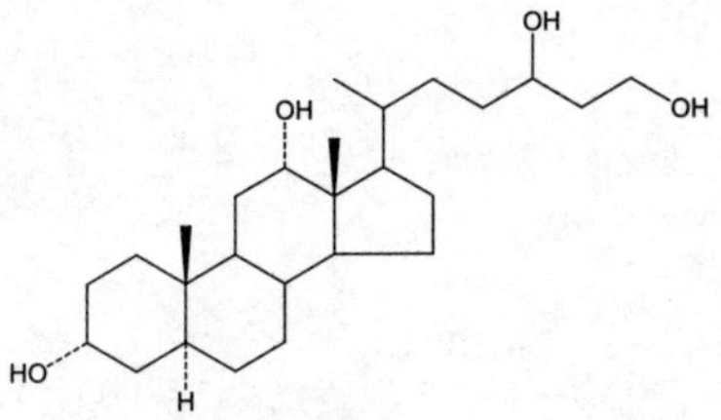

$C_{26}H_{46}O_4$ (422.7)
ranol
蛙醇

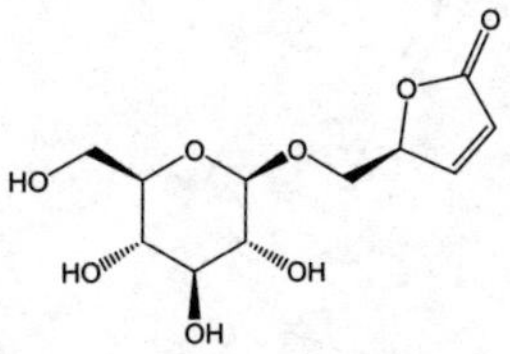

$C_{11}H_{16}O_8$ (276.2)
ranunculin
毛茛苷

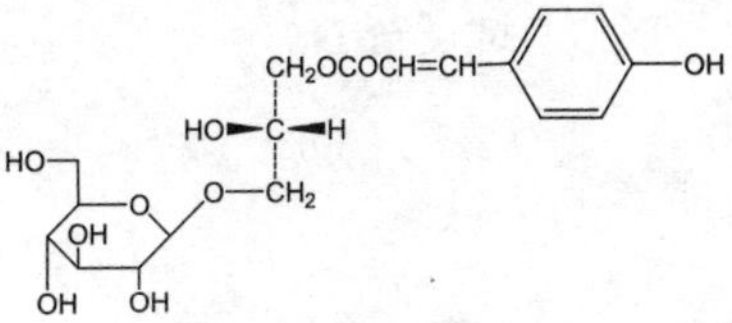

$C_{18}H_{24}O_{10}$ (400.4)
regaloside A
岷江百合苷 A

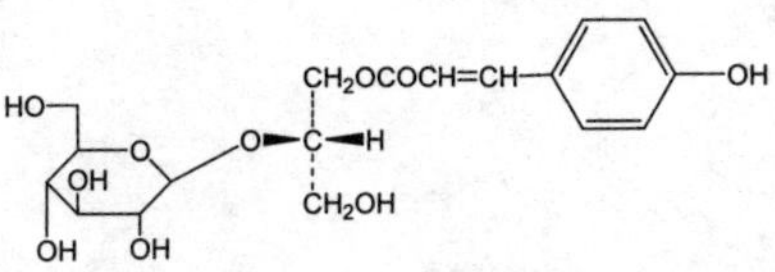

$C_{18}H_{24}O_{10}$ (400.4)
regaloside D
岷江百合苷 D

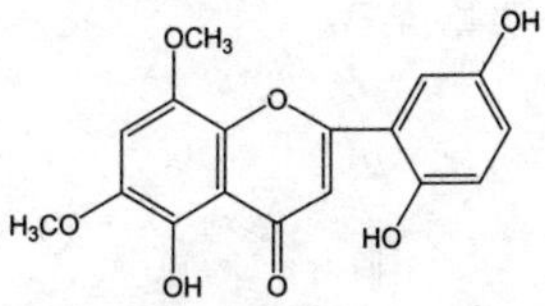

$C_{17}H_{14}O_7$ (330.3)
rehderianin I
甘肃黄芩素 I

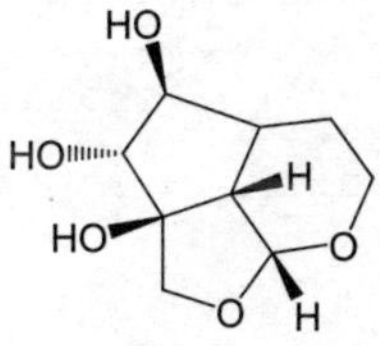

$C_9H_{14}O_5$ (202.2)
rehmaglutin A
地黄素 A

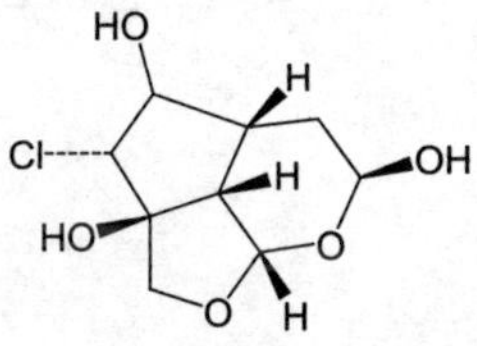

$C_9H_{13}ClO_5$ (236.7)
rehmaglutin B
地黄素 B

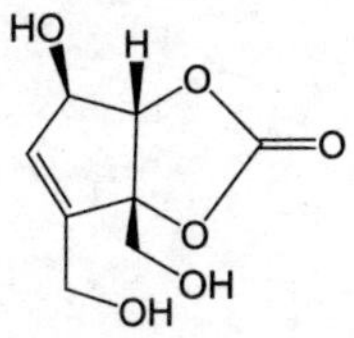

$C_9H_{12}O_5$ (200.2)
rehmaglutin C
地黄素 C

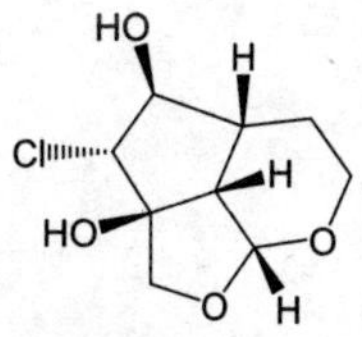

$C_9H_{13}ClO_4$ (220.7)
rehmaglutin D
地黄素 D

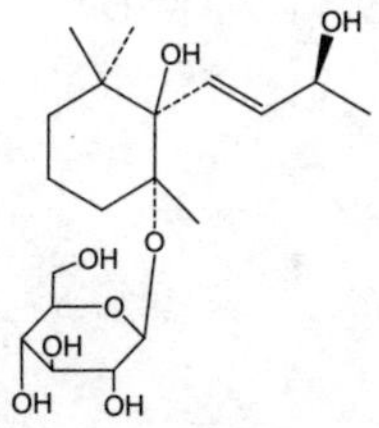

$C_{19}H_{34}O_8$ (390.5)
rehmaionoside A
地黄紫罗兰苷 A

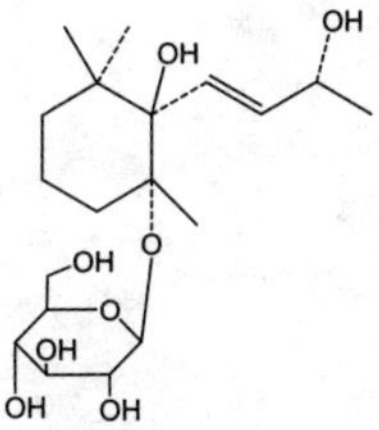

$C_{19}H_{34}O_8$ (390.5)
rehmaionoside B
地黄紫罗兰苷 B

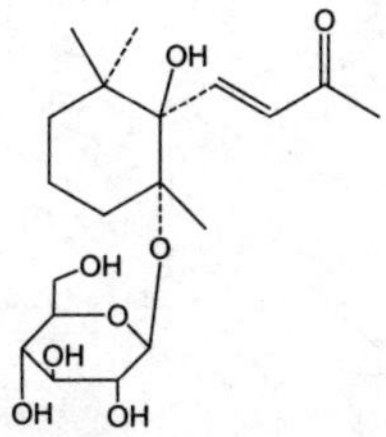

$C_{19}H_{32}O_8$ (388.5)
rehmaionoside C
地黄紫罗兰苷 C

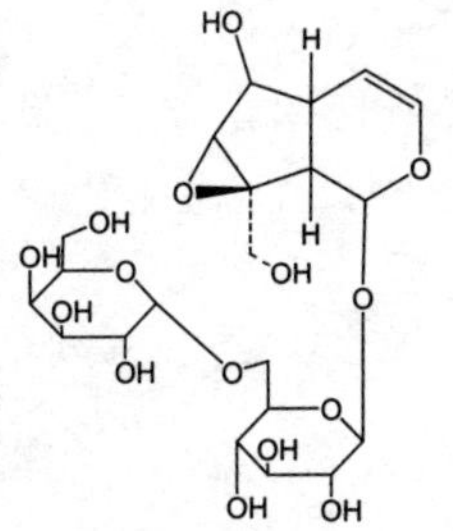

$C_{21}H_{32}O_{15}$ (524.5)
rehmannioside A
地黄苷 A

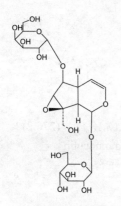

C$_{21}$H$_{32}$O$_{15}$ (524.5)
rehmannioside B
地黄苷 B

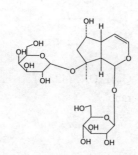

C$_{21}$H$_{34}$O$_{14}$ (510.5)
rehmannioside C
地黄苷 C

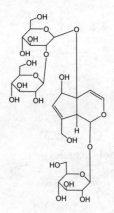

C$_{27}$H$_{42}$O$_{20}$ (686.6)
rehmannioside D
地黄苷 D

C$_{30}$H$_{20}$O$_{9}$ (524.5)
reidin A
大黄二蒽酮 A

C$_{30}$H$_{20}$O$_{8}$ (508.5)
reidin B
大黄二蒽酮 B

C$_{31}$H$_{22}$O$_{9}$ (538.5)
reidin C
大黄二蒽酮 C

C$_{8}$H$_{10}$O$_{3}$ (154.2)
rengyolone
连翘环己醇酮

C$_{21}$H$_{24}$O$_{6}$ (372.4)
rengyol
连翘醇

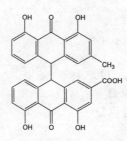

C$_{14}$H$_{26}$O$_{8}$ (322.4)
rengyoside A
连翘环己醇苷 A

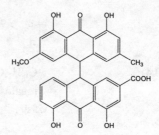

C$_{14}$H$_{24}$O$_{8}$ (320.3)
rengyoside B
连翘环己醇苷 B

C$_{22}$H$_{32}$O$_{10}$ (456.5)
rengyoside C
连翘环己醇苷 C

C$_{8}$H$_{14}$O$_{3}$ (158.2)
rengyoxide
连翘环己醇氧化物

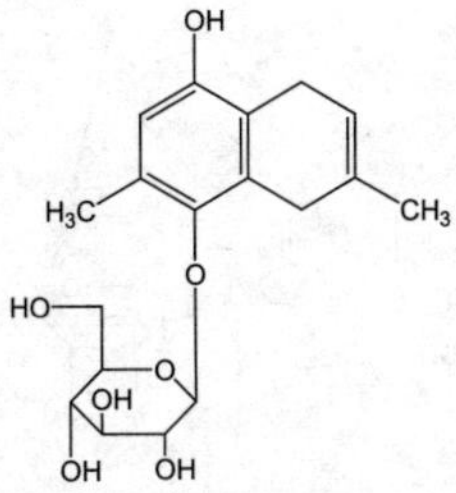

$C_{18}H_{24}O_7$ (352.4)
renifolin
肾叶鹿蹄草苷

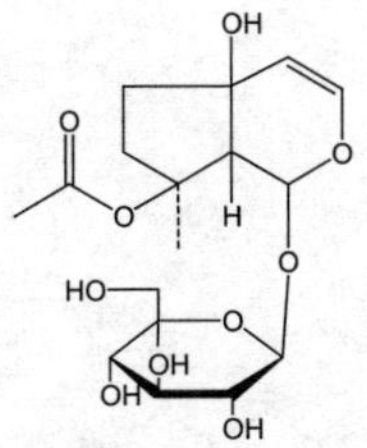

$C_{17}H_{26}O_{10}$ (390.4)
reptoside
匍匐筋骨草苷

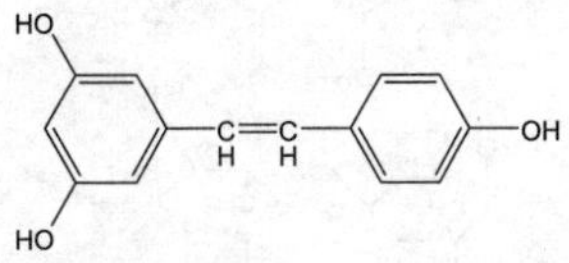

$C_{14}H_{12}O_3$ (228.2)
resveratrol
白藜芦醇

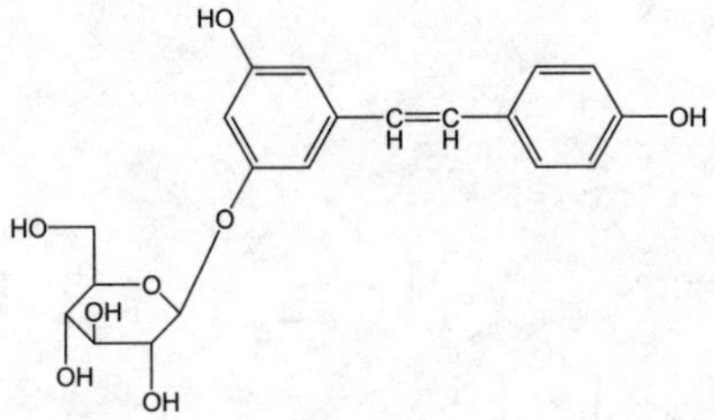

$C_{20}H_{22}O_8$ (390.4)
resveratrol-3-*O*-*β*-D-glucopyranoside
白藜芦醇 -3-*O*-*β*-D- 吡喃葡萄糖苷

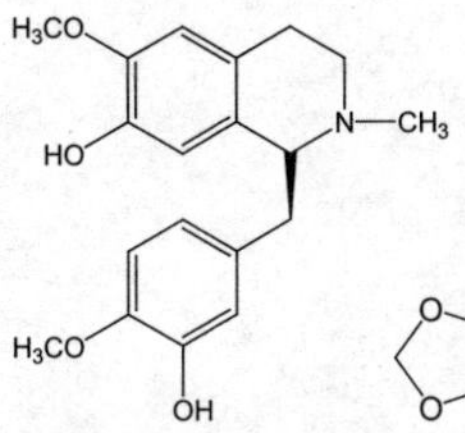

$C_{19}H_{23}NO_4$ (329.4)
reticuline
网叶番荔枝碱

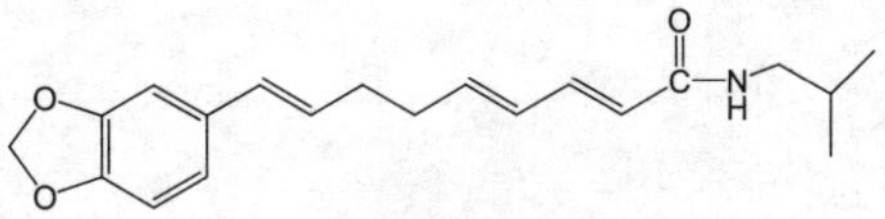

$C_{20}H_{25}NO_3$ (327.4)
retrofractamide
假荜茇酰胺 A

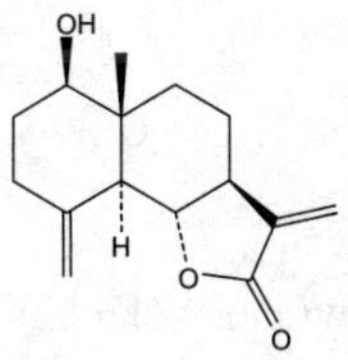

$C_{15}H_{20}O_3$ (248.3)
reynosin
瑞诺木烯内酯

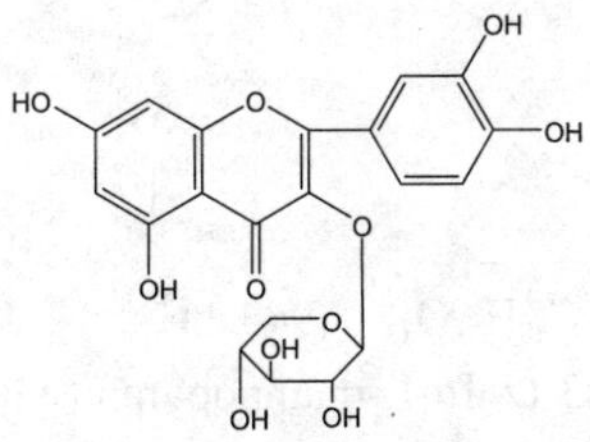

$C_{20}H_{18}O_{11}$ (434.4)
reynoutrin
瑞诺苷，虎杖素，槲皮素 -3- 木糖苷

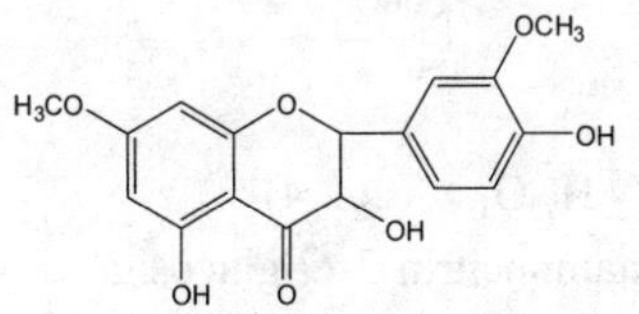

$C_{17}H_{14}O_7$ (330.3)
rhamnazin
鼠李秦素

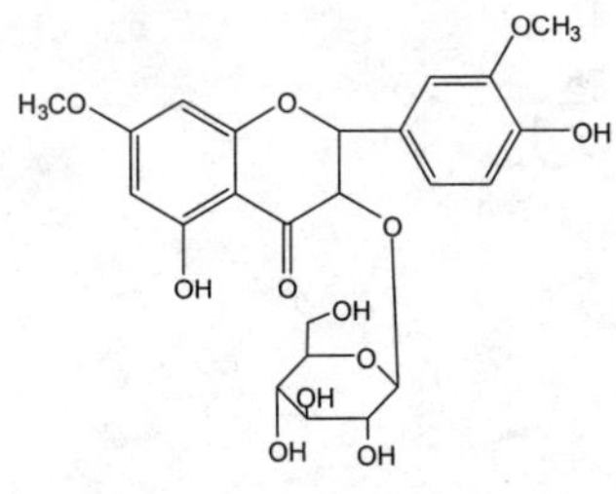

$C_{23}H_{26}O_{12}$ (494.4)
rhamnazin-3-*O*-*β*-D-glucoside
鼠李秦素 -3-*O*-*β*-D- 葡萄糖苷

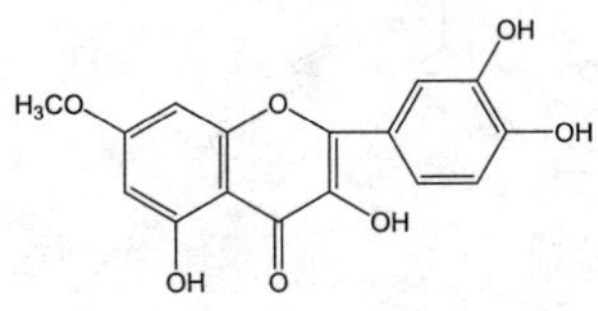

$C_{16}H_{12}O_7$ (316.3)
rhamnetin
鼠李素

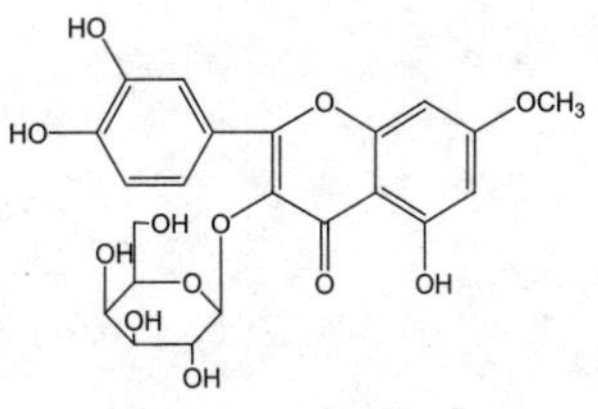

$C_{22}H_{22}O_{12}$ (478.4)
rhamnetin-3-galactoside
鼠李素 -3- 半乳糖苷

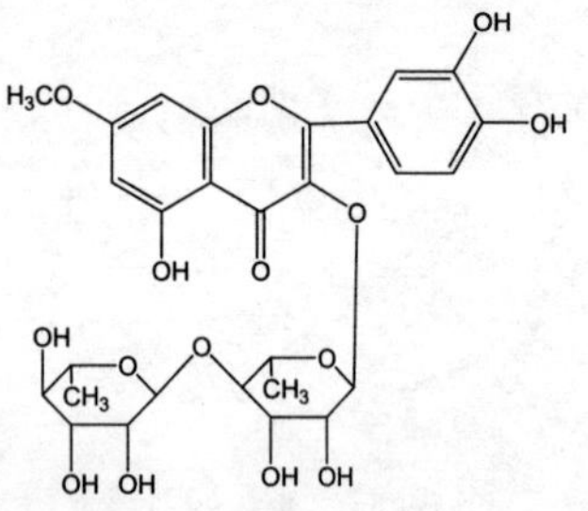

$C_{28}H_{32}O_{15}$ (608.5)
rhamnetin-3-*O*-rhamnosyl(1→4)-rhamnopyranoside
鼠李素 -3-*O*- 鼠李糖基 (1 → 4)-吡喃鼠李糖苷

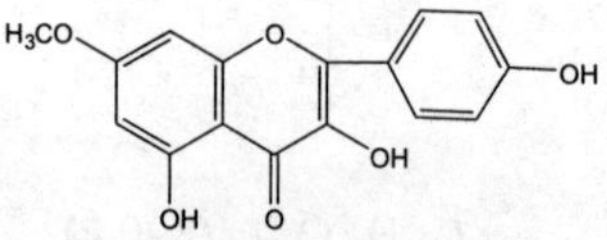

$C_{16}H_{12}O_6$ (300.3)
rhamnocitrin
鼠李柠檬素

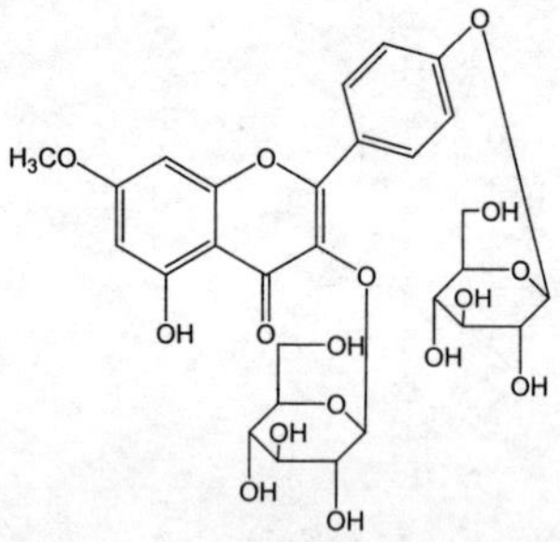

$C_{28}H_{32}O_{16}$ (624.5)
rhamnocitrin-3,4′-diglucoside
鼠李柠檬素 -3,4′- 二葡萄糖

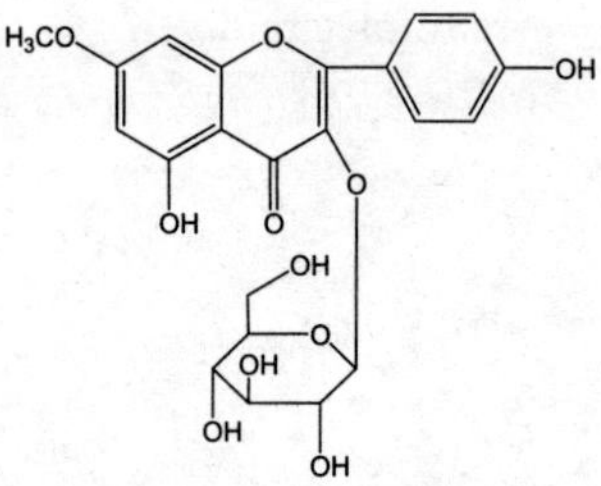

$C_{22}H_{22}O_{11}$ (462.4)
rhamnocitrin-3-*O*-glucoside
鼠李柠檬素 -3-*O*- 葡萄糖苷

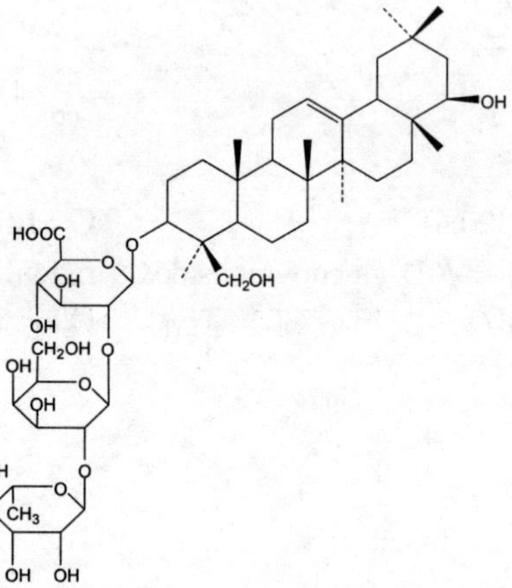

$C_{48}H_{78}O_{18}$ (943.1)
3-*O*- [*α*-L-rhamnopyranosyl(1→2)-*β*-D-galactopyranosyl(1→2)-*β*-D-glucurono-pyranosyl]soyasapogenol E
3-*O*-[*α*-L- 吡喃鼠李糖基 (1 → 2)-*β*-D- 吡喃半乳糖基 (1 → 2)-*β*-D- 葡萄糖醛酸基] 大豆皂醇 E

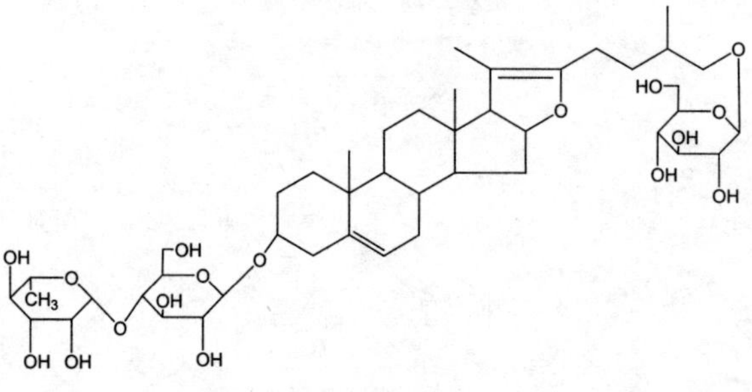

$C_{45}H_{72}O_{17}$ (885.0)
3-*O*-[*α*-L-rhamnopyranosyl(1 → 4)-*β*-D-glucopyranosyl]-26-*O*-(*β*-D-glucopyranosyl)-(25*R*)-furosta-5,20-3*β*,26-diol
3-*O*-[*α*-L- 吡喃鼠李糖基 (1 → 4)-*β*-D- 吡喃葡萄糖基]-26-*O*-(*β*-D- 吡喃葡萄糖基)-(25*R*)-5,20- 呋甾二烯 -3*β*,26- 二醇

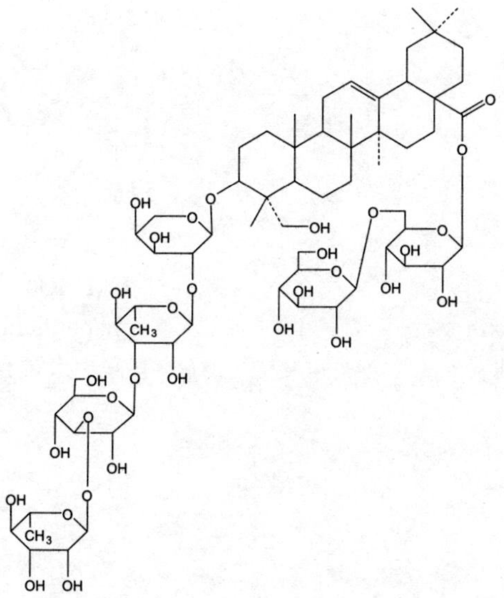

$C_{65}H_{106}O_{32}$ (1399.5)

3-O-α-L-rhamnopyranosyl(1 → 3)-β-D-glucopyranosyl(1 → 3)-α-L-rhamnopyranosyl(1 → 2)-α-L-arabinopyranosylhederagenin-28-O-β-D- glucopyranosyl(1 → 6)-β-D-glucopyranoside

3-O-α-L- 吡喃鼠李糖基 (1 → 3)-β-D- 吡喃葡萄糖基 (1 → 3)-α-L- 吡喃鼠李糖基 (1 → 2)-α-L- 吡喃阿拉伯糖基常春藤皂苷元 -28-O-β-D- 吡喃葡萄糖基 (1 → 6)-β-D- 吡喃葡萄糖苷

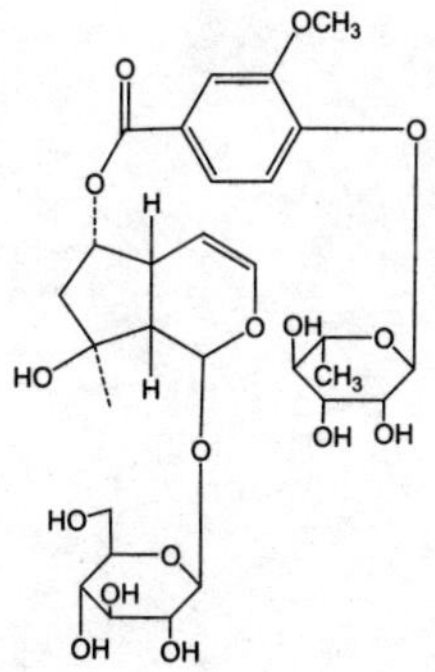

$C_{29}H_{40}O_{16}$ (644.6)

6-O-(4″-O-α-L-rhamnopyranosyl)vanilloyl ajugol

6-O-(4″-O-α-L- 吡喃鼠李糖基) 香草酰基筋骨草醇

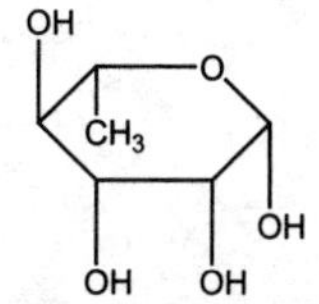

$C_6H_{12}O_5$ (164.2)

rhamnose

鼠李糖 [L- 吡喃式]

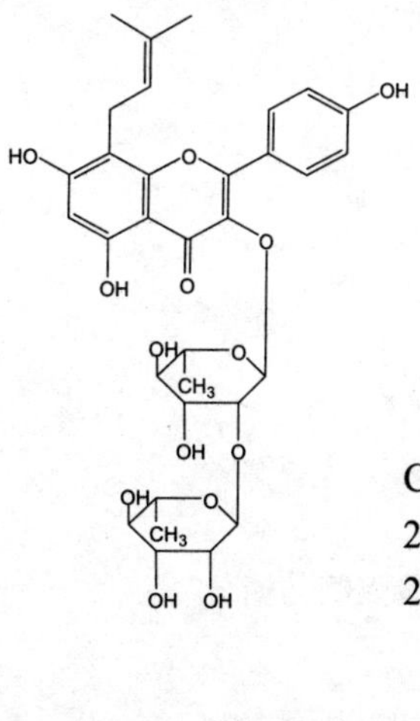

$C_{32}H_{38}O_{14}$ (646.6)

2″-O-rhamnosyl ikarisoside A

2″-O- 鼠李糖意卡瑞苷 A

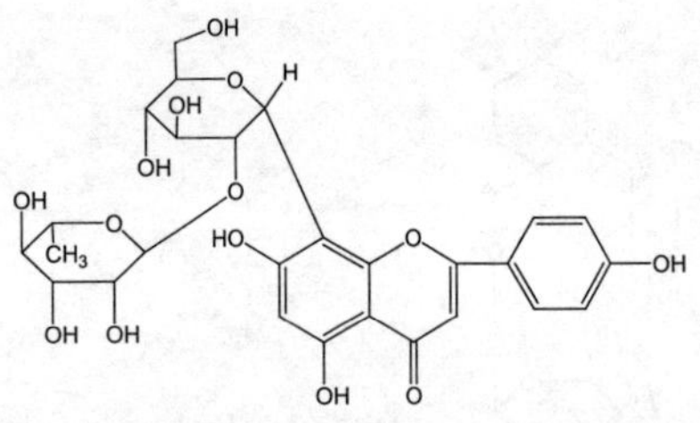

$C_{27}H_{30}O_{14}$　(578.5)

2″-O-rhamnosyl vitexin

2″-O- 鼠李糖基牡荆素

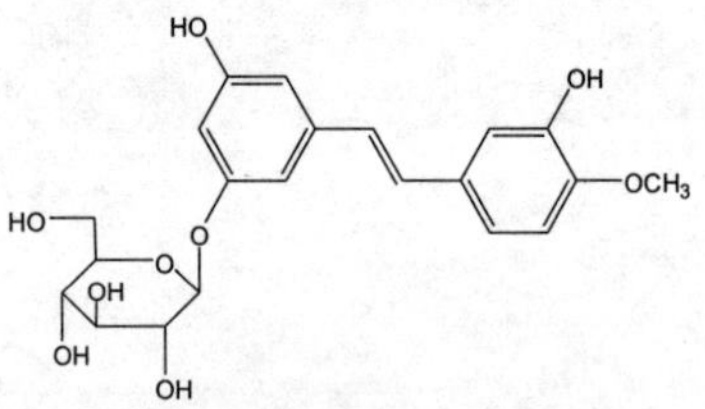

$C_{21}H_{24}O_9$　(420.4)

rhaponticin

食用大黄苷，土大黄苷

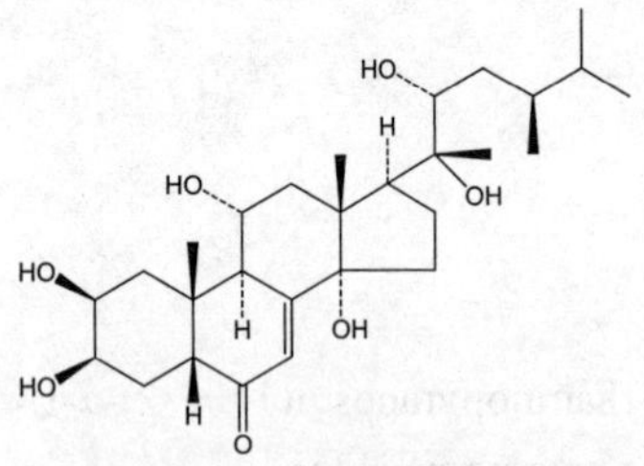

$C_{27}H_{44}O_8$　(496.6)

rhapontisterone

漏芦甾酮

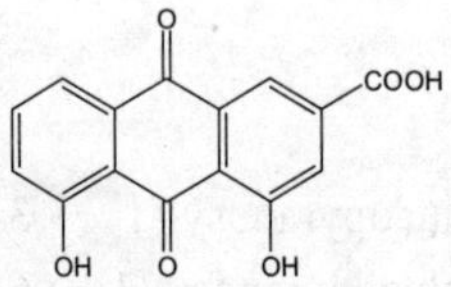

$C_{15}H_8O_6$　(284.2)

rhein

大黄酸

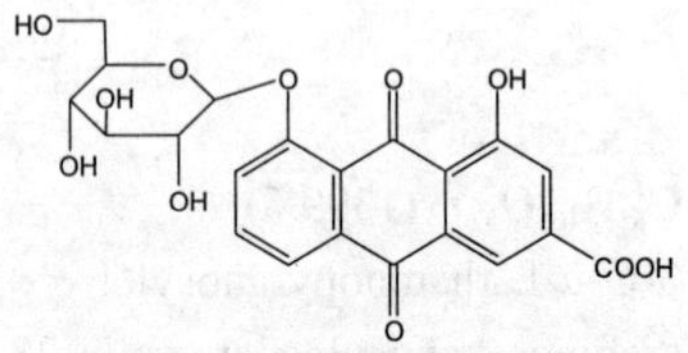

$C_{21}H_{18}O_{11}$　(446.4)

rhein-8-O-glucoside

大黄酸 -8-O- 葡萄糖苷

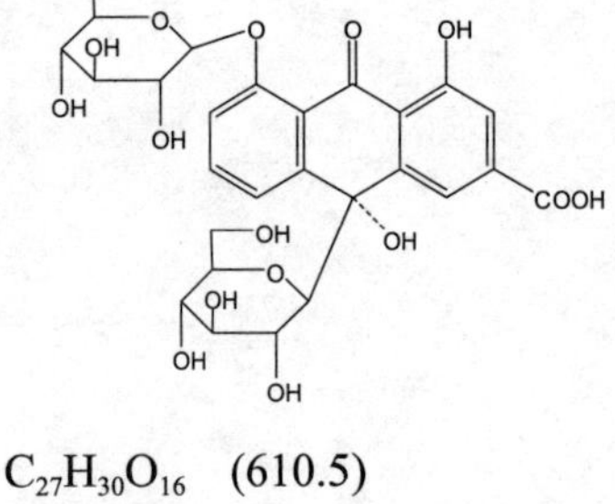

$C_{27}H_{30}O_{16}$　(610.5)

rheinoside A

大黄酸苷 A，大黄酸双葡萄糖苷

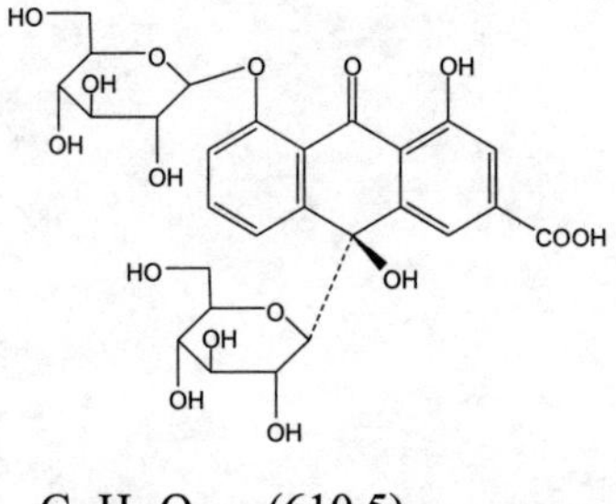

$C_{27}H_{30}O_{16}$　(610.5)

rheinoside B

大黄酸苷 B，大黄酸双葡萄糖苷

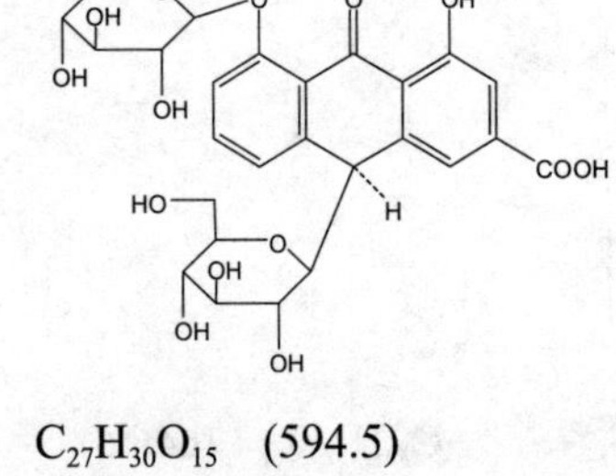

$C_{27}H_{30}O_{15}$　(594.5)

rheinoside C

大黄酸苷 C，大黄酸双葡萄糖苷

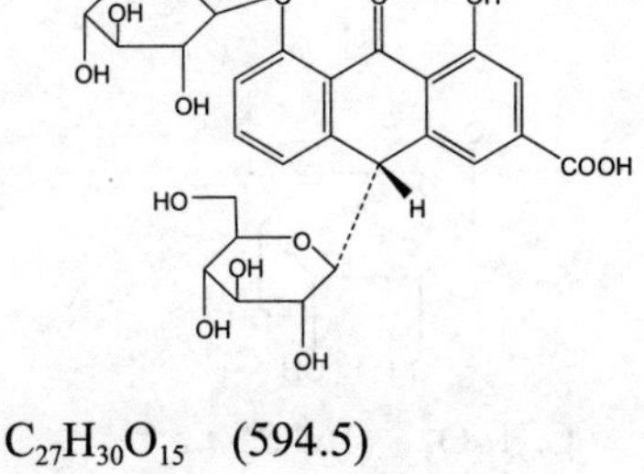

$C_{27}H_{30}O_{15}$　(594.5)

rheinoside D

大黄酸苷 D，大黄酸双葡萄糖苷

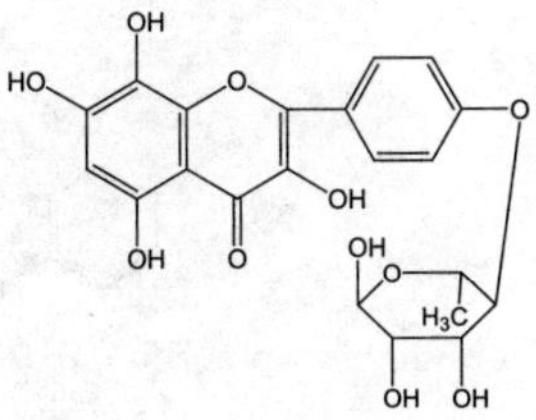

$C_{21}H_{20}O_{11}$ (448.4)

rhodiolatuntoside

德钦红景天苷

3,5,7,8-tetrahydroxy-flavone-4′-*O*-α-L-rhamnopyranoside

3,5,7,8- 四羟基 - 黄酮 -4′- 氧 -α-L- 鼠李糖吡喃苷

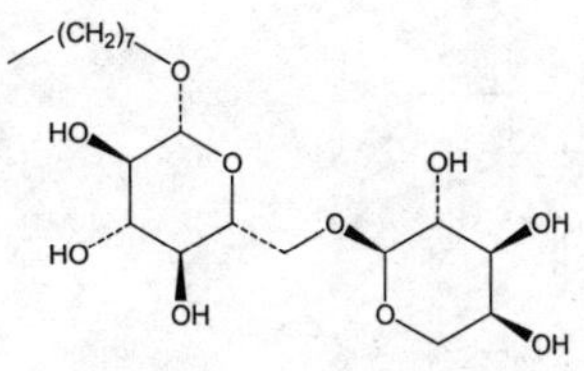

$C_{19}H_{36}O_{10}$ (424.5)

rhodiooctanoside

辛基红景天苷

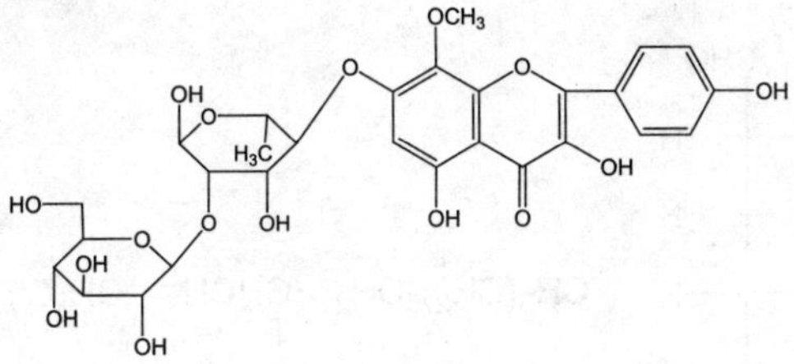

$C_{27}H_{30}O_{16}$ (610.5)

rhodiosin

草质素 7-*O*-(3″-*O*-β-D- 葡萄糖基)-α-L- 鼠李糖苷

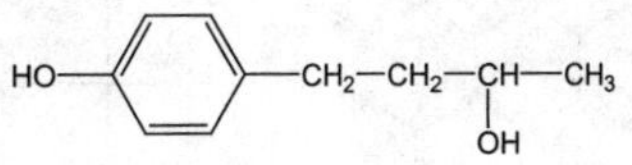

$C_{10}H_{14}O_2$ (166.2)

rhododendrol

杜鹃醇

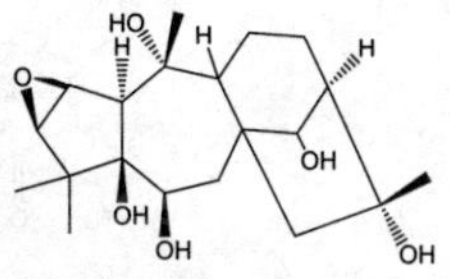

$C_{20}H_{32}O_6$ (368.5)

rhodojaponin Ⅲ

闹羊花毒素Ⅲ，日本羊踯躅素Ⅲ

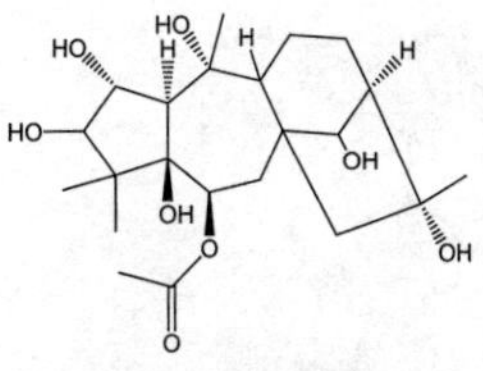

$C_{22}H_{36}O_8$ (428.5)

rhodomollein Ⅲ

羊踯躅素Ⅲ

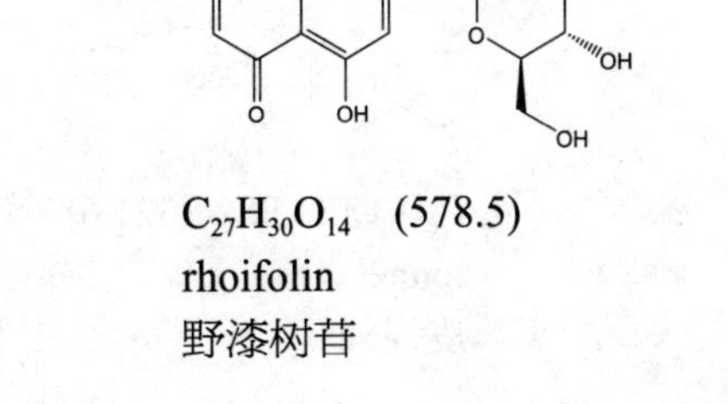

$C_{27}H_{30}O_{14}$ (578.5)

rhoifolin

野漆树苷

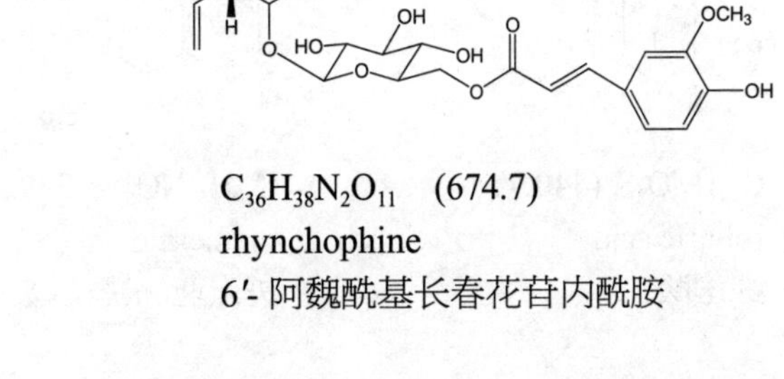

$C_{36}H_{38}N_2O_{11}$ (674.7)

rhynchophine

6′- 阿魏酰基长春花苷内酰胺

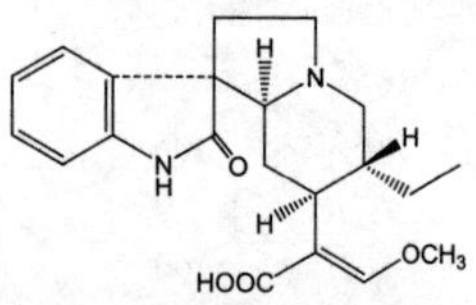

$C_{21}H_{26}N_2O_4$ (370.4)
rhynchophyllic acid
钩藤酸

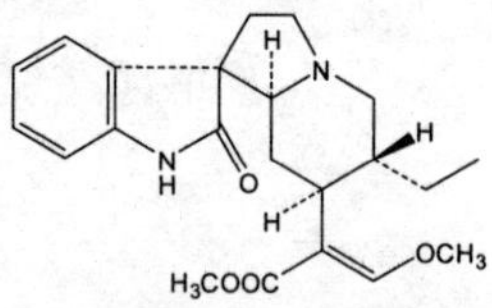

$C_{22}H_{28}N_2O_4$ (384.5)
rhynchophylline
钩藤碱

rhynchophyllic acid methyl ester
钩藤酸甲酯

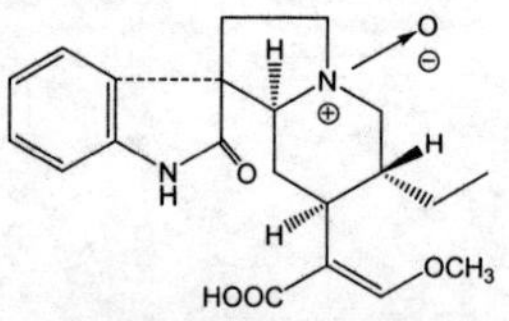

$C_{22}H_{28}N_2O_5$ (400.5)
rhynchophylline *N*-oxide
钩藤碱 *N*- 氧化物

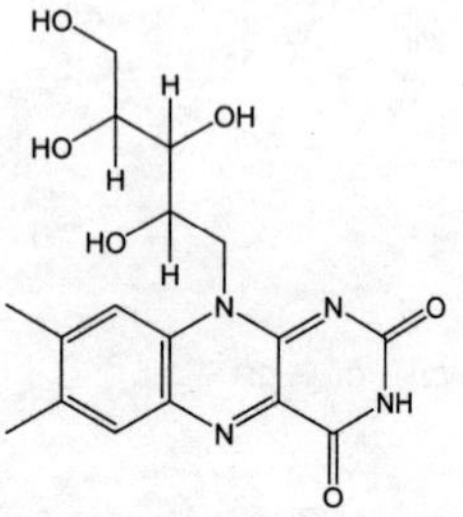

$C_{17}H_{20}N_4O_6$ (376.4)
riboflavine
核黄素

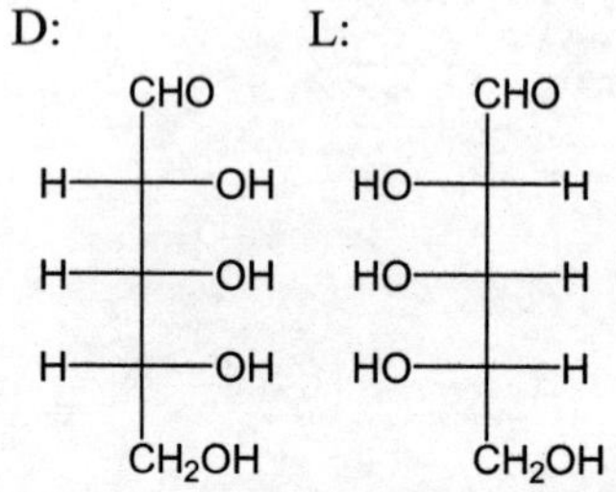

D: L:

$C_5H_{10}O_5$ (150.1)
ribose
核糖

$CH_3(CH_2)_5CH_2-CHCH=CH(CH_2)_7COOH$

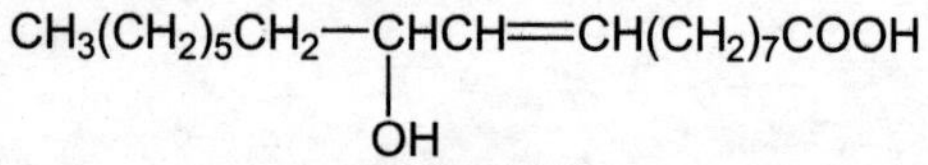

$C_{18}H_{34}O_3$ (298.5)
ricinic acid
蓖麻酸

ricinoleic acid
蓖麻油酸

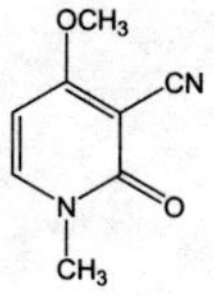

$C_8H_8N_2O_2$ (164.2)
ricinine
蓖麻碱

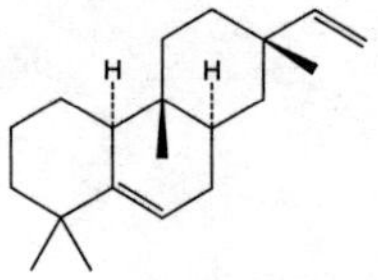

$C_{20}H_{32}$ (272.5)
rimuene
芮木烯

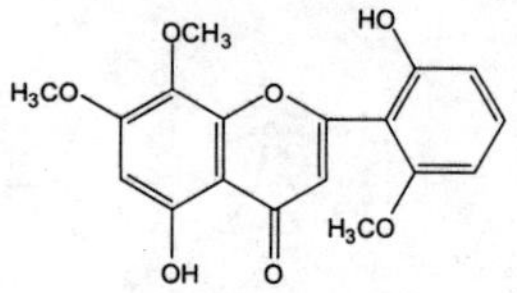

$C_{18}H_{16}O_7$ (344.3)
rivularin
半枝莲种素

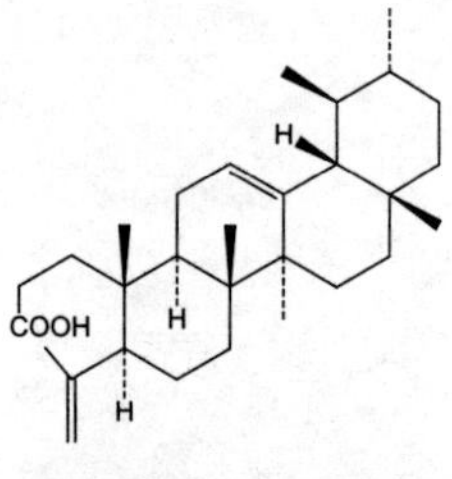

$C_{30}H_{48}O_2$ (440.7)
roburic acid
栎瘿酸

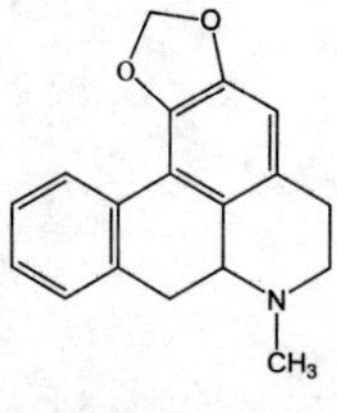

$C_{18}H_{17}NO_2$ (279.3)
roemerine
斑点亚洲罂粟碱

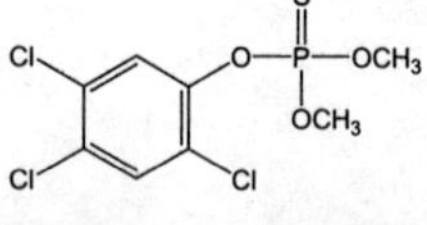

$C_8H_8Cl_3O_3PS$ (321.6)
ronnel
皮蝇磷

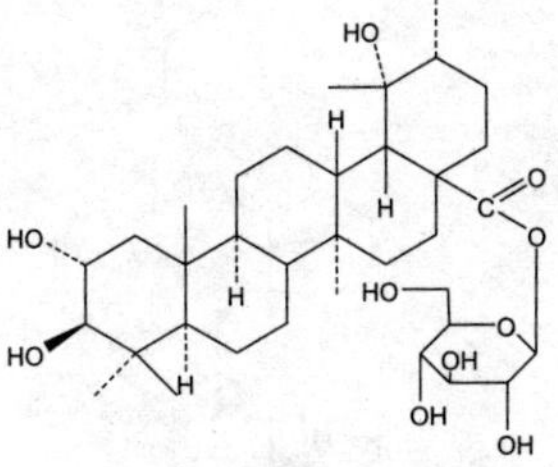

$C_{36}H_{58}O_{10}$ (650.8)
rosamultin
野蔷薇苷

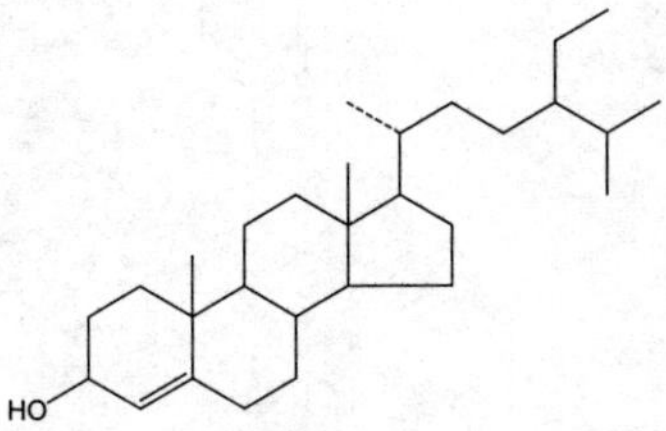

$C_{29}H_{50}O$ (414.7)
rosasterol
扶桑甾醇

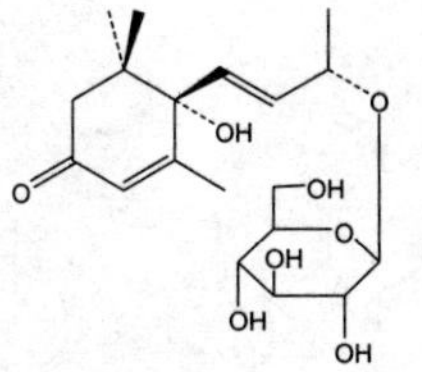

$C_{19}H_{30}O_8$ (386.4)
roseoside Ⅱ
长寿花糖苷 Ⅱ

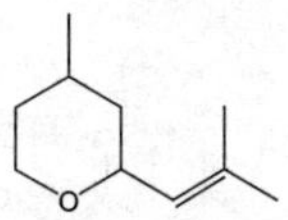

$C_{10}H_{18}O$ (154.3)
rose oxide
玫瑰醚

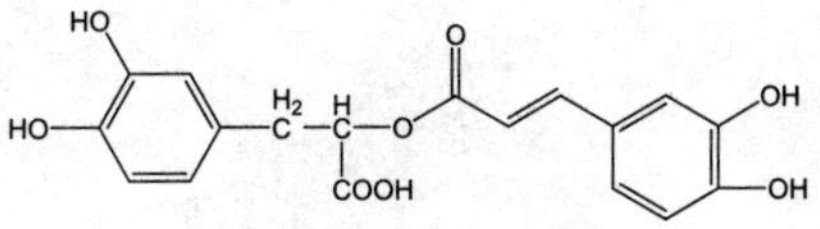

$C_{18}H_{16}O_8$ (360.3)
rosmarinic acid
迷迭香酸

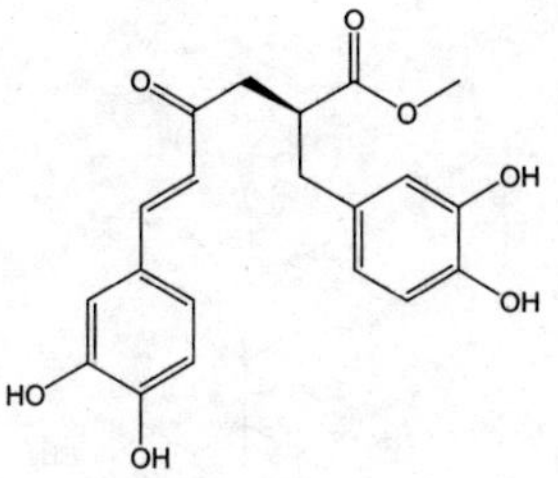

$C_{19}H_{18}O_8$ (374.3)
rosmarinic acid methyl ester
迷迭香酸甲酯

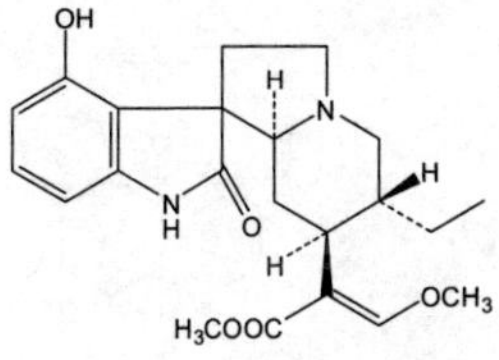

$C_{22}H_{28}N_2O_5$ (400.5)
rotundifoline
圆叶帽柱木碱

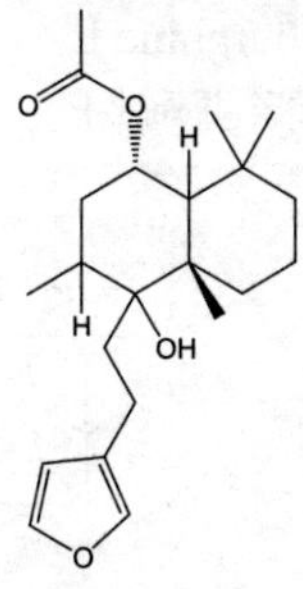

$C_{22}H_{34}O_4$ (362.5)
rotundifuran
蔓荆呋喃

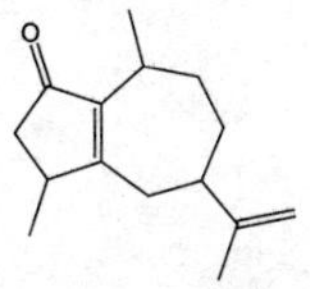

$C_{15}H_{22}O$ (218.3)
rotundone
莎草薁酮

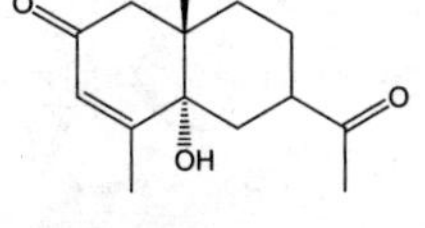

$C_{14}H_{20}O_3$ (236.3)
α-rotunol
α- 莎草醇

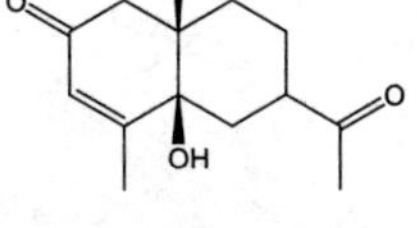

$C_{14}H_{20}O_3$ (236.3)
β-rotunol
β- 莎草醇

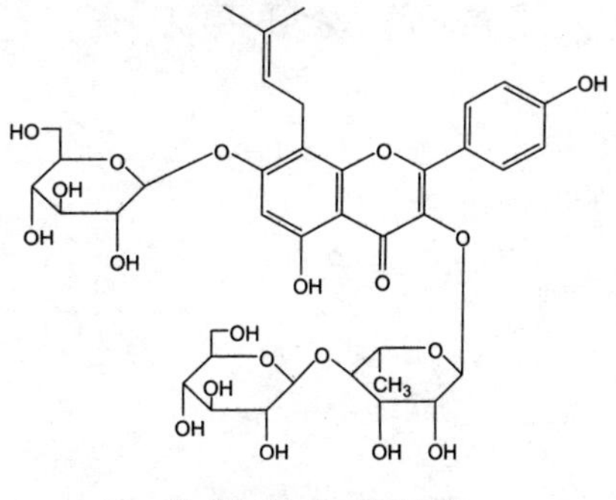

$C_{38}H_{48}O_{20}$ (824.8)
rouhuoside
柔藿苷

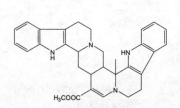

C$_{31}$H$_{32}$N$_4$O$_2$ (492.6)
roxburghine A
儿茶钩藤碱 A

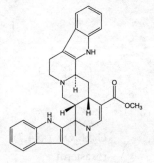

C$_{31}$H$_{32}$N$_4$O$_2$ (492.6)
roxburghine B
儿茶钩藤碱 B

C$_{31}$H$_{32}$N$_4$O$_2$ (492.6)
roxburghine C
儿茶钩藤碱 C

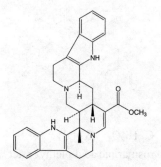

C$_{31}$H$_{32}$N$_4$O$_2$ (492.6)
roxburghine D
儿茶钩藤碱 D

C$_{31}$H$_{32}$N$_4$O$_2$ (492.6)
roxburghine E
儿茶钩藤碱 E

C$_{15}$H$_{10}$O$_4$ (254.2)
rubiadin
甲基异茜草素

C$_{16}$H$_{12}$O$_4$ (268.3)
rubiadin-1-methylether
甲基异茜草素 -1- 甲醚

C$_{32}$H$_{52}$O$_5$ (516.8)
rubiarbonol D
茜草阿波醇 D

C$_{30}$H$_{50}$O$_3$ (458.7)
rubiatriol
茜草萜三醇

C$_{15}$H$_{10}$O$_5$ (270.2)
rubilactone
草内酯

C$_{17}$H$_{16}$O$_4$ (284.3)
rubimaillin
大叶茜草素

C$_{31}$H$_{24}$O$_{10}$ (556.5)
rubioncolin B
钩毛茜草聚萘醌 B

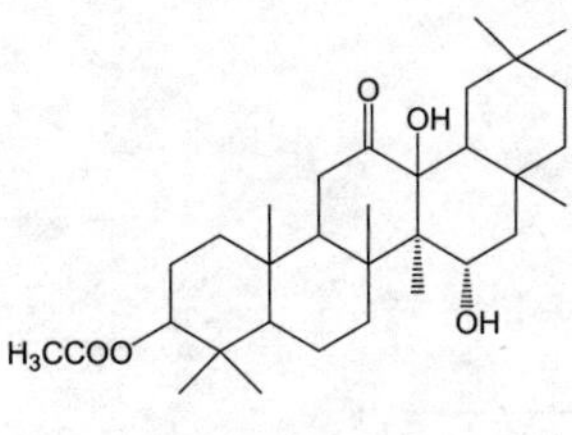

$C_{32}H_{52}O_5$ (516.8)
rubiprasin A
黑果茜草萜 A

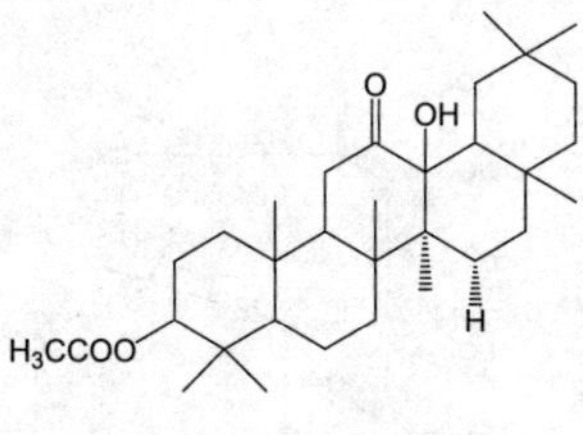

$C_{32}H_{52}O_4$ (500.8)
rubiprasin B
黑果茜草萜 B

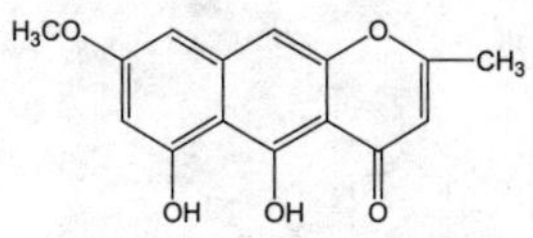

$C_{15}H_{12}O_5$ (272.3)
rubrofusarin
红镰玫素

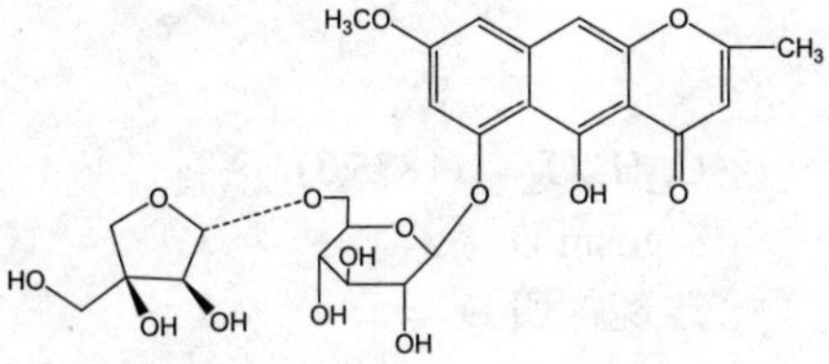

$C_{26}H_{30}O_{14}$ (566.5)
6-[α-D -apiofuranosyl (1 → 6)-O-β-D-glucopyrano
syloxy]-rubrofusarin
红镰玫素 -6-O- 芹糖葡萄糖苷

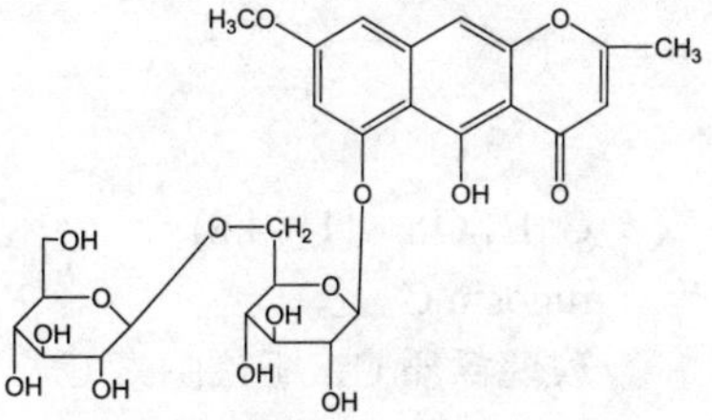

$C_{27}H_{32}O_{15}$ (596.5)
rubrofusarin-6-O-gentiobioside
红镰玫素 -6-O- 龙胆二糖苷

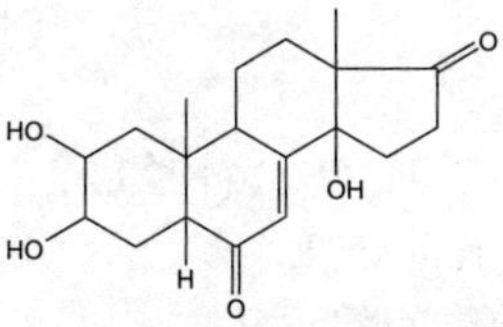

$C_{19}H_{26}O_5$ (334.4)
rubrosterone
红苋甾酮

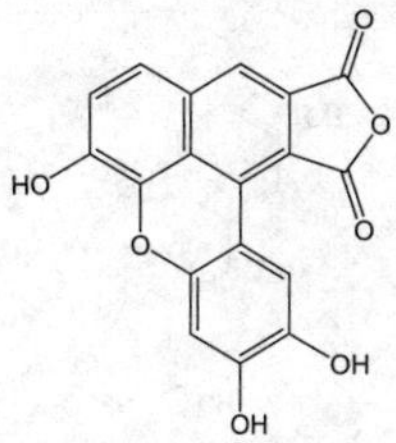

$C_{18}H_8O_7$ (336.3)
rufescidride

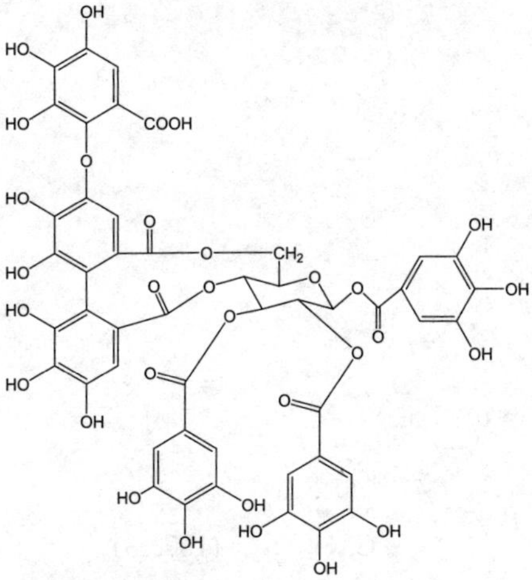

$C_{48}H_{34}O_{31}$ (1106.8)
rugosin A
玫瑰鞣质 A

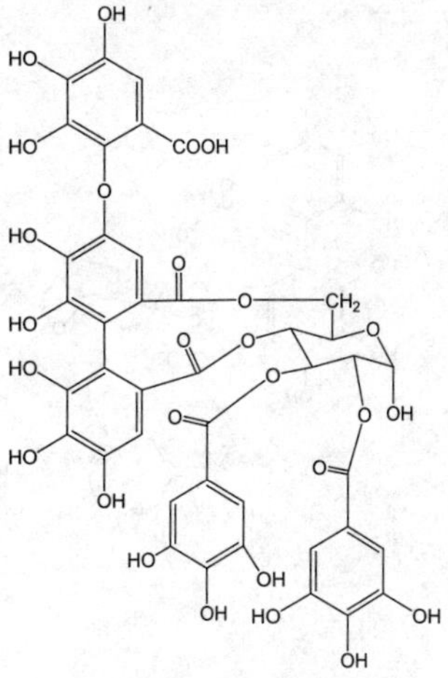

$C_{41}H_{30}O_{27}$ (954.7)
rugosin B
玫瑰鞣质 B

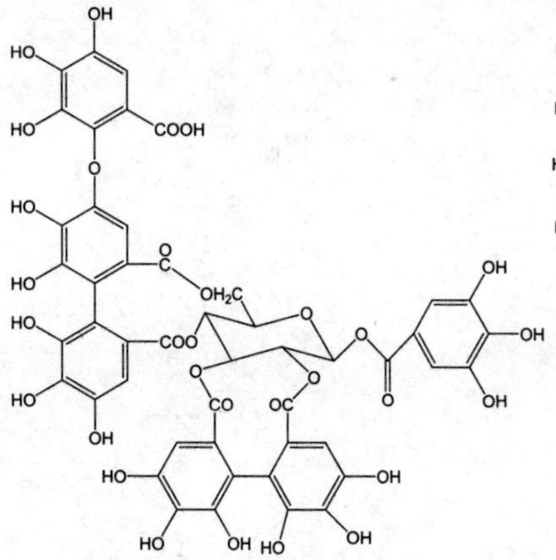

$C_{48}H_{32}O_{31}$ (1104.8)

rugosin C

玫瑰鞣质 C，皱褶菌素 C

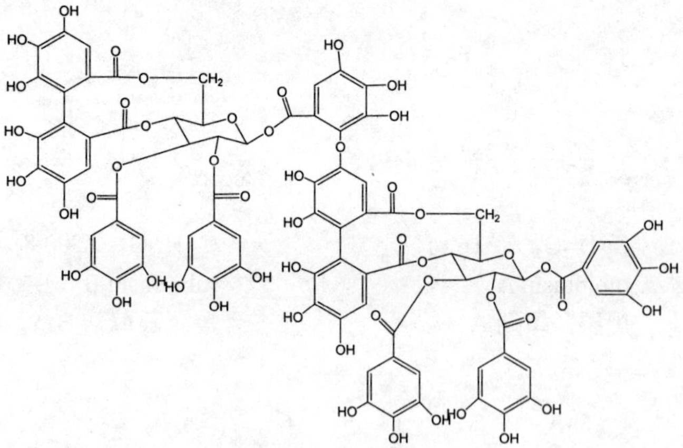

$C_{82}H_{58}O_{52}$ (1875.3)

rugosin D

玫瑰鞣质 D

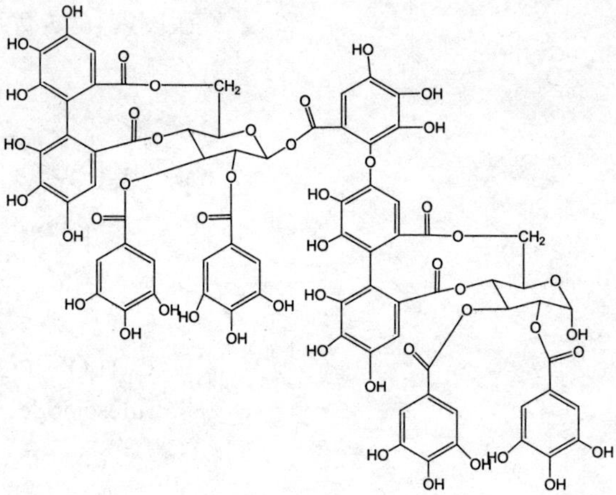

$C_{75}H_{54}O_{48}$ (1723.2)

rugosin E

玫瑰鞣质 E

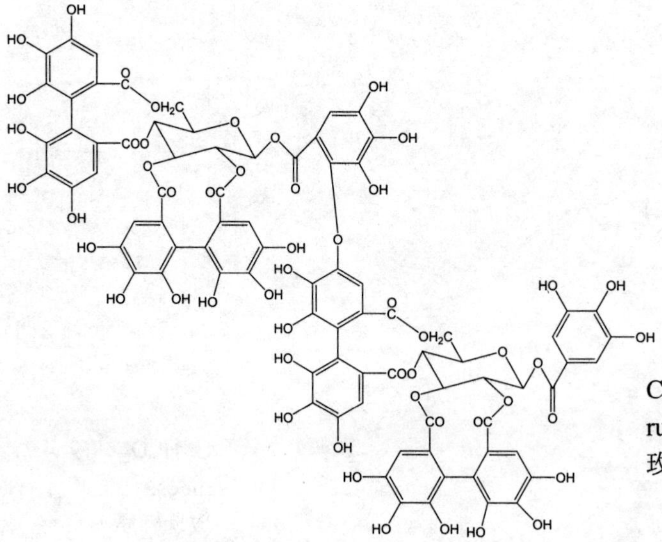

$C_{82}H_{56}O_{52}$ (1873.3)

rugosin F

玫瑰鞣质 F，皱褶菌素 F

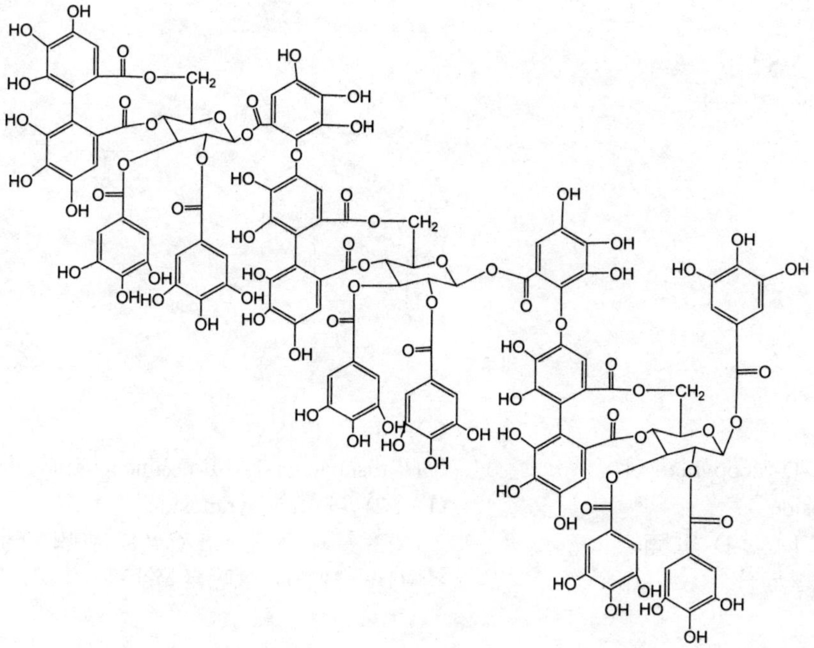

$C_{123}H_{86}O_{78}$ （2812.0）
rugosin G
玫瑰鞣质 G

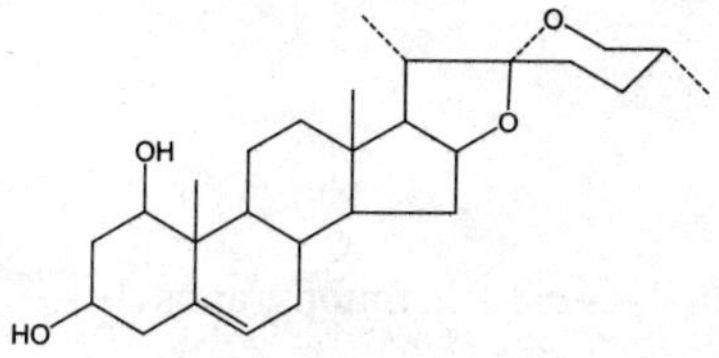

$C_{27}H_{42}O_4$ （430.6）
ruscogenin
罗斯皂苷元

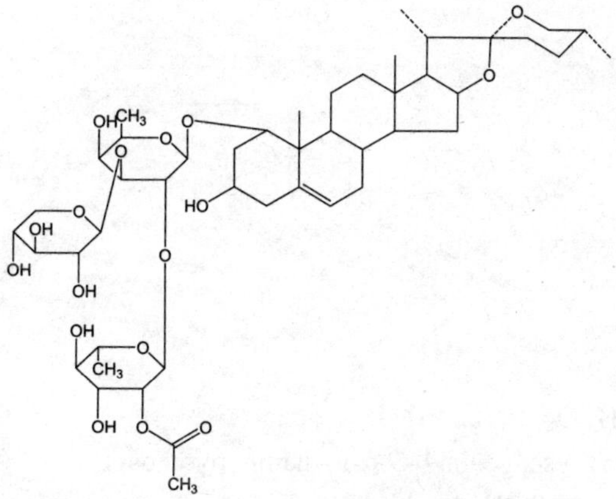

$C_{46}H_{72}O_{17}$ （897.1）
(25*S*)-ruscogenin-1-*O*-[(2-*O*-acetyl)-α-L-rhamnopyranosyl(1→2)]
[β-D-xylopyranosyl(1 → 3)]-β-D-fucopyranoside
(25*S*)- 罗斯考皂苷元 -1-*O*-[(2-*O*- 乙酰基)-α-L- 吡喃鼠李糖基
(1 → 2)][β-D- 吡喃木糖基 (1 → 3)]-β-D- 吡喃岩藻糖苷

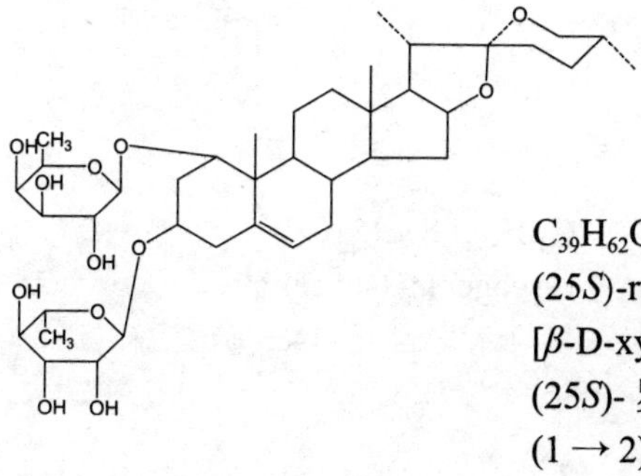

$C_{39}H_{62}O_{12}$ （722.9）
(25*S*)-ruscogenin-1-*O*-[(3-*O*-acetyl)-α-L-rhamnopyranosyl(1→2)]
[β-D-xylopyranosyl(1 → 3)]-β-D-fucopyranoside
(25*S*)- 罗斯考皂苷元 -1-*O*-[(3-*O*- 乙酰基)-α-L- 吡喃鼠李糖基
(1 → 2)][β-D- 吡喃木糖基 (1 → 3)]-β-D- 吡喃岩藻糖苷

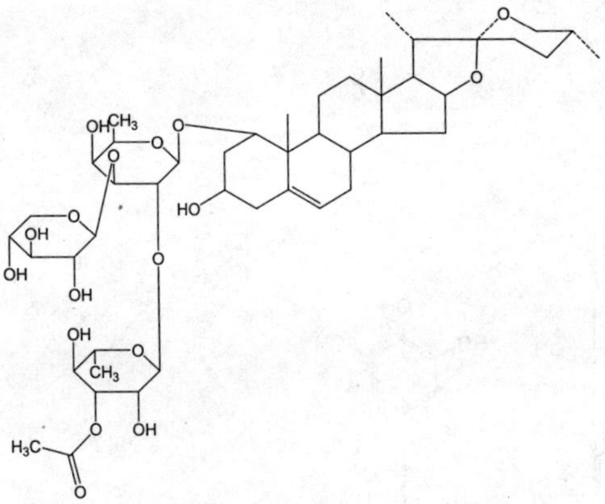

$C_{46}H_{72}O_{17}$ (897.1)
(25*S*)-ruscogenin-1-*O*-*β*-D-fucopyranosyl-3-*O*-*α*-L-rhamnopyranoside
(25*S*)- 罗斯考皂苷元 -1-*O*-*β*-D- 吡喃岩藻糖 -3-*O*-*α*-L- 吡喃鼠李糖苷

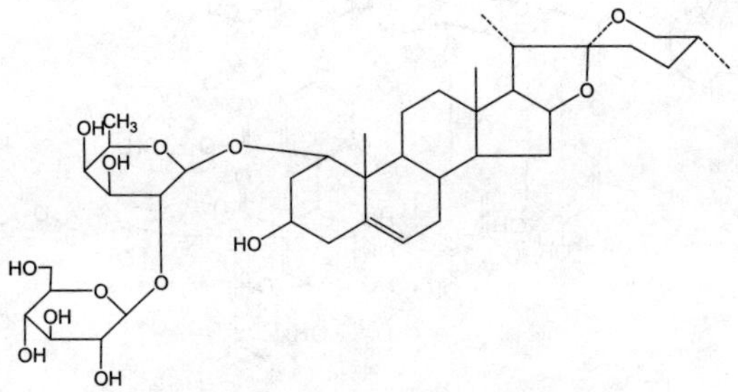

$C_{39}H_{62}O_{13}$ (738.9)
25(*R*)ruscogenin-1-*O*-*β*-D-glucopyranosyl-(1 → 2)-*β*-D-fucopyranoside
25(*R*) 鲁斯可皂苷元 -1-*O*-*β*-D- 吡喃葡萄糖 -(1 → 2)-*β*-D- 吡喃岩藻糖苷

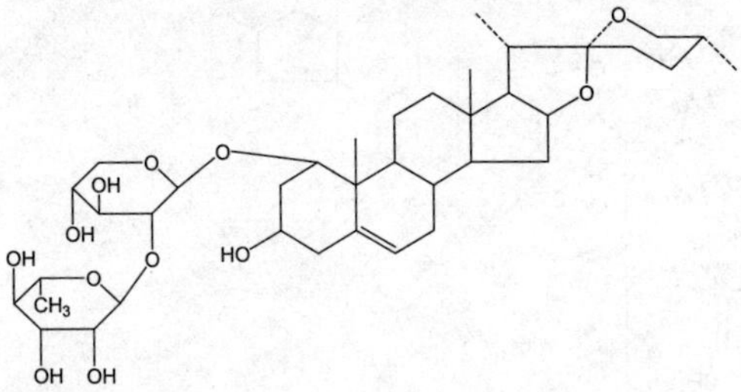

$C_{38}H_{60}O_{12}$ (708.9)
(25*S*)-ruscogenin-1-*O*-*α*-L-rhamnopyranosyl (1 → 2)-*β*-D-xylopyranoside
(25*S*)- 鲁斯可皂苷元 1-*O*-*α*-L- 吡喃鼠李糖基 (1 → 2)-*β*-D- 吡喃木糖苷

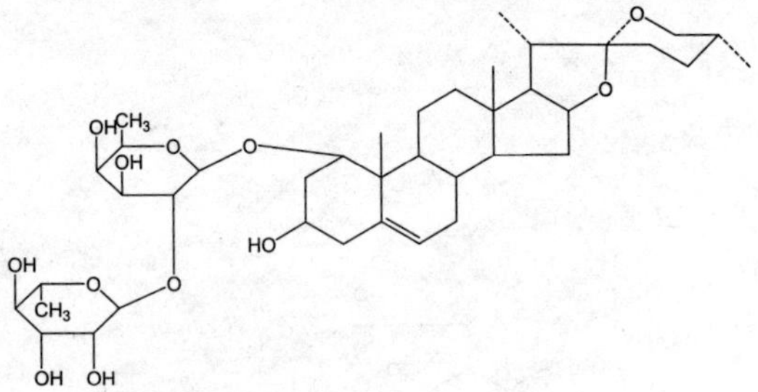

$C_{39}H_{62}O_{12}$ (722.9)
(25*S*)-ruscogenin-1-*O*-*α*-L-rhamnopyranosyl (1 → 2)-*β*-D-fucopyranoside
(25*S*)- 鲁斯可皂苷元 1-*O*-*α*-L- 吡喃鼠李糖基 (1 → 2)-*β*-D- 吡喃岩藻糖苷

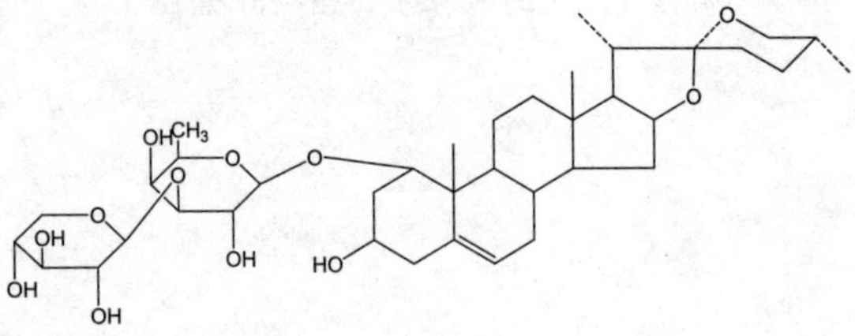

$C_{38}H_{60}O_{12}$ (708.9)
25(*R*)ruscogenin-1-*O*-*β*-D-xylopyranosyl (1 → 3)]-*β*-D-fucopyranoside
25(*R*) 鲁斯可皂苷元 -1-*O*-*β*-D- 吡喃木糖 (1 → 3)-*β*-D- 吡喃岩藻糖苷

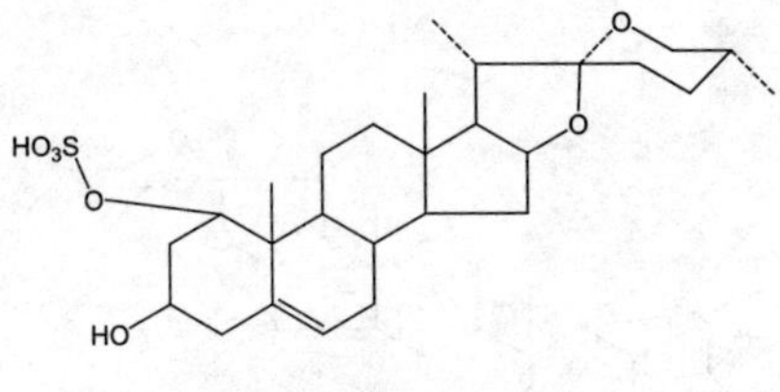

$C_{27}H_{42}O_7S$ (510.7)
ruscogenin-1-*O*-sulfate
罗斯考皂苷元 -1-*O*- 硫酸酯

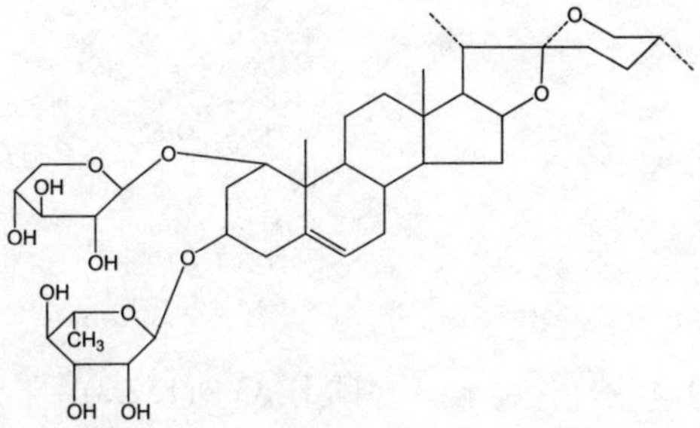

(25*S*)-ruscogenin-1-*O*-β-D-xylopyranosyl-3-*O*-α-L-rhamnopyranoside

(25*S*)- 罗斯考皂苷元 1-*O*-β-D- 吡喃木糖 -3-*O*-α-L- 吡喃鼠李糖苷

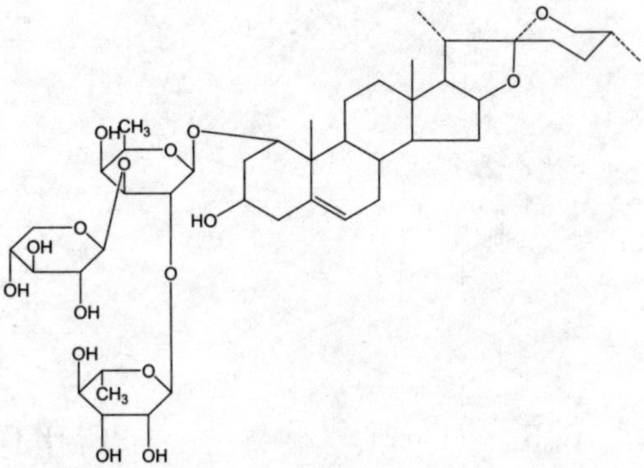

$C_{44}H_{70}O_{16}$ (855.0)

25(*S*)- ruscogenin -1-*O*-[α-L-rhamnopyranosyl (1 → 2)][β-D-xylopyraose(1 → 3)β-D-fucopyranoside

25(*S*)- 罗斯考皂苷元 -1-*O*-[α-L- 吡喃鼠李糖基 (1 → 2)][β-D- 吡喃木糖基 (1 → 3)β-D- 吡喃岩藻糖苷

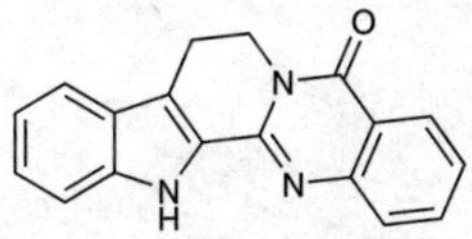

$C_{18}H_{13}N_3O$ (287.3)
rutaecarpine
吴茱萸次碱

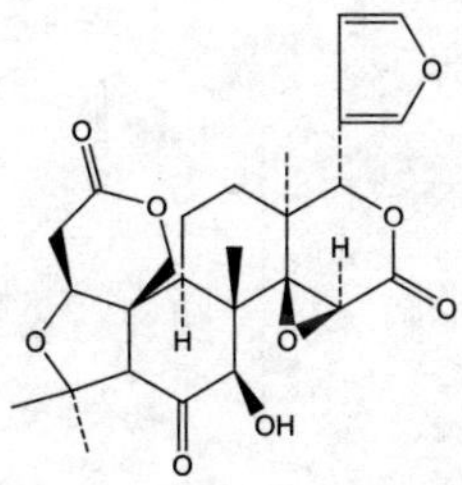

$C_{26}H_{30}O_9$ (486.5)
rutaevin
吴茱萸苦素

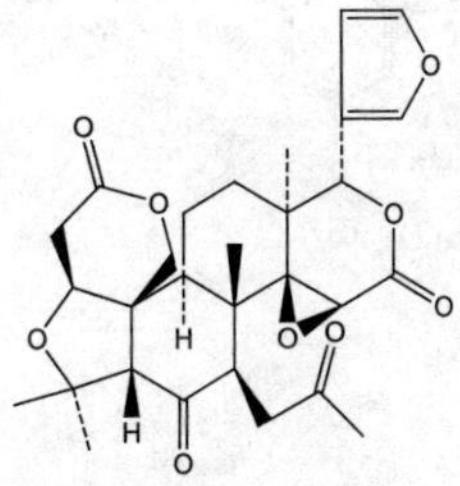

$C_{28}H_{32}O_{10}$ (528.6)
rutaevin acetate
吴茱萸苦素乙酸酯

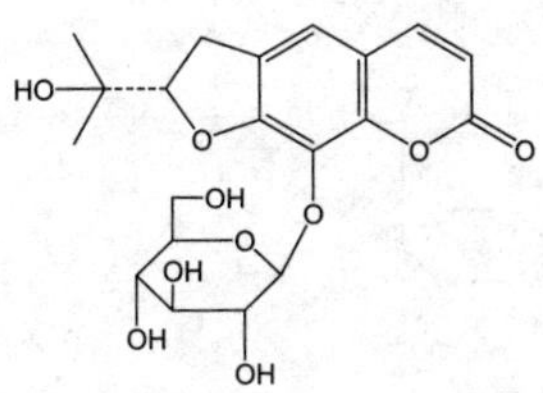

$C_{20}H_{24}O_{10}$ (424.4)
rutarin
靶香呋喃香豆醇葡萄糖苷

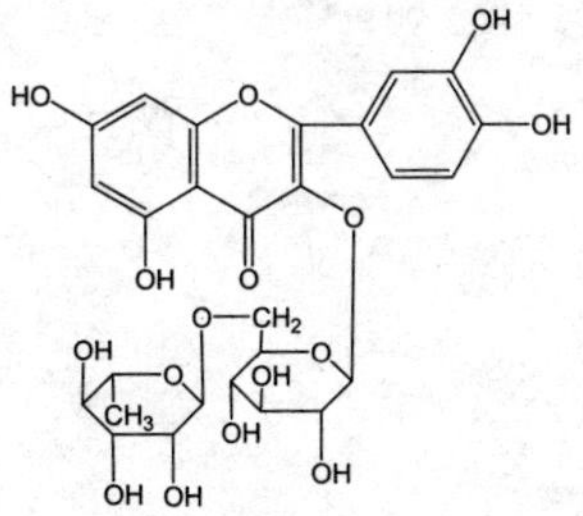

$C_{27}H_{30}O_{16}$ (610.5)
rutin
芦丁，芸香苷

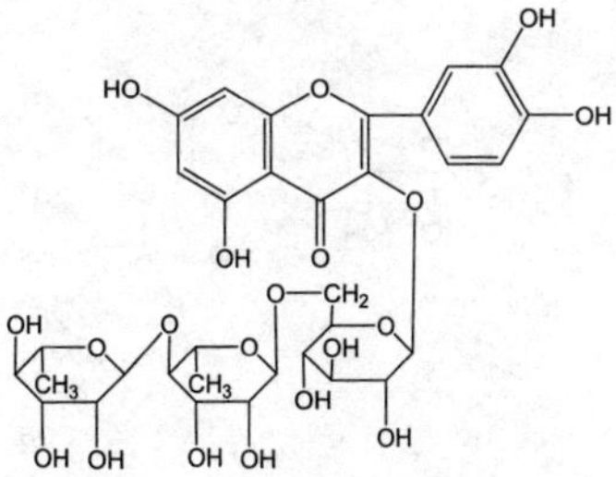

$C_{33}H_{40}O_{20}$ (756.7)
rutin-4‴-*O*-rhamnoside
芦丁 -4‴-*O*- 鼠李糖苷

S 部

$C_{10}H_{16}$　(136.2)
sabinene
香桧烯

$C_{10}H_{18}O$　(154.3)
sabinene hydrate
水化香桧烯

$C_{10}H_{16}O$　(152.2)
sabinol
香桧醇

$C_{27}H_{32}O_{16}$　(612.5)
safflomin A
红花黄色素 A

$C_{48}H_{54}O_{27}$　(1062.9)
safflomin B
红花黄色素 B

$C_{10}H_{10}O_2$　(162.2)
safrole
黄樟脑，黄樟醚

$C_{32}H_{38}O_{18}$　(710.6)
sagittatin A
箭叶亭苷 A

$C_{34}H_{40}O_{19}$　(752.7)
sagittatin B
箭叶亭苷 B

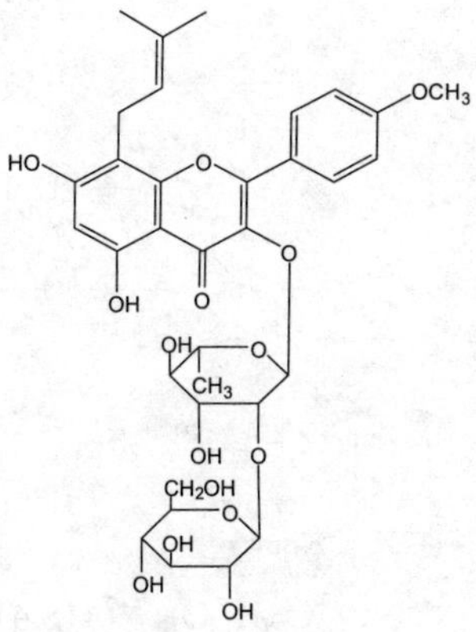

$C_{33}H_{40}O_{15}$ (676.7)
sagittatoside A
箭叶苷 A

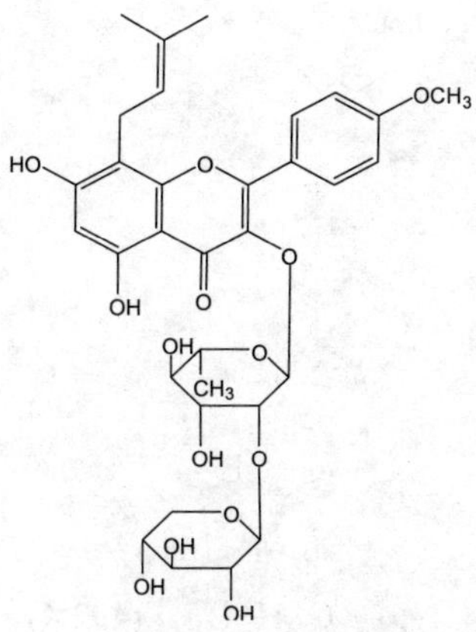

$C_{32}H_{38}O_{14}$ (646.6)
sagittatoside B
箭叶苷 B

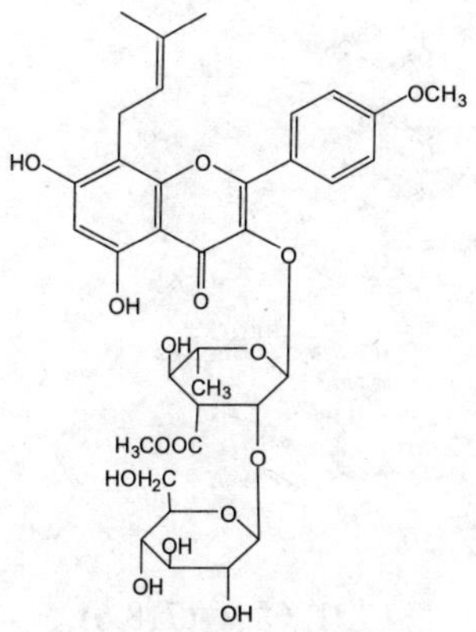

$C_{35}H_{42}O_{16}$ (718.7)
sagittatoside C
箭叶苷 C

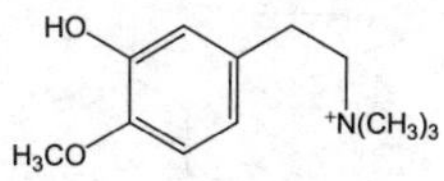

$C_{12}H_{20}NO_2$ (210.3)
salicifoline
柳叶木兰碱

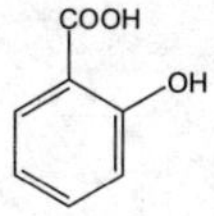

$C_7H_6O_3$ (138.1)
salicylic acid
水杨酸

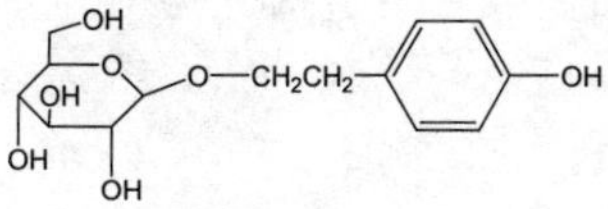

$C_{14}H_{20}O_7$ (300.3)
salidroside
红景天苷，毛柳苷

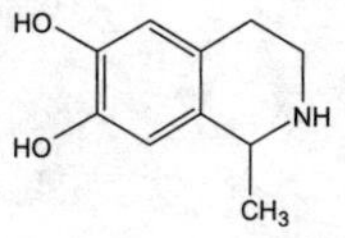

$C_{10}H_{13}NO_2$ (179.2)
salsolinol
去甲猪毛菜碱

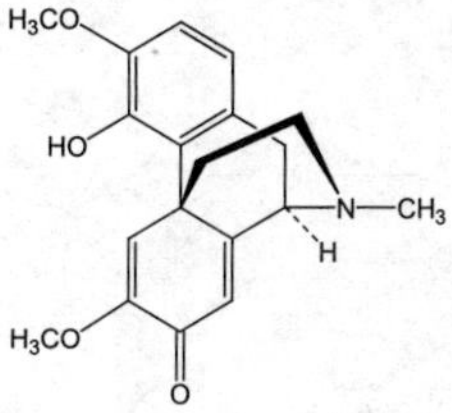

$C_{19}H_{21}NO_4$ (327.4)
salutaridine
多花罂粟碱

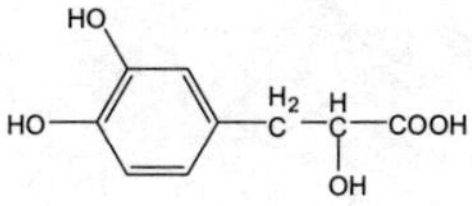

$C_9H_{10}O_5$ (198.2)
salvianic acid A
丹参酸 A，丹参素

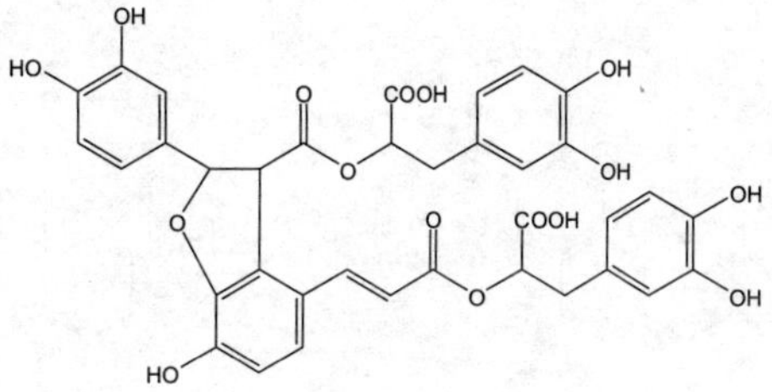

$C_{36}H_{30}O_{16}$ (718.6)
salvianic acid B
丹参酸 B

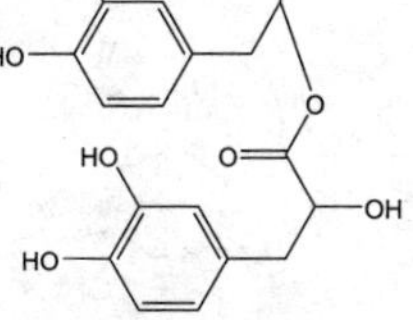

$C_{18}H_{18}O_9$ (378.3)
salvianic acid C
丹参酸 C

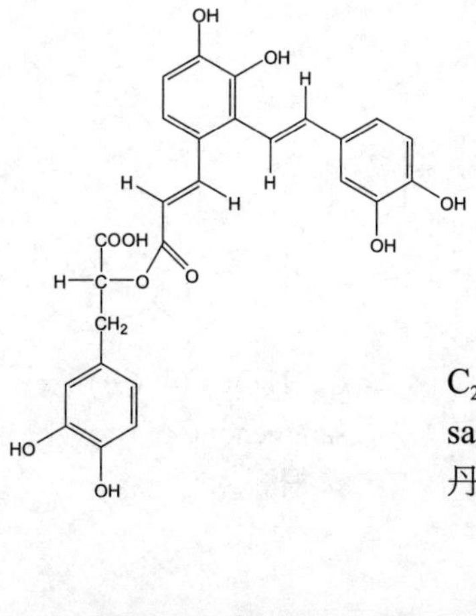

$C_{26}H_{22}O_{10}$ (494.5)
salvianolic acid A
丹参酚酸 A

$C_{36}H_{30}O_{16}$ (718.6)
salvianolic acid B
丹参酚酸 B

$C_{26}H_{20}O_{10}$ (492.4)
salvianolic acid C
丹参酚酸 C

$C_{20}H_{18}O_{10}$ (418.4)
salvianolic acid D
丹参酚酸 D

$C_{36}H_{30}O_{16}$ (718.6)
salvianolic acid E
丹参酚酸 E

$C_{18}H_{12}O_7$ (340.3)
salvianolic acid G
丹参酚酸 G

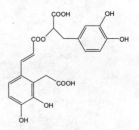

$C_{20}H_{20}O_2$ (292.4)
salvilenone
鼠尾草列酮

$C_{18}H_{20}O_2$ (268.4)
salvinone
鼠尾草酮

$C_{20}H_{30}O_2$ (302.5)
salviol
鼠尾草酚

$C_{26}H_{34}O_6$ (442.5)
samarcandin acetate
萨玛坎亭乙酸酯

$C_{20}H_{30}O_2$ (302.5)
sandaracopimaric acid
山达海松酸

$C_{25}H_{24}O_7$ (436.5)
sanggenone A
桑根酮 A

$C_{33}H_{30}O_9$ (570.6)
sanggenone B
桑根酮 B

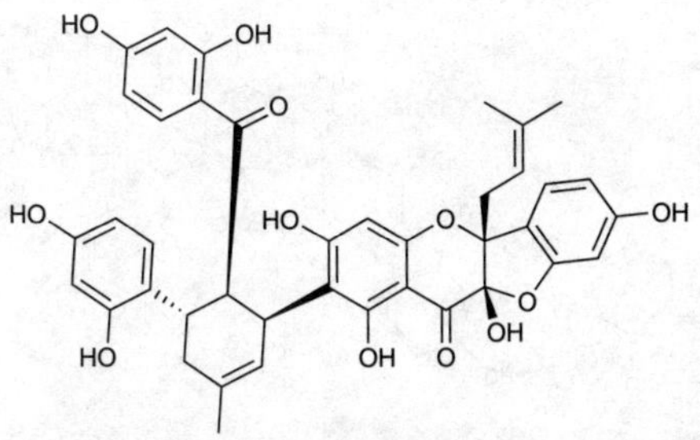

C~40~H~36~O~12~　(708.7)
sanggenone C
桑根酮 C

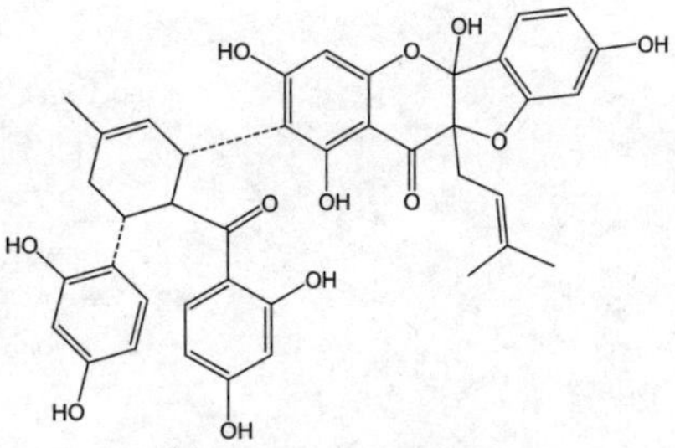

$C_{40}H_{36}O_{12}$　(708.7)
sanggenone D
桑根酮 D

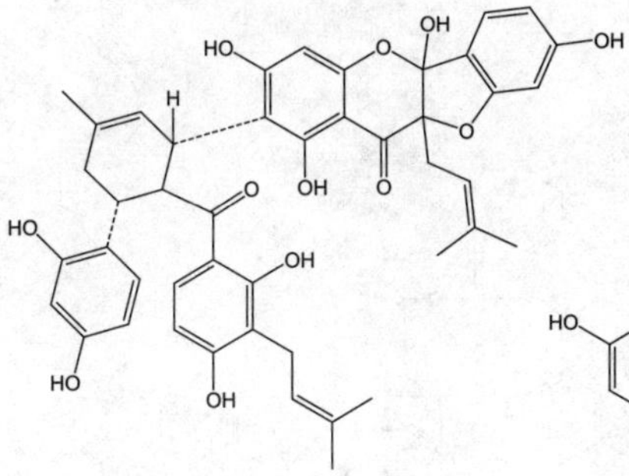

$C_{45}H_{44}O_{12}$　(776.3)
sanggenone E
桑根酮 E

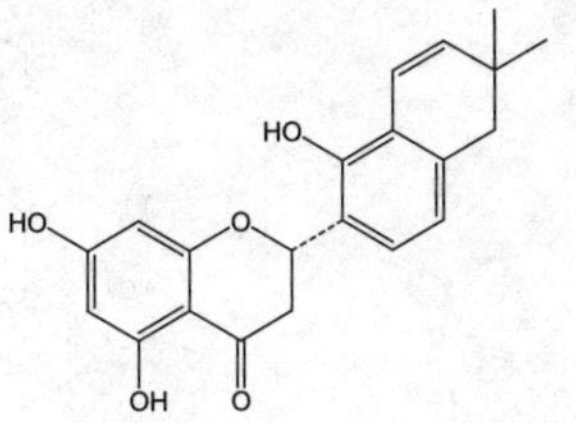

$C_{20}H_{18}O_6$　(354.4)
sanggenone F
桑根酮 F

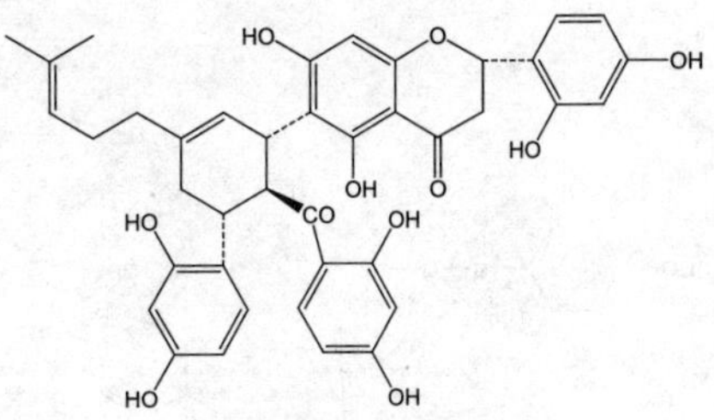

$C_{40}H_{38}O_{11}$　(694.7)
sanggenone G
桑根酮 G

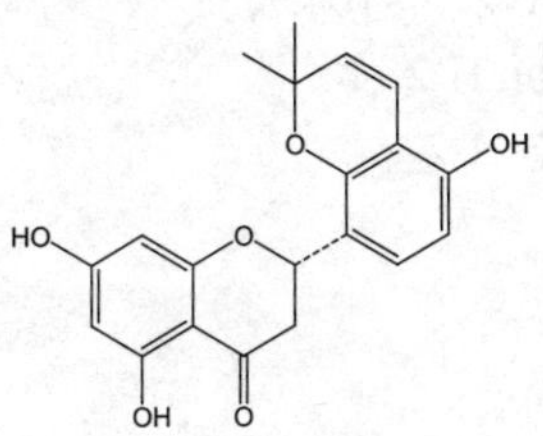

$C_{20}H_{18}O_6$　(354.4)
sanggenone H
桑根酮 H

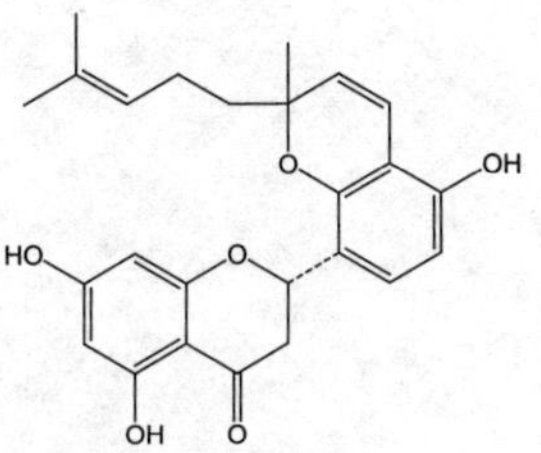

$C_{25}H_{26}O_6$　(422.5)
sanggenone I
桑根酮 I

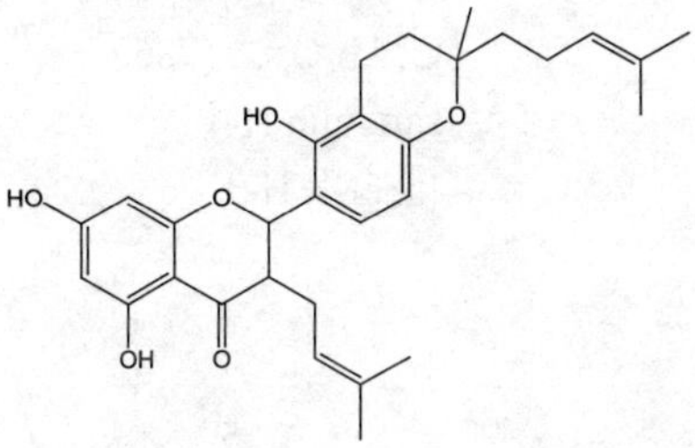

$C_{30}H_{32}O_6$　(488.6)
sanggenone J
桑根酮 J

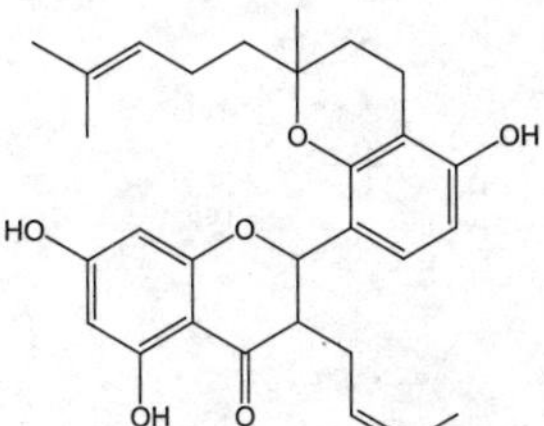

$C_{30}H_{32}O_6$　(88.6)
sanggenone K
桑根酮 K

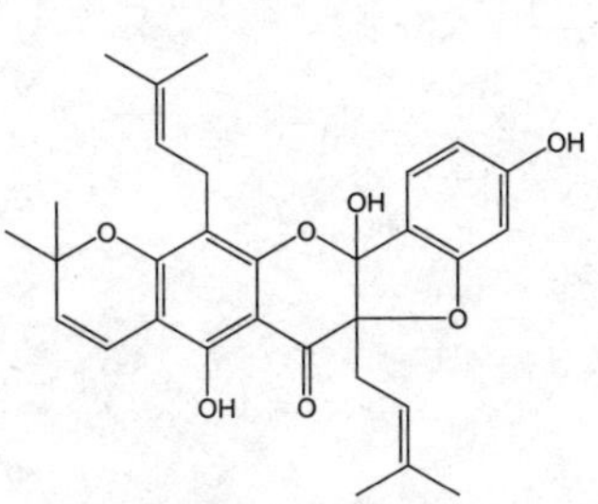

$C_{30}H_{32}O_7$　(504.6)
sanggenone L
桑根酮 L

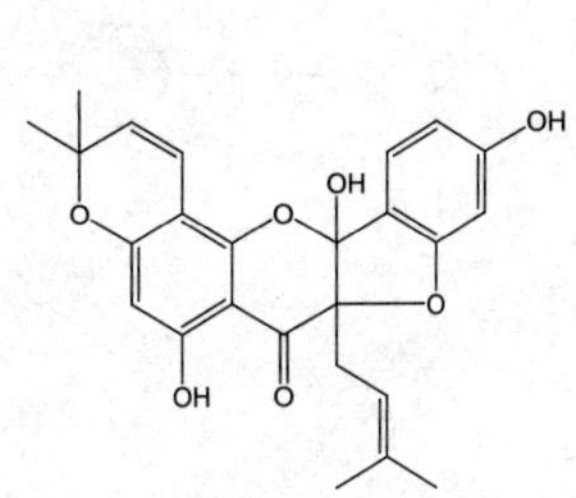

$C_{25}H_{24}O_7$　(436.5)
sanggenone M
桑根酮 M

$C_{25}H_{26}O_6$ (422.5)
sanggenone N
桑根酮 N

$C_{40}H_{36}O_{12}$ (708.7)
sanggenone O
桑根酮 O

$C_{45}H_{44}O_{12}$ (776.8)
sanggenone P
桑根酮 P

$C_{34}H_{26}O_{22}$ (786.6)
sanguiin H-1
地榆素 H-1

$C_{48}H_{32}O_{31}$ (1104.7)
sanguiin H-2
地榆素 H-2

$C_{68}H_{48}O_{44}$ (1569.1)
sanguiin H-3
地榆素 H-3

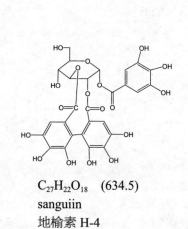

$C_{27}H_{22}O_{18}$ (634.5)
sanguiin
地榆素 H-4

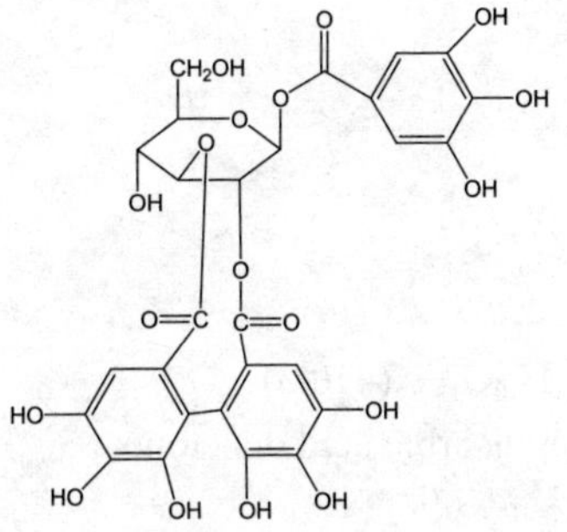

$C_{27}H_{22}O_{18}$　(634.5)
sanguiinH-5
地榆素 H-5

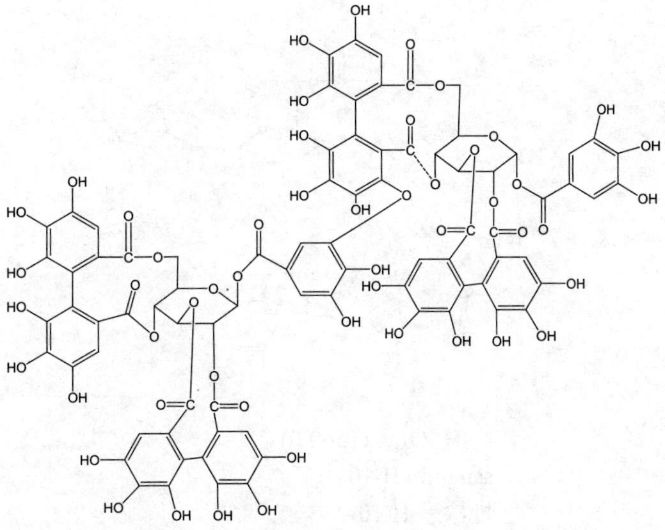

$C_{82}H_{54}O_{52}$　(1871.3)
sanguiin H-6
地榆素 H-6

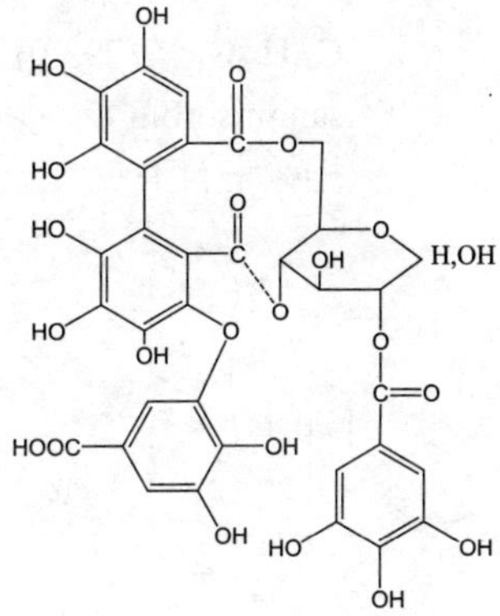

$C_{34}H_{26}O_{23}$　(802.6)
sanguiin H-7
地榆素 H-7

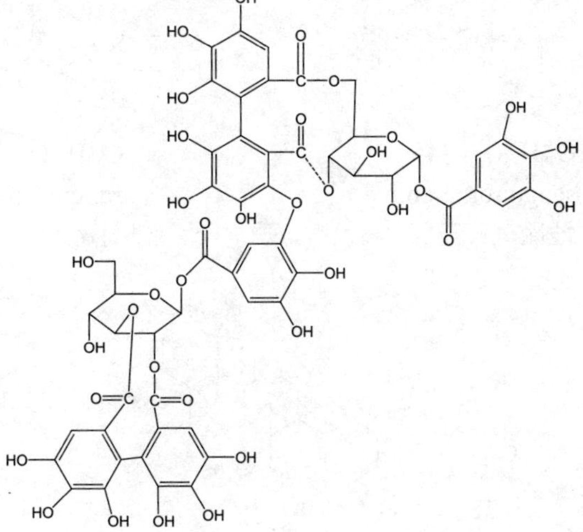

$C_{54}H_{42}O_{36}$　(1266.9)
sanguiin H-8
地榆素 H-8

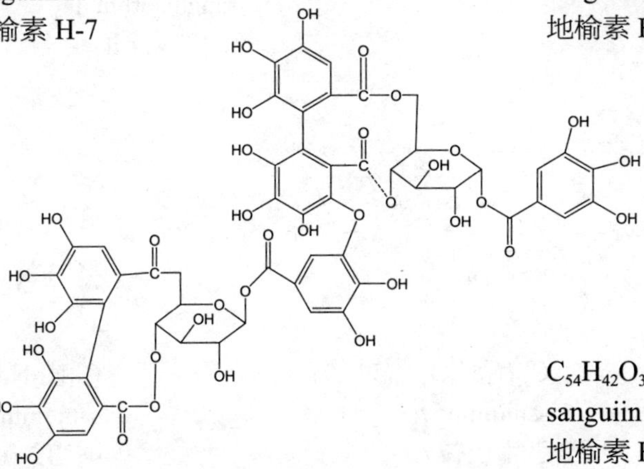

$C_{54}H_{42}O_{36}$　(1266.9)
sanguiin H-9
地榆素 H-9

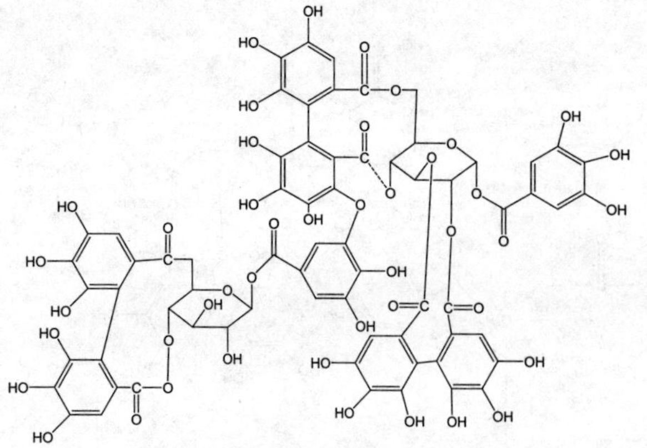

$C_{68}H_{48}O_{44}$ (1569.0)
sanguiin H-10
地榆素 H-10

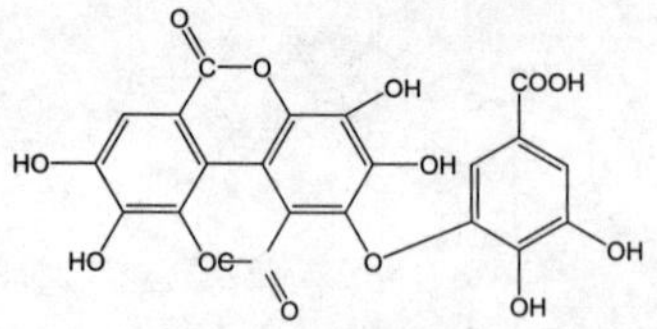

$C_{21}H_{10}O_{13}$ (470.3)
sanguisorbic acid dilactone
地榆酸双内酯

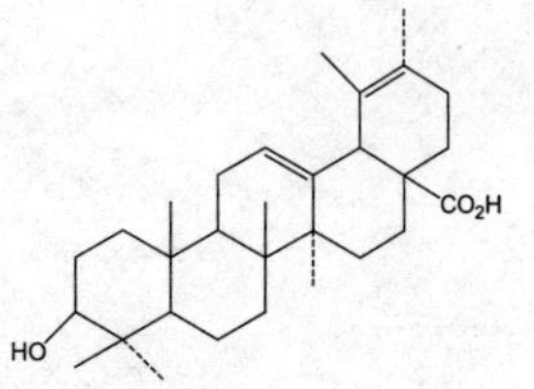

$C_{30}H_{46}O_3$ (454.7)
sanguisorbigenin
地榆皂苷元

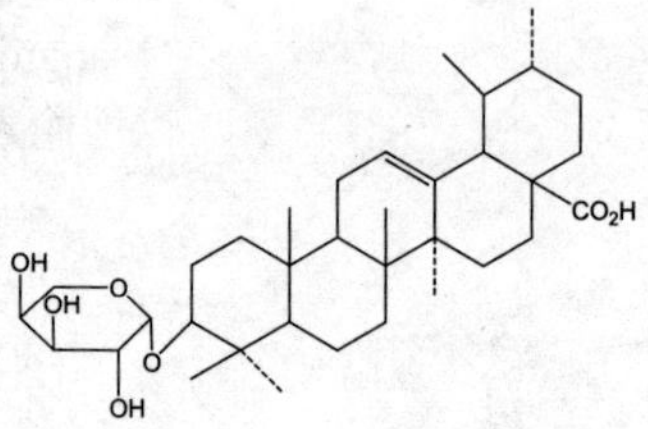

$C_{35}H_{56}O_7$ (588.8)
sanguisorbin B
地榆皂苷 B

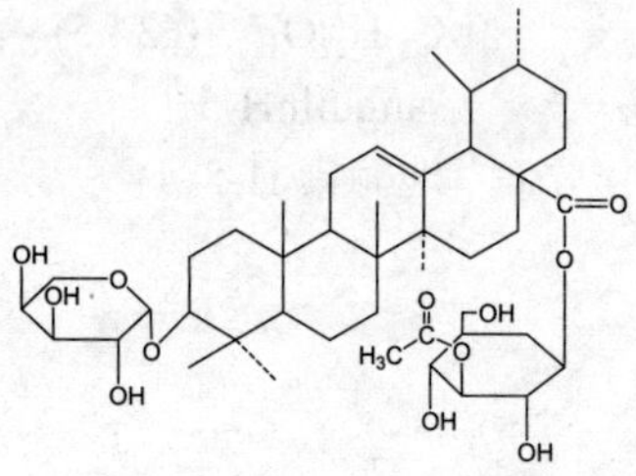

$C_{43}H_{68}O_{13}$ (793.0)
sanguisorbin E
地榆皂苷 E

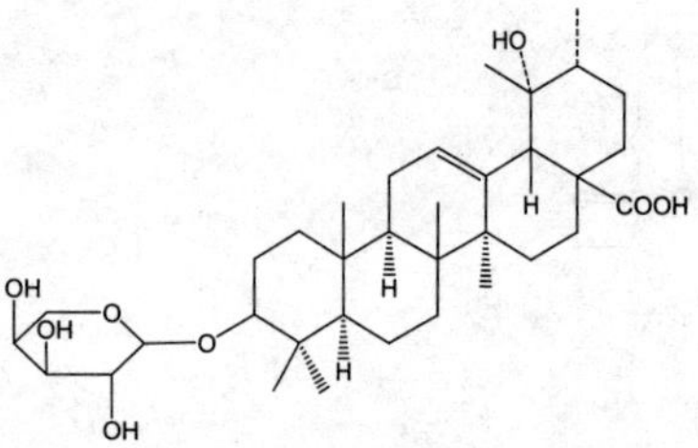

$C_{35}H_{54}O_7$ (586.8)
sanguisorbin I
地榆皂苷 I

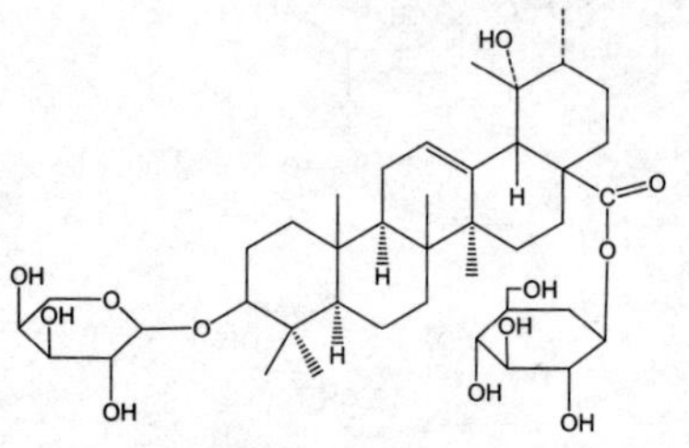

$C_{43}H_{68}O_{13}$ (793.0)
sanguisorbin II
地榆皂苷 II

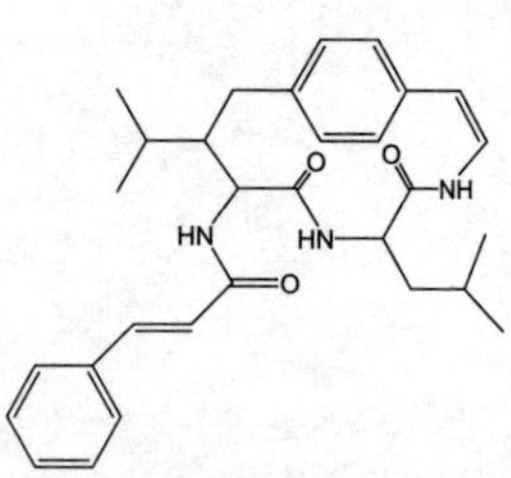

$C_{30}H_{37}N_3O_3$ (487.6)
sanjoinenine
酸枣仁环肽

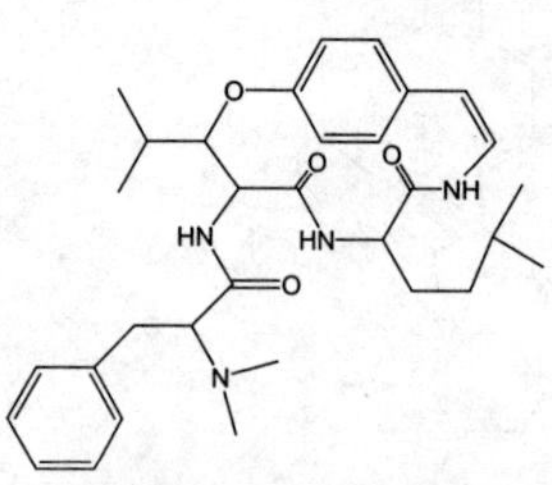

$C_{32}H_{44}N_4O_4$ (548.7)
sanjoinine A
酸枣仁碱 A

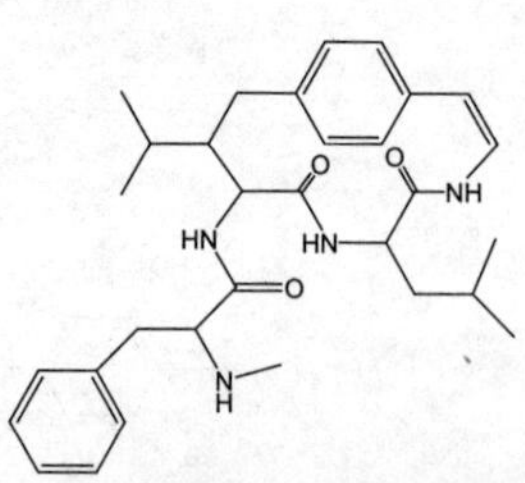

$C_{31}H_{42}N_4O_3$ (518.7)
sanjoinine B
酸枣仁碱 B

$C_{33}H_{48}N_4O_4$ (564.8)
sanjoinine D
酸枣仁碱 D

$C_{32}H_{46}N_4O_4$ (550.7)
sanjoinine F
酸枣仁碱 F

$C_{32}H_{46}N_4O_4$ (550.7)
sanjoinine G_1
酸枣仁碱 G_1

$C_{31}H_{44}N_4O_4$ (536.7)
sanjoinine G_2
酸枣仁碱 G_2

$C_{17}H_{19}NO_3$ (285.3)
sanjoinine K
酸枣仁碱 K

$C_{19}H_{21}NO_2$ (295.4)
sanjoinine E
酸枣仁碱 E

$C_{19}H_{21}NO_4$ (327.4)
sanjoinine I b
酸枣仁碱 I b

$C_{18}H_{19}NO_2$ (281.4)
sanjoinine I a
酸枣仁碱 I a

$C_{18}H_{34}O_5$ (330.5)
sanleng acid
三棱酸

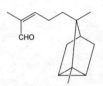

$C_{15}H_{22}O$ (218.3)
α-santalal
α- 檀香萜醛

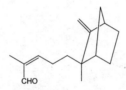

$C_{15}H_{22}O$ (218.3)
β-santaial
β- 檀香萜醛

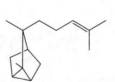

$C_{15}H_{24}$ (204.4)
α-santalene
α- 檀香萜烯

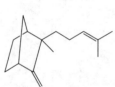

$C_{15}H_{24}$ (204.4)
β-santalene
β- 檀香萜烯

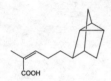

C₁₅H₂₂O₂ (234.3)
α-santalic acid
α- 檀香萜酸

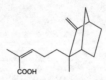

C₁₅H₂₂O₂ (234.3)
β-santalic acid
β- 檀香萜酸

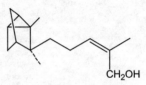

C₁₅H₂₄O (220.4)
α-santalol
α- 檀香萜醇

C₁₅H₂₄O (220.4)
β-santalol
β- 檀香醇

C₁₇H₂₆O₂ (262.4)
β-santalyl acetate
β- 檀香醇乙酸酯

C₉H₁₄ (122.2)
santene
檀烯

C₉H₁₄O (138.2)
santenone
檀萜二环酮

C₁₀H₁₆ (136.2)
santolinatriene
檀紫三烯

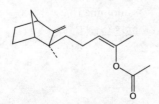

C₂₁H₂₀O₁₀ (432.4)
saponaretin
肥皂草素

C₁₆H₁₄O₅ (286.3)
sappanchalcone
苏木查耳酮

C₁₆H₁₆O₆ (304.3)
sappanol
苏木酚

或

C₁₆H₁₄O₆ (302.3)
sappanone B
苏木酮 B

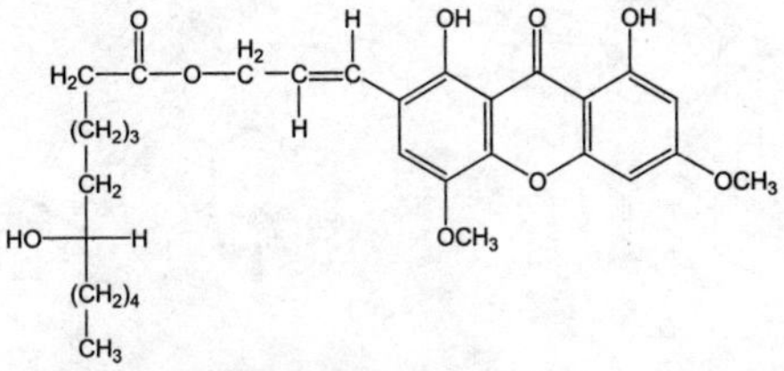

$C_{30}H_{38}O_9$ (542.6)

sapxanthone

麦蓝菜呫吨酮

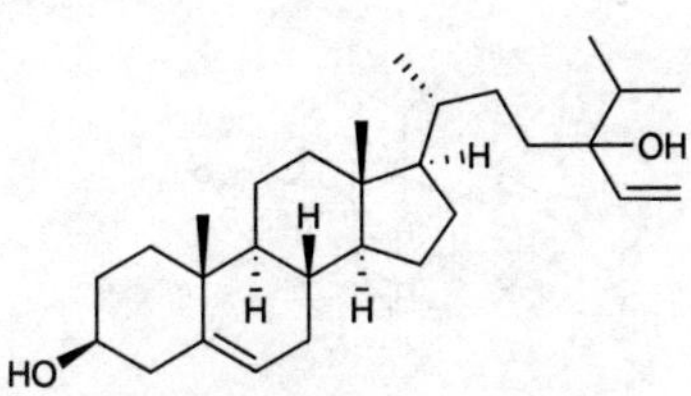

$C_{29}H_{48}O_2$ (428.7)

saringosterol

马尾藻甾醇

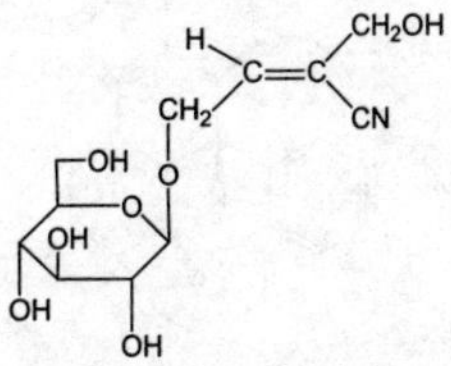

$C_{11}H_{17}NO_7$ (275.3)

sarmentosine

垂盆草苷

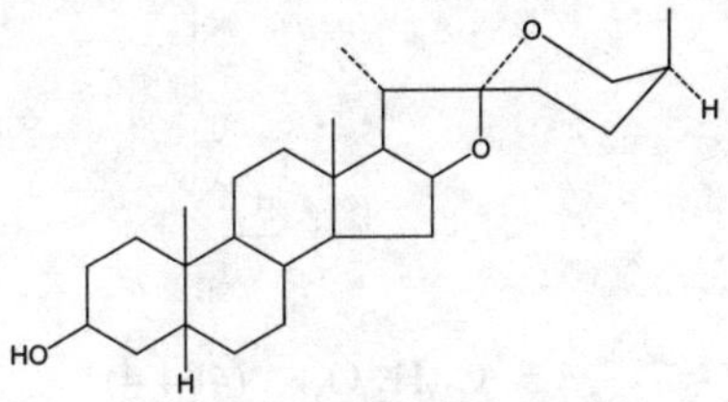

$C_{27}H_{44}O_3$ (416.6)

sarsasapogenin

菝葜皂苷元

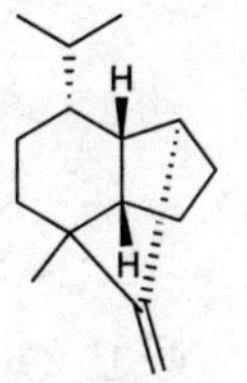

$C_{15}H_{24}$ (204.4)

sativene

蒜头素

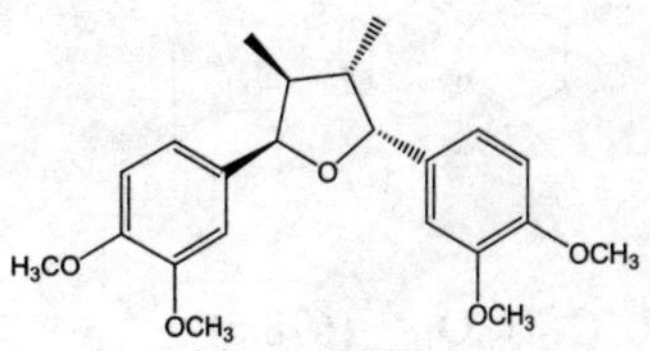

$C_{22}H_{28}O_5$ (372.5)

saucernetin

三白脂素

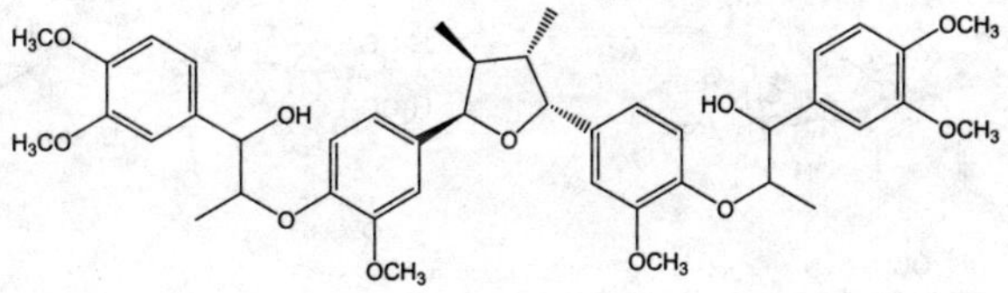

$C_{41}H_{48}O_{11}$ (716.8)

saucernetin-7

三白脂素 -7

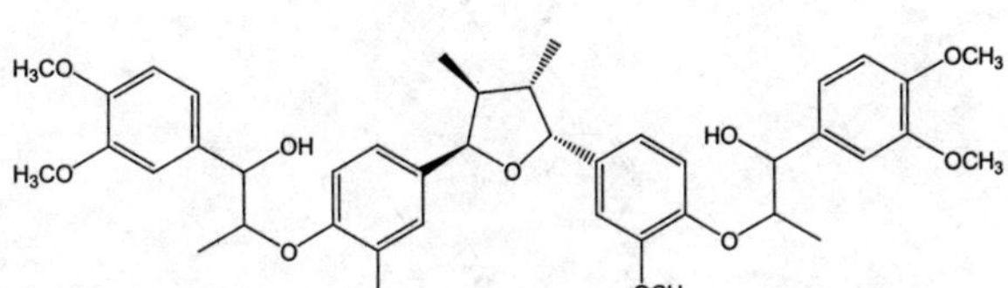

$C_{42}H_{52}O_{11}$ (732.9)

saucernetin-8

三白脂素 -8

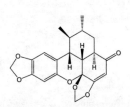

C₂₀H₂₀O₆ (356.4)
sauchinone
三白草酮

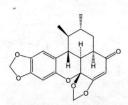

$C_{20}H_{20}O_6$ (356.4)
sauchinone A
三白草酮 A

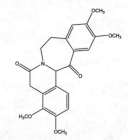

$C_{22}H_{23}NO_6$ (397.4)
saulatine

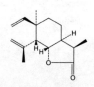

$C_{15}H_{22}O_2$ (234.3)
saussurea lactone
青木香内酯

$C_{37}H_{58}O_{11}$ (678.8)
sauvissimoside R$_1$
甜茶皂苷 R$_1$

$C_{20}H_{16}O_6$ (352.3)
savinin
左旋洒维宁

$C_{17}H_{24}O_{11}$ (404.4)
scandoside methyl ester
鸡屎藤次苷甲酯

$C_{28}H_{34}O_9$ (514.6)
schisantherin C
五味子酯丙

$C_{29}H_{28}O_9$ (520.5)
schisantherin D
五味子酯丁

$C_{30}H_{34}O_9$ (538.59)
schisantherin E
五味子酯戊

$C_{24}H_{32}O_7$ (432.5)
schizandrin
五味子醇甲

$C_{10}H_6O_3$ (174.2)
schizoneodiol
荆芥二醇

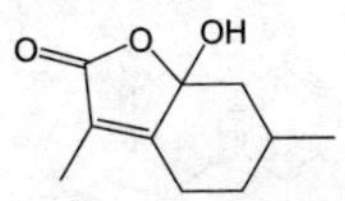

$C_{10}H_{14}O_3$ (182.2)
schizonepetolactone
荆芥内酯

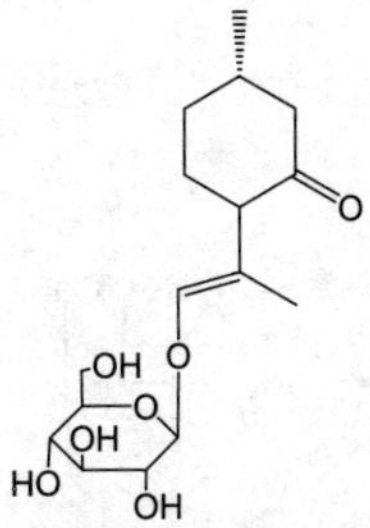

$C_{16}H_{26}O_7$ (330.4)
schizoneptoside A
荆芥苷 A

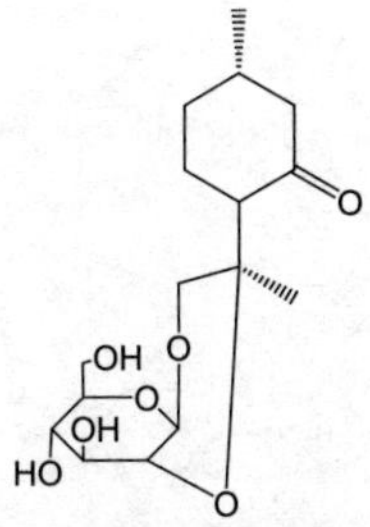

$C_{16}H_{26}O_7$ (330.4)
schizoneptoside B
荆芥苷 B

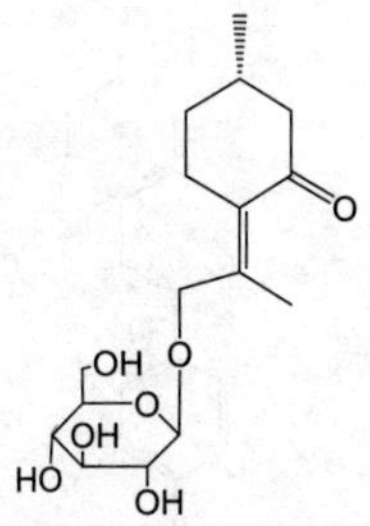

$C_{16}H_{26}O_7$ (330.4)
schizoneptoside C
荆芥苷 C

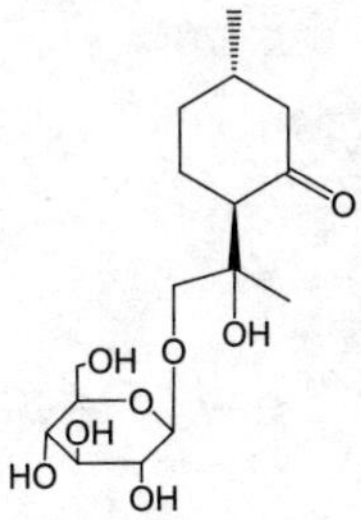

$C_{16}H_{28}O_8$ (348.4)
schizoneptoside E
荆芥苷 E

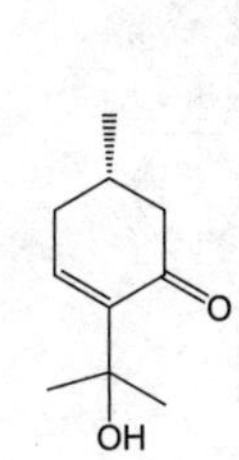

$C_{10}H_{16}O_2$ (168.2)
schizonol
荆芥醇

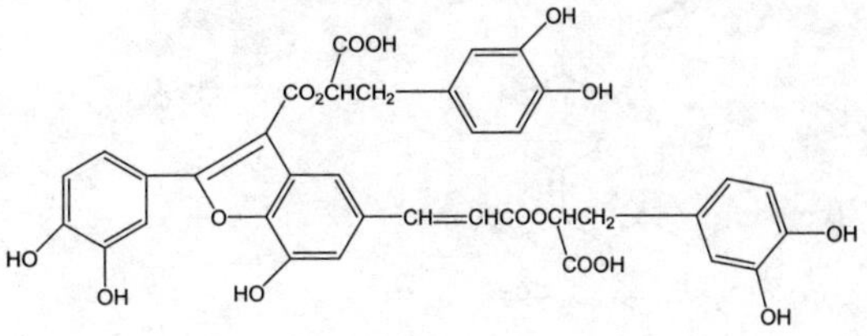

$C_{36}H_{28}O_{16}$ (716.6)
schizotenuin A
荆芥素 A

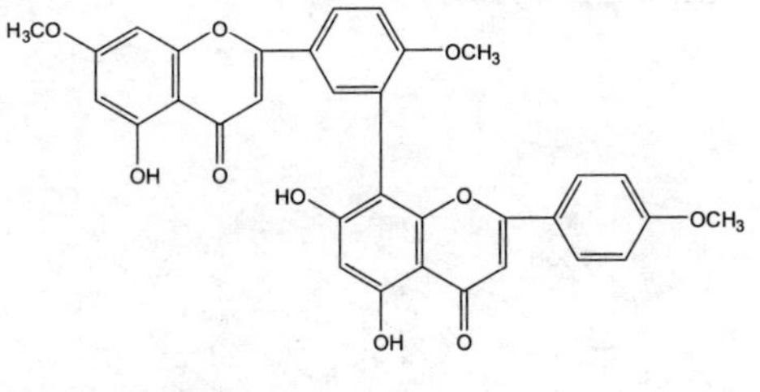

$C_{33}H_{24}O_{10}$ (580.5)
sciadopitysin
金松双黄酮

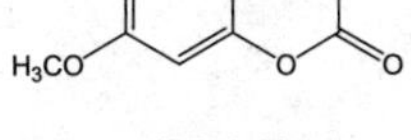

$C_{11}H_{10}O_4$ (206.2)
scoparone
蒿属香豆素，滨蒿内酯

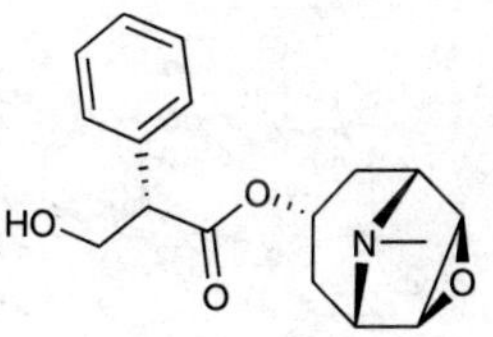

$C_{17}H_{21}NO_4$ (303.4)
scopolamine
东莨菪碱

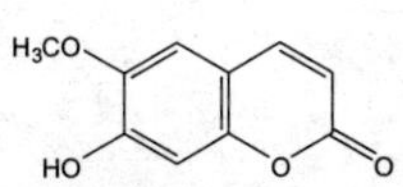

$C_{10}H_8O_4$ (192.2)
scopoletin
东莨菪素

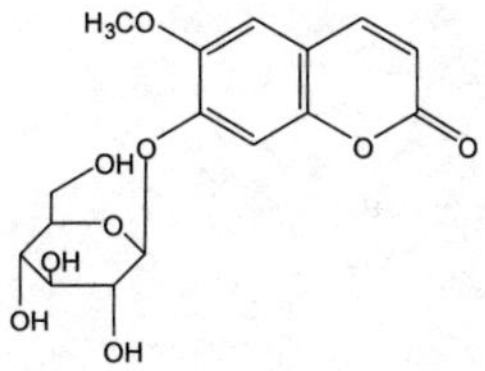

$C_{16}H_{18}O_9$ (354.3)
scopolin
东莨菪苷

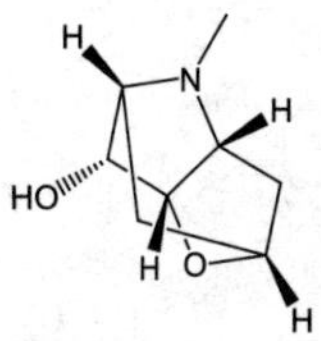

$C_8H_{13}NO_2$ (155.2)
scopoline
异东莨菪醇

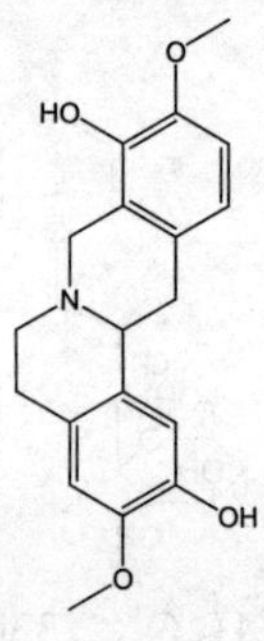

$C_{19}H_{21}NO_4$ (327.4)
scoulerine
斯氏紫堇碱

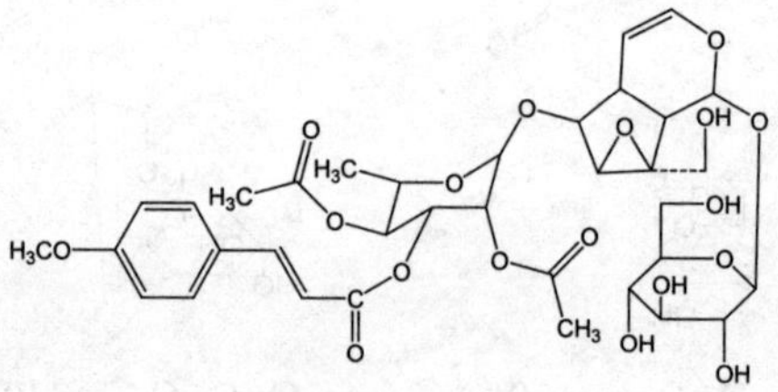

$C_{35}H_{44}O_{18}$ (752.7)
scropolioside A
士可玄参苷 A

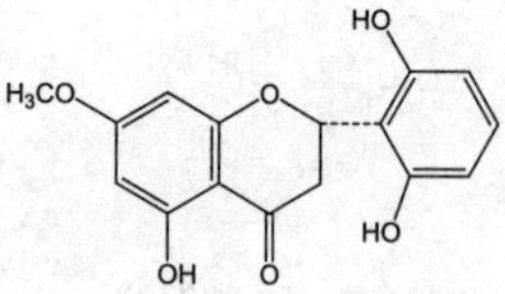

$C_{16}H_{14}O_6$ (302.3)
scuteamoenin
滇黄芩新素

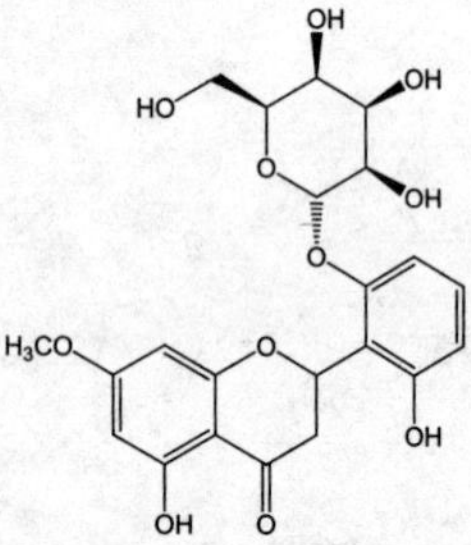

$C_{22}H_{24}O_{11}$ (464.4)
scuteamoenoside
滇黄芩新苷

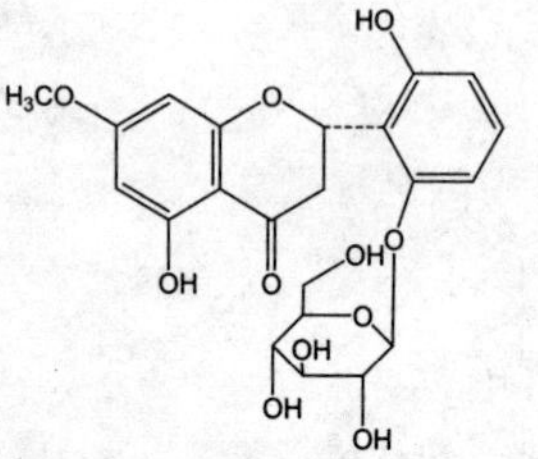

scuteamoenoside
滇黄芩新苷
(2*S*)- 2′,5,6′- trihydroxy-7- methoxyflavanone-
2′-*O*-*β*-D-pyranoglucoside
(2*S*)- 2′,5,6′- 三羟基 -7- 甲氧基双氢黄酮 -2′-
O-*β*-D- 吡喃葡萄糖苷

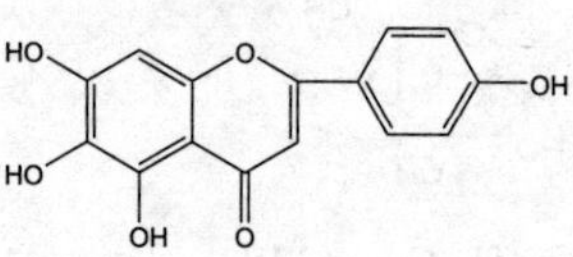

$C_{15}H_{10}O_6$ (286.2)
scutellarein
高山黄芩素

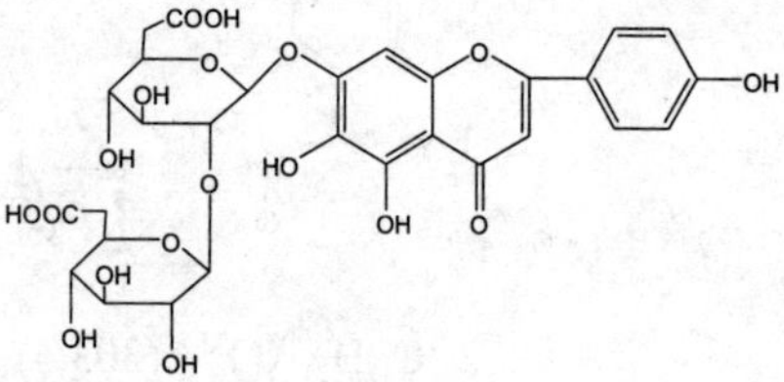

$C_{29}H_{30}O_{18}$ (666.5)
scutellarein-7-*O*-diglucuronide
高山黄芩素 -7-*O*- 二葡萄糖醛酸苷

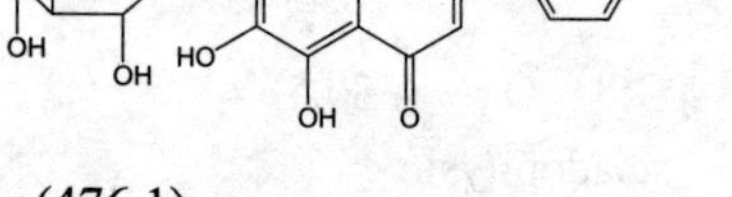

$C_{22}H_{20}O_{12}$ (476.1)
scutellarein-7-*O*-glucuronide
高山黄芩素 -7-*O*- 葡萄糖醛酸苷 , 灯盏花乙素

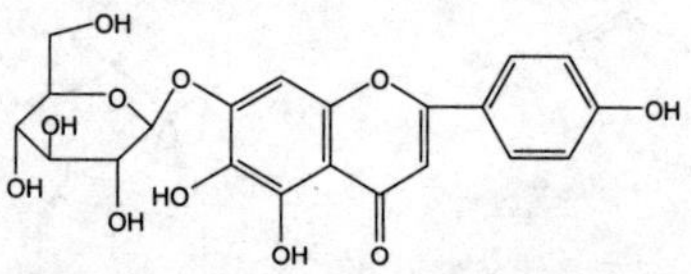

$C_{21}H_{20}O_{11}$ (448.4)
scutellarin
高山黄芩苷，灯盏乙素或野黄芩苷

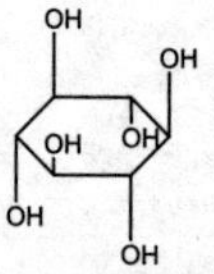

$C_6H_{12}O_6$ (180.2)
scyllitol
青蟹肌醇

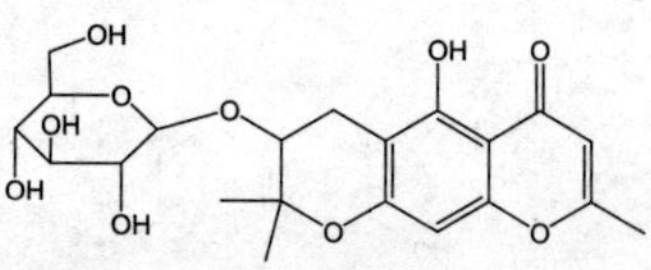

$C_{21}H_{26}O_{10}$ (438.4)
sec-*O*-glucosylhamaudol
亥茅酚苷

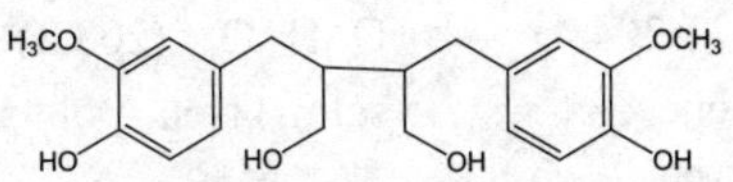

C$_{20}$H$_{26}$O$_6$ (362.4)

(−)-seco-*iso*-lariciresinol

开环异落叶树脂酚

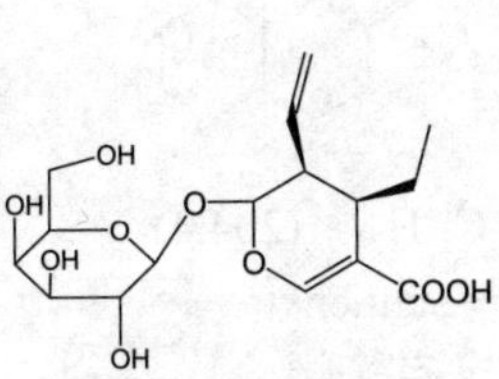

C$_{16}$H$_{22}$O$_{10}$ (374.3)

secologanic acid

断马钱子酸

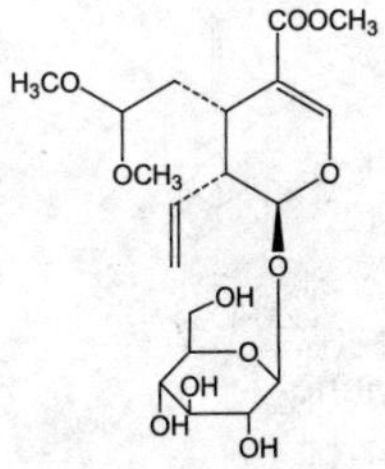

C$_{19}$H$_{30}$O$_{11}$ (434.4)

secologanin dimethylacetal

断马钱子苷二甲基缩醛

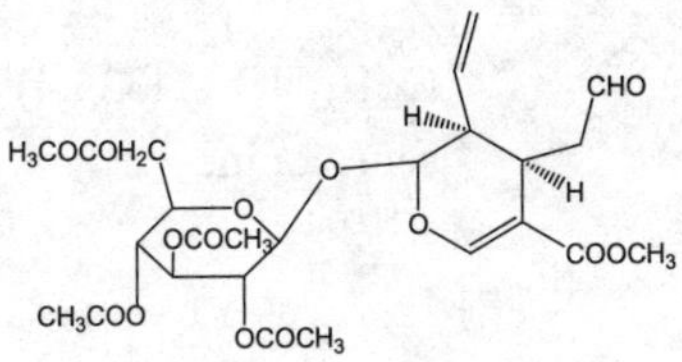

C$_{16}$H$_{22}$O$_{11}$ (390.3)

secologanoside

四乙酰断马钱子苷

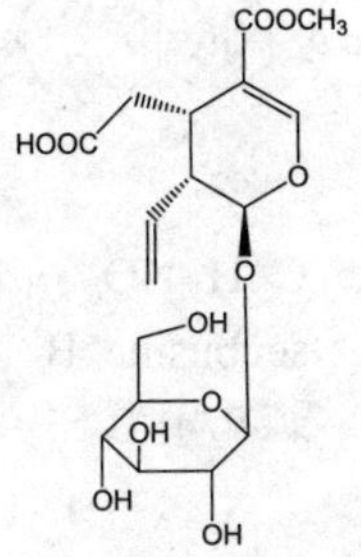

C$_{17}$H$_{24}$O$_{11}$ (404.4)

secoxyloganin

断氧化马钱子苷

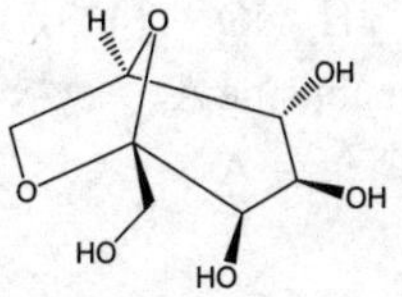

C$_7$H$_{12}$O$_6$ (192.2)

sedoheptulosan

景天庚酮糖苷酐

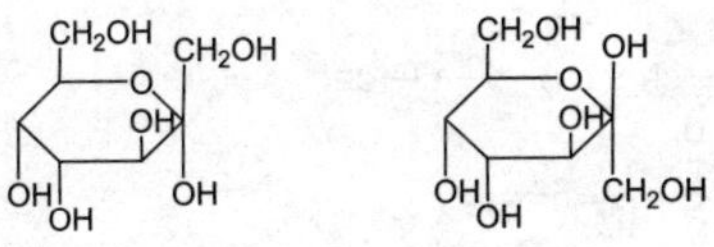

α-D　　β-D

C$_7$H$_{14}$O$_7$ (210.2)

sedoheptulose

景天庚糖

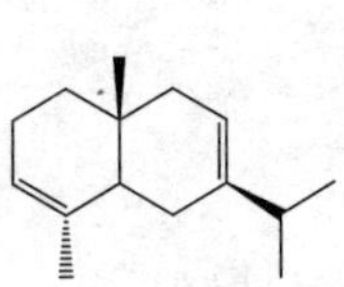

C$_{15}$H$_{24}$ (204.4)

selina-3,7-diene

芹菜二烯-3,7

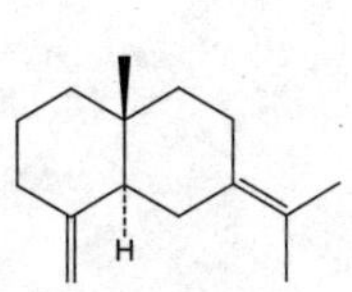

C$_{15}$H$_{24}$ (204.4)

selina-4(14),7(11)-diene

芹子二烯

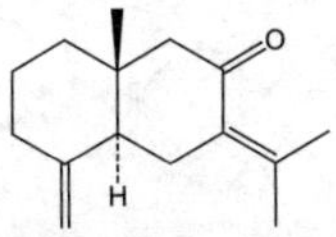

C$_{15}$H$_{22}$O (208.3)

selina-4(14),7(11)-diene-8-one

芹子二烯酮

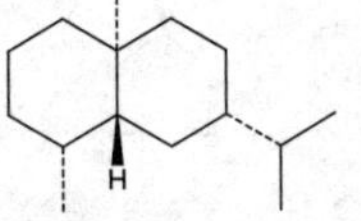

C$_{15}$H$_{28}$ (208.4)

selinane

芹子烷

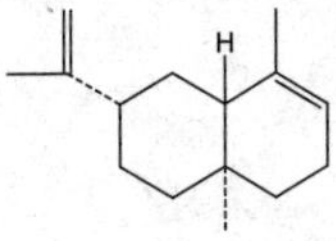

C$_{15}$H$_{24}$ (204.4)

α-selinene

α-芹子烯

C_{15}H_{24}（204.4）
β-selinene
β- 芹子烯
β-eudesmene
β- 桉叶烯

C_{15}H_{24}（204.4）
γ-selinene
γ- 芹子烯

C_{15}H_{24}（204.4）
δ-selinene
δ- 芹子烯

C_{14}H_{24}O（208.3）
selin-11-en-4-ol
芹子烯醇

C_{23}H_{37}NO_7（423.5）
senbusine A
森布星 A

C_{23}H_{37}NO_6（423.5）
senbusine B
森布星 B

C_{18}H_{25}NO_5（335.4）
senecionine
千里光宁

C_{19}H_{22}O_4（314.4）
12-senecioyl-2E,8Z,10E-atracetylentriol
12- 千里光酰基 -8- 顺式 - 白术三醇

C_{19}H_{22}O_4（314.4）
12-senecioyl-2E,8E,10E-atractylentriol
12- 千里光酰基 -8- 反式 - 白术三醇

C_{18}H_{23}NO_5（333.4）
seneciphylline
千里光非宁

C_{19}H_{27}NO_6（365.43）
senkirkine
克氏千里光碱

C_{12}H_{16}O_2（192.3）
Senkyunolide A
洋川芎内酯 A

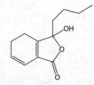

$C_{12}H_{16}O_3$ (208.3)
senkyunolide G
洋川芎内酯 G

$C_{12}H_{16}O_4$ (224.3)
senkyunolide H
洋川芎内酯 H

$C_{12}H_{16}O_4$ (224.3)
senkyunolide I
洋川芎内酯 I

$C_{22}H_{30}O_2$ (326.5)
senkyunone
洋川芎醌

$C_{30}H_{18}O_{10}$ (538.5)
sennidin A
番泻苷元 A

$C_{30}H_{18}O_{10}$ (538.5)
sennidin B
番泻苷元 B

$C_{30}H_{20}O_9$ (524.5)
sennidin C
番泻苷元 C

$C_7H_{14}O_5$ (178.2)
sennite
蒎立醇

$C_{42}H_{38}O_{20}$ (862.7)
sennoside A
番泻苷 A

$C_{42}H_{38}O_{20}$ (862.7)
sennoside B
番泻苷 B

$C_{42}H_{40}O_{19}$ (848.8)
sennoside C
番泻苷 C

$C_{42}H_{40}O_{19}$ (848.8)
sennoside D
番泻苷 D

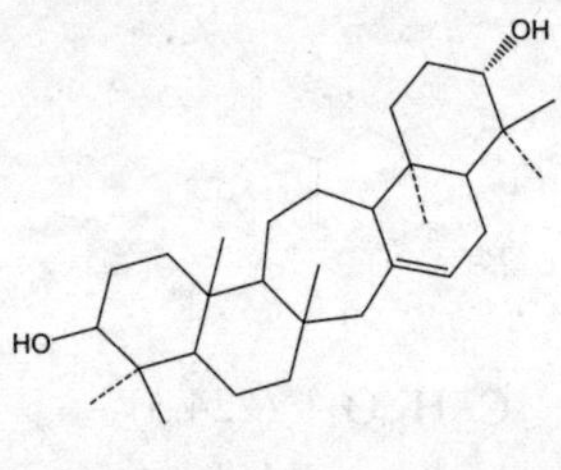

$C_{30}H_{50}O_2$　(442.7)
serratendiol
千层塔烯二醇

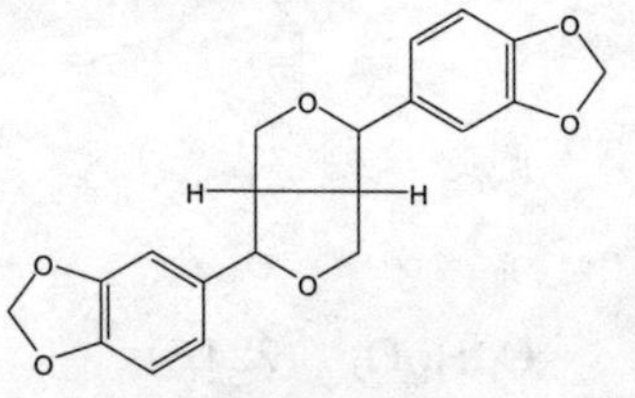

$C_{20}H_{18}O_6$　(354.4)
sesamin
芝麻素

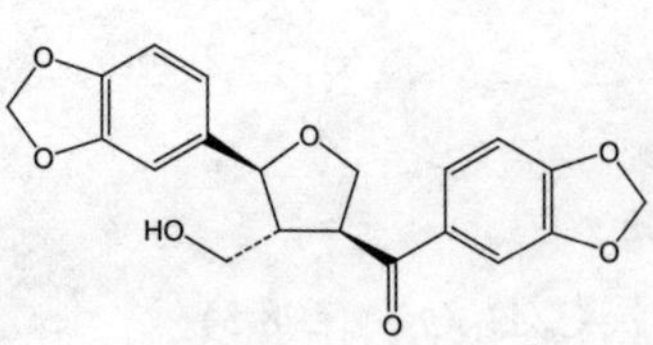

$C_{20}H_{18}O_7$　(370.4)
sesaminone
芝麻素酮

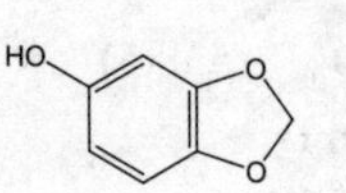

$C_7H_6O_3$　(138.1)
sesamol
芝麻酚

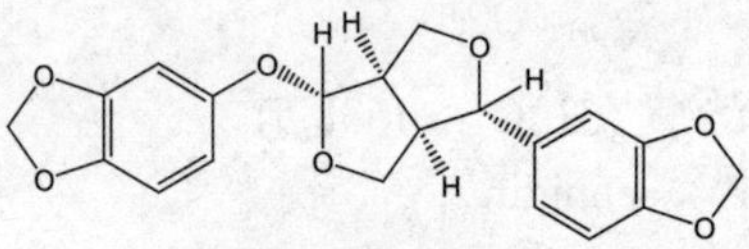

$C_{20}H_{18}O_7$　(370.4)
sesamolin
芝麻林素

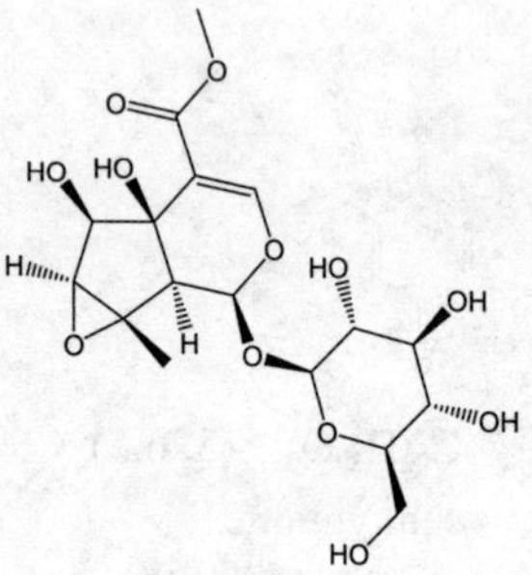

$C_{17}H_{24}O_{12}$　(420.4)
sesamoside
胡麻属苷

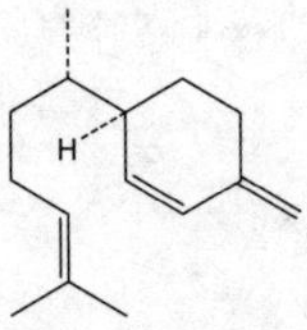

$C_{15}H_{24}$　(204.4)
sesquiphellandrene
倍半水芹烯

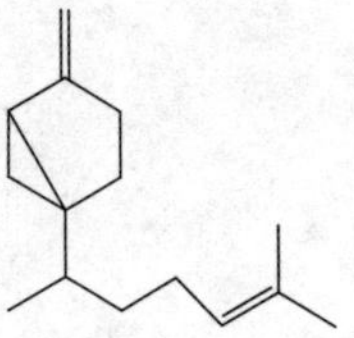

$C_{15}H_{24}$　(204.4)
sesquisabinene
倍半香桧烯

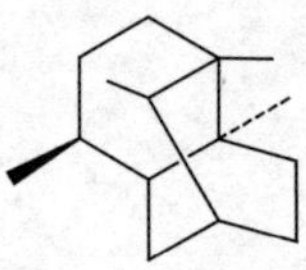

$C_{15}H_{26}$　(206.4)
seychellane
西车烷

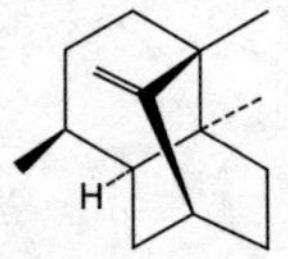

$C_{15}H_{24}$　(204.35)
seychellene
西车烯

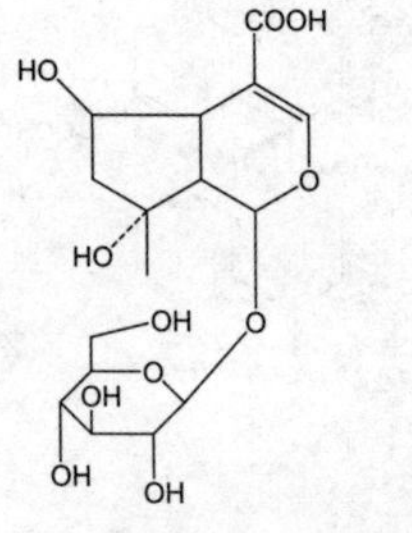

$C_{16}H_{24}O_{11}$　(392.4)
shanzhiside
山栀苷

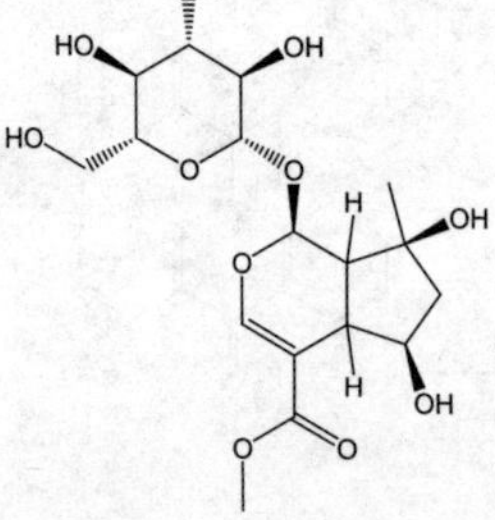

$C_{17}H_{26}O_{11}$　(406.4)
shanzhiside methyl ester
山栀苷甲酯

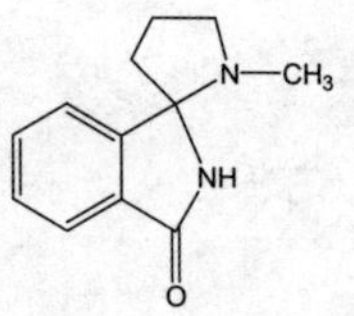

$C_{12}H_{14}N_2O$　(202.3)
shihunidin
石斛宁定碱

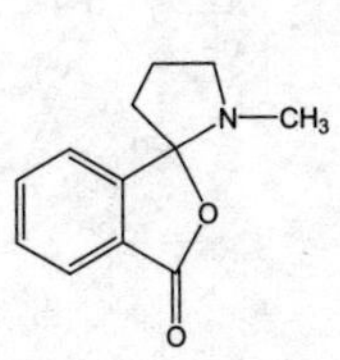

$C_{12}H_{13}NO_2$　(203.2)
shihunine
石斛宁碱

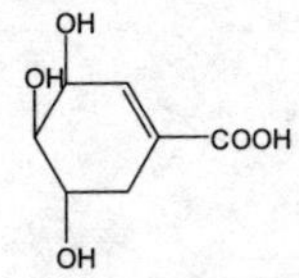

$C_7H_{10}O_5$　(174.2)
shikimic acid
莽草酸

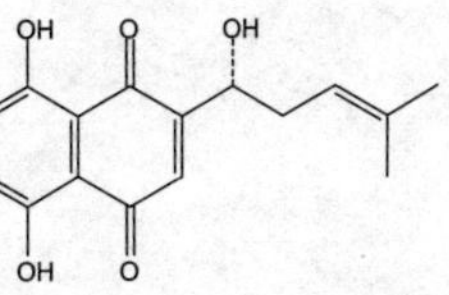

$C_{16}H_{16}O_5$　(288.3)
shikonin
紫草素

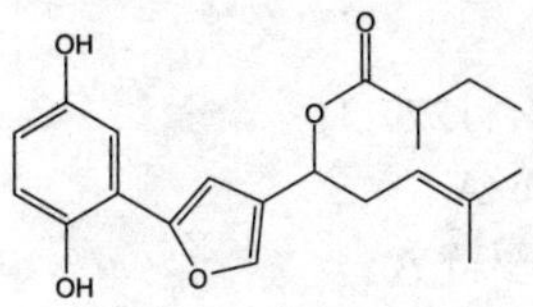

$C_{21}H_{26}O_5$　(358.4)
shikonofuran B
紫草呋喃萜 B

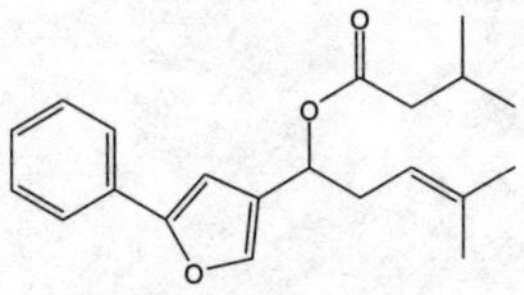

$C_{21}H_{26}O_3$　(326.4)
shikonofuran C
紫草呋喃萜 C

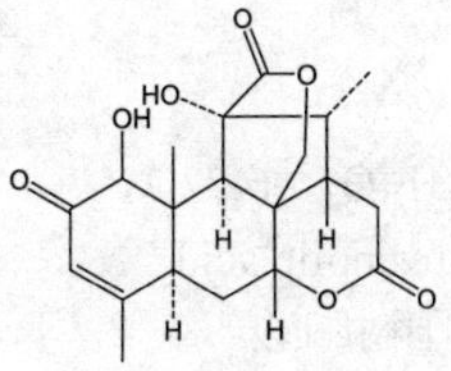

$C_{20}H_{24}O_7$　(376.4)
shinjudilactone
臭椿双内酯

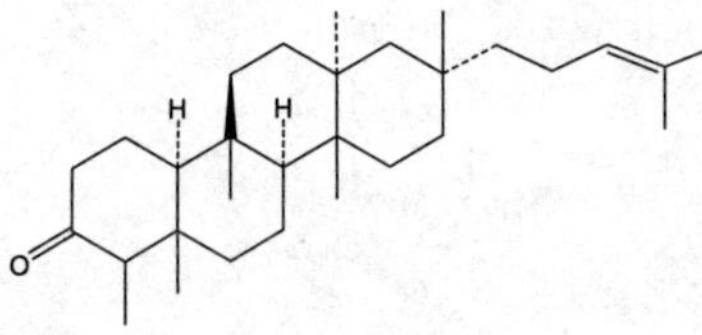

$C_{30}H_{50}O$　(426.7)
shionone
紫菀酮

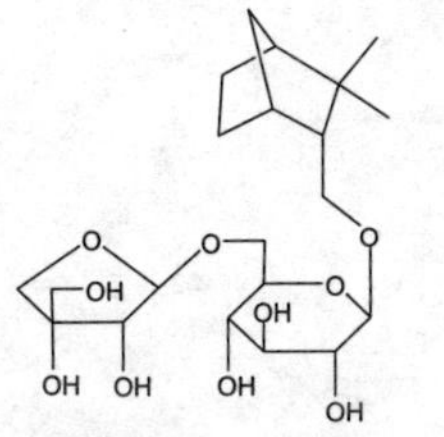

$C_{21}H_{36}O_{10}$　(448.5)
Shionoside A
紫菀苷 A

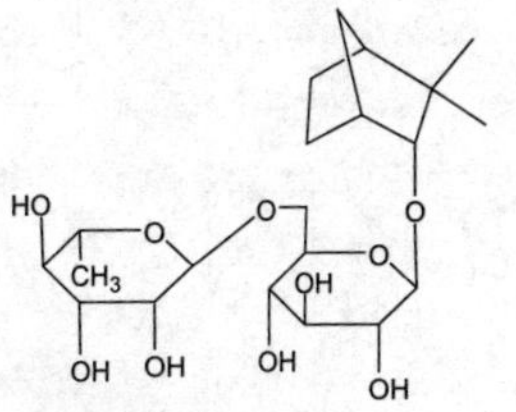

$C_{22}H_{38}O_{10}$　(462.5)
Shionoside B
紫菀苷 B

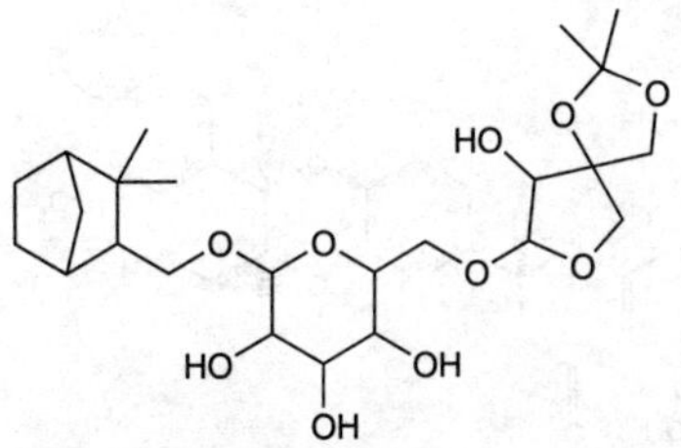

$C_{24}H_{40}O_{10}$　(488.6)
Shionoside C
紫菀苷 C

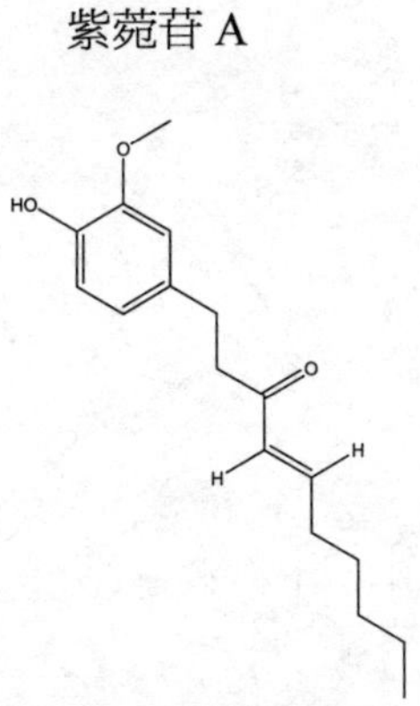

$C_{17}H_{24}O_3$　(276.4)
6- shogaol
6- 姜辣烯酮

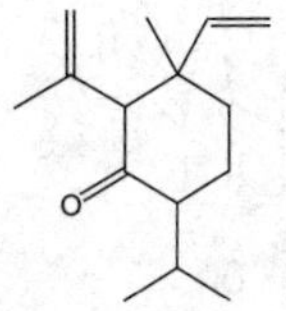

$C_{15}H_{24}O$　(220.4)
shyobunone
白菖酮

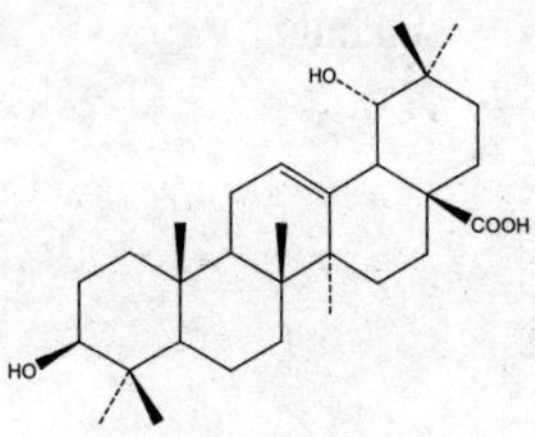

$C_{30}H_{48}O_4$ (472.7)
siaresinolic acid
泰国树脂酸

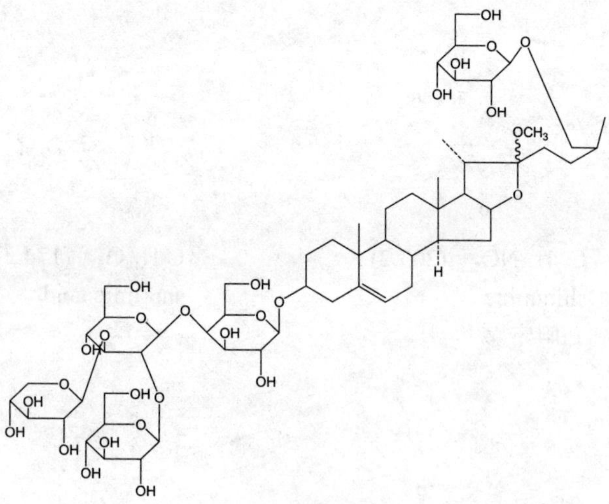

$C_{57}H_{94}O_{28}$ (1227.3)
sibiricoside A
西伯利亚蓼苷 A

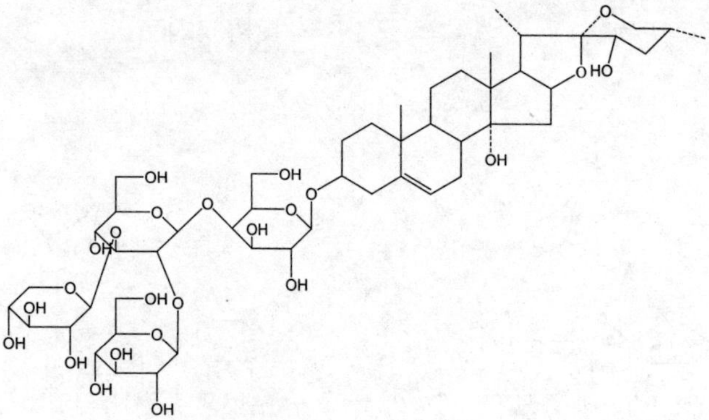

$C_{50}H_{80}O_{24}$ (1065.2)
sibiricoside B
西伯利亚蓼苷 B

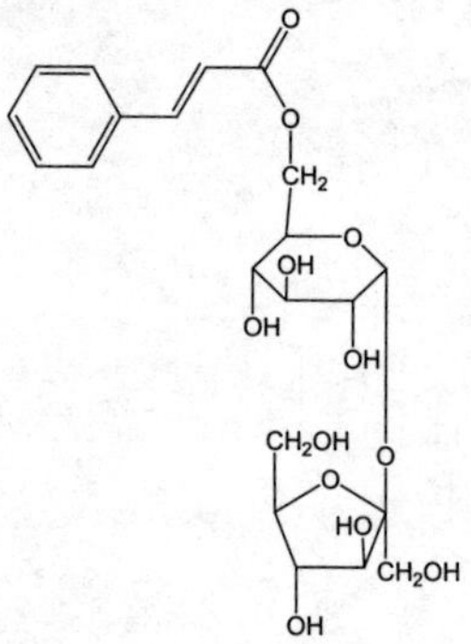

$C_{21}H_{28}O_{12}$ (472.4)
sibirioside A
斩龙剑苷 A

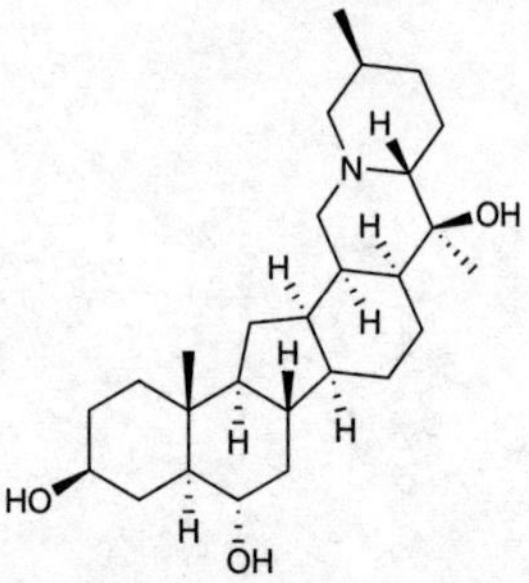

$C_{27}H_{45}NO_3$ (431.7)
siechuansine
华贝亭

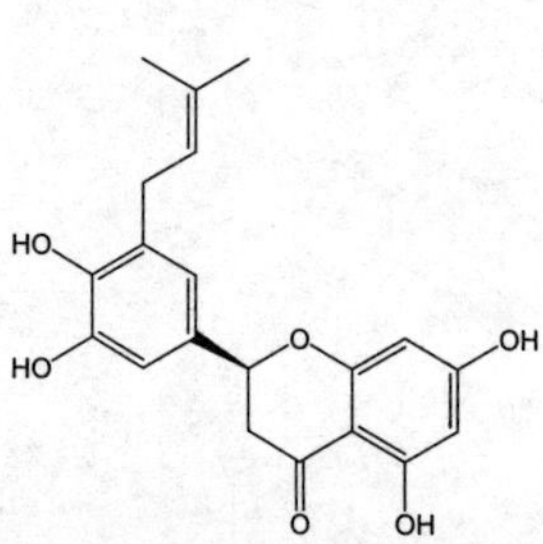

$C_{20}H_{20}O_6$ (356.4)
sigmoidin B
乙形刺酮素 B

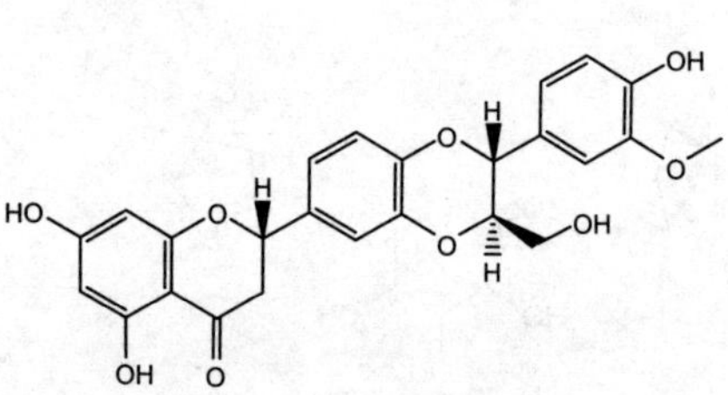

$C_{25}H_{22}O_9$ (466.4)
silandrin
水飞蓟兰君

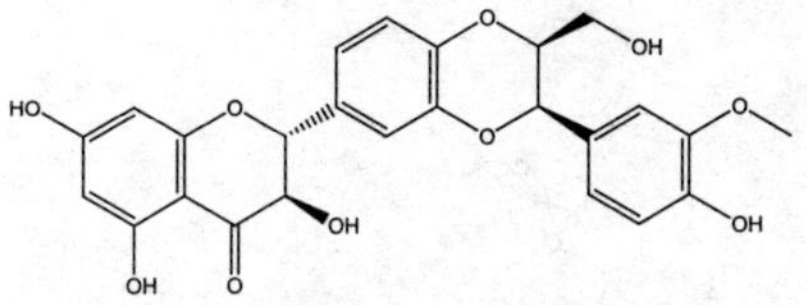

$C_{25}H_{22}O_{10}$ (482.4)
silybin
水飞蓟素

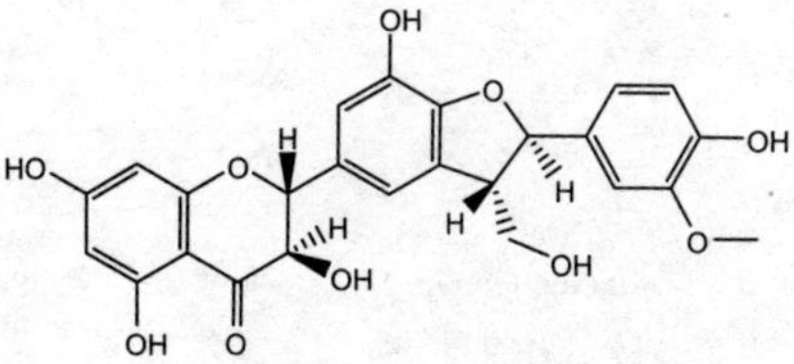

$C_{25}H_{22}O_{10}$ (482.4)
silychristin
次水飞蓟素

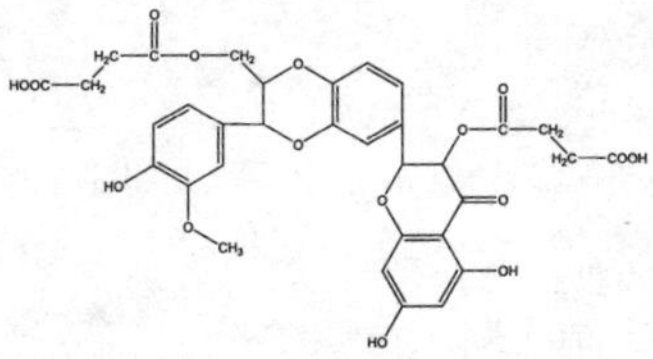

$C_{25}H_{22}O_9$ (466.4)
silymonin
水飞蓟莫林

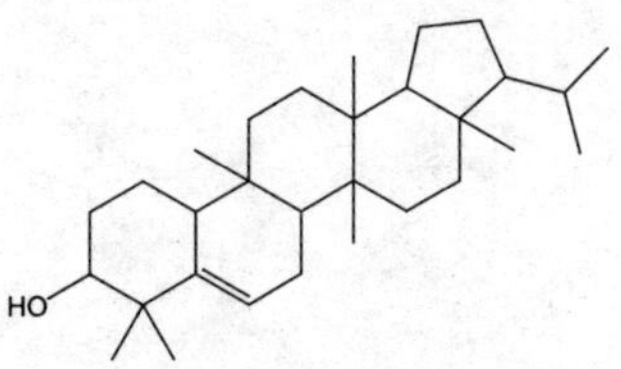

$C_{30}H_{50}O$ (426.7)
simiarenol
西米杜鹃醇

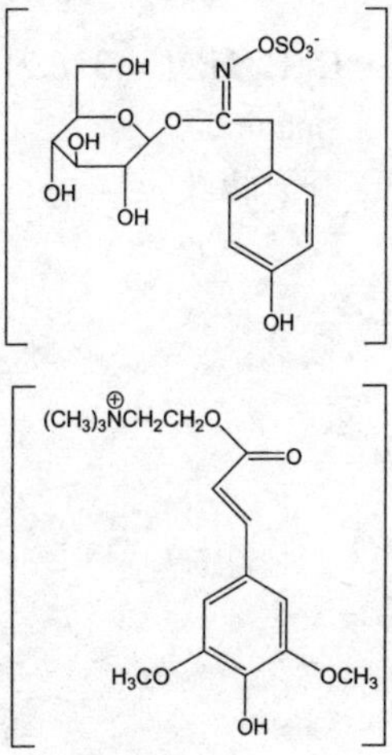

$C_{16}H_{24}NO_5$ (310.4)
sinalbin
白芥子苷，芥子苷

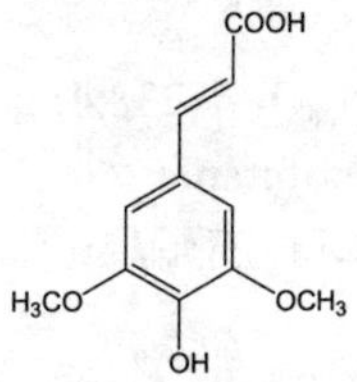

$C_{11}H_{12}O_5$ (224.2)
sinapaldehyde 或 sinapic aldehyde
芥子醛

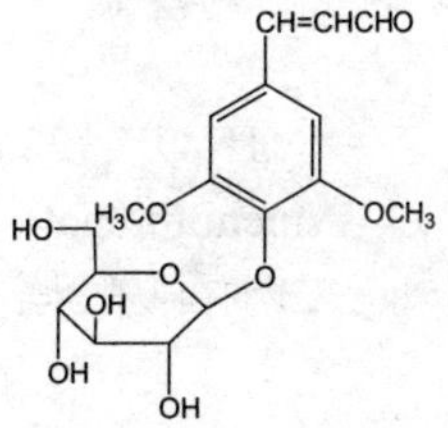

$C_{17}H_{22}O_9$ (370.4)
sinapaldehyde glucoside
芥子醛葡萄糖苷

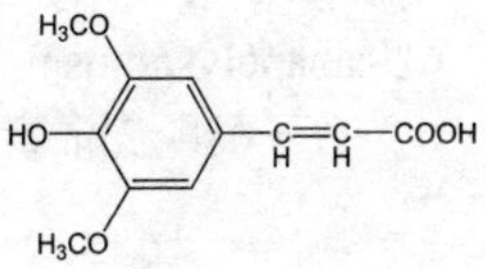

$C_{11}H_{12}O_5$ (224.2)
sinapic acid
芥子酸

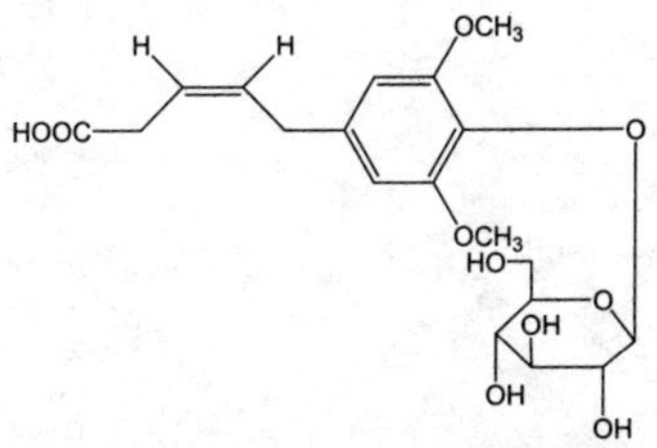

$C_{19}H_{26}O_{10}$ (414.4)
cis-sinapic acid glucoside
顺式芥子酸葡萄糖苷

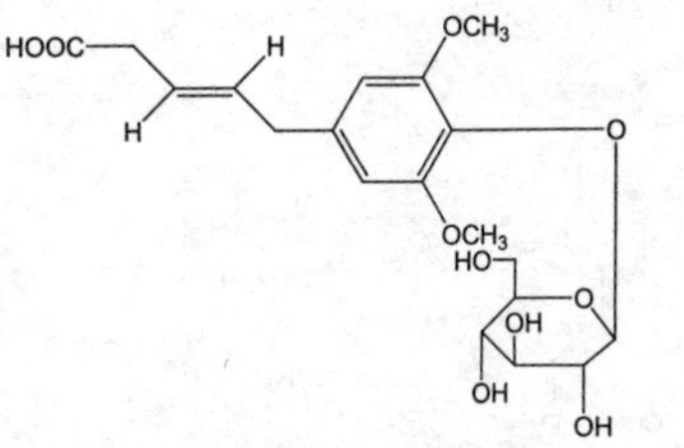

$C_{19}H_{26}O_{10}$ (414.4)
trans-sinapic acid glucoside
顺式芥子酸葡萄糖苷

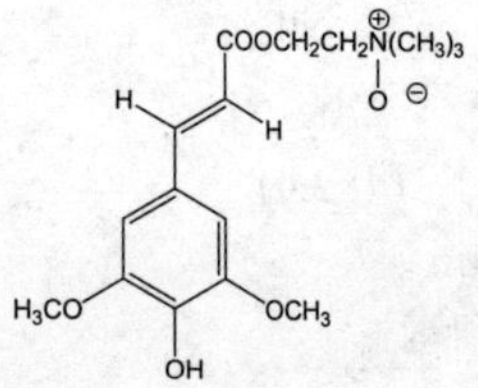

$C_{16}H_{24}NO_6$ (326.2)
sinapine
芥子碱

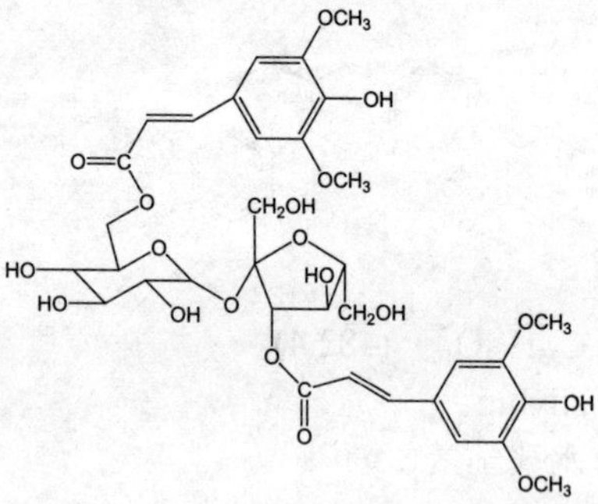

$C_{34}H_{42}O_{19}$ (754.7)
α-D-(6-*O*-sinapoyl)-glucopyranosyl(1 → 2)-β-D-(3-*O*-sinapoyl)-fructofuranose
α-D-(6-*O*- 白芥子酰基)- 吡喃葡萄糖基 (1 → 2)-β-D-(3-*O*- 白芥子酰基)- 呋喃果糖

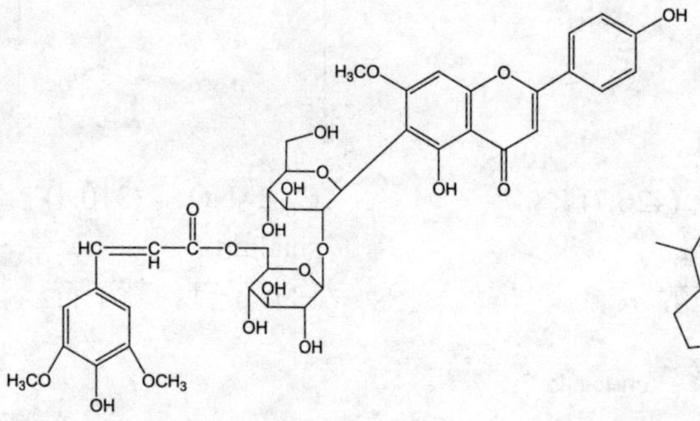

$C_{39}H_{42}O_{19}$ (814.7)
6‴-sinapolyspinosin
6‴- 芥子酰斯皮诺素

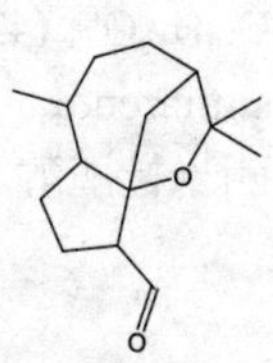

$C_{15}H_{24}O_2$ (236.4)
sinenofuranal
白木香呋喃醛

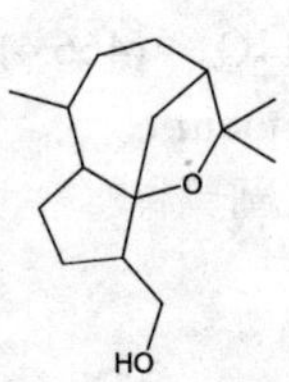

$C_{15}H_{26}O_2$ (238.4)
sinenofuranol
白木香呋喃醇

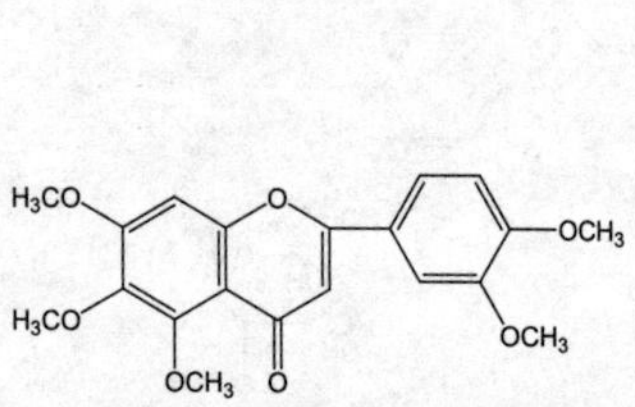

$C_{20}H_{20}O_7$ (372.4)
sinensetin
甜橙素

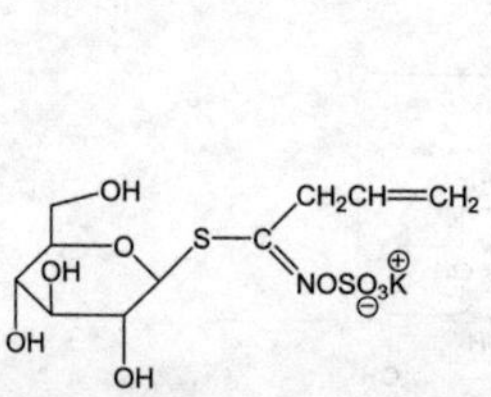

$C_{10}H_{17}NO_9S_2 \cdot K$ (397.5)
sinigrin
黑芥子苷

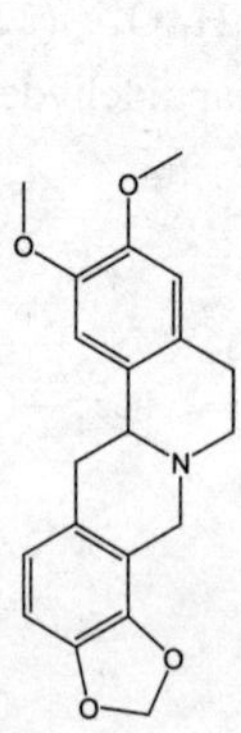

$C_{20}H_{21}NO_4$ (339.4)
sinactine
四氢表小檗碱

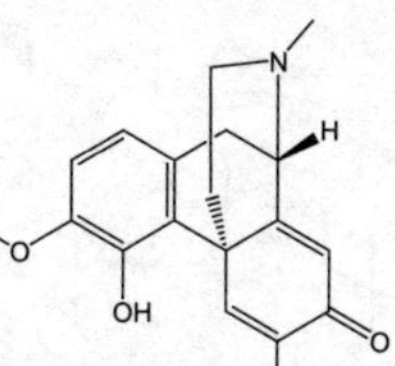

$C_{19}H_{21}NO_4$ (327.4)
sinoacutine
青风藤碱

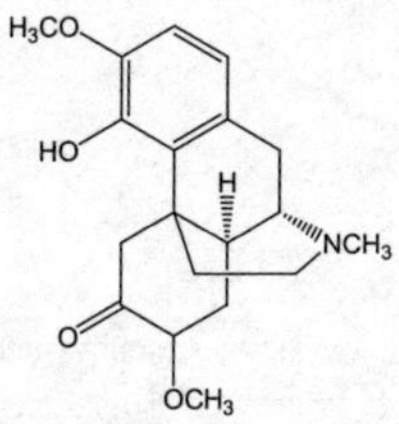

$C_{19}H_{23}NO_4$ (329.4)
sinomenine
青藤碱

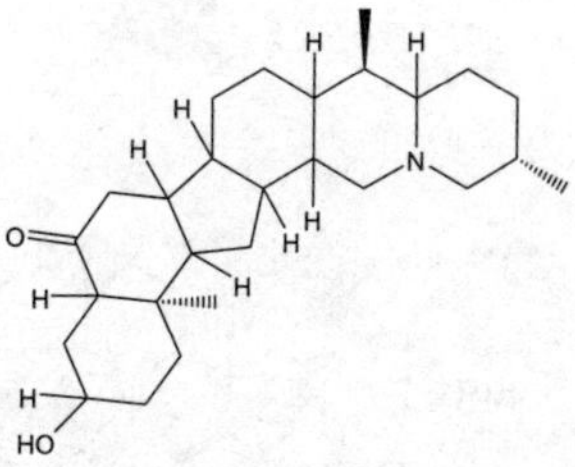

$C_{27}H_{43}NO_2$ (413.6)
sinpeinine A
新贝甲素

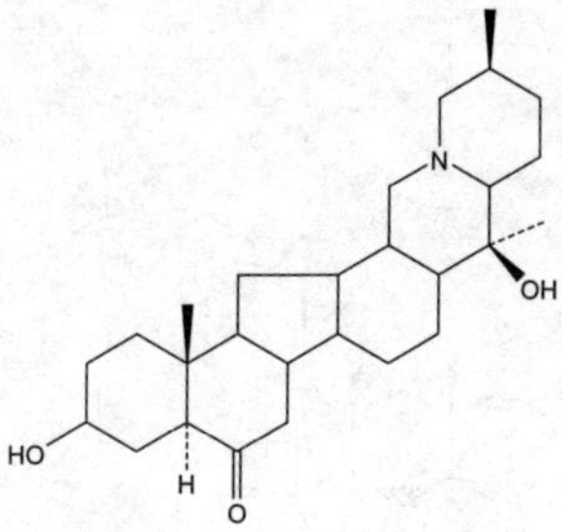

$C_{27}H_{43}NO_3$ (429.6)
sipeimine
西贝母碱

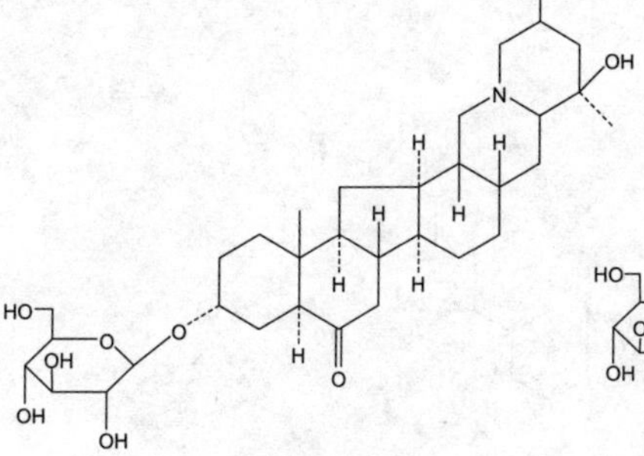

$C_{33}H_{53}NO_8$ (591.8)
sipeimine-3-β-D-glucoside
西贝母碱 -3-β-D- 葡萄糖苷

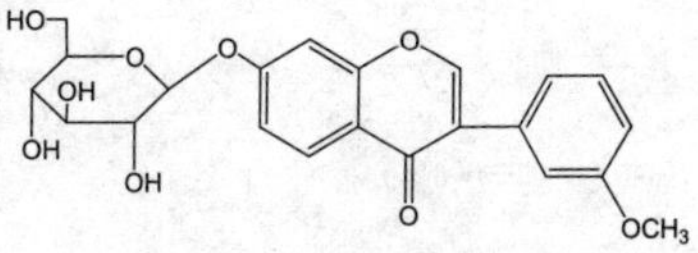

$C_{22}H_{22}O_9$ (430.4)
sissotorin
印度黄檀苷

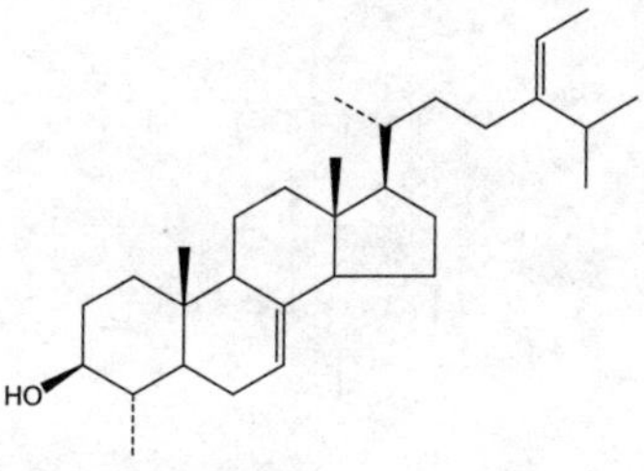

$C_{30}H_{50}O$ (426.7)
α-sitosterol
α- 谷甾醇

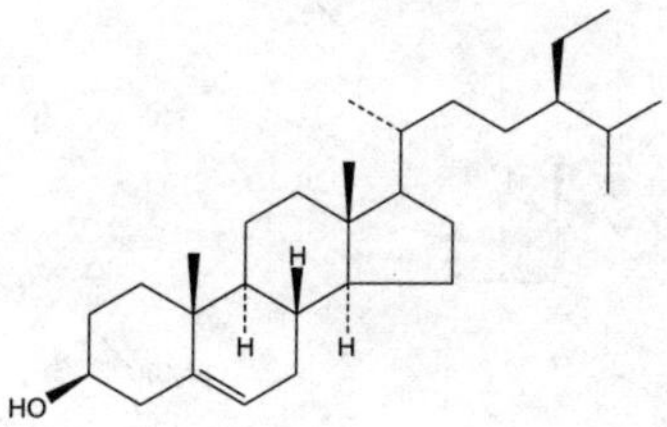

$C_{29}H_{50}O$ (414.7)
β-sitosterol
β- 谷甾醇

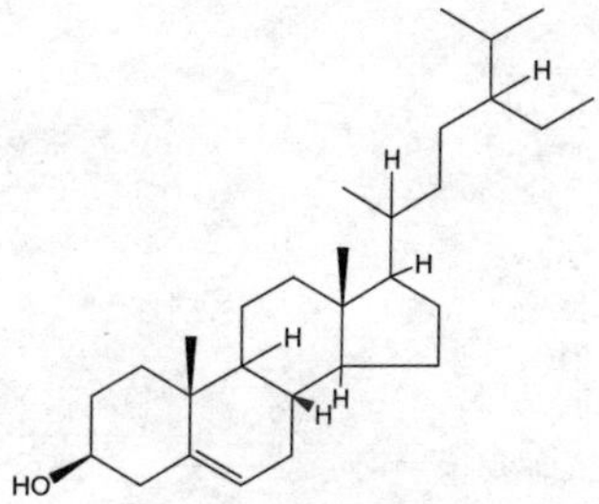

$C_{29}H_{50}O$ (414.7)
γ-sitosterol
γ- 谷甾醇

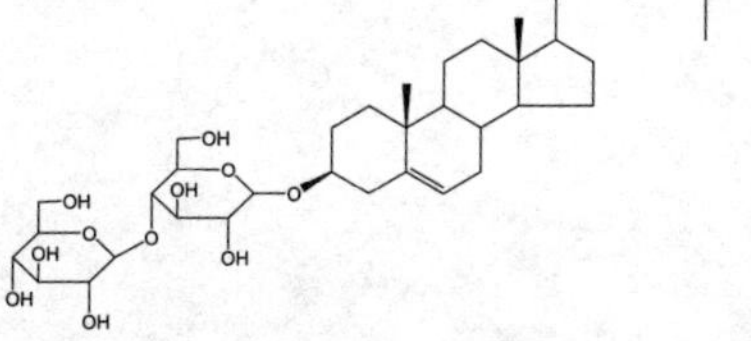

$C_{41}H_{70}O_{11}$ (739.0)
β-sitosterol-3-O-gentiobioside
β- 谷甾醇 -3- 氧 - 龙胆糖苷

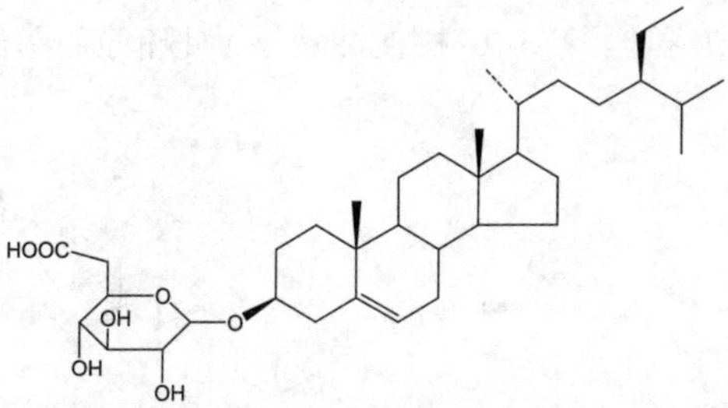

$C_{35}H_{58}O_7$ (590.8)
β-sitosterol-3-β-D-glucuronopyranoside
β- 谷甾醇 -3-β-D- 吡喃葡萄糖醛酸苷

$C_{35}H_{60}O_6$ (576.9)
β-sitosterol-β-D-glucoside
β- 谷甾醇 -β-D- 葡萄糖苷

$C_{53}H_{90}O_7$ (839.3)
β-sitosterol-3-(6-linoleoyl)glucopyranoside
β- 谷甾醇 -3-(6- 亚油酰基) 吡喃葡萄糖苷

$C_{53}H_{92}O_7$ (841.3)
β-sitosterol-3-(6-oleoyl)glucopyranoside
β- 谷甾醇 -3-(6- 油酰基) 吡喃葡萄糖苷

$C_{51}H_{88}O_7$ (813.2)
β-stigmasteryl palmitate
β- 谷甾醇棕榈酸酯

$C_{51}H_{88}O_7$ (813.2)
β-sitosterol-3-(6-palmitoleoyl)glucopyranoside
β- 谷甾醇 -3-(6- 棕榈油酰基) 吡喃葡萄糖苷

$C_{51}H_{90}O_7$ (815.3)
β-sitosterol-3-(6-palmitoyl)glucopyranoside
β- 谷甾醇 -3-(6- 棕榈酰基) 吡喃葡萄糖苷

$C_{53}H_{94}O_7$ (843.3)
β-sitosterol-3-(6-stearoyl)glucopyranoside
β- 谷甾醇 -3-(6- 硬脂酰基) 吡喃葡萄糖苷

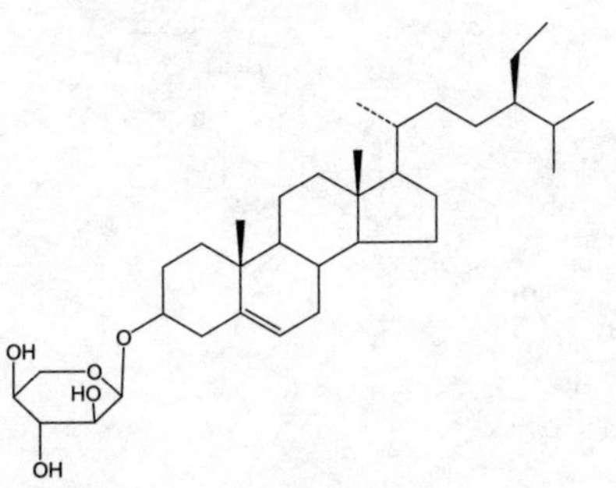

$C_{34}H_{58}O_5$ (546.8)
β-sitosterol-3-*O*-β-D-xylopyranoside
β- 谷甾醇 -3-*O*-β-D- 吡喃木糖苷

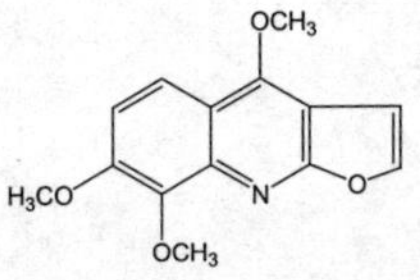

$C_{14}H_{13}NO_4$ (259.23)
skimmianine
茵芋碱

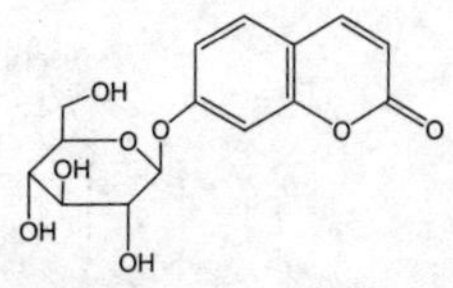

$C_{15}H_{16}O_8$ (324.3)
skimmin
茵芋苷

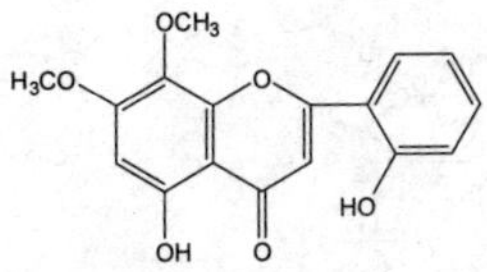

$C_{17}H_{14}O_6$ (314.3)
skullcapflavone I
黄芩黄酮 I

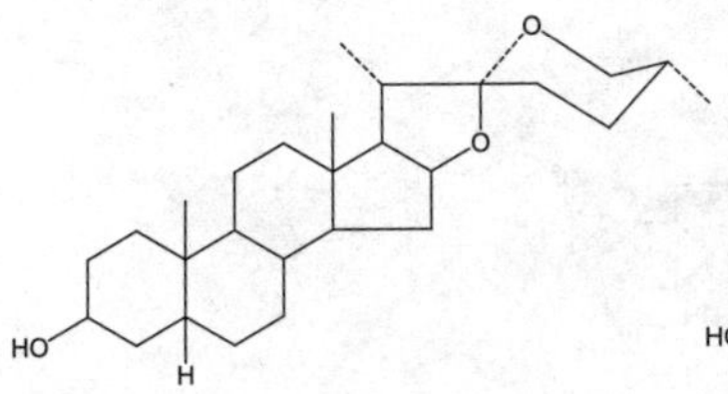

$C_{27}H_{44}O_3$ (416.6)
smilagenin
异菝葜皂苷元

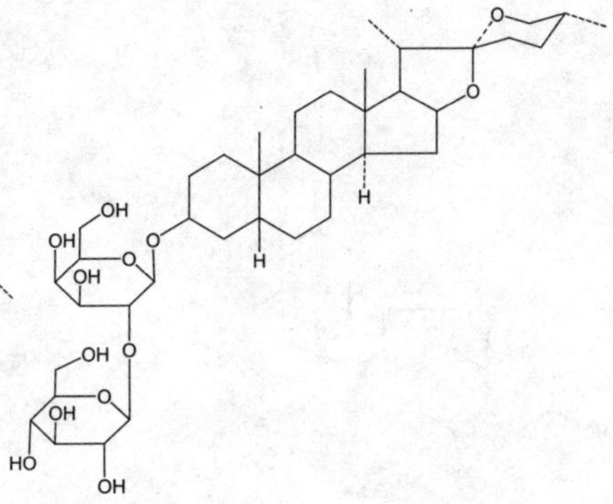

$C_{39}H_{64}O_{13}$ (740.9)
smilagenin-3-*O*-β-D-glucopyranose(1→2)-
β-D- galactopyranose
异菝葜皂苷元 -3-*O*-β-D- 吡喃葡萄糖基
(1 → 2)-β-D- 吡喃半乳糖苷

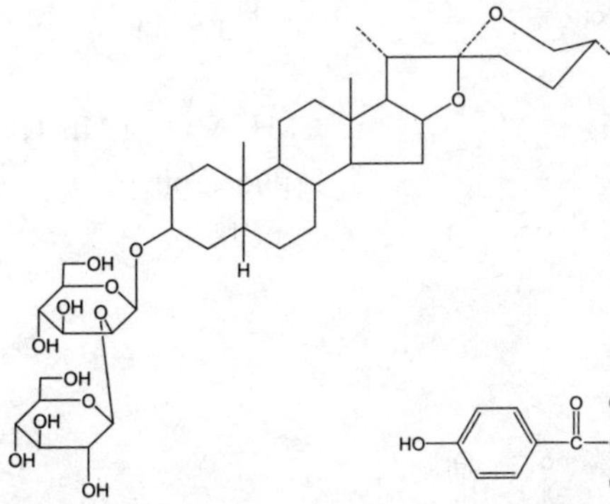

$C_{39}H_{64}O_{13}$ (740.9)
smilageninoside
异菝葜皂苷

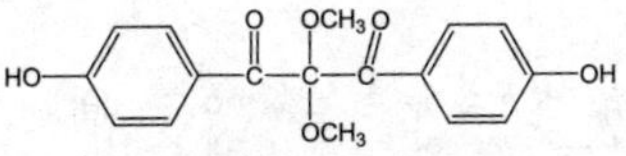

$C_{17}H_{16}O_6$ (316.3)
smilaxin
菝葜素

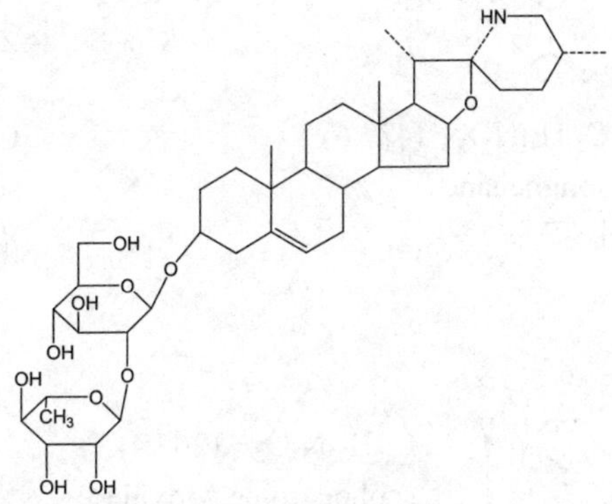

$C_{39}H_{63}NO_{11}$ (721.9)
β₁-solamargine
β₁- 澳洲茄边碱

$C_{27}H_{45}NO_3$　(431.7)

(22*R*,25*S*)-solanid-5-enine-3β,5α,6β-
triol

(22*R*,25*S*)-5- 茄啶 - 烯 -3β,5α,6β- 三醇

$C_{45}H_{73}NO_{16}$　(884.1)

solasodine-3-*O*-α-L-rhamnopyranosyl-(1 → 2)-*O*-[β-D-
glucopyranosyl-(1 → 4)]-β-D-glucopyranoside

澳洲茄胺 -3-*O*-α-L- 吡喃鼠李糖基 -（1 → 2 ）-*O*-[β-D-
吡喃葡萄糖基 -(1 → 4)]-β-D- 吡喃葡萄糖苷

$C_{27}H_{45}NO_2$　(415.7)

sonbeinine

松贝甲素

$C_{20}H_{30}O_8$　(378.6)

sonchuside A

苦苣菜苷 A

$C_{21}H_{32}O_8$　(412.5)

sonchuside C

苦苣菜苷 C

$C_{27}H_{41}NO_3$　(427.6)

songbeisine

松贝辛

$C_{22}H_{31}NO_3$　(357.5)

songorine

准噶尔乌头碱

$C_{15}H_{22}N_2O$　(246.4)

sophocarpine

槐根碱

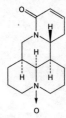

$C_{15}H_{22}N_2O_2$　(262.4)

sophocarpine *N*-oxide

槐根碱 *N*- 氧化物

N-oxysophocarpine

N- 氧化槐果碱

$C_{27}H_{30}O_{14}$　(578.5)

sophorabioside

槐属双苷

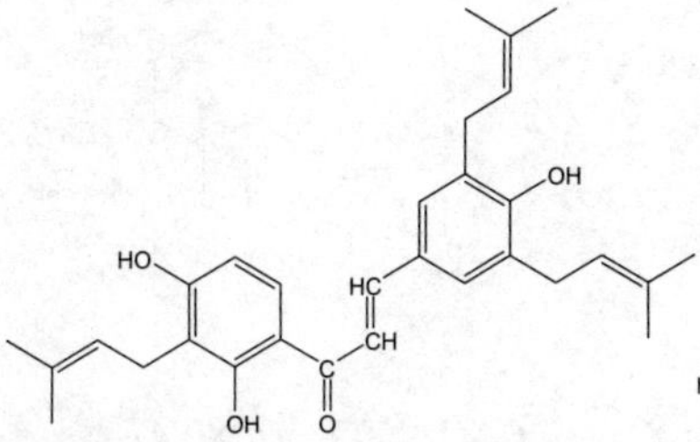

$C_{30}H_{36}O_4$ (460.6)
sophoradin
山豆根查耳酮

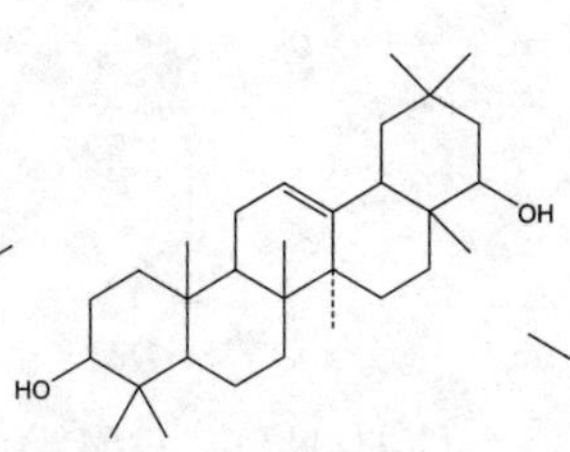

$C_{30}H_{50}O_2$ (442.7)
sophoradiol
槐花二醇

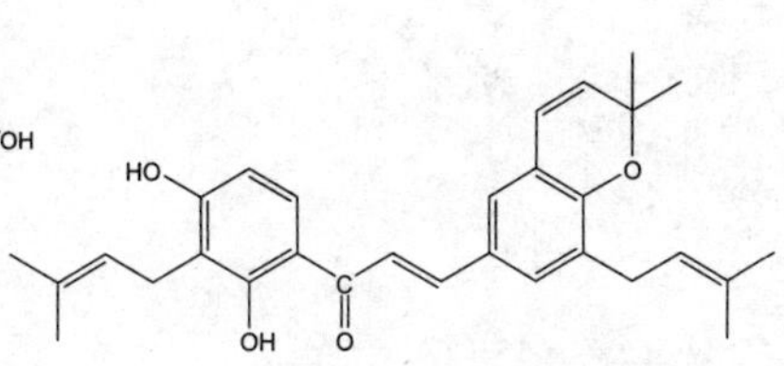

$C_{30}H_{34}O_4$ (458.6)
sophoradochromene
山豆根色烯

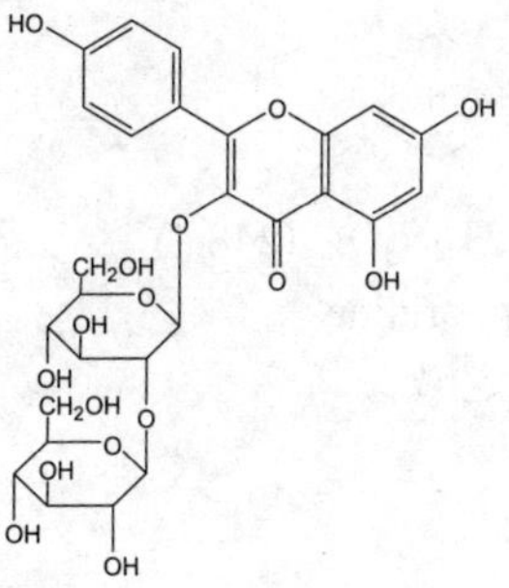

$C_{27}H_{30}O_{16}$ (610.5)
sophoraflavonoloside
槐属黄酮苷

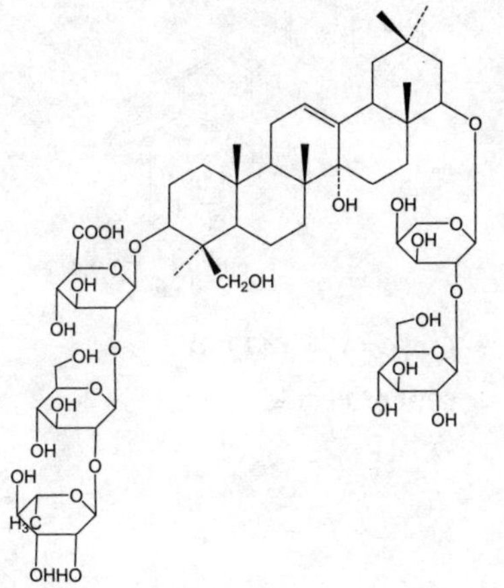

$C_{59}H_{96}O_{27}$ (1237.4)
sophoraflavoside I
苦参皂苷 I

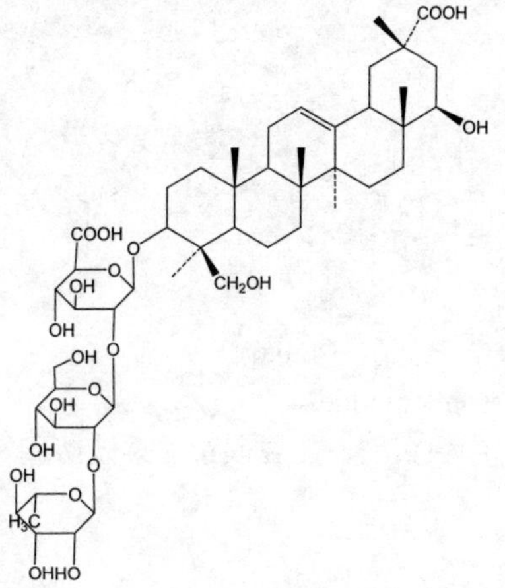

$C_{48}H_{76}O_{20}$ (973.1)
sophoraflavoside II
苦参皂苷 II

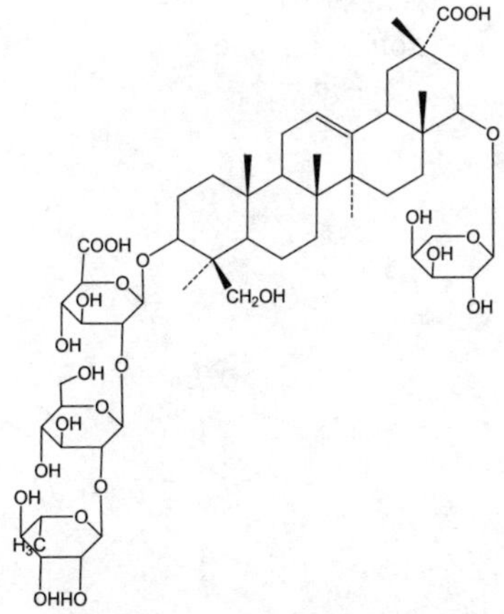

$C_{53}H_{84}O_{24}$ (1105.2)
sophoraflavoside III
苦参皂苷 III

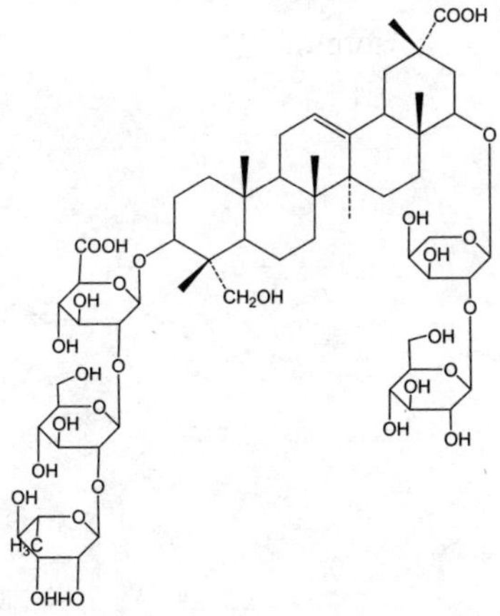

$C_{59}H_{94}O_{29}$ (1267.4)
sophoraflavoside IV
苦参皂苷 IV

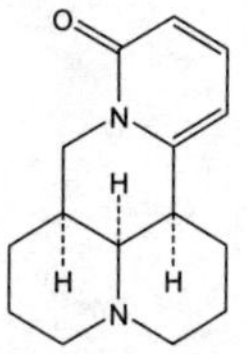

$C_{15}H_{20}N_2O$ (244.3)
(−)-sophoramine
(−)-槐胺碱

C$_{30}$H$_{34}$O$_4$　(458.6)
sophoranochromene
山豆根酮色烯

C$_{15}$H$_{24}$N$_2$O$_2$　(264.4)
sophoranol
槐花醇

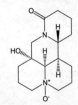

C$_{15}$H$_{24}$N$_2$O$_3$　(280.4)
（+）-sophoranol *N*-oxide
（+）-*N*- 槐花醇氧化物

C$_{30}$H$_{36}$O$_4$　(460.6)
sophoranone
山豆根酮，广豆根素，柔枝槐酮

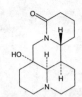

C$_{21}$H$_{20}$O$_{10}$　(432.4)
sophoricoside
槐属苷

C$_{15}$H$_{24}$N$_2$O　(248.4)
sophoridine
槐定碱

C$_6$H$_8$O$_2$　(112.1)
sorbic acid
山梨酸

C$_6$H$_{14}$O$_6$　(182.2)
sorbitol
山梨糖醇

C$_{31}$H$_{20}$O$_{10}$　(552.5)
sotetsuflavone
苏铁双黄酮

C$_{40}$H$_{75}$NO$_9$　(714.0)
soyacerebroside Ⅰ
大豆脑糖苷Ⅰ

C$_{40}$H$_{75}$NO$_9$　(714.0)
soyacerebroside Ⅱ
大豆脑糖苷Ⅱ

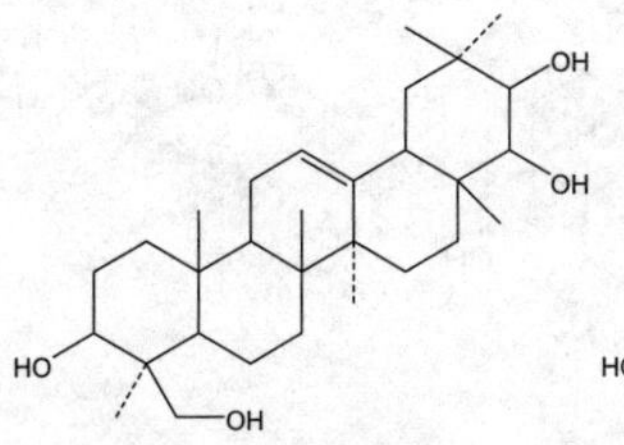

$C_{30}H_{50}O_4$ (474.7)
soyasapogenol A
大豆皂醇 A

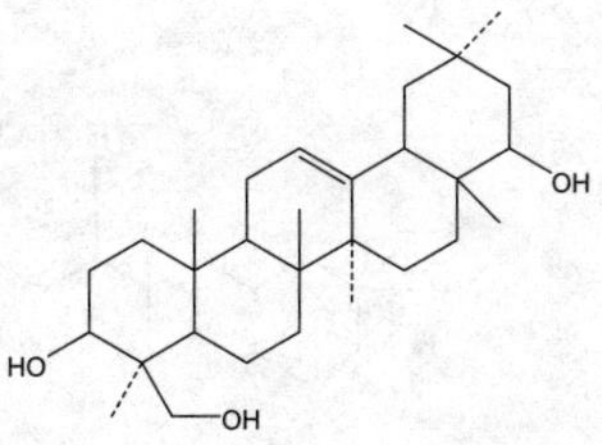

$C_{30}H_{50}O_3$ (458.7)
soyasapogenol B
大豆皂醇 B

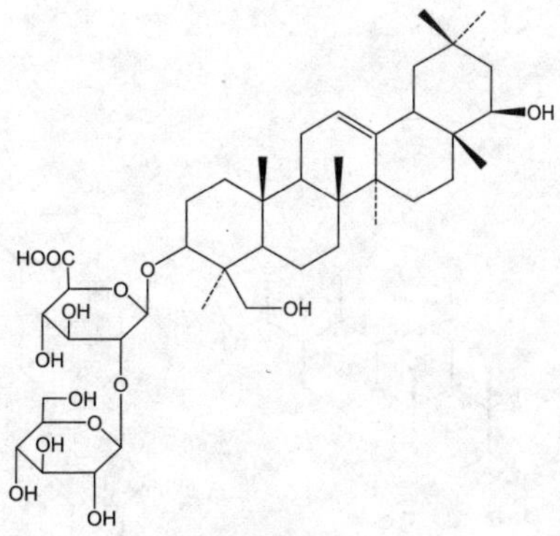

$C_{42}H_{68}O_{14}$ (797.0)
soyasapogenol B-3-β-D-glucopyranosyl-(1 → 2)-
β-D-glucuronopyranoside
大豆皂醇 B-3-β-D-吡喃葡萄糖基-(1 → 2)-β-D-
吡喃葡萄糖醛酸苷

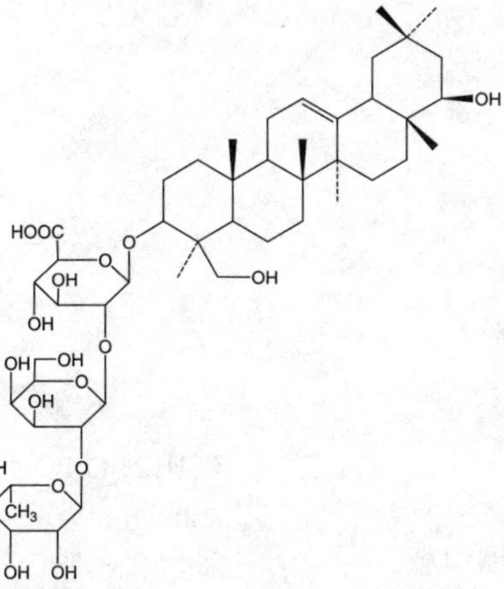

$C_{48}H_{78}O_{18}$ (943.1)
soyasapogenol B-3-α-L-rhamnopyranosyl-(1 → 2)-β-
D-galactopyranoside(1→2)-β-D-glucuronopyranoside
大豆皂醇 B-3-α-L-吡喃鼠李糖基-(1 → 2)-β-D-吡
喃半乳糖苷 (1 → 2)-β-D-吡喃葡萄糖醛酸苷

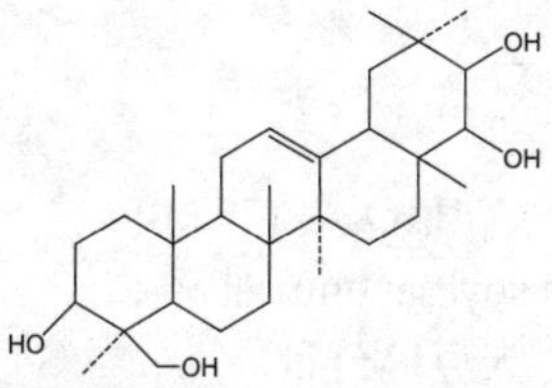

$C_{30}H_{50}O_4$ (474.7)
soyasapogenol A
大豆皂醇 A

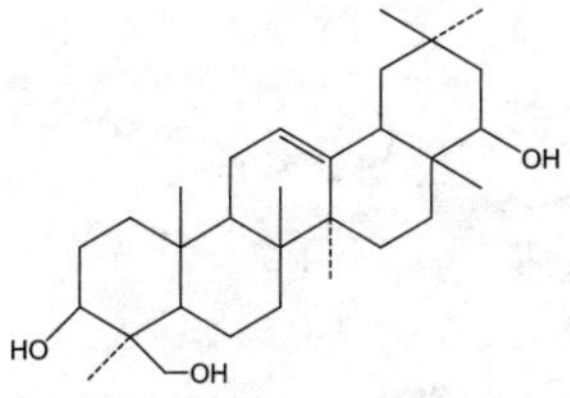

$C_{30}H_{50}O_3$ (458.7)
soyasapogenol B
大豆皂醇 B

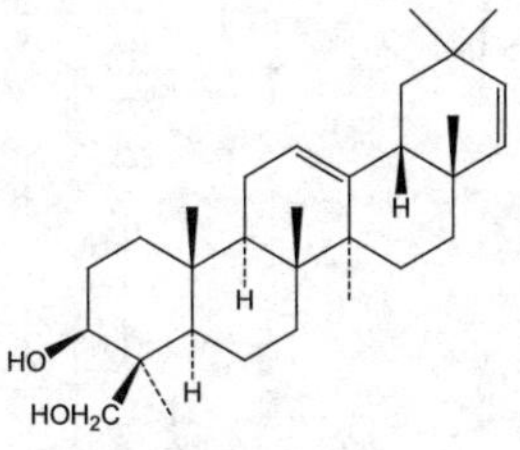

$C_{30}H_{48}O_2$ (440.7)
soyasapogenol C
大豆皂醇 C

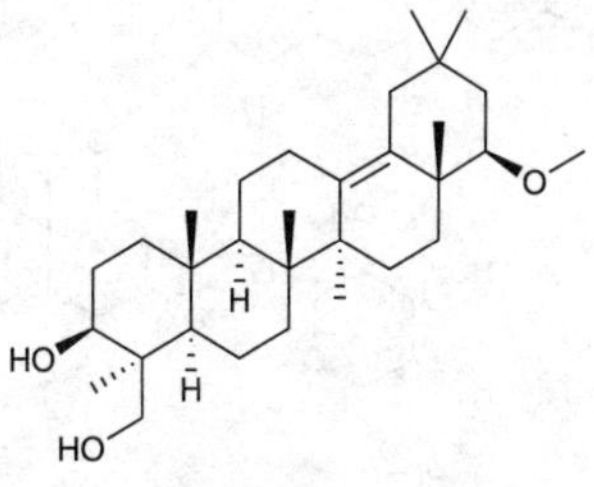

$C_{31}H_{52}O_3$ (472.7)
soyasapogenol D
大豆皂醇 D

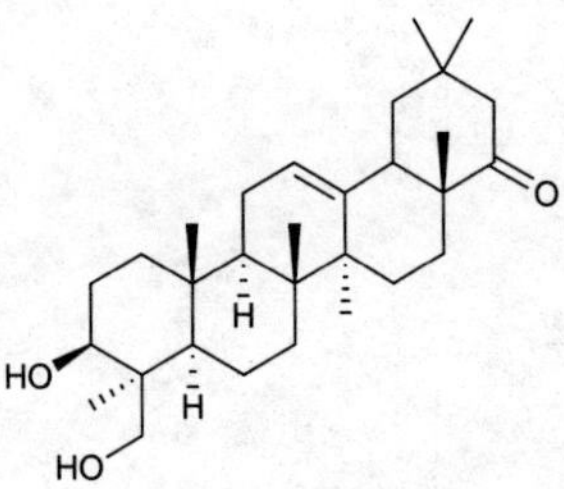

$C_{30}H_{48}O_3$ (456.7)
soyasapogenol E
大豆皂醇 E

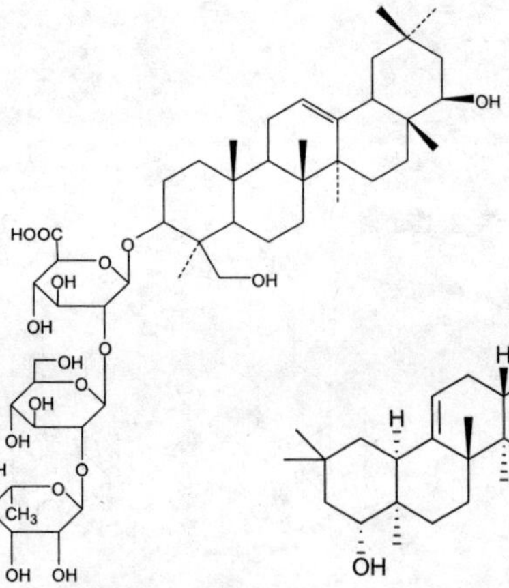

$C_{48}H_{78}O_{18}$ (943.1)
soyasaponin I
大豆皂苷 I

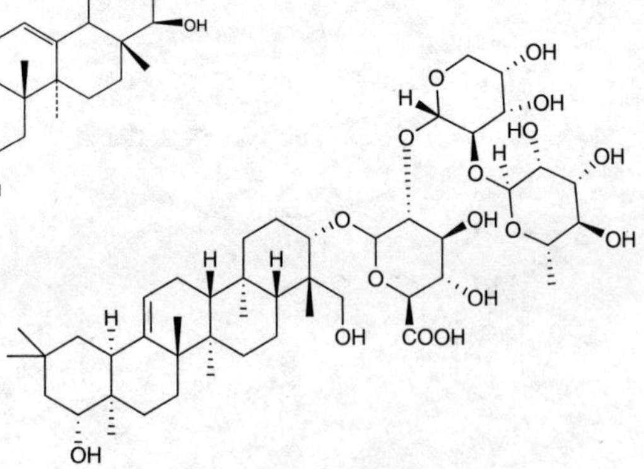

$C_{48}H_{78}O_{16}$ (911.1)
soyasaponin II
大豆皂苷 II

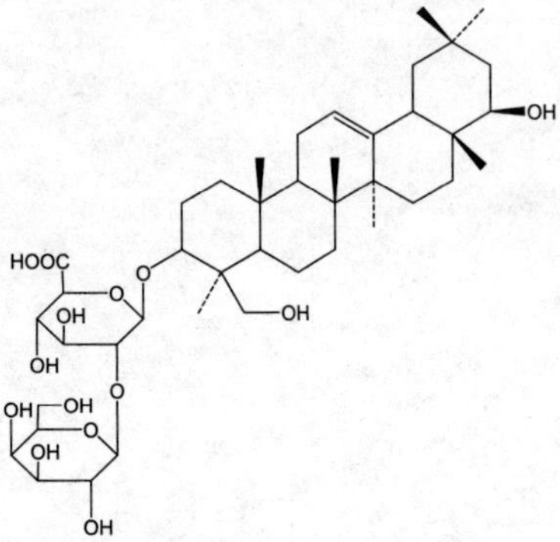

$C_{42}H_{68}O_{14}$ (797.0)
soyasaponin III
大豆皂苷 III

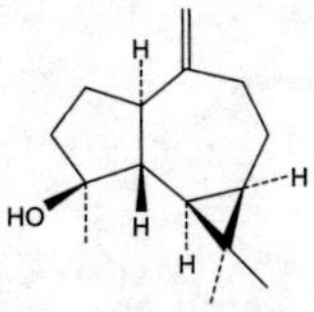

$C_{15}H_{24}O$ (220.4)
spathulenol
匙叶桉油烯醇，斯巴醇

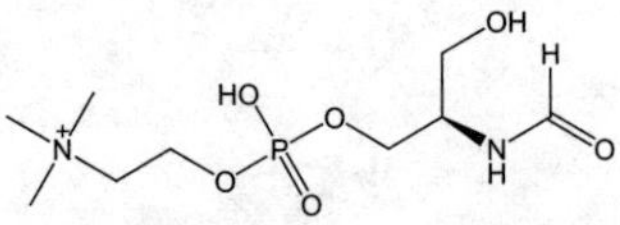

$C_9H_{22}N_2O_6P^+$ (285.3)
sphingomyelin
神经鞘磷脂

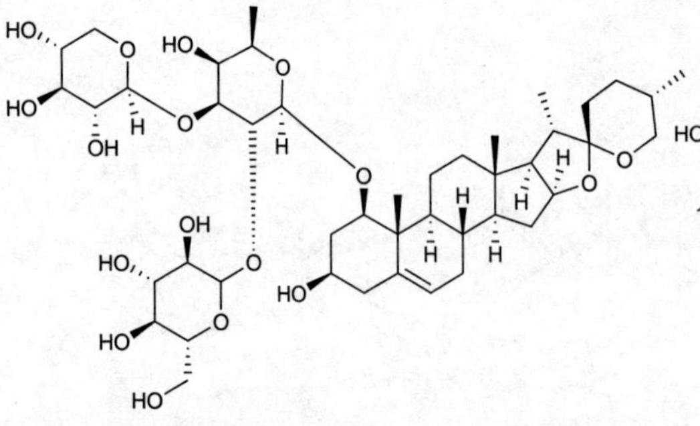

$C_{44}H_{70}O_{17}$ (871.0)
spicatoside A
土麦冬皂苷 A

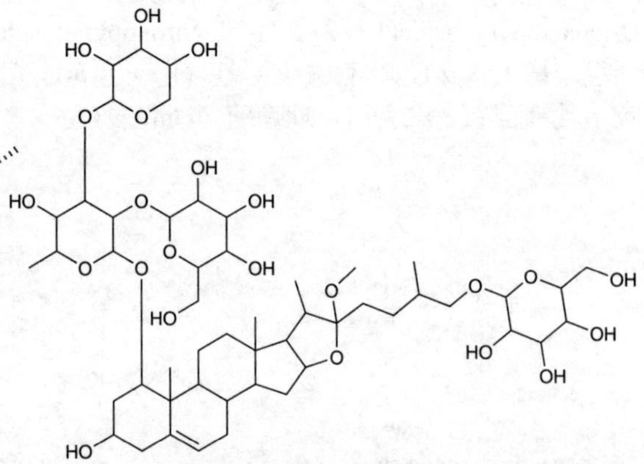

$C_{51}H_{84}O_{23}$ (1065.2)
spicatoside B
土麦冬皂苷 B

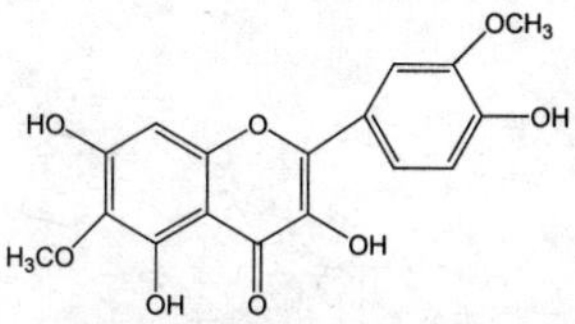

$C_{17}H_{14}O_8$ (346.3)
spinacetin
菠叶素

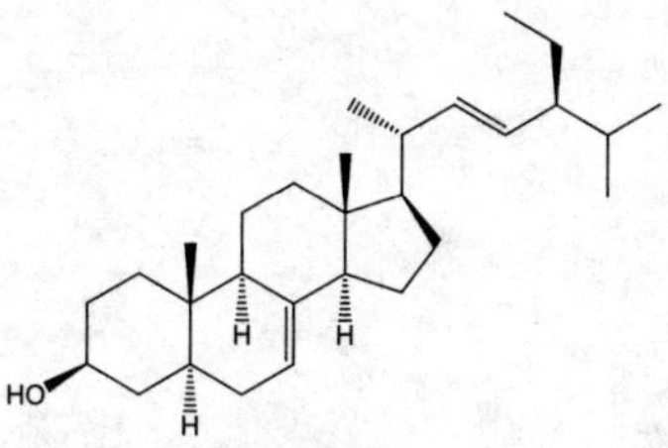

$C_{29}H_{48}O$ (412.7)
α-spinasterol
α- 菠菜甾醇

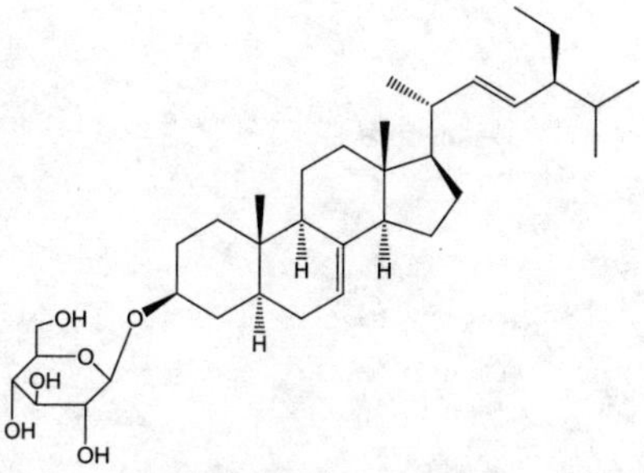

$C_{35}H_{58}O_6$ (574.8)
α-spinasterol-glucoside
α- 菠菜甾醇 - 葡萄糖苷

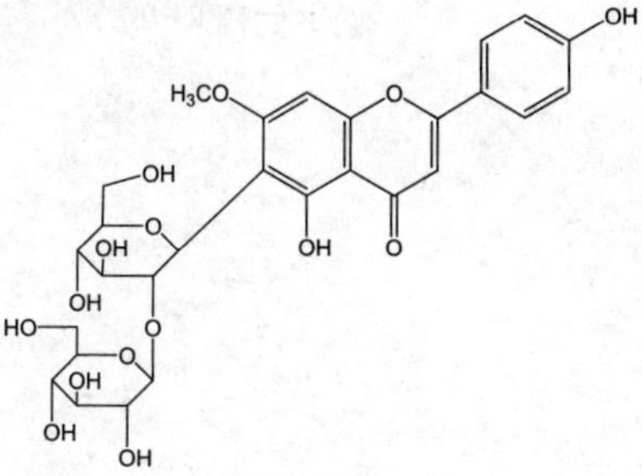

$C_{28}H_{32}O_{15}$ (608.5)
spinosin
斯皮诺素

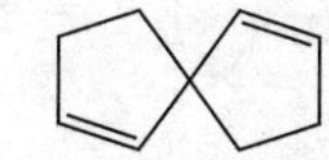

$C_{18}H_{17}NO_6$ (343.3)
spiro[4. 4]nona-1, 6-diene
螺环 [4. 4]-1, 6- 壬二烯

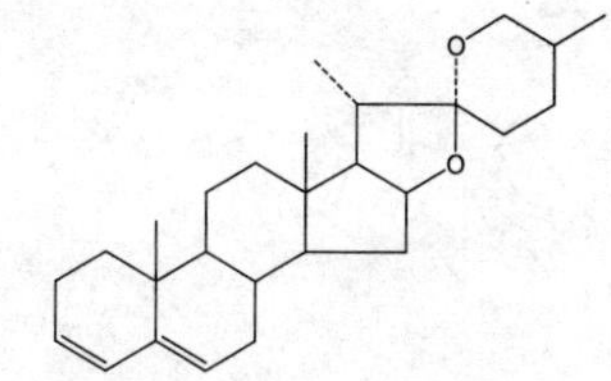

$C_{27}H_{40}O_2$ (396.6)
25-D-spirosta-3,5-diene
25-D- 螺甾 -3,5- 二烯

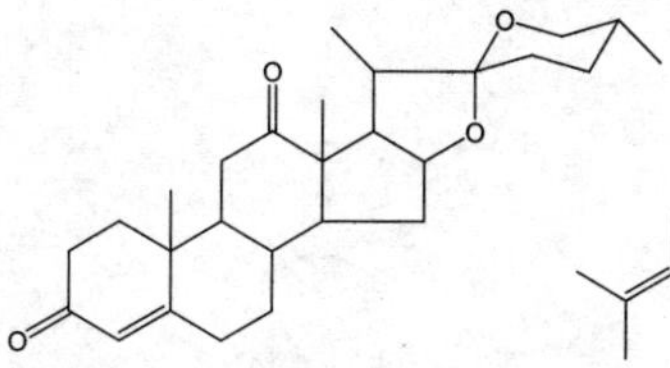

$C_{27}H_{38}O_4$ (426.6)
25R-spirostan-4-ene-3,12-dione
25R- 螺甾 -4- 烯 -3,12- 二酮

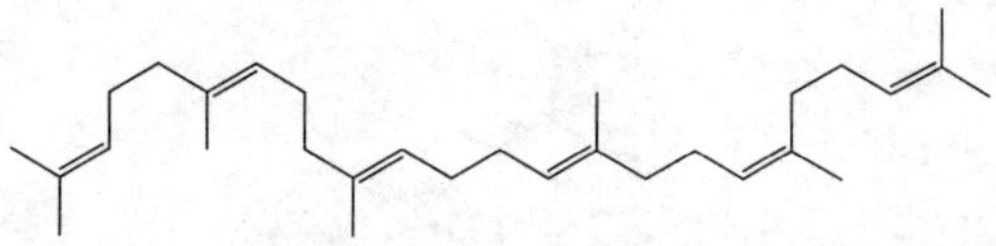

$C_{30}H_{50}$ (410.7)
squalene
角鲨烯

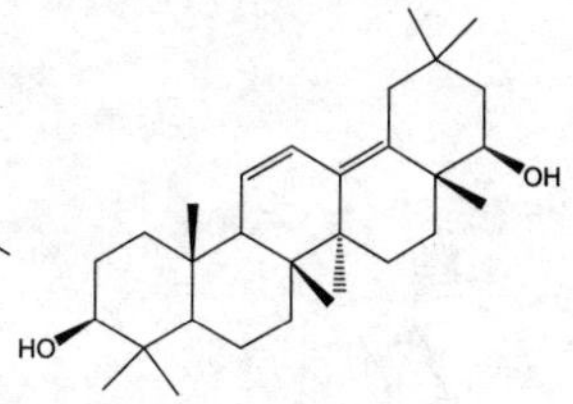

$C_{30}H_{48}O_2$ (440.7)
squasapogenol
圆果皂苷元

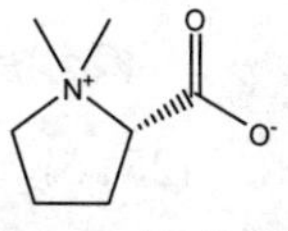

$C_7H_{13}NO_2$ (143.2)
stachydrine
水苏碱

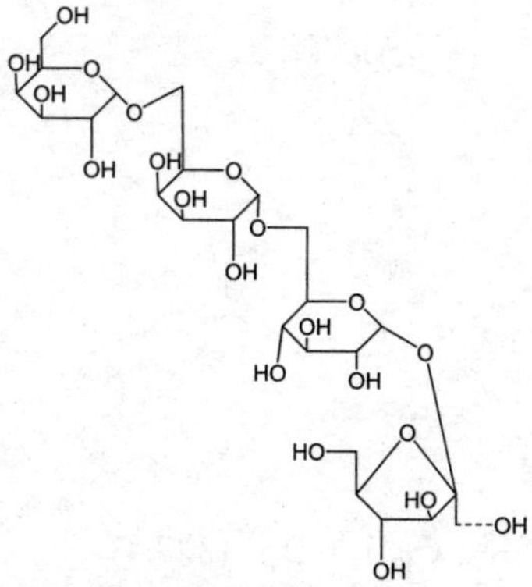

$C_{24}H_{42}O_{21}$ (666.6)
stachyose
水苏糖

$CH_3(CH_2)_{16}COOH$

$C_{18}H_{36}O_2$ (284.5)
stearic acid
硬脂酸

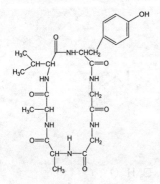

C₂₄H₃₄N₆O₇ (518.6)
$C_{24}H_{34}N_6O_7$ (518.6)
stellaria cycloepptide I
银柴胡环肽 I

$C_{12}H_{17}NO_3$ (223.3)
stemoamide
对叶百部酰胺

$C_{22}H_{29}NO_5$ (387.5)
stemofoline
蔓生百部叶碱

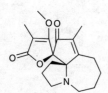

$C_{18}H_{23}NO_4$ (317.4)
stemonamine
蔓生百部碱

$C_{19}H_{29}NO_5$ (351.4)
stemonidine
百部定碱

$C_{17}H_{25}NO_4$ (307.4)
stemonine
百部碱

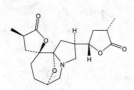

$C_{18}H_{25}NO_5$ (335.4)
stemotinine
滇百部碱

$C_{17}H_{27}NO_2$ (277.4)
stenine
百部次碱

$C_{19}H_{18}NO_4$ (324.4)
stepharanine
千金藤宁碱

$C_{18}H_{19}NO_3$ (297.4)
stepharine
光千金藤碱

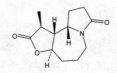

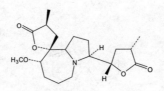

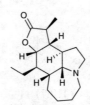

$C_{19}H_{21}NO_4$ (327.4)
stepholidine
光千金藤定碱

$C_{19}H_{36}$ (264.5)
sterculene
苹婆烯

$H_3C(H_2C)_7-C=C-(CH_2)_7COOH$

$C_{19}H_{34}O_2$　(294.5)
Sterculic acid
苹婆酸

$C_{17}H_{28}O$　(248.4)
sterol
甾醇

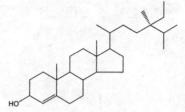

$C_{30}H_{48}O$　(424.7)
stigmasta-5,22-dien-3-one
5,22- 豆甾二烯 -3- 酮

$C_{30}H_{50}O_2$　(442.7)
stigmasta-3,7-dione
豆甾 -3,7- 二酮

$C_{30}H_{52}O$　(428.7)
stigmasta-4-en-3-ol
豆甾 -4- 烯 -3- 醇

$C_{30}H_{52}O$　(428.7)
stigmasta-5-en-3-ol
豆甾 -5- 烯 -3- 醇

$C_{30}H_{50}O$　(426.7)
stigmasta-7,22-diene-3-ol
豆甾 -7,22- 二烯 -3- 醇

$C_{30}H_{48}O$　(424.7)
stigmasta-7,22-dien-3-one
α- 菠菜甾酮

$C_{35}H_{62}O_7$　(594.9)
stigmasta-3α,5α-diol-3-O-β-D-
glucopyranoside
3α,5α- 豆甾二醇 -3-O-β-D- 吡
喃葡萄糖苷

$C_{30}H_{50}O$　(426.7)
stigmasta-4-ene-3-one
豆甾 -4- 烯 -3- 酮

$C_{29}H_{50}O$　(414.7)
stigmasta-7-en-3β-ol
7- 豆甾烯 -3β- 醇

$C_{35}H_{60}O_6$　(576.8)
stigmasta-7-en-3β-ol-3-O-β-D-
glucopyranoside
7- 豆甾烯 -3β- 醇 -3-O-β-D- 吡
喃葡萄糖苷

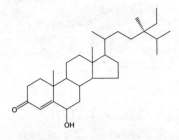

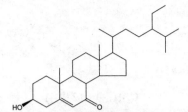

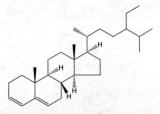

$C_{30}H_{50}O_2$ (442.7)
stigmast-4-en-6β-ol-3-one
豆甾 -4- 烯 -6β- 醇 -3- 酮

$C_{29}H_{49}O_2$ (429.7)
stigmasta-5-en-3β-ol-7-one
3β- 羟基 -5- 豆甾烯 -7- 酮

$C_{29}H_{48}$ (396.7)
stigmastan-3,5-diene
豆甾烷 -3,5- 二烯

$C_{29}H_{52}O_2$ (432.7)
5α-stigmastane-3β,6α-diol
5α- 豆甾烷 -3β, 6α 二醇

$C_{29}H_{50}O$ (414.7)
stigmastane-7-one
豆甾烷 -7- 酮

$C_{29}H_{51}O_2$ (431.7)
(24R)-stigmastane-3β,5α,6β-triol
3-O-β-D-glucopyranoside

$C_{31}H_{52}O_2$ (456.7)
stigmast-5-en-3-acetic acid
豆甾 -5- 烯基 -3- 乙酸

$C_{29}H_{50}O_2$ (430.7)
3β,6β-stigmast-4-en-3,6-diol
3β,6β- 豆甾 -4- 烯 -3,6- 二醇

$C_{29}H_{50}O_2$ (430.7)
stigmast-5-ene-3,7-diol
豆甾 -5- 烯 -3,7- 二醇

$C_{29}H_{50}O$ (414.7)
Δ^7-stigmastenol, 5α-stigmast-7-en-3β-ol
Δ^7- 豆甾烯醇

$C_{35}H_{60}O_6$ (576.8)
Δ^7- stigmastenol-3-O-β-D- glucoside
Δ^7- 豆甾烯醇 -3-O-β-D- 葡萄糖苷

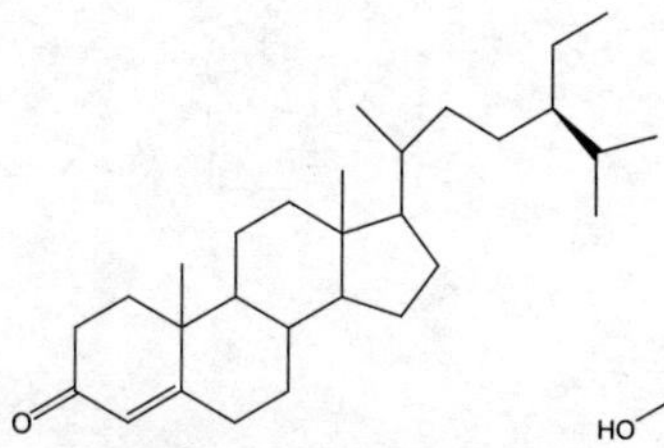

$C_{29}H_{48}O$ (412.7)

(24R)-stigmast-4-en-3-one

(24R)- 豆甾 -4- 烯 -3- 酮

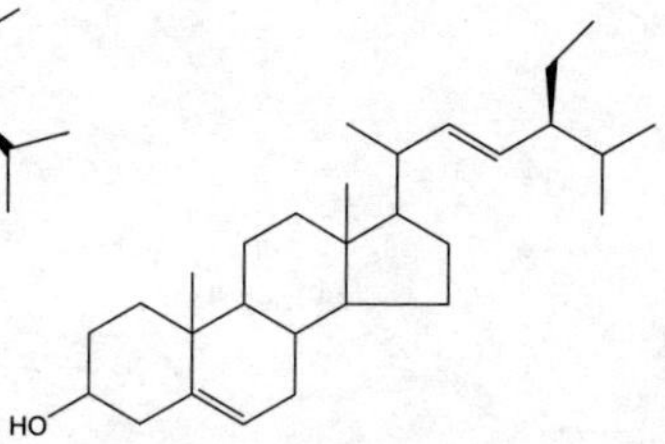

$C_{29}H_{48}O$ (412.7)

stigmasterol

豆甾醇

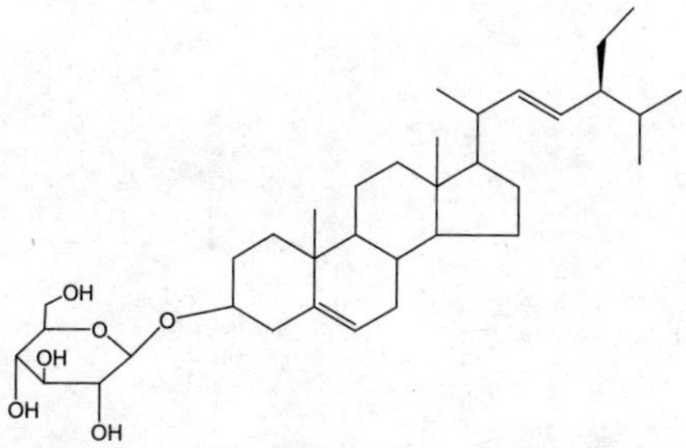

$C_{35}H_{58}O_6$ (574.8)

stigmasterol-3-O-β-D-glucopyranoside

豆甾醇 -3-O-β-D- 吡喃葡萄糖苷

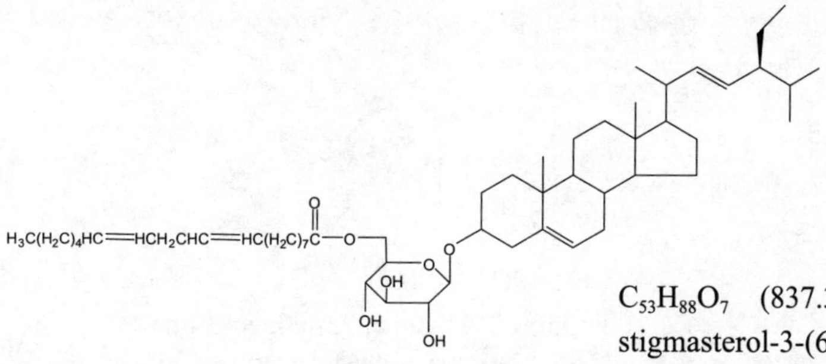

$C_{53}H_{88}O_7$ (837.3)

stigmasterol-3-(6-linoleoyl)glucopyranoside

豆甾醇 -3-(6- 亚油酰基) 吡喃葡萄糖苷

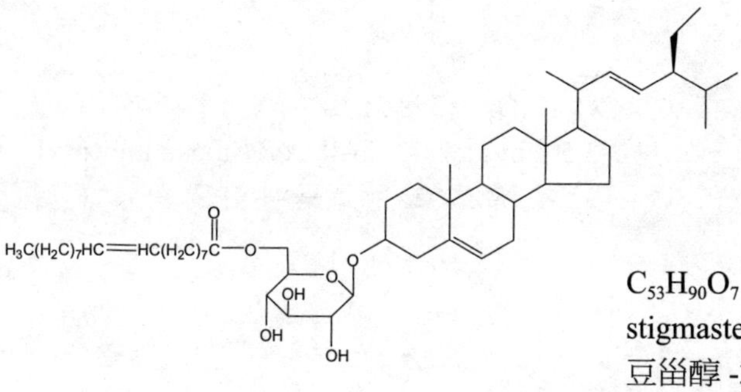

$H_3C(H_2C)_4HC=HCH_2CHC=HC(H_2C)_7C$

$C_{53}H_{90}O_7$ (839.3)

stigmasterol-3-(6-oleoyl)glucopyranoside

豆甾醇 -3-(6- 油酰基) 吡喃葡萄糖苷

$H_3C(H_2C)_7HC=HC(H_2C)_7C$

$C_{51}H_{86}O_7$ (811.2)

stigmasterol -3-(6-palmitoleoyl)glucopyranoside

豆甾醇 -3-(6- 棕榈油酰基) 吡喃葡萄糖苷

$H_3C(H_2C)_5HC=HC(H_2C)_7C$

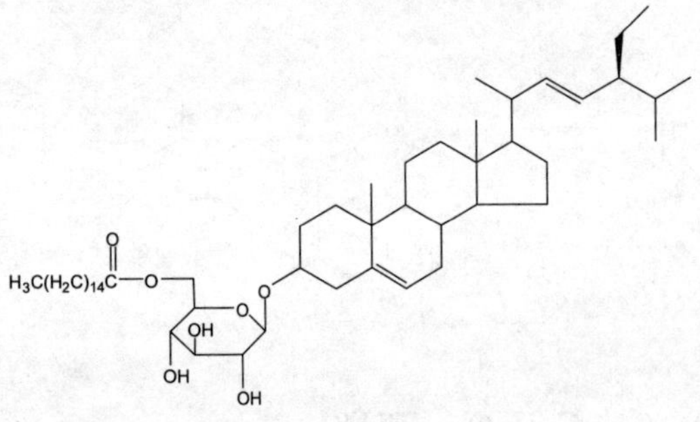

$C_{51}H_{88}O_7$ (813.2)

stigmasterol-3-(6-palmitoyl)glucopyranoside

豆甾醇 -3-(6- 棕榈酰基) 吡喃葡萄糖苷

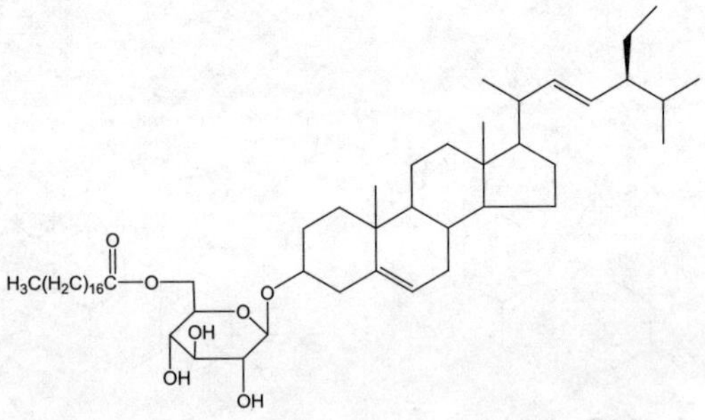

$C_{53}H_{92}O_7$ (841.3)

stigmasterol-3-(6-stearoyl)glucopyranoside

豆甾醇 -3-(6- 硬脂酰基) 吡喃葡萄糖苷

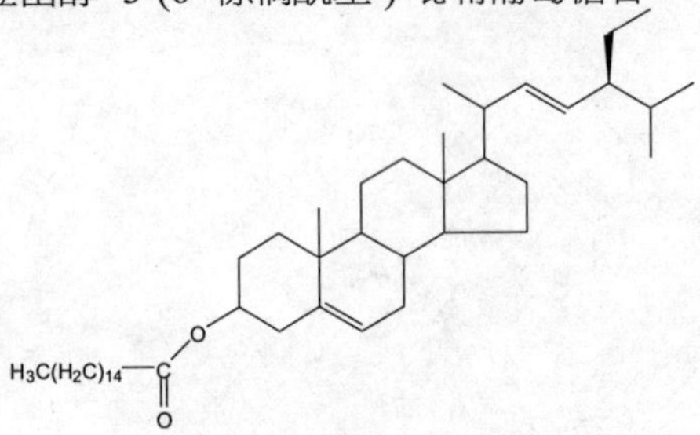

$C_{45}H_{78}O_2$ (651.1)

stigmasteryl palmitate

豆甾醇棕榈酸酯

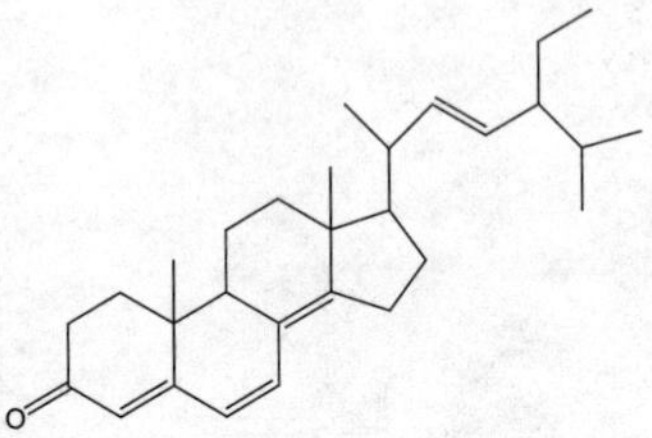

$C_{29}H_{42}O$ (406.6)

stigmast-4,6,8(14),22-tetraen-3-one

豆甾 -4,6,8(14),22- 四烯 -3- 酮

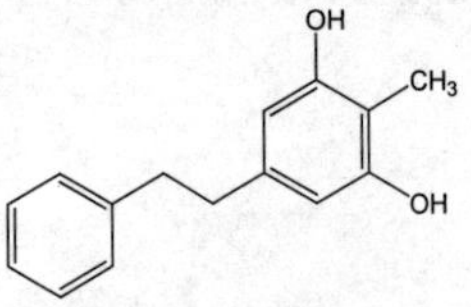

$C_{15}H_{16}O_2$ (228.3)

3,5-dihydroxy-4-methylbibenzyl

3,5- 二羟基 -4- 甲基联苄

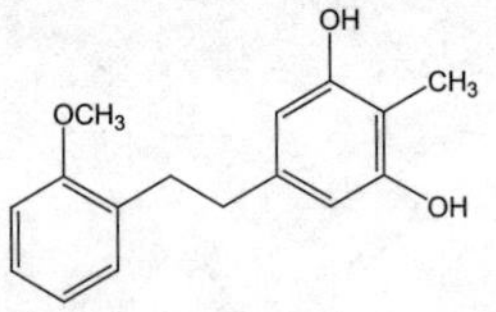

$C_{16}H_{18}O_3$ (258.3)

3,5-dihydroxy-2′-methoxy-4-methylbibenzyl

3,5- 二羟基 -2′- 甲氧基 -4- 甲基联苄

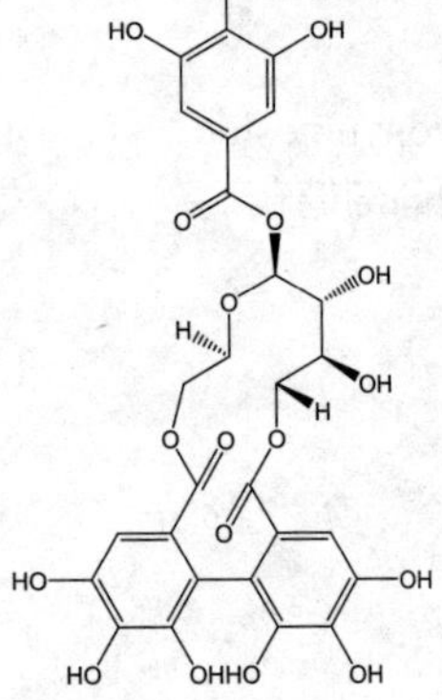

$C_{27}H_{22}O_{18}$ (634.5)

strictinin

木麻黄素

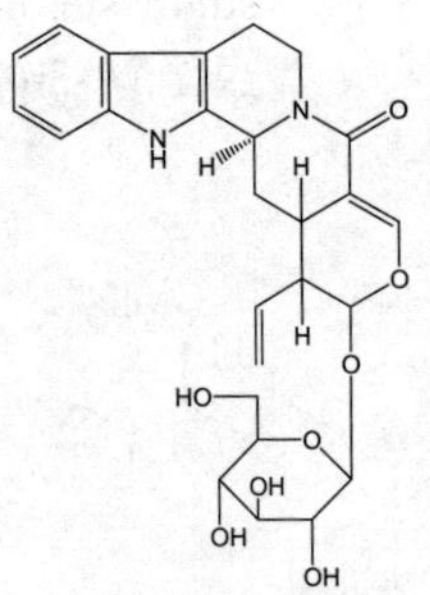

$C_{26}H_{30}N_2O_8$ (498.5)

strictosamide

异长春花苷内酰胺

iso-vincoside lactam

斯垂特萨果碱

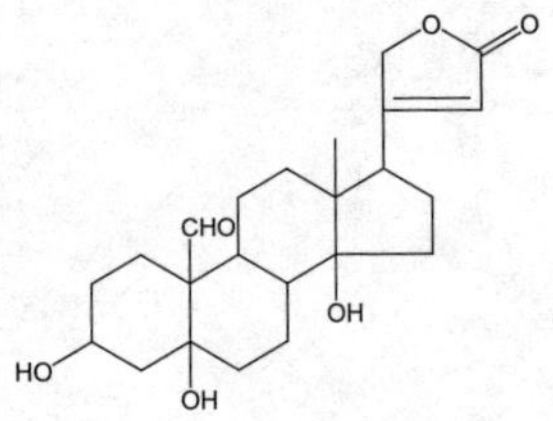

$C_{23}H_{32}O_6$ (404.5)

strophanthidin

毒毛旋花子苷元

C_{35}H_{60}O_6 (576.8)
strumaroside
β-sitosterol-β-D-glucoside
β- 谷甾醇 -β-D- 葡萄糖苷

stylosin
宿柱白蜡苷

$C_{18}H_{16}O_2$ (264.3)
styracin
苏合香素

$C_{18}H_{16}O_3$ (280.3)
styracin epoxide
环氧苏合香素

$C_{12}H_{10}N_2$ (182.2)
4-styrylpyridazine
4- (E)-2- 苯乙基哒嗪

$C_7H_{12}O$ (112.2)
suberone
木栓酮

CH_2COOH
CH_2COOH

$C_4H_6O_4$ (118.1)
succinic acid
丁二酸，琥珀酸

$C_{12}H_{22}O_{11}$ (342.3)
sucrose
蔗糖

$C_{22}H_{16}N_4O$ (352.4)
Sudan Ⅲ
苏丹Ⅲ

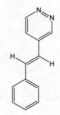

$C_{18}H_{16}O_8$ (360.3)
sudachi flavone
苏达齐黄酮
5,7,4′-trihydroxy-6,8,3′-trimethoxy flavone
5,7,4′- 三羟基 -6,8,3′- 三甲氧基黄酮

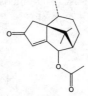

$C_{16}H_{22}O_3$ (262.2)
sugeonyl acetate
香附子烯 -2- 酮 -8- 醇乙酸酯

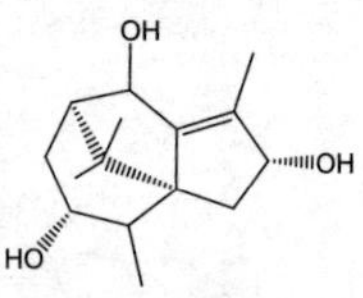

$C_{15}H_{24}O_3$ (252.3)
sugetriol
香附子烯 -2,5,8- 三醇

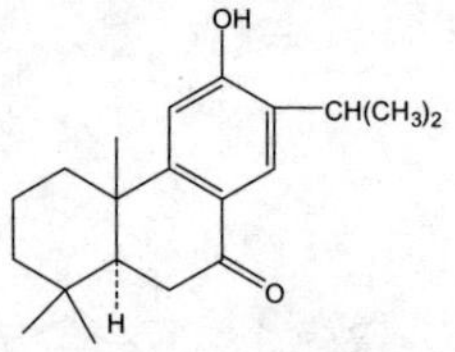

$C_{20}H_{28}O_2$ (300.4)
sugiol
柳杉酚

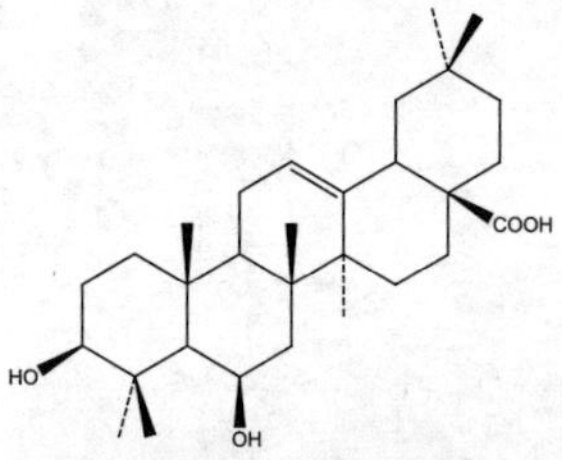

$C_{30}H_{48}O_4$ (472.7)
sumaresinolic acid
苏门答腊树脂酸

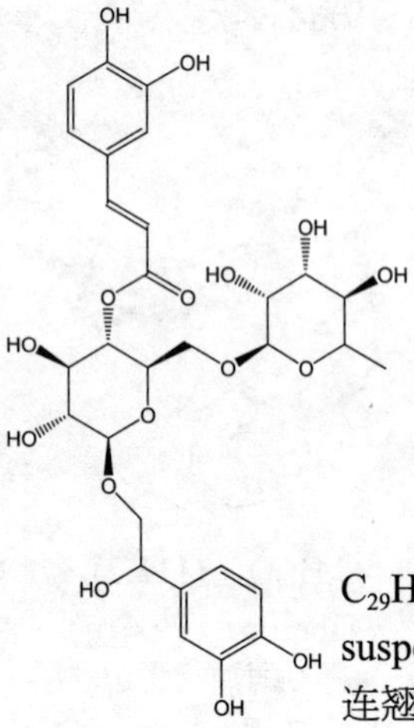

$C_{29}H_{36}O_{16}$ (640.6)
suspensaside
连翘种苷

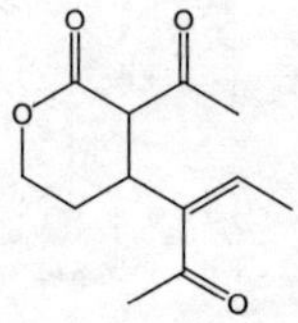

$C_{10}H_{10}O_4$ (194.18)
swermirin
青叶胆内酯

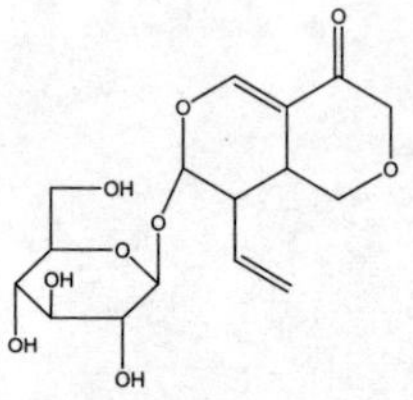

$C_{16}H_{22}O_9$ (358.3)
sweroside
当药苷

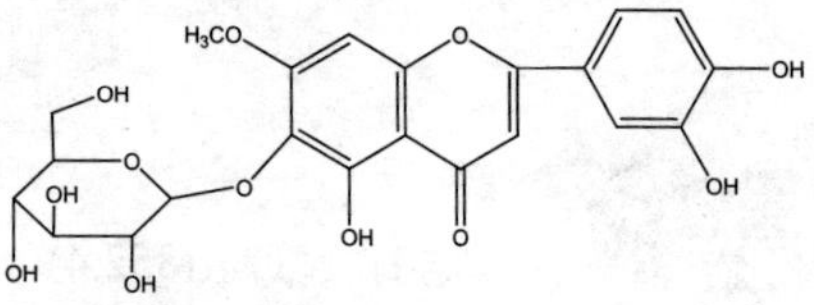

$C_{22}H_{22}O_{12}$ (478.4)
swertia-japonin
日本当药素
7-O-methyl luteolin-6-C-β-D-glucoside
木犀草素 -7- 甲醚 6-C-β- 葡萄糖苷

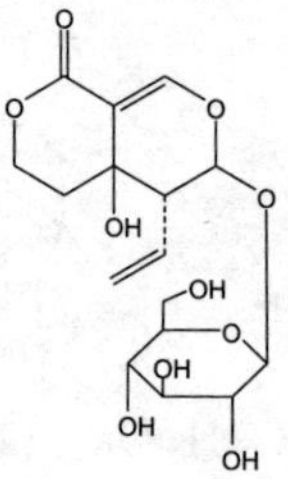

$C_{16}H_{22}O_{10}$ (374.3)
swertiamarin
当药苦苷

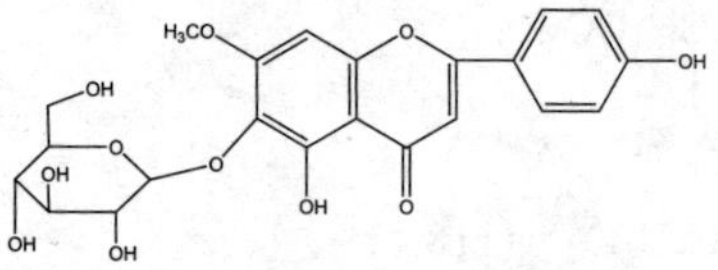

$C_{22}H_{22}O_{11}$ (462.4)
swertisin
当药素

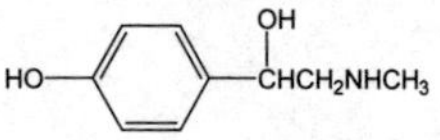

$C_9H_{13}NO_2$ (167.2)
synephrine
辛弗林

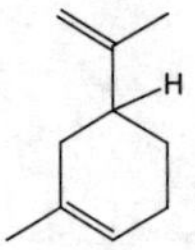

$C_{10}H_{16}$ (136.2)
sylvestrene
枞油烯

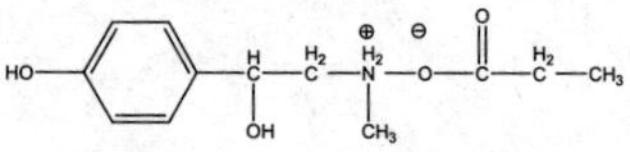

$C_{11}H_{19}NO_4$ (229.3)
synephrine acetate
左旋辛弗林乙酸盐

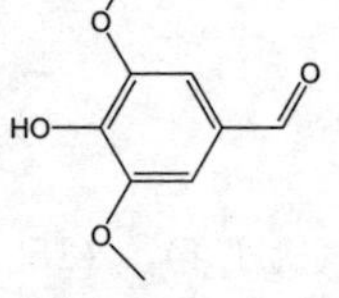

$C_9H_{10}O_4$ (182.2)
syringaldehyde
丁香醛

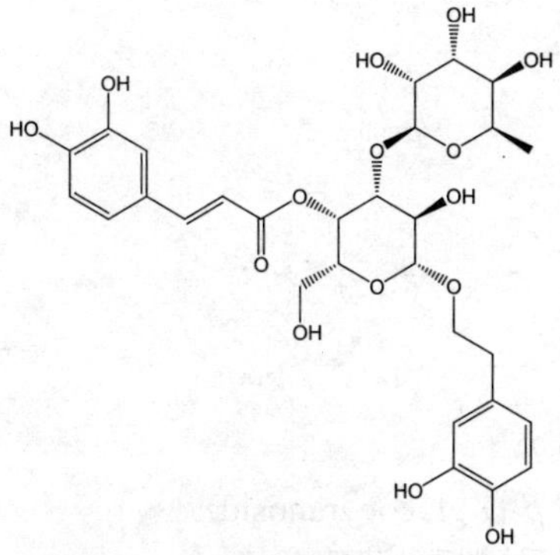

$C_{29}H_{36}O_{15}$ (624.6)

syringalide acteoside

洋丁香苷，毛蕊花糖苷，麦角甾苷

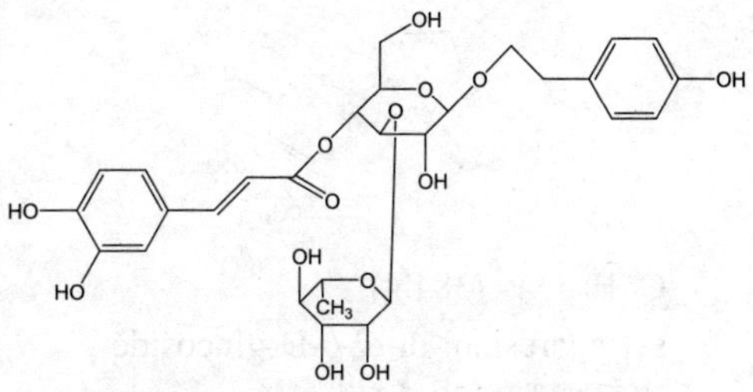

$C_{29}H_{36}O_{14}$ (608.6)

syringalide-3′-α-L-rhamnopyranoside

丁香苷 -3′-α-L- 吡喃鼠李糖苷

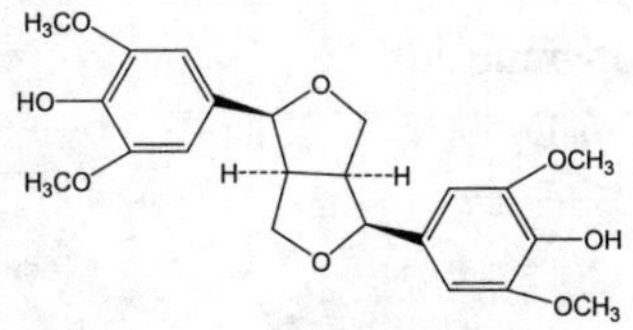

$C_{22}H_{26}O_8$ (418.4)

syringaresinol

丁香脂素，丁香树脂酚，丁香树脂醇

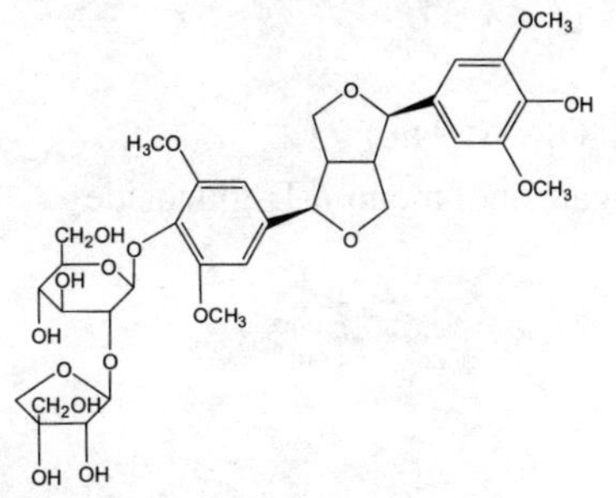

$C_{33}H_{44}O_{17}$ (712.7)

syringaresinol-4-O-β-D-apiofuranosyl-
(1 → 2)-β-D-glucopyranoside

左旋 - 丁香树脂酚 -4-O-β-D- 呋喃芹
菜糖基 -(1 → 2)-β-D- 吡喃葡萄糖苷

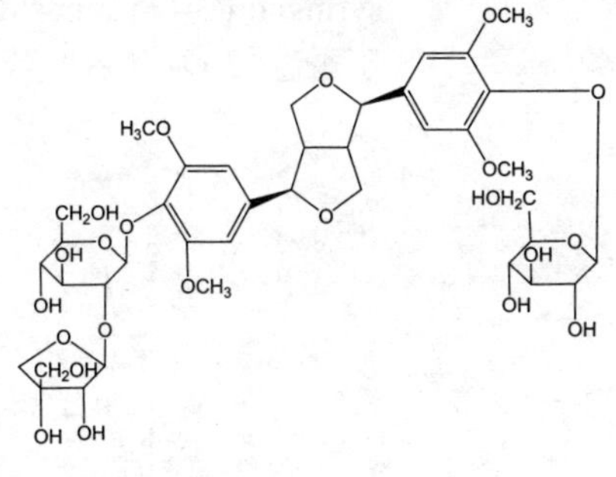

$C_{39}H_{54}O_{22}$ (874.8)

L-syringaresinol-4-O-β-D-apiofuranosyl-
（1 → 2）-β-D-glucopyranosyl-4′-O-β-D-
glucopyranoside

左旋 - 丁香树脂酚 -4-O-β-D- 呋喃芹菜
糖基 -（1 → 2）-β-D- 吡喃葡萄糖基 -4′-
O-β-D- 吡喃葡萄糖苷

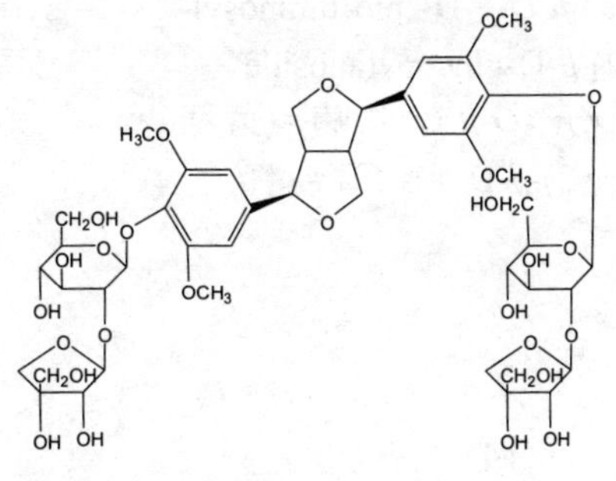

$C_{44}H_{62}O_{26}$ (1006.9)

syringaresinol-4,4′-bis-O-β-D-apiofuranosyl-
（1 → 2）-β-D-glucopyranoside

左旋 - 丁香树脂酚 -4,4′- 双 -O-β-D- 呋喃芹
菜糖基 -（1 → 2）-β-D- 吡喃葡萄糖苷

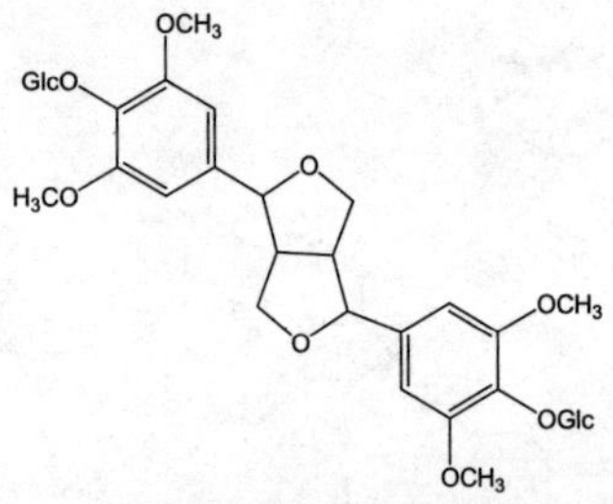

C₂₂H₂₄O₆　(384.4)
svringaresinol-di-*O*-*β*-D-glucoside
丁香树脂酚双葡萄糖苷

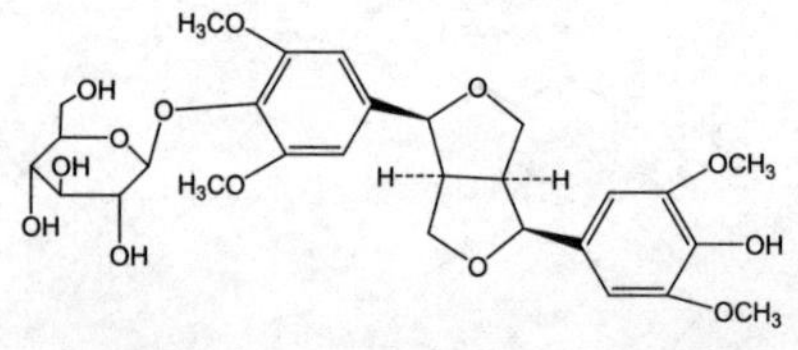

$C_{28}H_{36}O_{13}$　(580.2)
syringaresinol-*O*-*β*-D-glucopyranoside
丁香脂素苷, 丁香树脂酚葡萄糖苷

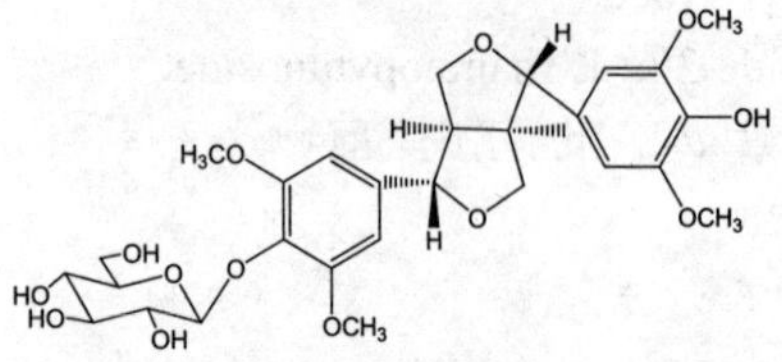

$C_{29}H_{38}O_{13}$　(594.6)
syringaresinol mono-*β*-D-glucoside

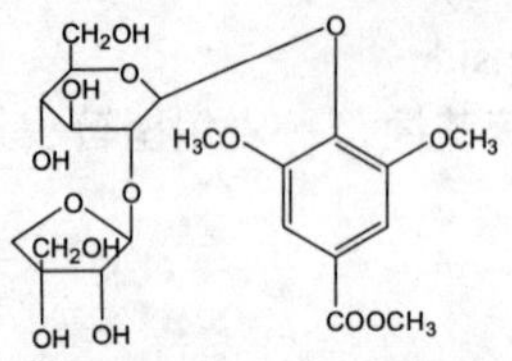

$C_{21}H_{30}O_{14}$　(506.5)
syringicacidmethylester-4-*O*-*β*-D-apiofuranosyl-
(1 → 2)-*β*-D-glucopyranoside
丁香酸甲酯 -4-*O*-*β*-D- 呋喃芹菜糖基 -(1 → 2)-
β-D- 吡喃葡萄糖苷

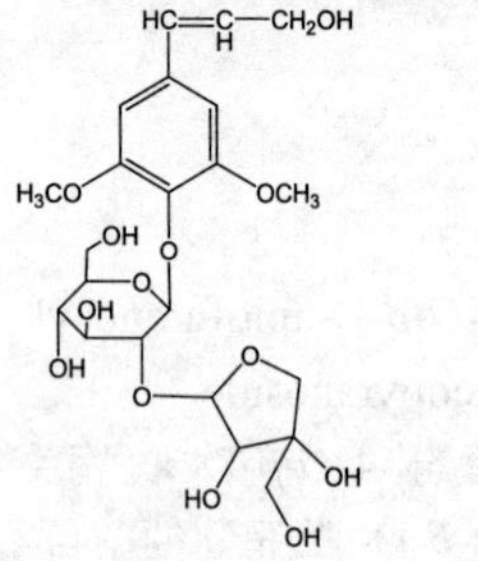

$C_{22}H_{32}O_{13}$　(504.5)
syringenin-*O*-*β*-D-apio-furanosyl-
(1 → 2)-*β*-D-glucopyranoside
丁香苷元 -*O*-*β*-D- 呋喃芹菜糖
基 (1 → 2)-*β*-D- 吡喃葡萄糖

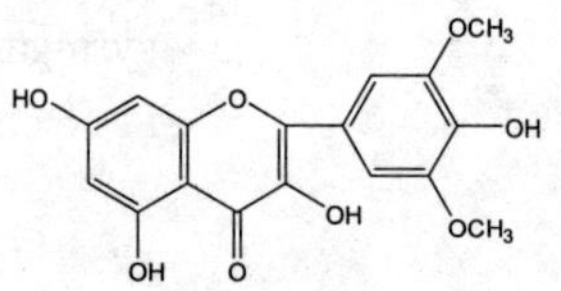

$C_{17}H_{14}O_{8}$　(346.3)
syringetin
丁香黄素

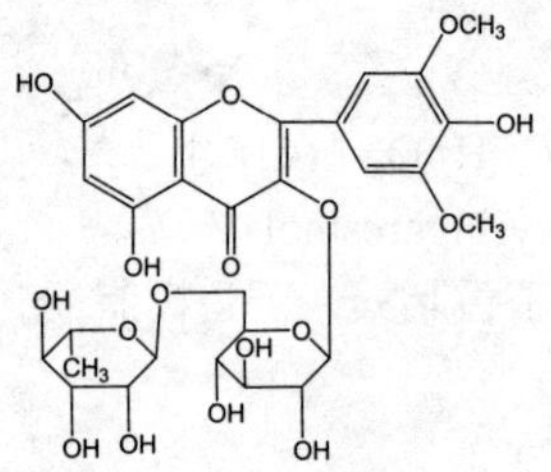

$C_{29}H_{34}O_{17}$　(654.6)
syringetin-3-*O*-rutinoside
丁香亭 -3-*O*- 芸香糖苷

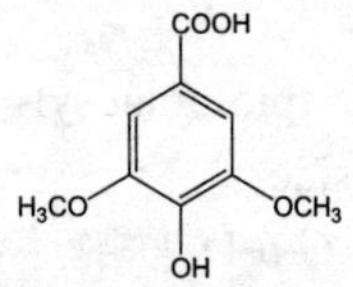

$C_{9}H_{10}O_{5}$　(198.2)
syringic acid
丁香酸

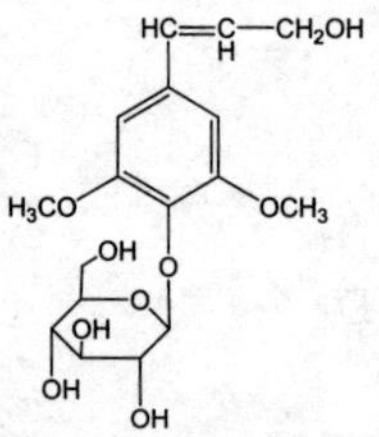

$C_{17}H_{24}O_{9}$　(372.4)
syringin
紫丁香苷, 刺五加苷 B

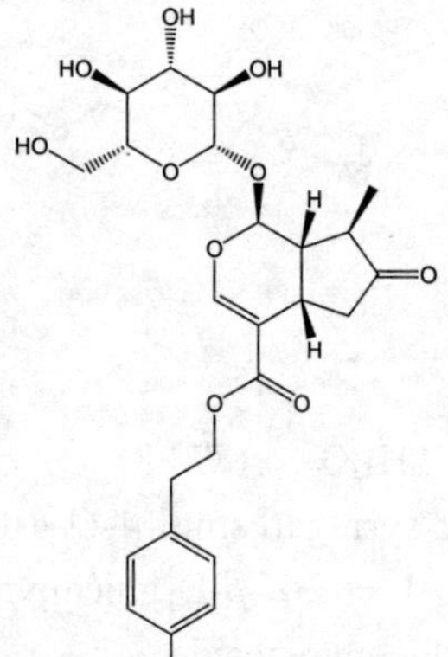

$C_{24}H_{30}O_{11}$　(494.5)
syringopicroside
丁香苦苷, 丁香苦苷 A

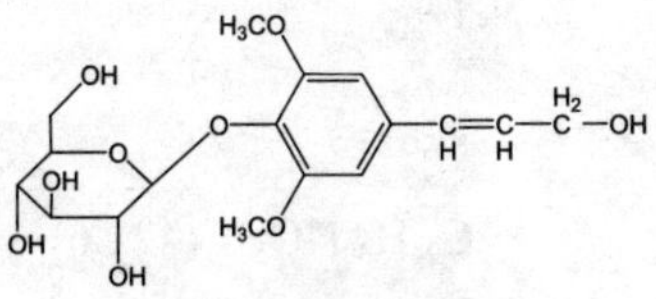

$C_{17}H_{24}O_9$ (372.4)
syringoside
紫丁香苷

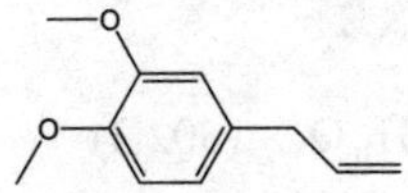

$C_{11}H_{14}O_2$ (178.2)
syringyl
丁香酚基

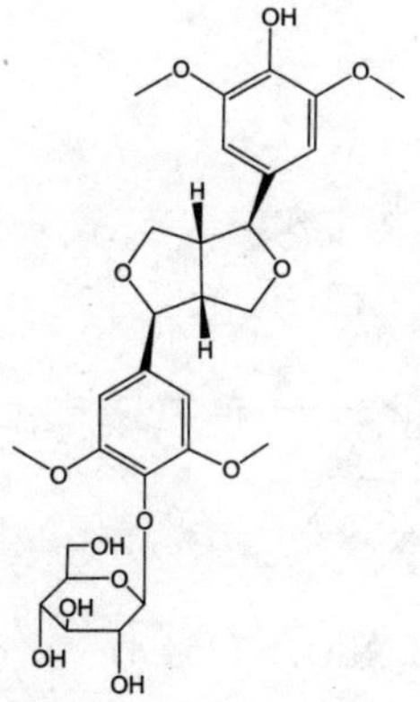

$C_{28}H_{36}O_{13}$ (580.6)
syringaresinol-O-β-D-glucoside
右旋 - 丁香树脂酚 -O-β-D- 葡萄糖苷

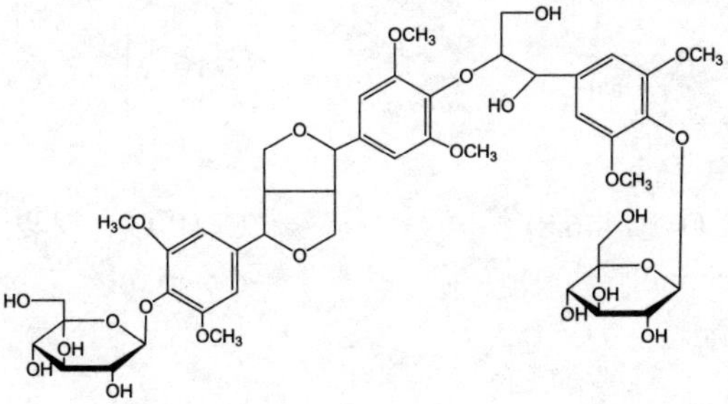

$C_{47}H_{64}O_{23}$ (997.0)
syringylglycerol-β-syringaresinol
ether 4″,4‴-di-O-β-D-glucopyranoseid
丁香酚基丙三醇 -β- 丁香树脂酚醚
4″,4‴- 双葡萄糖苷

T 部

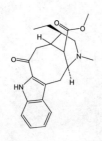

C$_{21}$H$_{26}$N$_2$O$_3$　(354.4)
tabernaemontanine
山辣椒碱

C$_{13}$H$_{18}$O$_8$　(302.3)
tachioside
它乔糖苷

C$_{24}$H$_{39}$NO$_5$　(421.6)
talatisamine
塔拉乌头胺

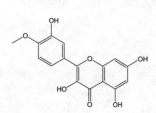

C$_{16}$H$_{12}$O$_7$　(316.26)
tamarixetin
柽柳黄素

C$_{30}$H$_{54}$O$_2$　(446.8)
tamarixinol
柽柳酚

C$_{30}$H$_{50}$O$_2$　(442.7)
tamarixol
柽柳醇

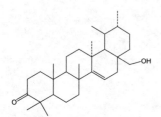

C$_{30}$H$_{48}$O$_2$　(440.7)
tamarixone
柽柳酮

C$_{20}$H$_{20}$O$_7$　(372.4)
tangeretin
福橘素
5,6,7,8,4′-pen-tamethoxy flavone
5,6,7,8,4′- 五甲氧基黄酮

tannin
鞣质

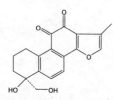

C$_{18}$H$_{16}$O$_5$　(312.3)
tanshindiol A
丹参二醇 A

C$_{18}$H$_{16}$O$_5$　(312.3)
tanshindiol B
丹参二醇 B

C$_{18}$H$_{16}$O$_5$　(312.3)
tanshindiol C
丹参二醇 C

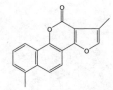

$C_{17}H_{12}O_3$ (264.3)
tanshinlactone
丹参内酯

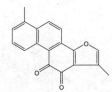

$C_{18}H_{14}O_3$ (278.3)
tanshinone Ⅰ
丹参酮 Ⅰ

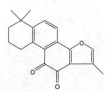

$C_{19}H_{18}O_3$ (294.3)
tanshinone Ⅱ A
丹参酮 Ⅱ A

$C_{19}H_{18}O_4$ (310.3)
tanshinone Ⅱ B
丹参酮 Ⅱ B

$C_{18}H_{16}O_4$ (296.3)
tanshinone Ⅵ
丹参酮 Ⅵ

$C_{18}H_{22}O_{10}$ (398.3)
taraxacoside-β-O-[4-O-（p-hydroxy-
phenylacetyl）-β-D- glucopyranoyl]
-β-hydroxy-butyrolactone
酰化丁内酯苷 - 蒲公英苷

$C_{40}H_{56}O_3$ (584.9)
taraxanthin
蒲公英黄质

$C_{30}H_{50}O$ (426.7)
taraxasterol
蒲公英甾醇
α-lactucerol
α- 山莴苣醇

$C_{30}H_{50}O$ (426.7)
φ-taraxasterol
φ- 蒲公英甾醇

$C_{32}H_{52}O_2$ (468.8)
taraxerol acetate
蒲公英赛醇乙酸酯

$C_{32}H_{52}O_2$ (468.8)
φ-taraxasteryl acetate
伪蒲公英甾醇醋酸酯

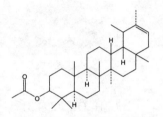

$C_{32}H_{52}O_2$　(468.8)

φ-taraxasteryl acetate

φ- 蒲公英甾醇乙酸酯

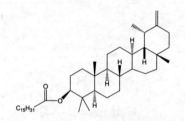

$C_{46}H_{80}O_2$　(665.1)

taraxasteryl palmitate

蒲公英甾醇棕榈酸酯

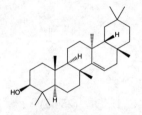

$C_{30}H_{50}O$　(426.7)

taraxerol

蒲公英赛醇

$C_{30}H_{48}O$　(424.7)

taraxerone

蒲公英赛酮

$C_{22}H_{32}O_9$　(440.5)

taraxinic-1'-O-β-D-glucopyranoside

蒲公英吉玛酸苷

COOHCHCHCOOH
　　　OHOH

$C_4H_6O_6$　(150.1)

tartaric acid

酒石酸

H_2N—H_2C—$\overset{H_2}{C}$—SO_3H

$C_2H_7NO_3S$　(125.2)

taurine

牛磺酸

$C_{15}H_{12}O_7$　(304.3)

(2R,3R)-dihydroquercetin

二氢槲皮素

taxifolin

花旗松素，黄杉素，紫杉叶素

$C_{21}H_{22}O_{12}$　(466.4)

(2S,3S)-(−)-taxifolin-3-glucoside

(2S,3S)-(−)-花旗松素 -3- 葡萄

糖苷

$C_{21}H_{22}O_{12}$　(466.4)

(2R,3R) -taxifolin--3'-O-β-D-pyranglucoside

(2R,3R)- 花旗松素 -3'-O-β-D- 吡喃葡萄糖苷

$C_{47}H_{51}NO_{14}$　(853.9)

taxol

红杉醇

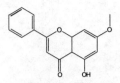

$C_{16}H_{12}O_4$ (268.3)
tectochrysin
杨芽黄酮

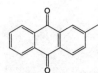

$C_{15}H_{10}O_2$ (222.2)
tectoquinone
乌楠醌

$C_{22}H_{22}O_{11}$ (462.4)
tectoridin
鸢尾苷

$C_{16}H_{12}O_6$ (300.3)
tectorigenin
鸢尾苷元

$C_{28}H_{32}O_{16}$ (624.5)
tectorigenin-7-*O*-β-glucosyl-4′-*O*-β-glucoside
鸢尾苷元 -7-*O*- 葡萄糖 -4′-*O*- 葡萄糖苷

$C_{21}H_{30}O_{13}$ (490.5)
tectoruside
点地梅双糖苷

$C_{34}H_{26}O_{22}$ (786.6)
tellimagrandin Ⅰ
新喷呐草素Ⅰ，山茱萸鞣质 2

$C_{41}H_{30}O_{26}$ (938.7)
tellimagrandin Ⅱ
新喷呐草素Ⅱ，特里马素，山茱萸鞣质 2

$C_{36}H_{56}O_{12}$ (680.8)
tenuifolin
细叶远志素

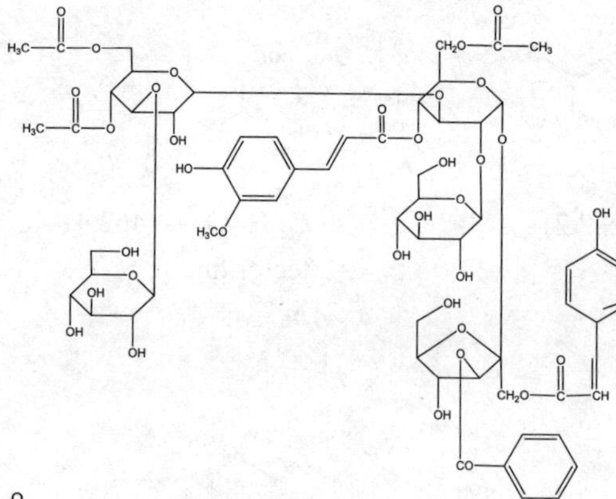

$C_{62}H_{76}O_{35}$ (1381.3)
tenuifoliose A
远志寡糖 A

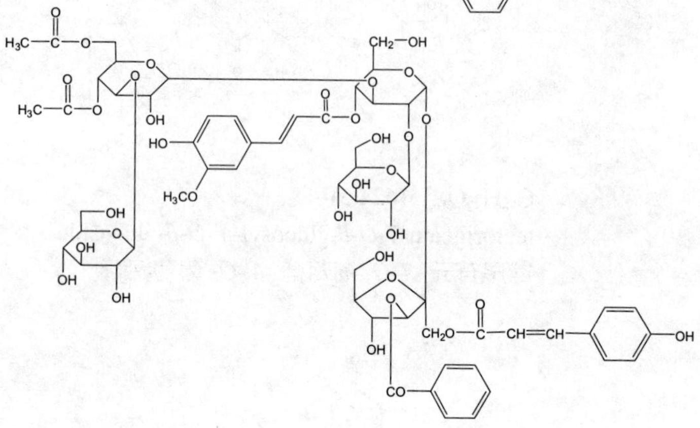

$C_{60}H_{74}O_{34}$ (1339.2)
tenuifoliose B
远志寡糖 B

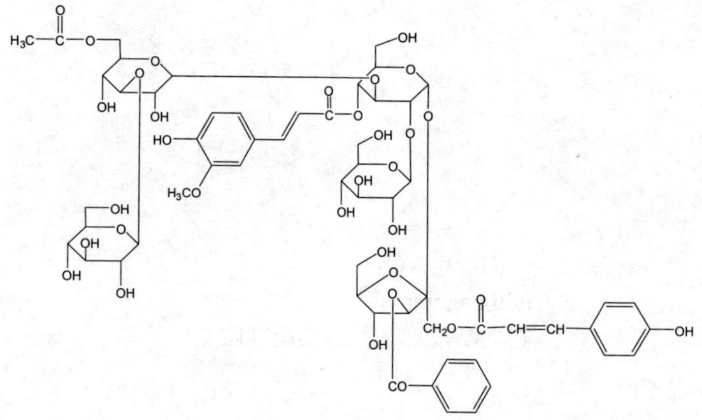

$C_{58}H_{72}O_{33}$ (1297.2)
tenuifoliose C
远志寡糖 C

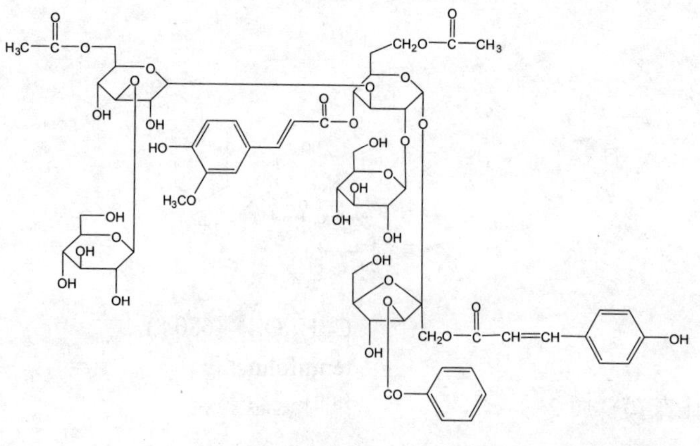

$C_{60}H_{74}O_{34}$ (1339.2)
tenuifoliose D
远志寡糖 D

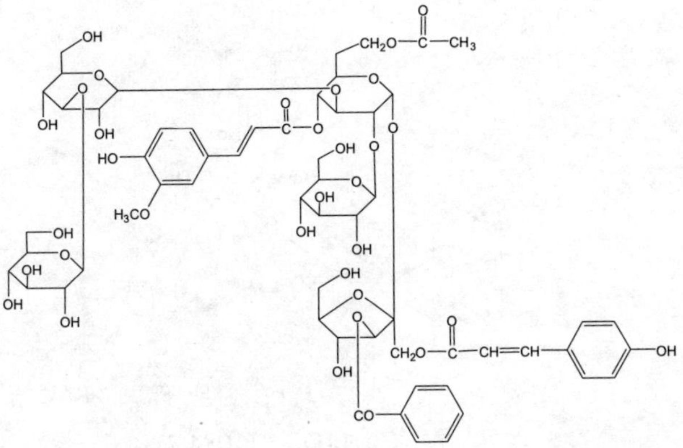

$C_{58}H_{72}O_{33}$ (1297.2)
tenuifoliose E
远志寡糖 E

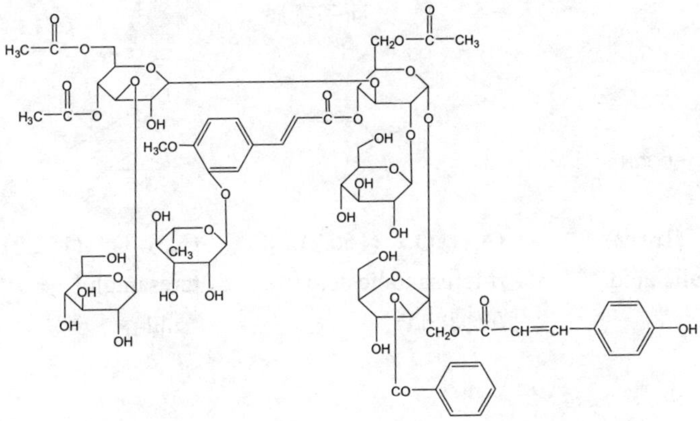

$C_{68}H_{86}O_{39}$ (1527.4)
tenuifoliose F
远志寡糖 F

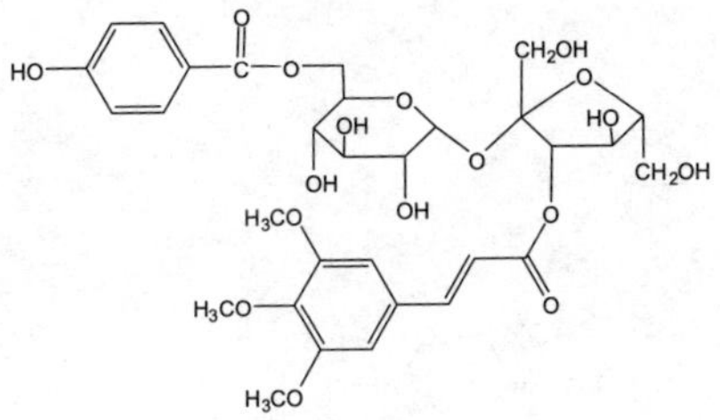

$C_{31}H_{38}O_{17}$ (682.6)
tenuifoliside A
远志糖苷 A

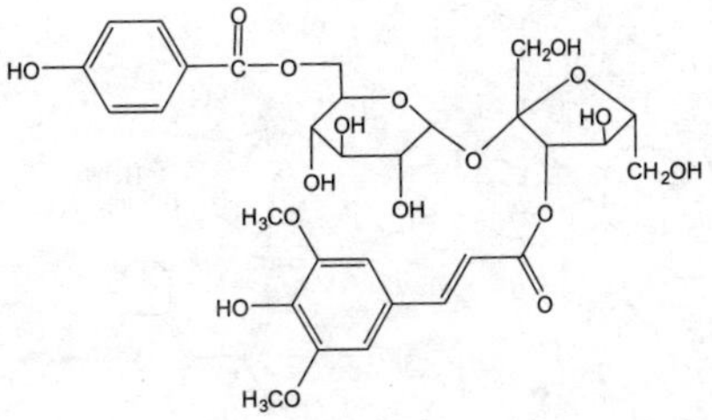

$C_{30}H_{36}O_{17}$ (668.6)
tenuifoliside B
远志糖苷 B

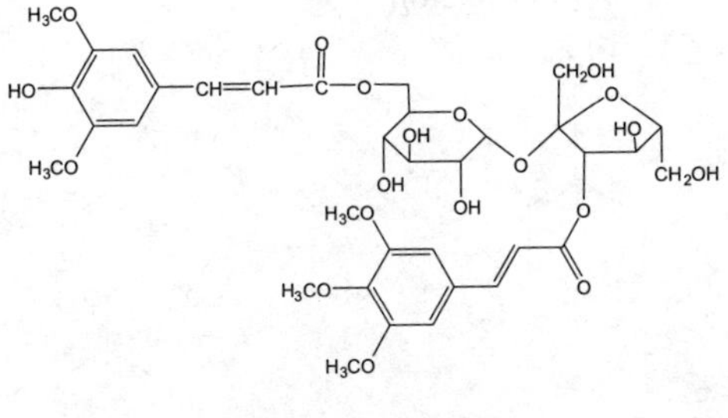

$C_{35}H_{44}O_{19}$ (768.7)
tenuifoliside C
远志糖苷 C

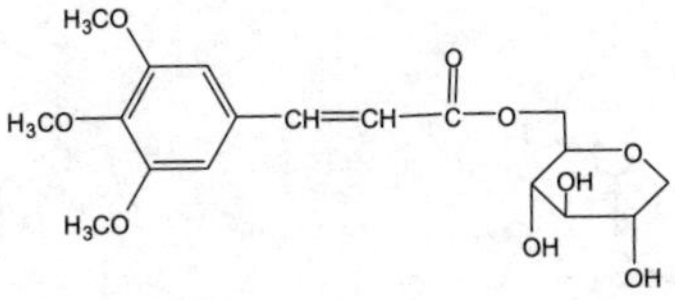

$C_{18}H_{24}O_9$ (384.4)
tenuifoliside D
远志糖苷 D

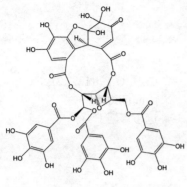

$C_{41}H_{30}O_{27}$ (954.7)
terchebin
原诃子酸

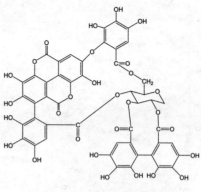

$C_{48}H_{28}O_{30}$ (1084.7)
terchebulin
诃子鞣质

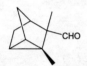

$C_{10}H_{14}O$ (150.2)
teresantaladehyde
檀油醛

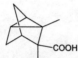

$C_{10}H_{14}O_2$ (166.2)
α-teresantalic acid
α- 檀油酸

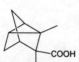

$C_{10}H_{14}O_2$ (166.2)
β-teresantalic acid
β- 檀油酸

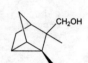

$C_{10}H_{16}O$ (152.2)
teresantalol
檀油醇

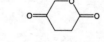

$C_{48}H_{30}O_{30}$ (1086.7)
terflavin A
榄仁黄素 A

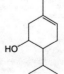

$C_5H_6O_3$ (114.1)
ternatolide
小毛茛内酯
γ-keto -δ-valerolacton
γ- 酮 -δ- 戊内酯

$C_{10}H_{16}$ (136.2)
α-terpinene
α- 萜品烯，α- 松油烯

$C_{10}H_{16}$ (136.2)
β-terpinene
β- 松油烯

$C_{10}H_{16}$ (136.2)
γ- terpinene
γ- 松油烯

$C_{10}H_{18}O$ (154.3)
1-terpinen-5-ol
松油 -1- 烯 -5- 醇

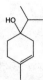

C₁₀H₁₈O (154.3)

$C_{10}H_{18}O$ (154.3)

4-terpinenol, terpinene-4-ol

4- 松油烯醇

$C_{10}H_{18}O$ (154.3)

α-terpineol

α- 松油醇，α- 萜品醇

$C_{10}H_{18}O$ (154.3)

β-terpineol

β- 松油醇

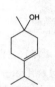

$C_{10}H_{18}O$ (154.3)

1-terpineol

1- 萜品醇

terpinen-4-ol

萜品烯 -4- 醇

$C_{10}H_{18}O$ (154.3)

4-terpineol

4- 萜品醇(4- 松油醇)

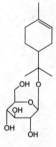

$C_{16}H_{28}O_6$ (316.4)

α-terpineol-8-β-D-glucopyranoside

α- 松油醇 -8-β-D- 吡喃葡萄糖苷

$C_{10}H_{16}$ (126.2)

γ-terpinolene

γ- 异松油烯

$C_{12}H_{20}O_2$ (196.3)

α-terpinyl acetate

α- 松油醇乙酸酯

$C_{18}H_{17}NO_5$ (327.3)

terrestriamide

蒺藜酰胺

$C_{11}H_{16}O$ (164.2)

p-tertbutylanisole

对叔丁基茴香醚

$C_{11}H_{16}O_2$ (180.2)

3-tertbutyl-4-hydroxyanisole

3- 叔丁基 -4- 羟基茴香醚

$C_{13}H_8OS_3$ (276.4)

α-terthienyl formaldehyde

α- 三联噻吩基甲醛

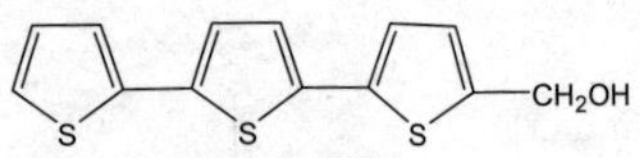

$C_{13}H_{10}OS_3$ (278.4)
α-terthienylmethanol
α- 三联噻吩基甲醇

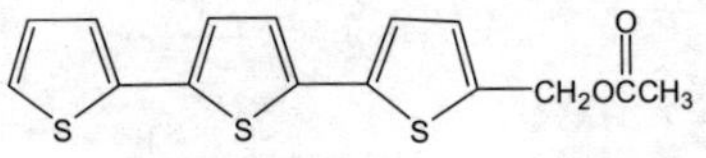

$C_{15}H_{12}O_2S_3$ (320.4)
α-terthienylmethyl acetate
乙酸 -（α- 三联噻吩基）甲醇酯

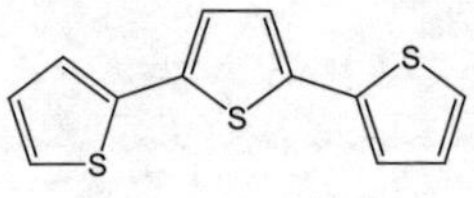

$C_{12}H_8S_3$ (248.4)
α-terthiophene
α- 三联噻吩

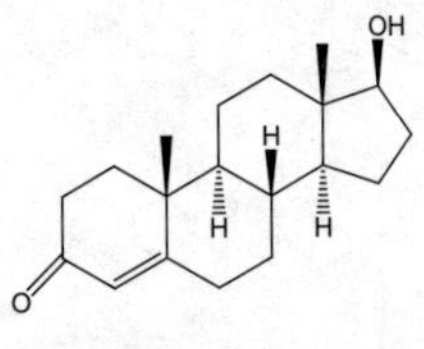

$C_{19}H_{28}O_2$ (288.4)
testosterone
睾酮

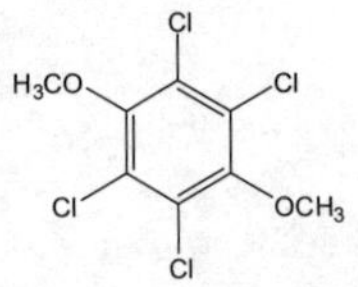

$C_8H_6Cl_4O_2$ (275.9)
1,2,4,5-tetrachloro-3,6-dimethoxybenzene
1,2,4,5- 四氯 -3,6- 二甲氧基苯

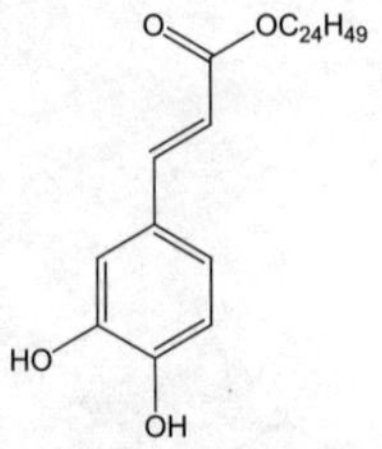

$C_{33}H_{56}O_4$ (516.8)
tetracosyl caffeate
咖啡酸二十四醇酯

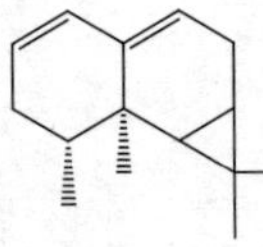

$C_{15}H_{22}$ (202.3)
1,2,9,10-tetradehydroaristolane
1,2,9,10- 四去氢马兜铃烷

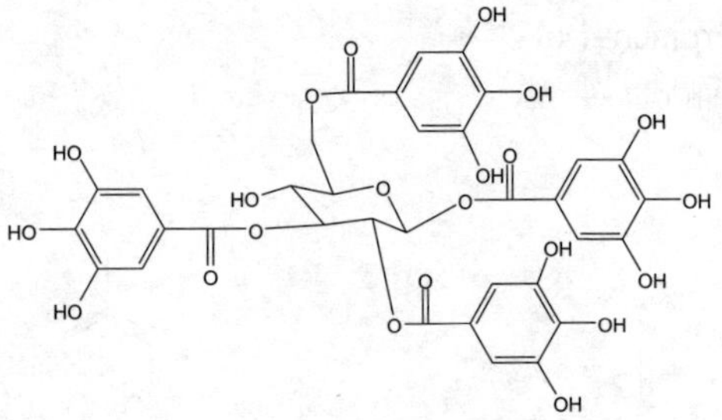

$C_{34}H_{28}O_{22}$ (788.6)
1,2,3,6-tetra-O-galloyl-β-D-glucose
1,2,3,6- 四 -O- 没食子酰基 -β-D- 吡喃葡萄糖

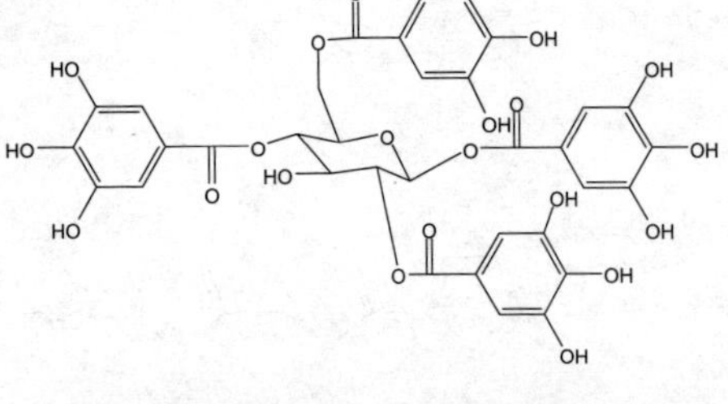

$C_{34}H_{28}O_{22}$ (788.6)
1,2,4,6-tetra-O-galloyl-β-D-glucopyranoside
1,2,4,6- 四 -O- 没食子酰基 -β-D- 吡喃葡萄糖

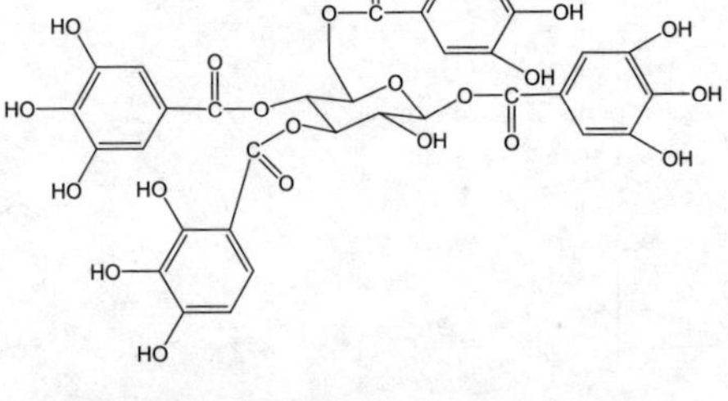

$C_{34}H_{28}O_{22}$ (788.6)
1,3,4,6-tetra-O-galloyl-β-D-glucose
1,3,4,6- 四 -O- 没食子酰 -β-D- 葡萄糖

C$_{34}$H$_{28}$O$_{22}$ (788.6)
2,3,4,6-tetra-*O*-galloyl-D-glucose
2,3,4,6- 四 -*O*- 没食子酰基 -D- 吡喃葡萄糖

C$_{21}$H$_{24}$N$_2$O$_3$ (352.4)
tetrahydroalstonine
四氢鸭脚木碱

C$_{20}$H$_{21}$NO$_4$ (339.4)
tetrahydroberberine
四氢小檗碱

C$_{14}$H$_{15}$F$_3$N$_2$ (268.3)
1,2,3,4-tetrahydro-2,9-dimethyl-*β*-carboline
1,2,3,4- 四氢 -2,9- 二甲基 -*β*- 咔啉

C$_{21}$H$_{30}$O$_2$ (314.5)
tetrahydrocannabinol
四氢大麻酚

C$_{20}$H$_{23}$NO$_4$ (341.4)
tetrahydrocolumbamine
四氢非洲防己碱

C$_{19}$H$_{17}$NO$_4$ (323.3)
tetrahydrocoptisine
四氢黄连碱

C$_{20}$H$_{19}$NO$_4$ (337.4)
tetrahydrocorysamine
四氢刻叶紫堇明碱

C$_{11}$H$_{15}$N (161.24)
5,6,7,8-tetrahydro-2,4-dimethylquinoline
5,6,7,8- 四氢 -2,4- 二甲基喹啉

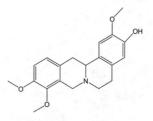

C$_{20}$H$_{23}$NO$_4$ (341.4)
tetrahydrojatrorrhizine
四氢药根碱

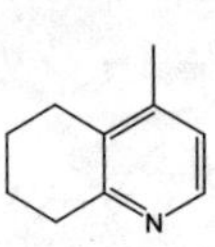

$C_{10}H_{13}N$ (147.2)

5,6,7,8-tetrahydro-4-methylquinoline

5,6,7,8- 四氢 -4- 甲基喹啉

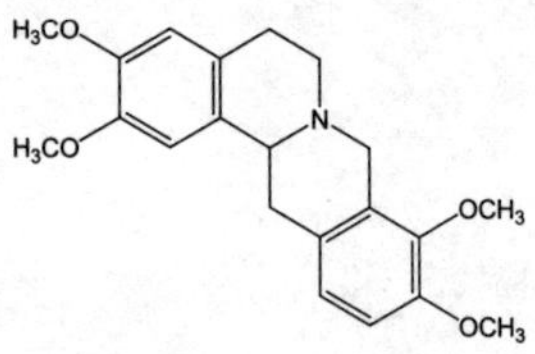

$C_{21}H_{25}NO_4$ (355.4)

tetrahydropalmatine

四氢掌叶防己碱

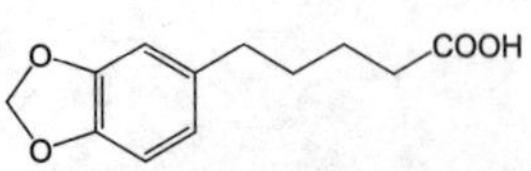

$C_{12}H_{14}O_4$ (222.2)

tetrahydropiperic acid

四氢胡椒酸

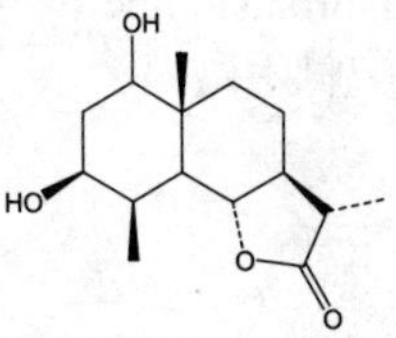

$C_{15}H_{24}O_4$ (268.3)

$4\alpha,15,11\beta,13$-tetrahydroridentin B

蒲公英桉烷内酯

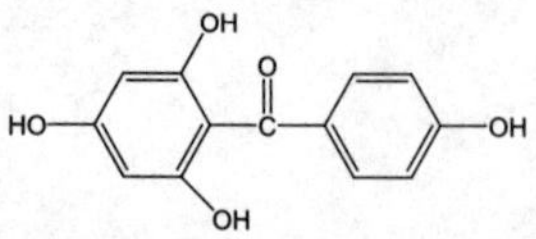

$C_{13}H_{10}O_5$ (246.2)

2,4,4′,6-tetrahydroxybenzophenone

2,4,4′,6- 四羟基二苯甲酮

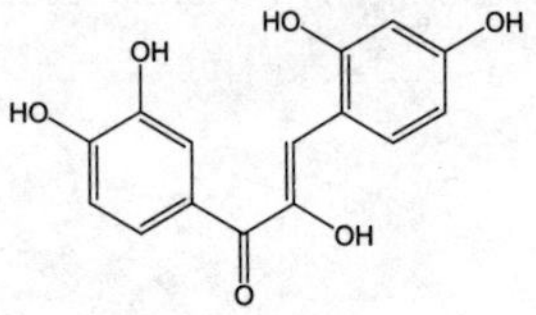

$C_{15}H_{12}O_6$ (288.3)

3,4,2′,4′-tetrahydroxy chalcone

3,4,2′,4′- 四羟基查耳酮

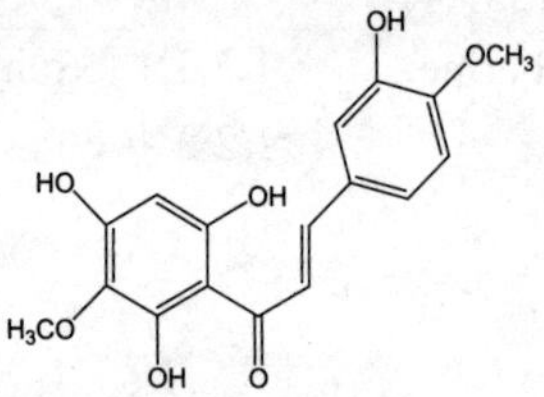

$C_{17}H_{16}O_7$ (332.3)

3,2′,4′,6′-tetrahydroxy-4,3′-dimethoxy chalcone

3,2′,4′,6′- 四羟基 -4,3′- 二甲氧基查耳酮

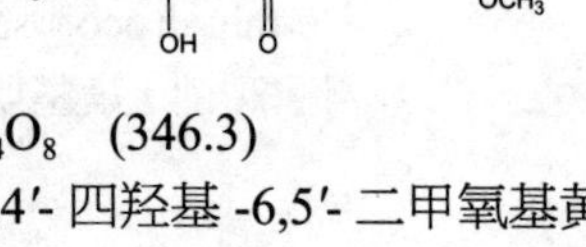

$C_{17}H_{14}O_8$ (346.3)

5,7,3′,4′- 四羟基 -6,5′- 二甲氧基黄酮

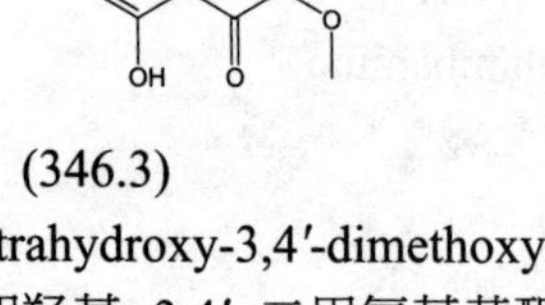

$C_{17}H_{14}O_8$ (346.3)

5,7,8,3′-tetrahydroxy-3,4′-dimethoxyflavone

5,7,8,3′- 四羟基 -3,4′- 二甲氧基黄酮

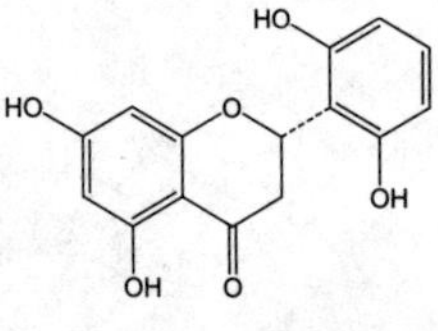

$C_{15}H_{10}O_6$ (286.2)

（2S）-2′,5,6′,7-terahydroxyflavanone

（2S）-2′,5,6′,7- 四羟基黄烷酮

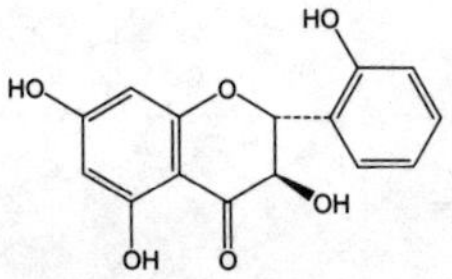

$C_{15}H_{10}O_6$ (286.2)

（2R,3R）- 2′,3,5,7-tetrahydroxyflavanone

（2R,3R）- 2′,3,5,7- 四羟基双氢黄酮

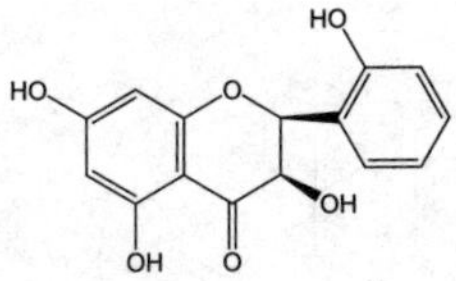

$C_{15}H_{10}O_6$　(286.2)
（2*S*,3*R*）- 2′,3,5,7-tetrahydroxyflavanone
（2*S*,3*R*）- 2′,3,5,7- 四羟基双氢黄酮

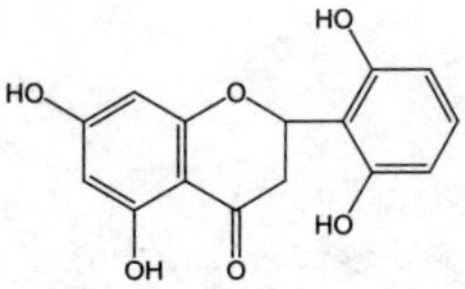

$C_{15}H_{10}O_6$　(286.2)
（2*S*）-5,7, 2′,6′-tetrahydroxyflavanone
（2*S*）-5,7, 2′,6′- 四羟基二氢黄酮

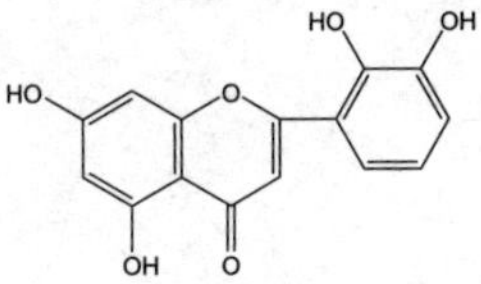

$C_{15}H_{10}O_6$　(286.2)
5,7,2′,3′-tetrahydroxyflavone
5,7,2′,3′- 四羟基黄酮

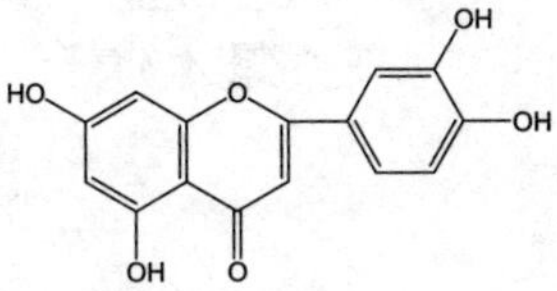

$C_{15}H_{10}O_6$　(286.2)
5,7,3′,4′-tetrahydroxyflavone
5,7,3′,4′- 四羟基黄酮

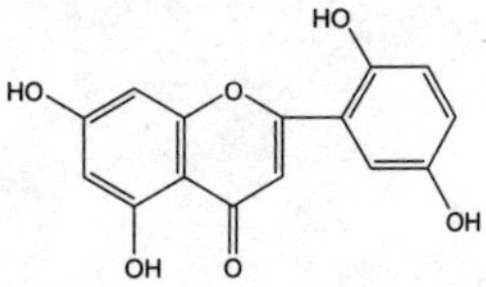

$C_{15}H_{10}O_6$　(286.2)
5,7,2′,5′-tetrahydroxyflavone
5,7,2′,5′- 四羟基黄酮

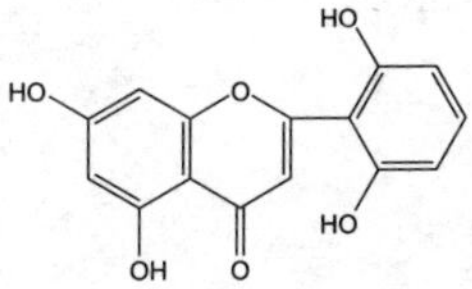

$C_{15}H_{10}O_6$　(286.2)
5,7,2′,6-tetrahydroxyflavone
5,7, 2′,6- 四羟基黄酮

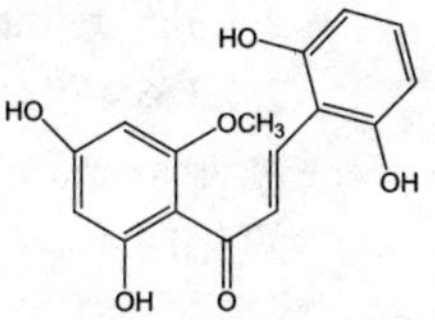

$C_{16}H_{14}O_6$　(302.3)
2,6,2′,4′-tetrahydroxy-6-methoxy chalcone
2,6,2′,4′- 四羟基 -6- 甲氧基查耳酮

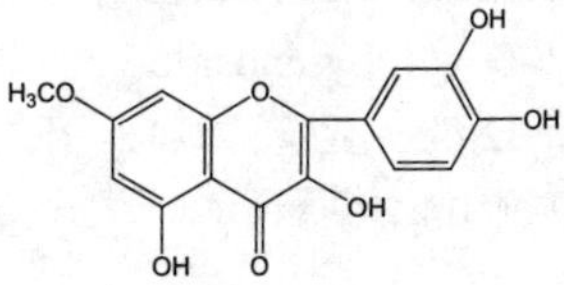

$C_{16}H_{12}O_7$　(316.3)
3,5,3′,4′-tetrahydroxy-7-methoxyflavone
3,5,3′,4′- 四羟基 -7- 甲氧基黄酮

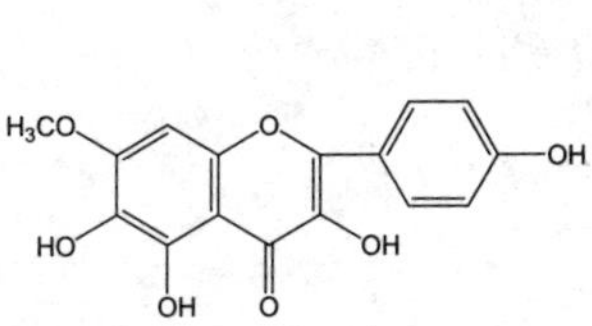

$C_{16}H_{12}O_7$　(316.3)
3,5,6,4′-tetrahydroxy-7-methoxyflavone
3,5,6,4′- 四羟基 -7- 甲氧基黄酮

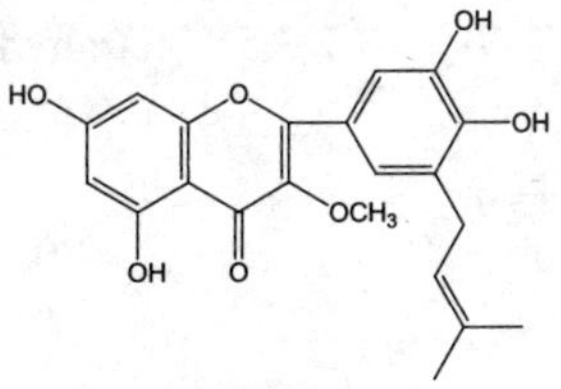

$C_{21}H_{20}O_7$　(384.4)
5,7,3′,4′-tetrahydroxy-3-methoxyl-5′-*iso*-pentenylflavone
5,7,3′,4′- 四羟基 -3- 甲氧基 -5′- 异戊烯基黄酮

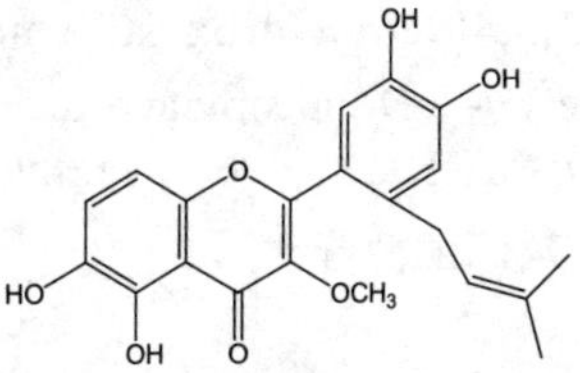

$C_{21}H_{20}O_7$　(384.4)
5,6,3′,4′-tetrahydroxy-3-methoxyl-6′-*iso*-pentenylflavone
5,6,3′,4′- 四羟基 -3- 甲氧基 -6′- 异戊烯基黄酮

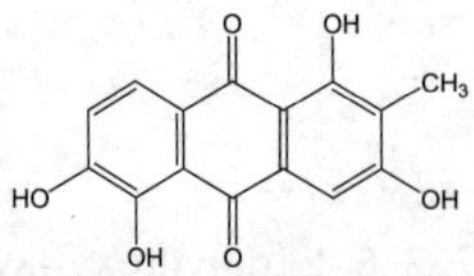

$C_{15}H_{10}O_6$ (286.2)

1,3,5,6-tetrahydroxy-2-methylanthraquinone

1,3,5,6- 四羟基 -2- 甲基蒽醌

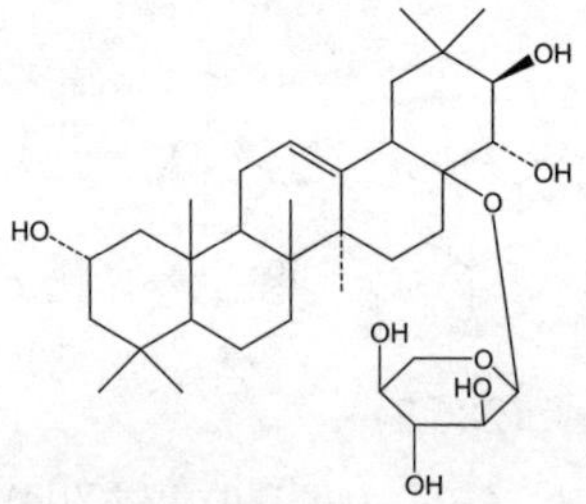

$C_{34}H_{56}O_8$ (592.8)

2α,21β,22α,28-tetrahydroxy olean-12-ene-28-O-β-D-xylopyranoside

2α,21β,22α,28- 四羟基 -12- 齐墩果烯 -28-O-β-D-吡喃木糖苷

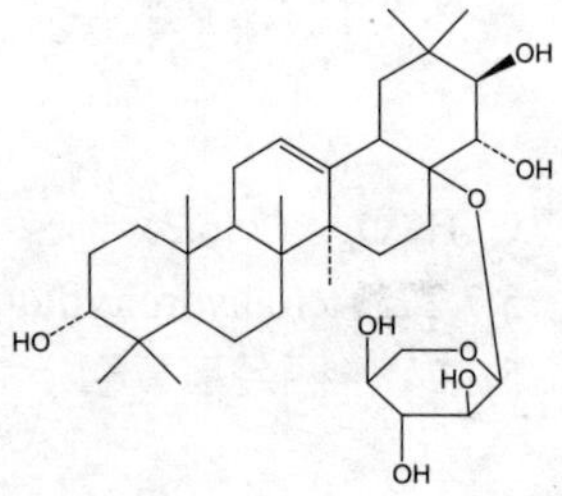

$C_{34}H_{56}O_8$ (592.8)

3α,21β,22α,28-tetrahydroxy olean-12-ene-28-O-β-D-xylopyranoside

3α,21β,22α,28- 四羟基 -12- 齐墩果烯 -28-O-β-D- 吡喃木糖苷

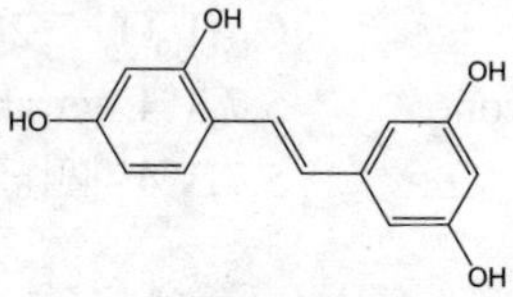

$C_{14}H_{12}O_4$ (244.2)

2,4,3′,5′-tetrahydroxystilbene

2,4,3′,5′- 四羟基芪

oxyresveratrol

氧化白藜芦醇

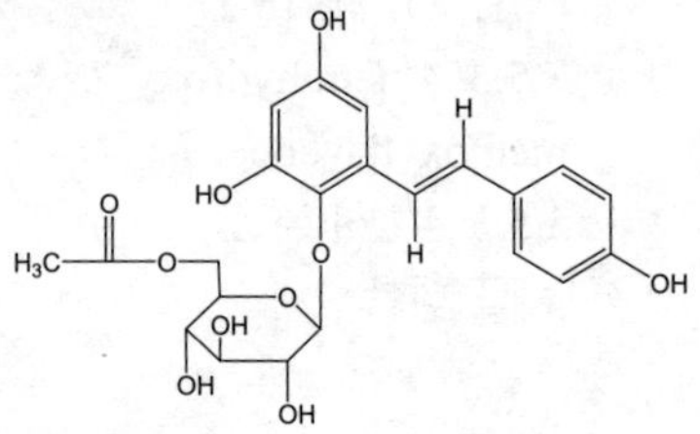

$C_{22}H_{24}O_{10}$ (448.4)

2,3,5,4′-tetrahydroxystilbene-2-O-(6″-O-acetyl)-β-D-glucopyranoside

2,3,5,4′- 四羟基芪 -2-O-(6″-O- 乙酰基)-β-D- 葡萄糖苷

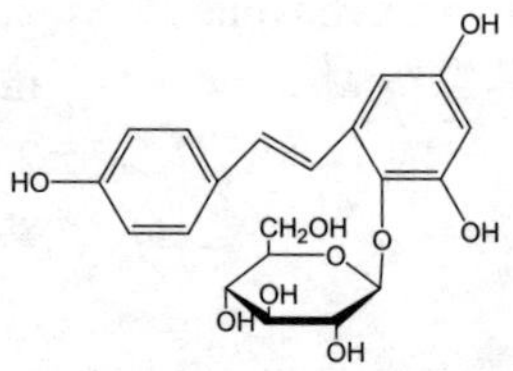

$C_{20}H_{22}O_9$ (406.4)

2,3,5,4′-tetrahydroxystilbene-2-O-β-D-glucoside

2,3,5,4′- 四羟基芪 -2-O-β-D- 葡萄糖苷

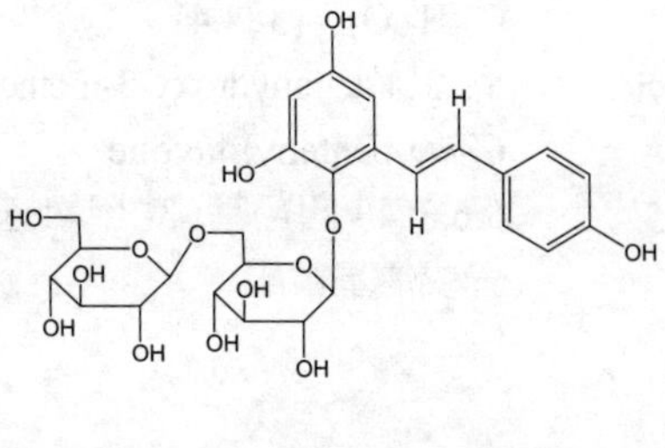

$C_{26}H_{32}O_{14}$ (568.5)

2,3,5,4′- tetrahydroxystilbene-2-O-(6″-O-α-D-gluco-pyranosyl)-β-D-glucopyranoside

2,3,5,4′- 四羟基芪 -2-O-(6″-O-α-D- 吡喃葡萄糖)-β-D- 吡喃葡萄糖苷

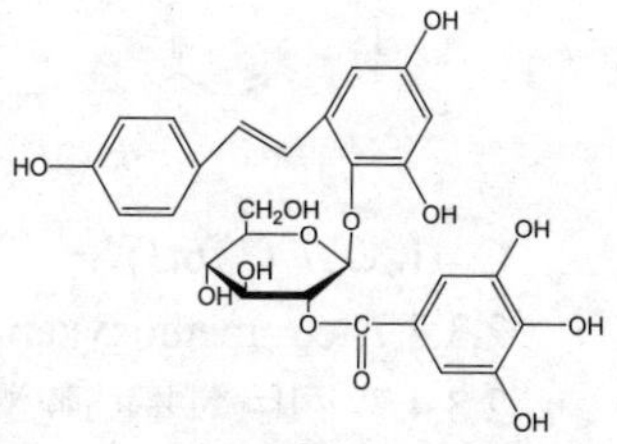

$C_{27}H_{26}O_{13}$ (558.5)
2,3,5,4′-tetrahydroxystilbene-2-*O*-β-D-glucopyranoside-2″-*O*-monogalloyl ester
2,3,5,4′- 四羟基芪 -2-*O*-β-D- 葡萄糖苷 -2″-*O*- 没食子酸酯

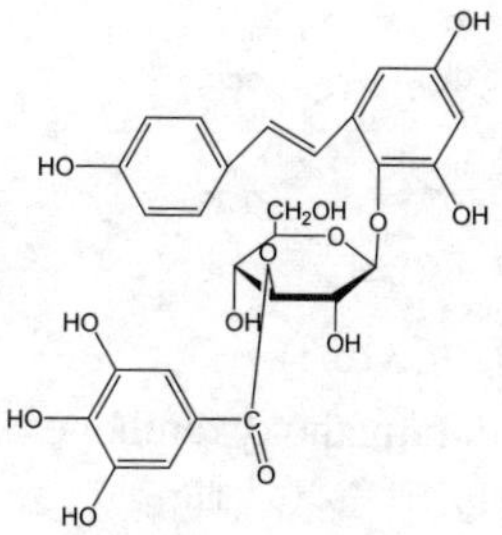

$C_{27}H_{26}O_{13}$ (558.5)
2,3,5,4′-tetrahydroxystilbene-2-*O*-β-D-glucopyrano-side-3″-*O*-monogalloyl ester
2,3,5,4′- 四羟基芪 -2-*O*-β-D- 葡萄糖苷 -3″-*O*- 没食子酸酯

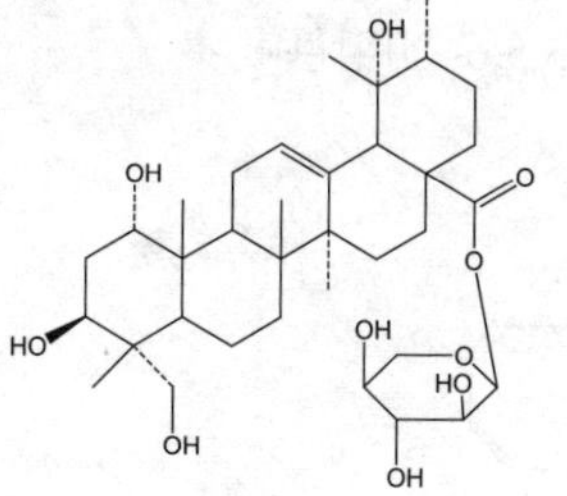

$C_{35}H_{56}O_{10}$ (636.8)
1α,3β,19α,23-tetrahydroxy urs-12-ene-28-oic acid-28-*O*-β-D-xylopyranoside
1α,3β,19α,23- 四羟基 -12- 乌苏烯 -28-酸 -28-*O*-β-D- 吡喃木糖苷

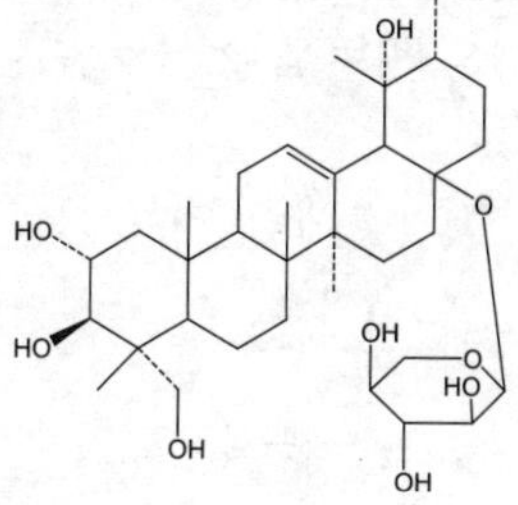

$C_{34}H_{56}O_9$ (608.8)
2α,3β,19α,23-tetrahydroxy urs-12-ene-28-*O*-β-D- xylopyranoside
2α,3β,19α,23- 四羟基 -12- 乌苏烯 -28-*O*-β-D- 吡喃木糖苷

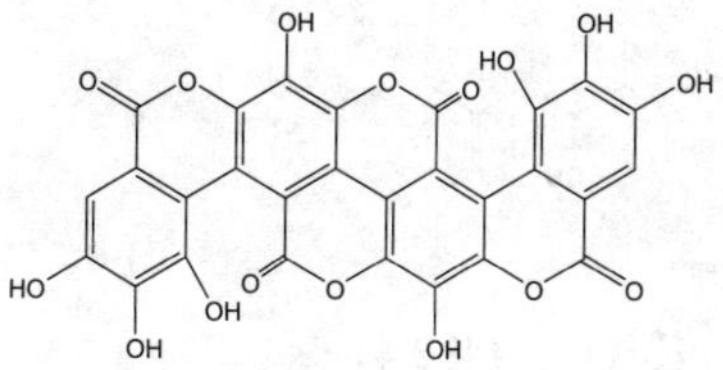

$C_{28}H_{10}O_{16}$ (602.4)
tetrameric gallic acid
四聚没食子酸

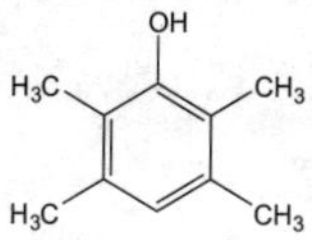

$C_{10}H_{14}O$ (150.2)
2,3,5,6-tetramethyl phenol
2,3,5,6- 四甲基苯酚

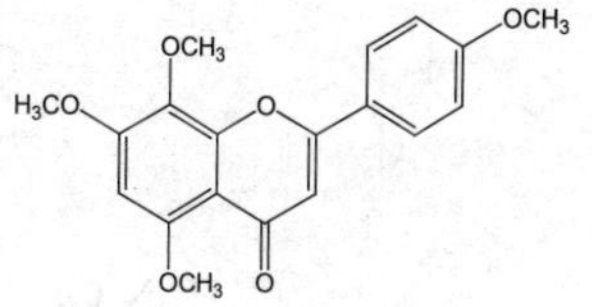

$C_{19}H_{18}O_6$ (342.3)
5,7,8,4′-tetramethoxy flavone
5,7,8,4′- 四甲氧基黄酮

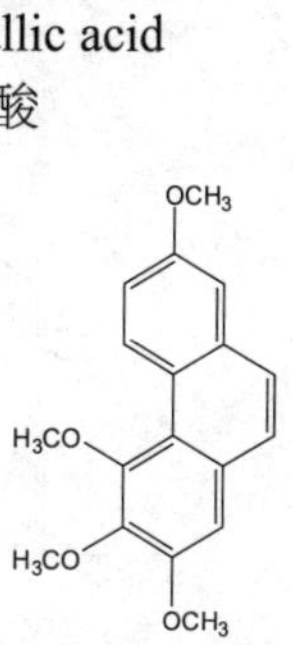

$C_{18}H_{18}O_4$ (298.3)
2,3,4,7-tetramethoxyphenanthrene
2,3,4,7- 四甲氧基菲

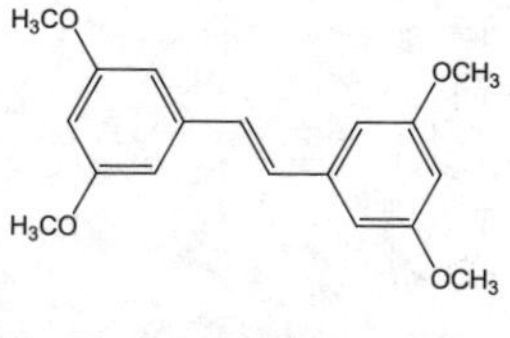

$C_{18}H_{20}O_4$ (300.4)
3,3′,5,5′-tetramethoxystilbene
3,3′,5,5′- 四甲氧基芪

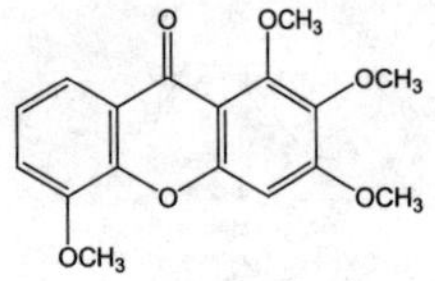

$C_{17}H_{16}O_6$ (316.3)

1,2,3,5-tetramethoxyxanthone

1,2,3,5- 四甲氧基呫吨酮

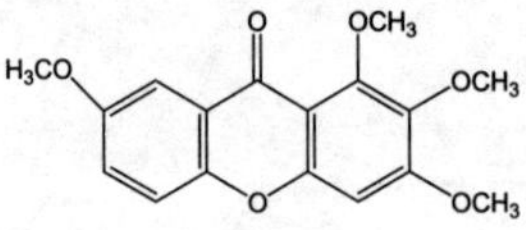

$C_{17}H_{16}O_6$ (316.3)

1,2,3,7-tetramethoxyxanthone

1,2,3,7- 四甲氧基呫吨酮

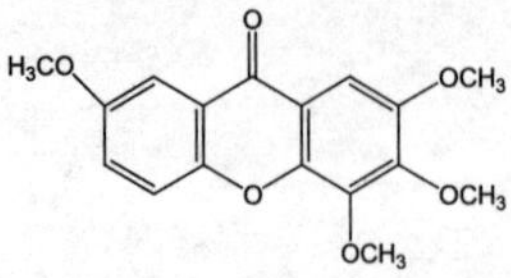

$C_{17}H_{16}O_6$ (316.3)

2,3,4,7-tetramethoxyxanthone

2,3,4,7- 四甲氧基呫吨酮

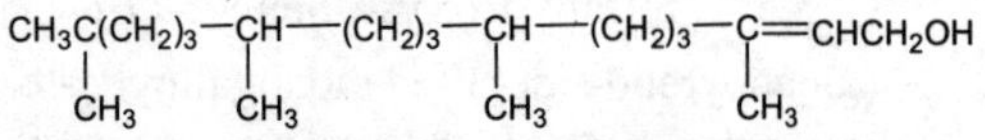

$C_{20}H_{40}O$ (296.5)

3,7,11,15-tetramethyl-2-hexadecen-1-ol

3,7,11,15- 四甲基 -2- 十六烯 -1- 醇

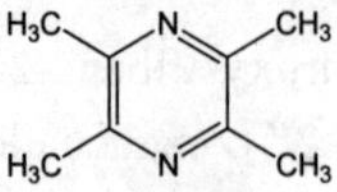

$C_8H_{12}N_2$ (136.2)

2,3,5,6-tetramethylpyrazine

2,3,5,6- 四甲基吡嗪

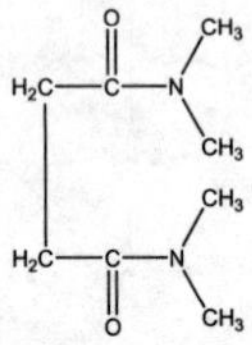

$C_8H_{16}N_2O_2$ (172.2)

N,N,N′,N′-tetramethylsuccinamide

N,N,N′,N′- 四甲基琥珀酰胺

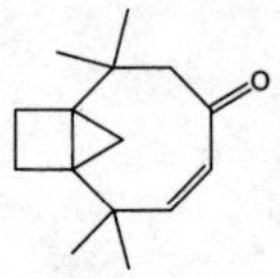

$C_{15}H_{22}O$ (218.3)

2,2,7,7- tetramethyl- tricyclic[6,2,1,0] hendecyl-4-ene-3-one

2,2,7,7- 四甲基 - 三环 [6,2,1,0] 十一烷基 -4- 烯 -3- 酮

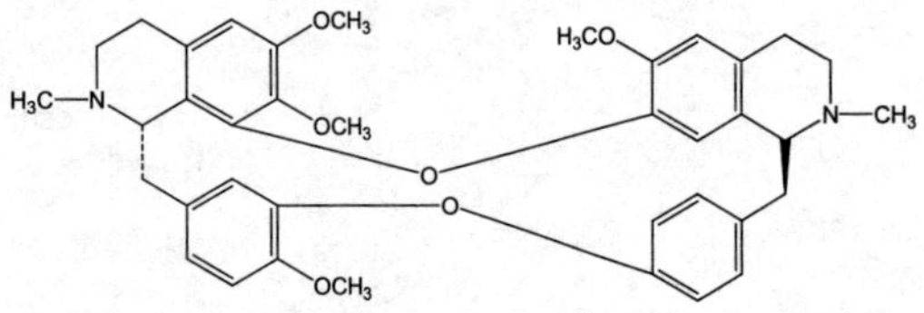

$C_{38}H_{42}N_2O_6$ (622.8)

tetrandrine

粉防己碱

fanchinin

汉防己碱

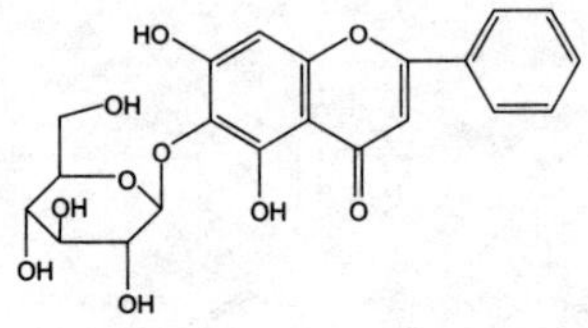

$C_{21}H_{20}O_{10}$ (432.4)

tetuin

特土苷

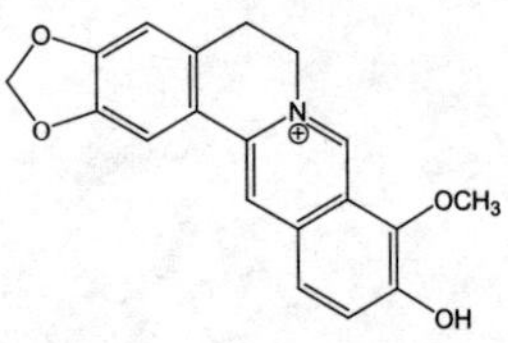

$C_{19}H_{16}NO_4$ (322.3)

thalifendine

芬氏唐松草定碱

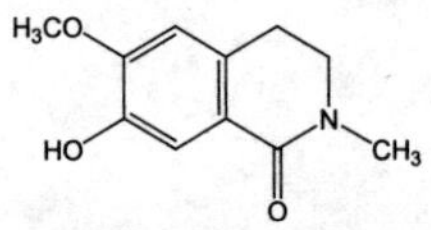

$C_{11}H_{13}NO_3$ (207.2)

thalifoline

白蓬叶灵

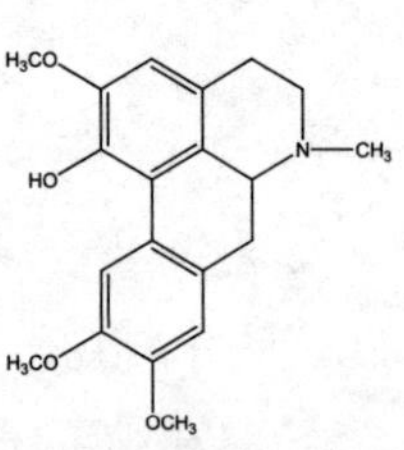

$C_{20}H_{23}NO_4$ (341.4)

thaliporphine

唐松草坡芬碱

$C_{21}H_{22}NO_4$ (352.4)
thalphenine
唐松草芬宁碱

$C_4H_{10}O_4$ (122.1)
D-threitol
D- 苏糖醇

$C_{10}H_{16}$ (136.2)
α- thujene
α- 侧柏烯

$C_{10}H_{16}$ (136.2)
β-thujene
β- 侧柏烯

$C_{10}H_{16}O$ (152.2)
β-thujone
β- 侧柏酮

$C_{15}H_{24}$ (204.4)
thujopsene
罗汉柏烯

$C_{20}H_{32}$ (272.5)
thunbergene
黑松烯

$C_5H_6N_2O_2$ (126.1)
thymine
胸腺嘧啶

$C_{10}H_{14}O$ (150.2)
thymol
百里香酚，麝香草酚

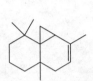

$C_{11}H_{16}O$ (64.2)
thymyl methyl ether
百里基甲基醚

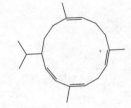

$C_{18}H_{34}O_5$ (330.5)
tianshic acid
天师酸

$C_{28}H_{34}O_9$ (514.6)
tigloylgomisin
巴豆酰戈米辛 P

$C_5H_8O_2$ (100.1)
tiglic acid
巴豆酸

$C_{27}H_{44}O_3$ (416.6)
tigogenin
替告皂苷元，剑麻皂苷元，替告吉宁

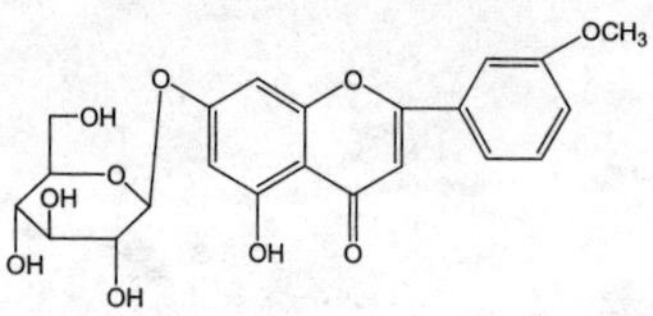

$C_{22}H_{22}O_{10}$ (446.4)
tilianin
田蓟苷，刺槐素 -7-*O*- 葡萄糖苷

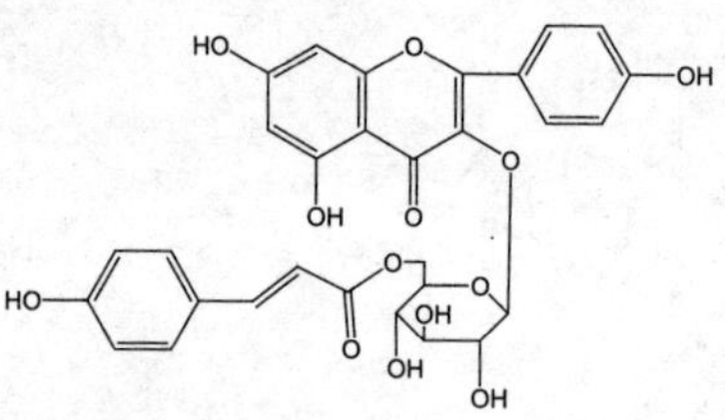

$C_{30}H_{26}O_{13}$ (594.5)
tiliroside
茸毛椴苷，山柰酚 3-*O*-（6-*p*- 香豆酰基）-*β*-D-
吡喃葡萄糖苷

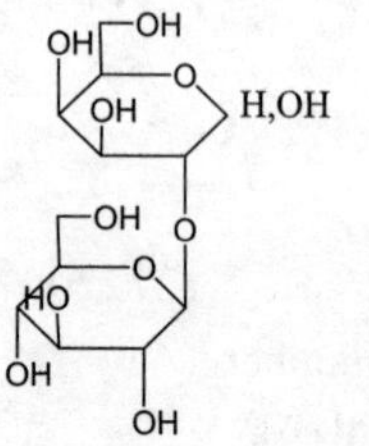

$C_{12}H_{22}O_{11}$ (342.3)
timobiose
知母双糖

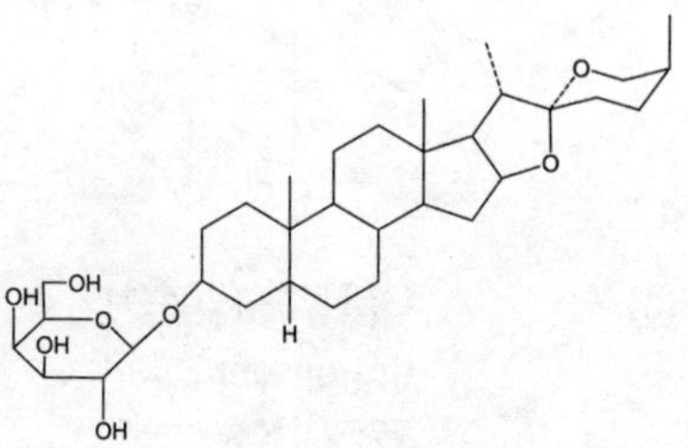

$C_{33}H_{54}O_8$ (578.8)
timosaponinA- I
知母皂苷 A- I

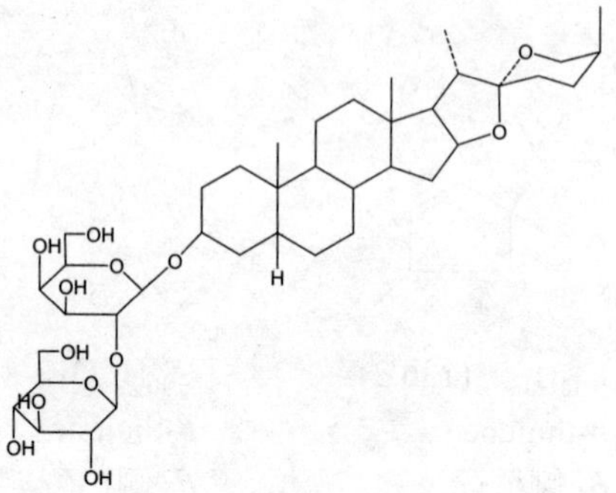

$C_{39}H_{64}O_{14}$ (56.9)
timosaponinA- II
知母皂苷 A- II

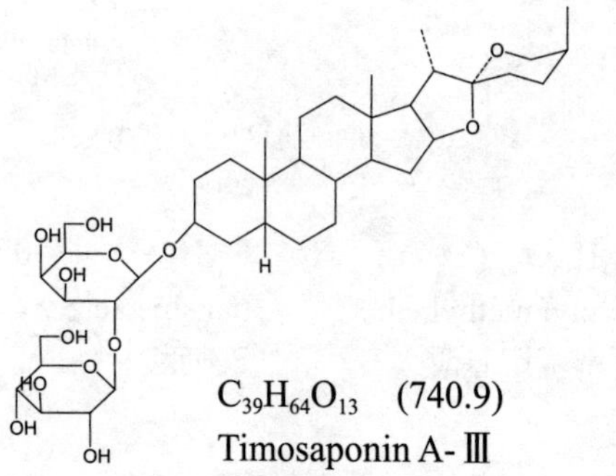

$C_{39}H_{64}O_{13}$ (740.9)
Timosaponin A- III
知母皂苷 A- III
zhimrsaponin
知母皂苷 A

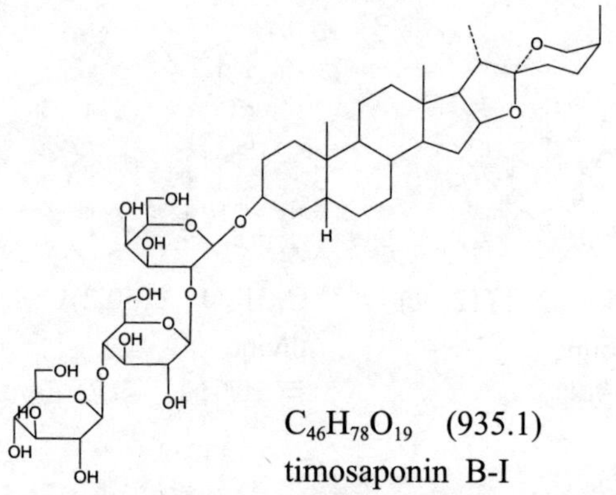

$C_{46}H_{78}O_{19}$ (935.1)
timosaponin B-I
知母皂苷 B-I

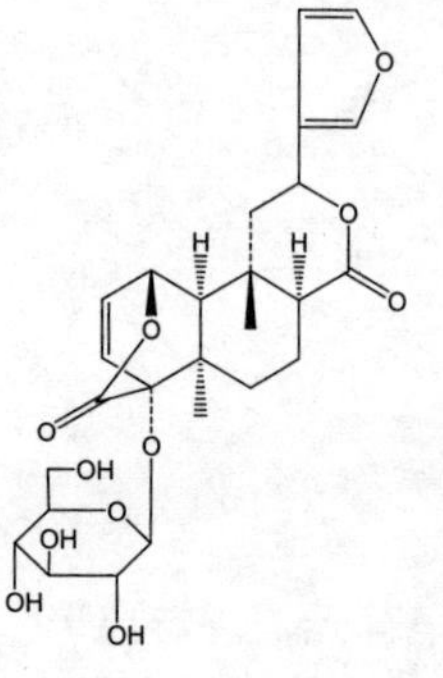

$C_{26}H_{32}O_{11}$ (520.5)
tinoside
金果榄苷

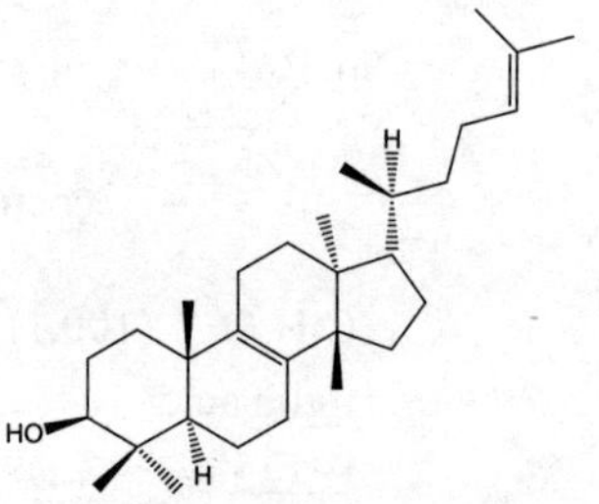

$C_{30}H_{50}O$ (426.7)
tirucallol,kanzuiol
甘遂醇
20-epieuphol
20- 表大戟二烯醇

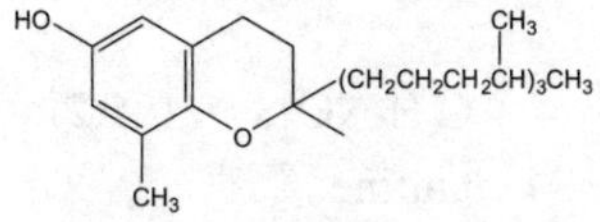

$C_{27}H_{46}O_2$　(402.7)

δ-tocopherol

δ- 生育酚

vitamin C

维生素 C

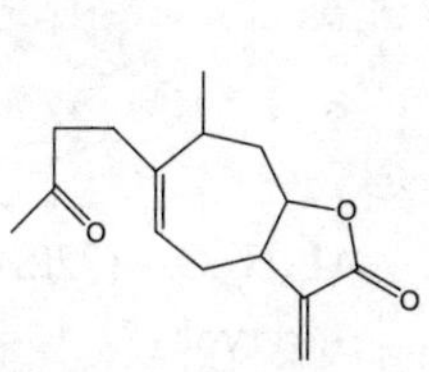

$C_{15}H_{20}O_3$　(248.3)

tomentosin

银胶菊素

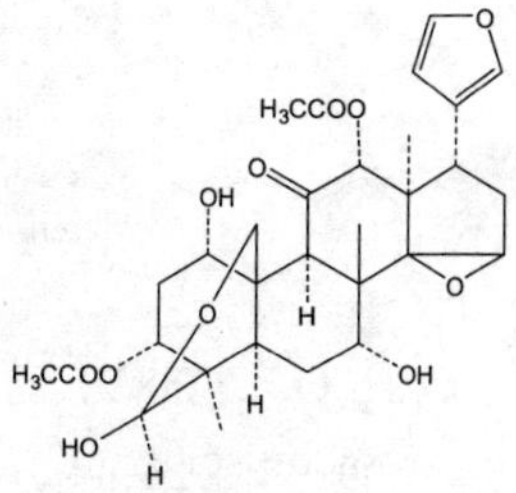

$C_{30}H_{38}O_{11}$　(574.6)

toosendanin

川楝素，苦楝素

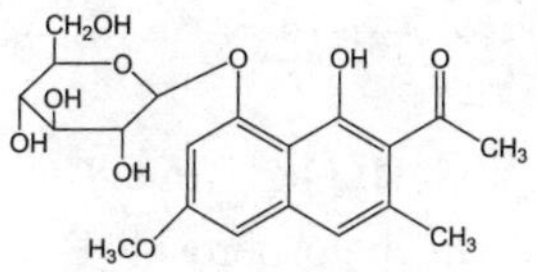

$C_{20}H_{24}O_9$　(408.4)

torachrysone-8-O-β-D-glucoside

决明松 -8-O-β-D- 葡萄糖苷

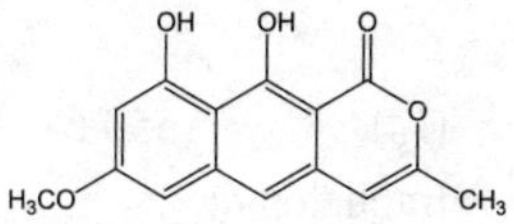

$C_{15}H_{12}O_5$　(272.3)

toralactone

决明种内酯

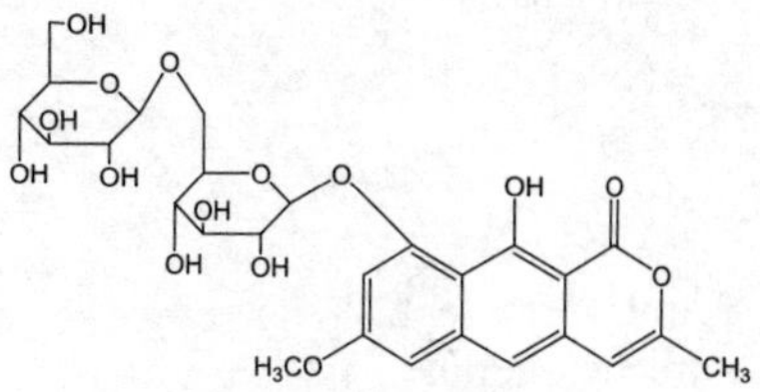

$C_{27}H_{32}O_{15}$　(596.5)

toralactone-9-β-gent-iobioside

决明种内酯 -9- 龙胆二糖苷，
决明子苷 C

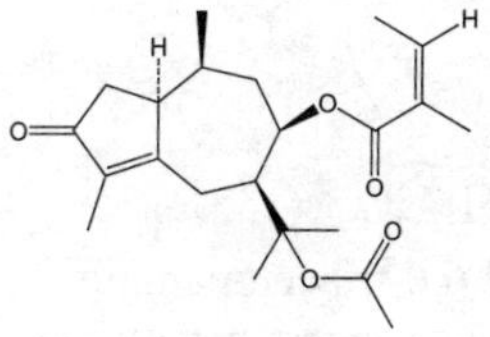

$C_{22}H_{32}O_5$　(376.5)

torilin

窃衣素

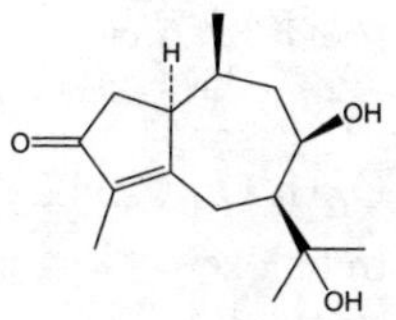

$C_{15}H_{24}O_3$　(252.4)

torilolone

窃衣醇酮

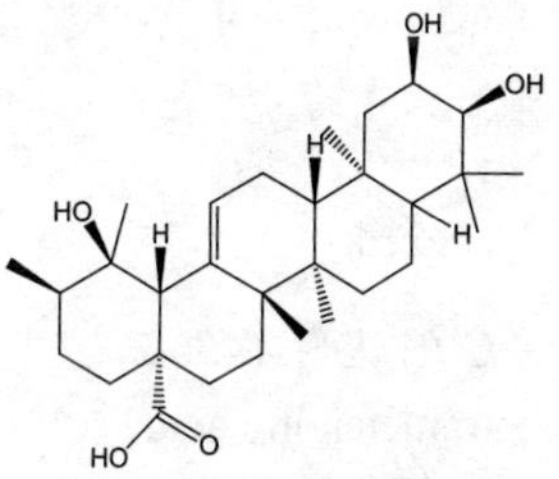

$C_{30}H_{48}O_5$　(488.7)

tormentic acid

委陵菜酸

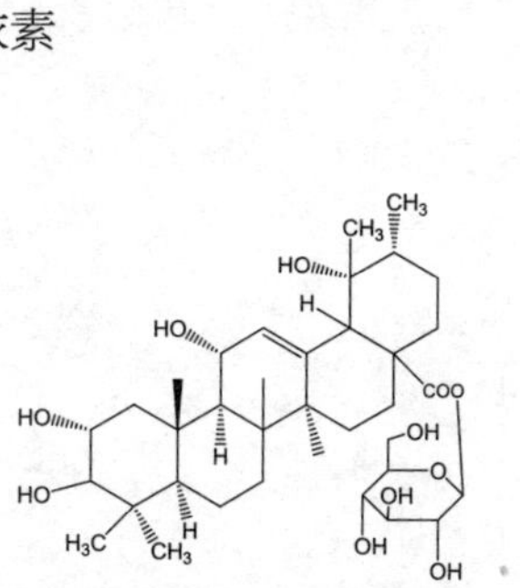

$C_{36}H_{58}O_{11}$　(666.8)

tormentic acid-β-D-glucopyranosyl ester

委陵菜酸 -β-D- 吡喃葡萄糖酯苷

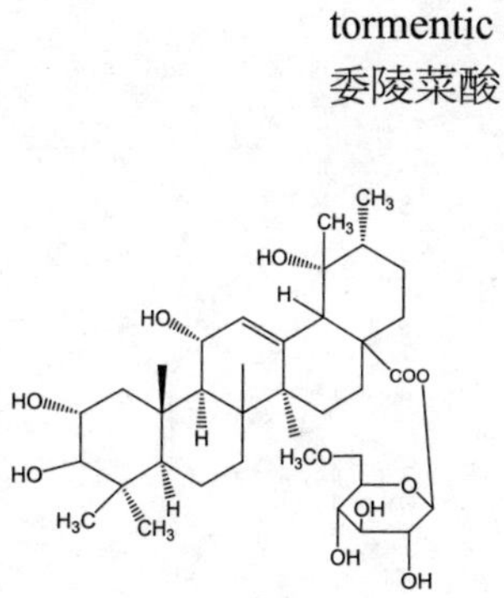

$C_{37}H_{60}O_{11}$　(680.9)

tormentic acid-6-methoxy-β-D-glucopyranosyl ester

委陵菜酸 -6- 甲氧基 -β-D- 吡喃葡萄糖酯苷

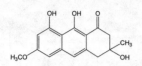

C₁₆H₁₆O₅ (288.3)

$C_{16}H_{16}O_5$ (288.3)

torosachrysone

决明蒽酮

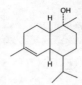

$C_{15}H_{26}O$ (222.4)

torreyol

香榧醇

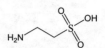

$C_2H_7NO_3S$ (125.2)

taurine

牛磺酸

$C_{21}H_{24}O_7$ (388.4)

trachelogenin

络石苷元

$C_{27}H_{34}O_{12}$ (550.6)

tracheloside

络石苷

$C_{36}H_{56}O_{13}$ (696.8)

trachelosperoside F

络石苷 F

$C_{30}H_{48}O_3$ (456.7)

trametenolic acid

3- 氢化松苓酸

$C_{12}H_{22}O_{11}$ (342.3)

trehalose

海藻糖

$C_9H_{17}NO$ (155.2)

2,2,6,6-triacetonamine

2,2,6,6- 四甲基哌啶酮

$C_{30}H_{26}O_{13}$ (594.5)

tribuloside

刺蒺藜苷

$C_{34}H_{30}O_{15}$ (678.6)

1,3,5-tri-*O*-caffeoylquinic acid

1,3,5- 三 -*O*- 咖啡酰基奎宁酸

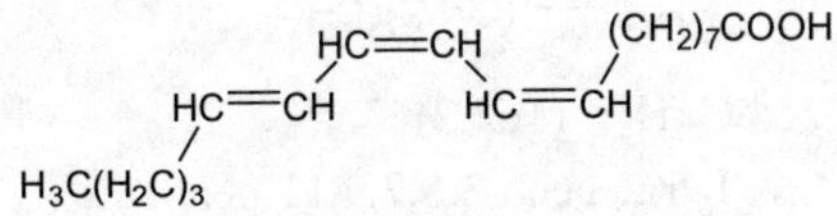

$C_{18}H_{30}O_2$ (278.4)
trichosanic acid
栝楼酸

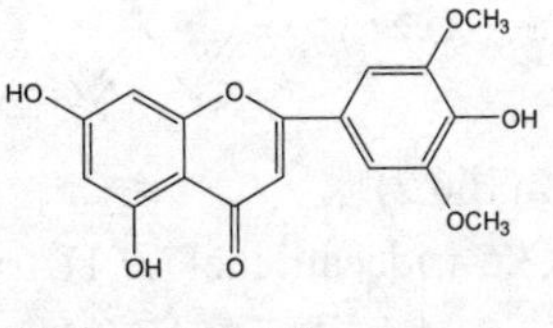

$C_{17}H_{14}O_7$ (330.3)
tricin
麦黄酮，小麦黄素，苜蓿素

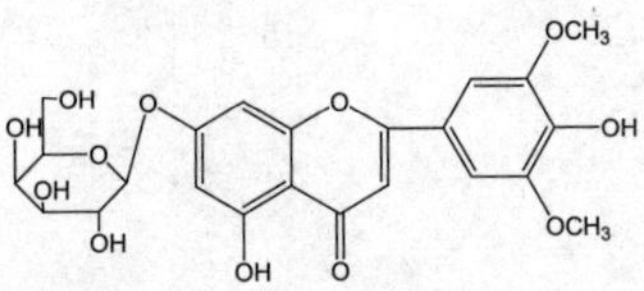

$C_{23}H_{24}O_{12}$ (492.4)
tricin-7-*O*-β-D- glucoside
苜蓿素 -7-*O*-β-D- 葡萄糖苷，苜蓿苷

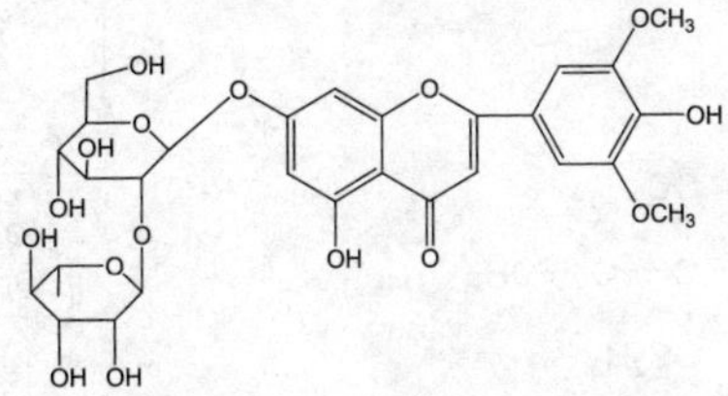

$C_{29}H_{34}O_{16}$ (638.6)
tricin-7-*O*-neohesperidoside
苜蓿素 -7-*O*- 新橙皮糖苷

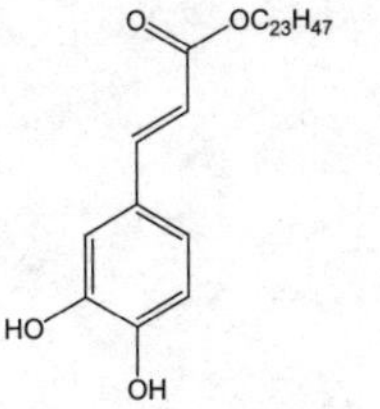

$C_{32}H_{54}O_4$ (502.8)
tricosyl caffeate
咖啡酸二十三醇酯

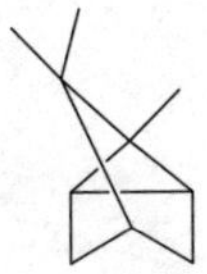

$C_{10}H_{16}$ (136.2)
tricyclene
三环烯

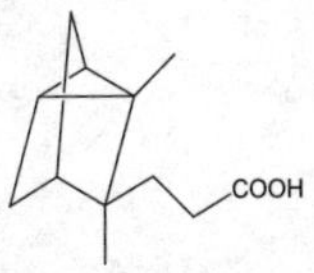

$C_{12}H_{18}O_2$ (194.3)
tricycloekas antalic acid
三环类檀香萜酸

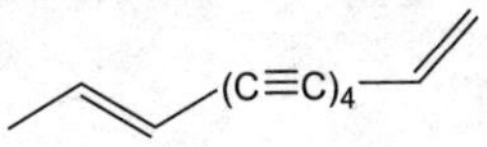

$C_{13}H_8$ (164.2)
(*E*)-1,11-tridecadiene-3,5,7,9-tetrayne
(*E*)-1,11- 十三碳二烯 -3,5,7,9- 四炔

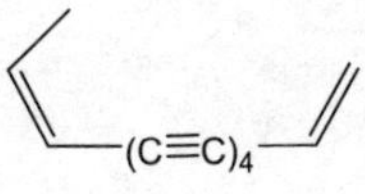

$C_{13}H_8$ (164.2)
(*Z*)-1,11-tridecadiene-3,5,7,9-tetrayne
(*Z*)-1,11- 十三碳二烯 -3,5,7,9- 四炔

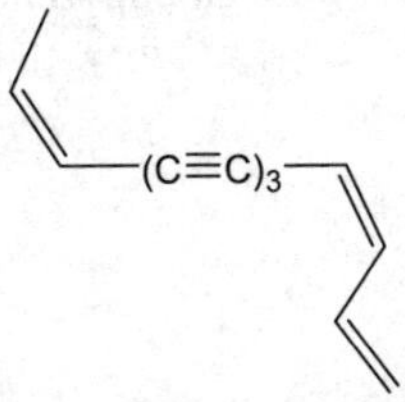

$C_{13}H_{10}$ (166.2)
(*Z,Z*)-1,3,11-tridecatriene-5,7,9-triyne
(*Z,Z*)-1,3,11- 十三碳三烯 -5,7,9- 三炔

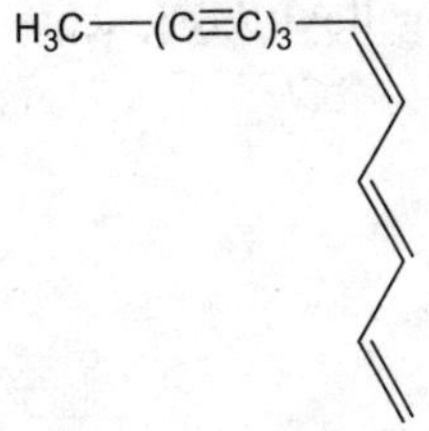

$C_{13}H_{10}$ (166.2)
(*E,Z*)-1,3,5-tridecatriene-7,9,11-triyne
(*E,Z*)-1,3,5- 十三碳三烯 -7,9-11- 三炔

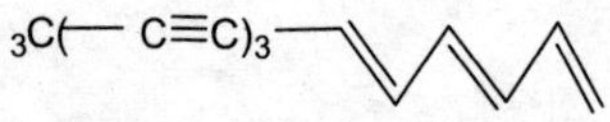

$_3C(-\ C\equiv C)_3$

$C_{13}H_{10}$　(166.2)

(*E,E*)-1,3,5-tridecatriene-7,9,11-triyne

(*E,E*)-1,3,5- 十三碳三烯 -7,9,11- 三炔

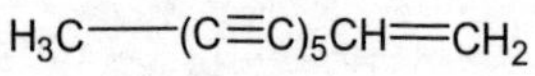

$H_3C-(C\equiv C)_5CH=CH_2$

$C_{13}H_6$　(162.2)

1-tridecene-3,5,7,9,11-pentayne

1- 十三碳烯 -3,5,7,9,11- 五炔

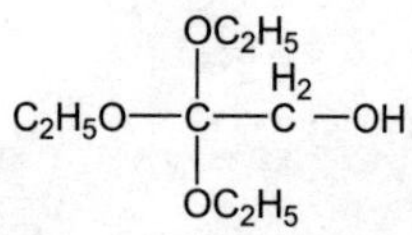

$C_8H_{18}O_4$　(178.2)

2,2,2-triethoxyethanol

2,2,2- 三乙氧基乙醇

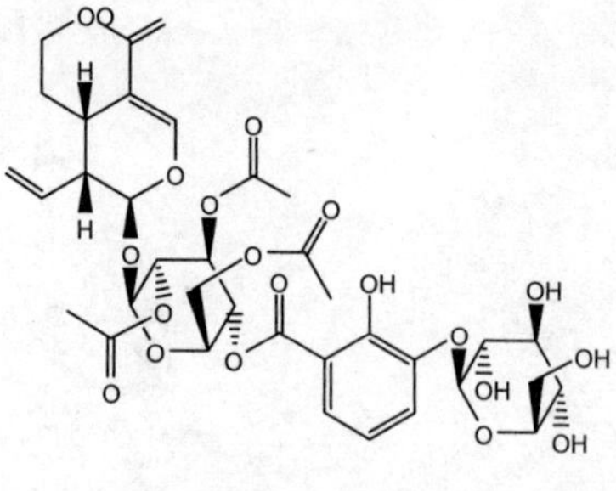

$C_{35}H_{42}O_{20}$　(782.7)

trifloroside

三花龙胆苷

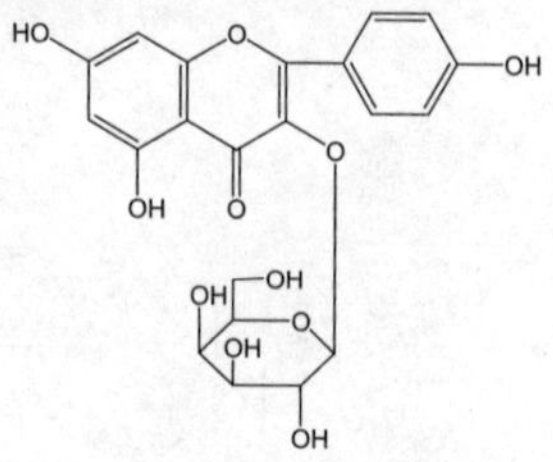

$C_{21}H_{20}O_{11}$　(448.4)

trifolin

三叶豆苷

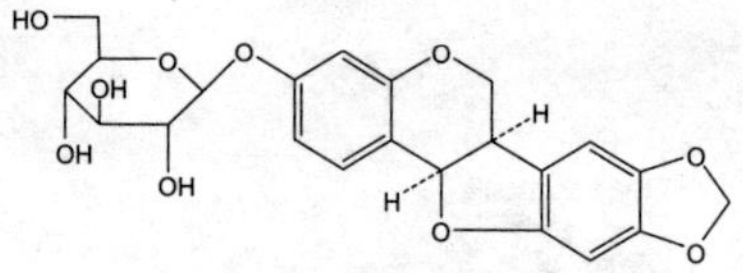

$C_{22}H_{22}O_{10}$　(446.4)

trifolirhizin

左旋三叶豆紫檀苷

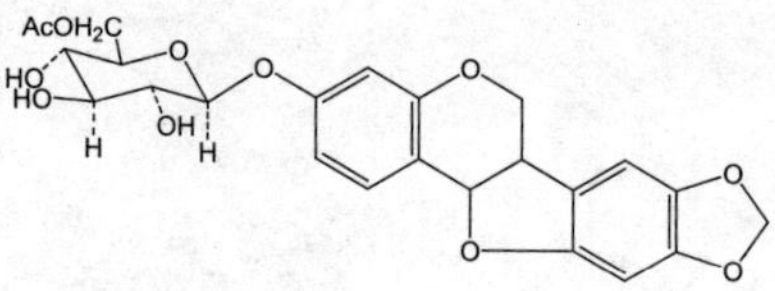

$C_{24}H_{24}O_{11}$　(488.4)

trifolirhizin 6′-monoacetate

三叶豆紫檀苷 -6′- 单乙酸酯

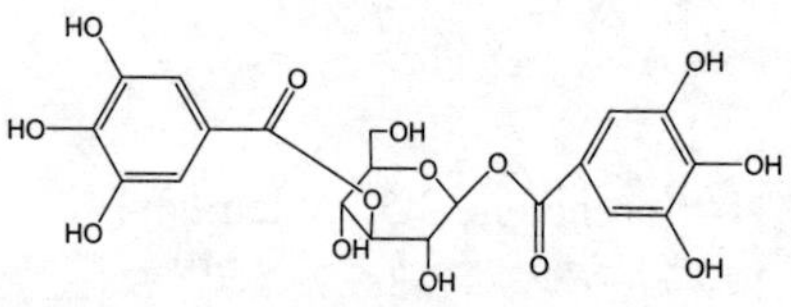

$C_{20}H_{20}O_{14}$　(484.4)

1,2,3-tri-*O*-galloyl-*β*-D-glucose

1,2,3- 三 -*O*- 没食子酰 -*β*-D- 葡萄糖

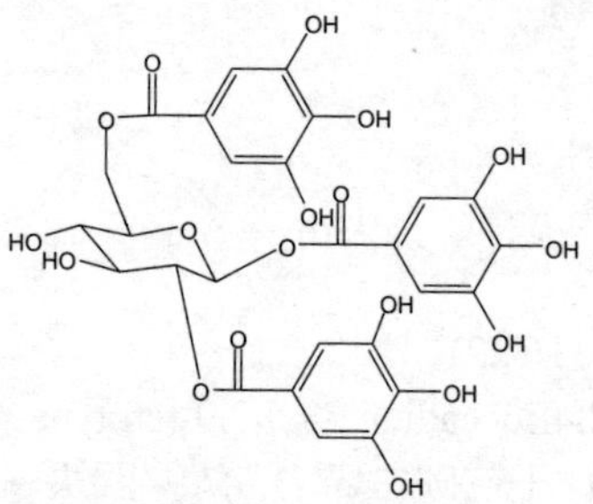

$C_{30}H_{26}O_{17}$　(658.5)

1,2,6-tri-*O*-galloyl-*β*-D-glucopyranoside

1,2,6- 三 -*O*- 没食子酰基 -*β*-D- 吡喃葡萄糖苷

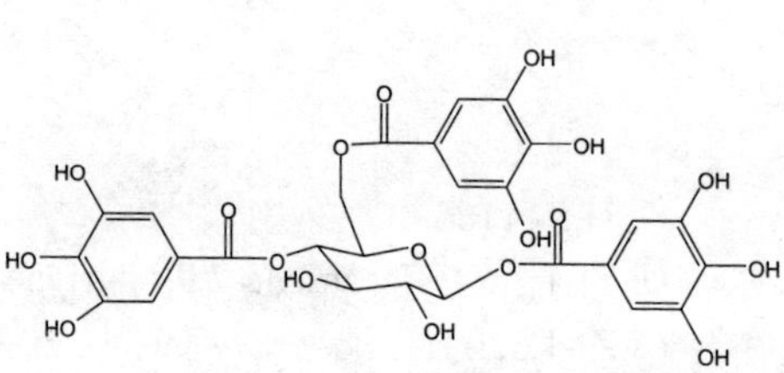

$C_{30}H_{26}O_{17}$　(658.5)

1,4,6-tri-*O*-galloyl-*β*-D-glucopyranoside

1,4,6- 三 -*O*- 没食子酰基 -*β*-D- 吡喃葡萄糖苷

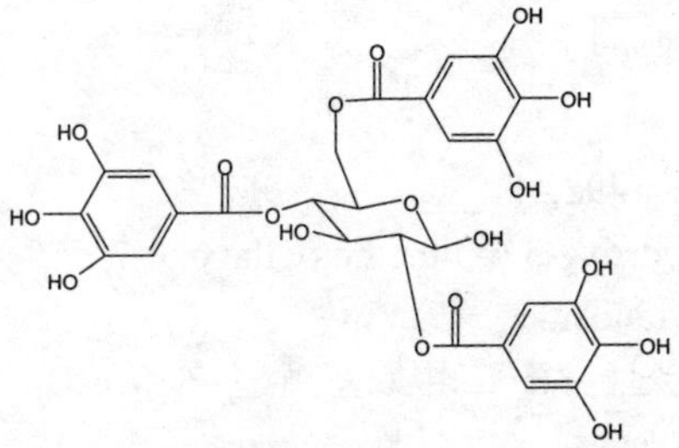

$C_{30}H_{26}O_{17}$ (658.5)

2,4,6-tri-*O*-galloyl-D-glucopyranoside

2,4,6- 三 -*O*- 没食子酰基 -D- 吡喃葡萄糖苷

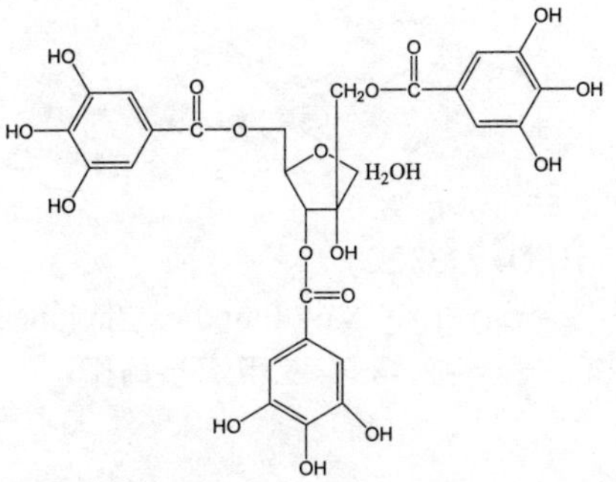

$C_{27}H_{25}O_{19}$ (653.5)

2′,3,5-tri-*O*-galloyl-D-hamamelo furanose

2′,3,5- 三 -*O*- 没食子酰 -D- 呋喃金缕梅糖

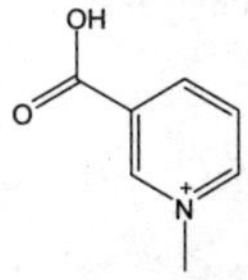

$C_7H_8NO_2$ (138.1)

trigonelline

胡芦巴碱

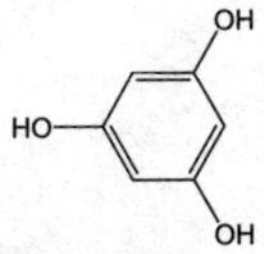

$C_6H_6O_3$ (126.1)

1,3,5-trihydroxybenzene

间苯三酚

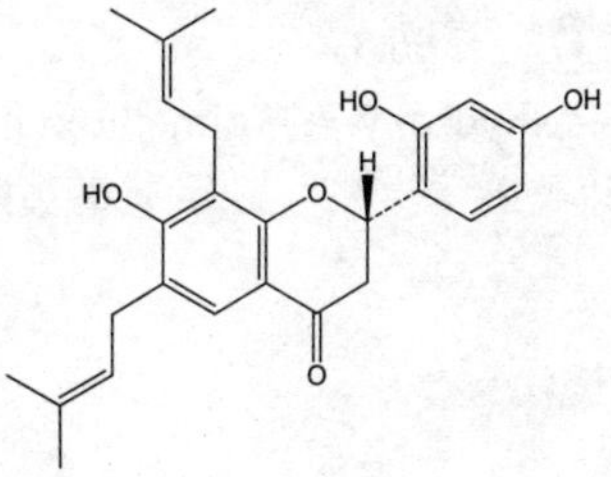

$C_{25}H_{28}O_5$ (408.5)

7,2′,4′-trihydroxy-6,8-bis（3-methyl-2-butenyl）flavanone

7,2′,4′- 三羟基 -6,8- 双（3- 甲基 -2- 丁烯）二氢黄酮

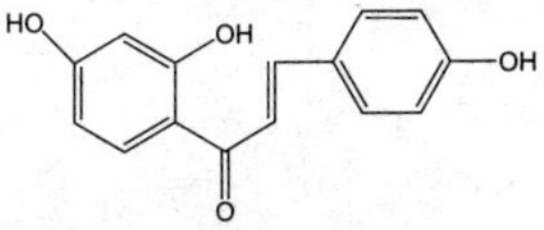

$C_{15}H_{12}O_4$ (256.2)

2,2′,4′-trihydroxy chalcone

2,2′,4′- 三羟基查耳酮，异甘草苷元

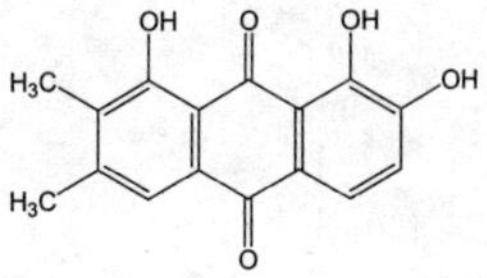

$C_{17}H_{14}O_7$ (330.3)

1,2,8-trihydroxy-6,7-dimethoxy anthraquinone

1,2,8- 三羟基 -6,7- 二甲基蒽醌

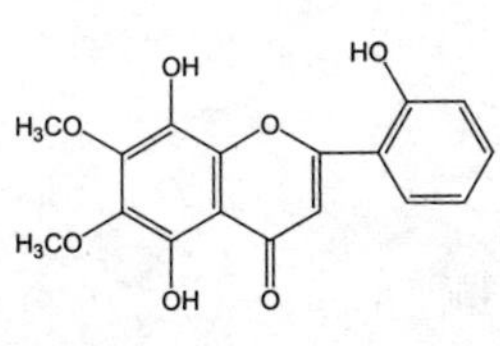

$C_{17}H_{14}O_7$ (330.3)

2′,5,8-trihydroxy-6,7-dimethoxyflavone

2′,5,8- 三羟基 -6,7- 二甲氧基黄酮

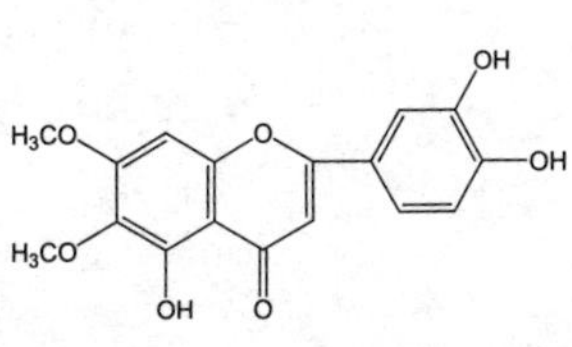

$C_{17}H_{14}O_7$ (330.3)

5,3′,4′-trihydroxy-6,7-dimethoxyflavone

5,3′,4′- 三羟基 -6,7- 二甲氧基黄酮

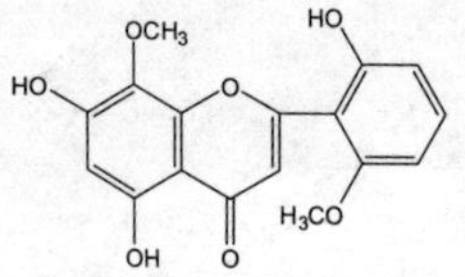

$C_{17}H_{14}O_7$　(330.3)
5,7,2'-trihydroxy-8,6'-dimethoxyflavone
5,7,2'- 三羟基 -8,6'- 二甲氧基黄酮

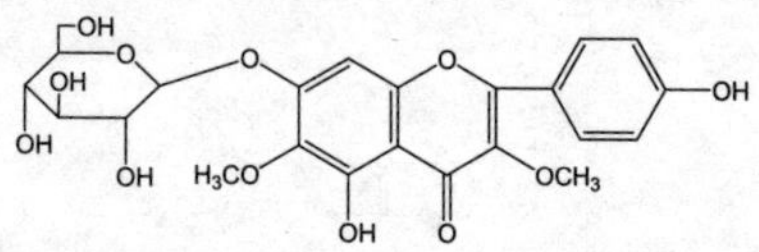

$C_{23}H_{24}O_{12}$　(492.4)
4',5,7-trihydroxy-3,6-dimethoxy flavone-7-*O*-β-D-glucopyranoside
4',5,7- 三羟基 -3,6- 二甲氧基黄酮 -7- *O*-β-D-吡喃葡萄糖苷

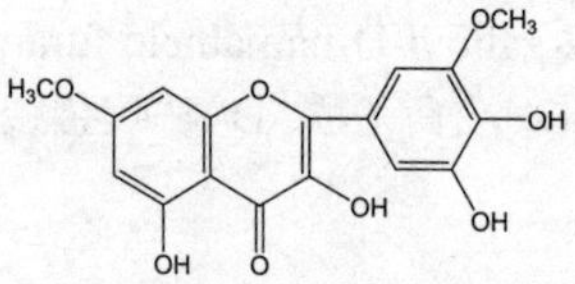

$C_{17}H_{14}O_8$　(346.3)
5,4',5'-trihydroxy-7,3'-dimethoxylflavonol
5,4',5'- 三羟基 -7,3'- 二甲氧基黄酮醇

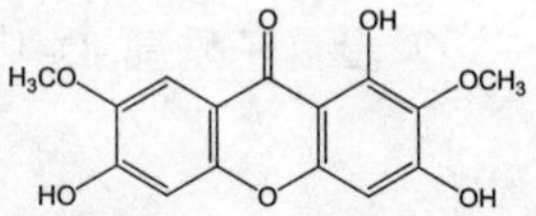

$C_{15}H_{12}O_7$　(304.3)
1,3,6-trihydroxy-2,7-dimethoxyxanthone
1,3,6- 三羟基 -2,7- 二甲氧基呫吨酮

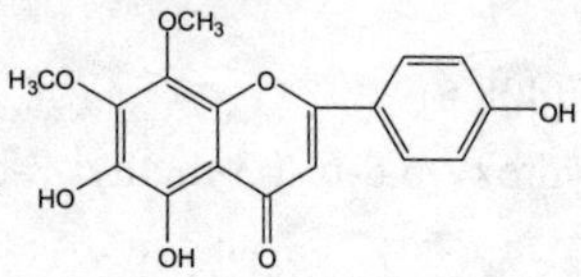

$C_{17}H_{14}O_7$　(330.3)
5,6,4'-trihydrate-7,8-dimethylflavone
5,6,4'- 三羟基 -7,8- 二甲基黄酮

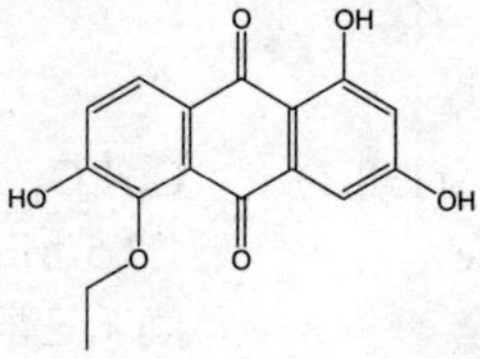

$C_{16}H_{12}O_6$　(300.3)
1,3,6-trihydroxy-5-ethoxylmethylanthraquinone
1,3,6- 三羟基 -5- 乙氧甲基蒽醌

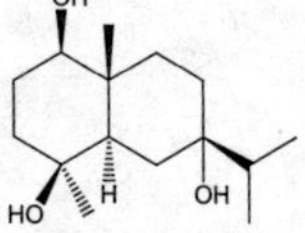

$C_{15}H_{28}O_3$　(256.4)
1β,4β,7α-trihydroxyeudesmane
1β,4β,7α- 三羟基桉叶烷

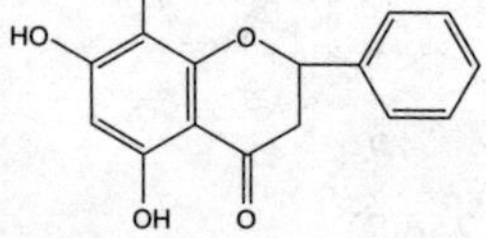

$C_{15}H_{12}O_5$　(272.3)
(2*S*)-5,7,8-trihydroxyflavanone
(2*S*)-5,7,8- 三羟基黄烷酮

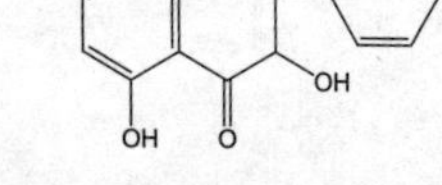

$C_{15}H_{12}O_5$　(272.3)
(2*R*,3*R*)-3,5,7-trihydroxyflavanone
(2*R*,3*R*)-3,5,7- 三羟基黄烷酮

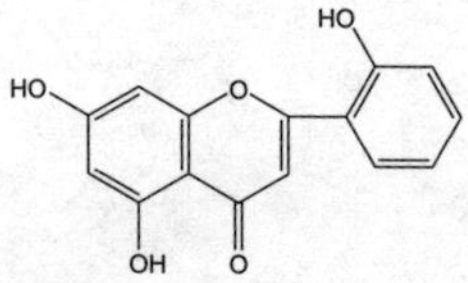

$C_{15}H_{10}O_5$　(270.2)
5,7,2'-trihydroxyflavone
5,7,2'- 三羟基黄酮

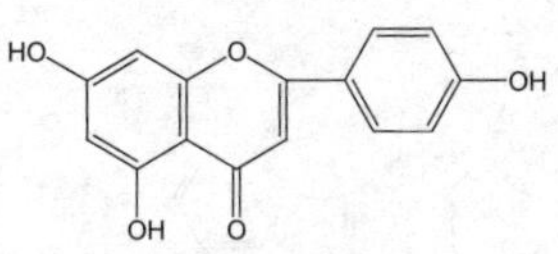

$C_{15}H_{10}O_5$ (270.2)
5,7,4′-trihydroxyflavone
5,7,4′- 三羟基黄酮

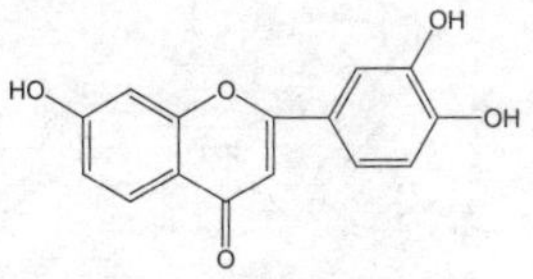

$C_{15}H_{10}O_5$ (270.2)
7,3′,4′-trihydroxyflavone
7,3′,4′- 三羟基 - 黄酮

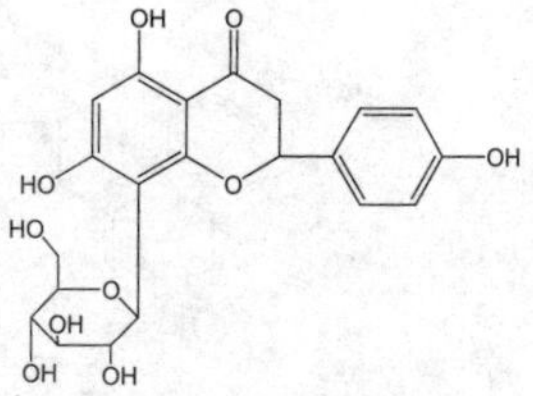

$C_{21}H_{21}O_{10}$ (433.4)
5,7,4′-trihydroxy-8-*C*-*β*-D-
glucopyranosyl flavnone
5,7,4′- 三 羟 基 -8-*C*-*β*-D-
葡萄糖二氢黄酮碳苷

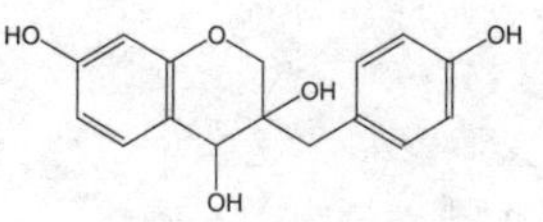

$C_{16}H_{16}O_5$ (288.3)
3,4,7-trihydroxy-3-(4′-
hydroxybenzyl)chroman
3,4,7- 三 羟 基 -3-（4′-
羟基苄基）色原烷

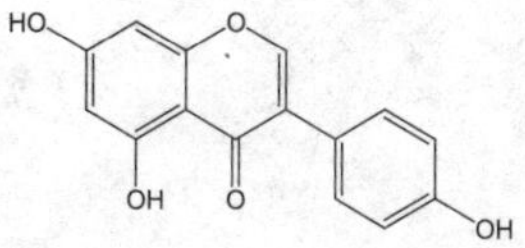

$C_{15}H_{10}O_5$ (270.2)
5,7,4′-trihydroxy-*iso*-flavone
5,7,4′- 三羟基异黄酮

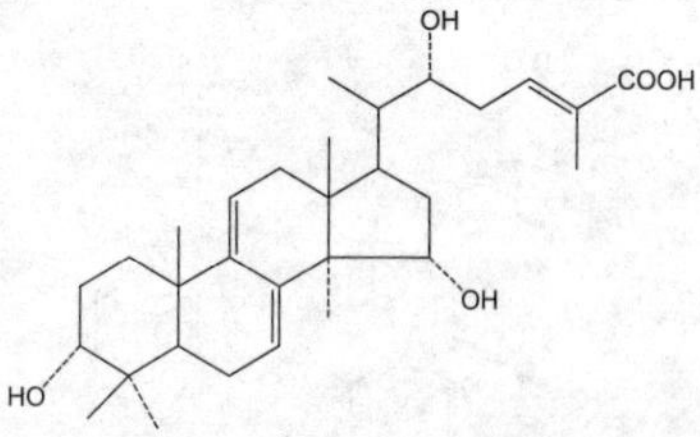

$C_{30}H_{46}O_5$ (486.7)
3*α*,15*α*,22*α*-trihydroxylancota-
7,9(11),24-trien-26-oic acid
3*α*,15*α*,22*α*- 三羟基羊毛甾 -
7,9(11),24- 三烯 -26- 羧酸

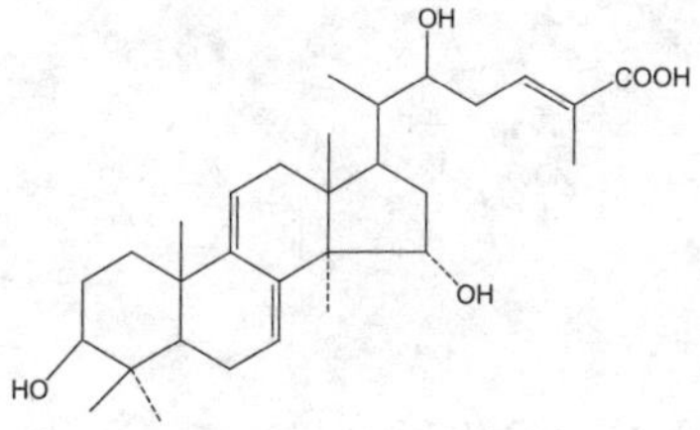

$C_{30}H_{46}O_5$ (486.7)
3*β*,15*α*,22*β*-trihydroxy-lanosta-
7,9(11),24-trien-26-oic acid
3*β*,15*α*,22*β*- 三羟基羊毛甾 -
7,9(11),24- 三烯 -26- 羧酸

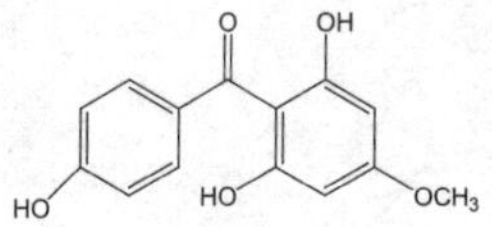

$C_{14}H_{12}O_5$ (260.2)
2,6,4′- trihydroxy-4-methoxy-
benzophenone
2,6,4′- 三羟基 -4- 甲氧基苯
酰酮

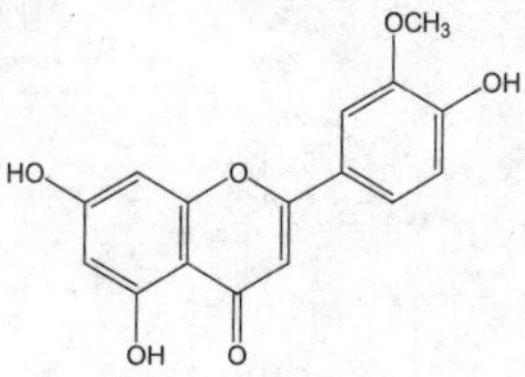

$C_{16}H_{12}O_6$ (300.3)
4′,5,7-trihydroxy-3′-
methoxyflavone
4′,5,7- 三羟基 -3′- 甲
氧基黄酮

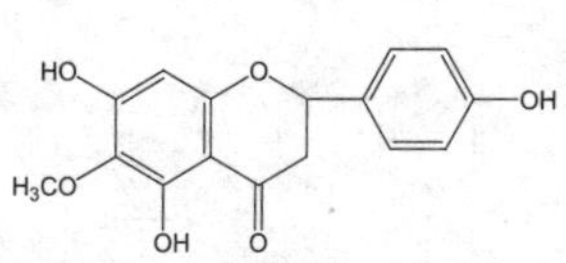

$C_{16}H_{14}O_6$ (302.3)
4′,5,7-trihydroxy-6-methoxyflavanone
4′,5,7- 三羟基 -6- 甲氧基黄烷酮

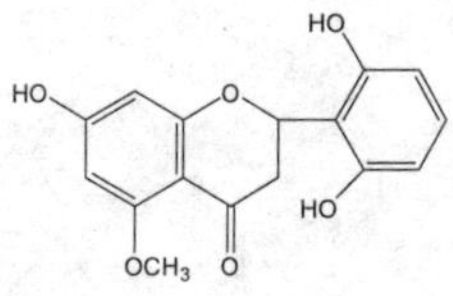

$C_{16}H_{14}O_6$ (302.3)
(2*S*)-7,2′,6′-trihydroxy-5-methoxyflavanone
(2*S*)-7,2′,6′- 三羟基 -5- 甲氧基黄烷酮

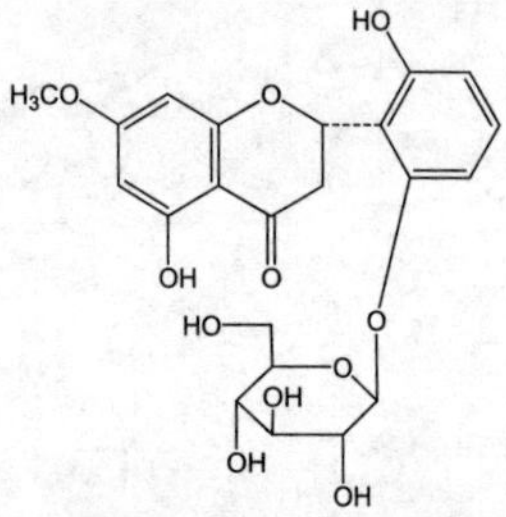

$C_{22}H_{24}O_{11}$　(464.4)

(2S)- 2′,5,6′- trihydroxy-7- methoxyflavanone-2′-O-β-D-pyranoglucoside

(2S)- 2′,5,6′- 三羟基 -7- 甲氧基双氢黄酮 -2′-O-β-D-葡萄吡喃糖苷

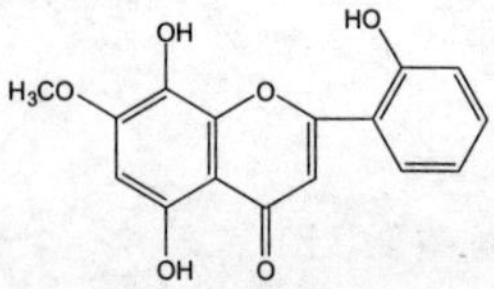

$C_{16}H_{12}O_6$　(300.3)

2′,5,8-trihydroxy-7-methoxyflavone

2′,5,8- 三羟基 -7- 甲氧基黄酮

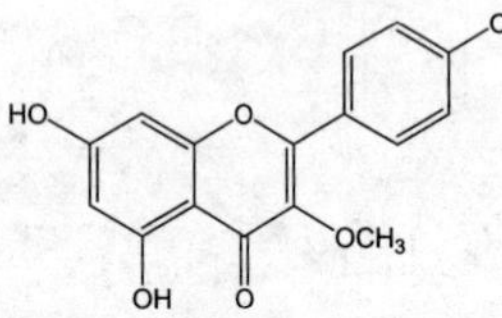

$C_{16}H_{12}O_6$　(300.3)

4′,5,7-trihydroxy-3-methoxyflavone

4′,5,7- 三羟基 -3- 甲氧基黄酮

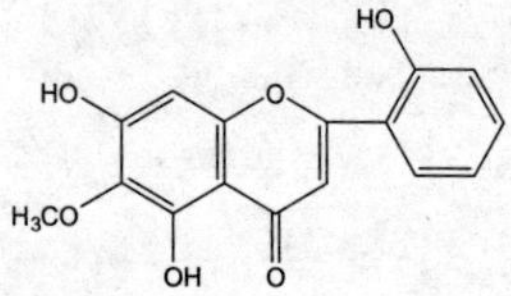

$C_{16}H_{12}O_6$　(300.3)

5,7,2′-trihydroxy-6-methoxyflavone

5,7,2′- 三羟基 -6- 甲氧基黄酮

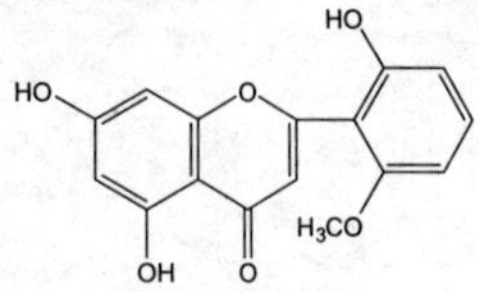

$C_{16}H_{12}O_6$　(300.3)

5,7,2′-trihydroxy-6′-methoxyflavone

5,7,2′- 三羟基 -6′- 甲氧基黄酮

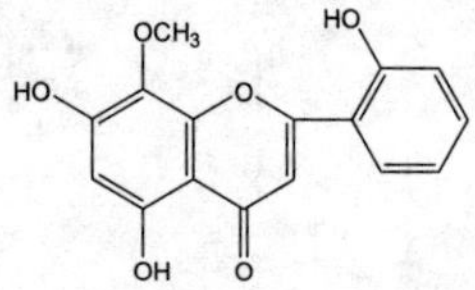

$C_{16}H_{12}O_6$　(300.3)

5,7,2′-trihydroxy-8-methoxyflavone

5,7,2′- 三羟基 -8- 甲氧基黄酮

tenaxin Ⅱ

韧黄芩素 Ⅱ

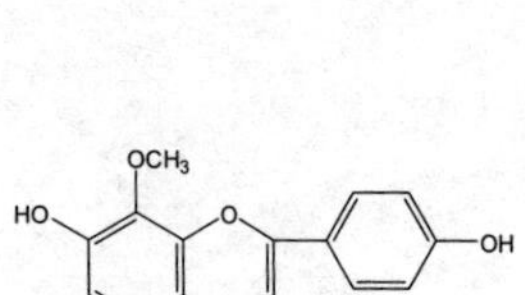

$C_{16}H_{12}O_6$　(300.3)

5,7,4′-trihydroxy-8-methoxyflavone

5,7,4′- 三羟基 -8- 甲氧基黄酮

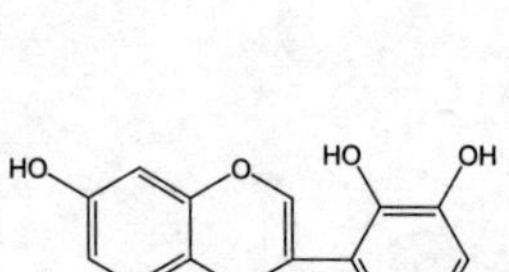

$C_{16}H_{14}O_5$　(286.3)

2′,3′,7-trihydroxy-4-methoxy-*iso*-flavone

2′,3′,7- 三羟基 -4- 甲氧基异黄烷酮

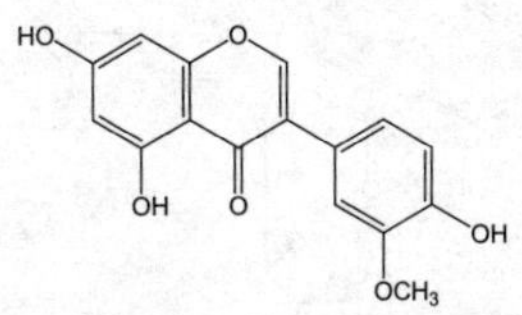

$C_{16}H_{12}O_6$ (300.3)

5,7,4′-trihydroxy-3-methoxy-*iso*-flavone

5,7,4′- 三羟基 -3′- 甲氧基异黄酮

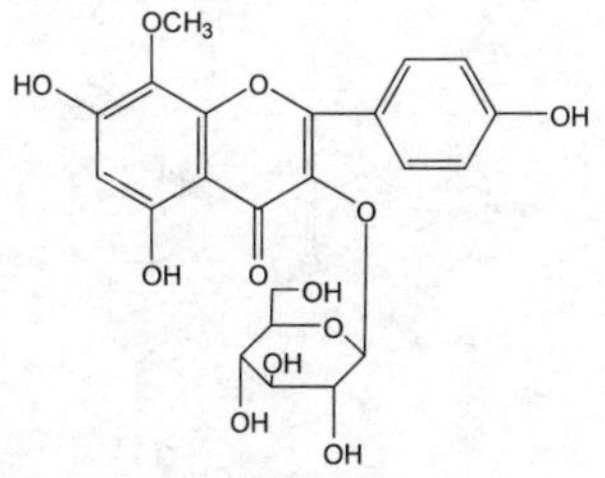

$C_{22}H_{24}O_{11}$ (464.4)

4′,5,7-trihydroxy-8-methoxy-flavonol-3-*O*-*β*-D-glucopyranoside

4′,5,7- 三羟基 -8- 甲氧基黄酮醇 -3-*O*-*β*-D-吡喃葡萄糖苷

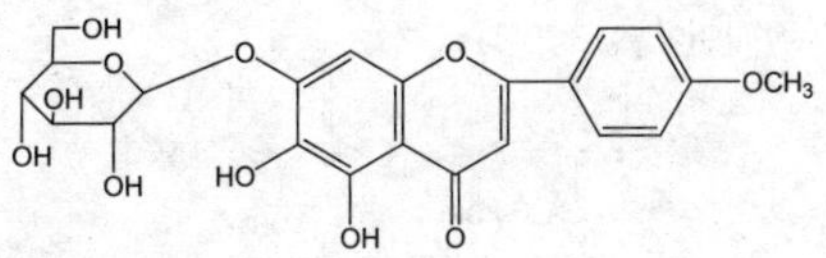

$C_{22}H_{22}O_{11}$ (462.4)

5,6,7-trihydroxy-4′-methoxy flavone-7-*O*-*β*-D-glucopyranoside

5,6,7- 三羟基 -4′- 甲氧基黄酮 -7-*O*-*β*-D-吡喃葡萄糖苷

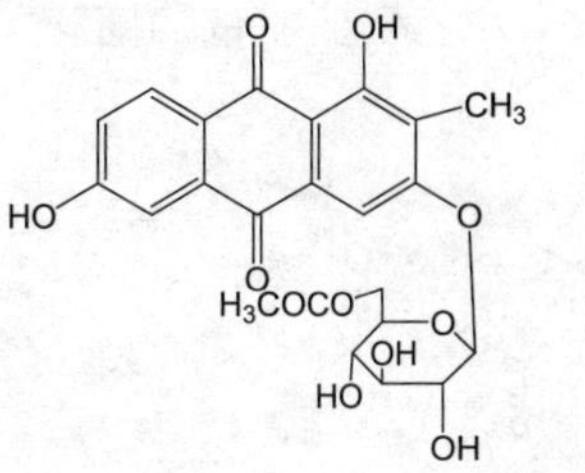

$C_{23}H_{22}O_{10}$ (458.4)

1,3,6-trihydroxy-2-methylanthraquinone-3-*O*-(6′-*O*-acetyl)-*β*-D-glucoside

1,3,6- 三羟基 -2- 甲基蒽醌 -3-*O*-(6′-*O*- 乙酰基)-*β*-D- 葡萄糖苷

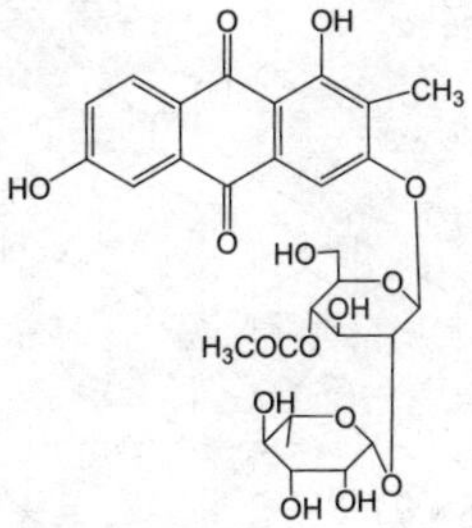

$C_{29}H_{32}O_{15}$ (620.6)

1,3,6-trihydroxy-2-methylanthraquinone-3-*O*-(3′-*O*-acetyl)-*α*-rhamnosyl(1 → 2)-glucoside

1,3,6- 三羟基 -2- 甲基蒽醌 -3-*O*-(3′-*O*- 乙酰基)-*α*- 鼠李糖 (1 → 2)- 葡萄糖苷

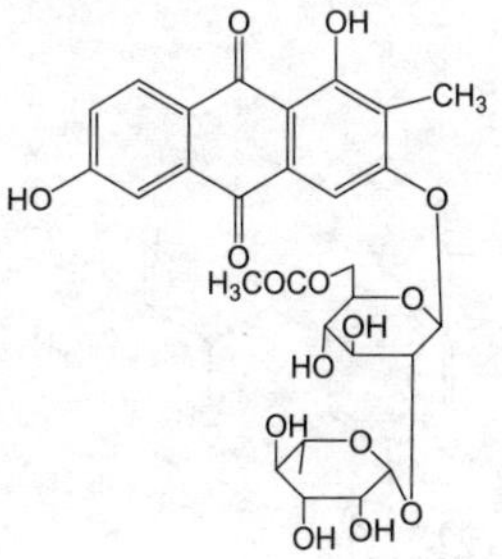

$C_{29}H_{32}O_{15}$ (620.6)

1,3,6-trihydroxy-2-methylanthraquinone-3-*O*-(6′-*O*-acetyl)-*α*-rhamncoyl-(1 → 2)-*β*-glucoside

1,3,6- 三羟基 -2- 甲基蒽醌 -3-*O*-(6′-*O*- 乙酰基)-*α*- 鼠李糖 -(1 → 2)-*β*- 葡萄糖苷

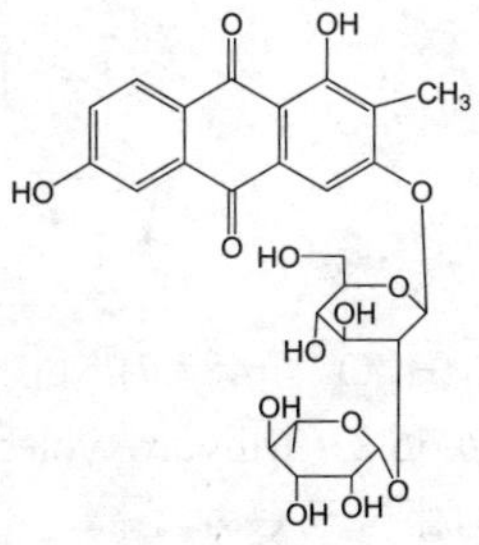

$C_{27}H_{30}O_{14}$ (578.5)

1,3,6-trihydroxy-2-methylanthraquinone-3-*O*-*α*-rhamnosyl-(1 → 2)-*β*-glucoside

1,3,6- 三羟基 -2- 甲基蒽醌 -3-*O*-*α*- 鼠李糖 -(1 → 2)-*β*- 葡萄糖苷

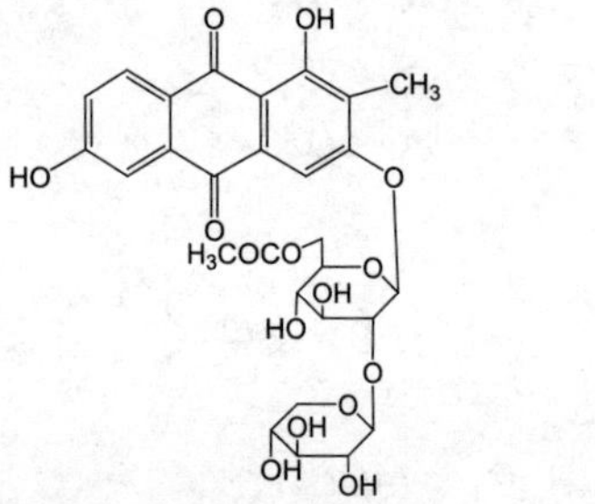

$C_{28}H_{30}O_{15}$ (606.5)

1,3,6-trihydroxy-2-methylanthraquinone-3-
O-xylosyl(1 → 2)-(6′-*O*-acetyl)-glucoside

1,3,6- 三羟基 -2- 甲基蒽醌 -3-*O*- 木糖
(1 → 2)-(6′-*O*- 乙酰基)- 葡萄糖苷

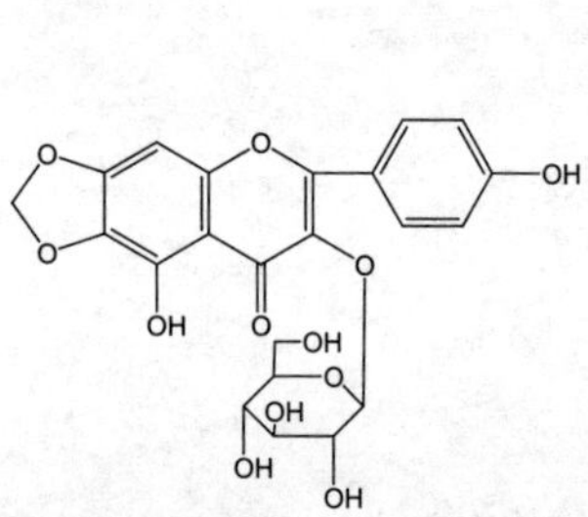

$C_{22}H_{20}O_{12}$ (476.4)

3,5,4′-trihydroxy-6,7-methylenedioxy
flavone-3- *O*-β-D-glucopyranoside

3,5,4′- 三羟基 -6,7- 亚甲二氧基黄
酮 -3-*O*-β-D- 吡喃葡萄糖苷

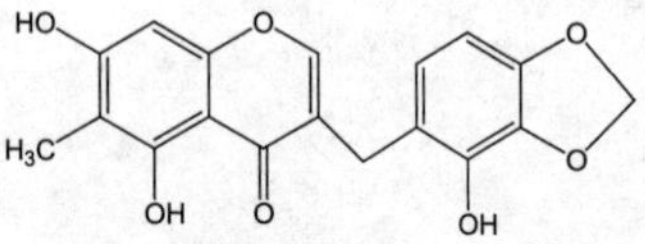

$C_{18}H_{14}O_7$ (342.3)

5,7,2′-trihydroxy-6-methyl-3-(3′,4′-
methylenedioxybenzyl)chromone

5,7,2′- 三 羟 基 -6- 甲 基 -3-(3′,4′-
亚甲二氧基苄基) 色酮

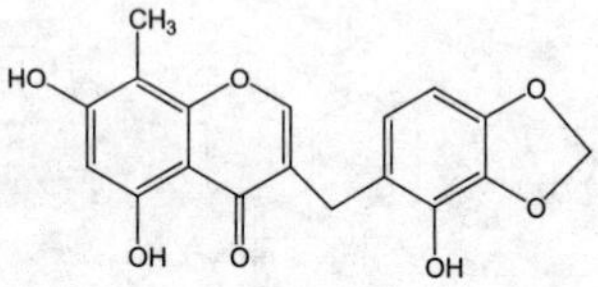

$C_{18}H_{14}O_7$ (342.3)

5,7,2′-trihydroxy-8-methyl-3-(3′,4′-
methylenedioxybenzyl)chromone

5,7,2′- 三羟基 -8- 甲基 -3-(3′,4′- 亚
甲二氧基苄基) 色酮

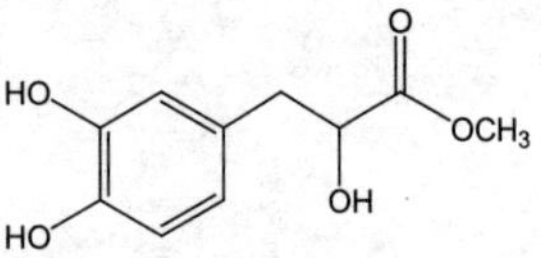

$C_{10}H_{12}O_5$ (212.2)

3,4,α-trihydroxy-methyl phenylpropionate

3,4,α- 三羟基苯丙酸甲酯

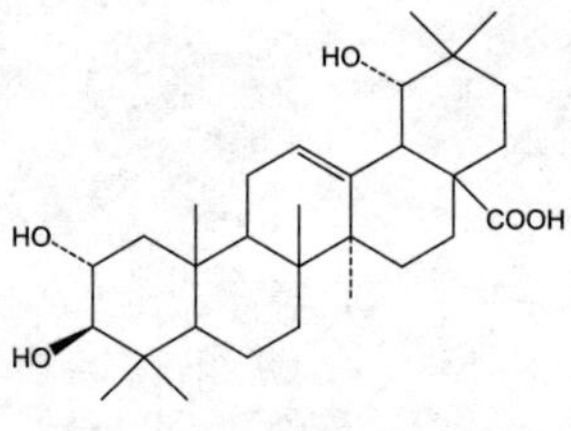

$C_{30}H_{48}O_5$ (488.7)

2α,3β,19α-trihydroxyolean-12-ene-28-acid

2α,3β,19α- 三羟基齐墩果 -12- 烯 -28- 酸

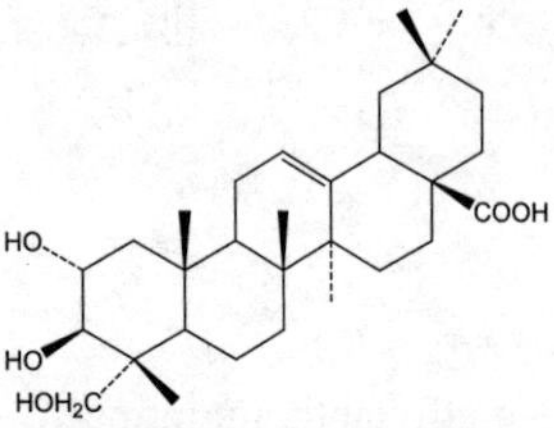

$C_{30}H_{48}O_5$ (488.7)

2α,3β,23-trihydroxyolean-12-en-28-oic acid

2α,3β,23- 三羟基齐墩果烷 -12- 烯 -28- 酸

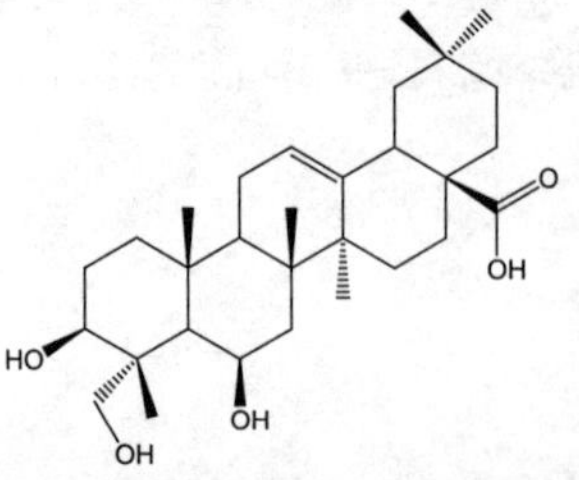

$C_{30}H_{48}O_5$ (488.7)

3β,6β,23- trihydroxyolean-12-en-28-oic acid

钩藤苷元 C

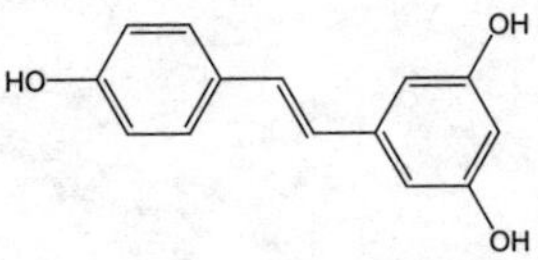

$C_{14}H_{12}O_3$ (228.2)
3,4',5-trihydroxy stilbene
3,4',5- 三羟基芪

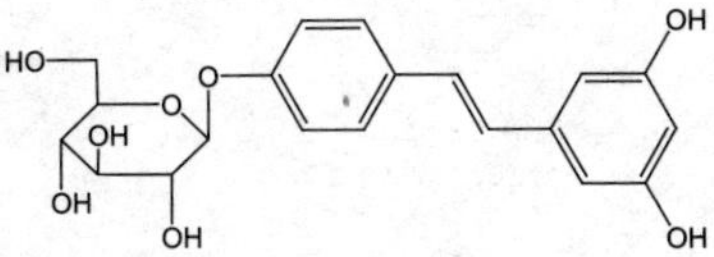

$C_{20}H_{22}O_8$ (390.4)
3,4',5-trihydroxy stilbene- 4'-
O-β-D-glucopyranoside
3,4',5- 三羟基芪 -4'-*O*-β-D-
葡萄糖苷

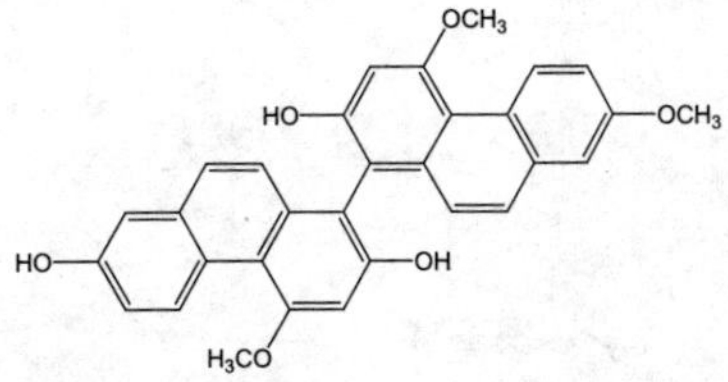

$C_{31}H_{24}O_6$ (492.5)
2,7,2'-trihydroxy-4,4',7 '-trimethoxy-
1,1'-biphenanthrene
2,7,2'- 三羟基 -4,4',7'- 三甲氧基 -1,1'-
双菲

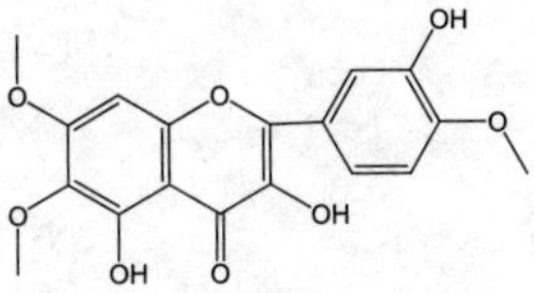

$C_{18}H_{16}O_8$ (360.3)
3,5,3'-trihydroxy-6,7,4'-
trimethoxyflavone
3,5,3'- 三 羟 基 -6,7,4'-
三甲氧基黄酮

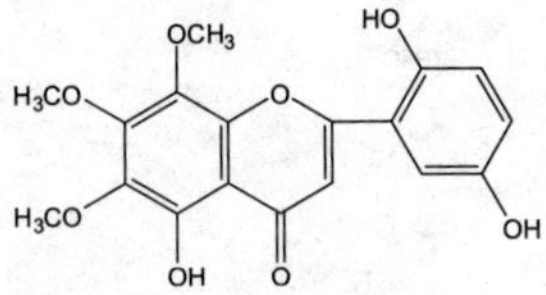

$C_{18}H_{16}O_8$ (360.3)
5,2',5'-trihydroxy-6,7,8-
trimethoxyflavone
5,2',5'- 三 羟 基 -6,7,8-
三甲氧基黄酮

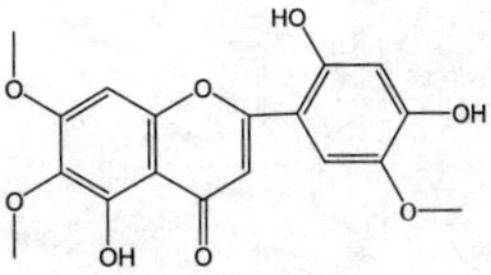

$C_{18}H_{16}O_8$ (360.3)
5,2',4'-trihydroxy-6,7',5'-
trimethoxyflavone
5,2',4'- 三羟基 -6,7,5'- 三
甲氧基黄酮

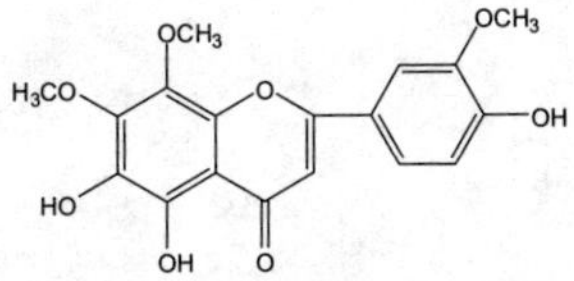

$C_{18}H_{16}O_8$ (360.3)
5,6,4'-trihydrate-7,8,3'-
trimethoxyflavone
5,6,4'- 三羟基 -7,8,3'-
三甲氧基黄酮

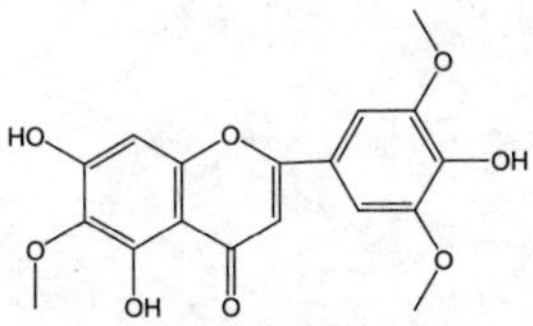

$C_{18}H_{16}O_8$ (360.3)
5,7,4'-trihydroxy-6,3',5'-
trimethoxyflavon
5,7,4'- 三羟基 -6,3',5'- 三
甲氧基黄酮

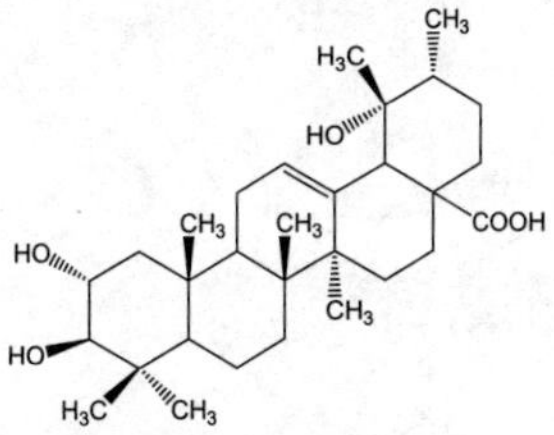

$C_{30}H_{48}O_5$ (488.7)
2α,3β,19α-trihydroxyurso-
12-ene-28-acid
2α,3β,19α- 三羟基乌索 -12-
烯 -28- 酸

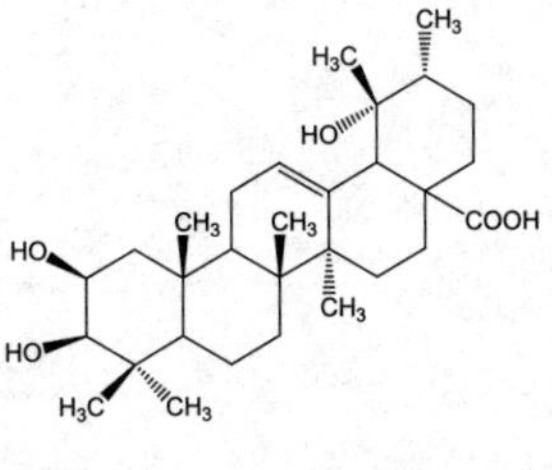

2β,3β,19α-trihydroxyurs-
12-en-28-oic acid
2β,3β,19α- 三 羟 基 -12-
烯 -28- 乌苏酸

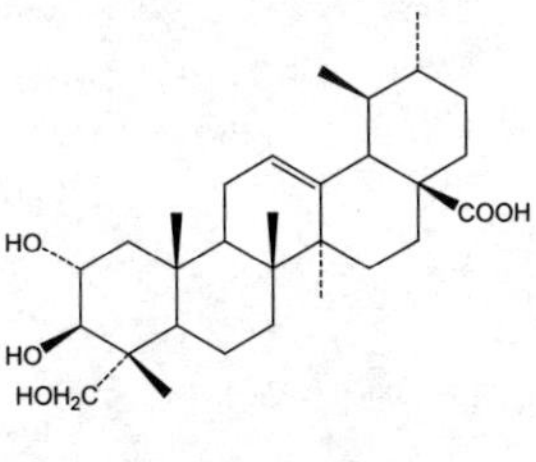

$C_{30}H_{48}O_5$ (488.7)
2α,3β,23-trihydroxyurs-
12-en-28-oic acid
2α,3β,23- 三羟基乌苏
烷 -12- 烯 -28- 酸

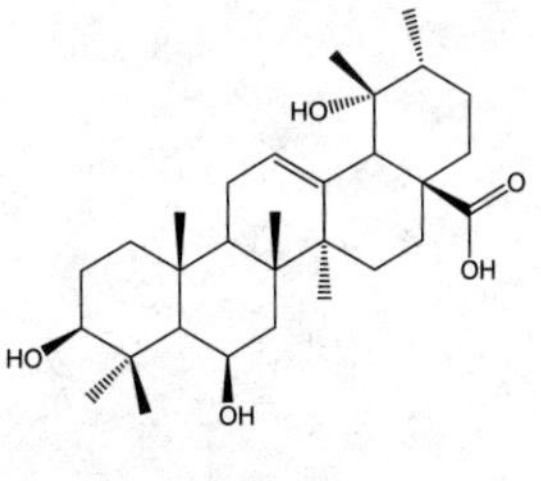

$C_{30}H_{48}O_5$ (488.7)
3β,6β,19α-trihydroxyurs-12-
en-28-oic acid
3β,6β,19α- 三羟基乌苏烷 -12-
烯 -28- 酸

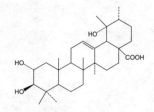

C$_{30}$H$_{48}$O$_5$　(488.7)
2α,3β,19α-trihydroxy ursolicacid
2α,3β,19α- 三羟基熊果酸

C$_{11}$H$_{14}$O$_4$　(210.2)
2,3,4-trimethoxy acetophenone
2,3,4- 三甲氧基苯乙酮

C$_{11}$H$_{14}$O$_4$　(210.2)
2,4,6-trimethoxy acetophenone
2,4,6- 三甲氧基苯乙酮

C$_{24}$H$_{26}$O$_{13}$　(522.5)
4,6,7-trimethoxy aloe-emodin-8-
O-β-D-glucopyranoside
4,6,7- 三甲氧基芦荟大黄素 -8-O-
β-D- 吡喃葡萄糖苷

C$_{10}$H$_{12}$O$_4$　(196.2)
2,4,5-trimethoxybenzaldehyde
2,4,5- 三甲氧基苯甲醛

C$_{10}$H$_{12}$O$_5$　(212.2)
2,4,5-trimethoxybenzoic acid
2,4,5- 三甲氧基苯甲酸

C$_{17}$H$_{20}$O$_3$　(272.3)
3,5,3′-trimethoxybibenzyl
3,5,3′- 甲氧基联苄

C$_{12}$H$_{14}$O$_5$　(238.2)
E-3,4,5-trimethoxycinnamic acid
E-3,4,5- 三甲氧基肉桂酸

C$_{13}$H$_{16}$O$_5$　(252.3)
3,4,5-trimethoxycinnamic
acid methyl ester
3,4,5- 三甲氧基肉桂酸
甲基酯

C$_{18}$H$_{17}$O$_5$　(313.3)
5,7,8-trimethoxy dihydroflavone
5,7,8- 三甲氧基二氢黄酮

C$_{17}$H$_{18}$O$_3$　(270.3)
2,4,7-trimethoxy-9,10-dihydrophenanthrene
2,4,7- 三甲氧基 -9,10- 二氢菲

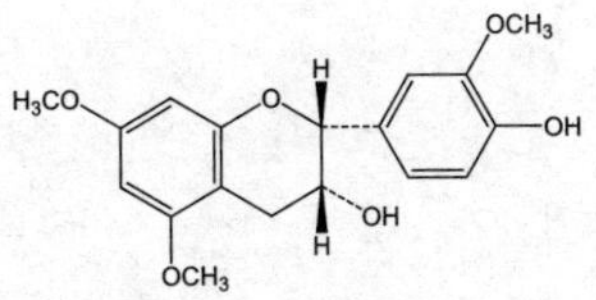

$C_{18}H_{20}O_6$ (332.3)
5,7,3'-trimethoxy-(-)-epicatechin
5,7,3'- 三甲氧基 - 左旋 - 表儿茶精

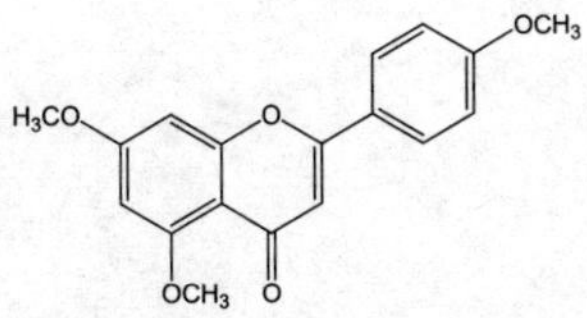

$C_{18}H_{16}O_7$ (344.3)
5,7,4'-trimethoxy flavone
5,7,4'- 三甲氧基黄酮

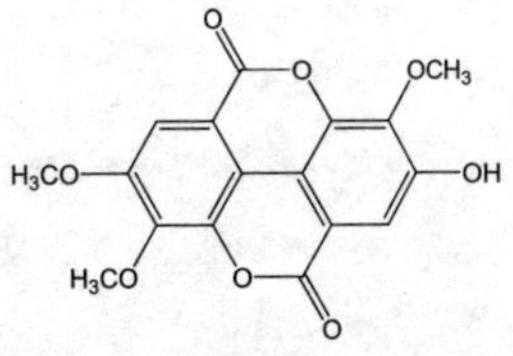

$C_{17}H_{12}O_8$ (344.3)
3,3',4-trimethoxy gallogen
3,3',4- 三甲氧基鞣花酸

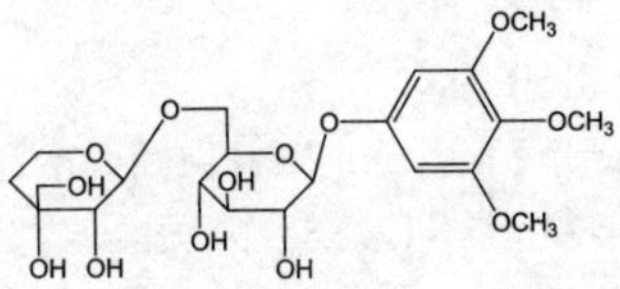

$C_{21}H_{32}O_{13}$ (492.5)
3,4,5-trimethoxylphenol-1-*O*-*β*-D-apiosefuran-
osyl-（1→6）-*β*-D-glucopyranoside
3,4,5- 三甲氧基酚 -1-*O*-*β*-D- 洋芫荽糖呋喃
酰 -（1→6）-*β*-D- 吡喃葡萄糖苷

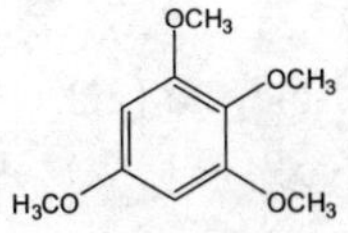

$C_{10}H_{14}O_3$ (182.2)
1,2,3-trimethoxy-5-methylbenzene
1,2,3- 三甲氧基 -5- 甲基苯

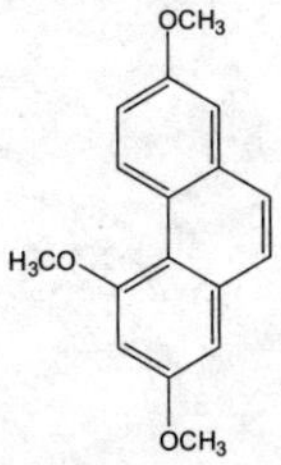

$C_{17}H_{16}O_3$ (268.3)
2,4,7-trimethoxyphenanthrene
2,4,7- 三甲氧基菲

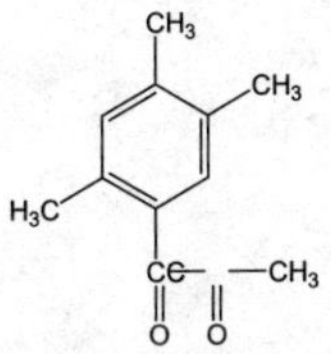

$C_{12}H_{14}O_5$ (238.2)
1-(2,4,5)-trimethoxy phenyl-
propane-1,2-dione
1-(2,4,5)- 三甲基苯基 - 丙
烷 -1,2- 二酮

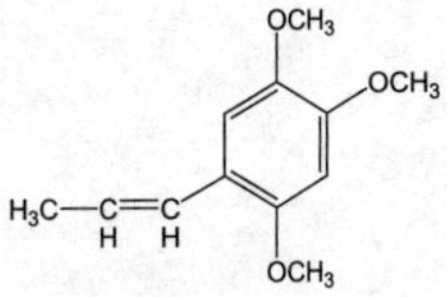

$C_{12}H_{16}O_3$ (208.3)
1,2,4-trimethoxy-5-(1-
propenyl)-benzene
1,2,4- 三甲氧基 -5-(1-
丙烯基)- 苯

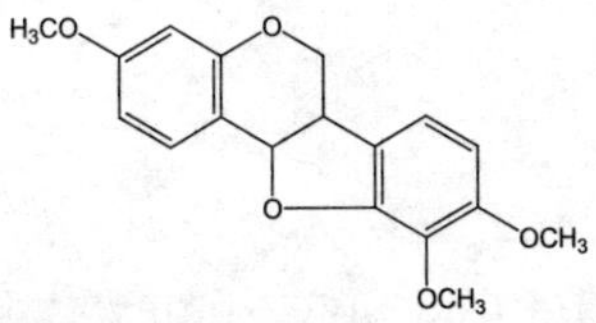

$C_{18}H_{18}O_5$ (314.3)
3,9,10-trimethoxy-pterocarpan
3,9,10- 三甲氧基紫檀烷

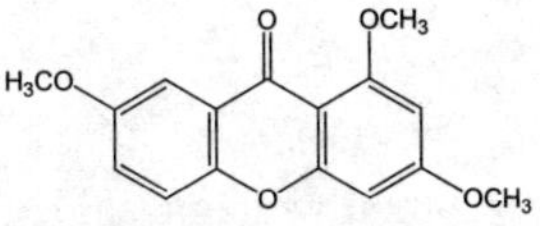

$C_{16}H_{14}O_5$ (286.3)
1,3,7-trimethoxyxanthone
1,3,7- 三甲氧基呫吨酮

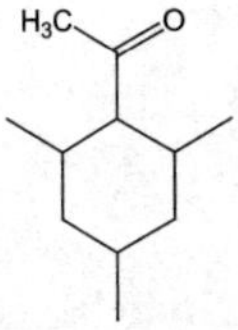

$C_{11}H_{20}O$ (168.3)
2,4,6-trimethyl-1-acetyl-3-cyclohexane
2,4,6- 三甲基 -1- 乙酰基 -3- 环己烷

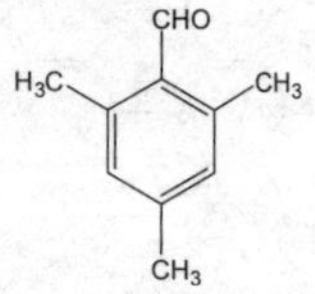

$C_{10}H_{12}O$ (148.2)
2,4,6-trimethylbenzaldehyde
2,4,6- 三甲基苯甲醛

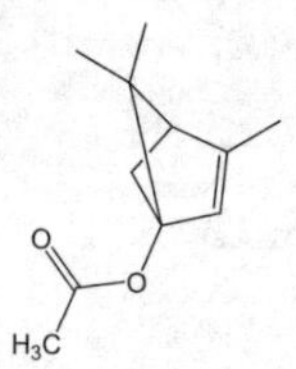

$C_{11}H_{16}O_2$ (180.2)
2,6,6-trimethyl-bicyclo-[3.1.1]-hepta-2-en-4-ol-acetate
2,6,6- 三甲基 - 双环 [3.1.1]- 庚 -2- 烯 -4- 醇 - 乙酸酯

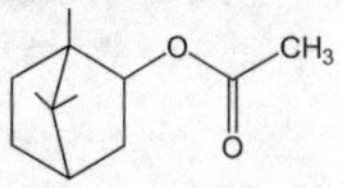

$C_{12}H_{21}O_2$ (197.3)
1,7,7-trimethyl-bicyclo-[2.2.1]-heptan-2-acetate
1,7,7- 三甲基 - 双环 -[2.2.1]- 庚烷 -2- 乙酸酯

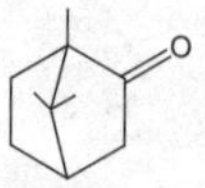

$C_{10}H_{17}O$ (153.2)
1,7,7-trimethyl bicyclo[2.2.1]-heptan-2-one
1,7,7- 三甲基双环 [2.2.1]-2- 庚酮

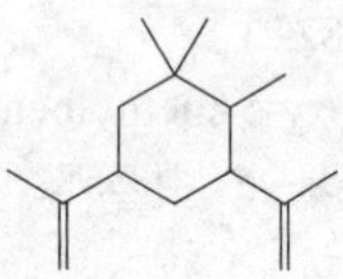

$C_{15}H_{26}$ (206.4)
1,7,2-trimethyl-3,5-bi-(1-methylethenyl)cyclohexane
1,1,2- 三甲基 -3,5- 二 (1-甲乙烯基) 环己烷

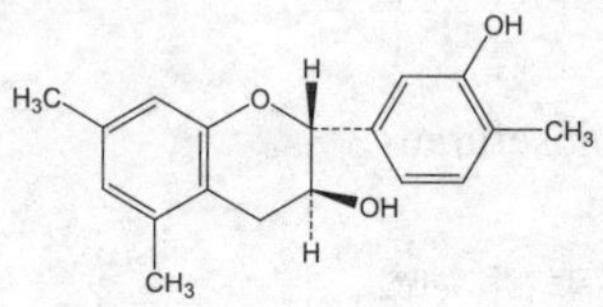

$C_{18}H_{20}O_3$ (284.3)
5,7,4′-trimethyl- (+) -catechin
5,7,4′- 三甲基 - 右旋 - 儿茶精

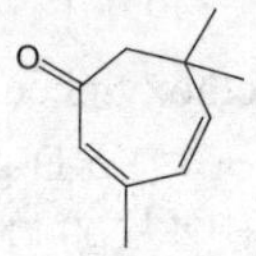

$C_{10}H_{14}O$ (150.2)
1,1,4-trimethylcyclohepta-2,4-dien-6-one
1,1,4- 三甲基环庚 -2,4- 二烯 -6- 酮

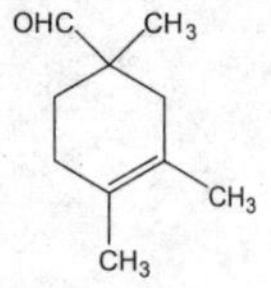

$C_{10}H_{16}O$ (152.2)
1,3,4-trimethyl-3-cyclohexene-1-carboxyl dehyde
1,3,4- 三甲基 -3- 环己烯 -1- 醛

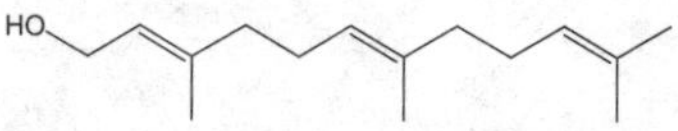

$C_{15}H_{26}O$ (222.4)
3,7,11-trimethyl-2,6,10-dodecatriene-1-ol
3,7,11- 三甲基 -2,6,10-十二碳三烯 -1- 醇

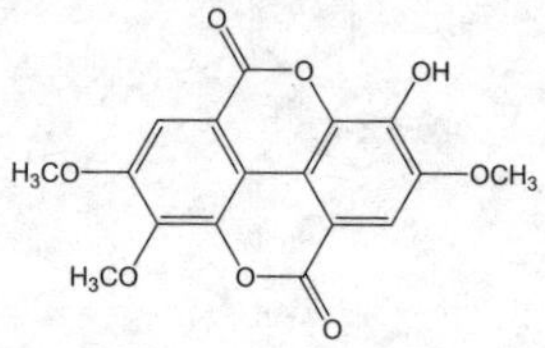

$C_{17}H_{12}O_8$ (344.3)
3,3,4′-tri-*O*-methylellagic acid
3,3,4′- 三 -*O*- 甲基并没食子酸

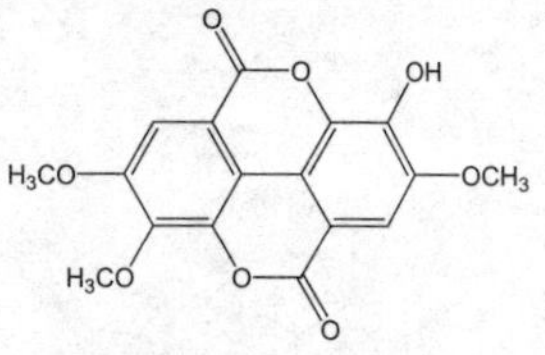

$C_{17}H_{12}O_8$ (344.3)
3,4,3′-tri-*O*-methylellagic acid
3,4,3′- 三 -*O*- 甲基并没食子酸

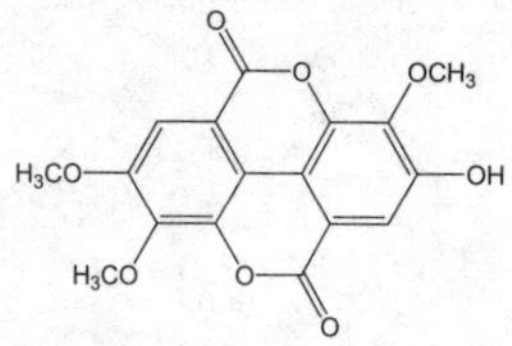

$C_{17}H_{12}O_8$ (344.3)
3,4,4′-tri-*O*-methylellagic acid
3,3,4′- 三 -*O*- 甲基并没食子酸

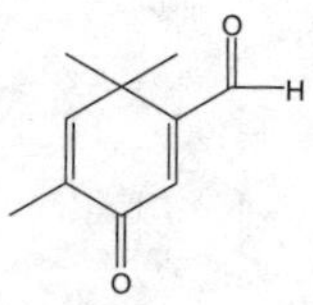

$C_{10}H_{12}O_2$ (164.2)
1,1,5-trimethyl-2-formyl-2,5-cyclohexadiene-4-one
1,1,5- 三甲基 -2- 甲酰基 -2,5-环己二烯 -4- 酮

C₁₃H₂₀O₃ (224.3)
3-(2,6,6-trimethyl-3-hydroxycyclohexenyl)-
methyl acrylate
3-（2,6,6- 三甲基 -3- 羟基环己烯基）- 丙
烯酸甲酯

C₁₅H₂₄ (204.4)
cis-4,11,11-trimethyl-8-methylenebicyclo [7,2,0]-
4- undecene
顺式 -4,11,11- 三甲基 -8- 亚甲基双环 [7,2,0]-
4- 十一碳烯

C₁₈H₃₆O (268.5)
6,10,14-trimethyl-2-pentadecanone
6,10,14- 三甲基 -2- 十五烷酮

C₇H₁₀N₂ (122.2)
2,3,5-trimethylpyrazine
2,3,5- 三甲基吡嗪

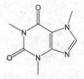

C₁₈H₁₆O₈ (360.3)
3,6,7-trimethyl quercetagetin
3,6,7- 三甲基槲皮万寿菊素

C₁₃H₂₀O2 (208.3)
(1,7,7-trimethyltricyclo[2.2.1]
heptan-2-ol)-2-propenoate
1,7,7- 三 甲 基 二 环 [2.2.1] 庚 -2-
醇 -2- 丙烯酸酯

C₁₀H₁₈O₂ (170.2)
cis-2,6,6-trimethyl-2-vinyl-
5-hydroxyte-trahydroxyran
左旋 - 顺三甲基 -2- 乙烯
基 -5- 羟基 - 四氢吡喃

C₈H₁₀N₄O₂ (194.2)
1,3,7-trimethylxanthine
1,3,7- 三甲基黄嘌呤

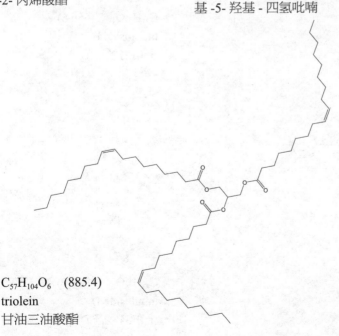

C₅₇H₁₀₄O₆ (885.4)
triolein
甘油三油酸酯

C₅₁H₉₈O₆ (807.3)
tripalmitin
三棕榈酸甘油酯

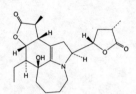

$C_{17}H_{26}O_4$ (294.4)
14,15,16-trisnor-8(17)-labdene-13,19-dioic acid
14,15,16- 三去甲半日花 -8(17)- 烯 -13,19- 二酸

$C_{15}H_8N_2O_2$ (248.2)
tryptanthrine
色胺酮

$C_{22}H_{29}NO_5$ (387.5)
tuberostemoenone
对叶百部烯酮

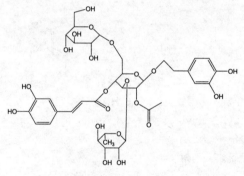

$C_{22}H_{33}NO_4$ (375.5)
tuberostemonine
对叶百部碱

$C_{22}H_{31}NO_5$ (389.5)
tuberostemonol
对叶百部醇碱

$C_{22}H_{31}NO_6$ (405.5)
tuberostemonone
对叶百部酮碱

$C_{13}H_{19}NO_4$ (253.3)
tuberostemospironine
对叶百部螺碱

$C_{37}H_{48}O_{21}$ (828.8)
tubuloside A
土布洛素苷 A

$C_{31}H_{38}O_{16}$ (666.6)
tubuloside B
土布洛素苷 B

$C_{43}H_{54}O_{24}v$(954.9)
tubuloside C
土布洛素苷 C

$C_{43}H_{54}O_{23}$ (938.9)
tubuloside D
土布洛素苷 D

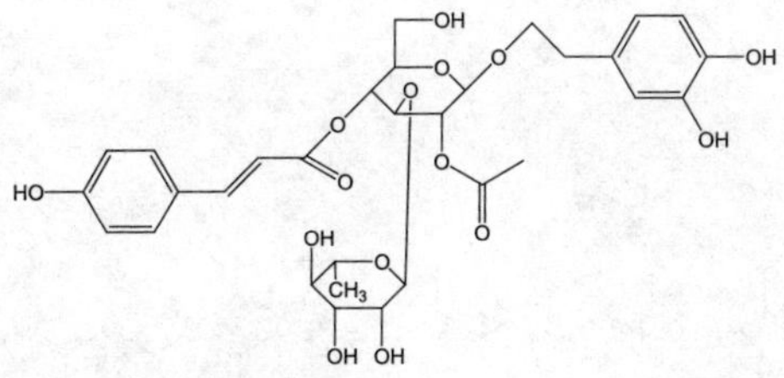

$C_{31}H_{38}O_{15}$ (650.6)
tubuloside E
土布洛素苷 E

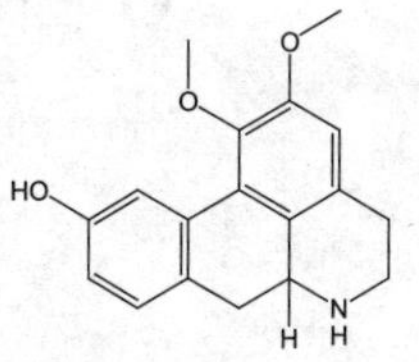

$C_{18}H_{19}NO_3$ (297.4)
tuduranine
土藤碱

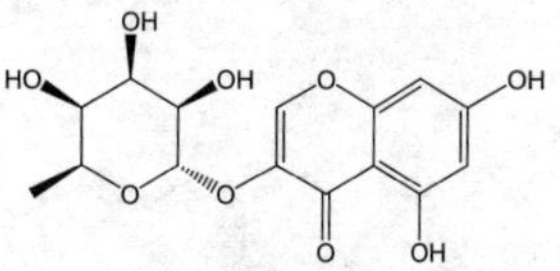

$C_{15}H_{16}O_9$ (340.3)
tufulingoside
土茯苓苷

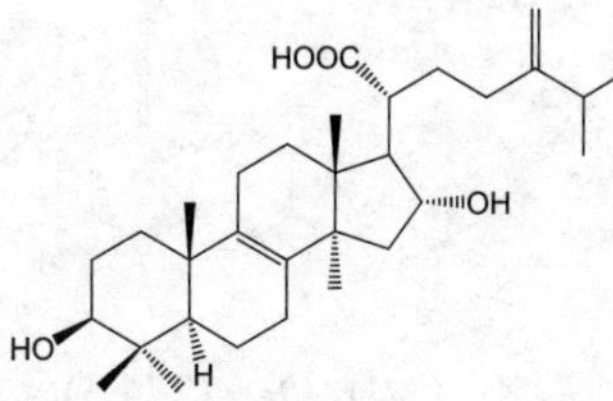

$C_{31}H_{50}O_4$ (486.7)
tumulosic acid
16α- 羟基齿孔酸

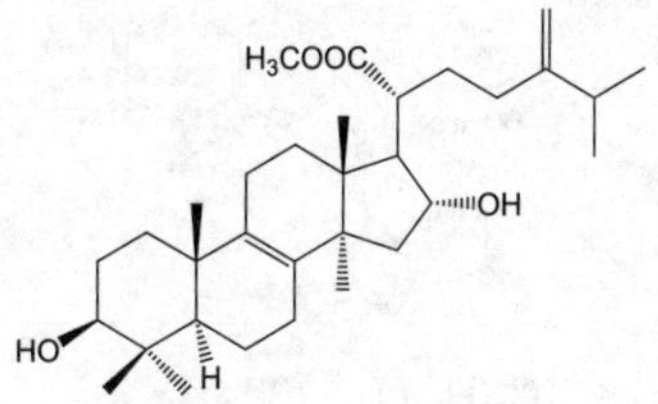

$C_{32}H_{52}O_4$ (500.8)
tumulosic acid methyl ester
16α- 羟基齿孔酸甲酯

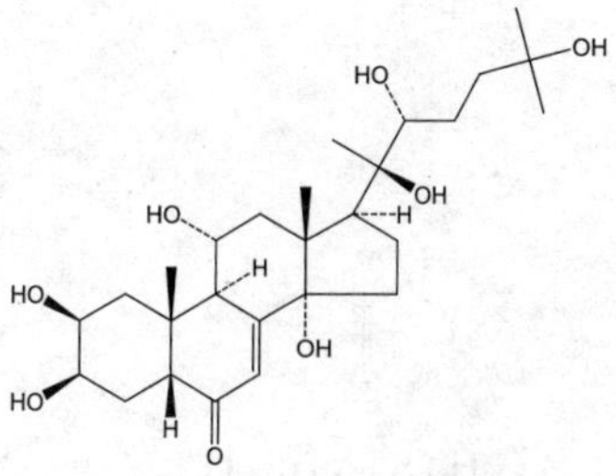

$C_{27}H_{44}O_8$ (496.6)
turkesterone
土克甾酮

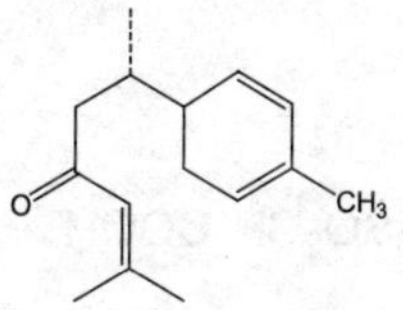

$C_{15}H_{22}O$ (218.3)
turmerone
姜黄酮

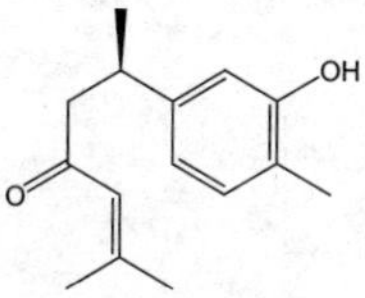

$C_{15}H_{20}O_2$ (232.3)
turmeronol A
姜黄酮醇 A

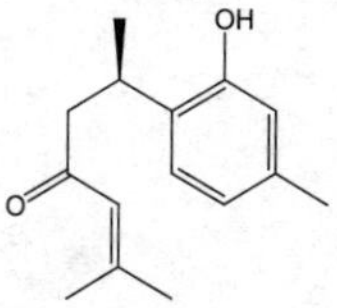

$C_{15}H_{20}O_2$ (232.3)
turmeronol B
姜黄酮醇 B

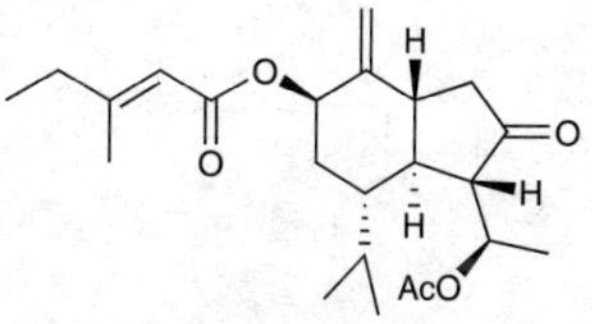

$C_{23}H_{34}O_5$ (390.5)
tussilagin
款冬花内酯
tussilagone
款冬花酮

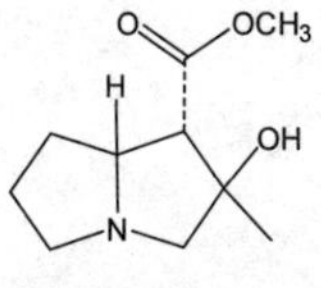

$C_{10}H_{17}NO_3$ (199.3)
tussilagine
款冬花碱

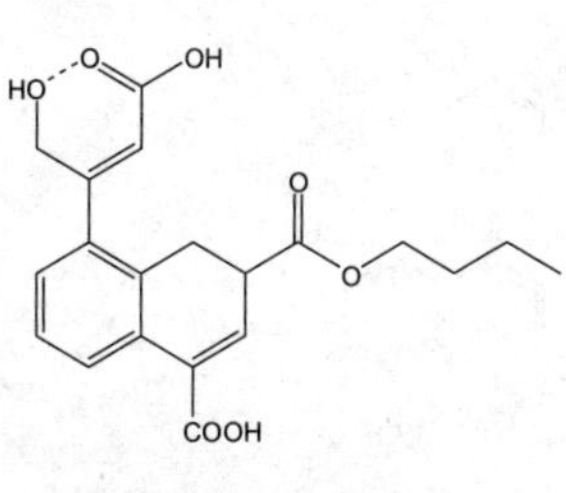

$C_{19}H_{20}O_7$ (360.4)
typhic acid
香蒲酸

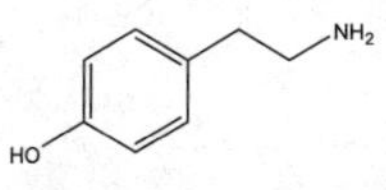

$C_8H_{11}NO$ (137.2)
tyramine
酪胺

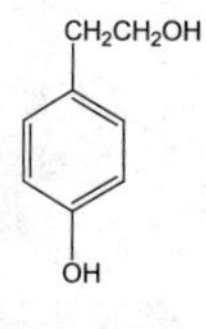

$C_8H_{10}O_2$ (138.2)
p-tyrosol
酪醇

U 部

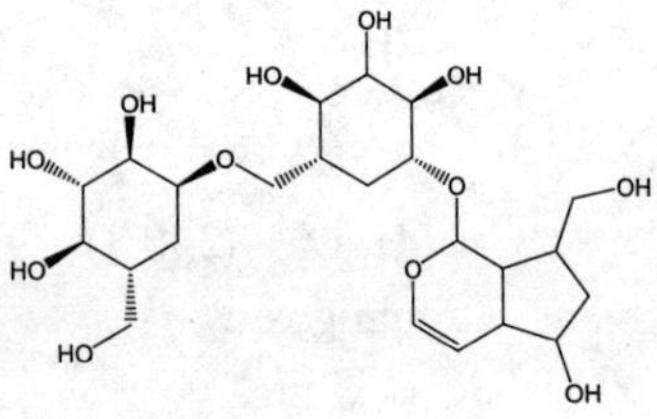

$C_{21}H_{32}O_{14}$ (508.5)
ulmoside
杜仲苷

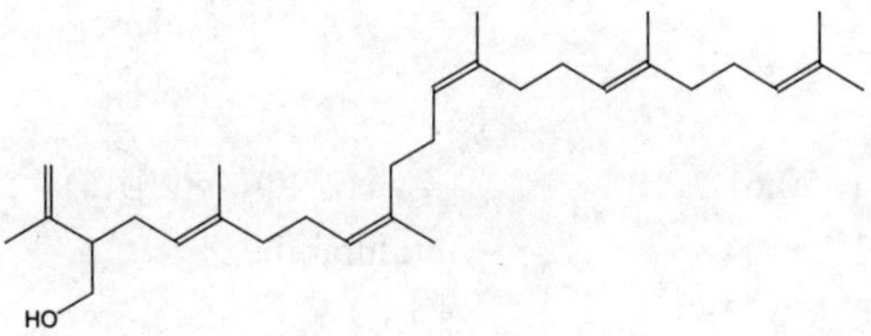

$C_{30}H_{50}O$ (426.7)
ulmoprenol
杜仲烯醇

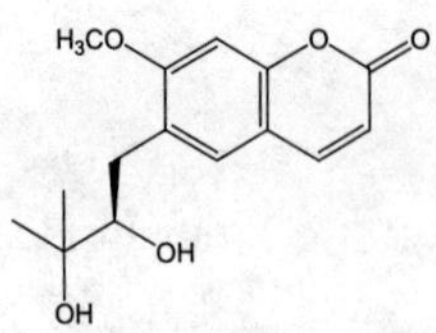

$C_{15}H_{18}O_5$ (278.3)
ulopterol
尤劳帕替醇

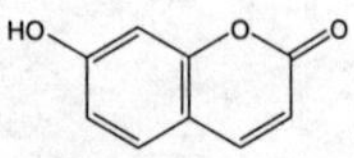

$C_9H_6O_3$ (162.1)
umbelliferone
伞形花内酯
dichrin A
常山素 A

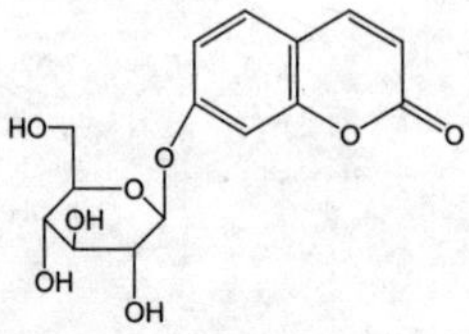

$C_{15}H_{16}O_8$ (324.3)
umbelliferone-7-*O*-*β*-D-
glucoside
伞形花内酯 -7-*O*-*β*-D-
葡萄糖苷

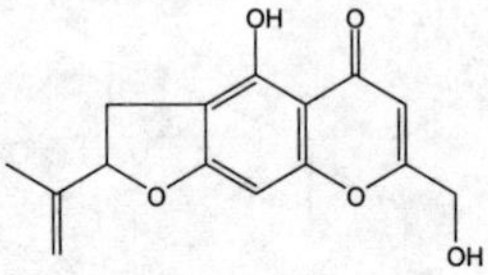

$C_{15}H_{14}O_5$ (274.3)
umtatin
喷嚏木素

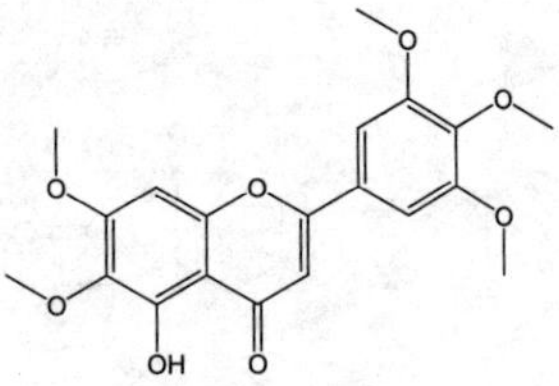

$C_{20}H_{20}O_8$ (388.4)
umuhengerin

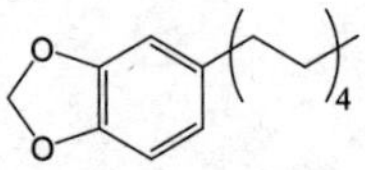

$C_{16}H_{24}O_2$ (248.4)
1-undecenyl-3,4-methyl-
enedioxybenzene
1- 十一碳 -1- 烯 - 3,4-
亚甲二氧基苯

$C_{11}H_{23}SO_2CH_2COOH$

$C_{13}H_{26}O_4S$ (278.4)
undecylsulfonyl acetic acid
十一烷基磺酰乙酸

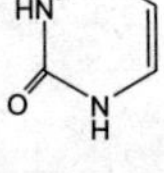

$C_4H_4N_2O_2$ (112.1)
uracil
尿嘧啶

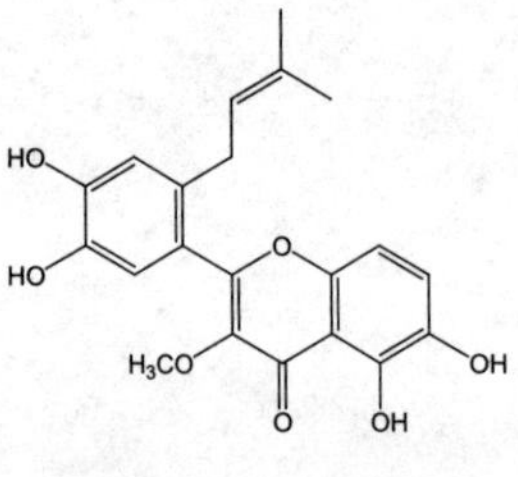

$C_{21}H_{20}O_7$ (384.4)
uralene
乌拉尔素

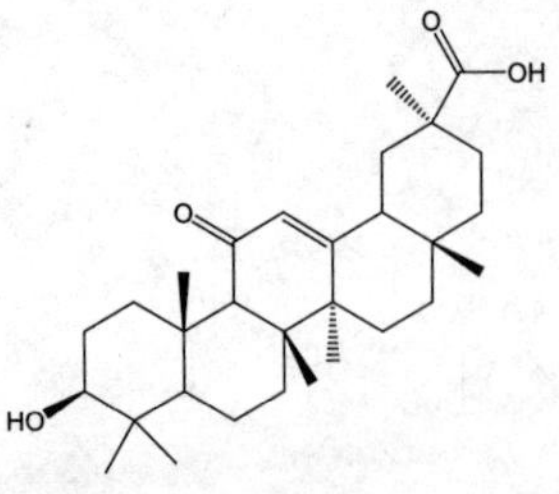

$C_{30}H_{46}O_4$ (470.7)
uralenic acid
乌热酸

C$_{20}$H$_{18}$O$_7$ (370.4)
uralenol
乌拉尔醇

C$_{12}$H$_{14}$O$_8$ (286.2)
uralenneoside
乌拉尔新苷

C$_{20}$H$_{18}$O$_7$ (370.4)
uralenin
乌拉尔宁

C$_{21}$H$_{20}$O$_7$ (384.4)
uralenol-3-methylether
乌拉尔醇 -3- 甲醚

C$_{42}$H$_{62}$O$_{16}$ (822.9)
uralsaponin A
乌拉尔甘草皂苷 A

C$_{42}$H$_{62}$O$_{16}$ (822.9)
uralsaponin B
乌拉尔甘草皂苷 B

C$_9$H$_{12}$N$_2$O$_6$ (244.2)
uridine
尿苷

C$_{30}$H$_{48}$O (424.7)
ursa-9(11),12-diene-3β-ol
乌苏 -9(11),12- 二烯 -3β- 醇

C$_{30}$H$_{50}$O$_2$ (442.7)
urs-12-ene-3β, 28-diol
熊果醇

C$_{30}$H$_{48}$O$_3$ (456.7)
ursolic acid
熊果酸，乌索酸

C$_{30}$H$_{48}$O$_2$ (440.70)
ursolic aldehyde
熊果醛

C$_{16}$H$_{16}$O$_4$ (272.3)
uvangoletin
2′,4′- 二羟基 -6′- 甲
氧基二氢查耳酮

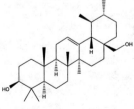

C$_{30}$H$_{50}$O$_2$ (442.7)
uvaol
乌苏醇

V 部

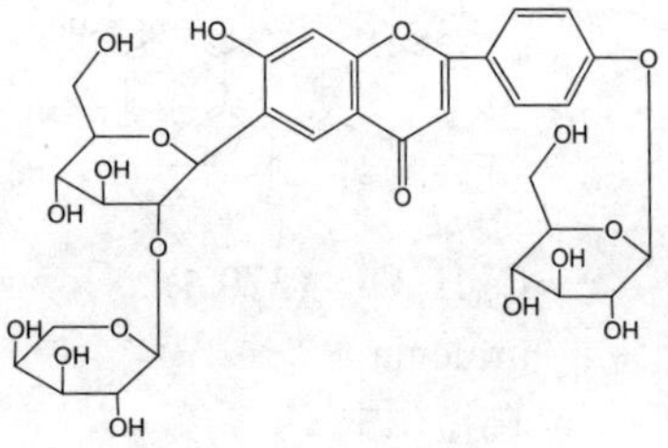

$C_{32}H_{38}O_{19}$ (726.6)

vaccarin

王不留行黄酮苷

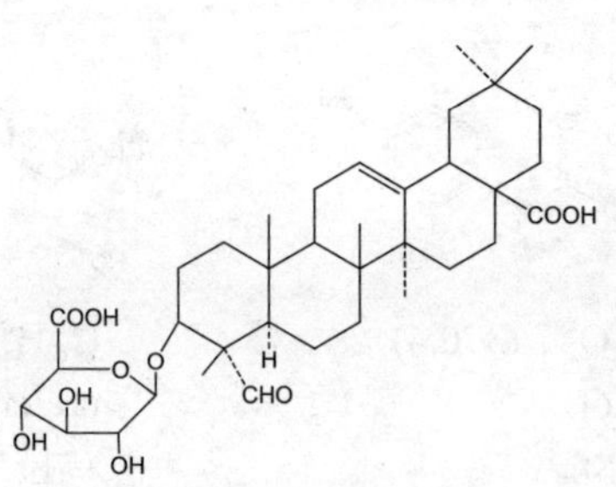

$C_{36}H_{53}O_{10}$ (645.8)

vaccaroside

王不留行次皂苷

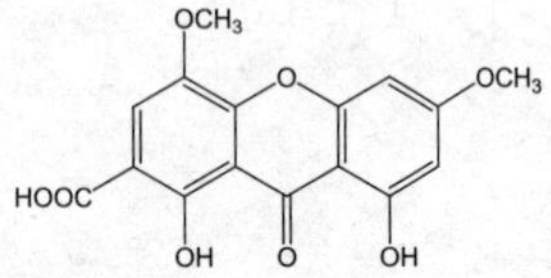

$C_{16}H_{12}O_8$ (332.3)

vaccaxanthone

王不留行呫吨酮

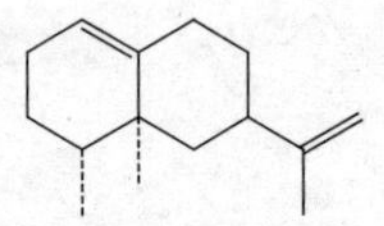

$C_{15}H_{24}$ (204.4)

valencene

瓦伦烯，朱栾萜烯

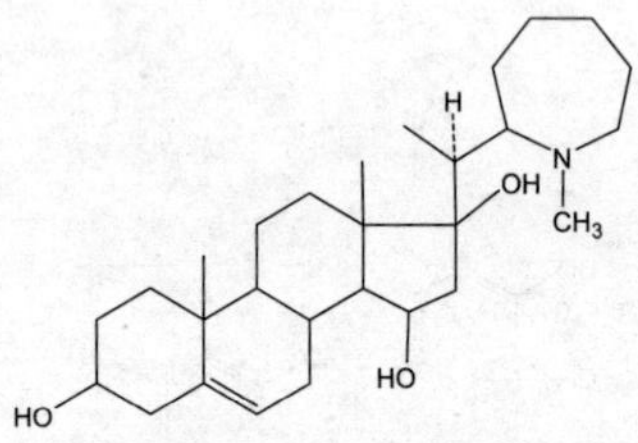

$C_{28}H_{47}NO_3$ (445.7)

valivine

17- 羟基布加贝母啶

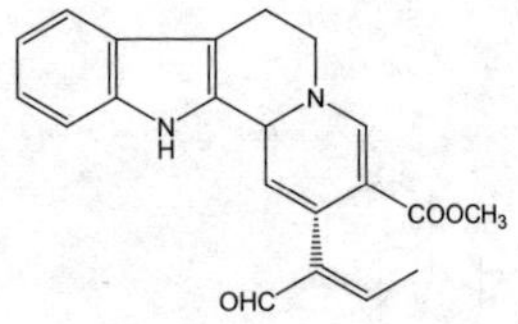

$C_{21}H_{22}N_2O_3$ (350.4)

vallesiachotamine

瓦来西亚朝它胺

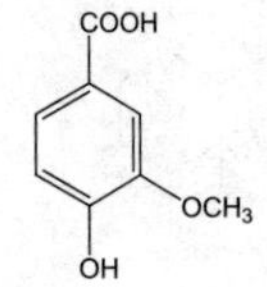

$C_8H_8O_4$ (168.2)

vanillic acid

香草酸

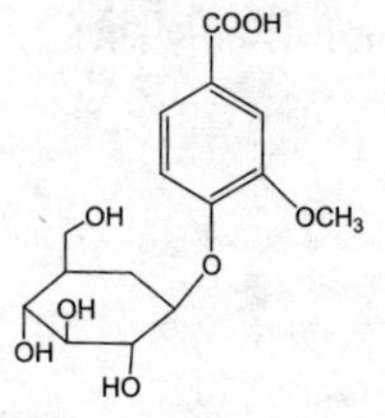

$C_{15}H_{20}O_8$ (328.3)

vanillic acid-4-O-β-D-glucopyranoside

香草酸 -4-O-β-D- 葡萄糖苷

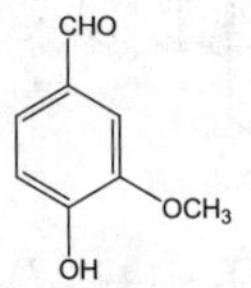

$C_8H_8O_3$ (152.2)

vanillin

香草醛

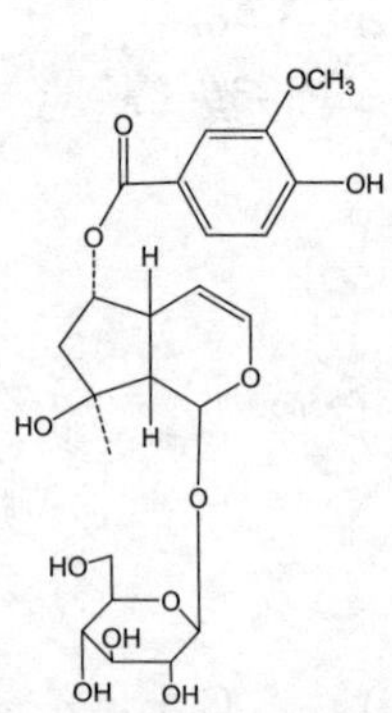

$C_{23}H_{30}O_{12}$ (498.5)

6-O-vanilloyl ajugol

6-O- 香草酰基筋骨草醇

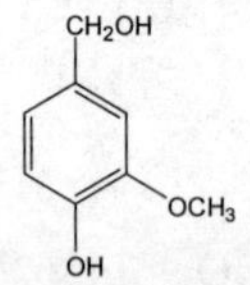

$C_8H_{10}O_3$ (154.2)

vanillyl alcohol

香草醇

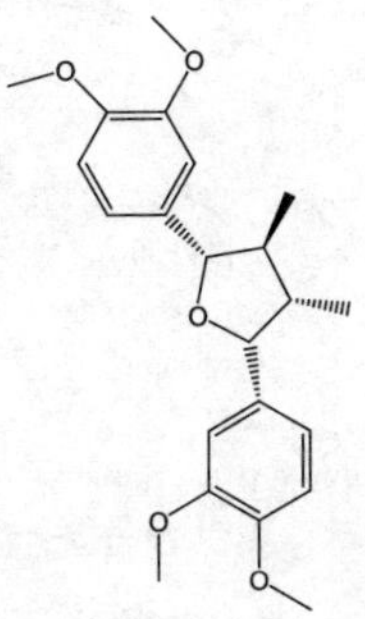

$C_{22}H_{28}O_5$ (372.5)
veraguensin

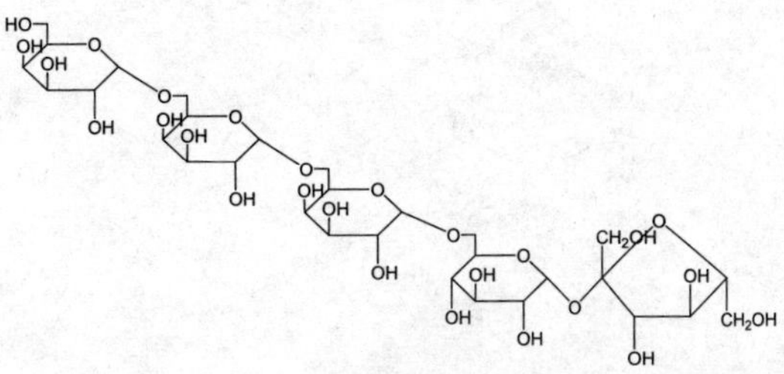

$C_{30}H_{52}O_{26}$ (828.7)
verbascose
毛蕊花糖

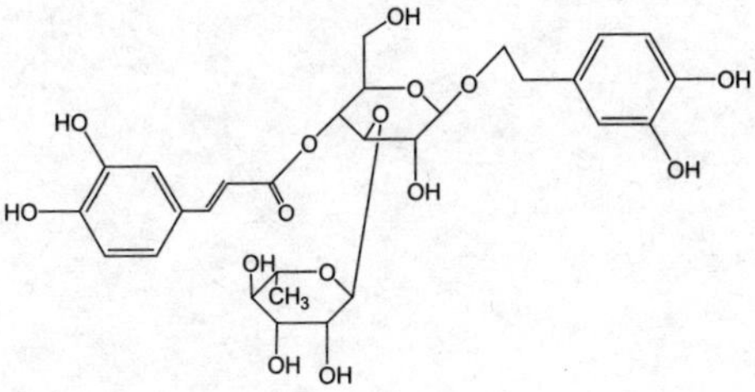

$C_{29}H_{36}O_{15}$ (624.6)
verbascoside
马鞭草新苷，毛蕊糖苷

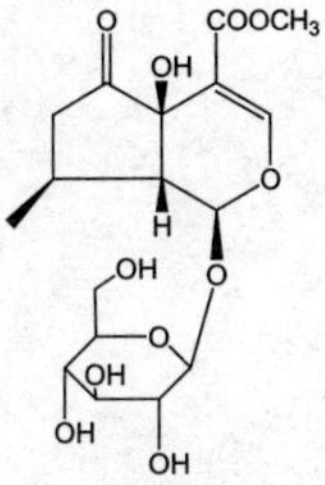

$C_{17}H_{24}O_{10}$ (388.4)
verbenalin
马鞭草苷
cornin
山茱萸苷

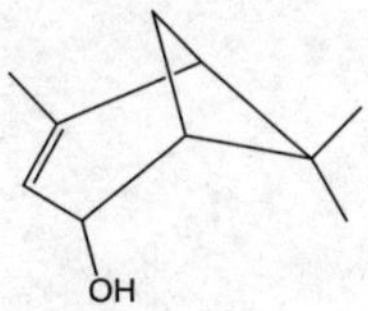

$C_{10}H_{16}O$ (152.2)
verbenol
马鞭草烯醇

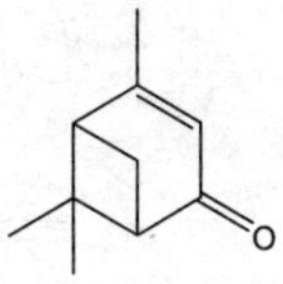

$C_{10}H_{14}O$ (150.2)
verbenone
马鞭草烯酮

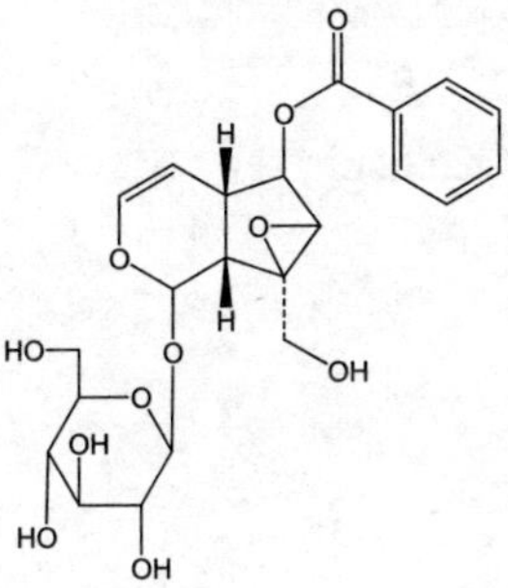

$C_{22}H_{26}O_{11}$ (466.4)
veronicoside
婆婆纳苷

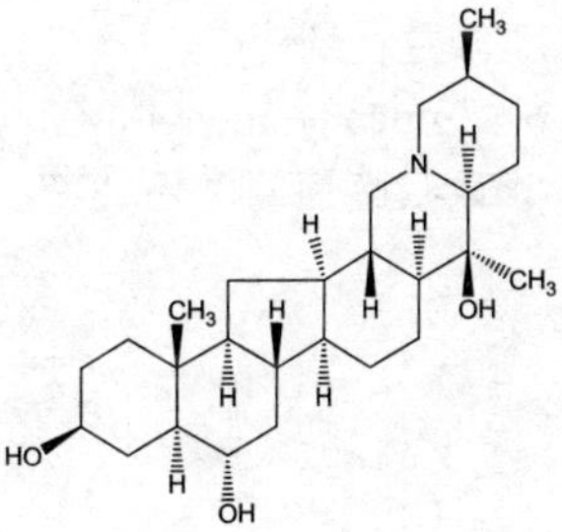

$C_{27}H_{45}NO_3$ (431.7)
verticine
浙贝母碱

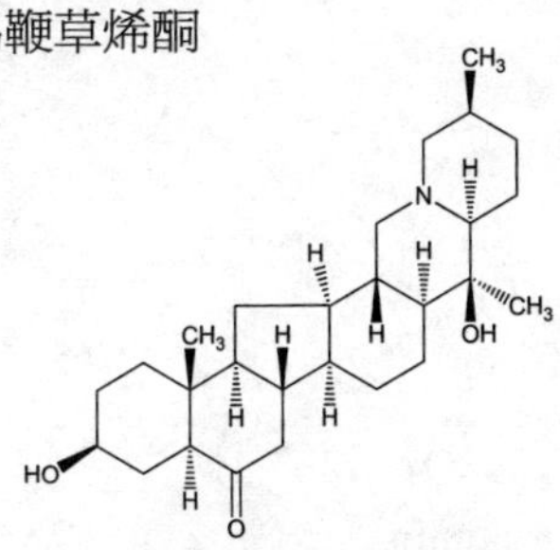

$C_{27}H_{43}NO_3$ (429.6)
verticinone
去氢浙贝母碱

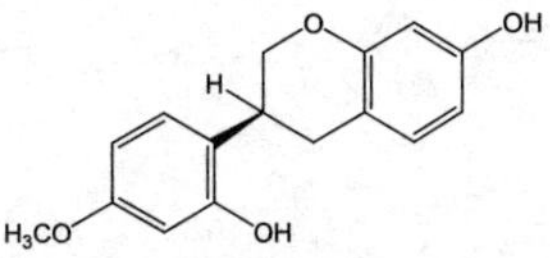

$C_{16}H_{16}O_4$ (272.3)
（－）-vestitol
（－）- 驴食草酚

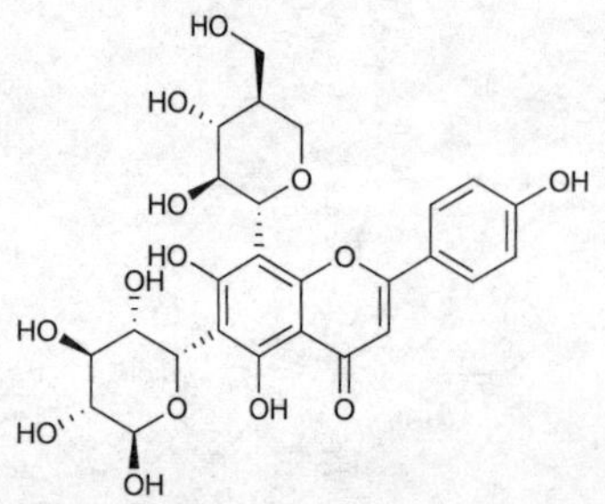

$C_{26}H_{28}O_{14}$ (564.5)

vicenin I

新西兰牡荆苷 I

6-*C*-xylopyranosyl-8-C-glucopyranosyl apigenin

6-*C*- 吡喃木糖基 -8-C- 吡喃葡萄糖基芹菜素

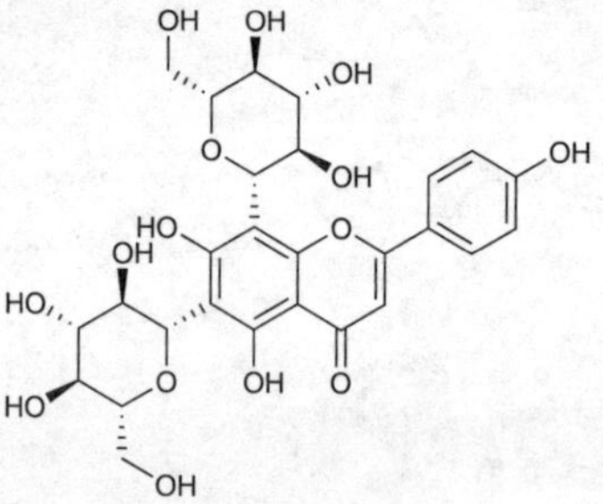

$C_{27}H_{30}O_{15}$ (594.5)

vicenin II

新西兰牡荆苷 II

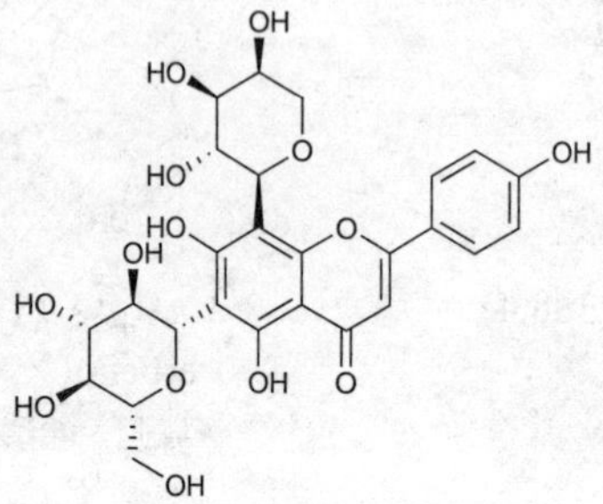

$C_{26}H_{28}O_{14}$ (564.5)

vicenin 3

新西兰牡荆苷 -3

6-*C*-glucopyranosyl-8-C-xylopyranosyl apigenin

6-*C*- 吡喃葡萄糖基 -8-C- 吡喃木糖基芹菜素

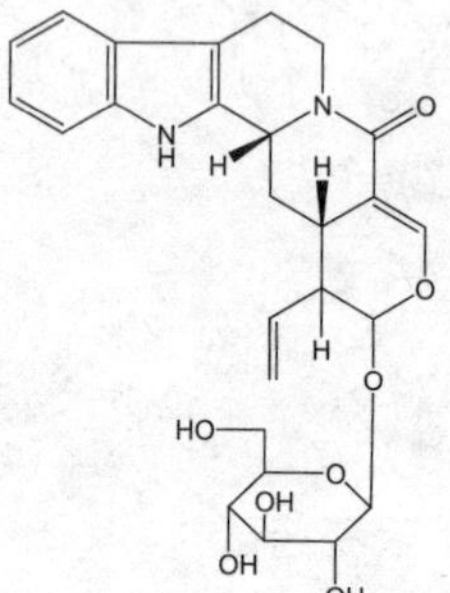

$C_{26}H_{30}N_2O_8$ (498.5)

vincosidelactam

长椿花苷内酰胺

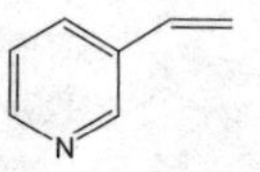

C_7H_7N (105.1)

3-vinylpyridine

3- 乙烯基吡啶

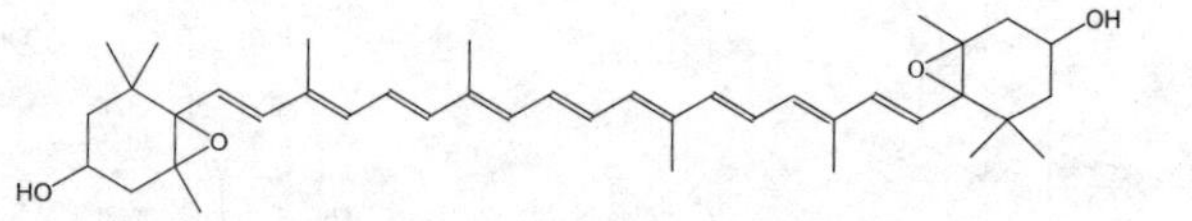

$C_{40}H_{56}O_4$ (600.9)

violaxanthin

堇黄质

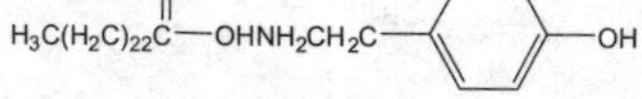

$H_3C(H_2C)_{22}$ —O—NH-CH_2-CH_2 结构式

$C_{32}H_{57}NO_2$ (487.80)

violyedoenamide

地丁酰胺

tetracosanoyl-*p*-hydroxyphenethylamine

二十四碳酰对羟基苯乙胺

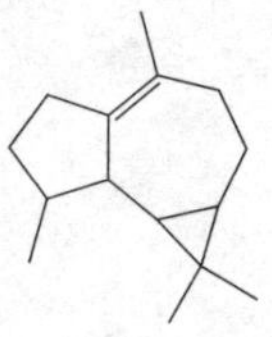

$C_{15}H_{24}$ (204.4)

viridiflorene

绿花烯

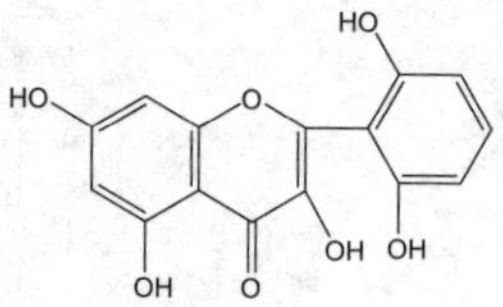

$C_{15}H_{10}O_7$ (302.2)

viscidulin I

粘毛黄芩素 I

3,5,7,2',6'-pentahydroxyflavone

3,5,7,2',6'- 五羟基黄酮

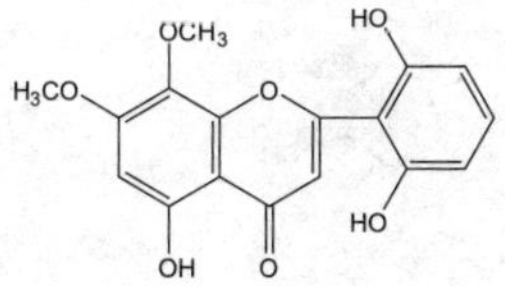

C₁₇H₁₄O₇ (330.3)

viscidulin Ⅱ

粘毛黄芩素 Ⅱ

5,2′,6′-trihydorxy-7,8-dimethoxyflavone

5,2′,6′- 三羟基 -7,8- 二甲氧基黄酮

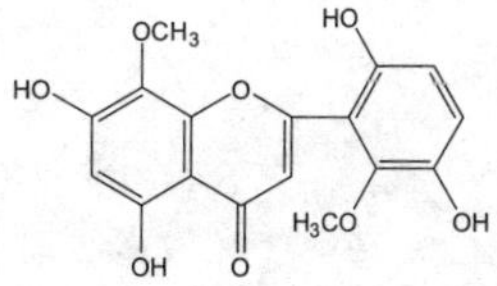

C₁₇H₁₄O₈ (346.3)

visciduiin Ⅲ

粘毛黄芩素 Ⅲ

5,7,2′,5′-tetrahydroxy-8,6′-dimethoxyflavone

5,7,2′,5′- 四羟基 -8,6′- 二甲氧基黄酮

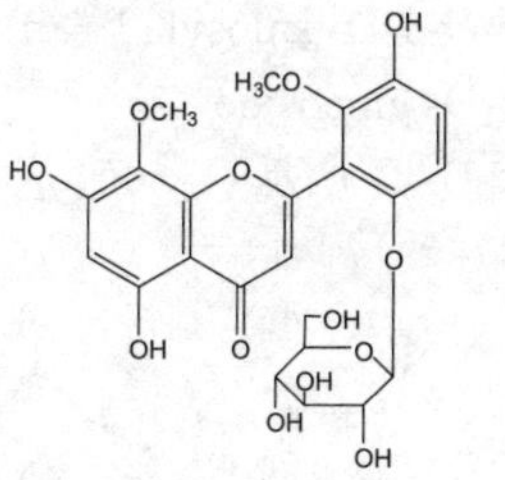

C₂₃H₂₄O₁₃ (508.4)

viscidulin Ⅲ -2′-O-β-D- glucopyanoside

粘毛黄芩素Ⅲ -2′-O-β-D- 吡喃葡萄糖苷

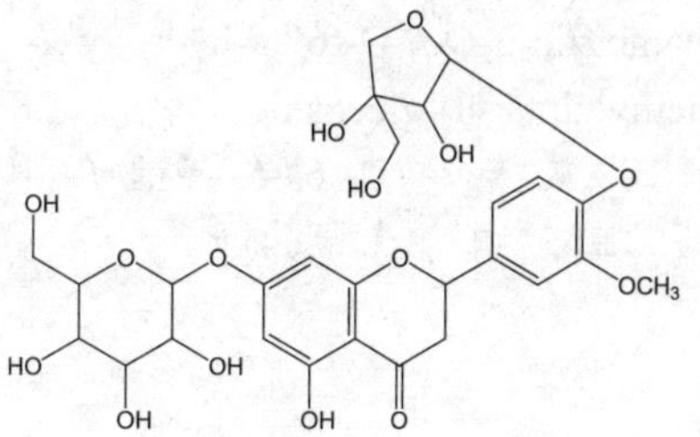

C₂₇H₃₂O₁₅ (596.5)

viscumneoside Ⅰ

槲寄生新苷 Ⅰ

homoeriodictyol-7-O-β-D-glucoside-4′-O-β-D-apioside

高圣草素 -7-O-β-D- 葡萄糖基 -4′-O-β-D- 芹菜糖苷

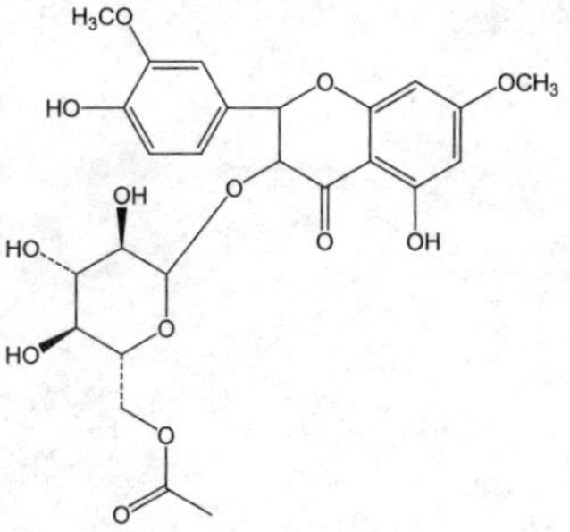

C₂₅H₂₆O₁₃ (534.5)

viscumneoside Ⅱ

槲寄生新苷 Ⅱ

rhamnazin-3-O-β-D-6″-acetyl glucoside

鼠李芹素 -3-O-β-D-6″- 乙酰 - 葡萄糖苷

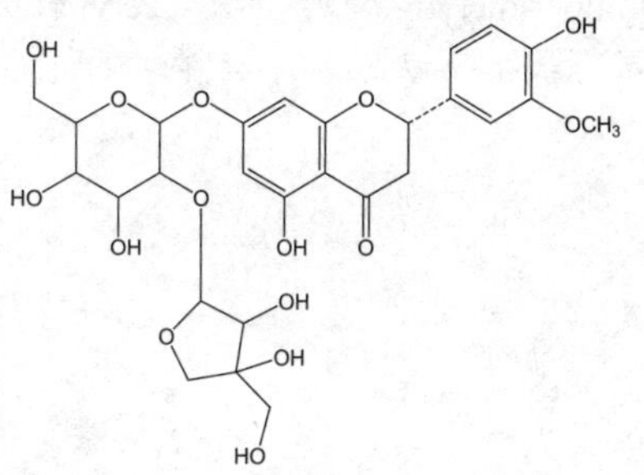

C₂₇H₃₂O₁₅ (596.5)

viscumneoside Ⅲ

槲寄生新苷 Ⅲ

homoeriodictyol-7-O-β-D-apiosyl(1 → 2)-β-D-glucoside

高圣草素 -7-O-β-D- 芹糖基 (1 → 2)-β-D- 葡萄糖苷

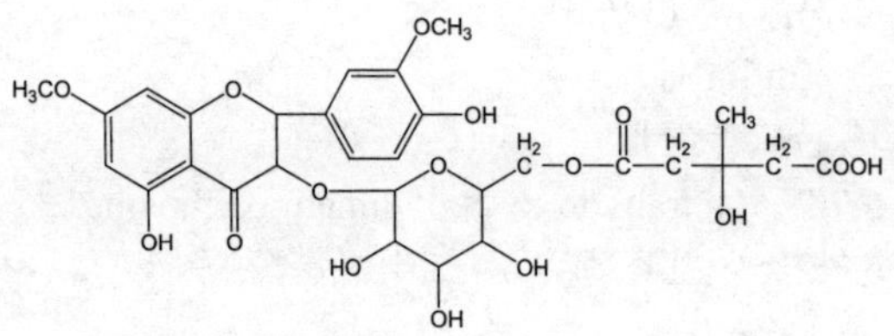

$C_{29}H_{32}O_{16}$ (636.6)

viscumneoside IV

槲寄生新苷IV

rhamnazin-3-*O*-*β*-D-(6″-*β*-hydroxy-*β*-methylglutaryl)-glucoside

鼠李芹素 -3-*O*-*β*-D-(6″-*β*- 羟基 -*β*- 甲基戊二酸半酯)- 葡萄糖苷

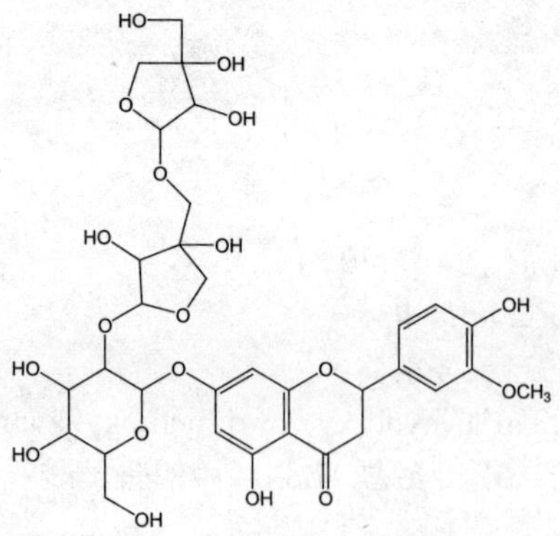

$C_{32}H_{40}O_{19}$ (728.7)

viscumneoside V

槲寄生新苷V

homoeridictyol-7-*O*-*β*-D- apiosyl (1→5)-*β*-D-apiosyl(1 → 2)-*β*-D- glucoside

高圣草素 -7-*O*-*β*-D- 芹糖基 (1 → 5)-*β*-D- 芹糖基 (1 → 2)-*β*-D- 葡萄糖苷

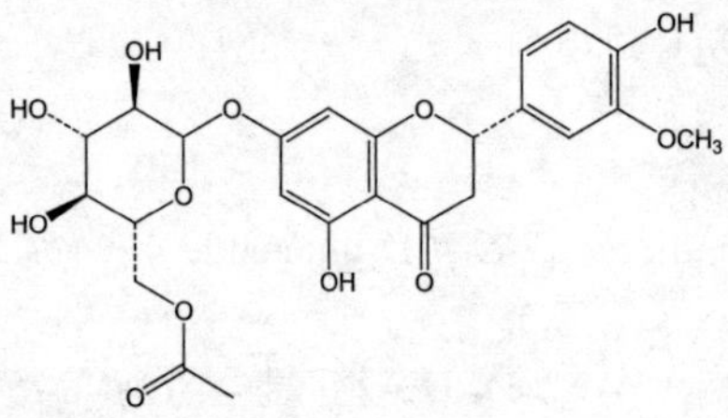

$C_{24}H_{26}O_{12}$ (506.5)

viscumneoside VI

槲寄生新苷VI

homoeridictyol-7-*O*-*β*-D-6″-acetyl glucoside

高圣草素 -7-*O*-*β*-D-6″- 乙酰 - 葡萄糖苷

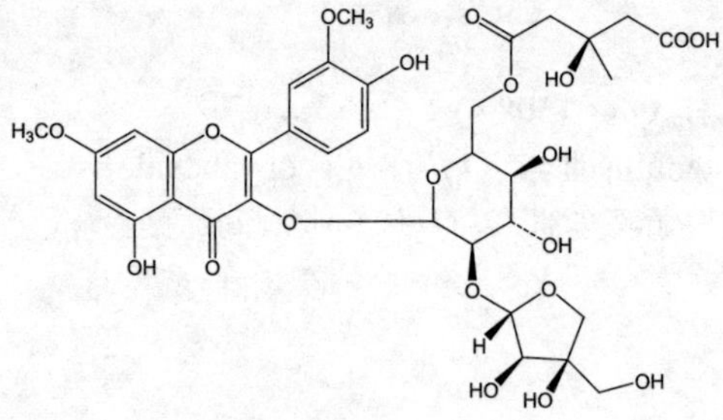

$C_{34}H_{40}O_{20}$ (768.7)

viscumneoside VII

槲寄生新苷VII

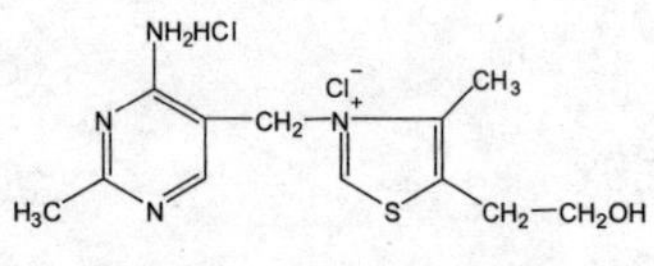

$C_{12}H_{17}N_4OSCl$ (300.8)

vitamin B_1

维生素 B_1

thiamine

硫胺素

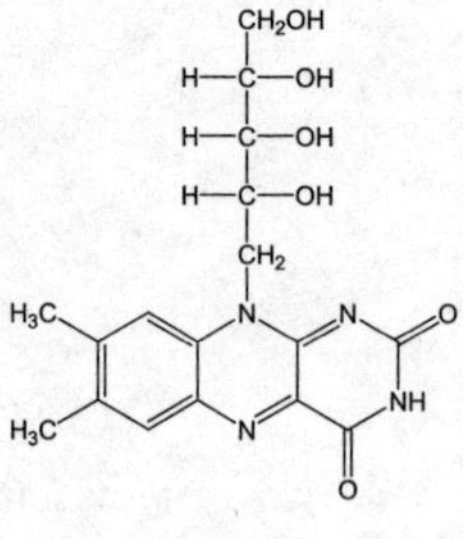

$C_{17}H_{20}N_4O_6$ (376.4)

vitamin B_2

维生素 B_2

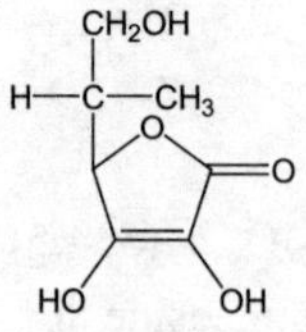

$C_7H_{10}O_5$ (174.2)

vitamin C

维生素 C

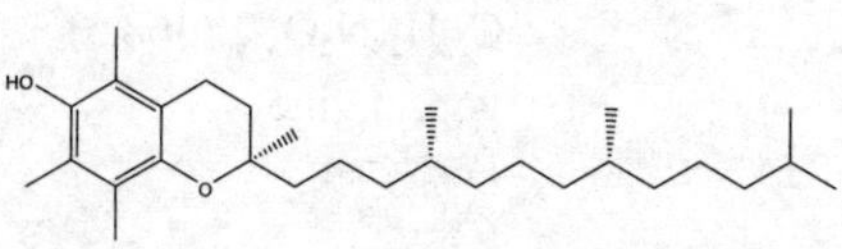

$C_{29}H_{50}O_2$　(430.7)
vitamin E
维生素 E

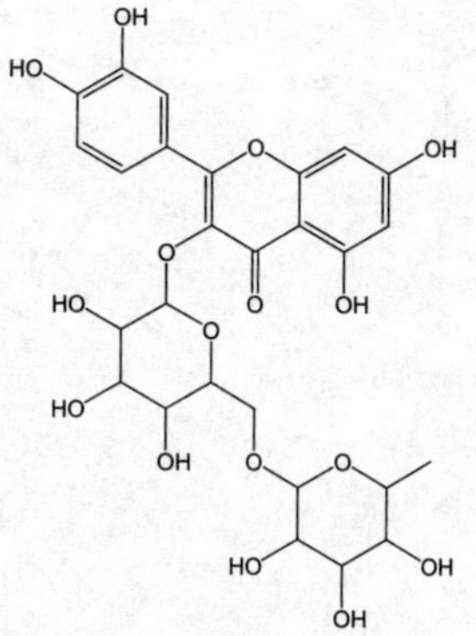

$C_{27}H_{30}O_{16}$　(610.5)
vitamin P
维生素 P

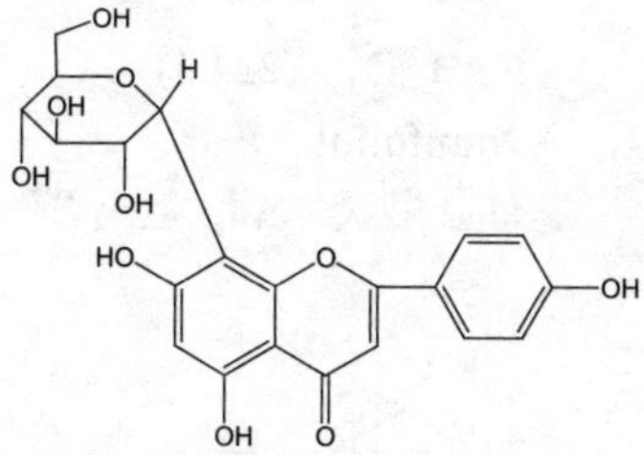

$C_{21}H_{20}O_{10}$　(432.4)
vitexin(orientoside)
牡荆素，荭草苷

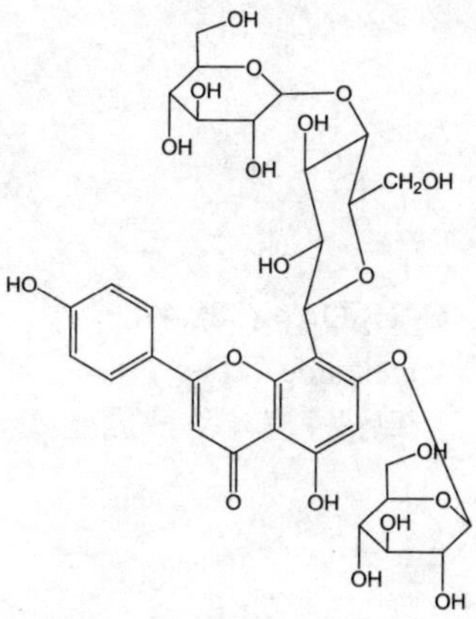

$C_{33}H_{40}O_{20}$　(756.7)
vitexin-4',7-di-O-glucoside
牡荆素 -4',7- 双葡萄糖苷

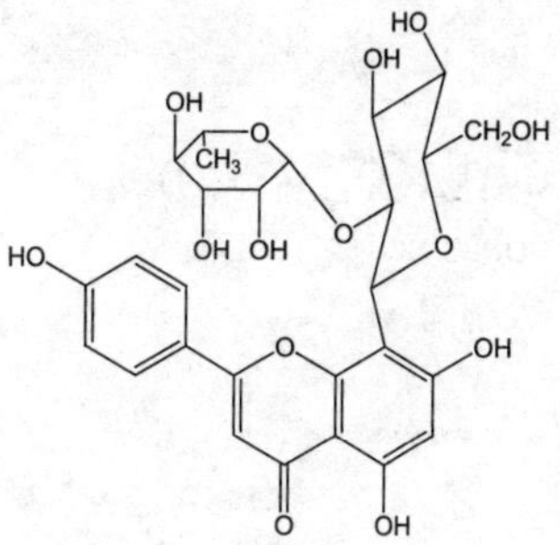

$C_{26}H_{30}O_{14}$　(566.5)
vitexin-2″-O-rhamnoside
牡荆素 -2″-O- 鼠李糖苷

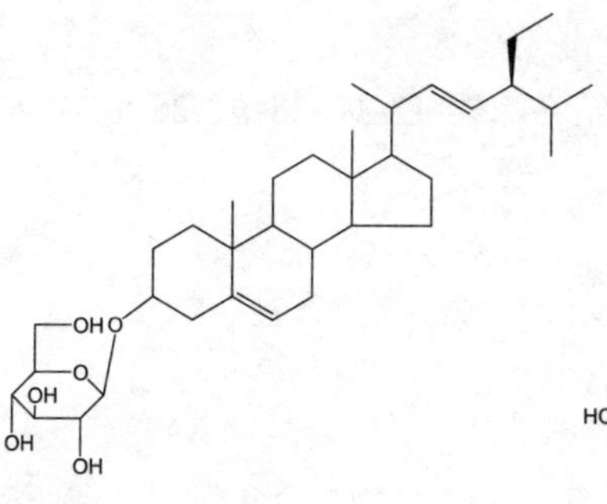

$C_{35}H_{58}O_6$　(574.8)
vittadinoside
维太菊苷
stigmasterol-3-O-β-D-glucoside
豆甾醇 -3-O-β-D- 葡萄糖苷

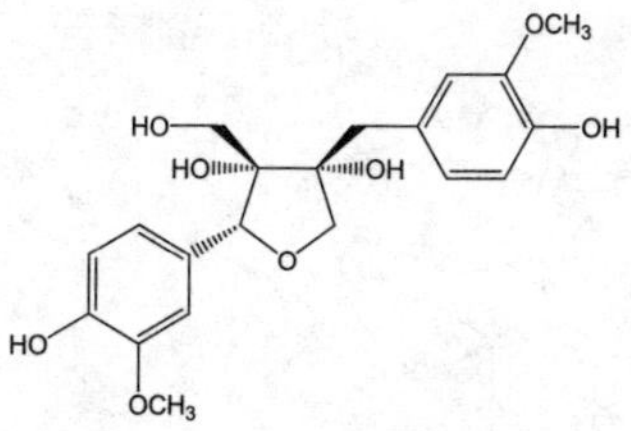

$C_{20}H_{24}O_8$　(392.4)
vladinol A
川木香醇 A

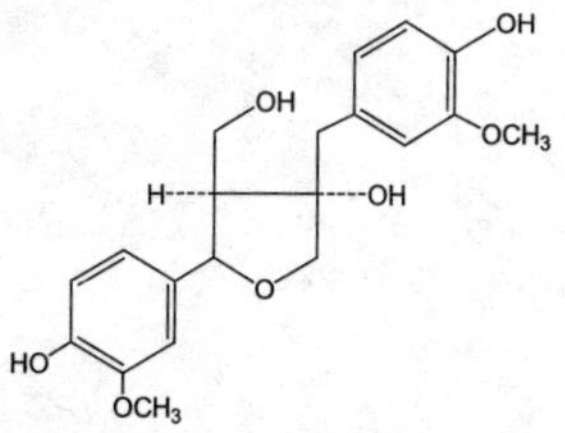

$C_{20}H_{24}O_7$　(376.4)
vladinol C
川木香醇 C
olivi
左旋橄榄树脂素

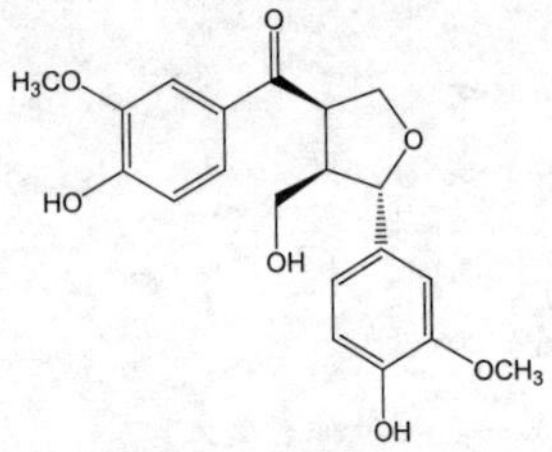

$C_{20}H_{22}O_7$ (374.4)
vladinol D
川木香醇 D

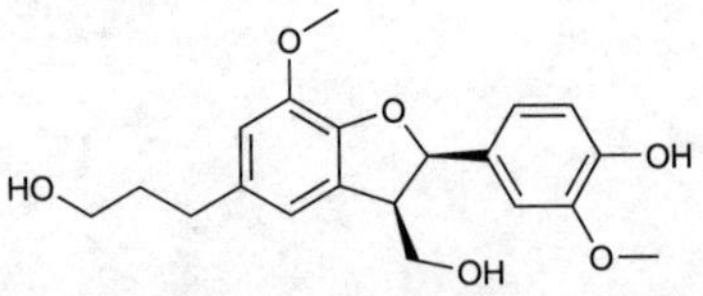

$C_{20}H_{24}O_6$ (360.4)
vladinol F
川木香醇 F

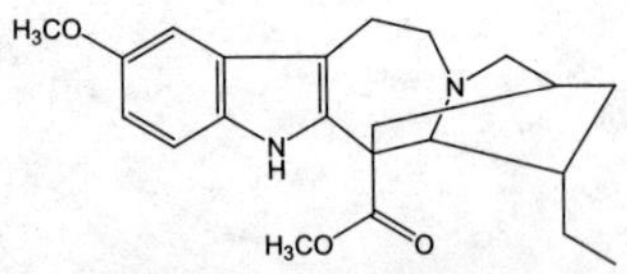

$C_{22}H_{28}N_2O_3$ (368.5)
voacangine
伏康京碱

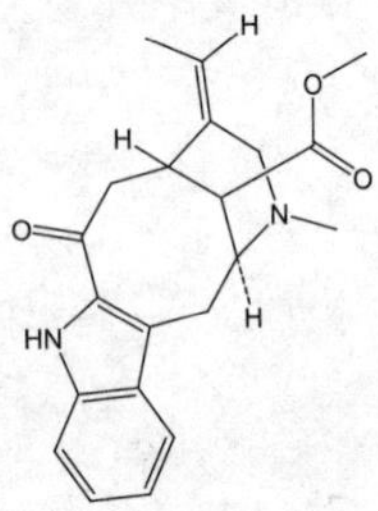

$C_{21}H_{24}N_2O_3$ (352.4)
vobasine
伏康碱

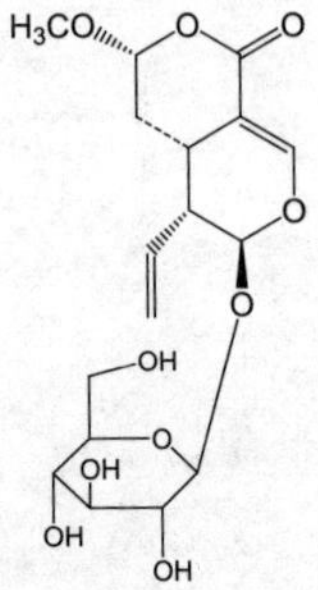

$C_{17}H_{24}O_{10}$ (388.4)
vogeloside
断马钱子苷半缩醛内酯

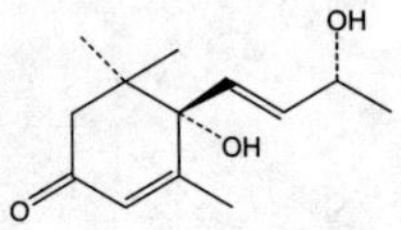

$C_{13}H_{20}O_3$ (224.3)
vomifoliol
催吐萝芙木醇，吐叶醇

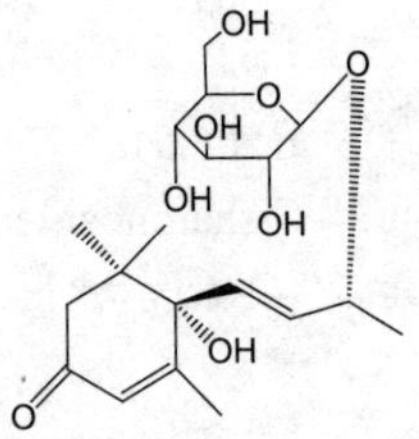

$C_{19}H_{30}O_8$ (386.4)
vomifoliol-9-O-β-D- glucopyranoside
催吐萝芙木醇 -9-O-β-D 吡喃葡萄糖苷

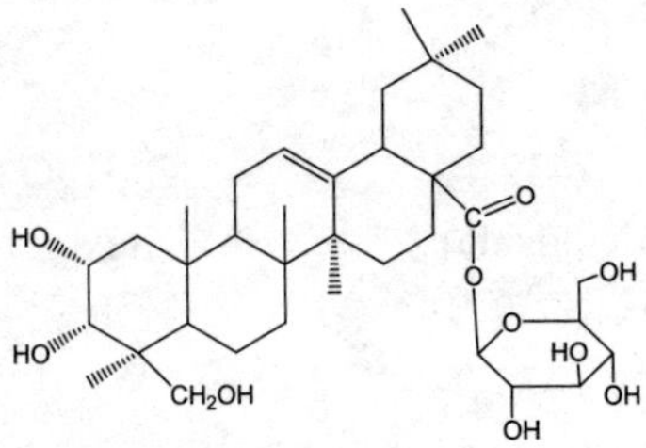

$C_{36}H_{58}O_{10}$ (650.8)
vulgarsaponin A
夏枯草皂苷 A
2β,3α,24- 三羟基齐墩果 -12- 烯 -28- 酸 -28-β-D- 吡喃葡萄糖苷

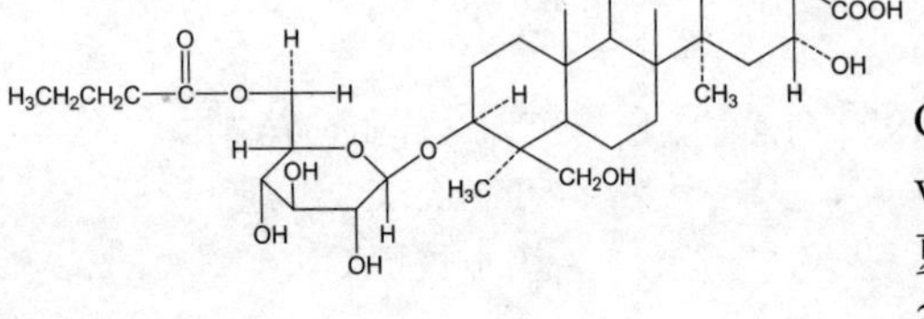

$C_{40}H_{64}O_{12}$ (736.9)
vulgarsaponin B
夏枯草皂苷 B
3β,16α,24- 三羟基齐墩果 -12- 烯 -28- 酸 -3-O-(6'- 丁酰基) β-D- 吡喃葡萄糖苷

W 部

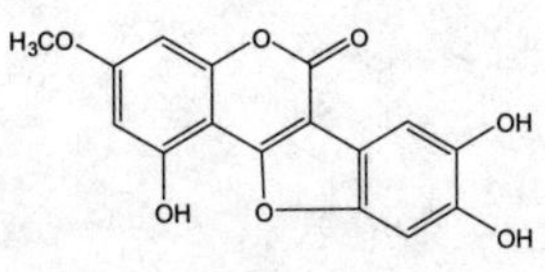

$C_{16}H_{10}O_7$ (314.3)
wedelolactone
蟛蜞菊内酯

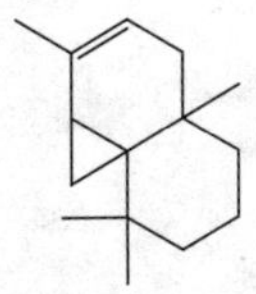

$C_{15}H_{24}$ (204.4)
widdrene
羽毛柏烯

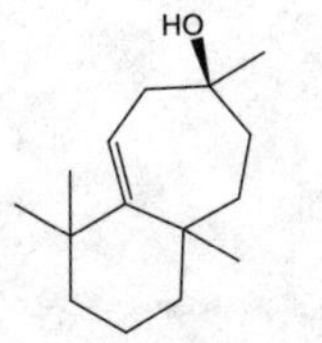

$C_{15}H_{26}O$ (222.4)
widdrol
韦得醇

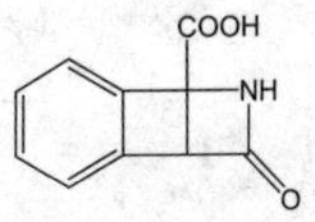

$C_{10}H_7NO_3$ (189.2)
wilsonic acid
天师栗酸

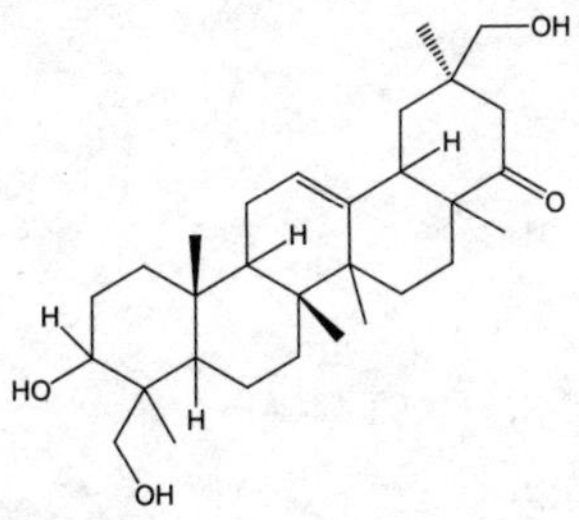

$C_{30}H_{48}O_4$ (472.7)
wistariasapogenol A
紫藤皂醇 A

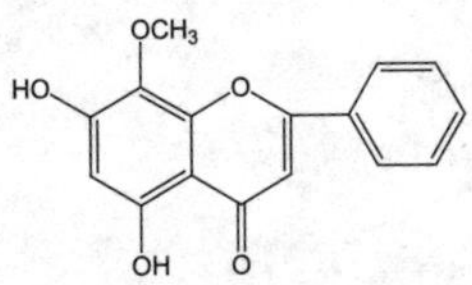

$C_{16}H_{12}O_5$ (284.3)
wogonin
汉黄芩素

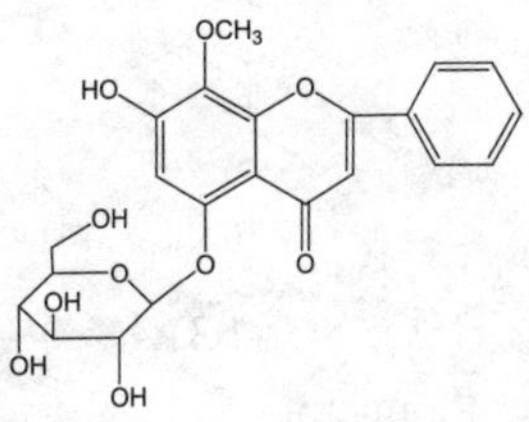

$C_{22}H_{22}O_{10}$ (446.4)
wogonin-5-β-D-glucoside
汉黄芩素 -5-β-D- 葡萄糖苷

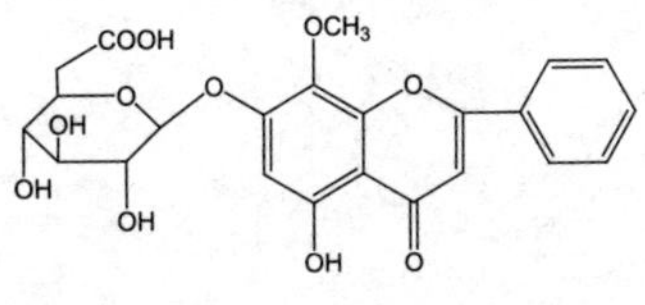

$C_{22}H_{20}O_{11}$ (460.4)
wogonoside
汉黄芩苷

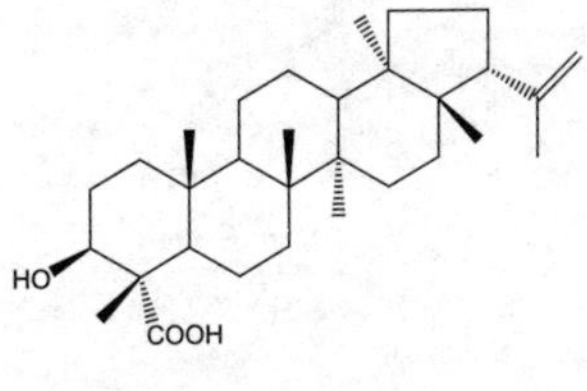

$C_{31}H_{50}O_3$ (470.7)
woodwardinic acid
狗脊蕨酸

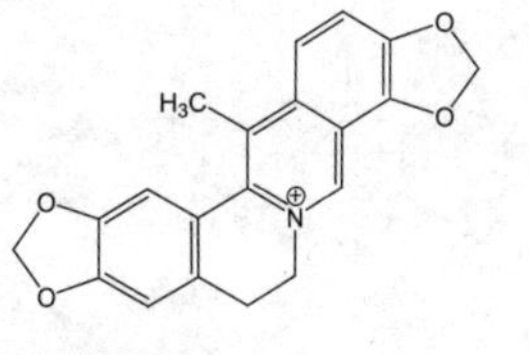

$C_{20}H_{16}NO_4$ (334.3)
worenine
甲基黄连碱

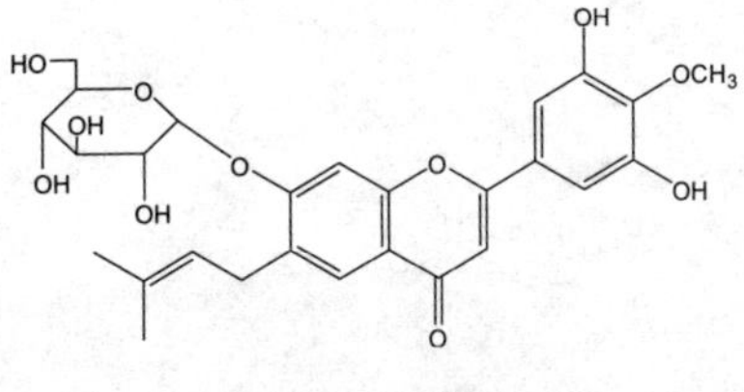

$C_{27}H_{30}O_{11}$ (530.5)
wushanicariin
巫山淫羊藿黄酮苷

X 部

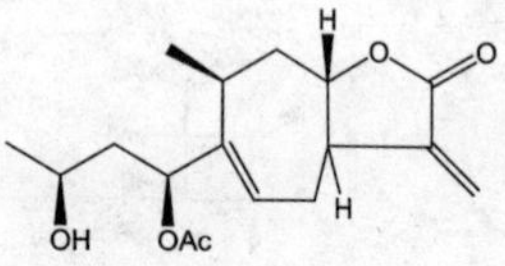

$C_{17}H_{24}O_5$ (308.4)
xanthanol
苍耳醇

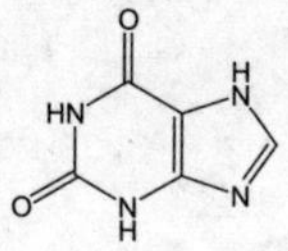

$C_5H_4N_4O_2$ (152.1)
xanthine
黄嘌呤

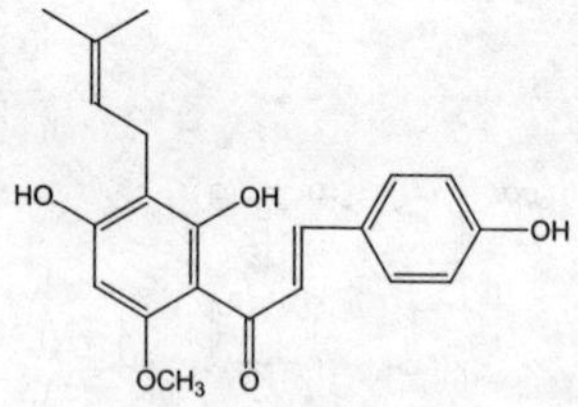

$C_{21}H_{22}O_5$ (354.4)
xanthohumol
黄腐醇

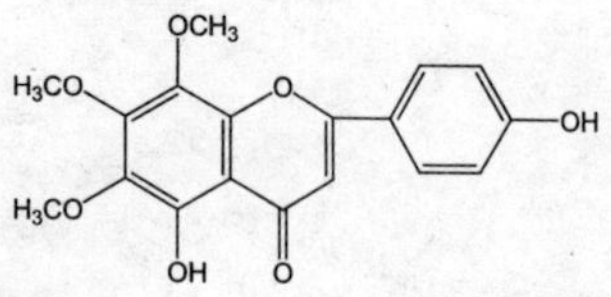

$C_{18}H_{16}O_7$ (344.3)
xanthomicrol
黄姜味草醇
5,4'-dihydroxy-6,7,8-trimethoxy flavone
5,4'- 二羟基 -6,7,8- 三甲氧基黄酮

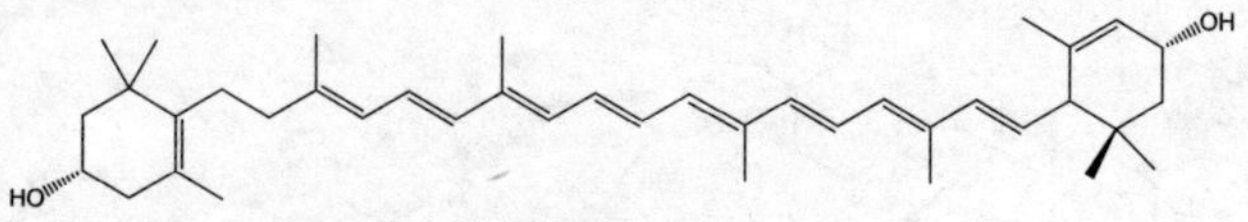

$C_{40}H_{56}O_2$ (568.9)
xanthophyll
叶黄素

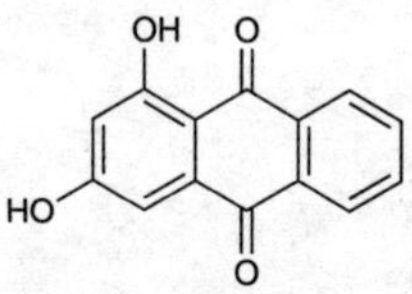

$C_{14}H_8O_4$ (240.2)
xanthopurpurin
异茜草素

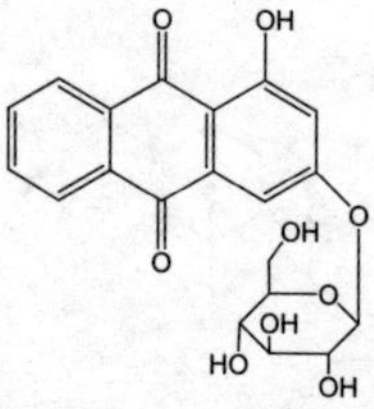

$C_{20}H_{18}O_9$ (402.4)
xanthopurpurin-3-O-β-D-glucoside
异茜草素 -3-O-β-D- 葡萄糖苷

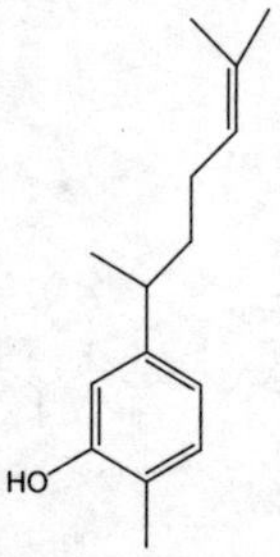

$C_{15}H_{22}O$ (218.3)
xanthorrhizol
黄根醇

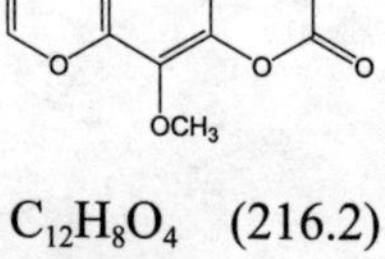

$C_{12}H_8O_4$ (216.2)
xanthotoxin
花椒毒素

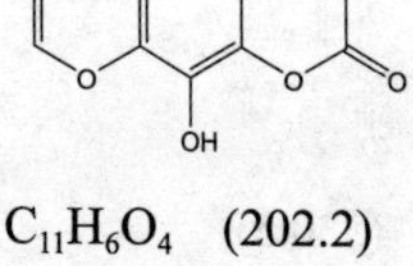

$C_{11}H_6O_4$ (202.2)
xanthotoxol
花椒毒酚

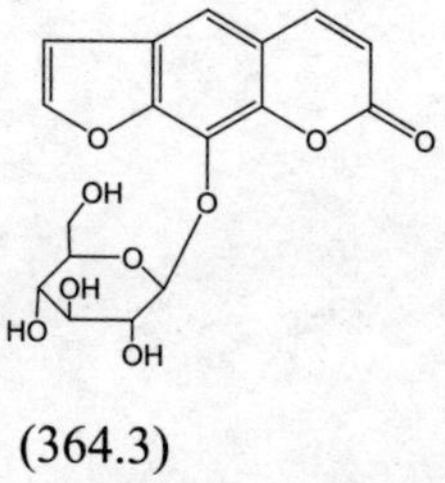

$C_{17}H_{16}O_9$ (364.3)
xanthotoxol-8-O-β-D-glucopyranoside
花椒毒酚 -8-O-β-D- 吡喃葡萄糖苷

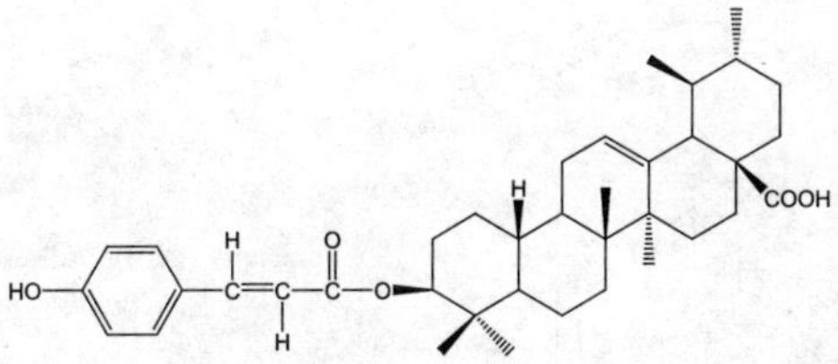

$C_{39}H_{54}O_5$ (602.8)
xiongterpene
川芎三萜

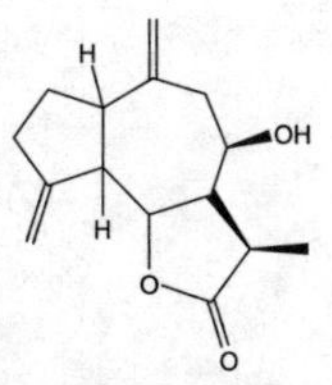

$C_{15}H_{20}O_3$ (248.3)
xuelianlactone
雪莲内酯

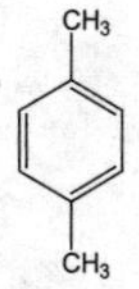

C_8H_{10} (106.2)
p-xylene
对二甲苯

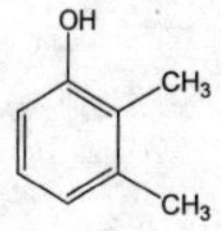

$C_8H_{10}O$ (122.2)
2,3-xylenol
2,3- 二甲苯酚

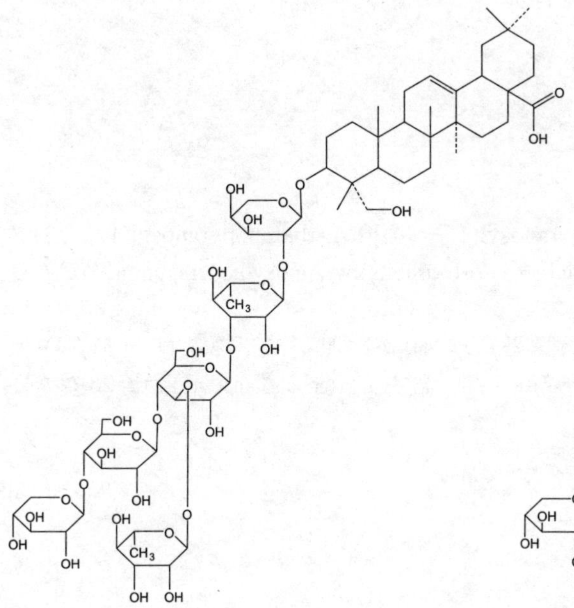

$C_{64}H_{104}O_{30}$ (1353.5)
3-O-[β-D-xylopyranosyl(1 → 4)-β-D-glucopyranosyl(1 → 4)][α-L-rhamno-pyranosyl(1 → 3)]-β-D- galactopyranosyl(1 → 3)-α-L-rhamnopyranosyl(1 → 2)-α-L-arabinopyranosylhederagenin
3-O-[β-D- 吡喃木糖基 (1 → 4)-β-D-吡喃葡萄糖基 (1 → 4)][α-L- 吡喃鼠李糖基 (1 → 3)]-β-D- 吡喃半乳糖基 (1 → 3)-α-L- 吡喃鼠李糖基 (1 → 2)-α-L- 吡喃阿拉伯糖基常春藤皂苷元
asperosaponin F
川续断皂苷 F

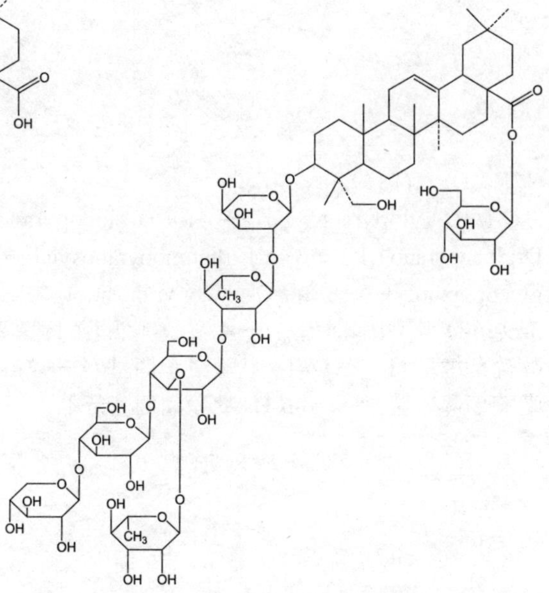

$C_{76}H_{124}O_{40}$ (1677.8)
3-O-[β-D-xylopyranosyl(1 → 4)-β-D-gluco-pyranosyl(1 → 4)][α-L-rhamnopyranosyl(1 → 3)]-β-D-galactopyranosyl(1 → 3)-α-L-rhamnopyranosyl(1 → 2)-α-L-arabino-pyranosylhederagenin-28-O-β-D-glucopy-ranosyl(1 → 6)-β-D-glucopyranoside
3-O-[β-D- 吡喃木糖基 (1 → 4)-β-D- 吡喃葡萄糖基 (1 → 4)][α-L- 吡喃鼠李糖基 (1 → 3)]-β-D- 吡喃半乳糖基 (1 → 3)-α-L-吡喃鼠李糖基 (1 → 2)-α-L- 吡喃阿拉伯糖基常春藤皂苷元 -28-O-β-D- 吡喃葡萄糖基 (1 → 6)-β-D- 吡喃葡萄糖苷
asperosaponin H_1
川续断皂苷 H_1

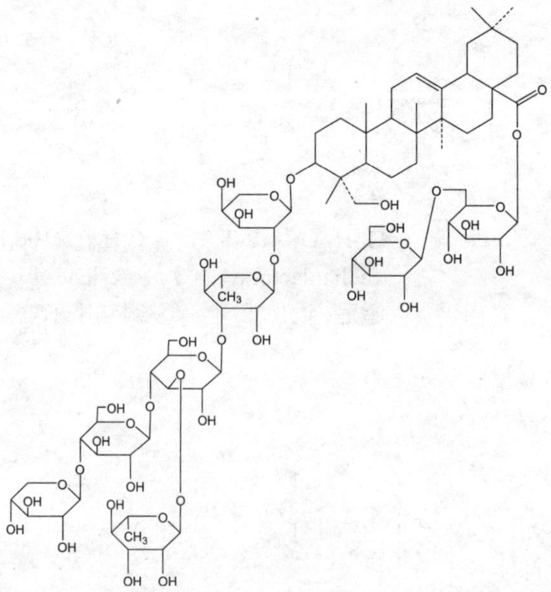

C$_{82}$H$_{134}$O$_{45}$ (1839.9)

3-O-[β-D-xylopyranosyl(1 → 4)-β-D-glucopyranosyl(1 → 4)][α-L-rhamnopyranosyl(1 → 3)-β-D-glucopyranosyl(1→3)-α-L-rhamnopyranosyl(1→2)-α-L-arabinopyrannosylhederagenin-28-O-β-D-glucopyranosyl(1 → 6)-β-D-glucopyranoside]

3-O-[β-D- 吡喃木糖基 (1 → 4)-β-D- 吡喃葡萄糖基 (1 → 4)][α-L- 吡喃鼠李糖基 (1 → 3)-β-D- 吡喃葡萄糖基 (1 → 3)-α-L- 吡喃鼠李糖基 (1 → 2)-α-L- 吡喃阿拉伯糖基常春藤皂苷元 -28-O-β-D- 吡喃葡萄糖基 (1 → 6)-β-D- 吡喃葡萄糖苷]

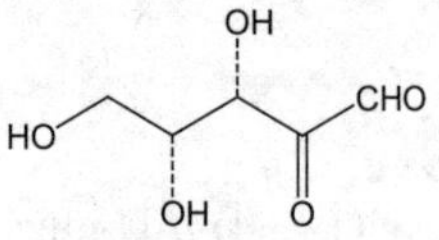

C$_5$H$_8$O$_5$ (148.11)
xylosone
木醛酮

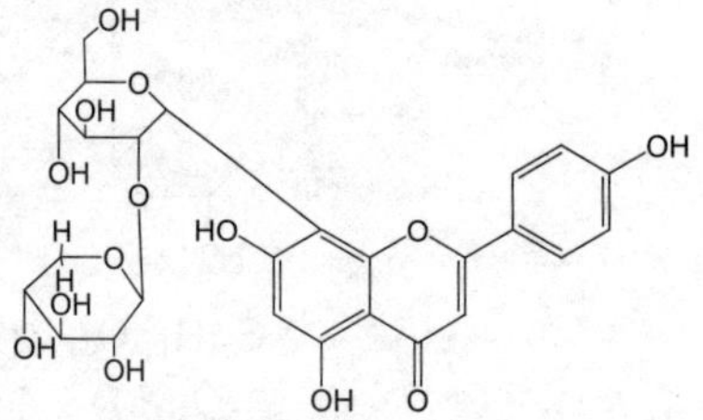

C$_{26}$H$_{28}$O$_{14}$ (564.5)
2″-O-β-xylosylvitexin
2″-O-β- 木糖基牡荆素

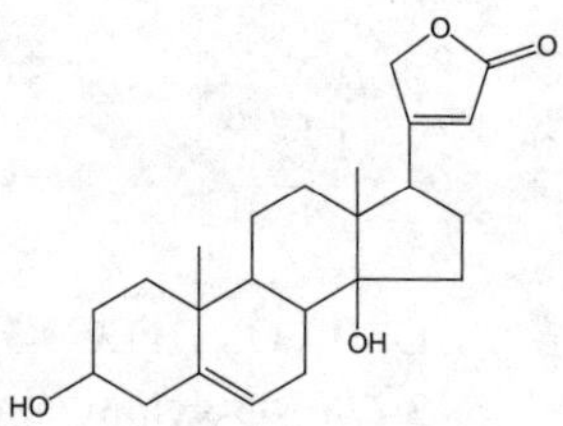

C$_{23}$H$_{32}$O$_4$ (372.5)
xysmalogenin
苷斯马洛苷元

Y 部

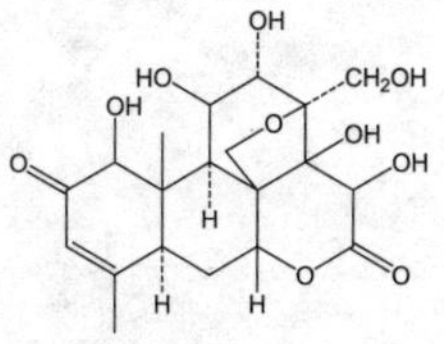

$C_{20}H_{26}O_{10}$ (426.4)
yadanziolide A
鸦胆子苦内酯 A

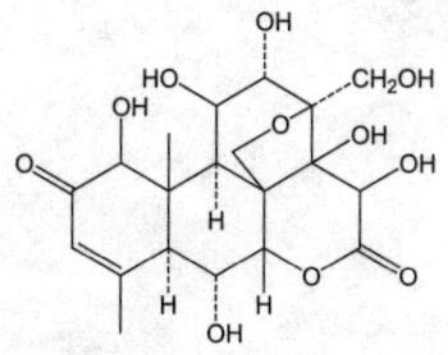

$C_{20}H_{26}O_{11}$ (442.4)
yadanziolide B
鸦胆子苦内酯 B

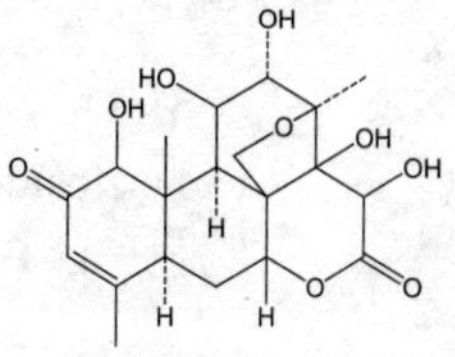

$C_{20}H_{26}O_9$ (410.4)
yadanziolide C
鸦胆子苦内酯 C

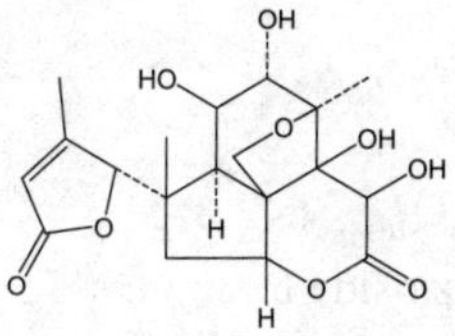

$C_{19}H_{24}O_9$ (396.4)
yadanziolide D
鸦胆子苦内酯 D

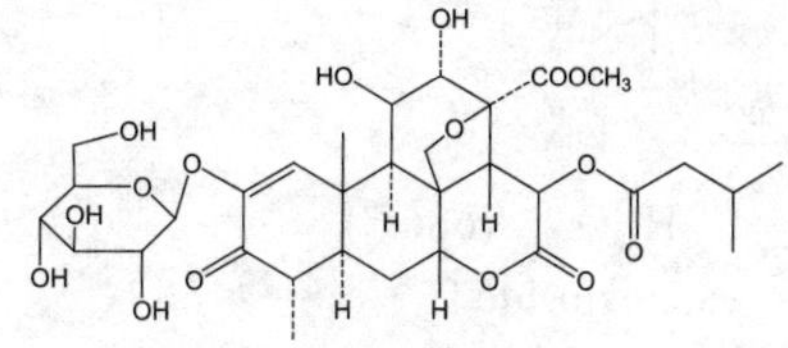

$C_{32}H_{44}O_{16}$ (684.7)
yadanzioside A
鸦胆子苷 A

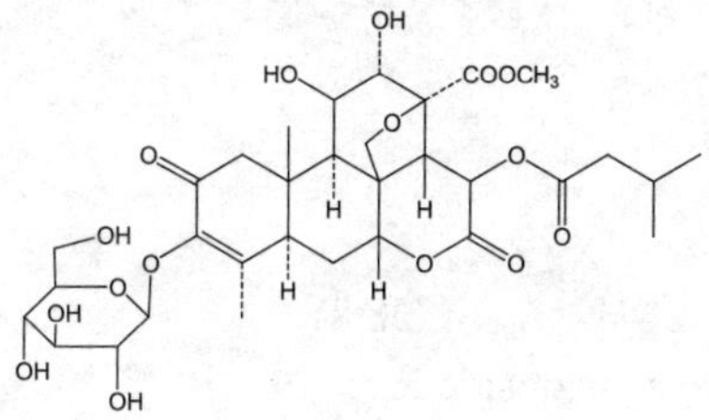

$C_{32}H_{44}O_{17}$ (700.7)
yadanzioside B
鸦胆子苷 B

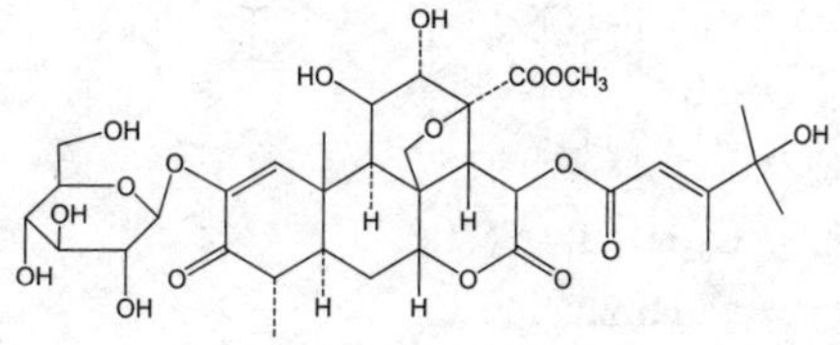

$C_{34}H_{46}O_{17}$ (726.7)
yadanzioside C
鸦胆子苷 C

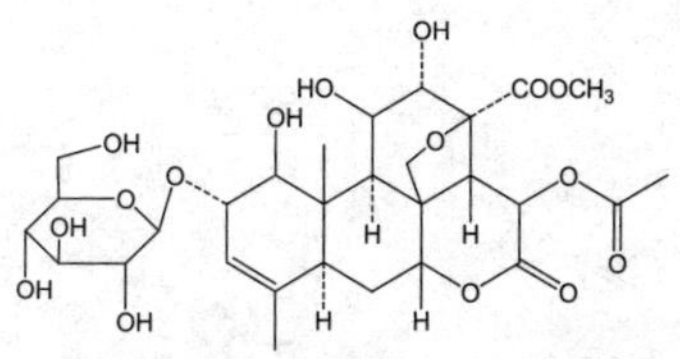

$C_{29}H_{40}O_{16}$ (644.6)
yadanzioside D
鸦胆子苷 D

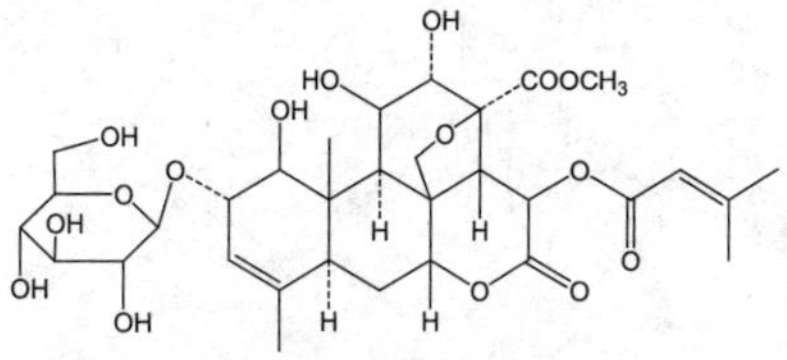

$C_{32}H_{44}O_{16}$ (684.7)
yadanzioside E
鸦胆子苷 E

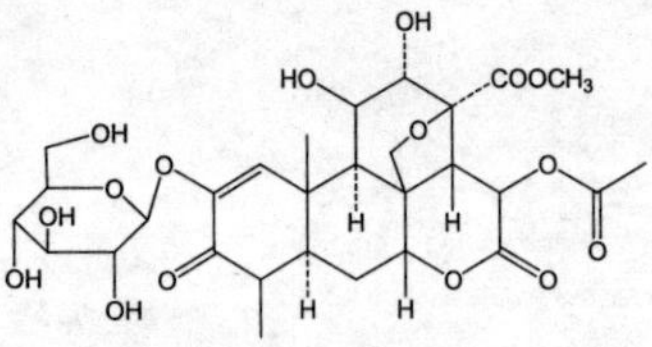

$C_{29}H_{38}O_{16}$ (642.6)
yadanzioside F
鸦胆子苷 F

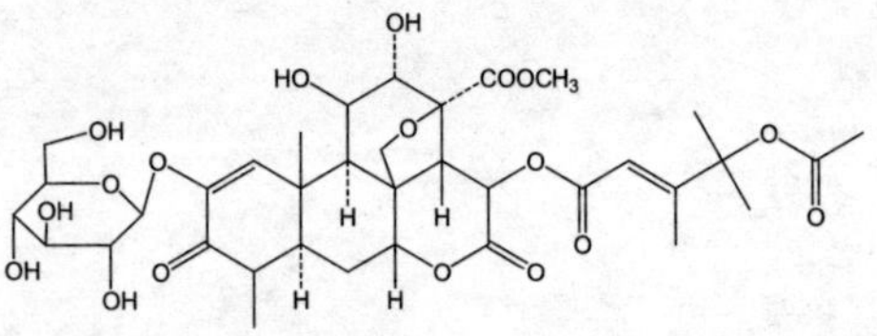

$C_{36}H_{48}O_{18}$ (768.8)
yadanzioside G
鸦胆子苷 G

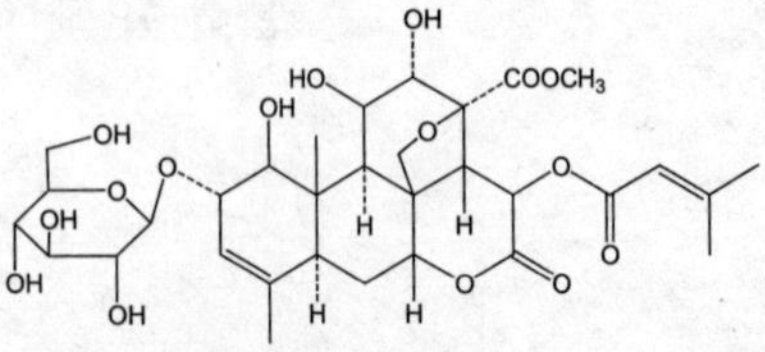

$C_{32}H_{46}O_{16}$ (686.7)
yadanzioside H
鸦胆子苷 H

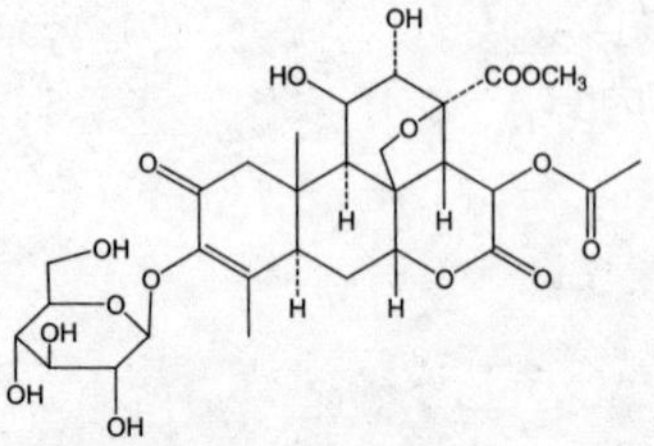

$C_{29}H_{38}O_{16}$ (642.6)
yadanzioside I
鸦胆子苷 I

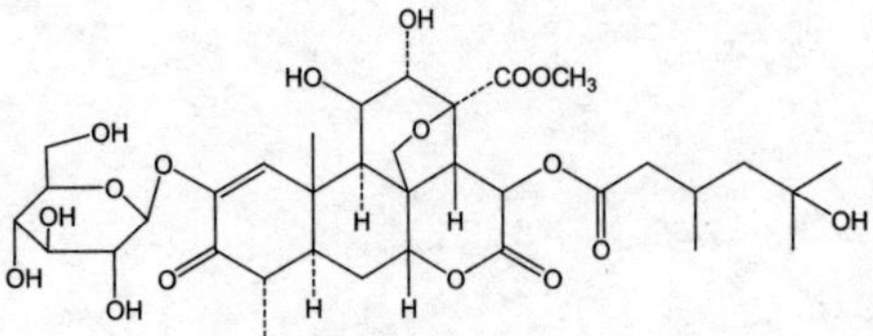

$C_{32}H_{44}O_{17}$ (700.7)
yadanzioside J
鸦胆子苷 J

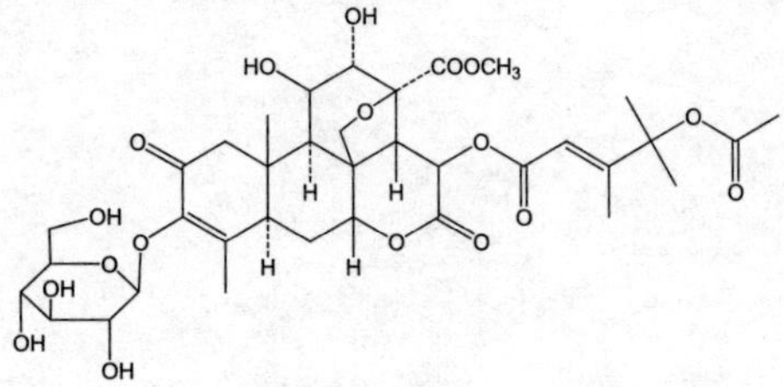

$C_{36}H_{48}O_{18}$ (768.8)
yadanzioside K
鸦胆子苷 K

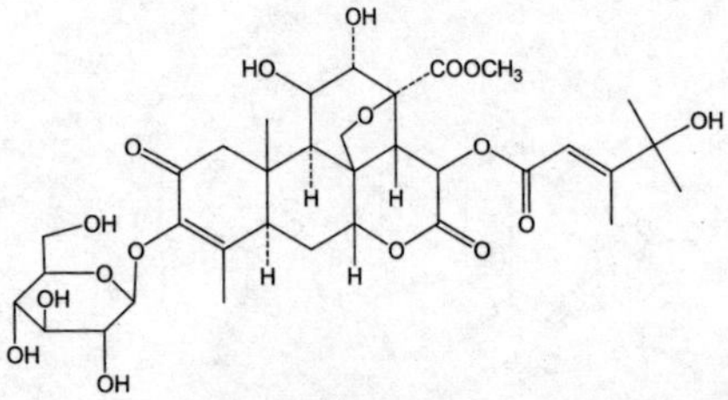

$C_{34}H_{46}O_{17}$ (726.7)
yadanzioside L
鸦胆子苷 L

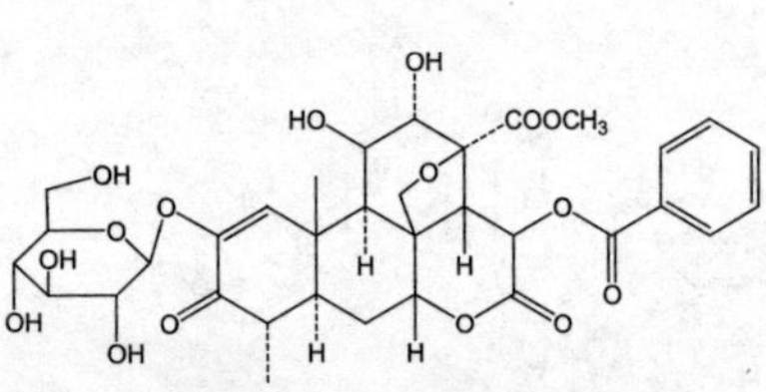

$C_{34}H_{40}O_{16}$ (704.7)
yadanzioside M
鸦胆子苷 M

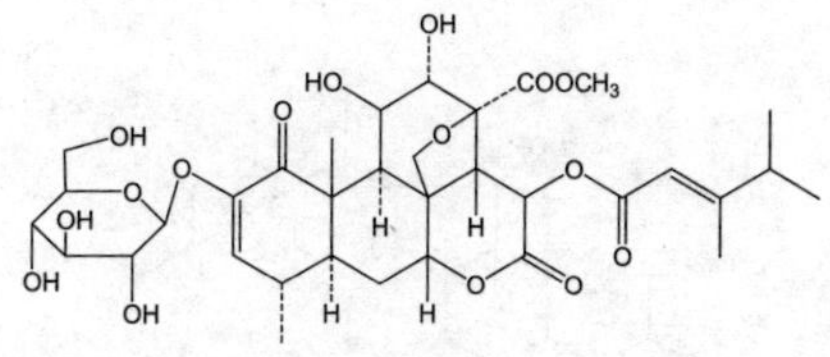

$C_{34}H_{46}O_{16}$ (710.7)

yadanzioside N

鸦胆子苷 N

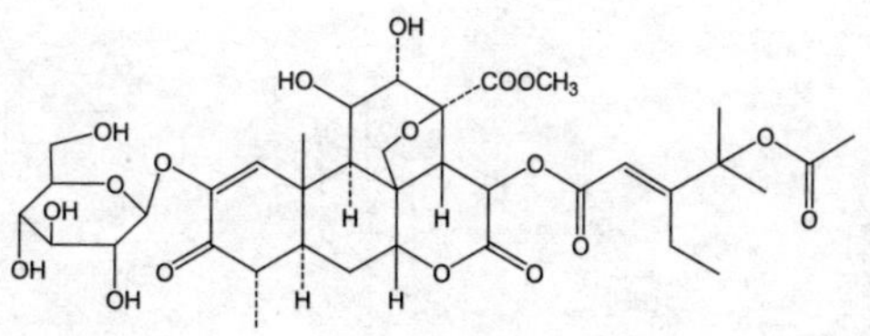

$C_{37}H_{50}O_{18}$ (782.8)

yadanzioside O

鸦胆子苷 O

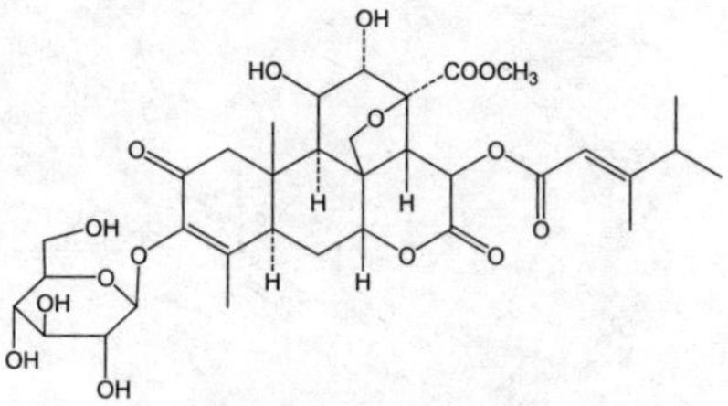

$C_{34}H_{46}O_{16}$ (710.7)

yadanzioside P

鸦胆子苷 P

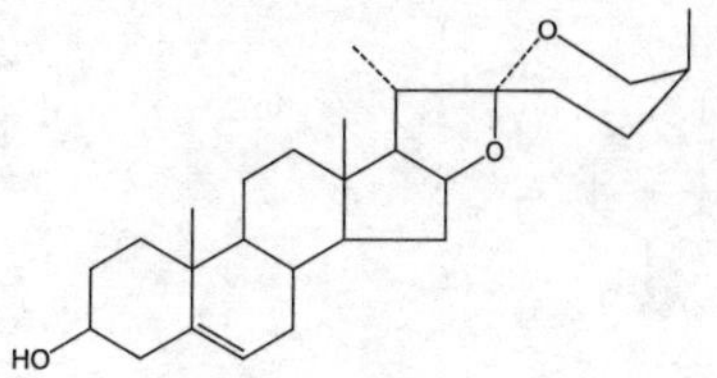

$C_{27}H_{42}O_3$ (414.6)

yamogenin

雅姆皂苷元

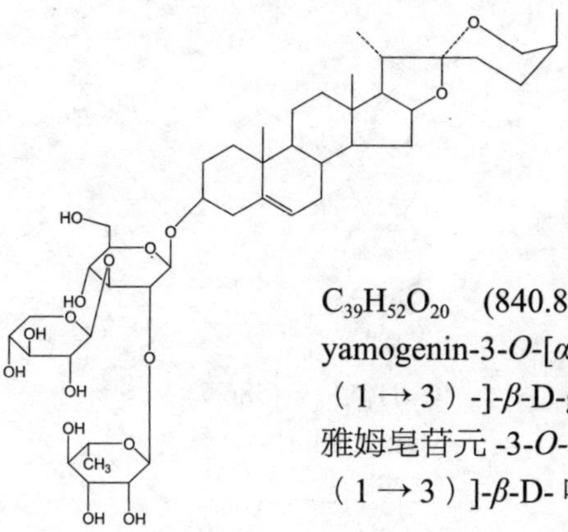

$C_{39}H_{52}O_{20}$ (840.8)

yamogenin-3-*O*-[*α*-L-rhamnopyranosyl（1→2）][*β*-D-xylopyranosyl
（1→3）]-*β*-D-glucopyranoside

雅姆皂苷元 -3-*O*-[*α*-L- 吡喃鼠李糖基（1→2）][*β*-D- 吡喃木糖基
（1→3）]-*β*-D- 吡喃葡萄糖苷

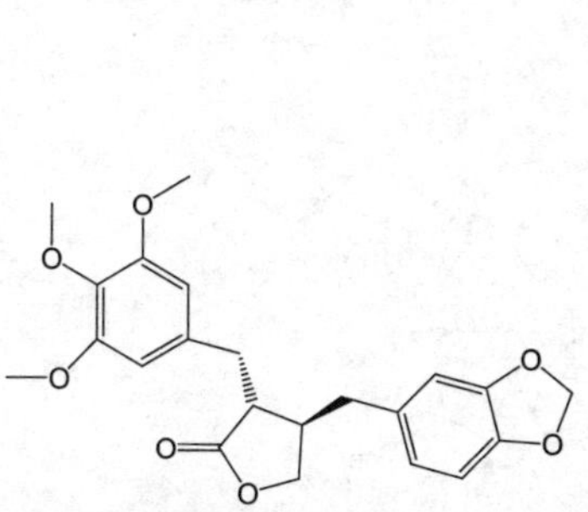

$C_{22}H_{24}O_7$ (400.4)

yatein

左旋的亚太因

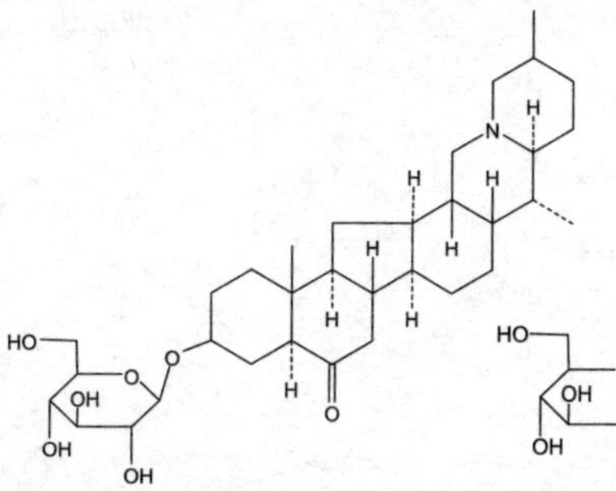

$C_{33}H_{53}NO_7$ (575.8)

yibeinoside A

伊贝碱苷 A

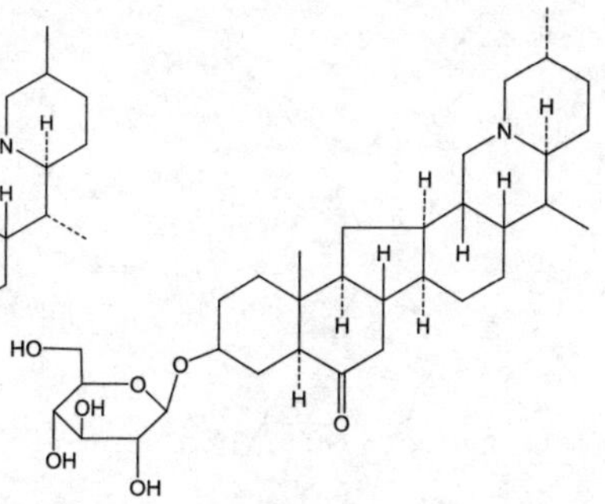

$C_{33}H_{53}NO_7$ (575.8)

yibeinoside B

伊贝碱苷 B

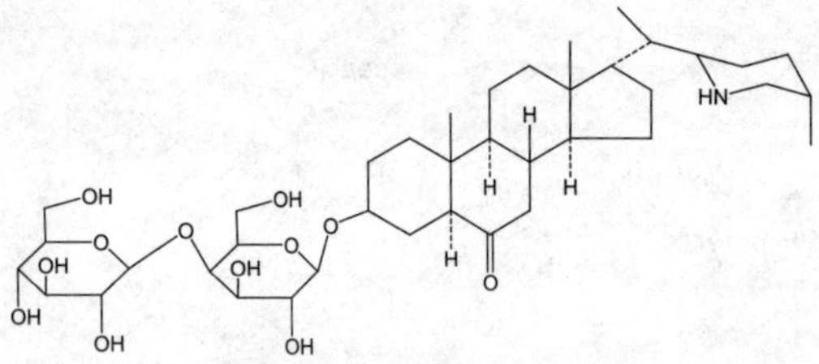

$C_{39}H_{65}NO_{12}$ (739.9)
yibeinoside C
伊贝碱苷 C

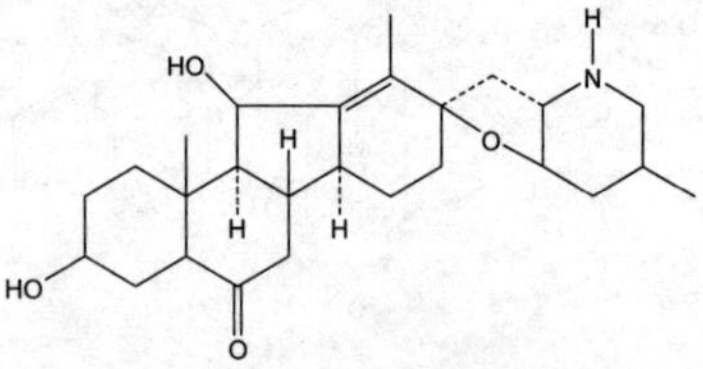

$C_{27}H_{41}NO_4$ (443.6)
yibeissine
伊贝辛

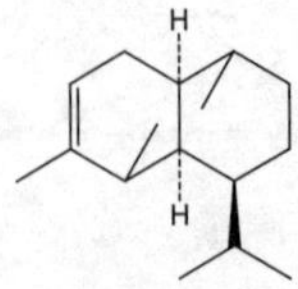

$C_{15}H_{24}$ (204.4)
α- ylangene
α- 衣兰烯

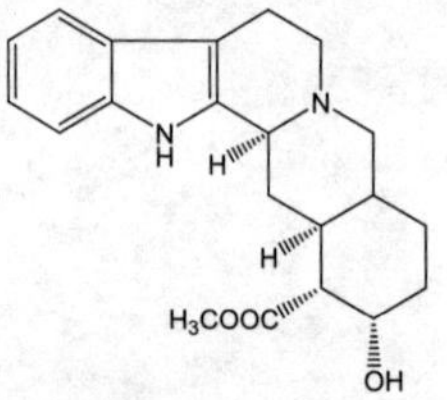

$C_{21}H_{26}N_2O_3$ (354.4)
β-yohimbine
β- 育亨宾

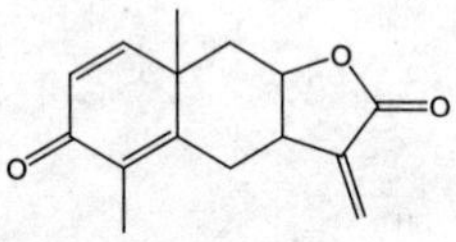

$C_{15}H_{16}O_3$ (244.3)
yomogin
魁蒿内酯

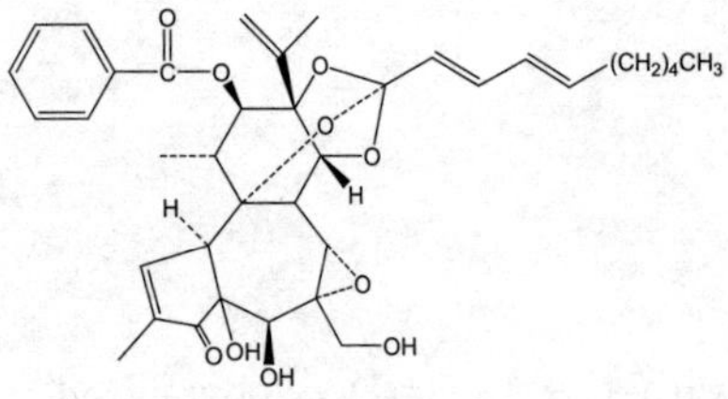

$C_{37}H_{44}O_{10}$ (648.7)
yuanhuacin
芫花酯甲

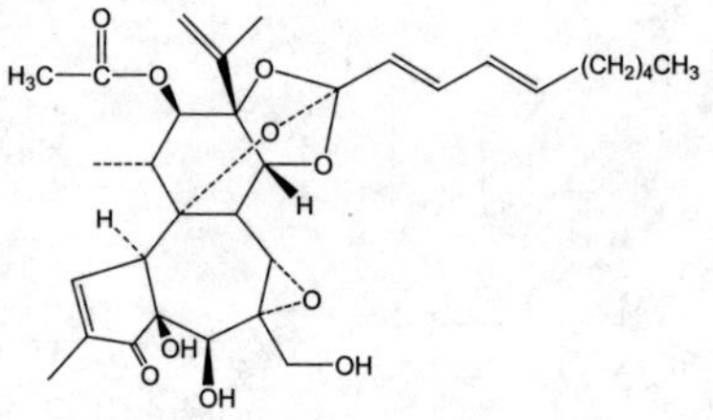

$C_{32}H_{42}O_{10}$ (586.7)
yuanhuadin
芫花酯乙

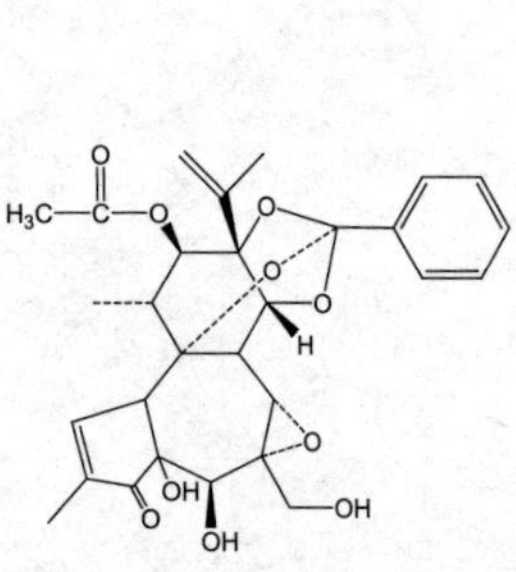

$C_{29}H_{32}O_{10}$ (540.6)
yuanhuafin
芫花酯丙

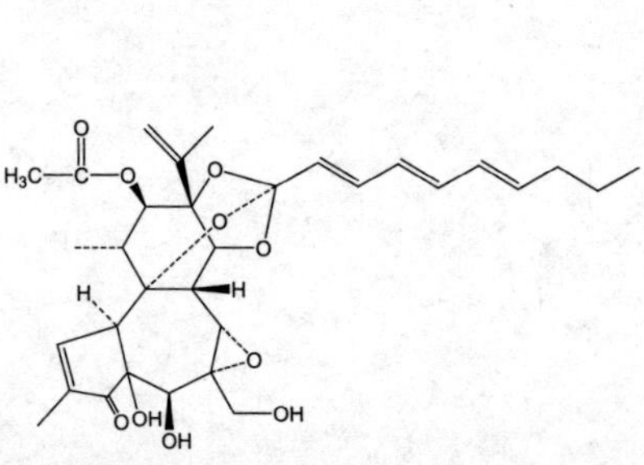

$C_{32}H_{40}O_{10}$ (584.7)
yuanhuagine
芫花酯庚

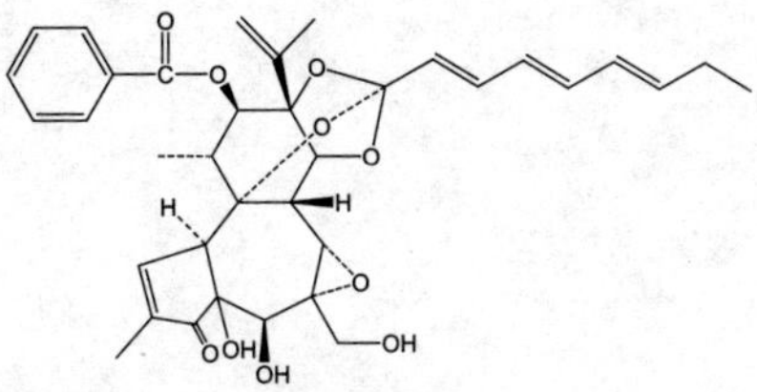

$C_{37}H_{42}O_{10}$ (646.7)
yuanhuajine
芫花酯己

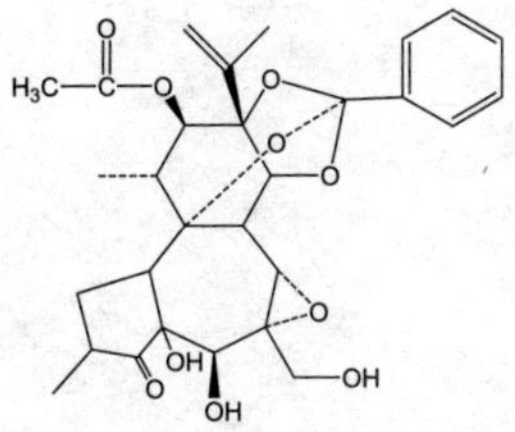

$C_{29}H_{34}O_{10}$ (542.6)
yuanhuapine
芫花酯戊

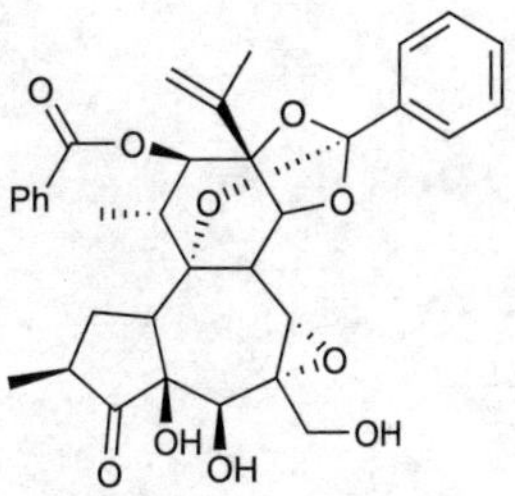

$C_{34}H_{36}O_{10}$ (604.6)
yuanhuatin
芫花酯丁

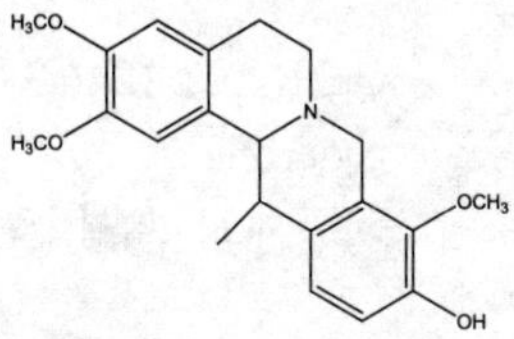

$C_{21}H_{25}NO_4$ (355.4)
yuanhunine
元胡宁

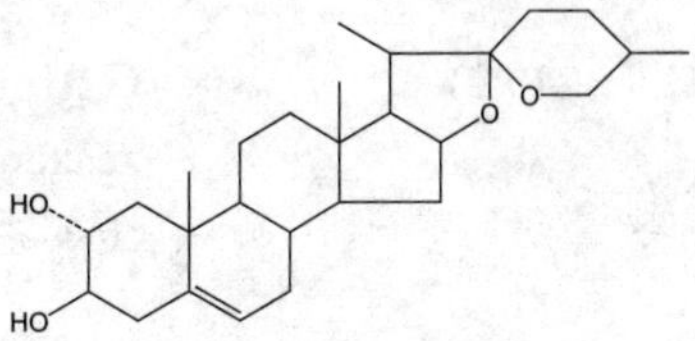

$C_{27}H_{42}O_4$ (430.6)
yuccagenin
丝兰苷元

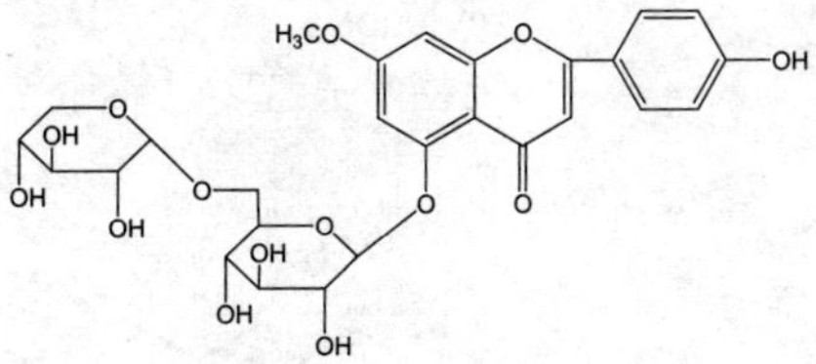

$C_{27}H_{30}O_{14}$ (578.5)
yuenkanin
芫根苷

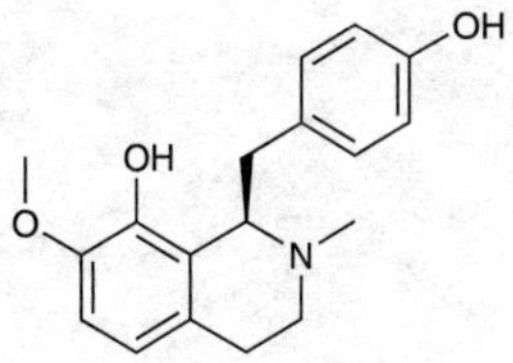

$C_{18}H_{21}NO_3$ (299.4)
yuziphine
大枣碱

Z 部

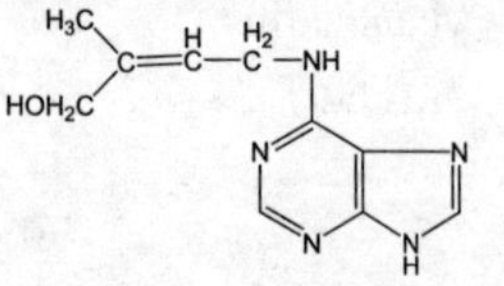

$C_{10}H_{13}N_5O$ （219.2）
zeatin
玉蜀黍嘌呤

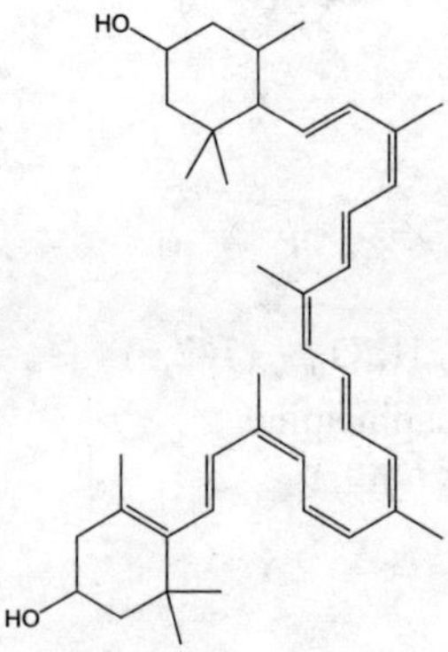

$C_{40}H_{56}O_2$ （568.9）
zeaxanthin
玉蜀黍黄质

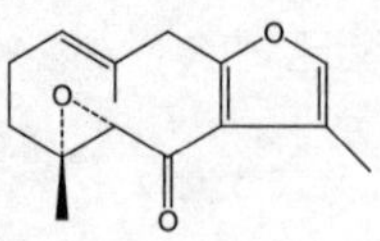

$C_{15}H_{18}O_3$ （246.3）
zederone
蓬莪术环氧酮，莪术呋喃醚酮

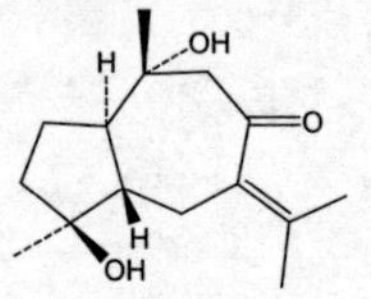

$C_{15}H_{22}O_3$ （250.3）
zedoaronediol
莪术萜酮二醇

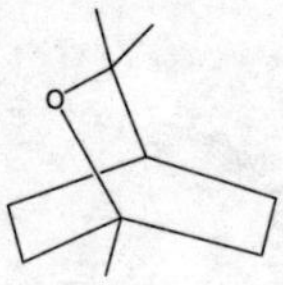

$C_{10}H_{18}O$ （154.2）
zedoary oil
蓬莪术油

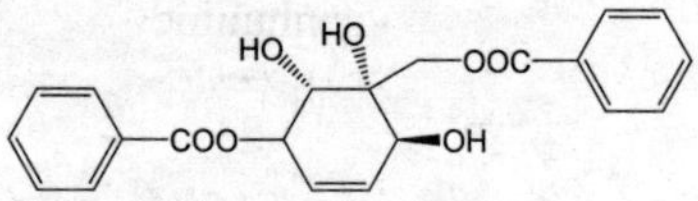

$C_{21}H_{20}O_7$ （384.4）
zeylenol
锡兰紫玉盘环己烯醇

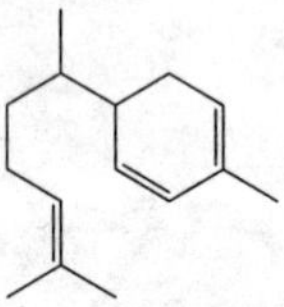

$C_{15}H_{24}$ （203.4）
α-zingiberene
α- 姜烯

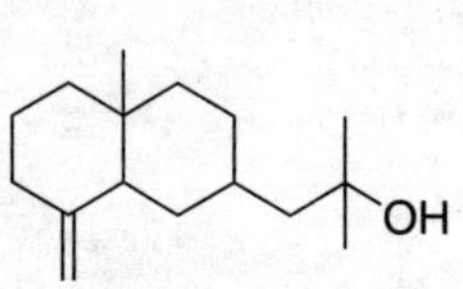

$C_{16}H_{28}O$ （236.4）
zingiberol
姜醇

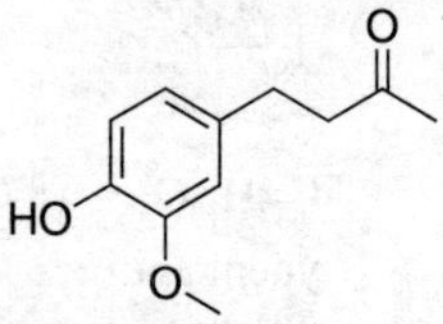

$C_{11}H_{14}O_3$ （194.2）
zingiberone
姜酮

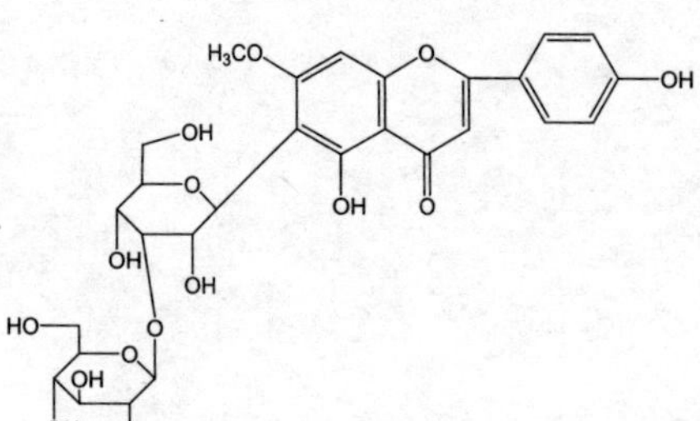

$C_{28}H_{32}O_{15}$ （608.5）
zivulgarin
酸枣黄素

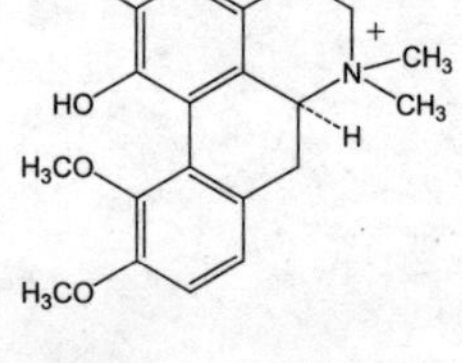

$C_{20}H_{24}NO_4$ （342.4）
zizyphusine
酸李碱

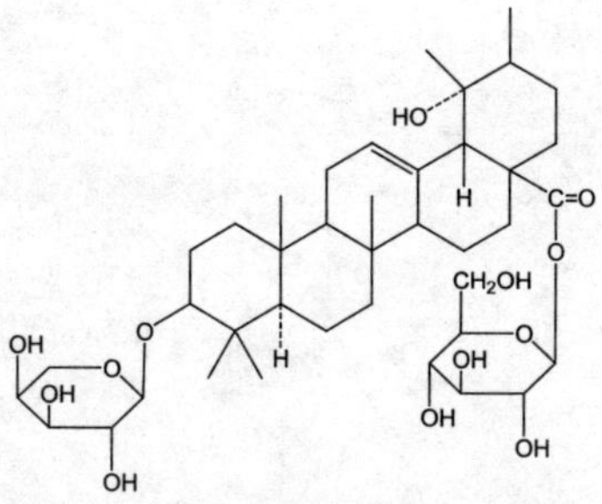

$C_{41}H_{66}O_{13}$　(767.0)

ziyulucoside I

地榆糖苷 I

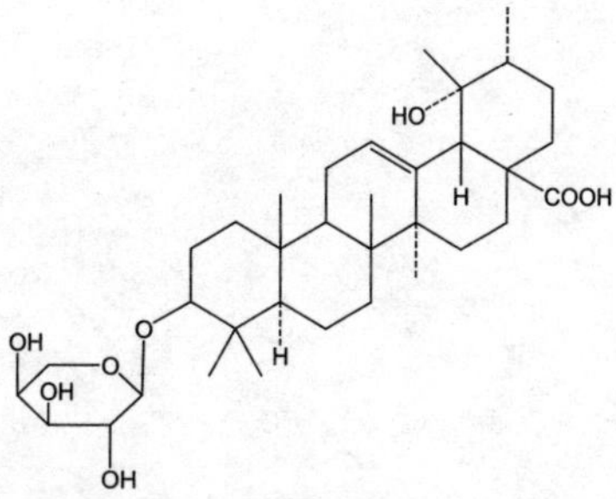

$C_{35}H_{56}O_8$　(604.8)

ziyulucoside II

地榆糖苷 II

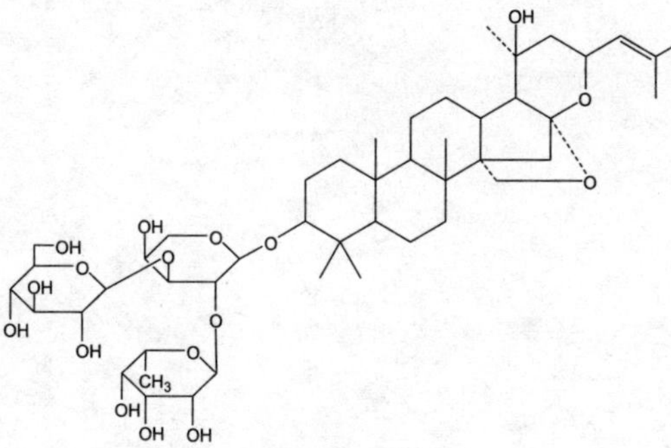

$C_{47}H_{76}O_{17}$　(913.1)

zizyphus saponin I

大枣皂苷 I

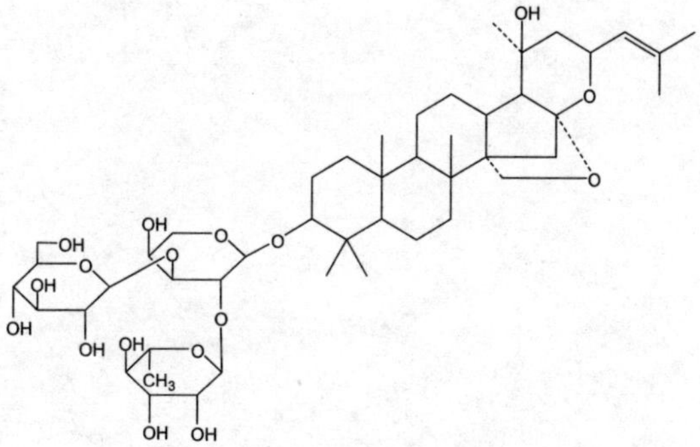

$C_{47}H_{76}O_{17}$　(913.1)

zizyphus saponin II

大枣皂苷 II

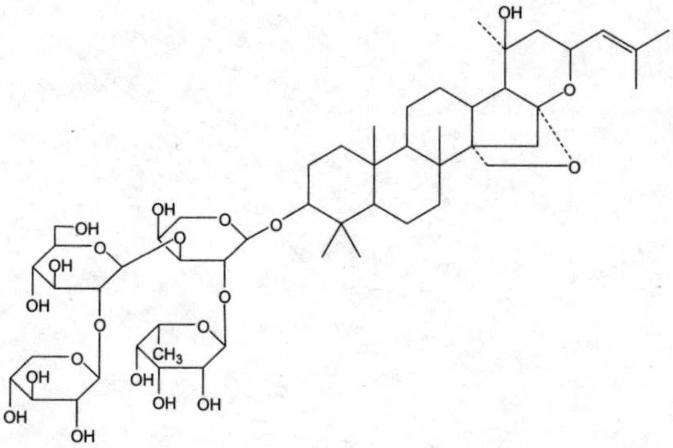

$C_{52}H_{84}O_{21}$　(1045.2)

zizyphus saponin III

大枣皂苷 III

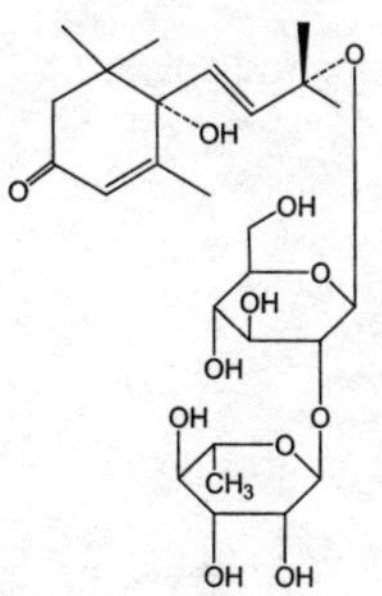

$C_{25}H_{40}O_{12}$　(532.6)

zizyvoside I

无刺枣催吐醇苷 I

索 引

药材名索引

化学成分中文名索引